U0233373

Clinical Arrhythmology and Electrophysiology

A Companion to Braunwald's Heart Disease

临床心律失常与电生理学

——《Braunwald 心脏病学》姊妹卷

（第 3 版）

Clinical Arrhythmology and Electrophysiology
A Companion to Braunwald's Heart Disease

临床心律失常与电生理学
——《Braunwald 心脏病学》姊妹卷
（第 3 版）

原　　著　Ziad F. Issa
　　　　　John M. Miller
　　　　　Douglas P. Zipes

主　　译　吴永全　张树龙
主　　审　郭继鸿　马长生

北京大学医学出版社

LINCHUANG XINLÜSHICHANG YU DIANSHENGLIXUE——《BRAUNWALD XINZANGBINGXUE》
ZIMEIJUAN（DI 3 BAN）
图书在版编目（CIP）数据

临床心律失常与电生理学：Braunwald 心脏病学姊妹
卷：第 3 版 /（美）齐亚德·伊萨（Ziad F. Issa），
（美）约翰·米勒（John M. Miller），（美）道格拉斯·
宰普斯（Douglas P. Zipes）原著；吴永全，张树龙主
译 . —北京：北京大学医学出版社，2020.2
书名原文：Clinical Arrhythmology and
Electrophysiology：a Companion to
Braunwald's Heart Disease，3rd edition
ISBN 978-7-5659-2172-8

Ⅰ . ①临… Ⅱ . ①齐… ②约… ③道… ④吴… ⑤张
… Ⅲ . ①心律失常②心脏—电生理学 Ⅳ . ① R541.7
② R331.3

中国版本图书馆 CIP 数据核字（2020）第 040058 号

北京市版权局著作权合同登记号：图字：01-2019-6329

Elsevier（Singapore）Pte Ltd.
3 Killiney Road，#08-01 Winsland House I，Singapore 239519
Tel:（65）6349-0200；Fax:（65）6733-1817

Clinical Arrhythmology and Electrophysiology：A Companion to Braunwald's Heart Disease，3E
Copyright © 2019 by Elsevier，Inc. All rights reserved.
Previous editions copyrighted 2012 and 2009.
ISBN：978-0-323-52356-1

临床心律失常与电生理学——《Braunwald 心脏病学》姊妹卷（第 3 版）

主 译：吴永全 张树龙
出版发行：北京大学医学出版社（电话：010-82802495）
地 址：（100191）北京市海淀区学院路 38 号 北京大学医学部院内
电 话：发行部 010-82802230；图书邮购 010-82802495
网 址：http://www.pumpress.com.cn
E-mail：booksale@bjmu.edu.cn
印 刷：北京信彩瑞禾印刷厂
经 销：新华书店
责任编辑：高 瑾 畅晓燕 袁朝阳 梁 洁 责任校对：靳新强 责任印制：李 啸
开 本：889 mm×1194 mm 1/16 印张：75.25 字数：2350 千字
版 次：2020 年 2 月第 1 版 2020 年 2 月第 1 次印刷
书 号：ISBN 978-7-5659-2172-8
定 价：428.00 元
版权所有，违者必究
（凡属质量问题请与本社发行部联系退换）

译者名单

主　　审：郭继鸿　马长生
主　　译：吴永全　张树龙
副 主 译：刘　彤　梁　卓　王泽峰
学术秘书：王泽峰
译　　者（按姓名汉语拼音排序）

曹　勇	浙江大学附属邵逸夫医院	刘吉义	大连大学附属中山医院
常　栋	厦门大学附属心血管病医院	刘俊鹏	北京医院
陈　淼	首都医科大学附属北京友谊医院	刘丽凤	首都医科大学附属北京朝阳医院
陈　英	北京大学第一医院	刘　璐	大连大学附属中山医院
陈转霞	大连大学附属中山医院	刘书旺	北京大学第三医院
池程伟	大连大学附属中山医院	刘　彤	天津医科大学第二医院
董瑞庆	浙江大学医学院附属杭州市第一人民医院	刘兴鹏	首都医科大学附属北京朝阳医院
方冬平	首都医科大学附属北京安贞医院	刘　旭	首都医科大学附属北京安贞医院
方　宏	同济大学附属同济医院	柳江海	厦门大学附属心血管病医院
方咸宏	广东省人民医院	罗江滢	北京大学第一医院
冯雪颖	大连大学附属中山医院	马长生	首都医科大学附属北京安贞医院
高惠宽	首都医科大学附属北京友谊医院	牛国栋	中国医学科学院阜外医院
郭继鸿	北京大学人民医院	彭文杰	中国医学科学院阜外医院深圳医院
郭少华	天津医科大学第二医院	施海峰	北京医院
洪　葵	南昌大学第二附属医院	时向民	中国人民解放军总医院
胡金柱	南昌大学第二附属医院	陶海龙	郑州大学第一附属医院
胡喜田	石家庄市第一医院	王程瑜	北京大学第一医院
黄郁文	北京大学第一医院	王　鑫	天津医科大学第二医院
贾玉和	中国医学科学院阜外医院	王新华	上海交通大学医学院附属仁济医院
江　雪	大连大学附属中山医院	王泽峰	首都医科大学附属北京安贞医院
蒋晨阳	浙江大学附属邵逸夫医院	吴　林	北京大学第一医院
金　汉	北京大学第一医院	吴永全	首都医科大学附属北京安贞医院
靳慧君	大连大学附属中山医院	徐泽炎	大连大学附属中山医院
李　芳	西南医科大学心血管医学研究所	许莎莎	浙江省台州医院
李桂阳	厦门大学附属心血管病医院	杨亚兵	北京市仁和医院
李　慧	广东省人民医院	杨　艳	石家庄市第一医院
李　蕾	北京大学第三医院	袁芷丹	大连大学附属中山医院
李　昕	广东省人民医院	张俊蒙	首都医科大学附属北京安贞医院
李宜富	中国医学科学院阜外医院深圳医院	张树龙	大连大学附属中山医院
梁　卓	首都医科大学附属北京安贞医院	张志鹏	大连大学附属中山医院
林加锋	温州医科大学附属第二医院	赵春燕	大连大学附属中山医院
凌云龙	复旦大学附属中山医院	周　菁	北京大学第一医院
刘　晨	大连大学附属中山医院	朱文青	复旦大学附属中山医院

原著者名单

ZIAD F. ISSA, MD
Executive Director
Cardiac Electrophysiology
Prairie Heart Institute of Illinois
Medical Director
Cardiac Electrophysiology Laboratory
HSHS St. John's Hospital
Springfield, Illinois

JOHN M. MILLER, MD
Professor of Medicine
Krannert Institute of Cardiology
Indiana University School of Medicine
Director
Clinical Cardiac Electrophysiology
Indiana University Health
Indianapolis, Indiana

DOUGLAS P. ZIPES, MD
Distinguished Professor
Professor Emeritus of Medicine, Pharmacology, and Toxicology
Director Emeritus
Division of Cardiology and the Krannert Institute of Cardiology
Indiana University School of Medicine
Indianapolis, Indiana

吴永全简介

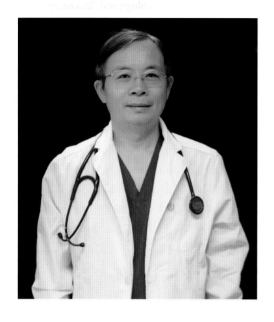

首都医科大学附属北京安贞医院心血管内科三A病房主任、主任医师、教授、博士生导师。中国生物医学工程学会心律学分会常委，北京医学会心电生理和起搏分会委员，心律失常联盟中国常委，北京心律失常联盟副主席，中国心脏联盟晕厥分会副主委，中国医疗保健国际交流促进会心律与心电分会常委，中国医师协会神经调控专业委员会委员，中华中医药学会介入心脏病学专家委员会委员，北京市"吴永全教授缓慢心律失常起搏治疗知名专家团队"领衔专家，北京市政协委员。

从事心血管内科工作近30年，带领团队在心律失常和生理性起搏方面开展研究及临床创新工作，在复杂心律失常诊治和心律失常介入治疗方面有突出的贡献。获得光华医学奖、卫生部科技进步三等奖、北京市卫生系统"十百千"人才奖、北京市卫生系统高级别人才"215"项目奖等。

主编及主译学术专著10余部，包括心脏超声方面：《超声心动图精要》《超声心动图疑难病例解析》；冠心病方面：《急性冠脉综合征12导联心电图》《心肌梗死并发症》；心律失常方面：《临床心律失常与电生理学》（第1～3版）《自主神经与心律失常》；起搏器方面：《心脏起搏器图解阶梯教程》《临床实用心脏起搏和除颤》《起搏与ICD实用指南》等。

承担并完成国家"十一五"攻关，卫生部（现国家卫生健康委员会）、教育部、国家自然科学基金、北京市科学技术委员会、首都医学发展科研基金等课题。在心律失常方面，开展钙火花与心房颤动机制、自噬与心脏纤维化、自主神经与室性心律失常等基础研究，同时进行非手术相关左心房大折返心房扑动的标测消融、起搏与电压标测结合指导室性早搏消融、联合ICE和电解剖标测系统进行"零射线"房间隔穿刺及心房颤动消融、ICE指导下心房颤动与左心耳封堵一站式手术、持续性心房颤动心肌纤维化的标测和消融术式改良等临床实践及研究。在生理性起搏方面，主持左束支区域起搏对比心脏再同步化治疗的研究课题，对静脉穿刺、左束支区域起搏等相关技术进行优化创新，提出了新"盲法"腋静脉穿刺术、"九分区"法指导左束支区域起搏等新技术。积累了丰富的临床经验并取得大量研究成果，发表论文80余篇，其中国际期刊收录20余篇。

张树龙简介

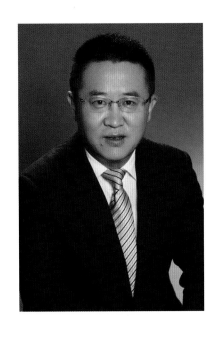

大连大学附属中山医院心脏中心主任兼心内科主任，教授，研究生导师，生理学博士。

毕业于中国医科大学，并于大连医科大学获硕士及博士学位，在美国 Michigan 州及 Texas 州大学做访问学者三年。发表科研论文三百余篇，参与编写著作三十余部，主持国家自然基金课题 2 项，作为主要完成人获得省部级科技进步奖十余项，第三届"大连市归国留学人员创业英才"。

大连市医学会理事、政协委员、科协委员、享受政府特殊津贴、心电生理和起搏分会主任委员及医师协会心律学分会副主任委员；辽宁省医学会心电生理与起搏分会副主任委员、预防医学会心血管分会常委、中西医结合学会心律学分会副主任委员；中华医学会心血管病学分会心律失常学组委员及心电生理与起搏分会无创学组委员；《实用心电学杂志》副主编及《中国心脏起搏与心电生理杂志》编委。

中文版序

《Braunwald 心脏病学》是一部心血管疾病的经典巨著，被称为心血管病学的"圣经"。《临床心律失常与电生理学》作为《Braunwald 心脏病学》心电生理方面的姊妹卷，自发行之日起，便得到相关专业人士的一致好评，中译本在国内亦受到大家的喜爱。第3版由德高望重的研究者和临床学者 Douglas P. Zipes 及同样富有学识的 Ziad F. Issa 和 John M. Miller 两位学者编著，在前两版的基础上，修订并更新了所有章节，扩充了文字及图片内容，更加丰富多彩，充分体现了三维电生理时代心律失常标测与消融等方面的进展。

通过几代心脏病专家及专业医生的辛勤努力和无私奉献，近三十年来我国心电生理与心律失常的诊治取得了突出性的成就。随着专业学科的发展，各种技术需要细化与沉淀，这对我们年轻一代的医生提出了更高要求。要成长为一名合格的电生理学家，不仅要掌握心脏电生理学的技术，更要充分了解心电生理的基础理论及产生心律失常的复杂电生理机制，也更需对患者的人文关怀。只有这样才能对心律失常，尤其是复杂的心律失常患者选择优化的诊治策略。

《临床心律失常与电生理学》一书，对心律失常与电生理相关知识进行了系统、深入浅出的介绍，从基础到临床，从机制到标测再到消融，内容丰富而实用。相信此译著在中国的出版，会对国内相关专业的医生及致力于从事心律失常与心电生理工作的人员有很大帮助。

胡大一
2019 年 12 月 17 日

中文版前言

《临床心律失常与电生理学——Braunwald 心脏病学姊妹卷》自问世以来，以其深入浅出、丰富精练，基础与临床共存，传承与创新相续，实践与理论并重的风格，备受心律失常与心电生理专业人士的青睐，成为相关专业人士案头常备的参考书。有幸主持本书前两版的翻译工作，将该著作介绍给中国读者，译作出版后反响强烈，甚感欣慰，也让我坚定了继续翻译第 3 版的信心。

从 20 世纪 80 年代的有创电生理检查起，至今已近 40 个年头，经过几代心血管及电生理专家、学者的不懈努力和奉献，使我国电生理专业水平从紧跟国际发展的步伐，到如今实现了部分的超越。而随着标测、消融技术不断更新，电生理专业已进入三维时代，给复杂心律失常包括心房颤动、复杂房性 / 室性心动过速的标测、消融带来了新的曙光。但同时也对我们青年一代术者的成长提出了更高的要求，不仅要掌握心脏电生理学的技术，包括新的器械、标测技术及消融理念，也要充分理解心电生理的基础理论及机制，包括与心律失常相关的离子通道、分子遗传知识等。

在第 2 版的基础上，第 3 版扩充大量内容，对所有的章节均有进一步修改，更加体现了近些年来心电生理与心律失常理论上的进展与技术上的进步，包括新发疾病的诊断流程、分子遗传学新的讯息，以及消融治疗的新进展；更加充分阐述标测技术和透视影像学的关键点，包括电生理导管放置、房间隔穿刺、心包穿刺、冷冻消融和左心耳封堵等；更注重结合基础与临床，包括利用基础研究对临床复杂病例进行诊治，通过补充临床内容对相关问题进行更细致的阐述，相信细读之下必有收获。

第 3 版译稿仍由一批战斗在一线的中青年电生理专家翻译，此书的出版，要感谢各位译者及其家人的支持，同时也感谢编辑们的努力。鉴于我们的水平有限，一定有错译与不当之处，诚望各位同道不吝指正。

电生理之路漫漫修远，还望青年一代学者继续努力求索，使我国电生理专业水平更上一层楼，使更多的心律失常患者受益。

吴永全
2019 年 12 月于北京安贞医院

献 言

在此要感谢我们的家人，在撰写本书无暇顾及他们时仍一如既往地支持我们：

Ziad F. Issa:
感谢我的爱妻，Dana，及我们的爱子 Tariq 和 Amr

John M. Miller:
感谢我的爱妻，Jeanne，及我们的爱子 Rebekah、Jordan 和 Jacob

Douglas P. Zipes:
感谢我的爱妻，Joan，及我们的爱子 Debbie、Jeff 和 David

同时，我们也要感谢 Elsevier 团队对本书出版所给予的帮助。

原著序

心律失常的发病率较高，可导致不同程度的临床结局，从轻微症状到威胁生命。心脏性猝死和慢性失能是心律失常最常见的严重并发症。

第 11 版 *Braunwald's Heart Disease：A Textbook of Cardiovascular Medicine* 中，心律失常这一章节由该领域最德高望重的研究者和临床学者 Douglas Zipes 和 Gordon Tomaselli 编写。然而，即便是在这部多达 2000 页并经过缜密编写的巨著中，对许多问题亦不可能做详细探讨。基于此，我和编辑决定委托相关同行编写该书的姊妹卷。我们非常荣幸地邀请到 Zipes 教授来负责编写《临床心律失常与电生理学》。同时，Zipes 教授又邀请到两位学识渊博的合作者，Ziad F. Issa 教授和 John M. Miller 教授来共同完成这一著作。

第 3 版较前一版增加了大量图片和表格，对相关内容进行了更细致的阐述。但保持不变的是以下三个方面，首先，内容质量高，即精确、权威、清晰；其次，内容新，体现了最新进展；再次，全文的写作风格和表达方式贯穿一致而又互不重复。可以说随着心脏病学领域心律失常与电生理学分支的进展才使本书得到不断完善。

本书前 7 章（包括"心脏电活动的分子机制""心脏离子通道""心律失常的电生理机制""电生理检查：方法与技术""传统心腔内标测技术""新型标测与导航技术""消融能源"）对该领域进行了精彩的介绍。接下来的 24 章分别讨论各种类型的心律失常，每章开头所列的提纲框架结构相似。在本书中，让我们跟随作者，不断深入了解心律失常，从基础认识到临床识别、自然病程和临床管理。尽管很多心律失常患者接受药物及器械的联合治疗，但目前的治疗正迅速从以药物治疗为基础转向以器械治疗为基础。在本书各个章节中均对上述治疗（包括消融治疗）进行了清晰的阐述。

我们非常荣幸能将《临床心律失常与电生理学》囊括在《Braunwald 心脏病学》姊妹卷中。我们坚信本书对于心脏病学家、内科医生、科研人员及实习医生是一本真正有价值的书。

Eugene Braunwald，MD

Peter Libby，MD

Robert Bonow，MD

Douglas Mann，MD

Gordon Tomaselli，MD

原著前言

第 3 版《临床心律失常与电生理学》仍保持其独特的风格，编者仅包含我们三位。我们再一次"以全面、连贯的形式阐释、整合、协调，同时避免赘述与相互矛盾"。我们希望此书就像一本易于理解的旅行手册一样，而作者是真正入住过别致旅店或者品尝过独特美食的专家。我们亲身经历了从基础研究至临床应用的全过程，并在此将我们的经验传授予您。另外，如前两版一样，读者可基于自身兴趣的程度更深入地研究相关基础机制或有创性操作。

我们全面修订并更新了所有章节。同时，我们极大地扩充了本书的内容，页码由第 2 版的 700 页增至 1100 页以上，图片增至近 1000 张。我们坚信"一张图片远胜千字"的箴言，并邀请您在实际操作中与我们一同学习。

本书是《Braunwald 心脏病学》姊妹卷，适用于不同层次的读者。我们希望本书能让您享受学习并提高对心律失常患者的诊疗水平。

Ziad F. Issa
John M. Miller
Douglas P. Zipes

目　　录

心脏电活动的分子机制

胡金柱　洪葵　译　张树龙　校

目录

离子平衡

　　细胞膜上脂质双分子层具有疏水性，离子等水溶性物质无法渗透通过。因此，当离子通过细胞膜时，需要一种被称为离子通道的跨膜蛋白作为跨膜亲水路径（即孔隙）。一旦亲水孔隙存在，有两种跨膜力量，即电梯度（电压差）和化学梯度（浓度差）驱使离子移动。化学梯度驱使离子从高浓度侧向低浓度侧移动。电梯度驱使离子向自身电荷的相反方向移动［即阳离子（正电荷）移向负电荷，而阴离子（负电荷）移向正电荷］。在化学梯度和电梯度相反时，离子运动方向取决于化学梯度和电梯度相对占优势的一方（即净电化学梯度）。因此，离子通常自发地从电化学梯度高的一侧移向低的一侧[1]。

　　随着离子沿化学梯度跨膜转移的增多，离子到达的一侧电荷将会积聚增多，随之产生的电梯度，与化学梯度相反，阻碍离子的继续移动。当电梯度和化学梯度的驱动力大小相等、方向相反时，形成离子的电化学平衡。此时，离子的净跨膜移动（或电流）为零，该膜电位称为离子的平衡电位（E_{ion}）（反转电位或 Nernst 电位）[2]。E_{ion} 代表膜两侧离子浓度差而产生的电势大小，取决于膜两侧离子浓度和温度。在跨膜电位（E_m）相比 E_{ion} 为正时，离子被动性向膜外移动。反之，E_m 相比 E_{ion} 为负时，离子向膜内移动[1]。

　　当多种离子按照自身的电化学梯度通过细胞膜时，每种离子会导致 E_m 趋向于各自的 E_{ion}。每种离子对 E_m 的影响取决于该离子细胞膜的通透性。细胞膜转运某种离子的数量越多，E_m 越接近于该离子 E_{ion}。因此，E_m 为所有跨膜离子 E_{ion} 共同作用产生，权衡了每种离子跨膜传导数量相对于总离子跨膜传导数量的比例[1]。

跨膜电位

　　所有生物细胞（包括心肌细胞），膜两侧的离子浓度一般不同。细胞膜外存在较多的阳离子，而细胞膜内存在较多的阴离子，从而形成膜内外电势差（电压差），称为跨膜电位（E_m），简称膜电位。细胞膜内外出现电压差称作极化。

　　在不可兴奋细胞和可兴奋细胞的基线状态（即无电信号传导），其 E_m 处在一个相对稳定的状态，称为静息 E_m。由于细胞膜上离子通道和离子泵的作用，使得膜两侧离子浓度不同，导致细胞膜静息 E_m 为负值（即相对于细胞外液，细胞质带负电）。

　　当一个离子通道开放，离子流通过细胞膜随之产生电流（I）。电流通过膜阻抗（R）影响 E_m，膜阻抗（R）为 E_m 和电流的比值，如欧姆定律所示：$E = I \times R$ 或 $R = E/I$。细胞膜阻碍跨膜电荷移动而产生膜阻抗。传导性为带电离子通过细胞膜的能力，某种离子通过细胞膜数量越多，意味着细胞膜传导该离子的能力越强（表 1.1）。细胞膜电导率（g）为膜阻抗（R）的倒数：$g = 1/R$。

　　由于细胞膜脂质双分子层非常薄，膜一侧聚集带电离子形成的电势，吸引膜另一侧带相反电荷的离子，因此，细胞膜像电容器一样能够分离和储存电能。尽管膜电位较小，但由于电位差发生在物理距离非常接近的两层之间，由此产生的电势梯度却很大。因此较小的 E_m 变化能够产生较大的电势梯度改变，使得膜蛋白分子重新排列，例如嵌入细胞膜内能够打开或关闭的离子通道蛋白。细胞膜电容量通常固定不

表 1.1　细胞膜相关电生理特性定义

名词	单位	定义
电荷（Q）	库仑	• 物质的一种物理性质，两个带电物质之间会互相施加作用力于对方，也会感受到对方施加的作用力（吸引或排斥） • 电荷有两种类型：正电荷和负电荷。同性电荷相斥，异性电荷相吸
电压（V）	伏特（V）	• 空间中不同电荷分离，分离电荷量越大，电压就越大，电荷相互流动趋势就越大 • 电压始终是一点相对于另一点测得的结果。空间中某一点不可能有电压 • 电压是驱动电流通过阻抗的能力
电流（I）	安培（A）	• 电荷流动
阻抗（R）	欧姆（Ω）	• 衡量电流在电路中流动的阻碍程度；阻碍程度越大，阻抗就越大
电导（g）	西门子（S）	• 衡量电路传输电流能力的强弱 • 电导为电阻的倒数
电容（C）	法拉	• 物质储存电荷的能力 • 与低电容材料相比，高电容材料在相同电压下能容纳更多电荷
膜电位（跨膜电位 / 膜电压 /E_m）	伏特（V）	• 生物细胞内部和外部之间的电位差
离子平衡电位（E_{ion}）（反转电位 /Nernst 电位）	伏特（V）	• 离子化学梯度和电梯度平衡时的 E_m 值，没有净离子流通过细胞膜（电化学平衡） • 维持离子一定浓度差所必需 / 产生的膜电位 • 如果 $E_m = E_{ion}$，离子处于电化学平衡
离子流（I_{ion}）	安培（A）	• 通过细胞膜的带电离子所产生的电流
电容电流（非法拉第电流 / 双层电流）	安培（A）	• 电子移向和离开细胞膜表面所产生的电流 • 该电流不涉及带电离子移动，它只导致细胞膜表面电荷聚集或移除

变，不受膜上嵌入蛋白的影响。相反膜阻抗是多变的，取决于细胞膜上离子通道的电导率[3]。

Na^+、K^+、Ca^{2+} 和 Cl^- 为主要带电离子，它们通过心肌细胞膜时会产生电流和激动信号。某种离子的跨膜电流大小取决于细胞膜对该离子的电导率（g_{ion}）和跨膜电势差。电势差代表没有净离子流的 E_{ion} 和实际 E_m 的差值：电流 $= g_{ion} \times (E_m - E_{ion})$。

通常，带正电荷的离子（常见 Na^+ 或 Ca^{2+}）从胞外进入胞内或者带负电荷的离子（Cl^-）从胞内进入胞外，形成内向电流，增加胞内正电荷［E_m 去极化（负电荷更少）］。阴离子进入胞内或阳离子（K^+）移出胞内，形成外向电流，增加胞内负电荷［E_m 超极化（负电荷更多）］。

离子通道的开放和关闭会导致膜电位偏离静息状态 E_m。如果胞内电压升高（负电荷减少）称为去极化，如果胞内电压变得更低（负电荷增多）称为超极化。去极化或复极化的主要离子流均是被动跨膜产生（无能量消耗）。一定强度的去极化刺激使可兴奋细胞产生短暂的全或无的可扩布电位变化，称为动作电位，即 E_m 发生迅速、显著的电位变化。

静息 E_m 及动作电位发生时的膜电位变化，为细胞膜对 Na^+、K^+、Ca^{2+} 和 Cl^- 等离子通透性发生特定性改变所致，是各种离子通道、离子转运体和离子交换体协同作用的结果。

心肌动作电位

E_m 在细胞电生理整个过程中均发挥功能。每一刻有不同离子通过各自膜通道而产生电流，其代数和称为净跨膜电流。

动作电位反映心肌细胞向内和向外电流的平衡。当受到去极化刺激（通常由相邻心肌细胞产生）后，心肌细胞静息 E_m 迅速达到临界值（阈值），此时，细胞膜对离子传导性发生急剧改变，多种离子按特定顺序通过膜通道进入和移出胞质，这一系列变化产生动作电位。通过这种方式，电刺激从一个心肌细胞传向另一个相邻心肌细胞[4]。

与骨骼肌依靠神经元传导不同，心肌是通过电偶联使极化波从一个细胞传递到另一个细胞的。当去极化波到达处于静息状态的心肌组织时，电容电流会激活该区域。与带电离子通过细胞膜产生的离子电流不同，电容电流是由电子移向或移出膜表面而产生。这些电子的电位变化是被动的，与膜电导无关。胞外正电荷的降低，会导致胞内负电荷的减少，这些由电子携带的电荷运动产生电容电流。当兴奋刺激引起静息 E_m 负电荷减少并且超过阈值水平（心房、心室肌细胞约−65 mV），Na^+ 通道开放，Na^+ 内流（I_{Na}），造成静息 E_m 快速达到正电势，触发一系列离子通道开放和关闭。在特定跨膜电压下，离子被动运动（及电流）的方向和大小，由胞内和胞外离子浓度比值及离子反转电位决定，胞内外离子浓度差越大，净通量越大。

"阈电位"是指能够使足够数量 Na^+ 通道（或结区细胞 Ca^{2+} 通道）开放的最小 E_m，它触发系列离子通道开放进而产生可扩布的动作电位。强度小的阈下刺激仅能使心肌细胞局部去极化。由于没有足够数量的 Na^+ 通道开放，导致去极化电流无足够强度激活相邻

心肌细胞产生动作电位。另一方面，足够强度刺激能够使膜 Na^+ 内流增加，达到阈电位水平，激活细胞膜去极化，对 Na^+ 通透性显著增加，导致更多 Na^+ 内流，产生动作电位。一旦产生动作电位，去极化程度并不依赖初始去极化刺激，即更大强度刺激不会产生更强的动作电位。因此动作电位是一个全或无的反应结果[4]。

动作电位的电位变化遵循相对固定的时间和电压关系，不同类型细胞间有所差别。神经细胞动作电位只需几毫秒，而心肌细胞动作电位持续数百毫秒。心肌细胞动作电位过程分为 5 个阶段（0～4 相）。4 相为静息 E_m，代表无刺激时细胞膜电位。

在心肌细胞动作电位过程中，细胞膜电压的波动范围为−94～+30 mV（图 1.1）。生理情况下，K^+ 的反转电位（E_K）为−94 mV。在动作电位过程中，

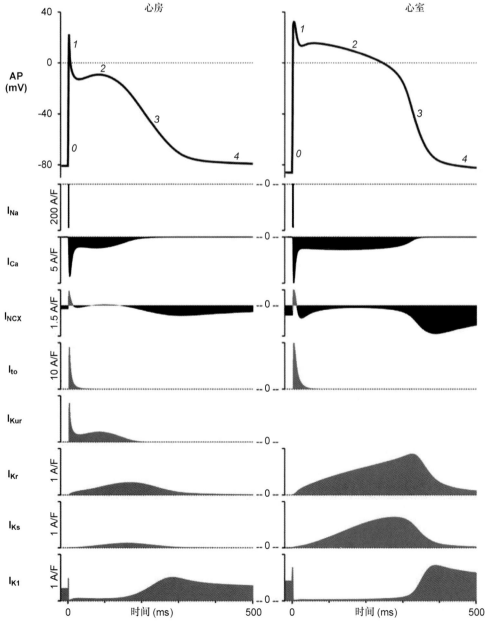

图 1.1　心房肌和心室肌细胞动作电位（AP）去极化内向电流和复极化外向电流。顶排图示心房（左）和心室（右）肌细胞 AP。AP 的 5 相分别为：0 = 上升支，代表膜去极化；1 = 复极早期；2 = 平台期；3 = 复极晚期；4 = 静息（舒张）期。AP 变化率与跨膜离子电流（下面 8 排图）的代数和成正比。内向电流（黑色）使膜去极化，而外向电流（灰色）使膜复极化。与心房肌 AP 相比，心室肌 AP 持续时间更长，平台期电位（2 相）更高，静息膜电位（4 相）更负。I_{Ca}，L 型 Ca^{2+} 电流；I_{Na}，Na^+ 电流；I_{NCX}，Na^+-Ca^{2+} 交换体（泵）；I_{Kr}，快速激活延迟整流钾电流；I_{Ks}，缓慢激活延迟整流钾电流；I_{Kur}，超速激活延迟整流钾电流；I_{K1}，内向整流钾电流；I_{to}，瞬时外向钾电流。（With permission from Oudit GY, Backx PH. Voltage-gated potassium channels. In: Zipes DP, Jalife J, eds. Cardiac Electr- ophysiology: From Cell to Bedside. 7th ed. Philadelphia: Elsevier; 2018.）

K^+ 被动移出细胞。另一方面，由于心脏 Ca^{2+} 通道反转电位（E_{Ca}）为 +64 mV，Ca^{2+} 被动进入细胞。

正常心房、心室肌细胞和希氏束-浦肯野纤维，通过 I_{Na} 快速内流，形成动作电位快速上升支（快反应动作电位）。相反，窦房结、房室（AV）结及很多病变组织，通过 L 型电压门控 Ca^{2+} 通道（I_{CaL}）介导钙内流（而不是快速内流 I_{Na}），形成动作电位缓慢上升支（图 1.2），称为慢反应动作电位。

快反应动作电位

4 相：静息膜电位

在整个舒张期，静息心房肌和心室肌细胞 E_m 保持稳定。静息 E_m 是由不同跨膜离子的浓度及各种离子的选择通透性（电导）形成。通过离子泵（交换体）保持细胞膜内外 Na^+、K^+、Ca^{2+} 和 Cl^- 的高浓度差（表 1.2）[4]。

静息状态下，细胞膜对 K^+ 通透性最大，对其他离子通透性差（g_K 是 g_{Na} 的 100 倍）。众多 K^+ 通道开放，Na^+ 和 Ca^{2+} 通道通常关闭。因此，K^+ 通道

主导静息 E_m 形成，静息 E_m 几乎接近 K^+ 反转电位（$E_m \approx E_K$）。实际上由于细胞膜还对其他离子也有少量通透性，E_K 通常比静息 E_m 更负。

正常情况下，内向整流钾通道（Kir）构成 K^+ 外向电流（I_{K1}），维持心房、希氏束-浦肯野纤维和心室肌细胞静息电位。当膜去极化时，Kir 通道允许 K^+ 优先进入细胞，而 K^+ 外流的电压依赖性急剧下降（即外流减少）。这样，I_{K1} 是一个强大整流器，校正 K^+ 流在 E_m 限定范围内（见第 2 章有关"校正"概念的详细讨论）；在 E_m 为负电势状态下，I_{K1} 电导率远大于其他电流，使静息 E_m 更接近 K^+ 反转电位（E_K）。心室肌的 I_{K1} 密度比心房肌更大，这一特征限制心室肌舒张期自动除极化。相反，窦房结和房室结细胞由于几乎无 I_{K1}，所以它们存在更大的舒张期去极化电位（表 1.3）。外向 K^+ 电流对膜去极化的抑制作用（保持电压固定）称为电压钳制效应[2]。

对细胞外 K^+ 浓度异常依赖是 Kir 电流的一个独有特性。随着细胞外 K^+ 浓度增加，I_{K1} 电流-电压关系几乎与 E_K 平行，并出现交叉现象。这种现象的重要性在

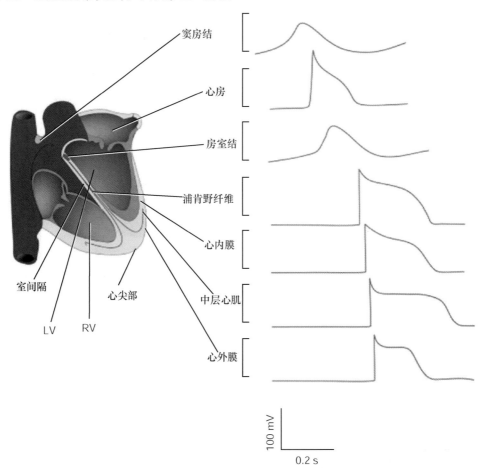

图 1.2　心脏不同区域动作电位波形变化以及时间传导顺序。LV，左心室；RV，右心室。（Modified with permission from Nerbonne JM. Heterogeneous expression of repolarizing potassium currents in the mammalian myocardium. In Zipes DP, Jalife J, eds. Cardiac Electrophysiology: From Cell to Bedside. 5th ed. Philadelphia: Saunders; 2009: 293-305.）

表 1.2　心肌细胞内、外主要离子的浓度和平衡电位

离子	细胞外浓度（mmol/L）	细胞内浓度（mmol/L）	平衡电位（mV）
Na^+	$135 \sim 145$	10	$+70$
K^+	$3.5 \sim 5.0$	155	-94
Ca^{2+}	2	0.0001	$+132$
Cl^-	87	30	-28

于正电位交叉后，K^+电导增加而不是降低，这与胞外 K^+ 浓度升高导致 K^+ 驱动力降低的预期相反[5]。

静息 E_m 也由 Na^+-K^+-三磷酸腺苷（ATP）酶（Na^+-K^+泵）调控，它可以调节细胞膜内外 Na^+ 和 K^+ 浓度梯度。生理情况下，Na^+-K^+泵逆电化学梯度运输 2 个 K^+ 进入细胞，同时将 3 个 Na^+ 移出细胞，此过程消耗 1 个 ATP 分子。由于离子运动的化学计量不是 1 : 1，所以，Na^+-K^+泵引起的净电流是正电荷移出细胞（即外向电流）。这样 Na^+-K^+泵能够平衡每一次去极化时细胞内获得的 Na^+ 和损失的 K^+，因此心率越快，Na^+-K^+泵作功就越多。

虽然 Ca^{2+} 对维持静息 E_m 没有直接作用（超极化时 Ca^{2+} 电压门控通道关闭），但细胞内 Ca^{2+} 浓度的变化能够影响其他离子的膜电导性。胞内 Ca^{2+} 浓度增加促使 Na^+-Ca^{2+} 交换（I_{Na-Ca}），即 3 个 Na^+ 离子交换 1 个 Ca^{2+} 离子，方向取决于膜两侧 Na^+、Ca^{2+} 浓度及 E_m。在静息 E_m 和肌质网 Ca^{2+} 自发释放的情况下，Na^+-Ca^{2+} 交换会引起净 Na^+ 内流，可能会导致细胞膜一过性去极化。

0 相：上升支——快速去极化

邻近细胞的电激动刺激心肌细胞兴奋，静息 E_m（约 -85 mV）去极化，Na 通道从静息（关闭）状态开放，大量 Na^+ 顺着电化学梯度快速进入胞质（内向 I_{Na}）。细胞膜对 Na^+ 电导率增加，对 K^+ 电导率降低，膜电位接近 Na^+ 的 E_{ion}（E_{Na}，表 1.2）。一旦兴奋刺激使 E_m 去极化超过阈电位（-65 mV），Na^+ 通道被激活，激活后 Na^+ 通道不再依赖初始去极化刺激，产生的 Na^+ 内流可以使细胞膜继续去极化。细胞膜对 Na^+ 电导率增加，允许更多 Na^+ 进入细胞内[6]。

正常情况，Na^+ 通道激活呈一过性，激活的同时快速失活（通道关闭）开始。失活相略微延迟于激活相，所以在 Na^+ 通道关闭前，动作电位 0 相期间通道非常短暂地（小于 1 ms）开放传导 I_{Na}。另外，Na^+ 内流导致胞内正电荷增加，使 Na^+ 内流驱动力随之降低。当达到 E_{Na} 时，Na^+ 不再进入胞内。

0 相去极化速度在整个动作电位中电压变化最大，用 dV/dt_{max} 表示，反映 Na^+ 进入细胞内的比例和数量，也决定动作电位传导速率。

I_{CaL} 阈电位在 $-30 \sim -40$ mV。I_{CaL} 通常在 0 相被快 I_{Na} 去极化激活，但 I_{CaL} 比 I_{Na} 峰值小得多。I_{CaL} 振幅并不接近动作电位峰值，是由于 I_{CaL} 时间依赖性以及 I_{CaL} 驱动力不足（$E_m - E_{Ca}$）所致。直到 0 相结束、快 I_{Na} 失活，I_{CaL} 对动作电位才能发挥作用。因此，I_{CaL} 主要影响心房肌、心室肌和希氏束-浦肯野纤维动作电位平台期。此外，I_{CaL} 在慢反应动作电位上升支中有重要作用，而在这些细胞中快 Na^+ 通道是失活的。

1 相：早期复极化

动作电位 0 相之后为 1 相（早期复极化）。由于 I_{Na} 失活及一些外向电流的相伴激活，使得细胞膜快速复极，几乎瞬间达到 0 mV（早期切迹）。动作电位 1 相主要由瞬时外向 K^+ 电流（I_{to}）构成。I_{to} 瞬间激活（小于 10 ms），然后迅速失活［I_{to} 的快速部分（$I_{to, f}$）为 $25 \sim 80$ ms，缓慢部分（$I_{to, s}$）为 $80 \sim 200$ ms］。I_{to} 使细胞膜部分复极，形成动作电位快速复极 1 相及平台期初始阶段（2 相，图 1.1）。此外，反向型 Na^+-Ca^{2+} 交换体介导 Na^+ 外流可能对早期复极有一定作用[4]。

2 相：平台期

2 相（平台期）是去极化内向电流（I_{CaL} 和少量延迟失活晚 I_{Na}）与复极化外向电流［超速（I_{Kur}）、快速（I_{Kr}）和缓慢（I_{Ks}）激活延迟整流钾电流］相互平衡的结果（图 1.1）。2 相平台期是动作电位时程最长的阶段，持续几十毫秒（心房肌）到数百毫秒（希氏束-浦肯野纤维和心室肌）。平台期为可兴奋细胞特有的阶段，是心肌细胞区别于骨骼肌细胞、神经细胞短时程动作电位的重要特征[4, 7-8]。

表 1.3　心脏动作电位的区域差异

特性	窦房结细胞	心房肌细胞	房室结细胞	浦肯野纤维	心室肌细胞
静息电位（mV）	$-50 \sim -60$	$-80 \sim -90$	$-60 \sim -70$	$-90 \sim -95$	$-80 \sim -90$
动作电位振幅（mV）	$60 \sim 70$	$110 \sim 120$	$70 \sim 80$	120	$110 \sim 120$
动作电位持续时间（ms）	$100 \sim 300$	$100 \sim 300$	$100 \sim 300$	$300 \sim 500$	$200 \sim 300$

细胞膜去极化激活 I_{CaL}，形成动作电位平台期。I_{CaL} 是平台期长短的主要决定因素。同时，I_{CaL} 把细胞膜去极化和心肌收缩偶联在一起。当细胞膜去极化电位在 $-40 \sim 0$ mV 时，L 型 Ca^{2+} 通道被激活；膜电位在 $0 \sim +10$ mV 时，I_{CaL} 出现峰值；$+60 \sim +70$ mV 时出现反向峰值，呈现钟形电流-电压关系曲线。

Na^+ 通道在平台期也起到一定作用。动作电位 0 相后，某些因素导致一些 Na^+ 通道没有失活、延长开放或再次开放数百毫秒，产生少量内向 I_{Na}（小于 I_{Na} 峰值的 1%）。I_{CaL} 连同晚 I_{Na}（I_{NaL}），共同形成动作电位平台期 [9]。

I_{Kr} 和 I_{Ks} 被去极化膜电位激活。细胞膜去极化后，I_{Kr} 激活快（几十毫秒），K^+ 顺电化学梯度向外扩散，同时电压门控失活也快。在失活相，I_{Kr} 大部分处于不传导的失活状态，只有少量通道仍处于开放状态。I_{Kr} 快速失活，限制了带正电荷钾离子继续外流，维持动作电位平台期，有利于心肌细胞收缩并防止提早激动。然而，在平台期末段，正电压变小，钾通道迅速从失活中恢复，这个过程增加了动作电位 2 相、3 相的 I_{Kr} 振幅，在动作电位最后的快速下降期前产生最大外向电流 [10]。

I_{Ks} 比 I_{Kr} 约大 10 倍，也作用于平台期。当细胞膜去极化电位超过 -30 mV 时，I_{Ks} 被激活，并在平台期逐渐增加。由于 I_{Ks} 激活缓慢（慢于其他任何 K^+ 电流），所以达到稳定的 I_{Ks} 振幅，需要时间较长。因此，I_{Ks} 对平台期复极化净电流贡献最晚，尤其在长时程动作电位细胞。I_{Ks} 激活慢，同样其失活也慢。因此，心率增加后，I_{Ks} 通道无法在缩短的舒张期完全失活，结果导致开放状态 I_{Ks} 增多，适应心肌加快的复极化过程。可见，I_{Ks} 对心肌动作电位时程起决定性作用 [5]。

I_{Kur} 是心房复极化的主要延迟整合电流，只在人心房组织表达，心室无表达。这一特点决定心房肌动作电位时程短于心室肌。I_{Kur} 在平台期内被快速激活，表现为外向整流，但失活缓慢。

前向型 Na^+-Ca^{2+} 泵（3 个 Na^+ 泵入细胞，1 个 Ca^{2+} 泵出细胞），以及 Na^+-K^+ 泵形成的微弱电流也参与 2 相平台期。

重要的是，在平台期，细胞膜对所有离子的电导率都降至低水平。因此，产生相同的 E_m 改变接近平台期，比接近静息电位需要的电流变化更少。特别是，尽管在动作电位正向期（0 相、1 相和 2 相），K^+ 存在巨大的电化学驱动力，但因为在平台期 I_{Kr} 和 I_{Kl} 的内部整合电流，K^+ 电导率出现下降（即电压门控 K^+ 流减少导致外向电流减少）。这种特性使得细胞膜在 Na^+ 通道激活时发生去极化，减缓复极，延长动作电

位时程，提高能量利用效率 [11-12]。

3 相：快速复极化末期

3 相为快速复极终末阶段，E_m 将恢复到静息水平。参与 3 相的电流有延迟整流外向钾电流（I_{Kr} 和 I_{Ks}）、内向整流 K^+ 流 [I_{Kl} 和乙酰胆碱激活 K^+ 流（I_{KACh}）] 和时间依赖性的 I_{CaL} 失活（图 1.1）。当膜电位低于 -20 mV 时，I_{Kl} 通道开放，构成快速复极化末期电流 [4]。

4 相：静息膜电位恢复期

动作电位发生后，Na^+ 和 Ca^{2+} 进入细胞，使 E_m 去极化。K^+ 外流实现 E_m 复极化，将膜内外离子梯度恢复至基线静息状态。此过程由 Na^+-K^+-ATP 酶（Na^+-K^+ 泵）和 Na^+-Ca^{2+} 交换体实现。

舒张期胞质内 Ca^{2+} 浓度的减少是通过激活肌质网 Ca^{2+}-ATP 酶（Ca^{2+} 泵，SERCA）实现 Ca^{2+} 被重新吸收。此外，细胞膜上 Na^+-Ca^{2+} 交换体也能够减少胞内 Ca^{2+} 浓度。静息状态下，人心肌细胞去极化、收缩、舒张和复极所需时间约为 600 ms。

动作电位区域异质性

心脏不同部位的心肌细胞，离子通道表达水平不尽相同，这就构成心肌细胞间动作电位时程和组成上本质的差异。心房肌、心室肌以及跨心室壁从心内膜、中层（M 细胞）心肌到心外膜之间的动作电位特征不同（图 1.2）。

动作电位房室异质性

与心房肌相比，心室肌静息 E_m 更负（-85 mV vs. -80 mV）。此外，心室肌动作电位时间较长，平台期 E_m 更正（$+20$ mV），3 相复极曲线更陡峭（表 1.3）。

心房和心室肌动作电位组成不同表现为离子电流密度和离子通道（尤其是 K^+ 通道）表达的差异。尽管心房和心室肌细胞中 I_{Kr} 和 I_{Ks} 密度相似，但 I_{Kur} 只在人心房肌细胞表达，心室无表达。事实上，人心房复极化的主要延迟整流电流为 I_{Kur}，而 I_{Kr} 和 I_{Ks} 作用较小。

此外，心房肌 I_{to} 密度是心室肌的两倍。并且，I_{to} 亚型（$I_{to,f}$ 和 $I_{to,s}$）在心房和心室中的表达亦有差异。$I_{to,f}$ 为人心房表达的主要亚型。相反，与心房相比，心室中 $I_{to,s}$ 较大，$I_{to,f}$ 较小 [8]。

与心室肌相比，心房肌细胞 $I_{to,f}$ 密度明显增高，加上心房肌 I_{Kur} 的特有表达，使心房肌早期复极更快、平台期电位更低，以及动作电位持续时间更短 [13]。

心室肌 I_{Kl} 密度远高于心房肌，这就解释了心室

复极化曲线陡峭、心房复极化曲线平坦的原因（I_{K1} 密度越高，对复极化末期的加速作用越大）。此外，高 I_{K1} 通道表达是心室肌更超极化静息 E_m 的基础，并阻止心室肌细胞自发性除极。

此外，其他数个 K^+ 通道如 I_{KACh}、双孔 K^+ 通道（K_{2P}）和小电导 Ca^{2+} 激活的 K^+ 通道（SK）为心房选择性，它们可能对心房动作电位有潜在重要影响。

动作电位心室区域异质性

心内膜-中层心肌-心外膜、左右心室、心尖至基底部等不同区域心室肌细胞间存在动作电位区域异质性。已经证实心外膜细胞、中层心肌细胞和心内膜细胞存在 3 种不同的动作电位波形，是导致心室跨壁复极异质性的重要基础。与心内膜相比，心外膜和中层心肌存在 1 相切迹、尖峰和穹窿形态。心外膜动作电位时程短于心内膜。中层心肌动作电位时程最长[8, 14]。

1 相切迹大小与 I_{to} 密度有关。人心外膜和中层心肌 I_{to} 密度比心内膜高很多。此外，尽管 $I_{to,f}$ 和 $I_{to,s}$ 在心室均有表达，但 $I_{to,f}$ 在心外膜和中层心肌较心内膜更多，而 $I_{to,s}$ 主要存在于心内膜和浦肯野细胞。心外膜，而非心内膜细胞，具有显著的 I_{to} 电流，是动作电位区域间差别、复极早期跨壁电压梯度以及心电图上 J 波或 J 点抬高的基础[8, 14]。

心肌灌注楔形模型发现，心室肌存在一类细胞亚群，称为 M 细胞，其表现出特有的电生理特性（尽管 M 细胞的存在尚未得到充分证实），即动作电位时程最长。这是由于 M 细胞 I_{Ks} 电流较弱、晚 I_{Na} 和 Na^+-Ca^{2+} 交换体较强所致。有学者提出 M 细胞是心室跨壁复极离散度和心电图 T 波产生的基础。T 波峰值时间恰好对应心外膜复极结束时间，T 波末端对应 M 细胞复极结束。尽管 M 细胞的生理性作用仍存在争议，但已发现 M 细胞在心律失常发生中具有重要作用，如长 QT 和 Brugada 综合征（跨壁复极离散度加大）。

除了室壁三层心肌之间存在动作电位差异外，与左心室（LV）相比，右心室（RV）心肌动作电位持续时间较短，尖峰和穹窿形态更为明显。产生差异的原因被认为是右心室 I_{to} 密度高于左心室[14]。

也有证据表明心尖-基底部动作电位存在异质性。左心室基底部动作电位时程短于心尖部。与基底部心肌相比，心尖部 I_{to} 和 I_{Ks} 更大[14]。

慢反应动作电位

正常心房、心室肌细胞和希氏束-浦肯野纤维动作电位的上升支快速，这是由于快速内向 I_{Na} 介导，

这些电位被称为快反应电位。相比之下，正常窦房结、AV 结细胞和许多病变组织的动作电位上升支则非常缓慢，这是由于缓慢内向 I_{CaL} 介导（图 1.2），这些电位被称为慢反应电位[4]。

如上所述，窦房结和房室结起搏细胞的动作电位明显不同于普通心房肌和心室肌细胞。慢反应动作电位特点为 4 相 E_m 去极化程度增加（$-50 \sim -65$ mV），4 相舒张期缓慢除极，动作电位振幅降低，0 相去极化速度慢，导致电冲动在结区传导速度减慢（表 1.3）。在特殊情况下，希氏束-浦肯野系统也可出现 4 相除极（尤其病理情况下，钠通道失活时）。

4 相：舒张期除极

内向整流 I_{K1} 有助于稳定心房、心室肌细胞及希氏束-浦肯野纤维动作电位在舒张期 E_m 水平。由于窦房结和房室结缺少 I_{K1}，其 E_m 在舒张期能够自发、缓慢除极，导致自律性或起搏特性形成。一旦自发除极达到阈值（约 -40 mV），将触发新的动作电位[15]。

舒张期除极与窦房结起搏活动的离子机制仍存在争议。最初认为是前一个动作电位激活的延迟 K^+ 传导所致（I_K——延迟理论）。"兴趣"电流（I_f，起搏电流）的发现，改变了对相关机制的理解和认识。I_f 是一种超极化激活的内向电流（即起搏电流，与大多数电压敏感性电流不同，I_f 由超极化而不是去极化激活），主要由 Na^+ 介导，还有少部分 K^+ 参与。I_f 激活后，使细胞膜去极化，激活 I_{CaL} 并触发动作电位[15-16]。

其他去极化门控电流（I_{CaL} 和 T 型 Ca^{2+} 电流 I_{CaT}）、非门控和非特异性背景电流以及通过 Na^+-Ca^{2+} 交换体所产生的电流也参与起搏电流。"膜时钟"（也称"电压时钟"或"离子通道时钟"），指与起搏活动相关的时间和电压依赖性膜离子通道，包括外向整流 K^+ 电流衰减和若干内向电流（I_f、I_{CaL}、I_{CaT} 及 I_{Na}）激活。

最新证据表明，肌质网是窦房结细胞主要的钙离子储存库，功能上作为心脏起搏细胞的生理性时钟（钙时钟），并对舒张末期除极产生重要影响[15, 17]。

I_f 和胞内 Ca^{2+} 周期性变化，二者如何相互作用来调控起搏细胞自律性，尚未完全明了。此外，"膜时钟"和"钙时钟"相互作用，以及"钙时钟"的细胞机制也不完全清楚。它们对于调节神经递质正性和负性变时效应的作用，仍有争议。然而，对于在细胞水平解析起搏机制，"膜时钟"和"钙时钟"仍具有关键性地位[14]（详见第 3 章有关自律性和起搏活动机制的详细讨论）。

0 相：上升支——缓慢去极化

相比心房和心室肌细胞，窦房结和房室结细胞

无 I_{K1}，其舒张期电位（ $-50 \sim -65$ mV）更偏向去极化，有助于内向电流（即 I_f）介导舒张期去极化。在起搏细胞最大舒张电位水平下，大多数钠通道失活，无法进行 0 期去极化。因此，动作电位的上升支主要由 I_{CaL} 介导[15]。

当去极化电位达到 -40 mV 时，L 型 Ca^{2+} 通道被激活。膜电位在 $0 \sim +10$ mV 时，I_{CaL} 达到峰值。I_{CaL} 峰值振幅比 I_{Na} 少 10%，I_{CaL} 激活与失活也更慢。因此，相比心肌工作细胞，窦房结和房室结细胞 0 相去极化速率（dV/dt）更慢，动作电位峰值振幅更小。

兴奋性

兴奋性是指心肌细胞受到刺激时发生动作电位的能力或特性。在细胞膜上应用一种最小电荷使心肌细胞产生动作电位（即刺激强度可以把 E_m 降到阈值水平）。兴奋性与动作电位发生所需要的电荷成负相关。

心肌细胞兴奋性取决于细胞膜的被动性能和主动性能。被动性能包括细胞膜电阻、电容和细胞间电阻。钠通道通透性降低是兴奋性降低的决定因素。E_m 负值越大，可被激活的 Na^+ 通道就越多，0 相进入细胞的 Na^+ 流量就越大，传导速度也就越快。相比之下，细胞膜去极化至 $-60 \sim -70$ mV 时，一半的 Na^+ 通道失活；去极化到 -50 mV 或更低时，几乎所有 Na^+ 通道失活，此时钠通道不再介导动作电位上升支，组织兴奋性降低（图 1.3）。

生理情况下，处在相对不应期（动作电位 3 相，E_m 完全恢复前）的心肌细胞兴奋性降低。在细胞膜

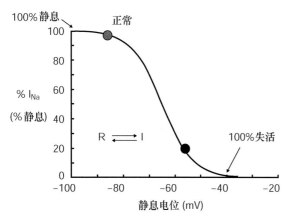

图 1.3　细胞兴奋性。 单个心室肌细胞跨膜动作电位与阴极刺激兴奋性的关系。在静息状态下，钠电流峰值（I_{Na}）和钠通道比例，被描述为静息膜电位的函数。I，钠通道失活；R，钠通道复活。（Redrawn from Rosen MS, Wit AL, Hoffman BF. Electrophysiology and pharmacology of cardiac arrhythmias. I. Cellular electrophysiology of the mammalian heart. Am Heart J. 1974, 88: 380.）

负电位较低情况下，部分 Na^+ 通道仍处于失活状态，无法激活，导致动作电位启动和扩布需要比正常更大的刺激。即使如此，I_{Na} 和动作电位 0 相振幅也会降低，并且期前刺激传导也会减慢。

另一方面，动作电位 3 相后的一个短暂时期，出现超常兴奋性。在超常期，心肌细胞对阈下刺激也可能做出反应；而相同强度的刺激在早于或晚于超常期均不能引发动作电位。超常期与两个因素有关：快 Na^+ 通道的可用性，及 E_m 接近阈电位。在超常期，细胞的兴奋性已经恢复，足可以对刺激做出反应（即足够数量 Na^+ 通道可以激活）。同时，由于 E_m 依旧很低，它只需要一点额外去极化刺激就可以达到阈值。因此，比正常更小的刺激就可以引出动作电位。然而，由于 Na^+ 通道仍未完全激活，这个时期产生的动作电位幅度和传播速度比正常低[18]。总之，第二刺激出现得越晚，激活的 Na^+ 通道越多，动作电位的上升支越陡峭。

在特定的病理生理情况下，细胞膜兴奋性会降低，例如基因突变致 Na^+ 通道功能丧失、Ⅰ 类抗心律失常药物致 Na^+ 通道阻滞，以及急性心肌缺血[19]。

由于部分钠通道失活而导致动作电位去极化速度降低，称为"抑制的快钠反应"。重要的是，在 E_m 降低的细胞，其不应期可以长于动作电位的电压恢复（例如，在静息 E_m 恢复到最大负值电位后，细胞仍可能处在不应期）。

不应期

在一个心动周期中，一旦动作电位启动，心肌细胞在特定时间内（比实际动作电位时程短）对刺激失去兴奋性（即阈上刺激无法引发新动作电位），直到细胞膜复极化到一定水平。随着复极化完成，Na^+ 通道从失活态迅速恢复（小于 10 ms），准备再次开放。在某种程度上，不应期由动作电位时程和 E_m 决定。从失活态恢复的 Na^+ 通道数量，是决定不应期程度的主要因素。不应期内对刺激无反应，是心脏机械功能生理所需。兴奋性的逐步复苏，使得心肌在下一个兴奋前得到放松。此外，不应期作为一个保护机制可以防止多个、连续动作电位发生（即去极化频率和心率得到限制）。因此，不应期长短是心律失常易感性的决定因素。通常，不应期短容易发生折返性心律失常[9]。

在一次动作电位中，存在不同程度的不应期（图 1.4）。在绝对不应期（动作电位 0 相、1 相、2 相和部分 3 相），无论多大强度的刺激均不能使细胞再次兴奋。绝对不应期之后的刺激，可能会引起细胞去

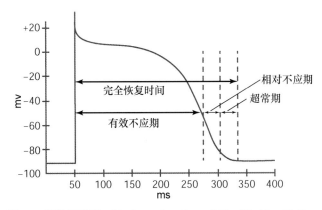

图 1.4　细胞不应期。（Redrawn from Rosen MS，Wit AL，Hoffman BF. Electrophysiology and pharmacology of cardiac arrhythmias. I. Cellular electrophysiology of the mammalian heart. Am Heart J. 1974，88：380.）

极化，但不会形成可扩布动作电位。这一时期（动作电位 3 相的一个短暂时段）和绝对不应期统称为有效不应期（effective refractory period，ERP；在 3 相 E_m 为 -60 mV 时结束）。ERP 之后为相对不应期，处于 3 相的中后阶段（在 3 相 E_m 为 -60 mV 时）。在相对不应期，刺激诱发动作电位比较困难，但并非不可能。比正常更大的阈上刺激能够引起细胞兴奋，产生动作电位扩布（图 1.5）。然而，这种动作电位的上升支不是十分陡峭，其振幅较低，离子传导速度也偏慢。如上所述，动作电位 3 相还有个短暂阶段——超常期。超常期内心肌细胞兴奋性升高，对阈下刺激即能做出反应（超常兴奋性）[18]。

心脏起搏细胞几乎没有 I_{Na}，其兴奋性是由 I_{CaL} 介导。失活后，Ca^{2+} 通道从失活态过渡到静息态（即失

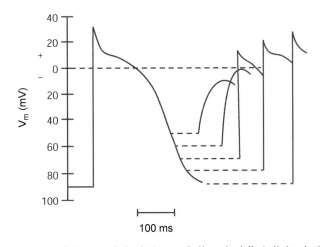

图 1.5　兴奋性和不应期的关系。在前一次动作电位相对不应期的不同阶段，心肌细胞受刺激后产生新动作电位具有不同振幅和上升支形状。（Redrawn from Rosen MS，Wit AL，Hoffman BF. Electrophysiology and pharmacology of cardiac arrhythmias. I. Cellular electrophysiology of the mammalian heart. Am Heart J. 1974；88：380.）

活后复活）相对缓慢。失活后复活时间取决于 E_m 和细胞内 Ca^{2+} 浓度（E_m -80 mV 和胞内 Ca^{2+} 浓度偏低时，通常为 $100 \sim 200$ ms）。再次生成动作电位前，I_{CaL} 必须从失活中复活。而 L 型 Ca^{2+} 通道从失活中复活所需时间更长，所以在动作电位 3 相终末和完全恢复至最大舒张电位时，起搏细胞兴奋性可能尚未恢复。换句话说，窦房结和房室结细胞在一段时间内仍处于不应期，这段时间比全膜复极化所需时间更长，这一现象称为"复极后不应期"。"复极后不应期"也可以发生在普通工作心肌细胞的某种病理状态，如心肌梗死。

电传导

心脏的传导性是指心肌细胞产生动作电位后，电激动沿着心肌细胞在组织间迅速扩布。传导速度指动作电位通过心脏组织的传播速度。传导速度在不同心脏组织存在差异。房室结（AVN）传导速度为 0.05 m/s，心房和心室普通心肌传导速度为 0.5 m/s，束支传导速度为 2 m/s，浦肯野纤维传导速度为 4 m/s[20]。心脏大部分区域，传导并不是一个连续过程。电传导性与心肌结构密切相关，包括细胞水平（细胞膜、细胞间缝隙连接、心肌细胞三维排列）和宏观水平（微血管、结缔组织屏障、肌小梁）[21-22]。

细胞内传导

动作电位一旦启动，就会沿细胞膜扩布，直到整个心肌细胞去极化完成。传导速度增加会伴随着细胞直径增大、动作电位振幅增加以及上升支去极化速度增快。

动作电位沿着心肌纤维方向，通过局部回路电流扩布，就像在神经和骨骼肌中一样。动作电位沿心肌纤维的传导速度与动作电位振幅（完全去极化与完全复极化之间电压差）和膜电位变化速度［动作电位 0 相上升速率（dV/dt）］有直接关系。这些因素取决于 I_{Na} 振幅。而 I_{Na} 振幅与刺激时的 E_m、Na^+ 通道可用性以及 Na^+ 电化学梯度相关。

正常情况下，穿过去极化通道（I_{Na}）的电荷数明显比兴奋同一细胞所需电荷大得多，这一足够强度的额外刺激使动作电位在细胞内继续扩布。这种特性（称为"传导储备"或"传导安全系数"）有助于心肌细胞在不同生理和病理条件下，确保动作电位传导[23]。心房和心室工作心肌细胞，尤其是浦肯野纤维（每个细胞有 100 万个 Na^+ 通道），具有高

密度钠通道，有助于动作电位产生大的去极化电流（I_{Na}），在细胞内和细胞间迅速传导。

动作电位 0 相去极化（I_{Na}）速度或振幅随着膜兴奋性下降而降低。随着膜兴奋性降低，动作电位传导速度呈直线下降趋势。当传导安全系数降至小于 1 时（即源电流小于下游组织兴奋所需电流），传导就不再维持，发生阻滞。

慢反应动作电位组织（窦房结和房室结），其动作电位上升支由 I_{CaL} 而不是 I_{Na} 形成。由于 I_{CaL} 较 I_{Na} 具有较低的振幅和较慢的激活动力学，慢反应动作电位表现为上升支缓慢和振幅降低。因此，传导缓慢（0.1 ~ 0.2 m/s）和不应期长是窦房结和房室结组织的特征性表现。结性组织，完成动作电位传导的安全系数低，容易发生传导阻滞。

细胞间传导

动作电位传导是离子流从一个细胞向相邻细胞的直接扩布（没有电化学突触）。这种扩布主要由位于闰盘的低阻抗细胞间连接（缝隙连接蛋白）实现。缝隙连接在心肌组织电冲动传播中发挥重要作用，有助于心脏发挥"电-功能"合胞体，产生协调的机械功能[22]。

缝隙连接蛋白（通道）连通相邻的细胞，实现心肌细胞间生物化学和低阻抗电偶合。细胞间离子、小分子和电冲动传导的电阻率，在有缝隙连接的细胞，比无缝隙连接的细胞低几个数量级。但缝隙连接的电阻率仍要比胞质内高几个数量级（缝隙连接传导延迟为 0.21 ~ 0.27 ms，细胞膜传导延迟为 0.05 ~ 0.1 ms）[24]。因此，电脉冲沿心肌细胞传导呈跳跃性，在相对高阻抗的细胞间缝隙连接与低阻抗的细胞质交替。然而，这一特征在完整多细胞组织中由于侧向缝隙连接偶合而丧失，这使得单个心肌细胞在兴奋前的平均激活时间存在小的局部差异[19]。

缝隙连接通道的数量、大小和分子组成决定组织的传导特性。缝隙连接通道的组织特异性表达、空间分布以及结构组成不同，使其生理功能有更大多样性，导致心脏组织具有不同的传导特性[25]。

心房和心室心肌细胞主要有 3 种缝隙连接通道表达：缝隙连接蛋白 40（Cx40）、缝隙连接蛋白 43（Cx43）和缝隙连接蛋白 45（Cx45），分别以它们的分子质量命名。第 4 种缝隙连接蛋白（Cx31.9）存在于房室结。Cx40 电导最大，Cx45 最小。窦房结和房室结组织具有小而稀疏、分散的 Cx45。Cx45 的低电导特性，决定了结性细胞间电偶合相对差，传导缓慢。不同的是，心房缝隙连接蛋白主要为 Cx43 和 Cx40，

心室主要为 Cx43，浦肯野纤维主要为 Cx40[24-25]。

重要的是，心脏缝隙连接蛋白表达有很高冗余度。细胞间偶合减少是传导速度减慢的主要原因。研究表明，Cx43 降低 50% 不会影响心室电冲动传导，降低 90% 才能影响传导，但即使这样，电冲动传导速度也只降低 20%[25-26]。

与膜兴奋性降低类似，细胞间偶合减少会导致传导速度下降。值得注意的是，部分缝隙连接解偶合可导致传导速度比传导阻滞前兴奋性降低的最大速度慢一个数量级以上[19, 23]。

缝隙连接介导细胞间电传导通常认为是电场机制（也称"旁触传递"）。电场偶合（旁触偶合）是指已兴奋的上游细胞产生电场，激活下游细胞产生动作电位。该模型假设，动作电位在接头前膜上形成，在缝隙连接通道有限空间的负电位驱动下，激动沿心肌细胞束以跳跃方式进行传导。位于细胞缝隙近端闰盘处（钠通道聚集地）产生较大 I_{Na} 流，缝隙内产生细胞外负电位，使远端膜去极化并激活 Na^+ 通道。因此，无缝隙连接情况下，如果闰盘处存在较大的 I_{Na} 流和狭窄的细胞缝隙（2 ~ 5 nm），激动仍可以继续向下游传导。计算机模型表明，旁触传递在一定条件下可能对心肌电传导发挥作用。旁触传递可以解释电传导速度对缝隙连接通道减少的不敏感性。目前，旁触传递对正常心肌动作电位传导的作用和重要性仍不清楚[22, 24-25]。

各向异性传导

各向异性传导是指传导速度呈方向依赖性。各向同性传导指各个方向传导是均匀一致的，各向异性传导则不然。各向异性传导是心肌普遍特性。由于心肌纵向（平行于心肌纤维束长轴）传导的阻抗比横向低，导致电脉冲纵向和横向传导速度存在差异[25]。

正常成人工作心肌，一个心肌细胞平均与 11 个相邻心肌细胞通过缝隙连接通道形成电偶联，缝隙连接通道主要位于杆状心肌细胞闰盘处。心肌细胞非闰盘区域（细胞侧膜）的缝隙连接通道明显少于闰盘处。心房组织非闰盘区域缝隙连接更多见。缝隙连接通道的特殊分布是心肌动作电位各向异性传导的主要决定因素。心肌细胞直径明显短于细胞长度，决定了电波横向传导的细胞数量比纵向传导多。此外，由于细胞横向缝隙连接偶合少，导致横向传导比纵向传导阻抗大、速度慢[19, 24]。

正常心肌组织水平三维结构的不连续性，是各向异性传导的另一个原因。心肌并不是一个连续体，心房肌和心室肌均存在显著不同的肌细胞层/束，其尺

寸范围从 100 μm 到数毫米不等[22]。心肌纤维横向连接不均匀。心室肌细胞通常呈 4～6 层细胞束排列（称为板层、肌层或薄板层），由结缔组织隔开，之间几乎没有直接的细胞间耦合。这些层形成分支网络。除了板层状结构外，跨壁肌纤维旋转又增加了组织结构的复杂性。在正常心脏，心肌纤维方向从心内膜到心外膜改变近 90°。此外，心肌纤维纵向阻抗低于横向阻抗，进一步加剧电各向异性传导[22]。

源-库关系

源-库关系反映影响源电流因素（动作电位 0 相上升速率和幅值）与影响库所需电流因素（膜阻抗、静息电位和阈值电位之间差异、细胞间偶合和组织结构形状）之间的相互作用。

动作电位传导过程中，已兴奋细胞作为电荷源，使相邻未兴奋细胞产生去极化。相邻心肌细胞从静息态达到阈值 E_m 所需电荷构成兴奋细胞的"电库"（负荷）。为了实现电传导成功，已兴奋细胞必须提供足够电荷，使相邻未兴奋细胞 E_m 从舒张静息值到达阈值。一旦达到阈值，动作电位便发生，已兴奋细胞电势移除，新兴奋细胞将从电荷吸收角色（库）转变为电荷供给者（源），从而使动作电位传导得以延续。动作电位可以远距离传导而不衰减，表现为"再生性"。只要"源"能够提供足够电流，满足"库"需求，动作电位传导就不会中断。相反，如果"库"的需求超过"源"的供给，传导就会阻滞[27]。

"源"电流必须达到"库"需求。源-库之间的路径包括细胞内阻力（细胞质产生）和细胞间阻力（缝隙连接通道产生）。细胞外阻力作用较小，通常可以忽略。偶合阻抗主要由缝隙连接通道阻抗决定。因此，缝隙连接通道的数量、分布、电导率，以及源-库关系是影响动作电位传导的重要因素[21, 28]。

细胞网络结构的突然改变是造成源-库不匹配的主要原因，例如浦肯野纤维与心室肌细胞衔接区域结构的改变。每根浦肯野纤维（源）将电脉冲传递给数百个或数千个心室肌细胞（库）。源-库不匹配表现为源电流不适当地被分配给过多的相邻细胞（库），导致"源"电荷过低，无法触发"库"产生动作电位，传导阻滞发生[12, 29]。然而，由于正常心肌传导安全系数较大（源电流远超过库所需电流），局部网络结构的突然改变不足以造成源-库不匹配而发生传导阻滞。然而，当动作电位异常和（或）待激活心肌兴奋性降低（如急性缺血），以及解剖屏障均可导致传导阻滞[19, 30]。

尽管存在源-库明显不匹配，但减少细胞间偶合能够提高传导安全性。例如，小的源（窦房结）和大的库（心房肌）之间能够实现动作电位传导。在窦房结与心房交界处，缝隙连接蛋白表达减少，有助于保护窦房结兴奋电流不被下游库（心房肌）耗散[24]。

重要的是，这种组织结构在源-库关系中表现出方向不对称性。垂直方向上源比库小，但在相反方向上，源比库大。这取决于源-库不匹配程度，这种不匹配导致动作电位局部传导延迟或垂直传导阻滞[27, 31-32]。

此外，激动波前形状是传导效率的主要决定因素。由于源-库平衡，传导速度取决于波的曲率（图 1.6）。在点刺激后，观察到凸面波具有较小的源和较大的库，这是由于凸面波前细胞提供的兴奋电流被分散到下游更大细胞膜区。相反，凹面波源-库不匹配，表现为源大于库，从而导致更高的安全传导系数和更快的脉冲传导。因此，随着波前曲率的增大，传导速度降低[24, 33]。

传导安全系数

传导安全系数是根据源-库关系来预测动作电位传导成功与否，通过（源）细胞去极化电流与（库）细胞兴奋消耗电流之比来评价。因此，源电流超过库所需电流差值大小，与传导安全系数成正比。根据这个定义，安全系数小于 1 时，发生传导阻滞。安全系数比 1 越大，传导就会越稳定。

膜兴奋性、细胞间偶合和组织结构对传导安全系数有极其重要的影响。随着膜兴奋性降低，传导安全系数呈直线下降。此外，动作电位从较小细胞向较大细胞传导，或者从数量较少细胞向较多细胞传导，其传导安全系数通常会降低。

另一方面，虽然源、库细胞间偶合减少会减慢传导，但却能够增加传导安全系数。源细胞与相邻库细胞解偶合，会防止源电流被库细胞过多分散。随着偶

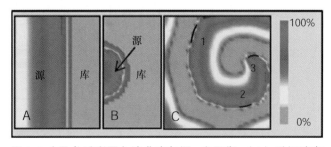

图 1.6（见书后彩图）波曲率与源-库平衡。（**A**）平坦波存在源-库平衡。（**B**）凸面波具有较小的源和较大的库。（**C**）螺旋波的曲率随着波向螺旋中心移动而增大（点 3 的曲率大于点 2，点 2 大于点 1）。在波最内面，源太小无法兴奋相邻的库，导致波围绕未兴奋区域的核心旋转。彩色条图代表去极化率，灰色代表阈下电压。（From Spector P. Principles of cardiac electric propagation and their implications for re-entrant arrhythmias. Circ Arrhythmia Electrophysiol. 2013，6：655-661.）

合程度降低，更大比例源电流将会赋予下游库细胞，使得库细胞发生去极化的安全系数增高，但同时细胞间传导会延迟。因此，细胞间偶合越少，传导越缓慢、越稳定。极少的细胞间偶合，将会导致极高的安全传导系数和极其缓慢的传导速度[25, 27, 31, 34]。

兴奋-收缩偶联

兴奋-收缩偶联指心肌细胞受到电刺激（动作电位）后出现生理性机械反应（心肌收缩）。心肌细胞收缩主要由细胞内 Ca^{2+} 浓度调控（图 1.7）。在动作电位平台期，Ca^{2+} 通过横（T）管膜上 L 型钙通道（I_{CaL}）进入胞内。尽管通过 I_{CaL} 进入胞内的 Ca^{2+} 较少，不足以引起心肌收缩，然而，少量 Ca^{2+} 却能触发肌质网（Ca^{2+} 储存池）膜上 RyR2 通道开放，使其释放大量 Ca^{2+} 到胞质，这一过程称为钙诱导的钙释放（calcium-induced calcium release，CICR）。心肌细胞收缩期胞质内约 75% Ca^{2+} 来自肌质网释放。

肌膜 T 管与肌质网的每一个连接处，有 10 ～ 25 个 I_{CaL} 和 100 ～ 200 个 RyR2 聚集，构成局部 Ca^{2+} 信号复合体（又称 "couplon"）。一旦某个 Ca^{2+} 通道开放，局部胞质 Ca^{2+} 浓度在 1 ms 内上升至 10 ～ 20 μmol/L，导致 RyR2 通道激活开放，肌质网释放大量 Ca^{2+}。RyR2 通道和 T 管紧密接触，保证每个 I_{CaL} 通道能够激活 4 ～ 6 个 RyR2 通道，产生 "钙火花"。

心室肌细胞一次动作电位，通过 I_{CaL} 进入胞内的 Ca^{2+} 能同时激活 10 000 ～ 20 000 个 Ca^{2+} 信号复合体[35]。

CICR 将胞质 Ca^{2+} 浓度从 10^{-7} mol/L 升高至 10^{-5} mol/L。自由移动的 Ca^{2+} 与肌钙蛋白 C（细肌丝调控复合物的一部分）结合，导致肌钙蛋白-原肌球蛋白复合体构象发生改变，肌钙蛋白 I 暴露在肌动蛋白分子上的一个位点，能够与肌球蛋白头部的 ATP 酶结合。这种结合导致 ATP 水解，为肌动蛋白-肌球蛋白复合物构象改变提供能量。构象改变结果是肌球蛋白头部和肌动蛋白之间形成棘轮效应（离合器），使肌动蛋白和肌球蛋白细丝相互滑动且彼此重叠，从而缩短肌节长度。只要细胞质保持高浓度 Ca^{2+}，就会出现棘轮效应循环。

CICR 能够使肌质网 50% ～ 60% 的 Ca^{2+} 释放出来。RyR2 通过胞质 Ca^{2+} 浓度上升的反馈机制失活。另一重要失活机制是肌质网内 Ca^{2+} 浓度下降（Ca^{2+} 依赖性失活），这一机制确保生理情况下肌质网内 Ca^{2+} 不被完全耗尽。

胞质内 Ca^{2+} 移除，对心室舒张和充盈，以及预防心律失常发生尤为重要。在动作电位 2 相末，进入胞内的 Ca^{2+} 减少，胞质内大部分 Ca^{2+} 通过肌质网钙离子泵（SERCA）重新被摄取至肌质网，这一过程由受磷蛋白调控。此外，一些 Ca^{2+} 通过细胞膜上 Na^+-Ca^{2+} 泵移除，还有小部分通过细胞膜上钙 ATP 酶泵出，来平衡通过 I_{CaL} 通道进入胞质的 Ca^{2+}。随着

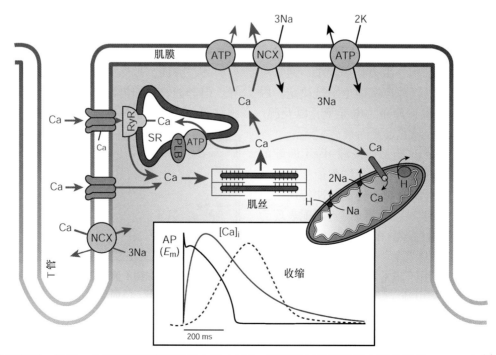

图 1.7　兴奋收缩偶联。插图：心室肌细胞跨膜动作电位（AP）、钙瞬变与收缩反应之间的关系。ATP：Ca^{2+} 三磷酸腺苷酶；NCX：Na^+/Ca^{2+} 交换体（泵）；PLB：受磷蛋白；RyR：兰尼碱受体通道；SR：肌质网。（Modified with permission from Bers DM. Cardiac excitation-contraction coupling. Nature. 2002，415：198-205.）

胞质 Ca^{2+} 浓度下降，Ca^{2+} 从肌丝快速解离，引起肌钙蛋白复合体构象改变，导致肌钙蛋白 I 抑制肌动蛋白结合位点。周期最后，新的 ATP 结合在肌球蛋白头部，取代二磷酸腺苷，肌节初始长度得到恢复，收缩过程结束。

Ca^{2+} 释取-摄取周期性循环，为细胞质内 Ca^{2+} 浓度周期性升高和降低，以及心肌细胞收缩和舒张奠定了基础，实现心脏有序搏动。

参考文献

1. Zaza A. Control of the cardiac action potential: the role of repolarization dynamics. *J Mol Cell Cardiol*. 2010;48:106–111.
2. Spector P. Principles of cardiac electric propagation and their implications for re-entrant arrhythmias. *Circ Arrhythmia Electrophysiol*. 2013;6:655–661.
3. Grant AO. Cardiac ion channels. *Circ Arrhythmia Electrophysiol*. 2009;2:185–194.
4. Grant AO. Basic electrophysiology. *Card Electrophysiol Clin*. 2010;2:325–340.
5. Nerbonne JM. Molecular basis of functional myocardial potassium channel diversity. *Card Electrophysiol Clin*. 2016;8:257–273.
6. Adler A, Gollob MH. A practical guide to early repolarization. *Curr Opin Cardiol*. 2015;30:8–16.
7. Chen L, Sampson KJ, Kass RS. Cardiac delayed rectifier potassium channels in health and disease. *Card Electrophysiol Clin*. 2016;8:307–322.
8. Voigt N, Dobrev D. Atrial-selective potassium channel blockers. *Card Electrophysiol Clin*. 2016;8:411–421.
9. Belardinelli L, Giles WR, Rajamani S, et al. Cardiac late Na+ current: proarrhythmic effects, roles in long QT syndromes, and pathological relationship to CaMKII and oxidative stress. *Heart Rhythm*. 2015;12:440–448.
10. Wu W, Sanguinetti MC. Molecular basis of cardiac delayed rectifier potassium channel function and pharmacology. *Card Electrophysiol Clin*. 2016;8:275–284.
11. Boyden PA, Dun W, Robinson RB. Cardiac Purkinje fibers and arrhythmias; The GK Moe Award Lecture 2015. *Heart Rhythm*. 2016;13:1172–1181.
12. Boyden PA, Hirose M, Dun W. Cardiac Purkinje cells. *Heart Rhythm*. 2010;7:127–135.
13. Workman AJ, Marshall GE, Rankin AC, et al. Transient outward K+ current (ITO) reduction prolongs action potentials and promotes afterdepolarisations: a dynamic-clamp study in human and rabbit cardiac atrial myocytes. *J Physiol*. 2012;17:4289–4305.
14. Bartos DC, Grandi E, Ripplinger CM. Ion channels in the heart. *Compr Physiol*. 2015;5:1423–1464.
15. Murphy C, Lazzara R. Current concepts of anatomy and electrophysiology of the sinus node. *J Interv Card Electrophysiol*. 2016;46:9–18.
16. Difrancesco D, Noble D. The funny current has a major pacemaking role in the sinus node. *Heart Rhythm*. 2012;9:299–301.
17. Difrancesco D, Noble D. Rebuttal: 'The funny current in the context of the coupled clock pacemaker cell system. *Heart Rhythm*. 2012;9:457–458.
18. Elizari MV, Schmidberg J, Atienza A, et al. Clinical and experimental evidence of supernormal excitability and conduction. *Curr Cardiol Rev*. 2014;10:202–221.
19. Kléber AG, Rudy Y. Basic mechanisms of cardiac impulse propagation and associated arrhythmias. *Physiol Rev*. 2004;84:431–488.
20. Temple IP, Inada S, Dobrzynski H, et al. Connexins and the atrioventricular node. *Heart Rhythm*. 2012;10:297–304.
21. Dhillon PS, et al. Relationship between gap-junctional conductance and conduction velocity in mammalian myocardium. *Circ Arrhythmia Electrophysiol*. 2013;6:1208–1214.
22. Smaill BH, Zhao J, Trew ML. Three-dimensional impulse propagation in myocardium: Arrhythmogenic mechanisms at the tissue level. *Circ Res*. 2013;112:834–848.
23. Kleber AG. Role of the cardiac sodium current in excitability and conduction. *Card Electrophysiol Clin*. 2014;6:657–664.
24. Dhein S, et al. Remodeling of cardiac passive electrical properties and susceptibility to ventricular and atrial arrhythmias. *Front Physiol*. 2014;5:1–13.
25. Kleber AG, Saffitz JE. Role of the intercalated disc in cardiac propagation and arrhythmogenesis. *Front Physiol*. 2014;5:404.
26. Hulsmans M, et al. Macrophages facilitate electrical conduction in the heart. *Cell*. 2017;169:510–522.e20.
27. Unudurthi SD, Wolf RM, Hund TJ. Role of sinoatrial node architecture in maintaining a balanced source-sink relationship and synchronous cardiac pacemaking. *Front Physiol*. 2014;5:446.
28. Delmar M, Liang FX. Connexin43 and the regulation of intercalated disc function. *Heart Rhythm*. 2012;9:835–838.
29. Syed FF, Hai JJ, Lachman N, et al. The infrahisian conduction system and endocavitary cardiac structures: Relevance for the invasive electrophysiologist. *J Interv Card Electrophysiol*. 2014;39:45–56.
30. Rohr S, et al. Role of gap junctions in the propagation of the cardiac action potential. *Cardiovasc Res*. 2004;62:309–322.
31. Nikolaidou T, Aslanidi OV, Zhang H, et al. Structure-function relationship in the sinus and atrioventricular nodes. *Pediatr Cardiol*. 2012;33:890–899.
32. Majumder R, Pandit R, Panfilov AV. Turbulent electrical activity at sharp-edged inexcitable obstacles in a model for human cardiac tissue. *Am J Physiol Heart Circ Physiol*. 2014;307:H1024–H1035.
33. Ciaccio EJ, Coromilas J, Wit AL, et al. Formation of functional conduction block during the onset of reentrant ventricular tachycardia. *Circ Arrhythm Electrophysiol*. 2016;9:e004462.
34. Kléber AG. Gap junctions and conduction of cardiac excitation. *Heart Rhythm*. 2011;8:1981–1984.
35. Wu P, et al. Structural basis for the gating mechanism of the type 2 ryanodine receptor RyR2. *Science*. 2016;80:354. aah5324.

2

心脏离子通道

陈英　黄郁文　罗江莹　王程瑜　李芳　许莎莎　译　吴林　张树龙　校

目录

　　离子通道是一种由细胞膜蛋白形成的供离子通过的孔道，功能是调节离子在细胞膜两侧通过电化学梯度从高向低的被动流动。在所有的细胞膜（质膜）和细胞内细胞器（如细胞核、线粒体、内质网）都存在离子通道。活细胞膜上离子通道的种类超过 300 种，这些通道在细胞膜上不是随机分布的，而是与调节亚基一起聚集在闰盘区域。

　　不同离子通道的区别体现在两个重要方面：离子通透选择性和门控动力学。离子通道可对特定离子具有最强通透性（如 Na^+、K、Ca^{2+} 和 Cl^-），但也有一些通道，如缝隙连接通道对不同离子选择性较差或不具有选择性。选择性的大小也和离子的体积、化合价和水合性有关。钠通道对 Na^+ 和 K^+ 的通过率的选择性比例为 12：1。电压门控钾通道和电压门控钠通道对 K^+ 和 Na^+ 的选择性超过其他一价和二价阳离子的 10 倍以上，电压门控钙通道对 Ca^{2+} 的选择性超过

Na^+ 和 K^+ 的 1000 倍，并且对阴离子是不通透的。离子通过通道孔的速率极高（$\geqslant 10^6$ 个离子 / 秒）。

　　门控是离子通道开启或关闭的机制，表现为分子运动导致通道蛋白不同构象形式之间的时间依赖性转变，最常见的特征是随跨质膜电压梯度发生的变化（称为电压依赖性门控），相对不太常见的类型是通过与离子通道胞外或胞内侧部分的特定配体相结合的通道（配体依赖性门控），或对拉伸、压力、剪切或位移等机械应力发生反应的通道（机械敏感门控）。

　　重要的是，通道的开放和关闭不是瞬间完成的，通常需要一定的时间来完成。从静息（关闭）状态过渡到开放状态称为激活。离子通道一旦开放，不能一直保持开放状态，而是以一种时间依赖性的方式发生构象改变，从而过渡到稳定的非通透（失活）状态。失活通道不能立即重新开放，而必须经历恢复期或再激活的过程达到静息状态，才能够再次开放。各种电压门控离子通

道类型的失活曲线在失活斜率和失活中间位点上存在差异并可能相互重叠，此时产生稳态或非失活电流。

离子通道间的不同之处在于组成离子通道的亚基数量和分子结构的其他方面。许多离子通道作为大分子复合物的一部分，其中许多成分在膜内的特定位置共同构成。离子通道的成孔单元称为 α 亚基，而辅助单元用 β、γ 亚基等表示。大部分离子通道只有一个孔道，有些离子通道则可以有两个。

值得注意的是，尽管心肌细胞的寿命通常和人的生命一样长久，但膜上离子通道的半寿期仅约为数小时。心脏离子通道的生命周期包括许多过程，从 DNA 转录到翻译成蛋白质，蛋白质修饰，蛋白质低聚化，然后经通道运输到细胞膜的特定亚域（即顺行性运输过程），最后内化降解或循环利用（即逆行性运输过程）。由于通道的快速循环周转，细胞内通道的顺行性运输过程是控制特定通道电流密度的关键调控步骤，是治疗心脏病时，调节通道功能的靶点。此外，遗传性离子通道病是由于基因突变影响了通道的结构和功能，也可能影响了这些分子过程，从而改变通道分子的运输过程而引起。

钠通道

结构和生理学

心脏钠通道复合体的构成包括主要的 α 亚基和多个辅助性 β 亚基。大约 2000 个氨基酸组成的 α 亚基含有通道的离子导电孔并且控制通道对 Na+ 的选择性以及电压依赖门控机械功能。该亚基上具有目前已知的所有影响钠通道功能的药物或毒素的作用位点。

人类钠通道的 α 亚基（Na$_v$1.1 ～ Na$_v$1.9）分别由 9 个基因来编码，其中 Na$_v$1.5 主要是心脏亚型；Na$_v$1.8 和 Na$_v$1.9 主要表达于外周感觉神经元，Na$_v$1.4 主要表达于骨骼肌细胞，Na$_v$1.6 主要表达于中枢神经系统。

SCN5A 基因编码的 Na$_v$1.5 由 4 个内部同源结构域（Ⅰ 至 Ⅳ）组成，通过细胞内的连接结构相互连接在一起（图 2.1）。每个结构域由 6 个跨膜区段（S1 到 S6）组成，并通过交替跨过胞内和胞外的肽环连接。这四个结构域以四倍圆环对称的形式排列，形成通道。S5 和 S6 之间的细胞外环（称为 P 段）在每个区域都有一个特有的一级结构（图 2.2）。P 段再返折回细胞膜就可形成一个可通过离子的中心孔，孔的结构决定了钠通道的选择性和传导特性[1]。

四个辅助性 β 亚基（从 Na$_v$β1 到 Na$_v$β4，分别由 SCN1B ～ SCN4B 基因编码）都是具有单个跨膜段的糖蛋白。β 亚基调节钠通道的密度、动力学、激活和失活的电压依赖性，以及细胞表面钠通道的表达量[1]。

钠通道是典型的电压门控型离子通道，存在三种功能状态的互相转换：即静息态（关闭）、激活态（打开）和失活态（关闭），通道状态与膜电位（E$_m$）

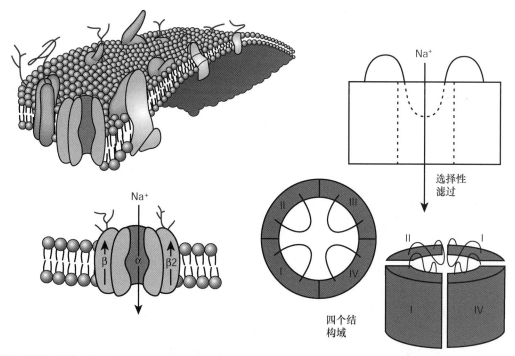

图 2.1　钠通道高分子复合物。见正文（From Boussy T，Paparella G，de Asmundis C，et al. Genetic basis of ventricular arrhythmias. Heart Fail Clin. 2010；6：249-266.）

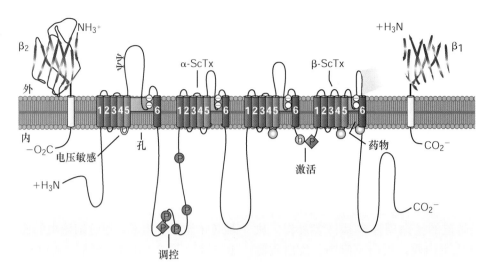

图 2.2 （见书后彩图）钠通道亚基的跨膜结构示意图，电压门控离子通道亚单位的主要结构如跨膜折叠图所示。圆柱代表可能的 α- 螺旋段：S1 到 S3，蓝色；S4，绿色；S5，橙色；S6，紫色；外孔环，橙色阴影区域。粗体线代表每个亚单位的多肽链，其长度与脑钠通道亚型中氨基酸残基的数量成近似比例。β 1 和 β 2 亚单位的胞外结构域显示为免疫球蛋白样折叠，ψ 表示可能的 N- 连接糖基化位点。P 代表蛋白激酶 A （红色圆圈）和蛋白激酶 C （红色菱形）蛋白磷酸化位点；h 在蓝色圆圈中表示失活环中的失活微粒；空蓝色圆圈代表与形成失活受体有关的位点。β 亚单位的细胞外结构域是基于与髓鞘 P0 蛋白的氨基酸序列同源的免疫球蛋白样折叠。α 和 β 蝎子毒素（ α -sctx，β -sctx ）的结合位点和 α 和 β 1 亚单位之间的相互作用位点也有标示。氨：H_3N 和 NH_3。（ From Caterall WA，Maier SK. Voltage-gated sodium channels and electrical excitability of the heart. In Zipes DP，Jalife J，eds. Cardiac Electrophysiology：From Cell to Bedside. 5th ed. Philadelphia：Saunders；2009：9-17. ）

大小有关，控制 Na^+ 进入心肌细胞的通透性。钠通道激活态时 Na^+ 内流入细胞，失活态时 Na^+ 内流受阻。

相邻心肌细胞的电刺激可激发细胞的电兴奋，从静息电位（约 -85 mV）发生去极化。α 亚基的每个结构域中带正电荷的 S4 区段相当于跨膜电压的传感器，这些区段随着膜去极化发生快速的构象变化，从静息态（闭合）转变为激活态，引起膜离子通道开放，大量钠离子快速内流（钠内流形成钠电流 I_{Na}），在心房、心室和浦肯野纤维心肌细胞形成动作电位的快速上升期（0 相）[2]。

正常情况下，钠通道的激活时间是非常短暂的，快速的失活（离子孔道关闭）几乎与离子通道的激活同时开始，但因为失活过程略晚于激活开始时间，离子通道在动作电位的 0 相后关闭前可保持短暂的开放状态，在此期间 Na^+ 通过孔道。在动作电位的 0 相，单个钠通道的开放时间极短（短于 1 ms）；所有通道的激活时间综合起来也就持续几毫秒，然后就进入快速失活期。

钠通道的失活速度由不同的构象状态决定，可以是快速、中速或缓慢的失活。快速失活至少部分是由于 α 亚单位的结构域Ⅲ和Ⅳ之间的细胞内部分的连接子迅速阻断了孔道内口引起的，α 亚单位是疏水残基的三聚体，可能起到铰链"闩锁"的作用，限制或阻止 Na^+ 通过孔道。羧基末端（C 末端）也通过

与结构域Ⅲ和Ⅳ的连接环的相互作用，在失活过程中控制钠通道，保持失活的进行和钠通道的稳定性。值得注意的是，尽管大多数钠通道在失活前先有开放的过程，但也有些通道没有经过开放的过程就发生失活（称为关闭状态的失活过程）。

一旦失活，钠通道就不再传导电流，且在失活状态恢复之前不能被再次激活（通道不能再次开放）。钠通道恢复到再开放的过程是电压依赖性的，当细胞膜电位在动作电位 4 相复极化时期，通道解除其失活状态。通道失活态的恢复也是时间依赖性的；钠通道激活需要 0.2 ~ 0.3 ms，完全失活需要 2 ~ 5 ms。

钠通道恢复后呈构象上不导电状态，也就是关闭状态，在下一个动作电位来临时才可再次激活。可开放的钠通道比例在膜电位为 -90 mV 时几乎是 100%，-75 mV 时为 50%，+ 40 mV 时几乎是 0%。因此，处于超极化（-80 至 -90 mV）状态的细胞膜上有更多可再次开放的钠通道，刺激时可迅速产生去极化，而部分去极化的细胞（膜电位更接近开放阈值的 -70 mV）由于一部分钠通道已经处于失活态，而只能产生较慢的去极化。由于钠通道是决定传导速度的主要因素，通常在膜电位（E_m）降低时，传导速度减慢。

钠通道激活、失活和从失活中恢复发生在几毫秒的时间内。在动作电位 1 相结束时，99% 以上的钠

通道从开放（激活）状态过渡到失活状态；但是，也有很少的钠通道没有完全失活，可能在动作电位的 3 相重新激活（重新开放），这些通道产生的微小电流（小于峰 I_{Na} 幅度的 1%）被称为"窗口电流"，发生在细胞膜电位达到可以有效地重新激活部分通道，但不足以导致通道完全失活的情况下。在健康心脏，窗口电流的电压幅度非常小且持续时间短，因此在心脏动作电位中起的作用很小。

除了这些快速的门控转换，如果膜的去极化时间较长，钠通道的慢失活过程（缓慢失活）也会延长。在各种生理状态下，这些慢的失活过程可增多处于激活态的通道数目。尽管在两次刺激之间的超极化期，快速失活的钠通道可迅速恢复再激动能力（在 10 ms 内），但是慢失活的心肌细胞则需要更长的时间才可恢复（范围可达几百毫秒～几秒）。目前还不明确导致通道缓慢失活的分子运动机制。P 段应该在缓慢失活中起关键的作用。

一些钠通道偶尔会出现不同的门控模式，包括在可变的、长时间的潜伏期或连续的快速开放之后出现短时间不受影响的通道开放，在此期间通道会反复地打开数百毫秒。这些不受限制的短暂开放是离子通道偶尔不能失活造成的。在动作电位的 2 相和 3 相，钠通道的长时间开放或重复开放会导致一种小幅度的晚钠电流（I_{NaL}）。尽管 I_{NaL} 在健康心脏中作用微小，但在心脏疾病时可能起重要作用[3]。

功能

钠通道在正常心脏节律的发生、扩布和维持中起关键的作用。I_{Na} 的大小决定心房、希-浦系统（HPS）和心室肌的兴奋性和传导性。在膜去极化时，电压门控钠通道在 1 ms 内做出应答而开放，从而导致心肌细胞膜电位非常快速地去极化（动作电位的 0 相），之后钠通道的迅速开放（在十分之一微秒内）触发兴奋-收缩耦联。在动作电位的 0 期进入的 Na^+ 还可调节细胞内 Na^+ 浓度，并且通过 Na^+-Ca^{2+} 交换调节细胞内 Ca^{2+} 浓度和细胞收缩。

钠通道在整个心房、HPS 和心室的动作电位扩布中也起着至关重要的作用。在心房，钠通道的开放形成了心电图（ECG）上的 P 波，在心室 I_{Na} 使心电图上形成 QRS 波并使心室产生同步收缩。因为电位的上冲程度主要决定相邻细胞之间的传导速度，在传导速度至关重要的组织中，每个细胞有大量的钠通道，如每个浦肯野细胞有高达 100 万个钠通道，对心脏电活动的快速传导是非常重要的。

钠通道对动作电位的平台期（2 期）也非常重要，可决定动作电位持续时间的长短。在动作电位 0 相之后接下来的几毫秒内，由于电压依赖性失活，I_{Na} 降至峰值的 1% 以下。这种持久或"晚期"的内向 I_{Na}（I_{NaL}），与 L 型 Ca^{2+} 电流（I_{CaL}）一起，共同参与了动作电位平台期的维持。

钠通道的失活也是非常重要的，因为它可以防止细胞过早地再激活。随着复极化过程，钠通道从失活态中快速恢复（在 10 ms 内），并可以再次开放。钠通道的状态决定了动作电位发生的频率。心脏的钠通道也存在于窦房结和房室结（AVN），虽然作用不是很大，对起搏细胞的电活动也有帮助。

调节

与 $Na_v1.5$ 相互作用的调控蛋白（图 2.3）可分为：①锚定-配体蛋白［如锚定蛋白 G、同营养蛋白、gsp1 的多拷贝抑制因子（MOG1）］，这些蛋白在特定的膜结构上发挥转运和靶向通道蛋白的作用；②与通道结构相互作用并修饰通道结构的酶（翻译后修饰），如蛋白激酶或泛素连接酶；③调节 $Na_v1.5$ 在生物物理特性上的结合的蛋白质［例如，小窝蛋白 -3，钙调蛋白，3- 磷酸甘油脱氢酶 1（G3PD1L），视松蛋白，嗜碱性蛋白 -2］。$Na_v1.5$ 及其 β 亚基的共表达引起从失活态恢复的加快和 I_{Na} 振幅的增大[4]。

心脏钠通道受激酶或磷酸酶的磷酸化和去磷酸化的作用。区域 I 和区域 II 之间的细胞内连接部分包含 8 个一致的环磷酸腺苷 cAMP 依赖性蛋白激酶 A（PKA）磷酸化位点。cAMP 依赖性 PKA 和 G 蛋白刺激 α 亚基（Gsα）调节 β- 肾上腺素刺激后的心脏钠通道表达水平，使 I_{Na} 增大。

相反，α- 肾上腺素刺激可激活蛋白激酶 C（PKC）导致 I_{Na} 的减小。PKC 的作用对结构域 III 和 IV 之间的连接结构中高度保守的丝氨酸的磷酸化有较大的影响。PKC 的激活使通道的最大传导性降低并发生门控改变。钠通道的稳态曲线发生超极化位移，使通道从失活到关闭状态的数量增多。

钠通道的所有亚基可被糖基化修饰。β1 和 β2 高度糖基化的子单元，碳水化合物占比高达 40%。相比之下，α 亚基中糖的部分只有 5%。唾液酸是钠通道中碳水化合物与氮链接的重要组成部分。这种碳水化合物电荷密度高，可改变通道蛋白表面的电荷密度，影响电压依赖性门控的功能。

药理学

钠通道是 I 类抗心律失常药物作用的靶点。钠通

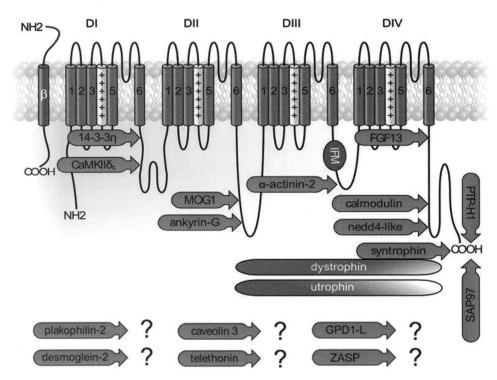

图 2.3 Nav1.5 的拓扑结构及其与各种调节蛋白的相互作用。Na_v1.5 的成孔 α 亚单位由四个同源结构域（DⅠ 到 DⅣ）组成，通过细胞内和细胞外环连接在一起。Na_v1.5 的几种调节蛋白被确定，并将它们的相互作用位点映射到 Na_v1.5 通道的 α 亚单位上。其中许多相互作用发生在细胞内环路或 Na_v1.5 的 C 端。对于一些已经证实与 Na_v1.5 相关的蛋白质，Na_v1.5 通道上的相互作用位点仍然未知。CaMK Ⅱ：钙调蛋白依赖激酶Ⅱ；FGF13：成纤维细胞生长因子 13；GPD1-L：甘油 -3- 磷酸脱氢酶 1；MOG1：GSP1 的多拷贝抑制因子。（From Shy D，Gillet L，Abriel H. Cardiac sodium channel Nav1.5 distribution in myocytes via interacting proteins：the multiple pool model. Biochim Biophys Acta. 2013；1833：886-894.）

道阻滞剂与通道孔内的特异性受体结合，阻断离子在孔内的运动，使钠通道处于稳定的失活状态。阻断钠通道可降低心肌组织的兴奋性和传导速度（降低 I_{Na} 峰值），并缩短动作电位的时程（通过减小晚 I_{Na}）。

抗心律失常药物起作用的一个重要特点是药物结合位点可发生电压依赖性变化（即，通道是一个可调节的受体）。此外，与结合位点的结合能力降低可导致药物作用改变，这种现象称为保护受体模型。与静息态相比，开放和失活态的钠通道更容易受到阻滞，可能是由于药物在结合位点的亲和力或状态依赖性的差异有关。因此，抗心律失常药物的作用最主要发生在动作电位发生（称为使用依赖性阻滞）期间，在复极后（即两个动作电位之间的间隔期）阻滞作用消失。当两次除极之间的时间间隔短于下一次去极化发生前恢复阻滞的时间（如心率加快导致动作电位间隔时间的缩短或钠通道阻滞剂解离速度的减慢），钠通道的阻滞作用会累积性增大（导致被阻滞通道的数量增加，阻滞的程度加重）。与恢复较慢的药物相比，具有快速动力学作用的药物对下次的去极化过程产生的通道阻滞作用较小。抗心律失常药物作用的使用依赖性阻滞是非常重要的方面，因为对快速性心律失常

发生时合并的快速心率，药物效应非常大，但在心率恢复正常后钠通道阻滞作用减小，药物的这种特性称为使用依赖性，最常见于ⅠC 类药物，在ⅠA 类药物中不常见，在ⅠB 类药物中罕见。重要的是，药物的恢复动力学在病理条件下可能会减小，常见病理状况如膜的去极化、缺血和酸中毒。

根据药物与通道的结合率和解离率，Ⅰ类抗心律失常药物可以分为三亚类。ⅠC 类药物（如氟卡尼和普罗帕酮）阻断开放和失活态的钠通道（由膜去极化诱导），在舒张期解离动力学中是最慢的，即使在正常心率下也可延缓心肌内传导，在心率增快时阻滞作用更大（使用依赖性增大）。

ⅠB 类药物（如利多卡因、美西律和妥卡尼）可阻断开放和失活态的钠通道，与其他Ⅰ类药物相比，解离速度更快。因此，不影响或很少影响正常组织中的钠通道，但在部分去极化组织中，特别是在去极频率更快的情况下，可引起明显的传导减慢。此外，ⅠB 类药物对心房肌细胞的作用较小，因心房肌细胞动作电位时程短，与有相对较长舒张期恢复时间的心室肌相比，钠通道处于失活态的时间短暂，因此阻滞可快速消失，不太可能引起累积性阻滞作用。

ⅠA 类药物（如奎尼丁、普鲁卡因胺和丙吡胺）主要为开放态阻滞，对钠通道的阻滞作用处于ⅠC 和ⅠB 类之间，通常只在快速心率时引起心脏组织内传导时间明显延长。由于开放态传导阻滞占主导地位，阻滞的恢复速度缓慢，因此对心房（动作电位持续时间短）和心室肌都有作用。

重要的是，ⅠA 类药物还有中等度的钾通道阻滞作用（降低复极速率和延长动作电位时程）和抗胆碱能活性，并降低心肌收缩力。在心率较慢时，I_{Na} 的使用依赖性阻滞不明显，钾通道阻滞就占主导地位（引起反向使用依赖性），导致动作电位时程和 QT 间期延长，心肌细胞自律性增高。氟卡尼和普罗帕酮也具有钾通道阻滞活性，延长心室肌细胞的动作电位时程，普罗帕酮还有显著的 β 肾上腺素能阻滞作用。

晚期 I_{Na}（I_{NaL}）也可能成为阻滞的靶标。相较于峰 I_{Na} 的阻滞作用，有些药物，如美西律、氟卡尼、利多卡因、胺碘酮和雷诺嗪，对 I_{NaL} 具有相对的选择性。

遗传性离子通道病

编码心脏钠通道各个亚单位或调节内向 I_{Na} 的蛋白质的基因突变与多种类型的电紊乱有关（表 2.1）。根据突变的不同，结果可能是通道功能的增加（由于细胞中有更多的正离子积累，从而延长了动作电位时程），也可能是通道功能的整体丧失，从而影响动作电位的早期去极化阶段（导致心肌兴奋性降低及传导速度减慢）。值得注意的是，一种突变可以引起不同的表型或者相互组合。第 31 章将详细讨论这些通道改变的病理生理学及其临床表现[5]。

长 QT 综合征（LQTS）

先天性长 QT 综合征 3 型（LQT3）约占先天性 LQTS 病例的 5%～10%，是由编码钠通道 α 亚单位（Nav1.5）的 *SCN5A* 基因发生突变导致功能增强引起的。*SCN5A* 的突变类型已明确的有 200 多个，大多数是错义突变，主要聚集在与快速失活相关的 Nav1.5 区域（即结构域Ⅳ的 S4 段、结构域Ⅲ域Ⅳ的连接子、结构域Ⅲ和Ⅳ的 S4 和 S5 段之间的胞质内环），或使快速失活稳定的区域（如 C 端）[5]。

有几种机制可以解释 LQT3 患者 *SCN5A* 突变引起的离子效应（参见图 31.1 和 31.2）。大多数 *SCN5A* 突变通过破坏钠通道的快速失活而导致功能增加，通道呈现持续的去极化过程并经过反复多次的重新开放，在动作电位的平台期形成一个异常且小幅度但功能重要的持续（或持久）性非失活性钠电流（I_{SUS}）。由于动作电位平台期的膜电导很小，即使幅度很小的

持续的内向 I_{Na} 也可显著地影响平台期的持续时间，有效地延长复极时间和 QT 间期。当心率较慢时，动作电位时程较长，有更多的 Na^+ 进入细胞，QT 间期延长幅度和心律失常的发生风险更大[6]。

SCN5A 突变引起 LQT3 的不常见机制还包括窗电流的增大，是由于突变的钠通道失活延迟引起的，这样的钠通道在膜电位更高的情况下才能失活，在更大的膜电位范围内，钠通道在没有经过失活的情况下可再次激活。此外，一些类型的突变者通道失活的速度更慢，通道开放时间更长，I_{Na} 的失活更缓慢，形成的这种电流就是晚钠电流（I_{NaL}），这种电流与 I_{SUS}（这种通道不会失活）是不一样的。与 I_{SUS} 相比，窗电流和 I_{NaL} 在动作电位的 2 相和 3 相都起作用，正常情况下 I_{Na} 在 2 和 3 相应该不存在，即使存在幅度也非常小。其他类型突变可通过增加从一失活态恢复过来的钠通道数量，此时去极化过程中可激活的钠通道数量增多（因为钠通道恢复速度更快），下次激动的 I_{Na} 峰值更大，进而造成动作电位时程的延长。最后，也有一些突变通过增大信使 RNA（mRNA）的翻译或增多钠通道蛋白质转运到肌膜、减低通道蛋白质的降解或调控 β 亚单位和调节蛋白的表达，使突变 Nav1.5 的表达增加。在动作电位的 0 相，这些改变都可导致 I_{Na} 的密度增大。重要的是，一个单一的 *SCN5A* 突变可能导致钠通道的表达和（或）门控特性发生多种变化而起作用。

无论何种机制，增大的钠电流（I_{sus}、窗电流、I_{NaL} 或峰 I_{Na}）都加强了去极化的能力，但破坏了去极化电流和复极电流之间的平衡。造成的复极过程的延长使 L- 型钙通道在动作电位的 2 相和 3 相重新激活，触发早期后除极（EADs），这种变化在基线动作电位时程就比较长的浦肯野纤维细胞中更容易发生。因此，LQT3 患者的心脏性猝死（SCD）风险比其他 LQT 亚型更高，心脏骤停往往是患者的首发临床表现。

LQT9 是由编码小窝蛋白 -3 的 CAV3 基因功能获得性突变引起的，小窝蛋白 -3 是一种与 Nav1.5 相互作用的质膜支架蛋白，并在通道功能的区域化和功能调节中起作用。CAV3 突变引起 Nav1.5 电流的动力学发生改变，产生持续性钠电流（I_{sus}），在婴儿猝死综合征（SIDS）病例中有报告。

LQT10 是由编码 Nav1.5 通道的 β 亚单位（Na_vβ4）的 *SCN4B* 基因的功能缺失突变引起的。这些突变很可能导致 I_{Na} 失活向更正的膜电位转变，导致与动作电位 3 相对应的膜电位处窗电流的增大。

LQT12 是由 *SNTA1* 基因突变引起的，该基因编码 α1 同生蛋白，这种蛋白是一种细胞质衔接蛋白，能使 Nav1.5、一氧化氮合成酶与肌膜的可调节离子通

表 2.1　心脏遗传性钠通道病

临床表型	基因	蛋白质	功能效应
长 QT 综合征（LQTS）			
LQT3	SCN5A	$Na_v1.5$	↑晚期或持续 I_{Na}
LQT9	CAV3	Caveolin-3	↑持续 I_{Na}
LQT10	SCN4B	$Na_v\beta4$	↑持续 I_{Na}
LQT12	SNTA1	α1-syntrophin	↑持续 I_{Na}
Brugada 综合征（BrS）			
BrS1	*SCN5A*	$Na_v1.5$	↓ I_{Na}
BrS2	*GPD1L*	G3PD1L	↓ I_{Na}
BrS5	*SCN1B*	$Na_v\beta1$	↓ I_{Na}
BrS7	*SCN3B*	$Na_v\beta3$	↓ I_{Na}
BrS11	*RANGRF*	MOG1，$Na_v1.5$ 辅酶因子	↓ I_{Na}
BrS12	*SLAMP*	肌膜相关蛋白	↓ I_{Na}
BrS14	*SCN2B*	$Na_v\beta2$	↓ I_{Na}
BrS15	*PKP2*	Plakophillin-2	↓ I_{Na}
BrS16	*FGF12*	成纤维细胞同源生长因子 -1	↓ I_{Na}
BrS17	*SCN10A*	$Na_v1.8$	↓ I_{Na}
BrS18	*HEY2*	转录因子	↑ I_{Na}
早期复极综合征（ERS）			
ERS6	SCN5A	$Na_v1.5$	↓ I_{Na}
ERS7	SCN10A	$Na_v1.8$	↓ I_{Na}
进行性心脏传导疾病			
	SCN5A	$Na_v1.5$	↓ I_{Na}
	SCN1B	$Na_v\beta3$	↓或↑ I_{Na}
先天性病态窦房结综合征			
	SCN5A	$Na_v1.5$	↓ I_{Na}
心房静止			
	SCN5A	$Na_v1.5$	↓ I_{Na}
家族性心房颤动			
	SCN5A	$Na_v1.5$	不同和不一致的分子表型
	SCN1B	$Na_v\beta1$	不同和不一致的分子表型
	SCN2B	$Na_v\beta2$	不同和不一致的分子表型
扩张型心肌病			
	SCN5A	$Na_v1.5$	不同和不一致的分子表型
婴儿猝死综合征			
	SCN5A	$Na_v1.5$	↓ I_{Na}
	CAV3	Caveolin-3	↓ I_{Na}
	GPD1L	G3PD1L	↑晚期 I_{Na}
***SCN5A* 重叠综合征**			
	SCN5A	$Na_v1.5$	↓或↑ I_{Na}

I_{Na}：钠通道.

道功能的 Ca^{2+} - 腺苷三磷酸酶（ATP 酶）复合物之间发生相互作用。SNTA1 突变通过干扰 Nav1.5 和肌膜 Ca^{2+}-ATP 酶复合物之间的相互作用，增高 Nav1.5 的亚硝基化，减少通道失活并增大 I_{sus} 电流的密度。

Brugada 综合征

　　Brugada 综合征是一种常染色体显性遗传性离子通道病，特征是右胸导联 ST 段抬高或出现 J 波。这种综合征增高了快速性多形性室性心动过速（VT）

或心室颤动（室颤，VF）继发的 SCD 发生率。SCN5A 基因突变中有大约 65% 与 Brugada 综合征的表型（Brugada 综合征 1 型）有关，大约占 Brugada 综合征病例的 11%～28%。到目前为止，SCN5A 突变中有 300 多个与 Brugada 综合征相关的功能缺失突变（即峰 I_{Na} 电流幅度降低）。其中一些突变通过损害通道蛋白向细胞膜的转运导致通道功能丧失（即功能性钠通道表达减少）、离子传导受损（即无功能钠通道的表达），或者改变通道的门控功能。门控特性的改变包括延迟激活（如在更偏向正电位的膜电位下发生激活）、更早失活（即在更负的膜电位下发生失活）、更快失活，和缓慢失活的增多[2,7]。

大多数突变类型是错义突变，一个氨基酸被另一个不同的氨基酸替代。错义突变常常改变突变通道的门控特性。几乎所有报道过的 SCN5A 突变携带者都是杂合子，突变通道的门控特性改变之后 I_{Na} 的幅度可能降低 50%。SCN5A 的突变类型不同，I_{Na} 降低的程度不同，Brugada 综合征临床表型的严重度相应也不一样[7]。

除了 SCN5A 突变外，I_{Na} 幅度的降低还可能由 SCN1B（编码钠通道的 β1 和 β1b 亚单位）、SCN2B（编码 β2 亚单位）和 SCN3B（编码 β3 亚单位）的突变引起，并引起 Brugada 综合征的临床表型[7]。最近确定 SCN10A（编码 Nav1.8，一种似乎在心脏中起作用的神经细胞钠通道）是 Brugada 综合征的主要易感基因（在 16.7% 的先证者中）。SCN10A 的功能缺失突变导致 I_{Na} 显著降低[8]。

此外，GPD1L（编码 G3PD1L 蛋白）的突变影响心脏钠通道到细胞表面的转运，可引起 I_{Na} 的降低和 Brugada 综合征。与 GPD1L 突变相关的 Brugada 综合征表现为进行性心脏传导性疾病，对应用普鲁卡因胺的反应性不高，预后相对较好。

其他一些基因突变会降低 I_{Na} 并引起 Brugada 表型的包括：HEY2（编码转录因子 HEY2）、FGF12（编码成纤维细胞生长因子同源因子 -1，对心脏钠和钙通道起调节作用）、PKP2［编码桥粒蛋白 plakophillin-2，一种致心律失常性右心室心肌病（ARVC）的易感基因］、RANGRF（编码 MOG1，一种能调节钠通道功能的蛋白质）和 SLMAP（编码肌膜相关蛋白 SLMAP，其是 T 管和肌浆网的组成成分）[8]。

早期复极综合征

Nav1.5 和 Nav1.8（由 SCN5A、SCN10A 编码）的 α1 亚单位的功能缺失突变与早期复极综合征的相关性已有报告[9-10]。

家族性进行性心脏传导疾病

SCN5A 突变导致钠通道功能缺失与家族性进行性心脏传导疾病（称为遗传性 Lenègre 病、原发性心脏传导系统疾病和家族性房室传导阻滞）有关。这种疾病的特点是，在没有心脏结构性或系统性疾病的情况下，通过心房、房室结、希氏束、浦肯野纤维和心室的传导减慢，且伴随着年龄增长相关的传导退化和传导系统的纤维化。经常表现为不同程度的房室传导阻滞和束支传导阻滞。不能确定的是传导系统的年龄相关性纤维化是进行性心脏传导疾病的变性过程，还是通过加快降低 I_{Na} 的生理过程。SCN5A 的单个功能缺失性突变可导致独立的进行性心脏传导疾病，也可与 Brugada 综合征（重叠综合征）合并存在。SCN1B 的功能缺失突变引起的进行性心脏传导疾病患者可以没有 SCN5A 的突变。

先天性病态窦房结综合征

尽管 I_{Na} 在窦房结电活动中不起显著作用，但 SCN5A 的突变与病态窦房结综合征仍有关系，表现为窦性心动过缓、窦性停搏、窦房传导阻滞或这些情况的同时存在，也可进展为心房兴奋性丧失（心房静止）。SCN5A 的功能缺失突变可导致 I_{Na} 峰值电流密度的降低，可兴奋的稳态通道发生电压依赖性的超极化改变，以及失活后恢复缓慢。这些作用可能导致心肌细胞自律性和兴奋性降低、传导减慢或冲动从窦房结向周围心房肌组织的传导发生阻滞。窦房结功能障碍也可和其他与 SCN5A 功能缺失突变（如 Brugada 综合征和进行性心脏传导障碍）相关的表型同时出现[11]。

家族性心房颤动

在一些发生心房颤动（房颤，AF）但心脏结构正常的年轻患者中，可检测出功能缺失突变、功能获得突变和 SCN5A 基因常见的多态性变异。推测 I_{Na} 幅度降低通过减慢传导速度、促进折返形成而增加房颤易感性。另一方面，功能获得突变可能通过增加心房兴奋性而增加房颤的发生。房颤也可发生在其他类型的钠通道疾病患者中，如 LQT3、Brugada 综合征、扩张型心肌病和窦房结功能不全患者。此外，房颤合并 SCN1B（编码钠通道的 β1 亚单位）和 SCN2B 基因（编码钠通道的 β2 亚单位）突变时，有许多患者同时出现 Brugada 综合征的心电图特征[12]。

扩张型心肌病

有些家族性扩张型心肌病与 SCN5A 突变有关。扩张型心肌病相关的 SCN5A 突变导致通道门控特性发生功能缺失和功能获得的不同类型，但这种改变如何诱发收缩功能不全尚不清楚。推测 *SCN5A* 的突变导致正常心肌细胞结构和构建所必需的钠通道与细胞内（或细胞外）蛋白质之间的相互作用发生异常。值得注意的是，*SCN5A* 突变合并的扩张型心肌病常同时出现房性或室性心律失常（包括心房颤动、室性心动过速和心室颤动）、窦房结功能障碍、房室传导阻滞和室内传导阻滞[13]。

婴幼儿猝死综合征

SCN5A 的功能获得性突变可能是婴儿猝死综合征（SIDS）最常见的遗传因素。SIDS 患者中 *SCN5A* 突变通常增大 I_{sus}。在 SIDS 患者，也检测到 *SCN5A* 或 *CAV3* 的功能缺失性和功能获得性突变，SIDS 可能是婴儿期 LQT3 或 Brugada 综合征的一种恶性发病方式[14]。

重叠综合征

单个 *SCN5A* 基因突变在同一家族内可出现多种临床表型和心律失常，这种现象称为"心脏钠通道重叠综合征"。*SCN5A* 功能缺失突变常与 Brugada 综合征、窦房结功能障碍和心脏进行性传导障碍有关，因为所有这些与 I_{Na} 减小相关的疾病都有类似的发生机制。但奇怪的是，一些 *SCN5A* 突变与 BRS1（I_{Na} 的功能缺失）和 LQT3（I_{Na} 的功能获得）两者都相关。这些突变的携带者可以出现 BRS1 或 LQT3 或两者同时存在的心电图表现，可同时伴有 ST 段异常和 QT 间期的延长。这些突变也可改变通道的门控特性，同时降低 I_{Na} 峰值并增大持续性 I_{Na}。此外，不同的遗传背景、临床和环境因素也可在不同患者造成不同的临床表现和严重程度[5, 15]。

获得性疾病

心力衰竭患者，心肌细胞 I_{Na} 的峰值降低（与 *SCN5A* 表达降低有关），同时 I_{NaL} 增大（可能与钠通道磷酸化水平增高有关）；在梗死心肌边缘区存活的心肌细胞，Nav1.5 表达降低。重要的是，钠通道阻滞剂可以增加缺血性心脏病患者 SCD 的发生风险，可能机制是药物促进了折返激动波的形成。此外，缺血心肌细胞 I_{NaL} 增大，因此抑制 I_{NaL} 可能是治疗慢性稳定型心绞痛的有效方法。在持续性房性快速性心律失常患者心房肌的"电重构"过程中，$Na_v1.5$ 的表达降低，导致 I_{Na} 减小。

此外，*SCN5A* 突变患者在服用多种药物：如抗组胺药或抗生素时容易发生获得性 LQTS。这些突变引起通道活动改变，在与药物引起的其他通道改变同时存在的情况下，可显著延长动作电位时程，甚至诱发心律失常。

（陈英 吴林 译）

钾通道

结构和生理学

心肌细胞膜上的钾通道是跨膜蛋白，可以使 K^+ 沿着电化学梯度跨过细胞膜进行被动转运。钾通道的离子传导亚单位与成孔亚单位称为 α 亚单位。三肽序列甘氨酸-酪氨酸-甘氨酸和 TXGYG 序列中苏氨酸侧链氧（其中 X 为可变残基）的主羰基氧共同存在于所有钾通道的孔隙中，蛋白质的构成决定通道对 K^+ 的选择性。门控机制控制离子传导开放及不传导关闭状态之间的相互切换。

钾通道在心脏离子通道中种类最多（图 2.4），心脏组织中 K^+ 电流的种类比已经明确的钾通道基因的数目还要多。造成钾通道多样性的原因包括：基因产物的选择性剪切、翻译后的修饰和同一基因家族中的 β 亚基的异源装配以及调节通道特异性的附属 β 亚基的不同。即使成分中的微小差异也会造成通道功能上的显著不同[16]。

心肌细胞的钾通道可分为电压门控通道（K_v）和配体门控通道。在电压门控通道（K_v），孔的开放与膜电场范围内电压传感器的活动相耦联，包括快速激活和失活的瞬时外向钾电流（I_{to}）；超快速激活（I_{Kur}）、快速（I_{Kr}）和缓慢（I_{Ks}）激活的延迟整流钾电流；和内向整流钾电流（I_{K1}）。相比之下，配体门控通道中孔的开放是通道与有机分子结合之后发生的，有机分子包括由细胞内腺苷三磷酸（K_{ATP}）浓度降低或乙酰胆碱（K_{ACh}）激活的钾通道。其他类型的钾通道可对不同性质的刺激发生反应，包括细胞内 Ca^{2+} 浓度和 G 蛋白的变化[17]。

根据 α 亚单位的主要氨基酸序列，钾通道被分为三大家族（表 2.2）。

1. 包含六个跨膜段和一个孔道的通道，这种结构是典型的 K_v 通道。

2. 包含两个跨膜段（M1 和 M2）和一个孔道的通道。这种结构是典型的内向整流钾（Kir）通道，包括 K_1、K_{ATP} 和 K_{ACh} 通道。这些通道传导的钾内向电流多于外向电流，在使静息电位接近 K^+ 平衡电位时期的复极过程中起重要作用。Kir 通道可形成四聚体或者异四聚体。

3. 包含四个跨膜段和两个孔（K2P）的通道。这

K⁺ 通道α亚基

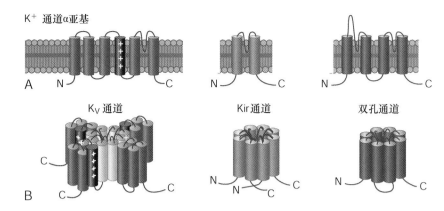

图 2.4　心肌细胞钾（K⁺）通道的分子组成。氨基末端（N）和羧基末端（C）均有标示。**A**.电压门控（Kᵥ）、内向整流（Kir）和双孔 α 亚单位分别具有 6 个、2 个和 4 个跨膜的完整膜蛋白。**B**.这些 α 亚单位组装成四聚体或二聚体，形成 K⁺选择性通过的孔道。（Modified from Oudit GY，Backx PH. Voltageregulated potassium channels. In Zipes DP，Jalife J，eds. Cardiac Electrophysiology：From Cell to Bedside. 5th ed. Philadelphia：Saunders；2009：29-42.）

些通道以同二聚体或异二聚体的形式存在。K2P 电流仅有很小的时间和电压依赖性。

每个电压门控钾通道（Kᵥ家族）都是由四个相同的（同四聚体）或四个不同的（来自同一亚家族的，异四聚体）α 亚单位（Kᵥα）的组合共同组成的。以基因序列的相似性为基础，克隆出了 38 个相关基因，分为 12 个亚类。大多数 Kᵥ亚类包含许多单独的通道类型（如 Kᵥ1 有 8 个类型：Kᵥ1.1 到 Kᵥ1.8，基因命名分别为 *KCNA1* 到 *KCNA8*）。

每个 Kᵥα 都包含一个由六个跨膜段（S1 到 S6）组成的域，通过细胞内和细胞外的肽链交替彼此连接在一起（类似于电压门控型 Na⁺和 Ca²⁺通道的四个域中间的一个），氨基端（N- 端）和 C- 端两者都位于细胞膜内侧。中心离子传导孔区域由 S5 和 S6 片段和 S5-S6 连接体（P 段）组成；S5-S6 连接体负责对 K⁺的选择性。S4 段是电压传感器。

Kᵥα 在不同系统中的表达可以生成电压依赖性 K⁺电流。然而，在多个辅助单元的共同作用下，才能组装出功能性的四聚体（见表 2.2）。在很多时候，辅助亚单位与 Kᵥα 相配合，参与调节 α 亚基复合体在细胞表面的表达、门控动力学特性和药物对离子通道的敏感性。大多数钾通道的 β 亚基与 α 亚基相结合产生一个 α4β4 复合物。钾通道的 β 基单位是一个性质不同的分子群，包括①胞质蛋白（Kᵥβ1 到 Kᵥβ4、KChIP 和 KChAP）与 Kᵥα 胞内结构域相互起作用；②由 *KCNE* 基因家族编码的单次跨膜的膜蛋白〔如：minK 和 minK 相关蛋白（MiRPs）〕；③ ATP 结合区（ABC）转运相关蛋白〔如磺酰脲类受体（SURs）〕。

与电压门控的钠（Naᵥ）和钙（Caᵥ）通道类似，随着相关分子根据跨细胞膜电压变化（电压依赖性门控）发生内外流动，Kᵥ通道的空间构象状态也发生改变。Kᵥ通道在膜去极化时开始激活（打开），从而使 K⁺快速通过肌膜。通道开放之后，就以一种时间

表 2.2　心脏钾电流的遗传和分子基础

电流	α 亚基	编码α亚基的基因	β 亚基/辅助蛋白	编码β亚基的基因
电压门控钾通道（Kᵥ）				
Ito, f	Kᵥ4.2	KCND2	MiRP1	KCNE2
	Kᵥ4.3	KCND3	MiRP2	KCNE3
			KChIP1	KCNIP1
			KChIP2	KCNIP2
			DPP6	DPP6
Ito, s	Kᵥ1.4	KCNA4	Kᵥβ1	KCNB1
	Kᵥ1.7	KCNA7	Kᵥβ2	KCNB2
			Kᵥβ3	KCNB3
			Kᵥβ4	KCNB4
IKur	Kᵥ1.5	KCNA5	Kᵥβ1	KCNAB1
			Kᵥβ2	KCNAB2
			Kᵥβ3	KCNB3
IKr	Kᵥ11.1（HERG）	KCNH2	minK	KCNE1
			MiRP1	KCNE2
			MiRP2	KCNE3
IKs	Kᵥ7.1（KᵥLQT1）	KCNQ1	minK	KCNE1
			MiRP1	KCNE2
			MiRP2	KCNE3
			MiRP3	KCNE4
			MiRP4	KCNE5
内向整流钾通道（Kir）				
IK1	Kir2.1	KCNJ2	AKAP5	AKAP5
	Kir2.2	KCNJ12		
	Kir2.3	KCNJ14		
IKACh	Kir3.1（GIRK1）	KCNJ3		
	Kir3.4（GIRK4）	KCNJ5		
IKATP	Kir6.1	KCNJ8	SUR1	ABCC8
	Kir6.2	KCNJ11	SUR2	ABCC9
双孔钾通道（K₂P）				
ITWIK-1	K₂p1.1（TWIK-1）	KCNK1		
ITASK-1	K₂p3.1（TASK-1）	KCNK3		
ITASK-3	K₂p9.1（TASK-3）	KCNK9		
ITALK-2	K₂p17.1（TALK-2）	KCNK17		
钙激活钾通道（SK，KCa）				
ISK	KCa2.1（SK1）	KCNN1		
	KCa2.2（SK2）	KCNN2		
	KCa2.3（SK3）	KCNN3		

依赖性的方式发生构象转变，进入稳定的不导电（失活）状态。无论膜电压是否达到通道开放水平，失活的通道都不能马上再次开放，只有细胞膜的复极化使通道从失活状态进入"恢复状态"（即闭合状态）才可再次开放。闭合（预开放）的通道不能导电，但可以在膜去极化时再次发生激活[18]。

已经确定的 K_v 通道的失活机制有四种类型，与不同分子结构域相关：N 型、C/P 型、AG 型和 U 型。N 型（"球和链"）失活是指通过与末端 N 端的一小段氨基酸（"系在氨基酸链上的失活球"）结合，使通道孔的细胞内口发生物理性关闭[18]。

C/P 型的失活是有孔隙外口的构象变化引起的。C/P 型的失活几乎在所有钾通道失活中可以见到，可能是孔隙的缓慢收缩过程。这种失活过程与膜电位无关，与通道的开放相关，通常比 N 型失活的速度更慢。钾通道 C/P 型失活后的恢复过程相对缓慢，电压依赖性也较弱。重要的是，C/P 型的失活和恢复的速率可能受到其他因素的很大影响。N 型失活可很大幅度加速 C/P 型失活，细胞外 H^+ 离子也促进这个失活过程。与 N 型失活不同，C/P 型失活是通过细胞外 K^+ 与孔隙的表面结合来实现的。这些机制的相互作用使 C/P 型失活成为调节重复电活动和细胞的某些电生理特性（如抗折性、药物结合性和对细胞外离子的敏感性）的重要生理过程。

AG 型的失活是 S4 发生构象变化引起的，直接从闭合（预开放）状态下使 K_v 通道失活。此外，有些 K_v 通道可以表现出另一种类型的失活（U 型），这种失活过程随着刺激速率的变化及时间延长出现 U 型电压依赖性。这些通道在中等去极化电压（预刺激的关闭状态）时比在更正的膜电位（对应于开放状态）时更容易失活。还不清楚 U 型失活时发生了哪些构象变化。K_v 通道的失活，特别是 C/P 型失活，在动力学和潜在的分子特性方面存在极大的多样性。

功能

钾通道在心肌细胞广泛存在，通过电化学梯度来调节细胞膜上的 K^+ 流动，调节静息电流、起搏细胞的频率、心脏动作电位的形状和持续时间。因为细胞膜外的 K^+ 浓度大约低于细胞内液 K^+ 浓度 25 倍，钾通道的开放产生一个由带正电荷的离子外流而生成一个外向电流，提供一种机制来抵消、抑制或限制由离子（Na^+ 和 Ca^{2+}）流入而触发的去极化电流（动作电位的第 1 至 4 阶段）。

参与心脏动作电位形成的钾通道表达水平的变化可解释从窦房结到心室肌细胞以及跨心肌壁（心内膜、心肌中膜和心外膜）的心脏动作电位的形态和持续时间的区域性差异。钾通道的表达和性质是动态的，心率、神经体液状态、药理作用、心血管疾病［心肌肥厚与衰竭、心肌梗死（MI）］、心律失常（AF）等均可影响钾通道的功能，从而在心率变化和各种病理生理状态下使动作电位形态发生变化。

瞬时外向钾电流（I_{to}）

结构和生理学

心脏 I_{to} 通道是大分子蛋白的复合物，包括四个造孔 K_v α 亚单位和各种 K_v 通道（β）配子亚单位（见图 2.4）。I_{to} 有两种主要类型，具有如下特征：①电压依赖性、不依赖 Ca^{2+} 的 K_v 通道产生的 I_{to1}；②由 Ca^{2+} 激活的 Cl^- 通道形成的 I_{to2}。在人的心房和心室肌细胞中，是否存在 I_{to2} 尚无明确的证据。

I_{to1}（简称 I_{to}）表现出两种表型，分别有不同的恢复动力学特征：一种是快速的 I_{to}（$I_{to, fast}$ 或 $I_{to, f}$）表型，另一种是较慢的 I_{to}（$I_{to, slow}$ 或 $I_{to, s}$）表型。I_{to} 的瞬时特性取决于它的快速激活（$I_{to, f}$ 和 $I_{to, s}$ 的时间常数都小于 10 ms）和快速失活（$I_{to, f}$ 的时间常数为 $25 \sim 80$ ms，$I_{to, s}$ 的时间常数为 $80 \sim 200$ ms）。然而，$I_{to, f}$ 可以从失活中迅速恢复（$60 \sim 100$ ms），而 $I_{to, s}$ 则恢复缓慢（时间常数以秒为单位）[17]。

介导 $I_{to, s}$ 的 K_v 通道由 $K_v1.x$ 亚家族（主要是 $K_v1.4$，也可能是 $K_v1.7$）的四个 α 亚单位共同组成，而介导 $I_{to, f}$ 的通道由 $K_v4.x$ 亚家族（主要是 $K_v4.3$，可能是 $K_v4.2$）的四个 α 亚单位共同组成（见表 2.2）。在已确定的各种附属亚基中，一个关键的对 KChIP2 的作用已被证实，在 MiRP2 中也可能起作用[16]。

功能

I_{to} 是一种较大的复极电流，它使细胞膜部分复极，形成动作电位的快速（第一阶段）复极，并决定初始平台（第二阶段）的高度。因此，I_{to} 通道的活性会影响电压门控的 L- 型钙通道的激活以及平台期间，内、外电流的平衡［主要是 L 型钙电流（I_{CaL}）和延迟整流钾电流］，从而调节动作电位 2 相的持续时间和振幅。

I_{to} 的幅度在心肌壁和心脏的不同区域大小不同。在人类心室中，I_{to} 幅度在心外膜和心肌中膜远高于心内膜。此外，心肌中 $I_{to, f}$ 和 $I_{to, s}$ 的表达也存在差异，导致动作电位波形的区域异质性。$I_{to, f}$ 是人类心房表达的主要亚型。心房 $I_{to, f}$ 的密度明显较高，加上超极速延迟整流钾电流的表达，加速了复极的早期阶段，导致心房平台期电位较心室细胞低，动作电位较短。

由于其恢复动力学较慢，与 $I_{to,f}$ 相比，$I_{to,s}$ 在复极过程中的作用有限，尤其是在心率较快时作用更小[19]。

虽然 $I_{to,f}$ 和 $I_{to,s}$ 均在心室中有表达，但 $I_{to,f}$ 在心外膜和心肌中膜（假定为 M 细胞）中的表达比在心内膜中更高，而 $I_{to,s}$ 主要存在于心内膜和浦肯野纤维细胞中。这些区域差异导致心外膜和心肌中膜动作电位与心内膜动作电位相比，持续时间较短，第 1 相的切迹明显，形态学呈"尖峰-圆顶"状。在早期心室复极过程中，在心室心外膜而非心内膜中一个显著的由 I_{to} 介导的动作电位切迹可产生一个跨壁电压梯度，在心电图上显示为 J 波或 J 点升高。据报道，右心室心肌细胞的 I_{to} 密度也高于左心室心肌细胞（心肌中膜和心外膜），因此右心室动作电位（尤其是心外膜）与左心室动作电位相比，尖峰和圆顶的形态更明显。

此外，与 I_{to} 区域差异相关的心脏复极的变化通过 I_{CaL} 和 Na^+-Ca^{2+} 交换器调节 Ca^{2+} 内流，极大地影响细胞内 Ca^{2+} 的瞬变，从而调节兴奋-收缩耦联和心肌收缩特性，通过使不同心室区域间收缩力更趋于同步，来提高机械效率。

调控

I_{to} 通道受 α- 和 β- 肾上腺素能神经活性调控，α- 肾上腺素能刺激使 I_{to} 幅度降低；同时 β- 肾上腺素能刺激可抵消部分 α- 肾上腺素能效应，α 和 β 肾上腺素能刺激的作用分别是通过 PKA 和 PKC 磷酸化 $K_v1.4$、$K_v4.2$ 和 $K_v4.3$ α 亚单位来发挥的。另一方面，钙调蛋白激酶 Ⅱ 与 I_{to} 的增强有关。肾上腺素刺激也是心脏病患者短暂外向通道下调的重要决定因素。慢性 α- 肾上腺素能刺激和血管紧张素 Ⅱ 降低 I_{to} 通道表达，这解释了许多慢性心脏病患者的通道功能下调。KChIP2 与 $K_v4.3$ 共表达时，增加了表面通道的密度和电流幅度，减缓了通道失活，加速了从失活态的恢复。

在心室肌、心外膜中 KChIP2 的 mRNA 含量是心内膜的 25 倍。这种含量梯度与 I_{to} 表达的梯度是平行关系，而 $K_v4.3$ mRNA 在整个心室壁的表达水平则比较一致。因此，KChIP2 基因的转录调控是心室 I_{to} 表达的主要决定因素。

研究表明，MiRP2 对人 $I_{to,f}$ 通道的生理功能是必需的，MiRP2 功能获得性突变通过增加 $I_{to,f}$ 导致 Brugada 综合征。

I_{to} 具有很强的频率依赖性，在非常快的心率下，I_{to} 不能从失活态恢复功能；因此心动过速与 I_{to} 的减少有关，这可以表现为心电图 J 波幅度的减小。因此，频率和长间歇的突然改变对膜的早期复极的严重程度有重要影响。

I_{to} 增大见于衰老、交感神经活动降低、副交感神经活动增高、心动过缓、低体温和药物作用。雌激素抑制了 $K_v4.3$ 通道的表达，减小 I_{to} 幅度，1 期的切迹变小。

动作电位在 1 相切迹的减小，可以改变后续离子电流的动力学特性，从而改变动作电位的复极相。1 相的起始部增大使 2 相的圆顶增大、复极延迟，可能使 I_{CaL} 的峰值出现延后。然而，1 相位的切迹增大使 2 相位圆顶的上升幅度减小，缩短了动作电位时程，降低 I_{CaL} 的幅度。因此，1 相切迹的逐步加深会导致 2 期穿顶突然消失，使动作电位时程先延长、后缩短。另一方面，减小 I_{to} 幅度的药物可导致平台期外向电位正向移动，从而增快延迟整流电流的激活，促进复极速度的加快，降低 Ca^{2+} 和 I_{CaL} 的电化学驱动力。1 相切迹也可影响 Na^+-Ca^{2+} 交换通道的功能，影响细胞内的 Ca^{2+} 浓度和钠通道的功能。

药理学

奎尼丁、4- 氨基吡啶、氟卡胺和普罗帕酮可阻滞开放态的离子通道、加速 I_{to} 失活。奎尼丁频率依赖性地阻滞 I_{to}，与药物从通道中的解离速度缓慢有关。奎尼丁对 I_{to} 有较强的阻滞作用，氟卡尼丁对 I_{to} 的阻滞作用则比较小。

I_{to} 阻滞剂可延长心房和缺血心室肌的动作电位时程。然而，由于 I_{to} 阻滞对复极电流的净作用取决于其他相关电流的继发性变化，因此降低 I_{to} 的幅度可缩短心室肌动作电位时程。此外，I_{to} 在心室的分布不均匀，会导致心室壁复极离散度增大，当钠通道阻滞引起明显的传导延迟时，通过 2 相折返机制导致期外收缩。

目前还没有心脏选择性和离子通道特异性的 I_{to} 开放的阻滞剂用于临床。I_{to} 选择性阻滞剂可能对 I_{to} 或其他离子通道异常的原发性离子通道病患者（如 Brugada 综合征，其中右心室心外膜和心内膜 I_{to} 表达的异常导致折返基质的形成和室性心律失常）有益[20-21]。

遗传性离子通道病

KCND3［编码 I_{to} 通道 α 亚单位（$K_v4.3$）］和 *KCNE3*［编码辅助 β 亚单位（MiRP2）］的功能获得性突变导致 I_{to} 密度增大，引起 Brugada 综合征。此外，*SCN1B*（编码钠通道的辅助 β1 亚单位）的功能缺失性突变，除减小 I_{Na} 幅度外，还可以增大 I_{to}。*SEMA3A*（编码信息素）的突变也通过增大 I_{to} 与 Brugada 综合征有关[8]。

此外，*KCND3* 和 *KCNE3* 的功能获得性突变与家族性房颤有关。*KCNE3* 突变使 $I_{to,\,f}$ 增大，并可能通过缩短动作电位时程并促进心房折返激动的形成导致房颤发作（表 2.3）。

全基因组单倍型研究发现，7 号染色体上的一个单倍型 DPP6 与三个远亲家族的特发性室颤发作相关联。致病机制是 DPP6 编码二肽基肽酶 6（I_{to} 通道复合物的可能成分）的过度表达。DPP6 显著改变 $K_v4.2$ 和 $K_v4.3$ 的失活动力学，增加细胞膜这些通道的 α 亚单位的表达幅度。

正常功能的 I_{to} 通道在 Brugada 和 J 波综合征的离子电流异常引起的电生理效应中起着重要作用。心肌壁上 I_{to} 通道分布的不均一性在心室心外膜比心内膜更为显著，特别是在右室壁，因此与心内膜相比，心外膜动作电位时程更短、1 相向下的切迹更大、穹窿形态更为明显。动作电位在早期（1 相和 2 相）产生的跨室壁电压梯度是心电图上出现 J 波的机制。由于内向电流（I_{Na} 和 I_{CaL}）的减少或外向钾电流［I_{to}、I_{Kr}、I_{Ks}、乙酰胆碱活化钾电流（I_{KACH}）、ATP 敏感性钾电流（I_{KATP}）］的增大，或两者共同改变，加重动作电位的切迹，导致 J 波增大或 ST 段抬高的幅度增大。在动作电位切迹区产生的外向电流不仅使 J 波增大，还会导致动作电位穹顶部的部分或完全丧失，从而产生一个延长的跨壁电压梯度，表现为更大幅度的 ST 段抬高，从而引起 J 波综合征的表现。离子电流改变的类型及其在心室壁分布不同与 J 波综合征特定表型有关（包括 Brugada 综合征、早复极综合征、低温诱导的 ST 段抬高和心肌梗死诱导的 ST 段抬高）。I_{to} 的大小决定了动作电位切迹的增大程度和穹顶减小的幅度。I_{to} 幅度相对较大的心肌区域变化的程度更加显著，如房颤时的心外膜；可解释心电图 ST 段抬高的程度，尤其是 Brugada 综合征的特征性改变[19]。

在这种改变的背景下，影响 I_{to} 或其他复极电流动力学的因素可以改变心电图中 J 波幅度。钠通道阻滞剂（普鲁卡因胺、匹西卡地、普罗帕酮、氟卡尼和丙吡胺）可减小内向 I_{Na}，加重隐匿性 J 波综合征患者的 J 波和 ST 段抬高。奎尼丁抑制 I_{to} 和 I_{Na}，降低 J 波的强度，使 ST 段抬高正常化。此外，心率的加速导致 I_{to} 的减小（由于 I_{to} 从失活中恢复减慢），导致 J 波幅度降低。男性多见可能是由于其心外膜 I_{to} 密度比女性更大有关。

室性复极跨壁离散度的增大（即心外膜和心内膜间复极的离散），导致 J 点抬高和体表心电图上的早复极型改变，增大室性心动过速的易感性。在 I_{to} 较大的区域（如心外膜），外向电流的显著增大可导致

表 2.3 遗传性心脏钾通道疾病

临床表型	基因	蛋白	功能效应
长 QT 综合征（LQTS）			
LQT1	KCNQ1（K_v7.1）	K_v7.1（K_vLQT1）	$\downarrow I_{Ks}$
LQT2	KCNH2（HERG）	K_v11.1（HERG）	$\downarrow I_{Kr}$
LQT5	KCNE1	MinK	$\downarrow I_{Ks}$
LQT6	KCNE2	MiRP1	$\downarrow I_{Kr}$
LQT7（Andersen-Tawil 综合征）	KCNJ2	Kir2.1	$\downarrow I_{K1}$
LQT11	AKAP9	Yotiao	$\downarrow I_{Ks}$
LQT13	KCNJ5	Kir3.4（GIRK4）	$\downarrow I_{KACh}$
Brugada 综合征（BrS）			
BrS6	KCNE3	MiRP2	$\uparrow I_{to}$
BrS8	KCNJ8	Kir6.1	$\uparrow I_{KATP}$
BrS10	KCND3	K_v4.3	$\uparrow I_{to}$
BrS13	ABCC9	SUR2A	$\uparrow I_{KATP}$
BrS19	SEMA3A	Semaphorin	$\uparrow I_{to}$
短 QT 综合征 (SQTS)			
SQT1	KCNH2（HERG）	K_v11.1	$\uparrow I_{Kr}$
SQT2	KCNQ1（K_vLQT1）	K_v7.1	$\uparrow I_{Ks}$
SQT3	KCNJ2	Kir2.1	$\uparrow I_{K1}$
早期复极综合征 (ERS)			
ERS1	KCNJ8	Kir6.1	$\uparrow I_{KATP}$
ERS 5	ABCC9	SUR2A	$\uparrow I_{KATP}$
儿茶酚胺敏感性多形性室性心动过速表型			
	KCNJ8	Kir2.1	$\downarrow I_{K1}$
家族性房颤			
	KCNE1	MinK	$\uparrow I_{Ks}$
	KCNE2	MiRP1	$\uparrow I_{Kr}$
	KCNE3	MiRP2	$\uparrow I_{to}/\uparrow I_{Kr}$
	KCNQ1（K_vLQT1）	K_v7.1	$\uparrow I_{Ks}$
	KCND3	K_v4.3	$\uparrow I_{to}$
	KCNJ2	Kir2.1	$\uparrow I_{K1}$
	KCNA5	K_v1.5	$\downarrow K_{ur}$
	KCNJ5	Kir3.4（GIRK4）	$\downarrow I_{KACh}$
	ABCC9	SUR2A	$\downarrow K_{ATP}$
	KCNK3	K2P3.1（TASK-1）	$\downarrow I_{TASK-1}$

I_{K1}，内向整流钾电流；I_{KACh}，乙酰胆碱激活内向整流钾电流；I_{Kr}，快速激活延迟整流钾电流；I_{Ks}，缓慢激活延迟整流钾电流；I_{to}，瞬时外向钾电流

部分或完全失去动作电位的穹顶，从而导致 I_{CaL} 的不能激活。动作电位的穹顶随后可以从有穹顶的区域（心肌中心内膜）传播到没有穹顶的区域（即心外膜），从而产生 2 相折返，过早激动波，进而启动多形性室性心动过速或心室颤动。

获得性疾病

在各种病理生理状态下，可观察到 I_{to} 的表达和分布的变化。肾上腺素能效应的作用似乎参与心脏病发生过程中调节 I_{to} 的一些因素[22]。

一般情况下，心肌缺血、心肌梗死、扩张型心肌病和终末期心力衰竭都会导致 I_{to} 的减小，I_{to} 的下调是衰竭心脏离子电流变化中最明确的。I_{to} 幅度的降低导致复极早期（1 相）的衰减，影响动作电位的平台期（2 相）的幅度以及复极晚期（3 相）的相关其他电流，导致动作电位时程的延长和异质性的增高。心外膜 I_{to} 幅度较大导致心外膜选择性的电抑制。导致正常心外膜与异常心外膜之间和心外膜与心内膜之间出现明显的复极离散，形成折返性心律失常的基质，可能是心力衰竭和缺血性心脏病患者室性心律失常和 SCD 易感性增高的机制。此外，在心力衰竭晚期 I_{to} 的下调可能会减低收缩力的产生，从而导致心肌收缩功能下降。

另一方面，心力衰竭前代偿性心室肥厚与 I_{to}（瞬时外向离子流）上调有关。伴有 I_{to} 增加的动作电位的延长，可能是由于 I_{CaL}（L 型钙电流）失活较少和延迟整流激活较小所致并引起平台期水平降低。相反，从肥厚到心力衰竭的进展与 I_{to} 的明显减少有关。

慢性房颤时心房 I_{to} 密度和 $K_v4.3$ mRNA 水平降低。甲状腺功能减退者 *KCND2*（$K_v4.2$）基因的表达下调。此外，I_{to} 的幅度降低与糖尿病患者 QT 间期的延长有关。重要的是，胰岛素的治疗可能通过增高 $K_v4.3$ 的表达，使 I_{to} 的幅度增大[19]。

超快速激活延迟外向整流钾电流（I_{Kur}）

结构和生理

I_{Kur} 通道的离子传导孔由四个 $K_v1.5 \alpha$ 亚单位（由 *KCNA5* 编码）组成，而辅助 β 亚单位 $K_v\beta1.2$、$K_v\beta1.3$ 和 $K_v\beta2.1$ 控制通道的运输、质膜整合以及活化和失活的动力学。

在 AP 的平台期，I_{Kur} 在去极化电位作用下迅速激活，并出现外向整流特征，但在动作电位时程中，失活非常缓慢。当 $K_v1.5$ 与其 β 亚单位共同激活时，失活加快。

功能

I_{Kur} 仅在人体心房中检测到，心室肌中检测不到，因此是导致人心房复极的主要延迟整流电流，是心房动作电位时程较短的原因。

调控

β - 肾上腺素能刺激可以增大 I_{Kur}，而 α - 肾上腺素能刺激可以减小 I_{Kur}，其作用可能分别由 PKA 和 PKC 介导。膜去极化和细胞外 K^+ 浓度升高可减小 $K_v1.5$ 的表达。此外，cAMP、机械的伸展、甲状腺功能亢进和地塞米松可以增加 $K_v1.5$ 的表达，而细胞外酸中毒、苯肾上腺素和甲状腺功能减退则使 $K_v1.5$ 的表达降低。

$K_v\beta1.3$ 与 $K_v1.5$ 共表达可诱导快速失活和激活曲线向超极化偏移（即 $K_v\beta1.3$ 亚单位将 $K_v1.5$ 从中度慢失活的延迟整流转化为具有快速和缓慢失活成分的通道）。研究表明，$K_v\beta1.2$ 和 $K_v\beta1.3$ 亚单位修饰 $K_v1.5$ 电流需要 PKC 或相关激酶的磷酸化。

药理学

I_{Kur} 对甲磺酰苯胺类的 III 类抗心律失常药物相对不敏感，但对 4- 氨基吡啶高度敏感。4- 氨基吡啶选择性抑制 I_{Kur} 可延长人的心房肌细胞动作电位时程。

由于 I_{Kur} 是心房特异性的，因此阻滞 $K_v1.5$ 通道是一个很有希望可以开发的新的、安全的抗心律失常药物的靶点，治疗房颤时不会有诱发 QT 间期延长和室性心律失常的风险。然而，对几种选择性的 I_{Kur} 阻滞剂进行的评估，未能证实"纯"I_{Kur} 阻滞剂在房颤抗心律失常治疗中的价值。由于 $K_v1.5$ 在房颤发生后出现下调，I_{Kur} 阻滞带来的益处不是非常的确定。此外，由于 $K_v1.5$ 也在其他器官（如大脑）中表达，因此有必要开发可选择性抑制心脏 $K_v1.5$ 通道的药物[18]。

维那卡兰是一种 I_{Kur} 阻滞剂，已被证明对终止急性房颤有效，在欧洲获批上市。维那卡兰治疗急性房颤的疗效可能与多通道阻滞有关。维那卡兰在低浓度时抑制两种心房特异性钾通道（I_{Kur} 和 I_{kach}），在高浓度时还能阻断 I_{to} 和 I_{Na}[20, 23-24]。

虽然，理论上选择性地阻滞 I_{Kur} 可延长心房动作电位时程，但在正常心房频率的健康受试者中未观察到这种作用。模拟的 I_{Kur} 抑制作用可增加平台期的幅度，导致 I_{Kr} 的过度激活，因此动作电位时程无明显变化。

生理上，动作电位除极后，在正电位范围内快速激活的 I_{Kur} 可以抵消内向的 I_{CaL}，因此与心室肌细胞相比，心房肌细胞的平台期幅度较低。相反，阻滞

I_{kur} 可产生更明显的尖峰和穿窿样结构，因此将膜电位提高到一个更正的范围，在动作电位期间，I_{CaL} 激活增加收缩期 Ca^{2+} 内流。所有的 I_{Kur} 阻滞剂都应该具有共同的对 I_{CaL} 的间接作用，并预期会产生心房的正性肌力作用[18]。

遗传性离子通道病

家族性房颤患者发现了 *KCNA5* 基因突变。这些突变的全外显提示完全的 I_{Kur} 功能丧失（见表 2.3）。I_{Kur} 的缺失会过度延长心房动作电位时程，增加 EADs 的发生或房颤的持续。

获得性疾病

房颤期间心房肌细胞的长时间快速激活导致 I_{Kur} 下降。此外，I_{Kur} 还可能受到心肌缺血的影响，在心肌梗死心外膜边缘区存在 $K_v1.5$ mRNA 水平下降。此外，缺血损伤也破坏了 $K_v1.5$ 在闰盘中的正常位置。

快速激活延迟外向整流钾电流（I_{Kr}）

结构和生理

I_{Kr} 由四个成孔 α 亚单位（$K_v11.1$，由 *KCNH2* 编码）和 β 亚单位（MiRP1，由 *KCNE2* 编码）共同组成。*KCNH2* 也被称为 *HERG*。*HERG* 通道产生的电流显示出不同的电压依赖性。与 I_{KS} 相比，I_{Kr} 在膜去极化时相对快速地激活（大约 10 ms）。I_{Kr} 的激活与电压依赖性关系很大，在膜电压约为 -20 mV 时达到最大激活的一半。I_{Kr} 的大小随着 Em 的函数而增大，最大值约为 0 mV，但随着去极化作用增强（大于 0 mV）而减小，导致电流电压关系的斜率电导为负值。在动作电位的复极化过程中，I_{Kr} 从失活状态可迅速恢复，从而导致电流在膜电位 -40 mV 时达到峰值。复极化时的尾流振幅超过去极化时的尾流振幅。

I_{Kr} 异常的电压依赖性是由一个快速的、有电压依赖性的 C/P 型失活过程造成的，该过程限制了正向电压下 K^+ 向外的流动。由于失活通道迅速恢复为导电状态，正电压下复极产生大的尾流。在复极化时，*HERG* 通道通过一个发生缓慢的、与电压无关的过程（与电压依赖性失活过程相反）失活。

与大多数 K_v 通道不同，*HERG* 通道表现为内向整流的特性。整流描述离子通道的特性，允许电流优先向一个方向流动或限制电流向另外一个方向流动。换言之，携带这种电流的通道的导电率不是恒定的，而是在不同的电环境下发生变化。内向整流的通道更容易将电流（正电荷）传递到细胞中，这一特性对于限制心肌动作电位平台期的外向 K^+ 传导至关重

要。与典型的 Kir 通道不同，其整流是由细胞内的多胺阻断通道孔而产生的（见下文讨论），*HERG* 内向整流的机制是一种非常快速的失活，其产生的负电位（-85 mV）远大于通道的激活（-20 mV）电位。

HERG 通道的失活以其对细胞外阳离子（包括 K^+ 和 Na^+）和四乙基铵（TEA）的敏感性以及对 P 段突变的敏感性类似于其他 K_v 通道的 C/P 型失活。然而，门控行为是独特的。首先，通道失活比电压依赖性激活快得多，从而导致其整流特征。其次，*HERG* 失活表现出固有的电压依赖性。与经典的 C/P 型失活相似，提高细胞外 K^+ 浓度可减缓 *HERG* 通道 C/P 型失活，这一效应似乎是由于 K^+ 堵塞了孔径选择性过滤器。

功能

在大多数心肌细胞中，I_{Kr} 在平台末期主要出现的是复极电流，在控制心脏动作电位的时程和复极稳定性方面起重要作用。在左心房和心室心内膜心肌中，I_{Kr} 的表达存在差异。

I_{Kr} 在膜去极化过程中激活比较快，允许 K^+ 根据其电化学梯度向外扩散，但此后的电压依赖性失活也非常快。因此，只有有限数量的通道保持开放状态，而一部分处于不能传导的失活状态。快速电压依赖性失活限制了正电位下通过通道的外向电流，从而有助于收缩时间的控制和防止平台期出现过早激动。然而，随着电压在复极期的降低，通道从失活状态中迅速恢复，从而导致在动作电位阶段 2 相和 3 相期间，I_{Kr} 振幅逐渐增大，在动作电位的快速下降阶段之前即出现最大的外向电流。再激活的较大电流 I_{Kr} 使膜电位迅速复极。接下来通道缓慢关闭。由此产生的较大电流和瞬时外向电流大大增加了正在进行的复极化进程，使 *HERG* 特别适合于控制复极化的进程[23, 25]。

调控

β-肾上腺素能刺激和细胞内 cAMP 水平的升高通过 PKA 介导的途径和与蛋白质的直接相互作用增大 I_{Kr} 的振幅。α-肾上腺素刺激是抑制性的。*HERG* 与其 β 亚单位（KCNE1 或 KCNE2）共表达可加重 cAMP 诱导的电压偏移，结果是减小 I_{Kr} 的幅度。

细胞外钠可通过与细胞外孔隙位点的结合而有效地抑制 I_{Kr}，同时也加速了 I_K 从失活中的恢复速度。细胞外 K^+ 的生理水平增高能有效地解除 Na^+ 对 I_K 的抑制作用。与外部 K^+ 竞争外部孔隙附近的结合位点可解释尽管电化学驱动力降低，细胞外 K^+ 浓度的升高却相反地使 I_{Kr} 增大。低钾血症时由于 K^+ 电导降低而会导致动作电位持续时间延长。细胞外低 K^+ 可加

速 HERG 通道的快速失活，同时增加细胞外 Na^+ 对通道的阻断[26]。

药理学

I_{Kr} 是甲磺胺内酯组（阿莫卡兰、多非替利、D-索他洛尔、E-4031、伊布利特和 MK-499）Ⅲ 类抗心律失常药物的作用靶点。这些药物会产生电压和使用依赖性钾通道阻滞，阻滞开放的通道可缩短开放的时间，而对封闭和失活态通道表现为亲和力低。在传导速度没有显著变化的情况下，I_{Kr} 阻滞剂延长心房和心室肌的动作电位时程（和 QT 间期）及不应期（AH、HV 和 PR 间期不延长）。尽管选择性的 I_{Kr} 阻滞剂对折返性心律失常具有抗心律失常的特性，但它们可能对与触发活动或自律性增高有关的心律失常无效。

选择性的 I_{Kr} 阻滞剂以下几个缺点：这些药物往往延长浦肯野和心肌中层细胞的动作电位时程比心外膜下或心内膜下细胞相对更多，从而使跨心室壁的复极离散度增大，致心律失常发生率增高；这些药物的效果随着心率的降低而增大，I_{Kr} 阻滞剂的这种反向频率依赖性可能导致心动过缓时 QT 间期过度延长，也可能导致尖端扭转型室速，而经过 β-肾上腺素能刺激后或持续性心动过速后，这种延长便不明显甚至消失。这种现象限制了这些药物在终止快速性心律失常时的疗效，同时在心率缓慢时，如在房颤终止后的窦性心律期间，使尖端扭转型室速的风险增高。反向使用依赖性的发生至少部分归因于快速心率时 I_{Ks} 的失活不完全（积累），导致电流幅度逐渐增大，抵消了 I_{Kr} 阻滞剂延长动作电位时程的效应。

阿齐利特阻断 I_{Kr}、I_{Ks} 和 I_{CaL}，而胺碘酮由于阻断 I_{Na}、I_{Ca}、I_{Kr}、I_{Ks}、I_{to} 和 I_{KATP} 而表现出复杂的电生理作用。奎尼丁是 Ⅰ A 类药物，其阻断 I_{Kr} 所需的浓度要低于其阻断 I_{Ks}、I_{to} 和 I_{K1} 所需的浓度。

此外，与其他电压门控钾通道相比，*HERG* 通道对多种药物的阻断具有不同的敏感性。若是增加具有不同化学结构的药物（包括一些抗组胺药、抗精神病药和抗生素）可以通过抑制 *HERG* 通道门控、降低 I_{Kr} 而延迟心室的复极时间、延长 QT 间期（获得性 LQTs）和诱发尖端扭转型室速。事实上，几乎所有引起获得性 LQTS 的药物都阻滞了 *HERG* 通道，这可能是因为 *HERG* 通道独特的结构特性使得其对多种药物异常敏感。与其他心脏钾通道相比，*HERG* 通道有一个大的漏斗状前部通道，允许许多小分子进入并阻断这个通道。更宽敞的内通道是由于缺乏 S6 螺旋弯曲的 Pro-X-Pro 序列，这可能有助于药物从通道的内侧进入孔区，从而阻断通道电流。此外，*HERG* 通道含有两个芳香族氨基酸残基，位于面向前部通道的 S6 域（不存在于大多数其他钾通道中），为各种结构不同的化合物提供高亲和力的结合位点。辅助 β 亚基（MiRP1、KCNE2）也决定了药物的敏感性。这些化合物与通道孔隙的相互作用导致其生理性质的功能改变或堵塞通道本身[18, 23]。

获得性 LQTS 的一种新机制涉及化合物干扰了 *HERG* 的转运（将 *HERG* 蛋白从内质网移动到细胞膜），而不是直接阻断通道的孔隙。这些化合物包括三氧化二砷、喷他脒（戊烷脒）、普罗布考（一种降低胆固醇的治疗性化合物）和强心苷[23]。

一些药物（阿莫兰特、去甲丙氧酚、阿齐利特、坎地沙坦、氯沙坦和活性代谢产物 E3174）可以增大 I_{Kr}。氟苯那米酸和硝酸镁也通过加速通道开放来增大 I_{Kr}。这些观察结果为开发治疗先天性（LQT2）或药物诱导的 LQTS 患者的新的 I_{Kr} 提供了更大的可能性。

遗传性离子通道病

长 QT 综合征：I_{Kr} 功能失常的 LQTS 亚型包括 LQT2 [由 *KCNH2*（HERG）功能缺失突变引起] 和 LQT6 [由 *KCNE2*（MiRP1）突变引起；见表 2.3]。LQT2 是第二常见的 LQTS 类型。已经确定 *KCNH2* 有 200 多种可能导致 LQT 的突变；大多数突变似乎干扰 I_{Kr} α 亚单位（$K_v11.1$）的合成和向肌膜的转输，从而降低了细胞膜上的功能性离子通道的数量。涉及 *HERG* 通道的孔隙区域的突变提示更严重的临床症状，大多数孔突变是具有显性引起功能降低的错义突变。I_{Kr} 的减小导致动作电位和 QT 间期的延长，并可能引起早期后除极和尖端扭转型室速[23]。

在不引起通道阻滞的低浓度下，*HERG* 通道阻滞剂（如西沙必利、特非那定、阿斯咪唑、E-4031）可以促进某些突变通道转运进细胞膜，然而，由于 I_{Kr} 阻滞剂并没有纠正其他有缺陷的突变通道，可能有多种药理学的机制可以对 LQT2 的突变起到挽救作用。

I_{Kr}（获得性和先天性 LQTS）减小引起的原发性心律失常与平台期动作电位时程过度延长有关，尤其存在促进早期后除极发生的因素。与心外膜下或心内膜下心室肌细胞相比，心肌中膜的动作电位时程的延长更为明显，这可能是因为中层细胞 I_{Ks} 相对较少，因此心肌中膜细胞的 "复极储备" 更小。随着心室肌跨室壁复极异质性的增大，触发的局灶性活动和期前收缩（早搏）再次进入折返环，导致尖端扭转心电现象的发生和发展[27]。

短 QT 综合征（SQT）：是一种罕见的疾病，QT 间期缩短会增高房颤和心室颤动的风险。*KCNH2*（HERG）的功能获得性突变与 1 型 SQTS（SQT1）

的发生有关。*KCNH2* 突变导致 I_{Kr} 失活的电压依赖性改变，产生超过动作电位范围的去极化电位（增加 +90 mV），导致生理情况下的内向整流发生减小，在动作电位平台期 I_{Kr} 显著增大，代价是尾电流的再极化幅度增大。通过改变门控加速复极，I_{Kr} 幅度增大，动作电位时程缩短，折返激动形成，诱发房性和室性心律失常。

家族性房颤：在两个房颤家族中发现的 *KCNE2*（MiRP1）的功能获得性突变。心肌梗死可导致 $K_v11.1$ 的 mRNA 水平和 I_{Kr} 幅度的降低，从而延长动作电位时程。相反，心肌梗死后 48 h，心内膜下浦肯野细胞的 I_{Kr} 密度增大，改变心肌梗死患者 I_{Kr} 阻滞剂的抗心律失常效应。此外，急性缺血时，I_{Kr} 增大，动作电位时程缩短，导致心律失常的发生。慢性房颤患者，I_{Kr} 没有变化，在衰竭的心脏中有均匀的分布。

ATP 来源于糖酵解或氧化磷酸化，对保证 HERG 通道的功能至关重要。高血糖和低血糖都会抑制 I_{Kr}，并可能引起 QT 间期延长和室性心律失常。糖尿病患者 $K_v11.1$ 水平下调，导致 I_{Kr} 降低，QT 间期延长。重要的是，胰岛素治疗可使 I_{Kr} 功能恢复，QT 间期缩短。

与大多数其他钾电流不同，细胞外 K^+ 浓度升高时，I_{Kr} 振幅增大，细胞外 K^+ 降低后，I_{Kr} 的振幅减小。细胞外 K^+ 浓度的升高降低了 C/P 型失活，增加了 *HERG* 通道的单通道电导。可以解释为什么在细胞外高 K^+ 时，动作电位时程较短；而低 K^+ 时，动作电位时程较长。在使用 I_{Kr} 阻滞剂治疗的患者，低钾血症、动作电位时程延长和尖端扭转型室速之间存在相关关系。相比之下，在给予 I_{Kr} 阻滞剂或 LQT2 的患者中，使用补 K^+ 和给予螺内酯使细胞外 K^+ 浓度适度升高后，可显著缩短 QT 间期并预防尖端扭转型室速。此外，在心肌缺血时，I_{Kr} 阻滞剂的抗心律失常作用降低，这个过程通常与较小的细胞间隙内细胞外 K^+ 浓度增高，以及运动或其他使心率增快的因素致儿茶酚胺水平的增高有关。

缓慢激活延迟外向整流钾电流（I_{Ks}）

结构和生理

I_{Ks} 是由四个成孔 α 亚单位（$K_v7.1$，也称为 K_vLQT1，由 *KCNQ1* 基因编码）和 β 亚单位（minK，由 *KCNE1* 基因编码）共同组成。I_{Ks} 是一种 K^+ 选择性电流，当膜电位的去极化大于 -30 mV 时，它会非常缓慢地激活，并在接近 +20 mV 时达到半最大激活。I_{Ks} 具有线性的电流 - 电压关系，其激活的时间进程非常慢，比任何已知的钾电流都慢，只有极长的膜去极化才能

实现振幅的稳态化[23]。

在 -18 mV 时，*KCNQ1* 通道的失活率为最大值的一半。在其最大值时，失活程度降低到完全激活时电流幅度的约 35%。与其他 K_v 通道失活不同的是，I_{Ks} 失活发生明显延迟（在 +40 mV 时延迟约 75 ms）。相反，当通道短暂恢复到开放状态后再次失活时，失活的发生速度可以增快 10 倍。*KCNQ1* 通道失活的分子机制尚不清楚，但与经典的 C/P 型失活相比，*KCNQ1* 失活不受细胞外 K^+ 浓度的影响。

功能

I_{Ks} 有助于人的心房和心室复极，特别是在动作电位延长时。I_{Ks} 在动作电位的高幅度阶段逐渐增大，因为它的激活非常缓慢。因此，在心脏动作电位平台期的后期，I_{Ks} 对复极化电流的影响最大。I_{Ks} 在所有类型的细胞中都有表达，但在心肌细胞中却有所减低，因此心肌细胞跨壁动作电位时程差别最大。

I_{Ks} 在频率依赖性的心肌动作电位时程和 QT 间期缩短改变中起重要作用。随着心率的增快，I_{Ks} 也增大，与舒张缩短通道失活缓慢且不完全有关。使得 I_{Ks} 通道在快心率期间在通道开放状态下的累积性增大，使复极速率进一步加快。

重要的是，当其他复极化电流（例如，I_{Kr}）减小时，I_{Ks} 的功能发生上调，这种机制可能是为防止复极化功能缺失的保护性措施。因此，在一些有助于增大复极储备的因素中，I_{Ks} 起着重要作用。

调控

功能调控通过 PKA（需要 A- 激酶锚定蛋白 9（AKAP9，也称为 Yotiao））和 PKC（需要 minK）的磷酸化实现，β - 肾上腺素激动使 I_{Ks} 显著增大，导致动作电位时程的频率依赖性缩短，见于运动诱发窦性心动过速。I_{Ks} 也通过 PKC 途径被 α - 肾上腺素受体调控，降低细胞外 K^+ 和 Ca^{2+} 浓度也会增加 I_K [28]。

$K_v7.1$ 与 minK 共表达可调节 α 亚单位的转运和功能，导致 I_{Ks} 总量增大 7 倍，明显延长通道的激活时间和失活态 $K_v7.1$ 通道的清除（或显著减慢）。

如前所述，I_{Kr} 和 I_{Ks} 在功能上是相互联系的；当 I_{Kr} 减少时，动作电位时程延长，导致 I_{Ks} 激活增多，以防止复极时间的过度延迟。因此，动作电位时程通过 I_{Ks} 和 I_{Kr} 的相互作用进行非常严格的调控。

药理学

I_{Ks} 对甲磺胺内酯（阿莫卡兰、多非利特、右旋索他洛尔、E-4031、伊布利特和 MK-499）不敏感，但可被色氨酚、吲达帕胺、硫戊酮、异丙酚和苯二氮

草类选择性阻断；胺碘酮、决奈达隆和叠氮米利也可非选择性地阻断 I_{Ks}。β 亚单位（minK）具有调节 I_{Ks} 阻滞剂和激动剂效果的作用。与单纯阻滞 $K_v7.1$ 通道相比，同时阻滞 $K_v7.1$ 和 minK 共表达的 I_{Ks} 阻滞剂对通道的亲和力要增高 6 ～ 100 倍。

在心肌梗死动物模型上，在运动诱发急性冠状动脉缺血时，给予选择性 I_{Ks} 阻滞剂可延长心脏动作电位持续时间和 QT 间期，并抑制电刺激诱发的室性快速性心律失常。

与 I_{Kr} 阻滞剂相比，I_{Ks} 阻滞剂的致心律失常作用小，可能与这类药物引起的复极离散度较小有关。此外，由于 I_{Ks} 的缓慢失活在快心率下有累积效应，因此在延长动作电位时程和治疗顽固性快速性心律失常方面 I_{Ks} 阻滞剂的疗效可能更好，在正常窦性心律下的作用则降低。此外，I_{Ks} 激活发生在膜电位大约 0 mV，这个膜电位电压比浦肯野纤维的动作电位平台期电压更高，I_{Ks} 阻断剂不大可能使其动作电位的时程延长。相反的，在心室肌细胞，平台期膜电位为正值（约＋20 mV），I_{Ks} 作用更大，I_{Ks} 阻滞剂可显著延长动作电位时程[20]。

β - 肾上腺素能激动可以增高 I_{Ks} 的密度，也可引起速率依赖性动作电位时程缩短，可能抵消 I_{Ks} 阻滞剂的抗心律失常作用。此外，在存在 I_{Ks} 阻滞的情况下，异丙肾上腺素缩短心外膜和心内膜细胞的动作电位时程，而不缩短中膜的动作电位时程，因此加大复极的跨壁离散程度，并诱发尖端扭转型室速。上述观察结果可以解释 β 受体阻滞剂对 LQT 综合征患者有治疗作用，这与患者细胞膜 I_{Ks} 的减小有关，且在体力活动或交感神经活动增高等应激状态下，患者致死性心律失常的风险增高。

遗传性离子通道病

KCNQ1 和 *KCNE1* 突变可导致编码的蛋白质功能缺陷和多种形式的遗传性心律失常，包括 *LQTS*（常染色体显性 Romano-Ward 综合征和常染色体隐性 Jervell-Lange-Nielsen 综合征）、短 QT 综合征和家族性房颤。

LQTS：LQT1 是最常见的 LQTS 类型，由 *KCNQ1* 基因（KVLQT1）的功能缺失突变引起。迄今为止，已报告的这种基因突变类型有 200 多种，引起许多 Romano-Ward 综合征（常染色体显性），约占所有基因型 LQTS 家系的 45%。LQTS5 型是不常见的个体携带的 *KCNE1* 功能缺失的常染色体显性突变类型，与 LQT1 患者的表型相似[23]。

KCNQ1 或 *KCNE1* 两个等位基因的功能缺失突变（即从父母双方的常染色体隐性遗传）分别导致非常罕见的 Jervell-Lange-Nielsen 综合征 1 型或 2 型。Jervell-Lange-Nielsen 综合征的特点是严重的 QT 间期延长、高猝死风险和先天性耳聋；耳聋是由于内淋巴分泌不足，*KCNQ1* 和 *KCNE1* 也在内耳中表达，它们在内耳中促进内淋巴的分泌[27]。

LQT11 是由编码 a- 激酶锚定蛋白（Yotiao）的 *AKAP9* 基因的功能缺失突变引起的，*AKAP9* 基因是形成 I_{Ks} 大分子复合体的组成部分。Yotiao 调节 β - 肾上腺素刺激继发的 I_{Ks} 通道的生理性变化。I_{Ks} 通道（$K_v7.1$）结合域中的 AKAP9（Yotiao）突变导致 I_{Ks} 通道和 Yotiao 之间的相互作用降低，并减少 cAMP 诱导的通道磷酸化，阻止 I_{Ks} 通道对 cAMP 和肾上腺素能刺激的功能性调节（阻止 I_K 的增加和交感刺激造成的动作电位时程的缩短）。最终 I_{Ks} 减小，心室复极时间延迟和 QT 间期延长[23]。

LQT1、LQT5、LQT11：患者携带的基因突变导致 I_{Ks} 的减小、复极化时间延长、动作电位时程延长、QT 间期延长，在交感神经活动冲动增高（如运动）时这些改变更大，I_{Ks} 成为影响复极的主要电流，超过 I_{Kr}。在 LQT1 患者，室性心律失常通常由情绪或身体应激引起，是因为在 β - 肾上腺素刺激后，突变体患者的 I_{Ks} 不能充分增大（复极储备降低）。因此，β 受体阻滞剂可抑制心律失常事件的发生。

短 QT 综合征：SQT2 是由 *KCNQ1* 基因（KVLQT1）突变引起的。*KCNQ1* 功能获得突变导致在膜电位－20 mV 时激活 I_{Ks} 的电压依赖性改变和激活加快，I_{Ks} 的增大，动作电位时程和 QT 间隔的缩短。*KCNQ1* 的功能获得突变可缩短不应期和促进折返诱发房颤和心室颤动。

家族性房颤：*KCNQ1* 功能获得突变与家族性房颤有关，部分可有 SQTS 的表型。编码 I_{Ks} β 亚单位的 *KCNE1*、*KCNE2* 和 *KCNE5* 中的功能获得突变也与家族性房颤有关。另外，一些功能缺失突变也可在家族性房颤患者中检测到。为何同一通道的功能获得和功能丧失的突变可引起同类型的心律失常，机制仍不清楚。

获得性疾病

心力衰竭患者心房、心室和窦房结肌细胞的 I_{Ks} 幅度减小。由于 I_{Kr} 不变，I_{Ks} 的减少在很大程度上可以解释心力衰竭患者动作电位时程的延长。

心肌梗死后 2 天内，梗死边缘区心肌细胞的 I_{Ks} 密度和 *KCNQ1/KCNE1* 的 mRNA 水平都降低。在梗死后 5 天 *KCNQ1* 的表达可恢复正常，而 *KCNE1* 的表达仍较低。

内向整流钾电流（I_{K1}）

结构和生理学

Kir 家族分为 7 个亚型（Kir1-Kir7）。Kir2 亚家族负责人类的 I_{K1}。Kir2 亚家族由 6 个成员组成（Kir2.1～Kir2.6），其中有 3 个在人心肌细胞中有表达：即 Kir2.1、Kir2.2 和 Kir2.3，分别由 *KCNJ2*、*KCNJ12* 和 *KCNJ4* 基因编码。

Kir 通道由四个 α 亚单位共同形成（见图 2.4）。I_{K1} 的每个 α 亚单位（Kir 2.x）由两个跨膜结构域（M1 和 M2）组成，这些跨膜结构域通过一个成孔 P 环（H5）与细胞质 N 端和 C 端相连。四聚体 Kir2 通道复合体可以由相同的（均四聚体）或不同的（异四聚体）α 亚单位形成[29]。

Kir 通道具有很强的内向整流特性，因为对 K^+ 的电导在不同的电场可发生构型变化。如前所述，整流是离子通道的特性，使电流优先向一个方向流动而限制电流向另一个方向流动。内向整流的通道更容易将电流（正电荷）传递到细胞内。在 Kir 通道的作用下，内向整流是膜通道的 K^+ 流出（即向外电流的减少）的电压依赖性减低，即所谓"负斜率电导"的特征性区域（图 2.5）。当 K^+ 的反电势为负值时（Ek＝－90 mV），I_{K1} 的电导比其他所有电流都要大，因此它将静息的 E_m 钳制在 E_k 附近。在去极化过程中，I_{K1} 通道几乎是立即关闭，从而限制膜电位比 E_k 更接近正值下发生的 K^+ 外流，在整个动作电位平台期始终保持关闭，并在电位负至－20 mV 以下时再次打开。因此，I_{K1} 通道也在－40 和－90 mV 之间处传导大量的向外电流。在这个电压范围内，负电位越大，

向外的 I_{K1} 越大。因此，I_{K1} 也有助于复极的最后时相 3 相。外向的 I_{K1} 在下一个动作电位形成中起作用。

I_{K1} 通道的内向整流现象是由于细胞溶质 Mg^{2+}、Ca^{2+} 和带正电的多胺（精胺、亚精胺、腐胺）对通道内孔（在由负电荷环提供的位置）的亲和力高和电压依赖性阻断作用，这些多胺在去极化膜电位时堵塞通道孔，导致外向电流减小，在超极化电位下又被进入的 K^+ 取代。这种由多胺引起的电压依赖性阻滞作用只会使电流在内向方向上传导更多。因此，尽管缺乏经典的电压传感机制，I_{K1} 通道是可以调节膜电位的[20]。

通过内向整流降低膜的总电导和减小 K^+ 在动作电位结束期中的外流是一个重要的节能机制，因为静止电位膜电位的恢复需要 Na^+-K^+ 泵的工作来泵入动作电位复极期流出细胞的 K^+，需要 ATP 水解提供能量[19]。

I_{K1} 的一个独特特性是对细胞外 K^+ 浓度具有依赖性。具体来说，当细胞外 K^+ 增高时，I_{K1} 电流-电压关系几乎与 E_k 平行，导致交叉现象（图 2.6）。在交叉点的正电位处，K^+ 电导增高而不是降低。与由于细胞外 K^+ 浓度升高导致的 K^+ 驱动力降低（由于 K^+ 的负性较小）导致细胞膜去极化是不同的。

功能

在动作电位的 4 相，I_{K1} 可以稳定静息的 E_m，调节心房和心室肌细胞的兴奋性。也有助于 3 相复极的末端部分。除 I_{K1} 对体表心电图 T 波有影响外，I_{K1} 对 U 波的形成和大小亦有很强的调节作用。

I_{K1} 通道在去极化时关闭。I_{K1} 的强内向整流降低了动作电位除极相（0、1 和 2 相）期间的外向电流，从而有利于在钠通道开放后的膜去极化，减缓膜的复极化，并帮助维持更长的动作电位时程，也为动作电位的产生提供了驱动力。

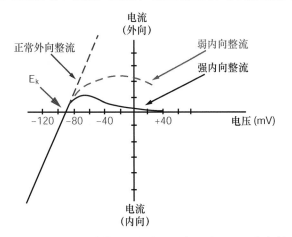

图 2.5　强、弱 Kir 通道的理想电流-电压关系。两者都能在舒张膜电位较 K^+ 的反转电位更为负（Ek＝－90 mV）时传导内向电流。然而，在动作电位平台期，强的内向整流使总电流很小或几乎没有电流

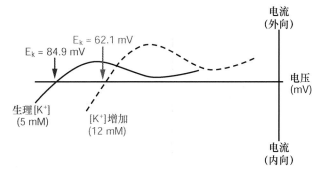

图 2.6　两种不同细胞外 K^+ 浓度下 Kir 通道的电流-电压关系。E 是使用 5 或 12 mmol/L 的细胞外［K^+］和 130 mmol/L 的细胞内［K^+］根据 Nernst 方程计算得出（From Sorensen CM, Braunstein TH, Holstein-Rathlou N-H, Salomonsson M. Role of vascular potassium channels in the regulation of renal hemodynamics. AJP Ren Physiol. 2012；302：F505-F518.）

心室肌细胞的 I_{K1} 密度远高于心房肌细胞，因此心室肌细胞动作电位复极期更快（在复极加速期的末端部分存在更大的 I_{K1}）而心房中动作电位复极较慢。心室中较高的 I_{K1} 通道表达可保护心室肌细胞不受起搏点频率的影响。相比之下，在窦房结和房室结细胞中，I_{K1} 几乎不存在，因此与心房和心室肌细胞相比，可以产生相对更多的舒张期去极化电流。此外，特定的 Kir2 亚型（Kir2.1、Kir2.2、Kir2.3）在心脏不同位置，表达幅度也不一样。

心率增速会将狭窄细胞间隙内的 K^+ 浓度增加到毫摩尔水平（在反复多次的动作电位发生后，K^+ 通过 I_{Kr} 和 I_{Ks} 流出细胞），并增大 I_{K1}，这些机制导致动作电位时程的缩短，抵消了 I_{Kr} 阻滞剂在心率增快时延长动作电位时程的作用。

调控

β- 肾上腺素能刺激通过 PKA 介导的通道磷酸化过程抑制心室肌细胞中的 I_{K1} 表达。在心房肌细胞，α1 肾上腺素能刺激通过 PKC 依赖性途径降低 I_{K1} 的幅度。

Kir2 的过度表达增高 I_{K1} 的密度，缩短动作电位时程，使静息膜电位的 E_m 发生超极化。相反，抑制 I_{K1} 可延长动作电位时程，并下调静息状态下 E_m，在非起搏性的普通心房和心室心肌细胞产生自发的起搏电活动。

磷脂酰肌醇 4,5- 二磷酸（PIP2）调节 Kir2 通道的功能、增大 I_{K1}。此外，细胞膜的胆固醇水平增高也降低 I_{K1}。细胞内各种阳离子，如 Ca^{2+} 和 H^+（即细胞内 pH 降低）也可阻断 Kir2 通道。

药理学

钡（Ba^{2+}）是一种有效的 I_{K1} 阻滞剂。细胞外 Ba^{2+} 阻断 I_{K1} 可导致静息电位去极化幅度增大和轻度动作电位时程延长。特立克兰和氯喹（一种抗疟药物）是强的 I_{K1} 抑制剂，并可阻断其他类型钾通道。

Kir2 通道选择性阻滞剂仅用于实验研究，不能用于临床。I_{K1} 阻滞剂可延长心房和心室动作电位时程，有效抑制各种机制的实验性折返性室速。此外，I_{K1} 阻滞剂引起膜去极化，加重钠通道的电压依赖性阻滞而造成传导减慢，延长 QT 间期；这两种作用都有致心律失常作用[20]。

I_{K1} 的激动剂包括氟卡尼、花生四烯酸、替尼达普（一种消炎药）和扎柯肽（一种促胃肠动力药）。

遗传性离子通道病

长 QT 综合征：*KCNJ2* 功能缺失性突变（编码 Kir2.1）导致电流的减小，与 Andersen-Tawil 综合征（LQT7）有关，这是一种罕见的常染色体显性遗传疾病，以骨骼发育异常、周期性麻痹和室性心律失常（Kir2.1 通道被表达）为常见表现。主要影响骨骼肌、心脏和大脑。与其他类型 LQTS 相比，LQT7 具有更显著的 U 波、QT 间期延长幅度更小及恶性心律失常风险低的特征。

I_{K1} 功能的遗传可能导致复极终末期和 QT 间期的延长，可引起 EAD 和延迟后去极化（DAD）并引起室性心律失常。与其他类型的 LQT 不同的是，LQT7 产生的 EAD 和 DAD 可能继发于 Na^+-Ca^{2+} 交换电流的增大。触发激动的起源点不同导致心律失常的发生和临床特征不同。此外，LQT7 动作电位时程虽然延长，但在心室壁不同部位产生相对均匀的延长（即复极跨壁离散度低于其他类型的 LQTS），因此尖端扭转型室速发生率较低。

儿茶酚胺敏感型多形性室性心动过速（CPVT）：此类患者中存在 *KCNJ2* 的功能缺失突变，可能是 CPVT 的表现之一。这些患者有明显的心电图 U 波、心室异位激动和多形性室性心动过速，但没有骨骼畸形特征或骨骼肌异常。

在动作电位的 4 相，I_{K1} 的减小，由于不受外向 I_{K1} 影响，内向电流更大使 E_m 去极化而触发心律失常。4 相的膜去极化通过促进自律性增高诱发心律失常。

短 QT 综合征：已经鉴定出 *KCNJ2* 的功能获得突变与 3 型 SQTS（SQTS3）相关（见表 2.3）。突变导致膜电位在 −75 mV 和 −45 mV 之间外向的 I_{K1} 显著增大，从而导致复极的终末相加速完成，因此缩短动作电位时程和 QT 间期，T 波后半部恢复速度更快，因此 T 波前后两肢出现不对称改变。

家族性房颤：*KCNJ2* 突变与家族性房颤有关，患者 QT 间期正常，心房动作电位时程缩短和促进折返激动的形成是本突变引起房颤的原因。

后天获得性疾病

严重心力衰竭和心肌病患者，I_{K1} 表达下调。I_{K1} 的下调造成膜趋于去极化和动作电位时程的延长，促进兴奋性增高和触发活动（EAD 和 DAD）诱发心律失常。与缺血性心脏病患者相比，特发性扩张型心肌病患者的心室肌细胞通道活性下降、动作电位时程延长和静息电位幅度降低。心室肥大时则发生 I_{K1} 的上调。

慢性房颤患者心房肌细胞 I_{K1} 表达上调，静息电位负值增大，同时存在 I_{CaL} 的幅度降低，导致房颤时动作电位时程缩短。

（黄郁文 译）

乙酰胆碱激活钾电流（I_{KACh}）

结构和生理学

I_{KACh} 是由两个 Kir3.1（GIRK1，由 *KCNJ3* 编码）和两个 Kir3.4（GIRK4，由 *KCNJ5* 编码）α 亚基构成的异源四聚体复合物形成的。I_{KACh} 是受体激活型 Kir 通道；在细胞质内有较大的结构域，是细胞溶质效应器（G 蛋白）的特异性结合位点。G 蛋白与毒蕈碱 M2 和腺苷 A1 受体结合可激活 Kir 通道从而产生 I_{KACh}。Kir 通道开闭需要 G 蛋白的辅助，所以 Kir3.1/Kir3.4 被认为是一种 KG 通道（*GIRK1/GIRK4*）。

心肌细胞的钾电流主要包括 I_{K1} 和 I_{KACh}，都是很强的内向整流电流，参与细胞的去极化过程，在心脏兴奋性产生中起重要作用。

功能

I_{KACh} 和 I_{K1} 的分布区域不同。I_{KACh} 主要分布于心房组织、窦房结和 AVN，通常不存在于心室肌。在心房内和心房之间也存在 I_{KACh}[17]。

I_{KACh} 通过迷走神经的调节影响窦性频率、心房复极以及 AVN 的传导。乙酰胆碱通过促进 Em 的超极化、激活 I_{KACh} 来缩短动作电位时程，使 4 期去极化速率减慢、窦房结搏动细胞的自发除极化频率（窦性频率）降低、AVN 传导减慢。这就是迷走神经刺激或静脉注射腺苷终止室上性心动过速的机制。

调节

迷走神经刺激可激活 I_{KACh}，导致心房动作电位时程和不应期的不均匀缩短，可能是持续性房颤发作的原因[28]。

嘌呤刺激也能增大 I_{KACh}。肾上腺素能刺激则通过 β1 受体介导的信号通路增大 I_{KACh} 幅度，也可通过 α1a 刺激减小 I_{KACh} 的幅度。

Kir3.4 亚基受机械性电反馈的调节，心房细胞膜的拉伸可抑制 I_{KACh}。

药理

细胞内的 ATP、PIP2、ETA 内皮素、阿片类药物、α2- 肾上腺素激动剂和 A1- 腺苷受体激动剂均可激活 I_{KACh}。甲基黄嘌呤，如茶碱和氨茶碱，可拮抗腺苷的作用。双嘧达莫通过扰乱腺苷细胞膜的转运蛋白，延长腺苷的作用。

可抑制 I_{KACh} 的抗心律失常药包括胺碘酮、决奈达隆、多非利特、伊布利特、索他洛尔、特立卡因、丙吡胺、普鲁卡因胺、氟卡尼和普罗帕酮。丙吡胺和普鲁卡因胺主要阻断毒蕈碱样受体，而氟卡尼和普罗帕酮则是开放型通道的阻滞剂。决奈达隆对 I_{KACh} 的阻断作用比胺碘酮大约高 100 倍[20]。

I_{KACh} 阻滞剂是一种具有心房选择性的药物。因为 I_{KACh} 在迷走神经诱导的 AF 以及慢性 AF 中起着很大的作用，所以能有效阻断 I_{KACh} 对于 AF 的治疗具有一定的价值。目前就 AF 治疗的临床前研究和临床研究主要评估几种新的可抑制 I_{KACh} 的靶向化合物。与对照组相比，AF 患者中抑制 I_{KACh} 对动作电位时程的延长幅度更大，甚至可终止实验性房性快速性心律失常和 AF，且无心室副作用[24]。

遗传性通道病

LQT13 是由于 *KCNJ5* 基因功能丧失型突变而引起的，*KCNJ5* 突变通过破坏膜靶标蛋白和 Kir3.4 的稳定性，产生负性调节 Kir3.1/Kir3.4 通道的功能。

获得性疾病

AF 后产生具有结构活性的 I_{KACh} 通道（即使没有乙酰胆碱刺激这些通道也会被激活），是 AF 后电重构的一部分。AF 患者的功能性解偶联 I_{KACh} 增高可能是 PKC 或抑制性 Gαi-3 亚基减少促进了 Kir3 通道的磷酸化造成的。结构活性 I_{KACh} 可促进细胞膜的超极化，稳定转子机制，促进 AF 相关的电重构的发生和维持。选择性靶向结构活性 I_{KACh} 通道可能还保留有生理性迷走神经刺激的调控功能，因此可作为 AF 时抑制重塑药物的新作用靶点[20]。

腺苷三磷酸（ATP）敏感型钾电流（I_{KATP}）

结构和生理学

心脏上 ATP 敏感性钾通道（K_{ATP}）[亦称二磷酸腺苷（ADP）激活的钾通道]是由两种蛋白质特异地结合而成的：四个带孔的 α 亚基（Kir6）和四个调节 ABC 蛋白（SUR 亚基）。两个 Kir6 基因：*KCNJ8*（编码 Kir6.1）和 *KCNJ11*（编码 Kir6.2）和 2 个 SUR 基因：*ABCC8*（编码 SUR1）和 *ABCC9*（编码 SUR2）共同编码生成哺乳动物 K_{ATP} 亚基（如图 2.7）。mRNA 产物的可变剪接产生多种 SUR 变体（例如，SUR2A 和 SUR2B），因此赋予 K_{ATP} 通道不同的功能和药理学特性[16]。

K_{ATP} 通道几乎存在于所有心脏组织中，但在血管平滑肌细胞中含量很少。目前的研究表明，心室肌细

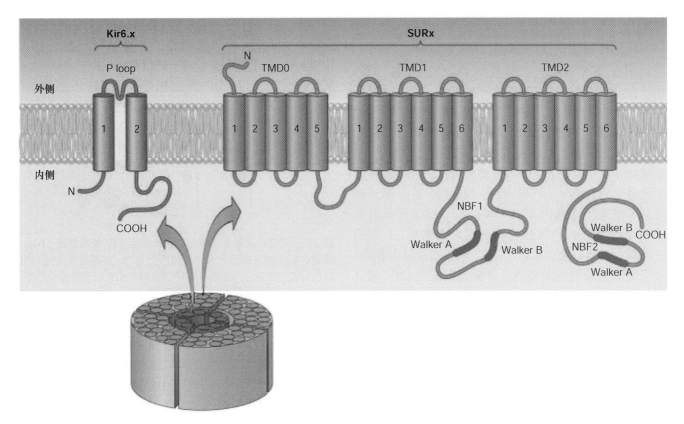

图 2.7　腺苷三磷酸敏感型钾通道亚基的膜结构。该通道由四个 Kir6 亚家族成员［Kir6.1 和（或）Kir6.2］和四个磺酰脲受体家族成员［SUR1 和（或）SUR2；或它们的剪接变体］组成。Kir6.x 亚基具有两个跨膜区（M1 和 M2）：细胞内 NH2 和 COOH 末端。SURx 亚基具有 17 个跨膜区，排列在三个域中：TMD0，TMD1 和 TMD2。在 TMD1 和 TMD2 之间有 Walker A 和 Walker B 结构域的细胞内核苷酸结合折叠（NBF1）。第二个细胞内核苷酸结合折叠（NBF2）存在于蛋白质的 COOH 末端区域。目前认为 NBF1 结合（并水解）Mg-ATP，而 Mg-ADP 主要结合 NBF2 以提高通道活性。ATP 通过直接结合 Kir6.x 细胞内结构域来阻断通道，而核苷酸的 Mg^{2+} 复合物通过结合 SURx 亚基的细胞内核苷酸结合折叠（NBF1 和 NBF2）来调节通道活性。ADP，二磷酸腺苷；ATP，腺苷三磷酸；Mg^{2+}：镁。（From Foster MN, Coetzee WA. KATP channels in the cardiovascular system. Physiol Rev. 2016；96：177-252.）

胞中的 K_{ATP} 通道主要由 Kir6.2 和 SUR2A 组成，而心房肌细胞中的 K_{ATP} 通道主要由 Kir6.2 和 SUR1 亚基组成。Kir6.1 亚基可能参与 SAN、AVN 和浦肯野纤维细胞中 K_{ATP} 通道的组成[16]。

　　Kir6 亚基具有两个跨膜结构域（M1，M2），由细胞外环桥接，进而形成了一个较为狭窄的孔（决定该通道的离子选择性），和一个大的细胞质内结构域（ATP 结合位点）。

　　ATP 结合转运蛋白家族（ATP-binding cassette transporter family）由 7 个亚家族（ABCA 至 ABCG）和 48 个亚家族成员组成。大多数 ABC 蛋白以 ATP 水解提供能量将各种分子转运穿过细胞膜。SUR 亚基比 Kir6 亚基大得多，并且具有 17 个跨膜区，排列成三个跨膜结构域（TMD0、TMD1 和 TMD2）。TDM1 和 TMD2 在细胞质侧，分别包含六个跨膜区段和核苷酸结合结构域［称为核苷酸结合折叠（nucleotide-

binding folds，NBF），包含特征性 Walker A 和 B 基序］。TMD0 含有五个跨膜区段，对通道复合体的运输和门控作用至关重要。SUR 亚基参与核苷酸介导的 K_{ATP} 调节，且作为代谢状态传感器起重要作用。SUR2A 亚基对磺酰脲类、Mg-ATP、Mg-ADP 以及其他药理通道开放剂较为敏感。此外，SUR2A 亚基包含用于 ATP 水解的 ATP 酶，使 K^+ 渗透通过 Kir6.2 α 亚基。Kir6 亚基在钾通道中至关重要，因为它是辅助 SUR 亚基存在并形成功能通道的必要因素。但 Kir6 和 SUR 亚基之间的物理连接方式仍不清楚[29-30]。

　　K_{ATP} 是受体激活的弱的内向整流钾通道，受细胞内 ATP 和 ADP 浓度的调节，ATP/ADP 增高时该通道关闭，降低时开放，通过降低细胞代谢状态与细胞 Em 连接起来。此外，细胞内 Na^+、Mg^{2+} 的生理水平和内源性细胞内多胺（例如精胺、亚精胺和腐胺）有助于 K_{ATP} 通道内向整流。

功能

I_{KATP} 被细胞内 ATP 抑制、Mg-ADP 激活，因此通道活性受 ATP/ADP 比率调节，将细胞代谢与 Em 相结合。随着细胞质核苷酸水平的变化，K_{ATP} 通道活性为细胞能量学、电兴奋性以及细胞收缩之间提供了独特的联系。在正常的代谢条件下，肌纤维膜 K_{ATP} 通道为关闭状态（被细胞内 ATP 抑制），所以不影响心脏动作电位、静息 Em 或细胞兴奋性。但当机体处于代谢应激如缺氧、代谢抑制、缺血时，K_{ATP} 通道被激活（继发于细胞内 ATP 水平降低）形成外向复极化钾电流（I_{KATP}），导致动作电位时程缩短、L 型钙电流减少。通过减少 Ca^{2+} 内流，I_{KATP} 抑制肌肉收缩，从而保护短缺的能量资源，并防止细胞内 Ca^{2+} 超负荷的破坏作用[17, 28]。

心脏 K_{ATP} 通道作为膜的代谢传感器，其接收细胞应激刺激的能量信号并且对急性应激提供适应性反应，以维持心脏动作电位持续时间和相关细胞功能并调节细胞的兴奋性[29-30]。

此外，I_{KATP} 的激活在缺血心肌中起重要作用；短时期的心肌缺血可以防止随后的长期缺血，并减少 MI 面积、心肌损伤的严重程度和心律失常的风险。实验研究发现 K_{ATP} 通道开放剂可模拟缺血状态，而 I_{KATP} 阻断剂则阻止了缺血预处理的保护作用。然而，肌纤维膜 I_{KATP} 通道在缺血预处理和线粒体 I_{KATP} 通道（似乎在药理学上不同于肌纤维膜 I_{KATP}）中的作用尚不清楚[28, 31]。

另一方面，I_{KATP} 的激活还引起动作电位时程的缩短，胞外 K^+ 积累，膜去极化，以及传导速度减慢，从而使缺血心脏易于发生折返性心律失常。

K_{ATP} 通道还参与了心脏应对慢性病理生理血流动力学负荷的适应性反应。K_{ATP} 通道减少则会影响结构重塑，使心脏易受到 Ca^{2+} 依赖性适应不良（Ca^{2+}-dependent maladaptation）作用，引起心力衰竭。

在血管系统，K_{ATP} 通道的激活导致膜电位发生超极化，导致电压敏感性 Ca^{2+} 通道抑制和细胞内 Ca^{2+} 的降低，从而导致血管扩张[30]。

调节

ATP（有或没有 Mg^{2+}）与 Kir6.2 直接作用通过稳定通道的闭合状态来抑制 I_{KATP}。此外，在 Mg^{2+} 存在下，ATP 和 ADP 可通过与 SUR2A 亚基的相互作用激活通道。ATP 与 Kir6.2 结合的抑制和 Mg 核苷酸的激活是主要的生理调节机制（图 2.8）。

K_{ATP} 通道对 ATP 的敏感性不固定，也可以通过其他细胞因子进行调节。核苷酸二磷酸、乳酸、氧

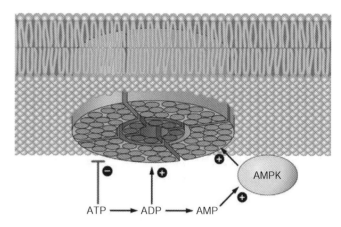

图 2.8　（见书后彩图）细胞内核苷酸调节 ATP 敏感性钾（K_{ATP}）通道。K_{ATP} 通道由四个 Kir6.x 和四个 SURx 亚基组成（分别用蓝色和橙色表示）。细胞内腺苷三磷酸（ATP）抑制通道活性。在镁（Mg）-ATP 存在下，二磷酸腺苷（ADP）刺激 K_{ATP} 通道开放，使得通道受 ADP/ATP 比例调节。即使代谢应激期间 ATP 水平的轻微下降也会导致一磷酸腺苷（AMP）水平的相对大幅增加，这可能通过三聚体 AMP 激活蛋白激酶（AMPK）和腺苷酸激酶的作用间接进一步刺激 K_{ATP} 通道开放和促进表面运输。（From Foster MN, Coetzee WA. K_{ATP} channels in the cardiovascular system. Physiol Rev. 2016；96：177-252.）

自由基和腺苷 A1 受体通过使 K_{ATP} 脱敏以及抑制胞内 ATP 来抑制 K_{ATP}。此外，磷脂 PIP2 与 Kir6.2 亚基直接作用，稳定通道的开放状态并拮抗 ATP 对 I_{KATP} 的抑制作用。

药理

K_{ATP} 通道可被多种药物抑制或激活，所有药物都作用于 SUR 亚基。K_{ATP} 通道开放剂（吡那地尔、克罗马宁、rimakalim 和 nicorandil）与 SUR2A 亚基的两个不同区域结合，并且对急性 MI 的患者发挥心脏保护作用。然而，K_{ATP} 通道开放剂还能通过激活血管 K_{ATP}（Kir6.1/SUR2B）产生降血压作用，从而限制了这些药物在心肌缺血时的应用。此外，由于心外膜的 I_{KATP} 密度较大，因此 K_{ATP} 通道开放剂对心外膜细胞动作电位时程的缩短作用更明显，并且还通过 2 期折返增加了复极离散度和期前收缩。另一方面，K_{ATP} 通道开放剂缩短动作电位时程（和 QT 间期），减少复极的跨壁离散度，并抑制 LQT1 患者诱导的 EAD 和 DAD。因此，当先天性或获得性 LQTS 继发于 I_{Kr} 或 I_K 降低时，K_{ATP} 通道开放剂可潜在地防止自发性尖端扭转型室速。K_{ATP} 通道开放剂可用于缺血模型预处理，以及急性缺血的保护。

I_{KATP} 抑制剂（例如，磺酰脲类和其他抗心律失常药物）可预防动作电位时程缩短，并且有预防心肌缺血时发生 VF 的潜在作用。但是它们也有致心律失常

的风险。因为 K_{ATP} 通道存在于胰腺 β 细胞和血管平滑肌中，所以 I_{KATP} 阻滞剂可导致低血糖和冠状动脉血管收缩，这些作用可能妨碍其作为抗心律失常药物的潜在益处。

另外，心脏选择性 I_{KATP} 阻断剂（氯米卡兰、HMR 1098）拮抗缺氧诱导的动作电位时程缩短，并且在梗死后清醒的狗中以浓度依赖的方式抑制冠状动脉闭塞诱导的 VF，且不影响胰岛素释放、血压或冠状动脉血流量。因此，这些药物可作为治疗冠心病患者的室性心律失常的新方法。

目前 K_{ATP} 通道开放对心律失常的促进或抑制作用尚不清楚。在缺血性损伤期间 K^+ 电导增加可稳定 Em，并减少梗死和异位起搏器活动的程度。另一方面，K_{ATP} 通道开放加速了动作电位的复极化。

遗传性通道病

J 波综合征（Brugada 和早期复极综合征）与 *KCNJ8*（Kir6.1）和 *ABCC9*（SUR2A）功能获得性突变有关。K_{ATP} 通道基因多态性也与 SCD 有关[17]。

在患有特发性扩张型心肌病和心律失常的患者中发现 *ABCC9* 突变导致内源性通道 ATP 酶活性降低，代谢感知缺陷以及 K_{ATP} 敏感通道功能失调。这些突变增加了 Ca^{2+} 依赖性离子通道重塑的易感性，促进了心肌病和充血性心力衰竭的进展。此外，*ABCC9* 功能丧失突变与肾上腺素能介导的 AF 的易感性有关。

KCNJ11（Kir6.2）和 *ABCC8*（SUR1）（编码胰腺细胞和神经元中的主要 K_{ATP} 通道亚基）的功能增加和丧失突变，现已被认为是分别是人类新生儿糖尿病和先天性高胰岛素血症的原因。虽然心脏中的 K_{ATP} 通道（Kir6.2/SUR2A）和胰腺 K_{ATP} 通道（Kir6.2/SUR1）有相同的 Kir6.2 亚基，但关于新生儿糖尿病患者的心脏异常还未有报道；这一发现表明核苷酸敏感性以外的因素也可能起着重要作用[30]。

最近发现，*KCNJ8*（Kir6.1）和 *ABCC9*（SUR2A）功能获得性突变与 Cantu 综合征（多发性骨病-骨软骨发育不良-心脏肥大综合征）有关，这是一种罕见的多器官疾病，其特征是多种心血管异常（心脏扩大，心室肥厚，心包积液，继发于部分肺静脉阻塞的肺动脉高压，动脉导管未闭，以及有 / 无狭窄的二叶主动脉瓣）。此外，这些患者通常表现出先天性多毛症，特异的肢端肥大面部外观（包括宽鼻梁、宽口、嘴唇丰满、巨舌症）和骨骼异常（颅骨增厚、肋骨宽阔、脊柱侧凸和干骺端扩张）。值得注意的是，K_{ATP} 通道激动剂（如二氮嗪和米诺地尔）也可能导致副作用，如骨质疏松症，心包积液，水肿，甚至脸部特征性变粗糙[30]。

获得性疾病

由疾病诱导的结构重塑造成了 I_{KATP} 的代谢失调进而引起心力衰竭。

Kir6.2 调控在 AF 发生中的作用尚未得到广泛研究。然而，有证据表明慢性 AF 患者的 I_{KATP} 减小，说明这种电流的调节可能不会对 AF 相关的离子重塑产生重要影响。

双孔钾通道

结构和生理学

K_{2P} 通道由四个跨膜结构域和两个串联排列的孔样 P 环组成，一个位于第一和第二跨膜结构域之间，另一个位于第三和第四结构域之间（见图 2.4）。两个孔的存在使得 K_{2P} 通道能够形成同源二聚体或异二聚体，而不像其他钾通道那样形成四聚体[16]。

K_{2P} 通道的特点是无电压敏感性，在所有膜电位下均呈现开放状态，受多种化学和物理（如 pH，氧，磷脂，神经递质，G 蛋白偶联受体，温度和拉伸）调节。这些特征允许它们在一系列生理和病理情况下，各种类型细胞对膜电位和兴奋性调节起作用。

基于它们的功能特性，K_{2P} 通道被分为六个不同的亚家族：①弱 Kir 通道中的双孔结构域（TWIK）；② TWIK 相关钾通道（TREK）；③ TWIK 相关的酸敏感钾通道（TASK）；④ TWIK 相关的碱敏感钾通道（TALK）；⑤串联孔结构域氟烷抑制钾通道（THIK）；⑥ TRESK TWIK 相关脊髓钾通道（TRESK）。

TASK 通道在狭窄的生理范围内表现出对细胞外 pH 变化的敏感性。当作为同二聚体或异二聚体结合时，TASK-1（*KCNK3*）和 TASK-3（*KCNK9*）亚基是有功能的。TASK 通道具有强烈的基础电流，非常快的激活和失活能力。

包含 TREK-1（*KCNK2*），TREK-2（*KCNK10*）和 TRAAK（*KCNK4*）的 TREK 通道基础活性较低，但是可通过细胞膜的延伸、溶血磷脂和花生四烯酸而被激活，通过 PKA 和 PKC 的渗透压和磷酸化而失活。

K_{2P} 通道家族的几个成员在心脏和全身或肺循环中表达，并且一些成员有助于钾背景电流和血管平滑肌细胞中 Em 的控制。在 15 种已知的不同 K_{2P} α 亚基中，TWIK-1（K2P1.1，由 *KCNK1* 编码）；TASK-1（K2P3.1，由 *KCNK3* 编码）；TASK-3（K2P9.1，由 *KCNK9* 编码）；TALK-2（K2K17.1，由 *KCNK17* 编码）通道存在于人的心脏中，并在心脏电生理学和一些遗传性心律失常中起作用。有证据表明 TASK-1 在心房复极化以及 TALK-2 在 AVN 传导中发挥作用[16, 20]。

功能

有明确的证据表明心脏存在 TREK-1 和 TASK-1，这些通道可能通过心肌拉伸、多不饱和脂肪酸、pH 和神经递质的调节来改变心脏动作电位时程。TREK-1 还可能在多不饱和脂肪酸导致阻力动脉舒张的反应中起关键作用，从而有助于它们对心血管系统的保护作用。另一方面，TASK-1 是肺动脉缺氧性血管收缩作用的有力控制因素。

在工作心房和心室肌细胞，钾背景电流对于将 Em 稳定在超极化值至 K^+ 平衡电位（EK）和调节各种生理和病理条件下的动作电位持续时间至关重要。背景电流主要由内向整流通道（包括 I_{K1}，I_{KACh} 和 I_{KATP}）承载。几种 K_{2P} 通道有助于心脏钾背景或"泄漏"电流参与心脏动作电位的所有阶段，从而在 4 相期间稳定 K^+ 平衡电位附近的静息电位，确保 0 相钠通道的可开放程度，促进动作电位 1 至 3 相的复极化。其中，对 TREK-1 和 TASK-1 的研究最为广泛[16]。

TREK-1 在心脏中的表达是不均匀的，与心外膜细胞相比，心内膜细胞中 TREK-1 mRNA 表达更强。可能反映了肌细胞在心室壁的不同部分中经历的不同的牵拉程度，造成不同的机械-电反馈，从而减少了传导速度较慢的心肌区域中的动作电位的复极化。心房容量增加后的机械电反馈可能是致心律失常的，并且改变了动作电位的形状。TREK-1 电流直接参与心脏机电反馈的生理研究仍需深入进行。

药理

关于 K_{2P} 通道的药理学数据不多。从理论上讲，阻断 K_{2P} 通道可延长动作电位时程；但 K_{2P} 通道是否可作为抗心律失常药物靶点仍有待研究。人类心脏 $K_{2P}3.1$（TASK-1）通道会被胺碘酮阻断。其他抗心律失常药物，包括美西律、普罗帕酮、卡维地洛和决奈达隆，也可以在高血浆浓度下阻断 TASK-1，表明对其干预可能起到治疗作用[20]。

遗传性通道病

KCNK3（编码 $K_{2P}3.1$ 通道）基因突变导致 TASK-1 电流的衰减与家族性 AF 有关。

获得性疾病

在缺血等病理状态下，当释放的嘌呤能激动剂如 ADP 和 ATP 导致花生四烯酸产生时，TREK-1 活动可能具有重要意义。心肌缺血时由 ATP 激活 TREK-1 可能导致心室壁的电生理异常。作为心房肌细胞中由拉伸激活的钾通道，TREK-1 还可以参与调节心房利钠肽的释放，通过拉伸诱导细胞内 Ca^{2+} 浓度增加从而促进心房利钠肽的释放。需要进一步证明 TREK 或其他拉伸依赖性通道在病理性心脏重塑中的可能作用。

小电导钙激活钾通道

结构和生理学

钙激活钾通道（KCa）根据钾单通道电传导性分为 3 类亚型：大电导钾通道（BK，KCa1.1）、中电导钾通道（IK，KCa3.1）和小电导钾通道（SK，KCa2.x）。目前，心肌细胞膜仅发现小电导 K^+ 通道表达[16]。

SK 通道依据对蜂毒明肽敏感度不同分为三型：SK1（或 KCa2.1，通过 *KCNN1* 编码）敏感度最低；SK2（或 KCa2.2，通过 *KCNN2* 编码）敏感度最高；SK3（或 KCa2.3，通过 *KCNN3* 编码）敏感度中等[32]。

四个 α 亚基（KCa2.1、KCa2.2 或 KCa2.3）共同组成有功能的同四聚体或异四聚体 SK 通道。其中每个 α 亚基都包涵 6 个跨膜结构域，在 5 ~ 6 个结构域之间形成对 K^+ 具有选择性的孔环结构。与 K_V 通道不同，SK α 亚基 S4 跨膜节段不带电荷。同时 SK 通道不包括 β 亚基。

SK 通道由细胞质内 Ca^{2+} 浓度升高而激活。对 Ca^{2+} 的敏感度与钙调蛋白相关，该门控通道通过 Ca^{2+} 与 α 亚基 C 端近侧结合进行调节。SK 通道在通过细胞膜 K^+ 电导性调节细胞内 Ca^{2+} 浓度中起重要作用。类似于在血管平滑肌中一样，SK 通道的生理作用可能在于限制过多 Ca^{2+} 进入细胞[16]。

SK 通道介导的电流（ISK 或 ISK, Ca）具有内向整流作用，因此可以限制离子向细胞外流。与经典内向整流 K^+ 流相似，二价离子例如 Ca^{2+} 或 Mg^{2+} 可能与内向整流相关。

功能

SK 通道在血管内皮、平滑肌、骨骼肌、神经组织等一系列组织中高度表达。近来研究表明 SK 通道在心房内大量表达，心室内表达较少。SK 通道三种亚型空间分布多种多样；SK1 和 SK2 在心房内大量表达，SK3 在心房、心室内表达相同。然而关于 SK 通道在心脏内表达的异质性无明确研究。

由于 SK 通道在心房内大量表达并与心房电生理机制相关，因此被认为与房颤的病理生理机制有关。然而，尽管大量研究报道 SK 通道在调节心房内致心律失常电重构中的作用，房颤患者中 SK 通道的作用仍然是具有争议的；阵发性及持续性房颤患者 ISK 上调或下调均有报道[16, 32]。

在心室中，正常生理环境下 SK 通道在负极化过程中不起主要作用；然而，在功能减退的心脏中，SK 通道在心室负极化过程中起重要调节作用。心力衰竭时 ISK 上调，导致心室负极储备增加，起抗心律失常作用。

药理学

SK 通道被蜂毒明肽选择性阻断（蜂毒中存在的活性神经毒性肽）。被蜂毒明肽高选择性阻断是 SK 通道的特征，可用于在哺乳动物脑组织中识别 SK 通道。其他蝎毒素（例如 scyllatoxin、tamapin 和 BmSKTx1）均可阻滞 SK 通道[24, 32-33]。

SK 通道代表房颤潜在的治疗靶点。心房选择性表达 SK 通道使治疗可以特异性针对心房而不影响心室功能。然而，一些 SK 通道调节药物在动物模型中具有抑制房颤的作用，另一些则无明显抗心律失常作用或具有致心律失常作用，特别是在心力衰竭模型中[33]。目前，仍无广泛共识指出阻滞 SK 通道是否具有抗房性或室性心律失常作用[20]。

调控

SK 通道对细胞膜电压不敏感、仅由细胞内 Ca^{2+} 调节的特点非常独特。钙调蛋白与 SK 通道 C 端亚基结合。Ca^{2+} 与钙调蛋白结合导致通道结构改变使通道激活。钙调蛋白在调控对 Ca^{2+} 的敏感度及细胞膜表达 SK 通道方面起重要作用[32]。

钙调蛋白、α- 肌动蛋白 2、丝素 A 和肌球蛋白轻链 -2 均在心肌细胞 SK 通道门控、调节、膜运输等功能中起重要作用。

遗传性离子通道病

基因水平揭示孤立性房颤与 KCNN3 单核苷酸多态性相关[32]。

获得性疾病

慢性房颤患者中 SK 通道和 ISK 的上调和下调均有报道，这些通道在心房重构、房颤病理生理机制中的作用仍具有争议。功能减退的心脏 ISK 上调，会增强心室负极储备、降低 DAD 风险和触发机制[20]。

（王程瑜　译）

钙通道

结构和生理学

功能性电压门控钙离子通道（Ca_v）均含有 CACNA1x 基因编码的成孔 α1 亚基，其在哺乳动物基因组中存在 10 种亚型。根据氨基酸序列的相似性，$Ca_v α_1$ 通道被划分为 3 个亚家族：Ca_v1、Ca_v2 和 Ca_v3。

Ca_v1 亚家族负责 L- 型 Ca^{2+} 电流的传导，其包括 4 个异构体：$Ca_v1.1$（α1S）、$Ca_v1.2$（α1C）、$Ca_v1.3$（α1D）和 $Ca_v1.4$（α1F），分别由 CACNA1S、CACNA1C、CACNA1D 和 CACNA1F 基因编码。与 $Ca_v1.2$ 和 $Ca_v1.3$ 相比，$Ca_v1.1$ 和 $Ca_v1.4$ 的组织特异性更强。$Ca_v1.1$ 主要分布于骨骼肌，而 $Ca_v1.4$ 主要分布于视网膜。$Ca_v1.2$ 是心肌的主要亚型，此外也分布于平滑肌细胞、分泌组织和神经系统。$Ca_v1.3$ 主要在窦房结组织和听觉系统发挥作用，此外也可见于脑组织。$Ca_v1.2$ 和 $Ca_v1.3$ 甚至常常表达于同一个细胞，例如神经元、肾上腺嗜铬细胞、窦房结及心房肌细胞[34]。

Ca_v2 亚家族负责 P/Q- 型、N- 型和 R- 型 Ca^{2+} 电流的传导，其包括 3 个异构体：$Ca_v2.1$（α1A，也称 P/Q- 型）、$Ca_v2.2$（α1B，也称 N- 型）和 $Ca_v1.2$（α1E，也称 R- 型），分别由 CACNA1A、CACNA1B 和 CACNA1E 基因编码。$Ca_v2.x$ 通道主要见于神经系统[34]。

Ca_v3 亚家族负责 T- 型 Ca^{2+} 电流的传导，其包括 3 个异构体：$Ca_v3.1$（α1G）、$Ca_v3.2$（α1H）和 $Ca_v3.3$（α1I），分别由 CACNA1G、CACNA1H 和 CACNA1I 基因编码。Ca_v3 通道广泛分布于神经元和其他兴奋性细胞。它们对神经元和心肌细胞的兴奋性及神经元起搏活性至关重要[34]。

α1 亚基（$Ca_v α_1$）是构成电压门控性钙通道的主要成分，决定了其独特的生物物理及药理学特性，但一个有功能的钙通道还需要辅助性亚基（β 亚基和 α2δ 亚基；图 2.9）的参与[35]。后者可以增加 α1 亚基的表达并修饰其功能。

Ca_v1 和 Ca_v2 亚家族均可与任一 β 亚基（$Ca_v β_1$- $β_4$，由 CACNB1-4 基因编码）及任一 α2δ 亚基（由 CACNA2D1-4 基因编码）形成异构复合体。而 Ca_v3 亚家族既可由 α1 亚基独立形成功能性离子通道，也可与其他蛋白相结合。

γ 亚基也参与组成骨骼肌钙通道复合体。目前已经发现 8 个 γ 亚基的亚型（γ1-γ8，分别由 CACNG1-8 基因编码），其中只有 γ4、γ6、γ7 和 γ8 分布于人的心脏，但没有一个亚型是构成心肌或神经元钙通道的必备成分。

对部分 Ca_v1 和 Ca_v2 通道而言，钙调蛋白与其 C- 末端的异亮氨酸-谷氨酸结构域（即所谓的 "IQ" 模序）紧密结合使钙调蛋白成为一种类亚基。包括激酶、磷酸酯酶、支架蛋白、小凹蛋白 -3 在内的其他

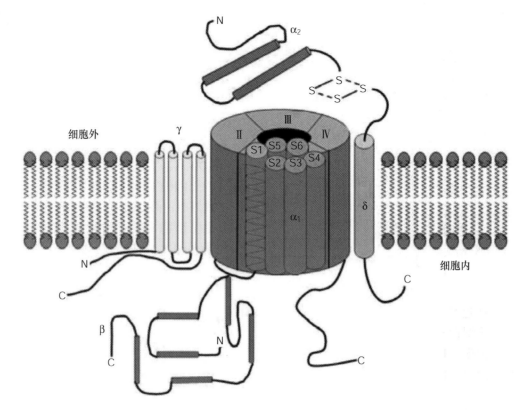

图 2.9 心肌 L- 型钙通道的膜拓扑学和结构组成。 α1 成孔亚基含电压感应结构和通道阻断剂的结合位点。α1 亚基包含 4 个同源结构域（Ⅰ～Ⅳ），每个结构域由 6 个跨膜螺旋结构（S1-S6）连接而成。α2δ 和 β 亚基增加 α1 的表达，并调节离子通道的电压依赖性和门控动力学。（Modified from Gurkoff G，Shahlaie K，Lyeth B，Berman R. Voltage-gated calcium channel antagonists and traumatic brain injury. Pharmaceuticals. 2013；6：788-812.）

蛋白可与该离子通道复合体相互作用。

α1 亚基

α1 亚基（$Ca_V α1$）的结构与钠通道类似：4 个同源结构域（Ⅰ～Ⅳ），每个结构域包含 6 个跨膜肽段（S1-S6）。S5、S6 及其之间的膜联成孔环（P 环）共同组成中央孔道区，离子流顺电化学梯度经其流通。P 环包含四个带负电荷的谷氨酸残基（EEEE），为通道选择 Ca^{2+} 所必需。每个结构域的 S4 每 3～4 个位点就有一个正电荷残基（精氨酸或赖氨酸），其具有高度保守性，是通道的电压感受器。

α1C 亚基是 Ca_V 最主要且最大的组成成分，因其包含离子选择性孔道、电压感受器、门控装置和绝大部分的药物及毒物结合位点等结构，决定了离子通道主要的生理及药理学特性。

β 亚基

β 亚基（$Ca_V β1$，由 *CACNB* 基因编码）位于细胞内，与胞质侧 α1C 亚基结构域 Ⅰ 和 Ⅱ 之间的高度保守序列紧密结合（称作 α 相互作用区域，AID）。

β 亚基的共表达可以调节 α1C 亚基的生物物理特性，在通道表达、转运和调节方面发挥重要作用。在这些亚基上已经发现可能被各种蛋白激酶［PKA，PKC，蛋白激酶 G（PKG）］磷酸化的位点。β 亚基还参与 β- 肾上腺素能活化及细胞内 pH 变化对通道的调节作用。此外，β 亚基可以显著增加 Ca^{2+} 电流的幅度，改变通道激活和失活的电压依赖性、动力学特性及药理学特性。

α2δ 亚基

α2 和 δ 蛋白由单一 mRNA 编码，转录后经蛋白酶水解，并以二硫键相连形成成熟的 α2δ 亚基。α2 亚基位于细胞外，而 δ 亚基含单个跨膜片段及一个极短的胞内片段，后者使 α2δ 亚基与 α1C 亚基相连。

α2δ 亚基对离子通道功能的影响不及 β 亚基。α2δ 亚基轻度增高 Ca^{2+} 电流振幅，加速离子通道失活，并改变 Ca^{2+} 通道激活性能。它也可改变离子通道的分布密度。

γ 亚基

γ 亚基由四个跨膜片段和胞内的 N- 端及 C- 端组成，因与之结合的 $Ca_v\alpha1$ 亚基和 $Ca_v\beta$ 亚基不同，γ 亚基对通道功能的影响也不同。

心肌 L- 型钙通道

结构和生理学

心肌含有两种电压依赖性钙通道（L- 型和 T- 型）负责 Ca^{2+} 内流入细胞。L- 型钙通道（L 指长时程型，因其失活速度较钠通道缓慢）见于所有类型的心肌细胞。T- 型钙通道（T 指短暂型）主要见于起搏细胞、心房肌细胞和浦肯野纤维。通常所说的"钙通道"指 L- 型钙通道。

心肌 L- 型钙通道是由四个多肽亚基组成（α1、β、α2、δ）的异型四聚体复合物。$Ca_v1.2$（α1C，由 *CACNA1C* 基因编码）和 $Ca_v1.3$（α1D，由 *CACNA1D* 基因编码）均表达于心肌细胞，两者对不同区域的 L- 型电流（I_{CaL}）产生的影响不同[36]。

L- 型钙通道的特点是单通道，电导大。通道在静息电位时关闭，除极达 -40 mV 时被激活，$0\sim+10$ mV 时达峰，$+60\sim+70$ mV 时开始下降，形成"钟型"电流 - 电压关系。

虽然 I_{CaL} 通常由快速 I_{Na} 内流引起的 0 相除极激活，但其比峰钠电流小得多。因其激活的时间依赖性及低驱动力（E_m-E_{Ca}，E_{Ca} 是心脏钙通道的逆转电位），I_{CaL} 的波幅并不接近动作电位的峰值。

I_{CaL} 的失活（即时间依赖性失活）很慢，依赖两种机制：电压依赖性失活和 Ca^{2+} 依赖性失活。这两种机制控制 Ca^{2+} 内流入心肌细胞，上调对肌浆网钙通道 [兰尼碱受体 2（RyR2）] 的信号转导，确保心肌细胞正常的收缩和舒张。

Ca^{2+} 依赖性快速失活作为一种负反馈，限制 Ca^{2+} 继续经 L- 型钙通道内流。在持续性去极化过程中，当细胞内 Ca^{2+} 浓度减少、Ca^{2+} 依赖性失活终止时，缓慢电压依赖性失活（由细胞膜去极化触发）可以预防 I_{CaL} 的提前增高。尽管仍有争议，当膜电位为负电位时，电压依赖性失活作用较小（典型表现为 U 型曲线），Ca^{2+} 依赖性失活对 I_{CaL} 失活的作用相对更大。在 β 肾上腺素能激动后，由于电压依赖性失活的减慢，Ca^{2+} 依赖性失活成为主要的失活机制[35]。

Ca^{2+} 依赖性失活机制主要依赖于肌浆网释放的 Ca^{2+}。钙结合蛋白即钙调蛋白作为重要感受器，介导 Ca^{2+} 诱导的 L- 型钙通道失活。钙调蛋白与 α1C 亚基的两个氨基酸序列（即 L 区域和 K 区域）结合，含有 4 个 Ca^{2+} 结合位点，当细胞内 Ca^{2+} 浓度增高时（由于 Ca^{2+} 经 L- 型钙通道内流及 Ca^{2+} 诱导肌浆网释放内源性 Ca^{2+}），Ca^{2+} 与钙调蛋白的结合增多，最终达饱和状态，使钙调蛋白及其相连的 α1C 亚基发生构象改变，导致离子通道核心孔道受阻滞。

电压稳态激活曲线和失活曲线呈 S 型，激活范围为 -40 mV $\sim+10$ mV（半激活电位接近 -15 mV），半失活电位接近 -35 mV。然而，电压失活减小导致稳态失活曲线呈 U 型曲线。电压依赖性稳态失活和激活关系的交错部分形成了一个临近动作电位平台期的窗电流，导致关闭和开放状态的互相转化，开放状态参与复极时新的动作电位的形成，在 EAD 的触发中起主要作用。

Ca^{2+} 通道失活后，由失活状态向关闭静息状态的转换 [即从失活状态中恢复（再激活、再贮存或再启动）] 的过程也呈 Ca^{2+} 依赖性和电压依赖性。临近离子通道的胞内 Ca^{2+} 浓度的减少使 Ca^{2+} 依赖性失活的离子通道恢复激活。在复极过程中，肌浆网对 Ca^{2+} 的再摄取可能触发 Ca^{2+} 依赖性失活的钙通道再次激活，并继发二次除极。这导致复极过程中细胞 Em 的不稳定性，成为 EADs 的基础，后者可触发尖端扭转型室速。

电压依赖性 I_{CaL} 激活在低 Em（去极化）时发生缓慢，在动作电位复极基本完成时变得迅速。因此，在两次心搏之间用部分去极化的 Em 重复刺激（由于失活的 Ca^{2+} 不完全再激活）可导致 I_{CaL} 减少，导致心肌收缩力的负向阶梯样降低。

相反，在正常静息膜电位时，I_{CaL} 从失活态的再激活发生很快，在重复刺激过程中，I_{CaL} 逐渐增大。正阶梯样增高的或频率依赖性的收缩力增大呈 Ca^{2+} 依赖性，可能是由于肌浆网 Ca^{2+} 释放减少导致 Ca^{2+} 依赖性失活降低。与 Ca^{2+} 依赖性失活相似的是，Ca^{2+} 依赖性易化作用需要钙调蛋白对 $Ca_v1.2$ 通道 C 末端的高度亲和力，钙调蛋白激酶 II 依赖的磷酸化过程起到促进作用。钙调蛋白激酶 II 是一个 Ca^{2+}/钙调蛋白依赖性丝氨酸/苏氨酸激酶，激活可在低水平的胞内 Ca^{2+} 浓度时发生。Ca^{2+} 内流对 I_{CaL} 的调节作用有别于 Ca^{2+} 依赖性失活，但两者可以同时存在。

功能

$Ca_v1.2$ 和 $Ca_v1.3$ 亚型均在心肌组织表达。工作细胞以 $Ca_v1.2$ 的表达为主，而 $Ca_v1.3$ 不表达（心室肌细胞）或微量表达（心房肌细胞）。与之相反，$Ca_v1.3$ 在窦房结和房室结的表达为主，在起搏功能中发挥重要作用[36]。

在心房肌和心室肌细胞，$Ca_v1.2$ 通道触发心肌收缩。细胞膜去极化激活 I_{CaL}，后者主要参与动作电位平台期的形成，是决定平台期时程的主要因素，从而进一步影响到动作电位时程及不应期。I_{CaL} 还能将细胞膜去极化和心肌收缩相耦联，是调节心肌正性肌力作用的主要因素。

L- 型钙通道是除极过程中 Ca^{2+} 内流入细胞的主要孔道。动作电位平台期的 Ca^{2+} 流使肌浆网上 Ca^{2+} 释放通道激活（如 RyR2），从而诱发肌浆网大量释放 Ca^{2+}（Ca^{2+} 瞬变）至胞质内。这个级联过程——即 Ca^{2+} 诱导的 Ca^{2+} 释放（CICR）——导致细胞内 Ca^{2+} 浓度迅速增高（从大约 100nM 增加至大约 1uM），Ca^{2+} 能选择性与肌钙蛋白 C 结合，诱发心肌细胞收缩。成人心肌细胞的 L- 型钙通道大部分位于横小管（T 管），面对肌浆网和 RyR2，组成一个聚合体，确保兴奋-收缩耦联过程中 Ca^{2+} 的协同释放。

舒张期胞质内的 Ca^{2+} 浓度迅速减少：心肌收缩后 Ca^{2+} 从肌钙蛋白 C 上解离下来，经活化的 Ca^{2+}-ATP 酶即 Ca^{2+} 泵再摄回肌浆网内，以及经 Na^+-Ca^{2+} 交换体排出肌纤维膜。细胞内 Ca^{2+} 依赖性失活限制了动作电位期的 Ca^{2+} 内流。

Ca^{2+} 依赖性失活终止 I_{CaL} 造成的 Ca^{2+} 内流，从而保持细胞内 Ca^{2+} 稳态和心肌细胞活动的正常平衡。这个环节是调节 Ca^{2+} 内流入细胞的负反馈机制，也是避免细胞内钙超载的生理安全机制。钙超载可导致心律失常事件及细胞死亡。Ca^{2+} 依赖性失活也是决定动作电位时程的主要因素，确保心肌纤维的收缩和舒张的协调一致。I_{CaL} 未完全失活可能是引起 EAD 的重要机制，当延迟整流钾电流受抑制就可能发生 EAD[36]。

抑制 $\alpha1C$ 亚基与钙调蛋白的结合可阻断 Ca^{2+} 依赖性失活，因而促进 Ca^{2+} 依赖性的通道活性，参与心脏的力-频率关系。

I_{CaL} 参与形成慢反应细胞的动作电位（位于起搏细胞和静息膜电位区域）的升支（0 相）和窦房结的频率调节。

窦房结细胞的 $Ca_v1.2$ 和 $Ca_v1.3$ 亚型均参与起搏功能。$Ca_v1.2$ 参与窦房结动作电位的形成。$Ca_v1.3$ 激活的阈值电位比 $Ca_v1.2$ 更低，在舒张期去极化早期被激活，从而对起搏功能起到促进的作用。而且，$Ca_v1.3$ 与肌浆网的 RyRs 临近，使得 $Ca_v1.3$ 可能参与舒张期除极期 RyR 介导的 Ca^{2+} 释放。$Ca_v1.3$ 也是房室结细胞主要的 L 型通道，参与房室结的传导和起搏功能[36]。

调节

核心成分 $\alpha1$ 亚基被不同种激酶的磷酸化是改变 L- 型钙通道活性最重要的途径之一。被 PKA 磷酸化是 Ca^{2+} 通道激活的主要机制，增加了通道开放的频率及持续时间，最终增大 I_{CaL}。

几种不同的激动剂（如儿茶酚胺、胰高血糖素、组胺、血清素）能够激活 PKA 介导的磷酸化过程，通过细胞内的信号级联反应激活 L- 型钙通道。当激动剂与其受体结合后，受体激活并激动三磷酸鸟苷（GTP）结合蛋白（Gs），后者再激活腺苷酸环化酶，使 ATP 转化为 cAMP。cAMP 水平的增高激活了 cAMP 依赖性 PKA 对 $Ca_v\alpha1$ 的磷酸化作用，导致 I_{CaL} 幅度增高，形成的静息电位（Em）的负值更大。cAMP 被 cAMP 磷酸二酯酶分解，使信号级联反应受到抑制，限制 cAMP 依赖的磷酸化过程；此外，丝氨酸/苏氨酸磷酸酶可以将一个磷酸基团从磷酸化蛋白上解离，从而终止这个信号级联反应。

抑制腺苷酸环化酶是中断 PKA 依赖性钙通道激活的主要途径之一。腺苷酸环化酶通常受活化的 G_i 蛋白抑制（使 cAMP 合成受阻）。在多数情况下，G_i 蛋白偶联受体（如毒蕈碱 M2 受体、腺苷 A1 受体、心房钠尿肽）的激活并不改变基线的 I_{CaL} 水平，但会减小 β 肾上腺素能受体激活时，I_{CaL} 增大的幅度。磷酸二酯酶的激活是减小 PKA 依赖性通道磷酸化的另一途径，磷酸二酯酶可以水解 cAMP 和 cGMP，减低两者的细胞内浓度。

心肌 L- 型钙通道的物理功能受循环及神经体液的儿茶酚胺水平的调控。肾上腺素能激动可促进 PKA、PKC 和 PKG 对 L- 型钙通道亚基的磷酸化作用。β1- 肾上腺素能受体特异性与 Gs 蛋白偶联，使细胞内 cAMP 水平大幅度增加，而 β2 肾上腺素能受体同时与 Gs 和 Gi 蛋白偶联，促进更多的 L- 型钙通道发生原位激活。

PKC 对 I_{CaL} 磷酸化的作用是不同的，可增加或者减小 I_{CaL}。Gq 蛋白偶联受体（如 α 肾上腺素受体、内皮素、血管紧张素 II 和毒蕈碱受体）可激活 Gq 亚基，进而激活磷脂酶 C，后者将 PIP2 水解为 1,4,5- 三磷酸肌醇（InsP3）和甘油二酯（DAG）。DAG 激活 PKC，再磷酸化 L- 型钙通道。总体来讲，PKC 对心肌细胞 L- 型钙通道活性调节作用的机制尚不清楚。PKC 磷酸化 $Ca_v\alpha1$ 的 N 端，对通道起激活或抑制作用。

活化的可溶性鸟苷酸环化酶（主要被 NO 活化）将 GTP 转化为 cGMP，cGMP 激活 PKG，后者磷酸化 $Ca_v\alpha1$，最终对 I_{CaL} 产生抑制作用。除了直接磷酸化 L- 型钙通道，PKG 还可能激活蛋白磷酸酶，使通道去磷酸化而失活，或者 cGMP 激活磷酸二酯酶 2，降低 cAMP 水平，从而使 PKA 对 I_{CaL} 的激活作用受抑制。然而，除了对 I_{CaL} 的抑制作用，对 PKG 通路也有刺激作用。

I_{CaL} 可以被几种金属离子（如镁离子、镍离子、锌离子）和药物（包括二氢吡啶、苯烷胺、地尔硫䓬）所阻滞。此外，β 亚基的共表达增加了 I_{CaL} 的振幅，促进了钙通道激活的动力学，改变了通道的药理学特性。

药理学

心肌 L- 型钙通道是Ⅳ类抗心律失常药物的作用靶点。钙通道阻滞剂分为三大类，包括二氢吡啶类（如硝苯地平、尼卡地平、氨氯地平、非洛地平）、苯烷胺类（维拉阿米）和苯噻嗪类（地尔硫䓬）。它们都以 Cav1.2 通道作为作用靶点，对触发心肌及血管平滑肌的兴奋-收缩耦联起到抑制作用。每一类药物都与 α 1C 亚基上的位点特异性结合。由于钙通道阻滞剂的结合位点各不相同，联合应用可以在一定程度上加强或减弱对钙通道的阻滞作用。另外，细胞外 Ca^{2+} 浓度的增高会抑制苯烷胺类和二氢吡啶类与 $Ca_v \alpha$ 1C 上受体结合。

维拉帕米和地尔硫䓬倾向于阻滞通道上开放和未激活的位点。因此，细胞上通道核心孔道的快速激动和重复开放会使药物能更快地与其受体结合，增高受阻滞钙通道的比例。因此，药物可以在具有 Ca^{2+} 依赖性动作电位的细胞如窦房结和房室结上引起使用依赖性的传导阻滞，因此在阵发性室上速时抑制房室结组织传导。

二氢吡啶类药物对失活通道区域表现出高度的亲和力，减少失活通道的位点，更像是门控修复装置，而不是孔道的阻滞剂。由于静息膜电位的去极化状态及失活通道区域在血管平滑肌细胞分布更多，故二氢吡啶类药物更倾向于阻滞血管平滑肌细胞的 $Ca_v1.2$，引起血管扩张。由于可以迅速从阻滞状态中解离，这些药物对心肌没有显著的抑制作用[37]。

遗传性离子通道病

长 QT 综合征。编码 α 1C 亚基（$Ca_v1.2$）的 *CACNA1C* 基因的功能获得性突变导致几乎完全无 $Ca_v1.2$ 通道的电压依赖性失活，导致 I_{CaL} 流的不适当延长，动作电位平台期延长。持续性的 Ca^{2+} 内流、动作电位时程（和 QT 间期）延长和 Ca^{2+} 超载触发了 EADs 和 DADs（表 2.4）。这些突变引起 Timothy 综合征，是一种伴有 QT 间期延长的罕见病（LQT8）。因为 $Ca_v1.2$ 在很多组织中的分布很丰富，Timothy 综合征的患者临床表现多样，包括先天性心脏病、自闭症、

并指（趾）和免疫缺陷。然而，Timothy 综合征的肥厚型心肌病、先天性心脏缺损和心脏外表现的具体发病机制及其与 *CACNA1C* 基因突变的关系尚不清楚。

最近，在 QT 间期延长和倾向于发生室性心律失常，不伴先天性心脏缺损和心脏外表现的患者（即 Timothy 综合征）中发现了多个导致无症状性 LQTS 的 *CACNA1C* 基因突变（无症状性 LQT8）[38]。其他 *CACNA1C* 基因突变被发现引起只累及心脏的 Timothy 综合征（COTS），临床表现为不同表型的 LQTS、肥厚型心肌病、先天性心脏病和心脏性猝死，而不伴任何心脏外表现[38-39]。

表 2.4 钙调节异常相关的遗传性离子通道病

临床表型	基因	蛋白	功能改变
长 QT 综合征（LQTS）			
LQT8（Timothy 综合征）	CACNA1C	Ca_v1.2	↑ I_{CaL}
LQT14	CALM1	Calmodulin 1	↑ I_{CaL}
LQT15	CALM2	Calmodulin 2	↑ I_{CaL}
LQT16	CALM3	Calmodulin 3	↑ I_{CaL}
LQT17（Triadin knockout 综合征）	TRDN	Triadin	↑ I_{CaL}
Brugada 综合征（BrS）			
BrS3	CACNA1C	Ca_v1.2	↓ I_{CaL}
BrS4	CACNB2B	Ca_vβ 2	↓ I_{CaL}
BrS9	CACNA2D1	Ca_vα 2 δ 1	↓ I_{CaL}
短 QT 综合征（SQTS）			
SQT4	CACNA1C	Ca_v1.2	↓ I_{CaL}
SQT5	CACNB2B	Ca_vβ 2b	↓ I_{CaL}
SQT6	CACNA2D1	Ca_vα 2 δ 1	↓ I_{CaL}
早复极综合征（ERS）			
ERS2	CACNA1C	Ca_v1.2	↓ I_{CaL}
ERS3	CACNB2B	Ca_vβ 2b	↓ I_{CaL}
ERS4	CACNA2D1	Ca_vα 2 δ	↓ I_{CaL}
儿茶酚胺敏感性室速（CPVT）			
CPVT1	RyR2	Ryanodine 受体	
CPVT2	CASQ2	Calsequestrin	
CPVT4	CALM1	Calmodulin	
CPVT5	TRDN	Triadin	
特发性室颤			
	RyR2	Ryanodine 受体	
	CALM1	Calmodulin	

I_{CaL}，L- 型 Ca^{2+} 电流

Brugada 综合征。大约 13% 的 Brugada 综合征归因于编码心肌钙通道基因的功能丧失性突变，导致去极化 I_{CaL} 的减少，其中包括 *CACNA1C*（编码 $Ca_v1.2$），*CACNB2*（编码 $Cav\beta2$）和 *CACNA2D1*（编码 $Ca_v1.2$ 的 $\alpha2\delta$ 亚基）。这类 Brugada 综合征的发病机制涉及去极化 I_{CaL} 的减少[40]。

短 QT 综合征。SQT4 系 *CACNA1C* 基因（编码 $Ca_v1.2$）突变，SQT5 系 *CACNB2* 基因（编码 $Ca_v1.2$ 的 $Ca_v\beta2b$ 亚基）突变，SQT6 系 *CACNA2D1* 基因（编码 $Ca_v1.2$ 的 $\alpha2\delta$ 亚基）突变。这些基因的功能丧失性突变引起 I_{CaL} 振幅的减弱，导致动作电位时程缩短[41]。

早期复极综合征。早期复极综合征的部分患者中存在心脏 L- 型钙通道的 $\alpha1C$、$\beta2$ 和 $\alpha2\delta$ 亚基（分别由 *CACNA1C*、*CACNB2*、*CACNA2D1* 基因编码）发生功能丧失性突变。

获得性疾病

在获得性疾病中，Ca^{2+} 电流的异常或细胞内 Ca^{2+} 瞬变可能导致心律失常和心肌收缩功能异常。房颤患者 $Ca_v1.2$ 的 mRNA 和蛋白质水平下调，导致 I_{CaL} 减弱，动作电位时程缩短。

在心力衰竭患者，细胞膜上 I_{CaL} 通道的密度减少，但其磷酸化水平增加，导致对磷酸化干预的反应减弱，单通道开放的概率增高，可部分补偿通道密度的减少。尽管心力衰竭患者的 I_{CaL} 不变，但肌浆网对 Ca^{2+} 的转运速度变小变慢，导致收缩功能不全。

心肌 T- 型钙通道

结构和生理学

心肌 T- 型钙通道（既往被称为低电压激活通道）由单个 $\alpha11$ 亚基构成。$Ca_v3.1$（$\alpha1G$ 亚基，由 *CACNA1G* 基因编码）和 $Ca_v3.2$（$\alpha1H$ 亚基，由 *CACNA1H* 基因编码）通道是心肌 T- 型钙通道的主要组成部分。$\alpha1H$ 和 $\alpha1G$ 亚基和构成 L- 型钙通道的亚基相似。但是，与 L- 型钙通道不同，T- 型钙通道缺乏 AID 和 IQ 模序，发挥功能不需要 β 亚基或钙调蛋白的参与。

T- 型钙通道和 L- 型钙通道有不同的门控和电导性。与 L- 型钙通道相比，T- 型钙通道电导更小，瞬时开放，形成小量电流，因通道失活而迅速衰减（10 ms 以内）。而且，T- 型钙通道在更负的 Em 时开放，构成了窦房结的起搏电位。I_{CaT} 的激活阈值是 $-70 \sim -60$ mV，而 I_{CaL} 在 $-30 \sim -10$ mV 和生理性 Ca^{2+} 浓度情况下被完全激活。细胞膜去极化导致 I_{CaT} 失活，失活阈值接近 -90 mV，半量失活阈值是 -60 mV。与 L- 型钙通道相反，T- 型钙通道的失活不呈 Ca^{2+} 依赖性。稳态激活和稳态失活在激活阈值（$-60 \sim -30$ mV）附近发生重叠，产生一种恒定的内向电流（窗电流）。窗电流可以使窦房结发生缓慢去极化，产生自律性。

功能

Ca_v3 通道传导 T- 型 Ca^{2+} 电流（I_{CaT}），I_{CaT} 具有多种重要生理功能，包括神经元放电、激素分泌、平滑肌收缩、部分心肌组织的细胞增殖和成肌细胞融合。在心脏，T- 型通道在很多物种的窦房结起搏细胞和浦肯野纤维中含量丰富，调节动作电位的频率、维持起搏功能。

T- 型钙通道在胚胎心脏中有功能性表达，在新生儿心室肌细胞中几乎没有或显著减少。在成人心脏，传导系统的起搏细胞上的 I_{CaT} 密度最大。

因为 T- 型钙通道主要分布于成人心脏的传导系统，且 I_{CaT} 的激活电位范围覆盖了起搏电位，T- 型钙通道在起搏点去极化过程中起重要作用，参与心脏自律性的形成。然而，实验研究提示 I_{CaT} 不是主要的起搏电流，在一定程度上调整起搏细胞去极化的频率。临床研究发现，组织 T- 型钙通道阻滞剂（如咪拉地尔）可以减慢窦房结的发放频率，但不能除外这些阻滞剂同时阻断了其他离子流，包括 I_{CaL}。T- 型钙通道在人类心脏的作用还需要进一步研究。

药理学

T- 型钙通道对二氢吡啶类药物不敏感。和 Ca_v2 相比，咪拉地尔对 Ca_v3 阻滞更强，但选择性不高，也可阻滞钠和钾等其他离子通道。

获得性疾病

在各种动物模型的病理状态，如心肌肥大、心肌梗死和心力衰竭，心房肌和心室肌细胞的 T- 型钙通道受到抑制。在胎儿及新生儿有 T- 型钙通道的基因表达，I_{CaT} 参与形成异常电活动和兴奋-收缩的耦联。在人心肌肥厚时可能发生类似电重构；在人类心肌细胞，无论正常或疾病状态下，都没有检测到 T- 型钙通道。

T- 型钙通道在肺静脉内心肌细胞的心律失常发生中起重要作用，可触发阵发性房颤。T- 型钙通道可能直接或间接地参与窦房结和心脏其他部位起搏点的去极化，在衰竭心脏的心律失常发生中可能起作用。

（罗江滢 译）

心脏起搏电流

结构和生理学

产生起搏电流的通道称为超极化激活环核苷酸门控（HCN）通道，产生的电流 I_f，也称为趣味（funny）电流，因为这种电流的门控特性很特殊。HCN 通道是电压门控阳离子通道超家族的成员，基于序列同源性，与环核苷酸门控通道（CNG）和 EAG（ether-a-go-go）钾通道家族有密切关系。

HCN 通道有四种 α - 亚基的异构体（HCN1 到 HCN4，由 *HCN1* 到 *HCN4* 基因编码），主要在窦房结、AVN 和浦肯野纤维心肌细胞中表达。HCN 的不同亚型在电压依赖性门控和对 cAMP 的敏感性方面存在不同之处，它们之间的激活和失活速率不同，以 HCN1 最快，HCN4 最慢，HCN2 和 HCN3 介于两者中间。HCN4 亚型主要分布在窦房结、房室结和心室传导系统，有报道 HCN1 和 HCN2 在这些组织中表达水平较低[42]。

HCN 通道可能是由四个相同的（均四聚体）或不同的（异四聚体）α 亚单位组成，并形成一个离子通道孔。每个 α 亚单位包括六个跨膜段（S1 到 S6），在 S4 段中含有电压感受区，在 S5 和 S6 之间具有 GYG 三重特征的 K^+ 渗透通道成孔区域。它们的细胞内 C- 末端含有环核苷酸结合位点，环核苷酸结合位点可保证 cAMP 的直接结合。HCN 有一个可能的辅助亚单位：MiRP1（由 KCNE2 基因编码）[43]。

I_f 是钠 -K 的混合电流，对钠的选择性比 K^+ 高三倍。尽管也存在 GYG 氨基酸序列，HCN 通道对钠离子的通透性比钾离子高。与大多数电压门控通道（在膜去极化时激活）不同的是，HCN 通道在超极化时激活。HCN 通道在超极化电压（低于约 -40 至 -45 mV）时发生缓慢激活，在去极化时缓慢失活，不依赖于膜电位。通道开放的速度与膜电位的大小密切相关，在负电位程度大时，通道开放的速度更快。I_f 在动作电位的 3 相和 4 相是内向电流，在具有起搏活性的心肌细胞（有 I_f 电流但无或很小 I_{K1} 的细胞中），I_f 是膜发生缓慢去极化的基础。

功能

I_f 在心脏起搏细胞产生自发电活动和控制活动的频率，也可称为"起搏电流"。

HCN 通道在动作电位的去极化期和复极的平台期失活，在动作电位结束时，复极使 Em 达到 -40 到 -50 mV 更负的水平开始激活，在大约 -100 mV

时完全激活。一旦激活，I_f 使膜去极化到 Ca^{2+} 电流激活的水平，启动动作电位。使其激活的电压范围涵盖了窦房结细胞舒张去极化的电压范围（大约为 -40 至 -65 mV），发生内向电流逆转的膜电位大约在 -10 到 -20 mV 之间。在动作电位的复极相结束时，I_f 激活发生在外向电流衰减（K^+ 的时间依赖性减小）的背景下，电流迅速变为从外向内流动，在最大舒张电位下膜电位出现突然的逆转（从复极化到去极化）。因此，I_f 的产生首先减小复极，而后完全停止复极化过程（在最大舒张电位时），最好启动舒张期去极化过程[43]。

I_f 的作用在舒张期去极化的末期消失，接着出现 Ca^{2+} 依赖的去极化，最后达到 L 型钙电流激活和产生新的动作电位阈值。在去极化产生的电压下，I_f 很快就发生失活，在产生的动作电位的早期 I_f 才完全消失。这样在 I_f 消失前存在一个短的时间间期，在这个间期内 I_f 在膜电位为正电压下仍然存在。

I_f 参与节律的产生，在调控心率快慢中也起关键的作用。在上一个动作电位结束后，I_f 的激活程度决定了 4 期自动去极化的速度，因此可决定动作电位发放的频率。此外，I_f 的大小是自主调节心率的基本生理机制，由细胞内 cAMP 的浓度调节，受 β - 肾上腺素受体的激活和毒蕈碱 M2 受体的抑制。

然而，考虑到参与心脏节律活动的细胞过程非常复杂，I_f 和其他机制对起搏功能作用的大小仍是一个有争议的问题。

调节

I_f 激活的电压依赖性调节幅度与 cAMP 直接结合到 HCN 通道的环核苷酸结合域有关，并不是通过磷酸化依赖性激活机制来调节。cAMP 与通道发生直接的相互作用，将通道的激活曲线移向更加去极化电压的方向，并增加通道的激活动力学。交感神经刺激激活 I_f 从而通过 β - 肾上腺素受体触发的 cAMP 产生而使心率加快，低幅度的迷走神经刺激通过抑制 cAMP 合成和随后抑制 I_f 活性使心率减慢。高迷走神经张力使心率减慢，则主要是通过激活 I_{KACh} 起作用。

细胞内酸中毒（如心肌缺血时）抑制 HCN 通道，是由于 H^+ 将 I_f 的激活曲线移向更超极化的方向，因此起搏频率减慢。

药理学

HCN 通道在心脏起搏特性中起关键作用，在缺血性心脏病、收缩性心力衰竭和不适当的窦性心动过速患者中，I_f 已经成为开发新的、更为特殊的减慢心率类药的药理学靶标。目前使用的降低心率药物对心脏收缩力有负面的影响，选择性的 I_f 抑制剂则降低心率而不影响心肌的收缩力。已经开发出了几种抑制 I_f 的药物，具有纯负性变时效应的药物最早有扎替雷定和西洛雷定，是 L- 型钙通道阻滞剂维拉帕米的衍生物[43]。

伊伐布雷定是一种选择性的 I_f 抑制剂，从细胞内侧进入 HCN 通道起作用，产生电流依赖性阻滞，可阻断 HCN4 以及 HCN1 通道。伊伐布雷定在 HCN4（如窦房结的 I_f）通道是开放状态通道阻滞剂，而在 HCN1 通道其阻滞作用则发生于失活态和处于开放和关闭之间的过渡状态。与伊伐布雷定不同，其他 HCN 通道阻滞剂对窦房结（主要是 HCN4 介导的）I_f 的特异性还不够，它们还阻断神经系统多个区域的神经元 HCN 通道（I_h 电流），这阻碍了它们的临床应用。所有这些物质的主要作用是通过减少舒张期去极化斜率来降低窦房结中起搏电位的频率[44-46]。

伊伐布雷定诱导心率减慢而不改变心脏收缩力和房室结及室内传导时间，阻滞 I_f 电流是剂量和心率依赖性的，因而在心率快时产生更大的抑制作用，因此降低了药物引起症状性心动过缓的风险。临床试验表明，伊伐布雷定在缺血性心脏病患者可有效减少心绞痛，对收缩功能不全性心力衰竭和基线心率较高的患者的血流动力学显著有益，对治疗不适当窦性心动过速也有潜在益处[44-47]。

可乐定是一种 α2- 肾上腺素激动剂，对窦房结 I_f 有阻断作用。可乐定使通道的电压依赖性曲线向超极化电位方向偏移大约 10 ~ 20 mV。

遗传性通道病

家族性窦性心动过缓、房室传导阻滞、早发房颤、心动过速-心动过缓综合征患者可检测到杂合子的 HCN4 功能缺失突变。HCN4 突变引起的严重心动过缓可导致 QT 间期延长和尖端扭转型室速，或 Brugada 综合征表型的加重或消失。HCN 基因的突变减慢了通道激动的动力学，或当突变影响到环核苷酸结合域时，可使 HCN 通道对 cAMP 的敏感性降低或消失，降低 I_f 和舒张期去极化的速度。HCN4 的功能获得性突变与家族性不适当窦性心动过速有关[48-49]。

获得性疾病

心房颤动患者的心房肌组织、心肌肥厚和充血性心力衰竭患者的心室组织中，HCN2/HCN4 表达发生上调，这种变化可能与疾病状态下心律失常的发生有关。在病理条件下 I_f 的增大可能通过增高非起搏细胞的兴奋性而引起心律失常。

肌浆网钙释放通道（Ryanodine 受体 2）

结构和生理学

钙释放通道是一个大分子复合物，由心脏雷诺丁受体亚型（RyR2，由 RYR2 基因编码）同四聚体和某些位于肌浆网膜的胞质侧和管腔侧的蛋白质形成。心脏 RyR2 是最大的离子通道蛋白质，作用是 Ca^{2+} 的传运。RyR2 通道大约比电压门控钙和钠通道都要大 10 倍。

RyR2 单体包含一个跨膜结构域，这个多孔结构域由一个对等的但仍未确定具体数目（可能为 6 ~ 8）的跨膜段组成。聚集在这个蛋白质 C 末端的大约 10% 的部分具有重要的功能，控制 RyR2 的定位和寡聚合的序列，形成功能性钙释放通道。这个蛋白质 N 末端的其余 90% 部分包含一个巨大的胞质结构域，作为与调节分子（包括 Ca^{2+}、ATP）和其他蛋白质（包括 FKBP12.6、钙调蛋白）相互作用的胞质支架。在管腔（肌浆网）侧，RyR2 与钙螯合蛋白（CASQ2）、三合蛋白（triadin）和连接蛋白形成一个大的复合体，这四种蛋白质一起构成钙释放通道复合体的核心部分（图 2.10）[50]。

心脏 RyR2 是配体激活离子通道，由 Ca^{2+} 结合而激活（开放）通道发挥作用。然而，RyR2 门控机制的确切结构决定因素目前尚不明确。在心脏舒张期，RyR2 通常在细胞质 Ca^{2+} 浓度（约 100 ~ 200 nM）很低时关闭。在细胞内 Ca^{2+} 浓度达到亚微摩尔，Ca^{2+} 结合到 RyR2 上的高亲和力结合位点，从而增高通道的开放概率（需要两个 Ca^{2+} 来开放 RyR2 通道），使肌浆网的 Ca^{2+} 释放到胞质中。

肌膜的特异性内陷结构（即 T 管）和肌浆网精确配置形成特殊的连接区域，并形成一个 10 ~ 12 nM 的间隙，称为二价裂隙。RyR2s 被组装在一个二分体的类晶体晶格中，其中包含 80 ~ 260 个通道，存在 RyR2 的胞质区域，RyR2 的跨膜区域横跨肌浆网膜并将管腔部分浸入肌浆网的 Ca^{2+} 库。每个 RyR2s 与肌膜 T 管中 10 ~ 25 个 L 型钙通道相对应。因此，每一个二分体组成一个局部的 Ca^{2+} 信号复合物或"耦合子"，这些蛋白质通过裂隙内 Ca^{2+}、Na^+ 和 K^+ 浓度的变化进行有协调的调节。

RyR2 通道开放约 10 ms 后，肌浆网 Ca^{2+} 释放停

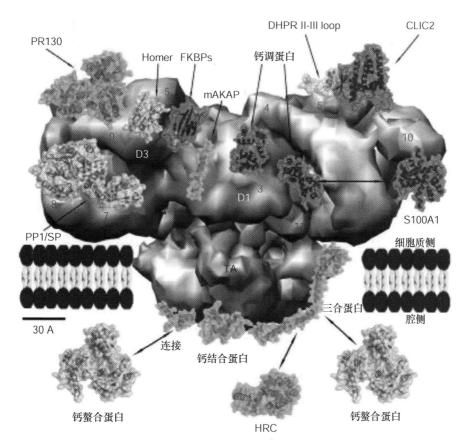

图 2.10 （见书后彩图）**Ryanodine 受体（RyR）配置的三维图**。大的灰色结构为 RyR 四聚体的侧视图。为了揭示肌浆网膜结合 RyR 及其相关蛋白之间的相互作用，用单粒子冷冻电镜在 10A 分辨率下重建了兔 RYR1 的封闭状态图。每个域的位置用红色标记。D1-3（白色）和跨膜组装（TA）（棕色）分别表示扩散区和跨膜组装区。D2 位于结构域 5 和 6 隐藏的凹槽中。CLIC2，氯离子胞内通道蛋白 2；DHPR，二氢吡啶受体；FKBPs，FK506 结合蛋白；HRC，富含组氨酸的 Ca^{2+} 结合蛋白；mAKAP，肌肉 A- 激酶锚定蛋白；PP，蛋白磷酸酶；SP，亲棘蛋白；S100A1，钙结合蛋白 A1。（From Song DW，Lee J-G，Youn H-S，et al. Ryanodine receptor assembly：a novel systems biology approach to 3D mapping. Prog Biophys Mol Biol. 2011；105：145-161.）

止，Ca^{2+} 火花信号开始衰减，这个过程主要是 Ca^{2+} 的弥散。细胞质内 Ca^{2+} 浓度约为 10 μM 时，RyR2 通道的激活程度最大，当细胞质 Ca^{2+} 浓度升高超过这个浓度，通道的开放概率又开始降低，可能与过高的 Ca^{2+} 和 RyR2 通道上低亲和力的抑制性结合位点相结合有关。

Ca^{2+} 释放的失活机制还不清楚，可能与 Ca^{2+} 介导的 RyR2 失活有关，CICR 的消失也可能通过随机消耗，或肌浆网的 Ca^{2+} 耗竭，或两者都参与。

RyR2 开放的频率随着肌浆网 Ca^{2+} 浓度的升高而增快，当肌浆网中的 Ca^{2+} 水平达到临界阈值时，即使 Ca^{2+} 通道正常［储存过量诱导的 Ca^{2+} 释放（SOICR）］，也可发生自发性 Ca^{2+} 释放（溢出）。肾上腺素（交感神经）刺激后，肌浆网的 Ca^{2+} 浓度可出现生理性增高。

功能

RyR2 通道是细胞兴奋-收缩耦联的重要组成部

分，是肌浆网的 Ca^{2+} 储存库的前沿地带。兴奋-收缩耦联是将电刺激（动作电位）转换为机械反应（肌肉收缩）的生理过程，心肌细胞的收缩主要受细胞内 Ca^{2+} 浓度的调控（见图 1.7）。Ca^{2+} 通过肌膜 T 管的 L- 型钙通道在动作电位的平台期进入细胞。细胞内 Ca^{2+} 浓度的升高幅度很小，不足以引起机械收缩。少量的 Ca^{2+} 通过 I_{CaL} 进入细胞，可以使 RyR2 通道在 CICR 过程中开发，触发 Ca^{2+} 从肌浆网快速转移到细胞质中。在心肌细胞收缩过程中，细胞质中大约 75% 的 Ca^{2+} 是从肌浆网释放出来。RyR2 与 T 管的近距离接触使每个 L 型钙通道可激活 4～6 个 RyR2s 并产生 Ca^{2+} 火花。通过 I_{CaL} 流入的 Ca^{2+} 同时激活在每个心室肌细胞的每次动作电位中的约 10 000～20 000 个耦合子。这种通道开放和关闭之间的复杂协调，可以确保心脏循环收缩期 Ca^{2+} 的释放和舒张期的功能性快速停止。

RyR2 腔内的 Ca^{2+} 依赖性失活是在肌浆网 Ca^{2+}

释放后，肌浆网 Ca^{2+} 的浓度下降使 RyR2s 功能失效的过程，终止 CICR，抑制舒张期 Ca^{2+} 释放使通道进入不应状态，这个机制决定了心脏有效舒张和收缩所需的机械不应性。

调节

许多蛋白质直接和间接地与 RyR2 的胞质结构域 N 末端相互作用，包括 FK506 结合蛋白（calstabin2 或 FKBP12.6）、PKA、钙-钙调蛋白依赖激酶 II（CaMK II）、磷酸二酯酶 4D3、钙调蛋白、蛋白磷酸酶 1 和 2A、抗药蛋白。CASQ2、连接蛋白和三合蛋白则与 RyR2 的管腔（肌浆网）侧 C 末端结合。

钙螯合素

CASQ2 是一种低亲和力、高容量的 Ca^{2+} 结合蛋白，在舒张期结合腔内 Ca^{2+}（每个分子可结合 40～50 个 Ca^{2+}）的 Ca^{2+} 储存库，能缓冲肌浆网 Ca^{2+}（即防止 Ca^{2+} 沉淀和腔内 Ca^{2+} 浓度降低），并防止舒张期 Ca^{2+} 通过 RyR2 释放到胞质中。在腔内 Ca^{2+} 浓度较低时，CASQ2 通过结合三合蛋白和连接蛋白与 RyR2 相互作用，抑制 RyR2 的活性。当肌浆网 Ca^{2+} 浓度增高时，Ca^{2+} 结合到 CASQ2，导致 CASQ2 与三合蛋白的相互作用减弱或完全解离，这个过程降低了 CASQ2 对 RyR2 复合体的抑制作用，允许 Ca^{2+} 释放到胞质中，从而使肌浆网 Ca^{2+} 负荷向正常转化。三合蛋白和连接蛋白不仅介导 CASQ2 和 RyR2 的功能性相互作用，还通过增加 RyR2 通道的活性来自我调节 RyR2 的功能。通过三合蛋白、连接蛋白和 CASQ2 对 RyR2 的 Ca^{2+} 依赖性调节可能有助于肌浆网 Ca^{2+} 释放后 RyR2 通道的失活和不应性。

FK506- 结合蛋白

FKBP12.6（分子量为 12.6-kDa，细胞质 FK506-结合蛋白），也称为钙稳定蛋白 2（钙通道稳定结合蛋白），稳定 RyR2 通道的闭合构象状态，从而使通道在舒张期间（细胞内 Ca^{2+} 浓度降低），完全闭合，防止肌质中异常的 Ca^{2+} 泄漏，从而确保肌肉松弛。RyR2 的 PKA 磷酸化降低了 FKBP12.6 与 RyR2 结合的亲和力，从而增高了开放频率和对 Ca^{2+} 依赖性激活的反应性。

钙调蛋白

钙调蛋白是一种组织中广泛表达的钙结合蛋白，对许多钙依赖过程具有调节作用。心肌细胞中的钙调蛋白主要结合于 Ca^{2+}。钙调蛋白有四个 Ca^{2+} 结合位点和四个与 RyR2 单体结合的位点，通过与 RyR2 上的一个区域结合，钙调蛋白优先抑制 Ca^{2+} 浓度低于 10 $\mu mol/L$ 时的 RyR2。钙调蛋白可能在兴奋-收缩耦联中肌浆网 Ca^{2+} 释放后协助关闭 RyR2 通道。

蛋白激酶 A

刺激 β- 肾上腺素受体导致 cAMP 的增高和 PKA 的激活。PKA 通过与激酶 A 锚定蛋白（mAKAP）结合而与 RyR2 通道相互作用。PKA 使 RyR2 磷酸化而激活通道，至少部分是通过增加 RyR2 对胞质 Ca^{2+} 的敏感性和与 calstabin2 结合的亲和力短暂降低来实现的。通过 I_{CaL} 内流的 Ca^{2+} 导致的肌浆网 Ca^{2+} 释放的增加为"战斗或逃跑"机制的一部分。相比之下，RyR2 的缓慢的 PKA 高磷酸化，使舒张期的通道不完全闭合和 Ca^{2+} 泄漏，导致肌浆网 Ca^{2+} 储存的消耗，并减少 Ca^{2+} 在下次激活中的释放量。

钙-钙调蛋白依赖性蛋白激酶 II

CaMK II 是一种十二聚体全酶，在细胞高 Ca^{2+} 负荷下，由钙结合钙调蛋白激活。CaMK II 的磷酸化增加了 RyR2 通道开放概率，但作用程度低于 PKA 的磷酸化。CaMK II 活性在心率增快时增高（通常由 β 肾上腺素刺激和 PKA 激活介导，并与细胞质 Ca^{2+} 增高相关），磷酸化 RyR2 以增强肌浆网 Ca^{2+} 释放，有助于维持细胞的正性肌力-频率关系（即心脏收缩力随心率增大）。CaMK II 的活性增高也能使受磷蛋白磷酸化，以帮助增大心率很快时的心室舒张期的充盈程度。生理情况下，交感神经激活可同时刺激 PKA 和 CaMK II，产生协同作用。CaMK II 通常被认为是 PKA 和升高的 Ca^{2+} 瞬变的下游机制。

药理学

RyR2s 是多种实验药物的作用靶点，然而到目前为止，还没有直接以 RyR2 为靶点的可应用于临床的化合物。

植物碱：雷诺定（ryanodine）与 RyR2 通道以 Ca^{2+} 依赖和使用依赖的方式发生高亲和力结合，从而使其成为通道生化特性的一个重要工具。在 RyR2 的 C 端，有两个雷诺定结合位点，一个是高亲和力位点，另一个是低亲和力位点。在高亲和力位点，雷诺定在亚电导状态下诱导长时间的通道开放，而高浓度的雷诺定则会阻滞这个通道。

高浓度（5～20 mmol/L）的咖啡因会增加 RyR2 对 Ca^{2+} 和 ATP 的敏感性，导致 RyR2 平均开放时间和开放概率增高。咖啡因的应用会耗竭肌浆网中 Ca^{2+} 储存，因此在实验中用于间接测量肌浆网 Ca^{2+} 的含量。

JTV-519，也被称为 K201，属于苯并噻氮卓类衍生物（类似于地尔硫草），是 L- 型钙通道阻滞剂和稳定剂。JTV-519 可增加 calstabin2 与 RyR2 结合的亲和力，从而稳定 RyR2 通道的闭合构象状态，防止舒张期肌浆网 Ca^{2+} 泄漏。JTV-519 在导致通道关闭状态不稳定的各种病理条件下（如 RyR2 突变、RyR2 在心力衰竭时发生过度磷酸化、肌浆网 Ca^{2+} 超载等）有抗心律失常作用。

在Ⅰ类抗心律失常药物中的实验研究中，氟卡尼和普罗帕酮能抑制 RyR2 通道（可诱导开放态的 RyR2 发生短暂关闭至亚传导状态），抑制致心律失常性 Ca^{2+} 火花，并可预防 CPVT。Ⅰ类药物对 RyR2 通道的抑制而非钠通道阻滞作用的效力似乎决定其预防 CPVT 的效能。氟卡尼可预防家族性 CPVT 患者的致命性室性心律失常。

一些毒素（如蝎毒素、黄曲霉素 A 和黄曲霉素Ⅰ），一些抗癌药物（如阿霉素）和一些免疫抑制剂（如西罗莫司）可能导致与改变 RyR2 通道门控动力学有关的心脏不良事件。

遗传性离子通道病

编码四种关键 Ca^{2+} 调节蛋白而非 L- 型钙通道的基因突变与 CPVT、特发性心室颤动和 LQTS 的发病机制有关（表 2.4）。

与雷诺定受体突变相关

CPVT1 为常染色体显性遗传疾病，是家族性 CPVT 最常见的类型（50%～70%），由 RyR2 基因突变引起。CPVT 突变体的 RyR2s 通常在 PKA 磷酸化（对 β- 肾上腺素刺激或咖啡因的反应）激活通道后出现功能获得性异常，导致舒张期肌浆网不受控制地释放 Ca^{2+}，促进 DADs 的发生并引起心律失常[51]。

RyR2 的错义突变也与致心律失常性心肌病（ARVC-2）有关，这些患者发生运动诱发的没有折返机制参与的多形性室性心动过速，心脏结构常无显著异常。在 12 导联心电图或信号平均心电图上没有 ARVC 的特征性表现，总体来说右心室功能影响不多。ARVC-2 与家族性 CPVT 在病因和表型上很相似，但将其归入 ARVC 的总称仍然存在争议。

最近，在多个特发性心室颤动患者的一个家系中检测到 RyR2 基因的两个不同的杂合子突变，这些突变导致与经典 RYR2 突变合并 CPVT 不同的表型[52-53]。

与集钙蛋白（隐钙素）突变相关

CPVT2 是一种常染色体隐性遗传性疾病，与 CASQ2 基因的纯合突变有关。CASQ2 杂合突变的携带者通常是健康的。虽然一些 CASQ2 突变被认为会影响 CASQ2 的合成，导致心脏中 CASQ2 的表达减少或完全缺失，但其他突变似乎会导致有缺陷的 CASQ2 蛋白的表达，并伴随细胞 Ca^{2+} 稳态的异常调节。CASQ2 突变使腔内 Ca^{2+} 控制 RYR2s 的过程不能进行，这个过程对有效终止肌浆网 Ca^{2+} 释放和防止舒张期自发 Ca^{2+} 释放是必需的，因此可降低 Ca^{2+} 信号的不应性和产生致心律失常性的自发 Ca^{2+} 释放[51]。

与钙调蛋白突变相关（钙调蛋白病）

人类基因组中的三个不同基因（CALM1-3）编码完全相同的钙调蛋白。最近的基因研究已经确定了几种与 CPVT、LQTS 和特发性心室颤动相关的钙调蛋白基因突变。钙调蛋白 -RyR2 结合缺陷导致钙调蛋白抑制 RyR2 的功能受损，从而导致肌浆网 Ca^{2+} 释放失常。

CPVT4 是一种常染色体显性遗传疾病，由 CALM1 突变导致。家族性特发性心室颤动与 CALM1 基因突变也有关，也为常染色体显性遗传。更多地发现 CAM1、CAM2 或 CAM3 基因的新发突变损害了心脏 L- 型钙通道（Cav1.2）的 Ca^{2+} 依赖性失活，从而导致 I_{CaL} 的增大、动作电位平台期的延长和 LQTS 表型（LQT14-16）[54-55]。

与三合蛋白突变相关

CPVT5 是一种常染色体隐性遗传性疾病，由 TRDN 基因（编码三合蛋白）突变引起。TRDN 中的纯合子或复合杂合子功能缺失突变可能降低三合蛋白介导的 L- 型钙通道的负反馈作用，导致 I_{CaL} 的增大、动作电位时程延长，以及隐性遗传的 LQTS 表型（LQT17）。细胞内 Ca^{2+} 超载和肌浆网自发 Ca^{2+} 释放增多，在 β- 肾上腺素刺激的下会导致室性心律失常发作。LQT17 的特点是心前 V_1～V_4 导联广泛的 T 波倒置，持续或短暂的 QT 间期延长，在儿童早期（2～6 岁）出现运动诱发的心搏骤停以及轻度到中度的近端骨骼肌无力。由于所有 TRDN 缺失的患者表型表现出惊人的相似性，因此有人建议命名为三合蛋白敲除综合征或三合蛋白介导的常染色体隐性遗传的 LQTS，而不应称为 LQT17[38, 56]。

获得性疾病

RyR2 功能障碍是心力衰竭患者心律失常发作的关键因素，慢性 β- 肾上腺素刺激导致 RyR2 蛋白激酶 A 高度磷酸化，这一过程导致通道稳定蛋白 calstabin 的解离，肌浆网的舒张性 Ca^{2+} 泄漏和自发 Ca^{2+} 波的产生。尽管 Ca^{2+} 浓度梯度已有降低，但仍发生这一病理过程，从而在心力衰竭患者中诱发 DAD 和触发性心律失常。

重要的是，洋地黄中毒时，异常的 RyR2 功能导致自发 Ca^{2+} 释放和 DADs 的产生继发于肌浆网内 Ca^{2+} 含量（SOICR）的增高；在 CPVT 患者，自发性 Ca^{2+} 释放和 DADs 可以在没有 Ca^{2+} 超载时发生。RyR2 或 CASQ2 突变导致 Ca^{2+} 释放或转运缺陷，肌浆网 Ca^{2+} 阈值的下降使自发性 Ca^{2+} 释放发生于 Ca^{2+} 浓度在正常基线水平之下时（"感知"的 Ca^{2+} 超载）。类似的机制与其他疾病（包括心力衰竭以及缺血性心脏病）伴发的心律失常有关，这些患者肌浆网 Ca^{2+} 释放调节功能会因 RyR2 通道复合体成分的获得性缺陷而受到影响。

（李芳 译）

心肌细胞的缝隙连接

结构和生理学

心肌细胞之间通过各种类型的闰盘相互联接，闰盘能够调节相邻细胞间的机械应力、电流传导和化学信号的传递。闰盘中存在 3 种类型的特异性连接：①黏合膜；②桥粒；③连接体（缝隙连接）。黏合膜是心肌纤维上的锚定位点，能够传递相邻细胞间机械力量。桥粒连接在相邻细胞骨架上来提供局部黏附位点，抵抗心肌细胞收缩时产生的剪切力。闰盘是细胞间通道的集合体，能够为相邻细胞提供电流传导和化学信号传递[57]。

缝隙连接存在于细胞的末端与末端和边缘部与边缘部的闰盘区域，细胞侧面的（边缘-边缘）缝隙连接也存在心肌细胞非闰盘区的细胞侧面膜上，后者更为少见，在心房肌的分布比心室肌要更多一些[58]。

每个缝隙连接都是由两个半通道（接合质）组成，是以头对头联合的镜像对称方式，通过狭窄的细胞缝隙，而且每个半通道位于相邻的两个细胞。每个连接子（connexon）都是由 6 个完整的膜蛋白（被称联结蛋白，connexin，Cx）组合而成，以六边形盘聚在孔道上。每个连接素是由 4 个跨膜区域（M1 到 M4）、2 个胞外襻（E1、E2）、1 个胞内襻和细胞胞质 N 末端、C 末端组成。胞外襻参与两个半通道的连接[59-60]。

目前共报道有 24 个不同的联接蛋白。它们的分子质量按道尔顿形式来命名，3 种不同联接蛋白分别分布于心房和心室肌细胞上：分别是 Cx40、Cx43

和 Cx45。AVN 内还存在第四种联接蛋白（Cx31.9）。Cx40 缝隙连接通道有强大的传导能力，Cx45 传导能力最小。每个联接蛋白都有明显的组织分布特性，大多数心肌细胞可表达 2 种或 2 种以上的联接蛋白。其中 Cx43 最为丰富，表达于心房及心室肌细胞和浦肯野纤维。Cx40 主要表达于心房肌细胞、AVN 和希浦系统（HPS）。Cx45 主要表达于结内组织（如窦房结和 AVN 的致密部分），较少分布于心房、HB、束支和浦肯野纤维上[60-62]。

接合质是由同种或不同种联接蛋白的寡聚蛋白组成。另外，缝隙连接通道从整体上讲是由两种匹配的半通道（同型）或不匹配的半通道（不同型）共同组成的（图 2.11）。

不同心脏联接蛋白有明显不同的生理特性；因此，由联接蛋白组成的缝隙连接通道有单一的传导性、电压的敏感性和离子选择性。缝隙连接传导能力是 Cx40 最高，Cx45 最低。Cx40 和 Cx45 对阳离子的选择性很高，传导性有电压依赖特征。Cx43 传导性中等，选择性低[63]。

每个缝隙连接通道对下列物质进行交换：营养物、代谢产物、离子（例如 Na^+，Cl^-，K^+ 和 Ca^{2+}）和分子量在 1000 Da 以下的小分子（例如：cAMP、cGMP 和 IP3）。

功能

心脏的缝隙连接起到细胞间通信的作用，为相邻心肌细胞间提供生化偶联和低电阻的电流偶联。缝隙连接的电流偶联使电流从一个心肌细胞到另一个心肌细胞传递，另外对保证心肌收缩的同步化和心脏的整体功能起重要作用。缝隙连接也是生化偶联的，使第二信使等物质（例如：ATP、环单核苷酸和 IP3）在细胞间进行传递，并使心肌多核体对生理刺激产生协同性反应。

心脏组织中的缝隙连接通道对动作电位传播和传导速率起作用，主要受通道的固定性因素（如通道的数目、传导性和电压敏感性）、可变性因素（如通道门控动力学）、动作电位传播特性、细胞几何形状和心肌组织构架等结构特性的影响。在心肌组织中，联接蛋白的组织特异性表达和缝隙连接的空间分布（如缝隙连接通道的结构不同），使缝隙连接具有不同的生理特征和完全不同的传导特性。窦房结和房室结细胞内含有体积小、分布范围很宽且分散的缝隙连接（包括传导性很低的通道联接蛋白 Cx45）；这特征使窦房结和房室结内组织（属于传导性低的组织）的细胞偶联能力低下。相比而言，心室肌细胞有更多的

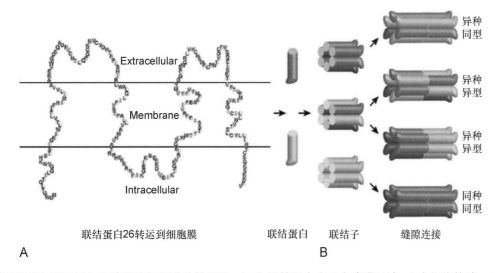

图 2.11　（见书后彩图）联结蛋白和缝隙连接通道的模拟图。（**A**）联结蛋白有 4 个跨膜区域，2 个细胞外袢，1 个细胞胞质袢，胞质 N 末端，胞质 C 末端。（**B**）6 个联结蛋白寡聚化组成半通道（称为接合质），然后联合在胞外区域形成缝隙连接通道。不同联结蛋白能够选择性与其他联结蛋白形成同种、异种和异型通道，它们在联结蛋白亚单位的内容、空间排布不同。（From Meşe G，Richard G，White TW. Gap junctions：basic structure and function. J Invest Dermatol. 2007；127：2516-2524.）

Cx43 和 Cx45 表达，传导性更强。心房肌和浦肯野细胞同时存在三种联接蛋白的表达[63-64]。

成人心肌细胞在生理状态下，每一个心肌细胞平均与大约 11 个相邻的细胞进行电偶联，缝隙连接主要存在于杆状细胞末端的闰盘上，在位于心肌细胞的非闰盘的侧部膜上，即侧面－侧面分布很少，在心房分布实际比心室更多。虽然电流能够同时纵向和横向传导，但细胞间的电流传导主要发生于细胞末端。缝隙连接的亚细胞分布的特点，决定了电流在心肌上可以同向性或异向性传播，然而与心肌纤维束纵向分布平行的传导速度比横向分布的传导速度快大约 3～5 倍，主要原因在于，与横向方向相比，心肌上纵向的缝隙连接电阻更低[65-66]。

细胞膜上的 Cx43 半通道可以是游离的、不具连接功能的通道。这些半通道能够正常关闭但只有在各种病理（不是生理）性刺激下才能够开放。

调节

缝隙连接通道具有电压依赖的门控机制，主要受连接区两侧的电压（如两个毗邻细胞之间的电位不同）的影响。静息电位下，连接电压是零，通道通常是开放的。在动作电位传播时，通道以电压依赖和时间依赖的方式关闭。缝隙连接门控通道通常受细胞内特定离子的改变和转录后修饰（袢的门控）改变的影响。细胞质 Na^+ 和 Ca^{2+} 超载、酸中毒、ATP 水平降低可降低缝隙门控通道的功能。与电压门控通道（关闭很快但不完全）不同，化学门控通道的关闭缓慢但较为完全。

Cx43 缝隙连接蛋白的半寿期很短（按小时计算）。Cx43 的生命周期涉及接合子转运到胞浆膜（向前 / 顺行转运）、在细胞膜上的移动（边缘扩散）、在细胞膜上内化（逆向转运）。缝隙连接的生命周期短，它在细胞间运输调节、装配、解聚和降解等方面的改变，对细胞间通讯的调节都是非常重要的。

通道的磷酸化对于门控（决定通道传导）有巨大的作用，并且在联接蛋白的生命周期中的几个阶段起调节作用。缝隙连接偶联也受内源性物质（如乙酰胆碱、去甲肾上腺素和血管紧张素）的调节，很可能是通过磷酸化介导的机制。重要的是，由不同联接蛋白分别组成的通道，对不同调节因子的敏感性也有不同。

药理

已经发现的可减少缝隙连接通道偶联的制剂包括长链酒精（如庚醇、辛醇）、脂肪酸（十四酰酸、葵酸、十六碳烯酸）、普通麻醉剂（如氟烷、异氟烷）、卡巴胆碱（乙酰胆碱类似物）、肾上腺素激动剂（苯肾上腺素）、血管紧张素、胰岛素、胰岛素样生长因子和非类固醇类抗炎药（氟芬那酸、甲氯芬那酸）。这些药物的作用机制我们知之甚少。

抗疟药，特别像奎宁和奎宁衍生物（如甲氟喹）能减少缝隙连接通道的传导性，这个作用有联接蛋白的特异性。另外，心脏糖苷毒毛旋花苷，毒毛旋花苷（哇巴因）和洋地黄毒苷（地高辛）也可降低细胞间的连接作用。

实验证据表明缝隙连接传导特性的优化，可能起到潜在的抗心律失常作用，产生抗心律失常效果的机制是加强了激动在心肌内的均一性传播并减少折返性心律失常发生的可能性[63]。

有些复合物，包括抗心律失常多肽及其源生物（如：AAP10、ZP123、罗替加肽）通过对 Cx43 的合成或降解进行调节来上调其表达，从而增加缝隙连接之间的联系，在不同细胞和动物模型中证明缝隙连接增加后，缓慢传导的形成减少，可防止 AF 和缺血性折返性 VT 的发生。这些多肽可能对 Cx43 的磷酸化起调节作用[67]。

遗传性离子通道病

Cx43、Cx40 的基本序列的改变和心律失常是相关的。心房肌细胞上特有的 Cx40 基因（GJA5）的罕见的单核苷酸多态性可增加特发性房颤的风险。GJA5 基因的突变与进行性心脏传导疾病的发生有关[68]。

婴幼儿猝死综合征（SIDS）和家族性房颤可发现 Cx43 基因（GJA1）表达的氨基酸变异。值得注意，GJA1 基因的突变也可引起眼、齿、指发育不良的多重表型，是一种常染色体显性遗传的综合征，以头颅面部、肢体先天性畸形和神经系统缺陷为特征，但令人惊讶的是，这种表型不包含心律失常[68]。

桥粒蛋白基因的突变（与 ARVC 相关）能够造成闰盘上相互作用的一些蛋白（如缝隙连接或者钠通道蛋白质）的表达异常，这样即使没有纤维脂肪组织的替代，也可因为损害细胞间的传导而引起室性心律失常，这种情况在 ARVC 患者并不罕见。在 ARVC 患者经常见到缝隙连接处 Cx43 的重构，可引起传导延迟和室性心律失常。电偶联和离子通道的功能异常可引起心电不稳定性，引起心律失常和 SCD 危险性的增高，心律失常可以出现在疾病的早期阶段，这时还没有出现心室的发育不全或心肌瘢痕[69-71]。

获得性疾病

由于联接子的高动力学和高转换率，缝隙连接的偶联受到损伤后可快速发生重构。细胞间偶联的修饰发生在很多病理生理情况下（如：急性心肌缺血、肥厚型和扩张型心肌病、缺血性心肌病、充血性心力衰竭），在缺血、低氧、酸化和胞内 Ca^{2+} 浓度增加之后，缝隙连接的传导性发生急性改变、缝隙连接的表达或者在细胞上的分布方式发生了改变[60]。

心肌细胞的纤维化会破坏细胞间的通讯、Cx43 的形成或传输到闰盘发生下调，都可引起缝隙连接通道数目的减少，继而引起通道重构，心肌细胞边缘膜上的缝隙连接数目增多（称结构重塑）。心肌疾病发生后，Cx43 的错误定位表现为前向转运到闰盘功能受损。边缘型的 Cx43 更可能是没有功能的连接蛋白。我们还不完全清楚 Cx43 的边缘化对电活动的传播造成多大的影响[63]。

在几乎所有的引起心律失常的心脏病，均可看到联接蛋白的功能改变或结构重构。缝隙连接的失活减弱横向传导速度高于对纵向传导速度的影响，引起心肌传导各向异性的进一步加重，为折返激动的产生提供了基质、增高了心律失常的易感性。重要的是，心脏电活动的传播需要有大量的联接蛋白的表达。Cx43 减少 50% 并不能改变室内激动的传导速度。Cx43 的表达必须减少 90% 以上才能影响到传导，传导的速度也只减慢 20% 左右。

心房 Cx40 的异常表达和异常分布与心房颤动有关，因为这种异常可引起不均一的电偶联、激动的形成和传导异常，为房性心律失常的发生提供基质[64]。

（许莎莎）

参考文献

1. Bao Y, Isom LL. Na$_v$1.5 and regulatory β subunits in cardiac sodium channelopathies. *Card Electrophysiol Clin*. 2014;6:679–694.
2. Varga Z, et al. Direct measurement of cardiac Na+ channel conformations reveals molecular pathologies of inherited mutations. *Circ Arrhythm Electrophysiol*. 2015;8:1228–1239.
3. Belardinelli L, Giles WR, Rajamani S, et al. Cardiac late Na+ current: proarrhythmic effects, roles in long QT syndromes, and pathological relationship to CaMKII and oxidative stress. *Heart Rhythm*. 2015;12:440–448.
4. Shy D, Gillet L, Abriel H. Cardiac sodium channel Na$_v$1.5 distribution in myocytes via interacting proteins: the multiple pool model. *Biochim Biophys Acta*. 2013;1833:886–894.
5. Peters CH, Abdelsayed M, Ruben PC. Triggers for arrhythmogenesis in the Brugada and long QT 3 syndromes. *Prog Biophys Mol Biol*. 2016;120:77–88.
6. Greer-Short A, George SA, Poelzing S, et al. Revealing the concealed nature of long-QT type 3 syndrome. *Circ Arrhythm Electrophysiol*. 2017;10:e004400.
7. Buch T, et al. Mutations in SCN10A are responsible for a large fraction of cases of Brugada syndrome. *J Am Coll Cardiol*. 2014;64:66–79.
8. Antzelevitch C, Patocskai B. Brugada syndrome: clinical, genetic, molecular, cellular, and ionic aspects. *Curr Probl Cardiol*. 2016;41:7–57.
9. Adler A, Gollob MH. A practical guide to early repolarization. *Curr Opin Cardiol*. 2015;30:8–16.
10. Antzelevitch C, Yan GX. J-wave syndromes: Brugada and early repolarization syndromes. *Heart Rhythm*. 2015;12:1852–1866.
11. Abe K, et al. Sodium channelopathy underlying familial sick sinus syndrome with early onset and predominantly male characteristics. *Circ Arrhythm Electrophysiol*. 2014;7:511–517.
12. Lieve KV, et al. Gain-of-function mutation in SCN5A causes ventricular arrhythmias and early onset atrial fibrillation. *Int J Cardiol*. 2017;236:187–193.
13. Mizusawa Y, Tan HL. Sodium current disorders. *Card Electrophysiol Clin*. 2014;6:819–824.

14. Crotti L, Ghidoni A, Insolia R, et al. The role of the cardiac sodium channel in perinatal early infant mortality. *Card Electrophysiol Clin.* 2014;6:749–759.

15. Remme CA. Cardiac sodium channel overlap syndrome. *Card Electrophysiol Clin.* 2014;6:761–776.

16. Amin AS, Wilde AAM. Genetic control of potassium channels. *Card Electrophysiol Clin.* 2016;8:285–306.

17. Nerbonne JM. Molecular basis of functional myocardial potassium channel diversity. *Card Electrophysiol Clin.* 2016;8:257–273.

18. Wu W, Sanguinetti MC. Molecular basis of cardiac delayed rectifier potassium channel function and pharmacology. *Card Electrophysiol Clin.* 2016;8:275–284.

19. Workman AJ, Marshall GE, Rankin AC, et al. Transient outward K+ current (ITO) reduction prolongs action potentials and promotes afterdepolarisations: a dynamic-clamp study in human and rabbit cardiac atrial myocytes. *J Physiol.* 2012;17:4289–4305.

20. Skibsbye L, Ravens U. Mechanism of proarrhythmic effects of potassium channel blockers. *Card Electrophysiol Clin.* 2016;8:395–410.

21. Nguyen TP, Singh N, Xie Y, et al. Repolarization reserve evolves dynamically during the cardiac action potential: effects of transient outward currents on early afterdepolarizations. *Circ Arrhythm Electrophysiol.* 2015;8:694–702.

22. Algalarrondo V, Nattel S. Potassium channel remodeling in heart disease. *Card Electrophysiol Clin.* 2016;8:337–347.

23. Chen L, Sampson KJ, Kass RS. Cardiac delayed rectifier potassium channels in health and disease. *Card Electrophysiol Clin.* 2016;8:307–322.

24. Voigt N, Dobrev D. Atrial-selective potassium channel blockers. *Card Electrophysiol Clin.* 2016;8:411–421.

25. Altomare C, et al. I_{Kr} Impact on repolarization and its variability assessed by dynamic clamp. *Circ Arrhythm Electrophysiol.* 2015;8:1265–1275.

26. Roden DM. Pharmacogenetics of potassium channel blockers. *Card Electrophysiol Clin.* 2016;8:385–393.

27. Adler A, Viskin S. Clinical features of genetic cardiac diseases related to potassium channelopathies. *Card Electrophysiol Clin.* 2016;8:361–372.

28. Tomson TT, Arora R. Modulation of cardiac potassium current by neural tone and ischemia. *Card Electrophysiol Clin.* 2016;8:349–360.

29. Foster MN, Coetzee WA. K_{ATP} channels in the cardiovascular system. *Physiol Rev.* 2016;96:177–252.

30. Nichols CG. Adenosine triphosphate-sensitive potassium currents in heart disease and cardioprotection. *Card Electrophysiol Clin.* 2016;8:323–335.

31. Zhou L, et al. Effects of regional mitochondrial depolarization on electrical propagation: implications for arrhythmogenesis. *Circ Arrhythm Electrophysiol.* 2014;7:143–151.

32. Zhang XD, Lieu DK, Chiamvimonvat N. Small-conductance Ca^{2+}-activated K^+ channels and cardiac arrhythmias. *Heart Rhythm.* 2015;12:1845–1851.

33. Mahida S. Expanding role of SK channels in cardiac electrophysiology. *Heart Rhythm.* 2014;11:1233–1238.

34. Dolphin AC. Voltage-gated calcium channels and their auxiliary subunits: physiology and pathophysiology and pharmacology. *J Physiol.* 2016;594:5369–5390.

35. Gurkoff G, Shahlaie K, Lyeth B, et al. Voltage-gated calcium channel antagonists and traumatic brain injury. *Pharmaceuticals (Basel).* 2013;6:788–812.

36. Zamponi GW, Striessnig J, Koschak A, et al. The physiology, pathology, and pharmacology of voltage-gated calcium channels and their future therapeutic potential. *Pharmacol Rev.* 2015;67:821–870.

37. Catterall WA, Swanson TM. Structural basis for pharmacology of voltage-gated sodium and calcium channels. *Mol Pharmacol.* 2015;88:141–150.

38. Giudicessi JR, Ackerman MJ. Calcium revisited. *Circ Arrhythm Electrophysiol.* 2016;9:e002480.

39. Boczek NJ, et al. Identification and functional characterization of a novel CACNA1C-mediated cardiac disorder characterized by prolonged QT intervals with hypertrophic cardiomyopathy, congenital heart defects, and sudden cardiac death. *Circ Arrhythm Electrophysiol.* 2015;8:1122–1132.

40. Antzelevitch C, et al. J-Wave syndromes expert consensus conference report: emerging concepts and gaps in knowledge. Endorsed by the Asia Pacific Heart Rhythm Society (APHRS), the European Heart Rhythm Association (EHRA), the Heart Rhythm Society (HRS), and the Latin American S. *Heart Rhythm.* 2016;13:e295–e324.

41. Khera S, Jacobson JT. Short QT syndrome in current clinical practice. *Cardiol Rev.* 2015;24:1–17.

42. Li N, et al. Molecular mapping of sinoatrial node HCN channel expression in the human heart. *Circ Arrhythm Electrophysiol.* 2015;8:1219–1227.

43. Sartiani L, Romanelli MN, Mugelli A, et al. Updates on HCN channels in the heart: function, dysfunction and pharmacology. *Curr Drug Targets.* 2015;16:868–876.

44. Ptaszynski P, et al. Ivabradine in combination with metoprolol succinate in the treatment of inappropriate sinus tachycardia. *J Cardiovasc Pharmacol Ther.* 2013;18:338–344.

45. Kumar Goyal V, Godara S, Chandra Sadasukhi T, et al. Management of inappropriate sinus tachycardia with ivabradine in a renal transplant recipient. *Drug Discov Ther.* 2014;8:132–133.

46. Ptaszynski P, Kaczmarek K, Ruta J, et al. Ivabradine in the treatment of inappropriate sinus tachycardia in patients after successful radiofrequency catheter ablation of atrioventricular node slow pathway. *Pacing Clin Electrophysiol.* 2013;36:42–49.

47. Page RL, et al. 2015 ACC/AHA/HRS guideline for the management of adult patients with supraventricular tachycardia. *Circulation.* 2016;133:e506–e574.

48. Duhme N, et al. Altered HCN4 channel C-linker interaction is associated with familial tachycardia-bradycardia syndrome and atrial fibrillation. *Eur Heart J.* 2013;34:2768–2775.

49. Baruscotti M, et al. A gain-of-function mutation in the cardiac pacemaker HCN4 channel increasing cAMP sensitivity is associated with familial inappropriate sinus tachycardia. *Eur Heart J.* 2017;38:280–288.

50. Wu P, et al. Structural basis for the gating mechanism of the type 2 ryanodine receptor RyR2. *Science.* 2016;80:354, aah5324.

51. Györke S. Molecular basis of catecholaminergic polymorphic ventricular tachycardia. *Heart Rhythm.* 2009;6:123–129.

52. Marsman RF, et al. A mutation in CALM1 encoding calmodulin in familial idiopathic ventricular fibrillation in childhood and adolescence. *J Am Coll Cardiol.* 2014;63:259–266.

53. Paech C, et al. Ryanodine receptor mutations presenting as idiopathic ventricular fibrillation: a report on two novel familial compound mutations, c.6224T>C and c.13781A>G, with the clinical presentation of idiopathic ventricular fibrillation. *Pediatr Cardiol.* 2014;35:1437–1441.

54. Nomikos M, et al. Altered RyR2 regulation by the calmodulin F90L mutation associated with idiopathic ventricular fibrillation and early sudden cardiac death. *FEBS Lett.* 2014;588:2898–2902.

55. Søndergaard MT, et al. Arrhythmogenic calmodulin mutations affect the activation and termination of cardiac ryanodine receptor-mediated Ca2+ release. *J Biol Chem.* 2015;290:26151–26162.

56. Altmann HM, et al. Homozygous/compound heterozygous triadin mutations associated with autosomal-recessive long-QT syndrome and pediatric sudden cardiac arrest: elucidation of the triadin knockout syndrome. *Circulation.* 2015;131:2051–2060.

57. Desplantez T, et al. Relating specific connexin co-expression ratio to connexon composition and gap junction function. *J Mol Cell Cardiol.* 2015;89:195–202.

58. Smaill BH, Zhao J, Trew ML. Three-dimensional impulse propagation in myocardium: arrhythmogenic mechanisms at the tissue level. *Circ Res.* 2013;112:834–848.

59. Leo-Macias A, Agullo-Pascual E, Delmar M. The cardiac connexome: non-canonical functions of connexin43 and their role in cardiac arrhythmias. *Semin Cell Dev Biol.* 2016;50:13–21.

60. Basheer WA, Shaw RM. Connexin 43 and $Ca_v1.2$ ion channel trafficking in healthy and diseased myocardium. *Circ Arrhythm Electrophysiol.* 2016;9:e001357.

61. Jassim A, Aoyama H, Ye WG, et al. Engineered Cx40 variants increased docking and function of heterotypic Cx40/Cx43 gap junction channels. *J Mol Cell Cardiol.* 2016;90:11–20.

62. Meşe G, Richard G, White TW. Gap junctions: basic structure and function. *J Invest Dermatol.* 2007;127:2516–2524.

63. Lambiase PD, Tinker A. Connexins in the heart. *Cell Tissue Res.* 2015;360:675–684.

64. Temple IP, Inada S, Dobrzynski H, et al. Connexins and the atrioventricular node. *Heart Rhythm.* 2012;10:297–304.

65. Kléber AG, Rudy Y. Basic mechanisms of cardiac impulse propagation

and associated arrhythmias. *Physiol Rev.* 2004;84:431–488.

66. Dhein S, et al. Remodeling of cardiac passive electrical properties and susceptibility to ventricular and atrial arrhythmias. *Front Physiol.* 2014;5: 1–13.

67. Wit AL, Peters NS. The role of gap junctions in the arrhythmias of ischemia and infarction. *Heart Rhythm.* 2012;9:308–311.

68. Delmar M, Makita N. Cardiac connexins, mutations and arrhythmias. *Curr Opin Cardiol.* 2012;27:236–241.

69. Sawant AC, Calkins H. Relationship between arrhythmogenic right ventricular dysplasia and exercise. *Card Electrophysiol Clin.* 2015;7: 195–206.

70. Shaw RM. Reduced sodium channels in human ARVC. *Heart Rhythm.* 2013;10:420–421.

71. Noorman M, et al. Remodeling of the cardiac sodium channel, connexin43, and plakoglobin at the intercalated disk in patients with arrhythmogenic cardiomyopathy. *Heart Rhythm.* 2013;10:412–419.

3

心律失常的电生理机制

时向民 译 张树龙 校

心律失常的发生机制通常分为激动形成异常（自律性或触发活动）、激动传导异常（折返），或两者同时存在。自律性是心肌细胞的特点，不需要刺激而自发地产生激动。触发激动的机制是心肌纤维细胞膜电压的除极震荡（也称后除极），是由于先前一个或多个动作电位引发。折返是由于传导的动作电位波经过最初组织激动后不能消失，而是阻滞于局限的空间，围绕阻滞区域传导，在其恢复兴奋性后重新进入并重新激动最先激动的区域。折返可能是大部分反复发作临床心律失常的机制[1]。

准确诊断心律失常的机制至关重要，有助于制订正确的治疗策略。心律失常自发性的特点、发作及终止的方式，以及对程序电刺激的反应是最常使用的鉴别不同机制心律失常的方法，然而目前的诊断手段并不能总是明确诊断很多临床心律失常的电生理机制及离子通道基础，特别是难以鉴别表现为局灶起源离心性传导的几种不同机制（自律性、触发活动、微折返），如果心律失常起源和传导是不同的机制时就更为复杂。

自律性

自律性，或自发性激动形成，是心肌细胞的独特功能，在无外来电刺激情况下可自动去极化，达到阈电位，并启动可传导的动作电位。自律性的变化可由正常的自律性增高或异常自律性所致。

正常的自律性增高是由于正常起搏组织加速产生动作电位，这一情况可发生在心脏的首要起搏细胞窦房结，以及次要或潜在的起搏细胞，后者在某些特定情况下可发挥功能性起搏作用。激动产生是窦房结以及潜在起搏细胞的正常功能。

心肌异常自律性的产生主要由于跨膜电位的异常，特别是稳态除极时的膜电位，异常自律性并不仅仅局限于潜在起搏细胞，而是所有心肌细胞。

正常或异常起搏细胞的除极频率受药物、多种心脏疾病、细胞外钾降低或自主神经张力改变的影响。

正常自律性增高

起搏机制

正常自律性指舒张期跨膜电位自动、缓慢地逐渐降低（即膜电压负值减小），这一过程称为舒张期自动除极或 4 相除极，一旦自发除极达到阈电位（大约 -40 mv），则新的动作电位产生（图 3.1）（见第 1 章）。

正常起搏细胞窦房结的离子通道学机制目前仍有争论。4 相膜电位下降似乎是由于促使除极的正离子内流及外流平衡的改变，最终导致舒张期细胞内正离子增高（净内向除极电流）（图 3.2）[1]。

钾通道衰减学说 窦房结缺乏内向整流钾电流（I_{K1}），该电流主要是稳定心房及心室细胞静息膜电位 E_m。外向钾电流主要为延迟整流钾电流（I_{Kr} 和 I_{Ks}），是窦房结复极的主要电流。该电流随复极而衰减并导致通道失活，使细胞膜电位向其他电流（Na^+、Ca^{2+}、Cl^-）所致的正向平衡电位移动，前一动作电位延迟电导激活钾通道的衰减，最初被认为在起搏

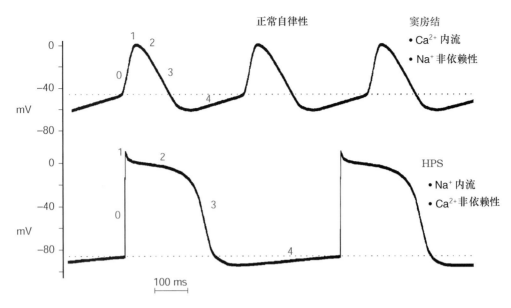

图 3.1 正常心脏自律性。典型窦房结及希氏束–浦肯野细胞动作电位，纵坐标显示电压幅度，虚线代表阈电位，数字代表动作电位的 0 ～ 4 相。两种类型细胞可见明显性质上的差别，在自动除极速率上也存在差别。Ca^{2+}：钙离子；HPS：希氏束–浦肯野系统；Na^+：钠离子

细胞的电活动中发挥重要作用（钾通道衰减学说），但发现起搏电流（I_f）后这一理论逐渐失去兴趣。然而钾通道衰减促进了其他内向电流的进入，使心肌细胞舒张期除极，因此在舒张期除极中（特别是在起搏细胞的早期）发挥一定作用。另一些细胞膜除极门控的离子通道 [L 型钙通道（I_{CaL}）和 T 型钙通道（I_{CaT}）]、非门控和非特异性背景漏电流以及 Na^+ 和 Ca^{2+} 交换体（I_{Na-Ca}）产生的电流，均在起搏电流的生成中发挥作用[2]。

细胞膜钟 有证据表明 I_f 电流是心脏起搏细胞调节频率的重要离子流之一，因此被称为起搏电流。I_f 电流也称为有趣的电流，与大部分电压激活离子流不同，它由超极化而不是去极化激活。I_f 主要是内向的钠电流以及极少量的钾电流，在动作电位的上升支以及复极的早期平台期失活，然而，在动作电位终末期复极使膜电位低于 $-40 \sim -50$ mV 时开始激活，在 -100 mV 时完全激活，I_f 一旦激活则使细胞除极至 Ca^{2+} 通道激活的阈电位水平并启动动作电位。其激活范围包括舒张期除极电压变化，由内向电流引发。而电位达 $-10 \sim -20$ mV 时由于 I_f 通道混合电流 Na^+-K^+ 的渗漏而发生反转。在动作电位复极的终末期，由于背景外向电流的衰减（时间依赖性 K^+）使得 I_f 激活，导致离子流从外向转为内向及最大舒张期电位时电压的突然变化（从复极变为除极）。I_f 的主要作用已被针对 I_f 的特异阻断剂伊伐雷定（ivabradine）证实，它可减慢心率，而 I_f 通道的基因突变也可导致心率减慢[3-5]。

细胞膜钟也称为电压钟或离子通道钟，指时间及电压依赖的细胞膜离子通道，其构成了起搏细胞发放冲动的基础，包括外向整流钾电流的衰减以及多个内向电流的激活（I_f，I_{CaL}，I_{CaT}，I_{Na}）。

钙钟 最近一些研究显示 I_f 并不是唯一启动窦房结舒张期除极的离子，窦房结细胞表面的电学及调节分子强烈地受到 Ca^{2+} 及磷酸化的调节。这一发现提示 Ca^{2+} 在控制起搏细胞自律性上发挥重要作用。新近证据显示另一个离子流对舒张晚期的除极产生重要影响，即 Na^+-Ca^{2+} 交换电流（I_{Na-Ca}），它被细胞膜下肌质网兰尼碱受体（RyR2）自发节律性局部 Ca^{2+} 释放（窦房结储存的主要 Ca^{2+}）所激活，激活的局部 Ca^{2+} 震荡释放不受细胞膜除极的影响而受高水平基础 Ca^{2+} 循环蛋白磷酸化驱动，舒张晚期适时的 Ca^{2+} 释放以及 Na^+-Ca^{2+} 交换迅速触发的 Ca^{2+} 以前向模式（一个 Ca^{2+} 排出交换三个 Na^+ 进入）从细胞质排出。上述改变使细胞膜内向离子流增多，使舒张晚期除极呈指数级增加，使细胞膜电位达到触发大量电压门控 L 型 Ca^{2+} 通道激活的阈值水平，并产生下一动作电位的快速上升支（见图 1.7），虽然受细胞膜下 Ca^{2+} 及细胞膜电位的调控，Na^+-Ca^{2+} 交换体不受时间依赖门控，但细胞膜下 Ca^{2+} 浓度增加时瞬间产生内向电流[3, 5-6]。

这种自发、有节律的细胞内 Ca^{2+} 循环被称为细胞内的"钙钟"，钙钟循环的速度梯度依赖于磷酸化，

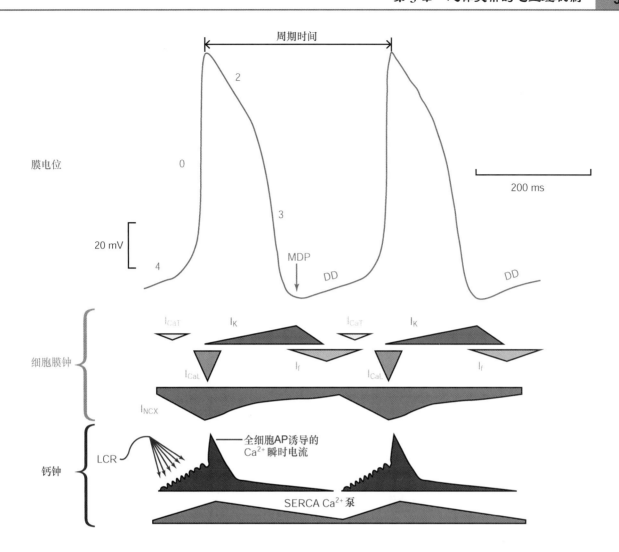

图 3.2　（见书后彩图）**参与窦房结起搏电位形成的离子流**。兔自发性跳动窦房结的典型动作电位如上图所示（最上端的红色线图），标注了不同时相，4 相代表舒张期除极，是起搏细胞最典型的特征。细胞膜钟各成分的时间及幅度在中图显示（绿色括号），有电压依赖衰减的外向整流钾电流（I_K），以及电压依赖激活的内向电流：I_f、I_{CaL} 和 I_{CaT}。钙钟各成分的时间及幅度在下图显示（蓝色括号），Ca^{2+} 通过 I_{CaL} 和 I_{CaT} 进入细胞，导致局部 Ca^{2+} 释放（LCR），后者经由肌质网的 RyR2 通道释放。在 4 相，细胞内总 Ca^{2+} 升高会激活 Na^+-Ca^{2+} 交换（NCX1），导致产生净内向电流 I_{NCX}（或 I_{Na-Ca}）。接近舒张末期，L 型 Ca^{2+} 通道激活导致 Ca^{2+} 引发的经由 RyR2 通道的肌质网 Ca^{2+} 释放，导致整个细胞的 Ca^{2+} 短暂升高。细胞内的 Ca^{2+} 随即被肌质网 Ca^{2+} 泵——肌质网 / 内质网钙三磷酸腺苷酶（SERCA）及细胞膜 Na^+-Ca^{2+} 交换体移除。AP：动作电位；DD：舒张期除极；I_{CaL}：L 型电压依赖 Ca^{2+} 电流；I_{CaT}：T 型电压依赖 Ca^{2+} 电流；I_f：起搏电流；I_K：延迟整流钾电流；I_{NCX}：钠-钙交换电流；LCR：局部 Ca^{2+} 释放；MDP：最大舒张期电位。（From Murphy C，Lazzara R. Current concepts of anatomy and electrophysiology of the sinus node. J Interv Card Electrophysiol. 2016，46：9-18.）

这是正常起搏心率和节律的重要调节机制。钙钟及细胞膜钟紧密结合形成的起搏钟确保了起搏细胞强大的调节功能。动作电位形态和离子流量受细胞膜钟调节以维持钙钟的工作，后者又启动迅速及强大的细胞膜钟影响动作电位[3, 7-8]。

目前关于 I_f 和细胞内钙循环在控制起搏细胞自律性方面的相对作用，以及它们独自（或互相）调节神经递质的正性或负性变时作用，仍有不同程度的争论。另外，膜离子通道钟与细胞内钙钟的相互作用，以及内源性钙钟的细胞学机制还未完全阐释清楚[5]。

次级起搏细胞自律性的产生机制与窦房结相似。

起搏功能的等级

自律性并不仅限于窦房结细胞，在生理情况下，部分心房内的细胞、房室结及希氏束-浦肯野系统（His-Purkinje system，HPS）内的细胞同样具有起搏功能，但是这些细胞的自发活动受到起搏等级的抑制，从而成为潜在的或辅助的起搏细胞。窦房结自发除极速率超过了其他备用起搏细胞（图 3.1），窦房结的激动使下位起搏点除极并抑制其自发除极使其不能到达阈电位。但是，之前被抑制的缓慢除极的心房、房室结、HPS 内起搏细胞有时可成为主动的、控制心脏节律的起搏点（在窦房结受到抑制的情况下），或窦房结产生冲动不能到达下位起搏点（窦房传出阻滞或房室传导阻滞），潜在起搏细胞在上述情况下立即发挥作用是一种自我保护机制，从而确保心室激动的维持。因为舒张期自动除极是一种正常特征，上述细胞产生自律性也被认为是正常特性[4]。

具有正常自律性的次级起搏细胞的固有频率也存在等级性，心房起搏细胞自律性高于房室交界区起搏细胞，后者自律性又高于心室起搏细胞。

次级起搏点

心房次级起搏点 心房内已被发现存在次级起搏细胞，特别是在界嵴、低位右心房与下腔静脉交界处、欧氏嵴上或其附近、冠状窦口附近、延伸到三尖瓣及二尖瓣的心房肌、延伸到心脏静脉的肌袖（腔静脉和肺静脉）[4]。

如果窦房结自发除极速率暂时或持久减低后，潜在的心房起搏细胞会成为激动形成的主导起搏点。与正常窦房结不同，这些潜在的或异位起搏点通常产生由钠电流介导的较快的动作电位［指动作电位上升支的速率（dv/dt）］。然而在严重受损时，心房组织不能产生较快的动作电位（能量依赖），而是产生较慢的、由钙离子通道介导的动作电位（非能量依赖）。心房次级起搏点的自律性在心肌缺血、慢性肺疾病、使用洋地黄类药物或饮酒时提升，而窦房结的正常活动被抑制。

交界区次级起搏点 一些资料显示房室结本身存在起搏细胞，但这一概念仍存在争论。然而，毋庸置疑的是，房室交界区包含了心房组织、房室结及希氏束-浦肯野组织，这些部位确实含有起搏细胞并拥有自律性。

心室次级起搏点 在心室内的 HPS 存在潜在起搏点，其中浦肯野纤维具有舒张期自动除极的特性，HPS 孤立细胞的自动除极频率为 15～60 次/分，而心肌细胞不具有舒张期自动除极及自律性。HPS 起搏细胞相对缓慢的自动除极频率，从希氏束至远端浦肯野分支进一步降低，从而确保 HPS 起搏活动被窦房结、心房、房室交界区起搏细胞更快的除极逐跳地进行抑制。然而，某些情况如心肌梗死可使浦肯野纤维自律性升高，梗死区存活的浦肯野纤维的最大舒张

期电位中度降低，自动除极速度加快。

起搏功能的调整

窦房结生成激动的内在频率受三个因素的相互影响：最大舒张期电位、启动动作电位的阈电位、4 相除极的速度（斜率）。上述任何因素的改变都会使 4 相除极从最大舒张期电位到阈电位的时间改变，从而影响激动产生的频率。

窦房结受交感和副交感神经支配，上述系统的平衡对于控制起搏的频率非常重要。传统的观点是交感和副交感神经的传入是相互作用的，然而，最新的研究更强调动态的、需求导向的交互作用。纤维的解剖分布使自主神经系统选择性地发挥作用。毒蕈碱胆碱能及 β_1 肾上腺素能受体在窦房结不均匀分布，它们同时调节舒张期的除极及激动传导。

副交感神经活动 副交感张力降低窦房结自动除极速率，副交感张力减退时窦房结自律性增加。乙酰胆碱是副交感神经系统的主要神经递质，它通过增加钾电导抑制窦房结自发激动的生成。乙酰胆碱通过毒蕈碱 M_2 受体激活 G_i 蛋白，后者随即激活窦房结、房室结和心房、浦肯野纤维、心室的乙酰胆碱钾通道 I_{KACh}（乙酰胆碱激活的内向整流钾通道亚型），外向钾电流的增加导致细胞膜超极化（静息膜电位及最大舒张期电位变得更负）。细胞膜电位超极化使去极化达到阈电位的时间延长，并因此降低窦房结的自律性（图 3.1）。此外，激活 G_i 蛋白会抑制 β 受体激动的腺苷酸环化酶活性，从而降低 cAMP 并抑制蛋白激酶 A，继而抑制内向 L 型钙通道电流（I_{CaL}），由于钙内流减少以及继发的起搏活性降低导致舒张期自动除极减慢。抑制 β 受体激动的腺苷酸环化酶也会抑制内向的 I_f 电流[3]。

交感神经活动 交感神经张力以及肾上腺髓质儿茶酚胺释放增加使窦房结除极速率增加，儿茶酚胺激活 β_1 受体可通过增加 cAMP 和激活蛋白激酶 A 增加 I_{CaL} 电流，后者使舒张期除极斜率增加以及起搏频率增加（图 3.1）。钙的重新分布可以增加完整性以及延迟整流钾电流的快电流（I_{Kr}）和慢电流（I_{Ks}）失活速率。竞争性外向电流的降低最终使内向净电流进一步增加。儿茶酚胺通过使电压依赖的 I_f 电流向正电压移动从而提高 I_f 内流，增加 4 相除极斜率及窦房结的频率[3]。

除了改变离子的电导，自主神经张力的改变可通过在多个起搏点中转移主导起搏位点，使窦房结频率改变。激动标测显示在较快心率时窦房结激动起源于

窦房结上部，而较慢的心率通常起源于窦房结更低的部位，窦房结除了有限的优先传出通道，可被周围的心房肌细胞绝缘。不同的起搏位点可选择不同的传出通道到达心房。作为结果，自主神经调节的起搏位点的改变伴随窦性频率的改变。窦房结上部的迷走纤维较为密集，刺激迷走神经可使主导起搏点移动到低位窦房结，并导致心率减慢。相反，刺激交感神经或迷走张力减退使起搏位点移至窦房结高位，并导致心率增快。

心房、房室交界区、HPS 等次级起搏点也受到类似的自主神经支配，交感神经通过激活 β_1 受体增加起搏频率，迷走神经通过激活毒蕈碱胆碱受体抑制起搏活性。

其他影响因素　腺苷与 A_1 受体结合可激活乙酰胆碱钾通道 I_{KACh} 并增加外向钾电流，作用方式与副交感神经激活类似，对 I_f 电流也有相似的效果。

洋地黄对窦性频率产生两种效果。由于它抑制 Na^+-K^+ 交换泵促使膜电位除极产生直接正性变时作用，最大膜舒张电位的降低缩短了除极到阈电位的时间，因而加速了自动除极的速率。另一方面，洋地黄增加迷走神经张力，也会降低窦房结的频率。

次级起搏点起搏活性增加不需要交感神经激动，一些与心脏疾病有关的常见因素可影响正常自律性。抑制 Na^+-K^+ 交换泵导致外向电流降低，导致舒张期净内向电流增加，而外向电流正常情况下由泵驱动，从而增加次级起搏点的自律性并引起心律失常。这种情况可发生在长时间的缺氧、缺血或洋地黄中毒导致细胞内 ATP 耗竭。低钾可降低 Na^+-K^+ 交换泵的活性，从而降低背景复极电流，促进 4 相舒张期除极。最终结果是起搏细胞自发频率增加。此外，心肌部分去极化和潜在起搏细胞正常极化之间的离子流会升高自律性。上述机制目前被认为是心室缺血组织边界产生异位心律失常的机制。细胞外钾轻度增加可减低最大舒张期电位（负值变小），从而提高起搏细胞除极频率。然而，细胞外钾明显增高通过使细胞膜除极和 I_{Na} 通道失活而使心脏失去兴奋性。

证据显示心脏机械动力学环境主动和被动的改变会产生反馈作用，调节心脏心率和节律，影响心脏激动产生及传导。心脏电和机械活动的相互干扰被称为电机械反馈，并被认为参与机械负荷变化时心率的调节，有助于理解心脏作功时逐跳的精细变化。急性心脏牵张提高自律性，使细胞膜反向除极并缩短动作电位时程。心脏机械对电活动的反馈包括机械敏感离子通道和 ATP 敏感钾通道。此外，Na^+ 和 Ca^{2+} 通过非选择性离子通道进入细胞也是机械牵拉引发心律失常的机制。

异常自律性

在正常心脏，自律性只局限于窦房结和其他特殊的传导组织。心房和心室的工作心肌正常情况下不具有舒张期自动除极特性，即使是在长时间未受到传导冲动激动的情况下，也不会产生自发激动。虽然这些细胞也含有起搏电流 I_f，但要达到激动 I_f 通道的电位较窦房结和浦肯野纤维更负（$-120 \sim -170$ mV），结果在生理性膜电位时（$-85 \sim -95$ mV），I_f 不能被激活，心室肌不会产生自发除极。然而当上述细胞静息电位充分除极到 $-70 \sim -30$ mV 时，可产生自发舒张期除极及反复激动生成。这一现象称为除极诱发的自律性或异常自律性（见 e 图 3.1）。与之相似，浦肯野系统细胞正常情况下在较高膜电位出现自律性，当细胞膜电位降低至 -60 mV 或更低时会产生异常自律性，上述情况也会发生在缺血区域心肌。当浦肯野纤维稳态静息电位降低至更正的 -60 mV 水平，浦肯野细胞中参与正常起搏活动的 I_f 通道关闭并失去功能。自律性并不经正常起搏机制产生，而由异常机制产生。相反，窦房结、次级心房起搏点、房室结自律性增加均是正常自律性增加所致，目前临床还未发现其他机制[1, 9]。

细胞膜低电位并不是判定异常自律性的唯一条件，如果这一条件成立，则窦房结自律性也可以被认定为异常。因此，正常与异常自律性的显著区别是纤维膜电位从正常水平降低至足以引发异常电活动的水平。由于这个原因，房室结（膜电位正常情况下较低）自律性不属于异常自律性。

多个不同的机制可以在较低的膜电位水平促发异常起搏电活动，包括延迟整流钾通道的激活和失活、细胞内肌质网 Ca^{2+} 释放激活内向 Ca^{2+} 及 Na^+ 电流（通过 Na^+-Ca^{2+} 交换），以及 I_f 的参与。目前尚未明确哪种机制在诱发异常自律性的病理情况下发挥作用。

异常自律性产生的自发动作电位的升支可能是内向 Ca^{2+} 及 Na^+ 电流或两者共同形成。在舒张期电位波动于 $-70 \sim -50$ mV 时，反复电活动依赖于细胞外 Na^+ 浓度，Na^+ 通道阻滞剂可使其减弱或消失。在舒张期电位介于 $-50 \sim -30$ mV 时，大部分 Na^+ 通道失活，反复电活动依赖于细胞外 Ca^{2+} 浓度，L 型 Ca^{2+} 通道阻滞剂可使其减弱或消失。

具有异常自律性组织的内在频率是细胞膜电位的一种功能。细胞膜电位越正，自身频率越快。异常自律性不易被超速起搏所抑制。因此，窦房结频率偶尔减慢可使得具有异常自律性的异位起搏点发放冲动，即使之前没有较长的间歇。儿茶酚胺可以提高异常自律性的冲动发放，使主导起搏点从窦房结移向具有异常自律性的区域。

心肌细胞膜电位降低至诱发异常自律性的程度可受多种心脏疾病因素的影响，如心肌缺血或梗死。然而，细胞膜除极发生的情况下可影响异常自律性的产生。例如，在急性缺血时细胞外 K^+ 浓度升高，可降低细胞膜电位。然而，由于细胞外 K^+ 浓度的增加导致 K^+ 电导的增加（净外向电流），在工作心房、心室、浦肯野纤维不会出现正常或异常的自律性。

自身节律的超速抑制

窦房结抑制房室结及浦肯野纤维等次级起搏点，维持其主导节律可能受多种机制的影响。正常心脏窦性节律时，窦房结自身内在频率快于其他有潜在自律性的细胞，因此潜在起搏点在自发除极到阈电位之前已经被来自窦房结传导的激动所兴奋。窦房结较快的自发频率抑制其他起搏点自律性这一机制称为超速抑制。具有正常自律性的潜在起搏细胞因为被来自窦房结的激动反复除极，导致舒张期（4 相）除极被抑制。起搏细胞与其周围的非起搏细胞之间通过闰盘及缝隙连接的电紧张交互作用，可导致超极化并造成对其的抑制（图 3.3）

超速抑制的机制主要是 Na^+-K^+ 交换泵活性增高，后者是由于起搏细胞被比其内在自发频率快的除极频率驱动所致。在正常窦性节律（NSR）下，潜在起搏细胞被快于其自律性的频率除极，增快的除极频率导致细胞内 Na^+ 增加，Na^+ 随每一个动作电位进入细胞内。细胞内增加的 Na^+ 会刺激 Na^+-K^+ 交换泵，由于 Na^+-K^+ 交换泵为电紧张性（Na^+ 外流大于 K^+ 内流），跨细胞膜产生净外向离子流（超极化），使得细胞膜电位更负，从而抵消除极时 I_f 的进入以及使 4 相舒张期自动除极减慢。这可以有效抑制 I_f 使细胞除

极到阈电位，从而抑制上述细胞自发激动的产生。

当主导起搏（超速抑制）停止时，由于 Na^+-K^+ 交换泵降低细胞内 Na^+ 至正常水平时其继续产生外向电流，次级起搏点继续受到抑制。这种持续的 Na^+-K^+ 交换泵产生的外向电流是超速抑制后出现长间歇的主要原因，直到细胞内 Na^+ 浓度和泵电流达到足够低的水平使次级起搏细胞自发除极至阈电位水平。在长间歇期间，因为 Na^+ 被持续泵出而没有进入细胞，导致细胞内 Na^+ 浓度降低。被抑制细胞的自发频率仍低于它应有的水平，除非细胞内 Na^+ 浓度有机会降低。即使是在自发激动开始后由于自发除极频率缓慢，细胞内 Na^+ 浓度和泵电流仍持续降低，从而导致次级起搏点的自发频率逐渐增加。

窦房结本身对超速抑制也很敏感。在相同的频率下，超速抑制对窦房结的影响程度比次级起搏点的影响程度小。窦房结动作电位的上升期主要是由 L 型 Ca^{2+} 通道的缓慢内流引起的，仅有少量的 Na^+ 内流，这部分内流的 Na^+ 比其他起搏点如浦肯野纤维细胞产生动作电位的 Na^+ 内流量少。超速抑制一段时间后，窦房结细胞内 Na^+ 不断聚集和 Na^+-K^+ 交换泵的活动逐渐增强，导致超速抑制的程度逐渐减弱。随着 Na^+-K^+ 交换泵的活性增强，超速抑制的程度逐渐减弱。正常窦房结对超速抑制的相对抵抗性对保持其主要起搏点的地位相当重要，即使当窦房结的节律受到一过性外界因素的影响，从而由异位起搏点起搏时，它也很快能恢复自己的主导地位。而病态窦房结则很容易受到超速抑制，例如快慢综合征。

在细胞膜电位水平降低时，异常自律细胞和组织对超速抑制的敏感性比完全除极的自律性增高的正常细胞和组织差。引起异常自律性的自主舒张期除极的超速抑制程度与引起自律节律发生的膜电位水平直接相关。当膜电位处于低水平时，Na^+ 通道失活，快速内向 I_{Na} 减少，从而减少了超速抑制期的 Na^+ 内流，降低了对 Na^+-K^+ 交换泵的刺激。动作电位 4 期细胞膜极化程度越高，每次动作电位期间进入细胞内的

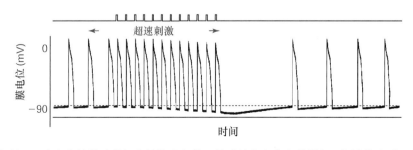

图 3.3 自律性的超速抑制。一个自发性激动的细胞被快速起搏，导致静息电位负值增加；起搏终止后，自发除极需要更长时间，并逐渐恢复至基础心率。虚线代表阈电位

Na^+就越多，产生的超速抑制就越明显。异常的自律细胞缺乏超速抑制，即使是短暂的窦性停搏也可能使慢于窦房结的异位起搏点夺获一次或者更多的心搏。然而即使在细胞充分除极至 I_{Na} 通道失活并限制了细胞内的 Na^+ 负荷时，由于细胞内 Ca^{2+} 负荷增加，依然能观察到超速抑制现象。这种 Ca^{2+} 负荷能激活 Ca^{2+} 依赖的 K^+ 通道（易于复极），也能促使 Ca^{2+} 通过 Na^+-Ca^{2+} 交换泵外流，并且将 Ca^{2+} 通道磷酸化，从而增加 Na^+ 负荷，使 Na^+-K^+ 交换泵的活性增强。细胞内 Ca^{2+} 负荷增加也能通过促进 Ca^{2+} 诱导的 Ca^{2+} 电流失活而减少 L 型 Ca^{2+} 通道的除极。

此外，超速抑制也是维持 NSR 的最重要机制，自律性起搏点对超速抑制的典型反应常被用来鉴别触发活动和折返。

自律性异常引起的心律失常

不适当的窦房结放电

这类心律失常主要有窦性心动过缓、窦性停搏、窦性心动过速以及呼吸相关的窦性心律失常。尽管不同的频率由窦房结内不同起搏点产生，但是上述心律失常是由于正常窦房结起搏点发放的频率的改变，而不是起搏点异位导致。造成这种心律失常的原因通常是因为自主神经功能对窦房结产生不同作用而引起的。

异位自主性逸搏心律

窦房结受损可使潜在起搏点发放激动，可发生在当窦房结超速抑制次级起搏点的心率明显下降，低于潜在起搏点自身心率时，或起搏与非起搏细胞之间的电紧张性抑制受到干扰时。

窦房结激动刺激次级起搏点的频率在某些情况下可降低，包括窦房结受损伴有自律性降低（继发于迷走张力增高、药物、窦房结自身疾病）、窦房传出阻滞、房室传导阻滞、异位并行心律。窦房结和房室结最易受迷走神经影响，其次为心房组织，心室传导系统所受影响最小。中度的迷走神经刺激可使起搏点移向心房，但重度迷走神经兴奋可抑制窦房结及房室结的传导，导致出现室性逸搏。

起搏与非起搏细胞之间的电紧张性抑制被干扰可使潜在起搏点按照自身频率发放冲动。失偶联可由次级起搏点周围组织纤维化或损伤（梗死）所致，或由于洋地黄导致细胞内 Ca^{2+} 增加使缝隙连接电导减少所致。窦房结受到抑制是起搏点移向异位的必要条件，异位起搏点不再受到失偶联的周围细胞的抑制，因为次级起搏点的内在频率仍低于窦房结。

加速的异位自主心律

加速的异位自主心律由次级起搏点正常自律性升高所致。这些潜在起搏点产生的频率快于其预期的自身频率，一旦超过窦房结频率，将成为主导节律，并超速抑制窦房结以及其他次级起搏点。自律性增高的潜在起搏点提前发放的冲动在正常节律中提早出现。相反，逸搏心律是由于超速抑制的消失，在正常节律中延迟出现。

自律性增高通常由交感神经张力增高所致，它可使潜在起搏细胞舒张期除极的斜率增加，超速抑制作用减弱。这种交感神经的作用可只局限于次级起搏点而对窦房结无影响。正常自律性增高的其他原因还包括阶段性的缺氧、缺血、电解质紊乱以及某些药物毒性。有证据表明在心肌缺血的亚急性期，交感神经系统张力增加可提高浦肯野纤维的自律性，使它们脱离窦房结的控制。

并行心律

并行心律是两个具有不同固定心率的起搏点相互作用的结果，并行心律起搏点可存在于心房或心室。潜在起搏点通过间歇性或持续性传入阻滞（窦房结起源的冲动由于被阻滞于潜在起搏点周围组织而不能使潜在起搏点除极）使其免于主导节律（通常为窦性心律）的超速抑制。

目前有多种机制解释异位起搏点周围的保护区，可能产生异常自律性的细胞膜除极电位水平能导致传入阻滞并引发并行心律。这可能是异常激动形成和传导异常共同作用导致的心律失常。然而这种阻滞必须是单向的，这样异位起搏点的冲动可以传出并使周围可兴奋组织除极。被保护的起搏点被称为并行心律灶。通常，在这种情况下被保护的自律灶按其内在频率发放冲动，两个冲动之间的间期是其内在频率的倍数（有时称为固定并行心律），因此在心电图上显性异位激动的联律间期穿梭游走在窦性心律基础上。因此传统心电图判定固定并行心律的标准是：①异位激动有变化的联律间期；②异位心律之间的间期是一个共同分母的单纯倍数；③存在融合激动。偶尔，并行心律灶也可表现为传出阻滞，这种情况下不能激活周围心肌[10]。

虽然并行心律灶受到保护，它不会完全不受周围电活动的影响，有效的电交通使得异位激动出现，也可使周围组织的节律活动电紧张性地影响起搏发放频率的周期（也称为调整的并行心律）。舒张期除极早期到来的电紧张性影响使并行心律灶延迟发放激动，作为结果，主导节律可拖带部分受保护的并行心律灶，并使其周期性以快于或慢于自身节律的频率发放冲动，并引起期前收缩，其方式依赖于调整的程度以及基础心率，偶尔类似于折返，并以固定联律间期出现。因此，恰当诊断调整的并行心律依赖于建立相性反应曲线，以证实窦房结激动跨越保护区的电紧张活动调整了异位起搏联律间期。

所有这些异常自律性的特征均可在心肌梗死跨壁区域存活的浦肯野纤维被发现，并在亚急性期导致室性心律失常。

异常自律性导致的心律失常

有迹象表明心肌梗死急性期的心律失常（加速的室性自主节律）与浦肯野纤维异常自律性有关，然而，异常自律性在慢性缺血性心脏病室性心律失常发生中的作用尚未明确。此外，从肥厚和衰竭心脏分离的单个心肌细胞表现出舒张期自动除极以及 I_f 增强等特点，提示异常自律性可能是心力衰竭和心室肥厚产生心律失常的机制[10]。

异常自律性也是房性心动过速、加速室性自主心律、室性心律失常的机制，特别是与缺血和再灌注相关。研究提示缺血边缘可产生损伤电流，可使周边的非缺血心肌除极，从而促发自发性室性心动过速。

虽然大部分临床心律失常是由于折返和触发活动所致，而非自律性，但正常及异常自律性可导致非自发机制引起的心律失常。自律性异常引发的期前收缩（早搏）可促发折返形成。心脏静脉快速自发性电活动可导致颤动样传导、折返以及心房颤动。

触发活动

触发活动是前一个或一系列激动引发的后除极使心肌纤维产生的激动。后除极是前一个动作电位 0 相后细胞膜电位的除极震荡。后除极可发生在动作电位复极的早期 [早期后除极（early afterdepolarization，EAD）]，或在复极完成后的晚期 [延迟后除极（delayed afterdepolarization，DAD）]（图 3.4）。当任何一种后除极强度达到激活再生内向电流的阈电位水平时，新的动作电位产生，即触发活动[1]。

与自律性不同，触发活动并不是自身产生的节律，相反，它是由前一个激动诱发（触发）产生。自发节律，可以在之前无电活动的情况下重新产生。

延迟后除极与触发活动

延迟后除极是发生在动作电位复极完成后的细胞膜电压震荡（发生在 4 相），延迟后除极瞬变的特点

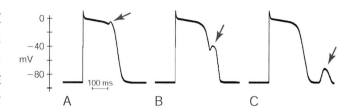

图 3.4　后除极分类：后除极如箭头所示。（**A**）浦肯野细胞动作电位伴 2 相早期后除极；（**B**）3 相早期后除极；（**C**）延迟后除极，发生在整个复极完成后

使其有别于正常舒张期自动除极（起搏），后者膜电位几乎单调地降低直至下一个动作电位产生。延迟后除极可能或不能达到阈电位，阈下延迟后除极不能产生动作电位或触发心律失常。当一个延迟后除极达到阈电位时，只能触发一个动作电位产生（图 3.5）。触发的动作电位也可引发下一个延迟后除极，后者能否达到阈电位决定是否触发下一个动作电位。第一个触发活动通常紧随一串触发动作电位，每一个都是前一动作电位的延迟后除极所致[10]。

延迟后除极的离子基础

延迟后除极可在多种情况下发生，此时细胞质及肌质网 Ca^{2+} 超载。在正常动作电位的平台期，Ca^{2+} 通过电压依赖的 L 型 Ca^{2+} 通道（I_{CaL}）内流，虽然 Ca^{2+} 内流较少并不足以导致收缩，通过 I_{CaL} 进入细胞的少量 Ca^{2+} 会通过开放的兰尼碱受体（RyR2，在肌质网膜的表面）触发肌质网（主要 Ca^{2+} 储藏）大

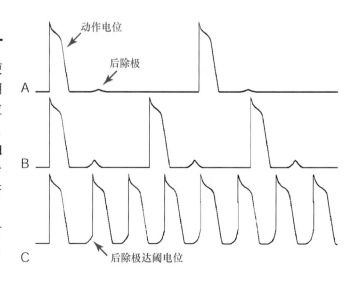

图 3.5　延迟后除极（**DAD**）的表现。（**A**）在缓慢心率时，延迟后除极可见于动作电位之后；（**B**）在较快心率时，延迟后除极出现时间稍早，并伴有幅度增加；（**C**）在更快心率时，延迟后除极出现时间进一步提前，并最终达到阈电位，导致持续性的驱动

量释放 Ca^{2+} 进入细胞，这一过程称为钙诱发的钙释放（calcium-induced calcium release，CICR）。在电舒张期，细胞内多余的 Ca^{2+} 通过肌质网或内质网上钙三磷酸腺苷酶（SERCA）重新回吸收至肌质网，SERCA 的活性受磷酸受磷蛋白控制。此外，一部分 Ca^{2+} 通过 Na^+-Ca^{2+} 交换体排出细胞外，以平衡由 I_{CaL} 进入细胞的 Ca^{2+}。反复的钙释放及重吸收循环为周期性的细胞内钙浓度增加及心肌细胞收缩后有序的心脏搏动提供了基础（图 3.6）[10-11]。

在多种病理条件下，肌质网内 Ca^{2+} 浓度在复极期可升至极高水平（Ca^{2+} 超载），这时肌质网在动作电位后继发地自动释放 Ca^{2+}，而非兴奋-收缩偶联的一部分。继发性的 Ca^{2+} 释放导致不适时的 Ca^{2+} 电流及收缩。自发性的 Ca^{2+} 波动可导致心律失常；它主要通过激活 Na^+-Ca^{2+} 交换体诱发 Ca^{2+} 依赖的细胞膜除极电流（短暂内向电流 I_{ti}）。细胞内 Ca^{2+} 增多可激活 Na^+-Ca^{2+} 交换（I_{Na-Ca}），3 个 Na^+ 交换 1 个 Ca^{2+}，电流方向依赖于细胞膜两侧 Na^+ 和 Ca^{2+} 的浓度以及电位的差别。在静息膜电位以及自发性肌质网 Ca^{2+} 释放期间，交换以前向模式进行（3 个 Na^+ 进入，同时 1 个 Ca^{2+} 排出细胞），从而产生净 Na^+ 内流，导

致短暂的膜电压震荡（延迟后除极）。一个或多个延迟后除极之后，由于 Na^+-Ca^{2+} 交换导致 Ca^{2+} 从细胞内排出，细胞质 Ca^{2+} 浓度下降，细胞膜电位停止震荡[12-13]。

当延迟后除极幅度较低（阈下延迟后除极），它们通常不明显或无临床意义。然而，在病理情况下（如心肌缺血、酸中毒、低镁血症、洋地黄中毒，以及儿茶酚胺水平增高），Ca^{2+} 介导的细胞膜除极幅度增加，并达到刺激阈电位（阈上延迟后除极），触发动作电位（称为触发活动）。如果这一过程继续，则触发快速持续心律失常。触发的动作电位当遇到具有易损机制的组织时可启动折返。

阈下延迟后除极达到阈值后产生的最主要影响是初始心动周期时间缩短，因为延迟后除极的幅度及频率均增加。因此自发性或起搏诱发的心率增快可以促进延迟后除极诱发的心律失常。

阈下延迟后除极通过使细胞膜部分除极、Na^+ 通道部分失活，以及在下一个动作电位（触发或非触发性）减少可用 Na^+ 通道，从而在心律失常的发生中发挥一定作用。最终导致局部兴奋性及不应期的离散，使组织易于产生单向传导阻滞和折返[14]。

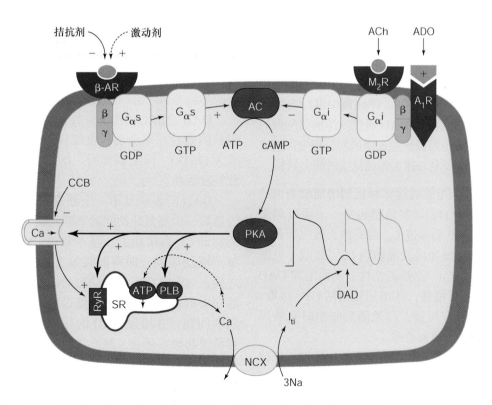

图 3.6　环腺苷酸（cAMP）介导触发活动始动及终止的信号转导示意图，见文章讨论部分，A_1R：α_1- 腺苷受体；AC：腺苷酸环化酶；ACh：乙酰胆碱；ADO：腺苷；ATP：三磷酸腺苷；Ca：钙；CCB：钙通道阻断剂；DAD：延迟后除极；GDP：二磷酸鸟苷；GTP：三磷酸鸟苷；$G\alpha i$：抑制性 G 蛋白；$G\alpha s$：刺激性 G 蛋白；I_{ti}：短暂内向电流；M_2R：毒蕈碱受体；Na：钠；NCX：钠-钙交换体；PKA：蛋白激酶 A；PLB：受磷蛋白；RyR：兰尼碱受体；SR：肌质网；β-AR：β 肾上腺素能受体。

（From Lerman BB. Mechanism of outflow tract tachycardia. Heart Rhythm. 2007，4：973）

延迟后除极的致心律失常作用

阈上延迟后除极可触发一个动作电位并产生触发活动，后者可产生局灶、非折返性心律失常（触发性心房及心室异位搏动或心动过速），或当其遇到具有易损机制的组织时，触发的动作电位可触发折返性心律失常的发生[12]。

阈上及阈下延迟后除极（DAD）都可潜在产生易损基质，通过使局部兴奋性充分降低使随后非触发性动作电位产生局部传导阻滞，从而促发折返形成。此外，在同一组织阈上及阈下DAD同时存在时，触发活动及易损基质的并存可直接导致折返形成。DAD可潜在生成促进折返形成的易损基质，以及始动折返性心律失常的触发活动。在一些区域，阈上刺激可触发动作电位，而在其他一些区域，阈下刺激可促发局部传导阻滞。一旦触发的动作电位传导到有传导阻滞的区域时，就可启动折返形成[14-15]。

DAD相关的触发活动目前被认为是心肌梗死、再灌注损伤、洋地黄中毒相关的快速性心律失常，以及某些特发性室性心动过速、遗传性离子通道病相关心律失常的主要机制。DAD较易发生于快速自发性或起搏心律，以及早搏增多时[9]。

洋地黄 洋地黄通过抑制Na^+-K^+交换泵引起DAD依赖的触发性心律失常，在中毒剂量时，这一效果可导致细胞内Na^+增加，并随后以反向模式促进Na^+-Ca^{2+}交换（3个Na^+排出，交换1个Ca^{2+}进入），从而使细胞内Ca^{2+}增加。洋地黄中毒时自发的加速性室性心律失常可能是DAD所致。洋地黄所致的触发性室性心律失常也可被快速起搏诱发，当中毒进展时，起搏诱发的成串反复心律失常的持续时间会延长。

儿茶酚胺 儿茶酚胺通过多种机制增加细胞内的Ca^{2+}超载而促发DAD，这些机制包括：①通过刺激β受体及增加cAMP而促进I_{CaL}的开放，最终导致经肌质网的Ca^{2+}电流增加以及细胞内Ca^{2+}超载（见图3.6）；②增加Na^+-Ca^{2+}交换的活性，从而增加DAD介导的触发活动的可能性；③增加肌质网Ca^{2+}摄取，导致肌质网Ca^{2+}储存增加，以及随后收缩时肌质网释放的Ca^{2+}增加；④增加心率。

交感神经兴奋可潜在导致心房及心室触发性心律失常，并且可能是运动相关或心肌缺血、心肌梗死时室性心律失常的机制。

心肌缺血 心肌缺血时细胞内Ca^{2+}增加与DAD及触发性心律失常相关。缺血心肌内溶血磷酸甘油酯增加，以及随后的Na^+和Ca^{2+}超载，目前被认为是

DAD和触发活动的机制，受损区域的细胞或梗死区存活的细胞具有肌质网自发释放Ca^{2+}的特征，这可以导致细胞内Ca^{2+}增高及触发活动。

基因突变 基因缺陷通过破坏肌质网在舒张期隔离Ca^{2+}的能力导致DAD。基因突变发生在心脏RyR2——心脏肌质网Ca^{2+}释放通道，已经在家族性儿茶酚胺敏感性多形性室性心动过速和心室颤动伴短QT间期综合征中被发现。细胞内Ca^{2+}受干扰以及DAD可能是上述综合征中心律失常的机制（图3.6）[16]。

药物 一些药物可通过多种机制抑制DAD诱发的触发活动，包括减少内向Ca^{2+}电流和细胞内Ca^{2+}超载（Ca^{2+}通道阻断剂、β肾上腺素受体阻滞剂）、减少肌质网Ca^{2+}释放（咖啡因、兰尼碱、毒胡萝卜素、圆弧偶氮酸）、减少内向I_{Na}电流（河豚毒素、利多卡因、苯妥英）。

延迟后除极的特点

DAD的幅度以及触发活动的可能性受动作电位发生时膜电位水平影响。DAD时细胞膜电位的降低也会导致Na^+通道失活及传导减慢。

动作电位的持续时间是DAD是否出现的决定因素。较长的动作电位，伴随有更多的跨膜Ca^{2+}内流，更易发生DAD。延长动作电位时程的药物（IA类抗心律失常药）可增加DAD幅度，而缩短动作电位时程的药物（IB类抗心律失常药）可降低DAD幅度。

DAD之前的动作电位数量也影响DAD幅度（一段长间歇后，单个动作电位仅跟随一个较小的DAD或无DAD）。持续刺激时，DAD幅度增加并最终导致触发活动。

DAD的振幅及第一个触发冲动与诱发触发活动的最后一个刺激冲动间的偶联间期，与启动触发冲动的驱动CL直接相关。基本驱动CL的缩短（即使是单个驱动周期，即期前收缩），除了增加DAD振幅之外，对于最后一个驱动的动作电位而言，可缩短最后一个驱动周期与第一个延迟后除极触发冲动之间的偶联间期，并增加DAD的频率。驱动CL明显缩短容易引起触发活动，触发活动可以自发（如窦性心动过速）或被起搏诱发。短刺激CL或期前收缩后膜电位处于除极状态的时间增加以及肌浆和肌质网中Ca^{2+}增加，可增加内向瞬时电流使后除极振幅增加，触发活动使电流更快达其最大振幅，减小触发冲动的偶联间期。反复除极可增加细胞内Ca^{2+}，这是因为反复激活了I_{CaL}。此特点有助于鉴别触发活动和折返活动，

因为快速刺激启动的折返冲动与前述正相反，即随着驱动 CL 的缩短，相对于最后一个驱动动作电位而言，第一个折返冲动发生较晚，因为折返通路中频率依赖的传导减慢。

通常，触发活动明显受到超速起搏的影响，效果取决于超速起搏的频率及持续时间。在儿茶酚胺依赖的触发节律时给予恰当时长及恰当频率的超速起搏，触发活动的频率减慢直至触发活动停止，这是由于动作电位数量增多使细胞内 Na^+ 增加，后者使电紧张性 Na^+-K^+ 交换泵活性增加。当超速起搏的频率不足以终止触发节律，它可导致超速加速（不同于自主节律时的超速抑制）。触发节律也可被单个期前刺激终止，虽然不如超速起搏终止常见。

早期后除极（EAD）与触发活动　EAD 是发生于动作电位时的膜电位震荡，并干扰了心肌细胞的规律性复极。EAD 表现为动作电位复极过程中的突然变化，使膜电压向除极方向改变[12, 17]。

早期后除极的离子通道基础

正常心脏复极依赖于动作电位平台期除极内向离子流与复极外向离子流的关键平衡。复极有内部冗余（复极储备）以对抗动作电位时程过长。动作电位平台期表现为细胞膜高阻抗（对所有离子的膜电导都降至较低水平），这期间没有电流流动。因此，复极或除极电流的微小改变都会对动作电位的时程和形态产生明显影响。正常情况下，动作电位 2 相及 3 相，净向离子流为外向。任何因素使净向离子流发生短暂内向移动都可能抑制或逆转复极（这种情况称为复极储备减低），并导致 EAD 及 EAD 相关心律失常。这样一种离子流的移动可源于外向（复极）离子流（这一时段主要是 K^+）减低，或内向（除极）离子流（这一时段主要是 Na^+ 或 Ca^{2+}）增强，或两者共同作用的结果。虽然复极储备的下降足以延长动作电位时程，但并不足以产生 EAD。多种原因能够产生致 EAD 的电压震荡，产生动态 EAD 震荡最关键的电流包括窗 I_{CaL}、晚 I_{Na} 及 I_{Ks}。此外，细胞内 Ca^{2+} 震荡或经 Na^+-Ca^{2+} 交换电流（I_{Na-Ca}）的 Ca^{2+} 内流延长也可促发 EAD[12]。

EAD 被分类为 2 相（发生在动作电位平台期）和 3 相（发生于复极 3 相）（图 3.4），2 相及 3 相 EAD 的离子机制以及它们诱发动作电位的升支是不同的。在 2 相的除极膜电压水平，Na^+ 通道处于失活状态，因此 I_{CaL} 以及 I_{Na-Ca} 是产生 EAD 的主要电流，L 型 Ca^{2+} 通道的电压稳态激活及失活呈现反向曲线，激活电压波动于 $-40 \sim 10$ mV（半激活电压约为 -15 mV），半失活

电压接近 -35 mV。当电压达到 0 mV 使其脱离失活状态时，产生稳态失活的 U 型电压曲线。稳态电压依赖的激活及失活关系的重叠定义了一种"窗"电流，后者接近动作电位平台期，在此期间可出现通道关闭和开放状态的转化。当动作电位复极到窗口区域时，I_{CaL} 增加并足以逆转复极，从而产生 EAD 的上升支（图 3.7）[11]。

Na^+-Ca^{2+} 交换是 3 个 Na^+ 交换 1 个 Ca^{2+}，方向取决于细胞膜两侧 Na^+ 和 Ca^{2+} 的浓度以及跨膜电位差。当以前向模式工作时，交换产生净向 Na^+ 内流，从而抵抗复极。窗 I_{CaL} 增加可以使 Ca^{2+} 流入细胞增多，会进一步以前向模式增加 I_{Na-Ca}，从而易化 EAD 的产生，并增加 EAD 触发动作电位的可能性。

当开放后，大部分 Na^+ 通道会迅速失活以抑制 Na^+ 的通过，并在整个动作电位平台期保持失活状态。然而，在病理情况下［3 型长 QT 综合征（LQTS）、心力衰竭、心肌病、缺血、药物］，在动作电位复极完成前 Na^+ 通道失活被延迟或被逆转后重新开放，产生一个小的残存内向 Na^+ 电流（称为晚 Na 电流），并在整个动作电位平台期持续存在。内向晚 I_{Na} 电流使复极缓慢并延长动作电位时程，因此促发 EAD。除了晚 I_{Na} 电流，增强的窗 I_{Na} 电流（由于延迟失活或电压依赖的激活与失活之间的移动）也会促发 EAD，晚 I_{Na} 和窗 I_{Na} 电流在 EAD 生成中的作用与窗 I_{Ca} 电流相似[17-18]。

传统认为与 DAD 不同，EAD 的产生不依赖细胞内 Ca^{2+} 增加；相反，动作电位的延长和除极电流的再激活是 EAD 产生的基础。更多近期实验证据表明以前未被观察到的细胞内 Ca^{2+} 负荷和 EAD 之间存在关系。动作电位延长时细胞内 Ca^{2+} 水平增加，这种情况又会增强 I_{CaL}（可能是通过 Ca^{2+}-钙调蛋白激酶激活），使动作电位时程进一步延长以及提供内向电流驱动 EAD 形成。由于动作电位时程延长产生的细胞内 Ca^{2+} 增加也会增加 DAD 的可能性。细胞内 Ca^{2+}、DAD、EAD 之间的关系可被一种理论解释，即 Ca^{2+} 负荷促发心律失常的心脏易感性，特别是暴露于延长动作电位的药物时。

发生在复极晚期的 EAD 在拥有正常静息电位的心房、心室、浦肯野纤维细胞膜电位低于 -60 mv 时产生。正常情况下，发生在动作电位 3 相复极的净外向电流使细胞膜电位逐渐向更负的方向移动。虽然资料较少，目前认为 Na^+-Ca^{2+} 交换电流以及可能 I_{Na} 电流参与了 3 相 EAD 的形成，但是，这一概念也受到有关研究的挑战，即 2 相 EAD 通过电紧张性相互作用诱发了 3 相 EAD，以及复极异质性相关的较大

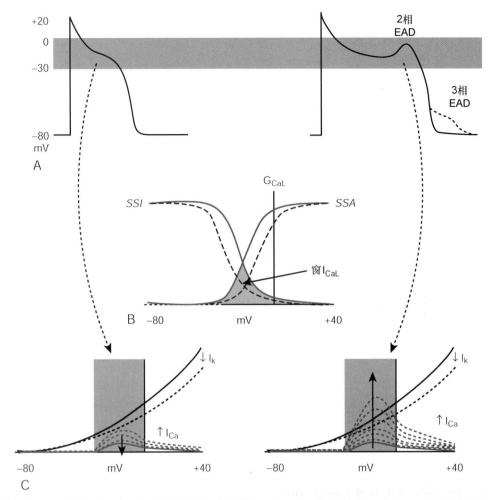

图 3.7 早期后除极（EAD）的机制。（**A**）正常动作电位（左侧），2 相 EAD（实线）及 3 相 EAD（虚线）的动作电位（右侧）。（**B**）图示 L 型钙通道电导（G_{CaL}）与膜电压（mV），显示 L 型内向钙电流窗（I_{CaL}；灰色区），在此部位稳态激活（SSA）与稳态失活（SSI）曲线重叠，一部分钙通道始终保持开放状态。虚线显示移动 SSA 及 SSI 曲线减少重叠的窗电流区是潜在干预治疗的靶点。（**C**）图示时间依赖的 I_{CaL} 再激活（灰色虚线）以及时间依赖的复极电流 I_K 的失活（黑色虚线）在动作电位复极期窗电压范围内的相互作用。对于正常动作电位（左侧），复极速度太快使得 I_{CaL} 增大速度不及 I_K；然而如果复极速度太慢，I_{CaL} 增长可超过 I_K，从而逆转复极并导致 EAD（右侧）。（From Weiss JN，Garfinkel A，Karagueuzian HS，et al. Early afterdepolarizations and cardiac arrhythmias. Heart Rhythm. 2010，7：1891-1899.）

的电压梯度对于 3 相 EAD 的形成非常关键[19-20]。

2 相及 3 相 EAD 诱发的动作电位的上升支也不同。2 相 EAD 触发的动作电位的上升支主要由 Ca^{2+} 电流介导，即使触发的动作电位不能传导，也可以明显增加动作电位复极时程的异质性（折返的关键机制），因为较之左心室心外膜和心内膜，EAD 容易发生于一些区域（浦肯野纤维、左心室中部心肌、右心室流出道心外膜）。由 3 相 EAD 触发的动作电位更容易发生于更负的膜电位，其升支由 Na^+ 和 Ca^{2+} 电流介导并且易于传导[21]。

在某些特定情况下，当 EAD 足够大时，细胞膜电位的降低可使净内向（去极化）电流增加，在第一个动作电位复极完成前触发第二个动作电位的上升支，触发的动作电位也可被另一个动作电位跟随，都发生

在平台期较低的膜电位水平或 3 相晚期较高的膜电位水平。持续的节律活动可由连续的数个心搏组成，终止于初始动作电位复极使膜电位回到较高水平时。当复极发生时，触发节律的频率减慢，因为频率依赖于膜电位水平。有时膜电位并未复极到较高电位水平，膜电位维持在平台期水平或介于平台期和静息电位水平之间。连续的节律活动可以在减低的膜电位水平持续，被认为是异常自律性的特点。然而，与自律节律不同，如果没有初始动作电位，就不会发生触发动作电位。

触发的动作电位传导的能力与触发动作电位发生时的膜电位水平相关。膜电位越负，可开放的 Na^+ 通道越多，在 0 相时流入细胞的 Na^+ 越多，传导速度越快。在平台期（2 相）以及 3 相早期较正的膜电位水平，大部分 Na^+ 通道仍处于失活状态，触发的动作电

位上升支主要由 Ca^{2+} 介导，因此触发电位的上升支较慢，能够传导的概率较小。复极离散度增大可以易化 2 相 EAD，触发心室传导反应。

早期后除极在心律失常中的作用

阈上及阈下的 EAD 均可造成不应期离散，并使组织易于产生折返。当 EAD 达到可产生传导的阈值时，就可在易损组织内产生可始动折返的触发激动。因此，依据细胞及组织的特点，EAD 可产生单纯的折返性心律失常、多个不断变换的局灶激动，以及两者同时存在[12, 22]。

EAD 产生的基本条件是动作电位时程的延长，在心电图上表现为 QT 间期延长。在某些获得性疾病（如心力衰竭）或遗传因素（如长 QT 综合征）导致复极相延长的情况下，EAD 随之发生。其他导致动作电位延长并产生 EAD 的情况包括电解质紊乱（低钾、低镁、酸中毒）、心动过缓、儿茶酚胺，以及 K^+ 电流阻断药[22-23]。

药物　药物是导致 EAD 相关心律失常的最常见原因。IA 类及 III 类抗心律失常药延长动作电位及 QT 间期，产生治疗效果时也经常促发心律失常。非心脏药物，如吩噻嗪类药、一些非镇静的抗组胺药、一些抗生素，也能延长动作电位，并促发 EAD 介导的触发性心律失常，特别是合并低钾及心动过缓时[24]。细胞外钾浓度降低会反常性降低心室肌细胞膜 I_K 通道（特别是 I_{Kr}），这一发现可以解释为什么低钾会延长动作电位时程并引发 EAD。值得注意的是，EAD 可被 ATP 依赖的 K^+ 通道开放剂（吡那地尔、色满卡林、rimakalim、尼可地尔）、镁、α 肾上腺素能阻断剂、河豚毒素、尼群地平以及缩短动作电位时程的抗心律失常药（如利多卡因、美西律）所抑制，α 肾上腺素能激动剂可促发 EAD[25-26]。

长 QT 综合征　EAD 介导的触发活动引发最典型的心律失常是多形性室性心动过速、尖端扭转型室性心动过速，可见于先天性或者获得性长 QT 综合征患者（见第 31 章）。虽然这些患者室性心律失常的原因尚未明确，明显的跨壁复极离散可产生促发折返的易损窗口。这些区域由于 EAD 产生的早搏，可始动并维持心动过速[12]。

器质性心脏病　器质性心脏病，如肥厚型心肌病和心力衰竭，可以使心室复极延迟——所谓电重构，并易于产生复极异常相关的心律失常。肥厚及心力衰竭时的复极异常可被同时伴随的药物和电解质异常进一步加重[27]。

早期后除极的特点

EAD 触发的心律失常表现为频率依赖性。一般而言，EAD 的幅度在心率减慢动作电位延长时增加。起搏增加心率可以缩短动作电位时程，从而降低 EAD 幅度。快频率刺激缩短动作电位以及抑制 EAD 的机制可能是延迟整流钾电流增加以及 Ca^{2+} 介导的 I_{CaL} 通道加速失活。一旦 EAD 在持续的驱动频率下达到稳态的幅度，任何增加频率的事件均可降低其幅度。因此，一旦出现单个提前除极，特别是与复极加速相关时，就会降低与提前动作电位相伴的 EAD 幅度；作为结果，早搏刺激不易导致触发激动。一个例外的情况是当室性早搏出现一个长的代偿间歇时，这时可促发 EAD，在 LQTS 部分患者中可能是尖端扭转型室性心动过速发生的原因。因此当自身心率减慢时，EAD 容易触发节律性活动，因为心动过缓可导致 QT 间期及动作电位时程延长（心动过缓或停搏诱发的尖端扭转型室性心动过速），相似的是，儿茶酚胺增加心率，减少动作电位时程及 EAD 幅度，尽管 β 肾上腺素能激动可增加 I_{CaL} 电流。

折返

折返的基本原理

在单个心动周期中，正常心脏激动结束后，起源于窦房结的电激动消失，下一个激动周期起源于新的起搏脉冲。由于心肌组织的不应期较激动周期长，整个心脏激动完成后生理激动自行消失，即激动通过心肌后因无处可去而湮灭。折返指的是单次激动扩布完成后不消失，反而在不应期过后继续激动心脏的情况。在病理状态下，激动波可被局部区域阻滞，围绕这些阻滞区域传导，重复经过激动周期起源位置，形成环形激动。此时，激动的波前并未消失，而是继续向可兴奋组织扩布，乃至激动整个心脏[10]。

折返性心动过速又称为折返激动、反复心动过速、环形运动、反复或回波搏动，是激动在一个环形通路中反复扩布，回到原点重新激动该部位的现象。折返一般被分为两类：①解剖性折返，即折返通路与基础组织结构关系明确；②功能性折返，即折返环路随机出现，无明确的解剖边界（图 3.8）。这种分类方法有一定的历史背景，而且有助于诊断，但两种折返可以同时出现，共同参与许多基础的生物物理机制[28]。

Mines 等提出的折返三要素仍被大家接受：①单向阻滞是折返启动的基础；②激动波沿折返环路单向传导，重新回到起源点，再次沿同一路径传导；③当传导路径被切断或临时阻滞后，心动过速终止。表3.1中列出了电生理实验室用来验证或识别折返性心动过速的12项条件。

折返发生的条件

折返基质

折返性心动过速的启动与维持需要心肌组织与邻近组织或旁路有不同的电生理特性、传导、不应期，且环路的近端、远端连接形成环路。折返环路可以是静态的，也可以在心肌基质内移动。

折返环可以是解剖性结构，如浦肯野纤维或旁路形成的纤维环路，或是功能性环路。功能性环路的出现、大小、形态取决于折返波前所在心肌组织的电生理特性。折返环也可以是解剖性折返通路和功能性折返通路的结合。参与折返激动的心肌组织可以位于心脏的任何一个部分。折返环路可能大小、形态不一，可涉及不同类型的心肌细胞（如心房、心室、结区、浦肯野纤维）（图3.9）

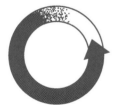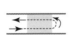

解剖性折返 　　功能性折返 　　反折折返

图 3.8　折返模式图　实心区域是完全处于不应期的组织，斑点区域为处于相对不应期的组织。解剖性折返中，环路取决于心脏的结构或瘢痕；在等待下一个激动周期的时候，折返环路中完全恢复可兴奋性的部分能被激动。然而，在功能性折返中，折返频率可以非常快，且仍能允许整个折返环恢复可兴奋性

框 3.1　折返性心动过速的诊断标准
1. 标测提示激动单向围绕连续的环路
2. 连续激动标测与心动过速相关
3. 单向阻滞与折返的启动相关
4. 期前收缩可以启动或终止心动过速
5. 心律失常的启动取决于起搏部位
6. 诱发的期前刺激的偶联期与至第一个心动过速搏动的间期呈负相关
7. 期前收缩可以重整心动过速，期前收缩的偶联间期与心动过速第一个搏动或回归搏动周长之间呈负相关
8. 期前收缩与心动过速的波形融合，其后出现重整
9. 一过性拖带（体外超速起搏，能进入折返环路和夺获折返环路，导致心动过速频率与起搏频率相同，波形为融合波）
10. 期前刺激可突然终止心动过速
11. 心动过速的启动依赖于折返环路中关键缓慢传导区
12. 与折返被证实为唯一心动过速机制的实验模型类似

中心阻滞区

折返的维持需要波前围绕一个中心不可兴奋组织旋转。没有中心阻滞区，兴奋的波前不会避开可兴奋组织中心传导，而是经捷径直接穿过可兴奋区到达激动起源部位。如果波前到达足够早，激动起源部位的组织仍处于不应期，折返激动就不会发生。

同样，中心阻滞区可以是解剖性、功能性，或者是两者的结合。解剖性阻滞区是指折返环中心的非传导介质，如典型心房扑动中的三尖瓣环。功能性阻滞区是由原本可兴奋的组织出现传导阻滞而形成。功能性阻滞的中心区域在折返环启动时产生，形成阻滞线，极有可能是由于不应性导致的。当折返环形成时，由于循环激动的波前反复传导至中心阻滞区，使得此区域一直处于稳定的不应期。一些心房扑动模型中报道了解剖性和功能性中心阻滞区的并存，如一个或两个腔静脉开口处的解剖学阻滞区，以及与一个或两个腔静脉开口相连接或毗邻的功能性阻滞区。此外，解剖学阻滞线可以发生功能性延伸，进而成为发生折返的关键基质。某些情况下，先天性心脏病手术右心房切口的阻滞区会向单侧或双侧腔静脉出现功能性延伸，形成心房扑动产生和维持的基质。

单向传导阻滞

心肌组织的电生理异质性可以产生一过性或永久性单向阻滞，这是启动折返环所必需的。激动波前沿基质的扩布必须遇到单向阻滞，否则传导沿激动折返环双侧传导就会相互碰撞而湮灭。

缓慢传导区

在折返环路中，激动的波前必须遇到可兴奋细胞，否则心动过速就会终止。因此，折返得以持续，激动波前到来前就必须有可兴奋组织。换言之，最初兴奋过的组织必须要在激动波前再次到来前恢复兴奋性。因此，波前在一支传导通路中的传导应足够慢，以便单向阻滞的近端组织有足够的时间恢复兴奋性（部分或完全可兴奋），即折返环路的长度一定要等于或超过折返波长（见后）。足够长的折返通路、一支通路部分或完全的缓慢传导、不应期应足够短，都是促进折返形成的因素。

关键组织质量

随机折返的另外一个条件是需要有一定量的组织（关键组织量）来维持一个或多个同时存在的循环折返波前。因此，在非常小的、正常哺乳类动物的心脏中，维持持续的心室颤动是不可能的。同样，在完全

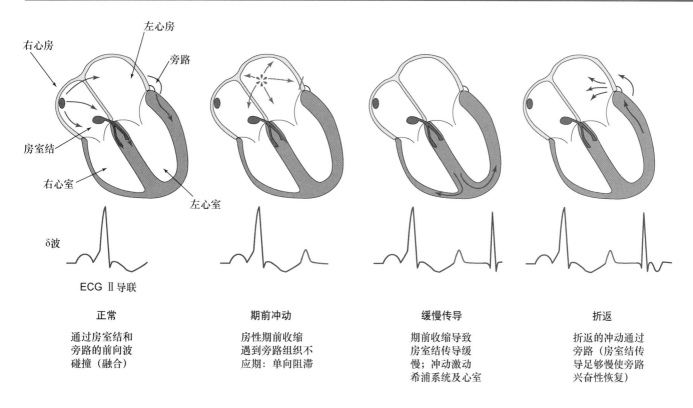

图 3.9　（见书后彩图）WPW 综合征中的折返

正常的人类或较小的哺乳动物心房，维持心房颤动也是很难的。

启动触发条件

折返激动大多需要启动触发条件，以到达必要的电生理状态。具有适当的潜在基质的患者通常不会发生无休止的心动过速，因为触发和维持心动过速的不同电生理机制可能不会同时出现。然而当以下条件具备后，就足够触发折返性心动过速，如心脏自主神经及心率改变、心肌缺血、电解质及酸碱度异常、期前收缩。

触发条件常常是折返所必需的，它能促成一个或多个折返所需的状态。例如，期前收缩导致缓慢传导及单向阻滞，这经常会导致折返性心动过速。心肌组织被前一个激动兴奋后，如果没有足够的时间恢复兴奋性，期前收缩达到潜在折返环的某个部位时可能也足够提前，就会发生单向阻滞。另外，在潜在的折返环路的另一支传导通路中，激动波前的提前到达可引起缓慢传导。激动在潜在折返环一支通路传导时间的增加，为另一支单向阻滞通路的兴奋性恢复赢得了时间。值得注意的是，引起期前收缩的机制不同于引起折返性快速心律失常的机制。期前收缩可能是自律性或触发活动引发的。

折返环的类型

解剖性折返

在解剖性折返环中，不可兴奋的解剖屏障构成了环形通路，导致了周长和位置都固定的折返环。因此，该折返环的特性取决于该解剖环路的特点[10]。

当激动波前围绕解剖屏障分裂为两支时，激动沿一支下传，另外一支阻滞，产生折返运动，导致折返性心动过速。心动过速的频率取决于波长及折返通路的长度。解剖性折返的启动及维持取决于波前传导速度和阻滞不应期。只要激动波后面处于不应期的组织，即所谓的"激动波长"小于整个解剖环路的长度，那么在前一个波的波尾和下一个波的波前之间就存在一个可兴奋区域，即所谓的"可兴奋间隙"。本质上，包含可兴奋间隙的环形激动是稳定的；激动可以围绕该折返环以固定频率持续数小时。如果波长超过折返环总长度，那么激动波前就会在传导过程中遇到尚未恢复兴奋性的心肌组织而湮灭。如果波的波前遇到部分恢复兴奋性的前一个波前的波尾，就会出现一种中间状态的特殊情况，表现为折返周长不稳定，折返环较复杂。相对来说，解剖性折返的可兴奋间隙更长一些[10]。

解剖性折返环路的折返较为规则，例如房室旁路引起的房室折返性心动过速、房室结折返性心动过速、心房扑动、起源于希氏束-浦肯野系统的室性心动过速（束支折返性 VT）及心肌梗死后的室性心动过速。

功能性折返

功能性折返依赖于心肌的电生理异质性，而不依赖于解剖环路（即没有解剖屏障或解剖传导路径的参与）。该电生理异质性包括可兴奋性、不应性及传导速度的离散性，以及心肌各向异性传导的特点[29]。

典型的功能性折返环路通常很小、不稳定；折返激动的波前可以碎裂，导致其他部位的折返。功能性折返导致的心动过速的位置和涉及范围不固定。围绕功能折返屏障的主导环的周长可小至 6～8 mm。功能性折返环通路中有效冲动刚好足以激动仍处于相对不应期的组织。由于冲动的传导经过了不应期部分恢复的组织，因此其传导速度减慢。这种形式的功能性折返环有一部分可兴奋间隙。折返的周长明显依赖于所经过组织的不应期[29]。

功能性折返环的发生机制包括主导环介导的折返、各向异性折返、螺旋波折返。功能性折返可以是规则的折返（折返环固定于同一部位）或随机折返（折返环的位置及大小不固定）。当主导环引起颤动样传导时，可发生随机折返。

主导环概念 为了解释单个功能性折返环路的特性，Allessie 等构建了主导环的概念（图 3.8）。其假设波在没有解剖学屏障的组织中旋转，波前与其处于不应期的波尾相连接，在处于部分不应期的组织中穿行。波前与波尾的相互作用决定了功能性折返的特性。在此模型中，功能性折返冲动围绕不可兴奋组织或不应期中心扩布或在不同电生理特性的纤维中穿行。处于折返环中心的组织由于不断受到波前的激动而维持不应性状态。启动折返的期前收缩在处于不应期的纤维中被阻滞，沿着不应期较短的纤维传导，最后折回到最初发生阻滞的地方。此时，该处兴奋性已经恢复。冲动可继续绕着中心阻滞区扩布，中心阻滞区由于受到循环波前及其子波的不断刺激而保持不应期状态。中心区阻滞是一个功能屏障，能防止激动跨折返环扩布[12]。

主导环是指"冲动可维持环形运动的最小通路"，而"其波前刚刚可以激动前方处于相对不应期的组织"。因此，"环形运动的波前持续刺激前方的波尾"，折返环长度等于波长，一般没有完全可兴奋间隙。因为波前在处于相对不应期的组织扩布，其传导速度较慢[29]。

折返波的传导速度及长度取决于处于部分相对不应期的组织的可兴奋性以及波前的激动作用；而后者

受动作电位幅度及上升支速度的影响，也受到组织的被动电特性的影响（如缝隙连接的电导）。由于缺乏完全可兴奋间隙，这类折返不容易被重整、拖带或被期前刺激及起搏终止。心房颤动及心室颤动的潜在机制可能就是主导环折返，某些急性心肌缺血引起的室性心律失常也可能源于此机制。

各向异性折返 各向异性指的是各个方向的传导速度不一致。各向异性是心肌的正常特性，与电冲动沿纵向及横向传导速度的差别有关。这是因为心肌纵向与心肌纤维束长轴平行，电阻率比横向低。相邻心肌组织排列的各向异性导致了电冲动在心肌中各个方向的传导速度及复极特性不一致（见后述），引起冲动的局部阻滞及传导延迟，为折返创造了条件。

与主导环折返的功能特点不同（膜电位的局部差异可引起邻近区域不应期的差异），功能性折返环受到心肌纤维方向排列的影响。纤维排列方向不同，冲动在其中扩布产生的轴向阻力也不同。在单纯功能性折返环中，单向阻滞和缓慢传导的原因是心肌纤维的各向异性和电冲动的不连续扩布性导致的，无需心肌细胞膜电位特性的变异，即不需要局部不应性的差异和静息/动作电位的减小。

因为电传导速度的方向有差异，各向异性环路通常是椭圆形或矩形的。椭圆形的长轴为快速的纵向传导方向，功能阻滞区的中心线平行于纤维长轴。该形态的折返环路比圆形环路（主导环）小。各向异性导致的折返环也可发生于无明显解剖学通路的情况，被称为功能性折返。

各向异性折返环常在固定的位置，导致有规律的折返。各向异性的程度（纵向与横向传导速度的比值）在心脏不同区域有所差别。当电冲动以垂直于纵轴方向传导足够慢时，才可能出现折返。各向异性折返环需要一个可兴奋间隙来维持其稳定性，这一点与主导环功能性折返环不同。可兴奋间隙由传导速度的突然减慢和激动波长的缩短导致，发生于折返冲动由纵向快传导方向转至水平慢传导方向或由水平缓慢传导转至纵向快速传导的转弯过程中。各向异性传导通常是由期前刺激引起的，期前刺激可阻滞于长轴方向，之后由于轴向阻力的作用沿垂直于纤维的方向缓慢扩布（见后述）。

各向异性折返可能是心肌梗死愈合后心外膜区域持续性室性心动过速发生的基础。此处存活的心肌组织之间穿插着岛状的纤维结缔组织，使肌纤维束沿着纵轴方向分开，且侧-侧缝隙连接的密度降低，产生非均一的各向异性传导。

8 字折返　8 字折返或双环折返模型有两个同时存在的激动波前，以相反的方向转动，一个顺时针转，一个逆时针转，均围绕一个长的功能传导阻滞线，在阻滞远端连接。然后，波前突破阻滞弧，再激动阻滞线近端的组织。于是，单个阻滞弧分为两个，折返激动继续以两个波前的形式，围绕这两个阻滞弧分别双向扩布。这种折返可见于心房肌及心室肌[12]。

8 字折返也常发生于具有低兴奋性共同通道的两个相邻解剖障碍区。激动从关键峡部传出后分别沿顺时针和逆时针方向在两个解剖障碍区折返传导后汇集于缓慢传导区的另一端，继而经过关键峡部从共同出口传出，开始新一轮的折返（图 3.10）。

反折　电冲动的反折是另一种特殊的折返，指激动沿一条线性组织（肌小梁或浦肯野纤维）传导，再沿原路折回，不需要一个环路（图 3.8）。这种情况下，动作电位前传，但并不穿过非激动区。随后激动被动扩布（即不诱发动作电位）通过不可激动区至传导通路的远端。如果不可激动区足够小，而电流幅度足够大，非激动区远端的组织就会被延迟激动（即诱发动作电位）。通路远端动作电位会产生电流，通过不可激动区域到达近端。如果通路近端兴奋性很快恢复，该电流可能足够导致近端产生第二次动作电位，其传导方向与第一次动作电位相反，因此表现为不可激动区域将前一次动作电位反折回来。

近期还发现了一种不同类型的反折模型（扩张型反折），激动的波前通过狭窄的缓慢传导区扩布至远端，引起更多的细胞兴奋。这种"源-库失衡"导致电流方向翻转，远端组织的延迟除极成为兴奋源头，刺激近端组织产生动作电位[1, 32]。

由于反折可以发生在小至 1～2 mm² 的组织内，其可表现为局灶激动。即使对发生反折的组织区域使用极高空间分辨率来标测，也较难发现这种机制导致的心律失常。反折可能对心脏早除极有所作用，也可能诱发室性心动过速（VT）、心室颤动（VF）等致命性心律失常。

2 相折返　正如第 1 章所讨论的，心室壁各层心肌细胞表达的离子通道水平的不均一性是其动作电位时程和形态不均一的基础。跨壁瞬时外向 I_K（I_{to}）通道分布不均一，心外膜显著多于心内膜，相比于心内膜，心外膜动作电位时程短和复极 1 相明显顿挫，形成"尖峰和圆顶"形态。复极早期（1 相和 2 相）跨膜电压梯度的不同形成了体表 ECG 的 J 点（图 31.9）。显著的外向电流增加，继发于内向电流（I_{Na} 和 I_{CaL}）的减少和（或）外向 I_K（I_{to}、I_{Kr}、I_{Ks}、I_{KACh}、

I_{KATP}）的增加，均能导致心内膜和心外膜间的跨膜电压梯度和复极离散度增加，导致动作电位平台期部分或完全丢失。心室肌内不同类型的离子通道及其分布区域决定了其特殊的表型（包括 Brugada 综合征、早期复极综合征、低体温导致的 ST 段抬高和心肌梗死导致的 ST 段抬高）[10]。

这种情况下，在动作电位 2 相平台期，激动从复极延迟区域（心内膜、中层心肌）扩布到复极完成区域（心外膜），导致局部反复激动（2 相折返），并形成间期很短的期前收缩，容易诱发 VT 或 VF（见图 31.10）。

螺旋波（转子）活动　主导环的概念是基于冲动在一维组织内单向扩布，形成一个闭合环路。这种概念在理解折返激动机制方面是一个重大突破。但单纯上述这些认识并不能完全描述波在二维或三维心肌组织的运动[10, 33]。

螺旋波主要描述的是二维空间中波的折返。螺旋波在三维中的表现被称为"卷轴波"。螺旋波的中心被称为"核心"，由于螺旋波头端为螺旋轨迹，因此核心在三维中的分布呈线状。"转子"最初描述的是旋转的起源点，而螺旋波是指波从旋转起源点发出后的形态（即弧形）。在很多文献中，这种差异已经混淆。文献中用的术语有转子、旋涡、反射波[12, 34-35]。

二维、三维波的扩布需要波前的卷曲，这种卷曲无法在一维情况下形成（图 3.11）。激动波前的卷曲

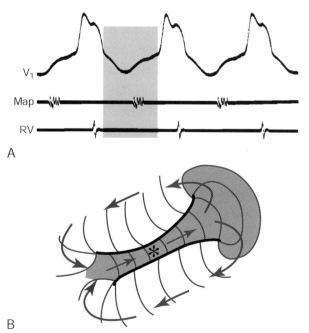

图 3.10　8 字折返。（**A**）瘢痕相关室性心动过速的左心室（Map）及右心室（RV）标测电极记录的腔内电生理图。（**B**）模式图展示了瘢痕或其他屏障共同形成了一个中间共同通路（箭头和星号所示），激动沿该通路扩布，经瘢痕（屏障）外缘绕回。阴影表示舒张中期电位（**A**、**B**）

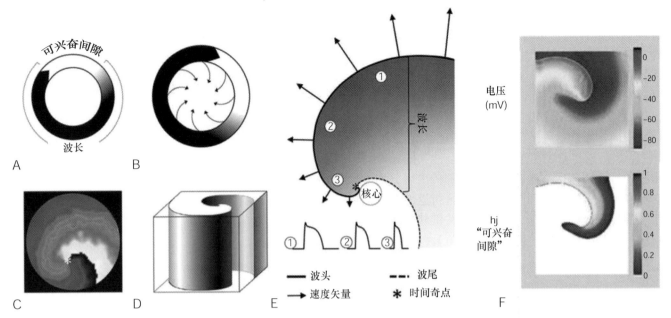

图 3.11 （见书后彩图）**转子与螺旋波基本概念** （**A**）围绕环形解剖阻滞区的折返原理图：波长（黑色）短于折返路径长度，允许完全可兴奋间隙存在（白色）。（**B**）主导环中，冲动围绕功能性不应期的组织扩布。（**C**）二维螺旋波色相图：转子头端位于中心（星号）。（**D**）三维卷轴波模式图。（**E**）螺旋波快照：核心区电紧张效应导致传导速度（箭头）、动作电位时程（1、2、3 三个位置分别表示）和波长［波前（实线）至波尾的长度（虚线）］降低。在接近转子处，传导速度下降、波前卷曲变得更明显，达到时间奇点时波前与波尾相遇（星号）。（**F**）电脑模拟折返：上图为电脑采用人心房离子数学模型，模拟心房颤动患者二维平面中跨膜电压分布的快照；下图为折返过程中钠电流（hj）的非活跃变量快照。（From Pandit SV，Jalife J. Rotors and the dynamics of cardiac fibrillation. Circ Res. 2013，112：849-862.）

会影响到"源–库平衡"，呈凸面的波前兴奋来源会小于兴奋的扩布范围，而呈平面的波前能达到"源–库平衡"。因此，平面波前比凸面波前扩布得更快。随着波前卷曲程度的增加，传导速度下降；卷曲程度达到一定值，扩布就会消失。由于凸面波前的最大传导速度永远不会超过平面波前，且折返周期在一个稳定折返波的前提下会持续存在，因此传导速度肯定会从外周速度下降到中心螺旋波的速度。此时，所有的旋转波在激动扩布过程中都会呈现卷曲形[19]。

螺旋波的卷曲程度会逐渐增加（传导速度逐渐减小），直至到达螺旋波的中心。在螺旋波中心，卷曲的程度达到临界值，形成一个奇点（转子），调节整个折返波的活动。在奇点处，极度的卷曲导致其他激动不能侵入。因此，转子会在心肌内围绕一个不可兴奋核心高速旋转，以螺旋波的形式主导其周围的电活动[28, 34-35]。

二维的波在遇到解剖或功能屏障的尖锐边缘时，会碎裂成两个或更多的子波（又称涡流脱落）。在碎裂的过程中，螺旋波经常会发生明显卷曲。由于卷曲明显，波碎裂的末端沿着复杂的轨迹缓慢传导到周围的心肌中。波会从中心向周围组织扩布形成螺旋波。如果螺旋波遇到不可兴奋组织，就会碎裂成子波。随着旋转频率的增加，转子周围的螺旋波碎裂就会增加，

此时就会出现复杂的折返。多重卷曲的螺旋波分裂成子波，或发生湮灭，导致紊乱的电活动[28, 30, 34]。

由于转子的缓慢激动不依赖于相对不应期心肌的传导，因此会出现可兴奋间隙。与主导环介导的折返和各向异性折返的传导异质性或中心阻滞区（功能性或解剖性）导致的折返不同，此类功能性折返激动不需要任何的不应期异质性。折返所需的异质性可以来源于之前存在的激动波或者激动过后心肌的恢复期。不应期的异质性不是折返激动所必需的，即使正常的心肌也会存在一定的异质性，这种各向异性与解剖学屏障会影响转子的时空特点。转子中心区不可兴奋，就会与周围心肌产生电压梯度，对转子核心附近的可兴奋细胞复极产生持续的影响，缩短动作电位时程[28, 35]。

当处于首次激动恢复期的心肌达到一定的兴奋性并遇到第二次激动后，转子就可以发生。受到电生理（如波长）和解剖（如纤维化）特性的影响，转子可以是静止的，也可以向其他部位迁移。有时，转子会离开原来的位置迁移到一个解剖屏障，然后继续维持[28]。

心房中的折返激动、心室颤动、室性心动过速都可能与二维和三维转子波的卷曲有关[19]。单形性 VT 可能是螺旋波锚定于心室肌的某一部位导致的。而多形性 VT，如 LQTS 时的尖端扭转性 VT，可能与螺旋波在

心肌中的迁移有关。VF 是螺旋波在心脏中最复杂的表现形式。主导 VT 的单个螺旋波破裂后，形成多个小的螺旋波，不断地湮灭、再现，就会导致 VF[34-36]。

折返环的可兴奋间隙

波长的概念

波长是兴奋波前在扩布过程中由于传导速度和不应期的存在导致的。波长决定了在一定不应期持续时间的前提下，冲动可以传导的距离。产生折返的条件是波长必须短于折返环的长度；也就是说波前的组织必须有足够的时间恢复兴奋性，波才能沿着折返环持续传导。减慢传导速度或缩短不应期会导致波长缩短、可兴奋间隙增加。

在绝大多数传导速度正常、均一的潜在传导路径中，波长都足够长，不会导致折返激动。因此几乎所有临床常见的折返性心律失常的折返环上，都至少有一个缓慢传导区。缓慢传导区的存在导致波长短于折返环，才能允许折返发生。

波长可以帮助预测心律失常的可诱发性。传导速度低或不应期短会导致波长缩短、折返所需组织量下降，促进折返的启动和维持。相反，传导速度加快或不应期延长，波长会变长，就需要更多的组织来维持折返。如果不能形成大的环路，心动过速就不会产生或维持。

可兴奋间隙

折返环路的可兴奋间隙是指在波前和波尾中间的可兴奋心肌组织的区域，该区域的心肌脱离了不应期，可以被重新激动（图 3.12）。

可兴奋间隙需要被折返波前激动的心肌重新恢复兴奋性。完全可兴奋间隙指的是折返环中存在一段路径，使得波尾不会影响到波前的传导速度（即不存在

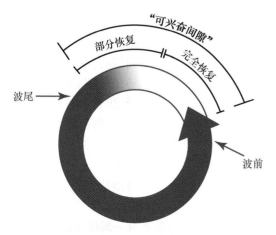

图 3.12 解剖学折返环中组织恢复的可兴奋间隙

首尾干扰）。部分可兴奋间隙指的是折返环中的一段路径存在首尾干扰作用，但该路径仍然可以被局部激动夺获。可兴奋间隙指的是折返环中的一段长度，而完全或部分可兴奋间期指的是折返环中某段完全或部分恢复可兴奋性的时间段（图 3.12）。

有两种测量可兴奋间隙的方法。空间上的可兴奋间隙是折返环波前组织可兴奋的一段距离（mm）。而时间上的可兴奋性是指波前至波尾可兴奋的一段时间（ms）。受下一次折返到来的时间影响，可兴奋间隙可以是部分或完全可兴奋。由于波长会受到传导速度、不应期的影响，因此空间可兴奋间隙的大小、时间可兴奋间隙的时长会因为所处折返环的位置不同而有所区别。

不同类型折返环的可兴奋间隙特点不同。许多解剖依赖的折返环可兴奋间隙较大，有可能存在完全可兴奋区。主导环介导的功能性折返环一般只有非常小的可兴奋间隙，只有部分可兴奋区。一部分功能性折返环可能也存在完全可兴奋间隙（如各向异性折返环）。心房颤动、心室颤动和心房扑动是功能性折返环或螺旋波导致心律失常的例子，这些心律失常会有可兴奋间隙产生。折返环中激动扩布速度的改变会导致可兴奋间期和可兴奋间隙的关系复杂化。

可兴奋间隙的存在与否及其程度对折返环有重要意义。如果存在可兴奋间隙，通过局部或远场刺激可以改变折返性心动过速的频率。可兴奋间隙越长，期外刺激越容易进入折返环、重整心动过速。如果可兴奋间隙非常小，就很难通过期外刺激终止心动过速。此外，可兴奋间隙可以影响药物对折返环的作用。存在部分可兴奋间隙的功能性折返可能对延长复极期、不减慢传导的药物反应更敏感。而可兴奋间隙很大的解剖性折返对减慢传导的药物更敏感。

可兴奋间隙会影响折返性心律失常的特征。主导环的波前一般会在刚刚恢复兴奋性的心肌中传导，此时仅有非常小的部分可兴奋间隙。因此主导环折返引起的心律失常存在固有的不稳定性，通常会短时间内终止或转为颤动。另一方面，解剖和非均质的各向异性折返环的波前通常不会在刚刚恢复兴奋性的心肌中扩布，导致可兴奋间隙很大。这种特性有助于此类折返环路的稳定。

折返性心动过速的重整

定义

重整是期前刺激与心动过速的相互作用，导致此次激动提前（加速）或下一次激动延迟。期外刺激后

恢复原始节律前有一个不完全代偿间期。无论使用的是单个还是多个期外刺激，折回的心动过速波应该和心动过速有相同的形态和周长。重整现象可以通过比较期外刺激间期和心动过速周长来识别。如果与 2 倍心动过速周长（tachycardia cycle length，TCL）不同（单次期外刺激时），或与 3 倍 TCL 不同（两个期外刺激时），那么心动过速就发生了重整[37-38]。

心动过速期间引入单个期外刺激（S_2），如果心动过速未被终止，会产生一个回归周长（S_2X_3）（图 3.13）。如果 S_2 不影响心律失常起源灶，那么偶联间期（X_1S_2）加回归周长（S_2X_3）就等于 2 倍的心动过速周长[$2\times(X_1X_1)$]，即出现完全代偿间期。如果短于完全代偿间期，就会出现重整。此时从体表心电图来看，$X_1S_2 + S_2X_3$ 就会短于 $2\times[X_1X_1]$。在测量回归周长的时候，也应该考虑 TCL 的不稳定性。考虑到 TCL 的不稳定性，回归周长至少缩短 20 ms 才能考虑为重整。

当使用多个期外刺激时，应用自发心动过速周长减去偶联间期，以校正相对提前度。

如果要重整折返性心动过速，刺激的波前必须抵达折返环，遇到折返环路中的可兴奋组织（即进入可兴奋间隙），与前一个心动过速逆向波碰撞，并继续沿正向扩布，提前从出口出来，使心动过速持续（图 3.14）。如果期外刺激遇到完全可兴奋的组织，刺激的波前提前达到入口，则可重整心动过速，这多见于可兴奋间隙较大的折返性心动过速。如果组织处于部分可兴奋状态，刺激的波前将会碰到折返环正向传导

方向的某些传导延迟；这多见于可兴奋间隙较小或仅部分可兴奋的折返性心动过速，或见于刺激波前达到足够早的时候（图 3.14）。下一个心动过速搏动的提前程度取决于期外刺激的提前程度及传导在折返环中减慢的程度。因此重整的心动过速可以提前、准时或延迟出现[37-38]。

期外刺激与之前的心动过速冲动发生逆向碰撞时，在折返环中发生正向阻滞，心动过速终止（图 3.14）。当期外刺激在相对不应期早期进入折返环的时候可出现这种情况；因为冲动遇到绝对不应期组织，不能正向扩布。在逆传方向，冲动遇到不断恢复的组织可以扩布，直至遇到循环的波前，终止心律失常。

重整并不需要起搏点在折返环路内，但起搏点与折返环路越近，单个刺激的提前程度就越小，可以到达折返环，而不会与折返环中出现的波相碰撞而被湮灭。期外刺激能够重整折返性心动过速的最长偶联间期将取决于心动过速周长、心动过速可兴奋间隙长

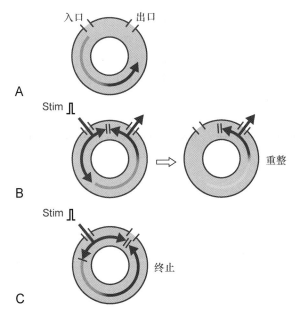

图 3.14 （见书后彩图）折返性心动过速对期前刺激的反应。**A**. 折返环的模式图，出口与入口在不同部位。心动过速期间，波前在折返环组织中扩布（箭头）。箭头的深色部分代表完全不应组织，浅色部分代表部分不应组织。**B**. 心动过速期间引入期前刺激（Stim）引起波前除极（红色箭头），进入折返环，沿完全可兴奋的组织正向传导，逆向与已扩布的波前相碰撞（蓝色箭头）。期前刺激（红色箭头）在折返环内扩布到出口，引起短于代偿间期的间歇，重整心动过速。**C**. 更为提前的期前刺激（Stim）引起波前除极（红色箭头），逆传与前一个扩布的波前碰撞（蓝色箭头）时进入折返环，遇到前面组织不能维持进一步扩布。结果在折返环路的环形运动终止，心动过速终止。（From Rosenthal ME，Stamato NJ，Almendral JM，et al. Coupling intervals of ventricular extrastimuli causing resetting of sustained ventricular tachycardia secondary to coronary artery disease：relation to subsequent termination. Am J Cardiol. 1988，61：770.）

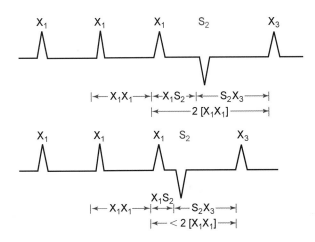

图 3.13 心动过速对单个期外刺激（S_2）的反应。X_1X_1 是心动过速周长（TCL）。X_1S_2 为期外刺激的偶联间期。S_2X_3 为期外刺激后第一个心动过速 QRS 波的回归周长。上图：期外刺激没有影响心动过速折返环路，出现代偿间期；下图：心动过速的重整（即提前）。（From Frazier DW，Stanton MS. Resetting and transient entrainment of ventricular tachycardia. Pacing Clin Electrophysiol. 1995；18：1919.）

度、起搏部位不应期、起搏点至折返环的传导时间。

有时起搏部位和折返环之间的组织可能有不应性，阻止了期外刺激以足够的提前程度到达折返环，此时双重期外刺激会有所帮助。虽然第一次期外刺激不能重整心动过速，但它会使刺激部位的不应期缩短，改变相隔组织的激动顺序，使第二次期外刺激在同样的偶联间期下更早到达折返环。双重期外刺激的另外一个好处是第二次刺激可以采用第一次刺激之后最长的偶联间期发放，以最可能低的提前程度进入折返环[37, 39]。

重整区及可兴奋间隙　期外刺激要想重整折返环，必须在可兴奋间隙内达到折返环。产生重整的最长及最短偶联间期之间的差值定义为重整间期或重整区。因此，发生重整的偶联间期，即重整区可被认为是折返环中可兴奋间隙的时间测量值。完整的完全可兴奋间隙应指从心动过速重整开始至心动过速终止的偶联间期。如果仅用单个刺激，或用了双重刺激但心动过速未被终止，此时可能会低估可兴奋间隙[37]。

在心动过速发作过程中，任何可被单个期外刺激重整的心动过速都可被双重刺激重整。双重刺激在较大偶联间期范围内发生重整，因此可被更充分地用于定性折返环中的可兴奋间隙。在电生理检查期间，仅能评估折返环的时间可兴奋间隙。目前的技术无法评估折返环路上某一点的传导速度和不应期，因为它们肯定是变化的。

回归周长　回归周长是指从重整刺激至起搏点被新的正向波前触发下一次激动的间隙。它相当于刺激脉冲传到折返环、经过折返环传导、传出折返环并重新返回至起搏点的时间。期外刺激后的非代偿间歇及回归周长一般在起搏点测量，但是也可测量至体表ECG的心动过速复合波的起始点。

如果回归周长从产生重整的期外刺激开始测量至体表ECG上第一个心动过速复合波的开始，则应考虑进入折返环路的传导时间。起搏点至心动过速环路的传导时间可能等于、也可能不等于折返环至起搏点的时间。刺激部位的不同及心动过速环路的出口和入口的不同，可导致到达起搏点的传入和传出时间不同。

正向和逆向重整

正向重整　正向重整是指期前刺激以与心动过速同样的方向、路径（包括缓慢传导区）、出口经过折返环路。由于脉冲经过折返环的同一出口出来，因此被正向重整的心内区域提前激动，但（电位）形态相同。从起搏刺激至正向夺获电图间的传导时间超过心动过速周长，等于期外刺激从起搏点传导至折返环的

时间。因此正向重整反应提示起搏点位于折返环的缓慢传导区域近端，而记录部位位于此区域的远端。正向重整的发生严重依赖起搏位点及记录电极相对缓慢传导区的位置。因此，不发生正向重整并不能除外心动过速的机制是具有可兴奋间隙的折返[37]。

逆向重整　当期前刺激直接夺获心内位点，而未穿过折返环和缓慢传导区，则发生逆向重整。因此，发生心内位点逆向重整从起搏刺激至夺获电图的传导时间小于心动过速周长，夺获电图与自发电图形态不同。虽然逆向重整反应提示心动过速机制可能不是折返，但是，如果起搏位点位于折返环路缓慢传导区域的远端时，存在可兴奋间隙，也可看到逆向重整。如果记录的位点位于缓慢传导区域的近端，也可看到逆向重整反应。

重整反应曲线

以引起重整的期外刺激的偶联间期与在起搏点测量的回归周长作图，可以反映重整的特点。另外，如果回归周长测量至体表ECG上刺激后的第一个心动过速复合波开始，则可获得稍有不同的反应曲线。需要证实，在期外刺激后有一个非代偿间歇，包括期外刺激在内的间期应比单个期外刺激后预期的代偿间歇提前20 ms或更多；如果使用双重期外刺激，则应比三个心动过速周长短20 ms或更多。同样，重要的是心动过速周长要有一定的稳定性，才能评估重整引起心动过速的任何变化[37-38]。

可能存在四种重整反应形式（图3.15）：

1. 反应平坦型：回归周长在30 ms的偶联间期范围内保持恒定（差异小于10 ms）。
2. 反应增加型：随着偶联间期的增加，回归周长增加。
3. 反应下降型：随着偶联间期的增加，回归周期缩短。
4. 反应混合型，长偶联间期时满足反应平坦型标准，短偶联间期时满足反应增加型标准。

DAD导致的触发心律通常会表现为平坦型或下降型反应。平坦型反应可以出现在自律、触发或折返型心律中。

有时，单个期外刺激引起的反应类型不易区分，主要是因为重整发生的偶联间期范围太窄，原因在于基线心动过速周长有明显变异或回归周长明显不同。任何情况下，如果单个期外刺激重整心动过速，在同一起搏部位双重刺激可产生相同的或可预期的重整曲线。如果单个期外刺激产生一个平坦型反应曲线，则双重刺激引起平坦型或混合型曲线。如果单个期外刺激产生增加型或混合型曲线，则双重刺激产生相同的曲线。

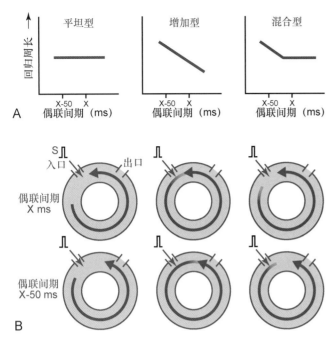

图3.15 （见书后彩图）不同重整反应类型的机制。A. 三种重整反应曲线的模式图；B. 在偶联间期X及X-50 ms的期外刺激下，重整图形的理论机制。每种图形中都将折返环路描述为有一个单独的入口及出口。每次心动过速波前都跟随一个绝对不应期（蓝色箭头），随后是时程不同的相对不应期（箭头逐渐变浅的尾部）。左侧：刺激的波前达到折返环路时，在心动过速波前及波尾之间处于完全可兴奋间隙，则表现为平坦型重整曲线。在偶联间期处于X-50 ms时，间隙仍然是完全可兴奋的。因此，从入口至出口的传导时间是相同的。中间：当刺激的波前达到折返环路时，在心动过速波前及波尾之间处于部分不应期，表现为增加型重整曲线。在偶联间期处于X-50 ms时，重整曲线继续增加，因为组织仍然处于相对不应期。右侧：发生于较晚的期前刺激遇到折返环有完全可兴奋间隙，而较早的期前刺激（偶联间期处于X-50 ms时）遇到折返环的相对不应期组织，表现为混合型重整曲线。（From Josephson ME. Recurrent ventricular tachycardia. In: Josephson ME, ed. Clinical Cardiac Electrophysiology. 3rd ed. Philadelphia: Lippincott Williams & Wilkins, 2004：425-610.）。

这类重整曲线可因刺激部位的不同而不同。不同起搏部位的期外刺激可激动折返环的不同部位，遇到处于不同兴奋状态的组织，继而产生不同的传导速度和重整类型。

折返性节律中的平坦型反应曲线　平坦型重整曲线提示在一定偶联间期范围内，折返环存在完全可兴奋间隙。可兴奋间隙时程应超过偶联间期的范围，产生平坦型重整反应。大的可兴奋间隙更容易产生平坦型重整，因为不断提前的期外刺激不容易遇到不应期的尾部而遭遇递减传导（图3.15）。平坦型回归周长也提示折返环中存在固定的出口及入口，在宽的偶联间期范围内从刺激位点经折返环传导的时间固定。

如果单个期外刺激产生平坦型反应，双重刺激也产生平坦型反应。然而，由于双重期外刺激可以在相对长的偶联间期范围内更提前进入折返环，因此重整开始时的偶联间期较长，进一步重整时，其偶联间期范围较单个期外刺激时所见的范围更广。因此，双重期外刺激可产生先平坦、后增加型的重整曲线。

折返节律中的增加型反应曲线　增加型重整曲线是进行性提前的期外刺激引起回归周长进行性延长的反应曲线，提示存在递减缓慢传导区，常位于折返环路内。递减传导最可能的机制为期外刺激提前的波前进入折返环中不应性逐渐增强的组织中，最可能的是缓慢传导区组织（图3.15）。这种反应形式可能仅见于折返性心律失常，而触发性或自律性心律失常无此表现。

折返节律中的混合型反应曲线　混合型反应曲线中，最初的偶联间期表现为不同时程曲线的平坦部分（小于30 ms），紧跟着一个回归周长增加的区域（图3.15）。有时，平坦曲线见于单次期外刺激；只有在双重刺激时才可见增加型反应曲线。

折返节律中的下降型反应曲线　折返节律一般不会出现下降型反应曲线，触发节律会出现。但触发节律最常见的类型是平坦型反应。触发活动的回归周长一般为心动过速周长的100%～110%。

重整伴融合

刺激脉冲的融合可以通过体表ECG或腔内电图记录到，表现为介于完全起搏波形和心动过速波形的融合波。大量的心肌组织同时被期外刺激和心动过速除极时，ECG才可见融合波。期外刺激很提前时，起搏的逆向波前在心动过速的正向波前从折返环的出口出来前就几乎兴奋了全部或大部分的心肌组织。因此，虽然发生了重整，ECG并不表现为融合。而晚偶联间期的期外刺激，正向波前从折返环出口出来，夺获部分心肌，随后与起搏的逆向波前碰撞。此时，ECG可以表现为融合波。重整伴融合需要折返环路的出口和入口间距较大，且刺激波前向入口的传导占据优势[37]。

如果在期外刺激重整心动过速前，记录到的折返环中有收缩前活动，应该想到此时可能为局部融合。因此，期外刺激如果在心动过速复合波起点后发放，进入并重整折返环，一般提示为局部融合波。局部融合重整且形态为完全起搏图形时，提示折返环在心电生理学来说是小的。

起搏点距离折返环路越远，越不容易发生重整伴融合的情况，因为期外刺激发放的偶联间期应足够短才能进入折返环。因此，刺激的冲动更可能同时夺获折返环的出口及入口，结果表现为完全的起搏 ECG，不伴融合波。

折返环重整伴融合多表现为平坦型重整曲线，重整区更长，从刺激发放到心动过速复合波起点测量出的回归周长明显较短。重整伴融合很可能提示起搏点位于折返环的缓慢传导区（即折返环入口）；而重整不伴融合很可能提示起搏位点远离缓慢传导区，因为起搏点靠近出口更容易同时夺获入口及出口，产生不伴融合的重整[37-38]。

不同机制心动过速重整

不同机制的心动过速都可产生重整，包括折返、正常或异常自律性和触发活动。虽然重整心律失常并不能帮助鉴别潜在的机制，但重整反应的某些特征可能对鉴别诊断有所帮助。

重整的位置特异性　触发活动及自律性不能显示重整的位置特异性，但折返机制可以。起搏位点离折返性心律失常的入口越近，越容易重整心动过速。多重期外刺激会降低重整的位置特异性。

重整反应曲线　DAD 机制引起的触发性心律失常多表现为平坦型或下降型重整反应曲线。平坦型重整反应曲线可见于自律性、触发性或折返性心律失常。单个或双重期外刺激时，折返性心律不会表现为下降型重整曲线。

重整伴融合　在心动过速已经开始激动心肌后能重整心动过速（即重整伴融合），提示为折返性心律失常，可除外自律性及触发机制。

在自律或触发活动中，期外刺激重整心律失常需要起搏的波前除极起源点。因为局灶性心律失常（自律性或触发性）的出口及入口相邻，一旦出口或入口被起搏波前除极，产生不应期，则心动过速波前不能传出[37-38]。

在自律或触发性心律失常中，当期外刺激在心动过速周期末的时候发放，其可与穿出心动过速局灶的心动过速冲动碰撞，在体表 ECG 或心内电图上产生融合波。但在这种情况下，不能发生重整，因为周围的心肌对新来的期外刺激不应；也就是说，入口发生了阻滞。此时会产生一个完全代偿间歇。

折返性心动过速的拖带

拖带的基本原理

外部刺激造成折返性心动过速的拖带，最初在临床中被描述为"心动过速频率加快至较快的起搏频率，而起搏突然终止或减慢起搏频率至心动过速频率以下时，心动过速可恢复其原有频率"，提示心动过速的潜在机制是折返。能够拖带心动过速同时也说明折返环路中存在可兴奋间隙[37-38]。

正向重整和一过性拖带说明同一现象（即起搏波头提前进入心动过速折返环路），且如果能够发生重整，则强烈提示此起搏位点可发生拖带。拖带是一系列刺激连续重整折返环路的结果。起搏刺激脉冲的第一个刺激进入并重整折返环后，折返环可兴奋间隙缩短，并与随后的刺激相互作用[37]。

在拖带过程中，每个起搏刺激可产生两个方向的激动，一个正向传导，一个逆向传导。逆向传导的波头与心动过速波头相碰撞。正向进入折返环路的波头（即与自发的心动过速波头是同一方向）在折返环中传导，重整心动过速，从出口突破后激动心肌，并与逆向传导的下一个起搏的波头碰撞。此过程一直持续，直至起搏终止或折返环中某个地方发生阻滞。第一个拖带刺激可引起刺激的冲动与心动过速波头发生逆向碰撞；在所有随后的刺激，冲撞发生于当前刺激的波头与先前刺激的波头之间。依据可兴奋间隙被第一个重整刺激提前激动（或缩短）的程度不同，随后的刺激可落入完全或部分可兴奋的组织[37-38]。

当两个连续的期外刺激沿折返环路正向传导，传导时间相同，同时与前一个起搏的逆传波头相碰撞时，就可以说形成拖带了。此时所有的起搏冲动都在可兴奋间隙进入心动过速折返环，每一个起搏的波头提前并重整了心动过速。当起搏终止时，最后一个起搏冲动将继续以起搏周长（pacing cycle length，PCL）正向激动整个心动过速折返环，并突破出口正向激动心肌[37-38]。

在较长的起搏周长（PCL）下，超速起搏（比心动过速周长短 10 ～ 20 ms）几乎都可以产生拖带，表现为大的平坦型重整曲线，重整曲线平坦部分可见起搏后间期（post pacing interval，PPI）等于回归周长。超速起搏间期，一旦第 n 个起搏刺激重整折返环，则随后的第 n + 1 个起搏刺激将会更早到达折返环路。依据第 n + 1 个期外刺激的提前程度，可能出现：①对回归周长无影响（与对第 n 个起搏刺激的反应相比）；②进行性传导减慢（直至达到一个固定的、较长的回归周长）；③终止心动过速。重整过程中，平坦型曲线越大、起搏周长越长，第 n 个和 n + 1 个期外刺激的回归周长相同的可能性越大。在这种情况下，无论随后给予多少个期外刺激，回归周长都是相同的，等于重整曲线中的平台部分。但是，当重整曲线平台部分较小（或）起搏周长较短时，则第 n + 1 个期外刺激将会部分落在处于不应期的组织中，回归周长将增加。以同样的 PCL 连续刺激将会产生稳定的、比第 n 个期外刺激更长的回归周长，或终止心动过速。因此，一个拥有较大可兴奋间隙的折返环路（即大的平坦型重整曲线），提示它会有延长的回归周长，甚至在起搏周长和一个完整的可兴奋间期相等时，心动过速终止。

拖带反应曲线

拖带期间，最后一个期外刺激的正向波头沿折返环扩布，成为随后心动过速的第一个复合波。此脉冲至折返环出口的传导时间被定义为最后拖带间期，具有拖带期间重整折返环的特点。拖带期间，在进行性缩短的起搏周长下，测量最后一个起搏的期外刺激至第一个非起搏的心动过速复合波（在体表 ECG 或收缩前的心内电图）之间的间期，表现为拖带反应曲线的特点，与单个期外刺激产生的重整曲线相似但不完全相同。此时，回归周长主要取决于重整折返环的期外刺激的数目。因为，在第一个产生重整的期外刺激（第 n 个期外刺激）后，随后的期外刺激相对来得更早，可引起不同的回归周长[37]。

在拖带期间，无论起搏的位点在何处，只要期前收缩的电图是正向激动，且刺激至电信号的间期固定（即固定的正向传导时间），测量正向夺获的期前收缩电位所得出的回归周长应等于起搏周长。上述情况在逆向夺获的情况下是看不到的。如果从正向激动电位至体表 ECG 回归周长的起始点的时间保持恒定，证明电信号位于折返环内或靠近折返环入口或出口，那么从刺激至体表 ECG 复合波的间期将保持恒定。同样的情况也可见于在刺激位点测量时。如果没有记录期前收缩电位，也可采用其他测量方法，在任何起搏周长下确定最后拖带间期。因此在拖带期间，通过测量刺激波到正向期前收缩电位，再到第一个心动过速（非起搏）体表心电图 QRS 波起始点的间期，或测量起搏位点上第一个心动过速复合波（非起搏）的局部兴奋时间，可以得出与起搏周长到最后一个拖带间期相关的曲线。这些测量在性质上是相同的，但绝对值不同。在测量回归周长及起搏后间期（PPI）之前，确认心动过速周长稳定、并已经形成拖带在任何时候都是非常重要的[37]。

超速起搏常常会终止心动过速，这也说明单个期外刺激可以重整心动周期，并使曲线增大。但是，如果在第 n 个刺激后的期外刺激的数目限于 1 个或 2 个（尤其是在起搏周长较长的情况下），尽管每个期外刺

激回归周长都会进行性延长，但心动过速可能不会终止。拖带在 2 个连续 PPI 相同的前提下才能实现。在这种情况下，当心动过速没有终止，如果在第 n 个等同于起搏周长的期外刺激后停止起搏，回归周长要比之前观察到的更长。因此，只要是使用拖带后回归周长分析可兴奋间隙，曲线增加即表示传导减弱，即使在单个或两个期外刺激下出现平坦型曲线。因此只有重整现象描述了折返环的特点。拖带意味着一个存在较短可兴奋间隙的折返环发生重整。在拖带大折返环的过程中可以见到平坦型、混合型（同时存在平坦型和增加型）及增加型曲线。拖带小折返环或微折返环时几乎总能看到增加型曲线。

起搏部位及周长与拖带的关系

与重整一样，拖带不需要起搏点位于折返环中。但是，起搏点距离折返环越近，单个期外收缩越不提前，按照起搏的顺序，到达折返环的时间也越晚，而保证有起搏刺激到达折返环而不被折返环中的波碰撞湮灭所需要的刺激越少。

超速起搏几乎都能拖带折返性心动过速。但是，拖带折返环所需的起搏刺激数目取决于心动过速周长、起搏周长、心动过速可兴奋间隙时程、起搏部位的不应期以及从刺激部位至折返环的传导时间。

拖带的诊断标准

拖带是对心动过速折返环的连续重整。因此，在稳定频率起搏下，心动过速的拖带会激活所有心肌组织，这些心肌组织能使心动过速维持在起搏周长（PLC）范围内，在停止起搏后使心动恢复到固有的形态和频率上。然而，要将所有这些维持起搏周长折返环的心肌组织记录下来几乎是不可能的。因此，提出了确认发生拖带的标准[37-39]：

（1）在恒定起搏周长（PCL）范围内产生的固定融合起搏复合波群。

（2）不同的起搏周长（PCL）范围内出现渐进融合或不同程度的融合（即随着 PCL 进行性缩短，体表 ECG 及心腔内电图的图形更类似于单纯起搏的图形，而更不像自身心动过速的图形）。

（3）当心动过速时以固定的 PCL 超速起搏导致心动过速终止时，提示局部的传导中断，在这个（或这些）位点的起搏刺激与心动过速终止有关，随后这个（或这些）位点被下一个来自不同方向、传导时间更短的 P 波所激动。

（4）心动过速期间，在两种不同速率的超速起搏时，传导时间和电极记录点的电图形态均会产生变化。

相关诊断标准详见第 5 章。

折返环慢传导机制

如前所述，折返的一个必需条件是冲动在另一条通路必须足够延迟，以使得靠近单向阻滞的组织恢复兴奋性。各种类型的折返性心律失常都具备一个共同的基本特征，波头必须遇到存在局部电异质性的区域。这种异质性可能与产生动作电位的单个心肌细胞的电特性有关（电刺激性或不应期不均匀），或是与心肌细胞控制电流的被动特性有关（细胞间电偶联及心肌组织构造），或者与这些条件都有关系。这种变化可以是永久性的（例如，在心室肥大或梗死之后进行重构时），也可以是功能性的（例如，急性缺血组织不应期的异质性）。另外，有些变化仅造成冲动的初期分离，即所谓的单向传导阻滞。一旦出现干扰，就会在完全均匀的电介质中产生心律失常。

折返环中的慢传导也是决定折返环大小的一个重要决定因素。放缓传导速度会缩短波长，减少维持折返所需的心肌组织数量。相反，加快传导速度会延长激发波长，从而产生一个维持折返所需的更大的解剖回路。如果不能产生一个更大折返环，就不会出现或维持心动过速。

在一些心肌组织中（如房室结），慢传导是一种正常的生理功能。此外，病理生理环境（如心肌梗死）也可以诱发慢传导，或是由于期前刺激或快速过渡性节律引起的功能性改变。

如第 1 章所述，源–库关系决定了心肌组织的动作电位扩布与传导速度，正如电源和电池的电阻耦合关系，反映了主动因素——心肌细胞膜（产生动作电位，类似电源）和被动因素——心肌组织结构（库）的相互作用。电源产生电流到达电库。源–库之间通路由细胞内阻抗（由细胞质引起）和细胞间阻抗（由缝隙连接引起）组成。细胞外阻抗的作用可以忽略不计。偶联电阻主要由缝隙连接的电阻所决定。因此，缝隙连接的数量和分布以及缝隙连接蛋白（连接蛋白）的电导是影响动作电位传导的重要因素。

传导安全系数能反映出动作电位是否可以扩布，它定义为在心肌组织中，（源）细胞除极离子通道所产生的电流与（库）细胞兴奋周期期间所消耗的电流之比。因此，传导安全系数与源超出库所需的电流量成正比。根据这个定义，当安全系数降到 1 以下时，传导失败，当超过 1 以上时，传导趋于稳定。传导安全的概念为我们提供了传导速度与离子通道、细胞间偶联和心肌组织几何结构依赖关系的相关信息。从本质上来说，局部源–库关系决定了电导异质性的形成，为慢传导、单向阻滞和折返的形成提供了条件。

细胞膜兴奋性降低

心脏细胞的兴奋性是指细胞受到刺激时产生动作电位的能力，它取决于细胞膜的被动性和电活性。被动性包括细胞膜电阻、电容以及细胞间阻力。降低兴奋性最重要的决定因素是钠离子通道的减少。细胞膜电位越负，可激活的钠离子通道就越多，在 0 相进入细胞的钠离子就越多，传导速度也越快。相反，细胞膜去极化水平到达 -60 到 -70 mV 时能使一半的钠离子通道失活，去极化水平到 -50 mV 或更低时能使所有的钠离子通道失活。

在很多生理和病理生理条件下都会出现细胞膜兴奋性降低的情况。当刺激发生在 3 相时（如相对不应期的期前刺激），在细胞膜完全恢复之前和在负电位较小的情况下，一部分钠离子通道仍然处于不应期且无法激活（由于钠离子通道从失活状态中恢复需要很长时间）。因此，下一个动作电位中的 I_{Na} 和 0 相减少，期前刺激的传导速度减慢，形成折返。心肌细胞膜兴奋性降低也可表现为由疾病（如急性缺血、某些电重构）引起的持续处于低水平状态的静息电位、基因突变导致的钠离子通道功能丧失（如 Brugada 综合征）、心动过速以及 I 类抗心律失常药治疗[19]。

因钠离子通道部分失活所引起的动作电位速度放缓被称为"被抑制的快反应"。这些动作电位的变化可能是多种多样的，不同程度的钠离子失活会造成不同的结果，如速度轻度减慢的部位、更严重的受抑制部位和完全阻滞的区域。此外，细胞膜电位降低时，细胞不应期的时间会比动作电位的电压恢复时间还要长；也就是说，在 E_m 达到其最大负数值之后，细胞仍然处于不应期或者部分处于不应期。随着兴奋性逐渐降低，钠离子源电流的产生越来越少，传导速度和安全系数不断递减。当安全系数降低至 1 以下时，传导不再维持，传导失败（出现传导阻滞）。

因此，存在部分去极化纤维的病变区域，有些可能是慢传导区域，有些可能是传导阻滞区域，这取决于静息电位水平以及钠离子通道的失活数量。这为折返的出现创造了基础条件。在期前刺激或快速起搏中，这些纤维的折返概率更大，因为出现慢传导或阻滞的可能性更大。

值得注意的是，细胞膜兴奋性降低并不会引起极慢速传导；然而，从相对快速的传导到突发传导，这种过渡会因为细胞膜兴奋性降低而失败（图 3.16）。安全系数缓慢下降，对细胞膜兴奋性的适度变化相对不敏感。只有当钠离子通道急剧减少（90%）时，去极化电荷不足以使细胞膜去极化至其兴奋阈值，安全系数急剧下降至 1（细胞膜"全或无"非线性行为与

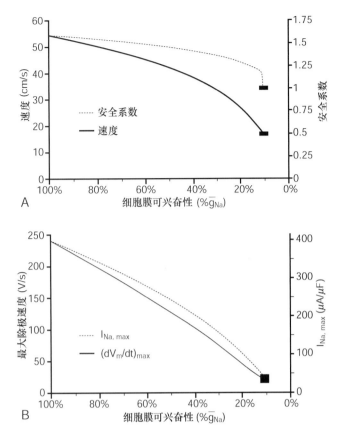

图3.16 电脑模拟细胞膜可兴奋性逐渐降低对冲动扩布特性的影响。（**A**）传导速度和传导的安全系数对于细胞膜可兴奋性的依赖。传导速度（实线）以及传导的安全系数（虚线）与Na$^+$通道可利用性（%gNa）的比较。随着细胞膜可兴奋性降低，传导速度和传导安全系数均呈单向下降趋势。水平粗线指传导失败，发生于传导安全系数降至1以下时。（**B**）最大除极速度和最大内向钠电流对于细胞膜可兴奋性的依赖。（From Rohr S. Role of gap junctions in the propagation of the cardiac action potential. Cardiovasc Res. 2004，62：309-322.）

阈值界限显示了兴奋过程的特征）。

细胞偶联减少

细胞之间的联系通过缝隙连接通道实现，连接邻近的细胞，允许细胞间进行生化及低阻抗电偶联。缝隙连接形成通路从而允许离子及小分子的通过，并有利于电扩布，尽管其阻抗比胞质细胞内阻抗高数个数量级，但较非缝隙连接处细胞膜阻抗低数个数量级。

正常成人工作心肌细胞平均与11个邻近细胞发生电偶联，其缝隙连接主要位于杆状细胞两端的闰盘。除闰盘外，心肌细胞间侧端缝隙连接较少，而且更多地分布在心房而非心室组织。这种特殊的亚细胞缝隙连接分布是决定心脏各向异性传导的一个主要因素；由于细胞直径小于长度，与纵轴方向相同距离相比，波头在水平方向需要穿过更多的细胞。此外，由于水平方向缝隙连接较少，水平方向较纵向传导阻抗

更高，速度更慢[19]。

一些生理及病理生理情况下，细胞间偶联可发生改变。生理情况下，水平方向的心房肌和心室肌细胞间偶联相对于细胞轴向（即纵向）的细胞间偶联减少。这种较少的细胞间偶联也可以减慢房室结（AVN）的传导。病理生理情况下（如心肌缺血、心室肥大、心肌病），由于心肌缺血、缺氧、酸中毒或细胞内Ca^{2+}增加，引起缝隙连接的平均传导能力发生急性改变，细胞间偶联也会改变，也可以是由于缝隙连接的表达或细胞分布发生了改变所致。有报道称，在几乎所有易致心律失常的心脏疾病中，均存在缝隙连接数量和分布的改变（缝隙连接重构）。重构包括一些缝隙连接通道减少，这是由于纤维化或连接蛋白43（Cx43）表达下调或转移至闰盘引起细胞间连接中断所致。此外，在心肌细胞的侧膜，缝隙连接会变得更加突出（所谓的结构重构）[40]。

在细胞膜兴奋性降低的过程中，传导速度的变化与缝隙连接的变化类似，它会随着细胞间电偶联减少而逐渐递减。然而，部分缝隙连接解偶联会导致传导速度越过一个量级，远远慢于兴奋性最大降幅期间的传导速度[19]。事实上，极慢速电传导造成了非常小的局部折返，但它并不能在细胞膜兴奋性降低的情况下单独出现，慢速传导必须在极低的细胞间电偶联水平或肌细胞网络结构高度不连续的情况下才会出现[41]。

重要的是，细胞间解偶联所形成的安全系数变化与我们所观察到的细胞膜兴奋性减少是相反的（图3.17）。电偶联降低、传导速度明显减慢时，安全系数增加到最大值。相邻细胞间的电偶联是保持源-库

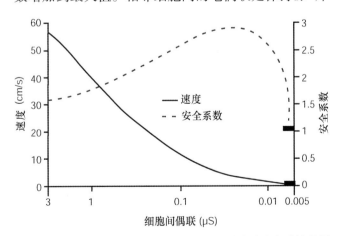

图3.17 电脑模拟缝隙连接偶联逐渐减少对冲动扩布特性的影响。细胞间缝隙连接偶联减少过程中的传导。传导速度（实线）以及传导的安全系数（虚线）与缝隙连接电导的比较。随着偶联减少，传导速度单向降低。而安全系数"似是而非"地升高至最大值，然后快速地降至传导阻滞点。（From Rohr, S. Role of gap junctions in the propagation of the cardiac action potential. Cardiovasc Res. 2004，62：309-322.）

平衡的一个重要决定因素。当细胞间的电偶联度降低时，在去极化细胞"源"中就会出现更大的去极化电流，该电流具有较少的电子负载和轴向电荷流，它会流向下游的"库"细胞中（源不太可能被相邻细胞的需求所压制）。所以，单个细胞去极化具有很高的安全性，但传导过程会出现较长的细胞间延迟。在这样低的偶联水平下，传导速度非常慢，但矛盾的是，它却非常强大。由于安全系数高，超慢速传导可以在细胞间偶联大幅度减少的组织中维持，只有当解偶联处于极端水平时，才会出现传导阻滞[30, 40, 42-43]。

重要的是，电冲动传导相关的连接蛋白在心脏中高度表达，因此需要细胞间偶联大量减少，才能引起传导速度的减慢。经证明，Cx43 减少 50% 并不会改变心室脉冲传导。Cx43 表达必须下降 90% 才能影响传导，即便如此，传导速度也仅会减少 20%[40]。

心肌组织几何结构

心肌组织几何结构可以影响动作电位的传导和传导速度。与无偶联的细胞束不同，高电阻连接与低细胞质阻抗交替出现，大块组织片段（由带侧支的节段组成）与小块组织片段（无分支片段相连）相互交替，产生较高程度的不连续性[19]。

当小块组织必须激动大块组织（所谓的组织扩张）时，我们在缝隙连接处观察到传导速度瞬态减慢的情况。例如，当脉冲突然从一束狭窄的心肌纤维中穿过较大组织层或传导到心肌分支突然增加的区域时，就会出现这种情况。此时，由于源-库不平衡导致传导减慢或产生阻滞；受激动波头（电流源）所提供的电流不足以给电容充电，从而激发体积更大的组织（电流库）[19, 41, 44]。

在正常的心脏中，几何性质的突变不足以造成源-库不平衡，并导致正常动作电位传导阻滞（因为安全系数很大）；也就是说，会出现大量的激活电流。但是，当动作电位异常，未兴奋区细胞膜的兴奋性降低（例如，在急性缺血的情况下），或两者兼而有之，解剖屏障会导致传导阻滞。

此外，由于衰老、心脏病和心力衰竭所产生的心肌纤维化，增加了结构不连续的程度和异质性。心肌纤维表现出缓慢、不均匀和强烈的各向异性传导，可能继发于细胞间偶联减少、不连续分支结构和之字形电路环。纤维化通常发生在心肌细胞之间，平行于心肌细胞的纵轴，与相邻的心肌细胞分离，水平方向传导速度降低。虽然成纤维细胞不兴奋，但它可能允许电子的激活扩散，产生延迟。但值得注意的是，实验研究表明成纤维细胞可能通过缝隙连接与心肌细胞偶联；然而，目前尚不清楚成纤维细胞-心肌细胞在体内是否发生了偶联[45]。

各向异性与折返性

心肌细胞结构的各向异性对于我们理解正常传导和心律失常发生是非常重要的。结构的各向异性与细胞形状和细胞蛋白质分布有关，如缝隙连接蛋白和膜离子通道。大部分心肌的各向异性结构由形成组织束和层的长梭形细胞所组成，使得传导速度依赖于脉冲的传导方向[19]。在正常心室心肌中，平行于心肌纤维束长轴方向的传导速度要比水平方向传导快 3 ～ 5 倍。这主要归因于心肌纵向电阻率比水平方向电阻率要低；因此，细胞间电流主要发生在细胞末端（尽管传导也发生在水平方向）。如前所述，闰盘缝隙连接是纤维束中细胞间电阻的主要来源。所以，控制缝隙连接范围和分布的这些心肌结构对轴向阻力和传导产生了深远的影响。

细胞偶联：缝隙连接组织

心室肌的各向异性传导特性取决于互连细胞的几何结构以及缝隙连接的数量、大小和位置。此外，缝隙连接在分子组成、表达程度以及分布模式上各不相同，这些不同特点决定了某一组织特殊的传导特性。组织特异性连接蛋白的表达和缝隙连接的空间分布，以及缝隙连接通道的结构变化，都能造成缝隙连接的生理特征有更大多样性，并使心肌组织具有不同的传导特性[40]。

在心房和心室肌中，主要有三种不同的连接蛋白表达：Cx40、Cx43 和 Cx45（分别以其分子质量而命名）。在描述房室结（AVN）时曾提到过第四种连接蛋白（Cx31.9）表达。Cx40 缝隙连接通道的电导最大，Cx45 最小。窦房结和房室结的心肌细胞含有 Cx45 的小型、稀疏、分散的缝隙连接，这种连接蛋白的表达能形成低电导通道，在结组织中出现相对较弱的细胞间偶联，这一特性与慢速传导有关。相反，心房肌缝隙连接主要包含 Cx43 和 Cx40，心室肌主要包含 Cx43，浦肯野纤维主要包含 Cx40[40]。

心脏缝隙连接分布及功能的不同与传导延迟或传导阻滞有关。缝隙连接失活对于水平方向传导速度降低的程度大于纵向传导，从而导致各向异性的扩大，折返和心律失常易感性增加。

心肌细胞充填和组织几何结构

心肌结构的不连续性存在于多个层面。除了细胞边界的不连续性以外，微血管和结缔组织层将成束兴奋的心肌细胞分离形成电阻屏障。传导脉冲会与该屏障发生碰撞，并在遇到兴奋组织时在周围游走。

在某些心肌的区域（如乳头肌），结缔组织将心肌细分隔为单位束，每个单位束由 2～30 个细胞组成，这些细胞都被结缔组织鞘包围着。在一个单位束内，细胞紧密相连或通过含缝隙连接的闰盘双向（纵向和水平方向）偶联在一起，并且在脉冲传导时被均匀同步激活。相邻单位束也彼此相连。单位束在长轴方向传导更好（源于单位束内高频率的缝隙连接），而在水平方向传导较差（源于单位束之间较低的互相连接频率）。也就是说，在由许多单位束组成的心肌组织中，纵向电阻率低于水平方向电阻率。此外，各向异性可以影响心脏纤维束分支或单位束连接处的传导。当纤维方向发生突变时，会出现明显的传导减速，导致有效轴向电阻率突然增加，尤其是当细胞膜的兴奋性降低时，可能会在节点上发生阻滞（有时是单向的阻滞）。

均质各向异性与非均质各向异性

均质各向异性的特征是波头在各个方向平滑扩布，传导速度由快（纵向）至慢（水平方向）轴向转移，提示各方向的纤维组之间偶联相对紧密。然而，此定义是基于宏观层面的兴奋特性，其空间概念包含许多心肌细胞和束，因此它描述的是心肌合胞体的行为。相反，当细胞三维网络被分解成线性的单细胞链时，缝隙连接可显示出限制轴向电流，并诱导跳跃传导，这都源于在缝隙连接偶联处所增加的轴向阻抗；也就是说，传导由单个细胞快速兴奋，衍变为交叉传导延迟。在二维和三维组织中，由于水平方向的缝隙连接偶联，这些不连续性消失，使兴奋波头单个心肌细胞激活时间的局部小差异得以平均化[44]。

在多细胞组织中，跳跃传导只在临界缝隙连接解偶联时出现，造成细胞结构的功能性暴露，诱发非常缓慢的、绵延曲折的传导，这是心律失常发生的关键因素。在宏观层面下，各向异性传导特性的变化（即从均质性到非均质性的变化）会引发折返性心律失常。非均质各向异性被定义为细胞间纵向紧密电偶联，但在水平方向缝隙连接解偶联。所以，均质的平滑传导特点受到影响，产生明显的不规则传导或之字形传导，产生碎裂的细胞外电图，呈现非均质各向异性传导特点（图 3.18）。在非均质各向异性心肌中，也可能存在从快速纵向传导向慢速水平方向传导的突变，与均质各向异性心肌不同，非均质各向异性心肌的中速传导介于两个方向之间[30]。

正常心肌组织由于水平方向肌束被纤维组织分离，可出现非均质各向异性特点，纤维组织随着年龄的增长而增殖，形成纵向的绝缘边界（如心房界嵴、成人心房肌的房间带或心室乳头肌）。在纤维化的心肌中，类似的结缔组织隔膜在病理情况下（如慢性缺血或愈合性心肌梗死）诱发非均质各向异性（图 3.18）[46]。

折返环中的单向阻滞机制

当一个脉冲不能在心肌纤维中沿着同一方向传导，而是沿着相反方向进行传导时，就会发生单向阻滞。如前所述，这是发生典型折返节律的必要条件。心肌细胞的主动和被动电特性可导致单向阻滞。离子通道的表达与去极化电流（I_{Na} 和 I_{CaL}）、细胞间电偶联以及组织微观结构相互作用，决定了局部传导以及在不连续结构的心肌组织中出现单向传导阻滞的风险[40]。

细胞膜可兴奋性和不应期的不均匀性

当兴奋波头与前一兴奋波的复极相（尾）相互作用时，就会产生单向阻滞，此时，在传导动作电位的相对不应期出现一个临界或易损窗口（图 3.19）。当在此窗口外给予期前刺激，诱发的动作电位会在两个方向发生扩布或阻滞。具体来说，如果刺激过早，在任何方向都不能引起动作电位的扩布（双向阻滞），而刺激过晚则会诱发双向传导（无阻滞）。相反，在窗口内进行刺激的话，所诱发的动作电位会逆向递增性扩布，因为心肌组织会在逐渐远离窗口的过程中渐渐恢复，但是在此过程中，心肌组织的兴奋性会逐渐降低，在递减传导之后形成正向阻滞[19]。

易损窗口的大小是反映是否容易出现折返性心律

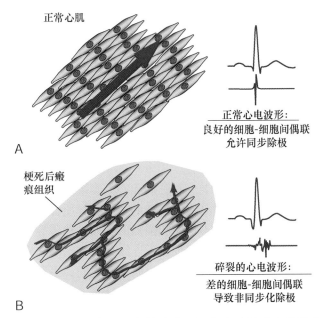

正常心肌

正常心电波形：
良好的细胞-细胞间偶联
允许同步除极

A

梗死后瘢痕组织

碎裂的心电波形：
差的细胞-细胞间偶联
导致非同步化除极

B

图 3.18 瘢痕对电流扩布的影响。（A）电流波头在均质心肌中快速传导，大量心肌同步激动形成尖锐的心电波形。**（B）**心肌瘢痕造成无序扩布，形成低幅 / 碎裂的心电波形

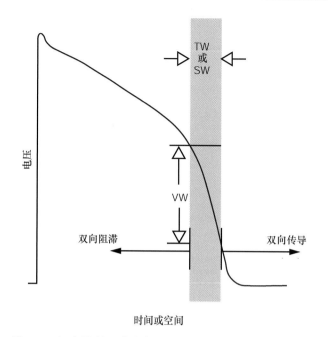

图3.19 示意图所示动作电位扩布不应期中的易损窗口。单向阻滞中临界或者易损窗口被认为是时间间期或窗口（time interval or window，TW），或者也能用空间区间（space domain，SW）代表，或者用膜电位在电压区间（voltage domain，VW）的分布来代表。（From Kléber AG, Rudy Y. Basic mechanisms of cardiac impulse propagation and associated arrhythmias. Physiol Rev. 2004，84：431-488.）

失常的一个指标。当易损窗口较大时，期前刺激落入此窗口并诱发折返的可能性大。相反，易损窗口较小时，期前刺激就需要精确落入易损窗口才能诱导出折返，这种事件的可能性较小。在正常的心肌组织中，易损窗口很小，很难诱导出单向阻滞和折返。易损窗口的宽度可能会受到这些因素的影响：除极钠离子通道数量、细胞间偶联和 I_K 复极。此外，可以通过提升不应期的不均一性或者通过减少缝隙连接细胞间偶联增加易损窗口（易发生折返）。

在兴奋性降低且存在异质性的区域（如在急性缺血时），通常会出现不依赖早搏、持续存在于折返环中的单向传导阻滞；这会导致易损窗口扩大。病理区域不对称分布可以造成兴奋性不对称，它会引起某个方向的兴奋阈值突然上升，而另一个方向的兴奋阈值逐渐上升的情况。当波头遇到受抑制最小的区域时，传导不能进行；当波头遇到受抑制最严重的区域时，此方向可以传导。此外，相比于沿着相反方向传导而言，冲动沿着同一方向从快传导组织到慢传导组织传导更容易[47]。

不应期局部离散是心室肌的一个正常特征。不应期离散（即最短不应期与最长不应期之间的差异）的明显增加，可导致易损期窗口的局部扩大，增加发生单向阻滞及折返的可能性。急性或长期心肌缺血、长QT间期综合征、心室肥大及心力衰竭引起的电重构

以及 MI 时，可增加复极的异质性及不应期的离散程度。当邻近区域发生不应期的差异时，适当的期前刺激能在最长的不应期中被阻滞，然后成为单向传导阻滞，而传导仍持续在不应期较短的区域通过。

各向异性与单向阻滞

心肌的各向异性有助于诱发单向阻滞。如前所述，在各向异性心肌中，纵向快传导的安全系数比水平方向慢传导的安全系数要低。纵向传导安全系数低的原因是低轴向阻抗相关的膜电流负荷高和纵向膜电容大。低安全系数可引起期前收缩在纵向方向的优势传导阻滞，而在水平方向可以继续传导。纵向阻滞的地方会形成单向阻滞，从而引发折返。总而言之，由于偶联时除极化电流小、安全系数低，纵向期前刺激在各向异性心肌中易形成阻滞；相比之下，当细胞间的偶联电阻增大时，所有脉冲传导都会首先在水平方向受阻。其原因是偶联电阻的增加会先将安全系数降至低于维持水平方向传导所需的临界水平，然后再将纵向传导的安全系数降低到该临界水平。

组织结构和几何机构的不连续性

组织的几何结构也会影响冲动传导，在一定条件下会引起单向阻滞。正常心脏也可存在结构的不连续性，主要是心房和心室壁的小梁结构、小梁连接的心肌，或结缔组织结构包裹的不同直径的心肌纤维。结构不连续性还继发于病理生理环境，如结缔组织老化、梗死、肥厚及心力衰竭。扩布的冲动波与这些正常和异常的不连续结构相互作用。这些结构特点可通过影响波头的轴向电流而影响传导[47]。因此，较反向冲动而言，单向冲动会产生纤维直径、分支、频率和缝隙连接分布的不同变化。每个方向的通路结构都不相同[46]。

这些组织结构可以展示出源-库关系在方向上的不对称性。根据源-库不平衡的程度，在顺向传导过程中，在连接点处引起局部传导延迟或传导阻滞，此时源小于库。相反，若源大于库，那么传导将维持在在相反的方向上，故而形成单向阻滞。其他类型的不连续结构（如轴点、峡部）也会出现类似现象[28, 42-43, 48]。

重要的是，不连续传导对细胞间电偶联状态非常敏感。虽然缝隙连接传导减少（如缺血时）可以放缓传导速度从而导致心律失常，但是局部缝隙连接解偶联具备去除单向传导阻滞的能力。因此，至少在一定的范围内，局部解偶联能对抗心律失常起作用。在源-库不平衡的地方，细胞的局部解偶联会减少库电流，从而减少局部（源）电流的耗散，进而保护冲动，以防止它在心脏组织初始扩布处受到阻滞。所以，局部细胞间解偶联可以逆转单向阻滞，形成双向传导。

参考文献

1. Anumonwo JM, Pandit SV. Ionic mechanisms of arrhythmogenesis. *Trends Cardiovasc Med*. 2015;25:487–496.

2. Rosen MR, Nargeot J, Salama G. The case for the funny current and the calcium clock. *Heart Rhythm*. 2012;9:616–618.

3. Murphy C, Lazzara R. Current concepts of anatomy and electrophysiology of the sinus node. *J Interv Card Electrophysiol*. 2016;46:9–18.

4. Mangoni ME, Nargeot J. Genesis and regulation of the heart automaticity. *Physiol Rev*. 2008;88:919–982.

5. Bartos DC, Grandi E, Ripplinger CM. Ion channels in the heart. *Compr Physiol*. 2015;5:1423–1464.

6. Lakatta EG, Maltsev VA. Rebuttal: What If the shoe doesn't fit? 'The funny current has a major pacemaking role in the sinus node'. *Heart Rhythm*. 2012;9:459–460.

7. Yaniv Y, et al. Synchronization of sinoatrial node pacemaker cell clocks and its autonomic modulation impart complexity to heart beating intervals. *Heart Rhythm*. 2014;11:1210–1219.

8. Maltsev VA, Lakatta EG. The funny current in the context of the coupled-clock pacemaker cell system. *Heart Rhythm*. 2012;9:302–307.

9. Boyden PA, Dun W, Robinson RB. Cardiac Purkinje fibers and arrhythmias; The GK Moe Award Lecture 2015. *Heart Rhythm*. 2016;13:1172–1181.

10. Tse G. Mechanisms of cardiac arrhythmias. *J Arrhythm*. 2016;32:75–81.

11. Song Z, et al. Calcium-voltage coupling in the genesis of early and delayed afterdepolarizations in cardiac myocytes. *Biophys J*. 2015;108:1908–1921.

12. Qu Z, Weiss JN. Mechanisms of ventricular arrhythmias: from molecular fluctuations to electrical turbulence. *Annu Rev Physiol*. 2015;77:29–55.

13. Kim JJ, Němec J, Li Q, et al. Synchronous systolic subcellular Ca2+-elevations underlie ventricular arrhythmia in drug-induced long QT type 2. *Circ Arrhythmia Electrophysiol*. 2015;8:703–712.

14. Liu MB, De Lange E, Garfinkel A, et al. Delayed afterdepolarizations generate both triggers and a vulnerable substrate promoting reentry in cardiac tissue. *Heart Rhythm*. 2015;12:2115–2124.

15. Weiss JN, et al. Perspective: a dynamics-based classification of ventricular arrhythmias. *J Mol Cell Cardiol*. 2015;82:136–152.

16. Padfield GJ, et al. Flecainide monotherapy is an option for selected patients with catecholaminergic polymorphic ventricular tachycardia intolerant of β-blockade. *Heart Rhythm*. 2016;13:609–613.

17. Qu Z, et al. Early afterdepolarizations in cardiac myocytes: beyond reduced repolarization reserve. *Cardiovasc Res*. 2013;99:6–15.

18. Belardinelli L, Giles WR, Rajamani S, et al. Cardiac late Na+ current: proarrhythmic effects, roles in long QT syndromes, and pathological relationship to CaMKII and oxidative stress. *Heart Rhythm*. 2015;12:440–448.

19. Kléber AG, Rudy Y. Basic mechanisms of cardiac impulse propagation and associated arrhythmias. *Physiol Rev*. 2004;84:431–488.

20. Antzelevitch C, Yan GX. J-wave syndromes: Brugada and early repolarization syndromes. *Heart Rhythm*. 2015;12:1852–1866.

21. Xie Y, Liao Z, Grandi E, et al. Slow [Na]i Changes and positive feedback between membrane potential and [Ca]i underlie intermittent early afterdepolarizations and arrhythmias. *Circ Arrhythmia Electrophysiol*. 2015;8:1472–1480.

22. Nguyen TP, Singh N, Xie Y, et al. Repolarization reserve evolves dynamically during the cardiac action potential: effects of transient outward currents on early afterdepolarizations. *Circ Arrhythmia Electrophysiol*. 2015;8:694–702.

23. Maruyama M, et al. Genesis of phase 3 early afterdepolarizations and triggered activity in acquired long-QT syndrome. *Circ Arrhythmia Electrophysiol*. 2011;4:103–111.

24. Eijkemans MJC, et al. Predicting the unpredictable. *Anesthesiology*. 2010;112:41–49.

25. Nichols CG. Adenosine triphosphate-sensitive potassium currents in heart disease and cardioprotection. *Card Electrophysiol Clin*. 2016;8:323–335.

26. Weiss JN, Qu Z, Shivkumar K. Electrophysiology of hypokalemia and hyperkalemia. *Circ Arrhythmia Electrophysiol*. 2017;10:e004667.

27. Coronel R, et al. Electrophysiological changes in heart failure and their implications for arrhythmogenesis. *Biochim Biophys Acta*. 2013;1832:2432–2441.

28. Spector P. Principles of cardiac electric propagation and their implications for re-entrant arrhythmias. *Circ Arrhythmia Electrophysiol*. 2013;6:655–661.

29. Allessie MA, Bonke FI, Schopman FJ. Circus movement in rabbit atrial muscle as a mechanism of tachycardia. III. The "leading circle" concept: a new model of circus movement in cardiac tissue without the involvement of an anatomical obstacle. *Circ Res*. 1977;41:9–18.

30. Dhein S, et al. Remodeling of cardiac passive electrical properties and susceptibility to ventricular and atrial arrhythmias. *Front Physiol*. 2014;5:1–13.

31. Ciaccio EJ, Coromilas J, Wit AL, et al. Formation of functional conduction block during the onset of reentrant ventricular tachycardia. *Circ Arrhythmia Electrophysiol*. 2016;9:e004462.

32. Kandel SM, Roth BJ. The mechanism of reflection type reentry: a simulation study. *J Cardiovasc Electrophysiol*. 2015;26:1370–1375.

33. Zaman JAB, Peters NS, Narayan SM. Rotor mapping and ablation to treat atrial fibrillation. *Curr Opin Cardiol*. 2015;30:24–32.

34. Pandit SV, Jalife J. Rotors and the dynamics of cardiac fibrillation. *Circ Res*. 2013;112:849–862.

35. Filgueiras-Rama D, Jalife J. Structural and functional bases of cardiac fibrillation differences and similarities between atria and ventricles. *JACC Clin Electrophysiol*. 2016;2:1–13.

36. Jalife J. Dynamics and molecular mechanisms of ventricular fibrillation in structurally normal hearts. *Card Electrophysiol Clin*. 2016;8:601–612.

37. Josephson ME, Almendral J, Callans DJ. Resetting and entrainment of reentrant ventricular tachycardia associated with myocardial infarction. *Heart Rhythm*. 2014;11:1239–1249.

38. Almendral J, Caulier-Cisterna R, Rojo-Álvarez JL. Resetting and entrainment of reentrant arrhythmias: part I: concepts, recognition, and protocol for evaluation: surface ECG versus intracardiac recordings. *Pacing Clin Electrophysiol*. 2013;36:508–532.

39. Almendral J. Resetting and entrainment of reentrant arrhythmias: part II: informative content and practical use of these responses. *Pacing Clin Electrophysiol*. 2013;36:641–661.

40. Kleber AG, Saffitz JE. Role of the intercalated disc in cardiac propagation and arrhythmogenesis. *Front Physiol*. 2014;5:404.

41. Kleber AG. Role of the cardiac sodium current in excitability and conduction. *Card Electrophysiol Clin*. 2014;6:657–664.

42. Unudurthi SD, Wolf RM, Hund TJ. Role of sinoatrial node architecture in maintaining a balanced source-sink relationship and synchronous cardiac pacemaking. *Front Physiol*. 2014;5:446.

43. Nikolaidou T, Aslanidi OV, Zhang H, et al. Structure-function relationship in the sinus and atrioventricular nodes. *Pediatr Cardiol*. 2012;33:890–899.

44. Rohr S, et al. Role of gap junctions in the propagation of the cardiac action potential. *Cardiovasc Res*. 2004;62:309–322.

45. Smaill BH, Zhao J, Trew ML. Three-dimensional impulse propagation in myocardium: arrhythmogenic mechanisms at the tissue level. *Circ Res*. 2013;112:834–848.

46. Ciaccio EJ, et al. Model of bipolar electrogram fractionation and conduction block associated with activation wavefront direction at infarct border zone lateral isthmus boundaries. *Circ Arrhythmia Electrophysiol*. 2014;7:152–163.

47. Segal OR, Chow AWC, Peters NS, et al. Mechanisms that initiate ventricular tachycardia in the infarcted human heart. *Heart Rhythm*. 2010;7:57–64.

48. Majumder R, Pandit R, Panfilov AV. Turbulent electrical activity at sharp-edged inexcitable obstacles in a model for human cardiac tissue. *Am J Physiol Heart Circ Physiol*. 2014;307.

4

电生理检查：方法与技术

刘吉义　池程伟　陈转霞　译　张树龙　校

目录

适应证

有创性电生理（EP）检查指通过把多极导管置入不同心腔内，然后予以程序心脏刺激并记录心电活动。EP 检查用于怀疑或已经明确记录到的心律失常诊断，尤其精确的 EP 检查可以为导管消融或必要的治疗提供重要依据。某些情况下，EP 检查对危及生命的恶性心律失常的危险分层具有重要意义。在后面的章节还会讨论 EP 检查在特定的结构及电异常心脏病中的意义。

围术期的处理

术前评估

在进行 EP 检查前应治疗心力衰竭、缺血性心脏病和电解质紊乱。重度主动脉狭窄、严重肥厚型心肌病、左主干或严重三支冠状动脉疾病或失代偿心力衰竭的患者是发生并发症的高危人群。这些患者发生持续性心动过速会导致快速和严重的血流动力学障碍。此外，对于这类患者，必须在手术前进行镇静和麻醉风险评估。

知情同意

大多数患者对EP检查的了解程度远远低于像对冠状动脉造影这类有创性心脏检查。因此，对患者的术前沟通及教育是整个过程中必不可少的一部分。患者应被告知EP检查的重要性、危险性和预期的结果。患者应该知情EP检查的获益，包括可能出现的阴性或者不明确的检查结果[1]。

取得知情同意是这一流程的一个重要组成部分，它既是一种法律要求，又是一种道德义务。讨论应该在手术室外进行，并采用能让患者及其家属充分理解的语言。应该讨论常规风险，即使不被认为是严重风险，也应该作为严重风险来讨论，即使该风险非常罕见，因为这可能会危及患者生命。应保证患者对于手术所有方面包括合理预期的预后的充分知情权，回答他们对这一手术的顾虑，争取做到让患者充分知情并满意[1]。

镇静程序

大多数接受EP检查的患者都需要一定程度的镇静来缓解焦虑、不适和疼痛。此外，镇静通常是必要的，以防止患者在长时间和潜在的痛苦过程中活动——患者的活动可能发生在房间隔穿刺、心包穿刺或导管消融过程中，继而由于导管移位引起潜在危险。此外，由于患者的移动，在电解剖图上重建的几何形状会发生巨大的变化，这可能会严重影响标测和消融工作[2-3]。

镇静剂和麻醉方法在不同的电生理中心和不同的麻醉师间有很大的不同。在镇静或全麻患者的选择、镇静实施、药物和镇静监测技术方面存在较大差异[1]。

一些患者的自身因素需要咨询麻醉师，如气道阻塞的高风险或面罩通气困难（如肥胖、阻塞性睡眠呼吸暂停、解剖因素）和麻醉药物并发症的高危因素[如肺部疾病，心力衰竭，血流动力学不稳定，精神或神经肌肉疾病，以前的麻醉或镇静问题，药物或食物加重麻醉剂的副作用（例如长期服用阿片类药物或苯二氮卓类药物），酗酒][4]。

麻醉类型

麻醉方案必须根据具体情况单独制订，这与手术性质、患者特点、医院资源以及EP操作团队的麻醉技术/培训有关。此外，镇静深度的改变和药物种类的使用在手术过程中是必要的，必须与介入程序的需求保持一致。例如，麻醉的最佳程度可以从轻微（诱发心律失常时）到深度（在痛苦的消融或电复律时）。此外，当需要评估膈神经功能时，应要求麻醉医师避免或尽量减少肌肉松弛剂的应用。因此电生理学家和麻醉师紧密的交流与合作对于安全成功地进行EP检查至关重要[5-6]。

有以下麻醉技术之一或其组合可用：①血管穿刺部位的局部麻醉；②静脉应用镇静剂进行浅度镇静（清醒镇静）；③静脉应用镇静剂深度镇静；④全身麻醉[2]。

局部麻醉　血管穿刺部位浸润通常使用局部麻醉剂。利多卡因是局部麻醉剂，因其快速起效和安全性而首选。丁哌卡因（布比卡因）在手术完成后提供更长时间的镇痛，但由于其心脏毒性而不被作为首选。当预期心律失常诱导受到镇静作用的不利影响时（例如，自动或触发活动性心动过速），局部麻醉可优于静脉镇静。这种方法需要一个可以在手术过程中保持静卧患者的配合[2]。值得注意的是，注射大量利多卡因可能会导致出现全身症状，也可能会诱导心律失常。

清醒镇静　轻度到中度的清醒镇静在大多数EP手术中与局部麻醉相结合应用，苯二氮䓬类药物和麻醉剂的结合通常用于镇痛、镇静和术后遗忘。咪达唑仑和芬太尼是首选的，因为它们起效快，具有可滴定性、可逆性和非常广泛的治疗窗口[2]。

明确镇静和全身麻醉是连续统一的这一点非常重要，这一过程中存在着患者无意识地进入麻醉而失去自主呼吸的危险，需要立即进行气道干预，从中度到更深层次的镇静过度可能突然而意外地发生这种情况。据报道，40%的非全身麻醉EP手术中出现镇静过度、气道功能丧失、必需气道干预或转向全麻。因此，即使仅使用苯二氮䓬类药物和麻醉剂进行轻度至中度镇静，执行该操作的电生理学家和EP手术人员必须具备相关的知识和训练，以便在没有专业麻醉师的情况下亦可及时识别和治疗镇静相关的不良事件。因此，一些术者更愿意让麻醉师提供手术过程中监测麻醉护理（MAC），特别是考虑到计划外进行深度镇静[例如，房颤（AF）或室性心动过速（VT）的电复律]或不可预测的并发症（如心脏穿孔、术中心力衰竭加重）。后一种方法允许电生理学家更加专注于手术的技术层面，并与麻醉护理团队共同分担患者术中的风险。理想情况下，最好在手术开始前就决定是否需要麻醉师。在手术过程中仅根据需要呼叫麻醉团队以提供更深层次的镇静或挽救病情危重的患者或需要紧急气道干预的做法对于患者安全而言不是最理想的，因此并不推荐[3, 7-8]。

深度镇静　长时间的手术可能需要较深层的镇静水平，例如 AF 或 VT 消融，以及电复律。深度镇静必须在麻醉师的监控下进行。尽管我们通常使用咪达唑仑和芬太尼的组合，但最近已经在几个大系列报道中介绍了异丙酚在心脏手术中的作用。异丙酚起效快和失效快，具有良好的安全性；然而，它也有严重的呼吸抑制作用以及血管扩张和心肌抑制作用，这些作用可引起低血压，特别是与其他麻醉剂一起使用时。与苯二氮䓬类药物相比，异丙酚具有明显的优势，包括更快速的诱导，对镇静水平的更优的术中管理，以及更快的术后恢复。连续静脉注射镇静剂优于重复推注，以避免意识水平的上升和下降[7, 9]。

其他选择包括低剂量的氯胺酮或依托咪酯。氯胺酮对血压和心率具有最小影响，对于预先存在的低血压或心动过缓的患者具有显著优势。依托咪酯也具有稳定的血流动力学特征，但短暂性肌阵挛和恶心的发生率很高[2, 10]。

当仅需要短暂的镇静时间（例如，直流电复律等）时，可考虑使用静脉麻醉药（如甲基己酮、异丙酚或依托咪酯）[2]。

全身麻醉　全身麻醉越来越多地用于复杂的 EP 手术。全身麻醉的优点包括最优的气道管理，疼痛控制和患者制动，以及增强了食管温度探针的耐受性。然而，这需要手术室专门麻醉团队额外的准备和时间，通过麻醉诱导和恢复延长了患者的周转时间。此外，全身麻醉的应用与气管插管导致了食管并发症的创伤风险增加，以及延误了对血栓栓塞并发症的识别和干预。此外，全身麻醉可通过减弱交感神经张力，降低各种心律失常的诱发率，甚至可导致其血流动力学不稳定发生[5, 11]。

异丙酚或依托咪酯通常用于诱导。咪达唑仑通常在抵达 EP 手术室时给予患者抗焦虑和遗忘作用。罗库溴铵是一种优选的肌肉松弛剂，可有利于气管插管。麻醉通常由吸入剂结合静脉注射（氧化亚氮、异氟醚、七氟醚或地氟醚）维持[2]。重要的是，如果担心膈神经刺激或损伤，应要求麻醉师避免或尽量减少非去极化肌肉松弛剂，以证实膈神经功能的完好[12]。

通气设置

全身麻醉时使用高频通气可减少与标准机械通气相关的常规胸壁运动，从而最大限度地减少与呼吸相关的心脏运动。最近的数据表明，EP 手术室使用射流通气可以增强导管在定位和消融过程中的稳定性，并可能提高消融过程的有效性和安全性，特别是在需要建立稳定三维电解剖模型的情况下[1, 8]。

另一方面，已经报道了高频喷射通气的几个缺点，包括缺乏气道密封以减少分泌物，无法使用吸入麻醉，以及难以测量所产生的呼吸机参数和气体交换效率。此外，气压伤（例如，容积伤、气胸、纵隔气肿）的风险增加，尤其是在患有慢性阻塞性肺疾病的患者中。已经报道了气管黏膜损伤，特别是坏死性气管支气管炎，可通过充分加湿呼吸机回路来预防该并发症发生[3]。

麻醉药物的电生理效应

麻醉剂在临床环境中对心脏 EP 的确切影响尚不完全明确。通常，任何类型的镇静作用都会减少内源性儿茶酚胺释放，可能抑制心律失常活动，可能会妨碍标测和消融手术。尽管如此，一些麻醉剂（如氯胺酮）会增加交感神经兴奋性，也可能促进或诱发心律失常。

苯二氮䓬类药物通过降低外周血管阻力来降低血压，从而引起反射性心动过速。阿片类药物，尤其是高剂量的阿片类药物，增加中枢性迷走神经的兴奋性，导致心动过缓。异丙酚可增加迷走神经的兴奋性从而导致心动过缓并抑制自发性室性心律失常。

吸入麻醉剂增强了窦房结的潜在自律性，从而引起了异位房性心律以及心房起搏点游走。此外，这些药物证明对房室结（AVN）和希氏束 - 浦肯野纤维系统（HPS）有不同影响。异氟醚延长了心房不应期和延迟心室复极，但这些影响的临床意义看起来很小。

神经肌肉松弛剂调节自主神经张力，一些药物可引起血管扩张和反射性心动过速，而另一些药物可引起心动过缓，尤其是与其他增加迷走神经兴奋性的药物联合使用时。氯胺酮可通过增加中枢交感神经的兴奋性增加心率和升高血压。氯胺酮也是一种直接的心肌抑制剂[2-3, 10]。

血氧监测

必须使用连续脉搏血氧仪监测血氧饱和度。通常使用辅助供氧以防止动脉去氧饱和并增加镇静期间的安全性。结束潮气 CO_2 监测（二氧化碳波形）是一种监测呼吸频率和模式的非侵入性方法，可以帮助检测气道阻塞和通气不足，建议在涉及中度和深度镇静和全身麻醉的病例中使用。单独监测氧饱和度可能会产生误导，特别是在接受吸氧的患者中，基线动脉氧浓度升高促使在动脉血氧饱和度降低到足以促进气道干预之前发生更长时间的呼吸暂停。另一方面，二氧化碳图提供有关通气、灌注和新陈代谢的即时信息[2-4]。

血压监测

准确监测血压至关重要。在最小或中度镇静下进行的大多数 EP 手术中，无创自动袖带血压装置监测通常是足够的。对于病情不稳定的患者，心脏功能严重受损的患者，在深度镇静期间应考虑应用有创动脉压力监测，以及在风险较高、具有严重血流动力学障碍的并发症的手术［例如涉及左心房（LA）间隔的穿刺，瘢痕相关的 VT 的消融］中应用[2]。

除颤装置

EP 检查过程中应备除颤装置。如果在手术中需要电除颤或者电转复，应该使用预先备好的可黏附除颤贴片以避免污染消毒区域。双相波除颤效果优于单相波除颤。

排尿问题

长时间的 EP 检查、静脉输液以及镇静会导致尿潴留的发生。因此，在预计到上述情况时，术前应进行导尿。

抗心律失常药物

在进行 EP 检查前，抗心律失常药物通常需停用至少 5 个半衰期。但某些特殊患者，如果由于特定原因发生心律失常时，抗心律失常药物可以继续服用。

抗凝

持续性 AF 和心房扑动（AFL）患者 EP 检查之前，需要在手术或经食管超声心动图（TEE）前 4 周进行规律口服抗凝治疗，以排除心房内血栓的存在。

在持续性 AFL 或 AF 导管消融中，规律抗凝是减少血栓栓塞性卒中风险的必要手段。同样，具有机械瓣的患者也需要不间断口服抗凝剂来预防血栓。

侵入性手术出血风险的增加致使许多术者采用依诺肝素的"桥接"策略。近期研究发现在 EP 手术中不间断口服抗凝治疗是安全可行的，并且对于消融典型的 AFL 或 AF 更具成本效益，也不增加出血性并发症。当抗凝药物中断引起重大风险时，这种抗凝策略可能会被常规用于电生理研究及其他心律失常的消融。

对于所有左心手术进行肝素抗凝（或对肝素过敏的患者用比伐卢定）都是必要的，即使是在持续口服药物抗凝的患者中。而对于右心手术，没有证据支持需常规使用抗凝治疗，除非血栓栓塞风险特别高的个体患者[1]。

导管技术

导管电极

在 EP 检查中常用电极导管进行记录和起搏标测。这些导管由绝缘线组成，在导管远端，每条绝缘线连接到一个电极上，使之与心脏内膜表面接触。在导管近端，每条绝缘线连接到一个插头上，可与外部记录器连接。电极导管常由涤纶编织材料或者新合成材料组成，如聚氨酯。涤纶编织的导管具有硬度优势，能够在人体温状态下保持导管形状，而且足够柔软，易于形成环状。合成材料组成的导管不易操控，在体内易变形，但其优点是更为便宜，体积更小。一些制造商使用编织金属链提高转矩控制。

电极导管有不同规格（3～8 Fr）。成人最常用 5、6 和 7 Fr 导管，记录电极可以是单极或双极。电极长度为 1～2 mm。导管的电极间距离为 1～10 mm 或更长。常规双极电极的极间距越宽，记录的心内电图越类似于单极电图。2～5 mm 的电极间距导管最常使用。

大量多极电极导管的研发应用使导管更容易置入理想的心脏位置，并完成各种记录需求。双极或四极电极导管常用于心房或心室内特定部位的记录或者起搏标测。这些导管具备不同的远端曲线形状和尺寸。多极记录电极导管放置在冠状窦（CS）或右心房（RA）界嵴部位。Halo 导管是一种多极导管，用于标测房性心动过速时三尖瓣环周围的心房电活动，并可定位右侧旁路（BT）（图 4-1）。远端环状的十极导管（Lasso 电极）用于记录肺静脉（PV）的电活动（图 4-2）。篮状导管能够吻合心腔的大小和形状，已经用于记录房性和室性心动过速（图 4-3）。特殊导管也用于记录 LA 和左心室来自 CS 分支的心外膜活动。通常导管有一个固定或可弯曲的头端。可控性导管允许其头端在一个平面内单向或双向弯曲。其中一些导管是非对称性的双向弯曲可控导管。

消融导管的头端电极通常为 4 mm 长，其最大长度可为 10 mm。较长的消融导管头端电极可能会降低远端配对电极记录的标测图形的精确度。

导管放置

经皮穿刺技术已经得到广泛应用。通常经股静脉途径送入导管记录右心房（RA）、希氏束（HB）和右心室（RV）心内电图。尽管大多数患者的股静脉途径更易选择。但在某些区域（如 CS），通过上腔静脉（SVC）更容易到达。其他途径还包括肘前静脉、

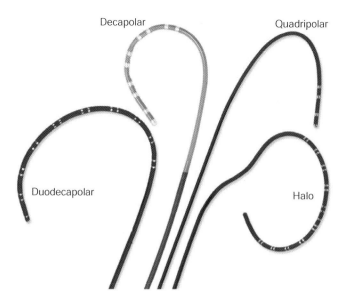

图 4.1　不同电极数量和弯曲形状的多极电极导管。从左至右为 20 极导管、10 极导管、4 极导管和 Halo 导管。（Image provided courtesy of Boston Scientific. © 2018 Boston Scientific Corporation or its affiliates. All rights reserved. ）

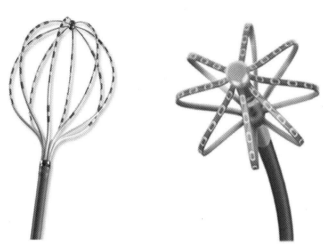

图 4.3　篮状电极导管。左图，篮状电极导管（星状），有 8 个等距、柔韧、自扩展的花键；每个包含 8 个 1.5 mm 电极。右图，迷你篮状电极导管（星座状）有 8 个花键，每个包含 8 个非常小的电极（表面积 0.4 mm²）。（Image provided courtesy of Boston Scientific. © 2018 Boston Scientific Corporation or its affiliates. All rights reserved. ）

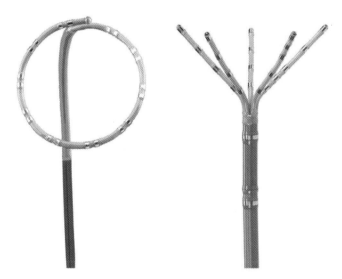

图 4.2　多极导管（Lasso，左图）和星形多极 PentaRay（右图）导管（Courtesy Biosense Webster, Inc., Diamond Bar, CA, United States. ）

颈静脉和锁骨下静脉。股动脉途径用于左心室、二尖瓣环的标测，或者用于有创性动脉血压监测。极少数情况下需要通过 CS 及其分支或者经皮剑突下途径到达心外膜，对某些 VT 或心外膜 BT 进行标测和消融。

X 线透视通常用于指引导管定位。拔出电极导管时无需 X 线透视［当永久起搏器或埋藏式心脏复律除颤器（ICD）导管到位时除外］，但向前推送导管时必须有 X 线透视指引。目前，新型导航系统可用于导管定位，以减少不必要的射线暴露（见第 6 章）。

经腔静脉途径

改良后的 Seldinger 穿刺技术目前用于不同的静脉途径。股静脉途径最常使用，其他如锁骨下静脉、颈内静脉或肱静脉途径也可使用，尤其置入 CS 电极时更常应用。

建议对颈内静脉插管进行超声引导。最近的研究还显示超声引导对股静脉穿刺在减少血管并发症方面有潜在益处，特别是在抗凝治疗方面。超声成像可直接观察动脉和静脉周围的解剖结构，并评估股静脉与邻近股静脉之间空间关系的变化[13-15]。

具有如下情况的患者应避免使用股静脉途径：已知或怀疑股静脉或下腔静脉（IVC）血栓，活动性下肢血栓静脉炎，静脉炎后综合征，腹股沟感染，双腿截肢，过度肥胖，或严重外周血管疾病导致股动脉无搏动者。下肢静脉滤网不是股静脉途径的禁忌证。

通常情况下，经股静脉途径送入 RA、HB 和 RV 导管。建议于左侧股静脉放置诊断性 EP 检查导管，以便于右侧股静脉放置消融或标测导管，因其离术者更近，便于操控。有时可进行多次静脉穿刺和单个鞘技术。例如可通过 1 个 12 Fr 的三孔鞘管导入 3 根 EP 导管（常为 RA、HB 和 RV 导管）。CS 电极导管通常经锁骨下静脉或颈内静脉途径送入，偶尔也通过股静脉途径。

右心房导管

右心房电极导管通常为 5 Fr 或 6 Fr 的 4 极导管，导管头端弯度固定。可以通过 IVC 或 SVC 进入 RA。

股静脉途径最为常用。通常将 RA 电极导管放置在高 RA 后侧壁位于上腔静脉与右心房交界的窦房结附近。进行刺激或记录，有时也置于右心耳位置（图 4.4）。

右心室导管

右心室导管通常使用头端弯曲固定的 5 Fr 或 6 Fr 4 极导管。右心室电极可选择任何静脉途径送入。放置的位置通常选择 RV 心尖部，该位置较易固定，导管不易移位，适于刺激和记录稳定的电生理图（图 4.4）。

希氏束（His）导管

通常选择 6 F 的头端弯曲固定或可调弯度的 4 极电极导管。电极导管首选经股静脉送入 RA，跨越三尖瓣环进入 RV［X 线引导下右前斜位（RAO）视野］（图 4.4）。然后回撤导管并顺时针旋转缓慢向心房侧间隔部位贴靠，直到出现 His 电位。起初，可观察到一个大的心室电图，随后随着导管缓慢回撤，可以看到右束支（RB）电位（表现为小于 30 ms 的窄的峰电位）。随着导管进一步回撤，心房电位显现并逐渐变大。通常当心房和心室电图振幅相似时，在两者之间可出现一个双相或三相波，即 His 电图。如果初次没有到位成功，导管可重新进入 RV，再次以相同的手法并轻微调整旋转角度回撤导管。如果反复多次均无法记录到 His 电位，可将导管撤出，重新对导管头端塑形或换用头端可调弯的导管。有时需要在体外给予导管头端一定的顺时针扭力，必要时可弯成环状并用一两块手术巾压在上面固定，或将连接导管的连接线向相反方向扭转，从而获得稳定的 His 电位。

如果由于导管不能到达三尖瓣环上部，通过 SVC 难以记录 His 电位。在这种情况下，常使用头端可调弯的导管，先进入 RV，弯曲导管远端形成 J 形，将导管置于 HB 区域，然后回撤导管使其位于三尖瓣环上缘而获得电图。另一种方法是，将导管在 RA 内弯成一个大环（"6 字"形），然后环的主体进入 RV，导管头端指向 RA 而位于 RV 的间隔面上。轻轻回撤导管，使环在 RV 内张开，导管尖端可到达 HB 部位。

记录 HB 电图也可以通过逆行动脉途径获得。将导管头端置于主动脉无冠窦部位（位于主动脉瓣上面）或左心室流出道（LVOT）处，靠近室间隔部位（位于主动脉瓣下面）。

冠状窦导管

冠状窦导管可以经股静脉、颈内静脉或锁骨下静脉等路径送入。右颈内静脉和左锁骨下静脉路径比股静脉路径更容易送入 CS 导管。由于 CS 瓣朝向前上方，因此经股静脉路径时静脉瓣容易阻碍导管。从 SVC 送入 CS 导管时通常选择头端弯曲固定的 6 Fr 4 极导管，而股静脉路径时通常选择头端可调弯的导管以便容易到位。

送入 CS 电极时通常选用标准的 RAO 和 LAO 进行引导定位。尽管 CS 无法在 X 线下直接识别，但通过后前位时位于后间隔的心包脂肪垫或 RAO 时的心影与膈肌的侧影可间接判断。

当将导管从 SVC 途径送入 CS 时，取 LAO 视野，将导管头端指向患者左侧，以顺时针扭转导管进入 CS 口；导管头端正确指向 CS 时，电极近似于长方形，而不是椭圆形。一旦找到 CS 口，便进一步轻轻推送导管进入 CS，使近端电极位于 CS 口（图 4.4）。

经 IVC 途径送入 CS 时，先将电极放置在 RV，

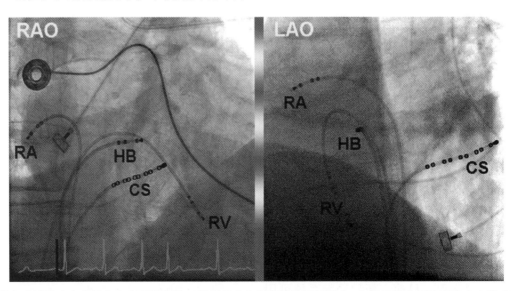

图 4.4　室上性心动过速（室上速）电生理检查的 X 线影像（上间隔旁路的消融）。 电极导管分别为高位右心房（RA）、右心室（RV）及冠状窦（CS），其中 CS 电极通过颈内静脉置入。HB：希氏束；LAO：左前斜位；RAO：右前斜位

取 RAO 视野，向下弯曲导管头端，指向 RV 下壁。随后，回撤导管使其位于三尖瓣环下间隔部。取 LAO 或 RAO 视野，将导管轻轻顺时针旋转回撤，直到导管头端进入 CS 口。再推送导管进入 CS，同时渐渐释放导管弯度（图 4.5）。另一种方法是，导管的头端指向 RA 后侧壁，在 RA 内将导管形成一个环状，取 LAD 视野，使导管头端指向 RA 中下部。结合 LAO 和 RAO 体位透视，轻轻上下左右调控导管以送入 CS。右前斜位下，房室（AV）脂肪组织（包含 CS）比其周围的心脏组织透视性更强。

在尝试送入 CS 电极时，导管可能进入 RV，刺激产生室性期前收缩（PVC）或 VT。导管位于右心室流出道（RVOT）可能被误以为在 CS 内。通过透视和记录的心内电图特点能够确认 CS 电极的位置。在 LAO 视野，进一步推送 CS 导管使其到达左心缘，并弯曲朝向左肩。相反，如果导管位于 RVOT，则推送导管指向肺动脉。在 RAO 视野，CS 导管指向后方，房室沟的后面；而位于 ROVT 时，导管指向前方。CS 导管可同时记录心房和心室电图，心房电图出现的时间位于体表心电图 P 波的后半部分，而导管位于 RVOT 时，仅记录一个心室电图。有时导管可通过未闭锁的卵圆孔进入左心房，此时导管指向左肩方向，且记录电图全部为心房电位。

一般 CS 导管应最先放置，因为其他导管可能妨碍 CS 导管的插入。建议将 CS 导管鞘缝在皮肤表面，以避免 EP 检查过程中导管移位。

经主动脉途径

此方法常用于 LV 和二尖瓣环的标测（如 VT 和左侧游离壁 BT）。最常使用右侧股动脉作为血管路径。将标测消融导管送至降主动脉。如果导管前进过程中有任何阻力，则不应继续前进；尖端可以缩回几厘米，稍微偏转和扭转，再次尝试推送。如果多次尝试不能进入降主动脉，则应该放弃这种方法，因为即使人们能够通过曲折的血管操纵导管，LV 内的尖端的扭矩控制也可能受到严格限制。解决方案是使用长鞘，从短鞘中取出导管，并在其中放置长导丝以确定它是否平稳地进入远端主动脉。如果是这样，可以在导丝上推进长鞘，然后导管可以安全地穿过鞘进入主动脉。如果通过右股动脉进入主动脉是不可能或不安全的，可以使用左股动脉。

一旦导管尖端位于中央主动脉中，向近侧朝向心脏的运动通常相对平滑（尽管可能遇到侧支和动脉粥样硬化）。在导管通过主动脉根部前，导管头端形成 J 曲线，以减少导管在主动脉弓部的操作。在 RAO 30° 体位，以导管 J 环弯曲开口指向右侧的方式跨过主动脉瓣，顺着前侧方向进入 LV。禁止将导管头端调直通过主动脉瓣，因为可能导致瓣叶损伤或穿孔，或导管头端容易滑入左侧或右侧冠状动脉开口或冠状动脉桥血管部位，导管头端直接进入 LV 易导致结构性损伤。

除了协助导管通过曲折的髂动脉之外，还可使用长鞘（例如，SL0 或 SL1；81 cm；St.JudeMedical，St.Paul，MN，United States），放置鞘尖端通过主动脉瓣进入 LV，可以增加导管稳定性并限制导管脱出 LV。

一旦进入 LV 就应该开始用肝素静脉抗凝，以便将活化凝血时间（ACT）维持在 250 ～ 350 s。

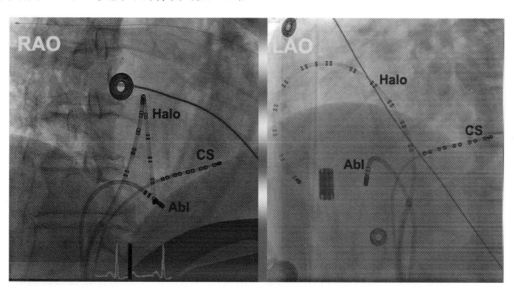

图 4.5　典型心房扑动研究中导管图像。20 极 Halo 导管沿三尖瓣环放置。CS 导管沿股静脉途径放置。消融导管（Abl）位于下腔静脉-三尖瓣环峡部。LAO，左前斜位；RAO，右前斜位

经房间隔途径

经房间隔途径可进行 LA 的标测和消融，近年来也越来越多地被应用于 LV。目前临床上已经证实了几种安全有效的房间隔穿刺的方法。房间隔穿刺成功与否在于 Brockenbrough 穿刺针能否将定位于房间隔的最薄弱部分，即卵圆窝膜部，这通常需借助 X 线透视或心腔内超声心动图（ICE）引导进行穿刺。

解剖上注意事项

了解房间隔的结构及其与邻近解剖组织结构的关系，对确保安全有效地进入 LA 非常重要。许多明显的间隔结构不是真正的间隔部位，真正的房间隔局限于卵圆窝底部、瓣膜和卵圆窝的前下缘。因此，卵圆窝的底部是房间隔穿刺的靶点（垂直方向平均直径 18.5 mm±6.9 mm，水平方向 10.0 mm±2.4 mm，厚度 1～3 mm）（图 4.6）。卵圆窝上缘和 SVC 口部是房壁内折的部位，是充满脂肪组织的心房肌肉组织的折叠（对应于心包横窦和前上窦间隙），常被认为是第二间隔，但它不是真正的间隔，在此部位穿刺会导致穿破心脏。卵圆窝上缘为房壁折叠凹陷处，卵圆窝的前下缘由肌肉支撑将其固定在室间隔上，并附着在

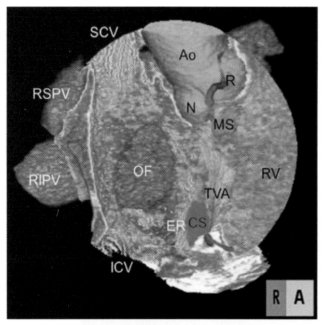

图 4.6 （见书后彩图）房间隔解剖。面朝房间隔，从 35°右前斜位观察。Ao，升主动脉；CS，冠状窦；ER，下腔静脉瓣；ICV，下腔静脉；MS，间隔膜部；N，无冠窦；OF，卵圆窝；R，右冠窦；RIPV，右下肺静脉；RSPV，右上肺静脉；RV，右心室；SCV，上腔静脉；TVA，三尖瓣附件。（From Mori S, Fukuzawa K, Takaya T, et al. Clinical cardiac structural anatomy reconstructed within the cardiac contour using multidetector-row computed tomography：atrial septum and ventricular septum. Clin Anat. 2016；29：342-352.）

无冠窦下方的中央纤维体（由右侧纤维三角区和室间隔膜部的 AV 部分组成）上。在卵圆窝的前缘和上缘处的右心房壁与主动脉根部相邻，在此处穿刺可导致穿入主动脉[16]。

了解心房的解剖关系以及房间隔和相邻结构以及基于传统标志的 X 线透视解剖结构对于安全且成功地经房间隔穿刺至关重要。当以正确的方向（因为它位于胸部内）观察心脏时，RA 位于右侧和前侧，而 LA 位于后侧、左侧。主动脉根部沿着房间隔的前部延伸（图 4.7）。卵圆窝相对于无冠窦位于下方和后方，并且位于 Koch 三角形的后方。房间隔平面从左前方向右后方倾斜，平均方向为 37°，但可在 19°～53° 之间变化。尽管我们的患者群体具有广泛的变异性，但发现房间隔的方向与 CS 的方向密切相关。因此，通常心房间隔在 LAO 50°～60° 投影角度中几乎垂直于屏幕平面，并且在 RAO 30°～40° 投影角度与冠状面平行。然而可能需要调整 RAO 和 LAO 投射角度来解释在一些患者中观察到的房间隔旋转。这可以通过将 RAO 投影对准 CS 导管的近端部分垂直于屏幕或者 His 记录导管直接指向屏幕的角度来确认[17]。

抗凝

在任何左心系统导管介入术中，抗凝对于预防血栓栓塞至关重要。目前的建议主张静脉注射肝素，或者最好在穿刺房间隔之前，然后间歇性推注或连续肝素输注以维持 ACT（300～400 s）。然而最近的证据发现，普通肝素在输注后长达 20 min 存在缓慢抗凝动力学效应（反映在 ACT 中＜300 s）。因此一些研究者建议在房间隔穿刺前至少 10 min 给予静脉注射肝素，并在 10 min 时评估 ACT 以指导术中进一步抗凝方案[18-19]。

X 线透视引导下的经间隔导管技术

房间隔穿刺所需的设备包括：8 Fr 房间隔穿刺鞘管以完成 LA 插入术（如 SR0，SL1，Mullins 或 AgilisNxT 可控鞘管，St.Jude Medical，Minnetonka，MN，United States），0.89 mm J 型导丝，Brockenbrough 穿刺针（例如 BRK，St.Jude Medical），以及 190 cm、0.36 mm 的导丝。房间隔穿刺鞘和 Brockenbrough 穿刺针有两种不同的长度，重要的是确保穿刺针的长度与鞘的长度相匹配。

静脉通路可选股静脉途径，尤其是右股静脉，离术者近，便于操作。鞘管、扩张器和导丝先用肝素盐水冲洗。房间隔穿刺鞘管和扩张管在 0.89 mm J 型导丝的引导下送至 SVC。然后撤出导丝，保留鞘和扩张管。冲洗扩张管，并与一注射器相连，以避免空气进

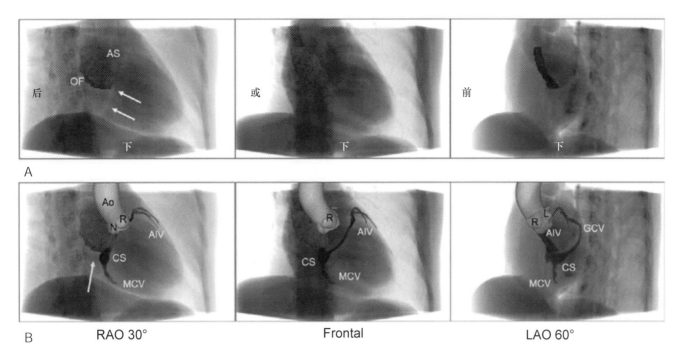

图 4.7 （见书后彩图）房间隔的体积渲染图像 （A）"房间隔"（AS）与透视图像合并。白色箭头表示射线可透过的波段。注意，卵圆窝（OF），房间褶皱和前下缘肌肉支柱被重建为一块（红色）。只有 OF 和肌肉支撑才是真正的 AS。（B）增加了升主动脉（Ao），冠状窦（CS）和中冠状静脉（MCV）。黄色箭头表示右心房的下自由壁直接面向下金字塔形空间的位置。AIV：前室间静脉；GCV：左冠状静脉；L：左冠窦；LAO：左前斜位；N：无冠窦；R：右冠窦；RAO：右前斜位。（From Mori S，Fukuzawa K，Takaya T，et al. Clinical cardiac structural anatomy reconstructed within the cardiac contour using multidetector-row computed tomography：atrial septum and ventricular septum. Clin Anat. 2016；29：342-352. ）

入 RA。

接着准备房间隔穿刺针。Brockenbrough 穿刺针内有一管心针，其在鞘内推送穿刺针时起到保护作用。也可以取出内置的管心针，将穿刺针与一根压力传导线相连（在经房间隔穿刺中要求压力监测）；当穿刺针进入扩张管时，要不断冲洗。第三种方法，当准备使用造影剂时，可通过一自动旋转接头将 Brockenbrough 穿刺针与一标准三通管相连。将充满造影剂的 10 ml 注射器连接到三通管的一端，压力传导线连接到三通管的另一端用于持续压力监测。全部装置均应充分冲洗确保没有空气进入整个环路。

在尝试刺破房间隔之前，重要的是确保所有设备都正常工作，尤其是连接到针头的压力传感器。如果在房间隔穿刺尝试之前没有注意到这个细节，则当针尖应该在 LA 腔中时，难以解释平坦的压力追踪。这可能意味着针实际上在 LA 中，但是压力管上的旋塞被错误地转动，或者错误地连接到针座，或者针尖不在 LA 中。通过"轻弹"针杆并查看其相应的压力混响波形来确保压力系统正常工作，避免了关于连接是否正确的不确定性。此外，在 X 线透视下记录基线血压和左心边界的外观是重要的参考；与基线相比，

意外的血压降低或左心边界运动减少可能是发展为心包积液的早期线索。

进入卵圆窝 送入 Brockenbrough 穿刺针，到达扩张管头端的 1 ～ 2 cm 范围内。除了在进行房间隔穿刺时，穿刺针针尖任何时刻均必须保持在扩张管内。这可以通过用左手握住鞘管、扩张器组件，并用右手握住针，同时注意确保近端针芯与扩张器的安全距离。扩张管、鞘管和穿刺针的弯曲度应一致匹配，使它们之间相互协调，互不顶触。将鞘管、扩张管和穿刺针同时向左后旋转（通常相对于穿刺针手柄，穿刺针指向 3 ～ 6 点的位置）以指向房间隔并整体小心回撤（回撤时要保持穿刺鞘及针的整体相对位置不变）以便扩张鞘的顶端落入卵圆窝。在 X 线透视下（30° LAO 视野），在进入 RA 时，扩张管头端轻轻向左侧滑动，当下降至主动脉根部以下时，头端再一次向左滑动。一旦头端主动脉根部以下突然出现第三次向左滑动（"跳跃"），说明头端已跨过卵圆孔边缘（图 4.8）。后一次跳跃常位于 HB 水平（可通过记录 HB 电位的 EP 导管标识）。如果同步回撤鞘管和扩张管超出了预期（即位于卵圆窝和 HB 的水平以下），则应撤出穿刺针，将导丝通过扩张管再次送入 SVC。

鞘管和扩张管一起通过导丝引导送至 SVC，按原方法重新定位。在没有导丝引导的情况下，术中任何时候均不能推送鞘和扩张管。

确认卵圆窝的位置　几个 X 线透视下标志可用于确认扩张管头端位于卵圆孔的部位。当扩张鞘管头端通过房间隔下部到达卵圆窝时，可见主动脉结下扩张管头端突然向左滑动（跳跃）。此外，主动脉根部后方，通过放置"猪尾"导管在无冠窦位置或 HB 导管（记录稳定的近端 HB 电位）作为标志，该导管刚好正对无冠窦且在无冠窦的足侧。当扩张管头端位于卵圆窝时，在 RAO 位，扩张管头端应位于 HB 电极（猪尾导管）近端的后下侧。在 LAO 位，则位于 HB 电极（或猪尾导管）近端的左侧（图 4.8）。另一种证实穿刺针头端在卵圆窝位置的方法是，通过穿刺针注射 3 ～ 5 ml 造影剂以显影房间隔，可见 Brockenbrough 穿刺针头端处卵圆窝膜形成"帐篷状"，并随整个穿间隔装置轻微移动。通常，注射造影剂后使房间隔染色保持可视性，从而在穿刺过程中既能监测压力也可时时保证间隔的可视性。

穿刺房间隔　一旦证实扩张管头端位置正对卵圆窝，取 LAO 位。在持续压力监测下，将穿刺针轻轻推送至扩张管外。如果阻力较大不能刺破卵圆窝，穿刺针很可能不在正确位置。有时，将鞘-扩张器-针头组件推向卵圆窝会导致整个组件滑动到房间隔，而不是导致卵圆窝的隆起。通过将针干从针尖弯曲 15° ～ 20°（通过手动调整实现）以增加穿刺针的"延伸"或增加鞘管的"延伸"（当使用可偏转的穿房间隔鞘时）可帮助缓解此问题。

确认在 LA 的位置　当穿刺针通过卵圆窝，在推送扩张管和鞘之前，需要确认针尖在 LA 内，而不是升主动脉或心包后侧间隙。从针尖局部记录的 LA 压力曲线来进一步证实（图 4.9）。若显示主动脉压力曲线则表示穿刺针位于主动脉内。如果没有压力曲线显示，提示穿刺针进入心包间隙或者没有通过房间隔。第二种方法是注射造影剂以评价针尖位置。通过穿刺针送入柔软的 0.36 mm 导丝进入肺静脉，可以帮助确认针尖位于 LA 内（而不是心包或主动脉内）。如果导丝不能沿心脏轮廓推进，或者跟随主动脉路径，则应在推送扩张鞘之前，推注造影剂评价穿刺针的位置。有时导丝容易进入左心耳，此时轻轻顺时针旋转鞘管使其开口指向后方，可使其进入左上或左下肺静脉。

一旦确定针尖的位置在 LA，用一只手把鞘和扩张器作为一个整体在针头上推进，同时用另一只手固定穿刺针（以防止针头进一步推进）。更好地，鞘和

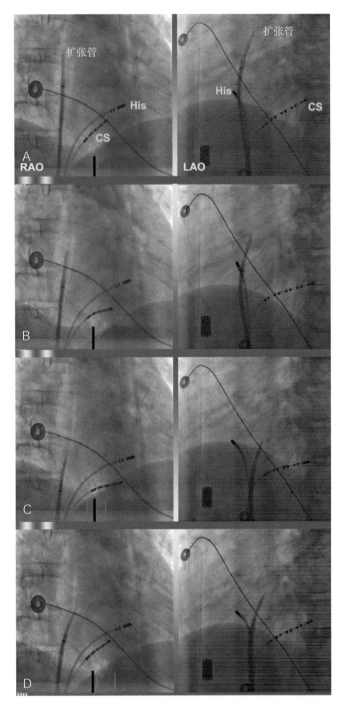

图 4.8　房间隔穿刺术中的图像。显示了右前斜（RAO，左图）和左前斜（LAO，右图）位。**A**. 起始，穿间隔鞘管和扩张管装置进入 SVC；**B**. 该装置回撤至高位右心房；**C**. 随着进一步回撤，扩张管头端突然向左移动，提示在希氏束（His）导管水平进入卵圆孔，在卵圆孔位置时，RAO 位显示扩张管头端前后定位；LAO 位显示了左向定位；**D**. 穿间隔装置穿越房间隔。CS：冠状窦

扩张器组件通过远端放置在左侧肺静脉的导丝被推进入 LA 中，这有助于指导组件进入左心房的路径，并尽量减少无意中穿刺 LA 游离壁的风险，尤其是在弹性或多余的隔膜会突然释放的情况下，会导致扩张器

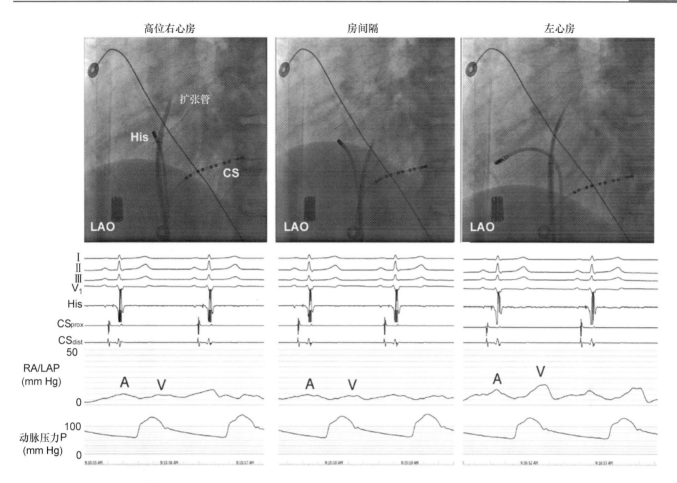

图 4.9 经间隔穿刺时透视图以及同步心电和压力（P）监测。左侧，穿间隔装置在 RA，压力监测显示典型右心压力描记的 A 波和 V 波；中间，当导管尖端接触间隔部位时，压力波形轻微改变；右侧，穿刺针穿越房间隔后出现典型的波形（V 波大于 A 波）。CS_{dist}：冠状窦远端；CS_{prox}：冠状窦近端；LA：左心房；RA：右心房；LAO：左前斜位

和鞘显著前倾。一旦扩张器尖端通过针尖进入 LA，针头和扩张器就作为一个牢固稳定的整体以防止进一步推进或撤回针和扩张器，鞘通过扩张器进入 LA。重要的是，此时应使针头穿过间隔，以便于鞘通过穿刺部位前进。在某些情况下，间隔非常僵硬（特别是既往穿间隔术后），试图将鞘推进到 LA，导致组件在 RA 中弯曲，扩张器有从 LA 中"退出"的风险。在这种情况下，旋转整个装置，使扩张器指向头端或右上 PV 可便于鞘穿过间隔，因为沿组件长轴施加的推力的传递现在与鞘尖端的预期方向一致（与从腹股沟推动并希望鞘向更靠近左肩前进相比）。一旦穿间隔的鞘尖端位于 LA 内，在通过针头连续冲洗过程中或通过放置在鞘侧端口上的注射器保持吸力时，将扩张器和针头缓慢拔出以尽量减少空气栓塞的风险，同时用另一只手固定鞘，以防止在 LA 外移位。应该抽吸鞘，直到没有气泡的血液进一步出现；这通常需要大约 5 ml 的吸入量，有时需要用手指"弹动"鞘管来清除其中的空气。在整个过程中，用肝素化盐水以

3 ml/min 的流速冲洗鞘。

标测消融导管通过鞘管送入 LA。这可以通过将导管头端推进到鞘管的远端并且在保持导管稳定的同时将鞘管稍微拉出导管，露出约 2 cm 的头端来确保安全。在这样做时，确保导管（在鞘管内部变僵硬）不会穿透心房壁。弯曲导管头端，顺时针和逆时针方向旋转帮助确定导管头端可在 LA 内（而不是在心包腔内）自由移动。需注意，仅仅记录 LA 电图并不能确定导管在心腔内，因为 LA 电图记录也可以从心外膜、RA，甚至主动脉根部获得。

第二次房间隔穿刺　当需要两次穿间隔操作时，第二次房间隔穿刺方法与第一次相同。另外，可通过第一次穿间隔部位导入第二根鞘管。即将导丝或细导管沿第一次穿间隔鞘管送入 LA，最好位于左下或左上肺静脉内。然后回撤鞘管至 RA。随后，沿第二次穿间隔的长鞘送入导管到达卵圆窝，并经过第一次穿间隔部位到达 LA。一旦导管进入 LA，将第一次穿间隔长鞘管再次送入 LA，重新放置导丝和标测导管。

还可以使两根导丝穿过第一次穿间隔鞘进入 LA（优选进入左下或上肺静脉）。然后拉出鞘，并在两根导丝中的每一根上推进单独的房间隔鞘管。这需要两个鞘穿过相同的股骨穿刺部位，有可能增加出血风险。

心腔内超声心动图引导下的房间隔穿刺导管技术

尽管在大多数情况下 X 线透视提供足够的信息以允许进行安全的房间隔穿刺，但是在房间隔解剖上，心房或主动脉根部扩张的变化，多次穿刺的需要以及将导管引导到 LA 内特定位置的期望能力使 X 线透视不适合复杂的 LA 消融手术。术中 TEE 可以识别卵圆窝及其与周围结构的关系，并提供房间隔穿刺手术的实时评估，并证明可在进入左心房之前对卵圆窝孔进行探测，并观察穿过间隔的鞘。然而，TEE 的应用性受限于超声探头影响 X 线透视的效果，并且在未麻醉的患者中是不切实际的。ICE 提供关于间隔解剖结构的类似信息，可用于有意识的患者，并且不妨碍 X 线透视。

ICE 引导下的房间隔穿刺导管插入技术可以显示心脏内解剖结构，识别穿间隔扩张管的远端部位沿房间隔的准确位置。尤其是，评价扩张管头端压迫卵圆窝孔产生的"帐篷状"外观。

目前存在两种类型的 ICE 成像系统，相控阵超声导管系统和机械超声导管系统。相控阵超声导管系统（AcuNav，Siemens Medical Solutions，Malven，Pa，United States）可经 8 ～ 10 Fr 鞘管，使用 64 元素相控阵探头，在垂直平面提供心腔内结构影像。其导管有一个可四个方向转动的可控头端，控制导管头端可前后或左右方向 160° 弯曲。机械超声导管成像系统（Ultra ICE. EP Technologies，Boston Scientific，San Jose，CA，United States）显示了单平面扇形心脏成像，其应用 9 Fr（110 cm 长）鞘管 9 MHz 探头进行成像。该系统有一个单独的可旋转的晶体超声传导器，在单水平面上呈 360° 环状显像，这种导管不能自由弯曲。

使用机械 ICE 成像系统，送入 9 Fr 鞘管，经过一塑形的长鞘管通过股静脉路径导入 ICE 导管。为了提高成像质量，必须以 5 ～ 10 ml 的生理盐水充分冲洗 ICE 导管，确保导管头端没有空气。然后，将导管连接到超声控制台，推进直到旋转的 ICE 导管头端显示卵圆窝。ICE 引导房间隔穿刺，能够满意显示卵圆窝图像的平面是中 RA 平面（图 4.10）。

AcuNav ICE 导管在 X 线透视下，通过 23 cm 股静脉鞘管送入。一旦导管在中间部位（超声探头指向前和左）的导管张力控制下进入中 RA，就可见 RA、三尖瓣环和 RV，即所谓的主视图（图 4.11A）。在此

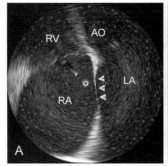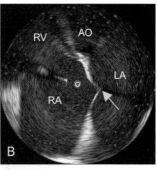

图 4.10　ICE 引导下的房间隔穿刺。这些 ICE 图像传感器放置在右心房（RA）。**A.**显示 RA、卵圆窝（箭头）、左心房（LA）和主动脉（AO）；**B.**间隔穿刺针在卵圆窝处顶住间隔中部形成"帐篷状"。RV：右心室

平面上渐渐伸直、顺时针旋转导管，依次可见主动脉根部和肺动脉（图 4.11B），随后是 CS、二尖瓣、左心耳腔和卵圆窝的横侧面（图 4.11C 和 D）。二尖瓣和房间隔常常和左心耳在同一平面上。偶尔要求 RA 内尖端向后弯曲或者左右调控导管以看到卵圆窝的最佳图像。使用张力控制导管的头端使其定位。此位置上进一步顺时针旋转将显示左侧肺静脉口的图像（图 4.11E）。最好的 ICE 图像引导经房间隔穿刺，将充分显示 LA 房间隔侧后面的空间和清楚地显示邻近的结构，但由于穿刺太靠前不安全，因而不包括主动脉根部。如果 LA 房间隔侧后部存在充分的空间，伴随一个扩大的 LA，包含左心耳在内的横截面图像也是最佳选择。

将鞘管、扩张管和穿刺针一起引入 RA。且扩张管头端定位于卵圆窝上。在推送 Brockenbrough 针前，连续 ICE 成像应该引导扩张管头端位置的进一步调整，直到 ICE 证实头端与卵圆窝的中部密切接触。这时扩张管适时地侧向移动朝向卵圆窝，以防误放在房间隔和主动脉瓣的部位。随着扩张管的进一步推进，ICE 显示卵圆窝呈"帐篷状"（图 4.10 和图 4.12）。如果"帐篷状"的卵圆窝与 LA 游离壁的距离非常小，需要微调扩张管头端位置以扩大其空间。Brockenbrough 针随后被推进。随着成功的经房间隔穿刺，感觉到突破感，观察到"帐篷状"的卵圆窝突然塌陷（图 4.12），立即停止穿刺针的进一步推进。在 ICE 监测下，穿刺针有盐水持续灌注，一旦气泡进入 LA 则立即可见，因而可保证成功穿刺。保持 Brockenbrough 穿刺针的位置不变，经间隔的扩张管和鞘管在导丝的引导下推至 LA。

经房间隔穿刺困难时的其他替代方法

有些患者的卵圆窝面积较小，房间隔偏厚，或

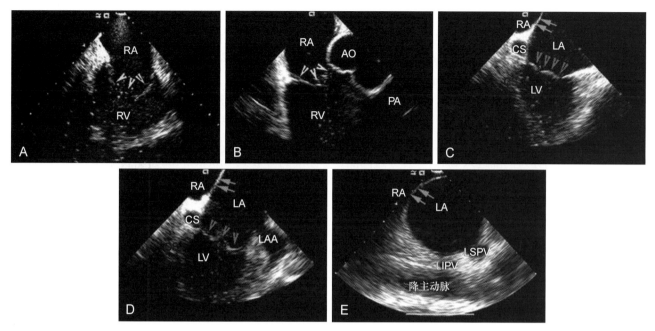

图 4.11　（见书后彩图）相控阵心腔内超声（ICE）。相控阵心腔内超声 ICE（AcuNav）的探头位于右心房中部（RA）时顺时针旋转显示的一系列断层平面图像。每幅图展示了术者左侧从左至右的定位标志（从右侧到左侧的前后轴位的投射影像）。A. 主视图，可见 RA、三尖瓣（黄色箭头）和右心室（RV）。B. 顺时针旋转可看主动脉（AO）图像。C. 进一步旋转可见房间隔（绿色箭头）、左心房（LA）、冠状窦（CS）、左心室（LV）和二尖瓣（红色箭头）。D. 随后，可见左心耳（LAA）。E. 进一步顺时针旋转可见左上肺静脉（LSPV）和左下肺静脉（LIPV）。PA，肺动脉。（Courtesy AcuNav，Siemens Medical Solutions，Malvern，PA，United States.）

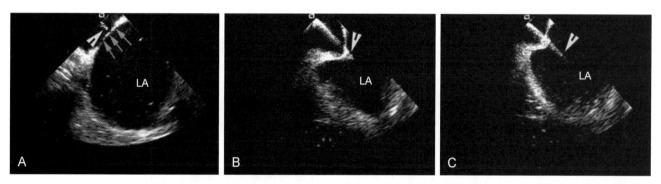

图 4.12　相控阵心腔内超声（ICE）引导下的经间隔穿刺。A. 相控阵 ICE 显示穿间隔扩张器尖端（三角箭头）顶在房间隔（箭头）；B. 随着扩张器尖端的进一步推送使得卵圆窝处的房间隔呈"帐篷状"；C. 随着间隔穿刺针进入左心房（LA），房间隔的"帐篷"消失

房间隔的纤维化、瘢痕化等导致 Brockenbrough 针难以穿刺。为抵抗间隔阻力对针、扩张器和鞘施加过多的力（可见 RA 部件屈曲）可导致针尖端对房间隔的"建筑"压力，这可能导致组件不受控制的突跳，穿过僵硬或纤维化的卵圆窝，因此穿入相对的 LA 侧壁。此时，如果术者过于用力推送穿刺针-鞘管及扩张器，有可能导致穿刺针在越过房间隔后损伤 LA 侧壁。可以选择重新对穿刺针尖端塑形或轻微旋转鞘及穿刺针，尝试在卵圆窝的其他部位进行穿刺。另外，可选用更为尖锐的穿刺针，如 BRK-1 等[20]。

特殊用于经房间隔穿刺的其他工具，包括安全的

经房间隔穿刺导丝和射频（RF）消融针头，可以最大限度地降低穿刺针穿过间隔和间隔隆起时对针的压力，这可以减少当针穿过房间隔时刺破 LA 壁的可能性。

安全的经房间隔穿刺导丝　安全的经房间隔穿刺导丝（SafeSept 导丝，Pressure Products，San Pedro，CA，United States）是一根 135 cm 长，0.014 英寸直径的镍钛合金导丝，顶端有一个灵活的 J 形曲线针，专门用于经房间隔穿刺。一旦鞘-扩张器-针头组件适当地定位在卵圆窝上，并且在 ICE 上看到卵圆窝的隆起，SafeSept 导丝通过 Brockenbrough 针前进以用最小的力刺穿卵圆窝的底部。然后，柔性 J 形曲线针在穿过

隔膜时在 LA 中形成环（J 环）并暴露在扩张器外，使其不能进一步穿透组织，然后将穿刺针、扩张器和鞘管依次在 SafeSept 导丝上推进到 LA 中。

该导丝的第二次更新使用 150 cm 长、0.032 英寸直径镍钛合金导丝（SafeSept Needle Free Transseptal Guidewire），具有非常锋利的尖端。当引导器的尖端到达卵圆窝并且在 ICE 上看到隆起时，导丝前进，轻顶房间隔，直到它穿过间隔进入 LA。一旦穿过间隔，没有扩张器和鞘支撑，导丝的尖端呈 J 形，使其无法进一步穿透组织。然后在 X 线透视引导下将导丝推进到左上 PV 中，并且经中隔将鞘-扩张器组件在导丝引导下送入 LA。与 Brockenbrough 穿刺针相比，这种技术的局限性在于缺乏开放的管腔，不容易注入造影剂或监测压力[21]。

射频穿刺针 已开发出专门的电绝缘射频穿刺针（Baylis Medical Company，Inc.，Montreal）以进行经房间隔穿刺。该针连接到专有的 RF 发生器（RFP-100 RF Puncture Generator，Baylis Medical），它将 RF 能量传递到位于房间隔的穿刺针尖端。一旦在 ICE 指引下到达卵圆窝，则以 10 W 施加 RF 能量 2 s（单极模式）。射频穿孔发生器从嵌入式针尖的小面积区域施加高压 / 低功率射频电流，以实现短脉冲，从而产生高能电场，几乎瞬时升温至 100℃，引起蒸汽爆裂和房间隔穿孔，产生微小的损伤（类似于外科手术电刀的切割模式）。这可以通过最小或至少减小的机械压力使针穿过心房肌。这与传统的 RF 发生器形成对比，传统的 RF 发生器在较长的时间段内以较低的电压和阻抗范围提供较高的功率，导致针尖周围的局部组织的热破坏，而不是穿孔。该针还配备有两个远端侧端口，用于测量压力和注入造影剂和液体。RF 针的钝头提供额外的优势，与标准房间隔穿刺针相比，将钝头射频针通过扩张鞘显著降低扩张器内部产生的塑料碎片进入患者血液循环系统的可能性[22-23]。

另外，可以使用射频（RF）消融技术，经穿刺针头端输出电烧灼或 RF 能量在卵圆窝打孔穿刺。一旦扩张器头端位于卵圆窝处，向前推送穿刺针紧贴间隔部。通过传统射频消融导管将能量传至穿刺针尖端（5 ～ 30 W，持续 1 ～ 11 s）。通常卵圆窝在射频能量输出后 1 ～ 2 s 穿透，另外，也可采用电手术烧灼（设定 15 ～ 20 W 持续 1 ～ 2 s）模式。在穿刺针尖端出扩张器远端时开始输出能量。重要的是，烧灼应在推送穿刺针出扩张器前启动，有助于减少穿刺间隔所需能量，而且一旦穿刺针穿过房间隔应立即停止输出射频能量[24]。

使用 RF 辅助房间隔穿刺的一个潜在缺点是射频穿刺针比常规穿刺针在穿刺针位的损伤更大。因此射频穿刺针的房间隔穿刺位点接近卵圆窝的可能性较小。而且与传统穿刺方法相比，射频穿刺针造成的意外心脏穿孔的后果更严重。此类使用射频方法进行房间隔穿刺是否会导致穿刺部位血栓风险增加尚不明确。

应用电灼术或射频治疗的另一个潜在并发症是在标准的开放式 Brockenbrough 针穿刺成功退出时，房间隔心房组织进入 LA 可导致全身性栓塞。相比之下，Baylis 针专门为防止取芯设计了侧孔，而不是端孔[25]。

经房间隔缺损或修补术后行房间隔穿刺

大多数房间隔缺损或修补术后的患者行房间隔穿刺术是安全可行的。对于曾行修补术的患者，由于解剖标记发生改变，因此穿刺难度增加，常需要 ICE 引导穿刺更为安全[20]。

对于存在间隔缝线、心包补片或涤纶补片的患者，可通过较厚的间隔或补片进行穿刺。但是，Gore-Tex 补片（W.L. Gore & Associates，Flagstaff，AZ，United States）进行穿刺较困难，因该种补片质地坚固，通过其周围固有的间隔组织可成功穿刺。当补片较大，没有足够的间隔组织进行房间隔穿刺时，采用穿间隔途径进入 LA 可能不可行。

对于行房间隔封堵术的患者，在封堵装置的下后侧穿刺较为安全，而不要对封堵装置本身进行穿刺。当原始房间隔区域不能用于经房间隔穿刺时，最近的报告描述了通过直接穿刺封闭装置成功进入 LA 的实例[26-27]。

经房间隔穿刺并发症

心脏或心脏外结构的损伤是穿刺最危险的并发症。由于穿刺房间隔扩张管硬度和直径大，因此一定要证实 Brockenbrough 穿刺针到位后再推送扩张管，否则可能产生严重不良后果。推进扩张管到不正确的位置可能是致命的。所以，许多术者推荐使用 ICE 引导下房间隔穿刺，尤其对于心房大小正常的患者[20]。

心脏穿孔 心脏穿孔、心包积血和心脏压塞可能是由于穿刺卵圆窝区域外面的心房壁造成的。另外，一旦经房间隔穿刺，穿过房间隔，特别是在隔膜过度僵硬的情况下可发生后壁或外侧 LA 壁穿孔。同样，房间隔的过度隆起（超出 LA 的一半）会使其靠近外侧 LA 壁，这样针可能会穿过间隔刺穿外侧 LA 壁[28]。此外，还有可能穿刺到卵圆窝上面的 RA 壁并继续向前移动穿刺针，穿回 LA。在这种情况下，鞘管和导管将在 LA，但是当手术结束时撤出鞘管时，穿刺孔将变得明显，心脏压塞随即发生。

重要的是要认识到成功的房间隔穿刺对患者来说是一种无痛的手术。如果患者出现严重不适，应仔细评估导管和鞘管位置（心包腔、主动脉）。

及时识别和管理心脏穿孔对于防止心脏压塞的发展至关重要。通过 X 线透视评估心脏轮廓可以提供第一条线索，特别是在术前基线时进行仔细评估。在 LAO 投影中透视下心外侧边界的偏移减少，表明累积了心包积液，通常可以在血压降低之前和进展到心脏压塞之前观察到。在手术开始时获得基线 LAO X 线图像以作为手术期间的比较参考，然后在手术期间间歇评估相同的透视投影是合理的。同样，当 ICE 用于指导房间隔穿刺时，它可用于在经中隔穿刺前获得 LV 和心包空间的基线图像，然后监测术中、术后情况。

心包积液的处理在很大程度上取决于它的相对多少和引起的血流动力学效应。少量的心包积液，如果在手术过程中尽早确认，应持续监测，可以暂不终止手术。对于较大的积液，应终止手术，如果给予充分抗凝，则应立即予以逆转。鱼精蛋白用于逆转肝素的作用，活化的凝血因子Ⅶ、新鲜冷冻血浆和维生素 K 可用于华法林抗凝治疗的患者。对于大的引起血流动力学显著改变的出血，需要立即进行心包穿刺术。

主动脉穿孔　当 Brockenbrough 穿刺针进入主动脉时，穿刺针尖将记录到主动脉压力曲线，而且通过穿刺针推注造影剂会随血流流远离心脏，应立即退针至扩张管内，患者可以通过超声心动图监测生命体征。如果在 15 ～ 30 min 的监测后心包内没有积液，通常可以继续手术。将扩张器和鞘束推进主动脉可导致灾难性后果。如果扩张器和鞘被发现之前已经错误地进入主动脉根部，那么鞘不能立即移除，因为这可能会导致由于猛烈出血进入心包腔而发生血流动力学崩溃。一旦外科手术干预准备就绪，抗凝逆转后，可以考虑将鞘拉回，同时在主动脉中留下一根导线。在仔细的血流动力学和超声心动图观察下，这条导丝也可以在 30 min 后撤回。一般而言，很少需要封堵装置或开胸手术[29]。

血栓栓塞　另一个重要的并发症是血栓或空气栓塞。为了避免空气栓塞，撤换导管时不宜速度过快，以免负压造成空气进入。鞘管必须用注射器灌注等容量的盐水冲洗从而排除鞘管内空气（如 8 Fr 鞘用 5 ml 注射器冲洗）。用肝素盐水冲洗所有鞘管和导丝以保持 ACT 在 300 s 以上，避免血栓栓塞形成。此外，导丝在 LA 中停留的时间不应超过 1 min，尤其在没有全身肝素化的情况下。在穿刺房间隔前进行肝素化可以有效降低血栓栓塞的风险[18-19]。

有时，行房间隔穿刺时会发生下壁导联 ST 段抬高（伴或不伴一过性的心动过缓或房室传导阻滞）。这往往由于冠状动脉的空气栓塞或 Bezold-Jarisch 反射所致。

经房间隔分流　已经发现 20% ～ 30% 的患者在房间隔穿刺介入治疗后出现医源性房间隔缺损，但其中 2/3 的患者在随访的前 12 个月消失[30]。持续性医源性房间隔缺损的预测因素包括：导管鞘的大小、左心室压、右心室收缩压以及严重二尖瓣或三尖瓣反流。经房间隔穿刺的位置、射频消融的房间隔穿刺针的应用以及房间隔间的解剖结构已被建议来预测持续发展的更高风险的医源性房间隔缺损。持续性医源性房间隔缺损的临床意义尚不明确，但在某些患者中可能导致血流动力学显著的经房间隔分流[31-33]。

剑下经心外膜途径

冠状静脉可用于心外膜标测，但操控标测导管易受这些血管解剖分布的限制。因此，经皮心外膜路径已经成为一种越来越重要的技术，用于标测和消融复杂的室性心律失常，以及使用像 Lariat 装置这样的心外膜结扎系统进行左心耳封堵术[34]。

解剖认知

心包是包含心脏、大血管根部、上腔静脉（SVC）和肺静脉（PVS）的双壁瓶状囊。心包将心脏与其周围结构（包括降主动脉、肺、膈、食管、气管支气管淋巴结）分离，使心脏可以在心包腔内自由活动[35]。

心包由两个封闭的囊腔紧密连接组成外纤维层（纤维心包）和内浆液层（浆膜心包）。纤维心包（厚度 0.8 ～ 2.5 mm）由纤维组织组成，形成烧瓶状囊袋，颈部与大血管的外膜紧密相连，而基底部与中心腱疏松的纤维组织和横膈左侧的肌纤维相连。纤维心包分别由上、下胸骨心包韧带附着于胸骨后。这些附属结构对保持心脏与周围结构的正常位置起了重要作用，不仅限制了薄壁心腔（右心房和右心室）的体积，还直接保护心脏免受伤害[36]。

浆膜心包是一层易损伤的膜，位于纤维心包的内侧，由两层结构组成：壁层心包和脏层心包。壁层心包与纤维心包融合且不易分开。脏层心包仅由单层间皮细胞组成，是心外膜的一部分（紧贴于心肌表面）覆盖除心房后壁一小部分区域以外的整个心脏及大血管。脏层心包延伸至大血管的起始部位，并且沿管状大血管折返形成浆膜心包的壁层，主要出现在两个区域：主动脉和肺动脉离开心脏的区域，以及上腔静脉、下腔静脉和肺静脉进入心脏的区域[34-37]。

心包腔或囊是一个位于浆膜心包壁层和脏层之间连续的空间。心脏从上面和后面进入浆膜壁中，除去心包腔，这仅仅是一个潜在的腔隙。心包腔常含有20～40 ml清亮液体，分布在两层壁的空间里，充当润滑剂[34, 36]。

心脏的外表面主要由肺覆盖，因此不能直接经皮进入心包腔。肺的前缘沿着胸骨中线垂直向下延伸。右肺前缘在右侧第6肋软骨水平向外侧和下方弯曲。然而，于左侧肺前缘在较早的点（在第4肋软骨的水平）向侧面发散，形成心脏切迹，在转向内侧和向下（如舌叶）到第6胸肋交界处之前，在第5肋软骨处到达胸骨旁线（据胸骨边缘约1英寸）。因此，剑突下区提供了一个不经肺部直接进入心包腔的通道。然而，即使采用剑下入路，如果针头的侧向角度太大，可能会刺穿左肺，导致气胸。

在剑下经心外膜（心包）入路中，针穿过皮肤、皮下组织和腹直肌，然后穿过横膈膜圆顶，到达纤维心包。在穿刺通道附近有几个重要的结构，它们很容易受到损伤，包括横膈膜和横膈膜血管、左乳内动脉、肺、肝左叶、胃和横结肠[38-39]。

横膈膜是一个分开胸腹部的圆顶状肌肉结构。横膈膜的肌纤维从胸廓下孔的外围出来，汇合在中央腱上，形成穹顶的顶部。心包位于中央腱上，这是膈膜圆顶的一个几乎平坦的区域（心脏平台）。在前面，横膈膜的肌纤维从剑突开始，沿着肋缘和拱背呈"降落伞"状，达到中线与剑突交界处相当的最大高度。左半边膈与肝左叶、胃底、脾和左肾相对应[36]。肝左叶靠近剑突，在肝大患者中尤其危险。在此区域右上象限的手动压力可以帮助将肝和腹部内容物从后方移动远离针头的路径[38]。

胸廓内动脉起源于锁骨下，在胸骨边缘外侧垂直向下1～1.5 cm，在第6肋软骨后面，伴有胸内静脉。经过第6肋间隙后，乳腺内动脉分叉进入上腹壁动脉（继续向下进入腹壁）和肌膈动脉（大致沿着肋缘）。当穿刺针进入或轨迹太横向时，穿刺乳腺内动脉的风险增加。

技术上的注意事项

经剑突下途径的操作中需进行麻醉，可根据麻醉师的选择行深部镇静或是全身麻醉。全身麻醉可以更好地控制呼吸运动，减少右心室穿孔的机会以及更

好地控制因心外膜射频消融引起患者显著的疼痛与不适。患者术前1 h内需常规静脉注射抗生素。进入心包腔前需行逆肝素化——注射鱼精蛋白。

进针 使用17或18号钝头Tuohy针（长度为6英寸）进入心包，这种针也可被用于硬膜外麻醉进入硬膜外隙。在剑突左侧与左下肋骨之间进行穿刺。穿刺部位在皮肤上开一个小切口，可以减少心包穿刺时的阻力，增强穿刺纤维心包时的触觉反馈。然后针向左中锁骨或左肩以小角度（小于20°）穿透皮肤，在左胸腔下移动，与横膈膜圆顶上方平行，同时避免损伤膈肌血管和膈下器官。有时，需要通过对上腹部人工加压将肝从进针路径上推开[38, 40]。

一旦越过横膈膜圆顶，针可以倾斜到更陡的角度（根据心包穿刺的前路、后路择优选择，见下文），然后将针在透视引导下（40° LAO或RAO及LAO联合投影）使心脏整体显影。引导针在一个相对小的角度内（通过胸骨后面陡峭的横向透视投影），于RAO投影位指向右心室心尖部。一般可进入右心室前方的心包腔并很好地接近右心室、左心室前部。向左肩进一步进导丝，让针进入心脏膈肌部位的心包，在LAO投影下进入左心室前部心包。因无主要冠状血管的覆盖，右心室内1/3是一个很好的穿刺位点[34, 37]。

心包壁层穿刺 在LAO投影上，当针头接近心脏轮廓时，将穿刺鞘移除，在针头的近端端口连接一个10 ml的注射器，注射器中含有一种盐水混合物。在40° LAO注入少量造影剂（约1 ml）可以帮助评估针头与心包壁层的关系。如果没有到达膈，将会在膈下的区域看到造影剂对比。如果没有到达心包腔，将会在纵隔腔看到造影剂对比。在进入心包腔之前穿刺膈肌附件有时可能被误解为穿刺心包壁层；在前一种情况下，造影剂会聚集在纵隔心包壁外。针的方向太偏会看到胸膜腔斑片状造影剂滞留。

当针到达纤维心包时，在心脏周围处能看到造影剂，并且随着针的轻微前进，可以观察到心包的凸起。必须注意不要注入过多的造影剂，可能会造成透视图像模糊。如果注入过多的造影剂，术者可以考虑等到造影剂消散后再尝试第二次穿刺[34, 37]。

如果心包出现凸起，保持针静止不动，以抵抗膈肌向下的呼吸运动，或轻轻地向前进针，进入心包腔，当针插入纤维心包时，常常会有"落空"的感觉（即针受到的阻力消失），随之在LAO透视图像下，心包的凸起会消失（图4.13）[37, 41]。

可以通过触觉反馈，心室异位的出现或是观察到与针相连的鳄鱼夹产生的一过性电流损伤来证实针进

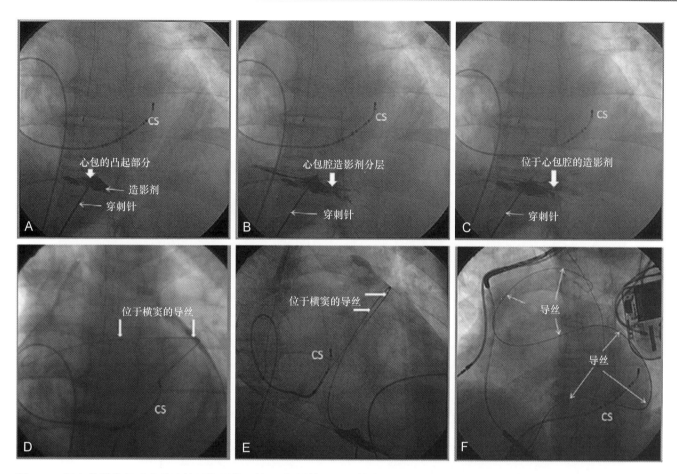

图 4.13　经心外膜途径手术的连续透视图像。将 10 极导管通过股静脉途径置于冠状窦（CS）中。**A.** 左前斜位（LAO）图像。通过 Tuohy 针注入造影剂显示穿刺前心包的凸起。**B** 和 **C.** 左前斜位（LAO）图像。当针头前进时，注入额外的造影剂。造影剂在心包腔内确认了导丝成功进入所需空间。**D.** 左前斜位（LAO）图像。导丝存在于心包腔内并横穿横窦。注意，导丝紧靠心脏的透视边缘外，从而确认其在适当空间中的位置。**E.** 右前斜视图。导丝保持在横窦内。**F.** 显示导丝位置的不同患者的 LAO 视图。（From Garikipati NV，Paruchuri V，Mittal S. How to learn epicardial intervention techniques in electrophysiology. Card Electrophysiol Clin. 2010；2：35-43.）

入心包腔内并与心肌接触。此时，应该避免进一步进针，这可能会导致针刺穿心室[34, 37]。

确认针在心包内的位置　当针到达心包，回抽无血表示针没有进入右心室，并且注射的造影剂会在心脏周围的心包薄薄的轮廓中扩散，局限于它的轮廓。此时，用一根长且软的 J 型尖端导丝前进到足够远的地方，以致它在心包空间中打弯折返。在 40° LAO 上观察心脏（包括心脏的左边和右边）且不诱发室性期前收缩（PVC）（图 4.13），并在多角度心脏投影中观察，明确导丝在心包内而没有穿入心腔。若仅在 RAO 或是心脏前、后位投影心脏，会误使导丝进入心包内而刺入 RV、RA 或肺动脉[42-43]。

误穿入 RV 是相对常见的，如果只有针或导丝进入心室，一般并无大碍。因此，在引入扩张器和鞘管之前识别 RV 穿孔至关重要。穿刺针穿过 RV 心肌可以通过针抽吸出血液来证实。另外，通过对肺动脉注

入造影剂形成的喷射状影像而不是形成心包壁薄薄的轮廓影像，可以容易地识别 RV 穿孔。如果无法证实 RV 穿孔，前送导丝，导丝对 RV 或 RVOT 的刺激通常会诱发室性期前收缩或室性心动过速。此外，LAO 投影将显示一个不同于上述预期穿刺心包过程的导丝（通常穿过 RVOT 进入肺动脉）的影像学表现[37, 42]。如果确认针在 RV 内，则应稍微回撤（而不是完全撤回），然后可以注射更多的造影剂，直到观察到它位于心包腔内。此时，导丝可以成功地进入心包空间，并且再次确认位置。

一旦确认导丝位于心包腔内，穿刺部位应用扩张管扩张，然后沿导丝插入所需要的鞘。注意应小心推进扩张器，以避免右心室的穿孔或导丝的打结。使用具有非常柔软的尖端但相对较硬的近端节段的导丝可以有助于推进扩张器和鞘穿过坚韧的纤维心包。移除鞘外扩张器之前，需将鞘往胸部按压以确保鞘在心包

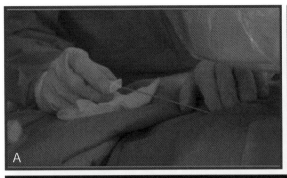

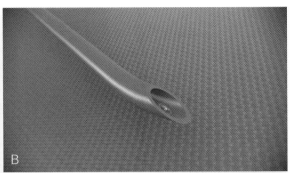

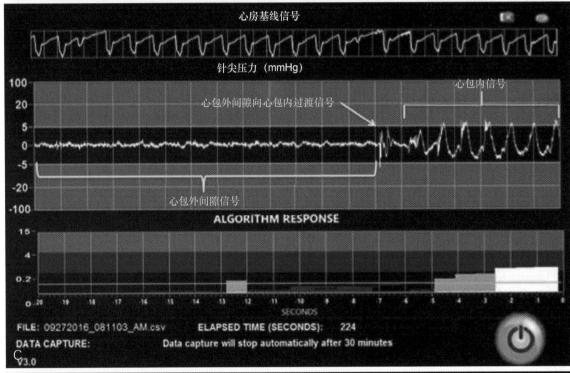

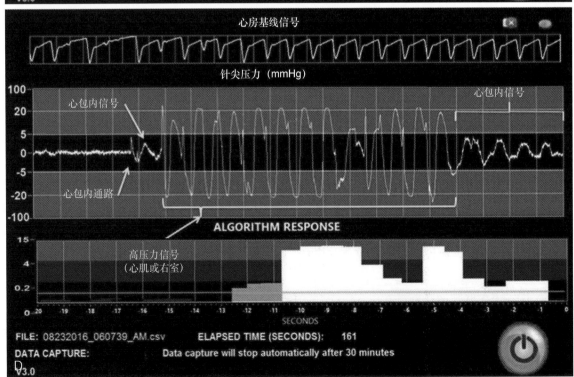

腔内避免脱出。选用更长的标准 15 cm 的 8 Fr 导管鞘（如：Agilis，St. Jude Medical，St. Paul，MN，United States）可能就足够了，尤其适用于那些胸腔前后径更宽的患者[37]。

最好保留第二次心包穿刺途径。这可以在需要时提供第二个心包鞘的入路（例如，用于保护膈神经的气囊），也可以在无意中失去最初的心外膜通路或心外膜手术过程中需要反复抽吸心包积液时发挥重要作用。第二根导丝可以穿过心包，然后取下鞘，在心包腔内留下两根导丝。随后，导管引入所需的鞘通过一根导丝向前推进，同时第二根导丝固定到位，或在必要时引入第二套鞘。

在射频导管进鞘之前需回抽检查是否出血。当出血得到控制后，方可将标测消融导管送入心包。一旦进入心包腔，导管可以在心外膜表面自由活动。既往心包侵入途径（外科手术、导管消融术）或特发性心包炎（有时是亚临床）的粘连可限制心外膜的所有部位。

EpiAccess 智能针　近年来，一种新型经心外膜穿刺针研制成功，该穿刺针具有集成的针尖压力传感器（EpiAccess Smart needle，EpiEP，NewHaven，CT，United States）。该系统包括一种专用针（形状和尺寸类似于 Tuohy 针），其远端永久安装有光纤压力传感器。EpiAccess 装置提供实时的压力数据，用于检测心包外、心包和心室的变化，在针尖进入心包空间时，可立即辅助确认针尖位置[44]。

针尖压力频率信号（连同动脉线信号）在图像界面上以原始波形显示，采用专用算法对针尖压力频率进行逐拍分析，绘制出针尖压力信号内的脉冲图像。系统以动脉压力信号为参考，与针尖脉冲压力信号模式进行比较。一致的搏动压力也以条形图显示，以提供针已经或即将进入心包囊的额外视觉信号（图4.14）。

当针向心脏推进时，从上腹部的入口到心包壁没有压力。当针与心包壁接触时，观察到一个过渡信号，这与透视下纤维和顶叶心包的凸起相关。进入心包腔后，压力监测器显示频率的实时幅值变化，压力

信号范围为 15 ～ 25 mmHg（图 4.14）。当针头接触 RV 壁或位于 RV 腔内时，针尖追踪显示出一个明显更高的压力信号，波动于 120 mmHg 和 220 mmHg 之间。

"针内针"技术　建议心外膜穿刺针使用 21 号针头（而不是 18 号 Tuohy 针头），可以降低心包出血的风险。意外的心脏穿刺或血管穿刺用细针时（与较大的 Tuohy 针相比），较少导致明显出血。然而，引导胸骨下的薄穿刺针通常是有挑战性的，因为它在插入过程中容易弯曲。"针内针"技术利用一根短（7 cm）18 英寸的硬针在皮下组织中引导，提供近端稳定性和必要的支持，以引导较长的（20 cm）微穿刺针穿过皮下组织，进入心包腔（伸缩入路）[45-46]。

"针内针"技术用两根针代替了 Tuohy 针：一根 18 cm 长、7 cm 长的 Cook 针和一根 21 cm 长的微穿刺针，或者一根 20 cm 长的脊柱针。最初，18 号短针是通过剑突下穿刺点推进的（其方式类似于使用 Tuohy 针）。一旦针头到达胸腔下方，在到达心脏轮廓之前，微穿刺针被插入 18 号针头。单独的 21 号针用于刺穿心包膜并进入心包空间（借助于造影剂对比，透视和触觉，如 Tuohy 针技术所述）。一旦心包内针尖的位置确定，0.018 英寸的软式针尖导丝通过 21 英寸的针进入心包腔。一旦心包内导线的位置确定（如上所述），取下两根针，微穿刺扩张器通过导丝进入心包空间，然后更换为 6 Fr 扩张器。然后将 0.018 英寸的导丝换成 0.35 英寸的软片导丝[45-46]。

"针内针"技术被发现比传统的 Tuohy 针技术有几个优点。微穿刺针能穿透坚韧的纤维心包，阻力小，所需力和力矩小，这有助于更有效地控制针进入心包腔，避免针穿过心包壁后"过冲"。即使不小心穿刺右室壁，小口径穿刺针自动封闭穿刺部位的可能性也更高，这意味着明显的心包出血以及随后需要手术修复的风险更小[45-46]。

该技术的缺点是微穿刺针在穿过心包壁时传递的触觉反馈有限。此外，0.018 英寸的导丝可能难以用低质量的透视法观察[45-46]。

前后通路的心外膜途径　根据所涉及的解剖区域，

图 4.14　**EpiAccess 针**。**A**. EpiAccess 针描绘在剑下区入口部位。请注意，为了将压力数据传输到屏幕监视器中，此针连接到电缆上。**B**. 带有远端光纤传感器的 EpiAccess 针。**C** 和 **D**. EpiAccess 监视器屏幕。在 EpiAccess 系统的监视器中显示动脉血压和针尖压力描记图。**C**. 心包外间隙向心包内过渡的 EpiAccess 波形。**D**. 显示心肌或右心室向心包腔过渡的 EpiAccess 波形。注意，当针尖对着右心室（RV）自由壁时，振幅较高的信号。轻轻将针收回心包腔，信号范围为 15 ～ 25 mmHg。（Modified from Di Biase L，Burkhardt JD，Reddy V，et al. Initial international multicenter human experience with a novel epicardial access needle embedded with a real time pressure/frequency monitoring to facilitate epicardial access: feasibility and safety. Heart Rhythm. 2017；14：981-988.）

可以选择心包穿刺的前路或后（下）路（图 4.15）。前路或后路允许进入心室的前表面和左心耳，也允许进入心脏的后部和下部区域（通过围绕 LV 环绕消融导管）。另一方面，后路更容易进入下心室壁和后心室壁。此外，对于有心脏手术史的患者，后路可能是首选，因为心包粘连通常较前路广泛，限制了前路。

对于前路，心包穿刺针以一个较浅的角度（在 LAO 视图中 20°～30°）向前推进，并且靠近中线，这使得在右心室前进入心包腔成为可能。相反，对于后路手术，一旦针头穿过横膈膜顶，它以更陡的角度（大于 45°）指向后方，指向心脏的基底部分（在 LAO 视图由 CS 导管标记），并略微向左（以尽量减少向后下走行动脉受伤的风险），它允许进入心室下方的心包腔[47]。

当使用弯尖 Tuohy 针时，将针斜向远离心肌（前路向上，后路向下），以减少心脏穿孔的风险，并将导丝指向所需的方向[37]。

一般来说，前路被认为比后路更安全，并且在可能的情况下是首选。前路穿刺使用浅角度将针指向横膈顶的上方并与之平行，直接指向纤维心包，避免了膈血管和膈下器官的损伤。相反，大角度进针（如用于后路）更有可能穿过横膈膜，并可能刺穿横膈膜下结构（血管、肝、结肠）。此外，后路穿刺虽然对后降支动脉损伤较小，但也存在潜在的危险；这种风险可以通过引导针头远离隔膜来减轻[38]。

心包粘连 经心外膜途径失败的患者约有 10%。主要原因是心包粘连（如心脏手术后或心包炎）。即使可以进行经心外膜途径，心包粘连的存在也会显著限制心包腔内导管的操作[42]。

术后患者心包粘连主要集中在心脏前部（胸骨切开术时打开心包囊的区域），因此穿刺的方向必须是膈肌区域（后路）。在这种背景下，造影剂沿下壁聚集（而不是围绕心包轮廓扩散），导丝于心包内的操作受限，提示心包粘连。心包炎后粘连更加弥散，严重限制了经皮途径进入心包[37, 42, 48]。

在心包粘连患者中，可使用偏转的消融导管轻轻突破粘连；然而，在这些患者中必须小心避免导管尖端造成心脏穿孔。一种混合的手术方法，包括通过心包开窗探查术和局限性前或侧胸切开术，结合人工解剖和粘连的分离，可以方便地进入心外膜区域。然而，进入其他地区的通道可能仍然会受到限制[47-49]。

心包入路相关并发症

心包出血 心外膜通路相关的心包出血最常与心肌损伤相关。冠状动脉沿房室沟和室间隔走行，被心外膜脂肪覆盖，远离入针的典型路径，不易损伤。偶尔，心外膜脂肪的破坏会导致有限的出血。

右心室前壁是前路中最易穿孔的心脏结构。RV 穿孔并不罕见，通常发生在针无意中穿过坚韧的纤维心包后，穿过右心室心肌。若针不慎进入 RV（往肺动脉内注入血液或是造影剂），针可以稍微回抽（退出心室后重新进入心包），注入造影剂显示心包腔，此时针位于心包内。右心室的小口一般无大碍，但如果扩张器或是鞘管进入了 RV，就需要外科手术进行修复。在这种情况下，最好将鞘留在 RV 中，获得心包途径并进行预期的心外膜手术。手术结束后，当外科手术团队准备立即介入时，可以切除 RV 鞘[38, 42, 46]。或者，外科医生可能更倾向于在切除鞘之前进行局限的开胸甚至胸骨切开术，以确保控制出血。

使用"针内针"技术可以帮助降低意外右心室穿

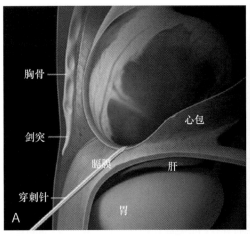
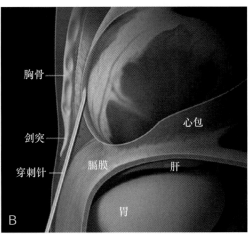

图 4.15 **心外膜途径的前后路对比。**在心外膜后路（**A**）和心外膜前路（**B**）分别使用的针穿刺路径示意图。注意倾斜针尖的位置。（From Killu AM，Wan SH，Munger TM，et al. Pericardial effusion following drain removal after percutaneous epicardial access for an electrophysiology procedure. Pacing Clin Electrophysiol. 2015；38：383-390. ）

刺时发生严重出血的风险[45-46]。此外，当使用弯曲尖端 Tuohy 针时，将针斜向远离心肌可以帮助减少心脏穿孔的风险[37]。

大约 10% ~ 20% 的患者有心包出血，尤其是不慎刺入 RV 时，出血是由反复回抽心包所致，在导管鞘进入心包的早期会有 10 ~ 30 ml 的血液被吸出，这是正常的。此时无需抗凝，因为这种出血有其自限性，并且仅会引起微小的并发症，所以不用中断操作。当需进一步行 LV 心内膜标测时应开始静脉应用肝素系统性抗凝，但须先除外存在持续心包出血[37]。

有人担心鞘内无导管穿出时，僵硬的鞘的边缘会使心包受到磨损或撕裂。因此，有人建议在鞘内无导管时应将鞘拔出。同样，不论是用鞘推进导丝或导管，还是避免移除鞘引起心外膜损伤，在手术过程中都是很重要的[42]。

腹腔内出血　在心外膜介入术中，腹腔内出血很少发生（在一系列病例中发生率为 0.5%）。膈下血管（如腹壁动脉）或腹腔脏器（肝和结肠）损伤继发的腹膜积血可发生在针的角度太陡（在心包后路途径）或经剑突途径时。肥胖患者以及存在肝大、肠扩张或左侧膈肌瘫痪的患者风险更高[37, 42, 50]。此外，在插管过程中，如果存在一个大的裂孔疝，可能会导致意外穿孔（以及继发的纵隔感染）。

虽然肝穿孔和肝内出血可以很好地控制，但较严重的腹部出血可导致急性血流动力学失代偿和难治性低血压，需要立即手术干预。重要的是，显著的腹腔内出血只有在手术结束后鞘拔出（以及鞘填塞效应的去除）时才能发生[37, 42, 50]。

认识到这种并发症是困难的，需要保持高度警惕。对于腹痛（在未麻醉的患者中）、反跳痛、无心包积液时进行性低血压，以及不明原因的血红蛋白下降应立即通过腹部超声或（在血流动力学稳定的患者中）计算机断层成像 CT 进行评估。

充分触诊剑突，用手按压上腹部使肝远离针头的路径，使用较浅的针头角度，避免针头向侧面移动，有助于防止损伤膈下结构。此外，避免在心外膜途径时采用全身麻醉可以帮助早期识别这种并发症，因为其可以表现出腹痛[37, 42, 50]。

心包积气　在交换鞘和导管时，可以将空气引入心包腔。虽然心包空气很少引起心脏压塞，但它可以升高经胸除颤阈值。心包腔内的空气往往停留在心尖周围（心尖位于仰卧位的最前方），在透视检查中很容易发现。一旦发现，心包空气应该被抽离，特别是在可能需要电复律的室性心律失常的诱导之前[37]。严格的鞘管理以防止空气吸入是很重要的[42]。另一方面，可以有意识（以可控的方式）将空气或空气盐水混合物引入心包腔，使膈神经移出心外膜消融靶区。

信号采集和处理

心脏电图是由在心动周期中两个记录电极记录的电位（电压）差所产生的。所有临床心电图源于一端连接到记录放大器的阳极（正极）输入端，另一端连接到阴极（负极）输入端的不同记录[51]。

体表心电图记录了整个心脏电活动的总和，而通过电极导管记录的心腔内电图仅代表紧邻导管电极区域局部心脏组织的电活动（动作电位 0 相）。

单极电图表示与心脏组织密切相关的电极（探测电极）和距离心脏较远的无关电极（参考电极）之间的电位差（即无关电极很少或没有心脏信号）。例如，心电图胸前导联是一种单极记录，通过高阻抗电极连接手臂和左腿电极，产生一个无关电极。而双极电图表示两个电极之间的电位差，计算方法为两个位置（使用相同的参考电极）的两个单极电图之间的代数差[52]。

电极是一种电导体，用于与心脏接触并将离子电流转换成电子设备可以检测到的电流。这些电流通常非常小，因此必须以一种易于理解的方式进行处理和显示。这涉及信号的放大和滤波。

模拟和数字记录

心腔内心电图是使用高输入阻抗（大于 1010 Ω）的放大器记录的，以降低无关的电干扰，确保高质量的记录。模拟记录系统直接放大来自记录电极的电位，在示波器上绘出动作电位，并将其写在记录纸上和以磁带的形式储存[51]。

模拟系统大部分已经被数字记录系统取代，数字记录系统使用模拟数字（A/D）转换器，将每个点的电位幅度及时转化为储存的数字。数字数据的质量受采样频率和幅度测量精确性的影响。最常见的数字记录系统大约以 1 ms（也就是 1000 Hz）的频率采集信号，这对于激活定位的实际目的来说是足够的。然而，对于起源于浦肯野系统或梗死区域的高频快速电位的高质量记录来说，要求更高的采样频率。采样频率越快，对电脑处理器的要求越高，同时增加了储存数据文件的大小[51]。

信号放大

心内电图的振幅范围通常较小，从 25 μV（从瘢痕心肌记录）到 5 mV（从表面心电图导联）。因此信号放大（电压增益）是必要的，它是由电子放大器（电压放大器）实现的，电子放大器可以将记录下来的信号（最高可达 10 000 倍）放大到足够大的电压，以便显示和直观。然而，所记录的信号往往受到噪声的污染，信号放大也会放大噪声。因此需要信号滤过。为了进一步提高信噪比，一种电子放大器（差分放大器或仪表放大器）放大两个电压之间的差异，同时拒绝任何共同的信号输入[53]。值得注意的是，过度的心电图放大会导致心电图饱和和信号切断[54]。

信号剪切

当感兴趣的心内心电图（如电位）相对于周围心电图（如心室信号）较小，增益必须显著增加才能产生可测量的偏移值时，电图剪切是有用的。在这个设置中，剪切信号可以帮助消除周围的高放大信号（这些信号不需要完全可视化），并允许聚焦于重点的偏

移（图 4.16）。然而，重要的是要认识到，信号消除了确定被剪切信号的固有偏转（局部时序）的幅值和时间的能力[54]。

信号过滤

滤波增强了频谱特定的某些部分，同时剔除了频谱中不需要的部分。未过滤掉的频率范围通常称为带通。高通滤波器允许高于某一限制的频率保持在信号中，而低通滤波器允许低于一定限度的频率留在信号中[53]。

表面心电图和心内心电图的频率不同，需要不同的滤波参数。双极电图通常在 30 ～ 500 Hz 时进行滤波，而单极电图在 0.05 ～ 500 Hz 时进行滤波。

具有诊断质量的表面心电图信号通常在 0.05 ～ 100.0 Hz 时进行滤波。虽然大部分能量在 0.1 ～ 20.0 Hz 范围内，但 0.05 Hz 的较低频率截止（cutoff）是 ST 段的更好再现（但以更多基线漂移为代价），并且 100 Hz 的上限截止频率是对 P-QRS 中高频分量的更好再现（代价是在 50 ～ 60 Hz 的电源线频率下对干扰的敏感

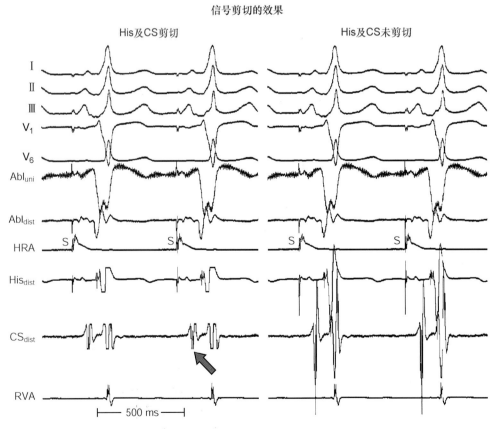

图 4.16　信号剪切对记录的影响　同样的两个波群显示在两个面板上。左侧图，希氏束（His）和窦房结（CS）记录被剪切以减少显示器上的偏差。CS 心房和心室信号显示有相同的幅度。His 记录中的心室电图较小。右侧图，没有剪切，可看到真实的信号幅度。显示 His 记录中一个非常大的心室信号和 CS 记录中的比心室信号大的心房信号。Abl$_{dist}$：消融导管远端；Abl$_{uni}$：单极消融导管；CS$_{dist}$：冠状窦电极远端；His$_{dist}$：希氏束电极远端；HRA：高位右心房；RVA：右心室心尖部

性增加）。上限截止频率为 100 Hz，可以详细分析 P 波和 QRS 波复合体的形态（这在心律失常制图中非常重要），以及识别高频碎裂的 P-QRS 波成分（如 Epsilon 波）。由于交流电（AC）、肌肉抽搐等的干扰，以及类似的高频干扰，有时需要在较低的频率范围内记录表面心电图或使用陷波滤波器。在 50/60 Hz 处提供一个可选的陷波滤波器，以进一步抑制电源线频率干扰。具有监测器质量的心电图通常在 0.5 Hz 到 40 Hz 之间进行过滤[53-54]。

高通滤波

高通滤波允许比指定频率（截止频率或转角频率）更快地传输信号，同时拒绝或显著衰减比截止频率慢的信号幅度。如果未对心内记录进行过滤，则信号会随着呼吸、导管移动和变化的导管接触而上下漂移[53]。

对于双极电图，10 ～ 50 Hz 之间的拐角频率的高通滤波常被使用。滤过可以使电图形态变形，降低其幅度。双极信号会变得复杂，额外的波峰被引入。总体来说，高通滤波可以被视为区分信号，而使信号的高度与信号变化的速率成比例，而不仅仅是幅度成比例[52]。

单极信号常常在 0.05 ～ 0.5 Hz 滤过以除去基线漂移。在高拐角频率滤过（如 30 Hz）改变了信号的形状，以致单极信号的形状不再能显示波前传播的方向，QS 波群的存在与否不能用于推断与最早激动部位的空间距离。然而，滤过的单极信号不影响其测量局部激动时间的作用。正如之前提到的，在定位梗死或瘢痕区时，局部电图有非常低的波幅，能够被大的远场信号所屏蔽，单极信号的高通滤波（30 Hz）可以帮助减少远场信号，改善低波幅局部信号的检测[52]。

低通滤波

低通滤波减掉快于特定拐角频率（常常为 250 ～ 500 Hz）的频率。这对于减少高频噪声是非常有用的，在这些频率，不会显著影响临床系统的心电图，因为大多数信号低于 300 Hz[52]。不建议将低通滤波器减小到 250 Hz 以下，因为高频电图内容的衰减对 HB、HPS 和 PVS 以及有分离高频电图的含瘢痕慢传导位点所记录的近场信号是必需的[53-54]。

带通滤波

要记录的频率带，如设定高通滤波为 30 Hz、低通滤波为 300 Hz，定义为不滤掉从 30 ～ 300 Hz 的频率带，即带通滤波。

陷波滤波

陷波滤波器是带通滤波的特殊情况，具有 50 Hz 或 60 Hz 频率的特定衰减以减少由公共交流（AC）电流的频率引入的电噪声。重要的是，陷波滤波可以显著地减弱某些局部心内信号，如近场 PV 电位或快速变化的分离电位。另外，陷波滤波可将"振铃"引入到尖锐的简单双极信号中，使其出现分离。在针对 VT 和 AF 期间分离电位时，这是一个特别需要关注的问题。

心腔内心电图

记录的心腔内心电图可以提供三方面重要的信息：①局部的激活时间（即相对于参考记录电极来说，邻近心肌的激动时间）；②记录电极区域内电激动的传播方向；③记录电极区域内心肌激动的复合形态。

单极记录和双极记录在空间分辨率（即定位产生记录电位的激动组织的离散区域的能力）、时间分辨率（即识别与去极化波前的到达最吻合的局部激动时间的能力）和方向性（即提供有关波前方向和来源的信息的能力）方面存在显著差异。这些差异可通过同时记录来自标测导管的双极和单极信号来帮助标测[51]。尽管双极记录为临床 EP 检查的大多数标测目的提供了足够的心电信息，但同步的单极记录可以提供激动传导的方向和局部更精确的激动时间的测量。

单极记录

单极记录是通过放置刺激电极在心脏上，并使第二个电极（指无关电极）远离心脏（以至于其对心脏信号影响较小或者无影响），例如在威尔逊（Wilson）中央电极或位于 IVC 中的电极上，来获得电压差信号。单极信号振幅与去极化波前面积成正比，与探测电极距离平方成反比。不良的电极接触表现为缓慢（低变化率）信号，而不是预期的快速正负极性变化[52, 55]。

空间分辨率

因为单极记录的电极之间的电位差很大，因此单极记录的信噪比很低，并且包含大量远场信号。这些信号由远离记录电极的组织去极化产生，因此远场激动很难与局部激动分开，而在心肌瘢痕区域记录时尤其如此。在这些区域普遍存在碎裂的心室电位，而当整个 QS 电位较平缓时，通常不可能选择一个快速负向的 dV/dt。

使用位于下腔静脉中的无关电极代替 Wilson 中央电极可以降噪。此外过滤单极电图有助于消除远场信号，但过滤后的单极记录无法提供方向信息。单极电图通常未经过滤（0.05～300 Hz 或更高）。当研究异常组织（瘢痕或梗死区域）时，局部电图振幅很低，并且可以被较大的远场信号掩盖，因此可对照双极电图（10 Hz 到 40 Hz 到 300 Hz 或更高）设置单极记录过滤参数。

时间分辨率

单极记录比双极记录测量局部激动时间更精确，这适用于过滤和未过滤的单极电图[51]。按照常规，接触心脏组织的刺激电极连接到记录放大器的正极输入端。在这种结构下，当波前直接通过电极下方，产生 RS 波群时，一个逼近的波前建立了一个快速逆转自身的正向偏离。在正常的同源性组织中，信号的最大负向斜率（dV/dt）与直接位于电极下的去极化波前的到达一致，因为最大负向 dV/dt 与最大的 Na^+ 通道传导相一致（图 4.17）。这对于滤波或非滤波的单极电图来说都是适用的[56]。

方向性

非滤波的单极记录提供了关于脉冲传播方向的信息；正向偏离（R 波）是朝向记录电极的传播产生的，负向偏离（QS 波群）是背离记录电极的传播产生的。因此，当波前通过单极电极发生去极化时，产生双相电图（先正后负，RS 型），反映了激动波前的靠近和远离。如果波前从探测电极的正下方发出，则波前会同时向各个方向远离电极，产生一个没有 R 波的负向转折（QS）。重要的是，QS 电图的空间分辨率和特

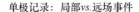

单极记录：局部*vs.*远场事件

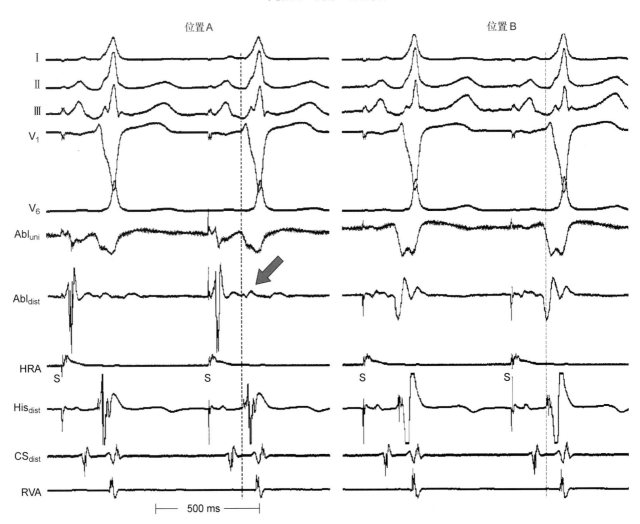

图 4.17　单极记录和双极记录。来自在患有 Wolff-Parkinson-White 综合征的患者不同部位的两组图像。虚线表示 δ 波的开始。在位置 A，未经过滤的单极记录显示有点迟钝的 "QS" 图像和小部分心房成分，但过滤后（30～300 Hz）的双极信号显示非常大的心房信号和非常小的心室信号（箭头），表明消融部位的选择不佳。位置 B 在单极信号中显示更清晰的 "QS"，心室电图比心房更大，并且双极记录的初始最低点与单极记录的最大负 dV/dt 一致。于该部位消融成功。Abl$_{dist}$：远端消融；Abl$_{uni}$：单极消融；CS$_{dist}$：冠状窦远端；His$_{dist}$：希氏束远端；HRA：高位右心房；RVA：右心室心尖部

异性均较低，可在距离心律失常起源直径超过 1 cm 的区域内获得[52, 57]。

如前所述，在较高的角频率（例如 30 Hz）下过滤会改变单极电图形态，使其不再指示波前传播的方向，因此不能应用是否为 QS 形来推断是否靠近最早激动的位置。

双极记录

双极记录是通过连接目标区域到记录放大器的两个电极形成的。在每个点即刻产生的电位是正向输入电位和负向输入电位的总和。负向输入的电位是倒置的，这是减去正向电位后的结果，所以最后记录的是两个电极间的电位差[51]。

空间分辨率

双极性记录改善了信噪比，使高频成分更为准确，这有助于识别局部去极化，特别是在梗死或瘢痕区域。

与单极记录不同，双极电极极间距离较短，不受远场的影响。双极电图反映的是两极间记录的两个单极电图的差别。因为远场信号在每个时刻点是相似的，绝大多数已被减去，留下了局部的信号。因此，与单极记录相比，双极记录信噪比较高，可以更清楚地观察到高频成分。随着距记录点距离的增加，记录信号的振幅和频率随极间距的增加而减小。

为了获得真正的局部电激动，需要使用极间距离小于 1 cm 的电极记录双极电图。较短的极间距能记录更多的局部事件（与远场相反）。通过心内电图过滤常可以消除远场噪声，通常设置在 30 ~ 500 Hz。

时间分辨率

从双极电图中检测局部激动时间的算法问题更大，部分原因是其由两个空间分离的电极产生。因此多种方法被提出来。在均匀的组织中，过滤（30 ~ 300 Hz）的双极信号的初始峰值与记录电极局部组织的去极化相一致，并且似乎与局部激动时间最为一致，与单极记录的最大负向 dV/dt 相对应（参见图 4.17）。然而，在复杂的多组分双极电图的标测中，例如在具有复杂传导模式的区域（例如在大折返 AT 或 VT 中的缓慢传导区域），测定局部激动时间成为一种挑战。需要根据被标测的特定心律失常类型，来决定哪个激动时间最合适[51, 58]。

方向性

不同于单极电图，单纯双极电图形态并不能准确反映波前的传导方向（但可以根据两个相邻双极间激动时间反映其传导方向）。

多个因素可以影响双极电图的幅度和宽度，包括①双极电极轴向与激动波前传导的方向，②电极尺寸，③极间距，④电极-组织贴靠程度（如电极和扩散波前的距离），⑤传导速度（传导速度越快，滤过的双极电图振幅越高），⑥激活组织的质量。如果波前的传导方向正好垂直于记录电极的轴向，则在相邻电极产生无差别的电位，因此双极电图记录不到相关信号。尽管如此，双极波形的变化仍可以为波前传导的激动形式提供重要线索。

局部事件的激动时间

正如前文所指出的，使用非滤过单极电图，朝向刺激电极的去极化波前传播产生了正向的偏离（R 波）。当波前到达电极和传播离开时，偏离消除陡峭的负极。这种快速的逆转构成了心电图内在的偏离，代表了大多局部事件的发生时间（即在电极的部位）。单极电图的最大负性斜率（dV/dt）与电极正下方的去极化波前的到达一致，现在被认为是局部组织激活的最准确标志（图 4.17）[52, 55]。

滤过单极信号并不影响其测量局部激活时间的可用性。电压转换速率或滤过电图的 dV/dt 在正常心脏组织中如此之快，以至于波峰和偏离的最低值之间的差异为 5 ms 或更少。因此，在正常组织中使用滤过或非滤过电图可以很容易地识别局部事件。另一方面，疾病的心肌传导非常慢，伴随破裂的局部电图，使得局部事件很难识别。

为了获得真正的局部电活动，电极间距小于 1 cm 的双极电图是最好的选择。小的电极间距记录局部事件增加。在正常同源性组织中，滤过（30 ~ 300 Hz 或更多）双极记录的最初波峰与记录电极下的去极同步，与单极记录最大的负性 dV/dt 相一致（图 4.17）。然而，在复杂的多组分双极电图中，如具有复杂传导模式的具有显著分离或长潜伏期的区域，定义局部激动时间则变得困难。

体表和心腔内信号的选择

在一个典型的 EP 研究中所获得的基线记录包括多个体表 ECG 导联和几个心腔内电图，所有这些都是同步记录的。体表 ECG 中 QRS 波群或 P 波开始事件的发生时间通常在 EP 研究中非常重要，但是显示常规体表 ECG 的所有 12 个导联较为繁琐。更常使用的是 Ⅰ、Ⅱ、Ⅲ、V₁ 和 V₆ 导联，这些提供了额面轴的确定、室内传导异常的存在与类型和 P 波形态所需的大部分信息。

心腔内导联可以放置在心腔内不同的部位以记录导联区的局部事件。常规显示包括 3 ～ 5 个体表 ECG 导联、高位 RA 记录、希氏束记录、CS 记录和 RV 心尖部记录（图 4.18）。依赖于研究的类型和所要获得的信息，可能需要刺激和记录的其他部位还包括 RB 记录、LV 记录、经间隔 LA 记录和用于 EP 定位和消融的心房和心室标测导管记录[52]。

心腔内电图常常按照正常心脏激动的顺序显示。首个心腔内示踪是来自靠近窦房结的高 RA 记录；接下来是来自定位于希氏束导管的希氏束记录，显示了低 RA 间隔部位、希氏束和高间隔 RV 去极化。从 CS 可以获得 1 ～ 9 个记录，这些反映了 LA 激动，随后是 RV 导管的记录（图 4.18）。

高位右心房电图

取决于 RA 导管放置的确切部位，典型的高位 RA 电图表现为局部尖锐、较大的心房电图和较小的远场心室电图。由于稳定性和可重复性原因，导管常位于右心耳部。当导管离窦房结较近时，其记录到的心房电图早于 P 波。这一位置的记录有助于明确心房

激动的传导方向（如，高–低右心房传导和低–高右心房传导，左心房–右心房传导和右心房–左心房传导）。在此部位起搏，除了可以诱发房性心律失常外，偶尔还可导致室性心律失常，还可以评价窦房结功能和房室传导功能。

希氏束电图

希氏束导管放置于 RA 和 RV 的交界处。因此，它能记录邻近的心房、希氏束和心室组织的局部激动电图（图 4.19）。使用 5 ～ 10 mm 极间距的双极记录时，希氏束电位表现为快速转折的双相波，时限 15 ～ 25 ms，位于心房和心室电图之间。使用 4 极导管则可以同时记录三组双极对记录的希氏束电图。

在测量希氏束电图的传导间期前，必须证实希氏束导管上记录的心房和心室电位，而不是远端希氏束或右束支的电位。通常选择最近端电极反映希氏束电位，并伴随较大的心房电位。解剖学的希氏束近端源于三尖瓣心房侧。因此，希氏束的最近端电位与最大的心房电图连在一起。与一个小的心房电图相连的希氏束电位提示可能是希氏束远端或右束支电位，因此可能会丢失重要的希氏束内病变的信息并错误地缩短

冠状窦电图

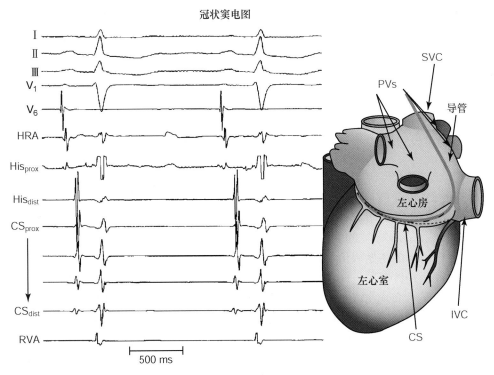

图 4.18（见书后彩图）室上性心动过速电生理研究中的一个体表 ECG 和心腔内记录的典型展示。左侧图包括四个体表 ECG 导联，高位右心房（HRA）记录，2 个希氏束（HB）记录 [近端（His_prox）和远端（His_dist）]，5 个冠状窦（CS）记录（以由近至远的顺序），以及右心室心尖部（RVA）记录。CS 记录中心房和心室电图的相对振幅也显示出来。右侧图，显示了 CS 导管定位后的心脏后方情况。CS 远端部分（CS_dist）接近心室（起源于前壁的大的心脏静脉）；CS 通过侧缘上的房室沟，当其汇入右心房（RA）时，变成了一个完全的心房结构。因此，近端 CS（CS_prox）记录显示大的心房和小的心室信号，而更远端的记录显示小的心房和大的心室信号。IVC：下腔静脉；PVs：肺静脉；SVC：上腔静脉

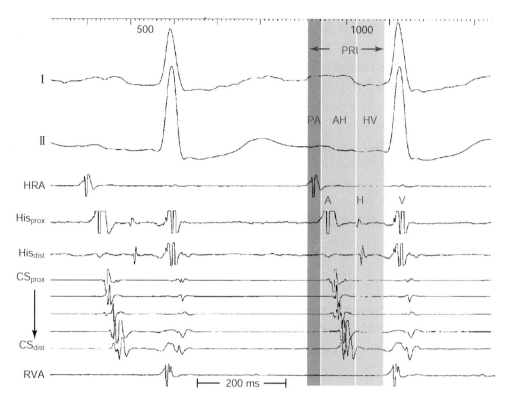

图 4.19 （见书后彩图）心腔内间期。覆盖区域代表 P 波-心房（PA）（蓝色）、心房-希氏束（AH）（粉红色）和希氏束-心室（HV）（黄色）间期。HV 间期测量从记录中最近（而不是最明显的）的希氏束电位（His~prox~）处开始，测量至体表 ECG 显示 QRS 波开始部位是非常重要的（而非希氏束记录中的心室电图）。CS~dist~：冠状窦电极远端；CS~prox~：冠状窦电极近端；His~dist~：希氏束电极远端；HRA：高位右心房；PRI：PR 间期；RVA：右心室心尖部

希氏束至心室间期（HV 间期）（图 4.19）。因此，即使记录到一个高大的希氏束电位但与之相连的是一个小的心房电图时，必须回撤导管以获得希氏束电位与大的心房电图。在使用多极导管同时记录近端和远端希氏束电位（如 4 极电极导管在 1.5 cm 距离内可记录到 3 个双极电图）有助于评价希氏束内传导功能。

通过评价 HV 间期以及明确希氏束电位和其他记录电图的关系，可以证实希氏束记录。HV 间期不短于 35 ms（没有预激的情况下）。相反，右束支电位则总是在心室激动前 30 ms 以内发生。为了从多相心房电图中识别真实的希氏束电位，需要心房起搏。真正的希氏束电位，随着心房起搏频率的增加，心房-希氏束间期（AH 间期）应该延长。希氏束起搏是证实希氏束电位的一个有效方法。通过记录电极起搏希氏束，并使希氏束夺获（即 QRS 波时限等于正常窦性心律时的 QRS 波时限，S-QRS 间期等于正常窦性心律时测量的 HV 间期），为证实希氏束电位提供确切证据。然而，这项技术的问题是不易持续夺获希氏束，尤其是在低电压输出时。而较高电压可能导致非选择性希氏束夺获。如果选择性希氏束夺获失败，所显示的记录不一定是右束支电位。

偶尔也可以使用其他方法来证实希氏束记录，包括使用空腔电极导管同步记录压力（当导管位于 His 的近端时，应显示心房压力曲线）。也可以在主动脉无冠窦（主动脉瓣上方）或沿中室间隔的 LVOT（主动脉瓣下方）的部位记录希氏束电图。因为这些部位在中心纤维体水平，可记录到希氏束近端部位的电位，并可用于校正经标准的静脉途径记录的希氏束电图时间。宜选择从主动脉无冠窦（与 LVOT 相比）记录希氏束。因为此部位记录的是真正的希氏束电位。

冠状窦电图

由于 CS 位于房室沟中，与 LA 和 LV 相邻，因此，CS 导管可同时记录心房和心室电图。然而，CS 与二尖瓣的关系可变。当 CS 穿过 RA 到达 LA 时，其位于瓣环上方 2 cm，CS 远端常骑跨于 LV 上。通常，CS 近端电极（位于 CS 口）更接近于心房，常表现为局部尖锐较大的心房电图和较小的远场心室电图。CS 远端电极离 LV 越近，其记录的远场心房电图越小而低平，而近场心室电图越大而尖锐（图 4.18）。

在正常窦性心律（NSR）时，心房激活顺序表现为 CS 口先于 CS 远端激动。然而，如果 CS 导管位于 CS 内过深，导致近端电极距离 CS 口较远，远端电极位于二尖瓣的前侧方，使得近端和远端电极可以同时被激动（图 4.20）。

右心室电图

典型的 RV 电图显示为一个局部的尖锐和较大的心室电图，通常没有心房电图。RV 导管头端位置离心尖距离越近，离右束支心肌插入部位越近，心室电图相对 QRS 波开始的时间越早。由于稳定性和可重复性的原因，导管通常定位于 RV 心尖部位。

基线间期

多导仪屏幕速度为 100 mm/s 时的测量精确度为 ±5 ms，400 mm/s 时测量可精确到 ±1 ms。在测量较长间期（如窦房结恢复时间）时，50 ～ 100 mm/s 的速度就足够评价其功能。测量不应期时，150 ～ 200 mm/s 的速度即可。但对于精细标测，则要求 200 ～ 400 mm/s 的记录速度。

P 波–心房间期

P 波–心房间期（PA 间期）测量指从腔内电图或体表心电图显示窦房结首次去极化到希氏束电图上心

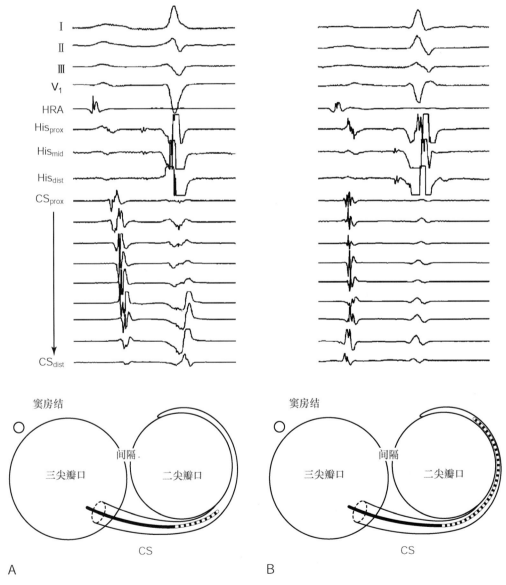

图 4.20　导管位置对冠状窦（CS）心房电图的影响。显示了不同患者两个不同的 CS 心房激动顺序。**A.** 显示由近到远顺次激动；**B**，中部 CS 电极最晚激动。底部图显示 CS 导管在每个病例的相对定位（从上面俯视房室沟）。更近的 CS 定位（CS$_{prox}$），传播方向由近到远，显示离窦房结的相对距离。更远的 CS 定位（CS$_{dist}$），中部 CS 电极离窦房结距离最远。His$_{dist}$：希氏束电极远端；His$_{mid}$：希氏束电极中部；His$_{prox}$：希氏束电极近端；HRA：高位右心房

房激动的起始。它反映右心房到达房间隔后下部的传导［如房室结（AVN）和希氏束区域，图 4.19］。

虽然 PA 间期反映结间（窦房结到 AVN）传导时间，但 PA 间期延长表明心房传导异常，提示可能存在双房疾病或 RA 病变。PA 间期正常范围是 20 ～ 60 ms。偶尔，心房传导异常可引起一度房室传导阻滞，表现为 PA 间期延长。PA 间期缩短提示异位起源的心房激动。

房内传导

正常心房激动起始于高位 RA 或中 RA（取决于窦性频率），从该处传导至房间隔、低 RA 和 AV 交界处。

LA 激动可能通过三种途径。首先，激动通过 Bachman 束传导，50% ～ 70% 的患者能观察到经 Bachman 束传导的 LA 激动。这可由 CS 远端激动早于 CS 中部但迟于近端而得到证实。激动也可在卵圆窝通过房间隔中部以及在 Koch 三角顶部通过中央纤维体传导。大部分 LA 同步激动是通过后者而获得的。

房内传导测量指从高位 RA 电图到 CS 心房电图之间的间期。LA 起搏时，LA 至 RA 的激动很少通过 Bachman 束，而主要通过卵圆窝和房间隔下部，这是因为 LA 起搏时高位 RA 激动较晚。

正常逆向的心房激动起始于 AVN。最早的逆向心房激动见于房室交界区（希氏束电图记录），其后见于相邻的 RA 和 CS 口，最后出现于高位 RA 和 LA。更详尽的标测说明希氏束电图的心房波是最早的心房激动，随后激动的部位为 CS（反映较早激动的部位是 AVN 向 LA 内的延伸）和（或）Koch 三角后部。以更快频率起搏心室，逆向激动发生改变，典型时最早心房激动出现在 Koch 三角后部、CS 口或 CS 内。

心房-希氏束间期

心房-希氏束间期（AH 间期）测量应从希氏束电图最早的心房波至 HB 波的起点（图 4.19）。AH 间期代表激动从右侧房间隔下部通过 AVN 到希氏束的传导时间，最近似于 AVN 传导时间。

AH 间期随着心房起搏部位的不同而发生变化。在进行 LA 或 CS 口起搏时，激动绕过 AVN 而从不同的部位进入 AVN，或者从希氏束电图上心房波来判断激动较早地进入 AVN。两种机制导致 AH 间期缩短。

与单纯测量 AH 间期相比，分析 AH 间期对心房起搏或药物的反应可提供关于 AVN 功能更有价值的信息。使用阿托品（0.04 mg/kg）和普萘洛尔（0.02 mg/kg）阻断自主神经，可在不受自主神经影响下更好地评价 AVN 功能。但目前尚无充分的资料能判断这些情况下何为正常反应。

在正常人群中，AH 间期变化较大（50 ～ 120 ms），而且受到自主神经状态的显著影响。当交感神经张力增高，迷走神经张力降低，AVN 传导加快，LA 优势激动进入 AVN 以及存在少见的预激旁路（心房-希氏束旁路）时，可见 AH 间期缩短。

负性传导药物如地高辛、β 受体阻滞剂、钙通道阻滞剂和抗心律失常药，张力增高，以及 AVN 病变，均可使 AH 间期延长。导管位置放置不正确、将右束支电位误认为希氏束电位等均可造成假性 AH 间期延长。这需要与真正的 AH 间期延长相区别。

希氏束电位

希氏束电位时限反映了激动在穿过纤维性间隔的较短希氏束内的传导时间。希氏束传导异常可表现为希氏束（His）电位碎裂、延长（长于 30 ms）或分离。

希氏束电位-心室传导间期

希氏束电位-心室传导间期（HV 间期）的测量是 His 电位起点至体表心电图或心腔内电图记录的心室最早激动点。HV 间期代表从希氏束近端经希氏束-浦肯野系统（HPS）远端到心室肌的传导时间（图 4.19）。

HV 间期不受自主神经张力的显著影响，通常较稳定。成人 HV 间期正常值范围较窄，为 35 ～ 55 ms。束支或希氏束远端传导异常均可使 HV 间期延长。HV 间期缩短表明存在心室预激。窦性心律伴 PVC 或者出现与窦性心律等律性的加速性室性自主心律，或者误将右束支电位认为希氏束电位时，会产生假性 HV 间期缩短。

程序电刺激

刺激仪

心脏刺激指电极导管通过一外部起搏器（刺激仪）输送电流脉冲到心脏表面。这种电流脉冲使起搏电极附近心肌组织去极化，然后沿心脏传播。使用程序刺激仪以预先设定的模式和精确的适时间期引入起搏脉冲（刺激）。

合适的程序刺激仪应具备恒定电源，能够在较宽的 CL 范围进行起搏，并具有可变的电流强度（0.1 ～ 10 mA）和脉冲宽度（0.1 ～ 10 ms）。此外，程序刺激仪应至少有两个不同的刺激通道（最好 4 个），能够引入多个（至少 3 个）程序期外刺激，使刺激仪与自主节律以及起搏节律心电图同步化。

起搏技术

起搏输出

常用一个绝缘的恒定电源发放方波脉冲电流进行心脏刺激。起搏输出是舒张期阈值的 2 倍。起搏阈值是指可以持续稳定夺获心脏的最低电流强度，在舒张晚期确定。起搏阈值受起搏周长（CL）的影响，使用不同的起搏 CL 时，均应该测定其阈值。通常，当确定使用 2 倍阈值时（与高输出相反），不应期会较长，这可以减少非临床心律失常诱发率。此外，药物会影响舒张期兴奋性，因此在使用任何药物后，必须重新测定起搏阈值和调整起搏输出（2 倍阈值），以评价药物对兴奋性的影响。脉冲宽度通常为 1 ~ 2 ms。

依据强度-间期曲线，高强度电流常用于避免药物所诱导的不应期延长，评价抗心律失常治疗的效果和机制以及消除组织兴奋性降低的影响（如起搏标测瘢痕相关的心律失常）。

周长

在 EP 检查中，CL 常随心搏而变化，所以测量这些数值要比总体以每分钟多少次心搏（次 / 分）更适合。但每分钟心搏次数的计算方法仍然被保留，以便与熟悉此术语的医生进行交流。起搏频率等于 60 000 除以 CL（ms）。

递增与递减

递增和递减有相反的含义，取决于是以次 / 分的起搏频率，还是以 ms 表示的起搏 CL 来进行刺激。信号模拟刺激仪采用分级递增起搏的方法，而数字刺激仪则通常选择 CL 分级递减的方法来增加频率。但分级递增起搏的概念仍在沿用。

超速起搏

在整个刺激过程中，以恒定的起搏频率（或起搏 CL）发放起搏刺激。起搏频率要比基础频率快，以充分夺获自主节律。

短阵快速起搏

在起搏刺激过程中，以恒定的起搏频率（或起搏 CL）发放起搏脉冲，每一阵刺激频率不断增加，直至预先设定的最大速率（或最小 CL）。此技术常用于心律失常的诱导或终止。

分级递增起搏

先由预先设定的刺激数目或时间开始起搏，然后

每级递增起搏频率（伴有短暂间隔），直至预设终点。确保每级刺激持续时间至少 15 s（适应期）是非常重要的。否则，在每级持续时间内，最初刺激产生的效应与随后刺激产生的效应不同，这是由于组织的传导能力受基础频率或前面心搏 CL 的影响。这种技术的缺陷是每级刺激要相应延长起搏频率，比较费时。

连续递增起搏

指在每一周长起搏几次后逐步缩短 CL，反映了在每阵刺激过程中，递增起搏变化平滑（没有间隔）。连续递增起搏技术常作为分级递增起搏评价传导功能的一种替代方法。以 2 ~ 4 次 / 分的速率缓慢地逐渐增加起搏频率，直至发生传导阻滞。这种方法避免了在每个起搏 CL 时快速起搏过长，尤其适用于对传导功能的多重评价（如治疗干预后）和对逆行传导的评估。由于每一递增起搏间期之间相差仅几毫秒，因此应用连续递增起搏判断阻滞间期更为准确。然而，长时间持续性高速率起搏可引起显著性低血压，故密切监测血压非常重要。

连续递增起搏在用于诱发或终止心律失常时，每级递增持续时间缩短，但刺激间期递减更迅速。埋藏式心脏复律除颤器（ICD）的抗心动过速起搏常用到连续递增起搏技术。程序频率递增起搏也称为自主递减起搏。

期外刺激技术

S1-S1 快速刺激 指在一特定起搏频率或时间（通常为 8 个心搏）基础上，输入一个期前收缩脉冲。这 8 个快速心搏每个均被称为 S1 刺激。S1-S1 快速刺激也被称为短阵串脉冲，这些 S1-S1 刺激后跟随着第一个、第二个、第三个到第 N 个期前刺激脉冲，被定义为 S2、S3、S4 和 SN。如果在一组自身窦性心律后发放期外刺激，也被称为 S1。

S1，S2，S3，…，SN S2 为第一个期外刺激，S1-S2 间期总是短于 S1-S1 间期。S3，S4，…，SN 是第二个，第三个，…，第 N + 1 个期外刺激。当心房起搏刺激时，S1，S2，S3，…，SN 夺获心肌引起心房除极，分别被定义为 A1，A2，A3，…，AN；当心室起搏刺激时，S1，S2，S3，…，SN 夺获心肌引起心室除极，则被定义为 V1，V2，V3，…，VN。

在自身心律或 S1 快速刺激基础上，以特定的偶联间期输入一个或多个期外刺激（定义为 S2，S3 和 SN）。并以 10 ~ 20 ms 的步长改变 S1-S2 间期，直至到达终点，比如遇到了组织不应期、心动过速被终止或诱发。通常由舒张晚期开始连续递减间期。

随后再输入第二个期外刺激（S3），调定 S2-S3 间期与 S1-S2 相同。

两种方法在输入多个期外刺激时缩短偶联间期的临床应用有相同之处。在单刺激程序输入法中，逐渐缩短 S1-S2 偶联间期直至其失夺获，此时再增加 S1-S2 偶联间期直至其有效夺获（步长通常在 10 ~ 20 ms）。然后，保持 S1-S2 偶联间期恒定，依照 S1-S2 调定方法来缩短 S2-S3 间期，同样，再调定 S3-S4 在串联型方法中，S1-S2 偶联间期逐渐缩短，直至 S2 失夺获，随后 S1-S2 偶联间期增加 40 ~ 50 ms 并固定。再引入 S3 刺激，逐渐缩短 S2-S3 间期，直至 S3 失夺获。此时，缩短 S1-S2 间期，重新调定 S3，观察是否能夺获。从某种意义上说，S1-S2 和 S2-S3 间期呈前后串联型缩短，直至不应期。与单刺激程序输入法相比，串联型方法允许间期较长，并在下个期外刺激引入前，提供了大量的刺激。一些前瞻性研究对这两种方法进行了比较，发现二者在评价结果方面没有差异[59]。

超短阵猝发刺激

目前很少以极短 CL 周长（10 ~ 50 ms）给予起搏刺激，主要用于诱发心室颤动（VF），ICD 植入时测试除颤阈值。

传导与不应期

传导

在除极化过程中，电冲动沿心肌细胞间快速扩散，其机制是心肌细胞间存在低阻抗的缝隙连接。正如第一章所阐明的，传导速度指电脉冲通过心脏组织的传播速度。其取决于单个心肌细胞膜的激动特性［即电兴奋性和（或）不应性］，也取决于细胞与细胞间的电传导特性（细胞间偶联和组织几何学）[60]。

在逐级递增起搏时，可通过观察波前的传播来评价传导功能。在心脏某部位给予频率递增起搏，同时评价激动向心脏远端的传播情况。通过测量电脉冲从心脏内一点到另一点所需的时间来评价传导速度。在评估传导功能时，通常刺激部位要保持有效夺获心肌并且传导系统远端发生阻滞。

不应期

正如第 1 章所阐明的，在一个心动周期中，心肌细胞在发生除极后的一定时间内（略短于"真正"动作电位时间）对任何刺激（即无法响应阈值强度的刺激而启动另一个动作电位）不再发生相应的电活动，直至其膜电位重新复极化到某一水平[60-62]。

动作电位的不应期有不同的特点。绝对不应期时，由于大多数钠通道失活，无论刺激强度有多大和时间有多久，组织均不会对刺激产生任何反应，包括动作电位的 0 相、1 相、2 相和部分 3 相。绝对不应期后，组织仅对刺激产生部分除极化，但该电位不能传播。这期间（包括动作电位 3 相部分间期）及绝对不应期，称为有效不应期（ERP）。

ERP 后是相对不应期（RRP）。在 RRP 内，动作电位产生受到抑制，但仍可触发；在 RRP 内给予超过常规刺激的阈上刺激可以引起动作电位。RRP 包括了动作电位 3 期的中后部分。但与正常动作电位相比，此期触发的动作电位的振幅斜度小，传导速率慢。值得注意的是，在动作电位 3 相的极短时期内处于超常期，给予阈下刺激即可兴奋组织，而早或晚于超常期的相同刺激不常产生兴奋。

不应期的测量

不应性（或更恰当地说，兴奋性）定义为组织对期前刺激的反应性。不应期通过期外刺激技术进行分析，以恒定周期在连续 8 ~ 10 个起搏后发放一个期前刺激，使不应期有适当的时间（超过 95%）达到稳定状态。不应期通常在 3 ~ 4 个起搏后即达到稳定状态。

在评价不应期时需关注几个变量，包括刺激强度、起搏频率或 CL。较长的 CL 通常可引起不应期延长，但传导系统各个部位的不应期对起搏 CL 的反应不同[63]。

此外，测量的 ERP 与使用的电流强度有关。因此，起搏输出要求标准化。在大多数电生理室，采用刺激强度为舒张期阈值的 2 倍这一人为标准。评价不应性更为详细的方法是测定这些部位的强度-间期曲线。强度-间期曲线的陡峭部分即为该组织的 ERP。增加电流强度到 10 mA 时，可使测定的 ERP 缩短约 30 ms。然而，这种方法是否能提供更多有用的临床信息，尚无定论，但这种曲线测定在评价抗心律失常药物对心室兴奋性或不应期的影响时可能相当有用。另外，使用高强度电流刺激发放多个期外刺激时，其安全性值得怀疑，因为在这种情况下易引发 VF。

在适当的部位测量不应期非常重要。应该在刺激部位测量心房和心室 ERP，在希氏束电图测量房室结和 HPS 的 ERP。

有效不应期　ERP 是指基础起搏时，一定振幅的期前刺激（通常为 2 倍舒张期阈值）的传导未能通过某一组织（即失夺获）的最长偶联间期（S1-S2）。因此，ERP 必须在进入不应组织的近端进行测量。

相对不应期　RRP 指能够夺获心肌的期前刺激的最长偶联间期（S1-S2），相对于基础起搏，期前刺激可引起传导延迟（刺激到远端组织反应时间的延长），通常预脉冲可延长传导时间。当波前遇到尚未完全复极的心肌组织时，发生传导减慢。因此，RRP 标志着整个恢复期的结束。在此区带，期前刺激和基础起搏的传导是相同的。

功能性不应期　功能性不应期（FRP）指能通过该组织的两个连续可传导激动的最小间期（即某特定组织对任何输入间期产生反应的最短输出间期）。FRP 反映了某组织的输出能力，需在组织远端测定。FRP 是一种反应到反应的测量方式（相反，ERP 是一种刺激到刺激的测量方式）。因此，FRP 可测量组织的不应性和传导速度。房室传导系统的前向 ERP 和 FRP 的定义见表 4.1。

不应期的周长反应

正常情况下，心房、HPS 和心室组织的不应性与基础刺激 CL 直接相关（即 ERP 随着刺激 CL 的缩短而缩短）。这种现象被定义为不应期分离，即频率依赖性的动作电位时程缩短，以 HPS 最为显著。CL 的突然变化可影响这些组织的不应性。从长到短的起搏 CL 变化［如在较长 CL 基础起搏（S1）后引入期外刺激（S2）］可缩短 HPS 和心房肌的 ERP，从短到长的起搏 CL 变化显著延长 HPS 的 ERP，但对心室的 ERP 无明显改变。心房、HPS 和心室组织的不应性一般不受自主神经张力的影响，然而数据显示增加迷走张力可缩短心房 ERP，延长心室 ERP。

相反，在 AVN，ERP 随基础刺激 CL 的延长而延长，这种特性是疲劳现象引起的，因为 AVN 的不应性是时间依赖性的，而且超过了其动作电位时程（与 HPS 不应期不同）。此外，AVN 的不应期是易变的，明显受自主神经张力的影响。另一方面，AVN 的

FRP 对起搏 CL 变化的反应是不固定的，但趋向于随着起搏 CL 的缩短而缩短。这种矛盾现象的出现是因为 FRP 并非真正测定心房期外刺激（AES，A2）遇到的不应期。它是由基础起搏（A1-H1）时 AVN 的传导时间决定的，即 A1-H1 越长，在任何 A2-H2 间期计算得到的 FRP 就越短。

测定传导和不应性的局限性

一般很少能收集到传导系统各部分完整的测量数据。测定不应期时，心房 ERP 比 AVN 的 ERP 长，以至于常在 AVN 不应性之前遇到心房不应性，而不能评价 AVN 不应性。而且，如果在 AVN 水平传导受阻，AES 将不能用于测定 HPS。这对于进行传导或不应期测定的大多数患者来说具有局限性。另一方面，还可以通过直接起搏希氏束来评价 AVN 远端的顺向传导和不应性。但这不是常规 EP 评价的一部分，仅用于特殊需要时。

认识心房传导对不应期测定的影响非常重要。因此，测量不应期不能从刺激部位开始计时，而应从传导链的评价部位进行计时。例如，对伴有左侧旁路的患者进行高位 RA 刺激，由于较早的 AES 可能遇到心房的 RRP，使得心房内传导时间延长。因此，高位 RA 的 S1-S2 刺激间期要短于刺激脉冲传至旁路局部时记录的 A1-A2 间期。

报道的不应期正常值范围差异颇大（表 4.2）。解释这些正常值变异的主要困难在于它们代表不同测量标准时（不同的起搏 CL、刺激强度和脉冲宽度）的不应期。

心房刺激

技术现状

心房起搏刺激是一种评价窦房结和房室传导系统

表 4.1　不应期的定义			
	ERP	**RRP**	**FRP**
心房	不能夺获心房的最长的 S1-S2 间期	S2-A2 大于 S1-A1 时最长的 S1-S2 间期	（在指定部位，通常为 HB 区域记录）对任意 S1-S2 反应的最短的 A1-A2 间期
AVN	（HB 区域记录）不能前传到 HB 的最长的 A1-A2 间期	A2-H2 大于 A1-H1 时最长的 A1-A2 间期	对任意 A1-A2 反应的最短的 H1-H2 间期
HPS	不能前传至心室的最长的 H1-H2 间期	H2-V2 大于 H1-V1 时最长的 H1-H2 间期	对任意 H1-H2 反应的最短的 V1-V2 间期
心室	不能夺获心室的最长的 S1-S2 间期	S2-V2 大于 S1-V1 时最长的 S1-S2 间期	（在指定部位记录的）对 S1-S2 反应的最短的 V1-V2 间期

AVN：房室结；ERP，有效不应期；FRP，功能性不应期；HB，希氏束；HPS，希-浦系统；RPR，相对不应期

表 4.2 成人正常不应期

研究	ERP 心房（ms）	ERP AVN（ms）	FRP AVN（ms）	ERP HPS（ms）	ERP 心室（ms）
Denes et al（1974）	150～360	250～365	350～495	—	—
Akhtar et al（1975）	230～330	280～430	320～680	340～430	190～290
Josephson（2002）	170～300	230～425	330～525	330～450	170～290

研究在 2 倍阈值情况下实施。

AVN：房室结；ERP：有效不应期；FRP：功能性不应期；HPS：希-浦系统。

Data from Denes P，Wu D，Dhingra R，et al. The effects of cycle length on cardiac refractory periods in man. Circulation. 1974；49：32；Akhtar M，Damato AN，Batsford WP，et al. A comparative analysis of anterograde and retrograde conduction patterns in man. Circulation. 1975；52：766；and Josephson ME. Electrophysiologic investigation：general aspects. In：Josephson ME，ed. Clinical Cardiac Electrophysiology. 3rd ed. Philadelphia：Lippincott Williams & Wilkins；2002：19-67.

功能的方法，也是诱发各种心律失常（室上性心律失常及少数室性心律失常）的一种手段。从心房的不同部位起搏可以产生不同的房室传导类型。因此，如果要研究药物和（或）生理干预的效应，应在同一个部位进行起搏。心房起搏刺激通常在高位 RA 和 CS 进行。

频率递增性心房起搏常以稍短于窦性心律的 CL 开始，逐渐缩短起搏 CL（每次以 10～20 ms 递减），直至心房 1∶1 失夺获，发生文氏 AVN 传导阻滞和（或）起搏 CL 达到 200～250 ms。如果为了解 AVN 传导的文氏 CL，连续递增性心房起搏与频率递增起搏具有可比性。而在基础起搏时，分级频率递增性起搏也可用于评价每次起搏 CL 窦房结的恢复时间。心房起搏应当同步触发，因为一串起搏刺激的第 1 个搏动偶联间期的改变可能影响后续的房室传导。

在分级频率递增起搏时，每个起搏 CL 应维持足够长的时间（通常在 15～60 s）以确保传导间期的稳定性，并克服两个显著影响稳定状态的因素：适应现象和自主神经张力作用。在频率递增起搏过程中，如果起搏的第 1 个搏动的偶联间期不同步，它可能短于、长于或等于随后的起搏 CL。因此，可见到 AH 间期延长、缩短或稳定并持续几个周期，最初的 AH 间期可能不同于稳态时的 AH 间期。此时 AH 间期有波动，然后再进入稳态或发生 AVN 文氏传导。鉴于自主神经张力对 AVN 传导的影响，患者的自主神经状态不同，快速起搏时 AVN 传导可发生变化。快速起搏也可促使患者出现刺激症状或低血压等症状，从而引起神经激素反应，导致测定结果改变。因此，对于房室传导功能的评价，连续递增起搏常常是分级递增起搏的替代方法。起搏频率以每秒递增 2～4 次/分缓慢进行（或每刺激数次后将起搏周长缩短 10 ms）直到发生传导阻滞。

AES 常用于评价心房和 AVN 不应期以及心律失常的诱发。在程序起搏刺激时，以恒定频率连续发放 8 个起搏刺激（S1 刺激），以确保稳定的 AVN 传导。在 8 个基础起搏刺激后输入 AES（S2）。逐渐缩短 S1-S2 偶联间期，在一定的期前收缩刺激范围内记录窦房结和 AVN 的反应。

对频率递增心房起搏的正常反应

窦房结对心房起搏的反应

窦房结是自主节律的基础。自主节律特点表现为自动除极、超速起搏抑制以及超速起搏停止后心率逐渐增快至基础 CL。快速心房起搏可超速抑制窦性心律，随起搏刺激终止，窦性 CL 回归周期延长。起搏串越长、起搏频率越快，窦性回归周期就越长。在起搏停止后，窦性频率恢复较慢，并逐渐加快（温醒现象）增至起搏前的窦性频率。

窦房结恢复时间指从超速起搏抑制窦房结活性结束到窦房结功能恢复的时间，体表 ECG 表现为起搏停止后出现窦性 P 波。

房室结对心房起搏的反应

AVN 对频率递增心房起搏的正常反应是 PR 间期和 AH 间期随起搏 CL 的缩短而逐渐延长，直到出现 AVN 文氏传导阻滞（图 4.21）。随起搏 CL 的进一步缩短，可发生更高程度的房室传导阻滞（2∶1 或 3∶1）。但结下传导（HV 间期）通常不受影响。

文氏传导阻滞常不典型，即在起搏 CL 缩短时 AH 间期并非逐渐延长，AH 间期可在阻滞前几个搏动基本无变化，或表现为阻滞前最后一次心搏传导延迟的增量最大。在长的文氏周期中（＞6∶5），不典型文氏传导阻滞发生率最高。区分莫氏 Ⅱ 型房室传导阻滞和不典型文氏周期非常重要。此外，必须注意心房起搏时出现长间歇是继发于心房失夺获或 AVN 回波所致（假性阻滞，见图 4.21）。

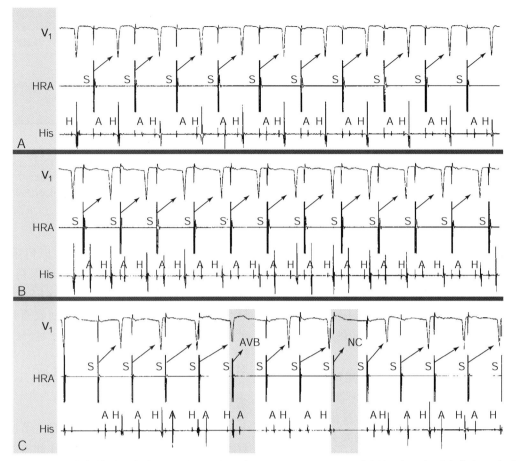

图 4.21 对于频率递增心房起搏的正常房室结（AVN）反应。**A**. 以 600 ms 的固定周长（CL）对高位右心房（HRA）起搏（S）。**B**. 缩短起搏 CL 到 500 ms 导致心房 - 希氏束（AH）间期的延长，如图中显示的希氏束记录（His）。结下传导［希氏束 - 心室（HV）间期］不受影响。**C**. 进一步缩短起搏 CL 导致了渐进性的 AH 间期延长，提示 AVN 发生阻滞（AVB），随后跟随传导重新开始，显示为文氏 CL。因为在非传导性心房刺激后没有希氏束偏离的存在，阻滞的部位发生在 AVN。注意，因为心房刺激失夺获（NC），可以观察到另一个心房刺激的显著阻滞，这可以通过刺激后希氏束记录中缺乏心房电图而得到确证

AVN 文氏阻滞周长指发生 AVN 文氏阻滞时的最长起搏周长。通常，文氏传导阻滞的心房起搏 CL 介于 500 ~ 350 ms，并受自主神经张力影响。NSR 的 AH 间期和发生文氏传导阻滞时的起搏 CL 相关。AH 间期较长者在较长的起搏 CL 时就会发生文氏传导阻滞，反之亦然。

以非常短的起搏 CL（≤ 350 ms）起搏时，基础 HV 间期和 QRS 波时限正常者偶可发生房室结下阻滞。这种现象极为常见，因为 NSR 时，心房起搏开始的第 1 个或第 2 个心搏可呈长 - 短序列改变，HPS 在心房起搏开始时也存在频率自适应现象。CL ≥ 400 ms 时发生 HV 间期延长或结下阻滞属于异常反应，说明结下传导异常。

心房对心房起搏的反应

以 200 ~ 300 ms 的 CL 进行频率递增起搏，可以 1 : 1 有效夺获心房。随起搏频率增加，起搏阈值趋于增加。频率递增起搏可使房内传导（PA 间期）和房间传导延迟。在快速心房起搏时，发生 AF 并不少见，不一定是异常反应。增加迷走张力和应用药物如腺苷、依酚氯铵可以减慢窦性心率，但却缩短心房 ERP，而易于诱发 AF。

对心房期前刺激的正常反应

窦房结对心房期外刺激的反应

已经证实窦房结对于 AES 存在四个反应区：碰撞区、重整区、插入区和折返区（图 4.22）。

Ⅰ区 有较长 A1-A2 间期（A2 位于窦性 CL 的后 20% ~ 30% 区域）的晚发 AES 与自主窦性冲动相遇，心房激动发生融合［AES（A2）和自主窦性冲动（A1）融合］或仅表现为起搏的心房激动序列；它不影响下一个窦性冲动的计时，产生完全代偿间期。Ⅰ区又称为碰撞区、干扰区和非重整区，在 A1-A2 间

期的范围内，A2-A3 有完全代偿（图 4.22）

Ⅱ区　早发的 AES 穿入窦房结并使其重整，产生不完全代偿间期［即 A1-A3 小于 2×（A1-A1）］，但并不改变窦房结的自律性。以 A1-A2 间期发放期前刺激，产生不完全代偿间期，定义为Ⅱ区，也称为重整区（图 4.22）。Ⅱ区时程长（占窦性 CL 的 40%～50%）。大多数患者 A2-A3 间期在整个Ⅱ区恒定不变，而形成一个平台，这是由于 A2 穿入窦房结虽使其起搏点重整，但并不改变窦房结的自律性。A2-A3 应等于自主窦性 CL（A1-A1）加上 AES（A2）传入和传出窦房结的时间。A2-A3 和 A1-A1 之间的差异可视为总的窦房传导时间。

Ⅲ区　早发的 AES 遇到窦房结不应期（在最后一个窦性冲动发放后），不能进入窦房结并使其重整。因为在早发的 AES 后，心房兴奋性已完全恢复，下一个窦性冲动能按时发放。以 A1-A2 发放期前刺激，A2-A3 小于 A1-A1，A1-A3 小于 2×（A1-A1），定义为Ⅲ区，也称为插入区（图 4.22）。此区首先观察到不完全插入的 A1-A2 偶联间期，被视为进入结周组织的 RRP。这种情况下，A3 代表窦性心律未受到影响的 A1 从窦房结传出的延迟。此区观察到 A1-A2 的完全插入，可以作为窦房结周围组织的 ERP，因为窦性冲动从窦房结传出时未遇到不应期。因此，（A1-A2）+（A2-A3）= A1-A1，窦房结存在传出阻滞。

Ⅳ区　又称为折返区，指在 A1-A2 间期内，定义为 A2-A3 小于 A1-A1，（A1-A1）+（A2-A3）小于 A1-A1，心房激动顺序和窦性 P 波一致。约 11% 的正常人群存在窦房结折返。

房室结对心房期外刺激的反应

程序性 AES 可引起 PR 间期和 AH 间期延长，AES 的偶联间期（A1-A2）和 AH 间期（A2-H2）成负相关。AES 的偶联间期越短，A2-H2 间期越长（图 4.22）。更多的 AES 阻滞在房室结，不能下传心室（定义为 AVNERP）。偶尔，HPS 出现传导延迟和阻滞，尤其较长的起搏周长时发放 AES 发生 HPS 阻滞，这是由于 HPS 不应期在较长的起搏 CL 时常常超过房室结的 FRP。

房室传导的不同反应类型可通过绘制不应期曲线表达，即 A1-A2 间期与 AVN 和 HPS 反应类型的关系曲线。通过描绘 A1-A2 间期对应于 H1-H2 和 V1-V2 间期的曲线，达到基础刺激和 AES 之间功能性传入-传出的关系，可评价房室传导系统的 FRP。相反，绘

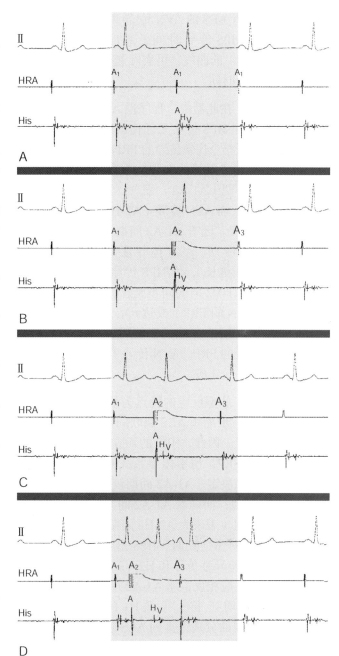

图 4.22　对心房额外刺激的正常窦房结和房室结反应。**A**. 体表 ECG Ⅱ导联高位右心房（HRA）和希氏束（His）记录中显示的基线时窦性心律。阴影的部分代表两个窦性周期长度［2×（A1-A1）］。**B**. 一个晚发的偶联心房额外刺激（AES；A2）与已存在的窦性脉冲相碰撞，因此没有影响（或调整）窦性起搏（碰撞带）。下一个窦性脉冲（A3）发生在两倍的基线窦性 CL。**C**. 早发的偶联 AES 能够穿透和调整窦房结（调整带）。**D**. 更为早发的偶联 AES 到达窦房结周围的不应组织，因而不能穿透窦房结（传入阻滞），因此，不影响窦房结放电。下一个自发的窦性搏动（A3）准确到达窦性间期（插补带）。心房-希氏束（AH）间期逐渐随着渐进性的预偶联间期而延长（**B**～**D**）。相反，希氏束-心室（HV）间期仍然恒定

制 A2-H2 间期（AES 的 AVN 传导时间）和 H2-V2 间期（AES 的 HPS 传导时间）对应于 A1-A2 间期（AES 偶联间期）的曲线，可实际测量房室传导系统各个部位的传导时间。

I 型反应　在此型中，程序性 AES 在 AVN 传导进行性延迟，但 HPS 传导无任何改变。因此，AVN 的不应期决定了整个房室传导的 FRP，AVN 和心房本身决定了房室传导系统的 ERP。I 型反应的特征是：随 AES 偶联间期（A1-A2）缩短，H1-H2 和 V1-V2 间期开始缩短，而 AVN 传导（A2-H2）和 HPS 传导（H2-V2）无改变。随着 A1-A2 间期进一步缩短，遇到 AVN 相对不应期，AVN 传导逐渐延迟（显示为 A2-H2 间期逐渐延长），而 HPS 传导稳定（H2-V2），H1-H2 间期和 V1-V2 间期同步延长，直到 AES 阻滞于 AVN 内（AVN 的 ERP）或达到心房的 ERP。将所达到的最小的 H1-H2 和 V1-V2 间期定义为 AVN 和整个房室传导系统的 FRP。AVN 传导（A2-H2）通常延长至阻滞前的 2～3 倍。

II 型反应　II 型反应的特点为最初出现 AVN 传导延迟，但进一步缩短 AES 偶联间期时，可于 HPS 出现进行性延迟。因此，HPS 的不应性决定了整个房室传导系统的 FRP，房室传导系统的 ERP 可由任何水平的传导组织决定。A1-A2 间期较长时，II 型反应与 I 型反应相似；而随着 A1-A2 间期缩短，AVN 首先出现传导延迟（表现为 A2-H2 间期逐渐延长），当遇到 HPS 的相对不应期时，HPS 出现传导延迟（表现为 QRS 波群差异性传导和 H2-V2 间期逐渐延长）。因此，与 I 型反应相反，随 A1-A2 逐渐缩短，A2-H2 和 H2-V2 间期均延长，导致 H1-H2 间期曲线和 V1-V2 间期曲线的分离，直到 AES 阻滞发生在 AVN 内（AVN 的 ERP）、HPS 内（HPS 的 ERP）或达到心房的 ERP。阻滞常常发生在 AVN，但也能发生在心房，偶尔发生在 HPS（变异性 II 型反应）。AVN 传导延迟（A2-H2）的总增加不超过 2 倍（小于阻滞前 2 倍基线值）。

III 型反应　在 III 型反应中，传导延迟最初发生在 AVN。然而，一旦达到临界 AES 偶联间期，HPS 传导突然明显延长。因此，房室传导系统的 FRP 是由 HPS 的不应性决定的，而房室传导系统的 ERP 可以于任何水平确定。但是，与 I 型反应相反，III 型的传导阻滞总是发生于 HPS，A1-A2 间期较长时，II 型反应与 I 型反应相似；然而，进一步缩短 A1-A2 间期时，首先，引起 AVN 传导时间逐步延长（表现为 A2-H2 间期逐渐延长），然后突然出现 HPS 传导延迟（表现为

QRS 波群的差异性传导，H2-V2 间期突然跳跃），引起 V1-V2 间期曲线的中断，继之下降直至达到临界的 A1-A2 间期，使激动阻滞在 AVN 或 HPS 中。HPS 的 FRP 正好出现在 H2-V2 间期明显跳跃前。AVN 传导（A2-H2）的总增加不超过阻滞前基线值水平的 2 倍。

I 型反应是最常见的传导类型，而 III 型反应则最少见。对同一个患者，其房室传导类型（I、II 或 III 型）不是固定不变的，药物干预（如阿托品、异丙肾上腺素）或起搏 CL 的变化均能改变不同组织间的不应期关系。例如，阿托品可以缩短 AVN 的 FRP，允许激动在 HPS 的 RRP 内到达，结果 I 型反应可以转变为 II 型或 III 型反应。

心房的 ERP 长于 AVN 的 ERP 的情况并不少见，尤其是基础起搏频率较慢时（可以增加心房 ERP，缩短 AVN 的 ERP），或者患者处于兴奋状态，其交感神经张力增加，使 AVN 的 ERP 缩短。大多数患者房室传导首次阻滞部位在 ERP（45%），有 40% 发生在心房，15% 发生在 HPS。

心房对心房期外刺激的反应

较早的 AES 遇到心房的 RRP，引起局部传导时间延长（即在起搏电极起搏信号到心房电图之间的间期延长）。更早的 AES 遇到心房的 ERP 时，可使心房失夺获。心房 ERP 可长于或短于 AVN 的 ERP，尤其在基础起搏 CL 较长或继发于自主神经的影响使 AVN 传导功能改善时。

频率递增起搏时，AES 可延长房内和房间传导。在有房性心律失常病史的患者中更为明显。有 AF 病史的患者常见碎裂的心房电图。AES 引起房内传导阻滞并不常见。偶尔，对于没有 AF 病史的患者，2 个或 3 个 AES 可以诱发出 AF，但常自行终止，并与已知或怀疑房性心律失常病史没有临床相关性。

反复性心房反应

心房刺激能够触发额外的心房波群或心房回波。这可由不同的机制引起，最常见的机制是心房内折返搏动和 AVN 回波。

较短的偶联间期常发生心房内折返搏动，可起源于心房内任意部位，心房激动顺序取决于搏动起源的部位。AES 数目增多、起搏 CL 延长以及多部位起搏刺激均可增加这些反应的发生率。

AVN 内折返也可引起反复性心房反应。这些患者存在生理性 AVN 前向传导双通道，当最后的起搏刺激沿慢径缓慢传导，再沿快径逆向传导时，产生心房回波（图 4.23）。心房激动顺序与沿 AVN 快径

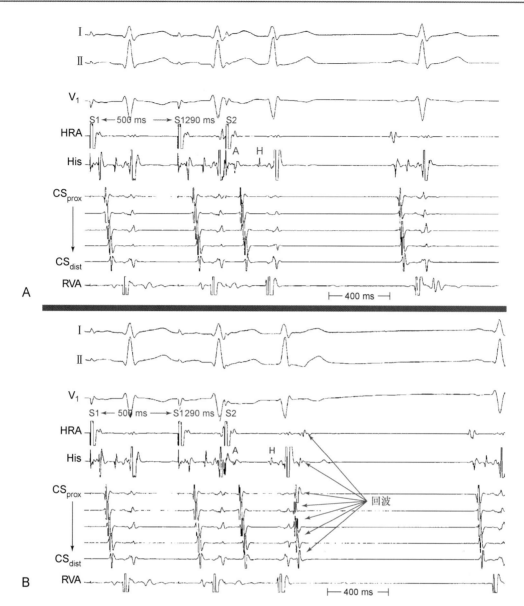

图 4.23　前向双重房室结通路。顶部，**A** 图表明最后一次驱动刺激后（S1）从高位右心房（HRA，S2）以 290 ms 诱导的单次额外刺激。这导致 140 ms 的心房 - 希氏束（AH）间期。底部，比 A 图早 10 ms（280 ms）的额外刺激，导致显著延长达 202 ms 的 AH 间期和心房回波。CS_{dist}：冠状窦电极远端；CS_{prox}：冠状窦电极近端；HRA：高位右心房；RVA：右心室心尖部

逆向传导相一致，最早激动在希氏束。心房和心室同步激动。

心室刺激

技术现状

心室刺激常用于评价逆向室房（VA）传导和不应期、逆向心房激活特点，包括提示存在旁路的心房激动顺序以及室性心律失常的可诱发性。

逐步递增心室起搏或连续递增起搏常用于评价 VA 传导。这些检查很少引起室性心律失常，即使是有室性心律失常的患者也较少发生。频率递增心室起搏常以稍短于窦性 CL 的起搏 CL 开始，并逐渐缩短（以 10 ~ 20 ms 递减）直至 300 ms。有时需进一步缩短心室起搏 CL，用于评价室上性心动过速（SVT）患者的快速传导或刺激诱发 VT。连续递增起搏时，以每秒 2 ~ 4 次 / 分的频率（或每刺激数次后将起搏周长缩短 10 ms）缓慢增加起搏频率直至发生室房传导阻滞。

心室期外刺激（VES）检查可用于评价心室、HPS 和 AVN 的不应期以及诱发心律失常。程序性刺激时，以恒定频率（S1 刺激）发放 8 个起搏刺激，确保稳定的室房传导。在每 8 个基础心室起搏后发放 1 个 VES（S2）。在一定期前刺激范围内，进行性缩短 S1-S2 间期重复刺激，记录 HPS 和 AVN 的反应。

心室起搏过程中，窦性心律 QRS 波正常的患者中，近85% 能见到逆传希氏束电位。在接近房室交界区的心脏基底部的心室起搏有利于记录折返的希氏束电位，因为它允许心室激活相对早于希氏束（图4.24）。心室-希氏束（VH）或刺激-希氏束（S-H）间期总是比顺行的 HV 间期超出了从刺激部位传导到同侧束支的时间。RV 心尖部起搏时，HV 间期正常者，希氏束电图中逆传希氏束电位常出现在心室电图之前。相反，当存在一侧束支传导阻滞（BBB），尤其是 HV 间期延长时，很少见到逆传的希氏束电位，但在同侧心室起搏时，亦能见到逆传的希氏束电位位于 QRS 波群之后。

心室刺激相对安全，然而，无自发性室性心律失常及心脏正常的患者，可以诱发出与临床不相关的恶性心律失常，包括 VF。这些心律失常的诱发率直接与刺激方案的强度有关。因此，对于临床上无恶性心律失常史的患者，简化刺激方案，限制 1 个或 2 个 VES。使用高起搏输出也可增加此类心律失常的风险。所以建议采用 2 倍舒张期阈值和 1 ms 脉宽的脉冲进行刺激。

对频率递增心室起搏的正常反应

心室起搏能提供室房传导的相关信息，由于研究人群不同，各种类型室房传导的总发生率为40%～90%。以任何起搏频率刺激，均无室房传导是常见的正常现象。HPS 正常的患者，心室刺激部位对于室房传导能力没有影响。如存在室房逆传，与正常的房室传导一样，最早的心房激动位于邻近 AVN 的间隔部位。有些患者，当有慢后 AVN 旁路参与时，最早的心房激动则位于 AVN 偏后，靠近 CS 口。

对频率递增心室起搏的正常 AVN 反应是当起搏CL 缩短时，室房传导时间逐渐延长（表现为 HA 间期逐渐延长）。逆传文氏室房传导阻滞和高度室房传导阻滞发生在起搏 CL 较短时。偶尔，室房文氏周期可被生理性 AVN 逆向双径产生的心室回波所终止。当记录到逆传的希氏束电位时，尽管发生逆向室房传导阻滞，但由于以较快起搏频率刺激时，VH 间期保持相对恒定，由此确定阻滞部位在 AVN（图4-25）。并非所有心室起搏都能见到逆传希氏束电位，所以在室房传导阻滞时，阻滞部位的确定必须从心室起搏对自发或诱发心房除极传导的影响进行推断（即通过分析隐匿性逆向传导的水平确定传导阻滞延迟的部位，见图4-25）。如果心房除极的 AH 间期与起搏脉冲在时间上无关，则可以推断逆传阻滞的部位在 HPS（结下）。另一方面，如 AH 间期的变化取决于心室起搏时的心房波到起搏 QRS 波的偶联间期或心房激动不能使希氏束除极，则提示逆传进入并阻滞在 AVN 内。另外，如果阻滞部位在 AVN，那么使用影响 AVN（而不是 HPS）传导的药物（如阿托品）可以改善室房传导。如果阻滞部位在 HPS，则不能影响室房传导。

在相同起搏 CL 时，大多数人的房室前传能力强于室房逆传。AVN 传导功能是决定室房逆传的主要因素。PR 间期延长的患者很少有室房逆传。而且，与结下传导延迟的患者相比，AVN 传导延迟的患者其室房传导能力较弱。在 AVN，房室前传阻滞与室房逆传阻滞普遍相关。另一方面，HPS 前向阻滞者中，存在一定程度的室房逆传者多达 40%。然而，由于心室起搏时，不是都能见到逆传希氏束电位，以致不能对前向和逆向 AVN 传导功能进行精确比较，也就不能准确定位传导延迟或阻滞部位（AVN 或 HPS）。因为起搏 CL 对 AVN 和 HPS 不应性产生相反的效应，所以以不同的起搏 CL 进行频率递增起搏时，可产生不同反应。

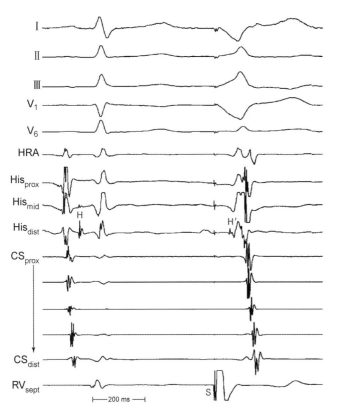

图 4.24　右心室（RV）中隔刺激时的逆行激动。 显示了窦性和 RV 中隔刺激产生的融合波（S）。逆行的心房激动是向心的，跟随逆行的 His 电位（H'）。CS$_{dist}$：冠状窦电极远端；CS$_{prox}$：冠状窦电极近端；His$_{dist}$：希氏束电极远端；His$_{mid}$：希氏束电极中端；His$_{prox}$：希氏束电极近端；HRA：高位右心房；RV$_{sept}$，右心室间隔

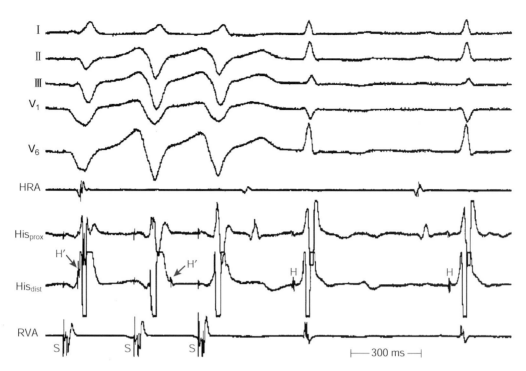

图 4.25　房室结（AVN）完全性室-房（V-A）逆传阻滞。 如图所示 3 个连续心室起搏的 QRS 波群，前两次起搏后可见逆传 His 电位（H'）、无心房逆传（心房窦性传导），提示 AVN 是 V-A 逆传阻滞的部位。但是，第三次 QRS 波群后 VA 阻滞的部位（AVN 或希浦系统）不明确，因为心室起搏后未见 His 电位。然而 VA 逆传阻滞部位可通过分析起搏后窦性心律的传导来判断。心室起搏后下一次窦性心律 QRS 波群的心房-希氏束（AH）间期长于基线状态下的 AH 间期（右侧），与心室刺激后 AVN 逆向传导（导致隐匿传导）一致，提示 VA 阻滞的部位为 AVN。His$_{dist}$：希氏束电极远端；His$_{prox}$：希氏束电极近端；HRA：高位右心房；RVA：右心室心尖部

快速心室起搏可导致同侧逆向 BBB，激动跨间隔传播，逆向传至对侧束支，再逆传到达希氏束。上述现象表现为起搏时 HV 间期突然延长。由于 HPS 传导缓慢，使得 AVN 兴奋性恢复，因此在 AVN 处室房逆传受阻后，随着 VH 间期逐渐缩短，AVN 的室房逆传得以恢复（裂隙现象）。与同侧束支逆传正常者相比，同侧束支逆传阻滞者能更清楚地记录到希氏束电位，其明显比心室波延迟，这在以前正常的希氏束电图中很难见到（见图 4-25）。

为了排除存在非递减性逆传旁路的可能，与频率递增心室起搏相比，VES 技术在表明 VA 间期正常延长方面更有效。如果仍不能确定，可使用腺苷，它阻断 AVN 传导的能力优于阻断旁路传导的能力。

对心室期前刺激的正常反应

心室起搏时，15% ～ 20% 的患者看不到逆向希氏束电位，故对 HPS 和室房传导的评价常常是不完善的。而且，在心室起搏过程中，如无法记录到希氏束电位，HPS 的 FRP（理论为任何偶联间期时最短的 H1-H2 间期）必须近似地通过 S1-H2 间期表达（S1 是基础起搏 CL 的刺激信号），所以 S1-H2 间期近似于 H1-H2 间期，但比后者长一个固定数值，即 S1-H1 间期。AVN 逆传时间（H2-A2 间期）的测量最好在希氏束电图上从希氏束电位结束到心房波开始。

通常，室房逆传沿右束支（RB）或左束支（LB），传导到希氏束、AVN 以及心房。随偶联间期逐渐缩短的 VES，HPS 首先出现延迟，室房逆传阻滞最常见的部位在 HPS。AVN 也可出现逆传延迟或阻滞，但比较少见。

通过绘制 S1-S2 间期对应于 S2-H2 间期、S2-A2 间期和 H2-A2 间期的关系，以及绘制 S1-S2 间期对应于 S1-H2 间期和 A1-A2 间期，可以分析对 S2 的特定反应类型。S1-S2 偶联间期较长时，逆向传导（S2-A2）不发生延迟。进一步缩短 S1-S2 间期可引起 S2-A2 间期的延长，由于可能记录不到希氏束电位，不是总能确定这种延迟的准确部位（图 4.26A 和 B）。沿着右束支的标测可以显示右心室刺激时右束支逆向传导阻滞的起始部位。在达到临界偶联间期（S1-S2）时，束支传导出现阻滞，逆向传导沿左束支进行。希氏束电图上心室电图后出现逆传的希氏束电位（H2）（见图 4-26D）。一旦见到逆向希氏束电位，当 S1-S2 间期缩短时，S2-A2 间期逐渐延长（HPS 传导延迟），

图 4.26　渐进性心室期前刺激的正常反应，在 CL 为 600 ms 的驱动刺激后（S1），逐渐提前的心室额外刺激（VES，S2）从右心室心尖部（RVA）发送。**A**. 在 460 ms 的 VES 偶联间期时，在希氏束（HB）踪迹的局部电图前，可以看到逆行的 His 电位（箭头），室房（VA）传导是完整的。**B**.更早的 VES，随后跟随 VA 传导的延迟和希氏束 - 心房（HA）间期的延长。**C**.短偶联 VES，跟随 VA 传导阻滞。逆行的 His 电位不是清晰可见的。**D**.更早的 VES 与右束支（RB）的逆行阻滞相关，跟随经中隔传导和逆行沿左束支（LB）到 HB（逆行的 His 电位在局部心室电图后清晰可见）的传导。因为最近的延迟［希氏束 - 浦肯野系统（HPS）］，VA 传导继续，允许房室结（AVN；裂隙现象）的远端恢复传导性。**E**. VES 偶联间期的进一步降低导致了逆行 HPS 传导的渐进性延迟（S2-H2 间期的进一步延长），允许 RB 前向传导恢复，以至于脉冲能返回到最初阻滞的 RB，产生有典型左束支传导阻断模式［束支折返波（BBR）］的 QRS 波。**F**.非常早的 VES，跟随继发于 RB 和 LB 的逆行阻滞的 VA 传导。因此，看不到 His 电位。HRA，高位右心房

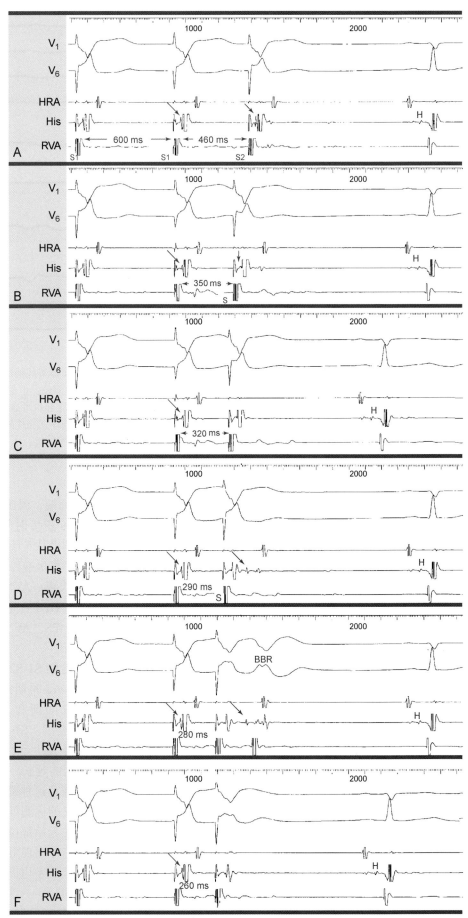

室房传导时间（S2-A2）由 HPS 传导延迟（S2-H2）决定，可经平行的 S2-A2 和 S2-H2 曲线证实。S2-H2 间期延长程度不固定，可以超过 300 ms。

对已有前向 BBB 的患者，通常逆向传导阻滞发生在同侧束支。在 BBB 侧的心室用固定周长起搏或迟发 VES，可在希氏束电图上见到心室电图后出现希氏束电位。

多数情况下，一旦见到逆传希氏束电位，S1-H2 曲线几乎呈水平线，因为 S1-H2 间期的延长近似于 S1-S2 间期的缩短。这种反应导致一个相对固定的 AVN 传入（测量 S1-H2 间期）和一个固定的 H2-A2 间期。偶尔，S2-H2 间期的延长大大超过 S1-S2 间期的缩短，使 S1-H2 曲线出现一个上升支，并且由于 AVN 传入减少，引起 AVN 逆向传导时间（H2-A2 间期）缩短。随着 S1-S2 间期的进一步缩短，将出现 HPS 的阻滞或进入心室 ERP。

心动周期显著影响 HPS 的不应性，基础起搏 CL 的缩短使 HPS 及心室肌的 FRP 和 ERP 亦缩短。然而，一般模式仍然相同，随着 S1-S2 间期的缩短，S2-H2 间期几乎呈线性增加。S2-H2 间期对应 S1-S2 间期的曲线向左移，S1-S2 间期对应 S1-H2 间期的曲线向下移。

反复性心室反应

心室刺激能够触发额外的心室搏动。这些心室搏动可由不同的机制介导。常见的类型是束支折返（BBR）波、心室回波和心室内折返波。在同一患者中，可因多种机制引起反复性心室反应。其中，最常见的反应类型是 BBR。

束支折返波

束支折返是最常见的一种反应类型，出现在大约 50% 的正常人中。心脏正常的患者 BBR 很少持续，通常在 1 ～ 2 个心动周期后自行终止。非持续性 BBR 可发生在心脏正常和有心脏病的患者，与自发性心律失常无关。

浦肯野纤维-心室肌连接处的 HPS 远端不应期最长，产生远端门控，从而抑制较早的 VES 逆向传导。因此，当较早的 VES 到达 RV 心尖部时，右束支远端仍处于不应期，发生进行性逆传延迟和阻滞，激动跨间隔传导至 LV，再通过左束支向希氏束逆传（图 4.26D）。此时，逆传的希氏束电位通常位于局部的心室电图之后，如有逆传引起心房激动时，则位于希氏束电位后。进一步缩短 VES 偶联间期，可使逆向 HPS

传导时间延长。当逆向 HPS 传导延迟（S2-H2）达到临界值时，激动将经先前阻滞的右束支向下回传并再次激动心室，QRS 波类似于典型的 LBBB 并伴有电轴左偏，因为心室的激动是经右束支前向传导的（见图 4.26E）。这种心室搏动被称为 BBR 或 V3 现象。

BBR 的 HV 间期大致相当于前传时的 HV 间期；但是，HV 间期也可短于或长于前传时的 HV 间期，取决于希氏束电位记录点与折返点的距离，以及前向传导下传至右束支的时间。

心室回波

心室回波是第二种常见的反复性心室反应，在正常人群中的发生率为 15% ～ 30%。心室回波是 AVN 内折返所致，当 AVN 逆向传导延迟达到一个临界值时则会发生。这些患者存在 AVN 双径路。心室回波是最后一个起搏刺激由慢径逆向传导和由快径前向传导产生的。绝大多数情况下，逆传希氏束电位出现于局部心室电图之前，AVN 逆向传导延迟已达临界值。在一个临界的 H2-A2 间期（或 V2-A2 间期，当希氏束电位无法看到时），可出现一个额外搏动之后继以一个正常前传的 QRS 波。房性激动也在回波之前产生希氏束电位。

此种现象可以发生在长的或者短的偶联间期时，仅依赖于逆向 AVN 延迟传导的程度。如同 AVN 内阻滞一样，若 HPS 内发生逆向阻滞，可妨碍这种现象发生。如果在整个偶联间期区域内都能看到逆传希氏束电位，则通常可观察到 H2-A2 间期和 A2-H3 间期之间成反比关系。

心室内折返波

这种反应最常发生于心脏病理状态下，尤其是患过心肌梗死（MI）的冠状动脉疾病患者。这些反复性心室反应通常发生在短的偶联间期，可有多种形态，但在患过 MI 的患者，RBBB 比 LBBB 更常见。在健康人，以 2 倍舒张期阈值予单个 VES，此类心室搏动的发生率低于 15%，而给予成对 VES 时发生率增加到 24%。这与既往有 VT 或 VF 和心脏病的患者形成鲜明的对照，这些患者在给予单个或成对 VES 时发生反复性室内折返者达 70% ～ 75%。如果增加 VES 的数量、延长基础起搏 CL 以及多个部位刺激，反复性心室反应的发生率增加。反复性室内折返通常是非持续性的（1 ～ 30 个 QRS 波）和多形性的。在既往无临床心律失常的患者，这样的反应并无临床意义。

各种电生理现象

隐匿性传导

隐匿性传导指激动在心脏特殊传导系统中传导时，通过对其后的激动、激动间期、激动周期的影响表现出未预料的现象。这种现象可发生在房室传导系统的任何部位。

只要心脏激动在特殊传导系统中传导，即可产生电流。但是电流产生的能量太小，以至于在体表心电图中无法记录到。然而，如果激动在传导系统内仅传播一定距离——前向或逆向传导的不完全穿透，就可能干扰其后续激动的形成或传导。由于后续激动产生未预料的现象，因此这种干扰可被识别。但基于明确的生理或病理生理过程，这种不可预期的事件难以解释，故称为隐匿性传导。

后续激动的不可预期现象对明确隐匿性传导非常重要。因为它有助于区分隐匿性传导和其他形式的不完全传导，如在 AVN 或 HPS 水平上的传导阻滞。理想情况下，其他部位记录到的证据可支持隐匿性传导的诊断，如在特定的或适时的生理状况下，隐匿性激动偶尔可发生意外传导。然而，这种条件并不总是能够满足，也不是诊断隐匿性传导的必要条件。以下是更容易出现隐匿性传导的临床情况。

心房颤动伴隐匿性传导

重复性隐匿性传导引起激动不同程度地穿透房室结是 AF 和 AFL 时产生缓慢心室率的机制，不规则的心室反应亦是由于很多心房波穿入 AVN 的深度不同所致。尽管最后一个传导的心房波后 AVN 能够恢复兴奋性产生传导，其间期应是规律的，但是由于颤动波在 AVN 的不完全穿透和阻滞，使得随后的心房激动落入其产生的不应期，导致心室的不规则反应。

不可预期的传导延迟或下传

源自心脏任何部位（心房、心室或希氏束）未下传的期前激动可使 PR（和 AH）间期延长或发生 AVN 传导阻滞。期前激动在 AVN 的不完全穿透（前向或逆向），使 AVN 不应性重整，当随后的窦性激动遇到其产生的完全或部分不应期时，则表现为传导阻滞或长 PR 间期的传导延迟（图 4.25）。例如，房室交界区（希氏束）的隐匿性传导可表现 PR 间期延长，假性 I 型房室传导阻滞或假性 II 型房室传导阻滞。提示隐匿性的房室交界区期前激动产生不可预期事件的心电图线索包括：难以解释的 PR 间期突然延长，QRS 波群正常的 II 型房室传导阻滞、I 型和 II 型

房室传导阻滞，其他部位记录到交界区期前激动。

传导的意外易化

当期前激动穿透房室传导系统时，可通过以下任一机制引起房室传导的易化，并使以前存在的房室传导阻滞或束支传导阻滞正常化：①提前激动传导系统，使其不应期早于预期结束（即该组织不应期发生回剥现象，允许其有更多的时间恢复应激性）；②通过缩短前周期的 CL，使不应期呈 CL 依赖性的组织（即心房、HPS 及心室）的不应期缩短，使得差异性传导突然正常化，证实逆向隐匿性传导是维持差异性传导的机制，也是基于这一原理。

室上性心动过速伴差异性传导

心动过速发生差异性传导最常见的机制（70%）是束支传导阻滞时，激动跨间隔逆向传导。例如 SVT 时，来自左心室的 PVC 较早地激活左束支，再经间隔，沿右束支逆向传导。当下一个室上性激动下传时，左束支兴奋性恢复，而右束支仍处于不应期。因此，下一个室上性激动沿左束支下传至左心室（呈 RBBB 形态，3 相差异性传导），再跨间隔传至右心室。此时，右束支远端应激性恢复，允许跨间隔激动沿右束支逆向传导，由此使得随后每一个室上性激动均遇到右束支的不应期。上述现象反复发生，RBBB 继续存在，直至另一个适时的 PVC 提前激动右束支（不应期发生回剥或缩短不应期），从而使得随后的激动下传时右束支已完全脱离不应期，差异性传导终止（图 4.27）。

裂隙现象

AVN 传导的"裂隙现象"最初定义为在某一范围偶联间期的 PAC 不能夺获心室，而比之前更早或更晚偶联间期的 PAC 却能下传心室的现象。裂隙现象发生的生理基础是远端层面的不应期长，近端层面不应期短。裂隙现象发生时，远端层面先发生阻滞，而当期前收缩进一步提前时，近端层面出现传导延迟，使得原来阻滞的远端层面恢复应激性，激动能够再次下传。

裂隙现象不是一种异常现象，它反映了房室传导系统两个层面的传导速度和不应期之间的相关性。任何使这一电生理特性的相关性发生改变的因素（如药物干预引起的自主神经张力改变或起搏引起的心率变化），均可消除裂隙现象或使其持久。

裂隙现象最常见的例子是当 AES（A2）缓慢通过 AVN 时，希氏束仍处于不应期，引起传导阻滞。

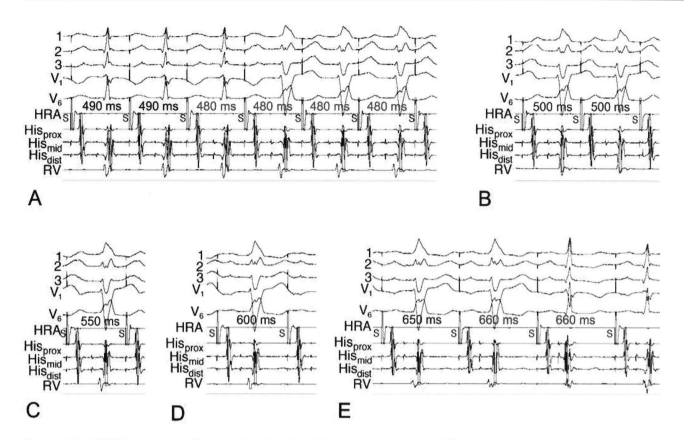

图 4.27（见书后彩图）在左束支（**LB**）中持续存在的隐匿传导。从 490 ms（**A**）开始，显示了连续心房起搏的节段。在 480 ms 的基础心动周期（PCL）中，LB 阻滞形成（红色数字）并持续存在，尽管 PCL 逐渐增加到 500 ms（**B**）、550 ms（**C**）、600 ms（**D**）和 650 ms（**E**）（蓝色数字）。最后，在 660 ms（**E**），LB 阻滞已经足够远，使得 LB 中的传导可以恢复。这是在 180 ms 的 PCL 范围内传导或阻滞的极端例子。His$_{dist}$，希氏束电极远端；His$_{mid}$，希氏束电极中端；His$_{prox}$，希氏束电极近端；HRA，高位右心房；RV，右心室

而随着 AES 偶联间期逐渐缩短，AES 通过 AVN 延迟（即 A2-H2 间期延长），以至于 H1-H2 间期超过了希氏束的不应期。此时，激动通过 AVN 时，希氏束已脱离不应期，恢复传导（图 4.28）。

其他类型的裂隙现象也见于希氏束、AVN 近端或心房传导延迟时。裂隙现象的发生取决于两个层面电生理特性的相关性，当房室传导系统的两个层面存在恰当的生理相关性时，就会发生裂隙现象（如 AVN-HB、HB-HPS、心房-AVN、心房-HPS、AVN 近端-AVN 远端、HPS 近端-HPS 远端）。裂隙现象既能发生于房室前传，也可发生于室房逆传。因此，发生裂隙现象的可能性很多，但都基于"近端层面传导延迟，使得远端层面传导恢复"这一基本理念（见图 4.26C 和 D）。

超常传导

超常传导意味着传导意外好于预期，或预期将发生阻滞时反而能发生传导。然而，心电图学意义上的超常传导实际上是指传导的改善，而不是指传导要比正常还好。与较晚偶联间期相比，较早偶联间期的激动可使传导改善，往往在预期发生阻滞时出现超常传导。当应用已知的生理现象能够解释传导的异常现象时，不应做出真正超常传导的结论[64]。

超常传导取决于超常兴奋性，即发生于 3 相复极化末期的一种现象。在超常期内，心肌可以对阈下刺激产生兴奋；但在超常期之前或之后给予同样的刺激均不能诱发反应。发生超常传导取决于两个因素，即快钠通道开放和膜电位接近阈电位水平。在超常期时，细胞兴奋性已完全恢复能够对刺激产生反应。然而，因为膜电位仍然偏低，需要额外的去极化使肌纤维达到阈电位水平，因此，给予低于正常的刺激即可诱发动作电位。业已证实，超常传导存在于大心肌的 HPS、Bachman 束以及心房和心室的工作心肌，但在 AVN 内无超常传导现象[64]。

超常兴奋指在某一特定的心动周期之内给予在其之前或之后均无效的刺激能够使心肌产生反应的现象。心电图表现超常兴奋的现象，包括：

1. 当 RR 间期短于束支传导阻滞的 RR 间期时，

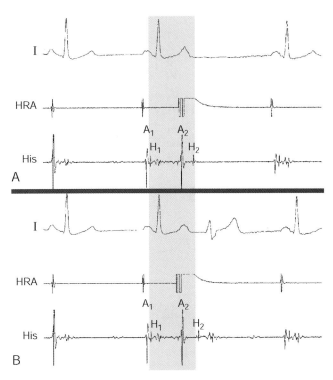

图 4.28　前向房室（AV）传导裂隙现象。**A**. 一个心房期前刺激（AES，A2）通过房室结（AVN）发生传导延迟。由于 His 束似处于不应期，导致 AV 传导阻滞。**B**. 一个较早的 AES 引起 A2-H2 间期和 H1-H2 间期（阴影部分）延长。较长的 H1-H2 间期超过了 HB 不应期，当激动穿过 AVN 时，HB 脱离不应期，恢复传导；但是，QRS 波呈左束支传导阻滞形态，伴有较长的 HV 间期，这源于左束支仍处于不应期。HRA，高位右心房

可出现矛盾的传导正常化。在房性期前复合波时表现为基线 NSR 伴束支传导阻滞时 QRS 波群正常化或快频率依赖性束支传导阻滞在更快频率时 QRS 波群正常化。

2. 高度房室传导阻滞时出现间歇性房室传导现象，仅当 P 波落在 T 波终末部分或恰巧位于 T 波终末部分之后，可发生房室传导，而其他时间的 P 波均不能下传。

3. 一个无效的起搏刺激能够在 T 波终末夺获心肌，而在心动周期的其他时间内均失夺获。

尽管超常传导是 HPS 的一个特质，并已在体外研究证实，但在人类心脏是否存在真正的超常传导尚未得到较好的证明。可应用生理性机制来解释人类心脏观察到的几乎所有明显的超常传导事件。引起明显的或伪超常传导的机制包括：裂隙现象（最常见的伪超常传导机制）、不应期的回剥现象、前周长改变使不应期缩短、束支内文氏现象、慢频率依赖性（4相）阻滞、叠加现象、AVN 双径路、心室回波性折返以及隐匿性房室交界区期前收缩[64-65]。

电生理检查并发症

风险和并发症

仅行右心导管插入的 EP 检查并发症的发生相对少于冠状动脉造影，并且死亡率极低。当患者合并严重或失代偿性心脏疾病时，并发症风险明显增加。在电生理检查过程中增加左心入路或治疗策略（例如消融）增加了并发症的发生率，特别是随着广泛消融在房颤和缺血性室速治疗的应用越来越多。

EP 检查的并发症包括：血管损伤（血肿、假性动脉瘤和动静脉瘘）需要输血治疗的出血，深静脉血栓及肺栓塞，系统性血栓栓塞，导管处感染，系统性感染，气胸，血胸，心包炎，心脏破裂和压塞，心肌梗死，心力衰竭恶化，卒中，完全性房室传导阻滞，以及束支传导阻滞。虽然在 EP 检查中会发生 VF、VT 等致命性心律失常，但它们是可预期的，并不视为并发症。特殊消融操作造成的并发症在后续章节讨论。

电生理检查中的医源性问题

当放置导管进入心脏时，即使未对导管进行任何操作，来自导管的机械性激惹也可以导致多种心律失常和传导障碍，包括房性、交界区和室性的异位搏动或快速性心律失常、BBB，以及 AV 传导阻滞。尤其对于已经存在左束支传导阻滞（LBBB）的患者进行右心室导管插入操作可导致 AV 传导阻滞，有时也继发于 AVN 的机械性损伤。伴随心房收缩的心室导管自然运动可刺激心室，在体表心电图上产生室性预激图形。对这些医源性问题的认识有助于避免对电生理现象的错误理解，并识别导管检查中的重要发现。

检查中应避免发生 AF 和 VF，除非其是检查的目标。不允许对 AF 患者进行任何形式的室上性心动过速检查，而 VF 时则要求快速除颤治疗。如果出于诊断目的，必须诱发 AF（如评价存在房室旁路时的心室反应），建议最好在研究结束时诱发。有 AF 史的患者在电生理检查中非常容易发生持续性 AF。这通常发生于置入导管时，因此在心房内应尽量避免过度频繁操作导管。

另一个医源性问题是源于旁路消融时的导管损伤、心动过速起源灶或折返径路的损伤，这些使得标测和治疗性消融变得困难或无法进行。

参考文献

1. Haines DE, et al. Heart Rhythm Society expert consensus statement on electrophysiology laboratory standards: process, protocols, equipment, personnel, and safety. *Heart Rhythm.* 2014;11:e9–e51.
2. Lü F, Lin J, Benditt DG. Conscious sedation and anesthesia in the cardiac electrophysiology laboratory. *J Cardiovasc Electrophysiol.* 2013;24:237–245.
3. Haddy S. Anesthesia for structural heart interventions. *Cardiol Clin.* 2013; 31:455–465.
4. Anderson R, Harukuni I, Sera V. Anesthetic considerations for electrophysiologic procedures. *Anesthesiol Clin.* 2013;31:479–489.
5. de Bono J. Propofol: a safe drug for physician-led procedures? *Europace.* 2012;14:303–305.
6. Thomas SP, Thakkar J, Kovoor P, et al. Sedation for electrophysiological procedures. *Pacing Clin Electrophysiol.* 2014;37:781–790.
7. Rozner MA, McKay RE. Components of safe propofol sedation: defining the formula. *Heart Rhythm.* 2012;9:347–348.
8. Trentman TL, Fassett SL, Mueller JT, et al. Airway interventions in the cardiac electrophysiology laboratory: a retrospective review. *J Cardiothorac Vasc Anesth.* 2009;23:841–845.
9. Salukhe TV, et al. Propofol sedation administered by cardiologists without assisted ventilation for long cardiac interventions: an assessment of 1000 consecutive patients undergoing atrial fibrillation ablation. *Europace.* 2012;14:325–330.
10. Wutzler A, et al. Effects of deep sedation on cardiac electrophysiology in patients undergoing radiofrequency ablation of supraventricular tachycardia: impact of propofol and ketamine. *Europace.* 2013;15: 1019–1024.
11. Nazer B, et al. Importance of ventricular tachycardia induction and mapping for patients referred for epicardial ablation. *Pacing Clin Electrophysiol.* 2015;38:1333–1342.
12. Gaitan BD, Trentman TL, Fassett SL, et al. Sedation and analgesia in the cardiac electrophysiology laboratory: a national survey of electrophysiologists investigating the who, how, and why? *J Cardiothorac Vasc Anesth.* 2011;25:647–659.
13. Tanaka-Esposito CC, et al. Real-time ultrasound guidance reduces total and major vascular complications in patients undergoing pulmonary vein antral isolation on therapeutic warfarin. *J Interv Card Electrophysiol.* 2013;37:163–168.
14. Errahmouni A, Bun SS, Latcu DG, et al. Ultrasound-guided venous puncture in electrophysiological procedures: a safe method, rapidly learned. *Pacing Clin Electrophysiol.* 2014;37:1023–1028.
15. Rodríguez Muñoz D, et al. Wireless ultrasound guidance for femoral venous cannulation in electrophysiology: impact on safety, efficacy, and procedural delay. *Pacing Clin Electrophysiol.* 2015;38:1058–1065.
16. Mori S, et al. Clinical cardiac structural anatomy reconstructed within the cardiac contour using multidetector-row computed tomography: left ventricular outflow tract. *Clin Anat.* 2016;29:353–363.
17. Sun H, Wang Y, Zhang Z, et al. Predicting interatrial septum rotation: is the position of the heart or the direction of the coronary sinus reliable? *Pacing Clin Electrophysiol.* 2015;38:514–519.
18. Gabus V, et al. Short-term heparin kinetics during catheter ablation of atrial fibrillation. *Pacing Clin Electrophysiol.* 2015;38:1142–1150.
19. Briceno DF, Natale A, Di Biase L. Heparin kinetics: the 'holy grail' of periprocedural anticoagulation for ablation of atrial fibrillation. *Pacing Clin Electrophysiol.* 2015;38:1137–1141.
20. Tzeis S, Andrikopoulos G, Deisenhofer I, et al. Transseptal catheterization: considerations and caveats. *Pacing Clin Electrophysiol.* 2010;33:231–242.
21. Giudici MC, Mickelsen SR, Bhave PD, et al. A safe, simple technique for transseptal catheterization. *Pacing Clin Electrophysiol.* 2015;38: 295–296.
22. Esch JJ, Triedman JK, Cecchin F, et al. Radiofrequency-assisted transseptal perforation for electrophysiology procedures in children and adults with repaired congenital heart disease. *Pacing Clin Electrophysiol.* 2013;36: 607–611.
23. Winkle RA, Mead RH, Engel G, et al. The use of a radiofrequency needle improves the safety and efficacy of transseptal puncture for atrial fibrillation ablation. *Heart Rhythm.* 2011;8:1411–1415.
24. Knecht S, et al. Radiofrequency puncture of the fossa ovalis for resistant transseptal access. *Circ Arrhythm Electrophysiol.* 2008;1:169–174.
25. Greenstein E, Passman R, Lin AC, et al. Incidence of tissue coring during transseptal catheterization when using electrocautery and a standard transseptal needle. *Circ Arrhythm Electrophysiol.* 2012;5:341–344.
26. Santangeli P, et al. Transseptal access and atrial fibrillation ablation guided by intracardiac echocardiography in patients with atrial septal closure devices. *Heart Rhythm.* 2011;8:1669–1675.
27. Li X, et al. Safety and feasibility of transseptal puncture for atrial fibrillation ablation in patients with atrial septal defect closure devices. *Heart Rhythm.* 2014;11:330–335.
28. Katritsis GD, Siontis GCM, Giazitzoglou E, et al. Complications of transseptal catheterization for different cardiac procedures. *Int J Cardiol.* 2013;168:5352–5354.
29. Wasmer K, et al. Incidence and management of inadvertent puncture and sheath placement in the aorta during attempted transseptal puncture. *Europace.* 2017;19:447–457.
30. Singh SM, Douglas PS, Reddy VY. The incidence and long-term clinical outcome of iatrogenic atrial septal defects secondary to transseptal catheterization with a 12F transseptal sheath. *Circ Arrhythm Electrophysiol.* 2011;4:166–171.
31. Alkhouli M, Sarraf M, Zack CJ, et al Iatrogenic atrial septal defect following transseptal cardiac interventions. *Int J Cardiol.* 2016;209: 142–148.
32. Aznaouridis K, Hobson N, Rigg C, et al. Emergency percutaneous closure of an iatrogenic atrial septal defect causing right-to-left shunt and severe refractory hypoxemia after pulmonary vein isolation. *JACC Cardiovasc Interv.* 2015;8:e179–e181.
33. Davies A, et al. Persistent iatrogenic atrial septal defects after pulmonary vein isolation: long-term follow-up with contrast transesophageal echocardiography. *J Interv Card Electrophysiol.* 2017;48:99–103.
34. Garikipati NV, Paruchuri V, Mittal S. How to learn epicardial intervention techniques in electrophysiology. *Card Electrophysiol Clin.* 2010;2:35–43.
35. Syed F, et al. The pericardial space: obtaining access and an approach to fluoroscopic anatomy. *Card Electrophysiol Clin.* 2010;2:9–23.
36. Ernst S, Sanchez-Quintana D, Ho SY. Anatomy of the pericardial space and mediastinum: relevance to epicardial mapping and ablation. *Card Electrophysiol Clin.* 2010;2:1–8.
37. Lim HS, et al. Safety and prevention of complications during percutaneous epicardial access for the ablation of cardiac arrhythmias. *Heart Rhythm.* 2014;11:1658–1665.
38. Swale M, et al. Epicardial access: patient selection, anatomy, and a stepwise approach. *J Innov Card Rhythm Manag.* 2011;2:239–249.
39. Smith SE, Darling GE. Surface anatomy and surface landmarks for thoracic surgery: part II. *Thorac Surg Clin.* 2011;21:139–155.
40. Bradfield JS, Tung R, Boyle NG, et al. Our approach to minimize risk of epicardial access: standard techniques with the addition of electroanatomic mapping guidance. *J Cardiovasc Electrophysiol.* 2013; 24:723–727.
41. Boyle NG, Shivkumar K. Epicardial interventions in electrophysiology. *Circulation.* 2012;126:1752–1769.
42. Yamada T, Kay GN. Recognition and prevention of complications during epicardial ablation. *Card Electrophysiol Clin.* 2010;2:127–134.
43. Koneru JN, Badhwar N, Ellenbogen KA, et al. LAA ligation using the LARIAT suture delivery device: tips and tricks for a successful procedure. *Heart Rhythm.* 2014;11:911–921.
44. Di Biase L, et al. Initial international multicenter human experience with a novel epicardial access needle embedded with a real time pressure/ frequency monitoring to facilitate epicardial access: feasibility and safety. *Heart Rhythm.* 2017;14:981–988.
45. Kumar S, et al. 'needle-in-needle' epicardial access: preliminary observations with a modified technique for facilitating epicardial interventional procedures. *Heart Rhythm.* 2015;12:1691–1697.
46. Gunda S, et al. Differences in complication rates between large bore needle and a long micropuncture needle during epicardial access. *Circ Arrhythm Electrophysiol.* 2015;8:890–895.
47. D'Avila A, Koruth JS, Dukkipati S, et al. Epicardial access for the treatment of cardiac arrhythmias. *Europace.* 2012;14:13–18.
48. Tschabrunn CM, et al. Percutaneous epicardial ventricular tachycardia ablation after noncoronary cardiac surgery or pericarditis. *Heart Rhythm.* 2013;10:165–169.

49. Killu AM, et al. Percutaneous epicardial access for mapping and ablation is feasible in patients with prior cardiac surgery, including coronary bypass surgery. *Circ Arrhythm Electrophysiol*. 2015;8:94–101.

50. Killu AM, et al. Atypical complications encountered with epicardial electrophysiological procedures. *Heart Rhythm*. 2013;10:1613–1621.

51. Stevenson WG, Soejima K. Recording techniques for clinical electrophysiology. *J Cardiovasc Electrophysiol*. 2005;16:1017–1022.

52. Tedrow UB, Stevenson WG. Recording and interpreting unipolar electrograms to guide catheter ablation. *Heart Rhythm*. 2011;8:791–796.

53. Venkatachalam KL, Herbrandson JE, Asirvatham SJ. Signals and signal processing for the electrophysiologist: part I: electrogram acquisition. *Circ Arrhythm Electrophysiol*. 2011;4:965–973.

54. Jadidi AS, Lehrmann H, Weber R, et al. Optimizing signal acquisition and recording in an electrophysiology laboratory. *Card Electrophysiol Clin*. 2013;5:137–142.

55. Cantwell CD, et al. Techniques for automated local activation time annotation and conduction velocity estimation in cardiac mapping. *Comput Biol Med*. 2015;65:229–242.

56. Venkatachalam KL, Herbrandson JE, Asirvatham SJ. Signals and signal processing for the electrophysiologist: part II: signal processing and artifact. *Circ Arrhythm Electrophysiol*. 2011;4:974–981.

57. van der Does LJME, de Groot NMS. Inhomogeneity and complexity in defining fractionated electrograms. *Heart Rhythm*. 2017;14:616–624.

58. Sorgente A, et al. Negative concordance pattern in bipolar and unipolar recordings: an additional mapping criterion to localize the site of origin of focal ventricular arrhythmias. *Heart Rhythm*. 2016;13:519–526.

59. Almendral J, Caulier-Cisterna R, Rojo-Álvarez JL. Resetting and entrainment of reentrant arrhythmias: Part I: Concepts, recognition, and protocol for evaluation: surface ECG versus intracardiac recordings. *Pacing Clin Electrophysiol*. 2013;36:508–532.

60. Noorman M, et al. Cardiac cell-cell junctions in health and disease: electrical versus mechanical coupling. *J Mol Cell Cardiol*. 2009;47:23–31.

61. Nerbonne JM, Kass RS. Molecular physiology of cardiac repolarization. *Physiol Rev*. 2005;85:1205–1253.

62. Michael G, Xiao L, Qi X-Y, et al. Remodelling of cardiac repolarization: how homeostatic responses can lead to arrhythmogenesis. *Cardiovasc Res*. 2009;81:491–499.

63. Hanson B, et al. Interaction of activation-repolarization coupling and restitution properties in humans. *Circ Arrhythm Electrophysiol*. 2009;2:162–170.

64. Elizari MV, Schmidberg J, Atienza A, et al. Clinical and experimental evidence of supernormal excitability and conduction. *Curr Cardiol Rev*. 2014;10:202–221.

65. Ho RT. An uncommon manifestation of atrioventricular block: what is the mechanism? *Pacing Clin Electrophysiol*. 2014;37:900–903.

传统心腔内标测技术

高惠宽 译 刘彤 校

　　心脏标测是指在某特定心律时，确定心肌电位的时间和空间分布的过程。心脏标测是一个广义的概念，涵盖几种标测方法，如体表心电图、心内膜标测和心外膜标测技术，其目的是为了描述电信号相对于彼此的时限和（或）幅度（电压）。心动过速时进行标测，旨在阐明心动过速的机制，在感兴趣区域描述激动从起点到终点的传导途径，以及明确起源部位或传导的关键峡部，作为导管消融的靶点。

激动标测

基本概念

　　有效治疗任何心律失常，最根本的是要明确其触发和维持机制。通常，这可以通过采取体表心电图结合导管记录的心腔内各关键部位腔内电图变化（即激动标测）的方法来实现。然后，分析不同部位的腔内电图来确认心律失常的机制。

　　心腔内和体表心电图记录主要包括反映心电事件的相对时间，以确认激动的起源部位和传导途径。另外，标测时心电图形态也非常重要。设定心电图标准，有助于准确分析记录电极所处心肌激动的时间，对于建立激动顺序的区域图非常重要。双极记录通常用于激动标测，单极记录可作为双极记录信息的补充[1]。

单极记录

　　局部激动时间　单极电图的主要成分反映了局部心肌激动时间，当然也有例外。腔内电图的最大振幅、零点、最大斜率（最大一阶导数）以及最小二阶导数都可以提示潜在的心肌激动（图5.1）。信号的最大负向斜率（即最大电位变化，dV/dt）能很好地反

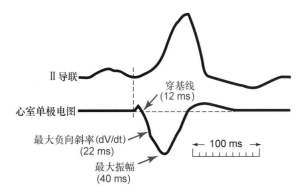

图5.1　单极电图激动时间。一名预激综合征患者的 II 导联心电图和心室单极电图。垂直虚线表示 δ 波起始，水平虚线表示单极记录电图的基线。与 δ 波起始相关的几个单极激动点被标识出来

映位于记录电极处的去极化波峰，目前认为是局部心肌激动的最准确标志。通过使用此基点，与传统的通过细胞间记录来确认局部心肌激动时间相比，误差小于 1 ms，这对于滤波和非滤波单极电图均适用[1-4]。

　　局部激动方向　非滤波单极记录形态可反映波峰传导方向。通常，接触心肌的标测电极与记录放大器的正输出相连，激动波朝向记录电极产生正向曲折（R 波），激动波背离记录电极产生负向曲折（QS 波）（图5.2 和图5.3）。如果记录电极位于所有波峰传导起始处（激动起源部位），去极化产生波峰将背离记录电极传导，产生单向 QS 波。

　　需要注意的是，当标测导管漂浮在心腔内且未与心肌接触时，也可记录到 QS 波。此时，QS 波的负向斜率较缓，提示为远离记录电极的心肌产生的远场心电信号。

　　较高的角频率滤波（如 30 Hz）会改变信号形态，这时的单极电图形态不再提示波峰传导方向，是否存在 QS 波也不能反映标测电极是否接近最早的激动部

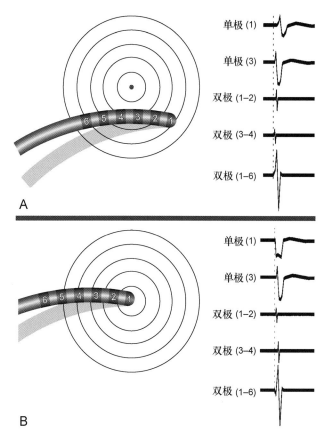

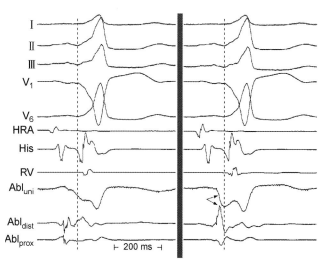

图 5.2 多极电极导管记录假说。（**A**）电极接近激动起源点（同心圆环中心的黑点）。注意根据电极与起源点距离，单极或双极记录以及双极间距这些条件所产生的电图的形态和时限。（**B**）电极头端（1）位于激动起源点。注意与图 A 相比，电图时限和形态的变化

图 5.3 一名预激综合征患者的单极和双极记录图。虚线表示 QRS 波起始（δ 波）。右图，成功消融靶点，单极记录表现为 QS 形态。最快部分较 δ 波起始提前 22 ms，与消融导管远端电极记录的峰值时间一致，且在消融导管近端电极记录之前（箭头）。左图，较差位置记录情况，单极记录表现为 rS 形态，大多数双极记录为心房波。Abl_{dist}，消融导管远端电极；Abl_{pro}，消融导管近端电极；Abl_{uni}，消融导管单极电图；HRA，高位右心房；RV，右心室；His，希氏束

位（图 5.4）[1, 5]。

单极记录的优点 单极记录的重要价值是，无论滤波或非滤波电图，均可精确测量局部激动时间。另外，非滤波单极记录还可提供激动传导方向的信息。并且，单极记录允许在相同位置进行起搏和记录，同时可消除有时在双极高输出起搏时对去极化的阳极干扰。这通常利于使用其他标测方式——即起搏标测[1-2, 5]。

单极记录的缺点 单极记录的主要缺点是信噪比差，常记录到远离标测电极部位的心肌组织的远场信号，很难与局部激动区分。尤其是在心肌梗死（MI）区域标测时，常可见心室碎裂电位，当整个 QS 电位激动缓慢（即呈凹陷电位时），很难确认快速的负向 dV/dt。另外，QS 形态电图的空间分辨率较低且特异性相对较低，可在距离心律失常实际起源点直径超过 1 cm 的区域内出现，而当标测电极与心肌接触不良时也可出现[6]。单极记录的另一缺点是不能清楚记录起搏时或起搏后即刻的非干扰信号，尤其是在拖带标测时，其不足更为明显，因为在停止起搏即刻记录到的心动过速回

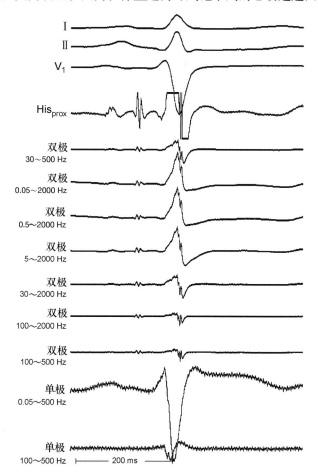

图 5.4 心腔内记录的滤波效果。标记为"双极 30～50 Hz"的信号与上面近端希氏束信号（His_{pro}）一致，显示为较低增益，此信号以下的所有信号增益均相同，但滤波带宽不同。带宽越窄，信号振幅越低。下面的单极信号增益也相同

波，是阐述拖带标测结果的重要信息。一些记录系统中，单极记录也存在基线漂移问题，导致解读困难[1, 5, 7]。

双极记录

局部激动时间 通过双极电图确认局部激动时间比较复杂，部分原因是双极电图是由空间分离的两个电极形成。对于均质组织，经滤波（30～300 Hz）的双极信号的初始峰值，与记录电极下除极一致，与单极记录的最大负向 dV/dt 相对应（图 5.3）。

双极电图是两个因电极间距而具有时间延迟的单极电图的总和。当在均质组织中传导时，具有电极间距的两个电极形成的双极电图，两电极之间的激动时间延迟通常是最小的。然而，在非均质组织中传导时，两个单极电图之间可能存在显著的时间延迟，从而在转换为双极电图时产生碎裂电图（图 5.5 和图 5.6）[8]。

对于复杂多成分双极电图，即明显碎裂和传导时长延迟〔如大折返房性心动过速（AT）或室性心动过速（VT）的缓慢传导区域〕，很难界定局部激动时间，往往需要在所标测的特定节律下确认。因此，在标测

过程中，经常使用局部双极电图的高频成分起始（而不是峰值或最低点），原因是其更易重复测定，尤其当测量显著碎裂的低振幅局部电图时。双极电图的起始部位可能在单极电图最大－dV/dt 前 15～30 ms[3]。

为准确获得局部电位激动时间，理想的双极电图间距应小于 1 cm。较小的电极间距可以更多地记录局部事件（与远场电位不同）。可通过腔内电图的滤过功能来消除远场电位的干扰，通常为 30～500 Hz[1, 5-6]。

局部激动方向 双极电图的形态和振幅受多种因素的影响，包括：①双极记录轴向与激动波峰传导方向相对成角的影响；②电极大小；③电极间距；④电极－组织接触（即电位起源点与记录电极的距离）；⑤各向异性传导；⑥记录组织的内在特征（例如，正常心肌组织与瘢痕）。当波峰传导方向垂直于记录电极轴向时，由于电极间无电位差，因此无信号[2, 5]。

尽管从双极信号的形态无法可靠地推断波峰传导方向，但是形态的变化可以提供关于传导波峰激动模式的重要线索。消融线上记录的双极电图的极性改变

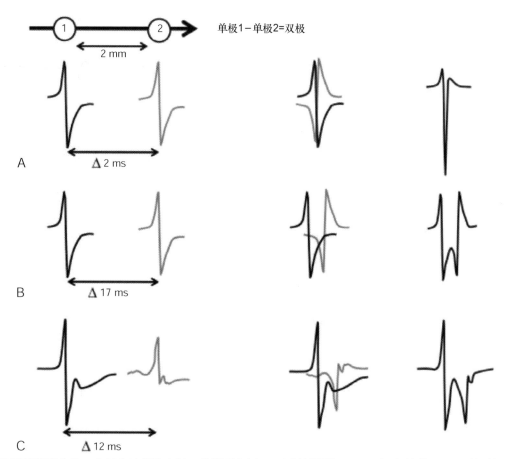

图 5.5 双极电图的碎裂电位。去极化波峰从电极 1 传导至电极 2，电极间距为 2 mm。（**A**）波峰以 2 ms 的时间延迟通过电极，形成一简单的双极电图。（**B**）由于电极间距增加或波峰传导速度下降，时间延迟增加到 17 ms，导致额外的负向双极转折及正向双极转折增加。（**C**）心房颤动期间，直径 0.45 mm、电极间距 2 mm、滤波 0.5～400 Hz 的两个真正的单极记录电图。时间延迟是 12 ms，转换为双极电图时形成了碎裂电位。（From van der Does LJME，de Groot NMS. Inhomogeneity and complexity in defining fractionated electrograms. Heart Rhythm. 2017，14：616-624. ）

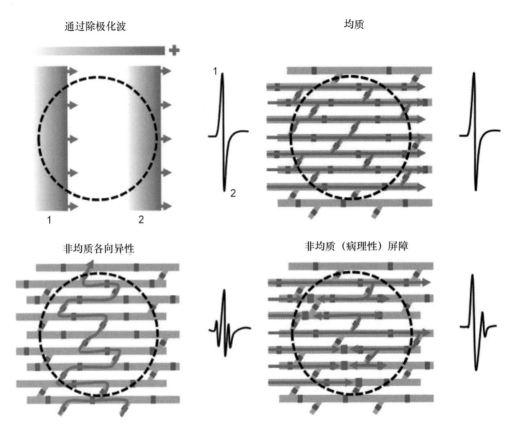

通过除极化波　　　　　　　　　　　　均质

非均质各向异性　　　　　　　　　　　非均质（病理性）屏障

图 5.6　（见书后彩图）简单电图及碎裂电图的心肌激动模式。上半部分：均匀组织中的波峰沿心肌细胞传导形成简单电图。下半部分：非均匀组织中的波峰传导。由于心肌纤维的传播方向和偶联结构（各向异性）或心肌纤维间功能性或病理性屏障，激活波峰的传导方向发生改变，形成多个转折的复杂电图。（From van der Does LJME, de Groot NMS. Inhomogeneity and complexity in defining fractionated electrograms. Heart Rhythm. 2017，14：616-624.）

与完全线性传导阻滞一致。例如，起搏冠状窦（CS）期间，下腔静脉三尖瓣峡部（cavotricuspid isthmus，CTI）侧面记录到的双极电图极性由正到负发生反转变化，提示消融线完全阻滞。同样，旁路逆行传导时，导管方向与房室（AV）环平行，旁路一侧记录到双极电图呈 QS 形，波峰传导方向由远端电极向近端电极；而在旁路另一侧记录到 QR 形态的双极电图，波峰传导方向由近端电极向远端电极[1, 5]。

此外，"双极"电图可以被认为是"微型单极"记录电图，其中近端电极模拟单极电图中的无关远处电极，故而双极电图的形态也可有助于定位局灶性心律失常的起源位置。因此，当标测导管的远端电极位于局灶性心动过速［例如，室性期前收缩（PVC）］的起源部位时，双极电图初始部分中的早期负向偏离反映了波峰传播与记录电极的电偶矢量方向相反（即，去极化到达电极 1 早于电极 2）。最近的一项研究发现，单极和双极电图初始力的负向一致性（除了电图时间关系），是识别局灶性室性心律失常起源部位的可靠标准[2, 6]。

双极记录的优点　双极记录可改善信噪比。另外，可清晰显示高频成分，有助于识别局部心肌去极

化，尤其是在梗死或瘢痕区域[2, 5]。

双极记录的缺点　与单极信号不同，依据双极信号形态不能可靠地反映波峰传导方向。但是，对于两个邻近的双极记录，较早的记录更接近波峰起源。此外，双极记录无法在同一部位同时起搏和标测记录。若以双极方式起搏和标测记录，需要两个心内膜位点尽可能邻近，双极起搏可以使用标测电极 1 和电极 3，记录使用电极 2 和电极 4。对于特殊心电信号起源的精确定位依赖于记录电极间的距离，因为感兴趣信号可能位于记录电极对的远端电极和（或）近端电极下面[2, 5]。

标测过程

激动标测是否成功受到许多重要因素的影响，包括电生理检查时心动过速的可诱发性、心动过速时血流动力学是否稳定，以及心动过速波形是否稳定。另外，确定参考电极、心动过速机制（局灶或大折返）以及随后的标测目的等都是必需的先决条件。

参考电极的选择

局部激动时间是相对于某些体表或固定不变的

心电标识（如体表心电图的 P 波或 QRS 波起点）或腔内参考电极。对于室性心动过速（VT），需仔细评估 ECG 各导联 QRS 波最早点，以此作为激动标测的参考。同样，房性心动过速（AT）时需比较 ECG 各导联 P 波起点，寻找最早点作为激动标测参考点。但是，如果 P 波与前面的 T 波或 QRS 波融合，则很难辨认 P 波起点。此时，往往需要发放一个室性期前刺激或一连串心室起搏刺激，使心室提前激动和复极，从而清楚地辨别 P 波起点（图 5.7）。除体表 P 波外，相对于 P 波起点，右心房（RA）或冠状窦（CS）电图也可作为参考。

定义标测目标

明确心动过速机制（局灶或大折返）对于确定激动标测目标非常必要。对于局灶性心动过速，激动标测需明确其起源点，表现为最早激动点比 P 波起始（局灶性 AT 期间）或 QRS 波起始（局灶性 VT 期间）平均提前 10～40 ms。局部激动传出后，通常经过 10～40 ms 时间，才能激动足够心肌，形成 P 波或 QRS 波（图 5.8）。对于大折返性心动过速，标测目标是明确折返环路的关键峡部，表现为连续全舒张期激动或孤立的舒张中期电位（图 5.8）。需要注意的是，局灶性心动过速可发生于存在心肌瘢痕的患者，并且局灶起源点可能位于瘢痕组织中；这种情况下，从起源点传导至足够大的心房（或心室）组织产生 P

波（或 QRS 波）的时间常常出现明显延迟，使最早起源点的提前时间可能明显超过 50 ms。

心外膜与心内膜标测

通常经心内膜途径进行激动标测。有时，当通过心内膜途径消融某些 VT、AT 或房室旁路困难时，可考虑心外膜途径。CS 内进行局部心外膜标测，需使用特殊的可调弯标测导管。这一技术可用于标测 VT 和房室旁路，但由于冠状静脉系统的解剖特点，其适用范围有限。

更常用的心外膜标测技术是经皮剑突下途径，是消融多种心律失常的重要补充策略，尤其适用于瘢痕相关 VT 患者（易损峡部的折返环路多位于心外膜表面）。激动标测的基本原理适用于心内膜和心外膜标测[9]。

标测导管

最简单的标测方法是在感兴趣的心内膜位点移动标测导管，测量局部激动时间。特殊心电信号的精确定位主要依据标测导管的记录电极间距。消融时，相邻电极对的间距通常为 1～5 mm（如电极对 1 和 2、2 和 3、以及 3 和 4）。某些研究中，使用更宽的双极记录（如电极对 1 和 3、2 和 4）来达到重叠区域的标测。对于双极记录，感兴趣信号可能位于记录电极对的远端和（或）近端电极之下。需注意，消融能量仅通过远端（头端）电极释放（图 5.9）。因此，许多术

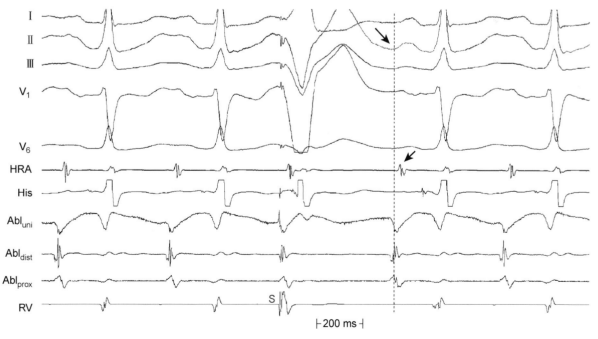

图 5.7　房性心动过速（AT）发作过程中，发放室性期前刺激（VES）使 P 波起始显示更清楚。 心动过速时，ST 段及 T 波导致 P 波起始难以辨认，而 AT 时发放 VES 使心室提前激动，使 P 波清楚显露（长箭头），不会重叠在 ST 段及 T 波上。虚线表示 P 波起始，时间参考电图［高位右心房（HRA），短箭头］可以替代 P 波起始。Abl_dist：消融导管远端电极；Abl_prox 消融导管近端电极；Abl_uni：消融导管单极电图；RV：右心室；His，希氏束

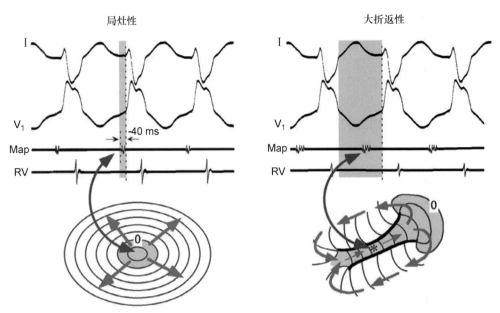

图 5.8 局灶性和大折返性室性心动过速（**VT**）。上图为心电图，以及来自标测（Map）和右心室（RV）导管的心腔内电图。下图为标测导管部位的示意图。左图，局灶性 VT 在 30 ～ 40 ms 激动正常的心肌产生 QRS 波。因此，标测导管局灶记录的电位比 QRS 波起始提前 40 ms。右图，相反，大折返性 VT 中，心动周期全程都有部分心肌组织被激动。体表心电图的舒张期，仅有一小部分心肌细胞激动（由于心肌组织数量太少，无法在体表心电图上反映出来）。受保护的舒张期通道区域，通常由瘢痕组织包围，包含舒张中期电位，常常是消融靶点。0 电位线代表 QRS 波起始时间

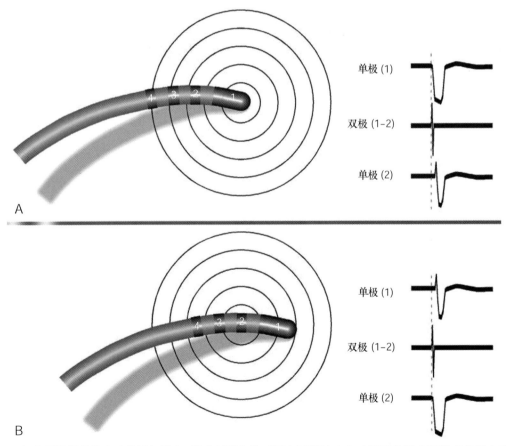

图 5.9 单极和双极电图的额外信息（模拟记录）。激动起源点位于同心圆环的中心（描述从激动起源点的径向扩散）。（**A**）消融电极（1）直接位于起源点上方；它的单极电图呈 QS 形，其中陡峭的下行线与去极化的时间（虚线）一致。双极电图（电极 1 和 2）同样是较早的，双极和单极记录"一致"。（**B**）导管已经移动，电极 2 直接位于起源点上方。虽然双极记录 1 - 2 与前面相同（因为其中 1 个电极位于起源点上），但电极 1（导管头端，通过其发放消融能量）不再像 1 - 2 那样早，也不呈 QS 形（两个特征都可在单极 2 中见到）。这样，单极 1 和双极 1 - 2"不一致"

者将远端双极的每个电极的单极记录显示出来，以确定哪个电极实际记录了最早电活动。

局灶性心动过速的标测

局灶性心动过速（自律性、触发活动或微折返）激动标测的目标是明确起源部位，及最早的收缩前双极记录部位，此处远端电极显示最早的本位曲折，单极电图表现为 QS 形态（图 5.10 和图 5.11）。起源点局部激动比体表心电图心动过速起始部位平均提前 10 ～ 40 ms。与大折返性心动过速不同，发生在舒张中期的最早电位，不能作为标测靶点[1]。

心内膜激动标测显示，局灶性心动过速时激动起源于某一区域，并呈现离心性扩布。心动过速周长（TCL）中存在电静止期，体表心电图表现为心动过速波群间存在等电位线。腔内电图标测显示，心动过速周长中很大一部分，甚至在心动过速起源的整个心腔内，不能记录到电活动。但是，当遇到复杂心肌内传导紊乱时，局灶性激动可占心动过速周长的大部分，呈环形传导，提示大折返激动[10]。

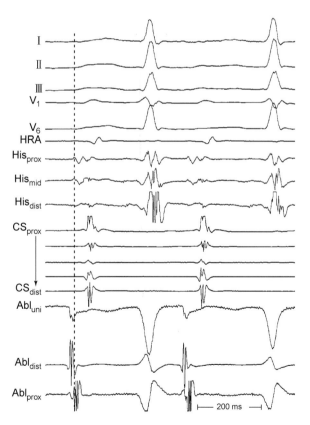

图 5.10　局灶性房性心动过速。消融导管远端电极记录的单极电图（Abl$_{uni}$）显示为 QS 形态，其时间与成功消融靶点处的消融导管远端（Abl$_{dist}$）记录的双极电图一致。虚线代表体表心电图 P 波起始。Abl$_{prox}$，消融导管近端；CS$_{dist}$，冠状窦远端；CS$_{prox}$，冠状窦近端；His$_{dist}$，希氏束远端；His$_{mid}$，希氏束中部；His$_{prox}$，希氏束近端；HRA，高位右心房

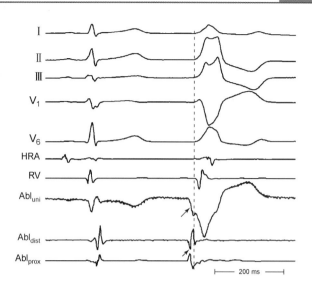

图 5.11　局灶性室性心动过速患者窦性心律和一个室性期前收缩。消融导管单极电图（Abl$_{uni}$）显示为 QS 形，最大斜率点时间与成功消融靶点处消融导管远端（Abl$_{dist}$）记录的双极电图峰值（箭头）一致。虚线代表体表心电图 QRS 波起始。Abl$_{prox}$，消融导管近端；HRA，高位右心房；RV，右心室

局灶性心动过速的激动标测技术　首先，通过体表 ECG 初步寻找心动过速起源部位。电生理检查时，除标测导管外，通常在右心室心尖部、希氏束、高位 RA 和 CS 处分别放置导管，心律失常发作时可粗略评估感兴趣区域。同时，尽量多获取标测点，精准、详细、快速获得感兴趣区域的心电信息。

随后，在 X 线透视指引下，通过单导管在感兴趣心腔心内膜表面获取双极信号。标测心动过速时，通常需要在多个位点进行记录和标测，这主要决定于术者通过体表 ECG 心动过速形态和腔内记录的基线心电资料来识别感兴趣的标测部位。

局部激动时间取决于标测导管远端电极对记录到的滤波（30 ～ 300 Hz）后的双极信号，并与参考时间（基准点）进行比较。测量激动时间通常是从双极电图的第一个快速曲折到体表 ECG 心动过速波群起始或替代标志（图 5.7）。最好选用局部双极电图的起始部位（而不是顶点或最低点）作为测量起点，原因是测量非常碎裂且低振幅的局部电位时重复性较好。

一旦某区域的激动比较提前，操纵导管头端在相应目标区域内轻微移动直到找到最早激动点。多电极导管记录的优势是，如果发现近端电极记录的信号比远端电极更接近靶点，只需将导管稍回撤即可使远端电极到达相应部位。

一旦确定最早的双极信号，需要使用远端电极记录的单极信号作为双极标测的补充。非滤波（0.5 ～ 300 Hz）的单极信号图应该显示单相 QS 形态，如果该位点确认为心动过速起点，则 QS 形态伴有快

速负向曲折（图5.10和图5.11）。然而，呈现 QS 形态的区域比真正的靶点区大，直径超过 1 cm。因此，QS 形态不能作为指导消融的唯一标测指标。单极记录 RS 形态的位点往往很难消融成功，因为此部位常远离激动起源点（图5.2）。若双极电图和滤波或非滤波的单极电图的起始时间一致（单极电图 QS 波中 S 波的快速下降支与双极电图的起始波形顶峰一致），则确定导管头端电极记录的是双极电图的早期成分。组织接触压力为 10 ～ 20 g、单极记录轻微 ST 段抬高及单极起搏的夺获，可反映良好的电极-组织接触[6]。

此外，单极和双极电图的初始矢量（前 20 ms）的负向一致性（均为负偏转），结合电图时间关系评估，进一步提高了传统标测定位 PVC 起源的准确性（图5.12）。最近的一项研究中，满足其他局灶性 PVC 消

融常规标准的部位，如果符合这个标准（"负向一致性"），则明显提高射频消融的即刻成功率，其敏感性和特异性分别为 94% 和 95%。此外，其阳性预测值明显优于所有其他常规标准（76% *vs.* 33% ～ 43%）[6]。

大折返性心动过速的标测

大折返性心动过速（如 MI 后 VT、大折返性 AT）的标测目标是识别维持大折返环路的关键峡部。心动过速的起源点是指产生心动过速的电活动来源；尽管局灶性节律时这是由一个冲动形成的独立位点，但在大折返性心动过速中，该起源点代表从舒张期通道（从关键峡部到折返环）到心肌的出口部位，产生心电图曲折。大折返性心动过速中，峡部的定义是被不可传导心肌组织（屏障）包围的可传导组织形成的通道，

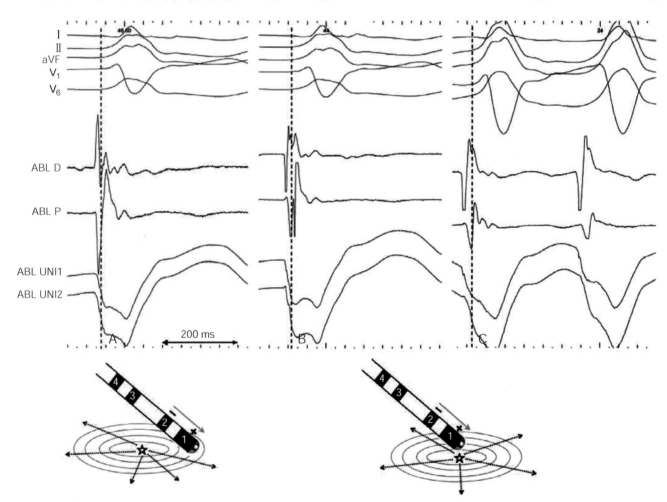

图 5.12　单极和双极电图初始向量的负向一致性。 同一患者的自主（**A** 和 **B**）和机械性（**C**）室性期前收缩（PVC）期间的体表心电图和腔内电图。下部图示消融导管相对于起源点（星号）的假定相应位置。不成功的消融部位（**A**）记录初始为正的双极电图，其中导管尖端并非精确地位于起源点（左下图）。成功的消融部位（**B**）和机械性 PVC（**C**）中观察到双极和单极记录的起始（前 20 ms）向量的负向一致性，其中导管尖端位于起源点（右下图）。注意，所有情况下，单极电图均为 QS 形态，并且相对于 QRS 起始点存在不同程度的提前（垂直虚线）。与自发 PVC（**A** 和 **B**）相比，机械性 PVC（**C**）具有不同的 QRS 形态。ABL，消融导管；D 和 P，分别来自远端（1 – 2）和近端（3 – 4）电极对的双极记录；UNI1 和 UNI2，分别来自消融导管的远端（1）和近端（2）电极的单极记录。（From Sorgente A，Epicoco G，Ali H，et al. Negative concordance pattern in bipolar and unipolar recordings：an additional mapping criterion to localize the site of origin of focal ventricular arrhythmias. Heart Rhythm. 2016，13：519-526.）

除极波峰通过该通道扩布才能维持心动过速。这些屏障可以是瘢痕组织，或生理的解剖屏障或功能性屏障（仅在心动过速发作时出现，窦性心律时不存在）。最接近舒张中期的最早收缩期前电位常用于确认折返环的起源部位。然而，记录持续的舒张期电活动或邻近部位的舒张期电活动，或者标测孤立的舒张期通路都是更特异的方法。因此，大折返性心动过速标测的目标是寻找记录到持续舒张期电位或具有孤立舒张中期电位的位点。一旦确定这一位点，应进一步进行测试以确保其所产生的电图实际上是心动过速必需的而非旁观者。与局灶性心动过速不同，依据收缩前电图比心动过速波群提前 10 ～ 40 ms 并不足以确认大折返性心动过速的起源部位（图 5.8、图 5.13 和图 5.14）[11]。

然而，确定关键峡部是有一定困难的。峡部所在的瘢痕区域通常较大，而包含侧支通路（旁观者）可导致标测更加复杂。此外，一位患者可以同时存在多个折返环，发生几种不同的心动过速。不仅如此，异常区域如梗死后瘢痕区域，记录电极下的组织与瘢痕周围心肌组织比较相对较小，导致较大的远场信号掩盖局部的微小电位。正因如此，双极记录更适合标测瘢痕相关 VT，因其可以去除噪声使得高频信号更加清晰。单极记录对瘢痕相关心律失常的标测帮助不大，除非通过滤波去除远场信号；即使如此，单极记录的信号振幅常常很小，难以与噪声区别。大部分单极记录的远场信号由比局部除极信号更低频的成分组成，因为高频信号与低频信号相比，随着距离增加衰减速度加快。因此，标测瘢痕相关心律失常，通常使用单极信号高通滤波（30 ～ 100 Hz）来降低远场信号，提高异常区域局部低振幅信号的检测。

尽管激动标测单独应用无法确定大折返性心动过速的关键峡部，但对于其他标测方式［如拖带标测和（或）起搏标测］有一定帮助。

连续电活动 理论上，如果心动过速的机制是折返，电活动在心动过速整个周期中呈连续性。例如，在大折返性 AT 中，心房不同部位记录到的电活动分布于整个 TCL（图 5.13）[12]。

对于大折返性 VT，舒张期传导非常缓慢，且局限在很小区域，因此体表心电图上无法记录。QRS 波的形成是波峰经峡部出口向周围心肌扩布所致。离开峡部出口后，环形波峰沿瘢痕周边通过一较宽通路（环路）传播，最后回到峡部入口（图 5.8）。仅当双极电极记录到较小折返时，才有可能记录到连续舒张期电活动；如果记录到较大折返环（即折返环大于导管记录区域，或导管不能覆盖整个折返环），仅能记录到不完整的舒张期电活动。在这些折返环中，重置

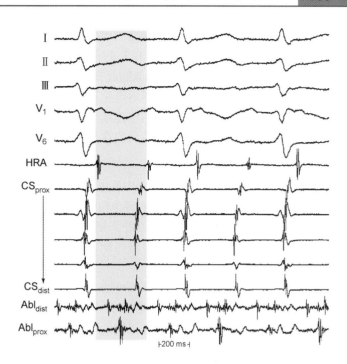

图 5.13 大折返性房性心动过速。电活动跨越整个心动过速周长（阴影），因此，收缩期前电图并不是理想的消融靶点指标。Abl$_{dist}$，消融导管远端；Abl$_{prox}$，消融导管近端；CS$_{dist}$，冠状窦远端；CS$_{prox}$，冠状窦近端；HRA，高位右心房

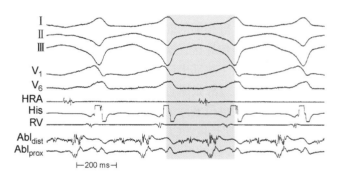

图 5.14 心肌梗死后大折返性室性心动过速。电活动跨越舒张期和几乎整个心动过速周长（阴影），因此，收缩期前电图并不是理想的消融靶点指标。Abl$_{dist}$，消融导管远端；Abl$_{prox}$，消融导管近端；HRA，高位右心房；RV，右心室

导管于其他部位时，可见所谓的舒张期桥接，这些邻近位点的电活动分布于整个舒张期。

能够记录到舒张期电位的区域不一定都是折返环的必要部分。这些位点可以反映该部位较晚激动，可能与心动过速折返环无关。通过分析自主或起搏 TCL 改变导致相应电图的反应，可明确其与心动过速机制的关系。如果舒张期电信号在整个舒张期间歇出现，则提示不是连续性电信号。如果连续性电活动与折返相关，那么它应该是触发和维持心动过速所必需的条件。因此，无论自主心律或起搏刺激后终止连续性电活动而不影响心动过速，将可以排除连续性电活动作

为维持心动过速的必需条件。需要明确电信号分布于整个舒张期，而不是时限等于 TCL 的范围较宽的电图，这可以通过分析与 TCL 近似的起搏周长（PCL）起搏后的电图来证实。如果起搏后产生连续性舒张期电活动而无心动过速发作，说明该连续电图与心动过速机制无关。此外，连续性电活动应在某局限区域内记录到，需要排除移动伪差。

舒张中期电活动　孤立的舒张中期电位定义为低振幅、高频舒张期电位，其前后均有等电位线（图 5.15）。有时，这些分离的电位提供有关舒张期通道的信息，是折返环传导的关键峡部。定位舒张期通道是指导导管消融的关键。

精细标测常可以发现多部位的收缩期前电活动，峡部附近的旁观部位也可记录到舒张中期电位。因此，无论收缩期前电图发生在舒张期的早期、中期或晚期，以及出现时间与心动过速起始的关系，都无法明确其与心动过速的机制有关。需要明确，该信号电图是维持心动过速所必需的，无法和心动过速分离。因此，在自主或程序性刺激导致 TCL 变化期间，不论电图在舒张期的任何位置，均应表现为与随后的心动过速（而并非上一次心动过速）成固定关系。很早的舒张期电位（舒张期的前半部分）反映了被保护峡部入口处的缓慢传导区，这些电位往往与上一次心动过速成固定关系（峡部出口），如果两者间出现延迟，反映其进入或通过舒张期通路延迟。尽管与前一 QRS 波群相关的这种电位实际上可能是心动过速所必需的［例如，如果周期长度（CL）的变化是由于记录部位"下游"舒张期径路的可变延迟导致］，但当电图与随后的 QRS 波紧密相关时，它并不是心动过速必需的。

经过非常细致的标测，如果最早记录位点提前不足 50 ms，通常提示标测不全面，心动过速的机制不是大折返，或舒张期径路位于心内膜下（心肌内或心外膜）。

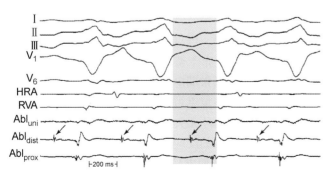

图 5.15　**室性心动过速（VT）时舒张中期电位。**舒张期（阴影面积），孤立的舒张中期电位处成功消融 VT（箭头）。Abl_dist，消融导管远端；Abl_prox，消融导管近端；Abl_uni，消融导管单极电图；HRA，高位右心房；RVA，右心室心尖

局限性

常规经心内膜标测往往受到放置在心腔内的电极数目、大小和类型的限制。因此，这些方法常不能覆盖心内膜面的大部分区域。明确心动过速起源及其邻近区域的激动传导顺序，需要耗时进行逐点标测。

能否成功进行逐点标测取决于激动传导过程中每次心搏的稳定性，以及患者对持续性心动过速的耐受程度。因此，如果心动过速难以诱发，或心动过速发作时血流动力学不稳定，或心动过速形态不稳定，则很难进行激动标测。有时，某些耐受性差的快速型心动过速可通过使用抗心律失常药物来减慢心率，使能够进行激动标测。另外，还可以借助诱发和终止心动过速获得每个位点上的数据来完成激动标测。新技术（如网篮电极导管、电解剖标测、非接触性标测）有助于同时进行多部位标测。

尽管通过激动标测方法可明确局灶性心动过速的起源，但对于大折返性心动过速的关键峡部的标测还有不足，往往需要借助其他标测技术（如拖带标测、起搏标测）。而且，常规精细标测技术过程十分费时，电生理医生、技师和患者的 X 线暴露量也较大。

透视下借助有限的记录电极进行常规激动标测，很难构建心脏三维结构。虽然使用多电极导管可以显示多点信息，但是电生理数据获得的位置信息并不能精确描绘解剖结构的位置，心腔内电图不能准确反映特殊的心内膜位点。因此，标测导管重复、精确地放置于曾经标测的位点十分困难。这就导致进行基质改良时进行线性消融受限，特别是存在多峡部或多通道时，导致在已消融部位反复放电，或遗漏必要的消融位点。

拖带标测

基本概念

为了更好地理解拖带标测，图 5.16 显示为一假设折返环路。这一折返环路由几部分组成——共同通道、出口、外环、内环、入口、旁观部位。

- 电舒张期，折返波峰通过共同通道传导（关键峡部）。因为该慢传导区域内心肌组织数量较少，被解剖或功能性屏障所环绕，使得电信号难以传播，只能正向传导。激动通过峡部传导时，心电图上表现为电静止。
- 出口指波峰离开峡部开始激动周围心肌组织（包括外环）的位点。出口处的激动与体表心电图上心动过速波形的起始相对应。
- 入口是折返波峰进入峡部的位置。

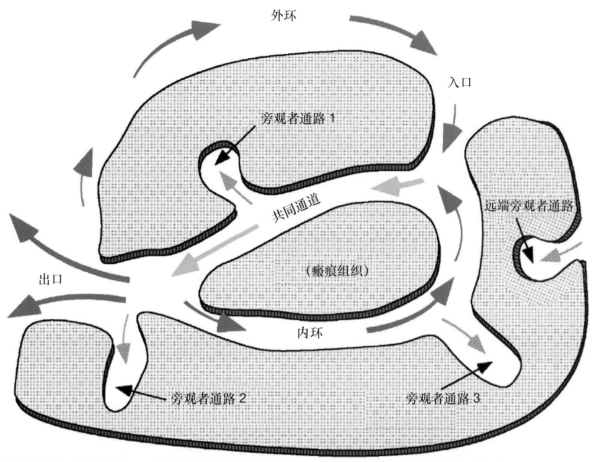

部位	VT时电图间期	隐匿性拖带	拖带时 [S-QRS] – [Egm-QRS]	[S-QRS] TCL	PPI – TCL	窦律下起搏标测 QRS 与 VT
入口	舒张早期	有*	≤20 ms	51%~70%	≤30 ms	不同
共同通道	舒张中期	有	≤20 ms	31%~50%	≤30 ms	相同†
出口	舒张晚期	有	≤20 ms	≤30%	≤30 ms	相同
内环	收缩期	有	≤20 ms	>70%	≤30 ms	相同†
旁观者通路1	舒张中期*	有	>20 ms	>70%	>30 ms	相同
旁观者通路2	舒张晚期*	有	>20 ms	>70%	>30 ms	相同
旁观者通路3	舒张早期*	有*	>20 ms	>70%	>30 ms	相同†
外环	收缩期	无	≤20 ms	多变	≤30 ms	不同
远端旁观者通路	收缩期	无	>20 ms	多变	>30 ms	不同

* 多变
† 依据是正向或逆向夺获而不同

图 5.16　室性心动过速（VT）的折返环。图示共同舒张期通道、入口和出口、内环和外环，以及邻近的三个盲端旁观者通路、远端旁观者通路。表格说明了在 VT 期间、VT 期间起搏下和窦性心律起搏下，每个部位的激动情况。Egm，心电图；S，刺激；PPI，起搏后期间；TCL，心动过速周长

- 外环是瘢痕外部的通路连接到共同的中央通路形成的环路，同时与心肌主体连通。外环是折返激动波峰传播的路径，同时激动其周围心肌组织。外环处的激动与体表心电图上的电收缩部分相对应（AT 时为 P 波，VT 时为 QRS 波）。

- 内环是瘢痕内部的通路连接到共同的中央通路形成的环路。内环可以是折返环的主要部分，或者是功能性旁观通道。与外环一样，激

动时间通常在电收缩期间。

- 主导环路是共同中央通路外部的具有最短传导时间的环路。如果激动通过内环的传导较从出口到入口位置（通过外环）的传导慢，则内环将作为旁观者，外环将是主要折返部分。如果激动通过内环的传导比通过外环的传导更快，则内环将形成折返的必要部分，并被定义为起主导作用的内环；这种情况下，内环消融

可能导致 TCL 的突然改变而不改变 QRS，因为消融内环不再有效，外环则成为默认通路。

- 旁观者通路指被折返波前激动的部位，并非构成折返环的必需部分。这些部位可能远离、邻近折返环路或与折返环路相连。相连的旁观者通路表示与共同中央通路或任何内环连通且没有其他出口的盲端通路（或盲袋）[13]。

节律重整的概念是理解拖带的关键。在距离折返环较远的部位发放期前刺激，通过不同途径对折返环产生作用。如果期前收缩出现晚，则到达折返环晚于折返波峰激动折返环的时间。因此，虽然期前刺激可以激动部分心肌组织，但并不影响折返环路，折返波峰持续在峡部内传导，并通过出口，按时产生下一个心动过速波形。可以观察到融合，但无重整。

为了重整折返性心动过速，起搏波峰必须到达折返环［入口和（或）折返峡部］，激动折返环中可兴奋组织（即进入折返环中可兴奋间隙），逆向与前一个心动过速波形发生碰撞，顺向沿同一心动过速折返径路（关键峡部）传导，使激动波较早到达出口，维持心动过速（图 5.17）。如果期前刺激完全激动心肌组织，其往往出现在伴有较大可兴奋间隙的折返环中，心动过速可以被提前到达入口的起搏波峰加速。如果仅部分心肌被激动，通常出现在伴有较小可兴奋间隙的折返环中，或者折返环的可兴奋间隙较大，但期前刺激发放过早，使起搏波峰沿折返环路正向激动时出现传导延迟。因此，下一个心动过速的加速程度受到期前刺激提前程度以及传导延迟程度的影响。相应地，重整心动过速可以比预期提前、按时或者更晚[13-14]。

当期前刺激与前次心动过速发生逆向碰撞，并在折返环路中出现顺向阻滞，则心动过速终止。这通常发生在期前刺激进入折返环过早，遇到环路的相对不应期；一旦落在绝对不应期，那么激动顺向传导将受阻（图 5.17）。在逆向传导过程中，期前刺激遇到兴奋性逐渐恢复的心肌组织，能够继续逆向传导，直到与循环波峰相遇而终止心动过速。

拖带是折返环被一系列夺获刺激连续重整的过程。然而，第一个刺激进入并重整折返环后，随后的刺激将对较小可兴奋间隙的“重整环路”产生影响。即刺激与第一个被拖带的心动过速波峰相遇，发生逆向碰撞。这主要取决于首个重整刺激预先激动可兴奋间隙，以及随后刺激部分或全部激动可兴奋组织的程度。当两个连续的期前刺激以相同的时间顺向传导通过折返环，同时与前次起搏波峰发生逆向碰撞时，被认为发生拖带[13]。

拖带过程中，每个起搏脉冲产生两个激动波峰，一个为顺向传导，而另一个为逆向传导。逆向激动波峰与心动过速波峰发生碰撞。顺向（即与自发心动过速波峰同一方向）激动波峰进入折返环，通过关键峡部，重整心动过速，从出口离开并激动周围心肌，同时与下一个起搏刺激产生的逆向起搏波峰发生碰撞。当起搏终止或折返环中某处发生阻滞时，该激动过程将会终止。因为所有起搏脉冲均在可兴奋间隙进入折返环，每个起搏波峰加速并重整心动过速。所以当起搏终止时，最后一个起搏脉冲将以 PCL 继续顺向激动整个心动过速折返环，并顺向在折返环出口激动整个心肌（因为这时没有起搏的逆向波峰与之发生碰撞）[14]。

拖带不需要将起搏位置定位在折返环路上。然而，起搏位置距离折返环路越近，单一刺激越早到达折返环路，起搏过程中，在刺激波到达折返环并且不会被自身折返环产生的波碰撞抵消之前就会需要更少的刺激。超速起搏在相当长的 PCL（比 TCL 短 10 ~ 30 ms）能够进入折返性心动过速。但是进入折返环路所需要的连续拖带的次数取决于 TCL、心动过速的可兴奋间隙，以及起搏位置的耐受性和刺激部位到达折返环路的传导时间。

拖带标准

以固定频率起搏时，折返性心动过速的拖带可激动所有心肌组织，并以 PCL 维持心动过速。一旦起搏终止，心动过速维持原有内在频率和形态。遗憾的是，几乎不可能记录以 PCL 维持折返激动的所有心肌组织的加速过程。重要的是，单纯心动过速加速到起搏频率以及随后停止起搏后恢复原心动过速并不能确定是否存在拖带；这些表现可以出现在任何类型的心动过速中，包括局灶性自主心动过速。因此，目前已经提出了几种体表心电图和心内电图标准来确定是否存在拖带（图 5.17 和框 5.1），主要涉及起搏过程中的融合现象[16]。

四个标准中，满足一个或多个即可证明存在拖带并支持折返机制，但不满足它们不能排除拖带或折返。以多个 PCL 在不同的心内膜部位起搏并记录多个腔内激动序列（特别是大折返性 AT 时），通常需要满足一个或多个拖带标准，从而明确诊断大折返性心动过速[17]。

值得注意的是，第三个“拖带标准”似乎是一个悖论，这是因为它是根据超速起搏终止心动过速，无法支持“拖带”存在，根据定义，“拖带”需要“停止起搏后恢复相同的心动过速形态”。然而，这个标准表明，心动过速终止的机制与进入环路后顺向波峰的阻滞有关。当记录部位发生局部阻滞并且在随后节律中相同的部位被激动且传导时间较短时，提示这个

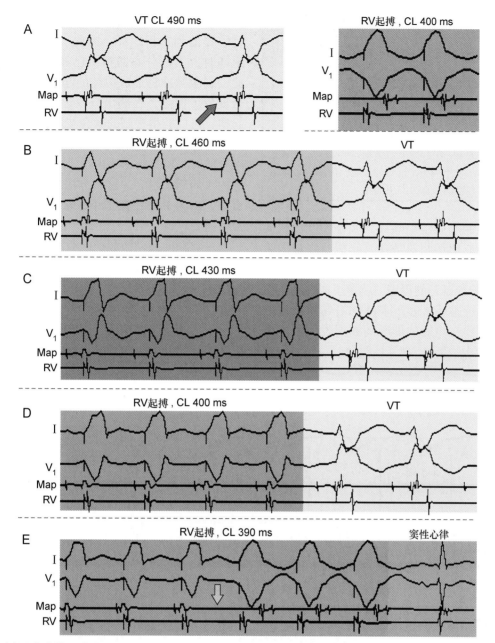

图 5.17 （见书后彩图）室性心动过速（VT）的拖带现象。（**A**）黄色示单纯 VT（右束支传导阻滞，电轴右偏），红色示单纯右心室（RV）起搏（左束支传导阻滞，电轴左偏）。VT 时，标测导管记录到舒张中期电位（箭头）。（**B**）以 460 ms 起搏 RV（比 VT 周长快 30 ms），每个起搏后图形是起搏和 VT 的固定融合波（金色）。停止起搏后，VT 恢复。（**C**）以 430 ms 起搏 RV，所有波形均再次相同，但与 460 ms 起搏图形略有不同，其形态更接近 RV 起搏图形（深金色阴影区）。（**D**）以 400 ms 更快起搏 RV，QRS 波形再次相同（固定融合），其形态逐渐更接近完全 RV 起搏波形（进行性融合）。（**E**）最后，当起搏足够快时，逆向激动波峰夺获舒张期电位，QRS 波形变成完全起搏图形，当起搏终止时，恢复窦性心律，此图显示了所有拖带标准［以某一周长（CL）起搏时出现固定融合波，在一定周长范围内起搏时出现进行性融合波，逆向激动波前夺获折返环关键部位，导致心动过速终止］

部位最初是顺向激动的[13]。

拖带过程中的融合现象

如果起搏波形介于完全起搏图形（在没有心动过速的情况下，在同一部位以同一频率进行起搏）和心动过速图形（无起搏时）之间，称为融合波。融合波可见于体表 ECG 和（或）腔内电图。如果体表 ECG 见到融合波，那么在心动过速波峰离开折返环后，刺激

激波峰与心动过速必然在折返环内发生碰撞。这需要起搏波峰接近折返环入口，而在解剖上有别于折返环出口。如果刺激波峰逆向通过折返环，并在心动过速离开出口激动周围心肌前，与心动过速波峰（或前一个刺激产生的顺向激动波峰）发生碰撞，那么在体表 ECG 上将不会出现融合波，仅表现为完全起搏波形（图 5.18）[13, 18]。

体表 ECG 显示出融合波，需要期外刺激和心动

过速能够使足够的心肌组织除极。融合程度反映两种不同波峰除极心肌的相对数量。起搏波峰逆向激动心肌组织的程度取决于起搏位点与折返环的距离、PCL、折返环内传导延迟的程度。就单个期外刺激而言，刺激位点离折返环越远，体表 ECG 越难形成融合波，因为必须要在更短的偶联间期内发生额外刺

激，而且在心动过速波峰离开折返环前，期外刺激要足够提前到达折返环。因此，心动过速波峰离开折返环时，大部分心肌组织已经被起搏波峰激动。因此，刺激脉冲将形成单纯的起搏图形，而无 ECG 融合现象。但是，在离出口较远部位以较慢 PCL 持续起搏，可以获得很好的融合波形，而起搏位点越靠近出口，融合成分就越少。当体表 ECG 不能清楚显示融合波时，可在折返环内给予期前刺激，用于显示心腔内（局部）融合。这一方法在 AT 发作标测时非常有用，因为 P 波往往很小，常被 QRS 波、ST 段和 T 波所掩盖。

一旦顺向激动波和逆向激动波碰撞位置稳定，体表 ECG 便可获得固定的融合波。拖带过程中出现固定融合波的标准有：①体表 ECG 波形固定，介于心动过速图形与正常窦性心律（normal sinus rhythm, NSR）下起搏图形之间（图 5.17 和图 5.19）；②体表

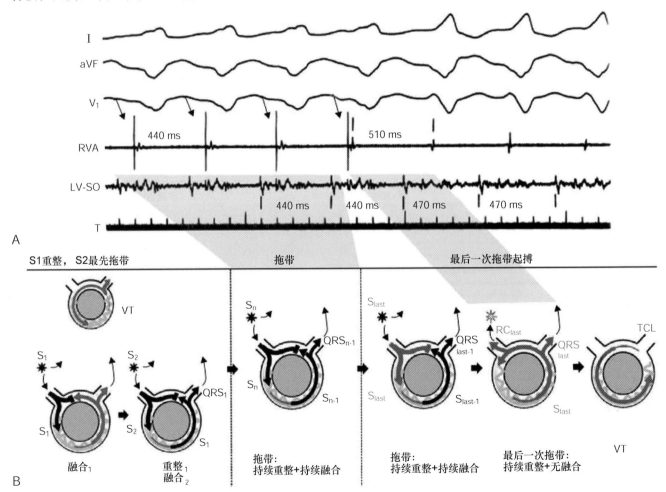

图 5.18 （见书后彩图）室性心动过速拖带。A. 体表心电图导联 Ⅰ、aVF 和 V₁，以及右心室心尖部和左心室起源点的腔内图；B. 表示机制的示意图（红色表示心动过速心搏，黑色表示刺激心搏，绿色表示最后一个起搏刺激，蓝色表示不应期）。心动过速周长（TCL）为 470 ms。在右心室心尖部以 440 ms 超速起搏，心动过速暂时加速至起搏频率，QRS 形态为起搏和室性心动过速形态两者的融合。当起搏停止时，室性心动过速以拖带但未融合的回归心搏重新开始（在图中以绿色表示）。该最后一次心搏的回归周长（510 ms）提示从刺激部位到折返环路的距离信息。LV：左心室；RC：回归周长；RVA：右心室心尖部；SO：起源部位；VT：室性心动过速。（From Benito B，Josephson ME. Ventricular tachycardia in coronary artery disease. Rev española Cardiol. 2012，65：939-955.）

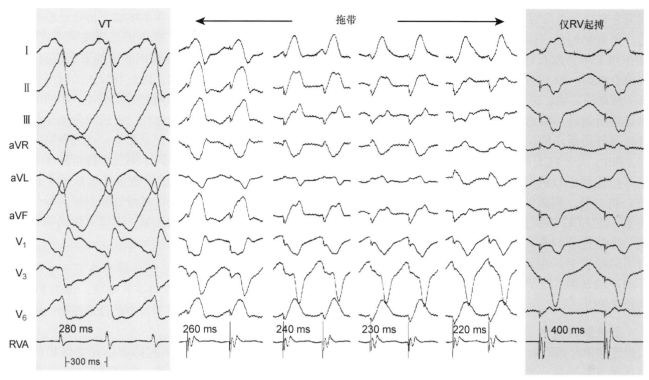

图 5.19 室性心动过速（VT）拖带过程中 QRS 融合波。一定范围的起搏周长（CL）下可见进行性融合。左侧示单纯心动过速图形，右侧示完全起搏图形。当起搏 CL 缩短时，QRS 图形逐渐趋向完全起搏图形。RV，右心室；RVA，右心室心尖部

ECG 起始部位以固定间期领先于每一起搏信号（图 12.12 和图 13.7）。值得注意的是，若要确定是融合的 ECG 图形，就必须清楚单纯心动过速图形和单纯起搏图形（图 5.17 和图 5.19）[14]。

超速起搏时，局灶性心动过速（自律性、触发活动或微折返）不会表现出显性固定融合。但是，任何机制的心动过速在超速起搏时均可以出现不同程度的融合，尤其是当 PCL 稍短于 TCL 时。然而，以固定 PCL 起搏时，这种融合往往不稳定（可变的），因为起搏刺激会逐渐落在心动过速周期的更早期，使融合成分越来越少，更接近完全起搏图形。这种现象（指"可变融合"）应当与拖带的"固定融合"和"进行性融合"相区别，有时需要起搏较长时间才能显示融合程度的差异。而且，超速起搏常常导致局灶性心动过速被抑制（自律性）或加速（触发活动），而不是恢复原有心动过速的 TCL[15, 17]。

拖带时，不同起搏频率产生不同程度的融合波，随 PCL 逐渐缩短，逆向波峰激动更多的心肌组织；尽管在每一 PCL 上融合保持固定，但是在不同 PCL 起搏则表现出不同程度的固定融合（图 5.17 和图 5.19）。起搏频率越慢，顺向波峰在和来自起搏位点的逆向波峰发生碰撞前离开折返环，使更多的心肌组织被激动。起搏频率越快，更多心肌被逆向波峰激动，因为顺向波峰必须通过折返环中的缓慢传导区，

由此随着 PCL 的变化而逐渐产生融合波。极少见情况下，如果逆向波峰夺获折返环出口部位（即在心动过速期间夺获收缩前电图），将在体表 ECG 产生完全起搏图形。一旦发生上述情况，尽管拖带持续存在，但继续缩短 PCL 不会产生进一步的融合。需要注意的是，拖带心动过速时，缩短的 PCL 出现进行性融合现象，需要排除自律性或触发性心动过速的可能。在上述情况下，对于非保护局灶，超速起搏将产生单纯起搏刺激图形；对于入口阻滞的受保护局灶，则产生不同的（非进行性）融合波形。值得注意的是，超速起搏时，入口阻滞的微折返环也可以产生不同的融合波，因此，也不能完全排除折返机制[13]。

拖带的传统定义表明，停止起搏后，同样的心动过速形态恢复，第一次起搏后心动过速心电图波形显示无融合，但出现在等于 PCL 的回归周长上。一旦起搏停止，最后一个起搏波峰通过被保护峡部，并离开折返环，产生一个正常的心动过速波形（非融合），因为没有随后的起搏逆向波峰与之融合。波峰持续在折返环内激动，维持心动过速。然而，很难证明第一个回归周长（在 ECG 波峰开始时测量）等于 PCL。该反应很少见，并且仅在心动过速 ECG 波形（P 波或 QRS）发作之后发生起搏刺激时出现，其中融合波的初始部分由离开心动过速环路的顺向波峰激动产生。然后，第一个非起搏波形将出现在 PCL 上，

因为它实际上是最后一个起搏心搏的顺向性激活产生的。更常见的是，体表 ECG 会出现固定融合波，但是在 PCL 下，没有首个非起搏心搏。当体表 ECG 出现融合波时，ECG 波形的起始部分通常代表起搏波峰所激动的心肌，而结束部分则代表顺向波峰离开心动过速折返环后所激动的心肌。体表 ECG 上，激动波峰离开折返环的位点较晚。第一个 ECG 起搏后间期（PPI）大于 PCL 的程度代表起搏起始到顺向波峰离开折返环出口的时间，反映了心动过速波峰在激动心肌之前，刺激波峰除极心肌的时间。所以，即使第一个 ECG PPI 不等于 PCL，也会出现固定融合波，这是拖带的有力证据。此时，将心内电极置于恰当的位置上，在某些腔内记录位点可以显示 PCL 下的顺向拖带，尽管最后一个拖带的心电图波形间期长于 PCL[13]。

显性融合拖带　显性融合拖带是指体表 ECG 上以恒定频率起搏时的固定融合波以及起搏频率递增时出现的进行性融合（图 5.19）。显性拖带时，最后起搏夺获的激动波被拖带，但无显性融合[13]。

拖带期间证明存在显性融合需要明确心动过速时体表 ECG 波形形态以及在没有心动过速的情况下单纯起搏（相同部位和频率下）的形态。然而，大折返性 AT 中，因 ST-T 波的掩盖，心动过速或单纯起搏期间的 P 波形态可能不易识别；因此，心房内激动顺序可用于替代 ECG 形态证明融合存在。当心电图形态（或心腔内激动顺序）是心动过速波形形态与单纯起搏时观察到的形态的混合，可以说明存在融合（图 5.17 和图 5.19）。

有时在体表 ECG 中很难识别融合，因为单纯起搏的 ECG 波形的形态可能不容易获得。例如，这可能发生在持续存在大折返性心动过速的患者中，因此在正常窦性心律（NSR）期间起搏是不可行的。这种情况下，可以通过以下发现之一推断出显性融合的存在：

1. 拖带期间的体表 ECG 波形（QRS/P 波）不同于单纯心动过速时的形态，并且 QRS/P 波的起始在每个起搏心搏的起搏刺激伪差之前有固定的间隔（图 12.12 和图 13.7）。该发现提供了心动过速波峰已从环路离开的证据，并且 QRS/P 波的初始部分（起搏刺激伪差前）由心动过速波前顺向激动，而后一部分由起搏波峰激动。

2. 体表 ECG 波形形态（或心腔内激动顺序）不同于单纯心动过速形态，但与特定部位的单纯起搏期间的预期形态不一致（例如，心室下壁行 VT 拖带产生 QRS 向量，在下壁导联是正向的，或从 CS 远端拖带 AT 产生 CS 近端至远端的激动顺序）。

3. 拖带期间证明随着起搏频率增加，传导至腔内电极记录部位的时间缩短（和电图形态发生变化）。由于预期的传导速度随着频率的增加要么保持不变、要么减少，而不是增加，因此与较快的起搏频率相关的传导时间减少（相同的起搏部位、相同的记录部位）表明有两种激动途径，更快的激动途径只能以更快的起搏频率到达记录部位。这代表第四个拖带标准，且腔内电图等同于第二个拖带标准（进行性融合）。逆向夺获的组织数量严重依赖于起搏频率。如果记录位置位于以较慢的频率顺向激动并以较快的频率逆向激动的区域，则以更快的频率起搏时将大大缩短传导时间[14]。

隐匿性融合拖带　隐匿性融合拖带（也称隐匿性拖带或真正拖带）指顺向夺获拖带，体表 ECG 波形（和腔内电图激动顺序）与心动过速图形一致（图 12.12 和图 13.7）[13]。

隐匿性融合拖带表明起搏部位在受保护的峡部内，在折返环路内或环路外，但紧邻舒张期通路（图 5.16）。需要认识到隐匿性融合拖带不仅可以通过折返环路的关键峡部起搏发生，而且可以通过旁路通道发生，例如盲道、替代路径或非主要内环，这些通道紧邻受保护的峡部，形成了环路的舒张期通路，但对维持折返并不重要。

在受保护的峡部起搏，无论在折返环路峡部的内部还是外部（但邻近舒张期通路），可促使起搏波峰沿一个（顺向）方向传导通过与心动过速波峰相同的折返路径。在相反（逆向）方向上起搏波峰的传导被盲端（当受保护路径的一端被连接到环路而另一端是盲端）或与前一次通过折返回路正向传导（当受保护峡部的两端连接到环路的舒张期通路时，无论峡部是否对环路至关重要或仅仅是旁观者）的折返波峰发生碰撞而终止。任何一种情况下，起搏波峰被迫利用相同的折返环路出口来刺激剩余的心肌，防止心肌被其他任何方向传来的激动夺获。因此，拖带时 ECG 形态与心动过速时的 ECG 形态相同[13, 19]。

由于仅在关键峡部起搏点邻近的心肌组织才能被逆向激动，可能缺乏融合的证据。与自身心动过速比较，邻近起搏位点处，逆向夺获可获得更早的腔内记录。但是，心动过速和拖带时体表 ECG 形态一致[14]。

隐性融合拖带　隐性融合（局部融合或心腔内融合）拖带是指体表 ECG 仅表现为完全起搏图形而无融合现象，即使心动过速波峰已经离开折返环出口（即存在同向激动的收缩期前电位）。融合仅局限在很小区域，体表 ECG 上无融合波，而仅心腔内（局部）

可见融合（图 5.20，图 13.7）。

仅当收缩期前电位被心动过速波峰同向激动时，可以出现局部融合。在折返环出口或折返环外，远离收缩期前电位处，心动过速波峰与最后一个起搏脉冲发生碰撞，局部电图显示回归周长等于 PCL。因此，在体表 ECG 心动过速波形的起始部发放刺激，拖带往往表现为局部融合。这与逆向夺获产生拖带不同。需要注意的是，当局部收缩期前电位发生逆向夺获时，即使在收缩期前电位处测量，回归周长仍然超过 PCL。

逆向夺获拖带　以显著短于 TCL 的 PCL 进行拖带时，起搏脉冲可逆向通过环路并逆行夺获收缩期前电位（折返环路的出口部位）。换句话说，起搏波峰与环路的舒张期通路（受保护的峡部）内的心动过速波峰相撞。结果，心动过速波峰不能从折返环路中离开，因此不能激动心肌。因此，没有心动过速（完全起搏的 QRS 或 P 波）并且没有融合的情况下，拖带时 ECG 形态与起搏时形态相同。

当起搏停止，逆向脉冲通过收缩期前电位的顺向激动，亦可以顺向传导重整折返环。当局部收缩期前电位发生逆向夺获时，尽管在收缩期前电位处测量，

回归周长仍然超过 PCL，即逆向激动电图与同向激动电图的时间差[14]。

起搏后间期（PPI）

PPI 是指从最后一个拖带心动过速的起搏刺激到下一个非起搏记录电图的时间间隔。

在折返环内部进行拖带时，最后一个刺激脉冲的同向波峰通过折返环路再回到起搏位点，其路径与折返环路的波峰一致。传导时间是通过整个折返环的运行时间。因此，PPI（从起搏记录位点测量）应当等于（或在 30 ms 内）TCL，假定起搏时传导速度和折返路径不变（图 5.16）。起搏位点远离折返环时，刺激波峰传导至折返环，再通过折返环，最后回到起搏位点。因此，PPI 应当等于 TCL（代表通过折返环路的一次完整循环）加上刺激波峰从起搏点至折返环的往返时间。鉴于 TCL 稳定（这是进行拖带评估的先决条件），并且起搏位点和折返环路之间没有递减传导，当在同一部位进行大折返性心动过速拖带时，PPI 应保持相对稳定，与起搏周长无关。

起搏点至折返环的解剖（或电）距离越大，起搏点与折返环之间的传导时间越长，PPI 与 TCL 差值越

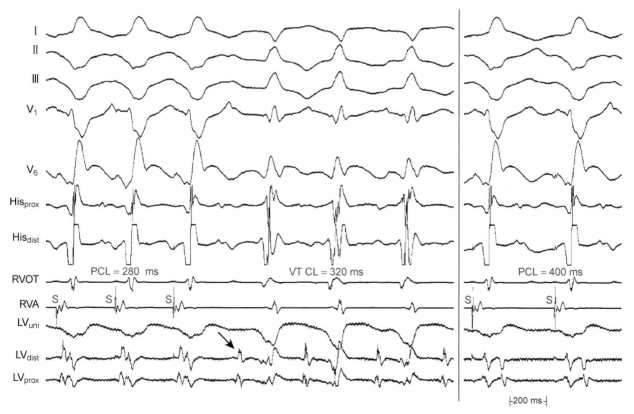

图 5.20　隐性融合。室性心动过速（VT）时起搏右心室心尖部的最后三个波形；起搏终止后，VT 继续维持。由于 QRS 波形与最右侧的完全右心室起搏波形相同，因此体表心电图上无融合。但是在消融导管远端可记录到融合现象（箭头指示起搏过程中舒张中期电位）。CL，周长；PCL，起搏周长；His_dist，希氏束远端；His_prox，希氏束近端；LV_dist，左心室远端；LV_prox，左心室近端；LV_uni，左心室单极；RVA，右心室心尖部；RVOT，右心室流出道

大（PPI-TCL，图 12.12 和图 13.7）。相同起搏周长的多次拖带过程中，PPI-TCL 值具有高度可重复性[19-20]。

评价 PPI 时还需要考虑其他一些因素。PPI 应测量近场电位，代表起搏点处心肌组织的除极。然而，当起搏点处的电图无法辨别时，PPI 的测量可能是有问题的，尤其是在瘢痕区域，其局部近场电位很小并且通常难以与远场电位区分。另外，由于在刺激伪差后的电噪声和信号饱和效应，可能无法获得在起搏点的局部激动电图。这些情况下，PPI 可通过与起搏电极（如标测导管的近端电极）相邻的电极记录的电图来测量，但这可能导致潜在误差，特别是在传导异常的区域[13]。

值得注意的是，我们要认识到即使从折返环路内进行起搏，测得的 PPI-TCL 值可能比实际值大，这可能是与折返环路缓慢传导区域内频率相关的递减传导有关，并且更可能发生在起搏频率较快时，或者当折返环路内存在具有递减传导特性的慢传导区域时，例如房室结（AVN）。一项入选典型心房扑动（AFL）患者的研究报道，尽管 PCL 应该在 TCL 的 20 ms 内，但在 18% 患者中观察到下腔静脉三尖瓣峡部（CTI）拖带后的较长 PPI-TCL 值（超过 30 ms），并且更常见于 PCL 比 TCL 短 30 ms 以上时或应用胺碘酮治疗的患者中。较长 PPI-TCL 值可能由频率依赖性的缓慢传导或激动路径的改变导致。这些发现可能也适用于其他大折返性心动过速[21-23]。

另一方面，错误测量的短 PPI 间期（短于 TCL）可能是由于起搏位点记录的局部电图远端的下游组织的远场夺获所致。这会引起回归周长的路径缩短。延迟的局部夺获期间也可能遇到短 PPI，可以观察到刺激伪差和局部电图间的延迟。此外，心动过速的短暂加速也可以产生看似短的 PPI。

总之，PPI-TCL 值可以作为起搏部位到折返环路距离的近似测量值。环路中的某一位置起搏时，起搏部位和环路间的传导时间为 0，且 PPI 等于 TCL，前提是三个基本假设存在。第一，起搏必须夺获和拖带心动过速。第二，用于测量 PPI 的电图是起搏部位组织去极化产生。第三，通过折返环路的传导不能被起搏减慢或改变[22, 24]。

拖带时刺激-心电图波形间期

折返性心动过速拖带过程中，起搏刺激到体表 ECG 心动过速波形起始（QRS 波或 P 波）的时间反映了从起搏点到折返环出口的传导时间（刺激-出口间期），不论起搏点是在折返环内侧还是外侧。这是因为激动总是从起搏点开始，顺序向折返环出口传导。

从外环和远端旁观者位点起搏将产生非常短的刺激-出口间期，因为环路外的心肌是由起搏刺激直接激活。相反，在受保护部位起搏，例如折返环路的舒张期通路（峡部）或相邻的旁观者或内环部位（与环路的峡部相连，并共用相同的出口），将产生更长的刺激-出口间期，反映从起搏部位通过受保护路径到环路出口部位的传导时间。从内环部位起搏将产生非常长的刺激-出口间期（> TCL 的 70%）。另一方面，从折返环路的入口、中央峡部和出口处起搏将分别产生长（TCL 的 51% ~ 70%）、中等（TCL 的 31% ~ 50%）和短（≤ 30%TCL）的刺激-出口间期。

心动过速时，某点局部电图与折返环出口之间的间期（电图-出口间期），如果激动呈顺序性传导，则反映两点之间的真实传导时间（该位点在折返环内）；如果激动呈平行性传导，则两点之间传导时间要比真实时间短（该位点在折返环外时）（图 5.16）[13, 19]。因此，当沿折返环路的舒张期通路进行标测时，随着标测导管从入口向中央峡部顺序移动至环路的出口部位，电图-出口间期逐渐变短。来自峡部的电图通常呈碎裂低振幅波，且在心脏舒张期发生，导致早期（入口）、中期（中央）和晚期（出口）舒张期（或收缩期前）电位。相比之下，位于与环路峡部相邻的旁观者位置的标测位点和出口位点平行激动，导致电图-出口间期缩短（即"伪间期"并不表示两个位点之间的实际传导时间）。

因为舒张期电位不是仅出现在关键峡部区域，也可以在旁观者部位记录到，比较拖带时刺激-出口间期与心动过速时电图-出口间期（两个间期均在起搏位点测量）可以帮助区分关键峡部与相邻旁观者及非主导内环部位。在峡部区域，心动过速和拖带时，从那些部位到环路出口的激动沿着相同的途径。相反，相邻旁观者及非主导的内环部位在心动过速期间与出口部位平行激动，但是在拖带时顺序激动，导致电图-出口间期比刺激-出口间期明显缩短（超过 20 ms）。另一方面，任何起搏位点，如果电图-出口间期等于刺激-出口间期（±20 ms），说明起搏位点位于折返环内，并且可排除该起搏部位是盲端通路的可能性（即不是旁观者）。

该测量方法基本上类似于隐匿性拖带时的 PPI-TCL 测量，但是去除了 PPI 测量的一些问题，因为电图-出口间期不必在起搏后的第一个心搏时测量。然而，电图-出口间期可能不完全等于折返环内位点的刺激-出口间期，可能原因如下。首先，缓慢传导区域的递减传导特性可能导致起搏期间刺激-出口间期延长；然而，这种情况十分罕见，可以通过应用最慢

PCL 起搏可靠地拖带心动过速时测量刺激-出口间期去除以上因素。其次，与电图-QRS 间期相比，病变组织区域中的刺激潜伏期可以解释刺激-出口间期的延迟。第三，记录电极无法在起搏部位记录低振幅的去极化可解释刺激-出口和电图-出口间期的不匹配[19]。

该标准有助于验证产生隐匿性融合拖带的起搏位点与折返环路的关系。ECG 显性融合或体表 ECG 波形（如在许多大折返性 AT 病例中）无法辨别时，该测量可能产生相互矛盾的结果。因此，该标准对于未表现出隐匿性融合的起搏位点几乎没有价值[17]。测量拖带心动过速的最后一次刺激与刺激后第二次心搏（N ＋ 1 心搏）时间参考之间的间期，然后从任何后续心搏的电图（在起搏位点）间期中减去这个间期（所谓 N ＋ 1 差异），这克服了以上问题。

拖带需要的起搏刺激数量

如上所述，拖带折返环路所需的起搏刺激数量取决于 TCL、心动过速可兴奋间隙的持续时间、起搏部位的不应性，以及从刺激位点到折返环路的传导时间。在校正了与较短 PCL 相关的传导速度变化后，当总的提前起搏超过 PPI-TCL 值时，超速起搏开始准确地拖带折返性心动过速[15]。

"拖带所需的起搏数量"是评估加速心动过速至 PCL 所需的可夺获的起搏刺激的数量。需要在多处心内膜部位记录电图，并在适当时间开始拖带起搏（第一个起搏刺激的偶联期与 PCL 相同），以评价拖带所需的起搏数量。如果拖带所需起搏刺激数量较少，表明其与折返环路非常接近，且 PPI 较短[25]。

拖带所需的起搏数量与波峰到达环路的时间有关。随着起搏波峰越早到达折返环路，拖带所需的起搏数量在较短 PCL（TCL-PCL 值较大）时减少。因此，当拖带所需起搏刺激数量与起搏部位和折返环路之间的距离成比例时，所需起搏刺激的数量是可预测的[25]。

最近的一项研究在大折返性 AT 患者中评估了这一标准。以 TCL-PCL 值（16 ～ 30 ms）测量拖带所需的起搏数量是最准确的，其中拖带所需的起搏数量≤ 2 提示起搏部位位于折返环路内，起搏数量大于 3 时起搏部位位于折返环路外。尽管如此，即使 TCL-PCL 值不在此范围内，拖带所需起搏数量仍具有诊断价值。当 TCL-PCL 值为 5 ～ 15 ms，拖带所需起搏数量≤ 2 提示位于环路内且具有高度特异性；当 TCL-PCL 值为 5 ～ 15 ms、拖带所需起搏数量大于 4，以及 TCL-PCL 值为 31 ～ 50 ms、拖带所需起搏数量大于 3 时，可以排除起搏位置在折返环内[25]。

该标准的一个优点是不需要在起搏后继续维持心动过速，并且即使在心动过速终止或发生改变时仍然有用。当无法确定评估 PPI 的电图，拖带所需的起搏数量也十分有用。此外，拖带所需的起搏数量在较短 PCL 时不会增加，可能是由于参与传导的心肌（起搏部位和折返环路之间）传导速度不容易受 PCL 变化的影响。这与折返环路内的缓慢传导区形成对比，折返环路可在短于 TCL 的起搏周长显示递减传导特性，这将导致被误导的 PPI 延长[25]。

标测过程

采用拖带方法进行标测前，必须明确心动过速能否被拖带（满足前述拖带标准），即心动过速是折返机制而非自律性或触发机制。证实拖带的最佳证据是在远离折返环的部位起搏更容易出现融合波。

然后，在其他标测方法（激动标测和起搏标测）识别的位点进行拖带标测，可能与折返环路有关。这些包括缓慢传导区域（表现为碎裂电位）、具有舒张中期电位的位点，以及起搏刺激信号夺获的体表 ECG 波形的传导时间延迟（图 5.16）。

拖带标测的前提是在同一部位既可以起搏刺激又可以进行记录（如 2-5-2 mm 间距导管，从 2、4 极记录，从 1、3 极刺激）。起搏通常以比 TCL 稍短（10 ～ 20 ms）的 PCL 开始。起搏需要足够的时间才能产生拖带，短阵起搏通常无效。常需要逐渐缩短 PCL 重复起搏[14]。

停止起搏后，应通过前面讨论的一个或多个拖带标准来验证拖带的存在。重要的是要理解仅仅出现心动过速加速到起搏频率，终止起搏后恢复原心动过速，并不能确定为拖带。如果不能证实有效拖带，评价 PPI 或其他指标都是无用的。而且，起搏过程中确定心动过速没有被终止和再诱发也是十分重要的。

一旦确定拖带，可以应用一些标准来判断起搏点与折返环的关系（图 5.21）。第一个标准是隐匿性融合。隐匿性融合拖带提示起搏点位于或邻近折返环的峡部。但是确定该峡部是折返环的关键部位还是旁观者，还需要其他标准评价，主要是比较 PPI 与 TCL，比较刺激-出口间期和电图-出口间期。此外，刺激-出口间期与 TCL 的比例可以提供在折返环路的舒张期通路内起搏位点的位置信息。折返环入口、中央峡部和出口部位起搏可分别观察到长（TCL 的 51% ～ 70%）、中等（TCL 的 31% ～ 50%）和短（≤ TCL 的 30%）的刺激-出口间期。不同部位起搏拖带的特点列于框 5.2（图 5.16 和图 5.20）[19]。

通过三维电解剖系统（CARTO, Biosense Webster,

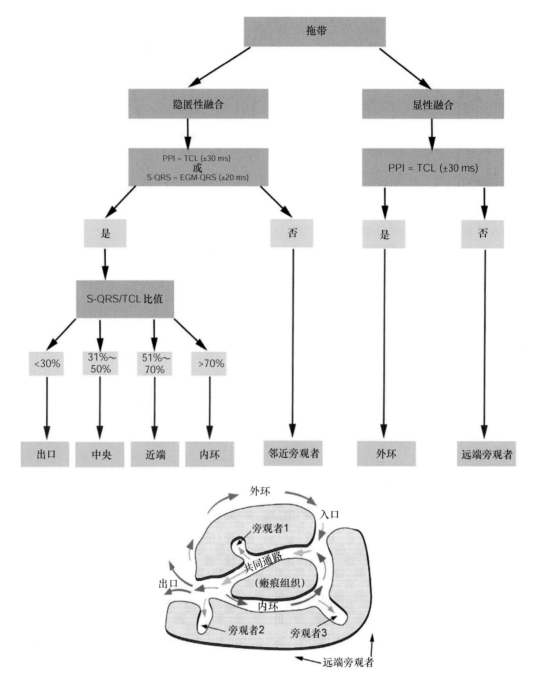

图 5.21　**大折返性室性心动过速的拖带标测。** 拖带时体表心电图融合、起搏后间期（PPI）和刺激 -QRS 间期（S-QRS）有助于识别起搏部位与折返环路的关系。EGM，心电图；TCL，心动过速周长。

Diamond Bar，CA，United States；或 NavX，St. Jude Medical，St. Paul，MN，United States）测定 PPI-TCL 值，可构建颜色 - 编码的三维拖带图，可形象阐述拖带标测过程（见第 6 章讨论）[26-27]。

临床应用

1. **确定心动过速机制为折返。** 成功拖带心动过速，意味心动过速机制是折返，排除触发活动和自律性机制的可能。此外，拖带融合排除了微折返，并确立大折返的诊断（在空间上区分入口和出口位置）[13]。

2. **推断折返环路的位置。** 拖带通常用于定性地估计折返环路到起搏部位的距离。多部位起搏并测量 PPI 与 TCL 差值，可以明确起搏位点距离折返环的远近（图 5.22）。PPI-TCL 值越小，说明起搏位点越接近折返环路。例如，在右心房内多个部位拖带 AT，PPI 都明显长于 TCL，就可以在进左心房前明确 AT 起源于左心房（图 13.7）[19, 28]。

3. **确认折返环路的关键峡部。** 拖带标测是消融血流动力学稳定的心动过速（大折返性 VT 或 AT）折返环路的金标准。局部消融折返环上的所有点并不能

框 5.2　折返性心动过速的拖带标测
折返环外起搏（远端旁观者） ● 体表 ECG 或腔内电图上的显性融合 ● PPI － TCL ＞ 30 ms **折返环外起搏（邻近旁观者）** ● 隐匿性融合 ● PPI － TCL ＞ 30 ms ● 刺激-出口间期＞电图-出口间期 **折返环内起搏（外环）** ● 体表 ECG 或腔内电图上的显性融合 ● PPI － TCL ＜ 30 ms **折返环内受保护峡部起搏** ● 隐匿性融合 ● PPI － TCL ＜ 30 ms ● 刺激-出口间期＝电图-出口间期（±20 ms）

PPI，起搏后间期；TCL，心动过速周长

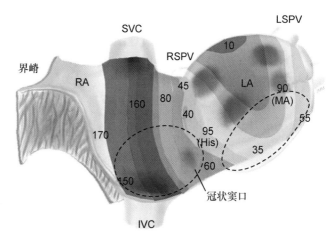

图 5.22（见书后彩图）起搏后间期（PPI）。PPI-TCL 间期提示起搏点到折返环的距离［位于左心房（LA）顶部，接近 10］。此示意图为双房正面观，彩色意味着不同起搏部位 PPI-TCL 差异的等时图（ms，以数字表示）。IVC，下腔静脉；LSPV，左上肺静脉；MA，二尖瓣环；LA，左心房；RA，右心房；RSPV，右上肺静脉；SVC，上腔静脉；His，希氏束

治愈折返性心动过速。只有消融（阻断）折返环的关键峡部（两侧被瘢痕包绕）才能达到根治目的。拖带标测可以帮助确认折返环路的关键部位以指导消融。隐匿性融合拖带部位是首选消融靶点。一旦这些点被确定，可以利用 PPI 或刺激-出口间期来进一步证实其与折返环的关系（见前文）。隐匿性拖带部位、PPI 等于 TCL（±30 ms）部位、刺激-出口间期等于电图-出口间期（±20 ms）部位，均提示成功消融的阳性预测值很高[13]。

局限性

拖带标测的局限性表现在，要求心动过速持续且血流动力学稳定，其心动过速形态及 TCL 稳定。而且，拖带有可能导致心动过速终止、加速或转换为另一种心动过速，给进一步标测带来困难。拖带过程中双极起搏的刺激强度相对较大，能夺获较大范围的心肌组织，降低了结果的准确性。

缓慢传导区域的递减传导特性会导致误差，这可能导致 PPI 的频率依赖性延长。这更有可能发生于起搏频率较快时，或者当折返环路包含具有递减传导特性的缓慢传导区（如 AVN）时。

错误测量的短 PPI 间期（短于 TCL）可能是由于在起搏部位记录的局部电图远端的心肌组织的远场夺获或延迟的局部夺获导致的。因此，起搏时近场和远场反应的区别对于拖带标测是至关重要的。

同一部位的起搏和记录是拖带标测所必需的，通常以标测导管的 1、3 极起搏，2、4 极记录。然而，

该技术存在以下局限性：

1. 2、4 极与 1、3 极的记录仍有很细微的差异，起搏电极对是不能记录局部电图的，否则比较 PPI 和 TCL 时会产生误差。
2. 双极起搏技术有可能产生阳极夺获。
3. 起搏刺激夺获区域超过了局部部位，尤其需要强电流刺激时（大于 10 mA）。
4. 起搏信号伪差可以掩盖局部电位的早期成分。这时，仅能用电图的可比较部分来测量 PPI。
5. 邻近组织除极产生的远场信号可以引起假阳性拖带[17]。

如上所述，"拖带所需的起搏数量"标准可以克服上述一些缺点，因为它不需要在起搏后维持心动过速，并且不受折返环路内递减传导特性的影响[25]。

起搏标测

基本概念

起搏标测技术是指在心内膜不同位点起搏，产生与心动过速形态相同的体表 ECG 形态，以寻找心动过速起源。起搏标测基于以下原理，即在局灶性心动过速起源点以类似 TCL 的 PCL 起搏时，可获得与心动过速相同的激动顺序图形。

当心肌激动起源于局部位点，如局灶性心动过速或电极导管起搏时，心电图 QRS 波或 P 波的形态取决于心肌的激动顺序，如果起源点不存在传导异常，其主要由除极心肌的起始部所决定。通过分析多导联

体表 ECG 形态，可以评价数平方厘米以内的起搏位点，通过对比起搏图形与心动过速图形来确定心动过速的局灶起源。然而，已经证明不同心腔内的空间分辨率是不同的。

另一方面，梗死后瘢痕形成的折返环常常超过数平方厘米，且有不同的形态（如 MI 后 VT）。大多数折返环中，激动波在瘢痕中沿存活心肌传导，这样心肌的除极在体表 ECG 上常常难以记录。QRS 波群形成主要是折返激动离开致密瘢痕后跨越心室传导产生的。折返波峰出口位置发放刺激，起搏标测可以获得与 VT 时相同的 QRS 波图形（图 5.23）。如果起搏标测位点靠近折返环峡部，可以产生与心动过速类似的 QRS 波形，只是 S-QRS 间期延长。当起搏部位沿着峡部移动时，S-QRS 间期逐渐延长，与逐渐远离出口

的起搏一致。

然而，在梗死相关 VT 中，与 VT 形态不同的起搏 QRS 形态不能可靠地提示起搏部位与折返环路的距离。在许多折返环路位点，窦性心律时起搏可产生与 VT 时不同的 QRS 形态。标测确定的已知峡部进行起搏出现相似甚至几乎相同的形态是相当罕见的。有几个因素可以解释这种不匹配。首先，心室激动的模式以及由此产生的 QRS 取决于波峰如何从峡部的出口传导至心脏的其余部分，这在 VT 时可能完全不同于窦性心律时在同一部位起搏时（图 5.23）。实际上，可能会预计到这种起搏将产生与 VT 不同的 QRS，因为起搏波峰可以离心地广泛扩布到整个心脏，而 VT 波峰沿一个方向（顺向地）扩布。该现象是使用起搏标测来识别 MI 后 VT 的关键峡部的重

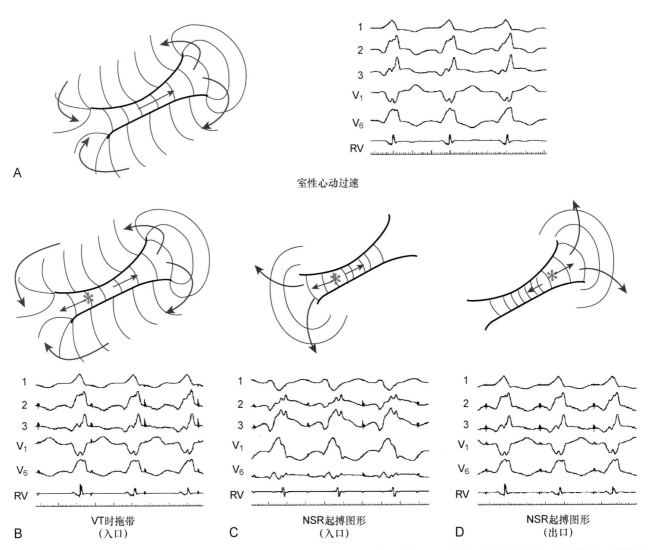

图 5.23　起搏确定折返性室性心动过速（VT）的消融位点。（**A**）VT 时五个导联的 ECG 图形，折返激动呈 8 字形传导（箭头）；保护性舒张期通道见示意图（短直箭头）。（**B**）VT 时，舒张期通道入口附近起搏（星号），激动在到达出口并产生 QRS 波群前，必须穿过缓慢传导区，导致 S-QRS 延迟。（**C**）窦性心律下与 B 相同的部位起搏，由于传导所需时间短（短 S-QRS），激动从相反方向传导，这就导致相同的起搏部位产生不同的 QRS 波形态。（**D**）窦性心律下舒张期通道出口附近起搏。由于起搏传导路径与 VT 相同，因此 QRS 波形与 VT 相同，S-QRS 间期短。NSR，正常窦性心律；RV，右心室

要限制之一。患病心肌中激动传导的不均匀、导管位置的微小差异，可导致非常不同的波峰传导及 QRS 波。即使导管与心室壁的接触角度和初始心室激动部位的微小差异也会改变 QRS 形态。传导时间、峡部起搏部位和传导阻滞之间的关系决定了在峡部进行激动标测能否产生类似于 VT 的 QRS。确定的峡部进行起搏标测时，刺激波峰只能沿其走向传导，其发生在至少两个方向——顺向和逆向（相对于 VT 传播的方向）。仅当波峰离开该受保护通道时，才在体表 ECG 上检测到。如果峡部很长并且导管位于远端部分靠近出口处，则顺向波峰离开出口并沿着梗死区域快速去极化该区域，与来自梗死区域的逆向波峰碰撞，然后产生的 QRS 波与 VT 类似。如果峡部较短，或导管位于更近端，受刺激的逆向波峰在入口处离开受保护的峡部，传导到周围的心肌，并产生不同的 QRS 形态（图 5.23）。如果顺向波峰到达出口，则产生融合 QRS 波，是来自顺向波峰和逆向波峰的去极化融合。

第二种解释是，患有结构性心脏病的患者中产生 VT 的过程通常涉及发生功能性传导阻滞的区域。根据定义，这种功能性阻滞并不是固定的，而且其程度不同。当形成功能性阻滞时，与由诸如梗死瘢痕形成的固定传导阻滞区域组合，产生参与形成折返传导的受保护通道。VT 发生时存在的功能性阻滞区域可以在心动过速时发生，影响激动传导路径，但是在窦性心律下进行起搏标测时不出现。因此，如果仅在 VT 期间存在限定于峡部的阻滞，并且在 NSR 下起搏标测期间不存在，则在峡部起搏所产生的刺激波峰将在所有方向上传播，产生不同的 QRS 形态（图 22.26）。由于起搏标测通常以低于 VT 的频率进行以避免在标测过程中诱发 VT（可以降低功能性阻滞发生），这可以使以上情况加重。此外，电流发放部位，特别是需要高电流的相对兴奋性低的组织，可能会影响后续心室激动模式，可能需夺获更远的（远场）组织。当发生这种情况时，提示在受保护的峡部区域进行起搏，其中低输出电压起搏仅夺获峡部，而在较高输出电压起搏可夺获峡部和远场组织，导致不同的 QRS 形态和 S-QRS 间期（图 22.27）。最后，一些环路可以存在多个出口，且有多个位置的瘢痕可产生波峰。不同的出口可以在 VT 时优先参与心动过速，但在起搏标测时不参与其中，反之亦然。

另一方面，在窦性心律下从邻近但不是折返环路的位置起搏，可能偶尔产生与 VT 相同的 QRS 形态，因为只要在受保护峡部的入口和出口之间进行起搏，刺激波峰就可被迫按照与 VT 相同的激动路径传导。虽然这种策略可以识别不相关的非主导内环和相邻旁观者位置及关键峡部，但仍然可以有助于识别 VT 折返环区域。

远离起搏部位的传导（以及由此产生的 QRS 形态）可能受起搏输出、起搏频率和抗心律失常药物的影响。为了减小频率相关传导改变的影响，应以相对慢的频率起搏。然而，以低于 VT 的频率起搏可能会进一步减小起搏 QRS 形态与 VT 目标区域 QRS 形态的相关性。双极起搏期间，近端电极（阳极）夺获而不是在远端电极处唯一夺获也可以改变 QRS 形态。此外，起搏时，心室激动顺序可随不同的刺激强度而变化。这种现象在双极起搏时比单极起搏时更明显，可能是因为在更高刺激强度下的阳极夺获（图 22.25）。采用单极起搏并将电流输出限制在 10 mA、2 ms（这在常规程序刺激的范围内），可以避免这个问题。

VT 中的起搏标测使用的相同原理也适用于 AT；但是在 AT 时，采用起搏的心内激动顺序与心动过速激动顺序相匹配。这是因为虽然 P 波很难在 ECG 上辨别，但是可能需要有较多电极记录来代表大部分心房组织，来比较起搏与心动过速激动顺序。

起搏标测匹配

起搏期间形态与心动过速期间形态之间的一致程度越大，导管越接近心动过速的起源部位。若 12 导联体表 ECG 显示起搏标测图形与心动过速时图形相同或近于相同时，提示起搏点即心动过速起源点（图 5.24）。每一个导联起搏图形与自发性心动过速图形的差异都是关键的。对 VT 而言，在距指示起搏部位 5 mm 范围内起搏，至少在一个导联中可表现出 QRS 波形的细微变化（如切迹、新出现的微小成分、某个部分的振幅变化或整个 QRS 形态变化）。相反，如果仅考虑 QRS 形态的明显变化，则起搏点偏差 15 mm 都可以导致相似的 QRS 形态。

虽然经常采用起搏标测与心动过速时 12 导联 ECG 形态的定性比较，但仍缺乏一些客观的标准来定量分析两种 12 导联 ECG 波形的相似性。这些比较常常是主观的或半定量的，如 12 个导联中有 10 个图形匹配。VT 消融结果的差异可能部分是由于有关起搏图形与临床 VT 匹配度的主观判断差异。另外，分析起搏图形时常见的人为错误并未认识到两个 ECG 模式之间的细微幅度或心前区导联极性反转的差异。

为了克服这些困难，比较两个波形的数学模型，即相关系数（correlation coefficient，CORR）和平均绝对偏差（mean absolute deviation，MAD），可用于定量评价 VT/PVC 时 12 导联 ECG 波形与起搏标测

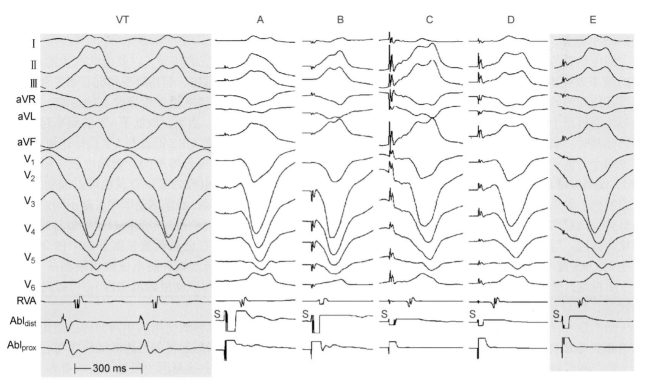

图 5.24　室性心动过速（VT）时起搏标测。右心室流出道不同部位起搏产生的 QRS 波形（**A ～ D**）与 VT 时 QRS 波形（左图）相似；**E** 显示两种图形完全相同。Abl_{dist}，消融导管远端；Abl_{prox}，消融导管近端；RVA，右心室心尖部

时的相似度。这些自动客观的评估优于定性评价。尽管 CORR 被广泛应用，但 MAD 对波形振幅差异更加敏感。MAD 评分将 12 导联 ECG 的相似性用数字进行分级，从 0%（相同）到 100%（完全不同）。MAD 评分达 12% 对于成功消融的敏感度为 93%，特异度为 75%。MAD 评分的敏感度高于特异度是可以理解的；除了 12 导联 ECG 匹配外，还有一些特征对成功消融是十分重要的，包括导管-组织的贴靠、导管方向及组织局部的温度。

最近，使用 CORR 的自动波形比较算法已经在 Boston Scientific LabSystem PRO EP 记录系统（Boston，MA，United States）中实现（图 5.25）。模板匹配软件目前也可用，并集成到 CARTO 三维标测系统中（PaSo，Biosense Webster）（图 5.26）。这些自动算法处理数字图像以匹配目标 QRS 形态（模板信号）和起搏 QRS 波形（测试信号），并根据两个 QRS 形态之间的相似性提供分数。软件通过输入数据"滑动"参考波形，直到通过使用相关计算方法找到最佳的本地匹配。对于每个导联与导联比较，QRS 波的极性和振幅都对由软件计算的相关百分比的结果起重要作用。所有 ECG 导联上产生最高平均相关性（值为99% ～ 100%）的位点意味着两个 12 导联 ECG 形态之间的完美匹配。通常，高于 90% 的平均模板匹配分数被认为对于成功与不成功消融部位的识别是敏感

的。Boston Scientific LabSystem PRO 还有一个匹配心内激动顺序的算法，但其性能似乎不如 QRS 匹配算法（图 5.27）[30-32]。

起搏标测时的刺激 –QRS 间期

在正常心肌进行心室起搏时，其刺激 -QRS（S-QRS）间期短于 20 ms。然而，当 S-QRS 间期长于 40 ms 时往往提示起搏位点存在缓慢传导，而且通常在窦性心律下可以记录到异常碎裂电位。因此，起搏标测时的 S-QRS 间期可以为测量缓慢传导提供一种手段。长 S-QRS 间期的起搏位点一般在峡部且邻近传导阻滞区域。然而，此峡部可以是折返环路的一部分，也可能仅仅是旁观者。

对于 MI 后 VT，在折返波峰离开瘢痕区的出口部位，起搏标测时可产生与 VT 形态十分相似的 QRS 波图形。起搏标测的位置越靠近峡部则 S-QRS 间期越长，且应该产生相似的 QRS 波形。起搏位置沿峡部移动，离出口越远，其 S-QRS 间期逐渐延长。因此，部分 VT 折返环峡部可以通过 NSR 的 QRS 波群形态以及起搏标测时的 S-QRS 间期延迟而得以确定。尤其是当心动过速时进行起搏标测更易明确，因为此时折返波峰局限在解剖或功能性屏障所形成的路径上沿同一方向传导，因此更容易确定峡部位置。然而，窦性心律下，同样位置起搏标测会产生不同的效果，

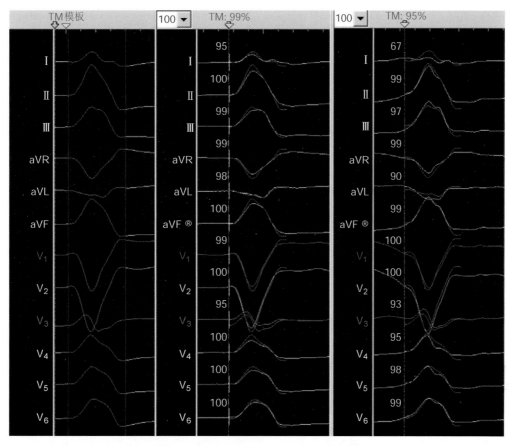

图 5.25 （见书后彩图）自动起搏标测匹配。使用 Boston Scientific LabSystem PRO EP 记录系统（Boston，MA，United States）进行起搏标测可实现自动波形比较。左图，体表 12 导联心电图（ECG）自发性室性期前收缩（PVC）的 QRS 形态被保存为模板。中图，根据每个体表心电图导联中模板 PVC 形态（红色）和起搏 QRS 形态（白色），计算 QRS 波形态相似度得分（黄色数字），平均为 99%，表明几乎完美的起搏匹配。右图，起搏匹配平均为 95%，Ⅰ 导联可见最大差异（QRS 相似度仅为 67%）

因为此时可能不存在屏障，传导的优先方向可能与心动过速时的传导方向不相同，尤其在环路的入口处进行起搏时尤为明显（图 5.23）。

　　当在窦性心律时，在受保护峡部区域内进行起搏时，随着电极向近端移动（相对于 VT 时的激动传导方向），起搏 QRS 波形态与 VT 逐渐匹配，但 S-QRS 间期逐渐增加。当起搏部位继续移动时，QRS 形态会发生突然变化，发生这种情况的部位有可能是潜在消融部位，说明起搏部位现在距离峡部的另一个出口更近（入口处），却非环路出口。一个解释即所谓的多出口现象，从一个位置（以相同或不同输出）持续起搏可产生两个或更多个 QRS 形态。这些位置消融可以消除使用相同峡部（但具有不同出口位置或在峡部中沿不同方向传导）的多个 VT 形态。

标测过程

　　首先，心动过速的形态应该明确记录，并作为起搏标测时的参照模板。对于 VT，QRS 波的形态应该通过 12 导联体表 ECG 进行仔细甄别。对于 AT，心动过速时的 P 波形态有时难以辨别，尤其当低电压或与 ST 段和 T 波重叠时会对 P 波的辨别造成干扰。因此，AT 时 P 波的辨别需要结合多导联电图和腔内电图的激动顺序共同完成。有时给予短阵的心室期外刺激（或短阵心室起搏），使心室激动和复极提前，有助于识别 P 波。有时使用多极心房电极（如 Halo 或冠状窦电极）可以提供更多的心腔内电图，有助于区别起搏与心动过速时的心房激动顺序。

　　心动过速时进行起搏标测（以比 TCL 短 20 ～ 40 ms 的 PCL 进行起搏）有助于比较心动过速与起搏时体表 ECG 的不同。如果只能诱发非持续性心动过速或异位搏动，可以在窦性心律下进行起搏。这种情况下，PCL 和额外刺激偶联间期应与自发异位搏动相匹配。这主要用于室性心律失常标测。对于 AT，不必以与心动过速一致的 PCL 刺激来诱发相似的心房激动顺序。

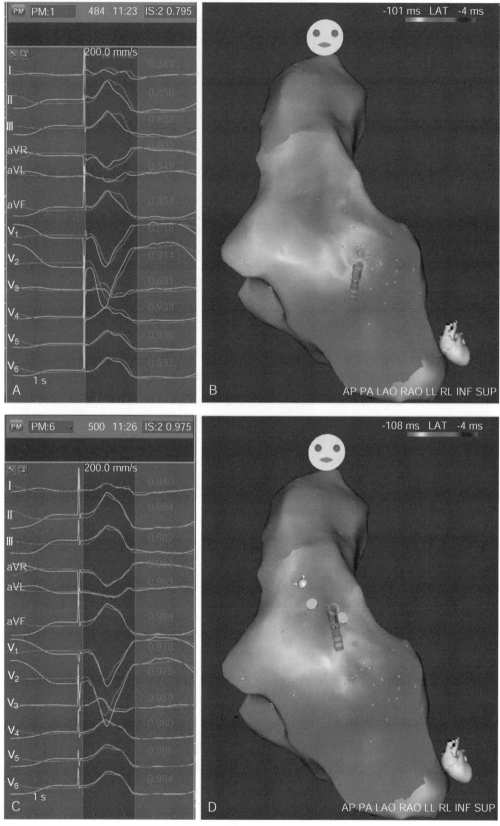

图 5.26 （见书后彩图）**将自动起搏标测集成到电解剖标测系统中。**左侧面板（**A** 和 **C**），集成到 CARTO-3 标测系统（PaSo，Biosense Webster，Diamond Bar，CA，United States）中的模板匹配软件，处理数字图像以匹配室性期前收缩（PVC）QRS 波群（绿色）和起搏的 QRS 波群（黄色），并根据两个 QRS 形态之间的相似性提供 0 ～ 1 之间的分数（蓝色数字）。右侧面板（**B** 和 **D**），CARTO 电解剖激动图（颜色编码）示右心室流出道 PVC 的病灶（前视图）。上图（**A** 和 **B**），从消融导管的头端（在激动图上可视）进行起搏，距离最早的局部激动部位（激动图上红色部位）约 18 mm，产生的起搏 QRS 形态，具有 80% 起搏匹配。下图（**C** 和 **D**），靠近最早的局部激动位点的起搏可见更高程度的相关性（98%）

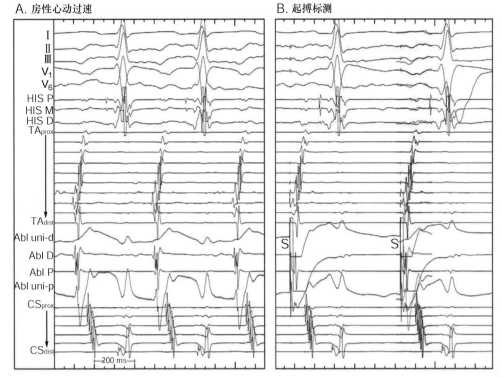

图 5.27 （见书后彩图）局灶性房性心动过速的起搏标测匹配。（**A**）局灶性右房下侧部心动过速时的心腔内激动顺序。（**B**）在最早的局部激动部位起搏显示与腔内记录中的心动过速（叠加为红色）几乎完全匹配。P 波匹配更是问题。Abl D，消融导管远端；Abl P，消融导管近端；Abl uni，消融导管单极；CS$_{dist}$ 冠状窦远端；CS$_{prox}$ 冠状窦近端；HIS D 希氏束远端；HIS M 希氏束中部；HIS P 希氏束近端；TA$_{dist}$ 三尖瓣远端；TA$_{prox}$ 三尖瓣近端

起搏标测最好从标测导管远端电极（负极）以单极刺激模式（≤ 10 mA，2 ms）进行，而另一电极（阳极）位于下腔静脉。或者用相邻的双极以 2 倍舒张期阈值进行起搏以消除远场刺激效应。

起搏 12 导联 ECG 形态应与心动过速时的形态进行比较，记录 ECG 的增益和滤波应该相同，走纸速度为 100 mm/s。显示屏应该一次排列 12 导联 ECG，同样，记录纸上也依次打印出常规 12 导联 ECG，便于比较。起搏的 12 导联 ECG 形态与心动过速形态越接近，表明导管位置离心动过速起源点越近，当两者形态重合一致时，说明导管位于心动过速起源部位。此外，自动波形比较算法为起搏标测时的模板匹配提供了很好帮助[33]。

对于标测大折返 VT 环，评价 S-QRS 间期（起搏刺激到体表 ECG 最早 QRS 起始的间期）非常重要。折返环的出口位置通常位于梗死边缘部位，靠近正常心肌，因此在 NSR 起搏时，其 S-QRS 间期较短。起搏刺激与 QRS 起始之间的延迟与起搏位置的缓慢传导一致，这往往提示起搏点位于折返环内的可能性很大。这种方法在 NSR 下初步判断心动过速起源点时十分有用。

临床应用

起搏标测可用于其他标测方法的补充，以确认推测的消融部位。它尤其有助于难以诱发的心动过速。尽管该技术存在一些局限性，但许多研究已经证明使用起搏标测来选择消融靶点的作用。在局灶性心动过速中起搏标测的意义较大，特别是在特发性室性心动过速。由于难以精确地比较 P 波形态，局灶性 AT 的起搏标测应用受限，并且心内激动顺序限制了起搏标测的应用。

对于大折返性 VT，起搏标测可帮助确定折返环峡部。起搏标测主要用于初始标测后感兴趣区域的精细标测，有可能包含折返环出口或异常传导，但它有足够的特异度和敏感度，可以单独指导消融。当其他标测技术应用受限时，起搏标测可联合基质标测使用，为导管消融提供信息。当不需要诱发 VT 时，起搏标测明显优于激动标测。当患者难以耐受 VT 发作或 VT 不易诱发时，可以借助 VT 时体表 12 导联 ECG 形态来明确 VT 的起源部位。

局限性

最佳起搏的空间分辨率要求两点之间的最大距离

要近，以产生相似的 ECG 图形。通常，空间分辨率最适合单极刺激。极间距增宽、双极刺激和起搏病理性心肌会使空间分辨率衰减。通过在两个电极处诱导心肌夺获，随着近端电极（阳极）夺获，空间分辨率变得更差。双极起搏可能引起的起搏 ECG 形态变化可以通过降低起搏输出、减小电极间距（≤ 5 mm）来降低。重要的是，右心室流出道（RVOT）内的快速电传导限制了起搏标测的空间分辨率。在一份报告中，靶目标为 RVOT VT，为了确定心律失常的确切起源点以消融进行根治，较好的起搏标测的空间分辨率约为 1.8 cm²，并且不如激活标测的空间分辨率[34]。

高达 10 mA 的电流强度对单极起搏 ECG 形态几乎没有影响。相比之下，双极起搏可能会在起搏心电图中引入一些变异；夺获了大量的局部心肌，合并不同程度的阳极夺获，可能不利于标测准确性。

需注意，单次起搏时的 QRS 形态会发生变化，取决于偶联间期，PCL 可以影响超速起搏时的 QRS 波形。因此，起搏标测时，偶联间期或 TCL 需匹配，尤其在标测室性期前收缩（PVC）时。这种情况下，与 PVC 的偶联间期相同的单个室性期前刺激可以提供比同一位点的固定频率起搏更准确的匹配（图 5.28）。同样，有时从相同病灶自发成对激动，其 QRS 形态也略有不同，需仔细寻找起搏标测与之匹配。

MI 后 VT 的起搏标测有很多局限性。一些传导阻滞区域的解剖位置无法明确，也可能是功能性的。因此，NSR 下在 VT 折返环路的舒张期通道起搏时，会产生与 VT 时完全不同的 QRS 波群（图 5.24）。所以，起搏标测时，QRS 波形完全与 VT 时不同，并不意味着起搏点远离折返环路。另一方面，NSR 下靠近折返环路附近位点（非折返环路组成部分）起搏，有时也会产生与 VT 相同的 QRS 波群，这是因为起搏刺激波峰被迫进入与 VT 相同的激动路径，沿折返环入口到出口进行传导。所以，仅在出口位于正常心肌组织时，起搏图形与 VT 波形相匹配最好，而且该起搏位点尽量远离拟行消融的折返环关键部位。

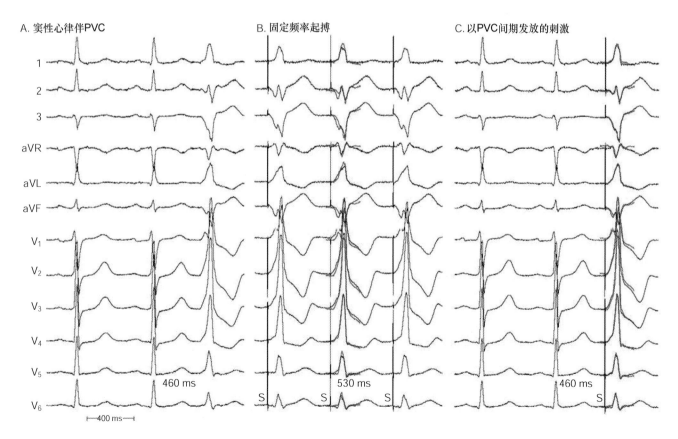

图 5.28 （见书后彩图）匹配室性期前收缩（PVC）形态时，心室额外刺激（VES）优于固定频率起搏。（A）目标 PVC 与前一 QRS 波的偶联间期为 460 ms。（B）在期前收缩部位以固定频率起搏，与 PVC 匹配（叠加为红色）较好但不完美。（C）在同一位点以与 PVC 相同的偶联间期发放的单个 VES 与 PVC 匹配更好

参考文献

1. Stevenson WG, Soejima K. Recording techniques for clinical electrophysiology. *J Cardiovasc Electrophysiol.* 2005;16:1017–1022.

2. Jadidi AS, Lehrmann H, Weber R, et al. Optimizing signal acquisition and recording in an electrophysiology laboratory. *Card Electrophysiol Clin.* 2013;5:137–142.

3. El Haddad M, et al. Novel algorithmic methods in mapping of atrial and ventricular tachycardia. *Circ Arrhythmia Electrophysiol.* 2014;7:463–472.

4. Cantwell CD, et al. Techniques for automated local activation time annotation and conduction velocity estimation in cardiac mapping. *Comput Biol Med.* 2015;65:229–242.

5. Venkatachalam KL, Herbrandson JE, Asirvatham SJ. Signals and signal processing for the electrophysiologist: part I: electrogram acquisition. *Circ Arrhythmia Electrophysiol.* 2011;4:965–973.

6. Sorgente A, et al. Negative concordance pattern in bipolar and unipolar recordings: an additional mapping criterion to localize the site of origin of focal ventricular arrhythmias. *Heart Rhythm.* 2016;13:519–526.

7. Tedrow UB, Stevenson WG. Recording and interpreting unipolar electrograms to guide catheter ablation. *Heart Rhythm.* 2011;8:791–796.

8. van der Does LJME, de Groot NMS. Inhomogeneity and complexity in defining fractionated electrograms. *Heart Rhythm.* 2017;14:616–624.

9. Pisani CF, Lara S, Scanavacca M. Epicardial ablation for cardiac arrhythmias: techniques, indications and results. *Curr Opin Cardiol.* 2014;29:59–67.

10. Wong MCG, et al. Left septal atrial tachycardias: electrocardiographic and electrophysiologic characterization of a paraseptal focus. *J Cardiovasc Electrophysiol.* 2013;24:413–418.

11. Asirvatham SJ, Stevenson WG. Electrocardiogram mapping-reentry final frontier. *Circ Arrhythmia Electrophysiol.* 2014;7:760–761.

12. Asirvatham SJ, Stevenson WG. Reentry, pseudo-reentry, and pseudo-pseudo-reentry. *Circ Arrhythmia Electrophysiol.* 2014;7:557–558.

13. Josephson ME, Almendral J, Callans DJ. Resetting and entrainment of reentrant ventricular tachycardia associated with myocardial infarction. *Heart Rhythm.* 2014;11:1239–1249.

14. Almendral J, Caulier-Cisterna R, Rojo-Álvarez JL. Resetting and entrainment of reentrant arrhythmias: part I: concepts, recognition, and protocol for evaluation: surface ECG versus intracardiac recordings. *Pacing Clin Electrophysiol.* 2013;36:508–532.

15. Kaiser DW, et al. The precise timing of tachycardia entrainment is determined by the postpacing interval, the tachycardia cycle length, and the pacing rate: theoretical insights and practical applications. *Heart Rhythm.* 2016;13:695–703.

16. Tung R. Challenges and pitfalls of entrainment mapping of ventricular tachycardia. *Circ Arrhythmia Electrophysiol.* 2017;10:e004560.

17. Almendral J. Resetting and entrainment of reentrant arrhythmias: part II: informative content and practical use of these responses. *Pacing Clin Electrophysiol.* 2013;36:641–661.

18. Benito B, Josephson ME. Ventricular tachycardia in coronary artery disease. *Rev Esp Cardiol (Engl Ed).* 2012;65:939–955.

19. Deo R, Berger R. The clinical utility of entrainment pacing. *J Cardiovasc Electrophysiol.* 2009;20:466–470.

20. Derejko P, Podziemski P, Zebrowski JJ, et al. Effect of the restitution properties of cardiac tissue on the repeatability of entrainment mapping response. *Circ Arrhythmia Electrophysiol.* 2014;7:497–504.

21. Vollmann D, et al. Misleading long post-pacing interval after entrainment of typical atrial flutter from the cavotricuspid isthmus. *J Am Coll Cardiol.* 2012;59:819–824.

22. Wong KCK, Rajappan K, Bashir Y, et al. Entrainment with long postpacing intervals from within the flutter circuit: what is the mechanism? *Circ Arrhythm Electrophysiol.* 2012;5:e90–e92.

23. Kinjo T, et al. Long postpacing interval after entrainment of tachycardia including a slow conduction zone within the circuit. *J Cardiovasc Electrophysiol.* 2016;27:923–929.

24. Asirvatham SJ, Stevenson WG. Mapping reentry. *Circ Arrhythmia Electrophysiol.* 2016;9:e003609.

25. Maruyama M, et al. Number needed to entrain: a new criterion for entrainment mapping in patients with intra-atrial reentrant tachycardia. *Circ Arrhythmia Electrophysiol.* 2014;7:490–496.

26. Esato M, et al. Color-coded three-dimensional entrainment mapping for analysis and treatment of atrial macroreentrant tachycardia. *Heart Rhythm.* 2009;6:349–358.

27. Santucci PA, et al. Electroanatomic mapping of postpacing intervals clarifies the complete active circuit and variants in atrial flutter. *Heart Rhythm.* 2009;6:1586–1595.

28. Miyazaki H, Stevenson WG, Stephenson K, et al. Entrainment mapping for rapid distinction of left and right atrial tachycardias. *Heart Rhythm.* 2006;3:516–523.

29. Li A, et al. Relationship between distance and change in surface ECG morphology during pacemapping as a guide to ablation of ventricular arrhythmias implications for the spatial resolution of pacemapping. *Circ Arrhythm Electrophysiol.* 2017;10:e004447.

30. Lüker J, et al. Automated template matching correlates with earliest activation during mapping of idiopathic premature ventricular contractions. *IJC Heart Vessel.* 2014;4:25–29.

31. Luther V, Qureshi N, Kanagaratnam P, et al. Automated activation and pace-mapping to guide ablation within the outflow tract. *J Cardiovasc Electrophysiol.* 2016;27:127–128.

32. Kuteszko R, et al. Utility of automated template matching for the interpretation of pace mapping in patients ablated due to outflow tract ventricular arrhythmias. *Europace.* 2015;17:1428–1434.

33. Hutchinson MD, Garcia FC. An organized approach to the localization, mapping, and ablation of outflow tract ventricular arrhythmias. *J Cardiovasc Electrophysiol.* 2013;24:1189–1197.

34. Zhang F, et al. Noncontact mapping to guide ablation of right ventricular outflow tract arrhythmias. *Heart Rhythm.* 2013;10:1895–1902.

6

新型标测与导航模式

陈淼 译 刘彤 校

目录

　　传统的射频消融术彻底改变了许多室上性和室性心律失常的治疗方法。可预测解剖位置或具有特征性心内膜电图的稳定心律失常的治疗成功率可达到 90%～99%，例如特发性室性心动过速（VT）、房室结折返性心动过速（AVNRT）、房室折返性心动过速（AVRT）或典型心房扑动（AFL）等。然而，随着医生的兴趣转向更复杂的心律失常，包括一些房性心动过速（AT）、多种形式的房内折返、大多数 VT 和心房颤动（AF），心律失常的消融仍是一个重大挑战。这是因为 X 线透视和传统的导管标测技术在定位没有透视标志物及缺乏特征性电图消融靶点的心律失常基质时存在局限性。

　　X 线透视下消融复杂心律失常时可能会有一些问题，原因如下：①心内电图不能准确地与它们在心脏内的精确位置相关联；②心内表面在 X 线下是看不见的，靶点位置只能通过其与附近结构的关系来近似判断，如肋骨、血管和其他导管的位置。③透视下导管导航不准确，耗时长，需要多体位投影以便估测导管的三维（3-D）位置。④导管不能准确地返回到先前已标测过的位置；⑤患者和整个医疗队都暴露在辐射危害下。

　　更新的标测系统已经改变了临床电生理学

（electrophysiology，EP）实验室，使医生克服了传统标测的局限性，并对心律失常发生机制有了新的理解。这些系统的目的是提高心脏激动标测的分辨率、三维空间定位和获取速度。本文在其他地方描述了这些技术在标测特定心律失常中的应用，及其对这些特定心律失常诊断、标测和治疗的细节。

　　然而，到目前为止，由经验丰富的医生整合解剖、电生理学和软件信息仍是安全、成功地完成手术必不可少的先决条件。这种系统最多只是作为促进标测和消融的辅助工具。术者应了解每个系统的优点和缺点，并应认识到这些系统可能会造成误导和混淆；这些误导和混淆是由于数据采集不正确或技术本身的局限性所致，其结果便是所提供的信息不准确。

电解剖标测

　　电解剖标测系统采用最新的方法准确地定位导管的位置，而仍采用传统方法获得局部电图。记录下的导管位置数据和该位置的相关心内电图被用来实时重建心腔三维图形，可用色彩编码相关 EP 信息（局部激动时间和电压），或仅行解剖重建。

　　目前，有三种电解剖标测系统正在临床应用：① CARTO（Biosense Webster，Diamond Bar，CA，United States）；② EnSite NavX（St. Jude Medical，St. Paul，MN，United States）；③ Rhythmia（Boston Scientific，Cambridge，MA，United States）。这些系统使用基于电磁或阻抗，或两者混合的导管定位方法[1]。

基本概念

CARTO 电解剖标测系统

　　CARTO 标测系统包括一个超低磁场发射器、一个磁场发生器定位垫（放置在手术台下）、外部参考贴片（固定在患者的背部）、一个参考电极、一个数据处理单元和一种用于生成已标测心腔电解剖模型的显示单元，以及可调弯的 7 F 四极标测消融导管，该导管头端为 4 或 8 mm，近端为 2 mm 环状电极，定位传感器内置于导管头端（三个位置传感器彼此垂直放置，位于头端电极的近端，完全嵌入导管内）[2]。

　　CARTO 电解剖标测的理论前提是金属线圈在磁场中可产生电流。电流的大小取决于磁场的强度和线圈的方向。CARTO 标测系统采用了一种与全球定位系统（GPS）相似的三角剖分算法。安装在手术台上的磁场发射器由三个线圈组成，线圈产生低强度磁场（$5 \times 10^{-6} \sim 5 \times 10^{-5}$ T），这比磁共振成像机内部的磁场强度小得多（图 6.1）[2]。

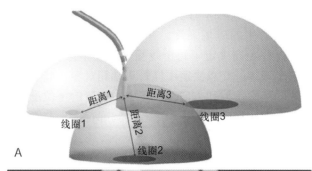

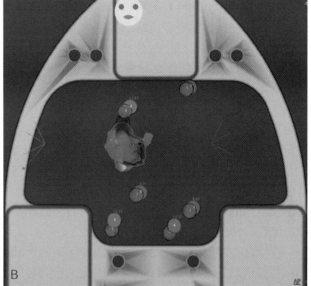

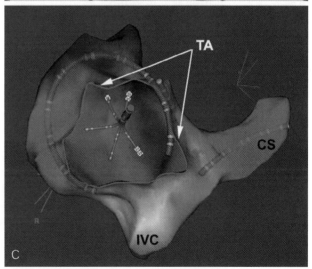

图 6.1 （见书后彩图）CARTO 电解剖标测系统 （**A**）这三个半球代表患者下方三个不同电磁铁的磁场。导管头端包含一个被这些磁场感知的元件，这个三角信息被用来监测导管头端在心脏中的位置和方向。（**B**）安装在手术台下方的磁场发射器与放置在患者背部和胸部监视器上的六个电极贴片相关（这些贴片通过创建一个电场可以显示电流依赖的无磁导管）。电解剖标测图在中间显示。（**C**）使用 CARTO-3 电解剖标测系统标测和消融典型心房扑动，彩色编码的激动图叠加在虚拟的右心房解剖模型上（左前斜观）。在电解剖图上可以看到三个标准的诊断导管：三尖瓣环（TA）周围的 Halo 导管、冠状窦导管、放置于右心房后壁的 PentaRay 导管。十极导管和 PentaRay 导管均装有磁性传感器，可用于采集电解剖数据。基于电流的数据则用于可视化 Halo 导管。IVC，下腔静脉

嵌入在标测导管头端附近的传感器可以检测每个线圈产生的磁场强度，并确定其与每个线圈的距离。这些距离决定了每个线圈周围理论球体的面积，这三个球体的交点决定了导管头端相对于皮肤上参考贴片的准确位置和方向。磁场中心位置的定位准确度最高，因此将定位垫置于患者的胸部背面是非常重要的。除了导管头端的 x、y、z 坐标，CARTO 系统还可以确定导管头端电极三个方向的决定因素——旋转、偏移和俯仰。在屏幕上可以看到导管头端的位置和方向，并在标测的心腔电解剖模型中实时监测导管的移动。导管图标有四个颜色条（绿色、红色、黄色和蓝色），以便术者能够在导管顺时针或逆时针旋转时查看导管。此外，由于导管总是向同一方向打弯，所以每根导管总是向单一颜色打弯。因此，要使导管转向特定的房室壁，术者应首先将导管转向，使该颜色面对该房室壁[2]。

标测导管在每个心内膜部位标测到的单极和双极电位均在该位置背景下存档。使用这种方法，每个连续记录位点的局部组织激动在系统创建的几何模型框架内综合后便生成激动标测图。

在标测心脏时，系统可以处理四种类型的运动伪影：心脏运动（心脏在不断运动；因此，标测导管的位置在整个心动周期都发生变化）、呼吸运动（呼吸周期中心脏位置在胸腔内的变化）、患者运动和系统运动。CARTO 标测系统采取了几个措施来弥补这些可能的运动伪影，并同时确保初始的标测坐标是合适的，这些措施包括电位参考和解剖学标志参考。

CARTO-3 CARTO-3 系统是 Biosense Webster 的

第三代平台，提供了两个额外的功能：先进的导管定位技术及快速解剖标测（fast anatomical mapping，FAM）。先进的导管定位技术是将磁定位技术与基于电流的可视化数据相结合的混合技术，其能够在电解剖图上提供导管头端指向和近端弯曲程度的精确图像。它允许同时可视化多达 5 个 EP 导管（有和没有磁性传感器），并清晰区分所有电极。除了前面提到的磁场外，CARTO-3 还使用了由两组贴片（三个贴片在患者背部，三个贴片在胸部）产生的电场。系统通过各种导管电极以特定频率发射低强度电流，并在每个贴片上测量每个电极所发射电流的强度；这就为每个电极的位置创建了一个对应的电流比。通过磁场校准电场，从而最小化电场边缘的畸变。导管的可视化被限制在一个被称为"矩阵"的三维虚拟区域中，只有使用配备有磁性传感器的专用导管才能实现可视化（图 6.1 和图 6.2）[2]。

标测分两个步骤执行。最初，磁场可以用传感器精确定位导管。这与邻近传感器的电极的电流比有关。当带有传感器的导管在心腔内移动时，系统会获取并存储多个标测到的位置。该系统整合了电场定位及磁场定位，形成一个经磁场校准的电场，从而能够准确显示其他导管及其位置。由于每个电极发出的频率都是唯一的，所以即使它们彼此接近，每个电极的位置也是能分辨的。快速解剖标测（FAM）是一种通过在心腔内移动内置传感器的导管来快速创建解剖图的技术。与逐点电解剖定位不同，FAM 可以用来采集容积数据（图 6.1）

CARTO-Merge CARTO-Merge 模块允许将预

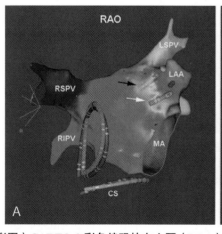
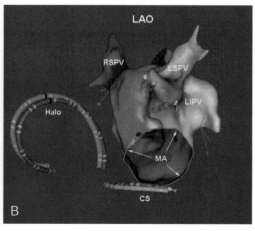

图 6.2 （见书后彩图）CARTO-3 彩色编码的左心耳（LAA）起源的房性心动过速激动图。消融导管放置于 LAA 顶部（黑色箭头）。成功消融靶点的消融导管位置用半透明影子标记（白色箭头）。一个多极 Halo 导管放置于右心房三尖瓣环周围，一个十极导管放置于冠状窦（CS）内。每个导管的初始位置采用影子标记并作为参考。Halo 和 CS 导管没有磁感应元件，因此不能用来收集电解剖数据。这些导管的可视化是通过基于电流的数据实现的，并被限制在一个名为"矩阵"的三维虚拟区域中，该区域只能由内置磁传感器的特定导管建立。红点表示射频消融过的损伤部位。LAO，左前斜位；LIPV，左下肺静脉；LSPV，左上肺静脉；MA，二尖瓣环；RAO，右前斜位；RIPV，右下肺静脉；RSPV，右上肺静脉

先获得的 CT 血管造影或 MRI 容积图像数据整合到 CARTO 系统创建的心腔电解剖图上，并同时在同一坐标系内显示（图 6.3）。这对于利用 CT/MRI 获得的详细的心腔解剖来指导导管实时消融是非常有价值的。

CARTO-Univu　CARTO-Univu 模块允许在预先记录的 X 线图像或电影上叠加三维解剖图和可视化的导管。当消融靶点接近冠状动脉时，该方法可以将冠状动脉造影和三维结合，使射频放电时无须重复行冠状动脉造影。然而，重要的是要认识到，X 线透视或血管造影图像并无心电图（ECG）或呼吸门控，并且在手术过程中出现任何位移，则预先录制的 X 线图像都需要重新获取[3]。

CARTO-Sound　CARTO-Sound 图像融合模块将电解剖图合并到心腔内超声心动图（intracardiac echocardiography，ICE）衍生的图像中，并允许使用实时 ICE 对心腔进行三维重建。ICE 使用的是带有导航传感器（SoundStar，Biosense Webster）的相控阵导管，在 CARTO 工作区中记录感兴趣心腔的 90° 扇面图像，包括这些扇面的位置和方向。通过获取感兴趣心腔内心内膜表面的心电图门控 ICE 图像，生成三维容积渲染图像（图 6.4）。窦性心律时于心电图的 P 波进行门控后获得二维（2-D）ICE 的 3 s 影像片段，心房颤动时则于 R 波进行门控后获得此片段。由于 ICE 图像系统无自动呼吸门控，因此分析中使用的图像是在呼气

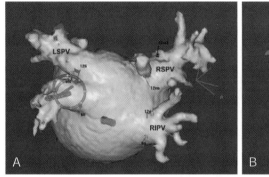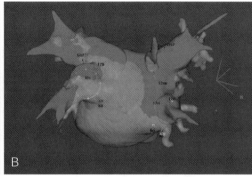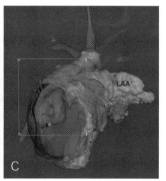

图 6.3　（见书后彩图）**CARTO-Merge 图像融合模块**。（**A**）在 CARTO-3 电解剖系统上记录的左心房（LA）三维（3-D）CT 成像的后视图（CARTO-Merge 模块）。左下肺静脉（PV）可见环状电极。（**B**）将预先获取的 CT 图像（如图 A 所示）与 CARTO-3 ［快速解剖标测（FAM）］三维重建的 LA（后视图）相融合。（**C**）LA 的 CT 表面重建融合图的心腔内视图。LAA，左心耳；LSPV，左上肺静脉；RIPV，右下肺静脉；RSPV，右上肺静脉

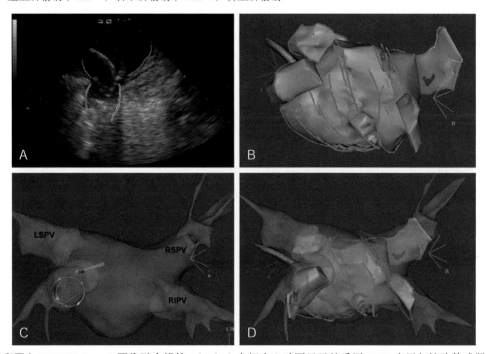

图 6.4　（见书后彩图）**CARTO-Sound 图像融合模块**。（**A**）心内超声心动图显示的采用 10 Fr 内置相控阵传感器的导管获得的左心房（LA）和左下肺静脉（PV）图像。线条追踪了 LA 和 PV 的心内膜表面。（**B**）利用多幅 ICE 图像所追踪的心内膜表面上的插值点重建心脏三维几何结构。（**C**）CARTO-3 中 LA 的解剖重建（后视图）。注意左下肺静脉可见环状电极和消融导管。（**D**）CARTO-Sound 容积图和 LA 电解剖图的融合。LSPV，左上肺静脉；RIPV，右下肺静脉；RSPV，右上肺静脉

末和呼气中期获得的。通过调整频率（5 ～ 10 MHz）和对比度对每张图像进行优化，识别心腔心内膜表面（基于血液和组织回声强度的差异），并自动示踪其轮廓，必要时使用 CARTO-Sound 软件手动覆盖误差图像。兴趣腔室的轮廓线画在边界以下，以防止图像膨胀。然后，该软件将每个轮廓分解成一系列离散的空间点，这些点之间的间距最高可达 3 mm（曲折或带角度的轮廓上点与点的间距应更近）。CARTO 软件对这些点进行插值，以在 CARTO 工作区中创建心腔心内膜表面的模型。CARTO-Sound 允许对心腔及其邻近结构进行详细的实时可视化，并消除了接触标测中经常发生的腔室畸变[4-5]。

CARTO-Sound 可实现左心房（LA）和肺静脉（PV）实时 ICE 容积图与电解剖图的融合，该技术已成功应用于心房颤动导管消融，其既可以作为一个独立的工具来指导标测和消融，也可以作为 CT/MRI 图像融合的指导。此外，研究表明利用 CARTO-Sound 确定左心室瘢痕边界（在 ICE 成像中通过室壁厚度和室壁运动识别）具有可行性，这可以促进缺血性 VT 的基质标测和消融。值得注意的是，在三维 ICE 图像引导 AF 消融时，消融点落在三维 ICE 衍生的表面轮廓之外的情况比 FAM 或 ICE-CT 融合后的模型更为常见[4]。

EnSite NavX 电解剖标测系统

EnSite NavX 系统包含三对皮肤贴片、一个系统参考贴片、心电图电极、显示工作站和一个患者接口单元。参考贴片放置在患者的腹部，作为系统的电参考。

EnSite NavX 结合了 LocaLisa 系统（Medtronic, Minneapolis, MN, United States）的导管定位和跟踪功能，能够仅使用一个传统的 EP 导管和皮肤贴片创建心腔的解剖模型。这种标测方式是以胸腔的电流为基础，最初应用于 LocaLisa 系统。与 NavX 系统不同的是，LocaLisa 不允许生成心腔的三维几何形状，因为导管和所需的解剖标记是在笛卡尔坐标系下显示的。这项技术在新一代 NavX 中获得了实质性的进展[2]。

在三维导航中，六个电极（皮肤贴片）被放置在患者的皮肤上，沿着三个正交的轴产生电场（x、y 和 z）。贴片放置在患者的两侧（x 轴）、胸部和背部（y 轴）、颈部和左大腿内侧（z 轴）。类似于弗兰克引导系统，这三对正交电极向三个正交方向（x、y、z）发送三个 5.7 kHz、350 mA 的独立交流电通过患者的胸部，同时在每个方向上还有略微不同的约 30 kHz 频率的电流，形成一个以心脏为中心的经胸三维电场。沿每个轴的绝对电压范围各不相同，这取决于每个体表

电极对之间的组织体积和类型。电压梯度除以已知的外加电流，可以确定在具有相同单位大小的三个轴上的阻抗场。每个轴上的阻抗水平对应于胸腔内的特定解剖位置。当标准导管电极在腔室中移动时，每个导管电极从测量的电压中感应相应的阻抗水平。每个导管电极记录的混合 30 khz 的信号被数字化分离，以测量三个频率分量的振幅。这三种电场强度是通过已知电极间距的相邻电极对对该偶极子的三个或多个不同空间方向的振幅差自动计算出来的。与电流输出同步，NavX 将三个振幅（V）分别除以对应的电场强度（V/cm），计算导管电极处的 x-y-z 阻抗坐标，实现导管的实时标测定位及非透视导航，精确到毫米。NavX 系统可以实时显示多达 128 个电极在消融部位和心脏其他部位的标准导管上的位置和运动（图 6.5）。重要的是，电极的相对位置是通过假设记录的场电位变化只由导管位置的变化引起而计算得出的。因此，胸腔阻抗的变化会导致系统"漂移"[2]。

NavX 系统还允许快速创建详细的心脏解剖模型。导管在指定心腔心内膜表面多个位点的连续定位即可确定心腔的几何形状。系统以 96 点 / 秒的速度从指定电极上自动取点。系统内置的算法以任意给定角度从几何中心到最远处的点来定义内膜面，这些点可以由术者选择，也可以由系统自定义。此外，术者能够在建模过程中手动指定某些固定点为接触点；自动定位内膜面的算法无法消除这些点。除了标测到的特定点，还有额外的插值，以提供一个光滑的模型表面，之后便可以在模型上面记录激动电压和时间（图 6.5）。为了减少心动周期内心腔形状变化的影响，数据采集可以通过心电图进行门控。此外，电极的位置在几秒钟内会平均化一次，以尽量减少心脏运动的影响。呼吸补偿在标测之前完成。呼吸补偿的算法会将系统所记录的呼吸运动与经胸阻抗的变化相关联，从而过滤掉与呼吸周期相关的低频心脏移位。

在创建心腔几何模型后，应用定标算法（空间电场校正法）来补偿心腔和静脉结构之间阻抗的变化，否则当在不同的阻抗区域之间移动导管时，会导致 x-y-z 坐标的偏移（图 6.6）。空间电场校正法是以模型内所有位置的已知电极间距为基础，对导航电场的局部强度进行调整，使计算出的导管电极位置与用于建模的导管电极的已知间距相匹配。

大多数制造商的消融导管、射频发生器或低温发生器均适用于 NavX 系统。它可以标记消融的位置，从而通过创建连续的消融点，建立高精度的阻滞线，并允许验证消融线的连续性。

新一代 EnSite 融合系统能够将预先获得的 CT/

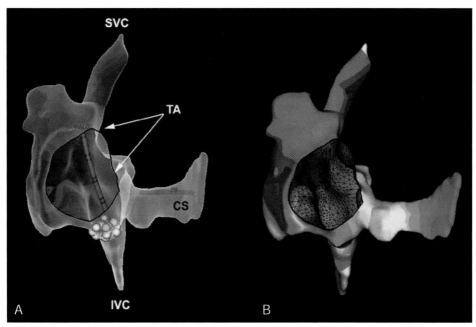

图 6.5 （见书后彩图）使用 NavX 系统的电解剖激动标测。（**A**）使用 NavX 电解剖标测系统标测和消融典型心房扑动时，彩色编码的激动图叠加在右心房的虚拟壳上（左前斜视图）。两根标准的诊断导管［一根位于三尖瓣环（TA）周围的 Halo 电极，一根位于冠状窦（CS）内的十极导管］，在标测过程中通过 NavX 系统显示。白点表示穿过三尖瓣峡部的射频消融点。（**B**）在改变透明度和移除诊断导管后，可以看到相同的彩色编码激动图。IVC，下腔静脉；SVC，上腔静脉

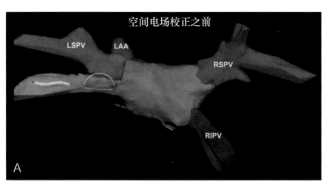

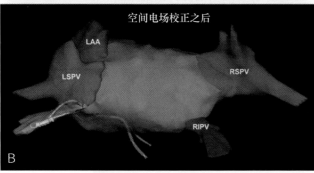

图 6.6 （见书后彩图）**NavX 标测系统中的空间电场校正。**由 NavX 电解剖标测系统创建的左心房（LA）和肺静脉（PV）三维几何模型（后视图）。左下肺静脉可见消融导管和环状导管。冠状窦（CS）内可见十极导管。（**A**）空间电场校正前的 LA 几何模型。（**B**）在应用空间电场校正算法补偿 LA 和 PV 之间的阻抗变化后，所得到的 LA 模型。LAA，左心耳；LSPV，左上肺静脉；RIPV，右下肺静脉；RSPV，右上肺静脉

MRI 扫描图像与 NavX 系统创建的心腔实时电解剖图像融合，以指导基于解剖的消融手术。为了方便 EnSite 系统模型的局部调整，配准模块是 Dynamic Registration。该系统能够将新建的模型动态地匹配成 CT/MRI 的三维重建图像（参见后面的讨论）。

新一代 EnSite Precision 系统增加了磁导航能力。磁点通过几根新的磁性导管来收集。磁场稳定性降低了"阻抗漂移"的影响，纠正了阻抗畸变，并有助于优化导管导航以及重建精确的几何模型。

Rhythmia 电解剖标测系统

Rhythmia 是一种新型的三维电解剖标测平台，它与装有 64 个微型电极的篮网导管配对（Orion，Boston Scientific），能够生成超高密度的电解剖图。该系统采用阻抗定位和磁定位相结合的混合定位技术。磁场是由放置在患者手术台下的定位发生器产生的，它能够用磁性传感器定位导管。阻抗定位技术用于跟踪没有磁性传感器的导管。然后系统将阻抗场测量值映射到磁位置坐标，并创建一个阻抗场图[6-7]。

Orion 是一种 8.5 Fr 的双弯导管，带有一个包含 8 个样条的微型篮网电极阵列，每个样条包含 8 个小电极（图 6.7）。每个电极的表面积为 0.4 mm²，电极间距 2.5 mm（电极中心到邻近电极中心）。通过对样条的机械弯曲，可将篮体塑形成不同直径的球体（球体测量直径最小为 3 mm，标准 18 mm，最大 22 mm）。

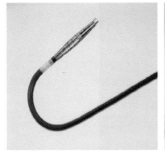
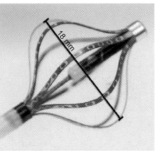

图 6.7 （见书后彩图）**Orion 微型篮网导管**   8 Fr 双弯微型篮网导管从导管轴至头端远端长度为 27 mm。它由 8 个样条组成，每个样条有 8 个电极。篮网的标准直径在中纬线处测量为 18 mm。（From Anter E，Tschabrunn CM，Contreras-Valdes FM，Li J，Josephson ME. Pulmonary vein isolation using the Rhythmia mapping system：verification of intracardiac signals using the Orion mini-basket catheter. Heart Rhythm，2015，12：1927-1934.）

每个电极的位置是通过位于导管顶端的磁性传感器和每个电极上的阻抗感知的组合来确定的。导管头端有持续的盐水冲洗以防止血栓形成。其他导管由阻抗定位[6-9]。

Orion 导管有两种数据采集模式：连续和手动。如采用连续数据采集模式，在导管不间断运动的情况下，采用术者自定义的心跳接受标准自动建模，无须术者直接输入。采集到的每个心脏搏动周期的电图由系统自动标注。在手动数据采集模式下，操作员以"逐区域"方式采集数据，并手动接受和标注所选点。

在连续、自动化的数据采集过程中，只有满足术者预定义的接受标准如周期长度（CL）稳定性、两个参考电极间的时差稳定性、呼吸门控（通过测量胸部阻抗变化来跟踪呼吸周期）、导管位置稳定性、导管信号相对于相邻点的稳定性、形态匹配，这些标注点才会被接受。自动算法过滤掉那些与邻近点相比接受标准有差异的点。通过单极和双极电图的结合来筛选远场电位。

标测窗口的设置是自动的。系统用 10 s 计算心律的平均 CL，之后将 100% 的 CL 平均分配到参考电极时间位点的前段和后段［通常选择冠状窦（CS）的一个电图，或在室性心律失常时选择体表心电图某个导联的 QRS 段］。该系统将单极（负 dV/dt 最大）和双极（振幅最大）电位相结合，用于标注每个电图的局部激动时间。对于包含多个电位的电图，系统选择与周围区域的电图时间最匹配的电位[6-8]。Orion 导管上电极的尺寸非常小，可以将远场信号和背景噪声降到最低，并能准确检测到非常小的电位信号[10-11]。

根据篮网导管最外层电极的位置，在每一次可接受的心脏跳动时逐渐建模。电图是包含还是排除在电图组中，由点到几何模型表面的距离（1 ～ 5 mm）来决定，此距离可由术者设置。当从模型外部空间记录到更多的信号时，系统会自动删除内部点的电图[6-8]。

所有点的电图都储存起来以方便回顾。数据采集完成后，术者可以对标测结果进行编辑。该软件允许将每个解剖点相关联的电图可视化，以方便重新校点或删除不准确的数据[7]。通过使用虚拟摆动探头选择单个电图，可以确定和标记感兴趣的区域（如 His 束区域）。此外，在回顾模式下，可根据相应的电图对三尖瓣环等解剖结构进行切割（图 6.8）[12-13]。

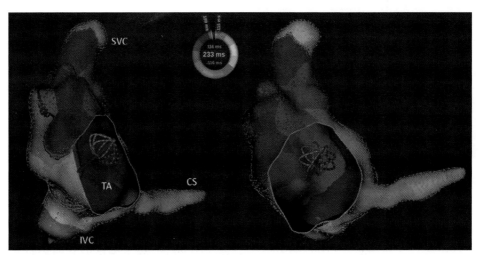

图 6.8 （见书后彩图）**典型的逆时针心房扑动（AFL）Rhythmia 彩色编码激动图**   典型的逆时针心房扑动时，右前斜位（左）和左前斜位（右）视图中右心房的三维电解剖激动图。心动过速时，去极化的电波沿三尖瓣环（TA）逆时针运动，表现为颜色的连续变化（从红色到紫色），最早和最晚的局部激动点非常接近。标测图中可见微型篮网导管（Orion）。CS，冠状窦；IVC，下腔静脉；SVC，上腔静脉

电解剖激动标测

解剖学参考

一旦标测导管（或任何电解剖学标记电极）置于心脏内部，就可以根据固定解剖学参考确定其位置。该参考导管可以置于心腔内或体表，在手术中必须保持位置稳定，以防止电解剖图图形失真。标测导管的移动轨迹，就由其参考电极的相对位置来确定。心腔内参考电极的优势是在呼吸周期中可以跟随患者的身体和心脏一起移动。然而，心腔内参考导管可能在标测过程中改变其位置，尤其是在操纵其他导管的过程中。

在 CARTO 标测系统中，磁性导管的位置与置于患者下方的固定磁场传感器有关。CARTO 标测系统连续计算标测导管与解剖参考的相对位置，来解决任何可能的运动伪影的影响。然后相对于该参考位置来对应消融导管的运动。患者相对于参考板的轻微移动可能会使标测图形失真，患者的明显移动或参考板的移位都可能导致无法纠正的图形改变。

在 NavX 系统中，所有电生理检查导管的三维定位是基于阻抗梯度计算系统，该系统与放置在患者体内或心脏内的参考电极相关（如冠状窦导管）。由于参考电极和导管要么放置在患者的皮肤上，要么放置在患者的心腔内，所以它们与患者同时移动，防止图形改变，使得 NavX 对患者的潜在运动不敏感。节律标测系统还会使用一个附在患者背部的解剖学传感器。

Rhythmia 标测系统采用了一种将阻抗定位技术与磁定位技术相结合的混合定位技术，并使用了两个定位参考，每个定位参考对应一个定位技术。磁性技术使用患者的背部做定位参考，而阻抗技术则使用术者选择的固定心腔内电极做定位参考（如冠状窦电极）。

电位参考

电位参考是整个标测过程中用于参考的基准点。基准点的时间用于确定标测导管所取点的激动时间，并确保在同一心动周期内收集数据。因此，它对系统的准确性至关重要。标测过程中，标测导管在不同解剖位置记录的所有局部激动时序信息（显示在已完成的三维模型上）均与该基准点相关，通过取点门控，使每个点都是在心脏电信号的同一部分获取。重要的是，被标测的心律需是单一形态的，并且基准点在每个采样点都是可重复的。

基准点由术者通过分配一个参考通道和标准位点来定义。系统在选择参考电图和门控位点方面具有很大的灵活性。体表心电图导联或任何双极或单极模式的心内电图都可以作为参考电图。为了标测心内电图的稳定性，室上性心动过速时通常选用 CS 电极的心内电图，室性心律失常时一般选用右心室（RV）电极的电图或体表心电图导联作为电位参照。必须注意确保参考电图的清晰和稳定，并且参考电图的自动检测是可重复的，在环形电极电图中不受过度感知的影响（如在标测房性心律失常时，过度感知了 CS 参考电极上的心室电位）。参考电图的任何组成部分都可以作为计时参考，包括最大（正峰值）转折、最小（负峰值）转折、最大上斜率（dV/dt）或最大下斜率[1]。

兴趣窗

定义兴趣窗是确保初始标测坐标准确性的一个关键方面。兴趣窗口定义为相对于基准点的时间间隔，而基准点的局部激动时间是系统已确定的（图 6.9）。在这个窗口中，激动被认为是早于或晚于基准点参考的。时间和电压落在此窗口外的电图会被排除，在不改变窗口的情况下无法进行标记。兴趣窗口的总长度不应超过心动过速周长（TCL；通常比 TCL 少 10 或 20 ms）。兴趣窗边界是相对于参考电图设置的。因此，窗口是由两个间隔来定义的，一个间隔在参考电图之前，另一个间隔在参考电图之后。对于局灶性心动过速，通常使兴趣窗口在体表心电图心动过速复合波（P 波或 QRS 波）起始前约 50 ms 开始，不用考虑电图参考的时间。对于大折返心动过速，兴趣窗口应近似于 TCL，折返环路中激动时间的早晚定义是任意的。如果激动窗口跨越多个心动过速周期，则生成的图可能是模糊的，缺乏一致性，并导致激动早晚相接的伪相（图 6.9 和图 6.10）。理论上，窗口或电参考的偏移不会改变大折返环路，而只会导致标测图的相位偏移（图 6.11）[1]。

局部激动时间

一旦选择了参考电位、解剖参考和兴趣窗口，标测导管就会沿着被测心腔的心内膜表面从一点移动到另一点。这些点的电图可以设置为单极或双极。利用第 5 章中讨论的激动标测原理对这些电图进行分析。每个采样点的局部激动时间计算为参考电位上的基准点与该位点记录的单极或双极局部电图所确定的相应局部激动之间的时间间隔。

一般来说，每个位点的局部激动时间由心内双极电图确定，并用固定的参考电图来进行测量。对于双

A. 正确的兴趣窗口

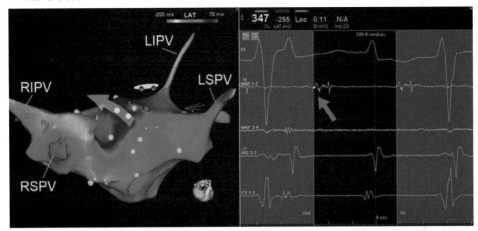

B. 兴趣窗口太宽

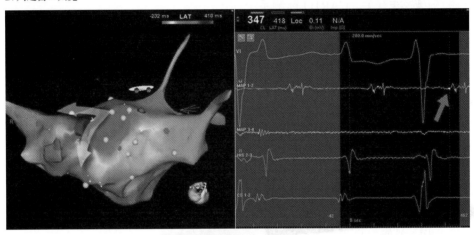

C. 兴趣窗口太窄

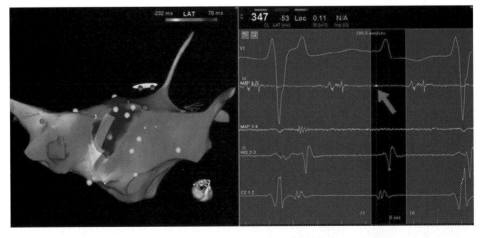

图6.9（见书后彩图）**兴趣窗对激动标测的影响。**左心房大折返性心动过速的CARTO-3激动标测图（头位观）。（**A**）正确的兴趣窗口宽度包括一个完整的心动周期。从左心房顶部记录的舒张中期电位（红色箭头），其激动时间点在兴趣窗口（较暗的垂直面板）的左侧部分；整个操作界面的左侧生成了一个激动图，其中的白色箭头所示为传播方向。（**B**）兴趣窗口太宽，包括了两个心动周期的一部分。正如红色箭头所示，在同一位置的后一个心动周期的激动可能被分配进兴趣窗（红色箭头），使得左侧生成一个完全不同的激动图，其中可见一个分离的激动波绕着右肺静脉折返。（**C**）窗口太窄，虽然在窗口内没有实际的心内电位，但是系统被强制选择一个激动电位时间（噪声，红色箭头）。这再次在界面左侧产生了一个完全不同的激动图。LSPV，左上肺静脉；LIPV，左下肺静脉；RSPV，右上肺静脉；RIPV，右下肺静脉

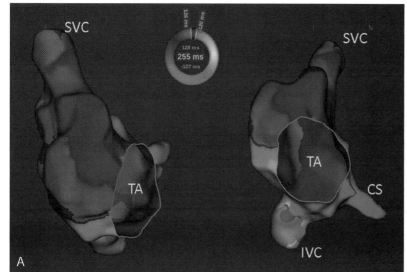

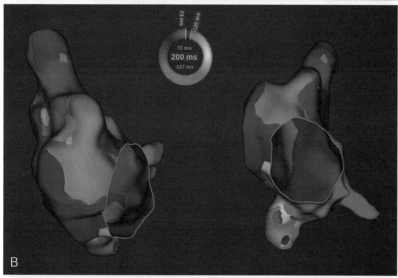

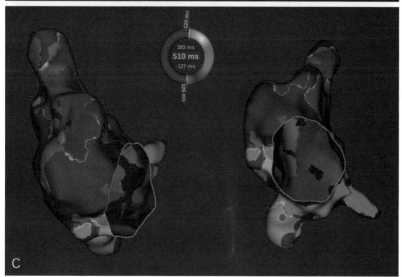

图 6.10 （见书后彩图）激动标测的兴趣窗。在典型逆时针心房扑动［周长（CL），260 ms］时，Rhythmia 建立的右心房激动图，右前斜位（左图）和左前斜位（右图）观。（**A**）正确设置兴趣窗口为 255 ms（略短于心动过速 CL），颜色激动图清楚地显示了颜色的连续变化（从红色到紫色），还有最早和最晚局部激动的相接（红接紫），这与三尖瓣折返机制一致。（**B**）回顾性分析时，将兴趣窗口改为 200 ms（明显短于一个心动过速周期），产生了一个有歧义的激动图。（**C**）回顾性分析中将兴趣窗口改为 500 ms（跨越 2 个心动过速周期），同样产生一个有歧义的激动图，所显示的激动顺序也是不对的。CS，冠状窦；IVC，下腔静脉；SVC，上腔静脉；TA，三尖瓣环

极电图，滤波后的（30 ～ 300 Hz）双极信号的初始峰值，对应于单极记录的最大负向 dV/dt，与记录电极下的去极化一致，并且似乎与局部激动时间最为一致。然而，在复杂的多成分或碎裂电位的设置中，局部激动时间的确定很有挑战性，需要根据所标测的特定心律失常来决定哪个激动时间是最合适的。因此，在标测过程中，经常采用局部双极电位高频成分的开始（而不是峰值或最低点）来计算局部电位时间，因

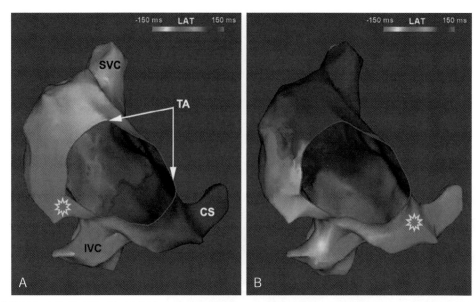

图 6.11 （见书后彩图）电参考对激动标测的影响。在典型围绕三尖瓣环（TA）逆时针转位的心房扑动 [周长（CL），310 ms] 期间，CARTO-3 建立的右心房激动图（左前斜位）。（A）选择 Halo 导管远端的双极电位（位于 TA 外侧，用黄色星号表示）作为激动图的电位参考点（基准点）。注意早接晚区域位于右心房的间隔面。兴趣窗口被设置为 300 ms（电位参考前 150 ms 和后 150 ms）。（B）冠状窦（CS）导管的近端双极（定位于 CS 口，用黄色星号表示）作为同一心动过速激动标测的电参考。同样，我们将兴趣窗口设置为电位参考前 150 ms 和后 150 ms，则早接晚区域位于 RA 的侧面。在这两幅图中，可见颜色连续变化（从红色到紫色），以及最早和最晚局部激动相接（红接紫），这与三尖瓣逆时针折返的机制一致。电参考的变化并不会引起大折返环路的变化，而只会引起激动图的相位漂移。注意，这两张图中的早接晚区域并非消融靶点（这些病例的靶点均是三尖瓣峡部）；相反，此区域仅仅是一个辅助提示功能，在这个功能中，感兴趣窗口的起始点和终点是相对于所选电参考的时间来定义的。IVC，下腔静脉；SVC，上腔静脉

为它更容易重复确定，特别是在测量高度碎裂的、低振幅的局部电位时。双极电位的起始可能比单极电图最大 −dV/dt 领先 15 ～ 30 ms[14]。

对于滤波后和未滤波的单极电图，最大负斜率（即最大的电位变化，dV/dt_{max}）与电极正下方的去极化波的到达最吻合[14-16]。

现代标测系统提供自动数据采集和自动时间标注功能。使用这些自动算法，局部激动的时间被标注在双极信号的最大振幅点或单极信号的最大负向 dV/dt 点。对于多个电位的电图，系统选择与周围区域的电图定时最匹配的电位。使用自动时间标注后，在手动获取额外点或编辑自动获取的数据时，应使用相同的参数来标注局部激动时间，这一点非常重要。

取点

在选择参考电位、定位解剖参考、确定兴趣窗口后，我们就可以将标测导管放置在感兴趣的心腔内。CARTO 和 Rhythmia 系统需要使用带有位置传感器的专用导管来收集标测数据。相比之下，NavX 系统导航的手术仅使用与传统方法相同的导管配置就可以了。任何电极都可以用来收集数据，创建静态等时和电压图，并进行消融。标准 EP 导管可以导入心脏，

可以同时观察多达 128 个电极。NavX 系统可以从导管插入静脉的那一刻开始定位导管的位置。因此，所有导管都可以在 EnSite NavX 系统的引导下送到心脏，并且可以尽量减少使用 X 线定位导管的时间。然而，当导管推进遇到障碍时，必须反复间断使用 X 线透视。一旦进入心脏，需用一根心内导管作为几何模型重建的参考。系统可将一个影子（记录原始位置）置于此导管上，以便在手术过程中识别位移，从而使术者可以在 NavX 的引导下很容易地将移位导管返回到原始位置。一个影子也可以显示在其他导管上，以记录导管在特定时间的准确空间位置（如 PV 电位显示最清楚的部位）。

标测导管最初定位在已知的解剖点（使用 X 线透视），作为建立兴趣心腔电解剖图的标记，例如，标测右心房（RA）时，可以选择上腔静脉（SVC）、下腔静脉（IVC）、希氏束、三尖瓣环、冠状窦口等作为解剖标记点。然后，导管在室壁周围缓慢推进，沿着心内膜取点，从而依次获得其头端位置和局部电图。

只有当导管与管壁稳定接触时才能取点。系统持续监测导管与组织接触的质量和局部激动时间的稳定性，以确保每个点的有效性和可重现性。导管的稳定

性和接触性是通过以下检查内容来评估的：①局部激动时间稳定性，定义为两个连续心搏中局部激动之间的差值小于 2 ms；②位置稳定性，定义为两个连续门控后的位置之间距离小于 2 mm；③连续两次心搏中记录的心内电图形态非常吻合；④周长（CL）稳定性，定义为手术中上一次心搏的 CL 与中位 CL 的差值。此外，在标测电极顶端的接触压力测量（如有）可帮助优化电极-组织接触，提高标测精度。

现代标测系统可以使用指定的标测导管进行自动数据采集。系统的算法自动获取并标注满足术者定义条件的点的激动时间。心搏的纳入标准包括 CL 稳定性、参考电图的相对时间、电极位置稳定性和呼吸门控等。这些算法有助于简化标测和验证过程，减少总体标测和手工标注时间。

由于呼吸偏移会导致导管位置发生明显的改变，因此在标测前收集呼吸补偿以过滤与呼吸周期相关的低频心脏移位。新一代 CARTO 标测系统允许对呼吸周期进行自动门控[1]。

每个选定的点都被标记在 3-D 模型上。术中应标记阻滞线（表现为双电位），使其容易识别，因为它们可以作为后续消融策略中消融靶点的边界。电静默区域［定义为心内膜电位振幅小于 0.05 Mv（标测系统的基线噪声），以及在 20 mA 起搏时无法夺获］和手术相关的瘢痕被标记为"瘢痕"，以灰色区域在 3 D 模型上显示且不标注激动时间（见图 14.1 和图 14.2）。该标测图还可用于记录评估心动过速期间执行起搏的位点。

从多个心内膜部位对导管位置和局部电图进行取样。消融导管以外的导管，如多极 Lasso 或 Penta-Ray，可以进一步增强取点效率，提高标测速度和分辨率。采样点用直线连接起来，形成几个相邻三角形，进而组成完整的心腔模型。接下来，使用门控后的电图创建一个激动图，该激动图是叠加在建好的解剖模型上的。将获得的局部激动时间用颜色编码并叠加在模型上，其中红色为早期激动位点，蓝色和紫色为晚期激动区域，黄色和绿色为中间激动区域（图 6.5 和 6.11）。在这些点之间，标测系统为每个取点的周围区域分配一个激动时间，并用这些插值对相邻三角形进行着色。这个区域的大小是可调的，通过设置三角形的"填充阈值"或"插值阈值"来确定。如果这些点之间的间隔很大（超过填充阈值），则不进行插值。在获取每个新位点的同时，实时更新重建结果，创建一个以激动时间进行编码的彩色三维几何腔体[1]。

手术中需要采样足够数量均匀分布的点。如果采样点数量不足，且填充阈值允许在较大范围内进行

插值，则分配给标测不良区域的颜色将不能代表实际的传导模式和激动时间。因此，可能错误地将旁观位点识别为可折返环路的一部分，且可能忽略传导阻滞线。此外，低分辨率标测可以掩盖其他有趣的现象，如双折返心动过速的另一个折返。有些心律失常，如复杂的折返环路，需要超过 80 ～ 100 点才能清晰显示。其他心动过速可以用更少的点来标测，包括局灶性心动过速和一些不太复杂的折返性心律失常，如峡部依赖性心房扑动。使用多极标测导管可以提高标测分辨率，加快标测过程[1]。

同样重要的是要识别瘢痕区域或传导中心阻滞区；如果做不到这一点，就会使电解剖图变得混乱，因为穿过传导阻滞区域的激动波插值会使激动显得穿过而不是绕过这些障碍。这种情况可能遗漏折返性心律失常的关键峡部。如果激动波传播方向相反的相邻区域被双电位线或稠密的等时线分隔开，则可推断出一条传导阻滞线位于这两个区域之间。

该电解剖模型可同时在单个视图或多个视图中观察，可任意方向自由旋转，为消融导管导航提供了可靠的三维图像。可以实时看到心腔任何部分与导管头端的关系，即使没有 X 线透视也可以很容易地重返感兴趣位点。电解剖图可以显示为激动、等时、传导或电压图，既可以为二维图，也可以为三维图。

激动标测

在标测过程中，会存储给定位置的心内电图，并将激动时间与指定的参考电图进行比较后进行分类。标测中累积的点根据它们各自的激动时间被分配到一个等时彩色区域中。激动图显示局部激动时间，并将其彩色编码后叠加在重建的三维几何模型上（见图 11.21 和图 12.14）。不同颜色的变换表示了整个 TCL 的激动时间分布。激动标测图是用来定义激动顺序的。所记录的兴趣心腔中均匀分布的点数需达到合理数量。所选取的局部激动时间点都会被彩色编码。

局灶性心动过速的电解剖图显示激动呈放射状扩布，从最早的局部激动位点向各个方向扩散，在这些情况下，激动时间明显小于 TCL（图 6.2）。反之，标测心腔周围颜色的连续变化、最早和最晚局部激动区域的接近（"早接晚"区域），表明存在一个大折返环的心动过速（图 6.11）。重要的是，早晚相接区域不应被用来指示大折返环的关键峡部位置（这通常是消融靶点）。因为它仅仅是一个提示功能，在该功能中，兴趣窗口的起始点和终点是相对于所选参考电图的时间来定义的。如前所述，早晚相接区域会随着兴趣窗口或参考电图的变化而改变位置和时间（图 6.8 和图

6.11）[1]。

同样重要的是要认识到，当解剖上或功能上的传导阻滞（如各向异性传导、瘢痕、切口或既往的消融线）靠近局灶性心动过速起源点，导致激动波传播延迟，激动时间跨越整个 TCL，且最后延迟到达的部位接近心动过速局灶起源的部位，局灶性心动过速可以模拟为折返机制的电解剖激动图。例如，一个起源于冠状窦口（CS os）的局灶房性心动过速在既往做过三尖瓣峡部消融的患者中，可产生类似于绕三尖瓣大折返的电解剖图（逆时针典型心房扑动；图 6.12）。当在激动图中观察到"早接晚"区域，而时间跨度却小于整个 TCL 时，应考虑标测不充分的可能，因此当出现这种情况时，在得出机制为大折返性心动过速的结论之前，应行更细致的标测。

另一方面，大折返性心动过速也可以产生一个类似局灶机制的电解剖激动图。如果取点数量不足，则激动时间的插值可能会误导术者得出激动波从一个焦点开始传播的结论（见图 3.11）[17]。当大折返性心动过速起源于当前标测的心腔对侧时，常发生这种情况。在后一种情况下，激动图将定位最早局部激动点的位置为激动传导进入当前标测心腔的最早突破点。值得注意的是，此突破点电位虽然显示的激动时间相对于心内参考电图明显早，但可能不是收缩期前的电位（例如与体表 ECG 上 P 或 QRS 波的最早点比较），因此并非局灶性心动过速的起源点。这为激动标测的

解释提供了额外线索，同时提示有必要做更详细的标测。同样，当折返环的重要部分位于心肌内或心外膜时，则心腔内标测的激动图很容易被认为是局灶机制。

等时线图

电解剖标测系统可以将电活动的等时线生成静态彩色图。这幅等时线图将激动时间在特定范围内（如 10 ms）的所有点描绘为同一颜色。根据传导速度不同，颜色层的宽度也不同。等时线在慢传导区较窄，在快传导区较宽。将信息以等时图的形式显示，有助于展示激动波沿颜色变化矢量的传播方向，因为该传播方向垂直于等时线。此外，拥挤的等时线图（如在非常短的距离内存在多种颜色）提示当前传导速度为 0.033 cm/ms（小于 0.05 cm/ms），此区域应视为传导缓慢区域。而当某区域出现两个波阵面在不同方向上的碰撞，时间间隔为 50 ms，则定义此区域为一个局部阻滞区域。自发传导阻滞或传导缓慢的区域（小于 0.033 cm/ms）在某些心律失常的维持中起着重要作用。

激动传播图

激动标测数据可以显示在一个彩色编码的激动传播动态图中（激动传播图；见图 11.21 和图 12.13）。激动传播图重叠在包含有解剖标志和屏障的心腔三维解剖壳上。通过对传播图的分析，可以估算出折返环的传导速度，识别出传导速度较慢的区域。

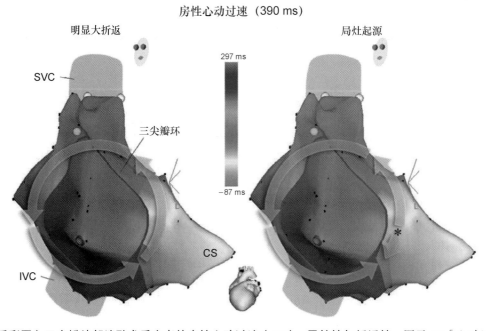

图 6.12　（见书后彩图）三尖瓣峡部消融术后患者的房性心动过速（AT）：局灶性与折返性。图示 AT［心动过速周长（TCL）390 ms］时右心房电解剖图。左图的激动模式（箭头）提示为典型的逆时针心房扑动。标测的点总时长占用 384 ms（TCL 的 98%）。超速起搏提示为局灶性心动过速。另一个标测激动图显示冠状窦（CS）口（右图，星号位置）为局灶性心动过速的起源点，此位置是消融终止 AT 的地方。修正后的激动模式显示激动波从此起源点向两个方向传播。IVC，下腔静脉；SVC，上腔静脉

EnSite Precision 使得激动波在电压图上的传播可视化，这更好地说明了激动模式与瘢痕区域的相关性。

拖带标测图

通过在电解剖标测系统中记录每个起搏拖带点上的起搏后间期（PPI）与 TCL 的差值（PPI － TCL），并用彩色编码，得出的三维彩色图即为拖带标测图（entrainment map）（图 6.14）。该方法虽然不能指定心动过速的慢传导区域，但有助于准确地确定和可视化整个折返环，并三维定位。由于所有的电解剖标测系统都不包含对拖带信息进行颜色编码的算法，所以激动标测的方式是手动操作。在电解剖标测系统上存储导管头端的每个三维位点，而后进行拖带刺激，计算 PPI 与 TCL 的差值，并将其与电解剖标测系统上的该位置相关联（看起来像是"激动时间"）。因此，存储在 3-D 位置的局部电图完全被忽略了。激动时间的注释标记被手动移动到计时信息等于拖带信息（PPI － TCL）的位置。然后，计时信息以颜色编码的方式显示，看起来好像它是激动时间，但实际上它表达的是关于起搏点至折返环距离的信息。在既

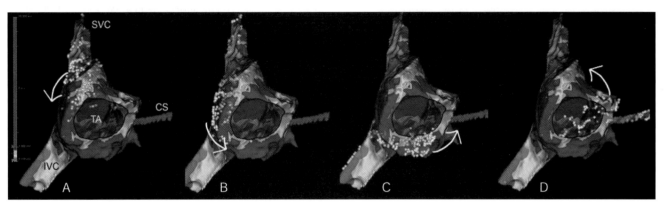

图 6.13　（见书后彩图）**典型心房扑动（AFL）的激动传播图**。在典型的逆时针 AFL 手术中，使用 EnSite Precision 标测系统获取的右心房激动和电压图。电压图为左前斜位观。红色对应心房心内膜双极电位的振幅≤ 0.1 mV；紫色对应的电位振幅≥ 1 mV。（A ～ D）激动波的传播在电压图上显示为亮绿色的点（"火花"）以逆时针方向围绕三尖瓣环（TA）运动，如白色箭头所示。CS，冠状窦；IVC，下腔静脉；SVC，上腔静脉

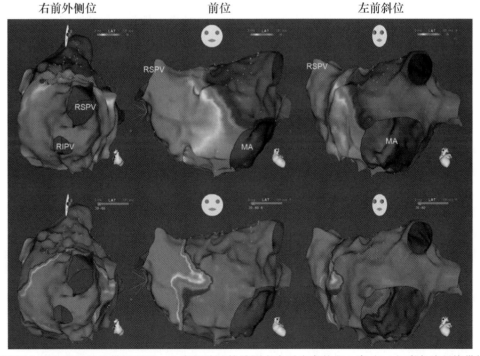

图 6.14　（见书后彩图）**彩色编码的拖带标测图**。心房颤动肺静脉隔离术后患者的左心房（LA）彩色编码拖带标测图。LA 以不同角度显示。颜色代表每个点的起搏后间期（PPI）与心动过速周长（TCL）的差值：差值越小，离折返环越近。在上部的图中，红色和橙色区域的 PPI 和 TCL 之间差值最小（提示接近或在折返环上），而紫色区域的差值较大（提示远离折返环）。下部的图所显示的数据和上部图一样，只是将标尺中的红色定为 0 ～ 30 ms（可见环右肺静脉为红色）。注意，并不是折返环路中所有的区域都是合理的消融目标区域。MA，二尖瓣环；RIPV，右下肺静脉；RSPV，右上肺静脉

定颜色范围内，红色表示离折返环路最近的点（即，PPI － TCL 差值较小的位置，接近 0 则表示它们在折返环路上），紫色表示远离折返环路的点（如 PPI － TCL 差值最大的位置）。

彩色编码的 3-D 拖带标测图可以确定完整的主动折返环路（与心腔内的被动激动区域相比）和心动过速折返环内的传导阻滞区，它提供了非常有用的潜在消融位置信息（图 6.14）。然而，所有这些点的消融不会终止折返（例如，虽然顺行性室上性心动过速的环路包括心室，但在该心室的一个或两个位置消融并不会消除折返环）。最终的选择取决于解剖屏障的位置和推定的峡部宽度，以便采用连接解剖屏障为主的策略制订消融线，横断折返环，终止心律失常。

电解剖标测系统的局限性

虽然三维标测系统与图像融合技术已广泛应用于消融手术中，但其许多理论上的有效性仍有待证实。因此，这些系统只是帮助简化复杂导管消融手术的工具之一，不应分散电生理学家对既定 EP 原则和消融终点的注意力[18]。

创建一个电解剖标测图所需的连续数据采集仍然非常耗时，因为整个过程需要大量取点，取点数量取决于心律失常所需的空间细节。由于采集到的数据在时间上不连贯，需要在多次心搏中取点，因此激动图的创建通常需要稳定的、持续的或重复性好的心律失常。由于这些点不能提供实时的、不断更新的信息，因此可能需要更多的时间来制作新的标测图，以查看当前的心内膜激动序列，发现心律失常的变化，或者完全将多个心动过速可视化。此外，快速变化或短暂性的心律失常不容易记录，只有在出现明显的基质异常时才能标测到。对于大折返环心动过速来说，TCL 的变化超过 10% 会阻碍对折返环路的完全理解，降低对电解剖激动图的置信度。单个室性期前收缩复合波（premature ventricular complex，PVC）或房性期前收缩复合波（premature atrial complex，PAC）或其他非持续心律失常事件也可以标测，但代价是需要相当长的时间。使用多极导管进行数据采集有助于解决这些问题。

目前方法存在的一个难点是，对少数电图激动时间的错误指定会使整个激动图失效，通常需要手动调整才能正确显示激动顺序。这也是多极导管标测的主要缺点，虽然可以快速获取大量位点的数据，但除非所有的电图都经过判定并可以确保标测系统正确地指定了激动时间，否则该标测图可能误导术者。此外，虽然系统利用标测点之间的数据插值提高了显示质

量，然而，给这些未标测的心肌区域简单地指定时间和电压估计值很可能是不准确的。

如果存在高度碎裂和宽泛的电势，就很难确定激动时间。在一些折返环路中，TCL 的大部分被碎裂的低振幅电位所占据。此外，将单个时间值赋给多成分的心内电图并不能代表此心内电图的质量，而且会遗漏所记录的电位在心律失常折返中所起作用的重要信息。在多成分电图中，对单个局部电位激动时间的主观标注可以显著地改变激动传播图。如果这些电位被排除或指定为相对较晚的激动时间，大折返性心动过速可能会被误认为局灶性，并且标测图的时间跨度少于 90% 的 TCL。

电解剖电压标测

电压标测用来标测瘢痕区域，该区域可能包含了心律失常相关的基质或可作为后续消融策略的边界。这对于不稳定或不可持续的心动过速，尤其是与瘢痕相关的室性心动过速（VT），具有重要价值。基质标测有助于识别 VT 基质，并指导多源性 VT、多形性 VT 以及由于血流动力学不稳定或难于诱发而无法标测的 VT 的消融。基质标测甚至在耐受良好的 VT 中也有价值，因为它能将激动和拖带标测的工作集中在包含 VT 基质的较小区域，因此有助于减少 VT 消融的手术时间。另外，将电压图叠加在激动图上，可以将激动图的观察重点放在电位低振幅的区域。

双极电压图与组织病理学和心脏 MRI 所定义的致密瘢痕明显相关。电瘢痕定义为局部电位振幅低，且高输出起搏时组织无兴奋性。虽然正常电位振幅的真实范围往往难以界定，但通常将低于 1.5 mV 的心内膜心室双极电位定义为异常低电压，而以 0.5 mV 的截断值作为电位振幅可以最好地界定致密瘢痕的解剖区域（表 6.1）。在电极与组织接触良好的前提下，起搏阈值大于 10 mA 可用来识别无兴奋的瘢痕区域[19]。对于心房，通常将振幅为 0.5 mV 或以下的心内膜双极电位定义为异常低电压区。沉默区（瘢痕）定义为心房双极

表 6.1　定义异常心肌基质的电压标准

电压振幅	低电压区	致密瘢痕
RV 和 LV 心内膜双极	< 1.5 mV	< 0.5 mV
RV 和 LV 心外膜双极	< 1.0 mV	< 0.5 mV
LV 心内膜单极	< 8.3 mV	< 7.0 mV
RV 心内膜单极	< 5.5 mV	< 3.5 mV
RA 和 LA 心内膜双极	< 0.5 mV	< 0.05 mV

LA，左心房；LV，左心室；RA，右心房；RV，右心室

电位振幅小于 0.05 mV，且以 20 mA 起搏时无心房夺获[20-24]。

在分析心室心外膜上的双极信号时，采用了更严格的电压截断标准，以限制心外膜脂肪和冠状动脉血管的影响（表 6.1）。由于覆盖在正常心肌上的心外膜脂肪隔离了下层组织，衰减的低振幅信号可被误认为是异常的心肌组织。正常的心外膜电图振幅定义为大于 1.0 mV。致密瘢痕定义为双极电图振幅小于 0.5 mV 的融合区，以及双极电图振幅在 0.5 ～ 1.0 mV 之间的边界区[19, 21-22]。

双极记录的局限性在于观察范围有限，双极电图的振幅主要由局部组织激动驱动，而远场激动则被减去。因此，虽然双极信号很好地反映了心内膜的电压特性，但单纯的心内膜双极电压标测可能忽略了心肌壁内或心外膜瘢痕，而这往往可能就是引起心律失常的基质来源。相比之下，单极电图则反映了与心肌接触的标测电极与远离心脏的第二电极（通常为 Wilson 中心终端）之间的电压差。因此，单极电极具有广阔的探测范围，且单极电位振幅主要代表更远的远场组织去极化[22]。因此，近年来提出了单极电压标测的方法，以便从更广的角度改善心肌感知，检测心肌壁中及心外膜瘢痕的存在。左心室单极心内电图振幅的电压截断值定为 8.3 mV[19]。较薄的 RV 游离壁的正常单极电压的截断值定为 5.5 mV（见图 25.4）[21, 25-27]。

电解剖电压标测可以在窦律、起搏或任何其他节律时执行。电压图显示各点采样时间窗口内电图峰值至峰值的幅值，由标测系统自动测量。这个值用颜色编码并叠加在解剖模型上。在 3-D 彩色显示器上的增益调节允许用户既可集中于一个狭窄的电位，也可以是宽泛的电位。通过减小色阶，可以消除较大振幅的电位信号。

深埋于致密纤维化区域内或区域之间的孤立的存活心肌束，可能形成支持心律失常折返所必需的舒张期峡部（称为传导通道）。通过这些束的激动波通常是缓慢的和各向异性的，导致低振幅、多种成分和碎裂的双极电位。在瘢痕的区域可以记录到异常的低压电位，而这些瘢痕在折返环路的组成成分中无明显的特异性。因此，识别低压区域内的传导通道有助于寻找可能维持心动过速环路的区域。在电解剖电压图上，传导通道可以识别为瘢痕较致密区域内的电压维持通道（电压通道），也可以识别为致密瘢痕与瓣膜环之间的通道。在彩色编码的电解剖电压图中，仔细地、一步一步地手动调整电压上限和下限（瘢痕阈值），可以在电压小于 0.5 mv 的瘢痕内最大限度地提高相邻不同电压水平的心肌颜色对比度（见图

22.28）。[3, 26]

起搏为电位振幅提供了补充信息。振幅大于 0.5 mV 的位点中仅有 2% 的起搏阈值大于 10 mA，而振幅非常低的位点中有相当多的点起搏阈值较高，且许多折返环路峡部的电位振幅都很低。致密瘢痕的定义是高输出起搏时心肌仍缺乏电兴奋性[19]。

影响电压标测的因素

双极电图振幅受多个变量的影响，而这些变量借此能够影响电压图的精度和分辨率。这些变量包括电极大小、电极间距离、两极电极之间的电传导速度、激动矢量、电极与组织接触的角度以及信号滤波等[28-30]。

电极大小 电压标测的分辨率受电极尺寸和电极间距的影响。由于电极表面积大、电极间距宽，标准标测导管的空间分辨率有限。这些导管记录相对较大的组织块所产生的信号，因此更有可能显示较大的双极电图振幅。此外，在大电极记录时，极易丢失小块组织产生的低振幅信号。因此，虽然电压标测能识别出大面积不可激动的瘢痕，但含有心律失常基质的小股纤维化，则在高振幅远场信号的背景下可能很难被检测到。类似地，在电压标测过程中，致密瘢痕区域内存活的小股心肌可能无法检测到。

电极间距较近的小电极可记录到来自较小组织块的信号，并受信号平均和抵消效应的影响较小。因此，利用小电极进行数据采集可以准确检出非常小振幅的信号，同时限制了远场信号效应和背景噪声。这在标测低压区和瘢痕分布不均匀的区域尤其具有优势，在这些区域，多极导管所提高的标测分辨率可以识别存活的心肌束通道，而这些心肌束往往会被标准导管认为是致密瘢痕（图 6.15）[9, 28, 31]。

要注意的是，采用多小的电位振幅来定义不可兴奋瘢痕还没有严格的定义。由于不同的导管具有不同的电极尺寸和电极间隔，因此导管选择应个体化，并且需要导管的特定阈值来改进瘢痕识别。

激动矢量 激动波相对于两个记录电极的传播矢量，以及记录电极相对于组织的方向，会影响信号抵消的程度，从而影响合成的双极信号振幅[28]。

在多项研究中，通过改变心室激动的波阵方向，常常可以观察到心室瘢痕中双极或单极低振幅电位特征的显著差异。邻近存活组织内的激动可使当前心肌激动有更大的变异性，进而导致波阵融合（两电位相加）和抵消（两电位相减）。此外，局部传导延迟或阻滞以及近场和远场信号之间的解偶联可以解释这些

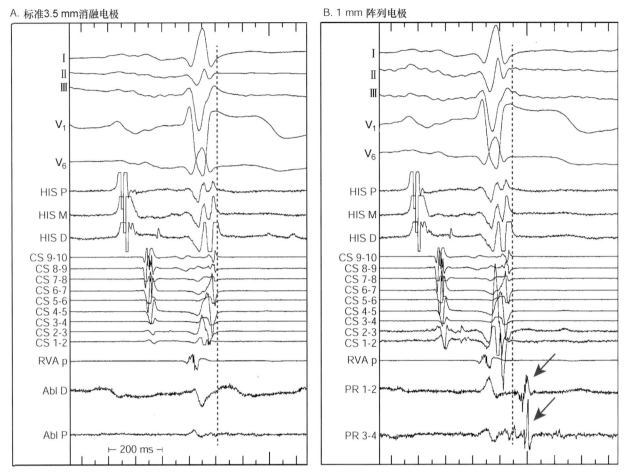

A. 标准3.5 mm消融电极

B. 1 mm 阵列电极

图 6.15 在识别心肌病患者的晚电位方面，标准电极与小电极的比较。两图所示为同一时间相同位置，来自左心室下外侧游离壁的心内膜电位记录（左心室有两根导管）。（**A**）图中采用标准的 3.5 mm 远端尖端，只记录到远场信号。（**B**）图中采用多极导管上更小的电极，可以（在 QRS 波终点后，虚线示）观察到离散高频晚电位（箭头）。Abl，消融；CS，冠状窦

观察结果。双极低电压区域的不匹配最常发生在瘢痕组织混杂的区域（心电图振幅在 0.5 ～ 1.5 mV 范围内的区域）和间隔区域。与混杂瘢痕相比，致密瘢痕对波阵变化的敏感性较低，这可能是由于能在标测导管视野内产生电位信号的正常远场心肌的有效质量较低所致。因此，在多个不同的激动顺序 [如正常窦性心律（NSR）和心室起搏] 中进行电压标测可能会增加检测心律失常基质的敏感性[32]。

组织接触 电压标测很大程度上依赖于导管接触的稳定性。如果导管接触不理想，将正常电位错误地记录为低压电位，则会误导术者将存活心肌错认为瘢痕。使用心腔内超声心动图（ICE）和接触压力传感器可以帮助确保导管接触的稳定性[28]。

标测密度 低密度标测会导致采样点间数据的过量插值。多极导管可通过同时多点采集，实现快速高密度的电压标测，从而减少点与点之间的数据插值，提高标测精度[28]。

电解剖电压标测的局限性

通常将电位峰值标注为电位振幅。在瘢痕区，远场信号的幅值往往大于局部电图。因此，对较大的远场电位进行电压自动标注会在电压标测中引入误差，尤其是在瘢痕区域（图 6.16）。人工标注异常电位或人工标注近场电图电压有助于提高标测精度，但这对行高密度标测的术者是个很大的挑战。

只有引起心律失常的基质仅限于固定的心肌瘢痕和解剖屏障这个假设成立，才能在 NSR 时进行电压标测。目前已知，功能阻滞线（在心动过速时存在，但在 NSR 中不存在）在心律失常发生中起着重要作用，而这些障碍在 NSR 时无法通过基质标测检测到。因此，在心律失常时呈现的传导通道与在 NSR 时基质标测所识别的传导通道和传导屏障可能并不对应[33]。

即使可以通过电压标测确定瘢痕区域内的传导通道，它们与心律失常折返环路的关系仍需通过其他标测方法（如拖带标测）进行评估。电压标测无法将不参与心动过速折返的异常旁观者区域与临床相关通道

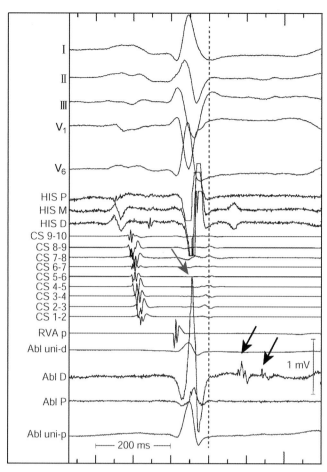

图 6.16 扩张型心肌病患者心外膜晚电位被远场信号掩盖。消融导管经皮心包入路后置于心外膜表面；标测系统将 QRS 波群（灰色箭头）时限内一个非常大的电位定义为"正常"。然而，在 QRS 波群结束后（虚线）有一个很明显的高频晚电位（黑色箭头）。Abl，消融；CS，冠状窦

区分开来[34]。

同样重要的是要认识到，从心内膜或心外膜表面标测的电压图不能可靠地反映瘢痕的跨壁分布。尤其是识别室间隔或心室壁内的异常基质，这对术者更具有挑战性[19]。

高精度电解剖标测

新一代电解剖标测系统允许通过多极导管构造高精度的电解剖标测图。这些多电极标测导管通过同时采集多个高密度电极上的点，简化了创建高密度标测图的过程。快速获取大量的数据，有助于生成详细的、高精密度的激动和电压图。此外，使用多极标测导管有助于加快电解剖标测的数据采集过程，减少透视和手术时间。自动化的取点和激动时间标注可以进一步加快标测过程（自动化取点的注意事项如前述）[10, 20, 29]。

前面已描述了几种不同结构的多极导管。EnSite NavX 系统可以利用任何多极导管进行采点。多极导管如 Lasso、PentaRay 和 DecaNav 导管（Biosense Webster）装备有电磁传感器，可以与 CARTO 系统一起使用进行采点。记录双极电位的圆形 Lasso 导管有 10 个或 20 个电极，每个电极的表面积为 1.0 mm²，电极间距为 3 mm，最大直径为 25 mm。星形多极 PentaRay 导管是一种 7 Fr 可调弯导管（可做 180° 单向屈曲），20 个电极分布在 5 根柔软的、放射状样条上（1 mm 电极以 4-4-4 或 2-6-2 mm 边到边的间距进行分隔），导管张开后可覆盖 3.5 cm 表面直径的范围（图 6.1；见图 4.2）。样条已按字母命名（A 至 E），样条 A 和 B 可通过透视标记识别。这些多极导管的电极更小（0.8 mm²），电极间距更近（与消融导管相比），允许从更小直径的组织中记录双极信号，使其不容易受到信号平均和抵消的影响[20, 31, 35]。

Rhythmia 系统采用微型篮网导管（Orion），它有 64 个非常小的电极（0.4 mm²），电极间距为 2.5 mm（图 6.7）。该导管可以构建超高精度的激动和电压图[29, 36]。

Ripple 标测

Ripple 标测是一种新的可视化技术，它将时间-电压数据显示为心脏表面的动态条。Ripple 标测软件需要集成进一个三维电解剖标测系统（CARTO）中。在 CARTO 生成的心腔几何模型上，每个电位成分在其相应的三维坐标上都以动态条显示。这些动态条在高度和颜色上是不同的，这取决于所选电位的电压-时间关系。正、负电图转折都以从表面向外突出的动态条显示。各条的高度与该时刻的电位电压幅值相关，不需要对局部激动顺序进行标注（图 6.17）[37]。

当在一个区域内收集多个点时，相邻的条以时间顺序（激动时间以选定的参考电图时间为基准）上下移动（根据局部电图的电压）。因此，当电位从一个条移动到下一个条时，就会产生"涟漪（ripple）"效应，创建一个"Ripple 标测图"。激动的传播可以通过地图上"涟漪"的方向来可视化（图 6.18）。Ripple 标测图可以叠加在传统的双极电压图上，从而在建好的壳上同时显示电压和激动时间[38]。

Ripple 标测图的设计是为了克服现有的电解剖激动和电压图的一些局限性。电解剖标测要求在兴趣窗口内准确标注电位的局部激动时间。在瘢痕区域，由于碎裂电位或多个晚电位的存在，注释单一激动时间往往是不准确的。极少量的标注错误往往就会使整个激动图失效。此外，在不符合单个信号显示的多成分电位中，将单个时间值赋给单个局部电位往往忽略了复杂碎裂电位中所获得的信息，而这些信息对于识别心律失常的基质和消融靶点是有价值的。瘢痕区域对

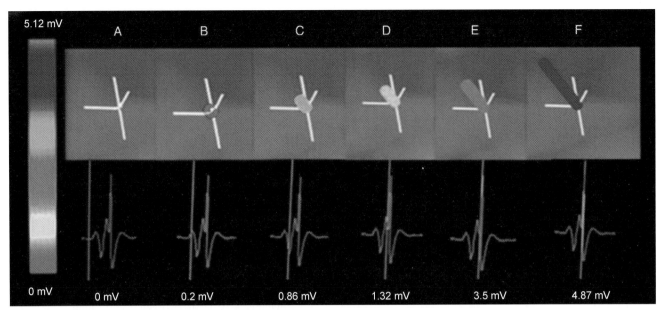

图 6.17 （见书后彩图）Ripple 条高度与电压对比。上排图（A ～ F）的条高度随着标注窗口（下部窗口）中相应的电位电压的增大而增大。图 A 显示了所选电图（下图）等电位点上的时间指针（白条），没有对应的可见 Ripple 条（上图）。当时间指针沿着电图移动时，无论电位的极性是负极性还是正极性，条总是从心脏外壳向外移动。图 C 代表了等电位线以下的电位转折，对应一个负向双极电压值（−0.86 mV）；然而，条显然是从心脏外壳向外突出。颜色所代表的电压幅度可以与图左侧的参考色栏相对应，红色代表低电压，紫色代表高电压。（From Jamil-Copley S，Linton N，Koa-Wing M，et al. Application of ripple mapping with an electroanatomic mapping system for diagnosis of atrial tachycardias. J Cardiovasc Electrophysiol. 2013；24：1361-1369.）

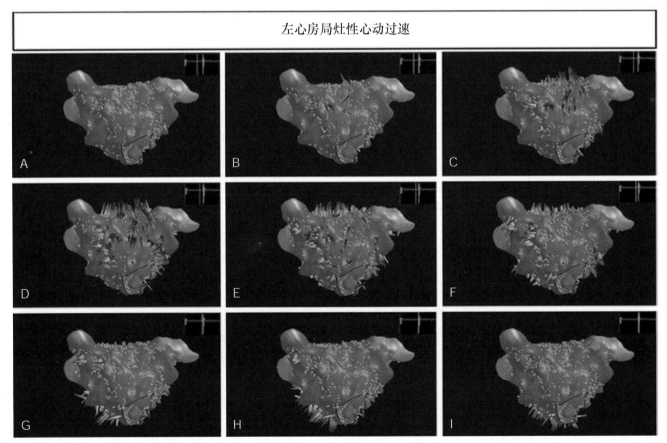

图 6.18 （见书后彩图）局灶房性心动过速的 Ripple 标测。图 A 至图 I 显示了离心 Ripple 条在起源于左心房前壁的局灶性房性心动过速中的传播方向。这张标测图是用 CARTO 和在左心房收集的 1433 个点创建的。（From Jamil-Copley S，Linton N，Koa-Wing M，et al. Application of ripple mapping with an electroanatomic mapping system for diagnosis of atrial tachycardias. J Cardiovasc Electrophysiol. 2013，24：1361-1369.）

于电压标测也很有挑战性。电压峰值的标注可能错误地包含远场电位，而在瘢痕区域远场电位往往大于局部电位。此外，未标测区域内的插值会导致错误信息。

相比之下，Ripple 标测保留了电位的所有成分。Ripple 标测没有单将时间点作为单一值来创建一个彩色标测图，而是在其对应的三维坐标上保存和代表了所有电位的特征（电压、波形和时间），即根据电压振幅的大小以不同高度的垂直于心脏表面的动态条来显示，无须手动或自动标注局部激动时间或设置兴趣窗口（图 6.17）。因此，在碎裂的电位中，一系列微小的电位变化可以在时间上与其相邻的电位相连，从而将瘢痕内延迟的低振幅局部激动与周围健康心肌激动后同时发生的初始远场电位区分开。此外，系统不会在未标测区域内插值；这样就避免了插值误差，因为只有"真实"的数据才会显示在 Ripple 标测图上[38-39]。

虽然数据有限，但几项小型研究表明，不论是在复杂还是简单心律失常中，Ripple 标测在明确激动形式上具有潜在价值[39-40]。

解剖标测

系统将所有记录的导管位置汇总并用来创建心腔的外壳（解剖标测）。现代电解剖标测系统集成了一项实用工具，使其能够在标测导管心腔内操作的同时实现计算机自动化建模（CARTO-3 Fast Anatomic Map Module 和 EnSite NavX Velocity One-Model Module）。通过将导管在感兴趣的心腔内各个方向移动，可以获得一个虚拟的心内解剖几何模型。最外层边界上的点用于描述外部几何形状（壳），而外壳内部的点将被自动删除。外壳内部或外部获得的激动标测点或电压标测点只有落在距外壳表面的距离在阈值（由用户定义）之内时，才会被采集。一个单纯的解剖图和导管导航功能尤其适用于消融发病机制明确的心律失常，因为其治疗只需要在解剖基础上进行消融即可，如 AFL 或 AF 的 LA 线性消融。

仔细移动标测导管，尽量减少导管尖端接触力的不稳定，以避免过度的解剖变形和虚拟壳的膨出，这是十分重要的。这种解剖畸变会造成局部基准位置的失真，在快速解剖标测图的指导下进行标测和消融时应考虑到此干扰因素[4, 41]。

解剖建壳时应随时获取并标记心腔内的特征性解剖标志和感兴趣的部位。瓣膜环、上腔静脉等结构可以在电解剖图上进行标记和镂空。如果可以对标测的心腔进行 CT 重建，重建后的图像能在分屏上显示，并指导消融导管进行更精细的解剖标测。通过修图功能，模型可以被编辑以消除"假空间"（即获取点稀疏

的空间）和错误的标测结构。在此过程中，还可以对感兴趣的地点和消融点进行额外标记。点到点激动标测用于创建静态等时、电压和激动传播图（图 6.5）。

在标测之前收集呼吸补偿以过滤掉与呼吸周期相关的低频心脏移位。CARTO-3 系统通过测量胸阻抗来实现采点时的自动呼吸门控。在其他系统中，于呼气阶段移动导管进行容积采样有助于减少呼吸伪影。

在 NavX 系统创建腔体几何模型后，应用定标算法（空间电场校正）来补偿心腔和静脉结构之间阻抗的变化（否则当在不同的阻抗区域之间移动导管时，会导致 x-y-z 坐标的偏移）。空间电场校正法是以模型内所有位置的已知电极间距为基础，对导航电场的局部强度进行调整，使计算出的导管电极位置与建模导管的已知电极间距相匹配。

CARTO 和 Rhythmia 系统需要使用带有位置传感器的专用导管来收集标测数据，并建立心脏的几何形状。相反，NavX 指导的手术可以使用任何 EP 导管。

解剖标测的局限性

在低密度标测的情况下，复杂结构可能会发生严重的解剖扭曲，因为结构曲折区域的个别插值方案无法创建准确的几何形状，尤其是在外翻突出的区域（如肺静脉，心耳）。这可以通过以下方法来缓解：①获取更多的点（增加密度）来减少插值的范围。②获取不同解剖结构之间的关键连接点。③在单独的图中创建这些结构的几何外壳，然后将它们组合到主心腔中。

此外，标测过程中心律的改变可以改变心脏的几何形状，以致无法依赖在前一个心律中获得的解剖点来建壳（图 6.19）。这往往会影响室性期前收缩的标测（特别是来自 RV 的室性期前收缩和那些具有短联律间隔的室性期前收缩），因为在心律失常期间与正常节律期间相同位置所标测到的电信息和空间信息，可能会在空间上不一致（如 RF 时心动过速突然终止）。因此，在心律失常终止后，重新回到室性期前收缩或心动过速期间激动标记最早的部位是不可行的，且此点还可能成为消融的潜在误导靶点。因此在心动过速终止后，应将标测导管在原始位置移动之前对感兴趣的位置进行取点，以避免上述误导[42]。

此外，电解剖标测系统不能提供导管位置和心脏边缘运动的实时相关性。因此，将导管头端定位在虚拟解剖壳上并不能表达真实的导管头端与组织接触的情况，应采用其他方法确定适当的电极-组织接触情况（如起搏并记录导管头端数据，间断 X 线透视，ICE 和压力接触传感器）。事实上，在同一台手术中心腔的几何重建会因所用方法的不同而有所不同。例如，ICE 创建的 LA 3-D

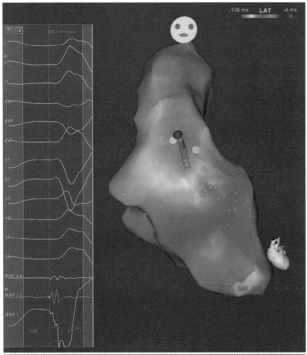

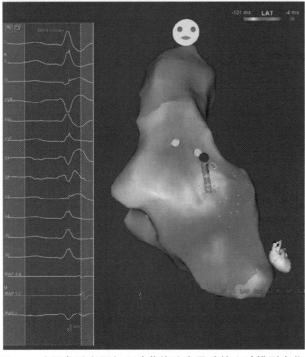

图 6.19（见书后彩图）心脏节律改变导致的心脏模型变化。右心室流出道起源的室性期前收缩（PVC）的 CARTO 电解剖标测图（颜色编码）（前位视图）。采样基准参考设置为体表心电图 II 导联的 R 波波峰。上图，在 PVC 的激动标测过程中，CARTO 系统正在获取电位信息（局部激动时间）。同时也获得此点的空间位置（如图所示为导管位置在心脏几何模型上的可视化，红点）。下图，窦性心律时 CARTO 系统所取的点（蓝点），消融导管的位置远离心腔模型中的右心室流出道（RVOT，两点的距离为 9 mm）。虽然消融导管的头端保持在相同的解剖位置，但在窦性心律时标注在虚拟心腔模型 RVOT 上的空间信息被移除，而后在 PVC 时进行标记。因此，如果在室性期前收缩中发现了消融的靶点，那么在窦性心律中再次回到该靶点可能是不准确的，除非在窦性心律时也记录了室性期前收缩中靶点的电解剖位置（在从消融靶点处移除导管前）

模型比电解剖标测和 CT 融合创建的模型要小[4, 43]。

临床意义

现代电解剖标测系统可为任何心腔内诊断和治疗中使用的一整套心内导管提供可视化和导航功能。电解剖标测系统将三维导管定位与复杂心律失常标测图相结合，将相关 EP 信息与心脏中对应的空间位置相关联，进而研究心动过速过程中与正常解剖结构和瘢痕区域相关的激动传播方式，并将该传播标测图以高空间分辨率显示出来。这极大促进了对心律失常机制的理解，可快速鉴别出局灶起源还是大折返性心动过速，且可准确描述大折返性心动过速的激动顺序，帮助术者理解折返环路与固有屏障和手术瘢痕的关系，识别所有缓慢传导通路，将激动波的动态传导可视化（激动传播图），并确定合适的位置进行拖带和起搏标测。

此外，这些系统提供了一个高度精确的心腔几何模型，且能够将其直观显示，从而准确地确定消融导管的三维位置和方向。标测电极在任何时刻的位置都很明显。即使在心动过速已终止或难以诱发，标测导管导航也无法使用的情况下，导管依然可以准确地重访一个至关重要的已记录的解剖部位（如有双电位或起搏标测较好的位置）。这种精准复位的能力比传统的消融技术有很大的优势，在消融手术中有很大的价值。

术者可以标记已消融的位点，从而通过将这些消融病灶连成线，以相当准确的方式创建阻滞线；同时还能验证消融线的连续性，并将消融线间隙的解剖位置可视化，从而指示可消融的位点。这在处理导管脱位引起的不完全消融时特别有价值，尤其是当这些消融终止了心动过速时。额外的射频应用可以在明显成功的消融部位周围进行，以确保心律失常的治愈。它还有助于避免同一位置的重复消融[1]。

此外，电解剖标测导航系统可使术者、患者和实验室工作人员的透视时间和辐射暴露大大减少（甚至完全无需透视），且能准确引导导管至远离透视标记的位置。

电解剖标测系统的选择

介入手术时选择何种标测系统取决于标测过程中某些特征的重要性，以及术者的技能和经验。鉴于传统方法在某些典型心律失常中的高成功率，先进的标测系统在消融典型的 AFL、AVNRT 或旁路（bypass tract，BT）方面的作用有限。然而，对于更复杂的心律失常，如 AT、AF 和 VT，高级标测模式具有明显的优势。此外，电解剖标测系统可以缩短手术时间，减少辐射暴露，提高更多复杂心律失常的消融成功率。

以下三种系统在持续性或基质相关心律失常的

标测和消融过程中都表现良好。另一方面，由于需要连续的数据采集，标测非持续性心律失常如 PAC 或 PVC 时，这三种标测系统使用起来都是非常繁琐的，而且不同系统之间在激动标测图获取方法上的差异可能会影响手术时间和辐射暴露。使用多极标测导管（如 PentaRay 或 Orion）可以加快标测过程[44]。

尽管如此，电生理学家依然必须了解每个系统的明显优点和缺点，这是很重要的。

CARTO

虽然三种电解剖标测系统都具有较高的固有精度，但与依赖阻抗的定位系统相比，CARTO 的磁场定位技术在点定位性能上具有较高的精度，构建不同结构间的交接部位时出现的问题较少。使用磁场定位导管的另一个优点是磁场随时间保持稳定，不受生物质地的影响；因此，CARTO 的定位精度受非均一组织特性的影响较小。EnSite NavX 的电场畸变不会发生在 CARTO 上[44-45]。

CARTO 系统的局限性是仅兼容头端内置位置传感器的 Biosense Webster 导管，其他类型导管无法用来采集电解剖数据。此外，CARTO 系统所必要的磁信号可能会对 EP 实验室的其他记录系统造成干扰。除颤器和起搏器使用该系统是安全的，但磁场会阻止设备与编程器的通信，为了允许设备编程，可能需要暂时禁用磁场。标测系统会对经皮左心室辅助装置的信号造成干扰和畸变。立体定向遥控磁导航系统所使用的磁场对 CARTO 系统来说不是问题。

虽然 CARTO-3 可以在没有磁性传感器的情况下用当前可视化的 EP 导管进行标测，但可视的导管标测仅限于三维虚拟区域（矩阵），只能通过配备磁传感器的专用导管来标测。此外，该系统仍然不能处理非专用导管的电或位置数据来建立虚拟图像或用于标测图形[2]。

重要的是，CARTO 磁场的坐标是和手术台相连的，而不是患者的身体。因此，患者的显著移动可能导致无法纠正的移位，这时就需要重新标测。

EnSite NavX

该系统的主要优势之一是它的开放平台。EnSite NavX 可以在多个 EP 导管上实时显示多达 128 个电极，包括几乎所有商用导管以及起搏器导线。该系统可与大多数制造商的消融导管、射频发生器和低温发生器兼容。EnSite 系统也可以整合进 Sensei 机器人导管系统（Hansen Medical，Mountain View，CA，United States），实现完全远程导管导航。

另外，与 CARTO 和 Rhythmia 不同，EnSite NavX 系统可以在手术过程中使用所有导管（并非仅磁感应导管）的多极同时获取解剖和电数据（电压或激动）。数据采集可以通过添加非接触式标测的多电极阵列（multielectrode array，MEA）导管来增强。

EnSite 系统的另一个独特优势是它可以从穿刺点到心脏最终靶点持续定位导管位置。因此，所有导管均可在 EnSite NavX 系统的引导下导航至心脏，这种导管初步定位的优势可尽量减少透视的使用。这与 CARTO-3 形成鲜明对比，因为后者仅能在磁感应导管构建的三维矩阵中将无磁感应导管可视化。

此外，NavX 系统在一定程度上允许患者轻微移动。由于坐标系（贴片）与患者相连，因此它们与患者同时移动，从而防止了标测图的移动[2]。

另一方面，EnSite 使用的基于阻抗的定位系统受组织性质变化的影响。在整个手术过程中呼吸模式和液体容量的变化（如消融时使用盐水灌注导管）会导致体内阻抗的变化，进而影响 EnSite 系统的定位精度[44-45]。新版 EnSite（EnSite Precision）现在独特地结合了阻抗和磁场，可以增强导航和模型创建的能力。

Rhythmia

Rhythmia 的主要优点是能够使用快速、准确的自动数据采集和标注来创建超高分辨率的激动和电压图。Orion 导管上电极的尺寸非常小，可以将远场信号和背景噪声降到最低，并可以准确地检测到非常小的振幅信号。此外，该系统还提供了事后更改标测窗口的功能（图 6.10）。

与 EnSite 系统类似，Rhythmia 可以通过磁性导管（Orion 导管和消融导管）和无磁性导管获得电解剖数据。没有磁传感器的导管的数据采集只有在使用磁性导管建立电磁场后才能进行。值得注意的是，Rhythmia 无法与 CT 或 MRI 整合[6, 36]。

此标测技术优先适用于心房颤动、大折返性房性心动过速（MRAT）、瘢痕相关 VT 等复杂心律失常，尤其适用于基质分析（电压图）和折返传导方向的分析（激动图），也可通过标测促进导管有效消融（如在消融线上标测消融间隙）。然而，还需要进一步的研究来探索这种超高精度标测的潜在临床效益[12]。

ENSITE 非接触标测系统

基本概念

非接触式标测系统（EnSite Array，St. Jude Medical）包含一个安装在导管上的多电极阵列（MEA）探头、一个定制的信号放大系统、一个用于显示三维心脏电激动图的计算机工作站和一个传统的消融导管[46]。

MEA 导管由一个 7.5 ml 的椭圆形球囊组成，球囊安装在一个 9 Fr 的导管上，由导管周围 64 根各自绝缘的 0.003 mm 直径的电线编织而成。每根导线都有 0.025 mm 的绝缘断口，作为非接触式单极电极。该系统可同时从腔内各点获得 3000 多个非接触式单极电位。单极信号以位于阵列导管轴上的环形电极为基准进行记录。阵列导管采集的原始远场 EP 数据被输入多通道记录仪和放大器系统，该放大器系统还有 16 个常规接触式导管通道、12 个体表心电图通道和压力通道。该计算机利用悬挂在心脏腔内的 64 电极阵列导管的数据，使用复杂的算法倒推出心内膜表面的激动顺序[46-47]。

EnSite 3000 标测系统的前提是心内膜激动产生一个符合 Laplace 方程的腔内电压场。因此，当已知几何图形的一个三维表面被放置在另一个已知几何图形中的时候，如果一个表面上的电势已知，那么另一个表面上的电势就可以计算出来。因为球囊导管的几何形状是已知的，心腔的几何形状可以在手术过程中重建（见下文），一旦记录球囊导管上的电位，就可以测定心内膜表面电位。以前阵列导管的问题是所获得的原始远场 EP 数据，其幅值和频率普遍低于心内膜本身的源电位，因此有用性有限，而利用这一概念使这个问题在数学上得到解决。利用边界元法求 Laplace 方程的逆解，可预测 MEA 所测得的远场信号如何在其来源即心内膜表面呈现出来，从而在这些没有电极接触的心内膜部位重建电图（"虚拟电位"）。一旦电场建立起来，超过 3000 个激动点可以显示为计算出的电位图或等势图。以电位中最大负向时间导数（$-dV/dt$）的时间作为每个心内膜位点的激动时间[48]。

该系统可以在相对于阵列导管的空间位置定位任何传统的标测消融导管。这些接触式导管电极和非接触式 MEA 上的参考电极之间传递有弱电流（5.68 kHz），并以此作为定位信号。电流将在阵列电极上创建一个电位梯度，然后用来定位电位来源。该定位系统还用于构建心内膜电位和等电位线所需的心腔三维模型（虚拟心腔）。该模型是通过围绕心腔心内膜表面移动一个传统的接触导管来创建；该系统收集位置信息，从而为心内膜建立一系列坐标，并生成对应于此患者的解剖轮廓几何模型。在模型创建过程中，只记录导管所到达的最远点，以略去导管未直接接触心内膜壁时所探测到的点。

利用数学技术处理阵列导管记录的电位，系统可以同时重建 3000 多个单极电图，并将其叠加到虚拟的心内膜模型上，从而生成以彩色编码代表电压幅值的等势图。此外，定位器信号可用于显示和跟踪任何导管在心内膜模型（虚拟心内膜）上的位置，并允许标记经透视和电图特征识别的解剖位置。在导管消融过程中，定位系统可实时将消融导管导航到彩色编码的等势图识别的感兴趣部位，在虚拟心内膜上记录射频能量应用的位置，方便导管重回感兴趣部位。

此外，EnSite 软件还提供点对点标测功能，通过获取连续的触点电图并将其显示在虚拟心内膜上，可以创建激动和电压标测（见下文）。这对于添加细节、熟悉和验证非接触方法获得的信息非常有用。

技术应用

EnSite 3000 系统需要置入 9 Fr MEA 和消融导管。为了创建标测图，沿着 0.035 英寸的导丝在透视的指导下推送球囊导管至感兴趣心腔。对于 RA 心律失常，导丝进入 SVC，SVC 起源的心动过速则球囊放于 RA 的上 1/3 处，异位 AT 放于中 1/3 处，典型的 AFL 放于下 1/3 处。对于 LA 来源的心律失常，导丝进入左上肺静脉（PV），球囊布置在 LA 的中央。对于 RV 心律失常，导丝进入肺动脉，球囊沿导丝放置在右心室流出道（RVOT）附近或 RV 中部。气球可以充满对比剂，从而使其在 X 线透视下可见（见第 23 章）。除了 RVOT 以外，球囊均放置于兴趣心腔内的中心，且不与所标测的心腔内壁接触。此外，必须确保阵列导管在心腔中的位置，以避免发生使电学和解剖学信息失效的移位。阵列导管的位置必须尽可能靠近（并在穿过血池的视野直接范围内）所标测的心内膜表面，因为标测的准确性对球囊中心和被测心内膜之间的距离很敏感[46]。

在使用这种标测方式时，全身抗凝是避免血栓栓塞并发症的关键。导管在右侧心腔时，静脉注射（IV）肝素通常将激活凝血时间维持在 250 s 以上，在左侧心腔则超过 300 s。

传统的（roving）可调弯标测导管也放置于被标测的心腔内，用于收集几何信息。标测导管最初被移动到已知的解剖位置，并进行标记。然后通过移动标测导管追踪心内膜的轮廓（使用定位器技术），重建心腔的详细几何形状。为了创建详细的几何模型，必须尝试尽可能多地接触心内膜。这需要在阵列的各个方向上进行导管操作，这是一项挑战，可能需要通过抽取几毫升液体来缩小球囊的外形。这使一个相对准确的心腔三维几何模型能够快速建成。创建心腔既可以在窦性心律下，也可以在心动过速时进行。

一旦心室的几何形状描绘出来，即可诱导心动过速并开始标测。系统自动采集数据，且整个心腔的所有数据都是同时采集。接下来，术者必须对该片段进行分析，以发现心动过速期间的最早激动点（图

6.20）[46]。

　　此非接触式标测系统能够同时检测 3360 多个单极电图，并将其叠加到虚拟创建的心内膜模型上。利用这些电图可以重建等势图或等时图（图 6.20）。与等时图不同的是，在等势图中当电位电压达到预定的幅度时，就假定激动发生。由于数据密度高，使用彩色编码的等势图以图像方式描绘去极化区域，波阵传播显示为可由用户控制的三维"电影"（图 6.21）。颜色范围表示电位开始时的电压或时间。腔内最高电压点即为电激动的起源。虽然离脉冲源最近的电极受影响最大，但阵列导管上的所有电极均受影响，影响程度随电极与心内膜各点的距离逐渐减少[46]。

　　此外，该系统可以以波阵的形式同时显示多达 32 个电位（图 6.20）。术者可从模型上的任何部位在心动过速周期的任何给定时间使用光标选择单极或双极电图（虚拟电图），并显示为好像从点、阵列或电极扩散的波阵。重建的心内电图与接触式导管的心内电图具有相同的原理，因为它们都包含来自周围心内膜的远场电信息以及底层心肌信号矢量，且与阵列的距离可能会影响电图的大小。这些所选的单极波形通过显示去极化的斜率、双电位或碎裂电位来增强从三维图中获得的信息，并鉴别心内膜激动与远场信号。

　　单极电图、传导速度较快的信号（如希氏束-浦肯野系统）具有更大的斜率（−dV/dt），因此都具有高频频谱成分（超过 32 Hz）。正常传导的心房肌或心室肌电图具有 4～16 Hz 的中段频谱成分，而传导缓慢区域的心电图则由 1～4 Hz 的较低频谱成分组成。因此，高通滤波器必须在 1 和 32 Hz 之间进行调整，以调节低频信号在三维显示器上的可见程度。识别真实的局部激动及其与远场信号的区别是成功利用非接触标测的关键。当电信号被完整追踪时，真实的局部激动在三维显示中总是显示为等势线的推进，而远场信号则显示为等势线的收缩。

　　在分析非接触式激动图数据来定位局灶性心律

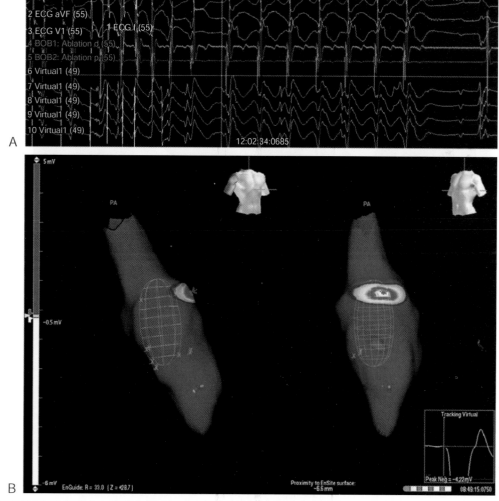

图 6.20　（见书后彩图）特发性右心室流出道（RVOT）心动过速的非接触式标测。（**A**）单个室性期前收缩（PVC）时，右前斜位和右侧位的 RVOT 激动彩色编码等势图。（**B**）在 PVC 时显示的体表心电图（白色）与心内接触电位（蓝色）和虚拟非接触式（黄色，V₁-V₁ 到 V₁-V₄）电位。插图，最早激动点的虚拟电位（注意为 QS 型）

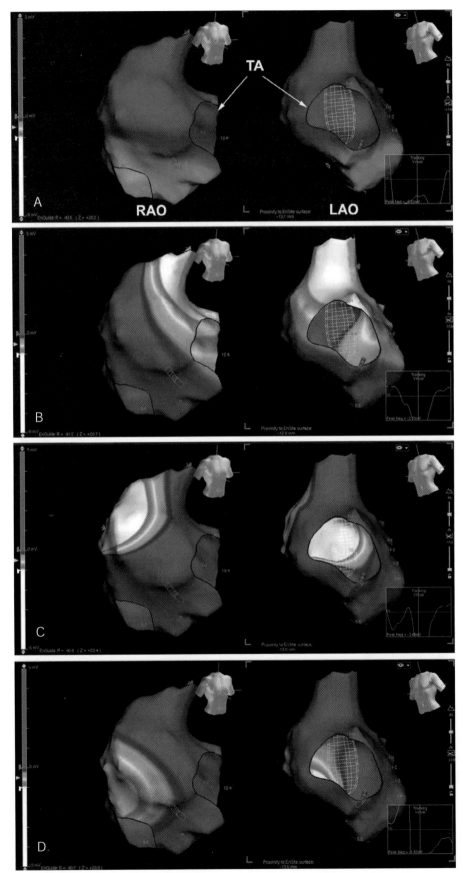

图 6.21（见书后彩图）典型心房扑动的非接触式等势图标测。右心房模型以右前斜位（RAO，左图）和左前斜位观（LAO，右图）显示。在等势图上追踪波阵激动顺序，可见心动过速传播方向（红星周围环绕着白色和红色的圆圈）为绕三尖瓣环（TA）周围逆时针方向（从 A 到 D）传导

失常起源点时，可在电活动开始时标记两个不同的位点：最早激动位点和突破位点。最早激动位点定义为心动过速过程中单极偏移最早的位点，在等势图上形成一个单点，特征为非接触单极电图的 QS 形状。突破位点为落在去极化激动通路上的点，该通路由彩色编码的激动标测图所识别。此点离心电传播速度最快且单极电图表现出最大 $-dV/dt$。为识别最早激动位点和突破位点，须使用大范围的颜色设置（来定义单极电图的基线），高压颜色编码在 -0.1 mV，低压颜色编码在 -2 mV。虚拟单极高通滤波器设置为 4 Hz。虽然最早激动位点和突破位点（可能两点相距 $\geqslant 1$ cm）都有相似的起搏标测评分，且两者心内膜双极电位较心动过速心电图复合波的提前量也相似，然而一项研究发现，最早激动位点是 VT/PVC 真正起源点较敏感的标记，因为在此位置消融即刻成功的可能性更大。

非接触式标测技术已引入了基于瘢痕或病变组织的基质标测。利用重建的单极电图的负电压峰值对心房基质进行高密度电压标测。该系统可识别出非典型 AFL 折返环的传导缓慢区域。以异常负电压低峰值为特征的心房基质可以预测大折返性心动过速时传导缓慢的区域，此区域为折返提供了基质条件。

临床意义

MEA 已成功应用于所有 4 个心腔：可经静脉、房间隔或逆行经主动脉入路标测左、右心房和左、右心室的快速心律失常[48]。

非接触心内膜标测的最大优点是，它能够在几个（理论上是一个）心动过速周期中，同时获得多个数据点，并以这些点为基础重建心内膜激动顺序，因此不需要连续的逐点获取，从而避免了让患者难以忍受的长时间心动过速。该技术可用于标测非持续性心律失常、PAC 和 PVC、血流动力学不稳定的心律失常（如非常快的 VT）（图 6.20），也可用于不规则的心律失常，如心房颤动或多形性 VT。该系统在连续的时间横截面上生成心内膜表面的等势图，当这些图被激活时，可将去极化波的传播可视化。这些图谱对于识别快速突破位点和折返环的缓慢传导通路特别有用，如缺血性 VT 和先天性心脏病患者术后折返性 AT 的关键峡部。在大折返性心动过速中，如典型的 AFL 或 VT，可以完全识别出折返性环路，同时也可识别环路的其他方面，如关键峡部处激动波阵面的减慢、变窄和分裂（图 6.21）。该系统还可以实时标测多个心动周期，这种方法揭示了从一个节律到下一个节律激动顺序的变化。由于标测数据是在电极导管不直接接触心内膜的情况下获得的，因此使用非接触标

测可以避免常规标测中常见的电极导管机械诱导出的异位激动。该系统的另一个优点是，任何厂家的任何导管都可以与该标测平台兼容。其他有用的功能包括无辐射导管导航、重回兴趣点，以及在三维模型上对消融点进行编排[46]。

在与基质相关的复杂心律失常中，仅使用激动标测可能不足以进行心律分析或消融靶点的识别。基于瘢痕或病变组织的基质标测在这些病例中是很有价值的。虽然基质标测技术过去相对局限于非接触式标测技术（非常低的振幅信号可能无法检测到，尤其是当球囊导管中心与心内膜之间的距离超过 40 mm 时），但动态基质标测允许从单个心动周期创建电压标测图（与接触标测系统不同，接触标测系统是将标测导管在心内膜表面点对点移动创建电压标测图）。动态基质标测还可以通过非接触式方法识别虚拟心内膜上的低压区以及固定阻滞区和功能阻滞区，前提是无法分析距离电极阵列 40 mm 以上的点。将基质标测引入非接触标测系统可以从单次心搏中大范围内评估激动模式，尤其适合血流动力学不稳定或非持续性大折返性心动过速的消融。

局限性

重建电位的整体精度随着阵列导管与心内膜距离的增加而降低，因此在标测大心腔时，此系统会产生一定问题。在距离阵列导管超过 4 cm 和导管的两极区域，虚拟电位的质量下降。因此阵列的位置必须尽可能靠近感兴趣的心内膜区域，有时可能需要重新定位阵列导管以获得足够的等势图。

在按下记录按钮后，EnSite 系统只能对最长不超过 10 s 的数据段进行回溯存储。因此，在评价心律失常标测图时，不可能连续记录和存储心律失常的所有片段。因此，一些在评估和标测过程中有意义的孤立 PAC 或 PVC 可能会被忽略。另外，目前版本的软件所获取的几何模型都有一定的扭曲，需要设定多个值才能清晰地建立左心耳或 PV 等复杂结构的原点和形状。否则，这些结构可能会在几个相邻点之间的插值中丢失。此外，多个心腔的同步标测需要多个系统。重要的是，标测图对后处理分析中所使用的滤波频率变化非常敏感[48]。

因为在研究开始时，心腔几何形状的创建是在窦性心律下进行，所以心动过速或服用药物（如异丙肾上腺素）时心室大小和收缩模式的改变会对心内电图定位的准确性产生不利影响。此外，由于主要使用等势图，必须将心室复极与心房去极化和舒张期电位分开来。在室性心动过速过程中舒张早期电位的标测可

能具有挑战性。

有时很难在球囊外操作消融导管，尤其是在标测 LA 时。在将大球囊电极放置在相对较小的心腔时，也需要特别的注意。另一个缺点是球囊导管在模型创建完成后无法移动，因为移动后会改变激动波的定位，导致等势图失真。

虽然并发症的风险很低，但由于球囊放置于心腔内，因此积极的抗凝措施必不可少，而这会使患者潜在的出血并发症发生率明显增加。

篮网导管标测

基本概念

篮网导管标测系统包含一个篮网导管（Constellation, Boston Scientific, Natick, MA, United States）、一个传统的消融导管、Astronomer（Boston Scientific）和一个标测系统。

篮网导管由开口导管轴和可折叠的篮形远端组成。目前，篮体由 64 个铂-铱环电极组成，电极安装在 8 个等距柔性自膨胀镍钛合金样条上（金属臂；见图 4.3）。每个样条包含 8 个 1.5 mm 电极，电极间距相等，为 4 或 5 mm 间距，视篮网导管的大小而定。每个样条由一个字母（从 A 到 H）标识，每个电极由一个数字（远端 1 到近端 8）标识。篮网导管由超弹性材料制成，因此可允许阵列导管的被动置入，优化心内膜接触。所使用的篮网导管的大小取决于所标测心腔的尺寸，这需要事先评估（通常是超声心动图）以确保选择适当大小的导管。

该标测系统由一个与计算机相连的信号采集模块组成，该模块能够同时处理篮网导管的双极电位、16

个双极-单极电图信号、一个 12 导联心电图和一个压力信号。在线重建彩色编码的激动图。彩色编码的动画图像简化了多电极记录的分析，有助于建立激动模式与解剖结构之间的关系。在计算机显示器上显示电位和激动图，并将采集到的信号存储在光盘上进行离线分析。使用峰值或斜率（dV/dt）算法自动生成激动标记，然后根据需要手动编辑激动时间。

技术应用

开始时通常使用超声心动图评估感兴趣心腔的大小，以帮助选择合适大小的篮网导管。折叠篮网导管在透视引导下通过长鞘进入感兴趣的心腔；然后导管不动，回撤鞘，暴露导管尖端的几个电极（这样做能安全暴露导管柔软的部分，而非僵硬部分），随后推进并扩张导管。电解剖关系由不透 X 线的标记（样条 A 有一个标记，样条 B 有两个标记，均位于篮网导管轴附近）和某些电极记录的电信号（如心室、心房或 HB 电位）确定。这都可以帮助确定这些特殊样条的位置（图 6.22）。

64 个电极上可以记录 64 个单极信号和 32 ～ 56 个双极信号（将电极 1-2、3-4、5-6、7-8 或 1-2、2-3 直到 7-8 电极在每个样条上组合）。借此重建彩色编码的激动标测图。然后使用前述的激动标测概念来确定心动过速起源点。

篮网导管记录的电位可以实时监测激动顺序的变化，从而表明消融能量应用的效果。篮网电极的起搏能力允许对激动模式、起搏标测和拖带标测进行评估。

临床意义

这种多电极心内膜标测系统允许同时记录多个位

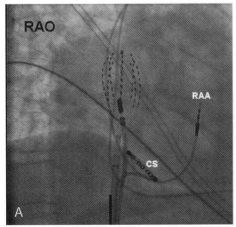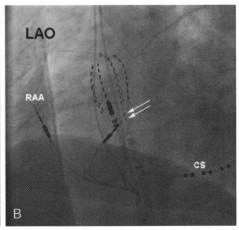

图 6.22　上腔静脉里星形篮网导管的透视表现。（**A**）右前斜位（RAO）。（**B**）左前斜位（LAO）。十极导管放置于冠状窦（CS）中。双腔起搏器导线植入右心耳（RAA）和右心室。注意篮网导管样条上的不透光电极。在 X 线透视下可通过位于篮网导管轴附近的两个标志物（箭头）识别样条 B。消融导管位于样条 A 近端

点的电激动，并快速重建心内膜激动图。与无多个电极的单点标测技术相比，这可以减少标测时所需的心动过速持续时间。它还有助于血流动力学不稳定或非持续性心动过速的心内膜标测。重要的是，只需一个心跳就足以分析引起心律失常的基质。

目前已证明多电极篮网导管心内标测对各种心律失常的治疗是可行和安全的，这些心律失常包括 AT、AFL、VT 和 PV 隔离。然而，鉴于更先进的标测系统以及目前篮网导管的显著局限性，其使用还是受到了限制。

局限性

由于篮网导管的空间分辨率较低，在目前的研究中，篮网导管在指导折返性房性或室性心律失常消融方面的临床应用有限。现有导管中相对较大的电极间距阻碍了心律失常的高分辨率重建；考虑到射频病灶的小尺寸和精确定位的必要性，这种较低分辨率的标测对于导管消融手术来说通常是不够的。此外，记录信号的质量关键取决于篮网导管大小的正确选择。分辨率受限于电极与心内膜接触的比例以及样条上电极的间距。此外，电极在样条上的分布是不均匀的（每个样条近端有 30% 的范围没有电极）。不幸的是，电极阵列不能扩展到与整个心腔充分接触；因此，由于心腔表面的不规则性，很难保证心内各部位电极的良好接触，这就可能无法记录到心律失常折返或病灶的关键区域。此外，篮网导管未完全覆盖左右心耳、三尖瓣峡部等区域。因此，篮网导管无法标记涉及这些结构的心律失常基质。

此标测方法无法提供电压、激动持续时间和延迟电位标测。此外，篮网导管不允许激动时间与精确的解剖部位直接相关，为了更精确地标测和定位消融靶点，以及射频能量能够有效输出，仍需要将第二根标测消融导管操作到相应的部位进一步明确靶点。篮网导管转矩能力有限，可操作性有限，这就不利于导管的正确放置，且易磨损心内膜。

篮网导管样条在消融后偶见碳化，这可引起栓塞。炭化是一种附着在篮网导管电极或样条上的深色物质，被认为是由于射频能量集中在细样条上，导致局部温度非常高，从而引起蛋白质变性。与传统的消融导管相比，使用盐水灌注导管可以大大减少碳化；如果篮体被放置在感兴趣的消融区域，完全避免碳化是非常困难的。

局灶激动和 ROTOR 标测

局灶激动和 Rotor 模块（FIRM）标测是一个新型的时空标测系统（RhythmView，Abbott，Chicago，IL，United States），该系统采用 64 电极的篮网导管（8 个样条，每个样条 8 个电极）进行 AF 的双心房全景接触标测。

FIRM 标测已用于识别特定患者的 AF 驱动源——即心房中负责维持 AF 的区域，而后设计最佳的消融策略。FIRM 标测记录了心房颤动中双侧心房大部分区域的单极电图，然后使用生理定向计算方法创建激动轨迹，这可以在心房内识别周期性有组织的旋转活动（转子）和局灶起源区域（焦点驱动），这些似乎是人类心房颤动维持的机制之一 [50-51]。

广域接触标测利用单相动作电位将 AF 激动中具有临床意义的潜在可重复成分（主成分）从旁观的无组织激动中分离出来。系统将篮网导管数据导出至 RhythmView，它过滤 QRS 波和 T 波后分析单极房性电图，并将心率依赖性不应期（"复原"）和传导延迟考虑进来，以确定生理上合理的激动路径。得到的计算相位图描述了 AF 过程中假定的电活动传播，显示为一个灰度动画。转子被定义为带有螺旋波的相位奇点，螺旋波在周围组织中会发生紊乱。反复焦点驱动定义为从源区域离心发射的激动。在临床上，只有当转子或反复焦点驱动位于一个时（如时间稳定性）空（如空间稳定性）上可重复的位置时，才能诊断为心房颤动源。这个定义排除了暂时的或迁移多变的激动，因为这些目标是很难消融的 [52-53]。

技术应用

最初，使用电解剖标测系统（EnSite NavX 或 CARTO）构建心房的几何结构。然后将带有 64 个电极的篮网导管（Constellation，Boston Scientific；或 FIRMap，Abbott，Chicago，IL，United States）通过长鞘从股静脉先送入 RA，而后（穿房间隔）进入 LA。根据 LA 尺寸（可经术前成像或术中 ICE 来测定）选择篮网导管的大小。术者操作篮网导管以确保良好的电极接触，电极位置通过透视或电解剖标测在心房几何模型中得到验证。当篮网导管电极无法达到最佳的心内膜覆盖（超过心房表面的 75%）时，需要考虑扩大篮网导管。当篮网过大导致变形或篮网膨胀不足时，应考虑减小篮网的尺寸。静脉注射肝素可使活化凝血时间超过 350 s [54]。

FIRM 标测在自发或诱导出的 AF 期间进行。以 0.05 ～ 500 Hz 滤除篮网导管的单极和双极电图，以 1 kHz 采样频率记录电位。AF 期间记录 1 min 单极电图，并输出到专用的标测系统（RhythmView）。多个 1 min 的记录片段通常在 5 ～ 10 min 内进行分析。使用基于相位的算法，RhythmView 软件可得出投影到网格上的二维图（等势图和等时图）以显示 AF 的传播方向。术中对 AF（FIRM）标测以指导消融。

电转子被定义为围绕一个旋转中心相位旋转的标测图，而局灶冲动显示为来自一个局灶起源的离心激动，两者都有旋进（"摆动"）和在周围形成复杂波形分裂的情况，从而使简单的激动图变得复杂而难以清楚显示颤动起源（图 6.23）。转子和局灶冲动只有位于可重复出现的区域，并且有旋进，且在经过数千次循环的重复分析后，才能被认为是 AF 源[50, 54-55]。

基于篮状网格坐标，参考电解剖模型上的电极位置，在 FIRM 标测所示为旋转中心（即转子）或局灶起源的区域内操作消融导管，对该区域进行消融。消融后，重新标测以确认转子被消除[50]。

临床意义

使用 FIRM 进行的初步研究显示，绝大多数心房颤动患者存在转子和局灶驱动源[51]。心房颤动驱动子的消融由 FIRM 引导，这使即刻终止心房颤动的发生率明显增高且术后心房颤动复发的概率降低，这些驱动子以少量稳定转子或局灶脉冲的形式分布在心房或 PV 口外。然而，随后的研究未能证实最初研究的结果，一些研究称，与传统心房颤动消融方法相比，在非阵发性心房颤动人群中，消融经 FIRM 识别的转子后，急性手术成功率较低，且远期复发率较高。而其他有更广泛经验支持的报告则令人鼓舞。因此，由于缺乏随机数据支持其有效性和安全性，FIRM 指导的转子消融策略仍存在争议。

局限性

FIRM 标测有一些局限性。尽管 LA 标测时所选择的篮网导管通常在 RA 中工作良好，但其可能对两个心房的覆盖范围都不充分。发生在心耳和 PV 中的转子可以在突破位点显示为焦点。解释标测图上的目标靶点可能具有挑战性，因为目前还没有消融范围或消融终点的标准（如完全消除电位，还是仅使电位减小）。

此外，研究表明，FRIM 识别的转子部位在数量或数学上与其他心房颤动部位没有区别，而且似乎也没有表现出可以促进消融成功的独特 EP 特征[52]。

立体定向磁导航系统

基本概念

磁导航系统在 20 世纪 90 年代初首次用于新生儿的诊断研究。然而，传统的可操控电极在集成牵引线后发展出的可调弯头端促成了现今的导管消融技术。该传统技术受导管最大弯度的限制，主要依靠术者的技术来保证导管的稳定定位。一种新型的磁导航系统（MNS；0.15 T，Telstar，Stereotaxis，St. Louis，MO，United States）被引入临床实践。尽管无法实现远程导管消融，它已被证明是一种安全可行的导管消融工具。第二代 MNS（Niobe，Stereotaxis）现已实现完全远程射频导管消融。

Niobe MNS 由两个永久性的钕-铁-硼磁铁（位于单面板 X 线透视手术台两侧的固定外壳内）组成。它们相对于彼此的方向是由计算机控制的。当置于"导航"位置时，磁铁通过一个直径约 20 cm 的球形导航仪（NaviSphere）内的均匀磁场（0.08 Tesla）使设备可以 360° 全方位旋转；当患者处于适当位置时，该磁场足以包绕心脏。磁铁的旋转、平移和倾斜运动的组合可将磁场调整到导航球内的任何方向。

标测和消融导管远端非常灵活，尤其是导管远端

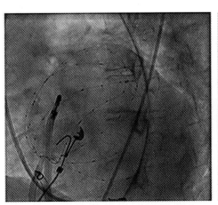
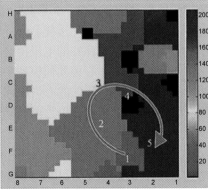
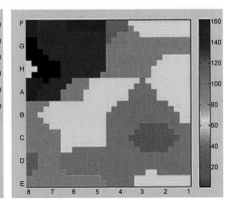

图 6.23 （见书后彩图）ROTOR 标测的局灶冲动。左图，篮网导管在左心房（LA）展开。中图，LA 转子呈逆时针旋转（激动时间用红色到蓝色编码，红色代表早期激动）。右图，LA 局灶冲动起源于 C 和 D 样条上的 2 和 3 电极（红色代表离心传导中的早期激动）。（From Sommer P，Kircher S，Rolf S，et al. Successful repeat catheter ablation of recurrent longstanding persistent atrial fibrillation with rotor elimination as the procedural endpoint：a case series. J Cardiovasc Electrophysiol. 2016，27：274-280.）

轴，沿导管远端轴和头端分布有三个微小磁铁，以增加导管对磁场的响应性。导管磁体与外部控制磁场的方向一致，从而能有效地引导导管头端。通过改变外磁体相对于彼此的方向，磁场的方向发生变化，从而引导导管朝某个方向打弯。

该系统集成了改良的 C 臂数字造影机，由于磁体的物理限制，该系统主要为单面板透视系统，但当磁体不使用时，可以安装和使用双面板系统。由于磁体的存在，成像系统的旋转角度被限制在一个近似的范围内，Niobe Ⅰ 的右前斜位（RAO）和左前斜位（LAO）为 30°，Niobe Ⅱ 则可接近 45°。在 Niobe Ⅰ迭代中，磁体只能（主动导航）摇摆或收起放置，而在 Niobe Ⅱ 中，磁体有不同的外壳，也可以倾斜以允许单平面的 C 臂成像系统在更大角度范围内旋转。

重要的是，需注意外部磁场不会拉动或推动微小磁铁和其中所包含的导管或导线。磁性导管在心脏内的位置是在血管鞘内通过手动推进或回退导管来控制的。一种计算机控制的导管推进系统（Cardiodrive 单元，Stereotaxis）能真正用于远程导管导航，从而无须手动操作导管。操作人员被安置在一个单独的控制室，与 X 射线和患者的身体保持一定距离。图形工作站（Navigant Ⅱ，Stereotaxis）结合心脏导管驱动装置，使导管可以以 1° 增量和 1 mm 步进或缩进的方式精确定位。该系统由操纵杆或鼠标控制，并允许从控制室远程控制消融导管。此外，X 射线图像数据可以从 X 射线透视系统传输到 MNS 系统的用户界面，提供解剖学参考。

定向导管导航是通过在正交透视图上用数字化平板绘制所需磁场矢量来实现的（图 6.24）。然后控制计算机计算出每个超导磁体的适当电流。合成的复合磁场与消融导管中的磁体相互作用，使导管打弯后与磁场平行排列。可以将特定标测点对应的磁场方向存储在 MNS 上，再借此可反复精确地返回到之前访问过的位置。导航到一个特定的目标通常需要 2 ～ 3 次的磁场操作来改良导管的位置。每一个磁场操作所需的激活时间不到 5 s。通过改变外磁体的方向，使磁场的方向发生变化，从而引导导管平行磁场打弯。

MNS 已经兼容了 CARTO RMT（Biosense Webster）电解剖标测系统。CARTO RMT 系统与标准 CARTO 系统相似，但能够在不受磁场干扰的情况下定位消融

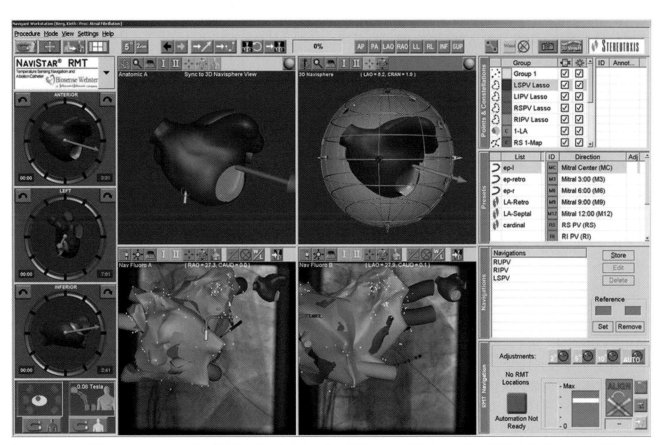

图 6.24　（见书后彩图）Stereotaxis 远程磁导航系统。上部中央的 2 幅图显示了理想的左心房，可以用电脑鼠标使绿色箭头（"矢量"）指向任何方向，从而利用磁性导向机制使导管头端向那个方向打弯。下部中央的 2 幅图可见模型由电解剖标测而成，并与 Stereotaxis 上的图像融合在一起。这些图像覆盖了患者最初的右前斜位和左前斜位透视图像。管状结构是肺静脉和冠状窦（粉红色）。屏幕上的其他图是用于 Stereotaxis 定向操作的各种控件和指示器

导管。CARTO RMT 能够向 MNS 发送实时导管尖端位置和定位数据。它还可从电解剖图向 MNS 发送靶点位置、点组和模型解剖信息。

该系统可通过使用安装和夹紧导管手柄的设备，远程控制可调弯环状电极（用于 PV 标测）和 ICE 导管。所有功能（前进/后退，任何方向的打弯，改变环状导管的直径）都可以通过操作人员在控制室中使用操纵杆来实现。

技术应用

所有的 MNS 组件，以及 X 射线、消融导管和刺激仪，都可以在控制室中操作。因此，除了最初放置鞘和导管的步骤，整个消融过程都可以在控制室远程进行。导航系统是整合入电脑的图形用户界面系统。它包括图像融合和控制心脏内部磁场的软件，该软件通过磁场引导导管方向，术者则借此引导导管头端进入感兴趣的区域（图 6.24）。

一对最佳匹配的 RAO-LAO 图像在呼吸和心脏周期（如吸气和心脏舒张末期）同步后，传输并保存在 Navigant 屏幕中，作为方向和导航的背景参考（图 6.24）。在 Navigant X 线图像参考上显示导管位置的实时信息，即使不获取新的 X 线图像，也可以对导管头端位置进行连续实时监控。

操作员可以使用矢量导航或目标导航使导管到达感兴趣的区域。在矢量导航中，术者通过计算机在虚拟三维空间中绘制一个矢量来告诉系统所需磁场的方向。在目标导航中，利用存储的正交 X 线透视图将目标放置在指定的点上；使用者将导管的支撑段或基底部（鞘的远端部分）标记在一对 X 线图像上。这为 Navigant 提供了计算特定目标对应的磁场方向所需的数据。每选择一个矢量或标记一个目标，计算机就向磁体发送信息，磁体改变其相对方向，并随之改变胸腔内的均匀磁场，从而在几秒钟内改变导管的方向（图 6.24）。还可以根据 Navigant 列表中的研究协议，通过选择预先设置的磁场向量来定义目标。该软件包含制造商经过多次 CT 图像的仔细评估和重建后选择的几个预设向量，用于将导管定位在各种解剖标志物上。当使用预设的向量时，它可以引导导管接近所指示的近似区域。此外，该软件还可以用来自动标测心脏的各个心腔。一旦电极头端处于理想的位置，磁场便会使其与心内膜在整个心动周期中保持稳定的接触。接触压力（最大 10 ~ 15 gm）小于手动操作导管的接触力，但这一缺陷在很大程度上被导管接触的稳定性所抵消。

X 线透视系统、用户界面监视器和导管推进

（Cardiodrive）系统可以允许导管在心脏和血管内以微小的增量（每增加 1° 增加 1 mm）做精确定向的前进和后退运动，因此借助这些系统就可实现磁力导管的精确标测。所有选定的向量和靶点都可以保存，导管驱动系统的相对位置也可以保存，从而使心脏或血管边支的特定区域可以重复到达[56]。

CARTO RMT 也已整合到 MNS 中，并特意重新设计以适应 Stereotaxis 的磁性环境。CARTO RMT 包括所有最新的模块，如 CARTO-Merge，它可以将 CT 或 MRI 的 3-D 重建图像融合到电解剖图中。通过与 CARTO 整合，两种系统之间的通信可以实时将导管方向和位置的数据从 CARTO 发送到 Stereotaxis，并将导管头端显示在 Navigant 系统保存的图像上。这就不必经常更新 X 线图像以追踪消融导管。磁矢量也可应用于 CARTO 系统的显示屏上。一种称为"设计线"的功能可以用来发送连成线的点，这既可以用来标测特定的区域，也可以设计消融线。另一个工具"Click and go"，允许点击标测图的一个区域来设置一个目标，并让系统引导导管到这一点。因为 Stereotaxis 与 CARTO 有互相反馈功能，如果没有到达准确的位点，CARTO 系统可以反馈给 stereotaxis 系统，从而允许软件进一步自动调整，直到到达目标点。该组合系统具有使用预定模型自动标测心腔（解剖和激动时间）的功能。这种自动标测的准确性在很大程度上取决于解剖结构，以及术者将心脏的哪个部位指定为标测的起点。目前可兼容 4 和 8 mm 头端的标准射频导管和 3.5 mm 的盐水灌注射频导管。

临床意义

精确的靶点定位和导管稳定性是射频消融成功的先决条件，也是减少潜在并发症风险的前提。由于难以实现稳定的电极－组织接触，特别是在复杂的心脏解剖区域，具有单向或双向打弯半径的手动可调弯导管存在一些固有的局限性。而 MNS 的问题则要小得多。例如，在修复后的先天性心脏病中，如接受 Mustard 手术后的心脏，肺静脉可以逆行（通过主动脉）进入，不需要进行间隔穿刺。目前 MNS 的另一个优点是导管运动的精确性，其能够在三维空间引导导管的可调弯远端向任意方向打弯。

MNS 已用于消融 AVNRT、BT、AFL、特发性及瘢痕相关 VT，尤其是 AF[57]。心内电图和刺激阈值与标准的人工可调弯消融导管记录的无显著差异，标准 EP 手术的安全性也未因使用 MNS 而受到影响[56, 58]。

在心房颤动消融方面，与传统的人工导航相比，MNS 的治疗效果更好。MNS 显著减少透视时间，手

术总时间稍长[59-60]。由于导管很软，基本不会出现心脏穿孔的情况。

虽然目前的 MNS 相比于传统导管，在容易到达的靶点方面可能没有明显优势，但它在复杂的导管操作和导航使用标准导管难以到达的靶点方面具有潜在优势。此外，由于远端导管的可塑性和对导引导管的磁性向量没有限制，导管的移动性和对心内膜的接触稳定性更优越。导管可塑性可缓冲心脏和呼吸运动，从而有助于心内膜接触的稳定性。

诊断导管就位后，EP 研究和消融过程可完全在控制室内进行。这提供了几个潜在的优势，包括减少操作人员在透视下的暴露时间、减少佩戴铅围裙长时间站在床边的压力、方便导管导航和心电图分析的同时进行。

目前 MNS 的一个独特优点是，用于引导磁性导管到特定位置的磁性矢量坐标可以被存储，并在以后的研究中重复使用，以方便导管返回到感兴趣的位置。将稳定的磁导管与 CARTO 电解剖标测系统相结合，即使是在有挑战性的区域，也可以获得比人工操作更多的点以精确重建电解剖图。

对于某些手术，尤其是心房颤动消融，MNS 可以显著减少透视时间。虽然使用 MNS 可能会增加整个手术的持续时间，但随着术者经验的增加，手术时间会逐渐减少。

局限性

MNS 的一个潜在局限性是磁场对心电图的干扰。干扰电位的起源是磁场中的血液流动。血液是一种电解质溶液，因此在磁场中的运动可以产生电位。用于导管操作的磁场强度大约比 MRI 低一个数量级。因此，磁场与体表 ECG 相互作用的大小小于 MRI，且仅局限于 ST 段，并且干扰信号成分的时间分布可能不会影响心律分析以及 P 波或 QRS 波形态分析。然而，这种干扰确实会影响对 ST 段变化的解释。这种畸变是否会影响心律失常分析目前正在研究中。

幽闭恐惧症和病态肥胖是使用 MNS 的禁忌证，因为系统内空间有限；深镇静或麻醉可避免此问题。下一代 MNS 的特点是开放式设计，肥胖和那些幽闭恐惧症患者的体验会更舒适。尽管即使在一些很老旧的起搏设备中也几乎没有观察到问题，但由于可能的电磁干扰，仍需排除装有心脏起搏器或除颤器的患者。此外，MNS 需要与磁场兼容的监测仪器。

当磁铁处于"导航"位置时，LAO 和 RAO 的透视角度都被限制在 30° ～ 45° 之间。虽然这在简单的消融中可能不重要，但在处理更复杂的基质消融时可

能更具挑战性。

MNS 是一项不断发展的技术。进一步的技术发展，特别是通过导管的更新设计（如记录电极的数量），对于未来解决更复杂的心律失常是必不可少的。

与传统导管导航相比，使用 MNS 消融 AF、MRAT 和典型 AFL 的手术时间稍长。手术的准备工作（磁体的配准和定位）仍然很费时。此外，使用 MNS 导管消融典型 AFL 的整体成功率（达到三尖瓣峡部阻滞，随访期间无 AFL 复发）较低。当使用标准的 4 mm 头端消融导管时，PV 电隔离的成功率也较低。一些报道也表达了对 MNS 引导下使用硬化头端导管消融 AF 和 AFL 时碳化发生率较高的担忧。在 MNS 引导的消融过程中，盐水灌注磁导管的使用降低了碳化风险，增加了消融损伤的有效性。

SENSEI 机器人导航系统

基本概念

Sensei 机器人导航系统（Hansen Medical）是一种机电系统，通过两个同心可操纵鞘（Artisan，Hansen Medical）结合消融导管实现导管导航。外鞘（14 Fr）和内鞘（10.5 Fr）均由固定在手术台桌脚上的载鞘机械手通过拉线机制操纵。机器人手臂服从控制室内中央工作站（主控制台）的命令。

导管导航是用 3-D 操纵杆（Instinctive Motion Control，Hansen Medical）实现的，并允许其在模型的几乎任何方向运动。在主控制台可显示透视图像、ICE 图像和其他 3-D 图像（电解剖图），以便为操作员提供即时反馈。无论图像显示的方向或角度如何，系统的无缝内在融合功能和对运动逻辑的良好解析都可方便医生指导导管的三维运动。为了提供良好的触觉反馈，该系统通过一种特殊设计的算法（IntelliSense，Hansen Medical），连续监测导管头端施加的压力。如果接触力超过预设限度，光学报警就会显示，导管就几乎不可能向前推进。

一般来说，所有的导管和所有的电解剖标测系统都可以在此系统中应用。除了导航方法不同外，该系统在技术方面与人工射频是相同的。该机器人系统与现有标测系统（CARTO 和 EnSite NavX）都是兼容的。

技术应用

内鞘和外鞘在插入前均应用肝素化生理盐水冲洗，并在整个过程中持续冲洗，以防止血栓形成和空气栓塞。术者手动推送可操纵导引鞘通过右股静脉的

14 Fr 鞘，并在透视引导下手动送入 RA 下部。为了将血管并发症的风险降到最低，建议在超声引导下建立静脉通路，最初插入一个 8 Fr 鞘，随后增大到 11 Fr，然后是 14 Fr，最后插入一个长为 30 cm 的 14 Fr 鞘，通常推送至肝水平。而后将置入了消融导管的可操纵鞘通过此长鞘进入 RA 至少 10 cm。在这个水平，消融导管被撤回到可操纵鞘内，只露出远端电极。如果不能将消融导管放置在 Artisan 鞘的末端并出鞘一小段，或者不观察导管系统在进入 RA 之前的推送过程，就会增加血管损伤的风险。

随后将鞘体位置配准到机器人导管遥控系统中。配准过程需应用两个正交的心脏透视视图（前后位和侧位），以保存可操纵鞘在三维空间中的位置。配准后，利用遥控系统将消融导管头端引导至预定靶点；所有四个心腔都可以进入。

消融 LA 时，通常采用标准的房间隔穿刺鞘和针系统进行手工穿刺。如果需要第二次房间隔穿刺，则使用经第一次房间隔穿刺置入 LA 的导丝或 EP 导管作为标记，操作 SENSEI 系统进行穿刺。在 X 线透视和 ICE 的指导下，通过房间隔穿刺鞘和扩张器（Hansen Medical）送入一种定制的房间隔穿刺针（Hansen Medical）。在房间隔穿刺后，机器手臂推送可操纵导引鞘和扩张器进入 LA，而后将扩张器替换为消融导管，将消融导管插入导管鞘内，导管头端外露约 1 cm[61]。

包含消融导管的可操纵鞘由主控台上的医生远程控制。然而，其他导管的操作，包括环状标测导管，是由另一名术者在手术台上手工完成的。

远程导航病例所需的能量通常低于手动病例，这可能是因为在整个心动周期中机器人鞘增强了导管接触压力和稳定性。因此，如果不实施能量降低策略以弥补机器鞘的这个特点，蒸汽爆裂和潜在热并发症的发生率会更高。

临床意义

使用传统的手动可操纵诊断和消融导管进行心内膜标测具有挑战性且耗时耗力，需要术者具有一定的技能和经验。机器人导管遥控系统的设计是为了便于控制，使导管在心血管系统内精确稳定地定位。通过将该导航系统的易用性和导航场的易获取性相结合，这种技术有潜力克服手动控制的一些局限性[62]。

远程导航的另一个优点是，由于工作站离透视单元较远，能够减少操作员的辐射暴露。此外，由于机器人系统具有更好的导管稳定性和导管引导能力，可以减少患者和工作人员的总透视时间和辐射暴露；然

而，这点还有待确定[61]。

几项研究表明，机器人引导标测和消融 AF 同人工消融一样安全有效。此外，机器人导管远程控制系统用于房间隔穿刺和心内膜标测也是安全可行的。然而，与目前的技术（仍在发展中）相比，它在减少手术时间、提高手术疗效和安全性方面的有效性需要在随机临床试验中进行进一步评估。此外，这种技术和远程磁导航之间也有必要进行比较。

与需要特定兼容磁导管的磁导系统（Niobe，Stereotaxis）不同，Sensei 机器人导航系统是一个开放的平台系统，几乎任何尺寸合适的标测或消融导管都可以插入远程可操纵导管或鞘中使用。另外，MNS 需要不断地改变和调整磁场方向，而后才能使导管向这个方向推进。在 Sensei 机器人导航系统中，利用内在运动控制器可实现消融导管的连续不间断运动。最后，SENSEI 机器人系统是便携式的，可以从一个手术室运送到另一个手术室，而远程 MNS 则因为需要永久安装在一个固定位置的大磁铁而无法移动。

局限性

虽然 X 线透视工作站的远程位置可以显著减少医生的辐射暴露，但是在 PV 隔离过程中，需要第二名医生或操作员在床边操作环形标测导管。该操作员或患者身上的辐射暴露不会减少。然而，使用其他心房颤动消融策略，如解剖消融，就无需一个单独的标测导管。在未来，消融导管和标测导管可能由两个互相协调的机器人串联控制，不过这么做可能会增加手术成本。

可操纵引导鞘是比较硬的，以便保证可推送性和机械可操纵性，且它必须通过一个 14 Fr 的血管鞘推送。引导鞘本身的大小增加了并发症的可能性，将可操纵鞘推进静脉可引起夹层。通过腹股沟鞘的止血阀推进 Artisan 所需要的力量是巨大的。因此，插入 14 Fr 鞘和 Artisan 导管确实需要特别小心，以避免腹膜后血管并发症。

在几项使用 Sensei 机器人导航系统进行心房颤动导管消融的研究中，报道了罕见的心脏穿孔和 PV 狭窄病例。其中一些事件考虑是射频消融过程中使用了过高功率输出所致。因此，重要的是要认识到，可操纵引导鞘提供了良好的导管接触和稳定性，可以提高消融的有效性，因此可能仅需要较少的功率便可实现充分的电位衰减。目前还需要进一步的研究来评估使用机器人系统进行标测和消融过程中足够和最佳的组织接触，以及在不同压力水平下最佳的消融能量参数，并将这些与传统手动导管的参数进行比较。

在心房颤动导管消融过程中，机器人导航相对于手

动导航在稳定性方面的主要优势是 LA 顶部。然而，在 50% 的病例中，机器人导航的导管稳定性在左肺静脉环肺消融线的前下段不理想。这可能是因为该部位是离房间隔穿刺点最远的位置，不过可以通过将外鞘"更深"得进入 LA 和应用远端弯曲来部分弥补。另外，使用这个系统电隔离右下 PV 很有挑战性。由于鞘的外径较大，机器人导航到远端 CS 具有危险的。这可能限制其在消融中的应用，因为长程持续 AF 或 LA 二尖瓣大折返心动过速的消融需要反复通过 CS 进行心外膜消融。

某些具有扁平导线打弯机制的消融导管与 Sensei 机器人导航系统不兼容。扁平导线机制使得导管只有沿着导丝表面所指向的二维平面弯曲才不会产生张力。当机器人鞘不沿着导线的二维平面移动打弯时，就会产生张力，进而发生系统无法控制的快速反弹校正，而这很可能会使心脏穿孔。该情况很少发生在单独手动操作导管的情况下，因为术者会适当地旋转导管以到达目标位置。

虽然机器人系统在消融靶点上提供了更好的稳定性，但手动方法产生的并发症也可能发生在机器人系统上。考虑到系统的稳定性以及鞘的刚度和硬度，术者理解 LA 和邻近结构的解剖结构是至关重要的。在机器人导航系统中，术者认识到可能出现的并发症并能够有效处理这些并发症是非常重要的。

MEDIGUIDE 导航系统

基本概念

导引式医疗定位系统（MediGuide Technology, St. Jude Medical, St. Paul, MN, United States）是一种新型的非透视、基于传感器的电磁导管可视化系统。这项技术能够实时跟踪导管头端，导管头端显示在预先录制的电影循环上，并在整个过程中持续可见[63-64]。

MediGuide 技术由三部分组成：①一个产生三维电磁场的发射装置（安装在常规面板 X 射线成像系统的 X 线透视探测器内）；②内置微型（不到 1 mm³）单线圈传感器（MediGuide Enabled Livewire, St. Jude Medical）的心内设备，如传统的 EP 或消融导管、鞘和导丝；③一个贴在患者胸部的磁场参考传感器（其作用是系统的一个锚点，连续扫描患者在电磁跟踪空间中的位置）[63-64]。

MediGuide 在硬件层面将 X 射线系统和电磁跟踪结合起来。发射单元安装在常规 X 射线成像系统的探测器内。该组件可以将 X 线透视对准电磁三维工作空间，并允许将传感器自动配准到动态 X 射线成像中。因此，配备传感器的 EP 导管可以在透视下显示，也可以通过电磁场在相同位置进行非透视跟踪（图 6.25）。使用预先录制的电影循环，而不是实时透视，允许对 X 线环境下的导管进行非透视跟踪，从而有助于减少辐射暴露。电影播放的速度与实时心电图信号相匹配，以适应导管位置与心动周期相关的变化。此外，贴在患者胸部的参考传感器有助于补偿呼吸、患者或手术台的移动以及 C 臂角度的变化[63-65]。

技术应用

手术开始阶段、EP 导管进入之前，先在标准 RAO 30° 和 LAO 60° 投射角度下采集 3 个心动周期长度的 2 个电影循环。系统以连续虚拟双面板模式同时显示这两个预先获得的电影循环，这样就构成了非透

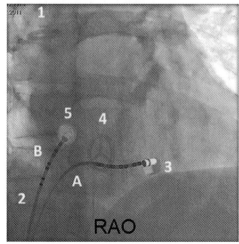
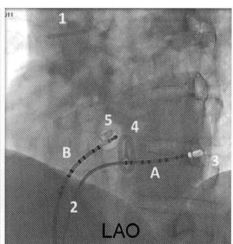

图 6.25　（见书后彩图）MediGuide 系统中的导管可视化　由 MediGuide 系统（绿和黄头端）和实时 X 线透视系统［右前斜位（RAO）和左前斜位（LAO）］同时显示的两根十极诊断导管。此外，在标准解剖位置设置了不同的标志物：上腔静脉口（1）、下腔静脉口（2）、冠状窦（CS）导管头端（3）、CS 口（4）、卵圆窝（5）。（From Sommer P, Wojdyla-Hordynska A, Rolf S, et al. Initial experience in ablation of typical atrial flutter using a novel three-dimensional catheter tracking system. Europace. 2013，15；578-581.）

视条件下，术者放置带有传感器的诊断和消融导管的背景参考。对比剂增强的血管造影（如 LA 或 PV 血管造影），与未增强的电影循环相比，可进一步加强复杂解剖结构中的导管定位（图 6.26）。然后，采用 MediGuide 将启用了传感器的导管放置到适当的心腔中，以便在预先录制的电影循环中对导管进行非透视跟踪。

　　MediGuid 技术可以与 Ensite NavX 电解剖标测系统结合使用（图 6.26）。其中一根装有传感器的导管可用于获取电解剖图。MediGuide 的数据改进了仅基于阻抗来调节电场（"空间电场校正法"）的 EnSite NavX 系统，使心腔的重建更真实。此外，使用配备传感器的导管作为 EnSite 系统的位置参考，可以检测和纠正参考导管的错位，从而避免导管移位后所需要的重复重建和配准过程[63-65]。

临床意义

　　MediGuide 跟踪平台以预先录制的电影循环为基础为导管空间定位提供了良好的三维引导。该系统可作为简单导管消融的"独立系统"使用，如 AVNRT、BT 和 CTI 消融，在该系统中，除了在导管插入前获取的两个电影循环外，几乎可以实现完整的非透视手术（图 6.25）。这种导管跟踪技术还可以与三维电解剖标测系统相结合，用于更复杂的消融（如 AF；图

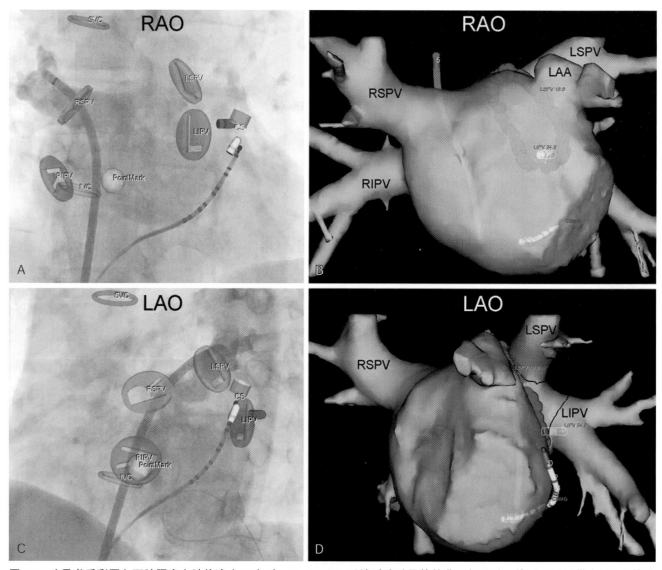

图 6.26　（见书后彩图）环肺隔离左肺静脉（PV）时，MediGuide 系统对消融导管的非透视跟踪。快照显示了带有 PV 血管造影电影循环的 MediGuide 屏幕（**A** 和 **C**）、三维 MediGuide 技术标记（SVC、IVC、CS、PV 口部和卵圆窝），以及诊断（黄色）与消融（红色）导管的传感器图标。快照也分别显示了 Ensite NavX 屏幕（**B** 和 **D**）。CS，冠状窦；IVC，下腔静脉；LAA，左心耳；LAO，左前斜位；LIPV，左下肺静脉；LSPV，左上肺静脉；RAO，右前斜位；RIPV，右下肺静脉；RSPV，右上肺静脉；SVC，上腔静脉。（From Rolf S, et al. Catheter ablation of atrial fibrillation supported by novel nonfluoroscopic 4D navigation technology. Heart Rhythm. 2013，10；1293-1300.）

6.26）。选择使用对比剂增强的血管造影可进一步改善术者对 X 线下心脏解剖的理解，增强导管定位的可视化。

MediGuide 的初步研究显示，患者和术者受到的辐射均显著减少（超过 50%），这是其最显著的可见效益。这些效果是通过对既定工作流程进行较小的调整而实现的，因此并没有增加过多的手术持续时间以及并发症发生率。

局限性

MediGuide 系统的局限性之一是 MediGuide 屏幕上看不到导管轴和导管鞘。因此，当导管定位不完全清楚时，需要额外的透视检查。此外，在操作缺乏磁性传感器的 EP 导管和在房间隔穿刺时也需要透视。另一个限制是只能使用内置 MediGuide 传感器技术的 EP 导管。除了房间隔穿刺鞘上的传感器标记，还有更多样的内置传感器导管，这都将为这项技术的应用提供更多的可能性。

体表电位标测

基本概念

虽然常规的 12 导联心电图已广泛应用于临床，但它并非最佳检查手段，普遍认为其在心脏异常检测上仍有较大的局限性。12 导联方法的主要缺点是只有 6 个胸部电极，而且它们所覆盖的心前区范围相对有限。Wilson 在 20 世纪 40 年代提出的将电极位置选择在传统心脏前区的主要原因是需要采用某种标准，这种标准到今天仍未受到挑战。在那以后的几年里，人们越来越认识到传统的心前电极位置的局限性，也越来越了解各种心脏异常在体表的定位，从而提出了各种替代方案。

在临床和实验心电图学中，研究最多的 12 导联心电图替代方案之一是体表电位标测（body surface potential mapping，BSPM）。此方法采用 32 ～ 256 个电极采集投射到身体表面的所有心电图信息。这种增强后的空间采样的优点是显而易见的，因为 12 导联方法可能难以检测的局部异常电位可以很容易地被附加电极检测到[66]。

体表电位标测（BSPM）的定义是在一个或多个心脏电周期中观察到的胸腔电位分布的时间序列。BSPM 是传统心电图的扩展，旨在寻找无需侵入操作即可探测到的心脏电位特征，进一步完善其应用。这是通过增加体表心电图的空间采样来完成的，体表心电图可同时或单独记录为数十甚至数百个单极心电图，随后进行时间校准。

BSPM 比 12 导联心电图提供更多的电位和诊断信息。它们包含了所有可以从身体表面获得的电位信息，并且还可揭示 12 导联心电图难以检测到但诊断上很重要的电位特征。此外，BSPM 经常显示出两个或多个同时进展的心脏事件的不同电位表现；它们使计算任何形式的心电图成为可能，这些心电图可以从任何一对或组合的体表电极中获取（如从任何当前或将来的导联系统）。此外，记录的数据可以显示为轮廓图序列，从而在空间和时间上隔离重要的心电图事件。

BSPM 可以通过逆向推导无创地重建心外膜，在某些情况下，还可以重建心内膜电位分布、兴奋时间和电位图，这有助于将心电图转化为电激动成像。这将生成三维图像，用叠加的激动等时线或刺激和恢复电位、等时线和电位图描绘解剖特征。

BSPM 可利用覆盖整个胸腔的 60 多个电极同时获得单个心跳的单极电位。Wilson 中心终端则作为单极导线的参考。阵列中的导联位点呈列、行排列，电极贴附于柔性塑料条上，垂直贴附于数十个胸段，电极密度最高的部位为左前胸。所记录的滤波带宽为 0.16 ～ 300 Hz，数字化采样频率为 1 kHz。

BSPM 描述了躯干表面心脏电位的空间分布。最初，所有的电极信号都经过视觉筛选以排除低质量的信号。然后测量每一个心电图在心动周期某一时刻的振幅，并绘制于代表躯干表面的图表上。利用几种分析方法将数据点网格转换成轮廓线。连续瞬时标测（帧）之间的时间间隔一般为 1 ～ 2 ms。400 ～ 800 帧的序列显示了心动周期中电位模式的演变。通常，20 ～ 50 张经过适当选择的标测图便足以显示体表电场随时间变化的基本特征。

局灶性心动过速起源点、起搏点或 BT 心肌插入点的定位与等积分图中负性最大的胸部位点有关。当激动波阵面离开这些位置时，会产生一个负向的体表电位，因为激动是从此点开始向心肌组织的其余部分传播（图 6.27）。

临床意义

BSPM 已在实验和临床中用于各种病理状态的检测和诊断。BSPM 已用于肺栓塞、主动脉夹层和急性冠状动脉综合征患者的鉴别诊断。它也被用于诊断陈旧性心肌梗死（MI），识别心室肥厚，确定心肌梗死的位置、大小、严重程度，以及评估心肌梗死不同干预措施的效果[66]。

在 EP 方面，BSPM 已应用于识别顺时针和逆

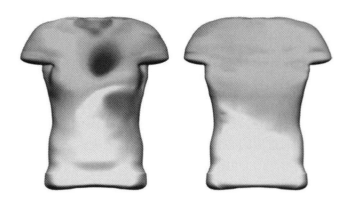

图 6.27 （见书后彩图）体表电位标测。 窦性心律时体表电位在 R 波峰值时的分布。电位在现实人体躯干模型前位（左图）、后位（右图）的显示。正电位用红色表示，负电位用蓝色表示。（From Bear L, Cuculich PS, Bernus O, Efimov I, Dubois R. Introduction to noninvasive cardiac mapping. Card Electrophysiol Clin. 2015, 7: 1-16. ）

时针 AFL，定位 Wolff-Parkinson-White 综合征和 AVRT 的心房最早逆行激动位点、BT 在预激时的心室插入位点、AT 和 VT 起源位点和心内膜或心外膜起搏位点。

许多研究表明，与 12 导联心电图相比，BSPM 具有更高的诊断和预后价值；然而，BSPM 在临床实践中尚未得到应用。虽然目前有很多针对 BSPM 实际效果的研究，以及针对 BSPM 如何改进传统 12 导联 ECG 的研究，然而此系统的临床有效性仍尚未确定；并且与传统的 12 导联心电图相比，BSPM 的额外获益难以证明此检查所增加的复杂程序和费用是合理的。因此，鉴于 BSPM 的诸多局限性，其主要作为一种研究工具，而不是常规的诊断方法[66-67]。

局限性

从 BSPM 中确定心脏电激动精确细节的能力受到躯干过滤作用的限制，因为体表电位是心脏电激动的缓和表现。BSPM 的第二个限制是记录的复杂性，其需要每个患者都带上无数个电极、复杂的仪器，同时还需要经过专门培训的人员。电图解释的复杂性是另一个限制，因为这主要依赖于医生对电图模式的识别能力和对正常受试者及患者可变性的了解——所有这些都很难记忆。因此，BSPM 的目视检查和测量本身不能直接定位单个或多个在心脏中发生的电事件。此外，BSPM 不能直接提供心脏的影像，但它们显示了心外膜和心内事件在体表衰减和扭曲的投影。此外，在获取的数据中间插值的方法容易受到电极位置定位精度的影响，也容易受到每个电极接收信号真实性的影响[66-67]。

心电图标测

基本概念

体表心电图成像（electrocardiographic imaging, ECGI），又称心电图标测（electrocardiographic mapping, ECM），是一种非侵入性技术，通过将体表电位投射到胸段 CT 扫描或 MRI 的心外膜三维成像上，提供心腔的整体电解剖图[68]。

ECM 系统有三个主要组成部分：一套多电极心电背心，一套用于心电信号采集的多通道标测系统，以及一个用于确定心脏-躯干几何形状的解剖成像模块[69]。ECM 需要两组数据：从体表测量出的心电单极电位和心脏-躯干的几何关系，即心外膜表面与记录体表 ECG 电极的位置相关性。体表心电单极电位采用带有 252 个电极的心电背心测量（图 6.28）。将背心保持在相同的位置，心脏几何形状和躯干电极之间的精确解剖关系是通过平扫胸部 CT 确定的。通过 CT 图像分割可得到电极位置和心外膜的三维几何形状[69-70]。

在每个心动周期的每次心跳中，ECM 使用数学算法（心电图的逆向推导）从躯干电位中无创地计算和重建 1500 个心外膜单极电图。这是通过 Laplace 方程的逆解来实现的（此公式的顺解为从心外膜电位计算出体表电位）。Laplace 方程描述了心脏表面和身体表面之间容积中的电势场。因此，当已知几何图形的一个三维表面置于另一个已知几何图形中的时候，如果已知一个表面上的电位，则可以计算另一个表面上的电位。因为躯干和心脏心外膜表面的三维几何形状可以从 CT 图像中重建，而心电图背心则记录了体表单极电位（身体表面电极的相对位置可以在躯干几何图形上显示出来），借此便可以计算出心外膜上的单极电位。Laplace 方程的逆解使用边界元素法预测心电图背心远程检测到的信号如何出现在它的源头，即心外膜表面，以便在没有电极接触的情况下重建心外膜电位（虚拟电位）。重要的是，逆解问题是错误导向的，即输入数据中的小错误（ECG 上的噪声、不准确的电极位置和不准确的电导值）会导致解题答案中的大错误。因此，ECGI 还采用了正则化技术，即应用基于生理学的限制条件或迭代方案，以便在这些不准确的情况下仍能得出稳定的解题答案[70, 71-73]。

一旦电势场建立，每次心跳后，超过 1500 个激动点就可以显示为计算过的电位图或彩色编码的等势图。每个心外膜位点的激动时间为虚拟单极电图最大负向导数（-dV/dt）点所在的时间，而后此系统基

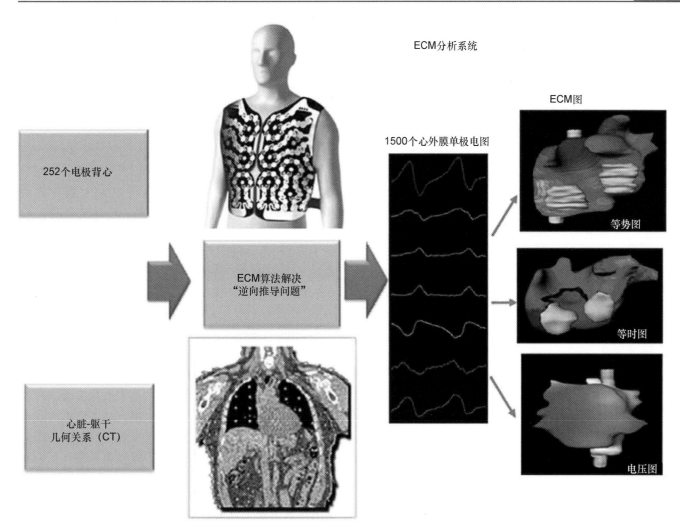

图 6.28（见书后彩图）心电图标测（ECM）过程。体表电位标测（BSPM）是使用嵌入在背心中的多通道（256 个电极）标测系统记录的，背心可以很容易地穿在患者的躯干上。带上体表电极同时行胸部平扫 CT，从而记录背心上 252 个电极（CT 图像中闪亮的点）与心脏心外膜表面几何形状之间的精确解剖关系。通过结合 BSPM 和心脏-躯干几何信息，ECM 从 252 个电极中重建 1500 个单极电图。在这 1500 个单极电图中可以重建等势图、等时图和电压图。（From Cakulev I，Sahadevan J，Arruda M，et al. Confirmation of novel noninvasive high-density electrocardiographic mapping with electrophysiology study：implications for therapy. Circ Arrhythm Electrophysiol. 2013，6：68-75.）

于此激动时间生成激动顺序图（等时图）。通过在 CT 重建的心外膜表面上激动波阵的动画演示来构建激动电影（传播图）。一个心跳即可重建，不需要从多个心跳中积累数据[66, 70, 72-76]。

理解 ECGI 不是 BSPM 是很重要的。BSPM 只是身体表面 12 导联心电图的扩展，通过在躯干表面应用大量电极即可完成。BSPM 输出的是身体表面的电位，不是心脏的电位。而 ECGI 则克服了 BSPM 的一些局限性，通过解决"心电图逆向推导问题"，从体表电位估测心外膜电位，而后投影到心外膜几何模型上[67, 74]。

技术应用

ECM 可于术前或术中应用。装有 252 个电极的背心穿戴于患者躯干上以记录心律失常。对于偶发或间歇性心律失常的患者（如 PVC 或 PAC、局灶性驱动的阵发性心房颤动），可允许患者走动，背心可使用数小时，以帮助捕获真正致病的心律失常[77]。

一旦心律失常被记录下来后，就可以通过解剖成像方式，如平扫胸部 CT 或 MRI，获得心外膜和躯干表面以及背心电极位置的精确几何形状。扫描的轴向分辨率通常设置在 0.6～1 mm 之间，通常在心电图的 R 波处进行门控，以获得舒张期的容积成像（用于激动电位模型重建）。术者还可以在心电图 T 波期间门控进行收缩期容积成像，以获得在复极阶段重建所需的合适的几何形状。横切面被逐层分割以获得心脏的几何形状（逐层获取每个切面上的心外膜轮廓）和躯干的几何形状（由人体表面的电极位置描述，电极在图像上表现为白色亮点；图 6.28）。然后将重建后的心脏和躯干表面的几何图形组装在一个共同的 x-y-z 坐标系中，以提供心脏-躯干的几何关系。

ECM 通过结合 252 电极体表心电图和心脏-躯干的 CT 扫描，无创重建心外膜电解剖图。ECM 图像可以表现为三维彩色编码图、心外膜等势图、等时图、电位传播图和电压图。在心动周期的任何时刻都可以分析激动的特征，并且可以显示为心房模式和心室模式[68]。

我们通常使用四种显示模式。心外膜电势图描绘了心外膜电势的空间分布（图 6.28）。每幅图描绘一个瞬间；在整个心动周期中，每隔 1 ms 计算一次心电图。电位图描述了心外膜上某一点电位随时间的变化。这些围绕心外膜的电图是在许多点上计算出来的（超过 1500 个点）。在等势图中，假设当电图电压达到预定的幅度时，电激动就会发生，并且可以在表面上显示为移动的图像。等时图描绘了基于局部激动时间的心外膜激动顺序，激动时间为每个心电图 QRS 段的最大负向导数点（$-dV/dt_{max}$）的时间（图 6.29）。恢复时间被指定为 T 波段的最大导数点（dV/dt_{max}）所在的时间。编辑有多个大的负导数电图的激动时间时需对照相邻心电图的信息。将激动时间差异超过 30 ms 的相邻位置之间定义为阻滞线。

临床意义

心律失常的无创诊断目前仍以 12 导联心电图、BSPM 或起搏后体表 QRS 积分标测为基础。标准的诊断技术，如心电图，只能提供低分辨率的体表心脏电活动的投影，不能提供心脏局部电活动的详细信息，如心律失常激动发生的起源、心律失常激动的顺序或异常 EP 基质的存在及其位置。最近 ECM（ECVUE，CardioInsight Technologies，Cleveland，OH，United States）在心律失常的诊断和治疗管理中，已成为一种比 12 导联心电图具有更大临床价值的工具[78]。

目前有不少实验和临床研究中在正常心电图、各种房室心律失常、心室传导异常以及复极障碍方面对 ECGI 进行了研究。多项研究表明 ECM 在心律失常机制（局灶性 vs. 大折返性）诊断、心律失常相关心腔的识别、局灶 AT 和 VT 定位（图 6.29）和评价心律失常发生的基质（如心肌梗死后瘢痕的低压和碎裂电图）方面有很大价值。这些信息可以提供必要的指导，以方便制订手术策略，包括 EP 检测和导管消融方式[69, 72-74, 77, 79]。

ECGI 能够记录和显示任何单个心跳的全部电活动，与侵入性接触式电解剖标测系统不同，ECGI 不需要从多个心跳中积累数据。这一特性在 PAC 或 PVC 患者中特别有用，因为这些患者心律失常出现的频率不足以进行序贯标测。这也适合对偶发事件或难诱发性心律失常或多种心律失常患者进行长期的床旁无创监测。此外，在阵发性心房颤动患者中，识别和定位触发性质的 PAC 可以潜在地识别消融的重要靶点。然而，ECM 对后续消融手术的成功率、安全性和有效性的影响仍有待评估[68, 74-76, 80-82]。

无创标测显示了对有低电压、碎裂电位和晚电位等 EP 特征的心律失常基质成像的能力。此外，ECM 还可以成像心房和心室大折返性心动过速的折返通路及其关键成分，包括关键峡部、入口和出口、阻滞

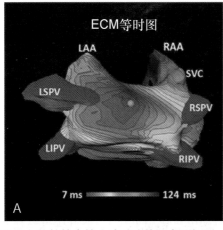
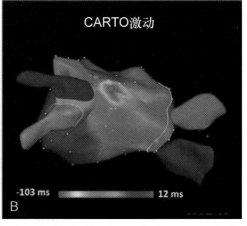

图 6.29 （见书后彩图）局灶性房性心动过速的心电图标测。（**A**）ECM 等时图显示左心房（LA）的局部激动，可见最早的激动部位为 LA 顶部。这个区域靠近左肺移植时的心房切口。（**B**）CARTO 电解剖激动图显示了成功消融的部位，这与 ECM 所示的最早激动部位明显相关。LAA，左心耳；LIPV，左下肺静脉；LSPV，左上肺静脉；RAA，右心耳；RSPV，右上肺静脉；RIPV，右下肺静脉；SVC，上腔静脉。（From Cakulev I，Sahadevan J，Arruda M，et al. Confirmation of novel noninvasive high-density electrocardiographic mapping with electrophysiology study：implications for therapy. Circ Arrhythm Electrophysiol. 2013，6：68-75.）

线、缓慢和快速传导区域。虽然临床折返性心律失常通常发生在心内膜，但在少数接受消融治疗的患者中，心包下层在维持折返中起着重要作用。心肌壁内心律失常激动发生机制的解释可通过直接导管标测或非接触式导管重建心内表面 EP 信息，同时结合无创心外膜 ECM 进一步明确。心外膜和心内膜 EP 信息结合后就有了前所未有的能力，即仅通过无创或微创手术，结合心肌壁内解剖组织的知识，就可在心肌壁内深处定位心律失常的激动起源[76-77, 83]。

ECGI 可用于量化心室非同步化，识别心脏再同步化治疗的潜在应答者 / 无应答者，并指导电极放置以进行有效的再同步化治疗。此外，ECGI 能够在单个心跳内以 QRST 积分图（或其他复极离散度）的形式对复极离散区域进行无创成像，这就提出了一种可行的、计算效率高的评价心律失常高风险患者基质严重程度的方法。因此，非侵入性心外膜重建的复极离散措施可以快速筛查危及生命的心律失常高危患者。由于体表 ECG 测量（如 QT 离散度）在反映潜在复极离散度方面缺乏敏感性，因此应用 ECM 进行风险分层具有重要意义。

局限性

ECM 提供关于心脏心外膜表面的 EP 信息，它不能直接重建三维心肌的心内膜信息。这在相对于心室来说壁较薄的心房组织中不那么重要。而来源于室间隔的心律失常在瘢痕性室性心律失常中具有重要意义，其特征则较难被 ECM 所体现。通过体表电图计算出心内膜激动电位还难以实现，因为来自心肌中壁和心内膜的电信号振幅要比心外膜小得多。然而，与 BSPM 相比，心外膜电位能提供高分辨率的潜在壁内激动投射。

此外，ECM 在明确小体积组织（如微折返）心律失常通路的组成部分方面成功率有限。此外，由于很多实验室没有 CT，CT 的使用限制了 ECM 在 EP 实验室干预过程中的临床应用。为了使 ECM 技术在主流环境中更加实用，采用双面板透视或伪三维超声技术获得特定患者的几何形状的新方法已经开发出来，并在 EP 实验室的 ECM 环境中成功进行了测试。

ECM 所需的 CT 扫描和相关辐射暴露应与其在个体患者治疗中的价值以及其所减少的后续手术和辐射时间方面互相权衡，权衡后认为患者能够受益才可以开始研究。实际上，ECM 所需 CT 平扫的辐射剂量很低（平均 148 mGy/cm）。而且，使用另一种技术（如 MRI）获取心脏几何形状也有助于减少辐射暴露[68, 84]。

心腔内超声心动图

导管设计

现有两种心腔内超声心动图（ICE）成像系统：机械式超声导管径向成像系统和电子相控阵导管扇面成像系统。

机械式超声导管径向成像系统

在机械式超声导管（Ultra ICE）径向成像系统中（EP Technologies，Boston Scientific，Sunnyvale，CA，United States），超声换能器是一个单独的、可旋转的晶体超声换能器，安装在一个无操控功能的 9 Fr 导管末端（110 cm 长）。外部电机驱动装置在导管内以 1800 转 / 分的转速旋转晶体，提供与导管长轴垂直的 360° 圆周成像平面，导管则位于成像中心位置。机械式 ICE 使用的成像频率为 9 ～ 12 MHz，近场清晰度（传感器 5 ～ 7 cm 范围内）很高，但组织穿透性差，远场分辨率低。因此，这些系统无法清晰地成像 LA 和 PV，除非它们直接进入 LA（经房间隔）。该技术缺乏多普勒功能，且导管不能自由打弯。

电子相控阵导管扇面成像系统

在电子相控阵超声导管（AcuNav）扇面成像系统（Acuson Corporation，Siemens Medical Solutions，Malvern，PA，United States），超声换能器安装在一根 8 或 10 Fr（90 cm 长）导管的远端，并在纵向平面上装备了一个正向 64 元矢量相控阵换能器用于扫描。导管有一个四向可操纵的头端（160° 前后打弯和左右打弯）。导管成像的扇形平面（楔形）与导管轴平行，并可通过导管平面定向。成像功能包括 90° 扇形二维成像、M 型超声和多普勒成像（频谱多普勒、连续多普勒、彩色和组织多普勒），其组织穿透力可达 16 cm，且超声频率可变（5.5、7.5、8.5 和 10 MHz）。

成像技术

使用机械式径向心腔内超声心动图导管

首先，必须用 5 ～ 10 ml 无菌水用力冲洗 ICE 导管的远端，排除所有空气，优化超声图像。ICE 导管通过股静脉长鞘导入。因为导管是不可偏转的，所以我们更倾向于使用预先塑好形的有角度的长鞘，以保证一定的操控性。机械式径向 ICE 导管以导管尖端为中心参照点，产生与导管垂直的 360° 全景图像。导管连接到超声控制台并向前推送，直到旋转 ICE 导管图像的头端在 RA 中。

当换能器进入 SVC 时，可见升主动脉、右肺动脉，偶尔可见右上 PV。将导管撤至 RA 中部可看到卵圆窝和 LA，在这个视图中通常还可以看到界嵴和主动脉瓣（图 6.30）。当将传感器定位于卵圆窝时，可见 LA、左 PV 口和主动脉根部。然而，由于穿透深度有限，其 LA 和 PV 口的视觉成像效果有限。将导管撤至低位 RA，可见欧氏瓣、外侧界嵴和 CS 口（图 6.30）。当换能器通过三尖瓣置入 RV 并进一步进入 RVOT 时，可以同时看到心室和肺动脉。

使用 AcuNav 导管

采用股静脉入路插入 ICE 导管。在透视引导下将导管推进到 RA。ICE 90° 扇形扫描图显示了从显像导管活动面顶端到轴部的横断面解剖视图。左-右（L-R）方向标志指示了导管轴的左右侧。当 L-R 方向标志设置在术者右侧时，患者头足位的方向在图像上为从左向右，后前位的方向在图像为从上向下。将 L-R 标志更改为左侧会反转图像，但不会更改图像从上向下的方向。图像定位可以通过简单的导管进、退、头端向四个方向（前-后、左-右）打弯或导管旋转来调整，从而将目标结构呈现在图像内。

AcuNav ICE 导管包括多种超声频率（5.5、7.5、8.5 和 10 MHz）。增加超声频率可以提高轴向图像的分辨率；然而，这么做会导致组织穿透减少，并降低成像深度。超声频率 7.5 MHz 适用于大多数心脏结构成像。而后可以增加频率（达到 8.5 或 10 MHz）用于近场结构成像，或降低频率（至 5.5 MHz）用于远场结构成像。

RA 靶点 为了定位 RA 内的靶点，需将 ICE 导管推进或撤回到 RA 的适当水平，并旋转导管使目标进入视野。近场和中场结构的最佳分辨率是 8.5 MHz 频率。一旦导管进入 RA 中部，导管张力控制在中等程度（超声换能器指向前和向左），可见 RA、三尖瓣和 RV。这个视角称为主视图（见图 4.11），它可以作为用 ICE 寻找靶点的起点；当术者失去方向时，他或她可以回到主视图并重新开始。从主视图开始，逆时针旋转导管可以看到 RA 心耳，而导管前端向前打弯朝向 RV 则可以看到三尖瓣和 CTI（图 6.31）。当导管向前推进至 RA-SVC 交界处时，可以看到界嵴上部。

房间隔 从主视图顺时针逐渐旋转伸直的导管，可以依次显示主动脉根部和肺动脉，然后是 CS、二尖瓣、左心耳和卵圆窝的横切面（见图 4.11）。二尖瓣和房间隔常与左心耳位于同一视图内。为了将卵圆窝暴露良好，应将位于 RA 内的成像头端向后或向

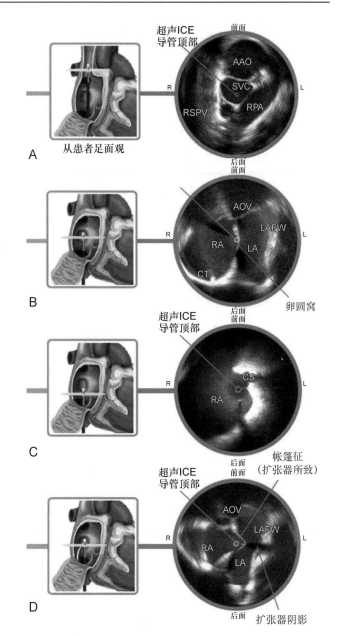

图 6.30 （见书后彩图）机械式径向心腔内超声心动图（ICE）在右心房（RA）和上腔静脉（SVC）不同水平的图像。（**A**）当换能器顶端位于 SVC 水平，此平面上可以看到的典型结构是升主动脉（AAO）、右肺动脉（RPA）和右上肺静脉（RSPV）。（**B**）后撤 ICE 导管至中位 RA 可见卵圆窝，此平面上可见的典型结构是左心房（LA）、LA 游离壁（LAFW）、主动脉瓣（AOV）和界嵴（CT）。（**C**）后撤 ICE 导管进入低位 RA 可见冠状窦（CS）和下腔静脉。（**D**）房间隔穿刺时，ICE 可见卵圆窝上的帐篷征。（Image provided courtesy of Boston Scientific. © 2018 Boston Scientific Corporation or its affiliates. All rights reserved.）

右打弯，或两者同时进行；然后，张力旋钮（锁定功能）可以用来保持导管尖端的位置。进一步顺时针旋转超过这个位置便可显示左侧 PV 口（见图 4.11）。引导房间隔穿刺的最佳 ICE 图像为 LA 侧房间隔后方有足够的空间，并能清晰识别相邻结构（见图 4.12）。

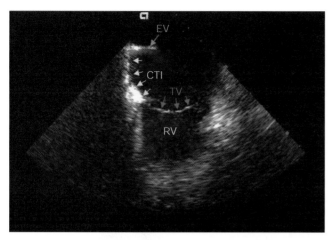

图 6.31 （见书后彩图）心腔内超声心动图（ICE）的三尖瓣峡部（CTI）成像。CTI（黄色箭头）显示在欧氏瓣（EV，绿色箭头）和三尖瓣（TV，红色箭头）之间。RV，右心室

LA 结构　7.5 或 8.5 MHz 的成像频率最适合探测房间隔以外的 LA 和 PV 结构。想要得到良好的 PV 成像，导管头端应先置于中位 RA 到低位 RA 的位置。然后顺时针旋转导管，先看到左心耳，而后可以看见左上 PV 和左下 PV 的长轴（图 6.32；图 4.12）。进一步顺时针旋转导管可见右上肺静脉和右下肺静脉的开口。这些静脉的开口通常是面朝上的，因此看上去像是猫头鹰的眼睛。将传感器置于 CS 内亦可见左心耳。

LV 和 RV 靶点　当导管头端处于低位 RA 位置时，可以完成深度为 6 ～ 15 cm 的 LV 目标结构成像。当导管换能器放置在卵圆窝附近并朝向前方和左侧时，即可见左心室流出道（LVOT）和 LV 的断层图像。顺时针旋转并轻微调整换能器水平，可见二尖瓣和 LV 心尖。为看见二尖瓣长轴和两腔心（LA、二尖瓣和 LV），需要将导管头端向心尖部打弯一定角度。将导管置于 RA 与流出道平齐的位置（中位 RA），并轻度朝右打弯可见 RVOT、LVOT、主动脉根部及冠状动脉口。这个区域也可见主动脉瓣的横切面（图6.33）。将导管头端向前打弯进入 RV 后顺时针旋转贴住室间隔即可见 LV 长轴（图 6.34）。进一步的顺时针旋转或将导管头端由右向左旋转可见 LV 短轴切面以及二尖瓣（图 6.34）。这些视角都可以很容易地识别心包积液。将导管回撤到 RVOT 的底部并旋转导管轴，可见 RVOT 长轴，并可见肺动脉瓣的横断面。

临床意义

　　经食管超声已用于指导 VT 和 BT 的消融及房间隔穿刺，并用于房间隔缺损的闭合或心脏活检。然而，由于长期食管插管过程中存在吸入性风险和患者

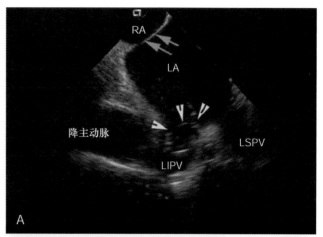

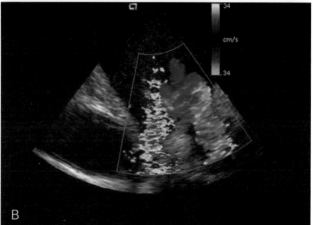

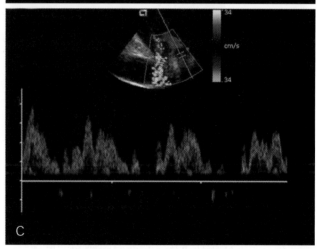

图 6.32 （见书后彩图）心腔内超声心动图（ICE）换能器置于右心房（RA）后形成的左肺静脉成像。（**A**）图中可见 RA、房间隔（绿色箭头）、左下肺静脉（LIPV）、左上肺静脉（LSPV）和降主动脉。LIPV 口部可见 Lasso 导管（黄色无尾箭头）。（**B**）LIPV 和 LSPV 的彩色多普勒成像；（**C**）LSPV 的脉冲多普勒成像。LA，左心房

不适等原因，该方法在介入治疗领域受到限制，且此技术还需要额外增加一个操作员。

　　以往 ICE 的应用仅限于 6 ～ 10 Fr 导管中单个压电元件机械旋转所产生的图像。这些元件的小型化要

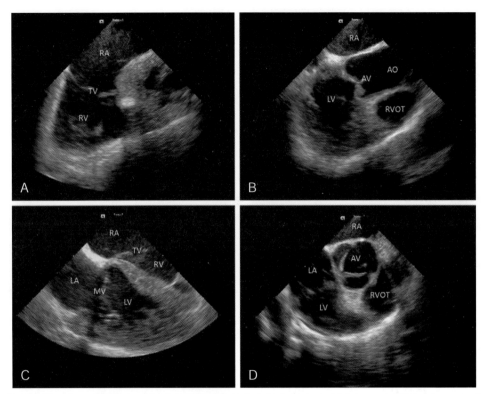

图 6.33 将 ICE 传感器置于右心房下部和三尖瓣环所获得的几个心腔内超声心动图（ICE）视图。AO，主动脉根部；AV，主动脉瓣；LA，左心房；LV，左心室；MV，二尖瓣；RA，右心房；RV，右心室；RVOT，右心室流出道；TV，三尖瓣

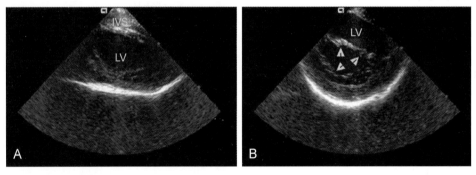

图 6.34 左心室（LV）心腔内超声心动图成像。换能器位于右心室紧贴室间隔的位置。（**A**）LV 长轴。（**B**）二尖瓣水平的 LV 短轴（无尾箭头）

求使用高于 10 ～ 20 MHz 的换能器频率，从而限制了超声穿透周围心脏组织的能力。该技术已应用于人和动物 RA 内结构的成像，如卵圆窝膜部、界嵴、欧氏嵴、三尖瓣环及窦房结区域 SVC-RA 交界处。然而，由于穿透深度的限制，该系统对 LA 和 PV 口的显示效果有限，除非直接进入 LA（经房间隔）。

电子相控阵超声系统穿透力更强，可清晰显示特定的左右两侧心脏结构，并可进行彩色血流、脉冲和连续多普勒成像，且仅需一位术者就可完成。这些特征对于 AF 的 PV 隔离和 LA 线性消融具有重要价值。

在 EP 手术中已开始将 ICE 用于临床实践，包括以下内容：①评估导管与心脏组织的接触程度；②确定导管相对于心脏结构的位置（尤其适用于其他技术难以定位的区域，如 PV、乳头肌）；③指导房间隔穿刺，特别在解剖结构异常或复杂的情况下；④方便标测或消融系统的放置（如环肺静脉设备、非接触式标测系统和篮网技术）；⑤射频能量传递过程中病灶演变的可视化（组织回声的改变和微泡都反映了组织的受热程度，后者可作为能量终止的参考）；⑥定位左心室瘢痕以指导瘢痕相关 VT 的基质消融（图 6.35）；⑦介入术前后心脏结构的评估（如心脏瓣膜和 PV）；⑧通过 2-D 解剖成像和 Doppler 生理检测评估 PV 解剖、大小和功能。⑨评估并发症（如心包积液、电机械分离或血栓形成；见图 32.1）；⑩识别某种心律失常的解剖来源（如 ICE 可以帮助消融非正常的窦性心动过速或窦性折返性心动过速）；⑪定义导管头端与

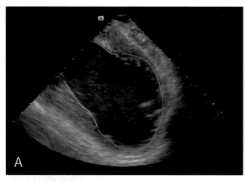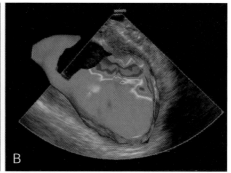

图 6.35　（见书后彩图）CARTO-Sound 图像融合模块指导瘢痕相关室性心动过速的消融。（**A**）使用 10 Fr 相控阵换能器导管的心内超声心动图（ICE）图像显示的左心室（LV）长轴。术者描绘出了 LV 的心内膜表面。注意与左心室基底部正常壁厚（红色）相比，左心室心尖部膨出瘤处室壁（绿色）变薄。（**B**）LV CARTO-Sound 容积图和电解剖电压图的融合（修正后的前位观）

冠状动脉的距离（例如标测和消融起源于主动脉窦内的心律失常时）；⑫识别食管位置[85]。

如前所述，CARTO-Sound 图像融合模块将电解剖图融合到 ICE 的心腔容积图中，ICE 容积图由内置位置传感器的相控阵换能器导管（Sound-Star，Biosense Webster）获取，这可以作为一个独立的工具来指导导航和消融，也可以作为 CT/MRI 图像融合的辅助工具（图 6.4）。该方法已成功应用于心房颤动导管消融。此外，三维超声图像能够生成准确的心室解剖学立体形状，并识别左心室瘢痕（包括室壁厚度和运动），从而帮助心肌梗死后 VT 的基质标测和消融（图 6.35）。

计算机断层扫描和磁共振成像

基本概念

在导管消融过程中，导管通常在 X 线透视指导下进行操作。然而，由于 X 线透视具有软组织对比度差且形成图像仅为二维投影的缺点，其并不能提供足够的心脏解剖学信息。这就阻碍了它在诸如心房颤动消融等复杂手术中的应用。另一方面，CT 和 MRI 图像提供了三维解剖细节。然而，这些图像在导管消融时是无法呈现的，因此大大降低了它们的潜在价值。因此，最佳的策略是将 CT 或 MRI 生成的三维图像与介入手术获得的电解剖信息结合起来。这可以通过图像融合的过程来实现。图像融合是指将术前心脏 CT 和 MRI 图像与基于多个心内膜位置重建的实时三维电解剖图进行对齐的过程。图像融合的过程包括三个步骤：术前 CT 和 MRI 图像采集、图像分割与提取，以及图像配准。

图像采集

横断面或轴向 CT 或 MRI 扫描以高分辨率显示厚度小于 1 ～ 2 mm 的心脏结构。利用现有的多排螺旋扫描仪，可以从 1.25 mm 间隔的图像中重建出厚度为 0.625 mm 的图像。同时记录心电图，以便将源图像分配到心脏周期的各个阶段。MRI 图像也同样可以采集，尽管其空间分辨率稍低。多个软件包都能将轴向图像重建为任何一个三维心腔。

图像分割

图像分割是指从心脏周围结构中单独提取出心脏三维解剖结构的过程。图像分割方法包括阈值设定、边界检测和区域识别。阈值设定包括将小于阈值的像素分配为一类，其余像素则分配为另一类。将同一类相邻像素连接起来，而后形成区域。边界检测利用相邻区域间的内差信息来分离这些区域。区域识别技术通过结合相似属性的像素形成区域。在心脏消融术中，心脏结构是通过一种计算机算法从全容积数据集中提取出来的，这种算法可以区分血池（与心脏相比对比度较高）和心内膜（增强后无明显强化）之间的边界。两者之间对比度的差异使得心腔和心内膜壁之间有明显的区别。之后，通过使用另一种能够检测心脏结构边界的算法，可以将单个心腔结构的体积彼此分离。利用最后这种算法，将每个心腔的结构从整体心脏中提取出来进行三维表面重建。使用虚拟内镜或心脏镜，可以从心内或外部观察分割出的心腔。这些图像除了为消融提供路径导航，也能用来进行图像配准。

图像配准

虽然这些节段性结构对于心脏结构和组成该结构的组织特征的可视化非常有用，但它们不能传达心律失常的生理学信息。将电解剖或非接触式标测采集的生理学信息与 CT 或 MRI 图像中所包含的空间信息相结合，则需要将激动或电压数据配准到三维心腔内的适当位置。因为它建立了解剖学和生理学之间的关系，这对以结构和电激动为基础来理解心律失常和应用图像引导手术都是至关重要的。图像配准是将三维CT/MRI 表面重建后的图像叠加到三维标测系统生成的实时电解剖图上（图 6.3）[86]。

在配准期间，需假设配准器官的解剖结构没有改变。采用两种计算机算法实现图像配准：标记配准和表面配准。标记配准通过连接 CT/MRI 重建后的三维图像的基准点和电解剖图上相应的标记点，将这两组图像排列在一起。在 X 线透视或 ICE 或两者结合的指导下，在用于配准的标测系统上，通过实时导管定位建立至少三个标记对，并将其置入到三维 CT/MRI 图像重建的预估位置中。使用更多的标记点可以提高配准的准确性。表面配准是将采集的心内膜点与最近的 CT/MRI 图像表面进行配准的一种算法，通过最小化标志物之间的平均距离，以及从多个心内膜位点到 CT/MRI 三维重建图像表面的距离，得到两组图像的最佳拟合。表面配准是标记配准的补充，提高了配准精度。然而，由于标测过程中存在表面压痕和可能遗漏的区域，所获得的电解剖图并不能代表心腔的完美解剖[86]。

计算机断层扫描叠加技术

一个新型的应用程序（EP Navigator prototype, Philips Healthcare，Best，The Netherlands）已开发用于在实时 X 线透视系统上叠加预先获取的分割后的左心房 CT 三维图像（"CT overlay"），以指导房性心律失常（尤其是心房颤动）的消融。该应用可用于单面板或双面板透视系统。它允许在 LA 虚拟的三维模型中以透视的方式引导消融导管和诊断导管，并随后在配准后的三维图像上标记消融部位，而无须同时使用电解剖标测系统，从而方便创建连续消融线和返回关键的消融部位。此外，在 CT 扫描中可以识别和分割食管，并将其与心脏结构叠加在 X 线透视图像上。

图像融合技术

采用 CARTO-Merge 进行图像配准

预先获取的 CT/MRI 数字成像数据通过 CD 导入 CARTO 系统，该系统配备有商用软件（CARTO-Merge 图像融合软件模块），使术者可以将感兴趣的图像方便、快速地进行三维分割和重建，然后将分割后的图像导入实时标测系统。一旦使用 CARTO 系统创建该图像后（如前所述），心腔的电解剖图将"融合"到 CT/MRI 分割和重建后的图像上。最常用的配准技术是标记配准和表面配准的结合。标记配准涉及

导入的 CT/MRI 图像在 x、y、z 轴上的三维定位，需要使用消融导管获取至少三个非共线心内膜标志点。在 3-D 图像上这些点的精确位置是这项技术中的一个关键因素，并且仍然具有挑战性。双面板 X 线透视系统、血管造影和 ICE 可以用来帮助识别标志点。导管接触是通过 X 线透视下观察导管运动相对心脏运动的程度和分离独立的电位来保证的。然后将这些心内膜标志点的估计对应位置标记在导入的三维 CT/MRI 图像上，这样就创建了一个标志对，一个标志点在实时电解剖图上，另一个标志点在 CT/MRI 3-D 图像上。

标记配准通过匹配标志对，将电解剖图配准为近似于三维 CT/MRI 表面重建的图像。表面配准是通过绘制两个数据集的最小平均距离，将三维 CT/MRI 表面重建与电解剖图匹配。虽然表面配准能够改善两个图片的对齐，但来自整个心腔表面的配准点涉及两个融合误差风险：室壁潜在压痕和在导管最大移动范围内导管压力所致的心腔几何变形。然后，标测系统提供了一个头端到表面的平均距离，理想情况下应该小于 2 mm。在消融过程中操作导管时，导管到表面投影的距离可用来作为评估导管接触的另一项指标。这还可以通过透视、ICE 和导管记录的电图信息来补充。

使用 CARTO-Sound 进行图像配准

实时 ICE 图像可以提供准确的心腔几何形状。CARTO-Sound 采用了一种 8 或 10 Fr 相控阵 ICE 导管，内置导航传感器（SoundStar，Biosense Webster），记录感兴趣心腔内单个 90° 扇形图像平面，包括此平面的位置和方向，并将其传到 CARTO 工作站。为了校正呼吸的影响，所有的 ICE 图像都应该在呼气后屏气的过程中获得。一旦创建了心腔的 CARTO-Sound 容积图，就可以使用 CARTO-Merge 软件进行配准。首先，将 CT/MRI 图像在视觉上与 ICE 形成的心腔解剖壳对齐。其次，进行标记配准，将 ICE 识别的三个超声心动图上离散的解剖部位（标志点）标记在 ICE 轮廓上，并与 CT/MRI 图像上的相应位置进行匹配。最后，进行 CARTO-Merge 表面配准运算。该算法尝试将 CT/MRI 图像与 CARTO-Sound 模型在空间上的并列或融合最优化，以最小化 ICE 生成的心腔解剖图上每个点与 CT/MRI 图像对应点之间的平均距离，而后运用融合后的 CT 模型指导手术[85]。

配准以 ICE 心腔表面重建图像与对应的 CT/MRI 图像之间的最佳拟合为基础，而并非单纯的以 ICE 得到的 LA 容积图和对应的 CT/MRI 图像为基础。ICE 指导的心内膜表面配准可以指导 CT/MRI 图像和电解

剖图取得较好的对齐，这方面似乎优于标记配准。三维超声图像可以帮助创建解剖上准确的、实时的心腔几何形状，并去除心腔畸形（通常发生在接触标测时），从而可能产生更准确的 CT/MRI 配准。

使用 NavX Fusion 的图像配准

采用 EnSite Verismo 软件可以从 CT/MRI 切片上对感兴趣的心腔进行三维分割重建。心腔的三维虚拟解剖几何是用 NavX Fusion 创建的（如前所述）。当前标测的心腔的 CT/MRI 重建显示在分屏上，用于指导消融导管以进行更精细的解剖定义，并帮助编辑虚拟三维几何图形以消除"假空间"。随后，"空间电场校正"应用于该几何形状，以补偿心腔和静脉结构之间阻抗的变化，并使几何形状和导航空间在生理学上更接近真实，更接近 CT/MRI 图像。空间电场校正后的几何图像在 CT/MRI 上的融合分为两个阶段，分别为初次（刚性）融合和二次（动态）融合。初次融合使用系统创建的几何图形上三个基准点（即标志点）与 CT/MRI 图像上的相应点配对，从而叠加或锁定两个图像（图 6.36）。选择这些点是为了保证合理的三维解剖分割和 CT/MRI 定位，但配准误差较大。因此，在两个叠加的几何图形之间局部不匹配的位置，二次融合点或基准点被应用于初次融合后的几何模型。

在这个独特的图像融合组件中，系统创建的几何表面被塑造成 CT/MRI 表面，同时也"弯曲"了几何内部的三维导航空间。这个过程继续进行，系统会额外再添加（通常超过 15 个）基准点对，直到 NavX 几何模型和 CT/MRI 模型良好匹配。例如，如果几何模型的前壁与 CT/MRI 融合后向前移动了，导管的位置也将被移动，以便在融合后导管重新定位于前壁，

导管应该在 CT/MRI 的重建表面上显示，而不是在初次融合的几何模型范围内。

尽管在 EnSite NavX Fusion 和 CARTO-Merge 系统中，CT/MRI 图像融合的原理是通用的，但是在如何实现配准方面存在显著差异。如前所述，EnSite 系统使用动态配准过程（有四个或更多的基准点）来优化 NavX 几何图形表面的旋转和拉伸，以匹配 CT/MRI。CARTO-Merge 系统的整个配准过程是刚性的，通过 CT/MRI 的旋转，将生成的解剖模型表面与 CT 表面之间的距离减到最小，但不拉伸模型本身。尽管存在这种差异，但这两种技术的配准误差是相似的 [CARTO-Merge（2.3±1.8）mm *vs.* EnSite NavX Fusion（3.2±0.9）mm]。

采用 X 线透视的图像配准（计算机断层扫描叠加）

将预先获取的 CT 数据集导入软件中，对感兴趣的心腔进行自动分割，构建 LA 和 PV 的三维模型。在进行 CT 配准之前，患者必须准确定位，兴趣结构必须在两个正交透视投影的中间。初始配准是基于心脏轮廓，以便快速对齐 CT 渲染的容积图像与 X 线透视图像。在前-后位 X 线透视投影（无造影剂注射）中，首先使用右侧位心房轮廓对齐来进行 CT 容积叠加。然后目测估计最佳的对齐位置，将心脏轮廓的其余部分叠加到 X 线透视图像上。随后，在 LA 和 PV 内通过导管操作进行心内标志物的透视识别，以提高叠加精度（如当导管从 PV 进入 LA 时，突然的滑落有助于识别 PV 口；消融导管插入至容易识别的解剖标志物上，如与 PV 口直接相连的 PV 分支，副 PV；LA 内导管与心内膜环形接触形成的消融导管环）。最后，在两个正交透视图中分别对左、右上 PV（顺序

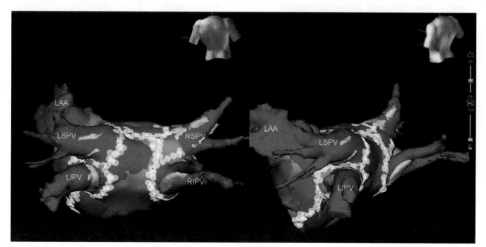

图 6.36（见书后彩图）**CT 和 EnSite NavX 电解剖标测数据的融合**。图示为后前位（左）和左侧位（右）观的心房颤动消融过程中操作导管在左心房（LA）内获得的电解剖轮廓，叠加在几天前获得的左心房 CT 成像上。小的白色圆圈是射频能量应用的位置标记。可见 LA 的环肺消融，以及 LA 顶部和随后二尖瓣环的线性消融均已完成。LAA，左心耳；LIPV，左下肺静脉；LSPV，左上肺静脉；RIPV，右下肺静脉；RSPV 右上肺静脉

或同步）进行血管造影，进一步调整 CT 图像，通过匹配 LA 上缘和上 PV 口，以及某些标志，如 PV 分叉，来对 CT 三维图像和透视图像进行更好的配准。

在配准和锁定后，三维 CT 图像始终与 X 线透视图像处于同一角度（即，CT 生成的容积图随着 C 臂的旋转在屏幕上旋转），使得 CT 图像和透视图像在相同的视角下可以持续显示。叠加后的 CT 三维容积图的透明度是可调的，以便在透视图像中显示导管。此外，3-D 图像可以通过定制的切割平面进行切割，以允许查看内部（内镜视角）。另外，标签可放置在已配准的三维图像表面，以标记消融部位和其他感兴趣的部位。

临床意义

在 21 世纪，以解剖学为基础的心房和心室标测和消融技术得到了迅速发展。这一进展是由于意识到心律失常与其对应的基本解剖结构之间相互依赖的关系，以及当代标测系统基于这种解剖结构所创建模型的局限性所推动的。几乎在同一时刻，快速 CT 和磁共振成像成为当今 EP 实验室成像的中流砥柱，已用于计划或指导消融。螺旋 16 ～ 64 排 CT 和 MRI 在

某一时间点可采集单个患者庞大的解剖库。分割后的 CT 容积图可以在 CARTO 和 NavX 平台上下载。这些系统能够将标测后的模型完全配准到实际的 CT 和 MRI 解剖结构中；将电解剖标测图与预先获得的 CT、MRI 图像相结合，实现导管头端在配准后的 CT 解剖框架内的位置和方位的实时可视化（图 6.3）。

使用已配准的 CT 和 MRI 图像来指导导管消融比以前 3-D 标测系统创建的不太详细的替代模型具有显著优势。因为它提供了详细的解剖信息来明确导管头端在心脏解剖结构中的位置，图像融合技术有可能促进许多消融手术的发展，特别是基于解剖学上的消融手术，如心房颤动消融和先天性心脏病矫正术后心内折返性心动过速的消融。初步经验表明，经配准的 CT 和 MRI 左心房（LA）重建图像能准确显示导管头端位置与 LA 内重要结构如 PV 口和左心耳的关系。实时更新导管头端位置，在详细的三维图像上标记消融病灶，有可能提高消融损伤集合的质量，减少并发症，缩短手术时间和透视时间。

此外，CT 和 MRI 的结合越来越多地用于指导基于基质的瘢痕相关 VT 消融手术（图 6.37 和图 6.38）。

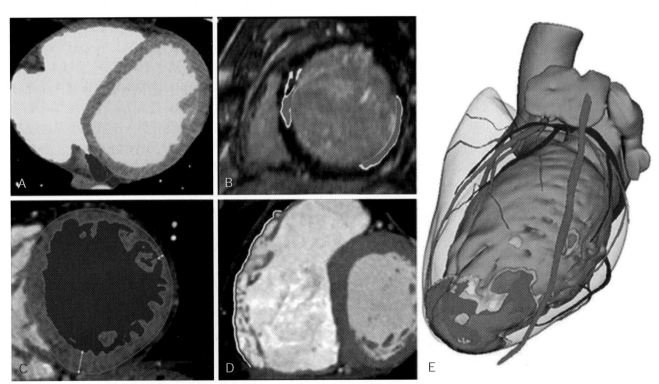

图 6.37（见书后彩图）图像融合指导瘢痕相关室性心动过速（VT）的导管消融。（**A**）利用影像学分割心腔、心外膜、冠状窦、冠状动脉和左膈神经，以指导瘢痕相关 VT 的消融。在缺血性或非缺血性心肌病患者中，被分割的瘢痕基质在影像学上表现为心脏磁共振成像（MRI）钆增强较晚的区域（**B**），或在多排 CT 扫描中显示为室壁较薄的区域（小于 5 mm，注意双箭头）（**C**）。在致心律失常性右心室心肌病患者中，被分割的瘢痕基质在多排螺旋 CT 中表现为心肌低衰减区（**D**）。所有的分割都可用来计算出一个三维心脏模型（**E**）（心脏 MRI 和 CT 融合：左心室内膜显示为灰色，心外膜为半透明白色，心脏 MRI 的致密瘢痕为橙色，模糊区域为黄色，冠状动脉为红色，冠状窦为蓝色，左膈神经为绿色）。（From Yamashita S，Sacher F，Mahida S，et al. Image integration to guide catheter ablation in scar-related ventricular tachycardia. J Cardiovasc Electrophysiol. 2016，27：699-708.）

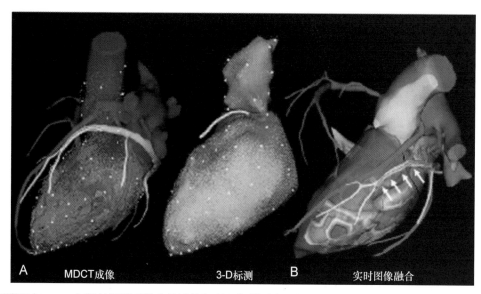

图 6.38 （见书后彩图）NavX 电解剖标测系统中的计算机断层扫描融合。（**A**）空间电场校正及配准四个位点（左心室心尖、二尖瓣环、主动脉根部和冠状窦）后，更多在未匹配区域的点（黄点）被加入。（**B**）在手术过程中，冠状窦导管的位置可以实时监控融合后的图像（白色箭头）。3-D，三维；MDCT，多排螺旋 CT。（From Yamashita S，Sacher F，Mahida S，et al. Role of high-resolution image integration to visualize left phrenic nerve and coronary arteries during epicardial ventricular tachycardia ablation. Circ Arrhythm Electrophysiol. 2015，8：371-380.）

心室瘢痕及其边缘区是"基质改良"VT 消融的靶点；因此，准确的解剖轮廓是至关重要的。多个成像模块详细描绘的三维 LV 和 RV 基质能够与三维心室电压图同时显示。这些成像方法可以在标测过程之前正确预测电压异常的位置，从而允许电生理学家能够集中关注可能是心肌瘢痕的位置，避免对整个心脏点对点的电压标测，并能在正常灌注的区域识别由于导管接触不佳所致的虚假低电压记录，从而减少手术时间和 X 线暴露。此外，一些影像学方法能够揭示瘢痕组织在跨壁区域和心肌壁内的位置，这可能有助于识别心肌壁内和心外膜的心律失常基质，进而克服心内压力标测的局限性[86-87]。此外，实时整合膈神经和冠状动脉的 CT 图像，有助于指导心外膜消融，减少这些结构损伤的风险[88-89]。

预先获取的 CT 3-D 图像与平板 X 线透视图像的配准，将 CT 图像的精确性与实时 X 线透视指导的 AF 导管消融相结合。其与现有的广泛应用的 PV 腔隔离电解剖标测技术相比，在不增加辐射负担的情况下，可以显著缩短手术时间。CT 叠加的另一个优点是在患者位置发生重大变化时能够快速重复配准。然而，CARTO 系统当患者发生大的移位后会通知术者，而 CT 叠加不会，因此术者需要对导管和解剖结构之间的差异保持警惕，并必须经常检查配准，以防可疑的移动发生。另外，CARTO 系统的图像融合不是必需的，只需要导管标测后创建的 LA 模型即可进行手术，此模型有时候可能比 CT 成像还要准确。

局限性

虽然 CT 和 MRI 提供了与心律失常发生相关的基质结构的精细图像，但手术中要求 CT 和 MRI 的影像库能够离线生成，且其不能反映心律失常时心脏在心动周期内所有阶段的形态变化，使其应用受到限制。因为 CT 和 MRI 检查都是在消融前进行，由于心律、心率、收缩力或液体状态的差异，心脏大小可能发生变化，这就会导致配准误差。在 CT 和 MRI 扫描后 24 h 内进行图像配准和消融处理，并在同一节律内进行 CT 和 MRI 图像采集和图像配准，可能有助于限制误差的发生。心腔虚拟几何模型生成的缺陷不可避免，而这也困扰了图像融合的实际应用。所有以上因素可能会影响约 25% 患者的图像融合在临床中的应用。

此外，配准后的 CT 和 MRI 模型为静态图像，提供的信息很少能真正反映导管-组织接触。并且，由于初始标志点是由术者用透视法提取的，这些点的准确位置在 3-D 空间可能具有欺骗性，即使以血管造影和 ICE 做指导，其配准误差在这些点的识别中也是很常见的。另外，由于表面配准需要多个点，腔室重建的准确性直接取决于取点的数量和导管的位置，从而增加了大量的时间和人力成本。

为了克服这些限制，实时 ICE 图像与 CT 和 MRI 生成的图像融合正在成为可能，此图像融合技术可以提供更实时的交互式显示，以及导管-组织接触和射频损伤程度的实时信息。此外，下一代 CT 或 MRI 扫描仪将足够快，很有可能允许实时或几乎实时成像，以便对介入手术进行实时指导。研究表明，将三维CT、MRI 图像与实时二维透视图像进行融合，可以实现虚拟解剖导航指导手术，因为图像可以根据需要在实时透视的背景下进行校正。

配准的准确性仍有待调查。三维图像融合的目的是提高术者对导管空间位置与患者心脏结构关系的感知能力。然而，这种方法的成功与否主要取决于图像融合过程的准确性。即使心腔三维成像在手术过程中提供了与心动周期内相同时间点的心腔容积相匹配的精确模型，但也需要准确配准术中心腔的方向，以便提供可靠的导航。目前的配准算法依赖于导管标测出的精确几何模型，这就要求准确更新导管头端的三维坐标，并将其记录和显示在计算机图像上。术者使用透视法在三维空间中选择的初始基准点的准确位置可能具有欺骗性；导管头端的运动是复杂的，受管壁运动和呼吸的影响。因此，点采集应门控到与 CT 或 MRI 扫描相同的心动和呼吸周期时段。此外，导管头端的压力会引起心腔室壁的膨出，从而扭曲心腔的几何形状。导管与心内膜壁接触的稳定性也应得到优化。导管接触随消融导管和导管鞘的类型以及局部室壁运动程度的不同而不同；例如，二尖瓣环和心耳比左心房后壁的动态变化幅度更大。理想情况下，几何点应该从导管位置稳定处收集。然后术者可以采集好的点或删除坏的点。这一过程可以通过透视、电位形态和 ICE 确认的导管头端位置来辅助。然而，这个过程仍然是一门主观的艺术。

一些关于心房颤动导管消融的研究报道了使用与CT 或 MRI 不同的图像融合方式，如将非接触标测或透视作为次要融合图像。配准技术也各不相同，包括三点或四点配准或表面配准。或者，也可以使用单个点或表面配准（视觉对齐）。其他不同的点定位技术已有报道，包括单纯透视、血管造影或 ICE（直接可视化位于指定位置的导管）。在大多数研究中，表面配准的平均误差在 1.8 ～ 2.7 mm 之间。一项研究比较了有和没有表面配准的标记配准，发现表面配准提高了图像融合的精度。另一方面，最近的一项研究发现，最准确的标记配准是在 PV-LA 交界后壁处获得的点，而在 LA 前壁、左心耳或 LA 外其他结构（如CS 或 SVC）获得的点准确率较低。此外，表面配准通常会导致标志点远离由 ICE 采集的 PV 内相对应的原始位置点。并且，准确的表面配准其实并不能保证两图中重要解剖结构的准确对齐。另一份报告发现，尽管使用了前面讨论的预防措施，CARTO-Merge 图像融合算法的严重错误仍然存在。

重要的是要认识到，配准后的 CT 模型仍然容易出现主观的不准确性，应该仅作为一个指导。在评估导管与心内膜表面的接触情况和导管的真实位置时，常采用透视和心内电图相结合的方法来评估。此外，还没有证据表明配准质量与消融的准确性必然相关。

三维旋转血管造影术

基本概念

三维旋转血管造影术结合了直接血管造影术的准确性和计算机动画的优点，弥补了传统的二维透视技术，从而提供心脏结构的实时显示。它在 LA 成像和AF 消融中的可行性和临床应用已有多项报道。这种方法可于术中快速可视化 LA 解剖及其附近的重要结构，如食管。已有研究表明，三维旋转血管造影术的诊断价值可与 CT 成像相媲美。

三维旋转血管造影术的原理类似于 CT 扫描，从不同角度获取的图像被重建成三维图像。C 臂 X 射线系统围绕患者旋转超过 240°，在 360°（或类似）的轨迹上采集许多感兴趣区域的曝光图像。为区分不同心脏结构，造影剂可以直接注入 LA 或间接注入右心使感兴趣腔室显影，后者需当造影剂通过肺部后再启动旋转透视系统。在图像采集之前，可以使用钡糊剂使食管显影。LA、PV、食管等周围结构的旋转血管造影图像可在专用计算机系统上进行分割和透视配准（EP Navigator；　或 DynaCT Cardiac，Siemens，Forchheim，Germany）。该软件的最新版本允许在实时透视屏幕上对分割后的三维容积块进行配准[90-91]。

成像技术

首先，患者的位置必须躺正，兴趣结构必须位于屏幕正中。患者的手臂可伸展至头部以上以减少大量伪影。在旋转开始前立即给予口服造影剂（5 ml 硫酸钡食管乳膏），一旦在食管中可见，通过 6 Fr 猪尾导管静脉推注造影剂至肺动脉主干、RV、RA 或 IVC，从而获得充分显影的 LA。一般来说，在 IVC-RA 交界处注射造影剂可使大多数患者的 LA 和 PV 充分显影。此外，这种方法在技术上更简单，而且可能比下游注射更安全。与肺动脉主干注射相比，RA 和 IVC注射的造影剂量大，注射时间长。有文章报道 LA 直接造影剂注射，似乎可提供 LA 和 PV 更详细的解剖结构信息，但它需要在旋转之前立即注射高剂量（30 ～ 50 mg）的腺苷。心脏收缩的暂时停止防止了PV 中造影剂的顺行冲刷，从而使 PV 在旋转过程中保持显影。通常需要深度镇静、插管和 RV 起搏来抵消腺苷引起的呼吸暂停和心律失常。此外，高剂量的腺苷在有意识的患者中不耐受，因为其会诱导出脸红和呼吸困难。考虑到该操作的复杂性，这种方法在临床实践中较难以实施[90]。

在 RA-IVC 交界处注射时，使用动力注射器通过猪尾导管在 4 s 内注射 80 ～ 100 ml 造影剂。C 臂在 4.1 s 内旋转 240°（120° RAO 到 120° LAO）。X 射线采集速度为每秒 30 帧，旋转运行完后的总采集帧数为 120 帧。LA 对比度的连续透视监控用于触发旋转运行，该延迟推算方法基于视觉引导而不是基于经验确定。患者在开始旋转运行前立即停止呼吸，以防止感兴趣结构的呼吸运动和重建误差。旋转完成后可立即恢复正常呼吸。

在旋转运行大部分的时间里 LA 充满造影剂，所有 PV 前庭部分显影良好且无截断，这样的旋转血管造影可以认为是充分的。然后将生成的电影文件传输到 EP 导航工作站，分割并覆盖在实时荧光屏幕上。当导管进入 LA，该三维图像便可用于导航。通过对三维容积块的配准，将 C 臂的所有运动都转换成适当的旋转或位移，从而保持透视下心脏阴影与重建图像的关系不变。

将术中旋转血管造影的 LA 和 PV 三维重建图像融合到电解剖标测系统（EnSite Velocity 或 CARTO-Merge）中已经应用于临床。将分割后的 LA 图像保存在光盘上，通过自定义设计的软件传输到电解剖标测系统中，无须进一步分割。

从理论上讲，如果保持原来的 X 线手术台位置和患者旋转过程中的位置不变，则无须对三维旋转血管造影图像叠加进行配准。然而，在三维旋转血管造影术后常常需要移动 X 线手术台，特别是心内导管只有在旋转运行后才能放置以防止伪影，而放置过程难免移动手术台。因此，配准通常是必要的，因为在当前这代系统中，叠加图像的运动只与 C 臂旋转有关，而与 X 射线手术台的重新定位无关。我们评估了几种使用不同主要标志物的配准方法，如导管放置的位置、心脏轮廓和 PV 血管造影。这些方法尤其适用于在实时透视下对以前获得的 CT 图像进行配准，这在 EP 导航系统中是另一种图像输入方式（如前所述）[90-91]。

目前的软件版本允许将 LA 和 PV 的内表面可视化（内镜视图），以进一步帮助医生在 LA 内的导航。在叠加的三维旋转血管造影模型上可以标记消融点，以跟踪消融损伤线的完整性。可以评估 LA 接近食管处的消融，必要时对导管消融策略进行修改，以避免心房食管瘘。

临床意义

三维旋转血管造影术相对于传统二维透视的优点之一是能够提高术者的深度感知和体积感知能力。三维旋转血管造影术提供了心脏结构的直接可视化，而电解剖方法需要术者的想象力或通过其他成像方式（如 CT）来确认。虽然术前 CT/MRI 图像提供了 LA 和 PV 的可视化，并可实现与电解剖标测系统的融合，但一个显著的缺点是对实际手术的时滞。容积状态、呼吸期和心律的时间间隔变化，可导致从图像采集到配准过程中解剖结构的大小和位置发生变化。这些局限性可以通过术中即刻获取 LA 容积图和 PV 解剖结构来克服；三维旋转血管造影术可在消融前立即使用相同的透视成像系统进行，从而在介入时提供真实的解剖细节。

三维旋转血管造影技术的其他优点包括：在患者移动后，可以快速、准确地重复配准 3-D 容积图，而电解剖方法则需要重新标测建模。

尽管使用三维旋转血管造影术对消融导管进行引导时完全依靠单纯的透视系统，但总透视时间和用于 PV 隔离的透视时间与使用不同非透视标测系统进行 AF 消融手术的报道时间相当。此外，三维旋转血管造影术可能能够消除术前对 CT/MRI 成像的需要，因此其辐射暴露小于 CT 扫描［一个旋转血管造影周期的暴露量估计为（2.2±0.2）mSv］。

三维旋转血管造影术不应局限于 LA 和 PV。通过将旋转运行的时间与造影剂通过目标心腔的时间调至一致，其他心脏结构（目前可行的心腔为 RA 和 RVOT）亦可很容易地实现可视化。将"整个心脏"成像的文章也有报道。

局限性

造影剂的应用使三维旋转血管造影术不太适用于心力衰竭或肾功能不全的患者。此外，该技术在操作期间对患者的运动非常敏感。

三维旋转血管造影术的缺点之一是缺乏心电图数据。此外，由于三维旋转血管造影–透视融合缺乏呼吸补偿，因此在射频应用过程中，以呼气末相作为监测消融导管头端位置的参考。

正确的等中心点对于获得良好的三维旋转血管造影成像效果是非常重要的。仅使用普通的探测器就将 LA 和 PV 用一次旋转运行就将两者同时进行成像是比较困难的。然而，如果选择的等中心点适当，即使是明显扩大的 LA 和 PV 解剖也可充分成像；如果感兴趣结构不在旋转中心，则更容易发生影像的截断。

三维旋转血管造影术正在发展成为一种真正的在线成像工具。但是，在广泛应用于临床之前还需要进一步改进，这包括呼吸和心脏运动补偿，以及增加在 3-D 外壳上显示电图数据的能力（激动时间、瘢痕和电压标测，以及主要频率）。进一步的开发可能涉及以下几方面：工作流程、注射方案和软件的自动化；除了 LA 以外其他心脏结构的成像，以及高度运动的结构（如心室）的可视化；三维旋转血管造影的解剖信息与心电图数据的融合。

参考文献

1. Del Carpio Munoz F, Buescher TL, Asirvatham SJ. Three-dimensional mapping of cardiac arrhythmias: what do the colors really mean? *Circ Arrhythmia Electrophysiol.* 2010;3:e6–e11.
2. Koutalas E, et al. Contemporary mapping techniques of complex cardiac arrhythmias—identifying and modifying the arrhythmogenic substrate. *Arrhythmia Electrophysiol Rev.* 2015;4:19.
3. Kumar P, Mounsey JP, Chung EH. Adjusting voltage criteria can unmask conducting channels in a patient with arrhythmogenic right ventricular cardiomyopathy and ventricular tachycardia. *Heart Case Reports.* 2015;1: 275–278.
4. Okumura Y, et al. Effect of catheter tip-tissue surface contact on three-dimensional left atrial and pulmonary vein geometries: potential anatomic distortion of 3D ultrasound, fast anatomical mapping, and merged 3D CT-derived images. *J Cardiovasc Electrophysiol.* 2013;24: 259–266.
5. Kimura M, et al. Validation of accuracy of three-dimensional left atrial CartoSound™ and CT image integration: influence of respiratory phase and cardiac cycle. *J Cardiovasc Electrophysiol.* 2013;24:1002–1007.
6. Mantziari L, et al. Utility of a novel rapid high-resolution mapping system in the catheter ablation of arrhythmias an initial human experience of mapping the atria and the left ventricle. *JACC Clin Electrophysiol.* 2015;1:411–420.
7. Ptaszek LM, et al. Rapid acquisition of high-resolution electroanatomical maps using a novel multielectrode mapping system. *J Interv Card Electrophysiol.* 2013;36:233–242.
8. Thajudeen A, et al. Correlation of scar in cardiac MRI and high-resolution contact mapping of left ventricle in a chronic infarct model. *Pacing Clin Electrophysiol.* 2015;38:663–674.
9. Anter E, Tschabrunn CM, Contreras-Valdes FM, et al. Pulmonary vein isolation using the Rhythmia mapping system: verification of intracardiac signals using the Orion mini-basket catheter. *Heart Rhythm.* 2015;12: 1927–1934.
10. Bun S-S, et al. Ultra-high-definition mapping of atrial arrhythmias. *Circ J.* 2016;80:579–586.
11. Gabriel D, Bun S, Viera F. Selection of critical isthmus in scar-related atrial tachycardia using a new automated ultrahigh resolution mapping system. *Circ Arrhythm Electrophysiol.* 2017;10:pii:e004510.
12. Bollmann A, Hilbert S, John S, et al. Initial experience with ultra high-density mapping of human right atria. *J Cardiovasc Electrophysiol.* 2016;27:154–160.
13. Schaeffer B, et al. Characterization, mapping, and ablation of complex atrial tachycardia: initial experience with a novel method of ultra high-density 3D mapping. *J Cardiovasc Electrophysiol.* 2016;27:1139–1150.
14. El Haddad M, et al. Novel algorithmic methods in mapping of atrial and ventricular tachycardia. *Circ Arrhythmia Electrophysiol.* 2014;7: 463–472.
15. Stevenson WG, Soejima K. Recording techniques for clinical electrophysiology. *J Cardiovasc Electrophysiol.* 2005;16:1017–1022.
16. Jadidi AS, Lehrmann H, Weber R, et al. Optimizing signal acquisition and recording in an electrophysiology laboratory. *Card Electrophysiol Clin.* 2013;5:137–142.
17. De Ponti R, et al. Electroanatomic mapping and ablation of macroreentrant atrial tachycardia : comparison between successfully and unsuccessfully treated cases. *J Cardiovasc Electrophysiol.* 2010;21:155–162.
18. Heist EK, et al. Comparison of electroanatomical mapping systems: accuracy in left atrial mapping. *Pacing Clin Electrophysiol.* 2013;36: 626–631.
19. Tanawuttiwat T, Nazarian S, Calkins H. The role of catheter ablation in the management of ventricular tachycardia. *Eur Heart J.* 2016;37:594–609.
20. Anter E, Tschabrunn CM, Josephson ME. High-resolution mapping of scar-related atrial arrhythmias using smaller electrodes with closer interelectrode spacing. *Circ Arrhythmia Electrophysiol.* 2015;8:537–545.
21. Berte B, et al. VT recurrence after ablation: incomplete ablation or disease progression? A multicentric European study. *J Cardiovasc Electrophysiol.* 2016;27:80–87.
22. Berte B, et al. Characterization of the left-sided substrate in arrhythmogenic right ventricular cardiomyopathy. *Circ Arrhythmia Electrophysiol.* 2015;8:1403–1412.
23. Casella M, et al. Feasibility of combined unipolar and bipolar voltage maps to improve sensitivity of endomyocardial biopsy. *Circ Arrhythmia Electrophysiol.* 2015;8:625–632.
24. Tzou WS, et al. Core isolation of critical arrhythmia elements for treatment of multiple scar-based ventricular tachycardias. *Circ Arrhythmia Electrophysiol.* 2015;8:353–361.
25. Santangeli P, Marchlinski FE. Substrate mapping for unstable ventricular tachycardia. *Heart Rhythm.* 2016;13:569–583.
26. Fernández-Armenta J, et al. Sinus rhythm detection of conducting channels and ventricular tachycardia isthmus in arrhythmogenic right ventricular cardiomyopathy. *Heart Rhythm.* 2014;11:747–754.
27. Philips B, et al. Outcomes and ventricular tachycardia recurrence characteristics after epicardial ablation of ventricular tachycardia in arrhythmogenic right ventricular dysplasia/cardiomyopathy. *Heart Rhythm.* 2015;12:716–725.
28. Anter E, Josephson ME. Bipolar voltage amplitude: what does it really mean? *Heart Rhythm.* 2016;13:326–327.
29. Josephson ME, Anter E. Substrate mapping for ventricular tachycardia assumptions and misconceptions. *JACC Clin Electrophysiol.* 2015;1: 341–352.
30. Gianni C, Natale A. Voltage mapping for ventricular tachycardia ablation: we can work it out. *Heart Rhythm.* 2016;13:2003.
31. Tung R, Ellenbogen KA. Emergence of multielectrode mapping. *Circ Arrhythmia Electrophysiol.* 2016;9:e004281.
32. Tung R, Josephson ME, Bradfield JS, et al. Directional influences of ventricular activation on myocardial scar characterization: voltage mapping with multiple wavefronts during ventricular tachycardia ablation. *Circ Arrhythmia Electrophysiol.* 2016;9:e004155.
33. Proietti R, et al. A historical perspective on the role of functional lines of block in the re-entrant circuit of ventricular tachycardia. *Pacing Clin Electrophysiol.* 2016;39:490–496.
34. Mountantonakis SE, et al. Relationship between voltage map 'channels' and the location of critical isthmus sites in patients with post-infarction cardiomyopathy and ventricular tachycardia. *J Am Coll Cardiol.* 2013;61: 2088–2095.
35. Rav-Acha M, et al. A novel annotation technique during mapping to facilitate the termination of atrial tachycardia following ablation for atrial fibrillation. *J Cardiovasc Electrophysiol.* 2016;[Epub ahead of print].
36. Proietti R, Roux J-F, Essebag V. Recent advances in ablation of ventricular tachycardia associated with structural heart disease. *Curr Opin Cardiol.* 2016;31:64–71.
37. Jamil-Copley S, et al. Application of ripple mapping with an electroanatomic mapping system for diagnosis of atrial tachycardias. *J Cardiovasc Electrophysiol.* 2013;24:1361–1369.
38. Koa-Wing M, et al. A diagnostic algorithm to optimize data collection and interpretation of ripple maps in atrial tachycardias. *Int J Cardiol.* 2015;199:391–400.
39. Luther V, et al. A prospective study of ripple mapping in atrial tachycardias. *Circ Arrhythmia Electrophysiol.* 2016;9:e003582.

40. Jamil-Copley S, et al. Application of ripple mapping to visualize slow conduction channels within the infarct-related left ventricular scar. *Circ Arrhythmia Electrophysiol.* 2015;8:76–86.

41. Bunch TJ, Day JD. The atrial fibrillation ablation theory of relativity. *J Cardiovasc Electrophysiol.* 2013;24:267–268.

42. Andreu D, et al. Displacement of the target ablation site and ventricles during premature ventricular contractions: relevance for radiofrequency catheter ablation. *Heart Rhythm.* 2012;9:1050–1057.

43. Romero J, et al. Electroanatomic mapping systems (CARTO/EnSite NavX) vs. conventional mapping for ablation procedures in a training program. *J Interv Card Electrophysiol.* 2016;45:71–80.

44. Kapa S, Asirvatham SJ. You can't know where you're going until you know where you've been: the clinical relevance of differences in accurate assessment of catheter location with mapping technologies. *J Cardiovasc Electrophysiol.* 2014;25:84–86.

45. Bourier F, et al. Accuracy assessment of catheter guidance technology in electrophysiology procedures: a comparison of a new 3D-based fluoroscopy navigation system to current electroanatomic mapping systems. *J Cardiovasc Electrophysiol.* 2014;25:74–83.

46. Zhang F, et al. Noncontact mapping to guide ablation of right ventricular outflow tract arrhythmias. *Heart Rhythm.* 2013;10:1895–1902.

47. Yamabe H, Kanazawa H, Ito M. Prevalence and mechanism of rotor activation identified during atrial fibrillation by noncontact mapping: lack of evidence for a role in the maintenance of atrial fibrillation. *Heart Rhythm.* 2016;13:2323–2330.

48. Dixit S, et al. Noncontact electroanatomic mapping to characterize typical atrial flutter: participation of right atrial posterior wall in the reentrant circuit. *J Cardiovasc Electrophysiol.* 2011;22:422–430.

49. Zhang F, et al. Noncontact mapping to guide ablation of right ventricular outflow tract arrhythmias. *Heart Rhythm.* 2013;10:1895–1902.

50. Sommer P, et al. Successful repeat catheter ablation of recurrent longstanding persistent atrial fibrillation with rotor elimination as the procedural endpoint: a case series. *J Cardiovasc Electrophysiol.* 2016;27:274–280.

51. Zaman JAB, Peters NS, Narayan SM. Rotor mapping and ablation to treat atrial fibrillation. *Curr Opin Cardiol.* 2015;30:24–32.

52. Benharash P, et al. Quantitative analysis of localized sources identified by focal impulse and rotor modulation mapping in atrial fibrillation. *Circ Arrhythmia Electrophysiol.* 2015;8:554–561.

53. Schricker AA, Lalani GG, Krummen DE, et al. Rotors as drivers of atrial fibrillation and targets for ablation. *Curr Cardiol Rep.* 2014;16:509.

54. Mohanty S, et al. Impact of rotor ablation in non-paroxysmal AF patients: results from a randomized trial (OASIS). *J Am Coll Cardiol.* 2016;68:274–282.

55. Narayan SM, et al. Ablation of rotor and focal sources reduces late recurrence of atrial fibrillation compared with trigger ablation alone: extended follow-up of the CONFIRM trial (Conventional Ablation for Atrial Fibrillation With or Without Focal Impulse and Rotor Modulation). *J Am Coll Cardiol.* 2014;63:1761–1768.

56. Kim JJ, et al. Magnetic versus manual catheter navigation for ablation of free wall accessory pathways in children. *Circ Arrhythmia Electrophysiol.* 2012;5:804–808.

57. Kim SH, et al. Long-term outcomes of remote magnetic navigation for ablation of supraventricular tachycardias. *J Interv Card Electrophysiol.* 2015;43:187–192.

58. Zhang F, et al. Magnetic versus manual catheter navigation for mapping and ablation of right ventricular outflow tract ventricular arrhythmias: a randomized controlled study. *Heart Rhythm.* 2013;10:1178–1183.

59. Shurrab M, et al. Robotically assisted ablation of atrial fibrillation: a systematic review and meta-analysis. *Int J Cardiol.* 2013;169:157–165.

60. Jin Q, Pehrson S, Jacobsen PK, et al. Impact of catheter ablation with remote magnetic navigation on procedural outcomes in patients with persistent and long-standing persistent atrial fibrillation. *J Interv Card Electrophysiol.* 2015;44:197–204.

61. Wong KCK, et al. Mitral isthmus ablation is feasible, efficacious, and safe using a remote robotic catheter system. *Pacing Clin Electrophysiol.* 2013;36:1364–1373.

62. Luther V, et al. Non-randomised comparison of acute and long-term outcomes of robotic versus manual ventricular tachycardia ablation in a single centre ischemic cohort. *J Interv Card Electrophysiol.* 2015;43:175–185.

63. Rolf S, et al. Catheter ablation of atrial fibrillation supported by novel nonfluoroscopic 4D navigation technology. *Heart Rhythm.* 2013;10:1293–1300.

64. Sommer P, et al. Initial experience in ablation of typical atrial flutter using a novel three-dimensional catheter tracking system. *Europace.* 2013;15:578–581.

65. Sommer P, et al. MediGuide in supraventricular tachycardia: initial experience from a multicentre registry. *Europace.* 2013;15:1292–1297.

66. Bear L, Cuculich PS, Bernus O, et al. Introduction to noninvasive cardiac mapping. *Card Electrophysiol Clin.* 2015;7:1–16.

67. Cakulev I, Sahadevan J, Waldo AL. Noninvasive diagnostic mapping of supraventricular arrhythmias (Wolf-Parkinson-White syndrome and atrial arrhythmias). *Card Electrophysiol Clin.* 2015;7:79–88.

68. Jamil-Copley S, et al. Noninvasive electrocardiographic mapping to guide ablation of outflow tract ventricular arrhythmias. *Heart Rhythm.* 2014;11:587–594.

69. Ploux S, et al. Noninvasive electrocardiographic mapping to improve patient selection for cardiac resynchronization therapy: beyond QRS duration and left bundle branch block morphology. *J Am Coll Cardiol.* 2013;61:2435–2443.

70. Rudy Y. Noninvasive electrocardiographic imaging of arrhythmogenic substrates in humans. *Circ Res.* 2013;112:863–874.

71. Rudy Y. The forward problem of electrocardiography revisited. *Circ Arrhythmia Electrophysiol.* 2015;8:526–528.

72. Cakulev I, et al. Confirmation of novel noninvasive high-density electrocardiographic mapping with electrophysiology study: implications for therapy. *Circ Arrhythmia Electrophysiol.* 2013;6:68–75.

73. Bear LR, et al. Forward problem of electrocardiography: is it solved? *Circ Arrhythmia Electrophysiol.* 2015;8:677–684.

74. Rudy Y, Lindsay BD. Electrocardiographic imaging of heart rhythm disorders. From bench to bedside. *Card Electrophysiol Clin.* 2015;7:17–35.

75. Shah AJ, et al. Validation of novel 3-dimensional electrocardiographic mapping of atrial tachycardias by invasive mapping and ablation: a multicenter study. *J Am Coll Cardiol.* 2013;62:889–897.

76. Scheinman M, Gerstenfeld E. Mapping of complex atrial tachycardia circuits by 3-dimensional body surface mapping: the first step in the dawn of a new era. *J Am Coll Cardiol.* 2013;62:898–899.

77. Shah AJ, et al. Noninvasive mapping of ventricular arrhythmias. *Card Electrophysiol Clin.* 2015;7:99–107.

78. Shah AJ, Hocini M, Jais P, et al. Advent of noninvasive mapping of atrial tachycardias. *Card Electrophysiol Clin.* 2013;5:265–270.

79. Sapp JL, Dawoud F, Clements JC, et al. Inverse solution mapping of epicardial potentials: quantitative comparison with epicardial contact mapping. *Circ Arrhythmia Electrophysiol.* 2012;5:1001–1009.

80. Erkapic D, et al. Clinical impact of a novel three-dimensional electrocardiographic imaging for non-invasive mapping of ventricular arrhythmias—a prospective randomized trial. *Europace.* 2015;17:591–597.

81. Ernst S, et al. Utility of noninvasive arrhythmia mapping in patients with adult congenital heart disease. *Card Electrophysiol Clin.* 2015;7:117–123.

82. Shah A, Hocini M, Haissaguerre M, et al. Non-invasive mapping of cardiac arrhythmias. *Curr Cardiol Rep.* 2015;17:1–11.

83. Zhang J, et al. Electrophysiologic scar substrate in relation to VT: noninvasive high-resolution mapping and risk assessment with ECGI. *Pacing Clin Electrophysiol.* 2016;39:781–791.

84. Leong KMW, Lim PB, Kanagaratnam P. Comparative analysis of diagnostic 12-lead electrocardiography and 3-dimensional noninvasive mapping. *Card Electrophysiol Clin.* 2015;7:71–78.

85. Hussein A, et al. Assessment of ventricular tachycardia scar substrate by intracardiac echocardiography. *Pacing Clin Electrophysiol.* 2014;37:412–421.

86. Yamashita S, et al. Impact of new technologies and approaches for post–myocardial infarction ventricular tachycardia ablation during long-term follow-up. *Circ Arrhythmia Electrophysiol.* 2016;9:e003901.

87. Komatsu Y, et al. Regional myocardial wall thinning at multidetector computed tomography correlates to arrhythmogenic substrate in postinfarction ventricular tachycardia: assessment of structural and electrical substrate. *Circ Arrhythmia Electrophysiol.* 2013;6:342–350.

88. Yamashita S, et al. Role of high-resolution image integration to visualize

left phrenic nerve and coronary arteries during epicardial ventricular tachycardia ablation. *Circ Arrhythmia Electrophysiol*. 2015;8:371–380.

89. Yamashita S, et al. Image integration to guide catheter ablation in scar-related ventricular tachycardia. *J Cardiovasc Electrophysiol*. 2016; 27:699–708.

90. Anand R, et al. Prospective randomized comparison of rotational angiography with three-dimensional reconstruction and computed tomography merged with electro-anatomical mapping: a two center atrial fibrillation ablation study. *J Interv Card Electrophysiol*. 2016; 46:1–9.

91. Carpen M, et al. First experience of 3D rotational angiography fusion with NavX electroanatomical mapping to guide catheter ablation of atrial fibrillation. *Heart Rhythm*. 2013;10:422–427.

7

消融能源

刘旭 方冬平 译 刘彤 校

目录

射频消融

射频能源的生物物理学特性

射频泛指由交流电产生的一部分电磁波谱。与无限广播相似，目前电外科学（凝固、烧灼、消融）应用的百米波长波谱，来源于第六波段（300～3000 MHz）。然而，在消融过程中，射频能源需要的是电传导功能而非辐射功能。射频电流与低频交流电或直流电具有相似的加热组织并造成组织损伤的能力，但射频电流在通过心脏和骨骼肌组织过程中迅速震荡，而不刺激相关组织，避免诱发心律失常和减轻患者的痛苦。射频电流几乎不会诱发多形性快速性心律失常，然而当电流以低频（60 MHz）刺激时则可诱发上述心律失常。当频率超过 1000 MHz 时，同样会产生组织的热效应，但是如此高的频率，在"连线"操作之间会损失过多的能量。综上所述，考虑到射频电流的有效性和安全性，通常使用 300～1000 MHz 的频率范围。

射频能量的传输

射频能量的传输依赖于人体作为其电学环路中的一部分元件。射频电流通过消融导管的金属头端电极作用于组织，通常其是由头端电极与患者的皮肤组织的大的贴片构成的单极电路形式进行传导。双极消融系统同样存在，射频电流局限于两个临近的电极之间，从而将电流限制于两个电极之间的很小一部分组织。在一定程度上，由于双极消融系统的安全性，目前已是电外科学（例如肿瘤学、整形外科、眼科）的首选工具同时广泛应用于心律失常的导管消融当中。

单极消融系统 单极消融系统在消融导管头端电极与患者皮肤表面大的分散电极（中立电极或者接地板）之间产生射频能量。由于射频电流是交流电，电极与射频仪间连接电极的极性不重要。单极系统的阻抗由射频仪、连线、导管、电极与组织的接触面，分散电极与皮肤的接触面和之间的人体组织共同构成。电流在环路中循环，环路中的每一个组织电压下降，同时能量以产热的方式丢失。线路中电压下降最大的部位代表阻抗最高的部位，也是大部分电能随着热而消散的地方。因此连线电阻抗过大则导致电线产热，能量损失。目前应用的从射频仪经各种通路到患者以及从分散电极回到射频仪的导电体都是低阻抗的，从而降低电流在传导过程中的能量损失。

射频电流从消融电极穿过心肌流到无关电极的

213

过程中产生电阻组织加热，造成组织损伤形成。正常的组织与电极接触时，消融能量只有一小部分有效地作用于组织本身，大部分损耗在血液及人体的其他部位。消融电极与心内膜接触时，部分电极接触于心肌组织，部分电极接触于血液之中，射频电流同时传导在与电极接触的心肌组织与周围的血液之间。两者之间的分布取决于两种传导途径的自身阻抗，也取决于电极和血液及心内膜接触面积的多少。虽然组织热是能量传递的目标，但是相较于心肌组织，血液具有较低的阻抗和与电极较好的贴靠，从而其是更好的电流传导递质。所有在正常电极与组织贴靠中，能量更多地传递给血液而非心肌组织。

离开电极-血液-组织界面后，电流从胸廓流向接地板。部分射频功率丢失在患者体内，包括接地板与皮肤的接触区域。消融电极头端的表面积为 12 mm²，明显小于分散电极（100～250 cm²），所以消融电极头端的电流密度最大，头端电极的热效应也明显大于分散电极。虽然如此，射频能量的传递当受到功率限制时，在分散电极位置（在接地板与皮肤之间的接触点）可以发生能量损耗，从而限制在消融电极处形成损伤[1]。

分散电极可以放置于皮肤的任意位置。射频电流分布的几何形态与消融电极的几何学形态密切相关，在加热区域相对均匀。分散电极的贴放位置（背部、大腿）对于射频环路中的阻抗、电压、电流传递、导管头端温度或由此产生的组织损伤大小只有很小的影响。然而，分散电极的表面积是非常重要的。分散电极面积越大，阻抗越低，电流密度越高，导管头端温度越高，从而产生更有效的组织热。人体组织在环路中的阻抗通常大于 100 Ω。而且当系统功率受限时，如应用 50 W 的射频仪，导管尖端产生的热量随着局部电极-组织界面的阻抗与整个系统总阻抗的比例而变化。当皮肤与电极负极接触产生的阻抗高时，只有很小一部分能量传导到导管头端产生组织热。所以当在特定部位消融时，为了增加消融靶点的能量，需要增加第二块负极电极或是保证负极电极与皮肤的良好接触。为了降低皮肤与负极电极接触部位的阻抗，术前仔细的皮肤准备和良好的皮肤与电极贴靠是非常有必要的[1]。

分散电极与皮肤足够大的接触面积和良好的接触，不仅有效降低热量的损失而且能防止皮肤的烧伤。负极电极与皮肤接触位置的温度，与负极电极表面积和电极与电极间距离成反比。当应用高频电流（功率超过 50 W）及分散电极与皮肤接触不良时，皮肤温度可能升高至 45℃ 以上，即使时间很短，也可能造成很严重的皮肤烧伤，特别是在分散电极的边缘

位置（距离消融电极最近的位置）[1]。

双极消融系统　双极射频消融是指应用相邻的两个消融电极，能量在两个电极之间传导，导致组织损伤形成。尽管双极射频消融已应用于心脏外科之中，但尚未广泛应用于导管消融治疗心律失常。

近期应用两个位于心肌两侧的射频消融导管分别作为阴阳极的双极消融方法出现于临床，其能产生更深的透壁损伤（图 7.1）。与连续或是同步单极消融相比，双极消融方法增加两个临近电极间电流密度，从而产生能量更集中的组织损伤，提高消融的有效性。在一个病例报告中，应用双极消融的方法可以使厚达 25 mm 的心肌达到透壁损伤，相反应用单极消融的方法，即使深度仅为 15 mm 的心肌，也难以达到透壁损伤。由于双极消融的这个优点，其可应用于间隔部位房速或室性心动过速（两个消融导管位于间隔的两侧，图 7.2）或是游离壁内室速（一个消融导管位于心内膜而另一个消融导管位于心外膜）的消融[2-3]。

在另一项设计中，应用贴靠在心肌表面的多电极消融导管，可通过两个临近的电极，进行双极射频消融。一种多通道射频消融仪（GENius MultiChannel RFGenerator，Medtronic，Minneapolis，MN，United States）包括 12 个独立控制的消融仪，从而传递给每个电极独立的消融能量。通过不同的射频消融通道，传导不同的消融能量，应用双极（两个电极之间）或是单极方式（电极与接地板）进行射频消融的方法，称为位相射频消融。当应用单极消融时，电流从电极

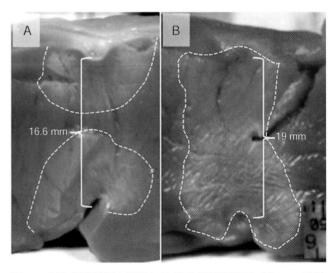

图 7.1（见书后彩图）双极与连续单极射频消融对比。**A.** 连续单极消融形成的非透壁损伤（组织厚度 16.6 mm）；**B.** 双极消融形成的透壁损伤（组织厚度 19 mm）（From Koruth JS，Dukkipati S，Miller MA，et al. Bipolar irrigated radiofrequency ablation：a therapeutic option for refractory intramural atrial and ventricular tachycardia circuits. Heart Rhythm. 2012；9：1932-1941.）

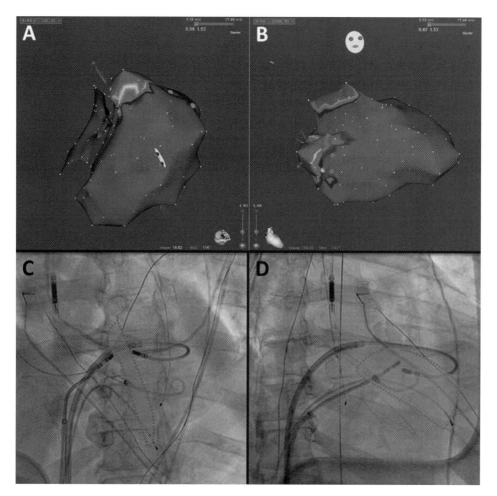

图 7.2　（见书后彩图）心室间隔部位双极消融。**A** 和 **B**. 左心室电压标测。**C** 和 **D**. 二维影像显示室性心动过速的成功消融靶点，消融导管分别位于间隔的两侧。(From Koruth JS, Dukkipati S, Miller MA, et al. Bipolar irrigated radiofrequency ablation: a therapeutic option for refractory intramural atrial and ventricular tachycardia circuits. Heart Rhythm. 2012; 9: 1932-1941.)

流向贴于患者皮肤的中性电极，而应用双极消融时，电流在两个临近的电极之间流动。在这个设计中，双极消融产生的组织损伤明显长于单极消融产生的组织损伤，但其损伤深度较浅。为提高组织损伤深度，射频能源可通过电极到分散电极的单极方式进行传导[4-6]。

第二种美国强生公司生产的房颤消融系统（nMARQ, Biosense Webster, Diamond Bar, CA, United States），是一种最多可控制 10 个电极进行同步单极或是双极消融的多通道射频消融仪。nMARQ 导管具有盐水灌注功能。每一个电极均具有温度感知和盐水灌注孔。射频能量以温控的模式，以单极或是双极的消融模式，独立地分配给每个电极[7-9]。

组织热

自由电子在射频仪、连线、射频电极中充当电荷载体，而组织内则由 Na$^+$、K$^+$、Cl$^-$离子携带。在交流电传输过程中，带电离子依靠交流电改变着流动的方向。在 500 kHz 频率下，电流（离子）方向在每秒钟改变一百万次。由于离子间相互摩擦，离子震荡而产生热能，从而电磁能量转换为分子的机械能或是热能。这类电流介导的加热称为阻抗热。应用欧姆定律，单位体积的热能（阻抗热）等于特定组织表面流经的电流密度的平方乘以阻抗。由于消融电极头端是球形的，电流向四周放射性发散，所以随着距离导管头端位置的增加，电流密度逐渐降低。因此，单位体积的功耗随距离的四次方而减小。电极的厚度减少了这条曲线中最陡峭的部分，随着距离增加损耗的功率就不那么引人注目了。

大约 90% 作用于组织的射频消融能量，在距离消融导管头端 1 ～ 1.5 mm 的组织表面被吸收。所以只有很少一部分与消融电极直接接触的组织是被直接加热（距离消融导管头端 2 mm 以内）。其余周边组织的加热，是热能由中心组织向四周进行热传递而被动加热的结果。当以固定功率输出时，电极与组织接触面的温度在开始的 7 ～ 10 s 内，以指数的方式增高，直到达到稳定的 80 ～ 90℃。然而，当射频电流开始传递时，就开始产生阻抗热。热传导至深部组织是一个相对缓慢的过程，需要 1 ～ 2 min 才能达到稳定（热平衡）。在远离电极与组织接触面的组织温度升高是非常缓慢的，组织温度随着与消融电极的距离增加，以阶梯性的方式快速衰减，而且当停止消融后的几秒内深部组织温度还会上升（这被称作热能的延迟现象），因此射频消融至少需要 30 ～ 60 s 的时间才能产生足够的组织损伤。当相关组织温度由于不同的局部电流密度或局部热能而发生改变时，热能由高温区传导至低温区，导致高温区温度降低，低温区温度上升。此外，在与组织接触的血池和心肌内相关血管中的热能流失也决定了组织间的温度分布。

在稳定状态下，组织损伤大小按照组织与电极的接触面的温度和消融功率大小呈比例增加。当通过更高功率和获得更高的组织温度时，组织损伤的面积增加。组织温度最高可以高达 110℃。当超过这个温度时，由于水蒸气的电绝缘性作用，从而防止由于射频电流增加引起的进一步温度增加。同时，在电极与组织接触面间的血液沸腾，引起组织炭化（烧焦），炭化位置多位于电流密度大的区域（通常是与消融电极接近的位置）。炭化产生的结痂，使得接触面的阻抗突然上升而防止过多的电流流入导致温度进一步升高。

在射频消融过程中，理想的组织温度范围是 50 ～ 90℃。在这个范围内，可获得期望的组织损伤。当温度小于 50℃ 时，不产生或是产生很小部分的组织坏死。当温度大于 100℃ 时，组织会发生气化，包括蒸汽气泡和炭化。由于深部心肌组织温度升高的速率比较缓慢，为了达到最大深度的组织损伤，连续的能量释放至少要达到 60 s 以上。

对流冷却

在心内膜进行消融过程中，射频能源产生的热能向深部心肌组织以及循环血池和金属消融电极中散热（图 7.3）。当热能传导向深部心肌组织时，有助于产生更大的组织损伤。当热能传向消融电极表面时，可以通过装在消融电极表面的温度感受器间接监测组织温度。另一方面，射频能源所产生的能量以对流热的方式丢失在与消融导管接触的血液之中，从而使得心内膜面发生冷却。相反的，射频能源主要是使心肌产热和产生组织损伤。由于血流灌注使得组织表面温度降低，在射频消融过程中，温度最高的位置位于心内膜下的浅表位置。所以，射频消融形成损伤的时间，心内膜面要早于心肌细胞间（20 s vs. 90 ～ 120 s）。因而，最大损伤宽度位于心肌细胞之间，其形状似泪

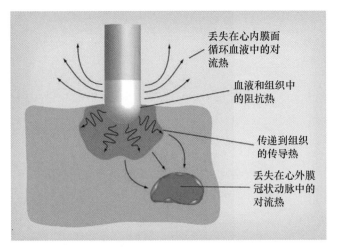

图 7.3 射频热量的生物物理学特性。 这张图介绍了当应用常规的 4 mm 消融导管在心内膜进行消融过程中，组织电阻和传导加热的区域，以及从组织到循环血池和心外膜冠状动脉的对流热损失。（From Houmsse M，Daoud EG. Biophysics and clinical utility of irrigated-tip radiofrequency catheter ablation. Expert Rev Med Devices. 2012；9：59-70.）

图中标注：
- 丢失在心内膜面循环血液中的对流热
- 血液和组织中的阻抗热
- 传递到组织的传导热
- 丢失在心外膜冠状动脉中的对流热

滴样，表面组织坏死少于深处的心肌细胞。

由于消融导管不稳定，导管与组织的贴靠不稳定，消融位置存在过大的血流量均会导致冷却对流量增加，能量更多地丢失在血液之间，从而降低热量传导的有效性，只有少部分能量传递到组织中。当以功率控制模式消融，不能克服由于对流冷却造成的热量损失，损伤面积会缩小。另一方面，当输出功率不受限制时，由于对流冷却的存在，允许增加输出更多的能量到组织（只要电极与组织接触良好），从而增加组织损伤深度和心肌组织温度，造成更大的损伤面积。同时由于安装在导管头端的温度感受器，避免了心内膜面的组织温度过高。过高的温度可以使得血液沸腾和在电极头端形成结痂，从而引起电阻抗的突然升高，限制进一步的功率增加。

对流冷却的存在解释了为什么在射频消融过程中，只有很少的冠状动脉损伤并发症的发生。冠状动脉作为一个散热装置，高流速的冠状动脉内血流消散热能，防止热能对血管内皮的损伤（即使消融导管距离冠状动脉很近消融）。由于这个优点，冠状动脉被保护起来，但是当在消融靶点附近存在一个很大的动脉时，由于该血管带走射频能量产生的热能，从而限制了消融损伤的形成，将影响手术的成功率[10]。

对流冷却效应已被探索增加导管消融损伤面积。电极头端主动盐水灌注的方法目前已被广泛应用，从而降低电极与组织接触面温度，增加消融功率和消融深度。

事实上，传统的射频消融方法在心外膜消融时，

其对组织损伤的有效性低于心内膜消融，其中有多种原因。原因之一是，在心外膜面消融时，由于没有血液灌注的对流冷却作用，从而导致电极与组织接触面温度过高，限制了功率输出（通常小于 10 W），而影响组织损伤。所以在这种情况下，就需要主动盐水灌注，提升消融功率[11]。

消融导管头端温度

消融导管头端温度依赖于组织温度，组织与电极的贴靠，临近血流的对流冷却，消融电极材料的比热容和温度感受器的类型与放置位置。

导管头端温度由安装在消融电极上的温度感受器测量。其中有两种类型温度感受器：热敏型和热偶型。热敏型温度感受器需要流动的电流，电流阻抗改变导致温度改变。目前通常应用热偶型温度感受器，其由放置在消融导管头端的铜镍合金构成。热偶型温度感受器的原理来源于塞贝克效应——两种不同电导体或是半导体的温度差异而引起两种物质间的电压差的热电现象。

电极温度是被动升高的，消融导管温度不是由射频能量造成的主动升高，而是通过与被加热组织贴靠而被动升高。所以，导管头端温度低于或是理论上等于组织表面的温度。传统的电极温度感受器测量的温度是消融电极的中心温度或是消融电极头端的温度。这一温度低估了组织的最高温度，因为最高温度位于心内膜下区域。

其他几个造成导管头端温度与组织温度不一致的因素，主要有导管头端的灌注，大面积的消融电极和电极与组织贴靠不良。导管头端灌注降低电极表面温度，而不是组织温度，从而使得导管头端温度低于组织温度。大面积的消融电极，使得其与标准面积电极相比，其与循环血液贴靠过多，从而降低导管头端温度。相似的，电极与组织贴靠不良，只有少部分电极与组织贴靠，使得导管头端被动加热速率减慢，造成相对低的导管头端温度。

盐水灌注射频消融的生物物理学特性

有两种方法进行主动的盐水灌注冷却：外灌注和内灌注（图 7.4）。内灌注冷却系统（闭合系统）（Chilli，Boston Scientific，Natick，MA），通过在电极内的循环液对消融电极进行冷却。相反，外灌注冷却系统（开放系统）（Celsius or Navistar ThermoCool，Biosense Webster，Diamond Bar，CA，United States；和 Therapy Cool Path，St.Jude Medical，St. Paul，MN，United States），通过导管头端的多孔道（喷头型系统）进行盐水灌注，从而对消融电极进行冷却。另一种方式的灌注冷却系统是基于鞘管的外灌注冷却系统，应用一个长鞘包绕在消融电极附近进行持续的灌注冷却。此种冷却系统获得更好的临床效果，但其还未应用于临床。

与传统的射频消融导管相比，主动灌注消融导管，可通过主动灌注方法，降低导管与组织接触面的温度，避免过热现象发生，从而产生更高的组织温度

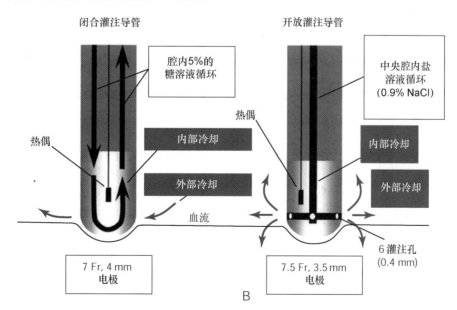

图 7.4　**灌注电极导管原理图**。**A** 图为 7F，4 mm 热偶型闭合灌注导管。**B** 图为 7.5F，3.5 mm 热偶型，表面具有 6 个灌注孔（直径 0.4 mm）的开放灌注导管，灌注孔距消融导管头端 1.0 mm。Nacl，氯化钠。（From Yokoyama K，Nakagawa H，Wittkampf FH，et al. Comparison of electrode cooling between internal and open irrigation in radiofrequency ablation lesion depth and incidence of thrombus and steam pop. Circulation. 2006；113：11. ）

和更深的消融损伤，即使在低血流量区域也是这样。这就允许在长时间内传递更多的消融能量，造成更大和更深的消融损伤，同时避免了组织面的凝固和焦痂形成风险。与传统消融导管不同，灌注消融导管的最高温度区域位于心肌内，而不是电极与组织的贴靠面或是以下区域。更高的功率产生更深的热量损伤。当输出功率被限制时，功率消散在循环血池之中，从而降低损伤深度（图7.5）。与传统大消融电极相比，较小面积的灌注消融电极可产生相同容积的组织损伤，减少对导管尖端方向和外部冷却的依赖。而传统大消融电极产生的组织损伤变化较大，其更依赖于导管头端方向（见图7.5）。传统非灌注消融电极，电极与组织呈水平贴靠较垂直贴靠会产生更大体积的组织损伤。相反，灌注消融电极，电极与组织呈垂直贴靠较水平贴靠会产生更大体积的组织损伤。

闭合灌注系统和开放灌注系统两者产生相似的组织损伤深度。然而，开放灌注系统可更有效地冷却电极与组织的接触面，主要表现为接触面温度较低，血栓栓塞风险低和表面组织损伤直径较小（深部组织产生更大的损伤直径）。两种电极的这些区别在低血流量区域表现得更加明显，这是因为外灌注系统除可冷却电极本身以外，还可以冷却组织与电极的接触面。内灌注消融电极在低血流量区域，可以导致电极与组织接触面的温度升高（尽管电极导管的低温）和焦痂形成[12]。

当应用上述两种类型导管输出最大功率，未出现明显的过热表现时（包括接触面产生气泡、沸腾或是

阻抗升高），闭合灌注导管相较开放灌注导管可导致更大和更深的组织损伤。在安全输出功率范围内，两种类型的灌注导管较传统的 4 mm 和 10 mm 非灌注消融导管产生更大的组织损伤。

射频消融损伤形成的病理生理学特性

射频消融的细胞学效应

射频消融造成组织损伤的首要机制可能是热介导的。高温引起心肌细胞损伤有时间和温度依赖性，这可能是细胞膜改变，蛋白质失活，细胞骨架破坏和细胞核变性及其他潜在机制的结果。尤其细胞膜对温度损伤特别敏感。高温导致细胞膜流动性改变，细胞膜离子通道和离子泵的动力学和结构改变，抑制通道蛋白以及非特异性离子膜孔道形成。

实验研究发现，静息膜电位除极与温度相关。在低程度温度升高范围内（37～45℃），只有很少部分组织发生损伤，静息膜电位和动作电位增益只有少部分发生改变。然而，较基础状态下动作电位持续时间会明显缩短，传导速度会明显增快。在中等程度温度升高范围内（45～50℃），静息膜电位逐渐去极化，同时动作电位增益降低。而且，可观察到细胞的异常自律性，兴奋性可逆性丧失和传导速度进行性减慢。在高程度温度升高范围内（超过50℃），明显的静息膜电位发生失活，同时可观察到兴奋性的永久丧失。暂时（49.5～51.5℃）和永久（51.7～54.4℃）发生传导阻滞的温度不同，短时间高温暴露可发生相当可靠的不可逆心肌损伤。

在临床中，成功的消融与电极-组织接触面的平均温度相关。房室旁路的传导阻滞通常发生在62℃±15℃。在对房室交界区进行消融时，加速性交界性心律是由热量或是电量诱导细胞自律性或触发活动增高所致，其温度通常位于51℃±4℃。而且可逆的房室传导阻滞发生于58℃±6℃，而不可逆的房室传导阻滞发生于60℃±7℃。

典型的射频消融在短时间内（最多60 s）于电极-组织接触表面产生高温（70～90℃），但是深部组织温度无明显升高。这就导致在射频电极消融区域迅速产生组织损伤，而在远离消融电极的深部组织，心肌损伤产生相对缓慢。所以，尽管不可逆的心肌细胞电生理活性失活通常发生在成功射频的即刻，但这种失活可能会延迟，这是由于消融停止后组织温度还会上升（热潜伏期现象）。这一效应可以解释这样的现象：在对房室结进行改良消融时发生暂时的房室传导阻滞，即使射频能量立即中止，仍可进展为持久的完

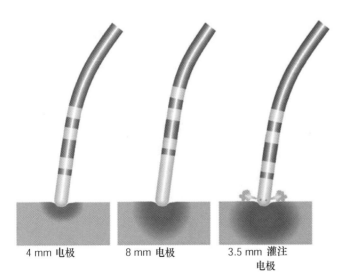

4 mm 电极　　8 mm 电极　　3.5 mm 灌注电极

图 7.5　电极类型影响组织损伤面积。深色阴影表示为不同类型的消融导管应用合理的输出功率造成的组织损伤。4 mm 电极造成的小面积组织损伤（**左图**）。8 mm 电极造成的更大、更深的组织损伤（**中图**）。开放灌注电极造成的最大、最深的组织损伤，在一定深度产生最宽的组织损伤（**右图**）

全性房室传导阻滞。射频消融开始的几秒钟内即可发生可逆的传导损伤，这是由于急性电学特性改变。另一方面，成功的射频消融后也可能会出现晚发的电生理传导功能恢复。

除了射频消融的主要热效应外，一些细胞损伤被认为是由直接电效应引起的，这会导致细胞膜的电介质击穿，产生跨膜孔（电穿孔），导致非特异性离子转运、细胞去极化、钙超载和细胞死亡。这种效应已经通过高压电流的使用得到了证实。然而，细胞损伤单独由电能，而不是由热效应造成则很难出现。

射频消融的组织学效应

心肌组织改变即刻发生在射频消融完成后。损伤组织中央颜色变苍白，是由于心肌蛋白的变性（主要是肌红蛋白）和相继的血色素丢失。组织轻微的变形，意味着体积的丢失，发生于消融导管与组织接触的中心位置。在心内膜表面，通常覆盖一层纤维组织。当表面温度超过100℃时，会产生结痂和血栓。而且，由于血液和血清的沸腾，会有凝固物包绕在消融导管头端，其组成成分为聚积的纤维组织、血小板和其他血液及组织的成分。

在切片上，射频消融损伤组织中央为干燥的损伤组织，周边为出血的组织，更外围为正常组织。组织学检查发现急性损伤为典型的凝固性坏死，伴有细胞内嗜碱性颗粒，与细胞内钙超载一致。中央损伤组织的周边为出血和急性单核细胞及中性粒细胞聚集的炎症浸润组织。

在急性损伤之后，射频损伤的进一步改变是典型的热能所致的急性损伤后愈合的典型表现。在消融后2个月内，病变表现为纤维化、肉芽组织、慢性炎症浸润和明显的体积收缩。损伤组织与未损伤组织分界清晰，无明显的移型区。这就是射频消融术后很少会发生促心律失常副作用的原因。如前所述，由于心外膜冠状动脉的存在，冠状动脉内血液流速极快，会带走消融所产生的热量，导致即使在靠近冠状动脉的部位进行消融也很难造成损伤。尽管如此，当应用高功率在较小心脏内进行射频消融时，像儿科患者或是消融导管直接与冠状动脉接触，也将会导致冠状动脉的损伤[10]。

临床观察中发现，包绕在射频消融急性病理损伤的周边区域，主要有以下几种现象。周边区域的特点为毛细血管的超微结构急性改变，和随后发生的典型炎症反应。对热量敏感的结构是细胞膜和缝隙连接，在离损伤中心6 mm处可见形态改变。周边区域记录到射频消融损伤的影响范围远远超过了急性病理损伤

的范围。有些病例报告中阐述到，在完成射频消融之后，电生理学效应会随着周边区域进一步的炎症损伤和坏死，导致晚发的生理性传导阻滞和延迟愈合。另一方面，临床中发现在成功完成射频消融之后，周边区域除了起初发生细胞顿抑外，接着还会出现早发或是晚发的细胞电生理学功能恢复。这可能是由于受损但存活的心肌愈合所致。

结痂形成

过度的组织加热会导致电极-组织的接触面温度升高。当组织温度超过上限温度100℃时，电极与组织接触面的血液和血浆会沸腾导致蛋白质的失活，从而造成一小部分由纤维蛋白、血小板和其他血液及有形成分构成的结痂组织会覆盖在电极导管头端，形成一凝固的电绝缘层。该凝固会脱落形成栓塞。与典型的血栓栓塞不同，该凝固不是凝血因子被激活形成的。因而围术期抗凝不会防止其发生。

当应用温度控制模式进行消融时，电极温度不会超过沸点。但是，真实的组织温度会明显超过电极导管所测量到的温度。而且，血浆蛋白在低于沸点温度时也会发生蛋白质变性。所以，即使将4 mm消融导管温度上限设置在65℃，8 mm消融导管温度上限设置在55℃，在消融过程中导管头端也会形成凝固。开放盐水灌注导管会冷却电极及与其接触的组织和血液的温度，这就降低但不是消除了血液沸腾及凝固物形成的风险。而且，液体灌注可帮助冲刷掉变性的蛋白质[13]。

通常，凝固物附着在电极导管头端，随着突然阻抗的升高阻滞更多的电流流入造成进一步产热。这时就需要从体内撤出消融导管，擦去头端的凝固物。然而，当凝固物附着在组织表面而不是电极头端时，电极的温度或是阻抗将不会受到影响，从而可造成未注意到凝固形成。所以在消融过程中即使没有阻抗升高，也不能完全保证在组织表面没有凝固形成。

蒸汽爆裂

用高功率进行射频消融过程中（特别是用灌注导管），会引起组织内高热（心内膜下温度超过100℃），从而导致电极下组织内的水沸腾。消融电极下的组织蒸发和快速的蒸汽扩张，逐渐形成一个气泡。当在该部位连续进行消融时，这个气泡会逐渐扩大，压力逐渐升高，达到一定程度后气泡就会发生破裂（形成爆裂音），在最低的阻抗部位形成一个气洞（所谓的蒸汽爆裂）。这种现象通常发生于热量损伤的心内膜表面（导致火山口样组织损伤形成），或者不

常见的情况下，发生于心肌壁内（导致心肌穿孔）。

蒸汽爆裂后出现的后果依赖于消融部位。当发生于致密的心室内瘢痕时，心脏穿孔的风险很低。当发生于菲薄的右心室流出道和心房时，发生穿孔和心脏压塞的风险会很大。所以在上述菲薄部位进行消融时，采用较小的消融功率是合理的选择。

当蒸汽爆裂发生时，通常会伴随着突然的阻抗升高和电极温度降低，尽管阻抗升高有时很小（通常小于 10 Ω）。当蒸汽爆裂方向朝向于心内膜面时，心腔内超声可以看到一串的微气泡生成。

标准的 4 mm 射频消融导管以温控模式进行消融时，蒸汽爆裂的风险很低，因为电极温度近似于组织温度，将损伤限制在一个安全范围内。然而，当应用主动或是被动的灌注消融导管进行消融时，会造成组织与电极温度的明显差异，组织温度可以达到沸腾的临界温度而不被电极温度感受器感受到。

电极导管的方向也会影响蒸汽爆裂的发生。电极导管头端与组织垂直贴靠较水平贴靠，其形成蒸汽爆裂后更容易发生心脏穿孔。所以要避免高压力与组织垂直贴靠，特别是高射频功率输出时。在发生蒸汽爆裂之前，通常会有快速的和大幅的阻抗下降，而且应用高功率进行消融时，更容易发生蒸汽爆裂。由于是否发生蒸汽爆裂的阻抗变化与正常时相互重叠，所以对于避免射频消融造成的蒸汽爆裂没有一个合理的阻抗下降范围。但是，当在心肌穿孔发生风险高的部位（特别是菲薄组织）消融时，为了减少蒸汽爆裂的发生，采用降低射频能量使阻抗下降小于 18 Ω 是一种合理的消融策略。

射频消融损伤范围的决定因素

只有当足够的射频消融能量，足够的消融时间和良好的电极与组织贴靠，三者作用于正确的消融靶点，才能产生成功的射频消融。这里面的很多因素与有效的消融损伤明确相关。损伤范围定义为所有的消融损伤总体积或尺寸（深度和宽度）。损伤面积是由消融能量引起的组织被动加热达到不可逆的组织损伤温度（50℃以上）所决定的。射频消融能量转为组织的热量，如前所述，只有很窄的一圈（约 1 ～ 2 mm）组织与消融电极直接接触产热，接着热量逐渐辐射至周围的组织。然而，热量向深部组织传导是相对缓慢和没有效率的。温度下降到 50℃ 以下的距离决定了病变形成的深度。应用高功率进行消融时，可使与电极直接接触的组织温度超过 50℃，通过阻抗热传导，可使深部的组织温度达到 50℃ 的组织坏死阈值。然而，与电极直接接触的组织区域，被动的加热热量不仅向深部组织传导，也向电极导管头端传导。电极导管高温不仅会限制能量传导（应用温控模式进行消融时）也会增加电极阻抗导致凝固形成，这些因素限制损伤的形成。而且，当组织温度超过 100℃ 时，会产生蒸汽爆裂，影响了消融的安全性。冷却消融电极（被动冷却系统和主动冷却系统）会降低电极导管温度，从而允许输出更大的功率，形成更大的消融损伤。其他几种影响消融损伤面积的因素见表 7.1。

表 7.1	消融损伤范围的决定因素
电极温度	损伤面积随着电极温度的升高而增大，除非凝固形成或是输出功率限制
消融功率	在良好的电极与组织贴靠情况下，损伤面积随着输出功率的加大而增大
消融时间	损伤面积随着消融时间的延长而增大（4 mm 标准消融导管最多至 30 ～ 60 s，大电极或是盐水灌注导管最多至 60 ～ 120 s）
电极与组织贴靠	损伤面积随着电极与组织贴靠压力提高而增大，除非温度升高和缺少组织冷却而限制输出功率
电极长度	损伤面积随着电极长度的延长而增大，除非限制输出功率
电极方向	当输出功率恒定时，电极与组织垂直贴靠较平行贴靠产生更大的损伤范围。而当输出功率不受限，并维持固定的电流密度时，损伤范围随着电极与组织的贴靠面积呈比例增加，这时平行贴靠损伤范围较垂直贴靠大
电极材料	金较铂金具有更好的热传导特性，在恒定温度下允许传递更多的能量
参考电极面积	损伤范围随着负极电极面积增大和合理的皮肤组织贴靠而增大
对流冷却	在功率模式下，损伤范围随着对流冷却程度的增加而增大
消融系统极性	单极消融方式产生深但窄的损伤，而双极消融方式产生长而浅的损伤
电极柔韧性	可以通过电极的柔韧性提高与组织的接触而增加损伤范围，除非射频功率由于电极温度的升高和电极冷却的不足而受到限制

电极温度

损伤范围与记录的导管头端温度的关系是复杂的，受到几个混杂因素的影响。当导管头端温度与组织温度接近时（影响损伤形成的主要因素），损伤面积随着电极温度的升高而升高，直到温度达到电极与组织接触面凝集物形成的临界温度，从而影响功率的进一步传递。然而，当导管头端与组织贴靠很好而导管头端无冷却时，很小的输出功率就会达到目标功率，从而使得尽管测量的导管头端温度很高，而组织损伤的范围却很小。

而且，导管头端温度不是一个可靠的反映组织温度的指标，其温度还受到对流冷却，电极与组织的贴靠和温度感受器类型与位置的影响。应用对流冷却的方法可降低导管头端的温度，从而可以不受温度的限制向组织输出更多的消融功率，产生更大的组织损伤。这就很好地阐释了应用主动灌注消融导管进行消融过程中，导管头端温度通常会小于 40℃，从而允许输出更大的消融功率，同时消融更长的时间。

消融功率

损伤范围与有效作用于组织的消融功率成比例增加。较高的射频功率传递增加了直接加热组织的数量以及组织温度，导致更大的热损伤深度和更大的病变。然而，仅仅是通过射频功率增加并不一定会转化为输送到组织中的更大功率，因为当电极-组织接触不好时，射频能量可能会被浪费到周围的血池中。

消融时间

消融损伤是在达到目标功率和组织温度的前 10 s 内形成的，达到 30 s 时形成最大的消融损伤。应用功率控制模式，进一步增加消融时间至 45 ～ 60 s 时，不能进一步增加消融损伤。然而，当应用长电极或是灌注电极进行消融时，增加消融时间至 60 ～ 120 s，可能帮助产生更大面积损伤。

电极与组织贴靠

导管电极与组织的贴靠压力是影响损伤面积的重要决定因素之一。有数据比较增加电极与组织的贴靠压力与增加消融功率相比，同样的组织温度和损伤面积可以在合理的组织贴靠情况下应用较小的消融功率下获得[14-15]。

能量传递到心肌的有效性（每瓦输入功率转换为温度升高）主要依赖于电极与组织的贴靠。增加组织贴靠可以提高消融损伤的形成主要有以下几种机制：①插入电极至心肌更深的区域，从而扩大电极与心肌组织的贴靠面积，可以使得更多的消融功率更有效地作用于组织；②降低暴露于周边的血液之中电极面积，减少射频电流分流入更低阻抗的周边血液；③提高电极与组织贴靠的稳定性，减少由于心脏的跳动引起的电极移动，从而提高消融损伤形成的有效性；④拉伸心肌，使得消融电极距离心外膜心肌距离更近，提高消融损伤的透壁性[16]。

然而，在一个适度压力范围内的电极与组织贴靠，进一步增加贴靠压力则会导致消融损伤更小，这是由于到达靶温度目标需要的消融功率更少了。在温控消融模式下电极温度超过阈值，将限制功率输出。当电极与周边血液接触面积较少时，会导致电极温度的升高，降低功率的输出。

电极长度

消融电极头端长度常规为 4 mm，最长可达 10 mm。增加电极的表面积会减少与血液和组织间的界面阻抗，但是患者其余部位的阻抗保持不变。所以，应用 8 mm 消融电极较应用 4 mm 消融电极，电极接触面阻抗与患者其余部位阻抗的比值会降低，从而降低了向组织传递能量的效率。在同样的消融功率下，应用大电极形成的组织损伤小于应用小电极形成的组织损伤（图 7.6）。应用大电极，其与组织的贴靠很大程度上依赖导管的方向，从而使得贴靠程度有很大的变异性，进而造成消融功率转换到组织产热也有很大的变异性。所以产生同样的损伤面积，8 mm 电极可能需要比 4 mm 电极高 1.5 ～ 4 倍的功率水平。

另一方面，当消融功率不限时，应用长的头端消融电极同时会增加与周边血液的贴靠面积（导致对流冷却增加）和直接被加热组织的体积（因电极-组织接触表面积增加）（见图 7.6）。然而，这是建立在电极与组织的接触中，电极与组织的贴靠，组织热丢失和血流是一成不变的假设基础上的。但随着电极面积的增加，由于心腔小梁和曲度，组织灌注，心腔内血流的变化均会影响组织热丢失和电极与组织贴靠，从而使得这一假设不能成立。这些因素导致电极长度大于 8 mm 时不可预测损伤的大小和均匀性。

应用长头端消融电极时，由于其热量的不均质性，其最热部位位于电极的边缘，从而使得人们对其使用安全性存在一定的忧患。应用只有一个热电偶的长头端消融电极，会低估电极的最大温度，从而使得血痂形成和可能出现的血栓栓塞事件。边缘存在多个温度感受器的消融导管，对温度的感知是有利的。此外，输送到组织的功率越大，电极与组织温度之间的差异越大，使得其难以避免蒸汽爆裂和血痂形成的发

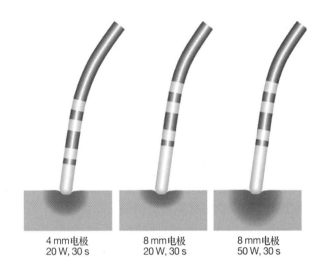

4 mm电极
20 W, 30 s

8 mm电极
20 W, 30 s

8 mm电极
50 W, 30 s

图 7.6　电极面积和输出功率对消融损伤范围的影响。图中深色的区域表示为应用不同类型电极输出合理的功率导致的心肌损伤。左图为应用 4 mm 导管输出功率 20 瓦消融 30 s。中图为 8 mm 导管输出功率 20 瓦消融 30 s。更大的电极导致更多的能量丢失在血液之中，导致更小范围的消融损伤。右图为应用 8 mm 导管较 4 mm 导管可接触更大面积的血液，导致更多的冷却，输出更大的功率以形成更大的消融损伤

生。另一点值得关注的是，由于形成的血痂只覆盖电极表面的一小部分，对电极阻抗影响很小，使得在消融过程中，当电极导管温度和阻抗未见升高时，会误认为本次是一次安全的消融过程，影响消融的安全性。

应用长头端消融电极（8 ～ 10 mm）的主要问题是其限制了导管的灵活性和操控性，影响导管的位置，从而降低了消融电极记录数据的准确性，使得确定合理的消融位置变得更加困难。长头端消融电极抑制了局部电位，特别是远端电极电位。应用远端为 8 mm 或是 10 mm，近端为 1 mm 的消融电极时，近端电极可作为记录双极电位的主要部位，这就混淆了最佳消融部位。相反，应用短头端消融电极，则提高了标测和记录组织温度的准确性。它的唯一缺点是限制了作用于组织的功率水平。

电极方向

电极方向对于损伤范围形成依赖于主动或是被动冷却，输出功率是否受限，消融电极长度和电极温度感受器与电极的相对位置。对于头端长度为 4 mm 或是 5 mm 消融电极，电极方向对于损伤面积只有很小的影响，其影响主要是对于长头端消融电极而言。

相较于电极与组织垂直贴靠，平行贴靠使得电极只有很小一部分与组织接触，导致增加了与之接触组织面的电流密度。而且电极很大一部分暴露于血液之中，导致增加了对流冷却。相反，水平贴靠提高

了与组织接触面积，导致更少的功率丢失在血液之中但导致与组织接触面更小的电流密度。所以，在同样输出功率下，相较水平贴靠，垂直贴靠会产生更大的损伤。然而，当输出功率不限并维持恒定的接触面电流密度时，损伤面积与电极组织的接触面积呈比例增加，使得水平贴靠较垂直贴靠产生更大的损伤。

而且，温控形成的损伤依赖于电极温度感受器与电极接触组织的相对位置。电极和温度感受器的方向决定了产生最大损伤的适宜目标温度，同时需要避免由于电极与组织接触面的温度过高而造成凝固形成。

电极材料

尽管铂铱合金是消融电极应用最多的金属，金具有良好的电传导特性，而且较铂金有 4 倍以上的热传导特性（300 vs. 70 W/mK），金与铂金两者具有相似的热容量（130 和 150 J/kg K）。由于金具有良好的热传导特性，导致在与组织接触面有快速的热传导。并且热量消失在与金接触的血液之中，提高其冷却能力。所以金电极允许在一定的电极温度，没有明显阻抗升高情况下，输出更多的功率造成更深的组织损伤。提高的电极冷却能力允许在恒定温度下，于电极温度或是阻抗升高之前，输出更大的功率。然而，在低流速血流区域（例如肌小梁之间），因为导管头端的对流冷却很少，金具有的良好热传导特性不再是其优点。在这样的情形下，具有热传导特性低的金属材料能产生更大的组织损伤[17]。

在比较 8 mm 金电极与铂铱合金电极消融三尖瓣峡部依赖性房扑中，临床研究发现矛盾的结果。在房室结折返性心动过速消融慢径过程中，应用 4 mm 金电极与铂铱合金电极在一级终点或是在任意测量点功率或是温度增加程度上没有明显区别。然而，应用金电极消融慢径看上去安全和耐受性良好，而且没有增加房室传导阻滞发生的风险。有趣的是金电极与铂铱合金相比，降低了导管头端血痂形成的风险，这是相比于金良好的热传导特性外，可能更好的优点。

金灌注电极目前被研究，而且发现较铂铱合金灌注电极，在较低的导管尖端温度和较低的灌注流量下，可以改善能量输送[17-18]。

参考电极位置和面积

消融电流通过皮肤表面的参考电极，是消融环路电流中阻抗最大的部位，因而丢失大部分功率。增加参考电极（应用两个贴片）和合理的皮肤接触可以降低皮肤接触部位的阻抗，从而减少功率丢失。并且可以增加电极与心内膜面接触部位的热量，增加消融

有效性，增加损伤面积。另一方面，负极电极的位置（位于患者后背或是大腿）对于损伤面积只有很小的影响。

对流冷却

消融电极的温度取决于组织加热和电极周围血液的冷却作用。消融损伤范围主要依赖于传递到组织的消融功率，损伤范围因冷却程度不同而变化多样。电极冷却可以通过被动冷却（局部血流灌注）和主动冷却（电极灌注）两种方式实现。

在温控模式下，在局部低血流灌注区域（右房峡部的深部凹陷，扩张和收缩欠佳的心房，肌小梁之间），会明显降低组织的消融功率。局部低血流灌注区域会降低血流冷却作用，使得在低输出功率水平即达到了靶温度，而限制功率输出。在这些位置，增加电极温度至65℃或是70℃，只增加很小的消融功率，但增加了血栓栓塞和阻抗增高风险。相反，增加局部血流灌注会增加消融电极的冷却作用。应用长头端消融电极或是高热传导特性材料电极可促进电极的被动冷却作用。对流冷却还可通过电极导管内或是外主动盐水灌注而获得。

通过提高对流冷却，使得可以输出更多的消融功率并维持靶温度，导致更大容积的消融损伤。然而，当限制消融功率时，增加对流冷却降低了组织热导致更多热量丢失在血液之中。所以在功率控制模式下（无温度限制），射频损伤面积随着对流冷却的增加而减少。相反，在温度控制模式下（无功率限制），射频损伤随着对流冷却的增加而增加。

消融系统极性

大多数射频消融损伤模式是应用由与心内膜面接触的消融电极和贴于患者皮肤表面的负极电极构成的单极模式。双极能量输出较单极能量输出产生更大的消融损伤。一般来说，单极结构会产生高度局限性的病变，表面损伤最少（即较窄但较深的病灶），而双极射频消融则会产生较长但较浅的病变。

电极可操纵性

一个具有可调头端的灌注导管（Cool Flex，St. Jude，Medical）允许消融导管头端可调，使得在跳动的心脏上消融时，不管导管与组织的贴靠方向如何，提供更平衡的压力分配和更稳定的组织与电极贴靠（导管非垂直方向）。这一设计同样通过多个在电极表面的灌注孔道，在导管打弯过程中呈中心向外周放射的方式向周边组织主动灌注，冷却电极与组织接触面的温度，这一设计称为"龙鳞"。当导管与组织垂直贴靠时，在导管头端的四个灌注孔，主动降低与之接触的靶组织温度[19]。

在一项研究中发现，Cool Flex 头端灵活可操控性导管较头端坚硬导管在相同的损伤深度下产生更大的消融损伤。这主要是因为头端灵活可操控性导管可接触更多组织，从而提高与组织接触面的冷却能力，允许输出更大的功率，尤其是在导管与组织非垂直贴靠的情况下。头端坚硬的导管消融的有效性明显依赖于导管与组织的贴靠方向，而头端灵活可控性导管则不受其限制[19]。

射频消融损伤的监测

最佳的射频消融目标是产生足够范围的组织损伤，同时尽量降低电极表面凝固和组织内气泡形成概率。如前所述，为保证消融的有效性，射频功率必须达到使与电极接触的组织温度超过50℃，造成组织坏死。同时，为保证消融的安全性，组织最高温度要小于100℃，以避免蒸汽气泡和凝固形成。监测消融功率输出对于成功的安全消融就显得尤为重要。

射频消融损伤受很多因素影响，其中一些因素可控，而另外一些因素无法预测。标准的消融方式是逐渐递增消融功率，直至电极温度达到55～65℃。高温可增加电极边缘（远离电极温度感受器）温度超过100℃的概率，导致凝固物形成。组织温度的升高伴随着电极阻抗的降低，是组织被加热的可靠指标。阻抗降低和温度升高与损伤的宽度和深度有相关性，最大温度升高与损伤宽度明显相关，而最大阻抗降低与损伤深度明显相关。

组织热的有效性（每瓦输出功率升高的温度）依赖于数个变量，包括导管稳定性，电极与组织贴靠压力，电极与组织接触方向，电极与组织有效接触面积，丢失在血液之中的对流热和目标消融位置。所以，输出能源、功率和电流对损伤组织形成的预测价值不佳。真实的电极与组织接触温度目前仍是唯一预测急性组织损伤范围的指标。目前，尽管不够理想，但是监测温度和阻抗，有助于确保电极-组织界面的适当但不过度的加热。未来可能会采用新的技术来监测组织在射频传输过程中的温度，包括红外传感器和超音波换能器。

阻抗监测

射频仪产生的消融电流大小很大程度上由导管和分散电极之间阻抗决定。这一阻抗受多种因素影响，包括组织内在特性，导管接触压力，导管面积，分散电极尺寸，凝固物的存在和体表面积。阻抗的监测不需要特定的基于导管的传感器电路，可在任何消融导管上实现[20]。

在消融过程中，当组织温度升高时，被加热组织内离子活动更加活跃，从而降低了电流阻抗。因此消融过程中阻抗的降低可作为组织被加热的实时监测指标。尽管消融过程中阻抗的降低是可逆的，不是继发于消融引起的心肌不可逆性损伤，但病变的直径和深度与阻抗的降低有很好的相关性，与测量的温度有更直接的关系[21]。

理论上，导管阻抗位于 90 ～ 120 Ω 意味着导管与组织的密切接触，其早于组织被加热发生之前。当导管与组织贴靠不佳时，初始阻抗会由于血液低阻抗使得其低于常规 20% ～ 50%。此外，大电极会有更大面积与血液贴靠，从而降低阻抗。临床上阻抗降低 5 ～ 10 Ω 通常意味着消融成功，其组织温度通常位于 55 ～ 60℃，很少会出现凝固形成。阻抗明显降低反映组织被过度加热，凝固即将形成。当凝固物形成后，可观察到阻抗突然升高至 250 Ω 以上[20]。

单独应用阻抗监测的方式就可滴定消融功率，起始的消融功率为 20 ～ 30 W，然后逐渐增加，以达到阻抗逐渐降低 5 ～ 10 Ω。当阻抗达到靶目标后，在消融过程中输出功率需要手动调整以维持阻抗在靶范围内。阻抗明显的降低需要降低消融输出功率。当消融过程中无阻抗降低则反映导管与组织贴靠欠佳或是不稳定导致无效输出功率，需要调整消融导管位置保证良好的组织贴靠。

阻抗降低作为一个监测工具有几种局限性。当组织血流量低时，消融导致血液被加热，电极阻抗则随之降低。而且，小面积组织贴靠导致组织温度明显升高和大面积组织贴靠导致组织温度轻度升高，两者阻抗的降低是相似的。相反，同样的组织被加热由于不同的组织贴靠可以出现不同情况的阻抗降低。而且，阻抗热向周围组织传导快，传导热向深部组织传导相对缓慢。阻抗热对于周边组织阻抗的影响明显高于传导热对于远端组织的影响。所以消融过程中，阻抗降低不是一个深部组织被加热和损伤形成的预测指标。

尽管凝固形成通常伴随阻抗的明显升高，但是缺少阻抗的明显升高不保证电极与组织接触面无凝固形成，因为凝固可能位于组织表面而不是电极头端，导致无明显的阻抗升高。而且，应用长头端消融电极，血液凝固可以只覆盖电极的一小部分，从而对阻抗只有很小的影响。然而，射频应用期间阻抗的任何增加都可能表明凝固物形成或意外导管移动，在任何一种情况下，RF 操作都应停止。

电极温度监测

温度监测依靠导管头端的温度感受器。有两种类型的温度感受器——热敏型和热偶型。临床上没有任何导管或测温技术被证明具有优越性。常规导管电极有两种设计的温度监测方法，一种监测导管中心温度，而另一种监测导管头端温度，这两种设计均会低估组织中心的最高温度。所以在临床中，靶温度设置不超过 70℃ 是最好的方法。

监测导管头端温度，同时闭合监测输出功率对于靶区域组织热产生是有效的，避免组织表面被过度加热而导致凝固形成。然而，导管头端温度受冷却作用和电极与组织贴靠的影响，因此其与损伤面积的关联度不佳。组织温度可以高于导管头端温度，过高的靶温度增加组织过热的概率，伴随着凝固和蒸汽气泡的形成。血液高流量区域对于电极冷却作用更有效，从而可以输出更大的消融功率达到靶温度，造成相对更大的消融损伤面积。

导管的主动冷却方法加大了电极温度和组织温度的不一致性。热效应对电极温度的影响主要取决于电极组织的加热、灌洗液的内冷却、血液流动或开放灌流的外冷却。在高灌注流量下，导管头端温度不再代表组织温度，因而其不能指导功率输出。闭合冷却系统较开放冷却系统，导管头端温度较导管与组织接触面温度差异大。该差异会在高流速血液区域，增加灌注流速或是降低灌注液温度的情况下，进一步加大。盐水灌注方法导致组织最高温度位于导管与组织接触面下的几毫米位置。因为组织最高温度不位于导管与组织接触表面，监测阻抗和温度对于这种类型导管价值有限。

因此，在灌注射频消融过程中，监测病变的形成和优化功率消耗仍是一项艰巨的任务。适当的能量滴定是重要的，以允许更大的功率应用和产生大的损伤，同时避免过热的组织与蒸汽气泡形成。而且，逐渐递增输出功率可以防止由于标测不完全或是热量不足够造成的消融不成功。通常应用开放灌注冷却消融方法，输出功率超过 30 W，温度达到 42 ～ 45℃ 会增加出现蒸汽气泡和阻抗升高的风险，特别当消融时间长于 60 s 时。出现蒸汽气泡经常可以听到，但并不是每次都可以。突然温度降低，导管突然移动（由于产生的蒸汽气泡推动导管）和突然的阻抗改变可能意味着气泡产生。

消融电生理效应

除了阻抗和导管尖端温度监测外，组织加热对记录的心电图或心律失常的影响也是监测病变形成的重要指标。消融过程中，心动过速（室速、房扑、室上速）终止或是传导通路（房室结或是旁路）阻断，意味着组织结构完整性的破坏。同时，起搏阈值的升高和电位振幅的降低也意味着组织损伤。然而这些因素，在消融过程中均不易被监测，特别是起搏阈值。而且，消融过程中由于电位重叠，电位振幅的下降也不易观察到[22]。

值得注意的是，作为组织加热指标的局部电图的振幅和陡度降低仅适用于单极远端电图。在双极电位中，环电极的信号可能支配电图，理论上消融过程中由于近远端电极差异的增大，双极电位增益会增加。

组织温度监测

临床中，目前还未实现消融过程中直接监测组织温度的测量技术（其是损伤形成的首要决定因素）。新的技术目前在试验过程中，包括微波辐射测定，近场超声热应变成像和磁共振温度测量。

直接监测组织温度可以控制消融功率递增、消融时间和主动冷却以达到合理的消融损伤。消融过程中维持温度在安全有效的范围内（50 ~ 80℃）有助于获得足够的消融损伤，同时防止蒸汽气泡的产生。

标准消融功率滴定

监测导管头端温度和闭环控制输出功率对于靶消融位置热量有效性是有用的，同时避免了在导管与组织贴靠部位高热而引起凝固。然而，由于导管头端温度受到冷却作用和导管与电极贴靠影响，其与组织损伤形成的关联性欠佳。

闭环温度监测系统，温控模式下通常自动递增消融功率。当手动递增消融功率，初始消融功率一般设置在 20 W 至 30 W，并逐渐增加消融功率直到达到靶温度。不论是手动还是自动递增消融功率，输出功率的改变都需要维持靶温度。在消融达到靶温度或是阻抗后的 5 ~ 10 s 内，如获得期望的临床损伤效果，需要继续进行消融。如果在这一时间内未达到期望的效果，有可能由于标测不完全致本次消融失败。当达到最大输出功率 20 s 内（达到心内膜下组织稳定损伤温度的时间），仍未达到靶温度或是阻抗，则消融需要停止，调整导管方向以获得更好的组织贴靠。

根据心律失常基质不同，消融电极靶温度变化也是变化的。对于房室结折返性心动过速，靶温度通常位于 50 ~ 55℃。对于房室折返性心动过速、交界性心动过速、房性心动过速和室性心动过速，靶温度通常较高，位于 55 ~ 60℃

应用头端 4 mm 消融导管，靶温度应该低于 80℃。

在高血流流速区域，导管头端温度与组织温度差异较大，靶温度临界阈值需要低于 60℃。相反，在低血流流速区域，导管头端温度与组织温度相似，靶温度临界阈值需要调高至 70 ~ 80℃。非灌注头端 4 mm 消融导管，消融时间通常限制在 30 ~ 60 s 内。损伤形成主要在消融的前 30 s 内，增加消融时间未产生更大的消融损伤。

应用头端 8 mm 消融导管，由于更大面积的导管头端暴露于血液中，被血流冷却，使得头端温度与组织温度差异更大，靶温度位于 60℃是合适的。消融功率需要限制在 50 ~ 60 W 以避免组织过热和凝固。

重要的是要认识到，即使在温度和阻抗监测的情况下，防止凝结物的形成也是困难的。凝块首先附着在组织上，因为这是温度最高的部位，而在较冷的电极上只能松弛地附着。变性的蛋白较血液阻抗明显升高，但是由于其覆盖的电极面积很小，在消融过程中阻抗的改变可不明显。凝固组织内没有血液灌注，阻抗升高加速局部加热，同时其一部分与电极接触，电极也被加热。附着在金属电极表面的干燥凝固物导致阻抗升高。温控模式下，当电极缺少冷却作用后，会自动降低输出功率，防止凝固和阻抗升高。然而，在体内实验研究中，凝块仍然可以形成，直到它从组织中分离出来，这一点才能被注意到。所以消融过程中缺少热学和电学的改变，并不意味着完全安全的消融。

冷却消融功率滴定

主动冷却消融电极使得监测和控制损伤形成更加困难。主动冷却系统使得电极温度和组织温度两者差异更大，从而导致电极温度不再是一个预测损伤形成的可靠指标。其他几个预测组织温度的指标包括，阻抗和消融电生理效应。调整输出功率、消融时间和灌注流速有助于调整损伤形成。

最容易控制的因素包括输出功率和消融时间。尽管盐水灌注消融过程中合理的调整输出功率方法没有被明确定义，但几项有用的指导已经出现。最普遍推荐的消融方式为功率控制模式，起始功率通常为 20 W 至 30 W，并逐渐递增消融功率直至达到可见的组织热和组织损伤。与常规消融方法相似，消融过程中阻抗降低通常意味着组织热产生。当导管温度位于 28 ~ 31℃，功率可以增加，阻抗同时降低 5 ~ 10 Ω。测量的电极温度逐渐升高，电极温度通常位于 37 ~ 40℃。根据消融位置，开放灌注（外灌注）冷却方法消融功率通常设置为左右房游离壁 25 ~ 30 W，右心房及左心房峡部 35 ~ 40 W，左心室 50 W，冠状窦内 20 W。

此外，除了增加消融功率以获得期望的电生理效应以外（其可能增加蒸汽气泡产生的概率），同时还可以增加消融时间。中度消融功率 25 ～ 30 W 伴随较长的消融时间 60 ～ 300 s，一般可获得相对较大的消融损伤，同时避免火山口样损伤形成。

灌注流速决定冷却的程度。高流速允许在阻抗未升高情况下增加输出功率，增加组织和电极之间的温度差异，可能导致出现蒸汽气泡的风险增加，特别是在温度控制模式下消融时。闭合灌注（内灌注）系统，灌注流速是固定的，为 36 ml/min，目前不能调整。而在外灌注系统，在功率控制模式下，通过导管头端的灌注孔，消融过程中流速为 10 ～ 17 ml/min 时，最大输出功率 30 W，非消融过程中流速为 2 ml/min。灌注流速增加到 20 ～ 30 ml/min，输出功率可以超过 30 W，避免组织表层温度过高。在左心房消融过程中，为维持温度的监测反馈作用，需要较低灌注流速 10 ml/min，温度阈值为 43℃，其温度通常位于 40 ～ 45℃。当导管头端温度低于 40℃时，需要降低灌注流速。当在较低输出功率情况下即达到温度阈值，需要增加灌注流速直到最大流速 60 ml/min。心外膜消融的参数与心内膜消融相似。新型设计的消融导管（像 Thermocool SF，Biosense Webster）允许在低灌注流速情况下保持良好的电极冷却作用，使得在长时间消融过程中液体用量较少。

灌注液温度可以调节，降低灌注液温度可以输出更大的消融功率并不增加凝固风险。然而，冷灌注液在通过泵管和导管内部后会被加热，其对冷灌注液温度的影响还没有被很好地研究。在多数研究中进入导管中灌注液的温度为室温。

在外灌注消融过程中，当温度超过 42 ～ 45℃，输出功率超过 30 W 会增加蒸汽气泡和阻抗升高的风险，特别是消融时间长于 60 s 后。出现蒸汽气泡经常可以听到，但不是每次都可以。突然温度降低，导管突然移动（由于产生的蒸汽气泡推动导管）和突然的阻抗改变可能意味着气泡产生。当移动导管在组织表面行线性消融时，导管是否稳定也会影响组织热。在移动导管过程中持续高功率输出，组织过热的风险较低，尽管使得每一点形成有效组织损伤的消融时间很难判断。所以在消融过程中应尽可能使用最小的有效消融功率，最短的消融时间和最少的消融次数。

在开放灌注（外灌注）冷却消融过程中，起始的灌注可以导致电极温度下降。缺少电极温度的下降意味着组织灌注不佳。消融功率开始输出后，电极温度升高至 36 ～ 42℃反映组织热产生。在小输出功率（小于 20 W）情况下，电极温度升高至 40℃以上，意味着电极与周边血液没有接触或是接触面积很少，

或是导管灌注冷却系统存在问题。相反，缺少电极温度的升高可能意味着贴靠不良。

在内灌注冷却系统，室温灌注液流速在 36 ml/min 情况下，通常可以降低导管温度至 28 ～ 30℃。在消融过程中，当电极温度超过 50℃意味着冷却不足或是未冷却，消融需要终止。像标准消融一样，灌注冷却消融开始后，阻抗通常会降低 5 ～ 10 Ω。

合理的导管与组织贴靠

优化导管-组织接触和最小化导管运动是实现安全有效的损伤形成的关键。不良或不稳定的接触导致无效的组织加热和损害形成，同时可能会损伤临近的组织。不太理想的接触也会导致部分成功的消融损伤，这些病变可以短暂地中断心律失常或消除其诱导性，但不会永久破坏致心律失常的基质。这一结果影响进一步的标测和消融，预示着心律失常复发的高风险。而且，不良贴靠下重复消融导致组织水肿，在接下来的射频消融中会阻止有效组织损伤（即使是合理的组织贴靠情况下）。所以每一次消融之前需要确保稳定的导管贴靠[23]。

另一方面，消融过程中过高导管压力会造成组织受压和变薄，增加蒸汽气泡和心脏穿孔的风险。即使在未消融过程中，过高导管压力可以拉伸和破坏组织结构。导管可使心腔壁膨出，致导管头端临近心外膜食管或是膈神经组织，使消融过程中损伤风险增加[16]。

几种方法已发展用来提高导管稳定性和降低导管移动。在房颤消融过程中，全麻和正压通气用来提高导管稳定性和降低呼吸对组织贴靠的影响。此外，应用可调鞘管可增加导管与组织贴靠稳定性，至少使导管与鞘管结合部分支撑力增加。在消融过程中几种方法已被用来提高导管与组织贴靠（表 7.2）。多种方法应用间接指标来表示组织与电极贴靠。尽管这些方法可以估计电极与组织不完全贴靠，但是电极与心脏组织的贴靠压力则很难被估计。近期在几项灌注消融导管研究中，实时监测导管与组织接触压力成为可能，同时提高了消融的有效性和安全性[16]。

电位记录

局部电位特点（尖锐、近场电位 vs. 远场电位）、每一跳记录电位稳定性以及起搏阈值可以提供电极与组织贴靠的一些信息。然而，电位只能提供暂时的贴靠信息，不能精确判断贴靠情况。此外，评价电极与异常心肌组织（心肌梗死瘢痕）接触是非常困难的，因为心肌梗死瘢痕局部电位通常是低振幅的，且不易被夺获[16, 20, 23]。

表 7.2　优化电极与组织贴靠合理性和稳定性策略

电位记录	每一跳局部电位，记录尖锐、近场电位和低起搏阈值夺获
透视影像	导管轴向和头端与心腔活动一致性
触觉反馈	术者触觉可以提供一些反馈，包括导管与室壁的接触，导管推进的阻力，以及与心脏壁的运动
腔内超声	可视导管头端与组织贴靠
温度监测	增加导管与组织贴靠，导致温度升高，直到达到稳定温度状态
阻抗监测	导管与组织贴靠良好，起始阻抗上升。消融起始过程中阻抗快速下降
压力监测	通过压力感受器维持足够贴靠压力
电位门控功率输出	电位门控决定功率输出，可补偿心脏运动
可调鞘管	应用可调鞘管获得稳定和紧密的组织贴靠

透视

通过透视监测导管轴向和头端与心腔活动相对关系有助于评价贴靠压力。然而，应用透视的方法显著增加了患者与术者的放射线剂量。而且，透视监测很难被滴定，同时其对于避免导管对心腔压力过大，没有太大帮助。

触觉反馈

触觉反馈经常被用来间接反映导管与心腔的贴靠压力。然而触觉反馈多依赖于术者经验，很难被滴定。应用可调鞘管可以帮助提高导管稳定性和贴靠，但这一技术降低了触觉反馈[20]。

数据提示单依靠触觉反馈是不足的，需要收集更多感知操作反映贴靠压力的信息。而且，单依靠三维标测系统，没有二维影像帮助，提供触觉反馈是不足的[24]。

腔内超声

可视腔内超声帮助确定导管头端与组织贴靠压力。然而，应用腔内超声全程监测导管与心内膜接触相对位置是不可行的。

温度监测

消融过程中，增加导管与组织贴靠，导致温度升高，直到达到稳定温度状态。而且，高功率消融时电极温度未见升高意味着电极与组织贴靠不良。然而，多种因素影响实时组织温度和电极头端温度的差异，包括导管头端方向、血流冷却能力和电极灌注。

阻抗监测

基础电极阻抗和消融过程中电极温度和阻抗的改变提供电极与组织贴靠程度相关信息。基础高电极阻抗是由于电极与组织接触面积增大，电极与低阻抗血液组织接触面积减少所致。动物实验发现，电极与组织贴靠紧密增加基础阻抗的 22%，消融前 20 s 内阻抗快速降低[20, 14]。然而，实时通过阻抗变化（基础阻抗和消融后阻抗降低）监测贴靠压力有效性欠佳，所以在临床中根据阻抗变化预测导管与组织贴靠压力欠佳[25-26]。

三维标测导管位置

现代三维电解剖标测系统，通过在心腔内感兴趣区移动导管创建一虚拟的三维电解剖结构。外层采点结构构成解剖外壳，同时壳内点自动被删除。术前磁共振或是 CT 和腔内超声导入实时三维标测系统中。这些系统用来评价消融导管于壳内位置。

然而，由于在标测过程中导管不均匀的贴靠压力造成虚拟三维解剖结构失真是正常现象。因此通过不同标测方法获得的三维解剖图不能可靠地确定电极头端与组织的接触力。值得注意的是，研究指出 AF 射频消融过程中 ICE 指导下左心房几何重建较电解剖壳及三维 ICE 与 CT 融合图像所显示的小[27-29]。

压力监测

在标测和消融过程中，两种不同设计的开放灌注消融导管目前已用来实时测量导管与组织压力（图 7.7）。第一种设计导管（ThermoCool SmartTouch CF，Biosense Webster，Diamond Bar，CA，United States）应用一弹簧连接电极头端和导管体部，通过磁场发生器和位置感受器来感知弹簧的微小形变。第二种设计导管（TactiCath，Endosense，St. Jude Medical，St. Paul，MN，United States）在第二和第三个电极之间加入了一个力传感器，该传感器由一个可变形的物体和三根光纤组成，用来测量与导管尖端施加的力相关的微变形[14, 30-33]。

压力感知消融导管有望改善复杂导管消融手术的结果，同时避免贴靠压力过高从而提高消融安全性，

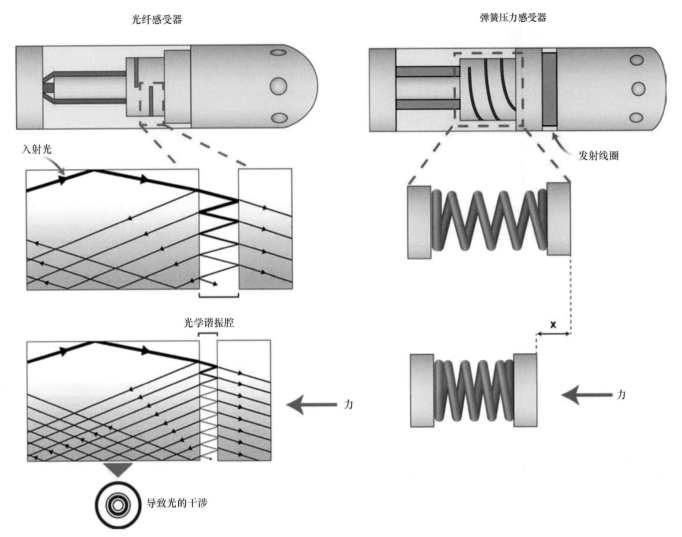

图 7.7　光纤和弹簧压力感知消融导管的比较。目前两种不同方法用来测量贴靠压力。左图压力感知依据法布里-珀罗干涉仪。导管远端压力改变空气腔长度，改变了通过两个相邻的半反射镜照射的光的反射模式。这改变了光的干涉方向，这个图案被传送回操作系统来计算接触力。右图为第二种感知压力导管，其压力感知依据弹簧形变。导管远端压力压缩弹簧。远端发生器微改变导致弹簧形态改变，根据已知弹簧特性计算贴靠压力。（From Barnett AS，Bahnson TD，Piccini JP. Recent advances in lesion formation for catheter ablation of atrial fibrillation. Circ Arrhythm Electrophysiol. 2016；9：e003299.）

降低穿孔和蒸汽气泡发生风险。同时通过实时导管与组织贴靠压力反馈提高术者导管消融技巧[14]。

　　总之，贴靠压力范围需要在一有效安全范围内。临床发现至少 10 g 的贴靠压力获得合理的组织损伤。这些研究中，贴靠压力均大于 10 g（压力范围 10 ～ 40 g）。大于 10 g 后安全范围很宽广[31, 34-35]。实验研究发现，在恒定消融功率和消融时间范围内，增加贴靠压力（2 ～ 40 g）可以显著提高组织温度（在 3 ～ 7 mm 的深度）和损伤深度、直径和容积。损伤范围更依赖于贴靠压力而不是输出功率。然而，增加贴靠压力伴随着升高蒸汽气泡和凝固风险[14]。另一方面，在另一项研究中，在心房消融模型中，低压力消融（小于 10 g）与高压力消融（大于 20 g）形成的损伤面积、质量和透壁性相似。在控温射频模式时，

较高的射频功率输出可以弥补低接触力下导管-心肌能量传递的减少[34, 36-37]。

　　近期，一种新型依靠导管稳定性的自动损伤采点技术（CARTO 3，VisiTag Module，Biosense Webster，Diamond Bar，CA，United States）已得到完善发展，其可实时反馈导管稳定性。这一系统根据消融过程中客观的预先设定的参数，如导管移动范围、导管稳定时间、阻抗下降和导管头端压力自动采集消融信息。这些信息在每一次消融过程中被实时记录，同时 60 次 / 秒上传采集信息，在每一个满足上述条件后的稳定消融位置，系统自动采集消融点至电解剖图（图 7.8）。而且，这些点根据颜色编码提供每一消融点的生物物理学信息。应用这一技术形成有效的消融损伤，然而其合理的设置参数还未被证实[38-39]。

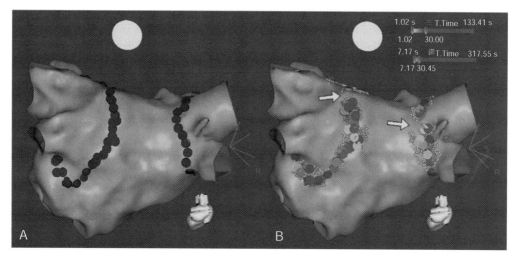

图 7.8 （见书后彩图）消融过程中应用 VisiTag 监测组织压力。从后前位观察行环肺静脉隔离。**A** 图表示人工采集红色消融点（功率输出部位，不一定是损伤形成部位）。**B** 图表示 VisiTag 自动标测方法，每一点意味着导管停留时间（颜色越深表明贴靠压力大，消融时间长）。极小的点表示在射频能量传递过程中导管在任何时刻的位置。当稳定的贴靠小于 20 s 则不会自动采点。黄色箭头所指为未达 Visitag 设置压力和时间而未采点区域，然而在人工采集时其为术者相信的已达足够消融损伤区域。由于缝隙存在，双侧肺静脉均未达完全肺静脉隔离，随后进行了有效的补点消融

肺静脉隔离过程中另一种保证心房损伤透壁的方法是压力时间积分（FTI—St. JudeMedical，Sunnyvale，CA，United States），其测量每一消融点的平均组织贴靠压力和消融时间。一些研究数据显示肺静脉隔离完成后，当 FTI 小于 400 gs 部位，肺静脉电位传导容易恢复，因而目标的 FTI 大于 400 gs 对于持续肺静脉隔离是有用的。但其不代表消融功率大小和损伤的连续性。另一些研究发现，组织厚度也是影响肺静脉电位传导恢复的变量因素，消融靶点达到 100 gs/mm 更加有效。但必须指出没有一种方法可以保证足够的消融损伤同时降低可能的并发症（例如消融过深引起相关组织损伤）。

电位门控消融

即使当导管与靶组织贴靠稳定，消融过程中由于心脏的跳动会引起导管在心脏表面的位置移动。常规消融过程中，导管这一侧向移动导致消融能量丢失在较大接触面积的心内膜面，降低了加热效率（单位面积的组织较少加热）和限制损伤深度。关于房颤行肺静脉隔离研究发现消融过程中即使合理贴靠，由于心室收缩（而不是心房）和呼吸运动的心脏影响，贴靠压力也是多变的[40]。

近期一项新的研究发现一种根据感知导管局部电位，门控输出消融功率补偿心脏跳动的新方法已应用于临床，其通过判断局部靶点电位，当导管消融过程中，导管相对靶点移动则限制输出功率。这种新方法可帮助提高消融损伤同时限制由于心脏跳动不恰当地

将功率输出至周围临近组织。但是，电位门控消融因以下三个方面很难实施：局部电位低增益或是碎裂；消融造成电位改变；消融产生电学干扰[41]。

防止蒸汽气泡

几种方法用来防止气泡的发生（表 7.3）[13]。

消融电极温度

对于内灌注冷却导管，推荐电极温度小于 40℃防止气泡产生。而对于外灌注冷却导管，研究发现电极温度与气泡发生率的相关性较差。

功率输出

高功率输出增加蒸汽气泡发生率。然而，安全的输出功率阈值还未被确定。功率输出限制必须考虑其他相关因素，如电极冷却程度、导管-组织接触力和心壁厚度。

阻抗监测

消融过程中，过快阻抗降低（大于 15 Ω）增加蒸汽气泡发生率。特别是，阻抗下降速率大于 1 Ω/s 与蒸汽气泡发生率密切相关。消融过程中逐渐增加消融功率可以提高消融安全性。

压力监测

导管与组织贴靠压力增加会增加蒸汽气泡发生率，特别是在支撑不佳的薄弱组织（如左心房后壁）。一项研究发现，蒸汽气泡在贴靠压力大于 40 g、输出功率

表 7.3　灌注消融过程中防止蒸汽气泡发生的方法

消融电极温度	内灌注消融导管限制电极温度在 40℃以内，外灌注消融导管限制电极温度在 42～45℃
射频功率输出	限制输出功率特别是在与组织接触紧或是心腔壁薄区域
阻抗监测	在消融过程中，逐渐增加输出功率避免快速阻抗降低（大于 15 Ω）
压力监测	避免过高的导管与组织贴靠压力
腔内超声	以实时 ICE 监测微气泡避免过高组织热
温度检测	微波辐射帮助监测心肌内组织温度（研究中）
高频超声波传感器	整合在消融导管上的高频超声波传感器实时监测急性消融损伤（研究中）

ICE，腔内超声

大于 30 W 情况下，较贴靠压力 10 g、输出功率 50 W 时明显增加。

腔内超声

使用腔内超声发现微泡产生已被用作组织过度加热的标志，预测焦痂形成和蒸汽气泡发生，从而降低或是终止功率输出。腔内超声见微气泡通常意味着组织温度超过 60℃和损伤面积增加，在微气泡产生后继续进行消融通常阻抗会增加。蒸汽气泡在腔内超声下也会见到，通常为一突然爆裂的超声参照物。

然而微气泡与组织热无直接相关性。缺少微气泡并不意味着组织热不够或是需要增加输出功率，同时出现分散微气泡也不意味着组织热安全。这一现象对判断组织热特异度较高但敏感度欠佳。分散微气泡可出现在消融全程任意组织温度下，而密集微气泡只出现在组织温度大于 60℃时。分散微气泡只是电解现象，而密集微气泡意味着蒸汽气泡发生，继而可出现组织破坏和阻抗升高。

此外，腔内超声可视微气泡产生意味着组织热过多，可能对于非灌注或是内灌注冷却消融有所帮助。而外灌注冷却本身可产生气泡，干扰其相关性。

组织温度监测

一种新型使用微波辐射监测心肌内组织温度导管目前已在进行试验。微波辐射可以探测 3 mm 深组织温度，其是灌注消融过程中温度最高部位。容积温度与 3 mm 以内组织温度关联性好，在容积温度小于 89℃时未见蒸汽气泡发生，其发生率与温度升高速率（1.5℃/s）相关。限制温度小于 80℃可防止蒸汽气泡发生[13]。

高频超声

近期，一种融合新型高频超声传感器的消融导管可用来实时观察急性损伤形成。实验研究发现，融合

近场超声可精确可视心肌内气体形成，其发生于组织阻抗升高前的几秒。所以高频超声可在蒸汽气泡发生之前观察到气泡产生，从而终止功率输出，心肌内已产生的气泡自行消散在组织内部而不在组织表面形成蒸汽气泡。临床评估尚在进行[42-43]。

标准射频消融的临床应用

射频已是最广泛应用的消融能源，同时已被广泛接受用来治疗房性或室性心律失常。研究发现射频电流产生组织损伤精确性和有效性高。标准射频消融导管头端长度为 4 mm，最长可达到 10 mm。

但是，仍存在几项限制射频应用的因素，其中多集中于射频消融如何创造良好的组织损伤。电流和能量传递严重依赖于低阻抗电极-组织连接，但是电极周围的组织干燥、凝固和炭化会导致电导率显著下降。消融后即时基质改变可能随着时间延长而发生改变，如由于继发的微循环破坏导致心肌失活造成损伤扩大或是由于水肿缓解和愈合造成损伤缩小。

射频消融最大的限制因素是形成的组织损伤深度相对较小。随着电极与组织接触距离的延长，消融功率产生的组织热（容积热）快速下降。深部组织通过传导热被消融，但最大损伤深度是有限的。

临床上由于射频消融的成功有时受到相对小面积的损伤限制，如何安全有效地增加损伤面积已被努力研究。其中一种方法是增加电极表面积。在电极与组织接触部位获得相似电流密度和温度需要增加输出功率，导致更大深度容积热和组织损伤。同时，应用热传导特性好的材料（如金）可以提高周边血液对电极被动冷却作用。修正射频消融功率输出机制，包括冷却导管和脉冲功率输出，可以帮助改善这些限制因素。此外，对替代能源的研究似乎更有希望，包括微波、超声波、激光和冷冻消融。

在心外膜消融过程中，由于没有周边血液被动电

极冷却作用，而需要使用灌注消融导管。同时由于温度升高限制，输出功率相对较小。

冷却灌注射频消融的临床应用

目前已研究几种电极头端存在外灌注孔（数量和位置）的冷却消融导管，以提高电极表面灌注冷却均质性和有效性。常规外灌注消融导管在电极头端有 6 个环形排列灌注孔。另一种设计外灌注消融导管在电极近端也添加 6 个灌注孔。第三种设计外灌注导管在电极全部头端排列着 56 个小灌注孔（ThermoCool SF，Biosense Webster）。第四种设计外灌注导管通过激光成型形成曲折外灌注缝及远端 4 个外灌注孔（Cool Flex，St. Jude Medical）。

然而，临床研究发现，改变电极头端外灌注设计未提高消融损伤有效性或安全性[44]。而且，对于心力衰竭患者提高灌注流速是不利的。因而，低灌注流速设计的消融导管（ThermoCool SF）对于这些患者有特殊价值[45]。

冷却灌注射频消融的可能优点

过高组织表面积热导致凝固和炭化。这些不利因素影响消融损伤形成，导致在结痂或是肥厚的心室壁很难形成有效深度的消融损伤。主动盐水灌注冷却电极防止心内膜面组织过热，允许输出更大的消融功率获得更大和更深面积的消融损伤。

冷却灌注头端消融导管有以下几个优点。第一，其允许不依赖于局部血流输出更大的消融功率，形成更大面积消融损伤。第二，其降低了电极和电极与组织接触面温度，特别是外灌注消融导管，帮助热量在心内膜面分散，降低凝固和焦痂形成。第三，较 8 mm 头端消融导管，3.5 mm 或是 4 mm 灌注消融导管提高标测准确性。

冷却灌注头端消融导管对以下几种类型消融是更合适的，①在左心房或是右心房行长的线性消融和复杂房性心律失常（大折返房性心律失常或是房颤）消融；②在可能心肌厚或是存在肌小梁区域组织；③在低血流区域（包括冠状窦，特别是冠状窦憩室和心外膜）；④在动脉系统内进行消融，降低血栓栓塞风险；⑤对以前常规消融失败的靶点。临床研究发现在三尖瓣峡部消融过程中，与常规消融导管相比，盐水灌注消融导管安全性和有效性更佳。盐水灌注消融导管对于常规导管消融困难的旁路，其安全性和有效性更好，不论旁路位置。其也已广泛应用于房颤成功隔离肺静脉过程中。盐水灌注导管较常规导管更适用于瘢痕室速的消融，与常规导管相比，其可产生更大更深的损伤，帮助消融心肌内或是临近心外膜室速折返的关键部位。

内灌注冷却消融导管由于没有外灌注冷却液体，对于进行心外膜消融更加有利，其不用担心由于心包内灌注更多的液体导致心脏压塞，尽管应用外灌注冷却导管并抽吸灌注液也可进行心外膜消融。

冷却灌注射频消融的可能风险

尽管对于某些患者冷却灌注消融增加了消融损伤面积，提高了消融有效性，特别是对于靶区域位于心内膜较深位置和需要较大面积消融时，但其同样也增加了靶区域以外组织损伤的风险（表 7.4）。增加功率输出和对流冷却可以产生更大损伤，但其损伤更难以控制。主动冷却不允许监测电极头端温度，丧失损伤反馈作用。

内灌注冷却较外灌注冷却更加值得关注。外灌注冷却不仅冷却电极，也冷却周边环境，如血液和组织表面。与之形成对比的是，内部冷却的主要参数是电极的温度，这进一步夸大了电极与组织温度之间的差距。仅

表 7.4　消融电极特点比较					
特点	标准 4 mm 射频导管	标准 8 mm 射频导管	内灌注 4 mm 射频导管	外灌注 4 mm 射频导管	6 mm 冷冻消融导管
电位分辨率	+++	+	++++	++++	++
损伤深度	+	+++	+++	+++	++
损伤表面积	++	++++	++++	++++	+++
温度监测有效性	+++	+++	0	0	+++
蒸汽气泡风险	+	++++	+++	+++	0
栓塞风险	++	++++	+++	+	0
消融时间有效性[a]	++	++++	++++	++++	+

[a] 能量应用最短时间获得最佳消融效果（高效＝最佳）

0，无；＋，最小（最差）；＋＋，小；＋＋＋，中；＋＋＋＋，最大（最好）

金属与组织的直接接触面冷却较少。消融过程中形成凝固，但其可能未被注意，因为其不贴覆在冷却电极头端表面而不引起阻抗升高。

外灌注冷却导管消融房颤和瘢痕室速需要关注盐水用量。术前、术中和术后管理患者容量是重要的。在心外膜消融过程中，容量管理非常重要。由于过多的液体进入心包内，如果无间断或是持续的容量评估，将会导致心脏压塞。这一副作用可以通过将导引鞘管边的侧孔连接于负压吸引瓶或是容量抽吸装置或是间断抽吸灌注液体来解决。内灌注冷却导管由于没有液体进入血管腔或是心包腔，也不会出现血栓栓塞。

相位射频消融

相位房颤射频消融家族（Medtronic，Minneapolis，MN，United States）由三种解剖设计导管构成，多极消融导管循环以单极和双极方式进行功率输出：①环形肺静脉消融电极（PVAC，10 个铂金电极或是 9 个金电极）用来产生连续的肺静脉前庭隔离；②多阵列消融导管（MAAC，8 个铂金电极）用来在左心房进行线性消融，靶区域为碎裂电位；③多阵列间隔消融导管（MASC，12 个铂金电极），用来进行房间隔消融（图 7.9）。每一个铂金电极在与组织接触部位均有一个热偶电极[4-6, 33]。

多通道循环射频消融仪（GENius MultiChannel RF Generator，Medtronic），包含着 12 个独立控制的射频消融仪，对每一电极可独立控制。消融功率可以按照两个临近电极组成的双极或是由电极与负极组成的单极模式进行输出（图 7.10）。当两个电极间没有电压差，导致没有电流流入，只能以单极模式（电极与负极构成）进行消融。当两个电极间存在电压差，电极间有电流流入，能以双极模式（两个临近电极构成）进行消融[4-6]。

功率输出根据射频能源开或关进行循环，而不是电压控制（见图 7.10）。在无射频输出时允许精确温度监测，同时在停止消融时间空隙提供时间进行电极冷却。单极射频模式导致深部损伤，而双极射频模式在两个电极之间产生浅但是长和连续的消融损伤。射频仪有 5 种预先设计的消融模式：双极、单极和三种比例的双极 / 单极构成模式：4：1（双极 80%，单极 20%），2：1（双极 66%，单极 34%）和 1：1（双极 50%，单极 50%）。根据期望的损伤深度（单极模式决定）和损伤形态（双极模式决定）选择合适的消融模式。单极模式组织损伤最深，其次为 1：1，2：1，4：1 和双极消融模式。双极消融模式产生损伤最浅表。

在温度控制模式下（使用闭环功率控制射频仪）向单个电极提供最大 10 W 的射频能量，以达到目标温度（名义上为 60℃）。非冲洗电极的冷却（为了在不产生焦炭或凝固物的情况下提供足够的能量）是通过能量负荷循环、对流血流和提高温度精度以保持足够的电极冷却的综合效应[46]。而且，金电极（PVAC-Gold catheter）较铂金电极可提高 4 倍热传导能力，从而提供更快的冷却作用和更精确的温度控制。

这种方法的优点是可以同时在电极阵列间进行功率输出，在邻近解剖结构之间产生连续损伤。而且，多电极消融导管允许有选择地操控单个电极或是全部电极进行标测和消融。

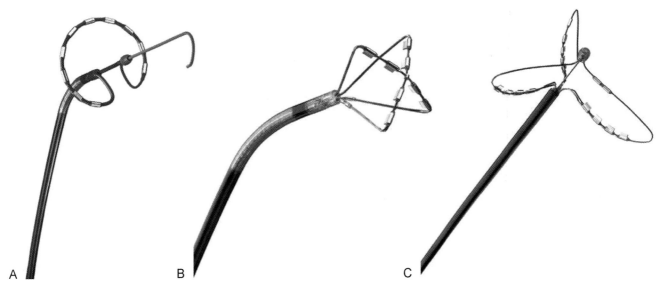

A   B   C

图 7.9 新型应用循环消融多电极导管。**A**. 标测、消融、验证肺静脉隔离多用途多极肺静脉消融导管。**B**. 标测、消融左房复杂碎裂电位多矩阵多极消融导管。**C**. 标测、消融复杂碎裂左房间隔电位多矩阵多极消融导管。（Courtesy Medtronic，Minneapolis，MN，United States.）

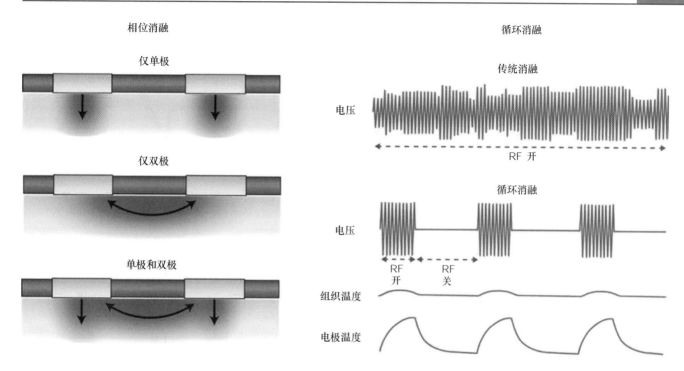

图 7.10 相位和循环消融导管。左图为相位消融，功率可以按照单极、双极或是单双极混合模式输出。在单极模式，功率以电极和患者背部放置接地电极构成的单极模式进行输出，提供损伤深度。在双极模式，功率以两个邻近电极构成的双极模式输出，提供损伤连续性。联合两种模式，既提供损伤深度也提供损伤连续性。**右图**为循环消融，功率输出可以控制开或关，允许电极不含盐水灌注自行冷却。在未消融时间段，允许精确的温度监测，同时在消融间歇自行电极冷却。（From Barnett AS，Bahnson TD，Piccini JP. Recent advances in lesion formation for catheter ablation of atrial fibrillation. Circ Arrhythm Electrophysiol. 2016；9：e003299.）

大多数应用 PVAC 导管行肺静脉隔离的研究患者均是阵发性房颤。PVAC 消融导管较其他消融导管隔离肺静脉成功率高，同时手术和造影时间短，并且不需要三维标测系统。然而，初始研究发现 PVAC 消融导管较常规灌注射频消融导管或是冷冻消融导管明显增加（5 倍以上）无症状中枢神经系统血栓栓塞事件的发生率[4, 47-48]。这是由于电极过热，通常是由于电极 1 和电极 10 构成的双极电极模式在缺少组织贴靠下进行消融。近期研究发现显性或是轻微中枢神经系统并发症发生率显著降低，这是通过加强围术期抗凝（未中断华法林抗凝，主动凝血时间大于 350 s），电极 1 和电极 10 不连接构成环路，同时提高导管设计和射频仪软件升级来实现的[49-51]。近期，二代相位射频消融导管（PVAC Gold）已用于临床，其减少了电极 10（避免电极 1 和电极 10 相互作用形成血栓栓塞），同时以金电极替代铂金电极提高冷却能力（图 7.11）[4, 52-53]。

nMARQ 消融系统

nMARQ 导管（Biosense Webster，Diamond Bar，CA，UnitedStates）是一个十极可标测和消融，每个电极可独立控制灌注的铂金电极导管（电极长 3 mm，电极间距 4 mm）。每一个电极均具有热偶和独立灌注孔。多通道消融仪（nMARQ，Biosense Webster）可独立控制每一电极进行单极或是双极消融，最大 10个电极可同时进行消融（图 7.12）。

功率以温控模式输出，功率可以以独立控制的单极模式（最大 25 W，45 ℃）或是两个临近电极构成的双极模式（最大 15 W，45 ℃）进行消融。消融过程中，肝素盐水通过灌注泵持续以 60 ml/min 速率对每一个电极进行灌注[7-9]。

nMARQ 消融系统设计理念较以前多极消融系统的优点是，nMARQ 导管可以进行灌注，理论上通过在局部组织消融过程中通过降低导管温度，可以减少结痂形成和输出更大功率。然而，更深的消融损伤和随之的食管损伤值得关注。nMARQ 导管从临床中召回的原因是电极温度高和报道了三例死亡病例，其中两例证实患者死于心房食管瘘[54-55]。

冷冻消融

冷冻能源的生物物理学特性

当气体受到高压被压缩，在低压情况下突然发生

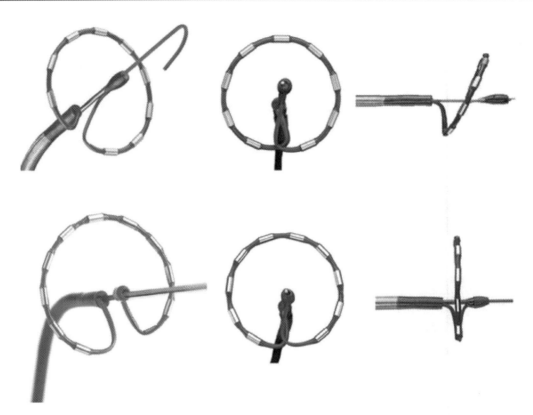

图 7.11 **肺静脉消融导管（PVAC）。** 不同设计的 PVAC 金（上列）和 PVAC（下列）导管。电极材料由铂金转为金，电极由 PVAC 的 10 个减少为 PVAC 金的 9 个，电极间距由 PVAC 的 3 mm 增加到 PVAC 金的 3.75 mm。PVAC 金包含 20 度的正向倾斜。（From Weber S，Höher M，Schultes，D. First results and follow-up of a second-generation circular mapping and ablation catheter. J Interv Card Electrophysiol. 2016；47：213-219.）

扩张，随之气体温度降低，这一现象叫作焦耳-汤姆逊效应。气体被压缩后分子间距变短，导致分子间吸引力增加。在扩张后，分子间距变长，但仍需要能量保持分子间吸引力，分子间热能就被用于这个目的，在这一过程中导致气体温度降低[56]。

为进行血管内冷冻，冷冻之前需要以恒定压力下将预冷的压缩液态制冷剂（一氧化二氮）输送到消融导管头端孔。冷冻消融导管有一个末端段，具有突然的管腔加宽（膨胀室）（图 7.13）。冷冻球囊消融导管的球囊作为扩张腔。液化一氧化二氮（N_2O）进入膨胀室（加速液态向气态改变）过程中，根据焦耳-汤姆逊效应吸收周围组织热量，降低组织表面温度。气化的制冷剂通过与导管同轴的第二个通道返回导管。N_2O 沸点是 -88.4℃，其可快速冷却导管温度低于 -75℃[56-57]。

根据这一效应，冷冻消融导致电极与组织接触面温度差异（冷冻电极吸收周边组织热量）导致组织细胞内和细胞外凝固和结冰。细胞外结冰造成组织损伤是由于溶液效应（见下文），而细胞内结冰造成组织损伤是由于剪切力。组织凝固和结冰，其形成于细胞外还是细胞内外均有很大程度上依赖于所达最低温

度、功率输出时间和温度的时间常数。温度时间常数表示温度下降到目标温度的过程，时间越短（通常为几秒）损伤越有效。影响冷冻消融组织损伤的变量因素主要为电极与组织贴靠的牢固性，电极头端温度，冷冻时间和血流量[56]。

最初，在亚低温环境下（32℃），影响离子泵通透性，进而出现动作电位增益降低，动作电位延长和传导性降低。在轻度冷冻温度下（-10℃至 -25℃），细胞外结冰，导致细胞脱水，pH 降低，离子失平衡，进而细胞膜特性改变和失去电传导特性。持续细胞损伤程度直接依赖于冷冻时间。另一方面，快速温度降低（组织温度低于 -50℃）造成细胞内结冰，几乎瞬间可造成永久的组织损伤[56-57]。

在电极与组织接触部位，最冷的区域为与电极头端接触组织，冷冻造成的功能性损伤也最早出现（图 7.14）。相反，冷冻区域温度最高的部位位于冷冻损伤周边位置，其损伤面积根据消融时间而多变。由于周边组织损伤面积受到有限冷冻时间和温度影响，这一区域很少发生不可逆的损伤。因而，越晚发生的冷冻损伤效应，其在冷冻复温阶段功能可逆性恢复越早。冷冻造成成功和永久的心律失常基质损伤通常发

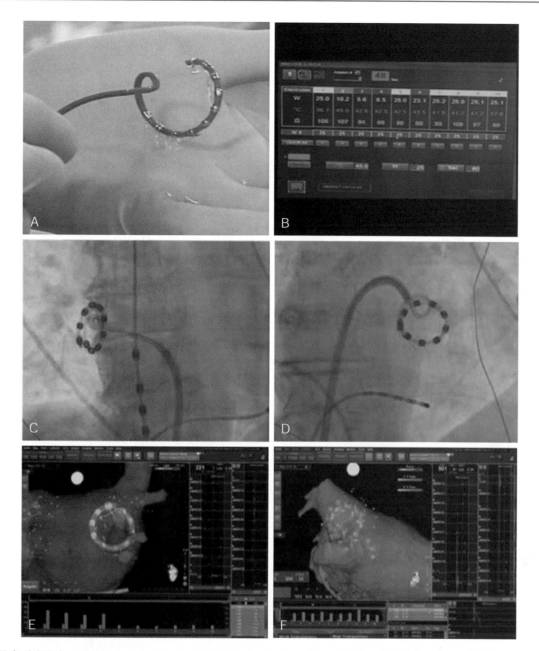

图 7.12 （见书后彩图）nMARQ 消融系统。A. nMARQ 消融导管由 10 个独立灌注、电极长度 3 mm、电极间距 4 mm 的电极共同构成。**B.** nMARQ 多通道消融仪，在由每个电极单独构成单极模式消融过程中，显示输出功率（W）、电极温度（℃）和局部阻抗。**C 和 D.** 分别为 nMARQ 导管在后前位，位于右上肺静脉的位置（**C**）和右前斜位于左下肺静脉的位置（**D**）的二维影像。**E 和 F.** 为 nMARQ 导管在行肺静脉隔离过程中，位于右下肺静脉前庭（**E**）和左上肺静脉（**F**）的 CARTO-3 三维标测。电极红色表示正在进行消融。（From Deneke T，Schade A，Müller P，et al. Acute safety and efficacy of a novel multipolar irrigated radiofrequency ablation catheter for pulmonary vein isolation. J Cardiovasc Electrophysiol. 2014；25：339-345.）

生于冷冻前 30 s。

冷冻消融损伤形成的病理生理学

冷冻造成组织损伤机制有以下两方面：冰对细胞的直接损伤和血管介导组织损伤。细胞凋亡机制不仅与组织低温造成即刻细胞效应相关，同时与损伤形成的晚发效应相关[57]。

细胞外结冰（溶液损伤效应）

直接细胞损伤来源于结冰。在轻度冷冻温度下（0℃至−20℃），只出现细胞外结冰，溶质浓缩导致细胞外环境呈现高渗状态。细胞内外的浓度差导致水由细胞内转向细胞外，H^+ 流向细胞外而溶质离子流向细胞内。这些改变最终导致细胞萎缩，细胞内盐水浓度升高降低细胞内 pH，导致细胞膜通透性改变，损伤酶功能。

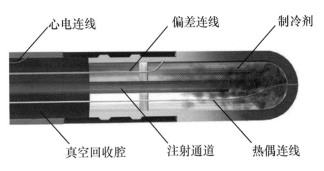

心电连线　　　偏差连线　　　制冷剂

真空回收腔　　注射通道　　热偶连线

图 7.13 冷冻消融导管内部示意图（Courtesy CryoCath Technologies, Montreal，Canada.）

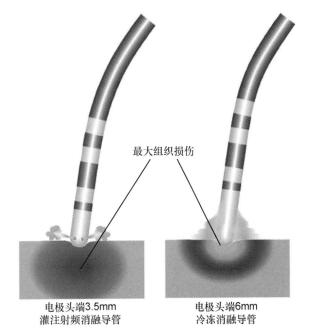

最大组织损伤

电极头端3.5mm　　　　　电极头端6mm
灌注射频消融导管　　　　冷冻消融导管

图 7.14 应用灌注头端射频消融导管与应用冷冻消融导管最大组织损伤深度比较。左图为灌注射频消融导管，由于接触面灌注冷却降温，最大热损伤发生在接触面下。右图为冷冻消融导管，最大损伤位于接触面表面

　　这些损伤效应可出现于冷冻较短时间（30 ~ 60 s），复温后功能可以发生可逆性恢复。若冷冻时间过长，细胞外结冰将导致细胞坏死，复温导致细胞肿胀破坏细胞膜[57]。

细胞内结冰

　　当组织温度低于−40℃，特别是温度下降过快，细胞内外均会结冰。细胞内结冰导致大量不可逆细胞器的损伤，进而造成细胞坏死。尽管冰没有直接损伤细胞膜的特点，但它使得细胞核和细胞质压缩变形。线粒体对于冰最敏感，是第一个发生不可逆损伤的细胞器。而且，细胞内结冰可以通过细胞内通道由一个细胞传递给另一个细胞，导致损伤进一步加大。

　　更为重要的是，细胞损伤，特别是膜细胞器的损伤，在细胞解冻过程中进一步加大。复温（−20℃

至−25℃）导致冰再凝集，细胞内冰碎裂，聚合成更大的冰，增大机械剪切力和细胞损伤。而且冰解冻造成暂时低渗状态，导致水由细胞外转移至细胞内，过多的水分导致细胞肿胀和细胞膜破裂。细胞损伤随着冷冻—解冻模式循环进一步加大。最终复温激发炎症反应释放细胞介质和出血再灌注，导致组织修复和最终的致密瘢痕。冰晶的面积和密度依赖于与冷冻能源接近程度、局部组织温度、冷冻速率和与冷冻接触组织[57-58]。

　　冷冻消融和持久组织损伤的基石是细胞内结冰，通常位于与消融导管直接接触的部位。远离消融导管的组织，较小程度被冷冻，导致组织只有细胞外结冰，形成不完全损伤。离导管尖端最远的组织只会经历低温，形成可逆性损伤。

血管介导组织损伤

　　组织结冰导致血管收缩、低灌注和缺血坏死。组织复温出现充血反应导致血管通透性增加和水肿形成。冷冻造成内皮破坏导致损伤局部血小板聚集，微血栓和微循环阻滞发生。

慢性冷冻损伤形成

　　冷冻损伤的最后阶段，冷冻损伤组织周围纤维化和凋亡的组织经过几周时间被成熟组织所替代。通常，这些损伤坏死组织边界清晰（冷冻边界等温线），最终这些组织被高密度均质纤维组织所替代，形成边界清晰的损伤[57]。冷冻消融不造成胶原组织变性或收缩，有助于保留组织超微结构完整性和基质结构的抗拉强度，减少组织挛缩。此外，冷冻消融造成内皮细胞损伤和血栓形成程度低于传统射频消融。值得注意的是，冷冻消融术后心肌损伤标志物水平（CK、CK-MB 和 TnI）高于射频消融[59-60]。

冷冻损伤面积的决定因素

　　冷冻消融过程中，损伤范围和组织温度依赖于对流热、电极方向、电极与组织接触压力、电极面积、制冷剂流速和电极温度（表 7.5）。消融过程中，增加电极面积和制冷剂流速，可增大损伤面积。

　　与射频消融相反，冷冻消融在血流量大的区域由于对流热作用导致组织冷却作用降低和损伤面积减小。相反，冷冻消融损伤面积可以在血流小的区域达到最大。水平型电极组织贴靠和较大的贴靠压力，由于增加电极接触面积和降低电极暴露于较高温度血液中面积，从而可增加损伤面积。

　　如上所述，冷冻消融时间是决定组织损伤的重

表7.5	冷冻消融损伤面积决定因素
消融电极温度	随着电极温度降低，损伤面积增大
冷冻时间	随着冷冻时间延长，损伤面积增大
冷冻速率	随着冷冻速率增快，损伤面积增大
解冻速率	随着融化速率降低，损伤面积增大
电极与组织接触	随着提高电极与组织贴靠压力，损伤面积增大
电极长度	随着电极长度增加，损伤面积增大
电极方向	随着电极与组织平行度增加，损伤面积增大
对流热	增加局部血流灌注，增加对流热，损伤面积减小

要因素。增加消融时间不仅提高细胞损伤，同时可使周边组织（暴露于温度降低较慢区域）有更多时间接触低温[61]。重要的是，冷冻和解冻均影响损伤面积。快速温度下降导致更大容积的组织损伤。此外，复温时间延长（解冻速率降低）增加细胞损伤时间和损伤面积。缓慢复温延长组织低渗状态、细胞水肿和冰再结晶。合理的冷冻/解冻周期，快速冷冻速率（近乎100℃/min）伴随缓慢解冻速率（合理的通过体温和血流被动复温）可获得最大程度组织损伤。重复冷冻/解冻循环同样扩大损伤面积[56, 62]。

电极尺寸越大，制冷剂流量越大，与组织接触的电极表面积也越大，因此也就有更大的损伤。6 mm和8 mm冷冻电极产生几乎同样的损伤深度，但较4 mm冷冻电极产生2倍甚至3倍的组织损伤面积。尽管病变较大，但内皮细胞层仍保持完整，无血栓形成。

大尺寸消融电极导致的组织损伤的表面积和容积对于导管头端与组织贴靠角度特别敏感。因而，应用8 mm头端电极获得期望的组织损伤，特别要注意导管方向。

冷冻消融技巧

冷冻消融过程通常分为两部分。第一步，冷冻标测。通过适当的组织温度降低（电极与组织接触温度为−28℃至−32℃）造成细胞内电活动的可逆性损伤，未造成组织明确损伤。第二步，冷冻消融将选定的冷冻目标冷却到更低的温度（电极与组织接触温度低于−68℃），造成细胞内结冰和不可逆的组织损伤[57]。

冷冻标测

冷冻标测目的用来证实在选择部位可获得期望的消融效果，同时保证没有相关并发症（局部电通道被损伤）。这一冷冻过程中，通常可进行不同方式起搏程序验证，冷冻温度位于−32℃。在这一温度，于80 s以内，组织损伤可逆性恢复，导管头端形成冰球与相关冷冻组织紧密贴靠。在冷冻标测过程中，可以进行电程序刺激，在永久损伤形成之前，验证可能消融靶区域的功能特性。同样其可在心动过速下进行消融，避免心动过速终止后导管的移位。

在冷冻标测模式下，温度不允许低于−30℃，时间不能长于60 s。当导管远端双极电极出现电信号干扰，意味着导管头端形成冰球并与心肌紧密相接。在冰球形成后，重复程序性刺激验证期望损伤效应。如果冷冻标测在前20～30 s内，未产生期望的损伤效应或是产生不必要损伤效应（如房室传导延迟或是阻滞），冷冻标测需要终止，允许导管解冻并与组织分离。几秒后，导管可移动至不同部位，重复进行冷冻标测。

冷冻消融

当通过冷冻标测成功获得期望损伤效应，同时未带来副作用后，可开始冷冻消融模式，目标温度应低于−75℃（一般达到−75℃至−80℃）。然后冷冻消融连续进行4～8 min造成不可逆消融损伤（尽管有实验研究发现应用现代冷冻消融系统，单次2 min和4 min消融时间形成相似损伤面积）[62]。

如果导管尖端与心内膜密切接触，一旦开始冷冻消融，应立即观察导管尖端温度的下降。消融过程中导管尖端温度缓慢下降或制冷剂流量过高，说明电极与组织接触不良。在这种情况下，冷冻消融应当终止，导管需要重新定位。

冷冻球囊消融

冷冻球囊消融系统（Arctic Front，Medtronic，Minneapolis，MN，United States）由不可调10.5 Fr导管，及远端安装同轴双层冷冻球囊构成（球囊套球囊，外层球囊最大直径23 mm或是28 mm），其专门设计用来进行肺静脉隔离（图7.15）。球囊作为一液态的N_2O转为气态N_2O的膨胀室。在消融过程中，用位于内层球囊的热偶电极进行温度监测[56-57, 63]。

冷冻球囊放置于靶肺静脉口部，冷冻能量通过封堵球囊系统传递，在肺静脉前庭形成环状损伤。这一设计有助于限制肺静脉口高流速血流产生对流升温（其限制损伤形成和消融有效性），同时缩短了常规应用标准可调冷冻导管在肺静脉口行点对点环肺静脉隔离的手术时间[56-57, 63-64]。

冷冻消融的临床优点

在电生理导管室中，冷冻消融相较于常规射频消融

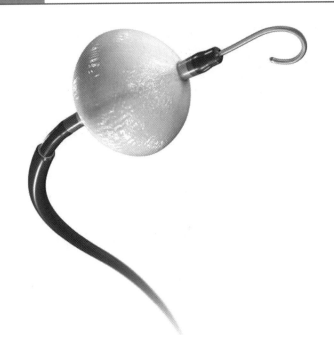

图 7.15　冷冻球囊导管。（Courtesy Medtronic，Inc.，Minneapolis，MN，United States.）

有其特有的优点。冷冻消融损伤形成慢（大约 240 s），尽管消耗时间，但可产生可逆的组织损伤，同时在关键部位可控制损伤形成。如前所述冷冻标测允许在消融形成永久性损伤之前对可能消融部位功能进行安全性和有效性评价。这就使得冷冻消融在临近关键区域例如房室结或是希氏束部位进行消融时，增加了消融安全性。

与标准射频消融相比，冷冻损伤较少造成内皮破坏、血小板激活并降低血栓栓塞风险。因而冷冻消融凝固物或是焦痂形成风险低于射频消融（见表 7.4）。此外，冷冻消融的结果是密集均匀的纤维状病变，边界清晰，同时不造成胶原组织破坏或是收缩（帮助保留组织超微结构）。所以冷冻消融对于近端冠状动脉（包括心外膜消融）或是静脉血管（冠状窦、心中静脉和肺静脉）很少造成血管腔损伤、穿孔或是慢性狭窄[57]。

冷冻附着效应导致在消融全程电极固定并稳定地接触局部冷冻组织，导致局灶损伤形成。这对于在关键部位近端消融，例如房室结或是希氏束有特别的优势。而且，冷冻附着增加了功率输出过程中导管的稳定性，即使在心律突然改变时也不会影响导管位置（例如心动过速终止）。同时，冷冻附着也不降低消融安全性。当冷冻消融终止后，解冻过程很快（3 s 内），导管即可脱离消融位置。

低温能量应用的特点是使未镇静的患者不感到疼痛。这可能由于低温导致离子通透性改变造成神经

对损伤区域痛觉不敏感。事实上，冷冻消融可以在无镇痛的情况下进行。通常，有轻微感冒的感觉或是头痛，只造成轻微的不适。这一特点对年轻人和儿童患者特别有用。

冷冻消融的临床应用

目前，两种类型冷冻消融导管应用于临床，常规头端消融导管和球囊消融导管。常规消融导管（Freezor Max，Medtronic，Minneapolis，MN，United States）用于局灶消融。这些可调消融导管头端分别长 4 mm、6 mm 和 8 mm，伴有近端环状电极进行电位记录和温度感知[64]。

球囊消融导管是专为肺静脉隔离设计的。第二代冷冻球囊导管对球囊远端半球提供了两倍数量的制冷剂喷口和更均匀的冷却效果（见第 15 章）[56-57, 63]。

值得关注的是，冷冻消融导管较射频消融导管有以下优点，包括增加导管稳定性提高消融安全性，降低全身血栓栓塞风险，低程度血栓形成和内皮细胞破坏可能性，保留组织超微结构完整性。因而，冷冻消融快速应用于某些射频消融受限的特定心律失常基质。然而，在未选择的情况下，冷冻消融不能替代传统射频消融。

房室结折返性心动过速

目前，冷冻行房室结折返性心动过速慢径消融是临床应用最多的局灶消融。冷冻消融对于房室结折返性心动过速患者特别安全。没有一例报道应用冷冻消融房室结折返性心动过速发生持续性房室传导阻滞，即使应用大头端冷冻导管也是如此，尽管在冷冻标测 −30℃或是冷冻消融 −75℃时发生暂时房室传导阻滞的概率高达 2%～23%[65]。然而，冷冻消融长期成功率低于射频消融。在一例 meta 分析冷冻和射频消融房室结折返性心动过速的研究中，称冷冻消融发生永久性房室传导阻滞风险低（0% vs. 0.75%），但房室结折返性心动过速长期复发风险高（9.7% vs. 3.8%），同时延长手术时间（111.7 min vs. 81.2 min）[66-68]。

通过目前的研究，对于房室结折返性心动过速患者，冷冻消融是对射频消融一个有价值和有用的替代方式。冷冻消融缺少永久房室传导损伤使得其对于解剖特殊、在先前标准射频消融失败、孕妇和即使发生房室传导阻滞风险很低但也不能接受的患者中特别有用。冷冻消融对于某些位置消融特别有优势，包括后位快径或是房室结，希氏束和冠状窦口间的特别小的 Koch 三角区域和中间隔消融。然而，由于射频消融慢径的高成功率和低风险，使得在未选择的房室

结折返性心动过速患者中，冷冻消融相较射频消融很难确定其临床优势。

房室折返性心动过速

冷冻消融对于射频消融发生完全性房室传导阻滞高风险位置，如前间隔和中间隔具有高安全性和成功率。冷冻消融同样可以成功消融选择过的冠状窦心外膜左侧旁路，心中静脉和曾经应用穿间隔或是动脉逆行消融失败的患者。然而，冷冻消融在未选择的旁路消融中经验有限，满意度欠佳。这由多种原因造成，包括冷冻消融学习曲线和相对小的损伤面积。冷冻导管还没有常规射频导管那么容易控制。导管的僵硬性和有限的可操作性会限制导管头端的正确位置，导致导管不能位于合适的消融位置，并可能导致组织水肿和暂时机械性房室或是旁路阻滞。此外，冷冻导管的大电极间距降低标测旁路的特异性。冷冻消融的这些特点，都使其成为间隔部位消融的最佳选择，对于其他部位旁路消融来说就没有那么重要了[69]。

近期，冷冻消融前间隔和中间隔区域旁路的成功率超过 90%（60% ～ 100%）。然而，在首次冷冻消融后复发率相对较高，发生于近 20% 患者。总成功率低于射频消融旁路。值得注意的是 17% 的旁路在选择射频消融治疗时存在出现 AVB 的潜在风险。此外，患者更乐于接受相对手术成功率低但发生房室传导阻滞风险更低的治疗方式[69-71]。

典型心房扑动

冷冻消融可以造成完全性右房峡部阻滞。冷冻消融典型房扑的优点是消融过程中患者缺少疼痛感知，耐受性好。然而，相较于射频消融，峡部阻滞率相似（89% vs. 91%），长期成功率低于射频消融，有症状者复发率高，心电图可记录的心房扑动（10.9% vs. 0%）和无症状右房峡部传导功能恢复也高（23.4% vs. 15%）。同时，与射频消融相比，冷冻消融显著延长了手术时间——冷冻消融每次作用时间为 4 min 而射频消融为 60 s。

肺静脉隔离

鉴于以上提及的冷冻消融特点，冷冻消融可以考虑作为理想和安全的消融能源进行肺静脉隔离，发生肺静脉狭窄和血栓栓塞风险显著低于射频消融。另一方面，冷冻损伤对周边热组织敏感。肺静脉口相对于冷冻消融，其内血流量大，限制损伤面积和深度。不像点对点射频消融，冷冻消融不能选择性地改变消融肺静脉位置。同时，多变的肺静脉解剖形态影响冷冻消融有效性，这可能是由于肺静脉口的形状和球囊的形状不同而导致的静脉封闭性差异所致[56-57, 63-64]。

实验研究比较冷冻消融和开放灌注射频消融对于阵发性房颤的治疗效果，统计数据显示两种方法在消融安全性和有效性上相似。有限数据比较两种方法行持续性房颤消融，持续性房颤单次射频消融术后 1 年成功率为 42% ～ 67%。与射频消融相比，膈神经麻痹发生率于二代冷冻球囊明显升高，其发生率近乎 3%。尽管如此，这一比率远低于第一代冷冻球囊（高达 13%）。尽管人们希望冷冻消融不会造成严重的食管损伤，由此也能防止心房食管瘘的形成，但标准治疗下仍有心房食管瘘发生的报道[72-76]。

局灶性房速

冷冻消融特别适用于消融临近房室结或是静脉系统内的局灶性房速。

室性心动过速

关于冷冻消融室性心动过速的数据仍有限。小型报道描述冷冻消融流出道室速的可行性和成功率。同时，冷冻消融可能对于经皮剑突下消融心外膜室速有优势，因为其损伤心外膜冠状动脉的可能性低。由于心包内缺少血流灌注，影响射频消融功率输出。但这可能是冷冻消融的优势，在低血流灌注区域其可产生更大的透壁性损伤[77]。

激光能源

激光能源的生物物理学特性

受激辐射（激光）的光放大在特定波长产生单色（窄频范围）相位相干光束（图 7.16）。这一光束可直

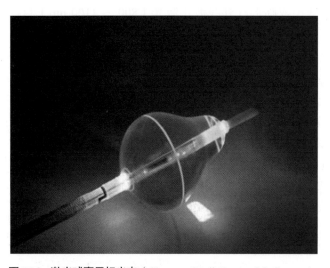

图 7.16 激光球囊目标光束（Courtesy CardioFocus, Marlborough, MA, United States.）

接有特异的时间和强度，当它穿透组织时，被吸收和散射。这一光电效应导致组织吸收光能，使得分子处于振荡激活状态（生色团）。通过吸收光能，组织被加热，从而形成组织损伤（组织损伤是热量介导的）。

激光能量可以连续或是以脉冲的形成输出。激光能量在组织几毫米之内被选择性吸收，其在穿透组织时以指数的方式递减，其程度依赖于激光光束直径和组织光学特性。组织损伤面积依赖于光辐射和热量传输程度。

已使用三种激光系统：氩激光器、钕：钇铝石榴石激光器和二极管激光器。氩激光用气态的激光媒介（氩气），在 500nm 波长内发射激光。这一系统，光能在组织表面几毫米内被快速吸收，导致组织表面蒸汽爆裂产生火山口样损伤。Nd-YAG 激光系统应用固态的（Nd：YAG）作为媒介，在 1060 ~ 2000 nm 红外波谱内发射激光。这一系统与组织中的显著散射有关。它造成更多的弥漫性和更深的组织损伤，并导致光凝坏死。另一方面，半导体激光器使用半导体，在 700 ~ 1500 nm（近红外）波长处发射能量。在一定范围内，二极管激光可以自定损伤深度（心肌中或心内膜或是心外膜）。

激光能源的临床应用

早期的激光消融研究使用了一种高能量的激光，这种激光具有很高的形成"火山口"和内皮损伤的风险。这些研究集中于术中应用紫外线和可视光源（波长范围308 ~ 755 nm）的激光，其可产生有效的组织损伤。激光能量也可以沿线状扩散器的整个长度传递，与以前的端射光传输系统相比，它提供了均匀的线性激光烧蚀和优越的跨壁损伤。应用线性扩散器和低于或临近红外线波长激光（800 ~ 1100 nm）目前正在研究之中。

激光能量直接作用于血液中，将导致血栓形成。通过在组织上放置充满液体的球囊来应用激光能量消除了这一限制，为消融提供了无血的界面。激光球囊目前已被用来进行肺静脉隔离。目前最新的激光球囊导管是不可转向，可变直径和高柔顺性的（HeartLight，CardioFocus，Marlborough，MA，United States）。球囊中心包含一 2 Fr 的内镜可实时监测与球囊接触的组织和血液。而且球囊中心包含一氧化二氘（D_2O）循环腔以冷却球囊以及一种可操纵的光纤，它产生 30° 弧 / 点的非烧蚀可见光和近红外烧蚀光[78-80]。

激光球囊通过一 12 Fr 可调弯鞘管放置于肺静脉前庭。可变的球囊充气压力允许球囊适应不同肺静脉解剖结构以达到合理的肺静脉封堵和最大程度球囊组织贴靠。球囊内混合造影剂和 D_2O，同时以 20 ml/min 的速度进行持续内部灌注，降低光能的吸收。当球囊放置于靶肺静脉后，实时内镜可以监测球囊与肺静脉前庭相对朝向和位于球囊和组织间区域内的血液[79]。

弧光发生器包含一位于中心管路的光纤，该光纤将 30° 弧度的光投射到球囊组织接触区域，并在内镜下观察（这一区域球囊与组织贴靠部位为可视白光，而与血液接触部位为可视红光）。该弧形可作为激光传输的瞄准光束，并可沿气球面进行内窥镜可视化操作，以便在解剖多变的肺静脉上形成个体化的组织损伤。当适宜的位置确定后，二极管激光器输出波长为 980 nm 的激光。光纤前进或是后退指引激光于导管长轴上的相对位置，可在球囊上旋转到达任意位置。消融肺静脉以点对点的方式产生环状、连续和重叠的损伤。每一损伤与圆周呈 30° 角[79-80]。

激光能源根据消融组织厚度和与食管相对位置以功率 5.5 ~ 12 W，时间 20 ~ 30 s 的方式输出。为降低血栓形成风险，在内镜监测下显示血液包绕于组织周围时，消融输出功率 5.5 W，消融时间 30 s。当内镜中心图像监测到血液淤滞，意味着靶肺静脉被球囊完全封堵，为降低血栓形成风险在这一位置不能进行任何能量激光消融[80]。

激光消融与射频消融相比，在阵发性房颤治疗上，安全性和有效性相当。初步临床经验发现激光消融对于形态、尺寸多变的肺静脉，其电隔离成功率可靠而持续[79-80]。与冷冻球囊和高强度超声不同，可视激光消融是唯一一个使用顺应性的、可变球囊尺寸，使得单个球囊消融适用于多种形态和尺寸的肺静脉。而且，内镜提供实时靶组织可视化。激光消融另一个重要的特点是可形成个体化消融损伤，与点对点射频消融类似在环状损伤各个部分选择性滴定输出功率。对于其他的球囊导管，操作人员不能选择气球的哪一部分可以释放消融能量，或者调整球囊周围组织破坏的强度，这就导致左房临近食管或是膈神经的部位与其他期望获得深部损伤部位接受同样的消融能量[81]。

超声能源

超声能源的生物物理学特性

声音是原子和分子在传播方向的平均位置周围周期性（振荡）位移的传播。当声的振荡频率超过人类可听到频率（大于 20 000 Hz），则被定义为超声。

超声束的处理方式与光束类似，包括聚焦（超声波透镜）、会聚最小化和发散（平行校正）。这些光学几何操纵允许超声直接作用于深部组织，这是超声治疗的关键[82]。

超声能源在传导过程中随着距离和媒介物阻挡进行性衰减，特别是在空气中。超声作用于组织时按照波强度和组织吸收系数呈比例分配。由于这一特性，与射频消融不同，超声消融不需要与心肌直接接触。超声能源衰减按照距离（$1/r$）增大而减小，而射频消融功率衰减则按照距离的平方减小（$1/r^2$）。这一特点允许超声形成深而透壁的组织损伤。消融时间和功率直接影响损伤深度。

超声能源损伤形成的病理生理学特性

超声能源造成组织损伤分为热能与非热能两种机制。超声波在活体组织和体液中传播不造成细胞损伤。然而，聚焦高能超声波在一定容积下，局部组织产热（组织温度达到 65 ～ 100℃）发生，通过凝固坏死导致组织被破坏。在超声穿透黏弹性组织（如人类软组织）过程中能量衰减。衰减的超声能源一部分转为热能[82-84]。

而聚焦高能超声造成组织损伤非热能机制包括超声波气穴现象，气体激活和机械压迫。机械搅动导致压力波（声波）在含气组织传导过程中，产生循环扩张和萎缩的微小气泡（微气泡震动和破裂），这一过程称为微气穴现象。这一过程振动细胞内组织造成组织局部过热和气泡振动快速改变局部压力造成机械压力，使得细胞死亡[82]。

以往研究发现在非心脏组织中，快速、集中吸收高聚能超声波（HIFU）能量造成中心组织和周围组织温度阶梯差异度明显增加（2 ～ 5℃ /s），允许产生分界明显的组织损伤和降低周边组织损伤。然而，后来应用 HIFU 在犬心脏行肺静脉隔离实验中发现，其产生两种温度界限，可能是由于即刻直接超声热和随后的传导热导致。而且，动物实验发现 HIFU 能源产生直接超声热的区域可明确预测消融靶组织与 HIFU 球囊表面的距离。真实组织温度超过 50℃（永久组织损伤温度）位置通常位于 HIFU 出口 7 mm 宽和 7.5 mm 深的区域（显著大于射频消融阻抗热产生的 2 ～ 3 mm 区域）。然而，消融过程中真实组织温度分布还受其他因素影响，例如：血液循环、心房不同位置组织厚度、动静脉交界或是肺静脉、能量在不同靶组织与能源接触部位的衰减程度。

HIFU 损伤深度随着消融时间（15 ～ 60 s）的延长而加深。HIFU 可形成透壁损伤和肺静脉隔离。然而，其可增加消融有效性，但也可能导致周边组织损伤，例如膈神经麻痹和食管损伤。当 HIFU 球囊出口位于膈神经 4 ～ 7 mm 范围内时可造成膈神经损伤。

超声能源的临床应用

HIFU 是一个有吸引力的替代能源。由于其可聚焦于特定深度，当进行心外膜消融时有其特别的优势。由于心外膜存在脂肪导致标准射频消融，不管是内科心外膜消融还是外科有创小切口消融均非常困难。而且，超声准直通过无回声的液体介质（如水、血液）使得其为理想的球囊功率输出系统，可能通过单次功率输出完成环肺静脉隔离。超声的另一个优点是组织损伤不依赖于热能。这就使得超声行肺静脉隔离过程中不像射频消融会形成肺静脉狭窄。因为 HIFU 功率传递在波束聚合位置而不是组织接触表面，成功的消融不像其他类型球囊消融，其不依赖于球囊与组织的贴靠。而且，不像其他能源，球囊内的 HIFU 可以偏转，造成更宽，同时损伤部位位于肺静脉口外的损伤，从而模拟现如今的大环隔离肺静脉射频消融方式。目前，尚无 HIFU 消融导管可以行线性消融。

一个 8-MHz 圆柱形换能器并安装盐水灌注的球囊被设计用来进行肺静脉隔离。这一消融系统（Atrionix，Palo Alto，CA，United States）由 0.035 英寸管腔直径的导管和中心安装超声传感器的远端最大直径 2.2 cm 球囊共同构成。这一系统通过导丝送达肺静脉，组织温度通过球囊上的热偶电极和超声传感器进行监测。尽管超声消融起初振奋人心，远期报道消融成功率是令人失望的，长期治愈成功率只有 30%，尽管除了一根肺静脉外，急性肺静脉隔离成功率近乎 100%。令人惊讶的是，需要几次操作才能完成肺静脉隔离。影响消融成功率的是多变的肺静脉解剖形态。在大开口肺静脉，很难获得足够的组织热。超声系统功率输出从中心传感器以窄谱向四周辐射，有些情况下把导管放置在所有肺静脉的近端是非常有挑战的，导致肺静脉近端局部部分可能消融未成功。

之后，一种向前投射 HIFU 的球囊导管（Pro-Rhythm，Ronkonkoma，NY，United States）发展用来在肺静脉口外行环肺静脉电隔离（限制肺静脉狭窄风险），向四周辐射的超声能源位于球囊后部，造成其向前投射，在球囊与心内膜组织接触部位形成焦点。这一系统有两种非顺应性球囊。一个 9 MHz 超声晶体位于远端充满水和造影剂的远端球囊上。近端球囊充满二氧化碳，超声能源在前向方向上与远端球囊接触部位构成一抛物线，在远端球囊表面前缘 2～6 mm 位置聚集形成一 360° 环形圈，反射超声能量。远端球囊直径有三种型号：24 mm、28 mm 和 32 mm，其形成的环形圈直径分别为 20 mm、25 mm 和 30 mm。在三种球囊类型上这一系统的输出功率均为 45 W，损失在球囊上的功率可以忽略不计。在消融过程中，远端球囊持续以 20 ml/min 速率灌注水和造影剂，以降低球囊温度（至少 42℃ 以下）。导管中心腔用来插入一六边形螺旋标测电极（ProMap，ProRhythm）实时记录肺静脉电位。

临床应用这一系统行肺静脉电位隔离似乎可行。然而，观察到了致命的食管损伤。一项入选 28 名房颤患者，术中插入食管温度电极调节消融功率提高手术安全性的研究发现，HIFU 消融急性肺静脉电位隔离成功率只有 77%。8% 的肺静脉由于食管温度过高或是球囊导管移位导致隔离未成功。只有 32% 的患者通过 HIFU 消融完全隔离所有肺静脉。尽管功率调节对于短期肺静脉隔离成功率无负面影响，其同样不能防止食管温度在消融结束时超过 40℃。在 9% 的肺静脉消融过程中，由于食管温度升高导致消融停止。尽管采用了安全策略和连续膈神经起搏，但仍有 14% 和 7% 的患者发生暂时性和持续性膈神经麻痹。更糟糕的是，使用安全策略不能防止食管热损伤和致命的心房食管瘘的发生。平均肺静脉隔离时间小于 15 s 和高并发症发生风险说明目前消融功率对于某些患者来说太高了[85]。

尽管应用 HIFU 行肺静脉隔离证实是成功的，但其未达到治疗房颤的安全标准，导致停止其临床应用。发生膈神经麻痹和心房食管瘘的问题仍未解决。仍需要未来探索治疗房颤的能源方法和能源输出模式[85]。

微波消融

微波能源的生物物理学特性

微波是频率位于 0.3～300 GHz 的电磁波谱的一部分。用于心律失常治疗的微波频率为 0.915～2.450 GHz。与射频消融类似，微波产生热能使细胞坏死。然而，与射频消融电阻抗产热不同，高频微波产热机制是电磁能量。当高频电磁辐射以非常高的速度刺激周围介质中的偶极分子（例如水分子）的振荡时，介质加热就会发生，从而将电磁能量转化为动能。这种高速振动会引起心肌壁内水分子之间的摩擦，从而导致心肌组织热的增加。这种加热方式使微波消融比射频消融具有更大的体积加热深度，理论上应该会导致更大的病变面积[86]。

微波能量不被血液吸收，可在血液、干燥组织或瘢痕中传导。微波同样可直接作用于深部心肌组织，不管周围传导介质。围绕消融导管头端产生的微波能源可形成最大深度为 6～8 mm 的心肌损伤，同时不造成心内膜组织表面过热。组织表面过热可能导致血痂、凝集物和蒸汽气泡形成。微波形成的组织损伤深度取决于以下几个因素：组织介质、微波频率、导管头端设计和心肌层构成与厚度[86]。

微波消融的效果取决于微波天线的辐射能力，它能引导电场并决定传输到心肌的能量数量，这是至关重要的。端射单极天线微波可产生 1 cm 深组织损伤，同时不破坏猪心室的心内膜组织。与标准非灌注射频消融（在消融 60 s 以后组织损伤范围不再扩大）相比，微波消融的组织损伤深度随着时间延长以指数方式增加。为了将更多的能量分布集中在电极尖端附近，研制了圆极化线圈天线。微波天线的其他配置包括螺旋、偶极子和鞭子设计；这些都对产生的磁场有很大的影响。然而，许多这些导管仍处于临床研究中[86]。

微波消融组织损伤形成的病理生理学

微波能源造成细胞热坏死和透壁损伤，在损伤中心有局部心肌细胞凝固性坏死。高温（超过 56℃）造成蛋白变性和水溶液中可移动离子的运动引起细胞膜渗透性改变导致心肌细胞电生理特性改变。心肌细胞急性改变包括细胞建筑骨架变形，收缩丝状物丢失和细胞膜局部中断，这些均是不可逆损伤。而且，微波消融可封堵心肌内小血管管腔和严重损伤内皮细胞与心外膜层组织。由于微波良好穿透能力，在组织表面未见炭化。最终纤维组织替代坏死心肌组织，造成损伤组织与周边正常组织形成明显界限。

在动物和实验室中发现，微波消融在组织中有很好的电磁能源分布能力和出色的组织损伤深度，在消融线上形成连续组织损伤。在消融中心能量分布最大化，在损伤中心点损伤深度最深。这导致微波消融不会出现电极头端的边缘效应，其被认为是电极头端在组织表面过热导致结痂形成。在形成 6 mm 深的组织损伤过程中，组织接触面的温度通常小于 100℃。维持组织温度高于 50℃、低于 100℃ 对保持高温消融的安全性和有效性非常重要[87]。

在微波消融频率和电极长度基础上，微波消融产生的损伤直径同样与输出功率和消融时间成正比[87]。

尽管微波消融与射频消融相比，理论上降低组织表面过热发生。但在动物实验中发现，与其他低温消融相比微波消融靶温度超过 90℃导致组织表面温度超过 70℃使得组织表面炭化。所以应用温度控制模式进行微波消融，将其靶温度限制低于 80℃可能防止组织过热和降低组织炭化风险。必须注意的是，在任何微波消融案例中未发现凝集物和蒸汽气泡形成[87]。

与射频消融在消融 60 s 后形成最大组织损伤相比，微波消融损伤范围在消融后 300 s 内还能继续扩大。与常规电极长度 4 mm 射频消融导管相比，微波消融形成类似深度和宽度的组织损伤。10 mm 电极长度微波消融产生组织损伤长度与 8 mm 头端电极长度射频消融一致。由于微波消融缺少电极长度物理限制，微波消融可能对应用更长电极产生更长的组织线性损伤更有优势。然而，为达到合理的功率输出需要电极方向平行，因为损伤面积受到微波消融电极有限的辐射分布影响。而且，8 mm 头端电极或是盐水灌注电极进行射频消融形成的组织损伤深度大于微波消融。然而，无直接比较不同消融方法的相关研究[87]。

微波消融的临床应用

微波消融是一种有希望的消融方式，有可能广泛治疗室性和室上性心律失常。由于微波的物理学特性，使得其对形成心房组织透壁损伤或是治疗起源于深部局灶心室肌的心律失常特别有用[86]。

微波消融可克服射频能量对线性消融的几项限制因素。与射频产生组织热不同，微波通过在水等介质中引起偶极子的振荡而产生摩擦热。像心肌这种含水介质高的组织，允许微波传导到更深的位置。因此，微波能量可以产生更深的病变，穿透瘢痕组织，减少表面加热，减少心内膜破裂或凝固形成。而且，微波消融不受电极尺寸的影响，通过改变微波电极尺寸和形态使其能作用于更大表面积组织。微波消融理论上另一优点是其产生足够的组织损伤，同时不依赖于电极与组织贴靠。然而，实验数据发现渗透入组织的电磁波呈指数方式衰减，应用微波频率时其下降幅度更快，因而穿透组织距离仍是一个重要的需考虑因素。然而，微波消融理论上这些优点提高其在传统射频消融存在困难的区域可用性，例如心肌脊部或是凹陷区域[86]。

目前，微波消融在外科 Maze 手术进行心内膜或是心外膜消融过程中被广泛应用。微波特性使得行线性消融更灵活，同时通过钳夹使得微波与心内膜组织平行贴靠，从而增加外科开胸和小切口有创手术微波消融的有效性[88]。

发展和生产输出微波的电极工艺技术较射频消融电极更加复杂，因为微波功率输出的有效性主要依赖于传输器械。导管微波系统的发展可能允许经静脉将微波能量用于心内膜消融。只有很少的报道，通过导管应用微波经静脉系统进行心内膜消融房室结和右心房峡部。目前，只有一个经静脉微波消融导管（MedWaves，San Diego，CA）在进行临床试验。这一系统包括一可调弯 10 F 导管，电极间距 10 mm 或是 20 mm 带有温度监测的螺旋电极和双极记录功能导管与微波发生仪（900 ～ 930 MHz）。微波以温控的模式输出，微波发生仪根据电极内的温度感受器自动调整输出功率。在进行典型房扑消融过程中，在右心房峡部逐渐回撤微波消融导管进行点对点的消融。有趣的是，在微波消融右心房峡部靠下腔静脉部位，患者未感受到疼痛。

电击法

在 20 世纪 80 年代初，人们对直流消融进行了研究，但在射频能量作为一种更安全、更有效的导管消融能源后不久就放弃这一尝试了。直流电消融出现严重并发症风险很大，可能出现气压损伤和发生促心律失常作用。由于电隔离蒸汽球造成高压，导致导管头端发生电弧（火花）和爆炸。直流电消融导致组织非均质损伤从而发生促心律失常作用。直流电消融损伤效应很难被预测，从对心律失常机制无作用，到成功消融再到延长心肌停顿造成的无脉电活动[89]。

电击法消融是近期应用低频直流电进行导管消融的新技术。电击法消融应用大电极降低总电流密度，从而降低标注直流电导管消融的相关风险。

电穿孔引起的组织损伤是电场作用下细胞膜脂质结构重组的结果。脉冲高压电场的应用导致水分子渗透到膜的脂质双层中，导致相邻的脂质与其极性的头部基团向这些水分子方向重新定向，从而在细胞膜出现小的微孔道。细胞膜孔道增加细胞通透性和电传导性能，并为包括 DNA 在内的多种分子进出细胞提供了一条途径。

细胞膜穿孔效应可逆或是不可逆。可逆范围的电穿孔，纳米孔道提供暂时传导通道，随后孔道逐渐封闭，细胞重建细胞膜完整性和功能，多数细胞维持其活性。在不可逆范围的电穿孔，高压电流导致更大面积的纳米孔道（超过细胞的自愈能力）导致细胞死亡。细胞内其他组分，例如 DNA、胶原或是其他蛋白组分，不直接受不可逆电穿孔消融的影响。可逆和不可逆电穿孔的临界值依赖于组织的电场阈值[90]。

电击法造成的损伤程度依赖于细胞膜特性、电场和靶组织电阻率。因而电击法消融组织损伤具有多样性，组织损伤具有特异度[91]。

在微生物学中，可逆性电击法消融造成瞬间细胞膜通透性增加，允许化学、药物或是新编码的 DNA 进入组织细胞内（例如基因转染）。不可逆电击法消融可以成功治疗选择性实体肿瘤，例如肝、肺、胰腺、肾和前列腺肿瘤。

不可逆电穿孔是目前研究的导管消融心律失常方法，并具有明显的优势。不像其他能源消融（例如射频、冷冻、微波、超声和激光），直流电击法消融形成的组织损伤是非热能介导的[92]。作为非热能治疗，不可逆电击法消融，不受局部血管系统冷 / 热作用的影响（当消融靶与主要冠状动脉相邻时，这种效应是有利的），不依赖于组织灌注（特别适合心外膜消融），同时降低热能对周围组织损伤。而且，降低术后炎症反应导致的瘢痕形成和保留组织细胞骨架。同时，冠状动脉不受或仅受最小不可逆的影响。冠状动脉周边的结缔组织无细胞膜结构，使得其对于电穿孔消融造成的不可逆损伤不敏感[91, 93]。

新型设计的消融导管（多极、大表面积环状形态）目前已应用于猪模型中，发现用其进行心外膜消融未损伤冠状动脉，以及进行肺静脉消融未造成肺静脉狭窄[94]。

参考文献

1. Dhillon PS, Gonna H, Li A, et al. Skin burns associated with radiofrequency catheter ablation of cardiac arrhythmias. *Pacing Clin Electrophysiol*. 2013;36:764–767.
2. Koruth JS, et al. Bipolar irrigated radiofrequency ablation: a therapeutic option for refractory intramural atrial and ventricular tachycardia circuits. *Heart Rhythm*. 2012;9:1932–1941.
3. Nguyen DT, et al. Clinical and biophysical evaluation of variable bipolar configurations during radiofrequency ablation for treatment of ventricular arrhythmias. *Heart Rhythm*. 2016;13:2161–2171.
4. Boersma LV, et al. Multielectrode pulmonary vein isolation versus single tip wide area catheter ablation for paroxysmal atrial fibrillation: a multinational multicenter randomized clinical trial. *Circ. Arrhythm. Electrophysiol*. 2016;9:1–8.
5. Greef YDE, et al. Impact of radiofrequency characteristics on acute pulmonary vein reconnection and clinical outcome after PVAC ablation. *J Cardiovasc Electrophysiol*. 2013;24:290–296.
6. Compier MG, et al. Duty-cycled bipolar/unipolar radiofrequency ablation for symptomatic atrial fibrillation induces significant pulmonary vein narrowing at long-term follow-up. *Europace*. 2013;15:690–696.
7. Shin DI, et al. Initial results of using a novel irrigated multielectrode mapping and ablation catheter for pulmonary vein isolation. *Heart Rhythm*. 2014;11:375–383.
8. Rosso R, et al. Radiofrequency ablation of paroxysmal atrial fibrillation with the new irrigated multipolar nMARQ ablation catheter: verification of intracardiac signals with a second circular mapping catheter. *Heart Rhythm*. 2014;11:559–565.
9. Stabile G, et al. Safety and efficacy of pulmonary vein isolation using a circular, open-irrigated mapping and ablation catheter: a multicenter registry. *Heart Rhythm*. 2015;12:1782–1788.
10. Garabelli PJ, Stavrakis S, Po SS. A case series and review of the literature regarding coronary artery complications associated with coronary sinus catheter ablation. *Heart Case Reports*. 2015;1:315–319.
11. Yamada T. Transthoracic epicardial catheter ablation. *Circ J*. 2013;77:1672–1680.
12. Nguyen DT, et al. Effect of irrigant characteristics on lesion formation after radiofrequency energy delivery using ablation catheters with actively cooled tips. *J Cardiovasc Electrophysiol*. 2015;26:792–798.
13. Koruth JS, et al. Occurrence of steam pops during irrigated RF ablation: novel insights from microwave radiometry. *J Cardiovasc Electrophysiol*. 2013;24:1271–1277.
14. Hoffmayer KS, Gerstenfeld EP. Contact force-sensing catheters. *Curr Opin Cardiol*. 2015;30:74–80.
15. Ikeda A, et al. Relationship between catheter contact force and radiofrequency lesion size and incidence of steam pop in the beating canine heart: electrogram amplitude, impedance, and electrode temperature are poor predictors of electrode-tissue contact force and lesion. *Circ. Arrhythmia Electrophysiol*. 2014;7:1174–1180.
16. Shah DC, Namdar M. Real-time contact force measurement: a key parameter for controlling lesion creation with radiofrequency energy. *Circ. Arrhythmia Electrophysiol*. 2015;8:713–721.
17. Akca F, et al. Radiofrequency ablation at low irrigation flow rates using a novel 12-hole gold open-irrigation catheter. *Pacing Clin Electrophysiol*. 2013;36:1373–1381.
18. Akca F, et al. High-volume lesions using a new second-generation open irrigation radiofrequency catheter are associated with the development of inhomogeneous lesions. *Pacing Clin Electrophysiol*. 2014;37:864–873.
19. Hussein AA, et al. Radiofrequency ablation with an enhanced-irrigation flexible-tip catheter versus a standard-irrigation rigid-tip catheter. *Pacing Clin Electrophysiol*. 2015;38:1151–1158.
20. Reichlin T, et al. Initial impedance decrease as an indicator of good catheter contact: insights from radiofrequency ablation with force sensing catheters. *Heart Rhythm*. 2014;11:194–201.
21. Chinitz JS, et al. Sites with small impedance decrease during catheter ablation for atrial fibrillation are associated with recovery of pulmonary vein conduction. *J Cardiovasc Electrophysiol*. 2016;27:1390–1398.
22. Kosmidou I, Houde-Walter H, Foley L, et al. Loss of pace capture after radiofrequency application predicts the formation of uniform transmural lesions. *Europace*. 2013;15:601–606.
23. Kapa S, Asirvatham SJ. Maintaining contact for effective mapping and ablation. *Circ. Arrhythmia Electrophysiol*. 2014;7:781–784.
24. Di Biase L, et al. Visual, tactile, and contact force feedback: which one is more important for catheter ablation? Results from an in vitro experimental study. *Heart Rhythm*. 2014;11:506–513.
25. Kumar S, et al. Predictive value of impedance changes for real-time contact force measurements during catheter ablation of atrial arrhythmias in humans. *Heart Rhythm*. 2013;10:962–969.
26. Anter E, Tschabrunn CM, Contreras-Valdes FM, et al. Radiofrequency ablation annotation algorithm reduces the incidence of linear gaps and reconnection after pulmonary vein isolation. *Heart Rhythm*. 2014;11:783–790.
27. Okumura Y, et al. Effect of catheter tip-tissue surface contact on three-dimensional left atrial and pulmonary vein geometries: potential anatomic distortion of 3D ultrasound, fast anatomical mapping, and merged 3D CT-derived images. *J Cardiovasc Electrophysiol*. 2013;24:259–266.
28. Bunch TJ, Day JD. The atrial fibrillation ablation theory of relativity. *J Cardiovasc Electrophysiol*. 2013;24:267–268.
29. Sasaki N, et al. Relations between contact force, bipolar voltage amplitude, and mapping point distance from the left atrial surfaces of 3D ultrasound - and merged 3D CT-derived images: implication for atrial fibrillation mapping and ablation. *Heart Rhythm*. 2015;12:36–43.
30. Bourier F, et al. Electromagnetic contact-force sensing electrophysiological catheters: how accurate is the technology? *J Cardiovasc Electrophysiol*. 2016;27:347–350.
31. Afzal MR, et al. Use of contact force sensing technology during radiofrequency ablation reduces recurrence of atrial fibrillation: a systematic review and meta-analysis. *Heart Rhythm*. 2015;12:1990–1996.
32. Koutalas E, et al. Contemporary mapping techniques of complex cardiac arrhythmias—identifying and modifying the arrhythmogenic substrate.

Arrhythmia Electrophysiol Rev. 2015;4:19.

33. Barnett AS, Bahnson TD, Piccini JP. Recent advances in lesion formation for catheter ablation of atrial fibrillation. *Circ Arrhythm Electrophysiol.* 2016;9:e003299.

34. Andreu D, et al. Contact force threshold for permanent lesion formation in atrial fibrillation ablation: a cardiac magnetic resonance-based study to detect ablation gaps. *Heart Rhythm.* 2016;13:37–45.

35. Reddy VY, et al. The relationship between contact force and clinical outcome during radiofrequency catheter ablation of atrial fibrillation in the TOCCATA study. *Heart Rhythm.* 2012;9:1789–1795.

36. Williams SE, et al. The effect of contact force in atrial radiofrequency ablation electroanatomical, cardiovascular magnetic resonance, and histological assessment in a chronic porcine model. *JACC Clin Electrophysiol.* 2015;1:421–431.

37. Reddy VY, et al. Relationship between catheter stability and 12-month success after pulmonary vein isolation. *JACC Clin Electrophysiol.* 2016;2:691–699.

38. Fujiwara R, et al. The importance of catheter stability evaluated by Visitag(TM) during pulmonary vein isolation. *J Interv Card Electrophysiol.* 2016;46:161–166.

39. Okumura Y, et al. Clinical utility of automated ablation lesion tagging based on catheter stability information (VisiTag Module of the CARTO 3 System) with contact force-time integral during pulmonary vein isolation for atrial fibrillation. *J Interv Card Electrophysiol.* 2016;47:245–252.

40. Sarkozy A, et al. Contact force in atrial fibrillation: role of atrial rhythm and ventricular contractions: co-force atrial fibrillation study. *Circ Arrhythmia Electrophysiol.* 2015;8:1342–1350.

41. Chik WWB, et al. Electrogram-gated radiofrequency ablations with duty cycle power delivery negate effects of ablation catheter motion. *Circ Arrhythmia Electrophysiol.* 2014;7:920–928.

42. Wright M, et al. Visualizing intramyocardial steam formation with a radiofrequency ablation catheter incorporating near-field ultrasound. *J Cardiovasc Electrophysiol.* 2013;24:1403–1409.

43. Chung FP, Chen SA. Avoiding steam explosions during catheter ablation: 'Stopping before popping'. *J Cardiovasc Electrophysiol.* 2013;24:1410–1411.

44. Guerra JM, et al. Effects of open-irrigated radiofrequency ablation catheter design on lesion formation and complications: in vitro comparison of 6 different devices. *J Cardiovasc Electrophysiol.* 2013;24:1157–1163.

45. Winterfield JR, et al. Lesion size and safety comparison between the novel flex tip on the FlexAbility ablation catheter and the solid tips on the ThermoCool and ThermoCool SF ablation catheters. *J Cardiovasc Electrophysiol.* 2016;27:102–109.

46. Hocini M, Condie C, Stewart MT, et al. Predictability of lesion durability for AF ablation using phased radiofrequency: power, temperature, and duration impact creation of transmural lesions. *Heart Rhythm.* 2016;13:1521–1526.

47. Wieczorek M, et al. Investigation into causes of abnormal cerebral MRI findings following PVAC duty-cycled, phased RF ablation of atrial fibrillation. *J Cardiovasc Electrophysiol.* 2013;24:121–128.

48. Debruyne P, et al. Formation of thermal coagulum on multielectrode catheters during phased radiofrequency energy ablation of persistent atrial fibrillation. *Pacing Clin Electrophysiol.* 2014;37:188–196.

49. Kiss A, Sándorfi G, Nagy-baló E, et al. Phased RF ablation: results and concerns. *J Atr Fibrillation.* 2015;8:1240.

50. Wieczorek M, Hoeltgen R, Brueck M. Does the number of simultaneously activated electrodes during phased RF multielectrode ablation of atrial fibrillation influence the incidence of silent cerebral microembolism? *Heart Rhythm.* 2013;10:953–959.

51. Mittal S, Steinberg JS. The last shot for 'one shot' pulmonary vein isolation with radiofrequency energy? *J Cardiovasc Electrophysiol.* 2014;25:346–348.

52. Nagy-Balo E, et al. Predictors of cerebral microembolization during phased radiofrequency ablation of atrial fibrillation: analysis of biophysical parameters from the ablation generator. *Heart Rhythm.* 2014;11:977–983.

53. Weber S, Höher M, Schultes D. First results and follow-up of a second-generation circular mapping and ablation catheter. *J Interv Card Electrophysiol.* 2016;47:213–219.

54. Burri H, et al. Pulmonary vein isolation for paroxysmal atrial fibrillation using a circular multipolar ablation catheter: safety and efficacy using low-power settings. *J Cardiovasc Electrophysiol.* 2016;27:170–174.

55. Rosso R, et al. Radiofrequency ablation of atrial fibrillation: nonrandomized comparison of circular versus point-by-point 'smart' ablation for achieving circumferential pulmonary vein isolation and curing arrhythmic symptoms. *J Cardiovasc Electrophysiol.* 2016;[Epub ahead of print].

56. Avitall B, Kalinski A. Cryotherapy of cardiac arrhythmia: from basic science to the bedside. *Heart Rhythm.* 2015;12:2195–2203.

57. Andrade JG, Khairy P, Dubuc M. Catheter cryoablation: biology and clinical uses. *Circ Arrhythmia Electrophysiol.* 2013;6:218–227.

58. Kaszala K, Ellenbogen KA. Biophysics of the second-generation cryoballoon: cryobiology of the big freeze. *Circ Arrhythmia Electrophysiol.* 2015;8:15–17.

59. Hernández-Romero D, et al. Comparative determination and monitoring of biomarkers of necrosis and myocardial remodeling between radiofrequency ablation and cryoablation. *Pacing Clin Electrophysiol.* 2013;36:31–36.

60. Malmborg H, Christersson C, Lönnerholm S, et al. Comparison of effects on coagulation and inflammatory markers using a duty-cycled bipolar and unipolar radiofrequency pulmonary vein ablation catheter vs. a cryoballoon catheter for pulmonary vein isolation. *Europace.* 2013;15:798–804.

61. Ciconte G, et al. On the quest for the best freeze: predictors of late pulmonary vein reconnections after second-generation cryoballoon ablation. *Circ Arrhythmia Electrophysiol.* 2015;8:1359–1365.

62. Bessière F, et al. Focal transcatheter cryoablation: is a four-minute application still required? *J Cardiovasc Electrophysiol.* 2017;28:559–563.

63. Kenigsberg DN, Martin N, Lim HW, et al. Quantification of the cryoablation zone demarcated by pre- and postprocedural electroanatomic mapping in patients with atrial fibrillation using the 28-mm second-generation cryoballoon. *Heart Rhythm.* 2015;12:283–290.

64. Betts TR, et al. Feasibility of mitral isthmus and left atrial roof linear lesions using an 8 mm tip cryoablation catheter. *J Cardiovasc Electrophysiol.* 2013;24:775–781.

65. Kiplapinar N, et al. Assessment of atrioventricular conduction following cryoablation of atrioventricular nodal reentrant tachycardia in children. *Pacing Clin Electrophysiol.* 2014;37:712–716.

66. Pieragnoli P, et al. Cryoablation of typical AVNRT: younger age and administration of bonus ablation favor long-term success. *Heart Rhythm.* 2015;12:2125–2131.

67. Qureshi MY, Ratnasamy C, Sokoloski M, et al. Low recurrence rate in treating atrioventricular nodal reentrant tachycardia with triple freeze-thaw cycles. *Pacing Clin Electrophysiol.* 2013;36:279–285.

68. Hanninen M, et al. Cryoablation versus RF ablation for AVNRT: a meta-analysis and systematic review. *J Cardiovasc Electrophysiol.* 2013;24:1354–1360.

69. Karadeniz C, Akdeniz C, Turan O, et al. Cryoablation of septal accessory pathways in children: midterm results. *Pacing Clin Electrophysiol.* 2014;37:1095–1099.

70. Collins KK. Cryoablation, limited fluoroscopy, and more. *Pacing Clin Electrophysiol.* 2014;37:1093–1094.

71. Swissa M, et al. Cryotherapy ablation of parahisian accessory pathways in children. *Heart Rhythm.* 2015;12:917–925.

72. Cardoso R, et al. Cryoballoon versus radiofrequency catheter ablation in atrial fibrillation: a meta-analysis. *J Cardiovasc Electrophysiol.* 2016;27:1151–1159.

73. Liu X-H, Chen C-F, Gao X-F, et al. Safety and efficacy of different catheter ablations for atrial fibrillation: a systematic review and meta-analysis. *Pacing Clin Electrophysiol.* 2016;39:883–899.

74. Koektuerk B, et al. Cryoballoon ablation for pulmonary vein isolation in patients with persistent atrial fibrillation: one-year outcome using second generation cryoballoon. *Circ Arrhythm Electrophysiol.* 2015;8:1073–1079.

75. Guhl EN, et al. Efficacy of cryoballoon pulmonary vein isolation in patients with persistent atrial fibrillation. *J Cardiovasc Electrophysiol.* 2016;27:423–427.

76. Boveda S, et al. Outcomes after cryoballoon or radiofrequency ablation for persistent atrial fibrillation: a multicentric propensity-score matched study. *J Interv Card Electrophysiol.* 2016;47:133–142.

77. Di Biase L, et al. Safety and outcomes of cryoablation for ventricular tachyarrhythmias: results from a multicenter experience. *Heart Rhythm.* 2011;8:968–974.

78. Bordignon S, et al. Energy titration strategies with the endoscopic ablation system: lessons from the high-dose vs. low-dose laser ablation study. *Europace.* 2013;15:685–689.

79. Dukkipati SR, et al. Pulmonary vein isolation using a visually guided laser balloon catheter: the first 200-patient multicenter clinical experience. *Circ Arrhythm Electrophysiol.* 2013;6:467–472.

80. Dukkipati SR, et al. Pulmonary vein isolation using the visually guided laser balloon a prospective, multicenter, and randomized comparison to standard radiofrequency ablation. *J Am Coll Cardiol.* 2015;66:1350–1360.

81. Buch E, Shivkumar K. Catheter ablation of atrial fibrillation advent of second-generation technologies. *J Am Coll Cardiol.* 2015;66:1361–1363.

82. Miller DL, et al. Overview of therapeutic ultrasound applications and safety considerations. *J Ultrasound Med.* 2012;31:623–634.

83. Laughner JI, Sulkin MS, Wu Z, et al. Three potential mechanisms for failure of high intensity focused ultrasound ablation in cardiac tissue. *Circ Arrhythmia Electrophysiol.* 2012;5:409–416.

84. Wu Z, Kumon RE, Laughner JI, et al. Electrophysiological changes correlated with temperature increases induced by high-intensity focused ultrasound ablation. *Ultrasound Med Biol.* 2015;41:432–448.

85. Neven K, Metzner A, Schmidt B, et al. Two-year clinical follow-up after pulmonary vein isolation using high-intensity focused ultrasound (HIFU) and an esophageal temperature-guided safety algorithm. *Heart Rhythm.* 2012;9:407–413.

86. Brace CL. Microwave tissue ablation: biophysics, technology, and applications. *Crit Rev Biomed Eng.* 2010;38:65–78.

87. Tse H-F, et al. Determinants of lesion dimensions during transcatheter microwave ablation. *Pacing Clin Electrophysiol.* 2009;32:201–208.

88. Vicol C, et al. Long-term results after ablation for long-standing atrial fibrillation concomitant to surgery for organic heart disease: is microwave energy reliable? *J Thorac Cardiovasc Surg.* 2008;136:1156–1159.

89. DeSimone CV, Kapa S, Asirvatham SJ. Electroporation past and future of catheter ablation. *Circ Arrhythmia Electrophysiol.* 2014;7:573–575.

90. Kotnik T, et al. Electroporation-based applications in biotechnology. *Trends Biotechnol.* 2015;33:480–488.

91. Jiang C, Davalos RV, Bischof JC. A review of basic to clinical studies of irreversible electroporation therapy. *IEEE Trans Biomed Eng.* 2015;62: 4–20.

92. van Driel VJHM, et al. Pulmonary vein stenosis after catheter ablation: electroporation versus radiofrequency. *Circ Arrhythmia Electrophysiol.* 2014;7:734–738.

93. Du Pré BC, et al. Minimal coronary artery damage by myocardial electroporation ablation. *Europace.* 2013;15:144–149.

94. Neven K, et al. Myocardial lesion size after epicardial electroporation catheter ablation after subxiphoid puncture. *Circ Arrhythmia Electrophysiol.* 2014;7:728–733.

8

窦房结功能障碍

李昕 李慧 译 方咸宏 刘彤 校

窦房结的解剖学及生理学

解剖学

窦房结位于右心房游离壁后外侧的心外膜下，为新月形的特殊肌肉结构，靠近右心耳与上腔静脉交界处的界沟（图 8.1）。界沟在心内膜面隆起成嵴，称为界嵴。尽管窦房结的头部和近端体部通常位于上腔静脉（SVC）和右心耳交界处脂肪组织的心外膜下，但余下的体部和尾部斜行进入界嵴的肌肉组织，至心内膜下并几乎终止于下腔静脉（IVC）。窦房结呈蝌蚪状结构，包括头部、体部、尾部以及多个结性结构延展为分支，其头部朝向房间沟，尾部朝向 IVC 口。成人窦房结长 8 ～ 22 mm，宽 2 ～ 3 mm[1-4]。

组织学

窦房结可能是由弱耦合的异质性细胞组成的复合体，包括网巢状密集排列的特殊心肌细胞（主要起搏细胞），以及嵌入在起支撑作用的致密结缔组织中的非起搏细胞（图 8.1）[1-2, 5]。

在窦房结内，起搏细胞（由于其在电子显微镜下的外观相对苍白而被称为 P 细胞）按大小、形状和电生理（EP）特性不同，可分为三大类：① "长梭形细胞"，呈梭形，细胞较长（可达 80 μm），可多核；② "梭形细胞"，胞体有淡条纹，形状类似于长梭形细胞，但长度较短（可达 40 μm），多为单核；③ "蛛形细胞"，有不规则的分支[6-7]。

窦房结边缘可不连续，与周围心房肌纤维分离，或通过移行区与心房交叉。通常，结细胞和移行细胞从窦房结中心区域向周围区域及心房肌延伸。从主要起搏细胞到心房肌细胞，细胞结构及膜电生理特性的渐变使窦房结周边的移行区具有马赛克特征。与心房肌工作细胞相比，窦房结细胞较小，肌丝较少，肌节和肌质网发育不良，细胞间电耦合较低，细胞核密度较高。从窦房结中心到边缘可见肌丝含量的梯度变化[7-9]。

生理学

窦房结是心脏的优势起搏点。其起搏功能取决于最大舒张期膜电位的减小以及 4 期自动去极化速度的加快。第 1 章和第 3 章详细讨论了窦房结起搏功能的分子机制。

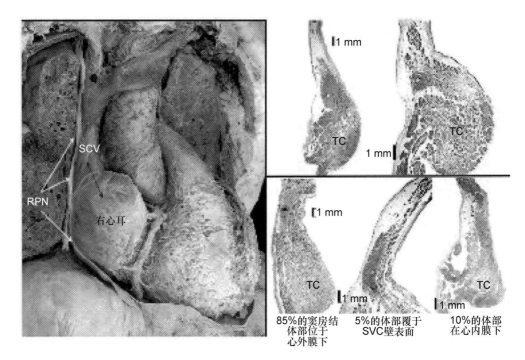

图 8.1 （见书后彩图）窦房结解剖。 尸体解剖后的心脏前位视图，显示右膈神经（RPN）相对于右心房（RA）的走行。用圆点标出窦房结的预期位置。双头箭头表示通过窦房结和界嵴的组织切片的切面。上部两张组织切片用 Masson 染色显示窦房结和界嵴（TC）横截面大小的对比，通过纤维基质（绿色）和动脉识别窦房结。下图显示了窦房结相对于心外膜、心内膜以及上腔静脉（SCV）的位置。（From Ho SY，Sánchez-Quintana D. Anatomy and pathology of the sinus node. J Interv Card Electrophysiol. 2015；46：3-8，with permission.）

起搏不局限于窦房结中的单个细胞，相反，窦房结细胞功能类似于电耦合振荡器，因相互作用而同步放电。窦性节律的产生可能来自于广泛分散的电冲动，其中两个或三个独立的波阵面融合成一个能广泛传播的波阵面。窦房结及其周围可标测到多个心电激动起源，并不规则地向心房传导。

现已提出窦房结模型"起搏等级"的概念，即窦房结头部细胞去极化速度快、产生的心率快，而其尾部则相反。窦房结内优势起搏点的头尾变化对调节心率有重要作用，例如，交感神经兴奋的优势起搏点为窦房结头部，可使心率加快[3]。

除少数传导通路使窦房结冲动传导至心房肌外，窦房结与其周围心房肌细胞绝缘。解剖绝缘（大量的间质组织、脂肪及血管）和功能绝缘（连接蛋白表达减少所致的相邻细胞电耦合不良）使窦房结中有限的起搏细胞（源）免受周围心房肌（库）超级化的影响，并克服源-库不匹配，从而使周围广泛的心房肌去极化[3, 6-7, 10]。

血液供应

窦房结区域的血液供应主要来自较大的中央动脉——窦房结动脉，55%～60%的窦房结动脉源于右冠状动脉，40%～45% 来自回旋支。窦房结动脉沿窦房结体部中间穿过，且比较粗大，可能有重要的生理作用，因为其灌注压可影响窦性心率。动脉扩张可减慢窦性心率，而灌注不足会导致窦性心率增加[3]。

神经支配

窦房结受大量的节后肾上腺素能和胆碱能神经末梢支配（β 肾上腺素能和毒蕈碱胆碱能受体密度是相邻心房组织的 3 倍）。神经和激素将影响起搏细胞的自动去极化速率（可能通过调节窦房结内优势起搏点的头尾变化）以及窦房结复合体到心房的传导。这些影响与 P 波形态变化有关。右侧迷走神经可显著影响窦房结功能[2, 5, 11]。

迷走神经兴奋可导致窦性心动过缓、窦性停搏和窦房阻滞，而交感神经兴奋可上调窦性心率，逆转窦性停搏和窦房阻滞。窦房结对迷走神经兴奋的反应在短暂的潜伏期后立刻开始，并迅速消失，从而促使迷走神经可以逐跳动态调节心率；相反，窦房结对交感神经兴奋的反应开始和消失均缓慢，因此其不能逐跳调节心率[3, 10]。

周期性迷走神经兴奋（每次收缩压达到主动脉窦和颈动脉窦压力感受器阈值）会引起窦性周期长度（CL）的相位变化，并同时加速或减慢窦房结放电。由于迷走神经兴奋对窦房结和房室结（AVN）传导的影响发生在心动周期的不同时间，短暂的迷走神经兴奋可降低窦性心率而不影响 AVN 传导，也可延长AVN 传导时间而不降低窦性心率。

窦房结功能障碍的病理生理学

窦房结功能障碍（sinus node dysfunction，SND）指涉及窦房结和心房脉冲产生、扩布的一系列异常，其心率不能满足生理需要。SND 按病因可分为原发性（窦房结本身处于病理状态，框 8.1）或继发性（由药物或自主神经影响等外部因素抑制窦房功能，框8.2）。

对于正常起搏功能的维持，单个窦房结细胞的自律性以及组织水平的结构因素都是必不可少的。窦房结结构受损将会打破正常的源 - 库平衡，导致 SND。窦房结结构变化（如窦房结细胞丢失和纤维化）和正常梯度电生理特性改变可能是自然衰老以及心血管疾病（如心房颤动、心力衰竭）中心率减慢的基础。此外，自主神经调节、腺苷、缺血和结构重构不仅可能使窦房结起搏功能下降，也可能导致相关传导通路发生传导阻滞[6, 12-14]。

原发性窦房结功能障碍

退行性疾病

SND 通常是一种老年疾病，特发性退行性疾病可能是原发性 SND 最常见的病因。衰老相关的进行性纤维化，伴有细胞丢失和变性（结构重构），以及窦房结的 EP 重塑（如在 AF 期间），是 SND 病理生

框 8.1　原发性窦房结功能障碍的病因

特发性退行性疾病（最常见）
缺血性心脏病
遗传缺陷：*SCN5A*、*HCN4*、*GJA5*、*ANK2* 和 *EMD* 基因
　突变
房性快速性心律失常
高血压性心脏病
心肌病
先天性心脏病：静脉窦型房间隔缺损、左心房异构
外科创伤：Mustard，Senning，Glenn 和 Fontan 手术
心脏移植
炎症性疾病：风湿热、心包炎、心肌炎
传染病：莱姆病、军团菌、Q 热、伤寒、鹦鹉热、疟疾、钩
　端螺旋体病、Chagas 病
胶原血管疾病：系统性红斑狼疮、硬皮病
浸润性疾病：淀粉样变、结节病、血色素沉着病、肿瘤
神经肌肉疾病：遗传性共济失调、强直性肌营养不良、Emery-
　Dreifuss 肌营养不良

框 8.2　继发性窦房结功能障碍的病因

药物
　抗心律失常药
　　Ⅰ A 类：奎尼丁、普鲁卡因胺
　　Ⅰ C 类：普罗帕酮、氟卡尼
　　Ⅱ 类：β 受体阻滞剂
　　Ⅲ 类：索他洛尔、胺碘酮、决奈达隆
　　Ⅳ 级：地尔硫䓬、维拉帕米
　伊伐布雷定
　洋地黄
　抗交感神经降压药：可乐定、利血平、甲基多巴
　拟副交感神经药物：乙酰胆碱、卡巴胆碱、乙酰胆碱酯酶
　　抑制剂
　阿片类药物：吗啡
　抗精神病药：锂剂、吩噻嗪、阿米替林
　化疗药物：沙利度胺、紫杉醇
　其他：西咪替丁、苯妥英
自主神经功能影响
　迷走神经张力过大
　心源性神经性晕厥（心脏抑制）
　颈动脉窦过敏（心脏抑制）
　训练有素的运动员
体温过低
高钾血症
颅内压升高（库欣反应）
低氧血症
高碳酸血症
睡眠呼吸暂停综合征
甲状腺功能减退

理学的重要因素。这些退行性改变通常更为广泛，影响周围的心房组织（心房重构或"心房病变"）以及传导系统的其他部分。SND 患者常常无有效逸搏或存在长时间停搏，可能是弥漫性传导系统疾病的一个表现[5, 9, 15]。

缺血性心脏病

冠状动脉疾病在 SND 患者中很常见。虽然这可能是巧合，因为这两种疾病往往都发生在老年人，多达 1/3 的慢性 SND 被认为由缺血性心脏病造成。此外，在急性心肌梗死（MI）患者中，SND（窦性心动过缓或窦性停搏）的发生率高达 15% ~ 25%，最常见于下壁梗死和后壁梗死。

急性心肌梗死后的 SND 通常持续较短，最常见于迷走神经张力增加，常与迷走神经兴奋的其他体征有关，如房室传导阻滞，并且阿托品和儿茶酚胺试验阳性。其可能的机制包括神经反射（Bezold-Jarisch 反射）、冠状动脉化学反射（迷走神经介导）、体液反射［酶、腺苷、钾（K^+）］和保氧反射（"潜

水"反射）。疼痛以及使用迷走神经相关药物，如吗啡，可以增强迷走神经张力从而加剧 SND。此外，窦房结或周围心房肌的缺血或梗死（如右冠状动脉或回旋支冠状动脉近端闭塞）也可导致 SND，并且更为持久[9]。

心房颤动

房性快速性心律失常可导致 SND，这可能继发于窦房结重构。尽管早期的研究表明窦房结的解剖结构异常可能是无法改变的 SND 基质，但最近的证据表明，窦房结离子通道表达和功能重构是可逆的[11]。这一发现在临床观察中获得了支持，AF 和心房扑动（AFL）成功导管消融可显著改善窦房结功能。值得注意的是，起搏电流（I_f）下调以及钙（Ca^{2+}）调节障碍（以窦房结中肌质网 Ca^{2+} 释放减少和 Ryanodine 受体下调为特征）可能是心动过速引起窦房结重构的主要原因[16]。心房重构有助于激活窦房结尾部，减慢优势传导通路的传导时间，并抑制窦房结内优势起搏点头尾变化的调节功能[17-18]。近期研究显示，内源性腺苷与房性快速性心律失常终止后 SND 的病理生理学有关[5, 19]。

另一方面，SND 与房性心动过速（尤其是心房颤动）的发生有关[20]。由于起搏心律的患者仍有心房颤动发生，因此 SND 患者心房颤动的发生机制可能不是心动过缓依赖性的。重要的是，SND 患者在窦房结外表现出更广泛的心房变化，如纤维化和瘢痕形成，从而导致心房不应性增加、P 波持续时间延长、传导减慢、碎裂电位以及低电压和瘢痕区域[5]。此外，心房电机械特性异常、慢性心房扩大以及神经激素激活可能是 SND 及其相关心房心肌病的病因。心力衰竭、高血压和老年患者的心房和窦房结重构显示其窦房结尾部激活，以及正常的多中心激活模式丧失。间歇性房性快速性心律失常患者中可以观察到类似且通常更严重的心房和窦房结重构。弥漫性心房心肌病可能是 SND 和房性心律失常增加的基础[10, 21-25]。

家族性窦房结功能障碍

离子通道和结构蛋白的遗传缺陷已被证明与 SND 有关，其中许多基因也有助于促进 AF。SCN5A 基因［编码心脏钠（Na^+）通道（I_{Na}）的 α 亚基］的突变与病态窦房结综合征有关，表现为窦性心动过缓、窦性停搏、窦房阻滞或这些疾病的组合，可能会导致心房无应答（心房静止）。SCN5A 功能缺失突变导致 I_{Na} 峰值电流密度下降，有效的电压依赖的稳态通道超极化时发生改变，以及从失活状态的恢复过程减慢。这些效应可降低自律性与兴奋性，减慢传导并

造成窦房阻滞。SND 也可与其他 SCN5A 功能缺失突变相关表型同时出现，如 Brugada 综合征和进行性心脏传导障碍（Lev-Lenègre 病）[8-9, 26-29]。

在窦性心动过缓和变时功能不全的个体中发现了 HCN4 基因（编码 I_f 通道蛋白）的杂合子突变。另有家系也被报道患严重心动过缓、长 QT 间期和尖端扭转性 VT。HCN 突变可减慢通道激活动力，或当位于环核苷酸结合域时，抑制 HCN 通道对环腺苷酸的敏感性，从而下调 I_f 及其舒张期去极化速率[8, 30]。

其他几种突变也与家族性 SND 相关，包括 ANK2 基因（编码锚蛋白，链接整合膜蛋白与基础细胞骨架）、MYH6 基因（编码心房肌球蛋白重链）、EMD 基因（编码核膜蛋白）突变。GJA5 基因（编码连接蛋白40，一种缝隙连接蛋白）的突变与心房静止和心房颤动的个体有关。此外，参与 Ca^{2+} 调节并与儿茶酚胺敏感性多形性室性心动过速相关的肌集钙蛋白（calsequestrin）基因（CASQ2）突变也与 SND 有关[8, 26-27, 31]。

先天性心脏病

先天性心脏病，如静脉窦型房间隔缺损，即使未进行手术也可与 SND 相关。内脏异位综合征，特别是左心房（LA）异构，可能与先天性窦房结缺失有关[28, 32]。

先天性心脏病患者 SND 的更常见病因是由纠正性心脏手术引起的窦房结损伤。与这种并发症最相关的是 Mustard、Senning、Glenn 和 Fontan 手术，以及房间隔缺损的修复，尤其是静脉窦型。手术切口、缝合线以及 SVC 插管均可直接损伤窦房结，或其血供和神经[32]。此外，SND 也可能是血流动力学紊乱或心房颤动长期发展的结果。

其他原因

心肌病和长期高血压可导致 SND。心脏移植行心房吻合术后的供体有较高的 SND 发病率（可能由于窦房结动脉损伤所致），远比腔静脉吻合者高。肌肉骨骼疾病，如强直性肌营养不良或 Friedreich 共济失调是 SND 的罕见病因。SND 的其他病因还包括各种浸润性、传染性和炎性疾病（见框 8.1）。

继发性窦房结功能障碍

没有结构异常的情况下，SND 的主要病因是药物效应和自主神经功能影响（见框 8.2）。

药物

药物可通过对窦房结的直接药理作用或由神经介导的间接作用调节窦房结功能。目前已知抑制窦

房结功能的药物包括 β 受体阻滞剂、钙通道阻滞剂（维拉帕米和地尔硫草）、地高辛、抗交感神经降压药（如可乐定）和抗心律失常药。

自主神经功能

SND 有时可由无内在窦房结疾病个体的迷走神经张力过高引起。颈动脉窦过敏综合征和神经心源性晕厥中可见高迷走神经张力[33]。Valsalva 动作、气管内插管、呕吐和咳嗽期间也可能出现迷走神经张力的波动。这种情况下，由于迷走神经张力增强对窦房结和 AVN 的影响，窦性心动过缓是阵发性的，并可能与房室传导延迟有关。

训练有素的运动员中显著窦性心动过缓非常常见，且与训练的类型和强度相关。在该人群中，呼吸性窦性心律不齐、游走心律、交界性心动过缓、一度房室传导阻滞和文氏二度房室传导阻滞也很常见。至少在初始阶段，这些变化源于迷走神经张力增加。然而，随着时间的推移，耐力训练将导致窦房结和心脏传导系统的内在变化，这可能与运动员心脏扩大和肥厚有关。去适应作用有时可以帮助运动员预防症状性缓慢性心律失常；然而，训练停止后，缓慢心率持续多年并不罕见[34]。

其他原因

呼吸暂停发作期间，阻塞性睡眠呼吸暂停可伴有显著窦性心动过缓和长时间窦性停搏。少见的 SND 继发病因包括电解质异常（如高钾血症）、体温过低、颅内压增高（库欣反应）、缺氧、高碳酸血症、甲状腺功能减退和阻塞性黄疸。

临床表现

SND 患者通常无症状或症状轻微且无特异性，并且这些症状具有间歇性特点，使相关心律失常的确诊非常困难。此外，由于大多数 SND 患者都是老年人，该疾病症状可被错误地认为与衰老或其他合并症有关。

SND 的症状包括阵发性眩晕、先兆晕厥或晕厥，这些症状主要与长时间窦性停搏有关。晕厥发作通常毫无先兆，老年患者中可表现为反复跌倒。快-慢综合征患者中，与 SND 相关的晕厥发生率最高，晕厥通常继发于室上性心动过速（通常是 AF）终止后的长时间窦性停搏。比较少见的是，卒中可能是阵发性心房颤动和血栓栓塞 SND 患者的首发表现。

窦性心动过缓或变时功能不全的患者经常出现运动能力下降或疲劳。据估计，20% ～ 60% 的 SND 患

者存在变时功能不全。其他症状包括烦躁不安、夜间失眠、记忆力减退、头晕和嗜睡。更细微的症状包括轻度消化紊乱、周期性少尿或水肿以及轻度间歇性呼吸困难。此外，SND 可以促进由充血性心力衰竭和心绞痛等恶化引起的症状。

流行病学和自然病程

SND 主要是老年人疾病，其发病率随年龄增长而显著增加。大多数 SND 患者为 70 ～ 80 岁，且常有合并疾病。年轻患者的 SND 通常与潜在的心脏疾病有关。虽然很难确定 SND 的确切发病率，但最近报告估计，SND 发病率为 0.8/1000 人-年。SND 可能占美国永久起搏器植入者的 50% 或更多。随着人口老龄化，美国 SND 病例的年发病率预计将从 2012 年的 78 000 增加到 2060 年的 172 000（图 8.2）。SND 最重要的危险因素是高龄。其他危险因素包括体重指数增加、QRS 时限延长、高血压、右束支阻滞和心血管疾病。黑人 SND 风险比白人低 41%。男性和女性无显著差异[35]。

SND 的自然病程可能是变化的，但预计进展缓慢（超过 10 ～ 30 年）。其预后很大程度上取决于SND 的类型以及潜在心脏疾病及其严重程度。无论是不治疗还是接受起搏治疗，SND 似乎都不会影响生存率。猝死的发生率极低，SND 患者的死亡率主要取决于潜在心脏疾病。最差的预后与快-慢综合征有关（主要因为血栓栓塞并发症的危险），而窦性心动过缓则预后较好。

高达 50% 的 SND 患者一生中都经历过 AF 发作。

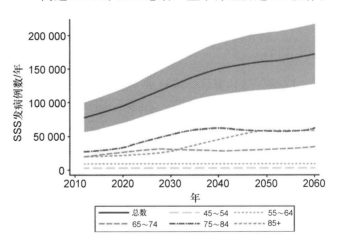

图 8.2　病态窦房结综合征的发病率。2012—2060 年美国每年患病态窦房结综合征（SSS）的估计例数，总数及按年龄分组。（From Jensen PN，Gronroos NN，Chen LY，et al. Incidence of and risk factors for sick sinus syndrome in the general population. J Am Coll Cardiol. 2014，64：531-538，with permission.）

SND 患者新发 AF 的比例约为每年 5.2%。与单心室起搏相比，SND 患者心房起搏（AAI 或 DDD）的 AF 和卒中风险下降 20%。

SND 患者晚期 AV 传导系统疾病的发病率相对较低（5% ~ 10%），并且进展缓慢。诊断 SND 时，约 17% 的患者存在一定程度的房室传导系统疾病（PR 间期大于 240 ms，BBB，HV 间期延长，AV 文氏心率 < 120 次 / 分，或二度 / 三度房室传导阻滞）。没有任何房室或室内传导障碍的患者中，基线 BBB 或双侧束支阻滞患者的新发 AV 传导异常以每年约 7% 的速度进展，但发生率较低（每年 0.6% ~ 1.8%）。长期随访中远期房室阻滞的发生率较低（约每年 1%）[36]。

诊断评估

通常情况下，首先使用心电图（ECG）监测、运动试验和自主神经功能检查等无创诊断方法。然而，如果症状不常见且无创方法未能诊断，则可考虑进行有创性电生理检查。

心电图和动态监测

有症状患者需行 12 导联心电图检查。但是，只有少数有症状患者能通过 ECG 确诊 SND。症状频繁发作的患者中，24 h 或 48 h 动态心电图监测是有用的。而症状较轻的患者，可能需要进行心脏事件监测或植入循环记录仪。佩戴心电监护并同时记录症状，对于分析症状与症状发作时心律的相关性至关重要。某些情况下，如果症状发生时为正常窦性心律（NSR），动态监测可排除 SND 是症状的病因。反之，记录的窦性停搏可能与症状无关。

自主调节

按摩颈动脉窦后反应异常（停搏超过 3 s）提示 SND，但是这种反应也可在无症状的老年人中发生。Valsalva 动作或直立倾斜的心率反应（前者通常减少，后者通常增加）也可用于验证自主神经系统功能是否良好。固有心率使用完全药物性自主神经系统阻滞来确定（见下文）。

运动试验

运动试验可评估窦房结变时功能，对有劳力性症状的患者是有价值的（见下文）。

电生理检查

在大多数患者中，无创检查足以对 SND 进行诊断评估，并指导后续治疗。然而，有创性 EP 检查对于疑似 SND 但无法确认其与症状相关性的患者具有价值。除了评估窦房结功能外，EP 检查还可用于评估晕厥和心悸症状的其他潜在原因（如房室传导阻滞、室上性心动过速和室性心动过速）。

心电图特征

窦性心动过缓

窦性心动过缓（低于 60 次 / 分）持续存在、不明原因且不满足生理需求时，认为是异常。窦性心动过缓低于 40 次 / 分（与睡眠或身体姿势无关）通常被认为是异常。

窦性停搏

窦性停搏（sinus arrest）与窦性间歇（sinus pause）常常互换使用；窦性停搏是窦房结内冲动形成完全停止的结果，而窦性间歇指 PP 间期并非前一个的精确倍数，而是随机延长（图 8.3）。尽管高达 11% 的正常个体和 1/3 受过训练的运动员（尤其在睡眠期间）可以看到 2 ~ 3 s 的无症状停搏，但在正常人中，超过 3 s 的停搏是罕见的，可能伴有或不伴有症状，通常是由潜在的 SND 引起。

窦房阻滞

当正常的窦性冲动由于窦房结本身或窦周组织的

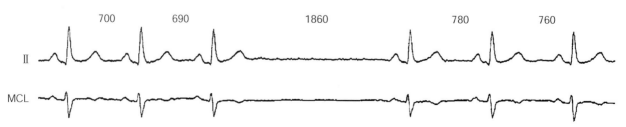

图 8.3 窦性停搏 窦性停搏显示在两个导联上。虽然窦性心律略不规则，但窦性停搏时长明显超过任意两个 P-P 间期（不包括窦房阻滞）。MCL，改良的胸导联

传导延迟或阻滞而无法传导至心房时，会导致窦房阻滞。窦房阻滞会产生一个停顿，随后被延迟的窦性搏动或心房 / 交界性逸搏而终止。理论上，可将窦房阻滞与窦性停搏区别开来，因为窦房阻滞是基线 P-P 间期的整数倍。然而，窦性心律不齐导致每搏时间不等使这种区分变得困难，区分二者通常仅具有学术意义。

窦房阻滞分为三类，与房室传导阻滞相似：一度、二度和三度窦房阻滞。一度窦房阻滞是由窦房传导时间（sinoatrial conduction time，SACT）异常延长引起的，每次窦性冲动到达心房时都会发生，但以固定的间隔延迟进行。这种类型的窦房阻滞在体表心电图上表现隐匿，并且只能通过直接窦房结记录或在电生理检查期间间接测量 SACT 来诊断。

二度窦房阻滞的特征是窦性冲动间歇性被阻滞，直至脱漏。二度 I 型窦房阻滞的 P 波在体表心电图呈文氏周期性，主要表现为窦性冲动传导至心房的渐进性延迟，最终导致窦性脉冲不能下传，体表心电图上没有 P 波。由于窦性脉冲在体表心电图上是一个静默事件，因此这种心律失常只能根据 P 波脱漏和文氏周期性的特点推断。通过窦房结的脉冲传导的延迟增量逐渐减少，因此 P-P 间隔逐渐缩短，直到 P 波脱漏。这种类型窦房阻滞的停顿时间少于最短窦性周期的 2 倍。

由于部分窦性冲动不能下传，II 型窦房阻滞表现为一个或多个 P 波的脱漏，且无进行性 SACT 延长（也无进行性 P-P 间期缩短）。有时，两个或多个连续的窦性脉冲被阻滞，从而造成相当长的停顿。窦性停顿应该是前一个 P-P 间期的整数倍。然而，窦性心律不齐导致每搏时间不等使这种区分变得困难。

三度或完全性窦房阻滞表现为无窦性 P 波、长时间停顿以及低频率的逸搏心律。在没有有创性窦房结记录的情况下，这种类型的阻滞不可能与窦性停搏区分。

变时功能不全

变时功能不全是指由于窦房结病变导致心率不能随代谢增加而增快的病理状态。尽管慢性功能不全患者的静息心率可能正常，但运动时心率无法提高，或可能出现不可预测的波动。有些患者在运动初始时心率会正常增加，然后心率会进入平台期或异常下降。

24 h 动态心电图监测中，变时功能不全患者的动态心电图通常表现为单一心率曲线（图 8.4）。此外，平板运动试验对于评估疑似 SND 的窦性心动过缓患者对体力活动增加的变时反应（"能力"）具有重要价值。尽管变时功能不全的定义尚未达成一致，但有理

由将其定义为运动时心率反应迟钝，表现为每个运动阶段的窦性心率增加均低于正常。其在运动高峰时的平稳心率低于年龄预测的最大心率（220 减去年龄）的 70% ～ 80%（至少完成两个阶段的运动试验，采用改良的 Bruce 方案），或尽最大努力其窦性心率仍无法达 100 ～ 120 次 / 分。运动期间可出现极少数的窦性心率不规则（且不可重现）增加，甚至减少。其他 SND 患者在运动时可达到适当的心率峰值，但在运动初期窦性心率增加较慢，在恢复期心率迅速减慢。

快 - 慢综合征

快 - 慢综合征，通常被称为病态窦房结综合征，是 SND 的常见临床表现，是指间歇性窦性或交界性心动过缓与房性快速性心律失常交替存在（图 8.5）。房性快速性心律失常最常见阵发性 AF，但也可发生 AT、AFL，偶尔也可发生房室结折返性心动过速或 AVRT。

除了潜在的不同严重程度的窦性心动过缓外，这些患者往往因心动过速抑制窦房结和次级起搏点，从而在房性快速性心律失常后出现长时间的停搏。AF 电复律后的长时间窦性停搏是 SND 的另一种表现。

快速性心律失常的治疗策略通常会导致 SND，甚至需要起搏治疗（图 8.6）。另一方面，一旦快速性心律失常被抑制，某些患者在心动过速发作后发生的长时间窦性停搏是可逆的，因此无需起搏治疗。

心房颤动伴缓慢心室率

未使用 AVN 阻滞药物的情况下具有缓慢心室率的持续性 AF 患者通常存在 SND。这些患者在休息或睡眠期间可表现出非常缓慢的心室率，偶尔会出现长时间的心室停搏。少数情况下，可进展为完全性 AV 阻滞合并交界区或心室逸搏。

这些患者也能在运动中迅速出现由心动过速引起的症状。某些情况下，心脏复律会导致转复前出现长时间窦性停搏或交界性逸搏。虽然许多情况下可能存在窦房结和房室传导疾病同时出现，但房性快速性心律失常伴快心室率也较常见。

颈动脉窦过敏综合征

对颈动脉窦按摩的异常反应（暂停时间超过 3 s）提示 SND，但这种反应也可发生在无症状老年人[33]。

心房静止

心房静止是一种罕见的临床综合征，即无自发

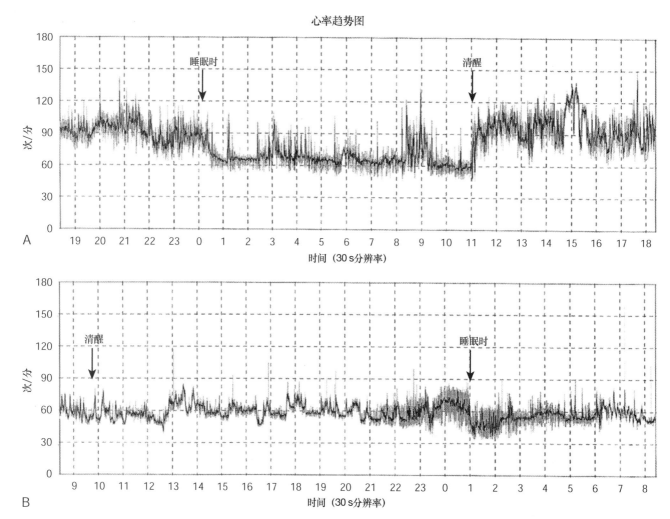

图 8.4　变时功能不全。（A）正常受试者 24 h 动态心电图检查，显示正常窦性心率的昼夜变化和对活动的反应。（B）不同患者 24 h 动态心电图检查，显示变时功能不全以及活动不耐受。注意在清醒时间内窦性心率对活动的迟钝反应和缓慢的平均心率。BPM，每分钟心搏次数

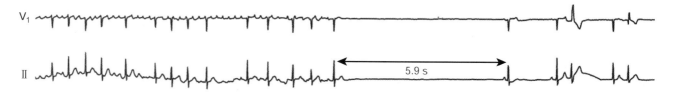

图 8.5　快-慢综合征　两个体表心电图导联显示，心房颤动自行终止恢复窦性心律前出现 5.9 s 停搏。期间患者有眩晕症状

性心房活动，且心房不能被电激动。体表心电图通常显示交界性心动过缓且无心房活动。心房通常为纤维化、没有任何功能的心肌。缺乏机械性心房收缩使患者血栓栓塞的风险增高。

窦性心律不齐

当 P 波形态正常、一致且 P-P 间期变化超过 120 ms（或超过最短 P-P 间期的 10%）时，即为窦性心律不齐。PR 间期通常无显著变化（因为脉冲产生于相同

位置，即窦房结）。

呼吸性窦性心律不齐是由心房牵张性受体介导，通过吸气 / 呼气期间静脉回流的增加 / 减少来加快 / 减慢窦性心率。呼吸性窦性心律不齐并非异常节律，最常见于年轻健康受试者，尤其多见于心率较慢或迷走神经张力较高者[34]。

非呼吸性窦性心律不齐，其窦性心率的相位变化与呼吸周期无关，可因使用迷走神经药物（如洋地黄和吗啡）加重，其机制尚不清楚。尽管心律失常本

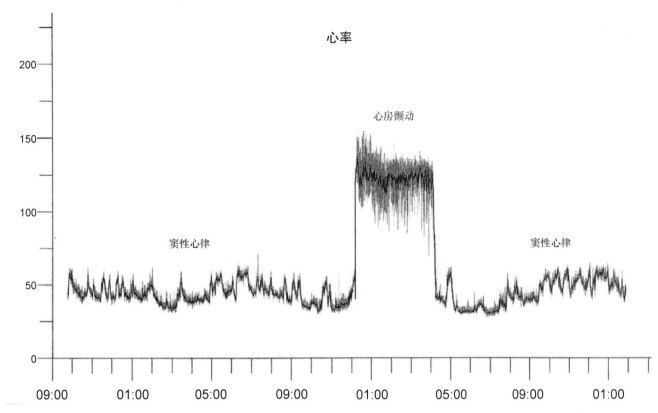

图 8.6　窦房结功能障碍和心房颤动　24 h 动态心率变化趋势显示，心房颤动持续发作期间窦性心动过缓（平均窦率＜ 50 次 / 分）与快速心室率（平均＞ 120 次 / 分）交替。该患者需起搏治疗以预防症状性心动过缓，并允许使用药物治疗来控制心动过速

身不是结构性心脏病的标志，但非呼吸性窦性心律不齐的患者可能年龄较大，并患有潜在的心脏病。所有窦性心律不齐（呼吸性或非呼吸性）均未显示 SND。此外，可在下壁导联中观察到窦性 P 波形态随呼吸变化，但不应与心房游走心律混淆，后者与呼吸无关，因此不是相位性的。

　　室相性窦性心律不齐是一种异常节律，发生于窦性心律合并高度或完全性房室传导阻滞。其特征是，包含 QRS 波群的 P-P 间期较短，不包含 QRS 波群的 P-P 间期较长（图 8.7）。该机制尚不明确，可能与心室机械性收缩的影响有关：心室收缩使窦房结的供血得到改善，窦房结的自律性增高。室相性窦性心律不齐并非病理性心律失常，不应与房性期前收缩或窦房阻滞相混淆。

心房游走心律

　　心房游走心律的特点是有多个不同形态的 P 波，其频率相对正常或缓慢，是由优势起搏位点在窦房结以及心房和房室交界部位潜在的起搏位点之间转换造成。几次心搏中起搏位点逐渐转换，每次只有一个起搏位点激动从而控制心律。除了 P 波形态变化外，起搏位点的游走通常导致 PR 间期（取决于其与 AVN 的距离）和 R-R 间期的改变。根据定义，心房游走心律必须具有至少三种明显不同形态的 P 波，且心室率小于 100 次 / 分。心房游走心律是一种正常现象，通常由迷走神经张力变化引起，可发生于年轻的健康受试者和运动员，尤其在睡眠或迷走神经紧张时，但也见于 SND 患者。心房游走心律很少有临床症状。

电生理检查

电生理检查的作用

　　窦房结功能障碍的诊断通常根据临床和心电图表现，并且可以决定后续治疗。如果可以证实心电图与症状和 SND 相关，则无需介入检查。同样，无症状 SND 患者也无需电生理检查，因为无治疗指征。然而，对于有症状且长期监测未发现心律失常的 SND 患者，电生理检查对评估窦房结功能很重要。这些情况下，电生理检查可以提供信息以指导合适的治疗。对于整体窦房结功能评估，最有效的评价措施是结合阿托品、运动试验和窦房结恢复时间（sinus node recovery time，SNRT）。

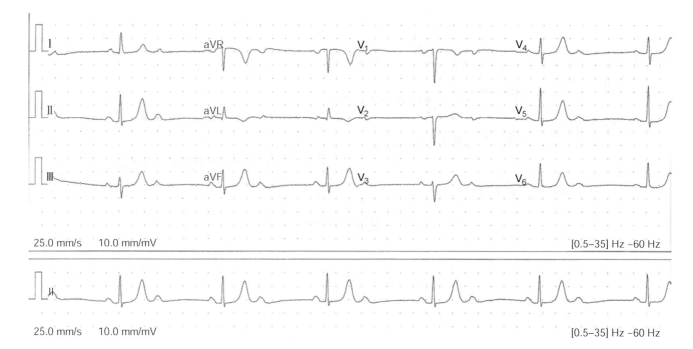

图 8.7 **室相性窦性心律不齐**。图示二度 2：1 房室传导阻滞的体表心电图。包含 QRS 波的连续窦性 P 波间期短于无 QRS 波的连续窦性 P 波间期

窦房结恢复时间

窦房结是典型的自律性结构。自律性具有自动去极化、超速抑制、超速起搏后温醒（例如，逐渐恢复至基础窦性周长）的特征。SNRT 是超速起搏结束至窦房结功能恢复的时间，主要表现在体表心电图上起搏后窦性 P 波。临床上，SNRT 用于测试窦房结自律性。

测量技术

起搏点 在高位右心房、靠近窦房结处起搏，以减少传入和传出窦房结的时间。

起搏周长 窦房结恢复时间最好通过多个起搏周长测量。开始时起搏周长刚好短于窦性周长。休息 1 min 后，逐渐缩短起搏周长（以 50 ～ 100 ms 减少）重复进行，直至达到 300 ms 的起搏周长（PCL）。

起搏持续时间 每一次起搏持续 30 或 60 s。健康个体中，起搏持续时间超过 15 s 对 SNRT 无明显影响，但 SND 患者在长时间起搏后会出现明显抑制。此时建议每个起搏周长采取不同起搏时间（30、60 或 120 s），以保证窦房结传出阻滞不掩盖真正的 SNRT。

测量方法

几个间期可以用来测量 SNRT[37]。

窦房结恢复时间 SNRT 是在特定起搏周长下，最后一次起搏心搏到第一个窦性心律恢复的最长间期。通常情况下，SNRT 小于 1500 ms，不同测定时间可能有 250 ms 以内的波动（图 8.8）。当基础窦性周长较短时，SNRT 也趋向于更短，因此需要推荐多个校正方法。

校正 SNRT 校正的 SNRT 等于 SNRT 减去基础窦性周长。校正 SNRT 一般为 350 ～ 550 ms，最常使用 500 ms（图 8.8）。然而窦性心律较慢时使用校正可能会出现异常结果。例如，缓慢型心律失常患者，窦性周长为 1500 ms，SNRT 为 2000 ms，校正 SNRT 为 500 ms。对于严重缓慢心律失常患者，异常未校正 SNRT 2000 ms 更为准确。实际上，不需要 SNRT 就可完成临床诊断。

最长 SNRT 最长 SNRT 是在任何起搏周长时最后一个起搏心搏至第一个窦性搏动恢复的最长间期。

SNRT 和窦性周长比值 正常个体中，［（SNRT/窦性周长）×100%］的比值低于 160%。

总恢复时间 心房起搏终止后，应该分析随后搏动恢复至基础窦性周长的模式。可存在多种模式，总恢复时间等于回到基础窦性周长的时间（正常总恢复时间小于 5 s，通常在第 4 ～ 6 个搏动才恢复）

继发性停搏 通常情况下，超速起搏停止后，可见窦性周长逐渐缩短至基础窦性周长，通常需要几个心搏。完全恢复前可观察到恢复周长的有限振荡，尤

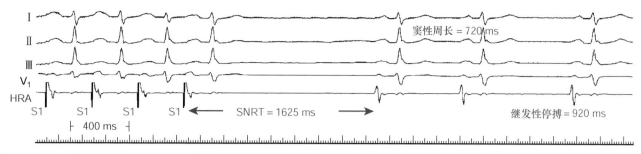

图 8.8　窦房结恢复时间　体表心电图导联和高位右心房（HRA）记录显示在一阵心房起搏结束后，窦房结自律性被抑制。第一个窦房结恢复时间（SNRT）异常延长至 1625 ms。基础窦性周长（CL）是 720 ms，校正 SNRT（1625 － 720 ＝ 905 ms）也延长。另外，在两次窦性搏动后出现了继发性停搏

其是起搏频率较快时。继发性停搏定义为 SNRT 之后，窦性周长在最初缩短后出现不可预料的周长延长（图 8.8）。窦房结恢复过程中出现突然或显著的继发性停搏是异常的。不同程度的窦房传出阻滞是延长停搏的主要机制，次要原因为窦房结自律性抑制。两者可以且常常并存。然而，继发性停搏可以是快速起搏引起低血压所致的正常反射，或者是长时间充盈后出现第一个恢复心搏时对压力超调的反应。这些继发性停搏提示存在 SND，而且常出现在快速心房起搏后，超速起搏心率应达 200 次 / 分。

窦房结恢复时间的局限性

除外自律性，许多因素可以影响 SNRT 的测量，包括起搏点到窦房结的距离、起搏点至窦房结的传导时间、窦房结至起搏点的传导时间，以及窦房结的传入和传出时间。快速心房起搏时窦房结传入阻滞，可导致更短的 SNRT，然而起搏停止后窦房结传出阻滞可导致 SNRT 明显延长。此外，有时因房性异位起搏或者交界性逸搏先于窦性搏动，使得 SNRT 无法测量。

当递增性起搏频率加快时 SNRT 变短，或当多次进行固定频率起搏时 SNRT 有显著变化（大于 250 ms），此时应考虑存在不同程度的房-结阻滞。

尽管存在以上局限性，对于检测窦房结自律性，SNRT 可能是最好且使用最广泛的方法。最长 SNRT 和校正 SNRT 与年龄无关。药物去神经化后（见后文）评估校正 SNRT 可以提高检测灵敏度。

窦房结功能障碍患者的窦房结恢复时间

SND 患者中，单次 SNRT 测量的敏感度为 35%。应用不同起搏频率记录多个 SNRT，灵敏度可提高至 85% 以上，同时记录分散和总恢复时间，特异度可达 90% 以上。疑似 SND 患者中，35% ～ 93% 可出现 SNRT 或校正 SNRT 延长（取决于研究人群）。此概率在窦性心动过缓患者中最低。校正 SNRT 显著异常

通常出现在有症状患者中，而且这些患者存在窦房阻滞或快-慢综合征的证据。

对 SND 患者，发生窦房结最大抑制时的起搏周长无法像健康个体那样可以预测，容易受起搏时间的影响。然而，如果存在窦房传入阻滞，最大抑制可能出现于相对较长的起搏周长。如果最长 SNRT 出现在起搏周长大于 600 ms 时，正常数值也可提示存在窦房传入阻滞。这种情况下，正常 SNRT 评估窦房结自律性是不可靠的。事实上，最长 SNRT 出现在起搏周长大于 600 ms 本身就是 SND 的标志。

显著继发性停搏是 SND 的另一表现，偶尔见于 SNRT 不延长时，机制是窦房阻滞。大约 69% 的继发性停搏患者存在窦房传出阻滞的临床证据，并且 92% 的窦房传出阻滞患者表现出明显的继发性停搏。

窦房传导时间（SACT）

即使窦房结是主导心脏起搏点，因为其除极幅度很低，体表心电图或标准心内记录上都看不到窦房结冲动起始或传导。因此，通常间接评估窦房结功能。当心房肌除极速度和时间顺序正常——即所谓正常窦性节律，可假定窦房结功能正常。在正常窦性节律中心房节律被认为与窦房结节律一致。然而，冲动从窦房结到心房的传导时间不能确定。几种方法可用来评估 SACT，包括间接法（Strauss 和 Narula 法）或直接记录窦房结电图。信号平均心电图技术可用作非侵入性测量 SACT。

直接记录

约 50% 患者使用高增益非滤波电图直接记录窦房结除极化。常使用 0.5 ～ 1.5 mm 电极间距离的导管。导管直接放在上腔静脉-右心房交界处，或者导管在右心房打一个弯，将导管头端置于上腔静脉与右心房交界处。优化滤波设置能够帮助减少基线漂移（0.1 ～ 0.6 Hz 至 20 ～ 50 Hz），信号增益设置为

50 ～ 100 mV/cm。

SACT 为局部心电图上起搏点前电位与快速心房转折起始点之间的间期（图 8.9）。当 SACT 正常时，可见一个平滑上升的斜坡融入心房电图。当 SACT 延长时，在快速心房转折之前可以看见更多窦房结电位。当见到完整的窦房结电图未传到心房，则认为出现了窦房阻滞。

局部区域可以记录到窦房结电图，心房超速起搏中会伴随上斜电位的丢失。另外，颈动脉窦按摩、诱发停搏后、超速抑制后停搏期间窦房结电图持续存在也是重要证据。

Strauss 技术

Strauss 技术采用心房期前刺激来评估 SACT。基础窦性搏动设置为 A_1。每 8 ～ 10 个 A_1 后发放一个逐渐提前的心房期外刺激（atrial extrastimuli，AES）（A_2），同时测定恢复搏动（A_3）的时间。Strauss 方法是整个电生理检测的重要部分，窦性心律中可以提供传导系统不应期或发现可能存在的房室结双径路或旁路。窦房结对 AES 的反应可分为 4 个区。SACT 只能在重整区被测量。

Ⅰ区：碰撞区 此区（也指干扰区或非重整区）定义为 A_2-A_3 间期呈完全代偿时 A_1-A_2 间期的范围（图 8.10）。非常长的 A_1-A_2 间期（A_2 落在窦性周长

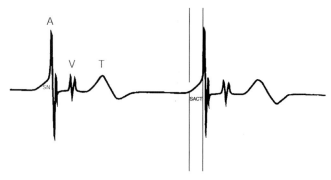

图 8.9 窦房传导时间（SACT）的直接测量。 图示窦房结电图，窦房结电图上可以判别右心房上部除极（A）、心室除极（V）、T 波（T）和窦房结电位（SN）。第二次搏动时，2 个参考线分别标注在开始显现窦房结电位的点和心房激动的起始点处，SACT 是这两条参考线间的间期。（From Reiffel JA，Gang E，Gliklich J，et al. The human sinus node electrogram：a transvenous catheter technique and a comparison of directly measured and indirectly estimated sinoatrial conduction time in adults. Circulation. 1980，62：1324-1334.）

的后 20% ～ 30%）通常导致 AES（A_2）同自发窦性冲动（A_1）相碰撞。窦性起搏点及随后的窦性搏动（A_3）因此不被 A_2 影响，也就是发生了一个完全代偿间歇 [即 A_1-A_3 = 2×（A_1-A_1）]。

Ⅱ区：重整区 发生窦性起搏重整时导致非完全性代偿间歇，这时 A_1-A_2 间期的范围被称为重整

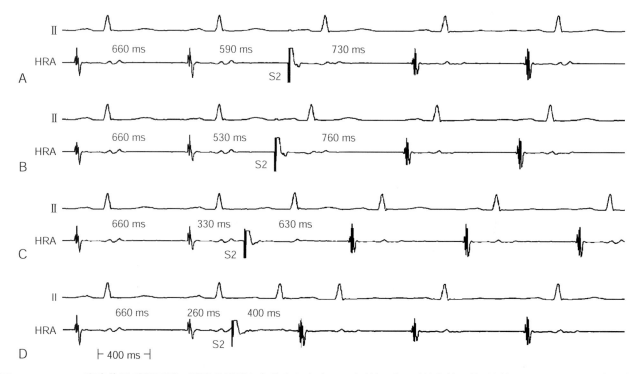

图 8.10 Strauss 窦房传导时间区域。 图示Ⅱ导联和高位右心房（HRA）的记录，可见窦性心律（周长，660 ms）时发放的单个期外刺激（S），相对于前一窦性复合波而言联律间期逐渐缩短。相对于无期外刺激时的 P 波时间，随后出现的窦性 P 波时间决定了分区效应：（A）碰撞区；（B）重整区；（C）插入区；D. 折返区。详见下文

区（图 8.10）。较短的 A_1-A_2 间期侵入窦房结导致其周期重整，结果停搏呈不完全性代偿间期——A_1-A_3 ＜ 2×（A_1-A_1），但没有改变窦房结的自律性。此区通常较长（占窦性周长的 40% ～ 50%）。对大多数患者，整个Ⅱ区 A_2-A_3 间期保持不变，且在曲线上表现为平台，因为当 A_2 侵入并重整窦房结时，并没有改变窦房结的自律性。因此，A_2-A_3 间期应该等于自发性窦律周期（A_1-A_1）加上 AES（A_2）进入和传出窦房结的时间。因此，A_2-A_3 间期与 A_1-A_1 间期的差值可被用来评估总 SACT（图 8.11）

传统观点认为，冲动传入窦房结和传出窦房结的时间是相等的 [即 SACT ＝（A_2-A_3 － A_1-A_1）/2]。然而，资料表明传入窦房结的时间短于窦房结传出的时间（图 8.11）。因此采用 Strauss 法评价 SACT 可能受刺激部位的影响；刺激部位至窦房结的距离越远，越有可能高估 SACT（因为传导通过更多干扰性的心房和结周围组织，这些时间也被计算在内）。SACT 的数值也受 AES（A_2）提前程度的影响；A_2 越提前，它越有可能侵入窦房结周围或心房不应期，从而减缓传入窦房结的速度。另外，过早 AES 常导致起搏点向窦房结周围潜在起搏点转移，因为邻近心房组织，所以能更早传至心房，从而缩短窦房结的传出时间。

尽管有上述局限，但从实践上看，假使刺激尽可能地接近窦房结，且在Ⅱ区出现真正平台时去测量，则 Strauss 方法是评价功能性 SACT 的合理方法。SACT 似乎独立于自发性窦性周长。然而，显著的窦性心律不齐会削弱 SACT 计算的有效性，因为不可能知道恢复周长是自发性振荡还是 AES 所致。为了消除窦性心律不齐的影响，每个联律间期需行多次检

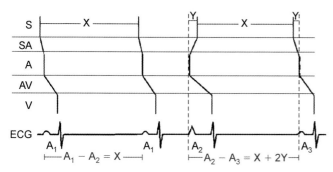

图 8.11　用 Strauss 方法计算窦房传导时间（SACT）。 基础窦性周长（A_1-A_2）等于 X。第三个 P 波代表心房期外刺激（A_2），即到达窦房结并使窦房结放电，并启动下一个窦性周长。因此，假定无窦房结自律性抑制，A_2-A_3 间期 ＝ X ＋ 2Y ms。因此，SACT ＝ Y ＝ [（A_2-A_3）－（X）]/2。AV，房室；ECG，心电图。（From Olgin JE，Zipes DP：Specific arrhythmias：diagnosis and treatment. In：Libby P，Bonow RO，Mann DL，Zipes DP，eds. Braunwald's Heart Disease：A Textbook of Cardiovascular Medicine. 8th ed. Philadelphia，PA：Saunders；2008：869.）

测。作为替代，在窦性心律下采用稍快于窦性频率的心房起搏代替正常窦律时的 AES（Narula 法，见后文）。然而，这种方法可引起窦房结自律性的抑制、起搏点迁移、窦房传入阻滞、窦律加速（如果起搏周长在窦性周长的 50 ms 之内），及窦房结动作电位缩短，可引起Ⅳ期过早除极；以上每一点都可能出现误导性结果。

个别患者随着 AES 的逐渐提前，A_2-A_3 间期逐渐延长，或在一个短的平台后逐渐延长（这两种情况下，仍然是不完全性代偿间期）。在Ⅱ区这种逐渐延长的 A_2-A_3 间期，可能是窦房结自律性的抑制引起，使得起搏点移至低频率潜在起搏部位，或因 A_2 侵入结周组织的不应期，导致窦房结传导时间的延长。因此推荐用前三个Ⅱ区测量 SACT，因为可以更少引起上述错误。分析 A_3-A_4 间期可认识窦房结自律性变化或起搏点的迁移，如果 A_3-A_4 间期长于 A_1-A_2 间期，可以提示窦房结自律性被抑制，因此计算出的 SACT 高于实际 SACT，需校正 SACT（此时 A_3-A_4 间期被用作基础窦性周长，与 A_2-A_3 间期比较）。

Ⅲ区：插入区　此区定义为当 A_2-A_3 间期小于 A_1-A_1 间期并且 A_1-A_3 间期小于 2 倍的 A_1-A_1 间期时的 A_1-A_2 间期范围（图 8.10）。窦周组织的相对不应期定义为第一次观察到不完全插入时的 A_1-A_2 偶联间期。有些学者把它作为窦房结不应期。这种情况下，A_3 代表 A_1 传出窦房结的延迟，但窦房结没有被影响。观察到完全性插入时的 A_1-A_2 偶联间期被定义为窦周组织最周边的有效不应期，因为窦性冲动从窦房结传出时未遇到不应期的组织。在这种情况下，（A_1-A_2）＋（A_2-A_3）＝ A_1-A_1，认为存在窦房结传入阻滞。

Ⅳ区：折返区　此区被定义为 A_2-A_3 间期小于 A_1-A_1 间期并且（A_1-A_2）＋（A_2-A_3）小于 A_1-A_1，同时心房激动顺序和 P 波形态等同于窦性搏动时的 A_1-A_2 间期范围。正常人群中单次窦房结折返活动的发生率大概为 11%。

Narula 法

Narula 法测定 SACT 比 Strauss 技术简单，用稍快于窦率的心房起搏（10 次 / 分以上），代替心房期前刺激作为 A_2。假设这种心房起搏可在无明显超速抑制的情况下使窦房结除极，然后采用与 Strauss 法一样的公式计算 SACT。实施 Narula 法快速简单，但仅能提供 SACT 信息，而不能提供有关房室传导的信息。

Kirkorian-Touboul 法

Strauss 法是在正常窦律下，使用逐渐提前的

AES 来评价 SACT。与之相反，Kirkorian-Touboul 法在 8 个固定频率的房性起搏后，使用逐渐提前的 AES，可在不依靠基础窦性周长的情况下检测 SACT，因为基础窦性周长可有一定的变化。该方法有一定的优势，尤其在同一基础频率下研究药物的影响时，但相比于其他方法，应用不够广泛。

窦房结功能障碍患者的窦房传导时间

正常的 SACT 为 45 ~ 125 ms。无论患者是否有 SND，直接和间接测量的 SACT 有很好的相关性。然而，SACT 不是 SND 敏感的指标，尤其在孤立性窦性心动过缓的患者。SACT 延长仅出现在 40% 的 SND 患者中，更常见于（78%）窦房传出阻滞或快-慢综合征的患者。窦性停搏的患者，校正 SNRT 不正常比 SACT 不正常更为常见（80% vs. 53%）。SACT 与基础窦性周长直接相关，窦房结不应期与驱动周长直接相关。

药物效应

自主神经阻断剂（固有心率）

自主神经阻断剂是用以评估 SND 的使用最广泛的干预药物，可用来检测固有心率。可通过注射阿托品 0.04 mg/kg 和普萘洛尔 0.2 mg/kg（或阿替洛尔 0.22 mg/kg）实现自主神经的完全阻断。所产生的固有心率代表窦房结心率且不受自主神经影响。正常的固有心率是年龄相关的，并可通过下面的公式计算：固有心率（次 / 分）= 118.1 -（0.57× 年龄）。对年龄小于 45 岁的人群，正常值为 ±14%，对年龄大于 45 岁的人群，正常值为 ±18%，对所有年龄的女性固有心律要减少 5 次 / 分。低固有心率与内源性 SND 一致。当 SND 患者的固有心率正常时，提示 SND 是外源性的，由异常的自主神经调控。应用自主神经阻断剂阿托品和普萘洛尔也可以引起校正 SNRT 以及窦性周长、SACT 缩短。

阿托品

正常窦房结对阿托品的反应是心率加快超过 90 次 / 分和大于基础心率的 20% ~ 50%。对内源性 SND 患者，阿托品诱导的心率加速通常比较迟钝。应用 0.04 mg/kg 的阿托品后窦性心律未升高到预期的固有心率，可诊断为窦房结自律性受损。阿托品（1 ~ 3 mg）显著缩短 SNRT 以及大多数情况下的校正 SNRT。阿托品也可使快速起搏终止后的明显振荡现象消失。正常个体中，阿托品偶尔可导致起搏停止后交界区逸搏心律出现在窦性逸搏之前（尤其是临界

低窦性心率的年轻男性），但更常见于 SND 患者。出现这种情况，是因为交界区逸搏心律通常很短暂（持续仅几个心搏）。持续的交界区节律和窦性心率不能增加提示 SND。无论是否使用普萘洛尔，阿托品都缩短 SACT（与其对窦率的影响无关）。

普萘洛尔

普萘洛尔（0.1 mg/kg）可使正常人的窦性周长增加 12% ~ 22.5%，SND 患者对普萘洛尔有相似的变时性反应，表明大多数 SND 患者的交感张力或反应是完整的。普萘洛尔可使约 40% 的 SND 患者 SNRT 增加 160%，并使大多数 SND 患者的 SACT 升高。这些效应的机制不明。这些效应对正常人影响轻微。

异丙肾上腺素 / 肾上腺

异丙肾上腺素（1 ~ 3 μg/min）或肾上腺素 [0.05 μg/（kg·min）] 可使正常人的窦性频率至少提高 25%。对异丙肾上腺素反应不佳与对运动的变时性反应迟钝相关，这在一些 SND 患者中可观察到。

地高辛

在临床诊断为 SND 的患者，地高辛缩短 SNRT 或校正 SNRT，原因可能为随之发生的窦房结传入阻滞增加窦周组织的不应期。

维拉帕米和地尔硫草

维拉帕米和地尔硫草对正常人的 SNRT 和 SACT 影响轻微。对 SND 患者的影响还没有研究，但预计使 SND 加重。

抗心律失常药

普鲁卡因胺、奎尼丁、美西律、屈奈达隆、胺碘酮对已存在 SND 患者的窦房结功能有不良影响。最常遇见的问题是严重的窦性心动过缓和窦性停搏。胺碘酮最易导致 SND，甚至使既往没有 SND 证据的患者出现严重的 SND。通常，其他药物对正常人的窦房结功能影响轻微。

处理原则

急性期处理

尽管安装起搏器是治疗有症状 SND 的主要方法，但治疗第一步是判断 SND 是否是短暂或可逆的。应该在置入永久起搏器之前，考虑停用任何可疑药物、纠正电解质紊乱、治疗导致 SND 的任何外在病因（如阻塞性睡眠呼吸暂停、甲状腺功能减退、低氧

血症）。另外，特殊临床状况下发生的 SND 应该被记录分析，如高迷走张力引起的窦性心动过缓或窦性停搏。因为 SND 的短暂特性，以及症状与迷走神经刺激引起的特殊临床状况相关，例如呕吐、咳嗽、恶心、气管插管、置入胃管、气道吸引、神经心源性晕厥，因此高迷走张力经常被认为是 SND 的病因之一。高迷走张力导致的 SND 可被阿托品纠正，但仅是有症状的患者才需要治疗[33, 38]。训练有素的运动员发生窦性心动过缓（低至 30 次 / 分）认为预后良好，不需要进一步诊断检查和治疗[34]。

药物治疗（阿托品、异丙肾上腺素）在置入起搏器前的短期紧急治疗是有效的。当心动过缓被认为是由一过性事件促发，例如电解质紊乱或药物中毒，经皮或经静脉的临时起搏对血流动力学不稳定的显著心动过缓十分必要，以在永久起搏器置入之前提供即时稳定的起搏支持。

慢性期处理

当排除或治疗所有可逆因素后，症状和 SND 心电图证据的相关性是治疗策略的重要内容。因为症状性心律失常的突发性，通常需要实时监护。对无症状心动过缓或窦性停搏的患者，长期预后是良好的，不必要治疗。对于不可逆的症状性 SND 患者，起搏器是主要治疗方法（框 8.3）。据报道，SND 是起搏器置入最常见的诊断，占新置入起搏器的 40% ～ 60%。

症状性快–慢综合征患者，起搏器置入被用于预防症状性心动过缓，也可用药物来控制心动过速（图 8.6）。这些患者血栓栓塞的风险增高，应给予长期抗凝治疗以预防卒中[38]。更重要的是，症状性阵发性心房颤动患者，心房颤动终止时会出现长的窦性停搏，此时心房颤动导管消融优于起搏器置入，因为导管消融可消除心律失常，以及对永久性起搏器的需要。

尚无口服药物可安全和有效地用于窦性心动过缓的长期治疗。变时性药物，如茶碱或氨茶碱，治疗效果有限。

起搏器装置和模式选择

一旦决定应用起搏器治疗，选择最合适的起搏器是最重要的。对于 SND 患者，单腔心房或心室起搏以及双腔起搏都能预防心动过缓。然而，每种类型起搏器都有各自的优点和缺点（框 8.4）[36]。

对正常房室传导的 SND 患者，采用单腔心房起搏（AAI）可以完成生理起搏。相比于双腔起搏器（DDD），AAI 起搏器具有以下几个优点：植入简

> **框 8.3　ACCF/AHA/HRS**
> **窦房结功能障碍置入永久起搏器的推荐**
>
> **Ⅰ 类**
> - 经证实的症状性心动过缓，包括引起症状的频繁窦性停搏
> - 有症状的变时功能不全
> - 因临床情况必须使用药物治疗而导致有症状的窦性心动过缓
>
> **Ⅱa 类**
> - 心率小于 40 次 / 分的 SND，显著的症状与心动过缓明显相关，但没有记录到心动过缓的实际出现
> - 无法解释晕厥原因，电生理检查发现或者证实临床上明显异常的窦房结功能障碍
>
> **Ⅱb 类**
> - 当清醒状态时，患者长期心率小于 40 次 / 分，而症状轻微
>
> **Ⅲ 类**
> - 无症状的 SND 患者
> - 症状类似心动过缓的 SND 患者，但症状出现时无心动过缓的记录
> - 因非必需药物治疗导致的症状性心动过缓的 SND

ACCF，美国心脏病学会基金会；AHA，美国心脏协会；HRS，心律学会；SND，窦房结功能障碍
Modified from Epstein AE, DiMarco JP, Ellenbogen KA, et al. 2012 ACCF/AHA/HRS focused update incorporated into the ACCF/AHA/HRS 2008 guidelines for device-based therapy of cardiac rhythm abnormalities: a report of the American College of Cardiology Foundation/American Heart Association Task Force on Practice Guidelines and the Heart Rhythm Society. J Am Coll Cardiol. 2013，61：e6-75.

> **框 8.4　HRS/ACCF**
> **SND 患者起搏器装置和模式选择的推荐**
>
> **Ⅰ 类**
> - SND 且房室传导正常的患者，DDD 或 AAI 优于 VVI
> - SND 患者，推荐双腔起搏，优于单腔心房起搏
>
> **Ⅱa 类**
> - 心率适应性起搏适用于有明显症状的变时功能不全患者，随访中需要重新评估
> - 对于 SND 且房室传导正常的患者，设置双腔起搏来最小化心室起搏能有效预防心房颤动
>
> **Ⅱb 类**
> - AAI 起搏推荐用于正常房室和心室传导的患者
> - 单腔 VVI 起搏可被推荐用于不需要频繁起搏的患者或患者存在明显合并症可能会影响生存及临床预后
>
> **Ⅲ 类**
> - 双腔起搏或单腔心房起搏不应用于永久或长程持续心房颤动且无法恢复或维持窦性心律的患者

AAI，单腔心房起搏；ACCF，美国心脏病学会基金会；AF，心房颤动；AV，房室；DDD，双腔起搏；HRS，心律学会；SND，窦房结功能障碍；VVI，单腔心室起搏
Modified from Gillis AM, Russo AM, Ellenbogen KA, et al. HRS/ACCF expert consensus statement on pacemaker device and mode selection. J Am Coll Cardiol. 2012，60：682-703.

单，电极移位风险低，更低的初始费用，避免右心室起搏。然而，不像双腔起搏系统，当房室阻滞发生时 AAI 起搏器不能预防室性心动过缓。SND 患者中，高度房室传导阻滞需要心室起搏的发生率，在最初起搏器置入时房室传导看似正常的患者中估计为每年 0.6%～1.8%，但是在那些就诊时完全束支传导阻滞或双束支阻滞的患者中则显著升高（每年 7%）。最近报道，9.3% 的 SND 患者和单腔心房起搏患者在平均随访 5.4 年中需要升级至 DDD 系统（每年 1.7%），主要原因是有症状的房室阻滞或心房颤动伴慢心室反应，尽管经过了仔细的患者选择。高达 16.7% 的患者中，这种再次手术的并发症风险增加。高龄和左心房增大是系统升级的预测因素[36]。

即使 DDD 起搏器能维持房室同步，并且预防任何原因的心动过缓，但是不必要的右心室起搏发生率增高，使很多患者的血流动力学恶化。因此，置入哪种系统通常基于临床医师的经验和基线房室传导异常的证据。

即使在美国 AAI 起搏系统被认为适合于没有房室或室内传导异常证据的年轻 SND 患者，但在 SND 患者中 DDD 起搏器通常优于单腔心房起搏器，因为考虑到逐渐进展的房室阻滞和起搏器升级的需要，以及缺乏证据显示 AAI 起搏比 DDD 起搏有长期的临床获益。另外，在起搏器治疗之前存在房室传导异常证据的患者（高达 20% 的 SND 患者），不适合单腔心房起搏。

另一方面，单腔心室起搏（VVI）在 SND 患者中作用有限，因为有以下缺点，包括缺乏房室同步、右心室起搏比例高、心室不同步，以及心房颤动、卒中和心力衰竭的风险增加。然而，备用 VVI 起搏，适合于静卧患者，以及那些有显著合并症和临床预后差的患者，或不需要频繁起搏的患者（如颈动脉窦过敏）[36]。

起搏器综合征

房室不同步或不理想的房室同步能够引起心排血量显著减少，特别对失去心房收缩导致的心室充盈不良敏感的患者，例如心室顺应性下降和舒张功能受损（由于高龄或高血压、心室肥厚或限制型心肌病）及二尖瓣狭窄的患者。心房收缩抵抗关闭的二尖瓣和三尖瓣（完全的室房逆向传导会进一步加重）能引起颈部（大炮波）或腹部不适的搏动、头痛、咳嗽和下颌痛，左心房压和左心室充盈压升高引起血浆心房钠尿肽和 B 型钠尿肽（有效的外周静脉和动脉血管扩张剂）升高。此外，心排血量下降会反射性引起交感神经激活[36]。

房室不同步导致的不稳定的血流动力学可以引

起一系列症状（包括疲劳、虚弱、运动耐力下降、胸部不适、呼吸困难、意识模糊、头晕、晕厥），即起搏器综合征。起搏器综合征可以发生于任何起搏模式中，但最常见于存在窦性心律的 VVI 起搏模式患者（据报道高达 83%）。25%～30% 的症状严重患者需要 VVI 升级至 DDD[40]。

最小化右心室起搏

由于心脏异常激动顺序和心室不同步，高比例右心室起搏（大于 40%）可以导致心肌病和心力衰竭。即使是房室同步起搏模式，由于心室同步不良和收缩障碍，频繁心室起搏也会增加心房颤动风险和负荷。与心室起搏相比，心房或双腔起搏显著减少心房颤动（相对风险减少 18%～46%），同样卒中风险也显著降低[36, 41]。

因此最大程度减少不必要的右心室起搏是 SND 患者起搏治疗的一个目标。可通过程控延长房室间期或者关闭频率适应功能（在心室单腔起搏或双腔起搏器，由于过快的心房起搏心率导致过长的起搏 PR 间期或房室传导阻滞）。另外，现代起搏器可提供多种算法使自身心室激动优先，因此能减少不必要的右心室起搏的不良反应，包括房室间期自动搜索（AV search hysteresis，AVSH）和心室起搏管理（managed ventricular pacing，MVP）[42]。

房室间期自动搜索（AVSH）是使用最为广泛的算法，周期性搜索自身房室传导间期，逐渐延长房室间期至预先设定的最大值（可避免非生理性房室间期）。如果检测到自身的房室传导，房室间期延迟以优先自身的房室传导，否则，起搏器回到基线程控的房室间期。

MVP 算法通过心室监测提供有效 AAIR 起搏模式，房室阻滞发生时可从 AAIR 自动转换到 DDDR 模式。然而获益于 MVP 功能的一些患者中，由于显著延长的自身或起搏 PR 间期或心动过缓产生不适症状。严重的一度房室传导阻滞可加重心力衰竭症状。甚至在健康成人中，PR 间期延长与心房颤动和心力衰竭风险相关[43]。此外，MVP 算法中的时间周期预先设计成短-长-短心室顺序，可能会在一些敏感患者中引起心律失常，因此使用这些功能需要个体化。

近来，一种新型起搏器模式结合心房预防性起搏、心房抗心律失常起搏（DDDRP）和 MVP 功能，可有效增加自身心室激动，减少不必要的右心室起搏。与标准的 DDDR 起搏模式比较，对心动过缓和阵发性或持续性心房快速性心律失常患者随访 2 年，这种模式使得逐渐发展至永久性心房颤动的风险减少 61%[44]。

心电图监测可产生很多出人意料的发现（如多种

房室间期；偶发 P 波既不能下传，也不能追踪）。这对回顾监测明确这些功能是否正确执行和解读，避免不必要处理（起搏器升级）使之正常运行十分重要。

频率适应功能

所有的现代起搏器都具有频率适应功能，在窦房结功能障碍的患者中模仿生理性的变时功能。应用一些参数评估代谢需要和心率需要来实现频率适应算法，包括：①加速器；②每分通气量；③闭环刺激。这些参数随着起搏器制造和模式的不同而有所差异。

最广泛应用的频率适应算法使用加速器外加压电传感器，根据胸腔运动的频率和幅度增加起搏心率。有些起搏器可以通过一个位于脉冲发生器和电极头端之间的快速、低幅的电流脉冲监测胸腔的阻抗来评估每分通气量（和氧耗量以及心排血量相关）。每分通气量改变起搏心率。闭环刺激算法通过测试右心室电极阻抗变化评估心脏交感神经活动，右心室电极阻抗与右心室收缩功能有关，反映交感神经活性的水平。心脏内阻抗增高（和心脏收缩力）用来反映心率增加的需求。重要的是，每一种功能都有自身的优点和缺点，不同生理情况下，没有哪一种方法能准确预测生理变时性反应或完全消除不必要起搏[36]。

虽然一些研究发现，对于提高变时功能不全患者的运动耐量，频率适应功能优于固定频率起搏，另一些研究提出高比例心房起搏与心力衰竭和心房颤动风险增加有关。另外，一些患者中，心房起搏可以导致 PR 间期过度延长或二度房室传导阻滞风险，这与较高比例的右心室起搏有关。此外，快速起搏频率，即使这个水平符合正常个体生理需要，但在缺血性心脏病或心力衰竭患者中有不利影响[45]。因此频率适应性起搏程序仅仅适合变时功能不全的对心率适应起搏有症状改善的患者，心率适应起搏程序的需求应该定期评估来帮助减少不适当的起搏。

模式转换功能

自动模式转换（automatic mode switching，AMS）功能重新设定起搏器从心房追踪（DDD 或 DDDR）到非追踪模式（VVI，VVIR，DDI，DDIR）来感知心房快速心律失常，当感知到正常心房活动，则重新转换回 DDD 或 DDDR 模式。当心房通道感知快速性房性心律失常或其他快速信号时，可避免快速心室起搏。

与设定的 AMS 频率相比，准确感知房性快速性心律失常取决于监测的房性心律失常频率、心房空白期和不应期，及程控的感知灵敏度。心房颤动伴有小振幅的心房电图、较慢的房性心动过速、心房扑动落入心房空白期可导致感知敏感度下降。另一方面，过度感知心室远场信号，或极罕见情况下感知肌电位可导致假阳性模式转换。当然，最理想的起搏程控需要彻底了解患者心律失常病史、心房电图振幅（窦性心律和快速房性心律失常）、心律失常发生中心房频率，以及特殊起搏器制造商和模式中使用的 AMS 功能特征[36]。

总的来说，AMS 功能的执行非常令人满意，这些程序提供的数据在 AMS 起始和持续间期通常被作为快速房性心律失常发生和负荷的可代替指标，可帮助指导抗心律失常干预的必要性和有效性或患者血栓事件风险的临床决策。如果临床决策完全基于这些发现，在 AMS 过程中对于储存的心内电图的分析和质疑则首先要证实这些算法的可靠性[36]。

参考文献

1. Sánchez-Quintana D, et al. Sinus node revisited in the era of electroanatomical mapping and catheter ablation. *Heart.* 2005;91:189–194.
2. Anderson RH, Yanni J, Boyett MR, et al. The anatomy of the cardiac conduction system. *Clin Anat.* 2009;22:99–113.
3. Murphy C, Lazzara R. Current concepts of anatomy and electrophysiology of the sinus node. *J Interv Card Electrophysiol.* 2016;46:9–18.
4. Ho SY, Sánchez-Quintana D. Anatomy and pathology of the sinus node. *J Interv Card Electrophysiol.* 2016;46:3–8.
5. Lau DH, Roberts-Thomson KC, Sanders P. Sinus node revisited. *Curr Opin Cardiol.* 2011;26:55–59.
6. Unudurthi SD, Wolf RM, Hund TJ. Role of sinoatrial node architecture in maintaining a balanced source-sink relationship and synchronous cardiac pacemaking. *Front Physiol.* 2014;5:446.
7. Nikolaidou T, Aslanidi OV, Zhang H, et al. Structure-function relationship in the sinus and atrioventricular nodes. *Pediatr Cardiol.* 2012;33:890–899.
8. Milanesi R, Bucchi A, Baruscotti M. The genetic basis for inherited forms of sinoatrial dysfunction and atrioventricular node dysfunction. *J Interv Card Electrophysiol.* 2015;43:121–134.
9. Monfredi O, Dobrzynski H, Mondal T, et al. The anatomy and physiology of the sinoatrial node—a contemporary review. *Pacing Clin Electrophysiol.* 2010;33:1392–1406.
10. Fedorov VV, Glukhov AV, Chang R. Conduction barriers and pathways of the sinoatrial pacemaker complex: their role in normal rhythm and atrial arrhythmias. *Am J Physiol Heart Circ Physiol.* 2012;302:H1773–H1783.
11. Stiles MK, et al. High-density mapping of the sinus node in humans: role of preferential pathways and the effect of remodeling. *J Cardiovasc Electrophysiol.* 2010;21:532–539.
12. Lou Q, et al. Upregulation of adenosine A1 receptors facilitates sinoatrial node dysfunction in chronic canine heart failure by exacerbating nodal conduction abnormalities revealed by novel dual-sided intramural optical mapping. *Circulation.* 2014;130:315–324.
13. Luo M, et al. Diabetes increases mortality after myocardial infarction by oxidizing CaMKII. *J Clin Invest.* 2013;123:1262–1274.
14. Wolf RM, et al. Atrial fibrillation and sinus node dysfunction in human ankyrin-B syndrome: a computational analysis. *Am J Physiol Heart Circ Physiol.* 2013;304:H1253–H1266.
15. Csepe TA, Kalyanasundaram A, Hansen BJ, et al. Fibrosis: a structural modulator of sinoatrial node physiology and dysfunction. *Front Physiol.* 2015;6:37.
16. Chang H-Y, et al. Sinus node dysfunction in atrial fibrillation patients: the evidence of regional atrial substrate remodelling. *Europace.* 2013;15:205–211.
17. Joung B, et al. Mechanisms of sinoatrial node dysfunction in a canine model of pacing-induced atrial fibrillation. *Heart Rhythm.* 2010;7:88–95.

18. Yeh Y-H, et al. Funny current downregulation and sinus node dysfunction associated with atrial tachyarrhythmia: a molecular basis for tachycardia-bradycardia syndrome. *Circulation*. 2009;119:1576–1585.

19. Lou Q, et al. Tachy-brady arrhythmias: the critical role of adenosine-induced sinoatrial conduction block in post-tachycardia pauses. *Heart Rhythm*. 2013;10:110–118.

20. O'Neal WT, et al. Chronotropic incompetence and risk of atrial fibrillation: the Henry Ford Exercise Testing (FIT) project. *JACC Clin Electrophysiol*. 2016;2:645–652.

21. Tellez JO, et al. Ageing-dependent remodelling of ion channel and Ca2+ clock genes underlying sino-atrial node pacemaking. *Exp Physiol*. 2011; 96:1163–1178.

22. Li G, et al. Atrial electrical remodeling in a canine model of sinus node dysfunction. *Int J Cardiol*. 2011;146:32–36.

23. Yanni J, et al. Changes in ion channel gene expression underlying heart failure-induced sinoatrial node dysfunction. *Circ Heart Fail*. 2011;4: 496–508.

24. Medi C, et al. Atrial electrical and structural remodeling associated with longstanding pulmonary hypertension and right ventricular hypertrophy in humans. *J Cardiovasc Electrophysiol*. 2012;23:614–620.

25. Dimitri H, et al. Atrial remodeling in obstructive sleep apnea: implications for atrial fibrillation. *Heart Rhythm*. 2012;9:321–327.

26. Nof E, Glikson M, Antzelevitch C. Genetics and sinus node dysfunction. *J Atr Fibrillation*. 2009;1:328–336.

27. Park DS, Fishman GI. The cardiac conduction system. *Circulation*. 2011; 123:904–915.

28. Brugada J, et al. Pharmacological and non-pharmacological therapy for arrhythmias in the pediatric population: EHRA and AEPC-Arrhythmia Working Group joint consensus statement. *Europace*. 2013;15: 1337–1382.

29. Chiang DY, et al. Loss-of-function SCN5A mutations associated with sinus node dysfunction, atrial arrhythmias, and poor pacemaker capture. *Circ Arrhythm Electrophysiol*. 2015;8:1105–1112.

30. Verkerk AO, Wilders R. Pacemaker activity of the human sinoatrial node: an update on the effects of mutations in hcn4 on the hyperpolarization-activated current. *Int J Mol Sci*. 2015;16:3071–3094.

31. Ishikawa T, et al. Novel mutation in the α-myosin heavy chain gene is associated with sick sinus syndrome. *Circ Arrhythm Electrophysiol*. 2015;8: 400–408.

32. Khairy P, et al. PACES/HRS Expert Consensus Statement on the Recognition and Management of Arrhythmias in Adult Congenital Heart Disease: developed in partnership between the Pediatric and Congenital Electrophysiology Society (PACES) and the Heart Rhythm Society (HRS). *Heart Rhythm*. 2014;11:e102–e165.

33. Sheldon RS, et al. Heart Rhythm Society expert consensus statement on the diagnosis and treatment of postural tachycardia syndrome, inappropriate sinus tachycardia, and vasovagal syncope. *Heart Rhythm*. 2015;12:e41–e63.

34. Uberoi A, et al. Interpretation of the electrocardiogram of young athletes. *Circulation*. 2011;124:746–757.

35. Jensen PN, et al. Incidence of and risk factors for sick sinus syndrome in the general population. *J Am Coll Cardiol*. 2014;64:531–538.

36. Gillis AM, et al. HRS/ACCF expert consensus statement on pacemaker device and mode selection. *J Am Coll Cardiol*. 2012;60:682–703.

37. Graff B, et al. Electrophysiological features in patients with sinus node dysfunction and vasovagal syncope. *Arch Med Sci*. 2011;7:963–970.

38. Epstein AE, et al. 2012 ACCF/AHA/HRS focused update incorporated into the ACCF/AHA/HRS 2008 guidelines for device-based therapy of cardiac rhythm abnormalities: a report of the American College of Cardiology Foundation/American Heart Association Task Force on Practice Guide. *Circulation*. 2013;127:e283–e352.

39. Chen YW, et al. Pacing or ablation: which is better for paroxysmal atrial fibrillation-related tachycardia-bradycardia syndrome? *Pacing Clin Electrophysiol*. 2014;37:403–411.

40. Kirkfeldt RE, Andersen HR, Nielsen JC. System upgrade and its complications in patients with a single lead atrial pacemaker: data from the DANPACE trial. *Europace*. 2013;15:1166–1173.

41. Auricchio A, Ellenbogen KA. Reducing ventricular pacing frequency in patients with atrioventricular block. *Circ Arrhythm Electrophysiol*. 2016; 9:e004404.

42. Botto GL, et al. Managed ventricular pacing compared with conventional dual-chamber pacing for elective replacement in chronically paced patients: results of the Prefer for Elective Replacement Managed Ventricular Pacing randomized study. *Heart Rhythm*. 2014;11:992–1000.

43. Magnani JW, et al. Electrocardiographic PR interval and adverse outcomes in older adults: the Health, Aging, and Body Composition study. *Circ Arrhythm Electrophysiol*. 2013;6:84–90.

44. Padeletti L, et al. New-generation atrial antitachycardia pacing (reactive ATP) is associated with reduced risk of persistent or permanent atrial fibrillation in patients with bradycardia: results from the MINERVA randomized multicenter international trial. *Heart Rhythm*. 2015;12: 1717–1725.

45. Swedberg K, et al. Ivabradine and outcomes in chronic heart failure (SHIFT): a randomised placebo-controlled study. *Lancet (London, England)*. 2010;376:875–885.

9

房室传导异常

刘璐　靳慧君　袁芷丹　译　张树龙　校

房室交界部的解剖及生理

结间及房内传导

　　有证据显示，冲动在窦房结到房室结之间存在优势传导，也就是说，结间传导速度在心房内某些部位要快于其他部位。然而，这种优势结间传导是否因纤维方向、大小或是形状的不同引起，还是结间存在特殊的优势传导路径目前还有争议。很多人认为从窦房结到房室结有三条优先解剖传导通路：前、后、中传导通路。但是，超微结构证据显示肌细胞快速传导的离散带是分离的，更可能的是优先传导是发生在肌束上而不是离散的结间束，这些结间组织群最好称为结间心房肌而不是神经束，因为它们并不是组织学上可识别的特殊的神经束，而只是普通的心房肌。此外，详细的电解剖激动图并没能显示更快的传导通路存在[1]。

　　前"结间通路"起源于窦房结边缘，向前绕过上腔静脉进入房间隔，分为两束，一束传导左心房（Bachmann 束），另一束沿着房间隔下行到达房室结上缘。Bachmann 束是一较大的平滑肌束，优先传导从右心房到左心房的心脏冲动。它连接升主动脉后的前上段的右心房和左心房，刚好在心外膜下，并被认为是在窦性心律下左心房激活的优先途径。组织学上，Bachmann 束具有心房肌的特征，这个特征也被认为是最主要的，但不是独自的心房传导路线[2]。其余 3 种心房间传导路径描述如下：心房表面下的肌束靠近冠状窦，卵圆窝的越隔纤维，以及位于右肺动脉瓣（PVS）附近[3-4]。

　　中"结间通路"起源于窦房结的上后缘，沿上腔静脉后侧到达房间隔间嵴，然后沿房间隔下行到达房室结上缘。后"结间通路"起源于窦房结后缘，向后绕过上腔静脉，沿界嵴到欧氏嵴，然后从冠状窦上方进入房间隔，与房室结合部汇合。三条通路都有一些纤维绕过房室结嵴进入更远端部分。

中心纤维体

　　心脏骨架由四个致密结缔组织环组成，并且围绕着房室管（二尖瓣和三尖瓣）延伸到主动脉和肺动脉干的起始部位。主动脉瓣在各瓣膜中占有中心位置。在主动脉瓣和主动脉瓣中部之间的三角形是右三角肌纤维，代表心脏骨架最厚最强的部分（图 9.1），右三角肌纤维与膜性间隔共同构成中心纤维体。室间隔膜是中心纤维体的延续，附着在肌肉性室间隔上。膜质的隔膜在其右侧被三尖瓣的附着物所交叉，隔膜被分为房室和室间组件。

　　二尖瓣环与主动脉环的另一个连接出现在左侧纤维三角区，锚定二尖瓣环的前内侧区到左冠状动脉尖

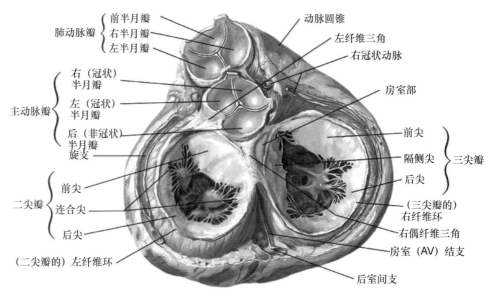

舒张状态的心：切去心房心底面观

图 9.1　心脏构架。（From Netter Images［www.netterimages.com］with permission.）

部底。左侧纤维三角比右侧纤维三角实质性差。一个硬而宽的纤维幕（通常被称为主动脉幕）从左右纤维三角延伸到二尖瓣小叶前面，支撑主动脉瓣小叶。主动脉二尖瓣连续性是指非冠状动脉和左冠状动脉和二尖瓣前叶内侧部分的纤维连续性。

Todaro 腱作为隔膜的延伸是一条连接中心纤维体的纤维带。它斜行于卵圆窝和冠状静脉窦口，穿过欧氏嵴并与下腔静脉的瓣膜相连。

中心纤维体起着电隔离心房和心室的作用，但在房室传导系统的穿透位置除外。

Koch 三角

Koch 三角位于间隔，并构成右心房肌性房室间隔的心内膜面。致密房室结位于右心房心内膜的正下方，Koch 三角的顶点，向前至冠状窦口，正好位于三尖瓣隔瓣插入点上方，经 Todaro 肌腱汇集到中心纤维体。略微向前向上，是希氏束通过中心纤维体和房室间隔膜部后方穿透房室交界区的地方（图 9.2）。

值得注意的是，房间沟移位到了室间沟的最左边，并且房室瓣不是等平面的（三尖瓣的附属物进入中心体的最前面与二尖瓣有几毫米相邻区域）。因此房室交界真正的间隔部分（右心房左心室沟）将右心房的中下部位从左心室的后上分离出来（三尖瓣右上方左侧位于二尖瓣下方）。因此 Koch 三角可以认为是房室肌间隔的右心房侧。

房室结

房室结（AVN）是一个心房内的结构，成人的房

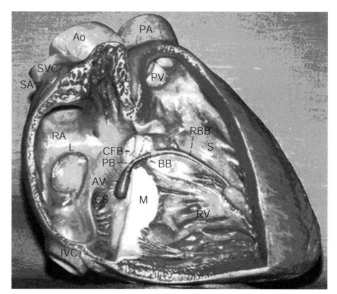

图 9.2　右心房（RA）的右侧视图。 Ao，主动脉；BB，希氏束，分支部分；CS，冠状窦；CFB，中央纤维体；IVC，下腔静脉；L，卵圆窝缘；M，内侧（间隔）小叶三尖瓣；PV，肺动脉瓣；RBB，右束支；RV，右心室；S，室上嵴隔带；SA，窦房结；SVC，上腔静脉；PA，肺动脉。（From Saffitz J，Zimmerman F，Lindsay B. In：Braunwald E，McManus BM，eds. Atlas of Cardiovascular Pathology for the Clinician. Philadelphia，PA：Wiley-Blackwell；2000：21，with permission.）

室结大约 5 mm 长、5 mm 宽、0.8 mm 厚。房室结在右心房内膜正面、Koch 三角顶部，位于冠状窦口前方，正好在三尖瓣隔瓣插入部上方，Todaro 腱与中心纤维体汇合处。再稍微靠前上部希氏束穿越中心纤维体进入房室交界处和膜性房室间隔的后部。致密房室结的一边与中心纤维体毗邻，但其他面通过纤维组织绝缘而紧邻心房肌。向下到达 Koch 三角的基底，紧

密的 AVN 区被分为 2 个延伸（向左向右），供应血管通常穿行在两区之间。两个分叉分别指向二尖瓣和三尖瓣，右下方的延伸区已被认为与房室结折返性心动过速（AVNRT）环路的慢路径有关[2, 6-7]。

正常的房室交界区被分为几个区域：过渡细胞区（是从心房工作细胞到房室结）、致密房室结和希氏束的贯穿部分。房室结和周结区至少有三种不同电生理细胞区：房结区（AN）、结区（N）和结希区（NH）。房结区对应过渡区细胞，在心房细胞后很快被激活[6-7]。结区相当于过渡区细胞与中结区细胞结合，结区细胞是最典型的结细胞，比心房肌细胞小，紧密排列，经常交织在一起。房室结的中心结区的钠离子通道的密度比房结区和结希区小，内向型 L 型钙离子通道是结细胞动作电位产生的基础。因此，致密房室结区的传导要比房结区和结希区慢。此外，结区细胞显示舒张期去极化，能够自动形成脉冲[1]。致密房室结的结区细胞具有缓慢及延长的动作电位，并且对期前刺激的反应具有递减特性，故在房室传导延迟中起主要作用。它们很有可能是 Wenckebach 区以及钙通道阻滞药延迟房室传导的部位。快路径传导通过房室结似乎通过过渡区细胞绕开结区细胞，而慢路径传导穿过整个致密房室结。最重要的是慢路径冲动传导后的兴奋性的恢复要比快路径冲动传导后兴奋性的恢复快，原因还不是很清楚。结希区与较低的结区细胞相对应，通常位于文氏区的远端，连接到希氏束的绝缘穿透部位，结希区的动作电位在外观上更接近希氏束的快速上升和长动作电位[2]。

房室结是心房与心室间的唯一正常的电连接，纤维骨架作为一个绝缘体阻止电冲动从其他途径传入心室。这个房室结的主要功能是调节心房脉冲传导到心室；房室结的主要功能是协调心房冲动向心房传导，它会导致心房心室间的延迟收缩，从而使心房收缩和心室充盈的完成先于心室收缩开始前[1]。房室结的另一个主要功能是限制从心房向心室的脉冲传导。此功能在快速心房率（例如，在房颤、房扑期间），其中只有部分脉冲传到心室，其余的脉冲被阻塞在房室结中。另外，房室结的下部纤维能形成自发冲动，房室结可作为次级起搏点[6-7]。

房室结区具有丰富的交感和副交感神经支配。交感刺激缩短房室结传导时间和不应期。而迷走刺激延长房室结传导时间和不应期。房室结对迷走神经的负性传导反应是通过激活内向整流钾离子通道 IK（IKACh）介导的，导致房室结细胞的超极化和动作电位的缩短，使兴奋阈值提高，降低动作电位幅度，延长传导时间。交感刺激的正性传导作用是 L 型钙电

流被激活的结果。房室结供血主要来自房室区动脉，其中冠状动脉的分支约占 90%，回旋支占 10%。

希氏束

希氏束与致密房室结的远端相连，向左穿过中央纤维体（这里被称为是"无分支"或"穿透"束）（远离右心房心内膜向室间隔方向进行）。它出现在室间隔顶部，穿透膜间隔，沿室间隔走行 1 ～ 2 cm 后分为左束支和右束支。从主动脉的角度看，希氏束通过室间隔下方毗邻右冠窦和无冠窦之间的瓣叶纤维三角。希氏束通过室间隔膜部与心房肌绝缘，通过中心纤维体的结缔组织与心室肌绝缘，因此可以阻止心房冲动绕过房室结。穿透部分的近端细胞是异质性的，类似致密房室结细胞，远端细胞则较大，与束支近端细胞和心室肌细胞相似[1, 8-9]。

希氏束由房室结动脉和左前降支的第一中隔支供血，双重血液供应传导系统不易受到缺血损伤，除非广泛心肌缺血。

房室结和希氏束区由丰富的胆碱和肾上腺素能神经支配，其密度超过心室肌的支配。无论是交感还是迷走神经刺激都不影响正常希氏束传导，但两者均可影响异常房室束传导。

房室传导阻滞的病理生理机制

心脏冲动的阻滞或延迟可发生于心脏的任何部位，甚至发生于单一细胞。由于传导系统解剖或功能损害导致的心房冲动向心室传导的延迟或中断被称为房室传导阻滞。这种传导异常可以是短暂的，也可以是永久的。

先天性和遗传性房室传导阻滞

先天性房室传导阻滞

先天性完全性房室传导阻滞被认为是胚胎时期房室结发育不良 [极少情况下是希浦系统（HPS）发育不良所致]，主要继发于心房和周围传导组织联系的缺失，房室结和结区传导束被脂肪替代。先天性完全性房室传导阻滞在活婴中的发生概率为 1/22 000 ～ 1/15 000。这种缺陷通常发生在希氏束近端，与稳定的逸搏心率同时具有窄的 QRS 波群有关（大于 60 次 / 分）[10-11]。

在 60% ～ 90% 的病例中，先天性房室传导阻滞与新生儿狼疮相关，由被动获得性自身免疫性疾病所致，母体的抗核抗体 Ro（SS-A）和 La（SS-B）穿过胎盘并损伤胎儿的心脏。这些抗体可存在亚临床或临

床母亲红斑狼疮、母亲干燥综合征，以及其他母体自身免疫性疾病。这些自身抗体引起房室传导阻滞或其他心脏异常，通过何种机制引起还不确定。房室传导系统的介入产生不同程度的房室传导阻滞。一度房室传导延迟可以是短暂的，完全的房室传导阻滞是不可逆的。胎儿发育成先天性房室传导阻滞（AVB）的风险在一个单一的抗 Ro- 或抗 La 阳性妊娠率相对较低（1%～2%），但风险在同一个母亲再次妊娠中显著增加（12%～20%）。尽管房室传导阻滞的严重程度不同，但大多数情况下可诊断为子宫内二度或三度阻滞[12-13]。

大约 1/3 的先天性房室传导阻滞患者并发先天性心脏病（如先天性矫正型大血管转位，房室不一致，室间隔缺损，房室沟缺损、三尖瓣闭锁、来自肺动脉的左冠状动脉异常，或三尖瓣 Ebstein 畸形）。当心房、心室错位，房室布局不协调或心脏单心室时，房室传导系统会趋向于更脆弱、更易变，因此要把房室传导阻滞的父母作为高风险人群[14]。

遗传性心脏传导疾病

进行性心脏传导障碍是一种遗传性心脏病。可以表现为原发性电传导疾病或与之相关的结构性心脏病。编码心脏离子通道的基因突变、离子通道-相互作用蛋白、心脏转录因子、细胞骨架元素被认为是家族性房室传导阻滞疾病的一个罕见原因（见第 2 章）。疾病可以发生在任何水平的心脏传导系统，可表现为窦房传导阻滞、房室传导阻滞、束支性传导阻滞（BBB）[15-17]。

SCN5a 基因的缺失功能突变（编码心脏的钠离子通道的 α 亚基）导致大多数进行性心脏传导疾病呈现家族性（称为遗传性 Lenègre 病，原发性心脏传导系统疾病和家族性疾病房室传导阻滞）。这种疾病的特点是通过心房、房室结、希氏束、浦肯野纤维和心室减慢电传导，伴随年龄相关的退化过程和心脏传导系统纤维化、无结构性或系统性疾病。它通常由不同程度的房室传导阻滞和束支性传导阻滞反应。单一 *SCN5a* 基因的缺失功能突变可导致孤立的进行性心脏病或者与 Brugada 综合征合并（重叠综合征）。此外，*SCN1B* 基因缺失功能突变（编码 NA 通道的 β 1 和 β 1b 亚单位）已经在没有 *SCN5a* 突变的进行性心脏传导疾病患者中确定[13, 18]。

基因 *TRPM4* 的突变（编码瞬时受体电位 M 型钙激活的非选择性阳离子通道在心脏浦肯野纤维中高度表达）与孤立的进行性心脏传导阻滞相关。

另一种与传导系统紊乱有关的通道是由 LQT7、

或 Andersen-Tawil 综合征、*KCNJ2* 基因突变引起（编码内向整流钾离子通道 kir2.1，一个心脏内向钾离子整合电流 I_{k1} 的关键元件）。

还有，*PRKAG2* 基因突变（编码腺苷酸活化蛋白激酶的 γ 2 调节亚基）已经在 Wolff-Parkinson-White 综合征和房室传导阻滞患者中描述过[18]。最近有研究发现 *GJA5* 基因突变（编码连接 40 蛋白）与进行性家族性心脏传导阻滞和恶性室性心律失常相关。

神经肌肉疾病

神经肌肉疾病是遗传性疾病的不同集合，是影响骨骼肌的疾病，通常由编码细胞骨架、核包膜（例如：核纤层蛋白 A/C 和伊默菌素）基因突变，或线粒体蛋白引起。心肌受累常见的表现为扩张型或肥厚型心肌病（HCM）、房室传导异常、心房和心室节律紊乱。房室传导障碍通常是 Becker 肌营养不良、腓肠肌萎缩症、Kearns-Sayre 综合征、ERB 营养不良和强直性肌萎缩心脏的主要表现。房室传导阻滞的进展是不可预测的，是这些疾病死亡的一个重要原因[18]。

长 QT 间期综合征

长 QT 间期综合征（LQT）患者（如 LQT2、LQT3、LQT8 和 LQT9 型患者）心室不应期延长所引起的希氏束和心室肌之间的功能阻滞可导致 2∶1 的房室传导阻滞和严重的心动过缓。某些长 QT 间期综合征患者可发生希浦系统（HPS）传导的异常，包括 PQ 间期延长和右束支传导阻滞或左束支传导阻滞。

获得性房室传导阻滞

药物

多种药物可损害传导系统，引起房室传导阻滞。地高辛和 β 受体阻滞药可通过影响自主神经系统间接作用于房室结。钙通道阻滞药和其他抗心律失常药物（例如胺碘酮和决奈达隆），可直接减慢房室结传导。Ⅰ类和Ⅲ类抗心律失常药物也可影响希浦系统传导，引起结下阻滞。但是，这些作用在先前存在传导异常的患者中表现更为明显。传导系统功能正常的患者应用抗心律失常药物时很少发生完全性心脏传导阻滞。能产生房室传导干扰的其他因素包括可乐定、锂（有毒浓度）和芬戈莫德（通常是暂时的）。

缺血性心脏病

急性 ST 段抬高型心肌梗死（MI）患者房室传导阻滞的发生率为 12%～25%。一度房室传导阻滞的发生率为 2%～12%，二度房室传导阻滞为 3%～10%，三度房室传导阻滞为 3%～7%。

一度房室传导阻滞和二度Ⅰ型（文氏）房室传导阻滞更常见于下壁心肌梗死，常由迷走张力增高引起（Bezold-Jarisch 反射），而不是直接的结区缺血，通常与其他迷走神经高张力征象如窦性心动过缓及对阿托品和儿茶酚胺的反应性有关。急性下壁心肌梗死导致的文氏房室传导阻滞通常是暂时的（发病后 48～72 h 消退）且没有症状，很少发展为高度或完全性房室传导阻滞。急性下壁心肌梗死后发生的文氏房室传导阻滞对阿托品的反应差，可能与房室结缺血有关。

二度Ⅱ型房室传导阻滞（莫氏Ⅱ型）在急性心肌梗死患者中发生率仅为 1%（前壁心肌梗死比下壁心肌梗死多见），其预后比二度Ⅰ型房室传导阻滞差。急性前壁心肌梗死时发生的二度Ⅱ型房室传导阻滞与希氏束或束支缺血或梗死密切相关，通常可进展为完全性心脏传导阻滞。

在再灌注治疗时代，ST 段抬高的心肌梗死患者新发生的高度房室传导阻滞发生率已经下降，溶栓治疗者仅 5%～7%，PCI 治疗发生率仅 2.2%。非 ST 段抬高型心肌梗死的风险更低。急性心肌梗死患者房室传导阻滞的预测因子包括高龄、女性、性别、亚急性心肌梗死、既往心肌梗死、吸烟、高血压和糖尿病。此外，急性下壁心肌梗死的风险是急性前壁心肌梗死的 2～4 倍。与前壁心肌梗死相比（溶栓期为 9.4% 对 2.5%）。在接受初次经皮冠状动脉介入治疗的患者中，高度房室传导阻滞的发生率约为 7%，主要病变在右冠状动脉，而左前降支动脉闭塞后高度房室传导阻滞的发生率为 1% [19-21]。

高度房室传导阻滞并发急性心肌梗死是一种不祥的预后标志，在 30 天内死亡率和再住院率是独立房室传导阻滞的 3 倍，与梗死部位或左心室功能无关。与溶栓治疗相比，高度房室传导阻滞不利的预后影响并未通过经皮冠状动脉介入治疗有所降低，甚至和溶栓前相当 [22]。完全性房室传导阻滞的不良预后影响在前壁心肌梗死比下壁 ST 段抬高型心肌梗死更明显 [21]。左前降支动脉闭塞比右冠状动脉闭塞的患者死亡率更高（55% vs. 36%）。重要的是，房室传导阻滞本身不是导致死亡率上升的原因，而是更广泛的心肌梗死面积的标志。类似于溶栓前发生急性心肌梗死并 30 天内生存下来的患者，同时发生高度房室传导的患者 1 年内死亡率没有影响 [19-20]。值得注意的是，新发的室内传导阻滞使心肌梗死复杂了 10%～20%（伴或不伴房室传导阻滞），通常与广泛心肌坏死导致的高死亡率相关（而不是传导干扰）。

超过半数的急性心肌梗死患者在入院后 48 h 内发生高度房室传导阻滞。该阻滞通常是短暂的，通常在几天或几周内自行消退，只有 9% 的患者需要在出院前植入起搏器 [19-20]。

值得注意的是，在溶栓时期，溶栓治疗可能会出现短暂的房室传导阻滞，可能是由于再灌注所致迷走神经张力增强。通过冠状动脉内支架置入术导致心肌再灌注时房室传导阻滞是否不同尚不清楚。

急性下壁心肌梗死

在急性右冠状动脉闭塞的情况下，房室传导阻滞几乎总是（90% 的患者）位于希氏束以上。阻滞通常逐渐进展（从一度，到二度Ⅰ型，到完全性房室传导阻滞），并与交界处的逃逸节律有关。具有窄的 QRS 波群（70% 的病例），心率为 40～60 次 / 分。急性下壁心肌梗死早期发生完全性房室传导阻滞，（症状出现后 6 h 内）更可能是迷走神经张力增强，易被迷走神经药物或儿茶酚胺逆转，通常在几天内分解。相反，急性下壁心肌梗死后期的房室传导阻滞更倾向于持续性并且更可能与房室传导阻滞的缺血有关。房室结动脉的低灌注可出现小面积的局灶性坏死，然而，房室结动脉的闭塞或坏死是很少见的 [20, 23]。

急性前壁心肌梗死

急性前壁心肌梗死发展为完全性房室传导阻滞通常是一个心肌梗死面积较大的标志，并与室颤和室速、低血压、肺水肿，以及住院死亡率的升高相关。通常，这些患者有严重的隔膜梗死和前壁的多支血管病变，涉及左前降支动脉和右前降支动脉或者冠状动脉左回旋优势支。

在前壁心肌梗死的情况下，房室传导阻滞最常位于房室结下方，并且通常与缺血或希氏束的梗死，或与束支相关（与间隔灌注中断有关），这些都不太可能是可逆的。在急性前壁心肌梗死时发生的完全性房室传导阻滞通常发生在心肌梗死后的 24 h 内，并且通常优先于发展为新的 RBBB，或二度Ⅱ型房室传导阻滞。逸搏心律通常起源于束支和浦肯野系统，伴有心率小于 40 次 / 分和宽 QRS 波群以及心室停搏的高风险 [20, 23]。

慢性缺血性心脏病

慢性缺血性心脏病，无论有无梗死，可以导致永久性房室传导阻滞（继发于希氏束分支和束支的纤维化改变）。无论是由于动脉粥样硬化还是正常口径血管相对痉挛（原发性心绞痛），短暂的房室传导阻滞偶尔会发生在心绞痛期间。

退行性病变

传导系统纤维化和硬化是获得性传导系统疾病最常见的，约占房室传导阻碍病因的一半，可由几种不同情况导致，临床上很难鉴别。

进行性心脏传导系统疾病（包括 Lev 病或 Lenègre 病）表现为心房、房室结、希氏束、浦肯野纤维和心室的电传导进行性减慢，是与年龄相关的变性过程，在此过程中，纤维化会影响心脏传导系统，完全性房室传导阻滞会发展而导致晕厥或猝死。Lev 病是束支近端钙化或纤维化的结果，常被认为是心脏传导系统的老化变性，设想可能是因为高血压和供应传导系统的血管动脉硬化加速了其老化过程。Lenègre 病是发生在年轻人身上的硬化退行性病变过程，累及束支更远端部位。据报道，这是一个已明确进行性心脏传导疾病遗传形式，SCN5A 的功能丧失突变常是导致房室结慢的原因。在进行性心脏传导系统疾病中，主要变性过程是由于传导系统年龄依赖的纤维化还是钠离子通道减少的生理化过程至今还不是很清楚。

主动脉或二间瓣环（很少见）钙化会延伸到附近的传道系统疾病中，进而产生房室传导阻滞。据报道，希氏束深入到附属于主动脉和二尖瓣之间纤维带中的中心纤维体，是常见的营养不良导致钙化的部位，钙化可直接累及希氏束或左束支起始部，或两者都被影响到。

风湿性疾病

房室传导阻滞也可伴随发生于胶原血管疾病，如硬皮病、类风湿关节炎、Reiter 综合征、系统性红斑狼疮、强直性脊柱炎和多发肌炎。结节性多动脉炎和韦格纳肉芽肿可导致房室传导阻滞。

感染性疾病

感染性心内膜炎（尤其是主动脉瓣）和由病毒、细菌、寄生虫［包括莱姆病、风湿热、美洲锥虫病（Chagas 病）、结核病、麻疹、流行性腮腺炎］引起的心肌炎可导致不同程度的房室传导阻滞。

感染性心内膜炎时，因主动脉瓣瓣周扩张可以进展为房室传导阻滞和束支传导阻滞，通常预后不良。1% ～ 2% 的病例中存在莱姆病。房室传导阻滞（范围从无症状的一度房室传导阻滞到完全性房室传导阻滞）是最典型的莱姆病表现。房室传导阻滞的程度在数分钟到数小时和数天内可快速演变。在大多数患者中，房室传导阻滞是一种暂时的现象，通常在 1 ～ 6 周内消失。完全性房室传导阻滞通常逐渐消失，对于文氏房室传导阻滞、一度房室传导阻滞[24]，一些患者可能需要临时起搏，但不建议植入永久性起搏器[25]。因此在莱姆病流行地区的年轻患者中应该优先排除考虑永久性起搏器植入，这些患者有完全性房室传导阻滞。在查加斯病中，传导系统异常，最常见 RBBB 或左前分支（LAF）阻滞，在大约 36% 的患者出现不同程度的房室传导阻滞。完全房室传导阻滞超过 8% 与死亡率的增加相关[26]。

浸润性病变

浸润性心肌疾病，如淀粉样变、结节样变、血色素沉着症和肿瘤，均可以导致房室传导阻滞。有肺病或系统性结节病的患者超过 25% 有心脏受累，但经常无症状。5% 的结节病患者伴有心脏病的症状，基底室间隔的肉芽肿渗透和传导系统或窦房结动脉引起传导系统的缺血可导致各种传导异常（伴有炎症或者瘢痕的形成）[27]。心脏结节病的病例中已观察到 12% ～ 32% 的束支性传导阻滞（更常见的是 RBBB），还有 23% ～ 30% 完全性房室传导阻滞也观察到[28]。房室传导阻滞可能在疾病的早期或晚期出现，偶尔可能是任何器官的结节病的第一个临床表现。在早期，瘢痕形成前房室传导阻滞可通过免疫抑制疗法逆转。然而，永久性起搏器通常是需要的，因为在这些患者中，房室传导阻滞可能意味着广泛的心脏病，预示着未来高风险的室性心律失常、植入式心脏复律除颤器（用于一级预防心脏猝死）代替起搏器，无论左心室射血分数（LVEF）如何，或以前是否发生过室性心律失常[28]。年轻患者（尤其是黑种人患者）表现为完全房室传导阻滞应怀疑患有心脏结节病，即使是那些不具有心外结节病的早期诊断的人。

运动员房室传导阻滞

房室传导阻滞发生在高度条件化的运动员身上，与体育训练有关，是迷走神经过度兴奋的表现，通常与训练的类型和强度是相关的。在高达 40% 的运动员中观察到一度房室传导延迟，二度Ⅰ型房室传导阻滞中高达 22%。其他迷走神经过度兴奋表现（如窦性心动过缓、呼吸性窦性心律失常、交界性心动过缓）也是在这类人群中更常见，但是房室传导阻滞可以发生在没有显著窦性心动过缓的情况下，因为交感神经的相对作用和房室结以及窦房结上的副交感神经系统可能不同。运动员的一度房室传导阻滞和文氏房室传导阻滞通常是无症状的，可通过有氧运动来解决（由于迷走神经张力减弱），并且经常在去条件化后消失或减少[29]，因此不需要进一步的诊断评估。相反，房室传导阻滞对运动或阿托品无反应，二度Ⅱ型房室传导阻滞和完全性房室传导在运动员中很少见；对于它们的存在应该及时进行认真的评价和管理。

医源性房室传导阻滞

心内导管操作可能无意中产生不同的心传导阻滞的程度，通常是暂时的。完全性房室传导阻滞可发生在右心导管插入术中，这些患者以前有 LBBB 或左心室导管插入术（左心室血管造影或消融术），或以前有过 RBBB。已经报道过，导管创伤所致的房室结传导阻滞也可导致传导系统任何束支的传导阻滞，尽管大多数阻滞是短暂的，但诱导的 LBBB 可能持续存在。房室传导阻滞也可以是房室结区附近的 AVNRT、BT 和 AT 的导管消融的并发症和起源于室间隔附近的 VT 传导。极少数情况下，房间隔左侧的消融可以损坏房室结的传导。

创伤和传导系统的缺血性损伤可导致不同程度的房室传导阻滞，会使心脏手术变得复杂。传导系统的机械损伤在瓣膜手术、HCM 的心脏间隔心肌切开术、室间隔基底膜的修复术中更常见。手术期间心肌保护不充分可能导致缺血性损伤。通常情况下，传导阻滞是暂时的，被认为是术后局部炎症的继发性疾病。然而，房室传导阻滞可能在几年后出现，通常发生在那些手术后有瞬时房室传导阻滞的患者。

先天性心脏病手术后房室传导阻滞的总发病率为 1%～3%，非先天性心脏手术后发病率为 0.8%～2.1%。发生房室传导阻滞的高度危险因素包括高龄、术前房室和心室内传导异常、心房颤动、瓣膜手术（除外肺动脉瓣手术）及心肺旁路时间[14, 30]。

先天性心脏病与相对较高的术后房室传导阻滞的发生率相关，包括异位房室传导系统（先天性大动脉转位，房室传导中隔缺损）、室间隔缺损和主动脉下狭窄。50% 的患者在 7～10 天内房室传导阻滞消失[14, 31]。

冠状动脉旁路手术后 0.6% 的患者，心脏移植手术后 4.5% 的患者，二尖瓣修复或置换术后 1.5% 的患者需要安装永久起搏器。瓣膜置换手术后发生率较高，为 7.7%。在 HCM 患者，持续性房室传导阻滞使 14%～22% 的酒精消融术和 2% 的外科心肌切除术复杂化[32]。

主动脉瓣环、房室结、希氏束的解剖结构因素使得房室传导系统在人工主动脉瓣手术中特别容易受到损害。主动脉瓣置换术后的房室传导阻滞发生率约为 6%[33]。预测需要安装永久性起搏器的因素包括主动脉瓣关闭不全、肺动脉高压和既往心肌梗死。主动脉瓣手术时房室传导阻滞的发生率较二尖瓣或冠状动脉旁路移植术时增加了一倍[34]。

经导管主动脉瓣置换术后永久性起搏器的总需求率是很高的（超过 17%）。几个因素表明 TAVR 术后处于需要永久起搏器的高风险，包括男性、已有的房室传导异常（包括一度房室传导延迟、LAF 阻滞和 RBBB），以及术中的房室传导阻滞。此外，使用美敦力 CoreValve 瓣膜置换系统（由位于明尼苏达州明尼阿波里斯市的美敦力公司生产）的患者需要植入起搏器的风险要比使用 Edwards SAPIEN 球囊扩张式瓣膜（由位于加利福尼亚州尔湾市的爱德华兹生命科学公司生产）的患者高出 2.5 倍，其发生率分别为 19%～42% 与 7%～22%。这可能与瓣膜设计（自扩张与球囊扩张）以及术中瓣膜过于深入左心室流出道造成对房室结和左心室流出道的更多损伤有关，而且人工瓣膜的自扩张特性以及组织水肿会延长这种损伤效应。其他已报道的危险因素还包括高龄、永久性房颤、术前心动过缓、人工瓣膜较大或过大以及术后新发的左束支传导阻滞[35-36]。

TAVR 后 LBBB 是观察到的最常见的传导异常，发生率为 29%～65%，在 2%～8% 的患者中可发生并且可进展[37]。19%～34% 的患者中 TAVR 后新发的 LBBB 是暂时的或者几天内可消失。从 LBBB 进展到完全性房室传导阻滞的风险是很高的。此外，LBBB 似乎是独立的 1 年全因死亡率预测因子。在患者亚组中对于新发的 LBBB，TAVR 后的 HV 间隔显示可预测房室传导阻滞，具有一定的诊断准确性[35-36]。然而，对于无房室传导阻滞的新发 LBBB 的进展是否有进行电生理学（EP）或预防性起搏器植入检查必要性均未被证实[35, 38-39]。

房室传导阻滞的其他原因

房室传导阻滞也可发生在包括高钾血症在内的多种其他疾病中，如高镁血症、甲状腺功能亢进、黏液性水肿。

阵发性房室传导阻滞

阵发性房室传导阻滞有三种形式：迷走神经介导的房室传导阻滞、固有房室传导阻滞和特发性房室传导阻滞[40-42]。

阵发性迷走神经介导的房室传导阻滞

迷走神经介导的房室传导阻滞是房室传导阻滞的一种阵发性形式，其通过迷走神经放电的激增而诱发。它发生在有心脏病或没有心脏病的患者中。大多数都没有房室传导或心室内传导异常的先兆。房室传导阻滞位于 AVN 内，与窄的 QRS 波逸搏心律有关，通常是良性的。

迷走神经介导的房室传导阻滞的患病率尚不清楚，但并不罕见，多在夜间发生，在心脏监测时被捕捉到，常无症状（通常，但并非总是由夜间呼吸暂停而引起），而且在大多数情况下无心室停搏。然而，长时间的心室暂停在晕厥时常见，通常在可识别的触发或促进因素（提示反射性晕厥诊断，如呕吐、咳嗽、排尿或静脉切开等）之前出现。此外，短暂性房室传导阻滞（Wenckebach，2∶1，高度或完全性房室传导阻滞）可继发于过敏性颈动脉窦综合征和神经心源性晕厥。然而，在一些患者中，迷走神经激增的原因可能并不明显。通常，晕厥的发作先于前驱症状、迷走神经症（头晕、发汗、湿热感，以及恶心）。但是，有些患者没有出现此类警示信号。

典型的迷走神经对传导系统的影响包括逐渐的窦性心率（P-P 间期）和房室传导（一度或 Wenckebach 阻滞）的减慢，由于同时对窦房结和房室结产生迷走神经效应，偶尔伴有窦性停搏或完全性房室传导阻滞。伴随突然发生的房室传导阻滞的更显著的房室传导反应（不常见）可发生在迷走神经张力增高的情况下；然而，至少一次心跳中窦性心率减慢和 PR 间期延长通常先于完全性房室传导阻滞。在心室停搏期间窦性心率继续减慢。随后是房室传导逐步恢复（初始显著 PR 间期延长）及窦性加速。

阵发性固有房室传导阻滞

阵发性固有房室传导阻滞具有暂停依赖性，突然的、持续的房室传导阻滞发生在 HPS 疾病中。变化从明显正常的 1∶1 房室传导到完全突如其来的心脏传导阻滞。通常通过传导或房性期前收缩（PAC）或室性期前收缩（PVC）或基线心率变化，一直持续到另一个 PAC 或 PVC 或心率变化终止为止（图 9.3）。房室传导阻滞的发作通常与心室停搏时间延长（持续时间不可预测）、晕厥前或晕厥和猝死有关。长期以来其特征是迅速向永久性房室传导阻滞发展[43-44]。

阵发性房室传导阻滞是希浦系统的一种特殊的紊乱表现，被认为是由 H-H 间期发生重要改变后希氏束或束支的局部 4 相电位阻滞所导致的（见第 10 章）。长间隙中（舒张期延长）受损的希浦系统自发除极（膜电位变为负性），钠离子通道失活导致其对随后的冲动反应性降低。一旦如此重要的舒张期膜电位形成，在没有适当时间的逸搏（窦性或异位性）能改变跨膜电位至最大静息电位的情况下，传导就不恢复。达到一次重要的舒张期膜电位（钠通道失活时）后，传导可能不会恢复，直到一个良好的时机逸搏或早搏（窦性或异位）使跨膜电位恢复到可兴奋状态。重要的是要注意，在某些情况下，依赖于阻塞的暂停可能由其他机制引起（例如，信号源到接收器不匹配），这可能与第 4 相去极化无关[43-45]。

目前尚无诊断阵发性房室传导阻滞的具体或最佳检查。阵发性固有性房室传导阻滞的患者可能有或没有基础结构性心脏病，且传导异常可能不会在静息心电图（ECG）上表现明显，一旦存在，RBBB 是最常见的发现。电生理（EP）检查的作用仍然存在不确定性，因为没有可预测的标记来识别患者有阵发性房室传导阻滞的危险。尽管阵发性房室传导阻滞可能在心房或心室及时进行 EP 测试时被复制。阴性的 EP 研究结果不排除诊断为阵发性房室传导阻滞。

阵发性特发性房室传导阻滞

阵发性"特发性"房室传导阻滞是最近描述的一种

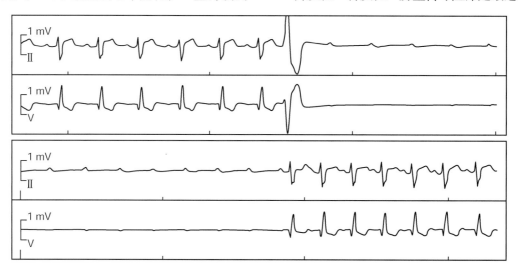

图 9.3　阵发性房室传导阻滞。显示窦性心律中两个通道的节律条带，PR 间期延长但稳定，右束支传导阻滞。出现室性早搏综合征（中间，上壁），随后是一系列 P 波未传导，持续约 10 s，直到传导恢复（窦性心率加快，PR 间期稍短，可能是因为在心脏停搏期间有交感放电）

独特形式，阵发性房室传导阻滞患者伴有复发性晕厥。这种形式房室传导阻滞依据目前已知的机制无法解释，并具有临床和 EP 特征，与其他两种已知类型的阵发性房室传导阻滞特征不同：房室传导所致的固有房室传导阻滞疾病和外源性迷走神经房室传导阻滞[41]。

阵发性特发性房室传导阻滞以突然发作完全性房室传导阻滞，导致一个或多个连续的停搏和反复晕厥、心脏和静息心电图缺失异常，不会进展为持续性房室传导阻滞为特征（图 9.4）。无 P-P 周期延长或 PR 时发生房室传导阻滞间隔延长（不像阵发性迷走神经房室传导阻滞），不是由 PAC 或 PVC 或基线心率变化触发（与阵发性固有房室传导阻滞不同）[41]。

特发性房室传导阻滞的机制尚未阐明。有人提出腺苷可能发挥了作用。与反射性（迷走神经）非对称性晕厥对照组患者相比，具有此房室传导阻滞表型的

患者的基线腺苷血浆水平较低。此外，特发性房室传导阻滞患者经常表现出对外源性腺苷的易感性增加；快速静脉注射 18 mg 腺苷或 20 mg 三磷腺苷（ATP），大多数患者出现自发性房室传导阻滞。这种腺苷反应可被茶碱（一种腺苷抗抗剂）而非阿托品（一种迷走神经拮抗剂）消除。但是，腺苷试验似乎不具有特异性，其临床价值需要进一步评估。颈动脉窦按摩或直立倾斜试验没能诱发房室传导阻滞。针对突发性房室传导阻滞患者的随访发现，永久起搏器能成功预防晕厥复发[41, 45-46]。

三种阵发性房室传导阻滞形式的区别（迷走神经性介导的、内在的和特发性的）具有重要的预后和治疗意义。表 9.1 列出了每个实体的特征，尽管其中一些特征的敏感性和（或）特异性有限，如前所述[42]。

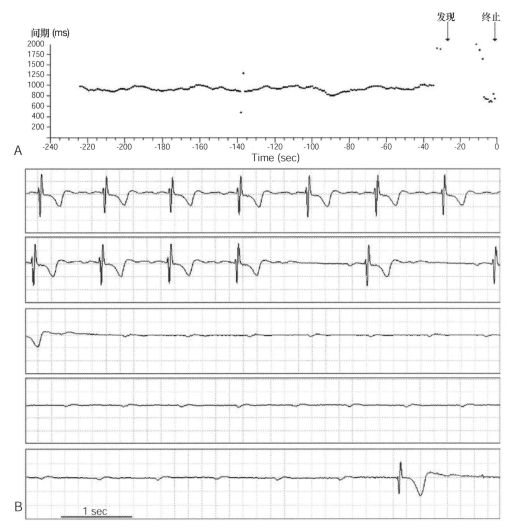

图 9.4 阵发性特发性房室传导阻滞。特发性房室传导阻滞致晕厥的植入式循环记录器文件。**A**. 4 分钟循环记录期间的心率趋势。最初，心率稳定在 60 次 / 分，晕厥时突然下降。**B**. 扩大心电图。这五个条带是连续的，显示一个被阻滞的 P 波，紧接着是一个完整的房室传导阻滞，非对称性停顿 20 s。在房室传导阻滞期间，P-P 循环最初是恒定的，然后逐渐缩短，提示代偿反射交感神经激活。没有明显的触发房室传导阻滞。（From Brignole M，Guieu R，Tomaino M，et al. Mechanism of syncope without prodromes with normal heart and normal electrocardiogram. Heart Rhythm. 2016；14：234-239.）

表 9.1 阵发性房室传导阻滞的鉴别诊断

	迷走神经性阵发性介导房室传导阻滞	阵发性固有房室传导阻滞	阵发性特发性房室传导阻滞
触发器	迷走神经张力高	PAC、PCV、改变心率	没有可识别触发器
房室传导阻滞前的窦率	慢	加速	加速
一度和（或）文氏房室传导阻滞或完全房室传导阻滞后	正常	缺失	缺失
宽 QRS 波	不正常	正常	正常
阻滞水平	房室结	HPS	HPS
腺苷血浆水平	高	正常	低
对腺苷的敏感性	不正常	不常见	正常
起搏治疗的反应	中度	好	好

临床表现

房室传导异常患者的症状通常由心动过缓和房室异步化引起。进展期的房室传导阻滞症状可以从运动不耐受，容易疲劳，运动时呼吸困难，心绞痛，精神状态态变化，头晕和近期的晕厥到弗兰克晕厥。阵发性或间接性完全性心脏传导阻滞的症状也是发作性的，常规心电图难以捕捉。重要的是，获得性房室传导阻滞可导致 QT 间期延长和尖端扭转室性心动过速，这是潜在的致命性并发症[47]。

一度房室传导阻滞患者通常无症状；然而，PR 间期明显延长（超过 300 ms），可以诱发类似于起搏器促发症状，由房室同步性丧失和心房收缩关闭房室瓣所致[48]。此外，在左心室功能不全的患者中，严重一度房室传导阻滞可导致血流动力学紊乱、二尖瓣反流舒张和心输出量减少，伴随心力衰竭症状恶化[49]。

体格检查时，随着 PR 间期延长，颈静脉脉搏的"A"到"C"波间隔延长，并且第一心音强度减弱。这些变化在一度房室传导阻滞时可以是固定的，亦可以是动态的，类似于二度Ⅰ型房室传导中的 PR 间期变化。再之后阶段，"A"波之后间断未跟随"V"波，表示 P 波到心室的传导失败。文氏最先用颈静脉搏动描述二度Ⅰ型房室传导阻滞现象。

先天性房室传导阻滞在胎儿时期或出生时可能就已很明显，但是，很多人少有甚至没有症状，直到青少年时期或成年早期才明确诊断。由于存在可靠的希氏束次级起搏点，其能够维持有效的心率（尤其是在存在儿茶酚胺的情况下），先天性完全性房室传导阻滞的患者很少发生晕厥。一些患者只有在衰老引起慢性希氏束自律功能不全时才出现症状。

房室传导阻滞病程

房室传导阻滞患者的病程取决于心脏的基础状况，然而，阻滞位点及其所引起的节律紊乱本身也影响疾病预后。一度房室传导阻滞的健康中年人预后良好，即便是合并慢性双束支阻滞时也是如此，因为其发展到三度房室传导阻滞的速度很慢。然而，在老年人群和有基础心力衰竭或冠心病患者中，PR 间期的延长是一个不良的预后指标，是房颤和心力衰竭的高风险预测因子。二度Ⅰ型房室传导阻滞通常也是良性的，然而因为可能出现结下病变，当二度Ⅰ型房室传导阻滞合并双束支阻滞时，进展到完全性心脏传导阻滞的风险明显增加。二度Ⅱ型房室传导阻滞具有向高度或完全性房室传导阻滞发展的高风险，2∶1 房室传导阻滞的预后取决于房室传导阻滞的部位是在房室结之内还是在房室结以下。

无论基础疾病的病程如何，有症状的获得性完全性心脏传导阻滞患者如果没有植入起搏器则预后很差（而不管潜在心脏病的程度如何），但是，一旦患者得到恰当的治疗，其预后取决于基础疾病的进展情况。因急性前壁心肌梗死引起的大面积心肌梗死和泵衰竭导致的完全性房室传导阻滞预后较差（与住院和30 天死亡率高相关，但对 30 天到 1 年死亡率没有影响）[30]，相反，继发于特发性束支纤维化而无其他心脏疾病的完全性心脏传导阻滞的患者预后更好一些。外科瓣膜手术后的房室传导阻滞可以恢复，但是，如果术后 48 h 传导仍未恢复，就有安装临时起搏器的必要（则可能需要永久性起搏）。

在子宫或出生时诊断出的先天性完全性心脏传导阻滞与子宫或产后早期死亡率约为 30% 有关。儿童和青春期的死亡率要低得多。随着年龄的增长，在以后的生活中，许多患者很少或根本没有症状，在确诊前就已经到了十几岁或年轻的成年期。先天性完全心脏传导阻滞在很大程度上取决于是否存在基础结构性心脏病。伴发结构性心脏病、宽 QRS 波群或长 QT 间期的患者更有可能发展。一般出现症状较早，并增加猝死的风险。在所有已被确认为先天性心脏传导阻滞的病例中，大约三分之二的病例将在再灌注前植入起搏器[10, 12]。

房室传导阻滞的诊断评估

房室传导阻滞患者的预后和治疗取决于阻滞是位于房室结内还是结下，因此，确定阻滞位点是很重要的，大多数情况下，可通过无创检查确定。

体表心电图

心电图的 QRS 间期、PR 间期和室速可以为房室传导阻滞的定位提供重要线索（见下文）。

自主神经调节

房室结有丰富的神经支配，对交感神经和迷走神经的刺激具有高反应性，而希浦系统受自主神经系统的影响很小。颈动脉窦按摩提高迷走神经张力并加重二度房室传导阻滞，而运动或阿托品因交感神经刺激和（或）副交感抑制作用可改善房室结传导（图9.5）。相反，颈动脉窦按摩可通过减慢窦性频率和促使希浦系统不应期的恢复来改善二度结下阻滞，然而，运动或阿托品加重结下阻滞，因其增加了窦房和房室结传导至希浦系统的冲动的频率，但没有改变希氏束的不应期。

运动试验

运动时迷走神经的抑制和交感神经的兴奋增强了房室结传导，因此，一度房室传导阻滞的患者在运动时 PR 间期缩短。二度Ⅰ型房室传导阻滞患者传导比例可以增高（例如，休息时 3∶2，运动时 6∶5）。

运动时间在帮助确定二度或三度房室传导阻滞合并窄或宽 QRS 波的阻滞部位方面是很好的工具。疑诊二度Ⅰ型房室阻滞或先天性完全性心脏传导阻滞且 QRS 波正常的患者运动时心室率常是增加的。相反，获得性完全性心脏房室传导阻滞伴宽 QRS 波的患者运动时心室率增加很少或不增加。此外，阻滞部位不明确的 2∶1 房室传导阻滞的患者，通过观察运动时房室比例是否以文氏方式增加（例如 3∶2 或 4∶3）或减少（例如，到 3∶1 或 4∶1），可以帮助确定阻滞部位。后者是因为窦性心率升高时遇到希浦系统的不应期，引起了更高度的房室传导阻滞。这种反应通常是不正常的，它表明希氏束内或下方发生阻滞，需要植入永久性心脏起搏器。

心脏电生理检查

心脏电生理检查在房室传导阻滞的诊断或治疗中通常是不必要的，因为上述无创检查通常可以满足诊断需要。然而，电生理检查在有症状且有可疑房室传导阻滞但不能被明确诊断或心电图表现模棱两可的患者中是有价值的。

电生理特征

一度房室传导阻滞（延迟）

一度房室传导阻滞在体表心电图上表现为正常时限（非期前收缩）的 P 波后 PR 间期延长超过 200 ms，所有 P 波均下传，但传导是延迟的，每一个 P 波后面均有一个恒定的 QRS 波和恒定延长的 PR 间期。

阻滞位点

PR 间期延长的程度和 QRS 波宽度可以帮助预测

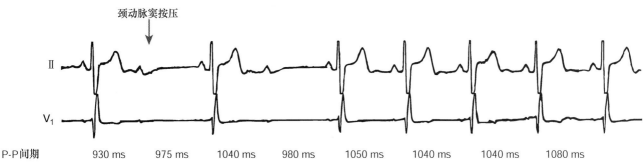

图 9.5　颈动脉窦按压改善房室传导。右束支传导阻滞、左轴偏移和 2∶1 房室传导阻滞患者有两条心电图导联。施加颈动脉窦压力（箭头），在此之后底部显示 P-P 间期逐渐增加，允许有足够的时间恢复和恢复 1∶1 房室传导（右）

传导延迟的部位，PR 间期非常长（超过 300 ms）或 PR 间期变异很大表明房室结受累。QRS 波宽度正常也提示房室结受累。

房室结 尽管传导延迟可发生于沿房室结-希浦系统的任何部位，但房室结是最常见的延迟位点（窄 QRS 波的概率为 87%，PR 间期大于 300 ms 时的概率 > 90%）（图 9.6）。

希浦系统 希氏束内的传导延迟或希浦系统疾病均可引起一度房室传导阻滞。合并束支传导阻滞的一度房室传导阻滞约 45% 是因结下传导延迟所致，也应该考虑到房室结和希浦系统同时存在延迟的情况（图 9.7）。

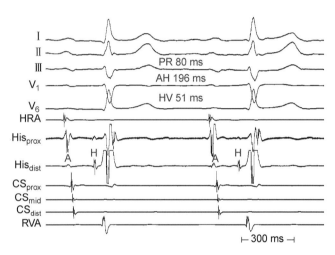

图 9.6 结内阻滞造成的一度房室传导阻滞，可见心房-希氏束间期（AH）延长，单纯心房内传导（PA）间期和希氏束-心室（HV）间期正常。CS$_{dist}$，冠状窦远端；CS$_{mid}$，冠状窦中端；CS$_{prox}$，冠状窦近端；His$_{dist}$，希氏束远端；His$_{prox}$，希氏束近端；HRA，高位右心房；RVA，右心室心尖部

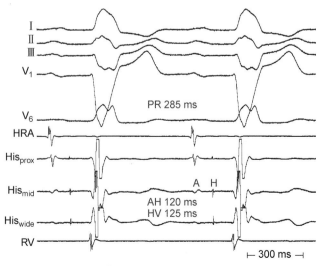

图 9.7 由希氏-浦肯野系统疾病引起的一度房室传导阻滞。心房-希氏束间隔是正常的，但是希氏束-心室间隔明显延长，并且伴有完全左束支阻滞。His$_{mid}$，希氏束中段；His$_{prox}$，希氏束近端；His$_{wide}$，宽希氏束；HRA，高位右心房；RV，右心室

心房 因心房内或房室传导延迟导致一度房室传导阻滞并不常见。体表心电图有左心房扩大（如 P 波时限延长）反映了房内传导延迟。在一些先天性结构性心脏病患者中，右心房扩大是 PR 间期可延长，如三尖瓣的 Ebstein 畸形或心内膜垫的缺损［或先天性疾病手术修复后（如 Fontan 单次修复）心室］。心电图出现 LA 增大型（即延长 P 波时程），反映了心房传导的存在。房内传导延迟可引起一度房室传导阻滞[50]。

二度房室传导阻滞

当存在间断的房室传导失败时（一个或多个本应传导至心室的心房冲动未能下传至心室）被称为二度房室传导阻滞。这一术语包含几种传导形式。Ⅰ型和Ⅱ型阻滞在心电图上表现为 PR 间期（窦性节律）依次出现（至少 2 个连续传导的 PR 间期），直到有一个单一 P 波未下传至心室。Ⅰ型和Ⅱ型房室传导阻滞仅仅是根据心电图表现定义的，并不特指阻滞的解剖部位[51]。

二度Ⅰ型房室传导阻滞

二度Ⅰ型房室传导阻滞（文氏或莫氏Ⅰ型阻滞）在体表心电图表现为 PR 间期逐渐延长直至心房冲动不能下传至心室。紧跟在未下传 P 波之后的 PR 间期恢复到基础水平，重新开始下一个序列。

可以把文氏阻滞简单理解为房室结相对不应期的异常延长。房室结相对不应期较长时，房室结传导的频率取决于冲动到达房室结的时间。越早到达房室结，冲动通过房室结传导的时间越长，PR 间期越长；越晚到达，传导的时间越短，PR 间期越短。因此，随着连续的各个心房冲动到达房室结不应期的时间越来越早，也就产生了越来越长的传导延迟和 PR 间期，直到一个冲动落在了绝对不应期不能下传至心室，引起了一次心室停搏。这就从某种程度上产生了房室传导的文氏周期现象。换言之，RP 间期越短，PR 间期越长；RP 间期越长，PR 间期越短；它们是负相关的。这种现象被称为 RP-PR 相互性或 RP 依赖的 PR 间期。应用这一概念就很容易解释文氏周期中的 PR 间期的变化。间歇后的第一个心房冲动传导有一个不常见的长 RP 间期。随后的心房冲动 RP 间期明显缩短，导致 PR 间期延长。在后续的心房冲动中，尽管 RP 间期较短，但缩短程度不是很显著，随后逐渐延长的 PR 间期延长的增幅也较低。也就是说，虽然 PR 间期逐渐延长，但增幅是递减的。例如，在这一循环中，第一个下传 P 波的 PR 间期延长 100 ms，下一个 PR 间期可能延长 50 ms，依此类推。

典型的文氏周期包括如下特征：①整个文氏周期中，PR 间期逐渐延长；②PR 间期延长的增幅是逐渐减小的，导致了 RP 间期进行性缩短；③包括未下传 P 波的两个 QRS 波之间的间歇小于任何两个连续下传心搏的 R-R 间期之和；④相比阻滞周期之前的 PR 间期，阻滞后的 PR 间期缩短更多；⑤成组搏动，提供了识别文氏周期的"足迹"。在文氏周期中，紧靠在 QRS 波之前的 P 波并不总是代表传导至心室的心房冲动，PR 间期有可能非常长，甚至超过 PP 间期，认识到这一点非常重要。

然而，不足 50% 的二度 I 型房室传导阻滞病例具有这种典型的形式。起搏诱导的房室传导阻滞中，这种典型的文氏周期更常见。较长的文氏周期中（6 ∶ 5 以上）非典型的形式更常见。具有房室结双路径的患者，文氏周期几乎全部不典型，阻滞发生在快路径时 AH 间期的增幅最大，无论快路径阻滞发生在哪一次搏动。区分典型与非典型形式没有多大的临床意义。然而，非典型的形式有可能被误诊为二度 II 型房室传导阻滞。文氏周期可能存在的某些非典型特

征包括：①第二个（下传的）PR 间期（间歇之后的）经常没有显示出最大增幅，最大增幅可能实际发生在周期中最后一次下传的 PR 间期上（图 9.8）。②仅在这个序列终止之前的几个搏动中有微小的传导延迟增加，PR 间期的变化几乎看不清。最常见于长文氏周期时，与迷走神经张力增加有关，通常合并窦性心率减慢（图 9.9）。③实际上，在文氏序列的中间部分，PR 间期可先缩短，然后延长。④未下传的 P 波之后的长间歇可以为交界区逸搏所终止，产生明显缩短的 PR 间期。

房室结阻滞可通过改变自主神经张力完全或部分被逆转（例如应用阿托品）。然而，有时候这些方法也会失败，尤其是存在累及房室结的结构性损伤时（例如先天性心脏病或急性下壁心肌梗死）。在这样的病例中，文氏阻滞可发展为完全性房室传导阻滞，尽管这类事件更有可能发生于希浦系统的阻滞。

阻滞部位　PR 间期延长的程度和 QRS 波宽度有助于推测阻滞部位。正常的 QRS 波宽度常预示着房

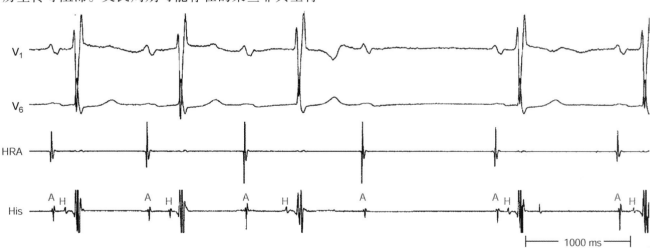

图 9.8　由迷走神经张力增高导致的非典型文氏周期。高迷走张力引起的二度 I 型房室传导阻滞。注意：PR 间期最大增幅出现在周期最后一个搏动，而不是出现在停搏后第 2 个 PR 间期。也要注意：窦性心率的减慢与 PR 间期的显著延长和房室传导阻滞同时发生。有研究表明，迷走神经张力增高可引起窦性心率减慢和房室结阻滞。HRA，高位右心房

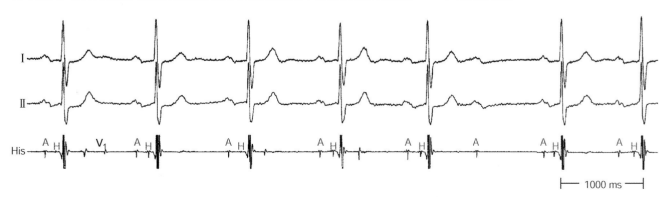

图 9.9　非典型文氏周期。注意：尽管在周期终止前的几个搏动里可见很小的 PR 间期增幅，但停搏后第一个下传 P 波的 PR 间期显著缩短

室结受累，而存在束支传导阻滞则提示希浦系统受累（但尚未被证实）。另外，短的基础 PR 间期和小的 PR 间期增幅提示阻滞位于希浦系统。

房室结　当存在窄 QRS 波时，文氏阻滞几乎都在房室结内（很少见于希氏束内）。

希浦系统　当典型的 I 型阻滞合并束支传导阻滞时，阻滞仍最有可能发生在房室结内（图 9.10），但也可能位于希浦系统之内或在其下方（图 9.11）。这种情况下，如果 PR 间期非常长，则更有可能是房室结阻滞。

二度 II 型房室传导阻滞

二度 II 型房室传导阻滞（莫氏 II 型）的特征是体表心电图上所有下传 P 波的 PR 间期都是恒定的（正常或延长），随后突然出现一次 P 波下传心室的脱落，RP-PR 的交互性是 I 型的标志，在 II 型中不存在。因此，长 RP 间期后的 PR 间期（紧靠在长间歇之后）和短 RP 间期后的 PR 间期（紧靠在未下传的 P 波之前）是相等的。如果激动阻滞之后的第一个 P 波消失，或间歇后的 PR 间期短于下传 P 波的所有其他 PR 间期，不论在阻滞前有多少恒定的 PR 间期，均不能诊断为

II 型阻滞（图 9.9）。PP 间期保持恒定，包含未下传 P 波的间歇期是正常 P-P 间期的 2 倍[51]。

具有窄 QRS 波的真正莫氏 II 型阻滞是很少见的，发生时没有窦性心率的减慢，没有相关联的 I 型序列。应排除仅有微小 PR 间期变化的非典型文氏阻滞形式（图 9.9）。睡眠时因迷走神经张力增高常引起的心电图变化貌似莫氏 II 型阻滞，但在这类病例中，实际的诊断是 I 型阻滞，只不过是 PR 间期的增量无法识别或测量，窦性频率减慢伴房室传导阻滞本质上排除了莫氏 II 型阻滞。当出现窄 QRS 波的类 II 型阻滞时，如间断出现 I 型序列（动态心电图记录中），也可放心地排除真正的 II 型阻滞，因为在希氏束窄 QRS 波的 I 型和 II 型阻滞基本上是不会共存的。另一方面，真正的 II 型阻滞合并持续高二度房室传导阻滞的概率远远高于 I 型阻滞或其变异型合并持续高二度房室传导阻滞的概率。

隐匿性交界区期前收缩（限定在特殊的传导系统，未扩散到心肌）和交界区并行心律也可引起貌似莫氏 II 型房室传导阻滞的现象（图 9.12）。运动诱导的二度房室传导阻滞绝大部分是结下阻滞，很少继发于房室结疾病或心肌缺血。

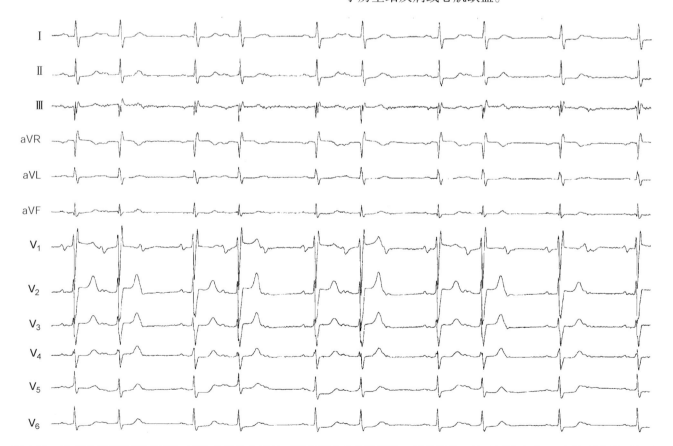

图 9.10　**结内二度房室传导阻滞**。正常的窦性心律伴二度 I 型房室传导阻滞，其特征是 P 波未下传之前 PR 间期进行性延长和成组搏动，尽管本病例存在希浦系统疾病（出现不完全性右束支传导阻滞），但文氏房室传导阻滞更常见于房室结。在图的右侧，最后 4 个 P 波表现为 2 : 1 房室传导阻滞

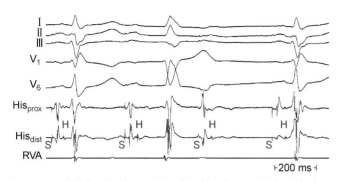

图 9.11 希氏束以下的二度文氏房室传导阻滞。 心房起搏时患者的 AH 间期正常延长，但同时伴 HV 间期延长和右束支传导阻滞（RBBB）。在第二个波群中，HV 间期显著延长并左束支传导阻滞，提示右束支传导速度非常慢。第三个起搏波群中，出现了希氏束记录下的房室传导阻滞。第四个波群中，右束支传导阻滞重新出现，表明了希浦系统的文氏周期。His$_{dist}$，希氏束远端；His$_{prox}$，希氏束近端；RVA，右心室心尖部

阻滞位点

希浦系统 二度 Ⅱ 型房室传导阻滞几乎全部位于房室结以下，约 30% 的病例发生在希氏束，其余的发生在束支（图 9.13）。少数情况下，二度 Ⅱ 型房室传导阻滞的 QRS 波是窄的，由希氏束内阻滞引起。

房室结 二度 Ⅱ 型房室传导阻滞还没有被明确证实发生在房室结或结区。尽管多项研究报告描述了房室结内发生二度 Ⅱ 型房室传导阻滞的病例，但在每一个病例中，阻滞部位更有可能位于希浦系统而不是房室结，或者阻滞可能是文氏阻滞的非典型变异。

2∶1 二度房室传导阻滞

当激动交替性下传时，产生 2∶1 传导，如果心房节律是规整的，则下传激动的 PR 间期是恒定的（图 9.14）。2∶1 房室传导阻滞不能简单被归类为 Ⅰ

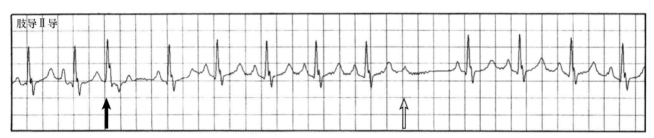

图 9.12 交界性异位类莫氏 Ⅱ 型房室传导阻滞。 Ⅱ 导联节律显示正常房室传导，但第二个波（黑箭头）有正常的 QRS 波，前面没有逆向传导（逆传 P 波出现在 QRS 波之后）的 P 被（因此是希氏束期前收缩），白箭头所指的是未下传的 P 波，通常提示为莫氏 Ⅱ 型阻滞，但在这个患者中是希氏束期前收缩。P 波更倾向于未下传，因为隐匿的希氏束期前收缩后房室结内存在隐匿传导，从而阻碍正常传导（无 QRS 波或逆行 P 波）。注意：未下传的 P 波形态有些不同，可能是窦性 P 波与隐匿的希氏束期前收缩所产生的逆行心房夺获的融合波

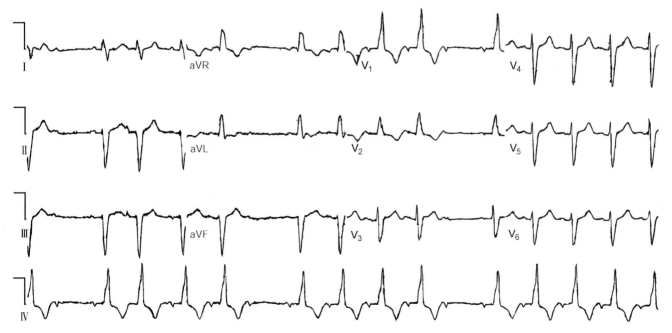

图 9.13 二度 Ⅱ 型结下房室传导阻滞。 在下传搏动中可见双束支传导阻滞（左束支传导阻滞和右束支传导阻滞）和正常恒定的 PR 间期（196 ms），与结下阻滞是一致的

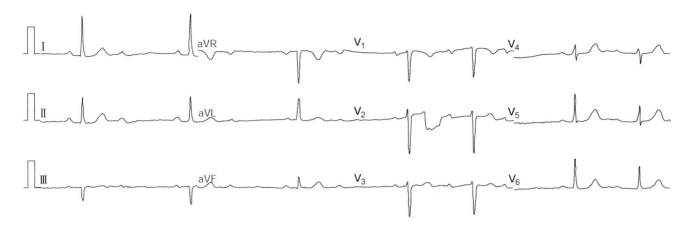

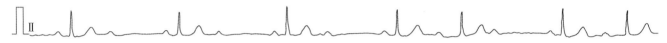

图 9.14 二度房室传导阻滞。 正常窦性心律伴 2：1 房室传导阻滞。在右侧，传导模式由 2：1 的 AV 阻滞模式转变为文氏模式

型或 Ⅱ 型。当病变位于房室结或有递减传导的证据时，采用 Ⅰ 型这一术语来描述 2：1 房室传导阻滞；当病变位于结下或有全或无传导的证据时，采用 Ⅱ 型这一术语来描述。但我们不鼓励这样做，因为这样就违反了广为接受的传统 Ⅰ 型和 Ⅱ 型的定义。传统定义以心电图表现为基准，而不是以解剖学阻滞位点为基准。不管是 Ⅰ 型还是 Ⅱ 型均可进展为 2：1 阻滞，2：1 阻滞亦可恢复为 Ⅰ 型或 Ⅱ 型阻滞[51]。

阻滞部位 固定 2：1 阻滞的诊断很困难，因为通过体表心电图很难定位阻滞的部位。几种心电图特

征对鉴别诊断有帮助：

1. 窄 QRS 波的 2：1 房室传导阻滞可能是结内的，而宽 QRS 波的 2：1 阻滞可能是结下的，但仍有可能在房室结水平（图 9.14 和图 9.15）。

2. PR 间期小于 160 ms 的固定 2：1 阻滞表明阻滞部位在希氏束内或在希氏束下，而非常长的 PR 间期（大于 300 ms）提示房室结阻滞。

3. 所有下传波的 PR 间期是恒定的，无论 RP 间期如何变化都提示可能是结下阻滞。

4. 2：1 房室传导阻滞发生之前或之后存在文氏

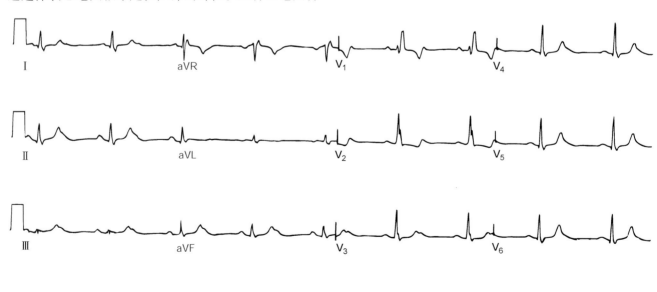

图 9.15 二度 2：1 房室传导阻滞。 注意传导波和宽 QRS 波（右束支传导阻滞）时的短 PR 间期，提示阻滞部位在希浦系统

阻滞时，高度提示阻滞发生在房室结水平（图 9.10 和图 9.14）。

5.阻滞可以通过阿托品或运动改善时提示是房室结阻滞，然而，缺少这种反应并不应该排除结内阻滞。

高度房室传导阻滞

连续 2 个或 2 个以上连续的 P 波下传失败而其他时候仍保持房室同步时，被称为高度房室传导阻滞或高二度房室传导阻滞（图 9.16）。这种阻滞必须是本身存在的阻滞所引起的，而不是因为交界区或室性逸搏在房室结或希浦系统产生的逆向隐匿性传导阻碍了传导所致。

阻滞部位 阻滞水平可能在房室结或希浦系统。当高度房室传导阻滞由房室结内的阻滞引起时，QRS 波通常是窄的。也可见文氏周期现象，阿托品可减轻房室传导阻滞的程度。阻滞在希浦系统的特征是下传的搏动合并束支传导阻滞，并且应用阿托品后阻滞没有改善。

三度（完全性）房室传导阻滞

尽管有足够的机会下传，但所有的 P 波均未能下传心室时，房室传导阻滞被称为"完全的"。因此，如果不是房室结-希浦系统传导的最佳时机（例如，室性逸搏频率超过 40 次 / 分），即使 P 波没有下传也不能认为是完全性房室阻滞。三度房室传导阻滞在心电图上表现为 P 波和 QRS 波完全分离，以各自的

起搏频率发生，P-R 关系不断变化，P 波在室性周期的所有时相，而心室节律是规整的（图 9.17）。P 波可以在每一个可以想象到的 RP 间期处出现，为 P 波传导提供了各种可能的机会，但心房冲动从未下传心室。心房率始终快于心室率（图 9.18）。

阻滞部位

房室结 大多数先天性三度房室传导阻滞的阻滞部位在房室结（图 9.17），同样，急性下壁心肌梗死、β 受体阻滞剂、钙通道阻滞剂和地高辛中毒相关的一过性三度房室传导阻滞也发生于房室结。完全性房室结阻滞的特征是交界区逸搏心律呈窄 QRS 波，频率在 40 ～ 60 次 / 分，运动或应用阿托品后心率有增加趋势。然而，在 20% ～ 50% 的慢性房室传导阻滞的患者中，可出现宽 QRS 波的逸搏心律。源于希氏束远端节律的 QRS 波较宽。这样的节律通常较慢并且对阿托品无反应。

希浦系统 获得性完全性心脏传导阻滞通常与希浦系统的阻滞有关，逸搏心律的 QRS 波是宽的，节律在 20 ～ 40 次 / 分（图 9.19）。

电生理检查

电生理检查的作用

房室传导阻滞的心电图诊断对于决定下一步的治

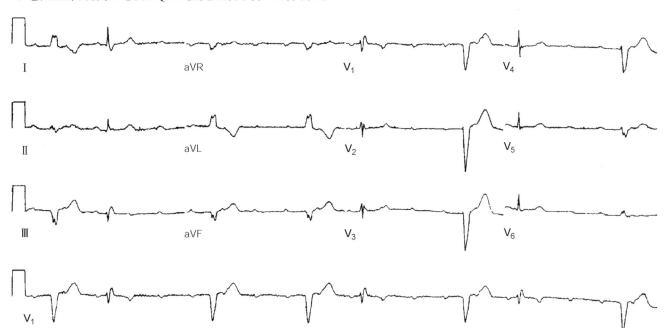

图 9.16 高度房室传导阻滞。注意整条记录中只有 3 个 P 波下传至心室。下传的 P 波伴随正常的 PR 间期和右束支传导阻滞，提示为结下阻滞。其他的 P 波均未下传，而且可见室性逸搏心律伴左束支传导阻滞。注意这种阻滞并非由于心室逸搏在房室结或希浦系统发生隐匿性逆传导所致，因为下传的 P 波出现在逸搏 QRS 波后很短的周期内

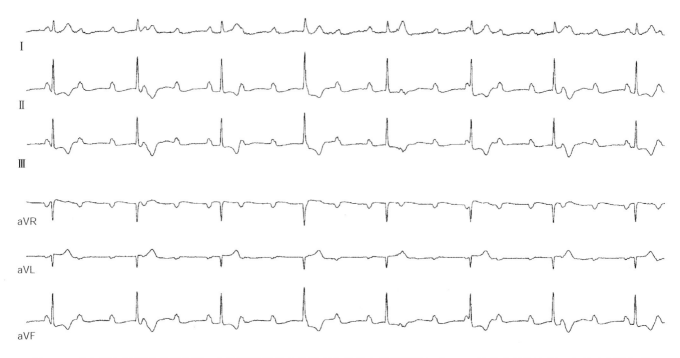

图 9.17 先天性三度房室传导阻滞。如图所见窦性心律伴完全性房室传导阻滞和窄 QRS 波的交界性逸搏，与结内阻滞相符

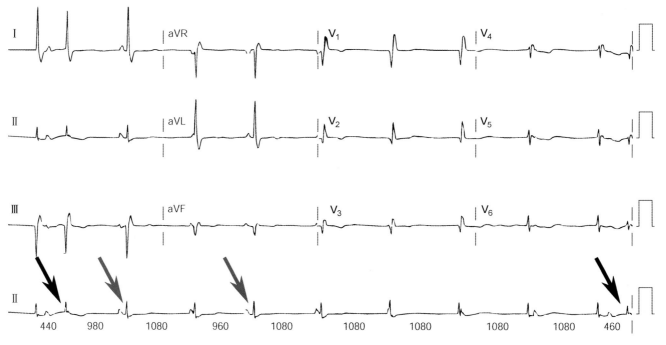

图 9.18 周长为 1180 ms 的窦性心动过缓和周长更短（1080 ms）的交界性逸搏心律的体表心电图。交界性逸搏不能逆传至心房造成了房室分离。这在大部分以上记录中都可以看到。注意：这不存在病理性房室传导阻滞，窦性搏动未能通过房室结传导是由于交界性异搏逆行隐匿传导造成的房室结和希氏束的生理不应期延长。但是，每当窦性 P 波出现在适当的时机，它们都传导至心室（灰和黑箭头）并产生 QRS 波，周长短于预期的交界性周期长度。注意：逆行的交界性隐匿性传导发生在房室结而不仅仅是希氏束，接近于之前的 QRS 波群的下传 P 波的 PR 间期延长（黑箭头）。数字表示 R-R 间期的毫秒数值

疗通常是足够的，当症状与心电图发现的房室传导阻滞相关时，就不需要进一步的有创检查，除非需要更多的信息。同样，因迷走张力增高出现文氏阻滞但无症状的患者也不需要电生理检查。

然而，如果需要作出治疗决策，电生理检查可帮助诊断心电图表现可疑的患者或者明确传导异常的部位。怀疑高度房室传导阻滞是患者晕厥或晕厥前症状的原因，但无创检查不能获得相似的证据时需行电生

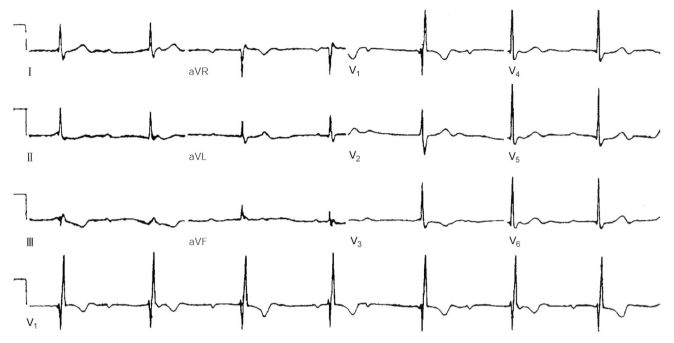

图 9.19　完全性结下房室传导阻滞。可见完全性房室分离，尽管有充分的下传机会，但所有的 P 波均不能下传。可见宽 QRS 波的慢频率室性逸搏心律。频率 40 次 / 分，与希浦系统的阻滞相符

理检查。同样，有冠状动脉疾病的患者，不清楚症状是由房室传导阻滞还是因室性心动过速引起时，电生理检查可能有助于明确诊断。已知有二度或三度房室传导阻滞的患者，可通过有创检查明确房室传导阻滞的部位，以帮助确定治疗方案或估计预后。

正常房室传导

正常的 PR 间期是 120 ~ 200 ms。这个间期反映了从高位右心房到最早的心室激动位点（例如 QRS 波起始）的传导时间，包括心房、房室结、希氏束、束支、分支和终末浦肯野纤维的激动。要测量 PR 间期所包括的传导系统中的不同成分，需要记录从高位右房到希氏束区的心腔内电图。

测量从高位右心房心电图到希氏束记录处低位右心房曲折之间的时间，即 PA 间期，可间接估计房内传导时间。正常的 PA 间期是 20 ~ 60 ms。

测量希氏束记录处心房电图的第一个快速曲折到希氏束心电图上第一个希氏束除极之间的间期，即心房 - 希氏束（AH）间期。AH 间期是房室结传导的时间近似值，因为其代表从房间隔处的低位右心房经过房室结到达希氏束的时间。正常人 AH 间期的范围较宽（50 ~ 120 ms），并且受自主神经系统的影响很大。

H 波宽度反映了激动在希氏束内的传导时间，希氏束穿过纤维间隔时间较短。希氏束传导紊乱可以表现为希氏束电位的分离、延长（超过 30 ms）和电位分裂（图 9.20）。

希氏束 - 心室（HV）间期是希氏束电位的起点到体表心电图或心腔内电图最早的心室激动点之间的距离，它代表从希氏束近端通过希浦系统远端的心室肌的传导时间。应选用最近段的电极来显示希氏束电位，除近端希氏束电位外应同时记录到大的心房电位。HV 间期受自主神经的影响不大，正常人中 HV 间期变化范围比较小，为 35 ~ 55 ms。

房室传导阻滞位点的定位

电生理检查可以分析希氏束电图，还可通过心房和心室起搏来解释传导异常。HV 间期的显著延长（100 ms 或更长）与进展为完全性房室传导阻滞的高发生率相关。另外，希氏束电位的宽度超过 30 ms 或直接分裂为两个曲折表明希氏束内存在传导延迟。

记录到希氏束电位后，随着心房起搏周期的进行性缩短，AH 间期正常情况下会逐渐延长，直到文氏阻滞出现。正常情况下 HV 间期保持恒定，尽管起搏频率不同。房室结传导异常时，以低于正常情况下文氏点的起搏频率进行心房起搏即可产生文氏阻滞（例如，起搏周期大于 500 ms 时）。要确定是否真的存在房室结疾病或仅仅是受到迷走神经张力过高的影响，可使用阿托品或异丙肾上腺素来评价传导的改善情况。

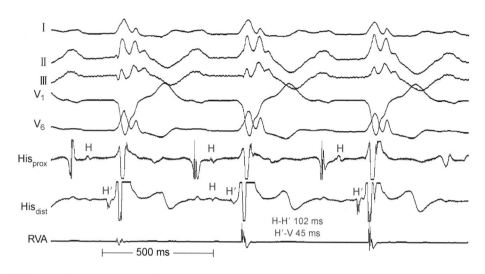

图 9.20 希氏束电位分裂。在一例心肌病和左束支传导阻滞患者的导管记录上观察到希氏束分裂电位。仅记录远端希氏束信号（H'）会造成正常结下传导的错误印象（H'V = 42 ms）。His_{dist}，希氏束远端；His_{prox}，希氏束近端；RVA，右心室心尖部

心房腔内电图后跟随着希氏束电位但未见心室除极，表明存在结下阻滞。希氏束以下的阻滞通常是不正常的，除非起搏周长很短时（350 ms 或更短），或者心房速率突然增加之后。希氏束部位的阻滞可被房室结传导时间或不应期的延长所掩盖。当慢频率起搏发生在房室传导阻滞时，可用阿托品来改善房室结传导，以便在快频率起搏状态下评价希浦系统的功能。

选择性的希氏束起搏可以帮助定位房室结下阻滞的部位（希氏束内及希氏束下）。正常 QRS 宽度的希氏束夺获与希氏束内传导阻滞的位置一致[53]。

一度房室传导阻滞的位点

房室结 AH 间期大于 130 ms 而 HV 间期正常时，提示结内发生了传导延迟（图 9.6）。当房室结双径路的快径路发生了阻滞，冲动沿慢径路下传时，可发生一过性的、突发的或交替出现的一度房室传导阻滞。体表心电图上 PR 间期的改变和希氏束电图上 AH 间期的跳跃相对应。

希浦系统 只要至少一个束支传导正常，HV 间期就不会超过 55 ms（存在左束支传导阻滞的患者为 60 ms）。HV 间期延长（大于 55 ~ 60 ms）伴或不伴 H 波增宽（大于 30 ms）或分裂都可以诊断希浦系统疾病，即便 PR 间期正常（图 9.7 和图 9.20）。HV 间期延长大部分都伴发异常 QRS 波，因为希氏束内传导的损伤是不均匀的。大部分患者的 HV 间期在 60 ~ 100 ms，偶尔大于 100 ms。单纯希氏束内传导延迟时，心房到近端希氏束（AH）的间期和远端希氏束到心室（H'-V）的间期是正常的，希氏束电位的宽度大于 30 ms，同时可见希氏束电位的切迹、碎

裂或分裂。在这类病例中，证实"H 波的分裂"起源于希氏束（不是心房或心室电图的一部分）很关键。这一目的可通过下面的方式达到：通过心房起搏、腺苷或迷走神经刺激，使心房激动与希氏束电位分离，证实 HV 间期大于 30 ms 时希氏束电位和心室激动分开。

心房 PA 间期延长而 AH 和 HV 间期正常提示心房内发生了传导延迟。

二度 I 型房室传导阻滞的位点

房室结 房室结内文氏阻滞的特征是 AH 间期逐渐延长，直到一个心房曲折后没有希氏束和心室曲折（图 9.8 和图 9.9）。

希氏束 希氏束电位变宽或希氏束电位的分裂表示存在希氏束内病变。希氏束内的文氏阻滞可发生在两个希氏束曲折之间，其特征是传导逐渐延迟直到第一个希氏束曲折之后没有第二个曲折跟随。

束支 希氏束以下阻滞导致的 I 型阻滞中，HV 间期逐渐延长，其后跟随着希氏束曲折但没有相关的心室激动（图 9.11）。

二度 II 型房室传导阻滞的位点

希浦系统 受阻的特征是搏动周期可见心房和希氏束的曲折但没有心室的除极（图 9.21）。而下传的激动通常可显示结下传导系统疾病的证据，如 HV 间期延长或希氏束电位的分裂以及束支传导阻滞。多水平的房室传导阻滞（结内的和结下的）都可以发生，尤其在快速房速或心房起搏中。比较典型的是发生在心律失常事件或房室结文氏周期导致的希氏束不应期延长情况下的结下房室传导阻滞。

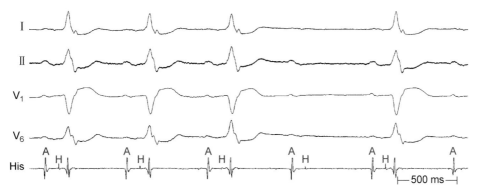

图 9.21　二度 Ⅱ 型房室传导阻滞。可见窦性节律伴宽 QRS 波。所有下传 P 波的 PR 间期都有恒定轻度延长（224 ms）。第 4 个 P 波未下传心室，但其后跟随着一个希氏束电位，表明房室传导阻滞的部位在希氏束下

三度房室传导阻滞的位点

　　房室结　完全性心脏传导阻滞发生在房室结水平时，心内记录上每个心室电图前面都恒定有一个希氏束电位。心房电图与 HV 复合波是分离的（图 9.22）。大部分情况下，逸搏心律起源于希氏束（正常 QRS 波前面有一个希氏束电位和正常的 HV 间期）；然而，20% ～ 50% 的慢性房室传导阻滞患者，可出现宽 QRS 波的逸搏心律。源于远端希氏束的逸搏心律，QRS 波前面有一个逆传的希氏束电位或根本没有希氏束电位。这些节律通常较慢且对阿托品没有反应。可通过室性起搏产生的超速抑制（通过与检测窦房结功能相似的方法）来评价希氏束节律的稳定性，延长的间歇（如缺少希氏束逸搏）预示着逸搏节律未能成功产生。

　　希浦系统　心内电图显示希氏束曲折一直跟随在

心房电图之后，但心室除极与 AH 复合波是完全分离的。由此证实阻滞位点在希氏束以下。

其他现象的排除

房性期前收缩未下传

　　早期的房性期前收缩可能在房室结的绝对不应期到达房室结，因而不能下传到心室，有可能被误诊为二度 Ⅰ 型或 Ⅱ 型房室传导阻滞。同样，房性二联律的房性期前收缩未下传时，可能被误诊为 2∶1 房室传导阻滞（图 9.23）。在二度 Ⅱ 型房室传导中，心房律是规律的，P-P 间期是恒定的（除了一些由心室周期性心律不齐引起的变异），未下传的 P 波按预定时间发放，并且 P 波形态是恒定的。然而，房性期前收缩未下传时，P 波提前出现，形态也与基本房性节律时不一样。未下传的房性期前收缩经常隐藏在前一个 T

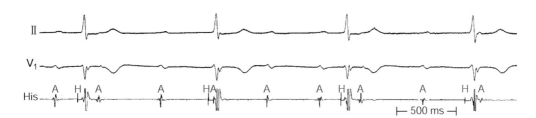

图 9.22　完全性房室传导阻滞。可见完全性房室分离，尽管有充分下传的机会，但所有的 P 波均未下传。可见窄 QRS 波的交区逸搏节律，频率 45 次 / 分，与房室结内阻滞相符。与没有 QRS 波插入的连续两个 P 波比较，围绕在 QRS 波前后的两个 P 波的频率较快（周长较短）（心室周期性心律不齐）

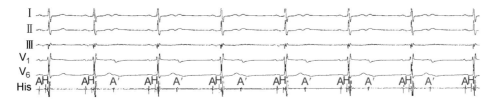

图 9.23　窦性心律房性二联律酷似 2∶1 房室传导阻滞。频发的房性期前收缩（PACs：A'）以二联律形式出现，房性期前收缩在房室结的绝对不应期到达房室结，因而不能下传至心室。类似于 2∶1 的房室传导阻滞。与 2∶1 房室传导阻滞不同，未下传的 P 波是提前出现的（与第一个 A-A 间期相比较，其未被房性期前收缩干扰），与下传的窦性 P 波相比有不同的形态

波中（图 9.24 和图 9.25）。另外，房性三联律或四联律时，可产生酷似文氏周期的周期性间歇。

隐匿性交界区异位搏动

起源于希氏的异位搏动不能传到心房和心室，导致在房室结产生逆向隐匿性传导，造成随后窦性 P 波传导的减缓或阻断，表现为二度 Ⅱ 型房室传导阻滞的特征。在这种情况下，房室传导阻滞是生理性的；然而，如果没有电生理检查，这种生理性的房室传导阻滞很难与病理性的房室传导阻滞区分。心电图可为产生这种现象的交界区期外收缩提供线索，包括：①突然的、无法解释的 PR 间期延长；②心电图有貌似莫氏 Ⅱ 型的房室传导阻滞出现，但 QRS 波正常；③同一份记录上存在明显的 Ⅰ 型和 Ⅱ 型房室传导阻滞；④心电图记录中，其他区域存在明显的交界区期外收缩（图 9.12）。

房室分离

房室分离是心房和心室的除极各自完全独立，心室激动并非来源于心房，不受心房激动的影响。根据

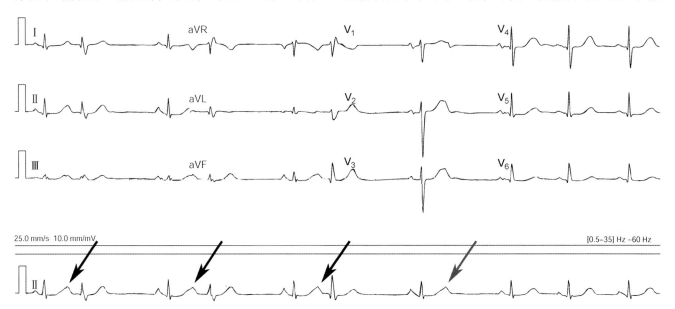

图 9.24 酷似文氏房室传导阻滞的房性异位搏动。 体表心电图显示正常的窦性心律伴四个房性期前收缩（PAC）以二联律的形式出现。前三个 PAC（黑色箭头）下传，并产生一个酷似文氏 Ⅰ 型房室传导阻滞的形式。第四个 PAC（灰色箭头）未下传。注意提前出现的 P 波发生较早，并埋在前面的 T 波（箭头）内。最后三个窦房结 P 波没有房性期前收缩的干扰，这些激动的 T 波与包含房性早搏的 T 波明显不同。所有窦性 P 波均以正常的、恒定的 PR 间期下传

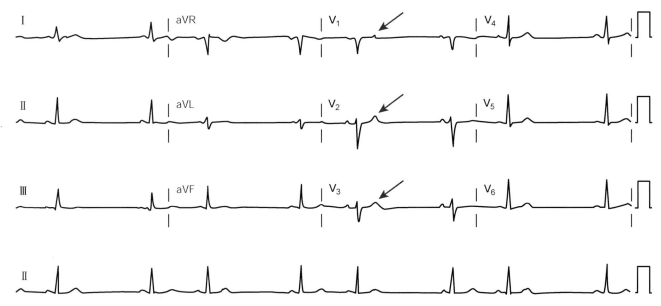

图 9.25 酷似莫氏 Ⅱ 型房室传导阻滞的房性三联律。 阻滞的房性期前收缩导致的窦性心律伴房性三联律，酷似莫氏 Ⅱ 型。注意：未下传 P 波出现得早（期前收缩）并且埋在之前的 T 波中（箭头所指），所有的窦性 P 波以正常且稳定的 PR 间期传导下来

定义，从心室到心房也没有逆传。房室分离可以继发于完全性房室传导阻滞、房性心动过缓伴较快的独立的交界区-室性逸搏心率，或发放频率增快的次级起搏点控制了心室节律。

区分房室分离和完全性房室传导阻滞是很重要的。在完全性房室传导阻滞中，心房率快于心室率。要诊断房室传导阻滞，P波一定没有下传，即使在每个最佳传导机会。因此，必须证明在整个室性周期的各个时相，所有的P波均不能下传，即便是那些在长RP间期处出现的P波。有时，在房室分离时，交界区或心室节律的频率仅与心房节律有轻微不同。在这种情况下，标准的心电图可能不能提供足够长的记录来证明传导失败，因为在单次心电图记录中，所有记录的P波都有可能出现在不恰当的时间而不能下传。因此获得一个足够长的心电图记录是很重要的（图9.26）。尽管P波落在了每一个可能的RP间期处，但心房和心室率都是很规整的，同时PR关系一直在不断变化，并且独立的心室率≤40次/分（在先天性完全性房室传导阻滞中可能会快些），即可诊断完全性房室传导阻滞。另外，当心室率不规整时，应该立即考虑到P波存在间断传导的可能性，因为反映房室传导阻滞的程度较低或仅有不完全的房室分离；而且，完全性房室传导阻滞时，心室率基本上总是慢于心房率，而其他形式的房室分离中，可出现相反的情况。因此完全性房室传导阻滞伴交界区或室性逸搏节律是房室分离的一种形式。然而房室分离（完全的或不完全的）可以在没有房室传导阻滞时发生。

在房性心动过缓病例中，心房率可能比来自房室交界区或心室的次级逸搏灶的心率更慢。当较快的交界区或室性逸搏心率合并室房传导阻滞时，有逸搏心率的冲动逆向隐匿性传导可引起心房冲动前向传导的失败（图9.18）。

次级起搏点频率的增加，如加速性交界区节律、加速性室性自主节律或加速性室速，可以超过正常的窦性节律，产生竞争性交界区或室性节律，在这样的病例中，心房率总是慢于心室率（图9.26）。

房室分离可以是完全的或不完全的。在完全性房室分离中，心房率和心室率始终保持恒定，因此PR间期是变化的，没有心房波被传到心室。在不完全房室分离中，可以发生心室夺获，这是因为当房室交界区脱离不应期时，一部分心房冲动可以通过房室交界区。这种现象在伴有周期夺获的高度房室传导阻滞中是很常见的。

回波

房室结回波可表现为"成组搏动"，可被误诊为文氏阻滞。在文氏周期中确认PP间期是否恒定和P波形态是否一致可避免这种误判。另外，存在房室结双径路，文氏房室传导阻滞产生房室结回波的情况并不罕见。

房性快速性心率失常

房性快速性心率失常时（房速或房扑），房室结传导失败不应被认为是病理的房室传导阻滞。房室结的主要生理作用之一就是在快速心房率时保护心室。因此，在频率较快的情况下，房室结不能将每个心房冲动下传心室应该被理解为正常的生理现象，它通常是正常的不应期所引起的。在这种情况下，称之为

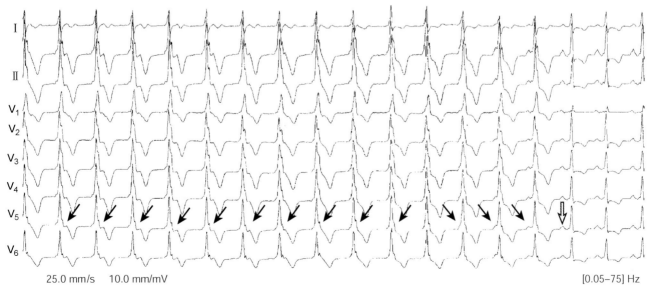

图 9.26 房室分离。 慢频率的室性心动过速和正常窦性节律共存，两者频率稍有不同，可见室房分离。黑色箭头所示为窦性P波。注意：在没有房室传导阻滞时，一旦窦性P波有下传的机会，它就下传了（白色箭头所示）

3：2 或 2：1 房室传导比 3：2 或 2：1 房室传导阻滞更合适。

房颤伴慢心室率

房颤伴慢心室率反应可能被误解为完全性房室传导阻滞。证明缓慢的心室率是否规整是关键。当存在房室传导阻滞时，逸搏心率是规整的。而房颤伴非常缓慢心室率反应的时候，心室节律是心房激动下传的结果，因而是不规整的（图 9.27）。

心室周期性窦性心律失常

当存在二度或三度房室传导阻滞时，可见心室周期性窦性心律不齐，表现为间断的 PP 间期不等，产生这种现象的基础是其与 QRS 波之间的关系。与没有 QRS 波插入的连续发生的两个 P 波相比，围绕在一个 QRS 波前后的两个 P 波有更短间期或频率更快（图 9.22）。这种现象的机制还不确定，然而，已经有研究提示心室收缩通过增加窦房结动脉的血流和对窦房结的机械牵拉作用增强了窦房结的自律性。

临床治疗原则

治疗前第一步是确定是否有引起房室传导紊乱的一过性或可逆性的原因。排除所有影响药物，纠正电解质紊乱、治疗感染或心肌缺血。这些都是永久起搏治疗之前需要考虑的问题。

药物治疗（阿托品、异丙肾上腺素）对结内房室传导阻滞有效仅是起搏器治疗前短期的急诊处理手段。

经皮或经静脉临时起搏对有血流动力学改变的房室传导阻滞或心动过缓患者是必要的，它能使患者在植入永久起搏器之前立即获得血流动力学的稳定；或者当推测阻滞是由一过性事件（如缺血或药物毒性）所引起时，给患者提供起搏支持[25]。然而，重要的是要认识到经皮起搏不能提供可靠的心室捕获，应慎重应用。使用时，需检测血流动力学和心电图，以验证有效的心室刺激。同样，由于与临时经静脉起搏相关的许多并发症（例如，导联移位、心脏穿孔），这种方式只能作为最后手段，并尽可能简短。除非有禁忌证，否则最好应用正时性药物输注[19-20]。

起搏器治疗

起搏治疗是有症状的房室传导阻滞的主要治疗手段（框 9.1）。一旦所有的可逆因素被排除或治疗后，临床症状和心电图的关联就成为诊断房室传导阻滞的重要部分了。动态监测对鉴别间歇性房室传导阻滞或文氏阻滞患者的症状与房室传导异常及严重程度的关联是很有必要的。如同之前讨论的，运动试验是重要的诊断工具，可明确二度或三度房室传导阻滞时伴窄 QRS 波或宽 QRS 波。另外，怀疑一个晕厥或有晕厥前症状的患者有高度房室传导阻滞时，如果无创检查无法获得证据，电生理检查就是必要的，同样，在冠心病患者中，如果症状继发于房室传导阻滞或室速，电生理检查也对诊断有很大帮助。许多已知二度或三度房室传导阻滞的患者同样可以从侵入性检查中获益：用来定位房室传导阻滞位置以便更好地决定治疗方案或评估预后[25]。

三度房室传导阻滞

对于所有有症状的三度心脏传导阻滞的患者。无论

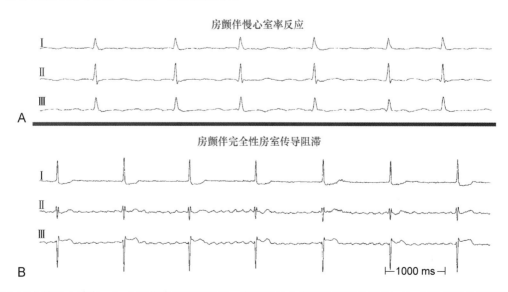

图 9.27　房颤（AF）伴慢心室率。A. 心室节律是不规整的，表明它是心房搏动下传的结果；**B.** 心室节律是规则的，与完全性房室传导阻滞伴规律的交界区逸搏节律相符

框 9.1 成人获得性房室传导阻滞永久起搏器治疗指南

Ⅰ类

- 任何水平的三度和高度房室传导阻滞出现下列情况之一时：
  - 症状性心动过缓（包括心力衰竭）
  - 推测由房室传导阻滞引起的室性心律失常
  - 因心律失常或其他情况须使用药物治疗，而药物治疗引起症状性心动过缓
  - 无症状的患者记录到≥3 s的心脏停搏或逸搏心率低于40次/分或逸搏心律起源于房室结下
  - 导管消融房室交界区后
  - 预计无法恢复的外科术后房室传导阻滞
  - 神经肌肉疾病，如强直性肌萎缩、Kearns-Sayre综合征、Erb肌营养失调（肢带型肌营养不良）和腓肠肌萎缩症，不论有无症状
  - 清醒状态下无症状的房颤伴心动过缓患者，出现过一次或一次以上≥5 s的长间歇
  - 清醒状态下平均心室率为40次/分或稍快一些，但伴心脏增大、左心室功能不全或阻滞部位位于房室结以下
- 有症状的二度房室传导阻滞，无论组织的类型或位点如何
- 无心肌缺血情况下，运动时出现二度或三度房室传导阻滞

Ⅱa类

- 无症状的持续性三度房室传导阻滞，逸搏心率＞40次/分，不伴心脏扩大

- 无症状的二度房室传导阻滞，电生理检查发现阻滞水平在希氏束或以下部位
- 一度或二度房室传导阻滞出现类似起搏器综合征样症状或血流动力学障碍
- 无症状的窄QRS波二度Ⅱ型房室传导阻滞。如果发生宽QRS波的二度Ⅱ型房室传导阻滞（包括孤立的右束支传导阻滞），则为Ⅰ类适应证

Ⅱb类

- 神经肌肉性疾病，如强直性肌萎缩Erb肌营养失调（肢带型肌营养不良）和腓肠肌萎缩症，伴发任何程度的房室传导阻滞（包括一度房室传导阻滞），无论是否有症状，因为房室传导系统病变的进展难以预料
- 使用药物和（或）药物毒性作用所致的房室传导阻滞，即使停药后阻滞仍有可能复发

Ⅲ类

- 无症状的一度房室传导阻滞
- 无症状的二度Ⅰ型房室传导阻滞，阻滞水平在房室结或不能确定阻滞水平在希氏束或以下部位者
  - 预计可以恢复正常且不可能再复发的房室传导阻滞（如药物中毒、Lyme病、一过性迷走神经张力增高或无症状的睡眠呼吸暂停患者在低氧时出现的房室传导阻滞）

Modified from Epstein AE，DiMarco JP，Ellenbogen KA，et al. 2012 ACCF/AHA/HRS focused update incorporated into the ACCF/AHA/HRS 2008 guidelines for device-based therapy of cardiac rhythm abnormalities：a report of the American College of Cardiology Foundation/American Heart Association Task Force on Practice Guidelines and the Heart Rhythm Society. J Am Coll Cardiol. 2013；61：e6-75.

阻滞位点在哪儿都有永久起搏器植入的指征，永久起搏器也同样适用于无症状的完全性心脏传导阻滞或希氏束以下二度房室传导阻滞的患者。尤其是明确心室停搏大于3 s或室性逸搏心率小于40次分的患者[25]。

二度房室传导阻滞

对于大部分有症状的二度房室传导阻滞的患者，无论阻滞位点在哪儿都有永久起搏器植入的指征；然而，对于那些无症状的二度房室传导阻滞患者，永久起搏器只适用于二度二型房室传导阻滞，而不适用于二度一型患者[25]。

一度房室传导阻滞

永久起搏器并不推荐用于无症状的一度房室传导阻滞患者。对某些有显著的一度房室传导阻滞（大于300 mms）且具有类似起搏器综合征症状的患者，双腔起搏是有益的。同样，有左心室功能不全和心力衰竭症状的患者，如果较短的AV间期可改善患者的血流动力学，假设认为短AV间期降低了左心房充盈压从而使血流动力学得到改善，双腔起搏也是有益的。尽管如此，优化房室同步（有较短的房室延迟）的起搏获益与房室起搏引起非同步化而造成的损害目前仍然存在争议[19，25]。

急性心肌梗死后的房室传导阻滞

急性心肌梗死的患者有时需要临时起搏器（前壁心肌梗死多于下壁心肌梗死）。无症状的一度房室传导阻滞或二度Ⅰ型房室传导阻滞患者无须起搏治疗，而二度Ⅱ型房室传导阻滞或完全性房室传导阻滞患者即使没有症状也应安装临时起搏器。对于急性心肌梗死的患者，使用异丙肾上腺素应格外小心，尽可能不使用。重要的是，6%的患者急诊临时经静脉起搏与心包填塞相关，在确定最佳治疗策略时，应仔细考虑这一点[19-20]。

在急性心肌梗死及高度房室传导阻滞的患者中，50%以上的房室传导阻滞的患者入院时出现传导异常，大多数患者在经皮冠状动脉介入治疗的48 h内会出现暂时性的房室传导阻滞，在几天后自行消退。只有9%的患者需要植入起搏器。重要的是，尽管对这些患者进行了起搏治疗，但仍然有很高的死亡率[19-20]。

在急性心肌梗死的情况下，植入永久起搏器的标准不全依赖于有无症状（框9.2）、如果过了围心肌梗死期，仍持续存在二度Ⅱ型或完全性房室传导阻滞，应植入永久起搏器。即使二度或三度房室传导阻滞是

框 9.2　急性心肌梗死患者房室传导阻滞植入永久起搏器的指征

Ⅰ 类

- 心肌梗死后浦肯野系统双侧束支传导阻滞的持续性二度房室传导阻滞或浦肯野系统内或以下的三度房室传导阻滞
- 间歇性高度（二度或三度）结下房室传导阻滞伴束支导阻滞；如果阻滞部位不明，电生理检查很必要
- 持续且有症状的二度或三度房室传导阻滞

Ⅱb

- 持续性房室结水平的二度或三度房室传导阻滞，甚至无症状

Ⅲ

- 间歇性房室传导阻滞无室内传导缺陷
- 间歇性房室传导阻滞伴独立的左前分支阻滞
- 获得性左前分支阻滞不伴房室传导阻滞
- 年龄较大或不确定的持续性一度房室传导阻滞伴束支导阻滞

Modified from Epstein AE, DiMarco JP, Ellenbogen KA, et al. 2012 ACCF/AHA/HRS focused update incorporated into the ACCF/AHA/HRS 2008 guidelines for device-based therapy of cardiac rhythm abnormalities: a report of the American College of Cardiology Foundation/American Heart Association Task Force on Practice Guidelines and the Heart Rhythm Society. J Am Coll Cardiol. 2013; 61: e6-75.

一过性的但伴有束支传导阻滞，且房室传导阻滞消除后这种束支传导阻滞仍持续存在，也可考虑植入永久起搏器。因为心肌梗死后的永久起搏可提高患者的长期生存率[25]。

医源性房室传导阻滞

即使在没有症状的情况下，也建议对心脏介入或手术（如主动脉瓣置换）并发的二度或三度房室传导阻滞进行永久性起搏。重要的是，在手术后发生的早期传导异常往往是暂时的，是由房室结周围炎症引起的。因此，当患者血流动力学稳定或已经有功能性临时起搏器时，适当延迟植入起搏器是合理的[39]。警惕性等待的持续时间没有定义，并且在不同的背景有所不同，因此，由医师决定是否使用永久性起搏器。另外，术后短暂性三度房室传导阻滞恢复窦性心律并伴有残余双束支传导阻滞的患者，偶尔会出现高度房室传导阻滞。因此，对于高危患者，延长心脏监测可能是合理的。如果这些患者出现不明原因的晕厥，则应排除阵发性房室传导阻滞[25, 19]。

先天性房室传导阻滞

先天性房室传导阻滞儿童（1 岁以上），合并症状性心动过缓或变时功能不良者，建议植入起搏器。以下情形亦建议起搏器植入：无症状者伴宽 QRS 逸搏心律，复杂的心室逸搏，心室功能不全，不合适的

缓慢心室率（低于 50 次 / 分），或停搏时间比基础心率长 2 倍或 3 倍。无证状、先天性三度房室传导阻滞，伴合适心率、窄 QRS 波、心功能正常者，永久起搏器的植入是有争议的（框 9.3）[25]。

迷走神经介导的房室传导阻滞

迷走神经介导的房室传导阻滞位于房室结内，通常是良性的。当房室传导阻滞与心源性神经性晕厥相关时，避免触发和诱发因素和无创治疗是有效的，并且比起搏治疗更为可取。尽管如此，永久性起搏可被视为高度精选的患者，例如年龄明显大于 40 岁的患

框 9.3　儿童房室传导阻滞和先天性心脏病患者的永久性起搏建议

Ⅰ 类

- 进展性二度或三度房室传导阻滞，与有症状的心脏病、心室功能障碍或低心输出相关的
- 先天性三度房室传导阻滞，伴有广泛的 QRS 异搏节律、复杂的心室异位或心室功能障碍
- 先天性三度房室传导阻滞：婴儿心室率低于 55 次 / 分或患有先天性心脏病且心室率低于 70 次 / 分
- 术后晚期二度或三度房室传导阻滞预计不会缓解或心脏手术后至少 7 天仍存在

Ⅱa 类

- 先天性三度房室传导阻滞超过 1 岁，平均心率低于 50 次 / 分，心室率突然停顿，是基本周期长度的 2 ~ 3 倍，或与由于变时功能不全引起的症状有关
- 先天性心脏病和窦性心动过缓或房室同步性丧失导致的血流动力学受损
- 既往先天性心脏手术合并暂时性完全性心脏传导阻滞伴残余束支传导阻滞的患者，经仔细评估排除其他晕厥原因后，其原因不明

Ⅱb 类

- 术后短暂三度房室传导阻滞伴残余双束支传导阻滞恢复窦性心律
- 无症状儿童或青少年先天性三度房室传导阻滞，发生率可接受，QRS 波群狭窄，心室功能正常

Ⅲ 类

- 无症状患者术后短暂性房室传导阻滞伴正常房室传导恢复
- 先天性心脏病术后无症状双束支阻滞伴或不伴一度房室传导阻滞，既往无短暂完全房室传导阻滞
- 无症状二度Ⅰ型房室传导阻滞
- 无症状窦性心动过缓，最长相对危险间隔小于 3 s，最低心率大于 40 次 / 分

Modified from Epstein AE, DiMarco JP, Ellenbogen KA, et al. 2012 ACCF/AHA/HRS focused update incorporated into the ACCF/AHA/HRS 2008 guidelines for device-based therapy of cardiac rhythm abnormalities: a report of the American College of Cardiology Foundation/American Heart Association Task Force on Practice Guidelines and the Heart Rhythm Society. J Am Coll Cardiol. 2013; 61: e6-75.

者和经常复发的患者，这些患者与反复损伤、有限的前驱症状和有记录的心搏停止有关（图 9.28）。即使在这一亚组患者中，植入起搏器后晕厥仍会持续复发，可能是由于存在血管抑制反射[40]。

对于因颈动脉窦过敏症而晕厥或颈动脉窦按摩导致心脏抑制反应 3 s 或更长时间而无明显刺激事件的晕厥患者，建议进行永久性起搏。起搏器植入不推荐于无症状的超敏颈动脉窦按摩反应的患者[25, 40, 42]。

房室传导阻滞起搏器装置及模式选择

对于持续性或间歇性房室传导阻滞以及有发生房室传导阻滞风险的患者，可考虑植入单室（single-chamber ventricular，VVI）、双室（dual-chamber，DDD）或单导房室传导（single-lead AV，VDD）起搏器（框 9.4）。一般来说，在大多数房室传导阻滞患者中，DDD 起搏是首选的起搏系统。此外，无论采用何种起搏系统，对房室传导阻滞和左心室收缩功能障碍患者应考虑心脏再同步化治疗，这些患者预计需要高百分比（超过 40%）的心室起搏[54]。

DDD 与 VDD 起搏

与 VVI 起搏相比，VDD 起搏器和 DDD 起搏器

有几个优点：第一，两种起搏器都具有保持房室同步的能力，这对左心室收缩或舒张功能障碍患者具有显著的血流动力学益处，这些患者依赖于优化的前负荷、改善的运动时间、功能状态和生活质量，特别是在年轻，活跃的患者，很少有并发症。第二，对于房室传导阻滞但窦房结功能正常的患者，DDD 和 VDD 起搏器均能维持窦房结驱动的房室同步性和生理性时变反应，而不是不完善的速率自适应算法。第三，在只有间歇性房室传导阻滞的患者中，VDD 和 DDD 起搏器有助于促进固有的心室激活，并将不必要的对许多患者的血流动力学有害的房室起搏降至最低。第四，VDD 和 DDD 起搏器的设备诊断允许检测房性快速性心律失常的发作，这可能导致治疗干预，包括预防卒中的治疗[54]。

VDD 起搏系统使用单导联和一系列电极，用于心房感知和心室起搏和感知，因此可以在不需要额外心房导联的情况下跟踪心房起搏并恢复房室同步。与 DDD 起搏器相比，VDD 起搏器具有植入更简单、手术并发症风险更小（尤其是导线移位风险更小）的优点，对年轻患者尤其有利，例如先天性心脏传导阻滞患者，他们一生中可能需要多次系统修正。尽管如此，VDD 起搏器很少使用（美国植入起搏器的比例

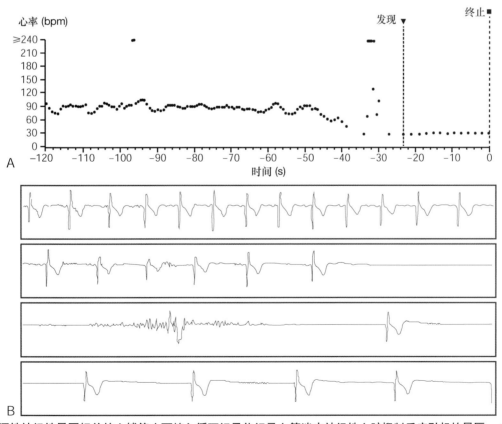

图 9.28 与心源性神经性晕厥相关的心搏停止可植入循环记录仪记录血管迷走神经性心脏抑制反应引起的晕厥。**A.** 4 min 循环记录期间的心率趋势。最初，心率稳定在 90 次 / 分，晕厥时逐渐下降。**B.** 扩大心电图。这四条带是连续的，心率逐渐减慢，最后出现长时间的非对称性停顿（超过 10 s），随后恢复缓慢的心律

表 9.4　HRS/ACCF 对于房室传导阻滞患者的起搏装置和模式选择的建议

I 类适应证
- 房室传导阻滞患者建议双腔起搏
- 单腔（心室）起搏可替代双腔起搏用于双腔起搏获益受限的房室传导阻滞患者。包括但不限于久坐的患者，存在可能影响临床疗效的严重合并症的患者，以及存在技术上不能解决的问题（如血管通过受阻、妨碍心房导线放置或增加其风险）的患者
- 对于有明确证据表明具有起搏器综合征的房室传导阻滞患者，推荐双腔起搏优先于单腔起搏

II a 类适应证
- 单极双腔 VDD 起搏模式对于窦房结功能正常但存在房室传导阻滞的患者是有益的（例如年轻的先天性房室传导阻滞患者）
- VVI 起搏模式对于房室结消融术后或由于永久性房颤快速心室率的持续进展而必须控制心室率从而控制房室结节律的患者是有益的。

III 类适应证
- 双腔起搏不适用于房室传导阻滞伴永久性房颤或长程持续性房颤的患者，此类患者没有恢复或维持窦性心律的计划。

ACCF，美国心脏病学会基金会；AF，心房颤动；AV，房室；HRS，美国心律学会

Modified from Gillis AM，Russo AM，Ellenbogen KA，et al. HRS/ACCF expert consensus statement on pacemaker device and mode selection. J Am Coll Cardiol. 2012；60；682-703.

不到 1%），这主要是因为担心如果窦房结功能障碍（SND）发展，可能需要进行心房起搏，而且铅的心房感知能力长期表现相对较差[54]。

VVI 起搏

在房室传导阻滞和窦性心律正常的患者中，由于房室传导不同步和相关的起搏器综合征（见下文），VVI 起搏的作用有限。然而，VVI 或 VVIR 起搏对于永久性房颤和心动过缓的患者来说是足够的，而且对于预期进展为持续性或永久性房颤的间歇性房颤患者，也可以考虑在房室结消融后进行起搏，并且不再采用心律控制策略。在永久性房颤和房室传导阻滞患者中，由于症状、运动耐力和生活质量的相关改善，速率反应起搏（VVIR）通常比固定速率 VVI 起搏更受欢迎。值得注意的是，建议将最低起搏频率设置为 70 次 / 分，以帮助补偿主动心房充盈的损失。

此外，只有"阵发性"房室传导阻滞的患者不需要频繁起搏，可考虑采用备用 VVI 起搏，也可作为不活跃或无行为能力患者以及严重疾病和不良临床预后患者的适当选择。尽管在 SND 患者中，心房起搏

与 VVI 相比能显著降低房颤和卒中的风险，但在房室传导阻滞患者中，由于后者的房颤发生率低于那些有 SND 适应证的患者，因此其获益可能与起搏治疗的指征不同。此外，在房室传导阻滞患者中，与 VVI 起搏相比，DDD 起搏不能降低所有因素或心血管因素导致的心力衰竭或死亡风险[54]。

起搏器综合征

房室不全同步或房室不同步与几个有害的血流动力学后果有关，这些后果导致一系列症状（包括疲劳、虚弱、用力不耐、胸部不适、呼吸困难、精神错乱、头晕、或晕厥），称为"起搏器综合征"[54]。

房室不同步可导致心输出量显著降低，尤其是心室顺应性降低和舒张功能障碍（由于年龄或高血压、肥厚或限制性心肌病）患者，这些患者对心房对心室充盈功能的丧失特别敏感。心输出量减少导致反射性交感神经激活。此外，对关闭的二尖瓣和三尖瓣的心房收缩（这在心室逆行传导完整的患者中得到进一步促进）可导致颈部（坎农 A 波）和腹部不适的搏动、头痛、咳嗽和下颚疼痛。左心房压力和左心室充盈压力的增加导致血浆中心房钠尿肽和 B 型钠尿肽、有效的外周静脉和动脉血管扩张剂的水平升高。

尽管起搏器综合征可在任何起搏模式下发生，但在窦性心律患者中最常见的是 VVI 起搏（据报道高达 83%）。然而，起搏器综合征严重到需程控模式 VVI 为 DDD 者，仅占 25% ~ 30%。

起搏位置

右心室心尖部起搏

右心室心尖一直是永久性心室起搏的传统选择位置，主要是由于技术方面的原因，如在现有电极设计的情况下保持稳定的导程位置。然而，慢性右心室心尖起搏已与有害的血流动力学效应对左心室收缩功能有关。右心室起搏引起的电和机械不同步可导致左心室收缩功能障碍（"起搏引起的心肌病"）和心力衰竭。事实上，接受右心室起搏治疗的患者中，约有 9% 在 1 年随访时因获得性二级或三级房室传导阻滞而出现新发性心力衰竭，而在近 10 年的中位随访后，则有 20% 出现新发性心力衰竭。值得注意的是，起搏诱导的心肌病最早可在起搏器植入后 1 个月至 9 年内发生[55]。

55 岁以上男性，既往心力衰竭住院，低基线左心室射血分数，冠状动脉疾病，宽 QRS，植入后 QRS 持续时间进一步延长，以及更高的右心室起搏负

担，预测其有高度风险会发生起搏诱导的心肌病。尽管传统上认为 40% 或更高的右心室起搏负荷是起搏诱发心肌病风险开始的起始点，但累计起搏负荷低达 20% 可诱发心肌病，发病率较低。

右心室非心尖部起搏

考虑到右心室心尖起搏对非典型右心室部位进行检查，包括右心室流出道、右心室中间隔或低位间隔。尽管这些部位可能提供更多的生理性左心室激活和更少的心脏不同步，大概是因为它更接近希氏束系统，目前还没有确凿的证据支持这些起搏部位（在生活质量、功能测试或发病率和死亡率方面）与右心室心尖部相比的优越性[56-58]。

大多数研究都局限于小样本量、有限的随访间隔、不同的患者特征、缺乏起搏部位选择的标准化和验证，这不允许对间隔起搏的优势进行分类确定。尽管如此，没有研究显示非右心室心尖起搏的劣效性，许多数据表明恰恰相反。最受益于非右心室心尖部起搏的亚组是左心室收缩功能障碍患者[56-59]。

双心室起搏

双心室起搏可潜在地预防左心室收缩功能异常患者常规右心室起搏导致的左心室重构和心力衰竭，目前推荐用于左心室功能不全（LVEF ≤ 50%）和晚期房室传导阻滞的患者，并且预期频繁（大于 40%）的心室起搏[60]。

尽管研究表明在房室传导阻滞和左心室射血分数正常的患者中，预防性双心室起搏的价值似乎微乎其微，但证据还不足以支持这种策略的广泛应用。目前还没有有效的风险分层系统来确定这些患者中谁最能从双心室起搏中获益。目前，最好的策略似乎是在植入起搏器前评估左心室射血分数[55, 61]。

希氏束起搏

直接希氏束起搏（起搏电极位于膜间隔）或希氏束旁起搏可以实现无远端传导疾病患者的生理起搏，避免电不同步，并可能预防起搏引起的心肌病和心力衰竭（图 9.29 和图 9.30）[53, 62]。

然而，由于认识到手术的复杂性，希氏束起搏在

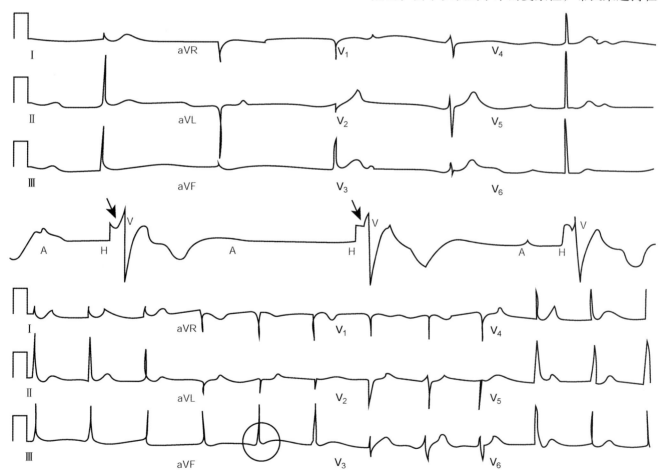

图 9.29　直接希氏束起搏。顶部，一例完全性心传导阻滞患者的 12 导联心电图。中部，植入时从永久性 HIS 束起搏导线记录的中间心内电图。注意其希氏束电图（H）和损伤电流（如箭头所示）。底部，希氏束起搏。起搏尖峰（圆形）之后是 40 ms 的不等电间隔和与固有节律相关的 QRS 波群。（From Vijayaraman P，Naperkowski A，Ellenbogen KA，Dandamudi G. Electrophysiologic insights into site of atrioventricular block lessons from permanent His bundle pacing. JACC Clin Electrophysiol. 2015；1：571-581，with permission.）

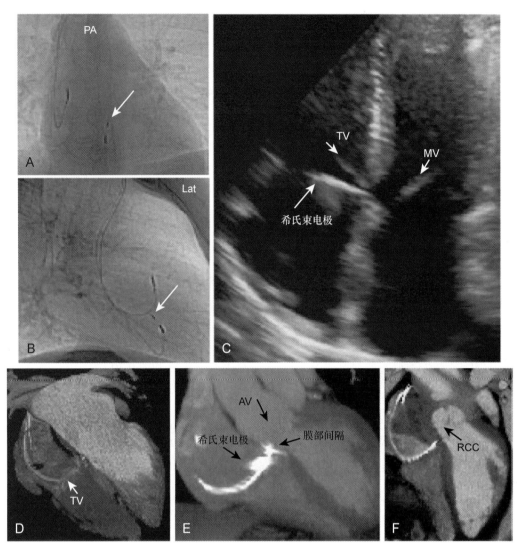

图 9.30　直接 His 束（HB）起搏导线的位置。胸部 X 线（**A ~ B**）、经胸超声心动图（**C**）和心脏计算机断层扫描（**D ~ F**）的图像显示了直接 HB 起搏导线的位置。注意电极位置在三尖瓣（TV）平面上方，膜间隔的瓣膜上部分，主动脉瓣右冠状动脉尖下方。AV，房室；CT，计算机断层扫描；IVS，室间隔；Lat，外侧；MV，二尖瓣；PA，后前；RCC，右冠状动脉尖。（From Vijayaraman P, Dandamudi G, Bauch T, Ellenbogen KA. Imaging evaluation of implantation site of permanent direct His bundle pacing lead. Heart Rhythm. 2014；11：529-530，with permission.）

临床实践中并没有得到广泛的认可。选择性希氏束起搏在技术上很难可靠完成，通常需要比传统右心室起搏更长的手术时间和透视时间。此外，希氏束起搏可与相对较高的铅位移率和随时间增加的起搏捕获阈值相关，这可导致更快的电池放电。尽管如此，最近在经验丰富的中心进行的研究表明，在 80% 以上未经选择的接受起搏器植入的患者中，这种方法是安全可行的[62-65]。

　　希氏束起搏不适用于先天性希氏束阻滞患者。然而，重要的是要认识到希氏束起搏能使以前患有慢性束支传导阻滞的大部分房室结下传导阻滞患者的心室内传导正常化。希氏束的纵向解离与影响纤维的疾病（注意是右束支或左束支，而不是束本身的疾病）

可以解释这一观察。在这种情况下，希氏束起搏可以激动希氏束和束支阻滞部位的远端纠正传导异常。其他机制也可以来解释这一观察结果[53, 66]。

参考文献

1. Dobrzynski H, et al. Structure, function and clinical relevance of the cardiac conduction system, including the atrioventricular ring and outflow tract tissues. *Pharmacol Ther.* 2013;139:260–288.
2. Nikolaidou T, Aslanidi OV, Zhang H, et al. Structure-function relationship in the sinus and atrioventricular nodes. *Pediatr Cardiol.* 2012;33:890–899.
3. Chhabra L, Devadoss R, Chaubey VK, et al. Interatrial block in the modern era. *Curr Cardiol Rev.* 2014;10:181–189.
4. Teuwen CP, et al. Relevance of conduction disorders in Bachmann's bundle during sinus rhythm in humans. *Circ Arrhythm Electrophysiol.* 2016;9:e003972.
5. Faletra FF, Ho SY, Auricchio A. Anatomy of right atrial structures by

real-time 3D transesophageal echocardiography. *JACC Cardiovasc Imaging*. 2010;3:966–975.

6. Lee P-C, Chen S-A, Hwang B. Atrioventricular node anatomy and physiology: implications for ablation of atrioventricular nodal reentrant tachycardia. *Curr Opin Cardiol*. 2009;24:105–112.

7. Kurian T, Ambrosi C, Hucker W, et al. Anatomy and electrophysiology of the human AV node. *Pacing Clin Electrophysiol*. 2010;33:754–762.

8. Syed FF, Hai JJ, Lachman N, et al. The infrahisian conduction system and endocavitary cardiac structures: relevance for the invasive electrophysiologist. *J Interv Card Electrophysiol*. 2014;39:45–56.

9. Dandamudi G, Vijayaraman P. The complexity of the His bundle: understanding its anatomy and physiology through the lens of the past and the present. *Pacing Clin Electrophysiol*. 2016;39:1294–1297.

10. Eliasson H, et al. Outcome in young patients with isolated complete atrioventricular block and permanent pacemaker treatment: a nationwide study of 127 patients. *Heart Rhythm*. 2015;12:2278–2284.

11. DE Caluwé E, et al. Long-term follow-up of children with heart block born from mothers with systemic lupus erythematosus: a retrospective study from the Database Pediatric and Congenital Heart Disease in University Hospitals Leuven. *Pacing Clin Electrophysiol*. 2016;39:935–943.

12. Lazzerini PE, Capecchi PL, Laghi-Pasini F. Isolated atrioventricular block of unknown origin in adults and anti-Ro/SSA antibodies: clinical evidence, putative mechanisms, and therapeutic implications. *Heart Rhythm*. 2015;12:449–454.

13. Brugada J, et al. Pharmacological and non-pharmacological therapy for arrhythmias in the pediatric population: EHRA and AEPC-Arrhythmia Working Group joint consensus statement. *Europace*. 2013;15:1337–1382.

14. Khairy P, et al. PACES/HRS Expert Consensus Statement on the Recognition and Management of Arrhythmias in Adult Congenital Heart Disease: developed in partnership between the Pediatric and Congenital Electrophysiology Society (PACES) and the Heart Rhythm Society (HRS). En. *Heart Rhythm*. 2014;11:e102–e165.

15. Baruteau A-E, Probst V, Abriel H. Inherited progressive cardiac conduction disorders. *Curr Opin Cardiol*. 2015;30:33–39.

16. Milanesi R, Bucchi A, Baruscotti M. The genetic basis for inherited forms of sinoatrial dysfunction and atrioventricular node dysfunction. *J Interv Card Electrophysiol*. 2015;43:121–134.

17. Priori SG, et al. HRS/EHRA/APHRS Expert Consensus Statement on the Diagnosis and Management of Patients with Inherited Primary Arrhythmia Syndromes. *Heart Rhythm*. 2013;10:1932–1963.

18. Park DS, Fishman GI. The cardiac conduction system. *Circulation*. 2011;123:904–915.

19. Brignole M, et al. ESC guidelines on cardiac pacing and cardiac resynchronization therapy: the task force on cardiac pacing and resynchronization therapy of the European Society of Cardiology (ESC). Developed in collaboration with the European Heart Rhythm Association. *Europace*. 2013;15:1070–1118.

20. Gang UJO, et al. High-degree atrioventricular block complicating ST-segment elevation myocardial infarction in the era of primary percutaneous coronary intervention. *Europace*. 2012;14:1639–1645.

21. Harikrishnan P, et al. Complete heart block complicating ST-segment elevation myocardial infarction. *JACC Clin Electrophysiol*. 2015;1:529–538.

22. Nguyen HL, et al. Thirty-year trends (1975-2005) in the magnitude and hospital death rates associated with complete heart block in patients with acute myocardial infarction: a population-based perspective. *Am Heart J*. 2008;156:227–233.

23. Gorenek B, et al. Cardiac arrhythmias in acute coronary syndromes: position paper from the joint EHRA, ACCA, and EAPCI task force. *EuroIntervention*. 2015;10:1095–1108.

24. Robinson ML, Kobayashi T, Higgins Y, et al. Lyme carditis. *Infect Dis Clin North Am*. 2015;29:255–268.

25. Epstein AE, et al. 2012 ACCF/AHA/HRS focused update incorporated into the ACCF/AHA/HRS 2008 guidelines for device-based therapy of cardiac rhythm abnormalities: a report of the American College of Cardiology Foundation/American Heart Association Task Force on Practice Guide. *Circulation*. 2013;127:e283–e352.

26. Nunes MCP, Dones W, Morillo CA, et al. Chagas disease: an overview of clinical and epidemiological aspects. *J Am Coll Cardiol*. 2013;62:767–776.

27. Sekhri V, Sanal S, Delorenzo LJ, et al. Cardiac sarcoidosis: a comprehensive review. *Arch Med Sci*. 2011;7:546–554.

28. Birnie DH, et al. HRS expert consensus statement on the diagnosis and management of arrhythmias associated with cardiac sarcoidosis. *Heart Rhythm*. 2014;11:1305–1323.

29. Uberoi A, et al. Interpretation of the electrocardiogram of young athletes. *Circulation*. 2011;124:746–757.

30. Gross GJ, Chiu CC, Hamilton RM, et al. Natural history of postoperative heart block in congenital heart disease: implications for pacing intervention. *Heart Rhythm*. 2006;3:601–604.

31. Ayyildiz P, et al. Evaluation of permanent or transient complete heart block after open heart surgery for congenital heart disease. *Pacing Clin Electrophysiol*. 2015;39:160–165.

32. Gersh BJ, et al. 2011 ACCF/AHA Guideline for the Diagnosis and Treatment of Hypertrophic Cardiomyopathy: a report of the American College of Cardiology Foundation/American Heart Association Task Force on Practice Guidelines. Developed in collaboration with the American Association for Thoracic Surgery, American Society of Echocardiography, American Society of Nuclear Cardiology, Heart Failure Society of America, Heart Rhythm Society, Society for Cardiovascular Angiography and Interventions, and Society of Thoracic Surgeons. *J Am Coll Cardiol*. 2011;58:e212–e260.

33. Huynh H, et al. Permanent pacemaker implantation following aortic valve replacement: current prevalence and clinical predictors. *Pacing Clin Electrophysiol*. 2009;32:1520–1525.

34. Leyva F, et al. Long-term requirement for pacemaker implantation after cardiac valve replacement surgery. *Heart Rhythm*. 2017;14:529–534.

35. Siontis GCM, et al. Predictors of permanent pacemaker implantation in patients with severe aortic stenosis undergoing TAVR: a meta-analysis. *J Am Coll Cardiol*. 2014;64:129–140.

36. Rivard L, et al. Electrocardiographic and electrophysiological predictors of atrioventricular block after transcatheter aortic valve replacement. *Heart Rhythm*. 2015;12:321–329.

37. Dijk KB, et al. Predictors and permanency of cardiac conduction disorders and necessity of pacing after transcatheter aortic valve implantation. *Pace*. 2014;37:1–10.

38. Ramazzina C, et al. Pacemaker implantation and need for ventricular pacing during follow-up after transcatheter aortic valve implantation. *Pacing Clin Electrophysiol*. 2014;37:1592–1601.

39. Tovia-Brodie O, et al. The value of electrophysiologic study in decision-making regarding the need for pacemaker implantation after TAVI. *J Interv Card Electrophysiol*. 2017;48:121–130.

40. Sheldon RS, et al. Heart Rhythm Society expert consensus statement on the diagnosis and treatment of postural tachycardia syndrome, inappropriate sinus tachycardia, and vasovagal syncope. *Heart Rhythm*. 2015;12:e41–e63.

41. Brignole M, et al. Syncope due to idiopathic paroxysmal atrioventricular block: long-term follow-up of a distinct form of atrioventricular block. *J Am Coll Cardiol*. 2011;58:167–173.

42. Brignole M, et al. Pacemaker therapy in patients with neurally mediated syncope and documented asystole: third international study on syncope of uncertain etiology (ISSUE-3): a randomized trial. *Circulation*. 2012;125:2566–2571.

43. El-Sherif N, Jalife J. Paroxysmal atrioventricular block: are phase 3 and phase 4 block mechanisms or misnomers? *Heart Rhythm*. 2009;6:1514–1521.

44. Lee S, Wellens HJJ, Josephson ME. Paroxysmal atrioventricular block. *Heart Rhythm*. 2009;6:1229–1234.

45. Brignole M, Deharo JC, Guieu R. Syncope and idiopathic (paroxysmal) AV block. *Card Electrophysiol Clin*. 2013;5:487–493.

46. Brignole M, et al. Mechanism of syncope without prodromes with normal heart and normal electrocardiogram. *Heart Rhythm*. 2016;14:234–239.

47. Cho MS, et al. Electrocardiographic predictors of bradycardia-induced torsades de pointes in patients with acquired atrioventricular block. *Heart Rhythm*. 2015;12:498–505.

48. Magnani JW, et al. Electrocardiographic PR interval and adverse outcomes in older adults: the Health, Aging, and Body Composition study. *Circ Arrhythm Electrophysiol*. 2013;6:84–90.

49. Nikolaidou T, Ghosh JM, Clark AL. Outcomes related to first-degree atrioventricular block and therapeutic implications in patients with heart failure. *JACC Clin Electrophysiol*. 2016;2:181–192.

50. Spodick DH, Ariyarajah V. Interatrial block: the pandemic remains poorly

perceived. *Pacing Clin Electrophysiol.* 2009;32:667–672.

51. Nelson WP. Diagnostic and prognostic implications of surface recordings from patients with atrioventricular block. *Card Electrophysiol Clin.* 2016; 8:25–35.

52. Bonner AJ, Zipes DP. Lidocaine and His bundle extrasystoles. His bundle discharge conducted with functional right of left bundle-branch block, or blocked entirely (concealed). *Arch Intern Med.* 1976;136:700–704.

53. Vijayaraman P, Naperkowski A, Ellenbogen KA, et al. Electrophysiologic insights into site of atrioventricular block: lessons from permanent His bundle pacing. *JACC Clin Electrophysiol.* 2015;1:571–581.

54. Gillis AM, et al. HRS/ACCF expert consensus statement on pacemaker device and mode selection. *J Am Coll Cardiol.* 2012;60:682–703.

55. Khurshid S, et al. Incidence and predictors of right ventricular pacing-induced cardiomyopathy. *Heart Rhythm.* 2014;11:1619–1625.

56. Kaye GC, et al. Effect of right ventricular pacing lead site on left ventricular function in patients with high-grade atrioventricular block: results of the Protect-Pace study. *Eur Heart J.* 2015;36:856–862.

57. Hussain MA, Furuya-Kanamori L, Kaye G, et al. The effect of right ventricular apical and nonapical pacing on the short- and long-term changes in left ventricular ejection fraction: a systematic review and meta-analysis of randomized-controlled trials. *Pacing Clin Electrophysiol.* 2015;38:1121–1136.

58. Arenas IA, Jacobson J, Lamas GA. Routine use of biventricular pacing is not warranted for patients with heart block. *Circ Arrhythmia Electrophysiol.* 2015;8:730–737.

59. Kiehl EL, et al. Incidence and predictors of right ventricular pacing-induced cardiomyopathy in patients with complete atrioventricular block and preserved left ventricular systolic function. *Heart Rhythm.* 2016;13:2272–2278.

60. Curtis AB, et al. Biventricular pacing for atrioventricular block and systolic dysfunction. *N Engl J Med.* 2013;368:1585–1593.

61. Fang F, Sanderson JE, Yu CM. All heart block patients with a pacemaker indication should receive biventricular pacing: one move, double the gains? *Circ Arrhythmia Electrophysiol.* 2015;8:722–728.

62. Vijayaraman P, Dandamudi G, Bauch T, et al. Imaging evaluation of implantation site of permanent direct His bundle pacing lead. *Heart Rhythm.* 2014;11:529–530.

63. Sharma PS, et al. Permanent His-bundle pacing is feasible, safe, and superior to right ventricular pacing in routine clinical practice. *Heart Rhythm.* 2015;12:305–312.

64. Dandamudi G. Vijayaraman, P. How to perform permanent His bundle pacing in routine clinical practice. *Heart Rhythm.* 2016;13:1–5.

65. Vijayaraman P, Dandamudi G. How to perform permanent His bundle pacing: tips and tricks. *Pacing Clin Electrophysiol.* 2016;39:1298–1304.

66. Sharma PS, Ellenbogen KA, Trohman RG. Permanent His bundle pacing: the past, present and future. *J Cardiovasc Electrophysiol.* 2017;28:458–465.

室内传导异常

张俊蒙　译　吴永全　校

通常，整个心室肌完成除极需要 80 ～ 100 ms。这要求心室肌电激动高度协同，这只有通过快速传导的希浦系统（His-Purkinje system，HPS）方能实现。术语心室内传导异常（intraventricular conduction disturbances，IVCDs）是指室上性激动在心室内异常的扩布进而导致 QRS 波形态和（或）间期改变。这些心室内传导的改变可以是固定的，出现在任何心率下，也可以是间歇性（短暂的）。它们病因可能由 HPS 或心室预激发引起[1]。

一过性束支传导阻滞

术语差异性传导（差传）用以描述一过性束支传导阻滞（Bundle branch block，BBB），通常不包括由持续 BBB、预激或药物所致的持续性 QRS 波异常。一过性 BBB 可能有几个机制：包括加速依赖性阻滞、停搏依赖性阻滞和隐匿性传导。这些差异机制可能发生于 HPS 的任何部位，与慢性 BBB 不同，差传时的阻滞部分可多变。右束支传导阻滞（right bundle branch block，RBBB）是最常见的差异传导类型，占差传患者的 80%，且正常心脏的差传近 100% 为 RBBB。

加速依赖性束支传导阻滞

传导速度部分取决于动作电位 0 相上升速度（dV/dt）及其达到的高度，反过来这些因素又依赖于细胞受到刺激时的膜电位；膜电位负值越大，可被激活的钠通道越多，0 相内流进入细胞的钠就越多，传导速度就越快。

另一方面，当刺激发生于 3 相时，细胞膜电位未完全复极，膜电位负值处于较低水平，部分钠通道仍处于不应期，不能被激活。结果，下一个动作电位的钠电流及 0 相值将降低，进而动作归心电位传导减慢，传导也易于阻滞（图 10.1）。

3 相阻滞（亦称为"电压依赖性阻滞"）发生于冲动抵达时，组织尚未完全复极并处于不应期。功能

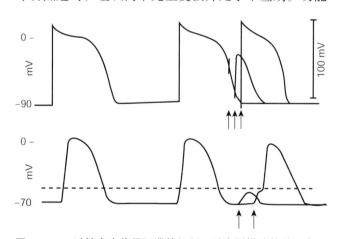

图 10.1　一过性束支传导阻滞的机制。示意图描述的是正常心肌细胞动作电位（AP，上图）和受抑制 AP（下图）对期前刺激的反应。**上图：**所谓的 3 相或电压依赖的不应期。第一个刺激（箭头）落在 3 相的早期并未能引起反应。第二个刺激落在 3 相晚期并诱发一个小的、缓慢上升的低振幅 AP。第三个刺激落在复极化结束时并诱发正常的 AP。**下图：**受抑制纤维上的复极后不应期（箭头）。由于兴奋性恢复的延迟，尽管第二个 AP 后完全复极化，一个舒张早期的去极化刺激依然未能使细胞达到阈电位（虚线）。因此，刺激失败，仅见一个阈下除极。当一个刺激落在舒张晚期时，细胞经过明显延迟后可以被激动。（From El-Sherif N，Jalife J. Paroxysmal atrioventricular block：are phase 3 and phase 4 block mechanisms or misnomers？Heart Rhythm. 2009；6：1514-1521.）

性或生理性 3 相差传可发生在正常纤维中，前提是冲动足够提前并落在前一搏动生理不应期内。这常见于联律间期非常短的房性期前收缩（premature atrial complex，PAC），原因是欲在 HPS 动作电位 3 相时除极，结果出现差异传导，常伴 RBBB[2]。

3 相阻滞表现为 BBB、束支阻滞，还有完全性房室（atrioventricular，AV）阻滞。一过性左束支传导传导阻滞（light bundle branch block，LBBB）较 RBBB 少见（仅 25% 的 3 相阻滞为 LBBB 型）。阻滞通常发生于右束支（right bundle，RB）最近端。3 相阻滞能对几种现象进行生理性解释：提前激动所致的差异传导、Ashman 现象和加速依赖的差传。

值得注意的是，当有 HPS 疾病时，加速性依赖差传的机制可能不再与 3 相阻滞有关。此时，提前或短联律间期的激动恰好落在动作电位 3 相结束并导致差传。这种阻滞或差传的类型常常是患有传导系统疾病的特征。正常心肌细胞的电兴奋性恢复在时间上与其电压恢复一致（即动作电位结束）。整个舒张期静息膜电位水平仍处于极化状态。相反，病理状态下（如缺血、高钾血症、低氧血症、酸中毒），心肌细胞静息膜电位水平负值变小。结果，部分钠离子通道仍处于关闭状态，所以整个舒张期不能被激活。这导致动作电位上升速度减慢以及振幅变小。静息电位极化越强，钠离子通道越不能被激活，尽管一个强刺激也仅能产生一个由去极化的慢钙电流形成的"慢反应"动作电位。

"慢反应"的特点是：传导缓慢并处于不应期，后者超过动作电位结束，此现象被叫做"复极后不应期"。结果，舒张早期的一个提前刺激不能激起可扩布的动作电位，因此，表现为阻滞或差传。进而，疾病状态的 HPS 细胞其静息膜电位受抑制，更易发生隐匿性传导现象以及频率依赖反复传导阻滞（见下文），这也至少部分介导加速依赖性阻滞[2-3]。

期前收缩所致的差异性传导

当期前激动遭遇动作电位尚未完全恢复之前的束支不应期，会产生差异性传导。此时的应期亦称为电压依赖性不应期（图 4.28）。在正常心脏，这类差传几乎总表现为 RBBB 型（图 10.2），但在异常心脏则可以是 RBBB 型或 LBBB 型。

心率正常时，房室结（atrioventricular node，AVN）、希氏束（His bundle，HB）和左束支（left bundle，LB）的有效不应期（effective refractory period，ERP）比 RB 的短；心率较快时，两个束支的 ERP 均缩短。但 RB 的 ERP 较 LB 的缩短程度更大。因此，两个束支的不应期出了转换，LB 的 ERP 长于 RB 的 ERP，这就是为什么在心率正常时，期前激动导致的差传多表现为 RBBB 形态，而心率加快时则表现为 LBB 形态。

Ashman 现象

Ashman 现象指短心动周期跟在长心动周期后发生

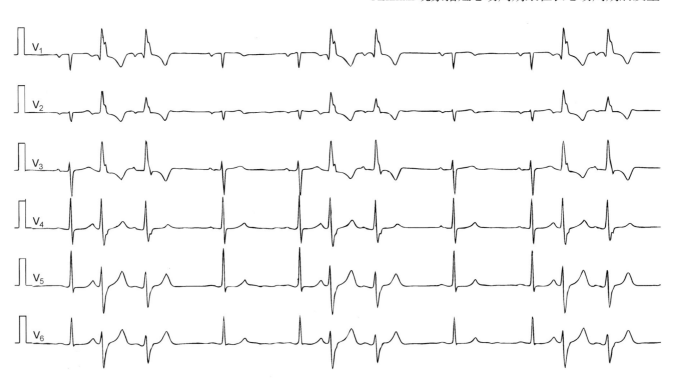

图 10.2　房性早搏伴差异性传导形成的 QRS 段。窦性心率伴房早成对。注意此图为房早伴右束支传导阻滞（3 相阻滞）

的差异性传导（长-短周期系列）（图 10.3）。传导系统不应期的生理性变化导致了差异性传导，而不应期的生理性与 RR 周期相关。通常情况下，HPS 的不应期随心率减慢而延长，随心率加快而缩短，即使是在心率急剧变化时亦如此。因此，当一个短心动周期中在一个长 RR 间期后面时就可导致差异性传导。这种情况下，长间歇（如长 RR 间期）后 QRS 波正常传导，但产生了一个长的束支不应期。假如下一个 QRS 波在短联律间期后出现，则会发生差异性传导，因为其中一条束支由于不应的延长仍处于不应状态（3 相阻滞）。在这种情况下，右束支传导阻滞比左束支传导阻滞常见，因为在正常心率下，右束支的有效不应期比左束支要长。

Ashman 现象可发生在二度 AV 阻滞时，但在心房颤动（atrial fibrillation，AF）时更常见，这正如前述，由于心房颤动时心室反应不规整而发生长-短周期系列所致。值得注意的是，Ashman 现象导致的差异传导可持续数个周期。差异传导持续存在是由周长（Cycle length，CL）突然改变时，束支的时间依赖性不应期不调整所致，或由隐匿性穿间隔激动所致（见后文）。

差异性传导可以仅表现为一个心搏以及一种 QRS 波形态，如室性期收缩（premature ventricular complex，PVC），或出现于连续几个波群，如室性心动过速（ventricular tachycardia，VT）。AF 期间出现

差异性传导时，Ashman 现象（长-短周期系列）对鉴别差异性传导和 PVC 没有帮助。尽管长心动周期（停搏）为产生 Ashman 现象提供了条件，但也会促发心室异位搏动。而且 AF 期间时常发生隐匿传导，因此，不可能通过体表确切知道束支何时兴奋。所以在 AF 期间，如果一个差异性传导终止一个长-短周期序列，它可能是进入束支内的隐匿性传导引起束支不反应期所致，而不是室性周期周长变化所致。

尽管如此，在 AF 时，室性异位搏动的几个特征有助于 PVC 和"Ashman 搏动"所致差异传导进行鉴别（表 10.1）。PVC 通常跟着一个较长的 RR 周长，表明发生了代偿间歇，是因冲动逆传至房室结而使心房的冲动前传受阻所致。因此，异常搏动之后出现的长 RR 间期提示 PVC；当正常和异常 QRS 波之间存在一个固定的联律间期时也可能是心室起源的；此外，在记录心电图时，如果可见与上述类似的长-短周期，但未见差异性传导，则往往倾向于室性早搏。最后，QRS 形态与 LBBB 或 RBBB 差异传导形态不同，且与源于心室的 QRS 波形态一致则不支持差异传导。

心率加速所致的差异性传导

心率加快时，HPS 不应期缩短，结果使快速心

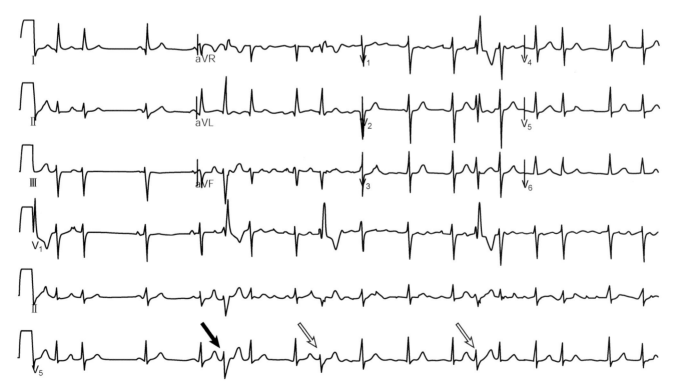

图 10.3　Ashman 现象。窦性心律时，房性早搏（PAC，黑色箭头）诱发心房颤动（AF）。注：PAC 时发生右束支传导阻滞（RBBB）差异性传导（3 相阻滞）。AF 时，长-短周期反复发生，并伴 RBBB 差异传导（Ashman 现象，3 相阻滞）。注：AF 时差异性传导波形（白色箭头）与前一心搏的偶联间期多变

表 10.1 心房颤动时差异传导和室性期前收缩的鉴别

	差异传导	室性期前收缩
诱发心律	长-短	短-长
二者之间的比率		
宽/窄 QRS 波间期	比率相似	比率不同
与之前窄 QRS 波的联律间期	出现几次后有变化	出现几次后相同或相似
连续的宽 QRS 波是否规则	不规则	相对规则
融合波	无	可能出现

房率得以 1∶1 传导。然而，当 HPS 不应期达到某一临界值时，即使心房率增加，但不应期不再缩短；此时，可能出现 BBB 或房室阻滞。加速依赖性 BBB 是心率加速反应时束支动作电位未能缩短的结果（图 10.4）。如前所述，当心率加快时，RB 的 ERP 通过较 LB 缩短程度更大，这可解释为什么 RBBB 差异传导常发生在较长心动同长（即在心率较慢）时，而 LBBB 差异传导发生在较短心动周长。

值得注意的是，心率缓慢时，不能在关键心动周长点进行正常室内传导，而当周长比差传阈值周长更长时，差传会持续存在。一旦加速依赖性 BBB 产生，由于存在隐匿性跨间隔传导，被阻滞束支的实际周长直到 QRS 波行程近半时方开始（见后文）；因此，为重建正常传导，非常有必要让心率比预期更慢一点。

偶尔，随着心率加快或快速心率持续，加速依赖的差异传导会消失。原来差传的 QRS 波正常化可能的解释：束支 ERP 缩短程度超过 AVN-ERP；受累束支不应期出现时间依赖性逐渐缩短（有时这种现象被称为"复原"），或穿间隔隐匿性传导消失。

重要的是，加速依赖性差异传导是 HPS 疾病的标志，见于如下情况：①心率较缓慢时（小于 70 bpm）出现；②出现 LBBB（图 10.5）；③几个加速但规律心动周期后出现；或④心率逐渐而非突然加速时出现。

停搏依赖性束支阻滞

停搏依赖性（或心动过缓依赖性）阻滞发生在一个冲动传导恰巧阻滞于组织正常不应期结束时。4 相差异传导是长心动周期末发生差异传导的一种解释（如，一次停搏后）。4 相阻滞与 3 相阻滞遵循相同的生理原则。膜反应性决定于兴奋时的膜电位与 0 相的最大峰值高度关系。当膜电位负值小时有效的 Na^+ 通道数量降低；低膜电位时的动作电位似乎更容易发生差异性传导或阻滞。4 相阻滞的膜除极原因（即膜电位降低）与 3 相阻滞不同[2, 4]。

4 相或舒张期除极是心脏起搏细胞的一个特征；当心率大于 40 bpm 时，正常 His-Purkinje 纤维不具有该特征，但是，疾病状态的 Purkinje 细胞在更快心率时可获得 4 相除极功能。束支内 4 相除极能力增强可

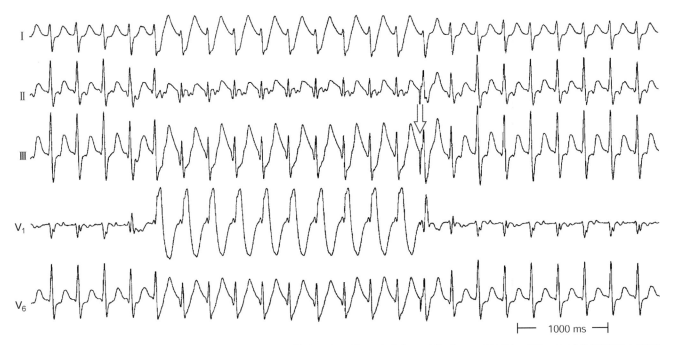

图 10.4 心动过速依赖的 3 相阻滞。连续节律记录显示持续的室上性心动过速。开始时 QRS 波形态正常；连续节律记录中期形成心动过速依赖（3 相）右束支传导阻滞并持续数跳。心动过速时，发生一个较右束支提前激动的晚期室性刺激（回剥或缩短期不应期）并恢复正常传导

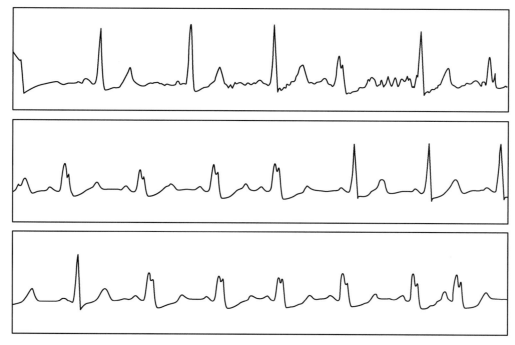

图 10.5 加速依赖差传。 Ⅱ 导联连续节律记录显示窦性心律时心率相关性 LBBB。注：速度的微小变化可能会导致加速依赖性差传，窦性心率快于 70 次 / 分时出现 LBBB。而心率较慢时表现为正常的 QRS 波群。LBBB 和慢频率差传强烈提示左束支（LB）的异常，而非生理性差传，往往与潜在的结构性心脏病如心肌病相关。有趣的是，LBBB 出现和消失显示，引起 LBBB 所需周长（CL）要比维持 LBBB 的 CL 短，可能由于逆行冲动隐匿性侵入 LB 所致

能是自律性增加或损伤心肌的部分除极所致。此时，最大舒张电位紧跟复极之后，从此，膜电位稳定极化（变得更负）。这样膜电位减低，可导致部分 Na^+ 通道失活。因此，在心动周期的早期发生的动作电位（复极后即发生）具有一个较陡且较高的 0 相电位；结果其传导比心动周期晚期发生的动作电位传导更快（图 10.6）。4 相差异传导是"停搏"依赖性的，因为停搏可致自发性除极，因此，细胞在膜电位负值较低时被激动，导致传导受损（图 10.7）。输入刺激临界性扩布通常由代偿性停搏触发，见于：一个 PAC 或 PVC 后、窦性心律自发减慢，或快速室上性节律终止时超速抑制窦性心律。一旦达到上述临界性舒张期膜

电位（此时 Na^+ 通道失活），随后的传导可能不再进行，直到一个适时的逸搏或期前收缩（窦性或异位）将膜电位重整至可兴奋状态[2, 5-6]。

尽管在正常心肌组织心动过缓很常见，同时细胞发生 4 相除极亦很多，但 4 相阻滞并不多见。事实上，多数报道病例伴有结构性心脏病。这种现象的一个解释是：正常传导纤维膜电位维持在较 $-70 \sim -75$ mV 更负水平，此时传导功能较好。当细胞膜电位较 -70 mV 高（负值绝对值小于 70）、刺激时开始出现显著的传导障碍；当细胞膜电位在 $-65 \sim -60$ mV 时，出现局部阻滞。因为正常希氏束 - 浦肯野纤维的阈电位是 -70 mV，在细胞膜电位下降到足以发生传导障

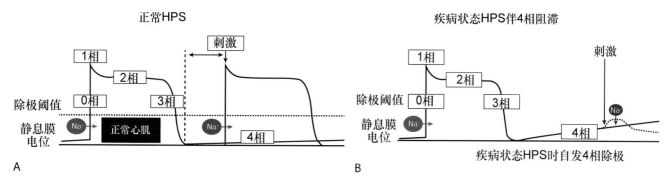

图 10.6 正常动作电位（A）和疾病（B）传导系统说明 4 相阻滞。 疾病状态希浦系统 4 相自发舒张期除极导致下次除极时钠离子通道能力降低，其所产生的动作电位并不能进行扩布。（From Divakara Menon SM，Ribas CS，Ribas Meneclier CA，Morillo CA. Intermittent atrioventricular block：what is the mechanism？ Heart Rhythm. 2012；9：154-155，with permission.）

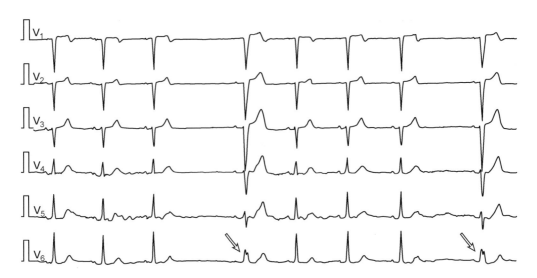

图 10.7 心动过缓依赖性阻滞。 窦性心律时可见室内传导正常。房性早搏（隐藏在 T 波内）不传至心室，导致间歇。间歇后的窦性 QRS 波为 LBBB（箭头），可能继发于 4 相阻滞

碍或阻滞时，自发性兴奋已发生。实际上，在后者情况下，轻度细胞膜除极可以改善传导，因为膜电位变得更接近阈电位。因此 4 相阻滞一旦发生即是病理性的，并且需要一个以上如下条件：①缓慢的舒张期除极，并需要加强（如，发生在比正常自动除极更快的细胞）；②兴奋性降低（阈电位向 0 偏移），因此，当严重心动过缓时，在冲动到来前有充分的时间，使束支纤维达到一个可以发生传导障碍的电位；③膜反应性恶化，在 −75 mV，而非 −65 mV 即发生显著传导障碍，发生这一现象也否定了长心动周期是传导延迟所必需的这一观点。此外，有必要认识到：某些病例，停搏依赖的差传可能由其他机制导致（如源汇不匹配），这与 4 相除极无关[2, 5]。

停搏依赖性或 4 相阻滞几乎总表现为 LBBB 型，可能是左心室（left ventricle, LV）传导系统对缺血损伤更敏感，与右心室（right ventricular, RV）相比有更高的自发 4 相除极率有关。加速依赖性或停搏依赖性传导阻滞可同时见于心动周长中等且传导正常的患者。频率依赖性 BBB 的预后在很大程度上依赖于是否有基础心脏病及其严重程度。其临床意义尚不清楚，常发生于病变组织和心肌梗死时，尤其下壁心肌梗死（myocardial infarction, MI）[5]。

隐匿性跨间隔传导导致的差异性传导

多种情况下，隐匿性跨间隔传导是差异性传导的基本机制，包括快速心律失常时差异传导的无休止性、加速依赖性差异传导不可预测性和房性二联律时差异传导的交替现象。

心动过速时差异传导的无休止性

室上性心动过速（supraventricular tachycardia, SVT/ 室上速）伴正常心室激动时，一个源于右心室的 PVC 提前激动 RB，然后跨间隔传导，逆向激动 LB。结果，在下一个 SVT 冲动到达时，RB 的 ERP 已结束，由于 LB 的实际周长比 RB 起始更晚些，仍处于不应期，因此，下一个 SVT 冲动尚希氏束下传，就遇到了一个可以兴奋的 RB 和一个处于不应期的 LB；因而冲动沿 RB 传到左右心室（LBBB 型，3 相差传）。随后，冲动从右心室跨室间隔传导至左心室；此时，LB 远端已经恢复，允许 SVT 冲动跨间隔传导逆向侵入 LB，从而 LB 对随后的每个 SVT 冲动都不反应（图 10.8）。此现象反复出现，LBBB 形态持续存在，直到另一个非常适时的 PVC 提前兴奋 LB（且回剥或缩短其不应期），因此，当从上面下传的冲动到达时，LB 不应期已完全恢复（图 10.4）[2]。

更常见的是，一个 PAC 前传阻滞于 RB 近端呈 RBBB 形态，通过 LB 下传激动心室，再穿间隔激动 RB 逆传；RB 恰处于不应期而阻止下一个室上性早搏，因而表现为持续的 RBBB 形态（见下述）。

加速依赖性差异传导持续的不可预知性

加速依赖性 BBB 在关键心率时发生，低于此频率时 BBB 消失（图 10.9）。这种奇怪现象最常见于隐匿性传导，即对侧可传导束支跨间隔进入阻滞束支并使其激动延迟。此隐匿性跨间隔激动产生的束支 - 束支间期（RB-RB 或 LB-LB），短于见到的 RR 周长。原因是阻滞束支实际周长直至 QRS 时程近半时才开始，因为冲动需要 60 ～ 100 ms 才能从 RB 下传并跨

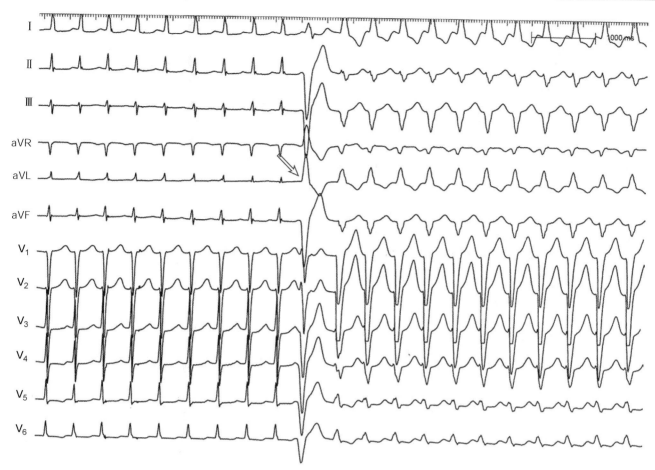

图 10.8　室上性心动过速（SVT）时持续差传继发于隐匿性间隔传导。左侧，可见 SVT 伴正常心室激动和窄 QRS 波群。心动过速时关键且适时的右心室期外刺激（箭头）引起 LBBB

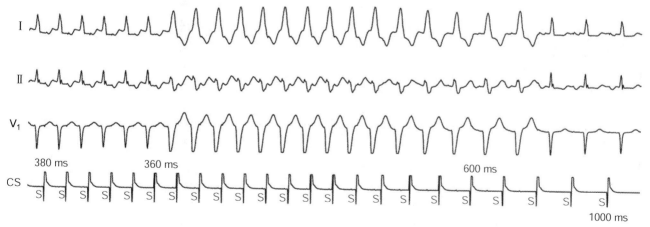

图 10.9　持续性加速依赖性差传。从冠状窦（CS）进行步率递增起搏，加速依赖性 BBB 在起搏周长（CL）为 370 ms 时出现。逐步增加起搏 CL 差传持续出现，并在 CL 超过 600 ms 时消失

过室间隔抵达阻滞 LB。结果，想要恢复正常传导，减速中的周长（RR 间期）必须要比加速时的关键周长至少长 60 ～ 100 ms[2]。

尽管如此，传导正常化不可预知性的延迟，并不总能用隐匿性传导来解释。有时，心率缓慢时传导正常化，仅发生于周长比关键周长更长时。这种系列可

除外跨间隔隐匿性传导成为差传复发的机制。同样，当关键周长与最终传导正常化周长之间的差值比预期跨间隔激动时间长时（正常心脏约 60 ms，病变时约 100 ms），仅用跨间隔隐匿性传导并不能解释这种延迟（图 10.9）。已有研究提示，疲劳和超速起搏抑制是传导正常化延迟的可能机制。

房性二联律时差异性传导的交替

二联律可以是房性二联律 3：2 房室阻滞所致，也可能是心房扑动伴 2：1 和 4：1 房室传导交替所致。这种交替可以是正常 QRS 波与 BBB 之间的交替，或 RBBB 与 LBBB 之间的交替。

房性二联律时发生正常 QRS 波与 RBBB 交替，RB 和 LB 的 ERP 在正常传导的 PAC 之后同步开始，此时，LB 和 RB 的 ERP 由于之前周长短而相对较短。停搏后，窦性心搏传导正常，双束支的 ERP 同步开始，但由于之前周长较长而相对延长。然而，由于 RB 的 ERP 较 LB 相对长，下一个 PAC 碰到 RB 的不应期而呈 RBBB 型传导（3 相阻滞）。继而，PAC 从 LB 下传，穿过间隔，在一定延迟后激动 RB（隐匿性跨间隔传导），这样 RB-RB 间期（在之后的停顿中）和 RB 的 ERP 将会变短。结果，下一 PAC 到达 RB 时，因 RB 的 ERP 缩短（反映 RB-RB 间期较短，而在前面的停顿中 RB-RB 间期明显比 RR 间期短）而完全恢复，因而出现正常传导[7]。

同一现象（隐匿性跨间隔传导）解释二联律时 RBBB 和 LBBB 交替。RBBB 时，相对于此刻较长的 LB-LB 间期来说，从 LB 到 RB 的隐匿性跨间隔传导缩短了 RB-RB 间期。结果，LB 的 ERP 变长，在 LB 中的传导受阻。在 LB 出现不应期时，传导通过 RB 继续。延迟的 LB 跨间隔激动，缩短了 LB-LB 间期，此刻 RB 的 ERP 相对较长，因为 RB 传导被阻滞。

慢性束支传导阻滞

希氏束-浦肯野系统解剖和生理

心脏骨架

心脏骨架由四个致密结缔组织环组成；它环绕二尖瓣和三尖瓣并延伸至主动脉和肺动脉干起源。主动脉瓣占据中心位置，并与其他瓣环相连接。右侧纤维三角区由主动脉瓣与三尖瓣和二尖瓣中部所构成的三角形连接形成，它是心脏骨架最厚和最坚固的部分（图 9.1）。右侧纤维三角区与膜部间隔一起组成中央纤维本。室间隔膜部是中央纤维体向下延伸，与室间隔肌部相连。膜部间隔右侧面与三尖瓣环连接形成的交叉，将间隔分成房室和室间部分。除房室传导系统穿入点外，从心房到心室，中心纤维和功能性心脏的骨架部分均为电绝缘。

希氏束

HB 与 AVN 远端相连，并穿入中央纤维体（此段

称为"无分支"或"穿透"束）向左移行（远离 RA 心内膜朝向间室肌部顶缘）。此后，HB 在室间隔顶部出现，夹在室间隔肌部和膜部中间继续移行 1～2 cm 后分成右束支和左束支。从主动脉观，HB 在膜部间隔之下通过，后者与右冠窦和无冠窦连成叶间纤维三角。HB 经膜部间隔与心房肌绝缘，经中央纤维小体的结缔组织与心室肌绝缘，进而阻止心房激动绕过 AVN。穿透部分的近端细胞性质相异并压缩成致密的 AVN；远端细胞较大，与束支近端和心室肌细胞相似[8-9]。

右束支

RB 作为 HB 的直接延续从室间隔右侧向 RV 心尖移行。RB 为一细长的，类电线样结构，由纤维鞘与周围心肌绝缘，同时其大部分走行无分支，仅在接近右前乳头肌起源时分出大量心内膜分支网，扩布到 RV 间隔和游离壁。此外，绝缘移行的分支从 RB 延伸到 RV 的顶端小梁部分。心室腔还通过调节束（一种连接于间隔和游离壁并支撑三尖瓣前乳头肌的肌样结构）连接。RB 在其基底和顶端三分之一处于心内膜下运行，并且在中间三分之一的隔膜的肌肉部分内更深处。这条路径使心内膜下节段易于拉伸和创伤[10]。

左束支

LB 起源处不是 HB 的离散分支，而是由许多细小的分支混合而成，它们从 HB 左侧分出后，大部分长度沿肌部室间隔顶部移行。穿入室间隔肌部的分叉前部分在主动脉环下，然后在间隔内膜下分为两支：左前分支（LAF）和左后分支（LPF）。约 65% 的人存在 LB 的第三分支，即间隔支或左中分支（LMF）。分支瀑布沿左心室间隔面呈扇形扩布，之间相互连接。与线状的 RB 不同，LB 及其分支呈分散的扇形结构，其发出的分支较起源处更广泛。LAF 是 LB 的上（前）分支，LPF 是其下（后）分支，LMF 代表其间隔（中）分支[9]。

LB 分支延伸到隔膜的中间部分，然后它们从下面的心内膜分离并形成横穿心室腔的自由运行的假腱，主要向乳头肌突出。这些束在心室顶端变成网状并沿着心室壁向心脏基部延伸回来[8]。

LAF 穿过前基部 LV 区域朝向前乳头肌并终止于前外侧 LV 壁的浦肯野系统。LPF 作为 LB 主干的延续，其近段较粗大；然后呈扇样朝向后乳头肌扩布并终止于 LV 后下壁的浦肯野系统。LMF 走行于室间隔；多数情况下源自 LPF，较少来源 LAF，或同时源自两者，少数情况它在 LB 分叉处源于其主干。

浦肯野纤维

束支及其分支由浦肯野细胞组成束状，外周由结缔组织包裹而成的致密鞘已与心肌绝缘。其绝缘性随束支终末浦肯野网与心肌的连接而消失。这种结构可使动作电位直接传导至心尖而不是首先激动基底部心肌，确保从心尖到心底同步和协调收缩，这样可实现最佳心室射血[8]。

浦肯野纤维右双心室的内膜面交织，形成复杂的网状结构，并可穿入心内膜下三分之一。浦肯野纤维还可以集合成束，形成假腱索。右心室基底部和乳头肌顶部浦肯野纤维往往分布较少。方向走行各异的假腱索可穿过心室腔并依附于心肌游离壁上，主要朝向乳头肌，这样有助于增强间隔和游离壁之间的收缩同步性[8]。

心脏浦肯野细胞的结构和电生理（EP）特点与节细胞和工作心肌细胞不同。浦肯野纤维细胞比工作的心肌细胞大，一般也比窦房结和房室结细胞更大，更像棒状。另外，浦肯野细胞的肌原纤维较少，其在肌球蛋白含量的不同有别于工作细胞。这些肌原纤维功能上仅作为被动细胞骨架成分。浦肯野细胞含有相当数量的糖原，并且它们对缺氧的耐受性比心室心肌细胞更强。与心室肌工作细胞相比，浦肯野细胞动作电位上升速度（dV/dt）更快，振幅更大，快速复极相（1相）的早期阶段更明显，平台期电位更低，以及时程更长[11-12]。

浦肯野纤维网对于希浦系统（HPS）终末同步除极和向整个右心室（RV）及心脏激动向左心室（LV）心内膜扩布来说至关重要。特别指出的是浦肯野细胞传导速度很快，为 2.3 m/s，这比心室工作细胞（0.75 m/s）快很多。快速传导得利益于 Na^+ 通道的高表达，后者导致动作电位上升速度可达～1000 V/s。此外，连接蛋白（Cx40，Cx43，Cx45）异常高表达使细胞间阻抗非常低（至 100 Ω/cm）。浦肯野纤维通过细胞间闰盘与工作细胞相连。一个浦肯野纤维可将冲动传导给数千个心肌细胞[9, 11]。

浦肯野纤维网结构保证心脏收缩时心肌细胞同步工作。心室激动从室间隔左侧开始，继而激动从心尖至心底扩布（以保证有效和最佳射血朝向位于基底处的瓣环），以及从心内膜到以外膜。

血液供应

希氏束和左束支接受来自前降支的间隔支和后降支冠状动脉的双重血供。右束支和左前分支由左前降支的间隔支冠状动脉供应。多数情况下，左后分支由右冠状动脉的圆锥支供应。因此，前降支闭塞可导致

RBBB 或 LAF 阻滞，然而，急性心肌梗死时，LBBB 通常提示右冠状动脉和左前降支同时闭塞[13]。

神经支配

AVN 和 HB 区域受丰富的胆碱能和肾上腺素能神经支配，其密度超过心室肌。尽管交感和迷走神经刺激均不能影响 HPS 的正常传导，但二者均可影响异常的 AV 传导。

希浦系统疾病的病理生理

按发病率递减顺序，传导异常临床表现分为 LAF 阻滞、RBBB、LBBB 和 LPF 阻滞。该等级不仅取决于束支和分支间固有的、解剖和遗传的差异，还取决于心室内传导系统受其周围心脏结构不同病理过程的影响程度。

右束支

RB 走行于心脏基底（近端）和心尖（远端）内膜下三分之一处；此传导通路内膜下部容易受拉伸和创伤的损伤。慢性 RBBB 方式可以从 RV 三个节段出现传导延迟：近段、远段和末段。近段 RBBB 是最常见的传导延迟部位。远段 RBBB 发生在调节束水平（甚至更远），此处并非传导延迟常见部位，除非手术时出现调节束横断。末段 RBBB 涉及 RB 传导系统的远端，或更可能是心肌自身原因，如法洛四联症修复术时行心肌切开或经心房切除部分心肌所致。此外，RBBB 可由 HB 的原因所致，因为存在纵向分离且只能激动某个分支或束支[14]。

RBBB 可以仅表现 ECG 异常或伴有结构性心脏病。导致 RBBB 的原因包括 RV 压力增加、RV 肥大或扩张、缺血性心脏病、AMI、心肌炎、肺心病、急性和慢性肺栓塞、高血压、心肌病、先天性心脏病以及 Lev 和 Lenègre 病。另外，短暂性或永久性 RBBB 可以由右心导管或射频消融时的机械损伤 RB 附近区域所导致，同时在肥厚性心肌病室间隔乙醇消融术后很常见。有趣的是，一些有起搏器植入指征的 RBBB 患者，起搏 HB 可纠正 RBBB，因此可能是起搏的首选部位[15]。

左束支

LBBB 通常由缺血或机械因素引起，典型的阻滞部位在 LB 和 HB 交界的分叉前部分。LBBB 通常发生于有结构性心脏病的患者中，包括左心室扩张、肥厚或纤维化，例如缺血性心脏病、心脏瓣膜病和各种心肌病。此外，LBBB 也可见于 Lev 和 Lenègre 病。

损伤 LAF 的疾病涉及左心室基底段间隔、室间隔前半部和 LV 前外侧壁。单纯 LAF 阻滞是急性前壁心肌梗死时最常见的非特异性室内传导异常（IVCD）类型。LAF 阻滞亦见于高血压、心肌病、主动脉瓣疾病、Lev 和 Lenègre 病，或原发于室间隔缺损或其手术封堵[16]。

相对而言，LPF 是整个传导系统中最不易受损的部分，因为它短而宽，位于 LV 流入道，与流出道相比，受湍流影响较少。另外，LPF 具有来自前降支和后降支的双重冠状动脉血供。单纯 LPF 阻滞较罕见，也无特定相关心脏病。LPF 阻滞块几乎总伴有 RBBB[16]。

尽管心电图表现与解剖相关，但不同 BBB 形态的阻滞位点并非总是肯定的。传导延迟可能与影响束支主干或分支、远端传导系统，甚或是工作心肌的疾病有关。此外，数据表明 RB 和 LB 纤维在 HB 内已经分离，因此 HB 病变可以产生不同 BBB 形态。HB 纵向分离伴非同步传导产生异常心室激动方式；因此，传导异常可能并非一定存在于单个束支。此外，希氏束内疾病伴 BBB（尤其是 LBBB）并不少见。重要的是，有时问题是并非真的阻滞，因为束支传导延迟甚至小于 10 ms 即可在 ECG 上出现 BBB 形态。

非特异性室内传导异常

非特异性 IVCD 的病理生理可能与心室壁内传导疾病相关（如浦肯野纤维网或工作心肌等），而其近端传导系统（如 HB 及其主要束支）功能良好。非特异性 IVCD 可出现在各种心肌病和心肌梗死后。在 LV 重度肥厚患者通常可见宽大的 QRS，可能的解释是，LV 心肌去极化增加，与此同时心肌内传导异常与心肌纤维重塑或心肌纤维化增加相关。此外，真性 LBBB 或 RBBB 患者可并发心肌疾病（如梗死），这可改变 ECG 形态并且导致"非特异"IVCD 形态。

临床意义

BBB 既可源自内源性传导系统退化也可见于各种心血管疾病所致的外源性损伤，并且 BBB 预后主要与基础心脏病临床表现、类型和严重程度，以及可能出现的其他传导异常有关。

在成人完全心脏传导阻滞前，双束支阻滞（特别是 RBBB 和 LAF 阻滞）是最常见的心电图类型[18]。其他类型的 IVCD 发生在余下的大部分完全性房室结下阻滞患者。在 IVCD 患者中，进展成完全性房室传导阻滞的无症状患者的概率约为 2%，而在并发神经相关症状（如晕厥）患者的概率则为 6%。存在交替

BBB 患者的 AVB 风险更高（达 70%）（见下文）。

BBB 患者通常发生心脏病和心源性猝死（SCD）风险较高。SCD 发病风险最高的是在 LBBB 合并心脏病患者中。然而，许多 SCD 由 VT 或心室颤动（VF）引起，似乎与 AV 阻滞无关，而且起搏器并不能预防（尽管起搏可能缓解诸如晕厥等症状）。因此，晕厥和 BBB 患者有必要进行系统的电生理检查和心室刺激，因为 VT 可以在高达 30%～50% 的病例中诱发。与 BBB 预后不良的相关因素包括心肌功能障碍、心力衰竭和 VF，而非心脏传导阻滞，但晕厥等症状通常与心脏传导阻滞有关[19-20]。

RBBB 在普通人群的患病率估计在 0.2%～0.8%[21]。患病率随年龄而增加，男性比女性高两到三倍。RBBB 通常被认为是一种良性疾病，并不意味着心脏病患者个体中发现风险增加。然而，这种认识受到最新研究的质疑，报道显示 RBBB 患者全因死亡率和心源性死亡风险增加[20-21]。此外，新发 RBBB 预示着冠状动脉疾病、心力衰竭和心血管死亡率增加。当患有心脏病时，并发 RBBB 提示疾病严重并且是全因死亡率的独立预测因子。急性心肌梗死时，RBBB 与死亡率显著增加相关[20-22]。

LBBB 在普通人群的患病率为 0.2%～1.1%，并且随年龄而增加（患病率从 50 岁的 < 1% 到 80 岁的 6%）。在患有缺血性心脏病、高血压或心肌病的 LBBB 患者中，其预后取决于基础心脏病的严重程度。然而，在急性心肌梗死、心肌病和心力衰竭患者中，合并 LBBB 患者伴随着更差的预后。此外，LBBB 可引起心室不同步，这对 LV 功能障碍和心力衰竭患者产生不利影响。重要的是，LBBB 是心肌疾病更弥漫的首要表现；因此，对 LBBB 既往无心脏病史患者进行无创性评估结构性心脏病和缺血程度是合理的，特别是那些已知有心血管危险因素的患者[19]。一旦排除心脏病，年轻健康个体存在单纯 LBBB 似乎并无显著不良预后[20, 23]。

LAF 阻滞是普通人群中最常见的 IVCD（患病率 4.5%）。单纯 LAF 阻滞本身不能作为心脏病发生率或死亡率的危险因子，在健康人群中，只是偶然在心电图中发现。LAF 阻滞的预后主要和基础心脏病相关。急性心肌梗死时，LAF 阻滞可能与死亡率增加有关[16]。

单纯 LPF 阻滞很少见，对心脏病亦无更多特殊性。LPF 阻滞几乎肯定与 RBBB 相关，因此，LPF 阻滞与 RBBB 有共同的病因、致病机制和预后。急性心肌梗死出现 LPF 和 RBBB 时，发病第一周死亡率很高（80%～87%）。同样，进展为完全性房室传导阻滞（一种三分支阻滞形式）风险亦相应增高（42%），

这些患者近 75% 死于泵衰竭。

心电图特征

束支传导阻滞

不同类型分支和 BBB 心电图诊断标准见框 10.1。BBB 型 ECG 可能代表完全性传导阻滞或传导延迟（相对其他分支），而传导延迟可导致心室非同步化激动，不一定表示病变分支不能传导。所以，完全 BBB 型 ECG 可能有不同的阻滞程度，或与对侧的完全 BBB 相交替。这些现象可解释为延迟而非完全性传导阻滞，这是潜在的 ECG 病理生理特征[1]。

BBB 使 QRS 波时程延长，其程度取决于损伤的严重程度。完全性 BBB 时，QRS 波时程在 120 ms 或更长；不完全性 BBB 时，QRS 时程在 $100 \sim 120$ ms。同时，BBB 可改变 QRS 波向量，通常 QRS 波向量指向除极延迟的心肌区域（如最晚激动的区域）。

BBB 通常伴有特异的继发性复极化（ST-T）异常（LBBB 较 RBBB 更常见）。T 波在极向上通常与 QRS 波最后曲折相反。这种不一致性由复极化顺序的改变所致，而后者又继发于除极的改变。这常主要表现在 RBBB 中的右胸导联（V_1、V_2 导联，覆盖 RV），和 LBBB 中的所有导联，因为绝大部分心肌由 LB 支配。

右束支传导阻滞

RBBB 形成改变了右心室的激动顺序，但对左心室无影响。由于 LB 不受影响，因此取决于 LB 的初始间隔激动（QRS 波起始 30 ms）保持正常，激动方向自左向右，因而在 I、aVL 和 V_6 导联呈 q 波（间隔 q 波），V_1、V_2 和 aVR 导联呈 s 波。因此，陈旧性心肌梗死 Q 波维持不变。

间隔激动后随之左心室激动（在随后的 $40 \sim 60$ ms 内），经 LB 产生了一个指向左后方的向量，ECG 在左侧导联（I、aVL 和 V_6）呈 R 波，在前壁胸前导联（V_1 和 V_2）呈 s（或 S）波。这种表现通常与正常人群相似，因为正常情况下，这一阶段 QRS 波电活动以左心室为主[1]。

由 RBBB 导致的非同步除极主要表现在 QRS 波较后的部分，在初始 80 ms 之后。在此期间，右心室激动通过工作肌纤维缓慢传导，而非特殊浦肯野传导系统，且主要发生在左心室激动完成之后。晚发、无对抗的右心室游离壁激动产生的电张力引发一个指向右前方的终末正向激动，其表现为：胸前导联（V_1 和 V_2）呈小 r 或大 R′ 波，以及左侧导联（I、aVL 和

框 10.1　分支和束支传导阻滞的心电图诊断标准

完全性右束支传导阻滞

- 成人 QRS 波间期≥ 120 ms
- 右心前区导联（V_1 和 V_2）可见宽而有切迹的继发性 R 波（rsr′、rsR′ 或 rSR′ 图形）；R′ 或 r′ 通常较原始 R 波宽；患者心电监护经常可见 V_1 和（或）V_2 导联 R 波切迹
- I 和 V_6 导联宽而深的 S 波（qRS 图形）。S 波超过 R 波时程或大于 40 ms
- V_5 和 V_6 导联 R 波峰时间正常，但 V_1 导联大于 50 ms
- 符合前三个标准之一可诊断；当 V_1 导联为 R 波伴或不伴切迹时，需满足第四个标准

完全性右束支传导阻滞

- 成人 QRS 波间期≥ 120 ms
- I、aVL、V_5 和 V_6 导联，可见宽而有切迹的单相 R 波，偶尔 V_5、V_6 导联为 RS 形（QRS 波移行）
- I、V_5 和 V_6 导联缺少 q 波，但在无心肌病时 aVL 导联也可出现窄 q 波
- V_5、V_6 导联 R 波峰值时间 > 60 ms，而 V_1、V_2 和 V_3 导联正常，且通常可见小的初始 r 波
- ST 段和 T 波方向与 QRS 主波方向相反
- 直立 QRS 波后跟正向 T 波（正向一致性）可能正常
- ST 段压低和（或）负向 T 波出现在负向 QRS 波导联（负向一致）为不正常
- LBBB 可能改变平均 QRS 波电轴，在额面表现为向右、向左或向上，有时表现为频率依赖性

左前分支阻滞

- 额面平均 QRS 波电轴 $-90° \sim -45°$
- aVL 导联呈 qR 波形
- aVL 导联 R 波峰值时间≥ 45 ms
- QRS 波时程 < 120 ms

左后分支阻滞

- 成人额面平均 QRS 波电轴 $90° \sim 180°$
- I、aVL 导联呈 rS 波形
- III、aVF 导联呈 qR 波形
- QRS 波时程 < 120 ms

V_6；图 10.10）上呈 S 波。QRS 波电轴不受 RBBB 影响，电轴左偏或右偏可能分别提示同时存在 LAF 或 LPF 阻滞（图 10.10）[18]。

RBBB 也会导致右心室心肌的异常复极。其结果是在右心前区导联会出现继发性 ST 段和 T 波改变。ST 段变化通常很小，如果存在，与终末 QRS 波空间向量不一致（即存在一个反射电轴）。T 波也倾向于和传导障碍不一致，在右心前区导联产生一个负向 T 波（此处有一终末 R′ 波），在左心前区导联产生一个直立的 T 波（此处有一终末 S 波）。

心室游离壁完全除极时间（从心内膜到心外膜）小于任何 ECG 电极对应的时间间隔，从 QRS 波起始

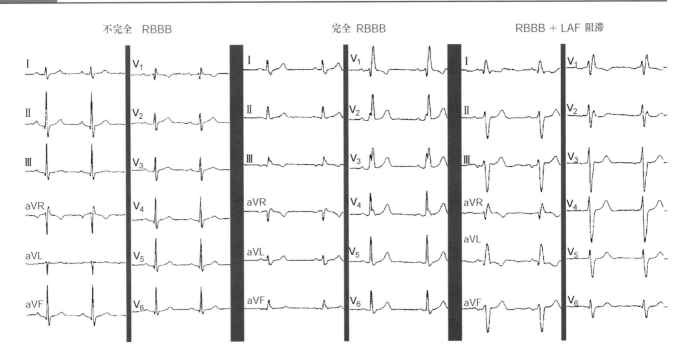

图 10.10　不完全和完全性右束支传导阻滞以及双分支阻滞的体表心电图。RBBB，右束支传导阻滞；LAF，左前分支

到 R 波波峰后初始降支的时间（或至 S 波波谷后的初始升支时间）。这个间期被称为 R 波峰值时间（优于术语"类本位曲折"）。在右胸导联，正常的 R 波峰值时间为 35 ms，而在左胸导联，为 45 ms。RBBB 时，右胸导联 R 波峰值时间延迟（超过 50 ms）。

非典型右束支传导阻滞　非典型 RBBB 图形，可由前后方向导联上其后向曲折的减弱或消失引起，因而在 V₁ 导联上出现 rsR′、qR 或 M 型 QRS 波。这种表现可能为正常变异。右心室扩大或共存的 LAF 阻滞使中期前向向量增加，或后壁心肌梗死使后向向量丢失。

不完全性右束支传导阻滞　较低程度的传导延迟可导致不完全性 RBBB。不完全性 RBBB 的 ECG 形态与完全性 RBBB 相似，只是 QRS 波时程为 100～120 ms（图 10.10）。QRS 波呈 RBBB 形态但间期小于 100 ms 可能是正常变异，推测某些个体后基底部终末向量存在轻微的传导延迟。

ECG 形态呈不完全或完全 RBBB 时，伴右胸导联 ST 段明显抬高可见于 Brugada 综合征。Brugada ECG 形态就是在左侧导联（Ⅰ、aVL、V₆）宽大的终末 S 波和 aVR 导联无宽大的终末 R 波。研究结果表明，真正的 RBBB 并不存在上述表现（图 31.13）。此外，Brugada 综合征的 ECG 形态常发生动态变化，隐藏的特征可被钠通道阻滞剂显现出来，亦可见于发热状态或迷走神经激动剂。

左束支传导阻滞

LBBB 时，正常心室激动顺序发生显著改变。完全性 LBBB 使心室激动延迟和异常，整个左心室的传导呈弥漫性减慢。LBBB 时，左心室激动源自右束支并从右至左，而正常情况下，左心室心肌最早激动部位是间隔，通过左束支的小间隔支触发，激动方向自左向右。因此，LBBB 可导致间隔初始激动顺序逆转（QRS 复合波初始 30 ms），激动自右束支从右至左，从心尖到基底部，再到右心室心尖及心室游离壁。右心室激动通常在 QRS 波起始的 45 ms 内，在左心室激动开始之前完成。然而，间隔结构较右心室游离壁大，因此，间隔除极占主导，使除极向量指向左，通常又偏前，这导致 Ⅰ、aVL 和 V₆ 导联正常的小 q 波消失并产生一个起始较宽的钝挫 R 波，V₁ 导联可见 rS 或 QS 波形（图 10.11）。因此，陈旧性心肌梗死 Q 波可能消失后，又可出现新的 Q 波[1]。

室间隔激动后，左心室激动（QRS 波起始点后 40～58 ms 开始）通过心肌工作纤维而非特殊传导系统缓慢传导，其空间向量指向左后方，因为左心室为一偏左后结构。因此，左心室激动延迟（右心室激动已经完成，不与之对抗），在左侧导联（Ⅰ、aVL 和 V₆）可产生宽大的、有切迹或钝挫的 R 波（无 q 波或 s 波），左胸前导联 R 波峰值时间延迟（超过 60 ms）。QRS 波中部切迹是由间隔缓慢传导引起。终末激动向量源于左心室前外侧壁的除极，产生一个小的向量，也偏向左后方[1]。

LBBB 在额面轴上可无电轴偏移或引起不同程度电轴左上偏移。当患心肌病时，可发生显著的电轴左偏伴心室激动延迟。LBBB 时电轴右偏罕见，但可见于 RV 肥厚或心肌梗死。电轴上偏可见于分支前 LBBB 的患者，此时患者合并左前分支传导阻滞。电轴右偏亦可见于 RV 扩大的患者[24]。

激动顺序变化亦可改变复极顺序。ST 段和 T 波向量均与 QRS 波背离。

重要的是，近期的证据对完全性 LBBB 的心电图诊断标准提出了异议。特别是，120 ms 作为 QRS 波间期的阈值可能是一种误导，因为研究发现在 LBBB 初始 QRS 间期通常会延长 70 ～ 80 ms，而非传统标准要求的 40 ms[25-26]。实际上，心内膜标测研究发现，按照传统标准诊断为"完全性 LBBB"的患者有 1/3 其心内膜激动并不符合 LBBB，更可能是 LV 肥厚合并 LAF 阻滞。因此，提出了更"严格"的 ECG 标准，包括：V$_1$ 导联终末负向除极波，V$_1$、V$_2$、V$_5$、V$_6$、I 和（或）aVL 导联中至少有两个导联其 QRS 波中段有切迹 / 钝挫，和更长的 QRS 间期诊断切点（男性 140 ms 或更长，女性 130 ms 或更长）。在真性完全 LBBB 中，QRS 波中段切迹或钝挫（起自初始 40 ms 后和终于约整个 QRS 间期的 2/3 时间）可能的原因是：激动突破入 LV 心内膜（第一个切迹），随后激动突入 LV 后侧壁的心外膜（第二个切迹）[27]。一项有关刺激的研究发现：与传统 LBBB 的诊断标准相比，这些"严格"标准有更高的特异性（100% vs. 48%）和相当的敏感性（100%）[28]。还发现，这些标准能很好地预测心力衰竭患者对再同步化治疗的反应性[23, 29]。

非典型 LBBB　LBBB 有几种非典型的心电图表现。一种常见的非典型表现是 RS 移行出现在 V$_5$ 和 V$_6$ 导联，可能继发于左侧胸前导联移行区，可能由心脏扩大所致。另一种非典型表现是右胸前导联初始小 r 波缺失，Ⅲ 导联初始小 r 波类似前壁或下壁心肌梗死形态。

不完全 LBBB　不完全 LBBB 可由 LB 传导延迟程度较低所致。尽管 LV 激动始于间隔部右侧（正如完全性 LBBB），继而大部分左心室激动通过正常传导系统。不完全 LBBB 的特征如下：①QRS 波间期为 110 ～ 119 ms；②左心室肥厚形态；③V$_4$、V$_5$、V$_6$ 导联 R 波达峰时间 > 60 ms；④导联 I、V$_5$、V$_6$ q 波缺失，常代之以顿挫向上的起始波（伪 delta 波）（图 10.11）。这种心电图与 R 波波峰延迟的 Wolff-Parkinson-White（WPW）综合征心电图相似，但 WPW 综合征时 PR 间期较短，而不完全性 LBBB 时 PR 间期正常[1]。

左心室肥大常伴有激动延迟和 QRS 间期延迟，即使是无传导异常，亦可呈类完全或不完全 LBBB 形态。然而，与 LV 肥大相比，LBBB 的特点是 V$_5$ ～ V$_6$ 导联 R 波波峰时间大于 60 ms。

分支阻滞

LB 系统的阻滞影响 LAF、LPF 或 LMF。分支阻

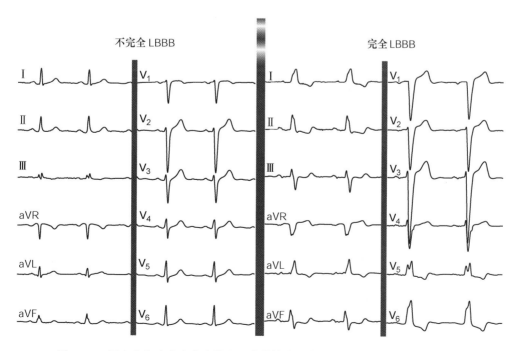

图 10.11　不完全和完全左束支传导阻滞的体表心电图。LBBB，左束支传导阻滞

滞通常并不实际延长 QRS 波时程，仅改变 LV 激动顺序。主要心电图变化为 QRS 波额面电轴的偏移，因为传导障碍主要累及早期激动相。QRS 波时程通常小于 100 ms（除非全并 BBB 或心室肥大），尽管有时 QRS 波可达 120 ms 或超过之前的基线 20 ms[16]。

左前分支阻滞

正常情况下，LAF 从室间隔上部、LV 前外侧游离壁和左前乳头肌开始激动。因 LAF 损伤导致了这些区域的激动延迟，因而在 QRS 复合波早期，通过 LPF 和 LMF 产生一个无对抗的激动波（wave-fronts），而在心室激动晚期产生一个无对抗的前上激动向量。在无并发症的单纯 LAF 阻滞中，所有这些变化使 QRS 波增宽不超过 20 ms[16]。

初始激动（最初 20 ms）向量时间正常，而方向不正常。冠状面向量方向指向右下（冠状面电轴超过 120°），而不是朝向左上，产生一个小的正向曲折。在下壁导联（Ⅱ、Ⅲ 和 aVF）产生一个小的、尖锐的 r 波，Ⅰ、aVL、V5 和 V6 导联产生小 q 波。当电极放置在正常位置时，其初始向量也可在 V2 和 V3 导联上产生小的、尖锐的 q 波（形态类似陈旧性前间隔心肌梗死），如果电极放置位置较高，几乎所有病例均有小的、尖锐的 q 波[1]。

由于高侧壁延迟除极（正常情况下该部位通过 LAF 激动），结果在 QRS 波中部，左心室激动的主要向量指向左上（额面电轴超过 −60° ~ −45°），同时产生一个宽的开放的顺钟向额面向量。这在心电图上的表现是 Ⅱ、Ⅲ 和 aVF 导联形成 S 波（S Ⅲ 深于 S Ⅱ），aVR 和 aVL 导联呈 R 波。晚期左上向量的净效应包括在 Ⅱ、Ⅲ 和 aVF 导联呈 rS 型；在 Ⅰ、aVL、V5、V6 导联呈 qR 或 R 型。此外，因为向量向上，V5 和 V6 导联记录到深 S 波。因此，电极放置在正常水平时，S 波趋向消失，而电极放置在正常水平时 S 波变深[16]。

值得注意的是 LAF 阻滞心电图类型在肢体导联 Ⅰ 和 aVL 上与左心室肥厚相似。相反，在左心前区导联上它可掩盖左心室肥厚的信号，也可掩盖下壁缺血的信号。

左后分支阻滞

由于早期 LAF 和 LMF 正常传导的左心室前上壁无与之对抗的激动，结果初始向量向上和向左，心电图表现为 Ⅰ、aVL、V1、和 V6 导联产生起始小 r 波，在 Ⅱ、Ⅲ 和 aVF 导联产生小 q 波。然而，由于晚期 LPF 所激动区域（左心室下后游离壁）无与之对抗的激动，结果

QRS 波主导向量和终末向量环向下并向右，呈宽而开放的顺钟向环。这样出现了特征性 + 120° ~ 180° 的电轴右偏。结果，Ⅱ、Ⅲ 和 aVF 导联为 qR 型，Ⅰ 和 aVL 导联呈 rS 型。事实上，在标准和单极导联上，LPF 阻滞图形正好是 LAF 阻滞图形的镜像。LPF 阻滞几乎总和 RBBB 相关。孤立的 LPF 阻滞罕见，其确切诊断需除外引起电轴右偏的其他因素[1, 16]。

左中间隔支阻滞

LMF 阻滞的心电图由 LMF、LAF 和 LPF 插入的不同位点决定。功能性 LMF 阻滞能导致前向向量的明显消失，结果 V1 和 V2 导联形成一过性 q 波。而正常情况下由于间隔除极这些导联上呈现出正向的起始曲折，这些改变与间隔部心肌梗死相似。另一方面，当 LMF 阻滞导致前向向量过大时，右胸导联看到显著的 R 波。这些改变也与正后壁心肌梗死时的改变相似，当 LMF 阻滞合并 RBBB 时，R 波的振幅会更高。

其他类型室内传导异常

非特异性室内传导障碍

非特异性 IVCD 是整个 HPS 冲动弥漫性减慢的结果，导致心室肌激动普遍和均匀延迟。非特异性 IVCD 诊断需要 QRS 波时程大于 120 ms，QRS 波形不像 RBBB，甚至可能像正常 QRS 复合波。非特异性 IVCD 可分为左心室或右心室 IVCD，取决于 R 峰时间延迟的部位和终于向量的方向。

双分支阻滞

双分支阻滞指的是不同分支和 BBB 的组合，例如，双分支阻滞包括 LAF 阻滞（最常见，参见图 10.10）、RBBB 合并 LPF 阻滞、LAF 阻滞合并 LPF 阻滞（表现为 LBBB）。

三分支阻滞

三分支阻滞涉及 RB 与 LB 主干或 LAF 和 LPF 的传导延迟，心电图类型取决于受影响分支传导延迟的相对程度。心室激动开始于传导最快束支的插入点，随后激动从这一点向其余心室部位传播。1 : 1 房室传导时，通过心电图记录三分支阻滞是罕见的，三分支阻滞的心电图表现如下：①完全性房室传导阻滞伴缓慢性逸搏节律，QRS 波增宽，形态异常；② RBBB 和 LBBB 交替出现，以及③固定的 RBBB 伴交替性 LAF 和 LPF 阻滞。

体表心电图上，双分支阻滞（RBBB ＋ LAF 阻滞，RBBB ＋ LPF 阻滞或 LBBB）伴一度房室传导阻

滞并不能认为是三分支阻滞，因为房室传导阻滞位置可在房室结，亦可在 HPS。因此，这类图形可能反映了房室结内的缓慢传导伴双分支阻滞，而非三分支病变。在此情况下，心电图上的 PR 间期对于筛选出 HV 间期延长的患者似乎没有帮助，因为一个正常的 PR 间期很容易掩盖一个明显延长的 HV 间期，而 PR 间期延长也可能是 AH 间期延长所致。无论如何，两条原则可能有用：①一个短的 PR 间期（小于 160 ms）不太可能产生明显延长的 HV 间期（超过 100 ms）；② PR 间期显著延长（超过 300 ms）常表明房室传导至少存在某些异常，即使不是全部是由房室结传导引起的。

交替性传导束支阻滞

交替性 RBBB 和 LBBB 表现为 LBBB 形态的 QRS 复合波与 RBBB 形态复合波共存（图 10.12）。通常，RBBB 或 LBBBB 图形交替出现。自发的交替性 BBB，特别是伴有 PR 间期变化时，是进展为房室传导阻滞的最常见危险预兆（图 10.13）。每搏之间交替是最危险的预兆，而不同日期记录到 BBB 交替的危险较低。

这种现象暗示 HPS 不稳定，且病变累及希氏束或束支。对多数弥漫性 HPS 病变患者来说，某一束支传导延迟或阻滞常占主导，而交替性 BBB 并不常见。交替性 BBB 时，HV 间期几乎总是延长，通常随着 BBB 的变化而各异。此类患者发生 HV 间期超过 100 ms 的概率最高。一般来说，只有交替性或间歇性 RBBB 和 LBBB 与 PR 间期变化同时存在时，才能推测房室传导延迟或阻滞是由 BBB 引起。并非少见的是，加速依赖性差异传导引起了双束支传导阻滞。

假束支传导阻滞

某些 ECG 特征可以预测潜在传导延迟或阻滞在 RB 和 LB 中共存。在心前导联 RBBB 形态（有或无 LAF 阻滞）伴Ⅰ和 aVL 导联无 S 波可能提示 LB 传导延迟或阻滞（称为"伪 BBB"）形态。在典型 RBBB 中，RV 激动主要发生在 LV 激动完成之后。在左侧导联（Ⅰ，aVL 和 V₆），由晚期无拮抗的 RV 游离壁激动所产生的向量表现为 S 波（图 10.10）。在 RBBB 形态患者中，LBBB 引起的 LV 激动延迟可导致Ⅰ和 aVL 导联 S 波消失，这是因为晚期激动 RV 不再"无拮抗"。最近的一个报道认为这种双 BBB 型发生在 1.5% 的"RBBB 形态"的 ECG 中；它伴有 AV 阻滞或晕厥的高发风险（24%）[17-18]。

间歇性束支传导阻滞

当体表心电图上不定时出现 RBBB 或 LBBB 形态的 QRS 波，中间散布形态正常的 QRS 波时，可以

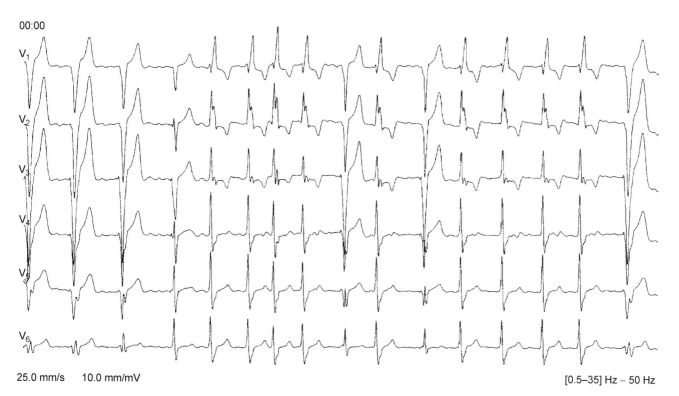

图 10.12　心房颤动时束支传导交替。 心房颤动时的胸前导联心电图。LBBB 形态 QRS 复合波，绝大部分在长周长时可见，而 RBBB 多见于短周长时

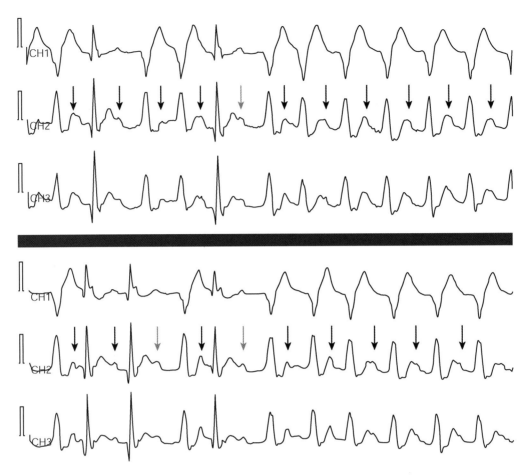

图 10.13　窦性心律时束支阻滞交替。连续 Holter 三导联记录显示窦性心律下一度房室（AV）传导阻滞伴右束支传导阻滞（RBBB）.和左束支传导阻滞（LBBB）交替。箭头所指窦性 P 波，通常被之前的 T 波掩盖。注意与 LBBB 时相比，RBBB 时 PR 间期更短，这表明，传导延迟在右束支（RB）比左束支（LB）更严重。因此只有传导发生在 RB 时 PR 间期较长（LBBB 形态），当传导只发生在 LB（RBBB 形态）时 PR 间期短。第一个窦性 P 波伴 LBBB 传导（灰色箭头），出现最长的 PR 间期，随后的 PR 间期稍短，尽管窦性 P 波相对正常。QRS 波却显著不齐。这些研究结果均提示严重希浦系统疾病，发生完全房室传导阻滞的风险高

诊断为间歇性 LBBB 或 RBBB。多数情况下，间歇性 BBB 是频率依赖性的（之前认为）；因此，与正常 QRS 波的 RR 间期相比，其 R-R 间期较短。其他情况下，QRS 波间期没有频率依赖性的变化，BBB 是随机和偶然的。

电生理检查

基本间期

希氏束-心室（HV）间期

使用多极导管记录远段、中段和近段希氏束电位能帮助确定 HPS 内传导延迟或传导阻滞部位。HV 间期延长在预测房室传导阻滞风险方面尚有争议。研究表明，HV 间期大于 70 ms 预示房室传导阻滞风险更高（特别是有症状的患者）。HV 间期超过 100 ms 的患者有极高的房室传导阻滞风险（22 个月

时达 25%）[10]。

RBBB 时，无论伴或不伴其他分支阻滞，只要其余束支的传导未受损，HV 间期应该是正常的。然而，50% 的 RBBB ＋ LAF 阻滞患者和 75% 的 RBBB ＋ LBBB 患者，HV 间期延长。因此，HV 间期延长本身预测房室传导阻滞是非特异性的。

LBBB 时，如果 HB-RB 和 HB-RV 间期无变化，HV 间期可有轻度延长，因为室间隔左侧最早激动点通过 LB 激动，领先 RB 5～15 ms。因此，LBBB 时 HV 间期达到 60 ms 可认为是正常的，本身也不表明有 RB 或希氏束病变[23]。

值得注意的是，左心或右心导管操作可以非故意地导致 HV 间期延长和不同程度的房室传导阻滞或 BBB，或二者同时，通常是一过性的。原先有 LBBB 的患者行右心导管术或原先有 RBBB 者行左心导管术（左室造影或消融过程中）时可引起完全性心脏传导阻滞。慢性 LBBB，V₁ 导联 r 波超过 1 mm 时，导管

操作 RB 致完全性房室传导阻滞的风险较低。这种心电图现象可能表明左束支的间隔纤维传导完好[31]。

右束支传导阻滞定位

　　测量 RV 不同部位［希氏束，近端 RB、右心室心尖、右心室流出道（RVOT）］的激动时间有助于评估 RB 传导特点和区分 RBBB 在近端或远端（图10.14）。近端 RBBB 时，在阻滞部位以远不可能记录到 RB 电位。右心室间隔部的激动由左心室激动后跨间隔传导引起。跨间隔激动始于右心室心尖部，然后依次激动前中壁和右心室基底部。间隔中部和心尖部在 QRS 波起始后至少 30 ms 才开始激动。这导致心室-右心室心尖（V-RVA）间期（从体表 QRS 波起始到右心室心尖局部激动）延长超过 30 ms[10]。

　　远端 RBBB 时，希氏束，RB 近端和右心室中间隔和心尖的激动仍然正常。调节束底部 RB 电位持续存在，但在前中壁（正常情况下为调节束的插入点）RB 电位消失。在调节束水平，游离壁激动延迟，之后 RVOT 和 RV 其他部位激动。这导致 V-RVOT 间期延长，同时 V-RVA 间期依然正常（< 30 ms）。

左束支传导阻滞定位

　　LB 和其分支呈扇形快速传导于整个左心室，所以用于评价 RB 的方法不宜用于 LB，心内膜激动标测评价 LB 传导特性有一定局限性。因此，从实际考虑，

临床评价主要集中于体表心电图类型和 HV 间期。

　　LBBB 患者有一共同发现就是跨间隔激动延迟。左心室起始激动（也就是突破点）的类型与其余的左心室心内膜和透壁激动一样，关键取决于所患者心脏病的性质；畸形的 QRS 波宽度和形态更常提示基础左心室疾病，而非原发传导障碍。正常心脏和患心肌病的患者，都有一个完整的远端传导系统，因而激动发生较早，并在剩余的壁内心肌间快速传播。大面积心肌梗死患者中，大量远端特殊传导系统已经被损坏，心内膜的激动是通过肌肉-肌肉发生的，因此非常缓慢。

诊断性措施

心房期外刺激

　　心房期外刺激有助于确定 HPS 的 ERP。正常情况下，HPS 的 ERP 是 450 ms 或更短一些，并随起搏周长的缩短而缩短。因为基础房室结的 FRP 通常超过 HPS 的 ERP，因而很难评价 HPS 的 ERP。阿托品在测定 HPS 的 ERP 方面可能是有用的，因为阿托品可缩短房室结的不应期，但对 HPS 无影响，允许冲动更早到达 HPS。HPS 的 ERP 出现大幅延长或在起搏周长缩短但其矛盾性延长时，表明 HPS 不正常，预示有较高进展为房室传导阻滞的危险。

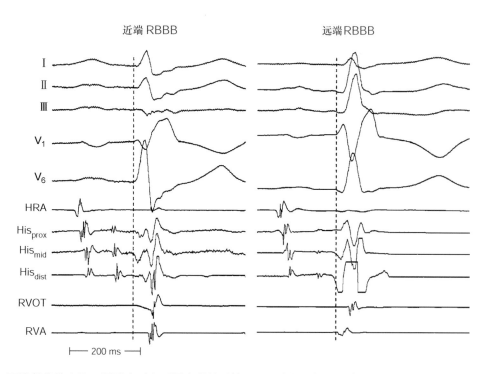

图 10.14　RBBB 阻滞部位的定位。所示为两个不同患者的近端 RBBB（左面）和远端 RBBB（右面）的两个复合波，二者之间通过 QRS 波起点到右心室心尖部（RVA）电图记录之间的间期来鉴别。His$_{dis}$，希氏束远端；His$_{mid}$，希氏束中段；His$_{prox}$，希氏束近端；RVA，右心室心尖；RVOT，右心室流出道

心房起搏

递增频率心房起搏，HPS 不应期随起搏周长缩短而缩短，这有利于 1 : 1 房室传导。HPS 在起搏周长大于 400 ms 时出现二度或三度房室传导阻滞（AH 不变）是不正常的，提示进展为高度房室传导阻滞的危险性很大（50%）（图 10.15）。

希氏束起搏

选择性 HB 起搏有助于确定束支阻滞的部位。希氏束起搏时，QRS 波正常化提示希氏束病变位于起搏位点近端[14]。

心室起搏

在右心室起搏时，逆行 RBBB 的特点是在希氏束区域记录到局部心室激动后的希氏束电位（同一导管记录至 His 电位）。希氏束延迟激动是由于冲动传导的路径（到达希氏束的必经之路）较长。激动波从 RV 起搏点穿过室间隔扩布到左束支，然后到达希氏束，而不是直接沿 RB 逆传，这比激动 RV 间隔基底部所需时间更长（图 10.16）。

重要的是，逆向 VH（或 VA）传导的评价不能作为判断前向 HPS 功能的指标。前向 RBBB 通常发生在近端，而右心室刺激时，阻滞通常发生在入口

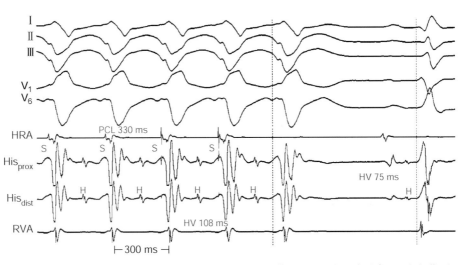

图 10.15　希浦系统（HPS）病变。 正常窦心律时（右侧）PR 间期为临界值（210 ms），希氏束-心室间期（HV 间期）是延长的（为 75 ms）。以 330 ms 周长进行心房起搏，可激惹 HPS，HV 间期进一步延长（108 ms）。心房起搏时亦出现 RBBB，提示经右束支传导比经左束支传导缓慢。His$_{dis}$，希氏束远端；His$_{prox}$，希氏束近端；HRA，高位右心房；RVA，右心室心尖；PCL，起搏周长

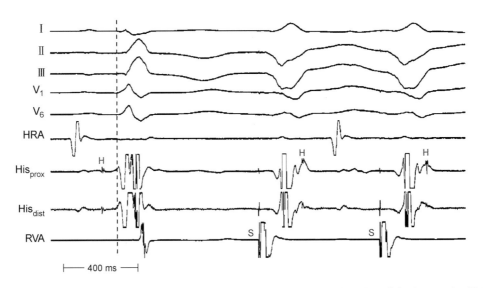

图 10.16　双向右束支传导阻滞（RBBB）。 左侧的窦性复合波，且有明显延长的心室-右心室心尖部（V-RVA）时间（超过 100 ms），表明存在近端 RBBB。接下来的两个复合波为右心室起搏搏动。希氏束记录处显示，希氏束激动跟随在局部心室激动之后，产生的原因是激动从右心室起搏位点跨间隔激动左束支，然后激动希氏束，而未经逆行上传右束支这个更直接的路线。这一点表明患者同时存在前向和逆向近端 RBBB。His$_{dis}$，希氏束远端；His$_{prox}$，希氏束近端；NSR，正常窦性心律；RVA，右心室心尖

处，即远端 HPS- 肌肉交接处。

普鲁卡因胺激发

给予已知对 HPS 有损伤的药物（如普鲁卡因胺）可以暴露出 HPS 对药物常规治疗剂量的超敏感性，这一点本身就足以表示 HPS 储备较差。在正常人和大多数中度 HV 间期延长（55 ～ 80 ms）的患者，普鲁卡因胺通常使 HV 间期增加 10% ～ 20%。应用普鲁卡因胺时出现 HV 间期异常，显示患者具有较高希氏束下房室传导阻滞的危险，这些异常包括：① 双倍的 HV 间期；② HV 间期延长超过 100 ms；③ 二度或三度希氏束以下阻滞。

电生理检查的作用

电生理检查用于获得能预见患者发生晕厥、房室传导阻滞或心脏性猝死危险的资料（框 10.2）。有晕厥和 BBB 的患者，进行包括程序心房和心室刺激的完整电生理检查是必要的，因为这些患者中 30% ～ 50% 可被诱发出室速。在这些晕厥患者中，如果事件有可能是一过性的缓慢性心律失常引起的，显然起搏器治疗能阻止这些患者发生晕厥，但没有证

框 10.2　电生理检查在室内传导异常患者中的作用

HPS 病变的电生理证据

- HV 间期大于 55 ms
- 心房 PCL ≥ 400 ms 时出现希氏束下阻滞
- HPS ERP ≥ 450 ms
- HPS ERP 与 PCL 呈负相关
- 对普鲁卡因胺异常反应——HV 间期延长超过 100% 或大于 100 ms，或出现二度、三度希氏束下房室传导阻滞

IVCD 患者出现房室传导阻滞高风险的电生理证据

- HV 间期大于 55 ms
- 心房 PCL ≥ 400 ms 时出现希氏束下阻滞
- HPS ERP 与 PCL 呈负相关
- 在缓慢心律失常伴神经系统症状患者中，应用普鲁卡因胺后再现希氏束下阻滞或 HV 间期延长 1 倍

IVCD 患者的起搏推荐

- LBBB、RBBB、IVCD、RBBB + LAF 阻滞或 RBBB + LPF 阻滞伴有如下指标：HV 间期大于 100 ms 或 HV 间期 = 60 ～ 90 ms 伴不能解释的晕厥或晕厥前兆
- 心房 PCL ≥ 400 ms 时出现希氏束下阻滞（不管 HV 单项如何或存在症状与否）
- 交替性束支传导阻滞（不管 HV 间期如何或存在症状与否）

AV，房室；BBB，束支传导阻滞；EP，电生理；ERP，有效不应期；HPS，希浦系统；HV，希氏束-心室；IVCD，室内传导障碍；LAF，左前分支；LBBB，左束支传导阻滞；LPF，左后分支；PCL，起搏周长；RBBB，右束支传导阻滞

框 10.3　ACCF/AHA/HRS 对永久性起搏在慢性双束支阻滞中的建议

Class Ⅰ

- 高二度房室传导阻滞或间歇性三度房室传导阻滞
- 二度 Ⅱ 型房室传导阻滞
- 交替性束支传导阻滞

Class Ⅱ a

- 晕厥，并非由房室传导阻滞导致，当除外其他可能原因，特别是室性心动过速时
- 无症状患者，由 EP 研究 HV 间隔 ≥ 100 ms 时偶然发现
- 在希氏束以远起搏诱导阻滞的 EP 研究中偶然发现非生理性的

Class Ⅱ b

- 神经肌肉疾病，如强直性肌营养不良、假肥大性肌营养不良（肢带型肌营养不良）和腓骨肌萎缩症，伴双束支或分支传导阻滞，有或无症状

Class Ⅲ

- 分支传导阻滞，无症状或不伴有房室传导阻滞
- 分支传导阻滞伴一度房室传导阻滞，无症状

ACCF，美国心脏病学院基金会；AHA，美国心脏协会；AV，房室；EP，电生理；HV，希氏束-心室；HRS，（美国）心律协会
Modified from Epstein AE, DiMarco JP, Ellenbogen KA, et al. 2012 ACCF/AHA/HRS focused update incorporated into the ACCF/AHA/HRS 2008 guidelines for device-based therapy of cardiac rhythm abnormalities：a report of the American College of Cardiology Foundation/American Heart Association Task Force on Practice Guidelines and the Heart Rhythm Society. J Am Coll Cardiol. 2013；61：e6-75.

据表明起搏能阻止心脏性猝死或降低心源性死亡率。针对慢性束支阻滞永久起搏治疗的建议见框 10.3。

参考文献

1. Surawicz B, et al. AHA/ACCF/HRS recommendations for the standardization and interpretation of the electrocardiogram: part III: intraventricular conduction disturbances: a scientific statement from the American Heart Association Electrocardiography and Arrhythmias Committee. *Circulation.* 2009;119:e235–e240.
2. El-Sherif N, Jalife J. Paroxysmal atrioventricular block: are phase 3 and phase 4 block mechanisms or misnomers? *Heart Rhythm.* 2009;6: 1514–1521.
3. Cabo C. Post-repolarization refractoriness increases vulnerability to block and initiation of reentrant impulses in heterogeneous infarcted myocardium. *Comput Biol Med.* 2015;65:209–219.
4. Brignole M, et al. Syncope due to idiopathic paroxysmal atrioventricular block: long-term follow-up of a distinct form of atrioventricular block. *J Am Coll Cardiol.* 2011;58:167–173.
5. Lee S, Wellens HJJ, Josephson ME. Paroxysmal atrioventricular block. *Heart Rhythm.* 2009;6:1229–1234.
6. Divakara Menon SM, Ribas CS, Ribas Meneclier CA, et al. Intermittent atrioventricular block: what is the mechanism? *Heart Rhythm.* 2012;9: 154–155.
7. Carbone V, Carerj S, Calabrò MP. Bundle branch block on alternate beats during atrial fibrillation. *J Electrocardiol.* 2004;37:67–72.
8. Dobrzynski H, et al. Structure, function and clinical relevance of the cardiac conduction system, including the atrioventricular ring and outflow tract tissues. *Pharmacol Ther.* 2013;139:260–288.

9. Syed FF, Hai JJ, Lachman N, et al. The infrahisian conduction system and endocavitary cardiac structures: relevance for the invasive electrophysiologist. *J Interv Card Electrophysiol.* 2014;39:45–56.

10. Kaneko Y, et al. Discrimination between His-bundle and the right bundle branch during electrophysiologic studies. *Pacing Clin Electrophysiol.* 2009;32:72–75.

11. Boyden PA, Hirose M, Dun W. Cardiac Purkinje cells. *Heart Rhythm.* 2010;7:127–135.

12. Severs NJ. The cardiac muscle cell. *Bioessays.* 2000;22:188–199.

13. Gorenek B, et al. Cardiac arrhythmias in acute coronary syndromes: position paper from the joint EHRA, ACCA, and EAPCI task force. *EuroIntervention.* 2015;10:1095–1108.

14. Vijayaraman P, Naperkowski A, Ellenbogen KA, et al. Electrophysiologic insights into site of atrioventricular block lessons from permanent His bundle pacing. *JACC Clin Electrophysiol.* 2015;1:571–581.

15. Dandamudi G, Vijayaraman P. How to perform permanent his bundle pacing in routine clinical practice. *Hear Rhythm.* 2016;13:1–5.

16. Elizari MV, Acunzo RS, Ferreiro M. Hemiblocks revisited. *Circulation.* 2007;115:1154–1163.

17. Eschalier R, et al. Nonspecific intraventricular conduction delay: definitions, prognosis, and implications for cardiac resynchronization therapy. *Heart Rhythm.* 2015;12:1071–1079.

18. Tzogias L, et al. Electrocardiographic features and prevalence of bilateral bundle-branch delay. *Circ Arrhythm Electrophysiol.* 2014;7:640–644.

19. Kumar V, et al. Implications of left bundle branch block in patient treatment. *Am J Cardiol.* 2013;111:291–300.

20. Lewinter C, Torp-Pedersen C, Cleland JGF, et al. Right and left bundle branch block as predictors of long-term mortality following myocardial infarction. *Eur J Heart Fail.* 2011;13:1349–1354.

21. Bussink BE, et al. Right bundle branch block: prevalence, risk factors, and outcome in the general population: results from the Copenhagen City Heart Study. *Eur Heart J.* 2013;34:138–146.

22. Fernández-Lozano I, Brugada J. Right bundle branch block: are we looking in the right direction? *Eur Heart J.* 2013;34:86–88.

23. Breithardt G, Breithardt O-A. Left bundle branch block, an old-new entity. *J Cardiovasc Transl Res.* 2012;5:107–116.

24. Josephson ME, Wellens HJJ. The ECG in left bundle branch block and heart failure. *Heart Rhythm.* 2015;12:250–251.

25. Mascioli G, et al. Electrocardiographic criteria of true left bundle branch block: a simple sign to predict a better clinical and instrumental response to CRT. *Pacing Clin Electrophysiol.* 2012;35:927–934.

26. Surawicz B, Knilans TK. *Chou's Electrocardiogrgraphy in Clinical Practice.* Philadelphia: Saunders Elsevier; 2008.

27. Strauss DG. Understanding ventricular activation. *J Electrocardiol.* 2011;44:282–284.

28. Galeotti L, van Dam PM, Loring Z, et al. Evaluating strict and conventional left bundle branch block criteria using electrocardiographic simulations. *Europace.* 2013;15:1816–1821.

29. Strauss DG, Selvester RH, Wagner GS. Defining left bundle branch block in the era of cardiac resynchronization therapy. *Am J Cardiol.* 2011;107:927–934.

30. Epstein AE, et al. 2012 ACCF/AHA/HRS focused update incorporated into the ACCF/AHA/HRS 2008 guidelines for device-based therapy of cardiac rhythm abnormalities: a report of the American College of Cardiology Foundation/American Heart Association Task Force on Practice Guide. *Circulation.* 2013;127:e283–e352.

31. Padanilam BJ, et al. The surface electrocardiogram predicts risk of heart block during right heart catheterization in patients with preexisting left bundle branch block: implications for the definition of complete left bundle branch block. *J Cardiovasc Electrophysiol.* 2010;21:781–785.

11

局灶性房性心动过速

金汉 译 梁卓 周菁 校

目录

房性心动过速的分类

　　房性心动过速（atrial tachycardias，AT）可大致归为 2 类，即局灶房速（源自局部病灶并向外离心性扩散）及大折返性房速（连续、不间断的房性激动波，围绕着一个相对较大的组织或瘢痕）[1]。

　　局灶性 AT 有自律性、触发活动及微折返三种机制。大折返性心动过速（MRAT）的机制则是激动围绕一个较大的中心进行折返活动，其折返环直径通常可达到数厘米。折返中心可以由正常的解剖结构（静脉或瓣膜孔）或异常结构（瘢痕）构成，并且可以是固定的、功能性的（各向异性传导阻滞）或两者兼有。大折返性房速中通常没有局灶激动的成分，折返环外的心房组织由折返环内的组织传导激动（表 11.1）[1-2]。

　　是否依赖三尖瓣峡部（CTI）是区分折返环类型的关键，据此 MRAT 被分成两组："CTI 依赖性 MRAT"及"非 CTI 依赖性 MRAT"。CTI 依赖性 MRAT 包括了典型的心房扑动（AFL）、低位折返和峡部内折返。

　　心房扑动通常表现为心电图上至少一个导联出现

表 11.1	房性心动过速的分类	
局灶性房性心动过速	• 自律性房性心动过速 • 触发活动性房性心动过速 • 微折返性房性心动过速	
大折返性房性心动过速	三尖瓣峡部依赖性右心房大折返	• 顺时针和逆时针典型心房扑动 • 双回路折返 • 下环折返 • 峡部内折返
	非三尖瓣峡部依赖性右心房大折返	• 上环折返 • 病变或瘢痕相关右心房大折返
	左心房大折返	• 二尖瓣环大折返 • 肺静脉大折返 • 瘢痕相关大折返 • 左心室间隔大折返 • 外科术后/消融后大折返

连续起伏的波形（F 波），且等电位线消失，心动速周长（cycle length，CL）可不固定。典型 AFL 发作时，其大折返电路（TCL）以三尖瓣环为中心，激动呈顺时针或逆时针旋转。非典型性 AFL 是指发作时心电图特征不同于典型 AFL 的一类心动过速，是一个区分性的概念。然而，非典型 AFL 这一概念会带来一些不必要的困惑，对于折返性房速而言，与房内解剖结构相关的机制性描述或许更加适合（例如，二尖瓣环相关性大折返，右心房瘢痕相关性大折返等，参见表 11.1）[1]。

重要的是，基于 12 导联心电图（ECG）的 AT 的分类目前已被摒弃，原因是 AT 发作时的机制在心电图上不能完全体现，需要传统电生理标测甚至更先进的标测技术才能显示。体表心电图仅仅显示了心动过速以及心房信号之间等电位线消失这两个特点，对所有类别的心动过速都不具备特异性。

本章终点讨论局灶性 AT。典型 AFL 和 MRAT 会在后续章节中进行讨论。

病理生理

局灶房速的特点是房速起源于心房内一个很小的区域（局灶），激动从这一区域向外离心性的传导[1]。"局灶"意味着使用标准 4 mm 大头标测时，房速激动起源部位是一个单点，或者是一片相邻的组织。与此相反的是 MRAT 在使用标测导管进行标测时，通常可以标测到一个围绕圆心的、直径数公分的大折返环路[1]。如果折返性房速的折返环相对较小，临床特征可能近似于 AT，特别是心内膜标测点数量有限的情况下（图 13.11）。"局灶性折返"通常是指折返环位于一个很小的区域内（直径不超过 3 cm），折返环中心没有屏障。

现有证据显示，局灶房速由自律、触发活动以及微折返三种方式产生（表 11.2）。然而，阐述具体的机制仍有困难。通过药理或者电生理检查来判断房速发作机制的灵敏度低和特异性差。此外，不同机制的心动过速电生理特性存在着显著重叠[3]，这使得区分触发激动性房速和微折返性房速充满了困难。因此一

表 11.2 局灶性房性心动过速的电生理特征机制

	自发	触发活动	微折返
诱发	• PES 不能诱发 AT • AT 诱发经常需要儿茶酚胺（异丙肾上腺素） • 在开始，TCL 逐渐缩短（热身）直到达到最终频率同 • 诱发的 P 波形态同 AT 时相同	• AT 可以通过 AES 或（更常见）起搏心房诱发 • 通常 AES 联律间期或者诱发 AT 的起搏周长 AT 发作时候的间期及周长直接相关 • 开始拍的 P 波形态与其他 AT 节拍不同	• AT 可通过 AES 或心房起搏重复诱发 • AT 较少依赖于儿茶酚胺药物诱发 • 诱发 AES 联律间期和起始 AES 和 AT 的第一跳的间期成反比 • 诱发的 P 波形态与 AT 时不同
终止	• PES 不能终止 AT • 在终止前几跳的 TCL 趋于逐渐延长（降温）	• AES 以及更有效的心房起搏通常能终止触发活动性的 AT	• AT 可通过 PES 终止，且具有重复性
AES 反应性	• AES 可以重整 AT（具有平复效应）	• AES 可以重整 AT（具有减小的复位效应）	• AES 可以重整 AT（具有增加的或混合的复位效应）
超速心房起搏反应性	• 短暂的超速抑制后逐步恢复起搏前心率。自发式 AT 不能被心房起搏拖带 • 增加超速起搏的频率和持续时间，心动过速后 • CL 逐步延长	• AT 不能由心房起搏拖带 • 心动过速后 CL 往往随着 PCL 的缩短而缩短	• 心房起搏可以拖带 AT • 心动过速后 CL 和 PPI 是固定不变的，无论超速起搏频率如何改变
腺苷反应性	• 一过性的减慢或抑制心动过速，随后加速到基线 TCL 或 AT 复发	• AT 终止，且不会自发激动	• 没有效果
迷走神经刺激和腺苷反应性	• AT 频率可能降低，但不会终止	• AT 可以终止	• 没有效果
心电特点	• 离散心电图	• 离散心电图	• 碎裂电位占据 TCL 的至少 35%

AES，心房额外刺激；*AT*，房性心动过速；*CL*，周期长度；*PCL*，起搏周期长度；*PES*，程序刺激；*PPI*，起搏后间期；*TCL*，心动过速周期长度

些研究者建议将局灶性房速分为自律性和非自律性两类[1]。而且，尽管区分不同类型的局灶房速的发生机制对药物治疗有一定的指导作用，但是否有其他临床意义尚不清楚。相反，明确房速是局灶还是折返机制对于指导标测和消融具有重要意义[4]。

同一患者具有两种或者两种以上局灶起源的房速并不少见。这类患者的房速其电生理特性与单一起源的局灶房速不同，往往起源自左心房，且心血管合并症较多，心动过速周长更短，总激动时间更长。导管消融的近期及远期成功率低。多源性局灶房速需要同多源性房性心动过速（multifocal AT，MAT）相区别，多源性局灶房速是指心房激动的起源点不断变化的房速（见下文）[5]。

无休止房性心动过速

无休止房速是指对房速患者长时间描记心电图，至少有 50% 为房性心律。无休止房速通常是自律性的，但它也可继发于折返或触发活动。无休止房速占所有局灶房速的 25%，心耳和肺静脉（PV）起源的局灶房速常常是无休止房速（分别为 84% 和 59%）。三分之一的无休止房速（不论其解剖起源部位）将导致心肌病。同不引起心肌病的房速相比，介导心肌病的无休止房速周长较长，因此临床症状轻微，容易被患者忽视，当出现明显症状时往往已经发展为心肌病[6]。

解剖部位

局灶性 AT 起源于心房内具有特殊解剖结构的区域（图 11.1）[7]，大部分起源于右心房（超过 60%），大约三分之二的右心房房速来源分布呈条带状，沿界嵴长轴分布（亦称为界嵴心动过速），从界嵴上方向下到三尖瓣环、冠状静脉窦、房室交界区，自上至下具有明显的频率递减特点。这样的分布特点和界嵴的各向异性解剖学特点息息相关。界嵴中的细胞间耦合能力差，形成了缓慢传导区，有利于微折返的产生。在成功消融 AT 时观察到的碎裂电位是消融部位非均一性各向异质性的标记。此外，正常的窦性起搏组织群也沿着界嵴长轴分布。自律组织的存在以及细胞脱偶联可能是异常自律性的必备条件，这样可以防止正常心房出现异常的 4 期去极化。器质性心脏病的房速多起源于界嵴以外的区域。

肺静脉开口部位是左心房来源的局灶房速最常见的起源点，占左心房房速的 67% 左右，占所有房速的 3% ～ 29%[7-8]。其他房速好发的部位包括冠状窦口、二尖瓣环和三尖瓣环、左右心耳基底部、希氏束旁以及房间隔。局灶房速同样可以起源于 Marshall 静脉、上腔静脉（SVC）、下腔静脉（IVC）及无冠窦。不同患者群，局灶房速起源不同。

最近有研究发现，大部分的触发激动型房速起源于界嵴、二尖瓣和三尖瓣环，而自发型房速通常起源于左右心耳或者肺静脉。微折返性房速则有时来源于前

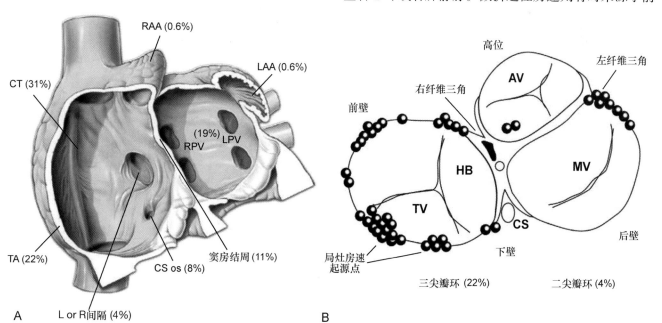

图 11.1 房性心动过速的解剖分布。A. 传统局灶性房性心动过速起源位置的解剖百分比分布图，房室环未显示；**B.** 二尖瓣和三尖瓣环依赖的房速常见解剖分布。*AV*，主动脉瓣；*CS（OS）*冠状窦（口）；*CT*，界嵴；*HB*，希氏束；*LAA*，左心耳；*LPV*，左肺静脉；*MV*，二尖瓣；*RAA*，右心耳；*RPV*，右肺静脉；*TA*，三尖瓣环；*TV*，三尖瓣。[From Lee G，Sanders P，Kalman JM. Catheter ablation of atrial arrhythmias：state of the art. Lancet（London，England）. 2012；380：1509-1519.]

一次房颤消融或者大折返性房速消融后的消融线[9]。

肺静脉相关心动过速

对于易感人群，肺静脉起源心律失常容易发展为房颤。但是，源于肺静脉的局灶性房速是不同于肺静脉相关房颤的。局灶性房速不增加患者远期罹患房颤风险；与其他局灶性房速患者一样，在局部孤立的基质处放电可以成功消融。一些潜在的机制可以解释这种不同现象。房颤患者潜在的病理生理学过程是导致这种差异的基础。与孤立性房颤不同，房颤患者的四根肺静脉肌袖均受到影响，常常起源于肺静脉深处（2～4 cm）的多个病灶。此外，肺静脉来源的房速周长要长于肺静脉相关房颤（340 ms vs. 130 ms），且房颤患者的房性心动过速周长不规律。短周长且不规律的电活动会导致肺静脉到左心房的激动非 1∶1 规律下传，即房颤的颤动样传导。更加值得注意的是，相对于肺静脉相关房速患者，房颤患者年龄更大，往往合并如高血压、高龄或其他病理过程引起的心房重构[3, 7]。

多源性房性心动过速

多源性房性心动过速（又被称为无序房速，MAT）通常由心房自律性升高所致，其特点是心动过速发作时心电图上可见各种形态的 P 波，提示心房激动起源部位不同（图 11.2）。心房激动起源点发生变化时可见 PR 间期改变［取决于异位起搏点距房室结

（AVN）的距离］以及 RR 间期变化。心室率通常可以达到 100～130 次／分，也可波动于 90～250 次／分。心动过速时有些 P 波下传，有些不能下传，进一步导致不规则的心室率。

一般心电图诊断 MAT 时依据如下特征：①P 波不连续（同房颤相区别）；②同一导联至少可见三种不同形态的 P 波（同局灶房速和 MRAT 相区别）；③心房率大于 90～100 次／分（同窦性游走心律区别）；④缺乏一个心房主导起搏点（同窦率伴房早相区别）；⑤P 波之间可见等电位线（同房扑相区别）；⑥可见 PP、PR、RR 间期改变[10]。

MAT 通常伴随着潜在的肺、心脏或者代谢性疾病。最常见于慢性阻塞性肺疾病（60% 的慢阻肺患者中可观察到）和充血性心力衰竭的患者，尤其是经常服用茶碱、β-肾上腺素能受体激动剂，或地高辛的心力衰竭患者。也常见于潜在疾病恶化、低氧血症或电解质不平衡（例如低钾血症、低镁血症、酸中毒）的患者。MAT 也常发生在外科手术后的患者身上，特别是术后出现呼吸系统并发症、败血症、急性心力衰竭、肺栓塞、电解质异常，或肾功能不全的患者。这些患者也有较高概率出现其他类型的房性心律失常，如频发房早、房扑、房颤等[10]。

MAT 通常不影响血流动力学，患者的临床症状常常源于基础疾病，很少由 MAT 导致。因此，MAT 的管理主要是针对原发病的治疗，纠正电解质紊乱以及避免服用可能导致 MAT 的药物（如茶碱、地高辛

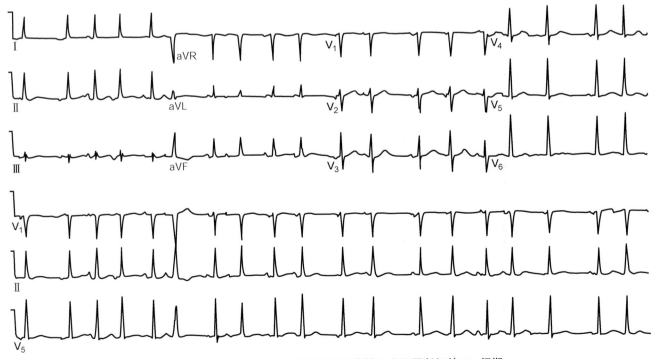

图 11.2　多源房速心电图，注意多种形态的 P 和不同长短的 PR 间期

等）。即使患者血镁水平正常，静脉应用镁剂也可能有效。药物治疗对抑制房性心律失常的发生和控制心室率方面的疗效有限。当 MAT 引起症状或导致潜在疾病加重时，β 受体阻滞剂和维拉帕米是一线治疗方案，除非患者有支气管痉挛或者低血压等禁忌证。在复杂病例中，胺碘酮也被证明有效。电转复通常是无效的，因此不推荐。导管消融成功率低，因为患者存在潜在的弥漫性心房病变和严重的合并症。房室结消融后植入起搏器较少应用，仅在合并症严重、心动过速难以用药物控制时才考虑[10]。

窦房结折返性心动过速

窦房结折返性心动过速是一类可以通过程序刺激诱发和终止的心动过速，其特点是 P 波形态同窦性心律相似，心动过速周长为 350 ms ～ 550 ms（图 16.3）。上述特点已由窦房结折返性心动过速的消融病例证实。然而，目前仍无窦房结折返性心动过速的精确定义，折返环是否局限于窦房结区域或者有延伸到结外组织仍不明确，是否可独立于其他类型的房速也存在争议。窦房结折返性房速可能是一种起源于窦房结旁界嵴的一种微折返性房速。通常是阵发性的、非持续性的房性心动过速，P 波与窦性 P 波几乎完全相同，与折返这一理论相符合的一点是心动过速通常可由房性早搏突然触发或终止。同时，心动过速还可以通过刺激迷走神经终止。与窦性心动过速相比，窦房结折返性心动过速的特征是突发突止，并且通常有较长的 PR 间期（因为驱动窦房结的肾上腺素同样可以加速房室传导）[10]。

流行病学

在 Holter 记录中经常可观察到局灶性心房异位节律和非持续性房速，患者很少表现出临床症状。持续性房速很少见，5% ～ 15% 的患者可诊断并被建议行室上性心动过速导管消融。然而，随着年龄的增长，房速在阵发性室上性心动过速中的比例逐渐增加，在 70 岁以上的患者中占到 23%。可能是心房电生理基质的变化与年龄相关，包括细胞耦合和自主神经影响，而这增加老年人房速的发病率[11]。男性和女性似乎同样受到影响。局灶性 AT 可以发生在没有结构性心脏病的患者中。不过，局灶房速在结构性心脏病的发生率比其他室上速更高。在局灶房速中，多源性心动过速的患者往往伴随潜在的器质性心脏病[12]。除了会导致心动过速性心肌病的无休止房性心动过速外，局灶房速的预后通常是良性的[10]。

临床表现

局灶性房速可表现为阵发或者无休止的心动过速。当出现阵发性心动过速时，患者往往感到突发突止的心悸和心跳加速。常见的伴随症状还包括头晕、呼吸困难、胸部不适以及乏力。晕厥十分罕见。房速患者通常合并结构性心脏病，其临床表现往往比其他类型的室上速更重更复杂。失代偿性心力衰竭（简称心衰）或者缺血性心肌病的患者往往会突发房速。

10% 的局灶性房速患者会进展成心动过速型心肌病，但通常继发于无休止房速或者反复发作的心动过速。无休止房速中三分之一的患者会进展为心动过速性心肌病，出现充血性心力衰竭的症状。同心室率较快的阵发性房速发作时心悸症状很重且易早期诊断的特点相比，无休止房速通常心房率心室率较慢，因此患者早期可无症状，出现症状时往往已经进展到心动过速性心肌病，出现失代偿性心力衰竭的症状。对于大多数患者而言，在终止房速之后，左心室功能常常在几个月内即可恢复正常[6]。

房速还可表现为频繁的反复性心动过速，间断出现短暂的正常窦性心律。患者对这类反复性房速有较好的耐受性，尽管在快速心室率时出现症状，但诱发扩张型心肌病并不常见。

初步评估

仅凭临床症状通常无法对阵发性局灶性房速做出有意义的诊断和鉴别诊断。有持续症状时通过心电图或者监控设备记录发作心电图对于诊断十分重要。Holter 或者心脏事件记录仪通常已足够（取决于心动过速发作频率）。植入式环状记录仪在某些病例中可能有效，很少有房速发作时产生不稳定的血流动力学的病例出现（例如头晕）。

无休止房速和反复发作的房速通常可通过心电图上 P 波形态以及房室传导阻滞的特点进行诊断。心电图上 P 波连续出现且等电位线存在往往提示局灶性房速，但同时也不能排除 MRAT，尤其是对合并结构性心脏病、先心病术后、房颤内科消融或者外科迷宫术后的患者而言更是如此。局灶性房速常常可以仅通过电生理检查而确诊。

推荐行超声心动图检查用于诊断或者排除结构性心脏病。推荐心脏运动试验用于除外冠心病。

侵入性的电生理检查及导管消融可用于诊断和治疗有明确室上速发作且有心悸症状的患者。也可用于心电图未记录到心律失常事件但合并预激综合征或严重症状的患者。

治疗管理原则

急性期治疗

急性期可选用的药物包括 β 受体阻滞剂、地尔硫草或维拉帕米（图 11.3）。然而，这几类药物终止局灶性房速或者减慢心率的成功率仅有 30%～50%。地高辛在房速中的应用无过多临床证据支持。房速对于药物治疗的反应部分取决于心动过速的种类。自律性房速更有可能在使用 β 受体阻滞剂后终止，而触发活动性房速对于药物的反应则多种多样。另外，折返性房速对药物的反应与折返环的位置相关，窦房结附近起源的折返性房速对药物治疗更加敏感[10]。

刺激迷走神经和腺苷可以在急性期终止房速发作。然而，刺激迷走神经的方法只在很少的情况下才有效，房速对腺苷的反应也是多种多样。大部分的触发活动性房速可以被腺苷终止，使用腺苷后持续或者短暂的抑制心动过速（可能有房室传导阻滞）也十分常见，尤其是自律性或者折返性房速[10]。

对于一些难治的病例，可考虑静脉应用伊布利特、IC 类抗心律失常药物（如氟卡胺、普罗帕酮）或者胺碘酮。静脉应用氟卡胺和普罗帕酮一般有效，但美国没有上述药物。伊布利特治疗房速的效果目前仍不明确。静脉应用胺碘酮是合理的，尤其对于急重症患者以及合并失代偿性心衰的患者。症状明显且药物抵抗的患者可考虑行电转复，尽管自律性房速很少能终止，但对于触发活动和折返性房速效果显著[10]。

长期治疗

长期药物策略需结合症状的严重程度、对生活方式的影响以及药物治疗的有效性及患者的耐受性；同时需要考虑是否合并结构性心脏病以及患者自身意愿（图 11.4）[10]。

导管消融

对于发作频繁的症状性房速患者，尤其是当药物治疗不起作用或者患者不耐受时，推荐行导管消融治疗；对于无休止房速发展到心动过速性心肌病时，同样推荐行导管消融治疗。在心动过速性心肌病患者中，成功终止房速后，可观察到左心室功能障碍的完全恢复[6]。无论心律失常是由自律、触发活动还是微折返引起的，局灶性房速都是可以通过标测心动过速

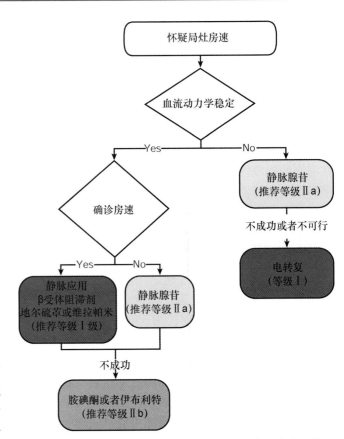

图 11.3 急性期房速的治疗。 对于自发停止或者重复出现的心动过速而言，同步电复律是不合适的。（From Page RL, Joglar JA, Caldwell MA, et al. 2015 ACC/AHA/HRS guideline for the management of adult patients with supraventricular tachycardia: a report of the American College of Cardiology/American Heart Association Task Force on Clinical Practice Guidelines and the Heart Rhythm Society. J Am Coll Cardiol. 2016; 67: e27-e115.）

起源后进行消融治疗的。局灶性房速的导管消融成功率超过 90%，复发率为 9%。在有经验的中心，严重并发症的发生率也相对较低（1%～3%）。

药物治疗

在局灶性房速患者中尚未进行大规模研究来评估药物治疗疗效。但阵发性以及无休止性房速都很难单纯通过药物治疗。现有研究支持钙通道阻滞剂或 β-受体阻滞剂作为初始治疗，因为这些药物可能有效且副作用少。如果这些药物不起效，可考虑联合使用 IC 类药物（氟卡尼和普罗帕酮）、AVN 阻断剂或 Ⅲ类抗心律失常药物（索他洛尔和胺碘酮）；然而，应平衡潜在的得益和药物致心律失常与毒性。由于房速经常发生在老年及合并器质性心脏病的患者中，因此只有在排除心肌病和冠状动脉疾病后才能使用 IC 类药物[10]。

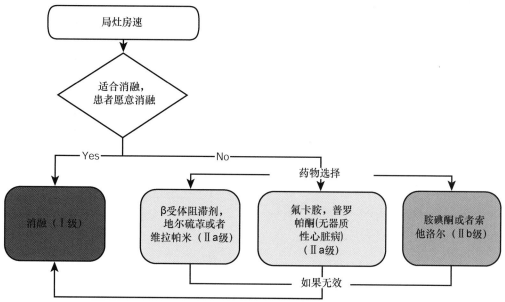

图 11.4　疑诊房速的持续性治疗。药物列表（依字母顺序）（From Page RL，Joglar JA，Caldwell MA，et al. 2015 ACC/AHA/HRS guideline for the management of adult patients with supraventricular tachycardia：a report of the American College of Cardiology/American Heart Association Task Force on Clinical Practice Guidelines and the Heart Rhythm Society. J Am Coll Cardiol. 2016；67：e27-e115. ）

心电图特征

P 波形态

在房速发作期间，通常可观察到 130 ～ 240 次 / 分的离散 P 波，最慢 100 次 / 分，最快 300 次 / 分。抗心律失常药物可以在不终止房速的情况下减慢心房率。一般情况下，在所有导联中的 P 波之间都存在明确的等电位线（图 11.5）。然而，当心室率过快，和（或）存在房内传导阻滞时，P 波增宽，等电位线消失，此时心电图酷似房扑（AFL）（没有等电基线的连续波动；图 11.6）[1]。然而，有研究证实，较短的心房激动时间和较长的舒张间期等定量心电图指标，对于区别局灶性和大折返性房速，具有较高的敏感性（90%）和特异性（90%）。这种方法对伴或不伴 1：1 房室传导及 P 波或扑动波重叠于 T 波上的房速，能进行有效识别[13]。

P 波形态取决于心房局灶激动点的位置，有助于房速起源位点的判定。但是，P 波可以被前面的 ST 段或 T 波部分掩盖。可应用刺激迷走神经和注射腺苷的方法一过性阻断房室传导，若心动过速不会终止可以获得清晰的 P 波。也可在房速发作时，通过心室期前刺激后的代偿间歇，来显示 P 波形态（图 11.7）。

另外，多导联体表心电图同时记录有助于房速的定位诊断。一项研究表示，在导管消融前采用无创 ECG 成像（ECGI）技术，可明确局灶性房速的起源位置[14-15]。

值得注意的是，心动过速时的 P 波形态可以帮助确定局灶性房速的机制。局灶自律性房速起始时的 P 波形态与心动过速时的 P 波相同，在最初的几秒，心率是逐渐增快的。与此相反，心房内折返或触发活动性房速通常由房早（PAC）诱发，P 波形态与心动速稳定时的 P 波不同（图 11.8）。

QRS 波形态

房速时 QRS 波形态通常和窦律时相同，但心房率过快时也可出现功能性差异性传导。

P/QRS 波关系

房速时房室传导比例通常是 1：1，但当合并房室结病变或者应用减缓房室传导的药物时，随着心率增快，可见文氏现象或 2：1 房室传导阻滞（图 11.9）。如果发生房室传导阻滞，心动过速继续而不受影响可基本排除房室折返性心动过速（AVRT），并且不太可能为房室结折返性心动过速（AVNRT）。

房速时 RP 间期较长，但 RP 间期也可以很短，主要取决于房速的频率及房室结传导时间（例如 PR 间期延长）。

心动过速起源点的定位

在房速期间 12 导联 ECG 上的 P 波形态不仅仅取决于局灶房速起源的位置，还受心房激动顺序以及对侧心房激动的影响。对侧心房的激动顺序与房速起源

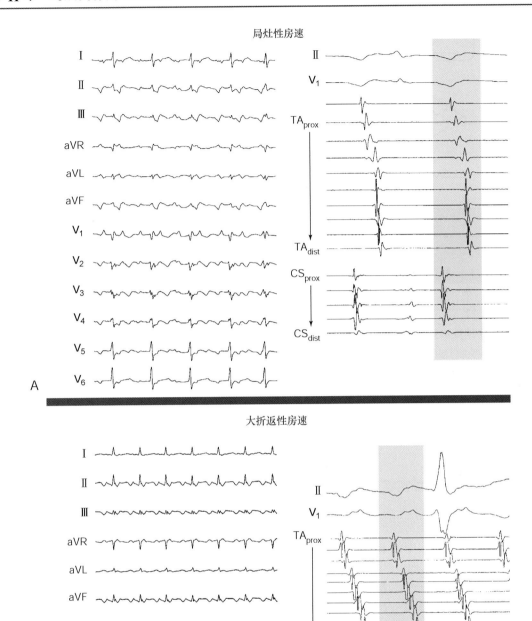

图 11.5 局灶和折返性房速的比较。**A.** 二尖瓣下来源的局灶性房速呈现 2 : 1 房室下传特点，体表图及腔内激动顺序图；**B.** 围绕三尖瓣环折返的折返性房速体表及腔内激动图（典型逆钟向折返性房扑）2 : 1 下传。如本例所示，基于心动过速 P 波之间不同的等电位间隔而区分局灶和折返性房速的机制是具有挑战性的，这是由于 QRS 和 ST-T 波的叠加造成的。然而，腔内图（阴影区）清楚地表明，局灶房速下 20 极（HALO）导管（围绕三尖瓣环）和冠状窦（CS）导管的所有电极的双心房激动只占心动过速周期长度（TCL）的一小部分（小于 50%）。相反，在大折返性房速中，双心房激动占心动过速周长的大部分（～ 90%）。*dist*，近端；*prox*，远端

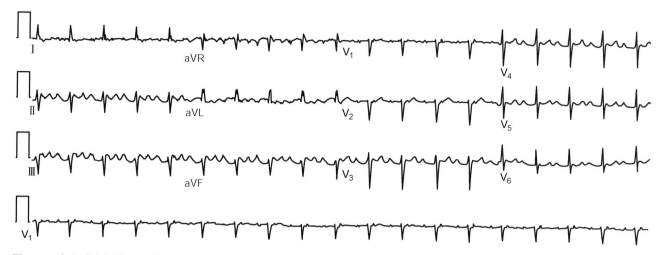

图 11.6　右上肺来源的局灶房速体表心电图，心动过速发作时呈现出 2 : 1 的房室传导阻滞。值得注意的是下壁导联的心动过速类似房扑，这是由于心房内传导异常和 T 波重叠所致

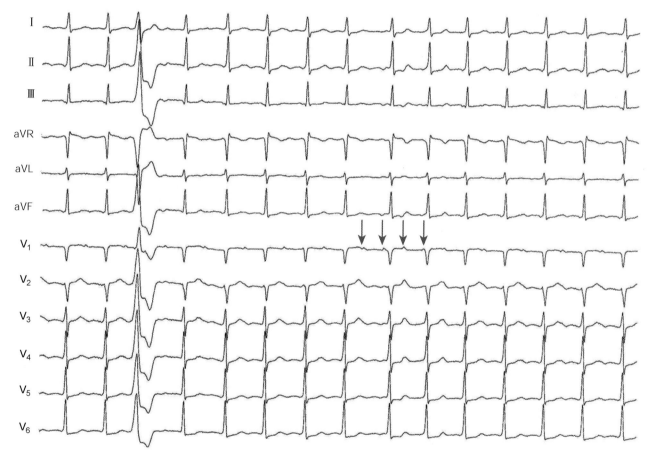

图 11.7　局灶房速伴 2 : 1 房室传导阻滞的体表心电图。注意到每个 P 波都落在 QRS 波群中，图形特征同 1 : 1 房室传导的室上速类似，仔细观察每个导联则会发现隐藏的 P 波，发生在 QRS 内的不同时间如箭头所示

部位由与心房连接束的相对距离所决定。这些连接束包括连接右心房前上部和左心房的 Bachmann 束、位于冠状窦口近端的心房连接束、卵圆窝的边缘以及右肺静脉口旁边连接右心房后壁和左心房后壁的小肌肉桥[16-17]。

心电图 V_1 导联在识别可能的局灶房速起源点时最有用。V_1 导联位于心房的右前（应该在解剖学上想象右心房位于右前，左心房位于左后）。例如，起源三尖瓣环的心动过速 V_1 导联 P 波负向，因为它在解剖上偏前偏右（即激动背离 V_1 导联）。来源于肺静脉的心动过速 V_1 导联通常为正向，因为肺静脉位置偏后（激动向 V_1 导联传导）。

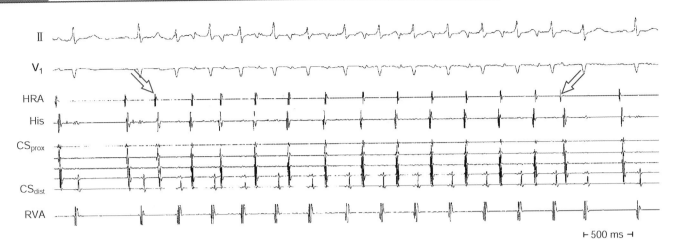

图 11.8　中间隔局灶性房性心动过速（AT）的自发激动及终止。心动过速由与 AT 时形态不同的房早（箭头）引发及终止，这一发现提示非自发机制。注意 AT 持续时 P 波为狭窄波，与间隔起源一致。CS$_{dist}$，远端冠状窦；CS$_{prox}$，近端冠状窦；HRA，高右心房；RVA，右心室尖

　　通常，与窦性 P 波形态相同的 P 波提示窦房结折返性心动过速或窦房结周围房速。在下壁导联的 P 波向量方向可区分房速起源的高低。高位右心房来源的房速（如上肺静脉、心耳、界嵴上部）下壁导联 P 波通常为正向，而起源点较低的房速下壁导联 P 波为负向。与窦房结起源的 P 波相比，房间隔附近起源的房速 P 波较窄。右心房前壁起源或者左心房游离壁起源以及瓣环来源的房速，胸前导联 P 波移行较晚。房速起源于心房后位结构（如肺静脉或界嵴）时，胸前导联 P 波通常为正向。

　　已经提出了几种基于体表心电图 P 波形态来定位局灶性房速起源的算法（图 11.10 和图 11.11）[7]。重要的是，尽管在无器质性心脏病患者中 P 波形态可以用于房速定位，但接受过外科手术或者已行消融手术后的患者，激动顺序往往已经被打乱，依据 P 波形态判断房速起源的方法有限[18]。

左、右心房来源的心动过速比较

　　P 波形态的一些特点可以帮助区分左、右心房起源的房速。aVL 导联和 V$_1$ 导联通常是最有帮助的。在 V$_1$ 导联，负向或者双向的 P 波往往提示右心房起源，其特异性和阳性预测价值达到 100%（阴性预测价值 60% ～ 70%）。相反，V$_1$ 导联正向或双向 P 波预测左心房来源房速的敏感性为 100%，阴性预测值为 76%（特异度为 81%，阳性预测值为 76%）[7, 19]。

　　在 aVL 导联中，P 波正向或者正负双向可准确预测右心房起源房速（除了右上肺静脉起源外，aVL 导联也可以显示出正的 P 波）。Ⅰ 导联的 P 波低平或负向 P 波对左心房来源的局灶房速预测的特异性为 100%，但仅在 50% 的左心房房速患者中存在[7]。

　　当局灶房速起源于房间隔时，P 波形态对定位心房起源部位的预测价值更加有限。P 波形态呈现多样性，起源于左侧和右侧间隔的心动过速 P 波相似[20]。如上所述，在间隔附近产生的 AT 的 P 波通常比在 RA 或 LA 游离壁中产生的 P 波窄。

右心房心动过速

　　界嵴　界嵴性房性心动过速（即界嵴部位产生的房性心动过速）由于 P 波向量方向从右至左，导致 P 波在导联 Ⅰ 和 Ⅱ 中宽大直立，在 aVL 中呈正向，在导联 V$_1$ 中呈双相波（图 11.12）。与右心房前壁起源相比，aVR 导联中的负向 P 波预测界嵴起源的灵敏度为 100%，特异性为 93%。V$_1$ 导联中 P 波双相（＋ / －）（或在心动过速和窦性心律期间导联 V$_1$ 中的正 P 波）、Ⅰ 和 Ⅱ 导联 P 波正向，以及 aVR 导联中 P 波负向预测起源的敏感性为 93%，特异性为 95%，正向预测值为 84%，以及负向预测值为 98%。

　　可以通过下壁导联中的 P 波极性来识别房速界嵴的上、中、下部[18]。来自界嵴下部的 AT 表现出在下壁导联（Ⅱ，Ⅲ 和 aVF）P 波呈等电位线或双向模式，以及在 V$_3$ ～ V$_6$ 导联中的 P 波直立［但偶尔是双向（－ / ＋）］[16, 19]。

　　尽管由于解剖结构位置接近，但起源自界嵴上部（或 SVC）与右上肺静脉的心动过速 P 波形态相似，可以通过比较窦性 P 波与心动过速期间 V$_1$ 导联的 P 波形态来区分。在右上肺静脉起源的 AT 中，V$_1$ 导联的 P 波在心动过速时总是直立，但在窦性心律中可以是直立或双向的（＋ / －）。界嵴起源的 AT 中，V$_1$ 导联 P 波直立（大约 10%），在窦性心律期间也总是直立的。V$_1$ 导联中 P 波双向或具有等电位线或 aVL

具有1：1AV传导的AT

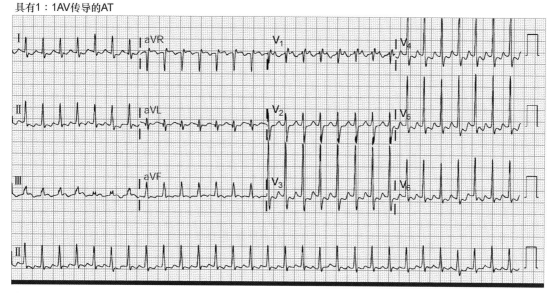

文氏阻滞型AT

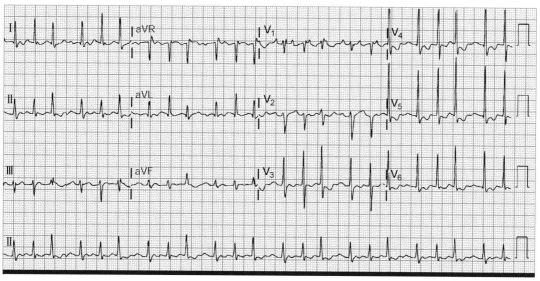

具有2：1AV阻滞的AT

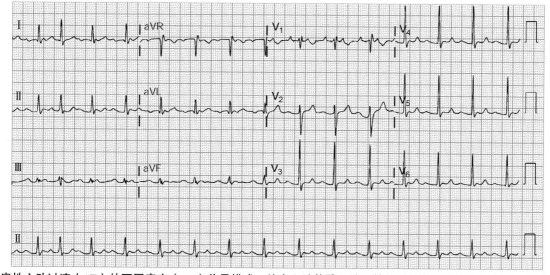

图 11.9 房性心动过速（AT）的不同房室（AV）传导模式。 从右上肺静脉上腔开始的局灶房速的体表心电图。上图：AT 持续时间 1：1 的 AV 传导导致 P 波叠加在前面的 T 波上。中间的图：AT 与文氏现象 AV 周期性进行。下图：AV 传导从文氏现象发展到 2：1 二度 AV 阻滞。P 波现在更明显（特别是在 V₁ 导联中）

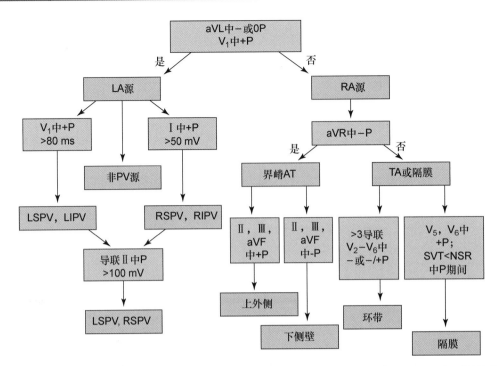

图 11.10 **基于体表心电图 P 波形态学的房性心动过速（AT）起源定位算法。** LA，左心房；LIPV，左下肺静脉；LSPV，左上肺静脉；mcV，微伏；NSR，正常窦性心律；PV，肺静脉；RA，右心房；RIPV，右下肺静脉；RSPV，右上肺静脉；SVT，室上性心动过速；TA，三尖瓣环；0，等电 P 波；－/＋，双相 P 波；＋P，正 P 波；－P，负 P 波。（From Ellenbogen KA，Wood MA. Atrial tachycardia. In：Zipes DP，Jalife J，eds. Cardiac Electrophysiology：From Cell to Bedside. 4th ed. Philadelphia：Saunders；2002：500-511. ）

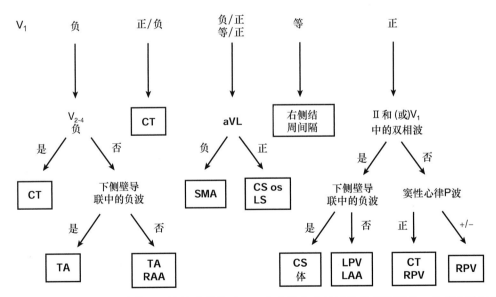

图 11.11 **定位局灶房性心动过速原点的算法。** 该算法是基于 130 个房性心动过速的发现构建的，并将心动过速起源点正确定位于 93%。*CS os*，冠状窦口；CT，界嵴；LAA，左心耳；LPV，左肺静脉；LS，左中隔；RAA，右心耳；RPV，右肺静脉；SMA，上腔二尖瓣环；TA，三尖瓣环。（From Kistler PM，Roberts-Thomson KC，Haqqani HM，et al. P-wave morphology in focal atrial tachycardia：development of an algorithm to predict the anatomic site of origin. J Am Coll Cardiol. 2006；48：1010-1017. ）

导联中的 P 波双向也预测 SVC 起源[17]。

前间隔 前间隔起源的房性心动过速（起源于膜性间隔以上）中，V_1 导联 P 波呈双向或倒置的。由于相对同时的双向激动，P 波持续时间比窦性 P 波窄

约 20 ms。这类房性心动过速与慢-快型 AVNRT 或前间隔旁道参与的顺向 AVRT 相似。

来源于希氏束旁（Koch 三角形的顶点）的房性心动过速 P 波狭窄，Ⅰ 和 aVL 导联始终为正向或具

界嵴起源房性心动过速

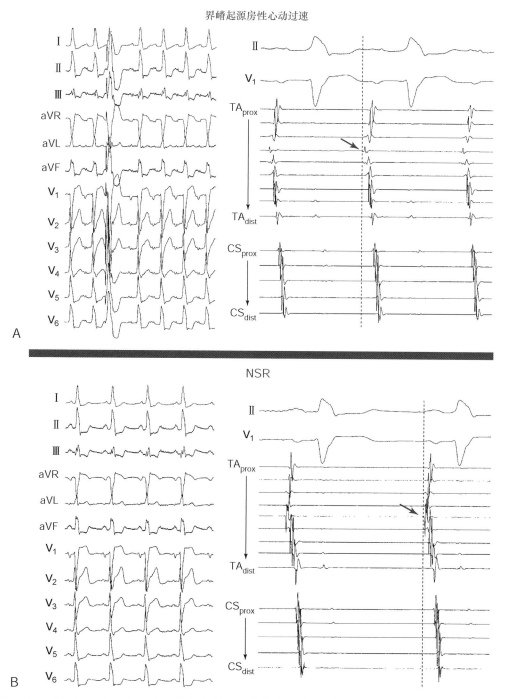

图 11.12　界嵴起源房性心动过速（AT）。P 波形态与心源性心房激动序列的比较，源于同一患者的界嵴（**A**）和正常窦性心律（NSR）（**B**）。Halo 导管位于三尖瓣环（TA）周围。CS_{dist}，远端冠状窦；CS_{prox}，近端冠状窦

有等电位线。在下壁导联中，P 波在大多数情况下是负向或双向的（＋/－），但偶尔可以是直立的或双向的（－/＋）。在 V_1 导联中，P 波通常是双向的，主波方向与下壁导联相反。P 波在下壁导联中负向可能是由于 LA 通过 CS 与心房相连接，而 P 波正向表明 LA 通 Bachmann 束激动[21]。此外，希氏束旁房性心动过速 P 波较窄心前区导联呈现为双向（－/＋）或三向（＋/－/＋）波，特别是在 V_4 至 V_6 和下壁

导联中。重要的是，鉴于房间隔两侧和主动脉根部之间复杂的解剖关系，P 波形态提示心动过速源于希氏束旁或前间隔时不能准确预测消融部位（RA，主动脉–二尖连接处或无冠窦）[22-23]。

中间隔　中间隔房性心动过速（起源于膜性间隔以下至冠状窦口以上）时，V_1 导联 P 波双向或倒置，在下壁导联 P 波负向。房性心动过速与快–中型 AVNRT 或中间隔旁道参与的顺向型 AVRT 相似。

后间隔 后间隔房性心动过速（起源于冠状窦口周围或以下），P 波在 V_1 导联中呈正向或位于等电位（但偶尔为 − / + 双相），在下壁导联（Ⅱ，Ⅲ 和 aVF）中仅为负向，在 aVL 和 aVR 导联中同样为正向，在所有四个心前区导联（$V_3 \sim V_6$）中仅为负向（但偶尔为 − / + 双向）。心前区导联负向可变。房性心动过速的 P 波形态与快-慢型 AVNRT 或后间隔旁道参与的顺向型 AVRT 相似[16]。

三尖瓣环 三尖瓣环起源的房性心动过速的特征是在 V_1 和 V_2 导联中存在逆向 P 波，移行晚。非间隔侧起源的 AT，心电图表现为 V_1 导联 P 波倒置；瓣环前侧壁起源的 AT，胸前导联 P 波倒置；瓣环上部靠近间隔侧起源的 AT，胸前导联 P 波 V_1 导联从负向，向正负双向至直立转变。通常，瓣环前侧壁起源的 AT，Ⅱ 和 Ⅲ 导联 P 波负向明显，起源于瓣环上部的 AT，Ⅱ 和 Ⅲ 导联 P 波低振幅，正向或双向。此外，三尖瓣环起源的房性心动过速通常在 aVL 导联中 P 波直立，Ⅰ 导联中具有正向或存在等电位线[18]。

在低位 RA 起源的房性心动过速，$V_3 \sim V_6$ 胸前导联 P 波极度负向或早期存在负向成分，提示 AT 起源于 RA 瓣环较低位置，例如三尖瓣环非间隔侧（从心室观察 6 ~ 9 点的位置）和冠状窦口周围，而 $V_3 \sim V_6$ 的 P 波正向提示 AT 起源于低位界嵴。为区分三尖瓣环非间隔部和冠状窦起源的局灶性房性速度，Ⅰ 和 V_1 导联中的 P 波形态可能是有价值的。Ⅰ 导联 P 波正向和 V_1 导联负向提示起源于三尖瓣环非间隔侧[16]。

右心耳 起源于右心耳的局灶房性心动过速通常来自心耳的侧基底部，但也可能来自顶部。由于它们的解剖位置接近，这些心动过速通常无法与上三尖瓣环起源的 AT 区分。它们在 V_1 和 V_2 导联中呈宽的、负的、有顿挫的 P 波，并且在导联 V_6 中转为正向。下壁导联中的 P 波振幅低[18]。

左房性心动过速

肺静脉 由 PV 起源的房性心动过速胸前导联 P 波正向（在 100% 的情况下），86% aVL 导联在等位线或 P 波负向，而 96% aVR 导联负向。右侧 PV 起源的房性心动过速 aVL 导联可以是双向或正向[8]。

与右侧 PV 起源的，左侧 PV 起源具有以下几个特征：两个或多个导联中的 P 波出现正向切记，Ⅰ 导联 P 波存在等电位线或负向，Ⅲ 导联较 Ⅱ 导联 P 波振幅大（Ⅲ / Ⅱ 导联 P 波振幅比值大于 0.8）和 V_1 导联 P 波宽。右侧 PV 起源的 P 波 Ⅰ 导联正向。

PV 上部起源的房性心动过速下壁导联 P 波直立。相反，PV 下部起源的房性心动过速 P 波可以倒置、正向低振幅或在等位线上。然而，由于上下静脉的解剖结构接近，P 波形态通常在区分右侧和左侧 PV 方面具有更高的准确性；区分上下 PV 的准确性有限[8]。

起源于右上 PV 的房性心动过速，下壁导联 P 波直立、较窄，Ⅱ 和 Ⅲ 导联振幅相等，在 V_1 导联中正向，在 Ⅰ 导联中在等位线上或直立。右上 PV 是 LAAT 的常见起源部位。它离窦房结只有几厘米；因此激动通过 Bachmann 束快速穿过间隔，以类似于窦性心律的方式激动 RA，这一特征解释了 P 波形态的相似性。然而，虽然在窦性心律 P 波在导联 V_1 中是双向的，但在右上 PV 起源的 AT 期间 V_1 导联是直立的（图 11.13）[8]。

行 LA 后壁线消融的患者出现 PV 口诱发的房性心动过速，体表心电图形态通常与未消融的患者相似。然而，PV 隔离之后若出现起源自右侧或左侧 PV 底部的房性心动过速，其下壁导联可以存在显著的负向成分或者完全负向。这可能与既往的左心房上后壁消融有关，或是由于肺静脉口外消融后，心动过速起源点更靠下。

左心耳 在左心耳起源 ATs 中，P 波在下壁导联中正向（Ⅲ 导联正向较 Ⅱ 导联明显），V_1 导联中为正向，Ⅰ 和 aVL 导联中为负向。左心耳与左上 PV 非常接近，因此，从这些位置产生的房性心动过速 P 波形态往往相似。当 P 波形态提示左上 PV 起源（见上文）时，心电图特征表明左心耳起源（与 PV 起源相比，更靠近左心耳的前外侧），包括①在 Ⅰ 导联中的深倒 P 波；②在 Ⅰ 和 aVL 导联中的负向 P 波；③在 V_1 导联中的直立或双向 P 波及 $V_2 \sim V_6$ 导联存在等电位。此外，两种房性心动过速的临床特征似乎不同；来自左 PV 的房性心动过速经常与阵发性房颤相关，而来自左心耳的房性心动过速通常表现为持续的心动过速（可能是由于自律性增强导致）[18-17]。

二尖瓣环 二尖瓣环相关房性心动过速通常位于二尖瓣环的上方，接近于主动脉-二尖瓣连接处，邻近左侧纤维三角区。起源于该区域的房性心动过速的特征是，V_1 导联 P 波起始部分呈尖锐负向波，终末部分呈正向波，且从 V_1 至 V_6 导联，P 波逐渐转为直立。Ⅰ 和 aVL 导联 P 波倒置，下壁导联 P 波等电位线或稍正向[24]。

冠状静脉窦 CS 肌性组织产生的房性心动过速通常在下壁导联中表现出深度倒置的 P 波。aVL 和

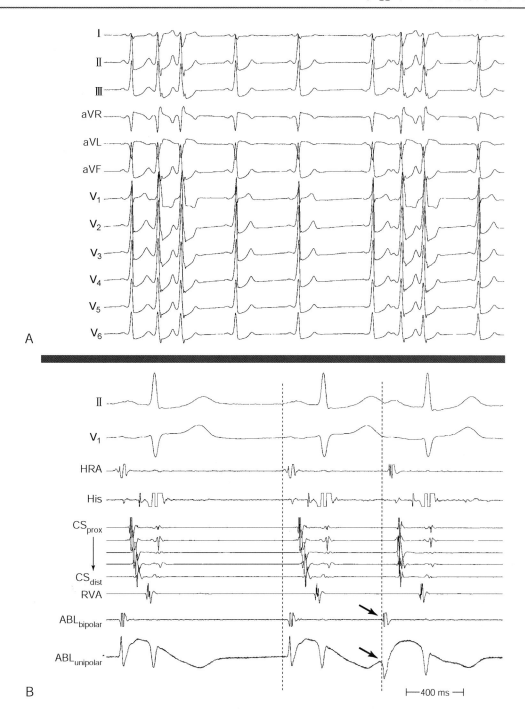

图 11.13 来自右侧上肺静脉（PV）的房性早搏（PAC）。**A**. 12 导联体表心电图，说明正常窦性心律（NSR）期间的心房二联律。注意 PAC 与 NSR 期间 P 波形态的相似性。**B**. 来自同一患者的腔内图。详细的标测将 PAC 的起源定位到右上 PV 的开口［如来自消融导管（ABL）的双极和单极记录所示］。注意双极和单极记录的时序和 QS 单极电描记图形态的一致性（箭头），指示激动的起源和良好的消融位置。CS$_{dist}$，冠状窦远端；CS$_{prox}$，冠状窦近端；HRA，高位右心房；RVA，右心室心尖部

aVR 导联中的 P 波总是正的（aVR 导联中的振幅更大）。与源自冠状窦口的 AT 相比，起源自 CS 口内 3～4 cm 的 AT 在 V$_1$ 中具有宽大正向 P 波[18]。

主动脉窦无冠窦 房性心动过速已被证明可以起源自无冠窦。由于解剖位置接近，起源于主动脉瓣二尖瓣连接处和希氏束旁区域的房性心动过速 P 波形态接近（见上文）。V$_1$ 和 V$_2$ 导联中的 P 波通常为负向，但也可能出现在 V$_1$ 导联 P 波双向（－/＋）。与主动脉 AT 不同，无冠窦起源的 AT 在 I 和 aVL 导联 P 波中呈正向或等电位，在下壁导联中，呈低振幅正向或双向（－/＋）[18, 21, 25]。

电生理检查

窦性节律时的基线观察

窦性 P 波增宽以及房内传导延迟提示存在心房病变,多在 MRAT 患者中出现,也可在局灶性 AT 中观察到。存在预激及顺向型 AVRT 不能排除 AT 的可能;同样,有房室结双径路的电生理特点提示 AVNRT 时也不能排除 AT。

诱发心动过速

通常在进行电生理检查时,局灶性 AT 会变得不活跃,主要是由于应用镇静药物、长期卧床引起自主神经张力变化、患者焦虑、饮食规律改变或其他日常活动的变化都可引起 AT 昼夜节律的改变。因此,AT 射频消融前要做好充分的准备,包括电生理检查前停用抗心律失常药物至少五个半衰期,应尽量减少镇静药物使用,直至确保心律失常的可重复诱导性。最初在没有镇静的情况下监测导管室内的患者可能是合适的策略。如果不能诱发心动过速,可使用异丙肾上腺素或单四极导管于右心房行程序刺激诱发。一旦 AT 诱发成功,则进行完整的电生理检查,否则考虑择期电生理检查和射频消融(框 11.1)。

通过程序性心房刺激诱发

心房期外刺激(atrial extrastimulation, AES)较容易诱发微折返性 AT,可诱发联律间期(A$_1$-A$_2$ 间期)宽。诱发 AT 的心房期外刺激联律间期(A$_1$-A$_2$ 间期)与心房期外刺激和第一个 AT 搏动间的间期呈负相关。触发性房性心动过速也可以通过 AES 或(更常见的)心房起搏来诱发,但更常见的是被心房超速起搏刺激所诱发,经常需要儿茶酚胺(异丙肾上腺素),并且与微折返 AT 相反,诱发 AT 的心房起搏刺激周期或心房期外刺激联律间期与心动过速起始前的间期及早期的 AT 周长常有直接的关系。另一方面,自律性房性心动过速不能通过 AES 或心房起搏重复诱发,并且对儿茶酚胺刺激具有敏感性[9]。

在微折返和触发活动时,心动过速第一个 P 波与心动过速持续状态下的 P 波不同;第一个 P 波通常是 PAC 或诱发 AT 所需的 AES(图 11.8)。

相反,自律性 AT 期间的第一次心动过速 P 波和随后的 P 波是相同的;AT 不需要 PAC 诱发(图 11.14)。此外,自律性发作起始的几个心搏有加速或温醒现象,直到达到最终心率。

与其他类型 AT 相似,AH 间期或 PR 间期延长非心动过速发作所必需。初始时也可出现 AV 阻滞。

程序性心室刺激诱发

在心室期外刺激(VES)或心室起搏刺激诱发 AT,一般很少成功,这是因为房室结逆传的限制,使之难以形成足够早的"心房期外刺激"。然而,激动经房室旁道或房室结快径逆传时,逆向心房激动非常快,则有可能成功诱发 AT。

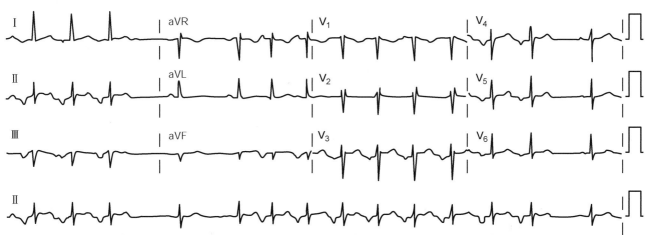

图 11.14　自发房性心动过速。 来自左心房下侧二尖瓣环区域的重复性非持续性房性心动过速的体表心电图。注意,心动过速的第一个 P 波在形态上与随后的 P 波相似,与作为心动过速机制的异常自律性一致

心动过速的特点

心房激动顺序

P 波形态和心房激动顺序取决于 AT 的起源点。腔内图显示，在心动过速周长的相当大部分时间未记录心房电活动，并且心房总激动时间明显短于心动过速周长（图 11.5）。然而，心房存在广泛的瘢痕或有消融治疗史的情况下，局灶 AT 的去极化有时可能伴随着非常无序和长时间的传导，因此整个心房的激动可以延伸至（甚至超过）整个 TCL，类似 MRAT[26]。相反，在 MRAT 期间，P 波内可能出现长的等电位线，错误地提示了局灶机制。在左心房存在大面积瘢痕的 MRAT 或使用抗心律失常药物时，更易观察到这种情况。然而，在后一种情况下，仔细的心内电解剖标测显示心房的激动周长。当激动标测仅限于折返环起源对侧的心房或仅限于部分同侧心房时，可能会错误地提示心动过速的机制为局灶。

心房–心室关系

AT 时 AH 期间和 PR 间期与心率相适应，通常长于窦律时的间期。它们是反向相关的：AT 速率越快，AH 间期和 PR 间期越长。因此，PR 间期可以短于、长于或等于 RP 间期。PR 间期也可以等于 RR 间期，并且 P 波可以落在前一个 QRS 波群内，体表心电图类似典型的 AVNRT。

在 AT 期间可以观察到 AV 阻滞，因为 AVN 和心室都不是 AT 折返环的必需部分。大多数伴随 AV 阻滞的无休止性 SVT 可能是自律性 AT。

心动过速周期长度的振荡

AT 时因为心房 CL 或 AVN 传导变化导致心室 CL 经常出现振荡。当因为 TCL 的振荡导致 CL 改变时，可预测心房及心室 CL 出现类似变化。另一方面，心室 CL 改变可以由 AV 传导的变化引起，而不是由 AT 的 CL 变化引起，因此不能通过先前心房 CL 变化预测心室 CL 的变异性。由于在 AT 期间没有 VA 传导，因此心室 CL 变异本身不会导致随后的心房 CL 改变[27]。此外，AA 间期固定时，若 PR 和 RP 间期的自发变化，倾向于 AT 而非其他类型的 SVT（图 11.15）。

与 AT 相反，典型的 AVNRT 和顺向型 AVRT 通常是由于 AVN 前向传导功能变化引起心动过速周长改变。因为与房室结前向传导相比，经 AVN 快径及旁道逆向传导功能较少发生变化，所以房室结前向传导变化引起心室周长变化被认为发生在随后的心房周长改变之前[27]。

若心房 CL 出现大的变化（如果存在），有助于将局灶 AT 与 MRAT 区分开来。超过 15% 的 TCL 变化被认为是识别局灶性 AT 的可靠标记。相比之下，MRAT 时，CL 很少出现大的变化。通常 AT 不是局灶就是折返的。

束支阻滞的影响

因为心室并非 AT 环路的必需部位，所以 AT 时

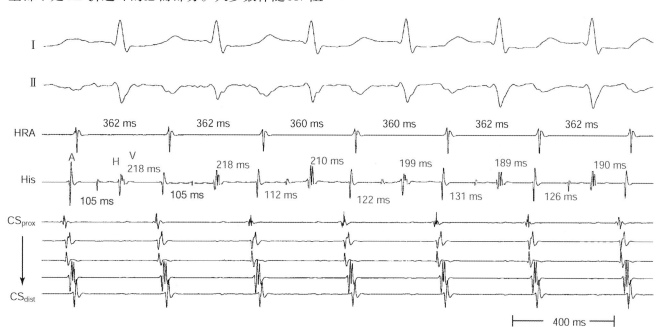

图 11.15　具有同心性心房激动序列的室上性心动过速（SVT）。注意恒定的心房周期长度（第一行数字），可变的是心房到希氏束（第三行数字）和心室–心房间期（第二行数字）。这种观察有利于房性心动过速（起源于后间隔区域）作为心动过速的机制而不是其他类型的 SVT。CS_{dist}，远端冠状窦；CS_{prox}，近端冠状窦；HRA，高位右心房

可发生束支阻滞，但对心动过速周长没有影响。

对电生理和药物终止和反应

对于自发终止的 AT，心动过速终止于最后一个 P 波下传的 QRS 波群。AT 的自发终止通常伴随着 A-A 间期的逐渐延长，伴随或不伴有 AV 传导的变化。

大部分（50% ～ 80%）局灶房性心动过速可被腺苷终止，但这不足以来区分 AT 及其他类型的 SVT。通常（在 80% 的病例中），腺苷在引起 AV 阻滞发作之前，已终止 AT（终止于 P 波后的 QRS 波）。如果心动过速反复终止于 P 波后面不跟随 QRS 波，则提示其他类型的 SVT，因为对于 AT 而言，仅在腺苷终止 AT 的同时，也阻滞房室传导时，才会出现这种情况，但很少见。在心房中，腺苷产生抗肾上腺素能作用（可能是终止触发活动的原因）并且增加乙酰胆碱或腺苷激动的钾（K^+）电流（I_{KACh}）。结果是缩短动作电位持续时间和减少静息膜电位，这可能是终止微折返 AT 的原因[9]。

局灶 AT 对腺苷的反应可以帮助确定心动过速的机制。腺苷不会减缓或终止微折返 AT。相反，触发活动性 AT 通常会被腺苷突然终止并且不会自发地重新开始。腺苷可使自律性 AT 的频率减慢，但不终止，随后 AT 频率逐渐恢复[9]。

微折返房性心动过速可以被颈动脉窦按摩和刺激迷走神经的动作所终止。触发活动性 AT 也可以被颈动脉窦按摩、刺激迷走神经动作、维拉帕米、β- 受体阻滞剂和钠通道阻滞剂终止。在自律性 AT 时，颈动脉窦按摩可引起房室传导阻滞并可降低心房率；但是，这些干预措施通常不会终止 AT。只有 β- 受体阻滞剂可用于终止阵发性（但不是不间断的）自律性 AT。自律性 AT 终止前常有减速或冷却现象。

心动过速期间的诊断

心动过速期间的程序性心房刺激

微折返房性心动过速　AES 可重整微折返 AT，其反应同经典的折返重整反应（增加或混合反应）。心房起搏刺激能够拖带微折返性 AT，然而，由于微折返环路非常小，通常只能观察到顺向激动。

微折返性 AT 不会在重整或拖带时出现融合（大折返心动过速的标志）。在重整或拖带时出现心房融合（即心动过速和心脏起搏的心房激动融合）代表心房起搏脉冲能够进入折返环，同时心动过速波也可以离开折返环。需要在折返环路中存在入口和出口，这是局灶 AT 缺乏的条件。一旦心动过速波离开回路以激动心房，在此之后的任何导致心房出现融合波的刺激将无法进入折返环，因为入口和出口都已经进入不应期，心房刺激也无法通过其他方式进入回路。同样，一旦心房刺激能够进入折返环，共享的入口-出口处于不应期，心动过速不能传出。因此，心房起搏拖带微折返性 AT 时，心房激动顺序和 P 波形态只代表起搏时的形态。

然而，应该认识到，任何机制（自律性、触发活动或微折返）导致的心动过速，超速起搏均可导致一定程度的融合，尤其是当 PCL 微短于 TCL 时。然而，这种融合在相同的起搏刺激维持的恒定的 PCL 下是不稳定的，因为当起搏刺激落在心动过速周期中较早的位置时，产生的融合不明显，更偏向于起搏的形态。这种现象应该与拖带区别开来，有时这需要在许多周期中起搏以证明可变的融合程度。

在拖带微折返 AT 期间，无论起搏次数是多少，回归周期和起搏后间期（postpacing interval，PPI）都是固定的。AES 或快速心房起搏几乎总能终止微折返 AT（特别是窦房结折返性心动过速）。

触发活动性 AT　AES 可以重置触发活动 AT（减低性重整反应）。然而，触发活动 AT 不能被心房起搏所拖带。在触发活动 AT 期间和 AES 或心房超速起搏之后，随着联律间期或起搏周长缩短，回归周长有缩短趋势。AES 和超速心房起搏通常可以终止触发活动 AT，但后者更有效。

自律性 AT　自律性 AT 对 AES 的反应类似于窦房结。给予迟联律间期的心房期外刺激与 AT 出口处的心动过速脉冲相撞（碰撞区域），导致心房激动融合（心脏起搏和心动过速波前的融合），或单起搏激动顺序，不会影响下一个 AT 的时限（产生完全代偿间歇）。较早联律间期的 AES 在下一个心动过速之前进入 AT，因而重整 AT（复位区域），产生回归 CL 的不完全代偿。重整区内，回归周期在较宽的联律间期范围内常保持不变。更早联律间期的 AES 遇到 AT 局灶不应期（跟在上一个心动过速波之后），不能进入或重整局灶 AT。因此，下一个 AT 是准时的，因为此时已从前面的心房期外刺激完全恢复。

自律性 AT 不能被心房起搏所拖带；相反，超速心房起搏能够暂时抑制 AT，并增加起搏持续时间，延长回归周期。心房起搏停止后，心动过速周长常常在几个心动周长后逐渐缩短（温醒现象），直至恢复起搏前心动过速速率。有时，超速起搏对自律性 AT 无任何影响。

房室连接　在局灶 AT 期间停止心房起搏（1：1 AV 传导）后，VA 间期（最后夺获的 QRS 波群和第一个 AT 复合波之间的间隔）可能与 AT 期间的 VA 间期显著不同，因为 AT 回归周期与前面的 QRS 无关。相反，在典型的 AVNRT 和顺向 AVRT 中，对 SVT 进行不同心房拖带后，VA 起搏后间期始终保持固定并且类似于心动过速发作时（具有小于 10 ms 的变化）。在典型的 AVNRT 和顺向型 AVRT 的情况下会出现 VA 连接，因为心房激动的时间与心室激动有关或依赖于心室激动，由 AVN 快径路（在典型的 AVNRT）或 BT（顺向型 AVRT）逆传导所致[28]。

不同部位心房起搏　不同部位心房起搏可以区分 AT 与其他 SVT。室上性心动过速时，以相同的起搏周长起搏不同心房部位［高位右心房（HRA）和 CS 附近］，形成起搏后 VA 间期（即最后一个心室夺获到起搏停止后第一个心房激动的间期）的最大差值，并进行计算（ΔVA 间期）。有报道显示，ΔVA 间期大于 14 ms 可诊断为 AT，而 ΔVA 间期小于 14 ms 时，AVNRT 或顺向型 AVRT 可能性更大（敏感性、特异性、阳性和阴性预测值均为 100%）。顺向型 AVRT 和 AVNRT 中，停止起搏后第一个心房激动与最后一个心室夺获之间是连在一起的，二者不可分离。相反，在 AT 时，起搏停止后的第一个心房回波取决于 AT 起源和起搏部位之间的距离、心房传导特性以及 AT 的重整反应模式，而与其前的心室激动无关。因此，起搏部位不同，起搏后 VA 间期也不同，并且 ΔVA 间隔相对较大（大于 14 ms）。[28]

PPI 的多样性　通过比较 PCL 比 TCL 短 10 ms、20 ms 和 30 ms 的单个部位（近端 CS）的超速起搏获得的 PPI 的差异，可以快速确定房性心律失常激动的全局模式。PPI 相对稳定，无论其与 TCL 的关系如何，超速起搏数量或 PCL 都高度暗示心房的折返激动。另一方面，PPI 的高度可变性几乎可以诊断非拖带过程。在一例研究中，低 PPI 变异性（小于 10 ms）可诊断 MRAT，灵敏度为 94%，特异性为 100%，而高 PPI 变异性（超过 30 ms）确定了局灶 AT 灵敏度为 93%，特异性为 100%[29]。

在大折返中，PPI 反映了激动传导至折返回路所需的时间，在回路周围传导一圈，然后返回到起搏点。因为当从任何给定位置起搏时该距离保持不变，理论上在更快速率下起搏不应改变行进距离，因此 PPI 保持稳定（PPI 变化应接近零）。然而，更快的起搏速率可以降低传导速度，因为组织传导延迟导致 PPI 延长。然而，当超速 PCL 起搏在 TCL 的 30 ms 内时，这种情况不太可能发生。相反，自律性 AT 中 PPI 呈现出更多的多样性；由于过载抑制现象，随着

起搏速率或持续时间的增加，局灶点往往需要更多的恢复时间。然而，出乎意料的是，无论机制（包括微折返）如何，所有局灶房性心动过速都表现出较大的 PPI 变异性。由于它们的回路很小，微折返房性心动过速具有短的可激动间隙；在相对耐火性期间，起搏波可在相对不应期穿透回路，递减传导导致 PPI 逐渐延长[29]。

心动过速期间的程序性心室刺激

除非存在 1:1 快速的 VA 传导（特别是存在 AVBT 或增强的 AVN 传导的情况下），否则 VES 或心室起搏一般不会影响 AT，且 TCL 相对较长。

如果心室超速起搏未终止心动过速并且在起搏期间存在稳定的 1:1 VA 传导，最后一个心室刺激后的激动顺序是心房-心室（A-V）或心房-心房-心室（A-A-V）模式（图 11.16；见第 20 章详细讨论）。在 AT 期间超速心室起搏（1:1 VA 传导）后，通过 AVN 发生逆传。在这种情况下，因为 AVN 处于不应期，由心室起搏引起的最后一次逆行 P 波不能回传至心室，产生 A-A-V 反应。相反，在 AVNRT 或顺向型 AVRT 中，可以逆传产生 VA。因此，在最后一次心室起搏后，心动过速前传支脱离不应期，最后一次拖带的逆传心房波可以传导至心室。这导致在最后起搏的 QRS 之后形成 A-V 传导（图 17.19）[28]。

重要的是，当心室起搏刺激不能产生 1:1 VA 逆传时，这种方式无效（图 11.17）。此外，在非典型 AVNRT 期间可能发生假性 A-A-V 反应，因为心室起搏期间通过慢径逆传（图 11.17）。导致 VA 间期长于 PCL；因而最后一个心室起搏刺激后，跟随的第一个心房波是倒数第二个心室刺激经缓慢室房传导的心房波，随后才是最后起搏的 QRS 所产生的 P 波，从而模拟 A-A-V 反应（图 17.20）。仔细分析起搏时由 VA 逆传产生的最后心房电图，可以避免这种潜在的缺陷。由最后起搏的心室波传导引起的最后一次心房激动遵循先前的 P 波，其 A-A 间期等于心室 PCL。

具有长 HV 间期或短 HA 间期的典型 AVNRT 也可发生假性 A-A-V 反应，其中心房激动在心室激动之前。在后一种情况下，使用 His 束（HB）刺激而不是心室刺激（即分别表现为 A-A-H 或 A-H 而不是 A-A-V 或 A-V）可以更准确地排除假性 A-A-V 反应[30]。

另一方面，应用异丙肾上腺素输注期间，自律性 AT 也可以出现假性 A-A-V 反应（图 11.18）。心室刺激 1:1 VA 逆传可导致心房局灶的超速抑制，异丙肾上腺素或肾上腺素可导致连接部位自律性增加，从而发生表面上的 A-V 反应。因此，当在儿茶酚胺输注

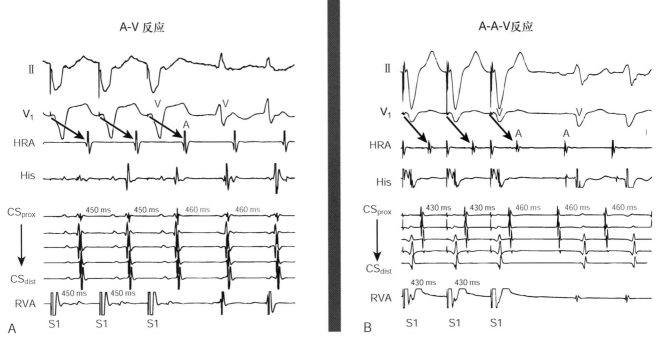

图 11.16 室上性心动过速（SVT）期间心室起搏后的心房（A-V）与心房-心房-心室（A-A-V）反应。在具有向心性心房激动顺序的五个 SVT 期间行心室超速起搏。箭头提示心室起搏期间的心室-心房传导。数字表示起搏期间和之后的心室起搏周期长度（CL）和心房 CL。**A**. 在典型的房室结折返性心动过速期间停止起搏后观察到 A-V 反应，这与房性心动过速（AT）不一致；**B**. 观察到 A-A-V 反应，与源于后间隔区域的 AT 一致。CS$_{dist}$，远端冠状窦；CS$_{prox}$，近端冠状窦；HRA，高位右心房；RVA，右心室心尖部

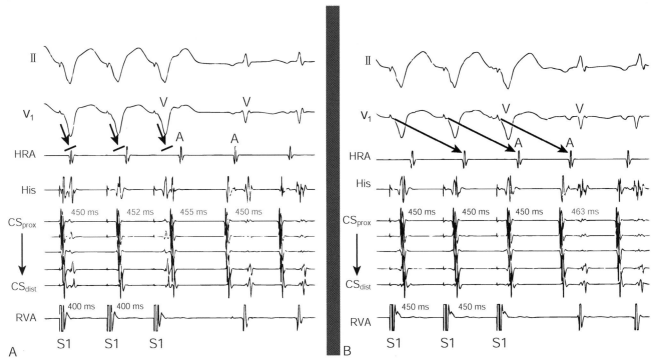

图 11.17 室上性心动过速（SVT）期间心室起搏后的假房性心房（A-A-V）反应。在具有向心性心房激动序列的五个 SVT 期间执行心室超速起搏。红色箭头跟踪心室起搏期间的心室-心房（VA）传导。数字表示起搏期间和之后的心室起搏周期长度（CL）和心房 CL。**A**. 在心室起搏期间继发于 VA 分离（即没有 VA 传导）的非典型房室结折返性心动过速（AVNRT）期间观察到假性 A-A-V 反应；**B**. 尽管在心室起搏期间存在 1∶1 VA 传导，但在非典型 AVNRT 期间观察到假性 A-A-V 反应。然而，心室起搏期间的逆行传导通过慢的房室结路径发生，其具有比起搏 CL 长的 VA 间隔（箭头）；因此，最后的心室起搏脉冲首先是从先前起搏的 QRS 缓慢传导的 P 波，然后是由最后起搏的 QRS 产生的 P 波，从而模仿 A-A-V 反应。通过观察最后一个逆行心房波群特征性地发生在等于心室起搏 CL 的 A-A 期间来验证，而第一个心动过速心房波群通常发生在不同的回归 CL。CS$_{dist}$，远端冠状窦；CS$_{prox}$，近端冠状窦；HRA，高位右心房；RVA，右心室心尖部

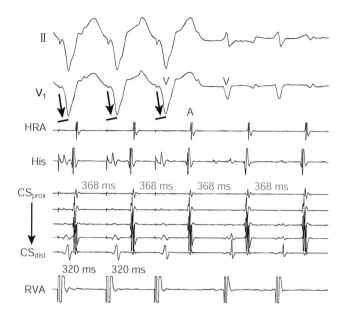

图 11.18　室上性心动过速（SVT）期间心室起搏后的假房室传导（A-V）。在具有向心性心房激动顺序的五个 SVT 期间行快速心室起搏。箭头跟踪心室起搏期间的心室-心房（VA）传导。数字表示起搏期间和之后的心室起搏周期长度（CL）和心房 CL。在心室起搏期间继发于 VA 分离（即没有 VA 传导）的局灶性房性心动过速期间观察到伪 A-V 反应。CS_dist，远端冠状窦；CS_prox，近端冠状窦；HRA，高位右心房；RVA，右心室心尖部

期间进行心室起搏时，重要的是确定心室起搏停止后的反应是可重复的[28]。

心动过速终止后窦性心律的诊断

心动过速周长中的心房起搏

窦律与心动过速时心房起搏，AH 间期的差异可以帮助区分 AT（具有长 RP 间期）与非典型（快-慢）AVNRT。据报道，Δ AH 大于 40 ms（HA_pacing-AHSVT）倾向于快慢 AVNRT；相反，在 AT（以及间隔 BT 的顺向型 AVRT）时，SVT 时的 AH 间期近似于心房起搏时的 AH 间期。相反，Δ AH 小于 20 ms 倾向于 AT 和顺向型 AVRT。该标准仅在 RA 房性心动过速期间使用，在怀疑 LA 房性心动过速时应谨慎应用[31]。

Δ AH（AH_pacing-AH_SVT）还可以帮助区分具有短 RP 间期的典型（慢-快型）AVNRT 与 AT。在 NSR 时以 TCL 起搏心房产生的 AH 间期与 AT 时相似，但短于典型的 AVNRT。在心房起搏和 AT 时，AV 传导首先通过快径传导，因此预期与相似的 AH 和 PR 间隔相关（在自主神经兴奋性相同的情况下）。相反，典型 AVNRT 的 AV 传导发生在慢径上，导致长 AH 间期。

心动过速周期长度的心室起搏

在 AT（和 AVNRT）中，并且在自主神经兴奋性相同情况下，心室以 TCL 起搏时，由于 AVN 中可能出现逆传阻滞，导致 AVN 可能维持或不维持 1 ∶ 1 VA 逆传。AT 或 AVNRT 时，AVN 的顺向传导可导致 AV1 ∶ 1 传导，但其逆行传导特性可能不允许心室以 TCL 起搏期间 VA1 ∶ 1 逆向传导。相反，在顺向型 AVRT 中，由于旁路传导的存在能够在 AVRT 期间以类似的速率介导 VA 传导，因此预期将保持 1 ∶ 1 的 VA 传导。因此，如果心室在 TCL 起搏期间观察到 VA 阻滞，则排除顺向型 AVRT（不包括慢旁路的顺向型 AVRT），更可能是不具有共同通路特性的 AT 或 AVNRT。

排除其他心律失常机制

局灶 AT 应与其他 SVT 区分开，包括 AVNRT、顺向型 AVRT 和 MRAT。程序性电刺激能有效排除 AVNRT 和 AVRT 排除（表 11.3 和表 11.4）。然而，微折返可能更难以排除；细致的激动标测和电解剖标测在某些情况下是有价值的（表 11.5）。虽然可以通过显示单个额外刺激的融合或在单次超速起搏期间诊断大范围，但融合的缺失（因此排除了大折返）更难显示。这需要在多个 PCL 处从多个点进行起搏，并且不显示融合。

表 11.3　房室结折返性心动过速（AVNRT）排除标准

参数	特点
心房激动顺序	• 离心性心房激动通常可排除 AVNRT（AVNRT 左侧变体除外）
AV 阻滞	• 自发性或诱发性房室传导阻滞而心动过速持续不常见于 AVNRT
SVT CL 自发变化	• 具有固定 A-A 间期的 PR 和 RP 间期的自发变化可除外 AVNRT
SVT 被心室起搏拖带	• 如果超速起搏拖带 SVT，心房激动顺序不同于 SVT 时，不太可能 AVNRT • 超速起搏终止后，出现 A-A-V 电激动顺序，实际上可除外 AVNRT
SVT 被心房起搏拖带	• Δ AH（AH 间期_心房起搏-AH 间期_SVT）< 20 ms 可排除 AVNRT • 如果心动过速不能被拖带或超速抑制，可排除 AVNRT
NSR 期间，以心动过速周长心房起搏	• Δ AH（AH 间期_心房起搏-AH 间期_SVT）< 20 ms 可排除 AVNRT

AH，心房 -His 束间期；AV，房室；AVNRT，房室结折返性心动过速；CL，周长；NSR，正常窦性心律；SVT，室上性心动过速

表 11.4	顺向型房室折返性心动过速排除标准
参数	特点
心房激动顺序	• 心房最初激动位点远离 AV 沟可除外顺向型 AVRT
VA 间期	• SVT 期间 VA 间期 < 70 ms 或 V-HRA 间期 < 95 ms 可除外顺向型 AVRT
AV 阻滞	• 持续 SVT 出现自发或诱发出 AV 阻滞可除外顺向型 AVRT
SVT CL 自发变化	• A-A 间期固定而 PR 和 RP 间期自发改变可除外顺向型 AVRT
在 SVT 期间发放 VES	• 早期多部位 VES 刺激、使用不同联律间期 VES、多部位（包括疑似 BT 的部位）持续刺激（时间超过 30 ms）均不能重整（提前或延迟）心房激动和均未能重置，可排除顺向型 AVRT 和 AV BT 的存在
SVT 时心室超速起搏	• 超速起搏期间的室房分离可除外 AVRT • 如果超速起搏导致 SVT 的心房激动顺序不同于 SVT 期间的心房激动顺序，则不太可能为顺向型 AVRT • 在超速心室起搏停止后存在 A-A-V 可除外顺向型 AVRT • 缺乏 VA 连接［即，最后拖带的 QRS 后的 VA 间期根据电位、CL 或起搏持续时间而变化（> 14 ms）］，不支持顺向型 AVRT
SVT 期间的超速心室起搏	• 如果无法拖带或出现超速抑制，则除外顺向型 AVRT • 如果心房起搏停止后 VA 间期可变，则排除顺向型 AVRT
窦律期间心室起搏	• 起搏期间的 VA 阻滞可除外顺向型 AVRT

A-A-V，心房-心房-心室；AV，房室；AVRT，房室折返心动过速；BT，旁道；CL，循环长度；NSR，正常窦性心律；RA，右心房；SVT，室上性心动过速；TCL，心动过速周长；VA，心房心室；VES，心室外刺激

表 11.5	大折返房性心动过速的排除标准
参数	特点
ECG	• 局灶 AT 指各导联 P 波之间存在等电位线。MRAT 通常无等电位线
心房激动顺序	• 局灶 AT 表现为自心房某部一小区域（局灶）无规律地发放，激动呈离心性扩布，心内膜标测显示 TCL 的很大部分记录不到心房电活动。MRAT 心内膜记录通常显示电激动跨越整个心动过速周长
程序刺激	• 对于局灶性 AT，AES 可使整个心房与心动过速分离。MRAT 通常位于 RA 或 LA 的大部分，能够被重整和拖带证实
TCL 可变性	• TCL 的变化 > 15% 有利于诊断局灶 AT
拖带标测	• 自律性和触发活动性 AT 不能被拖带。微折返性 AT 可以被拖带，只能观察到顺向夺获。另外 ECG 不会出现 P 波形态持续或逐步融合现象。MRAT 表现为被心房起搏隐匿或显性拖带
PPI	• PPI > 30 ms 倾向于局灶 AT • PPI < 10 ms 倾向于 MRAT
电解剖标测	• 通过电解剖图标测局灶 AT，显示局灶房性心动过速激动自最早心房局部激动点向四周呈放射状传导。MRAT 表现为最早和最晚局部激动相连，即红色区域与紫色区域相接
对腺苷的反应	• 腺苷可减慢或终止局灶 AT 通常。MRAT 通常不受腺苷的影响，由于腺苷可以缩短心房不应性，实际上可能起加速作用（当 TCL 是不应期依赖性的）

AES，心房刺激；AT，房性心动过速；CL，循环长度；ECG，心电图；LA，左心房；MRAT，大折返房性心动过速；PPI，起搏后间期；RA，右心房；TCL，心动过速周长

标测

常规激动标测

激动标测是在 AT 时定位与体表 P 波相比的最早心房激动点，即确定 AT 起源部位。心内膜激动标测可以追踪激动起源自某一特定区域，并向双房扩布。然而，来自局灶或起源点激动的扩布可能呈非均匀的放射状，主要是由于解剖或功能通路和障碍影响了激动的传导。

体表 ECG 等电位线表明心动过速周期存在电静止区，心腔内（包括 RA、LA 或 CS 部位）标测显示，在心动过速周期内存在相当大部分无电活动记录（图 11.5）。然而，当伴有复杂的心房内传导障碍时，心房内激动可延长超过大部分的心动周期，传导扩布呈环状运动，提示大折返激动。

如上所述，局部折返已被用于定义电路局限于小范围内并且中心无缓慢折返区的折返。因此，85% 的激动通过折返诱发且折返环最大直径超过 3 cm，则考虑局部折返的可能。TCL 中超过 35% 的碎裂电位可以在微折返性心动过速中观察到，而自发和触发活动机制的局灶房性心动过速，其起源点通常表现出离散的电图。

参考电图

确定心动过速的 P 波起始在激动标测中十分重

要。应使用多个体表心电图导联评估 AT 期间的 P 波，并选择有最早 P 波出现的导联。激动标测时，明确 P 波起始非常重要（当体表心电图的 P 波与前面的 T 波或 QRS 波群融合难以确定其起点时）。因此，可以通过多导联心电图记录，并选择 P 波起始最早最清晰的导联来评估 AT 时的 P 波。另外，还可以应用心室期外刺激或心室起搏的方法，使心动过速的 P 波与 T 波或 QRS 波分开，从而更清楚地显示 P 波起始点；确定了 P 波起始点后，找一个易于跟踪标测的替代标志，如 HRA 或 CS 电图，在上面标上起点位置，以此电图作为标测参照，更容易明确 P 波起始部位。

局部激动时间

使用标测导管找到单极和双极，记录心房电图的最早激动部位。最初，电生理术者应该去标测 ECG 提示的 AT/PAC 一般可能起源的位置和 CS 及 Halo 导管在心内标测中提示的位置。导管头端小范围的移动需要在透视或电解剖标测的指导下进行，直到识别出相对于 P 波最早的起源位点。AT 时，一般测量从心房双极电图的第一个快速心房波折到 P 波起始或替代标志（优选）的时间，即为激动时间。在记录系统显示器上显示心内电图以及标测导管相邻的局部最早激动时限可以使术者通过观察最早激动部位立即识别导管标测位置，而不是必须暂停和手动测量局部激动时间。触发扫描模式（显示器与参考电图的恒定时间对齐）对于快速观察评估标测位点的相对时限也是有用的。标测导管的远端电极应该是用于标测最早的心房激动部位的远段，因为它是消融能量传递经过的电极。

在双极电图记录心房提前激动的基础上，单极电图亦是确定消融靶点的很好补充。未经过滤波（0.05 Hz 至 > 300 Hz）的单极信号形态应显示为波折陡峭的负向单相 QS 波。虽然这种腔内图形态对于识别成功的消融部位非常敏感，然而，在远离 AT 起源点的那些位置记录的单极电图的时限通常晚于 AT 起源部位。因此，QS 波不应该是指导消融的唯一提示。尽管如此，在 RS 波形的位点消融成功是不常见的，因为这些通常远离 AT 的起源位点。

单极电图也很重要。双极电图的起始与滤波或未滤波的单极电图的开始时间的一致性，以及单极 QS 复合波的 S 波的快速下降斜率与双极信号的初始峰值一致性有助于确保作为消融电极的头端电极，负责双极电图的早期组成部分。

AT 的起源点被定义为具有最早的收缩期前的阶段（即在体表 ECG 上的 P 波开始之前）的双极电位，

其中头端显示最早的固有偏转和 QS 单极电位（图 11.13）。

一个尖锐的独立信号前的较早的低振幅信号，可能代表一个碎裂电图的提早成分或是其后的独立局部信号有关的远场信号。这最有可能发生在结构非常接近的区域（例如界嵴上部和右上 PV；LA 心耳和左上 PV；RA 心耳和上三尖瓣环）。单极记录有助于区分远场和近场电位。在早期信号记录到的为远场的心内膜部位，单极不出现 QS 波形，并且急剧的负偏转与双极电位上的后期高频电位而不是早期的远场信号一致。

在某些情况下，几个区域可以显示相同的早期激动，有时甚至出现早激动的区域被具有晚激动的区域包围的情况。该发现往往指示更深的局灶位点（例如界嵴）或来自位于相邻结构或房室中的单个局灶的多个突破位点。这显然会在标测和消融尝试期间引起混淆，在具有非常好的电位处消融几乎没有明显效果，或者在具有较少参数的位置处成功消融。应特别注意标测到中间隔和右前间隔起源的 AT。对于标测到中间隔的 AT，特别是心房最早激动点不是特别提前（即 P 波前激动时间小于 15 ms），或局部电图不碎裂，以及多点标测激动时间相似时，经穿间隔途径排除左心房房速很重要（图 11.19）。对于标测右前间隔区域（HB 区域）的 AT 时，必须非常注意左心房前、中间隔及游离壁部位及右上 PV、主动脉-二尖瓣结合部、无冠窦和 LA 游离壁，因为这些区域中的激动时间可能早于右前间隔区域，消融不仅不能成功消除 AT，还会导致房室传导阻滞。

在标测期间仔细的导管操作应该避免，可以暂时消除心律失常的机械创伤。通过导管的压力导致的 AT 中断提示可能的消融部位。当现象可重复时，这个标志更有用。然而通常情况下，心动过速终止，但由于出现位移，导管最终停止的位置可能与 AT 起源的位置不同。另一方面，导管操作经常导致 PAC，同目标 PAC 相似。在导管操作导致 PAC 通常是好现象（例如显著的收缩前激动时间、单极记录的尖锐 QS）。必须对这些 PAC 进行分析并与预先记录的 AT 或 PAC 进行仔细比较，以避免在与实际 AT 无关的位置发放 RF 能量。

心动过速转化

偶尔，在标测期间可能遇到多个不稳定的局灶房性心动过速或 PAC。在此情况下，目标应该是标测到最常遇到的 AT 或 PAC。消融最频繁的 AT 通常导致心房的组织重构并允许对其他连续 AT 进行标测和消

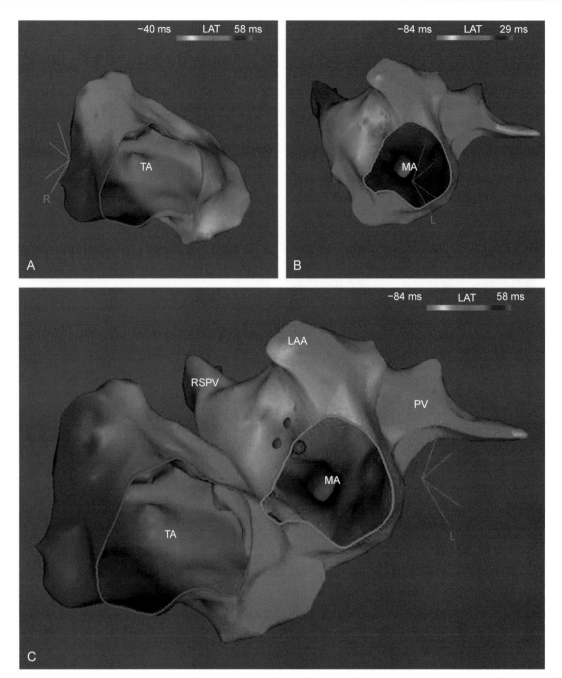

图 11.19 （见书后彩图）来自左心房（LA）前壁的局灶房性心动过速的电解剖激动标测。**A**. 右心房（RA）的 CARTO 激动标测的左前倾斜（LAO）视图。**B**. LA 的 CARTO 激动标测的 LAO 视图。当标测限于 RA（**A**）时，最早的心房激动部位是房间隔，局部激动在参照电位之前 40 ms。当激动标测扩展到 LA（**B**）时，最早激动位点（在参考电图之前 84 ms）被定位到 LA 前壁。**C**. 两个心房的 CARTO 激动图的 LAO 视图，显示 RA 间隔激动时间不再早于 LA 前壁的激动时间。该部位的射频消融（红点）成功消融了心动过速。LAA，左心耳；LAT，局部激动时间；MA，二尖瓣环；PV，肺静脉；RSPV，右上肺静脉；TA，三尖瓣环

融。重要的是，必须正确标测 AT，并避免错误采集来自不同局灶的房性心动过速，这可能导致错误且混乱的激动标测。这可以通过仔细关注 P 波形态的变化或心房激动顺序的改变（在 RA 或 CS 中）或在标测过程期间 TCL 的变化来改进。

通过在三尖瓣环周围的 RA 中使用多极导管（例如十二极管或 Halo 导管）和 CS 中的十极导管来评估同时的 RA 和 CS 激动顺序可以帮助 AT 的标测。除了预测可能的解剖学区域之外，它还可以使心动过速转化为由导管或起搏诱导的不同形态的电位图。在标测非持续性 AT 或 PAC 时，这尤其重要。

右心房与左心房局灶比较

除了 12 导联心电图上的 P 波形态（如上所述）

之外，RA 中激动标测期间的若干观察结果表明 AT 起源于 LA，此时应立即考虑将标测扩展到 LA。首先，远端至近端 CS 激动顺序与 LA 病灶一致，尽管来自 RA 高位的房性心动过速可导致远端至近端 CS 激动（特别是当 CS 导管深入 CS）。重要的是，尽管在 RAAT 期间更常见，但在右侧 PV、LA 间隔和主动脉－二尖瓣连接处起源的房性心动过速期间也可观察到由 CS 近端至远端激动传导顺序。其次，当 RA 标测将最早的激动位点定位于后部 RA、房间隔或 AVN 或 HB 区域时，应怀疑 AT 起源于 LA。尤其当在这些部位的 RA 标测显示相对较大的心内膜区域和早期局部激动时限时，且最早的局部激动位置不是特别早，且单极记录未能显示 QS 时；或者当双极电图的最早部分与远场记录更加一致时（即早期信号低振幅，然后是更尖锐的离散信号）。

右心房与右上肺静脉病灶

右上 PV 区域的 AT 病灶可通过巴合曼束和后内侧心房连接束快速传导至 RA。RA 突破点的早期激动通常发生在 P 波之前；导致这些 RA 位点在激动标测期间可能被误诊为 AT 起源[32]。

RA、HB 和 CS 导管的心内膜心房激动顺序可以帮助区分 SVC 或 HRA 中来源的 PAC 或 AT 与右上 PV 来源。在之前的一个研究中，NSR 与 PAC 期间在房内传导时间的差值［HRA 和远端 CS（CS_{dist}）记录电极之间］［（HRA-CS_{dist}）NSR-PAC］与 SVC 心动速时比较，在右上 PV 心动过速中更长。心房内传导时间差异的截断值为 20 ms 或更多，能可靠地区分两个位置：在源自 SVC 或 HRA 的 AT，心动过速波以从高到低的顺序激动 RA 并且同时通过心房间连接传导至左心房，类似于 NSR 中的激动途径。因此，与 NSR 期间相比，心房间传导时间几乎没有变化。相反，在右上位 PV 心动过速期间，在离开静脉并进入 LA 后，心动过速波行进到 LA 的其余部分并同时穿过房间隔以激动 RA。因此，房间传导时间将比 NSR 期间短得多。因此，两组心动过速之间的房内传导时间［（HRA-CS_{dist}）NSR-PAC］的差异可能是一种有用的前瞻性方法，用于在尝试房间隔穿刺前确定心动过速的来源[33]。

同样，分析心房内传导时间可以帮助鉴别源自 SVC 的 PAC 或房性心动过速与来自高位界嵴的 PV 局灶之间的区别。在源自 SVC 和界嵴的 PAC，其 HRA 和 HB 心房激动时间间期显著长于窦性搏动。心房内传导时间［（HRA-HB）NSR-PAC］小于 0 ms 的差异有利于确定 SVC 或界嵴起源。HRA 和 HB 记录电极之间心房内传导延迟的增加是 SVC 和界嵴来源 PAC 的生理反应。相比之下，在 PV 起源的心动过速中，HRA 和 HB 电极之间的心房内传导时间缩短，因为两个位置在 PV 心动过速期间并行激动，而在 NSR 期间依次激动[33]。

起搏标测

当心房激动起源于点状源时，例如在局灶 AT 或电极导管起搏时，体表 ECG 上的 P 波由心房激动的顺序决定，且在很大程度上取决于心肌去极化的初始部位。此外，对多个导联中的 P 波形态进行分析，可以估计起搏位点所在，将其限定在在几乎方厘米范围内。因此，比较起搏与 AT 时的 P 波形态对定位心脏结构正常的小的心律失常局灶特别有用。

起搏标测指使用标测导管远端行起搏。最初，应确定心动过速波的确切形态，并将其用作起搏标测的模板。在可能的情况下，最好在心动过速期间行起搏标测（PCL 比 TCL 短 20 ～ 40 ms），因为它有助于在起搏停止后，快速比较心动过速和起搏波形。如果不能诱发持续性心动过速，则在期前收缩或非持续性短阵 AT 时进行标测。起搏周长、AES 尽可能与自发性异位节律相匹配，但是有些报道显示，人们更愿意以自发心动过速或房早匹配心房额外刺激的 PCL 与联律周期。最好以标测导管远端电极作为阴极，以置于下腔静脉的电极作为阳极进行单极刺激（10 mA，2 ms），或两个相距很近的心内电极以 2 倍舒张阈值行双极起搏，从而消除远场刺激效应。

起搏与心动过速期间的 P 波形态之间的一致程度越高，导管越接近心动过速的起源部位。起搏标测图形与体表 12 导联 ECG 图形相同或接近相同，提示心动过速的起源部位（图 11.20）。

AT 的起搏标测是激动顺序标测的一种很好的补充，尤其在非持续性或难以诱发的 AT 消融术中。但是，精确比较 P 波形态和心内电图的困难限制了起搏标测的应用；而且，心房起搏标测空间精确度为 2 cm 左右，也不太精确。在多个导管（例如 Halo 和 CS 导管）上使用心内激动顺序判断可以帮助减轻这些限制[34]。尽管该技术有其局限性，但研究证实当起搏的 P 波形态与 AT 发作时 P 波一致时，预测成功消融靶点的灵敏度可达 86%，特异性为 37%。

标测起搏后间期

在相对规则且稳定的局灶 AT 期间，从给定部位行心房超速起搏后，PPI 表示到达 AT 局灶周围组

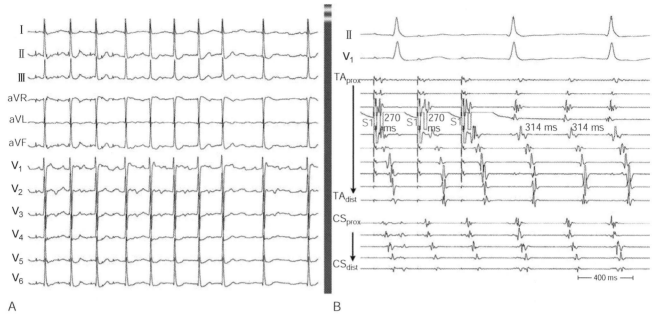

图 11.20 局灶房速的起搏标测。体表心电图（**A**）腔内图（**B**）显示从房间隔起源的持续性 AT 时的起搏标测。心房起搏（心电图左侧和心内记录）在心动过速期间进行，周期长度（CI）为 270 ms，距最早激活点由位于三尖瓣环周围的 Halo 导管记录。起搏（左心电和心内记录）与心动过速（心电和心内记录的右侧）一致，体表心电图上的 P 波形态，以及心内膜心房激动顺序提示起搏部位接近于起源点。CS_{dist}，冠状窦远端；CS_{prox}，冠状窦近端

织的传导时间（周围组织）、周围组织传导所需的时间、重置时间、TCL 及传导回到起搏点所需时间。因此，如果起搏部位直接位于 AT 局灶，则 PPI 应等于TCL，因为起搏部位和 AT 局灶之间的传导时间最短。相反，在远离 AT 局灶的位置起搏导致 PPI 比 TCL长，因为起搏部位和局灶之间存在额外的传导延迟。无论心动过速是否被拖带，发现局灶性 AT 的心房超速起搏后 PPI 和 TCL（PPI-TCL）之间的差异与局灶的接近程度有直接关系。当直接在心动过速的局灶起搏时，（PPI-TCL）差异接近零（并且不超过 20 ms）。无论 AT 机制如何，当以比 AT 速率快得多的速率进行起搏时，AT 似乎没有明显的超速抑制或加速。因此，（PPI-TCL）差异可以是定位 AT 局灶和标测消融部位的有用辅助手段[35]。必须谨慎使用这种技术，因为超速抑制［这本身可以增加（PPI-TCL）差异］是通过起搏增加了持续时间和（或）缩短了 PCL。因此，必须使用来自各部位的恒定 PCL（对于相似数量的刺激）进行起搏，以从该策略中获得有用的信息。

此外，（PPI-TCL）差异在区分窦房结附近的 AT和窦性心动过速方面可能是有价值的。与窦房结不同，AT 局灶周围传导延迟现象最小。因此，局灶性 AT 的（PPI-TCL）差异主要由到局灶的距离决定，其中通过周围任何组织传导所需的时间最小，这解释了（PPI-TCL）在 AT 局灶处起搏时接近为零。相反，窦性心动过速期间的超速起搏所致的 PPI 总是超过（超

过 80 ms）窦性 CL，即使直接在窦性脉冲的起点进行起搏也是如此。这一发现表明显著的窦房结外传导延迟的存在。因此，（PPI-TCL）差异可用于区分窦周局灶 AT 和窦性心动过速。[35]

电解剖标测

标测技术

局灶 AT 或 PAC 的标测通常与电解剖标测（CARTO，Biosense Webster, Diamond Bar, CA, 美国；EnSite NavX, St. Jude Medical, St. Paul, MN, 美国；or Rhythmia，波士顿科技，美国加利福尼亚州圣何塞）一起进行。可以通过使用标准的标测／消融导管、高密度多电极标测导管（例如 PentaRay、BiosenseWebster）或多电极阵列的逐点标测来进行激动标测[36]。

首先选定心电参考、定位解剖参考，确定感兴趣窗口。由于冠状窦导管一般较稳定，选用记录到明显心房电图的电极作为参考电极，一般将参考电极导管置于冠状窦[37]。

最初使用透视将标测消融导管放置在电解剖图的已知解剖点处作为标志。标记这些解剖和电生理标志（右心房标测采用 IVC、SVC、CS、HB 和三尖瓣环；LA 标测采用二尖瓣环和 PV）。其后围绕心腔壁沿心内膜缓缓移动导管按顺序采点，有序采集导管头端的

空间位置以及局部电位图（图 11.19）。

采用激动标测确定心房顺序，必须采集一定数量点（80～100 个点），均匀分布在 RA、LA，记录每一点的局部双极电图，测量其与冠状窦电极（参考电极）上固定的心内电图的时间间期，作为局部激动时间，依据局部心内膜电位与参考标记之间的时间差，即局部激动时间来确定局灶性 AT 起源；仅当局部激动时间与空间位置达到稳定性标准时，才可将该点添加到图上。

激动标测通过在三维解剖图使用颜色表示局部激动时间的早晚。局灶房性心动过速的电解剖图显示激动的扩散，从最早的局部激动位点向各个方向激动（由后来激动位点包围的明确的早期激动位点；见图 11.19）。在这些情况下，激动时间——从最早到最晚的激动时间的总范围通常明显短于 TCL（图 6.2）。相反，若颜色前后连续，表明存在大折返心动过速。在这些情况下，总激动时间与 TCL 的范围相似（图 12.13）。

CARTO 系统逐步标测 RA 和 LA 起源的局灶性 AT 的策略，可以避免耗费时间对整个心腔进行标测[37]。应用该法时，首先在三尖瓣环上部和间隔部取 4～5 个有解剖学定义的位点，并按照开始的激动顺序有策略地进一步标测。如果开始的 4 点电激动图显示最早心房激动处于三尖瓣环的上方，则继续向 RA 游离壁包括界嵴部位仔细标测。如果在 4 点区域内发现最早的心房激动位于三尖瓣的间隔部时，则继续在 Koch 三角及间隔旁周围区域标测。这种标测方法对于区别 RA 游离壁产生的房性心动过速，包括界嵴和 RA 心耳，以及来自 Koch 三角和间隔周围（以及来自左房）的 AT 更加可靠。一旦确定了感兴趣区域，则在该区域进行高密度标测，并结合常规电生理分析，确认该目标区域内最早激动的位置。如果在 RA 间隔部或高后壁部位最早激动点单极电位图仍显示显著的 R 波，或者如果该部位的 RF 消融不成功，则假定有左侧 AT 起源的可能，需进 LA 行双房标测。

优势

CARTO 标测系统提供心室的高度精确的几何学形态，其能够准确显示心腔三维结构，帮助引导消融导管定位和导航。

CARTO 标测系统在记录局部点位的同时记录其空间位置，提供与解剖结构和瘢痕相关的心动过速的电激动顺序［具有高空间分辨率（小于 1 mm）］，有助于激动标测和指导消融。电激动图可以准确知道标测最早激动点，明确心律失常的潜在机制，快速区分局灶性或大折返性心动过速；电传导图可动态显示激动传导、播散的方向、速度和路径（传导图；图 11.21），显示缓慢传导区，有利于明确拖带标测和起搏标测的合适位点。通过使用多电极导管（圆形导管或 PentaRay）或篮式导管（Orion，波士顿科技），可以在相对较短的时间间隔内获得高分辨率激动图[37]。

CARTO 标测系统可以创建并标记标测过程中的几个潜在兴趣点（如双电位和好的起搏位点），并能准确回到感兴趣区，这一点与常规电生理相比具有明显的优势。导管可在解剖上精确回到前面检查时所确定的位点，即便是心动过速不再存在或不能被诱发，不能再进行图形指导的导管导航，亦可以做到这一点。这一精确再定位功能允许对某些关键性的重要位点进行起搏标测或进一步的射频消融。这一点如果没有高度的精确性和可重复性是不可能完成的。另外，通过 CARTO 标测系统，可减少 X 线曝光时间，并在没有 X 线标记情况下指导导管到位。

局限性

由于构建电解剖图需按序采集空间位点，依据所标测心律失常的不同对某些空间进行精细采集，并对许多电进行标记，因此较耗时；而且，要求采集点稳定，并需要注意采集点的筛选和调整。另外，CARTO 标测系统要构建完整的电激动图，要求 AT 稳定持续、反复发作。单发的心房期前收缩或非持续性 AT 能够被标测，但需要耗费大量时间。

当前的一个难点是少量电激动图不准确会影响整个电解剖图；通常需要手动校点以实现最佳效果。另外，标测点之间的数据用于提高显示质量；然而，未标测的心肌区域被分配了可能不准确的时序和电压信息。

另外，患者的心腔内导管会发生移动，有时需要重新进行标测。虽然可以在该导管部位上放置阴影（记录原始位置）标记手术期间的位移，但是在这种情况下导管可以返回到其原始位置，这并不总是可行或准确的。CARTO 和 Rhythmia 系统的另一个限制是需要专用的标测导管；这些系统不能使用其他类型的标测导管。相比之下，EnSite NavX 系统可与大多数制造商的消融导管和射频或冷冻发生器配合使用。

标测非持续性局灶性房性心动过速

当 AT 时间短或不易被诱导时，可选择其他标测方法，如同时获取多点信息的标测系统（非接触式标测系统、网篮状电极导管标测、特殊电极局部密集标测）。根据操作者的偏好，这些标测系统也可用于持

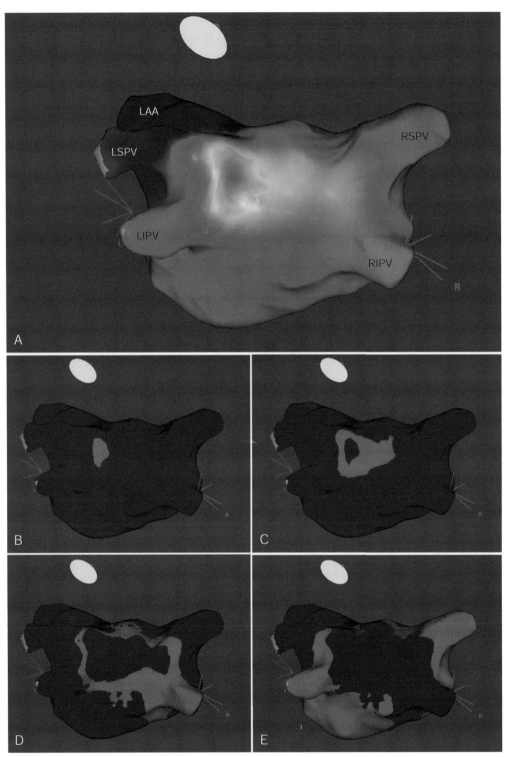

图 11.21 （见书后彩图）局灶性房性心动过速（AT）的电解剖图。**A.** 电子解剖图（CARTO）左心房（LA）激动图在后前位中构建的局灶 AT 起源于 LA 顶的左侧。在心动过速期间，激动波从最早的局部激动部位（红色）向各个方向传导。**B ～ E.** 局灶 AT 期间的 LA 传导图。LAA，左心耳；LIPV，左下肺静脉；LSPV，左上肺静脉；RIPV，右下肺静脉；RSPV，右上肺静脉

续的心动过速。此外，所讨论的电解剖标测和起搏标测技术也可用于这些情况。

Ensite 非接触式标测系统

　　EnSite 3000 非接触式标测系统（St.Jude Medical）由一个非接触式导管组成，该导管的多电极阵列环绕着一个安装在远端的 7.5 ml 球囊。由多电极检测的原始数据通过数字化放大器系统传输到图形工作站。多电极阵列用于构建虚拟心内膜的 3D 计算机模型。该系统可以同时重建超过 3000 个单极电图并将它们叠

加到虚拟心内膜上，从而产生具有表示电压幅度的颜色范围的等电位图，计算出一定距离外的心内膜表面的电位。早期的内膜电激动可能与 AT 起源邻近，通常是可识别的。三维非接触式标测可以快速识别 AT 起源部位，以便于标测消融导管在此感兴趣区域进行精细标测。

非接触式心内膜标测的主要优点是能够根据少数几个心动过速搏动（理论上为一个）、同步多点采集的信息，即刻再造出心内膜激动顺序，而不需要按序逐点采集。因此，在标测消融非持续性心律失常、PAC、不规则 AT 以及血流动力学不稳定的心动过速中非常有应用价值。

技术　EnSite 3000 系统需要在心腔中放置 9 Fr 多电极矩阵和 7 Fr 常规（移动）消融导管。球囊导管在透视下沿 0.035 英寸导丝送入心房内合适位置。球囊充盈后放在心房中心，并且不与被标测的心房壁接触。需要给予患者肝素化，右心系统标测时监测 PT 保持在 250 ～ 300 s，对于左心系统则保持在 300 ～ 400 s。

标测消融导管位于心房中并用于收集几何信息。首先将标测导管移动到已知的解剖位置（IVC、SVC、CS、HB 和三尖瓣环用于 RA 标测和二尖瓣环以及用于 LA 标测的 PV）进行标记，然后通过围绕心房移动标测导管来重建精确的心房几何模型。

在定义房室几何形状之后，可以开始对心律失常进行标测。数据采集过程由系统自动执行，并且同时获取整个房室的所有数据。然后，系统同时重建单极电位图并将它们叠加到虚拟心内膜上，从而产生具有表示电压幅度的颜色形成的等电位图。默认的滤波设置为 2 Hz，用于保留等电位图上缓慢传导的部分。调整颜色设置，使颜色范围与电位的毫伏范围形成 1 : 1 匹配。设置每个等电位图的色标，使得白色表示最负电位，蓝色表示最小负电位。可以在整个周期中的等电位图上跟踪激动到心动过速搏动的开始。然后在等电势图上最早激动的位置重建虚拟电位并寻找单极 QS 图形。如果心房电图与 T 波重叠，则可以发放 VES 以加速心室去极化和复极化，并且可以在之后显示心房波，而不会有远场的干扰。

也可以创建等时线图。这些图表示激动在心腔内的扩布。使用常规消融导管接触标测也可以在靶点处标测，以补充非接触标测结果，并且颜色编码的接触激动图可以显示在相同的 3D 几何图上。一旦识别出最早的激动，就在 3D 图上标记该部位，并且定位器信号用于在心动过速期间或在持续性心动过速不可诱导的正常节律期间实时引导消融导管。

AT 的起源被定义为在等电位图上显示单个点的最早激动点和非接触单极电位图描记的 QS 图形。具有 rS 模式的早期位点可以代表起源于心外膜或邻近局部最早激动位点。在 AT 去极化后，非接触单极电图显示 rS 模式峰值突然增加负电位的最早部位被认为代表了心动过速局灶的"入口"或"出口"，起源点和入口之间的通路可能代表从 AT 起源传导的优先途径。因此，传统上定义的局灶 AT 的起源（通过接触标测技术），由此发生离心激动，可能代表突破点，而不是心动过速的真实起源。在心动过速的起始处或沿着通向突破点的近端路径的消融通常可消除心律失常。

限制　此种标测方式可能检测不到极低振幅的信号，特别是如果球囊导管的中心与心内膜体表之间的距离超过 40 mm，这就降低其识别舒张期信号的精准性；而且，还需要第 2 根导管用于进行标测和消融。另外，采用非接触式标测方法时，需要积极抗凝，并且在将大球囊电极放置在不扩张的心房中时需要特别注意和小心。

多极篮式导管标测

篮式导管包括开放式的导管轴以及可折叠的篮状远端。导管由 64 个电极组成，安装在 8 个可变形的、自动扩张的、等距离的金属分支上。每个分支带有八个环形电极。根据所用篮式导管的尺寸（直径分别为 48 mm 或 60 mm），电极间隔 4 mm 或 5 mm。每个键由字母（从 A 到 H）表示，每个电极用数字标识（从 1 到 8，电极 1 在键上表示远端位置）。篮式导管由高弹性材料构成，以允许导管被动展开并优化与心内膜接触的效果。

技术　首先评价心房大小（通常使用超声心动图），以帮助选择合适尺寸的网篮状电极导管。塌陷的网篮状电极导管在透视引导下通过 11 Fr 长的鞘进入 RA 或 LA；然后扩张导管。电解剖关系由透视确定（分支 A 有一个标记，分支 B 有两个标记，位于篮子导管柄附近）。另外，某些电极记录的电信号（例如瓣环或 HB 电图）有助于识别分支的位置。

从 64 个电极可以记录 64 个单极信号和 32 ～ 56 个双极信号（每个分支上的双极组合分别是 1-2、3-4、5-6、7-8 或 1-2、2-3，直到 7-8 个电极）。重建彩色标记的激动图，然后采用激动标测的概念来确定心动过速的起源点。大多数篮筐电极有起搏的功能，因而能进行激动模式评价、起搏标测和拖带标测。网篮状电极导管记录的电位可用于实时监测激动序列的变化，从而在消融损伤后评估消融的效果。

在网篮状电极导管展开后，再将常规导管放置在标准位置，用于准确标测 AT 点。

限制　电极矩阵不能充分膨胀，因而不可能与整个心房充分接触。另外，该系统不能立即将激动时间与精确解剖位置相联系。此外，仍然需要第二根导管用于额外的标测和消融。网篮状电极导管的使用已经在很大程度上被接触式和非接触式电解剖标测技术所取代。

消融

消融靶点

局灶 AT 的起源点或局灶点是消融的靶点。成功消融靶点部位的双极电图表现为典型的电位碎裂中度至明显的收缩前间隙。成功消融靶点处的平均收缩前间隙，心脏收缩前间期通常 > 30 ms（不同于 MRAT 的舒张中期间期）。然而，成功标测的关键是找到心房激动最早的部位，因为消融成功靶点记录的收缩前间期的变化很大（10 ~ 40 ms，但罕见长达 80 ms）。单极电图呈 "QS" 形态对消融成功部位有较高的预测作用，并可作为双极标测的补充。双极和单极电图记录的局部最早激动电位在时间上应当保持一致（图 11.13）。

起源于肺静脉的局灶 AT 可对罪犯肺静脉进行局部消融或行肺静脉电隔离。后者因潜在致肺静脉狭窄风险而受限，特别是消融 PV 内远端病灶时。

消融技术

对于局灶性 AT 的导管消融，通常使用非盐水灌注、头端为 4 mm 的消融导管。大头或者盐水灌注消融导管有助于消融起源于界嵴的病灶。调节射频能量使消融导管头端温度达到 55 ~ 65℃。局灶房速对成功射频消融的反应应当很快，通常在射频能量发放后的几秒钟内即可消融成功。成功消融的最常见反应是心动过速突然终止。但是，一些患者在 AT 终止前出现一过性的心动过速加快；另有一些患者则表现为心动过速逐渐减慢（图 11.22）。如果心动过速在 10 ~ 20 s 内不受影响，则需停止放电，并且轻微移动导管重新定位后再尝试放电。延长放电时间超过 20 s 而 AT 频率无变化通常表明消融无效。

在 AT 范围内的广泛消融无法终止 AT 时，足够的损伤可能阻止该区域中的激动扩散，从而引起 P 波形态的变化（尽管实际局灶可能没有改变）以及心动过速冲动远离心动过速的局灶，缓慢传导后激动心房心肌。后一种效应可导致局灶处的收缩前电图和 P 波起始之间的间期延长（图 11.23）。

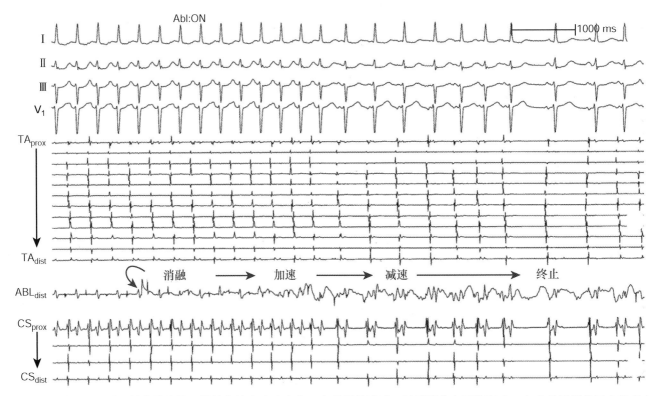

图 11.22　来自二尖瓣环的高前位的局灶性房性心动过速（AT）的导管消融。显示了来自冠状窦（CS）中的导管的四个体表心电图和腔内图记录以及位于三尖瓣环（TA）周围的 20 极 Halo 导管。成功消融部位的放电导致加速几秒钟，然后减慢心动过速，然后终止 AT 并恢复窦性心律。ABL，消融部位；dist，远端；prox，近端

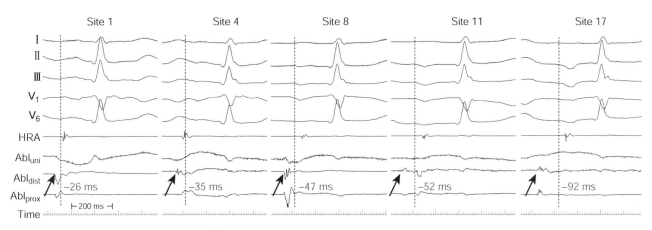

图 11.23　逐渐放电期间局灶性房性心动过速的记录。靶点 2 显示来自高位右心房（HRA）的心动过速，在 P 波发作前 26 ms。在此处放电改变了 P 波形态，如随后的例子所示，右心房右侧部位的逐步消融导致电位到 P 波发作的间隔延长（最多 92 ms）。还要注意双极消融记录的碎裂电位和单极记录的退变。Abl_{dist}，远端消融部位；Abl_{prox}，近端消融部位；Abl_{uni}，单极消融部位

如果 AT 在放电 10 s 后终止或改变频率，则应持续放电 30 ~ 60 s。然而，在一些患者中，如果消融部位稍稍偏离靶点，则表现为 AT 频率加快，而不能终止。此时，心动过速频率常常随着消融继续加快，一旦放电停止，心动过速又回到基础频率。如果此时导管头端能够达到所需要的温度，并且保证贴壁良好，即单极电图显示 ST 段抬高，则可能提示导管接近消融靶点，但不在靶点位置上。如果在只产生 AT 射频增快但不能终止的位点持续消融放电 15 s 后，有可能对 AT 局灶造成一过性损伤，妨碍进一步放电消融，并导致消融后 AT 晚期复发。

心腔内超声能够提供心内膜表面局部的实时图像，对于导管定位、导管尖端与组织良好接触，监测能量传输等方面起到关键作用。心腔内超声尤其适用界嵴起源 AT，帮助多电极导管沿界嵴定位。鉴于界嵴解剖走行的多变性，心腔内超声对于多电极标测导管的精确定位非常必要，并指导标测消融导管沿界嵴的精准标测。

希氏束旁房性心动过速消融

希氏束旁房性心动过速（即最早激动区域位于希氏束区域内的 AT）通常起源于房间隔上部，位于由右心房前上间隔、左心房前上间隔和无冠窦组成的区域内。可能对应于胚性主动脉后结节（右侧纤维三角区结型房室管心肌残迹）[38]。心动过速的心房去极化几乎同时传导至该区域。因此，当标测到 AT 起源于右心房中间隔或前间隔，开始消融房室结或希氏束附近区域时，应考虑继续标测至无冠窦和左心房。（图 11.24 和图 11.25）。尤其是当收缩前间期不是特别早时（即 < 20 ms），单极电图未显示早期 QS 波，

或者当半径为 15 mm 的多个部位具有相似激动时限时[21-22, 39-40]。

多种方法可消融起自 RA 前间隔和希氏束旁的局灶房性心动过速，包括 RA 上间隔（HB 后）、主动脉窦（尤其是无冠窦），或 LA 前间隔（主动脉瓣–二尖瓣连接处）。近期报道已经证实，大多数这些病灶可以于无冠窦内放电消融达到治疗目的。主动脉根部位于中央，无冠窦与 RA 和 LA 之间的上部中隔区域相邻，提供了最佳的"有利位置"，具有优良的导管稳定性和贴靠性，且远离房室结，减小了 AV 阻滞的风险。因此，当无冠窦的激动时间与 RA 间隔处的激动时间相似或稍微延迟（< 10 ms）时，初始消融靶点优选无冠窦。在消融之前，可以考虑冠状动脉造影以显示主动脉窦，或者可在 ICE 的指导下安全有效地完成消融[22-23, 38, 41-43]。

当无冠窦消融失败时，可考虑 LA 的标测，同时注意考虑主动脉–二尖瓣连接部。如果在 LA 中激动较晚（并且无冠窦消融不成功），则可以使用低冷冻能量或射频能量行 RA 房间隔中部消融[38, 41-42]。

消融 AVN 或 HB（位于 Koch 三角内）附近的局灶 AT 需特别小心。一般采用能量滴定法消融，放电功率从 5 W 开始，以后每隔 10 s 递增 5 W，直至达到 40 W 的最大输出功率。另外，优选在 AT 发作期间放电；如果消融过程中 AT 终止，则可以同样的功率继续放电 30 s，然后重复 30 s 或更长时间。如果 40 W 放电 30 s 仍不能终止 AT，则应重新寻找其他位点。AT 终止后，如果出现加速性交界区心律时，应进行超速心房起搏来监测房室传导功能，或者停止放电，重新寻找靶点。

对于邻近房室结或希氏束旁的 AT，消融可能损

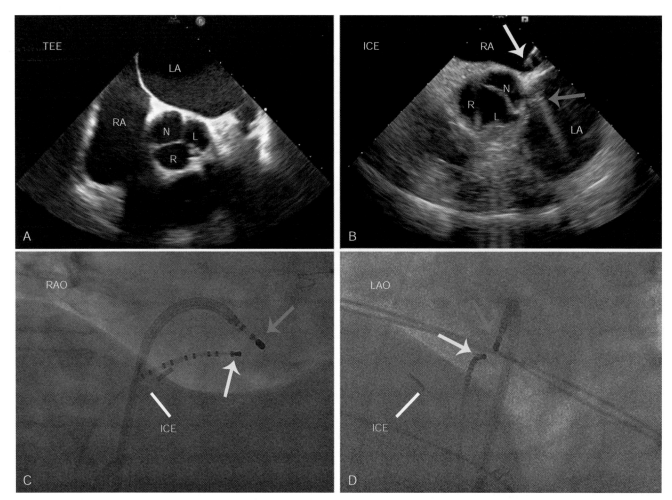

图 11.24 （见书后彩图）右心房（RA）前间隔和希氏束旁区的解剖关系。**A**. 经食管超声心动图（TEE）显示房间隔和主动脉根部和无冠窦相毗邻；**B**. 心腔内超声心动图（ICE）显示位于 His 束区域中的 RA 前间隔（黄色箭头）中的标测导管，以及位于间隔左侧（绿色箭头）的第二根导管。注意无冠窦的位置。（C 和 D）右（RAO）和左（LAO）位于希氏束旁区域（黄色箭头）和左心房的前间隔部分（绿色箭头）的标测导管的前斜视透视图。L，主动脉窦的左窦；R，主动脉窦的右窦

伤房室结和希氏束，应特别小心。为了减少房室阻滞的风险，当出现以下情况时应立即停止放电：①阻抗突然增加（超过 10 Ω 以上）；② PR 间期延长（窦律、心房起搏或房速时）；③出现房室阻滞；④交界性逸搏时出现逆向传导阻滞；⑤出现快速交界区心动过速（心动过速周长小于 350 ms），预示即将发生心脏阻滞。

消融终点

心动过速终止

放电过程中无休止性 AT 突然终止，表明消融成功。但是，将射频消融过程中 AT 终止作为成功消融的唯一标准有可能产生误导，因为，AT 可自行终止或被射频放电引起的房性期前收缩终止，而不是 AT 局灶消融的结果。另外，AT 突然终止也可引起导管由消融靶点移动至其他位置，使得很难在原靶点处继

续放电消融。

心动过速的不可诱导性

如果应用这一点作为可靠的消融终点，则必须在射频消融前仔细评估其可诱发性，即重复诱发 AT 的可行性和最佳方法。如果消融前容易诱发 AT，那么不能诱发 AT 则可作为成功消融的指标。但如果消融前心动过速不能被诱发，或心律失常无意地被机械终止，那么不能诱发就不能作为消融成功的指标。诱发试验应在最后一次或射频消融术后 30 min 再评估。

起搏阈值升高

在消融前的起搏标测期间，若已评估起搏阈值且导管在该部位成功消融后没有移动，则可行重复起搏。起搏阈值升高（至少加倍）可以用作消除靶点激动完整性的标准。如果起搏阈值没有改变，可以考虑

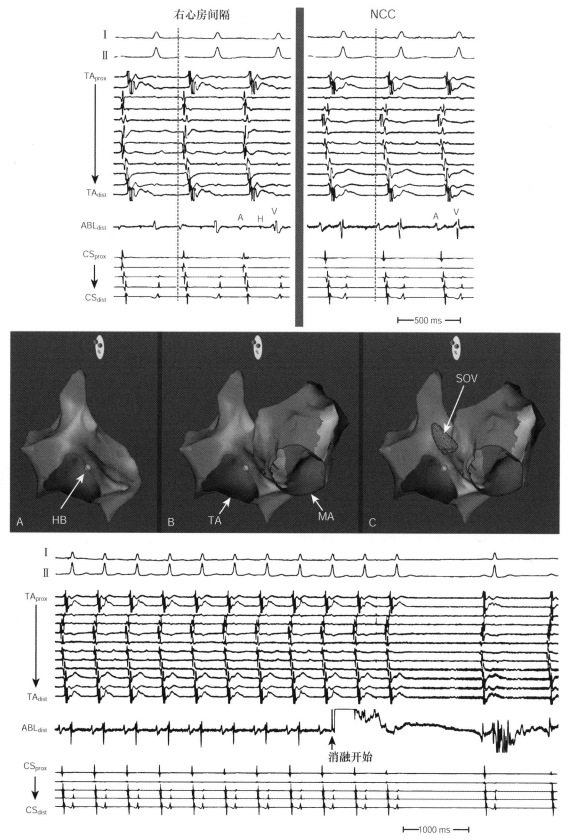

图 11.25 （见书后彩图）无冠窦局灶性房性心动过速（AT）。上图，腔内记录，消融导管位于右心房（RA）前间隔的 His 束（HB）区域（左侧），位于无冠窦右侧。注意在心动过速 P 波开始之前，两个区域的局部激动是预收缩的，但无冠窦的时间早于 HB 区域的时间。中图，在持续 AT 期间使用 CARTO 系统的电解剖激动标测。**A.** 激动标测最初在 RA 中进行，最早的局部激动在 HB 区域；**B.** 激动标测扩展到左心房（LA），其在房间隔的左侧显示出类似的早期激动；**C.** 然后将激动标测扩展到无冠窦，可见最早的局部激动。下图，在无冠窦放电瞬间终止了心动过速。ABL_dist，远端消融；CS_dist，远端冠状窦；CS_prox，近端冠状窦；MA，二尖瓣环；TA_dist，远端三尖瓣环；TA_prox，近端三尖瓣环

在靶点处进行额外的消融，以确保对该区域产生足够的损伤。然而，尚无系统研究证实该标准。

结果

局灶性 AT 射频消融即刻成功率为 69% ～ 100%（平均 91%），并发症发生率为 0 ～ 8%（平均 3%）。复发率为 0 ～ 25%（平均 9%）。AT 机制影响预后。

房室传导阻滞

AV 阻滞可能使源自 AVN 或 HB 附近的房性心动过速的消融复杂化。于 NCC 或 AMC 区域放电可成功消融希氏束旁房性心动过速且发生 AV 阻滞的风险较小。当于 Koch 三角内进行消融时，应采用能量滴定法消融并进行短时间放电，结合超速心房起搏检测 AV 传导，以防发生加速性自主心律；或可行冷冻消融，其 AV 传导的安全范围稍微好一些，而且在右侧和左侧前间隔区域有详细的标测，因为沿着前部和前间隔 LA 以及右侧上部 PV 产生的房性心动过速常常在 HB 区域有最早的 RA 激动，沿着后部 LA 有正常激动模式，如 CS 电极所记录。

膈神经损伤

右侧膈神经在右上 PV 和 SVC 之间沿 RA 侧面的心包顶部和壁层胸膜之间向下延伸。当计划在该区域进行消融时，应在 RF 之前进行高输出（10 mA）起搏[44]。在候选消融部位的膈神经刺激提示需要微调位置，或者以低功率或短时间施加 RF 能量。即使膈神经无法起搏，也应在高风险部位放电期时透视观察同侧膈运动，如果膈偏移减少则应终止放电。另一种方法是将导管定位在 SVC 中的位置，在该位置可以始终捕获膈神经并在消融期间使膈神经起搏。如果膈收缩变得不那么剧烈或停止，应立即停止放电。在放电期间早期识别膈神经损伤，在永久性损伤发作之前立即中断放电与膈神经功能的快速恢复相关。如果损伤了膈神经，则禁止在该心内膜部位继续消融，可以考虑通过盐水灌注、球囊或电极导管放置在心包空间中（通过剑突下方法），从而消融目标部位。

窦房结功能障碍

在窦房结附近的房性心动过速消融期间可出现窦房结功能障碍。由于窦房结复合体的弥散分布，风险通常较低，但需要考虑老年患者或既往存在窦房结功能障碍的患者。

参考文献

1. Saoudi N, et al. Classification of atrial flutter and regular atrial tachycardia according to electrophysiologic mechanism and anatomic bases: a statement from a joint expert group from the Working Group of Arrhythmias of the European Society of Cardiology and the North A. *J Cardiovasc Electrophysiol.* 2001;12:852–866.
2. Scheinman MM, Yang Y, Cheng J. Atrial flutter: part II nomenclature. *Pacing Clin Electrophysiol.* 2004;27:504–506.
3. Roberts-Thomson KC, Kistler PM, Kalman JM. Focal atrial tachycardia I: clinical features, diagnosis, mechanisms, and anatomic location. *Pacing Clin Electrophysiol.* 2006;29:643–652.
4. Chugh A. Adenosine and atrial tachycardia. *Circ Arrhythmia Electrophysiol.* 2016;9:e004449.
5. Hu Y-F, et al. Electrophysiologic characteristics and catheter ablation of focal atrial tachycardia with more than one focus. *Heart Rhythm.* 2009;6:198–203.
6. Medi C, et al. Tachycardia-mediated cardiomyopathy secondary to focal atrial tachycardia: long-term outcome after catheter ablation. *J Am Coll Cardiol.* 2009;53:1791–1797.
7. Kistler PM, et al. P-wave morphology in focal atrial tachycardia: development of an algorithm to predict the anatomic site of origin. *J Am Coll Cardiol.* 2006;48:1010–1017.
8. Kistler PM, et al. Electrophysiological and electrocardiographic characteristics of focal atrial tachycardia originating from the pulmonary veins: acute and long-term outcomes of radiofrequency ablation. *Circulation.* 2003;108:1968–1975.
9. Liu CF, et al. Unifying algorithm for mechanistic diagnosis of atrial tachycardia. *Circ Arrhythm Electrophysiol.* 2016;9:e004028.
10. Page RL, et al. 2015 ACC/AHA/HRS guideline for the management of adult patients with supraventricular tachycardia. *Circulation.* 2016;133: e506–e574.
11. Porter MJ, et al. Influence of age and gender on the mechanism of supraventricular tachycardia. *Heart Rhythm.* 2004;1:393–396.
12. Hillock RJ, Kalman JM, Roberts-Thomson KC, et al. Multiple focal atrial tachycardias in a healthy adult population: characterization and description of successful radiofrequency ablation. *Heart Rhythm.* 2007;4: 435–438.
13. Brown JP, Krummen DE, Feld GK, et al. Using electrocardiographic activation time and diastolic intervals to separate focal from macro-re-entrant atrial tachycardias. *J Am Coll Cardiol.* 2007;49:1965–1973.
14. Wang Y, Cuculich PS, Woodard PK, et al. Focal atrial tachycardia after pulmonary vein isolation: noninvasive mapping with electrocardiographic imaging (ECGI). *Heart Rhythm.* 2007;4:1081–1084.
15. Shah AJ, et al. Validation of novel 3-dimensional electrocardiographic mapping of atrial tachycardias by invasive mapping and ablation: a multicenter study. *J Am Coll Cardiol.* 2013;62:889–897.
16. Huo Y, et al. Diagnosis of atrial tachycardias originating from the lower right atrium: importance of P-wave morphology in the precordial leads V3-V6. *Europace.* 2013;15:570–577.
17. Uhm JS, et al. An electrocardiography algorithm combined with clinical features could localize the origins of focal atrial tachycardias in adjacent structures. *Europace.* 2014;16:1061–1068.
18. Teh AW, Kistler PM, Kalman JM. Using the 12-lead ECG to localize the origin of ventricular and atrial tachycardias: part 1. Focal atrial tachycardia. *J Cardiovasc Electrophysiol.* 2009;20:706–709, quiz 705.
19. Wellens HJ, Josephson ME. A regular narrow QRS tachycardia in a young man. *Heart Rhythm.* 2016;13:812–813.
20. Wong MCG, et al. Left septal atrial tachycardias: electrocardiographic and electrophysiologic characterization of a paraseptal focus. *J Cardiovasc Electrophysiol.* 2013;24:413–418.
21. Iwai S, et al. Electrophysiologic properties of para-Hisian atrial tachycardia. *Heart Rhythm.* 2011;8:1245–1253.
22. Madaffari A, et al. Electrocardiographic and electrophysiological characteristics of atrial tachycardia with early activation close to the His-bundle. *J Cardiovasc Electrophysiol.* 2016;27:175–182.
23. Wang Z, et al. Focal atrial tachycardia surrounding the anterior septum: strategy for mapping and catheter ablation. *Circ Arrhythm Electrophysiol.* 2015;8:575–582.

24. Kistler PM, et al. Focal atrial tachycardia arising from the mitral annulus: electrocardiographic and electrophysiologic characterization. *J Am Coll Cardiol.* 2003;41:2212–2219.

25. Das S, et al. Catheter ablation of peri-AV nodal atrial tachycardia from the noncoronary cusp of the aortic valve. *J Cardiovasc Electrophysiol.* 2008;19:231–237.

26. Medi C, Kalman JM. Prediction of the atrial flutter circuit location from the surface electrocardiogram. *Europace.* 2008;10:786–796.

27. Crawford TC, et al. Utility of atrial and ventricular cycle length variability in determining the mechanism of paroxysmal supraventricular tachycardia. *J Cardiovasc Electrophysiol.* 2007;18:698–703.

28. Maruyama M, et al. The VA relationship after differential atrial overdrive pacing: a novel tool for the diagnosis of atrial tachycardia in the electrophysiologic laboratory. *J Cardiovasc Electrophysiol.* 2007;18:1127–1133.

29. Colombowala IK, et al. Variability in post-pacing intervals predicts global atrial activation pattern during tachycardia. *J Cardiovasc Electrophysiol.* 2008;19:142–147.

30. Vijayaraman P, Lee BP, Kalahasty G, et al. Reanalysis of the 'pseudo A-A-V' response to ventricular entrainment of supraventricular tachycardia: importance of his-bundle timing. *J Cardiovasc Electrophysiol.* 2006;17:25–28.

31. Katritsis DG, Camm AJ. Atrioventricular nodal reentrant tachycardia. *Circulation.* 2010;122:831–840.

32. Long DY, et al. Electroanatomical mapping of the right atrium during atrial tachycardia originating from right superior pulmonary vein: additional insights on differential diagnosis. *Pacing Clin Electrophysiol.* 2015;38:91–98.

33. Chang K-C, Chen J-Y, Lin Y-C, et al. Usefulness of interatrial conduction time to distinguish between focal atrial tachyarrhythmias originating from the superior vena cava and the right superior pulmonary vein. *J Cardiovasc Electrophysiol.* 2008;19:1231–1235.

34. Hayashi K, et al. Pace mapping for the identification of focal atrial tachycardia origin. *Circ Arrhythm Electrophysiol.* 2016;9:e003930.

35. Mohamed U, et al. A novel pacing maneuver to localize focal atrial tachycardia. *J Cardiovasc Electrophysiol.* 2007;18:1–6.

36. Okubo K, et al. Rapid mapping of right atrial tachycardia using a new multielectrode basket catheter. *J Cardiovasc Electrophysiol.* 2016;27:73–79.

37. Wetzel U, et al. A stepwise mapping approach for localization and ablation of ectopic right, left, and septal atrial foci using electroanatomic mapping. *Eur Heart J.* 2002;23:1387–1393.

38. Pap R, et al. Should the aortic root be the preferred route for ablation of focal atrial tachycardia around the AV node? Support from intracardiac echocardiography. *JACC Clin Electrophysiol.* 2016;2:193–199.

39. Yang J-D, et al. Focal atrial tachycardias from the parahisian region: strategies for mapping and catheter ablation. *Heart Rhythm.* 2017;14:1344–1350.

40. Lyan E, et al. Comparison of strategies for catheter ablation of focal atrial tachycardia originating near the His bundle region. *Heart Rhythm.* 2016;14:998–1005.

41. Tada H. Catheter ablation of tachyarrhythmias from the aortic sinuses of Valsalva. *Circ J.* 2012;76:791–800.

42. Markowitz SM. What is the optimal approach to ablation of para-hisian atrial tachycardias? *JACC Clin Electrophysiol.* 2016;2:200–202.

43. Tovia-brodie O, Rosso R, Belhassen B. Atrial tachycardia originating in the vicinity of the noncoronary sinus of Valsalva : report of a series including the first case of ablation-related complete. *Pacing Clin Electrophysiol.* 2016;39:1165–1173.

44. Johnsrude C. Cryoablation of focal tachycardia originating from the right atrial free wall during upstream phrenic pacing to avoid phrenic nerve injury. *Pacing Clin Electrophysiol.* 2015;38:120–128.

12

典型心房扑动

李蕾 译 王泽峰 刘书旺 校

目录

广义的器质性房性心动过速（简称房速）包括局灶或大折返两类。局灶性房速起源于局部一位点，呈现离心性激动模式，具备自律性，触发活动和微折返机制。大折返房速由围绕着中心阻滞部位的较大折返环所致。根据三尖瓣环峡部（cavotricuspid isthmus，CTI）是否为折返环的关键因素，大折返房速分为三尖瓣环峡部依赖型和非三尖瓣环峡部依赖两类（表11.1）。其中，三尖瓣环峡部依赖型包括典型心房扑动（简称房扑）、低位襻折返和峡部内折返[1]。

术语"房扑"通常指心电图上持续的扑动波型。无论房扑周长如何，至少有一个导联的等电位线消失。"典型房扑"专指围绕三尖瓣环顺钟向或逆钟向旋转的大折返环，而三尖瓣环峡部是折返环的关键部位。"不典型房扑"仅仅作为一类房速的描述性术语，该类房速的心电图显示持续性心房波，从而有别于典型房扑。然而，"不典型房扑"这一术语引起了不必要的混淆，首先要阐述心房解剖相关的房速折返环的作用机制[1-2]。

病理生理

右心房解剖

右心房心内膜由许多孔和胚胎残余物组成，构成一个不规则的复杂心内膜面。右心房心内膜在结构上分为三个不同的解剖区域；每个区域都是胚胎发育的残余。光滑的后壁源于胚胎静脉窦，汇集了上腔静脉（SVC）、下腔静脉（IVC）和冠状窦（CS）的血流。它还包括卵圆窝、窦房结和房室结。肌小梁相关的前外侧部分，源于"真正的"胚胎期右心房，由纵横交错的肌束形成嵴，呈"梳齿"状排列。它包含右心耳和游离壁。房间隔主要来源于胚胎原中隔和继发中隔。

上腔静脉经右心耳基底部和房间隔上缘之间汇入右心房顶部，下腔静脉沿着房间隔下缘进入右心房后外侧部分。下腔静脉的开口由纤维状或纤维肌性的半月瓣保护，即下腔静脉瓣（又称欧氏瓣）。冠状窦汇入右心房下半部分，毗邻室间隔下缘，相对于 IVC 开口更靠前侧和内侧，紧邻三尖瓣环。通常，冠状窦口由一个半月瓣保护，即冠状静脉瓣。卵圆窝则位于房间隔下三分之一处[3-4]。

光滑的右心房后壁与前外侧肌小梁以侧壁界嵴和下部的欧氏嵴为界。窦房结所在的界嵴是心外膜面与心腔内界嵴相对应的一个微槽。界嵴是一组大致呈类似"C"形的肌性隆起，起源于高位间隔、前壁走行至上腔静脉口上方，再延伸至右心房后侧壁。界嵴下部向前延伸至下腔静脉口。界嵴的大小和厚度各异，偶尔也呈宽而平坦的菲薄结构，但多数仍代表了嵴部的起始。当嵴部抵达下腔静脉区域，与欧氏瓣和欧氏嵴相延续。

作为胚胎窦静脉瓣的残留，欧氏瓣呈现为沿下腔静脉口分布的瓣叶结构，其厚度和活动程度各异。该瓣叶延续为嵴的上部（欧氏嵴），沿右心房底部上行至冠状窦口，参与组成冠状静脉瓣，形成 Todaro 腱；再继续向上延伸至房间隔，构成卵圆窝的下缘[3-4]。Todaro 腱是一条纤细的腱索，延伸至欧氏嵴游离边缘，进一步形成中央纤维体。Todaro 腱插入中央纤维体的部位，标志着位于 Koch 三角顶点的致密房室结[4]。

三尖瓣环位于右心房前壁。尽管走行存在个体差异，其下半部分位于欧氏瓣前方 1～4 cm。三尖瓣环峡部是右心房的一部分，由下腔静脉口、后面的欧氏嵴和前面的三尖瓣组成。三尖瓣环峡部自前侧至后中部走行，由低右心房的前壁到达间隔。三尖瓣环峡部属于右心房的肌小梁部分，其表面非常粗糙。它的宽度和肌肉厚度不一：宽几毫米到超过 3 cm，厚度超过 1 cm。三尖瓣环峡部从内侧到外侧逐渐变宽，中心部分最薄。24% 的患者可见厚度超过 4 mm 的欧氏嵴。24% 的患者可见厚欧氏嵴（大于 4 mm）。欧氏嵴（通常由部分或大部分纤维组织组成）属于三尖瓣环峡部的上部。三尖瓣环与欧氏嵴之间的区域，被称作"欧氏嵴下峡部"；而欧氏嵴的下降支则通向右心房和下腔静脉交界处。梳状肌从界嵴向外展开，并在不同距离到达三尖瓣环峡部，但通常只保留心房肌到三尖瓣的肌束。三尖瓣环峡部的平滑部分称之为前庭部。梳状肌在三尖瓣环峡部外侧更明显，但其分支延伸向冠状窦口时逐渐变薄。在正常心脏中，三尖瓣环峡部的解剖结构可以是平坦的、丘陵状的（从突出的欧氏嵴和梳状肌）、凹面的，或呈袋状凹陷[5-6]。有时三尖瓣环峡部有一个凹陷（又称欧氏嵴下凹陷或 Keith 窦），恰好位于冠状窦口侧面，该凹陷可能很深[4, 7]。

典型心房扑动的折返环

典型房扑是最常见的大折返性房性心动过速。大折返环的定义来源于解剖屏障，包括三尖瓣环、界嵴、下腔静脉口、欧氏嵴，冠状窦口等，可能卵圆窝也参与其中。然而，功能性或解剖性的传导阻滞线必须为扑动折返环提供足够的路径长度，一直到三尖瓣环构成了心动过速折返环的前缘。然而，后缘更为复杂，尚未明确界定。后缘与前缘的距离不等，距离欧氏嵴（三尖瓣环峡部）最近，而距离右心房前壁最远[4, 7-8]。

三尖瓣环峡部为扑动折返环提供了相对缓慢的传导保护区。最慢传导区域可能位于年轻患者的三尖瓣环峡部侧面，而老年患者则位于三尖瓣环峡部的中间部分[9]。窦律下起搏时，典型房扑患者的三尖瓣环峡部传导速度较无房扑病史者慢[5]。相对于房间隔上部和右心房游离壁三尖瓣环峡部传导速度较慢的机制尚未明确，但可能与各向异性纤维传导相关。随着年龄增长或心房扩张，细胞间纤维化会改变缝隙连接的密度，并通过三尖瓣环峡部的小梁形成不均匀的各向异性传导[7, 10]。

上、下腔静脉与右心房游离壁连接处形成一条阻滞线，是典型房扑发生的关键。这条阻滞线充当关键的外侧边界，阻碍扑动波阵形成短折返环；从而使折返波进入"不应期尾部"，进而消失。这条阻滞线通常是功能性的，但可能固定不变。在右心房前游离壁和腔静脉之间形成的阻滞线，则可以使扑动波在正常心房内传导。这就解释了房扑通常不在房性早搏或心房快速起搏之后即刻发作，反而继发于转变节律（如房颤）的不同阶段，这一现象有助于诱导腔静脉之间的功能性阻滞线。当存在一个固定的（即解剖的）腔静脉内阻滞线（如先天性心脏病手术修复后的心房切开瘢痕）时，先前发作的房颤并非房扑发生的必要条件[11]。

界嵴在典型房扑中发挥着重要的功能性屏障作用。在窦性心律和起搏过程中，能观察到经界嵴的传导延迟和频率相关的横向阻滞。典型房扑中记录到双电位和碎裂电位，证明界嵴作为侧边界形成了沿其走行的横向传导阻滞。界嵴的结构特征影响着横向传导；界嵴的陡坡和树枝状结构被认为是其横向传导阻滞的几何因素。与对照组相比，典型房扑更容易生在较厚且连续的界嵴，在起搏周长（pacing cycle lengths，PCL）较长时，更易于表现出界嵴的传导阻滞。同样，在房扑或快速起搏过程中，界嵴后部区域（光滑的右心房后壁）也显示出功能性横向传导阻滞[10-12]。

典型房扑的激活波阵的宽度变化极大，由参与折返环路任意两部分前后边界之间的距离而决定。它在三尖瓣环峡部下方非常狭窄，向上移动逐渐变宽。折返环上部的实质性变化是由于前、后边界和解剖屏障之间的距离过大，以及后边界完整性的变化。新近研究表明，后阻滞线沿右心房后内侧壁走行，位于界嵴后方、后内侧右心房壁、终末嵴的后面。尽管激活序列相对一致，但激动折返环（由拖带标测确定）是多变的。最常见的是，折返波阵面并非围绕三尖瓣环，而是沿着任意有效的快速传导节段，斜着走行在远离三尖瓣环的前后边界之间。因此，右心房的重要部分，包括三尖瓣环周围区域，通常是被动激活的。在多数病例中，折返环路的上部位于右心耳之后、线附近或折返环后缘，或其分支围绕上腔静脉或右心耳，后边界可以完全或部分延伸至上、下腔静脉之间[8, 13-14]。

典型房扑有两种类型：逆钟向型和顺钟向型折返。在逆钟向折返型房扑（左前斜位，从三尖瓣环心室侧观察折返呈"逆钟向"），激动波阵自三尖瓣环间隔侧自下而上向界嵴方向扩布，并从右心房侧壁自上而下传导至三尖瓣环侧壁，最后通过峡部，完成经三尖瓣环峡部的传导。在顺钟向折返型房扑（亦称为"反向典型"房扑）中，电激动的扩布方向

与逆钟向折返型房扑相反（图 12.1）。在这两种典型房扑中，折返环完全局限在右心房内。左心房（LA）激动的发生作为旁观者，右心房激动经间隔传导至冠状窦-左心房连接处下部、Bachmann 束，和（或）卵圆窝。

逆钟向折返是典型房扑最常见的形式。尽管程序刺激容易诱发房扑，但仅在 10% 的临床病例中观察到顺钟向折返型房扑。临床单纯表现为逆钟向折返型房扑的患者中，电生理检查可在 50% 的患者中诱发出顺钟向折返型房扑。逆钟向折返型房扑高达90% 的临床发病率，可能与三尖瓣环峡部近房间隔区域的传导安全系数较低有关。此外，冠状窦口快速心房起搏更易于诱发逆钟向折返型房扑。相反，顺钟向折返型房扑更可能由右心房低侧壁起搏诱发。这些观察结果可能与三尖瓣环峡部传导的各向异性特性和频率依赖性传导延迟，以及诱发心动过速所需的单向传导阻滞有关，上述因素均可能受刺激部位的影响。

逆钟向折返型房扑

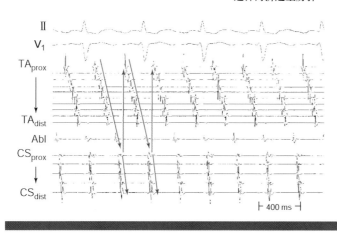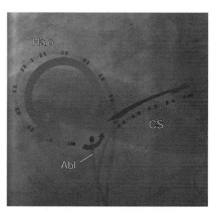

顺钟向折返型房扑

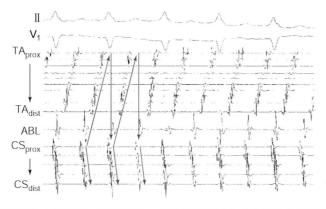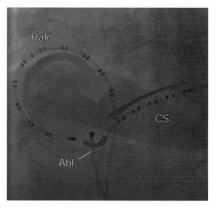

图 12.1　房扑时心内膜激动。记录了同一个患者的逆钟向（上图）和顺钟向（下图）典型房扑。左前斜位透视显示了心动过速时的导管位置和波阵面的激活。消融导管放置在三尖瓣环峡部，Halo 导管放置在三尖瓣环，远端在三尖瓣环峡部侧面。CS，冠状静脉窦；CS_{dist}，冠状静脉窦远端；CS_{prox}，冠状静脉窦近端；TA_{dist}，三尖瓣远端；TA_{prox}，三尖瓣环近端

心房扑动与心房颤动的相互关系

尽管房颤和典型房扑经常并存，但两种心律失常之间的病理生理相互关系仍不确定。临床上超过三分之一的房颤都合并房扑。房颤通常先于房扑发生，而且房扑成功消融后也可能发生房颤。两种心律失常存在相似的危险因素，包括年龄、高血压、心力衰竭、睡眠呼吸暂停和慢性肺疾病。房颤引起的心房电重构和结构重构也可能促进房扑的发生，反之亦然。有证据表明房颤在典型房扑的发生中发挥重要作用。至少一部分房扑可能蜕变为房颤（图 12.2）。周长（CL）足够短的房扑可能引起纤维传导，表现为临床房颤[11, 15-16]。

多项研究表明，在绝大多数诱导或自发房扑的病例中，先前发生的房颤对房扑形成是必要的（图 12.3）。因为房颤期间，上、下腔静脉之间形成关键的侧边界（即一条功能阻滞线）是房扑发作必需的。因此，如果没有先前发作的房颤，很难触发房扑[17]。因此，新近研究提示肺静脉（PV）触发典型房扑的结论并不意外。肺静脉触发房颤转换期，一旦形成扑动折返环所需的关键性功能阻滞线，房扑随即发生。如果没有形成功能边界，房颤将持续或自发转复为窦性心律。通常情况下，使用抗心律失常药物治疗（尤其是 IC 类药物）有助于将房颤转化为房扑，可能是通过改变心房基质，有助于形成既往未用药时无法形成的腔静脉间阻滞线[17]。

在最初出现孤立性典型房扑患者中，房颤的发生率非常高，大约是一般人群的 25 倍，甚至在导管消融术消除房颤之后。房扑消融后，这些患者中有高达 82% 的患者会发生房颤[18]。因此，房扑通常是心房电疾病的早期标志，并经常发展为房颤。对于大多数患者，单纯的三尖瓣环峡部消融阻断扑动折返环，并不能消除潜在触发房扑的房颤。三尖瓣环峡部消融后，心房仍易受肺静脉触发的影响，而继续诱发房颤发作。在 AFL 成功消融后，由于三尖瓣环峡部（房扑的消融目标）不再是房扑折返环的关键组成部分，因此房扑波阵不能再"重组"为典型房扑，此时，AF 要么继续发作，要么终止。然而，房颤常常只是临床表现。事实上，房颤可能已经存在于许多假定为"孤立性"房扑的患者中，但由于房颤波阵面优先形成扑动，因此没有临床记录。强化连续心脏监测经常证实许多疑似孤立性房扑患者额外合并房颤[19]。

另一方面，在同时合并房颤和房扑的患者中，成功消除房颤可防止房颤和房扑复发。单纯肺静脉隔离与联合消融策略（肺静脉隔离联合三尖瓣环峡部消融）同样有效，比单纯三尖瓣环峡部消融更有效，可以长期预防两种心律失常复发[20]。即使在出现孤立性房扑且无房颤病史的患者中，肺静脉隔离（无三尖瓣环峡部消融）也可以防止房扑复发[21]。

总之，数据表明房颤发作可能是典型房扑患者的主要电紊乱。在易感个体中，这些刺激诱发更稳定的

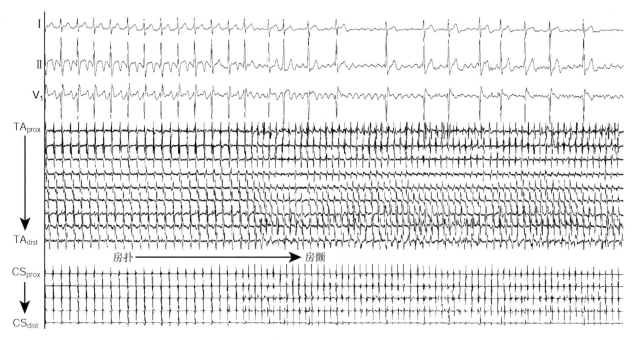

图 12.2　典型房扑转化成房颤。体表心电图和心内记录显示，逆钟向典型房扑自发转复为房颤。与房颤期相比，因为房扑期间更慢更规律的心房率（冠状静脉窦和三尖瓣环的记录），心室响应更快（2：1 的房室传导）。CS$_{dist}$，冠状静脉窦远端；CS$_{prox}$，冠状静脉窦近端；TA$_{dist}$，三尖瓣远端；TA$_{prox}$，三尖瓣环近端

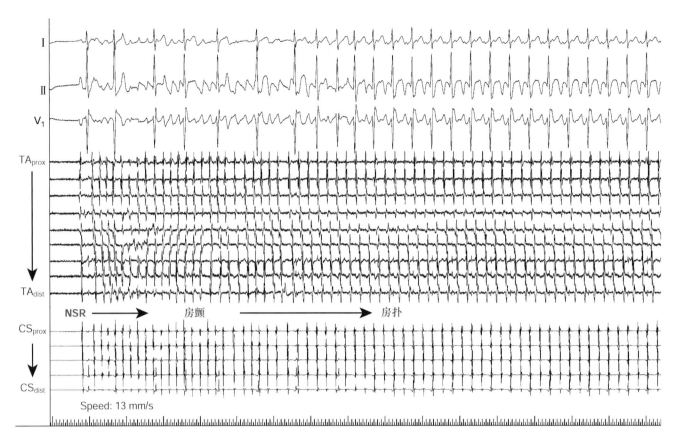

图 12.3 **房颤转化为典型房扑**。体表心电图和心内记录显示正常窦性心律（NSR，左侧）之后是诱发房颤的早期耦合的房性早搏（表现为体表心电图、冠状静脉窦和三尖瓣环周围心房活动紊乱），很快自发转化为典型逆钟向房扑。CS$_{dist}$，冠状静脉窦远端；CS$_{prox}$，冠状静脉窦近端；TA$_{dist}$，三尖瓣远端；TA$_{prox}$，三尖瓣环近端

大折返型心律失常（典型房扑）。三尖瓣环峡部消融根除扑动基质后，相同的肺静脉触发表现为房颤。肺静脉隔离能潜在性控制两种心律失常，包括单纯房扑以及房扑合并房颤的患者[15, 18, 22]。

双波折返

一个典型的房扑折返环具备较大的激动间期，适时的心房期前刺激使得第二个激动能够进入折返环，从而两个波阵面同时进入折返环路。这种类型的房扑被称为"双波折返"。

双波折返表现为心动过速频率加速，但体表心电图的波形和心内刺激顺序一致。可以通过三尖瓣环高位和低位同步激动来识别，所有激动都是顺序出现的。这种心律很少持续几次以上，难以触发房颤。由于三尖瓣环峡部仍是折返环路的一个必要组成部分，所以双波折返适合三尖瓣环峡部消融。

流行病学与自然史

据估计，美国房扑的总发病率为 88/100 000 人

年。在 80 岁以上的人群中，AFL 的患病率随着年龄的增长而增加，接近每 100 000 人中有 600 人。AFL 约占室上性心律失常的 15%。尽管在临床实践中，AFL 似乎不如阵发性室上性心动过速常见，但基于人群的数据显示，在一般人群中，AFL 首次被诊断的频率是一般人群的两倍以上。调整年龄后，男性的 AFL 发病率是女性的 2 ~ 3 倍。

阵发性房扑可发生在无明显结构性心脏病的患者中，而慢性 AFL 通常与潜在的心脏病有关，如瓣膜病、缺血性心脏病或心脏病。罹患 AFL 的风险最高的是男性、老年人和先前患有心力衰竭或慢性阻塞性肺病的人。在大约 60% 的患者中，AFL 是急性疾病过程的一部分，如急性心包炎、慢性肺病急性加重、急性肺炎、甲状腺毒症、酒精中毒、心脏或肺手术后，或急性心肌梗死期间。

典型心房颤动的自然史常与心房颤动有关，典型心房颤动与心房颤动常并存。大多数（75%）的 AFL 患者在出现时也记录了房颤。成功的 CTI 消融治疗 AFL 似乎不能改善进展为房颤的自然史，即使在 AFL 是唯一临床心律失常的患者中也是如此。高达

82% 的患者发生房颤；这些患者主要在房颤消融后的第一年发生房颤[15, 18, 22]。

临床表现

房扑患者可能完全无症状，或者表现为一系列症状：心悸、轻微头痛、乏力、活动耐力下降，或呼吸困难，在易感人群甚至出现急性肺水肿或急性冠脉综合征。

临床表现主要取决于房扑发作时的心室率、是否合并结构性心脏病，以及潜在的心功能状态。快速心室率和有效心房收缩的丧失对血流动力学有显著影响，尤其在收缩或舒张性心力衰竭患者中。此外，长期快速心室率的房扑可导致心动过速介导的心肌病和心力衰竭（简称心衰）。事实上，一些患者在出现血栓栓塞事件或继发于心动过速心肌病的心衰之前并无症状。25% ～ 35% 的房颤患者合并房扑，这部分患者心室率更快，因此症状更重。

初步评估

临床症状通常不利于区分典型房扑和其他房性心律失常。自发症状期间，心电图、动态心脏监护仪或心脏植入式电子设备（循环记录器、起搏器、除颤器）上记录的心律失常对于确定诊断很重要。12 导联心电图诊断典型房扑通常是准确的，但有时也会误导（见下文）。

初步评估包括确定心肺稳定性、症状发作及其严重程度、血栓栓塞与出血风险以及触发房扑的潜在基质。超声心动图是评价结构性心脏病的必要手段。针对心绞痛、心力衰竭，或冠状动脉疾病的高风险患者，有必要进行缺血性心脏病的评估。额外的实验室评估通常包括血清电解质、血细胞计数、肾和肝功能以及甲状腺功能。

管理原则

房扑的管理旨在识别和治疗导致心律失常的潜在原因，包括缓解症状、提高生活质量、降低房扑相关的心血管发病率和死亡率。此外，不同于房扑，治疗房扑是一个可实现的治疗目标。

AFL 治疗中必须强调四个主要问题：①心室率控制；②恢复正常的窦性心律；③维持窦性心律；以及④预防系统性栓塞（图 12.4 和图 12.5）[23]。

节律控制

控制心室率对于维持房扑的血流动力学稳定、改善症状和功能、预防心动过速介导的心肌病具有重要

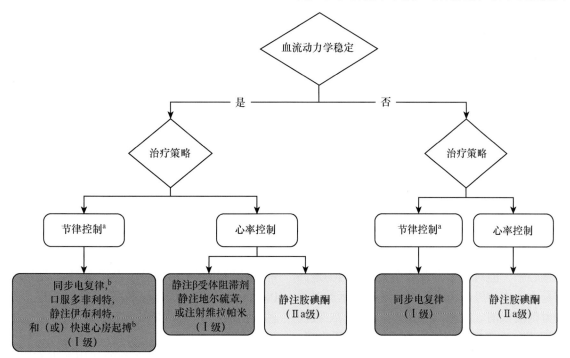

图 12.4 房扑的急性治疗。药物按字母顺序列出。[a] 必须按指南要求进行抗凝治疗。[b] 对于节律自发的中断或复发，不宜进行同步电复律或快速心房起搏。（From Page RL，Joglar JA，Caldwell MA，et al. 2015 ACC/AHA/HRS guideline for the management of adult patients with supraventricular tachycardia：a report of the American College of Cardiology/American Heart Association Task Force on Clinical Practice Guidelines and the Heart Rhythm Society. J Am Coll Cardiol. 2016；67：e27-e115. ）

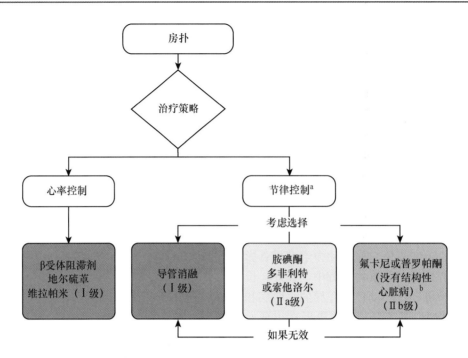

图 12.5　房扑的持续治疗。药物按字母顺序列出。ᵃ 确保充分的抗凝，或转复前经食道超声心动图排除左心房血栓。ᵇ 应联合房室结阻滞剂以减少房扑时 1 : 1 传导的风险。SHD，结构性心脏病（包括缺血性心脏病）（From Page RL，Joglar JA，Caldwell MA，et al. 2015 ACC/AHA/HRS guideline for the management of adult patients with supraventricular tachycardia：a report of the American College of Cardiology/American Heart Association Task Force on Clinical Practice Guidelines and the Heart Rhythm Society. Circulation. 2016；133：e506-e574., with permission.）

意义。是否应用口服或静脉注射（IV）房室结阻滞剂来控制心率，取决于症状的严重程度和心动过速导致的血流动力学障碍程度。值得注意的是，与房颤患者比较，典型房颤患者的心室率极难控制，因为心房率较慢且更规则（图 12.2）。因此，控制临床症状通常需要心脏复律[24]。

β 受体阻滞剂或非二氢吡啶钙通道阻滞剂（维拉帕米和地尔硫䓬）是控制心率的首选药物，似乎具有同等疗效。对于急性失代偿性心力衰竭患者，应谨慎使用这些药物。心肌病和缺血性心脏病患者，及其术后的首选药物是 β 受体阻滞剂。维拉帕米和地尔硫䓬是伴有反应性气道疾病患者的首选药物[23]。

地高辛疗效欠佳，且需要较长时间来实现心率控制。但如果 β 受体阻滞剂和钙通道阻滞剂失效或有不可耐受的副作用，则可考虑使用地高辛。地高辛能降低静息心率，但对卧床患者几乎无效，因为地高辛的作用是由迷走神经张力增强而介导的，运动时迷走神经张力则被抵消。因此，地高辛是传统的二线药物，通常用于久坐患者，或心力衰竭或低血压患者。然而，最近系统回顾和荟萃分析发现，无论是否合并心力衰竭，服用地高辛的房颤患者死亡风险更高。部分研究显示，房颤能抵消地高辛降低心力衰竭住院率

的效果。因此，不建议长期服用地高辛[24-28]。

当其他房室结阻断剂不成功或不能耐受时，可考虑使用胺碘酮控制心率。静脉注射胺碘酮有助于急性控制心室率，对急性病患者或急性失代偿性心力衰竭或严重血流动力学障碍的患者具有特殊价值。由于胺碘酮终止房扑的可能性非常小，因此应考虑体外电复律的抗凝策略（稍后讨论），具体取决于患者的风险 / 收获状况。考虑到胺碘酮的潜在毒性，不建议将其长期用于速率控制[23]。

对于房扑和室性早搏引起快速心室反应的患者，建议立即进行直流电复律，尤其是出现血流动力学障碍时。血流动力学稳定的患者可以考虑静脉注射普鲁卡因胺或伊布利特来转复窦性心律，或降低心室率。重要的是，优先减慢房室结传导而不影响房室旁道顽固性的药物（如维拉帕米、地尔硫䓬、腺苷、口服或静脉注射地高辛和静脉注射胺碘酮）可以加速 Wolff-Parkinson-White 综合征高危患者的心室率，并可能诱发血流动力学障碍和心室颤动（VF）。与静脉给药不同，长期口服胺碘酮治疗可减缓或阻断旁路（BT）传导。关于 β 受体阻滞剂的使用数据有限；然而在这种情况下，理论上这些药物具有类似的潜在风险，应谨慎使用[29]。

转复窦性心律

房扑患者中，恢复和维持正常窦性心律的治疗策略优于心率控制。消除房扑有助于缓解症状、改善功能状态和生活质量，降低系统性血栓栓塞风险以及预防心动过速介导的心肌病。此外，改善心房重构可能有助于降低未来发生房颤的风险。因此，心率控制策略适用于存在抗凝禁忌、心房内血栓或功能状态极差且合并多重疾病的患者，而这些患者的心律控制风险大于获益。风险与房颤相关[23]。

有几种方法可以终止房扑，包括外部直流电复律、抗心律失常药物、心房超速起搏和导管消融术。尝试心脏复律的时间取决于房扑持续时间、患者症状的严重程度、心率控制的充分性和血栓栓塞的风险。对于因房扑（低血压、急性心力衰竭、心肌缺血）或室性早搏而导致快心室率和血流动力学障碍的患者，建议立即进行心脏复律。病情稳定而有症状的持续性房扑患者也可以考虑心脏复律以恢复正常窦性心律，特别是心室率控制仍然不理想时。对于心率控制适当且症状轻微的稳定患者，如果及时进行导管消融术，可以推迟到手术时转复窦律。

围复律期抗凝

尽管房扑时心房节律规整且心房收缩明显保留，但血栓栓塞风险与房颤几乎没有差别。对于持续时间超过48小时或持续时间未知的稳定房扑患者，任何心脏复律模式（电复律、药物复律、起搏或消融）都应延迟，直至患者在适当水平下抗凝3～4周或经食管超声心动图（TEE）排除心房血栓。对于血栓风险高的患者（如严重瓣膜病或先天性心脏病、既往血栓栓塞事件、严重心肌病），即使AFL持续时间小于48小时，也可以考虑进行TEE[23]。

如果心脏复律的紧迫性（由于症状严重或血液动力学不稳定）妨碍了TEE，则应在心脏复律的同时，最好在复律之前，尽快给予治疗剂量的低分子量肝素或普通肝素。

电复律

房扑的体外直流电复律成功率超过95%，与房颤相比，通常以相对较低的能量（即5～50焦耳）即可实现。一般来说，电复律优于药物复律，因为电复律效能更高，而且致心律失常风险较小。但是它需要镇静或麻醉，并且禁止用于洋地黄毒性或低钾血症患者[23]。

心房超速起搏

心房超速起搏可以终止大约82%的房扑（55%～

100%），尤其对服用抗心律失常药物的患者有效。超速起搏特别适用于已有心房起搏导线的患者（作为永久性起搏器或除颤器的一部分，或心脏外科手术后的心外膜临时起搏导线）。在这些患者中，超速心房起搏可能比电复律更可取，因为无须镇静。当禁忌电复律时（如洋地黄中毒时），或当镇静剂不可行时，可考虑植入临时起搏线用于超速起搏，终止房扑。另一方面，因为需要镇静和食管插管，而且效果比电复律差得多，所以很少使用经食管道心房起搏[23]。

心房超速起搏的起始频率比房扑频率快5%～10%，持续15秒或更长时间。随着房颤的发展，在恢复正常窦律之前，超速起搏会以逐渐加快的速度重复进行。当单纯的心房超速起搏失败时，心房高频（50赫兹）刺激或心房外刺激的超速起搏是有效的。心房起搏的一个潜在缺点是房扑可能转化为房颤；即使如此，诱发房颤可能与更好的心室率控制和更少的症状相关，并可能随后自动恢复为正常窦性心律[23]。

药物心脏复律

房扑的药物复律效果通常比电复律差，并具有潜在的致心律失常风险。但当没有镇静剂或耐受性不好，或根据患者偏好决定时，电复律可作为一种选择。

伊布利特和多非他利是最有效的房扑复律药物。其他抗心律失常药，包括索他洛尔、胺碘酮、ⅠA类（如普鲁卡因胺）或ⅠC类（如普罗帕酮）疗效有限。房室结阻断剂（β受体阻滞剂、地高辛和钙通道阻滞剂）通常对正常窦律的恢复无效[23]。

静脉注射伊布利特是复律的首选药物，它可以终止38%～76%的房扑病例（通常在30分钟内），而与心律失常的持续时间无关。伊布利特的疗效显著高于静脉注射普鲁卡因胺（76%比14%）、静脉注射索他洛尔（70%比19%）、静脉注射胺碘酮（87%比29%）。然而，伊布利特的持续性多形性室性心动过速（VT）发生率是1.2%～1.7%，而非持续性室性心动过速（VT）的发生率是1.8%～6.7%，而且在左心室射血分数（LVEF）降低的患者中更易发生。无论是否终止房扑，应用伊布利特后室速的风险都会持续6或8小时；因此，如果这段时间内无法给予持续心电监护来观察心律，则禁止在急诊室使用伊布利特。提前给予镁剂不仅可以提高复律效果，还可以降低尖端扭转性室速的风险[23]。

口服多非他利对房扑的转复率（70%～80%）也比房颤有效。大多数患者36小时内可转复为正常窦性心律。然而，服多非他利可能有致心律失常作用，治疗起始需要至少72小时的持续心电监护。在美国无法获得的静脉注射多非他利，似乎对房扑转复也有效，且其疗效明显高于静脉注射胺碘酮（75% 比 10%）[23]。

由于疗效有限和致心律失常的相关风险，药物复律通常是为选定的患者保留的，尤其是因镇静药物禁忌而电复律不可行时。此外，当计划长期使用抗心律失常药物来维持正常窦性心律时，在电复律之前进行药物治疗是有益的，因为它可以帮助一部分患者恢复正常窦性心律，减少电复律的需要。而在其他情况下，可以潜在提高电复律的效果。此外，在成功复律后有助于维持正常窦性心律，如果出现副作用会妨碍药物的长期使用，则可以在进行电复律前停药，并尝试换用其他不同类的药物。

重要的是，在使用ⅠA类（普鲁卡因胺和丙吡胺）或ⅠC类药物（普罗帕酮和氟卡尼）之前，应使用房室结阻断剂（如 β 受体阻滞剂、地尔硫䓬和维拉帕米）进行充分的心率控制，这可能会减慢扑动频率，从而有利于1∶1的房室传导和反常的更快心室率。

导管消融

导管消融是房扑的最好治疗方法。对于无须紧急复律的稳定患者来说，它是恢复正常窦性心律的合理选择，可以等待术中复律。事实上，手术时发作心律失常有助于建立可靠的临床心律失常诊断和机制判定，还可以通过程序刺激，对可能诱发出的无临床意义的其他心律失常进行鉴别。

窦性心律的维持

当房扑作为急性病的一部分发生时，如甲状腺功能亢进、急性心肌梗死、肺栓塞或心脏外科术后，通常不需要在恢复窦性心律后长期治疗心律失常。对于无潜在可逆疾病的患者，初始恢复正常窦性心律后心律失常复发的风险很高，因此应考虑维持正常窦律的治疗策略。当需要长期节律控制时，导管消融优于抗心律失常药物，是大多数患者的首选策略。

导管消融

对于大多数有症状或复发的典型房扑患者，无论是阵发性还是持续性，导管消融术都被推荐为一线治疗。消融术的长期成功率高（单次手术为92%，多次手术为97%），而且严重并发症的风险低（0.4%）。除了改善症状和生活质量外，成功消融还能治愈心律失常，降低血栓栓塞风险，并有可能无须长期抗凝和抗心律失常药物治疗[23]。

抗心律失常药物治疗

目前的药物治疗往往无法完全维持正常窦性心律。与多非他利相关的1年平均复发率超过35%，而氟利卡因的复发率更高（约50%）。其他药物疗效的数据有限，因为大多数研究将房颤与房扑结合在一起，绝大多数患者患有房扑，并且没有具体说明每种心律失常的治疗结果。鉴于导管消融术的显著优势和并发症低发生率，大多数房扑患者不再推荐长期抗心律失常药物治疗[23]。

对于无法实施导管消融术的患者，或首选长期抗心律失常药物治疗的患者，抗心律失常药物的选择类似于房颤节律控制（见第15章）。药物的选择（索他洛尔、多非替利、胺碘酮、氟卡尼和普罗帕酮）在很大程度上取决于安全性，应考虑并存的窦房结或房室结病变、心力衰竭、相关治疗和合并症。必须仔细考虑伴随的心血管疾病及其程度。通常建议在采取更有效，但更不安全的治疗方法之前，选择一种可能效果欠佳，但更安全的药物。

预防血栓栓塞

尽管程度可能低于房颤，但房扑能增加系统性血栓栓塞的风险。房扑发生栓塞事件的风险因素与房颤相似。房扑复律后的短期卒中的风险为0～7%，持续性房扑患者的年血栓栓塞率约为3%。因此，房扑患者的长期和围复律期的抗凝适应证与房颤患者一致（见第15章）[23]。

心房扑动合并心房颤动的治疗

同一患者经常合并房扑和房颤。临床房扑发生在超过三分之一的房颤患者。在这些患者中，当房颤是主要心律失常时，导管消融房扑不太可能改善临床结果。反之，当房扑是主要的临床心律失常时，或当房颤患者在服用抗心律失常药物后新发房扑时，杂交疗法（三尖瓣环峡部消融联合抗心律失常药物）可能有效[23]。当抗心律失常药物治疗继续抑制房颤，三尖瓣峡部消融能清除扑动波，很好地缓解症状；或者，可以考虑采用肺静脉-心房隔离加三尖瓣环峡部消融的联合方法。值得注意的是，小规模研究发现单纯肺静脉隔离（无三尖瓣环峡部消融）对这些患者房扑和房颤的抑制同样有效。

重要的是，即使在三尖瓣环峡部消融术后，最初出现孤立性房扑患者的房颤发生率也很高。鉴于高达82%的"孤立性"房扑患者最终会发生房颤，一些研究者建议在三尖瓣环峡部消融时进行额外的肺静脉隔离，以降低房扑复发率。尽管小规模研究表明了这种方法的部分价值，但由于增加了操作风险，在大规模研究确认之前，不能将这种策略推荐用于一般性治疗[19]。

如果没有其他明显的房性心律失常，房扑成功消融后 1 个月，通常可以停止抗凝治疗。然而，考虑到新发房颤（通常无症状）的高风险，成功消融的典型房颤患者未来发生卒中的风险似乎也会升高。因此，针对这类患者，尤其是具有明显危险因素（如阻塞性睡眠呼吸暂停和左心房扩大）时，有必要加强心脏监测和抗凝治疗。这一点尤其重要，因为监测的间歇性和基于症状，采用动态心电监测识别房颤患者是不精确和不可靠的。然而，目前的实践指南并未提供关于该患者群理想监测和抗凝策略的充分建议[30-31]。

心电图特征

扑动波

扑动波表现为具有恒定形态、极性和周长的心房复合波。通常，扑动波在下壁导联（Ⅱ、Ⅲ、AVF）和 V₁ 导联中最显著。在逆钟向型房扑中（图 12.6），下壁导联的扑动波呈负向，类似于栅栏样（锯齿状）。

该类型包括一个降支，接着是一个更尖锐的负向偏转，随后是一个尖锐的正向偏转，正向脉冲引起下一个下降平台。每种成分的相对大小可存在明显差异。扑动波可以在下壁导联中表现为纯负向、大小相等的正负双向，或较小的负向和较大的正向。这三种变异分别与 V₁ 导联的高大直立正向波、小正向波或双相 P 波共存。随着胸前导联的移行，最初的成分迅速变为倒置，在 V₂ 至 V₃ 导联第二个成分位于等电位线。这个演变过程形成了扑动波在 V₁ 导联直立、在 V₆ 导联倒置的总体印象。在逆钟向型房扑中，下壁导联的负向偏转总是先于正向偏转；下壁导联的正向波幅度与心脏疾病和左心房扩大并存相关。Ⅰ 导联为低振幅等电位性，AVL 导联通常是直立的[32]。

负向波的初始部分电压逐渐下降，与三尖瓣环峡部的激活一致。体表心电图短暂的相对电静止与峡部内少量组织的激活有关。扑动波后面大的负向波由房间隔和左心房从远及近的电活动引起。另一方面，扑动波的上升支和末端反转（从最低点到末端反转点）代表了右心房游离壁由近及远的电活动。未出现正向终末反转与右心房游离壁低压区更大相关。此外，扑动波的总振幅（可能是正向末端偏转大小的决定因素）取决于右心房游离壁激活的纵向定向矢量[33]。

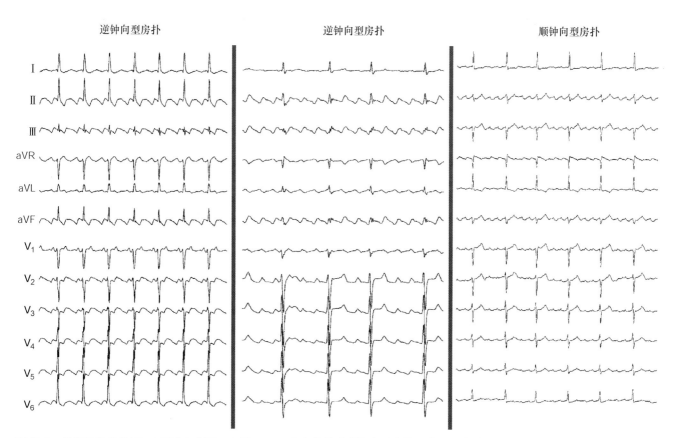

图 12.6　典型房扑的体表 12 导联心电图。左图：2∶1 房室传导的逆钟向型房扑；中图：变化的房室传导的逆钟向型典型房扑；右图：4∶1 房室传导的顺钟向型典型房扑

典型的顺钟向型房扑的体表心电图表现比逆钟向型典型房扑更为多变，但在许多方面，顺钟向型房扑表现出逆钟向型的体表心电图的镜像表现（图 12.6）。顺钟向型房扑通常在下壁导联上呈广泛的正向波，具有特征性的切迹；但是在直立切迹之前有一个倒置切迹。根据该组分的振幅，可以表现为连续波动，没有明显的直立或倒置成分。在其他情况下，倒置部分似乎占主导地位，因此表面上形似逆钟向型房扑。V_1 导联的特点是一个宽且通常有切迹的负向波。心前区的移行显示 V_6 导联呈直立波（偏转）。Ⅰ 导联通常是直立的，aVL 导联是带切迹的低振幅负向波[32]。

典型房扑的心房率通常为 240 ～ 340 次 / 分。然而，既往三尖瓣环峡部不完全消融（图 12.7）、心脏外科手术瘢痕或服用抗心律失常药物可导致心房环路内传导延迟，患者的心房扑动频率可能会变慢，从而观察到心房扑动周长达 450 ms（即心房率低于 150 次 / 分）。如果心室应答是心房率的一半，则很难识别"埋藏"在 QRS 或 T 波中的扑动波（图 12.8）。仔细观察 QRS 波和 T 波，并与正常窦性心律下的心电图进行比较，有助于识别埋藏的扑动波。此外，迷走神经刺激和房室结阻断剂可以减慢房室传导，并显露出扑动波。

在接受扩大化左心房消融的房颤患者中，由于心房内和心房间波传导的变化，典型三尖瓣环峡部依赖型房扑的 P 波形态可能与先前描述很不同。同样，非三尖瓣环峡部依赖的大折返性房速体表心电图可能与典型三尖瓣环峡部依赖型房扑相似。因此，看似典型房扑的心律失常可能并不是，而实际上典型房扑的心律失常也并无上述表现。

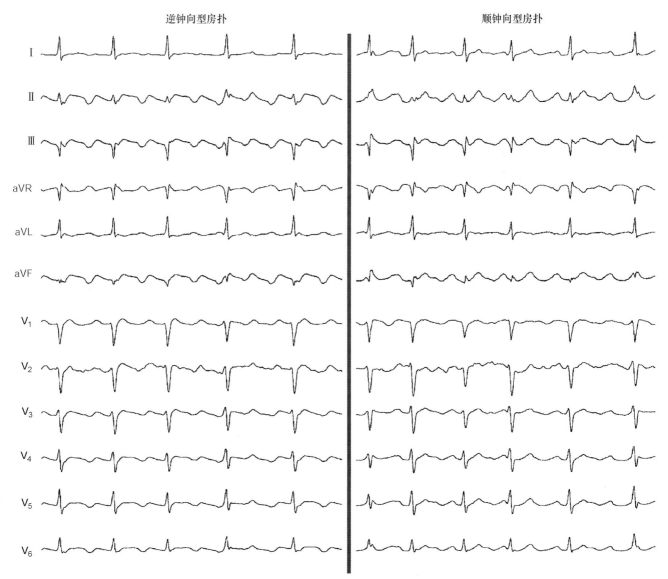

逆钟向型房扑　　　　　　　　　　　　顺钟向型房扑

图 12.7　氟卡尼治疗的患者逆钟向（左）型和顺钟向（右）型房扑的体表 12 导联心电图。发现受氟卡尼继发性影响，扑动周期变慢（约 350 ms）

房室传导

一般而言，房扑期间的房室传导具有均匀的整体传导比例；例如，心房率为 300 次/分时，心室应答通常为 150 次/分或 75 次/分，而不是房颤中常见的 90～100 次/分。最常见的是，房扑发作期间房室呈 2:1 传导。变化的房室传导和更大的比例（如 4:1 或 6:1）并不少见。当出现上述情况时，变化的房室传导是多级传导阻滞的结果；例如，近端 2:1 房室传导阻滞和更远端 3:2 文氏阻滞，导致 5:2 的房室文氏阻滞。

在抗心律失常药物或既往三尖瓣环峡部不完全消融使心房率减慢，因减慢的扑动频率改善了房室传导，导致心室率反常性增快（图 12.9）。因此，在服用抗心律失常药物之前，必须使用 β 受体阻滞剂或钙离子拮抗剂进行充分的房室结阻滞，这种药物可以降低房扑期间的心房率。1:1 房室快速传导最常见于顺行性房室传导的患者（图 12.10），但也可能出现在高交感神经张力（如运动、交感神经药物）引起的房室结传导增强的情况下。

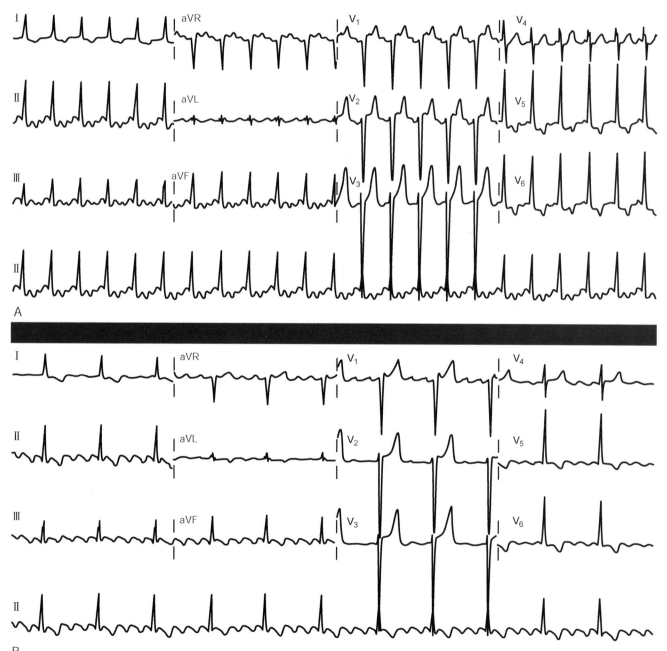

图 12.8 典型房扑和房颤的体表 12 导联心电图。2:1 房室传导（**A**）和 4:1 房室传导（**B**）的逆钟向典型房扑。图显示，当心室反应为心房率一半时，很难分辨埋藏在 QRS 波和 T 波中的扑动波（**A**）。然而，当心室率慢的时候，扑动波的形态变得更容易看见了

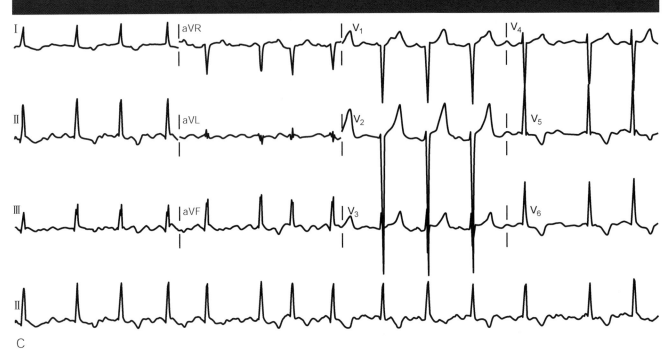

图 12.8（续） C.同一个患者三尖瓣环峡部消融后进展为房颤。显示颤动波粗糙，而且可以模拟完全波；仔细观察可以发现心率的变化，心房激活形态和房扑也不一致

QRS 波形态

房扑时 QRS 波形态通常与窦性心律时相同。然而，由于功能性束支传导阻滞（最常见的是右束支传导阻滞（RBBB）），心房冲动可以异常传导（图12.9）。即使心室传导正常，由于扑动波与 QRS 波暂时叠加，可以使 QRS 波群轻微变形。因此，QRS 波群似乎可以呈现新的或更大的 R、S 或 Q 波。

电生理检查

通常，使用十极导管（置入冠状静脉窦内，近端电极位于冠状静脉窦口）和多极（20 或 24 极）Halo 导管（位于三尖瓣环处）来标测典型房扑。在 LAO 位，Halo 导管的远端位于 6 到 7 点钟，这样远端电极将记录三尖瓣环峡部的中段和侧面，中间电极将记录右心房前外侧壁，近端电极可以记录右心房间隔部（取决于采用的导管和右心房大小）。部分术者采用十二极导管替代 Halo 导管和冠状静脉窦导管，十二极导管环绕三尖瓣环，从而将导管尖端延伸到冠状静脉窦内。这样的导管可以跨越三尖瓣环峡部，假设导管的组织贴靠良好，能记录并起搏峡部内侧和外侧。然而，在后一种策略中，跨越三尖瓣环峡部的十二极导管体部可能会阻碍消融导管尖

端的操作和定位，不利于充分的组织接触而实现有效消融。

诱发心动过速

程序刺激方案通常包括从高右心房和冠状静脉窦的心房短阵快速起搏（下调至起搏周长，直至出现心房 2：1 下传），以及采用多个周长（600～200 ms）的单一和两个心房额外刺激（AES）［降至心房有效不应期（ERP）］，自高右心房至冠状静脉窦进行心房短阵快速起搏。可能需要注射异丙肾上腺素（1～4 μg/min）以促发心动过速。

在大多数有房扑病史的患者中，程序电刺激易于诱发房扑。在 95% 以上的患者中，可重复诱发逆钟向型房扑。快速心房起搏比单次 AES 更容易诱发房扑，但也可能引发两次 AES。另一方面，在无 AFL 病史的患者中，单次或两次 AES 诱发房扑的概率较低（不足 10%）。逆钟向型房扑更有可能由冠状静脉窦口刺激引起；相反，顺钟向型房扑更有可能由低位右心房起搏诱发。一旦三尖瓣环峡部单向阻滞形成，起搏通常会诱发房扑（图 12.11）。通常情况下，起搏速度越快，AES 联律间期越短，越容易诱发房颤；房颤通常可以自行终止，仅在不足 10% 的既往无房颤病史患者中持续发作。房颤通常是自终止的，但在无

房颤病史的患者中，房颤持续时间不到 10%。这些患者中房颤发作的意义尚未明确。

心动过速的特征

典型房扑的特征是记录的双极电图描记到恒定的心房周长、极性、形态和振幅，以及心房激动顺序恒定的单一恒定大折返环。一般来说，心房节律非常规整，周长之间的变化小于 2%。心房周长通常在 190 ～ 250 ms，但在服用抗心律失常药物或既往未成功消融三尖瓣环峡部的患者中，可以观察到更长的心

变化房室传导的房扑

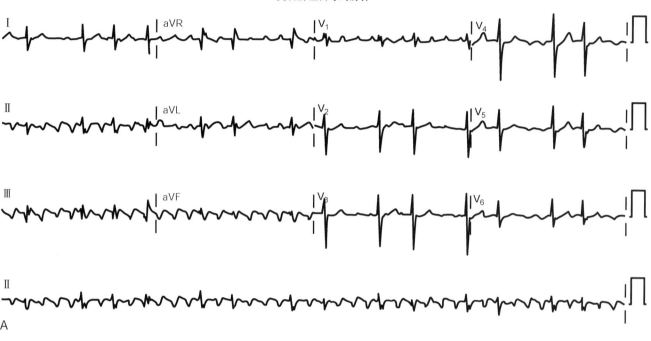

A

变化房室传导的慢房扑

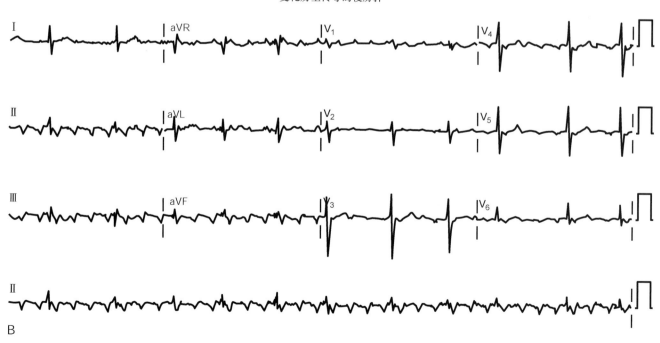

B

图 12.9　**抗心律失常药物对房扑的影响**。**A**. 一个房扑伴变化的房室传导患者的基线体表心电图；**B**. 普罗帕酮治疗减缓房扑时的心房率

1：1房室传导的慢房扑

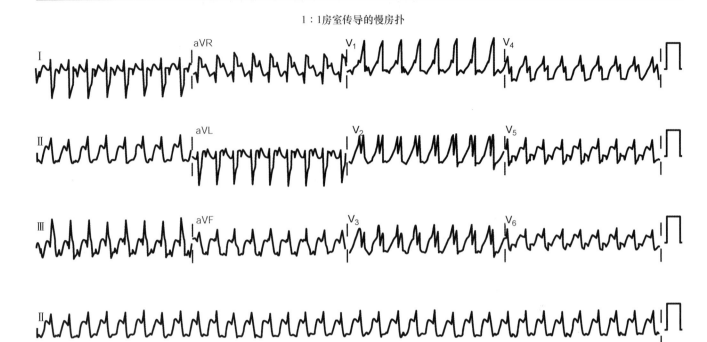

C

图 12.9（续） C.减慢的扑动频率改善了房室结传导，进而导致了心室率异常提高

动过速周长。顺钟向型和逆钟向型房扑发生在同一患者身上并不少见，尽管顺钟向型房扑频率更慢，但两种类型的频率相似。

如前所述，房扑通常呈 2：1 房室传导，但变化的房室传导和更大倍数的传导比例并不少见。变化的房室传导阻滞是多级阻滞的结果，例如近端 2：1 房室传导阻滞和更远端 3：2 的文氏传导阻滞导致 5：2 文氏传导阻滞。很可能近端 2：1 阻滞发生在房室结上部，而文氏阻滞发生在房室结下部。希氏束（HB）远端的文氏现象可能导致类似的房室传导模式，但不太可能发生。在大多数情况下，无传导的扑动波可能阻滞在房室结内。但也可能发生房室结以下水平的房室传导阻滞，尤其是抗心律失常药延长了希氏束-浦肯野系统（HPS）不应期，或在房室结的文氏周期内，从而导致希氏束-浦肯野系统（HPS）的长-短周期激活。

在短的不应期内发生顺行性传导的房室折返性心动过速，可诱发提前出现且伴 1：1 房室传导的房扑。注射异丙肾上腺素能增强房室结功能，偶尔有利于 1：1 的房室传导，特别是当心房率相对缓慢时。腺苷可加重房室传导阻滞的程度，但也可缩短心房不应性，最终导致房扑蜕变为房颤。

心动过速期间的诊断策略

心动过速时的心房额外刺激

自高右心房或冠状静脉窦或沿着 Halo 电极处，以比扑动周长短 10 ms 的联律周长进行单次 AES，引入来自高 RA 或 CS 或沿 Halo 导管的 AES，联律周长逐渐缩短 10 ～ 30 ms。

AES 通常会引起房扑折返环重整。越靠近折返环附近的心肌组织，联律间期越长，越容易引起折返环重整。房扑具有一套重整响应模式，典型折返环具有完全可兴奋间期，即这个平台时间 15% ～ 30% 的心动过速周长：等同于无药物干预时的 30 ～ 63 ms，在服用 I 类抗心律失常药物时可达 100 ms。紧跟着因逐渐缩短的 AES 联律间而逐渐增加的折返周长，提示刺激部位或折返环内的传导逐渐减慢。如能够夺获心房但不影响房扑折返环时限（未重整房扑折返环），提示起搏位点不在房扑折返环上（如右心耳或远端冠状静脉窦）。

单次 AES 通常难以终止房扑。因为房扑具有相当大的完全可兴奋间期（15% ～ 30% 的心动过速周长），使得在缺乏介导性心房不应期和心房间传导延迟的时候（未经干预的情况下），单次 AES 难以充分穿透折返环从而终止房扑。在三尖瓣环峡部区域，单

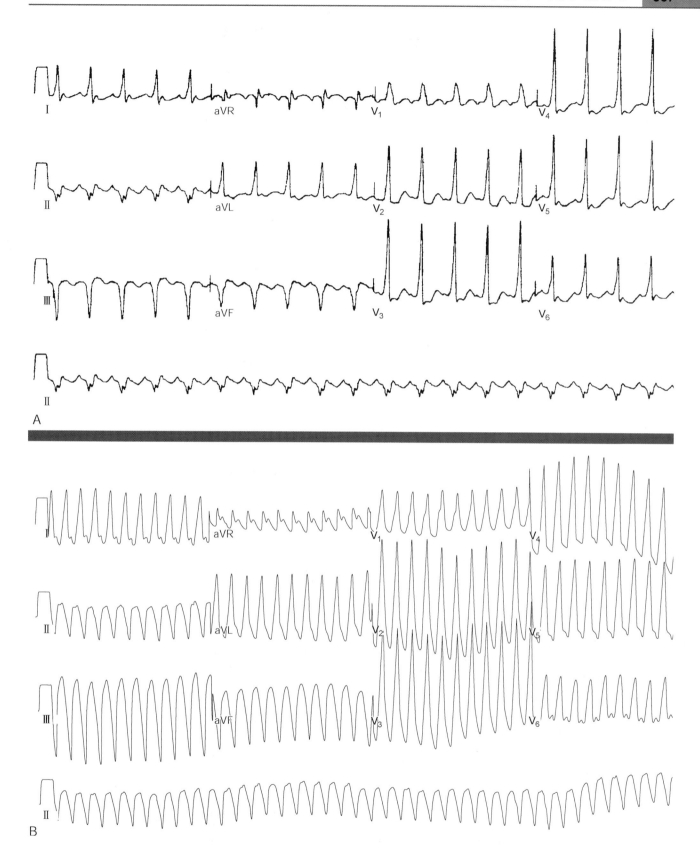

图 12.10　左后间隔旁路（BT）患者顺钟向典型心房扑动时体表 12 导联心电图。**A**. 房室传导伴 QRS 波融合（继发于 BT 和房室结传导）；**B**. 全预激 QRS 波形态的 BT 上的 1∶1 房室传导

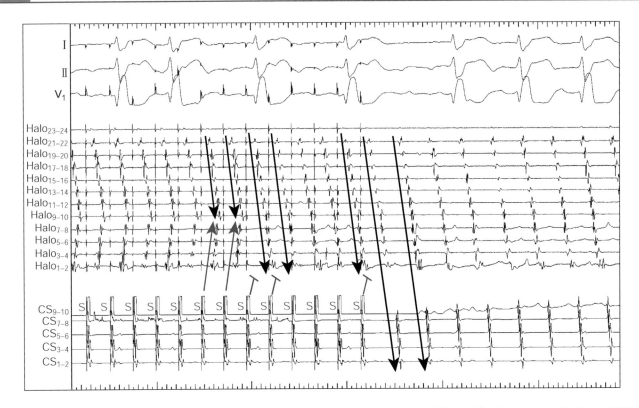

图 12.11   源自冠状静脉窦心房起搏诱发逆钟向典型房扑。三尖瓣环周围放置 Halo 导管，远端电极（Halo1-2）在三尖瓣环峡部侧边。快速起搏冠状静脉窦口（CS1-2）导致波阵面沿三尖瓣环两个方向运动，在 Halo9-10 周围碰撞（灰色和黑色箭头）。随着起搏周期长度的逐渐缩短，激活波从冠状静脉窦口起搏点开始传播，在到达 Halo1-2 之前阻断，沿三尖瓣环逆时针方向传播。当起搏停止时，这个不受干扰的起搏波继续围绕三尖瓣环形成逆钟向型房扑，随后由心动过速波从近端到远端激活冠状静脉窦

次 AES 能以非常短的联律间期夺获峡部组织（接近该关键部位的 ERP），假设刺激部位和三尖瓣环峡部之间无介导组织，则终止房扑的机会最大。由于三尖瓣环峡部存在传导延迟，常发生房扑终止。

心动过速时的心房起搏

以短于扑动周长 10 ～ 20 ms 的起始周长，快速起搏冠状静脉窦或 Halo 导管。以逐渐缩短的起搏周长重复给予间歇超速起搏。在分析扑动对起搏的反应前，首先要验证心房起搏夺获和心房频率是否加速至起搏频率。房扑对超速起搏的反应可表现为超速抑制、加速、转换为明显均一的房扑或房颤形态、拖带、终止的能力和模式。

拖带

长起搏周长（即比心动过速周长短 10 ～ 30 ms）进行心房超速起搏几乎都能拖带出典型房扑。起搏速度越慢，起搏位点离折返环越远，起搏驱动穿透和拖带心动过速的时间越长。

房速拖带证实了心动过速的折返机制，而且排除

了触发活动和异常的自律活动等潜在机制。然而，重要的是要了解，单纯将心动过速加速到起搏频率，然后在停止起搏后恢复原来的心动过速，并不能确定是否实现了拖带。停止每次起搏驱动后，应通过以下现象来验证是否实现了拖带：既定起搏周长下起搏波群内存在固定融合波；在更快的起搏周长下进行性融合；融合波消失时停止起搏则恢复相同的心动过速形态（框 5.1）[34-35]。

在 AFL 拖带过程中，体表心电图上可以观察到刺激脉冲信号的融合，且通过 Halo 和 CS 导管更容易识别腔内融合波。明显融合的拖带可以证明起搏位于 CTI 外面，如横向 RA 和 CS。相反，在 CTI 起搏会导致有隐匿性融合的拖带，即扑动波（体表心电图和腔内电图）在起搏过程中与心动过速时的形态一致。[34-35]

终止

在大多数情况下，快速心房起搏刺激（起搏周长比心动过速周长短 20 ～ 50 ms）能够终止房扑。在快速起搏时 AFL 的终止可表现为体表心电图上的 P 波

形态的突然变化以及希氏束和冠状窦窦口记录的心房激动顺序的改变。尤其在逆钟向 AFL 中进行高位右心房起搏刺激时，当 AFL 终止时，下壁导联中的负向 AFL 波突然变成直立 P 波，反映了心房激活顺序改变（来自高位右心房的心房激动，呈头-足方向使心房侧壁和间隔同时激动）。然而，如果起搏位置远离 AFL 折返环（如冠状窦远端），起搏刺激可以夺获大部分心房组织，造成 P 波形态的显著变化（如大的融合波），却不能终止 AFL。

快速心房起搏不能终止 AFL 原因有以下几点：①起搏速度不够快，无法侵入组织的不应期；②起搏时间短（PCL 离 TCL 越近，终止心动过速需要的起搏持续时间越长）；③起搏部位远离 AFL 折返环，干扰性心房组织阻止起搏刺激进入 AFL 折返环；④体表心电图上显示的 AFL，可能实际是右心房激动起源的 AF 或是非折返性局灶性房速。

超速抑制

超速抑制在自律性房速中所表现的电生理现象与 AFL 中不同。起搏后间期（PPI）（从拖带的心动过速的最后一个起搏刺激信号到第一个自身波形之间的间期）在同一位置 AFL 拖带中保持相对稳定，与起搏驱动的长度无关。这与在自律性 AT 时的超速抑制不同，PPI 随着超速起搏周长延长而逐渐延长。

加速

通过超速起搏引起的加速是指起搏停止后心动过速的周长持续缩短。在 AFL 时刺激心房能引起两种 AFL 的一过性节律加速：双波折返或低位环形折返。双波折返性心动过速表现为心动过速频率加快，但体表和腔内电图形态相同，且可通过同时激动三尖瓣环上下区域识别确认，且所有激动均为顺序激动。这种心律很少持续超过几次搏动，并可能诱发房颤。低位环形折返是 CTI 依赖性 AFL 的一种形式，围绕下腔静脉与周围形成一个折返环路。在房扑拖带过程中，刺激脉冲的融合可以在体表心电图观察到，但在 Halo 和冠状静脉窦导管的心内记录上更容易识别。因拖带发作并自行终止或自发转化为房扑或房颤（第 13 章）[36-37]。

转换

快速房性猝发起搏可将房扑转换为房颤，但在较慢的起搏周长或房扑折返环内起搏时不太可能发生。也可以观察到诱发其他形式的心房大折返，尤其在起搏速度更快的情况下。

标测

激动标测

Halo 和冠状静脉窦导管同时记录三尖瓣环周围心内膜部位的刺激信号（包括大部分扑动大折返环），非常有利于典型房扑的激动标测，而且通常不需要序贯的点对点激动标测。

逆钟向型房扑的右心房激动序列依次为自右心房侧壁下行，至界嵴连接处，跨越三尖瓣环峡部（由于三尖瓣环峡部传导缓慢出现部分传导延迟），通过冠状静脉窦窦口，向上至房间隔，穿过右心房顶，回到右心房外侧游离壁（沿 Halo 电极，由近端到远端；见图 12.1）。在顺钟向型房扑中该顺序颠倒（图 12.1）。在这两种典型房扑中（逆钟向型和顺钟向型），冠状静脉窦的激动自近端向远端扩布。值得注意的是，在界嵴和欧氏嵴上可以看到双电位，提示（固定的或功能性）阻滞线沿着这些结构走行[10]。

房扑的心房激动顺序不同于窦性心律或源于高位右心房或左心房的局灶房速，其中激活波从右心房上部（Halo 电极中段或近端）向下走行至右心房的间隔和侧壁。向 Halo 电极远端和最近端，由近及远扩布。

体表心电图上 P 波形态偶尔类似于典型房扑，但心内电图显示心房各个成分（与 LA 相同）表现为无序的心房电活动。这种节律表现得更像房颤，而非房扑，但在抗心律失常药物作用下可以转化为真正的典型房扑。

如前所述，双波折返是典型房扑的特征性激动顺序，但心房率更快，三尖瓣环上下区域同时激活，所有激动都是序贯的。

拖带标测

拖带标测提供了以下位点信息：右心房或左心房内参与折返环的位点、折返环外的位点，以及位于大折返环的界嵴。拖带还能定量估测折返环距离起搏位点的距离。对于拖带标测，心房起搏通常从三尖瓣环峡部、高右心房、右心房中外侧和冠状静脉窦近端和远端进行，起搏周长较心动过速周长短 10 ～ 30 ms[38-40]。

在尝试使用拖带法进行标测之前，有必要首先证明心动过速能被拖带，因此要提供强有力的证据证明它是由折返引起的，而不是触发活动或自律活动（框5.2）。必须确认以下情况：在拖带部位以起搏周长连续数次刺激，能持续夺获心房，起搏后能持续发作相同的心动过速，而体表心电图或心内电图的形态不变或仅有轻微改变。当没有真正拖带时，PPI（起搏后间期）和其他标准的评估毫无意义（或许更糟糕，产生误导）。此外，重要的是验证在相同的起搏驱动过程中没有终止和再次诱发心动过速，或停止起搏后房扑转变为另一种不同的心动过速（明显的是周长或激动顺序改变，或二者兼有）[13]。

一旦验证了拖带的存在，就可以使用几个标准来判定起搏位置与折返环的关系。如第 13 章中详细讨论的，要寻求的第一个拖带标准是隐匿融合。有隐匿融合的拖带提示起搏部位位于折返环内或与折返环连接的一个受保护的峡部。这个受保护的峡部对于折返环至关重要，还是仅作为旁观者，需要通过其他标准来验证，主要是比较 PPI 与 TCL、刺激-出口间期和心电图-出口间期（图 12.12）。三尖瓣环峡部依赖型房扑的诊断依据以下标准：三尖瓣环峡部起搏导致隐匿融合的拖带，PPI 等于（20 ms 内）扑动周长，电图-出口间歇等于（20 ms 内）刺激-出口间歇。在逆钟向型房扑发作时，三尖瓣环峡部中间的一个位点，如冠状静脉窦口，可以用来代表折返波的出口。相反，在顺钟向型房扑中，可以使用三尖瓣环的一个外侧部位，如 Halo 电极远端来代表折返环的出口（框12.1）[34-35]。

重要的是要认识到，尽管在折返环路内起搏，PPI-TCL 的差值可能会误导性地延长。在一份典型房扑患者的报道中，三尖瓣环峡部拖带后，尽管起搏周长与心动速周长差值小于 20 ms，但在 18% 的患者中观察到较长的 PPI-TCL 差值（超过 30 ms）；在 PCL 比 TCL 短 30 ms，以及接受胺碘酮治疗的患者中，长 PPI-TCL 值出现得更频繁。较长的 PPI-TCL 差值可能是由频率依赖性传导速度减慢或激动路径改变引起的。拖带邻近下腔静脉的三尖瓣环峡部中部，可能有助于最大限度减少 PPI 值误导的可能性。这些发现也适用于其他大折返型心动过速[41-42]。

使用"拖带所需数量"的标准可以克服这些陷阱。拖带所需数量评估了将心动过速加速至起搏周长所需的夺获起搏刺激数量。记录右心房侧壁和远端冠状静脉窦描记电图，并适当地定时启动拖带起搏（第一次起搏刺激的联律间期与 PCL 相同），以测量拖带所需的数量。拖带需要的少量（1 或 2 次）起搏刺激（PCL 比 TCL 短 5 ～ 30 ms）与 20 ms 以内的 PPI-TCL 差值一致，提示起搏位点在折返环内。拖带需要更多的起搏刺激（PCL 比 TCL 短 16 ～ 50 ms 的 3 个以上，PCL 比 TCL 短 5 ～ 15 ms 的 4 个以上）提示起搏部位在折返环之外[43]。该标准的一个优点是起搏后不需要心动过速持续发作来评估，即使心动过速终止或改变也有效。当评估 PPI 的描记电图难以确定时，拖带所需数量仍有用。此外，PCL 较短时，拖带所需数量不会增加，这可能因为介入心肌（起搏部位和折返环之间）传导速度对 PCL 的变化不太敏感。在 PCL 比 TCL 短时，与折返环的慢传导区形成对比，后者的传导特性减弱，从而引起误导性的长 PPI[43]。

电解剖标测

联合使用 Halo 导管和冠状静脉窦导管进行心房激动顺序的激动标测，通常足以确诊三尖瓣环峡部依赖型房扑，并有助于三尖瓣环峡部消融；三维电解剖标测（CARTO 标测系统，ENSITE 标测系统和Rhythmia 标测系统）能够精确显示心动过速时的大折返环和心房激动顺序，同时使波群快速可视化，从而区分局灶和大折返型房速。

首先，选择参考电图，定位解剖参考，确定兴趣窗。参考导管通常放置在冠状静脉窦内（因其稳定性），并选择记录到显著心房电图的电极，从而确保心室不被系统检测到。

首先采用射线将标测导管送至已知解剖位置，作为电解剖标测的标志。荧光透视，定位导管最初定位在已知的解剖点，作为电解剖图的标志。标记解剖和电生理标志（下腔静脉、上腔静脉、冠状静脉窦、希氏束和三尖瓣环）。获得一组六个特定点（三个位于三尖瓣环，三个位于下腔静脉口）用以描记独特的峡部解剖。激动标测用于明确心房激动顺序。导管沿心房壁缓慢移动，沿心内膜多部位取点，从而导管头端依次获取局部电图。沿三尖瓣环和三尖瓣环峡部心内膜位置仔细标测，合理数量的位点均匀分布在右心房内。每个位点的局部激动时间取决于心内双极电图，可以通过冠状静脉窦导管（参考导管）固定的心内电图来测量。评估心动过速时，激动电图也可用编码起搏操作的部位（例如，起搏标测良好的位点）。激动电图通过重建的三维几何图形上覆盖的彩色编码来显示局部时间。选定的局部激动时间位点用颜色编码。

三维电解剖激动图通常显示了三尖瓣环周围一系列的颜色变化，最早和最晚的局部激动紧密相连，激动时间与心动过速周长范围相似，与大折返

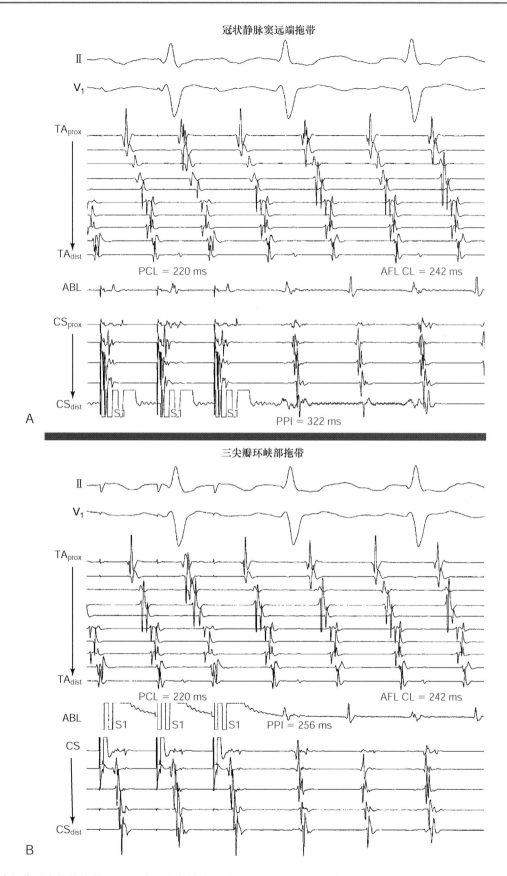

图 12.12 逆钟向典型房扑的拖带。A. 因为冠状静脉窦远端远离折返环，冠状窦远端的拖带结果表现为心房融合和较长的起搏后间期［PPI；PPI-AFL 循环长度（CL）= 80 ms］。**B**. 位于三尖瓣峡部（CTI）的消融导管拖带引起短 PPI 的隐匿性心房融合（PPI-AFL CL = 14 milliseconds），这是表明 CTI 是折返环的一部分的一个发现

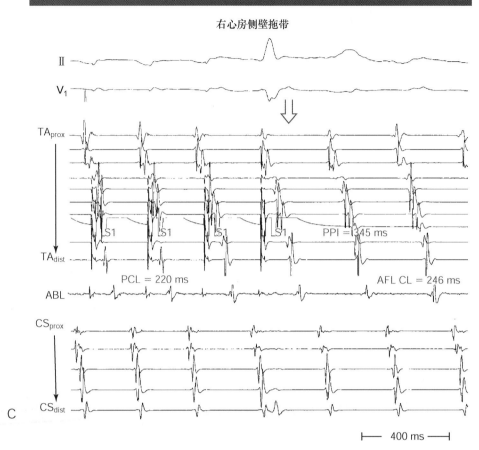

图 12.12（续） C. 尝试右心房侧壁拖带，然而最后的波动刺激没能夺获心房（开放箭头）。所以在这种情况下，PPI 的计算是无效的，并会产生错误的结果。ABL，消融部位；CS_{dist}，冠状静脉窦远端；CS_{prox}，冠状静脉窦近端；PCL，搏动周期长度；RA，右心房；TA_{dist}，三尖瓣远端；TA_{prox}，三尖瓣环近端

框 12.1　典型房扑的拖带标测
房扑折返环外的位点起搏（如右心耳或冠状静脉窦中部或远端）可导致以下结果：
• 体表心电图或心内记录显示心房融合（单个起搏周长固定融合，逐渐缩短的起搏周长渐进融合）
• 起搏后间期与心动过速周长的差值（PPI-TCL）> 20 ms
• 刺激伪影到表面心电图扑动波起跳的时间间隔大于起搏点局部心电图到表面心电图扑动波起跳的时间间隔
房扑折返环内的位点起搏（如冠状静脉窦口或三尖瓣环周围）可导致以下结果：
• 体表心电图或心内记录显示心房融合（单个起搏周长固定融合，逐渐缩短的起搏周长渐进融合）
• 起搏后间期与心动过速周长的差值（PPI-TCL）< 20 ms
• 刺激伪影到表面心电图扑动波起跳的时间间隔等于起搏点局部心电图到表面心电图扑动波起跳的时间间隔
折返环内受保护的峡部起搏（三尖瓣环峡部）可导致以下结果：
• 隐匿性心房融合（即，表面心电信号和心内记录的起搏心房波形与房扑波形一致）
• 起搏后间期与心动过速周长的差值（PPI-TCL）< 20 ms
• 刺激伪影到表面心电图扑动波起跳的时间间隔等于起搏点局部心电图到表面心电图扑动波起跳的时间间隔

AFL，房扑；CL，周长；CS，冠状静脉窦；CS os，冠状静脉窦口；ECG，心电图；PCL，起搏周长；PPI，起搏后间期；RA，右心房；TCL，心动过速周长

一致（图 12.13；见图 6.8 和图 6.13）。在逆钟向型房扑中，激活波群呈宽波以三尖瓣环峡部为出口，在三尖瓣环周围向前向上扩布，同时在右心房内向后、向上扩布。后壁波群向侧壁的传导沿右心房后侧壁的垂直线受阻，这个垂直线就是界嵴，而双电位是该区域的标志。后壁波群在上腔静脉周围从头至尾传播，再与围绕三尖瓣环的激动波融合。作为三尖瓣环峡部侧壁的新入路，右心房前侧壁激动最晚。重要的是，折返环上的最早激动点和最晚激动点相遇位置的定位，取决于激动标测所选择的电参考（零点）的时间（图 6.11）。这个位置像与任何大折返性心动过速相同，与折返环关键峡部的位置无关。

　　典型房扑期间左心房的激动标测特征性地显示了房间隔或冠状静脉窦口的最早激动，而整个左心房腔的激动通常仅包含心房周长的一部分（图 12.14）。

　　三维电解剖标测还可以提供三尖瓣环峡部相关组织的电压特性信息。电压越低，越容易在组织中形成

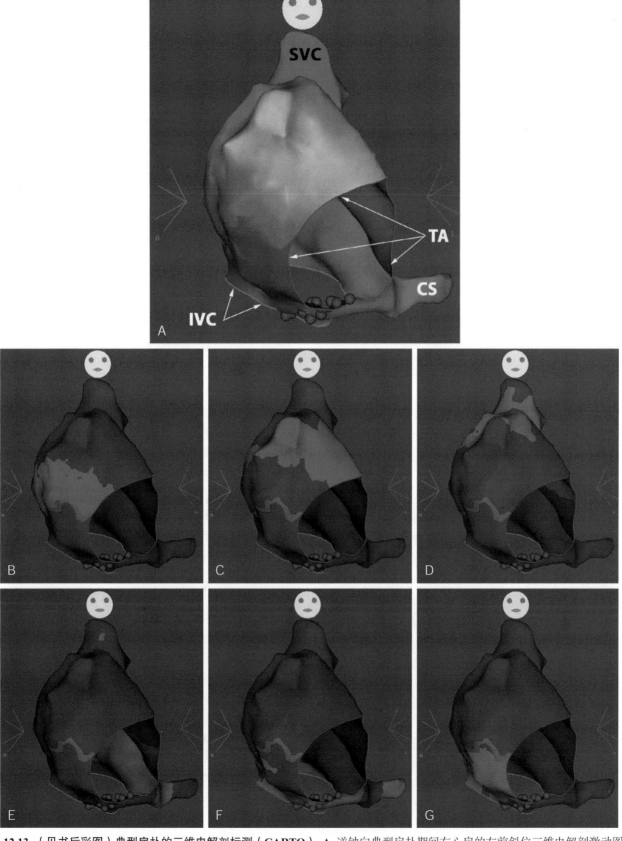

图 12.13 （见书后彩图）典型房扑的三维电解剖标测（CARTO）。**A**. 逆钟向典型房扑期间右心房的左前斜位三维电解剖激动图。心动过速时，去极化波沿逆时针方向绕三尖瓣环运动，颜色连续变化（从红色到紫色），最早和最晚的局部激动紧密相连（红色和紫色相接）。线状消融（红点）是通过三尖瓣峡部进行的。**B** 到 **G**. 逆钟向典型房扑期间右心房的传播图。CS，冠状静脉窦；IVC，下腔静脉；SVC，上腔静脉

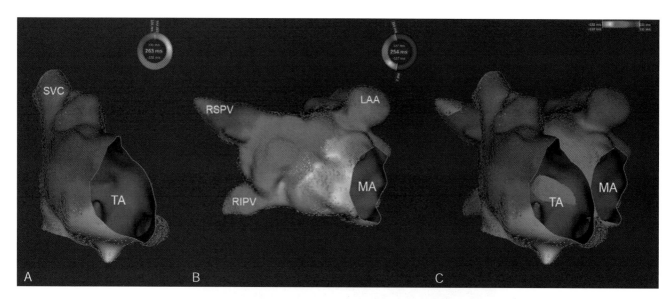

图 12.14 （见书后彩图）典型逆钟向房扑期间双心房电解剖标测标测以右前斜位显示。**A**. 右心房激动图显示去极化波沿逆时针方向绕三尖瓣环传播，如图示一系列的颜色变化（从红色到紫色），最早和最晚的局部激动紧密相连。整个右心房腔的激动延长至整个心房周期（周长 263 ms）。**B**. 左心房（LA）激动图显示病灶样激动模式，最早激动位于房间隔和冠状静脉窦口。整个左心房腔的激动通常仅包含心房周长的一半（263 ms 中的 127 ms）。**C**. 双心房激动图显示房扑回路完全局限在右心房内，左心房的激动是作为旁观者发生的，右心房激动经间隔传导至冠状窦-左心房连接处下部、Bachmann 束、和（或）卵圆窝。LAA，左心耳；MA，二尖瓣环；RIPV，右下肺静脉；RSPV，右上肺静脉；SVC，上腔静脉

阻滞。因此，三维电解剖标测可能有助于在三尖瓣环峡部选择一条更容易消融的路径——一条可能不一定是穿过峡部的最短路径。

非接触标测

Ensite 3000 非接触标测系统（St. Jude Medical）主要包括一个非接触式多极电极导管，其尖端为一个大约 7.5 ml 容积的球囊。9 Fr 球囊导管在透视下通过 0.035 英寸的导丝引导，定送至右心房的中下部。球囊被放置于右心房的中心，不与心房壁接触下进行标测。在使用球囊前先静脉注射肝素以保持 ACT 在 250 ～ 300 s。传统的标测消融导管用于收集位置信息。标测导管最初被放置到已知的解剖位置（下腔静脉、上腔静脉、冠状窦、希氏束和三尖瓣环）并被标记。其具体的几何形状是通过移动标测导管重构心房来完成的。

当心房的三维解剖形状被确定后，在心动过速期间开始标测。该系统可自动完成数据采集过程且可同时获得整个心房的所有数据。然后系统重建电位图并将其叠加到虚拟心内膜上，以产生具有代表电压幅度的不同颜色范围的等电位图（图 6.21）。默认高通路 2Hz 滤波器用于保存等电位图上的慢传导成分。颜色设置是可以调整以使颜色范围与感兴趣电图的电压范围 1：1 匹配。在整个心动过速周期中，激动都可在等电位图上追踪到。还可以创建等时电图，该等时电图表示以人为设定的电活动时间点为参考所表现的整个心腔的激动传导顺序。

虽然典型的房扑通常很容易使用标准的消融技术治疗，但非接触标测可以用来确认扑动折返环的解剖位置，减少透视时间。非接触标测也已用于识别和指导峡部不完全消融后残余传导部位的射频消融。由于其能够同时从多个位置记录，非接触标测可以快速识别线性病变中的漏点。这是通过分析一个或多个消融线附近的起搏波群来实现的。这尤其适用于消融术后 AFL 复发的患者。因为可以在初始三维构图上反复任意多次标测，放电后，起搏下标测新激动图可快速验证消融部位的双向传导阻滞。每一次放电都能被记录在消融部位，形成连续可见的消融线，其中之一的优势是能确保消融完整，避免重复放电。

消融

消融靶点

三尖瓣环峡部是房扑消融的理想靶点，因为导管可以到达该部位，其结构相对狭窄，短小，可安全消融，并且是房扑折返环必不可少的部分。峡部的中

央部分（X 线左前斜位 6 点钟区域）似乎是最佳的目标位置，因为它是峡部最窄的部分（19±4 mm；范围 13 ～ 26 mm），相对较薄，易于射频消融阻断。峡部中央的其他优点如下：增加了与间隔周围峡部的距离，10% 的患者在该区域有房室结或房室结动脉的延伸；也增加了与下外侧峡部的距离，该区域右冠状动脉紧邻心内膜（距离小于 4 mm）[3]。

或者，三尖瓣环-冠状静脉窦或下腔静脉-冠状静脉窦连接处的峡部也可作为消融靶点（图 12.15）。然而，为了保证这种方法能成功，通常冠状静脉窦内消融是必要的。以下方法治疗房扑的成功率较低。与右心房下部峡部的其他部分比较，间隔周围峡部（三尖瓣环与冠状静脉窦连接处的峡部）壁最厚，尽管存在显著的个体差异，且该结构靠近 AVN 供血动脉的分支，但在某些病例中，可能包含房室结的向下延伸。下外侧峡部最长，最接近右冠状动脉。

消融技术

围术期抗凝

对于持续时间超过 48 小时或持续时间未知的房扑患者，导管消融术应延迟至患者在适当抗凝 3 ～ 4 周或 TEE 排除心房血栓之后。在这些患者中，围术期抗凝有数种选择。传统上，"桥接"策略和灌注导管可以在高流量和低流量区域形成较大的消融损伤，并通过更少的射频损伤、更短的手术时间和更

少的射线暴露，利于三尖瓣环峡部消融，从而提高成功率。

导管定位

通常，使用标准的大头（8 mm）或尖端灌注消融导管。导管的弯度大小和形状会影响定位 CTI 的情况。与标准的 4 mm 或 5 mm 尖端消融导管相比，远端电极较大的射频消融导管和尖端灌注消融导管可以在高、低流量区域产生更大的损伤，并通过以较少的消融损伤、较短的手术时间和较少的透视暴露实现高成功率，从而促进 CTI 的消融。

通常选择大弯导管，确保消融导管轻松到达三尖瓣环。此外，使用预先成形的导鞘（如 SR0、SL1 或斜鞘）有助于导管头端跨过三尖瓣环峡部，稳定消融导管的位置，防止导管滑出三尖瓣环峡部或出入右心室（RV）。

电解剖方法可以定位三尖瓣环峡部。透视下（右前斜位）消融导管送入右心室；旋转导管，头端与右心室下壁接触，逐渐后撤，直至心内电图记录到小心房波和大心室波。然后透视下左前斜位调整消融导管头端远段，送至三尖瓣环峡部中央，位于房间隔和右心房侧壁之间（透视下左前斜 45 度，指向 6 点钟；图 12.16）。

心房和心室电图振幅的比值（A/V 比值）有助于定位消融导管跨越三尖瓣环峡部的位置；A/V 比值在三尖瓣环处通常为 1∶4 或更小，在三尖瓣环峡部为

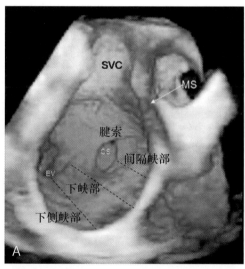
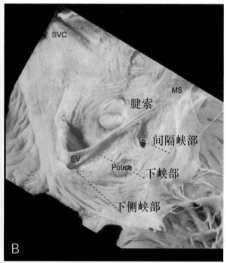

图 12.15　典型房扑的消融靶点。三尖瓣环峡部的三维经食道超声心动图（**A**）和相应的解剖标本（**B**）显示三尖瓣环峡部的 3 条线。下峡部线是三尖瓣环峡部线性消融的首选靶点。心内膜表面已经被移除，以暴露峡部的肌肉组织。CS，冠状静脉窦口；CVTI，三尖瓣环峡部；EV，腔静脉瓣；MS，隔膜；SVC，上腔静脉（From Faletra FF, Ho SY, Auricchio A. Anatomy of right atrial structures by real-time 3D transesophageal echocardiography. JACC Cardiovasc Imaging. 2010; 3: 966-975, with permission.）

1:2 至 1:1，在下腔静脉附近为 2:1 至 4:1。房扑发作时，导管在三尖瓣环峡部的位置也可以通过拖带显示的隐匿融合波来确定。

射频消融术

首先将消融导管放置在三尖瓣环上或瓣环附近，即消融起始的部位。然后导管向下腔静脉逐渐回撤，可以连续放电或按顺序点对点间断放电。标准的 8 mm 头端消融导管，在每个位点放电 30～60秒，功率为 50～70 W，目标温度为 55～65℃。采用冷盐水灌注法，消融能量为 40～50 W，温度上限为 40～45℃。使用非灌注导管（即 4 mm 或 8 mm 电极）近距离射频时，电极上可能会形成凝块或炭化（烧焦），并阻止更多能量传递到组织，直到电极从体内取出并被清洗干净。

第一个射频损伤由三尖瓣环边缘开始，伴有大心室波和小心房波电图，最后一个损伤是在下腔静脉边缘完成。线性损伤从三尖瓣环到下腔静脉的完整跨度很重要（图 12.13）。每次射频消融后，心内电图显示振幅减小，并可能变得碎裂；然后将导管（每次 2～4 mm）回撤至下腔静脉，直至新出现一个尖锐心房电位的区域，然后进行下一次射频消融。重复这个操作，直到心房电图消失，提示导管已经到达下腔静脉。如前所述，在每次射频消融前，通过 X 射线，或使用三维标测导航系统确认消融导管的位置。

消融通常在房扑发作或冠状窦起搏期间进行（如果当时患者处于窦性心律）。当在 AFL 期间进行消融时，第一个终点是在射频消融过程中终止房扑。在实施射频消融的过程中，AFL 能被终止或其周长可以暂时性或永久性延长，并且冠状窦口和低位右心房壁之间的电活动可能会逐渐延迟。这表明消融损伤影响了环路，应该继续消融或扩展损伤区域，以确保三尖瓣环峡部实现完全性传导阻滞。

当在窦性心律期间进行消融时，最好在冠状静脉窦口持续起搏下（例如，在起搏周长为 600 ms 时）施加射频能量。在冠状静脉窦口起搏下消融时，通过观察低右心房（采用 Halo 导管记录）激动时间的逐渐延迟，来监测消融损伤对三尖瓣环峡部传导的影响。这有助于在三尖瓣环峡部传导延迟的部位延长消融时间，这也有助于确定导致三尖瓣环峡部传导阻滞的消融损伤部位（在冠状静脉窦口起搏过程中，单纯从头至尾传导的右心房激动顺序突然改变，终止于消融线一侧），以便在初始阻滞后、三尖瓣环峡部传导再次恢复时，可以重新检查该部位。在房扑或冠状静脉窦起搏过程中观察到传导时间的细微差异可以通过触发扫描屏幕来实现，其中显示了两个波群：第一个波群在同一张电描记图上对齐，或者每次出现刺激伪影时；并且可以在传导速度减慢时，同步波群后逐渐出现新的波群。

通常情况下，三尖瓣环峡部消融需要多次进行射频能量损伤。有时旋转消融导管，使其离开初始消融线，到峡部中央或侧面，以创建新的或额外的消融线，最终导致阻滞。在第二次跨越时，消融线峡部的电图会变得碎裂，电压变小，而且经常是双电位。

最大电压引导技术

梳状肌从界嵴呈扇形向外延伸，以不同的距离融入三尖瓣环峡部。这些肌束表现出显著的不均匀小梁结构。尽管束到束的电通路能退出，但肌肉小梁通常不重叠，并被无传导性的纤维脂肪组织分离[44]。

最大电压引导技术是基于假设三尖瓣环峡部内

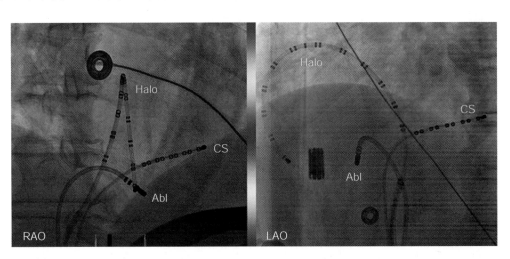

图 12.16　三尖瓣环峡部导管消融透视。（右前斜位和左前斜位）透视显示三尖瓣环峡部导管消融时导管位置。CS，冠状静脉窦

的离散肌束（与连续板相比，束与束之间的电通信较差）参与了扑动折返环。大的心房电图电压识别这些沿峡部走行的肌束的位置，并选择性地作为消融靶点。实际上，三尖瓣环峡部双向传导阻滞是由一系列离散的局部消融累积产生，而不是通过三尖瓣环峡部的连续消融线。因此，需要消融的峡部长度可能比"解剖"峡部窄[44-45]。

使用该技术，在 6 点钟位置标测三尖瓣环峡部，沿着峡部连续回撤导管的过程中，测量双极心房电位上峰值间的距离（在房扑发作期间，最好是在窦性心律或冠状静脉窦起搏期间）。标记最大电压的位置，并用其标记推测的肌束。消融导管位于该部位，无论其沿着消融线的位置如何，射频消融的时间持续40 ～ 60 秒，直到振幅降低 50% 或更多；由于电极记录区域的大小超过导管头端广泛损伤的区域，因此不需要完全消除所有信号。如果消融损伤未导致三尖瓣环峡部双向阻滞，则重新标测消融线，并将下一个最大的心房电位作为消融目标。重复此操作，直到实现三尖瓣环峡部双向阻滞。因此，这种方法将沿三尖瓣环峡部振幅最高的信号作为消融靶点，不需要连续的消融线。与单纯的解剖方法相比，这项技术可以显著缩短消融时间；但是，这并不等于减少射线暴露或总体手术时间[44-46]。

电解剖标测系统的作用

电解剖标测系统（CARTO 或 NavX））可以提供精确的空间定位，跟踪沿三尖瓣环峡部的消融导管，这可能有助于缩短透视时间。此外，这些标测系统能够在手术过程中显示消融线，从而不遗漏任何区域，也避免了重复消融。因此，它有助于在整个峡部形成没有间隙的消融线（图 12.13）[47]。

为有助于指导消融，需要在标测系统上定义三尖瓣环峡部的解剖结构。在采集常规的解剖标志物后，以 2 ～ 3 m 的间距回撤导管，沿着线取点，详细标测三尖瓣环峡部。此外，在三尖瓣环和下腔静脉口需要采集多个点来描绘峡部解剖。在三尖瓣环的最底处采集一个特定点，记录一个小的心房电描记图和一个较大的心室电描记图。然后将导管轻轻旋转至三尖瓣环上的另外两个点，即间隔和侧壁 1.5 ～ 2 cm 处。然后在下腔静脉口获得三个点：一个点与三尖瓣环最低点相对，另两个点位于该点的稍外侧和内侧。这样，就可以在三维空间中清晰地定义和描述心肌峡部的范围。峡部区域在足部投照位呈现一个相对平坦的矩形表面，右前斜投照位提供一个侧位影像。这些视图可以显示导管头端侧面和间隔的位移影像，以及

与三尖瓣环和下腔静脉之间的距离。采用导管试行穿过峡部来制订消融线。射频消融过程中，消融线连接了三尖瓣环峡部最前面和最后面的点；系统"标记"每一个射频消融过的位点。每个标记的直径约为 4 mm，因此可以直观估计拖拽过程中产生线性损伤所需的消融密度。这有助于避免过度消融损伤，并可以识别消融线上的潜在间隙[47]。标记是可视工具，可显示直径为 2 mm 甚至 1 mm，以搜索消融线上可能的间隙。

电解剖标测还提供三尖瓣环峡部组织的电压特性等信息。这一信息有利于选择消融靶点，以及制订一条更容易消融的跨峡部路径，而这条路径未必是最短的。峡部电压标测对于既往消融后复发的房扑患者特别有用；然后可以在激动和电压标测过程中识别高电压和突破点，并选为消融靶点[47]。

消融后三尖瓣环峡部传导阻滞的验证也可以应用电解剖标测。房扑期间激动波停止在先前完成的消融线上，但能继续通过突破点（见下文）。

与传统的导管消融标测技术相比，电解剖标测的优势在不同的心律失常中得到了明确的验证，如局灶性和大折返型房扑、房颤和室速。这些优势包括精确解剖重建技术的能力、无透视标记指导下将导管再次精确导航至之前的位点，以及心律失常起源或折返环路的精确电解剖学识别。然而，在典型房扑时，大多数情况下可通过常规标测和荧光透视方法识别出折返环路和关键峡部。因此，一个报道显示，与传统技术相比，使用解剖电标测和消融并没有改善手术的有效性和时间，这一结论并无意外。然而，该研究中电解剖消融组的射线暴露时间显著减少了近 50%；事实上，电解剖标测系统在典型房扑的消融过程中可以实现零射线。然而，这一成果将增加手术费用[47]。

难治性三尖瓣峡部消融术的探讨

尽管典型房扑的消融成功率超过 90%，但在尝试终止扑动或实现三尖瓣环峡部双向阻滞时，偶尔会遇到重大困难。在这些情况下，第一步是通过三尖瓣环峡部的间隔侧、侧壁和中部进行拖带标测，再次确认三尖瓣环峡部依赖型房扑的诊断。一旦证实典型房扑的诊断，则应考虑导致三尖瓣环峡部消融失败的其他潜在因素，包括导管接触不良、功率传递不充分、心肌增厚和消融线不连续等，这通常是由于三尖瓣环峡部内存在囊袋、凹陷、脊部和小梁造成的。这些因素也可能使得无法形成三尖瓣环峡部双向阻滞，或在急性成功消融后的随访中恢复三尖瓣环峡部传导，最终

导致房扑复发[3, 7, 48]。

射频能量传输不足   如果最初使用头端为 4 mm 或 5 mm 的标准消融导管,消融失败可能与射频能量输送不足有关。在这种情况下,采用较大头端(8 mm)电极的射频消融导管和灌注导管,保证在高流量和低流量区域产生更大损伤。重要的是,先前无效消融导致的局部水肿可能形成屏障,阻止后续射频能量更深入的渗透。

未能在整个峡部消融   消融导管的弯曲度导致消融电极不能到达三尖瓣环峡部的心室侧。在这种情况下,使用预先成形或可调弯引导鞘可以使消融导管通过三尖瓣环峡部,从而到达所有位置。

此外,沿三尖瓣环峡部任何部位的传导间隙都可能导致心律失常复发。需要对三尖瓣峡部进行完整标测,以确定这些间隙。通常情况下,传导在初次实现阻滞的部位复发,但可以发生在沿线的任何地方。广泛的分离双电位代表了导管双极部位记录到的局部阻滞。不需在这些区域进一步消融。当在靠拢的结构区记录到被等电间隔分离的双电位时,伴有电位间隔逐渐减小,和集中的方向各异的连续的电位,这提示阻滞线上存在间隙,应针对性地进行额外消融。高精密度电解剖标测有助于识别消融线上的间隙[49]。

欧氏嵴下囊袋   当存在该结构时,欧氏嵴下深囊袋往往在靠近间隔的前庭部最为突出,并且通常与突出的 Thebesius 瓣并存(保护冠状静脉窦口;见图12.15)。当消融导管从峡部向后拖拽至下腔静脉时,导管头端的特征性下倾提示存在明显的欧氏嵴下囊袋。在这些囊袋结构内,导管的稳定性和消融能量的传递通常是不理想的,特别是当欧氏嵴起到支点作用时,阻止了导管头端落入囊袋内。在消融导管在右心房做一个"倒 U"(180 度,或使用预先成形的"斜面"引导鞘或可调弯鞘),回撤导管可将头端垂直指向三尖瓣环峡部(而不是通常的水平方向),有助于将消融电极定位在囊袋深处。然后,通过轻微调整导管弯曲角度,使连续消融损伤在囊袋底部传递。或者,在三尖瓣环峡部相对偏侧面的部位消融,可以避免在囊袋内消融时的能量传递和潜在穿孔等问题。如果由于导管稳定性差或心肌较厚而使得偏侧面的线性消融失败,头端灌注导管可能是有利的;但是,必须仔细调整消融能量的传递,以避免蒸汽爆裂。当消融仍不成功时,可通过充分的囊袋可视化(使用右房造影或相控阵心内超声心动图)引导囊袋内或其周围的消融[3, 7, 48]。

突起的梳状肌   当出现异常的高压电图(来自梳状肌嵴部),而且阻抗突然升高、输送功率最小的区域,则提示有明显的梳状肌侵入三尖瓣环峡部,功率传递最小(可能由于梳状肌之间的缝隙中血液流动不良)。显著增厚的梳状肌可阻断透壁性消融损伤,并阻碍导管的充分稳定性。此外,导管头端可能会卡在梳状肌之间,从而导致功率输出不足,阻抗升高,并可能由于血液循环不良而形成血凝块。在这些情况下,在靠近梳状肌不明显的间隔部位消融,使用较大头端或头端灌注的导管有助于成功消融[7, 48]。

突出的欧氏嵴   一个突出的欧氏嵴可能阻碍导管在峡部间隔侧的操作,因为嵴顶部可以作为支点,当顺时针旋转时使导管头端指向侧壁(而不是预期的向中央旋转)。此外,欧氏嵴突出时,电极接触可能难以维持在嵴的上升部分(欧氏嵴顶部和三尖瓣环之间的部分)。在这些情况下,使用预先成形的导鞘(例如 SR$_0$、SL$_1$ 或可调弯鞘)通常可以解决问题。

冷冻消融

低温消融采用可调弯的 9 F、8 mm 头端的导管(美敦力冷冻导管)。三尖瓣环峡部的冷冻消融采用从三尖瓣环到下腔静脉的点对点顺序消融技术。每个消融持续 240 秒,目标温度为 −80℃。

虽然没有理由相信三尖瓣环峡部的低温消融比射频消融更有效,但低温消融具有疼痛小的优点。急性成功率与射频消融术相当。然而,关于冷冻消融长期结果的数据并不一致。最近的一项研究证实了冷冻消融与射频消融的疗效相当[50]。然而,其他研究发现冷冻消融的损伤持久性明显低于射频消融,症状性房扑的复发率更高(11% 对 0),甚至无症状性房扑的三尖瓣环峡部传导恢复率更高(34% 对 15%)。此外,与射频消融相比,冷冻消融的手术时间更长;这主要由消融持续时间的差异所致,这可以归因于每次冷冻消融的持续时间(4 分钟)比射频消融的持续时间(上限 60 秒)更长[51]。

消融终点

终止心动过速

在房扑发作期间消融以终止心动过速,第一个终点即为射频能量传递期间终止心律失常。房扑终止后,进行心房程序刺激以评估心律失常的可诱发性。重要的是,房扑的终止或不可诱发性通常与峡部完全阻滞无关，因此，在不确定三尖瓣环峡部完全阻滞的情况下，不应将其视为一个可靠的消融终点。在没有实现三尖瓣环峡部阻滞的情况下，AFL 的基质保持完整（即使消融过程中房扑已终止），因此心律失常复发的风险很高。

双向峡部阻滞

典型房扑的主要消融终点是三尖瓣环峡部双向完全阻滞。可以使用几种方法（表 12.1）来证实三尖瓣环双向阻滞的存在。然而，即使详细标测，存在三尖瓣环峡部极缓慢传导的不完全传导阻滞，与完全传导阻滞之间的区别仍非常困难。因此，利用多种技术来

确认三尖瓣环峡部阻滞的存在是非常重要的。

腺苷激发

腺苷激发的三尖瓣环峡部传导恢复，可能与非透壁消融损伤有关，是消融后房扑远期复发的最常见机制。超过 15% 的患者可能在最初成功消融后数分钟至 1 小时内发生三尖瓣环峡部传导急性恢复。因此，在最后一次射频消融 30 分钟后，需再次确认三尖瓣环峡部阻滞。腺苷（12 ~ 18 mg 静脉推注）、异丙肾上腺素输注（滴定至以窦性心率增加至基线的 50%）在较小程度上有助于揭示潜在的经峡部传导。事实上，在 23% 的患者中，房扑消融后的腺苷激发可引

表 12.1　证实三尖瓣环峡部双向阻滞		
方法	**技术**	**观察与三尖瓣环峡部阻滞一致**
心房起搏过程中的右心房激动顺序	冠状静脉窦口起搏期间右心房下外侧激动顺序标测（起搏周长 600 ms）	顺时针三尖瓣环峡部阻滞是通过观察位于在下外侧壁至三尖瓣环峡部处的纯下行（craniocaudal）波来指明的（三尖瓣环周围的 Halo 导管近端到远端激动顺序）。
心房起搏过程中的心房激动顺序	右心房低侧壁起搏期间右心房间隔激动顺序标测（起搏周长 600 ms）	逆时针方向的三尖瓣环峡部阻滞是通过观察右心房间隔处一个完全下降（craniocaudal）的波来指明的，冠状静脉窦口的激动发生在高右心房和希氏束区域激动之后
经峡部传导间隔	先后经冠状静脉窦口、右心房低侧壁起搏期间经峡部传导间隔的测量（经峡部传导间隔等于刺激伪影从峡部一侧到对侧记录的心房电图的间隔）	消融后经峡部间期较基线延长 50%（或绝对值 ≥ 150 ms）
双电位	经三尖瓣环峡部两侧起搏时沿整个三尖瓣环峡部消融线的双电位标测（冠状静脉窦口或右心房低外侧，起搏周长 600 ms）	存在沿整个三尖瓣环峡部消融线的长廊状的宽距离双电位（分离间隔 ≥ 110 ms）
差异性起搏	经右心房低外侧至中外侧起搏期间沿整个三尖瓣环峡部消融线的双电位标测（起搏周长 600 ms）	当起搏位点离开消融线时（从右心房下外侧到中外侧），双电位的分离减少
差异性起搏	经右心房低外侧至中外侧起搏，或经由冠状静脉窦口至右心房间隔起搏期间沿三尖瓣环峡部消融线的激动标测（起搏周长 600 ms）	将起搏点移离消融线（从右心房下外侧到中外侧或从冠状静脉窦口到右心房间隔）可缩短对侧消融线传导时间
递增起搏	经由右心房低外侧至冠状静脉窦口起搏期间沿三尖瓣环峡部消融线的双电极标测（起搏周长 600 ~ 300 ms）	双电位之间的距离轻微变化（< 20 ms），以响应逐渐加快的起搏速率
递增起搏	经右心房低侧部起搏时希氏束区和冠状静脉窦口的心房心电图间隔的测量（起搏周长 600 ~ 300 ms）	希氏束至冠状静脉窦口间期的轻微变化（< 10 ms）以响应逐渐变快的起搏率
单极电图形态	经三尖瓣环峡部两侧起搏期间，三尖瓣环峡部消融线单极电图记录（冠状静脉窦口或右心房低外侧，起搏周长 600 ms）	消融线对侧起搏点边缘记录的单极心电图表现为单相 R 波或 Rs 波（较大的正偏转后为负偏转，R/s 比 > 3 : 1）
双极电图形态	经冠状静脉窦口起搏期间，三尖瓣环峡部消融线外侧双极电图记录（起搏周长 600 ms）	双极电极极性反转（与消融前电极极性相比）
电解剖标测	电解剖标测	从消融线的一侧起搏导致激动波前沿三尖瓣环的一个方向传播，最新的三尖瓣环峡部激动立即发生在消融线的对侧

CS os，冠状静脉窦口；CTI，三尖瓣环峡部；HB，希氏束；msec，毫秒；PCL，起搏周长；RA，右心房

起短暂（仅 1 或 2 次跳动，通常短于 1 分钟）或持续的三尖瓣环峡部传导恢复。腺苷诱导的二度或三度房室传导阻滞似乎是其影响三尖瓣环峡部传导的先决条件，因此腺苷的剂量逐渐增加，直至出现二度或三度房室传导阻滞。腺苷诱导的"休眠传导"先于早期复发的永久性传导，因此它可以识别心律失常远期复发风险较高的患者。在三尖瓣环峡部阻滞后，无腺苷介导的"休眠性转导"患者在消融后等待期内通常没有恢复传导[52-54]。

三尖瓣环峡部双向传导阻滞

心房起搏过程中的心房激动顺序

从冠状窦口和右心房侧壁起搏心房时，观察到序贯的心房激动终止于起搏点对侧的消融线，从而证实了三尖瓣环峡部完全性双向传导阻滞。

正常情况下，以 600 ms 的周长起搏冠状窦口，激动波从冠状窦起搏部位呈顺时针方向经三尖瓣环峡部扩布至低位右心房。冠状窦口的另一个波呈逆时针顺序经房间隔上传至高右心房，从而右心房侧壁的上部产生波阵碰撞（波阵碰撞的确切位置取决于右心房和三尖瓣环峡部的相对传导速度），形成一个 V 形的心房激动顺序（图 12.17 和图 12.18）。

起搏冠状静脉窦口（即消融线间隔侧起搏）时，观察到侧壁下传至三尖瓣环峡部（三尖瓣环周围的 Halo 导管呈近端至远端的激动顺序）的单纯下降波，提示发生了顺钟向型三尖瓣环峡部阻滞。该阻滞与三

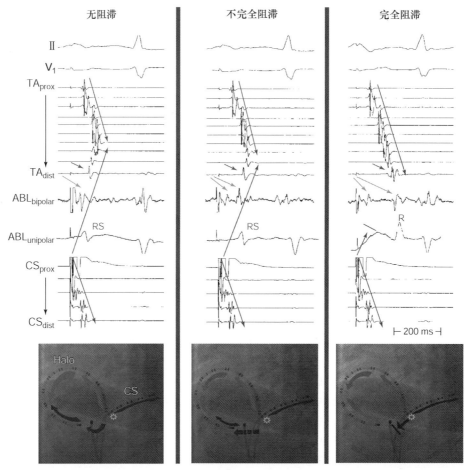

图 12.17（见书后彩图）用冠状静脉窦口搏动验证逆时针方向三尖瓣环峡部阻止的存在。**上图**：右心房（RA）、冠状静脉窦（CS）、三尖瓣环峡部（CTI）的心内记录。**下图**：左前斜位透视显示三尖瓣环（TA）周围三尖瓣环峡部（CTI）消融导管和 Halo 导管的位置。末端在三尖瓣环峡部侧部。（**左图**）当三尖瓣环峡部传导未受损，冠状静脉窦口搏动引起右心房侧壁波形激动碰撞。（**中图**）当出现不完全阻滞，碰撞点将移向右心房侧壁低位。（**右图**）观察到侧壁至三尖瓣环峡部纯粹下降波阵面（近端到远端的 Halo 序列）提示完整的三尖瓣环峡部阻滞。CTI 记录的双极心电图最初显示一个心房电位（**左图**，黄色箭头）。CTI 局部消融后，心房电图分裂为两个紧密相邻的电位（**中图**，黄色箭头）。完整的三尖瓣环峡部阻滞是通过观察到由等电间隔分隔的双电位来表示的（**右图**，黄色箭头）。此外，当达到完全阻滞后，Halo 远端和远端消融电极出现双极电图极性反转（**左图**）（与右图和中图的三尖瓣环峡部完全阻滞前相比）。从而表明从侧壁到阻滞线的激动波阵方向逆转（绿色和黄色箭头）侧标到阻滞线的单极正 R 波形态记录也显示了完整的三尖瓣环峡部阻滞 [与完整传导或只是不完整阻滞时双相（RS）心电图形态相反]。ABL，消融位点；CS$_{dist}$，冠状静脉窦远端；CS$_{prox}$，冠状静脉窦近端；TA$_{dist}$，三尖瓣远端；TA$_{prox}$，三尖瓣环近端

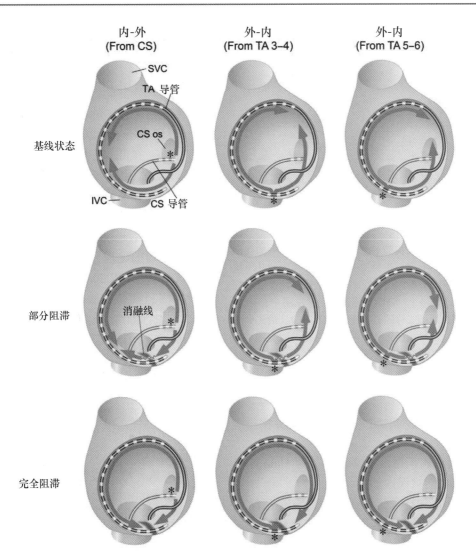

图 12.18 （见书后彩图）采用差异性起搏法对双向三尖瓣峡部（CTI）阻滞进行确认。图示为右心房，正对三尖瓣环。在三尖瓣环（深蓝色）周围排列一束 20 极电极导管，另一根导管位于冠状窦内（CS，浅蓝色）。星号（*）指示刺激位点。9 张图分别显示的是（消融前）基线状态，经冠状静脉窦和靠近三尖瓣环峡部消融线的三尖瓣环导管上相邻的两对电极起搏；部分消融时，通过三尖瓣环峡部持续缓慢的传导；最终三尖瓣环峡部完全阻滞。绿色箭头指示的是源自刺激位点的波阵传播方向。IVC，下腔静脉；SVC，上腔静脉

尖瓣环峡部传导时间的显著延长有关（即，从冠状静脉窦至低侧右心房的间期；见图 12.17）。不完全性顺钟向型三尖瓣环峡部阻滞时，自冠状窦口右心房侧壁的下降波仍能经三尖瓣环峡部横向传导，来自冠状静脉窦口的激动以较缓慢的速度经三尖瓣环峡部呈顺钟向型传导，从而导致顺钟向和逆钟向传导的脉冲碰撞位移至右心房侧壁较低的位置。位于三尖瓣环峡部外侧的 Halo 导管，其远端双极（Halo 1-2）略早于更靠外侧的双极（Halo 3-4），或同时激活（图 12.17 和图 12.18）。

重要的是，三尖瓣环上（导管头端直接位于三尖瓣环峡部消融线外侧）Halo 导管的正确定位，对于右心房侧壁的激动顺序和三尖瓣环峡部阻滞的可靠分析

均至关重要。当三尖瓣环峡部实现真正的完全阻滞时（图 12.19），如果 Halo 导管部分后移至界嵴或欧氏嵴，提示三尖瓣环峡部的不完全阻滞（伪传导）。当稳定定位的 Halo 导管头端被证实难以靠近消融线时，消融导管头端可以立即定位在消融线侧面，以补充 Halo 导管的记录。

同样重要的是，要认识到在冠状静脉窦起搏过程中，单纯靠 Halo 导管记录右心房侧壁的心房激动顺序，可能导致相当一部分患者的误诊。这是因为无法检测到极缓慢的峡部残余传导，使得激动在通过峡部传导完成之前，以相反方向扩布到消融线。从理论上讲，缓慢而持久的峡部传导，可以限制在消融线或部分峡部远离多极导管的标测区域，因此，无论 Halo

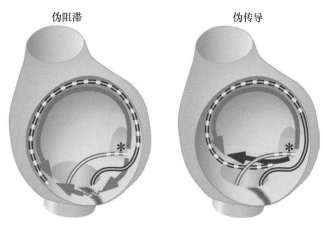

伪阻滞　　　　　　　**伪传导**

图 12.19 （见书后彩图）三尖瓣峡部（CTI）消融术中的伪阻滞和伪传导。图示为右心房，正对三尖瓣环。在三尖瓣环（深蓝色）周围排列一束 20 极电极导管，其他导管放置在冠状静脉窦内（浅蓝色）。星号（*）指示刺激位点。**左图**中，20 极三尖瓣环导管尖端从消融线移除，由于相反方向的波最先到达远端三尖瓣环电极，传导缓慢，但不明显。这错误地提示了三尖瓣环峡部阻滞的存在，其解决方案是获取更接近消融线侧壁的记录。**右图**中，三尖瓣环导管放置太靠后（不在三尖瓣环峡部）。激动波（深绿色）会在下腔静脉控后方传导，先激活三尖瓣环远端电极，从而提示持续的三尖瓣环峡部传导（当阻滞确实存在时）。这个的解决方案是正确放置三尖瓣环导管

导管的远端放置得离消融线有多近，甚至 Halo 导管跨越消融线，都可能被误诊。

在消融前的低右心房侧壁起搏中，右心房激动顺序（具有完整的逆钟向型三尖瓣环峡部传导）显示两个上升波（间隔和侧壁），导致高侧壁的脉冲碰

撞。经三尖瓣环峡部的起搏波逆钟向扩布之后，右室间隔从尾至头的激动顺序使得冠状静脉窦口的心房激活领先于 HB 区域（图 12.20，另见图 12.18）。此外，经三尖瓣环峡部的完整传导允许起搏激动从下方快速激活左心房（冠状静脉窦的激动以由近及远的方向扩布），从而在下壁导联中产生倒置的 P 波。

相反，在低右心房起搏过程中，观察到侧壁导联（Halo 顺序呈由远及近）单个上升波，跟随间隔处传导至冠状静脉窦的完全下降波，均提示逆钟向型三尖瓣环峡部阻滞。与基线相比，逆钟向型三尖瓣环峡部阻滞与间隔先上升后下降的反向传导有关。另外，冠状静脉窦口的电描记图在高右心房和 HB 区之后激活（图 12.18 和图 12.20）。此外，三尖瓣环峡部逆钟向型传导阻滞迫使脉冲通过 Bachmann 束从上方激活左心房，C 冠状静脉窦激动按由远及近的方向扩布，产生不同形态的 P 波，在下壁导联上终末部分 P 波直立。

经峡部传导间期

冠状窦口或低位右心房起搏下测量经峡部的传导间期，等于刺激信号从峡部一侧到对侧记录到的心房电图的间隔。将该间隔延长 50% 以上（或达到 150 ms 以上的绝对值）提示三尖瓣环峡部阻滞（图 12.17）。该标准灵敏度和阴性预测值均为 100%。但特异性和阳性预测值均小于 90%。

双电位

沿消融线全长记录到呈连续长廊状分布的广泛分

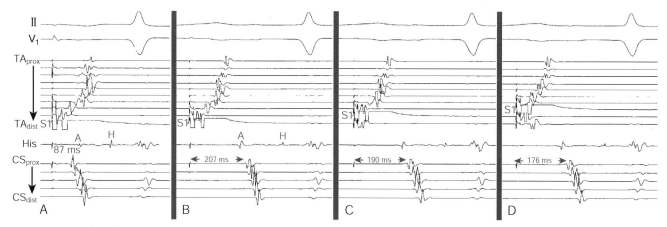

图 12.20　采用右心房侧壁差异性起搏法证实存在逆时针三尖瓣环峡部阻滞。**A.** 三尖瓣环峡部消融前，经三尖瓣环峡部（Halo1，2）侧壁起搏。**B ～ D** 图：三尖瓣环峡部消融后，经右心房侧壁不同位点沿 Halo 导管起搏。**B.** 经 Halo 3，4 起搏。**C.** 经 Halo 5，6 起搏。**D.** 经 Halo 7，8 起搏。当三尖瓣环峡部完整传导，冠状静脉窦口通过跨三尖瓣环峡部逆钟向的波而激活。因为冠状静脉窦口在解剖学上比希氏束（HB）更接近起搏点。当 CTI 传导完好时，冠状窦口（CS os）通过 CTI 的逆时针波前激活，由于 CS os 在解剖学上比 His 束（HB）更接近起搏点，因此冠状静脉窦口电极的心房激动，先于希氏束电极。当存在逆时针三尖瓣环峡部阻滞的情况下，冠状静脉窦口是通过顺时针方向沿右心房侧壁向上传播的波激活的，越过右心房顶部，然后沿间隔向下传播。因此，经位于右心房侧壁的更头侧位点起搏的冠状静脉窦口的激活（通过刺激到局部的电图间隔来测量）发生得越来越早（B to D）。另外，冠状静脉窦口的激活发生在右心房高位和希氏束区域之后。CS$_{dist}$，冠状静脉窦远端；CS$_{prox}$，冠状静脉窦近端；TA$_{dist}$，三尖瓣环远端；TA$_{prox}$，三尖瓣环近端

裂双电位，证实沿消融线全长存在阻滞。重要的是要认识到，被长等电间期隔开的双电位提示记录导管双极下的"局部阻滞"，但它们可能刚好靠近传导间隙；因此，有必要仔细标测三尖瓣环峡部消融线的全长，以验证是否存在完全性三尖瓣环峡部阻滞，排除沿消融线是否存在间隙[49]。

在三尖瓣环峡部两侧（冠状静脉窦口或低位右心房）的心房起搏过程中，沿整个三尖瓣环峡部消融线呈连续长廊状的广泛分裂双电位（彼此分离，峰间间期 110 ms 或更长）是三尖瓣环峡部完全阻滞最精确的指标，通常认为是实现完全性双向阻滞的金标准（图 12.17）。另一方面，当消融线任意两点的双电位间期小于 90 ms 时，不能确定完全性峡部阻滞，应通过间隙来寻找持续性传导。当一条消融线上存在一个间隙，双电位之间的等电间期越短，电图越接近该间隙。在阻滞线上的间隙处，不再出现双电位，电描记图通常较长且碎裂，但也可以是离散的。然后针对这些间隙进行额外消融，直至实现三尖瓣环峡部完全性阻滞。

这项技术需要细致标测三尖瓣环峡部，可能比传统的激动标测技术更难，主要是由于沿消融线的电描记图描述模棱两可（例如，多个、低振幅或碎裂电位），特别是在广泛的消融尝试或三尖瓣环峡部广泛消融或非线性消融后。当无法观察到双电位时，在传导阻滞线的内侧和外侧起搏，测量在传导阻滞线两侧每对电描记图之间的间期（DP＋1 间期），可作为验证三尖瓣环峡部完全性双向传导阻滞的替代方法。这项技术需要在三尖瓣环周围放置一个二十极导管，同时将导管头端置入冠状静脉窦，这样导管跨越三尖瓣环峡部，并从峡部的内侧和外侧提供记录和起搏。与其他确定三尖瓣环峡部阻滞的标准相比，界值为 140 ms 的 DP＋1 间期似乎具有更好或同等的敏感性、特异性和阳性预测价值。然而，很难区分传导极慢的峡部不完全阻滞和完全性阻滞。此外，在三尖瓣环峡部尚未完全阻滞的情况下，消融线上远离二十极导管的间隙将延长 DP＋1 间期[5]。

差异性起搏

该技术用于验证消融线上记录的双电位是否继发于完全阻滞线，或是经消融线缓慢传导的结果。从低位和中位右心房进行固定频率起搏。在三尖瓣环峡部完整传导的情况下，电描记图记录的两个成分（双电位）都是相同起搏经三尖瓣环峡部（两个分量与相同的逆钟向波相连）按逆钟向传导的顺序激动。因此，回撤起搏位点，远离消融线（从低位右心房到中位右

心房）会导致电描记图两个部分（相对于起搏刺激）的时间延迟程度相似，因此双电位之间的间期保持不变（图 12.21）。

另一方面，当实现三尖瓣环峡部完全阻滞时，双电位的第一部分（在消融线的侧面）反映了起搏波从附近起搏点呈逆时针方向移动，而双电位的第二部分（在消融线内侧）是激动波以相反的顺时针方向围绕三尖瓣环向移动。因此，这两个组分并不与单个波相连；相反，它们可以通过改变激活波而相互分离。因此，撤离起搏点、远离消融线（从低位右心房到中位RA）会延迟双电位的第一组分，但双电位的第二组分激动得更早（因此双电位分离减少），因为必须通过新的起搏点（中外侧右心房）来缩短迂曲的顺钟向传导波群。

利用相似的原理，从低位和中位右心房进行固定频率起搏时，冠状静脉窦电极的局部激动时间可用于评价逆钟向型三尖瓣环峡部阻滞。正常情况下（峡部传导完好无损），经三尖瓣环的逆钟向型起搏波扩布引起冠状静脉窦口的激动。因此，与中位右心房相比，自低位右心房起搏时冠状静脉窦口的激动更早，因为低位右心房在解剖学上更接近冠状静脉窦口。相反，当存在逆钟向型三尖瓣环峡部阻滞时，通过围绕三尖瓣环呈顺钟向扩布的波引起冠状静脉窦口的激动（图 12.18 和图 12.20）。因此，与低位右心房相比，自中位右心房起搏时，冠状静脉窦口的激动较早，因为起搏中外侧右心房能缩短迂曲的波群。

递增式起搏

模仿与完全性传导阻滞相关的激动模式时，不完全性传导阻滞可能与跨三尖瓣环峡部传导速度极慢有关。递增起搏策略有助于区分峡部传导阻滞与经峡部长的局部传导延迟，基于观察到三尖瓣环峡部残余传导通常为递减性，并在更快频率起搏时加重。

最初使用标测导管记录三尖瓣环峡部消融线上的双电位。将导管置于该部位，记录两个电位之间的最大间期（通过"峰-峰"距离测量）。然后以 600 ms 和 300 ms 的起搏周长在三尖瓣环峡部（冠状静脉窦口和低位右心房）的任意一侧进行递增起搏，分别测量双电位之间的最大间期[55]。

随着起搏速度的逐渐增快（从 600 ms 到 300 ms），双电位间距离的最小（小于 20 ms）变化与整个消融线的完全阻滞一致。在冠状静脉窦口起搏时观察到类似情况，提示三尖瓣环峡部达到顺钟向型完全性传导阻滞；在低右心房起搏时观察到类似情况，提示三尖瓣环峡部达到逆钟向型完全性传导阻滞。另一方面，以较快的起

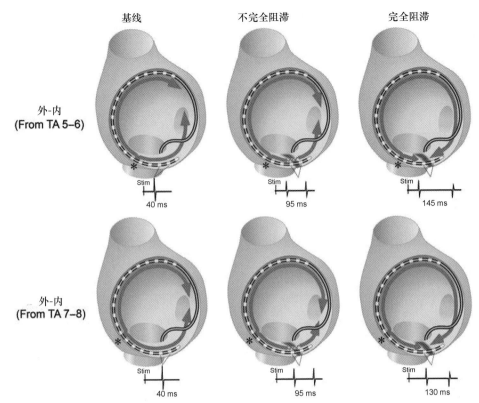

图 12.21 （见书后彩图）利用消融线区域双电位间的距离确定双向三尖瓣环峡部（CTI）阻滞。图示为右心房，正对三尖瓣环。在三尖瓣环（深蓝色）周围排列一束 20 极电极导管，其他导管放置在冠状静脉窦内（浅蓝色）。星号（*）指示刺激位点。上图：激动波显示了基线状态、三尖瓣环峡部不完全阻滞和三尖瓣环峡部完全阻滞等三种经 5，6 电极起搏的不同状态。下图：显示经 7，8 电极起搏的相似发现。如图所示，在局部消融过程中产生了分裂电位，并且无论经哪些电极起搏，分裂电位间距都一样（95 ms）。电极的速度是多少，分裂电位的间距都是相同的（95 ms）（尽管经较外侧位点的起搏时，从刺激到第一个分裂电位的时间稍后一些）。完全阻滞时，经离消融线越近的起搏，分裂电位间隔越宽

搏频率将双电位的分离间隔延长 20 ms 以上，表明经峡部的残余传导或三尖瓣环峡部功能性阻滞[55-56]。

这项技术的变化评估了从低右心房递增起搏对希氏束区和冠状窦口的心房激动间期的影响（His-CS os 间期）。低右心房递增起搏时，His-CS os 的心房间期没有增加（变化小于 10 ms），与三尖瓣环峡部逆钟向型完全性传导阻滞一致；而随着递增起搏，His-CS os 心房间期的增加超过 10 ms，提示经三尖瓣环峡部传导缓慢，或功能性阻滞。His-CS os 心房间期递增的一个优点是不需要沿着三尖瓣环峡部消融线识别双电位，有时该部位的双电位很难记录到[57]。

另一种变化是利用冠状静脉窦口的递增起搏对低右心房激动顺序的影响，来评估三尖瓣环峡部顺钟向型阻滞。对于三尖瓣环峡部不完全性阻滞，冠状静脉窦口时低右心房的激动可能会延迟，但仍可同时经三尖瓣环峡部传导（顺钟向），或仅早于围绕三尖瓣环呈逆钟向传导至低右心房的波群。提高起搏频率会使目前病变的峡部出现递减传导，进而导致低右心房激活进一步延迟。相反，当出现三尖瓣环峡部完全性阻滞时，低右心房激动是经房间隔和右心房顶呈逆钟向传导所致。因为上述心房区域的传导不递减，所以只要起搏周长比心房不应期长，更快频率的起搏不应显著改变低右心房的激动时间。

单极电图形态

未滤波的单极记录形态显示了激动的传播方向。正偏转（R 波）是朝向记录电极的激动扩布产生的；负偏转（Qs 复合物）是通过远离电极的激动扩布而产生的。沿心肌纤维长轴的传导产生一种特征性的双相（RS 或 rS）单极电图。相反，直立的单相（R）单极电图是激动扩布结束的特征。在两个波碰撞时也可以观察到单相（R）单极电图，在激动最早点附近记录到负向波（QS）。

在三尖瓣环峡部传导完整的情况下（消融前），三尖瓣环峡部两侧的起搏导致对侧出现 RS、rS 或 QS 波形。由于传播的波经三尖瓣环峡部扩布并远离标测电极，因此在单极电图中将出现一个终末 S 波。此外，由于沿三尖瓣环峡部的心房去极顺序发生在同一方向，

因此，当采用未过滤的单极在三尖瓣环峡部上记录时，每对记录电极初始去极化的极性相同。在三尖瓣环峡部不完全阻滞（三尖瓣环峡部消融失败后）的情况下也观察到类似的模式。由于单极电描记器记录的是相对较远的活动，因此它们能够检测经三尖瓣环峡部的缓慢传导，而独立于间隙位置，因为经三尖瓣环峡部的波群（有时传导时间延长）必须穿过标测电极，产生远离记录部位的扩布波，因此形成终末 S 波[58-59]。

实现三尖瓣环峡部阻滞后，起搏波在到达标测电极前，只能环绕三尖瓣环，位于阻滞线的对侧。因此，由于波群在此时结束于或接近探测电极（图12.17），预计单极电图可以看到一个明显的变化（从QS、rS，或 RS 到 R 或 Rs 波）。R 波的相对电压可能取决于三尖瓣环峡部内去极化组织的数量以及记录电极与该区域的距离[58-59]。

重要的是，为了观察单极电描记图形态的预期变化，探测导管应位于靠近阻滞线的位置。如果探测导管与阻滞线分离，探测电极与阻滞线之间的组织激活可能会产生高电压的 S 波，从而在单极电图产生 RS波形[58]。

双极电图极性

双极记录主要反映局部激动时间；用来产生双极信号的信号减法在很大程度上消除了两个电极上的形态信息。尽管如此，双极电图的极性对波群由远及近（阴极到阳极）的扩布方向是敏感的。双极电图的极性反转能指示波群方向的反转。该特性可用于验证三尖瓣环峡部阻滞。使用电极间距短（2 mm）的多极

导管标测峡部，将远端电极作阴极记录双极电图。在冠状静脉窦口起搏过程中，激动波群沿顺时针方向经三尖瓣环峡部扩布，导致 Halo 双极的电描记图的阳极位于消融线的侧面，平行于三尖瓣环的下侧面。一旦完成三尖瓣环峡部阻滞，远端 Halo 双极仅从逆时针方向被激活，从而在冠状静脉窦口起搏时，电描记图的极性从正反转为负（图 12.22，另请参见图12.17）。重要的是使用电图极性变化作为完全峡部完全性阻滞的精确指示，则要求记录电极的位置与峡部除极波群的方向平行。如果电极的方向与除极波的方向稍微倾斜，或者如果除极波并未以完全线性的方式穿过峡部，则峡部电图记录到的初始极性可能与电图的主要极性方向不同。

电解剖标测

电解剖三维激动标测可用于验证三尖瓣环峡部阻滞。当三尖瓣环峡部达到顺钟向阻滞时，冠状窦近端起搏使激动波呈逆钟向传导，三尖瓣环峡部最晚激动点位于消融线外侧。当经三尖瓣环峡部传导仍然完整时，冠状静脉窦起搏产生的激动波经三尖瓣环峡部快速扩布，最终激活右心房前外侧壁。在低右心房起搏过程中也可以生成类似的标测图，用以确认三尖瓣环峡部的逆钟向阻滞。激动标测也可以评估消融线上是否存在间隙，如图所示消融线的早期突破（图12.23）。然而，在三尖瓣环峡部消融后，消融线的局部电描记图可能是复杂的——具有双电位、三电位或碎裂电位，以及不明确的局部激动时间，使得电解剖图可能具有挑战性。

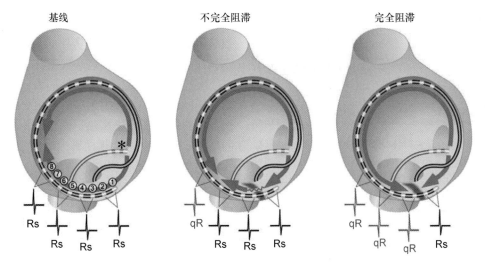

图 12.22　（见书后彩图）用消融线两侧双极电图极性变化证实双向三尖瓣环峡部（CTI）阻滞。图示为右心房，正对三尖瓣环。在三尖瓣环（深蓝色）周围排列一束 20 极电极导管，其他导管放置在冠状静脉窦内（浅蓝色）。星号（*）指示刺激位点。三尖瓣环导管上的单个电极编号。基线状态，冠状静脉窦起搏显示了三尖瓣环导管从远端到近端（导管 1-8）的传播。每个双极电图都呈"Rs"形状。一些消融后，仍有通过三尖瓣环峡部的残余传导，电图表明，trepidation 与之前图相同方向，保持"Rs"，而在电极 7-8处，trepidation 方向相反，产生"qR"构型。右图：三尖瓣环峡部完全阻滞，传播方向相反，3-8 电极，每一对都呈 qR 型

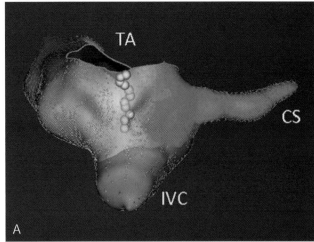

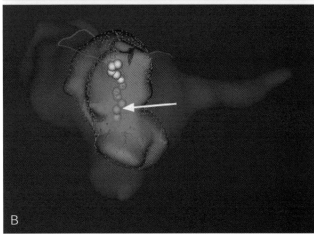

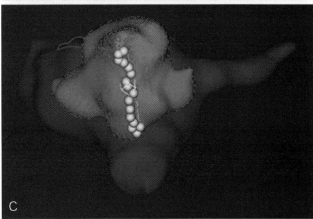

图 12.23（见书后彩图）**三尖瓣环峡部消融线缺口的点解剖标测**。右心房和三尖瓣环峡部 Inferior 视角的三维电解剖激动标测。**A**. 逆钟向房扑时获取的激动标测。三尖瓣环峡部的射频（RF）消融（白点）终止了房扑。**B**. 三尖瓣环峡部消融线中部心房起搏时获取的激动标测。可见早期突破性激动（箭头），表明消融线的缺口。**C**. 缺口处的额外射频消融，三尖瓣环峡部消融线中部起搏时进行激动重新标测。通过消融线的激动消失表明逆时针方向完全的三尖瓣环峡部阻滞。CS，冠状静脉窦；IVC，下腔静脉；TA，三尖瓣环

结果

目前实践中，无法实现三尖瓣环峡部完全阻滞和无法成功消除典型房扑并不常见。在 158 项研究的荟萃分析中，大头导管（8～10 mm）或灌注消融导管消融总的急性成功率为 93%，而 4～6 mm 头端导管总的急性成功率为 88%。以三尖瓣环峡部双向阻滞作为手术终点（9% 比 24%），使用大头或灌注导管能显著降低房扑复发率（7% 比 14%）[60]。

对于消融后复发的典型房扑患者，主要原因通常是经三尖瓣环峡部传导恢复。据推测，这种复发反映了在初始手术过程中未能实现三尖瓣环峡部双向阻滞，针对双向阻滞的初始评估不正确，或峡部最初阻滞部位的传导恢复。使用更严格的三尖瓣环峡部双向阻滞终点可显著降低平方房扑复发率。随访 1～6 个月以上，房扑复发率没有再增加，这一发现表明，如果将出现峡部传导恢复，术后 6 个月内就会发生[60]。

与 AFL 消融相关的并发症总发生率为 3.2%。最常见的是心血管并发症。严重并发症很罕见（0.4%），包括房室传导阻滞（最常见，0.2%）、心包填塞、短暂的下壁导联 ST 段抬高或右冠状动脉急性闭塞，以及血栓栓塞并发症[60-62]。

房扑消融术后，既往有或无房颤病史的患者中，房颤发生率为 20%～30%（短期随访，约 1 年），长期随访则高达 82%（约 4 年）。房扑通常是心房电疾病的早期标志，常发展为房颤，甚至在房扑治疗之后也能发展为房颤。充分证据表明，三尖瓣环峡部不是典型房扑的病因，虽然三尖瓣环峡部消融消除了房扑，但它不会改变心房重构和其他诱发房扑发展的致病因素。因此，房颤和房扑的共同致病因素持续存在，最终会导致房颤，这一现象并不意外。

荟萃分析显示，尽管房扑消融成功，但在平均 16 个月的随访中，23% 的无房颤消融史的患者和 53% 有房颤病史的患者发生房颤。两组的房颤发病率均随时间增加；然而，无论既往有无房颤消融史，消融后 5 年的房颤发病率相似。消融后抗心律失常药物使用率为 32%。口服抗凝剂的长期使用率为 66%[60]。这一发现对患者的选择、未服用抗心律失常药物的长期成功率、术后抗心律失常药物的使用和长期抗凝具有严重影响。由于房颤在预定的房扑消融前很可能复发，从而限制了许多患者停止使用心律失常药物或抗凝治疗，因此应认真审视单纯房扑消融的潜在益处。然而，由于房扑通常有更快的心室率，且可能更难控制，因此比房颤发作时的症状更严重。在一部分房颤

合并房扑的患者中，当房扑是主要心律失常且临床症状更明显，那么房扑导管消融可以缓解症状、改善生活质量。此外，最近的一项回顾性研究发现，无论是否有房颤病史，接受三尖瓣环峡部消融的房扑患者（37% 也有房颤病史）发生系统性血栓栓塞事件和总死亡率的风险较低[63]。

参考文献

1. Saoudi N, et al. Classification of atrial flutter and regular atrial tachycardia according to electrophysiologic mechanism and anatomic bases: a statement from a joint expert group from the Working Group of Arrhythmias of the European Society of Cardiology and the North American Society of Pacing and Electrophysiology. *J Cardiovasc Electrophysiol*. 2001;12:852–866.

2. Bun SS, Latcu DG, Marchlinski F, et al. Atrial flutter: more than just one of a kind. *Eur Heart J*. 2015;36:2356–2363.

3. Asirvatham SJ. Correlative anatomy and electrophysiology for the interventional electrophysiologist: right atrial flutter. *J Cardiovasc Electrophysiol*. 2009;20:113–122.

4. Faletra FF, Ho SY, Auricchio A. Anatomy of right atrial structures by real-time 3D transesophageal echocardiography. *JACC Cardiovasc Imaging*. 2010;3:966–975.

5. Tai C-T, Chen S-A. Cavotricuspid isthmus: anatomy, electrophysiology, and long-term outcome of radiofrequency ablation. *Pacing Clin Electrophysiol*. 2009;32:1591–1595.

6. Saremi F, et al. Right atrial cavotricuspid isthmus: anatomic characterization with multi-detector row CT. *Radiology*. 2008;247: 658–668.

7. Gami AS, et al. Electrophysiological anatomy of typical atrial flutter: the posterior boundary and causes for difficulty with ablation. *J Cardiovasc Electrophysiol*. 2010;21:144–149.

8. Anselme F. Macroreentrant atrial tachycardia: pathophysiological concepts. *Heart Rhythm*. 2008;5:S18–S21.

9. Huang J-L, et al. Right atrial substrate properties associated with age in patients with typical atrial flutter. *Heart Rhythm*. 2008;5: 1144–1151.

10. Tai C-T, Chen S-A. Conduction barriers of atrial flutter: relation to the anatomy. *Pacing Clin Electrophysiol*. 2008;31:1335–1342.

11. Bui HM, Khrestian CM, Ryu K, et al. Fixed intercaval block in the setting of atrial fibrillation promotes the development of atrial flutter. *Heart Rhythm*. 2008;5:1745–1752.

12. Morita N, et al. The undetermined geometrical factors contributing to the transverse conduction block of the crista terminalis. *Pacing Clin Electrophysiol*. 2009;32:868–878.

13. Santucci PA, et al. Electroanatomic mapping of postpacing intervals clarifies the complete active circuit and variants in atrial flutter. *Heart Rhythm*. 2009;6:1586–1595.

14. Nakanishi T, et al. Crista terminalis as the anterior pathway of typical atrial flutter: insights from entrainment map with 3D intracardiac ultrasound. *Pacing Clin Electrophysiol*. 2015;38:608–616.

15. Waldo AL, Feld GK. Inter-relationships of atrial fibrillation and atrial flutter mechanisms and clinical implications. *J Am Coll Cardiol*. 2008;51: 779–786.

16. Waldo AL. Atrial fibrillation-atrial flutter interactions: clinical implications for ablation. *Circulation*. 2007;116:2774–2775.

17. Waldo AL. More musing about the inter-relationships of atrial fibrillation and atrial flutter and their clinical implications. *Circ Arrhythm Electrophysiol*. 2013;6:453–454.

18. Luria DM, et al Effect of radiofrequency ablation of atrial flutter on the natural history of subsequent atrial arrhythmias. *J Cardiovasc Electrophysiol* 19:1145–1150 (2008).

19. Navarrete A, Conte F, Moran M, et al. Ablation of atrial fibrillation at the time of cavotricuspid isthmus ablation in patients with atrial flutter without documented atrial fibrillation derives a better long-term benefit. *J Cardiovasc Electrophysiol*. 2011;22:34–38.

20. Mohanty S, et al. Results from a single-blind, randomized study comparing the impact of different ablation approaches on long-term procedure outcome in coexistent atrial fibrillation and flutter (APPROVAL). *Circulation*. 2013;127:1853–1860.

21. Schneider R, et al. Pulmonary vein triggers play an important role in the initiation of atrial flutter: initial results from the prospective randomized Atrial Fibrillation Ablation in Atrial Flutter (Triple A) trial. *Heart Rhythm*. 2015;12:865–871.

22. Ellis K, et al. Incidence of atrial fibrillation post-cavotricuspid isthmus ablation in patients with typical atrial flutter: left-atrial size as an independent predictor of atrial fibrillation recurrence. *J Cardiovasc Electrophysiol*. 2007;18:799–802.

23. Page RL, et al. 2015 ACC/AHA/HRS guideline for the management of adult patients with supraventricular tachycardia: a report of the American College of Cardiology/American Heart Association Task Force on Clinical Practice Guidelines and the Heart Rhythm Society. *Circulation*. 2016;133: e506–e574.

24. Chao T-F, et al. Rate-control treatment and mortality in atrial fibrillation. *Circulation*. 2015;132:1604–1612.

25. Vamos M, Erath JW, Hohnloser SH. Digoxin-associated mortality: a systematic review and meta-analysis of the literature. *Eur Heart J*. 2015; 36:1831–1838.

26. Ouyang A-J, et al. Meta-analysis of digoxin use and risk of mortality in patients with atrial fibrillation. *Am J Cardiol*. 2015;115:901–906.

27. Turakhia MP, et al. Increased mortality associated with digoxin in contemporary patients with atrial fibrillation: findings from the TREAT-AF study. *J Am Coll Cardiol*. 2014;64:660–668.

28. Allen LA, et al. Digoxin use and subsequent outcomes among patients in a contemporary atrial fibrillation cohort. *J Am Coll Cardiol*. 2015;65: 2691–2698.

29. January CT, et al. 2014 AHA/ACC/HRS guideline for the management of patients with atrial fibrillation: a report of the American College of Cardiology/American Heart Association Task Force on Practice Guidelines and the Heart Rhythm Society. *J Am Coll Cardiol*. 2014;64: e1–e76.

30. Tomson TT, et al. Risk of stroke and atrial fibrillation after radiofrequency catheter ablation of typical atrial flutter. *Heart Rhythm*. 2012;9:1779–1784.

31. Voight J, et al. Risk of new-onset atrial fibrillation and stroke after radiofrequency ablation of isolated, typical atrial flutter. *Heart Rhythm*. 2014;11:1884–1889.

32. Medi C, Kalman JM. Prediction of the atrial flutter circuit location from the surface electrocardiogram. *Europace*. 2008;10:786–796.

33. Sasaki K, et al. Revisit of typical counterclockwise atrial flutter wave in the ECG: electroanatomic studies on the determinants of the morphology. *Pacing Clin Electrophysiol*. 2013;36:978–987.

34. Deo R, Berger R. The clinical utility of entrainment pacing. *J Cardiovasc Electrophysiol*. 2009;20:466–470.

35. Miyazaki H, Stevenson WG, Stephenson K, et al. Entrainment mapping for rapid distinction of left and right atrial tachycardias. *Heart Rhythm*. 2006;3:516–523.

36. Bochoeyer A, et al. Surface electrocardiographic characteristics of right and left atrial flutter. *Circulation*. 2003;108:60–66.

37. Garan H. Atypical atrial flutter. *Heart Rhythm*. 2008;5:618–621.

38. Almendral J, Caulier-Cisterna R, Rojo-Álvarez JL. Resetting and entrainment of reentrant arrhythmias: Part I: concepts, recognition, and protocol for evaluation: surface ECG versus intracardiac recordings. *Pacing Clin Electrophysiol*. 2013;36:508–532.

39. Josephson ME, Almendral J, Callans DJ. Resetting and entrainment of reentrant ventricular tachycardia associated with myocardial infarction. *Heart Rhythm*. 2014;11:1239–1249.

40. Almendral J. Resetting and entrainment of reentrant arrhythmias: Part II: informative content and practical use of these responses. *Pacing Clin Electrophysiol*. 2013;36:641–661.

41. Vollmann D, et al. Misleading long post-pacing interval after entrainment of typical atrial flutter from the cavotricuspid isthmus. *J Am Coll Cardiol*. 2012;59:819–824.

42. Wong KCK, Rajappan K, Bashir Y, et al. Entrainment with long postpacing intervals from within the flutter circuit: what is the mechanism? *Circ Arrhythm Electrophysiol*. 2012;5:e90–e92.

43. Maruyama M, et al. Number needed to entrain: a new criterion for

entrainment mapping in patients with intra-atrial reentrant tachycardia. *Circ Arrhythm Electrophysiol.* 2014;7:490–496.

44. Mechulan A, et al. Further evidence for the 'muscle bundle' hypothesis of cavotricuspid isthmus conduction: physiological proof, with clinical implications for ablation. *J Cardiovasc Electrophysiol.* 2013;24:47–52.

45. Gula LJ, et al. Reduction in atrial flutter ablation time by targeting maximum voltage: results of a prospective randomized clinical trial. *J Cardiovasc Electrophysiol.* 2009;20:1108–1112.

46. Subbiah RN, et al. Rapid ablation for atrial flutter by targeting maximum voltage-factors associated with short ablation times. *J Cardiovasc Electrophysiol.* 2007;18:612–616.

47. Hindricks G, et al. Effect of electroanatomically guided versus conventional catheter ablation of typical atrial flutter on the fluoroscopy time and resource use: a prospective randomized multicenter study. *J Cardiovasc Electrophysiol.* 2009;20:734–740.

48. Lo L-W, et al. Characteristics of the cavotricuspid isthmus in predicting recurrent conduction in the long-term follow-up. *J Cardiovasc Electrophysiol.* 2009;20:39–43.

49. Shah D, et al. High-density mapping of activation through an incomplete isthmus ablation line. *Circulation.* 1999;99:211–215.

50. Bastani H, et al. Cryothermal vs. radiofrequency ablation as atrial flutter therapy: a randomized comparison. *Europace.* 2013;15: 420–428.

51. Kuniss M, et al. Prospective randomized comparison of durability of bidirectional conduction block in the cavotricuspid isthmus in patients after ablation of common atrial flutter using cryothermy and radiofrequency energy: the CRYOTIP study. *Heart Rhythm.* 2009;6: 1699–1705.

52. Zambito PE, Palma EC. DP+1: another simple endpoint for atrial flutter ablation. *J Cardiovasc Electrophysiol.* 2008;19:10–13.

53. Morales GX, et al. Adenosine testing in atrial flutter ablation: unmasking of dormant conduction across the cavotricuspid isthmus and risk of recurrence. *J Cardiovasc Electrophysiol.* 2013;24:995–1001.

54. Lehrmann H, et al. 'Dormant transisthmus conduction' revealed by adenosine after cavotricuspid isthmus ablation. *Heart Rhythm.* 2012;9: 1942–1946.

55. Bazan V, et al. Incremental pacing for the diagnosis of complete cavotricuspid isthmus block during radiofrequency ablation of atrial flutter. *J Cardiovasc Electrophysiol.* 2010;21:33–39.

56. Vallès E, et al. Burning the gap: electrical and anatomical basis of the incremental pacing maneuver for cavotricuspid isthmus block assessment. *J Cardiovasc Electrophysiol.* 2016;27:694–698.

57. Valles E, et al. Incremental His-to-coronary sinus maneuver: a nonlocal electrogram-based technique to assess complete cavotricuspid isthmus block during typical flutter ablation. *Circ Arrhythm Electrophysiol.* 2013;6: 784–789.

58. Villacastin J, et al. Usefulness of unipolar electrograms to detect isthmus block after radiofrequency ablation of typical atrial flutter. *Circulation.* 2000;102:3080–3085.

59. Lin Y-J, et al. Characteristics of virtual unipolar electrograms for detecting isthmus block during radiofrequency ablation of typical atrial flutter. *J Am Coll Cardiol.* 2004;43:2300–2304.

60. Pérez FJ, et al. Long-term outcomes after catheter ablation of cavo-tricuspid isthmus dependent atrial flutter: a meta-analysis. *Circ Arrhythm Electrophysiol.* 2009;2:393–401.

61. Mykytsey A, et al. Right coronary artery occlusion during RF ablation of typical atrial flutter. *J Cardiovasc Electrophysiol.* 2010;21:818–821.

62. Patel NJ, et al. Contemporary utilization and safety outcomes of catheter ablation of atrial flutter in the United States: Analysis of 89,638 procedures. *Heart Rhythm.* 2016;13:1317–1325.

63. Clementy N, et al. Outcomes after ablation for typical atrial flutter (from the Loire Valley Atrial Fibrillation Project). *Am J Cardiol.* 2014;114: 1361–1367.

13

大折返性房性心动过速

刘俊鹏　施海峰　译　梁卓　校

病理生理

房性心动过速（atrial tachycardia，AT），广义上来将，可分为局灶性或大折返性两大类，其中局灶性定义为因自律性异常、触发活动或折返机制导致激动由局部中心起源并向周围扩布，大折返性定义为相对较大的环路，围绕中心障碍物折返[1]。根据三尖瓣峡部（cavotricuspid isthmus，CTI）是否构成折返环路的关键部分，大折返性房速（macroreentrant atrial tachycardia，MRAT）可分为两大类："三尖瓣峡部依赖"大折返性房速（CTI-dependent MRAT）或"非三尖瓣峡部依赖"大折返性房速（non-CTI-dependent MRAT）（表11.1）。

CTI-dependent MRAT 包括典型心房扑动（atrial flutter，AFL）、低环路折返房速和三尖瓣峡部内折返房速。"心房扑动波"传统的定义是心电图至少一个导联为非等电基线，并呈现为连续锯齿形波即 F 波，无论周长（cycle length，CL）大小。"典型房扑"定义为绕三尖瓣环顺钟向或逆钟向折返，并以三尖瓣峡部作为关键峡区的大折返型房速。不典型房扑则简单定义为与典型房扑特点不同的，心房连续激动的大折返性房速。然而，"不典型房扑"概念的设立导致了不必要的混淆，其实，根据房速折返的解剖定位进行定义会更方便（如

二尖瓣相关大折返，右心房瘢痕相关大折返）[1-2]。

大折返

MRAT 的机制为环路围绕较大中心障碍物折返，至少在一个维度上，其直径通常为数厘米。中心障碍物可以由正常或非正常组织组成，也可以是固定的、功能性的，或两者兼而有之。激动不是来源于固定的起源点，环路外的心房由来源于折返环不同部位的激动而夺获。MRAT 的 CL 变化较大，不是可靠的机制预测因子。MRAT 的机制需要通过不同的标测技术进行展现，重点是依赖心房解剖结构，清楚展现中心障碍物、环路的边界以及关键峡部[1]。

双环路折返

虽然 MRAT 主要表现为孤立性心律失常（单环路折返），但是，它也可以连同其他折返环一起发生（如切口相关性 MRAT 合并典型 AFL）。两种心房大折返环同时存在，使用相邻的心房解剖结构，从而形成了所谓的双环路折返。双环路可以被程序刺激分别诱发或拖带。消融一种心动过速导致转化成另外一种心动过速的现象并不少见。因此，为达到治疗目的，对两个环路进行消融是必要的。

八字折返是双环路折返的特殊类型，表现为同时

存在两个折返方向相反的环路，并共享单向传导通路。

局部折返

局部折返定义为折返环路局限于较小的区域（环路直径＜3cm），没有中心障碍物。这种类型的折返环路通常形成于瘢痕或之前消融线附近，因为该区域存在狭小的解剖路径，常伴随严重局部传导异常，导致显著缓慢性传导，从而促成了折返条件形成。在心房一些小的区域里能记录占心动过速周长（tachycardia cycle length，TCL）70%以上的低振幅、长且碎裂的局部电位是其典型表现，并通过离心扩布激动心房的其余部分（图13.1）。并且，如果采集的局部心内膜电位信号不多，一些局部折返容易混淆为局灶房速。虽然局部折返环比大折返环要小得多，但是要显著大于局部微折返，后者在使用标准4mm电生理导管记录时，起源点的空间标测不超过一个单一

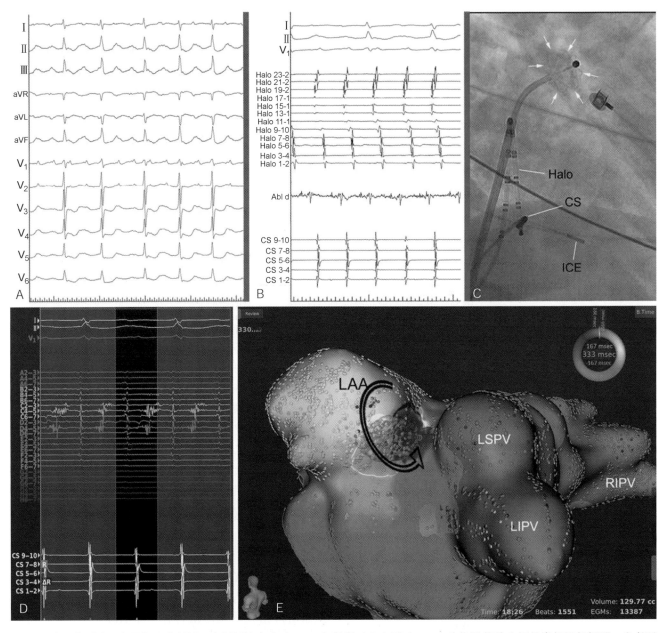

图13.1　（见书后彩图）局部心房折返。 大折返性房速（MRAT）局限于左心耳（LAA）和上肺静脉之间的脊部进行折返，患者既往因阵发性房颤接受过环肺静脉电隔离术。**A.** 心动过速发作时体表十二导心电图。**B.** 腔内心电图，包含冠状窦电极（CS）和Halo电极（放置于三尖瓣环），注意消融导管位于成功消融靶点，局部电位表现为长程碎裂电位，涵盖了整个心动过速的周期。**C.** 右前斜体位展现标测过程中腔内电极的位置。白色箭头所指为小型篮状（Orion）电极，放置于LAA开口。**D.** Orion电极记录到的腔内心电图，小型篮状导管相邻的多个电极（黄色和绿色显示）均记录到长程碎裂的局部电位，涵盖超过心动过速周长的50%。**E.** MRAT过程中构建的左心房三维电解剖激动图（左侧位）。在LAA与左侧肺静脉之间脊部可见局部小折返环路（用黑色箭头标识），由电隔离线出现的传导间隙所致。ICE，心腔内超声；LIPV，左下肺静脉；LSPV，左上肺静脉；MA，二尖瓣环；RIPV，右下肺静脉

点或多个相邻点的投影。

三尖瓣峡部依赖性右心房大折返

低环路折返和三尖瓣峡部内折返属于大折返环路，局限于右心房，并且 CTI 是折返环的重要峡区。然而，不同于典型 AFL，折返环路并不涉及三尖瓣周边（图 13.2）。因此，CTI 仍然是折返环的必要部分，与典型 AFL 患者一样，这类心律失常的治疗需要行 CTI 线性消融。

低环路折返

低环路折返是三尖瓣峡部依赖 MRAT 的一种类

型，以下腔静脉（inferior vena cava，IVC）作为折返环路为特点；因而，被限制在右心房下部（图 13.2）。激动波绕 IVC 逆时针（即激动在 CTI 内由间隔向侧壁方向传导）或顺时针传导。欧氏嵴造成 CTI 下后侧边缘的中断，界嵴下端将环路局限在 IVC，从而共同构成了折返环路（类似三尖瓣环路一样）；折返激动跨过欧氏嵴，再经过界嵴时，造成传导缓慢，促成了折返的有利条件。除此之外，低环路折返还有另外一种存在形式，即从 Koch 三角的顶点出发，到达欧氏嵴的后部，穿过 IVC 后壁的界嵴，然后返回 CTI[3]。

低位环路折返往往同时存在逆钟向和顺钟向典型房扑，并且多自行发作和中止，或转换成经典 AFL

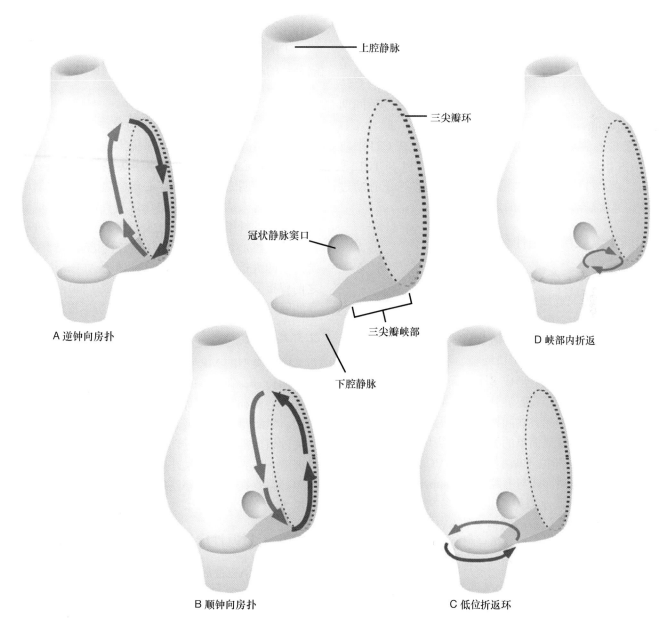

图 13.2（见书后彩图）三尖瓣峡部依赖型心房扑动折返相关解剖。从右侧位观察右心房，心房侧壁半透明化。三尖瓣峡部显示为黄色。**A.** 逆钟向型折返房扑的折返环路。**B.** 顺钟向型折返房扑的折返环路。**C.** 低环路折返的折返环路。**D.** 三尖瓣峡部内折返的折返环路。详细内容见正文。Os，开口

或房颤（atrial fibrillation，AF）。

三尖瓣峡部内折返

三尖瓣峡部内折返是发生在 CTI 内侧和冠状窦口（coronary sinus ostium，CS os）区域之间的大折返性房速（图 13.2）。折返环路亦可发生在 CTI 的中部和侧部之间，但不常见[4]。

此类心律失常多见于此前接受过 CTI 消融的患者。导管消融造成孤岛样瘢痕及缓慢传导通路出现，形成潜在的致心律失常机制。一项研究显示，三尖瓣峡部内折返占 CTI 消融术后复发 AFL 的 21%。值得注意的是，典型 AFL 消融后实现 CTI 双向传导阻滞并不能消除发生峡区内折返的可能，因为折返环可存在于 CTI 阻滞线的内侧面。典型的折返环表现为在 CTI 内记录到激动占 1/3 ～ 2/3 TCL 的细小碎裂电位[4]。

三尖瓣环局部的心房激动顺序，无论自发还是起搏触发时，均呈从逆钟向往顺钟向或互相融合转变的模式。另外，CTI 侧壁进行拖带，其起搏后间期（postpacing interval，PPI）较 TCL 更长，提示 CTI 侧壁并不参与折返环组成。另一方面，在 CTI 中段或 CS 口部起搏表现为隐匿性拖带，即 PPI 与 TCL 等长。在 CTI 中段行横向线性消融，能够终止心动过速，通常局部伴随延长的局部电位[4]。

非三尖瓣峡部依赖性右心房大折返

切口相关右心房大折返

切口相关或瘢痕介导右心房大折返是非三尖瓣峡部依赖性右心房大折返最常见的类型。右心房游离壁行手术切口是先天性心脏病或器质性心脏病外科手术的主要入径。心房切口瘢痕、缝合线和插管部位形成固定的障碍体，形成多个受保护的峡区，与自然传导屏障（如瓣环或腔静脉开口）和基础心脏病造成的心房瘢痕区一起，共同构成了折返条件。切口相关性右心房大折返最简单的类型是围绕切口瘢痕进行折返，折返环底部位于瘢痕底部和 IVC 之间，折返环顶部位于瘢痕顶部或与上腔静脉（superior vena cava，SVC）之间。其他障碍物也可以参与折返环路的组成，如毗邻瘢痕的解剖结构（如 SVC 或 IVC），或功能性障碍物（非均一化的传导阻滞或延迟）[3]。

这一类患者往往表现为多种临床性或触发性心动过速，尤其是典型 AFL，从而提示其心房机制的复杂性。更重要的是，心房切口瘢痕在右心房侧壁或后侧壁形成一个固定的屏障，阻断三尖瓣环往心房后壁的传导，促成上下腔静脉之间的上下传导，从而有利

于形成绕三尖瓣环大折返。这就可以解释为什么典型 AFL 是此类患者的最常见类型（占所有 MRAT 的超过 70%）。其他类型的右心房游离壁切口相关 MRAT，与心房切口大小相关，切口越大越常见[5]。

右心房游离壁切口也是进入左心房行二尖瓣置换术的重要手术入径。实际上，在此类患者中，RA MRAT 的发生率要多于 LA MRAT。二尖瓣手术的其他入径还包括房间沟、穿房间隔切口和上房间隔入路。后者术式包括广泛切开右心房侧壁和顶部、房间隔和左心房顶部。因此，上房间隔入路发生 RA MRAT 的风险大大增加[6]。

先天性心脏病患者 MRAT 的发生率很高，尤其是接受了修补或姑息性手术治疗之后。对于接受先心病修补术的成年 MRAT，通常表现为 3 种类型的 RA 折返：①围绕侧壁瘢痕或相关的侧壁折返；②围绕房间隔补片的房间隔折返；③ CTI 依赖的典型 AFL。此类型的心律失常将在第 14 章进行详细讨论[3]。

无既往手术的右心房大折返性房速

少数情况，RA MART 出现在没有手术史的患者中，折返环的中心障碍体是大面积异常的心房心肌和电静息区，这表明有瘢痕形成。心房瘢痕的形成机制尚不清楚，但有人认为这些低电压区与炎症、浸润或缺血进展导致的纤维化相关。此类患者反复发生多种临床性或触发性心动过速。最常见的折返类型是围绕 RA 游离壁的大折返，但其往往合并典型 AFL，许多患者之前曾接受 CTI 消融。电静息区形成了固定的向后传导的屏障，从而有利于三尖瓣环相关折返形成[7]。

上环路折返

此种类型的 MRAT 涉及 RA 的上半部分，在界嵴有横向传导，在 RA 的下半部分或 CTI 内发生波前碰撞。中心障碍体由界嵴（功能性）和 SVC（结构性）组成。激动呈逆钟向或顺钟向传导。CTI 不是折返环的关键组成部分。折返环的底部转折点通过功能性阻滞屏障——界嵴的缝隙进行传导[8]。上环路折返可以以单环路存在或与下环路折返或游离壁折返形成双环折返（八字折返）。

左心房大折返性房速

LA MRAT 通常与 AF 相关或共同存在。瘢痕及低电压区形成，伴随局部缓慢传导或阻滞，构成了发作 MRAT 的条件。瘢痕区域可能是既往心房切口、外科手术或导管消融的结果，也可能是自发的，在心房产生电静息区域。

切口相关左心房大折返型房速

各种各样的切口相关左心房大折返环路见于既往接受心脏手术累及左心房或房间隔的患者。手术瘢痕形成固定的障碍体，与存在病变的心房心肌（提供功能性屏障）和毗邻的解剖屏障一起，共同构成了折返条件。二尖瓣手术后，右肺静脉前部常形成低电压区，与 LA 切口相对应[9]。

房颤消融术后左心房大折返型房速

LA MRAT 是房颤外科和导管消融术后的常见并发症。房颤消融术后房速发生率及其性质，很大程度上是由房颤的消融术式和异常的左心房基质决定的（见第 15 章）。行节段性肺静脉开口电隔离术的发生率要低于环肺静脉电隔离术，而环状或线性左心房消融术的发生率似乎更高（超过 30%）。导管消融联合广泛左心房基质改良消融致持续性房颤终止的消融方法，MRAT 发生率很高（超过 50%）。线性消融造成的损伤，加上解剖屏障和局部心房心肌病变，为折返形成提供了理想条件。线性消融产生的传导缝隙造成该区域传导延迟，进一步增加了发生折返的风险（图 13.1）。

房颤消融术后大折返型房速最常见的类型是环二尖瓣大折返型房速（大约占 40%）。绕左心房顶大折返型房速约占 20%（图 15.60）。相对较少见的还包括绕左或右肺静脉、绕左房间隔和绕左心耳基底部大折返型房速（图 13.3）。多重大折返环路和多环折返环路并不少见。另外，局部折返环路亦不少见，往往发生在隔离的肺静脉或线性消融附近。

LA MRAT 是房颤外科消融后主要的心律失常。环二尖瓣大折返型房速最常见，其他类型的大折返型房速，包括左心房顶、间隔和后壁，肺静脉相关折返的房速亦不少见。局灶折返性 ATs 在少见病例中占相当大比例[10]。

环二尖瓣左心房大折返型房速

以围绕着二尖瓣环行逆钟向或顺钟向折返为主要特点（图 13.4）。二尖瓣瓣环构成折返环路的前缘，而后缘由左心房后壁的低电压区或瘢痕区构成。

环二尖瓣 MRAT 多见于器质性心脏病患者，然后，亦可在无任何器质性心脏病的患者中出现。后者行电压标测往往提示左心房后壁存在瘢痕或低电压区。值得注意的是，环二尖瓣大折返最常发生于此前因房颤接受左心房消融的患者，尤其是行二尖瓣侧壁峡部线性消融，但未彻底阻断者[11]。

肺静脉相关折返

肺静脉相关折返形式多种多样，可以围绕一个或多个肺静脉以及后壁瘢痕或低电压区，多见于房颤或二尖瓣疾病此前接受房颤导管消融（尤其是行左房线性消融）者（图 13.3）。PV-LA 电传导恢复是导致此类心律失常的关键因素。

左心房间隔折返

左心房间隔折返见于此前接受心脏手术，尤其二尖瓣手术行房间隔切口，并曾行房颤消融的患者。左

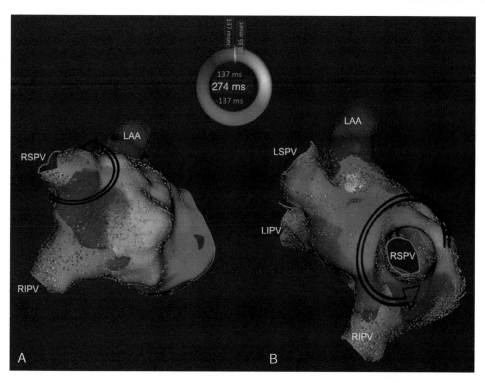

图 13.3 （见书后彩图）大折返型房速（MRAT）围绕右上肺静脉折返。MRAT 过程中构建的左心房三维电解剖激动图（心动过速周长：274 ms），患者既往接受过的环肺静脉电隔离术。**A.** 右侧位。**B.** 右后斜位。折返路径如图黑色箭头所示，由右侧电隔离线出现的传导间隙所致。LAA，左心耳；LIPV，左下肺静脉；LSPV，左上肺静脉；RIPV，左下肺静脉；RSPV，左上肺静脉

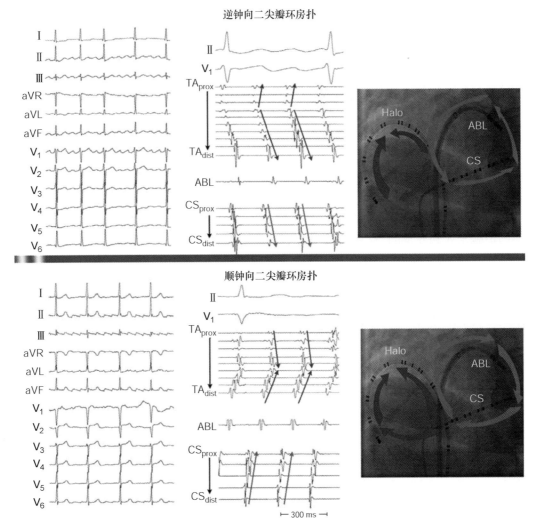

图 13.4　环二尖瓣大折返型房速。分别展示逆钟向环二尖瓣大折返型房速（上图）和顺钟向环二尖瓣大折返型房速（下图）的体表心电图和腔内心电图表现。从左前斜位展示电极导管位置和心动过速时激动传导顺序（左侧图）。消融导管（ABL）放置于二尖瓣峡部，Halo 电极导管放置于三尖瓣环（TA），远端位于三尖瓣峡部的外侧端。AFL，心房扑动；CS，冠状窦；CS_{dist}，冠状窦远端；CS_{prox}，冠状窦近端；TA_{dist}，三尖瓣环远端；TA_{prox}，三尖瓣环近端

心房间隔相关的 MRAT 在无心脏手术史的患者中很罕见。折返环围绕着原发隔，作为折返环路的中心障碍体。右肺静脉开口作为它的后缘，而二尖瓣环作为前缘。心房扩大以及抗心律失常药物的作用导致左心房内传导延迟，更有利于折返环的稳定。因房间隔缺损接受手术的患者，手术瘢痕或补片亦可作为导致左心房间隔折返的解剖基质[9]。

无外科手术或导管消融史的左心房大折返

左心房折返可以在没有外科手术或导管消融史的患者中出现。这些患者的电解剖标测显示左心房存在电静息区（低电压区或瘢痕区），构成了折返环路的中心障碍体或屏障。这些无电信号区域的发病机制尚不清楚。潜在的原因包括容量和压力负荷（二尖瓣反流、高血压、心衰）、缺血（心房支堵塞）、炎症后瘢痕（心肌炎后）、心房淀粉样变、心房发育不良和心动过速相关性结构重塑。这些情况导致弥漫或片状瘢痕区形成，通常位于左心房的后壁（45%）、顶部（28%）或前间隔面（27%）。这种类型的大折返环路表现为显著的解剖异质性，并常常涉及多种同时发生的折返（双环路或三环路折返，或八字折返）[12-13]。

流行病学

MRAT 是一组与各种不同解剖结构和电生理基质相关的多种类型 AT。这些心律失常常与器质性心脏病、先天性心脏病、既往心脏外科手术或房颤导管消融有关。然而，少数情况下，无明确器质性心脏病的患者亦出现 MRAT。通常，与房颤合并存在。病窦综合征（sinus node dysfunction，SND）亦不少见，并且

往往会症状明显，影响心动过速的药物治疗。

虽然临床上很难明确 MRAT 在心律失常中的确切发病率，但并不是罕见的心律失常。实际上，MRAT 的发病率一直在增加，一方面可能由于人口的老龄化，导致心房心电性质发生转变，其致心律失常基质进展；另一方面来源于房颤外科及导管消融治疗技术的快速增长。

临床表现

MRAT 通常是持续发作的。与 AF 和典型 AFL 一样，患者可能出现与快速心室率、房室失同步、心动过速性心肌病或既往心脏疾病恶化相关的症状。此外，典型 AFL 和 MRAT 可导致系统性血栓栓塞并发症和卒中。

MRAT 的临床表现差异很大，从无任何症状到严重的血流动力学不稳定。大多数患者表现出一系列症状，包括心悸、头晕、乏力、活动耐力下降和呼吸困难。少数患者会出现严重心力衰竭或急性冠脉综合征。

初步评估

除典型 AFL 外，临床医生仅凭常规无创检查方法来明确这一系列 ATs 的治疗和预后是捉襟见肘的，往往需要完善腔内心电图检查。单凭心电图往往不足以鉴别 MRAT 和局灶性 AT。对心脏功能和解剖结构进行仔细评估是不无裨益的，尤其是先天性心脏病和有心脏手术史（外科手术或导管介入）的患者。此外，对先天性异常和既往手术或消融过程的详细了解也至关重要，如手术切口的位置和假体补片是否存在及位置。

处理原则

实际上，MRAT 的药物治疗策略与典型 AFL 一致（见第 12 章），包括心室率控制和节律控制，以及卒中预防的长期抗凝治疗。心室率控制还是节律控制的选择，常考虑几个因素，包括症状的严重程度、对心室率控制药物的反应、心脏功能和相关的非心脏疾病。

随着近些年可视技术和心律失常基质识别技术的发展，MRAT 的消融成功率大大提高，尽管如此，仍比典型 AFL 消融要困难得多。MRAT 往往存在复杂的折返回路，需要对心房解剖有深度了解，有丰富的经验将激动模式与解剖标志整合起来。当怀疑存在此种类型的 AT 时，如曾行过手术的先天性心脏病患者，建议转至有经验的中心进行治疗。

目前，对于抗心律失常药物治疗无效的难治复发性 MRAT，推荐导管消融，个别患者仔细权衡治疗方案的潜在风险和获益后，导管消融作为首选治疗，也是合理的[14]。

心电生理特征

体表心电图的 P 波形态对精确定位折返的解剖位置往往具有一定的局限性。当房速发作呈 1:1 或 2:1 房室传导时，P 波部分或完全隐藏于 QRS 波或 T 波中，造成 P 波分析困难。此外，许多右心房和左心房 MRAT 中的 P 波形态变化很大。先天性畸形造成的复杂解剖结构、既往心房手术或大面积低电压区（继发于潜在的心房基质或广泛导管 / 外科房颤消融）的存在，会造成心房激动传导的非一致化，使得心房除极发生偏移或振幅降低。此外，如果房间隔和左心房的除极方向相同，不同基质产生的 P 波形态也可能是相似的。

体表心电图形态学特征是诊断逆钟向折返典型 AFL 的重要依据（因此具有预测性）。然而，AF 消融术后的典型 AFL 体表心电图表现往往失去其特异性。虽然顺钟向折返典型 AFL 也有其特征性表现，但是仍缺乏特异性，其他类型的 MRAT 亦可呈相同特征。另一方面，AFL 可以类似于局灶性 AT，在 P 波之间出现明显的等电线，尤其是存在广泛心房瘢痕或局部大折返环路时[8]。

尽管存在一定的局限性，但某些心电图特征已证明有助于鉴别不同类型的 MRAT。鉴别 MRAT 是左心房还是右心房来源，V_1 导联是至关重要的。在既往无心脏手术或导管消融（特别是 LA 线性消融）的情况下，V_1 导联完全负向的 P 波提示与 RA 游离壁折返环路相关。相反，当排除逆钟向折返典型 AFL 的情况下，V_1 导联 P 波宽大直立，尤其伴随下壁导联 P 波直立，或其他导联 P 波低振幅或等电位线时，提示与左心房折返相关。左心房折返常常表现为低振幅的 P 波，其中有些仅在 V_1 导联可见 P 波[2,8]。下壁导联 P 波振幅降低提示 MRAT 来源于 LA。对于 AF 消融后 ATs，任何前胸导联出现负向 P 波，提示 RA MRAT 可能性大于 LA MRAT，其敏感性和特异性分别为 83% 和 100%，准确性为 98%。在 LA MRAT 中，V_1 导联 F 波明显直立提示左心房顶部或二尖瓣峡部依赖性 MRAT 的可能性大，其敏感性和特异性分别为 80% 和 83%，准确性为 81%[15]。

一般来说，在顺钟向折返典型 AFL、上环路折返型房速和 LA 大折返型房速中，均可出现下壁导联正向 P 波。I 导联 P 波极性有助于鉴别上环路折返和顺钟向折返典型 AFL。I 导联房扑波负向或平线提示上环路折返，而房扑波正相振幅大于 0.07 mV，提示顺钟向典型 AFL[16]。

右心房大折返性房速

切口相关右心房大折返型房速

既往行心房切开术的游离壁 MRAT 其体表心电图形态变化很大，取决于瘢痕及低电压区位置、折返方向、是否合并存在心房内传导阻滞以及典型 AFL 等因素。体表心电图心房除极波形态可以与典型 AFL 相似，也可以类似于局灶 AT（图 14.3）。通常，V₁ 导联可见负向 P 波。右心房游离壁 MRAT 可类似于顺钟向或逆钟向典型 AFL 表现，这取决于房间隔激动的主要传导方向[8, 17]。

上环路折返型房速

上环路折返型房速的体表心电图表现与顺钟向典型 AFL 极其相似（V₁ 导联负向 P 波，下壁导联正向 P 波），因为在大多数情况下，两种心律失常在左心房、间隔部和右心房侧壁激动传导顺序是一致的。然而，I 导联 P 波负向、基线或平坦提示上环路折返可能性大，相反，I 导联 P 波正向，且振幅大于 0.07 mV，提示顺钟向典型 AFL。另外，与典型 AFL 相比，上环路折返的 CL 通常更短[8]。

低环路折返型房速

下环路折返型房速的体表心电图形态变化很大，可与逆钟向或顺钟向典型 AFL 相似，但下环路折返型房速伴随高位界嵴不同程度的传导中断，可造成心电图相应的改变。有时，这种变化表现为下壁导联晚期正相波振幅减低，可能是心房激动在心房侧壁相碰撞的结果。

峡区内折返型房速

峡区内折返型房速的体表心电图表现通常与逆钟向典型 AFL 相似。无论三尖瓣环周围的心房激动顺序是逆钟向、顺钟向还是相互融合，都可以在心电图上同时呈现。CS 口部是折返环的近段出口，导致激动通过 CS 和房间隔迅速到达 LA，这种特性很大程度上决定了 P 波的形态，而不受三尖瓣激动顺序的影响[4]。

左心房大折返性房速

不同的折返环造成 LA MRAT 的体表心电图形态千变万化，不同的潜在基质在心电图可有相似表现，这些不确定性使得心电图定位心动过速来源极其困难。LA MRAT 通常在 V₁ 导联可见直立明显的 P 波，II、III、aVF 导联可见趋向直立的 P 波（但往往振幅较低）。然而，LA MRAT 的心电图表现可以与局灶性 AT 相似（P 波离散且接近等电线），这与其心房弥漫病变伴传导减慢相关。少数情况，LA MRAT 可以出现与典型 AFL 相类似的心电图表现[8]。

环二尖瓣左心房大折返型房速

此类心动过速大多数情况下 V₁ 和 V₂ 导联可见显著直立的 P 波，下壁导联则 P 波振幅减低（图 13.4）。有证据表明，LA 后壁的瘢痕造成 LA 前向除极向量更加明显。心电图表现类似于逆钟向或顺钟向典型 AFL，但心电向量在额面投影的振幅减低提示为 LA 折返。既往行肺静脉电隔离的患者，二尖瓣环逆钟向折返 MRAT 的体表心电图形态与未行消融者不尽相同，可能与左心房消融导致不同程度瘢痕相关。在这些患者中，二尖瓣环逆钟向折返 MRAT 表现为下壁和胸前导联 P 波正向，I 和 aVL 导联 P 波显著负向。此外，此类二尖瓣环逆钟向折返 MRAT 的心电图表现可与左肺静脉起源 ATs 相似。然而，二尖瓣环逆钟向折返 MRAT 在 I 导联 P 波呈现更多的负向成分，V₂ 导联 P 波初始向量为负，且 P 波之间无显著的等电线。二尖瓣环顺钟向 MRAT 的肢体导联表现与二尖瓣环逆钟向 MRAT 完全相反，且侧壁胸前导联 P 波起始向量为负。I 和 aVL 导联直立的 P 波可以将二尖瓣环顺钟向 MRAT 与逆钟向折返三尖瓣峡部依赖型 AFL 及左肺静脉起源 AT 区别开来[18]。

肺静脉相关折返

由于折返环路与低电压区或瘢痕区相关，体表心电图通常表现为低振幅或平坦的 P 波。此类心动过速的心电图表现呈多样性。

左心房间隔折返

因为折返环路在房间隔，所以体表心电图通常表现为 V₁ 或 V₂ 导联明显正向 P 波，而其他导联 P 波多低平。这可能是折返前后传导的向量投影在 V₁ 导联，而首尾传导的向量在此相互抵消的结果。这一特征提示左心房间隔折返的敏感性为 100%，但特异性仅 64%。

心电生理检查

通常使用十级电生理导管（置入 CS，近端位于

CS 口部）和多电极（20/24 极）Halo 电生理导管进行 MRAT 电生理标测。Halo 电生理导管的远端放置于左前斜位的 6 至 7 点，这样导管远段标测 CTI 中段及外侧，中段标测 RA 前侧壁，近段标测 RA 房间隔（取决于所使用的导管）。有的电生理室仅使用一根十二极电生理导管，放置于三尖瓣环，并且将导管头端送入 CS。这样导管跨越 CTI，从 CTI 内侧到外侧均能进行标测和起搏。

心动过速的诱发

电生理程序刺激通常包括于高位 RA 和 CS 行心房高频脉冲刺激——起搏周长（pacing cycle length, PCL）直至出现心房 2∶1 起搏夺获为止，于高位 RA 和 CS 以不同 PCL（600 ~ 300 ms）行单个或双个心房期前刺激（atrial extrastimuli, AES）（直至出现心房不应期）。微量泵入异丙肾上腺素（0.5 ~ 4 μg/min）有利于诱发心动过速。MRAT 患者 EP 检查项目及目标详见框 13.1。

心动过速特点

MRAT 具有恒定的 TCL、恒定的 P 波形态和恒定的心房激动顺序。心房激动顺序取决于大折返环路的起源和类型。

虽然 MRAT 时心房 CL 通常保持恒定，但在心动过速起源心房的对侧，心房 CL 可以存在较大的变化（图 13.5）。相反，在心动过速发作和终止的时候，局灶性 AT 的 CL 经常表现为加速（升温）和减速（冷却）现象。TCL 变化超过 15% 被认为是局灶型 AT 的

框 13.1　大折返型房速发作期间程序刺激的目标

1. 明确心动过速是 AT
2. 明确 AT 是大折返环路
   - 重置的表现符合折返特点
   - 拖带标测的表现符合折返特点
   - 心房激动覆盖整个 TCL
3. 除外 CTI 依赖心房扑动
   - 在 CTI 进行拖带标测
4. 明确心动过速来源，右心房还是左心房
   - 体表 ECG 的 P 波形态
   - CS 和 Halo 电极记录的心房激动顺序
   - RA CL 存在孤立性变异
   - RA 激动时间 TCL 的 < 50%
   - RA 不同部位进行起搏拖带
5. 明确心动过速折返
   - 电解剖激动标测
   - 拖带标测
6. 明确心动过速折返环的关键峡区
   - 拖带标测

AT，房性心动过速；CL，周长；CS，冠状窦；CTI，三尖瓣峡部；ECG，心电图；LA，左心房；RA，右心房；TCL，心动过速周长

有力证据。然而，节律规整的 AT 可以是局灶，也可以是大折返型 AT。此外，局灶型 AT 常表现为阵发性心动过速，自行发作和中止，但也可呈无休止，并可在交感兴奋下加速。有几个标准可以帮助鉴别局灶性 AT 和 MRAT（表 11.5）[8]。

MRAT 时心房激动贯穿整个 TCL，而局灶性 AT 时腔内心电图显示，TCL 有很大一部分未记录到心房激动，且即使在心动过速起源的整个心腔进行记录，心房激动时间也显著小于 TCL（图 11.5）。然而，在

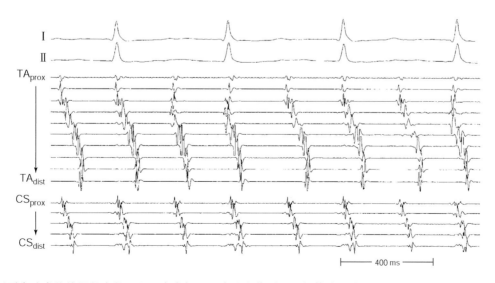

图 13.5　大折返型房速发作伴周长变化。左心房大折返型房速发作时，进行体表心动图 I、II 导联和腔内心电图记录。可见右心房 CL 和激动顺序存在显著变化（通过放置于三尖瓣环的 Halo 电极导管记录），而左心房 CL 和激动顺序恒定不变（通过冠状窦电极记录）。CS$_{dist}$，冠状窦电极远端；CS$_{prox}$，冠状窦电极近端；TA$_{dist}$，三尖瓣环远端；TA$_{prox}$，三尖瓣环近端

复杂的心肌内传导干扰下，局灶性心动过速的激动扩布亦可占据 TCL 的大部分，使得激动方式类似于大折返激动的模式。另一方面，MRAT 的 P 波之间可以出现较长的等电线；特别是当激动标测局限于大折返起源的对侧心房，或仅标测同侧心房的局部时，会呈现出局灶激动的模式，导致错误判断为局灶型 AT。这在存在大面积电静息区的 LA MRAT 尤为明显。因而，一个完整的心内激动标测才能反映整个 TCL 的心房激动情况。

有时候，体表心电图符合 AT 表现，但腔内心电图显示部分心房（通常为 LA）激动传导紊乱（图 13.6）。这种节律表现更符合 AF 而不是 AT，但它们可以通过使用抗心律失常药物转变成真正典型的 AFL。

MRAT 通常表现为 2∶1 房室传导，然而，不等比和更大倍数的房室传导亦不少见。不等比房室传导是阻滞程度不一的结果；例如，近端 2∶1 房室传导阻滞和远端 3∶2 文氏传导阻滞共同导致了 5∶2 房室文氏传导。当存在弥漫心房病变和使用抗心律失常药物的情况时，大折返环路的 CLs 发生延长（如 250 ~ 400 ms），从而发生较快的心室反应（即 1∶1 房室传导）。

心动过速发作时的诊断技巧

心动过速发作时心房额外刺激

局灶性机制的特点是 AES 能导致心动过速时几乎整个心房激动的分离。相反，MRAT 折返环路需要大部分 RA 或 LA 的参与，以重整的方式表现出来。对于 AES 的反应，MRAT 通常表现为加速或融合（先平缓后加速）的方式重整。AES 一般不能终止 AT。

需要注意的是，以很短的偶联间期进行 AES 会导致心动过速发生转变，成为另外一种 AT 或者 AF。应该尽可能减少发生心动过速转化或终止的情况，因为会妨碍心动过速的标测。心动过速时心房程序刺激应谨慎使用，推荐只在为明确诊断或在此前激动标测的基础上，为更准确地确定房速折返环关键峡区时使用。

心动过速时心房起搏

高频脉冲刺激于 CS 或 Halo 电极以较心房 CL 缩短 10 ~ 20 ms 的 CL 开始发放，然后 PCL 以 10 ~ 20 ms 逐渐缩短。在分析心动过速对超速起搏反应之

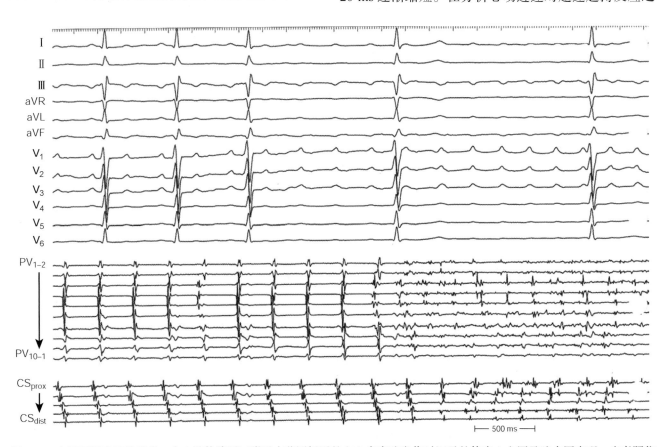

图 13.6　大折返型房速的定位。右上肺静脉开口附近小范围折返的左心房房速发作时记录的体表心电图及腔内图表现，患者既往因心房颤动接受环肺静脉电隔离和线性消融。由图左侧可见 P 波被等电线分隔，类似于局灶性 AT，这是由左心房大面积消融瘢痕所致。记录期间，可见 AT 自动转换成 AF。值得注意的是，与 AT 时相比，AF 期间腔内心电图记录的心房电位紊乱而无规律；与此同时，体表心电图相应的表现并不明显，仅存在频率和 P 波形态微小的变化。CS_{dist}，冠状窦电极远端；CS_{prox}，冠状窦电极近端

前，应验证心房刺激是否持续夺获，并且所有的腔内心房电图是否都加速到起搏频率。AT 对超速起搏的反应包括拖带、超速抑制、转变成另一种 AT 或 AF，以及终止。

拖带　以短 CL（比 TCL 缩短 10 ～ 30 ms）进行超速心房起搏通常可以拖带 MRAT。起搏频率减慢、起搏点远离折返环都会造成起搏拖带心动过速所需要的时间延长。AT 拖带成功提示心动过速为折返机制，同时可排除触发活动和自律性异常机制（图 13.7）。拖带也可以用来评估起搏点与折返环的距离（见后文）[19]。

拖带标准　以固定频率进行起搏时，拖带折返性心动过速导致所有的心肌为维持 PCL 的心动过速而发生激动改变，停止起搏可恢复到原来心动过速的形态，第一个起搏后心动过速心电图显示无融合，且心动过速的周长仍等于 PCL。不幸的是，记录到所有参与维持达到 PCL 的折返环路组织的加速反应几乎不可能。此外，还应认识到，仅凭心动过速可加速到起搏频率，以及起搏停止后可恢复至原来心动过速，是不足以证明拖带成功的。因此，有人提出了将体表心电图和腔内心电图结合的方法验证是否实现拖带（框 5.2）。符合四条诊断标准中的一条或以上就可以证明实现拖带，从而支持心动过速为折返机制，但如果四条均不符合亦不能排除拖带或折返。通常需要在多个心内膜面进行不同 PCL 的起搏，同时记录多个心内膜位置的激动顺序，观察是否符合一条或以上拖带标准，从而确定大折返型心动过速的诊断[20-21]。

拖带伴融合　在对 MRAT 进行拖带时，体表心电图可以观察到起搏脉冲发放后的融合现象。拖带心电图形态介于起搏完全夺获和自主心动过速下传之间。这种融合现象是心房肌同时被起搏脉冲和自身激动夺获的结果。起搏越靠近折返环出口，拖带的融合现象就越少。

必须要了解的一点是，任何机制的心动过速在超速起搏时，均有可能出现不同程度的融合现象，尤其是当 PCL 仅比 TCL 稍短的情况下。当以固定 PCL 快速起搏局灶型心动过速时，其融合的现象不稳定，这是因为起搏刺激提前于心动过速激动发放，并且这种提前越来越显著，从而导致融合的成分进行性发生变化，即起搏夺获的心肌越来越多。这种现象（可变性融合）应与拖带特征性表现即"稳定性融合"和"渐进性融合"相区别，有时需要延长起搏间期以便于观察融合的变化。局灶性 AT（自律性、触发活动或微折返）在超速起搏过程中不会出现稳定的融合（如超速起搏局灶性房速导致起搏完全夺获心房，造成心内

激动传导顺序改变）。此外，超速起搏常常导致局灶性房速发生终止（多见于自律性机制）或加速（多见于触发活动性机制），而不是 TCL 不变的情况下，恢复至原来的心动过速[20-21]。

拖带伴显性融合　以固定 PCL 拖带 MRAT 时，会产生稳定的显性融合。逐渐缩短 PCL 进行反复拖带，会产生不同程度的融合（同一起搏频率内，融合程度是不变的），随着起搏频率的增加，P 波的形态会逐渐接近完全起搏夺获时。

证明拖带过程出现显性融合，需要了解心动过速时和完全起搏时的体表心电图形态（相同的位置和频率）。然而，在 MRAT 时，由于与 QRS 波及 ST-T 波重叠，心动过速或完全起搏时的 P 波不容易显现；因此，腔内心房激动顺序可替代体表心电图作为判断融合的依据，并且根据腔内心房激动顺序的不同，更便于区分起搏夺获和自身夺获。当心电图形态是心动过速时形态和单纯起搏时形态的混合体时，我们称之为显性融合。

然而，有些时候融合在体表心电图中很难识别，这是因为完全起搏夺获的心电图往往很难获得。在这种情况下，显性融合可以通过以下方法来进行判断：

1. 拖带时的 P 波不同于单纯心动过速时的形态，每一个 P 波均领先于起搏信号，且两者之间的间期恒定（图 13.7；图 12.12）。这种现象提供了一些证据，证明心动过速来源于折返环，P 波的起始部分（在起搏刺激信号之前）由心动过速前传所激动，而后半部分被起搏下传所夺获。

2. 体表心电图的 P 波形态（或腔内心房电图激动顺序）与单纯心动过速时不同，在特点区域起搏时，形态与所预期的不一致（例如，在 CS 远端行 AT 拖带，CS 激动由近端向远端传导）。

3. 在拖带过程中，随着起搏频率增快，腔内电极记录部位的传导时间缩短（伴心电图形态变化）。正常情况下，传导速度随着频率的增加保持不变或减慢，并不会增快，出现这种情况说明存在两种传导路径，当达到更快起搏频率时，快速传导路径开放，从而导致传导时间缩短。这符合拖带的"第四条"标准，与第二条拖带标准等效（渐进性融合）。如果拖带位点位于一个慢径前传、快径逆传区域，当以更快的速度起搏时，传导时间会显著缩短[22]。

4. 在多极电生理导管的近端进行超速起搏，导管的其他电极记录到心动过速加速，且激动时间早于起搏的位置（图 13.8）。这种电极近端起搏影响电极远端变化的现象，已被证明是大折返机制的特异性表现。

拖带伴非显性融合　拖带伴非显性融合（也称为

冠状窦远端拖带

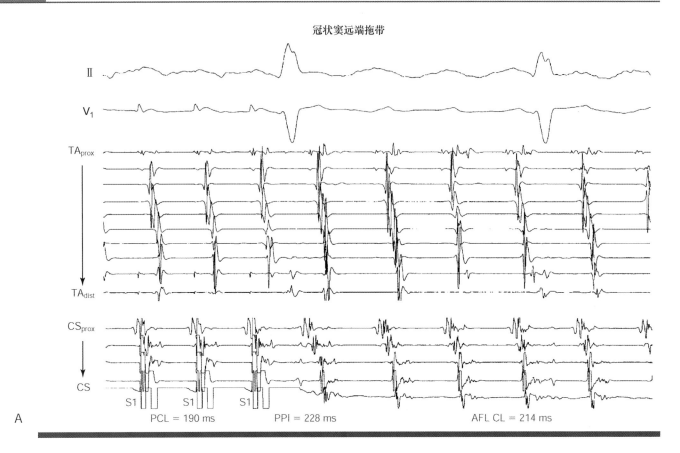

A

三尖瓣环峡部拖带

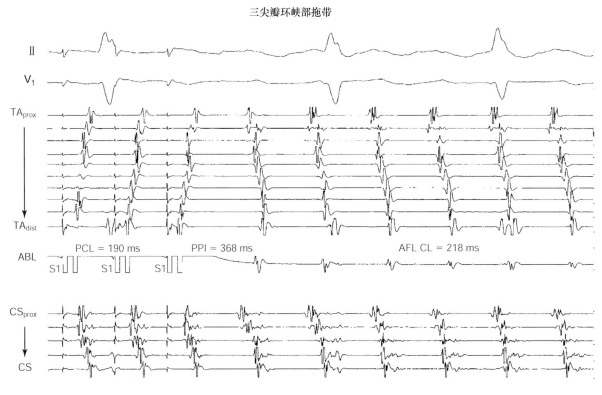

B

图 13.7 逆钟向环二尖瓣大折返型房速的拖带。**A**. 冠状窦（CS）远端进行拖带，可见腔内心房融合（通过 CS 激动顺序可以显现）伴起搏后间期（PPI）与心动过速周长（TCL）的差值（PPI-TCL）缩短，提示 CS 远端邻近折返环。**B**. 消融导管（ABL）放置于三尖瓣峡区（CTI）进行拖带，可见显著的房性融合伴长 PPI（PPI-TCL = 150 ms），提示 CTI 不属于折返环内。**C**. 消融导管（ABL）放置于二尖瓣峡区进行拖带，可见隐匿性房性融合伴短 PPI（PPI-TCL = 18 ms），提示二尖瓣峡区是折返环的关键峡区。CS$_{dist}$，冠状窦电极远端；CS$_{prox}$，冠状窦电极近端；TA$_{dist}$，三尖瓣环远端；TA$_{prox}$，三尖瓣环近端

二尖瓣环峡部拖带

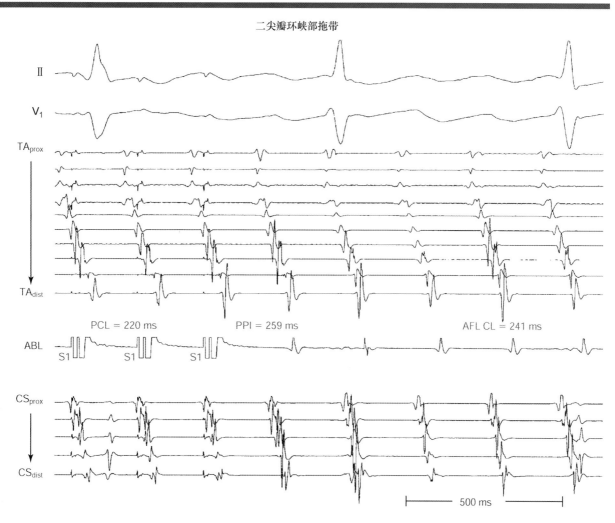

图 13.7（续）

"局部"或"心内"融合）指的是表现为完全起搏夺获的 P 波形态（体表心电图未见融合），即使是心动过速的激动来源于折返环时（可记录到顺向传导的收缩前电位）。在这种情况下，融合被限制在一个小的区域内，在体表心电图上无法体现，只能通过腔内心电图才能识别（即便如此，也需要电极放置在合适的位置）。

拖带伴隐匿性融合 拖带伴隐匿性融合（有时也叫"隐匿性拖带"或"精准拖带"）被定义为顺向性拖带心动过速，体表心电图形态与原心动过速时一致。隐匿性拖带发生意味着起搏位点在受保护的峡区，无论是在其内部或外部，都属于折返回路的舒张期通道。

在受保护的峡区起搏，无论是在内部、外部还是邻近折返环峡区，起搏后激动在折返环前传的方向与心动过速时前传的方向一致。起搏冲动往相反方向的传导（逆向传导）遇到死胡同（当保护性峡区一端与

折返环相通，另一端连接死胡同时）或被前传折返过来的激动所抵消（当保护性峡区的出口都与折返环连接，无论峡区是否为折返关键部分或只是旁观者而已时）而终止。在这两种情况下，起搏冲动被迫使用和此前折返相通的传导通路进行折返，并且其他可能传播并夺获心房肌的方式均被阻断。因此，拖带时的 P 波形态与心动过速时一致[19-20]。

终止 快速的心房高频脉冲刺激常常会终止 MRAT。然而，当起搏发放较短或起搏位点距离折返环较远时，终止心动过速的情况不易发生。避免这种非有意的终止 MRAT 是非常重要的，因为再次诱发出与临床相关的 AT 并不是件容易的事情，尤其是存在复杂瘢痕和多种潜在折返环路时。

超速抑制 超速抑制的方法往往应用于自律性 AT，而不是 MRAT。值得注意的是，当对 MRAT 进行拖带时，无论起搏发放长短，同一位置的 PPI 保

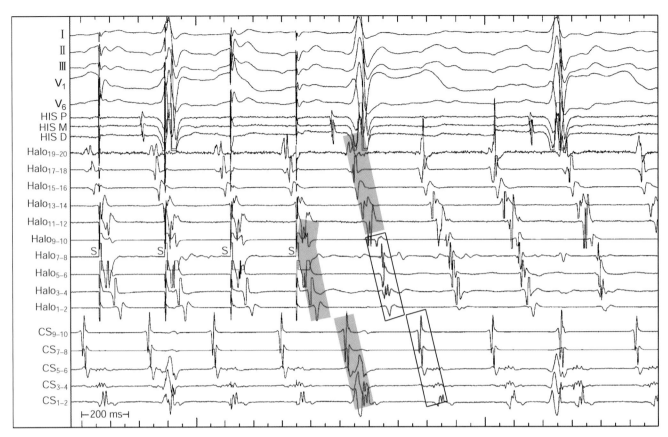

图 13.8 瘢痕相关性大折返型房速的拖带。超速起搏右心房侧壁（Halo 7-8），该位点在其他电极的"下游"，然而在心动过速时，该位点激动较早，并且在下一循环中，仍影响着"上游"电极的激动。阴影的电位包含于起搏周长内，提示它们是由最后的起搏刺激所激动，而黑框的电位包含于心动过速周长内。这是一种提示大折返的现象

持相对固定。这与自律性 AT 的超速抑制表现迥然不同，随着起搏发放的延长，PPI 进行性延长。

　　转换　快速的心房高频脉冲刺激会导致心动过速转换，变成 AF、典型 AFL 或另一种类型的 MRAT。发生心动过速转换的风险不容小觑的，尤其是可构成多个折返回路的解剖和功能性障碍体共存时。因此，在 AT 发作时采取起搏程序刺激应谨慎，只有在确定折返环关键峡区时才推荐使用（具体如何拖带标测，在后面段落讨论）。应注意观察起搏停止后心房激动顺序以及心电图变化，及时发现心动过速转换。此外，使用多极电生理导管（如 Halo 和 CS 导管）能够连续记录多个心房部位的电位变化，有利于及时准确地发现心房激动顺序的改变。

标测

　　详细了解先天性解剖畸形、既往手术术式以及导管消融情况，对于标测来说是大有裨益的：便于指导 RA 入径、选择房间隔穿刺最佳位点、决定是否需要透视以有助于导管到位或是否使用心腔内超声或经食

道超声心动图。

　　大折返型房速标测的内容包括定位心动过速的折返环路（RA 或 LA）、识别折返环路的边界和便于线性消融的解剖结构，以及发现折返环路易损部位（关键峡区），以采取针对性的消融策略。通过联合使用多极电生理导管、三维（three-dimensional，3-D）电解剖标测系统和拖带技术，可以达到最佳的标测效果。

　　在 RA 放置多极 Halo 电极（除了 CS 电极）不仅有利于标测 RA MRAT，而且有利于标测 LA MRAT。该电极可快速显示右心房上行或下行的激动顺序，并可提示折返环路的位置（RA 或 LA）。此外，记录 RA 侧壁电位有助于发现瘢痕或线形阻滞（通常表现为低振幅或双电位），这些都是导致 MRAT 的常见基质。同时记录 RA 激动和 CS 激动（使用十极电生理导管）也有助于快速识别在标测和消融过程中可能发生的心动过速转换。

电解剖标测

　　因为折返环路往往涉及许多透视无法显影的解剖

结构，所以传统的标测技术和解剖指导下消融方法，如典型 CTI 依赖性 AFL，在绝大部分 MRAT 病例中是不可行的。因此，三维解剖标测系统（CARTO 系统或 EnSite NavX 系统）通过对大折返环路和激动顺序的精确标测，能够快速实现激动传导的可视化，被广泛用来鉴别局灶型房速和大折返型房速。这有助于了解天然屏障和手术瘢痕相关的折返回路、识别所有慢传导通路和合适的拖带位点、规划消融线路、导航消融导管，以及验证导管消融是否实现传导阻滞。标测系统在使用过程中对于兴趣点可以创建或标记（例如双电位和好的拖带位点），以便于回顾时精确定位这个点，或者在消融过程中更好地避免对其损伤（例如 His 束区域）

对 MRAT 进行激动标测的主要目标是识别完整的折返环路和处于舒张中期的关键峡部。与局灶性 AT 所不同，后者的目标是找到收缩前局部激动时间的最早位点，而 MRAT 没有激动早晚之分，因为激动总是在环路中连续传播。激动可以被连续标测，而且对于折返环上的任何一点，总可以找到比它"更早"的激动位点。腔内心电图常能记录到与体表心动图等电间期相对应的舒张期电位。"领先激动"的概念并不适用于折返环路的任何一点。然而，为了便于说明，可以指定某个参照点作为激动的起点（时间为 0），但需要明白的是，这个参照点可以任意选择。

标测技术

首先，选择参考电位，作为标测导管位点的时间参照，定位解剖参照点，以及设定兴趣窗。参考电极通常选择 CS（因为其相对稳定）；更重要的是要选择一个心房电位明显，且心室电位不容易被系统误识别的参考电位。兴趣窗通常设置在两个连续 P 波之间的舒张中期，窗口时间为 TCL 的 90% ～ 95% 即可。

然后，利用标测导管收集标测信息。标记解剖及 EP 标志物（RA 标测记录 IVC、SVC、CS、HB 和三尖瓣环，LA 标测记录二尖瓣环和 PV）。识别这些固定的解剖屏障对于了解折返激动在其传导情况、识别心动过速关键峡区，以及制订消融策略是至关重要的。随后，使用标测导管创建感兴趣的心房内膜模型。标测可以在诱发心动过速之前的正常窦律（normal sinus rhythm, NSR）时进行，也可以在心动过速发作期间进行，并可以相互结合。

一旦心腔的几何结构构建出来，反映心房激动顺序的激动标测即得以显现。当心动过速趋于稳定时（无论是自发还是诱发），可进行激动标测。应注意的是，当 TCL 变化超过 10% 时，会影响折返环的判断，从而影响电解剖标测的可信度。

激动标测时，在三维图上进行取点应遵循以下步骤：每个位点的局部激动时间由腔内双极电位确定，并以 CS 电极（参考电极）作为参考进行测量。使用局部双极电位是值得推荐的，因为在测量碎裂明显、低振幅的心房电位时，其更容易重复使用。只有稳定的符合空间和局部激动时间标准时，才可以在三维图上取点。舒张末期位置稳定性标准为变异度小于 2 mm，局部激动时间稳定性标准为小于 2 ms。

必须在 RA 或 LA 或两者中记录到均匀分布的相当数量激动点。通过使用多极导管（环状电极或 PentaRay 电极），在目前的电解剖标测系统下能够实现快速高密度激动标测[23]。

在激动标测过程中，在导管记录到继发性传导屏障（包括手术切口、补片和瘢痕）时需要认真识别并标记在三维图里，否则，三维标测系统会以简单估算的方式进行填充，从而导致错误的标测。传导阻滞线（表现为心房双电位或分裂电位，每一跳均可见两个或多个离散的电传导，被清晰可见的等电间期所分隔）应清晰地标识出来，因为它可以作为后续消融策略的边界。电静息区定义为心房电位振幅低于 0.05 mV，且 20 mA 输出时不能夺获心房（前提是导管稳定贴靠）。一些区域或手术相关的瘢痕，如 RA 侧壁的手术切口或房间隔缺损补片，可标记成"瘢痕"（图 14.1 和图 14.2）。在记录到双电位的位点进行心动过速拖带，有助于评估哪些电位被起搏刺激夺获。然后回顾分析局部激动时间，并将远场信号从激动图中剔除。在评估心动过速的过程中，根据不同起搏位置导致的不同激动标测图进行分类。

大折返环路的心腔定位（右心房或左心房）

通过分析放置于三尖瓣环附近的 Halo 电极和 CS 电极记录的局部电位，了解左心房和右心房的激动顺序，有助于定位折返环的位置。CS 激动的传导顺序，通常在 RA MRAT 时由近及远，而在 LA MRAT 时由远及近。然而，这样的结论并不总是正确；高位 RA 的大折返型房速可出现 CS 激动由远及近传导，有的 LA MRAT（如二尖瓣环逆钟向折返 MRAT）亦可由近及远地激动 CS（图 13.4）。CS 激动顺序呈"V"字形或反"V"字形提示顶部折返型 LA MRAT，即激动由左心房后壁由上至下传导，到达二尖瓣环中后部分，然后沿瓣环两侧传导（"V"字形模式），或激动由二尖瓣环的两侧往中后部传导（反"V"字形模式，图 13.9）[24]。

在未行 CTI 消融之前，Halo 电极呈现由近及

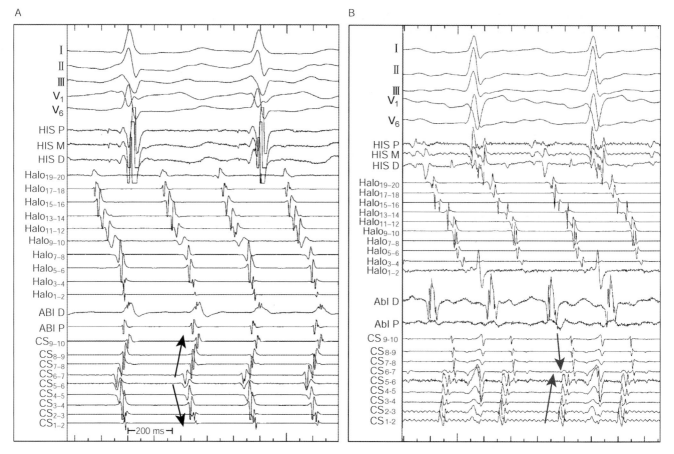

图 13.9 顶部依赖型左心房大折返房速的心房激动在冠状窦内传导特点。两例顶部依赖型左心房大折返型房速患者，心动过速时 CS 激动呈"V"字形。**A.** 表现为标准"V"字形（箭头）。**B.** 表现为反"V"字形（箭头）

远的传导方向提示典型的逆钟向 AFL，顺钟向典型 AFL 其传导方向与之相反（图 12.1）。在这两种类型的典型 AFL（逆钟向和顺钟向）中，CS 的激动均由近及远传播。Halo 电极激动顺序呈"V"字形（最早激动位于邻近 Bachmann 束的间隔部或 CS 口部，心房侧壁激动最晚）提示 LA 的来源。

如果心动过速的 LA 来源仍不确定，可考虑在指定位置进行适当拖带（见下文）。也可以同时行 RA 激动标测。在 RA 内抽样式地选取相关位置的局部激动，以迅速确定 AT 的来源心腔（RA 或 LA）。在 LA MRAT 时，如果仅对 RA 进行标测，可以发现整个心腔的激动时间不能覆盖 TCL 多半部分。当 RA 中 10 处分布大致均匀的位点（除外 RA 广泛瘢痕或消融损伤时）的激动时间覆盖 TCL 不足 50% 时，提示 LA 来源心动过速的可能性大。有一个例外时，RA 存在一个小的折返环路。另外，在 LA 大折返激动时，RA 的标测往往呈非折返的激动模式，与逆钟向或顺钟向典型 AFL 的表现完全不同。当 RA 的最早激动部位在房间隔，往往亦提示激动来源于 LA（图 13.4）。RA 局部传导障碍，如 CTI 阻滞或界嵴横向阻滞，可

导致激动在 RA 前壁和间隔部向相反方向传导，这会误认为是典型 AFL 折返。在这种情况下，建议使用拖带标测，来明确折返环路的位置（明确未参与折返心律失常的部位同样重要）。

激动标测

在心房大折返型房速中，三维电解剖激动图通常表现为绕中心障碍物的连续颜色变化，最早激动区域与最晚激动区域相互连接，激动传导时间与 TCL 大致相等（图 13.10）。相反，局灶型 AT 的电解剖图表现为，从最早的局部激动位点开始，激动呈放射状向四周扩散。在此类病例中，总心房激动时间明显短于 TCL。

是否获取足够多的激动点，是至关重要的，否则会造成激动传导的偏倚，从而作出错误结论（图 13.11）[25]。激动标测的心腔并不是 MRAT 起源，这种情况时有发生。这时，激动标测显示最早的激动部位在心房间的连接处。值得注意的是，尽管参考腔内心电图，该激动位点在该心腔内为最早起源点，但是可能并不位于收缩前期（相当于体表心电图 P 波起始

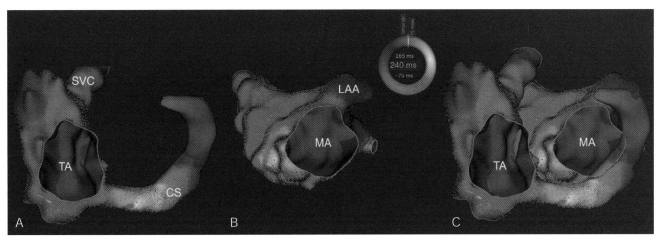

图 13.10　（见书后彩图）环二尖瓣大折返型左心房房速。逆钟向环二尖瓣折返房速，发作期间构建三维电解剖激动图（右前斜位），右心房图（**A**）、左心房图（**B**）和双房图（**C**）。可见激动围绕二尖瓣环（MA）逆钟向传导，表现为连续性颜色变化（从红色到紫色），伴最早激动与最晚激动相连接（即红接紫现象）。CS，冠状窦；LAA，左心耳；MA，二尖瓣环；SVC，上腔静脉；TA，三尖瓣环

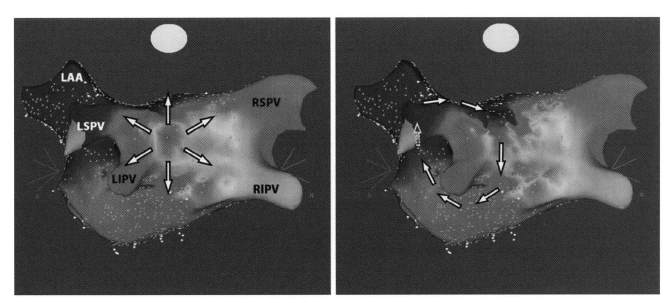

图 13.11　（见书后彩图）大折返型房速的电解剖激动标测。心动过速发作时利用 CARTO 系统构建左心房电解剖标测图（后前位），患者既往因房颤接受环肺静脉电隔离和左心房顶部线性消融。左图：提示局灶性激动起源于左心房后壁上部，呈离心性传导。右图：在左心房顶部行高密度标测（可见高密度分布的小白点，每个点代表记录到的心内膜电位），可见围绕左肺静脉传导的大折返环路（左心房顶部线的传导缝隙参与）。LIPV，左下肺静脉；LSPV，左上肺静脉；LAA，左心耳；RIPV，左下肺静脉；RSPV，左上肺静脉

部），因此不能作为局灶性心动过速的起源点。这有助于提示激动标测还需要进一步完善，才能更好地解释心动过速的机制。

激动标测的第一步，是明确左心房的激动是否覆盖了整个 TCL。特别注意的是，在二尖瓣环附近应仔细标测，因为操作相对简单，并且环二尖瓣 MRAT 是最常见的 LA MRAT。如果对两个心房进行广泛激动标测后，仍不能覆盖 TCL 的大部分，那么需要考虑以下两种可能性：①局灶性 AT；或②小而局灶的折返，这需要更细致的激动标测去识别。如果局部电位表现为低振幅、延长且碎裂，占 TCL60% 以上时，应考虑局灶折返的可能，此类折返定义为折返局限于心房较小的区域（直径＜ 3 cm），并离心性向周围传导。拖带的隐匿性融合（参见后文）只能在小折返内起搏才能实现。

在心腔内标测到一定数量的兴趣点后，完整的折返环路可定义为激动在空间内单向传导的最短路径，包含传导的时间是心动过速的整个 CL 以及返回到最早激动位置。激动传导如果不符合以上条件则提示为旁观者，并不是折返环路的必要区域。然后，标测不

充分会导致激动传导旁观区域与折返环路相互混淆，并且非完整的环路会被误认为完整环路。高密度标测或拖带有助于鉴别此类情况，采取的方法分别是分析激动碰撞或测量 PPI。

对于 LA 大折返型房速来说，尤其是曾行先心病修补手术者（存在复杂缝合线或疤痕），识别完整的折返环路是富有挑战性的。在这种情况下，拖带成为其重要手段，来明确折返环的关键峡区以及理想的消融区域。

最近，有种新的心律标测定位系统（波士顿科学公司）应用于临床，可对心律失常进行超高分辨率接触性激动标测。在这个标测系统里，使用一个小的半球形的篮状电极导管（由 8 根条束围成，每根条束上有 8 个电极），在心房腔内移动，同时记录心内膜单极信号（图 13.1 和图 13.3）。采用复杂的自动运算程序，可以分析和验证非常小的局部电位，并将它们与来自相同电极上的连续复合电位，以及周围电极所记录的电位进行比较。利用这些方法，超高分辨率激动标测有助于精确地标测激动、传导峡区和已存在的线性阻滞。在 MRAT 中该系统使用的经验有限，但很有前景[26-28]。

关键峡区的识别

慢传导区域，可能是维持折返环路的关键峡部，通常表现为低振幅的碎裂心房电位。在该区域内部及周围进行高密度标测，能够清晰地展现它与正常组织的关系以及发现异常的传导屏障。在大折返型房速中，峡区被定义为被非传导阻滞（屏障）包围的由可传导心肌组织构成的传导走廊，激动必由此通路传导才能维持折返的存在。这些屏障可以是疤痕区或自然形成的解剖或功能屏障（仅在心动过速时出现，但不存在窦性节律时）。最接近舒张中期的最早收缩前电位是定义折返回路峡区中心的最常用标志。低电压区或疤痕区内的峡部常表现为碎裂或连续电位伴低电压和激动期延长[17]。

当被等电间期分隔的双电位能被追溯到一个趋同的结构，伴电位间期的进行性缩小，并以碎裂而连续的电位作为结束时，这种情况表明，阻滞线的一端存在激动传导，可能是产生于峡区或围绕阻滞线末端某个中线点。这些发现意味着需要更进一步的标测（如拖带标测）去验证其在折返环路中的作用。

重要的是，关键峡区内的局部电位常常显示非常低的振幅，这可能与大面积疤痕区内负责舒张期传导的心肌过薄相关。对这些局部电位进行分析极其困难，因为在关键峡区无法标测出完整的电解剖激动图，从而无法确定参与折返环的相关组织。

需要注意的是，最早激动和最晚激动相交的部位可以发生在环路的任何位置，这取决于激动标测时设置的参照点（零点）时间。该位置与折返环的关键峡区无任何内在联系。然后，当兴趣窗的初始设置是在两个连续 P 波之间的舒张中期时，激动标测图显现的"早晚相接"区域可能与折返环的舒张中期峡部相关。

电压标测

电压标测可以用来发现电瘢痕区，这些区域可能与折返环路相关，也可能是后续消融线路的边界。心房双极电位振幅在 0.5 mV 或以下，被定义为异常，构成低电压区。静息（瘢痕）区定义为心房双极电位振幅小于 0.05 mV、20 mA 输出不能夺获心房的区域。将心房电位双极电压图与电解剖激动图叠加，还有助于引导我们针对低电压区域进行重新重点标测。这些区域电位的局部激动时间容易被错误地自动标注。

使用多极 PentaRay 导管进行标测，能显著提高瘢痕基质标测的分辨率。与消融导管相比，此类导管具有更细的电极和更近的电极间距，这使得更容易记录到更小的区域的双极信号，而不受干扰，因此，对标测区域的存活心肌组织更加敏感[23]。

电传导标测

激动传导可以叠加在重建的 RA 或 LA 三维解剖图上，从而使 AT 的折返环路与心脏解剖和 EP 标志及屏障的关系可视化。对电传导图进行分析可了解折返环路的传导速度和识别缓慢传导的区域，从而有助于明确合适的拖带位点和消融靶点。

心动过速转换

在手术过程的所有时间点都应对 AT 进行校正，这是至关重要的，在操作导管、起搏刺激或消融过程中应时刻警惕 TCL 或激动顺序的任何变化。有些变化意味着转换成另一种心动过速，需要对其重新评估。如果仅记录 CS 电位及顺序变化，进行这种转变有时是明显的，但往往是非常细微，甚至难以察觉。同时记录 RA 激动（使用 Halo 电极放置于三尖瓣环）和 CS 激动（使用十极导管）有助于及时识别心动过速发生转换。另外，在明确激动顺序发生改变前应排除是否存在导管移位的情况。

MRAT 出现 CL 变化意味着存在折返环转换或仅仅传导时间发现改变所导致的传导通路变化，后者通常表现为 CL 交替。激动顺序发生变化而心电图变化不明显，存在几种可能性，一是因为电传导势能变化不显著，二是因为电极记录的位置较远，三是因为组织的电激动活性不够。在某些情况下，TCL 的变化可以通过显示电位是在"主导"还是"跟随"的方式激动标测出现。

存在多个环路或功能性阻滞线的 MRAT 更容易发生心动过速转换。以固定屏障作为单一折返环的心动过速在导管操作过程中通常保持稳定不变，甚至很难起搏终止。然而，如果机械刺激能够终止心动过速，并导致其不易诱发，提示机械刺激的位置接近局限且易损的峡部。

心电图形态改变而 TCL 不改变的情况往往提示拥有多个折返环的心动过速发生了一个环路的中断，或其他环路的激活伴随明显的体表心电图征象（典型情况见于，逆钟向典型 AFL 对 CTI 不完全消融后造成 CS 和 LA 激动的变化），或折返环从一个心房换到了另一个心房，或在折返环路传导的方向发生了转向（前一种 AT 终止的情况下，后一种 AT 才可能发生）。

电解剖标测技术应用的局限性

创建电解剖标测图需要连续的数据采集，这是一项耗时的工作，因为需要针对心律失常在相关的解剖空间采集足够多的信号点。此外，由于获取的信号在时间上呈非连续性，需要分多次采取，因此常常需要心律失常稳定持续或反复发作，才能完成激动标测。此外，TCL 变异超过 10% 可能会妨碍对折返环路的准确判断，最终导致电解剖标测模型的失真。

当前技术的另一个难题是，少数几个采集点的错误定义就会造成整个激动图的失真；通常需要进行手动校正，才能达到其准确性。定义低振幅、显著碎裂的电位的激动时间至关重要，当被错误定义时，就会造成激动标测的错误。

为提高图像的质量，常常在采集点之间插入一些数据；然而，这种只是基于周边所采集的信号而进行激动时间和电压相关简单模拟的估算信息，可能并不准确。

此外，患者身体或腔内参考电极会发生移位，因此需要重新标测。虽然在手术过程中可以在导管设置阴影来判断是否移位，但是，让导管准确回到原位并不是容易实现的。

拖带标测

拖带标测可以了解 RA 或 LA 的哪些位置是否参与折返，哪些位置在折返环外，以及折返环的关键峡区的位置。然而，在尝试进行拖带标测之前，应先明确一下心动过速是否可以拖带。实际上，拖带成功，是证明心动过速是折返机制，排除触发活动或自律性的重要证据。进行拖带时，应明确是否对实现稳定的

起搏夺获，即心房激动一致，心电图形态变化很小或没有变化，起搏停止后恢复到之前的心动过速。未明确是否实现真正拖带的情况下，贸然使用 PPI 或其他标准进行评估，会造成错误的判断。此外，在同一个起搏程序序列中，验证心动过速是否终止和重新启动也是至关重要的。一旦拖带成功，有多个标准可以用来判断起搏位置与折返环的关系（框 13.2）[26]。

起搏后间期

PPI 是起搏位点上拖带心动过速的最后一次起搏信号到下一个记录电位的间期。PPI 应测量近场电位，这代表真实夺获起搏部位，造成组织去极化。PPI 代表激动从起搏位点出发到达折返环，再绕环路折返后（与心动过速折返的路径一样）回到原点的时间。因此，PPI 等于 TCL 加上从起搏位点到折返环往返所需的时间。TCL 稳定不变，起搏位点与折返环间无递减传导或其他环路，在这种情况下，MRAT 拖带后的 PPI 应相对稳定，无论起搏刺激的长短还是起搏周长的变化（在一定范围内）如何。

PPI 与 TCL 的差值越大（PPI-TCL），意味着从起搏位点到折返环的传导时间越长，也就是起搏位点到折返环的解剖（或电传导）距离越大（图 13.7；图

框 13.2　大折返型房速的拖带标测

在 AT 折返环外进行起搏的显性拖带表现

1. 体表 ECG 和腔内心电图（单一 PCL 下呈固定的心房融合，随 PCL 缩短呈进行性融合）均可见显性心房融合。通过分析体表心电图所有导联和腔内心电图记录，与心动过速基线时和单纯起搏时比较，心房激动存在任何变化均可认为存在显性融合
2. PPI-TCL > 20 ms
3. 起搏刺激信号到体表心电图 P 波起始的间期较未起搏时同一位点局部电位到体表心电图 P 波起始的间期延长

在 AT 折返环内进行起搏的显性拖带表现

1. 体表 ECG 和腔内心电图（单一 PCL 下呈固定的心房融合，随 PCL 缩短呈进行性融合）均可见显性心房融合
2. PPI-TCL < 20 ms
3. 起搏刺激信号到体表心电图 P 波起始的间期与未起搏时同一位点局部电位到体表心电图 P 波起始的间期相等

在 AT 折返环保护性峡区内进行起搏的隐匿性拖带表现

1. 隐匿性心房融合（心房激动在体表 ECG 和腔内心电图的表现与心动过速时一致）
2. PPI-TCL < 20 ms
3. 起搏刺激信号到体表心电图 P 波起始的间期与未起搏时同一位点局部电位到体表心电图 P 波起始的间期相等

AT，房性心动过速；ECG，心电图；PCL，起搏周长；PPI，起搏后间期；TCL，心动过速周长

12.12）。PPI-TCL 具有很好的可重复性，可以以相同的 PCL 反复拖带[19, 29]。

在评估 PPI 时必须考虑到几个因素，应测量近场电位，这才是代表起搏部位组织去极化。然而，在起搏部位的电位难以识别时，PPI 的测量会造成问题，尤其是在瘢痕区域，那里的局部近场电位很小，通常很难与远场电位区分开来。此外，由于刺激信号后的干扰和重叠，会造成起搏部位局部激动信号的难以辨识。在这种情况下，PPI 可以通过测量起搏部位相邻电极的信号来不得已而为之，这样的确存在误差的可能性，尤其是在传导异常的区域[20]。

需要注意的是，即使在折返环内起搏，其也会出现较长的 PPI-TCL 值。有篇研究报道在典型 AFL 中，即使 PCL 短于 TCL 不超过 20 ms，于 CTI 进行拖带，18% 的病例会出现长 PPI-TCL 值（超过 30 ms）。若 PCL 短于 TCL 超过 30 ms，和接受胺碘酮治疗的情况下，这种现象出现更频繁。PPI-TCL 值延长可能与频率相关递减传导或传导通路改变相关。同样的现象也发生于其他大折返型心动过速[30-31]。

总之，PPI-TCL 值是一种反映起搏位点至折返环大致距离的指标。在折返环内任何一点进行拖带，起搏位点至折返环的距离为 0，即 PCL = TCL，但在作出这个判定之前，需符合三个基本标准。首先，起搏必须夺获并拖带心动过速，其次，测量 PPI 选择的是起搏电极相关的电位。再者，激动在折返环传导时未发生递减传导或路线改变[31-32]。

拖带需要的起搏刺激数量

拖带成功所需的起搏刺激数量，指的是超速起搏后心动过速达到 PCL 时所需的起搏次数。为确保准确的观测，需要同时记录从 RA 侧壁到 CS 远端的局部电位，并选择合适的间期开始拖带（第一个起搏间期应与 PCL 相等）。较少（≤ 2 次）的起搏刺激（PCL 较 TCL 缩短 5 ~ 30 ms）即可拖带心动过速成功，这与 PPI-TCL 值小于 20 ms 的意义一样，意味着起搏位点在折返环内。拖带成功所需的起搏刺激数量较多（当 PCL 较 TCL 缩短 16 ~ 50 ms 时 > 3 次，当 PCL 较 TCL 缩短 5 ~ 15 ms 时 > 4 次），提示起搏位点在折返环路之外。

这种方法的优点是，不需要在起搏后心动过速不终止的情况下评估，即使心动过速终止或变化，该方法仍有效。当局部电位难以辨认无法测量 PPI 时，测量拖带所需的起搏刺激数量不受其影响。此外，拖带所需的起搏数量并不随 PCL 缩短而增加，可能的原因是心肌之间的传导速度并不容易受 PCL 变化

的影响。这与折返环路慢传导区域的特性相反，其在 PCL 缩短时呈递减性传导，出现 PPI 延长所导致的误诊[33]。

起搏位点到环路出口的传导时间

将刺激信号-出口间期与局部电位-出口间期进行比较，有助于识别折返环的关键峡区。对 MRAT 进行拖带，无论起搏位点是在折返环内还是外，起搏信号至体表心电图 P 波起始的间期代表的都是激动从起搏位点到折返环出口的传导时间（刺激信号-出口间期），因为激动都是起源于起搏位点，然后依次传导，经由折返环出口传出夺获心房。另一方面，在心动过速时，某一位点的局部电位至折返环出口的间期（局部电位-出口间期）也可代表这两个位点之间的真实传导时间；但前提条件是它们之间的传导是依次进行（见于位点位于折返环内），否则，会造成较真实传导时间更短（即不代表两个位点之间真实传导时间的"伪间期"），这是因为两个点的传导同时进行，发生重叠（见于位点在折返环路之外）。当体表心电图的 P 波起始识别困难时，可以选择一个清楚的腔内参考电极作为替代。

因为在旁观位置也能记录到舒张期电位，因此舒张期电位并不是心动过速折返环峡区的特异性标志。然而，可以通过比较拖带刺激-出口间期与心动过速时局部电位-出口间期（在起搏位点测量）的方法，来判断舒张电位所记录的峡区是否参与心动过速折返，或仅仅只是旁观者。无论是心动过速还是拖带时，从关键峡区到折返环出口的激动均按照相同的路径依次传导，相反，在心动过速时，旁观峡区和折返环位点到折返环出口的传导是同时进行的，在拖带过程中却是依次传导，从而造成心动过速时局部电位-出口间期要短于拖带时刺激信号-出口间期（超过 20 ms）。另一方面，在某一区域多点起搏，心动过速时局部电位-出口间期与拖带时刺激信号-出口间期均相等时，意味着这些起搏位点在折返环内，并可以排除起搏位点附近存在折返环的盲径（框 13.2）[19, 34]。

此种判断方法对于验证起搏位点在拖带过程中是否与折返环存在隐匿性融合有一定的实用价值。该方法在出现心电图显著融合或 P 波起始识别困难的情况下应用，会产生自相矛盾的结果。因此，当起搏位点未发生隐匿性融合时，其临床价值甚微[21]。这种误差可以通过测量从心动过速拖带的最后一个起搏刺激到停止起搏刺激后的第二个自身激动信号（即 N + 1 跳）的间期，然后减去在这个观察区间之内的任何心跳之间的局部电位（在起搏位点）间期（所谓的 N + 1 区

别）的方法来进行矫正。

折返环路的定位

PPI 和 TCL 之间的差异可以定性地评估折返环路与起搏位点的距离。如上所述，PPI-TCL 代表的是激动从起搏位点到折返环路再返回的传导时间。因而，PPI-TCL 的差值越大，起搏位点到折返环的传导时间越长，起搏位点到折返环的解剖距离越远。相反，PPI-TCL 的差值很小（< 20 ms）意味着起搏位点在附近或就在折返环内。

在开始进行激动标测之前，为较快地判断出 MRAT 的大致折返区域，可以在 CTI、高位 RA、RA 侧壁中段，和 CS 近端及远端进行起搏拖带。在 RA 内 3 个或以上的位点（包括 CTI、RA 游离壁，但间隔部和 CS 除外）出现 PPI-TCL 的差值超过 40 ms 提示心动过速为左心房折返。

此外，在 RA 高侧壁进行拖带时，PPI-TCL 的差值超过 50 ms 时高度提示 LA MRAT（图 13.12）。但需要注意排除 RA 瘢痕的可能，因为它会造成从高位 RA 往心房另一端即低位 RA 的传导发生延长。在低位 RA 进行拖带可以鉴别此类折返。对于 RA MRAT，在 CS 近端拖带测量 PPI-TCL 的差值，典型 AFL 不会超过 50 ms，可以与侧壁的 RA MRAT 鉴别开来。对于 LA MRAT，在 CS 远端拖带测量 PPI-TCL 的差值，二尖瓣折返 MRAT 不会超过 50 ms，可以与右肺静脉相关折返和间隔部相关折返 ATs 鉴别开来。当拖带不能明确折返环是在 LA 或 RA 时，应注意考虑局灶或微折返心动过速的可能[34]。当拖带显示更大更分散的心房区域参与折返时，应考虑双环路或多环路折返的可能。

关键峡区的识别

为了识别折返环路的关键峡区，在进行激动和传导标测过程中，应根据心房瘢痕、屏障和阻滞线情况，有选择地在相关部位进行拖带。首先应寻找具有隐匿性融合的拖带，这表明起搏部位位于或毗邻折返环路受保护峡区。这个受保护峡区是心动过速折返的关键通路，还是与折返无关的旁观者而已，需要通过比较 PPI-TCL 的差值以及比较刺激信号-出口间期与局部电位-出口间期异同的方法，来进一步验证（框 13.2）[19, 34]。

起搏后间期的颜色编码标测

拖带标测的图像化可以根据 PPI-TCL 差值的异同通过颜色编码反映在 3D 解剖图上创建出来。这种方法有助于准确判断并可视化地展现整个折返环路的 3D 位置，即使在不能明确心动过速缓慢传导区域的情况下亦不受影响。因为目前所有的电解剖标测系统均没有拖带信息的颜色编码运算程序，所以完成此种标测需要通过手动完成。每个导管头端记录的位置均储存在电解剖三维图上，与此同时逐点进行拖带刺激，将 PPI-TCL 的差值如同该点的"激动时间"一样输入到标测系统里。为实现最终目的，还需将存储在三维图中所有记录点的局部电位信息删除，以手动的方式用该记录点对应的 PPI-TCL 的差值取而代之。时间信息以颜色编码的方式显示，类似于激动时间，但实际上，它表示的是拖带到达折返环的长度。关于颜色的意义，红色（以 CARTO 系统为代表）或白色（以 NavX 系统为代表）表示距离折返环最近（该点的 PPI-TCL 的差值最小，接近 0，意味着在折返环内），紫色代表远离折返环（该点的 PPI-TCL 的差值最大）[35-36]。

彩色编码的拖带三维标测图可以确定心动过速的整个主动折返环路（与被动激动区域相对应）和阻滞体，对于明确潜在的消融位置提供了很大帮助。然而，不会对参与折返环的所有部位进行消融；最终的选择由解剖屏障的位置和选定峡部的宽度所决定，因此可以采用以连接解剖屏障为主的策略，线性消融截断折返环，以达到治疗心律失常的目的[35-36]。

拖带标测的局限性

由于外科切口区域的心房电位过低甚至缺乏，所

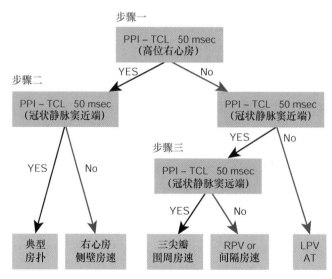

图 13.12 大折返型房速定位的流程图。详见正文。AFL，房扑；CS，冠状窦；LPV，左肺静脉；PPI，起搏后间期；RA，右心房；RPV，右肺静脉；TCL，心动过速周长。（From Miyazaki H, Stevenson WG, Stephenson K, et al. Entrainment mapping for rapid distinction of left and right atrial tachycardias. Heart Rhythm. 2006；3，516-523，with permission.）

以拖带标测很难应用于切口相关性 AT。关键峡区碎裂而低振幅的局部电位降低测量局部 PPI 的准确性。并且，在低振幅电压区域进行起搏刺激，往往很难持续稳定地夺获心房[17]。

起搏伪影和 QRS 波的存在常常会覆盖 P 波，造成拖带过程中很难通过体表心电图判断是否实现了融合。此外，方法学问题也会影响到 PPI 的有效性。起搏过程中的递减传导会导致 PPI 测量结果延长，使某些折返环路位点出现假阴性的判断结果。有时候，远场电位也会干扰到拖带标测的准确性。

TCL 发生自动变化会严重影响拖带标测，因为 PPI-TCL 的差值能够反映起搏位点到折返环距离的前提条件是，心动过速传导速度或折返环路不变。另外，由于透视不能显示解剖屏障，因此很难确定导管与解剖屏障之间的确切位置关系。将拖带与电解剖标测结合起来，可以减少这些局限性造成的困难。

重要的是，超速起搏可能导致临床型心动过速终止或转换成另一种心动过速或房颤，尤其是在 CL 变异性较大的 AT 情况下。因此，建议首选电解剖标测，起搏标测尽可能少用，只有在精确确定参与折返的区域，来进一步了解心动过速机制时才使用[19, 34]。使用比 TCL 稍短（在 20 ms 内）的 PCL 同步起搏，可以降低发生心动过速转换或终止的风险[37]。

非接触标测

当 AT 不持续或不能反复诱发时，使用非接触标测系统（EnSite 3000）能更好地标测出 AT 折返环。该系统可以同时记录多个位点的数据，而不是点对点地逐一记录，因此仅需要几个心动周期就可完成心动过速的标测。

除了 EnSite 3000 标测系统，还需要一根 9 F 的多极阵列球囊导管和一根 7 F 的标测-消融电生理导管。为了进行标测，球囊导管通过一根直径仅 0.035 英寸的导引导丝，到达感兴趣的心腔内。然后展开球囊，里面充满造影剂和盐水的混合物，以便透视观察。气囊位于心房的中央，不会与标测的心房壁发生任何物理性接触。必须确保电极阵列在心腔内的位置相对固定，因为显著的移位会造成电激动和解剖信息的失效。电极阵列的位置必须尽可能靠近标测的心内膜表面，因为标测的准确性对球囊中心到所标测心内膜之间的距离非常敏感[38]。

全身抗凝是避免血栓栓塞并发症的关键。通常选择静脉注射肝素的方法，使得活化凝血时间延长到目标值（RA 标测延长至 250 ~ 300 s，LA 标测延长至 300 ~ 350 s）。

也可将在心腔内放置一根传统可控弯的标测消融导管，用于采集空间结构信息。首先，将标测导管送至已知的解剖结构（右心房包括 IVC、SVC、CS、HB 及三尖瓣环，左心房包括二尖瓣环和肺静脉），同时进行标记，然后慢慢移动标测导管，将心腔的解剖结构细致地标测出来。利用这些信息，计算机能创建出舒张期的心腔模型。

一旦心腔的空间结构描绘出来，诱发心动过速发作，就可以进行激动标测。数据采集由系统自动进行，整个心腔的数据可以同时完成。系统能够将 3000 多个单极电位点同时叠加到虚拟的心脏模型上，生成彩色编码的等电位图，以立体图像的方式展现去极化区域。在心动过速的整个心动周期中，激动可以在等电位图上跟踪，激动的传导可以以 3D "电影"的形式呈现出来。颜色相同的区域代表着电压或激动时间相同的区域。为在等电位图上体现缓慢传导信息，默认的高通滤波通常设置为 2 Hz。当怀疑某条阻滞线存在缝隙出现传导缓慢时，高通滤波可设置为 1.0 ~ 0.5 Hz。调整颜色的设置，使颜色变化与关注的电位变化呈 1:1 匹配。也可以创建等时图，反映以某个设定的时间点作参考、整个心腔的激动先后顺序。如果心房电图与 T 波发生重叠，可以通过起搏心室的方法，提前心室除极与复极，从而消除了远场电位干扰，有利于识别心房波[38]。

此外，该系统可以同步显现多达 32 个通道的电信号波形。通过鼠标可以选择模型中记录到的任何一点，看到它的单极或双极（模拟信号）电位。重建而模拟出来的电位是其电极记录到所有电信号的总和，包含远场电位、近场电位以及心内膜深层电信号。电极周围的不同信号越多，造成的干扰就越大。这种标测对于识别慢传导通路，如 MRAT 的关键缓慢传导峡部和快速突破位点特别有效。随着对峡区内缓慢、碎裂电位的识别，折返环路就会被清晰地标测出来。应用定位技术能够将识别的位点标记在心脏的立体模型上，便于引导消融导管到达目标位置。已消融损伤过的位点同样记录下来，便于发现消融阻滞线上的缝隙，提高消融成功率[38]。

基于瘢痕或病变组织的基质标测方法，也已经在非接触标测系统中应用，在 MRAT 的定位和消融具有一定的价值。结合非接触标测系统中的固定功能模块，可以实现基质动态标测，即仅一个心动周期就可以完成电压标测。通过单极电位中负向电压峰值，可以对心房基质进行高密度电压标测。当心房基质表现为异常低峰值负向电位（小于最大负向电位峰值的 30%）时，往往提示与 MRAT 保护性峡区的慢径传导通路相关。结合激动顺序，即使在心动过速未发作的情况下，基质标测仍可以为指导消融提供重要信息[39]。

非接触标测的局限性

首先，极低振幅的电位识别存在难度，尤其当球囊导管中心与心内膜之间的距离超过 40 mm 或位于导管定点的位置时，会影响到舒张电位的准确识别。另外，模拟出来的心脏解剖模型存在一定的扭曲，对于某些复杂结构的细节，如左心耳或肺静脉的开口及形状，需要进行更多的设置才能获得清晰的呈现。否则，会被附近位点的信息覆盖掉。为了对消融部位进行更精准定位，往往需要再使用一根标测导管来进行更细致的标测，而在球囊附近操作导管，尤其是在左心房内，是比较困难的。此外，使用该系统时，需要充分的抗凝，在并未扩大的心房内放置大号球囊电极时要格外注意和小心。

大折返型房速激动标测的实际操作步骤

排除三尖瓣峡部依赖 MRAT

因为 CTI 依赖的典型 AFL 是最常见的 MRAT，包括既往消融或心脏手术后的患者中亦是如此，所以判断 CTI 是否参与折返是最首要的一步。即使心电图并不符合典型 AFL 表现时，亦不能忽略这一步。这是因为心房基质的异常，常常会造成典型 AFL 的 12 导心电图表现发生变化（称之为假性不典型 F 波）。通过在三尖瓣进行激动标测以及行 CTI 拖带能够迅速判断是否为典型 AFL。

CTI 不参与折返的判断标准包括以下任一条：①心动过速时 CTI 呈现双向传导，即来自相反方向的激动在 CTI 内发生碰撞或融合（图 13.4）；②心动过速时 CTI 全段记录到双电位，双电位之间有等电线及固定间期（提示 CTI 传导完全阻滞）；③从 CTI 进行拖带提示明显的心房融合伴长 PPI（图 13.7）。

定位参与折返的心腔（右心房 vs. 左心房）

患者的病史　曾在某个心房内行外科手术或消融治疗者，应首先集中在该心房内寻找心律失常基质。MRAT 依赖解剖结构形成单个或多个折返环路或出入口。右心房来源的心律失常多见于接受右心房切开术、房间隔或室间隔缺损修补和瓣膜修补术的患者，并且往往在术后数年才发生。此类心律失常也可发生于因先天性心脏病接受更复杂手术的患者中，如大血管转位的 Mustard/Stenning 矫正术、三尖瓣手术。LA 大折返型房速更多发生于左心疾病，如心肌病、二尖瓣疾病，以及房颤导管或手术消融后。在这些患者中，

可以观察到自发传导异常和致心律失常的电静息区。

心电图表现　V_1 导联是区分 LA 和 RA 起源最有效的导联。既往未行心脏手术或导管消融的情况下，V_1 导联表现为完全负向的 P 波考虑来源于 RA 游离壁的折返激动。相反，在排除逆钟向折返典型 AFL 的情况下，V_1 导联表现为宽大直立 P 波往往提示来源于 LA 折返。下壁导联 P 波振幅低平提示 MRAT 来源于 LA。LA 折返常常表现为全导联低振幅 P 波，甚至有时仅在 V_1 导联可见到 P 波[8]。对于房颤消融后出现的 AT，全胸前导联出现负向 P 波更倾向于 RA MRAT 而不是 LA MRAT，敏感性和特异性分别为 83% 和 100%，准确率为 98%[15]。

TCL 的变化　RA CL 表现为较大的自发变化（30 ~ 125 ms）或发生 2：1 传导，而 CSCL 变化不超过 20 ms 时，提示大折返来源于 LA（图 13.5）。

CS 内激动顺序　通常 CS 激动顺序在 RA MRAT 中由近端向远端传导，而在 LA MRAT 中由远端向近端传导。然而，情况并非总是如此；局限在高位 RA 的 MRAT 会表现为由远端向近端的 CS 激动顺序，当 CS 电极放置位置过深时，几乎所有的来源于 RA 的心动过速，都会表现为由远端向近端的 CS 激动顺序，这是激动由右心房经 Bachmann 束传导更早到达左心房的结果。有些 LA MRAT（如二尖瓣环逆钟向 MRAT）可表现为由近端向远端的 CS 激动顺序（图 13.4）[40]。

激动标测　当 RA 记录到大致均匀分布的 10 个位点（包括三尖瓣环上 3 ~ 4 个点）之间的传导间期不足 TCL 的 50% 时（在除外广泛的 RA 瘢痕或既往 CTI 消融的情况下），提示心律失常并不来源于 RA。在 LA MRAT 时，RA 标测的典型表现是非折返激动形式，RA 间隔部激动最早，领先于 RA 任何部位（图 13.4）。

拖带标测　证明是大折返型房速后，在 RA（CTI 和 RA 游离壁，避免间隔部及 CS）三个或以上不同位点进行拖带，若 PPI 与 TCL 的差值超过 40 ms，提示左心房折返[34]。

传导屏障和潜在线性阻滞的识别

识别心动过速环路的阻滞屏障至关重要，有助于了解与阻滞屏障相关的折返激动的传导，识别折返环路潜在的重要慢传导通路，明确拖带的目标位置，以及规划最终消除心动过速的消融策略。应用电解剖三维标测将相关的解剖及 EP 标志物标记下来，在解剖模型下快速实现激动传导的可视化，以及应用电压标测来定义出电瘢痕区。

对于 RA 大折返，三尖瓣环常常是最重要的阻滞屏障，其他的先天性屏障包括 IVC、SVC 和 CS 开口。对于 LA 大折返，二尖瓣环和 PV 常常是重要的阻滞屏障。后天性阻滞屏障包括外科切口或补片、外科或导管消融线以及心房无电活动区域（即电瘢痕区，定义为心房电位振幅＜ 0.05 mV，且 20 mV 输出不能夺获的区域）。记录到双电位意味着该区域存在线性阻滞，这是因为激动在阻滞线的一侧向上传导，在另一侧向下传导，通过双极电极可以同时记录到这两种激动电位（图 14.1 和图 14.2）。

识别完整的折返环路

电解剖激动标测　通过激动标测可以了解心房激动顺序。必须在心动过速起源心房进行不同部位的均匀大量采点。与局灶型 AT 标测不同，局灶型 AT 标测的目标是追踪收缩期前最早激动位点，而对 MRAT 进行标测时，不存在激动最早或最晚区域之分，因为激动在折返环内是连续传导的。完整的折返环路应该是单向激动在空间传导的最短路径，回到最早激动位点的激动时间应该与心动过速的 CL 一致。使用电解剖标测，可将激动传导表现为围绕心房的连续颜色变化（在 CARTO 系统中为从红色到紫色，在 NavX 系统中为从白色到紫色），激动最早部位与最晚部位往往互相毗邻。此外，心房三维解剖模型上的电激动传导可以以围绕解剖及 EP 标志物和阻滞屏障的视频动画呈现出来。如果对左右心房进行充分激动标测后，激动时间仍不能占到 TCL 的大部分的情况下时，必须考虑两种可能性：局灶性 AT 和局部小折返型（即直径 3 cm 及以下范围内的激动，传导时间超过 TCL 的 85%）AT。识别小折返则需要更细致化的激动标测（图 13.11）。

拖带标测　拖带标测用于判断起搏位点与折返环的关系，定性评估起搏位点与折返环的距离（图13.7）。对于 RA MRAT，在 CS 近端拖带，PPI-TCL 差值不超过 50 ms 支持典型 AFL，而可以排除来源侧壁的 RA MRAT。对于 LA MRAT，在 CS 近端和远端拖带，PPI-TCL 差值均不超过 50 ms 支持绕二尖瓣环 AFL，可以排除绕右肺静脉和间隔部 AFL。当拖带不能明确折返环是在左心房还是右心房时，应考虑局灶型或小折返型 AT 的可能。颜色编码的三维拖带标测图有助于识别整个折返环路和折返激动周围的屏障，为明确潜在的消融靶点提供了非常重要的信息[34]。

关键峡部的识别

电解剖激动标测　一旦发现瘢痕或固定的阻滞屏障，应明确其在折返环路中的作用以及周围形成的峡区是否需要消融。峡区是否为折返环路的关键部位，可以通过在持续稳定的折返和拖带时进行激动标测来明确。关键峡区可能位于两个解剖标志物（如二尖瓣环和左下肺静脉）之间，也可能位于相对狭窄的通道，两侧可记录到瘢痕或双电位（标记为线性传导阻滞）。关键峡区内的局部心电图常常表现为长而碎裂低振幅的电位，可能与大面积瘢痕区域中分布的纤细心肌束有关，它们专门负责舒张期传导。在电解剖激动标测过程中，将两个连续 P 波之间的舒张中期作为兴趣窗的起始，这样在最早激动和最晚激动交接的区域就是潜在的折返环路舒张中期峡部（即在彩色编码的激动图中呈现"早晚相接"的区域）。然后，在峡区内和周围进行更细致的高密度标测，将峡区的大小和范围更精确地描绘出来。

值得注意的是，RA 切口性心动过速极易发生心动过速终止，对此类心律失常的关键峡区很难实现稳定的超速起搏。消融导管在局部的机械压迫若能终止心动过速，往往提示该区域是折返环路的关键峡区，因为在该区域进行消融，不仅可以终止心动过速，而且可以导致心动过速不能诱发。在 RA 侧壁低位，邻近 IVC 的位置，能够记录到孤立、宽大、碎裂的电位，在折返环的其他峡区也可以记录到同样的电位。在窦性心律下也能记录到线性的双电位或碎裂低振幅电位区域，可对瘢痕及相关解剖峡部进行初步定位。

拖带标测　为了识别折返环路的关键峡部，在对心房瘢痕、传导屏障和阻滞线进行激动标测过程中，在心房的相应部位进行拖带标测是很有必要的。应尽可能寻找实现隐匿性拖带的区域，因为这表明该区域位于折返环内或毗邻折返环，是折返环保护性峡区。受保护的峡区是参与折返环路的关键区域，还是仅仅作为旁观者，需要通过比较 PPI 与 TCL 的差值以及起搏-出口间期与激动-出口间期的差值来验证，如框 13.2 所示。

消融

在 MRAT 患者中，围术期抗凝治疗遵循与典型 AFL 相同的原则。对于 MRAT 发作持续时间超过 48 h 或持续时间未知的患者，经充分的抗凝治疗至少 3 ～ 4 周或经食道超声心动图排除心房血栓后，方可进行导管消融治疗。在这些患者中，有多种抗凝方法可供选择。过去通常采用桥接抗凝的方式，即术前将口服抗凝剂停用，替换成依诺肝素，术后再逐渐替换回口服抗凝剂，以减少血栓及出血事件。目前，导管消融围术期口服抗凝剂（华法林、达比加群、Xa因子抑制剂）不间断的方式已越来越得到认可和应用。

消融靶点

消融靶点应该选择折返环路中既能容易实现传导阻断又消融安全的位置。其他要素包括峡部大小、消融导管预期的稳定性以及损伤邻近结构的风险（如膈神经、窦房结和房室结）。

折返环路中可识别的最窄传导峡部（其沿线能实现最佳的导管电极与心肌组织的接触）是消融的靶点。线性消融将折返环峡区横断，与此同时，连接两个解剖阻滞区——一个电静息区至一个解剖阻滞区（如IVC、SVC、三尖瓣环、PV或二尖瓣环），或者两个电静息区。电压标测可用来指导消融部位的选择。在低电压区，更容易实现完整的透壁消融阻滞线[25, 39]。

右心房大折返型房速

低环路折返 低环路折返是CTI依赖型MRAT的一种类型，其折返环围绕IVC。对CTI进行消融能够消除此类心律失常。

峡区内折返 这种CTI依赖型MRAT其折返环相对较小，位于CTI的中间部分。在CTI侧壁进行起搏拖带显示PPI明显长于TCL，提示CTI侧壁并不参与折返环路。另一方面，在CTI中部或CS开口进行起搏拖带表现为隐匿性拖带，其PPI等于TCL。这些区域通常可以记录到碎裂电位或双电位，同时可以被拖带。虽然此类心律失常的解剖学机制尚不清楚，但在CTI中部行线性消融可以消除心动过速，该区域通

常能记录到非常延长的局部电位。消融的靶点是CTI内一个局部区域，表现为隐匿性拖带且局部的碎裂电位，持续间期最长。

高位环路折返 此类心动过速的折返环路最低点通常位于界嵴的一个传导缝隙。在此传导缝隙内消融能实现线性阻滞，达到治疗心律失常的目的。重要的是要排除是否邻近膈神经，尤其是在消融位置邻近窦房结区时，应避免对重要结构的额外损伤。

切口相关右心房大折返 大多数情况下，此类MRAT围绕着外科瘢痕在右心房侧壁形成折返环，环路的下转折点位于瘢痕的下端与IVC开口之间，成为了折返环路的重要峡部。上转折点位于瘢痕的末端与SVC开口之间或SVC附近。因而，通常的消融靶点选择瘢痕下端与IVC之间的峡部（图13.13和图14.2）。其他消融策略包括：①通过详细激动标测和拖带识别的慢传导区域（折返环的关键峡部）；②由瘢痕区延伸至三尖瓣环外侧；或③由瘢痕区延伸至SVC。最后一种方法存在损伤窦房结或膈神经的风险。尽管如此，如有可能，将消融线由手术切口延伸至IVC是有必要的。另外，因为后壁切口的MRAT常常与三尖瓣环形成8字折返，因此消融靶点应包括CTI。即使CTI不参与MRAT折返，考虑到CTI依赖性AFL在此类患者中的高发病率，也建议对CTI进行消融[42]。

未行外科手术的右心房大折返 此类MRAT多来源于RA游离壁，并围绕着电静息区进行折返。在此类患者中，在低电压区内的缓慢传导通路（舒张中期峡部）意味着是折返环的关键峡部。一旦识别了这

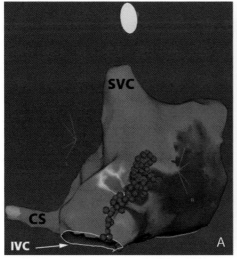
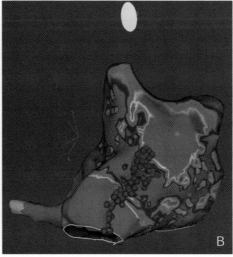

图 13.13 （见书后彩图）导管消融右心房大折返型房速。右心房大折返型房速的电解剖激动标测图（CARTO，右后侧位）。**A**. 激动图。**B**. 双极电压图显示右心房侧壁原手术切口处存在大面积低电压区（＜0.5 mV）。将激动图与电压图相结合，能更好地规划消融线路。采用线性消融（用红点标识）切断低电压区与下腔静脉（IVC）之间的峡部。CS，冠状窦；SVC，上腔静脉

种峡部（应用激动、拖带及电压标测），应将其作为消融靶点。另外，从瘢痕的底部至 IVC 进行线性消融，可以终止并消除心律失常。从瘢痕中心至 SVC 或三尖瓣环进行线性消融也可以达到同样的目的。

无法标测的右心房大折返型房速 对于不能完整标测心动过速的患者，需要综合激动、拖带和电压标测的数据来识别潜在的折返环峡部或重要的缓慢传导区域，然后作为导管消融的靶点。当这种方法也无法明确时（心动过速很难诱发或形态频繁发生改变），可以采用逐步消融的策略。由于大多数患者的折返环路位于 CTI 或心房切口瘢痕处，因此建议首先行 CTI 消融。然后，心动过速仍持续，则选择心房侧壁手术切口瘢痕相关的峡部行线性消融（即从切口至 IVC，切口至 SVC，切口至三尖瓣环）。根据基质标测的结果，也可以将消融线连接至其他传导阻滞屏障（瘢痕、手术切口、房间隔补片、挡板或天然解剖屏障）[25, 39]。

左心房大折返型房速

既往外科手术后的左心房大折返 目标是明确手术瘢痕的范围，并将消融阻滞线延伸至解剖传导屏障处，或连接解剖结构来实现折返环路的阻断。这种消融策略在绝大多数情况下是可行的，但是应避免行前间隔部至二尖瓣环的线性消融，因为此处心房壁较厚，即使在使用盐水灌注消融导管的情况下，也很难实现有效的透壁损伤，消融失败率大约为 40%。唯一例外的是此处存在狭窄的舒张中期峡部（通过激动、拖带和电压标测识别）时，可以尝试此种线性消融，并且往往比长线的消融更容易实现心动过速的阻滞[9]。

房颤消融后的左心房大折返 在开始消融前，了解之前房颤消融的术式是至关重要的。绝大多数房颤消融后的 AT 是大折返型的，折返环通常围绕二尖瓣环或左房顶/间隔部参与。这些折返环路的产生通常与消融线的缝隙或消融线与其他传导屏障之间形成的峡区相关。多种的大折返环路和多重环路折返亦不少见。此外，局部折返环路也会出现，通常产生于孤立的肺静脉或线性损伤的附近。

左心房广泛消融或环肺静脉隔离后，给 LA MRAT 的定位和消融造成了不小的挑战。为了更全面地了解 AT 的激动顺序，需要进行高密度采点实现更精细的标测。此外，对此前消融的靶点进行标测，了解其阻滞线的完整性，是否存在传导缝隙也不无裨益。当大折返环路标测出来后，设计的消融线应有效阻断折返激动传导（图 15.60）。如果发现既往的消融线不完整，应在传导缝隙处补点消融。针对无法标测

的 AT 常常采取经验性消融策略，主要是针对所有恢复的肺静脉电传导实行电隔离，如有必要，还需要心动过速折返环路进行经验性线性消融，通常包括二尖瓣环至左下肺静脉的峡部线以及连接两侧上肺静脉的左房顶部线[43]。

既往无外科手术或消融史的左心房大折返 自发性的左心房大折返并不少见，折返环路围绕自发性的瘢痕进行传导，最常见于左心房后壁，也可围绕二尖瓣环或肺静脉进行。MRAT 折返环路往往依赖瘢痕区内唯一的缓慢传导峡区。关键峡区常可见长程的碎裂电位，与体表十二导心电图的等电间期一致。通过拖带可以进一步明确是否为关键峡区，一旦确诊，应作为消融的靶点。通常，关键峡区相对较窄，在峡区内进行 1～3 次消融，即可终止心动过速[12]。

绕二尖瓣环左心房大折返 绕二尖瓣环大折返的标准消融方法是沿二尖瓣外侧峡部行线性消融，将二尖瓣环和左下肺静脉开口连接起来。另一种方法是于左心房前壁从二尖瓣环前部行线性消融至瘢痕区（或于左心房顶部的左右上肺静脉之间行线性消融）。此外，亦可以从二尖瓣环前部或前外侧部线性消融至左上肺静脉开口（改良前壁线）。

房顶依赖性左心房大折返 左右上肺静脉开口之间行线性消融（顶部线）可以阻断折返环。

绕右肺静脉大折返 围绕右肺静脉折返的心动过速，激动在二尖瓣环发生碰撞，二尖瓣峡部拖带的 PPI 较房顶或左心房后壁时更长。随着目前肺静脉电隔离的消融范围扩大，此类 MRAT 发生率明显增加，这是因为造成左右肺静脉电隔离的消融损伤，容易在左房后壁形成狭窄的传导峡区，从而构成产生 MRAT 的基质。于房顶行线性消融，将左右上肺静脉连接起来是最佳的消融策略。此消融方法尽可能沿房顶进行，避免沿后壁，以降低发生心房食道瘘的风险。为方便操作推荐使用可控弯鞘管或双弯消融导管。

绕左肺静脉大折返 围绕左肺静脉折返的心动过速相对少见。行左下肺静脉至二尖瓣环或于房顶连接双上肺静脉的线性消融均可以消除心动过速。

左房间隔折返 此类折返的关键峡区通常位于房间隔原发孔与右侧肺静脉之间（后侧峡部）或房间隔原发孔与二尖瓣环之间（前侧峡部）。穿越两种峡区行线性消融均可以消除心动过速，但即刻和长期成功率仍不高。尝试间隔部左右两侧消融可能提高成功率[9]。

无法标测的左心房大折返型房速　有些 LA MRAT 在标测过程中会出现不同程度的周长变化，从而导致传统标测和电解剖标测方法无法实施。首先，对于既往接受过导管或外科消融的房颤患者，应仔细检查是否发生肺静脉电连接恢复。一旦证实存在肺静脉电连接，应再次电隔离，并且往往仅需要一个简单的消融损伤即可实现。其次，可以经验性地于二尖瓣峡部和左心房顶部行线性消融，因为此类消融策略能消除大部分的 LA MRAT。是否实现线性阻滞必须严格检验，因为消融线上残存的小缝隙会产生缓慢折返。

消融技术

一旦消融靶点明确，应对跨越关键峡区进行连续的线性消融损伤，并与两端的解剖或外科屏障实现连接。射频能量可逐点依次进行释放，也可移动消融导管连续放电消融。射频消融的放电时间和输出功率取决于消融靶点的位置和毗邻结构（如膈神经、食道、房室结）。通常，有效的射频消融损伤表现为双极电位振幅降低 80% 或局部电位分裂为双电位，其提示局部存在传导阻滞。然而，能否记录到双电位取决于消融损伤病灶的激动传导方向及大小，与双极记录导管之间的位置关系，当激动传导方向与消融病灶最长径垂直时，局部双电位最显著。线性消融损伤的完整性和连续性取决于确保多个透壁损伤相互集合（应用三维定位系统易于实现）。

消融过程中，可出现心动过速终止，或心动过速 CL 暂时性或持续性延长。这些现象表明，消融损伤已经影响到了折返环路，应确保阻滞线的连续性或扩大消融范围，以实现整个峡区的完全性传导阻滞。然而，明确 TCL 变化与关键峡区传导减慢呈相关性至关重要，因为 TCL 变化还有可能出现在其他情况，如心动过速发生转换即折返环路发生变化，或阻滞线单单只是造成了激动传导的绕道，从而导致折返时间延长。

心律失常机制在成功消融后发生改变而非终止的情况，并不罕见。心房激动顺序的变化或 P 波形态的变化或心房激动周长的突然变化均可能提示正在消融的心动过速已发生改变，变成另外一种折返环路或不同性质的心动过速。一旦发生这种情况，应该使用激动标测或拖带技术对心律失常的机制进行重新评估，必要时调整新的消融靶点。然而，有时心动过速发生转换其变化并不明显，无论是局部心房电位激动顺序，还是 P 波形态或 TCL；特别是当两种心动过速中较慢的那种被标测并消除的情况下。重要的是要记

住这一点，当消融峡部对心动过速并未造成任何影响时，往往提示峡部并不参与心动过速折返。如果消融线记录到双电位，应怀疑到这一点，可以通过在消融线附近进行拖带轻易得到证实。如果同样的部位，在消融前已确定位于折返环路内（PPI-TCL ＜ 20 ms），而消融后提示在折返环外（PPI-TCL ＞ 30 ms），这表明心动过速的折返环发生了变化。

消融终点

心动过速终止

无休止的房速在消融过程中突然终止，往往提示消融损伤到了关键峡区，并应继续巩固实现完全阻滞。然而，仅依靠消融过程中心动过速终止作为消融成功的唯一标准是不可靠的，因为这些心动过速可以自行终止，也可以被消融导管机械刺激所终止，因此在这些情况下，心动过速终止会造成误导。射频消融本身可以诱发房性早搏，其可能终止心动过速。另外，射频消融会造成关键峡区短暂性传导延迟或阻滞，从而导致心动过速终止，然而，当传导恢复时，心律失常复发。并且，房速的突然终止可能伴随着导管发生移位，从而很难在原来有效的部位继续消融。

心动过速不可诱发

将心动过速不可诱发作为可靠的消融终点，需要在消融前仔细评估心动过速的诱发条件。在消融前基线状态时应记录可重复诱发心动过速的可行性和最佳方法，然后在消融后用来评估是否消融成功。术前心动过速容易诱发，术后不可诱发可以作为消融成功的指标。消融结束后 30 min，建议重新评估心动过速的可诱发性。

如果心律失常在最初基线时是不可诱发，或呈无休止状态，或因无意的机械刺激所终止，遇到这些情况，心律失常不可诱发判断消融成功是不可靠的。此外，心动过速不可诱发可发生在关键峡区传导延迟，而并不是实现稳定的传导阻滞时，也可能是自主神经张力变化的结果。在这些情况下，需要应用其他的评判指标。

线性阻滞

折返环内实现完全稳定的传导阻滞是最有效最客观的消融终点。然而，实现这一目标并不容易，不如经典 AFL 的 CTI 消融那样简单。有几种方法可以用来判断消融线是否实现传导阻滞：

双电位　在消融线两侧行心房起搏，消融导管在

消融线上全程记录到连续的显著分裂的双电位时，往往提示实现传导阻滞。更重要的是认识到，双电位之间呈长等电位间期时，意味着双极记录导管只是"局部阻滞"，而在导管邻近存在传导间隙。因此，需要对消融线的全程进行仔细标测，以排除可能存在的间隙，以确定实现线性阻滞。当阻滞线存在间隙时，双电位之间的等电间期越短，提示电极距离间隙越近。在阻滞线的间隙处，双电位通常消失，局部电位典型表现是长而碎裂，但也可呈离散状。对存在的间隙需追加消融，直至实现完全阻滞。

心房激动顺序 在邻近消融线的一侧起搏，消融线对侧记录到显著延迟的反向激动，提示消融线实现了传导阻滞，尽管如此，仍不能排除严重缓慢传导的情况。起搏过程中的电解剖激动图显示，与起搏位点同侧的消融线局部最早激动，而最晚的激动部位在消融线的对侧，并沿着消融线形成"早接晚"的区域。

不同部位起搏 心房起搏在消融线同一侧的两个独立位点进行，一个非常接近消融线，另一个距离消融线 10 ～ 20 mm，比较传导到消融线对侧的局部激动时间。当消融线实现传导阻滞时，当起搏位点越远离消融线，消融线对侧记录到的局部激动时间会越短，与此同时，消融线上记录的双电位间距亦越短，这是因为起搏位点离消融线越远，导致双电位中的第一个成分发生延迟（代表激动从起搏位点到消融线同侧的传导延长），相反，双电位中的第二个成分激动提前（代表激动从起搏位点到消融线对侧的传导缩短）。另一方面，当消融线发生不完全阻滞时，双电位的两种成分则是由激动经阻滞线顺序传导的结果。因此，起搏部位与消融线之间的距离，并不影响双电位两种成分的局部激动时间，其双电位间距保持不变。

消融绕二尖瓣环大折返型房速

二尖瓣外侧峡部较短（2 ～ 4 cm），解剖边界包括二尖瓣环、左下肺静脉开口和左心耳根部。沿二尖瓣峡部的心房平均厚度为 3.8 mm，最大厚度可达 7.7 mm。多达 75% 的患者存在 CS 肌袖，它由左心房下部插入二尖瓣峡部，偶尔延伸至二尖瓣。二尖瓣峡部消融采用线性消融的策略，连线从二尖瓣峡部后侧部至左下肺静脉，即后部消融线。另一种消融线是从二尖瓣环前 / 前外侧部延伸至左上肺静脉，即前部消融线[11]。

二尖瓣峡部后部消融线

CS 电极放置于拟消融线的近端和远端两极之

间。消融导管通过长鞘进入左心房，并打弯呈 90°～ 180°，以达到良好的接触和稳定性。首先，导管尖端到达二尖瓣环外侧面的心室侧边缘时，那里局部电位 A 波与 V 波比例为（1 : 1）～（2 : 1），可开始消融。需要引起注意的是，一个真正的环形位置（指向心室）可能会误认为远离 CS 电极（通常作为环形定位的一个指标）。然后顺钟向选择鞘管与导管，逐渐将消融线向后延长，止于左下肺静脉开口（图 13.14）[44]。一般来说，消融起始于二尖瓣环的 3 ～ 4 点位置，终止于 2 ～ 3 点位置。由于心肌袖延伸至左下肺静脉，因此常常需要对该肺静脉进行电隔离，才能实现可靠的二尖瓣峡部线性阻滞[45]。

使用头端 8 mm 的射频消融导管时，设定目标温度为 50 ～ 55 ℃，功率为 50 ～ 70 W。使用冷盐水灌注射频消融导管时，设定目标温度为 40 ～ 45 ℃，功率为 25 ～ 40 W。每一个靶点放电消融 90 ～ 120 s。在消融过程中，应保持消融导管的稳定，通过持续观察腔内心电图变化以及间断透视，及时发现无意的导管移位，以避免损伤到左下肺静脉口或左心耳[44]。

在非窦律下消融时，起搏紧邻消融线后内侧的 CS 电极近端，观察局部激动时间，当实现传导延迟最大化时，提示消融有效。局部电位分裂会导致起搏后延迟假象，从而误认为局部消融有效。从消融线起始，沿消融路径进行仔细标测，以识别并消除潜在的心内膜传导间隙，其往往分布在起搏后延迟最短的区域，局部电位可表现为单电位、窄双电位或碎裂电位[44]。

发生以下情况应考虑存在心外膜传导的可能：线性消融导致显著的局部电压减低，但 CS 电极仍记录到较大的心房电位，或消融导管记录到心内膜传导延迟，而相邻的 CS 电极远端未记录到（前外侧消融线时）。

70% 以上的病例需要于 CS 内行心外膜消融，以达到传导阻滞。造成二尖瓣峡部消融成功率低的原因较多。心房肌的形状和深度在二尖瓣峡区变化很大，在深度较大的组织仅通过心内膜面消融很难实现透壁损伤。此外，左冠状动脉回旋支和心大静脉于二尖瓣峡部经过，血流会带走消融产生的热量，类似散热器的作用，从而影响消融损伤效果，造成峡区阻滞困难。有研究者建议，在消融过程中，使用充气 CS 球囊临时阻断静脉回流，能有效提高二尖瓣峡部透壁损伤率。然而，评估此种方法有效性的研究得出了互相矛盾的结论，这说明在散热方面，动脉血流起到的作用更大，而要阻断动脉血流，面临的挑战和风险很大[46]。

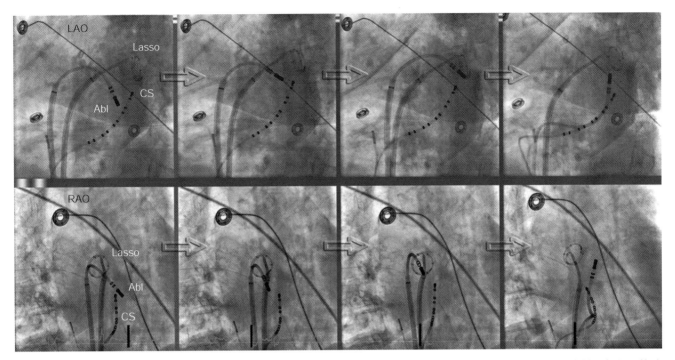

图 13.14　二尖瓣峡部的导管消融。从左前斜位（LAO，上排）和右前斜位（RAO，下排）同时展示透视下二尖瓣峡部的导管消融过程。环状电极（Lasso 导管）放置在左下肺静脉开口。消融起始时消融导管（Abl）放置于二尖瓣环室侧（左侧组图），然后将导管逐渐移动到峡区中部，最后到达左下肺静脉开口移行处（中间组图）。当心内膜面消融失败，应尝试经冠状窦（CS）达峡区心外膜面进行消融（右侧组图）

需要行心外膜消融时，消融导管退出左心房，导入 CS 内，再行峡区心外膜面标测，注意识别提示心外膜传导间隙的碎裂或早发电位。将导管尽可能拧向房室沟的心房侧，应避免心室分支内消融（损伤冠状动脉风险较高）。CS 内消融的功率限制在 20 ～ 25 W，使用冷盐水灌注模式，流量通常设置为 60 L/min（图13.14）。如果阻抗快速上升或下降，温度快速上升时，应立即停止消融。有时，功率调至 30 ～ 35 W 才能实现有效损伤。当 20 ～ 25 W 消融对心动过速无反应，而拖带或激动标测显示 CS 仍是适合靶点时，应考虑更高的功率设置。最近报道了一例严重症状性绕二尖瓣环大折返型房速病例，心内膜以及 CS 内消融失败，最终经剑突下穿刺进入心包行二尖瓣峡区心外膜消融治疗成功[47]。如果靶点区域内所有电位均已消除，则应在消融线对侧重复起搏，以确定绕二尖瓣环折返是否持续，或消融线是否完整，以及心律失常是否已转换为另一种类型。

二尖瓣峡部前部消融线

消融导管沿长鞘经房间隔达到二尖瓣环前外侧部，当记录到 A 波与 V 波比例为 1：2 时开始线性消融，顺钟向旋转鞘管，同时逐步释放消融导管曲度。消融线达左心耳口前部（前内侧），并继续向上延伸至左上肺静脉开口[47-48]。

一项研究显示，前部消融线安全可行，且非常有效，97% 的病例实现了心动过速终止，86% 的患者实现了双向阻滞，并且无须在 CS 内进行消融。因此，这种消融路径可以作为绕二尖瓣环折返 MRAT 的一线消融方案，也可作为心外膜消融的替代方法[48]。左心耳延迟激动常有潜在恶化血流动力学的风险。此外，如果后部线性消融没有获得成功，可调整策略改为前部线性消融，两种线性消融联合能提高阻滞成功率，甚至能有效实现左心耳电隔离。

二尖瓣峡部传导阻滞的验证

对于绕二尖瓣 MRAT，二尖瓣环外侧峡部是传统的消融靶点。二尖瓣峡区消融有一套明确的双向传导阻滞的程序验证终点，类似于 CTI 消融。二尖瓣峡区传导阻滞的验证由于邻近 CS 电极而大大方便，可以在消融线两侧分别起搏和记录来验证是否实现双向传导阻滞。证明二尖瓣峡区实现双向传导阻滞有多个标准。将 CS 导管置于 CS 内，使远端双极恰好位于消融线的后内侧，而消融导管放置于左心房内，位于消融线的前外侧；或者，CS 导管可放置在消融线上。

双电位　在起搏过程中，沿消融线两侧全程可记录到广泛分离（间隔 150 ～ 300 ms）的局灶双电位，提示达到传导阻滞。

心房激动顺序　起搏位于消融线后内侧的 CS 电极，进行激动标测显示消融线前外侧部分的激动有显著延迟和逆转；起搏放置在消融线前外侧的消融导管，CS 电极激动表现为由近端向远端传导的顺序，从而证明二尖瓣峡区双向传导阻滞（图 13.15）。需要注意的是，应确保 CS 电极远端双极尽可能接近消融线；否则，若存在消融线传导延迟，CS 电极的激动亦可呈由近及远的顺序。利用三维电解剖标测技术，

也可以了解整个峡区的激动顺序（图 13.16）[44]。

不同部位起搏　将 CS 导管远端双极置于消融线后内侧，无须移动任何导管，由近及远依次起搏 CS 电极。在改变起搏位点前后，分别测量邻近消融线对侧左心房位点的局部激动时间，即起搏信号–局部电位时限。完全线性阻滞后，CS 起搏位点由远及近移动时，起搏信号–局部电位时限随之缩短（图 13.15）[44]。

重要的是要认识到，通常评估二尖瓣峡部传导

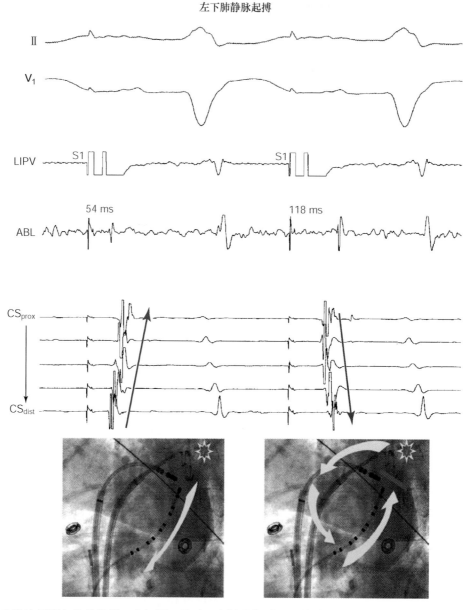

图 13.15　验证二尖瓣峡部双向传导阻滞。上组图：消融二尖瓣峡部时，起搏消融线的前外侧部［即起搏放置于左下肺静脉（LIPV）开口的环状电极］。当峡区传导未阻滞时，冠状窦（CS）激动呈顺钟向传导，即由远及近；当峡区传导阻滞时，冠状窦激动呈逆钟向传导，即由近及远。消融导管放置于消融线的间隔侧，当实现线性阻滞时，消融导管记录到的刺激信号至局部电位间期会突然延长。下组图：从 CS 近端至远端分别起搏（均位于消融线的后内侧），来验证峡区是否实现逆钟向传导阻滞。当存在逆钟向传导阻滞时，激动沿顺时针方向通过左心房（LA）间隔部和 LA 房顶才能到达消融线外侧部。因而与 CS 远端起搏（左侧图）比较，CS 近端起搏时（右侧图）LIPV 记录的电位更提前。星状图形代表起搏部位

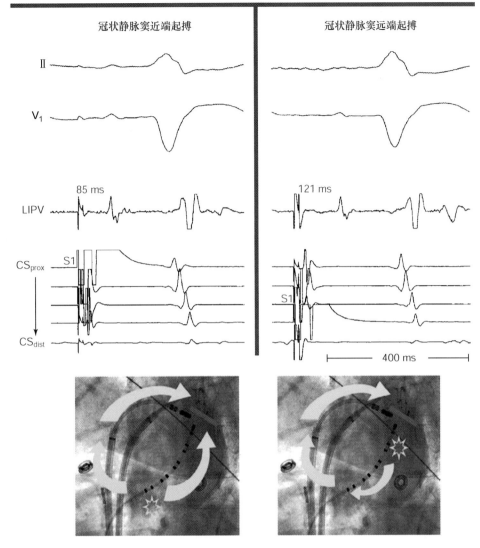

图 13.15（续）

阻滞的起搏和记录位点（左心房和 CS）并不在同一个腔室。CS 静脉壁周围有一层心房肌，从 CS 开口向外延伸 25～51 mm，近端与右心房心肌相连，且通常有脂肪组织与左心房分离。这种分离穿插着不同程度的 CS 肌肉系统和左心房之间连续的电连接。因此，在 CS 内起搏夺获的可能并不是左心房，而是 CS 肌袖。这可能导致在 CS 起搏时发生左心房激动的延迟，因为起搏脉冲只能通过远离起搏位点的左心房 -CS 肌袖连接达到左心房。因此，左心房出现延迟激动，会被误认为传导阻滞（"假性阻滞"），而实际情况是二尖瓣峡区传导阻滞并不存在。只有在起搏夺获左心房心肌而非 CS 肌袖时，才能反映传导真实情况。因此，为了避免误诊，验证 CS 和左心房都被起搏刺激所夺获是至关重要的。这些陷阱可以通过提高起搏输出（在左心房或 CS 内）来避免，这样可确保夺获左心房心内膜以及心外膜的 CS 组织。然而，起搏输出过高会出现更大范围的心肌发生夺获，尤其当起搏双极非常邻近或跨越消融线时，会导致跨越消融线的位点与起搏位点同时发生夺获[44]。

在验证二尖瓣峡部阻滞的方法中，经常会选择左心耳作为起搏和记录的部位。左心耳位于二尖瓣峡部前部消融线的外侧，后部消融线的前内侧。然而，我们应该了解到，左心耳并不是验证后部消融线传导阻滞的绝对可靠位置，因为，左心耳与 Marshall 静脉之间存在心外膜电连接，即使在峡区阻滞的情况下，仍可传导至 CS 远端[45, 49]。

预后

短期成功率较高（有经验的中心可达 90% 左右）。然而，原心动过速复发或出现其他心动过速的发生率仍高；在一些研究中，高达 59% 的病例需要再次消融。患者接受多次手术后的长期成功率可达 73%～90%。

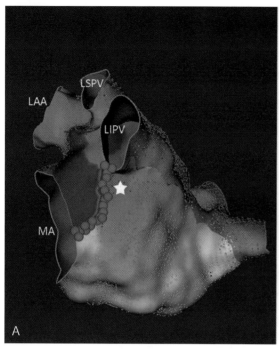
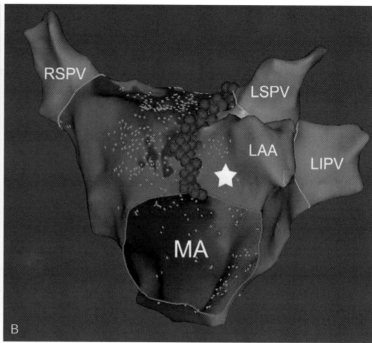

图 13.16 （见书后彩图）二尖瓣峡部线性传导阻滞。（**A**）左侧位展示左心房（LA）三维电解剖激动图（CARTO-3），线性消融（二尖瓣峡区后部消融线，红点标识）成功终止环二尖瓣折返心动过速。恢复窦律后在消融线后方起搏，并构建左心房激动标测图，可见沿消融线形成"早-接-晚"（紫色到红色）区域，提示线性传导阻滞实现。（**B**）左前斜位展示左心房（LA）三维电解剖激动图（CARTO-3），线性消融（改良二尖瓣峡区前部消融线，红点标识）成功终止环二尖瓣折返心动过速。在消融线外侧即左心耳根部起搏，并构建左心房激动标测图，可见沿消融线形成"早-接-晚"（紫色到红色）区域，提示实现连续的线性传导阻滞。LIPV，左下肺静脉；LSPV，左上肺静脉；MA，二尖瓣环；RSPV，左上肺静脉

手术切口相关 MRAT 消融疗效最好。对于间隔折返型 AT（心房间隔部结构复杂，厚度较大）、特发性瘢痕大折返型 AT（心房肌存在弥漫病变）和多样性 AT，无论短期还是长期成功率均较低。有些患者接受消融治疗的同期在服用胺碘酮等抗心律失常药物；当心动过速消融成功后会停用抗心律失常药物，如果药物抑制了环路或折返的触发因素，其心动过速可能在停药后会复发。

在绕二尖瓣折返 MRAT 患者中，65%～92% 的患者可以实现二尖瓣外侧峡区双向阻滞，约三分之二的患者需要在 CS 内消融（使用冷盐水灌注及压力感应消融导管能进一步减少 CS 内消融）。在一项研究中，改良的前部线性消融能使 86% 的患者实现消融线双向阻滞。另一方面，将顶部线通过前壁线与二尖瓣环和右上肺静脉或顶部线间隔部相连接，仅 58% 的患者可实现完全线性阻滞。

MRAT 的导管消融会导致严重并发症，这可能与过长时间的标测和导管操作、反复经左心房入路，消融范围过大相关。LA MRAT 消融并发症与房颤消融时类似（见第 15 章）。对于 RA MRAT，消融并发症情况与局灶性 ATs 相似（见第 11 章）[50]。

参考文献

1. Saoudi N, et al. Classification of atrial flutter and regular atrial tachycardia according to electrophysiologic mechanism and anatomic bases: a statement from a joint expert group from the Working Group of Arrhythmias of the European Society of Cardiology and the North American Society of Pacing and Electrophysiology. *J Cardiovasc Electrophysiol.* 2001;12:852–866.

2. Bun SS, Latcu DG, Marchlinski F, et al. Atrial flutter: more than just one of a kind. *Eur Heart J.* 2015;36:2356–2363.

3. Garan H. Atypical atrial flutter. *Heart Rhythm.* 2008;5:618–621.

4. Hoffmayer KS, Scheinman MM. Intraisthmus reentry. *Card Electrophysiol Clin.* 2012;4:539–543.

5. Anguera I, et al. Long-term outcome after ablation of right atrial tachyarrhythmias after the surgical repair of congenital and acquired heart disease. *Am J Cardiol.* 2015;115:1705–1713.

6. Kanagasundram AN, et al. A novel criterion for conduction block after catheter ablation of right atrial tachycardia after mitral valve surgery. *Circ Arrhythm Electrophysiol.* 2013;6:39–47.

7. Wieczorek M, Hoeltgen R. Right atrial tachycardias related to regions of low-voltage myocardium in patients without prior cardiac surgery: catheter ablation and follow-up results. *Europace.* 2013;15:1642–1650.

8. Medi C, Kalman JM. Prediction of the atrial flutter circuit location from the surface electrocardiogram. *Europace.* 2008;10:786–796.

9. Adachi T, et al. Left septal atrial tachycardia after open-heart surgery: relevance to surgical approach, anatomical and electrophysiological characteristics associated with catheter ablation, and procedural outcomes. *Circ Arrhythm Electrophysiol.* 2015;8:59–67.

10. Huo Y, et al. Atrial arrhythmias following surgical AF ablation: electrophysiological findings, ablation strategies, and clinical outcome. *J Cardiovasc Electrophysiol.* 2014;25:725–738.

11. Miyazaki S, Shah AJ, Hocini M, et al. Recurrent spontaneous clinical

perimitral atrial tachycardia in the context of atrial fibrillation ablation. *Heart Rhythm.* 2015;12:104–110.

12. Zhang J, et al. Electroanatomic characterization and ablation outcome of nonlesion related left atrial macroreentrant tachycardia in patients without obvious structural heart disease. *J Cardiovasc Electrophysiol.* 2013;24:53–90.

13. Fukamizu S, et al. Macroreentrant atrial tachycardia in patients without previous atrial surgery or catheter ablation: clinical and electrophysiological characteristics of scar-related left atrial anterior wall reentry. *J Cardiovasc Electrophysiol.* 2013;24:404–412.

14. Page RL, et al. 2015 ACC/AHA/HRS guideline for the management of adult patients with supraventricular tachycardia: a report of the American College of Cardiology/American Heart Association Task Force on Clinical Practice Guidelines and the Heart Rhythm Society. *Circulation.* 2016;133: e506–e574.

15. Chang S-L, et al. Differentiating macroreentrant from focal atrial tachycardias occurred after circumferential pulmonary vein isolation. *J Cardiovasc Electrophysiol.* 2011;22:748–755.

16. Yuniadi Y, et al. A new electrocardiographic algorithm to differentiate upper loop re-entry from reverse typical atrial flutter. *J Am Coll Cardiol.* 2005;46:524–528.

17. Wo H, et al. Successful treatment of macroreentrant atrial tachycardia by radiofrequency ablation targeting channels with continuous activation. *Pacing Clin Electrophysiol.* 2014;37:927–938.

18. Gerstenfeld EP, et al. Surface electrocardiogram characteristics of atrial tachycardias occurring after pulmonary vein isolation. *Heart Rhythm.* 2007;4:1136–1143.

19. Deo R, Berger R. The clinical utility of entrainment pacing. *J Cardiovasc Electrophysiol.* 2009;20:466–470.

20. Josephson ME, Almendral J, Callans DJ. Resetting and entrainment of reentrant ventricular tachycardia associated with myocardial infarction. *Heart Rhythm.* 2014;11:1239–1249.

21. Almendral J. Resetting and entrainment of reentrant arrhythmias: part II: informative content and practical use of these responses. *Pacing Clin Electrophysiol.* 2013;36:641–661.

22. Almendral J, Caulier-Cisterna R, Rojo-Álvarez JL. Resetting and entrainment of reentrant arrhythmias: part I: concepts, recognition, and protocol for evaluation: surface ECG versus intracardiac recordings. *Pacing Clin Electrophysiol.* 2013;36:508–532.

23. Anter E, Tschabrunn CM, Josephson ME. High-resolution mapping of scar-related atrial arrhythmias using smaller electrodes with closer interelectrode spacing. *Circ Arrhythm Electrophysiol.* 2015;8:537–545.

24. Pascale P, et al. Pattern and timing of the coronary sinus activation to guide rapid diagnosis of atrial tachycardia after atrial fibrillation ablation. *Circ Arrhythm Electrophysiol.* 2013;6:481–490.

25. De Ponti R, et al. Electroanatomic mapping and ablation of macroreentrant atrial tachycardia: comparison between successfully and unsuccessfully treated cases. *J Cardiovasc Electrophysiol.* 2010;21: 155–162.

26. Lațcu DG, et al. Selection of critical isthmus in scar-related atrial tachycardia using a new automated ultrahigh resolution mapping system. *Circ Arrhythm Electrophysiol.* 2017;10:e004510.

27. Anter E, et al. Evaluation of a novel high-resolution mapping technology for ablation of recurrent scar-related atrial tachycardias. *Heart Rhythm.* 2016;13:2048–2055.

28. Schaeffer B, et al. Characterization, mapping, and ablation of complex atrial tachycardia: initial experience with a novel method of ultra high-density 3D mapping. *J Cardiovasc Electrophysiol.* 2016;27: 1139–1150.

29. Derejko P, Podziemski P, Zebrowski JJ, et al. Effect of the restitution properties of cardiac tissue on the repeatability of entrainment mapping response. *Circ Arrhythm Electrophysiol.* 2014;7:497–504.

30. Vollmann D, et al. Misleading long post-pacing interval after entrainment of typical atrial flutter from the cavotricuspid isthmus. *J Am Coll Cardiol.* 2012;59:819–824.

31. Wong KCK, Rajappan K, Bashir Y, et al. Entrainment with long postpacing intervals from within the flutter circuit: what is the mechanism? *Circ Arrhythm Electrophysiol.* 2012;5:e90–e92.

32. Asirvatham SJ, Stevenson WG. Mapping reentry. *Circ Arrhythm Electrophysiol.* 2016;9:e003609.

33. Maruyama M, et al. Number needed to entrain: a new criterion for entrainment mapping in patients with intra-atrial reentrant tachycardia. *Circ Arrhythm Electrophysiol.* 2014;7:490–496.

34. Miyazaki H, Stevenson WG, Stephenson K, et al. Entrainment mapping for rapid distinction of left and right atrial tachycardias. *Heart Rhythm.* 2006;3:516–523.

35. Santucci PA, et al. Electroanatomic mapping of postpacing intervals clarifies the complete active circuit and variants in atrial flutter. *Heart Rhythm.* 2009;6:1586–1595.

36. Esato M, et al. Color-coded three-dimensional entrainment mapping for analysis and treatment of atrial macroreentrant tachycardia. *Heart Rhythm.* 2009;6:349–358.

37. Barbhaiya CR, et al. Avoiding tachycardia alteration or termination during attempted entrainment mapping of atrial tachycardia related to atrial fibrillation ablation. *Heart Rhythm.* 2015;12:32–35.

38. Tai C-T, Chen S-A. Noncontact mapping of the heart: how and when to use. *J Cardiovasc Electrophysiol.* 2009;20:123–126.

39. Huang JL, et al. Substrate mapping to detect abnormal atrial endocardium with slow conduction in patients with atypical right atrial flutter. *J Am Coll Cardiol.* 2006;48:492–498.

40. Steven D, Seiler J, Roberts-Thomson KC, et al. Mapping of atrial tachycardias after catheter ablation for atrial fibrillation: use of bi-atrial activation patterns to facilitate recognition of origin. *Heart Rhythm.* 2010;7:664–672.

41. Deleted in review.

42. Enriquez A, et al. Postoperative atrial tachycardias following mitral valve surgery: mechanisms and outcomes of catheter ablation. *Heart Rhythm.* 2016;14:520–526.

43. Gopinathannair R, et al. Atrial tachycardias after surgical atrial fibrillation ablation. clinical characteristics, electrophysiological mechanisms, and ablation outcomes from a large, multicenter study. *J Am Coll Cardiol EP.* 2017;3:865–874.

44. Shah AJ, et al. Prevalence and types of pitfall in the assessment of mitral isthmus linear conduction block. *Circ Arrhythm Electrophysiol.* 2012;5: 957–967.

45. Asirvatham SJ, Stevenson WG. Inequalities for left atrial ablation. *Circ Arrhythm Electrophysiol.* 2016;9:1–3.

46. Yokokawa M, Sundaram B, Garg A, et al. Impact of mitral isthmus anatomy on the likelihood of achieving linear block in patients undergoing catheter ablation of persistent atrial fibrillation. *Heart Rhythm.* 2011;8:1404–1410.

47. Berruezo A, Bisbal F, Fernández-Armenta J. Transthoracic epicardial ablation of mitral isthmus for treatment of recurrent perimitral flutter. *Heart Rhythm.* 2014;11:26–33.

48. Tzeis S, et al. The modified anterior line: an alternative linear lesion in perimitral flutter. *J Cardiovasc Electrophysiol.* 2010;21:665–670.

49. Jiang C-X, et al. Ridge-related reentry despite apparent bidirectional mitral isthmus block. *Heart Rhythm.* 2016;13:1845–1851.

50. Coffey JO, et al. Catheter ablation of scar-related atypical atrial flutter. *Europace.* 2013;15:414–419.

14

先天性心脏病的房性快速性心律失常

郭少华　译　刘彤　校

病理生理

心律失常是先天性心脏病（CHD）患者的常见问题，特别是进行修补或姑息性外科手术的患者。各种心律失常中房性心律失常最常见，终身患病风险约为 50%，且与心律失常的严重程度无关。房性心律失常最常见的机制为局限于右心房的大折返，其次为心房颤动（房颤，AF）。局灶性房性心动过速（房速，ATs）较少见[1]。

大折返房性心动过速

先天性心脏病外科修补术后成年患者的大折返房性心动过速（MRAT）常见三种右心房折返环：①围绕右心房侧壁切口瘢痕折返或侧壁瘢痕相关折返环；②围绕心房间隔补片折返的间隔折返环；③围绕三尖瓣峡部（CTI）折返的典型心房扑动（AFL）折返环。围绕三尖瓣折返（典型顺钟向或逆钟向三尖瓣峡部依赖性 AFL）是最常见的单一机制，常常和其他类型房扑并存。非峡部依赖性右心房大折返（不典型房扑）中最常见的是围绕右心房游离壁的心房大折返。这类患者中左心房大折返环少见。

MRAT 折返环的复杂性与潜在先天性畸形和外科修补的复杂性有关。心房内人工板障植入术后出现非常复杂或多个折返的情况常见于极度扩大的右心房行心房人工板障植入术后（大动脉转位 Mustard 或 Senning 术）、Fontan 术后，及单心室患者[2]。

先天性心脏病患者发生大折返性房速的解剖因素包括原发心脏解剖异常、外科手术吻合口和心房切口瘢痕，这些解剖因素形成了电冲动扩布的解剖屏障，与邻近解剖结构形成受保护的峡部。此外，外科手术后的持续性压力和容量负荷过重或残余房间隔缺损、瓣膜异常或心室功能不全导致心房扩大和瘢痕形成可使传导障碍进一步加重。单心室 Fontan 重建术后及 Mustard 或 Senning 手术后植入心房内人工板障、法洛四联症修补术后患者风险最大，但是简单房间隔缺损外科修补术后的一段时间内的患者也存在高风险。

切口相关大折返性房速的主要特征是激动沿纵轴方向围绕右心房侧壁切口瘢痕（图 14.1）。这是先天性心脏病或瓣膜性心脏病外科手术后患者的常见问题。右心房切口长度、部位和方向及跨越切口的潜在电传导裂隙是导致心律失常的重要决定因素。中央解剖屏障不仅包括瘢痕，还包括一些功能性阻滞区，可使解剖屏障扩大至上腔静脉（SVC）。和逆钟向典型 AFL 一样，右心房前壁常常自上向下激动（激动方向向下）。但是，房间隔常常不表现出明确的自下向上激动（激动方向向上）。右心房侧壁自上向下可以记

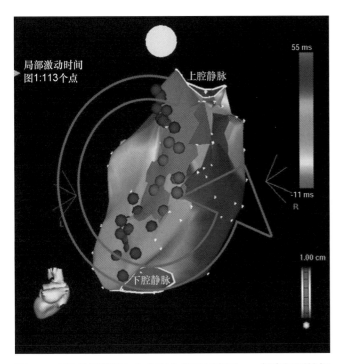

图 14.1 （见书后彩图）右心房大折返示意图。一例房间隔缺损外科修补术后大折返房性心动过速电解剖激动标测图（Carto）。右心房后侧壁灰色区域代表既往心房切开术后瘢痕，其特征是局部电压很低。心动过速发作时电激动沿围绕心房切口瘢痕的大折返环运行。连接心房切口瘢痕和下腔静脉（IVC），心房切口瘢痕和上腔静脉（SVC）的消融线（红点）成功消除心动过速

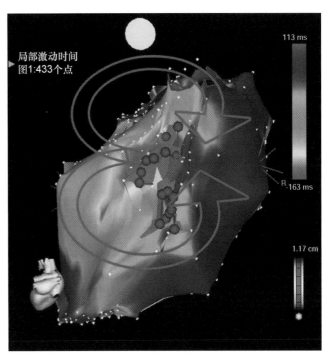

图 14.2 （见书后彩图）右心房 "8 字" 型大折返图。一例房间隔缺损外科修补术后患者大折返房速电解剖激动标测图（CARTO）。右心房后侧壁灰色区域代表既往心房切开术后瘢痕，其特征是局部电压很低。心动过速发作时电激动自右心房中后部分别向上和向下扩布，分别沿逆时针和顺时针方向返回至出口近端（紫色区域），最后沿两个不可兴奋瘢痕区中间较窄的峡部传导完成折返（8 字折返）。在切口瘢痕内缓慢传导区行射频消融成功消除心动过速。IVC，下腔静脉；SVC，上腔静脉

录到双电位。与典型 AFL 相比，双电位分离现象更明显而局部电压更低。折返环中较窄的峡部位于上腔静脉和右心房切口上缘之间、下腔静脉和右心房切口下缘之间、切口瘢痕和三尖瓣环之间、切口和界嵴之间，甚至瘢痕内部（图 14.2）。

典型 AFL 也常与右心房切口有关。实际上，先天性心脏病患者中最常见的单折返环房速是三尖瓣峡部依赖性 AFL，占所有 MRAT 的 70% 以上，特别是简单解剖病变的患者（如法洛四联症、房间隔和室间隔缺损）（图 14.3）。右心房侧壁或后侧壁切口瘢痕形成固定后壁屏障，并与腔静脉间形成上下方向传导，产生围绕三尖瓣环折返（典型心房扑动），不会发生三尖瓣环至心房后壁短距离折返[3]。

折返环也可以出现在窦房结区域，可能与体外循环时心房上部插管部位损伤有关，这些折返环相对较小，常表现为窦房结区域局灶性房速，这种心动过速可以进行局部消融，而不需要线性消融。

最近文献报道了 CHD 外科修补术后起源于形态左心房（肺静脉左房）的房速。这些房速在单心室和既往单侧心房手术患者中发生率较高。这些房速的发生机制比形态右心房（体静脉右房）更具有异质性。大折返不是主要机制，发病率 < 50%[4]。

局灶性房性心动过速

这些患者中外科术后房速局灶性机制罕见报道。成人多见非自律性局灶房速，局灶起源点常位于右心房。局灶性房速的潜在机制并不清楚，可能为触发或微折返机制。瘢痕组织中包绕的存活心肌纤维在大折返性心动过速发生和维持中发挥关键作用，这些存活心肌也可能是局灶房速的起源部位，因此在这些房速发生中也发挥重要作用。

心房颤动

长期随访结果显示三分之一以上 CHD 患者会发生房颤。与 MRAT 比较，发生房颤患者年龄较大，且常发生在外科手术后期。房颤常常与左心疾病的标志物（如左心室收缩功能不全和左心房扩大）有关，常见于先天性主动脉瓣狭窄、二尖瓣疾病、单心室重建术后或终末心脏疾病的患者[2]。与没有先天性心脏缺陷或简单 CHD 患者比较，复杂 CHD 患者房颤常常在年轻时发生。较大比例的患者（33%）可以房颤和规律性房速同时出现。大约 2/3 的患者会在房颤发

切口性右心房大折返

逆钟向典型房扑

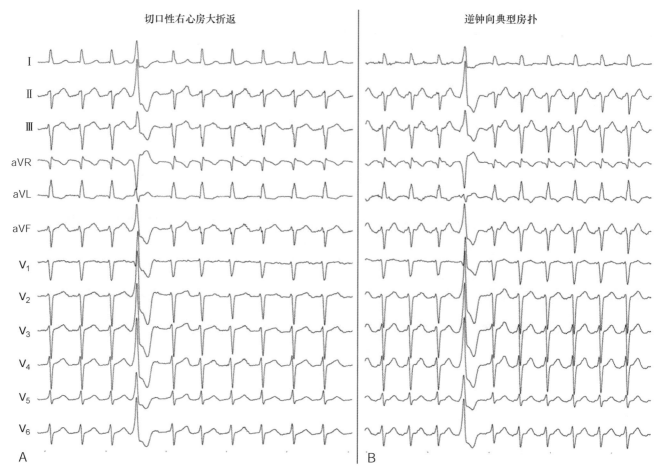

图 14.3 一位既往房间隔缺损外科修补术后患者的两种心房大折返房速的体表心电图。**A.** 大折返环围绕心房切口瘢痕。**B.** 成功消融瘢痕相关大折返房速后出现的逆钟向典型心房扑动（房扑）。自发室性早搏使 P 波（房扑波）显露更好。RA，右心房

生前出现规律性房速。既往成功消融大折返房速的患者中大约 30% 会在远期随访中发生房颤[5-6]。

外科术后早期房性心动过速

心律失常常见于儿童外科矫正手术术后早期，外科术后前几天的发生率为 14%～48%。这个时期最常见的心律失常是交界性心动过速，术后儿童的发生率为 5%～10%，常为自限性。其他室上性心律失常的发生率为 4%。外科术后早期心律失常的发生可能与心脏外科手术因素有关，实际上与先天性畸形的复杂程度相关。局部炎症、代谢性和血流动力学异常，及正性肌力药物治疗可能触发自律性和触发活动相关局灶房性或交界性心动过速。先天性心脏病术后早期心律失常影响患者的长期预后，是晚期并发症（如心室功能不全、晚期心律失常和晚期死亡）的预测因素。预防这些心律失常能否影响先天性心脏病患者的长期预后尚不清楚。

房间隔缺损

房间隔缺损是成人最常见的先天性心脏疾病。没

有进行外科修补的患者中，室上性心律失常的发生率随年龄增长而增加，其中典型房扑最常见。存在右心房切口、缝线或补片的患者中，可以发生非峡部依赖性大折返房速或者与典型房扑共存。常见心律失常基质包括沿右心房侧壁的大折返和双环折返或 8 字折返。间隔补片本身也是一种罕见的关键传导屏障[7]。

房间隔缺损的外科修补时间可能影响房性心律失常的发生。成人阶段（年龄＞ 40 岁）进行外科修补的患者中大约 60% 房性快速性心律失常（房速和房颤）持续存在。相比之下，儿童期进行外科修补的患者心律失常的发生率很低。经导管房间隔封堵术对房性心律失常影响尚不十分清楚。一项研究中，所有持续性心律失常的患者房缺封堵术后房颤和房扑持续存在[6, 8]。

法洛四联症

法洛四联症是最常见的紫绀型先天性心脏病，大约占成人 CHD 患者的 10%。法洛四联症修补术后长期随访中房速很常见（12%～34%）。房性心律失常的

患病率略高于室性心律失常[12]。最常见的心房折返环是典型 AFL。其他折返环常包括右心房侧壁和可能存在多个折返环，特别是双环折返。非自律性局灶性房速最常起源于邻近手术缝线部位，其激动呈放射状扩布。房颤的发生率随年龄的增长而升高。患者年轻时房颤的发生率明显低于大折返房速，但是 55 岁后患者房颤（发生率＞ 30%）较大折返房速更常见[9]。

完全性大动脉转位

完全性大动脉转位占先天性心脏缺陷患者的 5%～7%。Mustard 或 Senning 手术应用人工或自体心包制成的房内板障（Mustard），或通过房间隔和右心房游离壁（Senning），使下腔静脉的静脉血液导向二尖瓣进入左心室，并将肺静脉的回流血液导向三尖瓣进入右心室（心房内转流术）。"新建右心房"称为全身静脉心房，"新建左心房"成为肺静脉左心房[10]。自1960 年初至 1985 年左右 Mustard 或 Senning 心房内转流术一直是完全性大动脉转位患儿的主要外科重建术式。因此，现在这些年龄在 30 至 50 岁做过这些手术的人群室上性心律失常的风险很高（15%～48%），与 Mustard 或 Senning 板障术后患者发生率相似。1980 年代中期以后，随着冠状动脉再植入技术的发展，大动脉调转术已经取代心房内转流术作为完全性大动脉转位外科治疗的选择，这种手术后发生心律失常的明显下降，据报道 25 年随访无心律失常生存率可达 97%[4, 8, 10-11]。

Mustard 或 Senning 术后最常见的心律失常是心房大折返，大约占这些患者的 30%，其中典型 AFL占这些患者所有大折返房速的 75%，但是非峡部依赖性大折返房速也有报道，其关键缓慢传导区位于手术缝线和上腔静脉口、二尖瓣环、和肺静脉口之间。缝线附近局灶性房速也不少见。值得注意的是，三尖瓣位于肺静脉侧，下腔静脉位于体循环静脉侧，因此，需要鉴别 CTI 位于哪一侧。消融大折返房速或典型房扑需要进入肺静脉心房，这时需要经主动脉逆行途径到达三尖瓣或需要穿过房间板障[1, 11]。

单心室 Fontan 重建术后

先天性心脏病患者大折返房速中发生率最高（手术后 10 年发生率接近 50%）的是曾经进行传统Fontan 手术的老年患者，传统 Fontan 手术［心房肺动脉吻合（右心耳至肺动脉连接）］缝合范围较大，可产生长期的血流动力学影响而导致心房明显肥厚和纤维化。这些最常见的心律失常是典型房扑，但也可以见到其他心房大折返房速以及局灶性房速。Fontan手术患者 MRAT 折返环可能很复杂或是多个折返环，其标测和消融极具挑战性[1, 12]。下腔静脉旁折返环仅见于 Fontan 手术患者。对于所有峡部依赖性折返，需要进入肺静脉心房（通过心内板障开窗术或经板障穿刺）以完成三尖瓣与下腔静脉间的消融线[13-14]。

完全腔静脉肺动脉连接术与传统心房肺动脉连接术比较，术后房性心律失常的发生率下降 50%～70%。新型 Fontan 术式（完全腔静脉肺动脉连接术）应用侧壁通道或心外导管在最大程度上旷置右心房，可以避免右心房扩大，使 MRAT 的发生率显著下降至2%～7%。这组患者中大折返环路通常位于通道或导管的肺静脉侧，常需要复杂技术干预心律失常基质（通道或导管穿刺）。对于发生心律失常后进行侧壁腔静脉通道转流的患者，术后右心房压力下降，心律失常发生减少（同期也进行了 Maze 手术），但是许多病例房性心律失常仍常见[1, 7, 12]。

流行病学和自然病史

先天性心脏缺陷在所有存活新生儿中发生率为0.5%～1%。目前，美国有超过 100 万成人先天性心脏病患者，欧洲大约有 180 万。这些患者例数已经超过了儿童先天性心脏病患者，体现了 CHD 的早期诊断和先天性心脏外科手术和临床管理的显著进步。CHD 成人患者中房性心律失常的患病率大约为 15%，对于复杂 CHD 患者，房性心律失常的终身风险超过50%[6]。

房性心律失常可增加这些患者的合并疾病的患病率和死亡率。房性心律失常可增加死亡风险 50%，增加心力衰竭或卒中风险两倍[15]。20 岁左右的 CHD患者约一半会在今后发生房性心律失常。其中，单心室 Fontan 重建术后（29%～60%）和完全性大动脉转位患者 Mustard 或 Senning 术后（14%～48%）房性心律失常发生率最高，但是房性心律失常在简单先天性心脏缺陷患者中也很常见[6-7]。

大折返房速是成年先天性心脏病患者症状性心动过速最常见的机制。修补房间隔缺损时的右心房外科手术切口可能是成人瘢痕相关折返的主要原因。通常情况下，心房切开术或其他外科手术后很多年才出现大折返房速。这种心律失常也偶尔在一些简单先天性心脏病手术，如房间隔缺损闭合术后出现，但是，右心房明显扩大、增厚或瘢痕形成的患者发生率最高。大折返性房速的其他危险因素包括严重心功能不全、血流动力学状况较差、合并窦房结功能不全及心脏外科手术时年龄较大。尽管如此，应该认识到这些人群中典型 AFL 比非峡部依赖性 AFL 更常见，典型和不典型房扑折返环常在同一患者中并存。此外，新发房性心律失常可能是血流动力学恶化的结果，而不是原因。

CHD 患者长期随访中超过 1/3 会发生房颤，特别是严重先天性缺陷患者、残余左侧病变患者或未修补的心脏疾病患者。房颤可以与大折返房速共存，在 MRAT 成功消融术后持续存在[5]。房间隔缺损患者 40 岁以前房颤少见，但是未进行修补的患者 60 岁前房颤发生率可达 50%[6-7]。

无论是否合并房性心律失常，相对年轻的 CHD 人群总体血栓栓塞患病率是年龄匹配对照组的 10～100 倍。在平均 5 年（0～24 年）的随访期间，CHD 患者的脑血管事件发生率为 13%。非窦性心律患者和紫绀型心脏病患者脑血管事件发生率更高。此外，很多脑血管事件在记录到房颤事件发生前出现，可能原因为心腔扩大、血流瘀滞、心腔内人工植入物、心腔内分流及其相关的高凝状态。但是，目前尚不清楚亚临床房颤是否与这些事件有关[5, 15]。

病态窦房结综合征（SND）在这组人群中不少见，可能影响合并房性心律失常的 CHD 患者的药物治疗。容易合并 SND 的先天性心脏病包括静脉窦型房间隔缺损、胎儿内脏异位综合征（特别是左心房异构），即使既往没有进行过外科手术治疗。CHD 患者发生 SND 的更常见原因是心脏外科校正手术导致的窦房结损伤。可能出现这种 SND 并发症的外科术式包括 Mustard、Senning、Glenn 和 Fontan 手术，以及房间隔缺损修补术，特别是静脉窦型 ASD。外科切口、手术缝线、SVC 插管都可能损失窦房结，及其血液供应和神经支配[15]。此外，这些人群存在的长期血流动力学紊乱或房性心律失常也可导致 SND 发生。

临床表现

大折返性房速常为慢性或长期持久性，也可以是阵发性。和房颤及典型 AFL 一样，患者可以出现快速心室反应，心房收缩丧失导致心室充盈下降、心动过速心肌病或既往心脏疾病恶化的症状。虽然大折返房速可以没有任何症状，但患者就诊时可以表现为一系列症状，包括心悸、眩晕、活动耐量下降和憋气。也可以发生失代偿心力衰竭。此外，房速常常与严重血流动力学紊乱同时出现（例如心功能恶化、板障阻塞或裂缝），这些情况可以促发或导致心律失常发生。

一般情况下，成人先天性心脏病患者大折返房速

的频率较典型 AFL 慢，心房率在 150～250 次 / 分。在房室结功能正常的情况下，这种频率常导致房室快速 1 : 1 下传，心肌储备能力有限的患者有可能引起低血压、晕厥或循环虚脱。这种情况常合并心房管道功能丧失和心室功能不全。即使心室率控制良好，持续性大折返房速仍可导致一些患者出现虚弱症状，这可能与房室同步功能丧失有关，这种房室同步性丧失可引起血栓栓塞并发症。

晚发的室上性心律失常可能对先天性心脏病患者的患病率及死亡率有明显影响。快速传导的房性心律失常不仅可快速导致血流动力学恶化并触发室性心律失常（心动过速诱发心动过速），还能增加系统性右心室和单心室患者心脏性猝死。

初始评估

先天性心脏病患者心律失常的发生常预示血流动力学变化，可能是血流动力学恶化的最初表现。因此，当心律失常出现时应仔细评价患者的血流动力学状态。此外，应详细评估患者心功能状态及心脏解剖情况，了解患者先天性畸形的特点和既往外科手术情况。评估方法包括经胸及经食道超声心动图、右心及左心导管检查、心腔造影和心脏磁共振成像（MRI）[15]。

处理原则

CHD 患者的房速可以导致严重血流动力学紊乱，即刻处理至关重要。房速临床管理主要包括以下内容：①心室率控制；②转复窦性心律；③维持窦性心律；④预防全身性栓塞。

心率控制

房速发作过程中的心率控制对预防 CHD 患者血流动力学不稳定和改善临床症状十分重要。口服或静脉房室结阻断剂可用于心率控制，具体选择取决于心动过速导致临床症状的严重性和血流动力学紊乱的程度。常用于心率控制的药物包括 β - 受体阻滞剂或非二氢吡啶类钙拮抗剂（维拉帕米和地尔硫䓬）。但是对于快速心室率伴血流动力学不稳定患者的心率控制十分困难，建议进行电复律[15]。

恢复窦性心律

房速发作过程中的心室率控制通常很难达标，即使心室率控制良好，部分患者（单心室或系统性右心

室伴收缩功能下降）可能不会耐受长时间房室同步丧失。因此，除非禁忌，大多数患者推荐转复和维持窦性心律，特别是中重度 CHD 患者。心率控制策略主要用于存在抗凝治疗禁忌证、心房内血栓以及转复失败的患者[15]。

尝试转复时机的影响因素包括：房速持续时间、患者症状的严重程度、心率控制程度和血栓栓塞风险。持续超过 48 小时或持续时间不明的稳定房速患者，在进行转复（电转复，药物转复、起搏或消融）前应该进行标准的 3 ～ 4 周抗凝治疗或经食道超声（TEE）排除左心房血栓。即使房速发作时间短于 48 小时，对于血栓高危患者转复前也应进行 TEE 检查，这些血栓高危患者，包括法洛四联症、Eisenmenger 综合征、Ebstein 畸形、心腔内板障、Fontan 手术、人工机械瓣植入术后、既往血栓栓塞病史，或严重心室功能不全的患者。Fontan 重建术后患者血栓栓塞并发症风险很高，无论既往是否接受抗凝治疗转复前也要进行 TEE 检查。

如果在 TEE 检查前因症状严重或血流动力学不稳定需要紧急转复，应在转复的同时，推荐转复前给予治疗剂量的低分子肝素或普通肝素。

终止 MRAT 有多种方法，包括体外直流电转复、抗心律失常药物或心房超速起搏。通常情况下，直流电转复由于药物转复，电转复的成功率高，促心律常的风险低，特别是在心律失常无法耐受需要紧急转复时。静脉应用伊布利特是合理的药物转复策略。索他洛尔的转复效果劣于伊布利特。其他抗心律失常药物疗效的数据有限。既往植入起搏电极（植入起搏器或除颤器，心脏外科手术后放置心外膜电极）的患者超速起搏有效。对于心室率控制良好且症状较轻的稳定患者，如果时间可以，建议将转复推迟到射频消融时[17]。

维持窦性心律

导管消融

对于频繁反复发作 MRAT 的成人先天性心脏病患者，导管消融优于抗心律失常药物治疗，是推荐的治疗策略。强烈建议推荐到有成人 CHD 治疗经验的中心。在有经验的中心，导管消融的短期成功率接近 90%，但常见心动过速的远期复发或出现另一种心动过速。无论如何，导管消融对房性心动过速的控制能力明显优于单独药物治疗[7, 15, 17]。

抗心律失常药物治疗

成人先天性心脏病 MRAT 长期药物治疗远期疗效有限。此外，多数抗心律失常药物都存在促心律常风险，许多药物加重窦房结功能不全且影响心室功能，因此抗心律失常药物在这些患者中的应用较少，特别是没有植入起搏器的患者[9]。因此，长期抗心律失常药物治疗仅适用于无法进行导管消融或消融失败的患者[17]。

I C 类抗心律失常药物（氟卡尼或普罗帕酮）对于简单先天性缺陷且无其他结构性心脏疾病的患者是可接受的一线治疗。但是，对于系统性心室病理肥厚、系统性或肺动脉下心室功能不全或冠心病患者应该避免应用。这些患者应该考虑应用胺碘酮和多菲利特，由于索他洛尔可能增加这些患者的死亡率，目前不主张应用[17]。

虽然胺碘酮可能是长期心律控制最有效的抗心律失常药物，但是胺碘酮仅用于其他抗心律失常药物失败或无法耐受的情况下。因此，考虑到胺碘酮长期治疗的不良反应，对于年轻患者在使用长期胺碘酮治疗前应首选非药物治疗[15]。这个药物仅用于消融治疗前缓解症状的临床心律控制（如果消融治疗能在数天内完成）。然而，胺碘酮在手术前至少停用 1 ～ 2 周，以保证心动过速能被诱发，提高消融成功率。

外科消融

药物和导管消融无效或由于血流动力学因素需要再次手术的房速患者可以考虑外科消融治疗（右心房迷宫手术）。这种手术最常用于 Fontan 手术失败和难治性大折返房速，通常与 Fontan 连接修补术或从较早的心房肺动脉吻合转换为腔静脉肺动脉连接手术同时进行。手术步骤主要包括切开右心房，去除血栓，切除右心房瘢痕组织，植入心外膜起搏器，实施改良右心房迷宫术，对于既往房颤病史患者还可同时进行左心房迷宫术。短期随访的系列病例报道结果较好，心律失常的复发率为 13% ～ 30%。

起搏器植入

临床上如果患者以窦房结功能不全为主要表现应建议植入起搏器。对于这些患者预防严重心动过缓不仅有助于心率或心律控制药物的应用，也可能改善患者的血流动力学状态进而使房速发作频率下降。高级程控功能起搏器具有房速检测和自动快速起搏功能，可能对部分患者有益，但仍存在使心房频率加速的风险，对于房室传导较快的患者应谨慎使用。

预防全身栓塞

中度和复杂先天性心脏病合并房性心律失常的

患者血栓风险较高，无论 CHA_2DS_2-VASc 评分数值如何，均推荐长期抗凝治疗。此外，对于简单非瓣膜 CHD 患者，长期抗凝治疗指征与房颤患者相似（见第 15 章）。

对于无人工心脏瓣膜或血流动力学不稳定的简单 CHD 患者，新型口服抗凝药物可能是华法林的替代治疗手段。但是，对于中重度 CHD 患者，特别是 Fontan 外科手术，这些药物的疗效和安全性尚缺乏证据[15]。

此外，这些患者右心房血栓形成较常见，特别是早期 Fontan 术式患者，而无冠心病患者左心房血栓更常见[17]。

心电图特点

成人先天性心脏病患者大折返房速的心房频率相对较慢（150～250 次 / 分），可伴房室 1∶1 传导。

心房切开术后患者右心房游离壁大折返房速体表心电图形态变化很大。先天性畸形导致的复杂解剖结构、既往心房手术，或范围较大的低电压区可使 P 波以不均匀方式扩布，导致心房激动向量改变或 P 波振幅下降。

体表心电图 P 波形态对大折返环的精确解剖定位价值有限。复杂先天性畸形和（或）外科矫正术后患者即使是典型峡部依赖性 AFL 在体表心电图上常为不典型表现（即假性不典型房扑）。激动波峰旋转方向变化，合并心房传导阻滞，并存典型 AFL 可导致房速 P 波形态的不断变化。此外，当房速伴 1∶1 或 2∶1 传导时，由于 P 波部分或完全隐藏在 QRS 波或 T 波内，可影响我们对房扑波形的分析（图 14.3）。

体表心电图心房波形态有时类似典型 AFL，有时具有局灶性房速的特点。常常在 V_1 导联可见倒置的扑动波。根据右心房间隔的主要传导方向，右心房游离壁大折返房速心电图可类似顺钟向或逆钟向典型 AFL。

标测

详细了解患者先天性心脏病和手术解剖有助于我们制订消融策略，预测心动过速的解剖基质并解读标测结果，确定如何进入全身和肺静脉右心房。既往心脏手术切口、分流、吻合情况、板障、补片或外科消融情况需要从既往手术记录、心导管血流动力学报告、血管造影和其他影像报告中获得。术前 CMR 或计算机断层扫描（CT）可提供关于心脏、血管和其他胸腔内结构的宝贵解剖信息，从而可以和电解剖图进行整合。此外，心腔内或经食管超声心动图可以促进心内导管导航，并在需要时指导房间隔穿刺或经板障入路[6-7]。

血管和心脏入路

必须事先确认血管通路的可行性和充分性。表 14.1 描述了血管或心腔入路建立困难的情况及辅助导管进入的解决方法。这种情况下常常不能放置标准数量的心内电生理诊断导管；经食道、肝静脉（经肝脏穿刺）和自心室逆行途径进入心房是可替代的方法[4, 8, 13]。

全身静脉心房入路

因为髂股静脉闭塞（由多次既往经静脉诊断和治疗先天解剖异常的操作导致）或下腔静脉中断，通过股静脉可能无法进入全身静脉心房。在这些患者，通过上腔静脉（颈内静脉和锁骨下静脉）或经肝静脉通路进入心脏是另一种方法[6-7, 18]。

心律失常基质和三尖瓣峡部入路

了解三尖瓣峡部（在全身与肺静脉心房）的位置，是导管消融的最常见靶点，可以帮助预测是否需要通过穿间隔 / 板障进入。此外，当标测发现非 CTI 依赖的 MRAT 位于解剖左心房或天然右心房板障的部分时，可能需要经穿间隔或板障进入循环的肺静脉侧。

法洛四联症、房间隔和室间隔缺损患者，肺静脉异常引流患者，术后心脏解剖结构接近正常。这些患者中，大多数 MRAT 环路位于右心房，心脏入路方法在很大程度上与无冠心病的 MRAT 和典型 AFL 患者相似。大动脉 D- 转位的 Senning 手术为术后心房解剖学提出独特挑战。Mustard 和 Senning 手术通过二尖瓣将静脉血从上腔静脉和下腔静脉导向左心室，并通过三尖瓣将肺静脉血导向右心室（"心房转流术"）。因此，三尖瓣位于肺静脉侧，而下腔静脉位于循环的全身静脉侧；因此，CTI 必然分为两个部分（图 14.4）。因此，对于 MRAT 的消融，包括典型 AFL，几乎总是需要进入肺静脉心房，可通过三尖瓣逆行主动脉入路或经板障穿刺完成[10]。

Fontan 手术后面临最复杂的解剖学问题是单心室。既往肺动脉（RA 到肺动脉）吻合的患者，CTI 消融需要进入肺静脉心房（通过板障中的开窗或经板障穿刺）[13]。即使在较新的 Fontan 设计手术中（总腔静脉肺动脉连接），使用横向隧道或心外导管在很大程度上绕过右心房，MRAT 折返环通常位于隧道或

表 14-1　血管或心腔入路建立困难的情况		
血管闭塞或通路建立困难	合并情况	替代方法
髂股静脉闭塞	• 完全性大动脉转位（D-TGA）新生儿期进行球囊心房隔膜造口术（BAS） • 任何进行多次心导管手术的复杂患者	• 颈内静脉，锁骨下静脉 • 经肝静脉（特别是穿间隔途径）
下腔静脉肝下段缺如（肾静脉以上水平）	• 内脏异位（左心房同形异构）	• 颈内静脉，锁骨下静脉 • 经肝静脉（特别是穿间隔途径） • 股静脉至奇静脉途径
进入肺静脉心房	• "侧管道"，Fontan 手术中完全腔静脉肺动脉连接（TCPC）	• 经板障（Baffle）穿刺（咨询介入医生） • 通过板障（Baffle）窗口，如果存在 • 杂交手术（心胸外科医生行小切口开胸手术，心房荷包缝合）
接近体循环静脉心房环形上缘	• Fontan 手术患者环形上缘补片（特别是心室双入口患者）	• 经主动脉逆行法
进入肺静脉心房	• 完全性大动脉转位 Mustard 或 Senning 术后	• 经板障（Baffle）穿刺（咨询介入医生） • 经主动脉逆行法
接近心房病变	• Fontan 手术-心外管道治疗患者	• 经胸穿刺（咨询心胸外科医生） • 杂交手术（心胸外科医生行小切口开胸手术，心房荷包缝合） • 经主动脉逆行法

Modified with permission from Kanter RJ. Pearls for ablation in congenital heart disease. J Cardiovasc Electrophysiol. 2010；21：223-230.

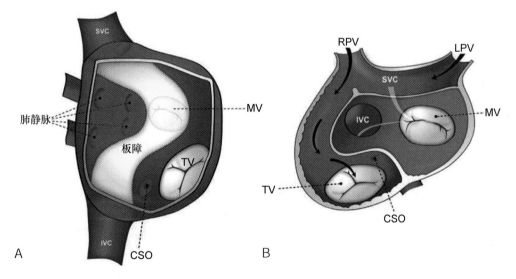

图 14.4　带有 Mustard 和 Senning 板障的大动脉 D 转位的三尖瓣峡部。A. Mustard 板障的右前斜位位示意图。**B.** Senning 板障的轴向视图。通过上腔静脉（SVC）和下腔静脉（IVC）的全身静脉回流指向二尖瓣（MV），而肺静脉回流指向三尖瓣（TV）。注意，三尖瓣峡部分为两部分，下腔静脉部分位于循环的全身静脉侧，三尖瓣部分位于循环的肺静脉侧。CSO，冠状窦口；LPV，左肺静脉；RPV，右肺静脉。（From Khairy P，Van Hare GF. Catheter ablation in transposition of the great arteries with Mustard or Senning baffles. Heart Rhythm. 2009；6：283-289.）

导管的肺静脉侧，需要经板障进入[1, 12, 14]。

冠状窦和房室结入路

　　重要的是要认识到复杂 CHD 患者可能不容易进入冠状窦（CS）。在对大动脉 D- 转位完成 Mustard 手术后，心房内板障相对于冠状窦和 Koch 三角区的位置是可变的。Mustard 板障可包括或排除 CS 口，导致 CS 口分别定位于肺静脉或全身静脉心房（图 14.5）[4, 7-8, 11]。在 Mustard 和 Senning 手术期间，常规在房室结后面缝合心房内板障。因此，房室结始终

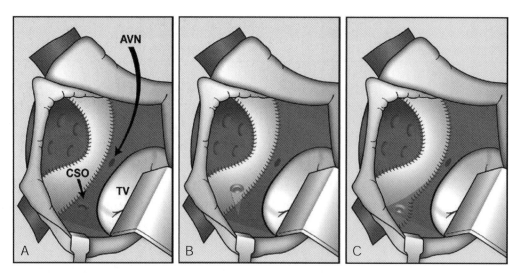

图 14.5 带有 Mustard 板障的大动脉 D- 转位患者的 Koch 三角。图中为 Mustard 手术的三种手术方法。**A**. 冠状窦被排除在其窦口（CSO）后缝合的板障外，使 Koch 三角完全位于肺静脉心房。**B**. 通过手术切开冠状窦，将冠状静脉血流重新导向 Mustard 板障，Koch 三角位于肺静脉心房。**C**. 将 Mustard 板障的前部缝合在冠状窦口前以包括冠状静脉出口，使 Koch 三角的下后部位于全身静脉心房内。AVN，房室结；TV，三尖瓣。（From Khairy P，Van Hare GF. Catheter ablation in transposition of the great arteries with Mustard or Senning baffles. Heart Rhythm. 2009；6：283-289，with permission.）

位于肺静脉心房[10]。

肺静脉心房入路

如上所述，致心律失常基质可以部分或完全位于复杂先心病患者的肺静脉心房，包括那些既往进行大动脉 D 转位的 Mustard 或 Senning 手术患者，或带有心房内板障或心外导管的 Fontan 手术患者。消融这些患者的心动过速基质通常需要进入肺静脉心房[4, 8, 11]。

对于复杂先天性缺陷和外科手术板障或间隔补片的患者，进入肺静脉心房可能具有技术困难。了解房间隔解剖、间隔补片类型、心外导管和外科手术创建的板障、是否存在板障漏或障碍物，对于计划肺静脉心房的进入策略是必不可少的。此外，手术过程中，术前 CT 或 CMR 或全身静脉心房血管造影可以帮助评价残留的房间交通（例如，板障漏或间隔补片缺损），这可能用于穿间隔入路（图 14.6）。如果不存在开窗，则进入该腔室可能需要穿刺原位房间隔、间隔补片或板障。尽管逆行主动脉入路可提供进入肺静脉心房的通路，但是可能并不总是允许导管到达并提供成功消融的稳定性。通过使用遥控磁导航

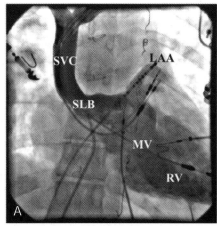
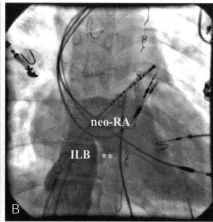
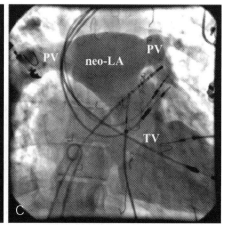

图 14.6 Senning 板障造影。**A**. Senning 板障上支（SLB）注射造影剂显示来自上腔静脉（SVC）未阻塞的血流且无心房间分流。参考电极放置在左心耳（LAA），邻近心房起搏电极。**B**. 板障下支（ILB）注射造影剂提示板障漏，用星号表示。这个分流用于进入新生左心房（neo-LA），进入新生右心房（neo-RA）的血流通畅。**C**. 延迟显影显示肺静脉（PV）进入新生左心房的血流未阻塞。朝向三尖瓣（TV）。MV，二尖瓣；RV，右心室。（From Khairy P，Van Hare GF. Catheter ablation in transposition of the great arteries with Mustard or Senning baffles. Heart Rhythm. 2009；6：283-289，with permission.）

（Stereotaxis；St.Louis，MO）消除与曲线半径或导管到达相关的许多局限性[6-7, 10]。

房间隔穿刺术对大多数既往房间隔缺损外科手术的患者是可行的。但是，了解修复方法和心腔内超声心动图（ICE）指导的使用是必需的[19]。对于存在间隔缝线、心包或 Dacron 补片的患者，可通过增厚间隔或补片进行穿刺。由于材质问题，穿间隔通过无法通过 Gore-Tex 补片；但是可以直接通过邻近的自身房间隔组织进行穿刺。当补片较宽时，穿间隔所需要的游离间隔组织可能不足，导致无法完成穿间隔。对于具有房间隔缺损封堵器的患者，穿刺最好位于封堵装置的下方和后方部分进行，而不要通过封堵器穿刺。当自身房间隔组织无法用于完成穿间隔时，最近报道描述了通过直接穿刺封堵器成功完成穿间隔[20-21]。射频（RF）能量连接的穿刺针有助于穿过增厚的间隔或合成的挡板或补片[7, 10]。

标测途径

可以使用以下策略进行标测：如果患者因进行性心动过速就诊，可采用激动标测来描述心律失常传播的特征、板障的位置和潜在的峡部及其电压。此外，可能会首先使用超速起搏确定心动过速的机制；虽然这个人群大多数心动过速与大环折返有关，但少数重要的机制为局灶放电，对这些患者进行线性消融获益不大（参见下文）。超速起搏可能暂时抑制心动过速，而无法拖带心动过速，随后这些心律失常会再次发作。如果首先采取激动标测，则可能提示局灶起源点呈离心性传播，但这不能用于诊断局灶心动过速。无论首先使用哪种策略（激活标测或超速起搏），尽可能每种策略都完成，原因是每种方法都可提供心动过速的重要信息。

如果患者在手术开始时是窦性心律，可以从多个固定导管位置（冠状窦、Halo 电极）进行起搏，比较单纯起搏的激动顺序和随后诱发心动过速时起搏的激动顺序，以诊断大环折返。然后可以进行电压标测，定低电压或瘢痕区域，如心房切口或板障\补片区域，或其他影响激动传播的屏障，如瓣环和静脉口及潜在的心动过速峡部。需要在诱发心动过速前确定正常传导系统和隔神经位置。

排除三尖瓣峡部依赖心房扑动

因为典型顺钟向或逆钟向 AFL 是先天性心脏病（特别是简单解剖病变如法洛四联症、房间隔和室间隔缺损）患者中最常见的大折返房速，排除三尖瓣峡部（CTI）是房速折返环的一部分是最重要的初始步骤，即使患者的心电图无典型 AFL 特征性心电图表现。峡部依赖 AFL 可以通过三尖瓣环标测和通过在CTI 拖带标测快速诊断和排除。以下任何表现可证明CTI 不是房室折返环一部分：①房速时 CTI 双向激动，两个相反方向（低位右心房侧壁和冠状窦）激动在峡部碰撞和融合；②心动过速时在整个三尖瓣峡部记录到由等电位线或固定间隔分开的双电位；或③CTI 拖带标测显示显性心房融合及较长起搏后间期[22-23]。

排除典型 AFL 后，我们应关注由右心房侧壁切口瘢痕或外科补片周围的可能折返环。随后，应考虑更复杂的双环或多环折返环（特别是复杂先天性畸形患者）；这需要更全面详细的标测。

确定解剖屏障和可能阻滞线

电解剖三维（3D）标测［CARTO 标测系统（美国 Biosense Webster 公司）和 Ensite NavX 系统（美国 St. Jude 医疗公司）］常用来确定大折返环和心动过速时心房激动顺序，可在相应解剖模型下迅速显示电激动方向。以上标测系统有助于将变形的心腔进行很好的 3D 解剖模型重建，并与预先获得的心脏 CT 或MRI 影像或术中腔内超声或旋转造影图像进行整合（图 14.7）[1]。

先天性心脏病患者大折返房速的标测应遵循其他类型大折返房速的标测原则（详见第 13 章）。开始先确定心动过速折返环的潜在解剖屏障（窦性心律或心动过速时），并标记在电解剖图上，帮助理解折返激动波峰扩布与这些屏障的关系。确定折返环可能的慢传导关键通路，通过拖带标测确定消融靶点，设计随后的消融策略以消除心动过速。三尖瓣环常是重要的解剖屏障。其他天然的固定解剖屏障（独立于激动方式且在窦性心律时也存在）包括下腔静脉、上腔静脉和冠状窦口。获得性解剖屏障包括外科手术切口或补片、阻滞线和电激动瘢痕。心电静止区定义为心房动作电位振幅 < 0.05 mV 且在 20 mA 起搏时不能夺获心房。这些区域和外科手术瘢痕，如右心房侧壁切口瘢痕或房间隔缺损闭合术后补片，可标记为"瘢痕"（图 14.1 和图 14.2）。由于组织接触不良导致低电压可能被误认为瘢痕，因此保证可靠的导管组织接触十分重要。使用压力监测导管可以很好地解决以上问题。

识别整个折返环

房速时电解剖激动标测用于明确心房激动顺序和

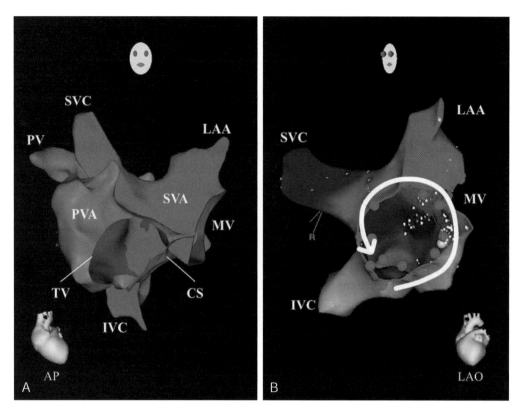

图 14.7 （见书后彩图）**Mustard** 手术后的心房大折返。**A**. 解剖重建显示 Mustard 手术后患者肺静脉心房（PVA）和体静脉心房（SVA）。**B**. 另一位完成 Mustard 手术的大动脉转位患者的大折返心动过速的电解剖激动图。这张图从左前斜（LAO）角度显示 SVA 的激动图，折返波峰沿二尖瓣环运动。AP，前后位；CS，冠状窦；IVC，下腔静脉；LAA，左心耳；MV，二尖瓣；PV，肺静脉；SVC，上腔静脉；TV，三尖瓣。（From Houck CA，Teuwen CP，Bogers AJ，de Groot NM. Atrial tachyarrhythmias after atrial switch operation for transposition of the great arteries: treating old surgery with new catheters. Heart Rhythm. 2016；13：1731-1738，with permission.）

确定整个折返环和相关舒张中期关键峡部。标测时应在整个心房均匀记录一定数量的标测点（右心房侧壁常常很难到达，表面上可能整个心腔已经采点，实际上一些重要部位可能没有标测到）。每个点的局部激动时间由心腔内双极电图和心腔内固定参考点距离确定（通常将冠状窦导管的心电信号作为参考点）。每个点的局部激动时间由腔内双极电图确定，通过与腔内固定电参考比较测量。

整个折返环是指单向激动完成整个心动过速周长的空间上最短距离，心动过速周长指激动回到最早激动点的总激动时间。应用电解剖标测将激动早晚转换为围绕心房的连续颜色变化，局部激动早晚相接。此外，心房 3D 电解剖重建后的电激动扩布图可视为与心房解剖和电生理标记及解剖屏障相关联的扩布图。

与局灶性房速标测收缩期前最早局部激动时间不同，大折返房速时由于激动波峰围绕折返环连续扩布而无最早或最晚区域。可以在心房内多点进行拖带起搏，特别是三尖瓣环周围和怀疑为折返关键峡部的其他心房部位。拖带标测可以用于提示起搏点和折返环的距离（图 13.2）。冠状窦近端起搏后间期（postpacing interval，PPI）与心动过速周长（tachycardia cycle length，TCL）差异 < 50 ms 可以鉴别典型 AFL 和右心房侧壁大折返房速[24]。

标测过程中应警惕心动过速周长或激动顺序的任何变化，这种变化可能由导管操作、起搏刺激或消融导致。这种变化提示多环折返心动过速阻断一个折返环后的变化，或旁观者激动的改变，或转换为另一种心动过速，因此常需要重新评估。这种转换可能有时明显，有时不明显，如果仅分析冠状窦激动顺序常不能察觉。同步记录右心房激动（使用围绕三尖瓣环的 Halo 电极）和冠状窦激动（使用十极导管）有助于快速明确心动过速转换；心动过速的变化可能表现为激动顺序的变化（常常不明显）；心动过速周长变化或两者均存在。

有时我们不能标测整个折返环，特别是先天性心脏病修补术后的患者，主要是由于复杂外科缝线和（或）板障的影响。这种情况下，联合使用激动标测、拖带标测和电压标测有助于我们识别可能的折返环或折返环的慢传导关键峡部区，这些慢传导区是射频消融的靶点。

识别关键峡部

一旦发现瘢痕或固定屏障，应首选确定它是否支持折返发生，及其周围形成峡部并需要消融十分重要。通过激动标测和持续稳定折返时的拖带标测确定峡部是否为折返环的关键部分。关键峡部常位于两个解剖屏障之间（切口瘢痕和下腔静脉口），或者是瘢痕或双电位部位（提示解剖或功能传导阻滞线）之间的相对狭窄通道。关键峡部记录的心电图常表现为较宽的，碎裂、低振幅电位。窦性心律下可以记录到双电位、碎裂、低振幅电位线，有助于确定瘢痕和相关解剖峡部。

电解剖激动标测过程中，当感兴趣窗的起始部位定为两个连续 P 波间的舒张中期时，折返环的舒张中期峡部可以通过早晚相接部位识别（彩色编码激动图上的"早接晚"部位）。随后在峡部周围进行高密度标测可以精确确定其范围和宽度。

当在激动标测和扩布标测中发现一个或多个与心房瘢痕、屏障或组织线相关的潜在峡部时，应进行拖带标测确定其在折返环中的作用；应寻找隐匿性拖带区域，提示起搏点位于或紧邻折返环的受保护峡部。但是，我们应清楚对于解剖复杂和外科修补术后的患者，关键缓慢传导通道可以存在于右心房的任何部位，可能存在多个折返环。因此，受保护峡部是否为关键峡部或仅仅是旁观者需要进一步比较起搏后间期与心动过速周长，刺激-出口间期和心电图-出口间期。不同位置起搏的拖带特点见表 13.2 [22-23]。

折返环的关键峡部常常是缓慢传导区。因此，大折返房速过程中在关键峡部发放稳定超速起搏常很困难，或因心动过速终止无法进行；在一些病例中发生以上情况与冲动无法扩布有关，尽管无法实现标准的拖带，但仍提示起搏点位于关键峡部。导管局部加压终止心动过速提示峡部参与折返环形成，另外表现是在该部位放电终止心动过速或心动过速无法诱发。机械性终止心动过速可能导致随后的一段时间心动过速无法诱发；将导管移开该部位或应用肾上腺素、异丙肾上腺素或腺苷，或简单等待 30 分钟可能使心动过速再次诱发。如果在机械终止心动过速时导管电极头端按照一定方法缓慢移开，即使随后心动过速无法再次诱发，也可以通过三维标测系统再次回到这个部位完成消融；但是，如果在机械终止的部位导管的移动比较粗暴的情况下，这个部位随后的标测可能会受到导管损伤的影响。

一些病例中，最好的消融靶点在收缩期心电图，而不是舒张期心电图；特别是比较大和瘢痕较多的心房，从折返通道向心房其他部位的传导缓慢。这些部位从激动标测中并非感兴趣区域，只能在超速起搏下发现，该部位在窦性心律下存在非常延迟的传导或在其他心动过速情况下通过电压或激动标测发现的可疑舒张期通道。在这些部位进行超速起搏可以产生与心动过速完美的腔内起搏匹配，且存在较长的刺激-P 间期和大约等于心动过速周长的起搏后间期。

消融

消融靶点

消融靶点应选择折返环的一部分，应最方便安全地完成传导阻滞。其他影响因素包括峡部大小、导管稳定性、对邻近结构损伤的风险（如膈神经、窦房结和房室结）。

射频消融应针对折返环中可识别最窄峡部（消融线上应保证最佳电极-组织接触）。消融线应横断折返环关键区域，同时连接两个解剖阻滞区，或一个电静止区至一个解剖阻滞区（如下腔静脉、上腔静脉或三尖瓣环）或两个电静止区。

虽然多数研究中将维持折返所必需的心房"慢传导区"作为消融靶点均取得了成功，但是一些研究者仍强调应同时考虑解剖和电生理因素来确定连接两个电阻滞区的组织（图 13.3）。这种方法需要充分了解心房外科手术细节，此外还应在"日常"心律（如窦性心律或心房起搏心律）和折返时对心房进行详细标测。

由于典型峡部依赖性 AFL 是先天性心脏病患者大折返房速中最常见的机制，应首先确定 CTI 在折返中的作用，如果确定 CTI 是房速折返环的关键峡部应首先对其消融（图 14.8）。消融 CTI 可能对每个先天性心脏病患者都是合理的，即便是因非峡部依赖大折返房速就诊的患者，原因是 CTI 能够支持多数既往右心房切口术后发生的折返。重要的是，在一些先天性心脏畸形（心内膜垫缺损），房室结和希氏束可能在罕见位置，如冠状窦口前壁。因此，消融右下间隔周围区域可能导致房室阻滞。因此，对 CTI 依赖性大折返患者，应仔细确定传导系统的位置，推荐选择侧壁线，以避免房室阻滞。

如果能排除 CTI 参与折返环，或在消融 CTI 后心动过速持续或转变为另一种心动过速，应进一步评

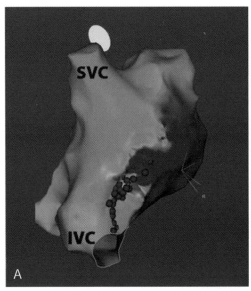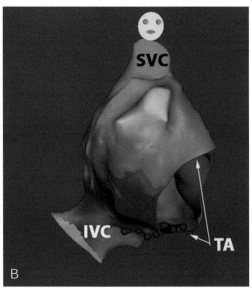

图 14.8 （见书后彩图）两个右心房大折返环。A. 右后侧位电解剖（CARTO）激动图提示切口性大折返右心房心动过速。B. 同一患者右前侧位电解剖（CARTO）激动图提示典型房扑。线性射频消融（红点）覆盖连接切口瘢痕和下腔静脉的峡部，同时完成三尖瓣峡部线性消融。激动标测及相关电压标测有助于消融。SVC，上腔静脉；TA，三尖瓣

估右心房侧壁参与房速折返环的可能性，非峡部依赖性右心房大折返多位于右心房游离壁，围绕切口瘢痕，其消融策略包括：①针对激动标测和拖带标测确定的慢传导区（折返环的关键峡部）消融（图 14.2）；②将心房切口（双电位或瘢痕）延伸到下腔静脉（图 14.1）；③将瘢痕区延伸至上腔静脉（图 14.1）。最后一种方法可能导致窦房结或膈神经损伤。因此推荐将心房切口延伸至下腔静脉（技术操作也简单一些）。由于这些折返环可能合并围绕三尖瓣环的折返环而形成 8 字折返，可能需要考虑进一步消融 CTI，如同时采取同时消融 CTI 和右心房侧壁消融方法中的一种来消融和预防折返性房速（图 14.8）。

少见情况下，Mustard 或 Senning 修补术后患者可见到围绕右心房间隔补片的更复杂折返环。但是消融策略是相同的，即将慢传导或瘢痕区连接至解剖屏障。

另一种折返环位于窦房结区域，可能与体外循环时心房上部插管损伤有关。这些折返环可能相对较小，经常表现为窦房结区域局灶性心动过速，常需要局部消融而不需线性消融。

对标测不完整的患者，应结合激动标测、拖带标测和电压标测资料明确折返环关键峡部或慢传导区，并作为消融靶点。这种消融策略仍存在一定局限性（如心动过速不易诱发，心动过速形态不断变化），也可以应用渐进性消融策略。由于多数患者的折返环多围绕 CTI 和（或）心房切口，因此可先进行 CTI 消融，如果心动过速持续，进一步进行针对侧壁切口瘢

痕相关峡部的线性消融（如连接心房切口至下腔静脉或上腔静脉），此外，可以根据基质标测的结果考虑连接其他传导阻滞区（瘢痕，外科手术切口，间隔补片，板障或天然解剖屏障）的线性消融。

消融技术

一旦确定消融靶点，应进行一系列射频消融来阻断关键峡部并连接两个解剖或外科手术屏障。由于一些先天性畸形和外科修补后伴随心肌肥厚或广泛纤维化区，因此增加了达到透壁消融的难度，一般采用冷盐水灌注消融导管（25 ～ 50 W）或 8 mm 消融电极（目标温度 60 ～ 70 ℃；50 ～ 60 W）。射频消融应维持至少 60 秒直到消融电极记录的心房双极电位幅度降低 80% 或出现双电位（提示局部传导阻滞）。采用电解剖标测系统可帮助我们将多次射频消融靶点连接起来。

对于常见扩大和扭曲的心房，应用可调弯长鞘有助于增加消融导管到位率及加强与组织接触的稳定性。心腔内超声和接触-压力导管技术有利于达到很好的贴靠[1, 11]。

消融放电过程中，心动过速可能终止或其周长暂时或永久性延长，这些发现提示消融放电影响折返环，应继续进行消融或扩大消融面积达到峡部两侧双向传导阻滞。另外，心动过速也可能转变为另一种折返环路或另一种心动过速（而不是终止），我们可以通过观察心动过速激动顺序和（或）心动周长变

化而识别。这时我们应该停止消融并重新评价新发心动过速的机制和部位。此外，尽管在峡部进行广泛消融，如果心动过速持续且周长或激动顺序有轻微变化，但是最初发现与心动过速折返环相同（拖带标测技术），通常提示存在多个折返环，常见的是双环折返。这种情况下应该首先重复拖带标测明确当前消融的峡部是否还是折返环的关键部位。有时，关键峡部已经达到完全阻滞（消融线上可见双电位）及峡部已经不参与心动过速折返环（由拖带标测结果提示）可导致消融过程中心动过速折返环变化。这种情况可以在包括侧壁和 CTI 的双环折返的情况下消融 CTI 的过程中观察到。达到 CTI 完全阻滞无法去除依赖另一个峡部的心动过速（如围绕右心房侧壁或在切口瘢痕内）。

界嵴上部和上腔静脉附近区域消融可导致右侧膈神经损伤和膈肌麻痹。消融导管位于可能靶点时应进行高压起搏（10 mA，2 ms），可帮助明确右侧膈神经的位置。此外，如果患者在放电过程中出现呃逆、咳嗽或膈肌偏移，应怀疑膈神经损伤。射频消融过程中膈神经损伤的早期识别有助于我们在永久损伤前终止放电，使膈神经功能快速恢复。一个很好的方法是在基线心律下通过高电流起搏在膈神经夺获（膈肌收缩）的部位在电解剖图上标记出膈神经的走形。应尽可能避免在这些部位消融。一些病例中膈神经可能存在主要分支；因此仅仅避免在已知膈神经夺获的部位消融不足以避免膈神经部分损伤，可以考虑在消融前的准备消融靶点进行高输出起搏。当然这可能会存在终止或导致心动过速转变的可能，应谨慎使用。

消融终点

心动过速终止

射频放电过程中房速突然终止提示消融位置影响折返环，该部位应继续进行消融。但是放电过程心动过速终止不能作为成功消融的唯一标准，原因是房速也可能自发终止，或由放电诱发的房性早搏终止，或不完全峡部阻滞终止。

心动过速不能诱发

如果采用该标准作为可靠终点，消融前应进行仔细的诱发评估。消融前基线时应记录房速反复诱发的可行性和最佳诱发方法。如果消融前房速很容易诱发，可以将心动过速不能诱发作为成功消融终点，如果基线时心律失常无法诱发或被机械性终止，不能将

心律失常不能诱发作为消融终点。心动过速不诱发可能反映关键峡部传导延迟，而不是稳定阻滞，或可能继发于自主神经功能变化。

确定消融线完全阻滞

折返路径内建立完全稳定阻滞是消融大折返房速最有用和最客观的终点。对于垂直围绕右心房游离壁切口的折返环，应用多电极 Halo 导管有助于评估传导阻滞。验证跨消融线完全阻滞有以下几种方法：

双电位　将标测导管放置在消融线上，在消融线两侧分别起搏。如果整个消融线上记录到宽的分离双电位证明消融线阻滞。当阻滞线上存在裂隙时，双电位的等电位线间隔缩短，两个电位最接近处是裂隙处。阻滞线裂隙不存在双电位，电图呈现典型的较长的碎裂电位，但有时存在电位分离。

心房激动顺序　近消融线起搏显示消融线对侧电位明显延迟或激动方向反转，提示消融线传导阻滞，虽然很难排除缓慢传导。起搏过程中的电解剖激动标测显示最早激动点在起搏点的同侧，沿整个消融线上存在早接晚区域。在对右心房切口大折返房速完成连接瘢痕至下腔静脉的线性消融时，可以通过在消融线对侧低位右心房起搏观察同侧右心房自上而下的激动[6]。

鉴别起搏　在消融线同侧的两个不同位点进行心房起搏，其中一个位点十分接近消融线，第二个位点在 10 ～ 20 mm 以远。在消融线对侧记录局部激动时间。如果消融线存在传导阻滞，将起搏点移动到远离消融线的部位可以缩短到对侧的传导时间，缩短消融线上双电位的距离。回撤起搏点远离消融线可使双电位的第一个成分延迟（代表消融线同侧至起搏点的激动）。相反，由于新起搏点缩短了波峰到消融线的距离，双电位的第二个成分（代表消融线同侧的激动）激动提前，导致双电位的分离程度减轻。另一方面，如果阻滞不完全，双电位的两个成分被同一穿越消融线起搏波峰前后分别激动。因此，回撤起搏点远离消融线可导致电位两个成分同等程度的延迟（相对于起搏刺激），因此双电位间距保持不变。

预后

先天性心脏病患者的消融效果受到基础先天性缺陷和外科修补意见折返环复杂性的影响。此外，心房扩大、心肌肥厚和广泛瘢痕等病理情况可以影响射频消融放电并影响消融深度。尽管如此，联合三维标测系统和冷盐水灌注导管已将即刻成功率提高至

66% ～ 97%。但是，急性成功后的复发率仍然很高（10% ～ 59%），特别是Fontan手术患者。由于心律失常基质会持续发生变化，复发的心律失常可能是同一心动过速或新发心动过速。然而，射频消融的总体效果显著优于药物治疗[1, 7, 11]。

参考文献

1. Sherwin ED, Triedman JK, Walsh EP. Update on interventional electrophysiology in congenital heart disease: evolving solutions for complex hearts. *Circ Arrhythm Electrophysiol.* 2013;6:1032–1040.
2. Triedman JK. Atypical atrial tachycardias in patients with congenital heart disease. *Heart Rhythm.* 2008;5:315–317.
3. Anguera I, et al. Long-term outcome after ablation of right atrial tachyarrhythmias after the surgical repair of congenital and acquired heart disease. *Am J Cardiol.* 2015;115:1705–1713.
4. Moore JP, Russell M, Mandapati R, et al. Catheter ablation of tachycardia arising from the pulmonary venous atrium after surgical repair of congenital heart disease. *Heart Rhythm.* 2015;12:297–304.
5. Teuwen CP, et al. Time course of atrial fibrillation in patients with congenital heart defects. *Circ Arrhythm Electrophysiol.* 2015;8:1065–1072.
6. Arujuna A, de Bono J. Maximizing the effectiveness of ablation for arrhythmias in the congenital heart patients. *Curr Cardiol Rep.* 2016;18:69.
7. Philip Saul J, et al. PACES/HRS expert consensus statement on the use of catheter ablation in children and patients with congenital heart disease. *Heart Rhythm.* 2016;13:e251–e289.
8. Kanter RJ. Pearls for ablation in congenital heart disease. *J Cardiovasc Electrophysiol.* 2010;21:223–230.
9. Wu M-H, et al. Arrhythmic burdens in patients with tetralogy of Fallot: a national database study. *Heart Rhythm.* 2015;12:604–609.
10. Houck CA, Teuwen CP, Bogers AJ, et al. Atrial tachyarrhythmias after atrial switch operation for transposition of the great arteries: treating old surgery with new catheters. *Heart Rhythm.* 2016;13:1731–1738.
11. Wu J, et al. Acute and long-term outcome after catheter ablation of supraventricular tachycardia in patients after the Mustard or Senning operation for D-transposition of the great arteries. *Europace.* 2013;15:886–891.
12. Lasa JJ, Glatz AC, Daga A, et al. Prevalence of arrhythmias late after the fontan operation. *Am J Cardiol.* 2014;113:1184–1188.
13. Correa R, et al. Mechanism and ablation of arrhythmia following total cavopulmonary connection. *Circ Arrhythm Electrophysiol.* 2015;8:318–325.
14. Moore JP, et al. Catheter ablation of supraventricular tachyarrhythmia after extracardiac Fontan surgery. *Heart Rhythm.* 2016;13:1891–1897.
15. Khairy P, et al. PACES/HRS expert consensus statement on the recognition and management of arrhythmias in adult congenital heart disease. *Heart Rhythm.* 2014;11:e102–e165.
16. Deleted in review.
17. McLeod CJ, Warnes C. Recognition and management of arrhythmias in adult congenital heart disease. *Curr Opin Cardiol.* 2016;31:117–123.
18. Patients ASE, Marchese P, Ho SY, et al. Contemporary outcomes of supraventricular tachycardia ablation in congenital heart disease. *Circ Arrhythm Electrophysiol.* 2013;6:606–613.
19. Tzeis S, Andrikopoulos G, Deisenhofer I, et al. Transseptal catheterization: considerations and caveats. *Pacing Clin Electrophysiol.* 2010;33:231–242.
20. Santangeli P, et al. Transseptal access and atrial fibrillation ablation guided by intracardiac echocardiography in patients with atrial septal closure devices. *Heart Rhythm.* 2011;8:1669–1675.
21. Li X, et al. Safety and feasibility of transseptal puncture for atrial fibrillation ablation in patients with atrial septal defect closure devices. *Heart Rhythm.* 2014;11:330–335.
22. Josephson ME, Almendral J, Callans DJ. Resetting and entrainment of reentrant ventricular tachycardia associated with myocardial infarction. *Heart Rhythm.* 2014;11:1239–1249.
23. Almendral J. Resetting and entrainment of reentrant arrhythmias: part II: informative content and practical use of these responses. *Pacing Clin Electrophysiol.* 2013;36:641–661.
24. Miyazaki H, Stevenson WG, Stephenson K, et al. Entrainment mapping for rapid distinction of left and right atrial tachycardias. *Heart Rhythm.* 2006;3:516–523.

15

心房颤动

王新华 译 吴永全 校

目录

病理生理学

房颤的分类

　　房颤曾经被描述为孤立性、特发性、非瓣膜性、瓣膜性、阵发性、持续性或永久性房颤。上述每一种类别均提示了其机制和对治疗的反应。在初次发现房颤时，我们不可能知道其后续的房颤持续时间和复发频度。因此，初发房颤的名称是建立在首次诊断上，而不考虑心律失常的持续时间。当一个患者出现二次或更多次房颤发作，就被归为复发性的房颤。

　　某次房颤发作终止后，可以被称为阵发性或持续性房颤（表 15.1）。阵发性房颤是指通常能在 7 天内自我终止的房颤发作。持续房颤是指房颤持续时间大于 7 天需要电复律或药物复律。根据房颤持续时间，持续性房颤又可被分为早期持续性房颤（房颤持续时间大于 7 天到小于 3 个月）和长程持续性房颤（房颤持续时间超过 1 年但考虑消融治疗）两个亚类。永久性房颤是指房颤电复律失败或者房颤持续时间超过 1

表 15.1　房颤的分类

房颤的类型	定义
首次诊断的房颤	房颤从未被诊断过，不考虑房颤持续时间或房颤相关症状的有无及其严重性
阵发性房颤	房颤能自我终止，绝大多数短于 48 小时。某些房颤发作持续达到 7 天[a]
持续性房颤	房颤持续大于 7 天，包括 7 天后直流电转复或药物转复的房颤
长程持续性房颤	房颤持续时间 ≥ 1 年（当决定采用节律控制策略时）
永久性房颤	房颤为医患双方所接受，因此按照定义不再寻求节律控制举措。如果采取节律控制的举措，应被再定义为"长程持续性房颤"

[a] 如果没有做长期监测，阵发性和持续房颤通常很难区分。因此，本分类法本身一般不足以用于特异性治疗的选择。如果持续性和阵发性发作均存在，两者中占主导地位的类型应用于指导分类。

From Kirchhof P, Benussi S, Kotecha D, et al. 2016 ESC guidelines for the management of atrial fibrillation developed in collaboration with EACTS. Eur Heart J. 2016；37：2893-2962.

年且尝试复律失败或放弃尝试恢复窦性心律[1]。

上述分类方法尽管有用，但不能解释所有的房颤表型且有相互重叠的情况。阵发性房颤经常进展为更长时间、不能自我终止的发作。其次，经过治疗后房颤的类型可以发生改变。持续性房颤经过抗心律失常药物治疗后成为阵发性房颤，永久性房颤接受外科或导管消融有可能被治愈或变成阵发性房颤。再次，持续性房颤和永久性房颤的区别不仅在于这种潜在心律失常的功能状态，而且反映了医患双方临床实用方面的考虑。房颤相关症状的严重性、抗凝状态、患者喜好均影响是否进行以及何时进行复律的临床决策。这项决策将影响房颤的持续时间，并可能导致持续性或永久性房颤的诊断。此外，在植入起搏器或除颤器的房颤患者中，房颤的临床分类和从植入器械中获得的房颤持续时间的评估数据之间存在显著的不一致性。临床分类相同的房颤患者（"阵发性"或"持续性"）在房颤持续时间、房颤负荷和疾病所处的阶段方面存在非常大的差异[2]。

房颤可以分为瓣膜性房颤和非瓣膜性房颤。2012年欧洲心脏学会（the European Society of Cardiology，ESC）更新的指南将瓣膜性房颤定义为风湿性瓣膜病（主要是二尖瓣狭窄）/或人工心脏瓣膜。同样，2014 年美国心脏协会 / 美国心血管学院 / 心律学会（American Heart Association/American College of Cardiology/Heart Rhythm Society，AHA/ACC/HRS）房颤处理指南将非瓣膜性房颤定义为无风湿性二尖瓣狭窄或机械人工瓣，但明确将生物人工瓣或二尖瓣修补纳入瓣膜性心脏病的范畴[3-4]。

文献中"孤立性"或"特发性"房颤术语的定义时有改变，但通常指的是较年轻的房颤患者，没有心肺疾病、高血压、糖尿病的临床或超声心动图证据。然而，这个分类正逐渐被弃用，主要是因为孤立性房颤不具有临床上或者机制方面的实用性。与此相类似，"慢性房颤"术语也存在不同的定义，故不应该用于描述房颤患者人群[4-5]。

房颤的机制

房颤的发病机制仍然不完全清楚，通常被认为是复杂的、多因素的和存在个体差异的。在房颤机制中有两个概念广受重视：房颤的触发因素和维持因素。一般来说，发作频繁、自我终止的房颤可能由触发因素占主导，而不能自动终止的房颤更可能由维持因素占主导。虽然这种粗略的概括具有临床实用性，但是这些房颤的机制存在相当大的重叠。典型阵发性房颤患者具有能被识别的触发房颤的异位灶，但不是所有患者均能记录到这种触发灶。相反，偶尔有持续性或永久性房颤的患者，通过消融单个触发灶就消除了房颤，这一事实提示持续不断的局灶放电可能是这些房颤病例的维持机制[6-7]。

应用先进的标测技术和动物模型研究提示复杂的病理生理基质及其调节因子导致房颤的可能性（图15.1），包括以下方面：①心房组织和心脏传导系统不断的衰老退化；②器质性心脏病的进展（比如心脏瓣膜病和心肌病）；③心肌缺血，局部组织缺氧，电解质紊乱和代谢障碍（比如粥样硬化性心脏病，慢性肺部疾病，低钾血症和甲状腺功能亢进）；④心包炎或心肌炎相关性炎症，合并或不合并心脏外科手术；⑤遗传易感性；⑥药物；⑦自主神经影响[1, 8]。

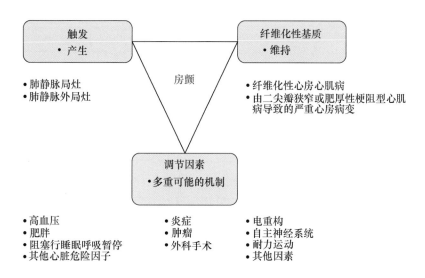

图 15.1　房颤病理生理三角（From Kottkamp H, Schreiber D. The substrate in "early persistent" atrial fibrillation. JACC Clin Electrophysiol. 2016；2：140-142.）

房颤的发生机制

导致房颤发作的因素包括心律失常触发灶和维持基质。触发灶多种多样，但没有其他因素参与的话可能不引起房颤。有两类心律失常可能在房颤的产生中起作用：房性早搏引发房颤和局灶性心动过速。后者要么引起房颤，要么局灶持续放电在心房中产生快速而不规则的除极波前与房颤发作类似[9]。

在大多数病例中房颤的产生机制并不确定，可能是多因素参与的。触发灶传入心房肌可能产生多子波折返和房颤。某些阵发性房颤患者，异位局灶活动产生的冲动传入左心房，遇到不应期不均一恢复的组织。如果假设折返是房颤的机制，房颤产生需要一个传导阻滞区域和足够短的激动波长来容许折返环在心肌内维持。

一旦触发，房颤可以自我维持。在这种情况下，局灶放电可能不是维持房颤所必需，消融触发灶也可能不会终止房颤，但可预防房颤再发。相反，房颤的发生和维持可依赖于左心房内少数离散的折返或触发灶产生的不间断周期性电活动（也就是局灶驱动），这些不间断周期性电活动发出后传遍双房，并与解剖或功能性屏障相互作用而产生碎裂和多子波。通过波前传导与解剖或功能性屏障的相互作用，诸如波前弯曲、库-源关系，和空间-时间体系等因素均有助于理解房颤的产生。这些因素确与触发灶不同，但对房颤的产生具有重要影响。

房颤触发因素包括交感或副交感刺激、心动过缓、房性早搏（可能是最常见的原因，图15.2）、房扑（图12.2）、室上性心动过速（特别是由房室旁路导致的，图15.3）和急性心房牵张。识别这些触发因素临床上非常重要，因为用于消除触发灶的治疗方法（比如导管消融消除房性早搏或室上性心动过速）对于经选择的患者是有效的。

肺静脉触发灶 延伸入肺静脉内的心肌袖触发灶产生的快速放电被认为是大多数阵发性房颤潜在的机制。支持这一观点的是，临床研究发现从个别肺静脉或其他心房区域产生的冲动以颤动样波形式传导至心房剩余区域，还发现射频消融消除或隔离肺静脉局灶可以消除房颤。肺静脉也是复发性持续性房颤患者主要的触发灶，总发生率与阵发性房颤患者类似[10]。

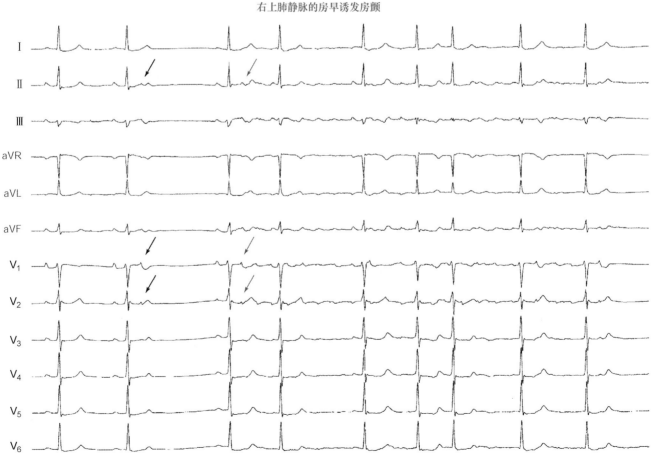

右上肺静脉的房早诱发房颤

图15.2 **起源于右上肺静脉的房性早搏诱发的房颤。**箭头所示两种形态短联律间期的房性早搏并融合在 T 波内。第二个房性早搏（灰色箭头）触发了房颤

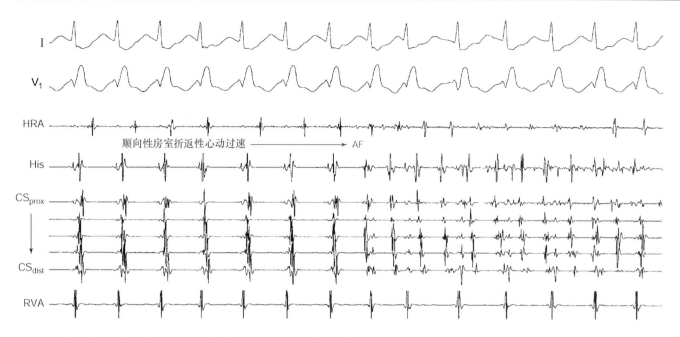

图 15.3　顺向性房室折返性心动过速诱发的房颤。CS_{dist}，冠状窦远端；CS_{prox}，冠状窦近端；HRA，高位右心房；RVA，右心室心尖

基于数个特性，胸腔静脉是高度致心律失常的。肺静脉-左心房连接处的心肌纤维不连续，其间被纤维组织所分隔，因为是高度各向异性的。绝缘的心肌纤维可能促进折返激动、自律性和触发活动。这些区域可能与冠状窦和房室瓣膜区域并列心肌小岛的情形相类似，在正常情况下，这些区域表现同步的电活动，但在儿茶酚胺刺激、快速心房起搏或急性牵张时出现延迟后除极和触发活动。

此外，阵发性房颤患者的肺静脉表现出异常传导的特性，导致肺静脉内出现显著缩短的不应期、快速起搏或程序刺激时进行性传导延缓，并出现肺静脉-左心房之间传导阻滞。上述发现在阵发性房颤患者比正常人群要常见得多。经常可以记录到肺静脉局灶快速放电伴向心房传出阻滞。给予儿茶酚胺（如异丙肾上腺素）使左心房不应期缩短，因而允许这些局灶传入左心房并诱发房颤。尽管并未获得证实，肺静脉内这种不连续的传导特性也可成为肺静脉内自身折返的基质。

非肺静脉触发灶　虽然电生理检查显示阵发性房颤 90% 以上的触发灶位于肺静脉、上腔静脉、Marshall 韧带的小肌束，但冠状窦内的心肌组织均被发现有局灶分布。虽然阵发性房颤患者中这些部位的触发灶不常见，但是有一个共同之处是起源部位通常位于连接心房的静脉内。其他部位的触发灶可以位于左心房壁或者右心房的界嵴。

房颤的维持机制

房颤发生后可以是短暂性的，然而不少因素可以充当促进维持因素，使房颤持续存在。一个因素是房颤的触发局灶持续存在，充当了驱动房颤持续的"引擎"。在这种情况下，房颤的维持依赖于局灶的持续放电（所谓"局灶驱动"）；或者，即使没有局灶驱动，房颤也可以持续。无局灶驱动的情况下，房颤持续发作是电重构和结构重构联合作用的结果，电重构和结构重构的特点是心房扩大和不应期缩短（见后）。这些因素可能在基线情况下就存在，也可由房颤自身导致。

人类房颤的机制尚存争议。已经提出数个理论来解释房颤的电生理机制，包括多子波理论和局部来源假说[11]。

多子波折返假说　多年来，多子波折返假说是最广受认可的关于房颤维持的理论，是我们理解房颤机制的重大进展。基于房颤计算机模型，Moe 和同事假设认为房颤的维持依靠双心房内多个随机移动的子波相互碰撞湮灭或创造新的次代子波继续激动心房，进而使心律失常持续[12]。因此这些功能性的折返环是不稳定的，一些折返环消失，一些折返环重组。这些折返环的周长短而多变，对此心房组织不能以 1:1 反应，结果形成了功能性阻滞、传导延缓和多个波前。曾提出房颤的维持至少需要 4～6 个独立的子波。这些子波几乎不重返自己，但是能够再使刚被其他子波激动过的部分心肌发生再兴奋，这一过程被称为随机折返。在模拟心脏组织中，多子波颤动等同于螺旋卷形波，因其固有的不稳定性，自动出现沿着转子臂的波阵面破裂，进而产生次代子波[11]。因为多子波折返颤动完全是折返性的，所以其发生需要一个触发灶来产生最初的不稳定螺旋卷形波，并进而破裂产生次代子波；然而，房颤一旦发生，就不再需要额外的触发灶来维持[11]。

持续的多子波折返有赖于心房组织维持足够多同时折返波前的能力，使得心房所有部位的电活动不太可能同时湮灭。因此存在的子波数目越多，维持心律失常的可能性越大。任一时间点共存的子波数目取决于心房质量、兴奋波长、不应期、传导速度和心房不同部位的解剖屏障。大体上，大心房、短不应期和显著的传导延缓将产生更多的子波，这种情况最利于房颤的持续。

此假说的临床支持证据似乎来自于外科迷宫术以及一些基于基质的导管消融术，推荐这些术式将心房分割成数个较小的电学分隔室，以便不容许随机传导子波的维持[13]。这些包含多重波折返的折返环是功能性的、多个的和动态的，因此多子波折返的消融不是旨在消除它们存在的可能性，而是通过心房减容和心房分隔化使环路核心和不可兴奋组织边界碰撞，从而提高其自我终止的可能性[14]。

局部性起源假说　与多子波折返理论中论及的无层次、自我维持的紊乱电活动不同，最近有证据显示，在有层次的规律电活动中掩藏着局部性起源并驱动着紊乱的电活动。这一假说提示房颤被少数局部性（空间上稳定）的高频起源所间歇性驱动，并伴随着自我维持的紊乱电活动。转子和局灶起源表现为空间域内 1:1 的激动，伴随着外围区域的紊乱性电活动。这一观点被采用高分辨率光学标测技术的动物实验所证实，这些实验显示房颤时存在着空间和时间上规律的电活动。局部性起源可以是离散的、呈离心性激动传导的局灶或是小型的解剖折返环 / 功能性转子[13]。

当心脏冲动以很快的速率持续从任一起源以任何机制产生，它们以 1:1 的方式激动该心腔的组织，直至达到临界速率。一旦超过临界速率，该心腔的组织并非都能以 1:1 方式反应时（比如因为驱动着的周长短于这些组织的不应期），"颤动样传导"就产生了。颤动样传导可由不应期的空间分布差异抑或心房组织的结构特性所导致，伴有库-源不匹配导致反应的空间梯度阶差。颤动样传导的特点是组织激动的周长多变，且因为传导阻滞程度不一，均长于驱动灶电活动的周长；在此情况下激动呈现碎裂化。这是数个动物模型中的房颤机制，在这些模型中，驱动灶包括稳定的、极短周长的异常自律性局灶，稳定的、极短周长的折返环，或者不稳定的、极短周长的折返

环。这似乎也是那些起源于肺静脉且以极短周长激动心房患者的房颤机制。肺静脉的冲动似乎促进和维持了房颤[13]。

颤动样传导的概念与"母转子颤动"的假说相关。该假说认为组织某个区域内的一个静止或迂曲移动的螺旋卷形波的臂向不应期较长的周围组织传导时发生外围波阵面破裂。虽然有研究者提示这些母折返环可能是固定的，但其他研究者认为它们可能在一个较小的特定区域内不断行进（即摆动）。在广泛心房纤维化的心房内，不同区域内的多个稳定的转子可能共存，其间被不能维持 1:1 传导的中介组织分隔。这个变体等同于伴有多个稳定母转子的母转子颤动。母转子颤动与多子波颤动不同，后者的功能性折返环具有固有的不稳定性和非局限性，自发外周的波阵面破裂导致颤动的发生和维持，母转子颤动受局限性的起源所驱动，其外围的波阵面破裂仅仅是不直接导致房颤的副现象。然而，与多子波折返颤动类似，母转子颤动是纯粹的折返，需要一个触发灶来启动最初的转子；一旦产生，不再需要进一步的触发灶来维持颤动[11, 15]。

最近，数项标测研究提供了房颤"局部性起源"假说的临床证据，研究显示局部区域内转动的或局灶性的驱动灶维持房颤，通过直接消融转子和局灶区域就能够消除房颤，基于肉眼电图分析、主频分析或采用相位分析的全景心内膜标测技术，这些转子区域和局灶区域表现为高频、周期性活动（见下文）[16-22]。

人类房颤的标测　房颤电图较为复杂，其振幅和形态的变化和房颤周长的时空差异使人类房颤的标测颇具挑战性。最近的临床研究显示持续性房颤机制是不一致的，导致这种不一致性的一个因素是标测技术的尺度（全局性与区域性对比）和空间分辨率方面的差异，另一个因素是分析颤动波前的方法是相位分析抑或激动时间分析[23]。

电生理实验室内常规的激动标测技术，系通过指定单极电图上一个特定的时间点作为局部激动的标志，并不能用于房颤标测；典型的颤动电图是碎裂而低振幅的，易于被认为是伪差[24]。研究者曾采用心脏电位的光谱分析和相位标测来克服这些挑战。这两者最初均源于体外心脏的光学标测实验。虽然光学标测在追踪转子的形成和维持时提供了更高的时空分辨率和精确度，但是目前的光学标测技术尚不能进行全景式的内膜标测，更何况需要应用有潜在毒性的电压敏感染料，这就阻碍了它们在人类在体研究中的应用[11, 13, 25]。

信号的频谱在频域上显示它的能量分布。频域分

析能识别频谱中最高的峰值（亦即"主频"），这通常作为某个特定位置平均激动频率的替代指标。因此，频谱分析可以标测房颤频率的分布，确定最高激动频率的区域（也就是最短周长、主频），这通常与维持房颤的起源部位（局灶或转子）相符。该技术业已证实房颤包含重要的规律程度各异的周期性要素，还证实心房的某些区域比其他区域具有更高的激动频率。提示这些区域可能是维持房颤潜在的驱动灶，也为消融治疗提供了靶点。频谱分析的缺点是频域标测提供空间上的时间平均的频率信息，因而无法追踪信号时间上变化情况[11, 13, 24-25]。

"相位"是在给定的时间点测量信号在振荡周期中所处的位置。相位标测独立于信号振幅计算整个持续时间内的信号振荡，并在每个时间点上描述某个时间信号在其激动 / 恢复周期瞬时相位的特征。相位计算选择某时间信号的特定周长以便将信号转换为相位域。分析空间上的相位变化可以提供规律化（反复性活动）模式的信息，并可以看到心脏颤动时空分布的传导模式。更重要的是，相位标测使得旋转性波前（转子）的标测和旋转中心（奇点）的确定成为可能。然而，相位标测有在复杂的激动模式中引入假性转子的倾向，比如围绕阻滞线的波前传导[24]。

临床上，最近全景式心房标测的房颤研究采用从网篮电极获取的接触式心房内膜电图［局灶冲动和转子调制（focal impulse and rotor modulation，FIRM），图 15.4］或从体表记录重建的心房电图进行相位分析［心电图（ECG）成像］。这些研究显示了具有普遍短暂转子存在的心房驱动区域，并提示房颤为螺旋波（转子）和（或）局灶性来源所维持，这些螺旋波或局灶性来源在空间上足够稳定，可以成为消融靶

点。两种术式均识别相位奇点（转子核心）作为消融靶点。消除转子和局灶性来源可以即刻改良或终止房颤，并显著改善消融结果。房颤的局限性来源可以解释消融调整房颤不足以限制临界质量却可通过局限性干预终止房颤[16-22]。

需要引起重视的是，虽然心电图成像和 FIRM 均采用相位分析判断房颤时转子传导的行为，但是采用这些技术检测转子产生关于转子空间行为截然不同的结果。FIRM 标测显示双心房内转子空间上是稳定的。在同一部位很多这些转子在数秒至数分钟内都是可标测的。与此形成鲜明对比的是，心电图成像技术显示的折返环路是空间不稳定的，而是明显在心房内迁回移动。然而，这些折返环路在特定部位反复出现，因而可能成为一个消融靶点。目前，不同技术检测的转子空间行为显著不一致的原因尚不清楚。最近一项研究比较识别静止和移动转子所需分辨率，发现转子的轨迹可以在仍然可以识别稳定转子的分辨率下丢失，这个结果或许可以解释关于转子稳定性结果的差异——网篮导管识别稳定的转子，而非侵入性心电图成像识别短暂而迂曲移动的转子[23]。

然而，尽管有上述资料，转子范例既没有被确认也没有被广泛接受，最近研究也提出了有关转子消融效果的疑问。足够的空间分辨率对于精确识别转子和局灶来源是非常重要的。虽然粗略的分辨率下可能识别静止的转子，但是可能会忽略迂曲移动的转子。虽然大多数临床使用的导管在人类房颤的波长范围内可以提供足够的空间分辨率，以识别和追踪转子核心的位置，但是除非导管偶然放置于一个不移动到导管电极边缘外的转子上，覆盖局部区域的标测电极（如四极电极或环状电极），否则并不能够追踪转子。与此

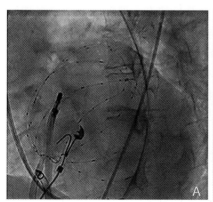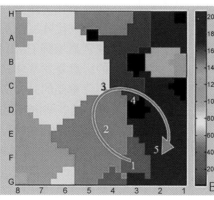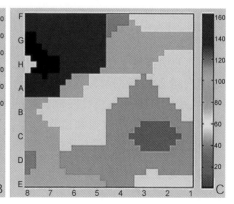

图 15.4　（见书后彩图）局灶冲动和转子调制（FIRM）标测识别房颤的局灶来源。A. X 线影像显示左心房内放置的多极网篮导管（左前斜位）。B. FIRM 标测显示逆时针旋转的左心房转子（激动时间标测上从红的到蓝色，红色表示早期激动）。C. FIRM 标测显示起源于网篮电极 2 和 3 样条 C 和 D 的左心房局灶冲动（红色代表早期激动，离心激动模式）。（From Sommer P，Kircher S，Rolf S，et al. Successful repeat catheter ablation of recurrent longstanding persistent atrial fibrillation with rotor elimination as the procedural endpoint: a case series. J Cardiovasc Electrophysiol. 2016；27：274-280. ）

相对，网篮导管提供了覆盖全心房的标测。然而，网篮导管的较低分辨率使得它们容易出现识别错误；相位的插值固有地倾向于检测到转子，这是因为其算法就是被设计用来显示旋转性活动。如果波前按顺序到达电极周围，局灶激动也可能展现为转子旋转性活动。这可能部分解释了 FIRM 标测转子发生率很高而房颤消融终止率较低、网篮电极引导的转子消融远期成功率较差。另一方面，心电图成像技术缺乏识别心外膜传导突破、自发除极和亚厘米级微折返的功能，而上述这些被视为局灶性活动[13, 23]。

房颤的基质

正如指出的那样，房颤由触发灶引发和易损的电生理维持基质之间的相互作用引起。大多数潜在的触发灶并不引起房颤的事实提示大多数患者中功能性和结构性基质发挥的作用。然而，在临床上触发灶对比基质相对的贡献大小可能有所不同，此外，触发灶和基质相互作用的确切性质尚待明确。

房颤通常发生于其他心脏性或非心脏性病理情况，比如瓣膜病、高血压、缺血性心脏病、心力衰竭或甲状腺功能亢进。依据这些外源性压力源的类型、程度和持续时间，发生一系列依赖于时间的适应性和适应不良的心房反应来维持稳态（所谓"心房重构"），包括离子通道水平、细胞水平、细胞外基质水平的变化或各个水平的组合变化，导致电学、功能性和结构性的后果。

心房结构重构的标志是心房扩张，通常伴随进行性加重的间质纤维化。房性心律失常，特别是房颤，是电重构最常见的临床表现。心房不应期离散度增加、传导异常不均一的离散度，包括传导阻滞、传导延缓、相邻心房肌束分离是造成房颤基质的重要因素。重要的是，不同的病理条件可能与一组不同的心房重构反应相关。

即使房颤发生于无明显结构性心脏病的情况，也有越来越多的证据显示可以观察到一些隐匿性异常（例如片状纤维化、炎性浸润、心肌电压丧失、传导延缓、窦房结功能改变和血管功能异常），这些异常可能代表了有助于房颤基质的心房重构的早期阶段。

心房的电生理特性

正常心房肌细胞中，动作电位 0 相由快钠通道电流（INa）介导。这些电位称为快反应电位（见第 1 章）。结果是心房有几个特性使得在房颤时出现非常复杂的传导模式和极快的心房率。动作电位时程相对较短，在动作电位 3 相就可部分再激活，通常在回到舒张期电位后的 10 ～ 50 ms 内可完全再激活。心房不应期随着心率增加而缩短，可能发生非常快速的传导。

没有明显结构性心脏病的房颤患者似乎也有心房不应期离散度增加，这与房颤诱发性增加和自发发作相关。一些患者存在特定部位的心房不应期离散度和心房各向异性不均一导致的双心房间传导延缓。

心房纤维化

心房纤维化在房颤的病理生理学中发挥着重要作用。心房纤维化由各种心脏损害造成，具有共同的纤维增生性信号通路。纤维化的心肌表现为缓慢和不均一的传导，伴有空间上的"非一致各向异性"的冲动扩布，这可能继发于细胞间偶联减少、不连续的分支结构和迂曲的环路。当与心房内不均一的不应期离散度相结合，传导阻滞为折返的发生提供了必需的条件。纤维化心肌的传导延缓越显著，维持折返性子波所需的解剖环路就越短。实际上，在不连续传导的组织中，折返环仅需要数毫米长。因此，显著纤维化的心房区域可以容纳房颤的局部起源灶。这一假说并不除外心房其余部位表现为颤动样传导或功能性折返波[7, 26-29]。

心房纤维化加剧是正常衰老进程或各种病理情况的临床表现，这些病理情况包括高血压、冠心病、心力衰竭和睡眠呼吸暂停。甚至在所谓"孤立性"或"特发性"房颤患者中也可显示心房纤维化增强，提示这些患者的房颤可能代表了"纤维化性心房心肌病"心律失常方面的临床表现。尽管一些病例的心动过缓是心动过速的一种功能性反应，但窦房结功能异常和房颤（慢-快综合征）的强相关性也提示心房肌细胞被纤维组织替代可能在房颤的发病机制中起重要作用。最近，采用延迟增强心脏磁共振（CMR）成像和电解剖电压标测的研究显示，心房纤维化的程度和分布在房颤患者中差异甚大。然而，经常发现持续性房颤比阵发性房颤的纤维化程度更高。此外，还发现延迟增强 CMR 定义的心房纤维化与导管消融患者的房颤复发率独立相关[7, 27, 30]。

重要的是，房颤自身似乎能产生各种心房结构改变，这些结构改变进一步促进心房重构、机械性异常和房颤持续。长时程房颤导致肌纤维丢失，糖原颗粒聚集、细胞-细胞间缝隙连接偶联破坏和细胞器聚集[26]。

心房纤维化进展时房颤特性的改变也对电学或药物治疗最终无法转复窦性心律产生直接影响。在以不连续的各向异性、严重的缝隙连接失偶联和纤维分支为特征的显著纤维化和不连续的心房组织中，冲动传播的安全系数比在正常组织中高。因此，钠通道电流被阻断到与终止功能性折返相同的程度，或许不能终止已重构心房的纤维化瘢痕内由缓慢而碎裂传导导致的折返。不连续组织的传导由结构决定并产生波阵面后的可兴奋间隙。如果可兴奋间隙很大，药物延长心房不应期的有效性将大打折扣。此外，瘢痕组织可能表现有多个传入和传出位点和多个发生单向阻滞的位点，这可能导致局部细胞外电图中出现的活动逐跳地发生变化，其周长也逐跳地发生变化。虽然这些区域预期对除颤有反应，但随着瘢痕导致的单向阻滞重新出现，房颤可能在早搏后或转复窦性心律后即刻重新发作。

心房牵张

心房牵张和扩大可能在房颤的发生和维持中起作用。临床上，房颤发作更频繁与已知可导致心房压力上升和心房牵张的情况相关，比如急性失代偿性收缩性或舒张性心力衰竭。此外，超声心动图显示的左心房容量指数和限制性跨二尖瓣多普勒血流图是发生房颤的强预测因子。

扩大了的心房结构可能具有重要的与心房肌牵张有关的电生理效应（所谓"电机械反馈"）。急性心房牵张缩短心房不应期和动作电位时程、抑制心房传导速率，这可能由细胞兴奋性降低导致，后者又由于牵张激活通道的开放或者轴索特性（膜阻抗、电容、核心阻抗）的改变造成。局部牵张小于 30 min 激活即刻的早期基因程序，启动心肌肥厚和改变受累区域的动作电位时程。此外，急骤改变压力和张力的模式可以增强血管紧张素 II 的合成，而这将导致心肌肥厚。通过局部性升高 L 型钙离子流（ICaL）和降低瞬时外向钾离子流（Ito），血管紧张素 II 促使致心律失常的电学离散度形成。心房肌细胞牵张力的改变也会导致牵张激活通道的开放，增强 G 蛋白偶联的通路。这将导致蛋白激酶 A 和 C 的活性升高，通过细胞膜的 ICaL 升高和肌浆网钙释放增加，促进后除极和触发活动的发生。此外，急性牵张可以促进不应期离散度和空间异质性增加，导致传导阻滞，并可能促进房颤的发生。这些变化的发生具有不均一性，因为牵张作用在心肌较薄的区域比较厚的区域更显著。

此外，慢性心房牵张，作为房颤和其他与房颤相关情况的后果，可能通过激活多个促纤维化和心肌肥厚的信号通路而促进心房纤维化。

炎症

越来越多的证据显示炎症（和它的下游效应，包括心房纤维化）参与房颤的发病。临床上房颤经常发生于炎症状态下，比如心脏外科手术和急性心包炎。

此外，炎症生物标记物［C- 反应蛋白（CRP）和白介素 -6（IL-6）］在房颤患者中显著上升，该发现提示这些患者中存在系统性炎症。研究显示 CRP 和 IL-6 水平上升可以预测今后的房颤发展、房颤复发和房颤负荷。也有证据显示炎症参与电重构和结构重构。此外，炎症可以破坏连接蛋白的表达，导致细胞间偶联受损，似乎能直接增加心房传导的异质性[31]。

炎症也有可能是房颤的后果。CRP 水平在恢复窦性心律后下降。房颤时快速的心房激动导致心房肌细胞内钙离子超载进而可导致细胞死亡，而这将诱发低度的炎症反应。炎症反过来可以导致愈合以及修复性纤维化，这可能加重心房重构并促进心律失常的永久化。

目前，房颤中炎症的确切作用定义得还很不明确，也不清楚炎症是否实际参与房颤的机制抑或只是简单的附带现象。虽然旨在减轻炎症负荷的治疗（如糖皮质激素、他汀类药物和血管紧张素 II 抑制剂）似乎有希望，但是早期临床试验并不支持有明显的益处[32]。

房颤的心房重构

房颤是一种进展性心律失常。即使没有进展性的潜在心脏病，仍有 14%～24% 的阵发性房颤患者转变为持续性房颤。此外，当房颤存在较长时间后电复律或药物复律将变得更困难。实际上，心律失常自身导致一系列心房电学和结构改变，这些改变自身有益于心律失常的永久化（"房颤引起房颤"），这个进程被称为重构。反复发生的房颤可能导致不可逆的心房重构，并最终引起永久性的结构变化，导致阵发性房颤进展为持续性并最终进展为永久性房颤，后者特点是电复律或药物治疗不能恢复和维持窦性心律。即使在房颤终止后，这些异常继续持续一段与房颤病程成比例的时间[33]。

房颤导致的心房电生理特性的改变可能由离子通道活性的改变引起，后者导致心房肌细胞部分去极化和心房不应期缩短。这些改变促进房颤的发生、持续（电重构）和细胞钙离子处理的改变，后者导致收缩功能异常（收缩重构），以及与心房扩大相关的结构变化（结构重构）。实验中，电学和收缩重构在房颤发作不久后即开始，在房颤发作最初的数分钟后心房不应期和收缩性呈平行性下降，数天后继以心房不应期的进一步缩短和心房尺寸的扩大。结构改变的时间进程要慢得多，可能开始于房颤发作后的数周[34-35]。

电重构

电重构由快频率的电活动导致。房颤时心房肌细胞典型的电生理改变为动作电位时程和心房不应期的缩短和动作电位平台期振幅的下降。此外，房颤导致复极调整时间进程（动作电位时程）以适应频率改变的能力受损（"异常的复原"）；结果导致心房不应期无法在心率变慢（比如恢复窦性心律）时适当地延长。这些变化促使房颤稳定地持续更长时间。这是因为根据多发子波理论，短的波长导致更小的子波，后者在心房质量一定的情况下增加最大子波的数目。心动过速导致的不应期变化在空间上是具有异质性的，并且在心房各区域内或各区域之间的差异性加大，这将促进心房易损性和房颤维持，并且提供折返的基质。

电重构和心房不应期缩短的机制并不完全清楚。有几个可能的解释，包括离子通道重构、血管紧张素 Ⅱ 和心房缺血。电重构主要内容包括 L 型钙离子流（ICaL）、整流性背景钾离子流（IK1）和构成性的乙酰胆碱调控钾离子流（IKACh）降低，和缝隙连接的异常表达和分布[33]。

ICaL 下调似乎可能导致心房动作电位的缩短，而 Ito 降低被认为可导致生理性的动作电位频率适应性的丧失。房颤时快速的心房率导致细胞内钙离子堆积。ICaL 降低可以用 L 型钙离子通道 α 1C 亚单位表达下降来解释，这可能是一种补偿机制，以减少房颤快速反复动作电位时 Ca^{2+} 内流增加导致的细胞内钙超载的可能性。维拉帕米，一种 L 型钙通道阻滞剂，被证明能够在不影响房颤诱发的情况下减轻电重构并加速其完全恢复。而由高钙血症或地高辛诱导的细胞内钙超载则加重电重构。肌浆网释放的 Ca^{2+} 拮抗剂利阿诺定可减轻电重构，这一发现提示房颤时细胞内钙离子增加对心房肌适应不良的产生有重要作用[33]。

血管紧张素 Ⅱ 也可能参与电重构，血管紧张素 Ⅱ 抑制剂可能会阻止重构过程。在心肌梗死（MI）后左心室（LV）功能不全的患者和慢性缺血性心肌病患者中，血管紧张素转换酶抑制剂可降低房颤的发生率。心房缺血是电重构的另一个可能的因素，可通过激活 Na^+-H^+ 交换体缩短心房不应期。

最近，microRNA（miRNAs 或 miRs），一组小的负调控基因表达的非编码 RNA 分子，被发现在广泛的电学和结构重构过程中发挥重要作用[34, 36]。此外，实验研究表明房颤的快速发作可导致自主心房重构，随着心房交感神经支配的异质性增加，这可能促进自律性增强、触发活动和空间不均匀性的不应期缩短[7]。

此外，持久性房颤可能导致心房内其他变化，包括缝隙连接重塑，表现为增加连接蛋白（connexin）43 的表达和分布增加以及连接蛋白 40 的异质性分布，两者均为细胞内缝隙连接蛋白。

收缩和结构重构

持续性房颤也与结构变化有关，如心肌细胞肥大、心肌细胞死亡、组织纤维化、心房功能受损收缩、心房牵张和扩张。心房扩张通过缩短有效不应期和延缓心房传导增加电不稳定性。这些结构性变化，其中很多很可能是不可逆的，似乎在数周至数月就会发生[33]。

细胞重塑是由心肌细胞的凋亡与心肌溶解引起的。AF 会导致心房肌细胞的亚结构发生明显变化，包括肌纤维的丢失、糖原积累、线粒体形态和大小改变、肌浆网碎裂和核染色质离散。

收缩性重塑可能是由于 ICaL 的下调以及肌溶解（肌节的丢失）引起的（导致收缩期 Ca^{2+} 释放减少）。收缩性重构可能会引起血栓形成和心房扩张。收缩性重构开始于房颤发作后早期，其恢复时间一般长于电重构逆转所需的时间，可能是因为心房代替肌节所花的时间[35]。

除心房重构外，还可发生窦房结重构，窦房结自律性降低或窦房传导延长导致 SND 和缓慢性心律失常。窦房结重构现象可能是快慢综合征中出现心动过缓发作的原因之一，可能会降低窦性心律稳定性，增加房颤的稳定性。如前所述，如果能够预防心动过速，窦性心动过缓的因素在功能上似乎是可逆的。

研究表明，肺静脉对房颤引起的电学改变比心房更敏感。虽然基线状态下肺静脉不应期显著长于心房，但是在起搏诱发的房颤短暂发作后，它们表现出更显著的不应期缩短。此外，房颤的短期存在影响肺静脉电生理特性，表现为传导速度减慢而不影响心房传导时间。心房重构后的结构改变，如心房拉伸，也会导致肺静脉的活性增加。心房牵张可导致心房内压升高，引起起源于肺静脉激动波的速率和时空组织性增加。这些变化意味着电学和结构重构增加了肺静脉异位自律性和房颤维持的可能性。

心动过速导致的心房重构可以构成各种临床上重要现象的基础，如其他室上性心律失常的患者发生房颤的倾向、房颤电复律后早期复发的倾向、长期房颤抗心律失常药物治疗无效，和阵发性房颤变成持续性房颤的倾向。

如果在合理的时间内恢复正常窦性心律，则电生理学变化和心房电重构逐渐正常化，心房尺寸减小，心房机械功能恢复。这些观察结果支持这样一种观点，即通过使"窦性心律维持窦性心律"可以阻止"房颤导致房颤"的负下行螺旋，而窦性心律的恢复可以通过逆重构预防心律失常发作持续时间和频率的增加。

自主神经系统在房颤中的作用

心功能受外在和内在的心脏自主神经系统的调节。外在（中央）系统是由交感神经和副交感神经组成的，包括大脑和脊髓中的神经元以及指向心脏的神经纤维。内在系统由一个大的网络组成，包括心包腔的心外膜脂肪内埋藏的心脏自主神经节和 Marshall 韧带。数组心脏神经节包括在特定位置结合的神经丛。在整个心脏中，不同组的神经节有不同的神经支配部位。心房神经节包含来自心房肌的传入神经元和中枢自主神经系统，和外源性胆碱能和肾上腺素能神经元，肺静脉心肌和神经节丛周围的心肌有较密集的神经支配。此外，还有广泛的互联神经元阵列，在不同神经节丛之间，以及神经节丛与心房和肺静脉心肌建立了一个交流网络。内在系统接收从外部系统传来的输入信息，但独立调节许多心脏功能，包括自律性、收缩性和传导性[37]。

多项研究表明，这两类自主神经系统均参与了房颤的发生、维持和终止，其中副交感神经系统起主要作用。交感神经活性增强缩短心房不应期，也增加心房和肺静脉心肌细胞肌质网中钙的释放，促进与后除极相关的房性早搏和房性心动过速（AT），可引发房颤[38-39]。另一方面，在心脏结构正常的患者中，迷走神经张力增加常与房颤的发病有关。副交感神经刺激导致心房有效不应期的不均匀缩短，从而提供了折返基质，促进房颤的发生和维持。迷走神经刺激也可能导致心房中出现局灶性触发灶。值得注意的是，内在心脏神经系统的不平衡（而不是增强的张力本身）被认为与房颤的发病机制有关。在外科术后阵发性房颤发作前，曾被观察到交感神经张力增强或迷走神经张力下降的改变，而在夜间发作的年轻阵发性房颤患者，观察到迷走神经张力占主导性的改变[40-41]。

肺静脉的电学特性也受到自主神经张力变化的调节。解剖研究表明，PV 和相邻的后壁有一个独特的与心房其他部位不同的轮廓，这可能有助于这一区域的局灶性触发灶和持续的微折返形成。神经节丛在 PV 入口处的脂肪垫中呈丛状分布，在四个肺静脉心肌袖中的任何一个均有密集的神经支配。激活肺静脉-左心房交界处的神经丛，通过副交感和交感活性的联合作用促进房颤的发生[41-42]。

研究表明，心脏的外部自主输入（即从大脑和脊髓）对神经节施加抑制性控制，减弱或丧失这种控制会让神经节丛变得异常活跃。心脏神经丛起着"整合中心"的作用，调节自主神经支配。神经节丛的过度活跃可能是致心律失常的，而低水平神经节丛活性可能是抗心律失常的。最近的证据显示非侵入性心脏自主神经调节治疗（如经皮电刺激迷走神经）可以抑制神经节丛活性，随之延长心房和肺静脉心肌的有效不应期，抑制房颤可诱发性。外在心脏自主神经调节的其他方法（如肾去交感神经化和星状神经节消融）是处于研究中的抗心律失常治疗方法。此外，肺静脉的心房入口（肺静脉前庭）神经节丛的消融可能有助于消除或减少房颤的可诱发性[43]。

肺静脉在房颤中的作用

现在几乎没有争议的是，肺静脉在房颤触发和维持中扮演着重要角色。根据动物和人类的模型，特别是在阵发性房颤的情况下，颤动样传导可能是由心房内一个或多个局灶起源的快速放电引起的；在大多数（94%）房颤患者中，局灶位于其中一根肺静脉（图 15.2）。肺静脉外的部位也可以触发房颤，但是这种情况在少数病例中发生，可能不超过 10% 的患者。房颤也是由微折返环，或转子使之持续性发作。转子表现为高频周期性的活动，螺旋波阵面从中激活并向周围的心房组织辐射。随着离转子距离的增加，传导减慢并变得不那么有序，可能是因为心房结构重构，导致颤动样传导。有趣的是，占主导地位的转子似乎主要集中在左心房和肺静脉之间的连接处。一项研究也证明，肺静脉-左心房区域具有非均一的电生理特性，能维持折返。如前所述，自主神经输入可能在触发和维护房颤时起重要作用，许多神经输入都集中分布于靠近肺静脉-左心房的连接处。

肺静脉在持续性房颤发生和维持中的作用似乎不如阵发性房颤明显，可能与继发于持续性房颤相关的电学和结构重构有关。与阵发性房颤相比，持续性房颤的非肺静脉触发灶更常见，维持房颤所需的折返部位更常在肺静脉-左心房连接处以外的区域被发现。

肺静脉解剖

肺静脉可有不同的解剖结构。大多数被检的心脏中都可以发现 4 根独立开口的肺静脉。房颤患者中，肺静脉开口是类椭圆形，上下径较长，经常可以发现漏斗形肺静脉开口。右上肺静脉位于上腔静脉或右心房后方，以及右下肺静脉水平走向。左上肺静脉位于左心耳（LAA）与降主动脉之间，左下肺静脉行径靠近降主动脉（图 15.5）。上肺静脉走向向前和向上，而下肺静脉走形向后和向下。患有房颤人群较正常人群的肺静脉更大，男性大于女性，在持续性房颤大于阵发性房颤。

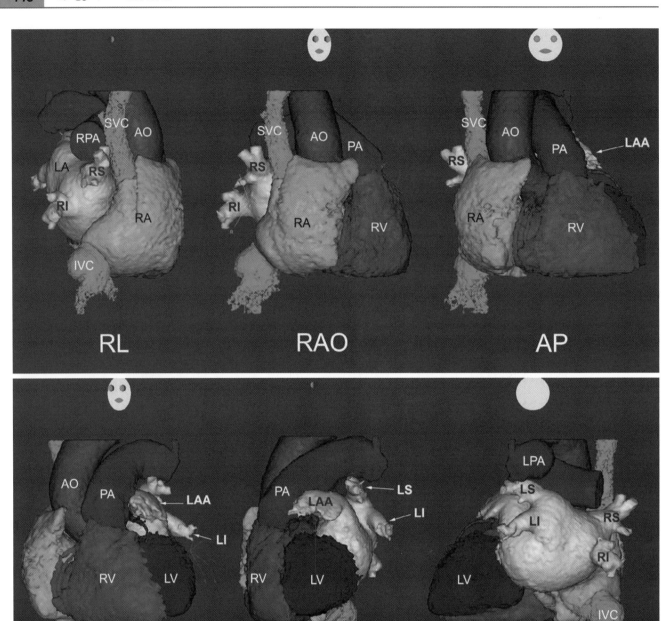

图 15.5（见书后彩图）节段性心脏计算机断层摄影图像显示左心房（LA）和肺静脉（PV）的解剖关系。多个投照体位图像：右侧位（RL），右前斜位（RAO），前后位（AP），左前斜位（LAO），左侧位（LL），以及后前位（PA）。AO，主动脉；IVC，下腔静脉；LAA，左心耳；LI，左下肺静脉；LPA，左肺动脉；LS，左上肺静脉；LV，左心室；PA，肺动脉；RA，右心房；RI，右下肺静脉；RPA，右肺动脉；RV，右心室；RS，右上肺静脉；SVC，上腔静脉

　　明显的肺静脉形态变异发生于 40% 接受房颤消融的患者，包括：①共同开口（见于约 25% 的患者，图 15.6），可发生于左侧或右侧肺静脉（较少见）；②额外右肺静脉（右中肺静脉发生于 8%～29% 的患者；图 15.6）；③肺静脉异常起源于左心房顶部；④多分支和早分支（尤其是右下肺静脉）。

　　肺静脉被心肌袖覆盖，心肌袖由一层或多层心肌纤维组成，呈圆形、纵向、斜向，或螺旋方向排列。这些心肌袖从左心房一直延伸到肺静脉，长度从 2 mm 到 25 mm 不等（平均为 13 mm）。心肌袖的长度通常有特征性的分布：上肺静脉比下肺静脉有更长和发育更好的心肌袖，这可能解释为什么心律失常

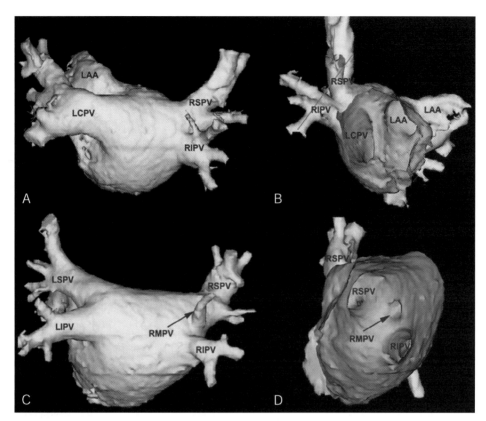

图 15.6 （见书后彩图）心脏计算机断层造影（后前位心脏检查视图）显示左心房和肺静脉。**A** 和 **B**. 左侧肺静脉共同开口；**C** 和 **D**. 右侧肺静脉 3 个分支。LAA，左心耳；LCPV，左侧共同肺静脉；LSPV，左上肺静脉；RIPV，右下肺静脉；RMPV，右中肺静脉；RSPV，右上肺静脉

病灶通常在上肺静脉比下肺静脉更常见。应该注意，无论是否存在房颤，所有个体的肺静脉都有这样的心肌袖。

肺静脉的细胞壁由一层薄的内皮、平滑肌介质和厚的纤维外膜组成。从心房壁到静脉壁的过渡是渐进的，因为心房与肺静脉壁平滑肌是相互重叠的。心肌袖在肺静脉和心房交界处最厚（平均 1.1 mm），然后向远端逐渐变薄。此外，心肌袖的厚度是不均匀的，上肺静脉的下壁和下肺静脉的上壁有较厚的心肌袖。在整个 PV，甚至在静脉心房交界处，心肌袖都有主要由纤维组织构成的缝隙。心肌袖内肌细胞束的排列比较复杂。似乎是由圆周方向的肌束（沿静脉长轴螺旋形排列）组成的网状排列肌束与纵向方向上的肌束（沿静脉长轴）相互连接。这样的安排，连同片状纤维化区域，可能与肺静脉在房颤发生中的作用有关。

肺静脉心肌电生理

如前所述，肺静脉在房颤的发生和某些情况下房颤的维持过程中发挥着关键作用。然而，尚不清楚这个区域易患心律失常的确切病因。目前关于肺静脉致心律失常性的离子流机制方面的数据非常有限。详细的标测研究表明，肺静脉内折返最可能是造成其致心律失常的原因，尽管也观察到异常自律性和触发活动。然而，肺静脉电隔离（参阅后面内容）后在 PV 中继续存在房颤较罕见，这令人怀疑肺静脉本身是否足够能维持房颤。

肺静脉的电生理特性包括明显的慢传导区域、递减传导、非均一的各向异性、非均质的复极化，均为折返创造了潜在的基质。从左心房到肺静脉心肌袖过渡，非均一的纤维朝向导致具有这一区域独特的传导特性。有可能心肌袖内肌纤维的复杂排列和分布不均的散在结缔组织和脂肪组织可以解释心肌袖中比左心房存在更明显的递减传导，也可以解释心肌袖内肌束之间传导及不应期的异质性。所以常在过早刺激中观察到（通常表明局部传导减慢）的肺静脉电位碎裂化符合各向异性的性质，这可以归因于心肌袖内肌束的复杂排列。

几项研究表明，异常自律性或触发活动，要么单独，要么与之前描述的折返机制一起，可以在房颤的发生中起作用。这些研究提示，病理条件下肺静脉倾向于异常自律性或触发活动增强。进一步研究发现左

心房后壁也与房颤的发生有关。研究显示，肺静脉和和左心房后壁一同在持续房颤的形成中起着重要作用。然而，致心律失常区域与为房颤提供基质的病理条件之间关系的本质还没有被阐明。关键区域究竟是后壁还是肺静脉，还是两者都有，一直是持续辩论的来源。

肺静脉心动过速与肺静脉颤动

在肺静脉起源的阵发性房颤患者中，有广泛的房性心律失常共存。延长监测时间经常可以记录阵发性房速和房颤并存。此外，阵发性房颤患者通常有多个肺静脉内的多个局灶，很多局灶起源于这些肺静脉的远端。

在临床心律失常只有肺静脉房速的患者中，与肺静脉房颤相比，其临床过程更类似于其他区域起源的房速。这些患者显示一个很明显的局灶过程，没有更进一步的证据显示阵发性房颤中观察到的进展性和弥漫性疾病。在长期随访中，他们也没有发展成为其他房性心律失常的倾向。值得注意的是，当肺静脉房速患者出现复发时，在几乎所有的情况下复发均源于最初的局灶。相比之下，阵发性房颤复发可源于其他肺静脉局灶和左心房的体部。重要的是，大多数有肺静脉房速的患者，局灶位于肺静脉开口（或距开口1 cm内），而不是肺静脉的更远端（距开口2～4 cm）。这些观察结果表明，局灶性肺静脉房速与肺静脉房颤可能代表不同的人群。肺静脉房速患者的特点是离散的、局灶消融可治愈的，不同于房颤患者更弥散的、累及多个肺静脉的过程。

肺静脉自发性局灶性房速和对程序性刺激缺乏可诱发性，提示这一心律失常更有可能是由异常自律性或触发活动引起的，而不是折返。然而，在电生理实验室中确定局灶性房速机制种类的尝试还很有限，因为在心律失常的特征中有明显的重叠（发生，对药物的反应）。

房颤遗传学

越来越多的研究者认识到房颤有广泛的遗传背景，在没有明显危险因素的患者中尤其如此。研究表明，至少所有房颤患者的5%和心脏结构正常房颤患者的15%～20%有阳性家族史。房颤家族史与一级亲属40%的房颤风险增加相关。一级亲属出现房颤人数越多、发病年龄越年轻，房颤家族史和发生房颤风险之间的联系越强[9]。

与房颤及其底物相关的几个基因和基因组区域已在家庭、个人和不同人群中确认。在根据孟德尔模式房颤遗传的少见人群和一般人群中，遗传因素在心律失常风险的调控中起着关键作用。家族性房颤可能是单基因病，非家族性房颤可能是一种遗传因素与环境变量相互作用的多基因遗传因病[9]。

经典的孟德尔遗传学和候选基因方法在编码心脏离子通道、心脏间隙连接、信号分子以及转录因子的基因中鉴定出引起房颤的突变，这些通道病变通常与其他表型的临床表现有关，如长QT、短QT或Brugada综合征和遗传性心肌病。房颤在心脏离子通道疾病中很常见，而且可能是一些患者的表现特征。研究显示，长QT综合征房颤患病率为2%～29%，Brugada综合征为6%～53%，短QT综合征为18%～70%，儿茶酚胺多形性室性心动过速为11%～37%。这些基因变异通过缩短不应期（促进折返）、延长心房动作电位时间（促进触发活动）或损害细胞间偶联（导致传导的异质性）促进房颤的发生[30, 46]。

值得注意的是，最近的一项研究描述了一种罕见的常染色体隐性遗传、以进行性纤维化为特征的心房心肌病，临床上表现为心房心律失常（包括房颤）、心房扩张和潜在的心房电静止[30]。

此外，全外显子组测序（whole-exome sequencing，WES）和全基因组关联研究（genome-wide association studies，GWAS）已经在人群中识别出多个单核苷酸多态性（single-nucleotide polymorphisms，SNP）（一种常见的遗传变异，作为房颤相关的遗传风险）。部分由于它们存在于基因组的非编码区域、一般不对蛋白质表达或功能产生影响，因此目前这些变异的精确分子机制尚不清楚。SNP可能是作为启动子或近端基因的增强子。最近发现具有多个SNP的基因涉及不同的功能，如编码转录因子、细胞骨架和支架蛋白，和离子通道[44, 47-49]。

流行病学

房颤是临床实践中最常见的持续性心律失常，约占心律失常住院人数的三分之一。全球年龄调整的房颤患病率男性估计为0.596%，女性为0.373%，大约共3300万人。全球每年超过500万人发生房颤。在西方，房颤在普通人群中的患病率为0.5%～2%，鉴于常见的无症状（亚临床）房颤，房颤的真实患病率可能更高。可能由于寿命延长、心血管疾病死亡率降低以及房颤危险因素的增加（如高血压和肥胖），房颤在一般人群中的发生率逐渐增加。2010年，美国的房颤患病人数有270万至610万，到2050年预计将增加到560万到1200万。在欧洲，房颤患病人数达800万，到2060年这个数字预计将上升到1800万[50]。

房颤是一种进展性疾病，半数以上患者在经历首次房颤发作后的两年内会复发房颤。房颤由阵发性进展到持续性的比例（尽管进行抗心律失常治疗）大约1 年为 10%，5 年为 25%～30%，10 年以上为大于50%。此外，最初诊断后 4 年内高达 34% 的患者由阵发性和持续性房颤进展为永久性房颤。随着房颤持续时间的延长，维持窦性心律的难度逐渐增大。只有40%～60% 病程短于 1 年的持续性房颤患者在使用抗心律失常药物后 1 年能维持窦性心律（尽管多次心脏复律）；而病程超过 3 年的持续性房颤只有 15% 的可能性长期维持窦性节律。增龄、糖尿病、心力衰竭、慢性肺部疾病和高血压是潜在的进展为永久性房颤的预测因素。其他健康人群的房颤进展可能性较低[51]。接受导管治疗消融的房颤患者发生疾病进展的可能性显著降低[9, 52]。

房颤独立地与显著增加的发病率死亡率相关，包括卒中风险增加五倍，痴呆风险增加两倍，心力衰竭风险增加三倍，心肌梗死的风险增加两倍。房颤患者的死亡率大约是窦性心律患者的两倍，与潜在心脏病及相关并发症的严重程度相关[53]。心脏原因（心脏性猝死、心力衰竭和心肌梗死）占房颤抗凝患者死亡人数的近一半，而卒中和出血每一个作为主因在所有死亡中只占 6% 左右。如果出现心力衰竭、肾功能不全、糖尿病、高龄、男性，死亡率似乎将增加[9, 44, 54-55]。

房颤危险预测

有研究者提出了几种新发房颤的预测模型以帮助识别高危人群并作为基准，以测试潜在的新风险因素。Framingham 研 究（the Framingham heart study，FHS）和每个社区动脉粥样硬化风险（the atherosclerosis risk in communities，ARIC）研究都获得了房颤的风险预测。最近，队列基因组流行病学-心房颤动的心脏与衰老研究（the cohorts for heart and aging research in genomic epidemiology-atrial fibrillation，CHARGE-房颤）联合开发并验证了一个使用合并数据（大于26 000 人）预测房颤发病率的简单预测模型，数据来源于多个前瞻性队列研究，包括心血管健康研究、FHS 和 ARIC。CHARGE- 房颤风险预测中使用的变量评分包括：年龄、种族、身高、体重、收缩压、舒张压、当前吸烟史、抗高血压药物史、糖尿病史、心肌梗死史、心力衰竭史。除了这些变量外，"增强版的"的 CHARGE- 房颤预测得分还包括 PR 间期和源于心电图的左心室肥厚[1, 56-57]。

易患房颤的临床危险因素

房颤可能与短暂的可逆原因有关，如甲状腺毒症、急性心肌梗死、急性心包炎、近期心脏手术、急性肺疾病、酗酒或触电。在这些情况下，潜在的急骤情况处理后房颤通常会消失。

在 70% 以上的患者中房颤被认为继发于潜在的结构性心脏病，是不同种类的疾病最后的心律失常表现。房颤来源于一个复杂易患因素的连续体，这些易患因素与疾病进程相关，并导致房颤的触发［如交感神经和副交感神经（神经源性房颤），易患性心律失常或肺静脉异位兴奋灶］，心房扩大加剧（如瓣膜性心脏病、高血压、心力衰竭），降低心肌细胞与纤维化组织的比例，可能包括细胞凋亡率的增加（如高血压和缺血性心脏病）、细胞间交流被破坏（如心包炎和水肿）、炎症介质增加（如心包炎和心肌炎），或负责调控离子通道和缝隙连接的能量和氧化还原状态的改变。表 15.2 列出独立与房颤相关的心血管系统疾病和其他疾病。

急性房颤最常见的原因是心肌梗死和心胸外科手术。慢性房颤最常见的临床危险因素是高血压和缺血性心脏病，充血性心力衰竭亚组患者最易出现这种心律失常。在发展中国家，高血压、风湿性瓣膜病（通常为二尖瓣狭窄）和先天性心脏病是最常见的房颤性相关性疾病[55, 58-59]。

窦房结功能不良的存在也预示着房颤风险的增加。29% 的心脏起搏器患者出现心房高频发作（通常提示房颤或房扑）且持续时间长于 5 min，但既往无房颤史。

在年轻患者中，30%～45% 的阵发性房颤和20%～25% 的持续性房颤不合并任何慢性或急性心律失常的危险因素，既往称之为孤立性房颤。然而，由于文献定义模糊和缺乏机制上或临床上的效用，孤立性房颤或特发性房颤的分类不应该用于指导治疗决策[5]。

无法改变的危险因素

年龄　房颤的患病率随着年龄的增长而增加。除外心脏手术，房颤儿童时期不常见。在 60 岁以下的人群中房颤发生率不到 1%，65 岁以上人群中发生率为 6%，超过 80 岁人群发生率超过 10%。房颤患者的中位年龄约为 75 岁。大约 75% 的房颤患者年龄在 65 岁或以上，45% 的房颤患者年龄在 75 岁以上[59]。在年龄大于 55 岁人群，发生房颤的终身风险男性约为 24%，女性约为 22%。

表 15.2 独立与房颤相关的心血管和其他疾病	
特征 / 合并症	**与房颤的相关性**
遗传易感性（基于与房颤相关的多种常见基因变异）[64]	HR 范围 0.4 ～ 3.2
老龄[19]	HR
50 ～ 59 岁	1.00（对照）
60 ～ 69 岁	4.98（95% CI 3.49 ～ 7.10）
70 ～ 79 岁	7.35（95% CI 5.28 ～ 10.2）
80 ～ 89 岁	9.33（95% CI 6.68 ～ 13.0）
高血压（治疗后）vs. 无高血压[19]	HR 1.32（95% CI 1.08 ～ 1.60）
心力衰竭 vs. 无心力衰竭[19]	HR 1.43（95% CI 0.85 ～ 2.40）
瓣膜性心脏病 vs. 无瓣膜性心脏病[205]	RR 2.42（95% CI 1.62 ～ 3.60）
心肌梗死 vs. 无心肌梗死 19	HR 1.46（95% CI 1.07 ～ 1.98）
甲状腺功能异常[206-207]	（对照：甲状腺功能正常）
甲状腺功能减退	HR 1.23（95% CI 0.77 ～ 1.97）
亚临床甲状腺功能亢进	RR 1.31（95% CI 1.19 ～ 1.44）
显性甲状腺功能亢进	RR 1.42（95% CI 1.22 ～ 1.63）
肥胖[19, 208]	HR：
无（BMI < 25 kg/m²）	1.00（对照）
超重（BMI 25 ～ 30 kg/m²）	1.13（95% CI 0.87 ～ 1.46）
肥胖（BMI > 31 kg/m²）	1.37（95% CI 1.05 ～ 1.78）
糖尿病 vs. 无糖尿病[19]	HR 1.25（95% CI 0.98 ～ 1.60）
慢性阻塞性肺部疾病[209]	RR：
FEV1 ≥ 80%	1.00（对照）
FEV1 60% ～ 80%	1.28（95% CI 0.79 ～ 2.06）
FEV1 < 60%	2.53（95% CI 1.45 ～ 4.42）
阻塞性睡眠呼吸暂停 vs. 无阻塞性睡眠呼吸暂停[210]	HR 2.18（95% CI 1.34 ～ 3.54）
慢性肾病[211]	OR：
无	1.00（对照）
1 期或 2 期	2.67（95% CI 2.04 ～ 3.48）
3 期	1.68（95% CI 1.26 ～ 2.24）
4 期或 5 期	3.52（95% CI 1.73 ～ 7.15）
吸烟[212]	HR：
从不	1.00（对照）
既往	1.32（95% CI 1.10 ～ 1.57）
目前	2.05（95% CI 1.71 ～ 2.47）
饮酒[213]	RR：
从不	1.00（对照）
1 ～ 6 杯 / 周	1.01（95% CI 0.94 ～ 1.09）
7 ～ 14 杯 / 周	1.07（95% CI 0.98 ～ 1.17）
15 ～ 21 杯 / 周	1.14（95% CI 1.01 ～ 1.28）
> 21 杯 / 周	1.39（95% CI 1.22 ～ 1.58）
习惯性剧烈锻炼[21]	RR：
无锻炼	1.00（对照）
< 1 天 / 周	0.90（95% CI 0.68 ～ 1.20）
1 ～ 2 天 / 周	1.09（95% CI 0.95 ～ 1.26）
3 ～ 4 天 / 周	1.04（95% CI 0.91 ～ 1.19）
5 ～ 7 天 / 周	1.20（95% CI 1.02 ～ 1.41）

AF，房颤；BMI，体重指数；CI，可信区间；FEV1，1 秒用力呼气量；HR，危险比；OR，比数比；RR，风险比。（From Kirchhof P, Benussi S, Kotecha D, et al. 2016 ESC guidelines for the management of atrial fibrillation developed in collaboration with EACTS. Eur Heart J. 2016；37：2893-2962. ）

性别　年龄调整后的房颤年发病率男性高于与女性（3.8 比 1.6/1000 人年）。同样，年龄调整的房颤患病率男性也高于女性（大于或等于 65 岁的成年人中，这一比例为 10.3% 对 7.4%）。然而，性别相关的房颤发生率和患病率的差异似乎与其他危险因素有关。一份报告发现，房颤相关的危险因素调整后，男性不再是独立的房颤危险因素。值得注意的是，尽管男性房颤发生率较高，但男性与女性患房颤的终身风险是相似的，这可能与男性预期寿命较短有关[9]。

种族　与尼格罗人、亚洲人和西班牙裔人相比，年龄调整后的白种人患房颤的风险更高[9]。

遗传　超过 5% 的所有房颤患者和 15% ～ 20% 缺乏已知致病因素的房颤患者有阳性房颤家族史。父母有心房颤动（特别是早期发病且没有常规危险因素的）的子女有 2 ～ 3 倍以上的发生房颤风险。在家族、个体和不同的人群中，数个房颤及其底物相关的基因和基因组区域已被确定。然而，是否能构建用以识别高危人群的基因图谱以及是否能通过干预可改变的危险因素降低遗传易感人群发生房颤的风险仍有待研究[9, 44, 60]。

可改变的危险因素

高血压　高血压性心脏病是发达国家最常见的房颤患者潜在的慢性疾病。事实上，研究发现在主要的房颤临床试验中，49% ～ 90% 的参与者都患有高血压。高血压本身会增加约两倍的房颤风险。此外，高血压和房颤并存的卒中、心力衰竭、住院、总死亡率是不伴高血压房颤患者的两倍。长期高血压，尤其是控制不理想的高血压，与交感神经激活、肾素-血管紧张素-醛固酮系统激活、左心室肥厚、舒张功能障碍、心房扩张和心房结构重塑有关，所有这些可促进房颤的发生和进展。此外，高血压通常与多种疾病并存，也增加房颤的风险，如心力衰竭、冠状动脉疾病、糖尿病和肥胖[61]。

值得注意的是，收缩压的纵向模式或长期轨迹、脉压和高血压治疗与 15 年房颤风险升高相关，比单时间点测量血压的效用要好，特别是在高血压长期存在，并使用抗高血压治疗的情况下。有趣的是，不同的舒张压轨迹与 15 年房颤风险升高没有相关性[58]。

心力衰竭　心力衰竭和房颤有共同的数个危险因素和病理生理过程。在全球房颤登记中，心脏衰竭存在于 33% 的阵发性房颤、44% 的持续性房颤和 56% 的永久性房颤患者。在 Framingham 研究中，41% 的合并存在房颤和心力衰竭患者首先出现为心力衰竭，

38% 首先出现房颤，其余 21% 患者的房颤和心力衰竭同时发生。另一方面，心房颤动存在于 42% 心力衰竭患者。房颤的发生率随着心力衰竭的严重程度而增加，从心功能 I 级患者 5% 到心功能 IV 级患者大约 50%。在一组左心室射血分数保留的心力衰竭患者中，29% 有房颤史，急性舒张期心力衰竭的患者中，65% 能记录到房颤或房扑[62-63]。

合并心力衰竭和房颤的患者预后较差，1 年死亡率为 9.5%，心脏衰竭恶化者约占 25%。接受心脏转复除颤器（ICD）植入的心脏衰竭患者中，植入时有房颤史增加额外的心脏衰竭和死亡风险，植入后后新发房颤与更高的死亡发生率相关[63-64]。

除了共同的潜在危险因素，心房颤动和心力衰竭也是对方独立的风险因素。房颤既是心力衰竭的原因也是其后果。心力衰竭是发生房颤的强危险因素，发生房颤的危险增加了 6 倍；而房颤与心力衰竭风险增加 3 倍相关。房颤可引起收缩期和舒张期心室功能损害，在窦性心律情况下不存在这种情况。心房收缩的丧失以及房颤诱导的心房功能受损和心房纤维化导致左心室充盈和心输出量减少，成为舒张期心衰的直接原因。此外，不规则且快速的心室率可导致左心室收缩功能障碍（心动过速诱发的心肌病）。房颤也与左心室心肌纤维化相关，导致舒张功能障碍。另一方面，心力衰竭时心室充盈压力和后负荷增大、功能性瓣膜反流、心脏肾素-血管紧张素-醛固酮系统的活化可导致心房牵张、心肌纤维化和扩张。此外，心力衰竭时钙调控的改变和钙超载也可促进房颤的发生和维持[63-65]。

心脏瓣膜病　房颤常规分为"瓣膜性"或"非瓣膜性"房颤。2012 年 ESC 指南将瓣膜性房颤定义为风湿性瓣膜病（主要为二尖瓣狭窄）或人工心脏瓣膜，而 2014 AHA/ACC/HRS 指南定义的非瓣膜性房颤是指房颤不合并风湿性二尖瓣狭窄和机械心脏瓣膜，但明确地添加了生物瓣膜或二尖瓣修复。

广泛的瓣膜病变可导致房颤的发生。房颤的主要独立危险因素是左心房扩大，后者更可能由二尖瓣疾病引起。左房压升高引起的心肌牵张和心房重构促进房颤的发生。

风湿性心脏病虽然在发达国家不常见，仍是发展中国家房颤发病的重要基础性疾病。房颤在这些患者中发生率随瓣膜病类型的不同而不同，主动脉瓣疾病患者只有 1%，二尖瓣反流患者为 16%，单独二尖瓣狭窄的患者为 29%，合并二尖瓣狭窄和反流患者为 52%。此外，已知房颤风险与左心房大小相关；房颤的发生率由左心房内径不超过 40 mm 时的 3% 上升到左心房内径超过 40 mm 时的 54%。二尖瓣狭窄和房颤患者的血栓栓塞事件风险尤其高，且不需要任何进一步的房颤抗凝治疗研究来证实。合并二尖瓣病变的房颤患者血栓栓塞风险高于合并主动脉瓣疾病的房颤患者。

非风湿性心脏瓣膜病在非瓣膜性房颤（即无风湿性二尖瓣狭窄和人工瓣膜）患者中是常见的，据报道患病率高达 25%，尤其是在永久性房颤患者当中。这些患者多数合并二尖瓣反流（61%）、主动脉反流（24%）和主动脉狭窄（32%）。值得注意的是，与无瓣膜病的患者相比，非瓣膜性房颤中合并非风湿性自体瓣膜病变患者的血栓栓塞风险升高；然而，无论是瓣膜疾病本身还是其严重程度与血栓风险无明确的相关性。这些患者年龄较大，CHA_2DS_2-VASc 评分较高，这可以解释较高的栓塞风险[3]。

冠状动脉疾病　冠状动脉疾病出现在超过 20% 的房颤患者。相比之下，在慢性稳定冠状动脉疾病总人群中房颤的患病率相对较低。尽管如此，急性冠脉综合征患者房颤短暂发生于 6% ～ 22% 的患者中，而且这种情况下其发生与短期和长期发病率和死亡率的升高相关。缺血性心脏病造成心肌缺血继发的收缩期和舒张期左心室功能异常和心房缺血，导致心房牵张和扩大，易发生房颤。

最近的证据表明，与无房颤的患者相比，房颤患者心肌梗死的发病率明显增加（47%），在无基础冠心病的患者、年龄 60 岁以下患者和女性患者其相对风险尤其高。人们提出了几种机制来解释房颤患者心肌梗死风险升高的现象：①由全身血小板活化、凝血酶生成增加和内皮功能障碍导致促进血栓形成的状态；②房颤介导的炎症反应可能促进斑块破裂和心肌梗死；③左心耳血栓脱落直接造成冠状动脉血栓栓塞；④房颤时快室率相关的相对性缺血；⑤存在心房颤动和冠状动脉疾病共同的危险因素（如糖尿病、高血压、高龄）[66-68]。

结构性心脏病　在一项长期随访中，超过三分之一的先天性心脏病患者都发生了 AF。AF 更常见于有严重先天缺陷、左侧有残余病变或未经治疗修复的心脏病患者。AF 常与左心病变有关（如左心室收缩功能障碍以及左心房增大），且最常见于先天性主动脉瓣狭窄、二尖瓣病变、单心室充盈减少、有未修复心脏缺损或晚期心脏病患者。与无先心病或单纯先心病的患者相比，复杂先天性心脏缺陷患者发生 AF 时的年龄更小。房颤在 40 岁之前的房间隔缺损患者中很少见，但在 60 岁以上未修复的患者中发病率可接近 50%[70-72]。

有报道指出，同时发生房颤和大折返型房性心动过速（MRAT）存在于相当数量（33%）的先天性心脏病患者中；且在大约三分之二的患者中，常规 AT 的发展要先于 AF。而在一项长期随访中发现，约 30% 成功进行了导管消融的大折返性房性心动过速（MRAT）患者发生了房颤[70, 73]。

阻塞性睡眠呼吸暂停 越来越多的证据表明房颤和阻塞性睡眠呼吸暂停之间的独立联系。房颤发生在 5% 的严重睡眠呼吸暂停患者中，没有睡眠呼吸暂停的人房颤发生率只有 1%。据报道，多达 32% 心脏结构正常的房颤患者合并至少中度以上睡眠呼吸暂停。此外，横断面研究表明房颤患者阻塞性睡眠的风险高于对照组（49% vs. 33%），并进行多变量分析证明了房颤与睡眠呼吸暂停之间有很强的独立联系（优势比，2.2）。此外，一些前瞻性研究表明阻塞性睡眠呼吸暂停可以预测房颤的发生。未经治疗的合并阻塞性睡眠呼吸暂停的房颤患者 1 年房颤复发率显著高于睡眠呼吸暂停状态未知的房颤患者（83% vs. 53%）。阻塞性睡眠呼吸暂停综合征患者的房颤发生率随呼吸暂停综合征的严重程度呈线性增加。在一些阻塞性睡眠呼吸暂停和阵发性房颤患者中，被发现夜间发作房颤且至少部分与呼吸障碍事件有关[61, 74]。

阻塞性睡眠呼吸暂停可影响房颤对药物和导管消融的反应。与无睡眠呼吸暂停患者的比较，阻塞性睡眠呼吸暂停患者导管消融后房颤复发风险增加 25% ~ 31%。另一方面，持续正压通气（continuous positive airway pressure，CPAP）治疗与房颤复发相对风险降低 40% 以上相关［不管接受何种房颤治疗策略（药物治疗或导管消融）][75-76]。

阻塞性睡眠呼吸暂停有几种机制增加房颤的风险。重复的强迫吸气对抗上气道塌陷，在呼吸暂停期产生胸内压显著变化，随之静脉回流增加，导致右心室前负荷和左心室后负荷增加。压力和容量超负荷引起心房牵张和肺静脉开口的扩张。急性心房牵张可缩短心房不应期（可能通过打开牵张激活的离子通道）、阻碍心房传导。反复心房牵张可导致心房结构重塑、心房扩张和纤维化。此外，反复呼吸暂停和呼吸减弱伴间歇性低氧血症和高碳酸血症，引起化学感受器诱导的交感神经激活和副交感神经减弱。交感神经过度活跃（被反复刺激强化）结果导致周围血管收缩和系统性高血压，以及增加心率、降低心率变异性。同时，间歇性缺氧和呼吸暂停后再氧化诱导氧化应激和炎症过程，促进左心房重构和纤维化。这些机制可以

作为房颤的触发者和促进者，易出现心律失常复发，影响房颤对药理学和非药理学治疗的反应。持续正压通气有可能有效逆转这些机制，从而减少房颤的发生。最后，阻塞性睡眠呼吸暂停常与多种增加房颤风险的疾病并存，如心力衰竭、糖尿病、肥胖和系统性高血压[74-76]。

肥胖 肥胖［体重指数（BMI）大于 30 kg/m^2］与明显较高的房颤风险相关，与正常体重相比，超重人群有更高的房颤发病率、患病率、严重程度和进展程度。最近荟萃分析发现体重指数每增加 5 kg/m^2，就增加 10% ~ 29% 的事件率、术后和消融后的房颤风险[77-78]。在有房颤症状的超重和肥胖个体中，进行性、持续的长期减重对长期无房颤发作有剂量依赖性的影响。很明显，体重波动大于 5% 对总的无房颤率有负面影响，复发性心律失常可能性增加两倍[44, 61, 79]。最近的一项荟萃分析发现，体重指数每增加 1 单位，房颤消融后复发的风险增加 3.1%。

肥胖通常与心脏代谢疾病相关，例如高血压、糖尿病、自主神经功能障碍和睡眠呼吸暂停，所有这些都可以产生房颤的易感基质。然而，肥胖似乎也是房颤一个独立的危险因素，独立于其他共同疾病的同时累加。在年轻和看起来健康的人群中肥胖也与较高的房颤风险相关。人们提出了几种机制来解释肥胖和房颤之间的联系。渐进性体重增加导致电重构和结构重构、心房间质纤维化、左心房压力和体积增加、心室肥厚舒张功能受损、低度全身炎症和心肌脂沉积。肥胖也与心外膜脂肪厚度增加有关，后者也与房颤相关，可能原因是房颤心房电生理和自主神经失衡。另一方面，减重与心房扩张和左心室肥厚的逆转相关[79-81]。

糖尿病 糖尿病似乎会增加患房颤的风险。在 FHS 中，随访 38 年后，糖尿病与男性房颤的风险高 40%、女性高 60% 相关。其他研究发现与对照组相比，受试者中糖尿病前期更为普遍，且与糖化血红蛋白水平呈正相关。值得注意的是，强化血糖控制并不影响新发房颤概率[44, 82-83]。

有几种机制可能是房颤与糖尿病有关的潜在基础。糖尿病相关性心肌病导致心室收缩或舒张功能不全，充盈压力增加，心房重构。此外，心脏自主神经病变也参与交感神经过度活跃和神经重塑。此外，胰岛素抵抗可能与心肌内的促炎环境相关[82-83]。

甲状腺功能亢进 显性甲状腺功能亢进症的房颤发生率在 10% ~ 15%，其发生率是甲状腺功能正常人群的六倍。同时，亚临床甲状腺功能亢进是房

颤的危险因素，与房颤的三倍增长有关。男性、老年人和三碘甲状腺氨酸（T3）中毒患者的房颤风险更高[44, 84]。

约三分之二的合并甲状腺功能亢进的房颤患者因在甲状腺毒性状态治疗后自然恢复窦性心律，通常在甲状腺功能恢复正常的 3 ～ 6 个月内。尽管甲状腺功能亢进被认为是房颤的可逆性原因，但甲状腺功能恢复正常后房颤持续或复发的患者高达 30% ～ 40%。甲亢年龄较大（大于 55 岁）、病程较长（5 年以上）、治疗前房颤病史长、严重左心室功能障碍、左心房增大是甲亢成功治疗后房颤持续的独立的预测因素[44, 84]。

在所有新发房颤患者中，不到 1% 是由明显甲状腺功能亢进引起。虽然异常甲状腺功能测试的结果在这些患者中是低的，使甲亢患者恢复正常甲状腺功能和窦性心律的益处使得甲状腺刺激激素（TSH）检测在大多数近期发生原因不明房颤的患者中是合理的。

甲亢增强房颤易感性的机制可能包括心房动作电位时程和不应期的缩短、心房异位活动增加、继发于左心室质量提高和心室受损的左心房压力升高、静息心率增加导致的心肌缺血[44, 84]。

肺栓塞 房颤可发生于急性肺栓塞，可能继发于急性右心室压力超负荷和随后的右心房扩张。房颤可以被看作是一个表现标志，在早期肺栓塞，或肺栓塞康复过程的后期[85]。此外，有肺栓塞病史的患者显示迟发房颤的发生率显著增加（9 倍）[86]。

值得注意的是，一些研究表明房颤可能是肺栓塞的原因，而不是结果。与房颤相关的促凝状态可能促进右心房血栓形成，进而导致肺栓塞。然而，这一假设尚未得到证实[86]。

慢性肾病 慢性肾病（CKD）增加发生房颤的危险。慢性肾病患者房颤的患病率是一般人群中的 2 ～ 3 倍。此外，房颤的患病率随着肾功能的恶化而线性增加。在一份报告中，无慢性肾病成人的房颤发生率为 1.0%，而在 1 ～ 2 期、3 期、4 t ～ 5 期慢性肾脏病的成人中，房颤发生率分别为 2.8%、2.7% 和 4.2%。肾功能障碍的其他指标，如蛋白尿，也与较高的房颤风险相关。重要的是，房颤发病率独立地与成人进展为需要透析的终末期肾病的风险增加相关（可能由于促炎症、促纤维化和促血栓形成的状态以及与房颤相关的血流动力学改变）。

有几种可能的机制可以解释慢性肾病患者中房颤的高发生率，包括房颤与慢性肾病之间高发的共同危险因素（如高龄、左心室肥厚、高血压、糖尿病）、全身炎症加重、交感神经活化、心肌纤维化、肾素-血管紧张素-醛固酮系统的激活。

锻炼和健康 最近的数据描述运动的强度、持续时间和频率与房颤和死亡率之间的 U 形关系。久坐不动的生活方式大大增加了房颤患病的风险，而中等强度的运动可以预防男性和女性将来的房颤。然而，长期的剧烈运动训练与房颤风险存在性别特异性的联系。相比之下，剧烈运动男性患房颤的概率 3 倍于久坐不动者，而剧烈运动女性患房颤的概率较低[61, 87-88]。

耐力运动促进房颤的机制仍然是推测性的。可能的促进因素包括心房牵张和扩张、左心室肥厚、慢性全身炎症、迷走神经张力增高、窦房结重构、解剖适应，和非法药物。然而，目前还不清楚为什么剧烈的体育活动增加房颤的危险只存在于男性，不存在于女性。值得注意的是，运动员房颤可能更少与一般人群中常见的房颤危险因素有关[87-88]。另一方面，缺乏体育锻炼易患上房颤的危险因素（如高血压、肥胖和糖尿病），与全身炎症和交感神经激活有关[9]。

乙醇 房颤是最常见乙醇消费相关的心律失常。重要的是，总的饮酒数量和模式以及饮酒饮料的种类似乎都影响房颤的风险。习惯性中等量（7 至 21 标准乙醇量 / 周）及重度（超过 21 标准乙醇量 / 周）饮酒后（即使纠正狂欢模式后），剂量依赖性增加房颤的发生率为，每增加 1 标准酒精量 / 天（或 12 g 纯酒精 / 天）将增加 8% 的房颤风险。

此外，狂饮模式（一次饮酒超过 5 杯）也和房颤风险增加存在相关性，而不管每周的饮酒量如何。急性乙醇消耗时房颤发作是公认的，发生在 60% 的酗酒者。事实上，"假日心脏综合征"描述房颤发生在周末或假日之后，此时的乙醇摄入量是增加了。此外，房颤风险增加最明显的是白酒，其次是葡萄酒，啤酒未被检测到额外的风险[44, 89]。

在有房颤病史的患者中，饮酒与阵发性房颤进展为持续性房颤的风险增加相关，也与导管消融后房颤复发风险增加相关。房颤患者每日饮酒的安全水平未曾发现[90]。

有几种机制涉及介导乙醇的不利效应。乙醇可导致心房电重构，减慢房内传导和缩短心房不应期。其他潜在的机制包括交感神经刺激、迷走神经张力的调节、氧化应激的改变、电解质失衡（低钾血症、低镁血症）和乙醇引起的心肌病。此外，乙醇及其代谢物乙醛、有直接的心脏毒性作用，包括对心房兴奋-收缩耦合的直接影响、抑制肌浆网钙释放、产生氧化应激、加速蛋白质分解代谢、脂肪酸代谢运输的紊乱[44, 89, 91-92]。

吸烟 一些（但不是所有）研究都证明过去和现在吸烟与房颤危险增加的相关性。在一份报告中，目前吸烟者的房颤风险几乎是不吸烟者的两倍。过去的吸烟者也有房颤风险增加，尽管低于那些继续吸烟的患者。此外，以烟龄计算的累计吸烟量与房颤风险增加相关。此外，二手烟，特别是在发育时期和儿童早期，与房颤的发生有显著相关性。这种相关性在没有已知的房颤危险因素情况下尤其强烈。值得注意的是，也有报道称房颤患者吸烟预测更坏的结果（即颅内出血、死亡率以及卒中或死亡的联合结果风险增加）[44, 93]。

几种机制可能涉及吸烟与房颤的相关性。尼古丁本身就与房颤在内的心律失常有关，可能继发于交感神经激活、心房电改变、心房纤维化、心房结构重构。此外，一氧化碳会影响心脏的自律性。此外，氧化剂和多环芳烃也可能起作用[93]。

咖啡因 咖啡因，一种甲基黄嘌呤化合物，具有类似茶碱的化学性质，增加神经激素和交感神经刺激。因此咖啡因被认为是一种可能触发房颤的物质。然而，研究未能证明习惯性或重度咖啡因摄入与房颤发生的显著相关性[44]。

消遣性毒品 消遣性（非法）毒品本身作为房颤危险因素的数据很少。目前尚无相关报道滥用安非他命、海洛因或迷幻药与房颤的相关性。有限的报告显示，滥用大麻、可卡因、摇头丸和促合成代谢的雄激素类固醇可能影响房颤的发生[44]。

大麻是最常用的娱乐药物，曾被报道与数例无合并症年轻人的房颤相关（发生于使用大麻数分钟至 3 h 内）。其潜在机制可能与交感神经激活和冠状动脉微循环减少相关[94]。

药物诱发的房颤

几种心血管和非心血管药物可诱发房颤。药物性房颤的总发生率较低；然而，由于药物引起的房颤多数为阵发性、在数分钟或数小时内自动终止，药物诱发房颤的真实发生率可能是被低估了。

短暂性房颤出现在约 3% 腺苷治疗室上性心动过速的患者和 17% 采用腺苷进行电生理检查的患者。此外，房颤可由正性肌力药物诱发，如多巴酚丁胺用于负荷超声心动图（0.4% ～ 2%）和米力农（5%）。

此外，心脏手术后使用多巴胺或多巴酚丁胺阵发性房颤发生率较高。冠状动脉内注射乙酰胆碱引发冠状动脉痉挛性心绞痛时，房颤是比较常见的并发症（17%）。

几种抗肿瘤药物可诱发房颤，包括心包内顺铂（12% ～ 32%）、环磷酰胺（2%）、蒽环类（1%）、白介素 -2（4% ～ 8%）、美法仑（6% ～ 12%）、5- 氟尿嘧啶（1%）和紫杉醇（1% ～ 1.7%）。据报道涉及房颤的其他药物包括非甾体类抗炎药、高剂量皮质类固醇、昂丹司琼（一种止吐剂）、氨茶碱、茶碱、抗精神病药（如氯氮平，奥氮平）、抗抑郁药（如氟西汀、曲唑酮）、二磷酸盐（如阿仑磷酸盐）和伊伐布雷定。

几种药物可通过完全不同的机制诱发房颤，包括：①心房电生理性质的改变，局灶活动增加，动作电位时程和不应期缩短，传导速度降低（如腺苷、拟副交感神经药、拟交感神经药，茶碱）；②肾上腺素能或迷走神经刺激（如乙酰胆碱、腺苷、拟交感神经药物）；③直接导致心肌纤维化、心肌病、心肌炎，或心包炎（如癌症化疗）；④继发于冠状动脉痉挛、血栓形成或动脉炎的心肌缺血（如乙酰胆碱、化疗药物、昂丹司琼和舒马曲坦）；⑤电解质紊乱（如利尿药、糖皮质激素）；⑥钙调控异常（如正性肌力药物）；⑦促炎细胞因子释放（例如，白介素 -2）；⑧氧化应激增加（如：癌症化疗）[44, 94]。

外科术后房颤

流行病学

15% ～ 63% 的患者心脏手术后并发房颤。在联合冠状动脉旁路移植术和二尖瓣置换术的患者中房颤的风险最高（63%），而单独行冠状动脉重建的患者（15% ～ 40%）和心脏移植（11% ～ 24%）患者房颤风险最低。术后房颤也被认为会并发于非心脏手术（发病率 0.3% ～ 13.7%），特别是胸部手术及大的结肠直肠手术[95]。

术后房颤发生的临床危险因素包括高龄（大于 65 岁）、男性、白种人、高血压、既往房颤史、二尖瓣疾病、心力衰竭、左心室肥厚、舒张功能障碍、左心房增大、心肌梗死病史、停用 β 受体阻滞剂、肥胖、低 BMI、慢性阻塞性肺病、贫血、PR 间期延长、糖尿病、肾功能不全、烟草使用和高基线 CRP 水平。CHADS$_2$ 和 CHA$_2$DS$_2$ – VASc 评分也可预测心脏外科术后房颤的发生[96]。

与手术过程相关的几个因素也有可能有助于房颤的发生，这些因素包括手术分离和操作的手术创伤、心包病变、心房扩张（由左心室功能障碍、术中容量超负荷所致）、围术期使用儿茶酚胺、副交感神经激活，及电解质紊乱[97]。

术后房颤发作高峰出现在术后 24～72 h，出院时下降到 2%。在既往无房颤史的患者，术后房颤常呈自限性，大多数患者在 24 h 内终止，平均病程为 11～12 个小时。尽管它通常是短暂的，然而心律失常并不局限于术后早期阶段，术后 6 天至 30 天复发的概率在 25% 左右[96-97]。

预后

术后房颤的发生导致心血管疾病的死亡率和发病率增加两倍。术后房颤与术后 30 天卒中风险增加了 2～4 倍相关，是一个重要的院内和长期死亡率预测因子。很多术后并发症与术后房颤相关，包括充血性心力衰竭、卒中、出血并发症（抗凝）、肾功能不全、感染、室性心律失常、延长机械通气、再插管、再入重症监护室及延长住院时间（4～5 天）。然而，重要的是要注意术后房颤及其相关不良反应之间的因果关系仍没有很好的确定[97-99]。

机制

虽然术后房颤确切的病理生理机制尚不完全清楚，但急性围术期和慢性因素都在房颤的发生和维持中发挥重要作用。导致心房房颤易感性增加的急性围术期因素包括心包炎症、交感神经张力增强、正性肌力药物使用、急性心房损伤、缺血、氧化应激，及继发于压力或体积超负荷的急性心房扩张。同时，有可能先前存在的心房电和结构性心律失常的基质增加了暴露于急性手术应激时的房颤易感性。事实上，大多数术后发生房颤的患者有潜在的心房疾病。此外，既往存在的心房基质可以解释术后新发房颤患者未来再发房颤风险增加的原因，这提示术后房颤可以成为判断房颤基质存在的替代性指标[95, 97]。

临床表现

有症状的房颤

房颤可以是有症状的或无症状的，即使是在同一个患者身上。与房颤相关的症状各不相同，这取决于心室率、潜在的功能状态、房颤持续时间、存在结构性心脏病的严重程度，以及每位患者的感知。

房颤的血流动力学后果包括心房收缩协调性丧失、快心室率、不规则心室节律（与心率无关），以及长期后果（如心房和心室心肌病）。有效心房收缩丧失可能会使心输出量减少 15%～25%。在心室舒张充盈功能受损、高血压、二尖瓣狭窄、左心室肥厚限制性心肌病时，这些后果被放大。房颤时的心脏周期不规则性（尤其当伴有短联律间期）和快速的心率可导致舒张压充盈、每搏输出量和心输出量的下降[100-101]。

大多数房颤患者抱怨心悸、胸部不适、呼吸困难、全身乏力，或头晕，但具有明显的个体间和个体内的差异性。尽管超过半数的房颤患者中心悸，或意识到心跳的不规则是突出的表现（在阵发性房颤患者中更为常见），但房颤与被记录到的心律失常的相关性是不引人注目的。呼吸困难和疲乏会导致明显的活动耐量下降。

胸痛可能与合并冠状动脉疾病的房颤患者继发于心输出量减少的心肌缺血有关。然而，胸痛也可能发生在无冠状动脉疾病的房颤患者身上，这可能与微血管血流受损有关。此外，房颤伴长期快速心率（大于 120～130 次/分）可导致心动过速介导的心肌病和心脏衰竭。

晕厥是房颤少见的并发症，可发生在窦房结功能障碍患者房颤终止时或（尤其一次房颤发作开始时）快速心室率伴有肥厚性心肌病、主动脉狭窄或心室旁路预激。无症状房颤的初次表现可以是灾难性的——栓塞并发症或急性失代偿性心力衰竭[102]。

房颤的认知衰退风险增加 2～3 倍，包括各种形式的痴呆症，包括阿尔采默病、衰老性痴呆和血管性痴呆。房颤患者痴呆的潜在机制包括栓塞性或出血性卒中，房颤时脑血流改变，抗凝引起脑微出血、氧化应激、促炎或血栓形成前状态[55]。

在一些患者中，阵发性房颤可分为迷走神经性或肾上腺素性的，取决于触发灶的类型和房颤发作的时间分布。迷走神经性纤维房颤通常发生在年轻、无结构性心脏病的男性患者，其特点是在睡眠或餐后发作。相反，肾上腺素性房颤患者通常年龄较大，常伴有潜在的心脏疾病。房颤通常在白天发作，与体力或精神应激相关。在阵发性房颤患者中，迷走神经性房颤的患病率可能在 6%～25%，而肾上腺素性房颤发生率在 7%～16%。纯肾上腺素性或迷走神经性的阵发性房颤并不常见。约 12% 的阵发性房颤患者表现为迷走神经和肾上腺素性混合模式的特点。

值得注意的是，许多房颤患者并不抱怨心悸，主要表现为隐匿的心脏症状，比如疲劳和精力不济。这种抱怨被认为"无关紧要"而无视，这些患者不应该被贴上标签"无症状"。另一方面，许多持续性或永久性房颤患者有一种或多种并发症（如睡眠呼吸暂停、心力衰竭、肺部疾病），这些都是导致特别的主诉和总体生活质量的重要因素。因此，认识到任何症状和房颤及其心室反应速率相关是非常必要的。持续房颤时心率规律化或转复窦性心律对患者症状和生活质量的影响可以帮助评估房颤在患者主诉中所起的作用。在房颤对症状和生活质量的影响被认为是治疗介入（比如消融）指征时，这种评估是非常重要的。

心房颤动症状量表

加拿大心血管学会房颤（the Canadian Cardiovascular Society Severity in Atrial Fibrillation，CCS-SAF）严重程度量表（表 15.3）及改良的欧洲心律协会（European Heart Rhythm Association，EHRA）症状量表（表 15.4）被用来描述症状的严重程度，并评估房颤患者症状对功能带来的后果［类似于纽约心脏协会（the New York Heart Association，NYHA）心力衰竭的功能分类和 CCS 心绞痛严重程度分级］。这些量表可以提供患者主观状态的客观评价，有助于指导对症治疗决策，并促进纵向患者分析。

沉默性房颤

无症状或沉默性房颤经常发生，大约三分之一的房颤患者和 65% 的房颤发作是无症状的。此外，症状和房颤之间的相关性较差已被证实，房颤患者感知的主导性节律往往也是不准确的。使用具有专门房颤检测功能的起搏器持续监测显示，多达 40% 的患者在无房颤的情况下出现了类似房颤的症状，38% 有房颤史的患者在起搏器程控查询时发现房颤发作时间超过 48 h，然而这些患者没有症状。因此，无症状不应等同于无房颤，在既往有症状性房颤发作的患者亦是如此[100-101]。

既往无房颤病史者，可在常规体检、术前评估、高危人群主动心电图筛查（如缺血性卒中患者），或植入性心脏电子设备（起搏器、除颤器、循环记录器）的患者中偶然发现房颤。此外，房颤可以被新技术监测检测到，如配备心电图电极的智能手机、智能手表和具有房颤检测算法的血压计等。偶尔房颤是在相关的并发症之后才发现的（如卒中或充血性心力衰竭）。高达 30% 的隐源性卒中患者被发现有先前未被确诊的房颤[55, 103-104]。

无症状的房颤，尤其是阵发性房颤，常被忽略。据估计，有 10%～27% 的房颤患者由于没症状仍未确诊。在美国，一般人群中未确诊房颤的发生率约为 1%～2%。重要的是，临床上无症状的房颤与有症状的房颤在总死亡风险、心血管死亡，或血栓栓塞事件方面是类似的。

表 15.3　加拿大心血管学会心房颤动严重程度量表

第一步：症状
- 识别以下症状：
- 心慌
- 呼吸困难
- 头晕、晕厥前症状、晕厥
- 胸痛
- 疲软或疲劳

第二步：联系
房颤出现时是否与上述症状有关？例如：确定房颤过程中是否存在任何上述症状，以及房颤是否可能是由房颤引起的（而不是其他原因）

第三步：功能
确定与房颤（或房颤的治疗）相关的症状是否影响患者的功能（主观生活质量）

CCS-SAF 分类定义

0 级　房颤无症状

1 级　房颤引起的症状对患者的总体生活质量影响很小
- 最小和（或）不频繁的症状，或
- 无晕厥或心力衰竭的单次房颤发作

2 级　房颤引起的症状对患者的总体生活质量影响不大
- 持续性或永久性房颤患者对症状的轻度意识，或
- 阵发性或间歇性房颤患者的罕见发作（例如每年少于几次）

3 级　房颤引起的症状对患者的总体生活质量有中等程度的影响
- 持续性或永久性房颤患者大部分时间对症状的中度意识，或
- 阵发性或间歇性房颤患者更常见的发作（例如每隔几个月以上）或更严重的症状，或两者兼而有之

4 级　房颤引起的症状严重影响患者的总体生活质量
- 持续性或阵发性房颤患者的非常不愉快的症状，和（或）
- 阵发性或间歇性房颤患者的频发和高度症状性发作，和（或）
- 被认为可能是房颤引起的晕厥，和（或）
- 继发于房颤的充血性心力衰竭

CCS，加拿大心血管学会；SAF，心房颤动的严重程度
（From Dorian P，Guerra PG，Kerr CR，et al. Validation of a new simple scale to measure symptoms in atrial fibrillation：the Canadian Cardiovascular Society Severity in Atrial Fibrillation（CCS-SAF）scale. Circ Arrhythm Electrophysiol. 2009；2：268-275.）

器械检测的房颤

植入心房导联的起搏器或除颤器能够持续监测心律和检测心房高频率，为识别房颤的发生和负担并将这些发作与患者的症状相关联提供了一个独特的机

表 15.4　改良的欧洲心脏节律协会症状量表		
改良的 EHRA 评分	症状	描述
1	无	房颤不引起症状
2a	轻度	正常的日常活动不受房颤相关症状的影响
2b	中度	正常的日常活动不受房颤相关症状的影响，但患者受症状困扰 a
3	重度	正常的日常活动受房颤相关症状的影响
4	失能	正常的日常活动停止

a 通过评估房颤症状是否影响患者的功能，可以区分 EHRA 2a 级和 2b 级。房颤相关的症状最常见的是疲劳 / 疲倦和用力呼吸短促，或较少发生的心悸和胸痛。EHRA，欧洲心脏节律协会（From Kirchhof P, Benussi S, Kotecha D, et al. 2016 ESC guidelines for the management of atrial fibrillation developed in collaboration with EACTS. Eur Heart J. 2016; 37: 2893-2962. ）

会。根据患者人数、程控设备参数（心房频率和持续时间检测阈值）以及随访时间长短，设备检测心房高频率发作的发生率会有所不同。在没有房颤病史的患者中，近 30% 的双腔起搏器植入者和 25% 的心脏再同步器患者观察到沉默性房颤（如设备检测到的心房高频率发作所示）[103, 105-107]。

设备检测心房颤动的准确性

心房高频率发作已被用作房颤的代替物，多项研究证明，经设备识别的心房高频率发作与心电图记录的房颤或房扑发作之间具有高度的敏感性和特异性，两者呈正相关。然而，不同的试验使用了不同的心房高频率事件的定义（即心房频率和持续时间的不同程控检测参数），仍然缺乏一个明确的一致定义。尽管如此，对于临床确诊的房颤，采用持续时间超过 5 min 的至少 220 次 / 分（或更好的特异性大于 250 次 / 分）的房速切断值，可提供良好的敏感性和特异性（接近 98% 的敏感性和 100% 的特异性）。较短的切断值可能导致过度检测，这通常是由于远场 R 波和 T 波过度感知所致[103]。

谨慎地解释设备存储的数据是很重要的。错误的房颤检测可能是由于过度感应（如心房导联的远场 R 波和 T 波过度感知、电干扰、肌张力增强或重复的非折返性心室–心房同步）所致。另一方面，由于房颤时心房电图振幅小，对心房活动的检测不足并不少见。此外，心房高频率发作并不是房颤所特有的，可由房速和房扑触发。检查设备存储的电图（不仅仅是标记通道）对于验证设备诊断的准确性非常重要。然而，由于分配给心内电图的内存有限，起搏设备可能仅存储有限的心电图数据，以证实标记为心房高频率发作或自动模式切换事件确实是房颤或房扑[106-107]。

房颤检测假阳性在具有房颤检测算法的植入环路记录器经常遇到。假阳性检测通常是由噪声过度感知、频发房性或室性早搏、T 波过度感知或窦性心律失常引起的。在一篇报道中，植入式环路记录仪对每个患者诊断真性房颤的准确率为 96%；然而，当每次发作进行同样的分析时，房颤检测的总体准确率仅为 48%[107]。

设备检测心房颤动的临床应用

有几项研究清楚地表明，设备检测到的沉默性房颤与缺血性卒中和全身栓塞的风险增加有关。血栓栓塞的风险似乎与房颤发作（或心房高频率发作）的持续时间以及患者的危险因素概况（CHA2DS2-VASc 评分）有关[103, 107]。

心房高频率发作的临界负担尚未明确，高于此临界负担血栓栓塞的风险增加，需要进行治疗干预。一些研究试图评估与不良临床结局相关的房颤负担，在不同的报告中发现 5min ～ 24 h 的房颤负荷阈值具有临床相关性。然而，关于对亚临床设备检测到的心房高频率发作进行抗凝治疗是否能与临床性房颤同等程度地降低卒中风险的数据很少。此外，目前的临床实践指南，以治疗设备检测到的心房高频率发作是缺乏的。根据目前的证据，在排除假性房颤检测的情况下，对于房颤发作持续时间超过 5 ～ 6 min 的高危患者，似乎应该考虑长期口服抗凝药来预防卒中[103, 106-107]。

值得注意的是，虽然已知设备检测出的沉默性房颤会增加卒中风险，但设备检测到的心房高频率发作与卒中的发生之间似乎没有直接的时间关系。事实上，在研究人群中的大多数患者中，在血栓栓塞事件之前的 30 天内，设备记录中没有检测到房颤。虽然这些数据暗示卒中的机制可能不仅仅与房颤发作有关，但观察心房高频率发作与增加卒中风险之间的关系一直是一致的，在这些患者中，无症状性房颤被认为是隐源性卒中的罪魁祸首[108]。然而，持续装置检测房性心律失常的信息对指导卒中预防治疗干预的价值尚待确定。最近的一项研究表明，根据设备检测到的房颤紧急启动抗凝的策略并不能改善结果，这可能是由于房颤和卒中发生之间的时间分离所致。此外，房颤患者在设备查询无心律失常期间后停用抗凝药与较差的结局有关，这意味着对房颤患者长期抗凝的决定应基于对风险和效益的更全面、个性化的评估，而不是心脏设备检测到的心律失常的暂时发生率[109]。

血栓栓塞风险

房颤是血栓栓塞的主要危险因素，在美国约有15%的缺血性卒中，在80岁以上的患者中有36%的卒中，以及高达20%的隐源性卒中由房颤导致。此外，房颤引起的心脏栓塞性卒中是巨大的、多发的、常常涉及双侧梗死，并且与最高的死亡率和永久性残疾有关。具体而言，与房颤相关的卒中患者在一年内死亡的可能性为50%，而与房颤无关的卒中的死亡率为27%[1, 59]。

在FHS中，风湿性心脏病和房颤患者患卒中的风险是年龄匹配的对照组的17倍。对于非瓣膜性房颤，估计卒中风险是无心律失常患者的2～7倍，因此平均每年卒中的发生率为5%。若将无症状脑缺血事件和短暂脑缺血发作考虑在内，这一比率可能会增加到7%。

虽然合并风湿性心脏瓣膜病的房颤患者被认为是卒中的高危人群，但非瓣膜性房颤患者的卒中风险在不同的患者亚组之间并不一致。在其他健康的房颤患者中，年龄小于59岁的患者每年的风险低于1.5%，老年患者的风险高于每年10%，特别是当房颤与特定的条件或合并症有关时。卒中、短暂性脑缺血发作或血栓栓塞的病史、年龄、性别、种族、高血压、糖尿病、冠心病、外周动脉疾病、心肌病和心力衰竭是重要的危险因素[110]。

以往的系统性综述没有将房颤模式（阵发性、持续性或永久性）确定为血栓栓塞的重要预后危险因素。事实上，房颤卒中风险预测模型一般不包括房颤类型，目前的临床指南建议，有关口服抗凝剂的决定应独立于房颤模式。然而，最近的数据表明，经调整其他独立预测因子后，持续性和永久性房颤的卒中或全身栓塞发生率几乎是阵发性房颤的两倍[1, 111-113]。

此外，一系列生物标志物已被确定为房颤患者血栓栓塞事件的潜在预测因子。这些指标包括血栓形成的标记物（血管性血友病因子、D-二聚体）、心肌坏死（肌钙蛋白）、肾功能（内生肌酐清除率，蛋白尿）和利钠肽［N-末端B型钠尿肽前体（NT-proBNP），BNP］。

经食管超声心动图（TEE）上的严重发现被认为是卒中和血栓栓塞的独立预测因素，包括左心房血栓（相对危险度2.5）、复杂主动脉斑块（相对危险度2.1）、自发回声对比（相对危险度3.7）和低左心耳流速（最高20 cm/s；相对风险1.7）。有限的数据表明核磁共振成像上巨大左心耳可以预测更高的血栓栓塞风险。

卒中危险分层

已经开发了几个突出的风险分层方案，以帮助区分缺血性卒中和其他系统性血栓栓塞高风险的房颤患者和那些风险足够低的房颤患者，考虑到相关的出血风险，后者抗凝可能不会有益。

CHADS2指数是根据临床风险因素的组合而命名的（表15.5），是第一个因其相对易用性而获得广泛接受的风险分层方案。CHADS2系统将患者分为低风险（CHADS2评分为0）、中度（评分为1～2）和高危（评分为3～6）类。在没有抗血栓治疗的情况下，每100名患者中，CHADS2评分每增加一个点，卒中发病率大约增加1.5倍：从0分时的1.9%增加到6分时的18.2%。CHADS2方案的一个主要缺陷是对风险的识别不够。事实上，很大一部分（超过60%）患者被归类为有中度风险。此外，这种风险方案在识别真正低风险的房颤患者方面不够敏感；许多按CHADS2评分归类为低风险的房颤患者的卒中发生率仍然超过每年1%。

较新的CHA2DS2-VASc评分系统解决了CHADS2方案的一些局限性，该系统纳入了CHADS2系统的所有组成部分，但更加强调年龄，并包括另外两个因素：女性性别和血管疾病（表15.6）。CHA2DS2-VASc评分在鉴别低风险患者的风险概率方面具有主要优势，并已在多个队列中被证明是识别真正低风险患者的最佳方法，即使在CHADS2评分为0的患者中也是如此（表15.7）。低风险分数被定义为CHA2DS2-VASc分数为0，中等风险分数定义为1，而高风险CHA2DS2-VASc分数被定义为2或更高的分数[1, 114]。

R2CHADS2风险模型来自于对ROCKET-房颤（利伐沙班日服一次直接因子Xa抑制与维生素K拮抗剂预防心房颤动卒中和栓塞试验）人群的分析，并

表 15.5　CHADS2 评分系统预测心房颤动患者卒中和血栓栓塞

字母	临床特征	分值
C	充血性心力衰竭	1
H	高血压	1
A	年龄 ≥ 75 岁	1
D	糖尿病	1
S2	卒中、短暂性脑缺血发作或血栓栓塞	2
最大分值		6

在 ATRIA（anticoagulation and risk Factors in atrial fibrillation，心房颤动中的抗凝和危险因素）人群中验证了 R2CHADS2 风险模型。除了包含与 CHADS2 评分的相同成分外，R2CHADS2 方案还对肾功能不

全给予 2 分[115]。

ATRIA 评分包含 R2CHADS2 的元素，但重要的是根据患者是否也曾遭受卒中或短暂性脑缺血发作而不同年龄范围给予不同的评分（表 15.8）。在一份报告中，ATRIA 评分优于 CHADS2 和 CHA2DS2-VASc 风险评分，主要是因为它的使用导致了适当的向下分类（指向无风险）[116]。

ABC（age，biomarkers，clinical history，年龄、生物标记物、临床病史）卒中风险评分包括两个生物标志物（NT-proBNP 和高敏感性心肌钙蛋白）和两个临床风险预测因子（年龄和既往卒中）（图 15.7）[117]。

需要注意的是，目前所有预测房颤缺血性卒中的危险评分都是适度的。ACC/AHA/HRS 和 ESC 指南推荐 CHA2DS2-VASc 评分用于房颤中的卒中风险分层[116]。

重要的是，已经为"非瓣膜性"房颤患者制订了卒中风险评估方案。机械瓣膜患者需要使用维生素 K 拮抗剂进行抗凝治疗，而不管房颤是否存在。此外，房颤合并二尖瓣狭窄患者的血栓栓塞风险很高，已被排除在任何进一步的房颤抗凝研究之外。2014 年，AHA/ACC/HRS 指南还将患者生物人工心脏瓣膜或二尖瓣修复纳入"瓣膜性"房颤的定义。

另一方面，使用上述风险方案的卒中风险分层似乎足以指导"非瓣膜性"房颤患者的预防性抗凝治疗决策，这些房颤患者的左瓣膜疾病不包括在"瓣膜性"房颤的定义中（例如，非风湿性二尖瓣关闭不全或主动脉瓣疾病）[3-4]。在最近的一份报道中，22% 的非瓣膜性房颤患者存在左瓣膜疾病，尽管这些患者的栓塞风险高于无瓣膜疾病的患者，但瓣膜疾病本身

表 15.6 CHA2DS2-VASc 评分系统预测心房颤动患者卒中和血栓栓塞

字母	临床特征	分值
C	充血性心力衰竭或左心室功能不全	1
H	高血压	1
A2	年龄 ≥ 75 岁	2
D	糖尿病	1
S2	卒中、短暂性脑缺血发作或血栓栓塞	2
V	血管疾病（既往心肌梗死、外周动脉疾病或主动脉斑块）	1
A	年龄 65 ～ 74 岁	1
Sc	性别（即女性性别）	1
最大分值		9

表 15.7 基于 CHA2DS2-VASc 评分系统的卒中或其他血栓栓塞事件

CHA2DS2-VASc 分值	抗凝患者队列		不抗凝患者队列	
	病例数 n = 7239	调整后的卒中比率[a]（%/ 年）	病例数 n = 1084	调整后的卒中比率[b]（%/ 年）
0	1	0	103	0
1	422	1.3	162	0.7
2	1230	2.2	184	1.9
3	1730	3.2	203	4.7
4	1718	4.0	208	2.3
5	1159	6.7	95	3.9
6	679	9.8	57	4.5
7	294	9.6	25	10.1
8	82	6.7	9	14.2
9	14	15.2	1	100

[a] 理论上没有抗凝治疗的血栓栓塞率：假设华法林能降低 64% 的血栓栓塞风险。（Data from Lip GY，Frison L，Halperin JL，Lane DA. Identifying patients at risk of stroke despite anticoagulation. Stroke. 2010；41：2731-2738.）

[b] 理论上没有抗血小板治疗的血栓栓塞率：假设阿司匹林能使血栓栓塞风险降低 22%。CHA2DS2-VASc，CHADS2［充血性心力衰竭、高血压、年龄、糖尿病和卒中（加倍）］系统的最新版本，具有其他危险因素。（Data from Lip GY，Nieuwlaat R，Pisters R，et al. Refining clinical risk stratification for predicting stroke and thromboembolism in atrial fibrillation using a novel risk factor-based approach. Chest. 2010；137：263-272.）

表 15.8 心房颤动卒中危险评分中的抗凝与危险因素

危险因子	既往无卒中的分值	既往有卒中的分值
年龄		
≥ 85	6	9
75 ～ 84	5	7
65 ～ 74	3	7
< 65	0	8
女性	1	1
糖尿病	1	1
充血性心力衰竭	1	1
高血压	1	1
蛋白尿	1	1
eGFR < 45 或 ESRD	1	1

eGFR，估计肾小球滤过率；ESRD，终末期肾病

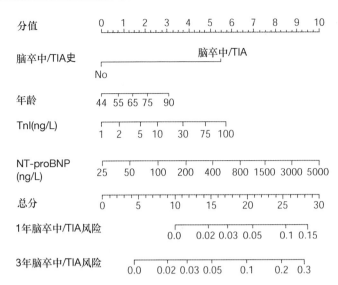

图 15.7　ABC（年龄、生物标志物、临床病史）卒中危险评分。 ABC 风险评分的诺模图。对于每个预测器，阅读顶部 0 ～ 10 刻度上指定的分值，然后将这些分值相加。找到"总分"量表上的数字，然后在下面阅读相应的 1 年和 3 年卒中或全身栓塞风险的预测。连续变量表示从第一个百分位到第 99 个百分位数。所述预测模型优选地用作基于 web 的计算器或应用程序。NT-proBNP，N 端 B 型利钠肽原；SE，全身栓塞；TIA，短暂性脑缺血发作。[From Hijazi Z, Lindbäck J, Alexander JH, et al. The ABC（age，biomarkers，clinical history）stroke risk score：a biomarker-based risk score for predicting stroke in atrial fibrillation. Eur Heart J. 2016；37（20）：1582-1590.]

及其严重程度与此风险并无明显关联，这些患者中较高的 CHA2DS2-VASc 评分可能会解释这些结果。

出血危险分层

口服抗凝药与增加出血风险有关。据估计，高达 44% 的房颤患者有一个或多个长期口服抗凝治疗的绝对或相对禁忌证，最常见的是增加出血的风险。因此，在开始抗凝之前，出血风险的评估应该是患者评估的一部分。在考虑抗凝治疗的个体患者中，出血风险应该与卒中预防的潜在益处进行权衡。

几个风险模型已被提出，以预测抗血栓治疗的出血风险。只有 HAS（表 15.9）、HEMORR2HAGES（表 15.10）、Atria（表 15.11）和 ORBIT 评分（表 15.12）在房颤人群中被导出或验证[118]。

在一项评估三个出血风险评分（HAS-BLED、HEMORR2HAGES 和 ATRIA）的研究中，所有三个测试的风险方案在预测任何临床相关出血的结果方面都表现出了有限的性能，尽管 HAS-BLED 评分的表现要好于 HEMORR2HAGES 和 ATRIA 评分；只有 HAS-BLED 显示了良好的颅内出血预测能力。鉴于其简单性，HAS-BLED 评分可能是临床上评估口服抗

表 15.9　构成 HAS-BLED 出血危险评分的临床特征

字母	临床特征	分值
H	高血压 a	1
A	肝肾功能异常	1 或 2
S	卒中	1
B	出血	1
L	INR 不稳定	1
E	老年（年龄＞ 65 岁）	1
D	药物或乙醇	1 或 2
最高分值		9

a 高血压定义为收缩压＞ 160 mmHg。肾功能异常是指长期接受透析或肾移植，或血肌酐浓度至少为 200 mol/L。肝功能异常是指慢性肝病（如肝硬化）或明显肝功能紊乱的生化证据（如胆红素超过正常上限的两倍以上，合并天门冬氨酸氨基转移酶、丙氨酸氨基转移酶、碱性磷酸酶超过正常上限三倍多）。出血指的是以前的出血史或倾向出血，或两者兼而有之（例如出血素质、贫血）。不稳定 INR 是指不稳定的或高 INR 或差的治疗范围内时间（如＜ 60%）。药物或乙醇使用是指同时使用药物（如抗血小板药物、非甾体抗炎药物或乙醇滥用）。INR，国际标准化比值

表 15.10　HEMORR2HAGES 出血评分

字母	临床特征	分值
H	肝肾疾病	1
E	乙醇滥用	1
M	恶性肿瘤	1
O	老年	1
R	血小板计数或功能降低	1
R	再出血风险	2
H	高血压	1
A	贫血	1
G	遗传因素	1
E	过度跌倒风险	1
S	卒中	1
最大分值		12

凝药相关出血风险的一种有吸引力的方法，正如 ESC 指南所建议的那样。根据 HAS 出血评分分别为 0 ～ 1 分、2 分和 3 分或更高，将患者分为低出血风险、中等出血风险和高出血风险。评分高于 2 表示每年发生大出血的风险为 1.9%，而评分为 5 则意味着每年发生大出血的风险高达 12.5%。

重要的是要了解出血风险评估不是一种静态现象，许多增加出血风险的常见临床因素可能是可逆的。此外，高出血风险评分并不是拒绝抗凝治疗的

表 15.11 心房颤动出血危险评分的抗凝及危险因素	
临床特征	分值
贫血	3
严重肾病	3
年龄 ≥ 75 岁	2
既往出血史	1
高血压	1
最大分值	10

表 15.12	ORBIT 出血危险评分	
字母	临床特征	分值
O	老年 ≥ 75 岁	1
R	血红蛋白降低、红细胞压积降低或贫血	2
B	出血史	2
I	肾功能不全（EGFR < 60 mg/dl/1.73 m²）	1
T	抗血小板治疗	1
最大分值		7

eGFR, 估计的肾小球滤过率

原因，因为这类患者在口服抗凝药治疗时可能获得更大的临床净效益。相反，高分应该促使仔细检查和随访，并积极努力改善潜在的可逆性出血危险因素［如无法控制的高血压、不稳定的国际标准化比值（INR）、平衡问题、伴随使用抗血小板药物、乙醇过量、贫血以及肾或肝功能不全］。

初始评估

对怀疑或记录有房颤的患者的初步评估包括描述心律失常的模式（如阵发性或持续性）、确定潜在原因（如心力衰竭、肺问题、高血压、甲状腺功能亢进）、确定相关的心脏和心外疾病，以及确定房颤的潜在并发症。此外，应获得完整的病史，以评估卒中风险（使用 CHA2DS2-VASc 方案）、出血风险，并量化与房颤相关的症状（如 CCS-S 房颤和改良的 EHRA 评分）。一个仔细的病史有助于形成一个良好的重点检查计划，以有效地指导治疗。

体检可以根据不规则的脉搏、不规则的颈静脉搏动和第一心音强度的变化提示房颤。检查也可以发现相关的心脏瓣膜病、心肌异常，或心力衰竭。

诊断性心脏试验

记录房颤、房颤与症状的关系以及评估心率控制

的充分性可能需要动态心脏监测。经胸超声心动图用于评价器质性心脏病、心功能和心房大小。运动试验通常用来评估永久性房颤患者运动心率控制是否充分，用以重现运动性房颤，以及用于评估相关的缺血性心脏病。虽然缺血本身并不是房颤的常见原因，但如果考虑使用ⅠC类抗心律失常药物，识别潜在的冠状动脉疾病（在有危险因素的患者中）尤为重要[1, 4, 102]。

实验室检测

实验室评估包括评估血电解质，肾、肝功能和血细胞计数。当心室对房颤的反应难以控制，或当房颤心脏复律后意外复发，以及所有首次房颤患者均可评估甲状腺功能亢进。即使没有其他症状提示甲状腺功能亢进，也应测定血清 TSH 和游离甲状腺素（T4），因为即使在亚临床甲状腺功能亢进症患者中，房颤的风险也会增加[4]。

值得注意的是，在没有临床心力衰竭的情况下，阵发性房颤和持续性房颤患者血浆 B 型利钠肽或 N 端 B 型利钠肽原可升高，恢复窦性心律后血浆 B 型利钠肽或 N 端 B 型利钠肽水平迅速下降[4]。

电生理检查

很少需要电生理检查，特别是宽 QRS 波心动过速或可能诱发心律失常的患者，如房扑或阵发性室上性心动过速。出现阵发性室上性心动过速的线索包括青少年或成人早期有规律的快速心悸发作史（此年龄组新发房颤不常见），以及迷走神经动作或腺苷终止心悸发作（这房颤时不应该发生）。

其他诊断试验

其他以临床表现为指导的诊断方法可能包括胸片、肺功能检查和睡眠研究。

房颤的筛查

房颤是栓塞性卒中的一个重要原因，对于缺血性卒中的所有存活者，尤其是来源不明的（即隐源性卒中），应考虑亚临床（沉默性）房颤。研究表明，在非选择性卒中患者中，超过 6% 的患者可以在动态心脏监测中发现房颤，在隐源性卒中患者中，多达 30% 的患者可以检测到房颤，后者约占所有缺血性卒中的三分之一。在最近的一项荟萃分析中，新发现的房颤的总体比例为 7.4%，但因时间、持续时间和心脏监测方法的不同而差异很大。将连续心电图监测从 24 h 延长到 30 天和 180 天，房颤的检出率分别从 4.2% 提

高到 15.2% 和 29.2%。因此，建议隐源性卒中发生后进行长期（大于或等于 30 天）的连续心电监测（无创或使用植入式环路记录器），在所有缺血性卒中幸存者中进行连续心电监测也可能是合理的，即使在临床上确定了另一个引起卒中的相互竞争的病因（如高血压或颈动脉狭窄）也是如此[55, 59, 119]。

在高危人群（如 65 岁以上者和心力衰竭患者）也可考虑对沉默性房颤（在全科医生咨询期间出于任何原因进行脉搏触诊，然后在脉搏不正常时进行心电图检查）进行机会性筛查[55, 120]。

此外，应定期跟踪有起搏器或除颤器的患者，定期询问他们的设备是否有房颤的证据，自动模式切换或心房高频率发作可以提示。与标准的诊室随访相比，具有预定义自动警报的无线远程监控有助于响应警报缩短做出临床决策的时间[106]。

管理原则

房颤的管理应着眼于确定和治疗心律失常的根本原因，以及减少症状，提高生活质量，防止心血管死亡和与房颤相关的死亡率。房颤的治疗主要有四个方面的问题：①预防全身性栓塞；②控制心室率；③窦性心律的恢复和维持；④危险因素改良[1]。

治疗方法的选择受患者的偏好，相关的结构性心脏病，症状的严重程度以及房颤是复发性阵发性房颤、持续性房颤还是永久性房颤的影响。此外，鉴于房颤及其治疗潜在的死亡率，患者的教育是至关重要的。对于症状的控制，以安全为出发点的方法是至关重要的，因为大多数治疗（药物，手术，消融）有可能导致严重的发病率升高，甚至导致死亡。

系统性栓塞的预防

抗栓药物治疗

抗血小板治疗 与安慰剂相比，阿司匹林只与卒中发病率略有降低（22%）有关，相当于绝对卒中风险每年减少 1.5%。因此，除了风险最低的患者外，单靠阿司匹林并不是预防卒中的一个可行的治疗选择。阿司匹林联合氯吡格雷治疗优于单用阿司匹林治疗（相对风险降低 28%），但它能显著增加大出血的风险（每年 2.0% vs. 1.3%），与华法林治疗水平大致相似。

维生素 K 拮抗剂 维生素 K 拮抗剂（华法林）可降低中风风险约 64%，相当于与安慰剂相比，绝对年卒中风险降低 2.7%。华法林优于阿司匹林，卒

中和心血管事件的相对危险度分别降低 39% 和 29%。然而，与阿司匹林相比，华法林使大出血的风险增加了大约 70%。虽然与阿司匹林相比，调整剂量的华法林使颅内出血的风险增加了一倍，但绝对风险增加似乎很小（每年 0.2%）。此外，随机临床试验表明，华法林在预防卒中高危房颤患者的血管事件方面优于阿司匹林＋氯吡格雷（相对风险降低 40%），而对于发生重大出血事件的患者，华法林预防血管事件的效果与阿司匹林和氯吡格雷的效果相似。华法林（INR，2.0 ～ 3.0）与抗血小板治疗联合应用，并不能在降低卒中风险方面有额外获益，而且增加了出血的风险。

在阵发性房颤患者中使用华法林治疗缺血性卒中的效果可能与持续性或永久性房颤患者相似。对于卒中风险较高的患者，华法林的益处最大，而对于那些没有危险因素的患者，华法林的益处似乎很小。华法林的真正疗效可能比试验结果更高，因为华法林治疗组中的许多卒中发生在卒中时不服从的患者身上。

估计每年与华法林治疗相关的出血发生率为致命出血 0.6%，大出血 3.0%，大出血或少量出血 9.6%。在治疗的第一年，出血的风险似乎特别高。在华法林中加入阿司匹林会进一步增加出血率，使颅内出血的发生率增加 3 倍。值得注意的是，接受华法林治疗的老年患者（大于 80 岁）大出血的风险虽然高于年轻患者，但可以接受（每年 2.5%），这些患者在抗凝质量良好时仍然可以从华法林预防中受益。应考虑跌倒和颅内出血的危险，但不要夸大。

对于大多数接受华法林治疗的房颤患者，建议 INR 在 2.0 ～ 3.0。当 INR 降至 1.7 时，卒中风险增加一倍，最高值为 3.5 并不意味着出血并发症的风险增加。一个更高的目标（INR 在 2.5 ～ 3.5）对于具有特别高栓塞风险的患者是合理的（例如既往血栓栓塞、风湿性心脏病、人工心脏瓣膜）。同样，对于在治疗性剂量华法林（INR 在 2.0 ～ 3.0）治疗期间持续缺血性卒中或全身栓塞的患者，应考虑将抗凝强度提高到 3.0 ～ 3.5 的较高 INR 范围。这种方法可能比联合抗血小板药物更可取，因为只有当 INR 大于 3.5，华法林大出血风险才明显增加，而且仍可能低于华法林与抗血小板药物联合治疗。

华法林治疗与几个限制因素有关，这些限制抑制了患者和临床医生的积极性：治疗窗口狭窄，需要定期进行 INR 监测和频繁的剂量调整；多种药物和食物相互作用；反应的遗传变异性（占华法林剂量变异性的 39% ～ 56%）；较长的半衰期（36 ～ 42 h）；以及起效缓慢。在一些试验中，超过三分之一的患者拒绝华法林治疗，主要是因为需要改变生活方式、INR

监测的不便，以及对出血风险的担忧。这些问题导致了能够从抗凝治疗中获益的患者对抗凝治疗的利用不足。事实上，据估计，只有不到 50% 的符合条件的患者接受华法林治疗。在那些使用华法林的患者中，4 年后使用华法林的患者减少到大约 40%。

几个研究系列强调了将 INR 维持在治疗范围内的困难。超过三分之一的服用华法林的患者没有维持在治疗范围内，从而使他们面临卒中（低于治疗性 INR 范围）或出血（超过治疗性 INR 范围）的风险增加。研究发现，如果患者的 INR 不能维持在至少 65% 的治疗范围内，那么华法林较阿司匹林的优势就会丧失。

非维生素 K 拮抗剂口服抗凝剂　有两类非维生素 K 拮抗剂新型口服抗凝剂（non-vitamin K antagonist oral anticoagulants，NOAC）：Ⅹa 因子抑制剂（如利伐沙班、阿哌沙班和依度沙班）和直接凝血酶抑制剂（达比加群）。一般来说，NOAC 在预防非瓣膜性房颤患者的卒中和全身血栓栓塞方面至少与华法林一样有效，与华法林相比，NOAC 在颅内出血风险方面更安全，年发生率为 0.23% ～ 0.50%。但是，关于在优化华法林治疗（达到治疗范围时间＞75%）患者中采用 NOAC 的潜在优势的数据非常有限。

与华法林相比，NOAC 有几个潜在的优势，包括起效快、治疗效果可预测、药效学不太复杂、饮食和药物相互作用有限，以及稳定的与剂量相关的凝血作用，允许固定剂量并无须常规监测。这些优点可能会促进更多抗凝药物的使用，提高患者的依从性，允许在不进行监测的情况下进行常规治疗，并有可能消除使用肝素（"桥接法"）等肠外药物进行抗凝的需要。然而，华法林仍将是治疗"瓣膜型"房颤和机械性心脏瓣膜患者的主要药物。

在一项关于 NOAC 与华法林随机对照试验的荟萃分析中，NOAC ①显著减少复合卒中或全身栓塞事件（19%），主要是由于出血性卒中的减少；②重大出血的减少（14%），反映了颅内出血的减少；③全因死亡率的显著降低。这些药物的主要出血率每年超过 2% ～ 3%，少量出血率每年超过 10%。此外，在 2 年随访中发现，21% ～ 33% 的患者停用了 NOAC。

没有直接的头对头的试验来比较 NOAC。在使用调整后间接比较的荟萃分析中，结果存在显著的异质性。Dabigatran 降低了系统性栓塞或卒中的复合终点（与利伐沙班相比），而阿哌沙班降低了主要消化道出血的风险（与利伐沙班和达比加群相比）。目前，尚无明确的证据支持直接凝血酶抑制剂或Ⅹa 因子抑制剂之间可能不同的类别效应[121]。

非药物干预

在大约 90% 的非瓣膜性房颤患者中，左心耳（LAA）被认为是栓子的来源。因此，有几种方法有针对性地将 LAA 排除在全身循环之外，以防止系统血栓栓塞，并避免对非瓣膜性房颤患者进行长期口服抗凝治疗的需要。这些方法对许多房颤患者是有价值的，因为多达 44% 的房颤患者有一个或多个慢性口服抗凝治疗的绝对或相对禁忌证，这些禁忌证通常与出血风险增加有关。此外，慢性抗凝治疗的安全性和有效性可能受到药物依从性、费用以及与食品和其他药物的相互作用的限制[122]。

目前正在使用三种主要技术来实现 LAA 隔绝：经皮心内膜、经皮心外膜和外科入路。基于装置的心内膜 LAA 隔绝，如 Watchman（波士顿科学公司，马萨诸塞州，美国）和 Amplatzer Cardiac Plug（圣犹达公司，明尼阿波利斯，美国），会形成左心耳的机械性闭塞。用心内膜心外膜系统（Lariat，SentreHeart，加利福尼亚州，美国）和外科心外膜结扎术隔绝左心耳，由于左心耳梗死，导致 LAA 的机械和电隔离。目前，这些技术正处于不同的评估和临床发展阶段。

ESC 推荐使用经皮 LAA 封堵器（Watchman 和 Amplatzer）治疗具有高卒中风险和有长期口服抗凝禁忌证的非瓣膜性房颤患者。2014 年，AHA/ACC/HRS 仅建议心脏手术患者手术切除左心耳。

潜在的经皮穿刺 LAA 封堵术适应患者包括具有高卒中风险并在口服抗凝治疗下有高出血风险的房颤患者、尽管使用了良好控制的口服抗凝治疗仍然发生缺血性卒中患者、口服抗凝治疗依从性不高，以及由于严重的肝肾功能障碍或药物相互作用而对口服抗凝治疗产生不耐受的患者（框 15.1）。对于低卒中风险的患者、有瓣膜房颤的患者（如二尖瓣狭窄、机械性心脏瓣膜）、有其他长期或终身口服抗凝治疗适应证（如静脉血栓栓塞症、心内血栓）、LAA 血栓的患者，以及有导管穿间隔禁忌的患者，该手术是禁忌的（框 15.2）。

值得注意的是，尽管 LAA 隔绝手术越来越多地用于非瓣膜性房颤患者，但这些手术不应被普遍认为

框 15.1　非瓣膜性心房颤动患者经皮左心耳闭合的可能适应证

- 口服抗凝下高卒中风险与高出血风险并存
- 尽管口服抗凝治疗控制良好，仍发生缺血性卒中
- 口服抗凝治疗不依从的可能性高
- 由于严重的肝肾功能障碍或药物相互作用，对口服抗凝治疗不耐受

框 15.2　非瓣膜性房颤患者经皮 LAA 闭合的反指征

- 低卒中风险
- 瓣膜 AF
- 存在长期口服抗凝其他适应证
- LAA 血栓
- 房间隔穿刺导管操作禁忌

是口服抗凝治疗的替代方法。华法林治疗的许多缺点可以通过使用 NOAC 而不是 LAA 隔绝来解决，特别是考虑到与表明 NOAC 有效性和安全性的大量前瞻性随机研究相比，支持 LAA 隔绝手术的数据很少。

长期卒中预防的建议

房颤患者管理的基石是充分的血栓预防。对此至关重要的是适当的风险分层，以及需要平衡卒中预防和抗凝治疗的出血风险（见上文）。通过抗血栓治疗进行血栓预防的决策必须在卒中风险和大出血风险之间取得平衡，尤其是颅内出血，后者与死亡和残疾的高风险相关。

瓣膜性房颤患者（二尖瓣狭窄或人工瓣膜）应给予口服抗凝治疗。对于非瓣膜性房颤，CHA2DS2-VASc 评分系统（表 15.6 和表 15.7）是目前最有效的、在临床上对危险分层最有用的系统，也是欧洲和美国指南所提倡的。最初的决定步骤是找出真正处于缺血性卒中低风险的患者，在这些患者中，不推荐使用抗血栓治疗。其中包括无临床卒中危险因素的患者（即 CHA2DS2-VASc 评分男性为 0，女性为 1）；在没有其他卒中风险因素的情况下，女性似乎不会增加卒中风险。另一方面，对于 CHA2DS2-VASc 卒中危险评分大于或等于 2 的患者，建议使用口服抗凝治疗。这些建议适用于所有房颤患者，无论房颤的类型如何（阵发性或非阵发性）。

对于低血栓风险患者的最佳抗血栓治疗存在不确定性（即 CHA2DS2-VASc 评分男性为 1 分，女性为 2 分）。根据 2014 年 AHA/ACC/HRS 指南，这些患者不能考虑任何抗血栓治疗或口服抗凝或阿司匹林治疗。另一方面，最近的研究以及 ESC 指南，支持口服抗凝与不治疗或阿司匹林在这些患者的卒中预防方面的积极优势。此外，即使在 CHA2DS2-VASc 评分为 1 的患者中，NOAC 的使用也可能会降低房颤患者启动抗凝的阈值，因为 NOAC 具有积极的临床净效益，即使是在 CHA2DS2-VASc 评分为 1 的患者中也是如此。

重要的是，治疗决定应该是个性化的。仔细评估出血的风险和患者的偏好是至关重要的。抗凝治疗的预期临床效益应与出血风险相平衡，并应与知情的患者充分讨论。对于模棱两可的病例，CHA2DS2-VASc 方案之外的其他可能的风险预测因子和风险模型（如肾功能、生物标记物、TEE 上的发现）可能会提供更多的预后信息，并帮助识别那些真正低血栓栓塞风险的患者[123]。

抗凝治疗的选择（华法林与 NOAC）通常受患者的偏好、合并症、肾功能、费用和药物相互作用的影响。使用 Same-TT2R2 评分（表 15.13）可以潜在地确定哪些患者的华法林治疗更有可能与不稳定的 INRS 相关，从而导致严重出血和血栓栓塞（Same-TT2R2 评分大于 2）。在这些患者中，NOAC 被期望提供一种特殊的优势。

对于因耐受性差或不依从性问题或患者偏好较强而不能用口服抗凝治疗的高危患者，可以考虑双重抗血小板治疗（阿司匹林＋氯吡格雷）。然而，在出血风险高的患者中，双重抗血小板治疗不是口服抗凝的替代方法，因为双重抗血小板治疗与口服抗凝治疗相关的大出血风险通常与口服抗凝治疗相似。在后一组中，阿司匹林单一疗法与较低的出血风险相关，尽管其代价是对全身血栓栓塞症的保护较少。在这些患者中，经皮 LAA 隔绝术已成为长期抗血栓治疗的重要治疗选择。

围复律期的抗凝

无口服抗凝禁忌证且房颤时间超过 48 h 的患者在复律前和复律后应使用华法林或 NOAC 口服抗凝 3～4 周（华法林治疗 INRS 有文献记载）。对于有瓣膜疾病、左心室功能不全、近期血栓栓塞或房颤持续时间未知的房颤患者，也建议采用这种方法。

心脏复律前抗凝的基本原理是基于观察性研究显示，超过 85% 的 LA 血栓在抗凝治疗 4 周后消失。

表 15.13　SAMe-TT2R2 评分

字母	临床特征	分值
S	性别（女性）	1
A	年龄（＜60 岁）	1
Me	药物史[a]	1
T	治疗策略（节律控制）[b]	1
T	吸烟（近 2 年内）	2
R	种族（非白种人）	2
最大分值		8

[a] 以下疾病之中的两种：高血压、糖尿病、冠心病或有心肌梗死史、周围血管疾病、充血性心脏病、既往卒中、肺病和肝肾疾病。
[b] 相互作用的药物，如用于控制心律的胺碘酮

5% ～ 7% 的复律前未接受抗凝治疗的患者发生了与复律相关的临床血栓栓塞事件［对于持续时间少于 48 h 的房颤，这种风险似乎要低得多（小于 1%）］。

另一种方法，在心脏复律之前，不再需要长时间的抗凝。特别是在那些从早期复律中受益的低风险患者中，使用经食管超声心动图（TEE）引导的复律是最好的方法。如果 TEE 排除心内血栓的存在，则进行心脏复律。然而，心脏复律后的抗凝仍然是必要的。

心脏复律后，建议继续口服抗凝治疗至少 4 周。这项建议只涉及防止与复律期间有关的栓塞事件的发生。因此，对那些已经转复窦性心律但血栓栓塞风险高的患者的长期推荐与那些慢性房颤患者相似，即使这些患者为窦性心律。

对于没有二尖瓣疾病、严重左心室功能障碍或近期有血栓栓塞史的低风险患者，可以使用不同的抗凝方法，这些患者有充分把握证明房颤的出现时间不到 48 h。即使在没有监测的情况下，这些患者如果早期转复，临床血栓栓塞的风险也很低（在一项研究中为 0.8%）。ACC/AHA 指南不建议此类患者在复律前使用长期抗凝，但他们建议在出现临床表现和复律期间使用肝素。这组患者复律后的最佳治疗方法是不确定的。一种常见的做法是，在第一次能自动终止的房颤发作时服用阿司匹林，并在所有其他患者中进行至少 4 周的抗凝治疗。如果有风湿性二尖瓣病变、严重左心室功能不全或近期血栓栓塞症，则不应考虑使用阿司匹林治疗。房颤时间小于 48 h 的患者应与较长病程的房颤患者一样进行相同的治疗：在选择性电复律或药物复律之前进行 3 ～ 4 周的口服抗凝或 TEE 筛查下的短期抗凝，然后在电复律或药物复律后进行长期抗凝治疗。

心率控制

药物治疗

房颤时心室率的控制对于预防血流动力学不稳定、改善症状和功能、提高生活质量、长期预防心动过速所致的心肌病具有重要意义。根据症状的严重程度和心动过速引起的血流动力学损害程度，口服或静脉注射房室结（AVN）阻滞剂可用于控制心率。此外，纠正房颤期间快速心室频率的继发性原因（如感染、甲状腺功能亢进、贫血、疼痛和肺栓塞）对于实现充分的心率控制至关重要[55]。

β 受体阻滞剂或非二氢吡啶类钙通道阻滞剂（维拉帕米和地尔硫䓬）是控制心率的首选药物，其疗效相当。在急性失代偿性心力衰竭患者使用这些药物时应注意。β - 受体阻滞剂是心肌病、缺血性心脏病和外科手术患者的首选药物。反应性气道疾病患者首选维拉帕米和地尔硫䓬[4, 55]。

地高辛效果较差，需要较长的时间才能达到速率控制，但如果 β - 受体阻滞剂和钙通道阻滞剂治疗失败或有无法忍受的副作用，则可考虑使用地高辛。地高辛虽然降低静息心率，但在门诊患者中很少有效，因为它的作用是通过增强迷走神经张力来介导的，而迷走神经张力在运动过程中被抵消。因此，地高辛传统上被用作二线制剂，通常用于久坐不动的患者或有心力衰竭或低血压的患者。然而，最近，一些系统的回顾和 meta 分析发现，地高辛的使用与房颤患者更高的死亡风险独立相关，而不管伴随的心力衰竭如何。一些研究表明，房颤抵消了地高辛减少心力衰竭患者住院率的作用。因此，不鼓励长期使用地高辛[124-128]。

当其他 AVN 阻滞剂不成功或不耐受时，可考虑使用胺碘酮进行速率控制。静脉注射胺碘酮可用于急性心室率的控制，对急性失代偿性心力衰竭或严重血流动力学损害的患者具有特殊的应用价值。由于胺碘酮终止房颤的可能性虽然很小，但应根据患者个体的风险 / 收益情况，考虑围转律期抗凝策略。口服胺碘酮在其他措施不成功或禁忌的情况下可用于控制心室率，但应仔细考虑长期潜在的毒性[129]。

在房颤和心室预激引起快速心室反应的患者中，建议立即进行直流电复律，特别是存在血流动力学损害的情况。血流动力学稳定的患者可考虑静脉注射普鲁卡因酰胺或伊布利特，以恢复窦性心律或减慢心室频率。重要的是，在不延长旁路不应期的情况下优先减慢 AVN 传导的药物（如维拉帕米、地尔硫䓬、腺苷、口服或静脉应用地高辛和 Ⅳ 型胺碘酮）可加速心室频率，并有可能加速高危患者的血流动力学崩溃和心室颤动。与静脉给药途径不同，慢性口服胺碘酮治疗可以减缓或阻断旁路的传导。关于 β - 受体阻滞剂的使用数据有限；然而，这些药物在理论上具有类似的潜在风险，应谨慎使用[130]。

应评估休息和活动时心率控制是否充分。然而房颤最优心率控制的参数仍然存在争议。静息心率 60 ～ 80 次 / 分和中等强度运动 90 ～ 115 次 / 分作为目标值似乎是合理的。动态监测有助于评估心率控制的充分性；治疗的目标包括 24 h 平均心率低于 100 次 / 分，没有心率高于年龄调整最大预计运动心率的 100%。此外，6 分钟步行试验中最大心率为 110 次 / 分也是一个常用的目标。然而，一项研究发现，更宽松的心率控制（静息心率低于 110 次 / 分）并不亚于严格的心率控制（静息心率低于 80 次 / 分，中度运动时心率小于 110 次 / 分)。这种方法在临床上更方便，特别是对于无症状的永久性房颤和无明显结构性心脏病的患者，但定期监测左心室功能以评估心动过速心肌病的潜在风险是必要的。值得注意的是，宽松心率控制似乎不会增加不良心房或心室重塑的风险[4]。

在某些窦房结功能不全或快-慢综合征患者中，可以植入起搏器以防严重的心动过缓，同时允许使用 AVN 阻滞剂以充分控制房颤发作时的快室率，或者使用抗心律失常药物治疗来维持窦性心律（图8.6）。在一份报告中，近 20% 的房颤患者需要安装起搏器来治疗有症状的心动过缓，其中多数在房颤诊断5 年内就需要安装心脏起搏器，这在有心力衰竭史的患者中尤为常见。在窦房结功能不全患者中，心房或双腔起搏与心室起搏相比，可显著降低随后房颤的发生率[130]。

房室结消融

房室结消融结合永久起搏器植入（"消融和起搏器"方法），提供了强力的室率控制和 R-R 间期的规则化。然而，由于房室结消融是永久性的，并且需要终身起搏，因此，当心律控制策略失败、药物心率控制不能耐受或不成功时，房室结消融通常被认为是房颤患者的最后选择。尽管有适当的药物治疗，房颤心室率仍过快导致左心室收缩功能下降时，房室结消融尤其有用。

此外，在合并左心室收缩功能障碍的房颤患者中，房室结消融已成为接受心脏再同步化治疗患者的重要辅助治疗手段。据估计，符合心脏再同步化条件的患者中有 20%～25% 患有房颤，根据设备程控，新发房颤 / 房速的累积发病率在 20%～40%。对于持续性房颤或频发持续性或阵发性心律失常而试图维持窦性心律的患者，房颤时的自身心室率（即使在正常范围内）可超过双心室起搏频率，并降低有效双心室起搏 QRS 波群的百分比，从而无法实现最佳的心室再同步化。与那些接受药物治疗的患者相比，这种情况下房室结消融与降低全因死亡率、降低心血管死亡率和改善左室射血分数（LVEF）有关。值得注意的是，由于无效的融合波计数（起搏与自身 QRS 形态的融合）和假性融合波计数（发放起搏钉样信号但自身 QRS 形态未改变），由装置计数器确定的双心室起搏的百分比往往人为地增高。在这些患者中，运动心电图测试可以帮助检测有效心室同步性是否丧失，并确定纯双心室起搏的百分比。当 ICD 患者房颤时因心室频率过快而引发不适当的治疗时，也可能需要房室结消融[4]。

节律控制

房颤患者恢复和维持窦性心律具有许多潜在的益处，包括减轻症状、改善功能状态和生活质量、预防心动过速心肌病。房颤相关的心房电重构和结构重构减轻（从而延缓房颤进展），以及左心室功能的改善也已被描述。然而，节律控制对死亡率的影响仍有待确定。

不幸的是，在目前的药物治疗中，完全维持窦性心律（即 100% 无房颤复发）往往是不能实现的，并且仍然是一个不切实际的治疗目标。据估计，与胺碘酮相关的平均一年复发率约为 35%，而其他现有抗心律失常药物的复发率甚至更高（超过 50%）。然而，房颤患者很可能从部分恢复窦性心律中受益。

恢复窦性心律

当选择心律控制策略时，电复律和药理复律都是合适的选择。复律的时机受房颤的持续时间、患者症状的严重程度、心率控制的充分性和血栓栓塞风险的影响。对于因房颤（低血压、急性心力衰竭、心肌缺血）或心室预激而出现快速室率和血流动力学损害的患者，当心率控制药物不成功或不能耐受时，建议立即进行复律。在稳定但有症状的持续性房颤患者中，复律也被认为可以恢复窦性心律，特别是当心室率控制仍未达到最佳状态时。

复律时机 对于持续时间超过 48 h 或持续时间未知的稳定型房颤患者，无论 CHA2DS2-VASc 评分如何，任何复律方式（电、药物或消融）均应推迟到患者在适当水平抗凝 3～4 周或经食管超声心动图（TEE）排除心房血栓之后。TEE 也可用于血栓风险高的患者（如严重瓣膜病或先天性心脏病、既往血栓栓塞史、严重心肌病），即使房颤持续时间小于 48 h 也可考虑 TEE[129]。

如果心脏复律的迫切性（由于严重症状或血液动力学不稳定）使 TEE 无法进行，治疗剂量的低分子量肝素、普通肝素或非维生素 K 口服抗凝剂应尽快与复律同时使用（最好是在复律之前），然后进行长期抗凝治疗[4]。

电复律 房颤电复律的总成功率约为 90%，与房颤的持续时间和房颤的大小呈负相关。最初使用最大能量电击、双相波形和前后电极放置（而不是左前外侧电极）可以帮助提高复律的疗效，并最大限度地减少所需的电击次数、减少镇静的持续时间。植入 ICD 的房颤患者，理想的电极应该放在离装置至少 8 cm远，并在前后放置。ICD 可用于内复律，但成功率远低于体外复律，每次电击所需约 2 周的电池容量。

偶尔电复律不能终止房颤，或房颤在窦性心律短暂恢复后不久复发。区分房颤复律失败与房颤复律成功并立即复发是非常重要的。当房颤不能复律时，提高能量水平，采用双相波形而不是单相波形，对复律贴片施加外部压力，通过改变电极板位置来改变休克向量，以及在呼气时进行复律，可以提高一些患者的疗效。

当房颤成功复律后早期复发时，任何能量的反复电击都不太可能有更大的益处。用胺碘酮、多非利特、氟卡胺、伊布利特、普罗帕酮或索他洛尔预处理可提高电复律成功率，防止早期房颤复发。此外，用伊布利特等药物预处理可以帮助降低除颤阈值。电复律前单用硫酸镁并不能提高房颤的复律成功率[4, 131]。

当计划长期使用抗心律失常药物治疗维持 NSR 时，在电复律前 1 ～ 3 天（如果是胺碘酮则为几周内）开始药物治疗，以达到复律时的有效药物水平，这有助于维持 NSR，并防止复律后 AF 的立即复发。这说明在复律前患者就可耐受药物的副作用[55]。

值得注意的是，对于新近发作的房颤（小于 48 h）、新开始的（小于 12 h）房颤发作可能比持续 12 ～ 48 h 的房颤发作更难终止，而急性期电复律的失败并不能预测这些患者后来成功复律或自发转换为 NSR[132]。

电复律通常优于药理复律，因为它有更好的疗效和较低的心律失常的风险，但是，电复律需要有意识的镇静或麻醉。重要的是，在洋地黄引起的持续中毒反应或低血钾患者中，电复律是禁忌证。

与电复律有关的急性心律失常并发症的发生率很低，虽然这在接受洋地黄治疗的患者中可能更常见，但是需要干预的室性心律失常非常罕见，而不管电击能量水平如何或是否同时使用抗心律失常药物。窦房结功能不全或镇静药物引起明显的缓慢性心律失常（心率＜ 40 次 / 分或心率＜ 40 次 / 分或停搏＞ 5 s），见于 1% 的患者。几乎所有的体外除颤器都有通过除颤片进行心动过缓起搏的能力，如果需要的话，可以临时使用。此外，应提供静脉阿托品或异丙肾上腺素。值得注意的是，在心脏复律成功后出现严重缓慢性心律失常的患者中，有很大一部分（在一份报告中超过 40%）需要在短期随访中植入起搏器。

药理复律 药物复律对房颤的疗效一般（30% ～ 70%），在房颤发作后 7 天内疗效最高。目前已有多种抗心律失常药物可用于房颤的药物复律，其中伊布利特和多非利特是最有效的药物。其他抗心律失常药物，包括索他洛尔、胺碘酮和 IC 类药物（如氟卡胺、普罗帕酮）疗效有限。AVN 阻滞剂（β 受体阻滞剂、地高

辛和钙通道阻滞剂）一般不能有效地恢复 NSR[129]。

药物复律的致心律失常风险高于电复律。因此，药物复律需要持续的心脏监测（以检测窦房结功能不全、房室阻滞、室性心律失常和转为房颤），时间间隔取决于所使用的药物（通常约为药物消除半衰期的一半）。

尽管药物复律的疗效有限，但当镇静（电复律需要镇静）不可用或不能耐受或受患者偏好影响时，药物复律仍是一种选择。此外，如前所述，当计划长期使用抗心律失常药物来维持 NSR 时，在电复律之前开始药物治疗可能是有益的，因为它可以帮助一些患者恢复 NSR，并避免电复律；在另一些情况下，可能会提高电复律的疗效，并防止 AF 的早期复发。重要的是，房颤的终止可能导致意外的窦性暂停 / 心搏停止，从而导致晕厥前症状或晕厥，特别是当使用能够抑制窦房结功能的药物时。

伊布利特 静脉注射伊布利特可使 28% ～ 51% 的房颤患者恢复 NSR，平均转复时间不超过 33 min。伊布利特预处理也能提高电复律的疗效。重要的是，伊布利特在 1.2% ～ 2.4% 的患者中与持续性多态 VT 有关，在 1.8% ～ 6.7% 的患者中与非持续性 VT 有关，这更可能发生在 QT 延长、明显的低钾血症或极低的 LVEF 患者中。预先静脉应用镁剂可提高疗效，降低尖端扭转室速的发生率。

多非利特 在高达 60% 的患者中，多非利特可将持续性 AF 转化为 NSR，通常是在药物启动后 36 h 内。多非利特很少仅用于心脏复律；相反，它通常用于长期的心律控制。当持续性房颤患者开始时，电复律通常延迟 24 ～ 48 h，以允许潜在的药理学复律。值得注意的是，在多非利特负荷期间 AF 的终止似乎是持久反应的预测因子，即使在长期持续的患者中也是如此。多非利特在欧洲未获准使用。

胺碘酮 胺碘酮在终止持续性房颤方面的疗效非常有限（约 25%），不是心脏复律的首选药物。如果成功，转复窦律发生在静脉注射胺碘酮后几个小时或几天，以及长期口服胺碘酮几天到几周之后。

氟卡胺和普罗帕酮 IC 类药物氟卡胺和普罗帕酮可用于房颤的药理学复律，成功转复 NSR 通常在 8 h 内完成。氟卡胺对近期（＜ 24 h）房颤的药物复律疗效明显高于胺碘酮、索他洛尔、普鲁卡因胺和普罗帕酮，不同报道转复率在 52% ～ 92%。与口服氟卡胺相比，静脉注射氟卡胺不能更有效地用于新近发作的 AF 的药物复律，尽管静脉注射氟卡胺起效更快（平均复律时间 55 min *vs.* 110 min）。普罗帕酮（静脉注射或口服）可用于 AF 的急性转复（NSR 转复率为

56%～83%）。氟卡胺和普罗帕酮的制剂在美国没有。重要的是，在患有严重结构性心脏病的患者中禁止使用 IC 类药物，特别是那些伴有左心室收缩功能障碍或冠状动脉疾病的患者。此外，IC 类药物可以将房颤转化为房扑，房扑心房率相对较慢，因此可以促进 1：1 的房室传导，反常地形成更快的心室率。因此，在进行抗心律失常治疗之前，应使用 AVN 阻滞剂（β 受体阻滞剂、地尔硫䓬、维拉帕米）进行适当的心率控制。一旦在医院环境中确定了普罗帕酮或氟卡胺的药物复律的安全性，可在门诊基础上让患者口服普罗帕酮（450～600 mg）或氟卡胺（200～300 mg）以及 β 受体阻滞剂或非二氢吡啶类钙通道阻滞剂（"袋装药丸"方法）多次进行房颤复律。这种方法通常应用于症状性房颤发作不频繁的患者，一次至少持续几个小时，并且每月复发少于一次。

维纳卡兰　维纳卡兰已在欧洲被批准用于近期发作房颤的复律（未接受手术的患者，持续时间小于或等于 7 天；心脏手术后的患者，持续时间小于或等于 3 天）。静脉注射维纳卡兰在 90 min 内的房颤转换率约为 62%，似乎比静注胺碘酮有效得多。也有研究表明其优于氟卡胺和普罗帕酮。在美国维纳卡兰未获批准应用[133]。

其他抗心律失常药物　索他洛尔、决奈达隆、奎尼丁和普鲁卡因酰胺对 AF 的急性终止效果很差，不推荐用于药物复律。

窦性心律的维持

只有 20%～30% 的成功心脏复律的患者在没有长期抗心律失常治疗的情况下维持 NSR 超过 1 年。这更有可能发生在房颤病程不足 1 年、左心房无增大（小于 4.0 cm）、房颤的可逆原因（如甲状腺功能亢进、心包炎、肺栓塞或心脏手术）。人们认为，最有可能维持 NSR 的药物能抑制诱发异位搏动和心律失常，并影响心房电生理特性，从而降低房颤发生的可能性。因此，如果抗心律失常药物治疗有效，且毒性和致心律失常作用低，则对有中度至高度复发风险的患者进行抗心律失常药物治疗是有充分理由的。预防性药物治疗很少用于首次发现房颤的患者，也可以避免在很少发生且耐受性良好的阵发性房颤患者中使用。

胺碘酮已被直接与决奈达隆、索他洛尔和普罗帕酮进行比较，并发现其疗效明显更好，一年的 NSR 保持率为 65%。多非利特一年窦律维持率为 50%～65%。其他抗心律失常药物的疗效一般（1 年时为 30%～50%）。药物选择在很大程度上取决于安全性、伴随的心血管疾病及程度、肝肾功能障碍以及药物与药物的相互作用。在采用更有效但不安全的治疗方法之前，通常建议使用一种更安全但效果可能较差的药物（图 15.8；表 15.14）[134]。

在有轻微或无心脏病的房颤患者中，首选氟卡胺、普罗帕酮、索他洛尔和德罗尼达酮；由于胺碘酮的潜在毒性，在药物治疗顺序中应该后选胺碘酮。在

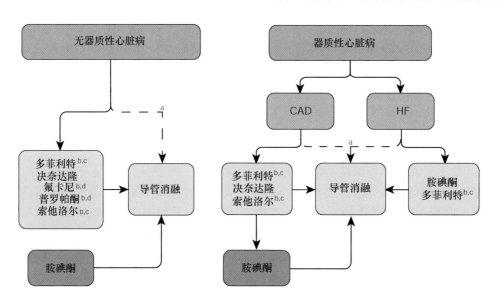

图 15.8　阵发性和持续性心房颤动患者的心律控制策略。药物按字母顺序排列。[a] 导管消融仅推荐作为阵发性房颤患者的一线治疗（Ⅱa 级建议），这取决于患者在有经验的中心进行治疗时的偏好；[b] 不建议与严重 LVH（室壁厚度大于 1.5 cm）一起使用；[c] 在有尖端扭转室性心动过速风险的患者中应谨慎使用；[d] 应与房室结阻滞剂联合使用。CAD，冠心病；HF，心力衰竭；LVH，左心室肥厚。（From January CT, Wann LS, Alpert JS, et al. 2014 AHA/ACC/HRS guideline for the management of patients with atrial fibrillation: a report of the American College of Cardiology/American Heart Association Task Force on Practice Guidelines and the Heart Rhythm Society. J Am Coll Cardiol. 2014; 64: e1-e76.）

表 15.14　治疗心房颤动最常用的抗心律失常药物

抗心律失常药物	获批年份	阻滞通道	非心血管毒性	心血管毒性
氟卡尼	1975	INa	头晕、头痛、视觉模糊	房扑伴 1:1 传导；室速；可显现 Brugada 型 ST 段抬高
普罗帕酮	1976 年	INa，β-AR	金属味，头晕，视觉模糊	房扑 1:1 传导；室速；可显现 Brugada 型 ST 段抬高
索他洛尔	1992	IKr，β-AR	支气管痉挛	心动过缓、尖端扭转室速
胺碘酮	1967 年	IKr，INa，ICaL，IKur，Ito，IKACh，If，β-AR，α-AR	肺（急性过敏性肺炎，慢性间质浸润）；肝炎；甲状腺（甲减或甲亢）；光敏性；蓝灰色皮肤变色；恶心；共济失调；震颤；脱发	窦性心动过缓
决奈达隆	2009 年	IKr，INa，ICa，IKur，Ito，IKACh If，β-AR，α-AR	厌食；恶心，肝毒性	心动过缓
多菲利特	2000 年（仅限美国）	IKr	无	尖端扭转型室速
丙吡胺	1962 年	INa，IKr，乙酰胆碱	抗胆碱能药物：口干，尿潴留，便秘，视物模糊，	心力衰竭加重，尖端扭转症

AFL，心房扑动；AR，肾上腺素受体；CHF，充血性心力衰竭；ICaL，L 型钙电流；If，funny 电流；IKACh，乙酰胆碱激活的内向整流钾电流；IKr，迅速激活的延迟整流钾电流；IKur，超快激活的延迟整流钾电流；Ito，瞬时外向钾电流；INa，Na$^+$电流；VT，室性心动过速

肾上腺素介导的房颤患者中，β 受体阻滞剂代表一线治疗，其次是索他洛尔。长效丙吡胺的抗胆碱能活性使其成为迷走神经介导房颤患者的较有吸引力的选择。相反，普罗帕酮不推荐用于迷走神经介导的房颤，因为其（弱的）内在 β - 阻断活性可能加重这种类型的阵发性房颤。

对于左心室显著肥厚（左室壁厚度大于 1.4 cm）的患者，由于担心致心律失常风险增加，建议避免使用索他洛尔、氟卡胺和普罗帕酮。决奈达隆虽然没有在这一人群中进行专门的试验，但很可能是安全的。当有症状的房颤复发继续影响这些患者的生活质量时，通常会考虑胺碘酮。

在冠心病患者中，索他洛尔、多非利特或洛奈达酮是推荐的一线治疗药物，而氟卡胺和普罗帕酮则是禁忌药。胺碘酮由于其潜在的毒性而被认为是该人群的最后备选药物。

多非利特和胺碘酮是唯一可用于伴有心力衰竭房颤患者的药物；其他抗心律失常药物可能与严重的毒性和心律失常的发生有关。

奎尼丁与死亡率增加有关，可能是 QT 间期延长继发室性心律失常的结果。因此，这种药物在很大程度上已被放弃用于房颤治疗。

鉴于抗心律失常药物治疗效果不佳，人们的期望和治疗目标必须是现实的。减少房颤的负担及其对生活质量的影响可能是合理的。偶尔房颤复发可能不需

要改变抗心律失常的药物治疗。当单一药物治疗失败时，可以尝试联合使用抗心律失常药物。有用的组合包括索他洛尔或胺碘酮，以及一种 IC 类药物。然而，当药物治疗被认为是不成功的，并放弃了节律控制策略时，抗心律失常药物不应继续使用。

胺碘酮　胺碘酮虽未被美国食品药品监督管理局批准用于房颤，却是治疗房颤最常用、最有效的抗心律失常药物。然而，胺碘酮的使用与显著的不良反应（包括肺、肝、甲状腺、神经和眼科毒性）有关。QT 延长是常见的，但极少与尖端扭转室性心动过速相关（0.5%）。虽然窦性功能和房室结功能在口服胺碘酮治疗的前几天即可发生抑制，但其抗心律失常作用和 QT 延长可延迟数天或数周。负荷期加速其抗心律失常作用起效时间。胺碘酮增加华法林、他汀类药物和地高辛的浓度，常常需要调整华法林的剂量。需要对肺、肝和甲状腺毒性进行适当的定期监测。由于胺碘酮的潜在毒性，只有在考虑到风险以及其他药物失效或禁药时，才应使用胺碘酮。

多非利特　多非利特 1 年窦性心律维持率可高达 65%。多非利特已被证明在心力衰竭和心肌梗死后人群中是相当安全的。然而，由于 QT 延长和 VT 的危险，在连续遥测和心电图监测下，多非利特的起始需要 3 天的强制住院负荷期。有近 20% 的患者在负荷期内 QT 间期延长过长或 VT 导致药物停用。同时使

用其他延长 QT 的药物会使这些不良事件的风险增加近两倍。总体而言，接受多非利特治疗的患者发生尖端扭转室速的风险从 0.7% 到 3.3% 不等。在一项回顾性队列研究中，1404 名房颤患者使用多非利特治疗 5 年，尖端扭转率为 1.2%。危险因素包括女性、低左室射血分数（LVEF）和更长的 QTc 间期延长。多非利特在欧洲是不被批准的。

氟卡胺和普罗帕酮　在无结构性心脏病的房颤患者中，IC 类药物是节律控制的首选一线药物，在这些患者中，两种药物都具有良好的耐受性和低毒性风险。另一方面，由于有室性心律失常的危险，这些药物在有明显左心室肥厚、冠状动脉疾病或心力衰竭的患者中是禁止使用的。此外，氟卡胺和普罗帕酮都有负性肌力作用，在左心室功能不全的患者中应该避免。如前所述，普罗帕酮和氟卡胺与 AFL 发生率显著相关，房扑的心房率相对较慢，可发生 1∶1 房室传导，导致非常快的心室率；因此，在实施 IC 类药物治疗之前，建议使用 AVN 阻滞药进行适当的心率控制。此外，IC 类药物可以延长 His-Purkinje 系统（HPS）的传导和 QRS 持续时间，当 QRS 时间过长时（与基线相比超过 25%）可作为促心律失常风险的一个指标。

索他洛尔　索他洛尔在维持 NSR 方面的疗效有限（1 年时为 30% ～ 50%）。索他洛尔可引起 QT 延长和尖端扭转性室速，特别是在肾衰竭、低钾血症或同时使用其他延长 QT 的药物时。因此，索他洛尔常用于住院患者的心电图监测，以观察过度的 QT 延长和促心律失常，特别是在房颤期间开始使用索他洛尔时。然而，门诊药物启动也很常见，特别是在没有潜在的结构性心脏病、QTc 低于 450 ms、电解质和肾功能正常的低风险患者中，并且在药物启动时处于 NSR 状态。索他洛尔可用于缺血性心脏病患者，但应避免用于左心室明显肥厚和肾功能不全的患者。

决奈达隆　决奈达隆是一种胺碘酮的结构类似物，但缺乏碘的结构。虽然与胺碘酮相比，决奈达隆的非心血管副作用发生率较低，但其疗效明显低于胺碘酮。决奈达隆的主要心脏不良反应是心动过缓和 QT 延长。尖端扭转室速罕见，但已有报道。决奈达隆可用于无结构性心脏病的 AF 患者，但在 NYHA Ⅲ 或Ⅳ级心力衰竭患者和最近（在过去 4 周内）发生失代偿性心力衰竭的患者中，尤其是在存在 LV 收缩功能障碍的患者中（由于死亡率增加）是禁忌的。在永久性房颤患者中，决奈达隆增加了卒中、心血管死亡和住院的联合终点。因此，在未寻求窦性心律恢复的

患者中禁用决奈达隆。

双异丙吡胺　双异丙吡胺是一种钠通道阻断剂，具有强效的抗胆碱能和负性肌力作用，可用于房颤患者的节律控制。由于其突出的消除迷走神经作用，双异丙吡胺可用于"迷走神经介导的"房颤（例如运动员房颤或在睡眠中发生的房颤）。该药的负性肌力作用使其有利于治疗肥厚型心肌病（hypertrophic cardiomyopathy，HCM）伴动态左心室流出道（dynamic left ventricular outflow tract，LVOT）梗阻的房颤，但这些作用使其不能用于潜在的左心室收缩功能不全患者。

节律控制和心率控制

在过去，许多医生更喜欢节奏控制而不是速率控制。房颤转复和窦律维持恢复了正常的血流动力学，被认为可以减少栓塞的发生。然而，两项主要的随机临床试验节律管理的心房颤动随访调查（atrial fibrillation follow-up investigation of rhythm management，AFFIRM）和持续性心房颤动的心率控制与电复律（rate control versus electrical cardioversion for persistent atrial fibrillation，RACE）比较了中等卒中风险人群的节律和心率控制，发现栓塞事件发生的频率相同，无论采用的是心率控制还是节律控制策略，这种情况多发生在华法林停药后或 INR 处于亚治疗状态时。这两项研究还表明，在采用心率控制策略的情况下，主要终点的发病率几乎有显著下降的趋势。两组患者的功能状态和生活质量无明显差异。因此，这些试验提供了证据，证明节律控制和心率控制都是合理的方法（这两种策略都需要长期抗凝来预防卒中），并表明在大多数患者中控制心率是一种可接受的方法。房颤-充血性心力衰竭（AF-CHF）研究在伴有房颤并心力衰竭的患者中显示了类似的结果。这些对节律和心率控制疗法的随机对照比较的结果被最近的观察研究、注册研究和荟萃分析所证实[135-136]。

然而，推断窦性心律不优于房颤以及无须寻求维持窦性心律的有效方法是不正确的。首先，这些试验并不是对窦性心律和房颤的比较；他们将心率控制策略与节律控制策略进行比较，后者试图维持 NSR，但不足，而且组间交叉发生的频率很高。AFFIRM 试验和 RACE 试验未能显示心率和节律控制之间的任何差异，这并不是对心率控制的肯定陈述，而是证明了抗心律失常药物在长期维持 NSR 方面的无效性。当根据患者的实际节律（而不是他或她的治疗策略）分析这些试验的数据时，NSR 相对于 AF 的好处变得很明

显：NSR 的存在与华法林的使用一起被发现是最强有力的生存独立预测因素之一，即使在调整了所有其他相关的临床变量后也是如此。与房颤患者相比，NSR 患者死亡的可能性几乎是前者的一半。然而，这种益处被抗心律失常药物疗法的使用所抵消，这种疗法增加了死亡的风险[136]。

因此，实现和维持 NSR 仍然是可行和重要的治疗目标。然而，由于目前可用的抗心律失常药物通常不能完全抑制房颤，而且安全性也不太理想，因此将其留给可能从心律控制中获得最大益处的患者是合理的。节律控制或心率控制策略的选择应个体化，并考虑到症状的性质、强度和频率、患者的偏好、合并症条件和复发房颤的风险。根据现有资料分析，对于年轻房颤患者和新诊断的房颤患者、明显症状、控制不良的心室反应或心动过速性心肌病，节律控制可能是一种合适的方法。另一方面，无症状或有轻微症状的患者，特别是 65 岁以上的患者，以及患有持续性房颤并有高血压或其他潜在心脏病的妇女，更适合于控制心率的治疗[137]。

值得注意的是，目前的指南并没有常规推荐一种节律控制策略来降低死亡、卒中或心力衰竭的风险；相反，节律控制疗法的主要适应证是减少症状和改善生活质量[135]。

房颤导管消融

房颤的导管消融与抗心律失常药物治疗相比具有更高的疗效和安全性。房颤消融可显著改善症状、运动能力、生活质量和左心室功能，即使在并发心脏病和消融前心室率控制充分的情况下也能改善症状、运动能力、生活质量和左心室功能。与 AVN 消融和双心室起搏相比，症状性房颤和心肌病（LVEF 小于或等于 40%）患者中采用导管消融的生活质量更好，无房颤复发和免除抗心律失常药物应用的可能性更高，房颤进展的概率更低。此外，最近的一项研究发现，在特发性心肌病患者中，导管消融房颤优于药物心率控制策略，左室射血分数（LVEF）显著改善；导管消融后 NSR 的恢复导致左心室收缩功能显著改善，特别是在磁共振成像上没有心室纤维化的情况下。然而，没有足够的证据来确定房颤消融是否降低了所有原因的死亡率或卒中。因此，目前房颤消融手术的主要理由是存在症状性房颤[1, 55, 130, 138-139]。

目前，房颤消融的患者选择标准应包括权衡与该手术相关的风险和潜在益处，以及考虑其他因素，如症状的严重程度、生活质量、结构性心脏病和其他合并症的存在和严重程度，以及是否有其他合理的治疗

选择。此外，根据操作者自身的经验和他或她可以使用的工具，预计的消融成功率应该被考虑在内。

房颤导管消融的理想选择是有阵发性或持续性房颤的症状性发作、对一种或多种 I 类或 III 类抗心律失常药物没有反应、没有严重的合并症或结构性心脏病、左心房直径小于 50 ～ 55 mm、长程房颤的房颤持续时间不到 5 年。对于终末期心肌病或左心房（大于 60 mm）增大的患者，或二尖瓣重度反流或狭窄且被认为不适合进行瓣膜介入治疗的患者，导管消融 AF 可能很少或毫无益处。随着手术疗效和安全性的提高，导管消融房颤的纳入标准也在不断发展；许多中心扩大适应证的范围，现在包括长期持续性房颤患者和心肌病患者[130, 138]。

目前的指南建议有症状的阵发性或非阵发性 AF 患者在 I 类或 III 类抗心律失常药物治疗失败或不耐受后作为二线治疗进行导管消融（图 15.9）。对于在临床试验中没有充分代表性的特定患者，包括心力衰竭、心肌病、年轻患者（45 岁以下）和老年患者（75 岁以上），对房颤消融使用类似的适应证是合理的。然而，这些患者必须仔细评估导管消融的风险和益处。对于伴有心脏病、肥胖、睡眠呼吸暂停、严重左心房扩张、长期持续性房颤以及体弱的老年人，房颤患者的成功率较低或并发症发生率较高[1, 55, 130, 140]。

重要的是要认识到，仍然没有随机对照的数据表明消融可以减少患者的卒中风险。因此，房颤导管消融不应仅仅是为了避免抗凝的需要[1, 130]。

导管消融的并发症可能对某些患者产生灾难性的

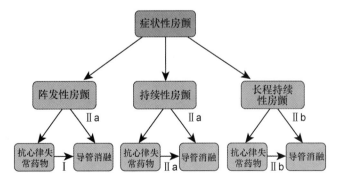

图 15.9 2017 年 HRS/EHRA/ECAS/APHRS/SOLACE 症状性心房颤动（AF）导管消融的适应证。图中所示为症状性阵发性房颤、持续性房颤和长程持续性房颤的导管消融适应证。如图所示，根据导管消融是在抗心律失常药物治疗失败后还是作为一线治疗而进行每一种适应证的分类。（From Calkins H, Hindricks G, Cappato R, et al. 2017 HRS/EHRA/ECAS/APHRS/SOLAECE expert consensus statement on catheter and surgical ablation of atrial fibrillation. Heart Rhythm. 2017；14：e275-e444.）

后果，包括严重梗阻性颈动脉疾病、心肌病、主动脉狭窄、非血运重建的左主干或三支冠状动脉疾病、严重肺动脉高压或肥厚型心肌病伴严重左心室流出道梗阻。另一个相对禁忌证是主要肺切除的历史，因为潜在的肺静脉狭窄的严重影响。此外，由于术中和术后早期发生血栓栓塞事件的风险，消融过程中和消融后至少 2 个月内不能抗凝的患者不应考虑导管消融房颤。另外，对于有 LAA 血栓或新近植入 LAA 封堵器的患者，不应进行导管消融。

导管消融作为一线治疗 最近的研究显示导管消融作为一线治疗优于药物治疗，尽管这些研究中的大多数患者一般都是以阵发性房颤为主的健康患者。根据 2017 年 HRS/EHRA/ECAS/APHRS/SOLAECE 专家共识声明，对于有症状的阵发性或持续性 AF、更愿意接受介入治疗的患者，选择性将导管消融作为一线节律控制方法（在 I 或 III 类抗心律失常药物治疗之前）是合理的（图 15.9）。当对抗心律失常药物的耐受性较差时，如心动过速-心动过缓综合征患者，药物节律控制策略需要植入起搏器时，这种方法特别有价值。同样，导管消融通常被推荐作为高水平竞技运动员阵发性或持续性房颤的一种首选方法，在这些运动员中，药物治疗可能会对运动成绩产生负面影响。然而，这种方法在未被选择的患者群体中的有效性仍有待于随机研究的证实，而且这种方法在个体患者中的风险-收益比率应该被仔细考虑[1, 140]。

无症状房颤的导管消融治疗 持续性房颤的症状可能是非常微妙和非特异性的（例如缺乏能量、精力不耐受），可能不被患者识别，或可归因于其他合并症（如睡眠呼吸暂停或心力衰竭）。在将房颤患者标记为"无症状"之前，获得一份仔细的病史以引出症状是很重要的。此外，尝试恢复 NSR（电复律或药理复律，加或不加长期抗心律失常药物治疗），然后评估患者在 NSR 时的症状状态（与 AF 相比）也是合适的。尽管没有明显的症状，但房颤消融仍然是一种可行的方法来改善这些患者的健康[1]。

此外，在选择真正无症状的阵发性或持续性房颤患者（那些在"NSR 试验"期间没有任何改善的患者）中，手术由有经验的操作人员进行并详细讨论了风险和益处之后，仍可考虑对 AF 进行导管消融（IIb 级）。应该告知患者，房颤，无论有症状还是无症状，都会增加卒中、心力衰竭、痴呆和死亡率的风险，虽然维持 NSR 与房颤消融可能会降低这些风险，但这些潜在的好处仍未得到证实。在等待临床试验结果的同时延迟消融，有可能使房颤进展到房颤消融疗

效明显下降的阶段。重要的是，虽然这种方法在选择无症状患者中是可以接受的，但对于长期持续性房颤患者和那些有与有效性和安全性相关的临床特征的患者，不推荐使用这种方法[1]。

心房颤动外科消融

经典的 Cox 迷宫手术包括在左、右心房设计一系列切口，引导窦性冲动通过两个心房的传播，同时阻断被认为是导致房颤的多个大折返性回路。此手术是治疗房颤最有效的方法，术后 75% ~ 95% 的心律失常消失，达 15 年之久。手术技术的改进和简化最终导致了 COX- 迷宫 III 手术，成为房颤外科治疗的金标准。尽管如此，由于迷宫手术的复杂性、技术难度以及死亡和其他并发症的风险，迷宫手术并没有得到广泛的接受[1]。

为了简化手术程序，标准的切割和缝合手术技术已经被单极或双极射频消融、冷冻消融、激光、高频超声或微波能量的线性心外膜消融所取代。大多数外科心外膜消融术都是与二尖瓣手术同时进行的，结合二尖瓣修复和房颤的治疗可以使选择的患者避免终身抗凝。

目前的手术器械可以在视频辅助下，通过小型胸廓切口，在心脏不停跳的情况下进行心外膜微创手术。双极射频是使用的主要能源，双侧肺静脉隔离是最常见的消融损伤设置，一些方法增加神经节丛消融，以及排除左心耳。然而，尽管不再需要胸骨正中切口和体外循环，这些手术仍然是相对侵入性的。为了进一步减少手术的侵犯性，我们发展了一种完全胸腔镜手术。虽然多个系列显示阵发性房颤的成功率很高（随访 12 个月时为 89%），但持续性和长期持续性房颤的成功率有限（25% ~ 87%）。在一份报道中，总的并发症发生率为 10%，围术期死亡率为 1.8%[1]。

除了 PV 前庭隔离和神经节丛消融之外，更广泛的消融路线，以及通过电生理检查入口或出口阻滞证实完全肺静脉隔离、跨消融线传导阻滞以及对神经节丛副交感神经部分消融的检测和确认，正在被评估以提高疗效。一些系列报道在不使用抗心律失常药物的情况下，一次手术成功率为 86%。

对于同时接受心脏直视手术的患者，建议手术消融房颤（无论消融是在抗心律失常药物治疗失败后进行，还是作为一线治疗，也不论心律失常持续时间多长）。在接受闭合性心脏手术（如冠状动脉搭桥术或外科手术）的患者中，这种方法也是合理的（图 15.10）。

目前，对于一次或多次导管消融无效或不适合导

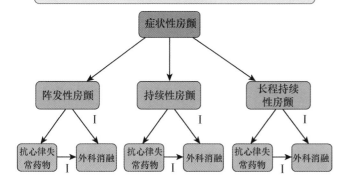

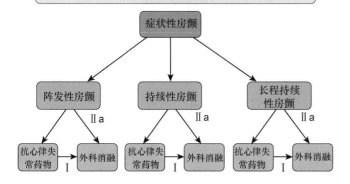

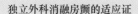

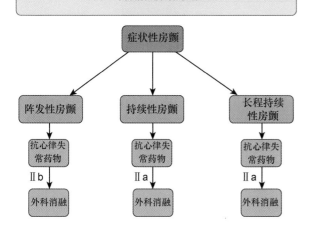

图 15.10 2017 年 HRS/EHRA/ECAS/APHRS/SOLACE 心房颤动（AF）外科消融适应证。图中显示的是外科消融阵发性、持续性和长程持续性房颤的指征。根据消融是在抗心律失常药物治疗失败后还是作为一线治疗而进行的每一种适应证的分类如图所示。外科消融房颤的适应证分为：房颤消融术是与开放式手术（如二尖瓣置换术）、闭合性手术（如冠状动脉旁路移植术，CABG）同时进行，还是作为一种单独的外科房颤消融手术（仅为治疗房颤而实施）。AVR，主动脉瓣置换术。（From Calkins H, Hindricks G, Cappato R, et al. 2017 HRS/EHRA/ECAS/APHRS/SOLACEE expert consensus statement on catheter and surgical ablation of atrial fibrillation. Heart Rhythm. 2017；14：e275-e444.）

管消融的症状性房颤患者（例如不能长期抗凝的患者和有左房血栓的患者），可以考虑单独和杂交外科 AF 消融。虽然手术消融的疗效优于导管消融，但手术消融后的并发症发生率较高。因此，在考虑对药物治疗无效且没有其他心脏手术适应证的症状性房颤患者进行导管消融之前，推荐外科房颤消融仍然有争议，采取何种消融方式应该基于中心对两种技术的经验、每种技术在某个具体患者中的相对结果和风险，以及患者的偏好（图 15.10）。考虑到患者的不适程度、住院时间和恢复时间较长，以及手术后出血的风险，大多数患者更愿意导管消融而不是外科消融术[1, 130]。

其他非药物节律控制的方法

心房抗心动过速起搏 已经开发了几种起搏算法来抑制房颤发作的开始。这些方法包括：持续心房起搏仅略快于固有窦性心率、PAC 后超速心房起搏、PAC 后防止停顿的算法、AF 发作结束后超速心房起搏以抑制早期心律失常的复发。大量的研究测试了这些算法的有效性，没有显示出房颤负担的一致减轻或房颤症状的改善。同样，双部位心房起搏和房间隔起搏部位也没有显示出益处。

现代起搏器配备了各种房性抗心动过速起搏（atrial antitachycardia pacing，ATP）算法，旨在终止房性快速性心律失常。ATP 以比检测到的心律失常更短的心房周长（CL）发放，给予若干固定持续时间的脉冲（Burst 起搏），或以逐渐变短的间期（Ramp 起搏）以终止 AFL 或 AT 发作。前几代 ATP 算法显示在终止缓慢的规律性房速方面有一定的疗效（30% ~ 60%），对于快速性房速效果较差，在治疗已形成的 AF 方面无效。此外，这些算法对心律失常负担的临床影响很小。值得注意的是，除了需要规律性房性快速性心律失常外，ATP 的疗效还取决于该设备能否早期发现 AT 和正确的心律分类[130]。

新近，一种新一代的心房 ATP（"反应性 ATP"）被开发出来，针对房性快速性心律失常发作时（此时心房周长相对较长）和最容易起搏终止的频率或规律性的任何变化后进行干预。向更有规律或更慢的节律转变并不少见（据报道见于 64% 的房性快速性心律失常发作），即使是在心律失常开始后的几个小时之后也是如此。与标准 ATP 算法不同的是，反应性 ATP 继续监控房性心律并监视速度或规律性的任何变化，然后在最容易通过起搏终止的情况下适时应用 ATP。在最近的一项研究中，反应性 ATP 降低房颤进展为永久性或持续性房颤的风险[141]。

目前，在没有其他起搏器植入指征的患者中，并无指征仅为了预防或治疗房颤而安置起搏器。尽管如此，ATP 为具有这一特点的永久性双腔起搏器或除颤器患者提供了节律控制的治疗选择。

心房除颤器　心房除颤器可以终止房颤，具有很高的急性成功率，但反复电击的需要和由此产生的患者不适常常使这一选择难以忍受。因此，植入除颤器不再被推荐用于房颤患者的心律控制[130]。

上游疗法

上游治疗是指使用非离子通道药物疗法，改变房颤上游的心房基质，以降低房颤的易感性或进展。该方法的目的是减轻和逆转心房结构重构，以预防新发房颤（即一级预防）或复发性房颤（即二级预防）。虽然一些研究表明上游疗法对选定患者一级预防房颤有潜在价值，但有关其二级预防价值的数据一直令人失望[44]。

鉴于纤维化和炎症在房颤发病机制中的作用，抑制纤维化的药物以及抗炎和抗氧化药物正被单独和与传统抗心律失常药物治疗结合起来进行研究。这些药物包括几种血管紧张素转换酶抑制剂、血管紧张素Ⅱ 1 型受体阻滞剂、抗醛固酮药物、他汀类药物（3-羟基 -3- 甲基戊二酰辅酶 A 还原酶抑制剂）和 ω-3 多不饱和脂肪酸。这些药物似乎减少心房纤维化，并被

发现有可能减少各种房颤实验模型中的心房结构重塑和房颤易感性。然而，临床试验对房颤的一级和二级预防均未产生确定性的结果[61]。

虽然一些研究表明，肾素–血管紧张素–醛固酮系统抑制剂对心力衰竭和左心室收缩功能障碍或肥厚患者的一级预防房颤是有益的，但在没有潜在心脏病或二级预防房颤的患者中还没有观察到令人信服的益处。因此，当心律失常与其他本身与心肌纤维化重构相关的潜在疾病（如左室收缩功能障碍和高血压伴左室肥厚）相关时，可考虑使用血管紧张素轴抑制剂治疗房颤，但不推荐在无明显心血管疾病的患者中使用[26, 61, 137]。

目前没有令人信服的证据支持使用多不饱和脂肪酸或鱼油进行一级或二级房颤预防。虽然一些研究显示他汀类药物对冠状动脉搭桥术患者新发房颤有保护作用，但其他研究得出了相互矛盾的结果。另一方面，短期使用秋水仙碱可以降低术后房颤的发生率，减少导管消融术后早期房颤的复发[26, 61, 137]。

危险因素管理

越来越多的证据支持积极的危险因素改良用于房颤的一级预防、有症状的房颤的处理、减少房颤消融后复发的风险，以及减少房颤的血栓栓塞并发症（图 15.11）。管理高血压、糖尿病、睡眠呼吸暂停、肥胖

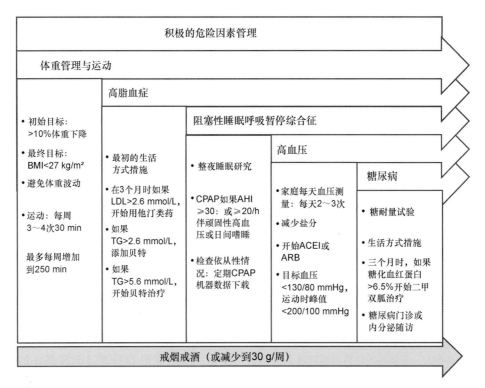

图 15.11　预防心房颤动的危险因素管理。ACEI，血管紧张素转换酶抑制剂；AHI，呼吸暂停低通气指数；ARB，血管紧张素受体阻滞剂；BMI，体重指数；CPAP，持续气道正压；LDL，低密度脂蛋白；TG，三酰甘油。（From Lau DH, Schotten U, Mahajan R, et al. Novel mechanisms in the pathogenesis of atrial fibrillation：practical applications. Eur Heart J. 2016；37：1573-1581.）

和饮酒应作为房颤患者管理的系统常规[7, 61, 44]。

高血压

高血压是房颤和脑卒中的独立危险因素。虽然高血压的治疗并不能一贯地降低房颤的风险，但它是减少心血管并发症和血栓栓塞风险的重要组成部分[61]。

糖尿病

虽然糖尿病是房颤和血栓栓塞并发症发生的独立危险因素，但关于糖尿病管理和房颤风险的资料有限。严格的血糖控制似乎并不直接影响房颤的发生率或病程。尽管如此，优化糖尿病管理和预防心血管并发症可能会间接降低房颤的风险[61, 82-83]。

睡眠呼吸紊乱

房颤和阻塞性睡眠呼吸暂停之间存在着独立的关联。因此，房颤患者应积极筛查未诊断的阻塞性睡眠呼吸暂停，并在临床怀疑时进行评估。睡眠呼吸暂停的治疗，一旦诊断就是房颤治疗的一个重要组成部分。CPAP 治疗可使阻塞性睡眠呼吸暂停患者房颤复发的相对风险降低 40% 以上，而不论房颤的治疗策略（药物或侵入性）如何[61, 75]。

生活方式改良

以维持健康体重和心肺健康为目的生活方式干预，在综合危险因素修正的背景下，被推荐用于房颤的预防和治疗。超重和肥胖房颤患者的体重减轻，特别是 Ⅱ 型糖尿病和高血压患者，可以改善伴随的心脏代谢危险因素的管理，并被证明可以改善症状和减轻房颤负担。

此外，有症状的阵发性或持续性房颤的超重和肥胖患者，定期、适度的运动似乎对他们有好处。一项研究发现，基线心肺健康度与基础心肺健康度每增加一个代谢当量（metabolic equivalent，MET）降低房颤复发风险 20% 之间存在显著的剂量-反应关系。从心肺健康中获得的益处与体重减轻的效果是相加的。增加心肺功能与对血压、糖尿病控制、血脂状况和炎症的有益影响有关，所有这些都可能有助于减少房颤负担。然而，仍然缺乏关于适当的减肥和健身目标的指导指南[61, 137, 142]。

习惯性饮酒和暴饮会增加新发房颤的风险，也会增加房颤患者心律失常进展的风险。因此，减少乙醇消耗可能是预防一级和二级房颤的有效策略。然而，在这种情况下，房颤患者每天饮酒的安全水平还没有确定。此外，应为戒烟和娱乐性药物滥用提供适当的咨询[44, 89-90]。

术后房颤的处理

初级预防

已研究多种策略以防止术后房颤。围术期应用 β - 受体阻滞剂、胺碘酮和索他洛尔预防房颤已显示出良好的效果。然而，没有一种策略可以完全消除术后房颤的发生[99]。

β - 受体阻滞剂　口服 β - 受体阻滞剂一直被证明可以减少术后房颤的发生（在一份报告中，从 39% 降至 31%），并且在没有禁忌证的情况下，强烈建议几乎所有接受心脏手术的患者都口服 β - 受体阻滞剂。一般情况下，口服 β - 受体阻滞剂至少在手术前 2 ～ 3 天开始，如果术前未给予，则在手术后 24 h 内开始。剂量按耐受性增加。对于已经接受慢性 β - 受体阻滞剂治疗的患者，围术期应不间断地继续使用该药物。

胺碘酮　胺碘酮可将术后房颤的发生率降低 50% 以上（与安慰剂相比）；然而，与倍他洛克治疗相比，胺碘酮的增加值不太明确。术前使用胺碘酮预防术后房颤是 2014 年 ACC/AHA/HRS 指南中的 Ⅱ a 类建议[99]。

对胺碘酮不同的给药方案进行了评价。在非急诊手术前 1、5 或 7 天开始口服治疗，术后持续数天。静脉应用方案包括在手术前或手术后立即开始静脉滴注胺碘酮，持续 48 h，然后进行 3 ～ 4 天的口服治疗。在最近的一项研究中，当达到至少 300 mg 的胺碘酮负荷剂量，并且总剂量为 1 g 时，胺碘酮在预防术后房颤方面的有效性不受路径（口服与静脉）和给药时间（术前与术后）和治疗持续时间的影响[143]。

索他洛尔　索他洛尔在预防术后房颤方面比 β 受体阻滞剂更有效。索他洛尔与胺碘酮的有效率无显著性差异。索他洛尔的治疗通常在手术前 24 ～ 48 h 或手术后 4 h 开始[144]。然而，心动过缓和尖端扭转室速的风险（特别是在电解质紊乱的患者中），限制了索他洛尔在预防术后房颤方面的广泛使用[44]。

其他疗法　尽管有一些有益的效果，但目前的证据不支持常规预防性使用皮质类固醇、心房起搏、后心包切开术、抗氧化维生素 C 和维生素 E、n-3 多不饱和脂肪酸、他汀类药物、镁剂或秋水仙碱来预防心脏外科手术人群术后房颤的发生。使用维拉帕米、地高辛或普鲁卡因胺的研究显示，与安慰剂相比，没有明显的益处。

围术期输注抑制肾素-血管紧张素-醛固酮系统的人

钠尿肽可减少冠状动脉旁路移植术后房颤的发生[145]。

值得注意的是，在冠状动脉旁路移植术患者中预防性肺静脉心外膜隔离并不能减少术后房颤的发生率或对临床的影响[98]。

心率控制与节律控制

β-受体阻滞剂是控制术后房颤患者心率的首选药物。房颤复律的适应证和节律与心率控制策略的建议与非手术患者所讨论的相似。当节律控制需要抗心律失常药物治疗时，胺碘酮是首选药物。如果禁用胺碘酮，可考虑使用索他洛尔。在这些患者中，由于存在结构性心脏病，通常避免使用 I C 类药物，如氟卡胺和普罗帕酮[99]。

系统性栓塞的预防

非外科房颤患者的卒中预防指南适用于术后房颤患者。这些患者大多有多种卒中危险因素，但也增加了术后出血的风险。因此，启动抗凝治疗的决定应以患者的出血风险和 CHA2DS2-VASc 评分为指导。目前尚无术后倾向开始抗凝的房颤负荷阈值或房颤持续时间的资料，但持续时间超过 48 h 的房颤应强烈考虑抗凝。术后房颤停止后必须继续抗凝的最佳时间尚不确定[99]。

术后房颤患者的随访

建议在术后 6 ～ 12 周进行随访，评估持续性或阵发性房颤是否存在，并重新评估治疗策略。应考虑动态心脏监测以筛查无症状的阵发性心律失常。术后 3 个月以后心律监测的最佳频率和强度尚不清楚。如果记录到房颤，应根据 CHA2DS2-VASc 评分考虑长期抗凝，并重新评估心率与心律控制的必要性。如果术后没有症状性或无症状性 AF 的证据，建议停用抗心律失常药物（如果开始于心脏外科术后）治疗。

心电图特点

心房活动

房颤的特征是快速和不规则的心房颤动波（f 波）和缺乏明确定义的 P 波，其基线起伏可在可识别的心房活动和几乎平坦的直线之间交替（图 15.12）。心房颤动波一般最易见于 V_1 导联和下导联。少数情况下，f 波在导联 I 和 aVL 中最突出。

颤动波的频率一般在 350 ～ 600 次 / 分之间。每分钟产生多达 600 个脉冲，心房的合胞性收缩被不规则的心房抽搐所取代。因此，纤颤的心房看起来像一袋蠕虫，收缩非常迅速和不规则。f 波在振幅、形态和间隔上不同，因此反映了心房不同部位同时存在的多种心房激动类型。f 波可以是细波（心电图振幅小于 0.5 mm），也可以是粗波（振幅大于 0.5 mm）。有时，f 波在标准导联和胸前导联上可能不明显，这很可能发生在永久性房颤中。最初认为 f 波振幅与心房增大有关，但超声心动图研究未能显示 f 波振幅、心房大小和心脏病类型之间的相关性。但是，振幅可能与房颤的持续时间有关。

AF 应与其他 R-R 间期不规则的心律相鉴别。其中包括多局灶起源房速（图 15.2）、游走性心房心律、

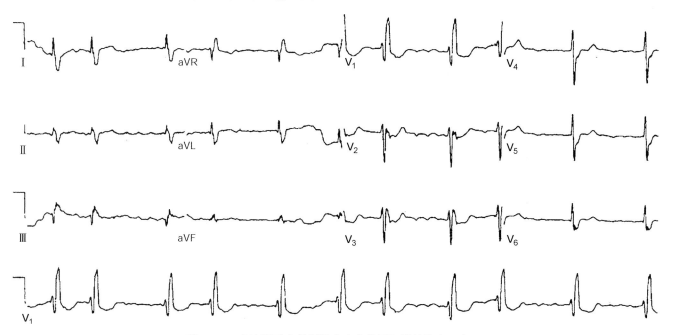

图 15.12 心房颤动合并慢性右束支传导阻滞的体表心电图

多局灶性房性早搏、房速或房扑伴不同程度的房室传导阻滞。与房颤不同的是，在这些心律失常中会出现不同的 P 波（通常是异常的，也可能是可变的）或扑动波。风湿性二尖瓣狭窄患者常在胸前导联（V₁ 和 V₂）出现较大振幅的纤颤波，这可能与房扑相混淆。然而，仔细检查纤颤波发现，他们有不同的周长和形态。房颤和房扑之间的区别在表现为两者相互转换的患者中也是令人困惑的。因此，房颤可能规律化成为房扑或 A 房扑可能退化为房颤。偶尔，心外伪影（例如，60 次 / 分的肌肉震颤，如帕金森病）可以模拟 f 波。

房颤时的房室传导

房颤时的心室反应通常是不规则的，室率取决于多种因素，包括房室结的电生理特性、心房输入房室结的频率和结构、自主神经张力的水平、作用于房室传导系统的药物的作用，以及房室旁路预激的存在。

未治疗患者的心室率通常在 90 ～ 170 次 / 分。明显超出这一范围的心室频率表明了同时受到其他因素的影响。慢于 60 次 / 分的心室率与房室结病变有关，并可能与病态窦房结综合征、影响传导的药物和

高迷走神经张力有关，在条件良好的运动员中可能发生这种情况。房颤患者的心室率在运动过程中会变得很快（超过 200 次 / 分），并伴有儿茶酚胺过量（图 15.13）、副交感神经丧失、甲状腺功能亢进或预激（图 15.14）。预激综合征患者的心室率可以非常快（超过 300 次 / 分），且房室传导阻滞（AV-BT）的顺行不应期短。

紧密房室结位于 Koch's 三角的前方。房室结有两个不同的心房输入，前经房间隔，后经终末嵴（见第 9 章）。在家兔房室结制备中的实验表明，房颤时脉冲通过房室结传到 His 束（HB），密切依赖房间隔和终末嵴到房室结输入的相对激动时间。其他研究者显示心室的反应也依赖于心房的输入频率。

在房颤时，隐匿性传导可能是决定心室反应的主要因素。心房脉冲持续"轰击"房室结可产生显著的不同程度的隐匿性传导，心房冲动进入房室结但不传导到心室，使随后的脉冲遇到不应期的"尾迹"。这也是房颤时心室反应不规则的原因。虽然房室结在最后一次传导心房冲动后恢复兴奋性时应该会产生传导，但心室反应是不规则的，因为抵达房室结的大量颤动波的穿透深度不同，使它在随后的心房冲动面前

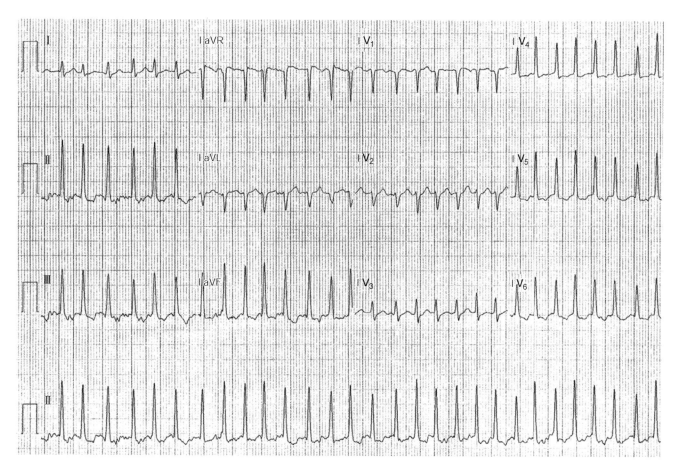

图 15.13　化脓性休克患者静脉注射多巴胺后出现快速心室反应的心房颤动体表心电图

预激性窦性心律

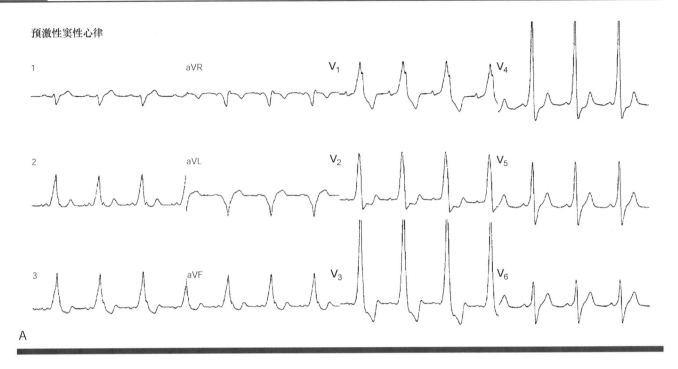

A

预激性心房颤动

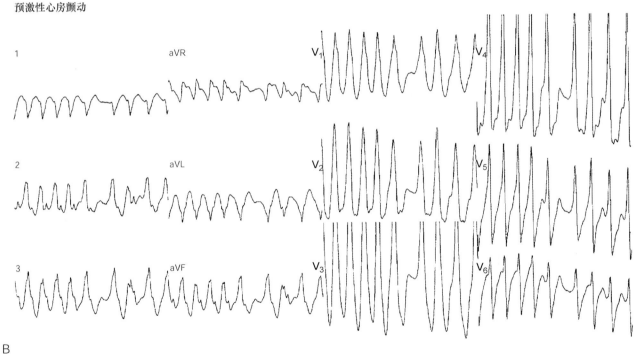

B

图 15.14　预激性心房颤动（AF）。A. 心电图（ECG）显示正常的窦性心律（NSR），呈 WPW 型，并使用左侧旁路（BT）预激心室。**B.** 心电图显示预激性 AF（即 AF 伴 BT 前向传导）

处于不应期。

自主神经张力改变可对房室结传导产生明显影响。增强的副交感神经和交感神经张力对房室结传导和不应期分别有负性和正向的变传导性效应。另一个因素是使用房室结阻滞剂，如地高辛、钙通道阻滞剂或 β 受体阻滞剂。房室结不应期和隐匿性传导也可能存在昼夜节律，从而解释了心室频率的昼夜变化。

房颤时心室预激

房颤时不规则宽 QRS（间期超过 120 ms）且非常快速的心室反应（超过 250 次 / 分），很少是房室结传导的结果，强烈提示经房室旁路传导（图 15.14）。在非常快的心率下，R-R 间期通常有规则化的趋势，因此很难区分预激性房颤和室性心动过速或预激室上性心动过速。然而，仔细测量总是会发现一定的不规则性。此外，非常快速和不规则的室性心动过速通常是不稳定的，并迅速退化为心室颤动。因此，当发现血流动力学状态相当稳定的患者出现快速、不规则的宽 QRS 波群心动过速时，预激性房颤是最有可能的诊断。

房室旁路快速传导的能力主要由房室旁路固有的传导特性和不应期特性决定。然而，与房室结传导一样，房颤时心房波的时间和空间特征、自主神经张力、隐匿性传导等因素影响房室旁路的传导。存在不应期极短的房室旁路时房颤可以发生极快速的房室传导，特别是当正常的经由房室结和希浦氏系统传导被药物阻滞时房室传导只能经由旁路进行，这消除了进入旁路的隐匿性传导，导致极快的心室率，可能超过300 次 / 分，偶然会蜕变为室颤。

房颤时规整的心室率

房颤时有规律的心室率提示相关的异常。房颤时规律、缓慢的室性心律提示交界性或室性心律，既可能作为完全房室传导阻滞的逸搏心律，也可作为加速性异位起搏活动伴房室分离（图 19.27）。罕见情况下R-R 间期不规则是有规律的，表现为完全性房室阻滞和下位交界区起搏点出口文氏阻滞相结合的成组性搏动。严重的潜在心脏病患者可合并房颤和室速，导致快速、有规律、宽 QRS 波心动过速。

洋地黄毒性对心室反应的影响

随着洋地黄毒性程度的增加，房颤时高度但不完全的房室传导阻滞最初导致单个交界性或室性逸搏，高度房室传导阻滞导致心房激动传导数量就越少，保护性起搏点就会接管心律，从而导致 R-R 间期规律的交界处逸搏或室性心律，持续两个或两个以上的周期。有时，交界性心率会增加，这可能是由于洋地黄引起的触发活动，它被称为非阵发性交界性心动过速。洋地黄毒性增加可导致文氏型出口阻滞，使房颤传导恢复后出现不规则的室性心律，但因出口阻滞而重复出现成组性搏动。完全性房室传导阻滞的特点是有规律的逸搏心律而无心房波下传，这可能错误地假设患者已转复窦性心律。少数情况下，来自下部起搏点的脉冲交替沿着左右束支或左束支的不同分支，导致双向性心动过速。这种心律失常，也经常是洋地黄中毒的反应，可能是室性早搏二联律。然而，在真正的二联律中，二联律的室性搏动是提早出现的。相比之下，双向心动过速的 R-R 间期是规则的，因为所有的搏动产生于单一起搏点。

QRS 形态

房颤时 QRS 形态是正常窄的，除非房室传导异常是由于功能性（与心率相关的）差异性传导、预先存在的束支传导阻滞（BBB）（图 15.12），或通过房室旁路心室预激（图 15.14）。

房颤时常发生差异性传导。差异性传导是由传导系统不应期的生理变化引起的，这些变化与心率的突然变化有关。希浦氏组织的不应期与先前的 R-R 间期有直接关系。因此，长 R-R 间期后的短 R-R 周期可能会发生差异性传导。在这种情况下，束不应期在长 R-R 间期（长周期）时增加。终结长间歇的 QRS波群将正常传导，但随后束支的不应期延长。如果下一个 QRS 波发生在短联律间期后，则可以发生差异性传导，因为其中一个束支由于不应期延长而仍然是不应的（Ashman 现象）。心房颤动时心室反应的明显不规则产生大量不同的 R-R 间期，因此，在 AF 过程中常存在长短周期序列，而 Ashman 现象也是常见的；右束支传导阻滞（RBBB）差传比左束支传导阻滞（LBBB）差传更常见，因为右束支在较慢的心率下有较长的不应期。左前分支也经常受累，常合并RBBB。与此相反，在希氏束、左后分支或左束支主干中，功能性差传并不常见。此外，长间歇前的周长也可能影响长间歇后出现差传的可能性。

由 Ashman 现象引起的差异性传导现象可以出现一次，类似一个室性早搏（PVC），也可能连续几个QRS 波均出现，可能提示室速 VT。差异性传导的持续存在可能反映了束支对周长突变的时间依赖性调节，也可能是隐匿性跨间隔激动的结果。

虽然功能性束支阻滞在房颤中很常见，但室性早搏更为常见，当房颤时出现反复宽 QRS 波群时，区分室性差异性传导和室速是非常重要的。长–短周期序列的存在与否可能不利于区分差异性传导和异位心律，原因有二。虽然长周期为 Ashman 现象提供了基础，但它也倾向于促使室性早搏。此外，隐匿性传导在房颤过程中经常发生，因此，从体表心电图无法准确判断束支何时被激活。

正确诊断差异性传导是一个持续性挑战，但通常可通过仔细分析心电图记录和应用某些标准来完成。功能性 BBB 引起的差异性传导一般表现为典型的束支或分支传导阻滞。PVC 后通常有一个较长的 R-R间期，表明发生了代偿性间歇，这是逆行传导到房室结和起源于心房冲动顺向阻滞的结果。具有相同周长的宽 QRS 波群后出现长 R-R 周期也提示心室起源。此外，与宽的或差异传导 QRS 波相关的长短周期序列的缺失提示它起源于心室。如果阅读较长的心电图记录，发现 R-R 间期组合长于或短于宽 QRS 波群的间期，则可能不是差异性传导。此外，如果正常 QRS 波群和宽 QRS 波群之间有固定的联律间期，则可能是心室起源（图 15.15）。

房颤导管消融

房颤导管消融术式的演化

房颤导管消融：消除触发灶

触发灶的局灶性消融 1998 年 Haïssaguerre 和他的同事发表了具有里程碑意义的论文，显示阵发性房颤发作由自发触发灶或房性早搏引起。值得注意的是，94% 的触发灶来自左心房延伸于肺静脉（肺静脉）的肌袖。房颤的再发作可通过触发灶部位的局灶性消融来消除。最初的技术是确定和消除肺静脉内的致房颤病灶，但由于肺静脉狭窄的并发症，以及多数患者有多个肺静脉参与，导致貌似成功手术后频繁复发，这一方法受到了限制。此外，在电生理实验室中常常很难诱发肺静脉心律失常，难以充分的标测和消融。

肺静脉隔离 对局灶性消融主要局限性的认识导致了肺静脉电隔离技术的发展。研究发现肺静脉与左房肌肉组织连接的不连续性，研究人员可以使用多极环状或篮状电极来定位这些连接。消融在最早的激动部位用一个单独的导管依次进行，直到肺静脉电活动消失或与左心房活动分离（图 15.16）。使用这一策略，20%～60% 的肺静脉周长被消融。肺静脉隔离具有同时处理静脉内所有触发病灶的额外优势，从而避免了逐个诱发和标测这些病灶的必要。出于同样的原因，研究人员很快就试图在首次消融时隔离尽可能多的肺静脉。多个病例系列比较最终证明，经验隔离四个肺静脉比隔离较少的静脉疗效更好。

随后发现，肺静脉狭窄发生率可通过刚好在肺静脉开口（即心房方面）外消融而显著降低。使用这种方法，消融是在四个肺静脉前庭进行的（图 15.16）。除了消除肺静脉触发因素外，环肺静脉前庭隔离还可以改变潜在重要的房颤基质，这部分房颤基质通常位于肺静脉前庭区域（如转子和神经节丛）。此外，环状消融线包含了左心房后壁的一大部分，有助于心房电学减容。

进一步的研究发现，尽管不同人群的比例有所不同，但非肺静脉触发灶是部分患者房颤的一个重要来源。其中确定的来源是 Marshall 静脉、冠状静脉窦，和上腔静脉，所有这些都是类似肺静脉的胸静脉。在特定患者中，已尝试通过局灶消融或电隔离受累的胸静脉来消除这些非肺静脉触发灶。

导管消融：基质改良

Cox 和他的同事开发了一系列消除房颤的外科技

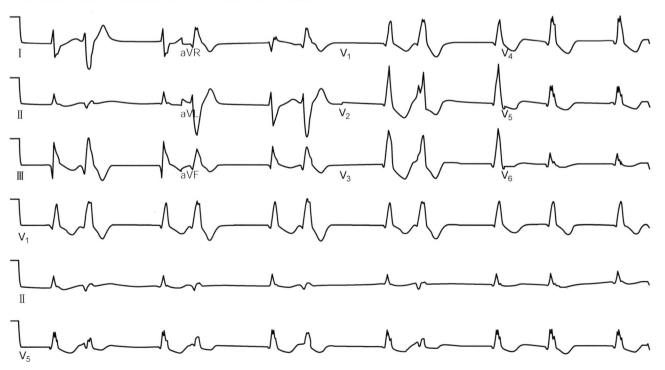

图 15.15 心房颤动（AF）合并右束支传导阻滞和室性早搏（PVC）的体表心电图。 可见室性二联律。注意室性早搏的固定联律间期。此外，室性早搏的 QRS 形态不同于传导的房颤波群，且与差异性传导不一致

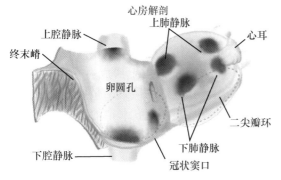

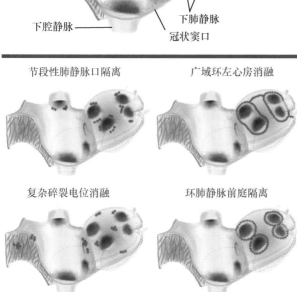

图 15.16 心房颤动（AF）导管消融。从顶部显示心房解剖；两个心房都是从前面打开和观察。显示了各种消融房颤的方法（黑点为消融病灶）。进一步讨论见本章相关的论述。LA，左心房；PV，肺静脉

术。最新一代的迷宫Ⅲ术式是以房颤模型为基础的，在该房颤模型中，心律失常的维持需要持续存在一定数量的循环子波折返，每个子波都需要临界质量的心房组织来维持。迷宫Ⅲ术式的理念是，通过在左心房和右心房做一系列完整的跨壁切口，将心房分为足够小的电学隔离的组分，使得折返活动不再可能，而且无论触发方式如何，都可以防止房颤的维持。然而，由于手术开胸和体外循环相关的死亡率、危险性和外科医生较低的接受度，迷宫Ⅲ手术的应用受到了限制。随着 Cox-迷宫术式的成功，该术式进行了多次改良，其中大部分涉及缩小手术损伤范围。左心房的损伤足以预防房颤的发生，而右心房的损伤则可以防止房扑的发生。隔离肺静脉和左心房后壁是迷宫术所有成功迭代的共同特征。因此，随着时间的推移，迷宫术和其他类似的心房分隔化术式也进行了改进，现在主要干预左心房。总的来说，所有这些方法的成功率都低于迷宫Ⅲ术后。

外科线性损伤的成功导致了以导管为基础的线性消融方法的发展。最初的尝试进行长的线性消融以模

仿外科迷宫线性损伤。Schwartz 和他的同事报道了一小批患者通过使用特别设计的鞘管和标准射频导管模仿外科迷宫Ⅲ的手术损伤。尽管疗效一般，并发症发生率高，而且手术和透视时间非常长，但该报道证明了这一概念的可行性，并使其他人尝试改进导管消融的方法。导管线性消融技术的完善包括使用射频导管在右心房（两条线）和左心房（三条或四条线）中产生一系列消融损伤。右心房损伤包括一条沿房间隔的上下腔静脉间连线和一条防止房扑的三尖瓣峡部（CTI）线。左心房损伤被设计成将四个肺静脉相互连接并连接到二尖瓣环。随着越来越多的证据表明左心房在房颤维持中的重要性，消融靶点逐渐仅限于左心房。

20 世纪 90 年代后期，Pappone 和他的同事开发了三维电解剖标测的广域环状消融术式。射频消融在同侧肺静脉周围进行，消融的终点是环状消融区域内电位消失或振幅明显降低（图 15.16）。尽管没有证据表明以这种方式治疗的肺静脉是隔离的，但该研究组报告阵发性房颤的消融效果与肺静脉口节段性隔离方法的效果一样好或更好。此外，使用 Pappone 术式治疗持续性或永久性房颤取得的成功率几乎与阵发性房颤一样高，也远高于采用节段性肺静脉隔离术报道的成功率。进一步的改进需要一种更接近手术迷宫的策略，即连接两个肺静脉消融环的消融线和将左肺静脉消融环连接到二尖瓣环的消融线，这可以描述为导管迷宫术。这些消融线进一步改善了阵发性房颤的治疗效果，对于长程持续性房颤的消融也取得了良好的效果。很明显，添加经证实的跨壁传导阻滞的消融线可以降低房颤的复发率。然而，实现这一目标在技术上是具有挑战性的，需要漫长而艰巨的手术历程。同时，这些消融线上的缝隙（gap）也会促进大折返性房扑的发生。

后来其他几种消融策略被开发出来，目的是改良房颤赖以维持的潜在基质。其中包括消融心房内表现出复杂碎裂电图的部位，这些部位反映慢传导区域，被认为是维持房颤的关键。此外，还尝试通过选择性消融左心房神经节丛进行神经调节（图 15.16）。最近，局部来源假说作为房颤的潜在机制受到了密切关注（见上文）。应用全景心房标测的研究利用网篮电极导管的接触性心房内膜电图（FIRM）或体表心电图重建的心房电图（ECG 成像）进行相位分析，以确定心房内反复发生有规律的旋转性电活动（转子）和局灶来源（局灶驱动）的区域，这些区域可能在心房颤动的维持中具有潜在的机制性作用。并设计有个体化的消融策略，有选择地针对这些房颤来源。此外，新的个体化基质改良策略已被用于干预经电压标

测或磁共振（CMR）识别的心房纤维化区域。

目前，环肺静脉消融电隔离仍然是房颤导管消融的"金标准"和推荐方法。然而，它的成功率是次优的，尤其是对于持续性房颤的患者。现在也提出了各种额外改善的消融技术以取得一个更好的结果。通常，基于基底的消融技术是与环肺静脉消融电隔离结合使用。无论是阵发性房颤还是持续性房颤，当将其作为一个独立的术式使用而不尝试环静脉瓣消融电隔离时往往与心律失常高复发率相关，目前这种方法已被基本弃用[146]。

围术期管理

抗心律失常药物治疗

抗心律失常药物常常在消融前停用超过 5 个半衰期，因为它们能抑制触发灶的自发放电和削弱用以指导消融的碎裂电位。然而，胺碘酮需要较长的时间（大约 6 个月），这可能是不实际的。因此，胺碘酮可在消融前或消融后继续使用或停用。

在持续性房颤患者中，作为消融的前奏，使用抗心律失常药物尝试电复律和维持窦性心律可能是合理的。恢复窦性心律，即使是在相对较短的时间内，也有可能导致心房电重构的逆转，并改善消融结果。

消融后持续的抗心律失常药物治疗可以减少症状性房性心律失常的早期复发和心律失常复律或住院治疗的需要。然而，这一战略似乎并没有改善长期无房颤复发率的影响。此外，抗心律失常治疗可以在选定的患者中进行，如那些不完全或不成功的消融术和房颤／房扑术后早期复发的患者[147-148]。

在使用抗心律失常药物治疗出院的患者中，如果房颤没有复发，通常在 1 ～ 3 个月后停止这种治疗。在没有抗心律失常药物治疗的出院患者发生复发性房颤时，除非患者对症状改善的程度感到满意或选择进行再次消融治疗，否则将开始抗心律失常药物治疗[148]。

值得注意的是，最近的一项研究发现，在导管消融后 3 个月未发生房颤的患者中，继续使用以前无效的抗心律失常药物治疗可以降低房性心律失常和重复消融的复发率，而不会影响生活质量。在选定的房颤患者中，这种混合心律控制方法是一种合理的治疗策略。

围术期抗凝

房颤的导管消融与手术过程中及术后数周内血栓栓塞的风险显著相关。即使在消融前被确定为低风险的患者中，也可以观察到与房颤消融相关的瞬时血栓

前状态。消融相关的血栓栓塞可归因于左心房导管和导管鞘上的血栓形成、消融导管尖端或消融部位的结痂、房颤转复窦性心律后心房组织顿抑形成左心房血栓，或消融病变破坏的内皮上形成血栓。另一方面，抗凝可以增加出血并发症的风险，包括心包积血、心包填塞和血管并发症。因此，严格的围术期抗凝是预防血栓栓塞事件，同时最大限度地减少出血并发症的最重要因素。

术前抗凝 接受房颤导管消融的患者在手术前用华法林（INR 2.0 ～ 3.0）或 NOAC 抗凝 3 ～ 4 周。围术期采用两种抗凝策略。第一种策略是在手术前中断口服抗凝，并与依诺肝素或静脉肝素桥接。在这一策略下，口服抗凝通常在手术前停止（华法林为 2 ～ 5 天，NOAC 为 1 ～ 2 天），一旦口服抗凝水平变为亚治疗水平（即 INR 小于 2.0 或下一次 NOAC 剂量时），则用依诺肝素或静脉应用肝素代替。依诺肝素在消融前 12 ～ 24 h 停药，肝素停药 4 ～ 6 h 后，血管止血成功后 4 ～ 6 h 重新开始，直至达到口服抗凝治疗水平（INR 2.0 ～ 3.0）。然而，这种方法不仅不切实际和烦琐，而且还使患者在消融后即刻面临抗凝不足的风险，此时抗凝尤其重要，因为组织炎症和与消融内在相关的内皮损伤增加了心脏血栓栓塞的风险。此外，使用依诺肝素或静脉肝素也与血管通路并发症的高风险相关。

另一种更常用的策略是继续使用围术期口服抗凝，而不使用肝素或依诺肝素桥接。根据这一策略，在消融时继续口服抗凝（在治疗性 INR 时使用华法林）。该方法在疗效（围术期血栓栓塞风险较低）和安全性（出血风险较低）方面均优于间断华法林策略和肝素桥接法，因此已成为接受导管消融的房颤患者首选的抗凝治疗方法。不间断的抗凝策略消除了消融手术后一段时间的不充分抗凝，并通过在消融后不再需要肝素或依诺肝素治疗，潜在地降低了急性出血并发症的风险[149]。对于 NOAC 也出现了类似的数据；最近的几项研究发现，不间断地使用 NOAC（无论在手术前一天是否服用一两剂 NOAC）与间断或持续的华法林治疗相比，围术期血栓栓塞事件的发生率无显著性差异，并且可能与围术期出血并发症的风险较低有关[150-151]。

术中抗凝 术中所有患者给予静脉肝素抗凝，甚至那些术时口服抗凝达标的患者也是如此。在房颤消融的最初经验中，由于担心房间隔穿刺的并发症，肝素抗凝被推迟至进入左心房后。后来，很明显这种策略可以在穿房间隔前在右心房的鞘管、导管和导丝上

形成血栓，这些血栓有可能进入左心房。此外，最近的证据表明，普通肝素显示出乎意料的缓慢抗凝动力学，很多患者中肝素抗凝作用延迟至输注后长达 20 min 后。因此，许多术者现在倾向于穿刺血管后完全肝素化，并明确地在房间隔穿刺前肝素化[152-153]。

最初使用负荷量的肝素，然后间歇静脉推注或持续输注；持续肝素输注可以防止活化凝血时间（ACT）水平的广泛波动，特别是长时间的手术时 ACT 的波动。在达到有效抗凝之前，应每隔 10 ～ 15 min 检查一次 ACT，然后在整个过程中每隔 15 ～ 30 min 检查一次 ACT。肝素剂量被调整以达到 300 ～ 350 s 的 ACT 目标，即使在使用不间断的口服抗凝策略时也是如此。研究表明，在手术过程中 ACT 低于 300 s，以及未在房间隔穿刺前静脉应用肝素，与主要的血栓栓塞并发症有关。

值得注意的是，与亚治疗性 INR 患者相比，接受不间断华法林治疗的患者似乎需要更低剂量的肝素，并更快地到达目标 ACT（大于或等于 300 s）。相反，在接受不间断 NOAC 治疗的患者中，达到目标 ACT 往往更延迟，并且需要更大剂量的静脉肝素。因此，在后一组患者中应使用更频繁的 ACT 监测和更高的肝素剂量。最近的一份报道提出了一种个性化的肝素剂量方案：在用华法林治疗的患者中，初始肝素剂量为 50 U/kg，在消融前未抗凝的患者中为 75 U/kg，而在 NOAC 抗凝并已暂停一至两次的患者中为 120 U/kg[154]。

在消融结束时，鞘管拔除时需要中断抗凝，以达到充分的止血。当 ACT 小于 200 s 时，肝素的输注可以停止，鞘管可以被移除。或者可以用鱼精蛋白中和肝素的效果（在前 2 h 每 100 U 肝素注射 1 mg 鱼精蛋白）。止血可以通过直接加压或使用 8 字缝合线来实现。

术后抗凝 口服抗凝在手术结束后尽快重新开始，前提是没有持续出血或大量心包积液的证据。在接受 NOAC 治疗的患者中，NOAC 在手术完成和血管鞘移除后 3 ～ 5 h 重新启动。对于使用治疗性 INR 的不间断华法林治疗的患者，消融后恢复每日华法林治疗方案。对于亚治疗性 INR 的患者，在 INR 达标之前，推荐使用依诺肝素或静脉肝素桥接；然而，用 NOAC 消融后替代华法林是首选的策略，并有可能降低肝素或依诺肝素桥接相关出血的风险。

无论 CHA2DS2-VASc 评分或心律状态如何，所有患者在消融后口服抗凝至少持续 2 ～ 3 个月。关于更长时间使用口服抗凝的决定应根据患者的卒中风险概况（CHA2DS2-VASc 评分）和其他房颤指南作出，而不是根据消融术的成功或失败来决定。低卒中风险患者（男性 CHA2DS2-VASc 0 或女性 1 例）可以停止抗凝，除非预计或最近进行了心脏复律。另一方面，对于 CHA2DS2-VASc 评分男性为 2 分或女性为 3 分的患者，建议使用长期抗凝治疗。尽管一些报道显示在导管消融成功后 3 个月停止抗凝治疗在部分患者的中期随访中是安全的，但这一点尚未得到大规模前瞻性随机试验的验证，因此仍未得到证实。对于有中度卒中风险的患者如何进行抗凝治疗有更大的灵活性（CHA2DS2-VASc 在男性中为 1，在女性中为 2）。

在有卒中风险的患者进行明显成功的消融手术后（根据充分知情患者的偏好）考虑停止口服抗凝治疗时，应自信地排除房颤的复发，这需要长时间的持续心脏监测（见下文）。仅依靠症状作为房颤复发的指标或事件触发的动态监测可能具有误导性，并可能低估复发的发生率。此外，这些患者应考虑定期进行连续或频繁的心电图监测以筛查沉默性房颤，只要他们未经系统抗凝治疗。

值得注意的是，一些数据显示实际房颤发作和血栓栓塞事件在时间上是分离的，这表明存在一种潜在的心房病，它独立地导致房颤和血栓栓塞风险。在这种情况下，消除房颤可能不会影响血栓栓塞的风险。

经食管超声心动图（TEE）

在大多数接受房颤消融的患者中，TEE 用于筛查左心房血栓。尽管 TEE 在阵发性房颤和无结构性心脏病的患者中是可选的，但术前 TEE 通常是在手术时处于房颤的患者中进行的，而不管消融前的抗凝状态如何。存在心内血栓应立即取消手术，并要求再进行 4 ～ 8 周的抗凝治疗，然后再进行另一次 TEE。

一些报道表明，对于在消融前 4 周内接受连续口服抗凝治疗的患者，在手术当天可能不需要 TEE。然而，其他研究报道左心耳血栓在完全抗凝患者和阵发性房颤患者中的发生率很高（在 CHA2DS2-VASc 评分高的患者中高达 6.4%），并建议所有患者在消融前都应进行 TEE。因此，在获得更多数据之前，必须考虑到房颤的类型（阵发性与持续性）、抗凝状态、CHA2DS2-VASc 评分、左心房直径和左心室功能，必须将血栓栓塞事件的风险与中度镇静和 TEE 的相对低风险进行权衡。此时，除阵发性房颤和 CHA2DS2-VASc 评分为 0 的患者外，在所有患者中进行 TEE 可能是合理的[1, 155-156]。

64 排计算机断层扫描（CT）技术已被用来筛选心房血栓，据报道具有很高的诊断准确性，但 TEE

仍然是金标准和首选的成像方式。此外，在不接受 TEE 的患者中，术中心内超声心动图（ICE）可考虑用于筛选左心耳血栓（首选从肺动脉成像，图15.17）；然而，目前的数据不足以建议广泛使用 ICE 成像作为 TEE 的替代方法。

术后心电图监测

患者一般术后的当晚住院，接受心脏监测，并于次日出院。在出院后，心脏监测的方法和频率取决于个人的需要和心律失常检测的结果。

症状报告与心律失常相符的患者应接受动态心脏监测，该监测（取决于症状发生的频率）可能包括 12 导联心电图、Holter、患者激动的事件记录仪和自动激活的外部环路记录器。

另一方面，评估消融疗效的心律失常监测通常在消融后至少延迟 3 个月，因为房性心律失常的早期复发通常发生在消融后的前 1～3 个月，而且许多房性心律失常是自发消退的。重要的是，消融后心律失常症状的消失不应等同于无房颤。事实上，与症状性心律失常事件相比，房颤消融后无症状性心律失常的比例往往增加。因此，需要考虑长期心脏动态监测来筛查无症状房性心律失常的发生。移动心脏遥测设备经常被使用，它们提供连续 2～4 周的监测以实时房颤检测。由于房颤在心脏监测中的检出率与监测的持续时间和频率直接相关，因此，当检出无症状房颤会影响术后抗凝治疗的决策时，建议长时间持续监测。如果经常使用移动式心脏遥测设备进行定期监测，可以考虑环形记录器（用于持续长期监测）和基于智能手机的心电监测仪（用于间歇性长期监测），以提高患者的依从性[1]。

肺静脉成像

磁共振（CMR）或多层螺旋增强 CT 扫描左心房三维重建，可以术前确定肺静脉解剖（图15.6）。消融后，CT 或 CMR 在临床怀疑肺静脉狭窄的患者中是重要的评估手段。虽然一些研究者建议在房颤消融后 3～4 个月常规随访检查无症状性肺静脉狭窄，但尚不清楚对无症状肺静脉狭窄的早期诊断和治疗是否对患者有任何长期益处。尽管如此，在进行新的房颤消融治疗的最初经验中，应考虑肺静脉成像随访，以确保质量。

不同消融方法的共性技术

消融时的镇静

在大多数患者中，深度镇静或全身麻醉被用来防止患者在长时间和潜在痛苦的过程中移动，并改善导管和标测系统的稳定性。清醒镇静的使用频率较低；选择通常取决于中心的偏好，也取决于对患者是否适合清醒镇静的评估。全麻的优点包括最佳的气道管理、疼痛控制、患者固定，以及增强对食道温度探头的耐受性。此外，如果实施膈神经刺激，可引起非麻醉患者明显的移动。

左心房入路

左心房的标测和消融是通过房间隔穿刺入路进行的（见第 4 章详细讨论）。即使有卵圆孔未闭存在，有些操作者更倾向于房间隔穿刺进入左心房，因为卵圆孔在间隔上位置通常高于能提供所有左心房到位的最佳位置。一般进行一次或两次穿刺术，并将一个或两个长血管鞘引入左心房。在整个过程中，无论长

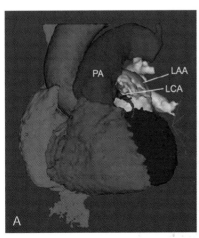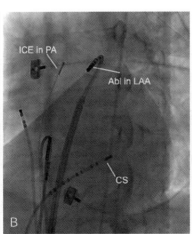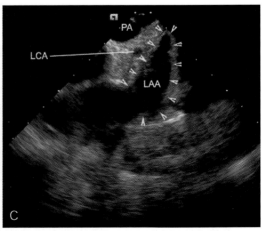

图15.17 （见书后彩图）左心耳（LAA）心内超声心动图（ICE）。A. 分段三维心脏计算机断层扫描［左前斜（LAO）投影］，显示 LAA 与肺动脉（PA）之间的解剖关系。B. 放置在肺动脉（PA）的 ICE 传感器 X 线影像图（LAO），以便对 LAA 进行成像。消融导管（ABL）位于 LAA 内。C. 用放置于 PA 的 ICE 传感器采集的 LAA（箭头）ICE 图像。CS，冠状窦；LCA，左冠状动脉

鞘在左心房标测和消融过程中是否部分被撤回到右心房，在整个过程中均以低灌注速率用肝素盐水冲洗。

对于使用多电极导管进行左心房-肺静脉标测的消融策略（除消融导管外），应使用两个跨间隔通道，每个导管一个，而不是使用一个跨间隔通道，并在跨间隔鞘内交换诊断和消融导管。后一种技术可能增加栓塞事件的风险，这是因为操作鞘管容易负压进入空气或导致血栓。

肺静脉识别

以肺静脉内心律失常灶为靶点的局灶消融术式与肺静脉狭窄的高发生率相关。为了避免这种严重的并发症，随着时间的推移，消融部位已经演变到越来越偏肺静脉近端：首先在静脉开口或静脉心房交界处消融，最近在肺静脉近端的前庭部位消融。然而，更近端的消融术式需要正确识别肺静脉开口和肺静脉-左心房交界处，并且鉴于肺静脉解剖的显著差异，在规划消融策略时，评估肺静脉的数量和开口的解剖是必不可少的。为了更准确地识别肺静脉开口，人们开发了各种成像技术，但是这种结构的精确定位仍然很困难，而且肺静脉开口的确切定义也因成像方式的不同而有所不同。然而，最终成像方式的选择是由当地成像技术可获得性决定的。

透视 当导管在透视下离开心脏阴影和电活动消失时，说明已经进入肺静脉；然而，开口位于更近端的位置。通过将导管向前推入肺静脉，使其尖端向下偏转，然后将其向后拉，同时透视监视导管从开口边缘的跌落，可以定位肺静脉开口的下半部。

心腔内超声心动图 相控阵 ICE 可用于显示肺静脉 s 的前庭和开口（参见第 6 章中的详细讨论）。ICE 具有提供肺静脉实时成像的优势。与血管造影相比，ICE 可以确定肺静脉前庭的近端边缘（图 6.32）。

电解剖标测 电解剖标测系统（Carto，Biosense Webster，Diamond Bar，CA，USA；EnSite NavX，St.Jude Medical，St.Paul，MN，United States；或 Rhythmia，Boston Science，San Jose，CA，United States）已用于构建左心房的三维外壳并识别肺静脉。

电解剖标测系统和心脏成像组合 心脏 CT 和 CMR 提供有关肺静脉的数量、位置和大小的重要信息，这是规划消融和选择合适大小的标测和消融导管所必需的。此外，预先获得的 CMR 和 CT 扫描的优点是三维标测系统可以与实时导管导航完全集成在三维 CT 或 CMR 图像上，这有助于识别肺静脉开口和消融靶点（见第 6 章中的详细讨论）。

肺静脉造影 肺静脉造影可用于导管消融时详细了解肺静脉解剖。选择性肺静脉造影使用 5 ～ 10 ml 的造影剂通过长鞘（用于右上、左上和左下静脉影）或 NIH 导管（用于右下肺静脉）手推造影。选择性肺静脉造影方法的一个局限是，如果没有预先获得的 CT 或 CMR 来确保所有肺静脉 s 被识别，那么导管未进入的肺静脉可能会被漏掉。另一种方法是在左、右肺动脉或肺动脉干注射造影剂进行血管造影，然后在肺动脉造影的静脉期对肺静脉进行评估。第三种用于肺静脉造影的技术包括弹丸式注射腺苷诱发房室阻滞后立即在左心房体部或右侧或左侧上肺静脉口顶部注射造影剂；在室性停搏期间，造影剂将填充左心房体部、肺静脉前庭和肺静脉近端。

肺静脉血管造影的一个重要局限是它只显示管状结果，而不能充分确定肺静脉向后延伸。从病理标本和三维 CT 扫描对肺静脉解剖的研究表明，肺静脉是漏斗状的，有一根管子伸向近端的杯状结构，与后心房壁融合，称为前庭。此外，前庭与左心房壁成斜角连接。每个肺静脉的后部更靠近端，而肺静脉的前段偏远端。

肺静脉导管置入

在正后位透视下，肺静脉开口位于脊柱的两侧。导管在左心房内顺时针旋转，使其尖端向后并朝向肺静脉。通常需要对导管及其长鞘施加顺时针扭矩。

左肺静脉置管时，应在右前斜位（右房 O）透视下引导导管的前后方向，在左前斜位（左房 O）位引导导管向左。必须注意避免导管进入左心耳，在这种情况下，导管是指向前方（在右房 O 位指向右侧），而不是前后方向。将导管推进左心耳会导致电极振幅的增加，而不是导管进入肺静脉时振幅降低。

右侧肺静脉置管时，导管进一步顺时针旋转，在右房 O 视图中指向右侧，在左房 O 视图中指向前后方向。到达右肺静脉窦口的另一种方法是将导管沿着侧壁、下壁和间隔上打弯成大袢，沿侧壁放置导管，然后沿右肺静脉开口后壁撤出导管。在消融过程中，导管最大打弯形成大袢并旋转，可以提供更好的稳定性（特别是消融肺静脉前壁消融时）。

在左心房内导管逆时针旋转可引导导管进入左心室。必须注意不要让环状电极导管通过二尖瓣环，因为这样它会被二尖瓣装置卡住，通常以导致这种情况相反的方向旋转导管（顺时针扭矩），有助于纠正它。此外，沿导管轴向推送鞘管向前进入左心室以使导管头端摆脱卡顿，通常是可以成功的。

房间隔穿刺可调弯鞘的使用可以改善导管稳定性和组织接触，并便于达到左心房较远的部位（特别是左心房重度扩大的患者）。

肺静脉触发灶的局灶性消融术

原理

有两种不同类型的心律失常可以在房颤的发生中发挥作用，并且这两种心律失常都可以通过局灶消融来解决。一种类型是触发房颤自我维持（局灶触发）的房性早搏（或短阵房速）。消融局灶触发不会终止房颤，但会阻止房颤的再次发作（图 15.2）。第二种类型是局灶性心动过速，这种心动过速要么引起心房颤动，要么通过在心房内产生快速和不规则的去极化波前来模拟房颤。这种心动过速是一个局灶驱动因素，是房颤的持续维持所必需的。消融局灶驱动导致房颤的终止并防止其重新再发。局灶性心动过速引发或模仿房颤可在电生理实验室中被识别，因为它们经常与心动过速起源部位和心房其他部位之间的传出阻滞有关（图 15.18）。

一些观察提供的证据表明，肺静脉产生的电活动在房颤的维持中起着作用。通过分析体表心电图和 24 小时动态心电图记录，研究表明大多数阵发性房颤发作是由单一的房性早搏引起的。虽然房颤的局灶来源可以在右心房、左心房、冠状窦、上腔静脉或 Marshall 静脉中找到，但大多数病灶位于肺静脉内。间歇性肺静脉心动过速可能以与快速心房起搏相同的方式使房颤持续存在（图 15.18）。

可能有一部分局灶性触发的房颤患者，消融单个优势局灶即可治愈房颤，而不需要经验性地隔离所有肺静脉。一种更有限的消融方法需要更短的手术时间和透视时间，而且更安全。在一个相对年轻的患者群体中，这些都是重要的考虑因素。然而，如果其他肺静脉 s 或来源在手术时处于休眠状态，但随后变得活跃，患者可能会经历更多的房颤发作。

致心律失常性肺静脉的识别

致心律失常性肺静脉的定义

致心律失常性肺静脉是由起源于肺静脉的单个或多个异位放电伴或不伴向左心房传导而定义的，在致心律失常性肺静脉异位放电时，激动顺序发生逆转，即从肺静脉主干远端（源）到开口和左心房（出口），肺静脉电位先于左心房电位（图 15.19）。相反，如果肺静脉不是异位放电的起源，它就会被动激动，就像窦性心律中的一样，在左心房电位之后或与左心房电位融合后，它具有近端到远端的顺序。

短联律间期的异位放电可能不会传导到左心房，从而产生局限于肺静脉内的孤立肺静脉电位。这些电位可被认为是正好与心室电位一起或心室电位刚刚结束时出现，并可通过其自发消失（间歇性肺静脉电位）或心房起搏过程中的抑制而与心室电位相区别（图 15.20）。

在房颤发作期间，肺静脉出现的快速节律（可被称为快速局灶活动、重复性快速活动、间歇性肺静脉心动过速或阵发性周长缩短）是常见的，可以在房颤的维持中发挥重要作用，也可以是在窦律时触发房颤的致心律失常性肺静脉的标志。致心律失常性肺静脉局部电活动的周长比心房短。相反，被动激动肺静脉的局部周长类似于或长于心房的周长（图 15.18）。

肺静脉异位灶的激发

如果在电生理检测过程中肺静脉异位兴奋不能自发发生，或持续时间不够长，则可尝试一种或联合几种刺激方法诱发心律失常，包括生理过程（如 Valsalva 动作、颈动脉窦按摩或深呼吸）、药物（异丙肾上腺素，静脉滴注，$1 \sim 8$ μg/min）；和腺苷，快速静脉注射，12 mg，然后 18 mg，最多 $20 \sim 60$ mg）和慢速心房起搏（以 $100 \sim 200$ 次 / 分的频率连续刺激 $3 \sim 10$ 次，寻找停搏后的异位搏动）。此外，在消融时出现房颤的患者中，电复律通常可重复地从自发房颤的同一部位诱发 PA 冠状窦，而那些复律后的 PA 冠状窦有可能重新触发房颤。如果基线状态下无房颤，可以尝试快速心房起搏诱发房颤，然后进行电复律，以确定复律后早期的肺静脉触发灶。

肺静脉异位的标测

肺静脉异位灶的心电图定位

起源于肺静脉的房速特点是 V_1 导联和胸前导联完全正向 P 波占 100%，aVL 导联等电位或负向占 86%，aVR 导联出现负向占 96%。在右侧肺静脉房速中，aVL 导联可以是双相导联，也可以是正向导联（图 15.21）[157]。

左肺静脉房速与右肺静脉房速相比具有多个特征，包括两个或多个体表导联 P 波切迹正向、Ⅰ 导联等电位线或负向、Ⅲ 导联 P 波高于 Ⅱ 导联（Ⅲ 导联与 Ⅱ 导联的 P 波振幅比值大于 0.8）和 V_1 导联的宽 P 波。右侧肺静脉病灶在 Ⅰ 导联通常有正 P 波（图 15.21）。

起源于上肺静脉的房速在下壁导联均有正 P 波。相反，起源于下肺静脉的房速下壁导联可有倒置、低

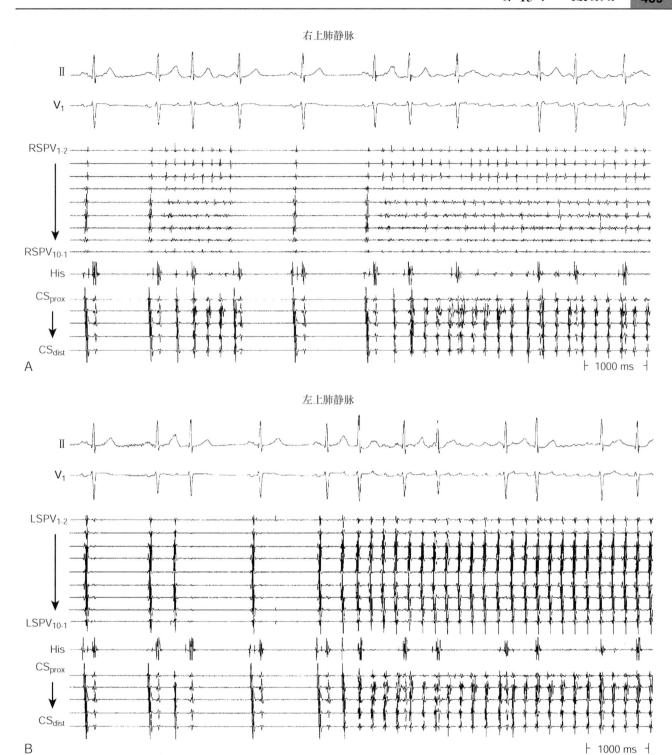

图 15.18 心房颤动（AF）起源于右上肺静脉（RSPV）。**A**. 非持续性 PV 心动过速发作，随后出现第二次持续性发作。房颤时 RSPV 环状导管记录的局部周长（CL）明显短于冠状静脉窦（CS）记录的心房 CL，提示此肺静脉很可能是房颤的起源和驱动因素。**B**. 同一患者在房颤自发发作时左上 PV（LSPV）的记录，显示 LSPV 活动，其周长与心房周长相似，提示该 PV 是被动激活的。CS_{dist}，远端冠状窦；CS_{prox}，近端冠状窦

振幅正向或等电位线 P 波。然而，由于上、下静脉距离较近，解剖变异较大，因此 P 波形态学在区分左、右肺静脉时，通常比鉴别上、下肺静脉时更准确[157]。

起源于右上肺静脉的 P 波在下壁导联为窄而正向，Ⅱ、Ⅲ 导联振幅相等，V_1 导联正向，Ⅰ 导联等电位线或正向。右上肺静脉是左心房房速的常见起源部位。它离窦房结只有几厘米的距离，因此，激动通过 Bachmann 束迅速穿过房间隔，以类似窦性心律的方式

起源于左下肺静脉的房早

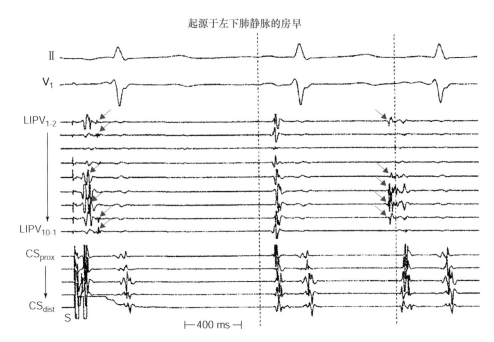

图 15.19　用环状导管标测肺静脉（PV）异位灶。所述环状导管位于左下静脉（LIPV）的开口处。左图，在远端冠状静脉窦（CS）起搏期间（左侧），PV 电位（红色箭头）在左心房（LA）电位之后。正常窦性心律时（中复合波），LA 和 PV 电位重叠，出现在 P 波的后半部。右，在起源于 LIPV 的房性早搏（PAC）时，观察到环状导管记录中的电图顺序反转，PV 电位（箭头）先于 LA 电位，发生在体表心电图（虚线）上的 P 波开始之前。CS$_{dist}$，远端冠状窦；CS$_{prox}$，近端冠状窦

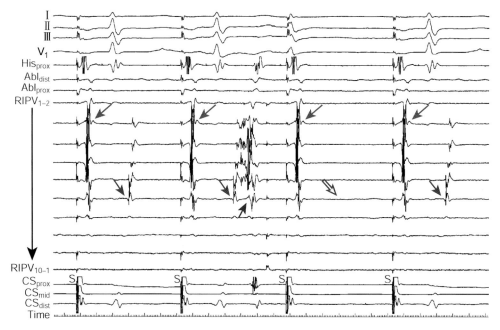

图 15.20　（见书后彩图）隐匿性和显性肺静脉（PV）早搏波。在起搏（S）近端冠状静脉窦（CS$_{prox}$）时，一个尖峰电位（绿色箭头）在几个 PV 电极记录到，后跟 QRS 波后的第二个尖峰（红色箭头）。这不是心室电图，因为在第二次起搏后，延迟的尖峰电位导致房性早搏的传导（蓝色箭头）。在第三次刺激后，可见主导心房电图（绿色箭头），但延迟的 PV 尖峰电位（开放的红色箭头）消失，这是因为它于先前的激动后处于不应期。最后一个起搏波的情况与第一个相似。CS$_{dist}$，冠状窦远端；CS$_{MID}$，冠状窦中部；RIPV，右下静脉

激动诱发，这一特征解释了 P 波形态上的相似之处。然而，窦律时 P 波在 V$_1$ 导联是双相的，而在右上肺静脉房速时，P 波是正向的（图 15.21；图 11.13）[157]。

心内膜激动标测

最初，感兴趣肺静脉是根据冠状窦和右心房导管触发灶的最早激动部位来确定的。如果右心房在异位

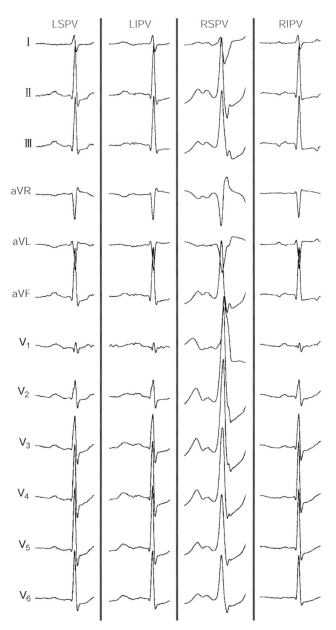

图 15.21　起源于肺静脉的自发性房性早搏的体表心电图。LIPV 为左下肺静脉，LSPV 为左上肺静脉，RIPV 为右下肺静脉，RSPV 为右上肺静脉

P 波开始前至少 10 ms 内未记录到明显的双极活动，则异位搏动被认为起源于左心房。在初步识别后，消融导管被放置于适当的肺静脉。

　　肺静脉内的激动标测是在异位过程中进行的。重要的是获得足够高的每个病灶起源房性早搏的发作频率，以便能够获得足够的点数并确定最早的激动顺序。电解剖标测或多电极标测导管，例如环状电极（具有远端环形结构的 10 或 20 极导管）、Penta Ray 导管（星型标测导管）或多电极阵列（图 4.3）放置于肺静脉中，在定位异位灶起源部位方面具有一定的应用价值。根据最早心房活动与参考心电图或异位 P

波起始点的关系，异位病灶被定位于所选肺静脉内。肺静脉异位除极的标志是在异位 P 波开始前 106±24 ms（范围 40 ～ 160 ms），有一个尖峰电位（一种尖锐且间期较短的电图）（图 15.19）。尖峰电位通常是局部化的，当导管尖端头端转动或移动几毫米时，其振幅迅速减小。相邻分支的旁观者或远场电位可以通过时间较延迟或较低的振幅来区分。尖峰电位最早出现在静脉深部，随后逐渐向肺静脉口和左心房出口方向传导，从而导致多极记录期间远端至近端静脉激动。慢偏转［去极化速率（dv/dt）小于 0.5 mV/ms］的第二电图成分，反映后来左心房的激动，在时间上不同于静脉内的尖峰，然后接近并与肺静脉开口处的尖峰电位连续。

　　通过在记录过程中避免操作导管，可以防止机械刺激导致早搏。这些搏动是通过与自发性异位搏动比较心电图模式和心内激动顺序来排除的。

　　如果自发或诱发异位的频率仍然不足，那么房颤的定位和消融就会变得困难。在这些情况下，使用多电极网篮导管或非接触性标测（EnSite）系统可记录单个搏动，并有助于识别自发性房性早搏或房颤复律后诱发的房性早搏的起源。

　　在成功消融了最初定位的肺静脉触发灶后，如果有显著的自发孤立性 PAC（至少每分钟 5 个）、至少两个单独的 PAC 诱发房颤，或者来自同一肺静脉诱发房颤的 PAC 至少发生两次复律，则通常以第二个肺静脉为靶点。

消融靶点

　　与参考心电图或异位 P 波起始点相比表现为最早心房活动的部位是消融靶点。如果不止一个肺静脉是致心律失常的，则产生最反复异位灶或触发房颤的异位肺静脉首先被设定为消融靶点。如果异位病灶消融失败，或异位灶在肺静脉内超过 1 cm，则应考虑对致心律失常的肺静脉进行电隔离（见下文）。此外，可在导管机械刺激引起反复异位激动的部位进行消融，表现为从接触心肌开始快速的 PAC 爆发、在该部位持续的易激惹性，以及导管释放时快速电活动的急性终止。

射频消融技术

　　采用头端 4 mm 导管，目标温度为 45 ～ 50 ℃，最大功率输出为 25 ～ 30 W。当使用经头端灌注消融导管时，射频功率输出进一步降低，以最大限度降低肺静脉狭窄的风险。在成功的消融部位，来自该部位的 PAC 在放电过程中经常会迅速爆发，或者观察到触发 PAC 的突然消失。冷冻消融也被用来定位这些部位，尽管标测的精度较低（头端 6 mm 导管）。

消融的终点

消除自发或由诱发方案引起的异位兴奋灶（使用与消融前相同的诱发和除颤方案）。肺静脉电位消失或与心房电活动分离也是一个令人满意的终点。

结果

早期对肺静脉心律失常的局灶性消融经验表明，即使在有经验的实验室，复发率也很高，成功率也很低。不理想的消融结果可归因于该技术的局限性。许多患者在同一个肺静脉或多个肺静脉中有多个病灶。致心律失常性肺静脉通常与年龄大、房颤持续时间长和心房大小有关。此外，在手术过程中可能缺乏自发性或诱导性心律失常。房颤的异位搏动和阵发性发作的自发发生是不可预测的，而且激发程序并不总是有效的。持续性房颤的频繁复发也会使标测困难，需要多次复律。此外，在成功的消融手术后，可能会出现新的焦点。再次标测通常显示消融静脉或其他静脉的新病灶，而不是原病灶的复发。

同样重要的是要认识到，肺静脉射频消融有很高肺静脉狭窄的风险，这限制了可以安全地发放一个肺静脉内的射频能量值。一项报道显示在 42% 的患者中，根据 TEE 上肺静脉流速增加可以检测到不同程度的肺静脉狭窄。使用超过 45 W 的射频功率增加了肺静脉狭窄的风险。

局灶性消融仅在高度选择性的频发阵发性房颤患者中获得成功。采用局灶消融方法消除房颤触发因素阳性结果的报告率从 38% 到 80% 不等。房颤复发似乎与同一肺静脉内最初靶点处的病灶恢复或同一 / 不同肺静脉中新出现的病灶有关。由于安全性和有效性的限制，这种方法目前一般不使用。

肺静脉口节段性隔离

原理

肺静脉电学隔离

根据对房颤发生机制的了解，肺静脉内局灶触发导致房颤发作，因此在肺静脉开口电学隔离可能是一种比局灶消融更好的消除触发灶的消融技术。局灶标测引导消融具有复发率高、远期成功率低的特点，且易受不可预测性、不一致的诱发因素及术中多次复律

诱发房颤风险的限制。此外，房颤的多个触发因素的出现和较高的复发率为更广泛的消融策略提供了依据。肺静脉隔离已经被引入来解决这些问题。

根据肺静脉电位能识别从左心房延伸到肺静脉的肌袖。这些肌肉带负责触发脉冲从肺静脉传递到左心房。包绕肺静脉的心肌纤维可能不存在于肺静脉口的整个周长。因此，为了消除肺静脉内外的传导，沿整个肺静脉口周围的消融可能是不必要的。相反，消融可以针对肌纤维存在的节段，这通常涉及肺静脉周长的 30% ~ 80%。这些位点是通过高频去极化的存在来识别的，它们代表了肺静脉肌袖的电位。

这项技术的主要优点是，它无须对所有肺静脉病灶进行详细定位，而且有一个明确的消融终点，即使没有自发性心律失常，肺静脉狭窄也不太可能发生（尽管仍有可能）。

哪一条肺静脉需要隔离

仅隔离致心律失常的肺静脉   肺静脉深处的局灶性消融有肺静脉狭窄的风险。将射频能量发放限制在致心律失常肺静脉的开口，就像在口部节段性静脉隔离中一样，可以帮助降低这种风险。此外，一种更有限的消融方法（与隔离所有肺静脉相比）需要更短的手术时间和透视时间，而且可能更安全。

所有四个肺静脉   仅电隔离致心律失常肺静脉的成功率有限。此外，识别致心律失常的肺静脉可能是困难和耗时的，因为在消融过程中局灶性活动可能很难观察或诱发。此外，多个致心律失常的肺静脉的患病率很高（大于 70%）。因此，仅隔离在手术过程中确定的罪犯肺静脉可能会使其他肺静脉出现异位局灶，这可能会在手术后导致房颤复发。此外，在肺静脉之间有电连接的患者（即左肺静脉之间穿过脊），仅对目标肺静脉进行口部消融可能不能实现电隔离。

有证据表明，几乎所有的肺静脉都能产生触发房颤的过早除极，而上肺静脉是大多数房颤的触发因素（左上肺静脉是有最长肌袖的静脉）。仅有少数病灶（0 ~ 30%）出现在下肺静脉（右下肺静脉是触发灶最不重要的来源）。因此，除非在其开口处没有肺静脉电位（这是罕见的），否则只要可行，所有四个肺静脉都应作为消融靶标。

环状标测肺静脉电位

环状导管标测

远端环状的可调弯的十极导管按顺序推进到每个

肺静脉并用于肺静脉口标测。所述环形导管使垂直于静脉轴的肺静脉口环形标测成为可能。左房导管的大小不同。选择直径 15 mm、20 mm 或 25 mm 的左心房导管可以参考术前成像（CT 或 CRM）上肺静脉的估测值。也可以进行血管造影，但很少需要。由于肺静脉开口大小差异很大，固定直径的导管可能并不总是能达到导管的稳定性和最佳的心电图记录。在某些情况下，位置不佳、与管壁接触不良和不适当大小的周向导管稳定性差会低估肺静脉电位的数量，并可能由于未检测到残余肺静脉-心房电连接而导致肺静脉无法完全隔离。其中一些问题可以通过使用可扩展的 15～25 mm 直径的环形导管来解决。在每个肺静脉中引入可扩展的环状导管，并将其撤回到最近端的稳定位置，通过渐进的环扩张确保最佳的贴壁。这些导管可使放置于肺静脉更近端、更稳定的位置，并实现肺静脉开口最佳的贴壁接触。这一点很重要，因为消融靶点不在肺静脉口内内，而是在左心房-肺静脉交界处附近的心房组织中。

　　环形导管放置于肺静脉内，并逐渐回撤至距开口

5 mm 以内。重要的是将环导管定位在肺静脉的开口，当它在肺静脉中位置太深时，肺静脉电位可能会被忽略（图 15.22）。随后，通过使用环形导管的圆形排列的电极获得 10 个双极电图（1-2、2-3，直至 10-1 电极对）来进行肺静脉的环形标测。双极记录音的带通设置为 30～500 Hz。来自环状导管每对电极的起搏已被用来确保适当的环状导管大小（80% 的电极对能夺获），并在消融前显示从静脉到心房的传导。或者消融导管可用于起搏夺获肺静脉内的部位并传导至左心房；这些位置被标记在电解剖标测系统上，以便在肺静脉隔离后使用；这些部位的起搏没有传导到心房，表明肺静脉出口阻滞（见下文）。

　　20 个电极的环形导管也可提供更高的环状标测分辨率，更好地分辨肺静脉电位和左心房电位。传统的宽双极电图记录肺静脉电位以及较大的左心房电位，这些电位可以掩盖或模拟肺静脉电位。相反，高分辨率的电图最大限度地减小了远场电图的检测范围，显示很小的或完全消失的左心房电位。在持续性房颤时进行肺静脉隔离的情况下，改善心房电位和肺

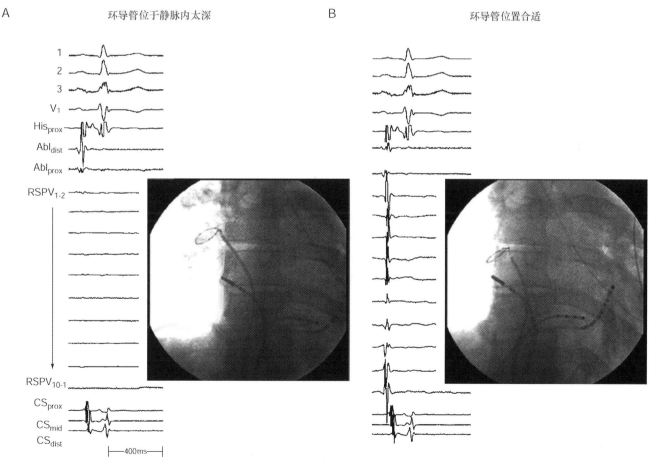

图 15.22　**右上肺静脉（RSPV）环状导管记录**。**A**. 环导管位于静脉内太深；记录显示没有肺静脉电位；**B**. 环导管向后拉 1.5 cm，显示出丰富的 PV 电位。Abl$_{dist}$，远端消融部位；Abl$_{prox}$，近端消融部位；CS$_{dist}$，远端冠状窦；CS$_{MID}$，冠状窦中部；CS$_{prox}$，冠状窦近端；His$_{prox}$，近端 His 束

静脉电位之间的鉴别有助于识别完全的肺静脉隔离，并可能限制不必要的射频消融应用数量。另一方面，当环形导管紧密排列的电极与肺静脉壁接触不良或位于肺静脉深处时，可能看不到近场电位，从而导致肺静脉电位检测不足。

使用导航系统（Carto-3、EnSite NavX 或 Rhythmia）进行肺静脉口节段性隔离，可提供多个导管头端和曲线（包括环形导管）的精确非透视可视化，并可实时评估室壁接触和导管稳定性，以及评估消融和环形导管之间的空间关系。这些系统可以拍摄环导管位置的阴影或快照，从而在导管从原始位置移位的情况下促进导管的重新精确定位。此外，该系统能够标记环形导管上的电极，从而可以在无须透视的情况下将消融导管精确导航到环形导管的标记电极上。

窦性心律下标测

最好尽可能在窦性心律或心房起搏时进行肺静脉标测，因为房颤降低了肺静脉电位的幅度，使其更难识别。因此，如果患者有房颤，通常进行电复律，以恢复窦性心律。伊布利特或胺碘酮也可以静脉给药，以防止复律后房颤的立即复发。然而，如果房颤持续存在，仍然可以实现隔离（见下文）。

窦性心律时肺静脉标测通常显示双或多个电位，通常这些电位记录在逐渐延迟的时间顺序中，与窦性 P 波的左半（右肺静脉）或右半（左肺静脉）部分同步（图 15.23）。第一个低频电位反映了相邻左心房的激动。最晚的高频电图提示为肺静脉电位。

采用起搏方法识别肺静脉电位　肺静脉电位通常与远场左心房电位融合，但可以通过其高频的电图外观来识别。通常情况下，等电位间隔将远场左心房电图和近场肺静脉电位分开。这种分离的基础尚不清楚；然而，有证据表明，在肺静脉的近端有一个缓慢传导的区域。根据起搏部位的不同，远场电图和肺静脉电位的间隔可能不同，这可能与纤维的取向（各向异性）有关，这使得从某些波前方向进入静脉变得更容易，或者因为远场电位实际上不是来自左心房，而是来自邻近的结构。因此，从不同心房部位（最常见的高右心房或远端冠状窦）起搏可以帮助将肺静脉电位从远场心房信号中分离出来（图 15.23 和

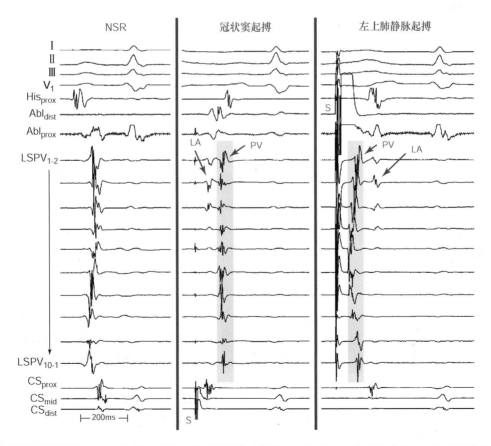

图 15.23　心房起搏鉴别肺静脉（PV）电位。左图，在正常窦性心律（NSR）时，左心房和左上 PV（LSPV）电位叠加，PV 电位与左心房（LA）电位很难甚至不可能区分。**中图**，在冠状静脉窦（CS）起搏过程中，PV 电位（阴影面积）相对于 LA 电位被延迟，因此易于识别。**右图**，从 LSPV 内起搏，也显示了 PV 和 LA 电位的清晰区别；在这种情况下，PV 电位先于 LA 电位。Abl$_{dist}$，远端消融部位；Abl$_{prox}$，近端消融部位；CS$_{dist}$，远端冠状窦；CS$_{mid}$，冠状窦中部；CS$_{prox}$，冠状窦近端；His$_{prox}$，近端 His 束

图 15.24）。此外，递增频率的心房起搏和来自同一心房部位的房早刺激有时会导致肺静脉口左心房和肺静脉之间的传导延迟，这通常表现为递减传导特性（图 15.25）。因此，如果在肺静脉标测导管上看到复杂的电图，并且在较快或过早起搏的情况下，发现其中一种电位在远场心房电图之后出现，那么延迟的信号很可能是肺静脉电位。

右侧肺静脉通常在窦性心律或右心房起搏期间进行标测。对于左侧肺静脉，由于左心房电位的叠加，在窦性心律期间，口部肺静脉电位有时不明显；因此，从冠状窦远端起搏［起搏周期长度（P 周长）为600 ms］允许它们分离而易于识别肺静脉电位（图 15.23）。然而，即使在冠状窦起搏时，心房电位和肺静脉电位重叠仍见于 50% ～ 60% 的左肺静脉（图 15.25）。在靠近肺静脉前庭的后部，因为相对靠近冠

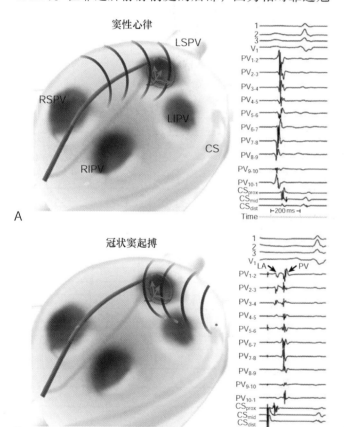

图 15.24（见书后彩图）显示左心房（LA）和肺静脉（PV）电位的差异激动。LA 从前面打开，显示 PV 的开口；左上肺静脉（LSPV）处有一个环状导管。红色条表示 PV 肌束延伸到 LSPV；绿色箭头表示沿肌束向 PV 内传导。**A**. 窦性心律时，波前以蓝色曲线的形式传播，并几乎同时激活 PV 和 PV 束周围的 LA 组织，产生一个总和电图（右图）。**B**. 在从冠状窦（CS，星号）起搏时，波前从不同的方向进入，并在进入 PV 束之前激活 LA 肌肉，这是右图描述的 PV 电位记录延迟的原因。CS$_{dist}$，远端冠状窦；CS$_{mid}$，冠状窦中部；CS$_{prox}$，冠状窦近端；LIPV，左下肺静脉；RIPV，右下肺静脉；RSPV，右上肺静脉

状窦，这种分离不太明显。此时左心耳起搏可以起到帮助作用。

由于肺静脉在解剖上接近于其他几个具有电活动的结构，所以可以通过放置在肺静脉中的导管来记录复杂的信号。例如，放置在左上肺静脉的导管可能记录左心房、左心耳、左下肺静脉和 Marshall 韧带的电活动。同样，放置在右上肺静脉的标测导管可记录右中肺静脉、右下肺静脉（尤其是右上支）、右心房、左心房和 SVC 的电活动（图 15.26）。当在左肺静脉中时一个典型的肺静脉电位记录远场电图通常来自左心房。当标测导管放置在右侧肺静脉中时，主远场电图通常是右心房心电图，如果看到第二个远场心电图，则是左心房心电图。通常情况下，只有肺静脉电位本身是近场的；标测导管的电极对接收到的所有其他结构电位都是钝化的和远场的。然而，仅凭这一标准还不足以确定真正的肺静脉电位。例如，如果一根导管深入在左上肺静脉内，而在那里没有肺静脉肌肉组织，则左心耳电图将出现在相对较近的电场中。同样，当射频消融已经完成时，肺静脉口附近的水肿和肺静脉内的不经意消融（比通常意识到的更为频繁）将导致肺静脉电位不那么尖锐和近场的特征。不同的起搏方法可以区分这些可能性，并且可以帮助排除或证明从肺静脉记录的电图的不同成分与特定肺静脉周围的解剖结构之间的关系。远场电位的一个重要特征是，它们只应出现在"面向"有关结构的电极上；例如，在左上肺静脉置管时，在与左上肺静脉相邻的电极上记录的信号可以代表该结构的远场记录，而仅在左上肺静脉后部的电极上可见的信号不能是远场左心耳电位（图 15.27）。

一种常用的起搏方法是在放置肺静脉的标测导管上记录复杂的电图时，在有可能造成该电图某个波形成分相应的部位进行起搏。该起搏技术的原理是来自特定部位的起搏使源自该部位的电图出现得更早，接近起搏刺激信号。例如，由于左心耳接近左肺静脉（特别是左上肺静脉），这些肺静脉可以记录远场左心耳电位，肺静脉电位可能与左心耳电位混淆。通过与远端冠状窦和左心耳的不同起搏来区分左心耳电位和肺静脉电位。如果在左心耳中放置起搏导管并记录下左心耳捕获，则复合电图的左心耳分量将出现得更早，并将被拉向起搏钉样信号（图 15.28）。因此，最接近起搏刺激的电图可被诊断为起源于左心耳。当在同侧肺静脉起搏时，也可以应用类似的推理——如果左上肺静脉电图的一个成分被记录到，实际上是左下肺静脉电位。

左心房电图，特别是在局部消融后出现碎裂时，

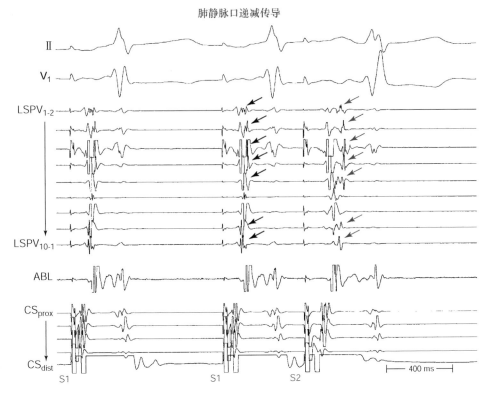

图 15.25　肺静脉口递减传导。 在冠状静脉窦（CS）驱动起搏过程中，定位于左上静脉（LSPV）开口的环形导管记录复杂的电图（黑色箭头）。CS 远端的心房早搏刺激导致 PV 口处左心房（LA）与 PV 之间的传导延迟。因此，PV 电位（灰色箭头）变得延迟，与心房电图中分离。ABL，消融导管；CS_{dist}，冠状静脉窦远端；CS_{prox}，冠状窦近端

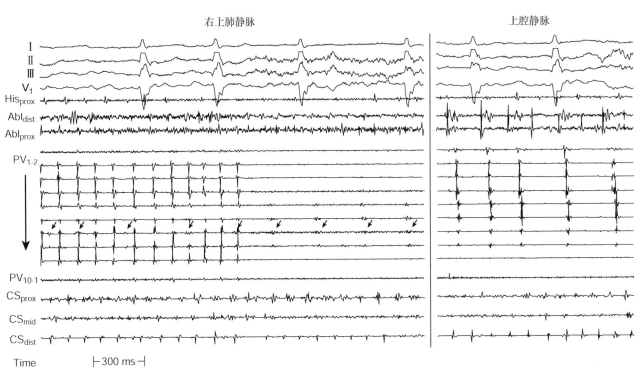

图 15.26　右上肺静脉（PV）记录的上腔静脉（SVC）活动。 在左图，定位于右上静脉开口的环状导管的记录显示高振幅的 PV 电位，这些电位在记录过程中由于射频消融隔离静脉而消失。另一组较低幅度的信号（箭头）仍然存在，并出现在 PV 隔离之前。右图，这些电位代表远场 SVC 记录，在环状导管置于 SVC 中后显示为锐利的近场记录。Abl_{dist}，远端消融部位；Abl_{prox}，近端消融部位；CS_{dist}，远端冠状窦；CS_{mid}，冠状窦中部；CS_{prox}，冠状窦近端；His_{prox}，近端 His 束

也可能被误认为是肺静脉电位，而从左心房中靠近但不在肺静脉（静脉周围起搏）的某个部位起搏，可以帮助确定复杂肺静脉记录的左心房电图成分。当从静脉周围起搏时，左心房信号会出现在与起搏信号伪差附近，并经常与之融合。然而，由于起搏是在肺静脉口延迟部位的近端进行的，所以肺静脉电位保持不

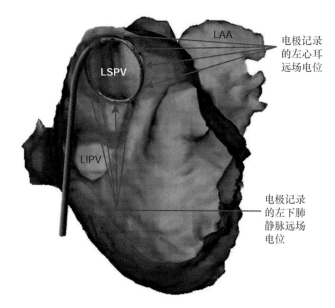

图 15.27 左肺静脉与左心耳（LAA）。 左心房的剖视图显示左侧壁的内侧。左上肺静脉（LSPV）内有环状导管。在环状导管的某些电极上，如 LAA 或左下肺静脉（LIPV），可以从相邻的结构上记录到远场电位

变，或者可能发生轻微的延迟。现在被静脉周围起搏夺获的左心房信号向起搏信号方向的移动表明了复杂信号成分的起源。右肺静脉内记录的右心房、左心房和肺静脉电位的区分也可以用类似的方法来实现（图 15.29）。

多部位同步起搏是一个基本概念的延伸，即来自特定部位的起搏将导致该部位起源电图的提早出现。例如，单独从冠状窦起搏与从冠状窦和左心耳同时起搏进行比较，特别注意单部位起搏（例如冠状窦）和双部位起搏（例如冠状窦和左心耳）之间的记录心电图的转换，这有助于迅速区分肺静脉复杂信号各个成分的起源。

消融靶点 选择消融靶点的方法是在高速记录（150～200 mm/s）时确定最早的双极肺静脉电位或具有最快（最锐利）本位曲折的单极电图，这些记录相对于相邻环状导管位点上记录的最早肺静脉电位具有相当或更早的激动时间（图 15.30）。

电图极性反转也可以作为从左心房到肺静脉电突破和识别潜在消融靶点的辅助指标。极性反转被定

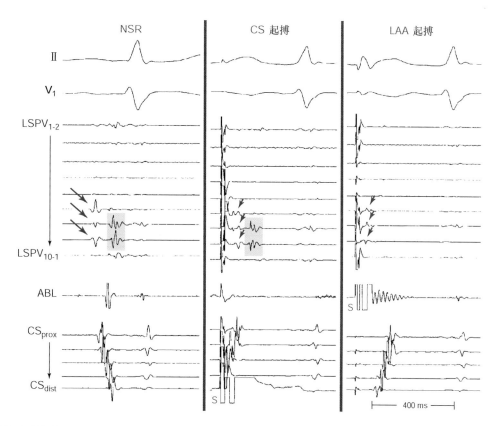

图 15.28 起搏鉴别肺静脉（PV）电位。 在正常窦性心律（NSR）的左上肺静脉（LSPV）电隔离期间，尽管多次射频（RF）消融，残余电图仍持续存在。早期电位（箭头）与左心房（LA）远场活动一致。然而，延迟电位（阴影区域）提示为 PV 电位。冠状静脉窦（CS）远端起搏时早期和延迟电位如期出现。通过左心耳（LAA）中的消融导管（ABL）起搏导致延迟电位（即那些与起搏钉相关的饱和伪影合并）消失，这一发现表明这些电位实际上代表了 LAA 的活动。因此，可以排除 PV 电位的存在，不需要进一步射频消融。CS$_{dist}$，远端冠状窦；CS$_{prox}$，近端冠状窦

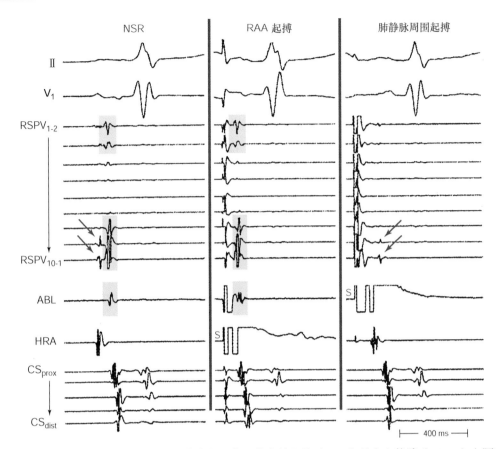

图 15.29   起搏鉴别肺静脉（PV）电位和左、右心房电位。 在正常窦性心律（NSR）的右上静脉（RSPV）电隔离期间，尽管多次射频（RF）消融，残余电位（阴影区域和箭头）仍持续存在。从右心房（RA）心耳（RAA）起搏导致早期电位（箭头，即与起搏钉相关的饱和伪影合并）消失，这一发现表明这些电图实际上代表了 RA 的活动。在 RSPV 开口外起搏时（使用消融导管），第二组电位（阴影区域）消失，而 RA 电位（箭头）持续存在于环状导管记录中，表明第二组电位实际上代表了左心房电活动。因此，排除 PV 电位的存在，不需要进一步消融。ABL，消融导管；CS_{dist}，冠状窦远端；CS_{prox}，冠状窦近端；HRA，高右心房

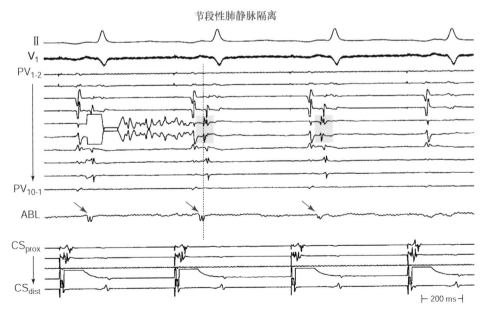

图 15.30   节段性肺静脉（PV）隔离。 采用环状电极环肺静脉口标测，通过记录最早的双极 PV 电位，并在相邻电极上记录极性反转（阴影区域），以确定左心房（LA）与 PV（消融靶部位）之间的电连接。注意消融导管的远端电极对，甚至记录到更早的尖锐 PV 电位（箭头）。从特定环状导管电极记录的消融干扰波证实了导管在电极上，并且消融导管与环状导管在同一平面上。该部位的导管消融可彻底消除 PV 电位和实现 LA-PV 阻滞（最后一个波形）。ABL，消融导管；CS_{dist}，冠状静脉窦远端；CS_{prox}，冠状窦近端

义为肺静脉电位主波方向的突然变化。激动的波前从肺静脉与左心房的连接处在肺静脉中辐射传播，从而在反方向上到达相邻的双极记录电极（图15.30和图15.31）。

房颤时标测

虽然节段性肺静脉口电隔离在窦性心律是效率最高的，但在消融过程中维持窦性心律可能并不容易实现，特别是对于长程持续性房颤的患者。在房颤的持续发作期间，房颤的混乱电活动可能会使肺静脉电位变得模糊不清。然而，在房颤和窦性心律期间，肺静脉口节段性隔离是可行的和成功的。房颤期间标测的一个优点是，它避免了在手术过程中频繁房颤复发的患者使用抗心律失常药物和多次电复律的需要。有两种方法用于房颤时的肺静脉隔离：第一种方法使用间歇性阵发性肺静脉心动过速来指导肺静脉隔离，第二种方法是在房颤期间使用有组织的肺静脉电位来指导肺静脉隔离。

间歇性肺静脉心动过速　先前的研究表明，房颤时，肺静脉中出现的快速节律（间歇性肺静脉心动过速）是常见的，可能在房颤的维持中起重要作用，也可能是触发房颤的致心律失常肺静脉的标志。这些阵发性肺静脉心动过速表明，在肺静脉口记录部位附近存在潜在的致心律失常的肌束，因此可以用来指导房颤时节段性隔离肺静脉。

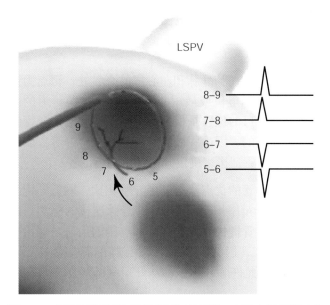

图15.31　（见书后彩图）双极电图极性反转。环状电极导管（电极已编号）位于左上肺静脉（LSPV）的开口，一束心房肌从左心房（LA）延伸入肺静脉（PV）（红色），并在静脉内分支。箭头表示从LA到PV的激活波前传导。肌束在电极7处交叉；来自周围双极的记录指示远离（负偏转）或朝向（正偏转）双极的传播方向。极性从正到负的反转点是肌束进入肺静脉的部位

房颤时顺序进行肺静脉环状导管标测，以评估间歇性肺静脉心动过速的存在，其定义为肺静脉节律的周长间歇性短于邻近心房记录的房颤周长。当在多个电极上记录间歇性肺静脉心动过速时，应定位与单极电图最快本位曲折相对应的肺静脉口位置进行消融。如果未观察到肺静脉心动过速，房颤时显示高频双极肺静脉电位或快速单极本位曲折的肺静脉口部位也可作为消融靶点。

如果房颤在消融过程中终止，则在窦性心律和心房起搏期间评估肺静脉电位。如果有证据表明肺静脉束上有残余传导，则在窦性心律或心房起搏期间，这些肺静脉口部位进行消融。另一方面，如果房颤在肺静脉隔离后仍然存在，则进行电复律。如果房颤复发，则在房颤期间隔离其他肺静脉，如果维持窦性心律，则在窦性心律或心房起搏期间隔离其余肺静脉。

规律的肺静脉电位　基线状态下肺静脉电位可分为有规律（一致的激动顺序超过10 s）或无规律（环状导管上的激动顺序因每次搏动而异）。大约37%的肺静脉有规律的肺静脉电位（下肺静脉较上肺静脉更多——53% vs. 26%；图15.32）。当肺静脉激动顺序有规律时（一开始或在某些解剖引导的射频消融之后），环状导管上显示最早激动或显示极性反转的区域是消融靶点。

对于无规律的肺静脉电位，消融是在肺静脉的口侧环状导管周围进行的。由于左心房-肺静脉突破在肺静脉顶部和底部发生率高，顶部和底部首先成为消融目标。在大多数情况下，初始射频消融应用会导致肺静脉电活动的规律化。这种现象可能是继发于左心房-肺静脉电突破的逐步减少，及肺静脉内部颤动样传导的心肌数量减少，并通过最后剩余的连接左心房和肺静脉肌束传输电活动，从而形成肺静脉内规律的电活动，因此可以实现电生理引导下的肺静脉隔离。

规律的肺静脉电活动可能提示较少的左心房-肺静脉连接，因此可能需要比肺静脉电活动无规律较少次数的射频消融。这可能解释了下肺静脉规律电活动的频率更高，病理研究表明，这些静脉中存在较短延伸的肺静脉肌袖。

网篮导管标测

网篮标测导管（Constellation，Boston Scientific）是由64个电极安装在8个柔软能自膨胀的样条（图4.3）。每个样条线用一个字母（从A到H）标识，每个电极用一个数字（从远端1到近端8）标识。32个双极电图提供了肺静脉激动三维标测。

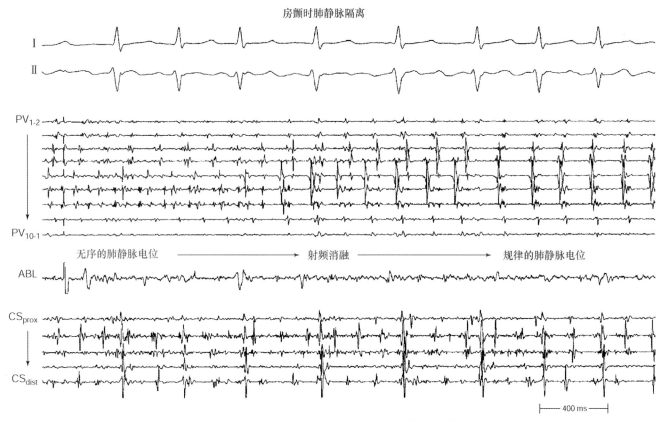

图15.32 心房颤动（AF）时肺静脉（PV）隔离。最初（左），PV电位是无序的。当射频（RF）应用于PV口时，PV电位变得规律化。有关讨论请参见正文。ABL，消融导管；CS_{dist}，冠状静脉窦远端；CS_{prox}，冠状窦近端

网篮导管放置 在获得跨间隔通路后，在肺静脉中导入具有90°或120°弯度的8.5 Fr软头导向鞘，或者最好是可调弯鞘。消融导管可以帮助将鞘管导引进入肺静脉s（特别是下肺静脉）。消融导管是通过鞘管引入的，一旦进入肺静脉，鞘层沿消融导管推送入肺静脉。一旦鞘管在肺静脉中到位，撤出消融导管送入网篮导管。将网篮导管引入鞘内，使篮子导管的尖端到达鞘管的顶端；然后将鞘管后移以允许网篮导管扩张。另一种方法是，将网篮导管插入肺静脉s，而鞘管位于左心房中。因为网篮导管非常柔软，这项操作一般是安全的，但仍需非常谨慎，以避免硬导管尖端的静脉穿孔。

当肺静脉主干直径小于或等于26 mm时，选用直径为31 mm的篮子导管；肺静脉直径大于26 mm或有共同开口时，选用直径为38 mm的篮子导管。肺静脉直径由术前的CMR、CT扫描或肺静脉血管造影确定。网篮导管相对于肺静脉开口的位置可以通过肺静脉血管造影或ICE来确定（图15.33）。如有必要，将网篮导管回撤，以获得与肺静脉的主干和开口的最佳接触。

网篮导管标测 根据选择性肺静脉血管造影的结果，网篮导管被放置在目标肺静脉内，其最近端电极位于肺静脉口。在窦性心律或冠状窦起搏过程中，肺静脉的激动可通过肺静脉口内近端（7/8）至远端（1/2）四个水平的双极电图进行。在房颤的异位搏动或起搏过程中，从异位的起源到其出口到左心房均可被标测。

消融部位在肺静脉和左心房的交界处，靶点为最早记录肺静脉电位或最短心房-肺静脉电位延迟的部位。肺静脉口的位置是根据心电图形态和网篮导管的形状来确定的，因为网篮导管形态符合肺静脉，因此可以通过血管造影来确定肺静脉口的解剖。

网篮导管的优点 与环形导管相比，网篮导管具有更高的分辨率用于左心房-肺静脉连接的标测。此外，网篮导管提供了有关肺静脉解剖的信息，如精确的开口定位，因为篮子导管具有肺静脉的形状（图15.33），并允许肺静脉激动从开口到肺静脉内部深处的三维重建。

此外，网篮导管的远端电极可用于实时监测激动顺序的变化，并在消融损伤形成时显示肺静脉开口处消融的效果。它们还通过远端肺静脉电位的消失提供成功肺静脉隔离的直接指标。该系统还有助于识别肺静脉口附近具有碎裂电位的区域和放电的异位灶，这

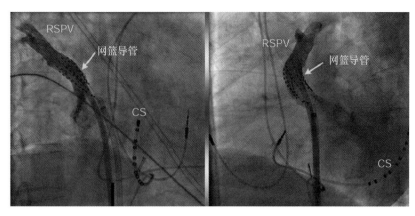

图 15.33　肺静脉造影确定网篮导管位置。X 线透视右前斜位和左前斜位右上静脉造影（RSPV），在静脉内放置网篮导管。请注意，网篮导管塑形成 PV 的形状，并提供了有关 PV 开口位置和大小的解剖学信息。CS，冠状静脉窦

些病灶可以在一次跳动中定位。

网篮导管引导的肺静脉隔离可以最大限度地降低肺静脉狭窄的风险，首先通过减少射频消融的数量，其次通过避免肺静脉内部的消融，因为网篮导管允许在整个手术过程中定位肺静脉口。因此，当使用网篮导管进行肺静脉隔离时，使用辅助的导航系统或 ICE 似乎是不必要的。

网篮导管的缺点　碳化是附着在网篮导管电极或样条上的黑色物质，在网篮导管的样条处消融后会形成，这可能会导致栓塞事件。碳化被认为是由于射频能量集中在薄的样条上，导致了极高的局部温度，从而导致了血清蛋白的变性。然而，与传统消融导管不同的是，使用灌注导管可以减少碳化的风险。

另一个缺点是，网篮导管不可调弯、可操作性有限，它需要一个特殊的鞘与有限数量的预先成形的弯度。有时，将篮子导管引入下腔静脉是具有挑战性的。使用可控弯的跨隔鞘可有助于网篮导管送入肺静脉 s。

此外，当网篮导管位于相对较小的肺静脉内时，样条可以相互接触，从而诱发伪差（图 15.33）。同样，相对于肺静脉的周长样条之间的间隔可能并不总是均等的。因此，多个样条聚集的区域可能会被密集地标测，而其他区域则标测密度较低。

消融靶点

标测和消融手术的目的是确定沿肺静脉口周围的肺静脉电位，并通过消融完全消除这些电位。对所有的肺静脉进行电隔离，而不试图识别致心律失常的肺静脉。射频消融的靶点是连接左心房和肺静脉的突破性节段（电连接）的开口部分，其特征是环形导管记录到的最提前的肺静脉电位。肺静脉电位反映左心房延伸到肺静脉肌袖的激动，这些肌袖有纵行、斜行或

复杂的走行，并最终达到其末端，甚至可能绕回左心房。其起源、在肺静脉内的行程，以及进入左心房的出口都可被认为是消融的合适靶点。肺静脉电位在近端的较广范围都可被记录到，但具有很大的变异性。因此，在某些近端部位，几秒钟的射频能量发放就足以消除下游的肺静脉肌袖电位，而在另一些部位，可能需要广泛或重复的消融。

一旦环状电极导管上确定了肺静脉电位，选择消融靶点的方法是在高速记录（150～200 mm/s）上确定最早的双极肺静脉电位或具有最快（最锐利）本位曲折的单极电图，这些记录相对于相邻环状导管记录位点上记录的最早肺静脉电位提早程度相当或更提早（图 15.30）。然后，消融导管放置于与环状导管的靶电极对相邻的位置，并回撤到开口边缘（在环状导管的心房侧）。射频消融是在肺静脉口 5～15 mm 范围内进行的，准确的位置通常取决于导管是否稳定。这比肺静脉内消融更安全（考虑到肺静脉狭窄的风险），尤其是在直径较小的静脉中。

几个肺静脉电位特征预测消融成功的部位：①消融导管记录的（单极和双极）肺静脉电位的时间等于或早于环导管记录的最早肺静脉电位（图 15.30）；②较大的（单极和双极）电图振幅；③单极电图的本位曲折较陡；④消融导管和环形导管相邻电极记录的单极电图形态相同。

消融技术

可以使用温控 4 mm 或 8 mm 头端的导管或盐水灌注消融导管。对于 8 mm 头端的导管，射频消融的最高温度设置为 45～55 ℃，功率设置为 70 W 或更低，持续时间为 20～60 s。对于左下肺静脉，功率上限通常降低到 25 W；如果肺静脉直径小于 15 mm，则

功率上限降低到 20 W。对于盐水灌注导管，功率设置为 25 ～ 35 W 或更低，温度为 40 ℃或更低。射频能量发放时间最长为 60 s，以在消融部位取得 5 ～ 10 Ω 的阻抗下降。当肺静脉电位激动顺序或形态发生变化时，射频放电可以重复或延长，根据导管下游环状标测记录决定。来自特定环状导管电极的记录上存在高振幅伪差，这证实了消融导管与之接触的电极，以及导管与环形导管处于同一平面（图 15.30）；不应在这些位置进行消融，因为①如果环形导管位于肺静脉内，那么消融导管头端也是如此；②在与消融电极接触的环状导管电极上可能发生碳化。

成功的消融部位被定义为应用射频能量在多个环状导管记录位点消除肺静脉电位或在两个以上环状导管记录位点延迟（移位）至少 10 ms 的部位（图 15.34）。一旦某些环形导管电极上的肺静脉电位发生移位或消除，消融导管就会调整，以记录到最早肺静脉电位的新环形导管电极为目标。这种操作是反复进行的，直到整个肺静脉被电隔离为止。肺静脉的完全电隔离被定义为房颤时肺静脉完全传入阻滞以及窦性心律和心房起搏期间所有开口肺静脉电位的消除或分离（图 15.34），以及从静脉传出阻滞（见下文）。

环肺静脉一周消融的程度在不同的肺静脉 s 之间是不同的。当消融接近肺静脉口或房颤时，通常需要更多的环向消融来实现肺静脉隔离。有时同侧上下肺静脉 s 之间也存在电连接，仅当消融目的是隔离两个肺静脉 s 中的一个时，消除这些连接才是重要的。在靶肺静脉内起搏时，通过定位非靶向性肺静脉开口最早的激动来识别肺静脉 s 之间的电连接；然后，在这个非靶肺静脉口处进行消融以实现电隔离。

当使用网篮导管进行肺静脉标测时，建议在最高温度为 45 ℃、最大功率为 25 ～ 30 W、消融灌注流量为 17 ml/min 的情况下使用头端盐水灌注导管。

消融终点

肺静脉电隔离

完全肺静脉电隔离通过在左心房–肺静脉连接处显示双向阻滞来证实，即从左心房到肺静脉（传入阻滞）和从肺静脉到左心房（传出阻滞）的相反方向上没有传导。

一般来说，传入阻滞的存在似乎能有效预测跨肺静脉–左心房交界处的双向阻滞，并且通常被用作房颤消融的主要终点。然而永久的肺静脉传出阻滞是肺静脉电隔离预防肺静脉触发房颤的最终目标，因此，证明肺静脉传出阻滞的存在是肺静脉隔离的合理终点。

传入阻滞　通过完全消除环状导管（窦性心律、心房起搏或房颤期间）记录的所有口部肺静脉电位或

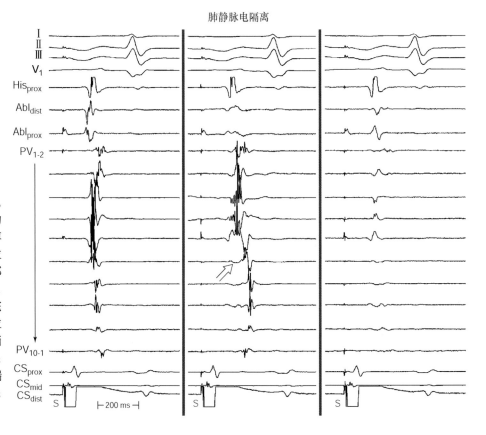

肺静脉电隔离

图 15.34　电隔离右上肺静脉（PV）。左图：位于 PV 口处的环状导管的基线记录。冠状静脉窦（CS）起搏时，左心房（LA）电位与 PV 电位重叠。**中图**：部分环行消融后，部分 PV 电位移至较晚时间（箭头），并与远场 LA 电图分离。**右图**，完成隔离后，看不到任何 PV 电位（PV 传入阻滞）。Abl$_{dist}$，远端消融部位；Abl$_{prox}$，近端消融部位；His$_{prox}$，近端 His 束；CS$_{dist}$，远端冠状窦；CS$_{mid}$ 型，冠状窦中部；CS$_{prox}$，近端冠状窦

出现分离的肺静脉电位，可以被证实为传入阻滞（即左心房-肺静脉传导阻滞）（图 15.34 和图 15.35）。

传出阻滞　在肺静脉内起搏或自发性肺静脉异位早搏或肺静脉心动过速过程中，从肺静脉到左心房的传导不能传出，可被证实为出口阻滞。隔离后肺静脉出现自发的分离电位也可证实传出阻滞。也可以通过使用环状导管的双极或位于肺静脉-左心房交界处远端的标测消融导管，从多个部位以尽可能周向的方式进行肺静脉起搏，以证实出口阻滞的存在。当由于起搏刺激遮蔽了肺静脉电图而难以显示局部肺静脉捕获时，可以使用递减起搏来使局部肺静脉电位显现。

先前的报道表明，出现肺静脉传入阻滞并不是确保传出阻滞的充分条件。在一份报道中，超过 40% 肺静脉中，达到传入阻滞（即单向左心房-肺静脉阻滞）后残存的肺静脉-左心房传导是通过起搏方法来证明的，表明仅达到传入阻滞是一个不充分的消融终点。心动过速可在孤立的肺静脉节段诱发，这一事实强调了实现肺静脉传出阻滞的重要性。然而，后续报道发现，单向传导阻滞的真实发生率被高估了（后一项研究中的发生率为 1.5% ～ 16%），传出起搏操作可

能由于夺获邻近肺静脉口的远场结构或由于同侧肺静脉之间存在电连接而错误地判断存在肺静脉-左心房传导。因此，在起搏过程中识别这些现象以避免不必要的消融是至关重要的。

左上肺静脉起搏时的左心耳夺获和右上肺静脉起搏时的 SVC 夺获可以貌似存在从肺静脉到左心房的持续性传导。如果肺静脉-左心房传导发生在起搏这些静脉的后部（即远离前方定位的左心耳和 SVC），则认为存在真正的出口传导。可以使用另外两种方法来区分传出阻滞存在与否。如果从肺静脉的前部起搏，观察对左心房的夺获，则起搏输出逐渐降低，失去对远场结构的夺获，同时保持肺静脉的夺获。在此过程中观察到局部肺静脉夺获而无肺静脉-左心房传出，符合高输出起搏时远场夺获引起的假性肺静脉-左心房传导的诊断。此外，远场结构中的提早激动（由位于左心耳或 SVC 的导管记录）与起搏刺激密切相关，并在肺静脉前壁起搏过程中领先于局部肺静脉激动，这也符合假性肺静脉-左心房传导的诊断。

肺静脉内起搏可以显示同侧肺静脉之间的电连接（高达 18% 的患者），在肺静脉内起搏时，在消除所

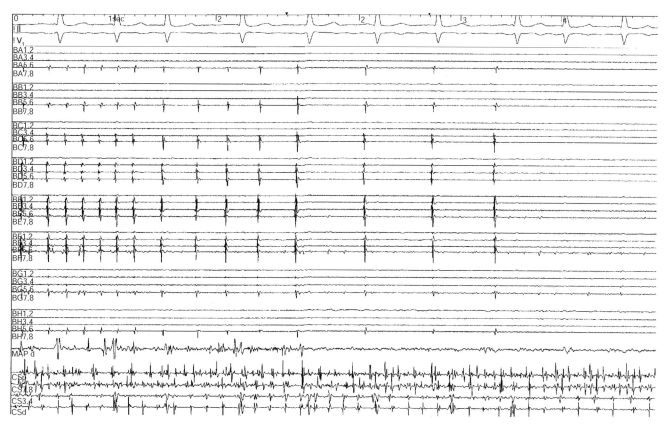

图 15.35　使用网篮导管进行心房颤动（AF）状态下肺静脉（PV）的隔离。位于左上肺静脉网篮导管 ［8 个条柱（BA 至 BH）］每一个条柱的 8 个电极（1-2、3-4、5-6、7-8）的双极记录，最初显示锐利的 PV 电位。房颤过程中消融导致所有 PV 电位逐渐减慢然后消失，残余的低幅、远场、左心房（LA）电图持续存在，与 LA-PV 传入阻滞相一致。在冠状窦（CS）记录中房颤持续存在

有肺静脉电位后仍存在左心房传导，从而显示出单向阻滞。当只针对一个（而不是所有）肺静脉进行隔离时，这是相关的。如果肺静脉夺获的位置（在窦性心律期间）在隔离前位于电解剖标测系统上，并且隔离后在这些位置的起搏显示不向左心房传导，则可以推断出出口阻滞[158]。

等待期和药物激发

在高达 93% 的患者和 50% 的肺静脉中可观察到肺静脉传导的早期恢复，其中约 1/3 的肺静脉在 30 min 内出现首次复发，1/6 的肺静脉在 60 min 时出现首次复发。值得注意的是，与其他肺静脉相比，左上肺静脉的肺静脉传导恢复更为频繁。因此，经过 30 min 甚至 60 min 的等待期后，或用腺苷（最高 30 mg 快速静脉弹丸式注射）或异丙肾上腺素（最高 20 μg/min 静脉输注）进行药物刺激后，再次确认肺静脉隔离有助于改善预后。将较短的等待时间（20 ～ 30 min）与腺苷联合使用也是合理的。值得注意的是，这些方法中的每一种在发现肺静脉电位恢复时似乎都有其独特的特点，并且不同方法的结果可能不一致。换句话说，只有在等待一段时间后，才有可能显示肺静脉电位恢复，而不是通过使用腺苷，反之亦然。一种方法所揭示的肺静脉传导恢复位置也可能与另一种方法所揭示的位置有所不同。

腺苷的应用已被证明能暂时显示肺静脉和左心房之间的隐性传导。腺苷敏感钾通道的激活可使射频能量损伤的心房肌细胞静息膜电位超极化，从而通过消除电压依赖性钠电流失活，促进电传导，导致短暂肺静脉-左心房重新连接而恢复兴奋性。在高达 53% 的患者中可以发现腺苷介导的隐性传导，应用腺苷后出现隐性传导的肺静脉在最初的隔离后更有可能自发恢复传导。然而，关于腺苷介导的肺静脉传导恢复是否是房颤复发的独立预测因子，以及消融干预腺苷激发的肺静脉隐性传导是否能改善长期成功率，多个研究显示了相互矛盾的结果。重要的是要注意，在评估隐性肺静脉传导时存在剂量依赖性效应。腺苷足以诱发至少 1 次房性心律失常伴房室传导阻滞的剂量可能需要用来显示隐性肺静脉传导。腺苷剂量可逐渐增加，直至观察到房室传导阻滞，或者，从一开始就给予更高的剂量（例如 30 mg 静脉注射）也是合适的。

重要的是要注意，腺苷检测有几个局限性。由于腺苷只能瞬时显示肺静脉的再连接，因此很难准确定位再连接的区域，如果不重复使用腺苷，评估额外消融病变的疗效是不可行的。此外，仍然不能确定是否应该重复腺苷检测，以分别评估持续的入口和出口阻滞[159-160]。

有数据表明，腺苷在揭示肺静脉隔离后的隐性肺静脉传导方面优于异丙肾上腺素，两者结合没有明显的额外益处。因此，异丙肾上腺素输注（单独或与腺苷联合）的作用似乎有限。

最近的一份专家共识声明认为，将 20 ～ 30 min 的等待阶段纳入房颤消融程序（Ⅱa 类）是合理的，可考虑在肺静脉首次隔离后 20 min 使用腺苷（Ⅱb 类）。

无法隔离肺静脉

在肺静脉电位的引导下，90% 以上的肺静脉可通过沿肺静脉开口做节段性射频消融而实现电隔离。不能消除致心律失常的肺静脉电位或其恢复（即使在一个非常离散的区域和较长的传导时间）与较高的房颤复发率相关。

在以前的研究中，有 3% ～ 24% 的靶肺静脉无法隔离，这可能是由于肺静脉开口结构的解剖变异，从而限制了环导管对肺静脉电位的最佳记录。使用可扩张的环形导管或使用 ICE 来引导环形导管的定位有助于稳定标测导管。此外，有些肌束可能太厚而不能用传统的射频能量消融，需要使用高功率输出或盐水灌注消融导管来隔离这些肺静脉。肺静脉无法隔离也可能是由于同侧静脉之间存在电连接（在大约 18% 的患者中观察到）。在这些患者中，非靶向肺静脉的开口消融是成功隔离靶肺静脉所必需的。有时，靶肺静脉靠近重要的心外结构（食道、膈神经），限制了完全隔离静脉的能力[158]。

疗效

节段性肺静脉口隔离是房颤导管消融治疗的一项重要进展，在控制阵发性房颤方面优于局灶性消融。与局灶性消融相比，肺静脉隔离消除了对自发性异位灶的详细定位，而且消融有一个明确的终点，即使在没有自发性心律失常的情况下也是如此。重要的是，肺静脉狭窄的风险低于局灶性消融术。

另一方面，与识别和选择性隔离致心律失常的静脉相比，经验性隔离所有肺静脉的好处并不明显。既往比较性的病例系列表明，经验隔离所有肺静脉比隔离较少静脉有更好疗效，这是预期的结果，因为大多数（高达 71%）的患者被证明有三个或更多的致心律失常的肺静脉。然而，在以阵发性房颤为主的患者中，使用综合刺激方案确定并隔离致心律失常肺静脉与所有肺静脉经验隔离的单次消融术后长期结果一样有效，而且可能与更短的透视时间和更少的不良事件有关。然而，在电生理研究中识别致心律失常的肺静脉仍然是一项具有挑战性、费时费力的工作[161]。

原来隔离状态的肺静脉重新恢复传导（肺静脉周围心肌袖不充分消融导致的传导恢复所致）可能是肺静脉隔离后复发房颤的最常见原因，至少在阵发性房颤患者中是如此。其他原因包括初次未干预的肺静脉局灶或无法隔离肺静脉的异位灶，以及非肺静脉触发灶的存在。在一项关于肺静脉电隔离后房颤复发的研究中，发现大多数触发因素来自先前的靶肺静脉（54%），而三分之一（32%）的复发触发因素来自首次手术没有被消融的肺静脉。值得注意的是，在该系列中，61% 先前隔离的肺静脉有恢复肺静脉电位的证据。因此，即刻肺静脉隔离成功并不能保证肺静脉肌袖的永久隔离；在大多数已隔离的肺静脉中，残余传导仍然存在或随着时间的推移而复发。

房颤早期复发的预测因素包括年龄较大（65 岁或以上）、合并心血管疾病、多个房颤病灶、左心房游离壁房颤病灶、左心房增大和长程持续性房颤。房颤晚期复发的预测因素包括房颤的早期复发和多个房颤病灶的存在。

在大多数报道中，消融成功被定义为在消融后 2～3 个月后没有任何有症状的房性心律失常复发，而且不使用抗心律失常药物。据报道，有多达 70% 的阵发性房颤患者取得了中期成功，而持续性房颤患者中只有 30% 取得了成功。这一发现提示，对药物难治性阵发性房颤患者进行肺静脉隔离的干预不应推迟到房颤持续。一旦房颤变得持续，很可能肺静脉隔离将必须辅之以一些其他直接针对心房肌的消融步骤。持续性房颤的肺静脉隔离效果较差，提示一旦房颤转为持续性，肺静脉在房颤的发生中所起的作用下降。持续性房颤过程中发生的电重构和解剖重构通常允许心房继续房颤而不依赖于肺静脉。总的主要

并发症发生率为 6.3%，包括卒中（0.7%）、心脏压塞（1.2%）和明显的肺静脉狭窄（4.3%）。

环肺静脉前庭隔离

原理

肺静脉的肌袖向近端延伸至前庭-左心房交界处，而不局限于肺静脉的管状部分。这一发现并不令人惊讶，因为胚胎期肺静脉起源于左心房后壁，所以心房壁和肺静脉是一个连续体。因此，肺静脉前庭也可能具有与肺静脉管状部分相似的致心律失常电位。此外，肺静脉前庭可能存在与房颤发生有关的神经节丛，以及存在高频电活动或转子，其中包含的锚点为房颤持续所必需。因此，前庭消融不仅可以有效地电隔离肺静脉，而且可以消除房颤的其他潜在机制。此外，肺静脉前庭电隔离后，左心房后壁很大一部分被包含在消融环线内，可能引起相当程度的心房减容效应（25%～30%）。

环肺静脉前庭隔离比节段性肺静脉口隔离有几个额外的优点。这种技术不依赖于将电突破的位置定位到肺静脉中，因此在房颤期间更容易进行。此外，这种方法降低了肺静脉狭窄的风险，因为消融是在左心房，远离肺静脉开口（图 15.36）。此外，在一些肺静脉解剖变异的患者，这种方法可能更有利。其中一种变异是左肺静脉共同开口，在接受肺静脉隔离的患者中高达 32%。这种共同的开口通常太大，不能使环形导管有一个稳定的位置。另一种解剖变异是右中肺静脉，在高达 21% 的患者中出现，通常与右上肺静脉和右下肺静脉由狭窄的心房组织缘分隔开来。这将容易使消融导管在消融过程中滑入肺静脉。另外，解剖发现，使肺静脉口外电隔离更有利的是肺静脉的开口

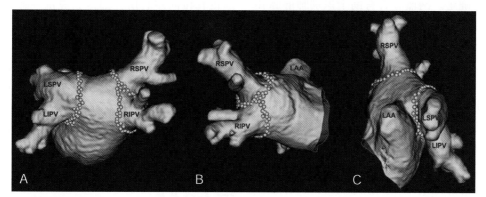

图 15.36　环肺静脉前庭电隔离（PVs）。左心房（LA）和肺静脉（PVs）的分段三维 CT 扫描，显示在后前位（**A**）、右侧位（**B**）和左侧位（**C**）的切面。邻近的射频损伤（白点）被放置在左心房近端的肺静脉前庭，在每个右肺静脉前庭周围形成一条消融环线。左侧 PV 有一个较大的共同开口，并对其进行整体包绕。LAA，LA 附件；LIPV，左下 PV；LSPV，左上 PV；RIPV，右下 PV；RSPV，右上 PV

直径小于 10 mm。一个细小肺静脉开口消融有更高肺静脉狭窄的风险。

环肺静脉前庭比节段性肺静脉口隔离能更有效地预防房颤复发，并已成为阵发性房颤和持续性房颤患者首选的消融策略。首选的消融靶点是最外肺静脉口的心房一侧[10]。

肺静脉前庭的识别

标测和消融手术的目的是识别环肺静脉前庭的肺静脉电位，并消融消除这些电位。对肺静脉前庭解剖的可靠定义对于消融产生有效的损伤是至关重要的。导航系统用于提供三维解剖图像，使消融导管能够安全地操作以完成前庭消融并消除肺静脉传导。但是，使用这些系统不会取代环肺静脉标测和手术的电生理终点。

环状电极标测

环状导管用于环状标测肺静脉开口的肺静脉电位，如节段性肺静脉隔离所描述的那样。然而，连接左心房和肺静脉的突破性节段（电连接），被认为是从环状导管记录的最早的肺静脉电位，并不做特别的标测和消融。相反，肺静脉口的整个周长都是消融的目标。使用环形导管可实现垂直于静脉轴线的肺静脉口的周向标测，并可作为肺静脉口标志，消融围绕肺静脉开口进行。此外，环形导管对于确认肺静脉的完全电隔离是至关重要的，这是消融策略的一个重要终点。

网篮导管标测

本章前面介绍了将网篮导管置入肺静脉的技术。对于肺静脉前庭隔离，在透视引导下，将网篮导管送入肺静脉远端，然后尽可能将其回撤至近端而保持不移位，直到其最近端的电极定位于肺静脉前庭，并经选择性血管造影确定。网篮导管有助于识别肺静脉和左心房之间的真实连接，在解剖上和电学上都是如此。由于网篮导管符合肺静脉的形状，它提供了肺静脉的解剖信息。

此外，使用网篮导管进行纵向标测有助于识别肺静脉和左心房电位之间的过渡区。当激动从左心房向远端肺静脉传导时，肺静脉电位的激动顺序是从近端到远端，而远场左心房电位几乎同时在肺静脉记录到。因此，左心房电位和肺静脉电位之间的间隔在肺静脉近端比在肺静脉远端处短。在过渡区，肺静脉和左心房电位发生完全融合。因此，在过渡区记录的电位可以反映肺静脉前庭的激动。有时，一种横向激动模式，表现为沿样条相邻电极对的同时激动，在肺静脉内纵向激动传导模式之前，出现在左心房-肺静脉连接周围。这一模式可能反映了肺静脉前庭心肌圆环的激动特征。

根据这些发现，前庭电位被定义为肺静脉和左心房电位在肺静脉口周围完全融合而形成的单个锐电位，或肺静脉口周围具有横向激动模式的单个锐电位。射频消融以这些电位为靶点，以肺静脉和左心房之间的过渡区为靶区。当在同一样条的某些电极对上观测到肺静脉前庭电位时，最近端电极记录到的前庭电位成为消融靶点。也需要在邻近样条上的目标电极对之间的间隙部位进行射频消融，以在肺静脉前庭产生连续的消融损伤。

电解剖标测

不同的导航工具，包括 EnSite NavX、Carto 和 Rhythmia 系统，已用于环肺静脉隔离。这些系统可以提供左心房的高分辨率重建，定义肺静脉开口和前庭，并可在重建的三维几何模型中实时显示消融导管（图 6.3）。此外，可以标记消融局灶，通过消融局灶逐点连接形成精确的消融线，并验证线性消融的连续性。

Carto 或 NavX 系统使用消融或环状导管，或两者一起可以重建左心房和肺静脉的三维外壳。Rhythmia 系统使用微型网篮阵列导管（Orion，Boston Science）构建解剖外壳。在透视下，当导管离开心脏阴影时，可以清楚地确定进入静脉的血管，阻抗通常上升到 140 ～ 150 Ω，电活动消失。由于某些静脉的方位和导管形状的限制，很难深入到某些静脉中，但当导管进入静脉口时，阻抗仍会上升。为了更清楚地区分肺静脉和左心房，可以用电压标准（局部双极电图的碎裂化）和阻抗标准（比左心房平均阻抗高出 4Ω 以上）来定义肺静脉口。在透视或电解剖标测的指导下，将标测导管放置在肺静脉内 2 ～ 4 cm，然后缓慢地将其拉回左心房，即可完成每一肺静脉的标测。应注意重建每个肺静脉口，与左心房相延续的前庭、后游离壁、二尖瓣峡部和左心房间隔。随后，当消融（或环形）导管在左心房中移动时，系统自动创建几何图形。沿左心房心内膜表面的多个位置顺序放置导管，创建该心腔的几何形状。

环状导管配合 EnSite 或 Carto 电解剖标测系统一起标测肺静脉电位；微型网篮导管（Orion）用于 Rhythmia 系统的标测（图 15.37）。

CT 和磁共振

CMR 和 CT 提供了有关肺静脉的数量、位置和大小的重要信息，为规划消融和选择合适尺寸的消融装置提供了必要的信息。结果图像还识别了可能引起

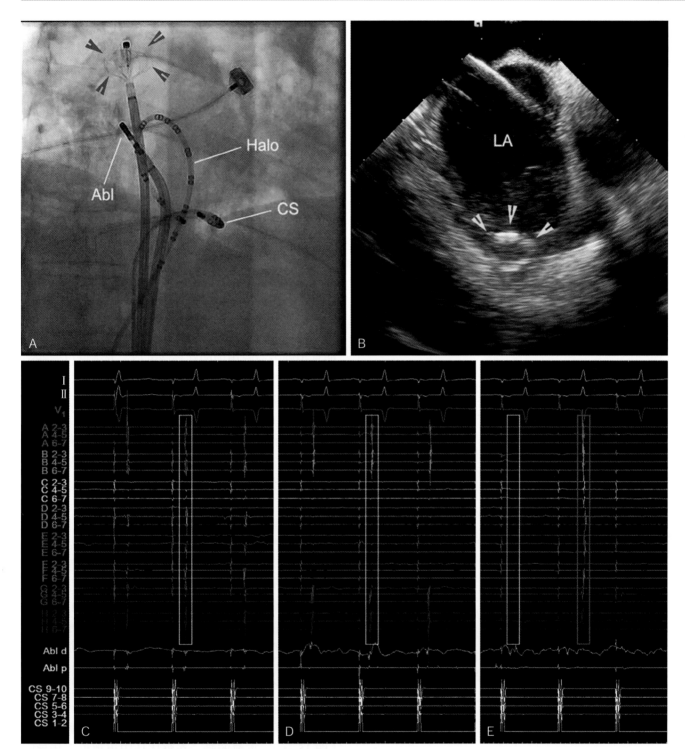

图 15.37 （见书后彩图）应用微型网篮导管（Orion）隔离肺静脉。A. 定位于左上静脉开口的 Orion 导管（箭头）的右前斜位影像。还显示了 Halo 导管（位于三尖瓣环周围的右心房）、消融（ABL）导管和冠状窦（CS）导管。B. 心内超声心动图（ICE）显示 Orion 导管（箭头）位于左上静脉开口。C ～ E. 从微型篮子导管的 8 个条柱（A 至 H）的电极 2-3、4-5 和 6-7 获得体表心电图和心内双极记录。在 CS 起搏过程中应用射频能量进行环 PV 前庭隔离。基线（C）时，小型网篮导管记录的 PV 电位明显（包在白色矩形内）。消融部分 PV 周长（D）后，条柱 C、D 和 F 记录的 PV 电位被消除。整个 PV 前庭（E）周围的消融导致小网篮导管的所有条柱上的 PV 电位完全消除。此外，观察到自发性 PV 异位电位（蓝色矩形），并与左心房（LA）分离

心律失常肺静脉的分支模式，揭示了上、下静脉融合进入前庭结构，并阐明了貌似肺静脉电位实为远场电图的潜在混杂起源。

此外，分段 CT/CMR 体积可以下载到电解剖标测系统平台上。三维电解剖图可与 CT/CMR 分段心脏扫描同时显示，以确定心脏结构并指导消融治疗。

这些系统还可以将预先获得的左心房重建三维 CT/CMR 图像在实时手工采点创建的三维电解剖图上进行配准。这可以实现在配准的 CT/CMR 解剖重建模型上实时显示导管头端的位置和方向（图 6.3）。第 6 章讨论了图像集成的过程-术前 CT 和 CMR 图像采集、图像分割和提取以及图像配准。

心腔内超声

相控阵心腔内超声（ICE）用于房颤消融的几个作用：指导房间隔穿刺、确定肺静脉的数目和位置、确定肺静脉前庭的真实边界、确定肺静脉隔离时右肺静脉的分支、指导环状电极和消融导管在肺静脉前庭的位置、判断消融导管头端与组织贴靠、评估球囊消融治疗过程中肺静脉闭塞的程度，并监测手术并发症（如心包积液、左心房血栓和肺静脉狭窄）。

经 11 或 9 Fr 左股静脉鞘管送入 10 或 8 Fr 的 64 单元相控阵超声导管，放置于右心房的中间。整个手术过程中 ICE 导管保留在右心房内，以指导房间隔穿刺，确定肺静脉解剖，并监测射频消融过程中微泡的形成。采用 7.5- 或 8.5-MHz 的成像频率以优化左心房结构显示和房间隔以外肺静脉的成像。肺静脉成像是一致可能的，首先通过将导管头端放置于右心房中下部显示膜性卵圆窝的位置。从这个角度来看，顺时针方向旋转导管可以显示左心耳，然后是左上、下肺静脉的长轴视图（图 4.11 和 6.32）。进一步顺时针旋转导管，可看到右上、下肺静脉的开口。这些静脉的左心房开口通常是正面观察的，在静脉的开口处呈现"鹰眼"外观。

当操作者对每条静脉成像时，环状导管和消融导管可以放置在肺静脉前庭-左心房界面进行消融。由于肺静脉前庭是一个大直径的结构，它的周长不能用固定在一个位置的环形导管来标测。相反，环状导管必须沿着前庭的每一段依次放置，以寻找肺静脉电位。ICE 可以识别肺静脉前庭的真实边界，并指导环状电极和消融导管的定位。因此，在这一过程中，环状导管是一种移动的导管。助手通常必须将环状导管固定在肺静脉前庭以保持稳定。当标测左肺静脉的前段或右肺静脉的间隔段时，由于前庭-左心房界面是倾斜的，环状导管必须略向前推送。

此外，ICE 还可以指引 CT/CMR 图像与电解剖标测系统的配准过程。而且，CARTOSound Image Integration Module（Biosense Webster）允许将左心房和肺静脉的实时 ICE 容积图与电解剖图融合在一起，作为导航和消融的独立工具或是指引 CT/CMR 图像融合（第 6 章）。使用 Carto 快速解剖标测（FAM）模块进行左心房和肺静脉解剖重建的总体准确性优于 ICE 引导下的术式。当在右心房中放置 ICE 导管进行超声探查时，基于 ICE 的解剖重建常会低估左心房和肺静脉的真实尺寸。因此，与 FAM 或三维 ICE-CT 体积融合相比，消融点超出三维 ICE 导出的心房表面轮廓的概率更高。将 ICE 导管放置在冠状窦、RV 或直接放入左心房可以克服这一缺陷，但更广泛的操作不仅耗时，还会增加并发症概率。然而，ICE 标测技术既减少了透视时间，也减少了左心房内操作花费的时间。此外，ICE 能直接显示不同的解剖结构，可以与 CT/CMR 很好地对齐，并使该技术适合于图像融合过程。另一方面，FAM 允许更精确地呈现左心房和肺静脉，这有可能取代预先进行 CT/CMR 的需要[162-163]。

消融靶点

消融是建立在所有肺静脉电隔离的基础上的。目的是识别沿前庭周围的肺静脉电位，并消融以完全消除这些电位。然而，与节段性静脉口隔离不同的是，连接左心房和肺静脉的突破性节段（电连接）的口部部分（被认为是环导管记录的最早的肺静脉电位）并不是消融的唯一目标。消融过程的目标是将每个肺静脉前庭完全用消融损伤包围，并实现肺静脉隔离（图 15.36）。所有肺静脉 s 都是消融靶标。

消融线包括位于离前庭 5 mm 以上的左心房进行环状消融，在每个肺静脉周围形成一条环形传导阻滞带[164]。在右侧肺静脉、左侧肺静脉的后壁和上部，在距离肺静脉开口 10 mm 以上部位消融，以提高疗效和预防肺静脉狭窄。然而，消融左肺静脉的前壁通常需要在离左肺静脉口不到 5 mm 的地方消融，以维持导管稳定性。较宽的消融线环绕整个前庭，并包含较大的左心房隔离表面积，有可能改善消融长期结果。

当两个或三个同侧肺静脉口合并时，对这些口进行整体包围（即一个右肺静脉消融环线和一个左肺静脉消融环线），而同侧肺静脉 s 之间不设置消融线（图 15.36）。重要的是，在整体环中出现单个传导间隙时，同侧肺静脉单个消融环线包绕将出现同侧所有肺静脉的传导恢复。此外，一篇报道发现房颤触发灶常常起源于同侧肺静脉之间的隆突区，因此，在同侧肺静脉之间的隆突区域消融可以有效地消除触发灶的来源。值得注意的是，有时同侧肺静脉 s 之间的脊线消融常常是实现肺静脉完全电隔离所必需的，尽管肺静脉前庭消融环线是完整的。

急性肺静脉电隔离通常可以在完成环绕肺静脉前庭解剖消融之前实现。然而，组织顿抑、水肿、缺血所致的可逆性组织损伤可能影响不完全消融线缝隙内未消融的组织。重要的是要认识到，与节段性肺静脉口隔离不同，后者通过沿肺静脉口非连续消融（节段性）可以实现肺静脉的完全电隔离，而在环肺静脉前庭消融时非连续的消融线不太可能产生持久的肺静脉隔离；一旦未消融的肺静脉肌袖从短暂的损伤中恢复，就可能发生肺静脉传导重新恢复。因此，当环静脉前庭消融线不完全时，初步形成肺静脉传入和传出阻滞的不是充分的消融终点。为了提高肺静脉隔离的长期持久性，需要通过连续、高质量的射频消融损伤完成环肺静脉前庭解剖消融[165]。

消融技术

几种消融技术已经被用于环肺静脉隔离。最常见的射频消融是用头端盐水灌注的消融导管进行的；或者可以使用 8 mm 标准消融导管。目前，技术发展的目标是开发新的导管设计，用于环肺静脉前庭消融，作为传统逐点射频消融的替代方法。目前，两种多电极环形导管系统正在进行临床评估：肺静脉消融导管（肺静脉 AC，Medtronic，Minneapolis，，MN，USA）和 nMARC 系统（Biosense Webster）（见第 7 章；图 7.11 和图 7.12）。

此外，还对使用不同能源（如冷冻、激光、射频和高强度聚焦超声）的球囊消融设备进行了评估。Cryoballoon（Arctic Front，，Medtronic）和激光球囊（Heartlight，HearoFocus，Marlborough，MA，美国）导管已被证明在房颤治疗中的可行性、安全性和有效性。由于心房食管瘘的严重并发症，HIFU 球囊不再用于临床（见第 7 章）。射频球囊导管（Hot Balloon Catheter，Hayama Arrhythmia Institute，Kanagawa，Japan）的临床评价仍处于起步阶段。

传统射频消融

传统的射频消融是在每个肺静脉的后壁开始的，通常在前后位 X 线投照下面对脊柱的边界，然后在肺静脉周围继续消融。当导管头端位于肺静脉口时，右侧肺静脉后壁由导管的逆时针旋转到位，左侧肺静脉后壁通过顺时针旋转到位。对于左肺静脉前壁部位，通常必须在肺静脉的几毫米范围内进行消融（因为左肺静脉和左心耳之间的边界相对较窄，而且在左肺静脉和左心耳的嵴上导管很难保持稳定），以实现有效的肺静脉隔离。嵴部静脉一侧消融通常是简单的，左心耳一侧消融是可行的，但射频能量必须消融左心耳后壁和肺静脉前壁的组织，因此难度较大。在重建的三维模型上标记射频消融损伤的部位，这一标记有助于

确保消融病变的连接，假如每个消融损伤都是有效的，那就可以确保消融线的连续性（图 15.36）[164]。

房颤消融首选开放灌注的射频导管。射频功率输出对房颤导管消融的有效性和安全性有重要影响。为实现安全性和有效性结果的最佳平衡，最佳功率输出通常在 25 ～ 45 W，在更短的时间内（15 ～ 20 s）的高功率消融也似乎是安全和有效的。用 ICE 实时显示微泡的功率滴定（微泡出现后下降 5 W），而不是在消融过程中对消融功率固定或有限的经验设置是有益的[166]。

在左心房后壁（心房壁薄，食道附近有潜在风险）上的功率输出限制在 25 ～ 30 W（甚至更低）。在左侧肺静脉 - 左心耳嵴部和左心房前壁的功率为 50 W，目标温度低于 43 ℃，灌水速度为 5 ～ 20 ml/min（0.9% 肝素盐水）。一些证据表明，在薄的左心房后壁上，特别是在食道附近，可以用较低的功率和较低的灌注速率进行消融（因为盐水灌注从根本上可以使较大的能量输送到较深的组织，这在后壁是不可取的）。少见情况下，使用 8 mm 常规消融导管进行消融，最大功率高达 70 W，目标温度为 50 ～ 55 ℃。

射频能量在每个点放电 30 ～ 60 s，直到最大局部电图振幅降低 50% ～ 90%，或观察到双电位，或消融部位阻抗下降 5 ～ 10 Ω。当肺静脉电位的激动顺序或形态发生变化时，消融时间可以延长 1 ～ 2 min，这是通过环状导管标测确定的。通常情况下，肺静脉电位逐渐延迟，直至完全消失（或表现为分离电位）。如果肺静脉电位在同侧环状消融完成后仍然存在，则可以针对最早的残余电位进行补充消融。

或者也可以用较高功率（50 W，灌溉速度 30 ml/min，最高温度 43 ℃）短放电时间（2 ～ 5 秒）进行消融。这种方法会导致瞬间较高的左心房组织温度，并允许将头端设置为高功率以损伤表面组织，同时降低时间依赖性的过度热量传递造成的组织深部加热。典型的情况是，射频持续放电期间，消融导管每隔 2 ～ 5 s 持续拖动一次，如果需要，在每个部位重复消融，直至完全消除局部心房电图。在重复消融原已消融过的部位之前留出至少 2 min 可能是合理的，以允许散热，特别是在左心房后壁消融时（以避免食道过度加热）。

充分和稳定的导管头端 - 组织接触是确保有效和永久消融损伤的关键。使用可调弯鞘管有助于更稳定的导管贴靠和达到所有理想的消融靶点，实现肺静脉隔离。此外，ICE 还能提供消融导管头端电极位置的详细解剖信息和实时信息，并有助于确认导管的稳定性。使用不同的技术介绍了消融头端接触力的实时测

量（见第 7 章；图 7.8）。建议使用压力感知 RF 导管
（最小目标接触力为 5 ～ 10 g）。

冷冻消融

冷冻球囊消融系统（Arctic Front，Medtronic）
包括一个不可控弯、10.5 Fr 导管与远端安装的同轴
内、外双冷却球囊（"球囊中的球囊，"外球囊最大直
径，23 mm 或 28 mm）（图 7.15）。制冷剂一氧化二
氮（N_2O）在压力下从控制台通过距导管头端 2 mm
以内的管腔输送到内部球囊，在那里它吸收热能发生
液气相变时，使内球囊冷却到 −80℃ 或更低的温度。
在冷冻治疗过程中，通过位于内球囊上的热电偶来
监测温度。球囊导管通过具有 12 Fr 内腔（FlexCath；
Medtronic）的 15 Fr 可控弯鞘管输送至左心房。一个
小口径的十极环状标测导管（ALECT，Medtronic）
穿过冷冻球囊的中心腔，在冷冻消融过程中实时标测
肺静脉电位，并提供中心腔的支撑（而不是导丝）。

冷冻球囊的放置 进入左心房通路是通过标准的
房间隔穿刺鞘管获得的。为使球囊有更多的空间放置
于右下静脉，建议在穿刺点偏低偏前（位于房间隔的
下 1/3 处，在在可观察到二尖瓣的 ICE 平面的前部）
设置一个较低的房间隔穿刺点，以使球囊有更大的空
间向右下静脉旋转。然后将冷冻球囊导管的输送鞘
（FlexCath）通过一根延伸到左侧上肺静脉的加硬的
导丝进行交换。

根据预先获得的 CT/CMR、肺静脉血管造影或 TEE
的肺静脉大小来选择冷冻气囊大小（23 *vs*. 28 mm）。
然而，只要有可能，较大直径的 Cryoballoon 是首选
的，因为它使环状消融损伤的部位靠更近近端的肺静
脉前庭，而在冷冻右侧肺静脉时，膈神经损伤的风险
较小。

冷冻导管被插入可控弯输送鞘中，并通过一根
0.032 mm 的超硬导丝或 Achive 导管向前推进。标测
导管应始终引导冷冻球囊导管，以防止较硬冷冻球囊
导管尖端的创伤。此外，当操纵鞘管到所需的肺静脉
时，带有软头端的标测导管的球囊应始终导引鞘管，
以避免鞘管损伤左心房或肺静脉[167]。

在 ICE 引导透视下，标测导管进入每个肺静
脉，并一直送入目标肺静脉的深处。然后，将放气的
Cryoballoon 导管推出鞘外，通过标测导管达到肺静
脉口部位。一旦放置在肺静脉前庭，冷冻球囊就会充
气（在肺静脉之外，以避免任何机械损伤），然后进
入肺静脉以阻塞静脉。

肺静脉堵塞的评价 一旦冷冻球囊在肺静脉前庭
充气，则应证实球囊完全堵塞肺静脉。有效的冷冻消
融和肺静脉电隔离要求在肺静脉口有足够的接触和冷
冻球囊密封肺静脉开口。充分的贴靠是对于消融完成
一个没有传导间隙的完整环肺静脉损伤非常重要的。
在冷冻过程中，充分的密封可以防止球囊周围的血液
流动，否则会限制组织的冷却，并由于对流加热而不
利于消融损伤的形成。

肺静脉阻塞可以通过选择性肺静脉血管造影、肺
静脉压力波形分析以及 ICE 来评估。向冷冻球囊远端
腔内注射造影剂证实肺静脉完全闭塞，显示完全的对
比性滞留，无回流至左心房。此外，ICE 或 TEE 获
得的彩色多普勒血流消失有助于确认肺静脉完全闭
塞（图 15.38）。此外，可以通过分析肺静脉压力波形
（通过球囊导管的中心腔记录）来评估肺静脉阻塞，
尽管这种方法的准确性仍有争议。正常情况下，肺静
脉内压力波形与左心房相似。窦性心律下左心房压力
波形表现为一个小的 A 波（心房）和一个大的 V 波
（心室）。房颤时，A 波消失。冷冻球囊阻断肺静脉后，

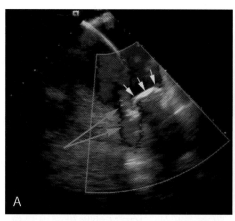
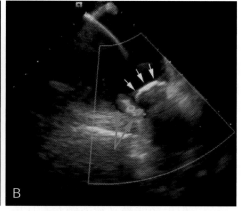

图 15.38（见书后彩图）心内超声心动图评价冷冻球囊肺静脉（PV）封堵程度。冷冻球囊（黄色箭头）位于左上肺静脉前庭。
A. 彩色多普勒显示球囊下方的血流（绿色箭头）与附近左下 PV 的血流一致。**B**. 彩色多普勒显示球囊下方的血流（绿色箭头）
与左上 PV 本身的渗漏一致，表明 PV 闭塞不完全

通过球囊导管内腔测量的肺静脉内压力波形变为楔形的肺静脉波形，伴有 A 波的丢失（窦性心律期间）和 V 波斜率和振幅的增加（图 15.39）[168]。

如果未实现肺静脉堵闭，则可以顺时针或逆时针旋转导管，甚至略微收回装置，直到肺静脉流量消失为止。此外，导丝（或标测导管）可以放置在不同的肺静脉分支中，以改变球囊在肺静脉口的方向。同时，对球囊近侧半球施加正向压力和推进鞘管可以实现更好的肺静脉堵闭塞。"曲棍球棒技术"是用来改善冷冻球囊阻断肺静脉的其他方法之一，它有助于优化与下肺静脉下半部分的组织贴靠。这项技术包括推进鞘管（将标测导管或导丝放置在肺静脉中，最大限度地打弯至左心房上后壁），并将球囊推入肺静脉口的下半部。如果血管造影显示球囊仅在肺静脉的上半部分而不在肺静脉下半部分完全接触，则使用"下拉技术"。下拉包括等待球囊附着在靶静脉的上半部分（一般在 60 s 后），然后导管和杆打弯将冻结的球囊向下拉以达到与静脉下半部分的接触，从而消除下部的传导缝隙。如果不能完全阻断肺静脉，则可在调整球囊接合角度后给予单独的冷冻消融，以确保肺静脉前庭被完整地消融[167]。

如果静脉造影上看不到球囊周围的造影剂泄漏，冷冻球囊就会略微退出，以允许在肺静脉–球囊界面周围发生泄漏，从而更好地确定肺静脉开口，并确保球囊不在肺静脉内部（"近端密封"技术）[167]。然后

轻推球囊以恢复肺静脉堵塞。

如果不能取得左肺静脉共干前庭的堵塞，则采用序贯消融方法，以左侧共干肺静脉的上支为目标，然后消融下支，从而采用较远端的消融，而不能冷冻消融左侧共干肺静脉的前庭部位[169-170]。

标测 PV 电位 一旦取得良好的肺静脉阻塞，Achieve 标测导管放置尽可能接近肺静脉口（不影响肺静脉阻塞），以记录肺静脉电位。然而，由于其小口径，achieve 导管很少实现真正与肺静脉口的接触（导致肺静脉电位只在部分的双极上记录到），它往往缺乏所需的机械支持充分的标测肺静脉开口。此外，需要将标测导管放置在肺静脉的远端以改善球囊–肺静脉前庭的贴靠。在后一种情况下，可以在冷冻周期开始后立即（在 10 s 内）尝试重新放置标测导管。在冷冻周期大约 15 s 后，中央管腔被冻结，导丝不能移动[167, 171]。

经常出现的情况是，当冷冻球囊到位后，使用 achieve 标测导管充分记录肺静脉电位是不可行的。因此，在冷冻消融前和消融后，必须仔细地标测肺静脉口，以验证肺静脉电隔离。这可以使用 achieve 导管进行标测，也可以通过与冷冻球囊相同的跨间隔鞘（冷冻治疗前后）或通过第二个跨间隔鞘送入一个常规环形标测导管（例如 Lasso 导管）进行标测[167, 171]。

冷冻能源施放 在确认足够的肺静脉前庭密封

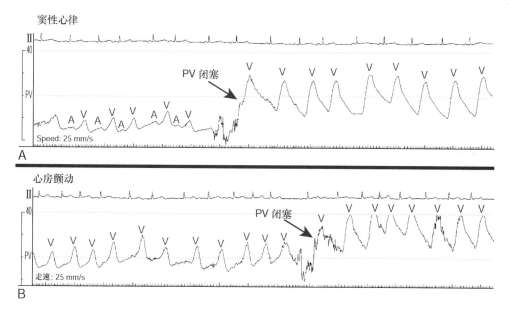

图 15.39 肺静脉压力波形分析评价肺静脉阻塞。 冷冻球囊位于左侧上腔静脉的前庭。通过冷冻球囊导管内腔记录 PV 内压力波形。**A.** 在窦性心律时进行冷冻 PV 隔离。（左侧）左肺静脉完全阻断前，左肺静脉内压描记与左心房相似，有一个小的 A 波和一个大的 V 波。（右侧）冷冻球囊阻断 PV 前庭后，PV 内压力曲线变为大 V 波的楔形 PV 曲线，A 波消失。**B.** 心房颤动时进行冷冻肺动脉隔离。在基线时，在 PV 阻断前（左侧），心房颤动时不能观察到 A 波。当 PV 腔被冷冻球囊阻塞时（右侧），PV 内压力曲线显示 V 波的斜率和振幅增加

后，应用冷冻能源。每一次冷冻消融时间可延长至
180 s，在达到肺静脉隔离后最多有 1 个额外消融。在
冷冻过程中，应避免操纵冷冻球囊，因为它会由于球
囊与心内膜壁的冷冻粘连而引起机械组织损伤。一旦
停止冷冻应用，在移动冷冻球囊之前，应等待球囊和
组织界面解冻，温度达到 35 ℃ [167]。

在冷冻应用过程中，应对几个参数进行监测，包
括时间-温度曲线（图 15.40）、球囊最低温度、消融
对 achieve 导管记录肺静脉电位的影响以及食道腔内
温度（食管温度探头尽可能靠近充气的冷冻球囊）。

术中几个冷冻消融参数可以作为间接指标，以
提示良好的肺静脉阻断、有效的冷冻消融损伤和持
久的肺静脉隔离。这些参数包括：①冷冻消融过程
中的快速冷却速度（在 60 s 内达到 −40 ℃）；②达
到 −51 ℃ 或更低的最低温度；③在冷冻 60 s 或更短
的时间内实现肺静脉隔离（最好小于 43 s）。当冷却
速度相对较慢（即在 60 s 内未达到 −40 ℃）或冷冻
至肺静脉隔离时间超过 60 s 时，则通常会实施额外的
冷冻消融 [172]。

如果出现以下情况将放弃冷冻消融：①未在 90 s

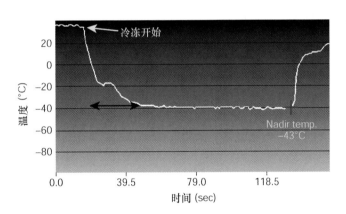

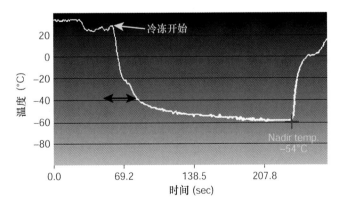

图 15.40 **冷冻球囊消融过程中的时间-温度曲线。** 在第一次
冷冻期间（顶部），冷却速度相对较慢 [如球囊温度下降缓慢
和达到 −40 ℃（双头箭头）的时间间隔较长]，达到的最低温
度仅为 −41 ℃。相反，在第二次冷冻期间（底部），冷却速度
更快，达到的比最低温度（−54 ℃）更低

内隔离肺静脉）；②温度未能降至 −40 ℃；③可观察
到膈神经损伤的警告信号；或④食道腔内温度降低
至 12 ～ 15 ℃，冷冻球囊将被重新放置，然后在另一
个冷冻消融。此外，温度急剧快速下降（在 30 s 内
低于 −40 ℃）和 −55 ～ −60 ℃ 的最低点是球囊位于
肺静脉内远端（而不是前庭）位置的潜在指标（球囊
位于肺静脉远端减少了冷冻表面积对心房循环血液的
暴露，从而限制了血流的对流变暖效应），并应立即
停止冷冻消融。应避免在肺静脉内放置球囊，因为这
可能导致更大的冻结面积和更大的结冰，这可能增加
肺静脉狭窄的风险以及邻近心外结构（如食道和膈神
经）的损伤 [167, 173]。

在一次或两次冷冻消融后，球囊球被放气，环状
标测导管被放置于肺静脉以评价肺静脉隔离。如果未
实现肺静脉隔离，则重新定位冷冻球囊，并进行附加
冷冻。如果仍有残存的肺静脉电位，则采用 8 mm 冷
冻导管或射频消融进行局部消融，以节段性消融完成
肺静脉电隔离 [174]。

膈神经损伤的预防 在右肺静脉与冷冻球囊接合
之前，使用高于球囊水平上腔静脉中的诊断导管进行
膈神经连续起搏（起搏周长 1000 ～ 1200 ms，两倍夺
获阈值）。手术在全麻下进行，重要的是避免使用肌
松药或仅在插管时使用短效肌松药，并在消融之前留
出足够时间使麻痹效应消失（例如新斯的明），或使
用逆转剂 [175-176]。

成功夺获膈神经可以通过透视或 ICE 观察到右半
膈收缩和手动触摸右侧肋下区得到确认。膈神经夺获
也可由膈肌电图监测（见第 32 章） [175-176]

冷冻球囊充气后，由于球囊扩张可改变肺静脉口
形态及其与膈神经的关系，故在应用冷冻消融前，再次
确定最佳膈神经夺获及复合运动激活电位（compound
motor activation potential，CMAP）幅值。然后，当
冷冻温度达到 −20 ℃ 时，开始膈神经起搏（以避免
在应用冷冻能量的第一阶段由于膈收缩而引起的球
囊移位）。在应用冷冻能量的整个过程中，起搏都是
持续的。

如果膈偏移（在触诊、透视或 ICE 时）减弱或停
止，或膈 CMAP 最大振幅较基线降低 30% 以上，则
应立即中止冷冻（图 32.6）。膈 CMAP 波幅降低是膈
神经可检出损伤的最早征象，研究表明膈 CMAP 波
幅降低 30% 预示着膈麻痹约在 30 s 内即将来临，这
使其成为监测膈神经功能的一种有价值的方法。

一种即时球囊放气技术也可以用来帮助减少膈神
经损伤的程度。在阻止制冷剂流入球囊的同时，被动

的球囊重新变暖，球囊的放气和随后的变暖可以被推迟。由于球囊温度必须达到＋ 20 ℃才能使球囊放气，持续静脉阻断可减缓被动复温过程，进一步延长冷损伤的时间。另一种方法是，在不等待重新变暖的情况下，强制将气球放气。为此，按下控制台上的停止按钮，停止制冷剂流动，并在 2 s 后再次按下按钮，从而使泵将真空负压应用于球囊，导致立即放气。立即的球囊放气消除了对血流的阻碍，加速了组织复温，并帮助将肺静脉壁从膈神经中分开。尽管冷冻过程中低温球囊对组织有很强的黏附作用，但这种黏附是间接的；气球附着在冰壳上，而冰壳又附着在组织上。在气球瞬间放气时，气球会与冰壳干净地分开，但冰壳与组织的界面不受影响[177-178]。

冷冻消融的优势　与射频消融相比，冷冻消融提供了几个潜在的优势，包括消除凝块形成的风险（这应可降低卒中风险），以及不存在消融组织的凝固性坏死（这可潜在地降低填塞、肺静脉狭窄和心包炎的风险）。尽管肺静脉的高度多变的解剖结构对任何基于球囊的技术都是一个重大挑战（它要求导管杆与肺静脉同轴），但冷冻球囊克服了这个问题，因为整个球囊可以冻结并附着在邻近的组织上。因此，与静脉最接近的球囊周长成为消融的来源，而与静脉的方向无关。此外，与其他基于球囊的消融技术（HIFU 和内镜激光）相比，冷冻球囊对方向的依赖性较小，因为球囊内的制冷剂射流是为了在气球前三分之一的一个大环形区域内产生最低的消融温度。因此，冷冻球囊消融有望隔离肺静脉肌袖和肺静脉前庭。

第二代冷冻球囊系统已进行了一系列的技术改进，提高了消融简便性、安全性和有效性。与射频消融相比，新设计改善了冷却性能，包括重新设计冷冻孔；与上一代球囊赤道冷却区相比，第二代冷冻球囊可以形成更大和均匀的半球冷却区（涉及球囊表面的整个前导半球）。此外，新系统允许在消融过程中通过冷冻球囊远端腔插入加硬的环状标测导管，以记录肺静脉电位。然而，第二代冷冻球囊的远端很长，常常不能实时记录肺静脉电位。目前正在评估中的第三代冷冻球囊的头端缩短了 40%，使环状标测导管能够放置在肺静脉口，并增强了实时监测肺静脉电图和利用肺静脉隔离时间来指导冷冻消融的能力[179]。

值得注意的是，在接受冷冻消融治疗的患者中，疼痛反应发生的频率明显低于射频消融治疗的患者。这样就可以在没有全身麻醉的情况下，在意识清醒或深度镇静的情况下进行冷冻消融术[180]。

冷冻消融的缺陷　与逐点射频消融不同，冷冻能量不能在肺静脉周围的不同区域选择性地改变。由于均匀的冷却是与冷冻球囊周向进行的，因此较薄的左心房后面的结构仍然很容易随着冷却而受到附带损害。此外，冷冻球囊不是专为产生线性或局灶性病变而设计的。

肺静脉解剖结构的变化也会影响冷冻球囊消融的效果，这可能是由于肺静脉堵闭效果的不同取决于肺静脉开口形状和冷冻球囊的排列方式。特别是右下肺静脉的冷冻消融仍然具有挑战性。低位靠前的房间隔穿刺术可使球囊有更多的空间向后旋转进入右下肺静脉[167, 181]。

激光消融

激光消融导管技术（HeartLight，CardioFocus）由一个直径可调（最大直径为 35 mm）的非可控弯、柔顺的球囊导管组成，可治疗直径为 9 ～ 32 mm 的肺静脉。在球囊导管的中心轴内有一个 2 Fr 内镜，可以实时显示目标组织。中心轴还包含用于冷却球囊的循环氧化二氘（D_2O）的管腔和一根可产生 30° 弧度 / 光斑的可操控光纤，该光纤既有非消融的可见光能量，也有近红外的消融光能（图 15.41）[182-184]。

消融技术　激光球囊通过一个 16 Fr 可操纵的跨间隔鞘管放置于肺静脉前庭。选择性肺静脉血管造影或 ICE 可用于验证球囊的适当位置（图 15.41）。允许根据单个肺静脉解剖调整不同的球囊充气压力，以优化肺静脉堵闭并最大限度地增加球囊与组织的接触。球囊充满对比度和 D_2O 的混合物，内部以 20 ml/min 的速度灌溉，以最大限度地减少对激光能量的吸收。一旦球囊被展开，内镜就可以实时显示位于靶肺静脉前庭的球囊表面（包括与球囊接触的组织和血液），并监测血液侵入气球和组织之间空隙的情况[183]。

电弧发生器由位于中心轴内的光纤组成，该光纤将 30° 的光线投射到球囊组织接触的区域：在内镜视野引导下的肺静脉前庭（球囊与组织接触的区域可见为白化，与血液的接触为红色）。此弧可作为激光传输的瞄准光束，并可通过内镜可视化沿着球囊表面进行操纵，以便于根据解剖特点，采取灵活的消融设计并形成个体化的消融损伤，从而与高度变异的肺静脉解剖相适应（图 15.42）。一旦确定了合适的位置，就使用半导体激光器发放 980 nm 的激光能量。激光光纤可以前进或后退，沿导管的纵轴移动激光的位置，并且可以旋转到球囊表面的任何位置[183-184]。

激光能量以 5.5 ～ 12 W 的功率输出，持续 20 ～ 30 s，具体取决于组织的厚度、食管或膈神经的距离

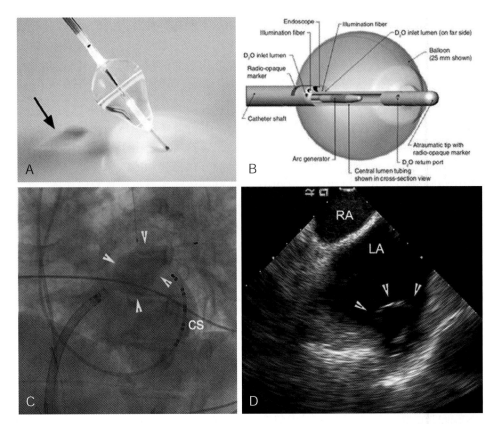

图 15.41   激光消融球囊导管技术。**A**. 目视引导的激光球囊显示有瞄准和烧蚀光斑（箭头）；**B**. 导管结构及充气球囊；**C**. 放在左上肺静脉前庭的激光球囊（箭头）的透视图像（左前斜投影）；**D**. LSPV 前庭充气球囊（箭头）的心内超声图像。CS，冠状窦；LA，左心房；RA，右心房。（A，Modified from CardioFocus，Inc.，Marlborough，MA；B，modified from Bordignon S，Chun KR，Gunawardene M，et al. Endoscopic ablation systems. Expert Rev Med Devices. 2013；10：177-183.）

以及视野中是否有血液。为了最大限度地减少血栓形成的风险，当需要消融沿内镜视野周边重叠移动的血液区域时，应用 5.5-W 的能量 30 s。内镜图像中心的淤血代表被球囊完全堵闭的靶肺静脉的血液；由于在任何激光能量下，该区域形成血栓的风险很高，因此应避免该区域消融[184]。

直视下消融损伤在肺静脉周围以一种环状、连续和重叠的方式逐点展开。每个单独的消融损伤覆盖一个圆的 30°，并且消融损伤重叠 30%～50%，以最大限度地缩小相邻损伤之间的间隙（可以使用特殊的软件直观地跟踪病灶，如图 15.42 所示）。由于导管轴遮蔽了周长的五分之一，内镜具有 115° 视野，因此需要导管旋转来完成围绕肺静脉前庭的消融。如果食道温度超过 38.5 ℃，则持续监测食道温度并停止激光能量施放。在消融右侧上肺静脉时，从 SVC 进行膈神经起搏以监测膈神经损伤（使用之前描述的用于冷冻肺静脉隔离的类似技术）。

重要的是，激光球囊不具备同时标测和消融的能力。消融前后用环状导管对肺静脉电位进行标测。在激光球囊是展开和进行环状消融时环状导管不应留在相同的肺静脉，因为它的轴可以阻碍球囊和组织的接触。完成消融循环后，将球囊放气，并将环形导管插入肺静脉进行电隔离评估。然而，如果单次消融后肺静脉隔离不完整，则可将环状导管放置在充气激光球囊的远端，以便在激光消融时实时观察肺静脉电活动。在这种情况下，环状导管的轴位于假定的电间隙的对面，以避免在靶消融部位肺静脉堵闭不完全。

激光消融导管技术与射频消融和冷冻导管相比具有明显的优势。与逐点射频消融不同的是，激光球囊提供稳定的导管位置，无须过多导航努力，且无须使用电解剖标测系统。与冷冻导管不同，视觉引导激光球囊的独特之处在于它使用了兼容的可变直径球囊，从而允许单个球囊导管容纳多种肺静脉大小和形状。此外，内镜还提供了对靶组织的实时直接可视化。另一个重要特征是能够定制消融病灶，并选择性地将能量滴定到环状消融损伤的每个部分，类似于逐点射频消融。对于其他球囊导管，操作者不能选择球囊的哪一部分提供消融的能量或调整球囊周围组织破坏的强度；因此，与食道或膈神经相邻的左心房部分获得的能量与那些需要更深损伤的区域是相同的[185]。

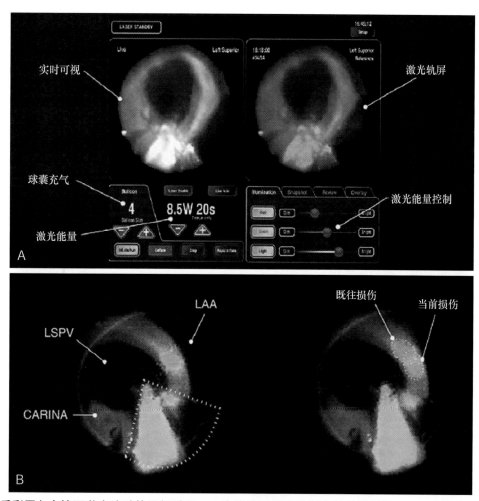

图 15.42 （见书后彩图）内镜下激光消融的目视引导。**A**. 内镜消融系统控制台的触摸屏快照；**B**. 内镜检查，球囊位于左上肺静脉（LSPV）。左侧显示了可操作的瞄准和消融点。双侧左静脉与左心耳（LAA）之间的隆突可见。轴在偏心内镜上形成的盲点用虚线突出。右侧是消融损伤重叠的可视化（LightTrac 软件）。消融损伤用虚线突出。（From Bordignon S，Chun KR，Gunawardene M，et al. Endoscopic ablation systems. Expert Rev Med Devices. 2013；10：177-183.）

消融终点

环肺静脉前庭隔离的共同手术终点包括所有肺静脉电隔离、房颤的不可诱发性和消除环向消融线内的残余电位。重要的是，这些终点即使在手术过程中成功实现，也往往不会随着时间的推移而维持，无论是在有房颤复发的患者中还是在无房颤复发的患者中。尽管如此，对于作为消融终点的所有肺静脉的完全双向电隔离的重要性，已经达成了共识。另一方面，对于其他消融终点的价值缺乏一致的观点[1]。

所有肺静脉电隔离

正如前面描述的节段性肺静脉口电隔离，消融终点是所有四个肺静脉的完全双向电隔离。根据 2017 年 HRS/EHRA/ECAS/APHRS/SOLAECE 专家共识声明，要实现电隔离，至少需要对肺静脉的传入阻滞进行评估和验证。在首次肺静脉隔离后对肺静脉重新连接并进行 20 min 的监测是合理的[1]。

对同侧肺静脉（之间无消融线）进行整体包绕时，将环导管置入一根肺静脉，消融导管置于同侧肺静脉内，并从消融导管起搏，可简化肺静脉传入传出阻滞的评估。如果在窦性心律时环导管上没有记录到肺静脉电位，并且同侧发生肺静脉夺获（通过环状导管上出现肺静脉电位来指示），但没有传导到左心房（这必须不在房颤时进行评估），这表明两个肺静脉都是传入和传出都是阻滞的。

环状消融线内残余电位的消融

在环肺静脉消融线内完全降低电压（即心房电图振幅降低 80% 以上或降至 0.1 mV 以下）预防房颤复发的价值仍有争议，需要进一步研究。一些研究表明，在肺静脉隔离后消除左心房-肺静脉交界处或隆突内的残余电位有助于减少房颤复发。与此形成对照的是，其他研究表明，这种方法没有额外的益处。

房颤不可诱发性

持续性房颤的发生被认为是存在潜在的房颤的维持基质，但其作为临床预后的预测指标的价值仍有争议。肺静脉电位消除与临床疗效的相关性优于即刻的房颤不可诱发性。然而，在没有完全消除肺静脉电位的情况下，有时也会发现房颤消融成功，而一些被认为未成功治疗的患者在使用以前无效的药物时会有显著的改善。

起搏方案和房颤诱发的定义在不同的研究有所不同。激进的起搏方案可以降低特异性，但更保守的起搏方案可能会降低预测价值。事实上，在没有房颤病史的患者中，激进的心房起搏（起搏周长小于 180 ms）可以诱发高达 26% 的房颤。我们需要进一步的研究，以优化房颤不可诱发作为消融终点的特异性。

一般情况下，诱发房颤的方案是以 250 ms 的周长起搏，连续递减至 200 ms（只要保持 1:1 的夺获），持续 5 ~ 10 s，至少从冠状窦持续 3 次，然后从右心房重复进行。如果房颤不是诱发的，则给予异丙肾上腺素（10 ~ 20 μg/min 静脉滴注），并重复心房起搏。此外，心房不应期易损期（即与 R 波同步）用 30 焦耳的外部双相电击诱发房颤，可预测肺静脉隔离后复发的房颤。这一预测房颤复发的指标可以提供额外的信息，而不是单纯的心房起搏的诱导性。

许多（高达 57%）阵发性房颤患者在肺静脉隔离后房颤不能被诱发。这些患者可能代表一个单独从肺静脉隔离中获益且不需要额外的基质改良的亚组。房颤的诱发应促使所有肺静脉完全电隔离的再次确认。如果房颤仍然是诱发的，尽管完全的肺静脉隔离，还可以考虑进行额外的心房基质消融（见后面的讨论）[186]。

结果

环肺静脉前庭隔离（达到所有肺静脉电隔离的终点）已成为最广泛使用的房颤消融策略，目前建议用于所有房颤消融术。

射频肺静脉电隔离

阵发性房颤患者射频环肺静脉前庭电隔离术后 12 个月无心律失常生存率在 59% ~ 89%。阵发性房颤环肺静脉前庭隔离的效果优于肺静脉口节段性隔离（约 71% vs. 64%）。对于阵发性房颤，辅助进行左心房线性消融或复杂碎裂电位（CFAE）消融或两者均消融的临床益处一直存在争议，临床获益可能较小或可忽略不计。对于持续性房颤患者，环肺静脉前庭隔离的成功率（50% ~ 70%）低于阵发性房颤，但仍优于肺静脉口节段性隔离的成功率，而辅助基质改良似乎具有控制房颤的额外益处，尽管这一点仍有争议[187]。

冷冻球囊肺静脉隔离

在阵发性房颤消融中，冷冻消融和开放灌注射频消融的对比研究表明，两种技术在安全性和有效性方面具有统计学上的等效性，随访后 1 ~ 2 年无心律失常生存率为 54% ~ 85%。有限的数据也显示持续性房颤消融的相仿结果，以及单次 RF 手术后 1 年内房颤的发生率（42% ~ 67%）[188-192]。

第二代冷冻球囊相关的主要不良事件发生率约为 5%，其中膈神经损伤是最重要的并发症。第二代冷冻球囊消融术后膈神经损伤明显多于射频消融术（3% ~ 5%）。尽管如此，这一比例远低于第一代冷冻球囊系统（高达 13%）。膈神经麻痹一般是一过性的，大多数病例在 1 年内完全消失。最近报道，术中右膈神经损伤和持续性膈神经损伤的发生率分别为 9.0% 和 3.0%，然而随访中这些患者的膈神经功能均自行恢复[193]；通过确保冷冻球囊位置尽可能稳定，使用较大的球囊（28 mm），以及在消融过程中密切监测膈神经功能（包括 CMAP 监测），可以最大限度地降低持续性膈神经损伤的风险[188-192]。

第二代冷冻球囊消融术后内镜检查发现的食管热损伤的发生率在 3% ~ 19%。与射频消融后的食管病变相比，冷冻球囊消融后的病变更趋向于浅层，无症状，且常在几周内愈合。重要的是，心房食管瘘的发生率是非常罕见的。通过避免超过 4 min 的冷冻时间、避免对肺静脉使用超过 2 次的冷冻、避免球囊最低温度低于 −60 ℃，以及在冷冻消融过程中监测食管腔内温度，并使用 12 ~ 15 ℃ 的截止温度来中断冷冻，都有助于将食管损伤的风险降到最低。

已有的证据显示冷冻消融可引起肺静脉狭窄（症状性肺静脉狭窄或需介入治疗的肺静脉狭窄的发生率为 0.17%）。冷冻球囊放置于肺静脉口的远端位置，特别是当使用较小的 23 mm 球囊时，可能会增加这些并发症的风险。对所有静脉使用大（28 mm）冷冻球囊管可能有助于在肺静脉前庭水平而不是肺静脉口部进行冷冻消融，从而降低膈神经损伤和肺静脉狭窄的风险。

晚期肺静脉电传导恢复主要发生在上肺静脉上部和下肺静脉的下部，以右下肺静脉最多见。值得注意的是，第二代冷冻球囊消融后肺静脉电传导恢复的发生率和特点在有临床房颤复发的患者和没有临床房颤复发的患者之间是相似的。

激光球囊肺静脉隔离

对于阵发性房颤患者，激光消融导管技术在疗效和安全性方面与射频消融相当，随访第一年无心律失常生存率为 60% ～ 88%。在几项研究中，使用激光球囊实现的急性肺静脉电隔离率在 98% ～ 100%，在再标测的研究中证实了肺静脉的隔离的高持久性。激光球囊消融术与射频消融术相比，膈麻痹的发生率更高（3.5% vs. 0.6%），但严重肺静脉狭窄的风险较低（0 vs. 2.9%）。在一项单中心随机研究中，使用激光球囊消融后房颤复发与第一代冷冻球囊相似。这种技术的初步临床经验表明，在肺静脉形状和大小高度可变的患者中，能够实现可靠和持久的肺静脉电隔离[183-184]。

左心房环状消融

原理

对电生理实验室复制迷宫术结果的努力包括在左心房或右心房，或两者兼具进行线性消融。过去，放置在心房壁上多个导管的线圈电极被用来产生线性损伤，而不需要重复地重新放置导管。目前，线性消融损伤是建立在逐点消融的基础上。射频消融是在同侧肺静脉周围进行的，消融的终点是消融环线内电位振幅的消失或明显降低（80%）。

肺静脉隔离的效果依赖于肺静脉与左心房之间电传导完全和持久的断开，而左心房环状消融的效果却不是这样。这一发现强调了环左心房消融（也称为广域左心房消融或环肺静脉消融）通过完全肺静脉隔离以外的机制消除房颤的事实。这一种消融术式可以涉及若干起作用的机制。首先，通过左心房分区化的方法对心房基质进行改良。25% ～ 30% 的左心房心肌被环状消融线排除在外，从而限制了维持房颤所需的循环子波的可用面积。消融线还可以消除驱动房颤的转子或母波的锚点，并使折返通路变得不合适。切断迷走神经传入左心房后壁的自主神经支配是另一种可能的机制。此外，Marshall 韧带插入端接近左上静脉，并可作为房颤的触发灶起源，可以通过环绕左肺静脉消融得以消除。肺静脉致心律失常活性的改变可能也发挥作用。通过包绕肺静脉，左心房消融可以潜在消除肺静脉 s 中阵发性房颤的触发和驱动机制。虽然可能没有实现完全的传导阻滞，但可以发生递减传导，特别是在较短的周长时，它可以阻止肺静脉心动过速向左心房的传导。

环左心房消融和肺静脉隔离策略有几个不同之处。从原理的角度来看，节段性肺静脉口消融可以电隔离肺静脉，从而消除肺静脉中触发或维持阵发性房颤发作的心律失常活动。然而，非肺静脉的房颤来源和房颤的维持基质不能通过肺静脉隔离来解决。从技术上讲，节段性肺静脉口隔离和环静脉前庭隔离技术需要在左心房中插入两根导管，而环左心房线性消融只需要在左心房中插入一根导管。此外，虽然肺静脉隔离需要识别肺静脉电位，但环左心房消融主要是一种解剖消融方法。此外，由于大多数消融部位距离肺静脉开口超过 1 cm，所以在环左心房消融时，肺静脉狭窄的风险是最小的，这是肺静脉隔离的一个主要问题。

电解剖标测

消融导管通过房间隔穿刺进入左心房。一个非透视的三维电解剖导航系统被用来生成和验证环形消融线的连续性（图 6.36）。将 CT 或 CMR 扫描整合到电解剖标测系统中，可以提高复杂左心房结构模型的可视化程度，并有可能提高房颤导管消融的安全性和成功率。

如果要以环肺静脉消融和消融线上传导阻滞的完整性作为消融终点，就必须在射频消融前后标测激动传导图。此外，收集的数据可以显示为电压图，这将有助于确定瘢痕面积和电学上的病变组织。在窦性心律患者中，在手术开始时，从冠状窦或右心房以 600 ms 的周长起搏时获取标测图。房颤患者在标测结束时，进行电复律以恢复窦性心律，以进行心房起搏刺激。

消融靶点

消融线通常形成于左、右侧肺静脉 s 周围，距离肺静脉开口 1 ～ 2 cm。环状消融线可以环绕每一个肺静脉，或者在每侧肺静脉周围放置一个大圆，而不是环绕每个肺静脉。还在左心房顶部创建了一条消融线，以连接两条环肺静脉消融线。这通常是另一条横跨二尖瓣峡部的消融线，位于左侧环肺静脉消融线的下部和侧壁二尖瓣环之间（见后面的讨论）（图 15.43）。在一些患者，在间隔和前壁添加额外的消融线，从顶部线延伸到二尖瓣峡部。目前，左心房线性病变的数目和位置应根据患者的具体情况而定。理想的配置应将技术的易用性和安全性与房颤的长期控制相结合。

消融技术

当肺静脉和左心房的电解剖图被充分重建后，射频消融损伤从左、右肺静脉口 1 ～ 2 cm 处环绕左、

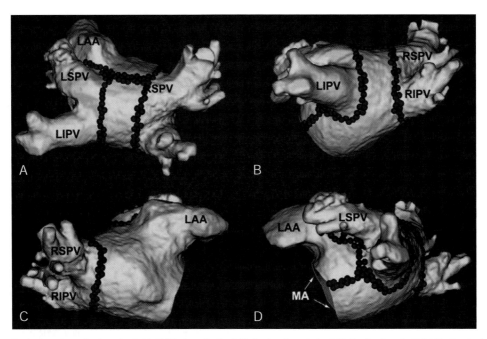

图 15.43 环左心房消融。 左心房（LA）和肺静脉（PV）在后前位（**A**）、改良后前位（**B**）、右前斜位（**C**）和左侧位（**D**）的分段三维 CT 扫描。邻近的射频损伤（圆点）被放置在左心房，在同侧 PV 周围形成环状消融线。在 LA 顶部上还建立了一条消融线，以连接将两条环形消融线，另一条横过二尖瓣峡部的消融线连接在左侧环行消融线的下半部和二尖瓣外侧环之间。LAA，左心耳；LIPV，左下肺静脉；LSPV，左上肺静脉；MA，二尖瓣环；RIPV，右下肺静脉；RSPV，右上肺静脉

右肺静脉。然而，由于约 50% 的患者左上静脉前部与左心耳之间有狭窄的心房组织边缘，有时需要在该静脉口 1 cm 内消融。

环状消融线通常是从侧壁二尖瓣峡部开始，从消融导管头端先向后再向前到达左肺静脉，在完成左心房后壁环向线之前，在左上静脉与左心耳之间形成环向消融线。左上肺静脉和左上肺静脉-左心房之间的嵴部可通过左心耳和左上肺静脉-左心房的电活动碰撞而产生的碎裂电图来识别。左心耳可通过明显较高的阻抗（比左心房平均值高 4 Ω 以上）来识别，这是一种高振幅的局部双极电图，在纤颤患者中具有特征性的有规律的电活动。右肺静脉 s 也会以类似的方式消融。消融部位被标记在电解剖标测系统创建的左心房模型上，该系统用于生成和验证环形线的连续性。

灌注消融导管通常用于后壁功率设置为 20 ~ 30 W，其他部位为 35 ~ 50 W，温度低于 43 ℃。或者，也可以使用 8 mm 头端的消融导管，消融设置为目标温度 55 ~ 65 ℃，功率限制为 70 ~ 100 W，左心房后壁消融设置为调至 50 W 和 55 ℃，以最大限度地降低对周围组织结构的伤害风险。进行系列 RF 消融，直到最大局部双极电图幅度下降 80% ~ 90% 或小于 0.05 ~ 0.1 mV，或最大 RF 持续时间为 40 s（以先到者为准）。或者，射频能量持续放电在计划的环状消融线上，当导管逐渐沿该线拖曳时，每隔 10 ~ 20 s

重新移动导管头端位置。持续的导管移动，通常是在某一点上来回移动，有助于被动冷却而使导管头端温度保持在较低水平。

在导管操作和消融过程中，对功率、阻抗和电活动进行连续监测。如果导管头端形成血栓，阻抗会突然增加。一个更有用的指标是降低 40% ~ 50% 的功率，以达到目标温度。如果怀疑血栓形成，则有必要将导管从左心房中拔出，而不是推进跨间隔鞘，以避免在导管进入鞘时剥离导管头端上的血栓，从而导致系统性栓塞。

以下情况射频应用应立即终止：导管位置明显偏离计划线路或落入肺静脉时、阻抗突然上升或当患者出现咳嗽、灼热疼痛或严重心动过缓时。

在完成左、右侧肺静脉周围的环形消融后，用消融导管检查消融线内的区域。在局部电图振幅大于 0.1 mV 的位置进行额外补充消融。此外，当房颤仍然存在时，环绕消融线内周长短于冠状窦中周长的部位也被消融。

消融终点

迄今为止，房颤的环左心房消融已经不同于大多数其他类型的消融术式，因为一个明确的电生理终点尚未确定。在大多数研究中，消融的唯一终点是电压降低。虽然一项研究表明完全阻断消融路线是一个有

用的电生理终点，但这一点在另外两项研究中并未得到证实。

电压标测

环状消融的主要终点是隔离区内的电压降低 80% ~ 90% 以上，或消融损伤内部记录的低（小于 0.05 ~ 0.1 mV）的峰-峰双极电位，这是通过局部电图分析和电压图确定的。

消融前电压图用于术后重新标测采集新的点（在现有左心房几何图形上），以便对消融前和消融后双极电压图进行精确比较。在完成左侧和右侧肺静脉周围的环形病变后，用消融导管探查消融线内的区域，并在局部电图振幅大于 0.1 mV 的部位施放射频能量。作为一种基于解剖的消融策略，这可能是唯一需要的终点。

激动标测

另一个用于损伤确认的终点要求在冠状窦和右心房起搏期间分别为左侧和右侧肺静脉获取两个激动传播图。这一设置的基本原理是从靠近消融损伤的部位起搏，可以缩短到达消融部位的传导时间，从而可以检测到环形消融线内的传导延迟。

用几个标准来定义消融损伤的连续性：①通过局部电图分析和电压标测确定消融损伤内部的低峰-峰双极电位（小于 0.1 mV）；②根据激动图评估，位于消融线外部和内部同一轴平面上的相邻点之间的局部激动时间延迟超过 30 ms；以及③消融线上的传导间隙。作为消融线上的传导突破点，具有单一电位图和局部激动时间提早的特点。激动扩布的变化也是通过传导标测来评估的。通过兴奋跨消融线的传导来发现不完全阻滞；在这种情况下，需要进一步的消融来完成消融线的传导阻滞。

重要的是，消融成功的唯一预测标准似乎是消融后低压包围区域的数量。因此，通过起搏操作证实肺静脉周围的环状消融损伤、消融线上传导阻滞的完整性，以及在消融线上寻找传导间隙并不是常规进行的。

肺静脉隔离

关于环左心房消融术中肺静脉隔离的作用，已经发表了有争议的数据。一些报告表明，完全肺静脉电隔离对于消融成功是不必要的。因此，完整肺静脉隔离不需要作为环左心房消融的终点。事实上，这种消融策略通常与不完全的肺静脉隔离有关。然而，虽然 80% 的患者仍有一个或多个肺静脉存在肺静脉电位，但左心房和肺静脉之间通常存在传导延迟，环左心房消融后肺静脉心动过速的发生率明显降低。

值得注意的是，窦性心律时消融线上的传导间隙和左心房-肺静脉电连接点表现为没有等电线的多成分电图，而房颤时则表现为多成分电图或连续活动。在一份报告中，环左心房消融时针对这些部位的消融使肺静脉隔离率增加到 85% 以上，这可能会改善临床结果。

持续性房颤消融终止

大约三分之一的患者在手术过程中发生房颤的终止（阵发性房颤比持续性房颤更常见）。如果房颤在射频治疗期间没有终止，则在消融结束时进行经胸心脏复律。如果房颤在复律后立即复发，则应重新评估消融线的完整性，并应考虑其他消融线。其他消融包括沿左心房间隔、房顶、二尖瓣峡部或前壁形成的消融线，其基础是存在碎裂或快速的心房活动（见后面的讨论）。

规律性房性心律失常

当房颤持续发作期间进行左心房消融时，20% ~ 30% 的患者房颤转化为窦性心律或一种更规律的房性心律失常。左心房消融可产生大的折返回路，从而介导房颤向房速的转化。最常见的大折返类型是二尖瓣峡部依赖性大折返。此外，大折返环路（单个或多个回路折返以及小回路折返）可由环绕肺静脉的消融线路上的传导间隙产生，这些传导间隙主要位于左心房和左上肺静脉之间的脊部上。在规律性房性心律失常时，应进行拖带和激动标测，并应进行详细的在线标测，以寻找消融线上的传导间隙。若要消除这些房性心律失常，需要在环消融线的传导间隙或在二尖瓣峡部/左心房顶部进行线性消融。

房颤不可诱发性

房颤不可诱发性能否作为环左心房房颤消融的临床终点仍有争议。有报道发现消融后房颤可诱发是房颤复发的独立预测因素。一项研究建议，当房颤在初次手术后仍可诱发时，进行额外的消融治疗。在大约 40% 的阵发性房颤患者中，环左心房消融使快速心房起搏不能诱发房颤。随着左心房消融线路的增加，房颤患者中房颤不可诱发的比例增加到大约 90%，与房颤仍可被诱发相比，房颤不可诱发的终点与更好的临床疗效有关。相反，其他报告显示，消融后起搏刺激试验的预测准确性相当低，不适合将其作为每位患者的可靠消融终点；这些报告表明，由于阳性刺激试验或房颤持续进行的反复消融可能导致很大一部分患者的过度治疗。

疗效

在多个报告中，大约 74% 的阵发性房颤患者和 49% 持续性或永久性房颤患者取得了长期成功。

一项研究表明，在症状性阵发性房颤患者中，环左心房消融是较节段性肺静脉口隔离优选的房颤消融方法。相比之下，另一项比较两种策略的前瞻性随机研究显示了相反的结果。不出所料，这两项研究的结果相反，因为在接受环左心房消融的患者中观察到的成功率差异很大（88% vs. 47%），而在进行节段性肺静脉口隔离的患者中，成功率相似（67% vs. 71%）。

虽然一些研究报道肺静脉电隔离与手术的成功无关，但最近的研究发现，与单纯通过消融导管在环状消融区域内记录电位降低的解剖终点相比，严格实现肺静脉电隔离改善了环左心房消融的成功率。目前，心脏节律协会关于房颤消融的共识声明强烈敦促验证肺静脉隔离，而不管使用任何消融策略。由于环左心房消融术不强调实现（或甚至打算实现）肺静脉隔离，这一术式还没有被普遍使用。

左心房线性消融

左心房和右心房的线性消融损伤结合环左心房消融或环肺静脉前庭隔离可通过改变维持房颤的心房基质来改善消融临床效果。消融策略包括连接左、右上静脉的左心房顶部线、连接二尖瓣环和左下壁的二尖瓣峡部线、电隔离整个左心房后壁和消融右心房的三尖瓣峡部。

左心房顶部线

原理

虽然左心房顶部支持房颤的确切机制尚不清楚，但有证据表明该区域参与房颤的基质。此外，左心房顶部代表一个高度碎裂的区域，可能表明存在能够维持局部折返或维持房颤的局部活动的基质，它也支持依赖左心房顶部的围绕肺静脉大折返的发生。

有报道认为左心房房顶消融对房颤过程有直接影响，可延长部分患者的房颤周长，终止心律失常，并使肺静脉隔离后可诱发或持续心律失常患者的房颤不再发生。这一发现提示左心房屋顶基质在肺静脉隔离后维持房颤。

在此之前，线性消融是在左心房的后壁或前壁进行的。然而，两个上肺静脉之间的后壁消融线具有更高的心房食管瘘的风险。在窦性心律过程中，前部左心房的横断导致左心房侧壁的激动明显延迟，这可能

会对血流动力学产生不良影响。因此，这些线目前被替换为左心房屋顶线（图 6.36）。

消融技术

左心房顶部消融是在环左心房消融或环肺静脉前庭隔离后进行的。从左上静脉的环形消融损伤开始，鞘和导管组件向后顺时针旋转，并被拖向右上静脉。为了实现沿着左心房顶部的导管稳定性，导管可以直接指向左侧上静脉，鞘管旋转指向右侧肺静脉，反之亦然。两种不同的方法也可以用来到达左心房顶部进行消融。第一，导管可以绕着侧壁、下壁、间隔，然后是顶壁，再然后沿着左心房的顶壁放置导管，以便通过从左上肺静脉口向右上肺静脉口回撤拖曳导管。第二，导管可以最大限度地偏转，在左上静脉附近形成一个紧密的弯，头端指向右肺静脉。释放弯度将导管头端放置在右上肺静脉口附近，并允许拖动导管回到左侧肺静脉。使用具有双向可控弯的导管，或在可调弯鞘管内的单向导管，可顺利进行左心房顶部消融。

在射频消融过程中，通过使用近端电图、间歇性透视或导航系统来识别导管的意外移位，从而监控导管的稳定性。电解剖标测用于实时监测和标记消融顺序。在监测局部心房电图的同时，每点释放射频能量 60～120 s。起搏/房颤时双电位的形成或局部电位的消除标志着局部消融的有效性。

消融终点

电生理消融终点是将两个上肺静脉连接在一起的一条完整的阻断线。在窦性心律恢复之后，完全线性阻滞的定义是：在从左心房前壁起搏（从左心耳或远端冠状窦起搏）或在窦性心律期间，沿着左心房屋顶的整个长度逐点标测存在一条双电位走廊，并通过绕行右和左肺静脉激动从足位向头位方向激动后壁（而不是窦律和左心耳起搏时通常观察到的从头位向足位方向的激活），没有通过左心房顶部的传导。当显示残余传导时，要进行详细的标测，以确定并消除线性消融中的传导间隙[1]。

疗效

以前的研究表明，在肺静脉隔离基础上增加线性消融可以改善结果。相反，最近的随机研究和荟萃分析发现，在持续性房颤和阵发性房颤中，额外的左心房线性消融并不比单纯的肺静脉隔离有更多的益处[194]。

一个成功的线性消融策略依赖于在消融线上实现持久的完全传导阻滞。然而，虽然急性成功率很高，

但手术后晚期通过消融线径传导间隙的再恢复率仍然很高，这可能解释了额外的线性消融缺乏益处的原因。重要的是，消融路线上的传导间隙不仅可能导致房颤的复发，而且还可能是促心律失常的，从而促进与 GAP 相关的大折返或微折返性房性心律失常的发生。此外，线性消融在改变维持房颤的基质方面的有效性一直受到质疑，因为一些研究表明，增加线性消融损伤并不能降低房颤的复发率[30, 146, 194-196]。

值得注意的是，窦房结动脉起源于回旋冠状动脉，走形在左心房顶部到达窦房结区域，可通过房顶线消融而受损破坏，从而导致窦房结功能不全。

左心房后壁隔离

原理

人和动物的研究都表明左心房后壁在房颤的发生和持续中的作用。左心房后壁胚胎学上起源于原始肺静脉的同一细胞，提示这两种结构都可能参与房颤的发生。起源于左心房后壁触发房颤的局灶性放电并不少见。此外，左心房后壁可以容纳转子参与房颤的维持。因此，指向左心房后壁的消融可以潜在地改变导致房颤发生和维持的房颤基质。一些研究表明，除肺静脉消融外，沿左心房进行线性消融以隔离后壁可潜在地改善长期预后，至少在非阵发性房颤中是如此[197-198]。

消融技术

在环肺静脉消融后，通过一条消融线连接两个上肺静脉（左心房顶部线）和第二条消融线连接两个下肺静脉（左心房底部线）来实现左心房后壁的隔离。BOX 隔离的外侧边界是由先前环肺静脉消融形成的连续损伤形成的，形成了所谓的 "BOX 消融损伤"（图 15.44）[199]。

左心房顶部消融如前所述。完成屋顶线后，完成一条连续的消融线连接下壁肺静脉以隔离左心房后壁。从左下静脉消融损伤处开始，将鞘和导管顺时针向后旋转，并向右下静脉拖动。射频功率输出限制在 20 ～ 30 W，以最大限度地降低心房食管瘘的风险。

在消融过程中，随着左心房后壁 BOX 的逐渐完成，部分患者可观察到左心房后壁活动减慢和房颤的终止。完全线性阻滞可通过常规或电解剖标测的逐点顺序标测证实不通过左心房顶部和下壁线传导。或从后壁的导管记录和起搏，显示从左心房到这些电极缺乏传导，并与肺静脉隔离后显示传入 / 传出阻滞类似，夺获局部电位而没有传导到左心房。若持续存在

后壁传导，应在消融线上进行仔细的标测，以确定和消除消融线上的传导间隙。

重要的是，进行 BOX 底部线消融时食管的走形总是垂直交叉，这可能会降低形成一条完整阻滞线的可能性[199]。

另一种策略是通过广泛的非线性消融病变定位整个左心房后壁，直到达到完全隔离（图 15.45）。另外，一些研究者建议在瘢痕（电压）标测的指导下，采用一种更加个性化的方法。后一种方法仅在左心房后壁低电压区域进行消融，以瘢痕均质化为消融目标[200]。

消融终点

BOX 隔离的终点是在消融区域内电活动的缺失或分离（即传入阻滞），以及从左心房后壁和所有肺静脉起搏（在窦性心律恢复后）未能夺获隔离区域外的左心房（即传出阻滞）（图 15.46）[197, 199]。

疗效

左心房后壁隔离作为一种辅助策略与环肺静脉隔离相结合的价值已得出相互矛盾的结果。在一项对阵发性房颤患者的研究中，左心房后壁隔离并不能改善环肺静脉隔离治疗房颤的效果。另一方面，最近的一项荟萃分析表明，肺静脉隔离和后壁隔离比单纯肺静脉隔离具有更多的好处，显著减少房颤的复发，但在房速复发方面没有显著差异[197, 201]。

侧壁二尖瓣峡部线

原理

新出现的证据表明，与心房重构相关的传导减慢和传导阻滞区域可能参与房颤易感基质的形成。在左心房内，研究表明优先传导与左心房后壁和二尖瓣环周围的肌纤维方向密切相关。作为对功能性或解剖传导阻滞（可能因房颤或易诱发房颤的条件而加重）的反应，优先传导能够促进二尖瓣峡部折返，这与左心房大折返常见形式是一致的，从而在房颤维持基质中起到一定的作用。

由于与左心耳和左心房相连，消融二尖瓣峡部会产生一条长（功能性）传导阻滞线，将左心房侧壁横切从二尖瓣峡部延伸到房顶。其电生理结果可认为类似于三尖瓣峡部消融产生的结果，即一条短消融线被终嵴放大进而形成一条长的功能阻滞线。因此，作为其他房颤消融策略的辅助手段，消融二尖瓣峡部可能通过消除二尖瓣峡部或肺静脉的解剖或功能折返而改变房颤大区域左心房的基质。此外，它还可以消除Marshall 韧带引起心律失常的触发因素。

图 15.44 （见书后彩图）左心房后壁隔离（盒状消融）。应用 Rhythmia 电解剖系统对心房颤动消融前（**A**）和消融后（**B** 和 **C**）左心房（LA，后观）进行三维重建。白色小圆环是应用射频能量隔离肺静脉（PV）的标记位点。LA 后壁的电隔离（盒状隔离）是通过一条消融线连接两个上 PV（房顶）和第二条消融线连接两个下 PV（下线）进行的。图上电压低于 0.1 mV 的位置为红色，电压高于 0.5 mV 的位置为紫色，中间振幅为彩色插值。灰色区域表示没有可检测的信号（SCAR）。注意电压降低，包括所有的 PV 和整个 LA 后壁内的盒状消融损伤。LAA，左心耳；LCPV，左共干 PV；RIPV，右下 PV；RSPV，右上 PV

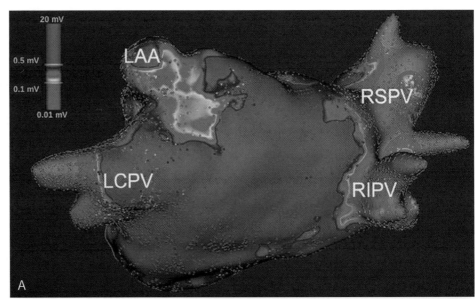

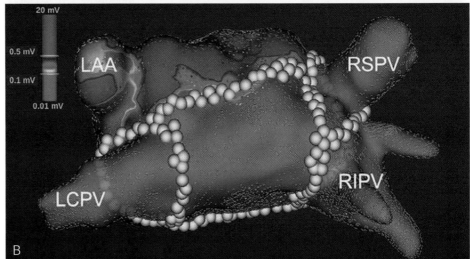

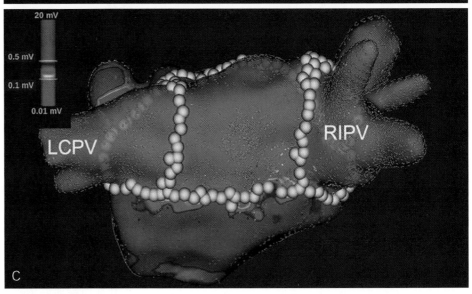

在 50% 的房颤消融患者中，房颤消融后可发生左心房大折返性房扑。左心房大折返最常见的类型是二尖瓣峡部依赖性房扑，这种类型的房扑似乎更有可能是左心房消融的直接结果。这种并发症的潜在作用突出了二尖瓣峡部消融线的重要性。二尖瓣峡部的消融将在第 13 章中详细讨论。

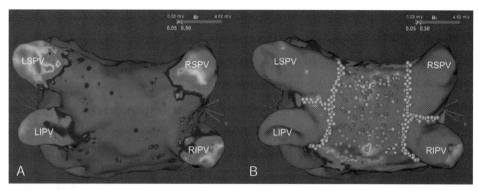

图 15.45（见书后彩图）左心房后壁隔离。应用 Carto 电解剖系统对心房颤动消融前（**A**）和消融后（**B**）左心房（LA，后观）进行三维重建。白色和红色的小圆圈被标记为应用射频能量的位点。肺静脉（PV）前庭环状隔离后，对 LA 后壁进行非线性消融。注意电压降低，包括所有的 PV 和整个 LA 后壁内的盒状消融损伤。图上电压低于 0.05 mV 的位点为红色，电压高于 0.5 mV 的位点为紫色，中间振幅为彩色插值。LIPV，左下肺静脉；LSPV，左上肺静脉；RIPV，右下肺静脉；RSPV，右上肺静脉

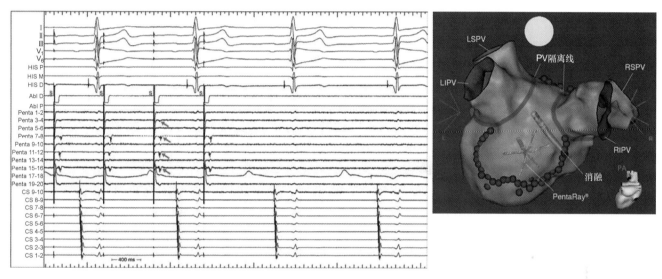

图 15.46（见书后彩图）左心房（LA）后壁隔离。左侧，消融后 LA 后壁上的多极导管（Penta）的心内记录包括射频消融区域 [见右图；患者以前有肺静脉（PV）隔离]。刺激（S）是从消融导管进行的，也是在后壁；刺激之后是 Penta 记录（红色箭头）上的电图，而心房 [体表心电图、冠状窦（CS）记录] 仍处于窦性心律状态。停止起搏后，没有从 Penta 电极记录到电位，表明后壁的传入和传出阻滞。Abl D，远端消融部位；Abl P，近端消融部位；His D，远端 His 束；His M，His 束中部；His P，近端 His 束；LIPV，左下肺静脉；LSPV，左上肺静脉；PA，肺动脉；RIPV，右下肺静脉；RSPV，右上肺静脉

疗效

大多数研究都未能证明二尖瓣侧壁峡部消融相对于单独肺静脉隔离的额外获益，即使与左心房顶部的线性消融相结合也是如此。重要的是要认识到，连续的线性病变是很难实现的，即使是在外科术中直视的情况下也是如此。研究表明，特别是在二尖瓣峡部线上形成永久性阻断线在技术上是具有挑战性的，有时需要深入冠状窦内进行消融。

消融线上的传导间隙，无论是继发于传导恢复还是首次消融遗漏的区域，都会产生缓慢传导的区域和大折返的基质。因此，当应用线性左心房消融时，应验证消融线径的完全双向传导阻滞，以降低与消融线传导间隙相关的大折返性房速的发生风险（请参阅第 13 章进行详细讨论）。在 65% ～ 92% 的患者中，二尖瓣侧壁峡部的双向阻滞可直接达到，约三分之二的患者需要在冠状窦内消融[202]。

由于不完全消融促进大折返的可能性，以及冠状动脉回旋支损伤的风险，目前不推荐常规二尖瓣峡部消融（在无围绕二尖瓣折返的情况下）。

三尖瓣峡部线

房颤和房扑常共存于同一患者。临床房扑发生于超过三分之一的房颤患者。房颤通常发生在房扑发病之前，也可在房扑成功消融后发生。典型房扑，通常

是由心房起搏或房颤引起的，约有一半接受肺静脉隔离治疗的房颤患者可观察到典型房扑。

虽然典型房扑和房颤经常共存，但其确切的相互关系尚不清楚。这可能是同样的早搏，即触发房颤也触发房扑，或伴随房颤发生的电生理和结构重构也促进房扑的发生，反之亦然。有证据表明，房颤在典型房扑的发生中起重要作用；自发或诱发的典型房扑不是在房性早搏或突发快速心房起搏后立即开始，而是在其发生之前通常有一个不同持续时间的过渡性心律（房颤）。房颤可促进右心房腔内功能性阻滞线的形成，这对房扑的发生起关键作用。抑制房颤的 IC、IA 类抗心律失常药物和胺碘酮均可促进房扑的发生。

另一方面，也有可能至少有部分房扑可蜕化为房颤。短周长的房扑可导致颤动样传导。此外，房扑还能诱发心房电重构，从而促进房颤的发生。

在有房颤而无房扑病史的患者中，辅助三尖瓣峡部消融对肺静脉隔离后房扑复发风险的潜在益处尚未被大量研究证实。因此，在所有接受房颤消融的患者中常规进行典型房扑消融可能不会带来额外的临床益处，但可能会增加时间、成本和风险[203]。

另一方面，建议对合并典型房扑的房颤消融患者进行三尖瓣峡部消融。此外，在房颤导管消融术中发生典型房扑可预测肺静脉隔离后的随访期间出现有症状的房扑，即使在无房扑病史的患者中也是如此。在这些患者中，将房颤和房扑消融结合可降低风险。因此，对于这些患者，建议采用补充三尖瓣峡部消融和房颤消融相结合的方法[204]。

值得注意的是，在有典型房扑的阵发性房颤患者中，单独进行肺静脉隔离，虽然不会涉及典型房扑的折返回路，但有可能同时控制这两种心律失常。这一发现表明，肺静脉触发的房颤可能是房扑的先兆，而不是房扑的后果。这与临床观察到房扑通常在不同持续时间的过渡节奏后开始（通常是房颤）是一致的。然而，这些发现没有得到其他研究的证实，这些研究表明肺静脉隔离对降低典型房扑复发的风险没有益处。

局灶性冲动和转子标测

原理

FIRM 是一种新型的标测系统（RhythmView，Abbott，Chicago，IL，United States），它使用 64 电极网篮导管同时全景记录心房激动和计算房颤的时空标测。

FIRM 标测已经被用来识别患者特定的房颤驱动

子，亦即心房内可能维持房颤的区域，以设计量身定制的消融策略。FIRM 标测记录房颤单极电图的大视野横跨两个心房，然后采用生理导向的计算方法创建激动轨迹，这可以确定心房内周期性规则的旋转活动（转子）和局灶来源（局灶驱动）的推测性区域，这些区域似乎在维持房颤机制中起作用[205-206]。

局灶冲动和转子调制标测

首先，心房几何模型是使用电解剖标测系统（EnSite NavX 或 Carto）构建的。通常，首先进行肺静脉隔离；如果此后房颤持续存在，则进行转子/局灶起源标测。

这项技术包括使用一个多极网篮子导管（Constellation，Boston Scientific；or FIRMap，Abbott）具有 8 样条，每个样条有 8 个等间距的电极（共 64 个电极）。网篮导管通过一个 8.5 Fr 的鞘管从股静脉依次进入 RA，然后（经房间隔穿刺）进入左心房。网篮大小为 48 mm 或 60 mm（Constellation）或 50 mm、60 mm 或 70 mm（FIRMap），是根据术前 CT 血管造影或术中 ICE 测定的心房大小来选择的。通常，首先标测 RA，然后标测左心房。在透视和 ICE 影像以及单极和双极心电图质量的基础上，操纵网篮导管以实现尽可能多的与心房壁的良好接触（图 15.47）。当网篮导管电极不能达到理想的心内膜覆盖率（大于心房腔面积的 75%）时，需要考虑增大网篮导管。当网篮变形过大或膨胀不足时，应考虑减小网篮电极尺寸。静脉注射肝素使 ACT 达到 300 s 以上[198, 207]。

大面积接触使用单相动作电位标测将房颤中潜在的可重复激动成分（主成分）从旁观的无序激动中分离出来，这在临床上是有意义的。FIRM 标测是在自发或诱发持续性房颤的过程中进行的。网篮导管单极心房电图滤波频率设置为 0.05 ~ 500 Hz，并以 1 kHz 的采样频率记录。单极电图在房颤期间记录 1 min，并导出到专用标测系统（RhythmView）。通常会在 5 ~ 10 min 的时间内分析多个 1 min 的记录。该系统过滤除 QRS 波和 T 波，并分析单极心房电图，同时考虑与心率相关的不应期（"恢复"）和传导减慢，以确定生理上合理的激动路径。使用基于相位的算法，RhythmView 软件提供了房颤时推测性的电活动传导图（等电位电影和等时激动图），并投射到所研究心房内膜表面的二维网格上。房颤（FIRM）标测进行术中分析以指导消融[198, 205, 208]。

转子被定义为在发出螺旋波并在周围组织中散乱扩布的相位奇点。重复性局灶驱动被定义为从起源区域发出并呈离心性扩布。在临床上，只有当转子或局

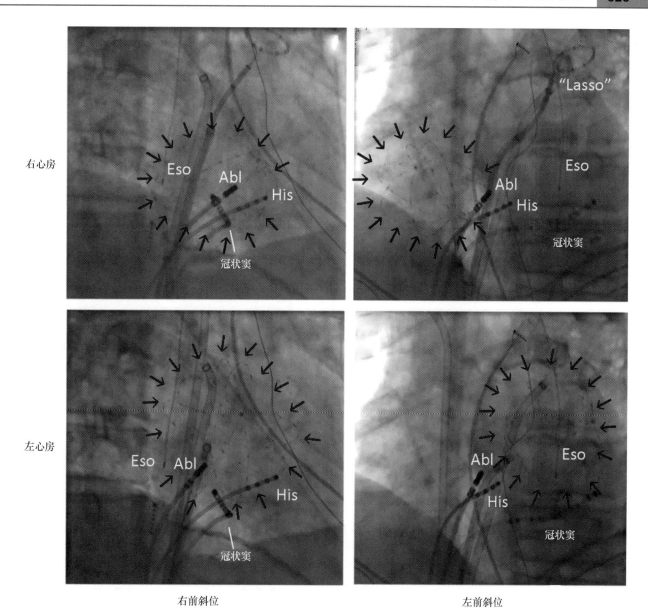

右心房

His

Abl

Eso

冠状窦

"Lasso"

Abl

His

Eso

冠状窦

左心房

Eso

Abl

His

冠状窦

Abl

His

Eso

冠状窦

右前斜位   左前斜位

图 15.47　用于转子标测的网篮导管位置。一根直径 50 mm 的网篮导管通过长鞘放置在右心房（RA）内，然后穿过房间隔进入左心房（LA）。箭头表示网篮条柱的范围。注意，在 LA，网篮位于冠状窦的后方（右前斜位），并且覆盖 LA 的大部分（左前斜位）。Abl，消融导管；Eso，食管温度探头

灶驱动位于空间可重复的区域（即显示空间稳定性）数分钟（即显示时间稳定）时，才会被诊断为房颤源。这一定义不包括难以作为消融目标的暂时性或移动性活动[21, 209]。

消融靶点

　　射频消融靶点是位于可重复区域的转子和局灶冲动，在数千个循环的重复分析中产生进动。房颤源通常集中在肺静脉前庭、左心耳和右心耳的基底部、左心房顶部和二尖瓣侧壁峡部。然而，在几乎所有位置都发现了房颤源，但通常不在瓣环 1 cm 以内（可能类似于实验性转子的特性，遇到非传导的屏障

时湮灭）[198, 205, 208, 210]。

消融技术

　　根据网篮电极的网格坐标，参照电极在电解剖模型上的位置，消融导管在转子中心（针对转子而言）或局灶冲动源对应的区域内操作，如 FIRM 标测图所示。通常，在房颤源和周围大约 2 cm² 的区域上的样条和电极被识别并作为消融目标（图 15.48）。射频消融使用冲洗式头端消融导管（功率输出，25 ～ 35 W；最高温度 42 ℃）。射频消融目的是消除或大幅度降低该区域的电位幅度（每处消融 20 ～ 40 s）。针对转子坐标 1 ～ 2 cm 半径范围内的区域创建一个消融损

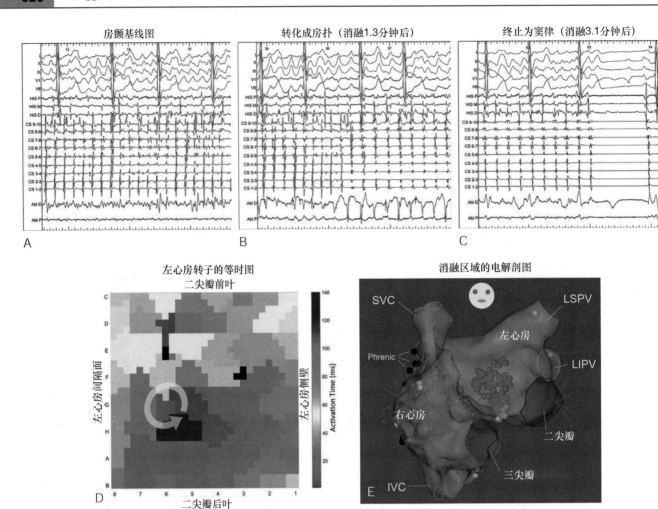

图 15.48（见书后彩图）局灶冲动和转子调制（FIRM）。一个持续 8 个月以上的持续性心房颤动（AF）患者的左房（LA）转子可通过 FIRM 的标测来识别。**A**. 基线时的房颤。**B**. 在转子部位消融 1.3 分钟后，房颤规律化形成非典型房扑。**C**. 消融 3.1 分钟后，房扑终止为窦性心律。**D**. 标测图上的前间隔 LA 转子。**E**. 电解剖模型的前观（右心房-绿色，LA- 灰色）；成功的间隔 LA 转子消融部位（红点；总消融面积约 20 cm2）。ABL D，远端消融部位；ABL P，近端消融部位；CS，冠状窦；His D，远端His 束；His M，His 束中段；His P，近端 His 束；IVC，下腔静脉；LIPV，左下静脉；LSPV，左上静脉；SVC，上腔静脉

伤集，直到房颤终止、变成规律性心动过速或整个转子区域被消融（这通常需要 5 ～ 10 min 的射频消融时间）（图 15.48）。通常要注意避免损坏附近的结构，如膈神经、食道和房室结。

一旦在目标区域完成一系列消融，就会再次进行 FIRM 标测。如果转子仍然存在，则附加射频消融并重新进行标测。如果靶转子或房颤源不再明显，则寻找其他转子或局灶源。如果在重新标测时没有更多的房颤源，则可以调整心房中网篮的位置，以覆盖以前未标测过的其他区域。当房颤在消融过程中终止时，尝试通过起搏重新诱发房颤；如果持续性房颤再次诱发，就会重新进行 FIRM 标测。

一旦找不到更多的房颤源，另一个心房就会以同样的方式进行标测、定位和消融。重复进行房颤源标测、消融、再标测和导管再定位，直到没有更多的房

颤源（此时进行复律）或房颤不能重新诱发（如果它以前已终止与消融）为止。网篮导管目前有 50 mm、60 mm 和 70 mm 的直径，以适应大多数心房。在大多数情况下，适合左心房的网篮电极在 RA 也能良好运行[198, 205, 208]。

通常，平均找到 3 ～ 5 个房颤源并进行针对性的消融；80% ～ 90% 是转子。左心房房颤源多于右心房，持续性房颤多于阵发性房颤。标测和消融转子和局灶源使手术时间增加了大约 1 h。

消融终点

射频消融是通过消融靶区的局部电位降低来实现消除房颤源（转子或局灶冲动）的急性终点，并通过 FIRM 标测证实。重复进行 FIRM 标测，直到识别并消融两个心房的所有房颤源，房颤规律化形成局灶性

或大折返性房速，或转复窦性心律[198, 205, 208]。

当房颤转变成规律的房速，这是采用常规方法进行标测和消融。如果房颤在消除了所有确定的起源点后持续存在，并且在确定的再应用中没有发现新的房颤源，则进行电复律[211]。

疗效

最初采用 FIRM 的研究表明，绝大多数房颤患者都有转子和局灶来源。在 FIRM 的指导下房颤驱动子的消融中，这些驱动子以少量稳定的转子或局灶源的形式分布于双心房（且多位于肺静脉口外），可以取得高的房颤急性终止率和长期无房颤复发率。这些研究报告了与传统消融技术相比在抑制房颤方面的优势，特别是在标测显示的区域消融时终止持续性房颤为该技术提供了强有力的验证[206]。

然而，随后进行的相对较小的研究未能重复最初报告的结果。最近的一些研究报道，与传统的房颤消融方法相比，针对 FIRM 标测转子消融的阵发性和非阵发性房颤患者的急性成功率较低，而长期心律失常的复发率很高。因此，由于缺乏支持其有效性的随机研究数据，针对 FIRM 识别的转子单独或与肺静脉隔离联合使用的消融策略仍然存在争议。此类研究正在进行中[198, 210-212]。

已经提出了几个因素来解释 FIRM 引导下消融的不同结果。一种可能的解释是，转子是房颤的驱动因素的基本前提可能不准确。FIRM 的前提是房颤是由螺旋波或转子或局灶源维持的，或两者兼而有之，它们在空间上足够稳定，可以通过定向消融来消除。人类房颤中是否存在稳定的转子，是否与房颤的维持有关，而不是被动的无规律的颤动样传导现象，目前尚有争议。由于时空分辨率不高、采样持续时间不长、插值运算保真度较低以及难以区分真实的局部激动和远场电位干扰，从而限制了确定明显局灶激动真实机制的能力。事实上，研究表明，FIRM 识别的转子部位并没有表现出预期转子所具有的定量心房电图特征（即较好的电周期性、独特的频谱特征，如较高的主频和较高的 Shannon 熵），而且在数量上与周围环境没有不同[209]。一份报告显示，FIRM 识别的转子位置与心房基质标测上确定的低电压区域之间缺乏关系[213]。因此，消融的目标区域可能与心律失常的病理生理机制无关。此外，目前还不清楚功能性转子能否被有效地消融[209]。

另一种可能是 FIRM 对网篮导管的依赖使得该导管不能充分适应心房几何结构的个体变化，以提供最佳的心房覆盖。网篮导管无法避免架在心内膜上的"山谷"上，无法填补所有的心内膜几何结构。此外，由于网篮导管电极与组织接触不良、网篮变形和样条聚束，以及电极密度不足以精确检测赤道电极附近的转子，使用网篮导管进行全景标测提供的空间分辨率不足。这导致心房表面取样不完整，可能遗漏机制上的关键区域的标测。为了解释网篮导管的电图缺失（高达 50%）和有限的空间分辨率，广泛的插值运算是必要的。即使在有足够物理取样的区域内，信号质量往往太差或心房覆盖率不足以进行相位分析。所得到的激动图分辨率很低，很难精确定位局部源以进一步消融。这一缺点预计会漏掉可能存在的房颤源，而不是显示假的房颤源。此外，将网篮导管假设成具有理想的球形匹配，将复杂的三维结构表示为由规则间距的电极组成的二维矩形网格，也存在一些固有的局限性[16, 209-210, 214]。

虽然在 FIRM 检测到存在转子 / 局灶源、检测方法和意义方面仍存在重大问题，但较大规模的观测研究中，房颤终止于房速 / 房扑或窦性心律的比率相对较高，且中期无复发房颤的情况明显改善，这表明该技术是有效的。

复杂碎裂心房电位（CFAE）的消融

原理

评价心内电图的复杂性和频度有助于了解房颤的病理生理学。持续性房颤时的心房电图有三种不同的模式：单电位、双电位和复杂碎裂电位。多个子波在心房中的连续传播和子波作为心房折返回路的"子代"被认为是无连续局灶性放电而房颤可以持续的机制。碎裂和连续的电活动被认为是表示波的碰撞、慢传导，或子波在功能阻滞区弧末端转折的轴心点。因此，房颤时复杂碎裂电位区域可以表示颤动波在同一区域的连续折返或不同的子波在不同时间进入同一区域的重叠。但识别这些转子是否存在于人类房颤中的标测分辨率仍然有限。

这种复杂的电活动具有相对较短的周长和不均匀的时空分布。相对较短的周长可能表示存在驱动子，类似于非常实验模型中观察到的从驱动子或转子到心房其余部位的频率梯度，其中这些转子的中心核心可能具有高频电活动，而转子的外围由于波形破裂和颤动样传导而显示复杂的电图。重要的是，复杂碎裂电位的区域在个体患者中被证明在空间和时间上保持稳定，特别是当这些区域被测量超过几秒钟时。考虑到早期观察提示房颤的潜在机制是随机折返，且折返子波预期会四处移动，这一发现是令人惊讶的。

一些研究表明复杂碎裂心房电位（complex fractionated atrial electrograms，CFAE）区域是房颤持续存在的关键部位，可以作为房颤消融的靶点。有人提出，一旦消融消除了 CFAE，房颤就不能持续，因为随机的折返路径被改变或消除，使房颤子波不能再进入消融区域。肺静脉隔离以触发病灶为靶点，CFAE 消融则以房颤的基质为靶点。然而，这两种方法之间可能存在一些联系。研究数据表明，肺静脉和肺静脉前庭是 CFAE 的关键区域；这些区域需要消融以实现房颤转复窦性心律。因此，由于触发灶消除和基质改良，许多患者很可能对肺静脉区域的消融有反应。

CFAE 的标测

CFAE 的标测在房颤时进行。在研究开始时为窦性心律患者中，房颤可以由快速心房起搏诱发（用或不用异丙肾上腺素输注）。在持续性房颤期间，进行双心房电解剖标测。冠状窦或右心耳记录用于标测过程中的电位参考。从参考导管和标测导管监测和记录房颤周长。具有 CFAE 的部位可以被标记并与电解剖标测系统所建立的心房几何模型相关联，从而作为消融的靶点。房颤时，心律失常的局部激动时间不能指导激动顺序标测。

CFAE 的定义并不一致。最初 CFAE 的定义是：①由至少两个曲折组成的碎裂心房电图，或在 10 s 的记录周期内，随着长时间复合激动的持续曲折而对基线产生扰动；或②在一个 10 s 的记录周期内，具有非常短的平均周长（小于 120 ms）的心房电图（图 15.49）。最近，CFAE 被定义为具有以下任何一种特性：①小于 0.25 mV 的振幅；②持续时间超过 50 ms，与等电线的多个（＞3）偏转；或③经目测验证的无等电线的连续电活动。一些研究者使用单极标测，将碎裂电位定义为在 50 ms 内出现两个或两个以上负向偏转的电图。50 ms 的界值是假设房颤时的心房不应期和两个连续的颤动波之间的间隔为 50 ms 或更长[30, 215]。

这种方法的一个重要限制是 CFAE 的视觉外观是可变的，而且它们的振幅通常很低（小于 0.25 mV）；因此，通过肉眼检查来识别 CFAE 可能是具有挑战性的，并且具有高度主观性和术者依赖性（图 15.50）。为了提高 CFAE 标测的准确性，已经开发了定制软件，其算法可对 CFAE 的区域进行自动检测和标记，并将其纳入 Carto 或 NavX EnSite 电解剖标测系统。该软件在 CFAE 的检测、量化和区域化方面具有很大的优势。

目前，自动算法是可变的，并且依赖于记录技术（NavX 和 Carto）。在 Carto 系统中，碎裂通常是由测

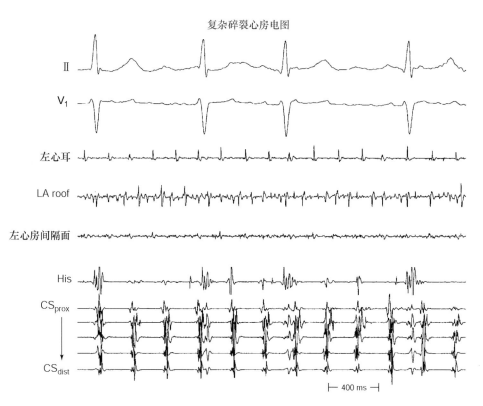

复杂碎裂心房电图

图 15.49 复杂碎裂心房电位的例子。在左心房（LA）房顶记录了与其他心房相比周期极短的碎裂心房电图。在 LA 间隔，可观察到持续延长的激动电图。有关讨论请参见正文。CS_dist，远端冠状窦；CS_prox，近端冠状窦

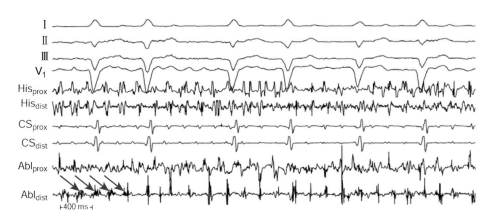

图 15.50　碎裂心房电图。来自 Marshall 韧带（ABL）的记录显示复杂的碎裂心房电图［高频，有些重复的尖峰（箭头）］；这在记录的过程中并不总是存在，而在 His 束记录（右心房）中间歇性地看到类似的活动。Abl$_{dist}$，远端消融部位；Abl$_{prox}$，近端消融部位；CS$_{dist}$，远端冠状窦；CS$_{prox}$，近端冠状窦；His$_{dist}$，远端 His 束；His$_{prox}$，近端 His 束

量周期内两个连续曲折之间的最短时间间隔决定的。低电压阈值通常被设定在 0.05～0.15 mV（从分析中排除噪声和高压信号）。落在这个窗口内的连续波峰之间的间隔将被测量。确定在可编程持续时间（通常为 60～120 ms）内的间隔，并计算整个 2.5 s 采样窗口中这类间隔的数量；这被指定为"间隔置信水平"（interval confidence level，ICL）。假设在给定的时间内（2.5 s），低振幅多偏转复合体之间较多的短间隔反映了更频繁和反复的 CFAE，从而反映了较高的 ICL。CARTO 软件还可以通过"最短复杂间隔"（在连续 CFAE 复合体之间确定的所有间隔中以毫秒为单位找到的最短间隔）或"平均复合间隔"（每个 2.5 s 内连续 CFAE 复合体之间确定的所有间隔的平均值）来测量 CFAE。根据碎裂程度及其周长，CFAE 区域以彩色编码的方式显示在整个心腔模型图上，以便于识别[215-217]。

嵌入到 EnSite 标测系统中的算法使用了一种不同的规则，即"CFAE 均值"。CFAE 平均值定义为在一定时间内（5～8 s）记录的局部房颤心内双极电图中连续偏转的平均时间间隔（− dv/dt）。然后，将平均偏差时间间隔（即平均周长）以彩色编码显示投影到左心房解剖模型上。平均 CL 越短，局部电图碎裂越快。平均周长小于 120 ms 的区域被认为对应于 CFAE。为了优化算法的准确性，双极记录滤波设置为 30～500 Hz（为了避免感知噪声），电图宽度被设置在小于 10～20 ms（为了避免检测远场信号），电图"不应期"被设置为 30～50 ms（小于 30 ms 被认为是非生理的）。此外，确定基线信号噪声水平，并且峰值-峰值电图振幅检测低限设置在仅高于噪声的水平（通常为 0.03～0.05 mV），以减少噪声检测并同时允许检测 CFAE，CFAE 通常具有非常低的振幅

（小于 0.5 mV）。此算法可能最类似于 Carto 软件中的"平均复杂区间"标测。EnSite 系统的优点包括记录持续时间可调为 1～8 s，并且能够同时记录多根导管的多个电极上的电图，这可能在局部房颤周长中占据很大的比例[196, 215-217]。

重要的是，房颤期时碎裂电图的评估需要在每个部位至少记录 5 s 的时间，以获得一致的碎裂和准确的分析。较小的标测导管头端（4 mm）、良好的心房接触和标测，每一个位置时稳定（几秒钟）的标测导管位置对于获得高质量的记录非常重要。

一般来说，CFAE 可见于左心房的大部分区域（80%），但它们主要位于心房间隔、左心房顶部、后壁、二尖瓣环和肺静脉口。少见的 CFAE 位于 RA，累及间隔区、终末嵴、三尖瓣峡部以及冠状窦开口。值得注意的是，阵发性房颤患者在肺静脉口周围发现了更多的 CFAE 位点，而持续性房颤患者的 CFAE 似乎在左心房的所有区域分布更均匀。然而，在使用不同 CFAE 检测方法的研究中，这些发现并不一致。

消融靶点

心房消融发生在含有 CFAE 的心房部位，其特点是：①低电压（0.04～0.25 mV）信号，具有多个电位，持续的长时间激动复合体偏转；②稳定的 CFAE，具有时间和空间稳定性；③以相对稳定的频率重复出现的短 CL（小于 120 ms）电位作为 CFAE。短暂存在、具有较高的振幅或具有相对较长的 CL（大于 150 ms）的 CFAE 位点不是消融的目标[218]。

房间隔是 CFAE 最常见的部位，其次是肺静脉区域。在 CFAE 消融过程中，房颤的终止和规律化最常见的部位是肺静脉口区、房间隔和左心耳顶部附近的左心房前壁。

在左心房消融 CFAE 后，冠状窦和 RA 中的 CFAE 成为进一步消融的靶点。旨在终止房颤的 RA 消融治疗对长程持续性房颤患者具有潜在的临床获益，但对于持续时间较短的持续性房颤患者，它似乎并不能改善预后[218]。

消融技术

消融通常始于 CFAE 间隔最短且具有较高 ICL 的部位。射频能量使用 8 mm 头端导管，或者最好是盐水灌注导管。低功率输出适用于冠状窦和左心房后壁。通常在每个部位持续放电 30 ～ 60 s，目的是消除局部电图或使局部电图规律化[196]。

持续房颤 CFAE 消融的典型反应是 CL 逐渐增加，房颤规律化转为房扑或房速。对于持续性房颤，如果不先转换为房速或房扑，则很难转复窦性心律[218]。

一旦房颤转变成房扑或房速，就会在标记或先前消融的区域周围寻找并消融残存的 CFAE。当所有 CFAE 区域被完全消除时，房速的局灶或折返通路就会被标测和针对性消融。静脉应用伊布利特有助于延长心动过速周期，减少残余颤动样传导，揭示原发性心律失常。如果消融或伊布利特不能成功地终止心律失常，则进行体外心脏复律[218]。

当 CFAE 消融与肺静脉隔离相结合时，一些研究者建议在肺静脉隔离之前进行 CFAE 消融，因为肺静脉前庭通常含有目标 CFAE。然而，另一些人建议在肺静脉隔离之后而不是之前消融 CFAE，因为后一种策略本身可以减少 CFAE 负荷，并将随后对广泛左心房消融的需求降到最低[196, 218]。

消融终点

针对 CFAE 的消融终点是不确定的。在大多数研究中，主要终点是完全消除所有 CFAE 或局部电图减慢 / 规律化，对于持续性房颤患者，房颤转复为窦性心律（直接或首先转换为房速），或对阵发性房颤患者进行房颤不能诱发（使用异丙肾上腺素和心房起搏）。当 CFAE 的区域被完全消除，但规律性的房扑或房速持续发作，则这些心律失常被标测和消融[30]。

持续性房颤患者的房颤终止（转换为房速或窦性心律）可能是一个极具挑战性的终点，通常需要很长的手术时间。报告显示 CFAE 消融终止持续性房颤的能力有限。此外，尽管消融过程中房颤的终止可以预测复发的方式（房速与房颤），但其与长期成功的关系仍然是有争议的。即使在 CFAE 消融期间终止房颤的患者中，房颤复发率也超过 50%。因此，当消融不能终止房颤时，左心房和冠状窦中所有感兴趣电位区域的消融可作为一个合理的替代终点。

初步报告提示实时监测主频对指导房颤导管消融的临床应用价值。CFAE 消融后主频的显著下降（11% 或更高，以 V_1 导联和冠状窦测量）可能表明房颤的驱动因素已被充分消除，并与消融终止房颤的临床疗效相当。然而，这些发现需要在前瞻性研究中得到验证。

疗效

最初的单中心研究使用 CFAE 消融作为消融房颤的独立策略，显示了很高的成功率（在一到两次消融后一年或两年的随访中，房颤消融成功率高达 92%）。然而，这些结果并不能被其他研究者普遍重复。最近的几项试验表明，CFAE 消融本身并不是成功治疗房颤的充分策略。

另一方面，CFAE 消融作为一种辅助策略与肺静脉隔离相结合具有潜在的价值，特别是对于对其他消融策略反应不佳的持续性房颤患者，以及对复发性房颤进行再次消融的患者。然而，随着随机研究和荟萃分析的发表（即使是这种方法也受到了相当多的审查），这些研究和分析表明，在持续性或长期房颤患者中，CFAE 消融结合肺静脉隔离与单纯肺静脉隔离相比没有额外的益处。此外，在接受肺静脉隔离加 CFAE 消融的患者中，完全消除 CFAE 的患者与未完全消除 CFAE 患者的预后无显著差异[146, 196, 219-220]。

值得注意的是，CFAE 消融后复发主要是房速或房扑，通常与消融区域内的传导间隙有关。通常情况下，广泛的 CFAE 消融会造成不连续的消融损伤"岛"，导致传导缓慢和心房大折返的倾向，从而增加诱发心律失常的可能性[30]。

不同研究的相互冲突的结果可能部分是由于标测技术的变异性、CFAE 电图解释的不一致、标测电极的类型和大小不同以及伴随的消融损伤设置的不同所致[219]。此外，在不同的研究中使用了多种算法和可视化方法来指导 CFAE 消融，这可能导致针对不同的"基质"位点，从而导致不同的结果。事实上，在最近的一项评估几种自动算法与人工标测的诊断准确性的研究中，由自动双极算法确定的 CFAE 具有很高的变异性，与已建立的房颤基质复杂性测量之间的相关性很差，而且它们之间的一致性很差。此外，这些算法的结果对电极间距敏感，随着电极间距的增加，CFAE 的检测结果也会增加[216]。

重要的是，房颤基质消融的益处必须与单个患者的潜在风险相平衡，特别是考虑到 CFAE 消融涉及额外的消融损伤，这些消融损伤可能包括大量心房面积，这可能会损害长期的心房收缩功能，产生致心律失常的心房瘢痕，延长手术和辐射时间，并增加急性手术并发症的风险。

在目前 CFAE 版本中，CFAE 消融方法受到机制意义、疗效和消融策略终点不确定性的限制。CFAE 定义缺乏标准化以及标测技术和心电图测量方面的差异，特别是鉴于目前的技术缺乏可比较的信息，增加了这一挑战。此外，虽然已有多项研究发现，消融 CFAE 的部位可以延长 CL 或终止房颤，但其在房颤病理生理中的真正意义尚不清楚，且 CFAE 在识别房颤持续存在的关键部位的敏感性和特异性尚不确定。CFAE 的所有位点在特定的临床环境和个体患者中的机制相关性可能有所不同。一些 CFAE 部位可简单地由心房激动引起，反映房颤 CL 缩短、颤动波随机碰撞、快速放电灶或转子附近的波破裂或非均匀各向异性传导。事实上，由于不确定的原因，CFAE 在不同的研究中存在着显著的时空变异性。是否所有的 CFAE 部位都需要作为导管消融的靶点还不清楚，并且缺乏可靠的标准来区分主动和被动的心电图模式和确定最佳的消融靶点[221]。

肺静脉去神经化

原理

实验和临床资料表明自主神经系统在房颤的发生和维持中起重要作用。高频刺激心外膜自主神经丛可诱发肺静脉的触发活动，并有可能缩短心房不应期，为肺静脉放电转化为持续性房颤提供了基础。临床研究发现，消融位于肺静脉前部的神经节丛（通过专门消融神经节丛或在标准肺静脉消融过程中无意消融）有可能降低房颤复发的风险[41]。

神经节丛定位

心脏的自主神经输入在几个部位会聚；这些汇合点通常嵌入心外膜脂肪垫，形成含有自主神经节和神经纤维的神经节丛状结构。有 7 个主要的神经节丛，其中 4 个位于肺静脉周围的左心房，1 个位于 Marshall 韧带内。在左心房中，神经节丛位于肺静脉的前庭周围和十字交叉部位（图 15.51）。左上神经节位于左心房的顶部，位于左上肺静脉的外侧，常延伸至左心耳的外侧。右前神经节丛位于右上静脉的前部，邻近窦房结的尾端，常向下延伸至右下静脉的前部。左下神经丛位于左心房后壁下 1 ～ 3 cm 处。右下神经节丛也位于左心房后壁的下侧，位于右下静脉下方，

并可向心脏十字交叉附近的区域延伸，即另一个心房神经节丛（十字交叉神经节丛）所在的区域[222]。

高频电刺激可精确确定神经节丛的副交感或交感反应的位置、阈值和优势反应。标测-消融导管的远端电极用于使用 Grass 刺激器（S88X 双输出方形脉冲刺激器，Grass Instruments Division，Astro Med，Warwick，RI，USA）进行高频刺激［1200 次 / 分（20 Hz），12 ～ 24 V，脉宽 1 ～ 10 ms］。有意识的患者对刺激的耐受性仍然有待确定，因为大多数报告都描述了这种方法在深度镇静患者中的应用。

高频刺激神经节丛可引起副交感神经和交感神经的反应。副交感神经反应通常在刺激开始后立即（在 4 s 内）引出，并在刺激停止时恢复到基线水平。交感反应需要较长的刺激持续时间（8 ～ 10 s）。对 5 s 高频刺激的主导副交感神经反应为：①诱发窦性心动过缓（慢于 40 次 / 分）；②房室传导阻滞（窦性心律时出现二度或三度房室传导阻滞，或房颤时平均 R-R 间期增加 50% 或更高）；或③血压突然下降（收缩压下降 20 mmHg 以上）。对高频刺激的副交感神经阳性反应部位在电解剖图上标出。如果没有反应，导管移动到邻近的部位。重要的是要将高频刺激限制

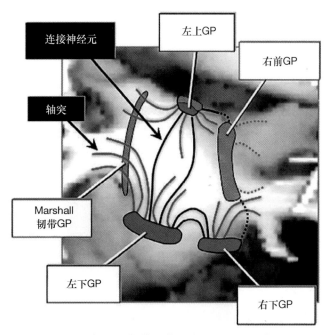

图 15.51　左心房（LA）神经节丛（GPs）。 左心房的后视示意图。左心房自主神经 GPs 和轴突（左上 GP、左下 GP、右前 GP、右下 GP 和 Marshall 韧带）可分为 5 个主要分支：左上 GP、左下 GP、右前 GP、右下 GP 和 Marshall 韧带。图案填充区域表示 LA 前表面，实体区域表示 LA 后表面。GPs 支配邻近的肺静脉和周围心房。连接神经元连接在 GP 内部和 之间。（From Stavrakis S，Nakagawa H，Po SS，et al. The role of the autonomic ganglia in atrial fibrillation. JACC Clin Electrophysiol. 2015；1：1-13.）

在 2～5 s 内，以避免诱发交感反应，否则会掩盖或减弱副交感反应（例如，通过促进房室传导和升高血压）[223]。

在应用高频刺激下神经节丛前，重要的是要确保导管头端不靠近心室，以避免诱发室颤。当在窦性心律期间应用高频刺激时，房颤通常发生并经常在几秒或几分钟内终止。反复刺激通常会导致持续性房颤，至少在有房颤临床病史的患者中是如此。

或者，神经节的识别和消融可以通过单纯的解剖技术来完成，而不需要在高频刺激下进行特定的定位。在识别所有左心房神经节丛中，对高频刺激不甚敏感可导致心房部分和不均匀去神经化。此外，高频刺激通常需要全身麻醉，并有反复诱发房颤的风险。这一解剖学途径是建立在人体研究之上：与肺静脉相关的心脏神经结构的最大累积量位于左、右下肺静脉根部的下表面和后表面，以及右上肺静脉根部的前表面上。

消融靶点

在房颤消融过程中，左心房神经节丛是消融的特定目标，这些神经节丛通过高频刺激（频率 20～50 Hz，持续 5 s 的矩形电刺激）识别。另外，也可以根据神经节的解剖位置进行消融，而不是依靠对高频刺激的副交感神经反应，因为四个主要心房神经节丛的解剖位置在患者之间差别很小（图 15.52）[222]。

消融技术

高频刺激在左心房内邻近肺静脉的前庭区域和左心房核心区进行。一旦确定，神经节丛的位置被标记在电解剖图上。一般来说，在大多数患者中，高频刺

激可以识别和定位四个主要的左心房神经节丛，尽管一个或多个神经节丛不能被识别并不少见，特别是在持续性房颤患者中。所有神经节丛位点确定后进行射频消融。

射频消融通常使用灌注导管（25～35 W，持续 40～60 s）。在靠近食道的部位（15～20 W，持续 20～30 s），射频功率和持续时间减少。在每次射频应用后，高频刺激立即在同一地点重复。如果还能引起副交感神经反应，则进行重复消融，直到不再引起这样的反应。值得注意的是，射频消融通常不会引起副交感神经反应，即使在对高频刺激有阳性反应的部位也是如此。因此，自主神经反应的缺乏不应提示射频消融应该终止。有实验证据表明，消融右下神经节丛可以减弱其他神经节丛对高频刺激的副交感神经反应，从而使随后的其他神经节丛定位具有挑战性，因此最好最后刺激和消融右下神经节丛。

当使用解剖途径定位神经节丛时，射频消融的靶点是假定的聚集在邻近肺静脉前庭神经节丛。由于神经节丛的确切解剖边界是未知的，并且它们的位置在不同的患者中可能略有不同，因此通过在假定的每个神经节丛内和周围的多个部位消融，进行了相对广泛的区域消融。使用这种方法，至少三分之一的患者可以观察到迷走神经反射，通常是在消融开始后的几秒钟内。当在射频应用过程中观察到迷走神经反射时，应继续消融至这些反射消除之前，或长达 30 s。重要的是要注意，在射频应用过程中引起这种迷走神经反应的特异性和敏感性尚不清楚；在射频消融过程中心包疼痛也可以触发类似的反应。此外，如前所述，射频消融过程中通常不会在高频刺激所识别的神经节丛处直接观察到迷走神经反应，甚至在心外膜外科消融

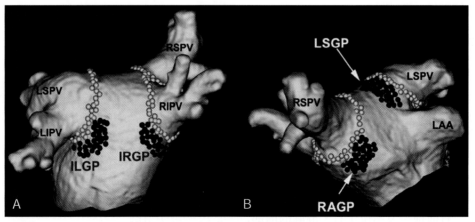

图 15.52　左心房神经节丛（GPs）解剖消融术。 左心房的分段式三维计算机断层扫描在后前位（**A**）和头位右前斜位（**B**）视图中显示。最初，进行环肺静脉（PV）隔离（白点）。然后，扩大消融病灶（黑点），以覆盖假定 GP 聚集的解剖部位。ILGP，左下 GP；IRGP，右下 GP；LAA，左心耳；LIPV，左下 PV；LSPV，左上 PV；LSGP，左上 GP；RAGP，右前 GP；RIPV，右下 PV；RSPV，右上 PV

过程中向神经丛施加射频能量时也不会观察到迷走神经反应。

消融终点

消融的终点是消除电解剖图上标记的神经节丛上高频刺激诱发的所有迷走神经反射。对于解剖引导的心房自主神经消融，消融过程的终点是消除特定区域的电活动（峰–峰双极电图小于 0.1 mV），并消除射频消融过程中的任何迷走神经效应。

疗效

目前尚无报道表明，神经节丛消融作为一个独立的术式将一致性地终止房颤或阻止其再发。另一方面，几项将神经节丛标测和消融与肺静脉消融结合起来治疗房颤的研究取得了可喜的结果（尽管结果参差不齐）。值得注意的是，有数据提示，高频刺激诱发的迷走神经反应引导的神经节丛消融效果不如由神经节丛解剖位置引导的消融结果。这很可能是高频刺激低估了主要心房神经节丛的范围，从而导致去神经化明显不足，导致成功率降低。目前，倾向于选择解剖位置指引下的神经节丛消融[41, 222]。

由于神经节丛主要位于肺静脉–前庭附近，而这些区域是不同房颤消融策略的典型靶区，目前尚不清楚这些区域消融的临床获益与选择性神经节丛修饰和去副交感神经化有关，还是与其他房颤相关机制的干预相关。另一方面，在以肺静脉为基础的消融手术后，可能会无意中实现某种类型的心房去神经化，这可能是这些手术的有效性的潜在基础，至少在一定程度上是如此。传统的大面积肺静脉隔离横断了 4 个主要的心房神经节丛中的 3 个（左上、右前和右下神经节的一部分）、Marshall 韧带以及许多小的自主神经节和神经簇。然而，广泛肺静脉隔离后（特别是在右下和左下神经节周围）仍可观察到神经节丛反应，而阳性的神经节丛反应似乎预示着广泛肺静脉隔离后房颤复发的风险增加，特别是在阵发性房颤患者[41, 222, 224]。

重要的是要注意神经节丛位于心外膜脂肪垫内，很难在心内膜上消融。在胸腔镜房颤手术中，心外膜消融术可以在不消融潜在心房心肌的情况下实现更多选择性神经节丛消融术。然而，在最近的一份报告中，胸腔镜微创房颤外膜神经节的消融并没有减少房颤的复发。此外，副交感神经可在神经节丛消融后恢复，很可能是继发于心房神经再生和再支配的神经，并有可能提高对剩余神经刺激的敏感性。这可能会限制神经节丛消融的长期获益[42]。

非肺静脉触发灶的消融

原理

虽然 PVs 是异位病灶诱发 AF 的主要部位，但非 PV 异位搏动可诱发 AF。有几份报告指出，在未选择的阵发性和非阵发性房颤患者中，有 20% ～ 30% 的患者存在非 PV 触发灶诱发房颤（占接受房颤消融患者的 3% ～ 61%）。在先前 PV 隔离失败的患者中，出现非 PV 触发的患者比例较高。非 PV 异位搏动可发生于 SVC（最常见，尤其是女性）、LA 后壁（尤其是 LA 增大的患者）、终末嵴、CS、Marshall 韧带、房间隔或 LAA。此外，房室结折返性心动过速（AVNRT）和房室折返性心动过速（AVRT）等室上性心动过速（SVT）在未入选的房颤消融患者中的检出率高达 4%，可作为房颤的触发机制（图 15.3）。此外，非 PV 异位搏动的存在可能在 PV 隔离后 AF 的复发中起重要作用。因此，针对这些局灶可以有效地减少房颤复发，提高手术疗效[225-228]。

非肺静脉触发灶的标测

在电生理手术中，很少观察到 AF 触发灶的自发激活，特别是在这些手术中使用强镇静或全身麻醉的情况下。因此，在绝大多数患者中采取诱发手段是必要的。我们使用两种不同的策略来评估潜在非 PV 房颤源的存在：①诱发异位心律失常心房活动的药物刺激；②自发或诱发房颤的电复律[226-227]。

第一步是在基础状态或大剂量异丙肾上腺素静脉注射后定位自发的异位搏动导致房颤。大剂量腺苷（12 ～ 24 mg）也可用于诱发 AF 的自发发作。如果不发生自发性房颤，则在在高 RA 或 CS 以 200 ～ 300 ms 的周长间歇性起搏（8 ～ 12 次），以促进心房起搏暂停后的房颤自发发作。如果未发生自发性房颤，则采用高 RA 或 CS 刺激诱发持续性房颤。在起搏诱发的房颤持续 5 ～ 10 min 后，尝试体外复律，将房颤转换为窦性心律，并观察自发性房颤再发的情况[226-227]。

分析自发性房颤的发病模式，将最早的异位搏动部位视为房颤的始发部位。该方法用于激发自发性房颤至少重复两次，以确保可重复性。体表心电图 P 波形态和高 RA、希氏束和 CS 导管的心房激动序列可预测房性早搏的起源部位。标测技术将在第 11 章中详细讨论。

Marshall 韧带的标测和消融

原理

Marshall 韧带是一种心外膜皱襞，是由左锁骨下 / 无名静脉至 CS 的左主前静脉胚胎性闭塞所致。偶尔，左主前静脉作为持续性左上腔静脉的正常变异而保持开放，但最常见的是其心内部分作为 Marshall 静脉保持开放[229-231]。

Marshall 韧带包括 Marshall 静脉、自主神经和肌束（Marshall 束）。Marshall 静脉起源于与 CS 的交界处（位于 Vieussens 瓣水平），沿二尖瓣侧壁峡部的心外膜表面走行，延伸至 LA 嵴的心外膜表面，将 LAA 与左侧 PV 分开。从心外韧带结构向心内静脉的转变发生在左上肺静脉与左心耳底部之间的区域。

Marshall 束的近端直接连接 CS 心肌袖，而心肌袖的远端部分向上延伸至 PV 和 LA 游离壁，并插入 LAA 和左侧 PV 之间 LA 嵴的心外膜区。Marshall 束在左外侧嵴和 CS 肌袖之间提供一条直接的心外膜电连接，绕过外侧心房游离壁。Marshall 韧带还为副交感神经和交感神经提供了一条管道，将外源性心脏神经系统连接到心脏内神经节，特别是左下神经节[229-231]。

Marshall 韧带与房颤的发生和持续有关，因此，它已成为导管消融的靶点。Marshall 韧带的几个属性已被提出，以解释其在房颤机制中的作用。Marshall 韧带有电活动的心肌组织，能够产生局灶性自动活动，可能有助于房颤的发展。此外，Marshall 束、LA 和 CS 之间的多个连接可以潜在地形成折返激动的路径，从而导致更复杂和更快速的激动。事实上，房颤时 Marshall 韧带记录到的电图常表现为短周长、高主频和 CFAE。此外，我们还观察到 Marshall 韧带丰富的神经支配，主要是在 PV 交界处的交感纤维和 CS 交界处的副交感神经节。Marshall 韧带作为副交感神经和交感神经的载体，调节心房组织的电特性，并有助于房颤的维持。高频刺激 Marshall 韧带可诱发 AF，推测可能是通过直接激活这些外源性神经引起的。切断 Marshall 韧带有助于 LA 去副交感神经化的消融策略[229-232]。

Marshall 韧带应被认为是阵发性房颤的一个来源，特别是在有肾上腺素能房颤病史的年轻患者中。此外，当异位搏动定位到二尖瓣环后外侧或左侧 PV 口周围的区域时，应考虑起源于 Marshall 韧带。与 Marshall 异位活动静脉有关的 P 波形态特征为 I、aVL 导联等电位线 P 波，III、aVF、V$_2$ ～ V$_5$ 导联 P 波呈正向，与左肺静脉出现异位搏动的 P 波形态相似。II 导联 P 波既可为双相，也可为负向[227]。

同样重要的是要认识到 Marshall 束可以提供一个直接的 LA 嵴部 / 左肺静脉和 CS 肌袖之间的电连接（心外膜桥）。这种"桥"可以绕过二尖瓣侧壁峡部或左肺静脉周围的心内膜消融线，使这些病变消融损伤在实现 PV 电隔离或双向二尖瓣峡部阻滞方面无效。在这种情况下，成功的消融需要消融 Marshall 束[229-231]。

Marshall 韧带标测

Marshall 韧带可从心外膜或心内膜标测。心内膜途径包括 CS 插管（最好通过 SVC 途径，使用 7 Fr 管腔十极 CS 导管）。在 RAO 30° 投照体位行 CS 静脉造影，以显示 CS 内的 Marshall 静脉及其开口。7 Fr 管腔 CS 导管直接插入 Marshall 静脉开口，1.4 Fr 标测导管插入 CS 导管内腔，向 Marshall 静脉送入。

然而，由于各种解剖和技术原因，Marshall 静脉插管并不总是成功的。对于在 CS 静脉造影上看不到 Marshall 静脉或可见但不能插入导管的患者，经皮（剑突下）心外膜入路可能实现成功的标测和消融（图 15.53）。后一种方法的优点是可以自由移动导管，而且不受 Marshall 静脉大小的限制。然而，心内膜途径是区分 Marshall 韧带异位灶与其他来源的最佳方法。

由于 Marshall 韧带可能在 LA 游离壁或 PV 口附近有多个插入点，因此难以将 Marshall 韧带异位灶与 PV 或 LA 后游离壁异位灶区分。由 PV 引起的异位或快速性心动过速通常表现为放置在 PV 内导管上的早期近场电位和与 LA 激动一致的晚期远场电位。通常情况下，传出延迟（早期近场电位和晚期远场电位之间的间隔）超过窦性心律下从 LA 到 PV 激动时所看到的传入延迟。然而，尽管有这样的传出延迟，最早的心房激动应该是在静脉周围区域。此外，如果异位搏动最早在 CS 中或远端激活，且在这些部位存在双电位，则应考虑将 Marshall 韧带作为异位灶的起源。

此外，当在 PV 口周围记录到所谓的三重电位（LA 电位和 PV 电位之前的离散尖电位）时，应考虑 Marshall 外膜韧带的可能性。而且，在 Marshall 韧带异位搏动患者中，双电位出现在左侧 PVs 的开口或内侧，远端 CS 起搏有助于区分 Marshall 韧带电位和 PV 电位。如果双电位的第二个电位是由于 Marshall 韧带的激活，则远端 CS 起搏时 CS 开口与第二个电位的间隔比窦律时短。相反，如果双电位的第二个电位是由于 PV 肌袖的激活，那么在远端 CS 起搏时，CS 开口和第二个电位之间的间隔将比窦性心律时更长[230]。

某些观察和起搏方法可以提示通过 Marshall 束发

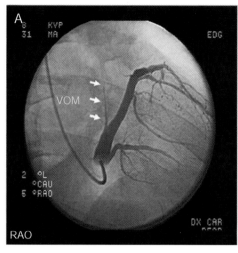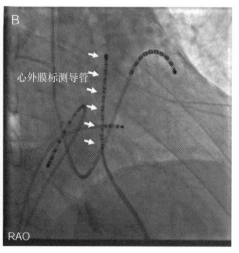

图 15.53 Marshall 韧带定位的两种不同方法。A. 球囊闭塞冠状窦（CS）造影显示 Marshall 静脉（VOM）。心内膜标测可通过 CS 插入 1.5 Fr 标测导管进行心内膜标测。**B.** 经剑突下心包穿刺插入心外膜标测导管。RAO，右前斜。（From Hwang C，Fishbein MC，Chen P. How and when to ablate the ligament of Marshall. Heart Rhythm. 2006；3：1505.）

生的电传导，包括①NSR 期间意外的 PV 激动顺序；②肺静脉异位灶意外地提前传出；以及③在低输出 CS 起搏期间意外的 PV 激动顺序。

在 NSR 期间，PV 激动从近端（PV 口）向远端扩散。如果 PV 内的激活早于肺静脉口附近，则有可能通过 Marshall 静脉直接激动 PV 中部或远端。同样，当来自左侧 PV 的异位导致 LA 意外地提早激动时，即异位局灶的 PV 电位比最早的 LA 激动位点早不到 45 ms 时，应考虑标测 Marshall 韧带[229]。

从冠状窦起搏可以帮助显示 Marshall 束上的传导。在冠状窦中部进行高输出起搏时，冠状窦本身和邻近 LA 的心肌均可被夺获。对于输出较低的起搏，在大多数情况下只能夺获冠状窦的心肌，而从冠状窦通过冠状窦-LA 连接激动 LA。在一些患者中，冠状窦-LA 连接是小而离散的，如果冠状窦-LA 连接与冠状窦内起搏的位置不太接近，冠状窦-LA 连接可能会有较大的延迟（图 15.54）。这一观察可用于确定 PV 激动是否通过 Marshall 静脉发生。在低输出冠状窦起搏期间，LA 不是直接激动的。由于 PV 的激动依赖于 LA 的激动，在大多数情况下，当 LA 电图延迟时，PV 电位也被延迟。当刺激到 PV 电位的时间保持不变时，无论 LA 是否发生直接夺获，PV 激动仅依赖于冠状窦心肌的激动，而且很可能存在通过 Marshall 束的连接（图 15.54）。

重要的是，当这些静脉的电隔离失败时，需要怀疑从左侧 PVs 通过 Marshall 韧带到冠状窦的电连接，尽管这些静脉完整的环肺静脉前庭消融线。这通常是当 PV 电位记录在肺静脉远端，而前庭保持电隔离时。同样，如果通过二尖瓣侧壁峡部消融线的双向阻滞不能实现，则应考虑通过 Marshall 束桥接二尖瓣峡部的心内膜线性损伤而建立心外膜电连接。

Marshall 韧带的消融

Marshall 韧带的消融可通过心内膜（经 LA）、心外膜（经冠状窦或剑突下入路）或乙醇注入 Marshall 静脉化学消融来进行。

用标测导管行 Marshall 静脉插管，直接记录 Marshall 静脉的 Marshall 韧带电位，可作为心内膜消融术的解剖靶点，证实 Marshall 韧带电位的消除是成功的。另外，在左下腔静脉前庭放置环状导管有助于引导并确认同时隔离肺静脉前庭和 Marshall 韧带。

即使 Marshall 静脉插管失败，行 CS 静脉造影来显示 Marshall 静脉也可以作为一种间接的方法来追踪 Marshall 韧带的可能路径，以帮助指导消融（图 15.53）。传统上，CS 静脉造影是利用球囊导管进行的。Marshall 静脉被认为是 CS 的一个分支，指向后上方（最好在 RAO 透视投影中显示）。最近的报告描述了使用开放灌注消融导管进行 CS 静脉造影的可行性。消融导管首先放置在 LAO 投照 CS 四点钟位置的二尖瓣环上，用 5.0 ml 的注射器通过灌注管腔手动注入造影剂而不用球囊封堵，在此期间将导管轻轻拉回到 CS 的近端。当 Marshall 静脉显影时，灌注导管送入静脉开口后，可采用同样的方法进行选择性静脉造影。Marshall 静脉开口的位置可以在三维电子解剖图上标出，如果直径足够大，消融导管就会进入静脉以标记其解剖路径[231]。

Marshall 韧带的消融是在 LA 心内膜面指向心外膜 Marshall 静脉消融，如电解剖图所示，或通过静

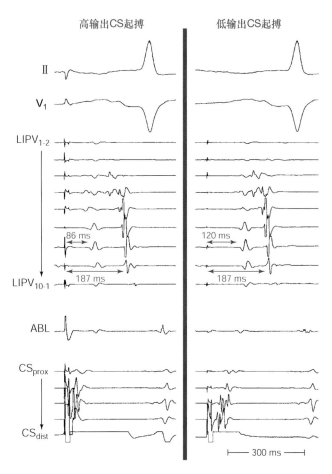

高输出CS起搏　　　　低输出CS起搏

II

V₁

LIPV₁₋₂

86 ms　　　　120 ms

187 ms　　　　187 ms

LIPV₁₀₋₁

ABL

CSprox

CSdist

⊢— 300 ms —⊣

图 15.54　不同输出冠状窦（CS）起搏对 Marshall 静脉激动的鉴别。 左侧，在高输出 CS 起搏时，左心房（LA）和 CS 肌肉组织都被直接夺获。右侧，在低输出 CS 起搏期间，只有 CS 肌肉组织被直接捕获；LA 是通过 CS 到 LA 连接从 CS 激活的。在这种情况下，CS-LA 连接并不靠近 CS 内起搏的部位，因此 CS 心肌电图与邻近 LA 组织电图之间存在相当大的延迟。尽管低输出与高输出 CS 起搏时 LA 激动延迟（如起搏信号与左房电图之间的时间间隔所反映），但左下肺静脉（LIPV）激动的时间保持不变（这两种情况下起搏信号与 PV 电位之间的固定间隔反映了这一点），表明 PV 激动是通过 Marshall 静脉发生的，与 LA 激动无关。ABL，消融导管；CSdist，冠状静脉窦远端；CSprox，冠状窦近端

脉内标测导管进行。LA 心内膜至 Marshall 韧带距离最短的部位在左侧嵴部的前下部，恰好位于左下 PV 口下方。在超过 90% 的病例中，从心内膜到这一区域进行射频消融可以消除 Marshall 韧带的电位。有时，需要在左侧嵴部靠近左 PV 口或在 LAA 内的较高部位消融，以消除 Marshall 韧带的所有连接。此外，Marshall 静脉消融也可以从 CS 内进行，通常是在 Marshall 静脉开口周围[231]。

消融成功的依据是沿整个韧带长度消除了 Marshall 韧带电位（Marshall 静脉内标测导管所记录的），以

及 Marshall 静脉内多处起搏时 Marshall 韧带和 LA 之间存在传出阻滞。此外，完整的肺静脉前庭双向电隔离（传入和传出阻滞）可以确认消除了所有到 LA，包括左肺静脉和 Marshall 韧带的连接。

不常见的情况是，单靠心内膜消融不能消除所有连接的纤维，这可以从仍然记录得到 Marshall 韧带电位来证实。在这些情况下，残余的大部分连接位于左肺静脉前缘和左心耳后壁之间的嵴部上。在一些患者中，嵴部可能厚达 10 mm，即使使用灌注导管和高功率的设置，仍可能无法完全隔离。在这些困难的病例中，心内膜和心外膜联合入路可用来消融 Marshall 韧带的异位灶，并与较高的成功率相关。

另一种方法是用乙醇灌注来消融 Marshall 束。在用冠状静脉次选择性导管插入 Marshall 静脉后，通过导丝将血管成形球囊推进 Marshall 静脉的近端。在球囊充气过程中进行选择性静脉造影。然后，通过球囊内腔连续注射 2 ~ 4 次乙醇（98% 乙醇 1 ml，持续 2 min）。每次注射时，球囊都会轻微回撤，直到最后一次注射在 Marshall 静脉与 CS 连接处的最近端[232]。

上腔静脉电隔离

原理

组织学上，心房心肌袖伸入 SVC 长达 2 ~ 5 cm。这些肌袖可以容纳异位的起搏细胞，这些细胞可以自发地去极化，触发房性心律失常。SVC 被描述为最常见的非 PV 房颤来源之一（占 AF 非 PV 触发灶的 55%）。据报道，在接受房颤消融的患者中，SVC 触发灶的发生率为 2% ~ 12%。最近的一项研究表明，在部分患者中，SVC 不仅作为一种触发因素，而且作为一种驱动因素在房颤中发挥作用。值得注意的是，长 SVC 肌袖（大于 30 mm）、大 SVC 电位（大于 1.0 mV）、较小的 LA 大小和并存自发的典型 AFL 被认为是阵发性 AF 消融患者致心律失常性 SVC 的预测指标[233-235]。

将 SVC 与 RA 电学隔离可能是一种比 SVC 内局灶性消融更好的策略；它避免了对异位病灶的确切来源进行定位以及在 SVC 内进行 RF 消融的必要性，后者可能具有 SVC 狭窄的风险。尽管如此，窦房结和膈神经的损伤仍是一个令人担忧的问题。

当在起搏方法或异丙肾上腺素输注后发现 SVC 触发灶时，建议进行 SVC 隔离，而消除 SVC 触发灶与房颤消融后窦性心律的长期维持率改善相关。经验隔离的 SVC 作为房颤消融辅助策略的价值需要进一步评估。为了评估预防性 SVC 隔离和 PV 隔离在房颤中的作用，已经进行了数量有限的随机试验，并得出了相互

矛盾的结果。最近的一项荟萃分析表明，与单纯的 PV 隔离相比，这种方法在房颤复发方面并没有提供任何额外的益处。然而，这种方法在合并常见非 PV 触发灶的选择性阵发性房颤患者中可能是有益的[233, 236-237]。

偶尔有患者合并永存左 SVC，当存在时，这往往是房颤的来源，应该考虑电隔离，特别是如果房颤 PV 隔离后仍持续或电复律后复发。如上所述，在大多数患者中，左侧 SVC 萎缩并成为 Marshall 的静脉或韧带，走行于左侧 PV 和 LAA 之间。术前影像学证据 [超声心动图显示极大的 CS；CT 或磁共振成像（MRI）显示持续左 SVC] 提示可能存在持续性左 SVC。这种结构的隔离可以像右 SVC 隔离一样，在左 SVC 的 LAA 水平上使用多极环状导管。必须注意避免损伤左侧膈神经，因为它可能比 LAA 更靠近左侧 SVC。

上腔静脉触发灶的标测

SVC 异位灶标测通常使用环状导管、网篮导管或三维电解剖标测系统进行（图 15.55）。在 NSR 或心房起搏时，心内记录的 SVC 下部（近 SVC-RA 交界处）常表现为圆钝的远场心房电图，随后出现尖锐而离散的 SVC 电位。在 SVC 的头侧水平，SVC 异位搏动时 SVC 电位领先于的心房电位（图 15.56）。此外，在较高 SVC 的心内记录经常显示双电位。第一个电位代表 SVC 电位，第二个电位代表远场右上 PV 电位。在 SVC 异位激动时，右上 PV 的同步记录也显示出双电位。右上 PV 记录表明，第一个电位是 SVC 的远场电位，第二个电位是右上 PV 的真正激动。

上腔静脉电隔离

采用与节段性肺静脉口隔离相同的技术和终点进行 SVC 隔离。消融的靶点是连接 RA 和 SVC 的突破性节段（电连接）的开口部分，这是从环状导管记录到的最早 SVC 电位；与 PV 隔离相比，更容易阻断 RA 和 SVC 之间的传导。大多数患者仅有两个突破点。环状电极或网篮导管可用于 SVC 电位的标测（图 15.56）。

RF 能量施加在 SVC-RA 环状交界上约 5 mm 处（定义为圆柱形 SVC 在其下方向 RA 内扩张的点）。因此，消融前应仔细确定 SVC-RA 交界处。SVC-RA 交界处可由 SVC 静脉造影（图 15.55）、ICE（图例 15.27），或通过电信号证实。SVC 静脉造影可通过在 SVC 顶部放置一根猪尾导管，并使用对比剂（在 2 s 内总共注入 40 ml 造影剂）和双平面透视（RAO 30°；LAO 60°）进行。SVC 与右心耳前壁重叠在 SVC-RA 交界处。

环导管放置在肺动脉下缘水平的 RA-SVC 交界处的正上方，如 ICE 所示。环状导管的大小通常小于 SVC 的周长，在 SVC 的环状标测和电隔离中通常需要重新放置环状导管（图 15.55）。SVC-RA 连接处呈偏心型，而不是圆形，因此网篮或环状导管可能不能很好地接触管壁。因此，需要操控导管以接触整个 SVC-RA 周长，以确定 SVC 电位的存在或消失。

在 NSR 或心房起搏时环状标测 SVC-RA 连接处，以确定环状导管记录的最早 SVC 电位区域。常有等电位间隔区分远场 RA 电位和近场 SVC 电位。SVC 电位与远场 RA 电位融合并不罕见，但可以通过其高频的形态来识别。此外，起搏右心耳和 SVC 可以帮助区分 SVC 电位与远场 RA 电位，揭示 SVC-RA 连接的递减传导特性，并将这些电位相互分开。

在 SVC 中射频消融有可能导致 SVC 狭窄、窦房结损伤和右侧膈神经损伤等并发症的发生。在射频消融过程中窦性心律加快是窦房结发生热损伤的标志，

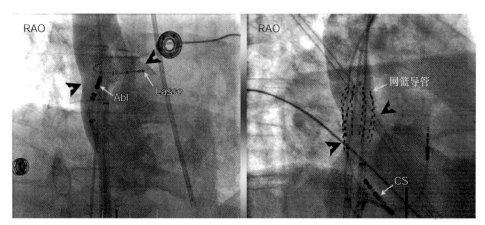

图 15.55　上腔静脉（SVC）造影。透视下右前斜位（RAO）血管造影，环状（Lasso）导管（左图）和网篮导管（右图）放置在 SVC 与右心房交界处（黑色箭头）。请注意，环状导管的尺寸通常小于 SVC 的周长，并且 SVC 的环状标测和电隔离通常需要重新定位环状导管。ABL，消融导管；CS，冠状窦

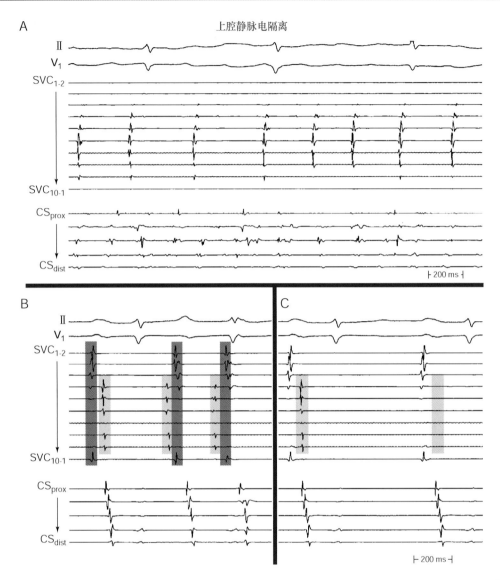

图 15.56　上腔静脉电隔离（SVC）。这一记录是在 SVC 电隔离期间从位于 SVC- 右心房（RA）交界处的环状导管获得的。**A.** 心房颤动时，SVC 电位的周期（CL）长于冠状静脉窦（CS）记录的心房 CL。**B.** 第一跳是正常窦律，在此期间观察到 SVC 电位（浅灰色阴影）跟随 RA 电位（深灰色阴影）。第二和第三跳是起源于 SVC 的房性早搏，在此期间 SVC 电位领先于 RA 电位。（**C**）单点射频消融会导致 SVC 电位消失（右侧），并导致完全 SVC 传入阻滞。CS$_{dist}$，远端冠状窦；CS$_{prox}$，近端冠状窦

并应停止射频消融。

　　SVC 较右侧 PV 更接近右侧膈神经的走行，这就解释了 SVC 隔离时膈神经损伤的发生率高于 PV 隔离时膈神经损伤的发生率。右侧膈神经的走行与 SVC 的前外侧壁相邻，但在 SVC-RA 交界处转向后外侧，在 SVC 隔离过程中最容易受到损伤。再往下，它通过接近 LA 的交界处，到达右上静脉。监测右膈神经功能的技术（如前所述）应在 SVC 隔离期间使用。由于暂时性神经损伤发生在永久性损伤的早期和之前，因此早期发现神经损伤对于预防永久性膈神经损伤至关重要[238]。

冠状窦电隔离

原理

　　CS 的静脉壁被一个连续的心房心肌袖包绕，从 CS OS 向远端延伸 25 ～ 51 mm。该心肌袖近端与 RA 心肌是连续的，但通常是由脂肪组织与 LA 隔开。这种分离可以通过肌束连接起来，在 CS 肌肉和 LA 之间产生电连接。CS 管壁的心肌似乎是电生理活跃的，能够自发去极化和介导慢传导，这可能有助于房颤的发生或持续[239]。

消融技术

　　连接 CS 心肌和 LA 的肌束是射频消融的靶目标，

用于 CS 与 LA 的电隔离。CS 的电隔离是沿着心内膜方面开始的，并根据需要从 CS 内部完成。消融导管打成袢沿下 LA 峡部的心内膜拖曳，使其与 CS 导管平行放置。在左心房形成 360° 袢后，导管首先沿右肺静脉前部的间隔区域逐渐回撤，并在左心房下部沿后二尖瓣环从邻近 CS 开口的位置开始消融至外侧 LA（在 LAO 投影的 4 点钟位置）。终点是消除二尖瓣峡部的局部心内膜电图，以消除或延长 CS 内尖锐电位的周长。CS 内的消融开始于远端（在 LAO 投影的 4 点钟位置），并消融单个记录到尖锐电位的部位或沿着 CS 持续拖曳一直到窦口。房颤期间，CS 内的消融靶点为所有表现持续或间歇性快速活动的部位，或连续或离散地显示周长短于 LAA 测量的周长电图。最后，继续围绕 CS 在 RA 的开口部位做更多的消融。CS 电隔离是通过在其前 3 cm 内的尖锐电位的分离或消除而获得证实。

左心耳电隔离

原理

左心耳在房颤和房性心律失常的发生和维持中的作用越来越受到人们的重视。在一些研究中，大约四分之一的再次进行 AF 导管消融的患者可诱发位于 LAA 的局灶性电活动。高达三分之一的长程持续性房颤患者中房颤的驱动因素似乎起源于 LAA。LAA 切除常被认为是外科手术消融房颤成功率高的一个因素。这些发现促使一些研究者提倡在这组患者中经验性地隔离 LAA。然而，LAA 的电隔离仍然是有争议的，因为许多研究人员发现 LAA 来源 AF/AT 的发生率要低得多，在更多的证据出现之前，只需要在特定情况下考虑 LAA 隔离。

消融技术

实现 LAA 电隔离的最佳策略仍有待确定。节段性或环状隔离包括消融 LAA 的口部（类似于 PV 口隔离）。与此形成对照的是，LAA 的广域隔离包括 LA 顶部和侧壁二尖瓣峡部的线性消融，以及一条从前壁二尖瓣环延伸到左上静脉的消融线。后一种方法有可能干预更多的致心律失常的基质，尽管它与 LAA 血栓形成的风险显著增加有关[240]。

消融过程的终点是 LAA 的双向电隔离，其定义为：①传入阻滞：在 LAA 内放置一个环状导管，显示所有 LAA 电位消失，而不论潜在的心律如何；②传出阻滞：在 LAA 异位或从 LAA 内起搏时，显示与 LA 分离的 LAA 电活动。

最近的研究表明，LAA 的电隔离可以改善长程持续性房颤患者的长期预后，与 PV 隔离相结合。然而，实现持久的左心耳隔离似乎具有挑战性和技术上的要求。重要的是，尽管进行了口服抗凝治疗，但 LAA 隔离（特别是大面积隔离）似乎与 LA 血栓形成和卒中的发生率增加有关，这很可能是由于消融导致的 LAA 缺乏适当的机械功能所致。因此，建议对这些患者使用终身抗凝或经皮 LAA 封堵器（如 Watchman 装置）[241-242]。

此外，两种基于心外膜的 LAA 隔绝装置已被证明可产生 LAA 的电隔离：Lariat（SentreHeart）和 Atriclip（Atricure，Minneapolis，MN，United States）。这些装置导致左心耳的进行性萎缩和纤维化，也为血栓栓塞提供了有效的机械屏障。在持续性房颤患者中，这样的手术是否是一种有效的辅助 PV 隔离的方法，目前正在研究中。此外，由于 LAA 被隔离，导致其机械活动丧失，患者丧失了在很大程度上由 LAA 介导的窦性心律下左心房输送功能的益处。在这种情况下，可以合理地将触发灶检测 / 消除和对基质（触发灶在其上起作用）的改良结合起来。

疗效

多项研究表明，非 PV 异位搏动对 PV 隔离后 AF 的复发起重要作用，发现并消除非 PV 病灶可改善 AF 消融效果。尽管如此，通常很难在一个过程中标测所有非 PV 触发灶。然而，目前尚不清楚是否应尝试在 PV 隔离前后观察自发或诱发的异位搏动，在首次消融和重复消融过程中评估非 PV 来源的异位搏动。此外，考虑到诱发这些触发灶通常是有挑战性的和费时的，因此不能确定是否需要预防性隔离非 PV 触发灶的常见解剖来源（例如 SVC、LA 后壁、左心耳、Marshall 韧带），即使没有证明这些触发灶的存在[226, 243]。

值得注意的是，仅存在房颤的非 PV 触发因素似乎就能预测导管消融后房颤复发的更高风险。这可能与首次消融过程中标测和消除所有触发因素的困难有关，特别是在电生理检查过程中存在多个局灶和诱导能力较差的情况下[226]。

电压指导下基质改良

原理

心房纤维化在房颤的发生和维持中起重要作用。心肌纤维化与细胞间耦合性降低、传导速度慢、传导不均匀、心房不应期离散、非均匀各向异性传导等因素有关，可促进折返发生并使房颤永久化。延迟增强

CMR 可以检测 LA 瘢痕的区域定位和程度，并与电解剖电压图上降低的电图振幅相关。心房瘢痕负荷预测导管消融后 AF 复发[200, 244]。

最近的研究提出了一种新的、患者个体化的针对纤维化区域的基质改良策略。心房瘢痕（电压）标测可以识别更晚期的患者，并有助于指导更广泛的消融，而不仅仅是 PV 隔离。这与其他基于基质的消融策略（如线性消融和后壁隔离）不同，后者经验性地应用于所有患者的消融病变。

消融靶点

电压指导下基质改良的靶点是心内膜电解剖电压标测（心房电图振幅小于 0.5 mV）所识别的潜在致心律失常的 LA 低电区，消融目的是完全隔离这些区域或瘢痕均质化[200, 244-245]。

消融技术

首先进行环 PV 隔离。然后在 NSR 下进行心内膜电解剖电压标测。对于 PV 隔离后持续性 AF 的患者，在电压标测之前进行电复律以恢复 NSR。对于难治性房颤患者，可以在房颤期间进行电压标测。通常采用多电极导管（如 PentaRay、Lasso 或迷你网篮导管）以获取高密度电压图[30, 244, 246-247]。

通过存在三个相邻的点来识别低压区域，这三个点的峰值–峰值电压幅值小于 0.5 mV。一旦确定，较小的低压区域被消融，以实现电静止（双极电图小于 0.1 mV）和纤维化区均一化（图 15.57）。对于较大的低电压区域，沿着其边界进行线性消融（纤维化区的 box 隔离，box isolation of fibrotic areas，BIFA），以实现纤维化区的完全电隔离，这一方法与用于环 PV 隔离的方法类似（图 15.58）[30, 244, 246-247]。

此外，为了防止狭窄的、潜在的致心律失常残留峡部的形成，采用线性消融将 BIFA 消融线或瘢痕区域与最近的消融线连接起来，或将 BIFA 消融线与最接近的消融线连接，或与二尖瓣环连接。当消融线被创建时，应该验证跨越该线的双向阻滞[30, 244, 246-247]。

消融终点

Box 隔离（BIFA）的终点是低电压区域的完全电隔离，这一点由传入和传出阻滞所证实。瘢痕均质

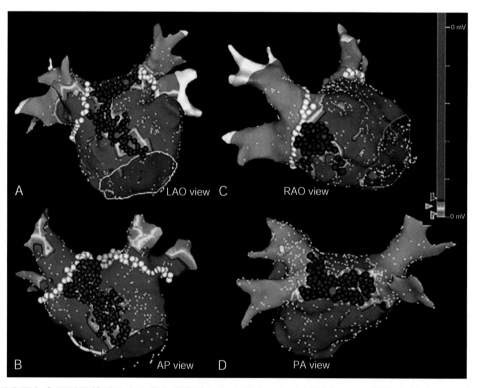

图 15.57（见书后彩图）电压引导基质改良治疗心房颤动。左心房（LA）电压图在 4 个不同的患者（**A ～ D**）显示不同程度的 LA 纤维化和定位。**A**. 在 LA 前壁和顶部进行区域低电压区域消融，形成前壁和顶部线。**B**. 前壁的低电压区域消融；增加了一条顶部线，以防止继发性房性心动过速。金色点显示了顶部线的消融损伤。**C** 和 **D**. 分别在间隔和后壁的低电压区域消融。白色和蓝色标记显示肺静脉隔离中的消融损伤，棕色标记显示低电压区域的消融损伤。红色标签表示再诱发心房颤动的终止部位。AP，前–后；LAO，左前斜；PA，后–前；RAO，右前斜。（From Yamaguchi T，Tsuchiya T，Nakahara S，et al. Efficacy of left atrial voltagebased catheter ablation of persistent atrial fibrillation. J Cardiovasc Electrophysiol. 2016；27：1055-1063.）

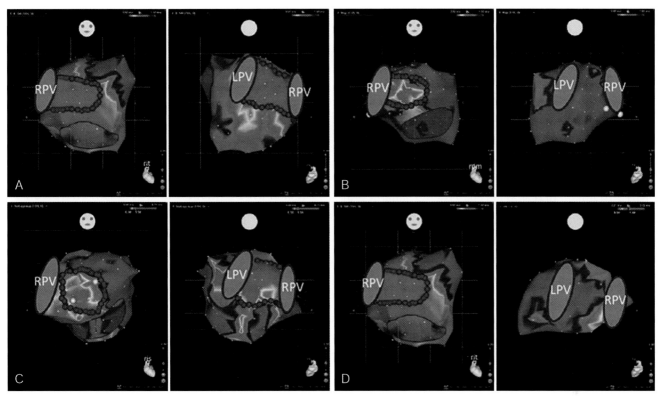

图 15.58 （见书后彩图）**心房颤动的电压引导消融**。左心房电压图在四个不同的患者（**A ～ D**）显示不同的严重程度和左心房纤维化的定位。所有病人纤维化区的盒状隔离与先前的 PV 隔离线连接。颜色编码：红色表示振幅显著降低电压小于 0.5 mV 和紫色表示大于 1.5 mV。LPV，左肺静脉；RPV，右肺静脉（From Kottkamp H, Berg J, Bender R, et al. Box isolation of fibrotic areas（BIFA）: a patienttailored substrate modification approach for ablation of atrial fibrillation. J Cardiovasc Electrophysiol. 2016；27：22-30.）

化的目的是消除低电压区内的所有电图，并实现电静止（双极电图小于 0.1 mV），可以进行电压重新标测以证实这一点。当在狭窄的峡部进行线性消融时，应寻求跨消融线的双向阻滞，这一点由沿该线的双电位和从该线的两侧心房起搏时的激动顺序图所证实[30, 244, 246-247]。

疗效

针对心房低电压区域的基质消融已成为提高 AF 消融疗效的一种潜在方法，尤其是对于持续性 AF。最近，几项小型研究表明，在持续性房颤患者和阵发性房颤接受再次消融的患者中，区域电压引导 LA 基质改良结合 PV 隔离具有潜在的益处。在最近的一项荟萃分析中，发现在接受非阵发性房颤导管消融的患者中，这种方法明显比单纯 PV 隔离或 PV 隔离加传统的经验性线性消融更有效。值得注意的是，与经验的 LA 线性消融策略相比，电压引导的基质改良似乎具有更低的促心律失常可能性（如消融后 AT 率较低所表明的）[244]。

然而，定义瘢痕的最佳方法（CMR 与电压标测）和改良瘢痕区域的技术（box 隔离与瘢痕均匀化）尚待确定。此外，电压引导的消融策略与电压标测过程中遇到的局限性相同。确定异常 LA 基质的最佳电压临界值仍不确定。此外，测量的电压还取决于节律（NSR 与 AF）、电极与组织的接触，以及其他变量。此外，远场电位可能会使电压图变得模糊不清[248]。

房颤导管消融的疗效

理论上消融房颤和恢复窦性心律有几个好处：生活质量提高、卒中风险降低、心力衰竭风险降低和生存率提高。累积证据表明导管消融术在改善阵发性和持续性房颤患者的无房颤生存率、房颤负担和生活质量方面优于抗心律失常药物治疗。然而，没有足够的证据来确定房颤导管消融是否能降低全因死亡率或卒中。因此，目前房颤消融手术的主要理由是存在症状性的房颤[1]。

消融成功率

随着操作者的经验积累、技术的一致性强，以及更先进的标测和消融技术的出现，房颤消融已被证明是治疗症状性房颤非常有效的治疗方法。据报道，目前的导管射频消融术对选定的药物无效房颤可以达到 60% ～ 90% 的改善率，其他几个不同的研究小组也报道了类似的成功率。虽然消融成功率并不完美，但要比抗心律失常药物的疗效高 2 ～ 3 倍。此外，通过消融成功控制 AF 似乎是持久的，因为一些小组报告的随访时间很长；观察到大多数复发往往发生在随访期间的早期，而在消融后晚期很少发生[249]。

必须指出的是，不同中心导管消融采用类似技术而在成功率方面存在显著差异。这些差异可能是由几个因素引起的，包括研究设计的差异、不同的患者群体特征（年龄、心脏病、LA 大小）、不同类型的房颤（阵发性房颤、持续性房颤与长程持续性房颤）、随访时间和策略的差异以及成功定义的差异（完全免于房性心律失常 vs. 房颤 vs. 症状性心律失常，用或不用抗心律失常药）。还有，房颤消融的效果在很大程度上受术者的经验和消融例数的影响。

此外，如果要有意义地评估导管消融术对患者生活质量的影响程度，则需要考虑根据临床标准对房颤进行分类。对于消融前以高度症状性持续性房颤为主的患者，到消融后无症状或症状性短暂房颤发作（持续数分钟）的患者，该手术可被认为是临床上成功的。相比之下，仅限于患者在任何时候是否有房颤复发或无房颤复发的二元结果分析就会将消融归类为失败的手术，而对患者的任何临床益处都不会被认识到。

作为控制房颤的主要策略，正在进行的临床试验 [catheter ablation versus antiarrhythmic drug therapy for atrial fibrillation，CABANA（导管消融与抗心律失常药物治疗心房颤动）和 early therapy of atrial fibrillation for stroke prevention trial，EAST（心房颤动早期治疗中风预防试验）] 应提供有关导管消融与抗心律失常药物相比在降低总死亡率和其他次级结果有效性的新信息，以及早期应用心律控制 [消融，抗心律失常药物治疗（或两者兼而有之）] 在降低卒中、心血管死亡或心力衰竭风险的价值。

一些临床变量可以预测房颤消融成功率较低，包括 LA 大小、持续性房颤与阵发性房颤、房颤持续时间较长、年龄较大、女性、消融前抗心律失常药物失败的次数、CHADS2 和 CHA2DS2-VASc 评分较高、高血压、未治疗的阻塞性睡眠呼吸暂停、冠心病和代谢综合征。此外，一些报道试图确定病理性心房重构程度的术前标记物和成功的预测因子（例如，量化心房纤维化和 CMR 上的瘢痕负担以及 LA 增大的严重程度），这可能有助于改进选择标准。虽然长期房颤的 LA 大小和持续时间等指标可以预测较低的手术成功率，但大多数指标并不能充分区分哪些患者应明确

避免消融。如何确定哪些患者的结构重构和瘢痕形成已经不可逆转，而现在进行干预为时已晚，这一问题仍然没有答案，尽管评估 LA 瘢痕程度的心脏 CMR 的初步数据是有希望的。尽管如此，现在大家都认识到，在持续性房颤过程中相对较早的干预措施有助于取得更好的结果[1]。

阵发性房颤消融

在阵发性房颤的情况下，射频消融房颤（一般为环肺静脉前庭 PV 隔离，很少或无辅助消融）优于抗心律失常药物治疗，成功率（12 个月时无心律失常）为 59% ～ 89%（而抗心律失常药物治疗的成功率为 5% ～ 23%）。在许多这些研究中，10% ～ 25% 的患者需要二次消融治疗。环肺静脉前庭 PV 隔离比节段性 PV 口隔离更有效。辅助基质消融技术（线性消融、CFAE 消融、电压引导基质改良和去迷走神经化）在阵发性房颤患者中的作用是有争议的，但这些方法似乎与环肺静脉隔离相比几乎没有价值（如果有的话）[1]。

非阵发性房颤消融

对于持续性房颤患者，环肺静脉前庭消融一次手术成功率为 32% ～ 67%，多次手术成功率为 59% ～ 88%。对最近发表的利用最新技术的研究进行的荟萃分析中，在合并持续性房颤和轻微结构性心脏病患者消融后的 12 个月，仅 PV 隔离就能使 67% 患者无房颤复发[1, 249]。

单纯解剖的 PV 消融技术已被发现不如严格确认完全 PV 电隔离的技术（单次手术成功率为 27%，而随访 2 年的成功率为 57%）。CFAE 消融作为一种独立的治疗策略，不足以成功治疗房颤（合并成功率仅为 26%）。同样，转子消融效果的证据也是观察性的，并没有得到广泛的重复。节段性肺静脉口隔离不足以控制心律失常，一次手术的无药物成功率约为 22%，多次手术的成功率低于 55%。

重要的是，不管消融策略如何，近一半的非阵发性房颤患者似乎需要多次手术。尽管如此，与抗心律失常药物治疗相比，消融后窦性心律的维持率要高得多。

对生活质量的影响

房颤患者的生活质量严重受损，与冠心病和充血性心力衰竭患者相当；因此，改善症状是治疗房颤患者的主要目标。一些研究表明，与药物治疗相比，导管消融术在症状和生活质量评分方面有更大的改善。这些生活质量改善是在症状性房颤患者中消融作为一线治疗或二线治疗时发现的。

重要的是要注意，虽然生活质量评分的改善往往与减少心律失常负荷有关，但 AF 消融后生活质量的改善并不完全取决于消融程序的有效性。事实上，高达 65% 记录有房颤复发的患者在房颤发作期间表现出症状的改善，并报告生活质量的体力部分有了显著的改善。消融后症状性发作的减少可能来自安慰剂效应或去自主神经化。值得注意的是，消融后观察到的生活质量的改善似乎随着时间的推移而减弱[250]。

对心脏结构和功能的影响

与房颤相比，窦性心律的恢复有望改善心房的机械功能，但房颤导管消融对左心房传导功能的影响仍在研究中。几项研究表明房颤消融后 LA 电压升高，LA 容积减小。NSR 恢复后的心房电重构可在 1 周内发生逆转，而消融成功后的长期随访影像学研究证实了心房结构重构的逆转。

另一方面，广泛的心房组织消融可以用瘢痕代替心肌，延长心房内传导，这可能导致 LA 的非同步性收缩和心房收缩功能的减弱。LA 收缩功能下降与射频消融瘢痕体积密切相关。此外，广泛的间隔消融可能会损害 Bachmann 束，延迟 LA 的激动，减弱 LA 对左心室充盈的贡献，特别是当 LA 的最晚活动发生在 QRS 之后时，这是因为在 LA 收缩完成之前，二尖瓣关闭了。瘢痕组织所占面积越小，对心房收缩功能的益处可能越大。

此外，有 1.4% 的房颤消融患者出现肺动脉高压伴左心房舒张功能不全和心房收缩功能不全（所谓的"左房僵硬综合征"）。广泛的心房瘢痕、小 LA（小于或等于 45 mm）、糖尿病、阻塞性睡眠呼吸暂停和高 LA 压的患者更容易发生这种综合征。有症状的患者表现为呼吸困难和充血性心力衰竭。因此，有必要进一步完善技术，以确定维持 AF 或随后 AT 的关键部位，以最大限度地减少 LA 损伤的程度，并最大限度地增加导管消融对机械收缩的益处。

在心力衰竭和左心室收缩功能不全的患者中，与药物心率控制策略相比，AF 消融可显著改善患者的左心室功能、左心室大小、症状、运动能力和生活质量。在一份报告中，导管消融促进了左心室功能的早期改善，与心率控制组相比，这种改善在 1 个月时明显，并持续 1 年。值得注意的是，AF 消融可恢复 NSR，即使在左心室收缩保留功能的患者中也能改善左心室功能。因此，在接受心率控制策略之前，心衰和药物难治性房颤患者应考虑导管消融，无论心肌病是否与房颤时的快速室率有关。事实上，数据还表明，仅有充分的心率控制不足以预防一部分房颤

患者的房颤介导的心肌病[139]。

对卒中风险的影响

一些观察性研究已经调查了消融后卒中的长期风险，并提出成功的 AF 消融可以通过维持 NSR 来降低卒中的风险。然而，这些研究主要包括卒中低至中等风险的患者，并且纳入了相对较短的随访间隔，以及口服抗凝药物情况不同。房颤消融对降低卒中风险的潜在益处尚未得到大规模前瞻性随机试验的确认，因此仍未得到证实。

房性快速性心律失常的复发

房性快速心律失常（AF、AFL 或 AT）的复发是常见的，超过 50% 的患者导管消融后可观察到，无论消融技术如何。持续性房颤患者复发率（47%）高于阵发性房颤（33%），65 岁以上患者（48%）高于 65 岁以下患者（28%），结构性心脏病患者（47%～74%）高于非结构性心脏病患者（29%～50%）。较不一致的房颤复发预测因素包括合并症的存在，如高血压、睡眠呼吸暂停和糖尿病。

房颤的发生率随着随访时间的延长和心脏监测强度的增加而增加。考虑到心律失常的间歇性和症状的不一致性，单纯依靠患者报告症状复发导致了对心律失常复发率的低估。为了获得房颤消融成功的可靠信息，重复的动态监测和自动检测心律失常是必要的。

消融后房性心律失常的复发通常根据首次消融后发生的时间进行分类：①早期复发（3 个月内）；②晚期复发（3 个月至 1 年）；③极晚复发（1 年以上）。大多数心律失常复发发生在前 12 个月，大多数患者在消融后 1 年仍无房颤，在长期随访中可能仍保持 NSR。在发生复发性房颤的患者中，大约 76% 在消融后的前 6 个月内发生房颤，86% 的患者在 12 个月内发生房颤，92% 的患者在 24 个月内发生房颤。虽然房颤复发的风险持续存在，但消融后 12～24 个月以后很少有新的房颤复发。

早期复发

有高达 50% 的患者报告早期房性心律失常复发，通常在消融后的前几周内达到高峰，然后在消融后的 3 个月内逐渐下降到较低的水平。

消融后早期房颤的机制尚不清楚，但似乎与消融前心律失常的机制不同。涉及几种机制，包括 RF 热损伤或心包炎引起的局部炎症、全身炎症、肾上腺素能增强、药物、液体和电解质失衡的变化，以及可能由于消融损伤生长或成熟而导致 RF 消融的延迟治疗

效果[1]。

此外，未能识别和改良 AF 触发因素（例如，PVs 不完全隔离）。先前隔离的 PV 的传导恢复或未经治疗的非 PV 病灶可表现为 AF 的早期复发。事实上，房颤消融术后早期房性心律失常的复发与长期心律失常的复发密切相关。有早期心律失常复发的患者晚期复发率明显高于无心律失常复发的患者（54% *vs.* 7%）。

然而，重要的是要认识到房性心律失常的早期复发并不一定意味着长期的手术失败。在许多患者中，随着导致早期复发的短期因素消失，早期房性心律失常完全可以消失；在长期随访期间，有多达一半的患者在经历这种早期复发时仍然没有房性心律失常。因此，目前的指南建议在首次消融后 3 个月为"空白期"，在此期间不建议针对心律失常复发再次消融[1, 148, 251]。

虽然早期心律失常复发是长期心律失常复发的独立预测因素，但这种关联的强弱取决于空白期内心律失常事件的发生时间，而晚发心律失常（消融后第二个月和第三个月）更具预测性。在一份房性心律失常早期复发的报告中，第一次房性心律失常发作在第一个月时的心律失常复发率为 44%，第二个月为 69%，第三个月为 98%。因此，一些研究人员建议将消融期限制在前 1 ～ 2 个月，并将再次手术推迟到这一时间之后[252]。仅在消融后前 2 周内复发的房性心律失常患者与没有发生任何心律失常事件的患者一样有可能获得长期消融成功。研究表明，消融后的一过性促心律失常因子（包括炎症和自主神经功能障碍）通常会在一个月内消失。炎症变化消失后发生的心律失常可能反映了原有 AF 基质的重建[251]。

晚期复发

晚期复发房性心律失常的发生率为 25% ～ 40%。在消融后早期，PV 隔离后复发的 AF 主要是由先前隔离的 PV 引起的 PV 触发，而不是由非 PV 病灶引起的。PV-LA 传导在一个或多个 PV 中的恢复几乎是普遍的（超过 80%）。

极晚期复发

极晚期房颤复发，在消融后无房颤复发的第一年后出现，发生率在 4% ～ 10%。在大多数情况下，这些复发仍然是由重新恢复传导的 PV 局灶触发的；但是，非 PV 触发器也可以发挥重要作用。在一段明显的房颤消失期间，潜在性和渐进性心律失常基质的形成也是一个可能的原因。

复发房颤的处理

如前所述，对接受房颤导管消融的患者进行抗心律失常药物治疗可以减少房性心律失常的早期复发。然而，房颤复发的长期风险似乎不受早期、预防性、短期使用抗心律失常药物的影响。尽管如此，由于 AF 的早期复发很常见，不一定能预测长期复发，一些术者选择在消融后的前 1 ～ 3 个月内用抑制性抗心律失常药物治疗所有患者，这一策略可能有助于降低与症状性心律失常发作相关的发病率和心脏复律或住院的需要。在使用抗心律失常药物治疗出院的患者中，如果在 1 ～ 3 个月后没有观察到房颤复发，这种治疗就会停止[1]。

对于早期房颤复发（发生在空白期内），可以考虑药物节律控制策略。在没有抗心律失常药物治疗的出院患者发生阵发性房颤时，除非患者对症状改善的程度感到满意，否则通常会开始抗心律失常药物治疗。对于持续性房颤，无论消融后心律失常何时首次复发，早期复律均可提高 NSR 长期维持的可能性。如上所述，建议在空白期内（特别是消融后的前 1 ～ 2 个月内）避免二次消融，直到确保心律失常与消融后的短暂促心律失常环境无关。尽管如此，对于高度症状性房性心律失常，可考虑再次消融治疗，这些房性心律失常被证明是药物难治性的。

空白期后复发房颤的管理决策应考虑心律失常负荷及对患者生活质量的影响。对于持续性或症状性阵发性房颤，建议采用节律控制策略。如果房颤在停用抗心律失常药物后复发，通常的做法是重新开始抗心律失常药物。房颤首次消融可以部分有效，允许以前对抗心律失常药物治疗无效的房颤患者对药物产生反应。

对于晚期房颤复发，尤其是当抗心律失常药物治疗无效、不耐受或不可取时，也可以考虑重做消融。然而，重要的是要认识到，首次消融术后房颤复发不应自动提示再行消融。因为生活质量的改善和症状的减轻是消融的主要目的，因此单纯的房颤在首次消融后复发并不是推荐再次消融的唯一依据。在推荐再次消融前，应重新评估患者在初次手术后的改善程度、房颤复发时的症状严重程度、房颤的负荷以及对抗心律失常药物的潜在反应。一些患者经历了大量的消融姑息效应，而房颤复发导致轻微症状或无症状，而另一些患者用先前无效的抗心律失常药物获得了满意的控制。许多这些患者可能更愿意继续药物治疗，而不是接受重复的消融手术。然而，在其他患者中，最好是消除所有心律失常，并可能取消抗心律失常药物治疗；因此，在初次手术后房颤复发的情况下，可考虑重复消融。一般来说，AF 或 AT 在首次 AF 消融后复发会导致 15% ～ 50% 的患者重复消融[1]。

当对复发性房颤进行重复消融手术时，最初的方法是评估每个 PV 是否重新连接。在大多数患者中，一个或多个 PV 可观察到 PV-LA 传导的恢复，建议进行 PV 再隔离，这通常是足够的。这可以通过选择性消融环 PV 恢复传导的节段来实现（图 15.59）。或者可以围绕重新电连接 PV/ 所有肺静脉的前庭进行，无论基线状态是重新电连接还是隔离（特别是当首次 AF 消融策略不是环肺静脉前庭隔离时）[253]。

在少数维持 PV 隔离但仍有 AF 复发的患者中，提出了几种消融策略，包括：①消融诱发的非 PV 触发灶；②电隔离非 PV 触发的共同来源（如 SVC、CS、LA 后壁、Marshall 韧带、左心耳）；③自主神经节消融；④经验性线性消融（LA 顶线、二尖瓣峡线、CTI 线、后壁 box 消融）；或⑤以 FIRM 标测、CFAE 标测或电压标测为指导的基质改良。然而，没有确切的证据表明这些技术中的任何一种比其他技术更好或有优越性。维持 PV 隔离而仍然有房颤的患者可能代表着心律失常更复杂的潜在机制的人群，无论采用何种消融策略，这些患者重复消融的成功是有限的[1, 253-254]。

心房颤动消融后的房速和房扑

房速或房扑是以基于导管房颤治疗的一种已知并发症，约占消融后所有房性快速性心律失常的一半。最初的报道与外科二尖瓣手术或迷宫手术后的 LA 瘢痕相关，有几篇报道显示，LA 线性消融和环肺静脉和节段性肺静脉隔离后的局灶性和大折返性房速的发生率在 2%～50%。节段性 PV 隔离后的发生率似乎低于环肺静脉隔离后的发生率，而环左心房消融或线性 LA 消融后的发生率则要高得多（超过 30%）。CFAE 消融而无线性消融或 PV 隔离与术后中度风险

（8.3%）的房速相关。采用分步消融的方法，在 LA 和 RA 中联合消融产生广泛损失以终止持续性 AF，超过 50% 的患者可观察到房速。虽然在房颤消融后观察到的规律性心动过速的鉴别诊断中应考虑到典型房扑（即使存在不典型的心电图模式），但大多数这些心律失常起源于左心房，可以是局灶性的，也可以是大折返性的[1]。

房颤消融后，LA 心动过速往往发生在不同的时间间隔。房速（大折返型或局灶型）可在消融过程中或手术后 1 年内发生，但最常见的时间是在消融后 1～2 个月。这一时间进程表明消融线的愈合可能有助于心房折返基质的形成。消融后早期房速的发生是常见的，也是潜在的，但不一定能预测 AT 和 AF 的后期复发。然而，这些心动过速可能需要处理，因为它们经常是无休止的且导致快速的心室率，与消融前的房颤相比，它们更可能需要电复律。

房颤消融后的大多数规律的房速被证明是折返性的，并且绝大多数与先前消融线的间隙有关。有时，以前隔离的 PV 内局限性的 PV 心动过速可以通过环 PV 消融线上的一个传导间隙重新进入 LA，从而导致复发性房性心律失常[254]。

基于导管的三种主要的 AF 消融技术似乎与不同的手术后 AT 发生率和类型有关。节段性肺静脉口电隔离导致房速的发生率较低（小于 5%）。当它们确实发生时，这些心律失常往往是局灶性的房速，通常起源于重新电连接 PV 口的节段。PV 的再次隔离和非 PV 病灶的消融通常足以治疗这种心律失常。据报道在节段性 PV 隔离后，LA 大折返型房速已有报道，但这种情况似乎并不常见。大多数折返性回路使用消融带作为中央障碍，导致围绕二尖瓣环或围绕 PV 折

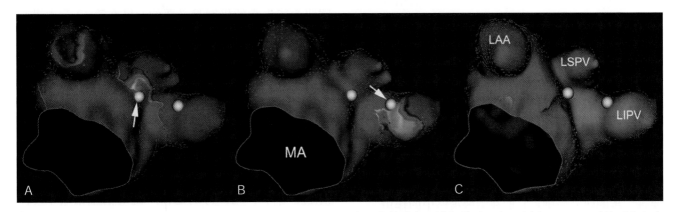

图 15.59 （见书后彩图）以前隔离的肺静脉（PV）的重新连接。 在冠状静脉窦远端起搏过程中，应用 Rhythmia 系统对左心房和肺静脉（PV）进行电解剖激动图检查（左前斜位）。红色表示已激动的位置；紫色表示激动较晚的位置；中间的色谱表示传播激动波前的位置。**A**，向左上肺静脉（LSPV）的传导通过位于环状消融线下内侧的传导间隙（黄点、箭头）进行。**B**，左下静脉（LIPV）的传导也存在，但比 LSPV 的传导延迟得多。通过左侧 PV（黄色圆点、箭头）之间的间隙，重新传入 LIPV。**C**，选择性消除消融线的传导间隙后，激动图显示电沉默的左侧 PV（灰色）和完全电隔离。LAA，左心耳；MA，二尖瓣环

返，后者在心房较大的患者中更为常见。

环 PV 前庭隔离也容易并发左心房快速性心律失常，包括局灶型和大折返型心律失常，PV-LA 传导恢复常是这些心律失常的关键因素。前庭消融的恢复区域可潜在地产生传导延缓和微折返、大折返的基质。当此区域是折返回路的关键分支时，肺静脉前庭消融再隔离可终止心动过速。在某些情况下，恢复的 PV 传导也可能允许 PV 触发灶诱发不涉及肺静脉前庭的心动过速。这些患者还受益于 PV 再隔离和 PV 触发灶的消除。涉及 PV 的大折返型房速通常涉及隔离线上的两个传导间隙；虽然消融一个传导间隙可以消除房速，但最好是消除第二个间隙，从而重新隔离 PV。与射频消融 PV 隔离相比，使用冷冻球囊进行 PV 隔离后，这些房速不太常见。

大面积环 LA 消融是 LA 大折返型 AT 的常见并发症。这些 AT 大多与先前消融路线的间隙有关，这一发现意味着大多数消融后 AT 是可以避免的，或者通过限制线性消融的数量和（或）通过确认跨线性病变的完全传导阻滞来避免。多个不同的心动过速发生在个别患者并非罕见。环左心房消融所需的长线性消融也创造了新的固定屏障，邻近的阻滞区域和缓慢的传导，以及最终的传导不连续是大折返的理想基质。通过二尖瓣峡部的大折返是最常见的，约占大折返 AT 40%，而穿越 LA 顶部大折返约占 20%。较少见的大折返部位包括左或右肺静脉、LA 间隔、CTI 和 LAA 基底部。环 LA 消融后也有局灶房速的报道，但大折返型房速的发生率要高得多。经常会遇到多个大折返回路和多环大折返回路。此外，局部的折返回路并不少见，它们通常发生在孤立的 PV 或线状消融损伤的附近。

对原有的环 LA 消融技术的改进包括增加了连接上肺静脉（顶线）和连接左下壁消融线和二尖瓣环（二尖瓣峡部线）的线性消融技术。虽然一些研究显示术后 LA 心动过速的发生率降低，但另一些研究实际上提出了这样的问题：如果不完全，增加线性消融可能会提高而不是降低大折返型房速的发生率。值得注意的是，即使达到了跨越线性病变的完全传导阻滞，消融线也有可能通过提供与 LA 相邻的解剖结构的传导障碍和受保护的峡部来促进再入。因此，这些额外的消融线实际上有助于而不是防止大折返，还需要进一步的研究来确定它们在消融策略中的作用。

重要的是，较大比例（38%）的房颤患者在环左心房消融后即可诱发左心房大折返，然而，这种诱导性似乎不能预测随后发生 LA 心动过速临床发作。此外，消融后这些心律失常缺乏诱导性，并不能很好地预测长期的临床成功。因此，房颤导管消融过程中诱发的 LA 大折返的标测和消融似乎是不必要的。

房颤消融术后房速的处理

目前对于房颤消融治疗后的房速尚无明确的标准治疗策略，治疗应根据潜在的心律失常机制进行调整。重要的是要认识到，这些心律失常中有许多是自限性的，并且在随访的前 3 ～ 6 个月内，多达一半的患者会自发地消失。因此，应致力于用电复律和抗心律失常药物抑制这些心律失常，或用房室结阻滞剂控制心室反应；LA 大折返型 AT 的消融应推迟到诊断后 3 ～ 4 个月，除非症状无法控制。Ⅲ 类抗心律失常药物（多非利特、索他洛尔或胺碘酮）与房室结阻滞剂一起，通常更适合于房颤消融后规律性房速的治疗。IC 类抗心律失常药物促进慢传导，这可能会促进大折返性心动过速[1]。

在开始房速消融之前，了解最初的消融设置是至关重要的。对于经过 PV 隔离术的局灶性房速，大多数病灶位于 PV 或 PV 的前庭部。在大多数情况下，重新隔离所有重新电连接的 PV 似乎就足够了。环 PV 隔离后，环绕右肺静脉和左上 PV 前部的消融线的间隔部分特别容易恢复传导，从而易导致 LA 心动过速的发生。应特别注意这些部位，以确保持续的透壁损伤。如果将 PV 已排除作为局限性 AT 的起源部位，则应着重于其他最有可能起源的部位，包括 LA 后壁、二尖瓣环、CS、SVC 和终末嵴。尽管如此，如果有 PV 传导的证据，即使局灶 AT 不在 PV 中出现，PV 隔离仍是适当的，以最大限度降低 AF 复发的可能性。

环 LA 消融或环 PV 前庭隔离后 LA 大折返的标测和消融常常具有挑战性。高密度点的详细标测对于阐明心律失常的机制是必要的，已在第 13 章中进行详细的讨论。当大折返回路能被标测时，消融损伤应被设计以阻断折返回路的路径。二尖瓣峡部、LA 顶和间隔占 LA 大折返型房速消融靶点的 75%。据报道，在经验丰富的实验室中，大约 85% 的 LA 大折返型房速的导管消融成功；然而，发生在间隔壁的大折返型房速消融具有挑战性，且成功率较低。所有重新电连接的 PV 的电隔离也是合适的。

多个大折返回路和多环大折返回路在房颤导管消融后并不少见，特别是在广泛的消融策略下（图 15.60）。从一种心动过速过渡到另一种心动过速包含同一回路的不同环路或使用不同的回路，可以在标测过程中或在成功消融初始心动过速之后遇到。此外，局部折返并不少见，特别是在长程持续性房颤消融

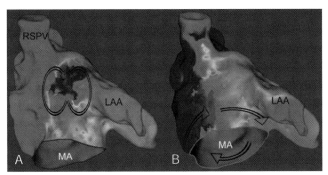

图 15.60　（见书后彩图）心房颤动（AF）后大折返性左心房（LA）心动过速的电解剖（CARTO）标测。在同一患者的两个不同的持续性心动过速期间进行激动标测，该患者先前接受广域环左心房消融（包括 LA 顶线和二尖瓣峡部线）。给出了 RA 右后外侧观。**A**. 激动图显示 LA 顶部上的 "8" 字折返，该折返环与先前 LA 顶部消融线中的传导间隙相关。**B**. 激动图显示顺时针方向的围绕二尖瓣环大折返。LAA，LA 附件；MA，二尖瓣环；RSPV，右上静脉

后。这些小的回路通常产生于已隔离的 PV 或线性消融损伤附近[254]。

房颤导管消融并发症

房颤的导管消融是最复杂的介入性电生理手术之一，这种手术的危险性高于其他大多数心律失常的消融。并发症包括局部血管并发症、心脏穿孔、全身栓塞、食管损伤、PV 狭窄、膈神经损伤、瓣膜损伤以及不完全消融病变引起的折返型心动过速[255]。

许多研究报告了房颤导管消融后主要并发症的发生率，范围为 3.9% ~ 6.3%，总死亡率为 0.1% ~ 0.2%。最常见的死亡原因是填塞（25%）、心房食管瘘（16%）和卒中（16%）。在操作者和医院的手术数量和不良的结果之间似乎有显著的关联[55]。

同样重要的是要认识到，如果发生严重的机械并发症，如破裂或心脏大穿孔或导管被卡住，外科干预可以挽救生命。因此，特别是在高危患者中，如果不能随时获得手术支持，不应对进行导管消融。

肺静脉狭窄

已报道房颤消融后肺静脉狭窄的发生率差异很大，这取决于消融技术、操作者的经验和检测 PV 狭窄的方法（图 32.7 和图 32.8）。从 1999 年到 2004 年，报道的发病率从 0 到 44%（中位数 5.4%），而后来的研究报道发病率从 0 到 19%（中位数 3.1%）。局灶性消融，其次是肺静脉口消融，对 PV 狭窄的危险性最高。环 LA 前庭消融（消融仅限于 PV 口外的心房组织），PV 狭窄的发生率似乎最低，而环肺静脉消融在同侧 PV 之间使用射频消融连线的风险相对较高。左

肺静脉狭窄较常见。消融过程中 PV 内消融，虽然不受赞同，但更有可能发生在左侧 PV，因为当患者呼吸时，消融导管很容易滑入左肺静脉。

这一并发症的发生率由于各种因素而下降，包括放弃肺静脉内的局灶消融，将消融限制在 PV 口外或 PV 前庭，使用先进的成像技术来确定 PV 前庭并指导导管放置，降低目标消融温度和能量输出，以及增加操作经验。尽管如此，严重的 PV 狭窄仍然是一个重要的并发症，影响到大约 1.0% 的患者（见第 32 章）。

最近的一项研究对 976 例接受环肺静脉前庭隔离的患者（2005—2016 年）进行了常规的 CMR 或 CT 消融前和消融后筛查，观察到轻度、中度和重度 PV 狭窄的患者分别占 31%、4% 和 1%。仅有 1 例（0.1%）有症状性 PV 狭窄需要介入治疗[256]。

尽管实验研究表明冷冻消融与人体 PV 狭窄的风险很小或不相关，但 PV 狭窄的报道越来越多地出现在临床研究中。在使用第二代冷冻球囊行 PV 隔离的患者中，31%、5% 和 1% 的肺静脉分别出现轻度、中度和重度 PV 狭窄。PV 平均缩小 18%。使用较小的 23 mm 球囊的基础 PV 开口和低温球囊消融期间较低的最低冻结温度（低于 −53.5℃）与 PV 狭窄的风险较高有关。当使用较小的冷冻球囊或基线肺静脉口比现有的最大冷冻球囊大时，冷冻消融可能位于肺静脉内的远端部分。同样，显著低的气球温度是冷冻球囊位于肺静脉远端位置的潜在指标。此外，冷冻球囊消融结合肺静脉口部局灶性射频消融，可以增加 PV 狭窄的风险[257-258]。

激光球囊 PV 隔离后，显著的 PV 狭窄（直径缩小 50% 以上）似乎非常罕见，但使用该技术的经验有限[184, 259]。

虽然 PV 血管造影、电解剖标测和阻抗监测已被用来避免 RF 能量施放到 PV ostia 或 PV 内，但这些技术仍不完善。例如，电解剖标测依赖于患者在整个手术过程中保持不变的位置。随着患者的活动，LA 和 PV 的三维电解剖重建可能不能准确地反映真实的同期解剖。同样，PV 血管造影通常在 PV 消融开始前立即进行。这不仅提供了真实 PV 解剖的粗略二维表现，而且患者在手术后期的移动也会导致真实 PV 解剖与 PV 血管造影所反映的错位。虽然阻抗监测为消融导管相对于 PV 的位置提供了在线反馈，但一项研究发现 PV Otial 和 LA 部位之间的阻抗没有显著差异。因此，有可能消融导管已进入肺静脉口而未发现[1]。

左心房食管瘘

射频或冷冻消融房颤后，与消融相关的食管损伤

是常见的。房颤消融后 48% 的患者发生了与热损伤相一致的食管黏膜改变，10%～20% 的患者可观察到食管镜或胶囊内镜证实的无症状食管溃疡。食管穿孔很少会发生，伴有或不伴有瘘管形成。瘘管可发展为连接食管腔与 LA 或心包（图 32.9）[260-262]。

导管射频消融后心房食管瘘的真实发生率尚不清楚，但估计射频消融后为 0.01%～0.25%，冷冻球囊 PV 隔离后为 0.009%～0.014%，但有可能漏报。尽管罕见，但心房食管瘘仍然是一种破坏性并发症，死亡率高（超过 60%），占死亡病例的 15.6%（房颤消融后死亡的第二大原因，仅次于心脏压塞）[1, 260]。

在射频消融过程中，局部组织加热的幅度和持续时间的增加可能会增加食管损伤的风险，这与导管头端大小、接触压力、导管的定位以及能量输出和持续时间有关。此外，广泛消融 LA 后壁的消融策略、AF 的类型、鼻胃管或食道温度探头的使用，以及全身麻醉与食管溃疡发生率的增加有关。然而，由于对食管损伤的确切病理生理机制缺乏明确的认识，阻碍了避免食管损伤的努力。

目前减轻食管损伤的方法包括：①评估消融前和消融中的食管位置（图 32.11）；②避免食管附近的消融；③食管机械移位；④监测消融过程中的食道温度；⑤减少靠近食管的消融能量和持续时间。然而，到目前为止，还没有任何单一的技术或消融策略能够明确消除或最大限度地减少食管损伤。因此，在房颤消融过程中联合应用这些预防技术似乎是谨慎的做法。第 32 章详细讨论了这些策略[263-264]。

心脏压塞

房颤消融过程中心包内出血伴心脏压塞的风险（平均 1.3%）高于其他电生理手术，可能继发于两次或两次以上的房间隔穿刺、广泛的心内导管操作和消融以及术中长时间的大剂量肝素化。心脏压塞是房颤消融过程中观察到的最显著的并发症，也是手术相关死亡的主要原因，占死亡人数的 25%[265]。

几个因素可以影响发展心脏压塞的风险。高射频功率输出会增加心脏穿孔的风险。在许多发生压塞的患者中，会听到与阻抗突然升高有关的一种可听得见的爆裂声。爆裂的发生是由于组织沸腾导致心内膜组织破裂、盐水灌注消融、高组织-导管界面流量、组织接触不良或不稳定、导管头端温度高等因素所致。值得注意的是，在左、右上肺静脉之间转换导管头端时，房顶容易发生穿孔损伤。机械穿孔也可能发生在左上 PV 或二尖瓣峡部消融过程中（由于导管在 LAA 内意外移动而导致的机械性穿孔）。虽然在射频消融

过程中，通过引导房间隔穿刺和观察 LA 中的微泡，ICE 的使用可以潜在地降低心脏穿孔的风险，但它并没有消除穿孔的风险。

大多数穿孔发生在 LA。经皮心包穿刺术能有效地恢复大多数病例的血流动力学功能，高达 16% 的病例需要手术缝合。消融术中持续使用华法林似乎不会增加心脏压塞的风险。然而，发生心脏穿孔而 INR 水平达标的患者可能需要从心包取出更多的血液以保持稳定，并需要更多的输血单位，但与 INR 水平正常的患者相比，需要接受紧急手术探查的患者并不多[266]。

在大多数患者中，心脏穿孔的发生与短期房颤复发有关，部分原因是消融过程在到达电终点之前被并发症打断。其他患者由于心包炎症，心律失常复发率可能更高，但在大多数患者中，这似乎是暂时性的。大多数消融完全的患者有良好的远期房颤消除率，但与无并发症患者相比，其消退率仍低于预期。

最近的数据表明，导管射频消融术中心脏穿孔的风险比球囊 PV 隔离更高（冷冻球囊和激光球囊）。这可能与射频消融所需的更广泛的导管操作有关，其安全性往往更多地取决于操作者和机构的经验[267]。

血栓栓塞

系统性血栓栓塞是 AF 消融的严重并发症，据报道发生率为 0.1%～2.8%。在最近的一项荟萃分析中，卒中的发生率约为 0.3%，短暂性脑缺血发作的发生率为 0.2%。既往卒中史或短暂性脑缺血发作是房颤消融脑血管意外并发症的最有力的个体危险因素；有脑血管意外史的患者围术期卒中风险增加 9 倍。此外，围术期卒中的发生率随着 CHA2DS2-VASc 评分的增加而逐步增加。

血栓栓塞事件通常发生在消融后 24 h 内，高危期延伸至消融后的前 2 周。脑血栓栓塞症最常见，但栓子也可累及冠状动脉、腹部或周围血管循环。

重要的是，最近使用扩散加权 MRI 对大脑进行的研究表明，AF 消融后 24～48 h 内，高达 50% 的患者在 MRI 上发现了急性、无症状的脑栓子。这些病变的发病机制仍然不确定，大多数新的病变在随访 MRI 时消退。一般来说，与 AF 消融相关的无症状性脑栓塞的风险在灌注射频消融和冷冻技术之间相似，但在射频多电极导管（phased RF multielectrode catheters，PVAC）消融一直较高。AF 消融后无症状性脑栓子的长期预后仍不清楚；迄今为止，消融后无症状性脑栓子与长期认知功能下降之间还没有建立明确的联系。因此，房颤消融后目前不推荐常规使用脑部 MRI[1]。

潜在的栓子来源包括 LA 导管和鞘管上的血栓形成、消融导管头端或消融部位的结痂、消融病变造成的心内膜破裂、空气栓塞、通过导管操作使先前存在的 LA 血栓移位、房颤转为窦性心律后在 LAA 形成血栓，或在被破坏的内皮细胞上形成血栓。一项研究将新的脑部 MRI 病变与经 LA 鞘管的导管交换次数相关联。

在消融手术之前、期间和之后，仔细注意抗凝是最大限度降低卒中风险的关键。大多数接受房颤消融的患者应考虑 TEE 以筛选 LA 血栓。积极的术中抗凝是至关重要的，包括早期使用肝素（最好是在房间隔穿刺之前），然后持续输注以保持 ACT 在 300 s 以上。此外，不间断的围术期口服抗凝策略（如前面所讨论的）可以消除消融手术后一段时间的不充分抗凝现象，并有可能降低血栓栓塞的风险。

此外，小心注意鞘管管理对于防止血栓形成和空气栓塞至关重要，只要将导管插入鞘内，就可进行可视化的抽吸和冲洗，并用肝素化盐水持续冲洗房间隔鞘管。开放灌注导管、射频消融导管或冷冻消融可潜在地减少消融导管头端的结痂和血栓的形成。此外，ICE 的使用可以检测出心内血栓及气泡的加速形成，这与射频应用对心内膜组织的破坏是一致的。

空气栓塞

空气栓塞的最常见原因是将空气引入房间隔鞘内。虽然可以通过输液管引入空气，但在拔除导管时，负压也会发生空气栓塞。仔细的鞘管管理包括持续输注肝素化盐水和空气过滤器。每次拔除导管时，都需要慢慢抽出导管，以尽量减少吸力的影响，同时应抽吸鞘内的液柱。然后应抽吸和冲洗鞘管，以确定鞘内既没有聚集空气，也没有血液聚集。建议在通过大鞘管插入和取出球囊导管时特别小心。

动脉空气栓子可以分布到几乎任何器官，但有破坏性的临床后遗症时，它们进入末端动脉（见第 32章）。这种情况可导致有缺氧性表现的心肌损伤和脑血管意外。AF 消融过程中空气栓塞的常见表现是急性下壁缺血或心脏阻滞，这反映了空气栓子优先向右冠状动脉下游迁移。大脑血管的空气栓塞可能与精神状态改变、癫痫发作和局灶性神经体征有关。中枢神经系统功能障碍的原因既有小动脉的机械性阻塞，也有空气损伤的内皮细胞的血栓性炎症反应。

二尖瓣装置中的导管夹持

在 AF 消融过程中，有几个关于环导管被卡在二尖瓣装置中的报道，导致瓣膜损伤，需要胸外科手术和瓣膜置换。通过防止消融过程中环形导管的前移，可以将这种并发症的风险降至最低。可以通过使用正交透视（确保环状导管位于 RAO 视图上 CS 的后面）和 ICE 相结合来监测导管位置，并密切注意导管上记录的电图的特征。

缠绕在瓣膜装置中的导管很难通过轴的顺时针和逆时针旋转来释放，特别是在发生了明显的拖曳之后。为了防止这种情况，在拔除导管之前，可以考虑将导管向左心室顶推进。推荐在导管上方推进鞘管，这样导管就可以撤回到鞘管内，整个组件撤回到 LA。

强行牵拉导管可能会损害瓣膜，并最终需要二尖瓣置换术。因此，当温和的操作和适度的牵引不成功时，应考虑开胸手术拔除导管。

膈神经损伤

使用射频、冷冻疗法、激光和超声能量消融房颤后，膈神经损伤已有报道。此外，膈神经损伤的发生与 AF 消融策略无关（PV 隔离与广域环 LA 消融相比）。大多数患者（80% 以上）膈功能完全或部分恢复，但可能需要几个月的时间。

射频电隔离右侧（大部分为上）PV（高达 0.48%）或隔离 SVC（2.1%）后，可观察到右侧膈神经损伤。冷冻球囊 PV 隔离右膈神经损伤的发生率明显较高，第一代球囊达 11% 以上。使用第二代球囊，9.0% 和 3.0% 的患者可观察到短暂性（仅在手术中）和持续性右膈神经损伤。左膈神经损伤偶然发生于左心耳近端顶部心内膜消融 AF 或 AT 和远端 CS 消融[175-176]。

研究表明，暂时性膈神经损伤发生在永久性损伤之前，时间较早且均匀。因此，在膈神经损伤的高危部位（右侧 PV 口下前部、上腔静脉后间隔部分和左心耳近端顶区）行消融时，监测膈神经功能对防止永久性损伤是必要的。这种方法需要在消融过程中对膈神经进行持续起搏（使用位于消融靶点上方的 SVC 中的导管），同时监测同侧膈的收缩力（通过触诊、透视、ICE 或膈电描记术）（图 32.6）。在消融过程中，早期识别阻碍膈神经损伤的因素可以在永久性损伤发生之前立即中断能量传递，这与膈神经功能的迅速恢复有关[1, 177]。

手术是在全麻下进行的，重要的是避免使用肌松剂或仅在插管时使用短效肌松剂，并在消融之前留出足够的时间或使用逆转剂（如新斯的明）使肌松效应消退[175-176, 268]。

食管周围迷走神经损伤

左右迷走神经沿食管走行进入腹部，支配上消化道大部分系统，控制食管蠕动、食管括约肌和幽门括约肌及胃运动。在后纵隔，左右迷走神经干在食道前

（34%）、后（19%）或前后（44%）周围形成神经丛。前食管丛位于 LA 后壁附近，在 RF 和 Cryoballoon LA 消融过程中容易受到热损伤。

临床上明显的胃轻瘫似乎冷冻球囊消融比射频消融更多见（报道发生率为 10% vs. 6%），但更有可能是可逆的。在冷冻消融过程中，较低的温度（消融较低的 PV 和较小的 LA）与增加胃轻瘫的风险相关。

通过功能性研究（食道测压和胃排空研究）发现 AF 消融后无症状的上消化道功能异常是常见的，发生于高达 74% 的患者。通常，这些异常是暂时性的，并在 3 ～ 6 个月内消失[269-270]。

食管周围迷走神经损伤通常表现为与胃瘫和胃排空延迟相关的症状，包括上腹部不适、腹痛、恶心、呕吐和腹胀。症状通常发生在消融手术后的几个小时到几天之内。症状的持续时间和严重程度会有很大的不同，但绝大多数患者通过保守治疗最终几乎完全康复[271-272]。

如果患者出现胃排空延迟症状，且胃肠道透视、内镜或 CT 检查显示即使在隔夜禁食后仍有中至大量食物残留，则患者被诊断为食管周围迷走神经损伤，表明胃动力低下。其他评价胃运动的方法包括同位素标记固体食物的闪烁成像或实时磁共振成像[273]。

有明显症状的患者通过禁食，然后逐渐引入小的、低脂肪的和低纤维的食物来管理。红霉素、莫沙必利和胃复安对胃运动有促进作用。

左心房僵硬综合征

左心房僵硬综合征是指射频消融后广泛的心房瘢痕，可导致左心房顺应性下降。受损的左心房舒张功能障碍可导致左心房压力升高和肺动脉高压，并导致右心衰竭。术前危险因素包括 LA 瘢痕、LA 直径小于 45 mm、LA 平均压力升高、糖尿病和睡眠呼吸暂停综合征[274]。

射频消融后 LA 僵硬综合征的发生率估计为 1.4% ～ 8%。然而，由于轻微或非特异性症状且常归咎于其他合并症（如复发性房性心律失常或睡眠呼吸暂停），这种并发症可能仍未得到充分认识[274]。

LA 僵硬综合征的典型症状是右心衰竭伴肺动脉高压和 LA 压力升高（肺毛细血管楔压或 LA 压力跟踪记录有大 V 波），无明显的 LV 功能障碍、二尖瓣关闭不全或 PV 狭窄。高度怀疑此诊断，并依赖于临床症状、LA 压力的测量和肺动脉压力的测定。利尿药是主要的治疗干预措施。西地那非在难治性病例中可考虑使用[274-276]。

窦房结动脉损伤导致的窦性心动过缓

窦性心动过缓是由于窦房动脉损伤引起的，约有 40% 的患者窦房结动脉起源于冠状动脉回旋支，并在左心房顶上方走行。在这个位置，它很容易受到顶部线消融（连接对侧 PV 胃窦隔离线）的损害。当消融前没有出现的极度窦性心动过缓在消融后立即被观察到，以及在高侧位 RA 中没有消融可能影响窦房结功能时，怀疑存在此损害。尽管 LA 顶部上广泛消融的频率很高，但这种并发症非常罕见（不到患者的 1%）；由于持续的窦性心律慢得令人无法接受，永久起搏在很大程度上是必要的。

心包炎

轻微、自限性心包炎，表现为胸膜性胸痛，在术后早期非常常见，可能与透壁消融病变引起的心外膜炎症有关。然而，更为严重的消融所致心包炎可在 0.1% 和 0.6% 的患者中发生，可在消融后数天或数周出现，并可导致延迟心包积液和心脏压塞。此外，急性心包炎可能是房性快速性心律失常消融后早期复发的原因之一。目前尚无证据支持使用非甾体抗炎药或类固醇来预防房颤复发[1]。

推荐和争议

肺静脉电隔离必要性的确立

虽然持久的 PV 电隔离增加了手术成功的可能性，但一些研究发现，持久的 PV 隔离与无 AF 之间的相关性中等，且 AF 复发和 PV 电传导状态之间有明显的重叠；86% 的 AF 复发患者和 59% 在随访过程中无 AF 的患者至少发生了一根 PV 重新电连接。

此外，没有完全 PV 隔离或非 PV 病灶定位的消融策略，如消融神经节丛、局灶冲动和转子消融、碎裂电位消融和线性消融不隔离 PV，也被报道对房颤的治疗是有效的，提示这可能涉及多个机制[277]。

尽管如此，PV 电隔离作为一种客观、标准和可推广的终点被广泛接受，并且目前被认为是任何 AF 导管消融策略的核心，而且大多数执行 AF 消融的中心都是经验性地隔离所有四个 PV，而不是标测或消融引起心律失常的局灶触发特定的靶点。此外，消融最好是在 PV 的口外进行（即前庭消融而不是口部消融），以避免 PV 狭窄的风险并提高手术的有效性。前庭与 LA 的后壁融合，后壁相邻的前庭之间几乎没有空间。因此，为了尽可能多地覆盖 PV 结构，需要在整个前庭周围沿 LA 后壁进行消融。虽然不同研究组可能用不同的名称来指代该区域的消融，如广域 LA 消融、环 PV 前庭消融或口外隔离，但这些手术所产生的消融损伤都是相似的。然而，对于环状消融最佳的与肺静脉口的距离，人们的共识较少。距离越大，消融次数和消融损伤密度就越大，以达到隔离的要求，但肺静脉狭窄的可能性越低。此外，距肺静脉口的距离越大，被包围的区域就越大，病变对心房转子和 LA 后壁内部位的潜在影响也越大，而转子和 LA 后壁可能有助于房颤的维持。然而很明显，广域环状 LA 消融最大限度地降低了肺静脉狭窄的风险，但代价是大折返性房速的发生率更高，左心房消融范围更广，可能会产生有害的血流动力学效应。

辅助基质改良必要性的确立

对于阵发性房颤患者，消除 PV 触发似乎是一种适当的初始消融策略，而心房基质改良在持续性房颤的发生中起着更为重要的作用。然而，目前的基质改良在技术上具有挑战性，缺乏足够的程序性终点来确定何时进行了足够的消融来充分改良心房基质。此外，这些方法涉及更广泛的消融，有可能增加并发症的风险，损害 LA 的机械功能，并容易发展为 LA 大折返。因此，为了平衡疗效和安全性，不建议对所有患者使用这种方法。一种针对特定患者特征的合理方法，而不是对所有患者使用的统一策略，可能是可取的。

对于阵发性房颤，所有 PV 的环状前庭电隔离是首选的方法。如果在 PV 之外发现了触发局灶，则应尽可能将其作为目标。辅助基质技术的临床价值还没有得到确切的证明，这些方法很可能是不必要的，特别是在首次消融过程中。

持续性和长程持续性房颤患者的最佳消融策略仍有争议。目前，对于非阵发性房颤患者，建议将所有 PV 的环状前庭隔离作为大多数消融手术的基石。除了消除最常见的房颤触发因素外，这项技术还包括基质改良，这种基质改良通过大量心房减容，以及消除通常位于 PV 前庭周围环状消融线内的 CFAE、转子和神经节丛。

然而，局限于前庭的 PV 隔离的消融策略与非阵发性房颤患者较低的长期无房颤生存率相关，这表明在选定的患者中有必要对肺静脉前庭以外的房颤基质进行改良。事实上，许多观察性研究表明，基于基质的辅助性改良技术可以提高消融效果。一些基于基质的策略包括经验消融可能引起心律失常的心房基质，包括线性 LA 消融（LA 顶部和二尖瓣峡线、LA 后壁隔离）、CFAE 消融、PV 去神经化和在单个患者中未证明其作为触发病灶的 PV 外结构的经验性隔离。最近，个体化消融策略被提出，通过该策略，患者特异性致心律失常的心房基质被识别并作消融。这些策略包括电压引导的基质改良、局灶冲动和转子消融。

因此，补充线性 LA 消融、CFAE 消融，或转子消融是许多研究者推荐的，特别是在长期持续性 AF 患者或在首次 PV 消融失败后的再次消融期间[278]。

其他研究者推荐增加消融病变的步进式或个体化的方法，直到消融终止持续性房颤，或直到快速心房起搏或灌注异丙肾上腺素或腺苷使房颤变得不能诱发为止。一种常见的方法是从环 PV 前庭隔离开始，然后是 LA 顶部的线性消融、CS 隔离、CFAE 消融、二尖瓣峡部消融和 SVC 隔离，如果房颤在早期步骤完成后仍然持续，那么下一步都会开始。然而应该注意的是，尽管通过多种消融策略的不同组合尽了最大的努力，但仅通过消融将慢性房颤转化为 NSR 可能不会在大多数患者中发生。因此，急性终止慢性房颤的终点可能不实用。此外，射频消融术急性终止慢性房颤是否能预测长期临床疗效尚待证实[219-220]。

值得注意的是，基于基质的消融技术通常与 PV 隔离一起使用。无论是阵发性房颤还是持续性房颤，如果将其作为一种独立的治疗方法，而不需要任何电隔离 PV 的尝试，就会导致较高的复发率，许多中心已经放弃了这一方法[146]。

重要的是，目前还没有任何策略被证明可以改善房颤消融的结果，除外环 PV 前庭隔离。最近的随机试验和荟萃分析表明，在 PV 隔离之外的常用消融装置提供了不一致的益处。基质和触发灶消融治疗心房颤动 II 部分（STAR-AF II）和持续性心房颤动导管消融（CHASE AF）随机研究表明，在单次或多次消融后，经验性统一或个体化（旨在终止 AF）地采用广泛的辅助消融（LA 线性消融或 CFAE 消融）并不能在 PV 隔离的基础上提高成功率[146, 219-220, 249, 279]。

因此，直到有更好的证据证明 PV 外消融的益处，环 PV 前庭隔离本身似乎是合理的，尽管其本身往往不充分，至少在阵发性和非阵发性 AF 患者的首次消融过程中是如此。即使对于接受再次消融治疗房颤的患者，最初的 PV 再隔离策略似乎也是合理的。

尽管如此，重要的是要认识到，虽然目前的基于基质的消融策略并没有改善这一结果，但光是 PV 隔离的疗效仍不理想，特别是在非阵发性房颤中。因此，提高对房颤发病机制的认识对于识别和定位致心律失常基质是非常必要的[280]。

目前尚不清楚为什么辅助消融策略没有改善整体无心律失常复发的结果。这可能是因为它们对一些患者有帮助，但对不是所有的患者都有帮助，或者对一些患者有帮助，但对另一些患者有害，在大型试验中否定了任何有益的信号。这也是可能的，就像在 PV 隔离的情况下，策略似乎是有益的，但它的执行不完善（反复的 PV-LA 传导与房颤复发相关），辅助消融策略背后的理论是正确的，但它们的执行不完善，导致没有净效益。

根据 2017 年 HRS/EHRA/ECAS/APHRS/SOLAECE 专家共识声明，在所有 AF 消融过程中，建议对所有 PV 进行电隔离，对于临床或可诱导的典型 AFL 患者，也建议同时消融 CTI。此外，如果在房颤消融手术时在肺静脉口外发现一个可重复的局灶性触发灶，则应考虑消融该局灶性触发灶。对于持续性或长程持续性房颤，首次或多次消融可考虑采用后壁隔离的方法。如果应用线性消融，则应验证跨消融线传导阻滞的完整性。其他基于基质的标测和消融方法（包括不同部位的线性消融、神经节丛状的消融、CFAE 消融、FIRM 消融和电压引导消融）作为持续性或长程持续性房颤的初始或重复消融策略的有效性还不是很确定[1]。

房室结消融

原理

房室结消融和永久起搏器植入（"消融和起搏器"策略）通常被认为是最后的治疗方法，主要是在心律控制和药物心率控制策略都失败或耐受性差的情况下，特别是合并心动过速心肌病的高度症状性房颤患者。

此外，在需要心脏再同步化治疗的晚期心力衰竭患者中，尽管采用了节律控制方法，但房颤的负荷仍然很高，房室结消融可能会改善长期生存、NYHA 分级和左心室收缩功能。为了获得心脏再同步化治疗的效益，它必须在 100% 或接近 100% 的时间运行。在房颤患者中很难达到这一水平；即使房颤期间的心室率通过药物治疗可以"很好地控制"，但心室率往往超过起搏器的下限。在这些患者中，房室结消融确保了双心室起搏比例较高，不与通过房室结传导的房颤脉冲融合，并减轻了 R-R 间期变异性引起的心输出量损害。房室结消融对于房颤时快速心室率触发不适当 ICD 电击的 ICD 植入患者也有价值[4]。

可用起搏器包括永久性房颤（VVI）、阵发性或复发性房颤（DDD）或左心室收缩功能不全患者的双心室起搏器。此外，直接 HB 起搏（起搏电极位于膜部间隔）或 Hisian 旁起搏可使无远端传导疾病的患者通过利用自身 HPS 而进行生理性起搏，从而避免电不同步，并有可能预防起搏所致的心肌病和心力衰竭（见第 9 章）。

房室交界处消融成功率接近 100%，房室传导功能较晚恢复罕见。然而，这一手术仍然要求抗凝，可能需要抗心律失常治疗来控制非永久性房颤，并要求患者终身起搏治疗[281-282]。

房室结消融的时机与起搏的关系是有争议的，主要是在阵发性房颤的背景下。在大多数电生理实验室，永久起搏器植入是在消融前进行的。长期随访起搏器的功能似乎不受射频消融的影响，但是，多达 50% 的患者在射频消融期间起搏器可能会产生短暂的不可预测的反应，包括抑制、切换到备用模式、过度感知、欠感知、夺获丢失、传出阻滞和机电干扰。这些反应支持在消融过程中使用外部临时起搏器。在阵发性房颤患者中，可以先植入双腔起搏器，并在药物强化治疗（即 AVN 阻断药物）1～3 个月后重新评估房室结消融的必要性。

消融靶点

该术式的消融靶点位于 Koch 三角区前上区的紧凑型 AVN，而不是 HB。这种方法选择性地消融 AVN，而不是 HB。这确保了房室交界处近端的消融，以保持潜在的自律性和避免完全的起搏器依赖性。有时，当 AVN 消融不成功时，可采用左右侧入路对 HB 进行射频消融。

消融技术

一根 4 mm 或 8 mm 头端消融导管最初放置在 AV 交界处，以获得从电极的远端对记录到的双极 His 电位的最大振幅。然后回撤导管，同时在导管上使用持续的顺时针扭矩保持间隔接触，直到 HIS 电位变小或几乎看不到为止；或者在房颤患者中记录 His 电位，直到 His 电位在纤颤波下消失（图 15.61）。消融导管远端有 His 和心房信号，近端双极无心室信号，可显著提高 AVN 消融成功率而不导致新发右束支传导阻滞[283]。

另一种方法是在 HB 位置放置四极导管。然后在右前斜视图中将消融导管的头端回撤约 2 cm 以下，到 HB 导管头端的左侧（图 15.62）。偶尔，在

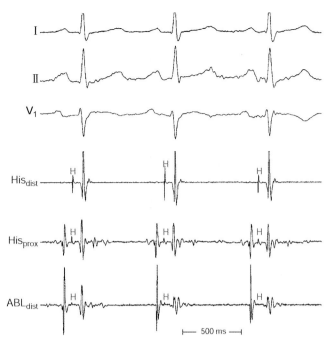

图 15.61 窦性心律时房室结消融的最佳消融部位。 远端消融电极（ABL_dist）记录到一个小的 HIS 电位和一个大的心房电位（房室比大于 1）。更为明显的 HIS 电位，如近端或远端 HIS 束导管双极记录所示，提示该部位消融不合适。His_dist，远端 His 束；His_prox，近端 His 束

5% ～ 15% 的患者中，当右侧方法不可行或不成功时，可以采用左侧方法来消除希氏束。消融导管通过主动脉逆行进入左心室，使导管头端靠在主动脉瓣正下方的膜间隔上，并记录到大的 HB 电图和小的心房电图（图 15.63）。通常心房电图是看不到的。较大的心房电图提示导管尖端接近主动脉瓣上方的 LA，不应在此部位进行消融。左侧方法通常比右侧方法需要更少的射频消融次数。

一些报告描述了在同时植入起搏器或除颤器时通过 SVC 对房室结进行导管消融的可行性。先植入右心室导联，然后消融房室交界处。在正在进行起搏升级的患者中，旧的 RV 导联将用于新的设备系统，AV 连接消融在植入其他［心房和（或）CS］导线之前进行。一旦证实 RV 导线具有令人满意的起搏和感知功能，以 30 次 / 分的起搏频率及 VVI 模式临时起搏器，在房室结消融期间和之后提供后备起搏。随后，通过锁骨下静脉将消融导管引入 RV，并将导管头端向上打弯形成 J 型放置在 HB 区附近；然后回撤导管，使其位于三尖瓣环的上缘（图 15.64）。或者导管可在右心房（6 字形）中打成大袢，并且袢体部在 RV 中前进，以便导管的尖端指向 RA 并位于 RA 的间隔面。轻轻回撤导管可增加袢的大小，并使导管头端停留在 HB 位置（图 15.64）。从该位置开始，导管头端进行精细调整，使其进入 Koch 三角前上侧的紧凑型 AVN 区域（HB 区域的近侧和下侧）。顺时针旋转导管是必要的，以充分接触 RA 间隔面。一旦成功消融房室结，消融导管就被撤出，心房电极（或双心室装置植入术患者的 CS 电极）通过与消融同一导入鞘植入[284]。

射频输出功率为 50 W、目标温度为 60 ～ 70 ℃，持续时间为 30 ～ 120 s。房室传导阻滞可能会立即出现，也可能出现在几次消融放电之后。通常，在良好的消融部位，在射频消融过程中会产生加速的交界节律（图 16.65）。

消融终点

消融终点达到完全性房室传导阻滞。为避免完全依赖起搏器，最好采用慢而稳定的交界处逸搏节律实现房室结阻滞；然而，有时这很难实现，最终的结果

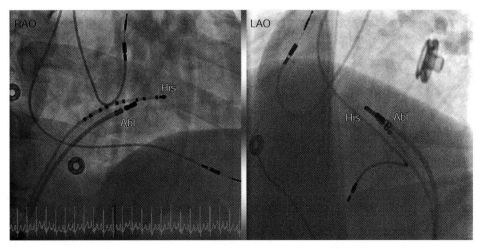

图 15.62 右侧房室交界处消融术。 透视［右前斜（RAO）和左前斜（LAO）］显示消融导管最佳部位（Abl）与 His 束（HB）导管位置的关系。远端消融电极位于近端 HB 电极的近端和下方

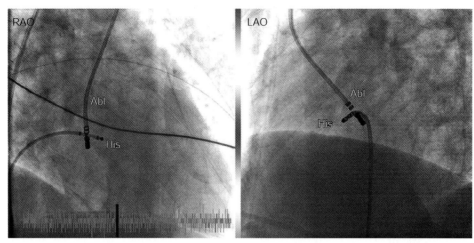

图 15.63 左侧房室交界处消融术。 透视［右前斜（RAO）和左前斜（LAO）］显示通过经主动脉途径引入的消融导管最佳部位与希氏束（HB）导管位置的关系。远端消融电极位于左心室流出道主动脉窦正下方，与右心室 HB 导管相对

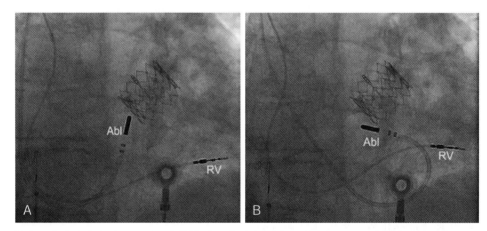

图 15.64 经上腔静脉入路消融房室结。 通过左腋静脉导入消融（Abl）导管的透视图（右前斜视）。先进行心室起搏导线的植入。经导管主动脉瓣人工瓣也可见。消融导管放置在 His 束区附近，通过尖端上方偏转形成 J 形，然后回撤导管，使其通过三尖瓣环（A）的上缘，或将导管在右心房（RA）内打成大袢，使其位于三尖瓣环（A）的上缘，从而使消融导管位于三尖瓣环（A）的上缘（如图 6），然后将袢体推送到右心室（RV），使导管的尖端进入右心室（RV）。指导管头端指向 RA 和贴靠在 RA 的间隔面（B）

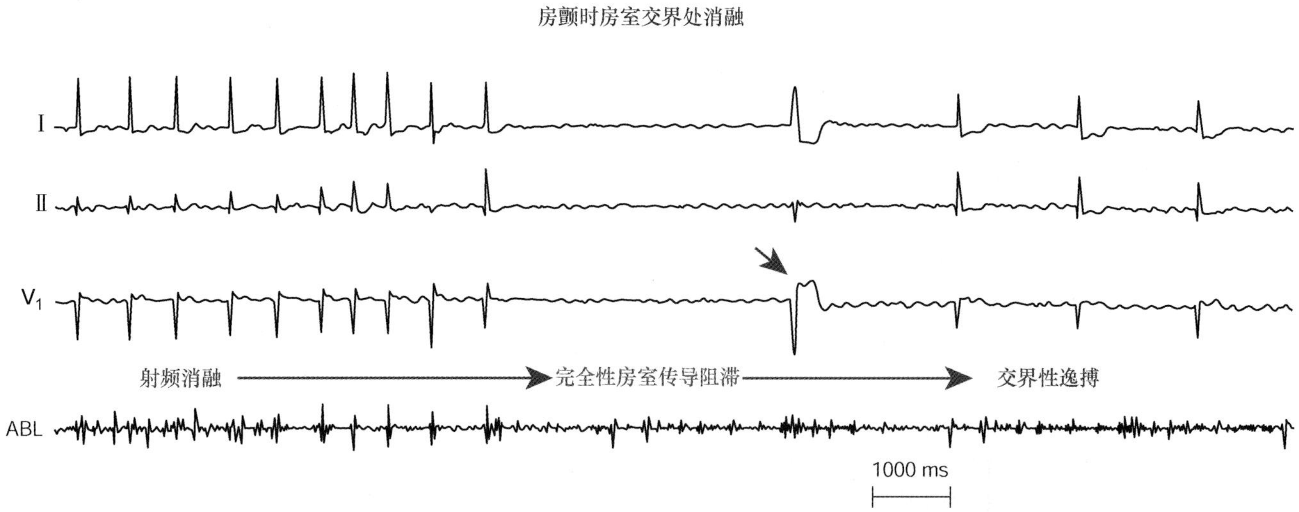

房颤时房室交界处消融

I

II

V₁

射频消融 ⟶ 完全性房室传导阻滞 ⟶ 交界性逸搏

ABL

1000 ms

图 15.65 心房颤动（AF）时房室交界处消融（ABL）。 消融前植入心室起搏器，以 30 次 / 分的速度按 VVI 起搏模式进行起搏。射频（RF）消融导致完全性房室传导阻滞与逸搏性心室起搏（蓝色箭头），随后出现 35 次 / 分的交界性逸搏节律

是有分支型逸搏或无逸搏节律的希氏束消融。

结果

完全房室传导阻滞在 93%～97% 的患者中通过右侧消融成功。然而，实现完全房室结阻滞并不是很成功（80%～90%）。房室交界处的消融在心房增大或肥大的患者中是很难实现的，在中到重度三尖瓣反流的患者中也是如此。总的来说，房室结消融成功后房室传导的复发率为 4%～5%[285-286]。

大多数接受房室结消融的患者术后均依赖于起搏器，因为缺乏快于 40 次 / 分钟的逸搏节律。房室结消融后，70%～100% 的患者出现逸搏节律，消融后即刻无逸搏节律似乎是预测长期起搏器依赖性的唯一指标。虽然逸搏节律的出现并不排除起搏需要，但它可以在起搏器失败的情况下提供保证。

曾观察到房室结消融后早期出现恶性室性心律失常和 SCD。多形性 VT 最初与复极延长引起的电不稳定有关，然后由于心率和心室激动顺序的改变而引起复极的缓慢适应导致。已报道的大多数多形性 VT、尖端扭转性 VT 和 VF 似乎与依赖于心搏暂停或心动过缓的机制一致。长期快速心室率的持续性房颤患者，房室结消融后第 2 天即可观察到起搏的 QT 间期的异常变化，当起搏的心率小于 75 次 / 分时，QT 间期明显延长。这一发现可能解释房室结消融后发生的室性心律失常，也可能解释以相对较快的速度临时起搏的有益效果。另一方面，心动过缓可能不是唯一的因素。以 60 次 / 分起搏的患者在房室交界处消融后交感神经张力增强，导致动作电位时程和 RV 不应期的延长，而以 90 次 / 分起搏的患者交感神经张力降低。交感神经活动的增加和动作电位时程的延长可能促进早期后除极和触发活动，从而介导尖端扭转性心动过速和多形性室性心动过速。为了减少这些心律失常的风险，在房室交界消融后，建议以 80 次 / 分的频率进行常规起搏。有心律失常高危因素（如充血性心力衰竭或左心室功能受损）的患者可能需要更高的起搏频率（例如，在 1～3 个月中以 90 次 / 分钟的频率起搏）以及至少 48 h 的住院监测。调整起搏频率，虽然极少低于 70 次 / 分钟，但大多数患者中通常一周后进行，且最好是在较低起搏频率复极异常的心电图评估后进行[286]。

消融和起搏方法的另一个不良反应是右心室起搏引起的心室不同步，这可能导致左心室收缩功能的损害。在右心室间隔放置心室起搏电极、HB 起搏和双心室起搏正在评估，目的是减少这一潜在问题的影响。

房室结改良

原理

AVN 改良术可损伤 AVN，降低房颤时的心室率，而不会产生完全的心脏传导阻滞。AVN 慢径消融可延长快径的不应期，使其不能像慢径消融前那样快速传导。与房室交界处消融术相比，AVN 改良术的优点是在不需要永久起搏器的情况下，可充分控制大多数患者的心室率。因此，在房颤伴快速室率、适合进行房室交界消融的患者中，首先尝试房室传导改良可能是合适的选择。由于发生意外的完全性房室传导阻滞的风险约为 20%，目前该手术的使用应仅限于有足够明显症状的房颤患者，这些患者的明显症状足以采用房室交界消融和安装永久性起搏器的策略。

消融靶点

沿冠状窦开口至希氏束记录部位的三尖瓣环的右侧后间隔区域可分为后、中、前三个区域。传统的房室交界消融技术是利用位于三尖瓣环前部和上端的位置来消融房室交界处。相反，采用改良房室传导的技术，靶点位于靠近冠状窦开口的三尖瓣环的下方和后方（即位于心房后间隔或中房间隔）（图 15.66）；与此形成对照的是，在 AVN 双径生理存在的情况下，选择消融房室结慢径，如同 AVNRT 消融一样。

消融技术

将两根四极电极导管插入股静脉，放置于希氏束和右心室。使用带有 4 mm 头端的消融导管。在没有明显房室结双径路生理表现的患者中，在持续输注异丙肾上腺素（4 μg/min）的情况下，房颤时释放射频能量，以便立即评估每次射频应用的效果。应用异丙肾上腺素后测得的房颤时的心室率可模拟临床房颤的最大心室率。如果存在 NSR，则在射频能量传递之前通过快速心房起搏诱发 AF。消融导管最初定位于 RA 后间隔，位于或低于 CS os 的水平，以记录至少 10 s 的稳定电图，其最大 A/V 振幅比为 0.5 或更低。

射频能量 30 W 时持续 20 s。如果在 20 s 内心室频率没有变化或没有加速交界节律，则在同一部位提高消融能量（每 20 s 增加 5 W，最高可达 40 W）。每当 R-R 间期突然延长或出现加速连接节律时，消融立即停止（图 15.66）。如果心室率仍高于终点心室率（即大于 130 次 / 分），则向有效部位提供更高的能量输出，或改变消融部位，并沿三尖瓣环逐渐向上（更

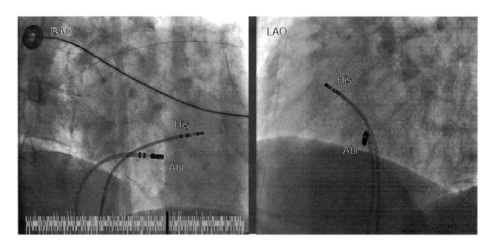

房颤时房室结改良

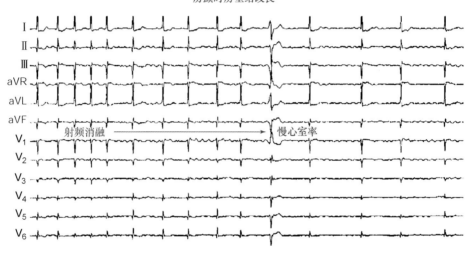

图 15.66　心房颤动（AF）时房室结（AVN）改良。 透视［右前斜位（RAO）和左前斜位（LAO）］显示消融导管在 AVN 改良的最佳位置与希氏束导管的关系。远端消融电极位于靠近冠状窦口的三尖瓣环附近的心房后隔部或心房中隔部。下图，房颤与快速心室反应是最初观察到的（左侧）。射频（RF）消融导致心室率减慢（右侧），但不是完全房室传导阻滞，表现为心律不齐

上、前）重新放置导管，直至达到终点。不应在心房间隔的上 1/3 处消融，因为在该部位可见希氏束电位。

　　如果射频消融心房后间隔和心房中间隔后不能达到终点心室率，则应决定是否尝试完全消融 AVN。在 AVN 双径路生理存在的情况下，在 NSR 下消融，以消除 AVN 慢径通路。消融技术与 AVNRT 消融方法相似。

消融终点

　　手术终点为异丙肾上腺素（4 μg/min）静滴下室率达到消融前最大心室率的 70% ～ 75%，或者平均心率为 120 ～ 130 次 / 分。

疗效

短期结果

　　AVN 改良术在不导致病理性房室传导阻滞的情况下，即刻控制心室率的成功率为 75% ～ 92%。

长期结果

　　在一个报道中，92% 的阵发性房颤、药物不能控制心率的患者在没有任何抗心律失常药物或需要永久起搏器的情况下，心室率得到了足够的减慢，并且没有症状。房颤期间的平均静息、运动和最慢心室率通常在改良手术后 2 天至 3 个月内保持稳定。然而，在此期间，平均最大心室率有增加的趋势（高达 25%），这可能反映了射频能量直接作用后房室传导的部分恢复。然而，随访 3 个月时，运动或异丙肾上腺素输注时的平均最大心室率仍比基线时下降约 25%，这一下降程度足以导致症状的持续缓解。

房室传导阻滞

　　在 20% ～ 25% 的患者中发生，这是由于消融不慎造成的完全性房室传导阻滞，需要植入永久起搏

器。在射频消融期间出现一过性房室传导阻滞的患者中，大约三分之二的患者在手术后 36～72 h 内发生持续性房室传导阻滞。这可能是由于 AV 传导系统的一过性热损伤导致炎症反应，导致永久性损伤的延迟发生。无论其机制如何，如果在试图改良房室传导术中发生一过性房室传导阻滞，则应住院持续监测 3～4 天，以观察房室传导阻滞的复发。

局限性

AVN 改良方法有几个缺点，包括随后出现意外的完全房室阻滞，以及未能保持适当的长期速率控制。此外，AVN 改良只适用于不合并心律不齐症状的患者。一个不规则的、有控制的节律可能比一个有规律的节律在血液动力学上的效率要低。因此，没有植入起搏器的 AVN 改良已经不再受欢迎，现在很少实施。

经皮左心耳堵闭术

经皮穿刺 LAA 封堵器已成为非瓣膜性房颤患者减少卒中的一种有前途的替代治疗方法。Watchman 左心耳封堵器拥有大量临床随机和非随机数据，已证明该装置作为非瓣膜性房颤患者替代华法林预防血栓栓塞的安全性和有效性。其他设备，如 Amplatzer 心脏封堵器（St.Jude Medical）、Wavecrest 左心耳封堵器（Coherex Medical，Salt Lake City，UT，United States）和 LAmbre 左心耳封堵器（Lifeech Science Corp，中国深圳）尚未进行随机对照试验，有关这些装置的安全性和有效性的数据有限。Amplatzer 心脏封堵器在欧洲得到批准，但在美国没有得到批准。

在美国和欧洲，Watchman 装置被批准作为华法林的替代品用于预防卒中。在美国，Watchman 装置被批准用来替代华法林预防非瓣膜性房颤患者的卒中，这些患者：①根据 CHADS2 或 CHA2DS2-VASc 评分，卒中和全身栓塞的风险增加；②他们的医生认为适合华法林治疗；③与华法林相比，考虑到装置的安全性和疗效，有适当的理由寻求一种非药物的华法林替代品。排除标准包括对华法林的禁忌证、任何需要持续华法林治疗的合并症或已存在的左心房血栓[122]。

对于即使是短期抗凝或抗血小板治疗的患者，Watchman 装置的安全性目前不甚清楚。在美国，对口服抗凝治疗有绝对禁忌证的患者目前不被认为是 Watchman 装置的候选者。然而，最近的研究表明，自发性大出血史可能不是 Watchman 装置植入后所需

的短期口服抗凝治疗的绝对禁忌证。尽管如此，值得注意的是，Watchman 装置无法充分闭合左心耳可能会导致血栓形成；即使持续抗凝，这些患者血栓栓塞的风险也可能高于未使用 Watchman 装置的患者。鉴于大多数因左心耳封堵而转诊的患者对长期口服抗凝药物的耐受性较差，应仔细考虑这一风险。

左心耳解剖

左心耳是左心房中唯一起源于原始心房的心脏结构，LA 体部是由肺静脉生长形成的。左心耳内表面是由光滑的心内膜表面和形成嵴（小梁）和空腔的梳状肌构成的。尽管有大量的小梁内膜，但左心耳的壁薄得惊人（约 1 mm）。左心耳位于前房室沟内，邻近左回旋支动脉、心脏大静脉、左膈神经和左肺静脉。左心耳的尖端可以处于不同的位置，位于肺动脉干和左冠状动脉前降支上方，向后指向，或向内指向主动脉后部[287]。

左心耳的解剖结构在其大小、形状和分叶的数量方面是高度不同的。在大约 54% 的人口中，左心耳由两个分叶组成，而在三分之一的人口中，左心耳由三个分叶组成，这些分叶通常位于不同的平面上。左心耳开口的形状也各不相同，可分为五种类型，包括椭圆形（最常见，占 69%）、足状（10%）、三角形（8%）、水滴状（8%）和圆形（6%）。左心耳房开口通常位于左上肺静脉水平，但也可以高于或低于左上肺静脉。

大多数情况下，左心耳被划分为四种形态（图 15.67）：①鸡翅型（最常见，占 48%）：左心耳在主叶的近端有明显的弯曲，或在距左心耳开口一定距离处向后折叠；②仙人掌型（30%）：具有优势中央叶的左心耳，其次级叶从中央叶向上、下两个方向延伸；③风向袋型（19%）：具有优势分叶（长度大于 4 cm）作为主要结构的左心耳；④菜花型（3%）：总长度有限（小于左心耳开口）且内部特征较复杂的叶。这些不同的左心耳形态可以影响器件 / 尺寸的选择和植入的成功率。

在大多数非瓣膜性房颤患者中，左心耳一直被认为是血栓形成的部位。左心耳及其小梁在房颤过程中为血流瘀滞和血栓形成提供了合适的环境。左心耳形态似乎与不同程度的血栓栓塞风险有关，鸡翅型表现出最小的卒中风险（4% vs. 10%～18%）。此外，更多的分叶与左心耳血栓的高风险相关。值得注意的是，在鸡翅型的左心耳中，梳状肌小梁的程度似乎较轻；在仙人掌型的情况下，梳状肌小梁的程度适中；

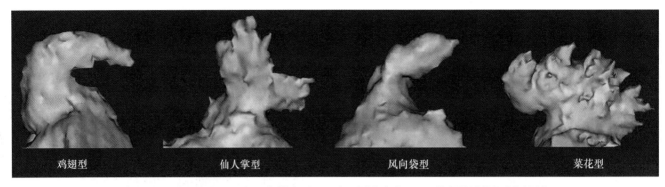

| 鸡翅型 | 仙人掌型 | 风向袋型 | 菜花型 |

图 15.67   左心耳（LAA）形态学类型。四个不同患者的 LAA 节段性计算机断层图像

在菜花型左心耳中，梳状肌小梁的程度较广。

左心耳及其开口的不同形状对其器械封堵有重要意义。目前所有堵闭装置的形状都是圆形的，并且可能并不总是符合左心耳开口。此外，左心耳的角形结构具有宽的开口和狭窄的"着陆区"（即左心耳内将放置封堵器的区域），可能会造成较高的装置移位风险。在这些患者中，选择一个大到足以覆盖开口但又能在着陆区保持最佳过大程度的装置（即左心耳内将放置装置的区域）来确保安全的锚定可能是一项挑战。此外，左心耳形态可能会影响封堵装置的设计选择。Amplatzer 装置位于左心耳的相对近端位置（与 Watchman 装置相比），这在相对较浅的左心耳和解剖复杂的左心耳中具有优势。

左心耳成像

左心耳的术前成像用于筛选合适的候选者，确定左心耳的形态和大小，以及排除心内血栓的存在。

TEE 是左心耳内血栓检测的金标准，也可用于评估左心耳开口的形状和大小、着陆区的宽度、左心耳的长度以及（如果可能）叶的数量、形状和位置。

虽然 TEE 通常用于左心耳形态和测量，但它可能不足以用来描述左心耳形态。心脏 CT 造影为评估左心耳结构提供了优越的空间分辨率，除了大小测量之外，它在手术预规划（例如选择封堵器类型、决定封堵器植入位置和角度）方面具有额外的优势[288]。

在手术过程中，TEE 和对比剂造影通常用于评估装置大小、指导装置释放部位，以及评估左心耳堵闭的充分性。ICE 的功能还没有很好地开发出来，但在这些用途上 ICE 可能不如 TEE。对任何特定成像方式的依赖将取决于操作者和机构的专门知识。根据产商的建议，以设定的角度记录 TEE 图像。例如，对于 Watchman 设备，直径和深度分别在 0°、45°、90° 和 135° 测量（图 15.68）。对于 Amplatzer 设备，着

陆区是在短轴视图和长轴视图下测量的。左心耳造影在几个视图中进行（RAO 足位和头位通常可最佳地显示左心耳形态），以显示左心耳的形状和大小（图 15.68）[288]。

重要的是，左心耳的大小取决于负荷状态以及窦性心律或房颤。因此，为避免低估左心耳尺寸，建议术中在确定 LA 平均充盈压为正常高值（大于 10 mmHg）后评估左心耳尺寸。可能需要输注生理盐水以优化容量状态。

左心耳导管检查

左心耳经皮封堵术通常在全麻和 TEE 及透视引导下进行。LA 通路是通过房间隔穿刺术实现的。建议在房间隔后下方穿刺，以便于进入左心耳。偏前房间隔穿刺（或经卵圆孔未闭）应避免，因为很难将引导导管充分转向左心耳靠前的轴向。TEE（或 ICE）用于指导房间隔穿刺，静脉注射肝素后，应在进入左心房后立即使用或最好是在进入左心房前使用，ACT 维持在 250 s 以上。

房间隔穿刺后，将一条 0.035 英寸的超硬导丝置于左侧上肺静脉，通过超硬导丝交换通路导管。为了将通路导管置入左心耳，血管造影导管通过一根 0.035 英寸的软 J 尖导线通过通路鞘管向前推进。将鞘管和猪尾导管从左上肺静脉稍稍拔出，逆时针旋转，使其落入左心耳开口内。然后，将猪尾导管置于左心耳的远端，随后将通路鞘推进到猪尾导管上，直到与最大封堵器直径相对应的近端标记带位于左心耳开口的远端或正好在左心耳开口的远端。需要非常小心，以避免在放置导管时损坏脆弱和菲薄的左心耳；应避免在没有辅助装置（猪尾导管）的情况下操作左心耳中的通路鞘管，并避免通过猪尾导管袢向前推送鞘管。一旦通路鞘管在适当的位置，猪尾导管即可移除。

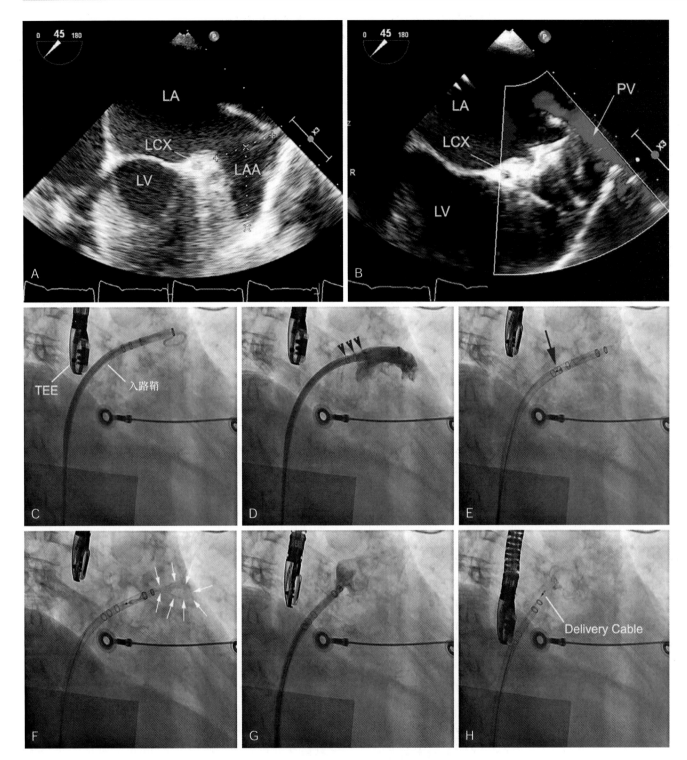

图 15.68　（见书后彩图）左心耳（LAA）用 Watchman 装置关闭。经食道超声心动图（TEE，A 和 B）和透视图像（C ～ H，足侧右前斜投影）植入 Watchman 装置。A. 以 45° 角测量 LAA 直径和深度 TEE 测量。B. TEE 多普勒影像，以相同角度显示 Watchman 装置已全面展开在左心耳内，而左心耳内并无环绕该装置的残余血流。左上肺静脉（PV）与左心耳（LAA）相邻可见血流。C. 入路鞘和猪尾导管位于 LAA 内。D. 通过猪尾导管进行对比剂造影，以显示出 LAA 的解剖结构。请注意用于调整设备尺寸的入路鞘管上的三个不透线标记带（蓝色箭头）。E. Watchman 装置位于入路鞘管内。装置的长度（蓝色箭头）对应于指示 LAA 开口的标记带。F. Watchman 装置部分出鞘。G. Watchman 装置已全面展开在 LAA 中，但仍连接在输送导管上。对比造影（通过入路鞘）显示无装置周围渗漏。H. 释放 Watchman 装置。LA，左心房；LCX，左回旋冠状动脉；LV，左心室

Watchman 装置

装置规格

Watchman 装置是一种自膨胀镍钛（镍钛合金）框架结构。该装置具有朝向左心耳周长的固定倒钩（以最大限度地减少移位和栓塞）和覆盖装置左心房面的可渗透的聚对苯二甲酸乙二醇酯薄膜。Watchman 装置有 5 种尺寸（21、24、27、30 和 33 mm），以适应不同的左心耳结构和大小。

Watchman 设备连接在输送钢缆上，通过专用的 14 Fr 输送鞘管施放，其内径为 12 Fr，工作长度为 75 cm。通路鞘管采用双弯或单弯造型，以适应不同的左心耳方向。在鞘远端上有 3 条不透射线的标记带（33、27 和 21 mm），应根据所选装置的大小与左心耳开口对齐（图 15.68）。

装置尺寸

选择装置大小通常比左心耳体部的着陆区直径大 10% ～ 20%（在 TEE 上测量，从左回旋冠状动脉穿过左心耳的区域到左心耳和左上 PV 的嵴部尖向内 1 cm）。尺寸过大可实现足够的装置压缩和稳定定位。不建议将该装置用于直径小于 17 mm 或大于 30 mm 的左心耳，或者左心耳长度小于着陆区直径的左心耳。

装置展开

通路鞘管有三个与设备大小相对应的标记，并被推进到左心耳，直到标记与左心耳开口平面对齐（图 15.68）。清洗后，通过通路鞘管中的输送导管推送封堵器装置，直到装置导管的标记与通路鞘管上最远的标记相匹配。然后，将通路鞘管回撤，直到装置导管与通路鞘管连接为止。此时，不允许对装置进行进一步推进（以避免左心耳损伤）。一旦通过双平面透视和 TEE 确认鞘管内的装置在左心耳中的正确位置，即在保持装置位置不动的情况下，同步回撤通路鞘和输送导管，从而将设备展开（去鞘管）（图 15.68）。一旦装置放置，血管造影和 TEE 被用来验证正确的定位和稳定性。

为了避免装置栓塞，在装置释放之前必须通过透视和 TEE 确认几个标准，包括：①位置：设备的最大直径平面应该位于或刚好在左心耳口的远端，不应超过左心耳开口处 4 ～ 7 mm（取决于制造商使用手册中概述的器件尺寸）。②锚定：拖曳试验。在透视或 TEE 监视下进行，以确定正确的锚定；从装置表面处回撤通路鞘管 1 ～ 2 cm，轻轻地回撤并松开展开旋钮，显示装置和左心耳的同步运动。③尺寸：在 4 个标准视图（0、45、90 和 135）中使用 TEE 测量装置最大直径的平面，并确保螺纹可见。如果尺寸适当，装置的最大直径为原始尺寸的 80% ～ 92%（即 8% ～ 20% 的设备压缩）。装置压缩确保施加足够的径向力，以保持其在左心耳壁的稳定。④密封：设备应覆盖整个左心耳开口，所有左心耳叶均位于设备远端，且在设备边缘周围无或仅有最小（彩色多普勒小于 5 mm）的残余分流。如果装置释放标准令人满意，则通过逆时针旋转输送导管释放装置（图 15.68）[289]。

如果这些条件中的一个或多个看起来不是最优的，则可以回收和交换或重新定位装置。重新捕获的装置可以回撤，但不能在左心耳中推进。因此，如果装置在左心耳中太深，则必须将其重新捕获并重新定位到更近的位置。如果装置位置过于近端，则需要对装置进行完全的重新捕获和交换。

术后管理

在美国，所有 Watchman 植入的患者在植入后至少需要服用华法林 45 天。在 45 天、6 个月和 12 个月时进行 TEE 检查，以评估残余的器械周围血流。如果左心耳关闭完成或彩色多普勒上的射流宽度小于 5 mm，华法林将停止使用。一旦停用华法林，开始服用阿司匹林和氯吡格雷的双重抗血小板治疗，直到 6 个月的随访结束。经过 6 个月的随访，长期单用阿司匹林。在没有充分左心耳封闭的患者中继续长期使用华法林[122]。NOAC 或双重抗血小板治疗在 Watchman 装置堵闭左心耳后早期被发现是安全的，但这些治疗策略尚未在大型研究中得到证实[290-291]。

如果监测 TEE 在 45 天时显示左心耳密封不完整，且设备周围残余分流大于 5 mm，则必须继续使用华法林，并在 3 个月内进行后续 TEE 检查。如果残余分流仍大于 5 mm，则认为植入失败，患者需要继续口服抗凝。

结果

最近对两项随机临床试验和两项非随机注册研究的荟萃分析表明，使用 Watchman 装置堵闭左心耳的手术成功率很高；超过 93% 的患者在一年内停止使用华法林。左心耳封堵术对于卒中、全身栓塞和心血管 / 不明原因死亡的复合终点不亚于长期华法林治疗。两组间的全因卒中发生率相似，但卒中的病理生理有显著差异；更多的华法林患者发生出血性卒中，更多的 Watchman 患者发生缺血性卒中。此外，全因出血在两组之间是相似的，但是，当排除围术期出血时，Watchman 组的出血率显著低于华法林组（可能与封堵患者停止慢性抗凝治疗有关）。然而，出血性卒中的减少被缺血性卒中的相对增加所平衡。事实上，缺血性卒中持续发生于左心耳封堵术 1 年后。特别值得关注的是，这些晚期缺血性卒中可能与在缺乏抗凝的情况下 Watchman 装置上的晚期血栓形成有关。缺血性卒中风险的增加可能与该设备的技术故障有关：未能完全阻断左心耳血流，随着时间的推移造成左心耳开口的解剖重塑，导致更多的泄漏，或在设备上形成血栓[292]。

即使在成功的经皮血管内 Watchman 植入后，器械相关血栓仍然是一个令人担忧的问题。植入后早期被认为是风险最高的，此时装置内皮化仍然是不完整的。因此，在前瞻性试验中研究的 Watchman 植入后的标准治疗包括 45 天的华法林治疗。在 Protect-AF（Watchman 左心耳系统对心房颤动患者的栓塞保护）试验中，5.7% 的患者观察到与器械相关的血栓形成，45 天时血栓形成的发生率（仍在服用华法林的患者）低于 6 个月或 12 个月时（器械相关的血栓发生率分别为 1.4%、3.9% 和 2.5%），提示 Watchman 植入术后早期抗凝治疗是保护性的。有趣的是，在评价心内膜左心耳封堵器植入（Watchman 和 Amplatzer 心脏塞）后双重抗血小板方案的观察研究中，器械相关血栓的发生率相当[290, 293]。

其他手术并发症包括装置移位、装置栓塞、心脏穿孔心包填塞以及全身空气或血栓栓塞。

左心耳封堵

装置规格

Amplatzer 心脏塞是一种自我扩张的镍钛合金平台，它有一个远端叶（将装置固定在左心耳内）和一个近端封堵盘（用于密封左心耳开口的左心房侧）。叶和盘由一个短的柔性中心腰部连接，两个聚酯片缝合在两个组件上。该装置的叶被设计成符合左心耳的内壁形状，深度为 10 mm 或更大，周围环绕着固定倒刺，以确保装置的安全放置并将栓塞的风险降至最低（图 15.69）。柔性腰部使封堵盘能够自动定向到心壁，并便于适应不同的左心耳形状。与 Watchman 装置不同的是，Amplatzer 心脏塞的长度小于其直径，因此，可以将其植入小于宽度的左心耳中。远端叶的大小范围为 16 ～ 30 mm（每级递增 2 mm）。对于 16 ～ 22 mm 或 24 ～ 30 mm 的装置，封堵盘的直径分别比叶大 4 或 6 mm。

Amulet 是第二代 Amplatzer 心脏塞子，在不改变原始 Amplatzer 心脏塞主要设计的情况下，在提高设备稳定性和密封性能以及减少设备心房侧血栓形成的同时，对其进行了战略性修改（图 15.69）。这些改变包括远端叶较长、近端封堵盘直径较大、远端叶与近端盘之间腰部较长、近端盘上的末端螺钉凹陷，以及更多的固定倒刺。Amulet 有八种规格大小，着陆区直径从 11 mm 到 31 mm 封堵左心耳。此外，装置被允许放置于左心耳内近端位置，而不考虑远端解剖或多个远端叶的存在。较长的腰部使封堵器在左心耳内的位置更灵活，并能更好地适应左心耳体与开口之间的角度[294-295]。

设备尺寸

通常，Amplatzer 心脏塞分叶尺寸通常比左心耳体部着陆区的最宽直径大 1.5 ～ 3 mm（在与颈部轴垂直的左心耳口内 10 mm 处的 TEE 短轴和长轴视图中测量）。使用新的 Amulet 时，建议使用更大的尺寸：16 ～ 22 mm 的装置大 3 ～ 5 mm，25 ～ 34 mm 的装置大 3 ～ 6 mm。过大的尺寸改善了装置的稳定性和叶的正确锚定。Amplatzer 心脏塞不建议用于直径大于 29 mm（对于 Amulet 大于 31 mm）或长度小于 10 mm（对于 Amulet 小于 7.5 mm）的左心耳[294]。

设备展开

在左心耳内至少有 15 mm 的输送鞘，设备的前半部分（叶）是通过退出输送鞘来展开的，在通过 TEE 和透视确定最佳位置后，叶的其余部分通过向外推来展开。一旦确定最佳的角度和位置的叶在着陆区，封堵盘可通过进一步回撤鞘展开，同时仍然轻轻地推动装置[294]。

设备释放标准包括：①位置：在 TEE 上，叶不应突出超过左回旋动脉的三分之一；②锚固：在透视或 TEE 监测下进行拖曳试验以确定正确的锚定；③大小：叶应明显受压（轮胎形状），叶与盘明显分离；④锚固：应在透视或 TEE 监测下进行拖曳试验，以确定是否正确锚定；③大小：叶应明显受压（轮胎形状），叶与盘明显分离；和④密封：封堵盘应呈略微凹的形状，并覆盖整个左心耳口，并在温和的张力下与房壁轴向良好，装置边缘周围没有或有最小的残余分流。如果设备释放标准令人满意，则通过逆时针旋转输送钢缆来释放设备。如果这些条件中的一个或多个看起来不是最优的，则可以检索并回收和交换或重新定位[289]。

术后管理

目前，Amplatzer 心脏塞和 Amulet 的使用指南建议在 3 个月内使用双重抗血小板治疗，然后单独使用

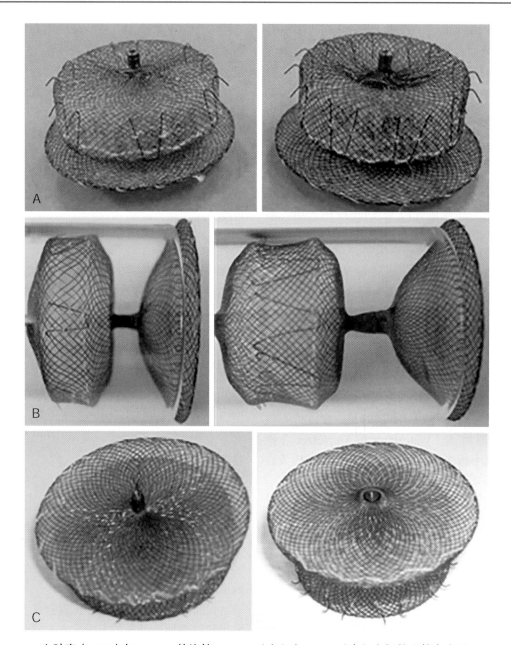

图 15.69　**Amplatzer 心脏塞（ACP）与 Amulet 的比较**。ACP 1（左）和 ACP 2（右）之间的比较突出了 Amulet 远端叶（**A** 和 **B**）和腰部（**B**）的直径增加、稳定倒刺的增加（**A**）和封堵盘末端螺旋的倒置（**C**）。（From Freixa X，Chan JL，Tzikas A，et al. The Amplatzer. Cardiac Plug 2 for left atrial appendage occlusion：novel features and first-in-man experience. EuroIntervention. 2013；8：1094-1098.）

阿司匹林。在缺乏随机试验和严格随访的情况下，装置相关血栓形成的临床意义尚不完全清楚，但这种风险仍然是一个令人关注的问题。一些研究人员提倡在用 Amplatzer 装置阻断左心耳后使用更多的个体化抗凝治疗方案。短期抗凝治疗（类似于在 Watchman 之后使用的抗凝治疗）可以潜在地降低早期血栓形成的风险，特别是在有血栓形成风险增加的患者中[296]。

结果

最初用于左心耳封堵术的 Amplatzer 装置是 Amplatzer 间隔封堵器。Amplatzer 心脏塞是第一个专门为左心耳封堵而设计的专用 Amplatzer 装置。Amplatze Amulet 装置是第二代 Amplatzer 左心耳堵闭装置，是 Amplatzer 心脏塞的改进。

到目前为止，已发表的关于 Amplatzer 心脏塞和 Amulet 的研究报道并不像 Watchman 设备那样充分。这些设备在美国以外的地方可以买到，它们已经上市使用，仅联合抗血小板治疗，尽管几乎没有支持的证据。

对有全身抗凝禁忌证的房颤患者进行了几项非随机研究，显示了其良好的疗效和安全性。装置相关血栓的发生率在不同的研究中有所不同，从 3% 到 17% 不等[122]。

在一项纳入 22 个中心 1047 名连续接受 Amplatzer 心脏塞治疗的最大数据报道中，手术成功率为 97%，主要不良事件的发生率为 5%。随访 TEE（只在 63% 的患者中进行）显示 4.4% 的患者发生装置相关的血栓形成。全身血栓栓塞率为 2.3%，大出血发生率为 2.1%。然而，在其他报告中，在接受双重抗血小板治疗的患者中，有多达 17% 的患者在常规 TEE 随访中观察到与设备相关的血栓形成。左心耳封堵不全会增加血栓形成的风险。值得注意的是，在相当大比例的病例中，血栓形成似乎起源于器械的中央末端螺旋。此外，将封堵盘放在左心耳的较深处会导致无效腔形成，可能出现血流缓慢和血栓形成[296-297]。

对第二代 Amplatzer 装置（Amulet）的设计进行了修改，目的是减少血栓形成，提高左心耳的密封性。最近的一份报告发现，尽管继续进行抗血小板治疗，但与设备相关的血栓发生率仍然很高（17%）。

经皮左心耳结扎

目前正在对卒中风险较高且对口服抗凝药物有相对或绝对禁忌证（如反复出血、颅内出血）的房颤患者和那些口服抗凝药物未能预防卒中的患者实施 Lariat 手术。

Lariat 手术的禁忌证包括无法适应的左心耳大小、形态或方向（根据术前心脏 CT 血管造影评估）、心房内血栓，以及可能导致心包粘连的病史（例如心包炎、心内直视手术、胸部放射治疗和以前的心外膜消融）。

与其他血管内装置（尤其是 Watchman 装置）相比，Lariat 装置的一个特别优点是术前不需要抗凝。与其他心内膜左心耳封堵器不同，Lariat 不会在左心房的心内膜表面留下异物。因此，Lariat 手术可用于有抗凝禁忌证的患者。然而，已有报道 Lariat 术后发生早（1 个月）和晚（2～4 个月）左心耳部分重新开放以及左心耳-左心房双向血流。因此，一些研究人员建议对没有绝对禁忌证的患者进行短期口服抗凝治疗（类似于 Watchman 手术后使用的方案），直到随访 TEE 确认完全隔绝左心耳为止[298]。

Lariat 装置具有一个其他左心耳封堵装置不具备的潜在附加好处，那就是它会导致左心耳的电隔离。此外，当左心耳对于 Watchman 或 Amplatzer 心脏塞装置来说太大时，只要最大开口直径小于 40 mm，也可以考虑 Lariat 手术[299]。

左心耳成像

结合心脏 CT 血管造影和 TEE 对左心耳进行术前成像对于评估左心耳解剖、排除左心耳血栓、指导心内膜和心外膜磁头导丝的放置至关重要。

术前三维重建的 CT 血管造影对确定不适合 Lariat 缝合释放装置的左心耳形态和大小是非常重要的，包括：①左心耳直径大于 40 mm；②左心耳指向上，左心耳尖端位于肺动脉后方；③不同方向的多分叶左心耳且在不同平面测量大于 40 mm；④心脏向后旋转[299-300]。

TEE 可用于左心耳形态的确定和左心耳血栓的排除，尤其是在 CT 血管造影下左心耳不完全充盈时。在手术过程中，TEE 和血管造影通常被用来指导装置的释放和展开，并评估左心耳堵闭的充分性[300]。

装置规格

Lariat 系统由以下部件组成：① Lariat 缝合输送装置；②两根（0.025 英寸心内膜和 0.035 英寸心外膜）磁头导丝（FindrWIRZ）；③一个大（15 mm）顺应性堵闭球囊导管；④无损的顺应性的心外膜鞘（13 Fr 心外膜套管）。

Lariat 手术是改自外科缝合左心耳的一种经皮手术。Lariat 圈套释放的缝合材料与心脏直视手术中用来切除左心耳的缝合材料相同。Lariat 装置采用经心包入路、使用心外膜圈套、预先缝合套索和封堵左心耳。

为了分离左心耳，这个系统需要心内膜和心外膜两种途径。最初，获得心包通路（在静脉应用肝素之前），并将心外膜软头通路套管插入心包腔。然后进行经间隔穿刺，并将心内膜磁头导丝推送至左心耳尖部。通过经皮心外膜通路鞘管，心外膜磁头导丝向前推进到左心耳，与心内膜位置的磁头导丝同轴连接。这两根导丝在左心耳尖端形成一条导轨，以便于推进 Lariat 装置来套扎左心耳。套索状缝合（snare）是通过心外膜鞘在心外膜磁头导丝上方向前推进到左心耳底部的。然后将缝线用来绞住左心耳[289]。

心外膜通路

心包通路是通过剑突下入路实现的，如第 4 章所述。术前 CT 造影用于识别解剖标志和引导心包穿刺针的轨迹，这将提供最直接的到达左心耳的途径。针内针技术是首选的，以最大限度地减少右心室损伤的风险。需要前心包入路，以便于将 Lariat 缝合装置置于右心室的前表面，并在其前部朝向左心房顶部向后移动。心包后入路导致 Lariat 装置向左心耳外侧靠近左心耳，从而阻止圈套越过指向前的左心耳尖部。此外，太内侧的心包通路使 Lariat 缝合释放装置很难向后朝向左心耳尖部。

建议联合使用前后位透视和左侧位透视，以确保前外侧心包通路。在前后位透视下，针头指向左肩，正好位于肺动脉和肺门的外侧。在左侧位透视下，针头指向右心室的前表面，在心尖上方 1～2 cm 处[300]。

一旦获得心包通路，使用系列扩张器扩张心外膜通路，并将 13 Fr 软导管及其扩张器越过导丝进入心包腔。心外膜鞘的末端有一弧度（以鞘近端的黑色平坦表面为标志），当向前推进时，该弧度应指向远离心脏表面（即黑色的平面在 12 点钟方向）的方向。扩张器和鞘在右心室的上方向前推进，直到扩张器的顶端接近前后观心脏轮廓的边缘。然后将鞘管的黑色平面缓慢旋转到 9 点钟位置，将鞘管推进到扩张器上方，直到接近扩张器的顶端，然后移除扩张器。扩张器和鞘不能在没有导丝的情况下进入心包腔。同样，在没有扩张器或套索装置的情况下，鞘层决不能向前推进。

心内膜入路

建议使用房间隔偏下后穿刺点，以方便进入左心耳。较高的房间隔穿刺或经卵圆孔的跨间隔通路倾向于将房间隔穿刺鞘管引向左侧 PV，并使心内膜磁头导丝难以与左心耳的前部接合[300]。

一根猪尾导管通过导丝进入左心耳，并进行对比血管造影以评估左心耳的大小和方向。然后，撤出猪尾导管，将闭塞球囊导管和血管内磁头导丝（作为一个单元）推进到左心耳。然后，血管内磁头导丝被小心地导航到左心耳的远端并稳定住（图 15.70）。心内膜磁头导丝应放置在左心耳的最前上方（在 30° LAO 或 90° 左侧位透视下）。进行血管造影（通过闭塞球囊导管）以确定导丝的位置。随后，将球囊充气并放置在左心耳开口的远端。一旦在 TEE 和血管造影上确定了正确的位置，球囊就会被放气。

心外膜和心内膜磁头导丝的连接

心包外膜尖导丝然后通过心外膜鞘管被引入心包腔，并小心地导航到心内膜尖导丝，直到两块磁铁端到端连接（图 15.70）。两根导丝的同轴对齐（经 RAO 和 LAO 透视所证实）是为 Lariat 装置提供单轨所必需的，并且由于心内膜磁铁在左心耳前方的正确定位和心外膜鞘管的正确定位，使其易于进行。

左心耳套扎

套索被装在心外膜磁头导丝上，当圈套闭合时，沿着导丝进入心包鞘。套索装置末端的弧度应与心外膜鞘的弧度对齐，以利于圈套在心包间隙内前后方向移动，以超过 LAA 的顶点。在 30° LAO 透视下，当套索装置远端的不透射性标记物位于左侧，且圈套器的腿平行时，可确定圈套在心包间隙内的正确方向[300]。

在保持套索手柄的平坦表面和心包鞘的扁平/黑色末端方向的同时，套索装置小心地向前推进，越过心外膜磁头导丝。一旦通过心包鞘，圈套就会在心包间隙完全打开。

套索缝合系统沿心外膜导丝引导（在透视监视下），并在 LAA 上方形成袢状，同时保持磁铁处于相同位置，避免心外膜导丝过度松弛或拉伸。有时，轻轻地摇摆装置和操纵（旋转以及推进或收回）鞘管可以帮助促进圈套器在 LAA 上的前进。如果磁铁在此过程中随时分离，那么套索缝合系统将被收回，磁铁将重新接合。

随后，在 LAA 口将闭塞的球囊充气。球囊上的荧光标记可以用来确保套索已经完全超过 LAA 开口处。多个透视位置和 TEE 被用来确定套索的位置，并证实 LAA 的所有分叶都在套索缝合线之外。在这一点上，圈套被拉紧，以接近组织（图 15.70）。LAA 血管造影和多普勒 TEE 可确保 LAA 完全闭合（横断面上的流量小于 1 mm）。如果圈套的位置不令人满意，则可以释放该圈套并重新定位以捕获预期的闭合位置。

一旦证实闭合性圈套满意地闭合了左心耳，封堵球囊就会放气，并通过在保持心外膜导丝的同时拉动心内膜导丝而断开磁头导丝连接。然后将放气的球囊和心内膜导丝从左心耳上取出。预装、预绑好的缝合线然后从圈套上释放并拧紧。通过血管造影和 TEE 再次证实左心耳闭合（图 15.70）。然后将套索装置从左心耳上拉出，几分钟后，血管造影和 TEE 再次证实左心耳完全闭合。如果关闭不完全，套索可以在左心耳上再向前推进，然后再拧紧。一旦证实左心耳完全闭合，缝合线就被切断。然后，所有的导丝和鞘管被收回，心包引流管被放置并留在适当的位置[300]。

术后处理

心包引流留置 24～48 h，以便及时处理潜在的心包积液。一旦在 24 h 的超声心动图检查中证实没有再积液，可以拔除引流管。只要进行心包引流，就会

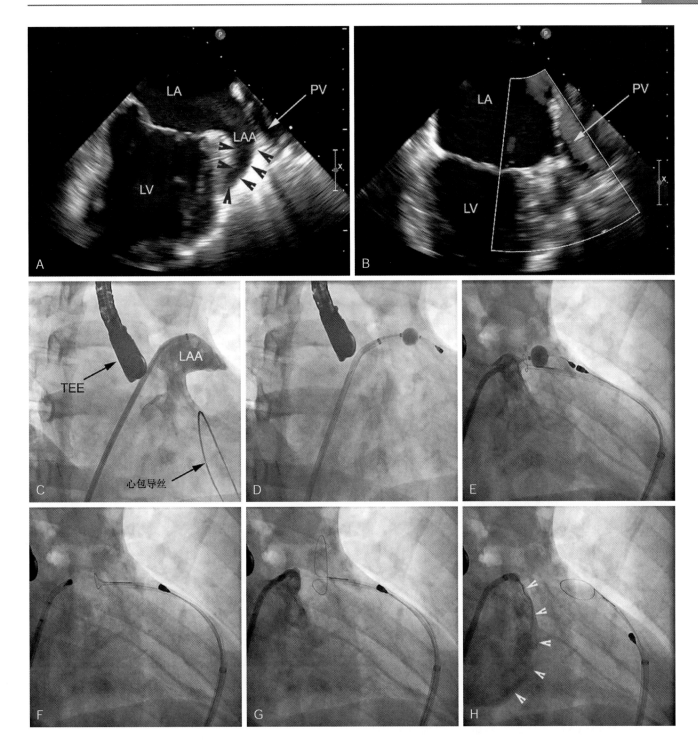

图 15.70 （见书后彩图）用套索装置经皮左心耳（LAA）结扎术。经食道超声心动图（TEE，**A**，**B**）和透视图像（**C～H**，右前斜位投射）在 LAA 结扎过程中的应用。**A**. TEE 显示基线 LAA。**B**. 结扎左心耳后的 TEE 多普勒图像显示左心耳闭塞，左心耳内没有血流。左上肺静脉（PV）与左心耳（LAA）相邻可见血流。**C**. 在获得心包通路（心包导丝可见）后，通过经房间隔穿刺获得左心房（LA）通路。跨间隔鞘和猪尾导管位于 LAA 内。对 LAA 进行对比血管造影以显示出 LAA 的解剖结构。**D**. 心内膜磁头导丝置于左心耳最前上方。球囊充气并放置在 LAA 开口的远端。**E**. 心外膜磁头导丝通过心包鞘向前移动，并朝向心内膜磁头导丝，直到两块磁铁端对端连接为止。然后，套索被引导沿着心外膜导丝，围绕 LAA 底部的圈套被拉紧。闭合圈套隔绝 LAA 是由血管造影证实的（通过跨间隔鞘）。**F**. 闭塞气球放气，磁头导丝断开。预装、预绑好的缝合线然后从圈套上释放并拧紧。**G**. 血管造影再次证实 LAA 关闭。**H**. 然后将套索装置从 LAA 拉回。通过房间隔鞘左心房对比剂造影（箭头表示由对比剂显影的左房轮廓）确认完全隔绝 LAA。LV，左心室

进行抗生素治疗。

秋水仙碱常用于减轻心包炎引起的疼痛和预防 Dressler 综合征。秋水仙碱通常在手术当天开始，并维持 3～4 周。非甾体抗炎药可以添加到秋水仙碱。口服皮质类固醇可用于治疗严重或持续性心包炎。

建议在手术后 4～6 周进行 TEE 监测，以评估血栓和渗漏情况。如果出现渗漏，建议在 3～6 个月时重复 TEE。对于没有绝对禁忌证的患者，术后继续口服抗凝可能是谨慎的做法，直到监测 TEE 排除持续的左心耳渗漏和血栓形成。对于不能耐受短期口服抗凝的患者，可以考虑采用双重抗血小板治疗（阿司匹林和氯吡格雷）或单独使用阿司匹林。

结果

Lariat 缝合输送装置是 FDA 批准用于组织接近的缝合圈套导管。虽然 FDA 的批准没有明确规定使用该设备作为结扎左心耳以降低卒中风险的工具，也缺乏证据证明该设备的有效性和安全性，但在美国和国际上已有相当数量的患者实施了 Lariat 手术，主要是为了减少有口服抗凝治疗禁忌的房颤患者卒中的风险[122]。

到目前为止，还没有对 Lariat 装置进行调查的随机对照试验。最近的研究评价了 Lariat 装置的安全性和有效性，报告了超过 90% 的急性手术成功率。虽然到目前为止，美国已经进行了几千例套索手术，但 Lariat 装置的真正安全状况尚未完全确定。

在一项对 154 名连续患者进行的回顾性多中心研究中，器械成功率（被定义为套索缝合，渗漏小于 5 mm）为 94%，主要并发症发生率 10%，包括 1 例因呼吸衰竭而死亡和 14 例大出血，其中 3 例需要急诊手术。随访 TEE 时，79% 的患者仍能完全闭合左心耳，14% 的患者出现小于 5 mm 的渗漏，6% 的患者出现大于或等于 5 mm 的渗漏。Lariat 术后渗漏的真实发生率和临床意义尚未明确，需要进一步研究[122]。

最近对 FDA Maude（制造商和用户设施设备经验）数据库的审查表明，与手术有关的死亡率和发病率很高，促使 FDA 就这些问题向保健提供者和患者发出安全警告。最近，在一项对 712 名接受 Lariat 手术的患者进行的大型研究中，使用套索的总体急性成功率为 95.5%。随访 TEE 发现漏 2～5 mm 者占 6.5%，血栓占 2.5%。1 例漏出大于 5 mm。心脏穿孔发生率为 3.5%，不到一半需要手术修补。延迟并发症（需要长期治疗的心包炎和出院后心包、胸腔积液）发生率为 4.8%。与以前的研究相比，本研究中的一些技术改进似乎提高了手术的安全性，包括使用微穿刺针

进入心包腔（这减少了心包穿孔的发生率），而秋水仙碱的使用降低了心包炎的发生率和严重程度[301]。

值得注意的是，套索手术可以潜在地填补不能口服抗凝的患者治疗选择的空白，然而，适当的患者选择是手术成功和安全的关键。手术前应仔细评估左心耳的大小和解剖结构。在最近的一项大型研究中，几乎 25% 最初被认为符合套索条件的患者由于解剖问题而被排除在外[301]。

左心耳结扎术的作用似乎也扩大到心律失常的降低。左心耳可能在房颤的发生和持续过程中起重要作用，这可能是 PV 隔离手术后心律失常复发的原因。因此，在选定的患者中，正在考虑加强左心耳的电隔离。传统上，心内膜射频消融被用来实现左心耳的电隔离。在接受心脏手术和心外膜消融术治疗房颤的患者中，部分（但不是全部）研究表明左心耳结扎或切除可提高无心律失常患者的生存率。最近，使用套索手术经皮结扎左心耳被发现导致左心耳的机械和电学隔绝，可能继发于结扎处远端的左心耳缺血性坏死。初步报告表明，该手术作为非阵发性房颤导管消融的辅助手段具有潜在的应用价值。目前正在评估左心耳序贯套扎结合 AF 消融治疗持续性 AF 的价值[301-304]。

心包出血

心包出血可使心包通路和房间隔穿刺术复杂化（见第 4 章）。此外，在放置磁性导丝或圈套左心耳时，左心耳穿孔可能导致出血，在收紧缝合线时，左心耳撕裂或撕脱[300]。

与心外膜穿刺术有关的心包出血最常见的原因是 RV 穿刺。在操作心包鞘管的过程中，可发生心肌或心外膜血管的撕裂。"针内针"技术的使用可以帮助减少意外右心室穿刺导致的大出血风险。此外，在推进或移动心包鞘卷曲之前，必须小心操作心包鞘管，并用导丝引导，以减少心包结构发生磨损或撕裂的风险。

右心室穿刺通常是良性的，如果只有针或导丝已进入右心室而患者没有抗凝。在手术的早期，从心包鞘管抽取 10～30 ml 的血性引流液并不少见。此时，不应该进行抗凝治疗；因此，任何出血都应该是自限性的，通常被认为是一种轻微的并发症，因为没有必要中断手术。在随后的房间隔穿刺术中开始使用 IV 型肝素进行全身抗凝，但仅在证实没有持续心包出血后进行。然而，持续或严重的心包出血可以发生，偶尔需要手术治疗。因此，必须采取预防措施来处理严重出血，包括提供适当的外科支持[300]。

在收紧缝合线时过度脱垂或扭转套索装置可以

增加心耳撕裂或撕脱的风险。此外，将左心耳结扎于开口远端或仅在多叶左心耳的一个叶上释放缝线，可因菲薄左心耳的脆弱性而增加左心耳撕裂的可能性[300]。

心包炎

心包炎是 Lariat 手术的常见并发症，很可能是左心耳结扎术引起的严重炎症反应的结果。手术后心包炎典型表现为心前部不适和摩擦音，通常是轻微和自限性的，几天内口服非甾体抗炎药即可治愈。值得注意的是，炎症性心包炎可使二次手术时心包腔无法再次进入[298]。

常用秋水仙碱或非甾体抗炎药预防 Dressler 综合征。口服类固醇可考虑用于治疗难治性病例。虽然在心外膜消融术后向心包间隙注射类固醇有助于减少术后心包炎，但由于担心可能干扰左心耳完全慢性关闭所需的愈合过程，在左心耳结扎术后不推荐使用这种方法。如果患者有持续性心包炎，建议在术后 7 天进行经胸超声心动图检查以评估是否有心包积液（Dressler 综合征）。晚期心包积液可以是渗出性的，也可以是漏出性的，可能是由于左心耳结扎后 ANP 释放减少而引起的容量潴留[298]。

不完全的左心耳闭合和血栓形成

左心耳经皮缝合结扎导致左心耳广泛的炎症，导致左心耳纤维化、瘢痕形成和永久关闭，缝合处的心内膜表面完全内皮化。炎症反应也可能涉及左心房，这可能会促进血栓的形成。

随访期间左心耳口血栓发生率为 2.2%。血栓的形成可能是由于结扎处的炎症反应、球囊导管取回过程中左心耳口上皮剥脱和缝合不当所致。套扎结的松动和缝合部位的组织坏死是血栓栓塞并发症的潜在机制。

不完全左心耳结扎在套索术后并不少见。在很大一部分接受 Lariat 手术的患者中，局部左心耳开口与残留的左心耳腔形成。在一份报告中，10% 的患者观察到术中残余血流进左心耳（漏），而 32% 的患者有残余左心耳腔再通，其形态与原左心耳相似，但体积明显减小。尽管如此，与 Watchman 装置相比，套索装置在 1 年内的残余漏率似乎更低。此外，与 Watchman 术的偏心渗漏（边缘效应）相比，Lariat 术后的渗漏倾向于更小和向心性（麻袋效应）。一个小的渗漏（小于 5 mm）的影响是未知的。如果渗漏大于 5 mm，则应考虑其他的卒中预防措施[305-306]。

外科左心耳切除

开放手术左心耳切除、缝线结扎或吻合器常用于接受瓣膜或冠状动脉旁路手术的房颤患者或作为迷宫手术辅助术式。此外，各种微创胸腔镜左心耳排除技术（左心耳切除、吻合器和夹闭）已作为单独的外科手术或与微创迷宫手术联合应用于 AF 消融。最近，在一小部分有抗凝禁忌证的患者中，胸腔镜下独立的左心耳切除已被报道。然而，关于这些方法的有效性和安全性的数据仍然有限。此外，还开发了专门的左心耳切除设备，包括 AtriClip 设备系统（AtriCure，West Chester，OH，United States）和 Tiger Paw 系统（MaquetCardiovascular，Wayne，Wayne，NJ，United States）[122]。

外科手术排除左心耳的一个重要局限是不完全排除左心耳的比率很高，据说根据手术技术的不同，不完全排除左心耳的比率从 10% 到 80% 不等。大多数临床试验报告左心耳闭塞的成功率仅为 55% ~ 66%。左心耳完全闭塞的成功率最高的是手术切除，最低的是左心耳缝线结扎或吻合器。缝线断裂可导致左心耳开口的重新开放或与 LA 之间的持续血流。

左心耳不完全闭塞的存在可促进血液瘀滞继发血栓的形成，与左心耳完全闭合或左心耳残端相比，发生缺血性卒中 / 全身栓塞的风险显著增加。在一份报告中，41% 的未成功排除的患者有左心耳血栓，而成功切除左心耳的患者没有发生血栓。此外，未接受口服抗凝治疗的左心耳不完全闭合患者的全身血栓栓塞率是 CHADS2 CHA2DS2-VASc 评分危险分层方案预测的 3 ~ 5 倍。因此，建议在停止抗凝治疗之前对不完全左心耳结扎进行常规术后筛查（TEE 或 CT 血管造影）[307]。

目前，尚无强有力的证据支持在常规心脏手术中将外科 LAA 排除作为降低房颤患者卒中发生率的一种潜在策略。在对 5 个临床试验进行的荟萃分析中，1400 例接受 LAA 排除或切除的患者中，LAA 手术排除似乎没有明显的益处，主要是由于 TEE 所显示的 LAA 不完全闭合的比率很高。另一方面，最近的一项荟萃分析的结果表明，尽管统计能力有限，但在短期和长期随访中，外科 LAA 切除术在减少卒中发病率方面有潜在的好处。未来的前瞻性随机试验对于明确评估心脏手术中排除 LAA 的长期益处和风险是必要的[308]。

参考文献

1. Calkins H, et al. 2017 HRS/EHRA/ECAS/APHRS/SOLAECE expert consensus statement on catheter and surgical ablation of atrial fibrillation. *Heart Rhythm.* 2017;14:e275–e444.
2. Charitos EI, Pürerfellner H, Glotzer TV, et al. Clinical classifications of atrial fibrillation poorly reflect its temporal persistence: insights from 1,195 patients continuously monitored with implantable devices. *J Am Coll Cardiol.* 2014;63:2840–2848.
3. Breithardt G, et al. Valvular heart disease among non-valvular atrial fibrillation: a misnomer, in search of a new term. *Eur Heart J.* 2015;36: 1794–1797.
4. January CT, et al. 2014 AHA/ACC/HRS guideline for the management of patients with atrial fibrillation: a report of the American College of Cardiology/American Heart Association Task Force on practice guidelines and the Heart Rhythm Society. *J Am Coll Cardiol.* 2014;64:e1–e76.
5. Wyse DG, et al. Lone atrial fibrillation: does it exist? *J Am Coll Cardiol.* 2014;63:1715–1723.
6. Page SEE. The substrate in "early persistent" atrial fibrillation. *JACC Clin Electrophysiol.* 2016;2:140–142.
7. Lau DH, et al. Novel mechanisms in the pathogenesis of atrial fibrillation: practical applications. *Eur Heart J.* 2016;37:1573–1581.
8. Nattel S, Dobrev D. Controversies about atrial fibrillation mechanisms: aiming for order in chaos and whether it matters. *Circ Res.* 2017;120: 1396–1398.
9. Staerk L, et al. Atrial fibrillation: epidemiology, pathophysiology, and clinical outcomes. *Circ Res.* 2017;120:1501–1517.
10. Santangeli P, et al. Prevalence and distribution of focal triggers in persistent and long-standing persistent atrial fibrillation. *Heart Rhythm.* 2016;13:374–382.
11. Weiss JN, Qu Z, Shivkumar K. Ablating atrial fibrillation: a translational science perspective for clinicians. *Heart Rhythm.* 2016;13:1868–1877.
12. Moe GK, et al. A computer model of atrial fibrillation. *Am Heart J.* 1964;67:200–220.
13. Quintanilla JG, et al. Mechanistic approaches to detect, target, and ablate the drivers of atrial fibrillation. *Circ Arrhythmia Electrophysiol.* 2016;9: 1–12.
14. Carrick RT, Benson BE, Bates JHT, et al. Prospective, tissue-specific optimization of ablation for multiwavelet reentry: predicting the required amount, location, and configuration of lesions. *Circ Arrhythmia Electrophysiol.* 2016;9:e003555.
15. Hansen BJ, et al. Atrial fibrillation driven by micro-anatomic intramural re-entry revealed by simultaneous sub-epicardial and sub-endocardial optical mapping in explanted human hearts. *Eur Heart J.* 2015;36: 2390–2401.
16. Laughner J, et al. Practical considerations of mapping persistent atrial fibrillation with whole-chamber basket catheters. *JACC Clin Electrophysiol.* 2016;2:55–65.
17. Lalani GG, et al. Organized sources are spatially conserved in recurrent compared to pre-ablation atrial fibrillation: further evidence for non-random electrical substrates. *J Cardiovasc Electrophysiol.* 2016; 661–669.
18. Walters TE, et al. Temporal stability of rotors and atrial activation patterns in persistent human atrial fibrillation: a high-density epicardial mapping study of prolonged recordings. *JACC Clin Electrophysiol.* 2015; 1:14–24.
19. Haissaguerre M, et al. Noninvasive panoramic mapping of human atrial fibrillation mechanisms: a feasibility report. *J Cardiovasc Electrophysiol.* 2013;24:711–717.
20. Lim HS, et al. Noninvasive mapping to guide atrial fibrillation ablation. *Card Electrophysiol Clin.* 2015;7:89–98.
21. Schricker AA, Lalani GG, Krummen DE, et al. Rotors as drivers of atrial fibrillation and targets for ablation. *Curr Cardiol Rep.* 2014; 16:509.
22. Hansen BJ, et al. Advances in arrhythmia and electrophysiology maintenance of atrial fibrillation are reentrant drivers with spatial stability the key? *Circ Arrhythmia Electrophysiol.* 2016;9:e004398.
23. Roney CH, et al. Spatial resolution requirements for accurate identification of drivers of atrial fibrillation. *Circ Arrhythmia Electrophysiol.* 2017;10:e004899.

24. Vijayakumar R, Vasireddi SK, Cuculich PS, et al. Methodology considerations in phase mapping of human cardiac arrhythmias. *Circ Arrhythmia Electrophysiol.* 2016;9:e004409.
25. Ng J, Goldberger JJ. Understanding and interpreting dominant frequency analysis of AF electrograms. *J Cardiovasc Electrophysiol.* 2007;18:680–685.
26. Dzeshka MS, Lip GYH, Snezhitskiy V, et al. Cardiac fibrosis in patients with atrial fibrillation: mechanisms and clinical implications. *J Am Coll Cardiol.* 2015;66:943–959.
27. Kottkamp H. Human atrial fibrillation substrate: towards a specific fibrotic atrial cardiomyopathy. *Eur Heart J.* 2013;34:2731–2738.
28. Nattel S. Molecular and cellular mechanisms of atrial fibrosis in atrial fibrillation. *JACC Clin Electrophysiol.* 2017;3:425–435.
29. Hansen BJ, Zhao J, Fedorov VV. Fibrosis and atrial fibrillation: computerized and optical mapping. *JACC Clin Electrophysiol.* 2017;3: 531–546.
30. Kottkamp H, Bender R, Berg J. Catheter ablation of atrial fibrillation how to modify the substrate? *J Am Coll Cardiol.* 2015;65:196–206.
31. Dewland TA, et al. Inflammation as a mediator of the association between race and atrial fibrillation results from the health ABC study (Health, Aging, and Body Composition). *JACC Clin Electrophysiol.* 2015;1:248–255.
32. Sirish P, et al. Molecular mechanisms and new treatment paradigm for atrial fibrillation. *Circ Arrhythm Electrophysiol.* 2016;9:e003721.
33. Nattel S, Harada M. Atrial remodeling and atrial fibrillation: recent advances and translational perspectives. *J Am Coll Cardiol.* 2014;63: 2335–2345.
34. Jalife J, Kaur K. Atrial remodeling, fibrosis, and atrial fibrillation. *Trends Cardiovasc Med.* 2015;25:475–484.
35. Maury P, et al. Lack of correlations between electrophysiological and anatomical-mechanical atrial remodeling in patients with atrial fibrillation. *Pacing Clin Electrophysiol.* 2015;38:617–624.
36. McManus DD, et al. Plasma microRNAs are associated with atrial fibrillation and change after catheter ablation (the miRhythm study). *Heart Rhythm.* 2015;12:3–10.
37. Rivarola EW, et al. Targets and end points in cardiac autonomic denervation procedures. *Circ Arrhythmia Electrophysiol.* 2017;10:e004638.
38. Stavrakis S, et al. Low-level transcutaneous electrical vagus nerve stimulation suppresses atrial fibrillation. *J Am Coll Cardiol.* 2015;65: 867–875.
39. Wang X, et al. Long-term effects of ganglionated plexi ablation on electrophysiological characteristics and neuron remodeling in target atrial tissues in a canine model. *Circ Arrhythmia Electrophysiol.* 2015;8: 1276–1283.
40. Huang J-H, et al. Modulation of autonomic nervous activity in the termination of paroxysmal atrial fibrillation. *Pacing Clin Electrophysiol.* 2017;40:401–408.
41. Stavrakis S, et al. The role of the autonomic ganglia in atrial fibrillation. *JACC Clin Electrophysiol.* 2015;1:1–13.
42. Driessen AHG, et al. Ganglion plexus ablation in advanced atrial fibrillation: the AFACT study. *J Am Coll Cardiol.* 2016;68:1155–1165.
43. Linz D, Ukena C, Mahfoud F, et al. Atrial autonomic innervation: a target for interventional antiarrhythmic therapy? *J Am Coll Cardiol.* 2014;63:215–224.
44. Gorenek B, et al. European Heart Rhythm Association (EHRA)/ European Association of Cardiovascular Prevention and Rehabilitation (EACPR) position paper on how to prevent atrial fibrillation endorsed by the Heart Rhythm Society (HRS) and Asia Pacific Heart Rhythm Society (APHRS). *Europace.* 2017;19:190–225.
45. Enriquez A, Antzelevitch C, Bismah V, et al. Atrial fibrillation in inherited cardiac channelopathies: from mechanisms to management. *Heart Rhythm.* 2016;13:1878–1884.
46. Hayashi K, et al. Functional characterization of rare variants implicated in susceptibility to lone atrial fibrillation. *Circ Arrhythmia Electrophysiol.* 2015;8:1095–1104.
47. Anumonwo JMB, Kalifa J. Risk factors and genetics of atrial fibrillation. *Cardiol Clin.* 2014;32:485–494.
48. Lubitz SA, et al. Novel genetic markers associate with atrial fibrillation risk in Europeans and Japanese. *J Am Coll Cardiol.* 2014;63:1200–1210.
49. Shoemaker MB, et al. Common genetic variants and response to atrial fibrillation ablation. *Circ Arrhythmia Electrophysiol.* 2015;8:296–302.

50. Krijthe BP, et al. Projections on the number of individuals with atrial fibrillation in the European Union, from 2000 to 2060. *Eur Heart J*. 2013;34:2746–2751.

51. De Sisti A, et al. Evaluation of time course and predicting factors of progression of paroxysmal or persistent atrial fibrillation to permanent atrial fibrillation. *Pacing Clin Electrophysiol*. 2014;37:345–355.

52. Proietti R, et al. A systematic review on the progression of paroxysmal to persistent atrial fibrillation: shedding new light on the effects of catheter ablation. *JACC Clin Electrophysiol*. 2015;1:105–115.

53. Kotecha D, Chudasama R, Lane DA, et al. Atrial fibrillation and heart failure due to reduced versus preserved ejection fraction: a systematic review and meta-analysis of death and adverse outcomes. *Int J Cardiol*. 2016;203:660–666.

54. Gomez-Outes A, et al. Causes of death in anticoagulated patients with atrial fibrillation. *J Am Coll Cardiol*. 2016;68:2508–2521.

55. Kirchhof P, et al. 2016 ESC Guidelines for the management of atrial fibrillation developed in collaboration with EACTS. *Eur Heart J*. 2016; 37:2893–2962.

56. Alonso A, et al. Simple risk model predicts incidence of atrial fibrillation in a racially and geographically diverse population: the CHARGE-AF consortium. *J Am Heart Assoc*. 2013;2:e000102.

57. Kolek MJ, et al. Evaluation of a prediction model for the development of atrial fibrillation in a repository of electronic medical records. *JAMA Cardiol*. 2016;1:1007–1013.

58. Rahman F, et al. Trajectories of risk factors and risk of new-onset atrial fibrillation in the Framingham Heart Study. *Hypertens (Dallas, Tex. 1979)*. 2016;68:597–605.

59. Pistoia F, et al. The epidemiology of atrial fibrillation and stroke. *Cardiol Clin*. 2016;34:255–268.

60. Jurkko R, et al. Characteristics of atrial fibrillation and comorbidities in familial atrial fibrillation. *J Cardiovasc Electrophysiol*. 2013;24: 768–774.

61. Miller JD, et al. Obesity, exercise, obstructive sleep apnea, and modifiable atherosclerotic cardiovascular disease risk factors in atrial fibrillation. *J Am Coll Cardiol*. 2015;66:2899–2906.

62. Leong-Sit P, Tang ASL. Atrial fibrillation and heart failure. *Curr Opin Cardiol*. 2015;30:161–167.

63. Kotecha D. Heart failure with preserved ejection fraction and atrial fibrillation: vicious twins. *J Am Coll Cardiol*. 2016;68: 2217–2228.

64. Kotecha D, Piccini JP. Atrial fibrillation in heart failure: what should we do? *Eur Heart J*. 2015;36:3250–3257.

65. Trulock KM, Narayan SM, Piccini JP. Rhythm control in heart failure patients with atrial fibrillation: contemporary challenges including the role of ablation. *J Am Coll Cardiol*. 2014;64:710–721.

66. Violi F, Soliman EZ, Pignatelli P, et al. Atrial fibrillation and myocardial infarction: a systematic review and appraisal of pathophysiologic mechanisms. *J Am Heart Assoc*. 2016;5:e003347.

67. Guo X-Y, et al. Atrial fibrillation is associated with an increased risk of myocardial infarction: insights from a meta-analysis. *Atherosclerosis*. 2016;254:1–7.

68. Soliman EZ, et al. Atrial fibrillation and risk of ST-segment-elevation versus non-ST-segment-elevation myocardial infarction: the Atherosclerosis Risk in Communities (ARIC) Study. *Circulation*. 2015; 131:1843–1850.

69. Triedman JK. Atypical atrial tachycardias in patients with congenital heart disease. *Heart Rhythm*. 2008;5:315–317.

70. Arujuna A, de Bono J. Maximizing the effectiveness of ablation for arrhythmias in the congenital heart patients. *Curr Cardiol Rep*. 2016; 18:69.

71. Philip Saul J, et al. PACES/HRS expert consensus statement on the use of catheter ablation in children and patients with congenital heart disease. *Heart Rhythm*. 2016;13:e251–e289.

72. Manuguerra R, Callegari S, Corradi D. Inherited structural heart diseases with potential atrial fibrillation occurrence. *J Cardiovasc Electrophysiol*. 2016;27:242–252.

73. Teuwen CP, et al. Time course of atrial fibrillation in patients with congenital heart defects. *Circ Arrhythmia Electrophysiol*. 2015;8: 1065–1072.

74. Caples SM, Somers VK. Sleep-disordered breathing and atrial fibrillation. *Prog Cardiovasc Dis*. 2009;51:411–415.

75. Shukla A, et al. Effect of obstructive sleep apnea treatment on atrial fibrillation recurrence: a meta-analysis. *JACC Clin Electrophysiol*. 2015;1: 41–51.

76. Qureshi WT, et al. Meta-analysis of continuous positive airway pressure as a therapy of atrial fibrillation in obstructive sleep apnea. *Am J Cardiol*. 2015;116:1767–1773.

77. Wong CX, et al. Obesity and the risk of incident, post-operative, and post-ablation atrial fibrillation: a meta-analysis of 626,603 individuals in 51 studies. *JACC Clin Electrophysiol*. 2015;1:139–152.

78. Nalliah CJ, Sanders P, Kottkamp H, et al. The role of obesity in atrial fibrillation. *Eur Heart J*. 2015;37:1565–1572.

79. Pathak RK, et al. Long-term effect of goal-directed weight management in an atrial fibrillation cohort: a long-term follow-up study (LEGACY). *J Am Coll Cardiol*. 2015;65:2159–2169.

80. Hatem SN. Atrial fibrillation and obesity not just a coincidence. *J Am Coll Cardiol*. 2015;66:12–13.

81. van Rosendael AR, et al. Association between posterior left atrial adipose tissue mass and atrial fibrillation. *Circ Arrhythmia Electrophysiol*. 2017; 10:e004614.

82. Hajhosseiny R, Matthews GK, Lip GYH. Metabolic syndrome, atrial fibrillation, and stroke: tackling an emerging epidemic. *Heart Rhythm*. 2015;12:2332–2343.

83. Pallisgaard JL, et al. Risk of atrial fibrillation in diabetes mellitus: a nationwide cohort study. *Eur J Prev Cardiol*. 2016;23:621–627.

84. Klein I, Danzi S. Thyroid disease and the heart. *Curr Probl Cardiol*. 2016;41:65–92.

85. Bikdeli B, Ziki M, Lip G. Pulmonary embolism and atrial fibrillation: two sides of the same coin? A systematic review. *Semin Thromb Hemost*. 2017;43:849–863.

86. Ng ACC, et al. The prevalence and incidence of atrial fibrillation in patients with acute pulmonary embolism. *PLoS ONE*. 2016;11:e0150448.

87. Mohanty S, et al. Differential association of exercise intensity with risk of atrial fibrillation in men and women: evidence from a meta-analysis. *J Cardiovasc Electrophysiol*. 2016;27:1021–1029.

88. Redpath CJ, Backx PH. Atrial fibrillation and the athletic heart. *Curr Opin Cardiol*. 2015;30:17–23.

89. Larsson SC, Drca N, Wolk A. Alcohol consumption and risk of atrial fibrillation: a prospective study and dose-response meta-analysis. *J Am Coll Cardiol*. 2014;64:281–289.

90. Voskoboinik A, et al. Alcohol and atrial fibrillation: a sobering review. *J Am Coll Cardiol*. 2016;68:2567–2576.

91. McManus DD, et al. Alcohol consumption, left atrial diameter, and atrial fibrillation. *J Am Heart Assoc*. 2016;5:e004060.

92. Qiao Y, et al. Impact of alcohol consumption on substrate remodeling and ablation outcome of paroxysmal atrial fibrillation. *J Am Heart Assoc*. 2015;4:e002349.

93. Dixit S, et al. Secondhand smoke and atrial fibrillation: data from the Health eHeart Study. *Heart Rhythm*. 2016;13:3–9.

94. Tamargo J, Caballero R, Delpón E. Drug-induced atrial fibrillation. *Expert Opin Drug Saf*. 2012;11:615–634.

95. Turagam MK, et al. Circulating biomarkers predictive of postoperative atrial fibrillation. *Cardiol Rev*. 2016;24:76–87.

96. Bidar E, et al. A prospective randomized controlled trial on the incidence and predictors of late-phase postoperative atrial fibrillation up to 30 days and the preventive value of biatrial pacing. *Heart Rhythm*. 2014;11:1156–1162.

97. Yadava M, Hughey AB, Crawford TC. Postoperative atrial fibrillation: incidence, mechanisms, and clinical correlates. *Cardiol Clin*. 2014;32: 627–636.

98. Kiaii B, et al. Postoperative atrial fibrillation is not pulmonary vein dependent: results from a randomized trial. *Heart Rhythm*. 2015;12: 699–705.

99. Ha ACT, Mazer CD, Verma S, et al. Management of postoperative atrial fibrillation after cardiac surgery. *Curr Opin Cardiol*. 2016;31:183–190.

100. Garimella RS, et al. Accuracy of patient perception of their prevailing rhythm: a comparative analysis of monitor data and questionnaire responses in patients with atrial fibrillation. *Heart Rhythm*. 2015;12: 658–665.

101. Xiong Q, Proietti M, Senoo K, et al. Asymptomatic versus symptomatic atrial fibrillation: a systematic review of age/gender differences and cardiovascular outcomes. *Int J Cardiol*. 2015;191:172–177.

102. Dillon P, Ghanbari H. Diagnostic evaluation and follow-up of patients with atrial fibrillation. *Cardiol Clin.* 2014;32:507–519.

103. Benezet-Mazuecos J, Rubio JM, Farr J. Atrial high rate episodes in patients with dual-chamber cardiac implantable electronic devices: unmasking silent atrial fibrillation. *Pacing Clin Electrophysiol.* 2014;37:1080–1086.

104. Chen-Scarabelli C, Scarabelli TM, Ellenbogen KA, et al. Device-detected atrial fibrillation: what to do with asymptomatic patients? *J Am Coll Cardiol.* 2015;65:281–294.

105. Witt CT, et al. Early detection of atrial high rate episodes predicts atrial fibrillation and thromboembolic events in patients with cardiac resynchronization therapy. *Heart Rhythm.* 2015;12:2368–2375.

106. Surapaneni P, Safadi A, Contractor T, et al. Device-detected atrial fibrillation-perils and pitfalls. An update. *Cardiol Clin.* 2016;34:299–306.

107. Tomson TT, Passman R. Management of device-detected atrial high-rate episodes. *Card Electrophysiol Clin.* 2015;7:515–525.

108. Glotzer TV, Ziegler PD. Cryptogenic stroke: is silent atrial fibrillation the culprit? *Heart Rhythm.* 2015;12:234–241.

109. Martin DT, et al. Randomized trial of atrial arrhythmia monitoring to guide anticoagulation in patients with implanted defibrillator and cardiac resynchronization devices. *Eur Heart J.* 2015;36:1660–1668.

110. Kabra R, Girotra S, Vaughan Sarrazin M. Refining stroke prediction in atrial fibrillation patients by addition of African-American ethnicity to CHA2DS2-VASc score. *J Am Coll Cardiol.* 2016;68:461–470.

111. Vanassche T, et al. Risk of ischaemic stroke according to pattern of atrial fibrillation: analysis of 6563 aspirin-treated patients in ACTIVE-A and AVERROES. *Eur Heart J.* 2015;36:281–287.

112. Steinberg BA, et al. Higher risk of death and stroke in patients with persistent vs. paroxysmal atrial fibrillation: results from the ROCKET-AF trial. *Eur Heart J.* 2015;36:288–296.

113. Ganesan AN, et al. The impact of atrial fibrillation type on the risk of thromboembolism, mortality, and bleeding: a systematic review and meta-analysis. *Eur Heart J.* 2016;37:1591–1602.

114. Chao TF, et al. Comparisons of CHADS2 and CHA2DS2-VASc scores for stroke risk stratification in atrial fibrillation: which scoring system should be used for Asians? *Heart Rhythm.* 2016;13:46–53.

115. Chao T-F, et al. Can oral anticoagulants be stopped safely after a successful atrial fibrillation ablation? *J Thorac Dis.* 2015;7:172–177.

116. Van Den Ham HA, Klungel OH, Singer DE, et al. Comparative performance of ATRIA, CHADS2, and CHA2DS2-VASc risk scores predicting stroke in patients with atrial fibrillation: results from a national primary care database. *J Am Coll Cardiol.* 2015;66:1851–1859.

117. Hijazi Z, et al. The ABC (age, biomarkers, clinical history) stroke risk score: a biomarker-based risk score for predicting stroke in atrial fibrillation. *Eur Heart J.* 2016;37:1582–1590.

118. O'Brien EC, et al. The ORBIT bleeding score: a simple bedside score to assess bleeding risk in atrial fibrillation. *Eur Heart J.* 2015;36:3258–3264.

119. Ringwala SM, Tomson TT, Passman RS. Cardiac monitoring for atrial fibrillation in cryptogenic stroke. *Cardiol Clin.* 2016;34:287–297.

120. Moran PS, Teljeur C, Ryan M, et al. Systematic screening for the detection of atrial fibrillation. *Cochrane Database Syst Rev.* 2016;(6):CD009586.

121. Dong Y, Dong Q. New oral anticoagulants: how do we use them wisely? *Curr Cardiol Rep.* 2015;17:1–8.

122. Masoudi FA, et al. 2015 ACC/HRS/SCAI left atrial appendage occlusion device societal overview. *Heart Rhythm.* 2015;12:e122–e136.

123. Lau YC, Lip GYH. Which drug should we use for stroke prevention in atrial fibrillation? *Curr Opin Cardiol.* 2014;29:293–300.

124. Chao T-F, et al. Rate-control treatment and mortality in atrial fibrillation. *Circulation.* 2015;132:1604–1612.

125. Vamos M, Erath JW, Hohnloser SH. Digoxin-associated mortality: a systematic review and meta-analysis of the literature. *Eur Heart J.* 2015;36:1831–1838.

126. Ouyang A-J, et al. Meta-analysis of digoxin use and risk of mortality in patients with atrial fibrillation. *Am J Cardiol.* 2015;115:901–906.

127. Turakhia MP, et al. Increased mortality associated with digoxin in contemporary patients with atrial fibrillation: findings from the TREAT-AF study. *J Am Coll Cardiol.* 2014;64:660–668.

128. Allen LA, et al. Digoxin use and subsequent outcomes among patients in a contemporary atrial fibrillation cohort. *J Am Coll Cardiol.* 2015;65:2691–2698.

129. Page RL, et al. 2015 ACC/AHA/HRS guideline for the management of adult patients with supraventricular tachycardia: a report of the American College of Cardiology/American Heart Association Task Force on clinical practice guidelines and the Heart Rhythm Society. *Circulation.* 2016;133:e506–e574.

130. January CT, et al. 2014 AHA/ACC/HRS guideline for the management of patients with atrial fibrillation: a report of the American College of Cardiology/American Heart Association Task Force on practice guidelines and the Heart Rhythm Society. *J Am Coll Cardiol.* 2014;64:e1–e76.

131. Rajagopalan B, et al. Efficacy of intravenous magnesium in facilitating cardioversion of atrial fibrillation. *Circ Arrhythmia Electrophysiol.* 2016;9:e003968.

132. Grönberg T, et al. Can we predict the failure of electrical cardioversion of acute atrial fibrillation? the FinCV study. *Pacing Clin Electrophysiol.* 2015;38:368–375.

133. Hanley CM, Robinson VM, Kowey PR. Status of antiarrhythmic drug development for atrial fibrillation: new drugs and new molecular mechanisms. *Circ Arrhythmia Electrophysiol.* 2016;9:1–9.

134. Zimetbaum P. Antiarrhythmic drug therapy for atrial fibrillation. *Cardiol Clin.* 2014;32:533–549.

135. Noheria A, et al. Rhythm control versus rate control and clinical outcomes in patients with atrial fibrillation. *JACC Clin Electrophysiol.* 2015;2:221–229.

136. Chatterjee S, Sardar P, Lichstein E, et al. Aikat, S. Pharmacologic rate versus rhythm-control strategies in atrial fibrillation: an updated comprehensive review and meta-analysis. *Pacing Clin Electrophysiol.* 2013;36:122–133.

137. Zakeri R, et al. The burden of proof: the current state of atrial fibrillation prevention and treatment trials. *Heart Rhythm.* 2017;14:763–782.

138. Wu L, et al. Comparison of radiofrequency catheter ablation between asymptomatic and symptomatic persistent atrial fibrillation: a propensity score matched analysis. *J Cardiovasc Electrophysiol.* 2016;27:531–535.

139. Prabhu S, et al. Catheter ablation versus medical rate control in atrial fibrillation and systolic dysfunction. *J Am Coll Cardiol.* 2017;70:1949–1961.

140. Carrizo AG, Morillo CA. Catheter ablation as first-line therapy for atrial fibrillation: ready for prime-time? *Curr Cardiol Rep.* 2016;18:71.

141. Padeletti L, et al. New-generation atrial antitachycardia pacing (reactive ATP) is associated with reduced risk of persistent or permanent atrial fibrillation in patients with bradycardia: Results from the MINERVA randomized multicenter international trial. *Heart Rhythm.* 2015;12:1717–1725.

142. Pathak RK, et al. Impact of CARDIOrespiratory FITness on arrhythmia recurrence in obese individuals with atrial fibrillation: the CARDIO-FIT study. *J Am Coll Cardiol.* 2015;66:985–996.

143. Chatterjee S, Sardar P, Mukherjee D, et al. Timing and route of amiodarone for prevention of postoperative atrial fibrillation after cardiac surgery: a network regression meta-analysis. *Pacing Clin Electrophysiol.* 2013;36:1017–1023.

144. Kolek MJ, et al. Genetic and clinical risk prediction model for postoperative atrial fibrillation. *Circ Arrhythmia Electrophysiol.* 2015;8:25–31.

145. Sezai A, et al. Carperitide and atrial fibrillation after coronary bypass grafting: the Nihon University Working Group Study of Low-Dose HANP Infusion Therapy during Cardiac Surgery Trial for Postoperative Atrial Fibrillation. *Circ Arrhythmia Electrophysiol.* 2015;8:546–553.

146. Verma A, et al. Approaches to catheter ablation for persistent atrial fibrillation. *N Engl J Med.* 2015;372:1812–1822.

147. Goldenberg GR, et al. Antiarrhythmic therapy as an adjuvant to promote post pulmonary vein isolation success: a meta-analysis. *J Interv Card Electrophysiol.* 2016;47:171–176.

148. Kaitani K, et al. Efficacy of Antiarrhythmic Drugs Short-Term Use after Catheter Ablation for Atrial Fibrillation (EAST-AF) trial. *Eur Heart J.* 2016;37:610–618.

149. Wu S, et al. Meta-analysis of efficacy and safety of new oral anticoagulants compared with uninterrupted vitamin K antagonists in patients undergoing catheter ablation for atrial fibrillation. *Am J Cardiol.* 2016;117:926–934.

150. Zhao Y, et al. New oral anticoagulants compared to warfarin for

perioperative anticoagulation in patients undergoing atrial fibrillation catheter ablation: a meta-analysis of continuous or interrupted new oral anticoagulants during ablation. *J Interv Card Electrophysiol.* 2017;48: 267–282.

151. Calkins H, et al. Uninterrupted dabigatran versus warfarin for ablation in atrial fibrillation. *N Engl J Med.* 2017;376:1627–1636.

152. Gabus V, et al. Short-term heparin kinetics during catheter ablation of atrial fibrillation. *Pacing Clin Electrophysiol.* 2015;38:1142–1150.

153. Briceno DF, Natale A, Di Biase L. Heparin kinetics: The 'holy grail' of periprocedural anticoagulation for ablation of atrial fibrillation. *Pacing Clin Electrophysiol.* 2015;38:1137–1141.

154. Briceno DF, et al. Clinical impact of heparin kinetics during catheter ablation of atrial fibrillation: meta-analysis and meta-regression. *J Cardiovasc Electrophysiol.* 2016;27:683–693.

155. Nishikii-Tachibana M, et al. Prevalence and clinical determinants of left atrial appendage thrombus in patients with atrial fibrillation before pulmonary vein isolation. *Am J Cardiol.* 2015;116:1368–1373.

156. Di Biase L, et al. Is transesophageal echocardiogram mandatory in patients undergoing ablation of atrial fibrillation with uninterrupted novel oral anticoagulants? Results from a prospective multicenter registry. *Heart Rhythm.* 2016;13:1197–1202.

157. Kistler PM, et al. Electrophysiological and electrocardiographic characteristics of focal atrial tachycardia originating from the pulmonary veins: acute and long-term outcomes of radiofrequency ablation. *Circulation.* 2003;108:1968–1975.

158. Squara F, et al. Electrical connection between ipsilateral pulmonary veins: prevalence and implications for ablation and adenosine testing. *Heart Rhythm.* 2015;12:275–282.

159. Ghanbari H, et al. Role of adenosine after antral pulmonary vein isolation of paroxysmal atrial fibrillation: a randomized controlled trial. *Heart Rhythm.* 2016;13:407–415.

160. Prabhu S, et al. Determining the optimal dose of adenosine for unmasking dormant pulmonary vein conduction following atrial fibrillation ablation: electrophysiological and hemodynamic assessment. DORMANT-AF study. *J Cardiovasc Electrophysiol.* 2016;28:13–22.

161. Zhang B, Zhen Y, Tao A, et al. Efficacy of selective arrhythmogenic pulmonary veins isolation versus empirical all pulmonary veins isolation for atrial fibrillation: a meta-analysis of randomized and observational studies. *J Interv Card Electrophysiol.* 2014;39:233–240.

162. Rordorf R, et al. Anatomical mapping for atrial fibrillation ablation: a head-to-head comparison of ultrasound-assisted reconstruction versus fast anatomical mapping. *Pacing Clin Electrophysiol.* 2015;38: 187–195.

163. Okumura Y, et al. Effect of catheter tip-tissue surface contact on three-dimensional left atrial and pulmonary vein geometries: potential anatomic distortion of 3D ultrasound, fast anatomical mapping, and merged 3D CT-derived images. *J Cardiovasc Electrophysiol.* 2013;24: 259–266.

164. El Haddad M, et al. Determinants of acute and late pulmonary vein reconnection in contact force–guided pulmonary vein isolation. *Circ Arrhythmia Electrophysiol.* 2017;10:e004867.

165. Baldinger SH, et al. The timing and frequency of pulmonary veins unexcitability relative to completion of a wide area circumferential ablation line for pulmonary vein isolation. *JACC Clin Electrophysiol.* 2016;2:14–23.

166. Yuun MF, Stafford PJ, Sandilands AJ, et al. The impact of power output during percutaneous catheter radiofrequency ablation for atrial fibrillation on efficacy and safety outcomes: a systematic review. *J Cardiovasc Electrophysiol.* 2013;24:1216–1223.

167. Su W, et al. Best practice guide for cryoballoon ablation in atrial fibrillation: the compilation experience of more than 3000 procedures. *Heart Rhythm.* 2015;12:1658–1666.

168. Sharma A, et al. Outcomes following cryoballoon ablation for atrial fibrillation guided by pressure waveform monitoring without the routine use of pulmonary venography. *J Interv Card Electrophysiol.* 2017;49:75–82.

169. Ströker E, et al. Second-generation cryoballoon ablation in the setting of left common pulmonary veins: procedural findings and clinical outcome. *Heart Rhythm.* 2017;14:1311–1318.

170. Heeger C-H, et al. Acute efficacy, safety, and long-term clinical outcomes

171. Andrade JG, Dubuc M, Collet D, et al. Pulmonary vein signal interpretation during cryoballoon ablation for atrial fibrillation. *Heart Rhythm.* 2015;12:1387–1394.

172. Aryana A, et al. Verification of a novel atrial fibrillation cryoablation dosing algorithm guided by time-to-pulmonary vein isolation: results from the Cryo-DOSING Study (Cryoballoon-ablation DOSING Based on the Assessment of Time-to-Effect and Pulmonary Vein Isolation Guidance). *Heart Rhythm.* 2017;14:1319–1325.

173. Iacopino S, et al. Second generation cryoballoon ablation without the use of real-time recordings: a novel strategy based on a temperature guided approach to ablation. *Heart Rhythm.* 2016;14:322–328.

174. Chun KRJ, et al. Individualized cryoballoon energy pulmonary vein isolation guided by real time pulmonary vein recordings, the randomized 'ICE–T' Trial. *Heart Rhythm.* 2016;14:495–500.

175. Mondésert B, et al. Clinical experience with a novel electromyographic approach to preventing phrenic nerve injury during cryoballoon ablation in atrial fibrillation. *Circ Arrhythm Electrophysiol.* 2014;7: 605–611.

176. Franceschi F, et al. Electromyographic monitoring for prevention of phrenic nerve palsy in second-generation cryoballoon procedures. *Circ Arrhythmia Electrophysiol.* 2015;8:303–307.

177. Kowalski M, Ellenbogen KA, Koneru JN. Prevention of phrenic nerve injury during interventional electrophysiologic procedures. *Heart Rhythm.* 2014;11:1839–1844.

178. Ghosh J, Sepahpour A, Chan KH, et al. Immediate balloon deflation for prevention of persistent phrenic nerve palsy during pulmonary vein isolation by balloon cryoablation. *Heart Rhythm.* 2013;10:646–652.

179. Aryana A, et al. Catheter ablation using the third-generation cryoballoon provides an enhanced ability to assess time to pulmonary vein isolation facilitating the ablation strategy : short- and long-term results of a multicenter study. *Heart Rhythm.* 2016;13:2306–2313.

180. Attanasio P, et al. Pain reactions during pulmonary vein isolation under deep sedation: cryothermal versus radiofrequency ablation. *Pacing Clin Electrophysiol.* 2016;39:452–457.

181. Kajiyama T, et al. Anatomic parameters predicting procedural difficulty and balloon temperature predicting successful applications in individual pulmonary veins during 28-mm second-generation cryoballoon ablation. *JACC Clin Electrophysiol.* 2016;3:580–588.

182. Bordignon S, et al. Energy titration strategies with the endoscopic ablation system: lessons from the high-dose vs. low-dose laser ablation study. *Europace.* 2013;15:685–689.

183. Dukkipati SR, et al. Pulmonary vein isolation using a visually guided laser balloon catheter: the first 200-patient multicenter clinical experience. *Circ Arrhythm Electrophysiol.* 2013;6:467–472.

184. Dukkipati SR, et al. Pulmonary vein isolation using the visually guided laser balloon a prospective, multicenter, and randomized comparison to standard radiofrequency ablation. *J Am Coll Cardiol.* 2015;66:1350–1360.

185. Buch E, Shivkumar K. Catheter ablation of atrial fibrillation advent of second-generation technologies. *J Am Coll Cardiol.* 2015;66:1361–1363.

186. Leong-Sit P, et al. Inducibility of atrial fibrillation and flutter following pulmonary vein ablation. *J Cardiovasc Electrophysiol.* 2013;24:617–623.

187. Gula LJ, et al. Pulmonary vein isolation with incomplete antral ablation lines: is more ablation necessary? Results of a randomized trial. *J Cardiovasc Electrophysiol.* 2016;27:298–302.

188. Cardoso R, et al. Cryoballoon versus radiofrequency catheter ablation in atrial fibrillation : a meta-analysis. *J Cardiovasc Electrophysiol.* 2016;27: 1151–1159.

189. Liu X-H, Chen C-F, Gao X-F, et al. Safety and efficacy of different catheter ablations for atrial fibrillation: a systematic review and meta-analysis. *Pacing Clin Electrophysiol.* 2016;39:883–899.

190. Koektuerk B, et al. Cryoballoon ablation for pulmonary vein isolation in patients with persistent atrial fibrillation: one-year outcome using second generation cryoballoon. *Circ Arrhythm Electrophysiol.* 2015;8: 1073–1079.

191. Guhl EN, et al. Efficacy of cryoballoon pulmonary vein isolation in patients with persistent atrial fibrillation. *J Cardiovasc Electrophysiol.* 2016;27:423–427.

192. Boveda S, et al. Outcomes after cryoballoon or radiofrequency ablation

for persistent atrial fibrillation : a multicentric propensity-score matched study. *J Interv Card Electrophysiol.* 2016;47:133–142.

193. Ichihara N, et al. Prevalence and pre-procedural predictors associated with right phrenic nerve injury in electromyography-guided, second-generation cryoballoon ablation. *JACC Clin Electrophysiol.* 2016;2:508–514.

194. Zhang Z, et al. Linear ablation following pulmonary vein isolation in patients with atrial fibrillation: a meta-analysis. *Pacing Clin Electrophysiol.* 2016;39:623–630.

195. Wynn GJ, et al. Biatrial linear ablation in sustained nonpermanent AF: results of the substrate modification with ablation and antiarrhythmic drugs in nonpermanent atrial fibrillation (SMAN-PAF) trial. *Heart Rhythm.* 2016;13:399–406.

196. Wong KCK, et al. No benefit of complex fractionated atrial electrogram ablation in addition to circumferential pulmonary vein ablation and linear ablation: benefit of complex ablation study. *Circ Arrhythmia Electrophysiol.* 2015;8:1316–1324.

197. Bai R, et al. Proven isolation of the pulmonary vein antrum with or without left atrial posterior wall isolation in patients with persistent atrial fibrillation. *Heart Rhythm.* 2016;13:132–140.

198. Mohanty S, et al. Impact of rotor ablation in non-paroxysmal AF patients: results from a randomized trial (OASIS). *J Am Coll Cardiol.* 2016;68:274–282.

199. Higuchi S, et al. Is it necessary to achieve a complete box isolation in the case of frequent esophageal temperature rises? Feasibility of shifting to a partial box isolation strategy for patients with non-paroxysmal atrial fibrillation. *J Cardiovasc Electrophysiol.* 2016; 27:897–904.

200. Cutler MJ, et al. Impact of voltage mapping to guide whether to perform ablation of the posterior wall in patients with persistent atrial fibrillation. *J Cardiovasc Electrophysiol.* 2016;27:13–21.

201. He X, et al. Left atrial posterior wall isolation reduces the recurrence of atrial fibrillation: a meta-analysis. *J Interv Card Electrophysiol.* 2016;46: 267–274.

202. Coffey JO, et al. Catheter ablation of scar-related atypical atrial flutter. *Europace.* 2013;15:414–419.

203. Navarrete A, Conte F, Moran M, et al. Ablation of atrial fibrillation at the time of cavotricuspid isthmus ablation in patients with atrial flutter without documented atrial fibrillation derives a better long-term benefit. *J Cardiovasc Electrophysiol.* 2011;22:34–38.

204. Mohanty S, et al. Results from a single-blind, randomized study comparing the impact of different ablation approaches on long-term procedure outcome in coexistent atrial fibrillation and flutter (approval). *Circulation.* 2013;127:1853–1860.

205. Sommer P, et al. Successful repeat catheter ablation of recurrent longstanding persistent atrial fibrillation with rotor elimination as the procedural endpoint: a case series. *J Cardiovasc Electrophysiol.* 2016;27: 274–280.

206. Zaman JAB, Peters NS, Narayan SM. Rotor mapping and ablation to treat atrial fibrillation. *Curr Opin Cardiol.* 2015;30:24–32.

207. Narayan SM, Krummen DE, Clopton P, et al. Direct or coincidental elimination of stable rotors or focal sources may explain successful atrial fibrillation ablation: on-treatment analysis of the CONFIRM trial (conventional ablation for AF with or without focal impulse and rotor modulation). *J Am Coll Cardiol.* 2013;62:138–147.

208. Narayan SM, et al. Ablation of rotor and focal sources reduces late recurrence of atrial fibrillation compared with trigger ablation alone: extended follow-up of the CONFIRM trial (conventional ablation for atrial fibrillation with or without focal impulse and rotor modulation). *J Am Coll Cardiol.* 2014;63:1761–1768.

209. Benharash P, et al. Quantitative analysis of localized sources identified by focal impulse and rotor modulation mapping in atrial fibrillation. *Circ Arrhythmia Electrophysiol.* 2015;8:554–561.

210. Berntsen RF, Håland TF, Skårdal R, et al. Focal impulse and rotor modulation as a stand-alone procedure for the treatment of paroxysmal atrial fibrillation: a within-patient controlled study with implanted cardiac monitoring. *Heart Rhythm.* 2016;13:1768–1774.

211. Gianni C, et al. Acute and early outcomes of focal impulse and rotor modulation (FIRM)-guided rotors-only ablation in patients with nonparoxysmal atrial fibrillation. *Heart Rhythm.* 2016;13:830–835.

212. Buch E, et al. Long-term clinical outcomes of focal impulse and rotor

modulation for treatment of atrial fibrillation: a multicenter experience. *Heart Rhythm.* 2016;13:636–641.

213. Schade A, et al. Spatial relationship of focal impulses, rotors and low voltage zones in patients with persistent atrial fibrillation. *J Cardiovasc Electrophysiol.* 2016;27:507–514.

214. Steinberg JS, et al. Focal impulse and rotor modulation: acute procedural observations and extended clinical follow-up. *Heart Rhythm.* 2017;14:192–197.

215. Aksu T, Umer T, Guler E, et al. Unanswered questions in complex fractionated atrial. *Pacing Clin Electrophysiol.* 2016;39:1269–1278.

216. Lau DH, et al. Indices of bipolar complex fractionated atrial electrograms correlate poorly with each other and atrial fibrillation substrate complexity. *Heart Rhythm.* 2015;12:1415–1423.

217. Sohal M, et al. Is mapping of complex fractionated electrograms obsolete? *Arrhythmia Electrophysiol Rev.* 2015;4:109–115.

218. Oketani N, et al. Ablation of complex fractionated electrograms is useful for catheter ablation of persistent atrial fibrillation: protagonist point of view. *Heart Rhythm.* 2016;13:2098–2100.

219. Conti S, Verma A. Ablation of complex fractionated electrograms may not be useful for catheter ablation of persistent atrial fibrillation. *Heart Rhythm.* 2016;13:2098–2100.

220. Vogler J, et al. Pulmonary vein isolation versus defragmentation the CHASE-AF Clinical Trial. *J Am Coll Cardiol.* 2015;66:2743–2752.

221. Providência R, et al. Is there still a role for complex fractionated atrial electrogram ablation in addition to pulmonary vein isolation in patients with paroxysmal and persistent atrial fibrillation? *Circ Arrhythmia Electrophysiol.* 2015;8:1017–1029.

222. Katritsis DG, et al. Autonomic denervation added to pulmonary vein isolation for paroxysmal atrial fibrillation: a randomized clinical trial. *J Am Coll Cardiol.* 2013;62:2318–2325.

223. Pokushalov E, et al. Ganglionated plexus ablation vs linear ablation in patients undergoing pulmonary vein isolation for persistent/long-standing persistent atrial fibrillation: a randomized comparison. *Heart Rhythm.* 2013;10:1280–1286.

224. Kurotobi T, et al. Features of intrinsic ganglionated plexi in both atria after extensive pulmonary isolation and their clinical significance after catheter ablation in patients with atrial fibrillation. *Heart Rhythm.* 2015; 12:470–476.

225. Zhao Y, et al. Importance of non-pulmonary vein triggers ablation to achieve long-term freedom from paroxysmal atrial fibrillation in patients with low ejection fraction. *Heart Rhythm.* 2016;13:141–149.

226. Theis C, et al. Arrhythmia termination versus elimination of dormant pulmonary vein conduction as a procedural end point of catheter ablation for paroxysmal atrial fibrillation. *Circ Arrthym Electrophysiol.* 2015;8:1080–1087.

227. Santangeli P, Marchlinski FE. Techniques for provocation, localization and ablation of nonpulmonary vein triggers for atrial fibrillation. *Heart Rhythm.* 2017;14:1087–1096.

228. Hojo R, et al. Development of nonpulmonary vein foci increases risk of atrial fibrillation recurrence after pulmonary vein isolation. *JACC Clin Electrophysiol.* 2017;3:547–555.

229. Rodríguez-Mañero M, Schurmann P, Valderrábano M. Ligament and vein of Marshall: a therapeutic opportunity in atrial fibrillation. *Heart Rhythm.* 2016;13:593–601.

230. Lerman BB. Ablating the obscure: the curious case of the vein of Marshall. *J Cardiovasc Electrophysiol.* 2017;28:394–395.

231. Lee JH, et al. Radiofrequency catheter ablation targeting the vein of Marshall in difficult mitral isthmus ablation or pulmonary vein isolation. *J Cardiovasc Electrophysiol.* 2017;28:386–393.

232. Báez-Escudero JL, Keida T, Dave AS, et al. Ethanol infusion in the vein of Marshall leads to parasympathetic denervation of the human left atrium: implications for atrial fibrillation. *J Am Coll Cardiol.* 2014;63: 1892–1901.

233. Miyazaki S, et al. Role of arrhythmogenic superior vena cava on atrial fibrillation. *J Cardiovasc Electrophysiol.* 2014;25:380–386.

234. Ejima K, et al. Impact of an empiric isolation of the superior vena cava in addition to circumferential pulmonary vein isolation on the outcome of paroxysmal atrial fibrillation ablation. *Am J Cardiol.* 2015;116: 1711–1716.

235. Miyazaki S, et al. Factors predicting an arrhythmogenic superior vena cava in atrial fibrillation ablation: insight into the mechnism. *Heart*

Rhythm. 2014;11:1560–1566.

236. Sharma SP, Sangha RS, Dahal K, et al. The role of empiric superior vena cava isolation in atrial fibrillation: a systematic review and meta-analysis of randomized controlled trials. *J Interv Card Electrophysiol.* 2016;48: 61–67.

237. Higuchi K, Yamauchi Y, Hirao K, et al. The importance of superior vena cava isolation in ablation strategy for atrial fibrillation. *Curr Opin Cardiol.* 2013;28:2–6.

238. Miyazaki S, et al. Electrical superior vena cava isolation using a novel pace-and-ablate technique under diaphragmatic electromyography monitoring. *Heart Rhythm.* 2017;14:678–684.

239. Morita H, Zipes DP, Morita ST, et al. The role of coronary sinus musculature in the induction of atrial fibrillation. *Heart Rhythm.* 2012;9:581–589.

240. Reissmann B, et al. Durability of wide-area left atrial appendage isolation: results from extensive catheter ablation for treatment of persistent atrial fibrillation. *Heart Rhythm.* 2017;14:314–319.

241. Di Biase L, et al. Left atrial appendage isolation in patients with longstanding persistent AF undergoing catheter ablation. *J Am Coll Cardiol.* 2016;68:1929–1940.

242. Rillig A, et al. Unexpectedly high incidence of stroke and left atrial appendage thrombus formation after electrical isolation of the left atrial appendage for the treatment of atrial tachyarrhythmias. *Circ Arrhythm Electrophysiol.* 2016;9:e003461.

243. Hayashi K, et al. Importance of nonpulmonary vein foci in catheter ablation for paroxysmal atrial fibrillation. *Heart Rhythm.* 2015;12: 1918–1924.

244. Blandino A, et al. Left atrial substrate modification targeting low-voltage areas for catheter ablation of atrial fibrillation: a systematic review and meta-analysis. *Pacing Clin Electrophysiol.* 2017;40:199–212.

245. Yang G, et al. Catheter ablation of nonparoxysmal atrial fibrillation using electrophysiologically guided substrate modification during sinus rhythm after pulmonary vein isolation. *Circ Arrhythmia Electrophysiol.* 2016;9:e003382.

246. Kottkamp H, Berg J, Bender R, et al. Box isolation of fibrotic areas (BIFA): a patient-tailored substrate modification approach for ablation of atrial fibrillation. *J Cardiovasc Electrophysiol.* 2016;27:22–30.

247. Yamaguchi T, et al. Efficacy of left atrial voltage-based catheter ablation of persistent atrial fibrillation. *J Cardiovasc Electrophysiol.* 2015;2015: 1055–1063.

248. Rolf S, Dagres N, Hindricks G. Voltage-based ablation: the growing evidence for the role of individually tailored substrate modification for atrial fibrillation. *J Cardiovasc Electrophysiol.* 2016;27:31–33.

249. Voskoboinik A, et al. Revisiting pulmonary vein isolation alone for persistent atrial fibrillation: a systematic review and meta-analysis. *Heart Rhythm.* 2017;14:661–667.

250. Siontis KC, et al. Radiofrequency ablation versus antiarrhythmic drug therapy for atrial fibrillation: meta-analysis of quality of life. *Morb Mortal.* 2016;2:170–180.

251. Liang JJ, et al. Early recurrence of atrial arrhythmias following pulmonary vein antral isolation: timing and frequency of early recurrences predicts long-term ablation success. *Heart Rhythm.* 2015;12:2461–2468.

252. Alipour P, et al. Defining blanking period post pulmonary vein antrum isolation. *JACC Clin Electrophysiol.* 2016;3:568–576.

253. Sadek MM, et al. Recurrent atrial arrhythmias in the setting of chronic pulmonary vein isolation. *Heart Rhythm.* 2016;13:2174–2180.

254. Barbhaiya CR, et al Recurrence of atrial arrhythmias despite persistent pulmonary vein isolation after catheter ablation for atrial fibrillation. *JACC Clin Electrophysiol.* 2016;2:723–731.

255. Moser J, et al. Complication rates of catheter ablation of atrial fibrillation in patients aged ≥ 75years versus <75 years—results from the German Ablation Registry. *J Cardiovasc Electrophysiol.* 2017;28:258–265.

256. Teunissen C, et al. Incidence of pulmonary vein stenosis after radiofrequency catheter ablation of atrial fibrillation. *JACC Clin Electrophysiol.* 2016;3:589–598.

257. Narui R, et al. Incidence and factors associated with the occurrence of pulmonary vein narrowing after cryoballoon ablation. *Circ Arrhythmia Electrophysiol.* 2017;10:e004588.

258. Matsuda J, et al. Pulmonary vein stenosis after second-generation cryoballoon ablation. *J Cardiovasc Electrophysiol.* 2017;28:298–303.

259. Kumar N, et al. Pulmonary vein stenosis after laser balloon ablation for atrial fibrillation. *JACC Clin Electrophysiol.* 2015;1:220–221.

260. Barbhaiya CR, et al. Global survey of esophageal injury in atrial fibrillation ablation. *JACC Clin Electrophysiol.* 2016;2:143–150.

261. Müller P, et al. Higher incidence of esophageal lesions after ablation of atrial fibrillation related to the use of esophageal temperature probes. *Heart Rhythm.* 2015;12:1464–1469.

262. Fürnkranz A, et al. Reduced incidence of esophageal lesions by luminal esophageal temperature-guided second-generation cryoballoon ablation. *Heart Rhythm.* 2015;12:268–274.

263. Eitel C, et al. Successful nonsurgical treatment of esophagopericardial fistulas after atrial fibrillation catheter ablation: a case series. *Circ Arrhythmia Electrophysiol.* 2013;6:675–681.

264. Black-Maier E, et al. Risk of atrioesophageal fistula formation with contact force–sensing catheters. *Heart Rhythm.* 2017;14:1328–1333.

265. Pedersen MEF, et al. Management of tamponade complicating catheter ablation for atrial fibrillation. *JACC Clin Electrophysiol.* 2016;3:367–373.

266. Michowitz Y, et al. Effects of sex on the incidence of cardiac tamponade after catheter ablation of atrial fibrillation results from a worldwide survey in 34 943 atrial fibrillation ablation procedures. *Circ Arrhythmia Electrophysiol.* 2014;7:274–280.

267. Chun KRJ, et al. Complications in catheter ablation of atrial fibrillation in 3,000 consecutive procedures. *JACC Clin Electrophysiol.* 2017;3:154–161.

268. Yamada T, Kay GN. Recognition and prevention of complications during epicardial ablation. *Card Electrophysiol Clin.* 2010;2:127–134.

269. Aksu T, Golcuk S, Guler TE, et al. Gastroparesis as a complication of atrial fibrillation ablation. *Am J Cardiol.* 2015;116:92–97.

270. Miyazaki S, et al. Esophagus-related complications during second-generation cryoballoon ablation—insight from simultaneous esophageal temperature monitoring from 2 esophageal probes. *J Cardiovasc Electrophysiol.* 2016;27:1038–1044.

271. Kuwahara T, et al. Clinical characteristics and management of periesophageal vagal nerve injury complicating left atrial ablation of atrial fibrillation: lessons from eleven cases. *J Cardiovasc Electrophysiol.* 2013;24:847–851.

272. Lakkireddy D, et al. Effect of atrial fibrillation ablation on gastric motility: the Atrial Fibrillation Gut Study. *Circ Arrhythmia Electrophysiol.* 2015;8:531–536.

273. Knopp H, et al. Incidental and ablation-induced findings during upper gastrointestinal endoscopy in patients after ablation of atrial fibrillation: a retrospective study of 425 patients. *Heart Rhythm.* 2014;11:574–578.

274. Yang Y, et al. Stiff left atrial syndrome: a complication undergoing radiofrequency catheter ablation for atrial fibrillation. *J Cardiovasc Electrophysiol.* 2016;27:884–889.

275. Khurram IM, et al. Association between left atrial stiffness index and atrial fibrillation recurrence in patients undergoing left atrial ablation. *Circ Arrhythmia Electrophysiol.* 2016;9:1–10.

276. Verma I, Tripathi H, Sikachi RR, et al. Pulmonary hypertension due to radiofrequency catheter ablation (RFCA) for atrial fibrillation: the lungs, the atrium or the ventricle? *Heart Lung Circ.* 2016;25:1177–1183.

277. Nery PB, et al. Relationship between pulmonary vein reconnection and atrial fibrillation recurrence. *JACC Clin Electrophysiol.* 2016;2:474–483.

278. Liang JJ, et al. Pulmonary vein antral isolation and nonpulmonary vein trigger ablation are sufficient to achieve favorable long-term outcomes including transformation to paroxysmal arrhythmias in patients with persistent and long-standing persistent atrial fibrillation. *Circ Arrhythm Electrophysiol.* 2016;9:e004239.

279. Buch E, Shivkumar K. Could less be more in catheter ablation for persistent atrial fibrillation? Pulmonary vein isolation reconsidered. *Heart Rhythm.* 2017;14:668–669.

280. Goldenberg GR, et al. The incremental benefit of non-pulmonary vein left atrial ablation in patients undergoing a repeat persistent atrial fibrillation ablation procedure. *J Interv Card Electrophysiol.* 2017;48: 185–191.

281. Vijayaraman P, Naperkowski A, Ellenbogen KA, et al. Electrophysiologic insights into site of atrioventricular block lessons from permanent His bundle pacing. *JACC Clin Electrophysiol.* 2015;1:571–581.

282. Vijayaraman P, Dandamudi G, Bauch T, et al. Imaging evaluation of implantation site of permanent direct His bundle pacing lead. *Heart Rhythm.* 2014;11:529–530.

283. Kulkarni N, et al. His bundle pacing for identifying optimal ablation

sites in patients undergoing atrioventricular junction ablation. *Pacing Clin Electrophysiol.* 2017;40:242–246.

284. Issa ZF, Amr BS, Laham H. Long-term follow-up in AV junction ablation via the SVC in patients undergoing concurrent device implantation: a single center experience. *Pacing Clin Electrophysiol.* 2015;38:254–258.

285. Reddy YM, et al. Impact of tricuspid regurgitation on the success of atrioventricular node ablation for rate control in patients with atrial fibrillation: the Node Blast Study. *Am J Cardiol.* 2015;116:900–903.

286. Chatterjee NA, et al. Atrioventricular nodal ablation in atrial fibrillation a meta-analysis and systematic review. *Circ Arrhythmia Electrophysiol.* 2012;5:68–76.

287. Naksuk N, Padmanabhan D, Yogeswaran V, et al. Left atrial appendage. *JACC Clin Electrophysiol.* 2016;2:403–412.

288. Saw J, et al. Comparing measurements of CT angiography, TEE, and fluoroscopy of the left atrial appendage for percutaneous closure. *J Cardiovasc Electrophysiol.* 2016;27:414–422.

289. Meier B, et al. EHRA/EAPCI expert consensus statement on catheter-based left atrial appendage occlusion. *EuroIntervention.* 2015;10:1109–1125.

290. Enomoto Y, et al. Use of non-warfarin oral anticoagulants instead of warfarin during left atrial appendage closure with the Watchman device. *Heart Rhythm.* 2016;14:19–24.

291. Boersma LV, et al. Efficacy and safety of left atrial appendage closure with WATCHMAN in patients with or without contraindication to oral anticoagulation: 1-year follow-up outcome data of the EWOLUTION trial. *Heart Rhythm.* 2017;14:1302–1308.

292. Holmes DR, et al. Left atrial appendage closure as an alternative to warfarin for stroke prevention in atrial fibrillation: a patient-level meta-analysis. *J Am Coll Cardiol.* 2015;65:2614–2623.

293. Main ML, et al. Assessment of device-related thrombus and associated clinical outcomes with the WATCHMAN left atrial appendage closure device for embolic protection in patients with atrial fibrillation (from the PROTECT-AF trial). *Am J Cardiol.* 2016;117:1127–1134.

294. Freixa X, et al. The Amplatzer™ Cardiac Plug 2 for left atrial appendage occlusion: novel features and first-in-man experience. *EuroIntervention.* 2013;8:1094–1098.

295. Lam SCC, et al. Left atrial appendage closure using the Amulet device: an initial experience with the second generation Amplatzer cardiac plug. *Catheter Cardiovasc Interv.* 2015;85:297–303.

296. Sedaghat A, et al. Thrombus formation after left atrial appendage occlusion with the Amplatzer Amulet device. *JACC Clin Electrophysiol.* 2017;3:71–75.

297. Tzikas A, et al. Left atrial appendage occlusion for stroke prevention in atrial fibrillation: multicentre experience with the AMPLATZER cardiac plug. *EuroIntervention.* 2016;11:1170–1179.

298. Bartus K, et al. Anatomic analysis of the left atrial appendage after closure with the LARIAT device. *Circ Arrhythmia Electrophysiol.* 2014;7:764–767.

299. Syed FF, Friedman PA. Left atrial appendage closure for stroke prevention emerging technologies. *Card Electrophysiol Clin.* 2014;6:141–160.

300. Koneru JN, Badhwar N, Ellenbogen KA, et al. LAA ligation using the LARIAT suture delivery device: tips and tricks for a successful procedure. *Heart Rhythm.* 2014;11:911–921.

301. Lakkireddy D, et al. Short and long-term outcomes of percutaneous left atrial appendage suture ligation: results from a US multicenter evaluation. *Heart Rhythm.* 2016;13:1030–1036.

302. Romanov A, et al. Effect of left atrial appendage excision on procedure outcome in patients with persistent atrial fibrillation undergoing surgical ablation. *Heart Rhythm.* 2016;13:1803–1809.

303. Lakkireddy D, et al. Left atrial appendage ligation and ablation for persistent atrial fibrillation: the LAALA-AF registry. *JACC Clin Electrophysiol.* 2015;1:153–160.

304. Afzal MR, et al. Impact of left atrial appendage exclusion using an epicardial ligation system (LARIAT) on atrial fibrillation burden in patients with cardiac implantable electronic devices. *Heart Rhythm.* 2015;12:52–59.

305. Kreidieh B, et al. Left atrial appendage remodeling after lariat left atrial appendage ligation. *Circ Arrhythmia Electrophysiol.* 2015;8:1351–1358.

306. Pillarisetti J, et al. Endocardial (Watchman) vs epicardial (Lariat) left atrial appendage exclusion devices: understanding the differences in the location and type of leaks and their clinical implications. *Heart Rhythm.* 2015;12:1501–1507.

307. Aryana A, et al. Association between incomplete surgical ligation of left atrial appendage and stroke and systemic embolization. *Heart Rhythm.* 2015;12:1431–1437.

308. Tsai Y-C, et al. Surgical left atrial appendage occlusion during cardiac surgery for patients with atrial fibrillation: a meta-analysis. *Eur J Cardiothoracic Surg.* 2015;47:847–854.

16

不适当窦性心动过速

杨艳 译 梁卓 胡喜田 校

目录

窦房结的解剖和生理学

窦房结是位于心外膜下的"新月状"或"蝌蚪状"结构，右心房界嵴位于由肌小梁构成的心耳充当的前壁和由静脉来源的平滑后壁交界处。界沟的心内膜是由界嵴标记的。窦房结起始于上腔静脉（SVC）和右心耳的心外膜连接处，沿着界沟向左下走行，止于下腔静脉（IVC）的心内膜下。在成人中，窦房结长 8～22 mm，宽和厚各 2～3 mm。右侧膈神经走行靠近窦房结，它位于纤维心包直接覆盖的 SVC-右心房连接处的外侧和前外侧象限（图 8.1）[1-4]。

窦房结通常是心脏的主要起搏点，其起搏功能由其较低的最大舒张膜电位和陡峭的 4 期自动去极化决定。重要的是，起搏活动并不局限于窦房结内单个细胞，相反，窦房结细胞作为电偶联振荡器，由于相互夹带而同步放电。当前证据表明窦房结内存在"起搏点等级"。当心率较快时，窦性冲动起源于窦房结的上半部（头部），当心率较慢时，窦性冲动起源于下半部（朝向尾部）。这种等级结构通过起搏部位动态的首尾移动来介导心率变化（对生理刺激的反应）。

值得注意的是，窦房结在功能上与周围心房肌细胞是绝缘的，只有少数不同的传导通路（出口）允许窦性冲动传导至心房肌，这可能是不同窦性频率下常见的 P 波形态和极性变化的原因[3, 5-7]。神经和激素因素均可影响起搏点的激动，可能是通过改变

初始激动位点和窦房结复合体的出口位点[2, 8-10]。

病理生理

窦性心动过速是对交感神经兴奋和（或）副交感神经张力降低的一种生理反应。不适当窦性心动过速（IST）是一种非阵发性心动过速，特征是静息心率持续增快，增快程度与生理、情绪、病理状态或药物影响无关或不匹配；或轻微的体力活动或体位变化即可引起明显的心率增加。IST 既不是一种病理过程（如心力衰竭、甲状腺功能亢进或药物影响）的反应，也不是一种生理老化的结果。这一定义的关键是相关症状的存在。[10-13]

IST 的机制尚不清楚，仍存在争议。目前认为有几种可能的机制，包括窦房结自律性增强、窦房结自主反应异常、窦房结内在调节改变和交感神经功能紊乱，即交感神经过强和（或）迷走神经张力降低对窦房结的影响。窦房结功能异常主要表现为与对照组相比固有心率增加（阻断毒蕈碱受体及 β 受体后）或对腺苷的反应减弱，即应用腺苷后窦性心律周长延长的程度较正常对照组低（无论是否阻断自主神经）。另外，β 受体高敏、α 受体低敏、M_2 毒蕈碱受体低敏、脑干调节异常、心迷走反射传出受阻、中枢和外周痛觉效应、下丘脑室旁核刺激和压力感受器反射控制受损也是可能的机制。一些 IST 患者是由于自身抗体对

β 受体的慢性刺激、自主神经炎或自主神经病。目前尚不能确定这些机制对心动过速以及相关症状的影响程度，但潜在机制很可能是多因素且复杂的[12, 14-15]。

最近，IST 被认为与窦房结通道病变有关。在部分 IST 患者中发现了 HCN4 基因（编码构成 I$_f$ 通道的蛋白质）的一种功能突变。HCN 突变可能通过提高环磷酸腺苷依赖性激活的敏感性而与 IST 有关[10, 16]。

在某些患者中，IST 会与其他异常有重叠，如慢性疲劳综合征和神经心源性晕厥。另一些患者存在机体过敏的心理反应。具有相似或重叠实验室检查结果和临床情况的其他人群包括高肾上腺激素综合征、特发性低血容量、直立性低血压和二尖瓣脱垂综合征患者。IST 的表现可能是许多不相关疾病的结果（正如室性心动过速是许多不相关原因的表现）。

流行病学和自然病程

绝大多数的 IST 患者均为年轻女性［平均年龄（38±12）岁］，也可出现在年龄较大人群中。IST 不同程度地影响卫生保健行业的工作者，具体原因尚不明确。中年人群中 IST（症状性或无症状性）的患病率明显高于（一项报道显示高达 1.2%）先前的假设[17]。

尽管该疾病为慢性且症状持续存在，但其自然病程和预后通常是良性的。IST 鲜少与心动过速诱导的心肌病有关。可能是由于夜间的心率减慢[12]。

临床表现

IST 的表现多种多样，可以从完全无症状仅从常规查体中确诊到短阵发作性心悸，到慢性、无休止的症状。IST 最突出的症状是心悸、疲劳和活动耐力下降。此外，该疾病还与其他症状相关，包括胸痛、气短、直立性低血压、头晕、头昏眼花、先兆晕厥和晕厥。症状可以是突发性或隐匿性，但通常持续数月或数年。重要的是，症状不总是和心动过速有关或者和心动过速的严重程度成正比。实际上，心动过速的有效治疗并不能缓解症状。相关的精神疾病并不少见，但它们与 IST 的关系尚不明确[11-12, 18]。

初始评价

IST 是一种定义不清的临床综合征，临床表现多种多样。目前没有确诊 IST 的金标准，仍需排除其他原因后方可诊断。临床检查及常规检查可排除心动过速的继发原因，但总体来说对确定 IST 的诊断无帮助。

全面的病史采集和体格检查对于排除特定的生理、心理和病理原因引起的窦性心动过速尤为重要（框 16.1）。血压和心率的测量需要间隔 2 min 和 5 min 在平卧、坐位和即刻立位时进行。根据临床情况，额外的检查包括超声心动图、全血细胞计数、甲状腺功能试验、空腹血糖测定、尿甲氧基肾上腺素、24 h 尿钠排泄。同时应考虑检测潜在的药物滥用（尿液和血液、药物筛查）和精神疾病。

IST 症状特征如下：①超过生理需要的相对或绝对窦性频率增加（静息心率可超过 100 次 / 分，或动态心电图平均心率超过 90～95 次 / 分，或轻微体力活动或精神压力时心率明显增加）；②心动过速时 P 波电轴和形态与正常窦性心律时相似；③缺乏窦性心动过速的继发性原因；④心动过速时有明显的不适症状，如心悸、疲劳、呼吸困难和焦虑，而正常窦性频率时没有症状（框 16.2）。

动态心电图监测

动态心电图的特有表现为平均心率超过 90～95

框 16.1	适当窦性心动过速的原因
生理	疼痛
运动	贫血
情绪变化	感染
妊娠	低血容量
	高血压
药物	焦虑
抗胆碱药	发热
拟交感神经药	心包炎
β 受体阻滞剂	低血糖
血管扩张剂	甲状腺功能亢进
甲状腺激素	库欣病
消肿剂（减充血剂）	嗜铬细胞瘤
沙丁胺醇	心肌病
沙美特罗	心力衰竭
茶碱	心肌梗死
咖啡因	心包炎
酒精	肺栓塞
烟草	慢性肺疾病
可卡因	神经病变
苯丙胺	室上性心动过速消融
	心房颤动消融

框 16.2	不适当窦性心动过速的特征
日间静息窦性频率≥ 100 次 / 分	
24 h 平均窦性频率≥ 90～95 次 / 分	
最低程度的生理或情绪应激可明显增加心率	
P 波形态与正常窦性心律形态相似	
有明显的不适症状	
无窦性心动过速的继发性因素	

次 / 分（图 16.1）。然而，有些患者静息心率为生理状态或正常（< 85 次 / 分），而最低程度的生理活动即可产生不适当的心动过速；另一些患者在静息时心率中等程度增高（> 85 次 / 分），而在最低程度的活动即出现快速（不适当）的心率反应。重要的是，由于针对 IST 的量化诊断存在主观性，验证心率与活动相关的可重复性可能很困难[12, 17-18]。

运动试验

运动心电图检查的特征性表现是轻微运动时即出现早发和过度的心率增快反应（Bruce 法，开始运动的 90 s 内心率超过 130 次 / 分）。生理性失调因为长期存在相应的症状，可以与这种心率反应相鉴别。

异丙肾上腺素激发试验

异丙肾上腺素激发试验可证实窦房结对 β 受体刺激的超敏性。异丙肾上腺素每隔 1 min 增加剂量，从 0.25 μg 开始，每分钟剂量加倍，直至达到比基础心率快 35 次 / 分或最快心率为 150 次 / 分的靶心率。IST 患者达到靶心率时异丙肾上腺素的剂量为 0.29 μg± 0.1 μg（正常对照组为 1.27 μg±0.4 μg）。

自主性评价

心血管自主神经反射的评价包括评估固有心率，深呼吸、站立和 Valsalva 动作时心率的变化，压力感受器反射敏感性，心迷走反应（冷水试验）以及对立位和持续握持的血压反应。在静息和直立应激时，IST 常常伴有明显的压力感受器反射敏感性（一种测量迷走神经反射活动的指标）受损，提示传出副交感神经通路功能异常。IST 对冷水试验（潜水反射的改良版）的反应性较差，表现为心率明显不能下降。然而，这种试验的临床价值尚存争议。因此，不建议常规使用[11, 19-21]。

电生理检查

如果怀疑有其他心律失常或决定进行射频消融术，可进行侵入性电生理检查。很重要的一点是针对 IST 的窦房结改良是一个临床决策，需要在侵入性电生理检查之前决定。在患者进行电生理检查前，必须明确 IST 的诊断并确定治疗方案。

鉴别诊断

体位性心动过速综合征

体位性心动过速综合征（POTS）是一种自主神经系统的多系统疾病，与站立反应异常有关。POTS 的特点是伴有不能耐受直立位的症状（即站立位出现的症状可以在平卧后缓解）和心率明显增加（每分钟增加 ≥ 30 次或窦性频率超过 120 次 / 分），且从平卧位到直立位超过 30 s 没有直立性低血压（定义为收缩压降低超过 20 mmHg）。对于青少年（12 ～ 19 岁），心率至少每分钟增加 40 次[11-12]。

POTS 的典型症状是脑灌注不足（如头晕、先兆晕厥、视觉障碍、认知损伤、精神障碍）和交感神经过度兴奋（如心悸、胸痛、焦虑、颤抖），这些症状会导致持续的功能失调。只有少数 POTS 患者会发生晕厥。重要的是，慢性虚弱状态（如卧床时间长）、使用降低肌力或自主神经张力的药物、可以引起心动速的疾病（如脱水、贫血）都需要在 POTS 确诊前排除[22]。

在 POTS 中体位耐受不良的病理生理学机制多种多样，包括外周血管阻力调节受损、高肾上腺素能反应、慢性低血容量和去适应作用。POTS 患者在直立位通常有较高水平的血浆去甲肾上腺素[23]。

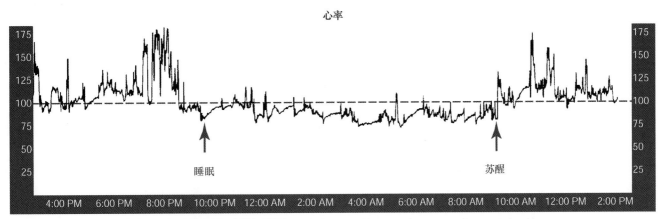

图 16.1　24 h 长程心电图显示常规活动和苏醒时不适当窦性心动过速的心率趋势

POTS 可分为多种亚型，包括神经病理性和肾上腺素亢进性 POTS。"神经病理性 POTS"可能由原发性部分自主神经功能异常（可能与自身免疫过程有关）或继发于其他疾病（如糖尿病、多发性硬化、淀粉样变、结节病、自身免疫性红斑狼疮、酒精、化疗）的周围自主神经去神经支配所引起。在这种形式下，由于周围自主神经病变，周围血管在应对直立压力时收缩受损，导致下肢和肠系膜血液过度淤积，处于"功能性"血容量减少（即低中心血容量）和脑灌注不足。这进而触发交感神经反射，引起心率和心肌收缩力的代偿性增加。"肾上腺素亢进性 POTS"与交感神经过度激活有关，可为原发性（如基因突变导致去甲肾上腺素再摄取转运蛋白缺乏）或继发性（由低血容量和药物引起）。大多数肾上腺素亢进性 POTS 患者输注异丙肾上腺素时反应过度以及在直立位时存在极高水平的血浆去甲肾上腺素（> 600 ng/ml）[14, 20, 24]。

IST 与 POTS 有几个共同的特点。IST 和 POTS 似乎都存在异常的自主神经调节，这与加速的窦性频率对体位压力的反应及许多使人衰弱的心脏和非心脏症状有关。此外，这两种症状主要发生于年轻女性。然而，这两种症状存在着重要的差异（表 16.1），IST 和 POTS 的鉴别十分重要，因为 IST 的治疗（包括窦房结的导管消融）很少能改善，甚至会恶化 POTS 患者的症状。另一方面，POTS 的治疗对于 IST 也是无效的[11-12]。如果直立位生命体征正常，但临床高度怀疑 POTS，倾斜试验可能会有帮助，因为它能提供比简单的站立试验更长时间的生命体征[20]。

室上性心动过速

室上性心动过速（SVT），尤其是窦房结折返或窦房结附近异位房性心动过速，能够模拟 IST。此外，IST 可在 SVT 导管消融时被发现，尤其在 Koch 三角区域［房室结（AVN）的慢快径和旁道］消融时，这可能是由于消融后自主神经功能障碍和副交感神经调节缺失所致。因此，仔细评估区分在消融过程中（IST vs. 复发性 SVT）心悸的原因是必需的[15]。幸运的是，这种症状在消融后往往是短暂的，大多数患者消融后 3 ～ 4 个月内症状会消除。

典型的 SVT 表现为突发突止。也可观察到温醒和冷却现象，特别是在自律性房性心动过速（AT）期间。相反，IST 是非阵发性的，其特点是随着自主张力的变化或心动过速开始和结束时，心率逐渐增加和逐渐降低。

腺苷和迷走神经刺激对 SVT 无效，或使 SVT 突然终止，而不是 IST 的逐渐减慢。然而，自律性房性心动过速可对这些措施做出反应，使心动过速暂时减慢，随后逐渐恢复房性心动过速频率。

持续性 AT 的诊断会很困难。这些 AT 可持续数小时或数天，心动过速频率可随自主神经张力水平的变化而变化。尽管如此，心动过速的频率通常仍会升高，即使在睡眠中也是如此。相比之下，IST 夜间频率的变化更为显著。此外，持续性 AT 通常来自窦房结以外的病灶（最常见的是心耳和肺静脉）；因此，心动过速 P 波与窦性 P 波有明显不同的形态，有利于诊断。此外，SVT 可以有长 RP 间期和短 RP 间期，但 IST 均为长 RP 间期（即 RP 间期大于 PR 间期）。如果怀疑存在 SVT，可以行电生理检查。

处理原则

保守的多学科药物治疗是 IST 的主要治疗方法。重要的关怀和注意、有效的沟通和对患者的教育是治疗中最基本的方面。聆听患者倾诉时应保持同情心、避免反驳和最小化地影响 IST 患者的情绪能够提高患

表 16.1　不适当窦性心动过速与体位性心动过速综合征的对比		
	IST	**POTS**
定义	静息心率＞ 100 次 / 分（24 h 平均心率＞ 90 次 / 分，无原发性病因），与痛苦症状有关	心率每分钟增加 30 次 / 分（或绝对心率＞ 120 次 / 分），发生在站立或直立倾斜的前 10 min，无直立性低血压，伴有严重症状
体位改变时的心率变化	心率增加，但没有 POTS 心率增加得明显。而且与 POTS 不同，IST 的心率增加是在站立后立即发生的	心率显著增加（≥ 30 次 / 分）
心动过速的诱发	心动过速是由生理和情绪压力引起的，与体位无关	心动过速一般仅由直立位引起
平卧位的静息心率	心率经常＞ 100 次 / 分	通常在正常范围内，且很少超过 100 次 / 分
血浆去甲肾上腺素水平对体位改变的反应	通常，去甲肾上腺素水平没有明显的改变	肾上腺素水平升高至≥ 600 pg/ml 提示肾上腺素亢进性 POTS

IST，不适当窦性心动过速；POTS，体位性心动过速综合征

者的生活质量[11]。

理解 IST 的基本病理生理、自然病程和预后，将对患者大有裨益。此外，还应告知患者目前各种治疗策略的预期效果和潜在副作用。应该鼓励和授权患者参与决策过程。

生活方式的转变是有益的，包括避免使用兴奋剂（药物、酒精及咖啡因）和保持规律的睡眠模式。运动训练，尤其是同时使用 β 受体阻滞剂，可潜在提高生活质量，尽管其益处尚未得到证实[11, 13]。

药物治疗

目前，IST 的治疗通常是减轻或控制症状。在大部分治疗策略的目标是降低心率。然而，控制心率并不能减轻症状。β 受体阻滞剂是大多数患者的一线治疗药物。当 β 受体阻滞剂无效或不能耐受时，非二氢吡啶类钙通道阻滞剂（维拉帕米和地尔硫䓬）是可接受的替代药物，但受到药物长期耐受性差、长期临床反应不佳和缺乏有效证据的限制[11-13]。

伊伐布雷定是一种心脏起搏电流 I_f 的新型选择性抑制剂，I_f 在窦房结中高度表达，并参与形成窦房结自律性。伊伐布雷定可选择性降低心率，而不改变心肌收缩力、房室传导以及室内传导时间。伊伐布雷定对 I_f 的阻断呈剂量和心率依赖的，心率快时效果更明显，并可减少症状性心动过缓的风险。临床试验表明，伊伐布雷定对于缺血性心脏病患者是一种有效的抗心绞痛药物，对收缩期心力衰竭患者和基线心率较高的患者具有显著的血流动力学益处。多项小型研究也表明，伊伐布雷定可降低 IST 患者的平均心率和最快心率，同时能够改善症状，增加活动耐量，显著改善生活质量。伊伐布雷定可被视为 β 受体阻滞剂及非二氢吡啶类钙通道阻滞剂无效或不耐受的 IST 患者的二线用药。在使用 β 受体阻滞剂的患者中，伊伐布雷定也有较好的疗效。但是，仍需要更多的大规模队列研究证实这些初步结果，伊伐布雷定的长期安全性及有效性还有待评估[13, 25-27]。

目前已提出相应治疗如容量扩张（如高盐和大量液体摄入、氟氢可的松、促红细胞生成素），交感神经抑制剂（可乐定、利舍平）、胆碱酯酶抑制剂（吡啶斯的明）和苯巴比妥，但临床经验非常有限[11-12, 28]。对于各种治疗的反应差异表明不同的病因产生了相同的表型（IST）。

导管消融

导管消融改良窦房结在大部分难治性 IST 病例中仍是一种重要的治疗方法。尽管导管消融在降低窦性频率方面有着较高的成功率（76% ~ 100%），但是治疗 IST 的长期临床成功率仍然很低（尽管在许多病例中已成功降低心率，但症状复发率为 27% ~ 45%），并发症的风险也很大。因此该手术被认为是最后的治疗手段，且仅适用于症状与窦性心动过速直接相关，生活方式改善和所有药物治疗失败及无其他自主神经异常证据的患者（如 POTS）[11-13]。

重要的是，尽管通过药物已控制心率，但如果症状（尤其是心悸）持续，窦房结改良不会带来额外的益处。此外，导管消融窦房结可对 POTS 患者带来严重的血流动力学影响。窦房结改良能够消除"适当"的反射性窦性心动过速，即需要克服立位改变（不适当的血管扩张或不充分的血管收缩）。因此，在考虑行窦房结改良手术之前，准确区分 POTS 是非常重要的。

由于存在消融结果不尽如人意的可能性，在消融前让患者及家属理解操作可能的结果和影响（需要起搏器或重复消融，尽管心率得到良好控制但症状持续存在）非常重要[13]。

外科消融

许多外科手术技术已经应用于治疗 IST。传统上，外科切除窦房结是通过胸骨切开和体外循环进行的。该手术也可通过胸腔镜或小切口进行。传统手术和微创技术的临床疗效均有限且与需要永久性起搏治疗的症状性心动过缓的高风险相关。因此，除了极端的病例，这些方法不被考虑，仅在其他方法均无效后考虑。

电生理检查

IST 患者电生理检查的目的是排除与窦性心动过速类似的心动过速，如起源于界嵴上部或右肺静脉的房性心动过速，并确认心动过速是自发性还是静脉输注异丙肾上腺素所诱发的，其表现是否与正常窦房结生理功能的增强一致。

手术过程中镇静可产生一定问题，过度镇静能在一定程度上阻碍启动其他模拟 IST 的 SVT 的能力，也会导致窦房结改良后心率终点的不确定性（见下文）；另一方面，手术将持续数小时，在此期间，患者的移动（如果未镇静）可能会使详细的标测失败。大多数术者在手术过程中会使用镇静。

除了常规的电生理标测电极（冠状窦、希氏束、右心室心尖部）外，将多极界嵴标测电极（20 极）置于界嵴进行激动顺序标测。界嵴导管的位置从上腔静脉和右心耳下侧部交界处的界嵴中上部开始,沿界嵴至下腔静脉与右心房的交界处。长鞘有助于界嵴导管与界嵴的贴靠(图 16.2)。可应用心腔内超声(ICE)确定界嵴,指导标测导管放置及消融(RF)(见下文)。

心动过速的诱发

应用异丙肾上腺素前、后进行程序刺激。异丙肾上腺素从 0.5 ~ 1.0 μg/min 开始,每 3 ~ 5 min 滴定性增加,直至达到最大量 6 μg/min。亦可给予阿托品(1 mg)以评估最大窦性周长。

重要的是程序刺激不能诱发房性心动过速和其他室上性心动过速。IST 不能被心房快速刺激或期前刺激诱发,但可以被交感刺激诱发。IST 启动后窦性频率逐渐增加,最早心房激动点逐渐向界嵴上部移动。

对于一些唯一记录到的看似是窦性心动过速的症状性心动过速患者,如果电生理检查发现房室结双径路或房室结回波等现象,应小心评估,并仔细评价心动过速与这些电生理现象的关联性。

心动过速的特点

IST 的心房激动是沿界嵴从头至尾的顺序,频率较快时最早的心房激动位点向界嵴上部移动,频率较慢时向界嵴下部移动。尽管心动过速频率多变或受自主神经调节(异丙肾上腺素和阿托品)的影响,但最早的心房激动点总沿界嵴(由置于界嵴的多极导管验证)分布。

与局灶性房性心动过速不同,IST 在自主神经张力变化或在心动过速开始和终止时,频率的变化为渐升或渐降。另外,交感神经刺激可重复引起 IST 的频率增加,心房激动位点向界嵴头部迁移,而迷走神经刺激可减慢心动过速的频率,激动位点向界嵴尾部迁移。

其他心律失常机制的排除

应排除窦房结折返性心动过速和局灶性房性心动过速。窦房结折返很容易被心房期外刺激(AES)反复诱发,房性心动过速可由心房期外刺激、快速心房刺激及交感刺激诱发。而 IST 不能被程序刺激诱发。此外,房性心动过速和窦房结折返性心动过速开始时会伴随频率的突然改变(尽管房性心动过速也可有短暂的温醒现象),与之相反,IST 的频率渐增并持续数秒到数分钟。而且,与 IST 在交感刺激时随着心动过速频率加快心房最早激动位点逐渐向界嵴上部移动不同,房性心动过速或窦房结折返性心动过速发作时,心房激动顺序会突然发生转变,尽管局灶性房性心动过速在持续交感刺激时心率也会持续增加,但没有心房激动顺序的进一步改变。

窦房结折返很容易被程序刺激终止,而 IST 不能被程序刺激终止。与 IST 频率的逐渐减慢(冷却效应)不同,局灶性房性心动过速和窦房结折返性心动过速的终止是突发的(图 16.3)。刺激迷走神经,窦房结折返可突然终止,房性心动过速或无效或突然终止,而 IST 则表现为频率逐渐减慢,激动起源位点向界嵴下方迁移。单次消融即可立即终止心动过速提示为房性心动过速,因为 IST 起源于界嵴上部的较大区域。

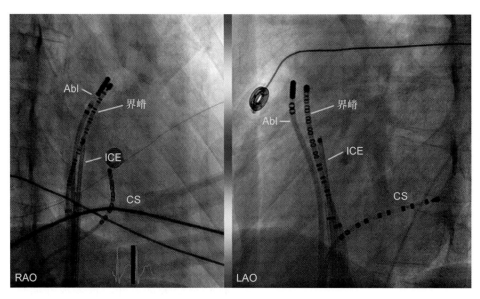

图 16.2　不适当窦性心动过速的导管消融。 窦房结改良的右前斜位(RAO)和左前斜位(LAO)图像。在心腔内超声(ICE)的指导下多极(界嵴)导管沿界嵴放置。Abl,消融导管;CS,冠状窦

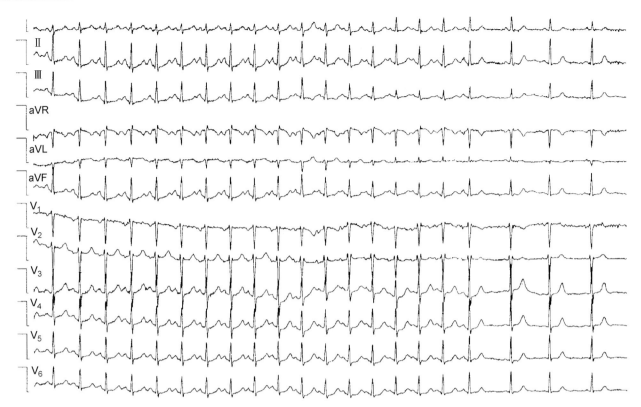

图 16.3　局灶性房性心动过速。12 导联心电图显示窦房结周局灶性房性心动过速（或窦房结折返性心动过速）突然终止并恢复窦性心律。注意，心动过速和窦性 P 波形态相似

消融

消融靶点

对窦房结解剖和生理的理解（详见第 8 章）是确定窦房结改良消融靶点的关键。窦房结区域是分布着不同频率依赖性位点的复合体（即不同的解剖区域产生不同频率的窦性脉冲），这使得靶向消融消除最快的窦性心率而保留一定程度的窦房结功能成为可能。

窦房结改良的靶点是冲动发放频率最快的位点，一般位于界嵴上部。但必须认识到窦房结改良不是局灶消融，而是要求完全消融窦房结复合体中产生快速心率的关键部位。理想情况下，该操作能够消除窦房结产生快速心率的区域，而保留变时功能。

值得注意的是，窦房结的头段和近端部分通常位于心外膜下，心外膜表面界沟脂肪组织下方 0.1～1.0 mm 处，其余体段和尾段向下斜向进入终嵴肌肉组织至下腔静脉。这与消融相关，因为窦房结上部在心内膜进行导管消融更难。另一方面，窦房结的下部，也就是保留的部分，更容易受到心内膜消融的影响[3]。

消融技术

界嵴在 X 线下不可见，且不同患者走行各异。

因此，一些术者喜欢应用心腔内超声帮助定位界嵴，确保消融导管头端与界嵴接触良好，并可评价射频消融的损伤。接触式三维标测系统（Carto，NavX，Rhythmia）或者是非接触标测系统可以帮助显示相关的解剖结构（上腔静脉、心房边界），确定 IST 最早激动点的范围，显示膈神经的走行（起搏时刺激膈神经收缩的位点）并标记消融位点（图 16.4）[31-32]。一些术者界定了休息时基础节律的最早激动点的位置，并标记这个区域，以在随后的消融过程中避开。

多极导管需要沿着界嵴放置（无论有无心腔内超声指导）。应用头端 4 mm 或 8 mm 或带盐水灌注的消融导管进行消融。对于非盐水灌注导管，射频消融能量应调整到消融导管顶端温度达到 50℃～60℃和（或）阻抗下降 5～10 Ω。对于盐水灌注导管，射频消融能量调整至 40～50 W 即可，保持头端温度＜43℃[33]。

可在最早心房激动位点指导下进行射频消融，通常在界嵴导管的指引下沿界嵴上部区域进行消融。在成功靶点处通过消融导管记录到的局部心内电图激动时间一般较 P 波起始处提前 25～45 ms（图 16.5）。

可应用异丙肾上腺素最大限度地刺激交感神经（伴或不伴应用阿托品阻滞副交感神经），暴露界嵴上部的最早心房激动点，并进行射频消融。当界嵴走行于上腔静脉前时，其中部是产生最快窦性频率的最早

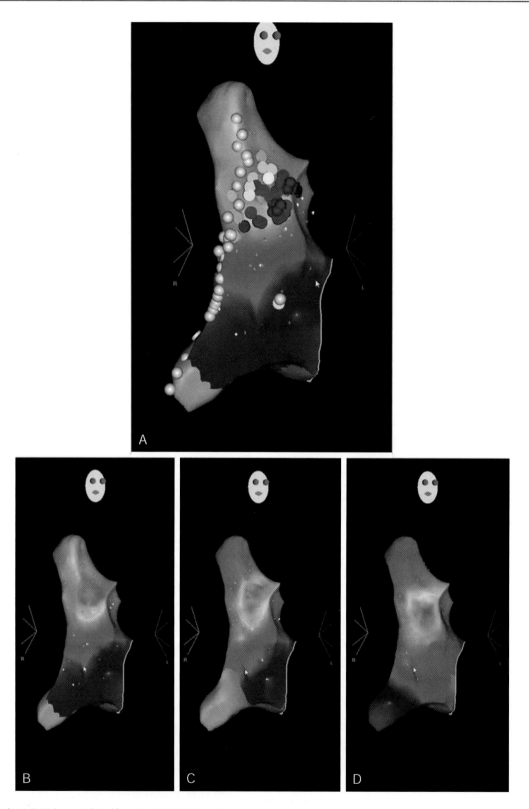

图 16.4 （见书后彩图）不适当窦性心动过速的电解剖标测。（**A**）右前斜位显示不适当窦性心动过速右心房电解剖（CARTO）刺激标测。白点表示高能量起搏时膈神经夺获的过程。红点表示消融靶点。（**B-D**）反复刺激标测的成功消融显示窦性 P 波的起源部位以界嵴的头端部位（**B**）为基线沿界嵴不断向尾端部位（**C-D**）移动是窦房结改良消融的结果。（From Peyrol M，Lévy S. Clinical presentation of inappropriate sinus tachycardia and differential diagnosis. J Interv Card Electrophysiol. 2015；46：33-41）

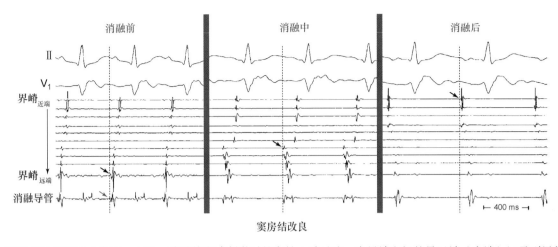

图 16.5　窦房结改良时的心电图。左图：消融前交感刺激时的窦性心动过速，在界嵴电极的最远端（头端）记录到局部电激动最早点（黑色箭头）正好位于上腔静脉-右心房交界区的前方。消融导管记录到的局部电活动（灰色箭头）比最早 P 波（垂直虚线）提前 20 ～ 30 ms。中图：在窦房结最头端部分消融后，窦性频率减慢，激动顺序向界嵴电极的更近端 7 ～ 8 电极（尾部）移动。右图：成功窦房结改良后，窦性频率（在持续交感刺激下）降低幅度大于 30%，心房激动顺序向界嵴电极最近端（尾部）移动。注意，此时 Ⅱ 导联 P 波倒置

激动点，应首先对此部位进行射频消融。逐渐向下部消融直至达到目标心率。每当窦性频率或 P 波电轴有持续变化时，都需要重复进行刺激标测以确定最早心房激动点作为消融靶点（图 16.4）。常常要求消融的区域为（12±4）mm×（19±5）mm。

由于空间位置的特点，长时间的消融有发生炭化的风险，因此，每次消融应控制在 30 s。每次消融前必须进行高输出（5 ～ 10 mA）的起搏，确定无膈肌刺激以避免膈神经损伤。

在消融过程中，出现窦性频率加速继之心率明显下降或出现交界区心率是成功靶点的特征，应于此继续消融 60 ～ 90 s。大多数患者在消融过程中心率呈递进性下降，这与最早激动点沿界嵴的从头向尾方向迁移相关（图 16.5）。但在对最早激动点进行局部消融的过程中窦性频率突然下降并非常见（图 16.6）。通过心腔内超声显示损伤特征也可以为进一步消融提供指导。有效的射频消融可产生延伸至心外膜的超声密度增强或回声改变，表现为出现微线性低回声或无回声间隙区，提示透壁损伤[33]。

心外膜消融（通过剑突下心包入路）来改良窦房结的可行性在最近的一小部分研究中得到了证实。心外膜入路也有助于降低心内膜消融过程中膈神经损伤的风险。在心包腔内注入生理盐水或放置可调弯电极导管可生理性地将膈神经从消融区域移开[34-35]。

消融终点

即刻成功的定义为：①消融过程中窦性频率快速下降 ≥ 30 次 / 分，或给予异丙肾上腺素及阿托品后最大心率（或窦性频率 < 120 次 / 分）较前下降 20% ～ 25%；②持续保持静息窦性频率下降 ≥ 10%（或小于 90 次 / 分的静息窦性频率）；③直立的 P 波（Ⅲ 导联 P 波倒置）；④最早激动点沿界嵴下移，即使是在给予最大的交感刺激时[33]。

射频消融 IST 通常很难，需要多次放电。一项研究显示平均需要 12 次（6 ～ 92 次）放电。窦房结对心内膜消融的抵抗反应可部分由于以下原因：窦房结的结构特点—窦房结细胞被包裹在致密的结缔组织基质中；窦房结动脉的冷却作用；窦房结位于心外膜下；界嵴较厚，特别是窦房结动脉尾部的结区部分。另外，窦房结较长，无绝缘层，窦房结的放射状分布以及尾部多个节段为窦房结提供了多个出口[33]。

预后

在对 IST 进行窦房结消融前，医生和患者均应对消融目标及结果有一个实际的预期和认识。相对而言，很少有患者能达到预期的结果，既可以缓解症状，又可以具有正常的静息心率，同时还有正常的变时功能而不需要植入永久心脏起搏器。某些患者尽管电生理检查显示已达到成功的消融终点，但症状仍持续存在。在另一些患者中，IST 可被伴随着逆行的加速性交界区心律（频率为 80 ～ 90 次 / 分）所取代。在这些患者中，普遍的自主神经障碍可能是潜在的原因。

射频消融只是一种中等有效的治疗 IST 的技术。虽然短期成功率较高（76% ～ 100%），但是长期成功率低（23% ～ 83%）。完全消融窦房结（针对整个界嵴）出现交界区心律具有较高的长期成功率（72%），

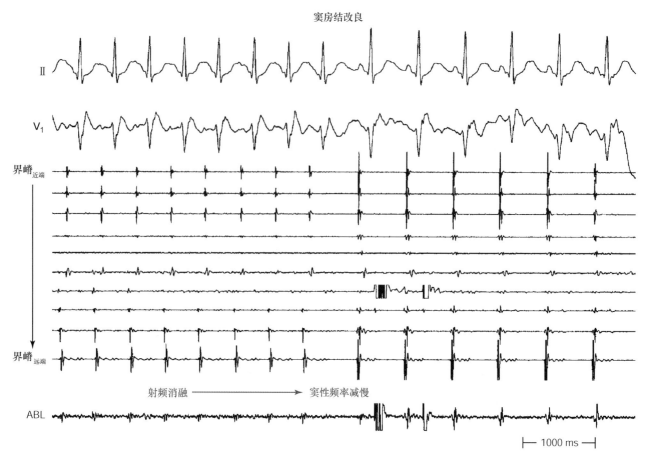

窦房结改良

II

V₁

界嵴 近端

界嵴 远端

射频消融 ——————→ 窦性频率减慢

ABL

├— 1000 ms —┤

图16.6　窦房结改良。在最早心房激动点处射频消融后窦性频率突然减慢

但需要植入永久起搏器[33, 36]。

复发大多发生在术后1～6个月，一般与初始成功后心动过速复发有关。对症状不能耐受者需要再次消融。一些病例术后无IST复发，复查电生理检查也提示消融成功，但患者症状仍会复发或持续存在。心率下降后仍有症状则提示为全身自主神经功能障碍且影响窦房结[12, 33]。

窦房结改良的并发症包括心脏压塞、上腔静脉综合征、膈肌麻痹及窦房结功能不良。心脏压塞罕见，常见于瘦弱女性患者给予大剂量异丙肾上腺素后心跳快而有力，此时右心房导管位置不当造成穿孔。短暂的上腔静脉综合征是由损伤范围大且上腔静脉与右房交界区水肿造成。但罕见因此出现永久性上腔静脉狭窄。应用心腔内超声进行更精确定位的消融有助于避免这一并发症。

膈肌麻痹继发于右侧膈神经损伤，如果只消融界嵴本身或仅在其前方消融，膈神经损伤的发生率可降至最低，因为膈神经在其后方。应用心腔内超声可完全避免该并发症。在靶点用消融导管高输出起搏（大于10 mA在2 ms内）未夺获膈神经以及在射频消融时在上腔静脉持续更高的起搏夺获膈神经可提示消融

的安全性，但尚未评估其有效性。事实上，尽管采取了上述预防措施，仍有一些病例在消融后数天内出现膈神经麻痹。另外，在放电过程中一旦出现打嗝、咳嗽或膈肌运动减低应怀疑膈神经损伤。在放电过程中早期识别膈神经损伤并及时停止放电，可使膈神经功能快速恢复，避免产生永久性损伤。如果膈神经损伤限制了理想心内膜部位的消融，可以考虑在心外膜部位（通过剑突下入路）通过生理盐水注射或球囊导管将膈神经从消融靶点部位分离[34-35, 37]。持续性交界区心律需植入起搏器的情况很少见。这种交界区心律通常在几天内随着窦性心律的恢复而消失[38]。

参考文献

1. Sánchez-Quintana D, et al. Sinus node revisited in the era of electroanatomical mapping and catheter ablation. *Heart*. 2005;91: 189–194.

2. Anderson RH, Yanni J, Boyett MR, et al. The anatomy of the cardiac conduction system. *Clin Anat*. 2009;22:99–113.

3. Murphy C, Lazzara R. Current concepts of anatomy and electrophysiology of the sinus node. *J Interv Card Electrophysiol*. 2016;46:9–18.

4. Ho SY, Sánchez-Quintana D. Anatomy and pathology of the sinus node. *J Interv Card Electrophysiol*. 2016;46:3–8.

5. Fedorov VV, Glukhov AV, Chang R. Conduction barriers and pathways of

the sinoatrial pacemaker complex: their role in normal rhythm and atrial arrhythmias. *Am J Physiol Heart Circ Physiol.* 2012;302:H1773–I1783.

6. Unudurthi SD, Wolf RM, Hund TJ. Role of sinoatrial node architecture in maintaining a balanced source-sink relationship and synchronous cardiac pacemaking. *Front Physiol.* 2014;5:446.

7. Nikolaidou T, Aslanidi OV, Zhang H, et al. Structure-function relationship in the sinus and atrioventricular nodes. *Pediatr Cardiol.* 2012;33:890–899.

8. Lau DH, Roberts-Thomson KC, Sanders P. Sinus node revisited. *Curr Opin Cardiol.* 2011;26:55–59.

9. Stiles MK, et al. High-density mapping of the sinus node in humans: role of preferential pathways and the effect of remodeling. *J Cardiovasc Electrophysiol.* 2010;21:532–539.

10. Baruscotti M, Bianco E, Bucchi A, et al. Current understanding of the pathophysiological mechanisms responsible for inappropriate sinus tachycardia: role of the If 'funny' current. *J Interv Card Electrophysiol.* 2016;46:19–28.

11. Sheldon RS, et al. 2015 heart rhythm society expert consensus statement on the diagnosis and treatment of postural tachycardia syndrome, inappropriate sinus tachycardia, and vasovagal syncope. *Heart Rhythm.* 2015;12:e41–e63.

12. Olshansky B, Sullivan RM. Inappropriate sinus tachycardia. *J Am Coll Cardiol.* 2013;61:793–801.

13. Page RL, et al. 2015 ACC/AHA/HRS guideline for the management of adult patients with supraventricular tachycardia: a report of the American College of Cardiology/American Heart Association Task Force on Clinical Practice Guidelines and the Heart Rhythm Society. *Circulation.* 2016;133:e506–e574.

14. Chiale PA, et al. Inappropriate sinus tachycardia may be related to an immunologic disorder involving cardiac beta andrenergic receptors. *Heart Rhythm.* 2006;3:1182–1186.

15. Hildreth CM, Padley JR, Pilowsky PM, et al. Impaired serotonergic regulation of heart rate may underlie reduced baroreflex sensitivity in an animal model of depression. *Am J Physiol Heart Circ Physiol.* 2008;294:H474–H480.

16. Baruscotti M, et al. A gain-of-function mutation in the cardiac pacemaker HCN4 channel increasing cAMP sensitivity is associated with familial inappropriate sinus tachycardia. *Eur Heart J.* 2017;38:280–288.

17. Still A-M, et al. Prevalence, characteristics and natural course of inappropriate sinus tachycardia. *Europace.* 2005;7:104–112.

18. Peyrol M, Lévy S. Clinical presentation of inappropriate sinus tachycardia and differential diagnosis. *J Interv Card Electrophysiol.* 2016;46:33–41.

19. Palamarchuk IS, Baker JR, Kimpinski K. The utility of Valsalva maneuver in the diagnoses of orthostatic disorders. *Am J Physiol Regul Integr Comp Physiol.* 2016;310:R243–R252.

20. Nwazue VC, et al. Postural tachycardia syndrome and inappropriate sinus tachycardia: role of autonomic modulation and sinus node automaticity. *J Am Heart Assoc.* 2014;3:e000700.

21. Ptaszynski P, et al. Noninvasive assessment of autonomic cardiovascular activity in patients with inappropriate sinus tachycardia. *Am J Cardiol.* 2013;112:811–815.

22. Ricci F, De Caterina R, Fedorowski A. Orthostatic hypotension: epidemiology, prognosis, and treatment. *J Am Coll Cardiol.* 2015;66:848–860.

23. Gamboa A, et al. Inspiratory resistance improves postural tachycardia: a randomized study. *Circ Arrhythm Electrophysiol.* 2015;8:651–658.

24. George SA, et al. The international POTS registry: evaluating the efficacy of an exercise training intervention in a community setting. *Heart Rhythm.* 2016;13:943–950.

25. Ptaszynski P, et al. Ivabradine in combination with metoprolol succinate in the treatment of inappropriate sinus tachycardia. *J Cardiovasc Pharmacol Ther.* 2013;18:338–344.

26. Kumar Goyal V, Godara S, Chandra Sadasukhi T, et al. Management of inappropriate sinus tachycardia with ivabradine in a renal transplant recipient. *Drug Discov Ther.* 2014;8:132–133.

27. Ptaszynski P, Kaczmarek K, Ruta J, et al. Ivabradine in the treatment of inappropriate sinus tachycardia in patients after successful radiofrequency catheter ablation of atrioventricular node slow pathway. *Pacing Clin Electrophysiol.* 2013;36:42–49.

28. Annamaria M, et al. Treatment of inappropriate sinus tachycardia with ivabradine. *J Interv Card Electrophysiol.* 2016;46:47–53.

29. Kreisel D, Bailey M, Lindsay BD, et al. A minimally invasive surgical treatment for inappropriate sinus tachycardia. *J Thorac Cardiovasc Surg.* 2005;130:598–599.

30. Selten K, Van Brakel TJ, Van Swieten HA, et al. Mapping-guided total excision of the sinoatrial node for inappropriate sinus tachycardia. *J Thorac Cardiovasc Surg.* 2014;147:e56–e58.

31. Lin D, et al. Use of noncontact mapping and saline-cooled ablation catheter for sinus node modification in medically refractory inappropriate sinus tachycardia. *Pacing Clin Electrophysiol.* 2007;30:236–242.

32. Nagarakanti R, Saksena S. Three-dimensional mapping and intracardiac echocardiography in the treatment of sinoatrial nodal tachycardias. *J Interv Card Electrophysiol.* 2016;46:55–61.

33. Gianni C, et al. Catheter ablation of inappropriate sinus tachycardia. *J Interv Card Electrophysiol.* 2016;46:63–69.

34. Jacobson JT, Kraus A, Lee R, et al. Epicardial/endocardial sinus node ablation after failed endocardial ablation for the treatment of inappropriate sinus tachycardia. *J Cardiovasc Electrophysiol.* 2014;25:236–241.

35. Rubenstein JC, Kim MH, Jacobson JT. A novel method for sinus node modification and phrenic nerve protection in resistant cases. *J Cardiovasc Electrophysiol.* 2009;20:689–691.

36. Rodríguez-Mañero M, et al. Ablation of inappropriate sinus tachycardia: a systematic review of the literature. *JACC Clin Electrophysiol.* 2017;3:253–265.

37. Ibarra-Cortez SH, et al. Strategies for phrenic nerve preservation during ablation of inappropriate sinus tachycardia. *Heart Rhythm.* 2016;13:1238–1245.

38. Cuculich PS, Cooper JA, Faddis MN. Superior vena cava obstruction caused by repeated radiofrequency sinus node modification procedures. *Heart Rhythm.* 2009;6:865–866.

17

房室结折返性心动过速

方宏 译 吴永全 校

目录

房室结的解剖学和生理学

房室结（AVN）是心房与心室之间唯一正常的电学通路，其纤维骨架发挥绝缘体的作用，防止电脉冲通过其他途径进入心室。AVN 的主要功能是调节心房冲动向心室的传导，使心房和心室收缩之间存在延迟，从而允许心房收缩和心室充盈在开始心室收缩之前完成[1]。AVN 的另一个主要功能是限制从心房传导到心室的脉冲数量。这一功能在快速心房率［如心房颤动（AF）或心房扑动（AFL）］时尤为重要，在快速心房率时只有少数脉冲可传导到心室，其余脉冲在 AVN 中被阻断（由于 AVN 的不应期较长）。此外，AVN 下部的纤维可以自动形成脉冲，发挥辅助起搏作用[2-3]。

Koch 三角

Koch 三角构成低位右心房（RA）间隔的心内膜面。它的前缘是插入的三尖瓣隔瓣，向后是 Todaro 腱纤维。三角形的顶点由这两个边界的交汇处构成。三角形的底部由冠状窦开口（CS os）的前内侧缘形成，并与亚欧氏囊相连（图 17.1 和图 9.2）[2-3]。

Todaro 腱是一条连接中央纤维体的纤维带，是间隔膜部的纤维延伸。它斜行于卵圆窝和 CS os 之间，横跨右心室底部的欧氏嵴，与下腔静脉（IVC）瓣膜相连（欧氏瓣）[4]。

值得注意的是，房间沟移至室间沟最左边侧，房室（AV）瓣膜不是等平面，且三尖瓣隔瓣附着点在中央纤维体的最前部，与二尖瓣隔瓣附着点相比顶部移位数毫米。因此，房室交界的真性间隔部分［右心室-左心室（LV）沟］实际上将下内侧右心房与左心室后上突起分开（三尖瓣上方右侧，二尖瓣下方左侧）。因此，Koch 三角形可以被认为是房室肌间隔的右心室侧。

希氏束（HB）电图描记点（Koch 三角顶部）到 CS os 上下缘的平均距离分别为 10 mm（范围为 0 ~ 23 mm）和 20 ~ 25 mm（范围为 9 ~ 46 mm）。然而，值得注意的是，电解剖标测研究揭示 HB 和慢径记录点位置存在个体差异，以及 Koch 三角和 CS os 大小存在解剖学变异。HB 向下偏离中隔并不少见，尤其是老年患者。在慢径消融过程中，HB 的这种向下偏差可能导致意外的房室传导阻滞[5]。

房室结

AVN 是一种房内结构，成人长约 5 mm，宽 5 mm，厚 0.8 mm。致密结一侧与中央纤维体相邻，但另一侧的纤维组织不绝缘，因此可与心房肌相连。AVN 位于右心房心内膜下方，Koch 三角的顶部及 CS os 前，直接位于三尖瓣隔瓣插入的上方，此处为

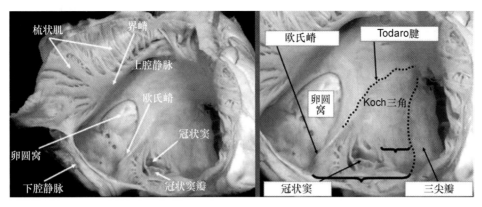

图 17.1 Koch 三角解剖图。左图，从心耳平行于房室沟作一切口显示右心房内部形态，并反映心耳以上的壁。图中可见形成心耳壁的梳状肌起源于界嵴，在冠状窦口下方穿过后间隔壁，受冠状窦瓣的保护。**右图**，右心房后壁扩大。可见 Koch 三角的位置，以 Todaro 腱、三尖瓣隔瓣附着处、冠状窦口为界。小括弧显示间隔峡部，而大括弧显示三尖瓣与下腔静脉间峡部。（From Anderson RH，Cook AC. The structure and components of the atrial chambers. Europace. 2007；9［Suppl 6］：3-9.）

Todaro 腱融入中央纤维体的部位。稍向前向上是希氏束通过中央纤维体和房室间隔膜部后侧面穿过房室连接的地方。

　　向下到 Koch 三角底部，致密 AVN 区域分成两个延伸部分，AVN 的供血动脉常走行于二者之间。面向 CS os 的前分叉沿三尖瓣环［右后（下）延伸］并朝向二尖瓣环［左后（下）延伸］。右后结延伸部及其相应房结（AN）通路被认为是房室结折返性心动过速（AVNRT）环路中"慢径"的解剖学基础。心动过速环路也可能涉及左后结延伸部（见下文）。从解剖学和结构的角度上来看，"快径"的定义不明确。快径可能的解剖学基质是由位于致密结和移行细胞间交界处的致密 AVN（位于 Koch 三角前部）周围的移行细胞层组成[2-3, 6]。

　　在功能上，根据顺向和逆向传导的激动时间，以及微电极在兔房室结中记录的动作电位特征，AVN 和结旁区的细胞经常被描述为 AN、N（nodal）和 NH（nodal-His），AN 和 NH 区域的去极化更多为钠依赖性，而 N 区域为钙依赖性，是钙通道阻滞剂发挥作用的可能区域。从一个细胞区域到另一个细胞区域的过渡是渐进的，中间细胞表现为中间动作电位，且受自主神经张力的影响很大。

房结区

　　AN 区域对应于移行区的细胞，在其相邻的心房细胞之后很快被激动。移行细胞在组织学上不同于致密 AVN 细胞和工作心房肌细胞，并且它们不与周围的心肌绝缘，但倾向于通过薄纤维束彼此分离。移行细胞不是传导束，而是一个通过离散的 AV 输入（途径）将心房去极化引导至致密 AVN 的桥梁。AN 途径将来自左侧和右侧房间隔的工作心房肌连接到致密结

的左右缘，在致密结和 CS os 之间的后下方广泛延伸并进入欧氏嵴。在人类和动物中，右侧间隔区域常见两种 AN 途径：前部（上部）径，从卵圆窝的前缘走行并且与紧靠 Koch 三角顶端的 AVN 融合；后（下）径，位于右心房下间隔，并作为 CS os 心房肌的桥梁。虽然两种输入途径在传统上都被认为是右心房结构，但越来越多的证据支持房室传导组织是到达两个心房的跨间隔结构。第三种中间移行细胞群也被证实可连接间隔和左心房（LA）[2-3]。

结区

　　N 区域相当于移行细胞与中结细胞汇集的区域。N 细胞是结细胞最典型的代表，其小于心房肌细胞，紧密集合，且常以交织的方式排列。AVN 中结区的钠通道密度低于 AN 和 NH 细胞区。内向 L 型钙电流是 N 细胞产生动作电位升支的基础。N 细胞的特征在于较低的负性静息膜电位和较低的动作电位振幅、缓慢的去极化和复极化速率、几乎没有细胞间连接（如间隙连接），以及与周围细胞相比兴奋性较低。因此，通过致密 AVN 的传导比 AN 和 NH 细胞区域慢。实际上，致密 AVN 中的 N 细胞在房室传导延迟中发挥主要作用，并且由于其缓慢上升和较长的动作电位而表现为期前刺激后的递减特性。通过 AVN 的快径传导可绕过移行细胞中的许多 N 细胞，而慢径传导需穿过整个致密 AVN。重要的是，慢径在脉冲传导后兴奋性的恢复比快径更快，原因尚不清楚[1]。

结希区

　　NH 区域相当于低位结细胞，通常位于文氏阻滞点远端，连接希氏束的绝缘部分。NH 细胞的动作电位形态与希氏束的快速上升支和长动作电位更接近。

病理生理学

心动过速环路

造成 AVNRT 的确切电解剖环路尚不清楚。目前的证据表明，AVN 双径生理构成 AVN 折返的基础。不同的心房输入到 AVN，而不是致密 AVN 内功能上的纵向分离，代表折返环中的快径和慢径。AVN 向左下、右下延伸及其相对应的 AN 输入被认为是 AVNRT 环路中慢径的解剖基础。然而，从解剖学和结构上来看，快径定义不明确。位于致密结与移行细胞交界处的致密 AVN（位于 Koch 三角前部）周围的移行细胞层可能是快径的解剖基础[2-3, 6-8]。

重要的是要认识到，AVN 双径生理是正常的 AVN 电生理学特征，大多数有或没有 AVNRT 的个体可存在 AVN 双（或多个）径路，但不一定具有功能折返[2-3]。然而，尽管通常存在 AVNRT（双径路）的潜在基质，但只有少数正常个体发生 AVN 折返。这可能与折返需要同时满足多个条件有关，包括适当的传导时间和两种径路的不应性，以及完善的定时触发发生率［房性期前收缩（PAC）或室性期前收缩（PVC）］。

将 AVN 理解为具有前传和逆传功能并分别形成快径和慢径的结构，这似乎是一个能使临床医生应对大多数病例的简单概念框架。沿这些途径发生的折返是 AVNRT 各种亚型的基本机制。在逆向传导过程中，快径、慢径的近端心房插入点在解剖上明显不同，同时二者存在重要的功能差异[2-3, 6-8]。

快径和慢径的区别

快径、慢径可表现出不同的电生理特性。一般情况下，快径比慢径传导速度快，但不应期长。然而，也有许多例外[6]。

快径形成正常的生理性传导轴，在快径传导过程中，心房-希氏束（AH）间期通常不超过 220 ms。较长的 AH 间期可由慢径传导造成。

此外，自主神经平衡的改变对 AVN 的双径影响很大。交感神经刺激能缩短交感神经的传导时间和不应期，迷走神经刺激则产生相反的效应。然而，这些影响在两种径路上的相对程度可能不同，这可能导致传导从一个径路转移到另一个径路。与慢径相比，迷走神经张力的增加优先延长快径的有效不应期（ERP）。肾上腺素能刺激使快径的顺向 ERP 和逆向 ERP 缩短的程度大于慢径。相反，β 受体阻滞剂延长快径 ERP 的程度大于慢径。值得注意的是，腺苷在不同的 AVN 径路上可对顺向传导和逆向传导产生不同的影响。腺苷对快径逆向传导的影响远远小于对慢径逆向传导和顺向快径、慢径传导的影响。腺苷对快径逆向传导（慢-快 AVNRT 患者和正常个体）影响较小的机制尚不清楚[9]。

研究者使用多种方法来确定 AVN 径参与 AVNRT 环路的心房插入部位。通过标测 AVNRT 时最早的逆向心房激动位点可以识别作为 AVNRT 环路的逆向传导分支的径路。AVNRT 环路顺向传导分支可通过延迟配对心房期外刺激（AES）的重整反应来识别，AES（最长的配对间期）重整心动过速的位点可用于标定顺向传导分支。AVNRT 的心房拖带也能确定折返环的顺向传导分支。起搏后间期（PPI）等于心动过速周长（TCL）的最短刺激-希氏束间期可确定心房输入顺向传导途径的位点。多项研究表明，与产生较短 AH 间期的位置相比，传导时间较长的慢径在 Koch 三角中的位置往往较低。然而，这些径路的非典型位置并不少见。

快径

一般情况下，正常人和 AVNRT 患者中可有一条快径。在逆向快速传导过程中，最早的逆向心房激动通常记录于 Koch 三角的顶端（在致密 AVN 上方，在同一位置可记录到近端希氏束电位）。然而，详细标测显示最早心房激动的位点位于 Todaro 腱和欧氏嵴后方的前房间隔（Koch 三角外，低于记录近端希氏束电位水平约 10 mm）[8]。

慢径

数据表明存在多种参与各种形式 AVNRT 的慢径，可作为折返环路的顺向传导或是逆向传导分支。AVNRT 环路中最常见的慢径是由 AVN 向右下延伸（及其对应的 AN 径路）形成，该慢径在三尖瓣环与 CS os 之间的 Koch 三角中走行，选择性地连接到 CS os 底部。在通过这条路径的逆向传导过程中，最早的心房激动通常位于 Koch 三角的下侧，靠近 CS os[2-3,6]。第二种最常见的慢径由 AN 左下延伸形成，它在 CS 近端左心内膜内（穿隔）向左下间隔区和二尖瓣环走行。在通过这条路径的逆向传导过程中，CS 内可以观察到偏心性激动顺序，最早的激动位点位于 CS 近端的顶部（距离 CS os 1～3 cm）。另外两种慢径（左心房下外侧慢径和前间隔慢径）较少见。最早的逆传心房激动位于左心房靠近二尖瓣环下外侧处（左心房下外侧慢径）或前房间隔靠近希氏束近端（前间隔慢径）。

在 14% 的 AVNRT 患者中存在多条慢径（AVN 函数曲线中的多个不连续点；见下文），尽管并非所有径路都参与 AVNRT 的诱发和维持。例如，在非典型 AVNRT 患者中，CS 偏心性激动模式较常见（14% ~ 80%）。在具有偏心性 CS 激动顺序的非典型 AVNRT 中，逆向的左侧 AN 连接是构成折返环的关键部分还是仅为无关旁路，目前仍存在争议。向左延伸和向右延伸可以共同或单独参与 AVN 折返。对大多数患者来说右侧消融术已经足够。然而，在一些患者中，参与折返环的慢径不能从右心房后中隔或 CS os 消融，需要沿 CS 顶部（距离 CS os 或二尖瓣环 5 ~ 6 cm）消融。

上（转向）转折点

基于心动过速时心房激动分离的罕见病例（如在不同类型的室房传导阻滞或 AF 中 AVNRT 持续存在）和快慢房室传导与纵向 - 横向传导在非均一各向异性之间的相似性，早期研究认为 AVN 内功能性纵向分离成快慢径造成致密 AVN（即下位心房）内折返是导致 AVNRT 的原因。这些研究表明，至少部分患者存在上共同通路。

然而，来自组织学研究、计算机模型、多极电极记录和光学标测的证据支持结周心房肌发挥一定作用，提示快 - 慢径参与 AVNRT 折返环，代表传导通过不同的 AN 连接，说明至少有一小部分心房组织是折返环必不可少组成部分。多心房激动点的普遍存在以及在 AVNRT 周长没有发生明显改变的情况下逆向激动的时间和位置的频繁变化，与大多数患者 AVNRT 环路中存在"上共同通路"或局灶心房出口位点的观点相矛盾。

下（转向）转折点

AVNRT 环路不涉及心室。相对于希氏束，AVN 折返更低的转向点的位置一直存在争议。有充分的证据显示慢径和快径的远端连接位于 AVN 内，至少在部分患者中，两条径路的远端连接和希氏束之间存在一个 AVN 组织区域的延伸（被称为"下共同通路"）。

下共同通路的存在可解释一些观察结果，包括①房室传导阻滞发生时 AVNRT 未中断，且未记录希氏束电图；② AVNRT 早期除极希氏束期间 VES 不影响心动过速；③ AVNRT 过程中进行 AES 导致希氏束和心房的相对激动发生变化 [即改变希氏束 - 心房（HA）间期]；④以心动过速周长行心室起搏时的 HA 间期较 AVNRT 时长 [10-11]。

心室起搏时 HA 间期（假设激动顺序稳定，HA 间期是从希氏束电位末端到希氏束记录中最早心房激动的时间）是希氏束与心房之间真实的传导时间。当存在下共同通路时，AVNRT 期间 HA 间期是希氏束与交界心房之间的相对激动时间，因为折返波前沿 AVN 径逆向传导激动心房，同时沿着下共同通路传导激动希氏束（即 HA 是一个"伪间期"）。因此，在 AVNRT 环路与希氏束记录位点之间存在下共同通路时，AVNRT 时 HA 间期比心室起搏时短。两者 HA 间期的差别（ΔHA 间期）与下共同通路的长度成正比。

然而，这些现象可以用不涉及共同通路的方式来解释。例如，前两种现象假设所记录的"近端希氏束"电位相当于实际的"近端希氏束"电位，这在许多情况下可能不准确。因此，这些现象也可以用发生在希氏束记录位点以外的希氏束内阻滞来解释，而不是通过"下共同通路" [10]。此外，最后两种现象假设起搏和心动过速时遵循相同的路径逆传，并且假设心动过速时 HA 间期与以心动过速周长行心室起搏时 HA 间期的差异可反映下共同通路的传导时间。相反，标测研究表明，AVNRT 期间心房激动突破往往与心室起搏期间观察到的情况稍有不同。因此，依赖于从相同的记录位点测量 HA 间期，而不是仔细标测"最早"心房激动的真实位点可能不准确 [10]。

房室结折返的类型

AVNRT 可以根据构成折返环中前传和逆传径路的解剖基础分为不同的类型。传统上，AVNRT 被分为"典型"或"非典型"。典型 AVNRT（顺传慢，逆传快）占 AVNRT 的 90%。非典型 AVNRT 一般又分为快 - 慢或慢 - 慢型。AVNRT 不同形式之间的区别基于以下几点：① AH 和 HA 间期的绝对值；② AH/HA 比值；③最早逆传心房激动模式；④下共同通路的识别（表 17.1）。

然而，这种分类方法有一定局限性。如前所述，确定是否存在下共同通路的方法并不可靠。此外，在所有类型的 AVNRT 中，快径和慢径传导类型的逆传心房激动均表现出显著的异质性。典型和非典型 AVNRT 均存在不同的逆传心房激动模式。此外，AVN 快径和慢径的传导特性（以及 AH 和 HA 间期的绝对值和相对值）依赖于自主神经状态，同一患者在相同的电生理检查时可因交感神经平衡变化而发生改变 [10]。

更简化和实用的方案将不同类型的 AVNRT 只分为典型和非典型两类，仅依据 AH/HA 比值和 HA（VA）间期的绝对值，而忽视逆向心房激动顺序和下共同通路（表 17.2）。此外，由于缺乏公认的定义，快 - 慢和慢 - 慢型非典型 AVNRT 之间的鉴别往往武断，故将二者合并。

HA 间期是在希氏束电图中从希氏束最早激动点

表 17.1　房室结折返性心动过速的传统分类

	典型 （慢-快型）	非典型 （快-慢型）	非典型 （慢-慢型）
AH 间期	＞ 200 ms	＜ 200 ms	＞ 200 ms
HA 间期	＜ 70 ms	≥ 70 ms	≥ 70 ms
AH/HA 比值	＞ 1	＜ 1	≥ 1
最早逆传心房 激动的位点	Koch 三角顶点	CS os 或 CS 近端 1 ～ 2 cm 内	CS os 或 CS 近端 1 ～ 2 cm 内
下共同通道	短或无	长	长

AH，心房-希氏束；CS os，冠状窦口；HA，希氏束-心房

表 17.2　房室结折返性心动过速的简化分类

	典型 （慢-快型）	非典型 （快-慢型或慢-慢型）
HA 间期	≤ 70 ms	＞ 70 ms
VA 间期	≤ 60 ms	＞ 60 ms
AH/HA 比值	＞ 1	可变

AH，心房-希氏束；HA，希氏束-心房；VA，室房

到心房最早激动点来测定。当希氏束电位在心动过速期间不能被可靠地重复记录时，VA 间期（从体表心电图上心室激动起始到希氏束电图上心房激动最早的快速偏移）也是一个实用且容易获得的标准。

典型（慢-快型）房室结折返性心动过速

顺向传导　折返环中的顺向传导分支由一条慢径形成。标测研究将慢径顺传输入定位至间隔中部（50%）或间隔下部（33%），少数为间隔上部（13%）或 CS（3%）[8, 10, 12]。一些研究者基于消融成功的位点，根据假定的顺向传导慢径对典型慢-快型 AVNRT 进行进一步细分。至少可分为 3 种亚型：①右下延伸的慢-快型 AVNRT（最常见），通常通过在 Koch 三角下侧消融来消除；②左下延伸的慢-快型 AVNRT（不常见，5%），需要在 CS os 水平以上且靠近致密 AVN 的 Koch 三角内或 CS 近端顶部（距离 CS os 1 ～ 3 cm）消融；③左心房下外侧慢-快型 AVNRT（罕见），需要在左心房内接近二尖瓣环下外侧处消融。

逆向传导　典型 AVNRT 经快径逆向传导。在慢-快型 AVNRT 中，最早的心房逆向激动通常发生在 Todaro 腱后方的房间隔前部，靠近 Koch 三角顶点（图 17.2）[8]。

重要的是，多达 9% 的患者在 Koch 三角下部、CS 的顶部（距离 CS os 1 ～ 3 cm）或间隔左侧可标测到逆向心房激动（图 17.3）。这些类型的 AVNRT

被认为是具有快径逆向传导下出口的慢-快型 AVNRT 的变体。然而，近年来，那些在传统快径以外发生最早心房激动的 AVNRT（以前被描述为"后部"或"左下延伸"或"左侧变异"慢-快型 AVNRT）被认为是一种变异的慢-快型 AVNRT。在后一种情况中，AVNRT 环路拥有两条慢径（左下和右下 AVN 延伸）。尽管通过慢径逆向传导，但心动过速时可观察到非常短的 HA 间期（有时是负向），这是由于存在相对较长的下共同通路。慢径逆向传导伴下共同通路（从两条慢径远端连接点到希氏束）同步旁道传导可造成心房心室同步激动以及 HA 间期缩短，类似慢-快型 AVNRT[8, 10]。老年患者（＞ 60 岁）经快径逆向传导的时间通常更长，导致 HA 间期类似慢-慢型 AVNRT，但最早心房激动仍位于 Todaro 腱。

下共同通路　典型 AVNRT 中是否存在下共同通路仍有争议。然而，目前公认的是若典型 AVNRT 中存在下共同通路，则其非常短（根据 VES 重置心动过速所需的希氏束的提前程度及比较在 AVNRT 和以 TCL 进行心室起搏时的 HA 间期来评估）[8, 10-11]。

AH/HA 比值　由于慢径顺向传导，AH 间期较长（＞ 200 ms）。由于快径逆向传导，HA 间期相对较短（＜ 70 ms）。这就造成 AH/HA 比值＞ 1，心房和心室同步激动（心房激动出现在 QRS 波之前、起始或仅在之后）。

非典型（快-慢型）房室结折返性心动过速

顺向传导　快-慢型 AVNRT 时，顺向传导径路的性质仍知之甚少[7]。虽然这一变异最初被认为与典型慢-快型 AVNRT 使用相同但方向相反的环路，但最近的数据表明，非典型 AVNRT 中的顺传"快径"不同于典型 AVNRT 中的逆传"快径"。一些研究人员认为快-慢型 AVNRT 的顺向传导由慢径介导，快径是介导传向希氏束的旁观者（造成短 AH 间期），

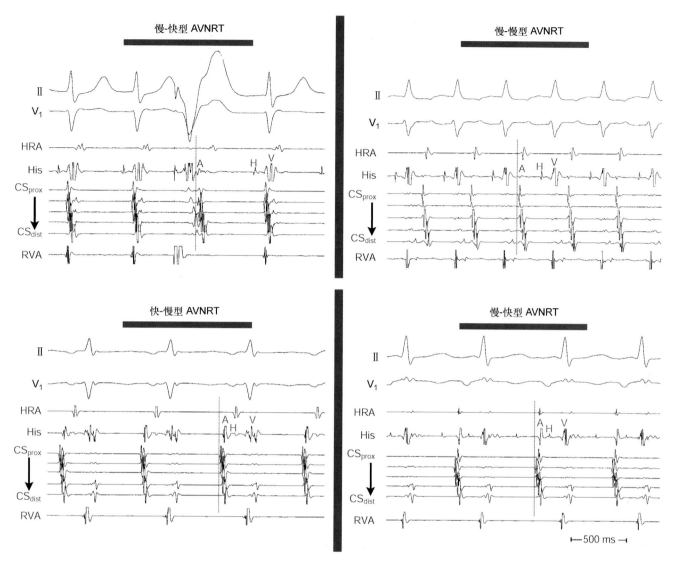

图 17.2　不同类型房室结折返性心动过速（AVNRT）的体表心电图及心内膜记录。 虚线表示最早心房激动的部位。在慢-快型（典型）AVNRT 中，心房激动的起始部位通常记录于希氏束（HB）导管。在慢-快型 AVNRT 中，P 波位于 QRS 波外的 ST-T 段，RP 间期较慢-快型 AVNRT 长。最早的逆向心房激动通常发生在 Koch 三角的下后部。传导时间较长的慢径在 Koch 三角中的位置较低。在快-慢型 AVNRT 中，逆向心房激动的最早部位通常记录于 Koch 三角基底部或冠状窦口。典型的快-慢型 AVNRT 可以观察到偏心性逆向心房激动顺序与最早的逆向激动位点在 CS 中。CS$_{dist}$，冠状窦远端；CS$_{prox}$，冠状窦近端；HRA，高位右心房；RVA，右心室心尖部

但不参与折返环（类似于通过旁观者旁路心室预激的 AVNRT）[7-8, 10]。值得注意的是，快-慢型 AVNRT 患者在 AES 检查过程中往往出现多次 AH 间期的跳跃，这与存在多条慢径相一致，支持两条"慢径"之间的折返。

逆向传导　一条慢径形成折返环的逆传分支。在快-慢型 AVNRT 中，早期报道最早的逆传心房激动（通过慢径）在 CS os 附近的 Koch 三角底部（图 17.2）。然而，其他部位也很常见，包括中间隔或上间隔、CS 远端或间隔左侧（图 17.2）。因此，根据逆传慢径标测的位置，快-慢型 AVNRT 可被分为后、

前、中 3 种类型[8, 10]。

下共同通路　与慢-快型 AVNRT 相比，快-慢型 AVNRT 中可观察到相对长的下共同通路。

AH/HA 比值　AH 间期短于 HA 间期（30 ～ 185 ms vs. 135 ～ 435 ms），可导致长 RP 心动过速，且 AH/HA 比值小于 1[8, 10]。长 HA 间期是慢径逆向传导的结果。短 AH 间期表示快径顺向传导。然而，该快径是否作为折返环的顺向分支或仅为旁路尚存争议。

非典型（慢-慢型）房室结折返性心动过速

顾名思义，慢-慢型 AVNRT 的折返环使用两条

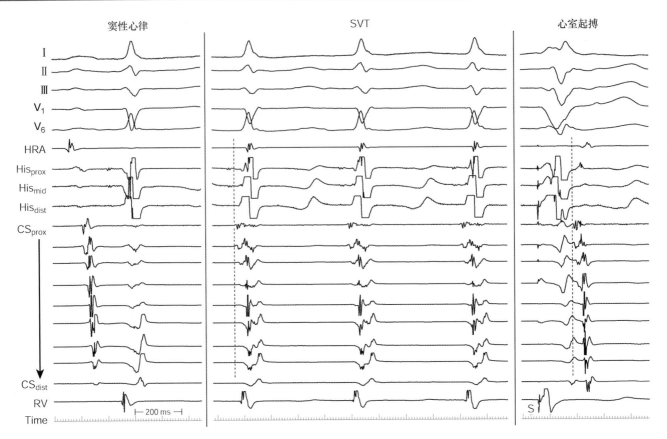

窦性心律　　　　　　　　　　　　SVT　　　　　　　　　　　　心室起搏

I
II
III
V_1
V_6
HRA
His$_{prox}$
His$_{mid}$
His$_{dist}$
CS$_{prox}$
CS$_{dist}$
RV
Time
⊢ 200 ms ⊣

图 17.3　典型房室结折返性心动过速时的逆向心房激动。图中左侧为窦性心律，中间为慢-快型房室结折返性心动过速，右侧为窦性心律时行室性起搏。虚线表示最早的心房激动（CS 近端，靠近 CS$_{os}$），明显早于希氏束心房激动（心室起搏时最明显）。CS$_{dist}$，冠状窦远端；CS$_{prox}$，冠状窦近端；His$_{dist}$，希氏束远端；His$_{mid}$，希氏束中端；His$_{prox}$，希氏束近端；HRA，高位右心房；RV，右心室；SVT，室上性心动过速

慢径（右下和左下 AVN 延伸）。这些患者在 AES（心房期外刺激）检查过程中常出现多次 AH 间期的跳跃，这与多条慢径相一致。

顺向传导　一条慢径形成折返环路顺传分支。数据表明，慢-慢型 AVNRT 中用于顺向传导的慢径与快-慢型 AVNRT 用于逆向传导的相似[13]。

逆向传导　第二种慢径（或"中间"径）可作为折返环的逆传分支。最早的逆向心房激动沿 CS 近端顶部发生（距 CS os 1 ～ 3 cm），少见于 Koch 三角下后方（图 17.2）。值得注意的是，这种类型的 AVNRT 也可通过快径逆向传导，其可见于心室起搏时，但不是折返环的一部分[13]。

下共同通路　慢-慢型 AVNRT 具有较长的下共同通路，明显长于典型 AVNRT。

AH/HA 比值　AH 间期较长（> 200 ms）是由慢径缓慢逆向传导所致。HA 间期通常比 AH 间期短，但通常 > 70 ms，且 AH/HA 比值仍然大于 1。慢-慢型 AVNRT 可见 HA 间期较短（尽管经慢径逆传）可以解释为存在相对较长的下共同通路。慢径逆向传导的同时旁路经下共同通路（从两条慢径远端连接到希氏束）传导会导致心房和心室同时激动和 HA 间期缩短，类似于慢-快型 AVNRT。

虽然慢-慢型 AVNRT 的 HA 间期通常比慢-快型 AVNRT 长，但存在明显的重叠。慢-慢型 AVNRT 可以表现出非常短的 AH 间期，类似慢-快型 AVNRT。事实上，这种类型的 AVNRT 被认为是慢-快型 AVNRT 的变体，以前称为"后位型"或"B 型"AVNRT（约占慢-快型 AVNRT 患者的 2%）。然而，慢-慢型 AVNRT 的几个特点有助于与慢-快型 AVNRT 鉴别，包括：①最早的逆向心房激动记录于 CS 顶部或 Koch 三角下部，而非快径区域；② HA 间期的范围更广；③周长（CL）变化更为常见，尤其是心动过速时 HA 间期的变化；④下共同通路较长［以 TCL 行心室起搏时的 △ HA ≥ 15 ms］。

流行病学

AVNRT 是最常见的阵发性室上性心动过速

（SVT）类型。AVNRT 患者的绝对数量及其占阵发性 SVT 的比例随年龄增加而增长。其原因可能与生命前 20 年 AVN 生理机能的正常进化有关，也可能与后几十年观察到的与年龄相关的心房和 AVN 生理机能的变化有关。AVNRT 在 5 岁以下儿童中不常见，通常始发于成年早期（如青少年）。相反，房室折返性心动过速（AVRT）表现较早，AVRT 与 AVNRT 出现临床表现的时间平均相差 10 年以上。据报道，16% 的 AVNRT 患者的发病年龄在 50 岁后，20 岁前为 18%[14]。女性好发于男性（2∶1），且女性症状始发年龄明显较小。因此，女性和年龄较大（即青少年 vs. 新生儿或幼儿）更倾向于诊断 AVNRT，而不是 AVRT。AVN 电生理性的前传和逆传存在性别差异，这可能参与 AVNRT 的发病机制[15]。AVNRT 与其他结构性心脏病无显著相关性，无结构性心脏病的室性心动过速（VT）患者 AVNRT 患病率较高。

临床表现

AVNRT 患者常表现出阵发性 SVT 的临床表现。其特点是突发突止的规律的快速心动过速。患者主诉通常为心悸和头晕。快速心室率可伴有呼吸困难、乏力、胸痛或晕厥先兆，有时可致残。真正的晕厥并不常见，但可以发生，特别是在老年患者中。发作时间能够持续数秒至数小时不等。AVNRT 可为自发性，也可以由运动、咖啡因或酒精诱发。虽然许多患者需要药物治疗，但患者往往应学会使用某些终止心律失常的操作，如颈动脉窦按摩或 Valsalva 动作[14]。

大约一半的典型 AVNRT 患者报告在心动过速期间有颈部撞击感，这可能与心房和心室同步收缩导致右心房收缩对抗三尖瓣关闭，从而造成搏动性反流相关。体格检查时这种现象表现为颈静脉波形上可见连续的大炮 A 波（"青蛙"征）。这一临床特征可用以鉴别阵发性 SVT 是由 AVNRT 引起还是由顺向型 AVRT 引起。虽然在 AVRT 时心房收缩影响房室瓣膜关闭，但长 VA 间期可导致心室和心房收缩分离，且右心房压和静脉压相对较低。因此，AVRT 患者较少出现颈部搏动（大约 17%）[15]。同 AVRT 或 AFL 患者相比，AVNRT 患者出现多尿症尤为常见，与 AVNRT 时右心房压较高和心房钠尿肽水平上升有关[14]。

初始评估

合理的初始评估包括病史、体格检查和 12 导联心电图。对于短暂发作且自行终止的患者，事件记录器是获得心电图资料的最有效方法。对于记录到持续

性 SVT 的患者应考虑行超声心动图检查，以排除结构性心脏病。如果存在提示结构性心脏病的体征或症状时，应进一步检查（如心脏负荷试验）。

体表心电图可以强烈提示 AVNRT 是 SVT 的机制，但通常难以确定，尤其是在 SVT 发作过程中只有一个导联心电图记录到时。然而，除非拟行导管消融，否则不建议行电生理检查。

管理原则

急性管理

由于 AVNRT 的维持依赖于 AVN 传导，因此可以采用减慢 AVN 传导、延长 AVN 不应期的方法或药物终止心动过速。最初可采用增加迷走神经张力的操作（如 Valsalva 动作、呕吐、颈动脉窦按摩）。当上述操作不成功时，可使用抗心律失常药物终止心动过速，其主要作用是增加 AVN 不应性或减少传导（负性传导效应）（图 17.4）。腺苷是首选药物，其对 95% 以上的病例有效。此外，静脉注射（IV）地尔硫䓬和

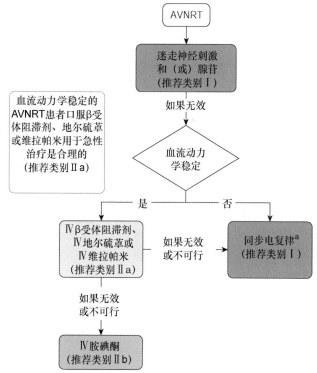

图 17.4　房室结折返性心动过速（AVNRT）的急性治疗。[a] 对于自行终止或复发的心律，不适合同步复律。IV，静脉注射。（From Page RL，Joglar JA，Caldwell MA，et al. 2015 ACC/AHA/HRS guideline for the management of adult patients with supraventricular tachycardia：a report of the American College of Cardiology/American Heart Association Task Force on Clinical Practice Guidelines and the Heart Rhythm Society. J Am Coll Cardiol. 2016；67：e27-e115.）

维拉帕米对终止 AVNRT 尤为有效，可用于血流动力学稳定的患者。β 受体阻滞剂也是一个合理的选择。与其他 AVN 阻滞剂相比，地高辛起效较慢，不适合急性终止 AVNRT，除非存在其他药物的相对禁忌证[14]。

　　IA 类和 IC 类钠通道阻滞剂也可用于治疗 AVNRT 的急性事件，但很少使用，除非其他方案均失败。对于血流动力学不稳定的患者和药物治疗无效的持续性心律失常患者，建议采用电复律，能量常使用 10 ～ 50 J[14]。

慢性管理

　　由于 AVNRT 通常是一种不影响生存的良性心律失常，故其治疗的主要指征与其对患者生活质量的影响相关（图 17.5）。影响治疗决策的因素包括心律失常的频率和持续时间、患者对症状的耐受程度、抗心

律失常药物的有效性和耐受性、终身药物治疗的需要以及是否合并结构性心脏病。具有严重症状的阵发性 SVT 患者，特别是需要急诊治疗终止心动过速时，可在单次发作后即开始治疗。相比之下，症状轻微且可自发终止或被 Valsalva 动作终止的阵发性 SVT 患者可选择临床随访，不需特殊治疗。患者应学会正确进行迷走神经操作并接受关于何时就医的教育[14]。

导管消融

　　一旦决定开始治疗 AVNRT，就需要选择采用药物治疗还是导管消融治疗。由于高有效性（＞ 95%）和低并发症发生率，导管消融已成为优于长期药物治疗的首选方法，可作为初始治疗。与所有怀疑 AVNRT 的患者讨论导管消融是合理的。然而，考虑行射频（RF）消融的患者必须愿意承担房室传导阻滞和起搏器植入的风险，尽管风险很低[14, 16]。

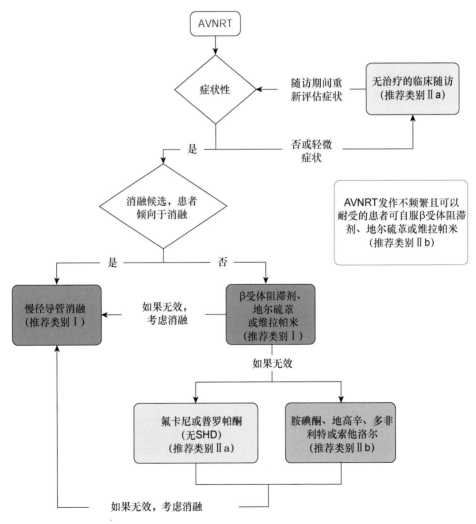

图 17.5　房室结折返性心动过速（AVNRT）的现行治疗。SHD，结构性心脏病（包括缺血性心脏病）。（From Page RL，Joglar JA，Caldwell MA，et al. 2015 ACC/AHA/HRS guideline for the management of adult patients with supraventricular tachycardia：a report of the American College of Cardiology/American Heart Association Task Force on Clinical Practice Guidelines and the Heart Rhythm Society. Circulation. 2016；133：e506-e574.）

药物治疗

对于不适合或不愿接受导管消融的 AVNRT 患者，长期药物治疗对 30% ～ 60% 的患者有效。大多数抑制 AVN 传导的药物（包括 β 受体阻滞剂和钙通道阻滞剂）可以降低 AVNRT 的复发频率。如果上述药物无效，可以考虑使用 I C 类（无结构性或缺血性心脏病患者使用氟卡尼或普罗帕酮）或Ⅲ类抗心律失常药物（索他洛尔或多非利特）。考虑到地高辛和胺碘酮的潜在不良反应，这些药物通常作为最后的治疗手段[14, 16]。

门诊患者可使用单剂量维拉帕米、地尔硫䓬或普萘洛尔来急性终止 AVNRT 发作。这种所谓的"口袋里的药丸"（即只在心动过速发作期间且单纯迷走神经刺激无效时给药，以终止心律失常为目的）适用于非频繁发作、持续时间长但尚能耐受的 AVNRT 的患者，可避免患者在罕见的心律失常事件之间长期接受不必要的治疗。这种方法需要使用快速起效的药物（即速释制剂）。候选患者应无明显的左心室功能不全、窦性心动过缓和预激综合征。在终止 AVNRT 方面，口服单剂量地尔硫䓬（120 mg）加普萘洛尔（80 mg）优于安慰剂和氟卡尼[14]。

心电图特征

双房室结径路生理的心电图表现

如前所述，双径路生理学是正常 AVN 的电生理特征，在大多数正常个体中普遍存在。然而，心电图通常只显示快径传导，而慢径传导一般隐匿。双房室结径路生理最常见的心电图表现为 AVNRT。此外，一些心电图表现可以用双径路生理学来解释[2-3, 6]。

两种 PR 间期

顺向传导由快径向慢径迁移可表现为 PR 间期的突然延长，反之亦然（图 17.6）。这种迁移可为自发性，并导致 PR 间期交替（即长、短 PR 间期交替）或表现为两种 PR 间期（长和短），可在不同情况下观察到 PR 间期突然持续延长或缩短。这种转变也可以由自主神经张力改变或由 1 个 PAC/PVC 造成传导阻滞或一条通路阻滞另一条通路传导（图 17.7）[6, 17]。

单个室上性搏动的双心室反应

罕见情况下，单个心房冲动（如 PAC）可以同时沿慢径和快径传导，产生两个 QRS 波（"double fire"）。相反的情况也可能发生，即一个心室波产生两个心房冲动。

快心室率心房颤动

AF 期间的心室率在 Holter 记录上可呈 R-R 间期的双峰分布。R-R 间期较短（心室率较快）被认为是慢径传导的结果（因为其不应期较短），而快径介导相对较慢的心室率。在这些患者中，AVN 慢径的消融可能消除快速心室率，并产生单峰 R-R 间期分布[6]。

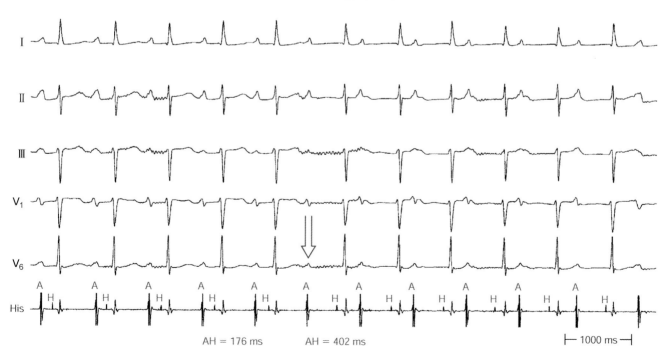

图 17.6　正常窦性心律时双房室结生理表现为两种不同的 PR 间期。 图中可见房室传导从快径迁移至慢径（箭头）时，窦性周长（680 ms）没有发生任何变化。这一现象说明快径顺向传导的有效不应期相对长于窦性周长。AH，心房-希氏束

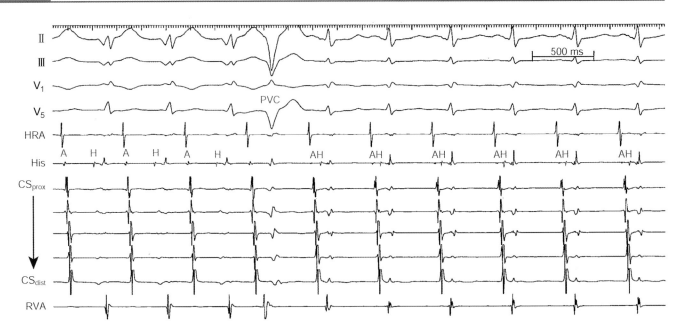

图 17.7　双房室结生理。窦性心律伴房室慢径传导，PR 间期和 AH 间期长（左侧）。室性期前收缩（PVC）导致隐匿的逆向传导进入慢径后，顺向房室传导由慢径向快径转移，PR 间期突然缩短。AH，心房 - 希氏束；CS$_{dist}$，冠状窦远端；CS$_{prox}$，冠状窦近端；HRA，高位右心房；RVA，右心室心尖部

房室结折返性心动过速的心电图表现

P 波形态

在典型（慢 - 快型）AVNRT 中，由于心房和心室同时激动，故 P 波通常不可见。P 波可以扭曲 QRS 波的起始部分（类似下壁导联的 q 波）、位于 QRS 波内（不明显），或扭曲 QRS 波的末端部分（类似下壁导联的 s 波或 V$_1$ 导联的 r 波末端）（图 17.8）。明显时，P 波明显窄于窦性 P 波，且在下壁导联中为负向，这与心房激动经 AVN 快径向心性逆传一致。非典型 AVNRT 时，P 波较窄，下壁导联为负向，V$_1$ 导联为正向（图 17.8）[8]。与使用后间隔旁路的顺向型 AVRT 相比，慢 - 慢型 AVNRT 中的逆行 P 波在 aVF 导联中负性更大（负向振幅 > 0.16 mV）[18]。

QRS 形态

AVNRT 时 QRS 波形态与正常窦性心律（NSR）相同。AVNRT 过程中出现长期功能性差异性传导并不常见，通常是在心室刺激（较心房刺激更常见）诱发 AVNRT 后发生，或在心动过速环路下发生阻滞后恢复 1∶1 房室传导时出现。有时，当心动过速频率较快时，QRS 波振幅会发生交替。AVNRT 偶可与经房室旁路的心室预激同时存在，此时旁路只是无关的旁观者。

P 波 - QRS 波关系

典型（慢 - 快型）AVNRT 的 RP 间期很短（ −40 ∼

75 ms）。AVNRT 发作时，伴或不伴传导阻滞的 P 波 -QRS 波关系均可发生变化，尤其是非典型心动过速的变异型。这种现象通常发生在心动过速开始或终止期间传导系统和折返环不稳定时，可能继发于下共同通路的递减传导。在心动过速过程中，尤其是在心动过速开始或非持续性心动过速的情况下，P 波 -QRS 波在有或无房室传导阻滞时的心电图表现可被误诊为房性心动过速（AT）。此外，这种变异的幅度可能相当大以使短时间内长 RP 心动过速可以伪装成短 RP 心动过速。

AVNRT 的 A/V 比值通常为 1。然而，阻滞低于折返环（通常低于希氏束，少数在下共同通路）时可出现 2∶1 房室传导阻滞。此类病例中，狭窄倒置的 P 波插在 QRS 波之间强烈提示 AVNRT（图 17.9）。在诱导 AVNRT 时，反复持续性 2∶1 房室传导阻滞的发生率约为 10%。罕见情况下，由于上共同通路阻滞可发生室房传导阻滞。然而，其中一些病例可能通过一个逆向传导束或高于环路水平的结内阻滞的结室通路重新进入折返（见第 19 章）。

非典型（快 - 慢型）AVNRT 时 RP 间期长于 PR 间期。慢 - 慢型 AVNRT 时 RP 间期通常短于（有时等于）PR 间期。偶尔，P 波插在心动周期的中间，因此类似 2∶1 房室传导的 AT（图 17.2）。慢 - 慢型 AVNRT 的 RP 间期和 P 波形态可与使用后间隔房室旁路的顺向型 AVRT 相似。然而，尽管 2 种 SVT 的

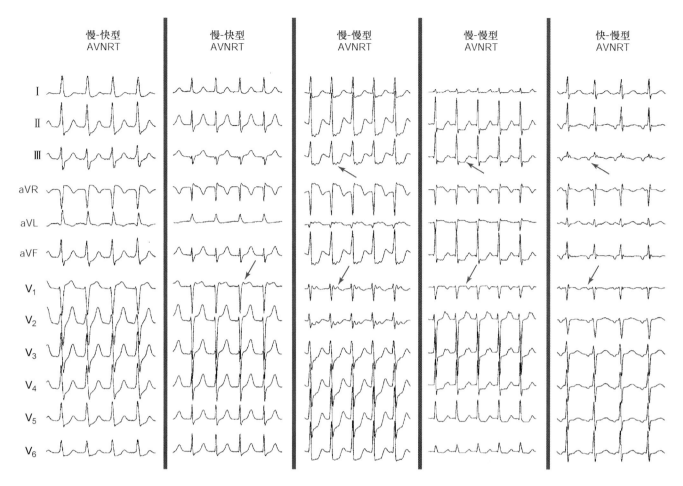

图 17.8　不同类型房室结折返性心动过速（AVNRT）的心电图形态。箭头表示 P 波。在慢-快型（典型）AVNRT 中，P 波可能位于 QRS 波内（无法观察到，第一栏）或 QRS 波的末端部分（类似 V₁ 导联上的小 r 波，第二栏）。慢-慢型 AVNRT 的 P 波位于 QRS 波外的 ST-T 波，RP 间期较慢-快型 AVNRT 长。在快-慢型 AVNRT 中，P 波位于 QRS 波前，RP 间期较长。各种 AVNRT 中 P 波均相对较窄，下壁导联为负向，V₁ 导联为正向

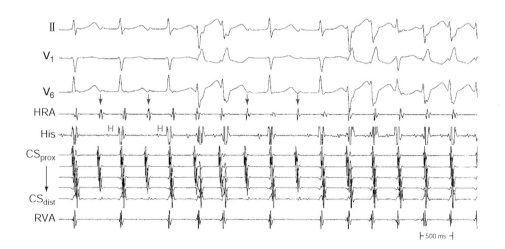

图 17.9　典型房室结折返性心动过速伴间断 2：1 房室（AV）传导阻滞。下传的心房冲动可见希氏束电位（H），但阻滞心房冲动后无希氏束电位，表明房室传导阻滞发生在下共同通路或希氏束记录位点的近端。图中可见在短周期内，间歇性房室传导阻滞引起的长-短周期序列与右束支分支阻滞（RBBB）的形态有关。短周期长后下传的 QRS 波表现出右束支传导阻滞（RBBB）形态。在室上性心动过速伴 1：1 房室传导时也可出现间歇性 RBBB。可见 RBBB 对心动过速周长（A-A 间期）或室房间期无影响。CS_dist，冠状窦远端；CS_prox，冠状窦近端；HRA，高位右心房；RVA，右心室心尖部

最早心房激动部位均在后间隔，但 AVNRT 从该点到希氏束的传导时间比顺向型 AVRT 明显延长。其结果是 AVNRT 时，V_1 导联的 RP 间期明显延长，V_1 导联与下壁导联的 RP 间期差异显著增大。因此，Δ RP 间期（V_1 导联－Ⅲ 导联）超过 20 ms 提示慢－慢型 AVNRT（敏感性为 71%；特异性为 87%）[8]。

电生理检查

电生理检查用于研究 SVT 的诱发性和机制，指导导管消融。一般在高位右心房、右心室（RV）心尖部和希氏束区放置 3 根四极导管，CS 区放置 1 根十极导管（图 4.4）。AVNRT 患者电生理检查的常用程序性电刺激方案见框 17.1。

窦性心律时的基线观察

窦性心律时的心房程序性刺激

前向双 AVN 现象 前向双 AVN 径路传导曲线的显现需要快径的 ERP 比慢径的 ERP 和心房功能不应期（FRP）更长，即两条径路之间的传导时间有显著差异。双 AVN 现象可以通过以下表现之一来诊断：①随着 AES 逐渐提前，出现 AH 间期的"跳跃"现象；②单个心房刺激出现两个心室反应；③快速心房起搏时 PR 间期超过 R-R 间期；④在正常窦性心律时或固定频率心房起搏时 PR 间期或 AH 间期不同（框 17.2）[6]。

AH 间期跳跃 与正常的 AVN 传导模式［随着 AES 逐渐缩短（即配对间期较短），AH 间期逐渐延长］不同，有双 AVN 表现的患者通常在关键 AES（A1-A2）配对间期时显示 AH 间期突然延长（"跳跃"现象）。短 PR 间期或 AH 间期的传导反映快径传导，而长 PR 间期或 AH 间期的传导反映慢径路传导。AH 间期跳跃提示，随着 AES 的逐渐提前，快

径前传阻滞（AES 配对间期短于快径的 ERP），改由慢径前传（其 ERP 比 AES 配对间期更短），因此传导时间更长（即 A2-H2 间期更长）。A1-A2 间期（即 AES 配对间期）或 A1-A1（即起搏周长）缩短 10 ms 时，A2-H2（或 H1-H2）间期会出现 ≥ 50 ms 的跳跃反应被定义为不连续的 AVN 功能曲线，并被认为是双前传 AVN 径路的证据（图 4.23）。

单心房脉冲引起双心室反应 快速心房起搏或 AES 可导致单个心房脉冲产生两个心室波（被称为"1：2 反应"）[19]。第一个心室波由心房脉冲通过 AVN 快径传导引起，第二个波是由心房脉冲通过 AVN 慢径传导引起（图 17.10）。这种反应需要 AVN 慢径中存在单向逆传阻滞。通常，在双 AVN 径路存在的情况下，AVN 快径和慢径同时传导。但是，沿快径下传的波前比沿慢径下传的脉冲先到达两个径路的远端交汇点。因此，沿快径前传的脉冲沿慢径逆传，与慢径前传的脉冲发生碰撞。因此，沿慢径传导的顺传冲动不能到达希氏束和心室。然而，罕见情况下慢径只存在顺传或有一个非常长的逆向 ERP。在这种情况下，沿快径顺传的波前在逆传慢径中发生阻滞（但并没有隐匿），且未阻止冲动沿该径路顺传。因此，沿慢径下行的波前可以到达希氏束和心室，产生第二个希氏束电位和单个心房冲动引发的 QRS 波。由于慢径逆传阻滞是 1：2 反应的先决条件，当出现这种现象时，表明慢径不能作为逆传分支来支持折返性心动过速。这种 1：2 反应应与伪快径－慢径同步传导相鉴别，后者是快速心房起搏过程中较为常见的现象。在后一种情况下，所有的心房起搏脉冲在快径中发生前向阻滞，并沿慢径下传伴 AH 间期延长（PR 间期比心房起搏周长长），所以最后一个心房起搏冲动落在上一个心房起搏脉冲的希氏束电位之前。因

框 17.1 房室结折返性心动过速行电生理检查的程序性电刺激方案

RA 和 CS 的心房短阵快速起搏（直至 AV 文氏 CL）

高位 RA 和 CS 多 CL（400 ~ 600 ms）单和双 AES（直至心房 ERP）

RV 心尖部的心室短阵快速起搏（直至 VA 文氏 CL）

RV 心尖部多 CL（400 ~ 600 ms）单和双 AES（直至心室 ERP）

根据需要可注射异丙肾上腺素促进诱发心动过速（0.5 ~ 4 μg/min）

AES，心房期外刺激；AV，房室；CL，周长；CS，冠状窦；ERP，有效不应期；RA，右心房；RV，右心室；VA，室房；VES，心室期外刺激

框 17.2 双房室结现象

双房室结现象的前传表现

- "跳跃"：AES 间期或心房 PCL 每次递减 10 ms 时 AH 间期 ≥ 50 ms
- 单个心房搏动引起两个心室反应（"double-fire"）
- 快速心房起搏时 PR 间期超过 R-R 间期
- 在 NSR 时或固定频率心房起搏时出现两个不同的 PR 间期或 AH 间期

双房室结现象的逆传表现

- HA 间期的跳跃：AES 配对间期或心室 PCL 每次递减 10 ms 起搏时，HA 间期延长 ≥ 50 ms
- 单个心室冲动引起两个心房反应

AES，心房期外刺激；AH，心房-希氏束；CL，周长；NSR，正常窦性心律；PCL，起搏周长；VES，心室期外刺激

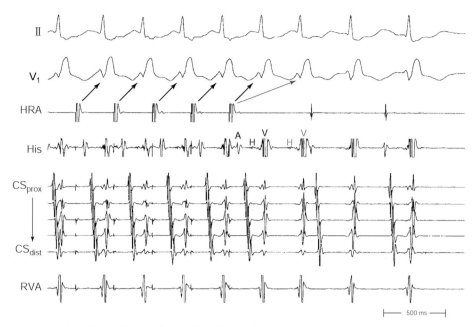

图 17.10　双房室结（AVN）生理学：一个心房冲动导致两个心室波。正常窦性心律时行快速心房起搏。每一个心房起搏冲动通过 AVN 快径（红色箭头）顺向传导。然而，最后一个起搏冲动通过快径（黑色箭头）和慢径（灰色箭头）顺向传导，产生两个希氏束电位和心室反应。CS$_{dist}$，冠状窦远端；CS$_{prox}$，冠状窦近端；HRA，高位右心房；RVA，右心室心尖部

此，最后一个心房起搏脉冲之后为两个希氏束电位和两个心室波。最后一个反应可能随后诱导 AVN 回波或 AVNRT，类似于同步快-慢径传导（图 17.11）。

PR 间期长于 RR 间期　PR 间期随心房起搏频率的增加而逐渐延长。当达到临界起搏频率时，由于所有 AVN 传导均通过 AVN 慢径，PR 间期通常超过 R-R 间期（图 17.11）。这表现为起搏刺激伪迹和 QRS 波的交互干扰，也就是说，由于 PR 间期很长，起搏心房波不是传导到紧随其后的 QRS 波，而是传导到下一个 QRS 波。应具有一致的 1:1 房室传导，并在数个周期内保持稳定，以便解释观察结果（即没有文氏阻滞）。这种缓慢的 AVN 传导 "有时被称为'跳跃 P 波'" 只有通过 AVN 慢径传导时才能观察到，而在没有双 AVN 生理机制的情况下不能观察到。即使缺乏 AH 间期跳跃，这种征象也对 AVN 双径路具有诊断价值，因此对 AVN 功能曲线平滑的患者非常有帮助。事实上，在保持 1:1 房室传导的最大心房起搏频率时，96% 的 AVN 功能曲线平滑的 AVNRT 患者 PR/RR 间期比值大于 1（即 PR 间期长于起搏周长）（对照组为 11%）。

正常窦性心律或相同心房起搏周长导致两个不同的 AH 间期　当快径的顺向 ERP 比窦性周长或起搏周长长时，就会出现这种现象（图 17.6）。这种现象还需要快径的逆向 ERP 较长，否则会导致 AVN 回波或 AVNRT，因为一旦冲动在快径中发生前向阻滞，就会沿慢径下传，如果快径的 ERP 比慢径的传导时间短（即短于 AH 间期），则脉冲沿快径逆向上传。

发生持续慢径传导的决定因素包括：快径顺向传导和逆向传导特性的显著异常以及慢径与快径对迷走神经张力的敏感性存在差异[17]。

多条 AVN 径路　超过 14% 的 AVNRT 患者在 AES 时可以观察到多个 AH 间期 "跳跃"，尤其是非典型变异的 AVNRT 患者，这一发现表明存在多条 AVN 径路。这些现象的特征是随着 AES 的逐渐提前，可出现多个 ≥50 ms 的 AH 间期跳跃。在这些患者中，单次 AES 起跳率仅为 68%，而 32% 的患者需要双次 AES 或心房起搏。这类患者的 AVNRT 具有更长的心动过速周长，且 AVN 的 ERP 和 FRP 更长。同一患者出现不同心动过速周长和 P 波 -QRS 波关系的多个 AVNRT 并不常见。

双 AVN 生理的患病率　85% 的临床 AVNRT 患者采用单个 AES 或心房起搏通常能显示 AVN 双径路。95% 的患者通过多个 AES、多个驱动周长（通常为 600 ms 和 400 ms）和多个位点起搏（通常为高位右心房和 CS），可以发现 AVN 双径路的存在。

少数情况下，更早的 AES 可导致 AH 间期连续延长（无离散的 "跳跃"），顺向传导由快径向慢径 "平稳过渡"，直至开始通过 "快径" 逆向传导和 AVNRT 被诱发。不能显示双 AVN 生理的 AVNRT 患者可能是由于 AVN 快、慢径顺向传导的不应期差异极小。在这种情况下，需要将 AVN 快径和慢径的不应期分离，可

图 17.11　心房起搏诱发典型房室结折返性心动过速（AVNRT）。（**A**）每个心房起搏脉冲（S1）通过房室结（AVN）慢径前传。最后的起搏脉冲（顺行向下传至慢径）同时逆行向上传导到 AVN 快径启动伴右束支传导阻滞（RBBB）形态的典型 AVNRT。（**B**）每个心房起搏脉冲通过 AVN 慢径前传伴长PR 间期（灰色箭头）；比起搏周长（CL）长，导致交互干扰，可模拟由 AVN 快-慢径前传造成的 1：2房室反应。随着慢径前传，最后的起搏脉冲也经 AVN 快径逆传，诱发典型 AVNRT。黑色箭头显示心房起搏与 AVNRT 时的心房激动顺序。（**C**）冠状窦（CS）开口处心房起搏诱导典型 AVNRT。除最后一次起搏脉冲外，每个心房起搏脉冲（S1）均通过 AVN 快径和慢径传导（箭头），最后一次起搏脉冲经快径和慢径同时下传导致 1：2反应（即一个心房冲动导致两个心室反应），随后诱发伴 RBBB 形态的典型 AVNRT。心房起搏搏动通过具有长心房-希氏束（AH）间期（超过起搏周长）的 AVN 慢径传导可能性不大，因为如果希氏束电位确实是最后一次心房刺激传导的结果（与之前的 AH 间期相比），提前第一个心动过速复合波（开放箭头）的希氏束电位比预期发生晚（即有一个更的长 AH 间期）。CS$_{dist}$，冠状窦远端；CS$_{prox}$，冠状窦远端；HRA，高位右心房；RVA，右心室心尖部

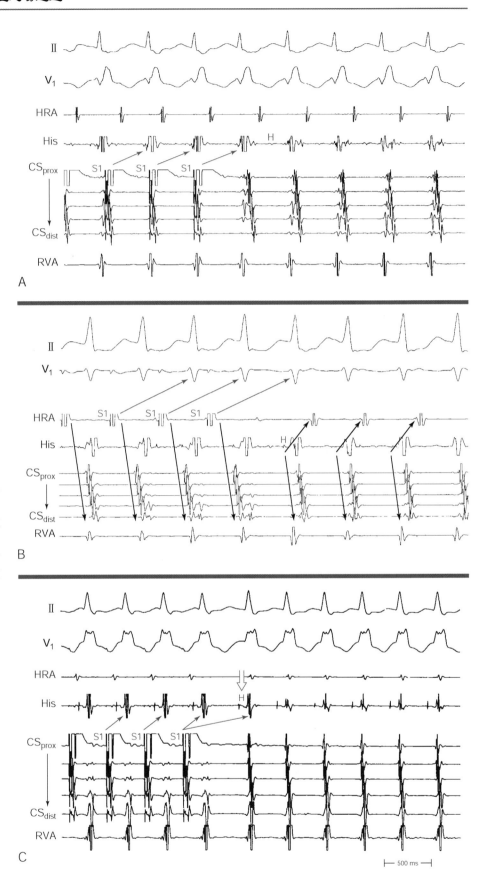

通过以下任何一种方法实现：①更短的起搏周长时发放 AES；②多个 AES；③心房短阵快速起搏；④药物调节 AVN 双径传导和不应期[6]。

一般情况下，如果基础状态时快径传导受到抑制（所有心房起搏频率时有长 AH 间期或心室起搏期间出现室房传导阻滞），异丙肾上腺素注射（偶尔使用

阿托品）通常会促进快径传导。相反，如果基础状态时快径 ERP 非常短，慢径传导则很难被记录到。增加镇静的程度或注射艾司洛尔可以延长快径的 ERP，使慢径传导得以被识别。

另一个不能证明 AVN 现象的潜在原因是驱动周长起搏下，AVN 快径阻滞（即 AVN 快径 ERP 长于起搏驱动周长）。此外，心房 FRP 可限制 AES 的提前程度。因此，AVN 的激动不能足够提前以在快径中产生阻滞，因为更早的 AES 将导致房内传导更为延迟和更少的 AVN 期前刺激。这种情况可以通过以下方法来解决：在更短的起搏驱动周长发放 AES、发放多个 AES、心房短阵快速起搏或多部位心房刺激。

窦性心律时的程序性心室刺激

逆向双 AVN 生理　逆向 AVN 双径传导曲线需要快径逆向 ERP 长于慢径的 ERP 和心室 - 希浦系统的 FRP，以及两个径路传导时间的差异足够大。与顺向双 AVN 生理的表现相似，心室刺激可产生不连续的逆向 AVN 功能曲线，表现为 VES 配对间期（V1-V2）或心室起搏周长（V1-V1）以 10 ms 递减时，H2-A2（或 A1-A2）间期出现 ≥ 50 ms 的跳跃延长。这一发现必须与 VH 间期（而不是 HA 间期）延长引起的突然 VA 延长相鉴别，后者与右束支（RB）逆传功能区阻滞和希氏束通过左束支（LB）跨间隔激动相关。同时也可以观察到 1 : 2 反应（即一个心室刺激引起两个心房反应）（框 17.2）。

在非典型 AVNRT 患者中，不能显示逆向双 AVN 现象可能是由 AVN 快径和慢径逆传不应期相似引起。此时需要将 AVN 快径和慢径的不应期分离，可以通过以下任何一种方法实现：①更短的起搏周长时发放 AES；②多个 VES；③心室短促快速起搏；④药物治疗如 β 受体阻滞剂、维拉帕米或地高辛。此外，一定的起搏周长时出现 AVN 快径的逆传阻滞（即起搏周长短于快径 ERP）和心室或希浦系统 FRP 间期限制 VES 提早程度也可以解释这种失败。

差别性右心室起搏　差别性右心室起搏有助于排除间隔的房室旁路逆向传导。可以通过比较右心室基底部和右心室心尖部（或间隔中部）起搏之间的两个变量来评估对不同右心室起搏的反应：VA 间期 [即刺激 - 心房（SA）间期] 和心房激动顺序（图 18.28）。这种操作的相关内容详见第 20 章。

虽然右心室顶部间隔在解剖学上离心房的距离比右心室基底部远，但由于其邻近远端右束支，故在电学上距离起搏部位更近。因此，在没有逆传间隔房室旁路的情况下，右心室心尖部起搏允许进入快速传导

的希浦系统并导致从心尖部起搏时的 VA 间期短于从基底部起搏。此外，在右心室心尖部和右心室基底部起搏时逆向心房激动顺序保持不变，因为两种情况下心房激动通过一条路径传导（AVN）。

右心室基底部起搏时的 VA 间期比右心室心尖部起搏时短或差别性右心室起搏造成逆传心房激动顺序的变化（右心室基底部 vs. 右心室心尖部）说明存在房室旁路。然而，差别性右心室起搏并不能排除远端右侧或左侧游离壁旁路或缓慢传导旁路的存在，因此旁路逆传优先于 AVN [20]。此外，出现右束支传导阻滞（RBBB）[而不是左束支传导阻滞（LBBB）] 也可以显著改变 VA 间期标准（图 20.6）。

窦性心律时的希氏束旁起搏

希氏束旁起搏有助于排除存在间隔房室旁路的可能，间隔房室旁路可以介导逆传心房激动顺序类似于 AVNRT 的顺向型 AVRT。在没有旁路的情况下，希氏束旁起搏导致希氏束 - 右束支被夺获时的 SA（VA）间期（S － H = 0 和 SA = HA）比只有心室被夺获时的 SA 间期更短（SA = S － H + HA），心房激动顺序或 HA 间期没有变化。这种对希氏束旁起搏的反应称为 1 型模式或 AVN/AVN 模式。

当希氏束 - 右束支失夺获时，逆传心房激动顺序发生变化说明存在经旁路逆传。同样，无论希氏束 - 右束支旁起搏是否被夺获 SA（VA）间期均恒定表明存在旁路，而与希氏束被夺获相比，在希氏束失夺获时 SA（或 VA）间期延长可排除存在逆传旁路，但缓慢传导和更远的游离壁旁路除外。有关希氏束旁起搏的详细内容请参阅第 20 章。

心动过速的诱发

心房程序性刺激诱发

典型（慢 - 快型）AVNRT　临床 AVNRT 几乎均由 AES 诱发，AES 前向阻滞快径，下传慢径，然后沿快径逆向上传。只有当慢径前传足够慢（"关键 AH 间期"）以使快径逆传恢复才能产生折返。这个关键 AH 间期不是一个固定的间期。它可以因起搏驱动周长改变、自主神经张力改变，或给药后而变化，从而反映出快径逆传 ERP 的变化。

与 AVNRT 诱导相关的 AES 配对间期（A1-A2）被称为心动过速区。该区域通常从与 AH 间期显著延长相关的配对间期开始。AVN 传导延迟（AH 间期延长），而不是 AES 配对间期，在 AVNRT 的发生中发挥至关重要的作用。

心房起搏可在 PCL 诱发 AVNRT，与足够的 AVN

传导延迟有关（图 17.11），尤其是在非典型的文氏周期内，当顺向阻滞发生在快径时，传导向慢径转移。

如前所述，AES 或心房起搏在罕见情况下可经快径和慢径顺传产生 "1：2 反应"（图 17.11）。该反应预示着通过心室刺激容易诱导慢-快型 AVNRT，因为慢径逆向传导不良会增加心室刺激慢径阻滞的机会，并引导沿快径上传，下行返回慢径，诱发 AVNRT。

心房刺激的位置可能会影响 AVNRT 的诱发，这可能是由于 AVN 具有不同的心房输入口或心房 FRP 不同。因此，在右心房和 CS 进行心房刺激非常重要。

AVN 回波和 AVNRT 通常在双径路时同时发生（图 4.23）。20% 的 AVN 双径路患者出现 AH 间期跳跃时不同时出现回波或 AVNRT，原因是快径逆向上传失败。这种失败可能是由于两个 AVN 径路之间缺乏远端连接、AVN 快径的逆向长 ERP，或 AES 顺传在 AVN 快径产生隐匿性传导（即在阻滞前，AES 沿快径顺向传导一段距离）。后者导致产生顺向除极后的不应性，使快径对逆向侵入的波前不反应。后一种现象可以通过证明 AES 后未能产生回波的 AH 间期长于 1：1 逆传时的最短心室起搏周长来诊断。这种起搏周长是 ERP 快径逆传的标志。这一发现提示，AES 在快径中被阻滞而沿慢径下传，且 AH 间期超过快径的 ERP 但仍未经快径逆传，是由快径发生顺向隐匿性传导所致（而不仅仅是阻滞）。

AVN 快径逆向传导不良的标志物预示诱导 AVNRT 困难。这些标志物包括无室房传导、室房传导不良（表现为 AVN 逆向文氏周长 > 500 ms），以及逆向双径路（说明快径的逆向 ERP 较长，必须超过慢径的 ERP 才能显示逆向双径路）。事实上，逆向 AVN 快径的特点（即 ERP）是决定折返（AVN 回波或 AVNRT）是否发生的主要因素，而慢径传导延迟（即 "关键 AH 间期"）则决定折返何时发生。

虽然只要存在室房传导，就会出现孤立的 AVN 回波，但要诱发持续性 AVNRT 还需要慢径能维持反复的顺向传导。换句话说，AVNRT 的维持要求心动过速周长比环路中所有部分的 ERP 长。一般情况下，要发生 AVN 折返，快径应能在心室起搏周长 < 400 ms 的情况下支持 1：1 室房传导（即逆向文氏周长 < 400 ms），慢径应能在心房起搏周长 < 350 ms 的情况下支持 1：1 房室传导（即顺向文氏周长 < 350 ms）。快径顺传的 AH 间期越短，相同径路逆传越好（即 HA 间期越短），AVNRT 的诱发性越强。然而，重要的是，在电生理检查过程中，这些标准依赖于心脏当时的自主神经张力，并且可以通过改变患者镇静水平或使用异丙肾上腺素而显著改变自主神经张力或通过长时间的快速起搏（尤其是心室起搏）引起低血压和反射性肾上腺素能张力增高，进而影响 AVNRT 的诱发。

非典型 AVNRT　非典型 AVNRT 患者通常不能表现出前向双 AVN 生理。此外，如上文所述，存在对 AES 的 "1：2 反应" 预示着不可诱发非典型 AVNRT，因为它表明慢径不能支持逆向传导，而这是形成非典型 AVNRT 环路的先决条件。

心房刺激诱发非典型 AVNRT 时常表现为快径 AH 间期适度延长和慢径顺传阻滞，随后沿慢径逆向传导（图 17.12）。因此，关键 AH 间期延迟并不明显。

心室程序性刺激诱发

典型（慢-快型）AVNRT　心室刺激可通过不同的机制诱发典型 AVNRT。最常见的机制是心室刺激在慢径中逆传阻滞，激动经快径逆向上传，随后沿慢径顺向下传。这种情况发生在慢径的逆向 ERP 超过快径的逆向 ERP 时。这意味着诱发时没有逆传双 AVN 生理学的表现，且诱发不需要关键 VA 或 HA 间期。偶尔，一个突然插入的 PVC 可使慢径逆传阻滞，侵入快径，造成隐匿性传导，导致下一次窦性搏动发生时快径处于不应期。随后窦性搏动在快径被阻滞，沿慢径下行，诱发典型 AVNRT。这种机制并不常见。通常可经 AVN 快径逆向室房传导，由心室刺激诱发的典型 AVNRT 患者很少发生室房传导阻滞。

在诱发典型 AVNRT 方面，心室刺激不如心房刺激有效（使用 VES 的成功率约为 10%，使用心室起搏的成功率约为 40%），而心室刺激诱发非典型 AVNRT 的成功率几乎与心房刺激相同。VES 很难诱导出典型 AVNRT，因为 VES 到达 AVN 的提前程度可能受希浦系统或下共同通路传导延迟的限制。希浦系统的 ERP 可能超过 AVN 慢径的 ERP。这一限制通常可以通过给予多个 VES、使用较短的起搏周长或心室起搏来克服，从而导致希浦系统 ERP 的适应和缩短。此外，慢径顺向传导的 ERP 可能会超过心室起搏周长，使慢径无法顺传快径逆传的心室冲动。类似的慢径和快径的逆向 ERP 也可限制心室刺激诱发 AVNRT。需要指出的是，采用刺激迷走神经或药物调控自主神经张力可促进这些径路的 ERP 分离。心室刺激诱发 AVNRT 成功率低的另一种解释是心室刺激可以逆向侵入慢径（不仅是阻滞），造成隐匿性传导，使通路处于不应状态，导致经快径逆向传导的心室冲动无法顺传。

在诱发典型 AVNRT 的过程中，短阵快速心室起搏可克服许多希浦系统不应期带来的问题（图

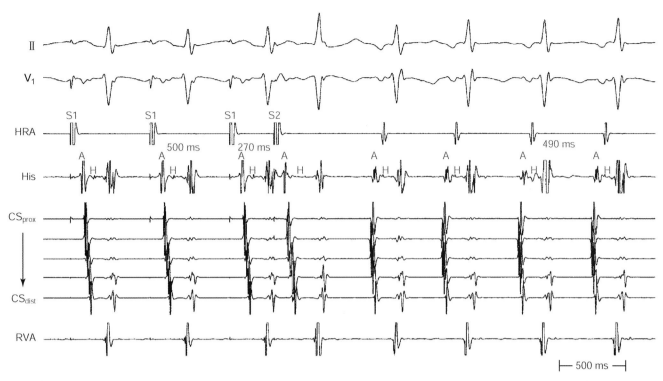

图 17.12 心房期外刺激（AES）诱发快-慢型房室结折返性心动过速（AVNRT）。从高位右心房（HRA）在 500 ms 的驱动周长（CL）后以 270 ms 配对间期发放 AES 诱发 CL 为 490 ms 的非典型 AVNRT。图中可见 AES 传导仅中度延长心房-希氏束（AH）间期。此外，比较心房起搏和 SVT 期间的 AH 间期（因为心动过速 CL 接近起搏 CL）表明 ΔAH（AH$_{起搏}$-AH$_{SVT}$）> 40 ms，从而支持诊断 AVNRT 而不是房性心动过速（AT）和顺向型房室折返性心动过速。CS$_{dist}$，冠状窦远端；CS$_{prox}$，冠状窦近端；HRA，高位右心房；RVA，右心室心尖部

17.13）。心室起搏期间，AVN 是传导延迟的主要位点。然而，下共同通路的阻滞和 AVN 慢径中的反复隐匿性传导（不仅是阻滞）仍可限制心室起搏成功诱发典型 AVNRT。

当通过心室起搏以类似于随后心动过速周长的周长或通过配对间期类似于 SVT 期间的 H-H 间期（即类似于心动过速周长）激动希氏束的（即 H1-H2 间期）VES 诱发 SVT 时，将心室刺激诱发后的 HA 间期与 SVT 时的 HA 间期进行比较。在 AVNRT 过程中，诱发 SVT 的心室刺激的 HA 间期长于 SVT 的 HA 间期，因为在心室刺激过程中希氏束和心房均为依次激动，而在 AVNRT 中是并行激动（图 17.14）。这一点甚至可被夸大，因为复合脉冲造成 AVN 表现出的递减传导的程度通常比类似配对间期的单一脉冲更大。因此，心室刺激时的 HA 间期越长，SVT 越可能为 AVNRT。另一方面，如果 SVT 经房室旁路逆传，则心室刺激的 HA 间期（配对间期与 TCL 相当时）比顺向型 AVRT 时的 HA 间期短，因为心室起搏时希氏束和心房为平行激动（当心房激动由旁路逆传介导时），但在 SVT 中为顺序激动。

紧随 VES（从右心室心尖部发放）诱发的心动过速的间期所提供的数据与心室拖带所观察的数据基本相同（见下文）。将从 VES 到心房激动的间期（体表 VA 或 "SA" 间期）与 SVT 时的体表 VA 间期进行比较，将 VES 后回归周长（即从 VES 到下一个右心室心尖部除极的间期）与 TCL 进行比较。SVT 时 SA 间期超过体表 VA 间期少于 85 ms 符合顺向型 AVRT。类似地，VES 后回归周长超过心动过速周长少于 115 ms 提示顺向型 AVRT。这些间期之间的微小差异与右心室心尖部起搏位点接近 SVT 折返环有关。在 AVNRT 或经左侧旁路或间隔旁路递减传导的顺向型 AVRT 时可以观察到这些间期的较大差异。这项技术的独特优势是不需要可被成功拖带的持续性心动过速[21]。

非典型 AVNRT 心室刺激可通过不同的机制诱发非典型 AVNRT。心室冲动可在快径产生阻滞，沿慢径逆向传导，并伴有长 HA 间期，故使快径可以恢复，冲动沿快径顺传，从而诱发非典型 AVNRT（图 17.14）。这要求快径的逆向 ERP 超过慢径的逆向 ERP。在这种情况下，心室刺激可证实存在逆向 AVN 双径。VES 和心室起搏通过这种机制诱发非典型 AVNRT 的效果相同。1 个 VES 偶可通过两条 AVN 径路传导产生 1∶2 反应，随后诱发非典型 AVNRT。

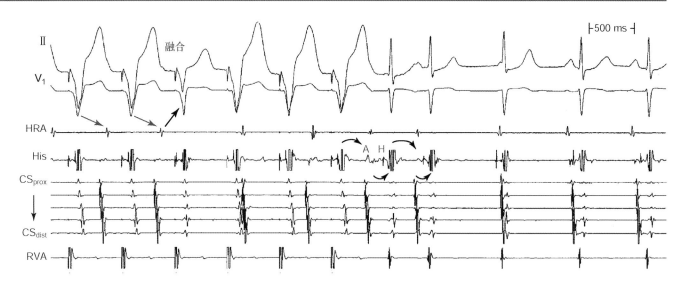

图 17.13 心室起搏诱发房室结（AVN）回波。 图中可见心室起搏期间的室房传导经 AVN 慢径上传（灰色箭头）。这会造成快径顺传引起 AVN 回波，从而导致起搏期间偶尔发生 QRS 波融合（即回波和起搏脉冲之间的融合）。心室起搏停止后出现 2 个 AVN 回波（黑色箭头）。CS$_{dist}$，冠状窦远端；CS$_{prox}$，冠状窦近端；HRA，高位右心房；RVA，右心室心尖部

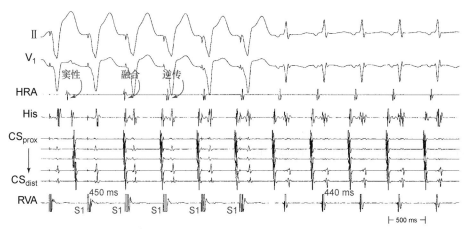

图 17.14 心室起搏诱发非典型房室结折返性心动过速（AVNRT）。 右心室心尖部（RVA）起搏［周长（CL）= 450 ms］诱发非典型 AVNRT（CL = 440 ms）。心室起搏时逆传房室激动顺序与室上性心动过速（SVT）时相似，心室起搏时室房间期长于 SVT 时；这两项标准都支持 AVNRT 而不是顺向型房室折返性心动过速（AVRT）。图中可见左侧的第一个心房波实际上是窦性 P 波，第二个是逆向室房传导和窦性脉冲的融合波，仅在第三个心室刺激后才可观察到单纯逆向心房激动顺序。CS$_{dist}$，冠状窦远端；CS$_{prox}$，冠状窦近端；HRA，高位右心房

当起搏周长有充分的逆向 AVN 传导延迟时，心室起搏可诱发非典型 AVNRT，尤其在文氏周期时，此时快径发生逆向阻滞，传导向慢径转移。

非典型 AVNRT 的可诱发性主要由慢径逆传决定。原因是快径顺传通常非常快，而其 ERP 非常短，使得来自慢径的脉冲能够顺传。

心动过速的特征

典型（慢-快型）房室结折返性心动过速

心房激动顺序 心房激动的起始部位通常可被 Koch 三角顶端的希氏束导管记录到。一般而言，HA

间期越短，最早心房激动越有可能在希氏束电图上被记录到。然而，当进行详细的激动标测时，最早的心房激动位点可在前房间隔向后到 Todaro 腱、欧式嵴、Koch 三角外的区域标测到，其水平位于近端希氏束电位记录水平下方约 10 mm。然而，心房激动存在明显的不均一性和多个突破点（不同于局灶性 AT 或顺向型 AVRT）。随后，心房激动波向头侧传播并横向激动两个心房（即向心性心房激动）。这会导致相对狭窄的 P 波。事实上，心房激动开始于 Koch 三角顶端时，心律失常可出现最窄的 P 波。值得注意的是，在大约 60% 的患者中，典型 AVNRT 期间的逆向心房激动在数量和质量上与心室起搏存在轻微的不一致。

在 AVNRT 中，最早心房激动的位点并不总是明显的，这是由于心房和心室电图的叠加。发放 1 个 VES 可使心室激动提前但不能重整心房激动，通常有助于揭示心房激动顺序。

心房-心室关系　大约 70% 病例的心房激动发生在 QRS 波之前或同时出现。RP 间期很短（−40 ～ 75 ms）；然而，在心动过速的起始或终止过程中，A/V 关系偶尔也会发生变化（伴 AH 间期、HA 间期、AH/HA 间期比值变化），这可能是由下共同通路的传导递减所致。

通常，A/V 比值等于 1。但是，由于折返环以下阻滞可发生房室传导阻滞，特别是在 SVT 起始、SVT 加速以及 PVC 或 VES 之后。此外，文氏阻滞可发生在下共同通路，导致希氏束电位与心房电图的关系发生变化（即逆传心房电图离希氏束更近或在希氏束电位前，除非发生传导阻滞，否则希氏束电位不出现）。大约 10% 的病例在 AVNRT 发作期间可观察到反复、持续的 2：1 房室传导阻滞（图 17.9）。发生 2：1 房室传导阻滞的患者大约有 40% 在被阻滞的搏动中未见希氏束电位。其余患者可有不同振幅的希氏束电位。然而，无论希氏束电位是否存在于阻滞的搏动中，房室传导阻滞会在阿托品给药后仍然存在，这一发现表明阻滞部位不在 AVN 中。另外，在持续 2：1 房室传导阻滞期间引入 VES 可导致 1：1 传导，提示房室传导阻滞为功能性并且阻滞的水平是在结下。因此，先前认为在 AVN 下共同通路中的 2：1 房室传导阻滞（因为无希氏束电位）更可能是希氏束内阻滞。AVNRT 期间的室房传导阻滞很少被报道（见图 17.13）。

值得注意的是，在心动过速期间，无论有无房室传导阻滞，A/V 关系的变化均不应被误诊为 AT，其可为非典型 AVNRT，极少数也可以是典型 AVNRT。此外，这种变化可能非常大，以至于长 RP 间期心动过速可以在短时间内伪装成短 RP 间期心动过速。

心动过速周长的波动　典型 AVNRT 常能观察到周长的变异，这通常由 AVN 慢径顺传的改变引起。由于通过 AVN 快径逆传的变化通常要小得多，故顺向 AVN 传导的变化引起的心室周长变化先于并可预测心房周长后续的变化，这与顺向型 AVRT 相同。

束支传导阻滞效应　AVNRT 过程中出现长时间功能性差异性传导并不常见，通常发生在心动过速起始阶段或在希氏束或下共同通路阻滞后又恢复 1：1 房室传导后（图 17.9）。当 AVNRT 期间发生束支传导阻滞（BBB）时，并不影响心动过速周长（A-A 或 H-H 间期），因为心室不是心动过速环路的必需部分。

对生理和药理学方法的反应和终止　心动过速周长与慢径传导时间的相关性最好。自发性或药物介导的心动过速周长变化也与慢径传导的变化密切相关。由于快或慢径的阻滞，典型 AVNRT 可自发性终止。然而，快径逆传越好，其发生阻滞的可能性越小。颈动脉窦按摩和迷走神经刺激操作可逐渐减慢并最终阻断慢径顺传，从而终止典型 AVNRT，而在这种情况下阻断快径不常见。

AVN 阻滞剂（地高辛、钙通道阻滞剂和 β 受体阻滞剂）可延长快径和慢径的不应期，延长程度可相似或不同。这些效应可介导 AVNRT 的终止。然而，它们也有助于分离快径和慢径的 ERP，揭示双 AVN 的生理机制，从而促进诱发 AVNRT。肾上腺素能刺激促使快径的前向 ERP 和逆向 ERP 缩短的程度大于慢径。相反，β 受体阻滞剂延长快径 ERP 的程度大于慢径[6]。

腺苷会对不同 AVN 径路的顺传和逆传产生不同的影响。腺苷对快径逆传的影响远远小于对慢径逆传和快、慢径顺传的影响。在慢-快型 AVNRT 中，腺苷可通过延长 AH 间期增加心动过速周长（即慢径顺传），快径逆向传导时间和传导顺序变化不大或无变化。腺苷阻断快径逆传（包括在慢-快型 AVNRT 患者和正常人中）的机制尚不清楚[9]。

非典型房室结折返性心动过速

非典型 AVNRT 时最早逆传心房激动的位点通常位于 Koch 三角基底部或 CS os，且大多数患者可见 CS 突破点。拖带标测证实，CS 突破点可能是折返环的一部分或非常接近折返环。

非典型快-慢型 AVNRT 的 RP 间期长于 PR 间期。此外，AVNRT 时 PR 间期和 AH 间期比正常窦性心动过速时短（图 17.15）。

通常，A/V 比值等于 1，与典型 AVNRT 相同。非典型 AVNRT 可出现 BBB，但不影响心动过速周长。与典型 AVNRT 相比，非典型 AVNRT 时周长的变化通常由 AVN 慢径逆传的改变引起。顺传发生在更稳定的 AVN 快径上，且受可变性影响较小（图 17.15）。因此，在非典型 AVNRT 期间，心房周长的变化预示着随后心室周长的变化（与 AT 相同）。颈动脉窦按摩、迷走神经刺激、腺苷、AVN 阻滞剂（如地高辛、钙通道阻滞剂、β 受体阻滞剂）可通过逐渐减慢并最终阻断慢径逆传，终止非典型 AVNRT（图 17.15）。腺苷终止非典型 AVNRT 同样可由阻滞 AVN 快径造成。然而，这些发现对于区分非典型 AVNRT 和使用

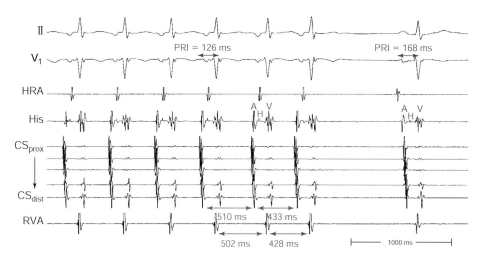

图 17.15 非典型（快-慢型）房室结折返性心动过速（AVNRT）的自发终止。在终止前可见心动过速周长（CL）的波动。图中可见心房 CL 的变化预示随后心室 CL 的改变，因为非典型 AVNRT 时 CL 的变化通常由房室结（AVN）慢径逆向传导的变化引起，而顺传发生在更稳定的 AVN 快径上，且受可变性影响较小。此外，AVNRT 期间 PR 间期（PRI）和心房-希氏束间期较窦性心律时短。CS$_{dist}$，冠状窦远端；CS$_{prox}$，冠状窦近端；HRA，高位右心房；RVA，右心室心尖部

慢旁路逆传的顺向型 AVRT 的价值仍存在争议。

心动过速的诊断策略

心动过速期间的心房程序刺激

重整 晚期配对的 AES 通常不能足够提前以到达 AVN，因此不能影响心动过速，从而产生完全性代偿间歇。然而，AES 可导致结周组织内发生隐匿性传导，从而延缓脉冲沿快径逆向上传，造成下一次心房激动延迟。通常这种现象表现为 AES 延迟后续的心房激动，但不影响后续希氏束和心室激动的时间。

典型 AVNRT 时，早期配对的 AES 常可侵入 AVN 并重整折返环，基于 AES 沿慢径下传时所遇顺传延迟的程度，所产生的代偿间歇小于、等于或大于一个完全性代偿间歇（因为 AVN 的递减传导特性）。AES 通过慢径顺向传导，导致随后的 H-H` 间期发生改变，而此时，它与沿快径逆向上传的上一个心动过速波前发生碰撞（图 17.16）。随着 AES 逐渐提前，慢径前传进行性延迟，会出现一种递增的重整反应模式。在非典型 AVNRT 中，早期配对的 AES 可以以类似于在典型 AVNRT 中的方式重整 SVT。然而，AES 产生的传导延迟主要发生在环路的逆传分支（即慢径）。值得注意的是，加速下一个希氏束电位并重整心动过速的 AES 提示局灶性交界性心动过速（图 17.17）。

重整伴融合（大折返性心动过速的标志）不会出现于 AVNRT 中。要产生心房融合（即来自心动过速波前与 AES 的心房激动融合），AES 应可以进入折返环，同时心动过速波前应能离开折返环。这需要折返环出口和入口位点在空间上分离，而 AVNRT 无法实现这一点。一旦心动过速波前退出折返环激动心房，则该时间之外的任何 AES 和其导致的心房融合均不能够到达折返环，因为出口-入口被正在离开的波前激动而处于不应期，且 AES 没有其他到达环路的替代途径。同样，一旦 AES 能够到达折返环，则入口和出口处于不应期，并且不允许心动过速波前同时退出。

在典型 AVNRT 中，一个过早期配对的 AES 可在慢径中顺向阻滞，且常与沿快径逆向上传的波前碰撞以终止 SVT。但是，如果心动过速周长足够长，有足够宽的可激动间隙，并且 AES 的时间适当，此时 AES 在慢径前传阻滞，但仍可沿快径下传夺获希氏束和心室，在 SVT 脉冲沿慢径下传至最低转折点前终止 SVT。因此，终止前最后一次希氏束和心室电图明显提前，与 AES 在慢径和快径被顺向阻滞而终止心动过速不同，SVT 的最后一次希氏束和心室电图准时发生。这种现象在非典型 AVNRT 中更为常见。

在非典型 AVNRT 中，一个过早配对的 AES 可在慢径逆向传导处于激动状态时沿快径顺向传导，随后在慢径逆向传导中被阻滞。在这种情况下，AES 会产生一个提前的希氏束和心室激动，且 AVNRT 在预期的心房激动之前终止。

终止 AES 终止 AVNRT 的能力取决于以下因素：①心动过速周长（心动过速周长＜350 ms 的 AVNRT 很少被 1 个 AES 终止，除非在 AVN 附近进行心房刺激）；

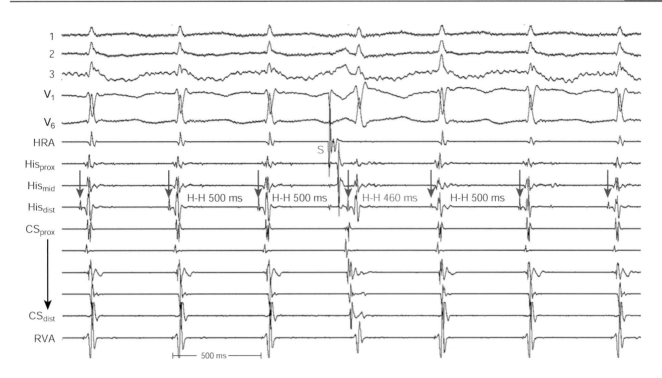

图 17.16　房室结折返性心动过速（AVNRT）时的心房期外刺激。 在 AVNRT 期间进行的心房期外刺激对紧随其后的希氏束电位的时间没有影响（H-H 间期＝ 500 ms），但会使下一个希束氏电位提前（H-H 间期＝ 460 ms）。箭头标记处为希氏束电位。CS_{dist}，冠状窦远端；CS_{prox}，冠状窦近端；His_{dist}，希氏束远端；His_{mid}，希氏束中段；His_{prox}，希氏束近端；HRA，高位右心房；RVA，右心室心尖部

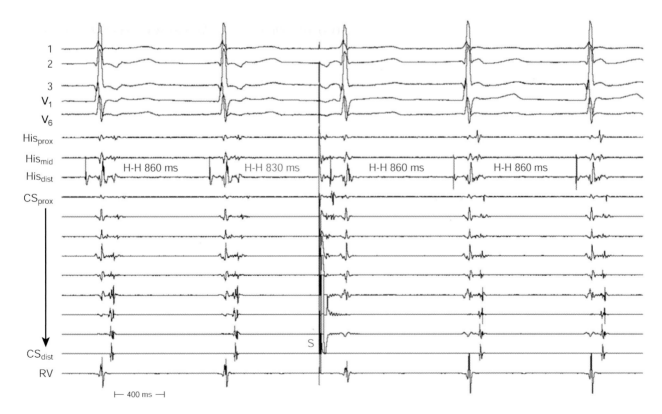

图 17.17　局灶性交界性心律期间的心房期外刺激。 局灶性交界性心律期间的心房期外刺激可使紧随其后的希氏束电位提前（H-H 间期＝ 830 ms）并重整下一个希氏束电位（H-H 间期＝ 860 ms）。CS_{dist}，冠状窦远端；CS_{prox}，冠状窦近端；His_{dist}，希氏束远端；His_{mid}，希氏束中段；His_{prox}，希氏束近端；HRA，高位右心房；RVA，右心室心尖部

②心房刺激部位与 AVN 的距离（可影响 AES 是否足够提前到达 AVN）；③心房插入组织的不应期（可通过发放多个 AES 克服）；④ AES 引起的心房传导速度；⑤折返环中可激动间隙的大小。

心房拖带 以短于心动过速周长 10～30 ms 的周长实施心房起搏通常可以拖带 AVNRT。与顺向型 AVRT 不同，AVNRT 不能显示出拖带伴心房融合，这提示 AVNRT 折返环中心房出口和入口没有明显分开。因此，在心房起搏拖带 AVNRT 时心房激动顺序和 P 波形态始终与单纯起搏形态相似。然而一项研究显示，CS os 区拖带时希氏束记录位点处出现心房电位的顺向夺获（即双极希氏束电图形态与心动过速时相同且不受起搏影响，第一个 PPI 与起搏周长相等），符合心内的心房融合。这说明折返环与围绕 AVN 的心房组织之间无上共同通路，并支持 AVNRT 中的折返环包含 AVN 周围心房组织的观点。拖带过程中 AH 间期通常长于 AVNRT 间期，因为 AVNRT 时心房和希氏束电图平行激动，而心房起搏拖带 AVNRT 的过程中，为顺序激动（由于存在心房插入组织将心房刺激位点与折返环隔开）[22-23]。

室房连接 随着心房起搏拖带的典型 AVNRT 的终止，最初的心房被与最后夺获的心室波（以及最后的希氏束激动）相连，且不能与之分离。因此，起搏后 VA 间期固定且类似于不同心房拖带后心动过速的 VA 间期（变化＜10 ms），而与起搏位点、持续时间或拖带心房起搏的周长无关。在心动过速过程中引入许多不同的配对间期的 AES 后也可观察到室房连接。室房连接可发生在典型 AVNRT 中，因为心房激动的时间取决于最后一个心房起搏，脉冲沿快径逆传激动心房前下位转折点的激动（因此希氏束和心室激动）。室房连接也可见于顺向型 AVRT，其中心房激动始终依赖于其前面的心室激动。相反，在 AT 的情况下，起搏终止后第一个心房回归周长取决于 AT 起源和起搏位点之间的距离、心房传导特点和 AT 重整模式，但与其前面的心室激动无关。因此，拖带不同刺激下的起搏后 VA 间期可能会发生变化，尤其是在起搏速率、持续时间或心房起搏位点不同时。[8]

心动过速时的心室程序性刺激

重整 VES 重整 AVNRT 环路需要希氏束提前激动（期前激动），其提前程度取决于以下几点：①心动过速周长（TCL）；②局部心室的 ERP；③ VES 抵达希氏束所需的时间；④下共同通路的长度。下共同通路越长，希氏束激动的时间就必须越早，以便使

VES 能够提前激动 AVNRT 环路。因此，非典型（快-慢型和慢-慢型）AVNRT（下共同通路通常较长）时希氏束的激动必须提前 30～60 ms 以上。相反，典型（慢-快型）AVNRT 时，其下共同通路较短或缺失，故希氏束激动提前时心动过速就可被 VES 重整[8]。

晚期配对的 VES 可被阻滞在希浦系统或下共同通路中，而且不影响 SVT（图 17.18A）。晚期配对的 VES 未首先逆向激动希氏束而重整 SVT（即，则在出现前向 His 电位之前或之后 50 ms 内发放的 VES）可排除 AVNRT（存在旁观者房室旁路时除外）。

早期配对的 VES 可以重整 AVNRT，特别是当 TCL 相对较长时（＞350 ms）。重整 VES 反方向与顺向传导的心动过速波前发生碰撞，通过逆向径路重整心动过速（图 17.18）。由于从心室到环路共用出入口（即希氏束），故无法显示 AVNRT 的重整伴 QRS 波融合。

终止 VES 难以终止 AVNRT（比 AES 终止更困难），并且在 TCL＜350 ms 时极少能终止。这种终止支持顺向型 AVRT 的诊断。在典型 AVNRT 中，终止的发生通常是由在 AVNRT 环路顺向传导或逆向传导分支的 VES 阻滞引起。SVT 越慢，阻滞越有可能发生在顺传的慢径中。心室起搏比 VES 更易终止 AVNRT，因为快速心室起搏可以调节和克服插入性希浦系统的不应性。VES 常以慢径逆向传导阻滞的方式终止非典型 AVNRT。

心室拖带 以短于 TCL 10～30 ms 的周长进行心室起搏时，通常可以拖带 AVNRT。在拖带过程中观察到希氏束电位在心房激动前有助于区分 AVNRT 和顺向型 AVRT。如果在心室起搏过程中无法观察到希氏束电位，则下列两个参数可以帮助区分 AVNRT 和顺向型 AVRT：心室起搏过程中的 VA 间期和 PPI[22-23]。

ΔVA 间期 右心室起搏产生的 SVT 拖带可以通过比较 SVT 期间的 VA 间期（从体表 QRS 波起始到高位右心室电图）与起搏期间的 VA 间期（即 SA 间期，从心室起搏刺激到高位右心室电图）来帮助区分顺向型 AVRT 和 AVNRT。在顺向型 AVRT 和心室起搏期间心室和心房被依次激动，而在 AVNRT 期间心室和心房被平行激动。因此，顺向型 AVRT 的 VA 间期接近心室起搏过程中的 VA 间期（图 18.43）。相比之下，AVNRT 时的 VA 间期远短于心室起搏期间（图 17.19 和图 17.20）。一般来说，VA 间期差异 [ΔVA（VA起搏 - VA_SVT）] ＞85 ms 符合 AVNRT，而＜85 ms 的 ΔVA 符合顺向型 AVRT（图 20.14）[24-25]。

起搏后间期 右心室心尖部 AVNRT 拖带后的 PPI

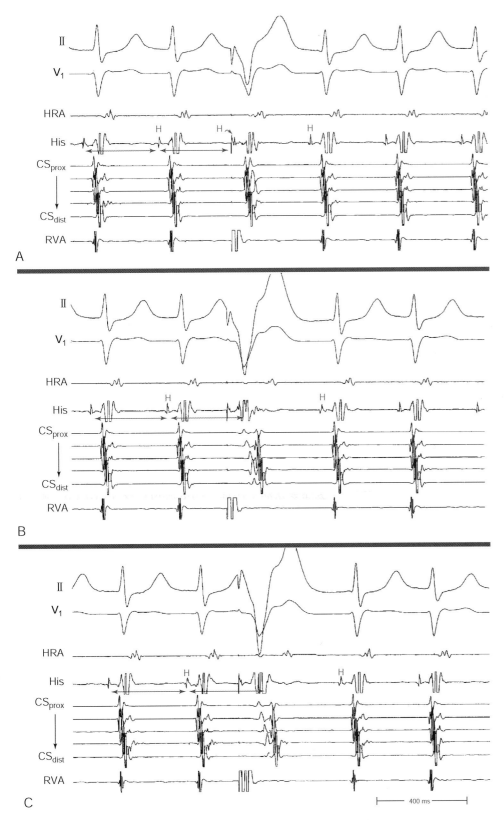

显著长于 TCL［（PPI-TCL）的差值通常＞ 115 ms］，因为 AVNRT 的折返环（局限于希氏束以上，不涉及心室）远离心室起搏位点。在 AVNRT 中，PPI 反映的是从起搏位点通过右心室心肌和希浦系统、环绕过折返环回到起搏部位的传导时间。因此，PPI 和 TCL 之间的差异反映通过右心室心肌、希浦系统和下共同通路传导时间之和的 2 倍。在采用间隔旁路的顺向型 AVRT 中，PPI 反映通过右心室到间隔、环绕折返环回到起搏位点的传导时间。换句话说，PPI 和 TCL 之间的差异反映从起搏位点通过心室肌到折返环传导

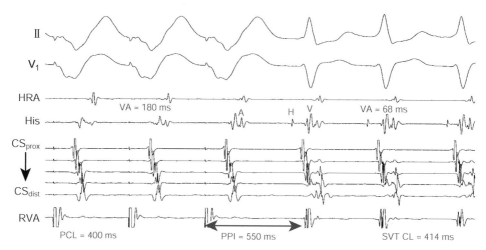

图 17.19 心室起搏拖带典型房室结折返性心动过速（AVNRT）。起搏从右心室心尖部（RVA）开始。起搏后间期减心动过速周长（PPI － TCL）的差值 > 115 ms，而 Δ VA 间期（VA$_{起搏}$ － VA$_{SVT}$）> 85 ms。心室起搏时心房激动顺序与 AVNRT 期间相同。未观察到 QRS 波融合。停止心室起搏后跟随 A-V 电图顺序。CS$_{dist}$，冠状窦远端；CS$_{prox}$，冠状窦近端；HRA，高位右心房；PCL，起搏周长；SVT，室上性心动过速；VA，室房

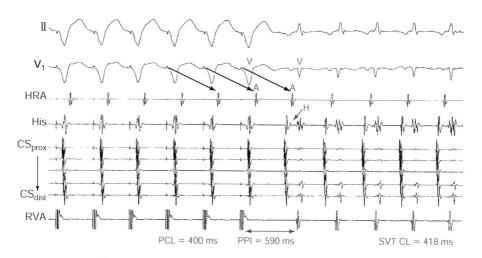

图 17.20 心室起搏拖带非典型房室结折返性心动过速（AVNRT）。起搏从右心室心尖部（RVA）开始。起搏后间期减心动过速周长（PPI － TCL = 172 ms）的差值较大，Δ VA 间期（VA$_{起搏}$ － VA$_{SVT}$ = 188 ms）较长这两个标准均支持 AVNRT 而不是顺向型房室折返性心动过速。图中可见右心室起搏过程中的心房激动顺序与 SVT 过程相似，再次支持 AVNRT 而非其他类型的 SVT。此外，停止心室起搏后可观察到伪 A-A-V 电图顺序，因为室性起搏时经慢径逆向传导，VA 间期较长（黑色箭头），长于起搏周长（PCL）。因此，最后一个心室起搏脉冲之后，首先是由前一个起搏 QRS 波缓慢传导的 P 波，然后才是由最后一个起搏 QRS 波产生的 P 波，从而伪装成 A-A-V 电图顺序。这一点可以通过观察到最后一个起搏心室波传导而来的最后的心房激动与前一个 P 波之间的 A-A 间期等于心室 PCL 来证实。CL，周长；CS$_{dist}$，冠状窦远端；CS$_{prox}$，冠状窦近端；HRA，高位右心房；SVT，室上性心动过速；VA，室房

时间的 2 倍。由于心室是 AVRT 环路的重要组成部分，故右心室心尖部更接近心动过速环路。因此，与 AVNRT 相比，采用间隔旁路的顺向型 AVRT 的 PPI 更接近 TCL［（PPI － TCL）通常 < 115 ms］。这种策略特别适用于鉴别非典型 AVNRT 和采用间隔旁路的顺向型 AVRT，但该原则也适用于典型 AVNRT（图 17.19 和图 17.20）。对于临界值，RV 基底部起搏有助于增大 AVNRT 时 PPI 和 TCL 的差值，但顺向型 AVRT 无明显变化（见下文）[8]。

重要的是，在拖带过程中，超速心室起搏可导致递减性顺向 AVN 传导。（PPI － TCL）差值减去第一个 PPI 在 AVN 传导时间的增加值（起搏后 AH 间期 - 起搏前 AH 间期），即所谓的"校正"（PPI － TCL）可提高这一标准的准确度。当没有明确可见的希氏束变异时，AV 间期的差异（起搏后 AV 间期 - 起搏前 AV 间期）可用于后者的调整。"校正"（PPI － TCL）< 110 ms 被认为能够准确鉴别顺向型 AVRT 和 AVNRT [26-27]。

值得注意的是，在右心室心尖部 1 个或 2 个 VES 重整后校正（PPI － TCL）和 ΔVA（VA $_{起搏}$ － VA $_{SVT}$）的测定即使在 SVT 被心室起搏打断时，对 AVNRT 和顺向型 AVRT 的鉴别也具有相似的价值。重整后校正（PPI － TCL）＞ 110 ms，ΔVA ＞ 110 ms 可确定为 AVNRT [28]。

然而，这些标准存在多个潜在局限性。拖带后的数个心动周期中 TCL 和 VA 间期常会受到干扰。因此，应注意不要在心室起搏后立即测量不稳定的间期。此外，还可以观察到 TCL 和 VA 间期的自发波动。当自发性变异 ＞ 30 ms 时，所选鉴别点可能不适用。此外，如果起搏序列不够长或起搏周长太接近 TCL，则可能会将等律性室房分离误认为拖带。最后，这些标准可能不适用于具有显著递减特性的旁路，尽管较小的递减间期不太可能导致错误结果 [29]。

显性心室融合 AVNRT 的心室拖带过程中无 QRS 波融合，且 QRS 波形态为单纯的起搏形态。心室刺激重整或拖带 AVNRT 期间出现融合需要起搏产生的心室波前在脉冲离开折返环时经希氏束传播进入环路。希氏束也是心动过速环路出口到心室组织的位点。因此，逆向波前与前一个搏动的顺向波前的碰撞发生在 AVN 组织，而非心室。在这种情况下，在拖带过程中不可能出现固定的融合（除非心房和心室之间存在第二次连接；即无关的旁观者旁路）。SVT 拖带过程中的显性心室融合提示折返环包括心室组织（诊断 AVRT），从而排除 AVNRT 和 AT [22-23]。

不同位点右心室拖带 差别性右心室拖带（右心室心尖部 *vs.* 右心室基底部）有助于区分 AVNRT 与顺向型 AVRT。由于 AVNRT 中的折返环路被限制在希氏束以上并且不涉及心室，右心室基底部在电学上离心动过速环路比右心室心尖部更远（尽管在解剖学上更接近），这是因为希浦系统直接插入右心室心尖部。因此，右心室基底部 AVNRT 拖带后的 PPI 长于右心室心尖部拖带后的 PPI。右心室基底部与右心室心尖部 PPI 的差异主要是由于基底部与心尖部到达环路所需的额外时间不同（大约 30 ms）。相反，心室是顺向型 AVRT 环路中必不可少的一部分，相对于右心室心尖基底部起搏位点是相关环路的可变部分，与右心室心尖相比更接近间隔旁路，到游离壁旁路距离相等。但无论从右心室心尖还是右心室基底部来源的起搏脉冲，平均而言，有几乎相等的路径且接近顺向型 AVRT 的折返环。因此，不管旁路的位置如何，到达环路所需的时间往往相似（因此 PPI 也相似）。

如前所述，AVNRT 或顺向型 AVRT 拖带过程中均可发生递减性传导，最常见的是经 AVN 传导，尤其是 AVN 慢径传导。递减程度取决于起搏频率和 AVN 的功能性有效不应期。因此，如果出现递减，PPI 将会延长，但只要起搏频率相同或相似，则基底部或心尖部的递减程度就不会存在重大差异。为了避免 AVN 内递减传导的误差，首选校正的 PPI，它是通过减去回归周期搏动的 AV 间期的增量（与 SVT 时的 AV 间期相比）得到的。在一项研究中，所有 AVNRT 患者均可观察到瞬时拖带后校正（PPI － TCL）＞ 30 ms（即右心室基底部起搏后校正 PPI 长于右心室心尖部起搏持续 ＞ 30 ms），而所有顺向型 AVRT 患者校正后（PPI － TCL）＜ 30 ms。此外，VA 间期（从右心室基底部夹带到右心室间隔的 SA 间期）的差异 ＞ 20 ms 与 AVNRT 相符，而 VA 间期差异 ＜ 20 ms 与顺向型 AVRT 一致 [30]。

拖带所需的起搏周长 仔细分析 SVT 过程中右心室起搏的起始有助于区分顺向型 AVRT 和 AVNRT。顺向型 AVRT 时，心室组织是介于起搏波前和旁路心室插入点之间唯一的传导组织。因此，右心室起搏一旦发生心室夺获，起搏波前迅速传至旁路心室插入点并重整心动过速。因此，右心室起搏能够更快导致心动过速重整。另一方面，在 AVNRT 过程中，起搏波前需在心动过速重整之前进入希浦系统和 AVN 组织。与顺向型 AVRT 相比，这导致心动过速重整延迟。SVT 期间以短于 TCL10 ～ 40 ms 的起搏周长同步起搏右心室后，一旦观察到右心室起搏波形（无论是单纯夺获或固定融合）恒定出现（体表心电图固定的起搏波形），加快心房 CL 至 PCL 所需要的右心室起搏次数是确定的。第一个受控心房搏动可通过固定的 SA 间期来确定（加速至 PCL）。报告显示，使用一个搏动的临界值来加速心房至 PCL 可以识别所有的顺向型 AVRT，并排除所有 AVNRT 病例，且具有较高的准确度。当心房加速至 PCL 需要两个及以上搏动时，更支持诊断 AVNRT 而不是顺向型 AVRT（图 20.13）[31]。

过渡区心房重整 在 SVT 期间，以略快于 TCL 的频率开始右心室起搏时，有一个起搏序列与顺向心室激动融合的过渡区（即起搏的 QRS 波呈现的逐渐与 SVT 波融合的区域）直至观察到稳定的 QRS 波形态（完全起搏或持续融合）。在 AVNRT 或 AT 患者中，在过渡区内不能通过 AVN 加速心房激动时间。其原因是过渡区的希氏束处于有效不应期，因为至少部分心室激动仍通过希浦系统顺向传导，类似于前面讨论的拖带伴显性融合的概念。如果心房定时的紊乱发生在过渡区域，表明存在旁路逆传，且其是 SVT

环路的组成部分（即顺向型 AVRT）或旁观者。在一份报告中，这些标准显示了良好的诊断准确度，无论是否拖带成功或是否在起搏时终止 SVT。在所有顺向型 AVRT 患者中均可观察到 15 ms 或更长时间的心房定时紊乱或从过渡区最后一次搏动测量到固定的 SA 间期，而在 AVNRT 或 AT 患者中无法观察到（除非是旁观者逆传旁路）[32]。

心室起搏终止后的房室电图顺序 典型 AVNRT 的心室拖带后，在最后起搏的 QRS 波后能观察到"A-V"电图顺序（图 17.19）。相比之下，在 AT 期间超速心室起搏（1∶1 室房传导）后，逆传通过 AVN 发生。在这种情况下，由心室起搏引起的最后逆传 P 波不能下传心室，因为 AVN 仍处于前传不应期，导致 A-A-V 反应（详见第 20 章）。重要的是，当心室起搏过程中 1∶1 室房传导缺失时（图 11.17），此方法无效。此外，非典型 AVNRT 可出现伪 A-A-V 反应，因为心室起搏时通过慢径逆向传导。这可能导致 VA 间期比 PCL 长，因此，最后一个心室起搏脉冲之后，首先是前一个起搏 QRS 波缓慢传导而来的 P 波，然后是最后一个起搏 QRS 波缓慢传导产生的 P 波，故酷似 A-A-V 反应（图 17.20）。仔细识别心室起搏期间最后一次由室房传导引起的最后一个心房电图，可以避免这一潜在的局限性。由最后一个心室起搏波传导引起的最后一个心房激动跟在前一个 P 波后（A-A 间期等于心室 PCL）。典型 AVNRT 伴长 HV 间期和（或）短 HA 间期，且心房激动先于心室激动时，也会出现伪 A-A-V 反应。后一种情况下，使用希氏束激动而不是心室激动（即特征反应是 A-A-H 或 A-H 分别代替 A-A-V 或 A-V）更加准确，有助于消除对伪 A-A-V 反应的误判[33]。

心动过速时的希氏束旁起搏

SVT 期间超速希氏束旁起搏有助于排除间隔房室旁路的存在。间隔旁路能以类似于 AVNRT 的逆传心房激动顺序介导顺向型 AVRT（详见第 20 章）。

在 SVT 期间，可以比 TCL 短 10～30 ms 的 PCL 实施希氏束旁起搏。对该方法的反应可分为①拖带：当心房 CL 加速至 PCL 时，心房激动顺序无变化，起搏中断后恢复心动过速；②终止：起搏导致心动过速终止时；③房室分离：当希氏束夺获且心房 CL 无变化。

由于希氏束是 AVRT 环路的必要组成部分，故 AVRT 时对希氏束的超速夺获会导致立即进入心动过速（表现为 SVT 的拖带或终止）。相反，AVNRT 期间希氏束超速起搏可能不会立即进入环路，因为希氏束不是 AVNRT 环路的必需部分。因此，在 1 个搏动内进入心动过速环路提示 AVRT，而在 3 个及以上搏动后进入环路则符合 AVNRT[34]。

此外，SVT 的希氏束旁拖带可通过交替起搏完成，在高能量输出下 HB-RB 夺获或低能量时 HB-RB 无夺获。HB-RB 夺获的拖带可与未夺获的拖带分别记录。然后检查 HB-RB 夺获和无夺获期间的 SA 间期和局部 VA 间期。如果在起搏过程中由于心动过速的重复终止而不能进行希氏束旁拖带，则可给予 1 个或 2 个 VES 重整心动过速（希氏束旁重整）。这些 VES 以逐渐缩短的配对间期释放，直到第一个 VES 可靠地提前或重整心动过速。交替实施高能量或低能量输出可分别实现 HB-RB 夺获和无夺获。与希氏束旁重整过程中，比较逆行心房激动和时间以描述该反应[35]。

AVNRT（典型或非典型）时，AVN-AVN 模式可见于希氏束拖带或重整后；也就是说，与 HB-RB 夺获相比，HB-RB 非夺获期间 SA 间期和局部 VA 间期均增加。相反，顺向型 AVRT 可观察到 BT-BT 模式或 BT-BT$_L$ 模式（详见第 20 章）。

ΔSA 间期 < 40 ms 被发现是区分 AVN-AVN 与 BT-BT 反应的一个合理指标。AVNRT 患者 ΔSA 间期 > 40 ms，而 AVRT 的 ΔSA 间期 < 40 ms（除少数左外侧旁路患者外）。使用局部 ΔVA 间期（替代 ΔSA 间期）可更加精确地鉴别 AVNRT 和 AVRT。

心动过速终止后窦性心律时的诊断策略

以 TCL 起搏心房或心室时，自主神经张力应与其在心动过速时的状态相似，因为自主神经张力的改变可独立影响房室传导或室房传导。

以心动过速周长实施心房起搏

心房起搏（以 TCL）和 SVT 时 AH 间期的差异可以使快-慢型 AVNRT 区别于其他类型的长 RP 间期心动过速。ΔAH（AH$_{起搏}$-AH$_{SVT}$）> 40 ms 支持 AVNRT。相比之下，在 AT 和使用间隔旁路的顺向型 AVRT 中，SVT 时的 AH 间期接近心房起搏时，因此，ΔAH < 20 ms 支持 AT 和顺向型 AVRT。这仅可在右侧 AT 期间用右心房起搏来验证，当怀疑为左侧 AT 时应谨慎使用[8]。

ΔAH（AH$_{起搏}$－ AH$_{SVT}$）也可以帮助鉴别典型（慢-快型）AVNRT 和长 PR 间期的 AT。正常窦性心律期间，以 TCL 进行的心房起搏产生的 AH 间期与 AT 时相似，但小于典型 AVNRT 期间的 AH 间期。AT 患者心房起搏期间，房室传导优先通过快径传导，因此，预期 AH 间期和 PR 间期相似（在自主神经张力相同的情况下）。相反，在典型 AVNRT 时，房室传导发生在慢径上，导致 AH 间期较长。

以心动过速周长实施心室起搏

ΔHA 间期　采用标准 5 mm 间距的四极导管置于希氏束观察时，以 TCL 行心室起搏可导致起搏时 HA 间期和 VA 间期比 AVNRT 时更长。希氏束记录电极间距越小，起搏时的 HA 间期（$HA_{起搏}$）越小于心动过速时 HA 间期（HA_{SVT}），提示近端希氏束为 AVNRT 环路的一部分（即无下共同通路）。起搏时 HA 间期是否长于心动过速时 HA 间期很大程度上取决于希氏束的近端记录方式。ΔHA 间期（$HA_{起搏}$ -HA_{SVT}）通常＞－10 s，因为心动过速时希氏束和心房的平行激动缩短了 AVNRT 时的 HA 间期（即 HA 间期是"伪间期"，代表希氏束和心房的激动时间），而心室起搏时希氏束和心房被依次激动（即 HA 间期代表从希氏束到心房的真实传导时间；图 17.21）。ΔHA

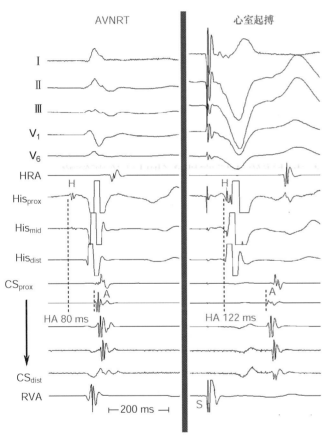

图 17.21　心动过速与心室起搏时的希氏束-心房（HA）间期。房室结折返性心动过速（AVNRT；左）期间的 HA 间期（虚线）和同一患者以心动过速周长进行心室起搏的 HA 间期（右），从希氏束电位起始到心房激动起始进行测量（接近 CS_{prox}）。图中可见 AVNRT 期间的 HA 间期比起搏期间短，因为在 AVNRT 期间心房和希氏束被平行激动，但在心室起搏期间是顺序激动。CS_{dist}，冠状窦远端；CS_{prox}，冠状窦近端；His_{dist}，希氏束远端；His_{mid}，希氏束中段；His_{prox}，希氏束的近端；HRA，高位右心房；RVA，右心室心尖部

间期在非典型 AVNRT 时更加明显，其具有长于典型 AVNRT 的下共同通路。这与顺向型 AVRT 相反，其 $HA_{起搏}$ 比 HA_{SVT} 短，因为顺向型 AVRT 期间希氏束和心房为依次激动，而心室起搏时是平行激动（心房通过旁路激活）。因此，在顺向型 AVRT 的情况下，ΔHA 间期通常＜－10 ms[11]。ΔHA 标准只能用于以下情况：①心室起搏的逆向传导途径与 SVT 相同；②心室起搏可以辨别逆传希氏束电位时。

室房传导阻滞　在相同的自主神经张力下，由于下共同通路可能存在逆向阻滞，以 TCL 行心室起搏时可能无法维持 AVN 的 1∶1 VA 传导。下共同通路的顺向传导特性可使 1∶1 传导从 AVNRT 环路下传至心室，但其逆向传导特性可能不允许以与 TCL 类似的 PCL 实施心室起搏时进行 1∶1 室房传导。因此，在心室起搏时，室房传导阻滞支持 AT 和伴有下共同通路的 AVNRT，而不是顺向型 AVRT。

心房激动顺序　心室起搏时的心房激动顺序通常（但不一定）与 AVNRT 时相似。不同的心房激动顺序提示存在逆传旁路（可能与 SVT 相关，也可能与 SVT 无关），但在 AVNRT 期间经 AVN 逆传途径不同于心室起搏时，也可观察到逆传旁路。

其他心律失常机制的排除

其他心动过速机制（顺向型 AVRT、AT 和局灶性交界性心动过速）可以类似于 AVNRT，应予以鉴别。一些方法可有助于鉴别诊断。然而，需要注意的是，所有诊断方法都存在局限性，在确定 SVT 的机制时，应该考虑对多种起搏方法的反应进行评估，而不是依赖于单一的方法。

房性心动过速

前间隔起源的局灶性 AT 可以类似于典型 AVNRT，而由右后间隔或左后间隔产生的局灶性 AT 可以类似于非典型 AVNRT。用于排除这些心动过速的各种电生理检查步骤见框 17.3。

房室折返性心动过速

上间隔旁旁路或后隔旁路参与的顺向型 AVRT 分别类似于典型 AVNRT 或非典型 AVNRT。多种方法可以帮助鉴别这两种心律失常（框 17.4）。

局灶性交界性心动过速

局灶性交界性心动过速（也被称为"非阵发性"、"非折返性"或"异位性"交界性心动过速）起源于房室交界区（包括 AVN 和希氏束）。交界性心动过速

框 17.3 房性心动过速的排除

TCL 波动

- 通过前一个心室 CL 的变化预测心房 CL 的变化可排除 AT
- TCL 自发性改变伴恒定的 VA 间期（VA 关联）可排除 AT

AES 诱发 SVT

- SVT 诱导需要"关键 AH"支持诊断 AVNRT 而不是 AT
- 如果第一个心动过速搏动的 VA 间期与其他 SVT 时（"VA 关联"）相同，AT 可能性极小

SVT 期间给予 VES

- 终止 SVT 的 VES 没有心房激动可排除 AT
- VES 延迟下一次心房激动可排除 AT

SVT 期间行超速心室起搏

- 起搏停止后出现 A-V 电图顺序符合 AVNRT，一般可排除 AT
- 起搏过程中的心房激动顺序类似于 SVT 过程中的心房激动顺序，更倾向于诊断 AVNRT 而非 AT

SVT 期间行超速心房起搏

- Δ AH 间期（$AH_{起搏} - AH_{SVT}$）> 4 ms 更倾向于诊断 AVNRT 而非 AT
- 即使在不同的 CL 或不同的持续时间（VA 关联）下起搏，且类似于 TCL 期间的起搏，如果最后一个拖带 QRS 波后的 VA 间期可重复且恒定（变化 < 10 ms），可排除 AT
- 即使在不同的心房起搏点起搏（VA 关联），如果最后一个拖带 QRS 波后的 VA 间期可重复且恒定（变化 < 14 ms），可排除 AT

终止 SVT

- 可重复终止 SVT（自发性或由腺苷或迷走神经刺激终止），且 P 波后无 QRS 波可排除 AT，非传导性 PAC 终止 AT 的除外

NSR 期间以 TCL 行心房起搏

- Δ AH 间期（$AH_{起搏} - AH_{SVT}$）> 40 ms 可排除 AT
- 心房起搏过程中的 AV 阻滞（在类似自主神经张力下）可排除 AT

AES，心房期外刺激；AH，心房-希束；AT，房性心动过速；AV，房室；A-V，心房-心室；AVNRT，房室结折返性心动过速；CL，周长；NSR，正常窦性心律；PAC，房性期前收缩；SVT，室上性心动过速；TCL，心动过速周长；VA，室房；VES，心室期外刺激

在成人中很少见，在儿童中更为常见。它主要为心脏手术后的短暂性心律失常，很可能是体外循环过程中心脏传导系统缺血性损伤的结果，术后早期使用拟交感神经药物可加重。此外，交界性心动过速可能与地高辛毒性和心肌缺血有关。极少数情况下可观察到类似局灶性 AT 表现的阵发性或无休止性交界性心动过速。交界性心动过速的发生机制可能与自律性增强有关，但部分患者与自律性异常和触发活动有关。

交界性心动过速的心电图特征 交界性心动过速可表现为规则窄 QRS 波心动过速伴短 RP 间期和逆行 P 波，类似典型 AVNRT。交界性心动过速也可表现为不规则窄 QRS 波心动过速，伴逆传阻滞和间歇性房室分离（常为等律性），类似于多源性 AT 或 AF。另一方面，室房传导阻滞常导致 SVT 伴间歇性房室分离（常为等律性）。当伴有差异性传导和宽 QRS 波时，交界性心动过速可类似于 VT，尤其是无室房传导时。

AVNRT 与交界性心动过速的鉴别具有重要的临床意义，因为交界性心动过速的消融可增加房室传导阻滞的风险[8]。当存在房室分离时可排除 AVRT，且 AVNRT 的可能性极少。非房性期前收缩诱发或 PR 间期延长的短 RP 间期心动过速的猝发更符合交界性心动过速，而非 AVNRT。

交界性心动过速的电生理特征 交界性心动过速的电生理特征是在 QRS 波前存在希氏束电位。HV 间期通常正常，但在远端希浦系统病变的情况下可以延长。

与 AVNRT 不同，交界性心动过速为非折返性，不能由程序性刺激诱发或终止。心动过速通常为自发性（通常需要给予异丙肾上腺素），无关键 AH 延迟（框 17.5）。此外，交界性心动过速的特点是心动过速开始后频率逐渐增加（温醒），周长变化显著，然后心动过频率缓慢下降（冷却），而不是突然终止（图 17.22）[8]。

当交界性心动过速与差异性传导和房室分离有关时，与 VT 的鉴别很重要。以正常或延长的 HV 间期传导的 QRS 波前的前传希氏束电位（即靠近希氏束远端）基本可排除心肌和束支 VT。

心房期外刺激 早期 AES（在希氏束除极之前发出）在不终止心动过速的情况下，在希氏束去极化之后立即提前希氏束电位，表明逆传快径不是心动过速所必需的，与交界性心动过速一致（图 17.17）。对于这样的 AES，要立即提前其后的希氏束电位（以很短的 AH 间期），就必须通过 AVN 快径传导。在 AVNRT 的情况下，AES 经快径传导（构成典型的慢-快型 AVNRT 环路的逆传分支）将使该途径处于不应期，难以进一步参与 AVNRT，从而终止 AVNRT（图 17.23）。在典型 AVNRT 中，早期 AES 只能通过慢径顺传，因此，AH 间期较长且不影响即刻希氏束电位，而只能影响后续电位（图 17.16）[8, 36]。

处于希氏束不应期的 AES（从近端 CS 发放）无论终止或重整心动过速（即延迟或提前后续周期的

框 17.4　顺向型房室折返性心动过速的排除

SVT 期间的 VA 间期

- SVT 期间 VA 间期 < 70 ms 或 V- 高位 RA 间期 < 95 ms 可排除顺向型 AVRT

SVT 期间的 AV 阻滞

- 自发性或诱发性 AV 阻滞伴持续性 SVT，可排除顺向型 AVRT

SVT 期间给予 VES

- 多个不同配对间期和多种情况下的早期配对 VES 未能重整（提前或延迟）心房激动，尽管所有部位的局部心室激动提前（包括可疑的 BT 位点）> 30 ms，可排除顺向型 AVRT 和 AV BT 的存在
- Δ VA 间期（VA$_{起搏}$ − VA$_{SVT}$）> 110 ms（RV 心尖部的 1 个或 2 个 VES 重整后）可排除 AVRT
- 校正（PPI-TCL）> 110 ms（RV 心尖部的 1 个或 2 个 VES 重整后）可排除 AVRT
- VES 在不激动心房的情况下重整 SVT 时（即 VES 提前随后的希氏束电位和 QRS 波），可排除顺向型 AVRT

心室起搏拖带 SVT

- Δ VA（VA$_{起搏}$ − VA$_{SVT}$）> 85 ms 可排除顺向型 AVRT
- （PPI − TCL）> 115 ms［或校正（PPI − TCL）> 110 ms］可排除顺向型 AVRT
- 加速 SVT 至 PCL 只在 ≥ 2 个稳定的起搏 QRS 波后发生，符合 AVNRT，可排除顺向型 AVRT
- 从 RV 心尖与 RV 基底部短暂的拖带后，校正（PPI − TCL）> 30 ms 符合 AVNRT，可排除顺向型 AVRT
- VA 间期的差值（从 RV 心尖部与 RV 基底部短暂拖带后的 SA 间期）> 20 ms 与 AVNRT 一致，可排除顺向型 AVRT

心房起搏拖带 SVT

- Δ AH 间期（AH$_{起搏}$ − AH$_{SVT}$）> 40 ms，支持诊断 AVNRT 而不是顺向型 AVRT

希氏束旁拖带或重整

- HB 失夺获时 SA 间期和局部 VA 间期的延长与 HB 夺获时相同，符合 AVNRT，可排除顺向型 AVRT
- 刺激至最早心房激动时间的变化（Δ SA 间期）伴 HB-RB 失夺获 > 40 ms 时符合 AVNRT，可排除顺向型 AVRT
- 仅在 ≥ 3 个搏动后进入心动过速环路（表现为 SVT 的重整、拖带或终止）符合 AVNRT，可排除顺向型 AVRT

NSR 期间以 TCL 实施心室起搏

- Δ HA（HA$_{起搏}$ − HA$_{SVT}$）> − 10 ms 符合 AVNRT，可排除顺向型 AVRT

NSR 期间以 TCL 实施心房起搏

- Δ AH（AH$_{起搏}$ − AH$_{SVT}$）> 40 ms 符合 AVNRT，可排除顺向型 AVRT

NSR 期间的差别性 RV 起搏

- RV 基底部起搏产生较长的 VA（SA）间期，且具有与 RV 心尖部起搏时相同的心房激动顺序，可排除间隔 AV BT 介导的顺向型 AVRT

NSR 期间的希氏束旁起搏

- HB RB 失夺获导致所有电图 SA 间期增加（等于 S-H 间期的增加），而心房激动顺序或 HA 间期没有变化，可排除间隔 AV BT 介导的顺向型 AVRT

AH，心房-希氏束间期；AV，房室；AVNRT，房室结折返性心动过速；AVRT，房室折返性心动过速；BT，旁路；CL，周长；HA，希氏束-心房；HB，希氏束；NSR，正常窦性心律；PPI，起搏后间期；RA，右心房；RB，右束支；RV，右心室；SA，刺激-心房；S-H，刺激-希氏束；SVT，室上性心动过速；TCL，心动过速周长；VA，室房；VES，心室期外刺激

框 17.5　局灶性交界性心动过速的排除

心动过速的诱发

- 无关键 AH 延迟的自发性心动过速（使用或未使用异丙肾上腺素）符合交界性心动过速
- 程序性电刺激无法诱发心动过速支持诊断交界性心动过速

心动过速的特征

- 无休止性心动过速符合交界性心动过速，可排除 AVNRT
- AV 分离支持交界性心动过速而不是 AVNRT

SVT 期间给予 AES

- 早期 AES（在 HB 除极前发放）在未终止心动过速的情况下立即提前希氏束电位，符合交界性心动过速
- 处于 HB 不应期的 AES（从近端 CS 发放），可终止或重整心动过速和随后周期的希氏束电位，可排除交界性心动过速，确诊 AVNRT

SVT 期间的超速心房起搏

- SVT 期间，停止超速心房起搏（1 : 1 AV 传导）后的 "H-H-A" 反应符合交界性心动过速，而 "H-A" 反应支持 AVNRT
- 心房起搏时 AH 间期明显短于 SVT 时 AH 间期符合交界性心动过速
- 心房起搏时心房激动与 HB 激动分离符合交界性心动过速

SVT 期间的超速心室起搏

- Δ HA 间期（HA$_{起搏}$ − HA$_{SVT}$）为零或正值符合交界性心动过速
- Δ HA 间期为负值符合 AVNRT

AES，心房期外刺激；AH，心房-希氏束；AV，房室；AVNRT，房室结折返性心动过速；CS，冠状窦；HA，希氏束-心房；HB，希氏束；SVT，室上性心动过速

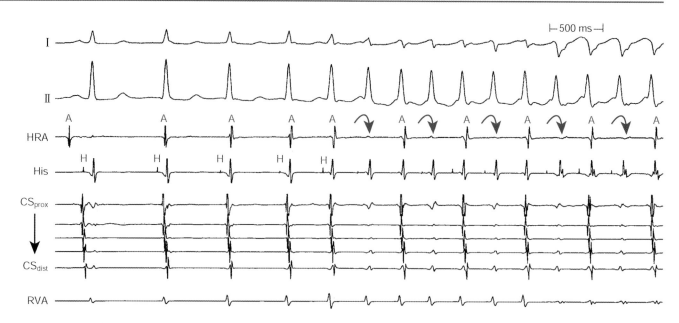

图 17.22 自律性交界性心动过速。左侧第一个搏动为窦性，随后为自发性搏动和自发性交界性心动过速。图中可见心动过速的第一个搏动以希氏束电位（H）开始，前面没有任何触发电位。心动过速频率逐渐增加（温醒）。激动持续传导至心室，但在更快的心动过速频率时（箭头）发展为 2∶1 室房传导阻滞和右束支传导阻滞伴差异性传导。A，心房电图；CS_dist，冠状窦远端；CS_prox，冠状窦近端；HRA，高位右心房；RVA，右心室心尖部

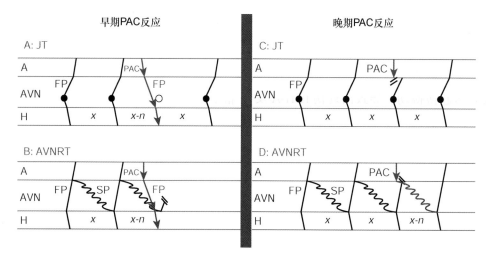

图 17.23 早期和晚期房性期前收缩（PAC）的心动过速反应。左侧，对早期配对的 PAC 的心动过速反应。**A**. 交界性心动过速（JT）反应：实心圆代表交界性局灶。黑线为房室结（AVN）、希氏束（H）、心房（A）传导，红色箭头指 PAC，空心圆圈为未发放 PAC 时的预期 JT 搏动时间。早期 PAC 通过 AVN 快径（FP）激动和 JT 的持续促进即刻 JT 搏动和希氏束时间。**B**. 房室结折返性心动过速（AVNRT）反应：早期 PAC 可通过激动 AVN FP 提前即刻希氏束电位。然而，这使得 FP 不应且无法逆向传导，故终止 AVNRT 环路。箭头表示 PAC 及其反应。右侧，晚期配对 PAC 的心动过速反应。当房室交界区不应时发放 PAC（PAC 在希氏束激动时或激动后引起局部心房激动）。**C**. JT 反应：在 AVN 焦点发放的 PAC 已使 AVN 去极化且不能影响即刻或下一个结性搏动。**D**. AVNRT 反应：同样时间的 PAC 可通过慢径（SP）的早期参与而影响 AVNRT 的下一个搏动。尽管此图显示了下一个搏动（x-n）的提前，但下一个搏动的延迟或心动过速的终止也是 AVNRT 的特征。x 和 x-n = H-H 间期。（From Padanilam BJ，Manfredi JA，Steinberg LA，Olson JA，Fogel RI，Prystowsky EN. Differentiating junctional tachycardia and atrioventricular node re-entry tachycardia based on response to atrial extrastimulus pacing. J Am Coll Cardiol. 2008；52：1711-1717.）

希氏束电位），均可排除交界性心动过速，确诊为 AVNRT（图 17.23）。在此方法中，希氏束的激动时间是 AVN 快径逆传不应期的替代标志。因此，对于能够影响随后希氏束激动时间的 AES，介导 AES 的

顺向传导需要存在 AVN 慢径[8, 37-39]。罕有交界性心动过速患者存在顺传的 AVN 慢径，可提前后续希氏束的激动时间，故错误地提示 AVNRT。但在这种情况下，下一个希氏束激动不会延迟。

心动过速时的心房起搏　心动过速期间进行心房超速起搏后（伴 1：1 房室传导），希氏束和心房电图顺序有助于 AVNRT 与交界性心动过速的鉴别。心房超速起搏以比 TCL 短 20～30 ms 的 PCL 从高位右心房或 CS 起搏，直到希氏束电位提前至 PCL，此时起搏结束。在心动过速恢复后，最后一个提前的希氏束电位后检查到第一个回波电图。

交界性心动过速时心房超速起搏可短暂抑制心律失常局灶，起搏停止后心动过速即刻恢复。因此，第一个返回的电图将是希氏束电位前的一个交界性搏动，经 AVN 逆传激动心房，从而产生 "H-H-A" 反应。与此相反，最后一个起搏心房波后的 "H-A" 电图顺序符合典型 AVNRT，即最后一个起搏经慢径顺传，退出 AVN 进入希氏束，同时沿快径逆传，激动心房[11, 38, 40-41]。

重要的是，伪 H-H-A 反应常出现于典型 AVNRT 中。由于心房起搏的顺传通过慢径完成，故 AH 间期很长，可能长于 PCL（A-A 间期），因此最后一个心房起搏搏动后，首先是由前一个心房起搏搏动缓慢房室传导引起的希氏束电图，然后是最后一个心房起搏搏动引起的希氏束电图。换句话说，心房起搏峰值通常早于希氏束电位和 QRS 波，后者来源于前面的心房起搏搏动。因此，在停止起搏后，即刻希氏束电位是最后心房起搏搏动之前的结果，随后的希氏束电位来自最后一次心房起搏搏动，导致出现伪 H-H-A 反应。为了避免这种潜在的陷阱，应在心房超速起搏期间和之后测量 H-H 间期，并仔细检查心房起搏过程中房室传导产生的最后一个希氏束电位。最后一个提前的希氏束电位特征性地发生在与心房 PCL 相等的 H-H 间期，而第一个心动过速的希氏束电位通常发生在一个较长的回归周长。应注意最后一个提前的希氏束电位后的心房和希氏束电图顺序。如果随后出现心房电图，则诊断为 H-A 反应；如果为希氏束电位，则诊断为 H-H-A 反应[41]。

值得注意的是，在鉴别交界性心动过速和典型 AVNRT 时，起搏 AH 间期可有一定帮助。AVNRT 心房超速起搏时的 AH 起搏间期长于交界性心动过速心房超速起搏时的 AH 起搏间期。AVNRT 心房超速起搏时，房室顺向传导仅采用慢径，因为快径（作为折返环的逆传分支）逆向传导不应。相反，在交界性心动过速房室超速起搏时，房室顺传由快径介导。

此外，在交界性心动过速过程中，心房起搏常常表现为心房激动与希氏束激动分离。这不符合 AVNRT。

心动过速时的心室起搏　ΔHA 间期（即右心室起搏时的 HA 间期减去心动过速时的 HA 期间，HA$_{起搏}$ — HA$_{SVT}$）为零或正值提示交界性心动过速。在交界性心动过速和右心室起搏过程中，HA 间期均表示脉冲从希氏束到心房传导的真实时间。而 AVNRT 时的 HA 间期为 "伪间期"，代表希氏束和心房的相对激动时间，HA 间期的值取决于下共同通路径的存在和长度。因此，AVNRT 时的 ΔHA 间期是负值（平均约 −10 ms）。然而，由于右心室起搏难以获得清晰的希氏束信号，故限制了该方法的实用性[38]。

交界性心动过速的治疗　一般来说，关于交界性心动过速治疗的数据有限，且多见于儿科文献。药物治疗效果不佳。虽然大约 2/3 的患者有部分改善，但完全抑制心律失常只在少数患者中得到实现。β 受体阻滞剂常被用于交界性心动过速的一线慢性治疗。替代药物包括维拉帕米、地尔硫䓬、氟卡尼、普罗帕酮和普鲁卡因胺。胺碘酮的疗效仅在儿科患者中有报道。地高辛的价值尚未明确[14]。

导管消融在交界性心动过速患者中可能是合理的，成功率可达 80% 以上。然而，鉴于报道的 5%～10% 的房室传导阻滞风险，导管消融通常用于治疗药物治疗无效或不耐受的症状明显的患者。冷冻消融在这些患者中有显著的安全性优势[14]。导管消融通常以心动过速局灶为靶点。当交界性心动过速的室房传导完好时，最早心房激动部位可作为消融的初始靶点。如果失败或室房传导缺失，则序贯经验性损伤适用于间隔后部（AVN 慢径区域）、间隔中部、间隔前部，导致永久性房室传导阻滞的风险更高。患者偶可出现孤立性交界性期前收缩波（必须与房性期前收缩鉴别），其症状可非常明显，如果药物治疗不成功，可行消融治疗。

消融

AVN 慢径消融不仅适用于电生理检查时有 SVT 和 AVNRT 的患者，而且也可以用于术前心电图或心律记录符合 AVNRT 形态，而电生理检查只有 AVN 双径路生理（但没有心动过速）的 SVT 患者。在针对其他临床心动过速消融时意外诱发持续性 AVNRT（＞30 s）后，医生也可酌情考虑采用慢径消融。

消融靶点

慢径是所有类型 AVNRT 的消融靶点。首先，可将 AVN 右下延伸部作为靶点。然后，如果需要，可将 AVN 左下延伸部作为靶点。极少数情况下需要左心房下外侧径的消融。

从历史上看，AVNRT 射频消融的最初方法是在靠近 Koch 三角前上侧面释放能量来改良 AVN 传导（快径消融或"前位法"）。然而，由于快径构成生理性顺向传导轴，并且在位置上十分接近致密 AVN 和希氏束，存在并发房室传导阻滞或非生理性长 PR 间期的不可接受的风险（这可能导致与起搏器综合征类似的症状），因而被放弃。此外，在有多个慢径的患者中，快径消融可持续诱导 AVNRT，伴冲动沿第二条慢径顺向传导。自 20 世纪 90 年代初，在 CS os 和三尖瓣环之间的 Koch 三角后下基底部（"后位法"）附近造成损伤的选择性 AVN 慢径消融被证明是一种更成功、更安全的方法。与快径消融不同，成功消融慢径可消除 AVNRT 的所有类型。

然而，选择性慢径消融在某些临床情况下具有很大挑战性。例如，有证据表明快径传导受损的患者（通常是高龄且 TCL > 400 ms 的患者），慢径消融可导致通过受损快径的强制传导，静息时可发生文氏阻滞。在这些患者中，是否应该选择快径消融而不是慢径消融仍存在争议。同样，一些 AVNRT 患者在正常窦性心律期间 PR 间期明显延长，这提示慢径消融可能存在快径顺传缺失和完全性房室传导的高风险。另一方面，这类患者的快径可能受到与慢径电紧张电位相互作用的影响，而通过慢径消融消除这种影响往往会缩短快径的 ERP。事实上，在这些患者中，许多患者在慢径消融后 AH 间期保持稳定甚至缩短[17]。

慢径消融靶点的位置可以通过以下两种方法之一来确定：单纯解剖法和电解剖法。尽管对 AVNRT 的病理生理学机制仍缺乏精确的认识，但幸运的是，消融治疗非常成功。

解剖法

消融靶点顺序的选择与每个位点消融慢径的成功率和发生房室传导受损的风险有关。最常用的安全有效的消融靶点是紧靠三尖瓣环与 CS os 之间组织峡部的 AVN 右下延伸部（图 17.24），这个部位的消融成功率为 95%。成功消融偶尔需要沿 CS os 下方的三尖瓣环下方或 CS os 底部放置导管。如果这些位置不成功，可在 CS 近端顶部（距离 CS os 1～3 cm），AVN 左侧延伸的位置尝试发放射频能量。成功的慢径消融很少需要在房间隔左后侧，沿二尖瓣环（左心房下外侧通路的位置）进行。在这一区域成功的消融靶点通常表现为 1 : 10～1 : 2 的 A/V 比值。如果在所有这些靶点消融均不成功，可以在 CS os 上缘（在左下和右下延伸部交界处附近），沿着三尖瓣环向头侧移动，紧靠致密 AVN 发放射频能量，但必须能够通过完全

性房室传导阻滞风险的临床症状严重程度评估。

电解剖法

电解剖法的原理是结合解剖标志识别慢径电位。这些电位已经被一些研究人员用来确定 Koch 三角内慢径的位置，它们可以作为指导消融靶点。

有人认为慢径的激动与离散电位的记录有关，通常被称为慢径电位。这些电位的来源尚不确定。它们是否代表房室结组织激动或 Koch 三角不同部位肌束的各向异性传导，或两者的结合，目前尚不清楚。慢径电位的电图形态被描述为尖锐和快速（代表心房与慢径的连接；图 17.24），或慢而宽且振幅低（代表慢径电位；图 17.24）。据报道在正常窦性心律期间，慢径电位紧跟在 CS os 附近的局部心房激动之后（10～40 ms 之内），或跨越 AH 间期（它可能和希氏束电位一样晚）。此激动顺序可在 AVNRT 期间被逆转（即慢径电位先于心房电图）。然而，这些电位并不是 Koch 三角或 AVNRT 患者的特异性电位，它们可以在远离慢径靠近三尖瓣环的位置被记录到。尽管如此，在有效慢径消融靶点记录假定的慢电位的概率超过 90%。

对于非典型（慢-慢型和快-慢型）AVNRT 的消融时，折返环中被用作逆传的慢径为消融靶点，该靶点与用于顺传的 AVN 慢径不同。因此，非典型 AVNRT 可以采用最早的逆向心房激动位点指导消融，快-慢型 AVNRT 时其通常位于三尖瓣环与 CS os 之间的峡部，而慢-慢型 AVNRT 时则位于 CS 的前部（图 17.25）。

重要的是，在典型（慢-快型）AVNRT 的情况下，心动过速期间的最早心房激动部位不能作为标测和消融的靶点，因为该部位往往位于快径出口，消融可导致房室传导阻滞[11, 42]。同样重要的是，在一些典型慢-快型 AVNRT 病例中，快径位置可以更后，且心动过速时最早的心房激动位点在 CS os 附近。在这种情况下，消融应谨慎进行，因为射频应用在常用的慢径解剖部位可能导致 PR 间期延长或心脏传导阻滞。在这些情况下，冷冻消融具有一定优势。

消融技术

慢径消融时，可经股静脉推送一根四极 4 mm 大头的可调弯消融导管。极少数情况下，由于下腔静脉闭塞或有障碍，需采用上腔静脉法（通过颈内静脉或锁骨下静脉），一项研究显示这种方法具有可行性。大头和生理盐水灌注大头导管对慢径导管消融没有作用，因为它们造成的病变更大，从而使房室传导阻滞的风险更大，并且 AVN 组织表面不需要大或深的损伤[42]。

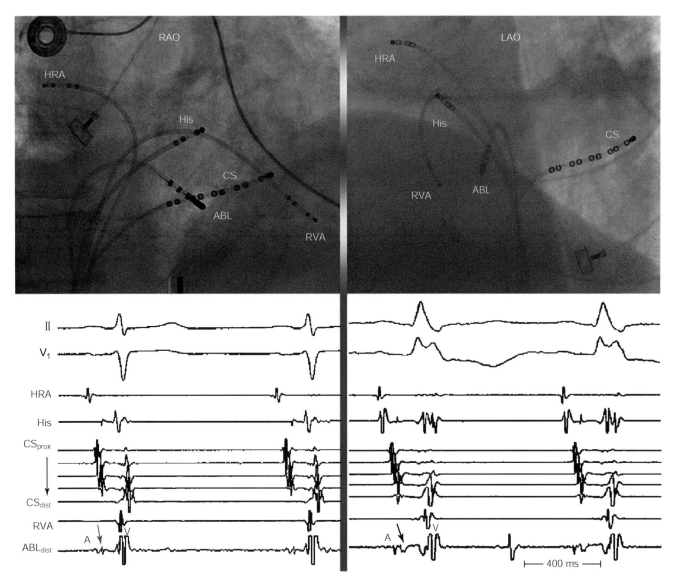

图 17.24　房室结折返性心动过速（AVNRT）消融。上排图，右前斜位（RAO）和左前斜位（LAO）X 线透视 AVNRT 消融时导管放置的典型位置。消融导管（ABL）位于 Koch 三角下部的慢径，远离希氏束（His），在冠状窦（CS）前方（分别由希氏束和 CS 导管标识）。下排图，慢径消融过程中的心腔内记录。图中可见消融位点的心房和心室电图之间记录到尖（灰色箭头，左下方）而宽（黑色箭头，右下方）的电位。这些电位反映了慢径的激动（慢径电位）。ABL$_{dist}$，消融电极远端；CS$_{dist}$，冠状窦远端；CS$_{prox}$，冠状窦近端；His$_{dist}$，His 束远端；His$_{mid}$，His 束中段；His$_{prox}$，His 束近端；HRA，高位右心房；RVA，右心室心尖部

解剖学方法

　　解剖学方法基于慢径的解剖学标志。如前所述，慢径消融的靶点是三尖瓣环与 CS 间组织的峡部。使用右前斜位（RAO）可以最好地显示 Koch 三角的轮廓，将消融导管送入右心室，下移置于 CS os 前方，然后撤回导管直到远端双极电极记录到小的心房和大的心室电图（正常窦性心律时，A/V 电图振幅比为1：10 ～ 1：2）。顺时针轻转导管，保持导管与低位房间隔的接触。将导管沿三尖瓣环紧靠 CS os 之前放置（图 17.24）。最好在正常窦性心律期间放置，而不是在 AVNRT 时，因为此时在三尖瓣环处的心房和心

室电图更容易识别。很小的扭矩力也经常会使导管滑入 CS，因为很多患者的 CS 很大。如果导管深入心室不够，A/V 比值仅为 1：1，或导管稳定性不足或反复落入 CS，则间隔成角较小的长鞘可能有帮助。此外，在某些情况下，一些消融导管具有非对称性双向弯曲，在某些情况下，可用于证明导管到位和稳定性[42]。

电解剖方法

　　靶点可通过慢径电位识别（图 17.24）。最初，从 Koch 三角顶端（记录到希氏束的位置）标测，然后向 CS os 移动。这种方法也有助于评估记录到希氏束电位区域的延伸。通常在中前间隔可记录到慢径电

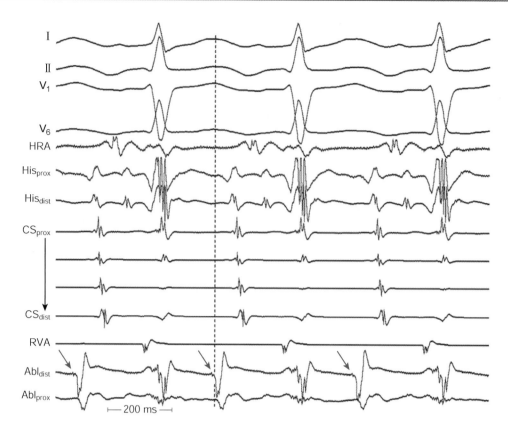

图17.25　**非典型（快-慢型）房室结折返性心动过速（AVNRT）的消融靶点。** 非典型快-慢型 AVNRT 消融由最早的逆传心房激动位点引导，通常位于三尖瓣环和 CS os 之间组织的峡部。在最早的心房电图之前有一个小的尖峰（箭头）。ABL$_{dist}$，消融电极远端；ABL$_{prox}$，消融电极近端；CS os，冠状窦开口；CS$_{dist}$，冠状窦远端；CS$_{prox}$，冠状窦近端；His$_{dist}$，希氏束远端；His$_{mid}$，希氏束中段；His$_{prox}$，希氏束近端；HRA，高位右心房；RVA，右心室心尖部

位，位于连接心房和心室电图的等电位线的中点。向下移动标测导管，慢径电位向心房电图移动，当达到慢径消融的最佳位置时，与心房电图融合。由于远离慢径消融位点靠近三尖瓣环也可记录到具有这些特征的心电图，因此消融导管探测的区域应限定在 CS os 附近的间隔后部。在左前斜位（LAO）透视下，以希氏束和 CS os 位置（由希氏束和 CS 导管确定）为标志，最常见的记录到慢径电位的位置在这两个标志连线的后 1/3 处。

通过具有缓慢和递减的传导特性可以证实慢径电位。通常，短阵递增的心房起搏或 AES 会导致电位振幅和斜度下降、电位时限的延长，以及慢电位与前心房电图分离，直至任何持续的激动消失。这极有助于鉴别尖的慢径电位和近端希氏束电位。导管诱发交界性心律，当导管在该区域产生压力时，与希氏束相反表明导管头端处于良好的消融靶点。在慢-慢型和慢-快型 AVNRT 患者中，AVNRT 期间标测时通常在最早心房电图前 20 ～ 40 ms 可出现离散电位，这提示慢径，且消融靶点良好。

释放射频能量

开始释放射频能量前应优化导管的稳定性，以避免意外发生房室传导阻滞。如果出现收缩过度，则需要使用预成形的长鞘并停止输注异丙肾上腺素。另外，必须将其他电生理标测导管放置于适当位置，以便用于定位解剖标志，并将 Koch 三角和希氏束位点区分开。在射频应用过程中，导管的位置应通过透视或实时三维标测系统持续监测。

应在正常窦性心律期间进行消融，此时更容易保持导管位置的稳定。在 AVNRT 时消融，实施射频过程中心律过速的突然终止可能导致消融导管脱位、意外房室传导阻滞或不完全性射频损伤。

一般射频设置包括最大功率 50 W 和最高温度 55℃～ 60℃，持续时间 30 ～ 60 s，或者直至交界性心律消失（见下文）。在射频过程中，应仔细监测阻抗和心电图。然而，在慢径消融过程中，成功释放能量时阻抗下降的幅度通常很小（大约 2.5 Ω），如此微小的变化限制了阻抗监测作为判断射频成功指标的临床应用价值。

交界性心律

加速性交界性心律通常会在有效消融靶点释放射频能量后数秒内出现（图 17.26）。产生这种心律的机制尚不清楚，但可能继发于热损伤导致的 AVN 组织自律性增强。射频消融过程中加速性交界性心律通常与逆向心房激动顺序的细微差异有关（与 AVNRT 相比）。这种节律的发生与成功消融位点密切相关，与不成功的射频消融相比，在成功射频消融中其发生率更高（94% vs. 64%），持续时间也更长（7 s vs. 5 s）。然而，交界性心律并不是慢径消融所特有的，在快径和 AVN 消融过程中也可常规观察到。另一方面，更快的交界性心动过速可能由希氏束的热损伤引起，预

示着即将发生房室传导阻滞（图 17.27）[42-43]。

当发生加速性交界性心律时，必须仔细监测这一节律期间的室房传导，可进行心房超速起搏以维持 1∶1 顺向房室传导（图 17.26）。在基线状态下以足够超过交界性心律的频率进行快速心房起搏时偶可造成文氏阻滞，甚至在射频能量发放开始之前出现。在这种情况下，可用异丙肾上腺素缩短房室传导阻滞的周长，并在起搏过程中维持 1∶1 房室传导。

射频消融操作过程中无交界性心律通常提示该处不是成功的消融靶点。当射频发放后 10 ～ 20 s 内未出现加速性交界性心律时，应停止射频应用，并将导管头端重新放置到稍微不同的位置，证实接触良好后，再尝试

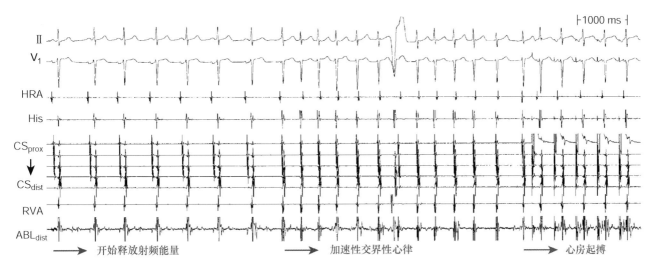

图 17.26 房室结慢径导管消融。正常窦性心律期间，发放射频（RF）能量可产生伴完整室房传导的加速性交界性心律。以快于交界性心律的频率进行心房超速起搏可证实室房传导的完整性。这一发现表明该点是一个好靶点，且未损伤快径。ABL~dist~，消融电极远端；CS~dist~，冠状窦远端；CS~prox~，冠状窦近端；His，希氏束；HRA，高位右心房；RVA，右心室心尖部

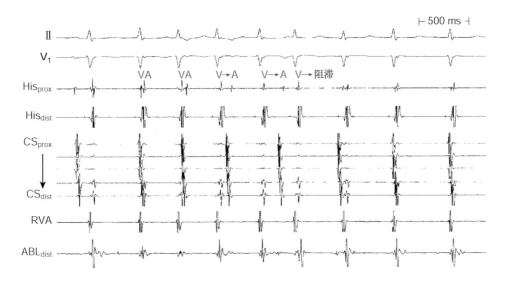

图 17.27 房室结慢径消融过程中的交界性心律。正常窦性心律期间，释放射频能量可产生交界性心动过速。在交界性心律期间可观察到文氏室房（VA）传导阻滞发生，提示希氏束损伤，应立即停止使用射频能量。ABL~dist~，消融电极远端；CS~dist~，冠状窦远端；CS~prox~，冠状窦近端；His~dist~，希氏束远端；His~prox~，希氏束近端；HRA，高位右心房；RVA，右心室心尖部

新的射频消融操作。然而，交界性心律在多种情况下可能不会发生，包括非典型 AVNRT（快-慢型和慢-慢型）和一些重复消融的典型（慢-快型）AVNRT 病例。

射频应用导致加速性交界性心律后，要进行程序性电刺激（心房和心室刺激）以确定是否存在慢径传导、AVN 回波和可诱导心动过速。如果结果不满意，将消融导管移动至稍微不同的位置，并尝试新的射频消融操作。多次射频消融操作后仍不能诱发交界性心律时，应进行诱发 AVNRT 或双径的检查；在极少情况下，尽管无交界性心律，但慢径已被消除，且额外的射频应用不仅没有必要，还具有潜在的危险。

观察到以下情况时应该立即停止射频应用，包括：①阻抗突然上升（超过 10Ω）；②PR 间期延长（在正常窦性心律或心房起搏期间）；③发生房室传导阻滞；④快速交界性心动过速（周长 < 350 ms）；⑤交界性逸搏期间出现逆向传导阻滞（图 17.27）。虽然最后一种情况可预示典型 AVNRT 中出现顺向房室传导阻滞，必须立即停止射频发放，但在非典型 AVNRT 患者中常无快径逆向阻滞，甚至在消融之前。在这种情况下，无室房传导的交界性心律可能不是不良征兆；事实上，这样的情况可以表明慢径消融成功，因此应继续射频发放。如前所述，以远超过超速交界性心律的频率行心房起搏可监测顺向快径传导，有助于确保射频安全操作[44]。

消融终点

消除慢径传导

慢径消融的最佳终点是完全消除慢径传导和 AVN 双径路生理而不损伤快径。其表现为无慢径传导（即非连续性房室传导曲线消失）、文氏周长改变（更短或更长）、AVN ERP 延长、AVN（快径）顺向和逆向传导完好。在许多情况下，快径的 ERP 可以缩短，这可能是因为慢径对快径施加的电紧张抑制解除[17]。

无法诱发心动过速

成功的慢径消融并不需要消除所有慢径传导的证据。无论注射或不注射异丙肾上腺素，均消除 AVNRT 的诱发和 1∶1 慢径顺向传导即可。完全消除所有慢径顺向传导不是临床成功的必要条件，并会导致房室传导阻滞的风险略有升高。在成功慢径消融的患者，40% ～ 50% 仍然具有 AVN 双径路生理，其中 75% 的患者可出现单个 AVN 回波，但不能诱发 AVNRT（这些患者已经进行慢径改良）。在大多数慢径区域消融后不能再诱发出 AVNRT 的患者中，残留的不连续 AVN 功能曲线和单个 AVN 回波均不能预测

AVNRT 复发的风险增加。

因此，无法诱发 AVNRT（无论是否注射异丙肾上腺素），以及 AVN 双径（AH 间期跳跃）和单个 AVN 回波（回波区域 < 30 ms）是一个可接受的终点。然而，有两个 AVN 回波或在较宽的配对间期范围内产生单个回波通常预示着加用异丙肾上腺素或阿托品可以诱发 AVNRT，以及 SVT 的远期复发。

当基线状态下很少能诱发 AVNRT 或 AVN 双径路生理时，可能无法证实射频消融的疗效。在这种情况下，其他参数可以作为消融成功的指标，包括快速心房起搏伴 1∶1 房室传导时无 PR/RR 比值 > 1、文氏周长延长，以及快径 ERP 缩短。

如果在消融前需要异丙肾上腺素诱发 SVT，则在消融过程中应停止使用异丙肾上腺素，并在消融后重新使用，以充分评估消融的疗效。如果消融前不需要异丙肾上腺素诱发 SVT，则消融后不需要检查。然而，如果可接受单个 AVN 回波作为终点，则在消融后检查时需要注射异丙肾上腺素，以验证无法诱发两个回波或 AVNRT。

心动过速诱发性的重新评估通常在最后一次射频应用成功后 30 min 重复。然而，尚无数据支持延长等待期可使急性消融成功后复发率降低。事实上，一份报告显示，在不影响患者长期预后的情况下，可以省略延长等待期。

室房传导阻滞

与慢-快型 AVNRT 患者不同，非典型（慢-慢型或快-慢型）AVNRT 患者往往缺乏快径逆向传导，即使在消融前。在消融过程中这些患者实现完全性室房传导阻滞意味着已消除所有慢径的逆向传导。该终点与心律失常较少复发有关。

预后

AVNRT 消融的急性成功率为 97% ～ 99%，无论采用解剖法指导还是电解剖法指导，急性成功率均相近。消融成功后的复发率为 2% ～ 5%。在 40% 的 AVNRT 复发患者中，慢径传导在最初被证实已消失后又重新恢复。大多数 AVNRT 的复发发生在消融后的最初数天到数月内。

房室传导阻滞

AVNRT 消融最重要的并发症是房室传导阻滞，0.2% ～ 0.8% 的患者可发生房室传导阻滞。房室传导阻滞一般发生在使用射频过程中或消融后第一个 24 h 内，交界性异搏伴室房传导阻滞几乎总是在其之前

发生。房室传导阻滞水平通常在 AVN。房室传导阻滞的预测因素包括解剖消融靶点邻近致密 AVN、射频操作过程中发生快速交界性心动过速（周长＜350 ms）、出现伴室房传导阻滞的交界性心律、射频放电的次数（与组织损伤的程度相关）和消融过程中顺向房室传导严重恶化。

值得注意的是，房室传导阻滞偶尔意外发生，即使在 Koch 三角的下侧进行选择性慢径消融时也是如此。这可能与直接损伤致密 AVN、损伤右冠状动脉或 AVN 动脉，或直接损伤位于后方的快径有关[12]。有时，短暂的 AVN 阻滞可由消融导管操作过程中的机械性损伤引起。这表明存在一个相对较小的致密 AVN，在消融过程中可能更容易产生心脏阻滞。导管诱导的房室传导阻滞通常在数秒到数分钟后消失。小心放置导管以避开可诱发阻滞的部位，通常可使消融成功且无房室传导阻滞[5, 44]。

术后需要植入起搏器的房室传导阻滞的发生率相对较低（10 年为 0.4%），但仍高于其他 SVT 患者和普通人群的发生率。出现较晚的房室传导阻滞可能与手术过程中 AVN 的亚临床损伤有关，其可能导致 AVN 功能随着时间的推移而加速退化，也可能与射频损伤的持续愈合造成纤维化和损伤面积扩大有关。值得注意的是，在消融过程中即使发生短暂性房室传导阻滞，尤其是老年患者，也被认为是术后发生需要植入起搏器的房室传导阻滞的标志[46]。

心悸

AVNRT 消融后，20% ～ 30% 的患者可出现心悸。心悸通常为一过性，且一般不是由 AVNRT 复发引起。大多数是由 PAC 或 PVC 引起，其会自行消失，无需任何治疗。AVNRT 消融后，一些患者可能出现不适当的窦性心动过速，这说明传入窦房结和 AVN 的副交感神经或交感神经的干扰。

其他并发症

其他手术并发症包括心脏压塞（0.2%）、血肿（0.2%）和股动脉假性动脉瘤（0.1%）。此外，凝血系统亚临床激活（如血浆 D- 二聚体水平升高）在射频消融过程中较常见。然而，临床可检测到的栓塞事件并不常见（0.7%）。消融后 6 ～ 8 周可考虑阿司匹林治疗，以减少右心房或腔静脉血栓形成的风险。

慢径的冷冻消融

冷冻消融靶点

消融靶点为慢径区域，可通过解剖法或电解剖法识别（见上文）。无论在正常窦性心律时还是在 AVNRT 时进行冷冻消融，靶点都应该在正常窦性心律时被确定，因为在 AVNRT 时 A/V 比例和电图形态均比较模糊。

冷冻消融术技术

冷冻标测　冷冻标测（ice mapping）的目的是验证在被选定的位点进行消融会产生预期的效果（即慢径阻滞），并确保没有并发症（即房室传导阻滞）。冷冻标测在 −30℃ 时实施。在该温度下，冷冻损伤为可逆性（最长可达 60 s），在导管头端形成的冰球里导管与心房心内膜黏附（冷凝黏附）。消融导管远端双极记录到电噪声提示导管头端形成冰球并黏附于心肌。冷冻标测模式下，温度不可低于 −30℃，能量发放的时间限制在 60 s 内。一旦形成冰球，可使用各种起搏方案来观察慢径传导的改良或消失情况[47]。

双 AVN 径路不连续顺传曲线的患者，常在正常窦性心律状态下进行冷冻标测。对于 AVN 传导曲线无明显不连续的患者，AVNRT 期间可进行冷冻标测，其可终止心动过速且无导管移位风险（由于冷冻黏附）。

在慢径的冷冻消融过程中，无法观察到交界性心律。因此，必须使用其他参数来验证消融靶点的潜在有效性。事实上，无交界性心律具有一定优势，因为它可以在消融过程中维持正常窦性心律，并全程监测 PR 间期。此外，冷冻消融期间维持正常窦性心律可允许在持续冷冻消融过程中使用各种起搏，以评估消融对慢径传导的影响。AVN 双径路生理功能的消失、不能诱发 AVNRT，以及快径 ERP 的改良可预测成功消融的靶点。AVNRT 期间行冷冻消融时，AH 间期逐渐延长后 AVNRT 终止，表明发生慢径传导阻滞[47-48]。

慢径阻滞常快速发生（10 ～ 20 s 内）于理想靶点。如果冷冻消融在 20 ～ 30 s 内没有产生预期效果，或者导致意外的房室传导延迟或阻滞，应该终止冷冻消融。等待数秒待导管融化后从组织中取出，将导管移动到不同位点，重新尝试冷冻标测。

冷冻消融　如果冷冻标测后证实慢径阻滞或改良结果满意，而患者基本的房室传导未改变，提示为成功冷冻标测靶点，此时可开启冷冻消融模式，消融过程中目标温度低于 −75℃（通常为 −80℃ ～ −75℃）。然后继续冷冻消融 4 min，形成不可逆性病变。如果导管头端与心内膜紧密接触，一旦冷冻消融模式启动，导管头端温度应立即下降。消融过程中温度的缓慢下降或制冷剂的高流速提示导管头端组织接触不良，在这种情况下，应中断冷冻消融并重新放置导管。

一旦实现成功的冷冻损伤，在同一部位制

1～2 个额外的（"附加"）冷冻损伤可进一步增加损伤范围，有助于降低心动过速复发的风险。在成功消融的部位，消融通常持续 2～3 个连续的冻融循环，每个 4 min（共 12 min）。将导管头端复温至体温后，立即开始下一个冷冻循环，而不需要将导管头端移离成功消融的部位。如果在第一次操作时观察到短暂 PR 间期延长或房室传导阻滞，则不建议进行额外的损伤[47-48]。

慢径冷冻标测和冷冻消融的成功靶点常位于 Koch 三角的间隔中部区域，比常见的射频消融成功靶点更靠上。在极少数情况下，在特殊部位的冷冻标测未出现房室传导阻滞，但在同一部位的冷冻消融过程中出现。幸运的是，如果迅速终止冷冻消融，这种情况很快可恢复。

冷冻消融的终点

冷冻消融的目的是完全消除慢径功能。这通常需要在邻近的位点施行多次冷冻操作。多次冷冻操作后仍然存在不连续的 AVN 顺向传导曲线和单个 AVN 回波，甚至注射异丙肾上腺素也不能诱发多个回波或 AVNRT，这仍是一个合理的终点。如果用标准的 4 mm 大头导管不能达到即刻手术成功，可以使用 6 mm 大头导管，这有助于产生更大更深的冷冻损伤[47-48]。

冷冻消融的预后

既往报告指出，儿童 AVNRT 冷冻消融手术的急性成功率为 83%～100%，复发率为 3%～20%。复发在年轻患者人群中不太常见。虽然使用额外冷冻操作巩固冷冻消融的即刻成功和选择头端更大的冷冻导管（8 mm 和 6 mm vs. 4 mm）来制造更大的损伤可在不影响安全性的情况下减少远期复发，但总成功率仍低于射频消融。在一项对比 AVNRT 冷冻消融与射频消融的 meta 分析中，冷冻消融的永久性房室传导阻滞风险较低（0% vs. 0.75%），但 AVNRT 的远期复发风险更高（9.7% vs. 3.8%）且总手术时间更长（111.7 min vs. 81.2 min）[47-50]。

冷冻消融的安全性毋庸置疑。目前尚无持续性房室传导阻滞的报道，甚至是使用大头冷冻导管时，尽管事实上 -30℃冷冻标测或 -75℃冷冻消融时，短暂房室传导阻滞的发生率高达 2%～23%。

尽管在冷冻消融期间和消融结束后房室传导正常，但极少数情况下可在消融后不久（在最初 24 h 内）观察到短暂的房室传导阻滞。晚期房室传导阻滞的机制尚不清楚，尤其是与射频消融相比，冷冻能量

所导致的纤维化更为有限且界限明确，无任何慢性炎症的迹象[51]。

冷冻消融的优势

冷冻消融技术的显著优势之一是通过冷冻（冷冻标测）可逆地使组织功能丧失，因而有提示后续消融靶点的功能而不引起永久性损伤。此外，一旦导管头端的温度降低至 0℃以下，导管头端逐渐结冰可使导管黏附于邻近组织（冷冻黏附），这样可保持导管与消融靶点稳定接触，减小心律改变时导管移位的风险[47-48]。

冷冻消融在快径或 AVN 向后移位的 AVNRT 及在希氏束与 CS os 之间的 Koch 三角空间狭小的患者中具有独特的优势，这时消融必须在间隔中部进行。但考虑到射频消融慢径的高成功率和低风险，对于未经选择的 AVNRT 病例，很难证明冷冻消融的临床效果优于射频消融。因此，在射频消融易产生 AVN 损伤的一些特殊情况下推荐冷冻消融。这些情况包括心脏解剖结构异常而无法安全发放射频能量的患者，存在基础房室传导受损的患者、在较后位置射频消融失败后需要在致密 AVN 附近进行消融的患者、儿科患者和很小的射频消融相关性房室传导阻滞风险仍被认为不可接受的患者。

参考文献

1. Dobrzynski H, et al. Structure, function and clinical relevance of the cardiac conduction system, including the atrioventricular ring and outflow tract tissues. *Pharmacol Ther.* 2013;139:260–288.
2. Lee P-C, Chen S-A, Hwang B. Atrioventricular node anatomy and physiology: implications for ablation of atrioventricular nodal reentrant tachycardia. *Curr Opin Cardiol.* 2009;24:105–112.
3. Kurian T, Ambrosi C, Hucker W, et al. Anatomy and electrophysiology of the human AV node. *Pacing Clin Electrophysiol.* 2010;33:754–762.
4. Faletra FF, Ho SY, Auricchio A. Anatomy of right atrial structures by real-time 3D transesophageal echocardiography. *JACC Cardiovasc Imaging.* 2010;3:966–975.
5. Yamaguchi T, et al. Anatomical and electrophysiological variations of Koch's triangle and the impact on the slow pathway ablation in patients with atrioventricular nodal reentrant tachycardia: a study using 3D mapping. *J Interv Card Electrophysiol.* 2013;37:111–120.
6. Mani BC, Pavri BB. Dual atrioventricular nodal pathways physiology: a review of relevant anatomy, electrophysiology, and electrocardiographic manifestations. *Indian Pacing Electrophysiol J.* 2014;14:12–25.
7. Katritsis DG, et al. Coexistent types of atrioventricular nodal re-entrant tachycardia. *Circ Arrhythm Electrophysiol.* 2015;8:1189–1193.
8. Katritsis DG, Camm AJ. Atrioventricular nodal reentrant tachycardia. *Circulation.* 2010;122:831–840.
9. Efimova E, et al. Adenosine sensitivity of retrograde fast pathway conduction in patients with slow-fast atrioventricular nodal reentrant tachycardia: a prospective study. *Heart Rhythm.* 2014;11:871–876.
10. Katritsis DG, Josephson ME. Classification of electrophysiological types of atrioventricular nodal re-entrant tachycardia: a reappraisal. *Europace.* 2013;15:1231–1240.
11. Asirvatham SJ, Stevenson WG. Atrioventricular nodal reentry tachycardia chameleon in disguise. *Circ Arrhythm Electrophysiol.* 2014;7:355–357.
12. Suzuki A, et al. Visualization of the antegrade fast and slow pathway

inputs in patients with slow-fast atrioventricular nodal reentrant tachycardia. *Pacing Clin Electrophysiol.* 2014;37:874–883.

13. Nakatani Y, et al. Electrophysiological and anatomical differences of the slow pathway between the fast-slow form and slow-slow form of atrioventricular nodal reentrant tachycardia. *Europace.* 2014;16:551–557.

14. Page RL, et al. 2015 ACC/AHA/HRS guideline for the management of adult patients with supraventricular tachycardia: a report of the American College of Cardiology/American Heart Association Task Force on Clinical Practice Guidelines and the Heart Rhythm Society. *Circulation.* 2016;133: e506–e574.

15. González-Torrecilla E, et al. Combined evaluation of bedside clinical variables and the electrocardiogram for the differential diagnosis of paroxysmal atrioventricular reciprocating tachycardias in patients without pre-excitation. *J Am Coll Cardiol.* 2009;53:2353–2358.

16. Hoffmann BA, et al. Ablation of atrioventricular nodal reentrant tachycardia in the elderly: results from the German Ablation Registry. *Heart Rhythm.* 2011;8:981–987.

17. Park JS, Hwang H, Joung B, et al. Clinical and electrophysiologic characteristics before and after radiofrequency ablation of sustained slow atrioventricular nodal pathway conduction. *JACC Clin Electrophysiol.* 2016;2:367–374.

18. Nakatani Y, et al. Differentiation of slow-slow form of AVNRT from AVRT through a posteroseptal accessory pathway by retrograde P-wave amplitude. *Pacing Clin Electrophysiol.* 2016;39:241–248.

19. Mendenhall GS, Voigt A, Saba S. Insights into atrioventricular nodal function from patients displaying dual conduction properties: interactive and orthogonal pathways. *Circ Arrhythm Electrophysiol.* 2013;6:364–370.

20. Derval N, et al. Differential sequential septal pacing: a simple maneuver to differentiate nodal versus extranodal ventriculoatrial conduction. *Heart Rhythm.* 2013;10:1785–1791.

21. Obeyesekere M, et al. Tachycardia induction with ventricular extrastimuli differentiates atypical atrioventricular nodal reentrant tachycardia from orthodromic reciprocating tachycardia. *Heart Rhythm.* 2012;9:335–341.

22. Josephson ME, Almendral J, Callans DJ. Resetting and entrainment of reentrant ventricular tachycardia associated with myocardial infarction. *Heart Rhythm.* 2014;11:1239–1249.

23. Deo R, Berger R. The clinical utility of entrainment pacing. *J Cardiovasc Electrophysiol.* 2009;20:466–470.

24. Akerström F, et al. Performance of the SA-VA difference to differentiate atrioventricular nodal reentrant tachycardia from orthodromic reentrant tachycardia in a large cohort of consecutive patients. *Pacing Clin Electrophysiol.* 2015;38:1066–1072.

25. González-Torrecilla E, et al. Differences in ventriculoatrial intervals during entrainment and tachycardia: a simpler method for distinguishing paroxysmal supraventricular tachycardia with long ventriculoatrial intervals. *J Cardiovasc Electrophysiol.* 2011;22:915–921.

26. González-Torrecilla E, et al. First postpacing interval after tachycardia entrainment with correction for atrioventricular node delay: a simple maneuver for differential diagnosis of atrioventricular nodal reentrant tachycardias versus orthodromic reciprocating tachycardias. *Heart Rhythm.* 2006;3:674–679.

27. Kannankeril PJ, Bonney WJ, Dzurik MV, et al. Entrainment to distinguish orthodromic reciprocating tachycardia from atrioventricular nodal reentry tachycardia in children. *Pacing Clin Electrophysiol.* 2010;33: 469–474.

28. Javier García-Fernández F, et al. Differentiation of atrioventricular nodal reentrant tachycardia from orthodromic reciprocating tachycardia by the resetting response to ventricular extrastimuli: comparison to response to continuous ventricular pacing. *J Cardiovasc Electrophysiol.* 2013;24: 534–541.

29. Nagashima K, et al. Anterograde conduction to the His bundle during right ventricular overdrive pacing distinguishes septal pathway atrioventricular reentry from atypical atrioventricular nodal reentrant tachycardia. *Heart Rhythm.* 2015;12:735–743.

30. Segal OR, et al. Differential ventricular entrainment: a maneuver to differentiate AV node reentrant tachycardia from orthodromic

reciprocating tachycardia. *Heart Rhythm.* 2009;6:493–500.

31. Dandamudi G, et al. A novel approach to differentiating orthodromic reciprocating tachycardia from atrioventricular nodal reentrant tachycardia. *Heart Rhythm.* 2010;7:1326–1329.

32. AlMahameed ST, Buxton AE, Michaud GF. New criteria during right ventricular pacing to determine the mechanism of supraventricular tachycardia. *Circ Arrhythm Electrophysiol.* 2010;3:578–584.

33. Vijayaraman P, Lee BP, Kalahasty G, et al. Reanalysis of the 'pseudo A-A-V' response to ventricular entrainment of supraventricular tachycardia: importance of his-bundle timing. *J Cardiovasc Electrophysiol.* 2006;17:25–28.

34. Singh DK, et al. His overdrive pacing during supraventricular tachycardia: a novel maneuver for distinguishing atrioventricular nodal reentrant tachycardia from atrioventricular reciprocating tachycardia. *Heart Rhythm.* 2014;11:1327–1335.

35. Pérez-Rodon J, et al. Entrainment from the para-Hisian region for differentiating atrioventricular node reentrant tachycardia from orthodromic atrioventricular reentrant tachycardia. *Europace.* 2008; 10:1205–1211.

36. Asirvatham SJ, Stevenson WG. Taking the slower pathway. *Circ Arrhythm Electrophysiol.* 2015;8:236–238.

37. Lane C, Veenhuyzen GD, Quinn FR. A conflict of evidence: AVNRT or junctional tachycardia? *Heart Rhythm.* 2013;10:767–769.

38. Katritsis DG, Josephson ME. Differential diagnosis of regular, narrow-QRS tachycardias. *Heart Rhythm.* 2015;12:1667–1676.

39. Padanilam BJ, et al. Differentiating junctional tachycardia and atrioventricular node re-entry tachycardia based on response to atrial extrastimulus pacing. *J Am Coll Cardiol.* 2008;52:1711–1717.

40. Ho RT, Pietrasik G, Greenspon AJ. A narrow complex tachycardia with intermittent atrioventricular dissociation: What is the mechanism? *Heart Rhythm.* 2014;11:2116–2119.

41. Fan R, et al. Novel use of atrial overdrive pacing to rapidly differentiate junctional tachycardia from atrioventricular nodal reentrant tachycardia. *Heart Rhythm.* 2011;8:840–844.

42. Asirvatham SJ, Stevenson WG. Atrioventricular nodal block with atrioventricular nodal reentrant tachycardia ablation. *Circ Arrhythm Electrophysiol.* 2015;8:745–747.

43. Bagherzadeh A, Keshavarzi T, Farahani MM, et al. Determinants of immediate success for catheter ablation of atrioventricular nodal reentry tachycardia in patients without junctional rhythm. *J Interv Card Electrophysiol.* 2014;39:19–23.

44. Chen H, et al. Atrioventricular block during slow pathway ablation: entirely preventable? *Circ Arrhythm Electrophysiol.* 2015;8:739–744.

45. Reddy CD, Silka MJ, Bar-Cohen Y. A comparison of AV nodal reentrant tachycardia in young children and adolescents: electrophysiology, ablation, and outcomes. *Pacing Clin Electrophysiol.* 2015;38:1325–1332.

46. Liao J-N, et al. Permanent pacemaker implantation for late atrioventricular block in patients receiving catheter ablation for atrioventricular nodal reentrant tachycardia. *Am J Cardiol.* 2013;111: 569–573.

47. Pieragnoli P, et al. Cryoablation of typical AVNRT: younger age and administration of bonus ablation favor long-term success. *Heart Rhythm.* 2015;12:2125–2131.

48. Qureshi MY, Ratnasamy C, Sokoloski M, et al. Low recurrence rate in treating atrioventricular nodal reentrant tachycardia with triple freeze-thaw cycles. *Pacing Clin Electrophysiol.* 2013;36:279–285.

49. Hanninen M, et al. Cryoablation versus RF ablation for AVNRT: a meta-analysis and systematic review. *J Cardiovasc Electrophysiol.* 2013; 24:1354–1360.

50. Drago F, et al. Cryoablation of AVNRT in children and adolescents: early intervention leads to a better outcome. *J Cardiovasc Electrophysiol.* 2014; 25:398–403.

51. Kiplapinar N, et al. Assessment of atrioventricular conduction following cryoablation of atrioventricular nodal reentrant tachycardia in children. *Pacing Clin Electrophysiol.* 2014;37:712–716.

典型房室旁路

杨亚兵　译　王泽峰　贾玉和　校

旁路的类型

旁路是由于胚胎期房室环发育不完全形成的连接房室之间的残存心肌，导致心房和心室之间的纤维隔离不完整。根据旁路连接的结构不同，可分为房室旁路、房结旁路、房 -His 束旁旁路、房束支纤维、束室纤维、结束纤维等[1]。

房室旁路

房室旁路是穿过电绝缘的房室环并连接心房肌和心室肌的标准工作心肌，其绕过了房室结-希氏束-浦肯野纤维系统的传导。在既往文献中，房室旁路还被称为 Kent 束，然而 Kent 描述为存在于右心房游离壁的房室结样组织且不连接于心室，故 Kent 束的名称应尽量避免使用。

房结旁路

房结旁路连接心房和远端 / 致密房室结区，也被称为 James 束，其生理意义尚不明确。

房束旁路

房结旁路连接与心房和希氏束，非常罕见。

不典型旁路

不典型旁路是旁路的变异，连接心房（房束纤维）、房室结（结束纤维或结室旁路）以及希氏束（束室旁路）至浦肯野纤维远端或心室肌。此外，其还包括相对慢的短房室间期旁路和长房室传导间期旁路。尽管不典型旁路经常被称为 Mahaim 纤维，但是推荐使用基于旁路连接解剖结构的名称。

预激综合征的分类

依据旁路的解剖结构和激动的传导方向，预激可分为不同的类型。正常心脏激动由心房经过房室结-希氏束-浦肯野系统传至心室。预激患者心房与心室之间存在旁路，绕过房室结传导。当这些解剖变异导致心动过速时被称为综合征。

Wolff-Parkinson-White 综合征

Wolff-Parkinson-White（WPW）综合征中房室传导部分或全部通过房室旁路，导致部分心室肌提前激动。

隐匿性旁路

隐匿性旁路指旁路无前传功能，不导致心室预激。因为不导致心电图 QRS 波群的改变，体表心电图无法发现旁路的存在，故被称为隐匿性旁路。然而，隐匿性旁路具有逆传功能，可构成折返环，激动经心房、房室结、希氏束传至心室，再经旁路逆传回心房。

Lown-Ganong-Levine 综合征

Lown-Ganong-Levine（LGL）综合征，有人称是通过房束旁道导致预激，也有称没有旁道的存在，而是房室结传导功能的加强导致的心电图改变。其心电图的改变表现为 PR 间期缩短，无 δ 波和 QRS 间期延长。应该强调的是 LGL 综合征无明确的解剖变异，只是一个心电图现象描述，LGL 综合征这个名称应避免使用。

Mahaim 变异预激

所谓的 Mahaim 变异预激是不导致典型的 δ 波，因为这些旁路多终止与传导系统或传导系统附近的心肌，且传导缓慢，房室结-希氏束-浦肯野系统有足够的时间激动大部分心肌。

值得注意的是，一些较早的文献提到的同名旁路，最初以解剖来描述，后来试图将这些结构与生理学发现联系起来。近年从心腔内记录中获得的数据表明，这些联系很多不正确，因此使用同名词会给讨论增添混乱。例如，Kent 所描述的旁路（房室瓣环游离壁的房室结节样组织）与心房纤维更相似，而并不像典型房室纤维，而心房纤维的生理特性最初（错误地）被归结于 Mahaim 纤维。表 18.1 列出了一些术语；不鼓励使用同名术语的原因很明显。

病理生理学

Wolff-Parkinson-White 综合征

WPW 样心电图改变是指患者具有显性旁路相关的一系列心电图改变（心室预激、短 PR 间期、δ 波及 QRS 波增宽），而无临床症状（图 18.1）。WPW 综合征既有心室预激的心电图改变，又有明确的心动过速或心动过速相关的症状[1]。

房室旁路通常传导速度比房室结快，心室除极较仅通过房室结传导者早，导致 PR 间期缩短。另外，房室旁路具有非递减传导特性，心室最早激动时间（P-delta 波间期）在不同的心房率时保持不变（图18.2）。

表 18.1 不同旁路的历史描述

旁路名称	解剖描述	可能的生理作用 / 综合征	实际的生理作用
Kent 束	位于非间隔房室交界区的散在结样细胞	异常房室连接 /WPW 综合征	无（可能房束纤维）
James 束	房-结连接	LGL 综合征	加强房室结传导
Brechenmacher 束	房-His 连接	LGL 综合征	加强房室结传导
Mahaim 纤维	连接致密房室结-心室	伴递减传导的间隔旁路	可能无
Paladino 纤维	连接近端房室结-心室	伴递减传导的间隔旁路	可能无

AV 房室；AVN 房室结；LGL，Lown-Ganong-Levine；WPW，Wolff-Parkinson-White

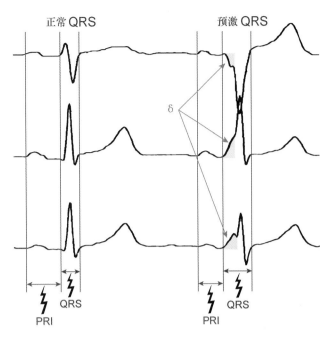

图 18.1 心室预激。正常窦性心律时三个体表心电图导联。第一个窦性 P 波通过正常的房室结-希氏束浦肯野系统（AVN-HPS）传导，产生正常的 PR 间期（PRI）和正常的 QRS 波群。第二个 P 波通过房室结（AVN）和旁路（BT）共同传导。旁路传导比 AVN 快，导致心室预激和 PR 间期（PRI）缩短。然后，预激的心室激动从旁路的插入点经心肌到心肌（慢）在心室内缓慢传导，产生初始顿挫的 δ 波（QRS 波的阴影区域）。其余 QRS 波部分是由激动经 HPS 快速传导产生的。因此，预激 QRS 是激动经旁路传导（初始 δ 波）和 AVN-HPS 传导（占其余 QRS 波成分）融合产生的

WPW 综合征患者激动由旁路的心室插入点经过心肌细胞间的连接在心室内传导，明显慢于由希浦系统传导心室除极速度。尽管旁路插入点心肌除极较早，但其在心肌细胞间的传导速度慢于正常情况下的传导。体表心电图的 QRS 波由预激导致的心室提前激动和稍晚的经房室结-希浦系统传导引起的心室激动融合而成。由于激动在心肌细胞间传导较慢，导致 QRS 群起始部出现顿挫，被称为 δ 波。

依据经正常房室结-希浦系统和显性旁路激动的心室肌比例不同，分为不同程度的预激。相对于房室结，旁路激动传导的速度越快，经旁路激动的心肌细胞越多，δ 波就越明显越宽，QRS 间期也越长[1]。

房室旁路

心脏骨架有四个致密纤维组织环构成，其围绕房室环（二尖瓣和三尖瓣），并延伸至主动脉和肺动脉根部，为心脏提供了结构支撑，同时构成了心房和心室的电隔离屏障。主动脉瓣位于中心位置，其他三个瓣环依附在周围。右纤维三角是由主动脉瓣、三尖瓣内侧和二尖瓣构成的三角形结构，是心脏骨架中最厚及最致密的区域。右纤维三角和膜部室间隔组成了中心纤维体（图 9.1）。

房室交界区指心脏内心房肌组织连接二尖瓣和三尖瓣的区域，其房室结-希浦系统位于间隔部，是心房和心室间的唯一正常电传导通路。心脏纤维骨架和房室环（纤维环）起到了绝缘屏障作用，阻止电激动通过其他途径传导心室。房室结的主要功能是调节心房冲动向心室传导，从而协调心房和心室收缩；接收、延迟和传递心房激动向心室的传导。

房室旁路是除正常房室传导系统以外连接心房和心室的异常肌纤维，常位于房室交界区的顶部和侧耳部。其破坏了由房室环和瓣膜构成纤维绝缘屏障。在主动脉瓣和二尖瓣之间的连续纤维组织结构很少发现房室旁路，因为这个区域心房肌和心室肌之间的间隙较宽，其间容纳了主动脉的流出道。其余的房室环被分为四部分，包括左侧游离壁、右侧游离壁、前间隔和后间隔。旁路在各个区域的分布并不一致，46%～60% 分布于左侧游离壁，25% 分布于后间隔，13%～21% 位于右侧游离壁，7% 位于上间隔（前间隔），不到 5% 的旁路位于中间隔（图 18.3）。

房室旁路通常是较短、薄的肌纤维（长 5～10 mm 左右，最大直径 0.1～7 mm），但偶尔也存在较粗的肌纤维，可以存在房室环的外膜下到内膜下的各个层面。心房插入点距心室插入点一到几个厘米。一些后间隔旁道的插入点在冠脉窦肌层，而不是在心房肌，这些旁路往往与冠状静脉系统或冠状窦分支血管的憩室有关。

多房室旁路在旁路患者出现的概率为 5%～10%，指不同房室旁路的距离超过 1～3 cm。最常出现多旁路的解剖位置是后间隔和右侧游离壁。在合并逆向型房室折返性心动过速、房颤导致室颤及 Ebstein 畸形患者中发病率较高。

大多数旁路（约 60%）同时具有前传和逆传功能，即双向传导功能，少数旁路仅具有单向传导功能。仅有前传功能的旁路非常少见（少于 5%），常位于右侧瓣环，且具有递减特性。仅有逆传功能的旁路相对常见，占所有旁路的 17%～37%。旁路具有前传功能，且窦律时有心室预激，被称为显性旁路。旁路仅有逆传功能时称为隐匿性旁路。

房室旁路主要由工作心肌细胞构成，类似于希氏束-浦肯野组织、心房肌及心室肌，其传导功能主要有快钠通道介导。在到达不应期之前，旁路的前传和逆传功能在不同的刺激频率相对恒定。房室旁路通常表现为"全"或"无"式传导（非递减传导）。但仔

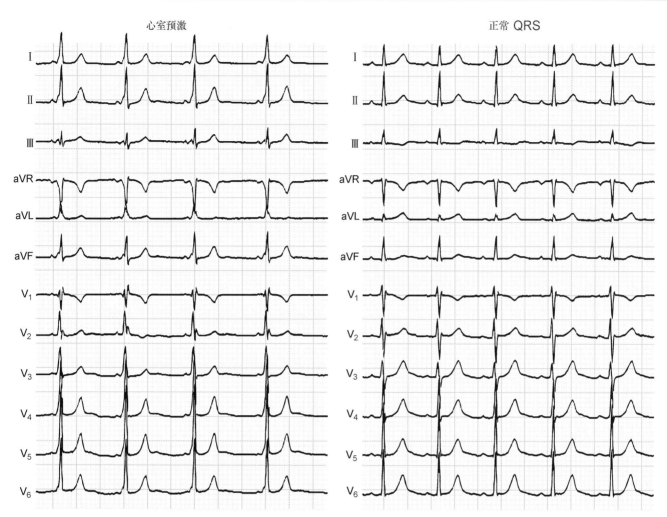

心室预激　　　　　　　　　　　　　　　　正常 QRS

图 18.2　Wolf-Parkinson-White 心电图（ECG）模式。 同一患者有心室预激（左）和无心室预激（右）的正常窦性心律体表心电图

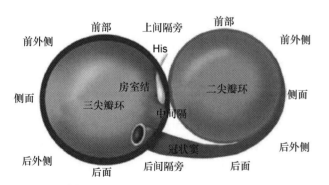

图 18.3　按解剖区域划分的房室（AV）旁路的位置。 左前斜位下三尖瓣和二尖瓣环。显示冠状窦、房室结和希氏束的位置。房室旁路可在所示的任何区域连接心房和心室肌。（From Miller JM，Zipes DP. Therapy for cardiac arrhythmias. In：Libby P，Bonow R，Mann DL，et al.，eds. Braunwald's Heart Disease：A Textbook of Cardiovascular Medicine. 8th ed. Philadelphia：WB Saunders；2007：779-830.）

细测量，旁路的传导间期在完全阻滞之前会有轻度延长（10～15 毫秒）。相反，房室结动作电位的产生和传导主要有慢钙通道介导，表现为递减传导。当心

房频率快时，房室结的传导间期会延长。这样，旁路的传导速度就较房室结快，心率越快，这种差别就越明显。这些差异具有潜在的临床意义。房室结的重要功能是限制过多的心房激动传至心室，在快心房率时（如房颤、房扑）尤为重要。而房室旁路没有递减传导的功能，如其不应期过短，心律失常时可以引起心室率过快，甚至诱发室颤。

房室折返环

房室折返性心动过速是大折返性心动过速，正常的房室传导通路和连接心房、心室的房室旁路构成了折返环的两条独立传导通路。如果正常传导系统和旁路传导时间和不应期的差异合适，一个房早或室早就可诱发折返。房室折返性心动过速是 WPW 综合征最常见（80%）的心动过速，依据房室结-希浦系统的传导方向可分为顺向型和逆向型（图 18.4）。顺向型房室折返性心动过速时房室结-希浦系统传导方向正常（前向传导）。

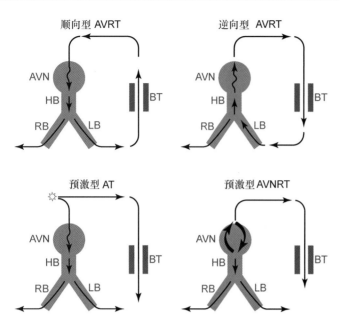

图 18.4　旁路相关的心动过速。左侧旁路参与的顺向型房室折返性心动过速（orthodromic AVRT）、逆向型房室折返性心动过速（antidromic AVRT）、预激性房性心动过速（preexcited AT）和预激性房室结折返性心动过速（preexcited AVNRT）时折返环路示意图。BT，旁路；AVN 房室结；HB，希氏束；LB，左束支；RB，右束支

顺向型房室折返性心动过速

在顺向型房室折返性心动过速中，房室结-希浦系统作为折返环的前传支（心房激动传导至心室的通路），而房室旁路作为逆传支（图 18.4 和图 18.5）。参与顺向型房室折返性心动过速的旁路中约 50% 为显性旁路（即具有双向传导功能），50% 为隐匿性旁路（仅有逆传功能）。体表心电图窦性心律时可以有或没有 WPW 样改变。窦律时有心室预激，在顺向型房室折返性心动过速时 δ 波会消失，因为心动过速是激动经过正常的房室传导系统前传，而不是经过旁路。顺向型房室折返性心动过速占显性旁路患者的房室折返性心动过速的 90% ～ 95%，占所有阵发性室上性心动过速的 35%[1]。

逆向型房室折返性心动过速

逆向型房室折返性心动过速是预激性房室折返性心动过速，房室旁路作为折返环的前传支，而房室结-希浦系统作为逆传支（图 18.4 和图 18.5）。逆向型房室折返性心动过速是 QRS 波群表现为完全预激图形（即心室完全经旁路激动，未经正常传导系统激动）。参与逆向型房室折返性心动过速的旁路必须具有前传功能，其窦律时往往有预激出现。在少数情况下，预激性房室折返性心动过速以一条旁路为前传

支，而另外一条旁路作为逆传支，或者和一旁路前传希浦系统逆传交替出现[1]。

临床上，逆向型房室折返性心动过速明显少于顺向型房室折返性心动过速，在 WPW 综合征患者中发生率不足 5%，在电生理检查可诱发出的概率不到 10%。逆向型房室折返性心动过速的发生率比较低与房室的电生理特性有关，因为房室结必须有良好的房室逆传功能心动过速才能维持。临床症状、性别、年龄、顺向型 AVRT 的发生率在存或不存在逆向型 AVRT 的预激综合征患者中相似。逆向型 AVRT 患者旁路的传导性能明显好于其他 WPW 综合征患者[2]。

逆向型房室折返性心动过速的提前条件是旁路与正常传导系统之间的距离不少于 4 厘米。后间隔（包括左后和右后）旁路往往作为逆传支，因为其和房室结距离较近，其往往是和另外一条游离壁旁路构成折返环而不是房室结。多达 50% ～ 70% 的自发逆向型 AVRT 的患者存在多旁路（显性或隐匿性），可以做或不作为心动过速的逆传支[2]。

持续性交界区无休止性心动过速

持续性交界区无休止性心动过速是一种罕见的由隐匿性旁路介导的持续性顺向型房室折返性心动过速，参与其逆传的房室旁路具有缓慢传导和递减传导的特性。旁路的逆传速度慢于房室结的前传速度，而大多 AVRT 患者为快旁路。PJRT 患者旁路常常位于后间隔，也有少数情况其位于房室环的其他位置。因为这些旁路往往是隐匿性的，且传导速度缓慢，常同时具备形成折返环的所有条件，故 PJRT 往往呈持续状态，只需短暂的窦性间歇心动过速即可诱发。PJRT 的持续特性可导致心动过速性心肌病[1, 3]。

WPW 综合征相关的其他心律失常

房速、房扑、房颤和房室结折返性心动过速可以和房室旁路并存，在这些心动过速中旁路作为旁观者，而不是心动过速诱发和维持的必需条件。

房室结折返性心动过速和房速

在房室结折返性心动过速和房速时，房室旁路均可作为旁观者将激动传至心室（图 18.4）。在 WPW 综合征患者出现房室结折返性心动过速，不经电生理检查很难与房室折返性心动过速鉴别。

房颤

WPW 综合征患者房颤的发生率在 12% ～ 39% 之间，多为阵发性房颤，持续性房颤较少见。房颤

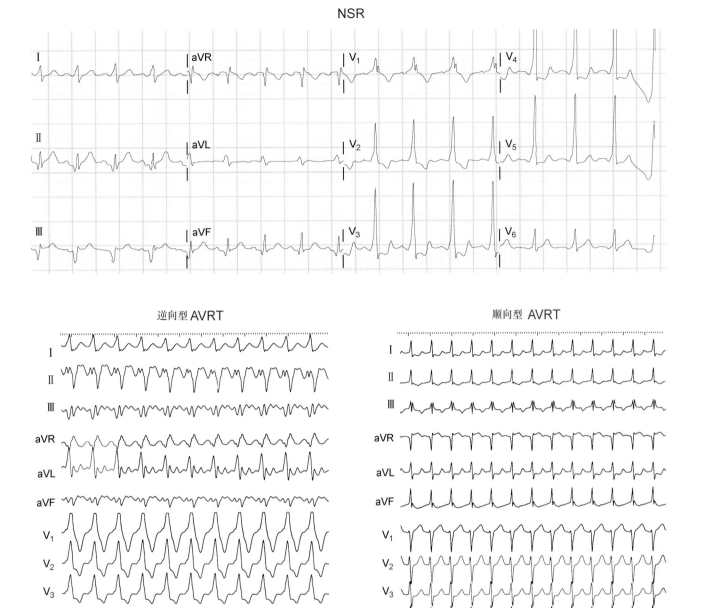

图 18.5　双向传导的左后旁路患者的逆向型（antidromic AVRT）和顺向型 AVRT（orthodromic AVRT）。正常窦性心律（NSR）时存在显性心室预激。窄 QRS 波心动过速是以旁路作为折返环逆传支的顺向型 AVRT。逆向型 AVRT 利用旁路进行房室传导前传，导致宽 QRS 波的心动过速

在旁路具有前传功能的患者中常见。合并逆向型 AVRT、多旁路、短前传不应期旁路患者更易出现房颤。在 WPW 综合征患者中，房颤通常由房室折返性心动过速蜕变而来（图 18.6）。

WPW 综合征患者阵发性房颤的发生率明显增加，且通常不合并结构性心脏病和其他房颤易发因素。提示房室旁路本身与房颤的发生有关，旁路被消融后房颤不再发生进一步支持这个观点。

房室折返性心动过速触发房颤的机制并不是十分清楚，快心房率可导致心房激动的分裂和再激动，创造房颤发生的电生理基质。同时合并旁路和房颤的患者经过旁路消融后可同时治愈房室折返性心动过速和房颤，与上述假说一致。另一种可能性是旁路复杂的几何结构导致激动波的分裂而诱发房颤。通过直接旁

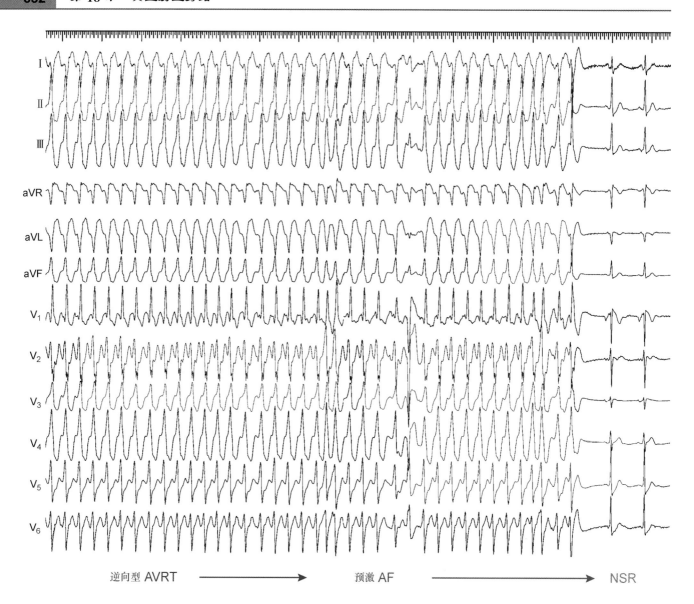

逆向型 AVRT ⟶ 预激 AF ⟶ NSR

图 18.6 逆向型房室折返性心动过速（antidromic AVRT）转为非持续性预激心房颤动（preexcited AF）。随后恢复正常窦性心律（NSR）。左前旁路介导的心室预激

路信号，在一些患者中可记录到局部折返的存在。血流动力学的改变同样起重要作用，心室收缩导致房室瓣关闭，心房同时收缩导致心房受到牵拉。旁路消融可治愈 90% 房颤患者，然而房颤的易感性仍高达 56%，其对心房外部刺激的反应并没有被消融改变。

在年轻 WPW 综合征患者，房颤通常与旁路相关，旁路消融后房颤不易复发；相反，在老年患者房颤的发生与旁路无关。近期研究对旁路消融在改善房颤发生的作用受到挑战，尤其是成年人。即使经过旁路导管消融，WPW 综合征患者发生房颤的风险（风险比 4.77）仍高于普通人群[4]。提示除旁路的直接作用外，还存在其他诱发房颤机制，例如潜在的心房肌病变，也可能是房颤的发生。

心房扑动

约 4% 的 WPW 综合征患者合并心房扑动，其心动过速时常（60%）表现为心室预激性心动过速。心房扑动是由右心房的大折返引起，独立于房室旁路而存在，不像房颤与旁路存在一定因果关系。在出现心房扑动的 WPW 综合征患者，房室折返性心动过速常是起始事件，这可能与房室折返性心动过速时对心房的收缩-电激动反馈有关。

类似于房颤，房扑可以经过旁路前传，导致预激性心动过速。由于旁路和正常房室传导通路不应期的差异，在预激性心动过速时，房扑可能会导致房室 1:1 传导，使其很难与室速鉴别（图 12.10）。

室颤和心源性猝死

WPW 综合征患者心源性猝死的可能机制是其出现房颤或房扑，导致过快心室率，进一步诱发室颤。房颤合并快旁路患者中室颤的发生率并不清楚，WPW 患者的心源性猝死的发生率很低，在几个大规模临床研究报道中在 0 ～ 0.39% 不等。这些患者中房颤通常是由房室折返性心动过速诱发的。临床中，在预激诱发室颤的复苏患者中，常有 AVRT 和（或）房颤病史。少数情况，心源性猝死可作为 WPW 综合征的首次临床表现。

WPW 综合征发生室颤的高危因素包括，症状性 AVRT、间隔旁路、多旁路及男性。此外，WPW 相关的室颤在 20 岁之前发生率最高[1]。目前明确的是，这些患者出现室颤的主要决定因素是旁道的前传功能。可以通过测量房颤时最短和平均预激 R-R 间期或旁路前传不应期反映旁路的前传功能。如果旁路具有短的前传不应期（小于 250 毫秒），心律失常时可能会出现过快的心室率，而蜕变为室颤。房颤时短预激 R-R 间期（小于 220 毫秒）对于识别儿童心源性猝死是一个敏感的临床指标，尽管其对于成人的阳性预测率只有 19% ～ 38%[5]。

药物治疗对于预激患者出现室颤同样起着重要作用。某些药物可能会加强旁路的传导，使房颤时的心室率加强，增加室颤的风险（见后文）。

室性心动过速

WPW 患者合并室性心动过速并不常见，因为年轻患者合并结构性心脏病非常少见，而老年人可能会因冠状动脉或其他疾病导致室速。

流行病学和遗传史

Wolff-Parkinson-White 样图形

WPW 样心电图改变在普通人群中的检出率为 0.1% ～ 0.3%。但在其一级亲属的患病率增加到 0.55%，提示具有家族聚集性。在明尼苏达州奥尔姆斯特德县普通居民中新诊断预激病例的年发病率非常低（0.004%），约 50% 没有症状。男性的发病率是女性的两倍，发病高峰是 1 岁左右，第二高峰是青少年期[5]。

旁路可丧失前传功能而保留逆传功能，而导致 WPW 样图形可以从体表心电图间断或永久消失。约 31% 的成年人、0 ～ 33% 的儿童和青少年可以观察到 5 年以上的心室预激消失。间歇性和持续性的预激消失，提示旁路的基线不应期相对较长，使其更容易受到

年龄相关的退化性变化和自主神经张力变化的影响[6]。

Wolff-Parkinson-White 综合征

WPW 综合征的患病率明显低于 WPW 图形改变。目前估计，大约 65% 的青少年和 40% 的 30 岁以上的成人在静息心电图上有 WPW 改变，是无症状的。

心律失常的发生与发现预激时的年龄有关，并且随旁道的位置和电生理特性而变化。AVRT 的临床症状出现的时间较较早，与 AVNRT 出现临床症状时间比相差 10 年以上[1]。在诊断 WPW 心电图改变时无症状的儿童（8 ～ 12 岁）中，多达 70% 的儿童在平均随访 57 个月后仍无症状。约 30% 的患者最终会发生心律失常，可能会对大约 10% 的患者造成生命威胁。相反，在诊断室性预激时无症状的成人中，只有少数（10%）患者在中位随访 67 个月后出现心律失常，对约 5% 的患者构成潜在的生命威胁。绝大多数 40 岁后首次发现预激的患者终身没有症状[5]。一项大型荟萃分析显示，WPW 患者每年发生 SVT 的风险为 0.25%[7]。

WPW 患者中男性高发。此外，男性患者中逆向型 AVRT 发病率较高，左侧旁路多见和旁路前传不应期更短。男性 AVRT 的发病年龄通常比女性大。相反，女性多旁路、顺向型 AVRT 及右侧旁路发病率更高。此外，亚洲人似乎右侧游离壁旁路比其他种族更常见[8-9]。

猝死

无症状预激患者中心源性猝死的发病率很难确定。一项大型荟萃分析（包括来自 20 项研究的 1869 例无症状心室预激患者，随访 11 722 人年）发现共有 10 例 SCD，SCD 发生率为 0 ～ 4.5 次 /1000 人年，成人和儿童的 SCD 总风险为 2.5 次 /1000 人年（或终身发病率 3% ～ 4%）。意大利的研究报道中仅有 1 例 SCD 事件。[6-7]

一般情况下，儿童猝死事件发生率较成人高。大多猝死者年龄在 10 到 40 岁之间。有症状的 WPW 患者易发生 SCD；然而，SCD 可能是无症状预激患者的首次临床表现[7]。在经历潜在危及生命事件的患者中已发现一些高危因素，包括年轻（30 岁以下）、男性、房颤史、晕厥史、先天性或其他心脏病，家族性 WPW。低风险 WPW 患者也表现出一些电生理特征（年龄较大，心动过速诱发率较低，旁路的前传不应期较长，基线下出现旁路逆传或多旁路的可能性较低等）[7]。

相关心脏异常

除了年龄相关的异常外，大多数房室旁路患者不合并心脏结构的异常。心室预激与先天性心脏结构性缺陷的关系已被公认。多达 20% 的 WPW 儿童也患有先天性心脏病。存在相关的先天性畸形，右侧旁路比左侧更常见。Ebstein 畸形是与 WPW 综合征最密切相关的先天性病变。高达 10% 的患者有一个或多个旁路，其中大部分位于右游离壁或右后室间隔。在大动脉转位、肺动脉闭锁、动脉导管未闭、法洛四联症、完全异常肺静脉回流和室间隔缺损的患者中也有心室预激的报道[5-6]。

家族性 Wolff-Parkinson-White 综合征

WPW 综合征通常散发的。在少数情况下，它可以遗传。家族性 WPW 综合征非常少见，常为常染色体显性遗传。在 WPW 综合征患者中，3.4% 患者的一级亲属有预激综合征。一种罕见的家族性 WPW 综合征的遗传原因已被报道。临床表现为心电图上存在心室预激、频发的室上性心动过速（包括 AF）、进行性传导系统疾病和左心室（LV）肥大（不同于肥厚型心肌病）。患者通常在青春期晚期或 20 ～ 30 岁时出现晕厥或心悸症状。10% 的患者出现早发性 SCD。矛盾的是，30 ～ 40 岁时常进展到窦性心动过缓或房室传导阻滞（伴随着预激的丧失），需要植入起搏器。50 岁以上的患者约 80% 患有慢性房颤。在这些家族中检测出 PRKAG2 基因突变。PRKAG2 基因编码磷酸腺苷（AMP）激动蛋白激酶的 γ-2 调节亚基，它是包括葡萄糖代谢在内的代谢途径的关键调节因子。这种疾病对 WPW 综合征的外显率是完全的，但是表达是可变的。所描述的这种综合征的表型与常染色体隐性糖原贮积病（Pompe 病）相似。鉴于 AMP 活化蛋白激酶的功能和这种相似性，PRKAG2 综合征可能是一种心脏特异性糖原增多症。因此，该综合征属于遗传代谢性心肌病组，而不是先天性原发性心律失常综合征。分割心房和心室纤维环被糖原填充的心肌细胞稀释和破坏，形成异常的微房室连接，而不是形态学上的旁路，为心室预激提供了解剖学基础。值得注意的是，PRKAG2 的某些突变与结束旁路有关[10]。

WPW 综合征的另一种遗传形式与骨形态发生蛋白 -2（BMP2）基因突变有关，该基因属于转化生长因子类，即蛋白 TGF-β 超家族，参与纤维瓣环的发育。这种综合征的特征是除了心室预激外，还有不同程度的认知缺陷和畸形[11]。

隐匿性旁路

隐匿性旁路的真实发病率尚不清楚。不像 WPW 的心电图改变，这些旁路在体表心电图无异常表现，只有在 AVRT 时才表现出来，只有有症状的患者才会去进行电生理检查。如前所述，顺向型 AVRT 占所有 AVRT 的 95% 和所有阵发性室上性心动过速的 35%，参与顺向型 AVRT 的旁路中 50% 是隐匿性旁路。在室上性心动过速中隐匿性旁路没有性别差异，在年轻患者发生率高于 AVNRT；然而，存在明显的重叠。PJRT 最常见于儿童早期，尽管临床上长期无症状的患者并不少见。

临床表现

大多数预激患者无症状，多在偶然心电图检查时发现。当 WPW 患者出现症状性心律失常时，这种疾病称为 WPW 综合征。WPW 综合征中最常见的两种心律失常类型是 AVRT 和房颤。AVRT 患者的特征性症状是突发突止的阵发性室上性心动过速症状，包括快速而规则的心悸、胸痛、呼吸困难、先兆性晕厥，少数情况出现晕厥。症状可以持续几秒到几小时。症状通常是轻微的、短暂的、自发或通过迷走神经操作可终止。然而，偶尔出现致残性症状，特别是在有结构性心脏病的患者中[1, 12]。

如果没有其他心脏疾病，AVRT 通常可以被患者耐受，也可恶化为房颤；如果旁路的前传不应期很短，后者可能是危及生命的心律失常，导致心室率非常快，并可能退化为心室颤动和 SCD。在 3 ～ 10 年的随访中，WPW 综合征患者的 SCD 发病率估计在 0.15% ～ 0.39%。心搏骤停一般不会是 WPW 综合征的第一个临床表现；然而，在约 50% 的出现心搏骤停的 WPW 患者，确实是 WPW 综合征的首发表现。

PJRT 通常表现为反复发作或持续性心动过速，对药物治疗不敏感，可导致心动过速性心肌病和心力衰竭症状。

少数情况下，窦性心律时显著的心室预激可导致心室收缩不同步引起的心室收缩功能障碍。已有报道儿童室间隔旁路消融后左心室射血分数得到改善[5]。

初步评估

病史、体检和 12 导联心电图构成了适当的初步评估。对于发作短暂、自行终止的心悸患者，事件记录器是获取心电图最有效的方法。此外，建议做超声心动图检查排除结构性心脏病。

一些无创性试验有助于评估症状性患者和危险分层患者的SCD风险。然而，无创检测的敏感性和特异性有限，在无创性试验不能得出旁路前传ERP相对较长的结论时，可考虑对心律失常患者和具有WPW心电图改变的患者进行有创性电生理检查。然而，对所有无症状的WPW心电图患者进行电生理研究以进行风险分层的策略仍然存在争议，且未被广泛接受。

旁路不应期的评价方法

间歇性预激的提示

既往认为间歇性预激比持续性预激具有更低的SCD风险。在动态监测或连续心电图上观察到的间歇性预激丢失通常与长的旁路前传不应期相关。旁路较长的不应期降低了窦律期间显性预激出现的频率，并在房颤期间介导快速心室激动的风险。然而，对有症状的间歇性预激患者进行的电生理研究发现，10%～24%的旁路能够在房颤期间引起快速心室率（前传ERP或最短预激R-R间期少于250毫秒），可能与自主神经影响有关。然而，类似的发现尚未在无症状的间歇性预激患者中得到证实[13-14]。

在动态监测中，约67%的患者可以观察到间歇性预激。然而，重要的是要区分间歇性预激与不完全预激（见下文），以及具有较长联律间期的室早二联律[1, 5]。尽管间歇性预激是旁路前传功能不良的预测因子，偶尔也在心搏骤停患者中观察到。此外，间歇性预激并不能预测旁路的逆向传导特性，也不排除房室折返性心动过速的发生[5]。

运动过程中预激消失

目前已证实，运动中预激的突然丧失（表现为δ波突然丧失以及相关的PR间期延长和QRS正常化）与旁路传导的阻滞一致，并且与旁路长不应期（大于300毫秒）一致。重要的是，运动中房室结传导速度加快可以充分掩饰持续性预激。因此，只有在运动过程中突然完全失去预激，才能作为旁路长前传不应期的证据[5]。

运动时预激消失是一个很好的预测因素，即使在交感神经兴奋时患者也不会有心室颤动的风险。然而，在运动过程中，旁路阻滞的概率较低（10%～20%），因此该试验的敏感性较差。另一方面，运动应激时预激持续存在，房颤时最短预激R-R间期小于250毫秒或旁路不应期小于250毫秒（阳性预测值为40%，阴性预测值为88%）对预测室颤风险的敏感性为96%，但特异性仅为17%[5]。

抗心律失常药旁路传导阻滞

给药阿义马林（1 mg/kg静脉注射超过3分钟）或普鲁卡因胺（10 mg/kg静脉注射超过5分钟）导致在窦律期间完全阻断旁路，提示旁路有长前传不应期（超过270毫秒）的可能。旁路不应期越短，被这些药物阻断的可能性就越小。此外，阻断旁路传导所需的阿义马林剂量与旁路前传不应期的持续时间相关。然而，这些药物导致旁路传导阻滞发生率较低，尽管阻滞的发生提示旁路的不应期较长，但不能产生阻滞并不一定意味着旁路不应期较短。此外，药物测试是在休息时进行的，因此并不表明药物在交感神经兴奋时（如运动、情绪、焦虑和休闲药）使用可导致旁路阻滞。重要的是，与诱导性房颤时最短的预激R-R间期相比，钠阻滞剂给药后预激消失的特异性较差。鉴于这些局限性，药物试验不再被常规使用[5]。

房颤时心室反应的评价

在自发或诱发房颤期间，快速房室传导的倾向可以通过连续预激QRS波形的间隔来判断。平均预激R-R间期大于250毫秒，最短预激R-R间期大于220毫秒，预测SCD的低风险，阴性预测值大于95%，但阳性预测值较低（20%）[5]。

预激对经食道心房刺激的反应

单次程序性心房刺激和心房起搏测得的旁路前传不应期与房颤时心室率之间有很好的相关性。可通过食道途径对心房进行程序性电刺激，可以检测旁路前传不应期。

电生理检查

程序性心房刺激用于评价旁路的前传不应期（ERP）。由于旁路的不应期随着起搏周长（PCL）的缩短而缩短，应在多个PCL（最好小于400毫秒）时测定ERP。此外，心房刺激应在旁路心房插入部位附近进行，以避免心房内传导延迟造成的影响。分级递增心房起搏确定经旁路1：1传导的最大速率。应诱导房颤，来测定房颤期间的平均和最短预激R-R间期。心房和心室刺激还应评估AVRT的诱导性以及旁路的数量和位置[5]。

在房颤期间，最短预激R-R间期小于220～250毫秒被证明是心室颤动风险的最佳预测因子，具有很高的灵敏度（88%～100%），对于WPW综合征儿童和青年成人的心室颤动风险具有很高的阴性预测价值。然而，阳性预测值很低（19%～38%），这主要是由于这些患者的SCD发生率很低。另外，无症状WPW患者在房颤期间出现小于250毫秒的最短预激

R-R 间期的概率为 20% ～ 26%，而用异丙肾上腺素后高达 67%。因此，尽管异丙肾上腺素提高了电生理检测的敏感性，但它显著降低了特异性[5]。

另一方面，旁路 ERP 小于 240 毫秒似乎只与 AVRT 诱导性显著相关。但作为一个独立变量，对危及生命事件的预测性较差，在有心室颤动的 WPW 患者和无心室颤动的 WPW 患者之间存在明显的重叠。多旁路的存在、持续性 AVRT 的功能以及 AVRT 自发退化为房颤可预测恶性室性心律失常的风险。旁路缺乏前传功能 SCD 风险较低。然而，这些标准的预测价值仍然有限，存在明显的重叠[1,5]。

治疗原则

急性期治疗

症状性隐匿性旁路患者

隐匿性旁路介导的顺向型 AVRT 可按照阵发性室上性心动过速的类似治疗原则治疗。迷走神经刺激（包括 ValSalva 动作和颈动脉窦按摩）是心动过速时复律的一线治疗手段，但总体成功率是有限的（约 28%）。如果心动过速持续存在，推荐使用腺苷，它的成功率是 90% ～ 95%。对于顽固性心动过速，静脉注射地尔硫䓬、维拉帕米或 β 受体阻滞剂可终止大多数患者的顺向型 AVRT。血流动力学不稳定性患者及顽固性或不能耐受药物治疗的患者推荐使用同步电复律（图 18.7）[1]。

症状性显性旁路患者

在窦律时存在显性预激的患者出现 AVRT（顺向型或逆向型），迷走神经刺激是终止心动过速的一线治疗手段（图 18.7）。对于持续性 SVT，建议使用腺苷。需要强调是，使用腺苷应谨慎，因腺苷可诱导房颤，这在有前传功能的显性旁路时会使快速房颤率经旁路前传引起快速心室率。尽管这种情况并不常见，不应被视为使用腺苷的禁忌证，但应在 SVT 患者使用腺苷之前准备好紧急心脏复律[1]。

对于难治性 AVRT，静脉注射地尔硫䓬、维拉帕米或 β 受体阻滞剂可阻断房室结的传导，无论它是 AVRT 折返中的前传支或逆传支。然而，房室结阻断药物对于使用两个单独的旁路进行前传和逆传的预激 AVRT 患者无效。对旁路有阻滞作用的药物（依布利特、普鲁卡因胺、氟卡尼）也可使用。当药物治疗失败或血流动力学不稳定时，应考虑电复律。需要注意的是，静脉注射地尔硫䓬和维拉帕米，如果 AVRT 没

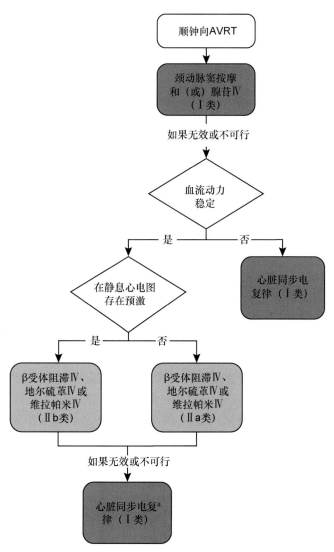

图 18.7　顺向型房室折返性心动过速（orthodromic AVRT）的急性期治疗。[a] 对于突发或反复发作的心律失常，同步心脏复律不合适。IV，静脉推注。（From Page RL, Joglar JA, Caldwell MA, et al. 2015 ACC/AHA/HRS guideline for the management of adult patients with supraventricular tachycardia: a report of the American College of Cardiology/American Heart Association Task Force on Clinical Practice Guidelines and the Heart Rhythm Society. J Am Coll Cardiol. 2016; 67: e27-e115.）

有终止，可导致血流动力学崩溃，或房颤经旁路诱发快心室率，从而导致心室颤动，如果发生这种情况，必须立即准备电复律（见下文）。

房颤伴预激

在房颤或房扑患者，合并心室预激及快心室率，推荐立即使用同步心脏电复律，尤其对于血流动力学不稳定的患者。静脉注射普鲁卡因胺或伊布利特可以恢复窦性心律或降低心室率，在血流动力学稳定的患者可以考虑使用。两种药物都能减缓旁路的传导。

应该强调，以减慢房室结传导而不延长旁路不

应期的药物（如维拉帕米、地尔硫䓬、β 受体阻滞剂、腺苷、口服或静脉地高辛和静脉胺碘酮）可以加速患者的心室率，在高危患者中可诱发血流动力学衰竭和心室颤动。可能的机制有几种；其中一些药物引起的低血压引起交感神经兴奋，从而增强旁路传导。此外，通过减慢或阻断房室结传导可防止正常心跳传导时的产生竞争性的隐匿性旁路逆传，从而有可能增强了旁路的前传。此外，快速和不规则的心室率、低血压和交感兴奋可能导致心室波碎裂进而诱发心室颤动。此外，地高辛通过缩短旁路不应期来增加心室率。利多卡因也与房颤恶化为心室颤动有关，原因尚不清楚。它偶尔用于宽 QRS 心动过速的 WPW 患者，这种心动过速可能被误认为是室性心动过速。与静脉给药途径不同，慢性口服胺碘酮治疗可以减缓或阻断旁路传导[1]。

慢性期治疗

症状性隐匿性旁路患者

导管消融术被认为是治疗隐匿性旁路介导的阵发性 SVT（顺向型 AVRT）患者的一线治疗方法（Ⅰ类）。然而，由于隐匿性旁路与患者 SCD 风险增加无关，除导管消融术外，还可以选择药物治疗和单独的临床随访。当对隐匿性旁路患者选择药物治疗时，选择使用 β 受体阻滞剂、地尔硫䓬或维拉帕米是合理的（图 18.8）。这些药物可有效预防约 50% 患者的心动过速复发。对于顽固性心动过速患者可考虑使用抗心律失常药物；但应仔细考虑这些药物的风险和受益[1]。

症状性显性旁路患者

WPW 综合征时既有显性预激，又有明确的心律失常表现（顺向型或逆向型 AVRT 及预激房颤）或与心律失常一致的症状的患者，首选治疗方法是导管消融。导管消融术对 95% 以上的患者有疗效，且并发症发生率相对较低（约 3%），同时也消除了药物治疗不必要的副作用[1]。

对于不适合或不愿意接受导管消融术的 WPW 综合征患者，考虑使用抗心律失常药物阻断旁路传导（图 18.8）。Ⅰ C 类药物，如氟卡尼和普罗帕酮（无结构性心脏病或缺血性心脏病患者），以及Ⅲ类药物，如索他洛尔和多菲利德，可考虑使用。考虑到长期治疗的相关风险，口服胺碘酮是最后的选择。一般来说，抗心律失常药物治疗可使高达 90% 的患者症状得到改善，尽管仅在 30% 的患者中观察到症状完全消失[1]。

长期口服 β 受体阻滞剂、维拉帕米和地尔硫䓬可用于治疗 WPW 综合征患者，尤其是当旁路被证明不具有快速前传功能时。然而，这些药物必须谨慎使用，并在与患者讨论了房颤发生时旁路快速传导的潜在风险后使用。此外，应避免使用地高辛，因为地高

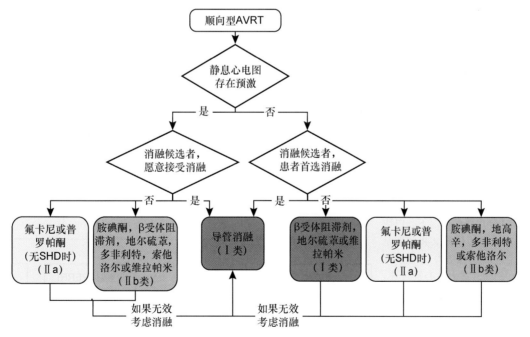

图 18.8　顺向型 AVRT 的持续性治疗。药物按字母顺序排列。SHD，结构性心脏病（包括缺血性心脏病）。（From Page RL，Joglar JA，Caldwell MA，et al. 2015 ACC/AHA/HRS guideline for the management of adult patients with supraventricular tachycardia：a report of the American College of Cardiology/American Heart Association Task Force on Clinical Practice Guidelines and the Heart Rhythm Society. J Am Coll Cardiol. 2016；67：e27-e115.）

辛可以缩短旁路不应期，对于有症状的显性旁路患者地高辛可能有害[1]。

无症状性显性旁路患者

无症状的年轻 WPW 患者约有 30% 的风险有症状，尽管发生率低，但存在明确的危及生命的心律失常和 SCD 风险。因此，在最近的儿科和先天性电生理学会（PACES）和心律学会（HRS）关于治疗无症状年轻 WPW 受试者的专家共识文件中，建议进行危险分层，以确定具有"高风险"特性的旁路患者的潜在亚组，该亚组可能会增加致死性心律失常的风险，风险效益比倾向于预防性消融（图 18.9）[5]。

初始风险分层利用无创性检查（例如，动态心电图监测、运动负荷试验）来确定生理心率下心室预激的真实消失。在运动测试期间预激完全和突然消失，或在心电图或动态监测期间间歇性失去预激，提示旁路的长前传 ERP，并帮助识别通过旁路快速传导和 SCD 的低风险患者（框 18.1）[5, 15]。

当无创性试验无法明确显示心室预激的绝对消失时，需要考虑经食管或心内电生理试验。但是，有创

性风险分层的好处和风险应基于个人因素，如年龄、性别、职业和运动参与度，并应与患者或（如果是儿童）与父母进行彻底讨论。考虑到有创电生理检查相关的低风险（0.1% ~ 1%），这种方法对无症状 WPW 患者进行危险分层是合理的。一些电生理发现有助于识别导管消融术可能受益的高危患者，包括：①诱导房颤期间，最短预激 R-R 间隔小于 250 毫秒；②存在多个旁路；③ AVRT 自发性退化为预激性房颤；④旁路前传 ERP 小于 240 毫秒[1]。心室颤动的必要条件是旁路存在短的前传不应期，反映这个最好的指标是在房颤时最短预激 R-R 间期[5, 16]，尽管诱发持续性 AVRT

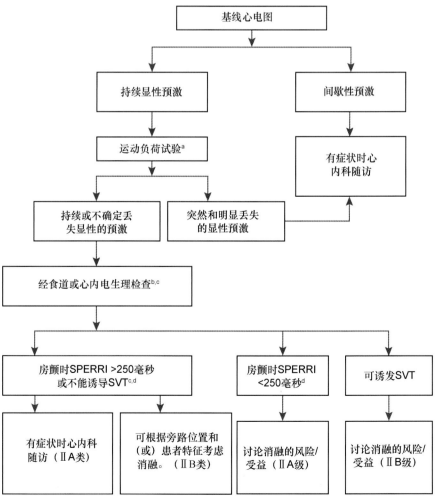

> **框 18.1 Wolff-Parkinson-White 患者中提示低致命风险的因素**
>
> - 在持续性心电监测或动态心电图中间断预激消失
> - 运动过程中突然和完全预激消失
> - 给予钠通道阻滞剂后预激消失
> - 房颤时平均预激 RR 间期 > 250 毫秒，最短预激 RR 间期 > 220 毫秒，
> - 旁路前传不应期 > 240 毫秒

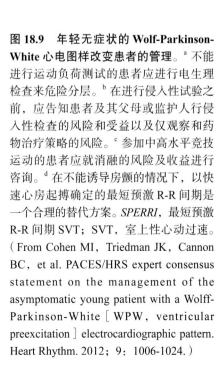

图 18.9 年轻无症状的 Wolf-Parkinson-White 心电图样改变患者的管理。[a] 不能进行运动负荷测试的患者应进行电生理检查来危险分层。[b] 在进行侵入性试验之前，应告知患者及其父母或监护人行侵入性检查的风险和受益以及仅观察和药物治疗策略的风险。[c] 参加中高水平竞技运动的患者应就消融的风险及收益进行咨询。[d] 在不能诱导房颤的情况下，以快速心房起搏确定的最短预激 R-R 间期是一个合理的替代方案。*SPERRI*，最短预激 R-R 间期 SVT；SVT，室上性心动过速。（From Cohen MI, Triedman JK, Cannon BC, et al. PACES/HRS expert consensus statement on the management of the asymptomatic young patient with a Wolff-Parkinson-White［WPW, ventricular preexcitation］electrocardiographic pattern. Heart Rhythm. 2012; 9: 1006-1024.）

是一个潜在的危险因素，但这一观点在最近的研究中没有得到证实[2]。

异丙肾上腺素在电生理检测中的作用尚未明确界定。异丙肾上腺素给药可以显著缩短最短预激 R-R 间期，从而增加"高风险"组中无症状患者的比例。因此，一些研究者建议在异丙肾上腺素作用下进行电生理试验时，使用更严格的阈值来确定最短预激 R-R 间期（≤ 220 毫秒），而不是 2012 年 PACES/HRS 指南所推荐采用的阈值（≤ 250 毫秒）来定义"高风险"旁路[17]。

在低风险患者中，无论通过无创还是有创性检查所确定的，都应进行心电图随访策略，对于有新发的高度怀疑心律失常症状的患者应定期进行重新评估。该策略应包括对患者进行有关预激的潜在风险和出现心律失常症状时寻求医疗照顾的教育。建议给患者一份心电图的复印件和一个关于 WPW 改变的简短说明，以防止被误诊为心肌梗死，并作为以后发生心律失常诊断的基础。重要的是，SCD 易发生于有症状的 WPW 患者。因此，从无症状状态演变为有症状临床状态（如晕厥或心悸）可能预示着 SCD 的风险更高。一旦 WPW 患者出现症状，可考虑导管消融术，而不考虑先前的风险评估[5]。

对于高危旁路患者，预防性导管消融术是合理的。同时有可诱导性房室结和房颤时短预激 R-R 间期是消融最好的指征。无论旁路的特征如何，导管消融旁路对于高危职业的无症状患者（如校车司机、警察和飞行员）也是合理的，并且在以下情况下也可能是合理的：①参与中高强度体育竞技的患者；②患有结构性心脏病的患者；③心室非同步收缩引起心功能不全的患者；④旁路位置在消融时潜在的风险（如房室传导阻滞或冠状动脉损伤）低于消融的益处的患者。然而，由于对成功率和并发症发生率的了解在决策中起着重要作用，医师必须考虑具体旁路进行消融的成功率和并发症发生率，并向患者提供这些信息[5]。

重要的是要认识到，大多数无症状预激的成年患者是良性病程，很少发生临床意义的心律失常事件；SCD 的风险很低，主要见于儿童，少数情况是首发的临床症状。因此，即使在无创检查低风险指标不明确的情况下，仅观察随访而不进行进一步评估或治疗仍然是这些患者的合理选择。关键是让患者清楚地了解每个策略的相对优点。知情的患者需要在低概率的潜在危及生命的心律失常风险和一次性与电生理测试和导管消融相关操作风险之间做出选择。某些患者，如运动员和从事高风险职业的患者，通常会选择消融。而其他人，尤其是 30 岁以上的患者，可能更喜欢低风险的保守策略[5, 18]。

值得注意的是，尽管有创和无创电生理指标具有很高的敏感性和阴性的预测价值，但它们对识别有危及生命的室性心律失常风险的患者缺乏特异性，这主要是由于 SCD 发病率很低[7]。大多数 WPW 患者，即使其房颤时最短预激 R-R 间期小于 250 毫秒，也不会发生 SCD，因此 SCD 的阳性预测值仍然很低。因此，无症状 WPW 患者的治疗仍然存在争议[7]。

无创危险分层识别低风险患者的能力较低（低于 20%）。因此，根据 2012 年 PACES/HRS 指南，大多数年轻无症状 WPW 患者建议进行有创性电生理评估，大多数患者将接受导管消融术。最近的一项纳入 85 例无症状（18 岁以下）运动高峰持续存在心室预激心电图改变患者的回顾性研究，公布了其按照目前指南进行有创风险评估结果。约 38% 的患者在电生理检测中表现出不良旁路的特性，满足导管消融的 II a 级适应证（房颤最短预激 R-R 间期小于 250 毫秒）或 II b 级适应证（AVRT 诱导性）。在电生理试验期间使用异丙肾上腺素可使满足两种适应证中的任一种的受试者增加 36%。约 69% 接受危险分层的年轻患者因评估旁路特性或患者 / 父母决定接受了旁路消融[17, 19]。

尽管诊断性电生理检查的并发症通常较小且不危及生命，但与消融手术相关的风险至少与无症状 WPW 患者发生 SCD 的风险相似。在三个大规模研究中，手术相关并发症发生率为 1.8% ～ 8.2%，因消融而死亡的概率为 0.07% ～ 0.19%[7]。如果在大多数无症状的 WPW 患者中进行常规电生理检查，许多患者会立即进行导管消融。另外，导管就位时本身对于消融就有强烈的诱惑（不考虑其 SCD 风险），尤其是消融标准通常不是黑白分明的。这会大大增加患者的风险，可能使通过消融旁路来消除 SCD 风险的努力化为乌有。最近的一项研究使用决策分析软件为 20 ～ 40 岁无症状 WPW 患者的目标人群构建了一个风险 - 效益决策树，发现导管消融 1000 名患者可使 8.8 名患者的 10 年死亡率风险降低。这一研究表明，每消融 112 例无症状的 WPW 患者，可延长一个患者 10 年的生存期[18]。

最后，医师和患者必须共同理解侵入性电生理研究对危险分层的价值，而不是作为一种治疗工具。在采取侵入性措施之前，这些问题必须得到解决，并且在进行电生理手术之前，应与患者彻底讨论不具有高风险特征的旁路消融的风险和益处[5]。

Wolff-Parkinson-White 患者的运动参与度

WPW 综合征约占运动员死亡原因的 1%。虽然许多 WPW 患者心源性猝死案例都与运动相关，但训练并不会改变 WPW 中的电生理属性。

导管消融是有症状 WPW 患者（无论是否从事运动）的首选治疗方法。对于无症状的 WPW 患者进行中到高强度的竞技运动，无创性以及有创性危险分层（如果需要的话）是可取的。对于具有高风险旁路特征的患者建议行旁路消融，由于存在危及生命的心律失常风险，因此建议在竞技运动前消融掉[5, 20]。对于通过无创或有创试验确定的低风险患者，旁路消融可能仍然是合适的，但当旁路消融部位存在潜在风险时（例如，在中间隔或前间隔旁路消融是发生房室传导阻滞），也可允许竞技运动而不进行消融[5, 20]。

心电图特征

预激心电图

具有前传功能的房室旁路产生典型的 WPW 心电图特征，其特征是激动通过旁路传导与通过正常房室结-希浦系统的传导融合：①短 PR（p-δ）间期（小于 120 毫秒）；②QRS 起始部顿挫（δ 波）；③宽 QRS（> 120 毫秒）（图 18.1 和图 18.2）[13-14]。

预激的程度取决于几个因素，包括房室结-希浦系统的传导时间、从窦房结到旁路的心房插入部位的传导时间（取决于介入心房组织的距离、传导性和不应期）以及经过旁路的传导时间（取决于旁路的长度、厚度，以及传导特性）。

药理和（或）生理学动作可以改变房室结传导性能（如颈动脉窦按摩、Valsalva 操作、腺苷、β 受体阻滞剂），进而改变预激程度，从而确定房室旁路是否存在前传功能。

WPW 综合征患者心电图特征可以和其他心脏病中发现的心电图特征类似，并且可以改变其他心脏病心电图特征。负 δ 波（表现为 Q 波）可类似于心肌梗死（MI）的表现。相反，正 δ 波可以掩盖陈旧性心肌梗死的存在。间歇性 WPW 也可能被误诊为频繁的室性早搏（PVC）（图 18.10）。如果 WPW 样心电图持续几个心跳，可能被误诊为加速性室性心律，如果足够快的话，也可能误诊为室性心动过速。偶尔交替出现的 WPW 样心电图，类似于室早二联律。WPW 和正常的心电图交替出现提示存在电交替。另一方面，长联律间期的室性早搏和起搏信号不明显的心室起搏又可类似于心室预激。

不明显预激和间歇性预激

不明显预激 尽管旁路存在前传功能，但体表心

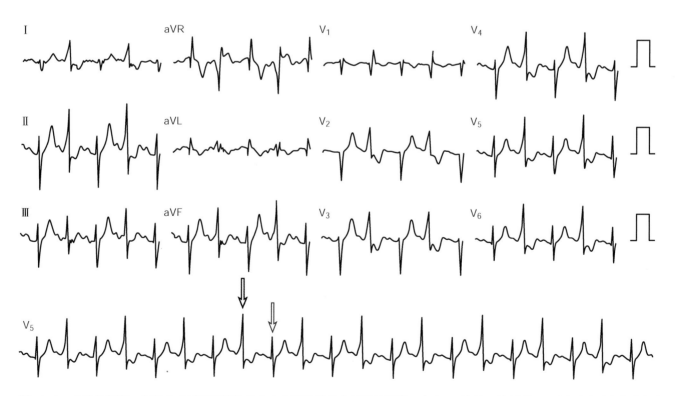

图 18.10　交替性预激。窦性心动过速期间的体表心电图提示存在间歇性预激，存在 δ 波的显性预激 QRS 波群（黑色箭头）与正常的 QRS 波群（灰色箭头）交替（即预激交替）。注意到 δ 波的间歇性突然丢失时，伴 PR 间期延长和窦性心率稳定，提示预激丢失继发于旁路的前传阻滞（即间歇性预激），而不是房室结传导的增强

电图上没有预激表现，因为房室结-希浦系统传导到达心室的速度比旁路还快。在这种情况下，PR间期比预激时的P-δ间期短。因此，从显性到不显性预激的转变的心电图特征是，QRS的正常化与PR间期的缩短相结合，反映了存在更好的房室结-希浦系统传导。

不明显预激通常是由以下原因引起的：①房室结传导增强，使其比旁路传导快；②从心房激动部位到旁路心房插入部位的心房内传导延长（常为左侧旁路），有利于心室经正常房室结-希浦系统顺行传导和除极；③在旁路传导延长，使其慢于房室结-希浦系统传导。

间歇性预激 间歇性预激是指连续心电图或动态心电监测中预激间断出现（图18.11）。真正的间歇性预激的特点是δ波突然丢失（不管房室结传导快或慢）、PR间期延长（正常化）（反映出快速旁路传导的损伤，随后激动经较慢的房室结传导），在没有明显心率改变情况下，QRS正常化[13-14]。

间歇性预激的机制尚不清楚，但可能与旁路的不应期和旁路内的细胞连接有关。潜在机制包括①旁路的3相（即心动过速依赖性）或4相（即心动过缓依赖性）传导阻滞有关（见第10章）；②由室早、房早或房性心律失常产生的前向或逆向隐匿性传导；③旁路具有长ERP和对室早反应的裂隙现象；④旁路具有长ERP和超常传导的。

交替性预激是间歇性预激的中形式，表现存在delta波的预激QRS波群与正常的QRS波群交替出现（图18.10）。周期性预激是间歇性预激的另一种形式，其中PR间期和QRS波间期呈循环模式；也就是说，在心率稳定的几个心动周期，QRS波的预激程度逐渐增大，随后又逐渐减小。

可以通过比较预激存在时的P-δ间期和不存在预激时的PR间期来区分间歇性预激和不显性预激。间歇性预激患者预激波丢失时的PR间期长于P-δ间期（图18.11），而不显性预激患者预激波丢失时的PR间期短于P-δ间期。此外，减慢房室结传导的动作（如颈动脉窦按摩、房室结阻滞剂）将暴露不显性预激，但不影响间歇性预激。

与Wolff-Parkinson-White综合征相关的室上性心动过速

顺向型房室折返性心动过速

顺向型AVRT时心电图逆传P波常隐藏在ST-T波段内，其RP间期通常小于心动过速R-R间期的一半（即RP间期<PR间期）（图18.12）。无论心动过速周长（TCL）如何，RP间期保持相对不变，因为

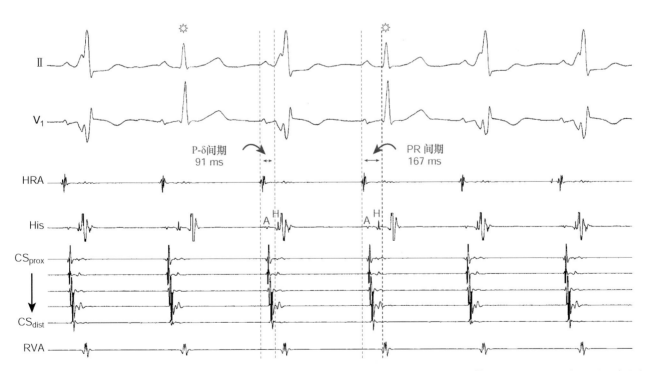

图18.11 间歇性预激。存在右前旁路的Wolf-Parkinson-White综合征患者的II导联和V₁导联体表心电图以及心内电图。请注意尽管存在恒定的心房-希氏束（AH）间期（房室结传导）和稳定的窦性心率，仍出现δ波（星标）的间歇性突然丢失，伴有PR间期延长和希氏束-心室间期正常化，表明预激的丢失是继发于旁路前传的阻滞（即间歇性预激），而不是AVN传导的增强。A，心房电图；CS_dist，冠状窦远端；CS_prox，冠状窦近端；H，希氏束电位；HRA，高位右心房；RVA，右心室心尖

顺向型 AVRT

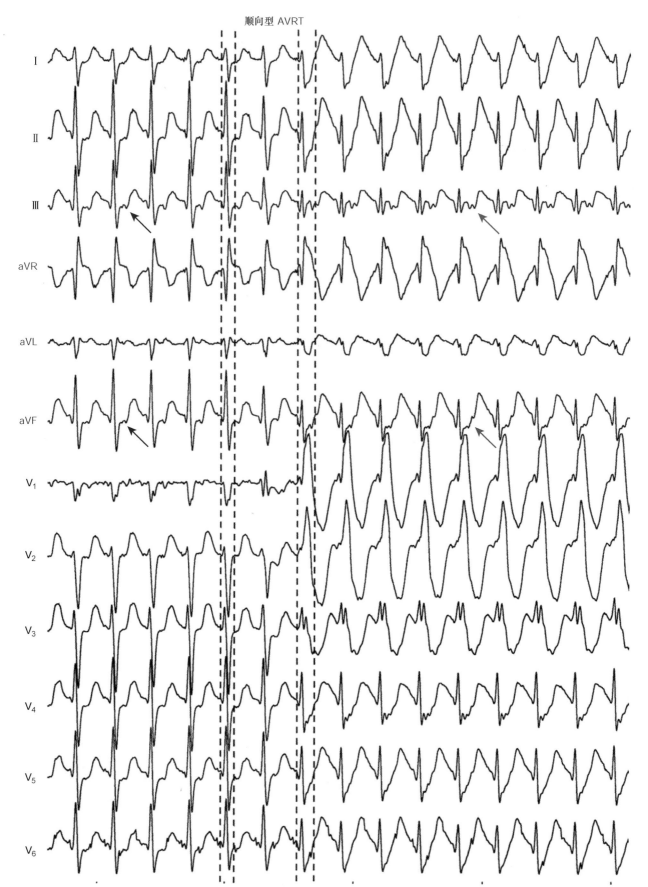

图 18.12 隐藏性上间隔旁旁路（BT）介导的顺向型房室折返性心动过速（orthodromic AVRT）。注意 ST-T 段隐藏有 P 波（箭头）（短 RP 间期）。还可观察到缺血性 ST 段压低。心动过速期间出现了功能性右束支阻滞，并伴随着 RP［心室-心房（VA）］间期的延长，提示室上性心动过速时室房逆传由右侧旁路介导。虚线表示 QRS 起始及 P 波起始

它反映了旁路的非递减传导特性。顺向型 AVRT 时，QRS 波形态通常正常，而不表现预激，即使在窦律存在预激（图 18.5）。功能束支传导阻滞（BBB）常在顺向型 AVRT 中出现（图 18.12）。年轻人（不到 40 岁）在 SVT 时出现 BBB 提示可能是阻滞的束支同侧旁路引起 AVRT，因为通过 BBB 时所涉及心室的传导时间较长，使顺向型折返环中其他部分有充足时间恢复兴奋性。左束支传导阻滞（LBBB）尤其如此，这在年轻患者中很少见。

顺向型 AVRT 是一种快速性心动过速，其心率在 150 ～ 250 次 / 分，通常在年轻人中更快。在高达 38% 的病例中出现 QRS 波振幅的震荡（QRS 波交替），心率非常快时相对常见（图 18.13）。QRS 波交替的机制尚不清楚，但部分原因可能是希浦系统远端相对不应期的振荡。

顺向型 AVRT 期间可出现缺血样 ST 段压低，即使是在不太可能有冠状动脉疾病的年轻患者中。复极变化（ST 段压低或 T 波倒置）与心动过速的潜在机制之间存在关联，这种变化在顺向型 AVRT 中比 AVNRT 更常见（57% 对 25%）。一些因素可导致心律失常时出现 ST 段压低，包括自主神经张力的变化、心室内传导障碍、较长的 VA 间期和与较长的逆传 P 波 ST 段重叠[21]。ST 段改变的导联与旁路位置有关。V_3 至 V_6 导联的 ST 段压低通常出现在左侧旁路，而下壁导联的 ST 段压低和 T 波倒置与后室间隔或后壁旁路有关。V_2 或 V_3 导联的负 T 波或 T 波切迹以及至

少两个下导联逆传 P 直立波提示是前室间隔旁路。然而，老年顺向型 AVRT 患者出现 ST 段压低，要考虑合并缺血性心脏病的可能。

逆向型房室折返性心动过速

逆向型 AVRT 的特点有，宽大的（完全预激）QRS 波群，规则的 R-R 间期，心室率高达 250 次 / 分钟（图 18.5）。宽大的预激 QRS 波群和 ST-T 段改变常掩盖了体表心电图上的逆行 P 波。当 P 波可以识别时，常隐藏在 ST-T 波段内，RP 间期可能超过心动过速时 R-R 间期的一半，因为逆向传导通过房室结-希浦系统缓慢发生。无论 TCL 如何，PR（P-δ）间期保持不变，因为旁路具有非递减传导的特性。

持续性交界区反复性心动过速

PJRT 往往是无休止性，每隔几次心跳就可自行启动和停止，而不需要房早或室早诱发。心率通常在 120 ～ 200 次 / 分钟，QRS 时限一般正常。旁路缓慢的逆向传导导致 PJRT 的 RP 间期较长，通常超过心动过速 R-R 间期的一半（图 18.14）。逆传的 P 波容易在心电图上识别，Ⅱ、Ⅲ、AVF 和 V_3 至 V_6 导联中倒置。

房室结折返性心动过速和房性心动过速

AVNRT 和 AT 均可与局部或完全预激的 QRS 波相关，后者继发于邻近旁路向心室的顺向传导。在 WPW 综合征时发生 AVNRT，如不进行电生理检测，

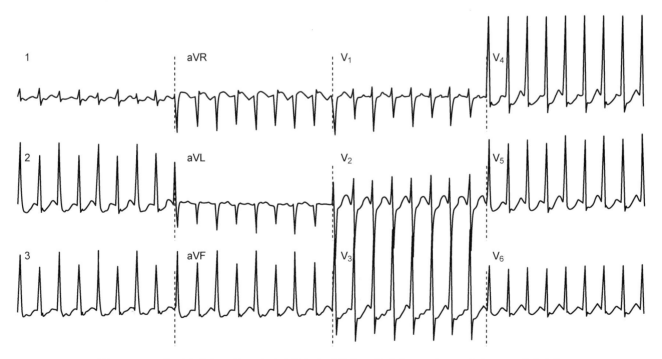

图 18.13　顺向型房室折返性心动过速的多导联体表心电图（ECG）显示存在 QRS 波电交替

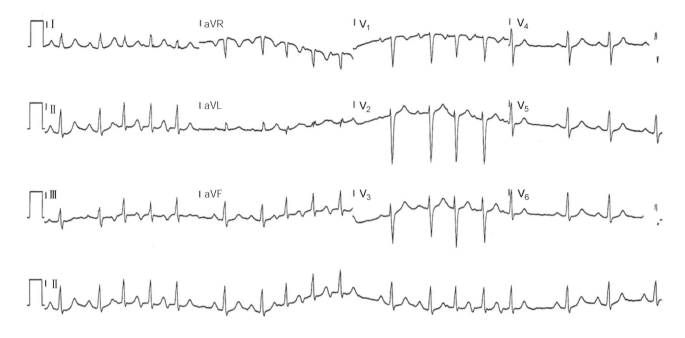

图 18.14 持续性交界区反复性心动过速（PJRT）的体表心电图（ECG）。注意心律失常的无休止性，每隔几次跳动就自动停止和诱发，而不需要心房或心室的异位搏动触发。旁路逆向传导缓慢，导致 PJRT 时 RP 间期较长（长 RP 心动过速）。逆传的 P 波很容易在心电图上识别，且在下壁导联中倒置

很难与顺向传导的 AVRT 区分。

心房颤动

房颤经旁路传导时，心电图上有一些特征性的表现，即预激房颤。心律不规则，可能与旁路非递减性传导引起的快速心室反应有关（图 18.15）。然而，持续的快速心室率超过 180 ～ 200 次 / 分钟，会使以 25 mm/s 纸速记录心电图的 R-R 间期看似规律。尽管 QRS 波的传导异常，类似于窦律预激的情况，但其间期是可变的，也可正常化。这与 R-R 间期无关（即不是一种心率相关的现象），而是与旁路和房室结-希浦系统传导之间的相对关系有关。预激和正常的 QRS 波形经常成簇出现，这可能是由于隐匿性逆行传导进入旁路或房室结（图 18.16）。

预激的 QRS 波群是冲动通过旁路快速传导引起的心室预激与通过房室结常规路径传导的融合。可通过旁路传导的数量和预激的程度取决于旁路和房室结的不应期。旁路前传 ERP 越短，激动经旁路前传的速度越快，预激越明显，QRS 波越宽。有短 ERP 旁路且有快心室率反应的患者是发生心室颤动的高危人群。

房颤时旁路的前向传导阻滞可缓解房室结的隐匿性逆向激动，从而使房室结恢复其兴奋性和传导性。反过来，这些通过房室结传导的脉冲会导致旁路逆行性隐匿性传导，导致旁路的前行阻滞，从而

减慢心室率。

心房扑动

与房颤一样，房扑可以通过旁路前向传导，导致预激性心动过速。根据正常和病理性房室传导途径不应期的不同，AFL 可能在预激心动过速时出现房室 1 ∶ 1 的传导，很难与室速鉴别（图 12.10）。

旁路的心电图定位

仔细分析窦律时预激心电图，可对旁路进行接近精确的定位。这为电生理学家提供了重要的信息，有助于指导患者有关消融风险和益处的咨询。尤其可提供旁路和正常传导系统空间毗邻时的指导，评估与消融相关的房室传导阻滞的风险，以及左心导管插入术和房间隔穿刺的需要及其潜在的并发症。此外，它还可以帮助制订消融流程，如对间隔旁路进行冷冻消融、为左侧旁路行房间隔穿刺准备特殊设备。

Delta 波定位

δ 波形态反映了旁路的心室插入部位，有助于估计旁路的位置，特别是存在完全预激时。然而，窦律时通常只观察到部分心室预激，这限制了体表心电图旁路定位的准确性。此外，随着心率、自主神经张力和房室结功能以及旁路的位置和电生理特征的变

窦律时心室预激

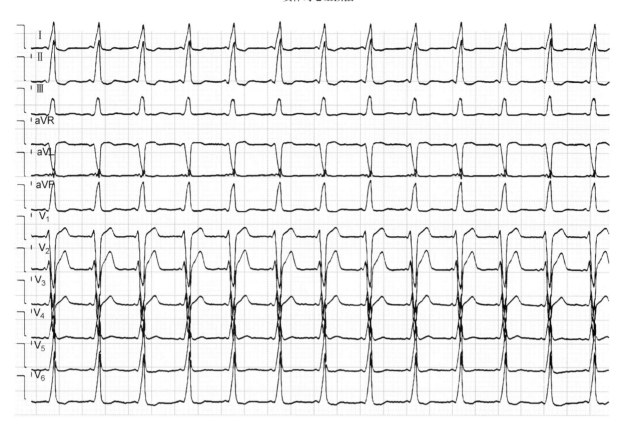

预激性心房颤动

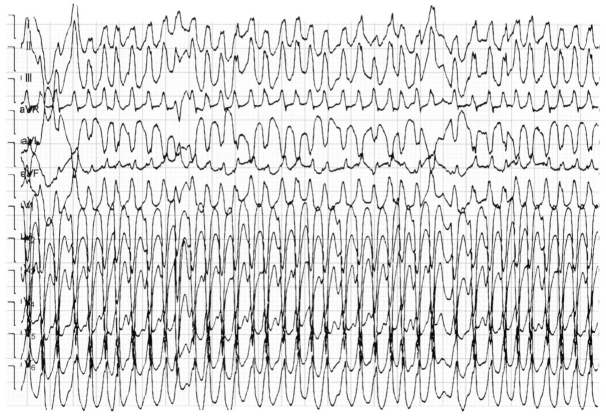

图 18.15 合并心室预激的窦性心律及房颤心电图。同一右上间隔旁旁路患者的心室预激心电图。注意预激心房颤动时的快速心室率（超过 100 次 / 分钟）

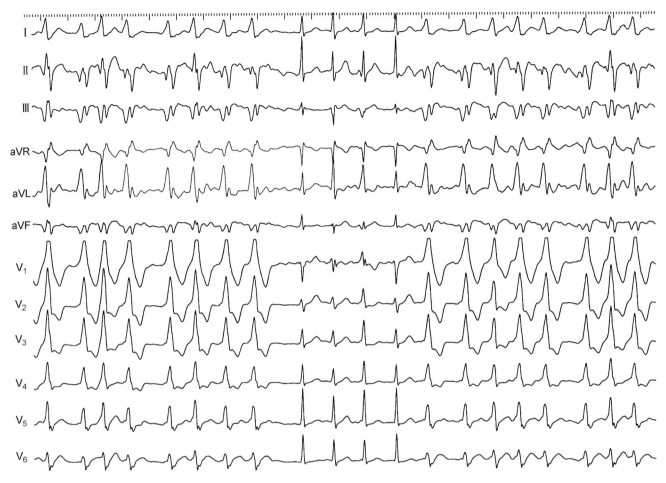

图 18.16 预激心房颤动。注意到预激和正常 QRS 波群的"聚集"现象，可能是由于激动经旁路或房室结隐匿性逆传导致

化，患者的预激程度可能会有所不同。因此，首先评估整个心电图中可见的预激程度，然后仅使用 δ 波极性（在大多数情况下，QRS 波前 20～60 毫秒，除非完全预激）进行定位是很重要的，而不是整个 QRS 极性，这可能彼此不同。

根据体表心电图上的 δ 波极性，开发了几种算法来预测显性旁路的解剖位置（框 18.2；图 18.17 至图 18.20）。尽管这些算法有助于预测旁路的位置，但它们受固有因素的限制，如解剖学变异性（如胸腔内心脏的旋转）、预激程度和 QRS 融合度的不同、多条显性旁路相互影响、固有心电图异常（如既往心肌梗死和心室肥大）、患者体型，以及心电图机械信号采集技术和电极定位差异。在最近的研究中没有一种算法能达到他们设计者当初预测的精度[22]。因此，这些算法应被视为一种初步定位工具，而不是精确的定位工具。没有任何一个单一的算法可为所有旁路定位提供非常高的灵敏度和特异性。这些算法在预测左游离壁壁旁路位置准确时，在预测中间隔、前间隔旁路位置时准确性就会降低。因此，更实用的方法是先初步确定旁路所在的区域，然后应用一个或多个算法中

细则进行更精确的定位。分析心电图和预测预激 QRS 的形态，可以应用一些基本规则，同时要在脑海中保持二尖瓣环和三尖瓣环的三维解剖观以及它们与相邻结构之间的解剖关系，就像它们位于胸部内（即"正确的空间方向感"）一样。

值得注意的是，轻微预激和预激程度有时有助于预测旁路的位置。由于靠近窦房结，后间隔和右侧旁路往往预激程度较大，而左侧旁路通常预激程度较小。然而，当预激显著时，体表心电图对左侧游离壁显性旁路定位的准确性高于其他位置的旁路。

在体表心电图上，分析胸前导联以及额面水平和垂直轴的 δ 极性和振幅，对于预测显性旁路的起源位置有价值（图 18.21）。

胸前导联移行 V_1 导联是位于右前胸壁的单极导联。因此，随着旁路位置逐渐向左或后移，心前区移行（即 R/S ≥ 1 的第一个胸前导联）变得更早，从而使心前区预激 QRS 波形态从 LBBB 图形逐渐转变为正向一致的右束支传导阻滞（RBBB）图形。因此，左侧旁路在 V_1 导联中呈正 δ 波，而右侧旁路则呈现

框18.2 根据预激时 δ 波特征预测旁路的位置

左侧 / 左前外侧旁路

A. V_2 导联 R/S ≥ 1，Ⅲ导联正 δ 波，或 V_2 导联 R/S < 1 和Ⅲ和 V_1 导联正 δ 波

B. RS 移行 ≤ V_1 且 > 2 个下壁导联 δ 波为正或 AVL 导联 S > R

C. AVL 导联 QS 或 QR 形态，Ⅲ和 V_1 导联无负 QRS 波。

左后 / 左后外侧旁路

A. V_1 和 V_2 导联 R/S ≥ 1，Ⅲ导联中无正向 δ 波，V_1 导联为正性 δ 波

B. R/S 移行 ≤ V_1，没有大于 2 个的下壁导联 δ 波为正向，AVL 导联 S 波不大于 R 波，在 Ⅰ 导联 R < （S 0.8 mV），下壁导联 δ 波之和不是负值

C. AVL 为正向 QRS 波，V_1 为等电位线或正向 QRS 波，Ⅲ导联无负向 QRS 波。

左后间隔旁旁路

A. V_2 导联 R/S ≥ 1，Ⅲ无正向 δ 波，V_1 正 δ 和 R/S < 1

B. R/S 移行 ≤ V_1，没有大于 2 个的下壁导联 δ 波为正向，AVL 导联 S 波不大于 R 波，在 Ⅰ 导联 R < （S 0.8 mV），下壁导联 δ 波之和是负值

C. Ⅲ、V_1 和 AVF 导联为负向 QRS 波，心前导联最高 R 波位于 V_2 ~ V_4，V_1 导联 R 波宽度 > 0.06 毫秒

中隔旁路

A. V_2 导联 R/S < 1，Ⅲ导联无正向 δ，在 V_1 导联为负向 δ

B. R/S 移行在 V_2 和 V_3 之间或 V_3 和 V_4 之间，但 Ⅱ 导联 δ 振幅 ≥ 1.0 mV（间隔位置），下壁导联 δ 波极性之和为 − 1、0 或 + 1 mV

C. Ⅲ、V_1 和 AVF 导联为负向 QRS，心前导联最高 R 波位于 V_2 ~ V_4，V_1 中的 R 波宽度 < 0.06 毫秒

右后室间隔旁路

A. V_2 导联 R/S ≥ 1，Ⅲ和 V_1 导联无正向 δ 波

B. 下壁导联 δ 波极性之和小于或等于 − 2 mV

C. Ⅲ、V_1 和 AVF 导联负性 QRS，心前导联的最高 R 波位于 V_5 或 V_6

右后 / 右后外侧旁路

A. V_2 导联 R/S < 1，Ⅲ导联无正向 δ 波，V_1 导联无负向 δ 波，AVF 导联负向 δ 波

B. R/S 移行在 V_3 和 V_4 之间，Ⅱ导联 δ 波振幅 < 1.0 mV 或 ≥ V_4，δ 波轴 < 0 度，Ⅲ导联的 R 波 ≤ 0 mV

C. Ⅲ导联 QRS 波正向，V_1 导联负向，AVL 导联 RS 形态

右外侧 / 右前外侧旁路

A. V_2 导联 R/S < 1，Ⅲ导联无正向 δ 波，V_1 导联无负向 δ 波和 AVF 导联双向或负向 δ 波

B. R/S 移行在 V_3 和 V_4 导联之间，Ⅱ导联 δ 波振幅 < 1.0 mV 或 ≥ V_4，δ 波轴 < 0 度，Ⅲ导联的 R 波 ≤ 0 mV

C. AVL、Ⅲ导联 QRS 正向，V_1 导联 QRS 负向。

右前 / 右前间隔旁旁路

A. V_2 导联 R/S < 1，Ⅲ导联正向 δ 波，V_1 导联无正向 δ 波

B. 下壁导联 δ 波极性之和 ≥ 2。

C. AVF 导联 QRS 正向，Ⅲ和 V_1 导联中的 QRS 负向。

A，Chiang 及其同事算法；B，Fitzpatrick 及其同事算法；C，Xie 及其同事算法。
BT，旁路；R/S，R-S 波振幅比。
From Katsouras CS，Greakas GF，Goudevenos JA，et al. Localization of accessory pathways by the electrogram. Pacing Clin Electrophysiol. 2004；27：189.

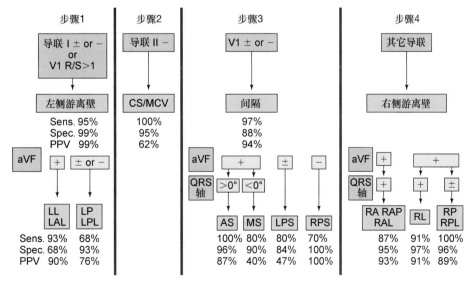

图 18.17 依体表心电图上 δ 波形态定位旁路束的算法。＋，正 δ 波；±，等电位 δ 波；−，负 δ 波；AS，右前间隔；CS/MCV，冠状窦 / 心中静脉；LAL，左前外侧；LL，左外侧；LP，左后；LPL，左后外侧；LPS，左后间隔旁；MS，中间隔；PPV，阳性预测值；RA，右前；RAL，右前外侧；RAP，右前间隔旁；RL，右外侧；RP，右后；RPL，右后外侧；RPS，右后间隔旁；R/S，R-S 波振幅比；*Sens.* 灵敏度；*Spec.* 特异性。（ From Arruda M，Wang X，McClelland J. ECG algorithm for predicting sites of successful radiofrequency ablation of accessory pathways［abstract］. Pacing Clin Electrophysiol. 1993；16；865.）

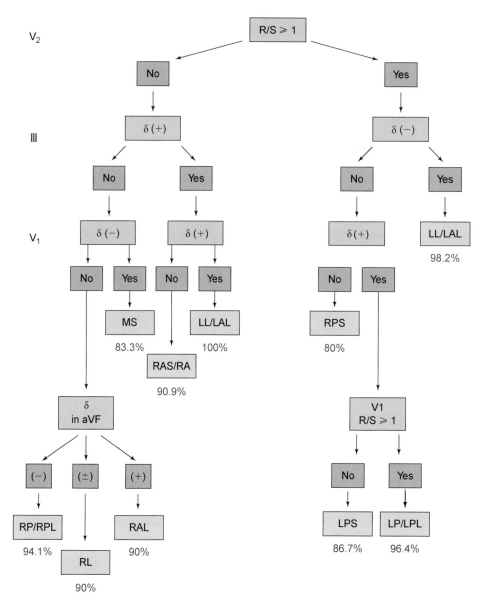

图 18.18 利用 δ 波极性逐步定位旁路（**BT**）的算法。数字表示每个旁路位置的算法精确度。LAL，左前外侧；LL，左外侧；LP，左后；LPL，左后外侧；LPS，左后间隔；MS，中间隔；RA，右前；RAL，右前外侧；RAS，右前间隔；RL，右外侧；RP，右后；RPL，右后外侧；RPS，右后间隔；R/S，R-S 波振幅比。（ From Chiang CE，Chen SA，Teo WS，et al. An accurate stepwise electrocardiographic algorithm for localization of accessory pathways in patients with Wolf-Parkinson-White syndrome from a comprehensive analysis of delta waves and R/S ratio during sinus rhythm. Am J Cardiol. 1995；6：40. ）

负 δ 波。旁路在二尖瓣环越靠左靠后，正 δ 越大，旁路在三尖瓣环越靠右，在 V_1 导联的负向 δ 深度越深。

额状面水平轴 Ⅰ 导联主要反映水平轴。靠近左腋窝的旁路会在 Ⅰ 导联（即右轴）呈深的负向波。相反，靠近右腋窝的旁路在 Ⅰ 导联（即左轴）中呈正向波。导联 Ⅱ /AVL 和 Ⅲ /AVR 也分别代表的左、右净向量。因此，随着旁路位置逐渐向左移动（例如，从二尖瓣前壁到外侧壁），δ 波在 Ⅰ 导联中从小的正向波逐渐向负向波转变，Ⅲ 导联的 R 的高于 Ⅱ 导联，

AVL 导联的 S 深于 AVR 导联。随着旁路位置逐渐向右移动（从三尖瓣环前内侧到外侧），预计会发生相反的变化。

额状面垂直轴 下壁导联（Ⅱ、Ⅲ 和 AVF）反映垂直轴。因此，位于三尖瓣或二尖瓣环上侧的旁路在下导联（即垂直轴）为正向波。当旁路的位置从上向下区逐渐移动时，向下向量的大小逐渐减小。

左或右侧游离壁旁路 右胸前导联的 δ 波极性对区分右侧和左侧游离壁旁路非常有帮助。来自右心室（RV）的心室激动（由右侧旁路介导）在右胸前

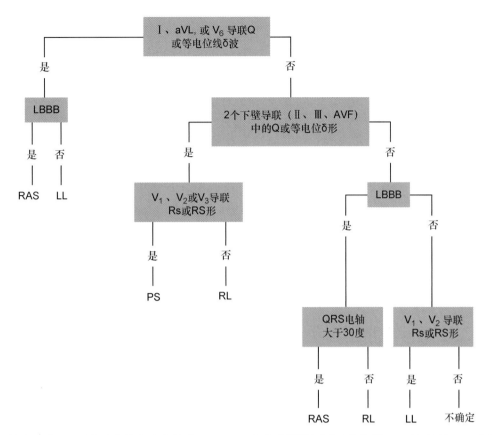

图18.19　基于体表心电图 δ 波形态的旁路定位法。LBBB，左束支阻滞图形（Ⅰ导联 QRS 波宽度≥ 90 毫秒，V_1 或 V_2 导联 RS 形态）；LL，左侧；PS，后间隔；RL，右侧；RAS，右侧前间隔；QRS > 30°，QRS轴＞＋ 30°。（From Fox DJ，Klein GJ，Skanes AC，Gula LJ，Yee R，Krahn AD. How to identify the location of an accessory pathway by the 12-lead ECG. Heart Rhythm. 2008；5：1763-1766.）

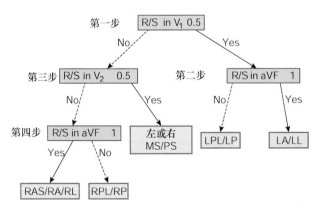

图18.20　心电图旁路逐步定位法。LA，左前；LL，左外侧；LP，左后；LPL，左后外侧；MS，中间隔；PS，后间隔；RA，右前；RAS，右前间隔；RL，右外侧；RP，右后；RPL，右后外侧。（From Taguchi N，Yoshida N，Inden Y，et al. A simple algorithm for localizing accessory pathways in patients with Wolff-Parkinson-White syndrome using only the R/S ratio. J Arrhythmia. 2014；30：439-443.）

导联中以负向波为主，而更多起始点在后侧或左侧则产生正向波。因此，左侧旁路 R/S ≥ 1 且 V_1 导联以 R 波为主，而当 R/S ≥ 1 移行在 V_2 导联之后则提示是右侧旁路。当 R/S ≥ 1 移行于 V_2 导联或 V_1 和 V_2

导联之间时，此时若左侧肢体导联（Ⅰ和 AVL）R/S ≥ 1 倾向右侧旁路，否则为左侧旁路。

左侧旁路　所有左游离壁旁路在右胸前导联中均表现为正向的 δ 波，R/S 比大于 1，或在 V_1 导联呈正向 R 波。二尖瓣前壁的旁路在下导联表现为高大的 R 波，因为其位于左心室的上方。随着旁路位置向外侧移动，Ⅲ导联 R 波的振幅逐渐变大，而Ⅱ导联逐渐变小。Ⅲ/Ⅱ导联中的 δ 波振幅比大于 1 为后外侧旁路，小于 1 为前外侧旁路。位于二尖瓣环下部的旁路在下壁导联上呈负 δ 波。此外，位于二尖瓣环外侧的旁路在左侧肢体导联（AVL 和Ⅰ）产生的负向 δ 波比前壁或后壁更深。事实上，左侧导联（AVL、Ⅰ和 V_6）中的负 δ 波是左侧旁路的确诊性特征。

右侧旁路　起源三尖瓣环的旁路在右胸前导联显示负 δ 波，在 V_5 和 V_6 导联呈正向。当旁路位置沿着三尖瓣环从内侧/间隔向外侧移动时，胸前移行变得更晚（在间隔旁路移行在 V_3 导联，游离壁旁路移行在 V_3 导联以后），胸前导联（V_1 至 V_3）的负向 δ 波变深。右侧旁路通常在左侧肢体导联（AVL 和Ⅰ）

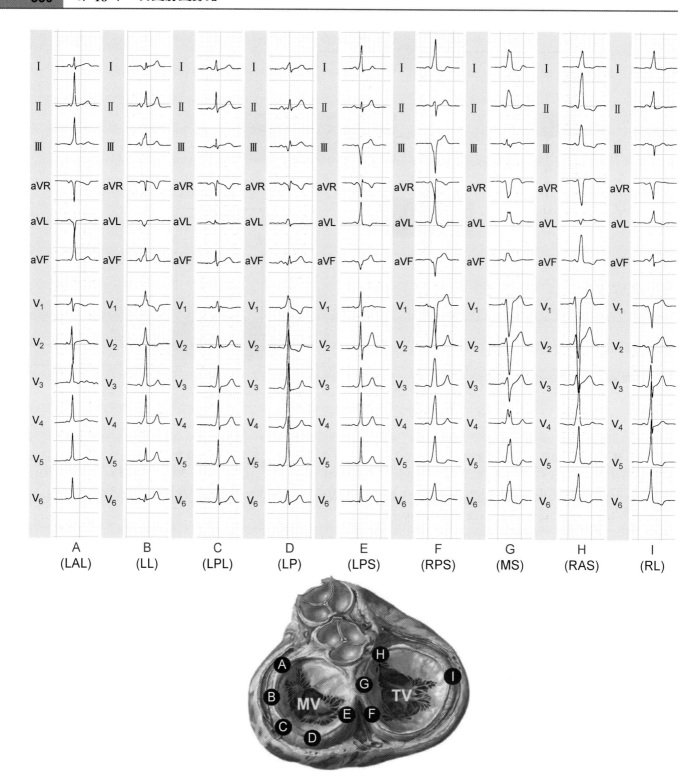

图18.21 心室预激时体表心电图（ECG）的 δ 波形态。顶部是体表 12 导联 δ 波形态心电图，底部显示与之相对应瓣膜环周围成功消融位置的解剖图。**A**，左前外侧（LAL）；**B**，左外侧（LL）；**C**，左后外侧（LPL）；**D**，左后侧（LP）；**E**，左后间隔（LPS）；**F**，右后间隔（RPS）；**G**，中间隔（MS）；**H**，右前间隔（上间隔旁，RAS）；**I**，右侧（RL）。MV，二尖瓣；TV，三尖瓣。（Anatomic illustration of mitral and tricuspid annuli is shown at the bottom〔from Netter Images﹛www.netterimages.com﹜with permission〕.）

呈正 δ 波，而在 AVR 导联以负 δ 波为主。前壁旁路在下壁导联出现正向 δ 波。当旁路位置侧向和向下移动时，下壁导联的 δ 波逐渐变负。Ⅱ 和 AVF 导联正向 δ 波提示旁路位于前壁，而下壁导联负向 δ 波提示旁路位于后壁，低平或双相的 δ 波提示旁路位于中间位置。

前间隔旁路。右上间隔（前间隔）旁路连接三尖瓣环前内侧的右方和右心室游离壁。与心室的其他结构相比，这些旁路心室插入点相对靠上靠前，因此在下壁导联（Ⅱ、Ⅲ和AVF）表现出正向的δ波。此外，V_1和V_2导联的δ波通常为负向，但也可见到轻微的正向（R/S<1）δ波。与右侧游离壁旁路类似，Ⅰ和AVL导联δ波通常为正向，AVR导联通常为负向。

中间隔旁路　δ波在Ⅱ导联为正向，在Ⅲ导联主要为负向，AVF导联为负或等电位线。V_1导联δ波通常为负向，R/S>1移行发生在V_2导联之后（通常在V_2和V_3导联之间）。然而，变异并不罕见，尤其是下壁和V_2导联。通过Ⅲ导联的负δ波、AVF导联的双相δ波和V_2导联的R/S比值（可能是由于三尖瓣环相比，房室间隔的位置靠前），可以将中间隔旁路与前间隔旁路和希氏束旁路区分开来[23]。

后间隔旁路　后间隔旁路的特征性改变是Ⅲ导联深的负向δ波。而AVF导联常为负δ波，尤其是在有后间隔旁路中。Ⅱ导联负向δ波提示心外膜后间隔旁路。V_1导联中的δ波可以是负的、低平的或正向。V_2导联通常显示正向δ波，R波振幅大于S波。V_1导联的负向δ波在V_2导联突然转变为正向（R/S比大于1），倾向于右后室间隔旁路，而左后室间隔旁路通常在V_1和V_2导联为双向或正向δ波。V_1导联的R/S比值大于1，是左后间隔旁路更准确的标志。左后旁路的胸前区R波最高的导联通常在胸前中间导联（V_2到V_4中），而右后室间隔旁路的最高R波通常在胸前外侧导联（V_5或V_6）。

利用逆传 P 波的极性进行定位

顺向型AVRT时逆行P波的极性取决于旁路心房插入点的位置，有助于进行旁路的定位。然而，P波通常隐藏在ST段内，其形态不容易识别[24-25]。

一般情况下，Ⅰ和V_1导联以及下壁导联的P波形态是最有用的（图18.22）。Ⅰ导联中的负向P波高度提示左游离壁旁路，而正向则提示右游离壁壁旁路。另一方面，V_1导联负向P波可预测右侧旁路。下壁导联P波正向负向，表明了旁路的上下位置[24-25]。

左游离壁旁路在V_1导联P波为正向，Ⅰ和AVL导联有负向P波。如果在三个下壁导联逆行P波均为负向，则旁路位于二尖瓣环的下后部。当旁路位置移到二尖瓣前外侧时，三个下壁导联中的其中一个P波低平或双向。左前/前外侧旁路时所有下壁导联P波均为正向。当旁路沿着二尖瓣环从后向前移动时，最

初在Ⅲ导联中看到正向P波，接着是AVF导联和Ⅱ导联[24-25]。

右侧游离壁旁路在V_1导联P波为负向，在Ⅰ导联为正或低平。如果P波在所有下壁导联中均为正向，则旁路位于前壁。如果所有下壁导联的P波都为负向，则旁路位于后壁。然而，从后位移动到前位，最初在Ⅱ导联出现正向P波，随后是导联AVF和导联Ⅲ[24]。

后间隔旁路在V_1、AVR和AVL导联中均显示正向P波，Ⅰ导联为等电或双向P波，所有下壁导联（Ⅱ、Ⅲ、AVF）P波均为负向。左后间隔旁路下壁导联也均为负P波，但Ⅱ导联的P波比Ⅲ导联更负，AVR导联的P波比AVL导联的P波更正（基于P波形态对左右后间隔旁路鉴别能力是有限的）。相反，前间隔旁路在下壁导联均为正向P波，V_1导联为双向P波[24]。

电生理检测

电生理检测用于研究旁路相关的特性、位置和数量以及心动过速是否与其相关（框18.3）。通常，三个四极导管分别放置于高右心房、右心室流出道或间隔侧以及希氏束区域，一个十极导管放置于冠状静脉窦（图4.4）。如果怀疑是右侧旁路，沿三尖瓣环的Halo电极可能会有所帮助。

一些研究者提倡简化消融方法，只使用一个或两个导管。尽管通常能成功，但10%的预激患者存在多种心律失常，10%～20%的预激患者有多旁路，这可能导致手术操作变得复杂。由于很难事先知道手术是简单的还是复杂的，因此不鼓励采用单导管方法消融心律失常[26]。

窦性心律的基线观察

心室预激与窦律期间短的His束-心室（HV）或H-δ间期有关。HA间期甚至可以是负值，或者希氏束电位可以埋藏在心室的局部点位中。QRS波群是激动经旁路传导和房室结-希浦系统传导的融合。最早的心室激动部位靠近旁路的心室插入点（即靠近心脏底部的三尖瓣环或二尖瓣环）。颈动脉窦按摩、房室结阻滞剂或快速心房起搏可减慢房室结传导，增加预激程度，而这些操作不会影响旁路的传导。8%～40%的患者存在房室结双径路传导。

窦性心律时心房程序刺激

在有显性房室旁路存在的情况下，任何心房部位

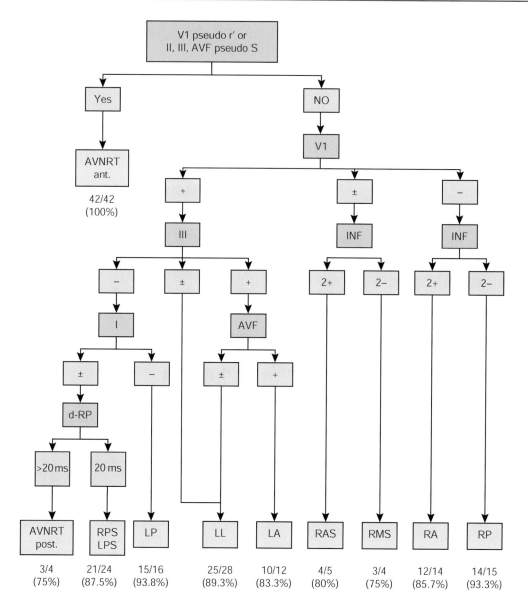

图 18.22 房室折返性心动过速时逆行 P 波形态预测旁路位置的逐步定位法。根据 164 例患者的前瞻性研究结果提示该算法的准确性。分母是该组患者的总数；分子是正确预测的患者数。pseudo r′，伪 r′；pseudo S，伪 S；AVNRT，房室结折返性心动过速；INF，下壁导联（Ⅱ，Ⅲ，AVF）；LA，左前；LL，左外侧；LP，左后；LPS，左后间隔；RA，右前；RAS，右前间隔；RMS，右中间隔；RP，右后；RPS，右后间隔。（From Tai CT, Chen SA, Chiang CE, et al. A new electrocardiographic algorithm using retrograde P waves for differentiating atrioventricular node reentrant tachycardia from atrioventricular reciprocating tachycardia mediated by concealed accessory pathway. J Am Coll Cardiol. 1997；29：394-402.）

框 18.3 Wolff-Parkinson-White 综合征患者电生理评估的目标
- 评估是否存在旁路
- 评估是否存在多个旁路
- 确定旁路的位置
- 评估旁路的不应期及其致命性心律失常的影响
- 诱导和评估心动过速
- 显示旁路在心动过速中的作用
- 评估是否存在不依赖于旁路的其他心动过速
- 终止心动过速

的心房刺激都有助于显露心室预激，而在窦性心律时由于房室结传导快而预激不明显。心房频率递增起搏和程序性早搏刺激会导致房室结递减传导（但旁路不会出现），增加预激程度并缩短 HV 间期，直到希氏束电位被埋藏在 QRS 波群中。在房室结发生前传阻滞之前，希氏束电位保持经房室结前传激动；然后，QRS 波变为完全预激，希氏束电位变为逆行激动（图 18.23）。

在靠近或位于房室旁路插入部位进行心房刺激可导致最大程度的预激和最短的 P-δ 间期，这是因

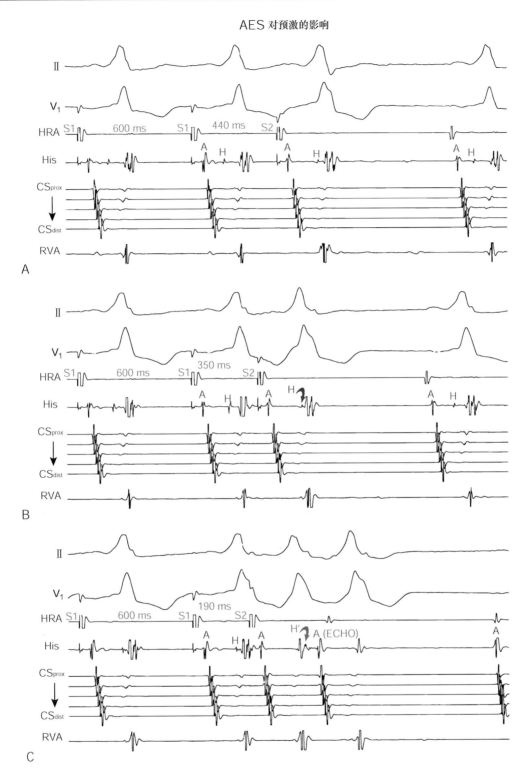

图 18.23　心房期前刺激（AES）对预激的影响。A. 正常窦性心律时显性预激和心房起搏（AES）时，短的希氏束（HIS）-心室（HV）间期（−11 毫秒）。AES 在房室结（心房 -His 束间期延长）表现递减传导，而在旁路（恒定 P-δ 间期）则不表现，可使预激程度增加，使 His 电位隐藏在 QRS 内（HV 间期−64 毫秒）。**B**. 较短联律间期的 AES 产生更明显的预激和−93 毫秒的 HV 间期。**C**. 更短联律间期 AES 会产生完全的预激，His 束逆向激动（H′），随后通过 AVN 进行房室传导，并产生回波（房室折返）。A，心房电图；CS_{dist}，冠状窦远端；CS_{prox}，冠状窦近端；H，希氏束电位；HRA，高位右心房；RVA，右心室心尖

为可最大限度减少刺激激动的心房组织，刺激激动的心房组织越多，其不应期越长，会限制刺激尽早激动房室旁路的能力（图 18.24）。心房起搏可显示

多个旁路的存在。罕见的儿茶酚胺依赖性旁路病例，需要异丙肾上腺素以显示基线时不显现的预激。

心房刺激不能增加预激程度的原因可能包括：

起搏部位对预激的影响

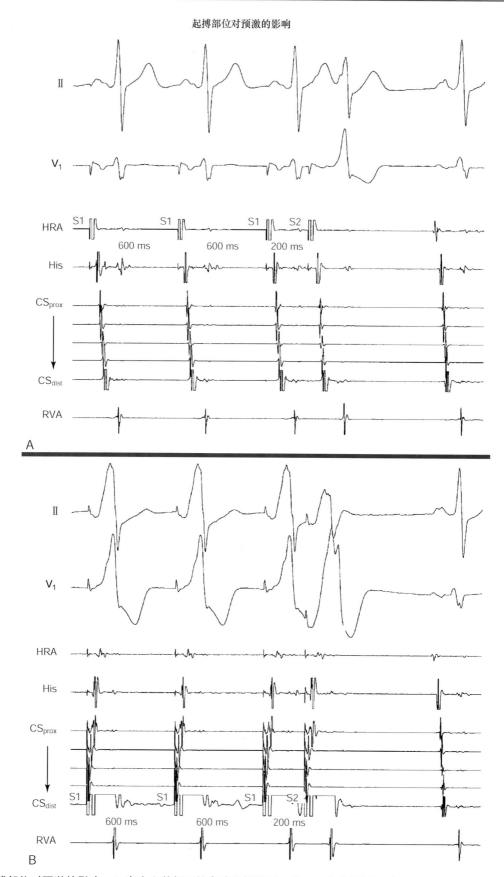

图 18.24 起搏部位对预激的影响。A. 存在左外侧显性旁路的情况下，以 600 毫秒的周长（CL）从高位右心房起搏只能产生最小的预激。预激程度随着期前刺激导致的房室结传导的延迟而增加。**B.** 在同一患者中，在旁路插入部位附近的冠脉窦远端以同样周长起搏，可导致更明显的预激和较短的 P-δ 间期，因为介入的心房组织较少，而心房肌不应期会限制心房刺激很快激动旁路。CS$_{dist}$，冠状窦远端；CS$_{prox}$，冠状窦近端；HRA，高位右心房；RVA，右心室心尖

① AVN 传导明显增强；②存在另一个房室旁路；③由于旁路的 ERP 较长（比房室结的 ERP 长），起搏诱导了旁路的传导阻滞；④由于房室结-希浦系统延长或缺乏导致的基础状态已为完全预激；⑤旁路递减传导；⑥存在束室纤维而不是房室旁路。

窦性心律时心室程序刺激

室房逆向传导　正常房室结对心室频率递增起搏或心室程序性期前刺激（VES）的正常反应是随着起搏周长或 VES 耦合间期的减小室房传导逐渐延迟［表现为逐渐延长的 VA 间期和希氏束-心房（HA）间期］。非递减室房传导是旁路传导的特征。然而，一些具有递减逆向传导特性的旁路，也可以随心室起搏或 VES 出现传导时间和 VA 间期的延迟。此外，在短心室起搏周长或短 VES 耦合间期，可发生心肌传导延迟，导致 VA 间期延长；然而，在旁路所在位置的局部 VA 间期保持不变。此外，短心室起搏周长或 VES 耦合间期进入旁路的不应期，导致传导减弱，从而增加体表 VA 间期和局部 VA 间期。

VA 传导缺失（在长心室起搏周长时）或 VA 递减逆行传导时，不太可能存在旁路，除非罕见的儿茶酚胺依赖性旁路需要使用异丙肾上腺素进行验证。

逆向心房激动顺序　在存在逆行传导房室旁路的情况下（无论是显性还是隐匿性），窦律时心室早搏刺激（VES）导致的 VA 传导，可通过旁路、房室结或两者都传导（图 18.25）或都不传导几种情形。仅通过旁路传导最常见于短起搏周长（PCL）或短 VES 联律间期时。在这种情况下，VA 传导时间在很大范围的 PCL 和 VES 联律间期范围内相当稳定（无心室内传导障碍或另外旁道）。另一方面，以较长的 PCL 或较长的 VES 联律间期行右心室起搏时，若存在左侧旁路，则刺激可经旁路和希浦系统-房室结同时逆传，这很常见。这是因为更容易接近右束支并通过房室结进行逆行传导。在这种情况下，心房激动模式取决于两条通路的不应期和传导时间，通常表现为不同程度的融合。此外，VA 传导可单独经希浦系统-房室结，导致正常的 VA 传导模式，或由于在希浦系统-房室结和旁路中的阻滞而出现 VA 传导缺失，这在短 PCL 心室刺激和非常早的 VES 中尤其常见。

心室刺激经房室旁路导致偏心逆向心房激动顺序，与房室结正常的室房传导不一致（图 18.25）。心室起搏也可以提示多个旁路的存在（图 18.26）。然而，向心性逆行心房激动顺序并不能除外间隔或间隔旁旁路的存在以及尽管存在游离壁旁路但逆传心房是经房室结逆传的。此外，经房室结慢径逆传一般显示

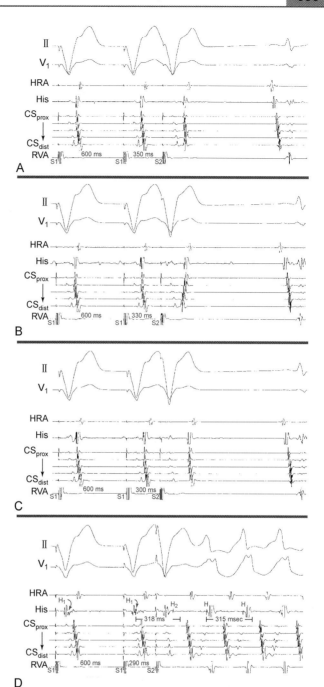

图 18.25　左外侧双向传导旁路患者心室期前刺激（VES）时的逆行传导。A. 心室驱动起搏通过房室结（AVN）逆向传导，呈向心性心房激动顺序。心室期前刺激（VES）同时经房室结和旁路（心房融合）逆传。**B.** 较短联律间期 VES 在希氏束-浦肯野系统（HPS）-房室结中传导延迟，仅通过旁路逆传并出现偏心性心房激动顺序。**C.** 进一步短联律间期的 VES 在旁路逆传阻滞，仅经房室结逆传。**D.** VES 仅经 HPS-AVN 逆传，导致心室-心房（VA）传导延迟更明显，使旁路前传功能恢复，诱发逆向型房室折返性心动过速（AVRT）。VA 延迟的产生，不仅发生在 AVN 内，也可在 HPS 内。注意，VES 遇到右束支逆传阻滞，His 束的激动由左束支逆传介导。因此，His 电位在心室波后可见。值得注意的是，尽管 VES 后的 H1-H2 间期近似于室上性心动过速（SVT）间期的 H-H 间期，但希氏束-心房间期短于室上性心动过速（SVT）时，提示 SVT 的机制是逆向型 AVRT，而不是预激性 AVNRT。CS$_{dist}$，冠状窦远端；CS$_{prox}$，冠状窦近端；HRA，高位右心房；RVA，右心室心尖

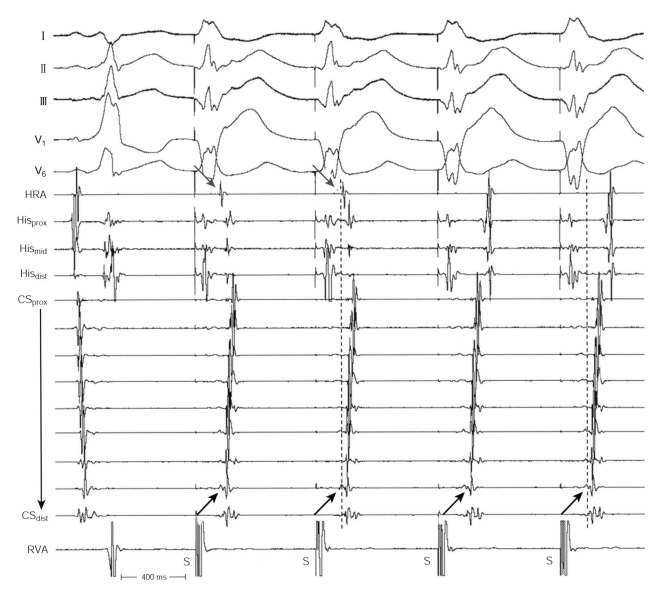

图 18.26 心室起搏提示存在多个旁路。第一个心跳为窦性心律时心室预激，提示为左侧游离壁旁路。随后四个激动为右心室心尖（RVA）起搏，前两个起搏激动提示经左外侧旁路（黑色箭头）和右外侧旁（灰色箭头）的逆行激动融合。最后两个起搏激动仅经左侧旁路逆传。虚线有助于比较激动顺序。CS$_{dist}$，冠状窦远端；CS$_{prox}$，冠状窦近端；Hi$_{dist}$，希氏束远端；His$_{mid}$，希氏束中端；His$_{prox}$，希氏束近端；HRA，高位右心房

CS 的向心性激动顺序。准确分析心房激动顺序通常需要在三尖瓣环周围使用多极导管和将 CS 电极尽可能送深[27]。

希氏束不应期心室期前刺激（VES） 在希氏束不应期（即，当 His 电位已经显现或在预期 His 电位之前 35 ~ 55 毫秒内）时，发送心室期前刺激，若导致心房激动则可确诊存在具有逆传功能旁路。因为 HPS-AVN 已经是不应期，不能介导 VA 传导，心室刺激引起的心房逆向激动必须由旁路介导。

此外，早发心室期前刺激一旦导致心房先于希氏束激动（图 18.27）或出现复合刺激时明显的 HA 间期缩短，则表明通过房室旁路出现了"心房预激"。

需要注意的是，即使在希氏束不应期发放的心室期前刺激未能导致心房激动，也不能必然排除逆传房室旁路的存在，因为有可能该心室期前刺激在旁路自身出现逆行阻滞了（图 18.25）。此外，缺乏这种反应也不能排除单向（仅顺行）房室旁路的存在。

心室期前刺激（VES）时逆向右束支传导阻滞（RBBB） 在发放程序性心室期前刺激时，常观察到 VA 传导间期的突然增加。这可能是由于多种原因造成的，包括：①房室结快径逆行阻滞随后经慢径介导 VA 传导；②右束支逆行阻滞后经左束支逆行传导（LB）；③旁路逆行传导阻滞后仅经房室结 VA 传导。

心室期前刺激（VES）检测过程中，逆行右束

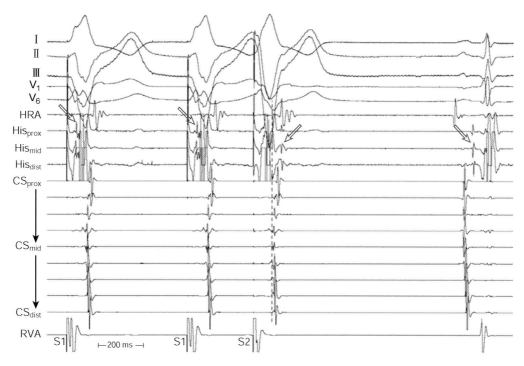

图 18.27 心室期前刺激显示存在旁路。在两个驱动刺激（S1）和随后的期前刺激（箭头）上都存在逆传性 His 电位。尽管每个心室刺激之后都伴随心房激动，但在心室期前刺激（S2）后心房激动在 His 电位之前（虚线）。故提示的存在旁路，因为心房激动不依赖于 His-AVN 激动。CS_dist，冠状窦远端；CS_mid，冠状窦中端；CS_prox，冠状窦近端；His_dist，His 束远端；His_mid，His 束中端；His_prox，His 束近端；HRA，高位右心房；RVA，右心室心尖

支阻滞（RBBB）经常发生，可以通过观察串刺激过程中逆向 His 电位及其在 VES 时的突然延迟来诊断。然而，在串起搏过程中，通常很难看到逆向的 His 电位。因此一旦在 VES 刺激后突然出现一个与心室波明显分离的易于识别的 His 电位时，就足以提示出现了逆行的 RBBB。

逆行 RBBB 发生时可观察到 VH 间期延长，因为此时传导必须经过室间隔（正常心脏需要 60～70 毫秒），逆行至左束支（LB），并传至希氏束（HB）。尽管逆行 RBBB 必然会增加 VH 间期，但 VA 间期是否会出现类似的增加则取决于房室结和旁路 VA 传导的特性。

测量 VES 发生逆行 RBBB 时，VH 和 VA 间期有助于区分逆向传导是通过房室结还是旁路。在没有旁路的情况下，只有在 HB 逆行激动后，AVN 才能逆行激动；因此，逆行 RBBB 必然会导致 VA 传导延迟，VA 间期的增加程度等同于 VH 间期的增加程度。反之，当逆行传导通过旁路时，当诱导逆行 RBBB 时，VA 间期也不会增加。因此，旁道逆传时 VA 间期的增加量最小，并且总是小于 VH 间期的增加[28]。

不同部位右心室起搏 右心室不同部位起搏（即右心室基底部与右心室心尖部起搏）时的 VA 间期

［即刺激-心房（SA）间期］和心房激动顺序有助于证明或排除逆行间隔旁路的存在（图 18.28）。

尽管在解剖上心尖部离心房的距离比心基底部要远，但由于 RB 远端靠近心尖部，因此心尖部起搏时，其电激动传导到心房距离反而更近。在无逆传间隔旁路的情况下，心尖部起搏能更快进入希浦系统，使心尖部起搏时 VA 间期短于心底部起搏。而从右心室心底部起搏的激动波需通过长距离的心肌间传导才到达右心室心尖部，然后再通过 RB 和 HB 逆向传导到心房。换言之，在 RV 心尖部起搏时 VH 间期较 RV 心底部起搏时短。在存在逆传间隔旁路时，RV 心底部起搏激动波能尽快进入旁路并以较短的 VH 间期激动心房，而 RV 心尖部起搏距离旁路的心室插入部位较远（即，因为在 RV 底部起搏是心室-旁路间期较 RV 底部起搏短）。

在无逆传旁路存在的情况下，RV 心尖部和 RV 心底部起搏时，心房激动顺序相似，因为在这两种情况下，心房都只能经房室结逆传激动。反之，如果存在间隔旁路，RV 心底部起搏时心房激动是由间隔旁路传导，RV 心尖部起搏时房室逆传经过房室结、旁路或两者融合所致。因此，RV 心底部起搏与 RV 心尖部起搏时逆传心房激动顺序改变也提示存在房室旁路，但心房激动顺序不变不能排除房室旁路的存在。

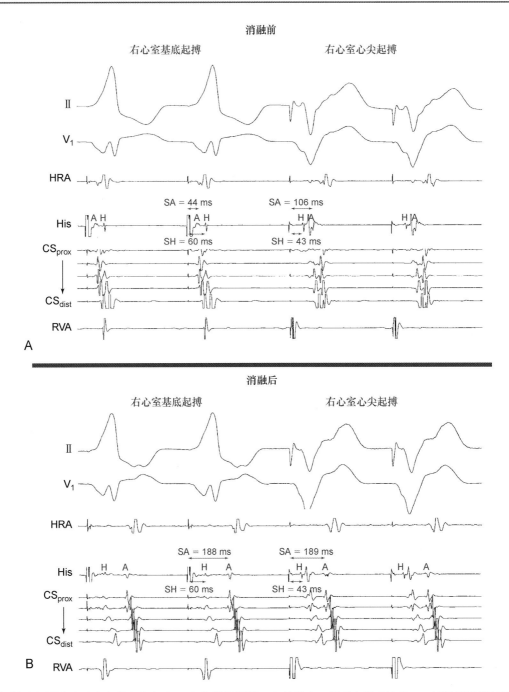

图 18.28　隐匿性上间隔旁旁路患者的右心室（RV）多部位起搏。 在每组中，前两个激动波为 RV 基底间隔部起搏，后两个激动波为 RV 心尖部起搏。**A.** 旁路消融前进行 RV 起搏。在 RV 基底部起搏，刺激至心房（SA）[心室 - 心房（VA）] 间期比在 RV 心尖部起搏时短，表明经旁路进行 VA 传导。注意，在 RV 基底部起搏，心房激动甚至发生在希氏束（HB）激动之前，提示室房逆传独立于房室结（AVN）。**B.** 成功消融旁道后进行 RV 起搏。RV 心尖部起搏时，SA 间期比消融前长，且 RV 基底部起搏进一步延长，提示 VA 传导通过 AVN 上发生。注意，在两个图中，RV 心尖起搏的刺激 - 希氏束（SH）（心室 -His）间期比 RV 基底起搏短，因为在 RV 心尖起搏时，激动能更快地进入右束支 -His 束（RB-HB）。然而，当 VA 传导发生在旁路（**A**）上时，SA 间期保持不变；相反，在没有旁路（**B**）的情况下，与 RV 基底部起搏相比，在 RV 心尖部起搏期时 SA 间期缩短，与 SH 间期缩短一致。CS$_{dist}$，冠状窦远端；CS$_{prox}$，冠状窦近端；HRA，高位右心房；RVA，右心室心尖

值得注意的是，希浦系统（HPS）的确切入口（即 RB 的终点）难以识别；入口位置可能位于中间隔，而不是 RV 心尖部。在这种情况下，RV 心底部和心尖部与 HPS 入口的距离相等，都经 AVN 逆行

产生恒定的 VA 间期。因此，患者间由于起搏导管到 RB 远端距离的变异，可能会导致相互矛盾的结果。这个问题在很大程度上可通过先在 HB 区域起搏（同时避免 HB 夺获），然后将起搏导管沿间隔逐步向 RV

心尖部移动来解决。沿该路径起搏导管逐渐靠近 RB 远端（HPS 的入口），VA 间期逐渐缩短，这说明是经 AVN 传导的，而不是旁路传导。随着起搏导管向心尖部移动越远，诊断价值就越低，因为从 RB 远端到旁路插入的相对距离就越不明确了[29]。

然而，这一操作（从心底部到心尖部移动起搏）并不能排除存在距离较远的右侧或左侧游离壁旁路，因为起搏位置远离旁路；若想从 RV 心尖部或 RV 心底部起搏得到优先于 AVN 的 VA 传导和恒定的心房激动顺序，就需要心底部起搏部位尽可能靠近旁道部位。这可以通过沿着三尖瓣或二尖瓣环移动起搏部位来达到[29]。

此外，该操作也不能排除缓慢传导旁路的存在。VA 间期标准确定了 VA 传导的实际路径，也就是最快的传导路径；然而，在 HPS-AVN 存在快速 VA 传导时，缓慢传导的旁路就会被漏掉。

RBBB（而不是 LBBB）的出现也会显著影响 VA 间期标准，特别是当 VA 传导经 HPS-AVN 传导时。在逆行 RBBB 存在的情况下，VA 经 LB-HB 传导；因此，VA 间隔取决于起搏部位与 LB 之间的距离，而不是 RB，与 RV 心尖部起搏相比，RV 基底部或间隔部起搏进入 LB 更快（图 20.6）。

窦性心律时希氏束旁起搏

希氏束旁起搏有助于证明或排除间隔旁路存在，而间隔旁路介导的顺向型 AVRT 的逆传心房激动顺序与 AVNRT 相似。希氏束旁起搏时反应模式，可以通过比较希氏束夺获和无希氏束夺获而仅夺获局部心肌且无心房夺获时的四个变量①心房激动顺序；②SA 间期；③局部 VA 间期；④HA 间期（图 18.29 和 18.30）来确定。可以观察到 7 种希氏束旁起搏的反应模式（框 20.1）。关于希氏束旁起搏的细节请参阅第 20 章[30]。

心房激动顺序 希氏束夺获和没夺获时，心房的逆向激动顺序一致，提示无论 HB-RB 夺获或没夺获都经相同的径路逆传（旁路或房室结），不能证明或排除旁路的存在。反之，在有或无希氏束夺获时，逆向心房激动的顺序不同，常提示存在旁路[31]。

HA 和室房间期 在多个部位记录 HA 和 VA（SA）间期，包括 SVT 时最早心房激动部位附近。无论是否夺获 HB-RB，VA（SA）间期都不变，表明存在旁路，而与夺获 HB 期间相比，无 HB 夺获时，VA（SA）间期的延长除外逆传间隔旁路的存在，但不能除外缓慢传导旁路和远处游离壁旁路的存在[31]。

窦性心律时（房室）双心腔顺序期前刺激

尽管之前报道过多种心室起搏方法，可显示出偏心性的心房逆向传导或非递减性室房逆传，这提示逆

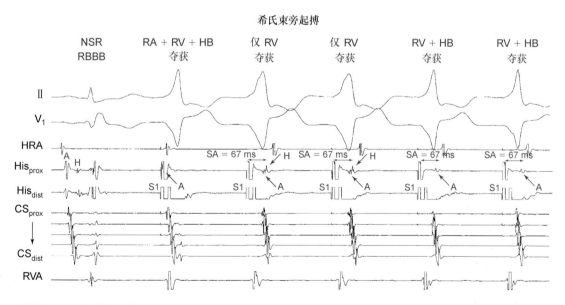

图 18.29 隐匿性中间隔旁路合并右束支阻滞（RBBB）患者的希氏束旁起搏。第一个激动是窦性心律合并 RBBB。第二个激动波显示了心房、心室和右束支（HB-RB）的夺获。在起搏信号之后，紧随的心房电位提示夺获心房。准确识别这种情况可以避免对希氏旁起搏结果的错误解释。第三和第四个激动波显示仅右心室（RV）夺获，最后两个激动群显示 RV 和 HB-RB 夺获，但没有心房捕获。注意，无论是否发生 HB-RB 夺获，心房激动顺序和刺激至心房（SA）间期保持不变，因为在任何一种情况下，都会在旁路发生室房（VA）逆传。在仅夺获 RV 时，HB 激动发生在心房激动之后，这表明 VA 传导独立于房室结。值得注意的是，即使在 RBBB 存在的情况下，如果 HB-RB 的夺获在阻滞部位近端，也可以成功地进行希氏束旁起搏。CS$_{dist}$，冠状窦远端；CS$_{prox}$，冠状窦近端；His$_{dist}$，His 束远端；His$_{prox}$，His 束近端；HRA，高位右心房；RA，右心房；NSR，正常窦性心律；RVA，右心室心尖

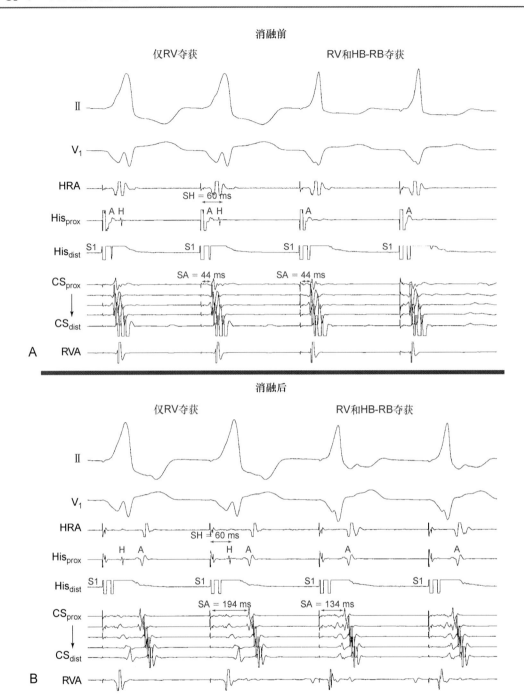

图 18.30 隐匿性上间隔旁旁路患者的希氏束旁起搏。 在每组图形中，前两个激动显示仅右心室（RV）夺获，后两个激动显示 RV 和 His 束-右束支（HB-RB）夺获。HB-RB 未夺获是通过 HB 激动延迟［刺激 -His 束（SH）间隔＝ 60 毫秒］和增宽的 QRS 波来确定。在 HB-RB 夺获时，His 电位就不可见。**A**. 在旁路消融前进行希氏束旁起搏；无论是否发生 HB-RB 夺获，刺激-心房（SA）间期保持不变，因为在任何一种情况下，心室心房（VA）逆传都通过旁路。事实上，在仅夺获 RV 时，SA 间期比 SH 间期短，这表明 VA 传导独立于房室结（AVN）。**B**. 成功消融旁路后再进行希氏束旁起搏；SA 间期比消融前延长，在 HB-RB 未夺获时进一步延长，同时伴有 HB 激动延迟（即 SH 间期延长）和恒定的 HA 间期，表明 VA 传导通过 AVN。注意消融前的激动顺序（经旁路的 VA 传导）与消融后的激动顺序（经 AVN 的 VA 传导）略有不同。然而，在这两种情况下（消融前和消融后），心房激动顺序发生在同一路径上，并且保持不变，无论是否发生 HB-RB 夺获。CS_{dist}，冠状窦远端；CS_{prox}，冠状窦近端；His_{dist}，His 束远端；His_{prox}，HIS 束近端；HRA，高位右心房；RVA，右心室心尖

向传导是通过旁路而不是房室结。但在某些情况下，这些操作可能不足以确定是否存在旁路传导，特别是当旁路具有和房室结相似的 ERP，逆向心房激动顺

序和传导时间时。对于与房室结逆行心房顺序相似的间隔旁路、缓慢传导旁路以及具有递减性传导的旁路时，识别、定位和验证旁路消融是否成功可能具有挑

战性[32]。

（房室）双心腔顺序起搏对于识别常规起搏不能识别的隐匿性缓慢传导旁路有用。这一操作的关键在于在一个合适的时间点发放一个房性期前刺激可造成短暂的房室结逆向传导阻滞，从而使旁路在室性期前刺激（VES）时显现出来（类似于在 SVT 时希氏束不应期发放 VES）[32]。

房室双心腔顺序刺激步骤为，以 600 毫秒周长的连续 8 个串刺激同步起搏心房和右心室，继以一个等于房室结 ERP 的耦合间期发送 AES（A2），随后以等于基础起搏周长（600 毫秒）的耦合间期发送 VES（V2）。然后 V2 的联律间期以 10 毫秒递减，直到出现 VA 传导阻滞[32]。

合适时间点发放的 A2 通过隐匿性前传延长了房室结的逆传不应期，导致 V2 在房室结阻滞。如果存在旁路，在房室结不应期 V2 可回传至心房，产生与旁路传导一致的逆向心房激动顺序。尽管在 A2 刺激时也可导致一定程度隐匿性前向传导进入旁路，但房室结组织有更明显的递减传导特性，房室结不应期延长的程度到比旁路更大，允许 V2 刺激时经旁路的单独逆向传导[32]。

这种方法存在几个潜在的局限性。首先，心房 ERP 可能超过房室结前传 ERP。此外，旁路插入部位的心房局部 ERP 可使心房对经旁路逆传的激动不敏感。因此，理想情况下，应在旁路插入部位附近进行心房起搏。此外，AES 可能会导致旁路的前向隐匿传导，从而可导致 V2 在旁路逆传阻滞。这种起搏方法的成功依赖于房室结和旁路隐匿传导的差异效应，前

者不应期的延长比后者更大[32]。

心动过速的诱发

程序性心房刺激的诱发

顺向型 AVRT：双向传导旁路　当存在显性旁路时，心房早搏刺激（AES）诱发顺向型 AVRT 需要具备以下条件：①旁路前传功能阻滞；②经过房室结-希浦系统前传；③房室结-希浦系统的传导延缓，使心房和旁路有充足的时间恢复兴奋性，允许激动经旁路逆传（图 18.31，图 3.9）。旁路的传导速度快，但 ERP 更长，房早时激动在旁路前向传导阻滞，但可经房室结前传，满足了上述前两个条件。对于第三个条件，房室传导延迟的位置不重要，一般在房室结，也可发生在希氏束、束支、心室肌细胞。因为，一般能使旁路出现前向阻滞的房性期前刺激（AES）联律间期较短，往往也会引起房室传导延迟，故旁路只要出现前向阻滞即可诱发顺向型 AVRT。存在房室结双径路时有利于顺向型 AVRT 的诱发，因激动经房室结慢径前传时提供了足够的房室传导延迟。与旁路同侧的束支传导阻滞同样提供了额外的房室传导延迟，也可以促进心动过速的诱发。

在离房室旁路插入点较近的部位进行心房刺激比较容易诱发顺向型 AVRT；刺激部位离旁路越近，越容易进入旁路的传导不应期而达到传导阻滞，因其不受心房组织的不应期或传导时间的限制。此外，旁路心房插入部位被激动得越早，它在逆行激动到达之前恢复传导的可能性就越大，从而形成折返。因此，如

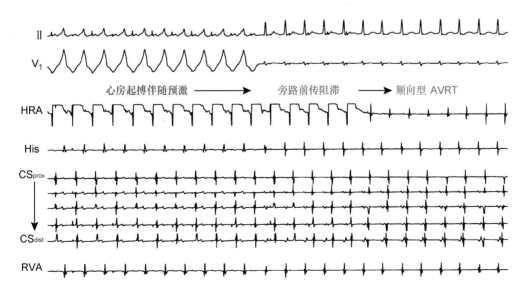

图 18.31　在双向传导的旁路患者用心房起搏诱发出顺向型房室折返性心动过速（AVRT）。快速心房起搏后出现经左侧旁路前传的心室预激。随着起搏周期逐渐变短，心室预激消失的同时 PR 间期延长明显，提示出现旁路前传阻滞。停止起搏后，诱发了顺向型 AVRT，旁路作为折返环的逆传支。CS$_{dist}$，冠状窦远端；CS$_{prox}$，冠状窦近端；HRA，高位右心房；RVA，右心室心尖

果兴奋性恢复更快，可能需要较短的房室传导延迟。此外，不同的心房刺激部位可导致房室结传导速度和不应期不同（即使 AES 联律间期相同）。

如果室上性心动过速诱导失败，可使用多个 AES、快速心房起搏和靠近旁路部位起搏将旁路传导阻断并产生足够的房室传导延迟。

AES 也可导致 1:2 的反应，这是由旁路和房室结-希浦系统同时传导引起的（即，单个 AES 导致两个心室波；第一个为完全预激，第二为个正常）。对于这种反应的原因，是存在房室结-希浦系统传导的显著延迟（通常由房室结慢径介导），以允许心室经旁路激动后尽快恢复应激。AES 也可产生窦房结或房室结回波，该回波可阻断旁路前传，而达到足够的房室传导延迟，诱发顺向型 AVRT。

顺向型房室 AVRT：隐匿性旁路 隐匿性旁路与显性旁路参与的顺房室 AVRT 特征一致（图 18.32 和图 18.33）。唯一的差别是，隐匿性旁路已经存在前传阻滞。因此，诱导顺向型 AVRT 的唯一条件是允许心房和旁路心房插入部位的兴奋性恢复足够的房室传导延迟。与预激综合征患者相比，在隐匿性旁路患者 AES 诱发顺向型 AVRT 不需要过短的联律间期。

持续性交界区反复性心动过速 PJRT 通常是持续性的，由窦性心律周长自发缩短诱发，而不需 PAC 或 PVC 触发。心动过速可被 PAC 或 PVC 短暂终止，但通常在几个窦性心跳后恢复。这种现象有三个潜在的机制：旁路逆传 ERP 呈心率相关性降低，心房 ERP 呈心率相关性降低使得经旁路逆传回的激动可重新激动心房，以及由于心房-旁路连接处的隐匿性文氏传导阻滞终止了文氏周期，从而减轻了阻碍旁路逆传的隐匿性前传。后者是最可能的机制，因为这种慢旁路实际上快心率时表现为递减性传导，在大多数情况下，心房-旁路连接处的心房 ERP 比 RP（VA）间期短。因此，窦律时旁路隐匿性前传功能存在可以防止心动过速的发生。长偶联间期的 AES 也可以很容易地诱发 PJRT。

逆向型 AVRT AES 诱导逆向型 AVRT 需具备以下条件：①旁路具有完整前传功能；②房室结或希浦系统前向传导阻滞；③一旦房室结从部分前传阻滞中恢复兴奋性后希浦系统-房室结即有完整的逆传功能（图 18.23）。后者通常是逆向型 AVRT 诱发的主要限制因素。诱发逆向型 AVRT 可能需要旁路心房插入部位和希氏束之间至少存在 150 毫秒以上的延迟。

逆向型 AVRT 的诱发可以通过几种机制解释。AES 在房室结区出现传导阻滞，经旁路顺向传导，随后沿希浦系-房室结逆向传导。在这种情况下，需要 VH 间期延长到足以允许房室结兴奋性恢复。而通常

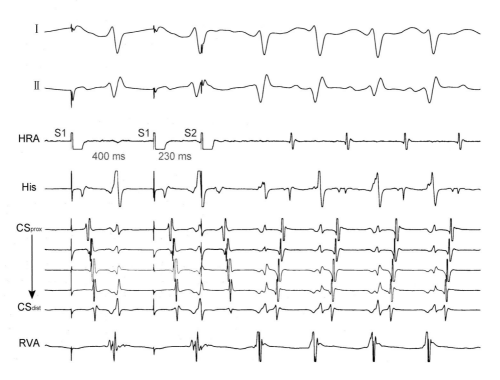

图18.32 使用心房期前刺激（AES）在隐匿性旁路患者诱发顺向型房室折返性心动过速。注意，AES（S2）在房室（AV）出现一定程度的延迟传导，允许心房和旁路的心房插入部位的传导恢复。心动过速时心房激动顺序在冠状窦电极中呈偏心性，与左游离壁旁路传导一致。CS$_{dist}$，冠状窦远端；CS$_{prox}$，冠状窦近端；HRA 高位右心房；RVA 右心室心尖

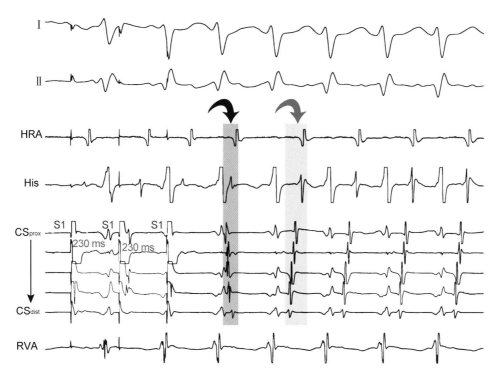

图 18.33　使用心房起搏在隐匿性旁路患者诱发顺向型房室折返性心动过速（AVRT）。最后一个心房起搏激动经房室结（AVN）慢径前传，导致 AVN 回波（黑色箭头和阴影），心房和心室几乎同时激动。回波诱发出偏心性心房激动顺序（灰色箭头和阴影）的顺向型房室结心动过速，与左侧游离壁旁路一致。注意，在 AVN 回波中，VA 间期明显短于顺向型房室结折返性心动过速。CS$_{dist}$，冠状窦远端；CS$_{prox}$，冠状窦近端；HRA，高位右心房；RVA，右心室心尖

逆向型 AVRT 时 VA 间期相对较短，因此这种诱发机制可能并不常见，除了左侧旁路时，天然的有足够的 VH 间期延长从而允许逆向传导。短的房室结逆向 ERP 有利于心动过速的诱发，这在室上性心动过速患者中很常见。或者，AES 可以在房室结阻滞，沿旁路顺向传导，随后沿另一条旁路逆向传导。随后的冲动经房室结-希浦系统或第二条旁路逆向传导。心动过速 TCL（和 VA 间期）的变化可能与逆向传导时通过房室结还是第二条旁路有关。诱发逆向型 AVRT 的第三个潜在机制是，AES 通过旁路顺向传导，同时经房室双径路的慢路径传导，而在房室结快径前传阻滞。由于心室处于不应期，希氏束的传导不可能到达心室，但可经房室结产生心房回波，再经过旁路前传，此时心室和房室结均恢复兴奋性，进而诱发逆向型 AVRT。由于心动过速时心室过早激动，房室结折返一般不会持续，或者被经旁路预激的心室逆传回波在房室结快径逆传所阻断。在这种情况下，His 电位的位置将取决于心动过速是顺行还是逆向激动。

通常，如果心房刺激可诱发逆向型 AVRT，多数存在多旁路。它们是否参与心动过速取决于激动逆传至附加旁路和 HPS-AVN 的相对时间以及附加旁路和 HPS-AVN 对顺传和逆传的不同隐匿程度。

心房刺激的部位对 AVRT 的诱发起着重要作用，可以决定双向传导旁路患者诱发的 AVRT 类型。刺激部位越靠近旁路，旁路越可能出现前传阻滞，从而诱发顺向型 AVRT。相反，房性刺激靠近房室结时，容易诱发逆向型 AVRT。

程序性心室刺激的诱发

顺向型 AVRT　无论是显性旁路还是隐匿性旁路，心室刺激在大多数患者可诱发顺向型 AVRT（诱发率 VES 为 60%，心室起搏为 80%）（图 18.34）。心室刺激诱发顺向型 AVRT 需要具备以下条件：①心室刺激时 AVN-HPS 逆传阻滞；②仅通过旁路逆传；③充足的 VA 传导延迟，允许心室刺激隐匿逆传的 AVN HPS 恢复，从而将折返的激动前传。因为旁路的逆传 ERP 常很短，诱发顺向型 AVRT 的主要决定因素是逆行传导的延迟和（或）AVN HPS 的隐匿性传导。

根据心室起搏的起搏周期（PCL）或 VES 的联律间期、传导速度、HPS-AVN 和旁路的不应期以及心室刺激部位，可有多种诱发 AVRT 的方式。当心室起搏周长或 VES 的联律间期比 AVN 的 ERP 短，但比 HPS 和旁路的 ERP 长时，会导致 AVN 逆传阻断，并在旁路上逆传，从而诱发顺向型 AVRT。快速心室

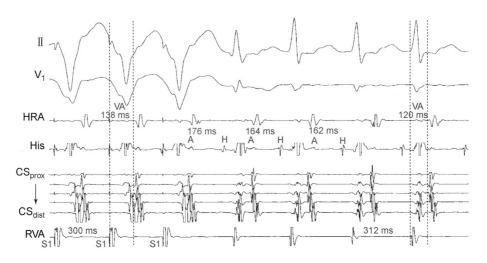

图 18.34 利用心室起搏在隐匿性后间隔旁路患者诱发顺向型房室折返性心动过速（AVRT）。注意，以类似于心动过速周长（CL）行心室起搏，尽管心室起搏时的心室-心房（VA）间期（虚线）略长于室上性心动过速（SVT）期间的心室-心房（VA）间隔（虚线），提示 SVT 的机制是顺向型 AVRT 而非房室结折返性心动过速。此外，SVT 第一激动的心房-希氏束间期比随后的搏动较长，这表明最后一个心室刺激在 AVN 中产生隐匿性传导。CS_{dist}，冠状窦远端；CS_{prox}，冠状窦近端；HRA，高位右心房；RVA，右心室心尖

起搏或短促快速心室起搏后发放 VES 容易发生房室传导阻滞，导致 AVN 的隐匿性传导和随后 SVT 第一个激动经房室结前传延迟，其 AH 和 PR 间期会长于随后的心跳（图 18.34）。另一方面，当心室起搏周长或 VES 的联律间期短于 HPS 的 ERP，但长于旁路的 ERP，会阻碍 HPS 的逆传、经旁路逆传，诱发顺向型 AVRT。窦性心律时或慢频率起搏后再发放 VES 容易发生 HPS 阻滞，SVT 的第一跳时房室结已接近完全恢复，并以与随后的心跳相等的短 AH 和 PR 间期进行。在这种情况下，可能需要足够的 HV 间期延长，以恢复心室兴奋性，使心室激动并形成折返，因为房室结的延迟可能不够。当需要延长 HV 间期来诱发顺向型 AVRT 时，它常与 LBBB 相关。短联律间期的 AES，特别是在长周期起搏后，会出现旁路和右束支（RB）逆传阻断，这样激动可跨室间隔经左束支（LB）逆传，再沿着 RB 传导至心室，导致一次束支折返性（BBR）跳动，然后再经旁路逆传回至心房，从而诱发顺向型 AVRT。由 BBR 折返促成的长 HV 间期，加上 LBBB 改变，有利于左侧旁路参与的顺向型 AVRT 的诱发（图 18.35）。

当以接近于心动过速周长（TCL）行心室起搏或以接近于心动过速期间的 H-H 联律间期（即 H1-H2 间期）的 VES 激动 HB 而诱发 SVT 时，将心室刺激诱发 SVT 时 HA 间期与心动过速期间的 HA 间期进行比较就会发现。在 AVNRT 时，心室刺激诱发 SVT 时 HA 间期比 SVT 时的 HA 间期长，因为在心室刺激时，HB 和心房是顺序激动的，但在 AVNRT 期间是平行激动的（图 17.14）。这种效应会更明显，因为房室结的递减性传导特性在重复刺激时比单个的期前刺激更明显。因此，心室刺激诱发心动过速后，HA 间期延长越明显，SVT 是 AVNRT 的可能性越大。另一方面，如果 SVT 使用旁路逆传，则心室刺激（与 TCL 相同的联律间期）诱发心动过速时 HA 间期比顺向型 AVRT 期间短，因为在心室起搏时心房和 HB 是平行激动（当心房激动由旁路逆传介导时），但在 SVT 时按顺序激动。

从 VES（从 RV 心尖发出）到随后心动过速起始的时间间期基本上等同于心室拖带中观察到的间期（见下文）。将 VES 至心房激动的时间间期（体表 VA 或"SA"间期）与心动过速时体表 VA 间期进行比较，将 VES 后的回归间期（即 VES 至随后心尖部极化的时间间期）与心动过速周长（TCL）进行比较。若 SA 间期超过心动过速时体表 VA 间隔少于 85 毫秒以及 VES 后回归周期超过心动过速周长小于 115 毫秒，都提示顺向型 AVRT。这些间期的差距较小提示 RV 心尖部起搏部位距心动过速的折返环较近。但在左侧旁路或递减传导的间隔旁路参与的顺向型 AVRT 及 AVNRT 时，这些间期的差异较大。这项技术的优势在于，它不需要可以被成功拖带的持续性心动过速[33]。

持续性交界区反复性心动过速 心室刺激诱发 PJRT 的效果较差，因为旁路逆传已经受损，短联律间期的 VES 在旁路逆传易阻滞。长联律间期的 VES（当 HB 不应期时）在某些情况下尚可以诱发室上性心动过速。

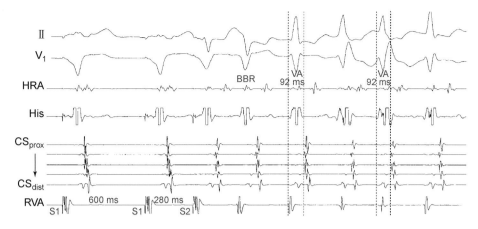

图 18.35　利用心室期前刺激（VES）在隐匿性左后间隔旁路患者诱发顺向型房室折返性心动过速（AVRT）。VES 在旁路上逆行，同时导致束支折返性（BBR）激动，进而经旁路逆传至心房，转而诱发顺向型 AVRT。注意在心动过速开始后不久出现右束支传导阻滞（RBBB）；然而，无论是否存在 RBBB，心室-心房（VA）间期（虚线）保持不变，因为旁路位于对侧心室。CS~dist~，冠状窦远端；CS~prox~，冠状窦近端；HRA，高位右心房；RVA，右心室心尖

　　逆向型 AVRT　通过心室起搏和 VES 诱发典型的逆向型 AVRT 需要以下条件：①旁路逆传阻滞；②房室结和希浦系统逆行传导；③足够的 VA 延迟以允许心房和旁路恢复，从而支持随后的前传（图18.25）。

　　当采用接近心动过速周长的频率行心室起搏或采用与心动过速期间激动 HB 类似 H-H 间期的联律间期（即 H1-H2 间期）的 VES 来诱发心动过速时，心室刺激诱发心动过速起始 HA 间期常等于或短于逆向型 AVRT 期间的 HA 间期。这是因为希氏束和心房在逆向型 AVRT 时为顺序激动，而在心室刺激时为平行激动（在有逆传功能旁路存在的情况下）。因此，心室刺激诱发心动过速起始 HA 间期长于心动过速期间的 HA 间期，提示可能预先存在 AVNRT，而除外逆向型 AVRT（图 18.25）。此外，由于在相同的联律间期下，房室结在重复刺激时较单个刺激表现出更明显的递减传导，心室刺激诱发心动过速后 HA 间期延长越明显，SVT 是 AVNRT 的可能性越大。

心动过速特征

顺向型 AVRT

　　心房激动顺序　顺向型 AVRT 时心房激动的最早点取决于旁路的心房插入位置，但始终靠近房室沟且一般没有多个突破点。顺向型 AVRT 时心房激动顺序与以心动过速周长起搏心室时仅通过旁路传导时的心房激动顺序相同。然而，心室起搏时，逆向传导也可经房室结和（或）旁路进行，导致心房激动顺序融合，这取决于与心室起搏部位相关的旁路和希浦系统以及 HPS-AVN 的逆向传导性和不应期。

　　房室关系　典型（快速）房室旁路的传导时间为30 ～ 120 毫秒。因此，顺向型 AVRT 时的 RP 间期较短，但比典型 AVNRT 时长，因为在顺向型 AVRT 时，冲动在传入旁路的心室插入点之前先激动心室，然后再传导至心房。故非常短的 VA 间期（小于 70毫秒）或短的 V- 高位右心房间期（小于 95 毫秒）通常可除外顺向型 AVRT，并支持典型的 AVNRT（图18.33）[34]。然而，在左侧或左后间隔旁路参与的顺向型 AVRT 患者中，偶可见到 VA 间期小于 70 毫秒[35]。重要的是，无论心动过速周长（TCL）和 PR 间期（AH 间期）如何变化，顺向型 AVRT 期间的 RP 间期和 VA 间期保持不变；因此，TCL 主要与 PR 间期（即房室结的前传）相关，RP/PR 比值是可变的（图18.36）。

　　1：1 的房室关系是维持 AVRT 的先决条件，因为心房和心室都是折返环的必要组成部分。如果 SVT 时，出现房室传导或房室传导阻滞，可除外顺向型AVRT。

　　当合并存在房室结双径路时，房室结慢径通常作为顺向型 AVRT 的前传支。在顺向型 AVRT 过程中，AH 间期超过 180 毫秒，提示房室结慢径作为折返环的前传支，而 AH 间期低于 160 毫秒，提示房室结快径作为折返环的前传支。显然，使用慢径的顺向型AVRT 具有更长的 TCL。

　　慢 - 慢型 AVNRT 与后间隔旁路参与的顺向型AVRT 的 RP 间期和 P 波形态很相似。然而，尽管两者心房最早激动部位都在后间隔区，但从该部位到 HB 区的传导时间在 AVNRT 中明显长于顺向型AVRT，导致 V~1~ 导联的 RP 间期较长，V~1~ 导联与下壁

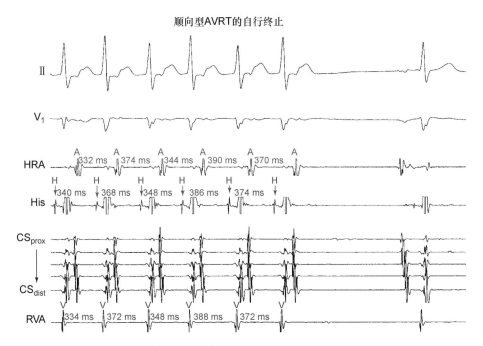

顺向型AVRT的自行终止

图 18.36　隐匿性上间隔旁旁路参与顺向型房室折返性心动过速（AVRT）的自行终止。值得注意的是，心动过速终止于心房波而不是 QRS 波，与房室结（AVN）的前传阻滞一致。同时，注意终止前心动过速周长（CL）的振荡。H-H 和 V-V 期间的变化先于 A-A 间期的变化，尽管周长振荡，但心室-心房（VA）间期仍保持不变。这表明心动过速周长的变异是继发于 AVN 上的前传变化，而 VA 传导则是经折返环的逆传支（旁路），保持不变。CS_dist，冠状窦远端；CS_prox，冠状窦近端；HRA，高位右心房；RVA，右心室心尖

导联的 RP 间期差异较大。因此，ΔRP 间期（V_1 与 Ⅲ 导联之间）大于 20 毫秒提示慢−慢型 AVNRT，敏感性为 71%，特异性为 87%，阳性预测值为 75%。

束支阻滞（BBB）的作用　顺向型 AVRT 较 AVNRT 和 AT 更易出现束支阻滞；事实上，存在持续 LBBB 的室上性心动过速大多数是顺向型 AVRT。有两个原因可解释差异传导在 AVNRT 的发生率低于顺向型 AVRT。首先，AVNRT 的诱导需要明显的房室结传导延迟，这使得 H1-H2 间期更长，不易发生差异传导。相反，在顺向型 AVRT 中，房室传导不需要很慢，易形成较短的 AH 间期和侵入 HPS 不应期，导致 BBB。其次，当存在左侧旁路时，LBBB 通过提供维持折返环所需的必要房室传导延迟来促进顺向型 AVRT 的诱发[36]。

在窦性心律时或在长周长起搏后激发房早刺激（AES）诱发的 AVRT 中 BBB 更常见，因这种情况下 HPS 不应期最长，房室结传导和不应期最短。当心房刺激诱发 AVRT 时，RBBB 的发生率是 LBBB 的两倍。相反，当室性刺激诱发 AVRT 时，LBBB 比 RBBB 更常见（因为 LB 被起搏波隐匿性逆向激动）。此外，BBB 在心室刺激诱发的 AVRT 中的发生率比心房刺激引起的更高（75% 对 50%）。

旁路同侧的 BBB 导致"体表 VA 间期"延长。同侧束支阻滞使折返环的路径更长。心动过速冲动波的传导需要更长的时间，先从房室结沿着 HB 和对侧束支下传，然后转同侧心室到 BBB，到达旁路，最后激动心房（图 18.37）。然而，"局部 VA 间隔"（在旁路插入处测量）保持不变。另一方面，由于同侧 BBB 的心动过速折返环变大，其总心动过速周长（TCL）通常随着体表 VA 间期的增加而增加。然而，激动在房室结外的传导时间因环路变大而变长，会使房室结的传导小幅改善，导致 AH 间期（PR 间期）缩短，这可能至少部分抵消了 VA 间期延长对总心动过速（TCL）的影响。因此，应使用体表 VA 间期而不是 TCL 来评估 BBB 对 SVT 的影响（图 18.37 和图 18.38）。

与正常的 QRS 或对侧 BBB 时相比，SVT 时 BBB 使体表 VA 间期的延长超过 35 毫秒，提示存在同侧游离壁旁路，并且参与了 SVT（即诊断顺向型 AVRT）（图 18.38）。另一方面，体表 VA 间期延长 25～35 毫秒，提示存在间隔或间隔旁旁路（后间隔旁路与 LBBB 相关，前间隔旁路与 RBBB 相关）。相反，对侧的 BBB 不会影响 VA 间期或 TCL，因为对侧心室不是折返环路的一部分（图 18.35 和图 18.37）。值得注意的是，顺向型 AVRT 时右心室拖带起搏导致的 VA 间期延长超过 45 毫秒，也诊断为左侧旁路，因为右心室起搏的效果类似于 LBBB 产生的

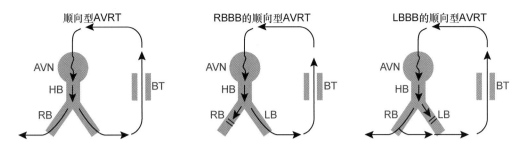

图 18.37　束支传导阻滞对左侧旁路参与的顺向型房室折返性心动过速（orthodromic AVRT）折返环路影响的示意图。左束支（LB）阻滞（与旁路同侧）导致折返路径延长，因此室房间期延长。相反，右束支（RB）阻滞（旁路对侧）对折返环路没有影响。AVN，房室结；HB，His 束；LBBB，左束支传导阻滞；RBBB，右束支传导阻滞

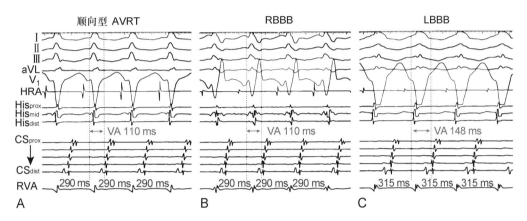

图 18.38　束支阻滞对顺向型房室折返性心动过速（AVRT）的影响。同一位患者记录的顺向型 AVRT。**A**. 室内传导正常的顺向型 AVRT。**B**. 右束支传导阻滞（RBBB）的顺向型 AVRT。**C**. 左束支传导阻滞（LBBB）的顺向型 AVRT。注意，心动过速周长（TCL）和室房间期（VA）不受 RBBB 发展的影响。相反，心动过速时 LBBB 的出现与 VA 间期延长（38 毫秒）和 TCL 轻度延长（25 毫秒）有关，这表明左外侧旁路参与折返环路形成。CS_{dist}，冠状窦远端；CS_{prox}，冠状窦近端；His_{dist}，His 束远端；His_{mid}，HIS 束中端；His_{prox}，His 束近端；HRA，高位右心房；RVA，右心室心尖

效果，导致 VA 间期延长。

心动过速周长震荡　顺向型 AVRT 时可以出现心动过速周长的震荡，通常是由房室结前传功能的改变导致的（图 18.36）。因为旁路的逆传功能很少变化，心室周长的变化通常由房室结前传改变引起，继而改变心房的周长，然而心房周长的变化不能预测心室周长的变化（类似典型 AVNRT 观察到的情况）。在不典型 AVNRT 和房速时，心房周长的变化可预测心室周长的变化[37]。

此外，顺向型 AVRT 存在生理性房室结双径路，可经房室结慢径和快径交替顺向传导，从而导致心动过速周长的规则变化（长周期和短周期交替）。或者，房室双径路存在可以导致两个独立稳定的心动过速周长。但在任何情况下，SVT 时的 RP 间期保持不变。

QRS 波交替　对于较慢的 SVT，QRS 波振幅的交替通常提示是顺向型 AVRT（图 18.13）。另一方面，尽管在快速 SVT 时 QRS 波交替最常见于顺向型 AVRT，但也可见于其他类型的 SVT。

终止及对生理和药物干预的反应　顺向型 AVRT 的自发终止通常是由房室结的逐渐传导减慢最后阻滞引起的（图 18.36），有时引起初始 TCL 震荡，表现为 QRS 波在阻滞前出现文氏周期样改变。当然，心动过速也可以在很快的心动过速时由于旁路的阻滞而突然终止，不出现任何心动过速周长的改变；或在心动过速周长（TCL）突然缩短之后终止（例如，在同侧 BBB 解除或前传从房室结慢径转移到快径）。

颈动脉窦按摩可通过引起房室结传导减慢及阻滞而终止顺向型 AVRT。腺苷、地高辛、维拉帕米、地尔硫䓬和 β 受体阻滞剂可使房室结传导阻滞而终止顺向型 AVRT；此时，SVT 以 P 波终止，其后不跟随 QRS 波。维拉帕米很少会导致旁路阻滞，即使偶尔发生，在阻滞前通常会出现房室结传导变化引起的 TCL 振荡，导致长-短顺序。Ⅰ A 类和 Ⅰ C 类抗心律失常药可引起旁路传导阻滞，对 AVN-HPS 有不同的作用。胺碘酮可通过阻断 AVN、HPS 或旁路终止 AVRT。索他洛尔对 AVN 的影响很小，对旁路没有影响。

持续性交界区反复性心动过速

心房激动顺序 心房激动的起始部位最常见于冠状窦口（CS os）附近的 Koch 三角的后间隔部，与非典型 AVNRT 相似（图 18.39）[3]。

房室关系 由于折返环路的逆传支是慢的旁路（传导比房室结还慢），因此 RP 间期比 PR 间期长，类似于快-慢型 AVNRT（图 18.14 和图 18.39）。与典型（快速）旁路不同，PJRT 过程中的 RP 间期不固定，因为作为逆传支的旁路具有递减传导的特性。与所有类型的 AVRT 相似，1∶1 的房室关系是维持心动过速的先决条件。

心动过速周长（TCL）震荡 心动过速的心率通常随自主神经张力和体力活动而波动（100 ～ 220 次 / 分钟），心率的变化取决于 PR 和 RP 间期的调节。通常情况下，心动过速周长（TCL）通常仅比旁路可逆传的最短周长稍长些。

束支阻滞（BBB）的影响 BBB 对 PJRT 的影响类似于顺向型 AVRT。

终止及对生理和药物干预的反应 颈动脉窦按摩和房室结阻滞剂（腺苷、地高辛、钙通道阻滞剂和 β 受体阻滞剂）通常通过阻断房室结（2/3）或旁路（1/3）终止 PJRT（图 18.5）。尽管腺苷终止心动过速的方式已被用于 PJRT 和不典型 AVNRT 的鉴别，但有报道显示，腺苷终止不典型 AVNRT 也可能是因房室结快径阻滞，它在鉴别不典型 AVNRT 和 PJRT 中的作用值得怀疑。

逆向型 AVRT

心房激动顺序 经典的逆向型 AVRT 心房激动的初始位置与房室结的逆行传导一致。如果预激 AVRT 使用第二个旁路进行逆传，则心房激动顺序将取决于该旁路的位置（图 18.1）。此外，在典型的逆向型 AVRT 中，心室激动领先于 HB 激动超过 10 毫秒，因为心室和 HB 是由折返波依次激动的。反之，在预先存在 AVNRT 时，心室和 HB 可被同步激动（心室通过旁观者旁路激动，HB 通过房室结激动）。因此，在预先存在的 SVT 发作时，出现正的 HV 间期（即 HB 激动领先于心室激动）或 VH 间期短于 10 毫秒，尤其是当 HA 间期短于 50 毫秒时，提示 AVNRT 的可能性大于逆向型 AVRT。

房室关系 经典（快速）旁路的传导时间为 30 ～ 120 毫秒。因此，PR 间期较短和固定（不管是什么原因造成 TCL 震荡）。与所有类型的 AVRT 类似，A/V 比率始终等于 1。如果 SVT 时出现房室或室房阻滞而心动过速仍能持续，则除外逆向型 AVRT。

TCL 震荡 逆向型 AVRT 的心动过速周长可能是不规则的。心动过速周长的变化通常是由不同希浦系分支逆传伴不同的 VA 间期（不考虑 AH 或 HA 间期的类型和变化程度）变化引起、经房室结双径路逆传（不同的 HA 间期）、经不同前传途径（不同的 AV 间期）和（或）不同的旁路逆传（不同的 VA 间期）。当 TCL 的变化是因 VH 间期或随后的 HA 间期改变引起的，表明是经 HPS 和 AVN 逆传，而不是第二个旁路。

当几种心律失常发生在同一患者时，经典的逆向型 AVRT 的心动过速周长（TCL）通常短于顺向型 AVRT。这可能是逆向型 AVRT 使用房室结快径（房室结双径路的生理现象）逆传，而顺向型 AVRT 使用

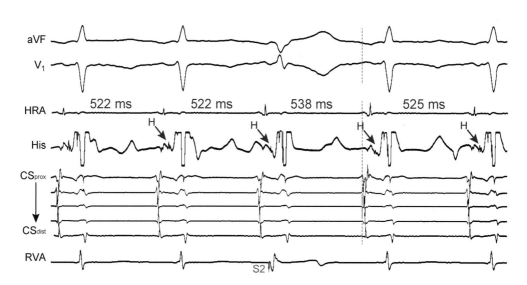

图 18.39 持续性交界区反复性心动过速时的心室期前刺激（VES）。室上性心动过速具有稳定的基线周长（522 毫秒）。在 His 不应期时发放单一的 VES（S2）延迟了下一个心房激动波时间（538 毫秒）。预期心房激动时间在高位右心房电位图用虚线表示。CS$_{dist}$，冠状窦远端；CS$_{prox}$，冠状窦近端；HRA，高位右心房；RVA，右心室心尖

房室结慢径前传，或者在没有房室结双径路的生理现象时，仅有少数证据支持逆向型 AVNT 时逆传可经另一条快旁路而不是房室结。反之，利用两个或两个以上旁路的逆向型 AVRT 可能比顺向型 AVRT 或经典逆向型 AVRT 具有更长的 TCL，因为这两个旁路通常位于不同的心腔，较位于中线的房室结的折返环更大。

束支阻滞（BBB）的影响 逆传 BBB 以类似于顺向型 AVRT 的方式影响逆向型 AVRT。当发生逆传 BBB 时，VH 和 VA 间期以及 TCL 的突然延长通常与 HB 激动同侧束支的 BBB 一致，逆向型 AVRT 时使用同侧的束支逆传，但也可能发生在预先存在的 AVNRT 中。然而，如果 VH 间期延长伴有 VA 间期（激动顺序无变化）和 TCL 延长，则可诊断逆向型（因使用房室传导系统作为逆传支），排除预先存在的 AVNRT。VH 间期对 AH 间期及 TCL 无影响可能发生在以下情况：①预先存在的 AVRT（利用第二个旁路作为逆传支）；②逆向型 AVRT（利用左侧旁路）；③逆向型 AVNRT（利用插入 RB 近端和 RBBB 点的房束纤维）；④预先存在的 AVNRT。

终止及对生理和药物干预的反应 在逆向型 AVRT 时，各种生理操作和药物影响旁路和房室结的方式类似于顺向型 AVRT。颈动脉窦按摩和腺苷终止经典逆向型 AVRT 都在心室激动后（源于这些操作引起房室结逆传阻滞）。相反，预先存在的典型 ANVRT 都在心房激动后终止，是源于这些操作引起房室结慢径的前传阻滞。

由机械创伤或 VES 引起的一过性 RBBB，造成 VA（和 VH）间期和 TCL 延长，且心动过速被终止，可诊断为右侧或间隔旁路参与的逆向型 AVRT，可除外预先存在的 AVNRT。尽管旁路前传已阻滞（由药物、导管操作引起的机械创伤或消融所致），但 SVT 仍以在同一周长继续存在，则除外逆向型 AVRT。

心动过速期间的诊断性操作

心动过速期间的程序性心房刺激

顺向型 AVRT

重整 AES 较易重整顺向型 AVRT。事实上，由于折返环的空间和可激动间隙大，AES 通常不影响 SVT。然而，这要受心房刺激部位与 AVRT 折返环路中包含的心房区域之间的距离（即，旁路和房室结之间的心房肌）远近的影响。因为只有旁路同侧部分的心房肌是顺向型 AVRT 环路的必要组成部分，所以在对侧心房的 AES 基本不会影响环路，而在靠近旁路或房室结部位的 AES 重整折返环路的成功率最高。

长联律间期的 AES 可以经 AVN-HPS 传导来重整顺向型 AVRT。在这种情况下，心房激动是 AES 和 SVT 激动经旁路逆传的融合。而下一个 QRS 波可早或晚，这要取决于 AES 经房室结前传的减慢程度（即 A2-H2 间期的延长程度）。

终止 短联律间期的 AES 可以终止 SVT，通常通过 AVN-HPS 阻滞来终止。在这种情况下，AES 终止 SVT 后不跟随 QRS 波（即房室阻滞）。此外，AES 可以使 SVT 逆传的激动处于心房不应期，在这种情况下，AES 终止 SVT 后常跟随 QRS 波（即室房阻滞）。AES 还可经旁路前传，与 SVT 逆向激动波发生碰撞（室房阻滞）终止心动过速。最后，AES 可经 AVN-HPS，并提前激动下一个 QRS 波，然后在仍处于不应期的旁路或心房被阻滞（室房阻滞）。

心房拖带 以比 TCL 短 10～30 毫秒的周长进行心房起搏通常可拖带顺向型 AVRT（图 18.40）。

重整和心房显性拖带 AVRT 可显示重整和显性心房拖带。融合 P 波的形态是心动过速 P 波与完全起搏 P 波形态的融合。通常情况下 P 波不能在体表心电图上显示（由于与 ST-T 重叠），使这一点很难识别；然而，在心腔内电图中可以显示明显的融合（图 18.40）。心房融合是由从起搏部位脉冲与经旁路的心动过速脉冲的心房内碰撞引起的。相反，在 AVNRT 重整或拖带过程中不可能出现显性融合。心房融合的发生（即由心动过速激动波和 AES 心房激动的融合），要求 AES 能进入折返环路，同时心动过速波应能退出环路。这就要求折返环路的入口和出口位置之间的空间尽量分离，显然 AVNRT 不具备这一条件[38-39]。

室房连接 在心房起搏拖带顺向型 AVRT 停止后的第一个心房波与最后夺获的心室波是相关的，且不能分离。因此，SVT 经不同心房拖带停止心房起搏后恢复周期的 VA 间隔是固定的，与心动过速（变化小于 10 毫秒）的 VA 间隔相似（图 18.40）。起搏后 VA 通常保持不变，不管心房拖带起搏的位置、持续时间和周长如何，因为心房激动的时间依赖于旁路介导的最后一个拖带 QRS 波的 VA 逆向传导，而对于旁路传导是固定不变的。心动过速期间在很大的偶联范围内的 AES 都可观察到 VA 连接。VA 连接也可见于典型 AVNRT，但不见于房速[34, 40]。

逆向型 AVRT AES 对鉴别逆向型 AVRT 和 AVNRT 具有重要意义。在 SVT 时在靠近旁路心房插入点的部位发放一个偶联间隙较晚的 AES，此时房室交界区周围的心房肌处于不应期（即，当 HB 电极上出现心房波时发放 AES），该 AES 可提前（加速）下一个心

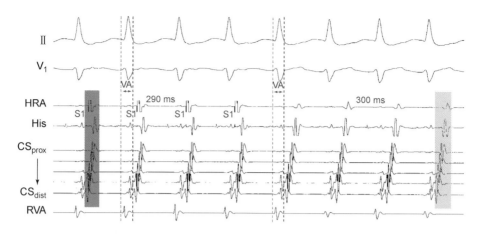

图 18.40　顺向型房室折返性心动过速（AVRT）的心房拖带。 左侧旁路参与的 AVRT 于高位右心房（HRA）进行超速心房起搏。注意，拖带时的心房激动顺序（深灰色阴影）不同于心动过速时的心房激动顺序（浅灰色阴影），也不同于单纯起搏时预期的心房激动顺序，如冠状窦远端到近端激动顺序。这表明拖带过程中存在心房激动顺序的融合（在起搏和心动过速波之间），这符合 AVRT，并排除局灶性房性心动过速和房室结折返性心动过速。注意，停止心房起搏后恢复周期的心室 - 心房（VA）间期（虚线）与室上性心动过速（VA 连接）相似，因为最后一个拖带的 QRS 的逆向 VA 传导是由旁路介导的。CS$_{dist}$，远端冠状窦；CS$_{prox}$，近端冠状窦；RVA，右心室心尖

室激动和随后的心房激动时间，证明 SVT 是房室旁路参与的逆向型 AVNT，而不是预先存在的 AVNRT（图 18.41A）。由于 AES 时房室交界区的心房组织处于不应期，故其不能通过房室结传导；因此，AVNRT 不能被这种 AES 重整。

此外，SVT 时 AES 可提前激动心室而不影响 VA 间期也排除了预先存在的 AVNRT，可诊断逆向型 AVRT（图 18.41A）。若预先存在 AVNRT 时，AES 可引起 VA 间期改变，因 AES 可沿着房室结侵入慢径，产生较慢的传导，而后折返波通过快径逆传并激动心房。因此，在存在前传功能旁观旁路的 AVNRT，AES 导致的心房激动的延迟使 VA 间期延长，AV 间期可固定不变（通过旁观的旁路前传）。此外，提前激动的心室波（由 AES 经旁观者旁路前传引起）可逆向夺获 HB，经房室结快径传导并重整 AVNRT。提前激动 QRS 波的 VH 间期加上随后的 HA 间期应与未受干扰 AVNRT 时 VA 间期相同，然而实际是不可能的。

在房室交界区除极时发放 AES 可夺获心房和心室，可除外 AVNRT（图 18.41A）。以与夺获心室相同联律间期的 AES，表明心房刺激位置在折返电路内，因为如果刺激位置和心动过速折返环之间存在心房组织（如 AVNRT），则 AV 间期将延长，相应地 V-V 间期将超过 AES 联律间期。

在心房起搏拖带 SVT 时，出现固定和短的 VH 间期，提示逆向型 AVRT，AVNRT 不太可能（但不排除 AVNRT）。此外，SVT 时心房起搏拖带不能影响 VA 间期，除外 AVNRT。

短联律间期 AES 可以通过 AVN-HPS 逆传阻滞（AES 终止 SVT 后跟随一个 QRS 波；即室房阻滞；参见图 18.41B）或旁路前传阻滞（AES 终止 SVT 后不跟随一个 QRS 波；即房室阻滞；参见图 18.41c）来终止逆向型 AVRT。

心动过速时心室程序刺激

顺向型 AVRT

重整　VES 易引起顺向型 AVRT 重整，并经常能够终止心动过速（图 18.42）[34]。然而，VES 影响 SVT 的能力取决于心室刺激部位到旁路心室插入部位之间的距离和 VES 的联律间隔。因为只有旁路同侧的部分心室肌是顺向型 AVRT 折返环路必要的组成部分，在对侧心室的 VES 可能不会影响折返环。在所有部位（包括可疑旁路位置）发放短联律间期的 VES 和不同联律间期的 VES，引起局部心室激动提前超过 30 毫秒，但都未能重整（提前或延迟）心房激动，则排除顺向型 AVRT 和逆传旁路的存在[41]。

预激指数　预激指数是分析能够重整心动过速的最长联律间期的 VES（从 RV 心尖部）的预激程度（联律间期）。相对预激指数（VES 联律间期与 TCL 之比）大于 90% 的长 VES 联律间期，提示旁路接近心室刺激部位（即右侧或间隔旁路）。绝对预激指数（TCL 减去 VES 联律间期）大于 75 毫秒提示左侧游离壁旁路；小于 45 毫秒提示间隔旁路；45 ～ 75 毫秒之间不确定。AVNRT 需要更早联律间期的 VES，如果绝对预激指数大于 100 毫秒，则可以将其与 AVRT 鉴别[42]。

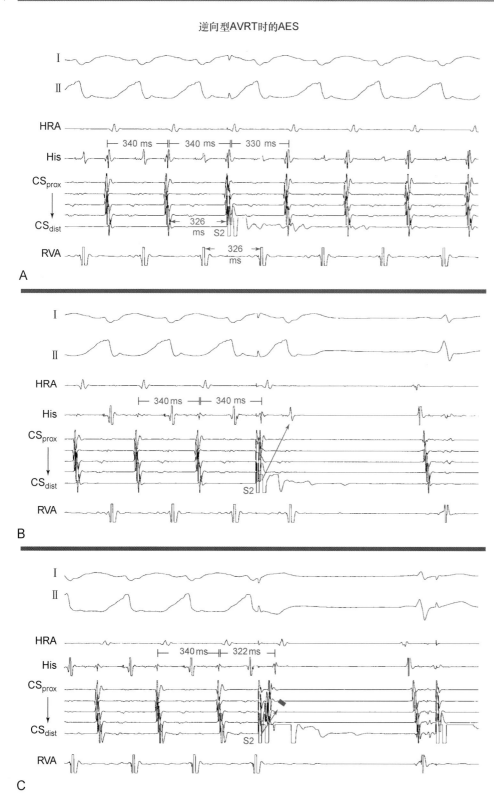

逆向型AVRT时的AES

A

B

C

图 18.41　左侧旁路参与的逆向型房室折返性心动过速（AVRT）时的心房期前刺激（AES）。A. 在房室（AV）交界区不应期（从 His 束上的局部心电图未相应提前证实）从 CS 远端发放一个长联律间期的心房早搏刺激（AES）可重整下一个心室激动和随后的心房激动。这证明了该室上性心动过速（SVT）是逆向型 AVRT，并排除了预激房室结折返性心动过速（AVNRT）。此外，重整心室激动发生的联律间期与 AES 联律间期相同（即精确偶联现象），并且 AES 之后的室房（VA）间期与 SVT 时的室房（VA）间期类似，这都与逆向型 AVRT 相符。B. 当再在房室交界区不应期发放另一个长联律间期的 AES 时，会使随后的 QRS 提前，并通过阻滞 His 浦肯野系统房室结逆行传导而终止 SVT。C. 短联律间期的 AES 终止 SVT 而不传导至心室（即旁路的前传阻滞）。AES 明显提前了房室交界区心房激动时间。CS$_{dist}$，冠状窦远端；CS$_{prox}$，冠状窦近端；HRA，高位右心房；RVA，右心室心尖

希氏束不应期 VES　当 HB 不应期（即，当 His 电位显现或在预期 His 电位出现之前 35～55 毫秒内）时，发放 VES 使下一次心房激动提前（加速，即使其激动早于预期）即可诊断是存在逆传旁路。此时 VES 必须通过旁路逆传激动心房，因为 HPS-AVN 已经是不应期，不能介导 VES 向心房逆传（图 18.42）。

虽然这可除外 AVNRT，但它不排除 AT 或证明是顺向型 AVRT，因为当旁路作为无辜的旁观者时预激心房激动可以照样重整或甚至终止 AT。如果 VES 提前的心房激动顺序与 SVT 时心房激动顺序相同，这表明 SVT 是顺向型 AVRT，而且旁路参与了 SVT，尽管它不能排除罕见的起源于旁观者旁路心房插入部位

图 18.42 左外侧旁路参与的顺向型房室折返性心动过速（AVRT）时的心室期前刺激（VES）。A. 在希氏束（HB）不应期（从没有使 His 电位提前证明）发放长联律间期 VES 未能重整室上性心动过速（SVT）。B. 较短联律间期 VES 未提前 HB 电位，但提前了心房激动，提示存在旁路逆传，为顺向型 AVRT。注意，重整心房之后伴随着心房-希氏束（AH）间期延长，这是由房室结（AVN）前传的递减特性导致的。然而，局部心室-心房（VA）间期（旁路逆传）保持不变。C. 在 HB 不应期之前发放较短联律间期的 VES 可重整随后的心房激动，并通过阻滞房室结的前传终止 SVT。D. 更短联律间期的 VES 通过阻滞旁路的逆传终止 SVT，可除外房速，但也可发生在房室结折返性心动过速患者，因为 HB 顺行激动前发放的 VES 可能隐匿渗透入房室结。CS_dist，冠状窦远端；CS_prox，冠状窦近端；HRA，高位右心房；RVA，右心室心尖

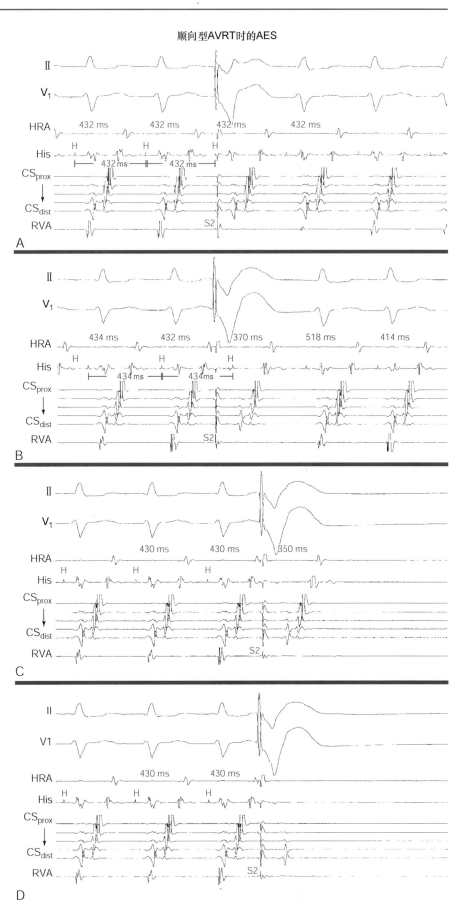

附近的房速。此外，如果心室刺激部位离旁路较远，HB 不应期时发放 VES 可能不会影响下一次心房激动。从心室刺激部位到旁路的传导、局部心室不应性和 TCL 共同决定了 VES 在经 AVN-HPS 传到心室激动之前侵入折返环的能力。

虽然 VES 可以通过旁观者旁路快速逆传提前激动心房，但它不能通过旁路传导减慢房速的频率。因此，于 HB 不应期发放的 VES 延迟了下一次心房激动，提示旁路传导存在延迟，而且随后的心房激动依赖于这种延迟的传导，因此，旁路参与了 SVT，顺向型 AVRT 是该 SVT 的可能机制。此外，HB 不应期的 VES 未激动心房而终止 SVT，也诊断 AVRT。

准确和矛盾性夺获 准确和矛盾性夺获现象可诊断 AVRT。与 VES（准确夺获现象）相同联律间期夺获心房，表明心室刺激部位在折返环内，因为如果夹杂心肌组织，VA 间期会增加，随后的 A-A 间期会超过 VES 联律间期。同样，以短于 VES（矛盾性夺获现象）联律间期夺获心房，提示心室刺激部位不仅在折返环路内，而且较 SVT 时 AVN-HPS 的心室激动部位更接近旁路的心室插入部位。所以 VES 后的 VA 间期比 SVT 时短。在右侧旁路参与的顺向型 AVRT 时，右心室心尖起搏更容易出现这一现象。

终止 VES 终止顺向型 AVRT 可能的机制包括：VES 在旁路逆传阻滞、VES 在 AVN-HPS 上逆传伴或不伴旁路传导，或经旁路逆传的 VES 在激动心房后在 AVN-HPS 前传出现阻滞（最常见的机制）（图 18.42）。以下三种情况下，单个 VES 终止 SVT 强烈提示 SVT 是顺向型 AVRT：①长联律间期 VES（大于 TCL 的 80%）；② TCL 小于 300 毫秒；③ HB 不应期的 VES 无心房激动。

心室拖带 以较 TCL 短 10～30 毫秒的周长起搏心室，很容易引起 AVRT 拖带。然而仅仅心动过速本身并不能帮助区分 SVT 的不同机制。但在心室拖带时的几个参数有助于确定心动过速大折返环路的低位部分是否涉及 HPS/心室（AVRT）或不涉及（AVNRT），包括出现显性融合、心室起搏时 VA 间期与 SVT 时的比较、起搏后间期（PPI）和不同部位的鉴别诊断性心室拖带[43]。

显性心室融合 融合的前提条件是折返环路的入口和出口在空间上分离。在顺向型 AVRT 中，折返环路的入口和出口（心室组织的入口和出口）彼此分离，入口位于 HPS，而出口位于旁路心室插入部位。在这种情况下，起搏激动波可以激动一小部分心室肌并进入 AVRT 环，同时心动过速波在折返环路的远端出口激动另一部分心室肌。此外，起搏位点与折返环路入口和出口位置的相对距离，是重整和拖带期间发生融合的关键决定因素。顺向型 AVRT 时，在靠近旁路的心室插入部位起搏（例如，左侧游离壁旁路的左心室起搏，右侧或间隔旁路的右心室基底部起搏），导致形成的 QRS 波形态在心动过速基线与完全起搏之间有更大程度的融合，相比在折返环入口部起搏而言（如 HPS）（图 18.43）[44]。

SVT 拖带时心室显性融合证明心室是 SVT 折返环路的一部分（即诊断 AVRT）。否则，这种现象在 AVNRT 和 AT 时都不可能发生，因为其折返环进、出口没有在空间上分隔开，心室不是该环路的必要组成部分。

ΔVA 间期 右心室起搏拖带 SVT 有助于区分顺向型 AVRT 和 AVNRT，其通过评估 SVT 时的 VA 间期（从体表 QRS 起始到高位右心房电极记录的心房波）和起搏时的 VA 间期（即从心室起搏刺激到高位右心房电极记录的心房波的 SA 间隔）实现。在顺向型 AVRT 和心室起搏时，心室和心房是顺序激动的；但在 AVNRT 时，心室和心房几乎同时激动。因此，顺向型 AVRT 时的 VA 间期与心室起搏时的 VA 间期近似（图 18.43）。而 AVNRT 时的 VA 间期要比心室起搏时短得多（图 17.19）。因此，一般来说，VA 间期差值 [ΔVA（VApacing − VAsvt）] 大于 85 毫秒提示 AVNRT，而 ΔVA 小于 85 毫秒提示顺向型 AVRT（图 20.14）[45-46]。

起搏后间期（PPI） PPI 反映了从心室起搏点到 SVT 折返环，绕着折返环一周，然后再回到起搏点的传导时间。PPI 和 TCL（PPI − TCL）差值表示从起搏点到折返环路和返回的传导时间。因此，（PPI − TCL）差值可以定量地估计折返环路与起搏位置之间的距离；（PPI − TCL）差值越大，起搏位置与折返环路之间的传导时间越长，起搏位置与环路之间的"电传导"距离越大。

AVRT 的折返环路包括旁路、同侧心房、AVN-HB、同侧束支和心室。相反，AVNRT 的折返环路（典型或非典型）仅局限在 HB 以上。与 AVNRT 环路相比，右心室更接近 AVRT 折返环，因此在 AVRT 时右心室心尖部拖带的（PPI − TCL）差值小于 AVNRT（图 18.43）。事实上，（PPI − TCL）差值大于 115 毫秒提示 AVNRT，而小于 115 毫秒提示顺向型 AVRT。临界值时，右心室基底部的心室起搏会使 AVNRT 时的（PPI − TCL）差值变得更加明显，而在顺向型 AVRT 时该差值无明显变化（见后面的右心室不同部位拖带内容）[47-48]。

在顺向型 AVRT 做心室起搏拖带时，由于 AVN

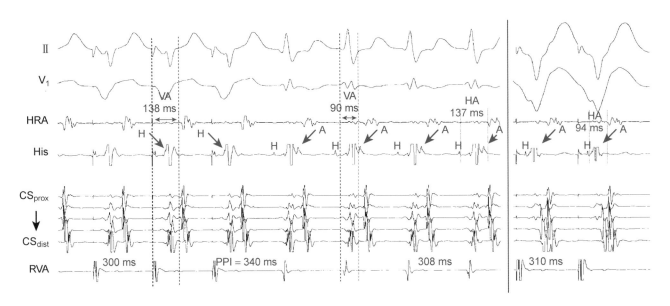

图 18.43　隐匿性上间隔旁旁路参与的顺向型房室折返性心动过速（AVRT）时心室拖带。注意，Δ VA 间期（VA$_{pacing}$ － VA$_{svt}$）小于 85 毫秒，而且（PPI － TCL）小于 115 毫秒，这两者均提示顺向型 AVRT，不支持房室结折返性心动过速（AVNRT）。此外，在拖带（右侧图为纯起搏 QRS 形态）过程中观察到心室融合（形态在起搏和心动过速之间），这与 AVRT 相符，除外 AVNRT。再比较心动过速时（左）和正常窦性心律时以相同周长（TCL，右）起搏心室时的 HA 间期，Δ HA 间期（HA$_{pacing}$ － HA$_{svt}$）为 － 43 毫秒，提示为顺向型 AVRT 而非 AVNRT；HA 间期是从 HIS 电位结束到高位右心房的心房电位。CS$_{dist}$，远端冠状窦；CS$_{prox}$，近端冠状窦；HA，希氏束-心房；PPI，延迟间期；RVA，右心室心尖；SVT，室上性心动过速；TCL，心动过速周期长度；VA，心室心房

的减慢传导性或（存在生理性房室结双径路时）前传从快径跳跃到慢径而导致 AH 间期延长是一种常见的现象。拖带最后一次心跳时 AH 间期延长将使 PPI 也延长，但这显然不能表示起搏位置与折返环间的距离延长了。因此，间隔旁路参与的顺向型 AVRT 拖带后获得的（PPI － TCL）差值实际上就可能与 AVNRT 拖带后观察到的差值存在部分重叠。从（PPI － TCL）差值中减去 PPI 起始中房室结传导时间增量（起搏后 AH 间期减去起搏前的 AH 间期）可校正 PPI［即"校正"（PPI － TCL）］，可提高该标准的准确性。当 His 电位不明显时（假设 HV 间期保持不变），可以采用 AV 间期差值（起搏后 AV 间期减去前 AV 间期）进一步调整。与未校正的（PPI － TCL）差值相比，校正后（PPI － TCL）差值小于 110 毫秒在鉴别顺向型 AVRT 和 AVNRT 时更为准确[49-50]。

此外，顺向型 AVRT 时，校正的（PPI － TCL）差值有助于定位逆传的旁路位置。右心室心尖部起搏位置距右侧旁路参与顺向型 AVRT 的折返环空间距离较左侧旁路参与的顺向型 AVRT 更近。因此，右心尖部起搏时，右侧旁路参与的顺向型 AVRT 患者的校正（PPI － TCL）差异较短（小于 55 毫秒）。左侧旁路

患者的校正（PPI － TCL）差值通常大于 55 毫秒[51]。

值得注意的是，在用右心室心尖部单或双个 VES 重整后测定校正（PPI － TCL）和 Δ VA（VA$_{pacing}$ － VA$_{svt}$），在鉴别 AVNRT 和顺向型 AVRT 中具有类似的价值，即使心室起搏中断了 SVT。重整后校正的（PPI － TCL）超过 110 毫秒且 Δ VH 超过 110 毫秒都提示 AVNRT[52]。

重要的是，前面讨论的 Δ VA 间期和 PPI 标准都存在几个潜在的缺陷。拖带后，TCL 和 VA 间期通常会被干扰几个周期。因此，应注意不要在心室起搏后立即测量不稳定的间期。此外，在 SVT 时可自发 TCL 和 VA 间期振荡。当自发变异大于 30 毫秒时，可能不适于选为鉴别点。此外，如果起搏时间不够长或起搏周长太接近 TCL，可能会将等速 VA 分离误认为拖带。此外，这项测试的可靠性较低，对左侧旁路患者应谨慎使用。

此外，这些标准可能不适用于具有递减特性的旁路，尽管较小的递减间期可能引不起明显错误的结果。选取更高的鉴别值（125 毫秒）可增加对典型 AVNRT 的敏感性，同时维持较高的特异性。缓慢、递减传导的旁路也会影响 Δ VA 标准对顺向型 AVRT

的敏感性，但其特异性仍然很高。因此，如果符合顺向型 AVRT 诊断标准［PPI － TCL ＜ 115 毫秒，校正后的（PPI － TCL）＜ 110 毫秒，以及 ΔVA ＜ 85 毫秒］，则诊断顺向型 AVRT，尽管它们之间有时不一致（可能发生 50% 的情况）[43]。

不同部位的右心室拖带 右心室不同部位的拖带（从右心室心尖部与右心室基底部）有助于鉴别 AVNRT 与顺向型 AVRT。由于 AVNRT 的折返环路被局限在希氏束以上且不涉及心室，而希浦系网络是在心尖部附近插入右心室的，因此右心室基底部与心动过速环路的电传导距离（尽管在解剖学上更接近）要比右心室心尖部远，因此，从右心室心底部拖带 AVNRT 后的 PPI 要比右心室心尖部拖带 AVNRT 后的 PPI 长。右心室基底部和心尖部的 PPI 差异主要由基底部到折返环路所需的额外时间（约 30 毫秒）组成。而顺向型 AVRT 时，心室是折返环路的必然组成部分，右心室心底部起搏与右心室心尖部起搏相对于折法环的距离各不相同。对于间隔旁路来说，RV 心尖部起搏距折返环更近，而对于游离壁旁路来说，心尖部与心底部起搏等距，来自右心室心尖部或基底部的起搏波几乎等距离进入顺向型 AVRT 的折返环路。因此，无论旁路的位置如何，到达折返环（以及 PPI）所需的时间往往是相似的。

校正 PPI（以避免在心室起搏过程中房室结内递减传导引起的潜在误差）可提高该方法的准确性，尽管只要起搏频率相同或相似，递减的程度预计不会与基础起搏有实质性差异。"校正的 PPI"是通过减去折返环路中的 AV 间期增加（与 SVT 时的 AV 间期相比）获得的。不同部位校正（PPI － TCL）差异超过 30 毫秒提示 AVNRT［即，RV 心底部起搏校正（PPI － TCL）比从 RV 心尖部起搏校正（PPI － TCL）至少长 30 毫秒］。相比之下，在所有的顺向型 AVRT 患者，校正（PPI － TCL）差异小于 30 毫秒。此外，VA 间期差异大于 20 毫秒（RV 基底部与 RV 间隔部拖带时的 VA 间期）提示 AVNRT，而小于 20 毫秒提示提示顺向型 AVRT[53-54]。

这项技术的主要优点是，如果心动过速在短暂拖带后终止，也可根据最后一次起搏计算出不同部位 VA 间期的差异。

拖带所需起搏时程 评估 SVT 对右心室起搏的反应时间和类型也有助于鉴别顺向型 AVRT 和 AVNRT。在顺向型 AVRT 时，心室组织是起搏波和旁路心室插入部位之间唯一的介入组织。因此，一旦在右心室起搏成功夺获心室，起搏波会迅速传导至旁路的心室插入部位并重整心动过速。故右心室起搏能

更快地重整顺向型 AVRT 的心动过速。而在 AVNRT 时，起搏位置远离 SVT 折返环路，并且起搏波必须经过心室肌、HPS 及 AVN 的传导，然后才能重整心动过速。因此，与顺向型 AVRT 相比，AVNRT 的重整需要起搏较长的起搏时程来夺获。

在 SVT 时以比 TCL 短 10 ～ 40 毫秒的周长行右心室起搏，至出现稳定的 QRS 波（体表心电图出现固定的起搏形态 QRS 波或固定形态的 QRS 融合波），此时测量加速 SVT 至起搏周长所需的右心室起搏次数。加速到起搏周长的第一次心房夺获可通过心室起搏夺获心房的 SA 间期与起搏周长来确定。一份报告表明，仅一个心跳就加速 SVT 到 PCL，基本存在于所有顺向型 AVRT 病例中，并准确排除所有的 AVNRT 病例。相反，如果需要两次或两次以上的心跳来加速 SVT 到 PCL，在鉴别 AVNRT 和顺向型 AVRT 时也有很高的可信度（图 20.13）。

这种方法的主要优点是不依赖起搏停止后心动过速是否持续存在。然而，这些标准可能不适用于 PCL 短 40 毫秒以上的起搏周长，或短于 TCL 的 80%，因为心动过速的重整可能在 AVNRT 中较早发生，是心动过速环路的更大程度的穿透的反应。此外，这些标准也不适用于 AVNRT 合并旁观者旁路的情况，因为 SVT 可被旁观者旁路重整。尽管这项技术对鉴别间隔旁路和非典型 AVNRT 有效，但对于离起搏部位较远的旁路患者（如左侧游离壁旁路）可能不太有用（图 20.15）[55]。

过渡区的心房重整 在 SVT 时以略快于 TCL 的频率行右心室串刺激时，会存在一个串起搏与前传心室的激动波逐渐融合（即起搏的 QRS 波与 SVT 的 QRS 波逐步融合的区域）的过渡区，直到观察到稳定的 QRS 形态（完全起搏或者恒定融合）。过渡区开始于起搏和心动过速波之间的逐渐融合，结束于出现第一次稳定的 QRS 形态的搏动，后者在顺向型 AVRT 中代表恒定融合，而在 AVNRT 患者中代表完全起搏的 QRS 形态。在 AVNRT 或 AT 患者中，过渡区内不能通过房室结来加快心房的激动时间。因为此时仍有经 HPS 前传来的部分心室激动，因此判定 HB 应处于不应期。如果在过渡区出现心房激动时间的变动，则提示存在逆传旁路，它可以是 SVT 折返环（即顺向型 AVRT）的一个组成部分，也可以是旁观者（图 18.44）。研究提示，这些标准具有良好的诊断准确性，无论是否实现拖带或是否在起搏期间 SVT 终止，都可以应用。在所有的顺向型 AVRT 的患者均出现至少 15 毫秒的心房激动时间的提前或从过渡区最后一次跳动测得的固定 SA 间期，而在 AVNRT 或 AT 的患者中

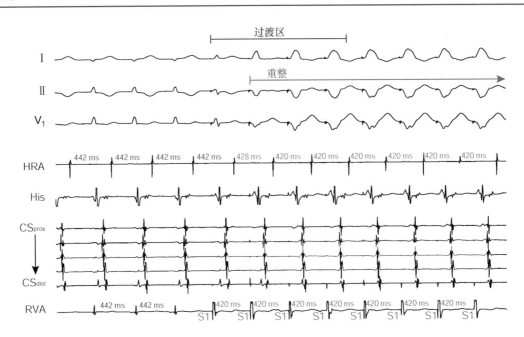

图 18.44　室上性心动过速（SVT）过渡区的重整。在右心室心尖部起进行超速起搏，周期长度（CL）为 420 毫秒，略短于 SVT CL（442 毫秒）。在右心室起搏开始时，在稳定的 QRS 形态形成之前，有一个过渡区，在这个过渡区内，起搏激动波与顺行心室激动融合。注意到心房激动（重整）的提前最初发生在过渡区，提示顺向型 AVRT 是 SVT 的机制。CS$_{dist}$，冠状窦远端；CS$_{prox}$，冠状窦近端；HRA，高位右心房；RVA，右心室心尖

（除非有旁观者逆传旁路）没有这种改变[54, 56]。

值得注意的是，过渡区（顺向型 AVRT 时右心室心尖部串刺激时）中的重整搏动（定义为固定的 SA 间期）的个数取决于旁路与起搏部位的距离；因此，它可以预测旁路的位置。右侧旁路比左侧旁路发生重整时间早，并且发现在过渡区内两次以上心跳出现固定 SA 间期的临界值能够成功区分左侧和右侧旁路[57]。

持续性交界区反复性心动过速　PJRT 期间发放 VES 可在旁路产生递减传导并延长 VA 间期，从而导致下一次心房激动被延迟（即，兴奋后或延迟兴奋；参见图 18.39）。这种反应在房速（AT）中是没有的，当在希氏束不应期的 VES 出现这种反应时，可诊断顺向型 AVRT，除外 AT 和 AVNRT。此外，当 HB 不应期时引入的长联律间期 VES 经常在旁路逆传阻滞，并在未激动心房的情况下能反复终止心动过速，同样排除 AT 和 AVNRT[43]。

在 PJRT 中，由于旁路本身的传导时间长，又具有递减传导特性，并且 PJRT 时 TCL 仅比旁路能够逆传的最短长度稍长，所以在 HB 不应期引入 VES 很难预激到心房，从而很难借此来证明旁路的存在。这只有在靠近旁路心室插入的部位引入 PVC 来改善旁路的逆传。

逆向型 AVRT　与顺向型 AVRT 相似，心室起搏和 VES 可以很容易拖带或重整逆向型 AVRT，因为心室是折返环的一部分。由于顺向型 AVRT 和逆向型 AVRT 都使用类似的折返环，因此，前面顺向型 AVRT 所讨论的重整和拖带的概念也很大程度上适用于逆向型 AVRT。

值得注意的是，SVT 时引入 VES 造成逆向 RBBB，有助于鉴别逆向型 AVRT 和 AVNRT。当 VES 导致 RBBB 逆行（即 RB 逆行阻滞）时，这种 RBBB 不会改变 AVNRT 随后的心房激动的时间。相反，在右侧旁路参与的逆向型 AVRT 时，这样的 RBBB 会使折返环路变大，因为脉冲不能经 RB 到达 HB，必须穿过间隔，然后经 LB 上逆行。这导致 VA 间期延长，下一次心房激动的时间也延迟。VA 间期的增加是由 VH 间期的延长引起的，如果 RBBB 持续存在，SVT 将具有较长的 VH 间隔。

逆向型 AVRT 通常可被心室起搏终止。通过对旁路逆行性侵入和隐匿传导，导致通过 AVN 传导到心房激动在旁路前传时出现阻滞，从而终止心动过速。

心动过速时希氏束旁起搏

心动过速时希氏束旁起搏有助于鉴别 AVRT 和 AVNRT。第 20 章详细讨论了这种起搏策略。简言之，使用 HB 导管在希氏束旁区域，以较心动过速周长（TCL）短 10～30 毫秒的周长对 SVT 进行起搏拖带。当心房周长加速到起搏周长（PCL）时，心房激

动顺序不变，并且在停止起搏后心动过速仍在继续，可确认形成拖带[58]。

通过交替使用高能量起搏夺获 HB-RB 和低能量起搏不夺获 HB-RB 来对希氏束旁拖带。HB-RB 夺获的拖带与无 HB-RB 夺获的拖带分开记录。然后检查 HB-RB 夺获和非夺获时的 SA 间期和局部 VA 间期。

如果由于心动过速反复被终止而不能进行希氏束旁拖带，可使用异丙肾上腺素来帮助维持心动过速。或者，可以使用单次或双次 VES 重整心动过速（希氏束旁重整）。这些 VES 以逐渐缩短联律间期发放，直到第一个稳定提前或重整心动过速的 VES。可用交替进行的高或低能量输出，以分别实现 HB-RB 夺获和非夺获。在实现拖带的情况下，比较在夺获和非夺获 HB-RB 时希氏旁重整反应时心房逆传激动的顺序和时间。

在 AVNRT（典型或非典型）中，行希氏束旁拖带时可观察到 AVN-AVN 模式或对重整的反应；进一步说，与 HB-RB 夺获相比，在 HB-RB 未夺获期间，SA 和局部 VA 间期均增加。

在顺向型 AVRT 中，可观察到 BT-BT 模式或 BT-BT_L 模式。在 BT-BT 模式时，HB-RB 夺获和非夺获之间的 SA 和局部 VA 间期通常没有显著差异。相反，在 BT-BT_L 模式下，SA 间期在 HB-RB 未夺获时增加，但局部 VA 间期没有显著变化。

Δ SA 间期小于 40 毫秒用于鉴别 AVN-AVN 模式和 BT-BT 模式是合理的。AVNRT 患者的 Δ SA 间期均大于 40 毫秒，而 AVRT 患者的 Δ SA 间隔小于 40 毫秒（罕见的左侧旁路患者除外）。Δ 局部 VA 间期（而不是 Δ SA 间期）可为鉴别 AVNRT 和 AVRT 提供更准确的参数。

AVNRT 患者在希氏束旁拖带或重整时没有观察到 AVN-AVN 模式或融合模式。这比在窦律时行希氏束旁起搏能更好地判断是否存在旁路。因为在 SVT（假设不存在多个旁路等复杂情况）拖带过程中室房逆传仅通过单一路径进行，在窦性心律时希氏束旁起搏可能看到的各种形式逆传的融合，而在希氏束旁拖带和重整时不会出现。

心动过速终止后在窦性心律下的诊断操作方法

以心动过速周长（TCL）行心房起搏

在自主神经张力相当的情况下，以 TCL 相似的周长起搏心房时的 PR 和 AH 间期应与顺向型 AVRT 时类似。在房速中也观察到这些现象。相反，在 AVNRT 时，心房起搏时的 AH 间期和 PR 间期要较

心动过速时长，这可能房室结慢径传导有关。据报道，40 毫秒以上的 Δ AH（$AH_{pacing} - AH_{svt}$）有利于 AVNRT 的诊断[48]。

然而，Δ AH 标准的一个主要限制是房室结对自主神经张力的快速波动很敏感，因此应在心动过速结束后及时比较心动过速和起搏之间的 AH 间期，使自主神经状态的变化降低到最小[43]。

以心动过速周长（TCL）行心室起搏

在自主神经张力相当的状态下，以 TCL 为周长进行心室起搏时房室结应维持 1:1 室房传导。如果心室起搏过程中出现室房阻滞，则不可能是 AVRT，而 AT 和 AVNRT 可能性更大。

此外，窦律期间以 TCL 相似的周长进行心室起搏时的 HA 和 VA 间期短于顺向型 AVRT 期间的间期，因为 HB 和心房在顺向型 AVRT 期间时顺序激动，而在心室起搏期间平行激动，可通过 BT 激动心房（图 18.43）。为了帮助鉴别顺向型 AVRT 和 AVNRT，测量心室刺激时 His 电位（冲动离开 HB 进入 AVN）末端到高位右心房的心房波之间的 HA 间期，并计算 Δ HA 间期（$HA_{pacing} - HA_{svt}$）。在顺向型 AVRT 时，Δ HA 间期通常小于 -10 毫秒。相反，在 AVNRT 时，Δ HA 间期通常超过 -10 毫秒，因为在心动过速期间，HB 和心房几乎是平行激动的，所以 AVNRT 时的 HA 间隔缩短（即，HA 间期是表示 HB 和心房激动时间的"伪间隔"），而在没旁路存在的情况下，HB 和心房在心室起搏时是先后顺序激动的（即，HA 间期代表从 HB 到心房的真正传导时间间期）。在非典型 AVNRT 患者中，Δ HA 间期更为明显，其共同通路较典型 AVNRT 长。在局灶性交界性心动过速中，Δ HA 间期通常接近 0[30]。

Δ HA 间期标准对 AVNRT 和顺向型 AVRT 的鉴别具有较高的特异性、敏感性和阳性预测准确度，但有一定的局限性。Δ HA 间期标准的主要限制是心室起搏时记录逆传 HIS 电位的能力。逆传 His 电位通常出现在心室局部电位之前的 HB 条带中，并且可以通过引入 VES 导致 His 电位发生在局部心室电位之后来证实。此外，采用不同的部位起搏（如中间隔）可能会使刺激更早地渗透入 HPS，有助于观察 His 的逆传潜能。但当逆行 His 电位不可见时，用 Δ VA 间期代替 Δ HA 间期在鉴别顺向型 AVRT 和 AVNRT 方面就不准确。另一个局限是心室起搏时的室房传导可能不经旁路，而是优先从 HPS-AVN 传导，这会导致比旁路更早的心房激动。如果是这种情况，心室起搏过程中的 HA 间期将比通过旁路激动心房时 HA 间期

短。这将产生一个更负的 ΔHA 间期。

重要的是要认识到心室起搏时的心房激动顺序可以通过旁路逆传、AVN 逆传或两者的融合来介导，因此它可以类似于或不同于顺向型 AVRT。

除外其他心律失常机制

AVNRT 和房室瓣环附近起源的房速，可以类似于顺向型 AVRT。而在存在显性旁路的情况下，心动过速时出现心室预激可模仿逆向型 AVRT，而旁路仅作为无辜的旁观者发挥作用。因此，不仅需要进行电生理检查来确定是否存在旁路，还需要确定其在临床或诱发的心律失常中的作用。框 18.4 和框 18.5 总结了表明存在旁路及其潜在参与诱导 SVT 的电生理检查结果。排除其他 SVT 机制是必要的，因为仅仅存在旁路不足以对心动过速机制作出诊断和治疗策略（框 18.6～框 18.8）。

此外，存在多旁路并不罕见，需要仔细的 EP 测试来评估这种可能性。一些临床和 EP 结果表明存在多个 BTs（框 18.9；图 18.45 和图 18.46）。尽管有这些不同的方法，多旁路是直到第一个旁路被导管消融掉后才被识别出来。据报道，在 EP 测试期间，有 5%～15% 的患者没有检测出多旁路的存在。这可以解释为预激模式从一个旁路转换到另一个旁路的

转变可能很微妙。此外，一个旁路可能心房起搏期时或预激心动过速时优先传导，而另一个旁路可以负责顺向型 AVRT 或心室起搏时的逆传。此外，还

框 18.4　表明旁路存在逆传功能的电生理结果

- 心室起搏时偏心性心房激动顺序
- 与右心室基底部起搏相比，右心室心尖部起搏产生更长的房室间期和（或）不同的心房激动顺序。
- 无论有或无 HB 夺获，希氏束旁起搏都产生相似的 VA 间期，或产生不同的心房激动顺序，取决于是否夺获 HB。
- 在 SVT 期间 HB 不应期的 VES 会提前下一次心房激动。

HB，希氏束；SVT，室上性心动过速；VA，心室心房；VES，心室期前刺激

框 18.5　表明旁路存在和参与室上性心动过速的电生理结果

- SVT 时在 HB 不应期发放的 VES 可终止 SVT 而不激动心房。
- SVT 时在 HB 不应期发放 VES 会延迟下一次心房激动。
- SVT 时的 VES 以与 VES 相同的联律间期夺获心房（精确夺获现象）。
- 在 SVT 时发放的 VES 夺获心房的联律间期比 VES 短（矛盾夺获现象）。
- SVT 时由于 BBB 的出现，VA 间期（无论 TCL 是否伴随延长）延长。
- 心室起搏拖带 SVT 时，VA 间隔延长（$VA_{pacing} > VA_{sVT}$）。

BBB，束支阻滞；HB，希氏束；SVT，室上性心动过速；TCL，心动过速周期长度；VA，心室心房；VES，心室期前刺激

框 18.6　排除房性心动过速

BBB 的影响
- SVT 时出现 BBB 使体表 VA 间期延长（有或无 TCL 延长），除外 AT。

TCL 振荡
- TCL 的自发变化伴随着恒定的 VA 间期（VA 关联）排除 AT。
- 心室 CL 变化先于并可预测心房 CL 变化，不支持 AT。

SVT 时的 VES
- 无心房激动而终止 SVT 的 VES 除外 AT。
- 延迟下一次心房激动的 VES 除外 AT。
- SVT 时 VES 夺获心房的联律间期与 VES 相同（精确夺获现象），除外 AT。
- 在 SVT 时发放的 VES 夺获心房的联律间期比 VES（反常夺获现象）更短，除外房速。
- HB 不应期发放的 VES 提前下一次心房激动，其心房激动顺序与 SVT 时相似，AT 不太可能。
- 重整时出现显性心室融合，排除 AT。

SVT 期间心室超速起搏
- 如果心室拖带时的心房激动顺序与 SVT 时相似，则 AT 的可能性较小。

- 心室起搏停止时出现 A-V 激动顺序通常除外 AT。
- 拖带时明显的室性融合提示 AVRT，排除 AT。

SVT 时超速心房起搏
- 如果用不同的 CL 或不同的持续时间（VA 关联）起搏，最后一次拖带 QRS 的 VA 间期重复恒定（变化小于 10 毫秒），并且与 SVT 期间相似，AT 不太可能。
- 如果在不同的心房部位起搏（VA 关联），最后一次拖带 QRS 后的 VA 间期是可重复恒定的（差异小于 14 毫秒），AT 是不可能的。
- 拖带时出现显性心房融合，除外局灶性 AT。

窦律时以心动过速周长行心房起搏
- 如果以不同的 CL 或不同的持续时间（VA 关联）起搏，最后一次拖带 QRS 的 VA 间期重复恒定（变化小于 10 毫秒），并且与 SVT 期间相似，AT 不太可能。
- 如果在不同的心房部位起搏（VA 关联），最后一次拖带 QRS 后的 VA 间期是可重复恒定的（差异小于 14 毫秒），AT 是不可能的。

窦律时以心动过速周长行心室起搏
- 如果心室起搏时逆行心房激动顺序与 SVT 期间相似，则 AT 的可能性较小。

AT，房性心动过速；AVRT，房室折返性心动过速；BBB，束支传导阻滞；CL，周期长度；HB，His 束；NSR，正常窦性心律；SVT，室上性心动过速；TCL，心动过速周期长度；VA，心室心房；VES，心室期前刺激

框 18.7　排除房室结折返性心动过速

VES 诱发 SVT

- ΔVA（VA_{ves} － VA_{svt}）＜ 85 毫秒支持是 AVRT，而非 AVNRT。
- （PPI_{ves} － TCL）＜ 115 毫秒支持是 AVRT，而非 AVNRT。

心房激动顺序

- SVT 时偏心性心房激动顺序除外 AVNRT（左变型 AVNRT 除外）。

BBB 的影响

- 出现 BBB 时延长 VA 间期或 TCL，除外 AVNRT。

TCL 振荡

- TCL 的自发变化伴随着恒定的 VA 间期（VA 关联），AVNRT 可能性小。

差异性 RV 起搏

- 如果与 RV 基底部起搏相比，RV 心尖部起搏时心房激动顺序发生变化，则 AVNRT 不太可能。
- 如果与相同 PCL 的 RV 心尖部起搏相比，RV 基底部起搏时 SA 间期较短，则 AVNRT 的可能性较小。

SVT 时的 VES

- HB 不应期发放的 VES 重整（提前或延迟）或终止了 SVT，除外 AVNRT。
- SVT 时以与 VES 相同的联律间期（精确夺获现象）传导至心房的 VES 除外 AVNRT。
- 在 SVT 时夺获心房的 VES 的联律间期比 VES（反常夺获现象）短，除外 AVNRT。

SVT 时的 AES

- 出现显性心房融合重整除外 AVNRT。

SVT 时超速心房起搏

- ΔAH 间期（AH_{pacing} － AH_{svt}）＜ 20 毫秒，除外 AVNRT。
- 拖带出现明显心房融合，除外 AVNRT。

SVT 时的希氏束旁起搏

- 无论是否夺获 HB-RB，SA 和局部 VA 间期保持不变，提示顺向型 AVRT，除外 AVNRT。
- 在未夺获 HB-RB 时 SA 间期延长，但局部 VA 间期无显著变化，提示顺向型 AVRT，除外 AVNRT。

- ΔSA 间期＜ 40 毫秒提示 AVRT（除罕见的左侧旁路患者外），不支持 AVNRT。
- 重整时显性心室融合除外 AVNRT。
- 预激指数（TCL 与心动过速时 VES 发生心房夺获的最长联律间期的差异）≥ 100 毫秒是 AVNRT 的特征，而小于 45 毫秒的指数与间隔旁路参与的 AVRT 相符。
- 校正（PPI － TCL）＜ 110 毫秒（使用 RV 心尖部单个或两个 VES 重整）不支持 AVNRT。

SVT 时心室超速起搏

- ΔVA 间期（VA_{pacing} － VA_{svt}）＜ 85 毫秒，不支持 AVNRT。
- PPI － TCL ＜ 115 毫秒，不支持 AVNRT。
- 校正后的 PPI － TCL ＜ 110 毫秒，不支持 AVNRT。
- 心室拖带时明显的室性融合提示 AVRT，除外 AVNRT。
- RV 起搏单次夺获后 SVT 加速至 PCL 与顺向型 AVRT 相符，基本上除外 AVNRT。
- 从 RV 心尖部与 RV 基底部瞬时拖带后校正 PPI － TCL 的差值小于 30 毫秒与顺向型 AVRT 相符，除外 AVNRT。
- VA 间期差异（心室刺激到心房间期，从 RV 基底部到 RV 间隔拖带）小于 20 毫秒的与顺向型 AVRT 相符，除外 AVNRT。
- 过渡区期间的心房重整（心房提前时间超过 15 毫秒）与顺向型 AVRT 相符，除外 AVNRT 或 AT（除非有旁观者逆传旁路）。
- SVT 加速至 PCL 发生在第一跳，具有稳定的起搏 QRS 形态，与顺向型 AVRT 相符，基本上除外 AVNRT。
- 在 1 次心跳内进入心动过速折返环提示为 AVRT，而只有在 3 次或更多的心跳后才进入折返环与 AVNRT 相符。

窦性心律时以心动过速周长心房起搏

- ΔAH 间期（AH_{pacing} － AH_{svt}）＜ 20 毫秒，除外 AVNRT。

窦性心律时以心动过速周长心室起搏

- ΔHA 间期小于 －10 毫秒，则 AVNRT 不太可能。

窦性心律期间的希氏束旁起搏

- 无论是否发生 HB 夺获，希氏束旁起搏能产生相似的 VA 间期，和（或）不同的心房激动顺序，则 AVNRT 不太可能。

AES，心房期前刺激；AH，心房-希氏束；AVNRT，房室结折返性心动过速；AVRT，房室折返性心动过速；BBB，束支阻滞；BT，旁路束；CL，周长；HA，希氏束-心房间期；HB，希氏束；NSR，正常窦性心律；PCL，起搏周长；PPI，起搏后间期；RB，右束支；RV，右心室；SA，心房刺激；SVT，室上性心动过速；TCL，心动过速周长；VA，心室-心房；VES，心室期前刺激

可能存在旁路传导的融合、顺行或逆行传导。AVRT 时旁路反复的隐匿性传导妨碍其在第一个旁路消融前的识别。

旁路的定位

几种 EP 技术可帮助确定旁路位置，并指导导管消融（框 18.10）。这些技术最好结合使用，以提高定位精度和消融结果。

心房多部位起搏

起搏部位越靠近旁路心房插入点，脉冲到达旁路的速度就较房室结（AVN）更快，因此预激程度越大，P-δ 间期越短。当旁路无逆传功能时，这种方法尤其有用，因为此种情况在 SVT 或心室起搏时无法进行心房标测。

框 18.8   顺向型房室折返性心动过速与预激性房室结折返性心动过速的鉴别

SVT 特征

- HA_{svt} < 70 毫秒除外逆向型 AVRT。
- 正的 HV 或 VH 间期 ≤ 10 毫秒（尤其是当 HA 间期 ≤ 50 毫秒时），提示 AVNRT。

SVT 终止

- 尽管旁路前传已被阻滞（药物、机械创伤或消融），但 SVT 仍以同一 TCL 继续存在，诊断 AVNRT，除外逆向型 AVRT。
- 通过药物阻断旁路，随后诱发窄 QRS 波的 SVT，其 TCL、HA 间期和逆行心房激动顺序与在旁路阻断前诱导的预激性 SVT 相同，可诊断预激性 AVNRT，除外逆向型 AVRT。
- 颈动脉窦按摩或腺苷终止 SVT。
- AVNRT 在心房激动后终止（继发于慢径路的前传阻滞）。
- 经典的逆向型 AVRT 是在心室激动后终止（继发于 AVN 的逆行阻滞）。

BBB 的影响

- 出现 BBB 时，体表心电图 VA 间期延长（常伴有 TCL 延长），除外 AVNRT。

心室刺激诱发 SVT

- 以接近 TCL 的 PCL 行心室起搏或以接近于 SVT 时 H-H 间期的联律间期行 VES 起搏，得到提前的 HIS 电位时间（即 H1-H2 间期）与 SVT 时 H-H 间期接近，再将 VES 之后的 HA 间期与 SVT 时的 HA 间期进行比较：
  - HA_{ves} 或 HA_{pacing} > HA_{svt} 诊断 AVNRT，除外逆向型 AVRT。
  - HA_{ves} 或 HA_{pacing} ≤ HA_{svt} 诊断逆向型 AVRT，除外 AVNRT。

SVT 时发放的 AES

- SVT 时在房室交界区心房不应期时，于靠近旁路心房插入部位发放长联律间期的 AES。如果它提前了下一个心室激动和随后的心房激动时间，证明了 SVT 是旁路前传的逆向型 AVRT，并且排除了预激性 AVNRT。
- SVT 时的 AES 提前了心室激动，但不影响 VA 间期，除外 AVNRT，诊断逆向型 AVRT。
- 当房室结除极时，发放 AES 能精确夺获心房和心室，可除外 AVNRT。

心房起搏拖带 SVT

- 在 SVT 时拖带心房不能影响 VA 间期，可除外 AVNRT。
- SVT 时拖带心房，出现固定的短 VH 间期，提示逆向型 AVRT 可能大，AVNRT 不太可能（但不完全排除 AVNRT）。

心室起搏拖带 SVT

- 在 SVT 时，心室拖带不能影响 VA 间期，可除外 AVNRT。

窦律时以心动过速周长行心室起搏

- 在以 TCL 进行 RV 心尖起搏，并将起搏时的 HA 间期与 SVT 时的 HA 间期进行比较。（重要的是要验证 VA 传导仅发生在与 SVT 时相同的路径上，以便该分析有效。）
- HA_{pacing} > HA_{svt} 诊断 AVNRT，除外 AVRT。
- HA_{pacing} ≤ HA_{svt} 诊断 AVRT，除外 AVNRT。
- RVA 起搏时 VA 阻滞可除外 AVRT。

AES，心房期前刺激；AV，房室；AVNRT，房室结折返性心动过速；AVRT，房室折返性心动过速；BBB，束支阻滞；BT，旁路束；CL，周长；HA，希氏束-心房；ECG，心电图；HV，希氏束-心室；NSR，正常窦性心律；PCL，起搏周长；RV，右心室；SVT，室上性心动过速；TCL，心动过速周长；VA，心室心房；VES，心室外刺激；VH，心室-希氏束

框 18.9   提示存在多个房室旁路的电生理学发现

在预激节律期间（NSR、PACS、自发或诱发性房颤、RA 和 LA 起搏）

- 前传 δ 波改变（即预激 QRS 波形态的变化）。不同部位（高 RA 和 CS）的心房起搏可能突显一个 BT 的预激而不是另一个，并有助于揭示 δ 波的变化。
- 不典型的预激模式（即不符合预期位置的 QRS 形态）
- 抗心律失常药物（如胺碘酮或 I 类药物）后改变的 δ 波，这些药物可能会阻滞一个 BT，而不影响另一个 BT，或在一个 BT 消融后。

多部位和多周长的心室起搏时

- 多种逆行心房激动途径的证据
- P 波形态或心房激动顺序的改变
- 多个心房突破部位
- VA 间期变化
- 观察到前传预激位置和心室起搏时逆行心房激动位置不匹配的证据

顺向型 AVRT 期间

- 多种逆行心房激动途径的证据

- P 波形态或心房激动顺序的改变
- 多个心房突破部位
- VA 间期变化
- 出现 BT 同侧 BBB 时，未能延迟所有部位的心房激动
- 多种前传心室激动途径的证据
- 间歇性前传融合（预激）波
- 前传预激插入点和逆行心房插入点不匹配的证据

逆向型 AVRT 期间

- 偏心性心房激动顺序
- 不同程度的前传融合
- VH 间期改变，而 TCL 或心房激动顺序未变（表明 HPS 不是折返环路的一部分）
- 在同一患者中，逆向型 AVRT 心动过速周长比顺向型 AVRT 慢（在没有房室结双径路的情况下）
- 经后间隔旁路前传激动心室
- 仅存在逆向型 AVRT

AF 房颤；AVN 房室结；AVRT 房室折返性心动过速；BBB，束支传导阻滞；BT，旁路束；CL，周期长度；CS，冠状窦；HPS，希氏束-浦肯野系统；LA，左心房；NSR，正常窦性心律；PAC，房性早搏；RA，右心房；TCL，心动过速周期长度；VA，心室心房；VH，心室希氏束

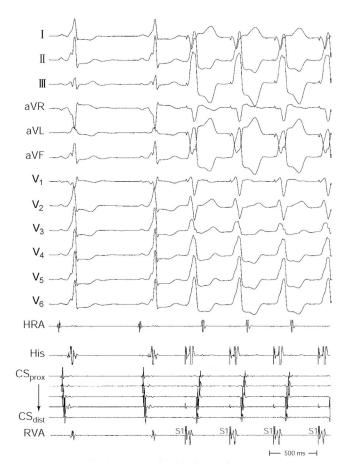

图 18.45　识别同一患者存在多个旁路。多个旁路的存在是由正常窦性心律时的前传预激位置（δ 波形态与右前旁路的前传相符）和心室起搏时观察到的心房逆传的位置（心房激动顺序与左侧旁路相符）不匹配而提示。CS_{dist}，冠状窦远端；CS_{prox}，冠状窦近端；HRA，高位右心房；RVA，右心室心尖

预激指数

预激指数是计算能重整顺向型 AVRT 的 VES（从 RV 发出）联律间期占心动过速周长（TCL）的百分比。顺向型 AVRT 时可提前激动心房的 VES 相对预激指数大于 90% 以上表明旁路接近于心室起搏的部位（即 RV 或间隔旁路）。绝对预激指数（TCL 减去 VES 联律间期）大于 75 毫秒提示左侧游离壁，小于 45 毫秒提示间隔旁路，45 ～ 75 毫秒之间不确定。

顺向型 AVRT 时束支传导阻滞的影响

在出现 BBB 后心动过速周长（TCL）延长，尤其是体表 VA 间期延长超过 35 毫秒，诊断为 BBB 同侧的游离壁旁路参与（左侧旁路伴 LBBB 和右侧旁路伴 RBBB）的 AVRT。BBB 时，前间隔和后间隔旁路（RBBB 伴前间隔旁路，LBBB 伴后间隔道 BT）的 VA 间期延长程度较小（5 ～ 25 毫秒）。同理，心室起搏拖带 SVT 时 VA 间期延长（$VA_{pacing} > VA_{svt}$），提示 SVT 是由心室起搏部位对侧的旁路介导的顺向型 AVRT。

顺向型 AVRT 时心室拖带

在顺向型 AVRT 时，右心室心尖部拖带后校正的（PPI － TCL）差值有助于定位逆传旁路。右心尖部起搏位置距右侧旁路较左侧旁路参与的顺向型 AVRT 折返环近。因此，右心尖部起搏时，右侧旁路参与的 AVRT 患者的校正（PPI － TCL）差异较短（小于 55

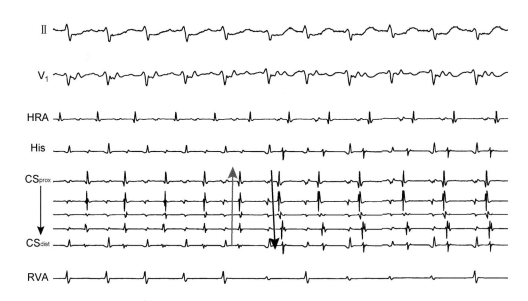

图 18.46　顺向型房室折返性心动过速患者存在多条旁路逆向激动心房。心动过速期间逆行心房激动顺序（如灰色和黑色箭所示）的变化提示存在多条旁路。CS_{dist}，冠状窦远端；CS_{prox}，冠状窦近端；HRA，高位右心房；RVA，右心室心尖

框 18.10　旁路定位的电生理操作

从多个心房部位起搏

- 在心房起搏过程中，P-δ 间期缩短表明接近旁路心房插入点。

右心室 VES 的预激指数

- 相对预激指数 > 90% 提示右侧或间隔旁路。
- 绝对预激指数 ≥ 75 毫秒提示左游离壁旁路。
- 绝对预激指数 < 45 毫秒提示间隔旁路。
- 绝对预激指数 45 ～ 75 毫秒之间不能确定旁路的位置。

BBB 对顺向型 AVRT 中的影响

- 在 BBB 出现后，TCL 延长，尤其是体表 VA 间期延长 > 35 毫秒，诊断 BBB 同侧的游离壁旁路参与 AVRT（左侧旁路为 LBBB，右侧旁路为 RBBB）。
- BBB 出现后，上间隔旁路和后间隔旁路体表 VA 间期（5 ～ 25 毫秒）延长程度较小（RBBB 和上间隔旁路，以及 LBBB 和后间隔旁路）。

顺向型 AVRT 期间 RV 心尖部心室拖带

- 校正后（PPI － TCL）差值 < 55 毫秒提示右侧旁路。
- 校正后（PPI － TCL）差值大于 55 毫秒，提示左侧。
- 在过渡区内 ≥ 3 个心房搏动出现重整（固定 SA 间期），提示右侧旁路。
- 在过渡区仅 1 或 2 次心房搏动即重整提示左侧旁路。

预激节律时心室激动的标测

- 沿着三尖瓣和二尖瓣环标测最早局部心室激动部位（在 δ 波开始之前）确认旁路心室插入部位。

旁路逆传时标测心房激动

- 在顺向型 AVRT 或心室起搏旁路逆传时，沿着三尖瓣和二尖瓣环标测最早局部心房激动的位置，确认为旁路心房插入位置。
- 在顺向型 AVRT 或心室起搏旁路逆传时，心房未经滤波的双极电图（电极方向平行于环轴线）的极性反转位置，可识别旁路心房插入部位。

标测旁路电位

- 在 δ 波（前传预激）前 10 ～ 30 毫秒或逆传心房最早激动部位（顺向型 AVRT 或心室起搏时）心室和心房电图之间记录到旁路电位可确定旁路位置。

局部 AV 或 VA 间期

- 当旁路垂直穿过房室沟时，最短局部 VA 间期（旁路逆传时）和最短局部 AV 间期（旁路前传时）的位置可以提示旁路的位置，通常被认为是旁路消融的最佳靶点。

AV 房室；AVRT，房室折返性心动过速；BBB，束支传导阻滞；BT，旁路束；LBBB，左束支传导阻滞；PPI，延迟间期；RBBB，右束支传导阻滞；RV，右心室；SA，刺激-心房；TCL，心动过速周期长度；VA，心室心房；VES，心室期前刺激

毫秒）。左侧旁路患者的校正（PPI － TCL）差异通常超过 55 毫秒[51]。

此外，在顺向型 AVRT 期间从右心室心尖部心室超速起搏开始时，存在一个"过渡区"，在此期间，起搏的 QRS 波与 SVT 波逐渐融合，直到观察到稳定的 QRS 形态（完全起搏或持续融合）。旁路越接近右心室心尖部起搏位置，过渡区的心房重整时间越早，过渡区心房提前激动波（定义为心房激动加速到心室起搏频率，SA 间期固定）数量越多（图 18.47）。右侧旁路比左侧旁路产生重整早，并且在过渡区内至少重整三次心房搏动（具有固定的 SA 间隔），常被确认为右侧旁路。左侧旁路往往在心室超速起搏开始后较晚的时间（由于旁路和起搏位点之间的距离较大）进行心房重整，因此，在过渡区只有一个或两个重整心跳会显示心房重整。间隔旁路有许多与左右侧旁路重叠的重整特征[57]。

旁路前传时心室最早激动部位

在心室预激时（预激的窦性心律、心房起搏节律，或逆向型 AVRT），应选择最早出现 δ 波的体表心电图导联，最好起始部相对清晰，在标测时用作时间参考。沿着三尖瓣和二尖瓣环发现最早的局部心室

激动部位（在 δ 波开始之前）来确定旁路的心室插入部位。

消融导管应使用双极和单极记录进行标测（图 18.48）。双极电图显示电位图成分和时间顺序，并可能显示旁路电位。如果导管恰好在心室激动的起源点（即旁路的心室插入点），则未滤过（0.05 ～ 300 赫兹）的单极信号会显示一个快速负向偏转的单相 QS 波。双极电位的开始时间与单极电位的开始时间一致（单极 QS 波的 S 波快速下降支与双极信号的初始峰值一致），有助于确保电极尖端（即消融电极）记录到双极电位的早期成分。如果只使用双极记录，就不知道两个电极中的哪一个是双极电位中最早的成分。

旁路逆传时心房最早激动部位

在顺向型 AVRT 或在心室起搏旁路逆传时，沿着三尖瓣和二尖瓣环标测到最早的心房激动部位就确定了旁路的心房插入部位。在心室起搏标测时，必须考虑由房室结和旁路同时逆传引起的心房融合，因为它会影响标测的准确性。这在间隔旁路时是一个问题，旁路逆传心房激动顺序可能与房室结逆传时没有差别。在这些情况下，需要将旁路逆传与房室结逆传分离开，一般可以通过在旁路附近部位的心室刺激以及

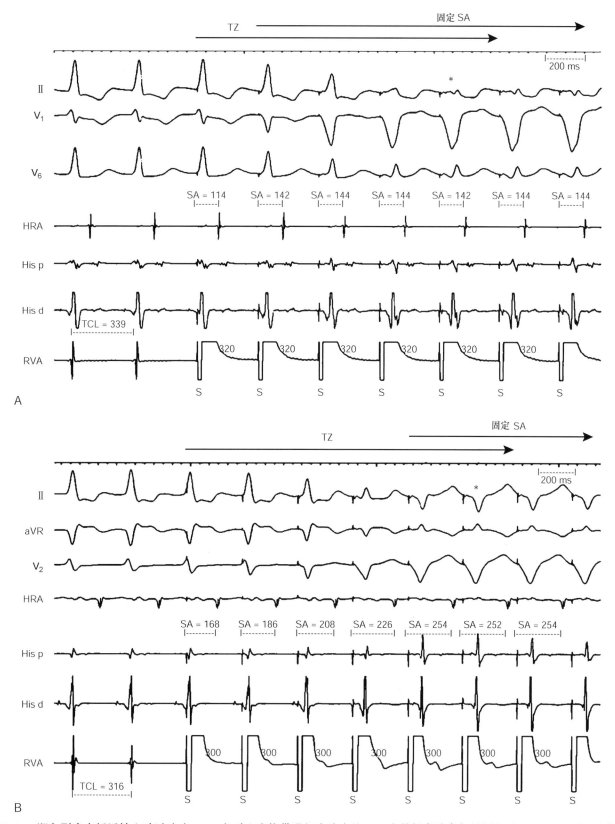

图 18.47　顺向型房室折返性心动过速（AVRT）时心室拖带进行旁路定位。**A.** 右外侧旁路参与的顺向型 AVRT，心动过速周长（TCL）为 339 毫秒。以 320 毫秒进行右心室心尖（RVA）超速起搏，过渡区（TZ）内出现固定刺激-心房（SA）间期的心跳次数为 4 次（TZ 的最后 4 次心跳）。**B.** 右后间隔旁路参与的顺向型 AVRT，TCL 为 316 毫秒。以 300 毫秒进行 RVA 超速起搏，TZ 内形成固定 SA 间期的心跳数为 2 次（TZ 的最后 2 次心跳）。星状标指示出现稳定 QRS 形态的第一次起搏心跳，也代表 TZ 的最后一次心跳。His D，希氏束远端；His P，His 束近端；HRA，高位右心房。（From Akerström F，Pachón M，García-Fernández FJ，et al. Number of beats in the transition zone with fixed SA interval during right ventricular overdrive pacing determines accessory pathway location in orthodromic reentrant tachycardia. Pacing Clin Electrophysiol. 2015；39：21-27.）

使用房室结阻滞剂（如腺苷）来确保旁路优先逆传。

与心室标测一样，进行心房标测时消融电极远端应同时有双极和单极记录（图 18.49）。确定消融电极记录的复杂电位成分哪些是心房哪些是心室，可以通过快速短促心室起搏（不出现 1 : 1 室房逆转）（图 18.50）或在固定频率的心室起搏时发放一个不逆转的 VES（图 18.51）来实现。在任何一种情况下，原理都是用确信无心房成分的电位图与相关电位图（与某些心房成分）进行比较，那么任何差异都是由于心房电位的贡献所致。

旁路逆传时心房电位极性反转

双极记录轴与激动传播方向之间的关系影响了双极电图的形态和振幅。虽然无法从双极信号的形态可靠地推断激动传播的方向，但形态的改变是一个有用的发现，平行于瓣环的电极的未过滤双极电位图可用

于定位旁路的心房插入部位。

在旁路逆传（顺向型 AVRT 或心室起搏）中，心房电位极性反转的部位被确定为旁路的心房插入点。由于旁路心房插入部位通常是不连续的，心房激动是从插入部位沿瓣环向两个相反的方向传播。因此，当激动从远端电极向近端电极传播时，在旁路的一侧会出现 RS 形电位图，而当激动从近端电极向远端电极传播时，在另一侧出现就会 QR 形电位图。

这项技术通常用于通过经穿间隔途径定位左侧游离壁旁路，该入路允许电极方向平行于沿着二尖瓣环的心房激动方向。在旁路逆传，消融导管沿着二尖瓣环移动时，检查心房电位的振幅和极性。电极尖端为阴性，导管从前到后位于二尖瓣环上，直立的心房电位提示导管在旁路插入部位前面的位置，而负向的心房电位提示导管在旁路插入部位后面的位置。当双极接近并直接通过心房插入部位时，心房电位振幅降

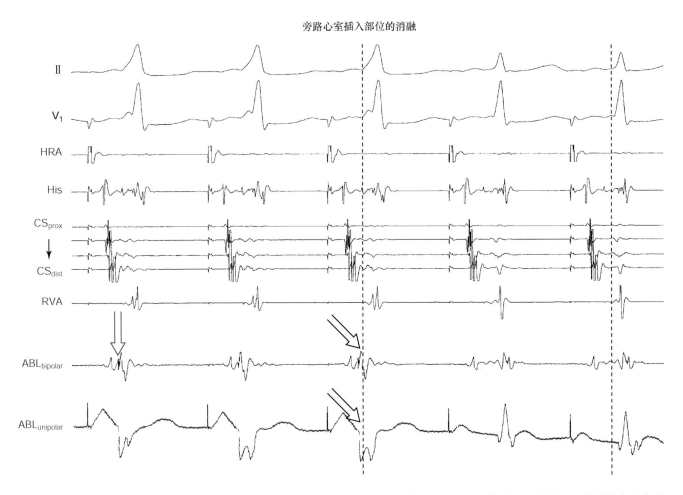

旁路心室插入部位的消融

图 18.48 左前外侧旁路前传时的导管消融（ABL）。 心房起搏时出现心室预激，同时进行导管消融。在前三次激动波中观察到心室预激。虚线表示 δ 波的开始。注意单极记录中的尖锐负偏转（QS 形态）。另外，注意单极和双极电图（黑色箭头）的时间一致性，在 δ 波开始前 10～15 毫秒，在心房和心室电图之间记录到一个尖锐电位（可能是旁路电位，灰色箭头）。在这个位置射频消融成功地消除了预激（最后两个激动波）。CS$_{dist}$，冠状窦远端；CS$_{prox}$，冠状窦近端；HRA，高位右心房；RVA，右心室心尖

旁路心房插入部位的消融

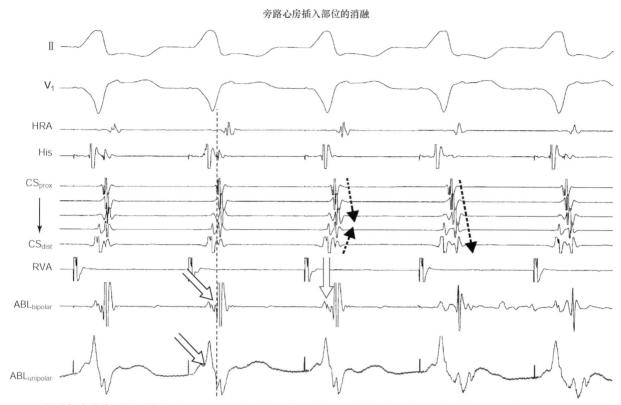

图 18.49　左侧旁路逆传时的导管消融（ABL）。在心室起搏下心房融合传导（旁路和房室结均发生室房传导）时行导管消融。虚线表示最早心房激动的开始。注意单极记录中尖锐的负偏转（QS 形态）。单极电图的时间与双极电图（黑色箭头）一致，比 δ 波早 5～10 毫秒。心房和心室电位融合，成功消融（最后两个激动波）后揭示心室电位的真实形成。两个电位图之间记录到一个锐电位（可能是旁路电位，灰色箭头）。成功消除旁路后，心房仅通过房室结（最后激动波，虚线箭头）激动。CS_dist，冠状窦远端；CS_prox，冠状窦近端；HRA，高位右心房；RVA，右心室心尖

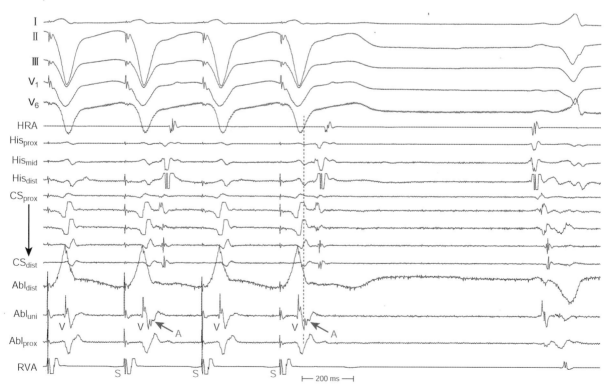

图 18.50　用心室起搏评价消融部位的电位成分。短阵心室起搏出现经旁路逆行 2:1 传导。这有助于确定消融部位记录的心房及心室电位成分，因为在逆行传导时出现，而在逆传阻滞时消失的电位成分肯定是心房（或旁路＋心房）电位（箭头）。Abl_dist，消融双极电极远端；Abl_prox，消融双极电极近端；Abl_uni，消融单极电极远端；CS_dist，冠状窦远端；CS_prox，冠状窦近端；His_dist，His 束远端；His_mid，His 束中段；His_prox，His 束近端；HRA，高位右心房；RVA，右心室心尖

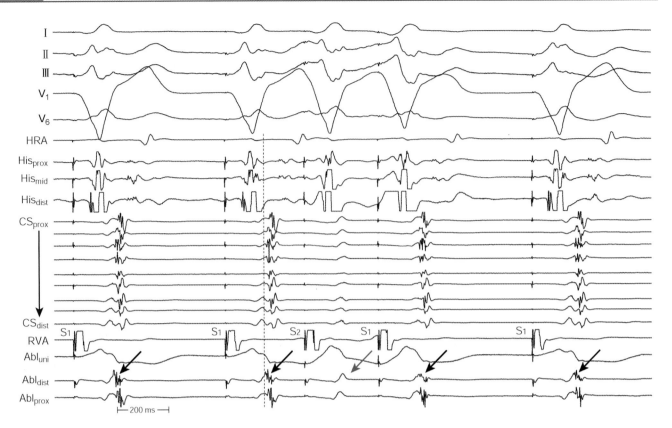

图 18.51 利用心室期前刺激评价消融部位的电位成分。在固定驱动频率起搏时引入期前刺激（S2），有助于确定消融部位记录的电位中的心房或旁路电位，S2 在心室逆传时阻滞，这个电位成分消失（灰色箭头），那么在其他激动波（黑色箭头）出现的电位就是心房（± 旁路）电位。Abl$_{dist}$，消融双极电极远端；Abl$_{prox}$，消融双极电极近端；Abl$_{uni}$，消融单极电极远端；CS$_{dist}$，远端冠状窦；CS$_{prox}$，近端冠状窦；His$_{dist}$，His 束远端；His$_{mid}$，His 束中段；His$_{prox}$，His 束近端；HRA，高位右心房；RVA，右心室心尖

低，是等电性及碎裂电位。当导管从插入部位的一侧移动到另一侧时，观察到心房电图极性的逆转。该方法灵敏度 97%，特异性 46%，阳性预测值 75%。对于其他部位的旁路，使用位于 CS 内或三尖瓣环的多极导管（例如，Halo 导管）有助于标测；旁路心房插入位置被局限在两个相邻的双极电极之间时，显示心房电位刚好极性反转。

直接记录旁路电位

单极和双极记录下，旁路电位均表现为一个尖锐的窄峰。在前传预激时，通常在体表 δ 波起始前 10 ～ 30 毫秒，在顺向型 AVRT 或心室起搏时在心房最早激动部位的 V 波和 A 波之间。成功消融部位的旁路电位振幅平均为 0.5 ～ 1 mV（图 18.48 和图 18.49）。然而，类似的电信号也可能是心房或心室电位的一个组成部分，证明一个电信号就是确切的旁路电位是很困难的，因为它需要与局部心房和心室电位分离。

在旁路前传（窦律或心房起搏）时，通过引入逐渐缩短联律间期的 VES，可以实现旁路前传电位与心室电位的分离。当长联律间期 VES（发生在旁路前传电位时）激动心室而不影响旁路电位的时间或形态时，证实与局部心室电位分离的电位为旁路电位。当短联律间期的 VES 使旁路电位提前而不影响心房电位的时间或形态时，也可证实与局部心房电位分离的电位为旁路电位（图 18.52）。

逆传旁路电位（心室起搏或顺向型 AVRT 时）可通过引入逐渐提前的 AES 来验证。长联律间期 AES 可以在不影响逆传旁路电位的情况下提前局部心房电位，提供旁路电位与心房激动分离的证据。此外，较短联律间期的 AES 使旁路电位提前（即顺行激动旁路）而不影响局部心室电位的时间或形态时，可以证实旁路电位与局部心室电位的分离（图 18.53）。

然而，这些验证旁路电位的标准往往难以实现。因此，在临床中，通过程序电刺激来验证 BT 电位通常是不实际的；相反，这种电位被称为可能或可能的 BT 电位。

靶点电位中孤立的旁路电位与消融成功率相关性

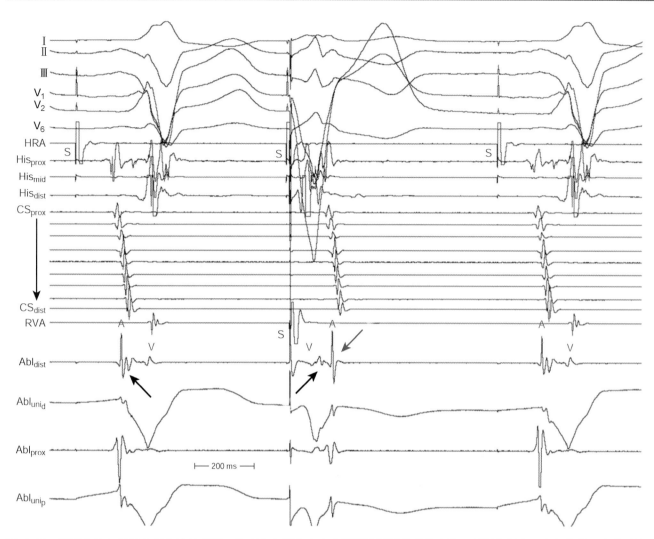

图 18.52　旁路电位与局部心房电位的分离。体表心电图和心内电图评估可能的旁路电位。以固定频率心房起搏的三个激动波。在第一个激动波，黑色箭头指示一个可能的旁路电位，跟随在高尖的心房电位（A）之后。在这三个激动波，尖锐心房电位与心房起搏的频率相同。在中间激动波，单个心室期前刺激几乎与心房驱动刺激同时发放（S）。在这里，黑色箭头指示假定的旁路电位不跟随尖锐的心房电位（灰色箭头表示不存在），因此它不是心房电位的一部分。Abl$_{dist}$，消融双极电极远端；Abl$_{prox}$，消融双极电极近端；Abl$_{uni}$，消融单极电极远端；CS$_{dist}$，远端冠状窦；CS$_{prox}$，近端冠状窦；His$_{dist}$，His 束远端；His$_{mid}$，His 束中段；His$_{prox}$，His 束近端；HRA，高位右心房；RVA，右心室心尖

最好。然而，由于在临床实践中很难定位或验证旁路电位，使该标准的有效性受到了限制。识别旁路电位的困难通常与旁路的斜形插入有关。与旁路同时传播的心室或心房波可以重叠并掩盖旁路电位。在大多数情况，从起搏部位产生较短的局部 VA 或局部 AV 间期有助于识别旁路电位。

局部房室（或室房）间期

当旁路垂直穿过房室环时，最短局部 VA 间期（旁路逆传时）和最短局部 AV 间期（旁路前传时）的位置可提示旁路的位置，通常被认为是旁路消融的理想靶点。然而，该准则的可靠性一直存在争议，尤其在斜形旁路时可能产生误导。由于心房和心室激动波可沿瓣环呈环形传播，因此在距旁路较远的瓣环部位可出现较短的局部 VA 间期，局部心房和心室激动的时间可以在环周的多个位置彼此接近（图 18.54）。此外，如果心室激动波沿瓣环传导的速度小于心房激动波的速度，斜形旁路最短的局部 VA 间期可从旁路向心室方向偏移。同样，如果心房激动波慢于心室激动波，最短的局部 AV 间期又可从旁路向心房方向偏移。

旁路斜行时，局部 VA 和 AV 间期分别随起搏的心室和心房波方向的改变而改变。在心室起搏过程中，从心室末端方向传播的心室波（同时激动旁路）产生人为短的局部 VA 间期（在最早逆向心房激动处测量），因为沿着旁路最早的心房激动处，心室波以

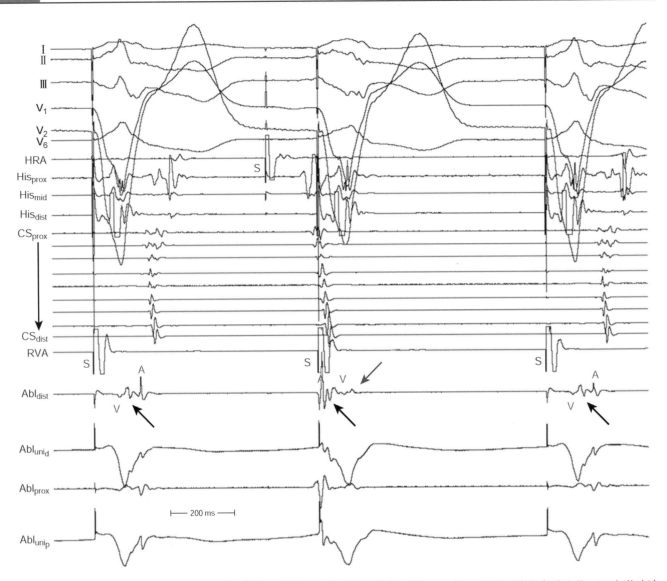

图 18.53 旁路电位与局部心室电位的分离。体表心电图和心内电图评估了与图 18.35 同一患者可能的旁路电位。三个激动波均以固定频率进行心室起搏，在中间激动波中引入了单个心房期前刺激（AES）。第一个波群中的蓝色箭头指示心室（V）和心房（A）电图之间假定的旁路电位。在中间波群中，AES 的时间安排恰好使旁路电位跟随在心房电位之后（黑色箭头），而不是心室电位之后（灰色箭头）。因此，它不是心室电位的一部分。Abl$_{dist}$，消融双极电极远端；Abl$_{prox}$，消融双极电极近端；Abl$_{uni}$，消融单极电极远端；CS$_{dist}$，远端冠状窦；CS$_{prox}$，近端冠状窦；His$_{dist}$，His 束远端；His$_{mid}$，His 束中段；His$_{prox}$，His 束近端；HRA，高位右心房；RVA，右心室心尖

与旁路相同的方向进入房室环的心室侧面。反之，心室波以相反（逆流）方向传播会产生较长的局部 VA 间隔，因为心室波必须在到达旁路心室末端之前先通过最早的心房激动部位（图 18.55）。这对于定位斜形旁路具有重要意义。同向激动时，心室电位可与旁路电位和心房电位相互重叠，掩盖了最早心房激动和旁路电位的位置。如果心室波沿瓣环的传导速度比旁路和心房慢，则最短的局部 VA 间期会离开旁路位点。反向激动波应可以显露心房激动和旁路电位，但会导致在最早逆向心房激动处测得较长的 VA 间期。

同理在心房起搏时，同向的心房激动波前会缩短局部 AV 间期（在最早心室激动部位测量），并可能掩盖旁路电位和最早心室激动部位。反向的心房激动波应延长局部 AV 间期，暴露旁路电位和心室激动顺序（图 18.55）。

在 85% 以上的患者，心室或心房起搏可增加局部 VA 或 AV 间期至少 15 毫秒，这表明大多数旁路是斜形的。局部 VA 或局部 AV 间期的增加有助于识别旁路电位。在 85% 以上的斜形旁路患者中可以记录到顺行或逆行的旁路电位，这较非斜形旁路患者更常见，因为非斜形旁路患者可能会出现心房、旁路和心室电位的融合。

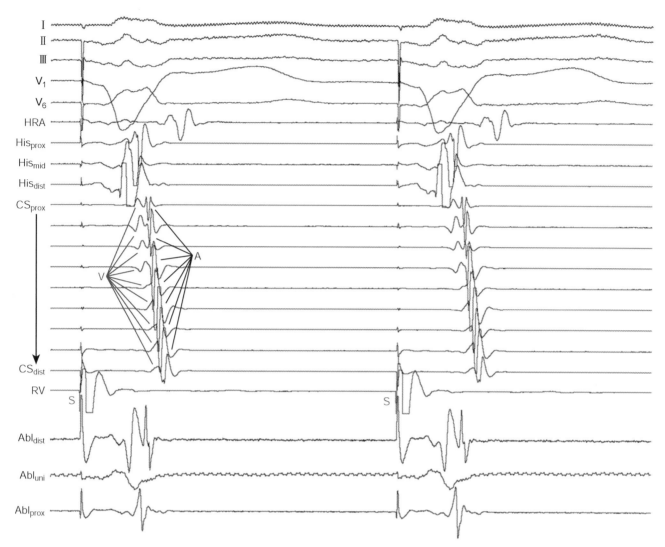

图 18.54　利用局部室房间期进行旁路定位。显示两个心室起搏旁路逆传的激动波。心室（V）和心房（A）的电位在图中由线标明。记录显示，最早的心房激动位于冠状窦近端（CSprox），而最短的局部心室-心房（VA）间期在较冠状窦远端电极更远的部位（ABL 远端记录）；事实上，在冠状窦远端（CSdist），VA 间期为负。Abldist，消融双极电极远端；Abldrox，消融双极电极近端；Abluni，消融单极电极远端；Hisdist，His 束远端；Hismid，His 束中段；Hisprox，His 束近端；HRA，高位右心房；RVA，右心室心尖

在旁路逆传时，记录最早的心房激动点可以距实际旁路插入处 3 ～ 5 mm（或可能更多）。如果电极位于心室插入方向，离心房插入处有 3 ～ 5 mm 的距离，消融可能成功；如果电极位于相反方向，消融可能失败。在旁路前传的时，记录到最早心室激动部位的消融可能成功，即：使电极位于离心室末端 3 ～ 5 mm 但在心房插入方向，如果位于相反方向，则不成功。这就解释了旁路前传时，在局部心室激动提前体表 δ 波不到 0 毫秒的标准下消融成功率仅 40%，当然，成功的靶点局部心室激动通常在右侧旁路提前体表 δ 波 30 毫秒和左侧旁路提前体表 δ 波 15 ～ 20 毫秒。

消融

消融靶点

旁路是消融的靶点。尽管旁路传导可以通过消融心房和心室末端之间的任何部位的消融来消除，但针对心房末端（旁路逆传时最早的心房激动部位）或心室末端（旁路前传时最早的心室激动部位）的射频消融（RF）偶尔会失败，极有可能是因为旁路插入瓣环的直径太大。

房室旁路最佳的消融部位是其穿过二尖瓣环或三尖瓣环的位置。如前所述，可以使用不同方法来定位旁路。消融应与在标测的瓣环在同一侧（即，标测逆传心房插入部位时应在心室侧消融，标测旁路前传心

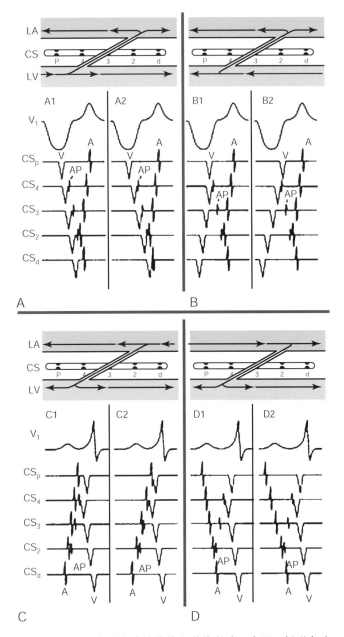

图 18.55 左游离壁旁路的前传和逆传激动示意图。 斜形旁路穿插揭示，起搏心室（**A** 和 **B**）和起搏心房（**C** 和 **D**）时电位的反转，心内电图时相发生了变化。AP，旁道电位；CS，冠状窦；d，远端；LA，左心房；LV，左心室；P，近端。（From Otomo K，Gonzalez MD，Beckman KJ，et al. Reversing the direction of paced ventricular and atrial wavefronts reveals an oblique course in accessory AV pathways and improves localization for catheter ablation. Circulation. 2001；104：550.）

室最早激动时在心室侧消融）。这对于斜形旁路尤其重要，因为在旁路前传时，最早心室激动处瓣环的心房面可能远离旁路的心房插入位置，因此，心房面的消融不会成功。

在旁路顺行或逆行激动标测期间成功消融部位的标准如框 18.11 所示（图 18.48 和图 18.49）。任何单

一的预测标准，准确性都是有局限的。因此，选择最佳消融靶位应遵循多个标准。

消融技术：总论

当存在预激时，可在窦律下或最好在心房起搏下进行消融。对于隐匿性旁路，应在心室起搏下射频消融，通常可以检测到逆传心房激动顺序的改变。如果可能的话，避免在 AVRT 期间消融，因为在旁路传导阻断（从而突然终止心动过速）时，容易导致导管移位。这可能会导致一定时间段内旁路传导功能短暂损伤，会因射频过早中断而未能对旁路造成永久性损害。有时，旁路传导可以在手术后数小时到数天内恢复；因此，如果在最初尝试时没有充分消融，可能就无法找到合适的靶点来完成射频损伤。持续起搏下消融可以防止这个问题。对于持续性的顺向型 AVRT（如 PJRT），或在顺向型 AVRT 时进行逆行标测以确定最佳的心房消融部位时，最好先以较短周长行心室起搏阻滞旁路和终止 SVT，然后以 SVT 相似的频率起搏心室下行射频消融，能使导管移位最小化。此外，使用电解剖标测系统可以通过标记消融的初始位置来避免这个问题，允许精确返回到原消融靶点。

对于大多数游离壁旁路，使用传统的 4-mm 头端消融导管，功率设置为 50 W，目标温度为 60 ℃，可以实现完全的双向传导阻滞。如果是暂时性的旁路阻滞，则通常可以通过在相同位置更好、更持续的接触获得永久性旁路阻滞。很少有必要使用 8-mm 或灌注头端消融导管；旁路消融失败几乎总是由于定位不充分或组织接触不良，而不是由于 4-mm 头端消融导管造成的损伤面积不足造成的。然而，当在 CS 内的小分支中进行消融时，盐水灌注导管是有帮助的，因为在小的分支血管，使用标准 4-mm 电极时功率传递受到限制。

电极温度应为 55～60 ℃。在约 50 ℃时旁路功能出现暂时性损伤，60 ℃时出现旁路功能永久损伤。因此，在达到 50～55 ℃的温度之前，即使旁路未阻滞，也不应放弃具有理想电位特性的位置。相反，在达到 55 ℃或更高温度后，旁路仍未阻滞，在同一位置重复消融则不太可能成功。

对于大多数成功的病例，预计在射频消融后 1到 6 秒内（一旦达到目标温度和功率）旁路传导会阻滞。如果射频消融 15 秒后仍未发现任何反应，应停止消融，因为它不太可能受益，应重新检查标测标准和导管接触。如果在消融过程中消除了旁路传导，放电应再持续 60 秒。有时旁路只是在一个传导方向损伤（如典型前传消失而逆传仍持续存在）。因

框 18.11　旁路消融成功靶点部位的电生理标准

旁路前传成功消融靶点部位的标准

- 导管位置要稳定，可在透视下和观察到稳定的心内电图（心房和心室电位在 5～10 次跳动中振幅变化小于 10%）确认。
- 心房电位振幅＞ 0.4 mV，或 A/V 比值＞ 0。从消融头端电极记录的心房和心室电位成分。当在瓣环的心房侧消融时，心房电位通常等于或大于心室电位。有时这两个成分融合，很难确定这两个成分是否都存在。快速心房或心室起搏造成旁路阻滞，有助于消除心室或心房电位（分别），从而可以看到其他成分的准确形态。
- 消融导管上的局部 AV 间期通常较短（25～50 毫秒，在之前受损过、传导缓慢、倾斜或心外膜的旁路除外）。
- 消融导管上的局部心室电位应先于心电图上的 δ 波，左侧旁路的平均值为 0～10 毫秒，右侧旁路的平均值为 10～30 毫秒（局部心室电位是从双极电图的峰值或单极电描记图中的最大 dV/dT 测量）。
- 单极电图 QS（或，次选，rS）形态。右侧旁路的单极显示比左侧旁路更明显（快速和更深）的 QS 波。
- 电位图连续（心室和心房电位之间的等电间期小于 5 毫秒）。
- 存在旁路电位。

逆行激动标测成功消融部位的标准

- 稳定的导管位置，通过透视和观察稳定的电位（心房和心室电位在 5～10 次跳动中振幅变化小于 10%）来确认。
- 最早的局部心房激动。
- 旁路逆传时局部 VA 较短（25～50 毫秒，之前受损、传导缓慢、倾斜或心外膜旁路除外），通常导致心室电位终末上升部出现心房电位。在顺向型 AVRT 中，心室电位末端的心房电位"伪消失"（形成 W 征），是极短局部 VA 间期的表现，提示成功的消融部位。
- 体表 QRS 至局部心房电位间期≤ 70 毫秒（在顺向型 AVRT 期间）。
- 无论心室激动通过旁路的方向如何，局部 VA 间期保持不变（即，尽管从不同的心室部位起搏）。如果在心室侧消融隐匿性旁路，就选不论在心室激动方向如何改变，但局部 VA 间期保持恒定的部位就是心室插入位置。
- 电位图连续（定义为心室和心房电图之间的等电间期＜ 5 毫秒）。
- 存在旁路电位。

A/V，心房 / 心室；AVRT，房室折返性心动过速；BT，旁路；ECG，心电图；VA，心室-心房

此，在射频消融成功后，必须对每个方向的传导进行检测。

有时能观察到射频消融期间旁路传导的暂时中断，随后几秒钟或几分钟内又恢复传导，这种情况在右侧游离壁旁路比左侧游离壁旁路更常见。在这种情况下，不鼓励采用多部位"保险性损伤"，而应采用一个或两个消融部位为目标，这需要仔细的定位才能实现。

如果旁路功能在有明显良好电位特征的部位不能成功消融，那可能是导管与组织的接触不充分。导管接触的充分性可以通过评估电极温度、荧光透视下导管的稳定性、电位的稳定性和单极电图上 ST 段抬高来验证（图 18.56）。如果电极温度持续高于 50 ℃，且在射频消融期间向组织输送的能量超过 25 W，则提示导管接触良好；但是，如果电极温度达到 50 ℃以上，但功率非常低（小于 10 W），则导管尖端可能形成凝块。此外，荧光透视上的导管"闪烁"表明接触不良。同样，在消融前或消融过程中电位振幅的变化大也提示导管接触不足。此外，消融相关损伤通常在单极电图上产生 ST 段抬高；如果没有，提示组织加热可能不足。

消融终点

旁路双向传导阻滞

确认旁路功能完全丧失，而不仅仅是心动过速不可诱发，是非常重要的。AES 和心房起搏可以证实前传功能的丧失，表现为预激消失和消融部位的局部 AV 间期明显延长。心房刺激应在消融前与预激相关的部位和频率进行。如前所述，可能会出现旁路前传功能丧失而逆传功能持续存在（少数情况下相反）。因此，必须注意确保旁路双向传导阻滞。

VES 和心室起搏可证实旁路逆传功能的完全丧失，表现为与房室结传导一致的向心性和递减性心房逆向激动、室房分离和（或）消融部位局部 VA 间期显著延长。心室刺激的频率和部位应与消融前的室房逆传相关。希氏束旁起搏、右心室心尖部与右心室基底部起搏也有助于确认不存在间隔或间隔旁路（图 18.28 和图 18.30）。有时房室结传导速度快，很难确定是否已消除了左侧旁路，在这种情况下，左心室起搏（消融导管通过二尖瓣口起搏左心室内膜，或将 CS 导管推进心室分支起搏）可使激动优于房室结而先经左侧旁路传导。

腺苷测试

建议用腺苷（起始剂量 12 毫克，成功消融后 15～30 分钟）来揭露休眠的旁路传导。腺苷的剂量可根据需要增加（增量为 6～12 毫克），目标是确保足够的房室传导阻滞或窦率减慢反应。然后，进行心房和心室程序性刺激，以评估是否存在旁路传导。在最近的一项研究中，12% 的表现为旁路消融成功的患者，腺苷可以诱发短暂的顺行和逆行旁路传导（休眠传

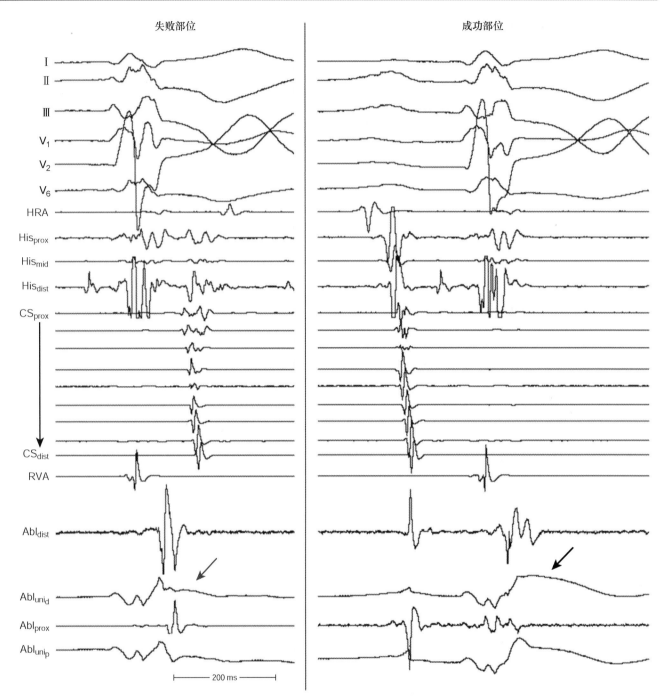

失败部位 成功部位

图 18.56 **消融对单极 ST 段的影响。** 左侧（"失败部位"）记录了顺向型房室折返性心动过速时失败的消融尝试。远端消融电极单极（ABL$_{unid}$）记录显示心室电位中 ST 段位移最小（灰色箭头）。在右侧（"成功部位"），一个单一的窦性心律波群显示显著的 ST 段抬高（黑色箭头），表明该部位发生了损伤。Abl$_{dist}$，消融电极双极远端；Abl$_{drox}$，消融电极双极近端；Abl$_{unip}$，消融电极单极近端；CS$_{dist}$，冠状窦远端；CS$_{prox}$，冠状窦近端；His$_{dist}$，His 束远端；His$_{mid}$，His 束中段；His$_{drox}$，His 束近端；HRA，高位右心房；RVA，右心室心尖

导）。这种现象的机制被认为是由于消融后部分去极化心脏组织的膜超极化引起的，在腺苷诱发的心动过缓阶段休眠旁路可再表现出传导特性。休眠旁路传导的存在与较高的旁路重复消融率有关，尤其是在初始治疗过程中休眠旁路传导没有被彻底消除的患者中[59]。

左侧游离壁旁路消融

解剖关系

二尖瓣环是一个解剖上定义不清的结构，它在分隔左心房和左心室的移行区铰链二尖瓣叶。二尖瓣环不是一个刚性纤维环，而是一个柔韧的、动态的、在

心脏搏动周期中改变形状的环。正面看，二尖瓣环像一颗肾豆。三维角度看，二尖瓣环空呈非平面鞍形，其间隔和侧段抬高。二尖瓣环的前部平坦部分与无冠窦和左冠窦（主动脉-二尖瓣连续性）连续。两个瓣环在两个连接处相互锚定：左纤维三角（将二尖瓣环的前中面锚定在左冠状窦的底部）和右纤维三角（由主动脉瓣和三尖瓣和二尖瓣的中间部分之间的三角形结构）。在这两个纤维三角之间，一个硬而宽的纤维幕（通常被称为主动脉幕）延伸至二尖瓣的前叶，并支撑着主动脉瓣叶。二尖瓣环的后部位于左和右纤维三角的远端，包括靠近外侧和内侧连接处的鞍部低点和后鞍角。与前部相比，二尖瓣环后面更松散地固定在周围组织上，使其随心肌收缩和松弛而自由移动。两个连接处的直径大于前后径[60]。

主动脉瓣和二尖瓣在左心室流出道处并行排列（在主动脉瓣连接体处），中间没有心室肌。因此，在主动脉-二尖瓣连接体区域很少出现旁路。左侧旁路主要穿过二尖瓣环的游离壁部分。

尽管旁路的心房插入位点在大小和距离二尖瓣环远近一般是分散的（1 ～ 3 mm），但心室插入部位往往往呈分支样连接在局限的组织区域，只有小距离的偏移二尖瓣环而向心尖部移动。旁路可穿过瓣环到心外膜面，并可能在心外膜脂肪垫内的不同深度穿过。大多数左游离壁旁路斜穿过二尖瓣环，其心房插入端通常认为是近端（后）距远端（前）心室插入端（如从cs 内绘制的图）有 4 ～ 30 mm 远。

由于心房和心室纤维几乎呈水平方向插入二尖瓣环，因此旁路插入部位的传导明显具有各向异性。此外，心房纤维与二尖瓣环平行，从插入部位与环平行的传导快速，然后才缓慢传导至与环垂直的心房游离壁侧。

重要的是，虽然 CS 在左前斜（LAO）透视图中可用作二尖瓣环的定位指南，但它与二尖瓣环之间的关系是可变的。CS 位于二尖瓣环上方 2 cm 处，因为它流入右心房。在前外侧，CS 经常骑跨在左心室。因此，根据与瓣环口的距离，CS 可以位于二尖瓣环上方并靠近左心房，或者可以穿过二尖瓣环的左心室侧。在大多数患者中，在透视检查时 CS 的位置一般比二尖瓣环要低。因此，从 CS 电极记录的电位图只能粗略估计旁路的真实心房和心室插入位置，只能用于引导消融导管到达相关区域，具体靶点需要进行更详细的标测[61]。

技术条件

经主动脉（逆行）途径　右股动脉是经主动脉途径最常用的通路。长的血管鞘可以增加导管的稳定性，尽管可能增加血栓栓塞的风险。在进入左心室之前开始抗凝，以保持激动的凝血时间（ACT）在250 ～ 300 秒之间。消融导管被推进到降主动脉，在这个位置，导管头端打成"J"形弯曲，再进入主动脉根部，以尽量减少导管在主动脉弓中的操作。在右前斜（RAO）透视图中，弯曲的导管穿过主动脉瓣，J 形弯曲向右打开，导管进入左心室，朝向前外侧。由于存在小叶穿孔的风险，因此不得使用直导管尖端穿过主动脉瓣。一旦进入左心室，在保持固定弯曲的同时，逆时针旋转导管，头端向后旋转，同时导管在左心房内回撤。稍微打开 J 弯曲，头端可以很容易指向二尖瓣环；顺时针旋转使头端前移（沿 CS 远端），逆时针旋转使头端后移（沿 CS 近端）。或者，在穿过主动脉瓣后，导管可以伸直并指向二尖瓣环下旁路位置或在左心室流出道中抽出，后向旋转，轻微弯曲，然后在二尖瓣环后向前推进，用于左间隔旁或左后旁路。当消融导管接近二尖瓣环时，导管头端同时回撤并稍微拉直，以便在瓣下滑动进行精细操作。对于左侧和前部的旁路，可能需要加长导管。

心室肌和二尖瓣叶之间的瓣环下位置导管对旁路心室插入的消融最稳定，但其操作可受腱索限制。导管在瓣环或环上的位置可以更自由地沿着二尖瓣环进行定位，但有时过于不稳定以致不易消融成功。使用消融电极在瓣环上进行初始标测。从常见区域开始，然后将导管送在二尖瓣环下进行更精确的定位。二尖瓣环下导管头端的位置由与 CS 导管相对位置、伴随CS 导管的运动和所记录电图的 A/V 小于 1 提示。

因为经主动脉入路的靶点是旁路的心室插入部位，所以它最适合标测旁路的顺传激动（即预激）。在瓣环下位置标测旁路逆传是非常困难，由于电极记录到心房电位都是跟在高振幅心室电位之后的低振幅电位，模糊而难以辨认。

尽管通常可通过沿 CS 导管来大体标测旁路的位置，但由于左游离壁旁路的倾斜方向、二尖瓣环上方的 CS 移位、旁路心室插入端在瓣环基底侧和心尖侧的变异以及还有的旁路在远端 CS 电极之外，这些都使得靠 CS 导管仅仅可做到初步定位。

经房间隔途径　经间隔和经主动脉途径对左侧游离壁旁路的消融同样有效。经间隔途径主要用于旁路逆传（顺向型 AVRT 或心室起搏）时心房插入部位的定位，而经间隔入路对显性旁路（预激）的心室定位是有限的。

经间隔途径比经主动脉途径有几个优点。经间隔入路可以更好到达远外侧和前外侧的旁路位置，在左心房中更容易操作导管，可降低冠状动脉损伤的风险。此外，经间隔入路不需要动脉通路，血管恢复时间较短。然而，经间隔入路导管稳定性较低，心脏穿孔和空气栓塞风险较高相关。此外，如果使用心内超声心动图，经间隔入路需要更高的成本。

使用标准穿间隔鞘管进行标测时，消融导管的弯曲度可根据旁路的位置进行调整。对于左后旁路，导管通常在不改变鞘位的情况下到瓣环。鞘管逐渐向右心房方回撤，以便在侧位旁路位置最佳放置导管，对于前位旁路，鞘管几乎完全回撤至右心房。或者，可以使用预制或可调弯的鞘管。在某些情况下，双向不对称打弯的消融导管也有价值。

消融导管于RAO30度透视下定位在二尖瓣环，在LAO透视下进行标测。在无塑形鞘的情况下，需要轻微的顺时针旋转导管维持导管头端在二尖瓣后环上。侧位位置不需要旋转。当导管向前移动时，需要逆时针旋转将导管头端保持在瓣环上。在标测前部区域时，导管头端有可能进入左心耳或左心室，此时需要注意通过心内电图来判断，在这种情况下CS导管很少能提供准确的透视参考。其作用是将导管头端保持在二尖瓣环的心房面上，以便通过推进和回撤导管，沿二尖瓣环自由滑动并与CS导管平行，从而轻松标测二尖瓣环。导管向前推送使头端向后移动；回撤导管使尖端向前移动。二尖瓣环的心室侧可以通过导管头端穿过二尖瓣并将头端弯曲指向瓣环来标测。

经间隔入路有助于二尖瓣环心房面的标测定位。通过记录双极电图的A/V振幅比大于1和单极电图PR段从基线位置的位移（无ST段位移），可以证实导管位于二尖瓣的心房面。可通过PR段抬高（确认心房组织接触良好）、局部电图振幅一致以及CS和消融导管的运动一致来评估导管的稳定性。

由于消融导管的移动性和电极指向与二尖瓣环上心房的激动平行，因此经间隔入路可采用一种独特的向量标测技术是可能的。如前所述，采用未过滤的双极电图，使电极平行于二尖瓣环轴线，这样通过心房电位极性反转的位置来确定旁路的心房插入端。

偶尔，特别远的左侧旁路表面上被成功消融了，但会转移到另一个旁路，多是间隔旁路。尽管后者可能发生，但这通常是由于旁路插入处近端组织的消融所致，因此CS激动必须从（未阻断）旁路更远处开始，然后依近端-远端方向来激动其余的CS。这种情况的依据包括：①SVT周长没有变化（如果在SVT中尝试消融）；②消融电位图没有变化（因为旁路没有消融）；③最早的心房激动在CS远端，一般都先

尝试在此消融的。这可以通过标测比CS记录中最早激动的点更远的位置来防止，并确保"最早"的激动点被较晚的激动点包围。

右侧游离壁旁路的消融

解剖关系

与二尖瓣环相比，三尖瓣环的独特特征和重要的解剖差异往往使右侧旁路的消融比左侧游离壁旁路更具挑战性。此外，与左侧旁路相比，右侧旁路在射频消融期间暂时阻断旁路传导，随后在几秒钟或几分钟内恢复传导，以及最初成功消融后最初几周的复发率更常见。

由于与二尖瓣环相比周长更大（大约12 cm与10 cm），三尖瓣环上的心内膜面积明显更大。此外，三尖瓣环的任何地方都可能存在旁路，而二尖瓣环与无冠窦和左冠窦（主动脉-二尖瓣连续性）有一个纤维连续性区域，很少发现旁路。尽管存在这些事实，但与左侧旁路相比，右侧旁路的发生率要低得多（12%对59%）。

与二尖瓣环相比，三尖瓣环发育不良，且经常不连续。三尖瓣纤维环通常不完整，存在几个间隙，心房和心室肌纤维几乎邻接。右游离壁旁路既可以以细条带穿过环直达心外膜面（类似于左游离壁旁路），也可以相对较宽的组织带穿过纤维不连续面直达心内膜下。此外，右游离壁旁路还可插入离瓣环数毫米远的心肌（通常位于心房一侧），而且发生分支交通的概率较高[62]。

与二尖瓣成直角附着在纤维环上不同，三尖瓣以锐角朝向右心室附着在瓣环上，使得在三尖瓣下插入消融导管更加困难。此外，与倾向于穿过二尖瓣铰链线的左侧游离壁房室旁路不同，右心房和右心室之间的房室沟比左侧深得多。深槽可以让右心房壁折叠到右心室壁上，而旁路的肌束可以在任何深度发生交叉。因此，右侧旁路可一定程度偏离三尖瓣环。事实上，在折叠的心房囊中，旁路的心房插入点有时可偏离瓣环达1 cm。当从下腔静脉（IVC）经右心房的导管，由于心房的折叠和标测右心房下、后外侧面时面临的奇异角度会使导管难以在三尖瓣环处获得稳定的位置，导管可能会落入折叠的囊中。因此，有时需要上腔静脉（SVC）入路来充分探查折叠的心房囊和三尖瓣环下外侧周围的位置。然而，标准的IVC方法通常足以标测三尖瓣环的上部。如果采用IVC入路，导引鞘尤其有助于导管的稳定性和组织接触。使用位于三尖瓣环的多极（halo）导管可以提供很好的区域

定位来引导消融导管[63]。

此外，距离接近但解剖上不连续部位的导管消融术对于消除旁路的逆传和前传在多达 10% 的患者中是必要的，右游离壁旁路的发生率最高（18.6%）。这种现象的解释不清楚，但可能与纤维方向的复杂性有关，可能与偏离瓣环 1～2 厘米的分支相关。这更加强调了识别和定位心房和心室旁路插入部位的重要性。

右侧房室旁路合并三尖瓣环的解剖变异和先天性畸形发生率较高。Ebstein 畸形是三尖瓣的一种异常，在这种异常中，间隔通常是后叶移位进入右心室，前叶通常畸形、过大，异常附着或附着在右心室游离壁上。而真正的三尖瓣环在解剖学上没有移位，但发育不良，具有广泛的纤维结构不连续性。因此，心室的一部分被"心房化"，因为它位于三尖瓣的心房侧，而剩余的功能性右心室很小。心房化的右心室部分在形态和电学上为心室，但在功能上为心房。Ebstein 异常可能与合并其他心脏异常有关，包括卵圆孔未闭、心房和心室间隔缺损以及右心室流出道阻塞。

据报道，在 10%～30% 的 Ebstein 异常患者中有右侧旁路，在 50% 的右侧旁路是多发性的。旁路连接真正的解剖三尖瓣环，无论瓣膜位于何处。这些旁路的消融可能具有挑战性，因为从心房化的右心室部分记录的电信号可能是复杂的而且碎裂。此外，要识别出真正的房室沟，定位旁路的靶点，可能很困难。冠状动脉造影或在右冠状动脉插入一根多极细导管，有助于确定真正的房室凹槽并指导消融导管的定位。此外，窦律期间的电解剖激动标测有助于确定房室的电交界区（真正的三尖瓣环），在这里记录瓣环心房和心室电图。消融术通常在真正的三尖瓣环上完成，位于移位的瓣叶上方，尽管一些患者可能从三尖瓣环的心室侧成功进行消融（但仍在瓣叶上方）。

技术条件

典型右侧旁路的成功消融部位显示局部 AV 间期短于其他部位的旁路，局部心室电位提前 δ 波起始也长于其他部位的旁路（右侧 BTS 为 18±10 毫秒，左侧 BTS 为 0±5 毫秒）。单极记录显示更明显（快速和更深）的 QS 波（图 18.57）。

右侧旁路的消融最常见的是从心房面进行的。最佳消融部位是逆行旁路传导（顺向型 AVRT 或心室起搏下）时最早的心房激动部位，最好是存在旁路电位。心房激动最早的部位可以沿着三尖瓣环移动导管或多极（Halo）导管来识别。如果在心室起搏过程中进行标测，可能会发生旁路和房室结在心房的融合传

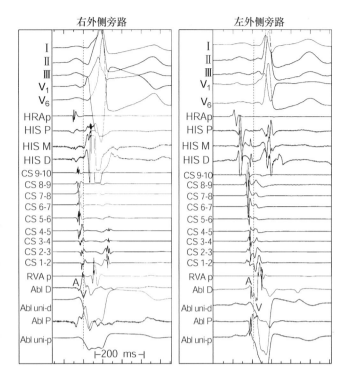

图 18.57 右、左侧前传旁路标测时心电图特征的差异。虚线表示每个图组中的 δ 波开始；A 和 V 是消融电极记录的心房和心室电位部分。左侧为右外侧旁路；注意，心室电位先于 δ 波起始处，单极记录到很深的负偏转，也先于 δ 波。相反，对于左外侧旁路（右侧图组），双极远端的心室电位与 δ 波起始同时出现，单极电图不太尖锐，且发生于 δ 起始之后。AblD，消融电极远端双极；ABL P，消融电极近端双极；ABL uni-d，消融电极远端单极；ABL uni-p，消融电极近端单极；CS，冠状窦；His D，His 束远端；His M，His 束中段；His p，His 束近端；HRA，高位右心房；RVA，右心室心尖

导，这会干扰旁路的定位。在旁路心室插入部位附近进行心室起搏可加速经旁路的心房激动。

偶尔，从心室侧可以更好地接近旁路。心室激动标测在窦律预激、心房起搏、预激 SVT 或逆向型 AVRT 时进行。最佳的部位是预激时最早心室激动的部位，最好是存在旁路电位的部位。消融导管记录的最早心室激动开始时间（使用单极或双极电描记图）应在 δ 波开始前至少 10～25 毫秒。对于隐藏型旁路，由于缺乏预激，心室激动图无法确定心室插入部位。在这种情况下，记录旁路电位对于指导消融尤其有用。

三尖瓣环通常在 LAO 透视体位时标测。右后、后外侧和外侧区域通常最好从 IVC 入路定位。右前区和前外侧区通常也可以使用 IVC 方法消融，但 SVC 方法可以在这些区域提供更稳定和更好的导管组织接触。导管可以倒钩于三尖瓣，以帮助稳定三尖瓣环上的尖端。在 LAO 透视位，HB 位于 1 点钟左右，

CS 位于 5 点钟左右；右侧自游离壁旁路的跨度为 6 点到 12 点。右前旁路位于三尖瓣环的最上部，右上间隔旁路位于 HB 导管附近，右后游离壁旁路位于三尖瓣环的最后部，而右后间隔旁路位于 CS 附近。

尽管二尖瓣环的位置可由 CS 导管合理指示，但三尖瓣环的位置不容易识别，因为没有类似的静脉结构可用以导管标记。此外，由于二尖瓣环和三尖瓣环并不总是在同一平面上，CS 导管只是一个粗略的知道三尖瓣环在 RAO 视图中的位置。尝试沿三尖瓣环提供心内膜参考电极时，可使用 20 极 Halo 导管。这种方法的成功率有限，因为导管往往不能直接定位在房室凹槽上。通过导引鞘送入 Halo 导管可以在三尖瓣环上提供更好的导管稳定性。有时，一根精细的冠脉血管成形术导丝可被放置于右冠状动脉来指引三尖瓣环的位置。然而，后一种方法尚未被广泛采用，部分原因可能是手术过程中对右冠状动脉的操作时间过长。另一种方法是创建右冠状动脉的三维电解剖图（Eniste Navx；St.Jude Medical，St.Paul，MN，United States）。右冠状动脉造影后，在右冠状动脉中插入一个 2.3-Fr 八极微电极（Cardima Inc.，Fresno，CA，United States）。在旁路顺行或逆行传导过程中，用微电极记录的双极电图进行标测和采集。确定位点后可将该微电极尽早从冠状动脉撤出，电解剖信息仍能持续显示，以协助标测旁路[64]。

为了定位三尖瓣环的心室面，可将导管跨过三尖瓣，并在瓣膜下方的右心室中打回弯，直到记录到一个小的心房电图和一个大的心室电图，确认与三尖瓣环足够接近。长鞘管可用于稳定导管体并引导导管沿着三尖瓣环到达几个不同的位置。

三维电解剖标测有助于右侧旁路的消融，尤其在多个旁路或复杂的解剖中更有用。在顺行预激时沿心室侧，或顺向型 AVRT 或心室起搏时的心房侧，沿着三尖瓣环构建一个电解剖学彩色编码的激动图。可标记出感兴趣的部位以供进一步细标，以便精确地将消融导管送回到其中任何一个位置。还可以提供有关导管稳定性和移动的信息[62]。

前间隔和中间隔旁路的消融

解剖条件

中间隔是二尖瓣和三尖瓣链接区之间唯一真正的肌间隔区，大致相当于 Koch 三角形的位置。Koch 三角形构成右心室间隔下部区域的心内膜表面。其前方的三尖瓣中隔瓣的插入部位和后方的 Todaro 腱肌纤维与之相邻。三角形的顶点是由这两个边界结合形成分之相邻。三角形的顶点是由这两个边界结合形成

的。三角形的底部是由 CS 窦口的前内侧边缘形成的，并与欧氏嵴下膜囊连续（图 17.1 和图 9.2）[65-66]。需要注意的是，由于房间沟位于室间沟的左侧，房室瓣环在同一平面（三尖瓣的隔叶附着在中央纤维体的最前面部分，距二尖瓣隔瓣的附着处约几毫米）；即间隔部房室交界区（RA-LV 沟），实际上是分割右心房下中部与左心室后上部（右三尖瓣以上，左二尖瓣以下）。因此，Koch 三角形可以被认为是房室隔肌部的右心房侧。

房室结致密区位于右心房内膜下，Koch 三角的顶端，位于 CS 前，直接位于三尖瓣的隔瓣插入处的上方，Todaro 腱与中央纤维体融合处。在稍前方和上方 HB 通过中央纤维体和膜性房室间隔后侧面而穿过房室交界区[65-66]。

在 Koch 三角形的底部有旁路心房插入点，位于致密房室结和 HB 的后下方，在 CS 开口的前上方，被标记为中间隔；这些 BT 是唯一真正的间隔旁路；因此，它们可以简称为间隔旁路。

先前所称的前间隔和后间隔区不是真正的"间隔区"，而是分别位于真正间隔前方和后方的部分房室交界区。三尖瓣环在房室间隔前上方，致密房室结和 HB 从隔膜的膜部横向分叉，沿房室上顶（室上嵴）行进。这种肌肉结构在右心室顶部的三尖瓣和肺动脉瓣连接之间插入。该区域（Koch 三角的顶点）的旁路标记为前间隔旁路，但它们必须被视为"上间隔旁"右侧游离壁旁路，因为它们在解剖学上不属于间隔。HB 记录点前方无房间隔，主动脉根部将左、右心房壁分隔开。

如果旁路电位和 His 电位同时被放置在 HB 区的标测电极记录，则旁路被归类为"上间隔旁"旁路。"希氏束旁"旁路（仅占所有旁路的 1% ～ 2%）是一种与 HB 非常接近的上间隔旁旁路，其定义是导管消融成功的位置可记录到很大的 His 电位或大于 0.1 mV 的 His 电位[67]。

心电图特征

体表心电图在预测间隔或间隔旁旁路的位置和规划导管消融过程中具有重要价值。右上间隔旁（前间隔）和中间隔旁路通常在 Ⅰ、AVL 和 V_3 至 V_6 导联中显示正 δ 波。V_1 和 V_2 导联中的 δ 波极性可能不同。由于位置靠上，右上间隔旁旁路在所有下壁导联（Ⅱ、Ⅲ 和 AVF）中呈正 δ 波。相反间隔旁路时，在 Ⅱ 导联 δ 波是正的，Ⅲ 导联主要是负的，而 AVF 导联则主要是负的或等电的。V_1 导联中的负 δ 波和 V_3 到 V_4 导联中出现 R/S ≥ 1 移行的组合表明是右中

间隔旁路，而 V_1 导联双向 δ 波和早期 QRS 波移行（导联 V_1 到 V_2）表明是左中间隔旁路。

体表心电图还有助于将希氏束旁旁路（与消融时房室阻滞的最高风险相关）与其他上间隔旁或间隔旁路区分出来。结果发现，V_1 和 V_2 导联中存在负 δ 波，通过严格的侵入检查证实旁路的心室插入点在希氏旁，这一标记特异性高（92%），但敏感性差（25%）。此外，心前导联的初始 R 波振幅之和小于 0.5 mV 可作为这些旁路无创鉴别的一个有用的辅助指标（敏感性 85%；特异性 75.5%）[67]。

技术手段

当 HB 区的诊断性 EP 导管同时记录到旁路电位和 His 电位时，初部建议为上间隔旁路[67]。AES 或短阵的心房起搏有助于区分旁路电位和 His 的电位。心房冲动在房室结传导受阻但可通过旁路传导从而显示完全预激的 QRS 形态时旁路电位会领先，但伴随的 His 电位可不显示。另一方面，一旦心房冲动在旁路阻滞会使预激和旁路电位消失，但保留了 His 电位。

经 IVC 送入消融导管，在 LAO 30 度透视位中标测该区域可精确验证旁路的位置。使用长的血管鞘有助于在上间隔区标测和消融过程中稳定导管尖端。此外，有时需要通过 SVC 途径进行标测以优化导管位置和组织接触。导管的机械损伤常会导致旁路传导阻滞，从而阻碍旁路定位和消融。因此，在旁路区域进行标测时，必须小心操作导管。

最佳消融部位是在记录到心房和心室电位时能同时记录到旁路电位，但没有或只有很小的 His 电位（小于 0.1 mV）。优先以旁路的心室插入部位（V/A 电位振幅比大于 2）作为消融靶点，以尽量降低对 AVN 的损害风险（HB 的心室侧对消融更具抵抗力，通常在该部位的纤维鞘内）。偶尔需要在消融导管记录到明显 His 电位（大于 0.1 mV）的情况下进行消融（即，真正的 "希氏束旁" 旁路）。已有报道从主动脉根部消融这些旁路，在这些具有挑战性的病例中这是一个重要的选项[68-69]。

对于中间隔旁路，在由前上方可记录到 His 电位的电极和后下方为 CS 窦口（其特征是 CS 导管中的曲率顶点）所限定的区域内成功消融。右中间隔旁路的最佳消融部位是在心房和心室电位之间同时能记录到旁路电位。首先从右侧尝试消融。如果无效或终止射频治疗后出现早期复发，则尝试左侧入路。

对于显性旁路，射频应在窦律或心房起搏下进行，这有助于监测射频消融期间旁路和 AVN-HB 的传导。对于隐匿性希氏束旁旁路，同时评估射频消融成功和监测房室传导是一个挑战。在心室起搏时进行射频消融，监测射频是否成功是不可能的，因为心室起搏时经旁路和房室结的逆心房激动顺序相似。而在射频消融时进行心房起搏是可取的，因为它有助于监测 AV 传导和压制射频期间可能发生的交界区性心律；但是当旁路仅有逆传功能时，对评估射频消融的效果没有帮助。另一种选择是在顺向型 AVRT 期间进行射频消融；但是，这可能在 SVT 终止时导管会发生移位，并且这种移位可能危及 AVN-HB。此外，在顺向型 AVRT 时射频消融不能对房室传导进行监测。在这种情况下，监测射频释放过程中顺向型 AVRT 的终止模式至关重要。如果顺向型 AVRT 终止于心房电位，这意味着 SVT 电路（即 AVN）的前传支可能受损，因此应立即停止射频释放。反之，如果顺向型 AVRT 终止于心室电位表明 SVT 电路的逆行支（即 BT）被成功阻断，因此可继续释放射频能量，并在 SVT 终止后的窦律下仔细监测 AV 传导。另一个有价值的选择是在顺向型 AVRT 进行心房拖带出现心房波明显融合时发放射频能量，这项技术能够持续监测射频能量对旁路功能的影响，也可避免 SVT 终止时心室率突然变化。此外，这种技术还允许在射频消融过程中，在顺向型 AVRT 终止后监测 AV 传导，从而降低对 AVN-HB 的损害风险。当射频消融成功时，心动过速 P 波的形态和心房激动顺序都会转化为同频率的完全起搏的心房激动顺序，可以指示顺向型 AVRT 的终止。

在 Koch 三角区消融房室传导阻滞发生率为 2% ～ 10%，为了降低这一风险，应将消融导管放置在三尖瓣环上或三尖瓣环室侧来消融此类旁路。最好先使用较低的射频功率。滴定的射频能量输出可用于真正的希氏束旁旁路，从 5 W 开始，每 10 秒能量增加 5 W，最大 40 W。对于其他上间隔旁路，消融可在 30 W 开始，目标温度为 50 ～ 60 ℃。

在 Koch 三角范围内行射频消融时，交界性心动过速的发生并不罕见，并与预激损伤相关；但这不应被误认为是消融成功从而继续释放射频能量。相反，应进行超速心房起搏以监测房室传导或寻找其他部位进行射频消融（图 18.58），如果旁路没有阻滞，应在 10 ～ 15 秒后停止射频消融，以尽量减少对 AVN-HB 的潜在损害。

为降低房室传导阻滞的风险，发生以下情况时应立即停止射频传导：①阻抗突然升高（大于 10 Ω）；②PR 间期（窦律或心房起搏时）延长；③房室传导阻滞发生；④交界性心律时观察到逆传阻滞；或⑤快

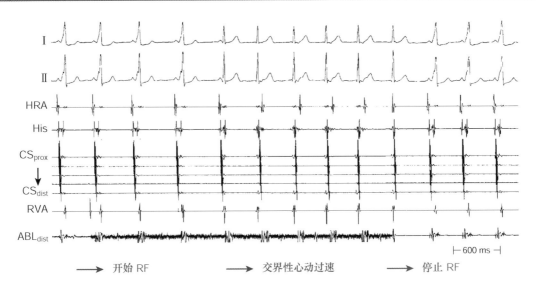

图 18.58　上间隔旁旁路射频消融时的交界性心动过速。前几个波群显示预激窦性心律正常。在发放射频能量后几秒钟，出现交界线性心动过速，并伴有预激损失。立即停止射频消融，之后预激恢复。ABL_{dist} 消融电极远端双极；CS_{dist}，冠状窦远端；CS_{prox}，冠状窦近端；HRA，高位右心房；RVA，右心室心尖

速性交界性心动过速（TCL 低于 350 毫秒），这都可能预示着即将发生的心脏传导阻滞。

上间隔旁和中间隔旁路的冷冻消融

对于上间隔旁和中间隔旁路，射频消融发生永久性房室阻滞风险均较高，而进行冷冻消融则成功率高且极其安全。对某些特定的左侧心外膜旁路，如果经穿间隔和经动脉入路的尝试均失败，也可选择在 CS 心中静脉远端行冷冻消融。然而，在不加选择的旁路中进行冷冻消融的经验很有限，也不太令人满意。这可能与多种因素有关，包括学习曲线和冷冻消融产生的损伤较小。此外，冷冻能量具有许多区别于射频能量的特性，非常适于间隔旁路的消融，而对于位于其他位置的旁路消融来说冷冻并不重要，甚至是无用的[70]。

通常使用 6-mm 或 8-mm 头端的冷冻导管。由于冷冻导管的可操作性有限，远端电极间距较大（可移动测量双极的几何中心点，精度大大降低），因此常常需要先用头端电极间距为 2-5-2 mm 的可控四极 EP 导管来标测目标旁路消融部位[71]。

冷冻标测　冷冻标测或冰标测旨在预先验证所选部位的消融位置是否具有所需的效果（即旁路传导阻滞），并确保无并发症（即房室传导阻滞）。冷冻标测在所选的位置以 −30 ℃ 低温进行。在这个温度下，病变是可逆的（长达 60 秒），导管被"卡"在心内膜的冰球中，冰球包绕着导管的尖端（冷冻固定）。这允许程序性电刺激测试正在进行的消融中的旁道传导消失，也允许在 AVRT 下进行消融，而无心动过速终

止时导管移位的风险。在冷冻标测模式下，温度不允许低于 −30 ℃，应用时间限制为 60 秒。导管末端形成一个冰球，一旦消融导管远端双极电极记录到电噪声就提示导管已粘着在下面的心肌上了。

对显性预激的患者，可以在窦律或心房起搏（监测 δ 波的丢失）下、心室起搏（监测逆行旁路阻滞）或 AVRT（监测心动过速终止）下进行冷冻标测。对于隐匿性旁路，冷冻标测最好在顺向型 AVRT 或心室起搏下进行。一旦形成冰球，重复程序电刺激以验证旁路是否被阻滞。如果冷冻标测在 10 ~ 30 秒内没有产生旁路传导阻滞或对房室传导造成不利影响，冷冻标测就停止，几秒钟后，允许导管解冻并从组织中取出，导管可以移动到其他不同的位置并重复冷冻标测。或者，如果测试消融不成功，但标测结果很支持，则在复温后，再进行 30 秒的测试，将每次测试温度降低 −10 ℃，直到最后一次应用的温度为 −70 ℃。这是因为永久消融所需的冷冻能量是个性化的，从 −40 ℃ 持续 40 秒到 −75 ℃ 持续 480 秒；将测试温度限制到仅 −30 ℃ 会限制冷冻消融对这些患者的有效性。此外，关键部位在低于 −30 ℃ 的温度下使用冷冻能量比射频能量更安全。

冷冻消融　当通过证实旁路传导阻滞而不影响正常的 AVN-BH 传导来确定成功的冷冻标测位置后，就进行进一步的冷冻消融模式。该模式的目标温度是低于 −75 ℃（通常达到 −75 ℃ 至 −80 ℃ 的温度）。然后继续冷冻 480 秒，以造成不可逆的损伤。如果导管头端与心内膜接触紧密，一旦冷冻消融模式启动，导管尖端温度应立即下降。消融过程中温度缓慢下降或

制冷剂流速过高表明导管尖端-组织接触不良，在这种情况下，应中断冷冻消融，重新定位导管。追加额外的冷冻消融"奖赏"（通常是两到三个冷冻-解冻-冷冻循环）有利于巩固病变形成并提高长期成功率。

冷冻消融的优点　冷冻消融有几个明显的优点。第一，"冷冻标测"允许创建"测试损伤灶"，即消融靶点被冷却到可逆并暂时停止局部电活动的温度。这有助于评估冷冻治疗的成功性和安全性，冷冻治疗造成的不良影响可以在诱导永久性组织损伤之前通过中断冷冻治疗来检测和逆转。当在致密房室结（AVN）或希氏束（HB）附近消融时，这一点尤为重要。第二，贴壁的冷冻增强了消融过程中导管的稳定性。这有助于形成小的、离散的冷冻损伤灶，避免对邻近结构的损伤。此外，冷冻消融可在 SVT 时进行，无须担心心动过速终止时导管移位。

另一方面，冷冻导管没有传统的射频导管那么容易操作。导管僵硬度和有限的操控性会限制导管头端的正确定位，并可能导致组织损伤和短暂的机械性房室或旁路阻滞。此外，冷冻导管大的电极间距降低了旁路定位的精确性。这些局限可以通过在用冷冻导管定位该位置之前先使用解剖电标测系统和传统的 2-mm 间距的 EP 导管对旁路进行精确标测定位来克服[71]。

冷冻消融的结果　近期研究中，在上间隔旁和中间隔旁路的冷冻消融短期成功率超过 90%（范围 60% ～ 100%）。然而，最初成功冷冻消融后的复发率仍然很高（发生在 20% 的患者中），旁路消融总体成功率低于射频消融。然而，由于射频消融治疗一些上间隔旁和中间隔旁路时房室阻滞的危险性很高，部分患者可能会被放弃（高达 17% 的患者）。因此为消除这些旁路，冷冻消融是一种可行的、通常成功的选择。许多患者也倾向于选择能降低房室阻滞风险的操作策略，即使成功率相对较低。尽管在冷凝过程中有时观察到正常房室传导的一过性改变，但没有观察到永久性变化。RBBB 有时发生，但意外的永久性房室阻滞尚未报道。事实上，在观察到 AVN 传导的改变后，立即停止任何温度下的低温冷凝，不久后都可恢复到基线状态[71, 73]。

后间隔旁路的消融

解剖关系

后间隔区是一个复杂的解剖区域，四个心腔在此区域达到其后壁的最大接近（即，反折）程度，且合并了房室环的会聚段以及冠状静脉窦的近端分支。后间隔区域横跨中央纤维体（上）、室间隔（前）、右后间隔旁区域（右外侧边界）和左后间隔旁区域（左外侧边界）之间的区域。后间隔旁路可位于较宽的区域，可位于靠近 CS 近端或心中静脉的心外膜部位、三尖瓣环邻近 CS 开口心内膜部位或二尖瓣环的心后内侧心室侧。因为后间隔区域实际上位于间隔后面，而并无间隔结构，所以后间隔旁路更恰当地称为右侧或左侧"下间隔旁"或"后间隔旁"。

由于房间沟偏房室沟的最左边，并且房室瓣环不在同一平面（三尖瓣环相对于二尖瓣环移位 5 ～ 10 mm），房室交界区的真正间隔部分（右心房到左心室沟）实际上将右心房下中部与左心室的后上部分开。CS 底面在二尖瓣环上方约 1 cm 处。CS 口部毗邻 RA-LV沟上缘和二尖瓣环旁的锥形间隙，为 BT 消融提供了通道。右后间隔包括 CS 口周围区域和 Koch 三角的下半部分。左侧区域边界（后间隔和左游离壁的交界处）距 CS 口最多 2 ～ 3 cm。在瓣环水平后间隔区域距心外膜平均直径约 3.4±0.5 cm。旁路可以位于这个相对较大的空间内的任何地方，或者在相邻的右或左游离壁内。位于靠近间隔边缘的旁路可以从邻近的心房或心室腔中消融，但位于后间隔深处或心外膜附近的旁路需要从 CS 或心脏静脉消融。位于 CS 近端 1.5 cm 内的旁路几乎总是位于后间隔区。在 CS 口 1.5 ～ 3 cm 的旁路可在左游离壁或后间隔区，在 CS 口 3 cm 以上的旁路几乎都位于左游离壁。

大多数后间隔旁路被认为是右心房到左心室的旁路，心室插入端连接到左心室的后上，但有一些后室间隔旁路被认为是左间隔旁（连接左心房到左心室）或右间隔旁旁路（连接右心房到右心室）。高达 20%的后间隔旁路形成 CS 的心肌袖（在解剖和电学上与右心房和左心室相连）连接到左心室[74-76]。

心电图特征

通过分析体表心电图上的预激模式，可预测是经右心还是左心能成功消融后间隔旁路。体表心电图在隐匿性旁路时局限性是很显然的（最近一份报道中隐匿性旁路约 47.5%）。除此之外，关于区分后间隔旁路三个区域的体表心电图特征的准确性报道也存在着相互矛盾。此外，尽管心室预激的心电图特征可以潜在地预测旁路的心室插入位置，但预测旁路消融成功途径的能力仍然有限。

之前的报告发现，在预激患者中 V_1 导联的 δ 波极性为负，V_2 导联的 δ 波极性为正，有利于右后间隔旁路的定位，而 V_1 导联和 V_2 导联的双向或正 δ 波极性与左后间隔旁路相关。然而，最近的研究质疑了这个标准的预测价值。尽管心电图上的 δ 波极性提示是左心室起源，但绝大多数后间隔旁路可在三尖瓣环或 CS 近端内成功消融。这一现象可以解释为，许多后间隔旁路都是"右心房到左心室"纤维，即使 V_1 导联的 δ 波极性提示为左后间隔旁路，右心房消融仍然有效[74-76]。

另一方面，V_1 导联中的 R/S 比值是一个可以准确预测后间隔旁路成功消融位置的心电图参数。这一发现可能与以下观察结果有关："右心房到左心室"后间隔旁路的心室插入点附于左心室后上方，导致左心室后基底部首先激动，V_1 导联呈正 δ 波，QRS 形态主波为负（R/S 比小于 1）。相反，"左心房到左心室"旁路的心室插入点附着在二尖瓣环的后内侧面，导致在 V_1 导联中出现正的 δ 波和 QRS 形态正向（R/S 比大于 1）[75]。

后间隔旁路通常在 III 导联上出现深负的 δ 波。AVF 导联在右后间隔旁路中也为负，但在左后间隔旁中负向不常见。II 导联上深负的 δ 波是心外膜后间隔旁路（通常需要从冠状静脉系统内进行消融）的一个特殊指标。

技术条件

由于所涉及的解剖结构的复杂性，消融后间隔通常比其他部位更困难。二尖瓣环、三尖瓣环、冠状静脉或其近端分支内都需要定位和消融。因此，区分在右侧（三尖瓣环或冠状静脉系统内）或需要到左侧二尖瓣环消融旁路对手术结果和安全性都有很大影响，可减少手术和透视时间，减少射频消融失败的次数，避免不必要的左心室通路及其潜在并发症[74-75]。

除上述心电图标准外，侵入性电生理检查已被用于预测显性或隐匿性后间隔旁路的成功消融部位（表

18.2；图 18.59）。在顺向型 AVRT 时，VA 间期对束支阻滞（BBB）出现的反应有助于区分右、左后间隔旁路。与正常心动过速时 QRS 相比，当出现 BBB 时，VA 间期延长 10 ～ 30 毫秒可预测后室间隔旁路的心室插入点位于 BBB 的同侧。然而，这种现象在预测消融成功途径方面的效用却有限[74]。

顺向型 AVRT 时测量 ΔVA 间期（在 HB 导管和 CS 最早心房激动部位测量的 VA 间期差异）被发现对选择成功消融入路有用。ΔVA 间期 25 毫秒或 25 毫秒以上提示左侧心内膜旁路，ΔVA 间期小于 25 毫秒提示右侧心内膜旁路。这表明与左侧心内膜旁路相比，在右侧心内膜和 CS 相关旁路逆传时 HB 区心房激动相对较早[74]。

此外，先前一项研究发现，在 RV 起搏时，左后间隔区记录的 VA 间期小于 50 毫秒可识别 71% 的左后间隔旁路患者，具有 100% 的特异性。在 VA 间期大于 50 毫秒的患者中，RV 起搏时 HB 区和左后间隔区的 VA 间期差异小于 20 毫秒提示右后间隔旁路，敏感性为 97%，特异性为 85%，阳性预测值为 91%。

PJRT 通常是由传导缓慢的旁路引起的，通常位于后间隔区。尽管仅存在长 RP 间期的顺向型 AVRT 被认为多是右侧心内膜旁路，但在 50% 的病例中，这种旁路还可位于左后壁或左游离壁（在 CS 内大于 4 cm 以远）。在剩下的 50% 病例中，旁路位于右心房和左心室交接处的心包折叠而成的锥形空间内。在前间隔区没有报道存在旁路[74]。

顺向型 AVRT 时最早的心房激动位于 CS 中部，一般倾向于在左侧心内膜消融。然而，最近的研究发现，相当大一部分（超过三分之一）最早激动位于 CS 中部或远端的患者在左侧心内膜消融失败，需在

表 18.2　右后、左后间隔旁路鉴别的心电图和心内电生理标准		
	支持右后间隔旁路	**支持左后间隔旁路**
心电图	• δ 波在 V_1 导联为负，在 V_2 导联为正	• δ 波在 V_1 和 V_2 导联双向或正向
	• V_1 导联 R/S 比 < 1	• V_1 导联的 R/S 比 > 1
左束支阻滞对顺向型 AVRT 的影响	• 延长 VA 间期	• VA 间期无变化
顺向型 AVRT 时 ΔVA 间期（HB 导管上测量的 VA 间期与 CS 中最早心房激动部位测量的 VA 间期之差值）	• < 25 毫秒	• ≥ 25 毫秒
RV 起搏时的 ΔVA 间期（在 HB 导管和左后间隔区测量的 VA 间期之差值）	• VA > 50 毫秒和 ΔVA < 20 毫秒	• < 50 毫秒
最早心房逆传位置	• CS 开口	• CS 中部
最早逆传位置的 CS 电图特征	• CS 心房电图呈尖锐 / 圆钝顺序	• CS 心房电图呈圆钝 / 尖锐顺序

AVRT，房室折返性心动过速；CS，冠状窦；HB，His 束；RV，右心室；VA，心室 - 心房

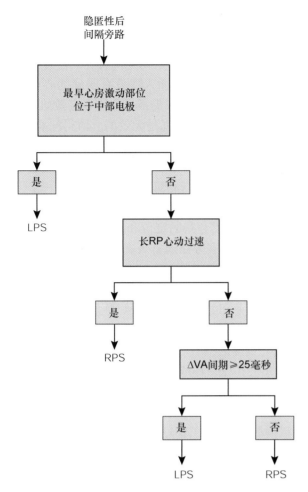

图 18.59 识别需要左侧心内膜消融的隐匿性后间隔（PS）旁路的算法。ΔVA，希氏束导管的记录与冠状窦最早部位的心室-心房传导时间的差值。LPS，左室后间隔；RPS，右心室后间隔；VA，心室-心房。（From Chiang CE，Chen S，Tai C，et al. Prediction of successful ablation on concealed posteroseptal accessory pathways by a novel algorithm using baseline electrophysiological parameters. Circulation. 1996；93：982-991.）

CS 内消融，甚至有 35% 在右侧心内膜消融成功的旁路也可表现为这种逆传心房激动模式。因此，AVRT 时依靠最早心房激动部位预测成功消融的能力似乎非常有限，主要是因为 CS 相关旁路可产生非常偏心的逆行心房激动顺序[74]。

仔细分析放置在 CS 内的导管记录的 CS 电图有助于区分左后和右后间隔旁路。近端 CS 内记录的"心房"电图不仅来源于左心房心肌，也来源于冠状静脉肌袖的激动。这导致"碎裂的"或双电位，即低钝的"远场"左心房成分和高大尖锐的来自于 CS 肌肉组织的"近场"信号。旁路逆传过程中 CS 导管记录的最早"心房"电图中的左心房和 CS 肌袖的激动顺序可指导这些旁路到后间隔的右侧或左侧进行标测。当激动波从右后间隔传向左侧时（例如，通过

在 CS 口后方起搏），将首先激动近端 CS 的肌袖，在 CS 内电极记录到大而尖锐的信号。由于 CS 肌袖与左心房的连接呈离散状态，因此在激动左心房心肌后，会在 CS 电极上产生一个低钝的"远场"信号。如此，就在近端 CS 电极上记录到一个双组分"碎裂的"或双电位，尖锐组分在前，低钝信号在后（呈尖锐 / 低钝顺序）。当逆传到右侧的"心内膜"旁路首先激动右心房心肌，此时如果旁路正好直接插入 CS 肌肉组织时（就像 CS 相关的心外膜旁路一样），也会发生相同的电位顺序（尖锐 / 低钝）。相反，当从左心房外侧起搏时，CS 肌肉组织的激动是在左心房心肌激动之后，因此顺序会相反（低钝 / 锐利）。换句话说，如果旁路是连接到左心房心肌（即左侧"心内膜"旁路），则在 CS 近端电极记录的第一个逆传信号是左心房的"远场"电位，随后才是 CS 肌肉激动后的"近场"电位，出现低钝 / 锐利这样的激动顺序。左心房心肌和 CS 肌肉组织不同的传导速度也可导致电位顺序的改变，甚至远离 BT 插入的部位，因此仔细而谨慎地分析心内电图的最早部位记录是很重要的。研究发现，在后间隔旁路逆传过程中，在 CS 内记录到双电位尤为常见[74]。

通常情况下，先选择右侧心内膜入路定位和消融后间隔旁路。包括三尖瓣环后间隔、CS 口及其最近端，以及右心房的下侧都被仔细地标测出来。如果消融失败或无法获得理想的消融部位，再标测左后间隔区（如左侧旁路所述，采用经主动脉或经穿间隔途径）。如果多个心电图和 EP 特征均显示旁路位于左侧，也可考虑直接采用左侧入路。如果心内膜定位失败，则考虑采用经 CS 的心外膜入路（见下文讨论）。

心外膜旁路的消融

解剖关系

心外膜旁路可在任何位置发现，但最常见于后间隔和左后区。心外膜旁路占左侧旁路的 4%，占消融失败后转诊患者的 10%[77]。

胚胎学上，CS 和右心房的光滑部分均由静脉窦发育而来。作为静脉窦肌肉组织的残留物，横纹肌的袖带覆盖冠状静脉窦近端，在 CS 口部上与右心房肌相连。CS 肌层从 CS 口处延伸 25 ~ 51 mm，并可延伸至心中静脉和冠状后静脉的颈部几毫米。尽管这种肌层通常被脂肪组织与左心房分隔出来，但广泛的肌索经常桥接这种分离，从而在 CS 肌肉组织和左心房之间形成广泛而丰富的电连续性。然而，这些心肌套或心肌索通常不伸入心室肌。在变种中，房室旁路

（简称"心外膜"旁路）是由 CS 袖状覆盖肌层（沿心中静脉、心后静脉或另一冠状静脉）的延伸与左心室心肌的心外膜（CS- 心室旁路）之间的连接形成的[78]。在某些情况下，形成这种连接的肌肉在 CS 憩室的颈部发现，通常出现在 CS 近端 1.5 厘米处和心中静脉之前。CS 相关心外膜旁路 22% ～ 36% 是在后间隔或左后旁路，在之前消融失败的患者中高达47%。这突显了定位这些旁路的困难[74]。

其他类型的不能经标准的心内膜途径在瓣环消融的特殊旁路已被报道。这些包括将心耳连接到其各自心室的旁路，可通过经皮穿心包入路或大面积心内膜消融成功消融；在这些情况下，常规瓣环处的消融均不成功。另一个例子是与 Marshall 韧带密切相关的旁路，该韧带处消融可成功[79]。

心电图特征

心外膜后间隔旁路的心电图预测指标包括：①Ⅱ导联上有台阶样负 δ 波；② AVR 导联上台阶样正 δ波；③ V_6 导联深 S 波。Ⅱ导联的负 δ 波具有最高的敏感性，而 AVR 导联的正 δ 波对预测心外膜（即需要在 CS 及其分支内消融）与心内膜后间隔 BTs 的存在具有极高的特异性[75]。

技术要求

当心室心内膜的最早激动都不早于 δ 波起始时，以及从 CS 电极上可轻易记录到非常大的旁路电位时，提示旁路位于心外膜。在 CS- 心室旁路前传时，右心室和左心室的心内膜可记录到远场激动（单极电位具有宽的初始 R 波），记录到最早的远场心室电位部位距三尖瓣和二尖瓣环 1 ～ 3 厘米。在这些部位，局部心内膜心室激动（如未滤过的单极电图上的快速下降支表示）电位较晚（在远场心室电位开始后超过 15 毫秒才激动），反映了从心外膜到心内膜的心室激动。

另一方面，在 CS- 心室旁路前传时，CS 内的定位揭示了最早的心室激动，通常在含有心肌延伸的 CS 分支内记录到。在这个位置，局部心室激动之前是一个高频电位（类似于顺向 BT 电位），后者由沿静脉分支延伸的 CS 肌层的激动产生（CS 肌层延伸电位）。

在 CS- 心室旁路逆传时，CS 肌层在左心房心肌之前被激动，CS 肌层延伸产生的高频成分（类似于逆行旁路电位）也先于左心房激动产生的低频成分。相反，对于左侧"心内膜"旁路，脉冲在 CS 激动前先激动左心房，来自左心房的低频远场信号将先至于 CS 的近场尖锐成分[74]。

消除 CS- 心室旁路需要在冠状静脉系统内进行消融。从二尖瓣环的心内膜面消融这些旁路经常失败，因为 CS 心肌层和左心房之间存在广泛连接，以及 CS- 心室旁路的心室插入端没有明确的心内膜位置。通常，尝试在心内膜的最早前传心室激动或最早逆传心房激动部位消融都是无效的。值得注意的是，最早心房逆传激动部位的心内膜消融通常会导致最早心房激动部位的改变（类似于多旁路），因为消融通常只会导致 CS 肌层与心房的多个连接中的一个连接中断[74]。

CS 为心外膜旁路的定位和消融提供了一条有用的路径。CS- 心室旁路通常可在 CS 底部静脉分支的开口处或 CS 憩室内消融。心中（或"后室间"）静脉是一个后心外膜旁路的好发位置，并有助于接近位于锥形空间下部的旁路。该静脉与冠状动脉的后降支在后室间沟内伴行，汇入位于右心房底部的 CS 或很少情况下直接汇入右心房。在其与 CS 交界处，静脉入口偶尔会扩张，形成静脉憩室。冠状静脉造影有助于了解解剖结构并指导消融[77-78]。

理想的消融部位位于含有心肌延伸的 CS 分支内（冠状静脉颈部或憩室），在消融电极记录的单极电图上记录到最大、最尖锐的 CS 心肌延长电位（类似于旁路激动电位）。通常情况下，使用灌注消融导管来实现更稳定的射频能量输出，同时减少电极-组织界面的过热。常规标准射频能量由于阻抗或温度升高（由于周围血流的冷却作用有限）会使功率输出受到限制。在 CS 内用冷盐水导管以 10 ～ 20 W 输出逐渐消融，消融导管头端朝向 CS 心室面（通过在消融导管上保持轻微的逆时针旋转）。

重要的是，在一些患者中，右冠状动脉远端（后侧支）或回旋动脉（后降支）的分支在静脉和心室之间伴行，刚好在 CS 下方，很靠近理想的消融部位。在靠近冠状动脉的部位行射频消融与动脉损伤的高风险相关，应避免。因此，一旦消融导管定位了靶点，在射频消融之前，需进行冠状动脉造影以了解靶静脉和相邻冠状动脉之间的空间关系。虽然消融部位与冠状动脉之间的最小安全距离尚不清楚，但距离小于 2 mm 的风险最高，超过 5 mm 的风险可忽略不计。消融后也需进行冠状动脉造影，以排除冠状动脉损伤[80]。

当邻近冠状动脉（在 2 ～ 4 mm 范围内）时，禁止射频消融，此时冷冻消融提供了一种安全且相对有效的替代方法（尽管比射频消融效果低）[81]。冷冻似乎不太可能损害邻近冠状动脉，另外它不受高阻抗的限制，甚至由于低血流量而很可能对冷冻更有利。因此冷冻消融也可以考虑，然而在冠状静脉系统中，冷冻导管很难操作[80]。

冠状静脉途径也可用于二尖瓣周围左侧旁路的定位和消融，以及穿过下锥体间隙的后旁路的定位和消融。然而，位于非常靠近二尖瓣瓣叶交界处的旁路可能难以消融，因为距离 CS 较远。极少情况下需要经皮心包入路来消融心外膜下后间隔或右侧的旁路。然而，这种方法的成功仍然有限，可能由于分布旁路的房室沟区域被一层较厚的心外膜脂肪层覆盖，以及靠近心外膜冠状动脉的部位[77-78]。

旁路消融失败的原因

技术上困难是导致旁路消融失败的最常见原因。这些困难通常与导管操作和稳定性或无法到达靶点相关。导管不稳定会导致组织接触不良和在理想靶点组织加热不足。由于三尖瓣环的心房侧比较平滑，这些挑战在消融右侧旁路时更常见。这种困难可以通过使用长鞘来帮助稳定导管或使用不同弯曲度和硬度的导管，或改变消融途径（例如，从穿房间隔到主动脉，或从 IVC 到 SVC），或改变消融方式来克服。此外，冷冻消融有助于获得更好的导管稳定性和在一些特殊靶点区，这些区域在应用常规射频消融时可能会因为担心邻近结构受损而被限制。大（8-mm）的消融电极和冷盐水的射频导管也有助于产生更大的射频损伤；但是，在选用这些方法之前，应首先分析消融失败的其他原因，因为靶组织（旁路）通常是一条较细的连接，不需要消融大量组织。

标测误差是消融失败的第二常见原因。标测陷阱很大程度上与旁路斜形导致的定位不准确有关。当消融导管在瓣环的心室面进行逆传心房激动标测时，更可能发生这种情况，由于旁路是斜形的，从瓣环心室面记录的最早心房激动位置与心室插入位置不对应。当消融导管在瓣环的心房面，标测最早的心室激动部位时，同样的情况也会发生。在这些情况下，消融导管应于瓣环的心房侧标测最早的心房激动部位，或在心室侧标测最早的心室激动部位。

未能判定出旁路是左后间隔旁路而不是右后间隔旁路，是心外膜旁路而不是左侧心内膜或后间隔旁路是导致这些旁路消融失败的其他潜在原因。在这种情况下，应考虑在 CS 中仔细标测。此外，一些旁路的心室内插入点离瓣环较远，在这种情况下，在最早心室激动区域邻近的瓣环室侧寻找可能的旁路电位可能会有所帮助。一些少见的旁路（例如，房束纤维）和解剖异常（例如，先天性心脏病）也是导致旁路消融的一些原因。

没意识到存在多个旁路，也会导致旁路消融明显失败或心动过速复发。在消融靶旁路过程中 δ 波形态的细微变化有助于识别多个显性旁路的存在。此外，在二尖瓣环（CS 导管）或三尖瓣环（halo 导管）周围使用多电极 EP 导管有助于识别旁路靶点消融过程中逆行心房激动顺序或局部 VA 间期的变化，这可提示第二条旁路的存在。此外，在游离壁旁路消融后，可能会忽略隐匿性间隔或间隔旁旁路。做心室程序性刺激和 HB 刺激对于避免心动过速复发很重要。

导管导致的旁路机械损伤也可导致消融失败。旁路的机械损伤常持续一段时间，在许多情况下导致标测和消融不得不停止，而长期上旁路功能恢复的风险较高。上间隔旁旁路和房束纤维对机械损伤的敏感性最高，其次是左游离壁旁路。在这些情况下，可密切观察心电图记录，及时识别导管导致的旁路损伤，并且只要在 1 分钟内旁路传导阻滞没有恢复，只要导管没有从创伤部位移开，可立即进行射频消融，仍然可以得到不错的结果。机械创伤发生时导管头端的位置可以记录在电解剖激动图上；有些允许"回放"创伤发生前几秒导管的位置（如果有关于导管是否从该位置移动的疑问）。此外，腺苷（可能由于其对心房和旁路组织的超极化作用）可能使受机械损伤或部分消融成功后受伤的旁路短暂恢复传导，这有助于在短暂腺苷效应期间进行间歇标测[82]。最后，可通过在瓣环起搏模拟 δ 波形态来帮助指导消融。

结局

射频消融术是治疗 AVRT 的有效方法，其即刻成功率大于 95%。射频消融成功率高，且消融后旁路晚期传导复发率较低（4%）。消融后短期心悸是常见的，通常是由孤立或短阵的房早或室早引起，而不是由旁路传导的复发引起，并且可以通过治疗来缓解症状。当旁路介导的心动过速确实复发时，通常在消融后第一个月出现症状；另一方面，晚期出现症状（消融后超过 3 个月）高度提示心动过速与所消融的旁路无关，因此需要进行彻底的评估（如事件监测、长期心电图监测、新电生理检查）。

在对 6065 名患者的调查中，长期成功率为 98%，2.2% 的患者需要重复手术。0.6% 的患者出现严重并发症（如心脏压塞、房室传导阻滞、冠状动脉损伤、腹膜后出血、卒中），其中 1 例死亡（0.02%）。因此，导管消融的一次性风险明显低于与 WPW 综合征相关的累积的年风险。因此，导管消融术仍是 WPW 综合征患者的首选治疗方法，这些患者可能存在危及生命的心律失常风险。此外，对于任何旁路依赖性心动过速患者的治疗，导管消融作为一线治疗具有非常好的风险效益比。

不同位置的旁路成功率和并发症风险不同。左侧游离壁旁路即刻和长期成功率最高。左侧游离壁旁路经主动脉途径即刻消融成功率为 86% ～ 100%（在前传旁路中最高），复发率为 2% ～ 5%，较其他部位旁路低。这种方法的并发症包括血管并发症（所有并发症的 50% 为：腹股沟血肿、主动脉夹层和血栓形成）、心脏填塞、卒中、冠状动脉夹层（直接导管损伤）、左回旋冠状动脉损伤（经瓣环下消融）、瓣膜损伤和系统性栓塞（由主动脉弓动脉粥样硬化、导管尖端血痂凝结或消融部位血栓形成）。另一方面，经穿房间隔入路成功率为 85% ～ 100%，复发率为 3% ～ 6.6%，并发症发生率为 0 ～ 6%。这些并发症包括冠状动脉痉挛、心脏填塞、全身栓塞（0.08%）和死亡（0.08%）。

与其他部位旁路相比，右侧游离壁旁路消融的即刻成功率最低（88%），复发率最高（21%），但并发症发生率较低。另一方面，后间隔旁路消融的成功率较高（高达 98%），复发率 12%。对于上间隔旁路消融，报道的成功率高达 97%，5% ～ 10% 的病例存在 RBBB 风险。同样，消融治疗中间隔旁路的成功率为 98%，Ⅰ度房室阻滞的发生率为 2%，Ⅱ度房室阻滞的发生率为 2%。尽管上间隔旁旁路经常在可记录到 His 电位的位置进行消融，但在消融中间隔旁路时发生高度房室传导阻滞的风险更高，因为致密房室结就位于中间隔。与绝缘良好的希氏束（HB）相比，致密房室结（AVN）更脆弱，在消融过程中更易受损[62, 76]。

心外膜旁路（在 CS 内）的消融成功率为 62% ～ 100%，并发症发生率为 0 ～ 6%。与此方法相关的并发症包括 CS 痉挛、心脏填塞、心包炎和右冠状动脉痉挛或闭塞。冠状动脉损伤的总发生率较低（0.1%），消融后可立即或数周出现[83]。

参考文献

1. Page RL, et al. 2015 ACC/AHA/HRS guideline for the management of adult patients with supraventricular tachycardia: a report of the American College of Cardiology/American Heart Association Task Force on Clinical Practice Guidelines and the Heart Rhythm Society. *Circulation.* 2016;133: e506–e574.
2. Brembilla-Perrot B, et al. Incidence and prognostic significance of spontaneous and inducible antidromic tachycardia. *Europace.* 2013;15: 871–876.
3. Kang KT, et al. Permanent junctional reciprocating tachycardia in children: a multicenter experience. *Heart Rhythm.* 2014;11:1426–1432.
4. Bunch TJ, et al. Long-term natural history of adult Wolff-Parkinson-White syndrome patients treated with and without catheter ablation. *Circ Arrhythmia Electrophysiol.* 2015;8:1465–1471.
5. Cohen MI, et al. PACES/HRS expert consensus statement on the management of the asymptomatic young patient with a Wolff-Parkinson-White (WPW, ventricular preexcitation) electrocardiographic pattern. *Heart Rhythm.* 2012;9:1006–1024.
6. Cain N, Irving C, Webber S, et al. Natural history of Wolff-Parkinson-White syndrome diagnosed in childhood. *Am J Cardiol.* 2013;112:961–965.
7. Obeyesekere MN, et al. Risk of arrhythmia and sudden death in patients with asymptomatic preexcitation: a meta-analysis. *Circulation.* 2012;125: 2308–2315.
8. Huang SY, et al. Gender differences of electrophysiologic characteristics in patients with accessory atrioventricular pathways. *Heart Rhythm.* 2011; 8:571–574.
9. Kim SS, Knight BP. Long term risk of Wolff-Parkinson-White pattern and syndrome. *Trends Cardiovasc Med.* 2017;27:260–268.
10. Katritsis DG. Wolff-Parkinson-White syndrome and antidromic atrioventricular reentrant tachycardia. *Europace.* 2013;15:779–780.
11. Lalani SR, et al. 20p12.3 microdeletion predisposes to Wolff-Parkinson-White syndrome with variable neurocognitive deficits. *J Med Genet.* 2009;46:168–175.
12. Brembilla-Perrot B, et al. Age-related prognosis of syncope associated with a preexcitation syndrome. *Pacing Clin Electrophysiol.* 2013;36: 803–810.
13. Mah DY, et al. The electrophysiological characteristics of accessory pathways in pediatric patients with intermittent preexcitation. *Pacing Clin Electrophysiol.* 2013;36:1117–1123.
14. Kiger ME, et al. Intermittent versus persistent Wolff-Parkinson-White Syndrome in children: electrophysiologic properties and clinical outcomes. *Pacing Clin Electrophysiol.* 2015;39:14–20.
15. Czosek RJ, Anderson J, Cassedy A, et al. Cost-effectiveness of various risk stratification methods for asymptomatic ventricular pre-excitation. *Am J Cardiol.* 2013;112:245–250.
16. Al-Khatib SM, et al. Risk stratification for arrhythmic events in patients with asymptomatic pre-excitation: a systematic review for the 2015 ACC/AHA/HRS guideline for the management of adult patients with supraventricular tachycardia. *Circulation.* 2016;133:e575–e586.
17. Cohen M, Triedman J. Guidelines for management of asymptomatic ventricular pre-excitation brave new world or Pandora's box? *Circ Arrhythmia Electrophysiol.* 2014;7:187–189.
18. Chevalier P, et al. Prophylactic radiofrequency ablation in asymptomatic patients with Wolff-Parkinson-White is not yet a good strategy: a decision analysis. *Circ Arrhythmia Electrophysiol.* 2013;6:185–190.
19. Kubuš P, Vít P, Gebauer RA, et al. Electrophysiologic profile and results of invasive risk stratification in asymptomatic children and adolescents with the Wolff-Parkinson-White electrocardiographic pattern. *Circ Arrhythmia Electrophysiol.* 2014;7:218–223.
20. Zipes DP, et al. Eligibility and disqualification recommendations for competitive athletes with cardiovascular abnormalities: Task Force 9: arrhythmias and conduction defects: a scientific statement from the American Heart Association and American College of Cardiology. *Circulation.* 2015;132:e315–e325.
21. Rivera S, et al. The retrograde P-wave theory: explaining ST segment depression in supraventricular tachycardia by retrograde AV node conduction. *Pacing Clin Electrophysiol.* 2014;37:1100–1105.
22. Maden O, et al. Comparison of the accuracy of three algorithms in predicting accessory pathways among adult Wolff-Parkinson-White syndrome patients. *J Interv Card Electrophysiol.* 2015;44:213–219.
23. Taguchi N, et al. A simple algorithm for localizing accessory pathways in patients with Wolff-Parkinson-White syndrome using only the R/S ratio. *J Arrhythmia.* 2014;30:439–443.
24. Tai C-T, et al. A new electrocardiographic algorithm using retrograde P waves for differentiating atrioventricular node reentrant tachycardia from atrioventricular reciprocating tachycardia mediated by concealed accessory pathway. *J Am Coll Cardiol.* 1997;29:394–402.
25. Fitzgerald DM, Hawthorne HR, Crossley GH, et al. P wave morphology during atrial pacing along the atrioventricular ring. ECG localization of the site of origin of retrograde atrial activation. *J Electrocardiol.* 1996;29: 1–10.
26. Capone CA, et al. Three-catheter technique for ablation of left-sided accessory pathways in Wolff-Parkinson-White is less expensive and equally successful when compared to a five-catheter technique. *Pacing Clin Electrophysiol.* 2015;38:1405–1411.
27. Wright JM, Singh D, Price A, et al. Two cases of supraventricular tachycardia after accessory pathway ablation. *Circ Arrhythm Electrophysiol.*

2013;6:26–31.

28. Kapa S, et al. Utilization of retrograde right bundle branch block to differentiate atrioventricular nodal from accessory pathway conduction. *J Cardiovasc Electrophysiol*. 2009;20:751–758.

29. Derval N, et al. Differential sequential septal pacing: a simple maneuver to differentiate nodal versus extranodal ventriculoatrial conduction. *Heart Rhythm*. 2013;10:1785–1791.

30. Asirvatham SJ, Stevenson WG. Atrioventricular nodal reentry tachycardia chameleon in disguise. *Circ Arrhythm Electrophysiol*. 2014;7:355–357.

31. Nakagawa H, Jackman WM. Para-Hisian pacing: useful clinical technique to differentiate retrograde conduction between accessory atrioventricular pathways and atrioventricular nodal pathways. *Heart Rhythm*. 2005;2: 667–672.

32. Sauer WH, Lowery CM, Cooper JM, et al. Sequential dual chamber extrastimulation: a novel pacing maneuver to identify the presence of a slowly conducting concealed accessory pathway. *Heart Rhythm*. 2008;5: 248–252.

33. Obeyesekere M, et al. Tachycardia induction with ventricular extrastimuli differentiates atypical atrioventricular nodal reentrant tachycardia from orthodromic reciprocating tachycardia. *Heart Rhythm*. 2012;9:335–341.

34. Knight BP, et al. Diagnostic value of tachycardia features and pacing maneuvers during paroxysmal supraventricular tachycardia. *J Am Coll Cardiol*. 2000;36:574–582.

35. Nagashima K, et al. Ventriculoatrial intervals ≤70 ms in orthodromic atrioventricular reciprocating tachycardia. *Pacing Clin Electrophysiol*. 2016;39:1108–1115.

36. Yang Y, et al. Quantitative effects of functional bundle branch block in patients with atrioventricular reentrant tachycardia. *Am J Cardiol*. 2000; 85:826–831.

37. Crawford TC, et al. Utility of atrial and ventricular cycle length variability in determining the mechanism of paroxysmal supraventricular tachycardia. *J Cardiovasc Electrophysiol*. 2007;18:698–703.

38. Josephson ME, Almendral J, Callans DJ. Resetting and entrainment of reentrant ventricular tachycardia associated with myocardial infarction. *Heart Rhythm*. 2014;11:1239–1249.

39. Deo R, Berger R. The clinical utility of entrainment pacing. *J Cardiovasc Electrophysiol*. 2009;20:466–470.

40. Maruyama M, et al. The VA relationship after differential atrial overdrive pacing: a novel tool for the diagnosis of atrial tachycardia in the electrophysiologic laboratory. *J Cardiovasc Electrophysiol*. 2007;18: 1127–1133.

41. Calvo D, et al. Differential responses of the septal ventricle and the atrial signals during ongoing entrainment. *Circ Arrhythm Electrophysiol*. 2015;8:1201–1209.

42. Verma N, Knight BP. Ventricular overdrive pacing: beyond V-A-V and V-A-A-V. *Pacing Clin Electrophysiol*. 2015;39:2015–2016.

43. Ho RT, Frisch DR, Pavri BB, et al. Electrophysiological features differentiating the atypical atrioventricular node-dependent long RP supraventricular tachycardias. *Circ Arrhythm Electrophysiol*. 2013;6: 597–605.

44. Boyle PM, Veenhuyzen GD, Vigmond EJ. Fusion during entrainment of orthodromic reciprocating tachycardia is enhanced for basal pacing sites but diminished when pacing near Purkinje system end points. *Heart Rhythm*. 2013;10:444–451.

45. Akerström F, et al. Performance of the SA-VA difference to differentiate atrioventricular nodal reentrant tachycardia from orthodromic reentrant tachycardia in a large cohort of consecutive patients. *Pacing Clin Electrophysiol*. 2015;38:1066–1072.

46. González-Torrecilla E, et al. Differences in ventriculoatrial intervals during entrainment and tachycardia: a simpler method for distinguishing paroxysmal supraventricular tachycardia with long ventriculoatrial intervals. *J Cardiovasc Electrophysiol*. 2011;22:915–921.

47. Platonov M, Schroeder K, Veenhuyzen GD. Differential entrainment: beware from where you pace. *Heart Rhythm*. 2007;4:1097–1099.

48. Katritsis DG, Camm AJ. Atrioventricular nodal reentrant tachycardia. *Circulation*. 2010;122:831–840.

49. Kannankeril PJ, Bonney WJ, Dzurik MV, et al. Entrainment to distinguish orthodromic reciprocating tachycardia from atrioventricular nodal reentry tachycardia in children. *Pacing Clin Electrophysiol*. 2010;33: 469–474.

50. González-Torrecilla E, et al. First postpacing interval after tachycardia entrainment with correction for atrioventricular node delay: a simple maneuver for differential diagnosis of atrioventricular nodal reentrant tachycardias versus orthodromic reciprocating tachycardias. *Heart Rhythm*. 2006;3:674–679.

51. Boonyapisit W, et al. Determining the site of accessory pathways in orthodromic reciprocating tachycardia by using the response to right ventricular pacing. *Pacing Clin Electrophysiol*. 2015;39:115–121.

52. Javier García-Fernández F, et al. Differentiation of atrioventricular nodal reentrant tachycardia from orthodromic reciprocating tachycardia by the resetting response to ventricular extrastimuli: comparison to response to continuous ventricular pacing. *J Cardiovasc Electrophysiol*. 2013;24: 534–541.

53. Segal OR, et al. Differential ventricular entrainment: a maneuver to differentiate AV node reentrant tachycardia from orthodromic reciprocating tachycardia. *Heart Rhythm*. 2009;6:493–500.

54. Nagashima K, et al. Anterograde conduction to the His bundle during right ventricular overdrive pacing distinguishes septal pathway atrioventricular reentry from atypical atrioventricular nodal reentrant tachycardia. *Heart Rhythm*. 2015;12:735–743.

55. Dandamudi G, et al. A novel approach to differentiating orthodromic reciprocating tachycardia from atrioventricular nodal reentrant tachycardia. *Heart Rhythm*. 2010;7:1326–1329.

56. AlMahameed ST, Buxton AE, Michaud GF. New criteria during right ventricular pacing to determine the mechanism of supraventricular tachycardia. *Circ Arrhythm Electrophysiol*. 2010;3:578–584.

57. Akerström F, et al. Number of beats in the transition zone with fixed SA interval during right ventricular overdrive pacing determines accessory pathway location in orthodromic reentrant tachycardia. *Pacing Clin Electrophysiol*. 2015;39:21–27.

58. Pérez-Rodon J, et al. Entrainment from the para-Hisian region for differentiating atrioventricular node reentrant tachycardia from orthodromic atrioventricular reentrant tachycardia. *Europace*. 2008;10: 1205–1211.

59. Spotnitz MD, et al. Mechanisms and clinical significance of adenosine-induced dormant accessory pathway conduction after catheter ablation. *Circ Arrhythm Electrophysiol*. 2014;7:1136–1143.

60. Dal-Bianco JP, Levine RA. Anatomy of the mitral valve apparatus. Role of 2D and 3D echocardiography. *Cardiol Clin*. 2013;31:151–164.

61. Kim J. Anatomical discrepancy between the coronary sinus and the mitral annulus by fluoroscopy. 2016;17:14–19.

62. Chen M, et al. Right-sided free wall accessory pathway refractory to conventional catheter ablation: lessons from 3-dimensional electroanatomic mapping. *J Cardiovasc Electrophysiol*. 2010;21:1317–1324.

63. Ho SY. Accessory atrioventricular pathways: getting to the origins. *Circulation*. 2008;117:1502–1504.

64. Fishberger SB, Hernandez A, Zahn EM. Electroanatomic mapping of the right coronary artery: a novel approach to ablation of right free-wall accessory pathways. *J Cardiovasc Electrophysiol*. 2009;20:526–529.

65. Lee P-C, Chen S-A, Hwang B. Atrioventricular node anatomy and physiology: implications for ablation of atrioventricular nodal reentrant tachycardia. *Curr Opin Cardiol*. 2009;24:105–112.

66. Kurian T, Ambrosi C, Hucker W, et al. Anatomy and electrophysiology of the human AV node. *Pacing Clin Electrophysiol*. 2010;33:754–762.

67. González-Torrecilla E, et al. Reappraisal of classical electrocardiographic criteria in detecting accessory pathways with a strict para-Hisian location. *Heart Rhythm*. 2013;10:16–21.

68. DeMazumder D, Barcelon B, Cockrell J, et al. Ablation of an anteroseptal accessory pathway from the aortic root using electroanatomic mapping. *Heart Rhythm*. 2014;11:2122–2123.

69. Wilsmore BR, Tchou PJ, Kanj M, et al. Catheter ablation of an unusual decremental accessory pathway in the left coronary cusp of the aortic valve mimicking ventricular outflow tract ventricular tachycardia. *Circ Arrhythm Electrophysiol*. 2012;5:104–108.

70. Tanidir IC, et al. Cryoablation with an 8-mm-tip catheter for right-sided accessory pathways in children. *Pacing Clin Electrophysiol*. 2016;39: 797–804.

71. Karadeniz C, Akdeniz C, Turan O, et al. Cryoablation of septal accessory pathways in children: midterm results. *Pacing Clin Electrophysiol*. 2014;37: 1095–1099.

72. Collins KK. Cryoablation, limited fluoroscopy, and more. *Pacing Clin Electrophysiol.* 2014;37:1093–1094.

73. Swissa M, et al. Cryotherapy ablation of parahisian accessory pathways in children. *Heart Rhythm.* 2015;12:917–925.

74. Pap R, et al. Ablation of posteroseptal and left posterior accessory pathways guided by left atrium-coronary sinus musculature activation sequence. *J Cardiovasc Electrophysiol.* 2008;19:653–658.

75. Haghjoo M, et al. Electrocardiographic and electrophysiologic predictors of successful ablation site in patients with manifest posteroseptal accessory pathway. *Pacing Clin Electrophysiol.* 2008;31:103–111.

76. Macedo PG, Patel SM, Bisco SE, et al. Septal accessory pathway: anatomy, causes for difficulty, and an approach to ablation. *Indian Pacing Electrophysiol J.* 2010;10:292–309.

77. Scanavacca MI, et al. Accessory atrioventricular pathways refractory to catheter ablation: role of percutaneous epicardial approach. *Circ Arrhythm Electrophysiol.* 2015;8:128–136.

78. Habib A, Lachman N, Christensen KN, et al. The anatomy of the coronary sinus venous system for the cardiac electrophysiologist. *Europace.* 2009;11(suppl 5):v15–v21.

79. Mah D, et al. Epicardial left atrial appendage and biatrial appendage accessory pathways. *Heart Rhythm.* 2010;7:1740–1745.

80. Stavrakis S, et al. Risk of coronary artery injury with radiofrequency ablation and cryoablation of epicardial posteroseptal accessory pathways within the coronary venous system. *Circ Arrhythm Electrophysiol.* 2014;7:113–119.

81. Mao J, et al. Catheter ablation of accessory pathways near the coronary sinus: value of defining coronary arterial anatomy. *Heart Rhythm.* 2015;12:508–514.

82. Lapage MJ, Walsh MJ, Reed JH, et al. Adenosine mapping for adenosine-dependent accessory pathway ablation. *Pacing Clin Electrophysiol.* 2014;37:610–615.

83. Roberts-Thomson KC, et al. Coronary artery injury due to catheter ablation in adults: presentations and outcomes. *Circulation.* 2009;120:1465–1473.

19

非典型旁路

柳江海　李桂阳　译　常栋　吴永全　校

非典型旁路（BT）是指绕过全部或部分正常传导系统的传导通路，但除外二尖瓣或三尖瓣环附近连接心房和心室的快速传导通路。因此，其包括：心房-希氏束旁路（连接心房与希氏束的旁路）、结束旁路（连接房室结与希浦系统的旁路）、结室旁路（连接房室结与心室肌的旁路）、束室旁路（连接希浦系统与心室肌的旁路）（图 19.1）。

Mahaim 纤维

1937 年，在对心脏进行病理学检查时，Mahaim 和 Benatt 确定了从希氏束（HB）延伸到心室肌的岛状传导组织，这些纤维被称为 Mahaim 纤维或束室纤维，这一命名随后被扩展到房室结（AVN）和心室肌之间的连接纤维（结室纤维）。后来人们又认识到旁路可由 AVN 插入右束支（RB）（结束纤维）。对 Mahaim 纤维的这种分类一直持续到有证据表明先前归因于结束纤维和结室纤维的心动过速的解剖学基质实际上是具有递减传导特性的房室旁路和房束旁路（即在更快的心率时传导减慢）（图 19.1）。尽管这些旁路有时被统称为 "Mahaim 纤维"，但不鼓励使用该术语，因为根据其连接能更精确命名旁路。在本章中，这些旁路统称为非典型旁路，将它们与更常见的（典型）快传导房室旁路区分开来，经典房室旁路插入房室瓣环附近的心室肌并导致预激综合征（WPW 综合征）或隐匿性旁路[1]。

Mahaim 心动过速

Mahaim 心动过速这一术语被用于描述通过不典型旁路形成的非常见折返性心动过的电生理特点，并无解剖学含义。应该注意的是，由于该术语最初被应用于解剖学发现并且随后被不正确地应用于预期与解剖学相匹配的生理学，所以它更多导致的是困惑而不是理解。因此，一般不鼓励使用 Mahaim 心动过速这一术语，应该简单地描述快速性心律失常的生理学特征。

非典型房室旁路或房束旁路

长递减传导性房室旁路和房束旁路

长递减传导性房室旁路和房束旁路占非典型旁路的 80%。这些旁路主要来自右心房游离壁，穿过三尖瓣环的外侧、前外侧或前侧区，沿着右心室游离壁延伸到节制索，插入右心室游离壁靠心尖部 1/3 的区域，并插入右束支远端（房束旁路）或进入靠近右束支的心室肌（长的递减传导房室旁路）。这些旁路在功能上类似于正常的房室交界区，由一个 AVN 样结构连接一个希氏束样结构，实质上，这些旁路在功能上可作为与正常传导系统（AVN-HPS）平行的辅助传导系统。与正常 AVN 类似，这些旁路可表现出递减

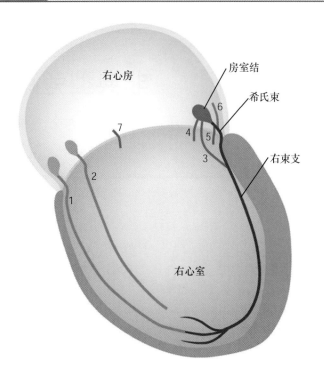

图 19.1　旁路（BT）的类型。图中可见右心房和右心室。1. 房束旁路；2. 长的房室旁路；3. 结束旁路；4. 结室旁路；5. 束室旁路；6. 房束旁路；7. 典型的短房室旁路

传导（与兴奋性恢复缓慢有关）和快速心房起搏出现文氏阻滞，并对腺苷敏感。这些旁路中的传导延迟局限于旁路的心房内部分（AVN 样结构），而自三尖瓣环的旁路电位到心室激动起始的间期（BT-V 间期）保持不变[2-4]。这些旁路通常为单向传导，仅进行顺向传导，旁路中的逆向传导阻滞发生在心房插入点附近。

短递减传导性房室旁路

这些旁路类似于导致永久性交界性反复性心动过速（PJRT）的递减传导隐匿性旁路（参见第 18 章），它们跨越房室环，插入房室环附近的右心室基底部的近端，其主要来自右心房游离壁，但也可以来自后壁或间隔区域。具有递减传导特性的左侧旁路很少有报道。这些旁路表现出传导时间延长（超过 30 ms）以及快速心房起搏时出现递减传导和文氏阻滞。然而，它们并不总对腺苷有反应，这表明它们不是由 AVN 样组织构成。与房束旁路相似，短的房室旁路仅有顺向传导[5]。

有报道显示，获得性短房室递减传导旁路是由典型的快速传导房室旁路射频消融不完全引起。这些旁路能够成为心律失常折返环的一部分，其传导速度的降低可能与由射频消融介导的损伤引起的细胞间电偶联减少有关[6]。

非典型房室旁路、房束旁路相关的心动过速

在心律失常患者中，非典型房室旁路和房束旁路具有以下特征：①单向（仅顺向）传导（存在极少数例外）；②传导时间长；③递减传导。

非典型旁路占所有旁路的 3% ~ 5%。室上性心动过速（SVT）合并左束支传导阻滞（LBBB）形态的患者发病率略高（6%）。非典型旁路患者中 10% 表现为多旁路，在一些患者中，快速传导的房室旁路引起的心室预激可掩盖非典型旁路的存在，在消融典型旁路后方能显现。40% 非典型旁路的患者可出现 AVN 双径路或多旁路。非典型旁路也可能与 Ebstein 畸形有关。

启动和维持需要旁路的室上性心动过速

逆向型房室折返性心动过速（AVRT）可通过非典型房室旁路、房束旁路顺传以及希浦系统–房室结（HPS-AVN）逆传。预激伴 AVRT 也可通过非典型旁路顺传，另一条房室旁路逆传。在后一种情况下，AVN 可以作为旁观者参与顺向或逆向融合。

因为这些不典型的旁路几乎总是仅前向传导，它们不能介导顺向型 AVRT，但可以介导逆向型 AVRT，或者在其他 SVT 期间作为旁观者，例如房室结折返性心动过速（AVNRT）。然而，它们可以与典型的快速传导的房室旁路共存。很少有报道右室游离壁房束旁路具有前传和逆传功能，能够同时参与逆向和顺向型 AVRT。

启动和维持不需要旁路的室上性心动过速

AVNRT、房性心动过速（AT）、心房扑动（AFL）或心房颤动（AF）可与非典型旁路共存，在这种情况下，非典型的房室旁路和房束旁路作为旁观者，全部或部分参与心动过速时的心室激动。值得注意的是，非典型旁路患者中 AF 的总发病率较低（低于 2%），远低于典型预激综合征患者。在不足 10% 的非典型旁路相关性心动过速患者中可观察到 AVNRT[1]。

心电图特征

正常窦性心律（NSR）

在正常窦性心律时，大多数非典型旁路患者的心电图显示正常 QRS 波或微小预激波。在窄 QRS 波的情况下，Ⅰ、aVL、V₅、V₆ 导联无小 q 波，Ⅲ 导联出现 rS 波提示轻微预激。预激的程度取决于经 AVN 和旁路的相对传导时间。延长 AVN 传导（如心房起搏、迷走神经刺激或药物干预）比延长旁路传导增加预激的程度更显著。

由于非典型房室旁路和房束旁路表现为递减传导，所以增加心房起搏速率可使 P-δ 间期延长，这与典型快速传导房室旁路不同。对于典型快速传导房室旁路，逐渐加快心房起搏速率可导致 AVN 传导延迟增加、心室预激程度增加，以及相对固定的 P-δ 间期。无论预激的程度如何，P-δ 间期保持恒定，因为典型旁路相比于 AVN 递减传导特性较小。

预激 QRS 波形态

房束旁路 QRS 波相对较窄［（133±10）ms］，其心电图特征表现为典型 LBBB，电轴在 0°～-75°，胸导联 R/S 移行晚（一般在 V₄ 或 V₅ 导联，有时为

V_6 导联）通常可观察到 Ⅰ 导联单相 R 波，V_1 导联 rS 波。无旁路插入瓣环附近心肌而出现的典型 δ 波。然而，对于长的递减传导房室旁路，QRS 波相对较宽［（166±26）ms］，且 LBBB 图形不典型（V_1 导联中 R 波起始较宽）。相比于旁束旁路或长的递减传导房室旁路，短的递减传导的房室旁路的 QRS 波更宽，LBBB 图形更不典型[7]。

室上性心动过速

非典型旁路相关的心律失常在体表心电图上常表现为电轴左偏，LBBB，最常见于长的递减房室旁路和房束旁路（图 19.2）。以下几个心电图特点虽不能

NSR

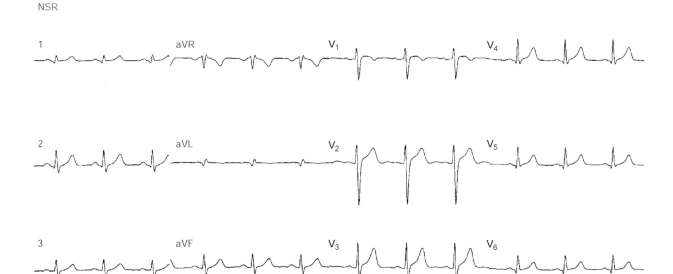

逆向型AVRT

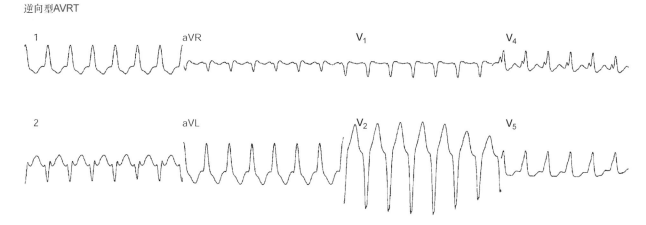

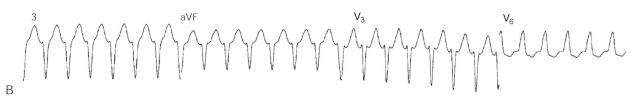

图 19.2 房束旁路。A. 正常窦性心律（NSR），无预激。**B**. 经房束旁路的逆向型 AVRT。心动过速期间的 QRS 波形态类似于左束支传导阻滞，因为经房束旁路顺向激动，在 QRS 波末端可观察到逆行 P 波

作为诊断标准，但可提示由非典型旁路所致 LBBB 形态的 SVT：① QRS 波电轴在 0°～ 75°；② QRS 波时限≤ 150 ms；③ I 导联 R 波；④ V₁ 导联 rS 波；⑤胸导联移行在 V₄ 导联或之后。

电生理检查

窦性心律下的基线观察

在基线状态下，存在微小预激波或不存在预激波，因此希氏束-心室（HV）间期正常或略短。

窦性心律下行心房程序性刺激 逐步缩短心房起搏周长（PCL）或心房期外刺激（AES）的配对间期可使非典型旁路和 AVN 产生递减传导，AVN 递减传导更明显（图 19.3），因此可出现心房-希氏束（AH）间期增加，QRS 波形态逐渐转变为伴明显预激的 LBBB 形态和 A-δ（AV）间期增加，但是 AV 间期增加程度低于 AH 间期。这与典型快速传导的房室旁路形成不同，后者虽然 AH 间期延长伴预激程度的增大，

但 AV 间期仍保持不变，因为其 AV 间期表示经典型房室旁路恒定的非递减性传导时间。

随着 PCL 或 AES 配对间期逐渐缩短，HV 间期减小，希氏束电位逐渐融入预激的 QRS 波内（通常在 QRS 波起始后的前 5 ～ 25 ms 内）。激动波前沿旁路顺传，在右束支远端逆行向上激动希氏束，最终激动希氏束电位（图 19.3）。当希氏束电位消失在 QRS 波内时，尚不清楚顺向房室传导继续经希氏束传播还是发生传导阻滞。

由于旁路的递减传导特性，当达到最大预激程度时，更快的起搏可使 AV（A-δ）间期继续延长，但是希氏束-QRS 波关系保持不变，因为希氏束被逆向激动直至旁路发生阻滞。即使 PCL 或 AES 配对间期缩短，VH 间期是固定的，这提示旁路插入右心室前游离壁右束支远端或其附近心肌，并且逆行传导至希氏束。当 VH 间期＜ 20 ms 时，旁路很可能插入右束支（即房束旁路或结束旁路）。另一方面，长的递减房室旁路插入右束支附近的心室肌时，VH 间期接近

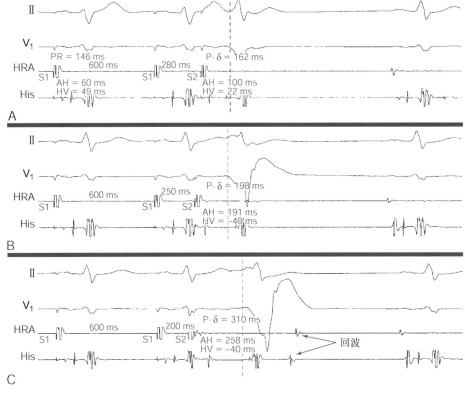

图 19.3 心房期外刺激（AES）对长的房室旁路预激的影响。 在正常窦性心律期间和以周长为 600 ms 起搏期间未观察到预激（PR 和 HV 间期正常）。**A.** AES 在 AVN 中产生递减传导，同时 AH 间期从 60 延长至 100 ms，伴明显预激且 HV 间期从 49 ms 缩短至 22 ms。**B-C.** 逐渐缩短 AES 配对间期在旁路中产生递减传导，在 AVN 中产生更大程度的递减传导。因此，AH 间期延长，QRS 波形态逐渐转变为伴明显预激的 LBBB 图形，并且 AV（P-δ）间期延长，但 P-δ 间期延长程度比 AH 间期小。虽然由于旁路递减传导，P-δ 间期随着 AES 缩短继续延长，但 HV 间期减小（变为负值）且保持固定（B 和 C）。尽管 AES 配对间期缩短，但 VH 间期固定，表明旁路插入右心室前游离壁的右束支（RB）远端内或附近，逆行传导至希氏束。然而，因为 VH 间期适度延长（40 ms），所以插入到靠近 RB 心室肌的长的递减传导房室旁路比房束旁路可能性更大。**C.** 继发于旁路顺传和 AVN 逆传的房室折返回波（红色箭头）。HRA，高位右心房导管

于 HV 间期减去希氏束电位的持续时间（因为希氏束电位是逆向激动）。

对于短的递减传导房室旁路，希氏束常被顺向激动，仅在房室阻滞或在逆向型 AVRT 期间可观察到希氏束的逆向传导。旁路可以发生递减传导（AV 间期逐渐延长）和文氏阻滞，这些旁路中的传导延迟局限于旁路的心房内部分，从三尖瓣环的旁路电位至心室激动起始的间期（BT-V 间期）保持不变。

非典型旁路患者中 AVN 双径路现象很常见。有时在 AES 过程中，从 AVN 快径路跳跃到慢径路可使 AH 间期延长到足以显现旁路预激的程度，此时希氏束电位被融入 QRS 波内。

长的递减传导房室旁路和房束旁路的最早心室激动位于右心室心尖部，短的递减传导房室旁路的最早心室激动在毗邻瓣环的右心室基底部附近（图19.4）。

心房刺激部位不影响结束旁路和结室旁路的预激程度。反之，房室旁路或房束旁路在靠近其心房插入

点附近进行心房刺激时，预激会变得更加明显。

窦性心律下行心室程序性刺激　由于这些旁路很少具有逆向传导，所以心室起搏时的室房传导仅由具有向心性心房激动顺序的 HPS-AVN 介导，并且随着心室 PCL 或心室期外刺激（VES）配对间期逐渐缩短而具有递减传导特性。如果存在快速且固定的室房传导，则应排除孤立的逆向快传导的房室旁路。

对生理学方法和药物干预的反应　与 AVN 类似，房束旁路和长的递减传导房室旁路通常对自主神经变化和腺苷敏感。除了短的递减传导房室旁路外，腺苷可导致大多数非典型旁路产生传导延迟或阻滞。传导延迟局限于旁路的心房内部分（即心房和旁路电位之间），从三尖瓣环旁路插入点电位到心室激动起始的间期保持不变（类似于正常 AVN-HPS 下腺苷对 AH 和 HV 间期的作用）。当腺苷给药减缓 AVN 传导时，只要腺苷未阻断旁路，则所有类型的旁路均可观察到预激程度的增加。

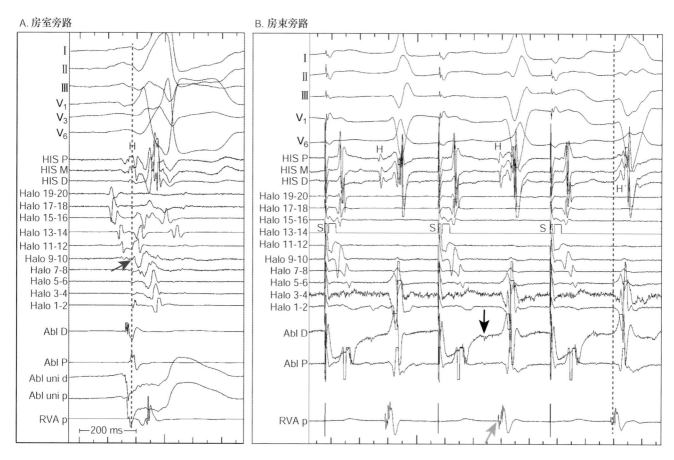

图 19.4　房室旁路和房束旁路特征的比较。红色虚线表示预激的 QRS 波起始。**A.** 右前外侧房室旁路。图中可见预激时在三尖瓣环外侧的最早心室激动［"Halo 9～10"，箭头，消融导管（Abl）也可记录到］，而右心室心尖部（RVA）记录较晚。**B.** 房束旁路；可见来自三尖瓣环外侧的 3 个心房起搏（S）图形，其中前两个顺向希氏束电位（H）显示预激程度增加，然后在第三个（H'）上逆行，因为该处为完全预激。图中可见最早的心室激动位于 RVA，并可观察到右束支电位（灰色箭头）；瓣环上的心室激动较晚。三尖瓣环的消融导管记录（黑色箭头）可见房束旁路电位，但是局部心室记录晚于 RVA 记录

诱发心动过速

心房程序性刺激诱发　通过 AES 诱发逆向型 AVRT 需要以下条件：①旁路前传完整；② AVN 或 HPS 中的顺传阻滞；③待受前传激动过的 AVN 恢复兴奋性后，可通过 HPS-AVN 完成完整的逆向传导。尽管后者通常是典型快传导房室旁路诱发逆向型 AVRT 的限制因素，但它在非典型旁路中较易满足，这是因为非典型旁路的缓慢递减顺传为 HPS-AVN 不应期的完全恢复提供足够的延迟。

如上所述，逐渐缩短心房 PCL（特别是从右心房）可导致 AV（A-δ）间期逐渐延长和预激程度增大直至最大程度。通常情况下，一旦达到最大预激，停止起搏之后会出现预激伴 SVT。逐渐缩短 AES 配对间期有类似效应。当 AVN 顺传受阻但经旁路传导持续存在时，HPS-AVN 可被逆向激动从而诱发逆向型 AVRT。

激动从 AVN 快径到慢径"跳跃"时出现预激，在心室激动之前记录到希氏束电位或 VH 间期 < 10 ms 强烈支持 AVNRT。虽然不能排除表现为房室快径跳跃到慢径的缓慢传导的房束旁路，但其依赖于存在两条径路，且 HV 间期太短而不大可能从右束支远端逆传。利用 AES 诱发 AVNRT 几乎均存在双径路反应现象，如果冲动沿着旁路前传，在 AVN 慢径前传的冲动激动希氏束之前夺获希氏束，则看不到这种双径路反应。反之，在一些病例中，前传的 His 电位位于 QRS 波后，并通过 AVN 回波触发 SVT，类似于 1∶2 房室传导诱发逆向型 AVRT，此时也可以看到跳跃现象。

心室程序性刺激诱发　通过心室起搏或 VES 诱发逆向型 AVRT 需要以下条件：①旁路的逆向阻滞（几乎均可实现，因为非典型旁路通常仅顺向传导）；② HPS-AVN 逆向传导；③足够的室房传导延迟以允许心房和旁路的不应期恢复，从而支持随后的顺向传导。

心室起搏可以在 85% 的病例中诱发 SVT。SVT 诱发几乎均与 AVN 快径逆传相关，然后沿慢径顺传，形成预激。缓慢的顺传通路可以是旁路（即逆向型 AVRT）或 AVN 慢径（即 AVNRT 伴旁观者旁路）。在以与心动过速周长（TCL）相似的周长心室起搏诱发 SVT，或通过 VES 诱发 SVT 时，VES 使希氏束电位提前，且偶联间期类似于 SVT 时的 H-H 间期，则将心室刺激后的 HA 间期与 SVT 的 HA 间期进行比较。心室起搏或 VES 诱发 SVT 时的 HA 间期较 SVT 时的 HA 间期更长提示 AVNRT。发生这种情况基于 VES 的 H1-H2 间期（即由最后的窦性搏动顺传激动的希氏束电位与 VES 诱发 SVT 时逆传激动的希氏束电位之间的间期）超过 SVT 时的 H-H 间期。由于在

相同的配对间期下，AVN 通常对重复的脉冲刺激较单一的脉冲刺激表现出更大的递减传导特性，HA 间期随心室刺激延长越多，SVT 越可能是 AVNRT。如果 SVT 通过旁路顺传，以类似于心动过速的周长偶联间期进行心室起搏或 VES 诱发 SVT，其 HA 间期应与 SVT 发作时的 HA 间期相同。

心动过速的特征

逆向型 AVRT

最早心室激动位点　对于房束旁路、结束旁路和长的递减传导房室旁路，最早的心室激动发生在右心室心尖部或其附近。而对于结室旁路和短的递减传导房室旁路，最早的心室激动发生在三尖瓣环附近。

VH 间期　对于房束旁路和结束旁路，VH 间期较短 [（16±5）ms]，明显短于无预激时的 HV 间期，也短于心室起搏时的 VH 间期，因为旁路插入右束支；因此希氏束和心室在逆向型 AVRT 时为平行激动，但在心室起搏时为顺序激动。传导至右束支远端的时间很短 [V-RB =（3±5）ms]。对于长的递减传导房室旁路，VH 间期很短 [（37±9）ms]，但长于房束旁路，因为心室和希氏束为顺序激动，而不是平行激动。在此情况下，VH 间期近似于 HV 间期减去希氏束电位的持续时间，因为旁路插入点靠近右束支且希氏束电位为逆行激动。

存在长的递减传导房室旁路时，心室激动到右束支远端的传导时间 [V-RB =（25±6）ms] 长于房束旁路传导时间。在有结束旁路或短的递减传导房室旁路参与的逆向型 AVRT 时，可观察到 VH 间期中等长度，希氏束电位位于 QRS 波内。AVRT 期间的 VH 间期长于无预激时及右心室心尖起搏时的 VH 间期，延长时间等于从右心室基底部旁路心室插入部位激动传导到右束支远端的时间。逆向型 AVRT 发生逆向右束支传导阻滞（RBBB）时，VH 间期较长（希氏束电位在 QRS 波后，VH 间期长于无预激时的 HV 间期）。RB 逆向阻滞导致冲动沿 RB 远端（当房束旁路存在时）或右心室前传，随后穿过室间隔，经左束支（LB）逆行传导进入希氏束和 AVN。这导致逆向型 AVRT 具有大折返环，包括 LB 逆传以及房束旁路、长的递减传导旁路或短的递减传导房室旁路的顺传。

房室关系　对于房束旁路、长的递减传导房室旁路、短的递减传导房室旁路，由于右心房和右心室的部分都是折返环的关键部位，故 1∶1 房室关系是维持逆向型 AVRT 的先决条件。由于旁路的递减传导特性，AV 间期通常超过 150 ms。然而在结束旁路和结室旁路，心房既不是折返环的必需部分也不参与折返环，

故可出现室房传导阻滞或房室分离（尽管很少），但其不影响 SVT。

对药物的反应　这些 SVT 对药物非常敏感，用腺苷、钙通道阻滞剂、β 受体阻滞剂均可终止。

TCL 的变化　逆向型 AVRT 使用房束旁路或长房室旁路作为折返环的前传支时，其频率的改变可继发于室房传导时间的改变，包括逆传 RBBB 或逆传从 AVN 快径转变为 AVN 慢径。TCL 的延长在前一种情况下反映 VH 间期的延长，而在后一种情况下反映 HA 间期延长。此外，经 HB-AVN 轴的室房传导变为经第二个旁路的室房传导也可以改变 TCL。此时，TCL 的变化将取决于第二个旁路在心室插入的位置和其传导特性。因此，TCL 可以缩短或延长。在这种情况下，V-RB 和 VH 间期将取决于 RB-HB-AVN 轴中阻滞发生的位置[8]。

对 RBBB 的反应　在逆向型 AVRT 时发生 RBBB（如继发于导管引起的机械创伤或 VES）可增大折返环，因为脉冲不能通过右束支到达希氏束，它必须经过间隔并经左束支逆传。这会导致 VA 间期延长和下一次心房激动的时间延迟，并因此导致 TCL 的延长。VA 间期延长是由于 VH 间期延长，而 HA 间期保持不变[9]。

心动过速期间的诊断操作

心动过速时的心房程序性刺激

重整　为了证明存在旁路且旁路参与了 SVT，当心房的房室交界区处于不应期时，于右心房侧壁（靠近旁路）发放一个晚发的 AES，AES 没有侵入 AVN。这种操作类似于在顺向型 AVRT 期间于希氏束不应期时发放 VES，如果这种 AES 可重整（提前或延迟）下一次心室激动的时间，则表明存在顺传的房室旁路或房束旁路，排除结室旁路和结束旁路。如果 AES 提前或延迟下一次心室激动的时间及提前或延迟的 QRS 波形态与 SVT 时相同，则证明房室旁路或房束旁路也参与 SVT 时的预激，并作为 SVT 环路的组成部分或作为旁观者（即预激伴 AVNRT）。另一方面，如果 AES 提前下一次心室激动和随后的心房激动时间，证明 SVT 是房室旁路或房束旁路参与的逆向型 AVRT，排除预激伴 AVNRT（图 19.5）。通过这种 AES 提前心室和心房激动需要旁路顺传，然后通过 AVN 逆传，这可发生在逆向型 AVRT 但不会发生在 AVNRT 中，因为在 AVNRT 的情况下，当提前的室性搏动逆向侵入希浦系统时，希氏束因前传激动而处于不应期，因而提前出现的室性激动不能侵入 HPS-AVN，并影响随后心房激动的时间[9]。

拖带　通过略短于心动过速周长的心房起搏周长拖带 SVT 时，出现固定的短 VH 间期提示逆向型 AVRT 但不能排除 AVNRT。心房起搏可在 AVN 中产生顺向阻滞伴或不伴旁路阻滞，故通常可以终止 SVT。短配对间期 AES 可以产生旁路阻滞，终止

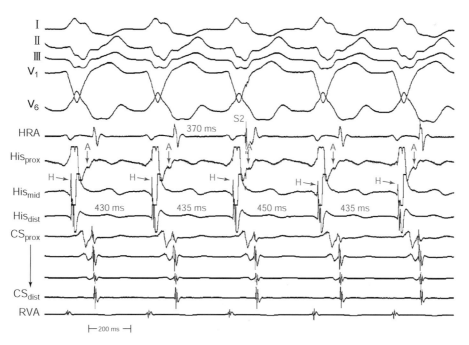

图 19.5　**经房束旁路的逆向型 AVRT 期间行心房期外刺激（AES）**。当房室交界区心房处于不应期（AES 未能影响希氏束近端和冠状窦电极近端记录的心房激动时间）时，从右心房（RA）发出的晚期配对的 AES（S2）可导致下一个 QRS 波的延迟激动以及后续心房激动的延迟，这证实了逆向型 AVRT 的诊断，并排除了预激合并房室结折返性心动过速和室性心动过速。CS$_{dist}$，冠状窦远端；CS$_{prox}$，冠状窦近端；HIS$_{dist}$，希氏束远端；His$_{prox}$，希氏束近端；HRA，高位右心房；RVA，右心室心尖部

SVT（逆向型 AVRT）或转为具有相同周长和相同 HA 间期的窄 QRS 波 SVT（预激伴 AVNRT）。

心动过速时的心室程序性刺激 在 SVT 期间发放 VES 导致 RBBB 具有诊断价值。在 AVNRT 时，RBBB 不会改变下一次心房激动的时间，因为心室和 HPS 不是 AVNRT 折返环的一部分。相反，在逆向型 AVRT 时，右束支的逆向阻滞增大折返环，因此延长 VH 和 VA 间期以及 TCL。

心室起搏通常可以终止 SVT，是由旁路的逆向侵入和隐匿性传导所致，导致冲动在通过 AVN 传导至心房后发生旁路顺传阻滞。

鉴别诊断

SVT 时行程序性刺激的目的是评估心房起搏时和 SVT 时希氏束电位、QRS 波和 VH 间期之间的关系以及区分不同类型的非典型旁路（框 19.1 和图 19.6）。此外，排除其他旁路是必要的，尤其是在心室递增起搏时存在快速和固定的 VA 间期时。此外，鉴别通过旁路顺传的逆向型 AVRT 和预激伴 AVNRT（旁路是旁观者）十分重要（框 19.2）[10]。

标测

典型房室旁路的标测原理是寻找经旁路逆传时最早的心房激动位点和在旁路顺传时最早的心室激动点。由于非典型旁路的特殊走行和传导特性，此方法在很大程度上不适用，因此需要采用不同的方法。

房束旁路或长的递减传导房室旁路在心内走行较长且为远端插入，它们在心室肌上的分布呈广泛的树枝状结构，直径达 0.5～2 cm，故标测其心室插入点很困难。导管操作损伤可导致非典型旁路一过性传导中断，

框 19.1 不同类型非典型旁路的区别

预激 QRS 波形态：
- 房束旁路：QRS 波相对较窄［(133±10) ms］，且伴典型 LBBB 形态
- 长的递减传导房室旁路：相比于房束旁路，QRS 波较宽［(166±26) ms］，LBBB 形态不典型（V₁ 导联 R 波初始宽）
- 结束旁路：与房束旁路预激 QRS 波形态相同
- 结室旁路：QRS 波明显更宽，LBBB 形态较房束旁路或长的递减传导旁路更不典型
- 短的递减传导房室旁路：QRS 波显著增宽，LBBB 形态较房束旁路或长的递减传导房室旁路更不典型

最早的心室激动部位
- 房束旁路：最早的心室激动发生在右心室心尖部或附近
- 长的递减传导房室旁路：最早的心室激活发生在右心室心尖部或附近
- 结束旁路：最早的心室激动发生在右心室心尖部或附近
- 结室旁路：最早的心室激动邻近三尖瓣环
- 短的递减传导房室旁路：最早的心室激活邻近三尖瓣环

心房刺激部位的影响
- 房束旁路：当心房刺激接近心房插入部位时预激程度增加
- 长的递减传导房室旁路：当心房刺激接近心房插入部位时预激程度增加
- 结束旁路：预激程度不受心房刺激部位的影响
- 结室旁路：预激程度不受心房刺激部位的影响
- 短的递减传导房室旁路：当心房刺激接近心房插入部位时预激度增加

逆向型 AVRT 期间在房室交界处，心房侧处于不应期时于右心室侧壁发放 AES
- 房束旁路：AES 可以提前或延迟下一个心室激动

- 长的递减传导房室旁路：AES 可以提前或延迟下一个心室激动
- 结束旁路：AES 无法提前下一个心室激动
- 结室旁路：AES 无法提前下一个心室激动
- 短的递减传导房室旁路：AES 可以提前或延迟下一个心室激动

最大预激或逆向型 AVRT 时的 VH 间期
- 房束旁路：VH 间期短［VH =（16±5）ms，V-RB =（3±5）ms；VH 间期＜ HV 间期且 VH 间期＜右心室起搏时的 VH 间期］
- 长的递减传导房室旁路：VH 间期短但较房束旁路长［VH =（37±9）ms，V-RB =（25±6）ms］
- 结束旁路：与房束旁路相似，VH 间期较短
- 结室旁路：VH 间期中等（希氏束电位在 QRS 波中，VH 间期≥ HV 间期；VH 间期＞ HV 间期且 VH 间期＞右心室起搏时 VH 间期）
- 短的递减传导房室旁路：VH 间期中等，同结室旁路
- 逆向型 AVRT 时出现逆行 RBBB：VH 间期较长（希氏束电位在 QRS 波之后，VH 间期＞ HV 间期）

存在 VA 阻滞或 AV 分离
- SVT 期间 VA 阻滞或 AV 解离可排除房束旁路、短的递减传导房室旁路、长的递减传导房室旁路，但不能排除结束旁路和结室旁路

腺苷的作用
- 腺苷可在大多数非典型旁路中产生传导延迟（短的递减传导房室旁路除外）
- 当腺苷减缓 AVN 传导而不影响旁路时，所有类型的旁路都可观察到预激程度的增加，除束室旁路（预激程度和 HV 间期不变）

AES，心房期外刺激；AV，房室；AVN，房室结；AVRT，房室折返性心动过速；HV，希氏束-心室；LBBB，左束支传导阻滞；RBBB，右束支传导阻滞；SVT，室上性心动过速；VA，室房；VH，心室-希氏束；V-RB，心室-右束支

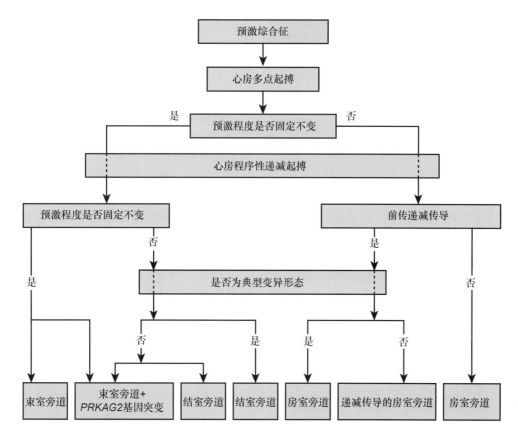

图 19.6　不同预激旁路的诊断流程。AF，房束；AV，房室；BT，旁路；FV，束室；NF，结束；NV，结室（引自 Ali H，Sorgente A，Lupo P，et al. Nodo- and fasciculoventricular pathways：electrophysiological features and a proposed diagnostic algorithm for preexcitation variants. Heart Rhythm. 2015；12：1677-1682.）

使心室标测难度进一步加大。

由于大多数非典型旁路仅有顺传功能，心房插入点的标测具有挑战性，但可以通过以下方法进行：①通过不同心房部位的刺激进行 P-δ 间期标测；②在三尖瓣环处记录旁路电位；③逆向型 AVRT 时给予右心室 AES[4]。

仔细标测三尖瓣环和右心室前游离壁通常可记录到离散的旁路电位，其形态与房室交界区记录到的希氏束电位相似。心房起搏、AES 和腺苷产生旁路电位近端的传导延迟，旁路电位至 QRS 波（BT-V）间期不变，更快的心房起搏可在旁路电位近端产生文氏阻滞。

心房插入点标测

标测最短心房刺激至 δ 波（S-V）间期　标测导管沿着三尖瓣环的心房侧从一个部位推进到另一个部位，同时从其头端远端起搏。随着逐渐接近旁路心房插入点，S-V 间期逐渐减小，随着其远离而增加。因此，S-V 间期最短的心房起搏点是最接近旁路心房插入点的部位。需注意的是必须在恒定的 PCL 下进行不同部位的起搏，以避免速率依赖的传导减慢而导致

S-V 间期的改变。

由于以下局限性，很少使用该方法：①必须保持标测起搏导管与三尖瓣环的恒定距离，以减少对进入心房组织所需时间的影响；②起搏期间的导管操作可导致心动过速的发生，必须终止心动过速才能继续标测；③如果由于导管接触不稳定而不能保持一致的起搏，则可能忽略最佳部位；④这种方法不适用于无休止性心动过速或存在心房颤动的情况下。

室上性心动过速时的 AES 标测　旁路心房插入点靠近预激伴心动过速时以最长配对间期 AES 能使下一个心室激动提前的部位，或给予固定配对间期 AES 时，旁路心房插入点靠近使下一个心室激动提前最早的部位。

由于以下局限性，很少使用该方法：①耗时；②如果 SVT 难以诱发、不持续或不规则（AV 间期的自发性改变会干扰评估）时，则不能使用；③必须保持标测导管与三尖瓣环的恒定距离，以减少对进入心房组织所需时间的影响；④如果由于导管接触不稳定而不能保持一致的起搏，则会忽略最佳部位。

框 19.2　非典型旁路参与的逆向型 AVRT 和预激伴 AVNRT 的鉴别

SVT 诱发

- 可通过与心动过速相似周长的心室起搏诱发 SVT，或者给予配对期间与 SVT 时 H-H 间期类似且先于希氏束电位的 VES；心室刺激后的 HA 间期与 SVT 时的 HA 间期进行比较：
- HA$_{VES}$ > HA$_{SVT}$ 诊断 AVNRT，排除逆向型 AVRT
- HA$_{VES}$ ≤ HA$_{SVT}$ 诊断逆向型 AVRT，排除 AVNRT

SVT 的特点

- HV 间期为正值或 VH 间期 ≤ 10 ms（特别是当 HA 间期 ≤ 50 ms 时）提示 AVNRT
- 在期外刺激、药物、导管操作或消融损伤等引起旁路发生顺向阻滞时，SVT 仍以相同的心动过速周长持续，支持 AVNRT 诊断，排除逆向型 AVRT
- 由机械损伤或 VES 导致短暂的 RBBB 伴 SVT 终止或 VA 间期、VH 间期、心动过速周长延长，支持逆向型 AVRT 诊断，排除 AVNRT

房室交界区不应期时 RA 发放 AES

- 如果 AES 使心室激动和随后的心房激动提前，则证明 SVT 是通过房室旁路或房束旁路逆行传导的逆向型 AVRT，排除预激伴 AVNRT

心房起搏拖带 SVT

- 在心房起搏拖带 SVT 期间出现固定的短 VH 间期，更支持逆向型 AVRT，但不排除 AVNRT

NSR 下 RV 心尖部起搏

- 以心动过速周长在 RV 心尖部进行起搏，起搏下的 HA 间期与 SVT 时的 HA 间期进行比较：
- HA$_{SVT}$ < HA$_{起搏}$ 诊断 AVNRT，排除逆向型 AVRT
- HA$_{SVT}$ ≥ HA$_{起搏}$ 诊断逆向型 AVRT，排除 AVNRT

AES，心房期外刺激；AVNRT，房室结折返性心动过速；HA，希氏束-心房；HV，希氏速-心室；NSR，正常窦性心律；RA，右心房；RBBB，右束支传导阻滞；RV，右心室；SVT，室上性心动过速；VA，室房；VES，心室期外刺激；VH，心室-希氏束

心室插入点的标测

远端束支插入点的标测（房束旁路）　沿右心室壁向心尖部仔细标测，可通过旁路顺传时最早的心室激动部位定位房束旁路的远端插入点（图 19.7）。这一点通常记录到右束支远端电位。该方法可用于在持续预激时所有节律下标测（如心房起搏、心房颤动和预激伴 SVT）。然而，寻找远端插入点不太精确，因为远端右束支记录可能较局限，而不能反映全部房束纤维插入。追踪房束旁路从三尖瓣环到其插入右束支的走行最为有用。此外，右束支远端部位的消融没有任何优势，除非在该位置导管稳定性优于三尖瓣环处。如果右束支被消融而不是旁路将导致 RBBB，这

不仅不能消除旁路功能，而且还可以通过增大折返环来促进 SVT 的诱发和维持。这可能是心房颤动时唯一可用的方法，因为此时瓣环旁路电位不易与心房颤动信号区分开来[4]。

远端心室插入点的标测（缓慢传导的房室旁路）　与典型的快速传导的房室旁路的标测方法相同，即寻找单极或双极电极记录到最早心室电图的部位。但有证据表明在一些患者中，远端插入点存在不同程度的树枝状结构，该特征使得心室插入点不被作为消融靶点，因为可能需要消融相对更大的心室肌才能有效。

旁路电位标测

在三尖瓣环处直接记录旁路电位是定位非典型旁路最精确和优选的方法。标测可在预激的情况下（通常在右心室起搏或预激伴 SVT 时）进行。在三尖瓣环可记录到低振幅、高频率的旁路电位（Mahaim 电位或 M 电位），其类似于希氏束电位（图 19.4 和图 19.8）。旁路电位仅可在瓣环及瓣下被记录到，在心房往往记录不成功。沿三尖瓣环在旁路心房插入点可记录到心房、旁路和心室电位。由于心室起始激动接近右心室心尖部，因此在此处记录的局部心室激动波较 QRS 波起始延迟。

然而，在高达 48% 的病例中沿三尖瓣环不能成功记录到旁路电位。此外，由于旁路电位振幅低，在心房颤动时很难观察到。且该技术存在产生机械性旁路阻滞的风险，但是这种方法比以前的方法更省时、更精确。

机械刺激位点的标测

预激消失

非典型旁路对机械损伤特别敏感，并且在旁路标测期间沿三尖瓣环的导管操作可导致旁路功能的丧失，即使是来自导管头端的轻微压力。房束旁路更容易发生机械诱导的阻滞，可能表明这些旁路由较细的心肌纤维组成或更接近心内膜。当在心房起搏或预激伴 SVT 期间进行标测时，旁路的损伤可能导致预激突然消失或 SVT 终止。这种现象可以用于精确定位旁路（"碰撞标测"）。传导阻滞通常在仍然可记录到旁路电位的情况下发生，激动自旁路传导心室过程中被中断，阻滞通常持续数个搏动到数分钟，但也可持续数小时，之后恢复预激。这种方法可用于所有持续性预激心律（心房起搏、心房颤动、逆向型 AVRT）。然而，如果其发生在逆向型 AVRT 时，则心动过速的终止可导致导管移位并无法确切定位旁路。此外，当导管移动经过该区域时，可发生旁路传导的中断，并

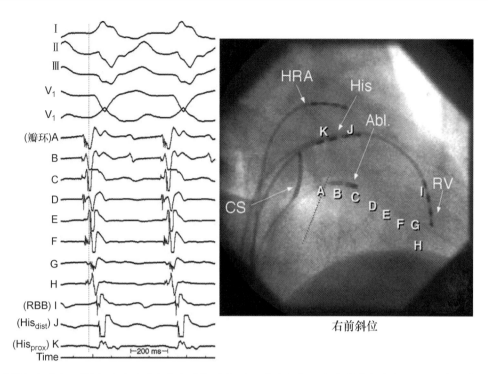

图 19.7 房束旁路的解剖走行。 图中显示通过房束旁路的逆向型心动过速的两个波形（虚线表示 QRS 波起始）。描记电图线的字母对应于右侧透视图像中所示导管的位置。Abl，消融导管；CS，冠状窦；His$_{dist}$，希氏束远端；His$_{prox}$，希氏束近端；HRA，高位右心房；RBB，右束支；RV，右心室

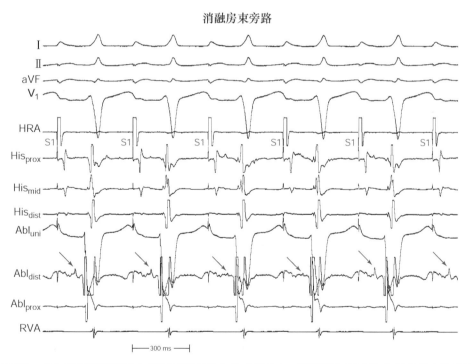

图 19.8 消融房束旁路。 在心房起搏下消融电极记录到离散电位（箭头），在预激的 QRS 波之后出现小的希氏束电位，该点消融 2 s 后消除旁路。Abl$_{dist}$，消融导管远端；Abl$_{prox}$，消融导管近端；His$_{dist}$，希氏束远端；His$_{prox}$，希氏束近端；HRA，高位右心房；RVA，右心室心尖部

且导管停止的位置可能与旁路功能丧失发生的位置不同，在这种情况下，靶点无法被重新定位直到旁路传导恢复。

在导管压力导致预激消失的位置给予射频能量可以成功消除旁路的传导。然而，由于导管位置可能已经改变，故最好等待预激恢复再发放能量。电解剖标

测系统可以帮助标记感兴趣位点，如果已标记消融靶点，其有助于消融导管重新精确定位到这些部位。

腺苷对心房和旁路组织具有超极化作用，可以使因机械损伤或部分消融而损伤的旁路暂时恢复传导，这有助于在腺苷发挥作用期间间断标测，但可能需要重复给药[11]。

消融

消融靶点

对于房束旁路和长的房室旁路，在三尖瓣环直接记录旁路电位是定位旁路最精确和优选的方法，并可作为消融靶点（图 19.8）。可沿三尖瓣环在旁路心房插入点附近识别三组分电图，其包括心房、旁路（M）电位和心室组分。由于心室激动起始靠近右心室心尖部，局部 AV 间期通常长于体表 VA 间期，因此在瓣环上记录到旁路电位的局部心室激动较 QRS 波起始晚。约 2/3 的病例沿三尖瓣环外侧、后外侧和前外侧可以记录到特定的旁路电位。

当沿三尖瓣环记录不到旁路电位时，消融房束旁路的近端（心房）或远端（心室）插入点可作为替代方案。然而，这些方法复杂且较难成功；它们通常需要进行耗时的标测，并需要消融更多区域。有证据表明在一些患者中远端插入点存在不同程度的树枝状结构，可能需要消融相对大量的心室肌才有效，所以旁路心室插入点的消融不优于针对心房插入点消融。此外，心室插入点的消融通常（57%）与 RBBB 的发生相关。右束支消融有致心律失常作用，可促进 SVT 的诱发或引起无休止性心动过速，但只要旁路本身也被成功消融，这就不是问题[4]。

有报道显示导管消融 AVN 快径（作为逆向型 AVRT 的逆传途径）可作为治疗选择。然而，这与完全性房室传导阻滞高风险有关，故不推荐[12]。

消融技术

一旦确定了合适的消融靶点，就可以在正常窦性心律、心房起搏或逆向型 AVRT 时应用射频消融。首选在心房起搏下进行来确保足够明显的预激（与在正常窦性心律下不同），以便评估消融的效果并且在消除预激后（与逆向型 AVRT 不同）节律保持不变以防止导管移位[4]。

使用长的预成型或可操纵鞘管有助于实现沿三尖瓣环的导管定位良好和稳定性，常用的射频设置包括最大功率 50 W 和最高温度 55℃～60℃，消除旁路功能（预激消失）后持续 30～60 s。射频能量释放时，经常可观察到加速的预激心律，这种所谓的 Mahaim

自主性心动过速类似于在 AVN 消融期间观察到的加速性交界性心律，可能继发于加热导致旁路中结样组织出现的自发反应。在射频消融期间出现加速的自主性节律被认为是成功消融的标志，不应该被误认为是定位不准确，这种节律终止后需要持续放电足够长时间。与房束旁路相比，在短的递减传导房室旁路射频消融期间较少观察到热诱导的自主性节律（50% vs. 91%）。

最近的一份报告显示，冷冻消融术可以有效地替代射频消融用于治疗儿童房束旁路[13]。

消融终点

除心动过速不可诱发外，旁路功能完全丧失也是一个重要的终点。旁路阻滞需要通过心房起搏和 AES 的预激消失，以及不能诱发 AVRT 来确认。心房刺激需要在消融前产生预激的相同位点和频率下进行。

预后

房束旁路急性消融成功率为 68%～90%，远期复发率为 10%～15%[12]。

结束旁路和结室旁路

结束旁路或结室旁路起自正常 AVN，并插入希氏束旁区域或右束支附近的心室肌。结束旁路和结室旁路最主要的是其在心房以下的特征。与其他非典型旁路不同，结束旁路或结室旁路可以表现出仅有顺传、双向传导或仅有逆传（隐匿性）（框 19.1 和图 19.6）[14]。

结束旁路和结室旁路相关的心动过速

结束旁路或结室旁路可作为顺向型 AVRT（"结束折返性心动过速"）的逆传支。但是，只有罕见的报道表明这些旁路作为逆向型 AVRT 的前传支，除非另一个房室旁路（而不是希氏束）作为逆传支[15]。

心电图特征

结束旁路或结室旁路通常可出现最小的预激波。在结束旁路介导的心室预激期间，QRS 波相对较窄 [（133±10）ms]，其具有典型的 LBBB 形态，QRS 波电轴在 0～75° 之间，胸导联 R/S 移行在 V₄ 导联或更后，类似于房束旁路。通常可观察到 I 导联单相 R 波，V₁ 导联 rS 波。与结束旁路相比，结室旁路 QRS 波更宽并且 LBBB 图形不典型[7]。

电生理检查

窦性心律下的基线观察

结束旁路或结室旁路并非完全是结下传导路径，它们可直接连接 AVN 中具有递减传导特性的部分。因此，心房脉冲必须通过 AVN 的近端部分传导成为旁路递减传导的基础，并使其产生具有类似于 "AVN 样" 对异丙肾上腺素和腺苷的效应。因此，在正常窦性心律下通常只有极小的预激波。另外，逐渐缩短 PCL 或 AES 配对间期的心房刺激可导致心房刺激 -δ（S-δ）间期的逐渐延长。因此，预激程度可发生改变且 HV 间期减小甚至降低到负值。这种现象需要 AH 间期显著延长，即将结束旁路 / 结室旁路前传与 AVN 远端下传区分开，通常会导致融合和预激的成分改变。旁路越接近 AVN 近端，该特征越明显，反之亦然[16]。

结束旁路和结室旁路的预激程度不受心房刺激部位的影响（类似于束室旁路）。相反，心房刺激越接近房室旁路或房束旁路的心房插入点，预激越显著。

出现预激伴交界性搏动（如 AVN 慢径消融时）可排除房室旁路和房束旁路，并且支持诊断束室旁路或结束旁路及结室旁路。相反，在结束旁路或结室旁路的情况下，源自希氏束近端的交界性节律可使 HV 间期、QRS 波形态正常化，但在束室旁路中仍保持相同的预激程度。

心动过速特征

结束旁路或结室旁路介导的顺向型 AVRT 时，心房和心室激动均由正常的 AVN-HPS 介导。由于 AVN-HPS 形成心动过速环路的前传支，故 QRS 波很窄。此外，逆行激动最初由旁路介导，然后旁路插入 AVN 内，并且折返环的上转折点是心房下部，心动过速波前必须逆行通过 AVN 上部才能使心房激动发生。因此，最早的心房激动发生在 AVN 快径（或慢径）的插入点。

对于结束旁路和结室旁路，心房既不是折返环的一部分也不是折返环路所必需，且可以存在室房传导阻滞或房室分离而不影响 SVT。这与房室旁路或房束旁路介导的 AVRT 不同，其 1 : 1 房室关系对于维持心动过速至关重要。

心动过速时的诊断

结束折返性心动过速与通过房室旁路逆传的顺向型 AVRT 有许多类似特征，可利用相似的方法来识别逆传旁路的存在及其参与折返环路（框 18.3 和框 18.4）。但二者也存在一些差异，这有助于识别结束旁路或结室旁路的存在（框 19.3）。最重要的是，结

> **框 19.3　结束折返性心动过速与经房室旁路介导的顺向型 AVRT 的鉴别**
>
> **NSR 期间的诊断**
> - 心房刺激时，随着 PCL 或 AES 配对间期逐渐缩短，心房刺激 -δ（S-δ）间期逐渐延长，符合结束旁路、结室旁路
> - 房室旁路在靠近心房插入点进行心房刺激时，预激程度更加显著，而结束旁路和结室旁路的心室预激程度不受心房刺激部位的影响
> - 出现预激伴交界性心搏可排除房室旁路，支持诊断束室旁路或结束旁路或结室旁路
>
> **SVT 期间的诊断**
> - SVT 期间的 VA 阻滞或 AV 分离提示结束旁路和结室旁路，排除房室旁路
> - 心房起搏期间心房与心动过速分离提示结束旁路和结室旁路，排除房室旁路
> - ΔAH 间期（AH$_{起搏}$ － AH$_{SVT}$）> 40 ms 考虑结束折返性心动过速
> - 希氏束旁起搏时 AVN/AVN 反应模式支持结束旁路
> - RV 心尖部起搏时显性心室融合波支持结室旁路和房室旁路，排除结束旁路

AES，心房期外刺激；AH，心房-希氏束；AV，房室；AVN，房室结；AVRT，房室折返性心动过速；HA，希氏束-心房；NSR，正常窦性心律；PCL，起搏周长；RV，右心室；SVT，室上性心动过速

束折返性心动过速的折返环完全不需要心房参与，因此可以通过起搏操作使心房与心动过速环路分离。此外，由于结束折返性心动过速期间心房和希氏束平行激活（因为心动过速折返环不需要心房参与），心动过速期间的 AH 间期短于心房起搏期间的 AH 间期。相比之下，经房室旁路介导的顺向型 AVRT 时的 AH 间期近似于心房起搏时的 AH 间期，两种情况下心房和希氏束均为顺序激动。因此，AVNRT 时，在结束折返性心动过速的 ΔAH 间期（AH$_{起搏}$ － AH$_{SVT}$）可以 > 40 ms，但是经房室旁路介导的顺向型 AVRT 为 < 40 ms。ΔAH 间期特别有助于区分结束折返性心动过速与 PJRT。而且，在希氏束旁起搏下结束旁路可显示 AVN/AVN 反应模式，尤其是当它起源于右束支的近端时。在这种情况下，直接 HB-RB 夺获时的 SA 间期短于单纯心肌夺获再逆传激动右束支的 SA 间期[17]。

值得注意的是，对于顺向型 AVRT，缓慢递减传导旁路会影响起搏后间期（PPI）－ TCL、ΔVA 和 ΔHA 的敏感性，尽管这些标准特异性仍很高。在区分顺向型 AVRT（PJRT 和结束折返性心动过速）与非典型 AVNRT 时，长 PPI 较常见且（PPI － TCL）< 125 ms 优于临界值为 115 ms。在最近的一份报告中，（PPI － TCL）< 115 ms，校正（PPI － TCL）< 110 ms，ΔVA

< 85 ms，ΔHA < 0 ms 中任一标准阳性可诊断顺向型 AVRT，尽管存在冲突的可能性占 50%[17]。

在希氏束不应期发放 VES 重整 SVT 可以帮助识别结束旁路或结室旁路。这种 VES 在缓慢或递减性传导旁路介导 SVT 中可引起下一次心房激活的延迟并不少见，这证实了顺向型 AVRT（类似于 PJRT）的诊断。延迟程度取决于与旁路传导延迟程度相比，VES 的相对提前程度[17-18]。

结室旁路介导的 AVRT 时，右心室拖带可出现显性心室融合波。然而，在结束旁路时，由于心动过速折返环包含在特定的传导系统中，因此可能无法出现显性心室融合波[17]。

标测

已有报道表明可在间隔中部标测旁路电位，但是明显的旁路电位通常难以与右束支电位区分开。此外还可以使用 VES 或心室拖带来标测旁路远端插入点。顺向型心动过速发作时给予单次 VES(固定配对间期) 测得最大程度提前的希氏束电位或使用最短 PPI（隐匿型拖带时）出现最短 VH 间期的刺激部位为旁路远端插入部位。

消融

对于结束旁路和结室旁路，消融靶点为记录到旁路电位的部位，或者旁路远端插入点。初始消融靶点通常位于 CS 开口和三尖瓣环之间的 AVN 慢径区域，可能需要在 CS 底部、间隔中部消融[14]。重要的是，射频消融结束旁路或结室旁路与房室传导阻滞的风险增加相关。冷冻消融在这些情况下的安全性显著较高。

束室旁路

一般情况

束室旁路是最少见的预激形式（占非典型旁路的 1.2% ～ 5.1%）。它们将希氏束连接到前间隔处的心室肌，通常情况下存在纤维鞘使得希氏束与邻近的心肌隔离，而此处可能是由于鞘存在间隙或无鞘。这些纤维不会引起任何折返性心动过速，并且这似乎只是一种心电图和电生理的异常。即使在心房颤动和心房扑动时，在旁路近端正常 AVN 处也不会出现快速心室反应（框 19.1 和图 19.6）。然而，重要的是区分束室旁路与上间隔旁房室旁路，以避免不必要的有创性电生理检查以及该旁路被错误消融而对 AVN-HB 的潜

在危害，因为这种预激形式不需要治疗[16]。

值得注意的是，已报道一种罕见的家族性束室旁路与 PRKAG2 基因突变有关 [PRKAG2 基因编码腺苷一磷酸（AMP）激活的蛋白激酶 γ-2 调节亚基]。这些患者晕厥、心脏停搏、心室肥大、房性心律失常、窦性心动过缓和完全性房室传导阻滞的发生率很高，因此，他们应该与无结构性心脏病的患者区别开来[16, 19]。

心电图特征

束室旁路患者在正常窦性心律时始终存在预激波。心电图预激波形类似典型的 WPW 波形，特别是上间隔旁房室旁路，额面电轴为 0° ～ 75°，且胸导联 R/S 移行区在 $V_2 ～ V_3$ 导联。束室旁路尽管存在预激波，但 PR 间期仍是正常的（图 19.9）。这与上间隔旁房室旁路相反，其旁路位置与窦房结相对更近，导致 WPW 波形伴 PR 间期显著缩短。

由束室旁路导致的预激在 V_1 导联具有以下心电图特点：① PR 间期 > 110 ms；② R 波宽度 < 35 ms；③ S 波幅度 < 20 mm；④ 平直或负向 δ 波；⑤ S 波下降支有切迹（图 19.9）。

电生理检查

窦性心律时的基线观察

束室旁路在正常窦性心律时存在预激波，且具有正常的 AH 间期和短而固定的正向 HV 间期（通常 > 10 ms）。最早的心室激动发生在希氏束区（框 19.4）。

交界性心律伴预激可以排除房室旁路和房束旁路，支持束室旁路的诊断。这些交界性搏动可能是自发性的，也可能是由输注异丙肾上腺素、慢径射频消融、短阵快速心房起搏后的停搏或应用腺苷引起。这些心搏与正常窦性心律下具有相同的预激程度和 HV 间期（图 19.10），即使其伴室房逆传阻滞且无心房除

框 19.4　束室旁路的特征

- NSR 下存在预激，PR 间期正常，$V_2 ～ V_3$ 导联为移行区
- 最早的心室激动发生在希氏束区域
- 预激的程度不受心房刺激部位的影响
- 心房递增起搏导致 P-δ 间期逐渐延长，但预激程度不受起搏频率的影响
- 希氏束起搏不会改变预激程度或 HV 间期
- 交界性搏动时（甚至在伴有逆向室房传导阻滞时）与 NSR 下预激程度和 HV 间期相等

HV，希氏束-心室；NSR，正常窦性心律

极。然而，束室旁路、结束旁路、结室旁路在房室交界区近端出现交界性搏动（如在 AVN 慢径射频消融时）可产生预激波。相反，起源于希氏束远端至束室旁路起始端之间的交界性搏动可引起 HV 间期和 QRS 波形态的正常化[16]。

心房程序性刺激

对于束室旁路，逐渐缩短起搏周长或 AES 配对间期可使 PR 间期和 AH 间期进行性、生理性延长，但具有固定的预激程度和持续正向的 HV 间期（通常 > 10 ms），以及希氏束和右束支电位之间的固定关系（图 19.11）。当 AVN 发生文氏阻滞时表现为预激程度不变伴有持续的短 HV 间期。当发生房室传导阻滞时预激波消失。

AES 可产生束室旁路阻滞，导致预激波突然消失，且 HV 间期延长至正常值（图 19.11）。心房多部位起搏对束室旁路的预激程度没有影响，类似于结束旁路或结室旁路。这种策略有助于鉴别房室旁路和房束旁路。

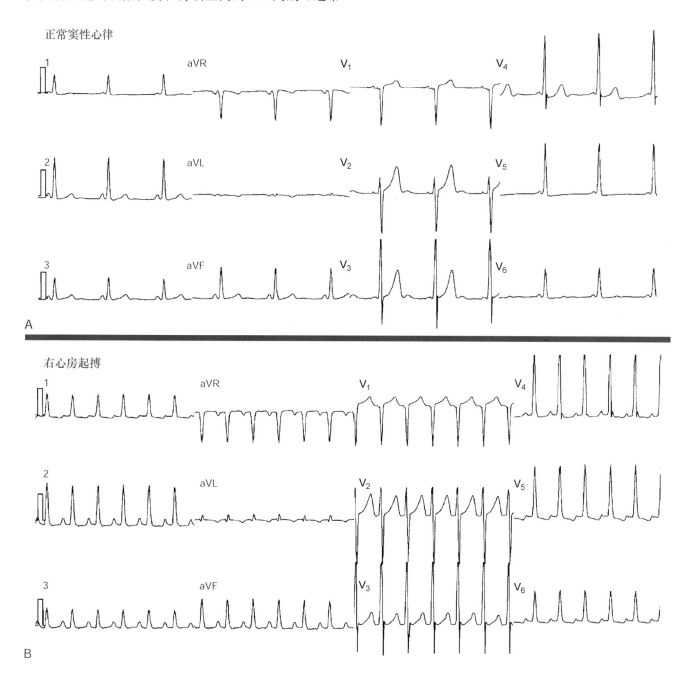

图 19.9　束室旁路的心电图特点。A. 正常窦性心律下体表心电图中束室旁路产生预激波。图中可见短 PR 间期和多个导联中 QRS 波上升支存在顿挫。**B.** 在 1：1 房室传导时以最短周长在右心房起搏的情况下，尽管房室结传导延迟（较长的 PR 间期），但与正常窦性心律相比，预激程度没有变化

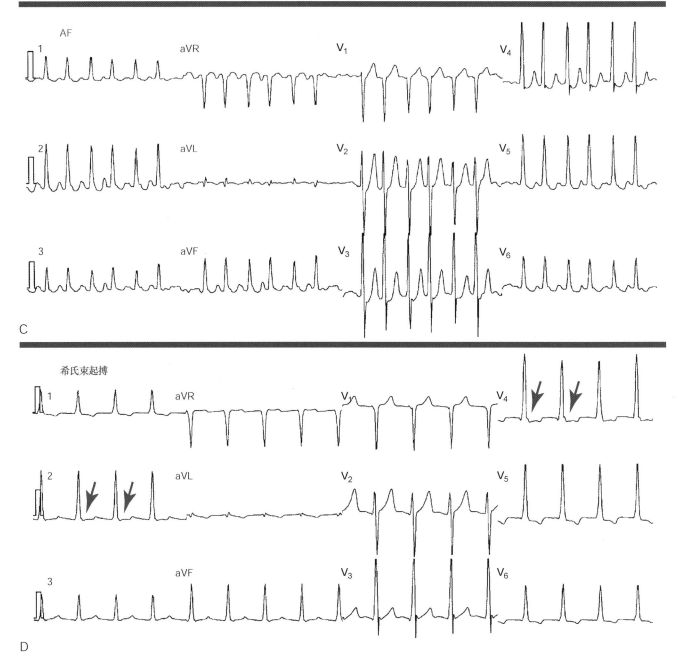

图 19.9（续） C. 与正常窦性心律时相比，心房颤动时预激程度没有变化，且与 R-R 间期无关。D. 同一患者希氏束起搏时的体表心电图。预激程度与正常窦性心律下有相同，可见逆行 P 波（箭头），使 QRS 波的末端变形

希氏束程序性刺激

希氏束起搏可使除束室旁路外的所有旁路 HV 间期恢复正常，并消除预激波。束室旁路在希氏束起搏时预激程度和短 HV 间期保持不变（图 19.10）[16]。

对药物的反应

应用腺苷减缓 AVN 传导时，只要腺苷不阻断旁路，除束室旁路的预激程度和 HV 间期保持不变外，其他所有类型旁路的预激程度均增加。

心房-希氏束旁路

一般情况

1938 年首次描述了静息心电图中 PR 间期缩短但 QRS 波正常的心悸患者，随后 Lown 及其同事在 1952 年对其进行进一步评估，后者报告了包括 13 500 个心电图的回顾性检查，并在 200 名受试者识别出短 PR 间期，其中大多数受试者 QRS 波正常（图 19.12）。研

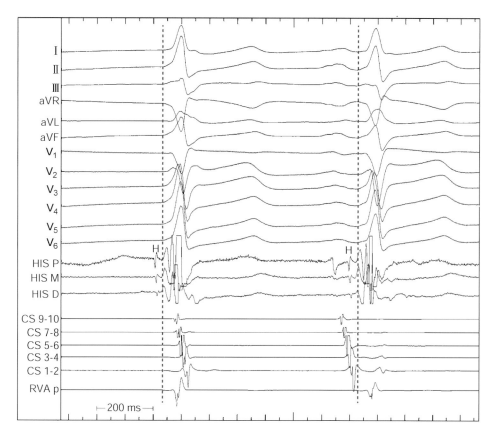

图 19.10　束室旁路。心内记录显示完整的 12 导联心电图，左侧显示交界性 QRS 波，右侧显示经房室传导的窦性 QRS 波。虚线表示 QRS 波起始。两种 QRS 波中存在相同程度的预激，提示束室旁路，希氏束（H）-心室间期较短（28 ms）。CS，冠状窦；RVA，右心室心尖部

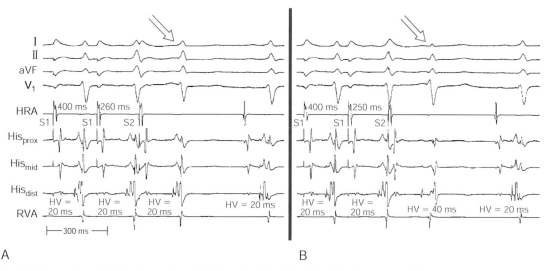

A   B

图 19.11　心房刺激对束室旁路的影响。**A**. 在正常窦性心律时存在最小的预激波，心房起搏期间和房性期前刺激之后也存在相同的预激，使 AH 间期延长，但希氏束-心室（HV）间期不变，仍然为 20 ms。这些特征与束室旁路一致。**B**. 更早的 AES 可导致束室旁路阻滞，产生窄 QRS 波和正常的 HV 间期（40 ms）。可见 AES 后 QRS 波形态的改变（箭头）。His$_{dist}$，希氏束远端；His$_{prox}$，希氏束近端；HRA，高位右心房；RVA，右心室心尖部

究者提出了一种"综合征"［"Lown-Ganong-Levine（LGL）综合征"］，其特征是短 PR 间期、窄 QRS 波和反复的阵发性 SVT。他们最初将这种综合征归因于 AVN 旁路的存在，但后续发现有多种原因可解释短 PR 间期。

虽然与 PR 间期正常的对照组相比，短 PR 间期

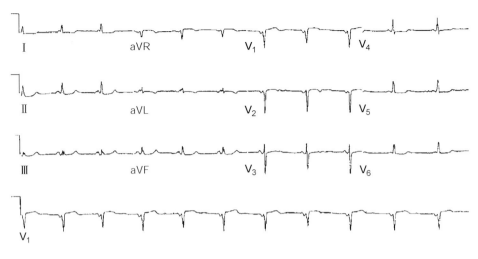

图 19.12 具有短 PR 间期且无预激的无症状性患者的体表心电图

患者的心悸发生率明显较高（17% vs. 0.5%），但大多数电生理学家认为 "LGL 综合征" 不是公认的综合征，它不是一种疾病而是一种心电图特点。它可能代表 AVN 传导特性的正常范围的一端。因此，使用术语 "LGL 综合征" 是不合适的，应该使用引起短 PR 间期的机制来命名。这一术语之所以持续使用很可能与 WPW 综合征这一术语开始使用有关。

短 PR 间期具有以下机制：① AVN 传导增强（可能通过特定的结内纤维），其被认为是大多数短 PR 间期的机制，继发于解剖上的小 AVN、交感神经张力增强或正常变异；②心房-希氏束旁路（罕见），心律失常表现为心房颤动或心房扑动伴有快速心室反应（表

19.1）；③不同的异位心房节律传入 AVN；④等律性房室分离，其中短 PR 间期不是由 P 波传导引起。

"增强的 AVN 传导" 被大致定义：①在正常窦性心律时 AVN 传导时间（AH 间期）< 60 ms；② PCL < 300 ms 时存在 1∶1 房室传导；③与正常窦性心律时相比，以 PCL = 300 ms 起搏时 AH 间期最大增量 ≤ 100 ms。

短 PR 间期的室上性心动过速

AVN 传导增强的患者

AVN 传导增强的患者出现 SVT 的机制与具有正

表 19.1 AVN 传导增强与心房-希氏束旁路的电生理学特征比较		
	AVN 传导增强	**心房-希氏束旁路**
窦性心律	• AH 间期较短（< 60 ms） • HV 间期正常	• AH 间期较短（< 60 ms） • HV 间期较短
心房程序性刺激	• 随着 PCL 及 AES 配对间期缩短，AH 间期延长 • AH 间期的延长增幅平滑、持续、缓慢 • 与窦性心律时测量的值相比，300 ms 心房起搏时，AH 间期最大增量 ≤ 100 ms • AH 间期最大值（在任何 PCL 下）≤ 200 ms • 心房 PCL < 300 ms 时维持 1∶1 AV 传导	• 随着 PCL 及 AES 配对间期缩短，AH 间期仍然很短，无延长或轻度延长 • 旁路阻滞伴 PR 和 AH 间期延长，HV 间期正常化
心室程序性刺激	• HA 间期通常较短，且短于相同 PCL 下的 AH 间期 • 随着心室 PCL 和 VES 配对间期逐渐缩短，HA 间期通常保持相对较短，几乎没有延长	• 这些患者的 VA 传导不可预测，VA 传导可能不存在，当存在时，它不如 AV 传导
对药物和生理学方法的反应	• β 受体阻滞剂、维拉帕米、地高辛、颈动脉窦按摩和迷走神经刺激可使 AH 间期延长	• 心房-希氏束旁路上的 AV 传导不受自主神经调节的影响 • ⅠA 类或ⅠC 类药物或胺碘酮可使旁路产生传导阻滞

AES，心房期外刺激；AH，心房-希氏束；AV，房室；AVN，房室结；HA，希氏束-心房；NSR，正常窦性心律；PCL，起搏周长；VA，室房；VES，心室期外刺激

常 PR 间期的患者（AVNRT 最常见，其次是顺向型 AVRT）无明显不同。短 PR 间期患者发生 AVNRT 的心动过速周长（TCL）与正常 PR 间期的患者无差异，因为与 PR 间期正常的患者相似，AVNRT 的 TCL 由 AVN 慢径决定。相比之下，顺向型 AVRT 患者的 TCL 往往明显短于 PR 间期正常的患者，这是因为顺向型 AVRT 环路由 AVN 快径顺传。事实上，在 TCL < 250 ms 的 SVT 中，应怀疑 AVN 传导增强和顺向型 AVRT。在这些患者中，SVT 期间束支传导阻滞很常见（为维持折返提供足够的房室传导延迟），导致宽 QRS 波心动过速[20]。

有心房-希氏束旁路的患者

这些患者主要表现为心房颤动和心房扑动伴有快速心室反应，且不会发展成以房室交界区作为一个传导支的折返性 SVT。心房颤动时的快速心室率取决于负责房室传导组织（即 AVN 或旁路）的不应期，而不取决于该组织的插入点。

电生理检查

窦性心律下的基线观察

AVN 传导增强的特征表现为 AH 间期短（< 60 ms）和 HV 间期正常。在极少数情况下，AVN 被心房-希氏束旁路完全绕过，HV 间期很短。在这些情况下，由于心房-希氏束旁路插入远端希氏束，近端希氏束和心室为平行激动（即近端希氏束逆行激动），所以短 HV 间期是人为造成的[20]。

心房程序性刺激

AVN 传导增强的患者　AH 间期随着心房 PCL 和 AES 配对间期的逐渐缩短而延长，AH 间期的延长增幅平滑、持续和缓慢，与正常窦性心律时的测量值相比，以周长为 300 ms 进行心房起搏时，AH 间期最大增加 ≤ 100 ms。最大 AH 间期（任何 PCL 时）很少超过 200 ms，并且 < 300 ms 的 PCL 通常维持 1 : 1 传导。

AH 间期反应具有 AVN 双径路生理学特征，初始 AH 间期小幅延长，随后在关键 PCL 或 AES 配对间期时 AH 间期显著跳跃，此时 PCL < 300 ms 并保持 1 : 1 传导。在这些患者中，最大 AH 间期可 > 200 ms，AH 间期延长最大可 > 100 ms。CS 心房起搏与更短的 AH 间期、更短的文氏周长和更短的 AVN 有效不应期相关，表明起搏优先传入 AVN[20]。

有心房-希氏束旁路的患者　逐渐缩短心房 PCL 和 AES 配对间期时 AH 间期无延长或有最低程度的延长。通常可通过抗心律失常药物或偶尔通过诱导心房颤动来实现旁路的阻滞，伴 PR 间期和 AH 间期同时增加及 HV 间期的正常化[21]。

心室程序性刺激

AVN 传导增强患者　这类患者 AVN 逆传非常迅速。在 PCL 相同时，HA 间期通常短于 AH 间期。逐渐缩短心室 PCL 和 VES 配对间期时 HA 间期仍然相对较短，几乎没有延长。通过各种起搏操作可排除隐匿性房室旁路介导的室房逆传（见第 18 章）。

心房-希氏束旁路患者　这类患者的室房传导无法预测，在许多情况下无室房传导，即使存在，也不如房室传导。

对药物和生理学方法的反应

AVN 传导增强的患者　β 受体阻滞剂、维拉帕米、地高辛、颈动脉窦按摩、迷走神经刺激可使 AH 间期延长。完全自主神经阻滞可导致 AH 间期和 AVN 功能性不应期的增加，但 AVN 有效不应期的变化极小，表明这些患者的交感神经张力占优势，而对于 AVN 传导正常的个体，迷走神经张力占主导地位。

有心房-希氏束旁路的患者　心房-旁氏束旁路的房室传导不受自主神经调节的影响。I A 类或 I C 类药物或胺碘酮可使旁路发生传导阻滞。传导阻滞与 AH 间期和 HV 间期突然显著延长至正常值相关。

参考文献

1. Bhatia A, Sra J, Akhtar M. Preexcitation syndromes. *Curr Probl Cardiol.* 2016;41:99–137.
2. Benditt DG, Lü F. Atriofascicular pathways: fuzzy nomenclature or merely wishful thinking? *J Cardiovasc Electrophysiol.* 2006;17:261–265.
3. Sternick EB, et al. The atrioventricular interval during pre-excited tachycardia: a simple way to distinguish between decrementally or rapidly conducting accessory pathways. *Heart Rhythm.* 2009;6: 1351–1358.
4. Kothari S, et al. Atriofascicular pathways: where to ablate? *Pacing Clin Electrophysiol.* 2006;29:1226–1233.
5. Sternick EB, et al. Short atrioventricular Mahaim fibers: observations on their clinical, electrocardiographic, and electrophysiologic profile. *J Cardiovasc Electrophysiol.* 2005;16:127–134.
6. Sternick EB, et al. Postablation-acquired short atrioventricular Mahaim-type fibers: observations on their clinical, electrocardiographic, and electrophysiologic profile. *Heart Rhythm.* 2012;9:850–858.
7. Sternick EB, et al. Electrocardiogram during tachycardia in patients with anterograde conduction over a Mahaim fiber: old criteria revisited. *Heart Rhythm.* 2004;1:406–413.
8. Sternick EB, et al. Effects of right bundle branch block on the antidromic circus movement tachycardia in patients with presumed atriofascicular pathways. *J Cardiovasc Electrophysiol.* 2006;17:256–260.
9. Asirvatham SJ, Stevenson WG. Wobble. *Circ Arrhythm Electrophysiol.* 2015;8:985–987.
10. Stevenson WG, Asirvatham SJ. Teaching rounds in cardiac electrophysiology. *Circ Arrhythm Electrophysiol.* 2010;3:563.

11. Lapage MJ, Walsh MJ, Reed JH, et al. Adenosine mapping for adenosine-dependent accessory pathway ablation. *Pacing Clin Electrophysiol.* 2014;37:610–615.

12. Mönnig G, et al. Predictors of long-term success after catheter ablation of atriofascicular accessory pathways. *Heart Rhythm.* 2012;9:704–708.

13. Ozturk E, et al. Electroanatomic mapping guided cryoablation of mahaim pathways in children with limited fluoroscopy exposure. *Pacing Clin Electrophysiol.* 2015;38:362–367.

14. Hoffmayer KS, et al. Variable clinical features and ablation of manifest nodofascicular/ventricular pathways. *Circ Arrhythm Electrophysiol.* 2015; 8:117–127.

15. Modi S, Foster W, Todd DM, et al. Postoperative wide complex tachycardia: an alternative hypothesis. *Heart Rhythm.* 2012;10: 305–307.

16. Ali H, et al. Nodo- and fasciculoventricular pathways: electrophysiological features and a proposed diagnostic algorithm for preexcitation variants. *Heart Rhythm.* 2015;12:1677–1682.

17. Ho RT, et al. Electrophysiological features differentiating the atypical atrioventricular node-dependent long RP supraventricular tachycardias. *Circ Arrhythm Electrophysiol.* 2013;6:597–605.

18. Katritsis DG, Josephson ME. Differential diagnosis of regular, narrow-QRS tachycardias. *Heart Rhythm.* 2015;12:1667–1676.

19. Katritsis DG. Wolff-Parkinson-White syndrome and antidromic atrioventricular reentrant tachycardia. *Europace.* 2013;15:779–780.

20. Scheinman M. Enhanced AV nodal conduction and Brechenmacher tracts. *Pacing Clin Electrophysiol.* 2013;36:135–136.

21. Brechenmacher CJ. Atrio-hisian fibers anatomy and electrophysiology. *Pacing Clin Electrophysiol.* 2013;36:137–141.

阵发性室上性心动过速

王泽峰 译 吴永全 校

目录

一种心动过速起源于"室上性"，意味着在希氏束（HB）分叉上方应有一个或多个心脏结构参与心动过速，包括心房肌、房室结（AVN）、HB 近端、冠状窦（CS）、肺静脉、腔静脉或除 HB 以外的所有异常房室（AV）连接［即旁路（BTs）］[1]。

窄 QRS 波室上性心动过速（supraventricular tachycardia，SVT，简称室上速）是指频率大于 100 次 / 分、QRS 波时限小于 120 ms 的心动过速。窄 QRS 波 SVT 包括窦性心动过速、不适当窦性心动过速、窦房结折返性心动过速、局灶性房性心动过速（AT）、多源性 AT、房颤（AF）、房扑（AFL）、交界性心动过速、房室结折返性心动过速（AVNRT）和房室折返性心动过速（AVRT）。这些心动过速中，有些仅需心房组织来启动和维持（窦性心动过速、AT、AF 和 AFL），有些需要房室结的参与（交界性心动过速、AVNRT 和 AVRT）。

阵发性室上性心动过速（PSVT）这一术语常用于特指间歇性的 SVT，而不是 AF、AFL 及多源性 AT，是一种以规律、快速、突发突止的心动过速为特征的临床综合征（图 20.1）。其主要病因包括 AVNRT（50% ～ 60%）、AVRT（30%）和 AT（接近 10%）。

流行病学及自然病史

阵发性 SVT 突发突止较为常见，在美国，普通人群的患病率为 2.29/1000，发病率为 36/100 000 人年。没有结构性心脏病的 PSVT 可以出现在任何年龄段，但通常在 12 ～ 30 岁初发。女性发生这种心律失常的风险是男性的 2 倍[1]。

一项接受射频消融治疗的有症状的 PSVT 患者的较大队列研究显示，AVNRT 是最常见的机制（56%）。其次是 AVRT（27%）和 AT（17%）。然而其发病机制明显受年龄和性别影响。大多数 AVRT 患者为男性（55%），而大多数 AVNRT 和 AT 患者为女性（分别为 70% 和 62%）。随着年龄的增长，AVRT 的发病率明显下降，AVNRT 和 AT 的发病率明显上升，而在 10 岁前 AVRT 是占主导的（图 20.2）。不同性别的患者均有此趋势，虽然女性患 AVNRT 取代 AVRT 成为主要机制的年龄更小一些[2]。

在所有接受射频消融的人群中，AVNRT 是最主要的机制。在 20 岁后接受射频消融的各组患者中数量最多。AVNRT 通常在十几岁时发病，5 岁以下的儿童中并不常见。令人惊讶的是，在 AVNRT 组中女性是男性的 2 倍，对此目前还没有合理的生理学或解剖学解释。女性及年龄较大（青少年 vs. 儿童）时 AVNRT 发生率高于 AVRT[3]。

AVRT 患者比 AVRT 的症状发生更早（绝大多数在 20 岁前），出现临床症状一般比 AVNRT 早 10 年。早期以 AVRT 为主与其先天性基质有关。然而，极少数 AVRT 患者症状晚发，因此在接受射频消融的老龄患者中仍有小部分是 AVRT。在所有年龄段中，男性

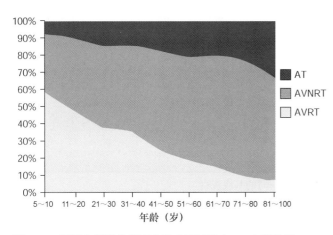

图 20.1 不同年龄阵发性室上性心动过速（SVT）的比例 AT，房性心动过速；AVNRT，房室结折返性心动过速；AVRT，房室折返性心动过速。（From Porter MJ，Morton JB，Denman R，et al. Influence of age and gender on the mechanism of supraventricular tachycardia. Heart Rhythm. 2004；1：393.）

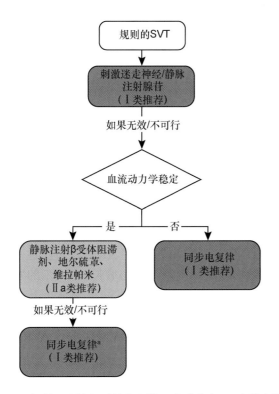

图 20.2 机制不明的规则性室上性心动过速（SVT）的急性治疗。药物是按英文字母排序的。ª对于自发性终止或复发的节律，同步电复律是不合适的（From Page RL，Joglar JA，Caldwell MA，et al. 2015 ACC/AHA/HRS guideline for the management of adult patients with supraventricular tachycardia：a report of the American College of Cardiology/American Heart Association Task Force on Clinical Practice Guidelines and the Heart Rhythm Society. J Am Coll Cardiol. 2016；67：e27-e115.）

患 AVRT 的发病率更高一些[4]。

随着年龄的增加，局灶 AT 占阵发性室上速的比例逐渐上升，在 70 岁以上患者中约占 23%。虽然女性 AT 患者的绝对值较大，但不同性别中 AT 所占的比例是大致相同的。年龄相关的心房电生理基质（包括细胞偶联和解剖学的影响）改变促使老龄患者 AT 发病率的升高[2]。成人局灶性 AT 可以在没有结构性心脏病的情况下发生，然而其合并相关结构性心脏病的概率高于其他类型的室上速[5]。除持续性 AT 外，因其可导致心动过速性心肌病，局灶性 AT 患者的长期预后通常是好的[1]。

与房颤和房扑不同，阵发性室上速并不是卒中的危险因素。事实上，不明原因的卒中在 SVT 患者中很少见。然而，SVT 和房性心律失常之间存在着很强的联系，特别是阵发性房颤，即使是在没有心室预激的患者中。在 SVT 患者中，房颤的患病率约为 2.6%，而普通人群中仅为 0.4%～2%。此外，AVRT 和极少数 AVNRT 可触发房颤[6]。

临床表现

PSVT 的特异性表现是规则的快速性心律失常，突发突止。发作时间可以持续数秒到数小时。患者通常描述心悸和心跳加快，常伴有呼吸困难、虚弱、胸痛、头晕等症状，甚至是晕厥。SVT 对生活质量的影响的变化取决于发作的频率和持续时间，以及症状的严重程度[1]。患者通常能学会一些终止心动过速发作的方法，如颈动脉窦按摩或 Valsalva 动作，但许多患者需要药物终止。

心动过速期间由于心房和心室同步收缩对抗二尖瓣、三尖瓣的关闭，因而可出现颈部撞击感。与此现象相关的体格检查表现是颈静脉中的持续脉冲大炮样 A 波。此临床功能特征已经被报道用来区分 PSVT 和顺向型 AVRT。虽然在 AVRT 发作时，心房收缩可对抗房室瓣的关闭，但较长的室房（VA）间期可使心室在前、心房在后分别进行收缩，因此右心房（RA）压和静脉压均较低。由此与 AVNRT 患者相比，AVRT 患者出现"衬衫拍打感"或"颈部撞击感"症状的频率较低（17% *vs.* 50%）。此外，AVNRT 患者出现多尿症状比 AVRT 更常见，这与 AVNRT 时右心房压力较高和心房钠尿蛋白水平升高有关[1]。

患者最初因为低血压可能出现头晕，但在 SVT 引起的交感神经兴奋使血压稳定后消失（通常在 30～60 s 内）。血压降低和心输出量减少（以及相关的交感神经反射活动）可能在房室同步激动的 SVT 中最显著（例如典型的 AVNRT），其次为短 VA 间期 SVT（例如慢慢 AVNRT 或顺向型 AVRT），而最不明显的是长 RP 心动过速［如非典型 AVNRT、持续性交界区反复性心动过速（PJRT）和 AT][1]。

真正的晕厥罕见，但可以发生，尤其在老年患者。SVT 开始时的晕厥常由迷走神经介导，尤其是年轻患者，通常是良性的。然而应考虑到显性预激的患者中，恶性室性心律失常是晕厥的一个原因。在这些患者中，因为非常快的心室率，AVRT 可导致房颤，然后进展为心室颤动（VF）。

在有潜在结构性心脏病的患者中，症状可能更严重。SVT 发作可引起潜在心力衰竭或缺血性心脏病失代偿。真正的阵发性 SVT 很少导致心动过速性心肌病。然而，PJRT 和局灶 AT 可以表现为反复发作或无休止性心动过速，导致心肌病和心力衰竭。消除心动过速可使绝大多数患者在几个月内左心室功能恢复正常[7]。

初步评估

通过询问病史，体格检查及心电图检查就能对 PSVT 做出初步诊断。然而，临床症状对于鉴别不同类型 SVT 的意义有限。心动过速发作时描记的 12 导联心电图对明确 SVT 的机制可能有帮助。24 h 或 48 h 动态心电图可用于记录心律失常发作不频繁的患者，心脏事件记录器常常比 24 h 动态心电图更有帮助。对心律失常发作次数极少，但发作时合并血流动力学不稳定症状的患者（如晕厥），植入式循环记录器可能更有帮助。

有明确 SVT 发作记录的患者可考虑心脏超声检查，以排除结构性心脏病的可能。运动试验对 SVT 的诊断很少有用，除非心律失常明确是由劳力触发的。只有当患者的症状或体征提示存在结构性心脏病时才考虑进一步的诊断性研究。值得注意的是，有些 SVT 患者的肌钙蛋白 I 和 T 水平（特别是高敏肌钙蛋白 T）显著升高（超过 50%），但这种升高并不能确定患者有明确的临床冠状动脉疾病[8]。类似地，在 SVT 期间 ST 段显著降低，心动过速停止后能迅速恢复。这种情况并不罕见，但也并不意味着冠状动脉阻塞。

除非决定进一步行导管消融术，否则无需行侵入性电生理检查。电生理检查可用于诊断和治疗有阵发性规律性心悸病史的患者。也可考虑应用于有预激综合征或有致命症状但无心电图记录的心律失常患者。

处理原则

急诊处理

大多数 PSVT 的持续要求经房室结 1∶1 房室传导，因而被称为"房室结依赖性 SVT"。刺激迷走神经及许多药物可以改变房室结构的传导性和不应期，针对房室结构的这种特性产生了许多急性期的治疗措施。短暂的阻断房室结可以终止多数持续性 SVT 的发作（图 20.3）。

对于急性终止 SVT，迷走刺激方法（包括 Valsalva 动作和颈动脉窦按摩）通常作为处理的第一步，尽管成功率仍然有限（低于 30%）。Valsalva 动作为成人中最有效的方法，但颈动脉窦按摩同样有效。所谓的改进型 Valsalva（患者仰卧，腿部略微抬高，增加静脉回流，减少反射性交感神经张力）也很有用。将婴儿面部浸入水中是最可靠的方法。一旦 PSVT 引发了交感兴奋，迷走刺激法将会失效。因此应告知患者，在症状出现后立即尝试[1]。

一旦迷走神经刺激方法失败，可选择抗心律失常药物终止 PSVT，这些药物通过延长房室结的不应期和（或）降低其传导性（负性传导作用）达到治疗目的。在大多数患者中，选择静脉注射腺苷。在血流动力学稳定的患者中，静脉注射地尔硫䓬、维拉帕米或 β 受体阻滞剂可用于对腺苷不敏感或初次终止后复发的 SVT，成功率为 64%～98%。对血流动力学不稳定、迷走神经刺激不可行或腺苷无效的患者，推荐紧急进行电复律[1]。

腺苷的优势包括起效快（外周静脉注射 10～25 s 起效）、半衰期短（小于 10 s）及高效。腺苷的有效剂量通常为 6～12 mg，在 1～2 s 内给药快速静推，接着以生理盐水快速冲注。如果使用中心静脉入路，初始剂量不应超过 3 mg，可少至 1 mg。12 mg 的腺苷可以终止 90% 的 PSVT（主要是 AVRT 和 AVNRT）。因为腺苷的代谢快，间隔 60 s 后可再次给药。在 AVNRT 中，腺苷最常见的作用位点为前传慢径；但在 AVRT 中，腺苷通过阻断房室结而终止 PSVT 发作。腺苷终止 PSVT 亦可以通过间接方式，如 PSVT 可被腺苷诱发的房性期前收缩或室性期前收缩所终止。腺苷也可终止相当大比例的局灶性 AT；因此腺苷终止 SVT 的反应，对区分 AT 与其他 SVT 没有帮助。即使 AT 持续，腺苷也可以通过产生短暂的房室传导阻滞，以此显示 AT 时独立的心房活动。需要注意的是，腺苷失效过快，因此 PSVT 终止后不久可能会复发。重复给予同等剂量的腺苷或钙通道阻滞剂或 β 受体阻滞剂通常是有效的。

重要的是，腺苷缩短心房不应期，因而房性异位搏动可能诱发 AF，如果患者具有快速前传旁路，会存在一定风险，可导致快速心室反应并进展为心室颤动。在房颤合并 Wolff-Parkinson-White（WPW）综合

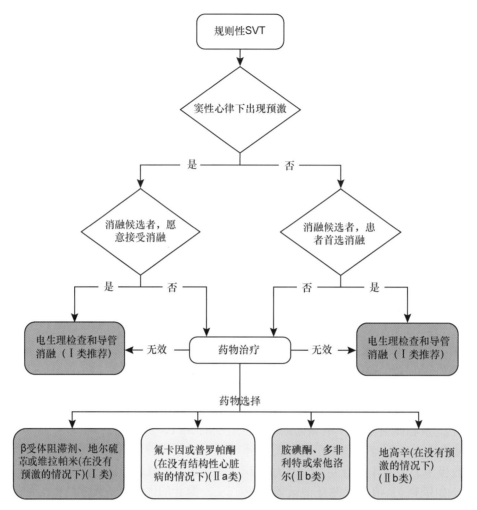

图 20.3 机制不明的室上性心动过速（SVT）的持续管理。药物是按英文字母顺序排列的。ᵃ 没有治疗的临床随访也是一种选择。SHD，结构性心脏病（包括缺血性心脏病）；SVT，室上性心动过速。（From Page RL，Joglar JA，Caldwell MA，et al. 2015 ACC/AHA/HRS guideline for the management of adult patients with supraventricular tachycardia：a report of the American College of Cardiology/American Heart Association Task Force on Clinical Practice Guidelines and the Heart Rhythm Society. J Am Coll Cardiol. 2016；67：e27-e115. ）

征时，腺苷可导致快速心室反应并进展为心室颤动，然而这种情况并不常见。只要密切观察患者并做好准备治疗潜在的并发症（如立即电复律/除颤），使用腺苷用于诊断和终止常规 SVT（包括 AVRT）是恰当的。

房室结动作电位是钙通道依赖的，非二氢吡啶类钙通道阻滞剂维拉帕米和地尔硫草可有效终止房室结依赖的 PSVT。维拉帕米的推荐剂量为 5 mg 在 2 min 内静脉推推，5 ～ 10 min 后可再次给药 5 ～ 7.5 mg。地尔硫草的推荐剂量为 20 mg 静脉推注，必要时重复给药 25 ～ 35 mg。PSVT 应在给药后 5 min 内终止，据统计 90% 房室结依赖的 PSVT 患者对该治疗有反应。与腺苷一样，用钙通道阻滞剂终止 PSVT 后可能会出现一过性心律失常，包括房性及室性异位搏动、AF 以及心动过缓。钙通道阻滞剂可造成低血压，尤其是 PSVT 未被终止的时候。据报道，腺苷和维拉帕

米在终止 PSVT 方面有相似的高效率，根据所用剂量及给药方式不同，腺苷的成功率为 59% ～ 100%，维拉帕米的成功率为 73% ～ 98.8%，然而，亦有资料指出腺苷及维拉帕米的疗效受 PSVT 时心率的影响。心率越快，腺苷的复律成功率越高；相反，维拉帕米的复律，成功率与 PSVT 的心率呈负相关。

包括普萘洛尔（1 ～ 3 mg）、美托洛尔（5 mg）、艾司洛尔［500 μg/kg 大于 1 min 注射或者 50 μg/(kg·min) 静脉滴注］在内的静脉 β 受体阻滞剂在急性终止方面也有效。地高辛（0.5 ～ 1.0 mg/d）在可选用的四类药物中作用最弱，但当患者对其他药物存在禁忌时，也是一种治疗选择。

如果存在固定或功能性室内差异性传导，或存在前传旁路，房室结依赖的 PSVT 可表现为宽 ORS 波。然而，静脉注射腺苷或钙通道阻滞剂会令大多数致宽

QRS 波心动过速的机制恶化，因此，除非有力的证据表明 PSVT 是房室结依赖的，否则维拉帕米、地尔硫䓬和 β 受体阻滞剂不应用于宽 QRS 波心动过速。

有关 AT 急性药物治疗的资料有限。AT 很少能被迷走神经刺激终止，对腺苷的反应也是多变的。静脉注射 β 受体阻滞剂、地尔硫䓬或维拉帕米对终止 AT 或减慢心室率有些许疗效（30% ～ 50%）。对于难治性 AT，可考虑口服或肠外途径予Ⅰ、Ⅲ类抗心律失常药物。腺苷不能减慢或终止微折返 AT。相反，腺苷常常能终止触发性 AT，且不再自发激活。腺苷使自律性 AT 在逐渐恢复频率前暂时减速，或在自发激活前短暂受抑制。微折返 AT 可被迷走神经刺激和颈动脉窦按摩终止。触发性 AT 也可被颈动脉窦按摩、迷走神经刺激、维拉帕米、β 受体阻滞剂和钠通道阻滞剂所终止。心动过速时，颈动脉窦按摩可致房室传导阻滞，并降低心房率；然而这些干预通常不会终止 AT。只有 β 受体阻滞剂能有效终止阵发性自律性 AT（并非无休止性的）。自律性 AT 终止前通常会出现 AT 频率的冷却现象[1, 9]。

一般来说，大多数稳定的 SVT 患者，药物复律成功率为 80% ～ 98%。电复律也推荐用于药物治疗无效或有禁忌的血流动力学稳定的 SVT 患者。但是电复律不适用于能自行终止并重新启动的 SVT[1]。

窦性心律（NSR）伴显性预激的患者出现 AVRT 时（顺向型或逆向型），首选迷走神经刺激终止心动过速。对于持续性 SVT，建议使用腺苷。重要的是，存在顺向传导的旁路时使用腺苷应小心，因为它能诱发房颤并快速心室率。这并不常见，且不应被视为使用腺苷的禁忌，但需在给 SVT 患者应用腺苷之前，为心脏紧急复律做好准备。对于难治性 AVRT，静脉注射地尔硫䓬、维拉帕米或 β 受体阻滞剂可用于中断 AVN 的传导，其在 AVRT 的折返中可用作前传或逆传。然而，AVN 阻断药物对使用两条不同旁路进行折返的 AVRT 患者无效。直接作用于旁路的药物（依布利特、普鲁卡因胺、氟卡尼）可以考虑使用。药物治疗失败或血流动力学不稳定时，应考虑电复律[1]。

长期处理

大多数初发 PSVT 为良性心律失常，对生存无影响，治疗的主要目的为缓解症状。治疗时机、治疗方式的选择，如口服药或导管消融，主要取决于心律失常发作的频度和持续时间、症状的严重程度以及患者的意愿（图 20.4）。是否开始治疗同样也受到患者是否是竞技运动员、准备怀孕的妇女或者从事高危职业的人群等因素的影响[1]。

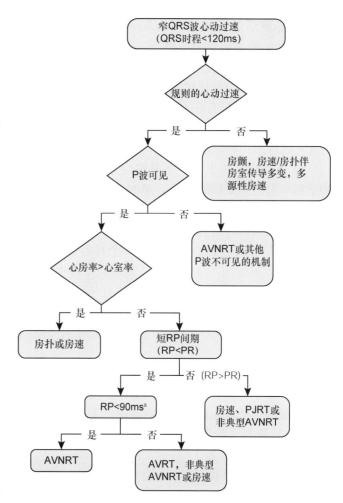

图 20.4 窄 QRS 波心动过速的鉴别诊断。 交界性心动过速患者可模拟慢-快房室结折返性心动过速（AVNRT）的模式，表现出房室分离和（或）交界性心律明显不规则。ª RP 是指从体表 QRS 波起始到可见的 P 波起始的间期（注意，90 ms 间期是由体表心电图定义的，与之相对的是用于心腔内诊断的 70 ms 的室房间期）。AVRT，房室折返性心动过速；PJRT，持续性交界区反复性心动过速。（From Page RL, Joglar JA, Caldwell MA, et al. 2015 ACC/AHA/HRS guideline for the management of adult patients with supraventricular tachycardia: a report of the American College of Cardiology/American Heart Association Task Force on Clinical Practice Guidelines and the Heart Rhythm Society. J Am Coll Cardiol. 2016; 67: e27-e115.）

导管消融

考虑到成功率高和并发症少，导管消融术适用于那些不愿服药，对药物反应差或者不能耐受药物的患者[1]。对于持续性 SVT，即使患者无症状，也建议行导管消融术，尤其在心动过速引起心肌病时。

药物治疗

对于不愿意接受导管消融术治疗的患者，药物治疗仍然是一个可行的选择。钙通道阻滞剂和 β 受体阻滞剂可考虑应用于无心室预激的患者。维拉帕米、普萘洛尔和地高辛有同等疗效，可以改善 60%～80% 患者的症状。然而，一般情况下维拉帕米、地尔硫䓬和 β 受体阻滞剂优于地高辛。然而地高辛的有效剂量通常比现在临床常用的剂量要高，鉴于其中毒风险，只有在不能应用 β 受体阻滞剂、地尔硫䓬、维拉帕米或 Ⅰ C 类药物（氟卡尼或普罗帕酮）时才考虑应用，如合并肾功能不全则应更加注意[1]。

对于无反应的患者，可考虑应用 Ⅰ C 和 Ⅲ 类药物。氟卡尼和普罗帕酮作用于 AVN 和 BT，在 86%～93% 的患者中减少 SVT 发作频率，应考虑应用于没有缺血或结构性心脏病的患者。索他洛尔、多非利特和胺碘酮是二线药物。药物治疗 6 个月后无 SVT 概率，相较于安慰剂（仅为 6%），多非利特约为 50%，普罗帕酮约为 54%。但应平衡潜在效益与致心律失常和毒性的潜在风险。因为交感神经刺激可以对抗许多抗心律失常药物的作用，联合 β 受体阻滞剂可以提高疗效[1]。

AT 的药理作用尚未在对照临床试验中得到很好的评估。鉴于心律失常的反应机制，β 受体阻滞剂或钙通道阻滞剂被认为是一线药物治疗。Ⅰ C 类药物联合 AVN 阻滞剂、Ⅲ 类药物（索他洛尔和胺碘酮）是二线疗法（见第 11 章）。

SVT 患者应被教会刺激迷走神经的手法。那些阵发性 SVT 能耐受，且 SVT 总是自行或通过迷走神经刺激可终止时，患者不需要慢性预防性治疗。特定的患者只需在急性发作时接受治疗。门诊患者可单次口服维拉帕米、地尔硫䓬或普萘洛尔终止 SVT 急性发作。对有持续但不经常发作的 SVT，不需要日常预防性治疗，这时所谓的"口袋药"是患者合理的治疗选择。这种方法需要使用起效时间短（即刻释放）的药物制剂，压碎药片可能有助于吸收。适用于无明显的左心室功能障碍、窦性心动过缓和预激的患者[1]。

对于心室预激的患者，应考虑使用阻断 BT 传导的抗心律失常药物。可使用 Ⅰ C 类药物（患者无结构性心脏病或缺血性心脏病）和 Ⅲ 类药物（诸如索他洛尔和多非利特）。考虑到长期服用胺碘酮的相关风险，口服胺碘酮是最后的选择。一般来说，抗心律失常药物治疗可改善多达 90% 的患者的症状，虽然仅 30% 的患者症状完全消失。长期口服 β 受体阻滞剂、维拉帕米和地尔硫䓬可用于治疗患有 WPW 综合征患者，尤其当 BT 已被证实无法快速前传时。但是，这些药物必须在与患者讨论房颤发生时 BT 快速传导的潜在风险后谨慎使用。另一方面，地高辛对显性旁路患者可能有害，因其可缩短 BT 的不应期，应避免使用[1]。

心电图特点

节律的整齐性

大多数 SVT 的心室律是规整的，如果节律不规整，应仔细检查心电图是否有心房活动分离，以及任何节律不规整的证据（如典型的文氏周期）。如果节律绝对不规整，心律失常的机制可能是多源性 AT、房室传导变化的 AFL 或 AF（图 20.5）。多灶性 AT 是一种不规则的心房节律，其特点是有三种以上不同的 P 波形态，P 波间有等电位线，并伴随不同的 P-P 间期、R-R 间期和 PR 间期（见图 11.2）。另一方面，房颤的特点是快速和不规则的心房纤颤，伴随正常的 AVN 传导及不规整的心室反应。虽然粗颤波和突出的 U 波提示存在 P 波，但 AF 时 P 波无法识别。有时纤颤活性非常小，以致无法检测。如果患者的心律规整或有明显的可辨别的模式，接下来应评估心电图中的 P 波（心房活动）[1]。

心房活动

通常通过与正常基线的心电图比较，P 波可能很容易辨别。QRS 波、ST 段或 T 波中轻微的变化，均提示 P 波的存在。如果不能清楚识别 P 波，颈动脉窦按摩或静脉注射腺苷有助于明确诊断，但这些方法也可能终止 SVT[1]。

心房频率

心房率大于 250 次 / 分通常由 AFL 引起，但也可重叠存在于 AT 和 AVRT，尤其是年轻人，有时会超过 250 次 / 分。尽管 AVRT 倾向于比 AVNRT 和 AT 更快，但三者存在明显的频率重叠，这一标准对区分不同的 SVT 通常也没有帮助[10]。

P 波形态

P 波显示心房激动的结果，可分为向心性或偏心性传导。P 波形态为窦性提示为窦性心动过速、不适当窦速、窦房结折返性心动过速或靠近窦房结区域的 AT。非窦性形态的 P 波可出现于 AVNRT（P 波由于逆传于中线而呈向心性；图 17.8），AVRT（P 波由 BT 逆传，可偏心可向心；图 18.12），AT（P 波可偏心、可向心）和 AFL（心房偏转之间缺乏明显的等电位线提示 AFL，但也可偶尔出现在 AT 时；图 12.6）。心电图上 P 波无法识别往往提示为典型的 AVNRT 或不常见的 AVRT［尤其在对侧束支传导阻滞（BBB）的情况下］。因此最好是在 SVT 开始时刻画 P 波形态表征（向心、偏心），而不是附加于一个激动模式（如

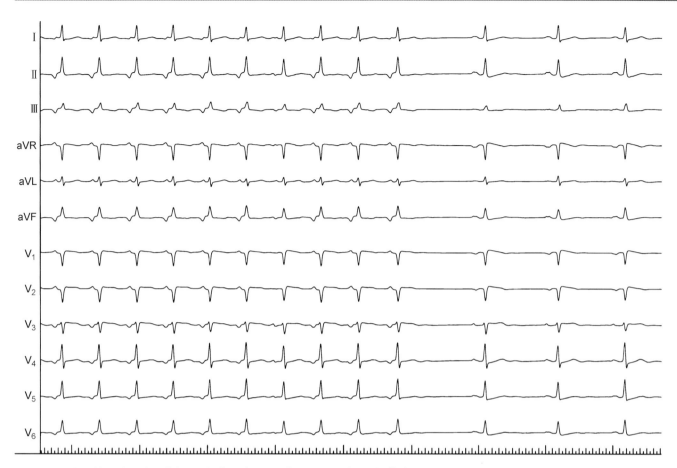

图 20.5　室上性心动过速。伴长 RP 间期的窄 QRS 波室上性心动过速的体表心电图，心动过速自行终止，随后出现窦性心律

逆传激动）；例如，虽然下壁导联 P 波直立时通常是 AT，但也可是前壁的 BT 逆传；尽管下壁导联 P 波倒置通常是心室逆传，但冠状窦口起源的 AT 也可有类似的 P 波。因此，并非所有逆行的 P 波在下壁导联中均倒置，也并非所有下壁导联中倒置的 P 波都由逆传所致。

P-QRS 关系的特征

RP/PR 比例

通常，SVT 根据 RP 间期被分为"短 RP"（RP < RP）或"长 RP"（RP < RP）心动过速（图 20.5）。RP/PR 比值不能诊断任何类型的心动过速，但有助于鉴别可能的心动过速类型。短 RP SVT 时，心电图显示 P 波插在 ST-T 波上，且 RP 间期小于心动过速 R-R 间期的一半。这种 SVT 包括典型的 AVNRT（最常见）、顺向型 AVRT、AV 延长传导的 AT 和慢-慢型 AVNRT。非常短的 RP 间期（小于 90 ms）符合典型的 AVNRT，而除外 AVRT。在典型的 AVNRT 中，由于心房和心室同时激动，P 波通常不可见。P 波可能会扭曲 QRS 的起始部分（下壁导联的伪 Q 波），或

正好位于 QRS 内（不明显），或扭曲 QRS 的终末部分（下壁导联伪 S 波或 V_1 导联 r′ 波；图 17.8）。

长 RP SVT（图 20.1）包括 AT（最常见）、非典型（快-慢）AVNRT 和使用慢传导房室 BT 的 AVRT（如 PJRT）。如果 SVT 期间的 PR 间期短于窦性心律时，不太可能是 AT 和 AVRT，而可能是非典型 AVNRT，伴随 PR 间期明显缩短。当然也可能是起源于 AV 交界区附近的 AT。

AT 的 PR 间期与 AT 频率相关，并且通常比 NSR 时长。频率越快，PR 间期越长。因此，PR 间期可以短于、长于或等于 RP 间期。PR 间期也可以等于 RR 间期，P 波可能落在前面的 QRS 波中，类似于典型 AVNRT。

慢-慢 AVNRT 的 RP 间期和 P 波形态可与后间隔房室旁路的顺向型 AVRT 相似。然而，尽管两种 SVT 心房最早激动均位于后间隔区域，但从该部位到 HB 区域的传导时间 AVNRT 明显长于顺向型 AVRT。结果表明，AVNRT 期间 V_1 导联 RP 间期显著延长，并且 V_1 导联和下壁导联的 RP 间期有明显差别。因此，ΔRP 间隔（V_1 − Ⅲ）大于 20 ms 提示为慢-慢 AVNRT（敏感性为 71%，特异性为 87%）[11]。

当 P 波不可见时，最有可能是典型的 AVNRT。但 PR 间期较长的 AT（P 波隐藏在 QRS 内）和交界性心动过速也有可能。

房室关系

A/V 比为 1 的 SVT（即心房和心室事件的数目相等）包括 AVNRT、AVRT 和 AT。另一方面，SVT 期间的 A/V 比大于 1 提示存在 AV 传导阻滞，且 SVT 环路不需要心室，因此提示 SVT 为 AT（最常见的；图 11.7）或 AVNRT（罕见；图 17.9），而除外 AVRT。房室分离（甚至完全性房室传导阻滞）可在 AT（最常见）或 AVNRT（罕见）中观察到[1]。VA 传导阻滞在 SVT 期间罕见，但可见于自律性交界性心动过速，及用结束或结室旁路逆传的顺向型 AVRT 中。希氏束内折返是另一个潜在的机制，但它仅是一个理论，其临床发生率尚未被令人信服地证实[12-14]。

QRS 波形态

SVT 时的 QRS 波形态通常与窦性心律相同。然而在频率相关的异常传导、先前存在的心室内传导障碍（IVCD）或旁路前传的心室预激中，SVT 可表现为宽 QRS 波心动过速（QRS 波时程大于 120 ms）[1]。

SVT 期间的功能性传导在顺向型 AVRT 中比 AVNRT 或 AT 更常见［90% 的 SVT 并持续性左束支传导阻滞（LBBB）是顺向型 AVRT］。因此，SVT 期间出现 LBBB 异常提示为顺向型 AVRT，但仍可能为其他类型的 SVT[15]。

预激 SVT 包括逆向型 AVRT（其中旁路是心动过速环路的重要组成部分）、AVNRT 和 AT 时以及旁观者 BT 引起的心室预激。

快速 SVT 中 QRS 波交替最常见于顺向型 AVRT，但其他类型的 SVT 也可见。然而相对缓慢的 SVT 出现 QRS 波交替时，几乎都是顺向型 AVRT。

干预的作用

颈动脉窦按摩或腺苷可导致四种表现：①窦性心动过速或自律性 AT 时心率短暂下降；② AVN 传导减慢或阻滞，可以揭示心房电活动，也就是说，通过减少 AT 或 AFL 患者的干扰基线的 QRS 波数量，从而显示 P 波或扑动波；③终止 SVT；或④未观察到任何影响。

颈动脉窦按摩或腺苷可以终止 SVT，特别是在 AVNRT 或 AVRT 中，通过短暂的减慢和阻滞 AVN 传导而打断折返环路；也能终止局灶性 AT，但不太常见。在操作时应连续描记心电图，因为改变可能很轻微（频率减慢或短暂的 AV 阻滞），且对操作的反应还可以辅助诊断。心动过速终止于最后一跳 QRS 波群后的 P 波时，最常见于 AVRT 和典型的 AVNRT，很少见于 AT（图 18.36）；而心动过速终止于最后一跳 QRS 波时更常见于 AT、非典型 AVNRT 和 PJRT。如果在房室传导阻滞的情况下心动过速仍持续，则其心律可以确定为 AT 或 AFL，AVRT 可被排除，而 AVNRT 几乎不可能[1]。

电生理检查

本节的讨论将集中在窄 QRS 波阵发性室上性心动过速的鉴别诊断上，包括局灶性 AT、顺向型 AVRT 和 AVNRT。这些患者的电生理检查目标包括：①基线心脏电生理学评估；② SVT 的诱发；③ SVT 发作模式评估；④ SVT 期间心房激动顺序；⑤ SVT 开始时和发作期间的 A/V 关系；⑥评估束支传导阻滞对心动过速周长（TCL）和 VA 间期的影响；⑦评估 SVT 的环路，及心房、HB 或心室是否为 SVT 开始和维持的必要成分；⑧评价 SVT 对心房和心室程序性刺激的反应；⑨评价药物和迷走神经刺激对 SVT 的作用。

窦性心律时的基线观察

窦性心律下存在预激时，提示可能诊断为 AVRT；但是不排除其他类型的 SVT，旁路仅为无关的旁观者。此外，窦性心律下没有预激并不能否认房室旁路的存在或排除 AVRT 的诊断。

窦性心律时的电刺激

程序性刺激方案通常包括：①右心室心尖部的 Burst 刺激（刺激周长逐渐缩短直到室房传导阻滞出现）；②在多个基础起搏（600～400 ms）下从心尖部发放单个和成对的室性期前刺激［VES；直至心室有效不应期（ERP）］；③从高右房和 CS 行心房 Burst 刺激（刺激周长到出现心房 2∶1 夺获）；④在多个基础起搏（600～400 ms）下从高右房和 CS 发放单个和成对的房性期前刺激（AESs；直至心房有效不应期）；⑤根据需要给予异丙肾上腺素输注（0.5～4 μg/min）或肾上腺素输注［0.05～0.2 μg/（kg·min）］，以利于心动过速诱导和维持。

窦性心律时的心房程序刺激

双房室结现象 尽管程序性心房刺激时出现房室结双径路现象，SVT 的机制更可能是 AVNRT（阳性预测值大于 80%），但这在其他类型的 SVT 患者中并不少见。此外，没有出现房室结双径路现象并不能排除 AVNRT 的可能性，而可能是房室结快、慢径之间的有效不应期相似。然而快、慢径的不应期分离是必要的（见第 17 章）。

心室预激　当房室结传导快、旁路传导慢或旁路较远（如左侧游离壁）时，窦性心律下预激并不明显，而心房刺激有助于其显现。任何导致房室结传导延缓的房性早搏和心房起搏，都显现或增加房室旁路的预激程度（图 18.23）。此外，靠近房室旁路插入位点的心房刺激可产生最大预激和最短的 P-Δ 间期。在该位点起搏，中间没有心房组织的介入，可使房室旁路的激动提前至其有效不应期，因为该起搏位点与房室旁路间没有心房组织的介入，而心房组织的传导时间和不应期能限制 AES 使旁路提前激动的能力（图 18.24）。

心房刺激未能增加预激程度的原因可能有：① AVN 传导明显增强；②存在另一个房室旁路；③由于旁路的不应期较长（长于房室结不应期），起搏引起房室旁路传导阻滞；④由于房室结-希浦系统的传导时间延长或缺失，在基础状态下预激已充分显现；⑤旁路有递减传导；⑥存在束室旁路。

心房期外搏动　AES 和心房起搏可触发心房期外搏动或心房回波。这些搏动可由不同的机制引起。

房内折返性搏动　这些搏动通常发生较短的配对间期时，可源于心房任何部位。因此，心房激动顺序取决于搏动起源的位置。AES 越早，越有可能诱发非特异性房内折返性搏动和短阵不规则的 AT 或 AF。

导管诱发的心房搏动　通常这些搏动能在导管头端的位置记录到最早心房激动，且其心房激动顺序与导管头端起搏产生的心房激动一致。导管近端到头端的部分通常不会机械性地诱发异位冲动。

房室结回波　房室结回波在有房室结前传双径路现象时出现（图 4.23）。这类搏动要求心房刺激在快径前传中发生阻滞，冲动沿慢径下传后经快径逆传。房室结回波有以下几个特点：在一个特定的 A_2H_2 间期后反复出现；心房激动顺序与快径逆传一致，最早心房激动位点位于希氏束；VA 间期非常短，但如果心房刺激产生了快径前向隐逆性传导（并未阻滞），VA 间期可延长。

房室回波　房室回波通常继发于心房刺激经 AVN-HPS 前传并经房室旁路（隐匿性旁路或双向传导旁路）逆传之时。如果刺激期间为显性预激，引发回波的最后一个心房脉冲后将无预激波，因为房室旁

路发生了前向阻滞。回波的心房激动顺序和 P 波形态与旁路的位置有关，因其介导了室房传导（图 3.9）。这类搏动的室房间期相对较短（QRS 波起始至最早心房激动），但通常超过 70 ms。尽管能诱发回波的 AES 的配对间期不断变化，但房室回波的 VA 间期是恒定的（室房链接）。房室回波也可继发于心房刺激经显性房室旁路前传并经房室结逆传之时，其中最后一次起搏引起房室结前传阻滞，并表现出完全预激的 QRS 波形。

窦性心律时的心室程序刺激

室房逆传　没有室房传导（在心室起搏周长大于 600 ms，尽管已应用异丙肾上腺素）或存在室房递减传导时，经旁路逆传的可能性较小。

正常房室结反应随着心室刺激频率增加或单个 VES 逐渐提前呈现为室房传导逐渐减慢（显示为 VA 间期和 HA 间期逐渐延长）。室房逆传无递减通常提示为经旁路传导，尽管 AVNRT 患者经快径逆传时表现与之类似。然而有些旁路也存在逆传递减传导特性，即心室起搏或 VES 时传导时间和 VA 间期延长。另外尽管旁路局部的 VA 间期并未变化，但短起搏周长起搏或短联律间期 VES 时，可出现室内传导延迟，导致 VA 间期延长。而且接近旁路不应期时，它有时也会引起旁路递减传导，导致体表 VA 间期及旁路局部 VA 间期延长。

在发放逐渐提前的单个 VES 时，常可见到 VA 间期突然延长。这可能由以下几个因素所致：①房室结快径阻滞而经慢径逆传；②右束支传导阻滞而经左束支逆传；③旁路阻滞而仅经房室结逆传。

心房逆传激动顺序　经房室结的房室传导产生一个典型的向心性心房激动顺序，经快径或慢径逆传，最早心房激动分别位于右房的前、后间隔区域。因两个心房大致同时激活，因此心房激动的持续时间很短。因此，如果正常的 P 波持续 80 ms（每个心房约 40 ms），向心性激动的 P 波（和心房总激活时间）约为 40 ms。

偏心逆行心房激动（如左心房或右心房侧壁早于房室结和对侧心房）也可能发生。存在房室旁路逆传时（无论是显性还是隐匿性），心房激活可能是通过旁路逆传、房室逆传或两者融合的结果（见图 18.25）。短起搏周长起搏或短联律间期 VES 时，仅经旁路传导是最常见的模式。这种情况下，室房传导时间在较宽的 PCL 和 VES 偶联间期内保持相对稳定（无室内传导异常或存在其他旁路）。另一方面，存在左侧旁路时，以长 PCL 或长 VES 偶联间期从右心室

起搏时，同时经旁路和希浦系统-房室结逆传尤其常见。这是因为相比较远端的左侧旁路，心室激动更容易到达右束支并通过 AVN 逆行。在这种情况下，心房激动模式取决于两条通路的不应期和传导时间，并通常表现出不同程度的融合。此外，VA 传导可仅通过希浦系统-房室结进行，出现正常的 VA 传导模式，也可能在短 PCL 和极早的 VES 时因希浦系统-房室结和旁路的传导阻滞而缺失。

心室刺激时出现偏心心房激动顺序表明存在旁路介导的 VA 传导（图 18.25）。然而，向心性逆行心房激动顺序并不能除外间隔或靠近间隔的旁路，也不能除外离起搏位点较远的游离壁旁路，此时优先通过 AVN 传导。此外，房室结慢径传导可能引起 CS 内心房偏心激动。心房激动顺序的精确分析需要在三尖瓣环和 CS 深处使用多极导管[16]。

双房室结逆传现象 心室程序刺激引起逆向双房室结现象通常提示为 AVNRT（最长见于典型的 AVNRT），但在其他类型的 SVT 中也可见到。如果 AVNRT 患者快、慢径的 ERP 相似，逆向双房室结现象将无法显现。此时将房室结快、慢径的不应期分开是必要的（见第 17 章）。

心室起搏周长超过 600 ms 时出现室房传导阻滞，或心室起搏过程中出现递减传导，则不太可能存在逆传旁路，除非旁路存在递减传导特性或是罕见的儿茶酚胺依赖性旁路。另外，如果心室起搏过程中，使用腺苷可引起室房传导阻滞，则提示没有旁路。

His 不应期心室期前刺激 His 不应期时（即当 His 电位已经出现或者在其出现前 35 ～ 55 ms 内）发放 VES 引起心房激动，可诊断存在的逆传旁路。因为希浦系统-房室结已经处于不应期，不能介导室房传导，心室刺激引起的逆向心房激动仅能由旁路介导。

此外，较早的 VES 确实会传导至 HB，并引起心房激动，该激动或早于 HB 激动（见图 18.27），或明显短于心室起搏时 HA 间隔，这表明通过房室旁路发生了"心房预激"。

重要的是，如果在 His 不应期内发放 VES 未引起心房激动，并不能排除存在逆传的房室旁路，因 VES 可引起旁路本身的逆传阻滞（图 18.25）。此外，没有这种反应也不排除单向（仅前向）房室旁路的存在。

差异性右心室起搏 差异部位 RV 起搏有助于排除存在逆传的间隔旁路。差异性右心室起搏的反应，可通过比较右心室基底部和右心室心尖部起搏的两个变量进行评估：VA 间期［如刺激到心房（S-A）的间期］和心房激动顺序（图 18.28）。

室房间期 在不存在间隔旁路时，虽然解剖学上右心室心尖部较右心室基底部更远离心房，但由于右心室心尖部更靠近希浦系统入口（如右束支终末端），以致在电学上更近。因此，右心室心尖部起搏时的 VA 间期要短于右心室基底部起搏时。相反，存在间隔旁路时，RV 基底部比 RV 心尖部更靠近旁路的心室插入点，因此与心尖部起搏相比，在 RV 基底部起搏时 VA 间隔较短。因此，当从右心室心尖部起搏的 VA 间期更长时，可诊断存在逆传的旁路（图 18.28），而当从右心室心尖部起搏的 VA 间期更短时，可除外经间隔旁路逆传。重要的是，虽然这一方法可表明为经 AVN 传导，但不除外游离壁或传导缓慢的旁路。同时还要确保基底部起搏没有夺获希氏束、右束支和心房，而出现错误结果。

心房激动顺序 没有旁路逆传时，无论 RV 起搏部位如何，心房激动顺序保持一致，因为在两种情况下均仅通过房室结进行室房逆行传导。相反，存在间隔旁路时，从 RV 基底部起搏，心房激动是通过旁路传导所致（因为它直接靠近旁路）。而从 RV 心尖部起搏时，心房由 AVN、BT 逆传激动或是两者的融合。因此 RV 不同部位起搏（RV 基底部 *vs.* RV 心尖部）时心房逆行激动顺序改变，可表明房室旁路的存在，但恒定的心房激动顺序对排除旁路不起作用，因为 AVN-HPS 传导减慢时，无论从心尖部还是心底部起搏，均通过旁路进行逆传。

局限性 由于起搏点距旁路较远，该方法不能排除左、右侧游离壁旁路。因此时无论从 RV 心尖部还是 RV 心底部起搏均通过 AVN 进行室房传导而出现恒定的心房激动顺序。这可通过沿着三尖瓣或二尖瓣移动起搏位点去靠近假定的旁路位置来避免[17]。

此外，这种方法不能排除慢传导的旁路。VA 间期反映了实际的 VA 传导通路，也是最快的传导径路；因此，通过 HPS-AVN 快速传导时，慢传导的旁路将被忽略。

发生右束支传导阻滞（RBBB）（非 LBBB）时也可以改变 VA 间期标准的意义，特别是经 HPS-AVN 进行 VA 传导时。当逆传 RBBB 时，经 LB-HB 进行 VA 传导；因此 VA 间隔取决于起搏点与 LB 而不是 RB 的距离，且与 RV 心尖部起搏相比，RV 基底部或间隔部起搏的波前进入 LB 更快（图 20.6）。

注意，HPS 的确切入口（即 RB 的终末端）难以识别，入口位置可位于中间隔，而不在 RV 心尖部。在这种情况下，RV 基底部和心尖部顶点与 HPS 入口的距离相等，因此两个部位起搏会经由 AVN 逆传并产生一致的 VA 间期。因此，介于患者的个体及起搏

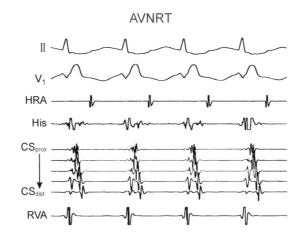

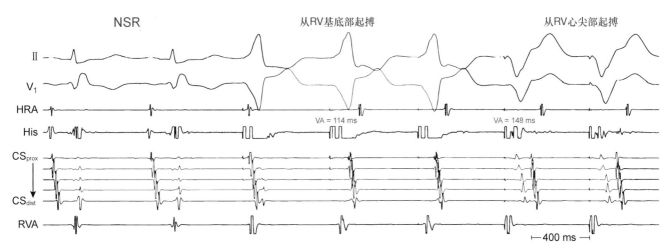

图 20.6　存在右束支传导阻滞（RBBB）时窦性心律下右心室（RV）不同位点的起搏。在典型 AVNRT 伴 RBBB（上图）但无旁路的患者中窦性心律下（NSR，下图）RV 基底部及心尖部起搏的对比。在 NSR（下图的起始）中也观察到了 RBBB。在没有 BT 逆传的情况下，在 RV 心尖部起搏比在 RV 基底部起搏预计会有更短的 VA 间期。然而，在这种情况下，RBBB 的存在会产生误导性结果，因为逆行 VA 传导发生在左束支 -His 束，VA 间期取决于起搏部位与左束支之间的距离，而不是右束支。CS$_{dist}$，冠状窦电极远端；CS$_{prox}$，冠状窦电极近端；HRA，高位右心房；RVA，右心室心尖部

电极到 RB 终末端距离的差异，可能会出现矛盾的结果。通过从 HB 区域开始起搏（避免 HB 夺获）然后沿着间隔逐步移动起搏电极至 RV 心尖部，可在很大程度上解决这个问题。从该路径上连续的位点起搏，可使电极更靠近 RB 终末端（HPS 的入口），这反映在经 AVN 传导的 VA 间隔缩短，但这不适用于经 BT 传导。随着起搏电极的进一步移动向心间，起搏部位变得不再那么有用，因为从 RB 终末端到 BT 插入的相对距离变得不太清楚[17]。

心室期前刺激时逆传 RBBB　逆传 RBBB 常发生在 VES 测试中，如果在超速驱动中观察到逆传希氏束电位或 VES 后突然出现延迟时即可诊断。然而在超速驱动中逆传希氏束电位很难被发现，尽管如此，突然出现的可以被识别的逆传希氏束电位（区别于心室电位）足以诊断逆向 RBBB。

逆向 RBBB 后 VH 间期的延长经常发生，因为传导必须先经室间隔（在正常的心脏中此过程大约需要 60 ~ 70 ms）然后通过 LB 逆传，最后到达 HB。尽管 VH 间期的延长需要和逆传 RBBB 同时发生，但是 VH 间期是否延长依赖于 VA 传导的特点（AVN *vs.* BT）。

测量 VES 过程中逆传 RBBB 对 VH 和 VA 间期的影响，可以帮助我们鉴别是 AVN 逆传还是经旁路传导。如果没有旁路，AVN 仅在 HB 逆行激动后被激动，因此逆向 RBBB 时 VA 激动会延迟，VA 间期的延长量与 VH 间期的延长量相似。与之相比，如果通过旁路逆传，逆向 RBBB 并不引起预期的 VA 间期延长。因此，VA 间期的延长量很小，且总是小于 VH 间期的延长量[18]。

心室期外刺激　心室刺激可以诱发心室期前搏动或者回波。这些搏动可由不同机制引起。

束支折返性搏动　在较短偶联间期的 RV 刺激期间，可逐渐发生 RB 的逆传延迟和阻滞，因而只能经

LB 逆传激动 HB。此时，His 电位通常跟在局部心室电图之后。偶联间期的进一步缩短将产生 HPS 逆传延迟。当 HPS 的延迟达到关键值时（S_2-H_2），冲动可沿原先阻滞的 RB 向下回传，由于此时的心室激动经由 RB 传导而来，因而 QRS 波表现为特殊的类 RV 心尖部起搏的形态，即 LBBB 伴电轴右偏。束支折返搏动中 HV 间期通常略长于正常窦性心律时的 HV 间期或与之相等。如果存在 AVN 逆传，则心房激动出现在希氏束电位之后（图 4.26）；如果经左侧 BT 逆传，心房激动在 QRS 波之后。

房室结回波搏动　存在逆向房室结双径的患者中可出现此类搏动，由房室结内的折返引起（图 17.13）。最后的搏动沿 AVN 慢径逆传，随后通过快径下传，形成回波。AVN 回波反复出现在一个关键的 H_2-A_2 间期之后（或 V_2-A_2 间期，当没有 His 电位时），表现为 QRS 波形态正常的期外搏动，回波之前的心房激动位于 His 电位之前。短或长的偶联间期时均可发生这种现象，且仅与 AVN 逆传的延迟程度有关。大多数情况下，这种延迟发生在局部心室电图之后出现希氏束电位之前（如在 RB 逆传阻滞之前）。

房室回波搏动　这类搏动继发于 HPS-AVN 逆传阻滞，且室房沿房室旁路逆传，随后经 AVN 前传，或者继发于房室旁路逆传阻滞，室房沿 AVN-HPS 上传，随后沿房室旁路前传。在后一种情况下，回波为完全的预激波（图 18.25）。

室内折返性搏动　这类搏动多在心脏有器质性病变的情况下发生，尤其是冠心病，并且偶联间期通常较短。QRS 波可表现为任意形态，但在既往有心肌梗死病史的患者中其 RBBB 的形态更为常见。这种反应通常断续发作（1～30 个波群）且形态多样。在既往无临床心律失常病史的患者中，此类反应无明显临床意义。

导管刺激的室性早搏　此类搏动通常出现在特定导管头端记录到的最早心室激动位点，QRS 波形态与该导管起搏所产生的 QRS 波形态相同。

窦性心律时的希氏束旁起搏

希氏束旁起搏的概念　希氏束旁起搏位点的独特之处在于它在解剖学上接近但在电学上远离 HB。希氏束旁起搏高输出时的同时夺获 HB 或 RB 近端以及邻近的心室肌。当输出降低时，HB-RB 失夺获，由于 HB 和 RB 与邻近心肌是绝缘的，而希氏束旁起搏位点远离浦肯野系统的外周传入位置，因此 HB 的逆向激活被延迟。在 HB-RB 间歇性失夺获的同时，维持局部心室夺获，根据时间可将逆行 VA 传导类型分为依赖局部心室激动（旁路）、HB 激动（AVN），或两者兼有（融合）。

希氏束旁起搏可引起心室夺获（显示为起搏的宽 QRS 波）、心房夺获（显示为 HB 区域的紧跟着起搏信号的心房激动）、HB 夺获（显示为起搏的窄 QRS 波），或它们的任何组合（图 18.29）。为确保局部心房在起搏过程中不被夺获，应注意尽量减小起搏电极对上记录的心房信号。

希氏束旁起搏的技术　理想情况下，两根四极导管（一个用于起搏，另一个用于记录）或单根八极导管（同时用于起搏和记录）放置在 HB 远端-RB 区域。或仅使用一根四极 HB 导管（通常在进行诊断性电生理检查时使用），但应考虑到这种方法会限制其记录逆向 His 电位及 HA 间期的能力[19]。

以长 PCL（大于 500 ms）和高输出进行心室超速起搏（通过 HB 导管上记录 HB 远端-RB 激动的电极对）。起搏期间，起搏的 QRS 宽度变窄提示直接的 HB-RB 夺获。然后降低起搏输出和脉冲宽度，直到起搏的 QRS 波变宽，且逆行 HB 电位延迟，表明 HB-RB 失夺获。保持局部心室夺获时，增加和减少起搏输出，以夺获和失夺获 HB-RB。有时，HB 可被单独夺获（没有心肌夺获），从而产生一个与患者正常传导相同的 QRS 波[19]。

希氏束旁起搏的反应　当心室和 HB 同时夺获，波前通过 HPS 激动心室并产生相对狭窄的 QRS 波。波前也可经 AVN 逆行激动心房，形成的 SA 间期（即从起搏到心房电图的间期）代表 HB 近端和 AVN 传导的时间（即 SA 间期＝HA 间期）。因为心室和 HB 同时激动［即刺激－His 束（SH）间期＝0］[19]。

当仅心室而无心房或 HB 被夺获时，波前通过肌肉到肌肉的传导激动心室产生宽的 QRS 波，即右心室起搏表现为 LBBB 形态。一旦波前到达 RV 心尖部，会逆行至 RB，然后通过 HB 和 AVN 激动心房。在这种情况下，SA 间期代表从 RV 基底部传导至 HB 的时间（SH 间期）加上 HB 和 AVN 的传导时间（HA 间期）。因此通常情况下（无旁路逆传时）希氏束旁起搏夺获 HB（或 HB 与 RV）时的 SA 间期要短于仅心室被夺获时[19]。

在存在间隔房室旁路时，无论是否夺获 HB，SA 间期通常保持不变。因为在这两种情况下，只要局部心室肌被夺获，起搏脉冲会通过旁路以固定的传导时间逆传至心房。在这种情况下，心房激动继发于 BT 传导，尤其是仅有心室被夺获时；或当心室和

HB 均被夺获时，通过 BT 和 AVN 同时逆传。尽管如此，因为通过 BT 的室房传导时间比 AVN 快，因此无论 HB-RB 是否被夺获，也无论心房激动是仅通过房室旁路传导还是同时通过旁路和 AVN 传导融合而成，最早心房激动的时间（即 SA 间期和局部 VA 间期）保持不变[19]。

对希氏束旁起搏的反应有七种模式（框 20.1；图 18.29 和 18.30）。希氏束旁起搏时，由 AVN 和旁路共同逆传的患者，两种途径各自激动心房的量（心房融合）由下列 4 个变量决定：①希氏束逆向激动延迟的程度（SH 间期）；②逆传通过 AVN 的时间（HA 间期）；③希氏束旁起搏点到旁路心室末端的室内传导时间（SV_{BT}）；④旁路逆传时间（VA_{BT}）。前两个变量相加（SH 间期＋HA 间期）为 SA 间期，其为通过房室结逆传的时间，后两个变量相加（SV_{BT} ＋ VA_{BT}）为通过旁路室房逆传的时间。经 AVN 激动的心房量

在 HB-RB 夺获时较大，由短 SH 间期引起（即 SA 间期 ＝ HA 间期）。HB-RB 失夺获后，SH 间期延长，因而心房通过旁路激动的成分增加，导致逆传心房激动顺序改变。因此由 HB-RB 失夺获导致的逆传心房顺序改变，常表明逆传既通过旁路又通过房室结，共有四种模式（模式 4 ～ 7）。在模式 4 和 5 中，HB-RB 夺获时心房激动单独通过房室结逆传。在模式 6 和 7 中，HB-RB 夺获导致同时通过房室结和旁路激动心房[19]。

希氏束旁起搏后的结果　希氏束旁起搏的结果取决于维持局部心室夺获而无心房夺获的情况下，HB-RB 夺获和失夺获之间下述四种变量的比较：①心房激动顺序；② SA 间期；③局部 VA 间期；④ HA 间期（图 18.29 和 18.30）。

SA 间期定义为心室起搏刺激到心房电图的时间，应该多点记录，包括 SVT 时靠近最早心房激动的点。

框 20.1　希氏束旁起搏的反应模式

模式 1（AVN/AVN 模式）
- 不管 HB-RB 是否被夺获，逆传只发生在 AVN 上。
- HB-RB 失夺获引起所有电图中 SA 间期的增量等于 SH 间期的增量，且心房激动顺序不变。HA 间期基本保持不变。
- 这种反应表明逆传取决于 HB 的激动，而不是局部心室激动。
- 这种模式在所有 AVNRT 患者中都可以观察到，而在任何间隔或右侧游离壁 BT 的患者中不能观察到。然而，这种模式可以在一些左侧游离壁 BT 或 PJRT 患者中观察到，在这种情况下 AVN 逆传掩盖了 BT 的逆传。

模式 2（BT-BT 模式）
- 逆传仅发生在单个 BT 上。
- 在 HB-RB 夺获和非夺获过程中，SA 的间隔是相同的，这表明逆传取决于局部心室激动，而不是 HB 激动。
- 这一模式并不排除逆传发生在传导时间较长的 AVN，或第二条传导时间更长的 BT，或远离起搏位点的旁路。

模式 3（BT-BT_L 模式）
- 逆传仅发生在 BT 上。
- HB-RB 的失夺获与靠近 BT 的心室激动时间延迟有关。这导致在所有电图中的 SA 间期增加，且心房激动顺序无变化。BT 附近记录的局部 VA 间期基本保持相同。SA 间期的增加小于 SH 间期的增加。因此，HA 间期随着 HB-RB 的失夺获而缩短，说明 AVN 上不可能发生逆传。已经确定了两个机制可用来解释靠近 BT 的心室激动时间延迟。
- HPS 激动导致在一些远离希氏束起搏位点的 BT 附近的早期心室激动，例如左侧或前外侧 BT。
- 降低起搏输出以使 HB-RB 失夺获偶尔会导致起搏部位附近心室活动的较小的延迟。

模式 3 被称为 BT-BT_L 模式，其中 BT_L 指的是随着 HB-RB 的失夺获，SA 间期的延长。

模式 4（AVN-BT 模式）
- HB-RB 失夺获与仅通过 BT 的心房激动有关。
- HB-RB 失夺获导致在所有电图中 SA 和局部 VA 间期的增加，在最接近 BT 的电图中增加最少。
- HA 间期缩短，表明 AVN 附近的心房在 AVN 逆传完成之前被 BT 激动。

模式 5（AVN- 融合模式）
- HB-RB 失夺获导致部分心房由 AVN 激动，部分由 BT 激动。
- HB-RB 失夺获与在所有电图中 SA 和局部 VA 间期的增加有关。
- HA 间期保持不变，表明部分心房仍由 AVN 激活。

模式 6（融合 -BT 模式）
- HB-RB 失夺获导致心房仅通过 BT 激动。
- HB-RB 失夺获与靠近 BT 记录的 SA 或局部 VA 间期无变化有关。
- 在 HB 电图中，SA 间期增加，但小于 SH 间期的增加量，导致 HA 间期缩短。这表明在该区域的心房肌不再通过 AVN 激动。

模式 7（融合–融合模式）
- 在 HB-RB 失夺获时心房继续被 AVN 和 BT 激动，此时由 BT 激动的心房比 HB-RB 夺获时激动的多。
- 与模式 6 一样，HB-RB 的失夺获与在 BT 附近记录的 SA 或局部 VA 间期的变化最小相关；然而，HA 间期基本上保持不变，表明部分心房仍被 AVN 激动。

AVN，房室结；AVNRT，房室结折返性心动过速；BT，旁路；HA，His 束–心房；HB-RB，His 束–右束支；HPS，His 束–浦肯野系统；PJRT，持续性交界区反复性心动过速；SA，刺激信号–心房；SH，刺激信号 -His 束；VA，心室–心房

局部 VA 间期定义为记录到最早逆向心房激动间电极上的局部心室电图到心房电图的间期。要想局部 VA 间期可信，实际上必须在最早心房激动点处测量（要求将记录导管放置于 SVT 时最早心房激动部位）。例如，当存在间隔旁路时，高位右房导管可能不能很好评价局部 VA 间期。

HA 间期记录于 HB 电图处，但这种测量需要在 HB 部位放置两根导管（一根起搏导管，一根记录导管），或者放置单根八极导管同时用于记录和起搏。诊断性电生理检查时常用的一根四极导管，在起搏时记录逆向 His 电位和 HA 间期的能力有限，但联合 SA 间期和局部 VA 间期足以证明是否存在逆传旁路。

无论 HB-RB 是否夺获，如果任一点的 SA 间期固定，出现 HA 间期缩短，则逆传只通过旁路。在 HB-RB 失夺获时，HB 和心房同步激动，这种情况下 HA 间期缩短。其中 HB 激动因 SH 间期延长而延迟，而心房激动时间因经房室旁路逆传而保持不变，且与 HB 激动时间无关。另一方面，如果伴随 HB-RB 失夺获，SA 间期在所有电图中都延长（包括最早心房激动电图），而 HA 间期基本相同，则逆传只通过房室结。

无论 HB-RB 是否夺获，如果心房激动顺序不变，则表明逆传通过同一系统（旁路或房室结之一），这无助于除外或证明是否存在旁路（尤其是间隔旁路，图 18.30）。然而当 HB-RB 失夺获时，出现心房逆向激动顺序改变，提示同时通过旁路和房室结逆向激动。房室交接处记录的心房电图（未重叠心室电图）形态的改变，也具有显著的诊断意义，提示存在旁路和房室结的共同传导。

希氏束旁起搏的局限性　解释希氏束旁起搏的结果时，应考虑旁路的位置和通过旁路逆传的时间。对于前间隔旁路，SV_{BT} 间期短；随着旁路逐渐远离希氏束旁起搏部位，SV_{BT} 逐渐延长。中间隔、后间隔或大多数右侧游离旁路 SV_{BT} 延长不显著。对于左侧游离旁路，由于刺激部位远离旁路，SV_{BT} 间期显著延长，完全通过房室结激动心房，即便在 HB-RB 失夺获时。在这种情况下，无论是否存在 HB-RB 夺获，希氏束旁起搏均可以导致房室结逆传（方式 1：AVN-AVN），不能证明是否存在逆传旁路（由于长 SV_{BT}）。但是诊断左侧旁路并不困难，因为顺向型 AVRT 期间逆向心房激动顺序存在显著的偏心性，进行希氏束旁起搏主要为证明存在间隔旁路。此外，因为旁路远离希氏束旁起搏位点，因此记录到旁路附近的心房激动非常重要。否则有可能发现不了心房激动顺序的改变，因此不能准确地判断是否仅通过房室结逆向传导。这种情况很可能出现在具有快逆向 AVN 传导（短 HA 间期），而旁路远离起搏位点的患者。

希氏束旁起搏不能识别慢旁路逆向传导（PJRT），因其具有较长 VA_{BT} 间期。SVT 期间，希氏束旁拖带或重整有助于上述情况的诊断（见后）。此外，尽管希氏束旁起搏可证实 NSR 时是否存在房室旁路，但不能证实旁路是否参与 SVT。

非常近端 RBBB 的患者，RB 夺获可能不能引起希氏束提前逆向激动，因而限制了希氏束旁起搏在这类患者中的使用。这一观察提示 HB-RB 夺获时，实际上夺获的是 RB 近端而非 HB。这一结论还表现在，HB-RB 夺获时，HB 电位经常于起搏刺激后 $10 \sim 20$ ms 出现，而且希氏束旁起搏已成功应用于许多远端 RBBB 的患者（图 18.29）。

确定希氏束旁起搏未夺获心房对解释其结果非常重要。起搏电极近端记录到非常短的 SA 间期可证实心房被夺获。回撤希氏束旁起搏导管直到仅夺获心房，如果夺获心室时的 SA 间期不长于仅夺获心房时的 SA 间期，则提示心房被同时夺获，那么测试需要在更远端的起搏位点重复进行。

NSR 时双通道序贯期外刺激

双通道序贯的期外刺激有助于发现隐匿性缓慢传导旁路，这类旁路采用一般的方式很难发现。这种方法依赖于非常提前的 AES 产生了房室结隐逆性传导，导致在 VES 发放时短暂的房室结逆传阻滞，使得旁路在 VES 时（相当于 SVT 时希氏束进入不应期后发放的 VES）显现出来[20]。

双通道序贯的期外刺激方案包括：心房以 600 ms 进行 8 次刺激，随后以与 AVN ERP 相等的配对间期进行 1 次 AES（A_2）；心室也以 600 ms 进行 8 次刺激，跟随 1 次初始周长为 600 ms 的 VES（V_2）。然后以 V_2 每次递减 10 ms 重复刺激，直到出现室房传导阻滞[20]。

发放时间临近的 A_2 通过隐逆性的前传延长房室结不应期，使 V_2 阻滞在房室结，而如未发放 A_2，它本可以传导到房室结。当存在旁路时，即使房室结仍处于不应期，V_2 仍能逆传至心房，原因是旁路的存在使逆传持续存在。虽然 A_2 刺激在一定程度上也导致旁路隐逆性前传，但因房室结明显递减的特性，其不应期延长的程度显著高于旁路，使得在 V_2 刺激时旁路依然能保持完整的逆传[20]。

这种方式有许多潜在的局限性。第一，心房 ERP 可能大于前传房室结 ERP。第二，局部旁路插入点的心房 ERP 在旁路逆传的波前到达时仍处于心房不应期，因此心房起搏最好是在接近于旁路心房插入点的位置进行。第三，AES 可以导致旁路的前向隐逆性传导，可能导致 V$_2$ 刺激时旁路传导阻滞。该起搏方法的成功有赖于房室结和旁路隐逆性传导的差异，房室结不应期的范围要远远大于旁路[20]。

心动过速的诱发

心房程序刺激诱发

可诱发性　所有类型的阵发性 SVT 都可以通过心房刺激诱发（自律性 AT 除外）。任何类型 SVT 的诱发都有可能需要使用儿茶酚胺类药物（异丙肾上腺素），因此这一点对鉴别诊断没有帮助。但是在异丙肾上腺素或肾上腺素输注时，自律性 AT 可以自行发作（无心房刺激）。

重复诱发依赖于关键 AH 间期的 SVT 通常为典型 AVNRT（图 17.11）。因为快径前传阻滞同时慢径前传有足够的延迟（"关键 AH 间期"），是使快径逆传恢复并启动 AVN 折返的必要条件。非典型 AVNRT 诱发时，激动沿快径下传伴随 AH 间期的适度延长，慢径前传阻滞，随后通过慢径缓慢逆传。因此，关键的 AH 间期延长并不明显（图 17.12）。

顺向型 AVRT 的诱发常需要一定程度的房室传导延迟，但延迟可发生在 AVN-HPS 轴的任何部位。对于基础状态下有显性预激的患者，心房刺激诱发顺向型 AVRT 时，通常合并存在房室旁路的前传阻滞及预激波的消失，如此旁路才可在 SVT 期间逆传。

AT 的诱发并不依赖 AH 或 PR 间期的延迟，尽管它可能发生。房室传导阻滞也可在发作时出现。此外自律性 AT 不能通过 AES 或心房起搏重复诱发。

温醒现象　在达到目标心率之前的几次心搏心动过速周长逐步缩短（温醒现象）是自律性 AT 的特征，但亦可发生于其他类型的 SVT。

VA 间期　如果心动过速开始的第一个心搏的 VA 间期一直与 SVT 过程中的完全相同，则 AT 的可能性不大，因为这种"室房链接现象"高度提示为 AVNRT 和 AVRT。

心室程序刺激诱发

可诱发性　心室刺激通常能诱发 AVRT 和 AVNRT。另一方面，心室刺激或 VES 诱发 AT 是不常见的，因为 AVN 的逆向递减传导阻止了过早的心房激动。

起搏后间期　如果 VES 诱发了 SVT，则诱发 SVT 的 VES（从 RV 心尖部发放）至第一跳心动过速的间期可以提供相关环路的信息，这与心室拖带时观察到的基本等同（见下文）。比较 VES 到心房激动的间期（体表 VA 或"S-A"间期）与 SVT 时体表 VA

间期，并将 VES 后周长（即从 VES 到随后 RV 心尖部除极的间期）与 TCL 进行比较。SA 间期超过 SVT 时体表 VA 间期小于 85 ms，提示为顺向型 AVRT。同样，当 VES 后周长超过 TCL 不到 115 ms 时，也提示为顺向型 AVRT。这些间期之间的差别较小是因为 RV 心尖起搏部位靠近 AVRT 的折返环路。观察到这些间期有较大差异时，可能为 AVNRT，也可能为左侧旁路或递减传导的间隔旁路参与的顺向型 AVRT。这项技术的独特优势是，不需要利用持续的心动过速来进行拖带[21]。

此外，以相似于 TCL 的周长进行心室起搏诱发 SVT，或以类似于心动过速时 H-H 间期（等于心动过速周长）相似的偶联间期（即 H$_1$-H$_2$）进行 VES 刺激，使 HB 电位提前从而诱发 SVT，然后将触发心室刺激后的 HA 间期与 SVT 时的间期进行比较。在 AVNRT 中，诱发 SVT 的心室起搏的 HA 间期长于心动过速时的间期，因为在心室起搏过程中 HB 和心房是依次激动，而心动过速时二者是平行激动。在偶联间期相似的情况下，反复脉冲刺激比单次脉冲刺激显示出更大的递减传导特性，在这种情况下上述现象被进一步放大。因此，触发心室刺激的 HA 间期越长，SVT 为 AVNRT 的可能性越大。另一方面，如果 SVT 采用房室旁路逆传，触发心室刺激的 HA 间期（偶联间期与 TCL 相似）短于 SVT 发作时的 HA 间期，因为心室起搏是 HB 和心房平行激动（通过旁路逆传激动心房），而 SVT 时两者是依次激动的。

心动过速的特点

心房激动顺序

典型 AVNRT 期间，心房激动起始点通常被位于 Koch 三角顶点的希氏束导管记录到[10]。与之相反，非典型 AVNRT 心房激动起始位点通常位于 Koch 三角的底部或冠状窦口（图 17.2）。另一方面，在顺向型 AVRT 中，心房激动的起始位点取决于房室旁路的部位，但通常位于房室沟附近，不伴多个突破点。这与心室起搏期间仅通过房室旁路进行室房传导时的心房激动顺序一致。AT 时的心房激动顺序取决于 AT 的起源部位，可类似于其他类型的 SVT。

总之，SVT 发作期间心房激动为离心性时可排除典型及非典型 AVNRT，除非是左侧变异型的 AVNRT，后种情况下最早心房激动位于冠状窦近端或者中部。另外，起源部位远离房室环的离心性心房激动顺序对于 AT 有诊断价值，可排除 AVNRT 和 AVRT

房室关系

RP-PR 间期 在 AT 发作期间，PR 间期与 AT 的心率相对应，通常长于 NSR 时的 PR 间期。AT 的频率越快，PR 间期越长。因此，PR 间期可以短于、长于或者等于 RP 间期。PR 间期亦可等于 RR 间期，此时 P 波可以落在前一个 QRS 波群之中，与典型 AVNRT 相似。

典型 AVNRT 发作时，RP 间期非常短（-40～75 ms）；相反，非典型快-慢 AVNRT 时，RP 间期长于 PR 间期。另一方面，顺向型 AVRT 时，RP 间期亦较短，但长于典型 AVNRT 时的 RP 间期，因为波前在抵达房室旁路继而逆传激动心房之前必须先激动心室。因此心室和心房是依次激动的；相反 AVNRT 时，心房和心室平行激动，因而引起 VA 间期的缩短。因此非常短的 VA 间期（小于 70 ms）或短 VA（高 RA）间期（小于 95 ms）很大程度上为典型的 AVNRT，而非顺向型 AVRT。然而，在利用左侧或左后间隔旁路的顺向型 AVRT 成人患者中，偶尔可观察到 VA 间期小于 70 ms[22-23]。

因为 PJRT 折返环路的逆传支是慢旁路（传导比 AVN 慢），因此 RP 间期比 PR 间期长，类似于快-慢 AVNRT（图 18.14 和图 18.39）。

AV 传导阻滞 SVT 时存在的 AV 传导阻滞可排除 AVRT，亦少见于 AVNRT，高度提示 AT（图 20.7）。AT 时发生 AV 传导阻滞很常见，常表现为文氏周期或固定脱落。AV 传导阻滞亦可出现在 AVNRT 时，阻滞发生于折返之下（通常位于希氏束之下，较少位于下部共同通路），特别是在 SVT 发作、STV 加速以及 PVC 或 VES 之后更易出现（图 17.9）。

VA 传导阻滞 VA 传导阻滞在 SVT 过程中是非常罕见的，可能会偶尔出现在低位右心房起源的 SVT，包括交界区异位性心动过速、顺向型 AVRT 通过结束和结室旁路逆传。已有 VA 传导阻滞发生于 AVNRT 的报道（图 17.2）。His 内折返是另一潜在机制，但它只是一种理论，临床尚无令人信服的证明[12-14]。

P/QRS 关系的变化 PR 间期和 RP 间期自发改变而 A-A 间期固定时，支持 AT 的诊断，可排除 AVRT（图 20.8）。另一方面心动过速周长自发改变，而 VA 间期固定（VA 链接）则提示顺向型 AVRT（图 18.36）。在顺向型 AVRT 期间，无论何种原因引起心动过速周长的波动或 PR（AH）间期的改变，但 RP 间期始终保持不变。因此 RP/PR 比例可出现变化，心动过速周长与 PR 间期的关联最强（如慢径前传）。相对于典型的快房室旁路，PJRT 时 RP 间期不固定，因其用作折返环路逆传支的旁路有递减特性。

AVNRT 期间，无论有无阻滞，P/QRS 关系都会出

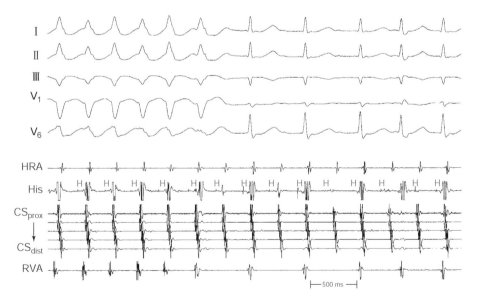

图 20.7 伴向心性心房激动顺序和间断 AV 传导阻滞的室上性心动过速（SVT）。 左侧为左束支传导阻滞（LBBB）型宽 QRS 波心动过速，AV 比例为 1:1。可观察到心房和心室同步激动，可排除 AVRT 是心动过速机制，支持典型 AVNRT 或伴长 PR 间期的 AT。右侧观察到 2:1 的房室传导阻滞而心动过速未受干扰。2:1 阻滞期间可观察到正常的 QRS 形态，提示 1:1 房室传导期间的宽 QRS 波形态是功能性 LBBB 的结果。持续性心动过速期间出现房室传导阻滞提示心室不是折返环的一部分，因而可以排除 AVRT。即便在传导阻滞的心搏中亦存在希氏束电位，提示阻滞部分在希氏束以下。房室传导阻滞的存在支持 AT 的诊断，但不排除 AVNRT。窄和宽 QRS 波后的 VA 间期保持稳定，提示 AVNRT。采用其他起搏方案证实该 SVT 实际上是典型 AVNRT。CS$_{dist}$，冠状窦电极远端；CS$_{prox}$，冠状窦电极近端；HRA，高位右心房；RVA，右心室心尖部

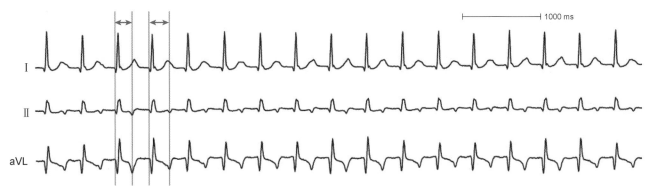

图 20.8　SVT 伴 RP 间期变化。图中显示 3 个体表 ECG 导联，P 波融于 T 波内，在 aVL 导联的负向波中更易识别。SVT 过程中，RP 间期变化（箭头处）但 A-A 间期恒定，支持该 SVT 的机制为房性心动过速，可排除顺向型 AVRT

现变化（表现为 AH 间期、HA 间期或 AH/HA 比例的改变），尤其是非典型或慢–慢型 AVNRT。这种现象多发生于心动过速的起始或者终止阶段，以及非持续性心动过速时，可能因下传共同通路的递减传导所致。

不要将心动过速期间的 P/QRS 变化的心电图表现误诊为 AT，无论是否合并 AV 传导阻滞。它们有可能是非典型 AVNRT，少数情况下也可见于典型 AVNRT。而且，这种变化的幅度非常大，以致在一小段时间内有可能将长 RP 心动过速误诊为短 RP 心动过速。

TCL 波动

分析心动过速周长的变异可为诊断 SVT 提供有用的信息，即使在 SVT 的发作不持续时也是如此。73% 的 PSVT 的心动过速周长波动幅度在 15 ms 以上，均常见于 AT、AVNRT 和顺向型 AVRT。

心房周长的变化出现于随后心室周长相似的变化之前，高度提示为 AT 或不典型 AVNRT（图 17.15）。与之相反，如果心房周长的变化由其前心室周长的变化决定，则更有可能是典型的 AVNRT（图 17.2）和顺向型 AVRT（图 18.36）。

房室结主动或被动地参与了所有类型的窄 QRS 波 SVT，AV 间期的变化取决于其前的心房周长和自主张力。房室结前传或逆传的改变可引起 AVNRT 或顺向型 AVRT 心动过速周长的改变。而 AT 时，AVN 前传的改变仅引起心室周长的变化，而心房周长保持不变。因此心室周长自发的改变而 A-A 间期固定（PR 及 RP 间期显著变化）最有可能为 AT[24]。

AT 时心房周长的变化由心房病灶本身的周长变化引起。因此 AT 发作时，如果心房及心室周长都存在变化，则心房周长的变化在前，且决定心室周长的变化。然而，心室周长的变化并非一定由 AT 周长的变化引起，也可由房室传导的改变引起。在这种情况下，AT 期间心室周长的改变不由心房周长变化决定。

而且因为 AT 期间并无室房传导，AT 期间心室周长本身的波动并不引起心房周长的改变[24]。

与 AT 相反，典型 AVNRT 和顺向型 AVRT 的周长通常是因为房室结前传的改变而出现周长的波动。因为相比 AVN 前传而言，房室结快径或者旁路逆传很少出现变化，所以房室结前传变化而导致的心室周长的变化应在随后发生的心房周长的变化之前。这样就解释了为什么在典型 AVNRT 及顺向型 AVRT 中心房周长的变化不能预示随后心室周长变化。另一方面在非典型 AVNRT，前传为更稳定的快径，而逆传更易产生波动。这就解释了为什么非典型 AVNRT 时心房周长的变化往往预示了随后心室周长的变化（与 AT 一样）[24]。

此外，顺向型 AVRT 合并存在双 AVN 现象时，因经 AVN 慢径或快径交替前传，产生规律性的不规则 TCL（长短周长交替），而无论 PR 间期如何改变，SVT 时 RP 间期始终不变。

束支传导阻滞的影响

SVT 发作期间，BBB 既不影响心动过速周长（A-A 间期或者 H-H 间期），也不影响 VA 间期时，可见于 AVNRT、AT（图 17.9）以及旁路位于阻滞束支对侧心室的顺向型 AVNRT（图 18.35），可排除旁路位于阻滞束支同侧的 AVNRT。

BBB 位于介导顺向 AVRT 旁路的同侧时，与窄 QRS 波心动过速时相比，"体表 VA 间期"（QRS 波起始至心房电图）会延长。因为冲动从房室结传到 HB 及对侧束支，后穿间隔至同侧心室，是需要额外时间的，最后才经房室旁路逆传激动心房（图 18.37）。然而"局部的 VA 间期"（在旁路插入点测量）是不变的。由于存在同侧束支传导阻滞，心动过速环路的增大，心动过速周长通常随着 VA 间期的增长而延长。由于波前在到达 AVN 前的时间变长，AVN 传导可能改善，导致 AH 间期（和 PR 间期）缩短，可能会部分代偿甚至抵消 VA 间期的延长在整个心动过速周长中的影响。因此，应采用 VA 间期而不是心动过速周长来评估束支传导阻滞对 SVT 的影响（图 18.12）。

如果束支传导阻滞使 VA 间期增加超过 35 ms 提示存在同侧游离壁房室旁路并参与 SVT（即诊断为顺向型 AVRT）。另一方面，VA 间期延长小于 25 ～ 35 ms 提示存在间隔旁路（后间隔房室旁路与 LBBB 相关，前间隔房室旁路与 RBBB 有关）（图 20.9）。相反，对侧束支传导阻滞的旁路并不影响 VA 间期和心动过速周长，因为对侧心室并不是折返环的一部分（图 18.35，图 18.37）。

尽管 SVT 发作时出现 BBB 更常见于 AVRT 而不是 AVNRT 或者 AT（90%SVT 合并 LBBB 为顺向型 AVRT），SVT 发作时无 LBBB 也提示顺向型 AVRT 的可能，但亦不排除其他类型 SVT 的可能性。

生理及药物作用下心动过速的终止及反应

自发终止　顺向型 AVRT 的自发终止常见于房室结前传速度减慢继而出现阻滞之时，有时开始时会出现心动过速周长的振荡，随后在阻滞之前出现文氏周期现象。然而在顺向型 AVRT 的频率非常快时可出现房室旁路逆传阻滞而引起心动过速终止，而终止之前心动过速周长可不受影响，或随着心动过速周长突然缩短而发生（如同侧 BBB 恢复或从 AVN 慢径前传转为快径前传）。

AVNRT 自发终止的原因为快径或慢径的阻滞。然而，快径逆向传导越好，存在快径阻滞的可能性越小。

AT 的自发终止常伴有 A-A 间期的进行性延长，合并或者不合并房室传导的变化。在 1：1 房室传导的 AT 中，最后一个 AT 搏动可下传心室，因此如果 SVT 以 P 波结束，其后无 QRS 波，基本可以排除 AT，除非终止 AT 的是一个未下传的 PAC（自发终止没有重复性）。

腺苷终止　腺苷可终止绝大多数顺向型 AVRT（通过阻断 AVN 传导）和 AVNRT（通过阻断慢通路传导）。且很大一部分局灶性 AT 可通过腺苷终止，通常（80%）在出现房室传导阻滞之前（即终止时 1 个心动过速 P 波跟随 1 个传导的 QRS 波）。尽管腺苷不可能终止 AT，但它在引起短暂的 AV 传导阻滞而不终止心动过速时，有助于确诊 AT。此外，腺苷还可以帮助识别自律性 AT，通常是 AT 频率暂时减慢然后逐渐恢复，而心动过速不终止。

腺苷常通过逐渐减慢慢径逆传随后突然阻滞，来终止非典型 AVNRT。腺苷常通过阻断 AVN（2/3）或 BT（1/3）终止 PJRT。尽管腺苷终止心动过速的方式被建议用来区分 PJRT 和非典型 AVNRT，但一份报告显示腺苷终止非典型 AVNRT 也可能是由于 AVN 快径阻滞导致的，因此，它在区分非典型 AVNRT 和 PJRT 中的价值受到质疑。

总之，SVT 被腺苷终止，对 SVT 的鉴别诊断没有帮助。然而，在两种情况下 SVT 的终止形式对鉴别诊断有所帮助：① SVT 反复被 QRS 波终止，其

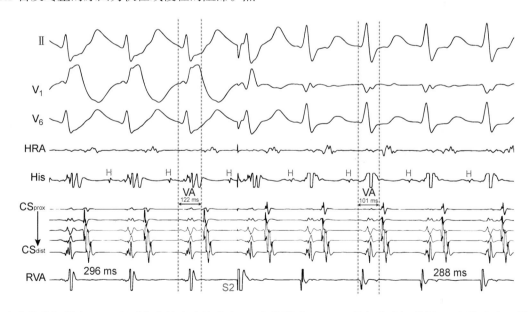

图 20.9　右束支传导阻滞（RBBB）对室上性心动过速（SVT）的影响。RBBB 最初存在于伴短 RP 间期和向心性心房激动的 SVT 中。心动过速期间在右心室心尖部（RVA）引入心室期外刺激（S2），随后是 RBBB 的消失（"剥去"不应期）。RBBB 的消失与 VA 间期的缩短（21 ms）和心动过速周长轻度缩短（8 ms）有关，表明间隔 BT 存在于折返环中并参与折返，这为顺向型 AVRT 的诊断奠定了基础。CS$_{dist}$，冠状窦远端；CS$_{prox}$，冠状窦近端；HRA，高位右心房

后无 P 波，可排除以快房室旁路为逆传支的顺向型 AVRT（因为腺苷阻断房室结而非旁路），此种情况在典型 AVNRT 中亦不常见（腺苷阻断了慢径而不影响快径传导），但在 AT、PJRT 或非典型 AVNRT 中常见。②SVT 反复终止时其 P 波后无 QRS 波群可排除 AT 的可能（因其仅在腺苷终止房速的同时造成 AV 传导阻滞时才发生，然而这几乎是不可能出现的）（图 20.10）[25]。

迷走神经刺激终止　颈动脉窦按摩和迷走神经刺激可减慢或终止窦房结折返性心动过速，终止 25% 的微折返 AT（尤其是长 TCL 以及起源于 RA 的 AT）以及很少的触发性 AT。

顺向型 AVRT 常常因为房室结传导的减慢继而出现阻滞而终止。典型 AVNRT 通常由于慢径前传逐渐减慢继而出现阻滞而终止，而快径阻滞相对少见。另外，颈动脉窦按摩和迷走刺激经常通过减慢而阻断逆传慢径来终止非典型 AVNRT（图 17.15）。颈动脉窦按摩常通过阻滞房室结或旁路来终止 PJRT。

心动过速时的诊断方法

心动过速时心房期外刺激

重整　AES 可以重整 AT、AVNRT 和顺向型 AVRT，但仅证实重整本身对不同类型 SVT 的鉴别没有帮助。然而心动过速重整的一些特点有助于鉴别诊断。

显性心房融合　顺向型 AVRT 和大折返房速（MRAT）可出现显性重整伴显性心房融合（体表 ECG 正是 P 波形态变化或多个心内膜电极记录到心房激动改变），而 AVNRT 或局灶性 AT 不能。当心房融合（心动过速波前和 AES 引起的心房激动融合）发生时，AES 应该进入折返环，与此同时心动过速波应该出折返环，这需要折返环入口及出口在空间上是有间隙的，而这一条件在 AVNRT 和局灶性 AT 是不存在的。

重整响应曲线　AES 可以重整微折返 AT、AVNRT 和顺向型 AVRT，表现为折返的典型反应（递增或混合型反应曲线）。相反，触发性 AT 的反应曲线为递减型，自律性 AT 的反应曲线为递增型。

终止　AES 终止 SVT 常对鉴别诊断没有帮助。AES 可反复终止 AT、AVNRT 和顺向型 AVRT。终止触发性 AT 的重复性较差，通常不能终止自律性 AT。

心动过速时心房超速起搏

拖带　以比 TCL 短约 10～30 ms 的周长进行超速起搏，通常能够拖带折返性 AT、AVNRT 和顺向型 AVRT，但不能拖带触发性或自律性 AT。

显性心房融合　如前所述，拖带伴显性融合仅见于 AVRT 或 MRAT，在 AVNRT 及局灶性 AT 中不可见（图 18.40）。因此对 AVNRT 和局灶性 AT 进行心房起搏拖带时，心房激动顺序及 P 波形态总是和单纯起搏时类似。重要的是，体表 P 波的变化程度或者心内电图融合可以在超速起搏开始时观察到，不应误认为是拖带过程中的持续融合[26-27]。

ΔAH 间期　PCL 接近 TCL 进行拖带时，AH 间期比 AVNRT 时长。而对于 AT 和顺向型 AVRT 来说，SVT 期间的 AH 间期与心房起搏拖带时的间期相似。

加速　与触发相关的 AT 在超速起搏时通常会使心房 CL 加速。与触发相关的 AT，超速起搏后的心房回归 CL，随着 PCL 的缩短而趋于缩短。

超速抑制　自律性 AT 不能被心房起搏所拖带；

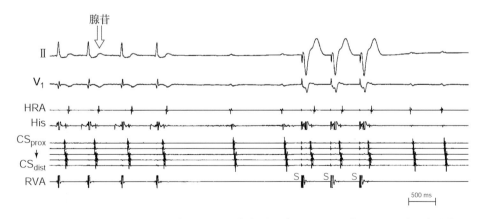

图 20.10　采用腺苷终止室上性心动过速（SVT）。伴向心性心房激动顺序和短 RP 间期的 SVT 采用腺苷终止导致 SVT 终止时心房波后未随跟 QRS 波，这与 AT 不符。SVT 终止后，可见窦性心律期间的完全性房室（AV）传导阻滞。然而，心室起搏与完全的室房（VA）传导有关，逆向心房激动顺序与 SVT 时的相同，提示 VA 传导不是 AVN 所介导的，而是房室旁路（BT）所介导。SVT 实际上是隐匿间隔旁路参与的顺向型 AVRT，腺苷终止是 AVN 阻滞的结果。经旁路的逆传不受腺苷影响。CS_dist，冠状窦远端；CS_prox，冠状窦近端；HRA，高位右心房；RVA，右心室心尖部

然而，快速心房起搏可以超速抑制 AT 频率。心房起搏停止后 AT 恢复，但频率较慢，之后逐渐加速（温醒现象），恢复到原先的心动过速周长。随着超速起搏时间的延长和（或）频率的增快，起搏系列后的心房回归周长也延长。与之相反的是，在折返环路（微折返 AT、AVNRT 和顺向型 AVRT）进行拖带后，无论起搏拖带的长度如何，回归周期和起搏后间期（PPI）均保持不变。

终止　心房起搏终止 SVT 对鉴别诊断一般没有帮助。心房起搏可以反复终止折返性 AT、AVNRT 和顺向型 AVRT，但不能终止自律性 AT，终止触发活动性 AT 的重复性很差。

室房链接　停止超速心房起搏后的 SVT，VA 间期（最后一次夺获的 QRS 波与第一次心动过速心房波间的间期）有助于区分不同机制的 SVT。

不同起搏频率和时程后的室房链接　以不同的 PCL（短于 TCL 10 ms、20 ms 和 30 ms）及不同的持续时间（如 10 s 和 20 s）从同一个心房部位（如近端 CS）进行超速心房起搏。如果存在 "VA 链接"（即尽管起搏 CL 或持续时间不同，VA 间期反复恒定并且与 SVT 时相似），则不太可能为 AT。如果证实没有 VA 链接，相较其他类型的 SVT，更有可能为 AT（图 18.40）。VA 链接可发生在典型 AVNRT 和顺向型 AVRT 中，因为心房激动的时间取决于之前的心室激动，是通过 AVN 快径（典型 AVNRT 时）或旁路（顺向型 AVRT 时）进行 VA 逆传的结果，是相对固定不变的。因此在不同的心房拖带形式中，不管心房起搏拖带的位置、持续时间或 CL 如何，起搏后 VA 间期是固定的，且与心动过速时相似（变化小于 10 ms）。相反，在局灶性 AT 超速起搏（1∶1 房室传导）停止后，起搏后 VA 间期与 AT 时显著不同（尤其是当以不同的频率或持续时间起搏时），因为心动过速心房回归周期与之前的心室激动无关[11, 22, 28]。

不同起搏部位后的 VA 链接　心房超速起搏以相同的 PCL（短于 TCL 10 ～ 30 ms）和持续时间，从高 RA 和近端 CS 进行起搏。比较两种情况下超速起搏后的 VA 间期，如两者起搏后 VA 间期差值（ΔVA 间期）超过 14 ms，可诊断为 AT，而 ΔVA 间隔小于 14 ms 则倾向于 AVNRT 或顺向型 AVRT。这是因为 AT 时，停止起搏后的第一个心房回归周期取决于起搏点和 AT 起源点间的距离、心房传导特性和 AT 重整响应的模式，而与先前的心室激动无关。因此，起搏后 VA 间期因起搏部位不同而变化，所以 ΔVA 间期相对较大（超过 14 ms）[28]。

心动过速时的室性期外刺激

重整　单个 VES 在心动过速舒张期被发放，通常从长的偶联间期（短于 TCL 10 ～ 20 ms）开始，然后逐渐递减（以 −10 ms 递减），直至心室失夺获。

VES 常可以重整 SVT，但重整本身对特殊类型 SVT 不具备诊断意义。顺向型 AVRT 极易被 VES 重整甚至终止（图 18.42）[22]。旁路同侧的部分心室或室间隔是顺向型 AVRT 环路的必要组成部分，使其极易被 VES 侵入并重整，即使是偶联间期很晚的 VES。然而对侧心室发放的 VES 不会对环路造成影响，在靠近旁路的位置发放 VES 有利于重整心动过速。

对于 AVNRT 来说，VES 影响 SVT 的能力取决于其提前激动 HB 以及穿越房室结的能力。即便在 HB 激动被 VES 提前的情况下，起搏脉冲侵入房室结的能力仍取决于下部共同通路的长度；下部共同通路越长，HB 激动需提前的时间就越长。在下部共同通路较长的快-慢或慢-慢型 AVNRT 中，HB 激动需提前超过 30 ～ 60 ms。与之相反，慢-快型 AVNRT 的下部共同通路相对较短，只要 HB 激动被提前，心动过速便可被 VES 重整。

在 AT 发作期间，如果 VES 能提前逆向传导到心房，则 VES 可使下次心房活动提前，而这需要 VES 的偶联间期极短[11]。

重整过程中的某些情况有助于区分不同的 SVT 机制，包括：

预激指数　预激指数（定义为 TCL 和心动过速时夺获心房所需最长的 VES 偶联间期之间的差异）为 100 ms 或更长提示为 AVNRT，而持续地小于 45 ms 为间隔旁路参与的 AVRT[4]。

合并心房激动改变的重整　VES 重整心动过速后，逆传心房激动顺序与 SVT 时相似，提示为 AVNRT 及顺向型 AVRT，因其通过心动过速逆传支进行传导（除非存在逆传的旁观者房室旁路）。相反，VES 后逆行心房激动顺序常与 AT 时不同，除非 AT 起源点靠近 AV 交界处。

显性室性融合　顺向型 AVRT 重整时常能观察到显性 QRS 融合，尤其是起搏位点靠近旁路心室插入点时，比通过折返环路进入心室组织（即 HPS）更明显。另一方面，这种现象不会发生在 AVNRT 或局灶性 AT 时，因其缺乏一定的进出心动过速环路的空间距离。

重整失败　晚发偶联的 VES 可能无法重置 SVT，即使是顺向型 AVRT，尤其是从远离旁路的位置发放 VES 时。如果早期单个或双重 VES 没有重整 SVT，在 SVT 时记录到最早心房电活动的电极上（可能靠近旁路的心室插入点），尽管心室电图提前超过 30 ms，仍可以排除顺向型 AVRT[29]。

没有心房激动的重整　VES 能够重整 SVT 而不激动心房（即 VES 将随后的 His 电位和 QRS 波提前），排除 AT 和顺向型 AVRT，因为它证明了心房不是 SVT 环路的一部分。

合并心房延迟激动的重整　VES 能延迟下一次心房激动，则除外 AT。这种现象常在 PJRT 时可观察到（图 18.39），AVNRT 时不常见，因心动过速环路的逆传支递减传导所致（PJRT 中隐匿性旁路可递减传导）。

希氏束不应期间的重整　在希氏束不应期（如在前向希氏束电位已显现时，或在希氏束电位出现前 35～55 ms）发放 VES 如果提起（加速）下一次心房激动可诊断为存在旁路逆传。此时 HPS-AVN 已经处于不应期而不能介导 VES 传导至心房，仅能通过旁路传导并提前激动心房（图 20.11；图 18.42）。尽管这种现象证明存在房室旁路逆传，但不能证明其参与了 SVT（即不能确诊为顺向型 AVRT），因为 AT 和 AVNRT 都可以合并存在旁观者旁路。如果 VES 能提前激动心房且激动顺序与在 SVT 时一致，则提示 SVT 是顺向型 AVRT 且旁路参与了 SVT，但不能除外起源点靠近旁观者旁路心房插入部位的 AT。尽管在 AT 时，VES 可通过旁观者旁路快速逆传并提前激动心房，它不能通过房室旁路使 AT 搏动延迟出现。

因此在 HB 不应期发放 VES 延迟了下一次心房激动与旁路慢传导有关。也因此旁路参与了 SVT，证明了 SVT 的机制为顺向型 AVRT（如 PJRT 或结束折返性心动过速）。同样的，在 HB 不应期发放 VES 终止了 SVT 而未激动心房可诊断为 AVRT[4, 30]。

终止　当心动过速周长小于 350 ms 时单个 AES 很少能终止 AVNRT。SVT 可被单个 VES 终止提示诊断为顺向型 AVRT，因为 AVRT 通常易被单个或双重 VES 终止。如果 SVT 可被希氏束不应期时发放的 VES 终止，则可以排除 AVNRT 和 AT（图 20.11），除非合并有无关旁路介导的室房逆传。如果 SVT 可反复被 VES 终止，且其后无心房激动，则可以排除 AT（图 18.42），如果这种情况发生于希氏束不应期内发放的 VES，则可以排除 AT 及 AVNRT（图 20.11）。

心动过速时心室超速起搏

以小于心动过速周长 10～30 ms 起搏心室，然后每次逐渐减少 PCL 10～20 ms，分析每次心室起搏停止后 SVT 的延续与终止。心室起搏过程中的心室夺获与否应该被验证，此外 VA 1∶1 传导及心房率加速至 PCL 也应该仔细验证（图 20.12）。验证心室起搏终止后 SVT 的延续性以及 SVT 的终止和再诱发是否发生于心室起搏过程中也是非常重要的（图 20.13）。

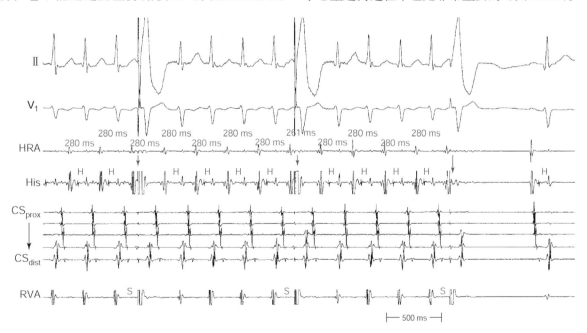

图 20.11　室上性心动过速（SVT）期间的心室期外收缩（VES）。伴向心性心房激动顺序的窄 QRS 波 SVT 期间，以逐渐缩短的配对间期发放 VES。箭头所示为前向希氏束电活动预期出现的时间。在希氏束不应期内发放的第 1 个 VES 未能重整心动过速。这一现象对鉴别诊断没有帮助。第 2 次发放的 VES 稍提前一点，但仍在希氏束不应期内，但该 VES 使随后的心房激动加快。重整心房波期间的心房激动顺序等同于 SVT 期间的顺序。这一现象排除了 AVNRT，支持顺向型 AVRT，但不能排除 AT 伴旁观者旁路心房插入点靠近 AT 起源灶的罕见病例。在希氏束不应期发放（在预期前向 HB 激动前 40 ms）的第 3 个 VES 终止心动过速，而未上传至心房。这种现象如果重复出现，可排除 AVNRT 和 AT，并证明心动过速为顺向型 AVRT。CS_dist，冠状窦远端；CS_prox，冠状窦近端；HRA，高位右心房；RVA，右心室心尖部

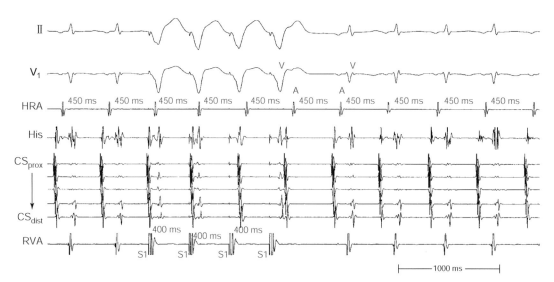

图 20.12　窄 QRS 波室上性心动过速（SVT）期间的超速心室起搏。 具有长 RP 间期和向心性心房激动顺序的 SVT 支持非典型 AVNRT、起源于房室交界区附近 AT 或缓慢传导的间隔旁路参与的顺向型 AVRT 诊断的可能。在心动过速时，超速心室起搏未能拖带心动过速或夺获心房（无室房传导），因为心动过速的心房周长（450 ms）保持稳定而不受更快的心室起搏周长（400 ms）的影响。因此，在起搏与 SVT 期间，起搏后间期或 AV 间期的分析是无效的。另外，因为心室起搏期间没有 1∶1 的室房传导（产生激动性 A-A-V 反应），因而分析起搏停止后的反应顺序（A-V 与 A-A-V 反应）也是无效的。然而，心室起搏使心房和心室分离，凭这一点即可排除 AVRT。但是，还需其他起搏方法来帮助鉴别非典型 AVNRT 和 AT。CS$_{dist}$，冠状窦远端；CS$_{prox}$，冠状窦近端；HRA，高位右心房；RVA，右心室心尖部

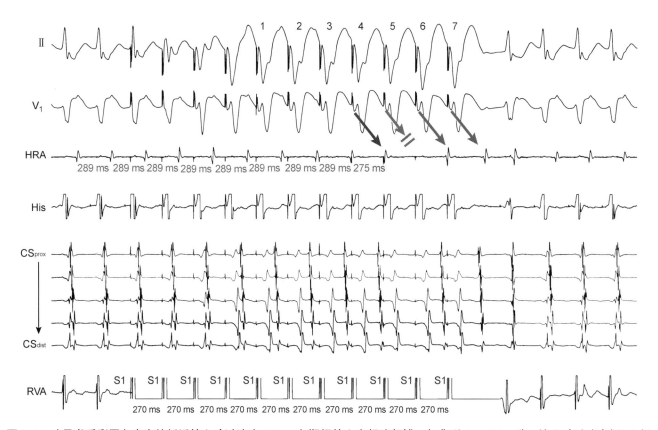

图 20.13　（见书后彩图）房室结折返性心动过速（AVNRT）期间的心室超速起搏。 与典型 AVNRT 一致，该心动过速有短 RP 间期、向心性心房激动顺序及心房和心室同时激动。始于右心室心尖部的超速心室起搏（S1）周长（CL）比心动过速周长短 18 ms。数字 1 至 7 表示具有稳定形态（单纯起搏）的起搏 QRS 波。注意，第一个重整心房激动的恒定 QRS 波是 QRS#4（如蓝色箭头所示），这可排除房室折返性心动过速，与房室结折返性心动过速一致。此外，注意之后心动过速终止，QRS#5 后无心房激动（红色箭头）。QRS#6 和 #7 逆传向心房（绿色箭头），并重新开始典型 AVNRT。因为心动过速被终止，然后在相同的起搏驱动中重新开始，不存在拖带，且起搏后间期的分析是无效的。CS$_{dist}$，冠状窦远端；CS$_{prox}$，冠状窦近端；HRA，高位右心房；RVA，右心室心尖部

室房分离　当 SVT 过程中心室超速起搏不能使心房周长加速至 PCL（比如心动过速中的心室分离），可排除 AVRT，最可能为 AT，也可能为 AVNRT。

心房激动顺序　如前所述，心动过速期间发放心室起搏的逆向心房激动顺序与 AVNRT 和顺向型 AVRT 是类似的，因为这种情况下激动通过心动过速逆传支传导。另一方面，对于 AT 而言，心室起搏时的逆向心房激动顺序通常不同于 AT 时的心房激动顺序，除非 AT 起源于靠近房室交接处。但如果是存在旁观者旁路，这一标准可能会是一个陷阱，因为旁观者旁路可以提供另一个逆传径路介导心室刺激的逆向传导，但它本身不是 SVT 环路的一部分。这种情况下，心室刺激可以产生与 AVNRT 及顺向性 AVRT 不同的逆向心房激动顺序。然而，存在这类房室旁路时，通常通过正常窦性心律时的心室刺激通常很容易证实。

拖带　心室起搏几乎都可以拖带 AVNRT 和顺向型 AVRT，如果可以保持 1:1 的室房传导，也可拖带折返性 AT。尽管心动过速被拖带并不能帮助区分不同 SVT 的机制，但心室拖带时一些参数有助于确定 HPS/ 心室是（AVRT）否（AVNRT、AT）作为心动过速大折返环路的下游组成部分[30]。这些参数包括心室显性融合、心室起搏与 SVT 时的 VA 间期差值、PPI 以及不同部位心室拖带[26-27]。

显性心室融合　如前所述，SVT 时拖带出现显性心室融合可证明心室是 SVT 环路的一部分（即诊断为 AVRT），排除 AVNRT、AT 及交界区心动过速（图 18.43）。这三者在心室拖带时 QRS 波形态为纯心室起搏形态。折返环的入口和出口之间空间分离是存在融合的必要条件，这在 AVNRT、AT 及交界区心动过速中不存在，它们仅有一个通向心室（HB）的"门"。在顺向型 AVRT 中，折返环的入口（HPS）和出口（旁路心室插入点）及心室组织是彼此分离的。在这种情况下，起搏波前可以激动部分心室并进入 AVRT 环路，同时心动过速波前从折返环上较远的出口位置激动另一部分心室。此外，起搏位置相对靠近折返环路的入口和出口是在重整和拖带过程中发生融合的关键决定因素。当起搏点更靠近旁路心室插入点（例如：左心室游离壁旁路于左心室起搏，间隔和右侧壁旁路于右心室起搏），而不是折返环进入心室组织的入口（HPS）时，即产生较大程度 QRS 波融合，形态介于顺向型 AVRT 时的基本形态与完全起搏的 QRS 波之间（见图 18.43）[31-32]。

但是，重要的是要了解任何机制的心动过速（包括局灶性 AT、交界区心动过速和 AVNRT）在超速起搏时都会产生一定程度的融合，特别是当 PCL 略短于 TCL 时。然而，这种融合在以固定周长起搏驱动过程中并不稳定，因为起搏刺激落在心动过速周长逐渐提前部分，使得融合逐渐减少而趋于完全起搏形态。这种现象应该与拖带区别开来，有时这需要长时间的起搏来证明融合程度的变化。

ΔVA 间期　右心室起搏拖带 SVT 可能有助于鉴别顺向型 AVRT 和 AVNRT，通过比较 SVT 发作时（测量体表 QRS 波起始至高位右心房电图）与起搏时（即 SA 间期，测量心室起搏信号至高位右心房电图）的 VA 间期之间的差别，在顺向型 AVRT 和心室起搏时，心室和心房均为依次激动，但在 AVNRT 发作时，心室和心房被平行激动。因此，顺向型 AVRT 发作时的 VA 间期接近心室起搏时的 VA 间期（图 18.43）。而在 AVNRT 中，心动过速期间的 VA 间期明显短于心室起搏期间的 VA 间期（图 17.19）。通常情况下，如果 VA 间期的差值 [ΔVA（VA$_{pacing}$ − VA$_{SVT}$）] 大于 85 ms，则为 AVNRT；如果该差值小于 85 ms，则提示为顺向型 AVRT（图 20.14）[33-34]。

这种测量类似于在大折返 AT 和 VT 进行拖带标测时，对比"刺激-出口"间期与"电图-出口"间期。在 AVNRT 和 AVRT 中，QRS 波起始代表"电图"，随后的心房电图代表"出口"，在心室拖带时心房被前向夺获代表从折返出口到心房。因此，将拖带时刺激到随后的心房电图间期（SA 间期），与心动过速时电图（QRS 起始）至随后的心房电图（VA 间期）进行比较。两个间期之间的差异越小，则起搏位点越靠近折返环[32]。

PPI　PPI 反映了从心室起搏点到 SVT 环路、绕折返环路一圈，然后回到起搏点的传导时间。PPI 和 TCL 之间的差值（PPI − TCL）表示在起搏点至折返环路并返回的传导时间。因此，（PPI − TCL）差值可以定量地估计起搏点至折返环路有多远（根据传导时间）；（PPI − TCL）差值越大，表明起搏点与折返环路之间的传导时间越长，两者之间的"电学"距离越大[32]。

相比 AVNRT 的环路，RV 更靠近 AVRT 的环路，因此从右心室心尖部拖带时 AVRT 的 PPI − TCL 差值明显小于 AVNRT 时。实际上如果 PPI − TCL 差值大于 115 ms 可诊断为 AVNRT（图 17.19，图 20.14），而 PPI − TCL 差值小于 115 ms 提示顺向型 AVRT（图 18.43）。对于临界值，AVNRT 时在 RV 心底部起搏有助于加大 PPI − TCL 差值，而对顺向型 AVRT 没有明显改变（见后文不同部位的右心室拖带）[11, 35]。

顺向型 AVRT 心室拖带时，一个常见的现象是

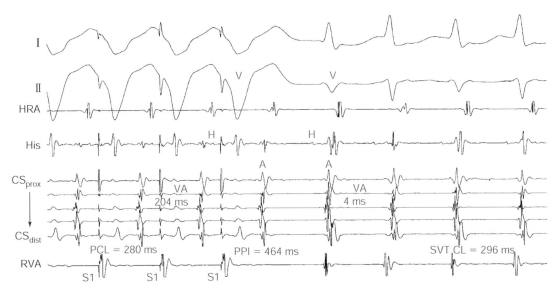

图 20.14 室上性心动过速（SVT）的心室拖带。如果从右心室心尖部（RVA）起搏进行心室拖带，一些特征有助于 SVT 的鉴别诊断。首先，在 SVT 期间，心房和心室同步激动，这一点可排除 AVRT。第二，SVT 期间的心房激动为偏心性的，最早激动在冠状窦中部，比起 AVNRT，这一点更支持 AT。第三，心室起搏期间的心房激动顺序等同于 SVT 期间的激动顺序，比起 AT，这一点更支持 AVNRT 和 AVRT。第四，在心室起搏停止后，起搏后间期（PPI）减去心动过速周长（PPI － SVTCL）大于 115 ms，并且 ΔVA 间期（VA 起搏－VASVT）大于 85 ms，比起 AVRT，这一点更支持 AVNRT。第五，虽然心室起搏停止后激动顺序特征（A-A-V 与 A-V 反应）不清，因为第一个心动过速波群中心房和心室同步激动，用 HB 激动代替心室激动（即反应特征分别以 A-A-H 或 A-H 代替 A-A-V 或 A-V），但可显示出 A-H 反应，比起 AT，这一点更支持 AVRT 和 AVNRT。总体上说，因为心房和心室同步激动，可以排除 AVRT；因为心室起搏停止后出现 A-H 反应，并且心室起搏与 SVT 期间的心房激动顺序完全相同，亦可以排除 AT。因此，该 SVT 的机制为典型 AVRT 的左侧变异型（离心性心房激动顺序）。CS_{dist}，冠状窦远端；CS_{prox}，冠状窦近端；HRA，高位右心房；PCL，起搏周期长度；RVA，右心室心尖部

AH 间期延长，原因是房室结递减传导或者（存在双房室结现象）快径前传跳跃至慢径。延长的 AH 间期，在拖带的最后一跳时会使 PPI 延长，但这种延长的 PPI 并不反映起搏至折返环的距离。拖带间隔旁路参与的顺向型 AVRT 后获得的 PPI － TCL 差值实际上和拖带 AVNRT 后有重叠。校正的 PPI － TCL ＝（PPI － TCL）－房室结传导延长的时间（起搏后的 AH 间期－起搏前的 AH 间期），可用于增加上述标准的准确性。AV 间期的变化（起搏后的 AV 间期－起搏前的 AV 间期）可在 His 不清楚时用来校正（HV 间期固定不变）。在一项包括典型和非典型 AVNRT、间隔和游离壁旁路介导的顺向型 AVRT 患者的研究中，相比未校正的 PPI － TCL，校正的 PPI － TCL 差值小于 110 ms，可以准确地区分顺向型 AVRT 和 AVNRT[36-38]。

值得注意的是，RV 心尖部发放的单个或双重 VES 重整后，校正的 PPI － TCL 和 ΔVA（VA 起搏－ VA_{SVT}），对于区分 AVNRT 和顺向型 AVRT 具有相同价值，即使 SVT 被心室起搏终止。校正的 PPI － TCL 和 ΔVA（VA 起搏－ VA_{SVT}）超过 110 ms 均提示为 AVNRT[39]。

重要的是，上述 ΔVA 和 PPI 标准存在一些潜在的缺陷。TCL 及 VA 间期在几个周期的拖带后容易受影响，正是由于这个原因，我们不应该在心室起搏后立刻测量不稳定的 VA 间期。另外，我们可以见到 SVT 时自发的 TCL 和 VA 间期波动。当波动超过 30 ms 时，上述鉴别诊断是不适用的。如果起搏间期不够长或者起搏周长太接近心动过速周长，那么在拖带过程中，可能会出现等节律 VA 分离的错误。另外，该测试在左侧游离壁旁路的患者中不可靠，因此应谨慎使用。最后这些诊断标准不能用于具有明显递减特征的旁路，尽管有些递减间期可能不会导致错误的结果。

心室拖带时传统的 SVT 标准可确定 HPS/ 心室是否作为心动过速大折返环路的下游组成部分。重要的是，缓慢的、递减传导的旁路（例如 PJRT 或结束折返性心动过速期间）可以影响顺向型 AVRT 时 ΔVA 和 ΔHA 标准的敏感性，尽管这些标准的特异性仍然很高。因此，任何阳性的顺向型 AVRT 标准（PPI － TCL ＜ 115 ms，校正 PPI － TCL ＜ 110 ms，ΔVA ＜ 85 ms，ΔHA ＜ 0 ms）都可考虑诊断为顺向型 AVRT，尽管它们之间可能存在不一致，且可能发生在 50% 的时间内。此外，在保持高特异性的同时，125 ms 的高截断值可增加诊断顺向型 AVRT 的敏感性[30]。

差异性心室拖带　不同部位右心室拖带（从右心室心尖部到右心室基底部）有助于区分 AVNRT 和顺向型 AVRT。AVNRT 的折返环局限在 HB 之上，不涉及心室。鉴于 HPS 在靠近 RV 心尖部处直接插入心室，相比 RV 心尖部，RV 基底部在电学上更远离（尽管解剖学上更近）折返环。因此 AVNRT 心室拖带时，右心室基底部起搏的 PPI 显著大于右心室心尖部起搏的 PPI，原因是心室基底部起搏比心尖部起搏至折返环需要额外时间（大概 30 ms）。相反，顺向型 AVRT 时，心室是折返环的组成部分，右心室基底部的起搏与心尖部起搏相比不同旁路有一定的变化，间隔旁路时基底部起搏更接近于折返环，游离壁旁路时两者相等。顺向型 AVRT 时，起搏的波前从右心室心尖部和右心室基底部至折返环的平均距离相似，因此无论旁路位于何处，起搏至折返环的时间（PPI）均是相似的。

校正的 PPI 提高了这种方法的准确性（避免了心室起搏时房室结递减性传导产生的误差），尽管在心尖或心底以相似频率起搏时，递减程度引起的差异并非想象中那么大。校正的 PPI 为 PPI 减去回归周期搏动引起的 AV 间期增量（和 SVT 时 AV 间期相比）。短暂的拖带后校正的 PPI － TCL 差值超过 30 ms 见于 AVNRT（即右心室基底部起搏的校正 PPI － TCL 较右心室心尖部起搏的校正 PPI － TCL 大 30 ms），校正的 PPI － TCL 差值小于 30 ms 见于顺向型 AVRT。此外 VA 间期差值（RV 基底部拖带和 RV 心尖部拖带的 VA 间期的差异）持续超过 20 ms 见于 AVNRT，而 VA 间期差值小于 20 ms 见于顺向型 AVRT[40-41]。

这种技术的主要优点是，如果心动过速被短暂拖带终止了，VA 间期差值可通过最后一次起搏搏动计算出来。

起搏拖带需要的长度　SVT 时右心室起搏拖带的时间和反应形式可帮助鉴别顺向型 AVRT 和 AVNRT。在顺向型 AVRT 时，心室肌是介于起搏波前和旁路心室插入点之间的唯一中间组织。因此一旦右心室起搏夺获心室后，起搏波前迅速传至旁路的心室插入点，并重整心动过速（心房激动时间提前或延迟）。因此对间隔或右侧旁路的 AVRT，RV 起搏后一旦起搏波前完全夺获右心室，即可迅速重整 AVRT。相反，AVNRT 时，起搏位点远离 SVT 环路，起搏波前需通过心肌组织传播，然后穿过 HPS，经 AVN 逆传重整心动过速。因此相较顺向型 AVRT，重整 AVNRT 要晚好几拍。这一观察结果与下述理念一致，即超速起搏后，当总的起搏提前量超过以较短的 CL 起搏因传导速度改变而校正的 PPI － TCL 时，恰好开始形成

折返性心动过速[42]。

以比 TCL 短 10 ～ 40 ms 的周长开始 RV 同步起搏后，一旦观察到持续出现起搏 QRS 波（纯夺获或固定融合），需确定加速心房激动至 PCL 所需的持续出现起搏 QRS 波的数量。出现固定的心室刺激-心房夺获间期（SA 间期）时，可以确定加速到 PCL 的第一次心房搏动。一份报告显示，如果持续出现起搏 QRS 波后的第一次心房搏动即能重整 SVT，对诊断为顺向型 AVRT、排除 AVNRT 的准确性很高。另一方面，在稳定的 QRS 波形态（完全起搏）后两次或两次以上心跳后才重置 SVT，可诊断为 AVNRT（图 20.13）。

这种方法的主要优点在于与停止起搏后心动过速是否持续无关。然而，这些标准很可能不适用于 PCL 短于 TCL 超过 40 ms 的情况，或提前量超过 80% 的 TCL 时（同步性较差时可能发生），因为此时刺激能更大程度地侵入心动过速环路，导致很早期即能发生心动过速的重整。此外，这些发现可能不适用于合并旁观者旁路的 AVNRT，因为刺激可通过旁观者旁路重整 SVT。这种技术对鉴别间隔旁路和非典型 AVNRT 有效，但可能对远离起搏部位的旁路不太有用（例如，左侧游离壁旁路）（图 20.15）[43-44]。

过渡期的心房重整　SVT 时以略快于 TCL 的周长进行 RV 同步起搏，起搏波前与心室前传激动开始融合直到出现一个稳定 QRS 波形态（或完全起搏或持续融合）的区间，即过渡期。过渡期始于起搏波前与心室前传激动开始融合，止于出现第一跳稳定的 QRS 波形，随后的持续融合提示 AVRT，而完全起搏 QRS 波形态提示患者为 AVNRT 后 AT。AVNRT 后 AT 的患者，过渡期内心房激动不能通过 AVN 传导而提前。因为此时 HB 处于不应期，提示至少部分心室仍因 HPS 前传而激动。过渡期内出现心房时程振荡，提示存在旁路逆传，可以是 SVT 环路的一部分，也可能是旁观者。一项研究显示这些标准有很高的诊断准确率，无论 SVT 是否被拖带或被起搏终止时均可用。过渡期内出现心房时程振荡超过 15 ms，或者最后一跳的 SA 间期固定，可见于所有的顺向型 AVRT 患者，而不会出现在 AT 或者 AVNRT 患者中（除非旁观者旁路发生逆传）[41, 45]。

停止心室起搏后房室电图顺序

技术　在 SVT 期间，同步心室超速起搏以比 TCL 短 10 ～ 30 ms 的 PCL 开始，直到发生 VA 1：1 传导，此时停止起搏。如果起搏导致心动过速终止，则再次诱发 SVT，并且重复该操作。如果心室起搏未

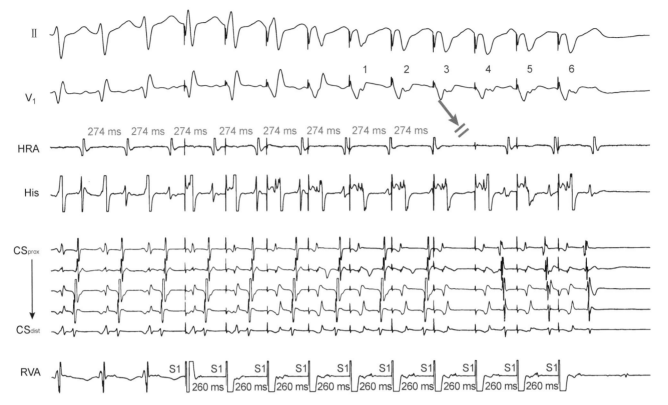

图 20.15　房室折返性心动过速（AVRT）期间的心室超速起搏。心动过速有短 RP 间期和偏心性心房激动顺序，与用左侧旁路逆传的房室折返性心动过速（AVRT）相一致。源于右心室心尖部（RVA）的心室超速起搏（S1）的周长（CL）比心动过速周长短 14 ms。数字 1 ～ 6 表示具有稳定形态的起搏 QRS 波。注意，第一个影响心房激动的恒定 QRS 波是 QRS#3（如箭头所示）。虽然这一发现通常表明为 AVNRT，并除外间隔旁路（BT）参与的顺向型 AVRT，但当 BT 远离心室起搏部位时，它也可在顺向型 AVRT 中观察到，如本例所示。CS$_{dist}$，冠状窦远端；CS$_{prox}$，冠状窦近端；HRA，高位右心房

终止心动过速并表现为稳定的 VA 1∶1 传导，分析最后一次心室起搏波后的电图顺序，可分为心房-心室（A-V）模式或心房-心房-心室（A-A-V）模式（见图 11.16）。

解析　在 AVNRT 或顺向型 AVRT 期间，当心室的起搏周长比 TCL 短，所有电图都会加速到起搏频率而心动过速不终止，则表明 VA 传导通过环路的逆传支进行。因此，在最后一次心室起搏波后，心动过速环路的前传支未处于不应期，拖带的最后一次逆传心房波得以传导至心室。引起起搏停止后的 A-V 反应。然而在 AT 期间，起搏心室并产生 1∶1 VA 传导时，逆行传导是通过 AVN 发生的。在这种情况下，由心室起搏产生的最后一个逆传心房波，不能传导回至心室，因为 AVN 前传处于不应期，而且没有其他的前传至心室的途径（不同于 AVNRT 和 AVRT），结果是 A-A-V 反应。

误区　当心室起搏过程中 VA 不能 1∶1 传导时，这种起搏方法不起作用。因此，在检测 SVT 期间心室起搏后的反应时，必须确认 VA 为 1∶1 传导。等节律 VA 分离可以模拟 1∶1 VA 传导，尤其是当起搏序列不够长，或 PCL 太慢时（图 11.17）。

假性 A-A-V 反应　非典型 AVNRT 可出现假性 A-A-V 反应。因为在心室起搏过程中，通过慢径逆传，VA 间期很长，甚至超过 PCL（V-V 间期），因此紧随最后一个起搏的 QRS 波的心房波，是由前次起搏的 QRS 波慢 VA 传导形成，然后才是最后一次起搏的 QRS 波产生的心房波。为了避免这种潜在的陷阱，在心室超速起搏过程中及其后均应测量 A-A 间期，且要仔细检查 VA 传导引起的最后一次心房电图。最后逆行心房波的特点是 A-A 间期与心室 PCL 相等，而心动过速的第一个心房波通常在较长的回归周长后出现。

在具有长 HV 间期或短 HA 间期的典型 AVNRT（其心房激动可能先于心室激动），和存在旁观者旁路的患者中，超速心室起搏期间当 VA 1∶1 传导缺失时，也可出现假性 A-A-V 反应（图 20.12）。用 His 激动替代心室激动（即将反应描述为 A-A-H 或 A-H 而不是 A-A-V 或 A-V）更准确，并有助于消除

AVNRT 及长 HV 间期、短 HA 间期患者所产生的假性 A-A-V 反应[46]。

假性 A-V 反应　在自律性 AT 应用异丙肾上腺素后进行操作时，可出现假性 A-V 反应。心室起搏伴随 VA 1 : 1 传导可引起心房病灶被超速抑制，异丙肾上腺素可增强交界区的自律性，因此出现了显性的 A-V 反应。因此，在输注异丙肾上腺素期间进行心室起搏时，确定心室起搏停止后的反应是可重复的很重要[28]。

理论上，AT 合并存在逆向双 AVN 通路或旁观者旁路时，会出现一种假性 A-V 反应。在这种情况下，最后一个逆行心房波将其他路径前传至心室，而非心室起搏时 VA 逆传通路，从而产生 A-V 反应。然而，临床上还没有观察到这些理论情景的发生，可能是因为在心室起搏时，逆传同时进入 AVN 双径路或进入 AVN 与旁路，使两条通路在停止起搏时均处于前传不应期[28]。

终止　心室起搏可以容易地终止顺向型 AVRT，若不能终止 SVT 则不支持顺向型 AVRT 的诊断。心室起搏终止 AVNRT 的概率亦很高，但通常不能终止 AT。

心动过速时希氏束旁起搏

希氏束旁拖带或重整

技术　应用 HB 导管以短于心动过速 10 ~ 30 ms 的周长起搏希氏束旁区域拖带心动过速。当心房周长加快至起搏周长，而无心房激动顺序改变，且起搏停止后心动过速持续，可证实拖带成功[47]。

交替使用高输出夺获或低输出失夺获 HB-RB 来进行希氏束旁拖带。分别记录拖带伴 HB-RB 夺获与 HB-RB 失夺获，然后分别测量两种状态下的 SA 间期和局部 VA 间期。

希氏束旁拖带方法需注意同一方式下仅仅减小输出电压可导致 HB-RB 失夺获。也就是说，即便 HB-RB 夺获时 SVT 可以被拖带，一旦 HB-RB 失夺获时，开始的几个起搏波不能拖带 SVT。拖带开始失败的原因是从起搏点至实际折返环的距离突然增加了。AVNRT 中 HB-RB 夺获期间，起搏点邻近折返环（HB-RB），但 HB-RB 失夺获时，起搏点（右心室基底部）正好在折返环外。但如果 HB-RB 失夺获早于 HB-RB 夺获，这一局限性则不存在。也就是说，如果起搏输出增加，在 HB-RB 失夺获期间 SVT 能被拖带，则 HB-RB 夺获时折返环必然被拖带（除非 SVT 终止）。

如果由于尝试拖带导致 SVT 反复终止，希氏束旁拖带不能进行下去，注射异丙肾上腺素有助于心动过速的维持。另一种方法，可采用单个或成对 VES 重整心动过速（希氏束旁重整）。逐渐缩短 VES 发放的配对间期，直至第一个 VES 可以提前或重整心动过速。高或低输出电压可分别导致希氏束–右束支夺获和失夺获。希氏束旁拖带时可将其逆向心房激动顺序的形式和时间与希氏束旁重整时的进行比较，以判断其特征。

解析　在 AVNRT（典型和非典型中），希氏束旁起搏或重整时可观察到 AVN-AVN 反应模式。与 HB-RB 非夺获时相比较，HB-RB 夺获时 SA 间期和局部 VA 间期增加。

在顺向型 AVRT 中，可见 BT-BT 模式或 BT-BT_L 模式。出现 BT-BT 模式时，HB-RB 非夺获与夺获时比较，SA 间期和局部 VA 间期无明显变化。BT-BT_L 模式时，HB-RB 非夺获与夺获时比较，SA 间期增加，而局部 VA 间期无明显变化。

ΔSA 间期小于 40 ms 有助于区分 AVN-AVN 模式和 BT-BT 模式。AVNRT 患者通常 ΔSA 间期大于 40 ms，而 AVRT 患者 ΔSA 间期小于 40 ms（除了存在左侧壁旁路的少数患者）。Δ 局部 VA 间期（替代 ΔSA 间期）是更精确的用于区别 AVNRT 和 AVRT 的参数。

AVNRT 患者希氏束旁拖带或重整时不会出现融合形式。窦性心律下希氏束旁起搏可以证实旁路的存在是其强大的优势。因为 VA 逆向传导在 SVT 拖带时只能通过单一通路（假定不存在多旁路等复杂情况），不同形式的逆向融合可以见于窦性心律下的希氏束旁起搏，但不会发生在希氏束旁拖带和重整时。

希氏束旁超速起搏

技术　在 SVT 期间以比 TCL 短 10 ~ 30 ms 的 PCL 进行希氏束旁起搏。对此操作的反应可分为以下几类：①当心房 CL 加速到 PCL，而心房激动顺序没有变化。停止起搏后，心动过速恢复。②起搏导致心动过速终止。③当已确认 HB 夺获时，却发生房室分离，观察到心房 CL 无变化。

当观察到反应 1 或 2 时，需要确定进入心动过速环路所需的搏动次数。任何心房时间的变化（提前或延迟至少 10 ms）或 SVT 终止，均可认为激动已进入心动过速环路。检查体表心电图，确定观察到的第一次搏动为非融合的起搏 QRS 形态。这次搏动被作为第一跳用于分析。在应用该方法时，均从这一跳开始计数，来确定进入心动过速环路所需的搏动次数。

解析　因为 HB 是 AVRT 环路中的必要成分，超速夺获 HB 应会立即进入心动过速环路。相反，AVNRT 时 HB 超速起搏并不会立即进入环路，因为

HB 不是必需的成分。因此，第一跳即能进入心动过速环路表明是 AVRT，而在 3 次或 3 次以上搏动后才进入环路应诊断为 AVNRT[48]。

这种技术不需要确认 HB 夺获与否。此外，不同于希氏束旁拖带时经常发生 SVT 终止，并干扰 ΔSA 间期的分析，希氏束旁超速起搏时 SVT 终止可确认刺激信号已进入并干扰了心动过速环路[48]。

值得注意的是，这一原则适用于任何使用旁路和 HB 的心动过速，包括房束旁路、隐匿性结束旁路、递减性旁路和左侧旁路。此外，它应该有助于区分合并旁观者旁路的 AVNRT 与逆向型 AVRT[48]。

心动过速终止后窦性心律时的诊断策略

单以心动过速周长起搏心房或心室，保持自主神经张力与心动过速时状态相似非常重要，因为自主神经张力的改变可以独立影响 AV 或 VA 传导。

以心动过速周长进行心房起搏

ΔAH 间期 AT 和顺向型 AVRT 发作期间，SVT 发作时的 AH 间期与心房起搏时的间期相似，因为 SVT 和心房起搏时的激动波前传路径相似。另一方面 AVNRT 期间的 AH 间期比心房起搏时的 AH 间期短，因为 AVNRT 时心房和希氏束被平行激动（由于存在上部共同通路），但在心房起搏期间，心房和希氏束是依次激动的。因此 ΔAH（AH心房起搏 − AHSVT）超过 40 ms 提示 AVNRT 而排除 AT 及顺向型 AVRT。ΔAH 少于 20 ms 提示 AT 和顺向型 AVRT 的可能性大于 AVNRT 的可能性[11]。

对于 AT 和顺向型 AVRT 来说，SVT 和心房起搏期间，如果心房起搏周长等于心动过速周长，且自主神经活动保持不变，应该可以保持 1:1 的传导。在心动过速终止后的短时间内起搏有望保持自主张力的程度不变。因此，如果心房起搏期间出现了房室传导阻滞，则提示存在上部共同通路，支持 AVNRT 的诊断。

以心动过速周长进行心室起搏

ΔHA 间期 在正常窦性心律（NSR）期间进行室性起搏（PCL 等于 TCL），比较 SVT 和心室起搏期间的 HA 间期，有助于鉴别顺向型 AVRT 和 AVNRT。HA 间期是从 His 电位末端（激动离开 HB 进入 AVN）到高 RA 记录下的心房电图，并计算 ΔHA 间期（HA起搏 − HASVT）。

在顺向型 AVRT 期间 ΔHA 一般小于 10 ms。心室起搏时 HA 和 VA 间期均短于顺向型 AVRT 时，因为 HB 和心房在顺向型 AVRT 中依次激动，而在心室

起搏过程中是平行的，尽管心房均通过旁路被激动（图 18.43）。

相反，在 AVNRT 中 ΔHA 一般大于 10 ms，因为 AVNRT 心动过速时 HB 和心房平行激动（即此时代表 HB 和心房激动时间的 HA 间期是"假性间期"），而如果没有旁路，心室起搏时两者是依次激动的（此时 HA 间期代表了从 HB 至心房的真实传导时间）。相比典型的 AVNRT，在不典型的 AVNRT 中，ΔHA 间期更为明显，因其下部共同通路较长。在交界性局灶性心动过速时，ΔHA 间期通常接近 0[49]。

ΔHA 间期标准的主要限制在于心室起搏时需要记录到逆向 His 电位。HB 通道上逆向 His 电位一般出现在局部心室电图之前，这可通过引入 VES 引起 His 电位出现于局部心室电图之后来验证。此外，不同部位起搏（如中间隔）可提前进入 HPS，并便于观察到逆向 His 电位。如果逆传的 His 电位不清楚的话，可用 ΔVA 代替 ΔHA，但其鉴别 AVRT 和 AVNRT 的准确性降低[4]。

另一个限制是心室起搏时的 VA 传导可能不通过旁路，而优先通过 HPS-AVN 传导，此时相比通过旁路传导，该通路产生的心房激动更早。如果是这样的话，会观察到心室起搏时的 HA 间期比通过旁路传导要短。这将产生一个更负的 ΔHA 间期。

室房传导阻滞 对于 AT 和 AVRT 来说，在自主神经调节下，以心动过速周长起搏心室通过 AVN 的 AV1:1 传导有可能不会维持，因为 AVN 或者下部共同通路可能会出现逆传阻滞。在 AT 或者 AVNRT 中，AVN 或者下部共同通路可以前传产生 1:1AV 传导，但以起搏周长等于心动过速周长起搏心室时，其逆传的特性并不能保证 1:1VA 传导。相反，在顺向型 AVRT 中 1:1VA 传导就可以维持，因为房室旁路至少可以在心动过速同频率下介导 VA 传导。因此，如果心室起搏过程中存在室房阻断，可排除顺向型 AVRT（可能为利用慢房室旁路逆传的顺向型 AVRT），更有可能是 AT 或有下部共同通路的 AVNRT。

心房激动顺序 AVNRT 中，心室起搏时的逆向型心房激动顺序与 SVT 发作时相似，当 AVN 逆传路径与心动过速不同时，心房激动顺序也可出现轻微的改变。但顺向型 AVRT 中两者之间可以相似亦可不同，这主要取决于心室起搏时逆向室房传导是沿房室结还是沿旁路，或者沿二者共同逆传。然而，对于 AT 来说，心室起搏时逆向心房激动顺序通常与 AT 发作时的不同，除非 AT 起源于房室交界处附近。

SVT 实用电生理诊断策略

重要的是需要理解没有单一的诊断方法或程序足以鉴别所有不同类型的 SVT。每种方法都有自己的适用性和局限性，以及几乎所有诊断方法的主要解析均有例外情况[4]。尽管有些诊断标准的特异性很高，敏感性却往往有限。因此，研究人员通常需要结合使用 SVT 特点和起搏方法，来建立一个准确的诊断。对所有可能性进行系统评估并遵守基本电生理原则，将有助于建立正确的诊断。这些患者电生理检查期间的每个步骤均可以为研究者提供足够的信息，如果这些信息被准确识别，可能会减少诊断程序的时间和改进结果。

对电生理学家来说，充分理解用于鉴别不同心律失常的各种方法很重要。在常规操作的基础上，练习运用这些技术，即使在心律失常的潜在机制诊断已确定时。这有助于术者在更具挑战性的病例中正确应用这些诊断方法，并熟悉每项技术的陷阱、例外情况及可能表现。

表 20.1 至表 20.3 和图 20.16 概述了一些针对窄 QRS 波 SVT 的电生理诊断策略。基线心动过速特征，及心动过速期间和心动过速终止后窦性心律期间的心房 / 心室程序性刺激，在绝大多数情况下可诊断出 SVT 的机制。

第一步

心动过速期间的 A/V 关系、RP-PR 比率和心房激动顺序的特点（表 20.1）。伴有向心性心房激动顺序和 1 : 1 A/V 关系的 SVT 的鉴别诊断最具挑战性。伴有非常短 RP 间期（心房和心室同时激动）及向心性心房激动顺序的 SVT 包括：①典型的 AVNRT；②病灶靠近房室交界处，且 PR 间期较长的 AT；③交界区心动过速。伴有短 RP 间期及向心性心房激动顺序的 SVT 鉴别诊断包括①病灶靠近房室交界处的 AT；②间隔或间隔旁旁路的顺向型 AVRT；③慢 - 慢 AVNRT。伴有长 RP 和向心性心房激动顺序的 SVT 包括：①非典型（快慢）AVNRT；② PJRT；③结束折返性心动过速（使用隐匿性的结束 / 结室旁路的顺向型 AVRT）。窄 QRS 波心动过速伴 VA 传导阻滞是罕见的，鉴别诊断包括：①典型 AVNRT；②交界区心动过速；③结束折返性心动过速（使用隐匿性的结束 / 结室旁路的顺向型 AVRT）。

表 20.1 窄 QRS 波室上性心动过速的诊断流程：心动过速的特征	
心房激动顺序	• 偏心性心房激动可排除 AVNRT（除了左侧变异性 AVNRT）
	• 起始心房激动点远离 AV 沟和 AV 交界处，则可诊断 AT，排除 AVNRT 和顺向型 AVRT
RP-PR 间期比值	• SVT 期间，VA 间期 < 70 ms 的短 RP 或心室－高位右房间期 < 95 ms，可排除顺向型 AVRT，支持 AVNRT（最常见），但亦可发生于长 PR 间期的 AT 或交界区心动过速（罕见）
	• VA 间期 > 70 ms 的短 RP 间期提示顺向型 AVRT（最常见），慢 - 慢 AVNRT，伴长 PR 间期的 AT
	• 长 RP 间期提示快 - 慢 AVNRT、PJRT 和 AT
AV 阻滞	• 心动过速持续发作期间出现的自发性或触发性 AV 传导阻滞支持 AT，排除 AVRT，在 AVNRT 中亦不常见
VA 阻滞	• VA 阻滞可排除顺向型 AVRT，在 AVNRT 中很少发生
	• SVT 伴 VA 传导阻滞的其他可能机制包括伴逆向 VA 传导阻滞的交界区心动过速、经结束或结室折返性心动过速
BBB 的影响	• BBB 不会影响 AT、AVNRT 或 BT 位于 BBB 对侧的顺向型 AVRT 的 TCL 或 VA 间期
	• 如果 BBB 延长了 VA 间期，无论其是否影响 TCL，均提示旁路位于 BBB 同侧的顺向型 AVRT，排除 AT 以及 AVNRT
TCL 波动	• 如果 A-A 间期固定，PR 间期和 RP 间期自发改变提示 AT，而排除顺向型 AVRT
	• 心动过速 CL 自发改变伴 VA 间期恒定提示顺向型 AVRT
	• 心房 CL 的改变在继发心室 CL 的类似改变之前高度提示 AT 或非典型 AVNRT
	• 心房 CL 的改变继发于其前心室 CL 的改变，则顺向型 AVRT 和典型 AVNRT 的可能性更大
心动过速终止	• 如果 SVT 的终止（自发或对腺苷或迷走神经动作的反应）伴 P 波后无 QRS 波，基本可以排除 AT，除非终止 AT 的是一个未下传的 PAC
	• SVT 反复被腺苷终止，QRS 波后无 P 波，可排除以快传房室旁路为逆行支的顺向型 AVRT，此种情况在典型 AVNRT 中不常见，但在 AT、PJRT 或非典型 AVNRT 中常见

A-A：心房—心房；AT：房性心动过速；AV：房室；AVNRT：房室结折返性心动过速；AVRT：房室折返性心动过速；BBB：束支传导阻滞；BT：旁路；CL：周长；PAC：房性期前收缩；PJRT：持续性交界区反复心动过速；RA：右心房；SVT：室上性心动过速；TCL：心动过速周长；VA：室房

表 20.2 窄 QRS 波室上性心动过速的诊断流程：心动过速期间程序电刺激

心室期外刺激

室性融合的重整	● 明显 QRS 波融合的重整支持顺向型 AVRT，排除 AVNRT 和局部 AT
预激指数	● 预激指数（心动过速心房夺获时，TCL 与最长的 VES 配对间期的差异）≥ 100 ms 是 AVNRT 的特征，然而，预激指数 < 45 ms 支持间隔旁路的 AVRT
VA 间期	● Δ VA 间期（VA$_{起搏}$ − VA$_{SVT}$）> 110 ms（单个 / 双个源于右心室心尖部的 VES 重整之后），支持 AVNRT
起搏后间期（PPI）	● 校正（PPI − TCL）> 110 ms（单个 / 双个源于右心室心尖部的 VES 重整之后）支持 AVNRT
VES 使下一个心房激动提前	● 当 HB 可激动时提前下一个心房脉冲发生的 VES 发放通常不能帮助区分不同类型的 SVT ● 如果提前发生于 HB 的不应期，则可以排除 AVNRT ● 如果提前发生的心房激动顺序与 SVT 发作时的相似，不管 VES 的时间，AT 比 AVNRT 或顺向型 AVRT 的可能性更小 ● 提前发生于 HB 的不应期且心房激动顺序与 SVT 发作时的相似，则可以排除 AVNRT，AT 也不太可能，顺向型 AVRT 的可能性最大
VES 使下次心房激动延迟	● 如果 VES 使下次心房激动延迟，无论 VES 时间如何，均可排除 AT。如果 HB 不应期内发放的 VES 使心房激动延迟，则 AVNRT 和 AT 均可以排除
VES 在没有心房激动情况下重整下一个 QRS	● 当 VES 在没有心房激动的情况下重整 SVT 时（即 VES 提前了后来的 His 电位和 QRS 波），可以排除 AT 和顺向型 AVRT
VES 终止 SVT	● HB 不应期内发放的 VES 可以反复终止心动过速，则可排除 AVNRT，可认为存在逆传 AV 旁路 ● 如果 VES 之后的心房激动顺序与 SVT 发作时的相似，顺向型 AVRT 的可能性较大，基本上可排除 AT，除非在极少数情况下 AT 起源于旁观者 AV 旁路的心房插入点附近 ● 如果 VES 未激动心房但可以终止反复发生的 SVT，则无论 VES 的时间与 HB 的关系如何，均可以排除 AT；当在 HB 不应期内发放 VES 时出现这种现象，则可排除 AT 及 AVNRT，高度提示顺向型 AVRT
VES 不能影响下次心房激动	● 如果一次相对迟发的 VES 不能重整心动过速，则对 SVT 的鉴别诊断没有帮助 ● 如果一个早发的 VES，尽管可使最早的心房激动点附近的心室部位的局部心室激动提前（> 30 ms），但仍不能重整心动过速，则可以排除顺向型 AVRT 及逆传 AV 旁路

心室起搏

VA 分离	● SVT 期间超速心室起搏不能使心房 CL 加速至 PCL（即心室从心动过速分离），可排除 AVRT，最可能是 AT，但是 AVNRT 也是有可能的
VA 间期	● Δ VA（VA$_{起搏}$ − VA$_{SVT}$）> 85 ms 支持 AVNRT ● Δ VA < 85 ms，支持顺向型 AVRT
起搏后间期	● （PPI − TCL）> 115 ms（或校正的 PPI − TCL > 110 ms）支持 AVNRT ● （PPI − TCL）< 115 ms（或校正的 PPI − TCL < 110 ms）支持顺向型 AVRT
拖带伴室性融合	● 拖带诱发室性融合提示 AVRT，可排除 AVNRT 及 AT
不同位点的右心室拖带	● RV 心尖部与 RV 基底部短暂拖带后校正的 PPI − TCL 差异 > 30 ms 支持 AVNRT ● 校正的 PPI − TCL 差异 < 30 ms 支持顺向型 AVRT ● VA 间期差异（RV 基底部与 RV 间隔拖带时心室激动到心房的间期）> 20 ms 支持 AVNRT ● VA 间期差异 < 20 ms 支持顺向型 AVRT
过渡区的心房重整	● 在过渡区，心房重整（心房时程振荡 > 15 ms）支持顺向型 AVRT，且排除 AVNRT 或 AT（除非旁观者逆向传导 BT 存在）
拖带所要求的起搏驱动的时长	● 如果 SVT 周长加速至起搏周长发生于具有稳定起搏 QRS 波形态的第一次搏动支持顺向型 AVRT，基本排除 AVNRT ● 如果 SVT 周长加速至起搏周长发生于 2 个以上具有稳定起搏 QRS 波形态后的搏动支持 AVNRT，基本排除顺向型 AVRT

表 20.2　窄 QRS 波室上性心动过速的诊断流程：心动过速期间程序电刺激（续）	
心室起搏期间心房激动顺序	• 起搏产生的心房激动顺序与 SVT 时不同，则提示 AT，基本排除顺向型 AVRT 和 AVNRT • 起搏产生的心房激动顺序与 SVT 时的顺序相似，则 AT 的可能性小于顺向型 AVRT 或 AVNRT
心室起搏终止后心房心室电图顺序	• A-A-V 反应提示 AT（只要排除假性 A-A-V 反应） • A-V 反应提示 AVNRT 及顺向型 AVRT
心房期外刺激	
房性融合的重整	• 明显心房融合复整现象可排除 AVNRT 和局灶性 AT
心房起搏	
心房起搏过程中的拖带	• 显性拖带现象可以排除自律性和触发活动性 AT
拖带伴心房融合	• 显性拖带伴明显心房融合可排除 AVNRT 和局灶性 AT
超速抑制	• 出现 SVT 超速抑制支持自律性 AT，排除 AVNRT 和顺向型 AVRT
AH 间期	• Δ AH 间期（AH$_{起搏}$ − AH$_{SVT}$）> 40 ms 支持 AVNRT，排除 AT 及顺向型 AVRT • Δ AH 间期 < 20 ms 支持 AT 和顺向型 AVRT，排除 AVNRT
VA 连接	• 超速心房起搏终止后（1∶1AV 传导），在最后拖带的 QRS 波后 VA 间期基本是固定的（变化 < 10 ms），不管以不同 CL 还是不同间期（室房连接）起搏，都与 SVT 发作时的 VA 间期相似，可排除 AT • 无室房连接时，AT 的可能性大于其他类型的 SVT
不同位点心房起搏	• 不同心房位点（高位 RA 及 CS 近端）以相同 PCL 超速心房起搏终止后（1∶1AV 传导），在不同心房起搏位点起搏后 VA 间期（末次夺获的心室电图到起搏后第一个心动过速搏动的最早心房电图的间期）（ΔVA）最大相差 > 14 ms 支持 AT • ΔVA 间期 < 14 ms 支持 AVNRT 和顺向型 AVRT 的可能性大于 AT
希氏束旁的拖带或重整	
SA 和局部 VA 间期	• 与 HB 夺获期间相比，在 HB 失夺获时 SA 和局部 VA 间期延长支持 AVNRT • 不管 HB-RB 是否被夺获，SA 和局部 VA 间期保持固定提示顺向型 AVRT • 在 HB-RB 失夺获时，SA 间期延长，但局部 VA 间期无明显变化，提示顺向型 AVRT • 在 HB-RB 失夺获时，刺激到最早心房激动的时间变化（ΔSA 间期）> 40 ms 支持 AVNRT • ΔSA 间期 < 40 ms 提示 AVRT（除外罕见的左侧 BT 患者）
SVT 期间用希氏束旁起搏夺获心房所需的搏动次数	• 在 1 次搏动内进入心动过速折返提示 AVRT，然而，只有在 3 次或 3 次以上搏动之后才进入折返提示 AVNRT

A-A-V：心房–心房–心室；A-A：心房–心房；AH：心房–希氏束间期；AT：房性心动过速；AV：房室；AVNRT：房室结折返性心动过速；AVRT：房室折返性心动过速；BT：旁路；CL：周长；CS：冠状窦；HB：希氏束；PCL：起搏周期长度；PPI：起搏后间期；RA：右心房；RB：右束支；RV：右心室；SA：刺激–心房；SVT：室上性心动过速；TCL：心动过速周期长度；VA：室房；VES：室性期外刺激

表 20.3　窄 QRS 波室上性心动过速的诊断流程：窦性心律下程序电刺激	
心动过速诱发	
儿茶酚胺应用	• 异丙肾上腺素给药时自发性 SVT 起始支持自律性 AT 或交界性心动过速
AES	• 诱发 SVT 所需要的"标准 AH"提示典型的 AVNRT • 如果第一个心动过速搏动的 VA 间期与 SVT 剩余部分的 VA 间期相同（"VA 连接"），则 AT 是不可能的，提示典型的 AVNRT 和顺向型 AVRT
VES	• ΔVA（VA$_{VES}$ − VA$_{SVT}$）< 85 ms 支持顺向型 AVRT • ΔVA 间期 > 85 ms 支持 AVNRT • （PPI$_{VES}$ − TCL）< 115 ms 支持顺向型 AVRT • （PPI$_{VES}$ − TCL）> 115 ms 支持 AVNRT
在高位右心房以心动过速周长起搏心房	
AH 间期	• ΔAH 间期（AH$_{起搏}$ − AH$_{SVT}$）> 40 ms 支持 AVNRT 的可能性大于 AT 和顺向型 AVRT • ΔAH 间期 < 20 ms 支持 AT 和顺向型 AVRT 的可能性大于 AVNRT

表 20.3　窄 QRS 波室上性心动过速的诊断流程：窦性心律下程序电刺激（续）

在 RV 心尖部以心动过速周长起搏心室	
HA 间期	● Δ HA 间期（HA$_{起搏}$ － HA$_{SVT}$）＞ －10 ms，提示 AVNRT ● Δ HA 间期＜ －10 ms，提示顺向型 AVRT
逆向心房激动顺序	● 如果心室起搏过程中的逆向心房激动顺序与 SVT 发作时的相同，则支持顺向型 AVRT 和 AVNRT，可除外 AT
VA 阻滞	● 在相应的自主神经张力下，以与 TCL 相似的 CL 行心室起搏期间存在 VA 传导阻滞或递减性 VA 传导，可排除顺向型 AVRT，支持 AT 和 AVNRT
不同部位右心室起搏	
VA 间期	● 如果 RV 心尖部起搏的 VA（S-A）间期短于 RV 基底部起搏时的 VA 间期，可排除间隔旁路逆传的可能性 ● 如果 RV 心尖部起搏的 VA（S-A）间期长于 RV 基底部起搏时的 VA 间期，则可确诊存在逆传 AV 旁路
心房激动顺序	● 如果起搏部位不同可以导致逆向心房激动顺序不同，则表明存在旁路 ● 心房激动顺序恒定亦不能排除或证实存在 AV 旁路
希氏束旁起搏	
心房激动顺序	● 无论有无 HB 夺获，逆向心房激动顺序相同，表明无论 HB-RB 夺获与否（无论是 BT 还是 AVN）逆向传导发生于同一系统，这一点亦不能支持或排除是否存在 BT ● 逆向心房激动顺序的不同取决于 HB 夺获与否，则提示存在 BT
HA 和 VA 间期	● 无论 HB-RB 是否被夺获，VA（S-A）间期（在多个部位记录的，包括 SVT 发作期间靠近最早心房激动的部位）都恒定不变则提示存在 BT ● HB 失夺获时的 VA（S-A）间期长于 HB 夺获时的间期，则排除逆传 BT 的存在，除非是慢传 BT 和远处游离壁 BT
双通道连续期外刺激	
VA 传导	● V$_2$ 导联的 VA 传导提示逆传 BT 的存在

AES：心房期外收缩；AH：心房－希氏束间期；AT：房性心动过速；AV：房室；AVN：房室结；AVNRT：房室结折返性心动过速；AVRT：房室折返性心动过速；BT：旁路；CL：周长；HA：希氏束－心房；HB：希氏束；PPI：起搏后间期；RB：右束支；RV：右心室；SA：刺激－心房间期；SVT：室上性心动过速；TCL：心动过速周期长度；VA：房室；VES：心室期外收缩

第二步

SVT 时心室超速起搏

心动过速期间的心室起搏是最重要的单个诊断方法，可以提供很多信息来诊断大多数的 SVT。因此，应在诊断流程初始阶段优先使用。当持续性 SVT 诱发时，以小于心动过速周长 10 ～ 30 ms 起搏心室，然后每次逐渐减少 PCL 10 ～ 20 ms，分析每次心室起搏停止后 SVT 的延续与终止。可应用以下诊断标准：起搏和心动过速时的 VA 间期，PPI，心房激动顺序，出现明显的心室融合，进入心动过速环路所需的起搏驱动长度，以及起搏停止后的心房和心室电图序列（见表 20.2）[30]。

第三步

SVT 时心室期外刺激

随后，HB 不应期时发放 VES，然后逐渐缩短 VES 的偶联间期（以 －10 ms 逐步递减），以便检查全部舒张期。首先必须确定 VES 夺获心室，然后评估 VES 对随后心房激动的影响（提前、延迟、终止或无效），同时也应注意 SVT 时预期出现的 His 电位与 VES 之间的时间关系。此外，VES 至心房的传导和 VES 后的心房激动顺序应仔细检查（图 20.11）[30]。

第四步

SVT 时心房超速起搏

以比 TCL 少 10 ～ 20 ms 的 PCL 进行心房起搏。然后 PCL 以 10 ～ 20 ms 逐渐递减，在每个 PCL 的心房起搏停止后，确保 SVT 的连续性和终止性，并评估 AH 间期、有无拖带、心房融合和 VA 链接（表 20.2）[30]。

第五步

心动过速终止后，以 TCL 进行心室和心房起搏，差异性起搏（RV 心尖部 *vs.* 基底部）和希氏束旁起搏（表 20.3）。

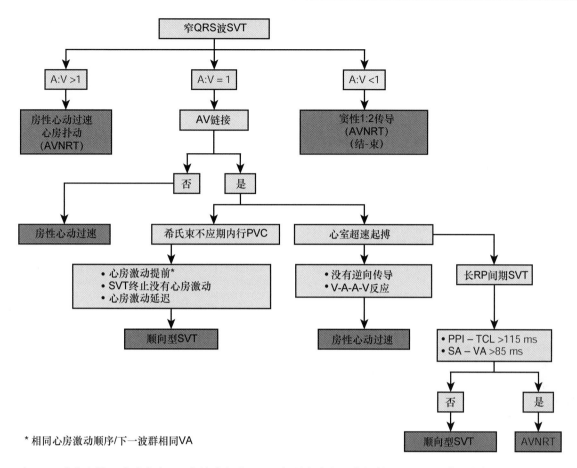

图 20.16　窄 QRS 波室上性心动过速（SVT）的诊断流程图。括号内者发生率极低。AVNRT：房室结折返性心动过速；PPI：起搏后间期；PVC：室性期前收缩；SA：刺激至心房间期；TCL：心动过速周长；VA：室房间期

参考文献

1. Page RL, et al. 2015 ACC/AHA/HRS guideline for the management of adult patients with supraventricular tachycardia: a report of the American College of Cardiology/American Heart Association Task Force on Clinical Practice Guidelines and the Heart Rhythm Society. *Circulation*. 2016;133: e506–e574.

2. Porter MJ, et al. Influence of age and gender on the mechanism of supraventricular tachycardia. *Heart Rhythm*. 2004;1:393–396.

3. González-Torrecilla E, et al. Combined evaluation of bedside clinical variables and the electrocardiogram for the differential diagnosis of paroxysmal atrioventricular reciprocating tachycardias in patients without pre-excitation. *J Am Coll Cardiol*. 2009;53:2353–2358.

4. Katritsis DG, Josephson ME. Differential diagnosis of regular, narrow-QRS tachycardias. *Heart Rhythm*. 2015;12:1667–1676.

5. Hillock RJ, Kalman JM, Roberts-Thomson KC, et al. Multiple focal atrial tachycardias in a healthy adult population: characterization and description of successful radiofrequency ablation. *Heart Rhythm*. 2007;4: 435–438.

6. Brembilla-Perrot B, Delobelle J. Prevalence of stroke among patients with paroxysmal supraventricular tachycardia. *Pacing Clin Electrophysiol*. 2013;36:180–186.

7. Medi C, et al. Tachycardia-mediated cardiomyopathy secondary to focal atrial tachycardia: long-term outcome after catheter ablation. *J Am Coll Cardiol*. 2009;53:1791–1797.

8. Pablo Costabel J, et al. High-sensitivity cardiac troponin levels in supraventricular tachyarrhythmias. *Pacing Clin Electrophysiol*. 2016;39: 588–591.

9. Liu CF, et al. Unifying algorithm for mechanistic diagnosis of atrial tachycardia. *Circ Arrhythm Electrophysiol*. 2016;9:e004028.

10. Mills MF, et al. Is there a difference in tachycardia cycle length during SVT in children with AVRT and AVNRT ? *Pacing Clin Electrophysiol*. 2016;39:1206–1212.

11. Katritsis DG, Camm AJ. Atrioventricular nodal reentrant tachycardia. *Circulation*. 2010;122:831–840.

12. Castillo Castillo J, Peñafiel Verdú P, Martínez Sánchez J, et al. Narrow irregular QRS tachycardia with AV dissociation: what is the mechanism? *J Cardiovasc Electrophysiol*. 2013;24:364–366.

13. Issa ZF. Mechanism of paroxysmal supraventricular tachycardia with ventriculoatrial conduction block. *Europace*. 2009;11:1235–1237.

14. Lim PCY, et al. Paroxysmal supraventricular tachycardia with ventriculoatrial block and qrs duration shortening: what is the mechanism? *J Cardiovasc Electrophysiol*. 2016;27:616–617.

15. Yang Y, et al. Quantitative effects of functional bundle branch block in patients with atrioventricular reentrant tachycardia. *Am J Cardiol*. 2000; 85:826–831.

16. Wright JM, Singh D, Price A, et al. Two cases of supraventricular tachycardia after accessory pathway ablation. *Circ Arrhythm Electrophysiol*. 2013;6:26–31.

17. Derval N, et al. Differential sequential septal pacing: a simple maneuver to differentiate nodal versus extranodal ventriculoatrial conduction. *Heart Rhythm*. 2013;10:1785–1791.

18. Kapa S, et al. Utilization of retrograde right bundle branch block to differentiate atrioventricular nodal from accessory pathway conduction. *J Cardiovasc Electrophysiol*. 2009;20:751–758.

19. Nakagawa H, Jackman WM. Para-Hisian pacing: useful clinical technique to differentiate retrograde conduction between accessory atrioventricular pathways and atrioventricular nodal pathways. *Heart Rhythm*. 2005;2: 667–672.

20. Sauer WH, Lowery CM, Cooper JM, et al. Sequential dual chamber extrastimulation: a novel pacing maneuver to identify the presence of a

slowly conducting concealed accessory pathway. *Heart Rhythm*. 2008;5: 248–252.

21. Obeyesekere M, et al. Tachycardia induction with ventricular extrastimuli differentiates atypical atrioventricular nodal reentrant tachycardia from orthodromic reciprocating tachycardia. *Heart Rhythm*. 2012;9: 335–341.

22. Knight BP, et al. Diagnostic value of tachycardia features and pacing maneuvers during paroxysmal supraventricular tachycardia. *J Am Coll Cardiol*. 2000;36:574–582.

23. Nagashima K, et al. Ventriculoatrial intervals ≤70 ms in orthodromic atrioventricular reciprocating tachycardia. *Pacing Clin Electrophysiol*. 2016;39:1108–1115.

24. Crawford TC, et al. Utility of atrial and ventricular cycle length variability in determining the mechanism of paroxysmal supraventricular tachycardia. *J Cardiovasc Electrophysiol*. 2007;18:698–703.

25. Efimova E, et al. Adenosine sensitivity of retrograde fast pathway conduction in patients with slow-fast atrioventricular nodal reentrant tachycardia: a prospective study. *Heart Rhythm*. 2014;11:871–876.

26. Josephson ME, Almendral J, Callans DJ. Resetting and entrainment of reentrant ventricular tachycardia associated with myocardial infarction. *Heart Rhythm*. 2014;11:1239–1249.

27. Deo R, Berger R. The clinical utility of entrainment pacing. *J Cardiovasc Electrophysiol*. 2009;20:466–470.

28. Maruyama M, et al. The VA relationship after differential atrial overdrive pacing: a novel tool for the diagnosis of atrial tachycardia in the electrophysiologic laboratory. *J Cardiovasc Electrophysiol*. 2007;18: 1127–1133.

29. Calvo D, et al. Differential responses of the septal ventricle and the atrial signals during ongoing entrainment. *Circ Arrhythm Electrophysiol*. 2015;8: 1201–1209.

30. Ho RT, Frisch DR, Pavri BB, et al. Electrophysiological features differentiating the atypical atrioventricular node-dependent long RP supraventricular tachycardias. *Circ Arrhythm Electrophysiol*. 2013;6: 597–605.

31. Boyle PM, Veenhuyzen GD, Vigmond EJ. Fusion during entrainment of orthodromic reciprocating tachycardia is enhanced for basal pacing sites but diminished when pacing near Purkinje system end points. *Heart Rhythm*. 2013;10:444–451.

32. Almendral J. Resetting and entrainment of reentrant arrhythmias: part II: informative content and practical use of these responses. *Pacing Clin Electrophysiol*. 2013;36:641–661.

33. Akerström F, et al. Performance of the SA-VA difference to differentiate atrioventricular nodal reentrant tachycardia from orthodromic reentrant tachycardia in a large cohort of consecutive patients. *Pacing Clin Electrophysiol*. 2015;38:1066–1072.

34. González-Torrecilla E, et al. Differences in ventriculoatrial intervals during entrainment and tachycardia: a simpler method for distinguishing paroxysmal supraventricular tachycardia with long ventriculoatrial intervals. *J Cardiovasc Electrophysiol*. 2011;22:915–921.

35. Platonov M, Schroeder K, Veenhuyzen GD. Differential entrainment: beware from where you pace. *Heart Rhythm*. 2007;4:1097–1099.

36. Kannankeril PJ, Bonney WJ, Dzurik MV, et al. Entrainment to distinguish

orthodromic reciprocating tachycardia from atrioventricular nodal reentry tachycardia in children. *Pacing Clin Electrophysiol*. 2010;33: 469–474.

37. González-Torrecilla E, et al. First postpacing interval after tachycardia entrainment with correction for atrioventricular node delay: a simple maneuver for differential diagnosis of atrioventricular nodal reentrant tachycardias versus orthodromic reciprocating tachycardias. *Heart Rhythm*. 2006;3:674–679.

38. Boonyapisit W, et al. Determining the site of accessory pathways in orthodromic reciprocating tachycardia by using the response to right ventricular pacing. *Pacing Clin Electrophysiol*. 2015;39:115–121.

39. Javier García-Fernandez F, et al. Differentiation of atrioventricular nodal reentrant tachycardia from orthodromic reciprocating tachycardia by the resetting response to ventricular extrastimuli: comparison to response to continuous ventricular pacing. *J Cardiovasc Electrophysiol*. 2013;24: 534–541.

40. Segal OR, et al. Differential ventricular entrainment: a maneuver to differentiate AV node reentrant tachycardia from orthodromic reciprocating tachycardia. *Heart Rhythm*. 2009;6:493–500.

41. Nagashima K, et al. Anterograde conduction to the His bundle during right ventricular overdrive pacing distinguishes septal pathway atrioventricular reentry from atypical atrioventricular nodal reentrant tachycardia. *Heart Rhythm*. 2015;12:735–743.

42. Kaiser DW, et al. The precise timing of tachycardia entrainment is determined by the postpacing interval, the tachycardia cycle length, and the pacing rate: theoretical insights and practical applications. *Heart Rhythm*. 2016;13:695–703.

43. Dandamudi G, et al. A novel approach to differentiating orthodromic reciprocating tachycardia from atrioventricular nodal reentrant tachycardia. *Heart Rhythm*. 2010;7:1326–1329.

44. Rosman JZ, et al. Resetting criteria during ventricular overdrive pacing successfully differentiate orthodromic reentrant tachycardia from atrioventricular nodal reentrant tachycardia despite interobserver disagreement concerning QRS fusion. *Heart Rhythm*. 2011;8:2–7.

45. AlMahameed ST, Buxton AE, Michaud GF. New criteria during right ventricular pacing to determine the mechanism of supraventricular tachycardia. *Circ Arrhythm Electrophysiol*. 2010;3:578–584.

46. Vijayaraman P, Lee BP, Kalahasty G, et al. Reanalysis of the 'pseudo A-A-V' response to ventricular entrainment of supraventricular tachycardia: importance of His-bundle timing. *J Cardiovasc Electrophysiol*. 2006;17:25–28.

47. Pérez-Rodon J, et al. Entrainment from the para-Hisian region for differentiating atrioventricular node reentrant tachycardia from orthodromic atrioventricular reentrant tachycardia. *Europace*. 2008;10: 1205–1211.

48. Singh DK, et al. His overdrive pacing during supraventricular tachycardia: a novel maneuver for distinguishing atrioventricular nodal reentrant tachycardia from atrioventricular reciprocating tachycardia. *Heart Rhythm*. 2014;11:1327–1335.

49. Asirvatham SJ, Stevenson WG. Atrioventricular nodal reentry tachycardia chameleon in disguise. *Circ Arrhythm Electrophysiol*. 2014;7:355–357.

21

宽 QRS 波心动过速

凌云龙 译 王泽峰 朱文青 校

临床问题

宽 QRS 波心动过速的病因

　　形成一个窄 QRS 波（≤ 120 ms）需要左心室（LV）和右心室（RV）快速、高度同步的电活动，这仅能由具有快速传导功能的希浦系统（HPS）来完成。形成一个宽 QRS 波意味着心室激动同步性降低而传导时间延长，可能是由于室内传导延迟（IVCD），或者提示心室激动未通过希氏束（HB）传导，而是通过旁路途径（BT）（预激）或者传导起源于心室（室性心律失常）。IVCD 可在所有心率下固定存在，也可间歇发作并且与心动过速或心动过缓相关。IVCD 可由 HPS 或心室肌结构异常引起，或者由部分传导系统功能性不应期所致（即室内差异性传导）[1]。

　　宽 QRS 波心动过速（WCT）指心率 > 100 次 / 分，且 QRS 波时限 > 120 ms 的节律（图 21.1）。多种心律失常可表现为 WCT（表 21.1），最常见的为室性心动过速（VT），占所有 WCT 病例的 80%。室上性心动过速（SVT）伴差异性传导占 WCT 的 15% ~ 20%。SVT 伴旁观者预激以及房室折返性心动过速（AVRT）占 WCT 的 1% ~ 6%。

　　病情稳定的患者应接受更详细的评估，评估的目标应包括确定 WCT 的原因（特别需要鉴别 VT 和 SVT）。准确诊断 WCT 需从病史、体格检查、对特定治疗的反应以及仔细观察心电图，包括节律条图和标准 12 导联心电图等方面获取信息。对比患者心动过速发作时及窦性心律下的心电图特征，亦可提供有价值的信息。

临床病史

年龄

　　患者 > 35 岁时出现 WCT 诊断 VT 的可能性大（阳性预测值为 85%）。SVT 更多见于年轻患者（阳性预测值为 70%）。

症状

　　WCT 患者症状不一，有些仅表现为轻微症状（如心悸、头晕、出汗）或无症状，而其他患者可有严重症状，可出现胸痛、呼吸困难、晕厥、癫痫发作甚至心脏停搏。WCT 发作时症状的严重程度对于判断心动过速的机制没有帮助，因为症状轻重主要与快心室率、相关心脏疾病、左心室心功能不全的存在及严重程度相关，与心动过速的机制无关。需要重点指出的是 VT 并不一定都会导致血流动力学紊乱。另一方面，快速的 SVT 在易感患者中也可导致血流动力学失代偿。仅通过血流动力学是否稳定判断 VT 或者 SVT 是常见的诊断误区，可导致不恰当的处理，存在潜在风险。

心律失常持续时间

　　心动过速反复发作并超过 3 年提示 SVT 的可能性较大。心肌梗死（MI）后首次出现的 WCT 高度提示 VT。

合并基础心脏病

　　患者存在结构性心脏病，特别是冠心病和既往 MI 时，高度提示 WCT 为 VT。一项研究显示，既往 MI 患者中 98% 出现 WCT 的原因是 VT，而 SVT 患者中仅有 7% 曾有 MI。但是也需要认识到 VT 可以出

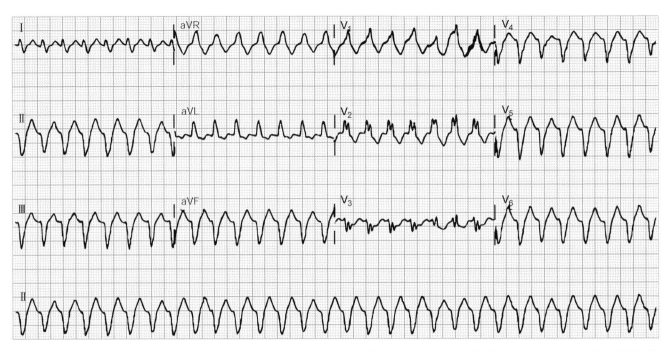

图 21.1 宽 QRS 波心动过速。心电图来自一位既往下壁心肌梗死的患者，室性心动过速的发病机制与左心室下壁瘢痕形成相关

表 21.1 宽 QRS 波心动过速的病因	
病因	**特点及举例**
VT	大折返性 VT
	局灶性 VT
SVT 伴差异性传导	功能性 BBB
	既往存在 BBB
预激伴 SVT	逆向型 AVRT
	AT 或 AVNRT 伴旁观者 BT
SVT 伴既往存在非差异性传导性 QRS 波异常	先天性心脏病修复患者出现 QRS 波模式异常，心脏异位和不寻常的心肌肥厚模式
SVT 使用抗心律失常药物	IA 或 1C 类
电解质异常	高钾血症
心室起搏	

AT，房性心动过速；AVNRT，房室结折返性心动过速；AVRT，房室折返性心动过速；BBB，束支传导阻滞；BT，旁路；SVT，室上性心动过速；VT，室性心动过速

现在无明显心脏病的患者中，而 SVT 也可存在于有结构性心脏病的患者中。

起搏器或埋藏式心脏复律除颤器的植入

植入起搏器或埋藏式心脏复律除颤器（ICD）会增加器械植入相关性心动过速的可能性。心室起搏时心电图上的人工刺激信号可能很小或几乎观察不到。ICD 是非常重要的装置，通过适当的程控 ICD 可识别和治疗持续性心动过速。植入 ICD 提示患者存在室

性快速性心律失常的风险增加。

药物治疗

许多不同种类的药物具有致心律失常作用。最常见的药物诱导的快速心律失常为尖端扭转型室性心动过速。常见的相关药物包括抗心律失常药（如索他洛尔、多非利特和奎尼丁）以及某些抗菌药物（如红霉素）。利尿剂是引起低钾血症和低镁血症的常见原因，而低钾低镁容易引起室性快速性心律失常，特别是对于正在服用抗心律失常药物的患者易出现尖端扭转型室性心动过速。此外，I 类抗心律失常药物（特别是 1C 类药物），在心率较快时可减慢传导（具有使用依赖性）。因此，在快速性心律失常时应用这类药物可导致差异性传导和 QRS 波增宽。

地高辛几乎可引起所有类型的心律失常，特别是当地高辛血药浓度升高 > 2.0 ng/ml（2.6 mmol/L）时。如果同时合并低钾血症，无论血药浓度高低，地高辛导致心律失常都会更常见。最常见的地高辛导致的心律失常类型包括单形性 VT（常有相对较窄的 QRS 波）、双向性 VT（两个宽 QRS 波规则交替，二者具有不同的电轴）以及非阵发性交界性心动过速。

体格检查

大多数体格检查（包括血压和心率的测量）主要用于判断患者血流动力学是否稳定及严重程度，这对于判断是否需要紧急治疗十分重要。对于存在严重血流动力学障碍的患者，全面的诊断性评估应推迟到急

诊处理后进行。在这种状况下，应首选紧急电复律治疗，而不需要明确心律失常的发生机制。

应寻找潜在的心血管疾病证据，包括有无周围血管疾病或卒中后遗症。胸骨有愈合切痕证明患者有心胸外科手术史。如果患者已植入起搏器或除颤装置，常可在左侧胸部锁骨下区触及，少数情况下可在右侧触及，一些更老的器械可能位于前腹壁或腋下区域。

对于病情稳定的患者，体格检查的一个重要目的是记录房室分离。存在房室分离时应高度怀疑 VT，而不存在房室分离的指导意义不大。房室分离除可在心电图上得到明确诊断，体格检查中也有一些特征性的表现。检查时可观察到颈静脉间断性强烈搏动——大炮 A 波，反映了心房和心室间断性同时收缩。大炮 A 波需与某些 SVT 表现出的连续规则的明显 A 波相鉴别，这种明显的 A 波主要由每次心搏时心房和心室同步收缩产生。此外，由于左心房（LA）对左心室充盈贡献程度、每搏量和心排血量存在变异，血压可出现不同程度的波动。另外，心音的强度和频率也可出现变化（特别是第一心音），当心动过速的频率降低时这种变化更明显。

对颈动脉窦按压的反应可提示 WCT 的病因。窦性心动过速和自律性房性心动过速（AT）的心率随着颈动脉窦按压而逐渐减慢，停止按压后心率可再次加快。颈动脉窦按压可通过减慢和阻滞房室结（AVN）传导，导致 AT 和心房扑动（AFL）的心室率出现一过性降低，而心律失常本身不受影响。颈动脉窦按压可使房室结折返性心动过速（AVNRT）和 AVRT 终止或保持原状。VT 通常不受颈动脉窦按压的影响，但按压可减慢心房率，并在某些患者中引起房室分离。某些 VT（如特发性右心室流出道 VT）偶可在颈动脉窦按压后终止。

实验室检查

实验室检查应包括血钾、血镁的浓度测定等。低钾血症和低镁血症是室性快速性心律失常的促发因素，然而仅通过纠正电解质紊乱治疗是不够的。高血钾症可导致宽 QRS 波节律，通常伴有缓慢心率、P 波消失（所谓的窦室节律）或者房室结传导异常。使用地高辛、奎尼丁或普鲁卡因胺的患者应定期监测血药浓度，评估可能存在的药物中毒。

药物治疗

药物除用于治疗目的外，还可对病因的诊断有一定帮助。利多卡因终止心动过速可能提示 VT 是其发生机制，但不能完全证明。少见情况下，SVT（特别是 AVRT）可被利多卡因终止。另一方面，心动过速被普鲁卡因胺或者胺碘酮终止并不能鉴别 VT 和 SVT。能被地高辛、维拉帕米、地尔硫䓬或者腺苷终止的心动过速高度提示 SVT。然而，VT 在少数情况下也可被上述药物终止。

除非 WCT 的病因已经明确诊断，否则不建议给予维拉帕米和地尔硫䓬治疗。有报道显示，这些药物可导致 VT 患者血流动力学严重恶化，甚至诱发心室颤动（VF）或心脏停搏。2010 年成人高级心脏生命支持治疗（ACLS）指南推荐腺苷可用于血流动力学稳定且心律齐的单形性 WCT 患者，其有助于转复窦性心律及鉴别诊断。当诊断存在疑问时，最安全的做法是假设所有 WCT 均为 VT，特别是存在心血管疾病的患者[2]。对于血流动力学不稳定的患者应立刻给予直流电复律，而稳定的患者静脉给予普鲁卡因胺或胺碘酮治疗是恰当的。

心电图特征

室性心动过速与室上性心动过速伴差异性传导

由于 WCT 常常无法做出完全明确的诊断，故在没有否定证据前应首先假定为 VT。做出这样的假定是合理的，主要是由于 VT 约占 WCT 的 80%，而且这种假定还可避免不当的、有潜在风险的治疗。如上所述，静脉内给予药物治疗 SVT（维拉帕米、地尔硫䓬或者 β 受体阻滞剂）可导致 VT 患者严重的血流动力学恶化，甚至诱发 VF 或心脏停搏。因此，WCT 诊断不明时不应使用上述药物。

一般来说，大多数 WCT 可被分为 2 种类型：右束支传导阻滞（RBBB）型（QRS 波极性在 V_1 和 V_2 导联以向上为主）和左束支传导阻滞（LBBB）型（QRS 波极性在 V_1 和 V_2 导联以向下为主）。确定 WCT 是 RBBB 型或 LBBB 型本身并不能帮助诊断，但是早期进行该评估可有助于评估心电图的其他特征，包括 QRS 波电轴、QRS 波时限以及 QRS 波形态（框 21.1；图 21.2）[3]。

心率

WCT 的心率在 VT 和 SVT 的鉴别诊断中作用有限，因为两者在心率分布范围上有很大的重叠。当心率接近 150 次 / 分时，应考虑 AFL 伴 2∶1 房室传导和差异性传导。

规则性

WCT 的规则性对于 VT 和 SVT 的鉴别诊断帮助

框 21.1 提示室性心动过速的心电图标准

AV 关系
- P 波分离
- 室性融合波
- 窦性夺获
- A/V 比＜ 1

QRS 波时限
- ＞ 160 ms，伴 LBBB 形态
- ＞ 140 ms，伴 RBBB 形态
- QRS 波时限在 WCT 时短于 NSR

QRS 波电轴
- NSR 和 WCT 之间电轴偏移＞ 40°
- 右上（西北）电轴（−90°～±180°）
- 电轴左偏伴 RBBB 形态
- 电轴右偏伴 LBBB 形态

心前区导联 QRS 波的同向性
- 正向同向性
- 负向同向性

QRS 波形态
- WCT 和 NSR 时存在对侧 BBB
- 所有胸导联无 RS 形态
- 胸导联存在 RS 形态时 RS 间期＞ 100 ms

- Ⅱ 导联 R 波峰值时间≥ 50 ms
- aVR 导联：
  - 起始为显著的 R 波
  - 起始为 r 波或 q 波时限＞ 40 ms
  - QRS 波以负向波为主的下降支存在切迹
  - $V_i/V_t \leq 1$

RBBB 型 WCT 时的 QRS 波形态
- V_1 导联：
  - 单向 R 波、双向 qR、Rs、Rr' 波
  - R 波起始部增宽（≥ 40 ms）
  - 兔耳征：R 波双峰，左峰高于右峰
- V_6 导联：
  - 呈 rS、QS、QR 或 R 波
  - R/S 比＜ 1

LBBB 型 WCT 时的 QRS 波形态
- V_1/V_2 导联：
  - R 波起始部增宽（≥ 30 ms）
  - RS 间期＞ 70 ms
  - WCT 时的 R 波高于 NSR 时
  - S 波缓慢下降至最低点（S 波下降支出现切迹）
- V_6 导联：
  - 呈 Q 波或 QS 波

AV，房室；BBB，束支传导阻滞；LBBB，左束支传导阻滞；NSR，正常窦性心律；RBBB，右束支传导阻滞；WCT，宽 QRS 波心动过速

甚小，因为两者的节律都是规则的。但是，VT 常常伴有 RR 间期、QRS 波形态和 ST-T 波轻微的不规则。尽管明显的不规则高度提示心房颤动（AF），但 VT 在发作最初 30 s 内或使用抗心律失常药物时也可非常不规则。

房室分离

房室分离的特征是心房激动（P 波）完全独立于心室激动（QRS 波）。心房的频率通常慢于心室的频率（图 21.3）。AF 患者中出现规则的 RR 间期提示房室分离。

房室分离是 VT 的标志（特异性近 100%）。存在房室分离提示 VT，但无房室分离（由于逆行性心房夺获）并不能排除诊断（敏感性为 20%～50%）。由于心室率较快，房室分离在体表心电图上可能并不明显。另外，多个 VT 亚型中无房室分离（特别是心率较慢的亚型）。事实上，约 30% 的 VT 存在 1∶1 室房（VA）逆传（图 21.2），15%～20% 的患者有二度（2∶1 或文氏）房室传导阻滞（图 21.4）。此外，心房以下的 SVT 也可观察到房室分离，如交界性心动过速和结束折返性心动过速。

P 波分离、融合波或者心室夺获等心电图特点均有助于证明存在房室分离。

P 波分离 当 P 波清晰可见，同时心房率与心室率无关且慢于心室率时，提示 VT 存在房室分离（图 21.5）。心房率快于心室率常见于 SVT 伴房室传导阻滞。然而，在 WCT 时 P 波常常难以辨认，P 波可重叠于 ST 段或 T 波上（导致形态改变）。有时 T 波或 QRS 波起始或末端可类似于心房电活动而被误认为是 P 波。如果心电图上 P 波不明显，多种其他导联或方法有助于识别 P 波，包括改变胸导联的位置（Lewis 导联）、食管导联（使用电极导丝或鼻导管）、右心房记录（通过置入电极导管至右心房）、颈动脉窦按压（通过减慢室房传导而改变 VT 患者的心房率），或者有创性电生理（EP）检查。

室性融合波 当心室异位激动和室上性激动（由房室结或希浦系统传导）同时激动心室时可出现心室融合波，导致 QRS 波形态介于窦性 QRS 波和单纯室性激动的 QRS 波之间。WCT 时间断出现室性融合波可提示房室分离，可作为诊断 VT 的依据（图 21.5）。但是，SVT 伴差异性传导时出现 PVC 也可产生融合波，这种现象可能被误认为是房室分离，从而误诊为 VT。

心室夺获 心室夺获（曾被称为"Dressler 搏动"）是指 VT 期间出现与窦性 QRS 波相同的正常 QRS

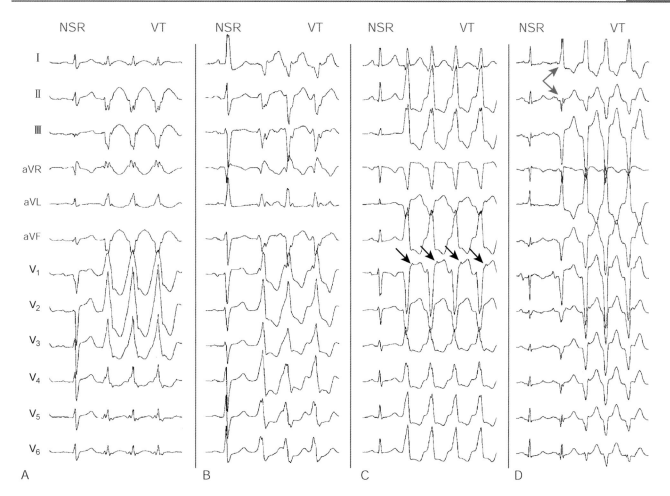

图 21.2　正常窦性心律（NSR）与室性心动过速（VT）时的心电图形态变化。**A**. 伴有右束支传导阻滞（RBBB）形态的 VT，胸导联正向同向性，长 RS 间期。图中可见 VT 时 V₁ 导联呈单向 R 波，与 NSR 相比额面电轴发生明显偏移。**B**. 伴有 RBBB 形态的 VT，长 RS 间期。VT 时额面电轴位于无人区电轴（西北象限电轴）。**C**. 伴有左束支传导阻滞（LBBB）形态的 VT，长 RS 间期和 1：1 室房逆传。VT 时 QRS 波后可见逆行 P 波（黑色箭头）。**D**. 伴有 LBBB 形态的 VT，胸导联负向同向性。可见第 2 个 QRS 波（灰色箭头）为融合波，形态介于窦性搏动和 VT 之间

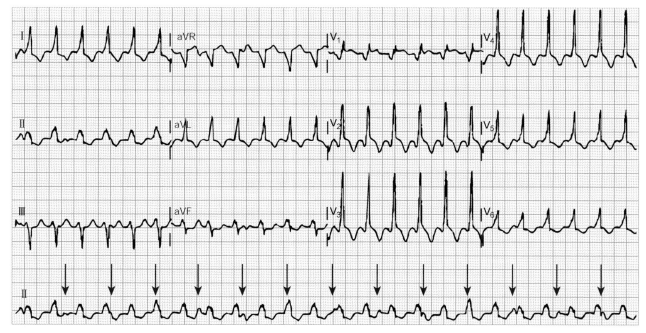

图 21.3　室性心动过速中的房室分离。可见 P 波（箭头）完全独立于 QRS 波，心房频率慢于心室频率

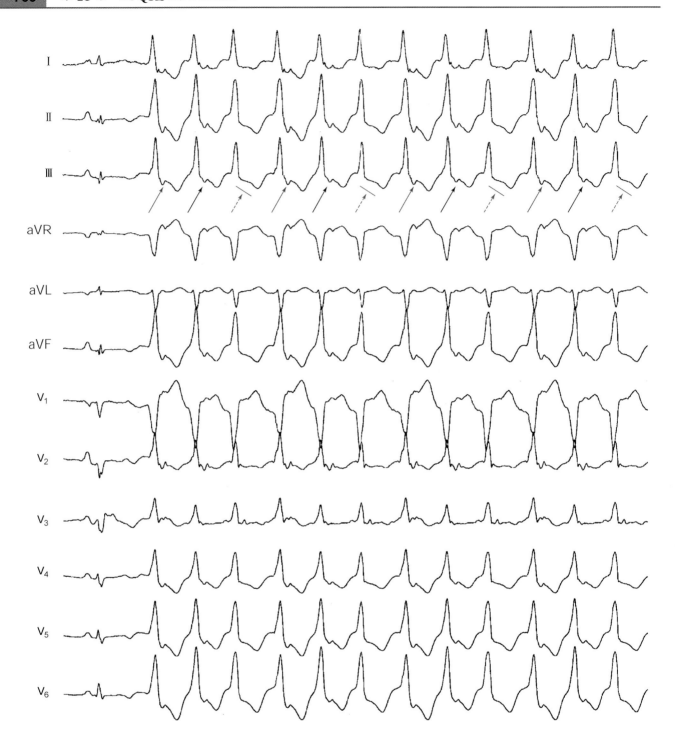

图 21.4 室性心动过速（VT）伴二度 I 型（文氏）房室传导阻滞。第一个 QRS 波为窦性心律伴正常的房室（AV）传导，随后出现的 VT 开始时的室房间期较短（灰色箭头），随后轻度延长（黑色箭头），最后出现房室传导阻滞（虚线箭头）。可见 VT 呈 RBBB 形态，伴长 RS 间期（V_2 导联）

波，其频率快于 VT。心室夺获这一术语指正常传导系统暂时夺获控制 VT 局灶的心室激动（图 21.5）。室性融合波和心室夺获多见于较慢频率的心动过速。尽管这些搏动常可改变其前后的 RR 间期，但并不改变 VT 的频率。

QRS 波时限

通常较宽的 QRS 波倾向于诊断 VT，在 RBBB 型 WCT 中 QRS 波时限 > 140 ms 提示 VT，在 LBBB 型 WCT 中 QRS 波时限 > 160 ms 提示 VT。多项研究显示，QRS 波时限 > 160 ms 是 VT 的强预测因子（似然比 > 20 : 1）。另一方面，QRS 波时限 < 140 ms 并

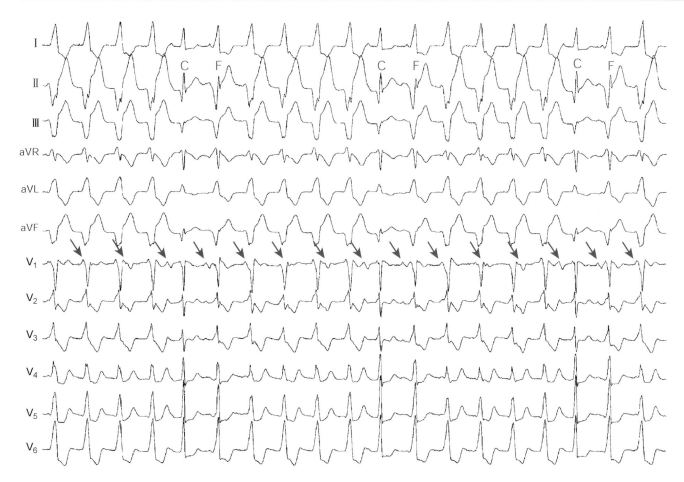

图 21.5　室性心动过速（VT）伴房室（AV）分离。 周长（CL）为 488 ms 的持续单形性 VT，伴有 AV 分离，窦性心律的 CL 为 616 ms。在室速 QRS 波的不同时期均可看到清晰的窦性 P 波（箭头所示），心房率与心室无关，频率慢于室率。由于 VT 的频率相对较慢，易见窦性夺获（C）和室性融合波（F）。

不能排除 VT，因为 VT 也可表现为相对较窄的 QRS 波，特别是间隔起源的 VT。

QRS 波时限＞160 ms 在下列情况下对 VT 的判断作用不大，包括：①基础存在 BBB，虽然 QRS 波时限＞160 ms 的 BBB 并不常见；②预激性 SVT（见第 18 章）；③使用某些药物（如 IA 或 IC 类药物）导致室内传导减慢。值得注意的是，WCT 期间 QRS 波窄于正常窦性心律（NSR）的 QRS 波提示 VT，但这种情况很罕见，在 VT 中的发生率＜1%。

少数情况下（4%），VT 可出现相对较窄的 QRS 波（＜120～140 ms）。这种情况可见于间隔起源的 VT 或早期激动希浦系统的 VT，如分支型（维拉帕米敏感型）VT。

QRS 波电轴

通常，电轴越左偏，VT 的可能性就越大。此外，基线正常窦性心律与 WCT 相比出现明显电轴偏移（＞40°）时，提示 VT（图 21.2A）。电轴右上偏（西北象限，电轴自－90°至±180°）在 SVT 中罕见，高度提示 VT（图 21.2B）。

在 RBBB 型 WCT 患者中 QRS 波电轴左偏－30°提示 VT（图 21.2A），在 LBBB 型 WCT 患者中 QRS 波电轴右偏＋90°提示 VT。此外，RBBB 型伴电轴正常在 VT 中少见（＜3%），提示 SVT 可能性大。

胸导联 QRS 波同向性

QRS 波同向性指 QRS 波在 6 个胸导联（V_1～V_6）极性全部向上（高 R 波）或全部向下（深 QRS 波）。负向同向性高度提示 VT（图 21.2D）。少数情况下，SVT 伴 LBBB 差异性传导可呈负向同向性，但侧胸导联几乎都有一定程度的 R 波。正向同向性多由 VT 造成（图 21.2A），然而也可见于 SVT 伴左后旁路前传。虽然胸导联 QRS 波出现同向性高度提示 VT（特异性＞90%），但无同向性不能排除 VT 诊断（敏感性约为 20%）。

QRS 波形态

一般来说，如果 WCT 由 SVT 伴室内差异性传导引起，那么其 QRS 波形态必定符合某种类型 BBB 所引起的 QRS 波形态。如果没有束支或分支阻滞图形能匹配该类型 QRS 波形态，则默认诊断为 VT 或预激伴 SVT[4]。如上所述，WCT 可分为 RBBB 或 LBBB 型。两种类型支持 VT 诊断时 QRS 波具有部分特征（图 21.6）[5]。

RBBB 型　RBBB 可改变右心室的激动顺序，而左心室激动顺序不变。由于左束支不受影响，故依赖左束支的初始间隔激动（QRS 波起始 30 ms）并无改变，激动从左向右，在 I、aVL 和 V_6 导联形成 q 波，而在 V_1、V_2 和 aVR 导联形成 r 波。

室间隔除极后开始激动左心室（在随后的 40～60 ms 内），通过左束支传导形成一个向左后的向量，导致左胸导联（I、aVL 和 V_6）的 R 波和前壁导联（V_1、V_2）的 s（S）波。此阶段激动通常与正常者相似，因为左心室在这一阶段的 QRS 波除极占主导地位[1]。

RBBB 引起的非同步除极主要表现在 QRS 波除极的后半阶段（起始除极 80 ms 后），此阶段右心室激动的缓慢传播不是通过浦肯野系统，而是在左心室除极结束后通过普通的心肌纤维传导。传导最后激动右心房游离壁使电轴向右前上偏移，导致胸导联（V_1 和 V_2 导联）形成 r′ 或 R′ 及左侧肢体导联（I、aVL、V_6 导联）形成 S 波（**图 10.10**）。RBBB 不影响 QRS 波电轴。电轴左偏或右偏提示左前分支或左右分支阻滞（**图 10.10**）[6]。

V_1 导联　在 V_1 导联 QRS 波极性为正向（RBBB 型）的 WCT 患者中，如果 V_1 导联呈三相 RSR′、rSr′、rR′ 或 rSR′ 波（大写字母代表波幅大或时程长，小写字母代表波幅小或时程短；图 21.6）时提示

SVT。相反，如果 V_1 导联呈单相 R 波、双相 qR 波或者宽大的 R 波（＞ 30 ms）则提示 VT（敏感性为 97%，特异性为 88%；图 21.7）。此外，如果 V_1 导联呈双峰 R 波，左峰高于右峰则提示 VT（即所谓的兔耳征，似然比＞ 50∶1）。较高的右兔耳无法鉴别 SVT 和 VT[5]。

V_6 导联　V_6 导联呈 Rs 波支持 SVT 的诊断，而呈 qRS、qrS、rS、QS 波，或者 R/S 比＜ 1 则高度提示 VT（似然比＞ 50∶1；图 21.7）[5]。

LBBB 型　LBBB 可显著改变心室的正常激动顺序。完全性 LBBB 可导致整个左心室的激动延迟和异常以及弥漫性传导缓慢。在 LBBB 中，心室激动从右束支（RB）开始按从右向左的顺序传导，而在正常情况下，左心室心肌的第一部分激动是通过左束支的小间隔分支从左向右进行。因此，LBBB 导致起始间隔激动顺序反向改变（QRS 波起始 30 ms 内），激动顺序从右到左，从心尖部到基底部，再到右心室心尖部和游离壁。右心室的激动通常在左心室激动前，并在 QRS 波开始的前 45 ms 内完成。然而，由于室间隔结构占比高于右心室游离壁，故间隔激动占主导并产生一个向左、通常为向前的向量，造成正常 q 波消失，在 I、aVL 和 V_6 导联形成增宽模糊的 R 波，而在 V_1 导联形成 rS 或 QS 波（**图 10.11**）。因此，既往 MI 的患者的病理性 Q 波消失，而被新的 Q 波替代[1]。

在室间隔激动后，左心室的激动（QRS 波除极开始的 44～58 ms 后）通过心肌纤维的缓慢传导而不是通过希浦系统传导，同时由于左心室是一个靠左后方的结构，故会产生向左后的空间向量。因此，左心室的延迟激动（不受已完成激动的右心室影响）在左胸导联（I、aVL 和 V_6）形成宽大、有切迹或者模糊的 R 波（无 q 波或 s 波），同时左胸导联 R 波峰值延迟（＞ 60 ms）。QRS 波中部传导减慢和切迹由缓慢的间隔传导引起。末端激动向量由左心室前外侧壁的去极化产生，该去极化产生的小向量也指向左后方[1]。

LBBB 一般不引起额面 QRS 波电轴的偏移或引起不同程度的左上偏移。显著的电轴左偏可能和继发于心肌病的左心室激动延迟相关。LBBB 中电轴右偏罕见，可能与右心室肥大或 MI 相关。电轴上偏也可在右心室扩张的患者中出现[7]。

重要的是，最近的研究对 LBBB 提出了更"严格"的心电图诊断标准，包括 V_1 导联末端负向偏转；至少在 2 个相关导联［V_1、V_2、V_5、V_6、I 和（或）aVL 导联］的 QRS 波中部出现顿挫／切迹；更长的

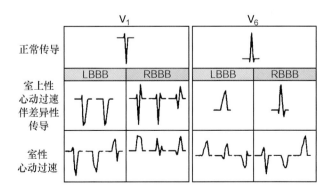

图 21.6　宽 QRS 波心动过速是 QRS 波形态。图示室速、室上性心动过速伴差异性传导时 V_1 和 V_6 导联 QRS 波形态。均可呈左束支传导阻滞（LBBB）及右束支传导阻滞（RBBB）形态。注意观察正常传导、室上性心动过速伴差异性传导时 QRS 波起始部分形态，与室性心动过速时 QRS 波初始形态进行对比。类 LBBB 型 RS 波可呈 LBBB 及 RBBB 形态

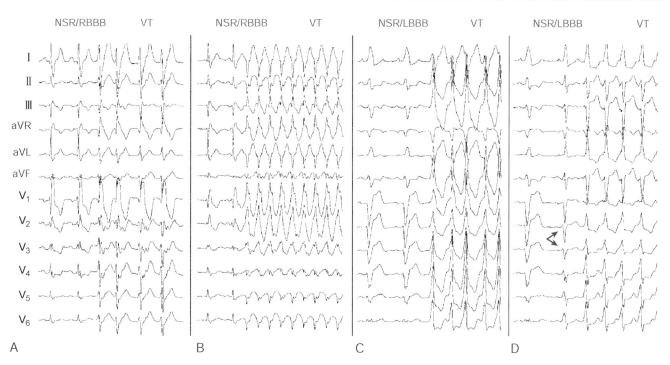

图 21.7　正常窦性心律（NSR）伴束支传导阻滞（BBB）与室性心动过速（VT）时的体表心电图形态变化。**A**. NSR 伴 RBBB 和 RBBB 型 VT。图中可见与 NSR 伴 RBBB 相比，VT 时 V_1 导联的起始 r 波消失，V_6 导联出现较大的 S 波。此外，额面电轴从 NSR 伴 RBBB 时的 + 90° 偏移为 VT 时的西北象限。**B**. NSR 伴 RBBB 和 RBBB 型 VT。可观察到 QRS 波形态在 V_1 导联（从 NSR 伴 RBBB 时的 rsR 波变为 VT 时的单相 R 波）和 V_6 导联（从 NSR 伴 RBBB 时的 RS 波变为 VT 时的 QS 波）的变化。此外，可观察到 VT 期间胸导联无 RS 波。**C**. NSR 伴 LBBB 和 LBBB 型 VT。可观察到 VT 期间胸导联的正向同向性。**D**. NSR 伴 LBBB 和 LBBB 型 VT。可观察到 VT 期间胸导联的正向同向性。第二个 QRS 波（箭头）是窦性搏动与 VT 的融合波，此融合 QRS 波窄于窦性心律及 VT 时的 QRS 波

QRS 波时限（男性 > 140 ms，女性 > 130 ms）。在真性完全性 LBBB 中，QRS 波中部的切迹 / 顿挫（开始于前 40 ms 后，结束于 QRS 波持续时间的 2/3 左右）可能对应于左心室心内膜激动（第一个切迹）到左心室后外侧壁心外膜激动（第二个切迹）[8]。一项模拟研究显示，与传统的 LBBB 诊断标准相比，应用"严格"的 LBBB 心电图诊断标准在诊断完全性 LBBB 时具有更高的特异性（100% vs. 48%）和相等的敏感性（100%）[9]。

V₁ 导联　V_1 导联 QRS 波极性向下（LBBB 型）的 WCT 患者，如果 V_1 或 V_2 导联起始 R 波消失（或起始 R 波 < 30 ms）提示 SVT；若 V_1 或 V_2 导联起始 R 波宽度 ≥ 30 ms 则提示 VT（图 21.7）。V_1 导联 R 波在 WCT 时高于正常窦性心律时也提示 VT。此外，V_1 或 V_2 导联 S 波缓慢下降至最低点，S 波降支切迹或 RS 间期 > 70 ms（从 QRS 波起点到 S 波最低点）也提示 VT。相反，如果 V_1 或 V_2 导联 S 波下降迅速、降支平滑，且 RS 间期 < 70 ms，则提示 SVT。研究显示，V_1 导联中上述三项标准（宽 R 波、S 波降支切迹 / 顿挫以及 S 波延迟下降至最低点）中的任何一项

都是 VT 的强预测因子（似然比 > 50∶1）。另外，V_1 导联呈 Rs、"W" 复合波以及碎裂 QRS 波（有切迹，通常提示存在心肌瘢痕）也强烈提示 VT[5]。

V₆ 导联　V_6 导联上的 QRS 波形态也具有一定诊断价值。V_6 导联出现 Q 波或 QS 波提示 VT（似然比 > 50∶1；图 21.2D），而无 Q 波则提示 SVT[5]。

窦性心律下的 BBB　如果保存有既往 12 导联体表心电图，对比正常窦性心律和 WCT 时的 QRS 波形态对诊断有很大帮助。通常，如果心动过速时的 QRS 波形态和正常窦性心律时相同，应考虑心动过速为室上性（因为室上起源的搏动只能通过对侧束支传导，故 QRS 波的形态应保持不变）；否则心动过速需考虑为室性。WCT 时出现正常窦性心律对侧 BBB（如 WCT 时为 LBBB 而正常窦性心律时为 RBBB，反之亦然）高度提示 VT（图 21.7C-D）。

需要重点指出的是，虽然 WCT 时 QRS 波形态和正常窦性心律时完全相同高度提示 SVT，但也可出现于束支折返（BBR）性和分支间折返性 VT。

此外，对于正常窦性心律期间存在固定 BBB 的患者（尤其是存在慢性 RBBB 的患者），快速心动过

速会改变 QRS 波形态，导致错误认为 VT 为其发生机制。上述现象可能是由于束支传导阻滞传导更加缓慢（由于存在传导延迟，而不是正常窦性心律时的完全性 BBB）、RBBB（完全性或不完全性）时分支半支阻滞的出现或消失，或者浦肯野纤维远端阻滞的出现或消失。因此，存在基础 BBB 的患者如果在 WCT 时 QRS 波形态与正常窦性心律期间不同，但具有相同的 BBB 类型，则心动过速不一定为 VT。出现这些情况时，提示 VT 准确度更高的方法为"Ⅱ导联 R 波峰值时间 ≥ 50 ms"，结合两个诊断标准"Ⅱ导联 R 波峰值时间 ≥ 50 ms"和"胸导联无 RS 波"[4, 10]。

QRS 波与 ST-T 形态的变异

QRS 波和 ST-T 形态出现微小的、非频率相关的波动和变异提示 VT，反映心肌内 VT 折返环的变化。相反，大多数 SVT 遵循固定的传导通路，其特征为 QRS 波和 ST-T 形态完全一致，除非心动过速的频率发生变化。

宽 QRS 波心动过速的心电图诊断流程

单独使用上述各种 WCT 的诊断标准有一定难度，因为大多数患者仅有部分特征而非全部[3]。目前已提出多种结合心电图特点的诊断流程。图 21.8 举例说明了其中的一种方法[11]。应用这些诊断标准时需考虑患者有无 MI 史、预激伴心动过速、抗心律失常药物使用以及胸导联的位置、心脏移植史、先天性心脏病史等对 QRS 波形态的影响。采用这些标准对预激伴心动过速无法有效鉴别，特别是对左侧心外膜间隔旁旁路或左下后旁路参与的心动过速。

Brugada 诊断标准

Brugada 诊断流程或 Brugada 标准是最常用的诊断流程。它是一种分步的树形流程，按照 4 步法则依次对 VT 进行诊断和鉴别诊断（图 21.9）[12]。

步骤 1 观察所有胸导联是否存在 RS 波（即具有任何振幅的 R 和 S 波，但 QR 波、QRS 波、QS 波、单相 R 波或 rSR 波不归为 RS 波）。如果所有胸导联均未发现 RS 波，其诊断 VT 的特异性为 100%。

步骤 2 如果一个或多个胸导联可见清晰的 RS 波，则测量 R 波起点到 S 波最低点的距离（RS 间期）。以最长的 RS 间期作为计算标准，如果最长 RS 间期 > 100 ms 则可诊断 VT，特异性为 98%（图 21.9）。

步骤 3 如果最长 RS 间期 < 100 ms，VT 或 SVT 均有可能，需进一步明确是否存在房室分离。房

室分离用于诊断 VT 的特异性为 100%，但是敏感性较低。RS 间期作为诊断标准的基本原理是心肌发生 VT 时，靠近心动过速起源位置以心肌-心肌传导，所以心室的初始激动较慢。上述原因导致 QRS 波起始部分延长（到类本位曲折的时间），表现为 RS 间期延长。与此不同的是，SVT 伴束支传导阻滞时心室初始激动速度很快，因为传导仍通过传导束支和希浦系统进行。

步骤 4 如果最长 RS 间期 < 100 ms，且未见可辨认的房室分离，应当考虑 V1 导联正向和负向 WCT 的 QRS 波形态标准。符合 VT 诊断的 QRS 波形态标准必须在 V1 或 V2 导联和 V6 导联出现。如果 V1、V2 或 V6 导联的形态不符合 VT 诊断标准，则需考虑室上性起源的心动过速。

Brugada 诊断标准最初前瞻性应用于 554 例电生理诊断的 WCT 患者，其敏感性和特异性分别达 98.7% 和 96.5%。其他研究者也已证明 Brugada 标准的实用性，虽然他们报告的敏感性（79% ~ 92%）和特异性（43% ~ 70%）较低。对于基础存在 BBB 和使用抗心律失常药物的患者应用 Brugada 标准来诊断的特异性较低（63%）。

Griffith 诊断流程

根据 Griffith 诊断流程，只有当 QRS 波形态与典型的 BBB 相匹配时，才能诊断 SVT。典型的 LBBB 中 V1 和 V2 导联呈 rS 或 QS 波，S 波至最低点延迟 ≤ 70 ms，且 V6 导联呈 R 波而无 Q 波。典型的 RBBB 中 V1 导联呈 rSR'波，V6 导联呈 RS 波，R 波振幅大于 S 波。当符合 SVT 的形态学诊断标准时，为进一步提高整体的准确度，需检查心电图中是否存在房室分离（VT 的诊断标准）。Griffith 流程用于诊断 VT 的敏感性为 95%，特异性为 64%[13]。

Bayesian 诊断流程

Bayesian 诊断流程是基于似然比。它使用了 19 种心电图特征，通过对应的似然比有效区分 VT 和 SVT。Bayesian 诊断流程可正确诊断 52% 的 SVT，95% 的 VT 和 97% 的分支型 VT。然而在多数临床情况下，这种诊断流程过于繁复且不实用[13]。

Vereckei 诊断流程

一项更新的用于 WCT 的鉴别诊断流程分析了 287 例患者的 453 个单形性 WCT，基于以下几点：①存在房室分离；② aVR 导联存在起始 R 波；③ QRS 波形态特征；④测定体表心电图上同一双相或多相 QRS

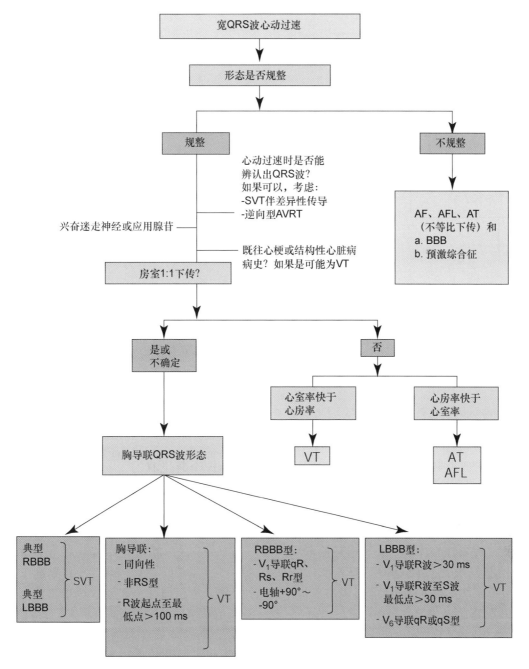

图 21.8 宽 QRS 波心动过速的鉴别诊断。 SVT，室上性心动过速；AVRT，房室折返性心动过速；VT，室性心动过速；AF，心房颤动；AFL 心房扑动；AT，房性心动过速；BBB，束支传导阻滞；LBBB，左束支传导阻滞；RBBB，右束支传导阻滞。（From Blomström-Lundqvist C，Scheinman MM，Aliot EM，et al. ACC/AHA/ESC guidelines for the management of patients with supraventricular arrhythmias—executive summary：a report of the American College of Cardiology/American Heart Association Task Force on Practice Guidelines and the European Society of Cardiology. Circulation. 2003；108：1871-1909.）

波起始 40 ms（V_i）和终末 40 ms（V_t）的电压变化（即垂直偏移，mV；注：振幅指正向波最大值和负向波最大值的绝对值之和），用来评估起始（V_i）和终末（V_t）心室激动速率比（V_i/V_t）（图 21.10）[14-15]。

此诊断流程比 Brugada 诊断标准的整体准确度更高（90.3% vs. 84.8%）。其第 4 步 V_i/V_t 诊断方法的准确度明显高于 Brugada 诊断标准的第 4 步（82.2% vs.

68%），由此可解释两种诊断流程判定结果的大部分差异[14-15]。

V_i/V_t 诊断方法的基本原理是 SVT 导致的 WCT 时，间隔的起始激动是快速且恒定的（由希浦系统介导），而引起宽 QRS 波的心室内延迟传主要发生于 QRS 波的中后部分。相反，VT 导致的 WCT 时，起始激动在心肌-心肌间缓慢传播，直到冲动抵达希浦系

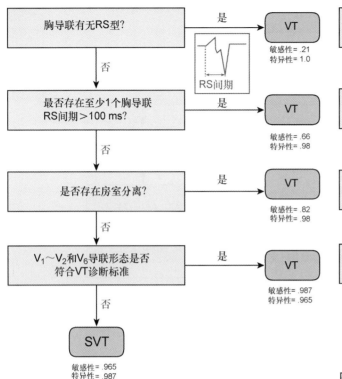

图 21.9   使用 **Brugada** 法区分室性心动过速（VT）与室上性心动过速（SVT）。RS 间期为 QRS 波起始至 S 波最低点的距离。（From Brugada P，Brugada J，Mont L，et al. A new approach to the differential diagnosis of a regular tachycardia with a wide QRS complex. Circulation. 1991；83：1649-1659.）

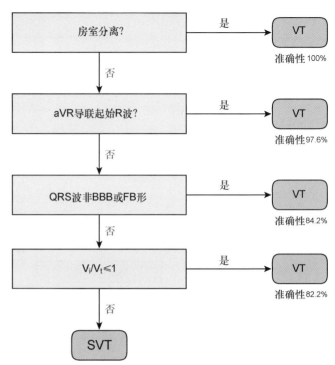

图 21.10   使用 **Verechei** 法区分室性心动过速（VT）与室上性心动过速（SVT）。V_i/V_t，QRS 波起始除极速度（V_i）与终末除极速度（V_t）比值。（From Vereckei A，Duray G，Szénási G，et al. Application of a new algorithm in the differential diagnosis of wide QRS complex tachycardia. Eur. Heart J. 2007；28：589-600.）

统，随后剩余心室肌快速激动，导致 $V_i/V_t < 1$ [14-15]。

在 SVT 和正常窦性心律时，心室的初始激动向量远离 aVR 导联，呈现负向 QRS（QS）波，因此 aVR 导联出现明显的起始 R 或 Rs 波时提示 VT。然而 aVR 导联出现 rS 波（但 R/S < 1）时可为正常变异，也可由下壁 MI 患者因初始向下向量缺失所致。

抗心律失常药物可通过削弱希浦系统和（或）心室肌的传导（如 I 类药物和胺碘酮）而降低 V_i 和 V_t，使两者下降程度相似，因此 V_i/V_t 比不会有显著变化。虽然 V_i/V_t 比可反映多种 VT 的电生理特征，但仍有一些例外情况。第一，心肌局部病变可改变 V_i 或者 V_t。例如，前间隔 MI 的患者发生 SVT 时，会出现 V_i 降低但 V_t 不变，导致误诊为 VT。类似地，当 VT 发生时在较晚心室激动处存在瘢痕，可引起 V_t 降低，导致误诊为 SVT。第二，在分支型 VT 的患者中，V_i 并不慢于 V_t。第三，如果 VT 折返环的出口非常靠近希浦系统，可能会呈现较窄的 QRS 波，且 V_i 减慢的维持时间较短，体表心电图可能无法发现 [14-15]。在慢性肺源性心脏病或严重肺气肿合并右心室肥大的患者中，很少能观察到 aVR 导联出现初始 R 波的诊断标准 [16]。

aVR 导联诊断流程

Vereckei 诊断流程中提出的正向 aVR 导联标准在 313 例患者的 483 个 WCT 中得到进一步验证，另一种新的流程仅通过 aVR 导联 QRS 波形态来鉴别 VT 和 SVT（图 21.11）[17]。该流程将 VT 分为两大类：① VT 起始于下壁或心尖部，在 aVR 导联产生起始 R 波；② VT 起源于其他部位，aVR 导联无起始 R 波 [16]。VT 起始于心室下壁和心尖部以外的位点时，aVR 导联中虽无起始 R 波，也会产生一个缓慢、起始向上的、振幅可变的向量成分指向 aVR 导联（SVT 时没有），即使这些 VT 的主向量方向向下，在 aVR 导联产生一个完全负向或负向为主的 QRS 波。

因此，在 aVR 导联没有初始 R 波的 VT 中，aVR 导联 QRS 波的起始部应较平缓（"缓慢"），可表现为：①起始部位出现宽度 > 40 ms 的 r 波或 q 波；②完全负向或负向为主的 QRS 波降支上有切迹；③ aVR 导联 QRS 波心室激动起始 40 ms 的速率慢于终末 40 ms 的速率（即 $V_i/V_t \leqslant 1$）。相反，SVT 伴 BBB 时，aVR 导联 QRS 波起始部较陡峭（"快速"），因为恒定快速的间隔激动背离 aVR 导联传导，引起

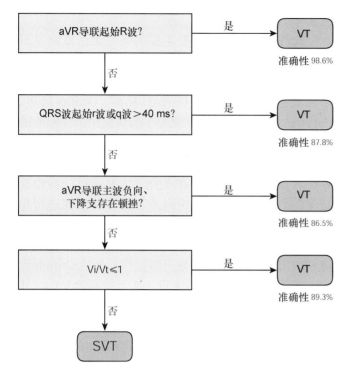

图 21.11　使用 aVR 法区分室性心动过速（VT）与室上性心动过速（SVT）。V_i/V_t，QRS 波起始除极速度（V_i）与终末除极速度（V_t）比值。（From Vereckei A，Duray G，Szénási G，et al. New algorithm using only lead aVR for differential diagnosis of wide QRS complex tachycardia. Heart Rhythm. 2008；5：89-98.）

狭窄的起始 r 或 q 波（≤ 40 ms），且 $V_i/V_t > 1$[17]。

　　aVR 导联诊断流程整体准确度达 91.5%，与 Vereckei 诊断流程和 Brugada 诊断流程相似（90.3% 和 84.8%）。aVR 导联诊断流程在 aVR 导联 QRS 波振幅低和多相时难度较大，另外，在打印出来的心电图结果中评估 aVR 导联 V_i/V_t 难度较大，如不借助放大镜等工具可能会影响判读准确性[17]。

Ⅱ导联 R 波达峰时间

　　心室游离壁完全除极（从心内膜到心外膜）所需的时间在任意心电图电极下对应为 QRS 波起始部至 R 波达峰后开始下降的时间（或者 S 波到达最低点后开始向上的时间）。这个时间间期被称为 R 波达峰时间（类本位曲折）。正常情况下，右胸导联 R 波达峰时间正常上限为 35 ms，左胸导联 R 波达峰时间正常上限为 45 ms。在正常窦性心律或伴有 RBBB 的 SVT 患者中，右胸导联的 R 波达峰时间延迟（> 50 ms），而在 LBBB 患者中，左胸导联的 R 波达峰时间延迟（> 60 ms）。

　　最近的一项研究发现，Ⅱ 导联 R 波峰值时间在 VT 患者中明显长于 SVT 伴差异性传导的患者，截断值 ≥ 50 ms 诊断 VT 有较高的敏感性、特异性和阳性

预测值（分别为 93%、99% 和 98%）。然而，这一标准还未在既往有传导系统疾病、接受抗心律失常药物治疗、电解质紊乱、陈旧性 MI、预激伴心动过速的患者中进行前瞻性试验或验证。此外，某些特殊类型 VT（如分支型 VT、BBR VT 和间隔起源的 VT）的 R 波达峰时间较短，与其起源于或靠近希浦系统相关[18]。

室性心动过速与预激伴室上性心动过速

　　VT 与预激伴 SVT 的鉴别诊断特别困难，因为两种心动过速的心室激动均起源于正常室内传导系统以外（图 12.10）。典型的房室旁路介导的心室激动与起源于旁路插入点心室基底部位置的 VT 相仿，从而导致 WCT 诊断流程，如 QRS 波形态流程，可能将 SVT 合并预激误判为 VT。然而，预激不是 WCT 的常见原因，特别是存在其他因素提示其他诊断时，如年龄、既往史等。

　　对于考虑预激可能性大的病例，如无结构性心脏病的年轻患者或存在旁路的患者，Brugada 等专门制订了单独的流程（图 21.12）。该流程分为 3 个步骤。

步骤 1

　　判断 $V_4 \sim V_6$ 导联 QRS 波主波的极性为正向或负向。如果主波为负向，诊断 VT 的特异性达 100%。因为绝大多数旁路插入右心室或左心室的基底部，心

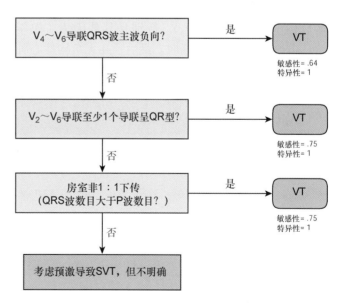

图 21.12　使用 Brugada 法区分室性心动过速（VT）与室上性心动过速（SVT）。（From Antunes E，Brugada J，Steurer G，Andries E，Brugada P. The differential diagnosis of a regular tachycardia with a wide QRS complex on the 12-lead ECG. Pacing Clin Electrophysiol. 1994；17：1515-1524.）

室预激在心尖部胸导联会产生一个正向的QRS波。

步骤2

如果$V_4 \sim V_6$导联QRS波主波的极性为正向，需进一步观察$V_2 \sim V_6$导联中是否存在qR波（一个或多个导联均可）。如果存在qR波，诊断VT的特异性为100%。在无结构性心脏病的心室预激患者中这些导联应无QR或qR波。

步骤3

若$V_2 \sim V_6$导联中无qR波，需评估房室关系。如果不存在1∶1房室关系，且QRS波频率大于P波，则诊断VT的特异性达100%。

如果WCT在使用以上诊断流程分析后，未表现任何诊断VT的心电图形态学特征，需考虑预激伴SVT的诊断。虽然此诊断标准对于VT的诊断特异性达100%，但当3个步骤的诊断均为阴性时，诊断预激伴SVT的敏感性仅为75%（即25%的病例仍是VT）。

心电图诊断宽QRS波心动过速的局限性

遗憾的是，利用QRS波形态学标准诊断WCT具有很多局限性。QRS波形态与心动过速起源之间的关联大多基于统计学相关性，存在大量的重叠。此外，大多数提示VT的形态学标准也存在于许多窦性心律伴室内传导延迟的患者，从而限制了其在这些病例中的适用性。另外，形态学诊断标准易将预激伴SVT误诊为VT。然而预激不是WCT常见的病因（在大多数情况下占1%～6%），特别是其他因素（如年龄、病史）提示其他诊断时。最后，在无结构性心脏病的VT患者中，由于存在心肌-心肌快传导，许多

诊断标准的可靠性降低。

此外，应用上述诊断流程的研究无法复制原研究者最初报道的高敏感性、高特异性和预测值。在一项对比用于WCT鉴别诊断的5种心电图方法（包括R波达峰时间标准、Brugada标准、Griffith流程、Bayesian流程、aVR导联流程）的研究中，诊断准确度仅为适中（69%～78%），且各方法的诊断准确度相当（表21.2）。尽管如此，这些方法在敏感性、特异性和似然比方面也存在差异。因此通过一次检查对VT或SVT的诊断与使用另一种诊断标准进行相同的检查不具有同等的诊断价值[13]。R波达峰时间对于诊断VT的特异性很高，对于VT（即不太可能将SVT误诊为VT），但缺乏敏感性。虽然Griffith诊断流程具有较高的敏感性（即不太可能漏诊VT），其主要局限性是特异性较低（将60%的SVT误诊为VT）。因此，当需要高敏感性的VT诊断方法时，可以考虑Griffith诊断流程；需要高特异性的VT诊断方法时，可以选择R波达峰时间诊断标准[13]。

在儿童人群中，Brugada和aVR导联诊断流程的总体准确度均偏低（分别为69%和66%）。与R波达峰时间标准相比，aVR导联流程具有更高的准确度（84% vs. 79%）和敏感性（92% vs. 79%），但特异性较低（65% vs. 81%）[16]。

电生理检查

正常窦性心律的基线观察

正常窦性心律或心房起搏时存在预激提示为SVT，正常窦性心律或心房起搏时不存在预激，则可

表21.2 5种宽QRS波心动过速鉴别诊断方法诊断室性心动过速的敏感性、特异性、阳性和阴性似然比（LR），以及总体准确度（正确诊断率）

	Brugada	Griffith	Bayesian	aVR导联	Ⅱ导联RWPT	P值
准确度	77.5（71.8～82.5）	73.1（67.2～78.5）	74.7（68.9～79.9）	71.9（66.0～77.4）	68.8（62.7～74.4）	.04[a]
特异性	59.2（48.8～69.0）	39.8（30.0～50.2）	52.0（41.7～62.2）	48.0（37.8～58.3）	82.7（73.7～89.6）	＜.001[b, c]
敏感性	89.0（83.0～93.5）	94.2（89.3～97.3）	89.0（83.0～93.5）	87.1（80.8～91.9）	0.60（0.52～0.68）	＜.001[b, d]
LR（＋）	2.18（1.71～2.78）	1.56（1.33～1.85）	1.86（1.50～2.30）	1.67（1.37～2.04）	3.46（2.20～5.43）	—
LR（－）	0.18（0.11～0.30）	0.15（0.07～0.29）	0.21（0.13～0.34）	0.27（0.17～0.42）	0.48（0.39～0.60）	—

括号中的数字为95%置信区间
[a] Brugada诊断标准 vs. Ⅱ导联RWPT
[b] Ⅱ导联RWPT vs. 其他诊断标准
[c] P = .01 比较Griffith vs. Brugada 或 vs. Bayesian诊断标准
[d] P = .05 比较Griffith vs. aVR导联诊断标准
RWPT，R波峰值时间

From Jastrzebski M, Kukla P, Czarnecka D, Kawecka-Jaszcz K. Comparison of five electrocardiographic methods for differentiation of wide QRS-complex tachycardias. Europace. 2012; 14: 1165-1171.

排除预激伴 SVT。

心动过速的诱发

　　诱发方式不能鉴别 VT 和 SVT。心房和心室的电刺激均可诱发 VT 或 SVT。心房起搏可诱发的 VT 包括维拉帕米敏感型 VT、腺苷敏感型 VT 和 BBR VT。

心动过速的特点

房室关系

　　1：1 房室关系可见于 VT 或 SVT。当心房率快于心室率时，基本可排除 VT，除非在极少数情况下的

AT 和 VT 并存（图 21.13）。相反，当心室率快于心房率时，VT 的可能性最大，除非极少数情况下的交界性心动过速、AVNRT、顺向型结束或结室旁路介导的房室折返性心动过速伴室房传导阻滞。

心动过速周长的波动

　　心动过速周长（TCL，V-V 间期）的变化在相似的 A-A 间期（WCT 伴 1：1 房室关系）或 H-H 间期（WCT 时 HV 间期为正值）变化之后并受其影响，提示 SVT 伴差异性传导或 BBR VT（图 21.14）。相反，V-V 间期的变化预示之后 H-H 间期或 A-A 间期的变化，则符合心肌内 VT 或预激伴 SVT 的诊断[19]。

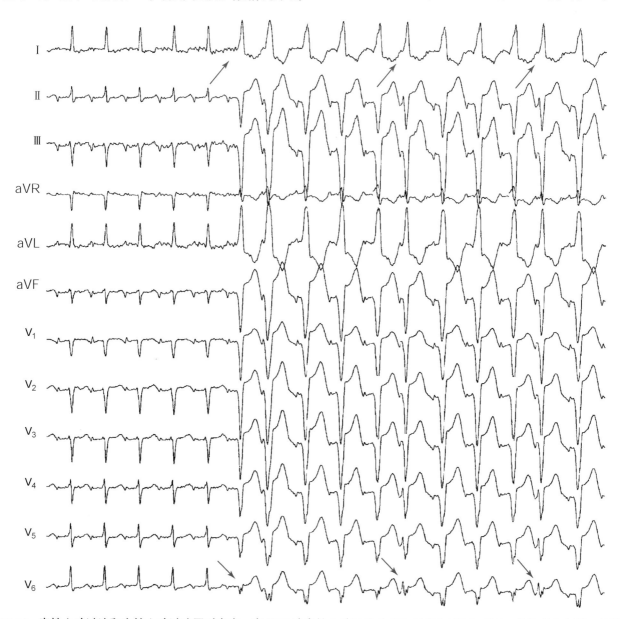

图 21.13　**房性心动过速和室性心动过速同时存在。**窄 QRS 波房性心动过速（AT）时发生 LBBB 型 VT 的体表心电图。尽管心房率快于心室率，通过观察到的 V6 导联 QRS 波的形态（QS 型）与 LBBB 型差异性传导不同，可排除 AT 伴差异性传导是宽QRS 波心动过速的发生机制。另外，AT 和 VT 之间可见额面 QRS 波电轴的显著偏移以及存在融合波（箭头）。此外，心房率未受影响，而心室率轻度不规则

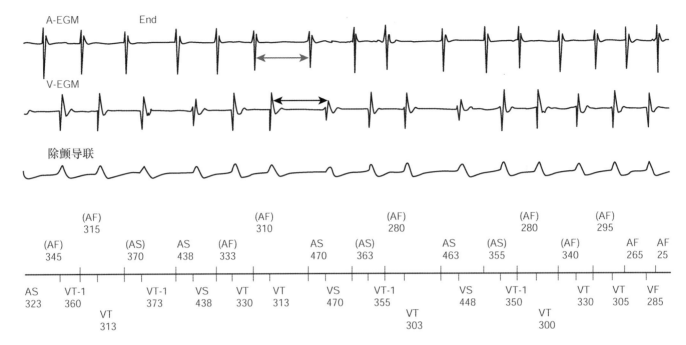

图 21.14　心动过速周长的波动。心动过速伴 1：1 房室关系时，由埋藏式心脏复律除颤器（ICD）记录到的心房内电图（A-EGM）、心室内电图（V-EGM）以及除颤导联电图。可见心动过速周长变化（V-V 间期；黑色双向箭头）随 A-A 间期变化（灰色双向箭头），这与室上性心动过速而非室性心动过速（VT）感知标记事件一致。AF，心房颤动感知标记事件；AS，心房感知标记事件；VS，心室感知标记事件

心房激动顺序

向心性心房激动顺序可见于 SVT 和 VT，而偏心性心房激动顺序几乎可以排除 VT。

QRS 波形态

如前所述，当 WCT 的 QRS 波形态不符合任何已知的差异性传导形态时，节律可能为 VT 或预激伴 SVT。WCT 期间 QRS 波形态与正常窦性心律时完全相同可出现于 SVT 伴 BBB、预激伴 SVT（在正常窦性心律时已充分预激）、BBR VT 以及分支型 VT。

希氏束-心室间期

当希氏束-心室（HV）间期为正值时（即希氏束电位早于 QRS 波起始），WCT 时 HV 间期短于正常窦性心律（NSR）时（$HV_{WCT} < HV_{NSR}$）提示 VT 或预激伴 SVT。相反，$HV_{WCT} \geq HV_{NSR}$ 时提示 SVT 伴差异性传导或 BBR VT（图 18.41 和图 26.3）。

当 HV 间期为负值时（即希氏束电位在 QRS 波起始之后），可排除 BBR VT 和 SVT 伴差异性传导。然而，心肌内 VT 和预激伴 SVT 常出现 HV 间期负值。

对右束支传导阻滞的反应

逆向 RBBB［由导管损伤或心室期外刺激（VES）引起］发生时出现 VH 间期突然延长，考虑经由右束支的希氏束逆向激动，符合典型的经右侧旁路的逆向型 AVRT，同时也可出现在预激伴 AVNRT 和右心室起源的 VT 中。

然而，如果 VH 间期延长伴 VA 间期（激动顺序不变）和 TCL 延长，可诊断为逆向型心动过速（房室传导系统作为逆向传导束），并排除预激伴 AVNRT。

另一方面，存在 RBBB 时 WCT 仍持续可排除 BBR VT，除非是极少见的分支内折返。对 VH 间期无影响可除外经右侧旁路的逆向型 AVRT，但可发生在以下情况：①预激伴 AVRT（利用另一个旁路作为逆向传导束）；②经左侧旁路的逆向型 AVRT；③逆向型 AVNRT 利用插入到 RBBB 位点的右束支近端的房束旁路；④预激伴 AVNRT；⑤起源于左心室的 VT[20]。

希氏束-右束支电位顺序

当同时记录到希氏束（HB）和右束支（RB）电位时，HB-RB-V 的激动顺序见于 SVT 伴差异性传导和 LBBB 型 BBR VT，不论哪种情况，WCT 时 HB-RB 间期均等于或长于正常窦性心律时的间期。另一方面，RB-HB-V 激动顺序可见于经由房束旁路或右侧旁路的逆向型 AVRT、RBBB 型 BBR VT 的少见类型或起源于右心室心肌的 VT。RB-V-HB 激动顺序见于经由房束旁路的逆向型 AVRT。V-RB-HB 或

V-HB-RB 激动顺序可见于 VT。

腺苷的作用

腺苷终止 WCT 可见于 SVT 和腺苷敏感型 VT。房室传导阻滞时 WCT 仍持续可见于 AFL、AF 或 AT。另一方面，腺苷对 WCT 也可能无效，不管是 VT 还是 SVT。

心动过速发作时的诊断策略

心房期外刺激

一个心房期外刺激（AES）无论其发放时间，使下一个心室激动提前并产生与 WCT 形态相同的 QRS 波时，可排除 VT（图 18.41）。同样，一个 AES（无论其发放时间）使下一个心室激动延迟也可排除 VT（图 19.3）。

心房的房室交界区处于不应期（标志为希氏束或冠状窦开口记录的局部心房激动不提前）时会发放一个晚期偶联 AES，如果该 AES 使下一个心室激动提前，则说明存在房室旁路前传，并且可除外包含经房室结前传且不存在旁观者旁路的其他心律失常可能。而且，如果一个 AES 使下一个心室激动提前，并产生与 WCT 时相似的 QRS 波，则证实旁路介导 WCT 时的心室激动（旁路作为 SVT 环路的组成部分或旁观者），WCT 为预激伴 SVT，排除 VT 的诊断。此外，如果 AES 使下一个心室激动和随后的心房激动均提前，则证实该 SVT 是经由房室或房束旁路前传的逆向型 AVRT，可排除预激伴 AVNRT 和 VT（图 18.41）。如果 AES 使下一个心室激动延迟，也证实该 SVT 为经由房室或房束旁路前传的逆向型 AVRT，可排除预激伴 AVNRT 和 VT（图 19.3）[21-22]。

心房起搏

心房起搏能拖带 WCT 时可见于 VT 和 SVT。如果拖带时 QRS 波形态与 WCT 时相似（即拖带伴隐匿性 QRS 波融合）则可排除心肌内 VT，而符合 SVT，但也可见于 BBR VT。另一方面，WCT 心房拖带伴明显 QRS 波融合可见于存在旁观者旁路的 VT，或者 AVRT 伴多旁路时，但不见于无其他旁路的逆向型 AVRT 或 SVT 伴差异性传导[21]。

快速心房起搏出现房室分离而不影响 TCL（V-V 间期）或 QRS 波形态时提示 VT，可排除预激伴 SVT、AT 伴差异性传导以及顺向型 AVRT 伴差异性传导。然而不能排除异位交界性心动过速、结束折返性心动过速或少见的 AVNRT 伴差异性传导与快速心房起搏时出现上游共同通路的前向阻滞。

在 WCT 伴 1:1 房室关系时，对心房超速起搏的反应有助于鉴别 VT 和 SVT。这与窄 QRS 波心动过速期间对心室超速起搏的反应类似。VT 期间，心房超速起搏在起搏周长（PCL，20 ～ 60 ms）短于 TCL 且伴 1:1 房室传导时，可致前传夺获而出现 QRS 波形态改变或变窄。当起搏停止心动过速恢复时，最早出现的变化（在最后重整心室 QRS 波之后）发生于心室，因为心动过速时心房受心室被动驱动，呈 "V-V-A 反应模式"。相反，在逆向型 AVRT 或 SVT 伴差异性传导时，前传可通过旁路或房室结发生，心房起搏终止后，最后一个重整的心室激动通过环路的逆传支传至心房，呈 "V-A 反应模式" 并维持心动过速（图 21.15）。在心房起搏期间无 1:1 房室传导时，则起搏策略无用。因此，在确定 WCT 期间心房起搏后心电反应时，必须确认存在 1:1 房室传导。等律性房室分离可模拟 1:1 房室传导，特别是在成串起搏时长不足或 PCL 过短的情况下。保证心房起搏不终止心动过速也很重要[21-22]。

SVT 可呈现 "假性 V-V-A 反应模式"，与心房起搏时的长 AV 间期相关（图 21.16）。由于心房起搏时通过慢径前传，AV 间期可长于 PCL（A-A 间期），导致最后起搏的 P 波跟随的第一个 QRS 波来自于前一次心房起搏的慢房室传导，而之后的 QRS 波来自于最后起搏的 P 波。仔细辨认心房起搏时通过房室传导的最后一个 QRS 波有助于避开潜在错误，最后一个重整的 QRS 波的 R-R 间期应等于 PCL，而第一个心动过速的 QRS 波通常具有不同的回归周长（CL）。此外，"假性 V-A 反应模式" 理论上可出现于 BBR VT 或分支内及分支间折返性 VT，通过心房冲动回归可能先于第一个非重整的 QRS 波[21-22]。

心室期外刺激

在 WCT 伴 1:1 房室关系时，一个 VES 可重整（提前或延迟）下一个 QRS 波而不影响 A-A 间期，则符合 VT，基本可排除 SVT。此外，如果在希氏束不应期内发放的 VES 终止了 WCT 而无心房激动，也符合 VT，但也可出现在顺向型 AVRT 伴差异性传导或通过第二条旁路作为环路逆传支的逆向型 AVRT。

心室起搏

当 WCT 期间心室超速起搏不能重整心房 CL 至 PCL（即心室与心动过速分离）时，可排除 VT 和 AVRT，诊断 AT 的可能性最大，但不能排除 AVNRT。另外，拖带伴明显 QRS 波融合可见于 VT 或 AVRT，可排除 AT 和 AVNRT，而拖带伴隐匿性融合可排除 SVT 伴差异性传导。此外，右心室心尖部

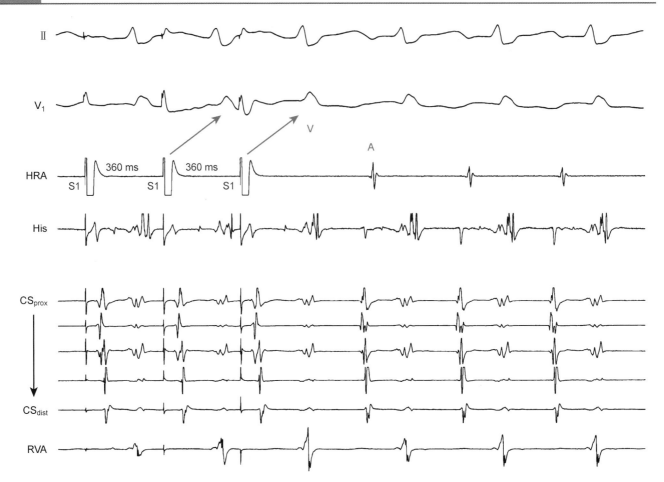

图 21.15 宽 QRS 波心动过速时心房超速起搏致 V-A 反应模式。心房起搏（箭头）时 QRS 波形态和希氏束-心室（HV）间期（45 ms）与心动过速时相似。起搏停止时，最后一次心房起搏之后跟随"V-A 反应模式"，提示室上性心动过速为其发生机制。本例心动过速是非典型房室结心动过速伴右束支传导阻滞。CS$_{dist}$，冠状窦远端；CS$_{prox}$，冠状窦近端；HRA，高位右心房；RVA，右心室心尖部

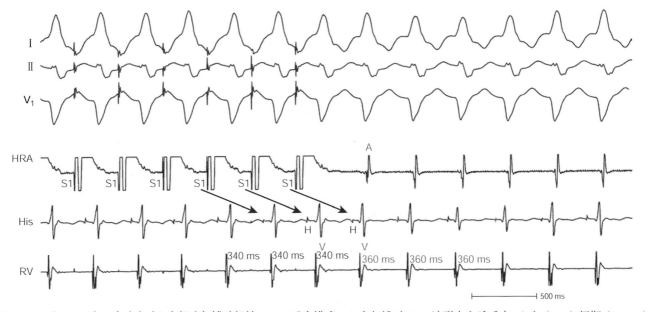

图 21.16 宽 QRS 波心动过速时心房超速起搏致假性 V-V-A 反应模式。心房起搏时 QRS 波形态和希氏束-心室（HV）间期（45 ms）与心动过速时相似。起搏停止时，最后一次心房起搏之后跟随"V-V-A 反应模式"，提示室性心动过速为其发生机制。然而，尽管最后一次心房起搏之后跟随 2 个 QRS 波，最后夺获的 QRS 波［特征是 R-R 间期等于心房起搏周长（CL）］实际上是通过慢径前传的第 2 个 QRS 波（箭头），致 AV 间期长于起搏 CL。因此，实际为"V-A 反应模式"，符合室上性心动过速。本例室上性心动过速是房室结心动过速伴左束支传导阻滞。HRA，高位右心房；RV，右心室

拖带跟随的起搏后间期（PPI）等于（< 30 ms）TCL 可排除 AVNRT、AT 和起源于心肌的 VT，但可见于由右侧旁路介导的 BBR VT 和 AVRT。

参考文献

1. Surawicz B, et al. AHA/ACCF/HRS recommendations for the standardization and interpretation of the electrocardiogram: part III: intraventricular conduction disturbances: a scientific statement from the American Heart Association Electrocardiography and Arrhythmias Committee. *Circulation*. 2009;119:e235–e240.

2. Page RL, et al. 2015 ACC/AHA/HRS guideline for the management of adult patients with supraventricular tachycardia: a report of the American College of Cardiology/American Heart Association Task Force on Clinical Practice Guidelines and the Heart Rhythm Society. *Circulation*. 2016;133: e506–e574.

3. Yadav AV, et al. Utility of conventional electrocardiographic criteria in patients with idiopathic ventricular tachycardia. *JACC Clin Electrophysiol*. 2017;3:669–677.

4. Datino Romaniega T, et al. Specificity of electrocardiographic criteria for the differential diagnosis of wide QRS complex tachycardia in patients with intraventricular conduction defect. *Heart Rhythm*. 2013;10: 1393–1401.

5. Das MK, Rajdev A, Kalra V. Wide complex tachycardia. *Card Electrophysiol Clin*. 2014;6:511–523.

6. Tzogias L, et al. Electrocardiographic features and prevalence of bilateral bundle-branch delay. *Circ Arrhythm Electrophysiol*. 2014;7:640–644.

7. Josephson ME, Wellens HJJ. The ECG in left bundle branch block and heart failure. *Heart Rhythm*. 2015;12:250–251.

8. Strauss DG. Understanding ventricular activation. *J Electrocardiol*. 2011; 44:282–284.

9. Galeotti L, van Dam PM, Loring Z, et al. Evaluating strict and conventional left bundle branch block criteria using electrocardiographic simulations. *Europace*. 2013;15:1816–1821.

10. Datino T, et al. Rate-related changes in QRS morphology in patients with fixed bundle branch block: implications for differential diagnosis of wide QRS complex tachycardia. *Eur Heart J*. 2008;29:2351–2358.

11. Blomström-Lundqvist C, et al. ACC/AHA/ESC guidelines for the management of patients with supraventricular arrhythmias—executive summary: a report of the American College of Cardiology/American Heart Association Task Force on Practice Guidelines and the European Society of Cardiology. *Circulation*. 2003;108:1871–1909.

12. Brugada P, Brugada J, Mont L, et al. A new approach to the differential diagnosis of a regular tachycardia with a wide QRS complex. *Circulation*. 1991;83:1649–1659.

13. Jastrzebski M, Kukla P, Czarnecka D, et al. Comparison of five electrocardiographic methods for differentiation of wide QRS-complex tachycardias. *Europace*. 2012;14:1165–1171.

14. Vereckei A, Duray G, Szénási G, et al. Application of a new algorithm in the differential diagnosis of wide QRS complex tachycardia. *Eur Heart J*. 2007;28:589–600.

15. Dendi R, Josephson ME. A new algorithm in the differential diagnosis of wide complex tachycardia. *Eur Heart J*. 2007;28:525–526.

16. Vereckei A. Current algorithms for the diagnosis of wide QRS complex tachycardias. *Curr Cardiol Rev*. 2014;10:262–276.

17. Vereckei A, Duray G, Szénási G, et al. New algorithm using only lead aVR for differential diagnosis of wide QRS complex tachycardia. *Heart Rhythm*. 2008;5:89–98.

18. Pava LF, et al. R-wave peak time at DII: a new criterion for differentiating between wide complex QRS tachycardias. *Heart Rhythm*. 2010;7:922–926.

19. Foreman JR, Steinberg LA, Prystowsky EN, et al. Mechanism of a wide QRS complex tachycardia with variable atrial, His, and ventricular relationships. *Circ Arrhythmia Electrophysiol*. 2015;8:981–984.

20. Asirvatham SJ, Stevenson WG. Wobble. *Circ Arrhythmia Electrophysiol*. 2015;8:985–987.

21. Abdelwahab A, et al. A technique for the rapid diagnosis of wide complex tachycardia with 1:1 AV relationship in the electrophysiology laboratory. *Pacing Clin Electrophysiol*. 2009;32:475–483.

22. Badhwar N, Scheinman MM. Electrophysiological diagnosis of wide complex tachycardia: Editorial. *Pacing Clin Electrophysiol*. 2009;32: 473–474.

22

缺血性心脏病中的室性心律失常

刘兴鹏 译　吴永全 校

目录

室性心律失常的分类

室性心动过速（VT）定义为：来源于希氏束（HB）分叉以下的连续 3 个或 3 个以上的激动所产生的心动过速（心室率 > 100 次 / 分），发生于特定的传导系统、心室肌或两种组织，与心房和房室结（AVN）传导无关[1-2]。

根据心动过速的形态分类

单形性 VT 的 QRS 波形态固定，表明心室以同一顺序进行除极（图 22.1）。

多个单形性 VT 是指在不同时间自发或诱发出一种以上单形性 VT。

多形性 VT 的 QRS 波形态不断变化或存在多种形态（即连续相同的 QRS 波不超过 5 个，无明确的

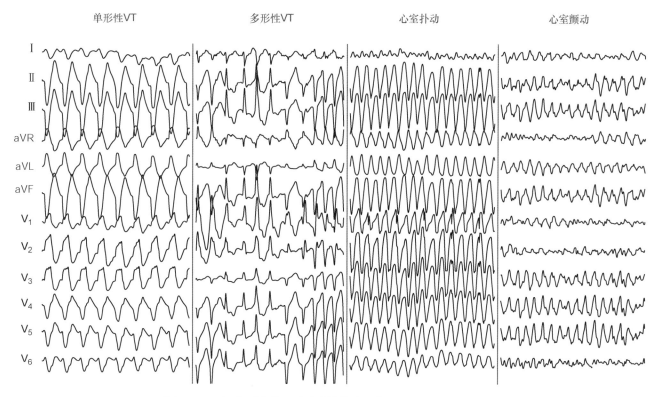

图 22.1　不同类型室性心动过速的体表心电图。VT 室性心动过速

等电位线，或多个同步记录的导联中 QRS 波形态不同），表明心室激动顺序是变化的，而且起源部位不是单一的[1]。

尖端扭转型 VT 是一种伴长 QT 间期的多形性 VT，心电图特点为心律失常发作时 QRS 波的波峰围绕等电位线扭转。

多形性 VT 每次发作时均具有一种以上的单形性 QRS 波，但 QRS 波形态不会连续变化。

双向性 VT 表现为 QRS 波额面电轴交替改变，通常与洋地黄中毒或儿茶酚胺敏感型室性心动过速有关。

心室扑动是一种快速性 VT（心室率 250 ～ 350 次 / 分），QRS 波呈正弦曲线，QRS 波形态通常无法被识别。

心室颤动（VF）是一种快速的（通常心室率＞ 300 次 / 分）绝对不规则的室性心律失常，QRS 波形态显著不同[1]。

根据心动过速的持续时间分类

持续性 VT 的持续时间为 30 s 以上，或虽未达 30 s，但常伴有血流动力学障碍需要立即终止（如复律）。非持续性 VT 为 3 个或 3 个以上的 QRS 波连续出现，频率 100 次 / 分以上，但持续时间在 30 s 以内，不需要复律终止。

在电生理检查中，非持续性 VT 定义为 5 个或

6 个以上波群的非束支折返性（BBR）VT，而不考虑 QRS 波形态。正常个体接受室性期外刺激（VES）时，有 50% 会出现 BBR 波，与临床上的非持续性 VT 无关。

在程序性心室刺激时，反复多形性心室反应也很常见（50%），特别是采用非常短的配对间期（＜ 180 ms）进行多个（3 次或 3 次以上）VES 时。诱发的多形性非持续性 VT 的临床意义尚存在争议。

无休止性 VT 是一种不间断的持续性 VT，即使多次终止（如电复律）仍可在数小时内复发。少数情况下，无休止性 VT 表现为 VT 反复发作并自行终止，在出现数个窦性心律后，又再次发作 VT，后者常见于特发性 VT（图 23.1）。

根据 V$_1$ 导联 QRS 波形态分类

单形性 VT 可以分为两种形态：右束支传导阻滞（RBBB）形态和左束支传导阻滞（LBBB）形态。伴 LBBB 形态的 VT 在 V$_1$ 导联中 QRS 波主波方向向下（QS、rS、qrS 波），而伴 RBBB 形态的 VT，其 V$_1$ 导联的 QRS 波主波方向向上（rsR′、qR、RR、R、RS 波）。需要注意的是，VT 发作时，这种根据 QRS 波形态学分类只适用于 V$_1$ 导联，在其他导联上，QRS 波不会表现出同一类束支传导阻滞的形态特点。RBBB 和 LBBB 形态本身并不有助于 VT 的诊断。但是这应作

为初步的评估，因其有助于进一步评估 QRS 波电轴、QRS 波时限和 QRS 波形态。

根据心动过速的机制分类

局灶性 VT 是指激动从心室的最早激动点呈离心性传导。机制可为自律性异常、触发活动或微折返。瘢痕相关的折返性 VT 是一种具备折返特点的心律失常，来源于经心电图或心肌成像确定的心肌瘢痕。超过数厘米的折返环通常被称为大折返环。

病理生理学

急性心肌缺血时室性心律失常的机制

急性心肌缺血可致局部组织缺氧、三磷酸腺苷（ATP）耗竭、无氧糖酵解增加、细胞内酸中毒。ATP 耗竭使细胞膜上 ATP 依赖的 Na^+-K^+ 泵功能受损，导致细胞外 K^+ 浓度增加。这会引起存活浦肯野纤维的静息电位去极化，表现为异常的自律性[3-4]。

另外，细胞内酸化和 H^+ 浓度增加可激活 Na^+-H^+ 交换体，将 H^+ 移至细胞外，Na^+ 移入细胞内，导致细胞内 Na^+ 浓度增加。后者激活 Na^+-Ca^+ 交换体，将 Na^+ 移至细胞外，Ca^+ 移入细胞内，导致缺血心肌细胞内 Ca^+ 超载，引起延迟后除极（DAD），诱发心律失常[5]。

细胞膜去极化会引起 Na^+ 通道失活，快速 Na^+ 电流减少且动作电位上升支幅度和速度下降，导致传导减慢及不应性改变。

即使起始动作电位时程延长（可能由于晚期 Na^+ 电流增加），但是随后动作电位时程在 Na^+ 内流减少（由于 Na^+ 通道失活）、Ca^+ 内流减少（酸中毒抑制 Ca^+ 通道）和 K^+ 外流增加（细胞内 ATP 浓度下降激活 ATP 敏感的 K^+ 电流，I_{KATP}）的影响下缩短[3-4]。

重要的是，缺血对心肌细胞电生理特性的影响是不均匀的，动作电位时程的缩短和上升支速度、振幅的减小更多发生于缺血心肌的中央区域以及心外膜下心肌，很少发生于缺血心肌的边缘区域和心内膜下心肌。另一方面，周围正常心肌会出现传导速度增快（由于儿茶酚胺增加）和不应期缩短。动作电位时程与不应期扩布之间的不均匀性，为损伤电流在缺血区域和边缘非缺血区域细胞之间的流动提供了基础。此外，心肌缺血可引起细胞间缝隙连接破坏，心肌缺血会引起缝隙连接的中断，导致细胞解偶联，从而导致传导缓慢和非均匀的传导，并造成单向传导阻滞，为折返的形成提供基础[3-4, 6]。

儿茶酚胺水平升高、内皮素 -1 激活、溶血磷脂酰胆碱浓度的增加（缺血心肌中蓄积的一种磷脂）、机械性牵拉（由于梗死区域周围的存活心肌组织）、电解质紊乱（尤其是低钾血症和低镁血症）、既往心肌异常（如陈旧性心肌梗死、心肌肥厚、射血分数下降）、基因易感性（可能由离子通道基因的基因突变或基因多态性介导），这些机制均能显著改变基质的电生理特性，并诱发心律失常产生。当发生严重的急性心肌缺血时，以及血运重建延迟或血运重建失败将会增加发生室性心律失常的风险[4]。

研究显示在心肌缺血起始后数分钟和数小时内的心律失常将引起动力学改变。在心肌缺血损伤时发生室性心律失常分为两个时期：第 1 期是急性心肌梗死的可逆期，第 2 期是心肌梗死的进展期[4]。

第 1 期：心肌缺血的急性期

第 1 期发生于心肌缺血的前 2 ~ 30 min，如果冠状动脉闭塞在 15 min 内恢复灌注，心肌缺血是可逆的。在急性心肌梗死的第 1 期（即缺血性损伤期），30% ~ 50% 会发生心脏性猝死（SCD），由无前驱症状或伴有短暂性前驱症状的心室颤动诱发[3-4]。

第 1 期分为两个亚期：1A 期（2 ~ 10 min）和 1B 期（10 ~ 30 min）。急性心肌缺血前 10 min 发生的室性心律失常（1A 期）是由正常心肌和缺血心肌组织之间传导和不应期的不一致性引起折返所致。1A 期的心律失常主要表现为 VT，很少表现为 VF。

急性心肌缺血发生后 10 ~ 30 min 出现的室性心律失常（1B 期）的发生机制尚不明确，但推测与异常自律性和折返有关。1B 期比 1A 期更易发生心律失常，而且这个时期更易进展为 VF[3-4]。

第 2 期：急性心肌缺血的亚急性期

持续 30 分钟以上的心肌缺血可致不可逆性心肌坏死（第 2 期，心肌梗死演变期），其发生于心肌缺血后 1.5 ~ 48 h。尽管心内膜下浦肯野纤维有较强的抗缺血能力，但是电生理特性已经发生改变，易引起心律失常。静息电位降低、Ca^+ 超载、心肌梗死边缘区域传导和不应期的不均一性均会导致局灶（异常自律性和触发激动）心律失常和折返性心律失常[3-4]。

值得注意的是，在急性心肌缺血发生后的 30 ~ 60 min 中很少发生心律失常，目前机制尚不明确。

心肌梗死恢复期时室性心律失常的机制

大多数心肌梗死后的持续性单形性 VT（SMVT）是由心室瘢痕区域的大折返所致。左心室在急性心肌梗死后可立即发生心室重构。研究显示急性心肌梗死时，单形性 VT 的电生理基质会在亚急性期（第 1 周内）逐渐形成，且一旦形成，将在慢性期趋于稳定。在急性心肌梗死亚急性期和慢性期诱发的 VT 的电生理和电解剖特征无明显不同，均主要发生在收缩期前最早激活的部位，这些部位主要位于心肌损伤的边缘区域[3-4, 7]。

持续性冠状动脉闭塞常导致梗死区域形成致密的透壁性瘢痕核心区，周围是纤维组织和存活心肌纤维混合的薄带（边缘区）。但是，早期再灌注治疗（溶栓或冠状动脉介入治疗）可使心肌基质更复杂，包括非透壁性心肌坏死（主要为心内膜下心肌坏死，随着冠状动脉闭塞时间的延长也会累及心外膜）、在瘢痕区中穿插着多个存活心肌通道的不均匀（甚至零散的）瘢痕；边缘地带。心肌梗死所致的瘢痕和纤维化与非缺血性病因不同。与心肌梗死后的 VT 相比，扩张型心肌病（DCM）的瘢痕区更小，更分散，且很少累及心内膜和透壁。缺血形成的从心内膜下向心外膜进展的楔形坏死区（心内膜瘢痕区比心外膜瘢痕区面积更大）通常局限于病变的冠状动脉供血区域，而 DCM 的非缺血性瘢痕好发于中层心肌和心外膜。心肌梗死后会形成致密的纤维瘢痕区伴存活心肌束，而非缺血性 DCM 的瘢痕很少包括固定的边缘区、保护性通道或峡部，因此后者可以改变局部传导减慢的程度[8-9]。

一般来说，折返环发生在含存活心肌束的纤维化区域，该区域细胞间的偶联减少（由于缝隙连接改变），产生 Z 形激动路线，导致不均一性各向异性传导（图 3.18）。这些区域组织构成的异质性和自主神经支配可以形成传导缓慢和阻滞，促发折返。

埋藏在致心律失常基质中的共同中心通路（关键峡部）是具有异常传导特性的一条狭窄组织通路，可使冲动传导减慢，发生折返。峡部本身被不参与构成主折返环共同通路的心肌末端或心肌束（旁观者）包围。关键峡部受到固定和功能性传导阻滞的保护。固定的传导阻滞由异质性瘢痕形态或瓣环决定。在大多数病例中，功能性传导阻滞是 VT 发生的前提条件，形成舒张期通路的至少一个边界。有证据提示功能性传导阻滞形成导致的折返与该部位解剖距离短但不应期差异大有关[10]。

发生 VT 时，峡部中小部分心肌组织的除极通常不能被体表心电图检测到，其构成 QRS 波间的舒张期电位。波前在出口离开峡部并向外传导，使心室其他部位发生除极，产生 QRS 波。在离开峡部出口后，折返环波前可以通过内环或外环重新返回到峡部入口（图 5.16）。外环是沿梗死边缘的一大片心肌。折返

波前通过外环激动其他心肌，形成体表心电图的收缩期电位（QRS 波）。折返环可以有 1 个或者 1 个以上的外环。内环是位于瘢痕内的传导通路，与中心传导通路（关键峡部）共同形成一个折返环。内环可作为折返环的一部分或具有旁观者通路的功能。中心传导通路的外层是主导环，主导环的传导时间最短。如果内环的传导比从出口到入口的传导（通过外环）速度慢，内环将作为旁观者通路，外环将成为主导环。如果内环的传导比外环的传导速度快，内环将成为折返环的组成部分，并且成为主导环。如果主导环被消融，旁观者通路将成为新折返环的潜在组成部分[5, 10]。非峡部主导环消融时，可表现为心室率突然减慢的 VT，QRS 波形态无改变。

应用电解剖基质标测的研究表明，与伴有自发性 SMVT 的缺血性心肌病患者相比，尽管左心室功能不全的严重程度、心肌梗死发病年龄和心肌梗死区域相同，但无临床 SMVT 的缺血性心肌病患者的心内膜低电压区域明显较小，瘢痕区相关的心电图更少见（即碎裂、孤立和非常晚的电位，这些提示瘢痕区域内存在电活动），传导通路更少。这些心肌基质电生理的差异在心肌梗死后的 VT 形成机制中发挥重要作用。瘢痕区域的范围（电压 < 0.5 mV）和大量通道的存在对于 VT 的进展很关键。虽然瘢痕边缘区（电压 0.5 ～ 1.5 mV）在两组中没有差异，但 SMVT 患者该区域中存在更多的传导通路。这表明 SMVT 患者具有完全不同的瘢痕组成（更易致心律失常）。值得注意的是，异质性瘢痕和致密纤维化区域保留的不同程度心内膜下心肌纤维导致传导减慢、各向异性不一，以及瘢痕区内通路电位不一致均是折返形成的必要条件[11]。

心肌梗死后 VT 患者常常有一种以上的 VT 形态。即使患者临床表现为单一的 SMVT，电生理检查时仍可诱发多形性 VT，特别是在抗心律失常治疗期间。在消融过程中可诱发多形性 VT 表明致心律失常的基质可引起多个折返环或单一折返环具有不同出口。不同的 VT 形态（根据 12 导联心电图和心动过速周长定义）所用的峡部通常相同，而折返时在峡部周长上的传播方向或位置不同，但也可能来自不同的通常相邻的环路。

VT 的局灶性机制（自律性异常或触发活动）常见于急性心肌缺血。局灶性 VT 也可见于未发生急性缺血事件的慢性缺血性心脏病患者。近期一项研究发现，缺血性心脏病在射频消融术中行电生理检查时，9% 被诱发的 VT 存在局灶性机制[12]。

慢性冠心病（CAD）合并 SMVT 很少与非缺血

性心律失常基质有关，而与愈合的心肌梗死无关。CAD 可与非缺血性心肌病共存，这种情况下，致心律失常基质与冠状动脉病变分布不一致，因此，起源于心室基底段瓣环周围的 VT 常存在心外膜出口[13]。

流行病学和自然病程

冠心病是临床上导致 VT 和 VF 最常见的原因（76% ～ 82% 的患者）。数十年来，围心肌梗死期及心肌梗死后远期室性心律失常的发生率有所下降，这可能是由于现代冠状动脉血运重建技术及药物治疗将心肌梗死后 1 年死亡率降低至 5% 以下。持续性 VT 和 VF 仍出现于近 6% 的急性心肌梗死极早期的患者，它们仍是造成心肌梗死患者（尤其是合并左心室功能不全或心力衰竭者）在心肌梗死后 30 天内死亡的主要原因[3-4, 14-15]。

在 GUSTO-1 研究纳入的接受溶栓治疗的近 41 000 例急性 ST 段抬高型心肌梗死患者中，3.5% 的患者仅有 VT 发作，2.7% 同时有 VT 和 VF 发作。一般来说，急性非 ST 段抬高型急性冠脉综合征（包括非 ST 段抬高型心肌梗死和不稳定型心绞痛）者持续性 VT 和 VF 的发生率相对较低。对共纳入超过 26 000 例非 ST 段抬高型急性冠脉综合征患者的四项大型临床试验进行的汇总分析显示，2.1% 有持续性室性心律失常发作。据估计这类患者持续性 VT/VF 的发生率更低（1.5%）。一项研究考察了纽约州所有因急性冠脉综合征（从不稳定型心绞痛到 ST 段抬高型心肌梗死）接受经皮冠状动脉介入治疗（PCI）的患者，发现仅有约 5% 的患者发生持续性 VT/VF[3-4, 16]。

总的来说，在急性 ST 段抬高型心肌梗死的情况下，持续性室性心律失常最常见于缺血发作后 24 ～ 48 h 内。相反，这些事件并不局限于非 ST 段抬高型急性冠状动脉事件后的最初 48 h 内[16]。

室性期前收缩

大多数急性心肌梗死病例中均可观察到室性期前收缩（PVC）。早期 PVC（48 h 内）不影响预后。相反，急性心肌梗死后超过 48 h 的反复发作的复合 PVC（室性二联律、成对或多形性 PVC）可能与心律失常风险增加有关，尤其是在梗死范围较大及左心室功能不全的患者中。

加速性室性自主心律

近 50% 的急性心肌梗死患者可出现快速室性心律，主要发生于因急性心肌梗死入院后的最初 12 h 内。尽管快速室性心律更常见于再灌注治疗成功的患者中，但其作为成功再灌注的标志仍缺乏敏感性及特异性。

再灌注心律失常

再灌注时出现的室性心律失常呈突发 PVC 伴长偶联间期，以及再灌注当下出现的快速室性心律，血流动力学耐受性良好。这些心律失常起源于再灌注区域，可能反映心肌细胞再灌注损伤。再灌注损伤可造成心肌坏死的第二个高峰，这取决于先前缺血的持续时间。电生理基质的改变，特别是细胞内 Ca^{2+} 超载以及儿茶酚胺水平升高，可能在再灌注引起心律失常中发挥关键作用。其机制可能是自律性异常。

溶栓治疗时，再灌注引起的室性心律失常被视为梗死动脉成功再通的无创性标志。然而，目前的证据表明这些心律失常既不特异也不敏感。在直接 PCI 的时代，对于经直接 PCI 治疗后心外膜血流恢复（TIMI 3 级血流）以及 ST 段快速而完全回落的 ST 段抬高型心肌梗死的患者，室性心律失常的发作时间与再灌注紧密相关预示梗死面积更大[17-18]。

非持续性室性心动过速

急性心肌梗死患者中有 1% ～ 7% 能观察到非持续性 VT。急性心肌梗死后早期（2 ～ 3 h 内）发生的非持续性 VT 并不预示着预后不良。急性心肌梗死后发作较晚（24 h 后，特别是 1 周后）的心律失常提示预后较差。除了围梗死期，非持续性 VT 在缺血性心脏病患者中也很常见，30% ～ 80% 的患者可被长程动态监测或心脏植入装置检测到非持续性 VT[1, 19]。

多形性室性心动过速

多形性 VT 可发生于 0.3% ～ 2% 的患者中，通常是由于自律性异常或与缺血或再灌注有关的触发活动。在冠心病中，多形性 VT 一般被认为是持续性缺血的标志，通常能被抗缺血治疗所抑制。与单形性 VT 不同，多形性 VT 极少见于无急性心肌缺血的心肌梗死愈合期患者中。

心室颤动

在所有急性 ST 段抬高型心肌梗死患者中，有 3.7% 在最初的 48 h 内发生 VF。该发生率可能被低估，因为院前事件未纳入其中。当将心肌梗死前后 48 h 的所有 VF 事件全部计入时，6.7% 的 ST 段抬高型心肌梗死患者以及 1.3% 的非 ST 段抬高型心肌梗死患者会发生 VF。大多数心律失常于急性心肌梗死早期（最初 48 h 内）发作。

原发性 VF（即发作于心肌梗死最初 48 h 内的 VF，不伴反复缺血或心力衰竭）与院内死亡率升高 5 倍有关（超过 50% 由左心室衰竭或心源性休克所致），但对出院患者的长期死亡率影响不大[20]。相反，非原发性 VF（即发作于心肌梗死后超过 48 h 的 VF，或在反复缺血或心力衰竭的情况下发生的 VF）与 30 天和 6 个月的死亡率显著增加有关。然而，目前以心肌梗死后 48 h 作为"早期"与"晚期"心律失常的时间节点，在某种程度是武断的，有数据表明该时间节点应定为 24 h 甚至更早[14]。

多种因素与围梗死期发生早期 VF 的风险增加有关，包括 ST 段抬高型心肌梗死、较大的梗死范围、下后壁心肌梗死、围梗死期心绞痛、不完全血运重建、低钾血症、男性、年龄较小，以及吸烟史[14]。

心脏性猝死

心脏性猝死（SCD）占发达国家总死亡率的 15%。在美国，每年超过 20 万～ 40 万人死于 SCD（确切数字未知，且与估算方法有关）。大约 50% 既往有心肌梗死的患者的死亡是突发及意料之外的。在病情稳定的门诊患者人群中，室性心律失常是造成这些死亡的主要原因。大多数 SCD 者存在已知的心脏病——最常见的是冠心病或既往心肌梗死。

约 50% 的心脏病患者的首发表现即为心脏停搏。与既往有心肌梗死的心脏停搏患者相比，这些患者更多为单支冠状动脉病变，左心室收缩功能正常或轻度异常。尽管心力衰竭可增加猝死和非突发性死亡的风险，但仅有约 10% 的心脏停搏者存在心力衰竭病史。

急性心肌梗死是院外心脏停搏的常见原因，尤其在老年患者中。约 40% 的院外心脏停搏幸存者可出现明显的心肌梗死表现（如 ST 段抬高、Q 波或心肌酶水平升高），50% 的患者可经冠状动脉造影发现存在急性闭塞的冠状动脉[20]。

急性心肌梗死后第一个月总死亡率和心律失常的风险最高，在最初的 6 个月内仍然保持高风险。心肌梗死 1 年后，有一段 SCD 发生率相对较低的"静止期"，随后在急性心肌梗死后 4 ～ 10 年出现第二个高峰。晚期发生 SCD 是因为心室重构延迟导致梗死边缘区域折返性 VT 环路的形成或激活，以及心肌梗死后期心力衰竭的发展。

尽管心肌梗死后患者心脏停搏和 SCD 的原因主要是 VT 或 VF，多项关于心脏停搏患者的研究提示由 VF 导致的心脏停搏已逐渐减少，取而代之的是无脉性电活动和停搏。尽管这一变化的原因尚不清楚，但这可能反映了由于治疗方法的进步，严重心脏病患者的生存时间更长。而严重心脏病患者更易出现无脉性电活动和心脏停搏，较少出现 VF。

持续性单形性室性心动过速

发作于急性心肌梗死后最初 24 ～ 48 h 的"早期" SMVT 并不常见，可出现于 2% ～ 3% 的 ST 段抬高型心肌梗死患者以及不足 1% 的非 ST 段抬高型心肌梗死患者中。尽管早期 SMVT 与院内死亡率增加有关，但研究显示 21 ～ 30 天内存活的患者 1 年死亡率并不增加，提示早期心肌梗死后 SMVT 的致心律失常机制可能是一过性的。尽管如此，需要注意到有关心肌梗死后早期 SMVT 远期预后的数据有限，因为大多数研究将 VT 及 VF 或持续性及非持续性 VT 结合在一起，并未区别每一种特定心律失常的结果。许多研究者将 SMVT（即使是发生在 MI 早期数小时内的 SMVT）视为存在永久性基质（出现坏死或已有瘢痕）的标志，进而作为远期心律失常事件高风险的标志。

另一方面，在急性心肌梗死 48 h 后的亚急性期和愈合期发生 SMVT 的患者，一般梗死面积较大且较为复杂，常合并左心室射血分数降低，这种 VT 提示预后不良。心肌梗死后 3 个月内发生 SMVT 的 2 年死亡率为 40% ～ 50%，且多为猝死。这些患者死亡率升高的预测因子包括前壁心肌梗死、频发持续或非持续性 VT、心力衰竭以及多支冠状动脉病变，特别是有残存缺血的患者。

梗死相关动脉的早期再灌注可使室壁瘤的形成减少、瘢痕更小，以及电生理异常程度降低，尽管仍然存在晚期 VT（通常伴快速心动过速周长）的高风险。对于接受直接 PCI 的 ST 段抬高型心肌梗死的患者，与尽早接受再灌注治疗（≤ 3 h）的患者相比，延迟再灌注（> 5 h）可导致经程序性刺激（在心肌梗死后 6 ～ 10 天进行）诱发出 SMVT 的风险增加 6 倍，自发性室性心律失常和 SCD 的风险也同样增加［平均随访（28±13）个月］，且独立于 LVEF。据估计，再灌注时间每延迟 1 h 会导致可诱发性 VT 的风险增加 10.4%。

大多数与心肌梗死后的 SMVT 发生在慢性期。在所有患严重结构性心脏病的 SMVT 患者中，缺血性心脏病是最常见的病因，占植入埋藏式心脏复律除颤器（ICD）或行导管消融术的患者的 54% ～ 59%[1]。

在心肌梗死后晚期的患者中，VT 的发生率为 1% ～ 2%，但从心肌梗死到 VT 初次发作的时间间隔差异很大。初次发作可见于心肌梗死后的第1年内，但中位发作时间约为3年，且SMVT可发生于心肌梗死后10～15年。晚期出现的SMVT提示严重左心室功能不全以及室壁瘤或瘢痕的存在。新发心脏事件可导致晚期心律失常的发生。急性心肌梗死3个月后发生SMVT的患者年死亡率为5%～15%。致命性室性心律失常的预测因子包括受损心肌的残存缺血、LVEF < 40%，以及心电活动不稳定（包括可诱发的或自发性VT，特别是出现心脏停搏的患者）。

近期证据表明，对于有左心室功能不全及QRS波增宽的高危心肌梗死后患者，在植入ICD前或术后尽快行冠状动脉血运重建可以明显地降低致命性室性心律失常以及ICD适当电击的风险。

SMVT与VF的关系尚不明确，且多大比例的VF是由SMVT触发而不是自发性尚不清楚。在很多患者中SMVT伴随VF发生，但在一些特定条件下，如反复发作的心肌缺血及快速的VT可产生一个碎裂波，进而导致VF。

临床表现

冠心病患者室性心律失常的临床表现多种多样。急性缺血时，持续性室性心律失常可表现为心悸或进行性加重的心绞痛，但更常表现为晕厥和心脏停搏。在慢性缺血性心脏病患者中，VT可导致广谱的临床表现，从轻微症状（心悸）到低灌注相关症状（头晕、精神状态改变、晕厥先兆和晕厥）、心力衰竭和心绞痛恶化，以及循环衰竭。植入ICD的患者可能会经历由心律失常触发的ICD电击。无休止性VT，即使心率相对较慢，也能导致血流动力学恶化以及心力衰竭。VT引起的血流动力学变化与心室率、VT持续时间、左心室功能不全及程度、心室激动顺序（即心室不同步收缩），以及房室收缩不同步有关。

初始评估

评估室性心律失常的类型和后果

识别并确定持续性和非持续性VT以及PVC的类型和负荷是必要的。除12导联心电图外，可能需要动态心脏监测（Holter或事件检测仪）或植入心电循环记录仪来确诊心律失常的类型、负荷以及临床影响。对于植入ICD的患者，装置储存的数据如电图形态和心动过速周长可用于识别临床VT。

评估室性心律失常的触发因素

对心肌梗死后VT患者应首先评估该心律失常的可逆性诱因。这些诱因包括电解质紊乱、急性缺血、心律失常、低氧血症、低血压、药物作用和贫血。

评估心肌缺血

尽管冠心病患者很少出现因为急性心肌缺血导致的SMVT反复发作，但仍应注意对急性或持续性缺血进行诊断性评估，以改善患者预后，特别是既往尚未明确冠状动脉病变严重程度或既往VT发作导致血流动力学障碍的患者。评估手段包括超声心动图、运动试验以及心导管插入术。对于存在可逆性心肌缺血的患者，应进行冠状动脉血运重建，能显著降低致命性室性心律失常的风险。然而，如果近期已明确冠状动脉病变的严重程度，且VT的症状和血流动力学耐受程度未提示明显的缺血，则不需要行进一步评估。

电生理检查的作用

心肌梗死后出现不明原因晕厥或持续性心悸，以及机制不明的宽QRS波心动过速的患者应考虑行有创性电生理检查。此外，对于心肌梗死后晚期伴缺血性心肌病及非持续性VT的患者，电生理检查可用于风险分层（见下文）。然而，对于已确诊的持续性VT，不推荐行电生理检查，除非拟行导管消融术[1]。

程序性刺激可在超过90%的曾有VT发作的患者中诱发出VT。虽然诱发出的VT频率和QRS波形态可能与自发性心动过速不同，但VT的诱发意味着存在固定的解剖基质，并会增加未来自发性事件的可能性。

风险分层

在北美有超过5000万成人患有冠心病，超过700万有心肌梗死病史。然后这些患者中仅有一小部分会发生心脏停搏。因此需要进行心肌梗死后的无创性风险评估来识别有SCD风险的患者。

多种检查可通过评估心肌损伤和瘢痕的范围、心肌传导障碍、复极离散度和自主神经失衡来识别SCD高危患者，这些患者可能受益于预防性植入ICD。部分检查可识别出恶性心律失常的潜在基质（如心肌瘢痕、心肌内传导异常）或触发因素（如自主神经失衡、非持续性VT）。然而，这些检查大多并未在独立人群中得到验证，尽管它们可以预测总死亡率的高风险，其预测心律失常性死亡的作用尚不明确（即特异性有限）。此外，大多数 SCD 的传统风险分层因素的阳性预测值相对较低，限制了其在指导已知 SCD 高危人群植入 ICD 中的广泛应用[21]。

迄今为止，只有两种方法被证明可用于指导心肌梗死后患者预防性植入 ICD：仅存在明显的左心室功能不全或合并在心肌梗死后的非急性期经程序性刺激能够诱发出持续性 VT/VF。值得注意的是，心肌梗死后发生 SCD 受多因素影响，多种因素共同作用才能导致心脏停搏，因此单用一种风险分层检查无法适用于所有的患者。相反，联合使用多种检查方法来筛查 SCD 不同的潜在机制可能是必需的。此外，由于缺血性心脏病的进展可导致患者出现引起 SCD 的新机制，故可能需要在特定的病程阶段重复进行风险分层检查。对于病情稳定的患者每 2 年重复检查以发现潜在的基质改变是合理的（缺乏数据支持），且无论选择哪种检查都是有意义的。

室性心律失常

一般来说，根据大型溶栓临床研究的结果，在无并发症的急性心肌梗死早期（最初 24 ～ 48 h 内）发作的室性心律失常和心脏停搏可造成院内以及 30 天死亡率增加，但不能作为出院后远期死亡率的预测标志。早期室性心律失常可能是由急性缺血和再灌注引起的一过性可逆性心律失常事件，而不是由永久性致心律失常基质引起。因此，它们不能预测血运重建成功患者反复发作心律失常事件的风险升高。尽管如此，心肌梗死后早期 SMVT 的长期预后意义仍不确定，因为大多数研究将 VT 和 VF 或持续性和非持续性 VT 结合在一起，并未区别每一种特定心律失常的结果。许多研究者将 SMVT（即使是发生在 MI 早期数小时内的 SMVT）视为存在永久性基质（出现坏死或已有瘢痕）的标志，进而作为远期心律失常事件高风险的标志[15]。

另一方面，多项研究证实，即使血运重建成功，心肌梗死后晚期（> 48 h）或有并发症的心肌梗死出现的持续性室性心律失常（VT 或 VF）仍与长期预后明显恶化及高 SCD 风险有关。目前区分心肌梗死后"早期"和"晚期"的时间节点仍不确定。许多研究者倾向于采用 24 h 而不是 48 h。此外，近期研究发现尽管进行了血运重建，但早期和晚期发作的 VT/VF 仍与出院后 30 天及 1 年的全因死亡率增加有关[3-4, 14-16]。

急性心肌梗死发生 48 h 后反复发作的复合 PVC（室性二联律、成对或多形性 PVC）可能与心律失常风险增加有关，特别是在大范围心肌梗死和左心室功能不全的患者中。最近一项报道分析了急性心肌梗死且 LVEF ≤ 40% 的患者在心肌梗死 6 周后行 Holter 检查记录的室性异位搏动的情况，发现频发 PVC（≥ 10 次 / 小时）、同一形态 PVC 的发生率，以及偶联间期变异性低是心肌梗死后发生致命性或接近致命性心律失常潜在的危险因素[22]。然而，这些危险因素用于指导 ICD 植入的作用有限。

在心肌梗死亚急性期和慢性期发生的非持续性 VT 能够预测心血管死亡风险增加。非持续性 VT 已被用于风险分层，但仅限与中重度左心室功能不全（LVEF ≤ 40%）以及电生理检查可诱发的 VT 联合使用。尽管如此，目前的指南不推荐对因急性冠状动脉事件入院超过 24 ～ 48 h 后的患者进行心电监护[19]。

晕厥

发生晕厥（由于室性快速性心律失常）的结构性心脏病患者（包括左心室收缩功能不全或有心肌梗死病史）的 SCD 发生率和总死亡率增加。推荐这些患者接受动态心电监护或有创性电生理检查。如果心电监护发现或电生理检查诱发出持续性 VT，应考虑晕厥由心律失常所致，推荐植入 ICD[15]。

左心室射血分数

多项针对既往出现心肌梗死的患者生存率的研究表明 LVEF 下降和死亡率升高之间明确相关（表 22.1）[15]。然而，这些研究的目标是评估高危患者组植入 ICD 的有效性，主要的研究对象是 LVEF 降低的患者，并没有将包括 LVEF 在内的其他变量作为风险分层因子来评估。本质上，这些研究发现 LVEF 降低与 SCD 风险增加有关，ICD 治疗能够提高生存率，但它们没有将 LVEF 作为心律失常死亡率的最佳风险分层变量[21]。

LVEF 是一个连续变量，在 LVEF 降低至 40% 以前，死亡风险逐渐增加，当 LVEF < 40% 时，死亡风险显著升高。尽管左心室收缩功能降低与 SCD 发生率升高之间存在强相关性，但其中的确切机制尚未明确。LVEF 是衡量心脏功能的一个整体指标，与心肌瘢痕量之间关联性不强[23]。

尽管低 LVEF 有助于识别 SCD 风险相对较高的患者人群，但将 LVEF 作为理想的风险分层方法用于决定是否植入 ICD 来进行 SCD 的一级预防仍有明显的局限性。左心室收缩功能不全缺乏特异性。尚无证据直接表明 LVEF 降低与导致快速性室性心律失常的机制相关，也没有研究表明 LVEF 降低与 SCD 的关联具有特异性。事实上，在纳入心肌梗死患者的研

表 22.1 冠心病 ICD 治疗的一级预防随机试验

研究	纳入标准	入组患者	结果
缺血性心肌病多中心自动除颤器植入试验（MADIT）（11）	• 既往心肌梗死史，LVEF < 0.35；非持续性 VT • 电生理检查时诱导的非抑制性持续性 VT/VF • MI 后 > 3 周 • CABG 后 > 2 个月 • PTCA 后 > 3 个月	• 纳入 196 例患者，95 例有 ICD • 平均年龄：63 岁 • 92% 男性 • 平均 LVEF：26% • 90 例 CABG 史，44 例 PTCA 史，53 例 ≥ 2 次 MI 史 • 100% NSVT	• ICD 治疗者死亡率降低（HR 0.46；$P = 0.009$）
冠状动脉旁路移植术（CABG）加强试验（12）	• LVEF ≤ 35% 异常信号平均心电图进行 CABG 者	• 纳入 900 例患者，446 例随机分入 CABG 时心外膜 ICD 植入组 • 平均年龄：64 岁 • 84% 男性 • 平均 LVEF：0.27 • 100% CABG 史	• 生存率比较无差异（HR 1.07；95% CI 0.81 ～ 1.42；$P = 0.64$） • 42 个月时心律失常死亡率：对照组 6.9%，ICD 组 4%（$P = 0.57$），降低 45% • 71% 的死亡为非心律失常相关：42 个月时非心律失常性心源性死亡：对照组 12.4%，ICD 组 13%（$P = 0.275$）
多中心非持续性心动过速试验（MUSTT）（10）	• EF ≤ 40% • 过去 6 个月内非持续性 VT 史 • MI 或血运重建治疗后 ≥ 4 天	• 纳入 2202 例患者，704 例有可诱导的 VT，161 例接受 ICD 植入 • 平均年龄：67 岁 • 90% 男性 • 平均 EF：30% • 56% 既往 CABG 史 • 16% 30 天内发生过 MI • 100% NSVT • NYHA 心功能分级（Ⅰ/Ⅱ/Ⅲ/Ⅳ）：37%/39%/24%/0%	• ICD 植入患者猝死风险降低（HR 0.24；95% CI 0.13 ～ 0.45；$P < 0.001$）
多中心自动除颤器植入试验Ⅱ（MADIT-Ⅱ）（2）	• > 21 岁 • EF ≤ 30% • MI 后 > 1 个月 • 血运重建治疗 > 3 个月	• 纳入 1232 例患者，742 例有 ICD • 平均年龄：64 岁 • 84% 男性 • EF：23% • 575 例既往 CABG 史 • NYHA 心功能分级（Ⅰ/Ⅱ/Ⅲ/Ⅳ）：35%/35%/25%/5%	• 平均随访 20 个月后，ICD 组死亡率更低（HR 0.69；95% CI 0.51 ～ 0.93；$P = 0.016$） • ICD 植入与死亡率净降低 5.6% 相关
心力衰竭试验中缺血性心肌病与非缺血性心肌病心脏性猝死试验（SCD-HeFt）（1）	• ≥ 18 岁 • EF < 35% • NYHA 心功能分级Ⅱ或Ⅲ级	• 纳入 2521 例患者，829 例接受 ICD 植入 • 平均年龄：60 岁 • 76% 男性 • EF：25% • 33 例 30 天内发生过 MI • 23% NSVT • NYHA 心功能分级（Ⅰ/Ⅱ/Ⅲ/Ⅳ）：0%/70%/30%/0%	• 平均随访 46 个月后，ICD 组死亡率更低（HR 0.77；97.5% CI 0.62 ～ 0.96；$P = 0.007$）与安慰剂组或胺碘酮组相比 • ICD 植入与死亡率净降低 7.2% 相关

表 22.1　冠心病 ICD 治疗的一级预防随机试验（续）

研究	纳入标准	入组患者	结果
急性心肌梗死的急性冠心病除颤器试验（DINAMIT）(14)	• 18 ～ 80 岁 • 过去 6 ～ 40 天内 MI 史 • EF < 35% • HRV 异常	• 纳入 674 例患者，332 例接受 ICD 植入 • 平均年龄：61 岁 • 76% 男性 • EF：28% • MI 特征： • 72% 前壁梗死 • 72% 新发 Q 波 • CK 峰值：2300 U/L • 再灌注治疗：63% • 26% 行 PCI • 27% 溶栓 • 10% 同时行 PCI 和溶栓	• 平均随访 30 个月后，ICD 组与无 ICD 组死亡率无差异（HR 1.08；95% CI 0.76 ～ 1.55；P = 0.66） • ICD 组心律失常相关性死亡风险显著降低（HR 0.42；95% CI 0.22 ～ 0.83；P = 0.009）但其非心律失常相关性死亡风险升高（HR 1.75；95% CI 1.11 ～ 2.76；P = 0.02)
即时风险分层改善生存研究（IRIS）	• 过去 5 ～ 31 天内发生 MI，且满足以下任一条： • EF ≤ 40% 及基线心率 > 90 次 / 分 • NSVT > 150 次 / 分	• 纳入 898 例患者，445 例接受 ICD 植入 • 平均年龄：63 岁 • 77% 男性 • EF：35% • MI 特征： • 64% 前壁梗死 • 77% ST 段抬高型 MI • 再灌注治疗：77% • 72% PCI • 16% 溶栓（＋ / － PCI）	• 平均随访 37 个月后，ICD 植入组与无 ICD 组在死亡率上无差异（HR 1.04；95% CI 0.81 ～ 1.35；P = 0.78） • ICD 植入组在心脏性猝死率上明显降低（HR 0.55；95% CI 0.31 ～ 1.00；P = 0.049）但在非猝死性心脏性死亡风险方面有明显增加（HR 1.92；95% CI 1.29 ～ 2.84；P = 0.001）

CABG，冠状动脉旁路移植术；CI，置信区间；CK，肌酸肌酶；EF，射血分数；EPS，电生理检查；HR，风险比；HRV，心率变异性；ICD，埋藏式心脏复律除颤器；LVEF，左心室射血分数；MI，心肌梗死；SAECG，平均信号心电图；STEMI，ST 段抬高型心肌梗死；NSVT，非持续性室性心动过速；NYHA，纽约心脏协会；PCI，经皮冠状动脉介入治疗；PTCA，经皮冠状动脉腔内成形术；VF，心室颤动；VT，室性心动过速

From Kusumoto FM, Calkins H, Boehmer J, et al. HRS/ACC/AHA expert consensus statement on the use of implantable cardioverter-defibrillator therapy in patients who are not included or not well represented in clinical trials. J Am Coll Cardiol. 2014；64：1143-1177.

究中，LVEF < 30% ～ 35% 的患者占心脏性猝死患者的不足 50%。因此，尽管 LVEF 是一个预测总死亡率风险的良好指标，但它不能预测患者死因（猝死 vs. 非猝死）。此外，LVEF 减低与其他预后标志物并不一致，且并不都具有 SCD 高风险[21]。

LVEF 的另一个局限性是敏感性差。尽管大多数研究都聚焦于 LVEF 显著降低的患者，然而该组患者仅占心肌梗死存活者的 10% ～ 15%，而大多数接受现代治疗的发生心脏停搏的心肌梗死后患者的左心室收缩功能较好（即 LVEF ≥ 35%）。

还应注意到 LVEF 的测量方法缺乏精准性。不同的影像学方法可以得出明显不同的 LVEF 数值，不同的实验室和机构的技术准确性也存在差异，因此有证据表明预后和风险取决于 LVEF 的测量方法。故推荐临床医生使用其所在机构评估 LVEF 最准确恰当的方法[24]。

有创性电生理检查

有创性电生理检查过程中诱发 VT/VF 能够识别出存在自发性快速性室性心律失常风险的患者，因此，能增加 LVEF 降低预测心肌梗死后患者高死亡率的准确性。程序性心室刺激可能是识别心肌梗死后发生单形性 VT 风险较高的患者最有效的风险分层方法，但其预测 SCD 的敏感性不足，特别是在严重左心室收缩功能不全的患者中[21]。

MADIT 一期研究表明心肌梗死后 LVEF ≤ 35% 且可诱发出 VT/VF 的患者可能受益于预防性 ICD 植入。此外，MADIT I 研究在死亡率绝对降低方面的结果（27 个月时为 26.2%）显著优于 MADIT Ⅱ 或 SCD-HeFT 研究。MUSTT 研究也得出了相似的结果。然而，对 MUSTT 研究结果的二次分析发现，尽管该研究中纳入的可诱发出 VT/VF 患者组与其他注册研

究中纳入的未能诱发出 VT/VF 患者组的预后存在显著差异，但电生理检查的可诱发性对预后的预测价值有限，因为可诱发组的 5 年死亡率为 48%，而未能诱发组为 44%。此后来自 MADIT Ⅱ 研究的数据表明，当 LVEF 非常低时，不需要其他风险分层检查（包括电生理检查）。在 MADIT Ⅱ 研究中被随机分配至 ICD 治疗组的患者中，超过 80% 的患者在植入 ICD 时进行了有创性电生理检查以尝试诱发快速性心律失常。研究发现 40% 的患者可诱发出 VT，但 VT 的可诱发性不能有效分辨出发生心脏事件（定义为 VT、VF 或死亡）的患者。这些 MUSTT 和 MADIT Ⅱ 研究的亚组分析结果都提示对于 LVEF 显著降低的患者，电生理检查的可诱发性不能有效预测预后，但其对于心肌梗死后 LVEF > 30% 或 > 35% 的患者可能有更高的预测价值。

此外，使用诱发的 VT/VF 来指导预防性 ICD 治疗受到低敏感度的限制。心肌梗死后 LVEF 35% 或更低且无诱发性 VT/VF 的患者，在短期内仍有显著发生严重事件的风险（大于 25%），尚无数据支持对心肌梗死后 LVEF > 40% 或处于心肌梗死后早期的患者进行有创性电生理检查。事实上，BEST-ICD 研究发现心肌梗死后早期的诱发出 VT/VF 并不能预测 ICD 治疗的获益。相反，CARISMA 研究发现急性心肌梗死 6 周后的可诱发性 VT 是未来致命性心律失常的强预测因子。此外，电生理检查属于有创性检查，不能作为一种筛查方法被广泛应用。

尽管如此，对于持续性心律失常和 SCD 风险为中等且 ICD 治疗的潜在获益不明确的患者，电生理检查具有一定价值。当前指南推荐对于心肌梗死后出现非持续性 VT 且 LVEF < 40% 的患者，如果电生理检查诱发出持续性 VT/VF，可进行预防性植入 ICD。

心脏复极的检查

微伏级 T 波电交替（TWA）是一种有前景的预测 SCD 风险的无创性指标。体表心电图测出的 TWA，能检测出心脏复极中的微小震荡，与心律失常形成的细胞机制有关。关于 TWA 的初步临床研究表明 TWA 具有较高的阴性预测值（≥ 95%）。此外，异常 TWA 与死亡风险和心律失常事件风险显著增加相关，虽然其阳性预测值差异较大，这取决于研究人群的特点和验前概率。尽管那些临床研究提示 TWA 可提供优于 LVEF 的有价值的预后信息，并有助于指导选择适合预防性植入 ICD 患者，但近期关于 TWA 的多项大型多中心研究未能支持这些发现。事实上，

近期的研究强烈支持对于符合其他标准的患者，TWA 阴性结果不应用于阻止 ICD 治疗[25]。反映复极离散的其他无创性检查包括 QT 离散度、QT 变异度和 QT 动态变化，其预测价值均存在争议，临床应用存在局限性[23]。

自主神经失衡的检查

自主神经被认为是室性快速性心律失常触发因素和潜在基质之间的调节因子（包括心率变异性、压力反射敏感性、心率震荡和减速能力），评估自主神经系统的方法已用于 SCD 的风险分层。多项研究显示交感神经张力增高（或副交感神经张力减低）与心肌梗死后死亡率增加以及急性缺血时更易发生 VF 相关。虽然绝大多数研究表明与总死亡率相比，SCD 的相对风险没有显著差异，但近期一项 meta 分析发现心率震荡是急性心肌梗死后 LVEF > 30% 的患者发生心脏性死亡和心律失常事件的强预测因子，而且与 TWA 联用时其预测效能更强。然而，这些方法需要进一步验证，以支持其在指导预防性 ICD 治疗中的应用[23, 26-27]。

心肌传导疾病的检查

体表心电图上 QRS 波时限延长与较高的心肌梗死后死亡率相关，并且可能反映左心室功能不全程度较重，但其与 SCD 的相关性尚未得到证实。同样，信号平均心电图中晚电位的存在未能识别出可能受益于 ICD 治疗的患者。由于无法鉴别死亡原因，这些无创性风险指标尚未被广泛采用。

近年来，由于 12 导联体表心电图上的 QRS 波碎裂（滤波范围为 0.15 ～ 100 Hz；AC 滤波为 60 Hz，25 mm/s，10 mm/mV）表示冠心病患者因心肌瘢痕或缺血导致的心室激动不一致，其可以预测植入 ICD 用于一级预防和二级预防的患者适当 ICD 电击的风险增加[23]。在近期的一项 meta 分析中，碎裂的 QRS 波是全因死亡率和 SCD 风险的预测指标。这种风险在 LVEF ≤ 35% 以及 QRS 波时限 > 120 ms 的患者中更为显著。然而，由于缺乏对 ICD 植入的前瞻性研究（根据碎裂 QRS 波随机分组而设计），尚不清楚碎裂 QRS 波应如何应用于临床实践[28-29]。

基因检测

关于遗传学机制增加心肌梗死后患者发生 SCD 易感性的证据仍存在争议，基因检测可能会在未来发挥作用。然后目前还没有证据支持使用基因检测识别

心肌梗死后的高危患者[14, 20]。

心脏磁共振成像（MRI）

造影剂增强的心脏磁共振（CMR）可以显示心肌梗死周围区域心肌瘢痕和心肌组织的异质性，从而识别出促心律失常基质，并作为室性心律失常和适当ICD治疗的强预测因子。对于缺血性心肌病的患者，非透壁性（而不是透壁性）高强化区域可预测持续性VT的风险较高。然而当前的证据尚不支持应用CMR预测SCD风险，仍需大规模前瞻性临床研究评估该检查用于风险分层的可靠性[23, 30-32]。

心肌梗死后的早期风险分层

心肌梗死后第一个月的SCD风险最高，在一年内有所下降。然而，前瞻性和回顾性研究均未发现预防性植入ICD能够降低心肌梗死后早期的全因死亡率。心肌梗死后早期植入ICD效果不佳的原因尚不明确。ICD治疗使心律失常所致的死亡率下降被非心律失常性死亡率升高（如左室破裂、急性二尖瓣反流）所抵消（表22.1）。这种差异不仅突显了目前风险分层方法的局限性，也反映了在心肌梗死后不同时间节点SCD的危险因素存在差异，而且非心律失常性死亡也占有相当大的比例。此外，部分心肌梗死后患者的左心室功能最终将恢复，使其SCD的风险相对较低。

基线时的心率和肌酐清除率与院内SCD显著相关，而反复发作的心血管事件（包括心力衰竭、心肌梗死和再住院）和基线LVEF ≤ 40%与出院后SCD的相关性更强。

虽然心肌梗死后LVEF ≤ 30%的患者SCD的累积发生率最高，但与心肌梗死90天后伴LVEF ≤ 30%的患者相比，心肌梗死后30天内伴LVEF > 40%的患者SCD的发生率更高。LVEF和无SCD生存的相关性在长期随访时（> 6个月）最强。目前，还没有一种方法（有创性或无创性）能够可靠地预测SCD风险或指导心肌梗死后早期经验性植入ICD。研究数据表明最好在急性心肌梗死2～3个月后再进行风险分层。

有证据显示，对于ST段抬高型心肌梗死接受直接PCI且LVEF < 40%的患者，应用电生理检查进行风险分层是有效的。心肌梗死后6～10天行程序性电刺激可诱发SMVT与自发性VT/VF以及SCD风险增加有关［平均随访（28±13）个月］。然而，这种方法还需要进行随机临床试验进一步评估。

治疗原则

药物治疗

急性期治疗

当急性心肌缺血造成室性心律失常时，立即再灌注至关重要。此外，应给予β受体阻滞剂、纠正电解质紊乱（低镁血症和低钾血症）、优化失代偿性心力衰竭的治疗，并停用致心律失常药物[4, 14]。

对于PVC和非持续性VT的患者，不推荐使用除β受体阻滞剂以外的抗心律失常药物，因为那些药物既不能改善短期预后，也不能改善长期预后，而且部分药物还可能增加死亡率。然而，如果给予β受体阻滞剂后PVC和非持续性VT仍显著影响临床状况（心绞痛恶化或心力衰竭），使用抗心律失常药物（胺碘酮）可能有用。大多数快速室性心律为一过性、良性发作，无需特殊治疗[4, 14]。

对于持续性室性心律失常，血流动力学的耐受程度决定初始治疗策略。VF和无脉性VT的治疗应当遵循高级心脏生命支持（ACLS）程序。对于引起严重心绞痛症状、心力衰竭失代偿或血流动力学恶化的VT，推荐使用电复律，如情况允许，应当在复律前记录12导联心电图。反复发作的多形性VT或VF可能提示再灌注不完全或复发急性心肌缺血，特别是在正常窦性心律时出现ST段或T波改变。因此应考虑立即进行冠状动脉造影和血运重建[1, 4]。

血流动力学稳定的持续性VT患者首选静脉给予胺碘酮，也可静脉给予普鲁卡因胺和索他洛尔。在没有急性缺血的情况下，利多卡因疗效不佳，但当单用普鲁卡因胺或胺碘酮疗效不佳时，可考虑联用利多卡因[1]。

对于药物难治性电风暴，神经轴调节（胸段硬膜外麻醉、左侧或双侧心脏去交感神经）可显著减少心律失常的发生。深度镇静和机械通气也可用于治疗这些患者。机械性血流动力学支持治疗（左心室辅助装置或体外生命支持）可维持血流动力学稳定[1, 14, 33-35]。对于难治性患者，一旦可逆性因素被纠正且血流动力学状态得到改善，应考虑尽早行导管消融术。新治疗方法如肾动脉去神经术正在研究中[14, 36]。

重要的是，对于急性心肌缺血但无室性心律失常的患者，使用抗心律失常药物进行预防性治疗无明确获益，甚至可能有害，因此不予推荐[14]。

慢性期治疗

对于已植入ICD的室性心律失常患者，如果仍常出现症状或室性心律失常频繁触发 ICD 放电，可考虑给予抗心律失常药物作为辅助治疗。β 受体阻滞剂无效的难治性 PVC 或非持续性 VT 患者如果有明显的症状或心肌病恶化，也可以考虑给予抗心律失常药物治疗，或进行心脏再同步化治疗[1]。

需要注意的是，除了 β 受体阻滞剂，尚未发现其他抗心律失常药物能够降低 SMVT 患者的死亡率。抗心律失常药物能够显著减少 VT 发作，但并不能降低死亡率。这些结果表明植入 ICD 的患者反复发作 VT 可能是疾病进展的标志，无法通过预防 VT 复发来改变。此外，抗心律失常药物疗效一般且副作用明显，如胺碘酮可能增加全因死亡率。因此，抗心律失常药物治疗的目标是改善症状明显或因 VT 导致 ICD 频繁放电的患者的生活质量[37]。

抗心律失常药物联合 ICD 治疗有三个主要适应证：①减少无法耐受频繁 ICD 放电患者室性心律失常的发作频率；②降低 VT 速率使血流动力学耐受良好，并使 VT 易被起搏终止或低能量复律；③抑制其他心律失常的发生（如窦性心动过速、心房颤动、非持续性 VT），因为这些心律失常可引起症状或干扰 ICD 功能或引发不适当的放电[1]。

当植入 ICD 的患者因为频繁放电需要药物治疗时，大量证据支持最佳 β 受体阻滞剂治疗。当需要长期使用抗心律失常药物时，胺碘酮和索他洛尔是最常用的药物。索他洛尔不如胺碘酮有效，但考虑到它的不良反应相对较小，故在合适的患者中可作为较好的一线抗心律失常药物。然而，由于索他洛尔的负性肌力作用与导致尖端扭转型室性心动过速的风险，通常应避免用于 LVEF 严重降低的患者。

对于难治性 VT，可以考虑逐渐增加胺碘酮的剂量（300 mg/d 或 400 mg/d）或加用 I 类抗心律失常药物（美西律）或Ⅲ类抗心律失常药物（多非利特）。随访一段时间（12～18 个月）无心律失常事件的患者可尝试逐渐停用抗心律失常药物[38-39]。无法耐受胺碘酮或索他洛尔的患者，建议使用多非利特。阿齐利特可能有效且副作用更少（除尖端扭转型室性心动过速），但尚未被美国 FDA 或欧洲权威机构批准，使用经验有限。目前无比较胺碘酮与阿奇利特的资料。不推荐有心肌梗死病史的患者使用 I C 类抗心律失常药物（氟卡尼和普罗帕酮）[37]。

尽管一些研究建议早期使用抗心律失常药物（VT 第一次发作后或单次 ICD 电击后），但对不需要 ICD 治疗的患者来说这可能是过度治疗，并可能出现药物副作用，或者因为药物的致心律失常作用导致需要进行 ICD 治疗。在这一点上，对于植入 ICD 作为

二级预防的患者何时启动辅助抗心律失常治疗需要视个体情况而定，以期制订最佳治疗方案降低 ICD 放电并改善生活质量。

缺血对慢性稳定性冠心病患者发生 SMVT 的影响仍有争议。数据表明，对于心肌梗死后无冠脉综合征的 SMVT 患者，单纯冠状动脉血运重建不能明显降低复发 VT 的风险。相反，血运重建可能对 VF、多形性 VT 或缺血相关的运动诱发性心律失常的患者有益[39-40]。

预防性使用抗心律失常药物尚未被证实有益，而且其可能对冠心病患者，甚至是 SCD 高风险者有害。同样地，对于无症性 PVC 或非持续性 VT 的患者，不推荐使用抗心律失常药物。

埋藏式心脏复律除颤器

二级预防

ICD 治疗被证实可以降低有结构性心脏病和 VT 或 VF 病史患者的死亡率，可以使全因死亡率绝对值降低 7%，相对值降低 25%（与胺碘酮治疗相比），使心律失常性死亡减少 50%[24, 39, 41]。

ICD 植入被推荐用于既往心脏停搏或持续性 VT 患者的二级预防，即使患者收缩功能正常，或已成功行 VT 导管消融或对抗心律失常药物反应良好，因为后两种方法不能充分降低 SCD 的残余风险（表 22.2 和图 22.2）。而且，对于晕厥和可诱发出 SMVT 的患者，即使他们不符合一级预防的标准，仍推荐植入 ICD。重要的是，对于无休止性 VT 或 VF 的患者，植入 ICD 前应当充分控制心律失常，以避免 ICD 反复放电[1, 39]。

尽管有一项研究对有 VT 发作的 LVEF > 40% 的患者植入 ICD 与药物治疗相比的获益提出质疑，但指南并未依据 LVEF 对建议进行分层。这样做的原因有两点：LVEF 的预后价值基于亚组分析，以及目前植入 ICD 简单易行，没有必要选择疗效较差的治疗方法，以避免产生严重的后果。

通常认为无并发症的急性心肌梗死后 24～48 h 内发生的持续性 VT 或 VF 是由急性缺血导致的一过性、可逆性心律失常事件，而不是由永久性致心律失常基质导致。因此，它们被认为是相对良性的，对于成功血运重建的患者并不预示着反复发作心律失常事件的风险升高。不建议这类患者早期植入 ICD，除非无法行冠状动脉血运重建，且已经存在明显的左心室功能不全[14]。另一方面，急性心肌梗死或有并发症的心肌梗死 48 h 后发生持续性 VT 或 VF 的患者，即

表 22.2　AHA/ACC/HRS 关于预防缺血性心脏病患者心脏性猝死的建议	
二级预防：	
● 缺血性心脏病患者中，VT/VF 所致 SCA 的生存者，或有血流动力学不稳定的 VT 或非可逆因素导致的稳定性 VT，如果预期存活大于 1 年，建议植入 ICD	推荐类别 I
● 在 EP 检查中，缺血性心脏病患者和不明原因晕厥患者如可诱发持续性单形性 VT，若预期有效存活大于 1 年，建议植入 ICD	推荐类别 I
一级预防：	
● 缺血性心脏病患者，LVEF < 35%，且 MI 后 40 天以上，或血运重建后 90 天以上，GDMT 后仍为 NYHA 心功能分级 II / III 级者，如果预期存活大于 1 年，建议植入 ICD	推荐类别 I
● 缺血性心脏病引起 LVEF ≤ 30% 者，且 MI 后 40 天以上，或血运重建后 90 天以上，GDMT 后仍为 NYHA 心功能分级 I 级者，如果预期存活大于 1 年，建议植入 ICD	推荐类别 I
● 陈旧性 MI 导致的非持续性 VT 患者，LVEF < 40%，EP 检查可诱发 VT 或 VF 者，如果预期有意义的存活大于 1 年，推荐植入 ICD	推荐类别 I
● NYHA 心功能分级 IV 级的非住院患者，若等待心脏移植或左心室辅助装置，如果有意义的存活大于 1 年，植入 ICD 是合理的	推荐类别 II a
● 药物无效、心功能 IV 级的 HF 患者，若不打算心脏移植、左心室辅助装置或植入兼有起搏与除颤功能的 CRT，不应植入 ICD	推荐类别 III

AHA，美国心脏协会；ACC，美国心脏病学会；CRT，心脏再同步化治疗；EP，电生理；GDMT，遵循指南的管理和治疗；HF，心力衰竭；HRS，美国心律协会；ICD，埋藏式心脏复律除颤器；LVAD，左心室辅助装置；LVEF，左心室射血分数；MI，心肌梗死；NSVT，非持续性室性心动过速；NYHA，纽约心脏协会；SCA，心搏骤停；VF，心室颤动；VT，室性心动过速

From Al-Khatib SM, Stevenson WG, Ackerman MJ, et al. 2017 AHA/ACC/HRS guideline for management of patients with ventricular arrhythmias and the prevention of sudden cardiac death: a report of the American College of Cardiology/American Heart Association Task Force on Clinical Practice Guidelines and the Heart Rhythm Society. Heart Rhythm. 2017 Oct 26. [Epub ahead of print]

使血运重建成功，其长期预后仍较差且 SCD 风险高，建议植入 ICD。通常建议这些患者早期植入 ICD（或临时使用可穿戴式心脏复律除颤器）。然而，值得注意的是目前界定"早期"和"晚期"的时间节点尚不明确。许多研究者倾向于采用 24 h 而不是 48 h[24, 42]。

重要的是，随着持续性单形性 VT 或 VF 发作时间的延长，心肌酶的升高更有可能是由于心肌的供需失衡，而不是由于原发的冠状动脉事件。因此，冠心病患者出现持续性 VT 或 VT 伴心肌酶水平轻度升高，不应认为其 VT 或 VF 是由新发心肌梗死引起。如果对缺血的临床评估不支持新发心肌梗死，这些患者的治疗应当与发生持续性 VT 且心肌酶不升高的患者类似，包括植入 ICD 作为二级预防[24]。

尽管 ICD 能提高总体生存率，但不能消除导致持续性心律失常的基质，因此不能预防心律失常。此外，无论适当和不适当的 ICD 放电，都与死亡率升高和生活质量降低有关。为降低这些事件的发生风险，应当通过程控调整 ICD 参数以尽量减少不适当放电，防止能自动终止的 VT 被电击，并且在可行时采取抗心动过速起搏治疗[43]。ICD 治疗前使用较长的 VT 检测间期和较快的 VF 检测频率能减少电击，改善植入 ICD 进行一级预防的患者的死亡率。程控

选择长 VT 检测时间对既往有持续性 VT 或 VF 患者的价值尚不明确[1]。此外，尽管程控能降低 ICD 放电的频率，但是其并不能降低 VT 的复发风险或消除心律失常相关的症状，如心悸、眩晕以及晕厥[37]。

一级预防

目前的指南推荐对既往有心肌梗死且最佳药物治疗时 LVEF < 35% 的患者进行预防性植入 ICD（表 22.2 和图 22.3）。这些推荐基于 LVEF 降低与心血管死亡之间的相关性以及 MADIT II 和 SCD-HeFT 的研究结果。MADIT II 和 SCD-HeFT 研究均明确表明有心肌梗死病史和 LVEF 显著降低（≤ 30% 和 ≤ 35%）的患者可以从预防性 ICD 治疗中获益，死亡率降低。然而，这些临床研究中绝对死亡率的下降并不显著：MADIT II 研究为 5.6%（随访超过 27 个月），SCD-HeFT 研究为 7.3%（随访超过 60 个月）。MADIT II 和 SCD-HeFT 研究中不足 1/5 的患者分别在随访 20 个月和 60 个月之后接受了适当的 ICD 电击。由于适当的 ICD 电击可将 ICD 降低死亡率的获益至少高估 2 倍，所以在心肌梗死后 LVEF < 35% 并接受预防性植入 ICD 的患者中，短期内获得生存获益的患者不足 1/10。在关于这些临床研究的两项 meta 分析中，高

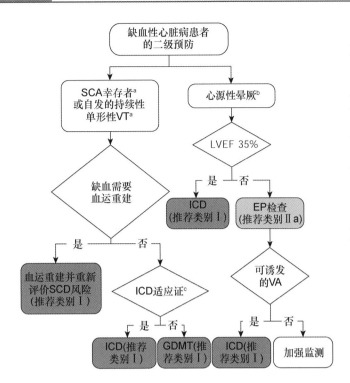

图 22.2 AHA/ACC/HRS 关于缺血性心脏病（IHD）患者的心脏性猝死（SCD）二级预防的建议。 [a] 排除可逆原因。[b] 病史符合晕厥的心律失常病因。[c] ICD 适应证由功能状态、预期寿命或患者偏好决定。EP，电生理；GDMT，遵循指南的管理和治疗；ICD，埋藏式心脏复律除颤器；LVEF，左心室射血分数；SCA，心搏骤停；VA，室性心律失常；VT，室性心动过速。（From Al-Khatib，SM，Stevenson WG，Ackerman MJ，et al. 2017 AHA/ACC/HRS guideline for management of patients with ventricular arrhythmias and the prevention of sudden cardiac death：a report of the American College of Cardiology/American Heart Association Task Force on Clinical Practice Guidelines and the Heart Rhythm Society. Heart Rhythm. 2017 Oct 26. ［Epub ahead of print］）

危冠心病患者的 ICD 治疗使总死亡率的净风险降低 20% ～ 30%[24, 39, 41, 44]。

电生理检查作为一种辅助检查对于那些无创性检查结果不确定的患者以及 ICD 治疗获益不明确的患者最有价值。例如最新指南推荐中指出的陈旧性心肌梗死、非持续性 VT 和 LVEF 为 30% ～ 40% 的患者，或同时存在 VT 相关的其他临床危险因素或症状（包括心悸、晕厥先兆和晕厥）。程序性刺激可诱发单形性 VT 的冠心病患者应当接受预防 SCD 的治疗。持续性 VT 的程序性刺激模式（短促起搏、单个或双重 VES 与连续三个 VES）不影响预后，也不应影响治疗的选择。

在心肌梗死急性期向亚急性期过渡的阶段，心律失常基质是动态变化的。70% 的患者左心室功能可以得到改善。虽然心肌梗死后的第一个月内 SCD 的风险最高，但尚无可靠的风险分层方案指导早期预防性 ICD 植入。事实上，关于 ICD 一级预防的临床研究（针对基于现有风险分层方法评估的心肌梗死后早期患者）未发现全因死亡率的降低（尽管心律失常性死亡率有所下降）。在这一阶段发生的 SCD 不仅由心律失常造成，也可能有其他非心律失常性（机械性）原因，这使 ICD 治疗获益受限。因此，目前发布的指南建议避免在心肌梗死后早期植入 ICD。因此，在心肌梗死后早期阶段，应当尽可能优化药物治疗和冠状动脉血运重建。心肌梗死发生至少 40 天后应当测定 LVEF，如果 LVEF 仍 ≤ 35%，应考虑植入 ICD。40 天的等待期是否同样适用于急性心肌梗死伴左心室功能不全的患者以及先前符合植入 ICD 进行一级预防的适应证的患者仍有争议。因为这些患者非心律失常性死亡率增加，而早期植入 ICD 并不能明显改善这一点，一些研究者建议对这些患者也应用等待 40 天的方案[15, 24, 42]。

重要的是，仅有心肌酶的升高并不能确诊急性心肌梗死。如果针对缺血的临床评估不支持新发心肌梗死，推荐符合一级预防或二级预防标准的患者早期植入 ICD。延迟 ICD 植入 40 天的要求不适用于未明确诊断为急性心肌梗死的患者。这一强制等待期不应强加于那些符合植入 ICD 作为一级预防或二级预防标准的患者[15, 24]。

同样，这一等待期不适用于心肌梗死后 40 天内出现室性心律失常所致晕厥（根据临床病史、明确的非持续性 VT 或电生理检查判断）或需要行非选择性永久起搏器植入的患者，这些患者同时应符合 ICD 植入一级预防标准，且左心室功能的恢复情况不明或无法恢复。建议这些患者早期植入具有适当起搏功能的 ICD[15]。

此外，冠状动脉血运重建后 15% ～ 65% 的患者可观察到 LVEF 增加 5% ～ 6%。因此冠状动脉血运重建后 6 ～ 12 周应再次检测 LVEF，以评估 ICD 植入一级预防的指征。如前所述，强制等待期不适用左心室功能恢复情况不明或无法恢复的患者，以及需要行非选择性永久起搏器植入或出现室性心律失常所致晕厥（根据临床病史、明确的非持续性 VT 或电生理检查判断）的患者[14-15]。

可穿戴式心脏复律除颤器能有效中止 VT 和 VF，并可作为患者从出院后到随访监测左心室功能以评估是否需要植入 ICD 进行 SCD 一级预防之间的过渡性治疗。可穿戴体外除颤马甲能在心肌梗死后早期预防 SCD，直到 LVEF 改善后心律失常风险降低，或 LVEF 持续降低至能够进行 ICD 植入[3]。在一项报告

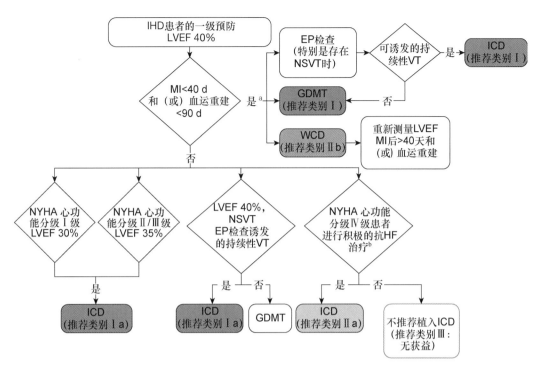

图 22.3　AHA/ACC/HRS 对缺血性心脏病患者心脏性猝死一级预防的建议。[a] 特定情境下存在早期植入 ICD 的指征，如有起搏适应证或晕厥的患者。[b] 更为积极的心力衰竭治疗包括心脏再同步化治疗、心脏移植和左心室辅助装置。CRT，心脏再同步化治疗；EP，电生理；GDMT，遵循指南的管理和治疗；HF，心力衰竭；ICD，埋藏式心脏复律除颤器；IHD，缺血性心脏病；LVEF，左心室射血分数；MI，心肌梗死；NSVT，非持续性室性心动过速；NYHA，纽约心脏协会；VF，心室颤动；WCD，可穿戴式心脏除颤器。（From Al-Khatib, SM, Stevenson WG, Ackerman MJ, et al. 2017 AHA/ACC/HRS guideline for management of patients with ventricular arrhythmias and the prevention of sudden cardiac death: a report of the American College of Cardiology/American Heart Association Task Force on Clinical Practice Guidelines and the Heart Rhythm Society. Heart Rhythm. 2017 Oct 26.［Epub ahead of print］）

中，使用可穿戴式心脏复律除颤器的第一个月 VT/VF 的风险最高，首次治疗的中位时间为 9 天，在心肌梗死后最初的数周有 1.4% 的患者被体外除颤器复苏。在接受治疗的患者中，有 75% 在使用后的第一个月得到治疗，95% 在使用后的前 3 个月得到治疗[45-46]。然而，仍不确定可穿戴式体外除颤器是否能改善总死亡率。尚无随机研究比较可穿戴式复律除颤器与仅使用最佳药物治疗在预防早期 SCD 中的作用。除避免与 ICD 相关的早期死亡（仅为 0.2%）以外，可穿戴式复律除颤器不能提供 ICD 无法实现的死亡率获益。总死亡率仍保持较高水平（基于先前的 ICD 临床研究结果），因为 ICD 和可穿戴式体外除颤器仅能影响心律失常导致的死亡，但不能治疗非心律失常性死亡[47-48]。

导管消融

　　心肌梗死后 VT 的导管消融常可作为植入 ICD 后仍频繁发生 VT 或 ICD 频繁放电的患者的保守治疗和辅助治疗。反复发生的 VT/VF 导致的 ICD 频繁工作（包括 ICD 放电）相对常见，25% ～ 40% 因 SCD 一级预防植入 ICD 的患者和近 45% 的因二级预防植入 ICD 的患者在植入后 3 年内将接受适当的放电。

　　尽管快速性 VT 或 VF 导致的 ICD 放电可降低约 60% 的 SCD 风险，但电击也能造成不利后果。ICD 电击与心力衰竭症状进展、社会心理生活质量显著下降以及非心律失常性死亡率增加 2 ～ 5 倍相关。可以通过在 VT 或 VF 检测区域进行抗心动过速起搏，或者增加滴定抗心律失常药物至有效剂量来减少 ICD 放电。如果已给予优化的药物治疗，并且设备程控未能减少 VT 引发的适当 ICD 放电，或者当室性心律失常引起明显的临床表现，如心绞痛、晕厥前兆、晕厥或心力衰竭加重时，建议进行导管消融[14, 49-50]。

　　与抗心律失常药物治疗相比，导管消融能够更有效地降低缺血性心肌病患者 VT 复发的风险，已成为预防药物难治性 ICD 放电的标准治疗。成功的 VT 消融能最大限度地减小长期服用抗心律失常药物的可能，或显著减少需要的药物剂量，进而改善长期预后[50-51]。然而，总死亡率的降低还有待证实[1, 37]。

对于发生多次 ICD 放电的患者，导管消融能减少 VT 复发，从而减少超过 75% 的 ICD 放电[52]。然而，大多数心肌梗死后发生 VT 的患者有多种类型的单形性 VT，而消除所有的 VT 通常不可行，由于消融后复发的 VT 或新发 VT 可能是致命的，故很少将射频消融作为 VT 的唯一治疗。相反，VT 消融通常用于冠心病患者 ICD 治疗的辅助治疗。在这类患者中，消融手术相关死亡的发生率为 0%～3%，而主要并发症的发生率为 3.6%～10%[1]。

对于发生电风暴但无明显的可纠正原因、充分药物治疗不能中止的无休止性 VT 的患者，导管消融是必需的，并且可能挽救生命。在短时间内反复 ICD 放电（即 ICD 风暴）见于 10%～25% 的患者。有证据表明，在近 90% 的患者中能够达到电风暴时对 VT 的紧急抑制。然而，在随访期间常出现心律失常复发。在无休止性 VT 的情况下，导管消融优于抗心律失常药物治疗。对于由 QRS 波形态一致的 PVC 触发反复发作的多形性 VT 或 VF 的患者，也可考虑导管消融。在这种情况下，消融靶点是心律失常的触发因素，而不是心律失常基质[1, 4, 14]。

植入 ICD 的患者行导管消融的合理时机（在多次 ICD 干预后或在 ICD 干预前）仍不清楚。目前的指南建议当抗心律失常药物治疗时仍有 VT 复发，或者在不愿或不能耐受抗心律失常药物的情况下考虑导管消融（框 22.1）。在临床工作中，通常是在药物治疗已经无效，患者因 VT 反复发作和 ICD 频繁放电存在较高死亡率时才考虑导管消融。然而近期研究表明，对于特定患者，应当在心肌梗死后 VT 治疗的早期阶段、增加药物治疗剂量之前，甚至在开始抗心律失常药物之前就应当考虑导管消融。事实上，关于治疗心肌梗死后首次发作 VT 的小型随机研究表明，与传统药物治疗相比，消融后 VT 复发显著减少。有趣的是，在这些患者中，消融相关的死亡率为 0%，主要并发症的发生率为 3.8%～4.7%[53-54]。相比之下，既往心肌梗死的患者在抗心律失常药物治疗失败后选择进行 VT 消融时，急性和长期消融成功率均较低。当延长随访时间时，与综合性药物治疗相比，早期消融能否改变心肌梗死后 VT 的预后并提高生存率仍不确定[39, 55-57]。

对于频发 PVC 或持续性或非持续性 VT 且可能造成心室功能不全的患者，也应考虑导管消融[14, 49]。

替代介入治疗

对于出现反复发作 VT 或无休止性 VT 患者，若抗心律失常药物治疗、经皮心内膜及心外膜导管消融失败或不可行（如由于出现心包粘连、主动脉瓣和二

框 22.1 导管消融治疗结构性心脏病患者室性心动过速的专家共识

推荐导管消融：

- 有症状的 SMVT，包括 ICD 终止的 VT，在抗心律失常药物治疗期间复发，或不耐受，或不适合使用抗心律失常药物
- 不间断的 SMVT 或 VT 风暴，由非可逆原因引发
- 频发 PVC、非持续性或持续性 VT 导致心室功能障碍
- 束支折返性或束间 VT
- 反复持续的多形性 VT 和 VF，对抗心律失常治疗无效，可能可以标记到触发点进行消融时

导管消融是合理的：

- 尽管使用了一种或多种 I 类或 III 类抗心律失常药物进行治疗，仍有 1 次或多次发生 SMVT
- 缺血性心脏病和 ICD 电击的反复发作或血流动力学耐受的 SMVT 或症状性 SMVT 的患者，即使未经抗心律失常药物治疗

禁用 VT 导管消融：

- 有活动心室血栓的患者（可能考虑心外膜消融）
- 无症状性 PVC 和（或）非持续性 VT，未怀疑引起或构成心室功能障碍
- 由短暂、可逆原因引起的 VT，如急性缺血、高钾血症或药物引起的血栓

ICD，埋藏式心脏复律除颤器；PVC，室性期前收缩；SMVT，持续性单形性室性心动过速；VT，室性心动过速；VF，心室颤动

From Al-Khatib SM, Stevenson WG, Ackerman MJ, et al. 2017 AHA/ACC/HRS guideline for management of patients with ventricular arrhythmias and the prevention of sudden cardiac death. Heart Rhythm. 2017 Oct 26.［Epub ahead of print］; Aliot EM, Stevenson WG, Almendral-Garrote JM, et al. EHRA/HRS expert consensus on catheter ablation of ventricular arrhythmias：developed in a partnership with the European Heart Rhythm Association（EHRA）,a Registered Branch of the European Society of Cardiology（ESC）, and the Heart Rhythm Society（HRS）; in collaboration with the American College of Cardiology（ACC）and the American Heart Association（AHA）. Heart Rhythm. 2009; 6: 886-933.

尖瓣机械瓣或邻近冠状动脉），则可考虑多种替代介入治疗方法，如经冠状动脉酒精消融、外科冷冻消融或外科心外膜开窗辅助下的经皮导管消融。然而，这些方法的应用经验有限，故被认为是最后的选择[58-59]。

经冠状动脉酒精消融的价值在于治疗心内膜和心外膜消融术无效的壁内回路。该技术需要对为目标区域供血的冠状动脉分支进行超选插管。在注射酒精之前，可以通过动脉腔内注射冰生理盐水来确认目标区域。仅当冰生理盐水成功中止 VT 或程序性电刺激无法诱发 VT 之后才能注射酒精[58]。

当经皮心外膜入路不可行时，可以通过外科心外膜开窗到达心外膜基质。经过手术制造剑突下心包窗口并手动剥离、松解心包粘连可以实现导管标测和消融。目前很少需要外科手术治疗室性心律失常，但其

仍是传统治疗无效的 VT 的一种可行治疗方法，尤其是对于需要外科手术进行冠状动脉血运重建或动脉瘤切除、难治性心力衰竭左心室重建，或已知左心室血栓的患者[58]。

心电图特征

一般来说，与心脏结构正常的局灶性 VT 患者相比，有心肌梗死病史和室壁运动异常的患者根据 QRS 波形态来定位折返性 VT 起源部位的准确度较低。尽管如此，通过心电图能将 VT 定位至小于 15 ～ 20 cm² 以下的区域，甚至是在有最严重的心脏病的患者。

VT 的起源部位是产生 VT 时 QRS 波电活动的来源。虽然这是自律性和触发机制时（如局灶性）冲动形成的部位，但在折返性 VT 时它代表舒张期通路（峡部）到心肌的出口，并产生 QRS 波。心室激动的形式及其产生的 QRS 波形态取决于波前如何从起源部位向心脏其他部位传导，VT 发作时的 QRS 波形态可能与正常窦性心律时同一部位起搏时的 QRS 波完全不同。同样重要的是，12 导联心电图提供的信息是关于瘢痕边缘的 VT 出口部位，而不是消融靶点的部位。心肌梗死后折返性 VT 的消融靶点位于折返环路的关键峡部，可能与体表心电图显示的出口部位之间有 1 ～ 3 cm 的距离。消融出口部位通常不能终止该类心动过速[60]。

结合既往前壁或下壁心肌梗死、电轴方向和束支传导阻滞图形以及心前区导联 8 种不同 R 波形态演变方式构成了一种复杂的流程。这种流程通过特定 QRS 波形态识别 ≤ 10 cm² 心内膜区域的准确度超过 70%（图 22.4）[61]。另一种流程是在不了解既往心肌梗死部位的情况下，利用 12 导联体表心电图束支传导阻滞特征以及肢体导联极性可预测 71% VT 患者的左心室 VT 出口（图 22.5 和图 22.6）[62]。最近有研究提出一种自动计算机流程，其可提高 12 导联心电图对 VT 起源部位的定位能力[60, 63]。

基质的心电图线索

起源于正常心肌的 VT 通常具有快速的起始曲折，而起源于瘢痕区域或心外膜的 VT 的起始部较模糊。此外，相对于正常心脏起源的 VT，起源于严重心脏病的 VT 具有较低的 QRS 波振幅，QRS 波有切迹和碎裂提示存在瘢痕组织，而瘢痕引起了前向传导波的中断。

虽然 QS 波可见于一系列疾病，但相关导联存在 qR、QR 或 Qr 波高度提示心肌梗死可能。有时在 VT

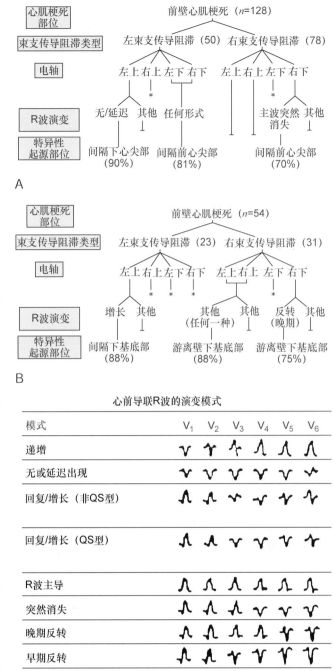

图 22.4 根据回顾性分析结果，通过室性心动过速发作时的 12 导联心电图推算相关的起源部位。A. 前壁心肌梗死相关室性心动过速。B. 下壁心肌梗死相关性室性心动过速。第一个分叉点是束支阻滞形态，随后是 QRS 波电轴和 R 波的演变。如果可能，提示特异性起源部位。每组室性心动过速例数都标注在括号内；终止于星号的竖线提示用于分析 VT 的数量不够，终止于横杠的竖线提示分析的样本数足够，但没有特异性形式。C. 心前区导联 R 波的演变形式。图中列出了 8 种不同的表现形式，括号内为举例。图中显示 V₁ ～ V₆ 导联 R 波的典型形态。（From Miller JM，Marchlinski FE，Buxton AE，Josephson ME. Relationship between the 12-lead electrocardiogram during ventricular tachycardia and endocardial site of origin in patients with coronary artery disease. Circulation. 1988；77：759-766.）

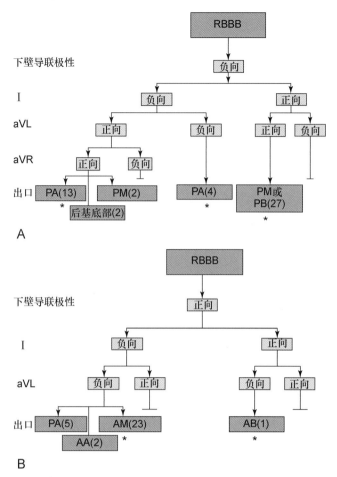

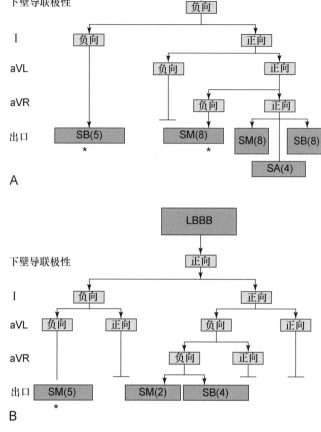

图 22.5 根据回顾性分析结果，推算 12 导联心电图为右束支阻滞（RBBB）图形的室性心动过速的出口区域。**A**. 下壁导联负向极性的室性心动过速。**B**. 下壁导联正向极性的室性心动过速。终止于横杠的竖线提示未发现此种心电图形态的室性心动过速。出口部位的阳性预测值 ≥ 70%。每一种心电图形态的 VT 数量及回顾性分析确定的出口部位数量标注在括号内。AA，前心尖部；AB，前基底部；AM，前壁中部；PA，后心尖部；PB，后基底部；PM，后壁中部。（From Segal OR, Chow AW, Wong T, et al. A novel algorithm for determining endocardial VT exit site from 12-lead surface ECG characteristics in human, infarct-related ventricular tachycardia. J Cardiovasc Electrophysiol. 2007；18：161-168.）

图 22.6 根据回顾性分析结果，推算 12 导联心电图为左束支阻滞（LBBB）图形的室性心动过速的出口区域。**A**. 下壁导联负向极性的室性心动过速。**B**. 下壁导联正向极性的室性心动过速。终止于横杠的竖线提示未发现此种心电图形态的室性心动过速。SA，前间隔；SB，间隔基底部；SM，间隔中部。出口部位的阳性预测值 ≥ 70%。每一种心电图形态的室性心动过速数量及回顾性分析确定的出口部位数量标注在括号内。（From Segal OR, Chow AW, Wong T, et al. A novel algorithm for determining endocardial VT exit site from 12-lead surface ECG characteristics in human, infarct-related ventricular tachycardia. J Cardiovasc Electrophysiol. 2007；18：161-168.）

时较正常窦性心律时更容易识别心肌梗死（如窦性心律下的左束支传导阻滞会掩盖心肌梗死）。

心肌梗死后室性心动过速的心电图定位

QRS 波时限

VT 起源部位至室间隔的距离会影响 QRS 波时限。心肌梗死后的 VT 几乎均来源于左心室或室间隔。间隔部 VT 的 QRS 波时限一般小于游离壁 VT，这是因为间隔部来源的 VT 几乎同时激动右心室和左心室，由于更快地传导至希浦系统，从而更快地激动

QRS 波的后半部分。此外，VT 时 QRS 波时限受心肌病程度的影响，整体心室传导差时 QRS 波较宽[5]。

QRS 波电轴

QRS 波电轴右上偏提示间隔心尖部或侧壁来源的 VT，Ⅰ、Ⅱ和Ⅲ导联通常为 QS 波，V_5 和 V_6 导联为 QS 或 rS 波。电轴右下偏提示高位基底部来源（高位左心室间隔或高位左心室侧壁）的 VT。电轴左下偏提示左心室间隔顶部来源的 VT。有时 QRS 波电轴与出口部位不对应。这种情况通常见于大面积心尖部梗死。VT 的心电图典型差异表现在 LBBB 图形或

RBBB 图形伴电轴指向右上或左上。这与折返环至心肌其他部位的传导异常有关。

束支传导阻滞图形

RBBB 型心肌梗死后 VT 常来源于左心室，LBBB 型 VT 来源于左心室间隔或其相邻部位。因此无论是否存在前壁和下壁梗死，LBBB 型（起源于间隔或其附近）较 RBBB 型（起源于间隔或游离壁）的预测准确度高。大多数下壁心肌梗死相关的 RBBB 型 VT 集中在较小区域，但在前壁心肌梗死时分布更分散（图 22.7 至图 22.9）[5]。

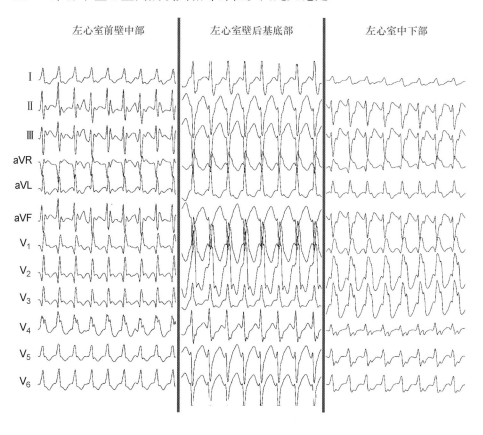

图 22.7　呈右束支阻滞（RBBB）图形的持续单形性室性心动过速的体表心电图。A. 既往有前壁心肌梗死患者的室性心动过速，心电图呈 RBBB 图形且电轴正常。标测起源部位在左心室前壁中部。注意 $V_1 \sim V_3$ 导联表现为 qR 型，与前壁心肌梗死一致。B. 既往下壁心肌梗死患者的 VT，心电图呈 RBBB 图形且电轴左偏。标测起源部位在左心室游离壁的后基底部。C. 既往下壁心肌梗死患者的室性心动过速，呈 RBBB 图形且电轴偏向左上。标测起源部位在左心室壁的中下部

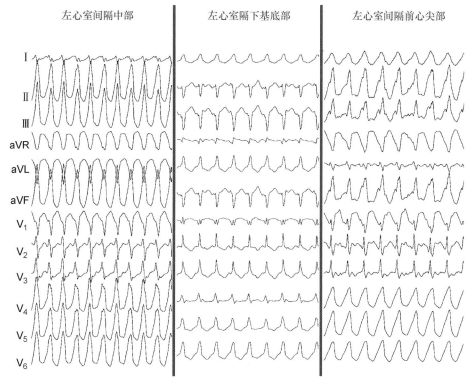

图 22.8　呈左束支阻滞（LBBB）图形的持续单形性 VT 的体表心电图。A. 既往有前壁心肌梗死患者的室性心动过速，心电图呈 LBBB 图形且电轴偏向右下。标测起源部位在左心室间隔中部。B. 既往下壁心肌梗死患者的室性心动过速，心电图呈 LBBB 图形且电轴偏向左上。标测起源部位在左心室间隔下基底部。C. 既往下壁心肌梗死患者的室性心动过速心电图呈 LBBB 图形且电轴偏向左上。标测起源部位在左心室间隔前心尖部

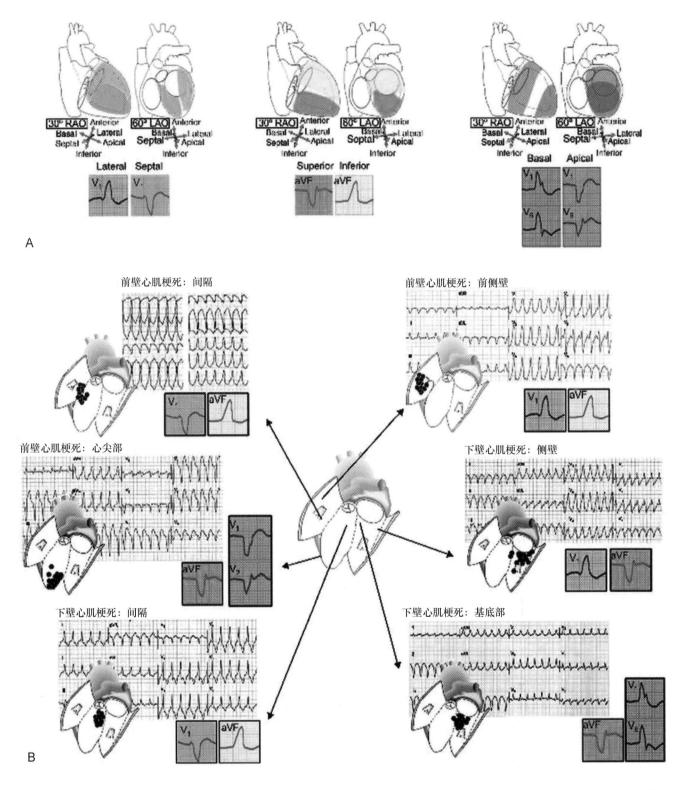

图 22.9 （见书后彩图）心室心动过速（VT）起源的心电图位置。**A**. 应根据三个轴来评估位置：间隔 / 侧壁、上 / 下和基底部 / 心尖部。**B**. 由前壁或下壁心肌梗死（MI）的瘢痕引起的不同部位起源的 VT 示例。尽管完整的心电图评估需要分析全部三个轴，但在每种情况下，彩色方框中仅显示一些代表性的诊断导联。LAO，左前斜位；RAO，右前斜位。（From Benito B, Josephson ME. Ventricular tachycardia in coronary artery disease. Rev Española Cardiol.［English ed.］. 2012；65：939-955.）

胸导联一致性

伴胸导联正向一致性的 VT 起源于心脏基底部（左心室流出道、沿二尖瓣或主动脉瓣或间隔基底部），而胸导联负向一致性仅见于起源于间隔心尖部附近的 VT，最常见于前间隔心肌梗死。

QS 波

任意导联出现 QS 波均提示激动从该部位向外传导。因此下壁导联 QS 波表明激动起源于下壁。$V_2 \sim V_4$ 导联 QS 波提示前壁起源，$V_3 \sim V_5$ 导联 QS 波提示心尖部起源，$V_5 \sim V_6$ 导联 QS 波提示侧壁起源。Ⅰ、V_1、V_2 和 V_6 导联出现 Q 波伴 RBBB 图形的 VT 起源于心尖部附近，而不是起源于左心室下基底部。Ⅰ、V_1、V_2 和 V_6 导联出现 R 波对于诊断起源于后壁的 RBBB 型或 LBBB 型 VT 具有特异性。此外，Ⅰ 和 V_6 导联出现 Q 波的 LBBB 型 VT 起源于间隔心尖部，而 Ⅰ 和 V_6 导联出现 R 波提示间隔下基底部起源[5]。

下壁心肌梗死引起的室性心动过速

下壁心肌梗死时，多数 VT 起源于基底部，因此在胸导联有相对较大的 R 波（常见于 $V_2 \sim V_4$ 导联，一直到 V_6 导联都持续存在 r 或 R 波）。然而，更广泛的下壁心肌梗死可导致心尖部起源的 VT（图 22.10）[5]。

呈 LBBB 形态的 VT LBBB 型 VT（特别是电轴左偏时）起源于间隔下基底部（图 22.8）。VT 时电轴越接近正常，激动出口位置越靠近高位间隔部。少数情况下，下壁心肌梗死 VT 的出口可高达主动脉瓣沿中隔的高度。极少数情况下，VT 仅能从右心室消融[5]。

呈 RBBB 形态的 VT RBBB 型 VT 时所有胸导联均可见 R 波（正向一致性）。当 VT 起源于室间隔后基底部及更靠外侧（或后侧）时，胸导联的 R 波振幅逐渐下降，因为心肌梗死可能延伸至后侧壁区域（图 22.7）。下壁心肌梗死 VT 起源于间隔部时可见电轴左偏。随着 VT 出口从中线向侧壁（或后壁）移动，QRS 波电轴方向逐渐向右上方偏移[5]。

在一些下壁心肌梗死后发生 VT 的患者，位于二尖瓣环和下壁梗死瘢痕之间的二尖瓣峡部存在缓慢传导的关键区，为导管消融提供了解剖定位靶点。缓慢传导关键区的激动与二尖瓣环平行，相反方向的激动会产生两种不同形态的 QRS 波（其形态在其他起源位点的 VT 中未观察到）：LBBB 型（V_1 导联呈 rS 波，V_6 导联呈 R 波）伴电轴左上偏，以及 RBBB 型（V_1

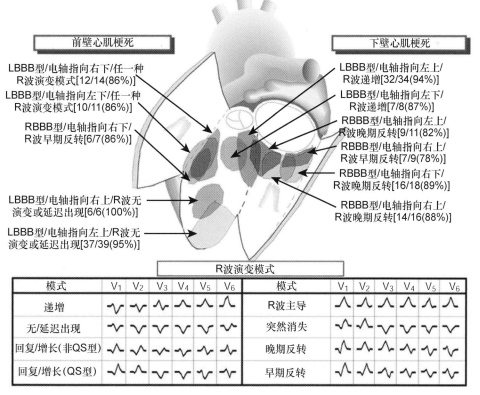

图 22.10 心肌梗死后患者室性心动过速部位出口示意图。LBBB，左束支传导阻滞；RBBB，右束支传导阻滞。（From Miller JM，Scherschel JA. Catheter ablation of ventricular tachycardia：skill versus technology. Heart Rhythm. 2009；6：S86-S90，with permission）

导联呈 R 波，V_6 导联呈 QS 波）伴电轴右上偏[5]。

前壁心肌梗死引起的室性心动过速

前壁心肌梗死时心肌受损范围更大。因此，心电图在定位前壁心肌梗死相关 VT 的起源方面准确度不如定位下壁心肌梗死[5]。

呈 LBBB 形态的 VT   呈 LBBB 图形且电轴左偏的 VT 常起源于间隔的下心尖部，但偶尔也有差异，出口比 QRS 波电轴预测的位置更高。呈 LBBB 形态伴电轴左上偏的 VT 通常起源于间隔心尖部。但为与大面积前间隔心肌梗死相关的 LBBB 型 VT 时，胸导联都表现为 QS 波（即负向一致性），而 I 和 aVL 导联存在 Q 波。如果 V_1 导联可见 R 波，而 aVL 导联为 Q 波，则出口位置更偏向于间隔后方，更靠近中 1/3 处（图 22.8）。呈 LBBB 图形且电轴指向右下时的 VT 的出口通常在间隔中上或间隔心尖部，偶尔远离间隔（图 22.10）[5]。

呈 RBBB 形态的 VT   起源于左心室心尖部的 RBBB 型 VT 时电轴通常右上偏。V_1 导联常呈 qR 波，或偶尔呈单相 R 波，而 V_2、V_3 和（或）V_4 导联几乎均呈 QS 波或 QR 波。更常见的是，当 I、II 和 III 导联呈 QS 波时，$V_2 \sim V_6$ 导联也呈 QS 波。

呈 RBBB 图形且电轴指向右下时，VT 的出口主要在室间隔，但也可在瘢痕上外侧区，跨越游离壁顶部。这两种情况下，aVR 和 aVL 导联主波均为负向波，aVR 和 aVL 导联的 QS 波比值可用来区别两者。一般来说，LBBB 型或 RBBB 型 VT 伴电轴显著右下偏时，VT 起源于前壁室壁瘤边缘上部[5]。

最难定位的是前壁心肌梗死相关的 RBBB 型伴电轴右上偏的 VT。无论起源于间隔或是侧壁，侧壁导联（$V_4 \sim V_6$）均呈 QS 波提示 VT 起源部位靠近心尖部。单纯用心电图来区分 VT 起源于间隔心尖部或游

离壁心尖部几乎是不可能的。只有在 VT 位置更向后外侧移动时才能显示出差异，此时 aVR 导联的 R 波比 aVL 导联 R 波更高。这通常与巨大心尖部室壁瘤相关，但偶尔也可见于后侧壁心肌梗死[5]。

高后侧壁心肌梗死引起的室性心动过速

高后侧壁心肌梗死（左回旋支供血）相关 VT 的特点是 $V_1 \sim V_4$ 导联呈明显的 R 波且电轴右下偏。

心外膜室性心动过速

由于潜在基质具有心内膜下的特性，心外膜 VT 在心肌梗死后 VT 中并不常见。当所有其他因素都相同时，心外膜起源的心室激动可使 QRS 波的起始部增宽（假 δ 波）。当激动从心内膜开始时，心室沿特定传导系统快速除极，因而在体表心电图上形成相对窄 QRS 波而没有假 δ 波。相反，当激动从心外膜开始时，在心肌内的传导延迟使 QRS 波起始部模糊不清[5]。

多种心电图特征可提示心外膜起源的左心室 VT 伴 RBBB 形态，均依赖于以心外膜为心动过速环路出口而产生快速收缩的浦肯野纤维，包括：假 δ 波、QRS 波增宽（时限 ≥ 200 ms）、V_2 导联 R 波达峰时间延长，以及任意胸导联最窄 RS 波时限 > 120 ms（图 22.11）。然而这些用于鉴别心外膜 VT 与心内膜 VT 的心电图特征是在无心肌梗死的患者中评价的，其用于心肌梗死后 VT 定位的可靠性尚不确定。识别起源于心外膜的 VT 的心电图标准是区域和基质特异性的。事实上，最近一项研究表明，这些心电图特征未能可靠地识别出需要进行心外膜消融的心肌梗死后 VT。心肌梗死瘢痕区域的心动过速也可以出现起始电位缓慢，因此这并不是心外膜起源 VT 的特异性表现。此外，既往有心肌梗死病史的 VT 患者心电图中

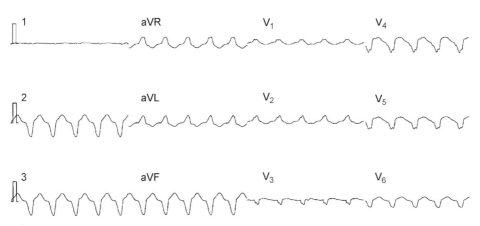

图 22.11   需要心外膜消融的心肌梗死后室性心动过速的心电图。注意 V_2 导联 QRS 波升支延迟，V_3 和 V_4 导联 S 波降支延迟（假 δ 波）及 RS 间期延长

可有典型的 Q 波，会影响心电图形态学标准的应用，而且当胸导联出现 Q 波时，诊断标准里所有间期的测量都会受到干扰。需强调的是，VT 时 12 导联心电图可提供 VT 起源于瘢痕边缘的信息，而不是消融靶点。在心肌梗死后 VT 中，关键峡部是消融的靶点，该峡部可能是复杂的，存在心内膜和心外膜传导路径使起源于心外膜的 VT 也能够从心内膜消融成功（特别是在室壁变薄时）。因此对于缺血性心脏病患者，即使体表心电图提示为心外膜起源的心动过速，导管消融 VT 时亦应首先进行心内膜标测[5, 60, 64-65]。

电生理检查

心动过速的诱发

推荐的刺激程序

为了评估室性心律失常，一般会在高位右心房、希氏束和右心室心尖部放置多极导管。VT 时记录希氏束电位对于区分 BBR VT 和心肌来源的 VT 十分重要。最常用的刺激方案是应用舒张阈值电流 2 倍的起搏输出电流，脉宽为 1 ～ 2 ms。可在正常窦性心律时给予单次室性期外刺激（VES），起搏周长为 600 ms 和 400 ms，首先从右心室心尖部起搏，随后在右心室流出道起搏。逐渐提前期外刺激，直至达到心室不应期或诱发出持续性 VT。也可按长-短周期顺序进行测试。如果不能诱发出 VT，可采用同样的方法进行给予 2 个和 3 个 VES。与单形性 VT 相反，极短配对间期的 VES 更易诱发出 VT，因此如果患者的阳性终点仅为可诱发的 SMVT，则将 VES 的最短时间限定在 180 ms 以内是合理的。如果仍不能诱发 VT，可以应用快速心室起搏（起始周长为 400 ms），逐渐降低起搏周长直至 1：1 心室夺获消失或起搏周长达到 220 ms。还可以尝试其他起搏周长、其他右心室或左心室刺激部位，或给予异丙肾上腺素或普鲁卡因胺后重复上述刺激程序[66]。

另一种刺激程序是使用较短的起搏周长（350 ms）或相反的起搏周长顺序（即开始为 350 ms，然后为 400 ms，再后为 600 ms）。研究表明，这种递增程序刺激可使诱发单形性 VT 所需要的步骤和时间平均减少 50% 以上，同时在不影响单形性 VT 诱发的情况下，提高程序性电刺激的特异性[67]。

另一种推荐的刺激程序为采用 4 个 VES，不采用 1 个、2 个或 3 个 VES。在每个基础起搏周长下，程序性电刺激起始的 4 个 VES 配对间期为 290 ms、280 ms、270 ms 和 260 ms。随后 VES 配对间期以 10 ms 同步递减，直到 S_2 在不应期下降或达到 200 ms 的偶联间期。如果 S_2 在 290 ms 出现无反应，接着把所有的期外刺激延长 30 ms，启动程序电刺激。有一项研究验证了该六步法程序，显示该程序能提高程序性电刺激的特异性和成功率，而不影响冠心病患者单形性 VT 的诱发[68]。

VES 的次数　随着所用 VES 次数的增加，程序性电刺激诱发 SMVT 的敏感性增加，但特异性降低。采用 3 个 VES 比较理想，因为此时的敏感性最高而特异性亦能接受。更大的刺激可能诱发非特异性反应，通常为多形性 VT 或 VF。

大多数冠心病患者在接受电生理检查以进行 SCD 风险分层时，需要 3 个 VES 诱发 VT。3 个 VES 诱发的持续性 VT 通常频率更快，更容易导致血流动力学并发症。尽管存在这些差异，但长期预后并未受到诱发模式的影响。近期的一项研究表明，通过短促起搏（1 个或 2 个 VES）诱发的患者和通过 3 个 VES 诱发的患者之间，2 年心律失常性死亡率或全因死亡率并未存在差异。

诱发 SMVT 时，可考虑采用 4 个 VES。但对心脏停搏复苏后的患者，不宜采用 4 个 VES，因为诱发出非特异性反应（多形性 VT 或 VF）的可能性远大于诱发出 SMVT 的可能性（10：1）。需要注意的是，20% ～ 40% 的 SMVT 患者和 40% ～ 60% 的心脏停搏患者需要 3 个 VES 诱发 SMVT。

起搏周长　对任何形态的持续性 VT 或心脏停搏的患者至少采用两种起搏周长（通常为 600 ms 和 400 ms）可提高诱发 SMVT 的敏感性。某些患者需要在更短或更长的起搏周长下行 VES，有时甚至需在正常窦性心律下行 VES 诱发 VT。起搏周长的突然变化也有利于诱发 VT。所采用的周长也可以影响诱发 VT 所需 VES 的次数和提前程度。快速心室起搏较少能成功诱发 VT。

少数既往有 SMVT 或心脏停搏的患者中，只能在正常窦性心律时通过 VES 诱发 VT。另一方面，大多数正常窦性心律时可诱发的 VT 也可以通过心室起搏或起搏后的 VES 诱发。

心室刺激部位　对于自律性或触发活动引起的 VT，刺激位点对 VT 诱发无意义，相反，折返性 VT 可具有绝对或相对特异的诱发位点。大多数情况下，功能性单向阻滞是启动大折返性 VT 的前提。然而，在 VES 时尽管配对间期短，但功能性阻滞可能不会一直出现，这表明功能性阻滞的形成依赖于刺激之后刺激的方向。因此，至少应采用两个部位刺激来提高

VT 的诱发率。

如果 3 个 VES 仅从右心室心尖部进行，10%～20% 的患者需要采用第二个右心室部位或左心室部位起搏才可诱发 SMVT（需要左心室刺激的患者＜5%）。如果给予 2 个 VES，20%～30% 的患者需要更换起搏部位（10% 的患者需要左心室起搏）。由于约 20% 的 SMVT 患者在不同起搏部位诱发 VT 所需的 VES 的次数不同，故应优先选择需要 VES 次数最少的部位起搏以避免诱发非特异性反应。因此首选以每个周长和一定数量的 VES 在右心室心尖部和右心室流出道双部位刺激，然后再考虑更为激进的刺激程序。

如果右心室和右心室流出道刺激不能诱发 VT，可以采用左心室刺激。但成功率在 SMVT 患者中较低（2%～5%），而在有心脏停搏史的患者中稍高。

心房期外刺激（AES）可以诱发 5%SMVT 患者的 VT。一般来说，这些 VT 也可以通过 VES 触发，通常频率更慢，在长配对间期范围内能被重复诱发。AES 诱发更常见于没有冠心病的患者。

起搏输出电流 增加电流（超过舒张期阈值电流的两倍或脉宽＞2 ms）仅可使诱发 SMVT 的敏感性轻度增加，但特异性显著降低，且增加 VF 的发生率。电流不建议超过 5 mA。

异丙肾上腺素 异丙肾上腺素对冠心病合并 SMVT 患者的诱发作用有限，在运动相关 VT 或触发活动引起的流出道 VT 的诱发中更有效。

室性心动过速诱发的可重复性

除运动引起的 VT 外，无论病理学机制如何，90% 以上的临床 SMVT 患者可诱发出 VT。心脏停搏或非持续性 VT 患者诱发 VT 的成功率低，而冠心病患者的诱发率较高。

SMVT 可被重复诱发，特别是冠心病患者。但诱发的方式不一定完全相同。一旦 SMVT 诱发成功，重复同一刺激程序，无论是纵向（重复整个刺激程序）还是横向（重复每个配对间期）刺激程序，均可以提高诱发的可重复性。

虽然心肌梗死后最初 1 个月诱发的 VT 与随后数月内诱发的 VT 相比，持续性 VT 诱发的可重复性变化很大，但在心肌梗死的较为慢性阶段对任意持续 VT 的诱发，比心肌梗死短期内和延迟阶段都要有着更好的可重复性。然而，30%～70% 的患者重新诱发 VT 所需的期外刺激数目会有所变化，更常见的是时间间期的延长。反复检查时诱发的 VT 的 QRS 波形态与周长也存在类似的不一致性。这些资料证明导致心

肌梗死后诱发的 VT 的基质可稳定存在数年，且临床情况没有明显变化。然而，VT 的诱发模式和特点存在显著变化，因此这些特点可以预测长期预后。

程序性电刺激的终点

临床 SMVT 的诱发 诱发 SMVT 的特异性很高（特别是当 VES 配对间期＞240 ms 时），这种情况只发生于自发性 VT、心脏停搏或存在心律失常基质的患者中。对于在电生理检查前发生过自发性 VT 的患者，程序性刺激的终点应为诱发临床心律失常或预期心律失常。临床 VT 是指诱发的 SMVT 的 QRS 波形态和周长与患者既往记录到的自发性 SMVT 相似。非临床 VT 定义为诱发的 SMVT 在之前未自行发作过。

多种形态 SMVT 的诱发 心肌梗死后 VT 的患者绝大多数（85%）表现为一种以上的 VT 形态。即使是临床表现为单一 SMVT 的患者，电生理检查也可诱发出多种不同形态的 VT，特别是在抗心律失常治疗期间。多种形态 VT 定义为两种或两种以上的可诱发 VT，应至少具备下列条件之一：①对侧束支传导阻滞图形；②额面电轴偏转≥30°；③同一电极位置记录的各个导联心电图有显著差异；④≥1 个胸导联移行区，或＞1 个胸导联主波方向不一致；⑤心动过速周长不等（形态相似的 VT 周长相差超过 100 ms）。VT 形态的变化不一定反映折返环或冲动形成部位的变化，而仅反映心室激动的整体形式。在某些病例中，起搏可以逆转冲动在同一折返环中的传播方向。绝大多数多种形态的 SMVT 来源于心脏的同一区域（如出口部位靠近、共用一个峡部或舒张期通路）。

电生理检查中诱发出多种形态的 VT 具有重要临床意义，因为临床和非临床 VT 的鉴别常常不明确的。在临床上，通常无法获得由 ICD 或急诊治疗终止的自发性 VT 的心电图。心电图导联位置不同、患者体位和抗心律失常药物可能会影响来源于同一环路的两种 VT 的相似性。此外，在使用不同抗心律失常药物治疗多种自发性 VT 的过程中，由于缺乏 12 导联心电图的记录，可能导致多种 VT 形态被忽略，因为它常提示只有一种 VT。区别 VT 不同来源或环路所需的最少心电图导联数目尚不清楚。抗心律失常药物可影响心动过速周长，使不同 VT 的心动过速周长相似或起源于同一部位的 VT 周长不同，因此不能将周长作为临床 VT 的唯一指标。需注意的是，可诱发 VT 在消融前未出现，在临床消融后可以自发。

因此，临床 VT 这一术语是指诱发的 VT 的 QRS 波形态和周长与自发性 VT 相同。其他 VT 应该归为预期的临床 VT 或既往未被记录的 VT。

多形性 VT 或 VF 的诱发　SMVT 患者行电生理检查时，如果诱发出多形性 VT 和 VF 则一定为非特异性反应。持续性或非持续性 VT 和 VF 均可被诱发，即使是在正常人中。一般来说，诱发 VF 需要多个 VES，且配对间期较诱发 SMVT 的间期短（通常 < 180 ms）。

另一方面，在心脏停搏患者中诱发出多形性 VT 或 VF 具有不同的意义。由于多形性 VT 可导致心脏停搏，故在这类患者中诱发出多形性 VT 具有重要意义。因此尽管一直存在质疑，目前仍认为可重复诱发的多形性 VT 是临床心律失常的一个可能的指标。提示多形性 VT 具有机制意义的特征包括：①可重复诱发同一多形性 VT，特别是来源于不同的刺激部位；②相对少的刺激（1 个或 2 个 VES）即可诱发；③普鲁卡因胺可将多形性 VT 转变为 SMVT。

值得注意的是，心肌梗死后近期（1 月内）诱发的任何心律失常（SMVT、多形性 VT 或 VF）可能没有显著的临床意义。

极快速 VT 的诱发　诱发性心动过速周长 > 230 ms 的 VT 可预测高危患者复发室性心律失常，这些患者包括既往有心肌梗死、LVEF 降低（≤ 40%）、表现为晕厥的缺血性心肌病、因心脏停搏进行复苏或无症状的非持续性 VT 患者。20% 以上接受电生理检查的患者可以诱发出周长 200 ~ 250 ms 的 VT。尽管针对这组患者长期预后的研究较少，而且既往关于 ICD 的大型试验如 MADIT 研究和 MUSTT 研究均排除了需要两次以上 VES 诱发 VT 的患者，越来越多的证据表明诱发出的快速 VT 具有重要的临床意义，不再被认为是电生理检查的非特异性反应，因为它能显著增加长期随访时自发性室性心律失常或心脏性猝死（SCD）的风险。这种风险与那些能诱发出周长为 250 ~ 320 ms VT 的患者相同，但显著差于不能诱发出 VT 或能诱发出 VF 的患者。无论 VT 的诱发模式（2 个、3 个或 4 个 VES）或左心室射血分数（LVEF）值（≤ 30% 或 31% ~ 40%）如何，这些结果具有一致性[68]。

心动过速的特点

希氏束激动

VT 时无明显希氏束电位　许多患者在 VT 发作时无明显希氏束电位，可能是因为逆传的希氏束电位被心室激动所掩盖或导管位置不理想。VT 终止时立刻出现希氏束电位、VT 开始发作时希氏束电位消失、VT 期间当自发或诱发的室上性激动夺获希氏束（有或无心室夺获）时突然出现希氏束电位，上述情况都可证实希氏束导管位置恰当。此外，当存在完全性心室 - 希氏束（VH）阻滞时，可以观察到分离的希氏束电位（极罕见）。

心动过速时有明显希氏束电位　约 80% 的患者 VT 发作时可以记录到希氏束电位。此时，常常难以确定记录到的希氏束电位是前传还是逆传，以及形似希氏束电位的电活动是否是右束支电位。记录到的右束支电位或左束支电位显示其激动在 VT 发作时早于希氏束激动，以及希氏束起搏可产生较 VT 时更长的 HV 间期通常可有助于鉴别上述情况。

心肌梗死后的 VT，逆传希氏束电位与 QRS 波的相对时间取决于希浦系统被激活及冲动到达心室产生 QRS 波的相对快慢。因此依据上传 HPS 和经过慢传导心肌下传产生 QRS 波的相对传导时间长短，希氏束电位可出现在 QRS 波之前、之中和之后。希氏束电位偶尔可出现在心室激动前（VT 时的 HV 间期短于正常窦性心律时），也可以紧跟在心室激动之后。当 HV 间期（即希氏束电位在 QRS 波之前）短于正常窦性心律时（无预激），或表现为 VH 间期（即希氏束电位在 QRS 波之后）时，提示存在逆向希氏束激动。

希浦系统的参与使心肌更快被激动，导致更窄的 QRS 波。尽管没有证据显示这种 VT 起源于分支且不同于其他形式的 VT，但仍有一些研究提示这类 VT 起源于希浦系统内（如分支型 VT）。逆传的希氏束电位表明希浦系统为被动激活，并不参与折返环。多项观察性研究支持这种观点。希氏束电位可以间断出现（通常呈 2∶1 或 3∶2 形式，偶见文氏周期），心动过速周长不变时可出现 VH 间期的改变。事实上，VH 间期不变时也可出现心动过速周长的显著变化。而且，AES 或心房起搏可产生希氏束的前向夺获，伴或不伴心室夺获或融合搏动。此时，心房激动与希氏束电位相关联，说明绝大多数希氏束电位是由前传激动引起的，与 VT 无关。

对于希氏束电位在 QRS 波之前的宽 QRS 波心动过速，当心动过速时的 HV 间期小于正常窦性心律时提示为 VT 或预激合并 SVT，而心动过速时的 HV 间期大于或等于正常窦性心律时的 HV 间期则提示 SVT 伴差异性传导或 BBR VT。VT 伴房室分离时，如果 AH 间期不断变化或不能记录到前传的希氏束电位，提示房室结存在隐匿性的逆行传导。

QRS 波前仅有希氏束电位且 HV 间期正常并不能绝对肯定这种心动过速是 SVT。VT 时的 HV 间期一般短于正常窦性心律时的 HV 间期。因此，正常窦性心律时若存在结下传导延迟，则 VT 时的 HV 间期可为正常（35～55 ms），但短于正常窦性心律时的 HV 间期。心肌梗死后 VT 时，心室激动发生于舒张期（虽然足够慢而在体表心电图上不明显），希浦系统可以被激动，因此 VT 时会出现短或可能正常的 HV 间期。理论上逆传至希氏束的时间应短于 VT 折返环传出并启动 QRS 波所需的时间，因而形成 HV 间期。这种 VT 时的 QRS 波较窄。BBR VT 时 HV 间期也可长于正常窦性心律时的 HV 间期。

右心室心尖部局部激动时间

心尖部心肌梗死时，VT 一般为 RBBB 型，但侧壁和间隔部心肌梗死后 VT 的体表心电图 QRS 波形态有显著重叠，可见较早的 R 波递增，额面电轴相似。评估激动至右心室心尖部固定的参考心内膜记录的时间有助于鉴别 VT 起源于间隔部或侧壁。对于心尖部心肌梗死后的 RBBB 型 VT，当 QRS 波 - 右心室心尖部激动时间持续 < 100 ms，提示 VT 起源于左心室间隔心尖部，而 > 125 ms 为侧壁心尖部起源。但对于既往有非心尖部心肌梗死的患者，采用相同的 QRS 波 - 右心室心尖部激动时间也有助于确定 VT 起源于间隔或起源于侧壁。

心室刺激与室性心动过速起始的关系

传导延迟是诱发折返心律所必需的，因此诱发 VT 的 VES 配对间期或起搏周长与 VES 到第一个 VT 波的间期呈负相关时有利于形成折返。相反，起搏周长或 VES 配对间期与 VES 至第一个 VT 波之间的间期及 VT 起始周长之间呈线性关系时，则易于产生触发活动。对于折返性 VT，起始周长反映了 VT 环路的传导时间，在无出口阻滞时，其周长等于或大于后续的 VT 周长，这取决于 VT 起始时环路中是否存在传导延迟。

心动过速时的诊断策略

仅可在 SMVT 时研究 VT 对程序性刺激的反应。非持续性 VT 的持续时间太短且无法预测，因而不能进行可靠评估。多形性 VT 常合并快速血流动力学紊乱。此外，SMVT 必须能被患者很好耐受，且具有稳定的周长来评估刺激的反应。常用抗心律失常药物（如普鲁卡因胺）以减慢快速、不稳定的 SMVT 的心室率，以便于程序性刺激进行评估。

心动过速时的室性期外刺激

开始以短于心动过速周长 10～20 ms 的配对间期进行 1 个 VES。随后配对间期以 5～10 ms 递减，

直至达到局部有效不应期（ERP）。右心室心尖部为最初的刺激部位。刺激其他部位（右心室流出道和左心室）也可获得相关部位的特定反应信息。分析回归周长可评估 VES 重整、终止 VT 的能力和形式是否会影响 VT，以及影响 VT 的刺激位点特异性。

如果 1 个 VES 未能重整或终止 VT，采用 2 个 VES 反复刺激。第一个 VES 的配对间期设定为比 1 个 VES 重整 VT 时的最长配对间期长 20 ms，如果 1 个 VES 未影响 VT，则设定第一个 VES 配对间期为比局部 ERP 长 20 ms。第二个 VES 配对间期等于心动过速周长，随后以 5～10 ms 递减，直至达到局部 ERP。与单个 VES 相比，给予 2 个 VES 能更早抵达折返环并影响 VT。采用这种方法时仅一个 VES 作用于环路。如果发放的 2 个 VES 都作用于形成冲动的部位，则难以解释这类反应。因此，第一个 VES 不应干扰环路，但应有助于第二个 VES 作用于环路。

对 VT 对 VES 的反应进行评估，以确定是否存在显性或隐匿性不灭（perpetuation）、伴或不伴融合的重整和终止。

显性不灭　当 VES 不能影响 VT，在 VES 周围产生完全性代偿间歇时，则会出现显性不灭。影响 VES 干预 VT 的因素包括心动过速周长、刺激位点的局部心室 ERP，以及刺激位点与 VT 环路间的距离。心动过速周长和可兴奋间期长度是最重要的影响因素，VT 频率越快（特别是周长 < 300 ms 时），折返环可兴奋间隙越短，VES 难进入 VT 环路。刺激位点和冲动形成位点的 ERP 也可限制 VES 进入折返环的提前程度。而且，刺激位点离 VT 环路越远，VES 越难足够早地抵达折返环。

VES 无法影响 VT 环路有助于揭示不参与 VT 的心室肌。因此，当 VES 能夺获很大部分心室但不影响 VT 时，则提示被夺获的区域不是 VT 环路所必需的。同样，VT 时希浦系统被间断夺获表明希浦系统也不是维持 VT 所必需的，无论 VT 时希氏束电位位于 QRS 波的何处。类似地，心房夺获（自发或心房刺激后）也不影响 VT。如果证实希浦系统近端或大部分心室都不是维持 VT 所必需的，则表明 VT 环路所占面积很小，心电图上存在心脏静止区。

隐匿性不灭　隐匿性不灭提示 VES 不仅不能影响 VT 环路，还可引起超过心动过速周长的间歇，或者偶尔在下一次 VT 搏动前被窦性夺获所干扰。这种间歇是功能性传出阻滞的一种表现形式，因为 VT 冲动不能传出折返环并使刚被 VES 激动的心室除极。

重整　重整是指室性期前收缩产生的波前刺激

与心动过速相互作用，导致随后的心动过速提前（加速）或延迟。不管是单个还是多个期外刺激，第一个恢复的 VT 搏动的形态与周长都应该与该 VES 之前的 VT 相同。

VT 时给予 1 个 VES（S_2）如果不能终止 VT，将产生一个回归周长（S_2-V_3）。如果 S_2 不影响 VT 环路，配对间期（V_1-S_2）加上回归周长（S_2-V_3）应等于 VT 周长的 2 倍（$2 \times V_1V_1$），即产生完全性代偿间歇（图 3.13）。代偿间歇不完全时（至少 20 ms）将发生 VT 重整。这种情况下，体表心电图上可测得（V_1-S_2 + S_2-V_3）< $2 \times V_1V_1$。当评估回归周长时，应考虑心动过速周长的振荡。为了说明心动过速周长的振荡现象，回归周长应至少缩短 20 ms 以证实发生重整。当采用一个以上 VES，用发放 VES 时的自发心动过速周长减去配对间期来校正相对提前程度[69-70]。

为使折返性 VT 重整，刺激波前必须抵达折返环、接触环路内的可兴奋组织（即进入折返环的可兴奋间隙）、在反向（逆行）方向与前次心动过速发生碰撞，并继续在正向（顺行）方向早于预期时间退出，使心动过速持续（图 3.14）。若 VES 遇到完全可兴奋的组织（常见于折返性心动过速伴较大的可兴奋间隙）可使心动过速提前发生，提前程度由刺激的波前到达入口部位的提早程度决定。如果组织只有部分可兴奋性（折返性心动过速的可兴奋间隙小或只有部分可兴奋间隙时），或者尽管环路的可兴奋性间隙很大，但 VES 非常提前时，被激动的波前在环路中正向传导时将遭遇一定程度的传导延迟，故下一个心动过速搏动的提前程度取决于 VES 的提前程度和环路中缓慢传导的程度。因此，心动过速的重整可比预期提前、延迟或如期发生[69-70]。

室性期外刺激次数的影响　起搏部位和折返环之间的中介组织的不应性限制了 VES 提早到达折返环的能力，此时 2 个 VES 可能有帮助。第一个 VES 虽然不能重整心动过速，但是能缩短起搏部位的局部不应期，并逆转部分中介组织的激动顺序，使第二个 VES 可以在合适的配对间期，较大程度地提早到达折返环。1 个 VES 可使大约 60% 的 VT 重整，2 个 VES 时使用右心室起搏的重整率达 85%。所有被 1 个 VES 重整的 VT 也可被 2 个 VES 重整。2 个 VES 可在较大范围的配对间期内产生重整，因此能更全面地评估 VT 可兴奋间隙的特征。大多数 VT 的重整区约为 70 ms，但是那些由单 VES 和双 VES 同时重整的 VT，其重整区通常比需要双重 VES 才可重整的 VT 长。1 个 VES 时重整区通常占 VT 周长的 10% ～ 20%，2 个 VES 时这一比例上升至 25%，偶尔

超过 30%。与 RBBB 型 VT 相比，LBBB 型 VT 较少需要 2 个 VES 来重整 VT，因为 LBBB 型 VT 多起源于室间隔或邻近室间隔，与右心室刺激位点较近[69, 71]。

刺激部位的影响　重整不需要起搏位点在折返环内。然而，单个 VES 的提前程度就越小，就越易在抵达环路时与折返环中的心动过速波前相碰撞而被泯灭。VES 重整折返性心动过速的最长配对间期取决于：①心动过速周长；②心动过速时可兴奋间隙的时限；③起搏位点的不应期；④从起搏位点到折返环的传导时间。心室局部的 ERP 或激动时间不影响重整所需的 VES 次数。10% ～ 20% 的 VT 显示出对 VES 反应的位点特异性。2 个 VES 可降低这种位点的特异性。右心室心尖部或右心室流出道给予 1 个 VES 可使约 70% 的 VT 重整。有时右心室起搏不能使 VT 重整，而在左心室部位进行单个 VES 可使 VT 重整。

回归周期　回归周期是指从重整 VES 到新顺向传导 VT 波前的起搏位点引起的下一个激动的时间间隔，其相当于刺激冲动到达折返环、通过环路传导和传出至回到起搏位点所需的时间。通常在起搏位点可测量 VES 后的非代偿间歇和回归周期，也可在体表心电图 QRS 波起始处测量。起搏位点到 VT 环路的传导时间可以等于或不等于 VT 环路到起搏位点的时间。VT 环路入口与出口的差异可导致传入起搏位点和从起搏位点传出的时间存在差异。这些差异取决于刺激部位和 VT 的起源部位。在 1 个或 2 个 VES 重整的 VT 中，两种方法所见的最短回归周期通常是相同的。如果将从产生重整的 VES 至第一个恢复 VT 的 QRS 波起点的间期作为回归周期，则超过 40%VT 的最短回归周期短于心动过速周长。由于一般在右心室进行刺激，故进入 VT 环路的传导时间计算在内。如果认为起搏位点到环路的传导时间等于从环路到起搏位点的时间（即局部激动时间），并从体表 QRS 波测得的回归周期减去这个值，最终得到的回归周长值在 80%VT 中小于心动过速周长。

重整反应曲线　平缓或混合型（如先平缓后升高）反应曲线是折返性 VT 的特点。约 2/3 的 VT 为平缓曲线，表明存在完全可兴奋性间隙，也可从解剖上区分环路的入口和出口部位（图 3.15）。大约 40%VT 的重整曲线类型随心室刺激部位而变化。不同起搏部位的 VES 可能作用于 VT 环路中的不同部位，这些部位具有不同的兴奋性或不应期，因此导致传导速度和重整方式不同。

重整伴融合　在心动过速开始激动心肌后如果能重整心动过速（即重整伴融合）可排除局灶性机制（自律性、触发活动和微折返），而诊断大折返机制。

重整伴心电图融合需要 VT 环路的入口和出口部位之间具有较宽的间隔［在时间上和（或）距离上］，刺激波前优先进入入口。要产生重整伴有融合，VES 的起搏波前必须在抵达出口前到达折返环入口，同时使 VT 从折返环中传出，而 VT 波前无法早于起搏波前到达环路入口（图 22.12）。

如果刺激冲动的形态介于完全起搏波和心动过速波形态之间，可以在体表心电图和（或）腔内记录中观察到刺激冲动的融合。只有相当大面积的心肌被 VES 和 VT 除极时才能在体表心电图上识别融合。如果在重整 VT 的 VES 发放之前折返环中即存在收缩前活动，应考虑局部融合。因此，在体表心电图心动过速 QRS 波起始点后发放的 VES 进入 VT 折返环并重整 VT，一般提示为局部融合。重整伴局部融合且体表心电图上完全为起搏的 QRS 波群，提示折返环在体表心电图上是很小的。

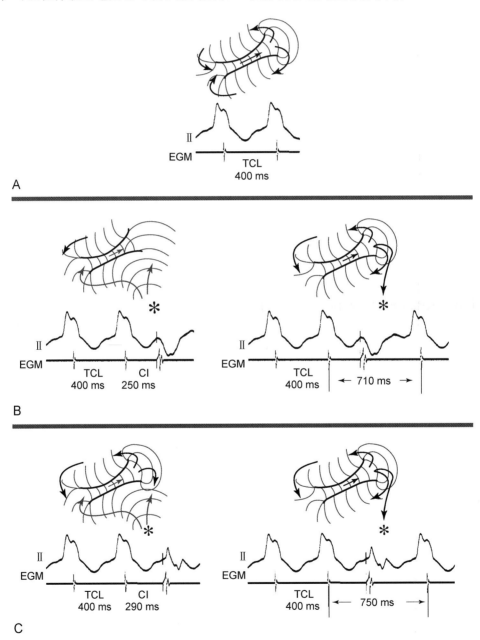

图 22.12　室性心动过速（VT）重整时回归周长与是否出现体表心电图融合波关系的示意图。A. 程式化室性心动过速环路，传播方向如图所示；电图来自远处部位。**B.** VT 时给予单个心室期外刺激（VES），配对间期为 250 ms。左图，VES 出现得足够早，环路的出口部位被夺获，因而没有出现融合波。同时，起搏波前（灰色箭头）在上个 VT 周长的波前（黑色箭头）到达之前进入了舒张期通道入口，导致发生重整。右图，VES 后的第一个 VT 周长小于心动过速周长（TCL）的 2 倍，提示重整。**C.** 给予一个稍晚的 VES 后，起搏波前（灰色箭头）在 VT 波前（黑色箭头）已经离开后到达舒张期通路的出口，导致心电图上出现融合。同时，和之前一样，起搏波前在 VT 波前之前到达入口部位，导致发生重整。右图再次显示出重整，这一次有融合波出现。CI，配对间期；EGM，心内电图

刺激部位离折返环越远，越不容易发生重整伴心电图融合。此时应以较短的配对间期发放 VES，从而使起搏波前到达 VT 环路的时间足够提前。因此，刺激冲动更可能夺获入口和出口部位而表现为单纯起搏 QRS 波不伴有融合[69]。

右心室刺激时出现重整伴体表心电图 QRS 波融合的比例占 VT 的 60%，其中 40% 通常被 VT QRS 波起始点后发放的 VES 重整。与没有重整伴融合的 VT 相比，VT 重整伴融合时重整曲线多为平缓型、重整区间更长、回归周期显著缩短（刺激至 VT 的 QRS 波起点之间所测得的间期）。经心动过速周长校正后的回归周期更短（0.89 vs. 1.12）。在 80% 重整伴融合的 VT 中，回归周期短于 QRS 波起始点测量的心动过速周长（无融合的重整 VT 仅为 4%）。回归周期减去局部激动时间等于波前从环路入口到出口的传导时间。在所有重整伴融合的 VT 中，此间期均小于心动过速周长。这些发现与 VT 环路入口与出口部位距离较大一致。

终止 当 VES 与前次心动过速冲动发生逆向碰撞，使折返环的正向传导发生阻滞时，VT 即被 VES 终止（图 3.14）。这种情况见于室性期外刺激在相对不应期内足够早地进入折返环时，因为 VES 不能前向传导，且遭遇绝对不应期组织，在逆行方向，VES 遇到逐渐恢复的组织，并得已传导，直至与折返波前发生碰撞，并终止心律失常。

单个 VES 终止 VT 并不常见。刺激位点离环路越近，VES 就可以越早进入 VT 环路，因为避免了刺激位点到折返环之间的心肌组织（介入心肌）的不应期和传导延迟。但能否成功终止与 VES 的次数直接相关。少数情况下，在 VT 环路的关键峡部进行刺激时，给予阈下 VES 可终止 VT，虽然此时 VES 不能使心肌除极，

但足以使峡部除极并使其对即将到来的 VT 波前不应，从而终止 VT（图 22.13）。

心动过速时的心室起搏

VT 时可用短于心动过速周长 10～20 ms 的起搏周长进行快速心室起搏。随后起搏周长以 10 ms 递减直至 VT 终止。每一个起搏周长后应停止起搏并评估 VT 对起搏的反应。确保起搏时不发生 VT 的终止和再发十分重要，以免影响对 VT 反应的判断。

起搏起始和起搏部位的电图同步至关关键，因为不同步将引起首个起搏冲动到 VT 的配对间期不固定。保证每一个起搏周长的超速心室起搏时间足够长也很重要，以致使得起搏驱动渗透并影响 VT 环路。短时间起搏是常见的错误，可导致对 VT 反应的错误评估。对于不能完成一个完整刺激程序的不稳定 VT，采用不同周长同步短促起搏通常是可行的，并可以提供重整或拖带、超速抑制和终止等方面的信息。

评估 VT 对超速起搏的反应包括超速抑制、加速、转变为单形性 VT、拖带、VT 终止的能力和模式以及影响 VT 的刺激位点特异性。

超速抑制 尽管快速起搏时可出现延长的回归周期，但类似自主节律中所观察到的超速抑制现象未出现于心肌梗死后 VT。

加速 超速起搏的加速现象是指起搏停止后心动过速周长持续缩短。加速可发生于 25% 的 VT 患者，心室超速起搏较 VES 时更常见（35% vs. 5%）。然而，类似于触发节律中 VT 的超速加速现象（即起搏周长与心动过速周长的早期加速呈线性相关）在心肌梗死后 VT 中并不常见。频率较快的 VT 常需要快速心室起搏终止，这些 VT 更易发生加速（心动过速周长 < 300 ms 的 VT 快速心室起搏时约 40% 发生加速）。约

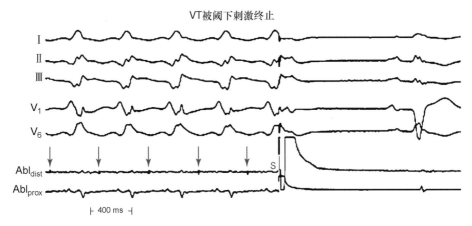

VT被阈下刺激终止

I
II
III
V₁
V₆
Abl_dist
Abl_prox
S
⊢ 400 ms ⊣

图 22.13 室性心动过速（VT）被阈下心室期外刺激（VES）终止。 图中所示为 VT，消融电极记录到小的舒张中期电位（箭头）。VT 时给予的单个 VES（S）似乎没有夺获心肌，但仍终止了心动过速。Abl_dist，消融电极远端；Abl_dist，消融电极近端

50% 的加速性 VT 可以被更快的心室起搏终止，剩下的 50%（可以时多形性 VT 或心室扑动）需要电复律。

根据加速性 VT 的形态可对加速进行分类：VT 形态与原发 VT 或多形性 VT 一致或不同。加速性 VT 的 QRS 波形态与原发 VT 相同提示两者出口相同，这种类型的 VT 加速最可能的潜在机制是决定折返环大小的阻滞区域，后者在一定程度上取决于不应期。快速起搏可以缩短弧形阻滞区近端的不应期，而导致折返通路的长度缩短。如果弧形阻滞区的远端保持不变，将发生 VT 的加速，但出口部位相同，因此 QRS 形态一样。另外，快速起搏可将阻滞移入更短的潜在通路中，产生更小的折返环。

另一方面，VT 形态不同于原发 VT 可能是由于同一环路出口部位的改变、折返环的逆转或初发 VT 终止而其他 VT 再发。由于心肌不能对波前激动不断变化的起搏周长产生反应，导致产生多个折返子波，并可能蜕变为 VF，因而就产生了多形性 VT，后者可蜕变或不蜕变成 VF。目前无法预测加速反应的类型。然而给予抗心律失常药物后，常发生不同形态 VT 的加速现象。

心动过速转变　超速起搏后初始 VT 可以转变为第二种统一的具有独特形态的 VT。在某种 VT 时进行刺激经常可诱发出另一种不同形态和周长的 VT，仅通过持续的刺激才能转变成第 3 或第 4 种 VT。超速起搏自发 VT 所诱发的所有这些多形性 VT，如果以前没有自发过或经程序刺激诱发过，那么这些多形性 VT 的临床意义是不确定的。一般来说，这些 VT 也可通过程序性电刺激诱发。尽管如此，所有心动过速周长超过 250 ms 的单形性 VT（即使以前未出现过）均应被视为具有重要临床意义。这些 VT 以前可能未出现过，因为原发 VT 占主导且更易被诱发。在仅表现为稳定 VT 的患者中诱发出快速不稳定的 VT（心动过速周长 < 250 ms）无预后价值。

在触发心律下采用 1 个或 2 个 VES 将一种 VT 转变为另一种不同周长的 VT 并不常见（除洋地黄导致的），而在折返机制的心动过速中这种现象较常见。

拖带　以长起搏周长（即比心动过速周长短 10 ～ 30 ms）进行超速心室起搏几乎总能拖带折返性 VT。起搏频率越慢，起搏位点到折返环的距离越远，侵入和拖带心动过速所需的起搏时间越长。

第一个起搏搏动侵入和重整折返环后，随后的刺激将与重整的环路相互作用，使后者的可兴奋间隙缩短。根据第一个重整刺激使可兴奋间隙预激的程度，随后的刺激可落在完全或部分可兴奋的组织中。当两

个连续期外刺激以相同的传导时间沿折返环顺向传导，同时与前面的起搏波前发生逆向碰撞时，即存在拖带。在拖带期间，起搏刺激进入折返环，一方面逆向阻断心动过速波前，同时沿折返环顺向传导，产生回归周期搏动。

拖带标准　拖带的传统定义为：以固定频率起搏时，折返性心动过速的拖带导致激动所有心肌组织，并以起搏周长维持心动过速，起搏终止后恢复原有心动过速波形，而且第一个起搏后心动过速波形无融合现象，回归周期等于起搏周长。重要的是，仅仅是心动过速加快到起搏频率，以及随后停止起搏后恢复到原先的心动过速，并不能确定拖带的存在。因此，为了确定拖带现象，目前已提出一些体表和心腔内心电图标准（图 5.17 和框 5.1）[69-71]。详见第 5 章。

拖带伴融合　当刺激冲动的形态介于完全起搏的 QRS 波（无心动过速时在相同位点以相频率起搏时）和心动过速 QRS 波（无起搏时）之间时，即发生刺激冲动的融合（图 22.14、图 5.17 和图 5.19）。当大面积心肌同时被期外刺激和心动过速除极时，体表心电图上才能表现出 QRS 融合波。刺激位点距离折返环越远，越不可能出现拖带伴心电图融合[70]。

在折返性 VT 拖带期间，不同起搏频率产生不同程度的融合波，这是由于在逐渐变短的起搏周长下，逆向波前激动的心肌组织数量显著增加。重要的是，每个起搏周长的融合波是固定的，但是不同起搏周长会出现不同程度的固定融合波（图 5.17 和图 5.19）。

局灶性心动过速（自律性、触发活动和微折返）在超速起搏时不会出现固定融合波（图 22.15）。超速起搏任何机制导致的心动过速均可发生一定程度的融合，特别是起搏周长仅略短于心动过速周长时。然而，在恒定起搏周长的同一次超速起搏期间，这种融合是不稳定的，因为起搏刺激落在心动过速周期越来越早的部分，产生的融合越来越少，并形成更加完全的起搏形态。这种现象（被称为"不稳定性融合"）应该与拖带的"固定性融合"和"加速性融合"相区别，有时需要起搏较长时间才能显示出融合的差异程度。而且，超速起搏常导致局灶性心动过速被抑制（自律性）或加速（触发活动），而不是恢复原有心动过速周长[69, 71]。

拖带伴显性融合　拖带中显性融合的存在需参考心动过速和无心动过速时恒定起搏（固定部位和频率起搏）的体表心电图形态。当 QRS 波形态介于心动过速和单纯起搏之间时，表现为显性融合（图 5.17 和图 5.19）。

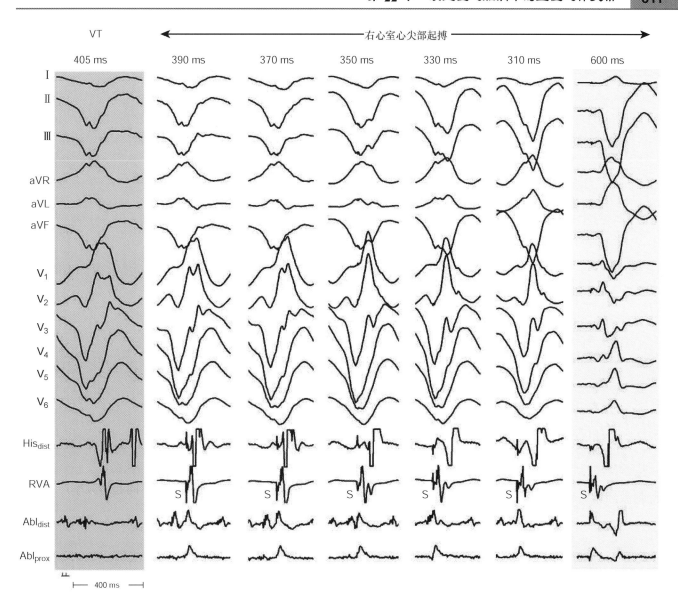

图 22.14　心肌梗死后大折返性室性心动过速（VT）的心室起搏伴融合。左侧（周长 450 ms，深灰色阴影区）为呈右束支传导阻滞图形的 VT，电轴指向右上。右图，在右心室心尖部以不同周长起搏（左束支传导阻滞图形，电轴指向左上）。最右侧（浅灰色阴影区）为窦性心律时以 600 ms 行右心室起搏。很显然当室性心动过速期间起搏时，每一周长起搏产生的 QRS 波图形都与 VT 和 600 ms 起搏时不同，表明 VT 和起搏波前都参与 QRS 波形成（融合，在 III、aVL、aVF、V$_1$ 和 V$_2$ 导联最明显）。Abl$_{dist}$，消融电极远端；Abl$_{prox}$，消融电极近端；His$_{dist}$，希氏束远端；RVA，右心室心尖部

以一定起搏周长进行超速起搏期间，折返性 VT 的拖带常产生稳定（固定）的显性融合。采用短于心动过速周长的进行性缩短的起搏周长重复拖带时，可产生不同程度的 QRS 波融合，所产生的 QRS 波形态更像完全起搏的形态（图 5.17 和图 5.19）。显性拖带时，最后起搏夺获的激动波被拖带，但无显性融合[69]。

拖带伴非显性融合　当拖带产生完全起搏的 QRS 波形态（没有心电图融合）时，称之为拖带伴不明显的融合（被称为"局灶"或"心内融合"），即使心动过速波前从折返环中传出（存在收缩前期电图的顺向激动）。在这种情况下融合局限于小面积心肌，不能产生体表心电图的融合，仅可见心内（局灶）融合（图 5.20）。

只有当收缩前电图被顺向激动时才可发生局灶融合。与最后起搏脉冲的碰撞必须在收缩前电图的远端，在折返环的出口处或折返环之外。这种情况下，局部电图测得的回归周期将等于起搏周长。因此，拖带期间在体表心电图 QRS 波起始之后发放的刺激常表现为局灶融合。即使在收缩前电图部位测量，回归周期也将超过起搏周长，凭借这一点，可以将拖带与逆向夺获区分开来。

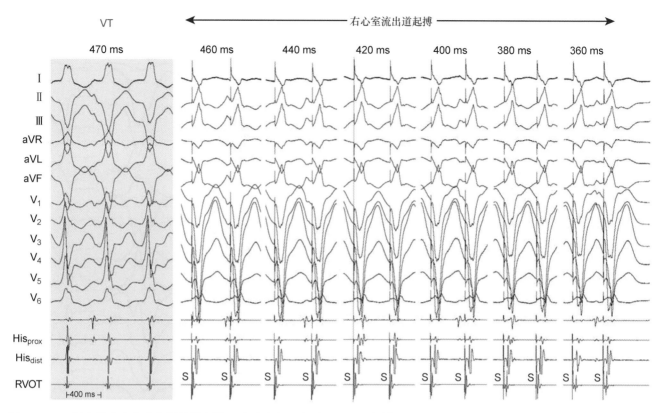

图22.15 一例心肌病患者发作局灶性室性心动过速（VT）时进行心室起搏，不伴融合。左侧阴影区（周长470 ms）为呈右束支传导阻滞图形的VT，电轴指向左上。右图，室性心动过速时在右心室流出道（RVOT，左束支传导阻滞图形且电轴指向右下）以不同周长进行起搏。很明显在室性心动过速时起搏所有QRS波都一致，表明室性心动过速不影响QRS波（因此没有融合）。His_dist，希氏束远端；His_prox，希氏束近端

拖带伴隐匿性融合 拖带伴隐匿性融合（也被称为"隐匿性拖带"）是指存在顺向夺获且体表心电图QRS波形态与心动过速时一致的拖带（图22.16）[69]。拖带伴隐匿性融合表明起搏位置在保护性峡部内，位于折返环内或折返环外但附着于折返环（如起搏位点可能位于构成折返环舒张期通路的保护性峡部的内部、邻近部位或入口处）。此时，当顺向激动波前使心动过速重整，但在折返环内或附近与心动过速波前碰撞且不能从缓慢传导区传出时，将产生一过性拖带。仅有邻近关键峡部内起搏部位的组织可以被逆向激动，因此没有融合的表现。与内源性心动过速相比，这种逆向夺获可能在邻近起搏部位记录到更提前的心内电位。然而，拖带时和心动过速时的心电图形态相同。

需要强调的是，拖带伴隐匿性融合不仅发生在起搏折返环的关键峡部时，还可发生于在旁观者通路处起搏时（如盲径、替代通路和内环），虽然这些旁观者通路不是维持折返环的关键。在后一种情况下，激动沿主折返环传导，但被穹窿形阻滞线所限制，此处的消融不能终止折返[69-70, 72]。

有时，拖带的最初几个刺激之一会终止VT，使激动不再传播。随后的刺激产生的QRS波形态与VT不同，使操作者认为该部位远离峡部。对这些最初的起搏刺激进行分析后认为该部位实际上是值得消融的。

拖带伴逆向夺获 当起搏周长明显短于心动过速周长时，起搏脉冲会逆向穿过折返环，同时夺获期前收缩电位（在出口前的保护峡部内），故心动过速波前不能通过折返环出口，进而不能激动心肌。因此，在拖带时，体表QRS波群完全为起搏产生。当起搏停止时，逆向脉冲可通过收缩前电位的顺序激活，从而顺向传导重整折返环。当局部收缩期前心电图发生逆向夺获时，即使在收缩期前心电图处测量，其回归周期依然超过起搏周长，其时间差值为逆向激动电图与同向激动电图的差值（图5.17）[70]。

终止 快速心室起搏或VES终止SMVT的能力主要受心动过速周长的影响（50%心动过速周长＜300 ms的VT需要电复律），但也受起搏位点的局灶ERP、从刺激位点到VT起源位点的传导时间、可兴奋间隙的长短以及使用抗心律失常药物的影响。

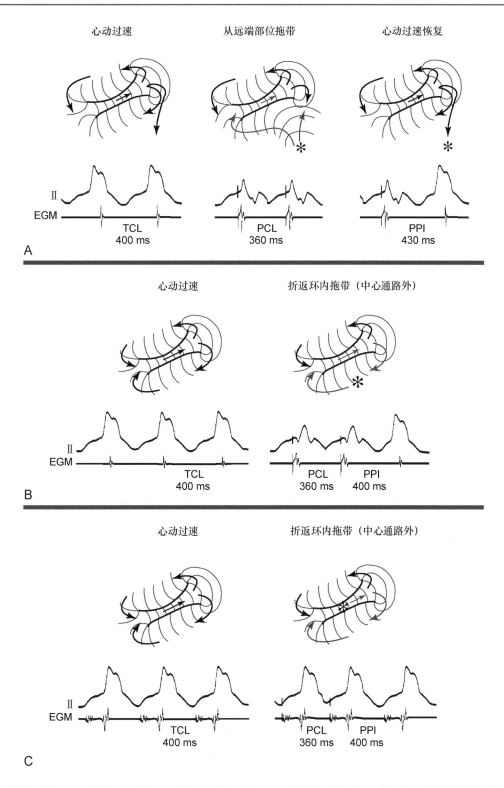

图 22.16　室性心动过速（VT）的拖带标测。A. 从远端部位拖带 VT。左图为 8 字形 VT 折返环的图示及远离环路关键部位所记录的电图。在中图，拖带起搏期间，已经离开舒张期通道的 VT 波前同时在对侧末端进入舒张期通道，来自远处的起搏波前与 VT 波前碰撞，影响折返环路，导致融合（部分心室被 VT 波前除极，部分被起搏波前除极）。只要继续起搏，这种心室激动的融合将保持稳定。停止起搏后（右图），最后一次起搏波前进入舒张期通道，但随后没有起搏波前与离开通道的波前碰撞，因此第一个回归周长的 QRS 波被拖带，但没有融合。在起搏部位测量的起搏后间期（PPI）反映的是围绕折返环一周的时间加上从起搏部位到折返环及从折返环回到起搏部位的时间。B. 在折返环内拖带 VT。起搏部位（＊）位于折返环内但在舒张期通道之外。结果被拖带的 QRS 波出现融合，但 PPI 等于 VT 周长。C. 在关键峡部内拖带 VT。起搏部位（＊）位于折返环内和舒张期通道内，记录到舒张中期电图。因此，拖带的 QRS 波没有融合，PPI 等于心动过速周长。S-QRS 间期等于 VT 时的电图 -QRS 波间期。这是理想的消融部位。PCL，起搏周长；TCL，心动过速周长；EGM，心内电图

快速心室起搏或 VES 不能终止 VT 有以下潜在原因：①折返环是一个受保护的病灶；② VES 由于局部心肌不应期而不能进入折返环；③缺乏可兴奋间隙；④ VT 终止后又被同一个超速起搏的起搏脉冲再次诱发；⑤尽管 VT 被加速至快速起搏频率，但折返环内仍未出现传导阻滞。

影响 VT 终止的因素是可以调节的。可以采用多个 VES 或更高的起搏电流来改变刺激位点的不应期。可通过改变刺激位点来调整从刺激位点到 VT 部位的距离和传导时间。抗心律失常药物可增加心动过速周长，但这种效应是不可预测的。然而，在终止 VT 时常常会遇到两个问题——超速起搏使 VT 加速和出现多种不同形态的单形性 VT。

无论采用哪种刺激模式，VT 的终止通常是突然的，这一点可以区分折返性 VT 和触发机制导致的 VT。对于折返性 VT，刺激必须进入折返环并引起双向阻滞才能终止 VT。无论心动过速周长如何，快速心室起搏是终止 VT 最有效的方法。单个 VES 可以终止的 VT 中大约 80% 心动过速周长 > 400 ms。所有可被单个 VES 或两个 VES 终止的 VT 也能被快速心室起搏终止。当 VT 不能被非常提前的 VES 重整时（即 VES 配对间期长于心动过速周长的 75%），VT 不太可能被终止。

VT 拖带期间给予单个 VES 更易进入可兴奋间隙，因此有助于终止 VT。有时仅应用单个 VES 或超速起搏都不能终止 VT，但两者合用时可成功终止。超速起搏可确保稳定重整 VT 折返环，使单个 VES 比无拖带时更早地干预折返环。超速起搏还可以缩短重整折返环内组织的可兴奋间隙，从而使单个 VES 能够终止 VT。这项技术避免了使用多个 VES，后者可增加中介组织传导和不应期的异质性，产生多形性 VT，并需要快速起搏，而快速起搏有可能诱导 VT 的加速。对于快速起搏产生加速现象，特别是那些抗心律失常药物使 VT 更难终止的患者，这种方法特别有帮助。

抗心律失常药物对室性心动过速的疗效

Ⅰ 类药物对于减慢或终止 SMVT 最有效。对于常规程序性电刺激不能诱发 SMVT 的患者及冠心病合并非持续性 VT 的患者，这些药物也有助于 SMVT 的诱发。此外，Ⅰ 类药物偶尔也可使治疗前仅有阵发性 VT 发作的患者发生无休止性 SMVT。这种现象（常合并较慢的 VT 出现，与药物延长传导有关）在 VT 机制为触发活动或自律性异常时将无法预料。腺苷、β 受体阻滞剂和钙通道阻滞剂对终止心肌梗死后

VT 无效。

其他心律失常机制的排除

触发活动性室性心动过速的排除

刺激位点的特异性　只要冲动到达 VT 局灶，心室刺激的位点对触发活动性 VT 的诱发没有影响。相反，折返性 VT 的诱发存在绝对或相对的位点特异性。

程序性电刺激的诱发能力　触发活动性 VT 可被心室刺激诱发的概率 < 65%。快速心室起搏比 VES 更有效，但诱发折返性 VT 的效率较低。正常窦性心律时或 < 8 ～ 10 个心室起搏后发放多个 VES 常不能诱发触发活动性 VT。大多数心室刺激诱发的触发活动性 VT 一般为非持续性。心房起搏诱发触发活动性 VT 并不少见。相反，VES 诱发折返性 VT 比快速起搏更有效。

诱发的可重复性　采用各种方法可重复诱发触发活动性 VT 的概率 < 50%，采用单个或两个 VES 重复诱发的比例约为 25%。可重复性明显受静止期的影响。一旦触发节律被启动，需要一段静止期才能重新启动该节律。因此，与折返性 VT 相反，触发活动性 VT 通常不能连续诱发、终止和再次诱发。

心室刺激与室性心动过速的关系　起搏停止后，触发活动性 VT 的起始周长（回归周长）和心动过速周长通常与起搏周长直接相关（如果采用 VES，也与 VES 的配对间期直接相关）。因此，诱发心动过速的起搏周长越短，或者 VES 配对间期越短，距离第一次 VT 搏动的间期就越短，VT 的起始周长也越短。偶尔，在 VES 较早时，到 VT 的 QRS 波起始的间期会出现跳跃，其间期是后续 VES 所诱发 VT 起始之前间期的 2 倍。这是因为初始的延迟后除极（DAD）未达到阈值而第二次 DAD 达到阈值。因此，对于 DAD 引起的触发活动性 VT，随着 VES 的逐渐提前，初始 VT 的 QRS 波的配对间期将缩短或突然增加。与折返性 VT 相反，它不会表现为相反或逐渐增加的关系。只有在额外给予 1 个非常早的 VES，或以非常快的心室起搏（周长 < 300 ms）时，到第一个 VT 的 QRS 波的间期才会出现突然跳跃。而且，起搏周长长于或短于关键周长窗时不能诱发触发活动性 VT。这个关键周长窗随自主神经张力的改变而变化。

儿茶酚胺的作用　儿茶酚胺可促进触发活动性 VT 的诱发，而在折返性 VT 中，异丙肾上腺素仅能促进 5% 患者的 VT 诱发。然而，触发活动性 VT 的诱发并不是恒定的，其对患者当时的自主神经状态非

常敏感。因此，单次电生理检查不能诱发 VT 不能说明心律失常机制是非触发活动机制。

对抗心律失常药物的反应　钙通道阻滞剂和 β 受体阻滞剂对触发活动性 VT 有效。相反，95% 以上有冠心病患者的 VT 不能被这些药物终止。

舒张期电活动　在折返性 VT 中，整个心动过速周长中均存在电活动。因此，舒张期传导非常缓慢且传导面积很小，导致体表心电图无法记录到。VT 的发作取决于是否达到缓慢传导的关键程度，其表现为跨舒张期的碎裂电位，且 VT 的维持与反复连续性电活动有关，这符合折返机制。

束支折返性室性心动过速的排除

希氏束-心室间期　当希氏束电位早于心室激动且 VT 的 HV 间期长于正常窦性心律时的 HV 间期时，应考虑束支折返（BBR）。在其他 VT 中，发作前或发作后能立即记录到 His 电位，或其隐藏在局灶心室电图中。心肌梗死后 VT 的希氏束电位偶可早于 QRS 波起始。与 BBR VT 相反，这些 VT 的间期常短于正常窦性心律时的 HV 间期。

心动过速周长的振荡　BBR VT 中，V-V 间期的自发或诱导变化是由 H-H 间期的类似变化指示和引导的。这些变化可在 VT 期间进行心室刺激时出现，也可在 VT 发作后自发出现。与 BBR VT 相反，其他 VT 的 V-V 间期常决定随后的 H-H 间期变化。

激动顺序　在常见类型的 BBR VT（LBBB 型）中，激动波前沿左束支向上逆传至希氏束，然后沿右束支前传，激动心室。这种顺序与 RBBB 型 BBR VT 的激动顺序相反。由于右束支和左束支电位通常不能被记录到，因此并没有典型的激动顺序（LB-HB-RB-V 或 RB-HB-LB-V）可供分析。即使存在其中一种激动顺序，某些 LBBB 型心肌内 VT 虽然不需要左束支（或右束支）参与折返，但心动过速时，希浦系统（通常是左束支）可被逆向被动激动产生 HB-RB-V 激动顺序。这种情况下，应采用其他 BBR VT 诊断标准。

室上性心动过速的排除

室上性心动过速伴差异性传导　如果 VT 表现为 1 : 1 室房传导，则可类似于 SVT 伴差异性传导。体表 QRS 波形态常有助于区别 VT 和伴典型 RBBB 或 LBBB 的 SVT[73]。此外，VT 时心房不是心动过速环路中的组成部分，心房起搏时可出现房室分离。同时，SVT 伴差异性传导的 HV 间期通常等于或长于正常窦性心律时的 HV 间期，这与心肌内起源的 VT 相反。此外，VES 和心房起搏诱发心动过速可用于区分 SVT 和 VT，详见第 21 章。

预激伴室上性心动过速　体表心电图区分 VT 和预激伴 SVT（即 SVT 伴房室旁路顺向传导）非常困难，因为这两种心动过速的心室激动都开始于正常室内传导系统外，因此很多常规标准无法鉴别。这两种心动过速的 HV 间期均较短或为负值，对鉴别诊断无帮助。

如前所述，因为心房不是 VT 环路的一部分，快速心房起搏导致房室分离而不影响心动过速周长（V-V 间期）或 QRS 波形态提示为 VT，可排除预激伴 SVT。用于鉴别诊断的其他起搏方式详见第 21 章。

标测

术前评估

评估和治疗消融术中潜在的可导致不稳定事件的缺血和心力衰竭是有必要的。通过心脏影像学检查可识别包含潜在致心律失常基质的梗死部位的大小和位置。还有助于排除左心室血栓的存在，左心室血栓可增加标测过程中的栓塞风险。应该评估心肌梗死后 VT 患者的合并症，以调整标测和消融的方法。对于怀疑有周围血管疾病和心脏瓣膜疾病的患者，有必要评估其是否存在严重疾病，因为这可影响左心室入路的途径（房间隔穿刺 vs. 主动脉逆行穿刺 vs. 心外膜穿刺）。另外，需要深度镇静或全身麻醉的患者，术前应评估镇静麻醉的风险。

优化心功能

充血性心力衰竭和心肌缺血应给予优化治疗。在消融术过程中，有些患者可能因长时间心动过速或致血流动力学不稳定的心律失常而加重心肌缺血，应考虑冠状动脉血运重建。但反复发作或无休止性 VT 的患者，可能需要在冠心病评估之前进行导管消融，以便于及时控制室性心律失常。

心腔内血栓的评估

左心室心腔内血栓的评估是术前评估非常重要的一部分。左心室血栓可增加导管操作导致的血栓栓塞风险，也阻止心内膜无法通过心律失常环路的关键部位。虽然经皮冠状动脉介入治疗（PCI）使急性心肌梗死后合并左心室血栓的发生率减少，但发生率仍为 5% ～ 15% 的，尤其是前壁心肌梗死、LVEF < 35% 和心尖部节段性运动障碍或室壁瘤患者更容

易发生。经胸超声心动图（TTE）、经食管超声心动图（TEE）、心脏 CT 和心脏磁共振均可用于检查心腔内血栓。尽管心脏磁共振是金标准，但 TTE 也是方便可靠的检查手段（阳性预测值为 93%，阴性预测值为 91%）。近期报告发现心腔内超声心动图（ICE）在检测左心室血栓方面比 TTE 更有优势。ICE 的另一个优点是可以在术中直视血栓的边界以及明确导管位置与左心室血栓之间的关系[74]。

血栓的性质与栓塞风险相关，松软、活动性大、突出的血栓发生栓塞的风险高，而慢性、机化的附壁血栓发生栓塞的风险相对低。但是慢性血栓的评估存在争议。一般来说，分层血栓强烈提示机化血栓，但目前尚无慢性血栓的特异性标准。而且很难除外慢性血栓的基础上合并急性血栓的可能[75]。活动性血栓是心内膜导管消融术的绝对禁忌证。相反，如果患者在消融术前接受至少 4 周的华法林抗凝治疗，则分层血栓将不是导管消融术的绝对禁忌证。血栓往往存在于标测的关键位置（瘢痕或室壁瘤），因此一般不建议在这些区域进行导管操作。

同样，对于抗凝不充分的持续性房颤患者，需除外左心房血栓，以降低电复律不稳定室性心律失常或房间隔穿刺操作所带来的血栓栓塞风险。

致心律失常基质的影像学检查

在心室功能不全的患者中，心肌纤维瘢痕和存活心肌的组织不均一性为折返环提供潜在基质。很多无创性方法可用于评估基质和识别室性心律失常高风险的患者。

心室造影术　左心室造影可用于评估左心室功能和心室血栓。此外，节段性室壁运动障碍和室壁瘤可能是潜在的 VT 基质。

超声心动图　TTE 常规用于评估左心室收缩功能、左心室射血分数和室壁运动障碍（可能存在 VT 基质）。TTE 也可作为术前心室血栓的筛查工具。另外，超声心动图可用于诊断与 VT 相关的少见心肌病，如致心律失常性右心室心肌病和肥厚型心肌病。尽管超声心动图可提供心脏解剖和收缩功能参数，但是不能提供有关心肌瘢痕位置和透壁范围的临床信息。

进行房间隔穿刺前或心脏复律前，TEE 可用于筛查心房颤动和心房扑动患者左心房和左心耳血栓，以预防血栓栓塞事件的发生。TEE 检查提示严重主动脉粥样斑块时，术者应避免逆行穿刺进入左心室。

ICE 可用于 VT 导管消融术中对右心房和右心室的实时影像监测。ICE 可提供实时左心室解剖和功能评估，并实时检测室壁运动障碍。ICE 可直视瘢痕组织，有利于识别 VT 基质从而有助于标测和消融（见下文）[76]。

心脏磁共振　心脏磁共振（CMR）是目前量化心脏解剖和功能的无创性诊断金标准，独有的功能是可以识别组织的性质和特征。CMR 可用于检测心肌纤维化和坏死，在缺血性心肌病患者中，CMR 可发现形成部分潜在心律失常基质的瘢痕组织[30-31]。

CMR 在评估梗死和收缩不良的心肌区域的存活心肌方面有很大优势，且描记透壁和非透壁心肌梗死时具有更好的空间分辨率和准确度。通过 CMR 评估瘢痕心肌的特征和分布有助于识别 VT 高风险患者。在缺血性心肌病患者中，非透壁超强化区域预示持续性 VT 的高风险。

此外，利用延迟强化 CMR 观察瘢痕形态和透壁性有助于在标测和消融术中确定病变区域，提示成功进行 VT 消融的途径（心内膜 *vs.* 心外膜）[77-78]。

而且，预获得的 CMR 图像经实时电解剖标测匹配已成功地用于辅助和引导左室导管移动和消融。直接观察心室解剖和影响手术成功的障碍（如心外膜标测时的心外膜脂肪）可减少心室腔的消融时间，减少并发症和提高成功率。

对于植入心脏装置的患者而言，CMR 检查的安全性和质量存在潜在不足。然而，最近的研究一致证实了 CMR 在这些患者中应用的可行性和安全性，并且，不断发展的技术已进一步提高了 CMR 与植入装置的兼容性。重要的是，植入装置存在明显的伪影，特别是在左室前壁基底部，这降低了图像质量，往往限制了 CMR 在 VT 患者中的应用。

但是，多数患者的室间隔、左室侧壁、下壁没有伪影。最近报道了一种 CMR 钆延迟增强技术，用于减少 ICD 的高强度伪影[77, 79]。

正电子发射断层成像（PET）　目前 PET 被认为是评估心肌活性的金标准。在瘢痕相关性 VT 患者中，PET 能够准确检测到左心室瘢痕心肌并通过显示 VT 基质的代谢和形态学信息来提供额外的组织特性。其 4 ～ 6 mm 的空间分辨率可以描记所有心肌节段的瘢痕，心内膜电压 < 0.5 mV 的区域与 PET 诊断的心肌瘢痕具有良好的相关性[80]。

由于单纯采用 PET 不能提供电解剖标测所需要的解剖信息，所以需行 CT 血管成像提供解剖结构，PET 所获得的生理学信息将添加在其精确的解剖定位上。多模态影像技术的融合如 PET/CT 能够准确地同步显示左心室解剖和心肌瘢痕的信息，便于在成像引导下行基于基质的 VT 消融[80]。

心脏 CT　心脏对比剂增强 CT 能通过基于解剖、血流动力学和心肌灌注参数形成的多通道成像对左室心肌进行详细、全面的评估，以高空间（≤1 mm）和时间分辨率来识别异常基质（心肌瘢痕和边缘区）。CT 的低灌注和室壁变薄的区域与电压异常区（<1.5 mV）相关性最好，而不仅仅局限于瘢痕组织（<0.5 mV）。CT 灌注显像可以显示瘢痕是否透壁以及瘢痕的定位[78, 81]。

造影剂增强 CT 能够识别瘢痕组织的透壁范围和心肌内的定位，能够观察在心内膜瘢痕处存活的中层和外膜心肌有助于心肌折返部位的靶点消融，克服了心内膜电压标测的一个重要的局限性。另外，心外膜 VT 基质的存在便于 VT 消融，如心内膜与心外膜途径的结合。造影剂增强 CMR 和造影剂增强 CT 在检测早期低灌注和晚期超增强部位的大小时是一致的。

此外，异常心肌的三维重建 CT 能够整合入临床标测系统，以显示具有异常解剖学、动力学和灌注参数的区域，进行基于基质的 VT 消融。

左心室入路

通常经股动脉入路至主动脉，后经主动脉逆行进入左心室。也可以选择房间隔入路，尽管这种方法进入整个左心室较为困难。也可以同时使用房间隔入路和经主动脉逆行方法。因此，当一种方法不能标测左心室的某一特定区域，则可以通过其他方法来标测。一旦进入左心室（或者进入左心室前）即应启动抗凝治疗（静脉注射肝素），将活化凝血时间（ACT）维持在 250～350 s。对于血栓风险高的电极阵列，ACT 应 ≥300 s。

严重动脉疾病、严重主动脉狭窄、主动脉机械瓣膜会阻止经主动脉逆行进入左心室。另一方面，机械二尖瓣会阻碍经心房进入左心室。此外，存在活动性血栓是心内膜导管消融的绝对禁忌证，此时应考虑心外膜入路。

血流动力学支持

心肌梗死后 VT 通常伴有血流动力学不稳定，这会阻碍详细拖带和激动标测技术。此外，反复发作短时间的不稳定性 VT 或长时间血流动力学耐受的心律失常都可能产生有害的累积效应，导致患者出现血流动力学不稳定、心肌缺血、心力衰竭和肾衰竭加重，影响患者的发病率和临床转归[82]。

在行 VT 射频消融的患者中，尤其是射血分数严重降低下或是先前存在严重心力衰竭，以及对诱发性 VT 且仅能轻度耐受的患者，循环支持可通过静脉应用多巴胺、多巴酚丁胺或去氧肾上腺素、主动脉内球囊反搏、体外膜肺氧合（ECMO）或者左心室辅助装置（Impella 微循环轴向血流泵，Abiomed，Danvers MA；TandemHeart，Cardiac Assist，Pittsburgh，PA，United States）来获得。此外，静脉注射普鲁卡因胺［以 50 mg/min 的速度注射最大负荷剂量 15 mg/kg，随后以 0.11 mg/(kg·min) 的速度持续输注］有助于减缓和稳定 VT 频率[82, 84]。

尽管主动脉内球囊泵在窦性心律时能增加舒张压，降低后负荷，但其在 VT 时不能提供显著的血流动力学支持。主动脉内球囊泵需要与心脏周期同步，这在快速室性心律失常时是不可行的。相反，在不稳定性 VT 时，临时经皮左心室辅助装置通常能够提供更大的血流动力学稳定性，维持心排血量并保证重要器官灌注[84]。当合并主动脉机械瓣膜或者左心室血栓导致使用经皮左心室辅助装置受限时，ECMO 有独特的优势[85]。

经皮左心室辅助装置除了可以减少术后发生急性心力衰竭的风险，还可以改善血流动力学支持，这样可使 VT 持续更长时间，因此可在 VT 时进行更详细的拖带和激动标测，最终通过消融终止更多的 VT。即使是血流动力学稳定的 VT，机械性血流动力学支持也有助于降低心腔内充盈压、室壁应力和心肌耗氧量，从而降低标测和消融过程中潜在的因多源性室速导致的心肌顿抑风险。

经皮左心室辅助装置已经成为围术期急性血流动力学失代偿或者标测和消融血流动力学不稳定的患者时的一种抢救措施。近期多个中心报道 VT 消融高危患者优先应用机械性血流动力学支持带来的潜在获益。围术期急性血流动力学失代偿的预测因素包括：高龄、缺血性心肌病、LVEF 严重降低、VT 电风暴、NYHA 心功能分级 Ⅲ～Ⅳ 级、慢性阻塞性肺疾病、糖尿病和全身麻醉[86]。然而，最近一些研究表明这并不意味着左心室辅助装置能提高短期手术成功率或长期维持无 VT。此外，应考虑应用这些辅助装置的多种潜在风险，包括与血管入路和血栓栓塞相关的并发症。因此，应选择性地使用这些装置，其潜在的风险应与个体患者标测和消融过程中预期的获益相平衡。尽管这些设备可对电解剖标测产生一定干扰，但这些干扰通常不会影响消融的成功[54, 84, 87]。

重要的是，在消融过程中应密切监测容量状态和流体平衡，尤其是在使用开放式灌注消融导管时。在一些患者中，应酌情应用利尿剂和低灌注率消融导管或闭合式灌注导管。选择房间隔入路进入左心室时，监测左心房压有助于评估容量状态。

电解剖标测

VT 标测的主要目的是明确 VT 的起源部位。心动过速的起源部位是产生 QRS 波电活动的来源。虽然这是一个局灶节律中脉冲形成的离散位点，但在大折返性 VT 中，它表示舒张通路（即从折返环的关键峡部）到心肌的出口而产生 QRS 波。在大折返性 VT 中，关键峡部通常由具有传导功能的心肌组织通道形成，通道被非传导组织包围（屏障），去极化波前必须通过这些组织传播以维持心动过速。这些屏障可以是解剖学障碍（如瘢痕区、二尖瓣环）或功能性障碍（仅在心动过速时表现，而不是窦性节律）（图 22.17）。

激动标测和拖带标测可用于识别 VT 的关键峡部并且指导消融。当诱发出多个 VT 时，建议将所有可标测的 VT 完全标测出并且作为靶点。然而，一些专家建议仅标测出有临床意义的 VT，特别是那些目标是减少 ICD 放电频率和提高生活质量的重病患者。如果可能，在电生理检查时回顾有临床意义的 VT 的 12 导联心电图非常重要。这些 VT 形态的相关信息有助于提示 VT 的出口部位，以帮助缩小详细标测的范围，特别是当 VT 伴血流动力学不稳定时。在植入 ICD 的患者中，VT 通常会立即终止，12 导联心电图通常无法记录到。但是，比较自发性 VT 和诱发性 VT 的心动过速周长和 ICD 心电图形态可能会有所帮助，特别是在试图进行有限消融和仅针对可疑的临床 VT 时。

然而，VT 环路的标测和关键峡部的识别往往具有挑战性，且需要重复诱发血流动力学稳定的 SMVT。峡部所在的异常瘢痕区通常很大，并包含干扰标测的伪峡部（旁观者）。虽然在大多数情况下 VT 峡部位于心内膜下，并且可以被消融，但在某些情况下，峡部甚至整个环路都位于心肌深处甚至是心外膜，无法从心内膜识别或消融。此外，多个隐匿性折返环频繁出现，致使多种不同的单形性 VT 出现在同一个患者。在一个区域的消融可以消除一个以上的 VT 或使其他部位的 VT 环路完好无损。

基质标测结合激动和拖带标测有助于鉴别正常窦性心律时的潜在折返环峡部，该部位可能成为 VT 时拖带和激动标测的靶点。当 SMVT 不能被重复诱发或血流动力学不稳定时，基质标测可成为指导消融的主要策略。这种方法可减少或消除在持续性 VT 时对标测的需要。

使用传统的标测技术很难想象心脏的三维结构，因为在透视指引下这些技术使用的记录电极数量有限。虽然导管可使用多个电极获取数据，但由于解剖结构无法精确定位，很难确定获取电生理数据的位置。腔内心电图不能与特定的心内膜位置准确对应也限制了摆动的导管头端放置在预先标测位置的可靠性。这会导致在需要建立长线性损伤来改良基质，以及存在多个峡部或通道时存在局限性。例如，无法对先前消融部位进行识别会增加重复消融的风险，也会增加遗漏新的消融部位的可能性。

因此，通常采用 CARTO（BiosenseWebster, Diamond Bar, CA, United States）、ESI-NavX（St. Jude Medical, St. Paul, MN, United States）或 Rhythmia（Boston Scientific, Cambridge, MA, United States）进行心肌梗死后 VT 的电解剖标测和消融。电解剖标测有助于准确描述 VT 折返环、VT 发作时的心室激动顺序、激动波前的快速可视化，以及慢传导通路的识别。这些系统还有助于定位消融导管、规划消融线和记录感兴趣区（如具有良好拖带或起搏标测结果的部位），然后精确地重新到达这些部位。此外，使用电解剖标测系统对心肌梗死后 VT 进行基于基质的标测和消融至关重要。

4 极标测-消融导管通常用于点对点标测。消融导管的电极 1~3（远端）和电极 2~4（近端）用于记录，电极 1~3 用于刺激。使用 20 极导管（PentaRay, Biosense-Webster）或微型篮状导管（Orion, Boston Scientific）有助于高密度标测[88-90]。

激动标测

心肌梗死后 VT 激动标测的主要目标是寻找具有跨舒张期的连续电活动或孤立的舒张中期电位的位点，其代表折返环的舒张期通路（关键峡部）。与局灶性心动过速不同，心动过速波群出现前 10~40 ms 的前收缩期电图不足以确定大折返性心动过速的消融靶点。

心肌梗死后 VT 的激动标测需要一些必要条件，包括电生理检查时可诱发 VT、VT 时血流动力学稳定（通常需要 VT 频率相对较慢）、VT 折返环稳定（即 VT 形态和心动过速周长固定）。如果心动过速不稳定（形态学或血流动力学），在某些情况下仍可进行标测，通过在每一个部位进行诱发获得资料后再终止 VT，假设重新诱发的是相同的 VT。此外，有时可以用抗心律失常药物使不能耐受的快速 VT 减慢从而能够进行标测。虽然抗心律失常药物可以减慢 VT，使 QRS 波增宽，但不改变激动顺序。尽管起源部位局部电位可增宽，但其与 QRS 波起始的关系不变。而且，如上文所述，静脉给予血管升压药和血流动力学支持装置可以允许不稳定性 VT 进行标测[82-84]。非持续性或不稳定性 VT 时，使用 20 极导管（PentaRay；2-6-2 mm 电极距离，1 mm 电极）、微型篮状导管（Orion）和非接触性标测有助于提供大量激动标测数据。

激动标测技术

在电解剖标测过程中，通常选取获得自心内膜（如右心室心尖部电图）或体表电极（如 VT 期间记录到的尖锐的剧烈正负向偏转的 QRS 波的体表心电图电极）记录到的形态学稳定并且标准的电图作为电参考。观测窗宽度通常调整到比 TCL 短约 20 ms。观测窗的中间部分与电参考或与心脏舒张中期的心电图一致。

逐点激动标测或高密度多电极或微型网篮状导管标测通过在目标区域心内膜上移动标测导管来采集局部电图形态和激动时间。首先应寻找心动过速起源的一般区域，即由体表心电图，以及术前影像学所标明的可能潜藏致心律失常基质的梗死区域（图 22.17）。

双极电图通常用于激动标测，因其能提供良好的信噪比，能更清楚地确定高频成分。相反，在瘢痕区域进行单极记录时电压很低、信噪比差，难以区分远场活动与局灶活动。当在陈旧性心肌梗死区域记录时，由于整个区域普遍存在 QS 电位，这种情况尤为突出。并且当全部 QS 电位电压较低和（或）被缓慢记录时，通常不可能选择快速的 dV/dt。因此，当 VT 与瘢痕相关时，单极电图的滤过设置通常会与双极电图的设置相当（30 ～ 300 Hz 或更高）。滤过可使信号变得清晰，然而，信号的电压通常很低。因此，双极记录是激动标测首选。滤过后的单极电图可用于确定大头电极（即消融电极）是否为双极电图的早期部分。

电参考与高频双极电图离开基线之时的间隔即为标测导管下每个心内膜位点的局部激动时间。首先寻找梗死区域，并通过存在低电压、舒张期电图或双电位的识别方法在这些区域附近获取更多数据位点，在心肌瘢痕区域，电极导管通常会记录多个在时间上分离的电位，其中一些是由相邻心肌的去极化引起的远场电位。因此，仔细审查所记录的电图并将激动时间对应于局部电图很重要。错误的激动时间对应会对整个激动标测产生误导。

心肌梗死产生的折返环路被认为是空间上最短的单向激动路径，激动在经历了整个标测激动时间（大于 TCL 的 90%）后返回到最初的位置（图 22.17）。使用标准四极导管时，贴靠至关重要。可以通过记录电极处的起搏阈值或阻抗来评估贴靠程度。使用 ICE 和压力导管也可以帮助确保导管充分贴靠[91]。

连续电活动

理论上，如果 VT 的机制是折返，则整个 VT 周长均应存在电活动。因此，在舒张期中应为小范围内缓慢传导且体表心电图无法记录到。VT 的发作取决于是否达到缓慢传导的关键程度，表现为跨舒张期的碎裂电位，VT 的维持与反复连续电活动有关，这种表现符合折返。

若在心肌梗死后 VT 时观察到连续电活动，则其均发生于正常窦性心律时有明显异常电图的位点（图 22.18）。然而，仅有 5% ～ 10% 的心肌梗死后 VT 采用常规设备进行详细标测可记录到连续舒张期电活动。能否记录到连续电活动取决于受累组织的空间和几何排列、导管的位置和电极的间距。因此仅在双极电极能记录到峡部时才可能记录到连续的舒张期电活动。如果记录到较长的峡部电位［即峡部大于导管的记录区域和（或）导管不能覆盖整个峡部］，将记录到非全舒张期电活动。对于这些 VT，在峡部记录到非全舒张期电活动，将导管移至临近部位可观察到舒张期桥（这些毗邻部位的电活动跨越整个舒张期）（图 22.19）。未记录到连续电活动并不少见，因为导管和术中 VT 标测显示，大多数心肌梗死后 VT 的舒张期通路长为 1 ～ 3 cm，宽为数毫米至 1 cm，环路面积可能超过 4 cm²。

记录到舒张期电活动的部位并不都是折返环的必要组成部分。有些部位可能仅反映迟发激动，而与 VT 关键峡部无关。分析这些电图对自发性或诱发性心动过速周长变化的反应在决定其与 VT 折返环关系方面起关键作用。贯穿舒张期的电信号不应视为是连续的。连续电活动与折返一致须具备以下表现：① VT 发作取决于连续电活动（即舒张期电图增宽，跨越整个舒张期）；② VT 的维持取决于连续电活动，故终止连续电活动（自发性或诱发性）而不影响 VT 时，可以排除这些连续电活动是维持 VT 所必需的；③所记录的连续舒张期电活动并不仅仅是持续时间等于舒张间期的宽电图，这一点可以通过分析在窦性心律时以心动过速周长进行起搏的局部电图来证实，如果起搏产生连续的舒张期电活动但无 VT 发作，则说明这种电活动没有机制上的意义；④应排除运

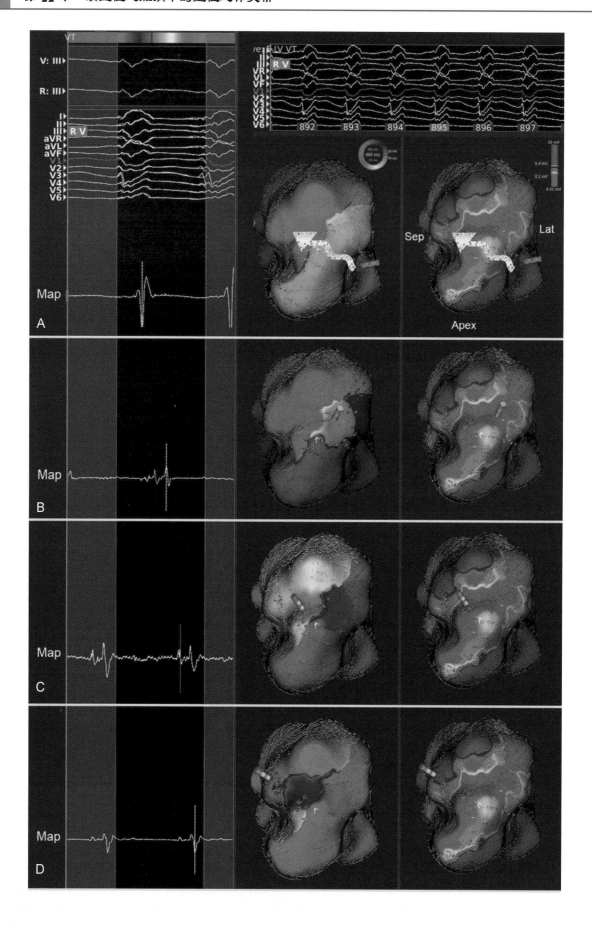

图 22.17　（见书后彩图）梗死后室性心动过速（VT）的电解剖激动和电压标测。一系列源自左心室（LV）前外侧区的 VT 的电解剖（心律失常）激动和电压标测。顶部面板窗口包括 QRS 波模板（左，白色），上面记录着 QRS 波（黄色），以及在 VT 期间的连续电图记录（右上）。面板 A 到 D 分别包括：①记录的含时间注释的局部电图（左）；②激动图（中），前传波前为红色，尾部为紫色，旋转电极图标表示被标注的局部电图的解剖位置；③电压图（右），旋转电极图标的位置与相应激动图中的位置相同。电压图上红色表示局部电图振幅＜0.1 mV；紫色表示电图振幅＞0.4 mV。A. 激动波前到达前外侧瘢痕的侧部，在 QRS 波末端发生局部电位。箭头表示舒张期波前传播的可能路径。B. 波前横向通过瘢痕传播；局部电图显示舒张中期碎裂的电位，可能与折返电路的舒张期通路相对应。C. 波前继续向瘢痕的间隔方向传播，相应的局部激动时间为舒张末期。D. 波前传播到达瘢痕边缘，此处的局部激活时间为收缩期前，可能表示出口位点。Lat，左心室侧壁；Sep，左心室间隔壁

动引起的伪信号（这一点很容易做到，因为这种电图仅可在梗死区域记录到，运动收缩正常的心室记录不到）；⑤连续的电活动应可在某一限定区域记录到；⑥如果可能，对记录到连续电活动的区域进行消融将终止 VT。

舒张中期电活动

孤立的舒张中期电位是指低振幅、高频率的舒张期电位，由等电位线将其与前后的心室电图分开（图 22.17）。不能与 VT 区分的孤立舒张中期电位可能是产生于缓慢传导区或关键峡部，后者为构成折返环的必要部分。距离舒张中期电位最近的最早收缩前电位最常用于确定 VT 折返环的峡部位点。然而，连续舒张期电活动或邻近部位的舒张期桥，或标测到分离的舒张期通路与折返环高度一致（图 22.18）。

在心肌梗死后折返性 VT 中，最早的收缩前电图均为异常，通常表现为碎裂或分裂电图，无论 VT 的 QRS 波形态或峡部位置如何。因此，标测到正常的收缩前双极电图（振幅＞3 mV，时限＜70 ms），应尽

快进一步寻找更早的电活动。心肌梗死后 VT 的最早电图常常具有舒张和收缩两种成分，代表被瘢痕组织分离的不同组织位点的激动（图 22.11）。详细标测一般可以发现一个以上部位的舒张期电位。因此，必须确定所记录的舒张部位即是最早激动的部位。这可以通过假定最早激动位点的周围部位的激动晚于该点来证实。如果在详细标测后，最早记录的部位不是在收缩期前至少 50 ms，则提示标测不够全面（常见原因）或者 VT 峡部位于心内膜下深层、心肌中层，甚至可能是心外膜下。

重要的是要认识到，舒张中期电活动位点也可能是与 VT 环无关的较大面积异常缓慢传导区的组成部分（即盲端通路），可以在附着于峡部的旁观者位点被记录到。因此无论出现在舒张期的何时（早期、中期或晚期），单凭 VT 发作时在舒张期出现收缩前电图都不能确定其与 VT 机制一定相关。必须要证实该电图与 VT 不可分离，且是维持 VT 所必需的。这可以通过在心动过速周长自发性或诱发性变化时，该电图（无论出现在舒张期何处）与随后的 QRS 波（而不是之前的 QRS 波）保持固定的关系来证明。

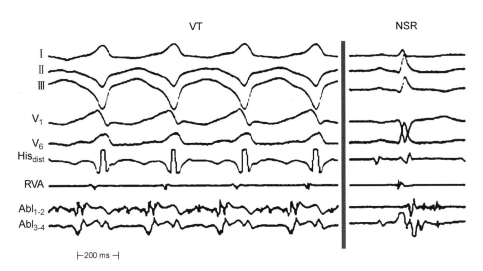

图 22.18　折返性室性心动过速（VT）期间连续的舒张期电活动。图示可见 VT 时远端消融记录的几乎连续的电活动。窦性心律下（右图），电图非常碎裂，持续时间比体表心电图上 QRS 波长。NSR，正常窦性心律；His_{dist}，希氏束远端；RVA，右心室心尖部；Abl，消融电极

一般来说，心肌梗死后 VT 出口部位的局部激动早于体表 QRS 波起始的 40～80 ms（图 22.17）。局部激动早于 QRS 波＜20 ms 的部位被认为是"后出口"部位。在有收缩前电位的部位，近场舒张期和远场收缩期电位之间的时间间隔可以帮助确认这些收缩前电位是否真正代表 VT 环路的出口或仅是旁观者部位。时间间隔短（大约 25 ms）提示收缩前电位是出口部位，而更长的时间间隔可能是旁观者部位，也可能是峡部内更近端的部位[92]。

激动标测的局限性

在电生理室中进行标准的经导管心内膜标测受心脏内放置的电极数量、大小和类型的限制。因为这些方法不能覆盖大面积的心内膜表面，需逐点放置导管标测心律失常的起源及其相邻区域的激动顺序，费时费力。

移动位点标测能否成功取决于逐点标测的激动顺序是否稳定及患者对持续性心律失常的耐受能力。因此电生理检查中 VT 诱发不佳、VT 时血流动力学不稳定，以及 VT 形态不固定时难以完成激动标测。

尽管激动标测足以确定局灶性心动过速的起源，但在确定大折返性心动过速的关键峡部方面存在缺陷，这些病例需要使用辅助标测方法（如拖带标测、起搏标测）。

拖带标测

对折返环内多个位点进行局灶消融可能无法消除 VT。消除 VT 需要消融由两侧屏障包绕的关键峡部，因为它是折返环的关键部位。由于折返环包含关键峡部以外的部位，故仅消融这些外部位点不能消除 VT。拖带标测可用于证实折返性 VT 时记录到舒张期电位的位点（无论其发生在舒张期的何处、位置，以及 VT 发作时形态如何）是否为 VT 环的组成部分，这有助于在可能消除 VT 的区域集中消融（图 22.16）。

拖带标测的技术

拖带标测是针对那些由其他标测技术（如激动标测和起搏标测）识别的与折返环路相关的部位。这些部位包括慢传导组织（表现为碎裂电位）、有舒张中期电活动的部位，或在起搏刺激和夺获体表心电图波之间的延迟显示部位。

拖带标测的前提时在同一部位既可以起搏刺激又

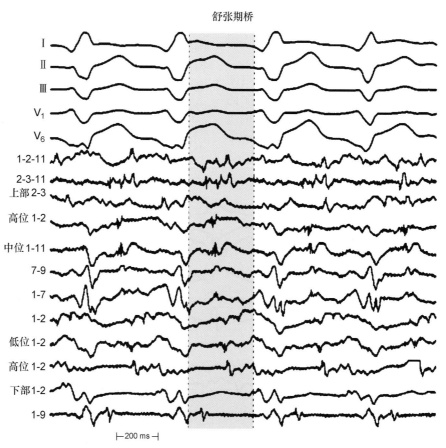

图 22.19　折返性室性心动过速（VT）期间的舒张期桥。图示为 VT 时围绕左心室心尖区多个位点标测的汇集。阴影部分为舒张期，显示激动从舒张早期到中期最后到晚期逐渐演变

可以进行记录（如 2-5-2 mm 间距导管，从 2、4 极记录，从 1、3 极刺激）。开始起搏时的起搏周长一般比心动过速周长稍短（10 ～ 30 ms），起搏需要足够的时间才能产生拖带，短阵起搏通常无效。

每次起搏终止后，应在证实是否产生拖带，拖带的标准见上文（图 5.17 和图 5.19）。仅出现心动过速随起搏频率的增加而加速，且起搏终止后有恢复原来的心动过速不能证实存在拖带。如果不能证实存在拖带，评估起搏后间期（PPI）或其他标准没有意义。此外，在同一次起搏中，未出现心动过速的终止和再次诱发也很重要。

一旦证实存在拖带，应采用多个标准来显示起搏部位和折返环的关系。第一个标准为隐匿性融合。拖带伴隐匿性融合提示起搏位点位于或邻近折返环的保护性峡部。但该部位是折返环的关键峡部还是旁观者，还需要其他标准评估，主要通过比较 PPI 与心动过速周长、刺激–出口间期和电图–出口间期来明确。而且，刺激–出口间期与周长的比值能够提供有关折返环舒张期通路起搏位点定位的信息。长刺激–出口间期（心动过速周长的 51% ～ 70%）、中刺激–出口间期（心动过速周长的 31% ～ 50%）、短刺激–出口间期（≤心动过速周长的 30%）在起搏时分别从折返环入口、中心峡部、和出口获得。不同部位起搏拖带的特点列于框 22.2（图 22.20 和图 5.16）[72]。

拖带伴隐匿性融合

拖带伴顺向夺获，且 12 导联体表心电图上 QRS 波与心动过速 QRS 波相同时被定义为拖带伴隐匿性融合（有时也被称为"隐匿性拖带"或"精确拖带"），它提示该起搏部位在构成折返环舒张期通路的保护性峡部的内部，或附着于峡部，或在峡部

框 22.2　折返性心动过速的拖带标测

在室性心动过速环路以外的部位进行起搏
- 体表心电图和（或）心内电图记录到显性融合波
- PPI －心动过速周长 > 30 ms
- S-QRS 间期 > 局部电图至 QRS 波之间的间期

在保护性峡部以外的室性心动过速环内部起搏
- 体表心电图和（或）心内电图记录到显著的融合波
- PPI －心动过速周长 < 30 ms
- S-QRS 间期 = 局部电图至 QRS 波之间的间期

在室性心动过速环以外的保护性峡部起搏
- 隐匿性融合
- PPI －心动过速周长 > 30 ms
- S-QRS 间期 > 局部电图至 QRS 波之间的间期

在室性心动过速环内的保护性峡部起搏
- 隐匿性融合
- PPI －心动过速周长 < 30 ms
- S-QRS 间期 = 局部电图至 QRS 波之间的间期（±20 ms）

ECG，心电图；PPI，起搏后间期；S，刺激；TCL，心动过速周长；VT，室性心动过速

入口处（图 22.16 和图 22.21）。然而，拖带伴隐匿性融合在确定有效消融位点方面的阳性预测值只有 50% ～ 60%，这表明拖带伴隐匿性融合常可发生于维持折返的非关键位点（即旁观者通路），如盲径、替代通路或内环。即使这些位点是在折返环关键峡部内，若病变很小而无法完全阻断环路时，消融也会失败。拖带伴隐匿性融合结合其他标测标准有助于增加识别出有效 VT 消融位点的可能性（表 22.3）。

① PPI 等于心动过速周长（±30 ms）。

② 电图 -QRS 间期等于 S-QRS 间期（这项标准使

表 22.3　隐匿性拖带相关的标测标准确定有效消融靶点的敏感性、特异性和预测价值

标测标准	敏感性（%）	特异性（10%）	阳性预测值（%）	阴性预测值（%）
隐匿性拖带	—	—	54	—
IMDP				
全部	40	76	67	53
与 VT 不可分	32	95	89	54
PPI = VT CL	58	19	45	29
S-QRS/VT CL < 0.7	96	52	71	92
S-QRS = EGM QRS				
除外 IMDP	32	86	73	51
包括 IMDP	56	86	82	62

EGM，电图；IMDP，孤立舒张中期电位；PPI，起搏后间期；S-QRS，刺激到 QRS 间期；TCL，心动过速周长；VT，室性心动过速

有效消融位点的阳性预测值增加至大约 80%）。

③ S-QRS 间期与心动过速周长比值 < 70%（这项标准使有效消融位点的阳性预测值增加至大约 70%）。

④与 VT 不可分离的孤立舒张中期电位（这项标准使有效消融位点的阳性预测值增加至大约 90%）。

起搏后间期

PPI 是指从最后一个拖带心动过速的起搏刺激到下一个非起搏记录电图的时限（图 22.16）。无论起搏激动长度如何，当 VT 的拖带在同一位点时，PPI 保持相对稳定。这与自律性心律失常的超速抑制不同，后者与超速起搏刺激的时间逐渐延长所致的第一次心动过速恢复周期的进行性延迟有关。

评估 PPI 有助于将早期收缩前电活动与晚期舒张电活动分开，后者可能与心动过速环路无关（图 22.21）。在折返环内的部位进行拖带时，最后刺激的顺传波前通过折返环路传导，并沿与折返环波前相同的路径回到起搏位点。需要的传导时间即为通过环路的时间。因此，从起搏位点测得的 PPI 应等于心动过速周长（±30 ms）。在远离环路的部位，刺激波前传播至环路中，然后通过环路传导，最后回到起搏位点。因此，PPI 应该等于心动过速周长加上刺激从起搏位点传导至环路并从环路传回所需的时间（图 22.20）。PPI 和心动过速周长之间的差距越大，起搏位点和折返环之间的传导时间越长。在以同一起搏周长反复拖带时，PPI 与 TCL 的差值有很高的可重复性[72, 93]。

PPI 应该测量至代表起搏部位组织除极的近场电位（图 22.18 和图 22.24）。在对心肌梗死相关性 VT 进行标测时，远场电位（由邻近心肌组织的除极引起）很常见，且会混淆对 PPI 的判读。PPI 测量时，测量至远场电位可引起误差，误差大小与起搏位点和远场电位起源之间的传导时间有关（图 22.22）。当 PPI 短于心动过速周长时，用来测量的电位很可能是远场电位。分析拖带期间记录的电位可以识别远场电位，故可将远场电位从激动标测和 PPI 测量中排除，从而提高标测瘢痕相关心律失常的准确性。刺激伪迹可掩盖刺激位点产生的电位（即近场电位）。因此，局部电位会在起搏间期消失，而在最后的拖带 QRS 波后再现。另一方面，远场电位通常显著落后于起搏刺激，在起搏间期可见，在拖带间期不受干扰（图 22.22）。远场电位可随着起搏频率而加速，但与心动过速期间的电位相比，形态不发生改变。远场电位通常比下一个刺激提前一个短的间期，以致下一个刺激

发放时，产生远场电位的组织可能已进入不应期。因此，刺激不能直接使产生远场电位的组织除极。在远场电位处射频消融无效进一步证实了这些电位离远端记录电极较远[69, 94-95]。

PPI 与心动过速周长之差（PPT － TCL）的有效性基于一个假设——所记录的电图代表起搏位点的除极。理想状况下，用于刺激的标测导管电极同时用于记录电图，但这有时存在困难。起搏时产生的电噪声可掩盖刺激电极处的电图，而且很多记录系统不能在起搏位点记录电图。当刺激伪迹使起搏位点的电图无法辨别时，分析近场电位出现的时间与其对应的心内电图或体表心电图波之间的关系，可用于测量 PPI。合理的替代方法是用邻近起搏电极（即标测导管的近端电极）所记录的电图来计算 PPI，如果这样的电图也存在于远端电极记录中。但这种方法也可能引起误差，特别是近端记录位点未出现起搏位点的局部低振幅电图时。更准确的方法是从传导时间来评估 PPI － TCL 值，通过测量能拖带心动过速的最后一个起搏刺激信号到刺激后的第二个心搏（第 N ＋ 1 个心搏）之间的传导时间，将此间期与随后任一心搏时起搏部位的电图时间进行比较（图 22.23）。此外，缓慢传导区的递减传导特性使 PPI 呈频率依赖性延长，也可产生误差[94-95]。

电图 -QRS 间期与刺激信号 -QRS 间期

与 PPI-TCL 法的方式类似（图 5.16），这一标准也有助于区分缓慢传导区域的关键部分和盲径或非关键性的备用路径（旁路）。电图 -QRS 间期等于 S-QRS 间期（±20 ms）时表明起搏位点位于折返环中，排除了该部位是附着于环路的盲端旁路的可能（图 22.21 和图 22.22）。

在折返性心动过速拖带期间，起搏刺激与 QRS 波起点之间的间期反映了从起搏位点到折返环出口的传导时间（S-QRS 间期），无论起搏位点在折返环内还是环外。这是因为激动从起搏位点开始依次传播到环路出口部位。由于环路外的心肌是由起搏刺激直接激动的，因此，从外部环路和远处旁路处起搏使得刺激到出口之间的间期非常短。相反，从受保护的位置起搏会产生更长的 S-QRS 间期，例如折返环的舒张期通路（峡部），或附着的旁路或内环部位（与环路的峡部相连并共用同样的出口），这反映出从起搏位点通过受保护路径到环路出口的传导时间。

另一方面，在心动过速期间，在指定标测位点和环路出口的局部电图之间的间期（电图 -QRS 间期）

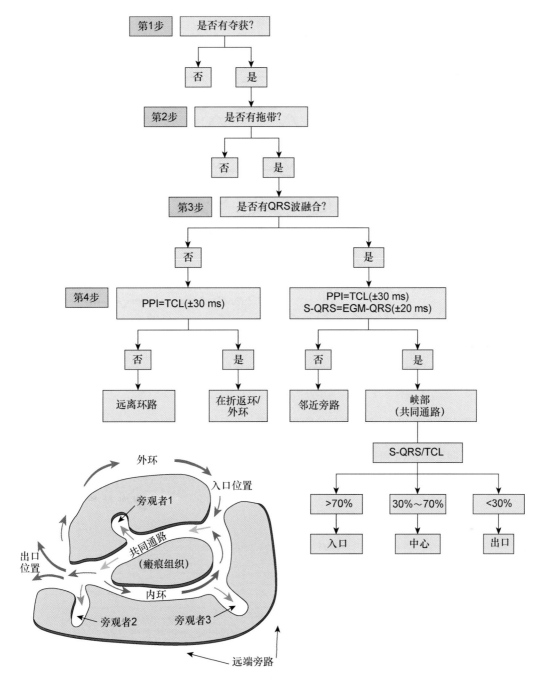

图 22.20　心室心动过速拖带的流程图。附图为大折返性室性心动过速环路的示意图，显示了一个共同的舒张期通路（关键峡部）、入口和出口、内环和外环，以及三个位置的旁观者终端。EGM，电图；PPI，起搏后间期；S，刺激；TCL，心动过速周长

可以反映这两个位点之间的真实传导时间，如果按顺序激活（当标测位点正位于折返环内时）这两个位点的话，或者，如果同时激活这两个位点（当标测位点位于折返环外时），则此间期可能比真实的传导时间短[69, 72]。因此，当沿着折返环的舒张期通路进行标测时，随着标测导管从入口向中心峡部再到环路出口依次移动，电图-QRS 间期逐渐变短。峡部的电图通常是碎裂的且振幅较小，并在舒张期发生，导致舒张早期（入口），舒张中期（中心）和舒张晚期/前收

缩期（出口）电位。相反，位于与峡部相连的旁路的标测位点与出口同时被激活，从而缩短了电图-QRS 间期（即"伪间期"，并不代表两个位置之间的真实传导时间）。

由于舒张期电图对峡部并非特异并且可以从旁路处记录，因此，将拖带过程中的 S-QRS 间期与心动过速时的电图-QRS 间期（在起搏位点测量）相比较，有助于将峡部与附着旁路、内环区分开来。在峡部，心动过速和拖带期间从上述部位到环路出口的激

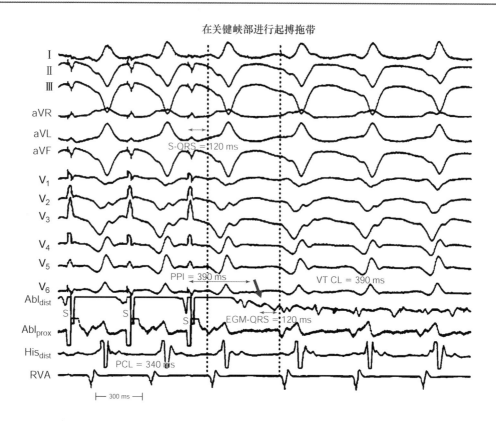

图 22.21 心肌梗死后室性心动过速（VT）时从关键峡部进行拖带。在起搏部位存在舒张中期电位（箭头）。虚线代表 QRS 波起点。每一刺激波群与右图显示的 VT 波相同（拖带伴隐匿性融合）。出现这种情况时，如果起搏的 S-QRS 间期等于 VT 时的电图 -QRS 间期，而且起搏后间期等于 VT 周长，则提示起搏来源于保护性舒张期通道。在此部位进行射频消融 4 s 即可终止 VT。PCL，起搏周长；Abl$_{prox}$，消融电极近端；EGM，电图；Abl$_{dist}$，消融电极远端；His$_{dist}$，希氏束远端；RVA，右心室心尖部

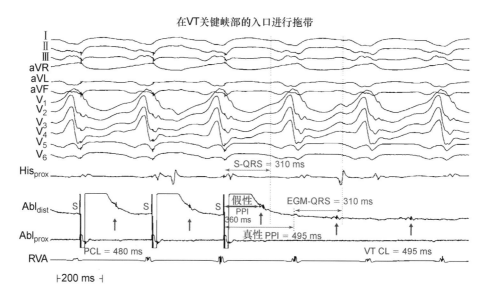

图 22.22 心肌梗死后室性心动过速（VT）期间在有收缩期和舒张晚期（箭头）电位的部位进行拖带。刺激（S）可以拖带室性心动过速，产生相同的 QRS 波（隐匿性融合）和非常长的 S-QRS 间期，提示起搏部位在保护性峡部的入口。该部位存在尖峰电图（箭头），且随着起搏周长（PCL）加速，表明产生该电位的组织不是由起搏刺激直接除极的，因此是远场电位。从最后一次刺激测量至远场电位的起搏后间期（PPI）可产生假性缩短。起搏期间局部电位（灰色箭头）无法识别，与直接夺获一致，但在最后一次刺激后重新出现。真正 PPI 的测量是从最后一次刺激至这种局部电位的间期。Abl$_{dist}$，消融电极远端；Abl$_{prox}$，消融电极近端；CL，周长；EGM，电图；His$_{prox}$，希氏束近端；PCL，起搏周长；PPI，起搏后间期；RVA，右心室心尖部

动遵循着相同的途径。相反，附着旁路和内环与出口部位在心动过速期间同时激活，但在拖带期间依次激活，导致电图 -QRS 间期明显短于（大于 20 ms）S-QRS 间期。另一方面，在任何指定的起搏位点，电图 -QRS 间期等于 S±QRS 间期（±20 ms）表示起搏位点位于折返环内，并且除外了连接到环路的末端路径的可能（如不是旁路）。

　　这种方法需要刺激的顺向波前与心动过速波前二者从环路传出的位点相同（即拖带伴隐匿性融合）。任何程度的 QRS 波融合波均表明刺激波前可能是从另一路径传出的，此时这种分析无效。然而，QRS 波融合在 22% 以下时，通常难以发现 QRS 波融合，这是使用 S-QRS 方法的主要局限性[71]。为了避免这一局限性，建议对 S-QRS 法进行改良，测量至第二个心搏的 S-QRS 间期，因为此时波前来自于心动过速环路，肯定没有融合。在起搏刺激期间或紧跟在起搏

刺激之后记录的 QRS 波和电图分别被称为 QRS（N）和电图（N），随后的 QRS 和电图分别被定义为 QRS（N＋1）和电图（N＋1）。依此类推，S-QRS（N＋1）间期和电图（N＋1）—QRS（N＋2）间期也可如此定义；这两个间期之间的差异被定义为第 N＋1 差异。因为拖带时 S-QRS（N＋1）间期不受起搏间期 QRS 波融合的影响，所以远离起搏部位的心内电图也可能替代 QRS 波起点用作时间参考。通常，采用心内膜记录作为基准点，因为它更精确，使用起来更方便。

　　在拖带伴隐匿性融合的部位进行消融时，结合 S-QRS 标准，成功消融的阳性预测值可增加到 80%（表 22.3）。但折返环内部位点的电图 -QRS 间期可能不等于 S-QRS 间期。有几个因素可以解释这一点。缓慢传导区的递减传导特性可能会导致起搏时 S-QRS 间期延长，病变组织区域的刺激潜伏期也可以解释 S-QRS 间期长于电图 -QRS 间期；此外，记录电

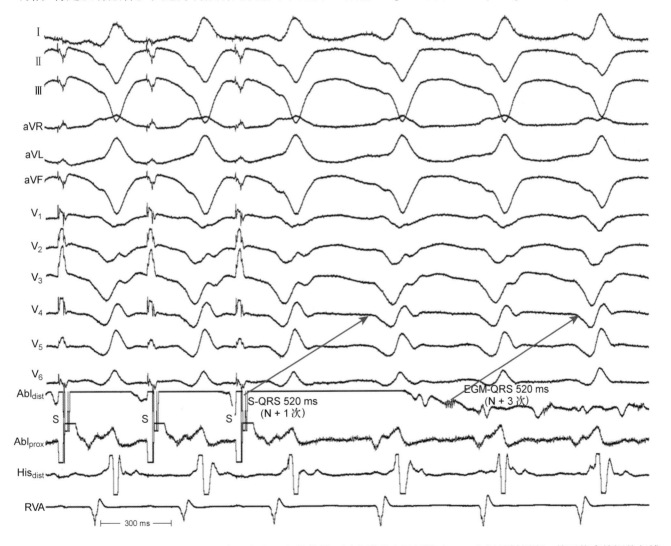

图 22.23　"N ＋ 1" 法则。图示为室性心动过速（VT）的拖带。因为消融电极远端（Abl_dist）记录被浸润，故不能直接评价起搏后周期。从刺激（S）到下一次 VT（"N ＋ 1"）的间期可与从再次可见的电图到下一次 VT（此例为 "N ＋ 1"）比较。如果这两个间期差值小于 20 ms，刺激部位很可能在折返环中

极没有检测到起搏部位的低幅除极也是 S-QRS 和电图 -QRS 间期不一致的原因（图 22.24）[72]。

S-QRS 间期与心动过速周长的比值

一些研究者提议可通过左心室不同位点的超速起搏来识别折返环内的关键缓慢传导区，如果从左心室起搏到心肌梗死瘢痕出口的传导时间延长，也就是 S-QRS 间期延长，则表明起搏点在关键区。虽然折返环必备的缓慢传导部位可以表现为这种方式，但仅存在 S-QRS 间期的传导延长并不能证明缓慢传导是折返环通路的一部分。梗死区内的多个区域可出现碎裂或异常电图及兴奋性的降低，它们都与 S-QRS 间期的增加有关，但可能与 VT 环路本身无关。

其他研究者根据拖带时是否存在刺激至局部电图时间的延长来确认通道是否包含缓慢传导。这同样不能证明记录部位的电图与 VT 有关，因为参与顺钟向夺获该电图的缓慢传导可在折返环内，也可能在折返环外。实际上，无论心电图何时发生融合，环路外的一些电图（即 VT 波前的一部分离开出口后被激动）将被顺向激动，满足拖带所需的条件。同样，在该顺向拖带的电图之前发生阻滞使 VT 终止并不意味着它是环路的关键部分。

另一方面，拖带伴隐匿性融合时，S-QRS 间期可大致提示起搏位点相对于折返环出口的位置。短S-QRS 间期（小于心动过速周长的 30%）提示位点靠近出口。长 S-QRS 间期（超过心动过速周长的 70%）提示为旁观者部位，而不是关键峡部。因此，在显示拖带伴隐匿性融合的部位，如果 S-QRS 间期 / 心动过速周长 ≤ 0.7，则提示该部位在折返环的共同通路（峡部）内，而 S-QRS 间期 / 心动过速周长 ≥ 0.7，则认为该部位位于共同通路之外（图 22.20）。采用S-QRS 间期 / 心动过速周长 ≤ 0.7 这一标准，可将拖带伴隐匿性融合的阳性预测值提高到 70% 左右。而且，这一标准的阴性预测值是 92%，表明在 S-QRS 间期 / 心动过速周长 > 0.7 时，在拖带伴隐匿性融合的部位进行消融不可能成功（表 22.3）。

拖带标测的局限性

拖带标测有一些局限性。拖带需要存在形态和周长稳定的、可持续的、血流动力学耐受良好的心动过速。此外，超速起搏会导致心动过速终止、加速或转变为另一种心动过速，使后续标测变得困难。另外，拖带标测需要从同一区域起搏并记录。通常是标测导管的电极 1 和 3 起搏，电极 2 和 4 记录。但是，这种技术本身存在不足。电极 2 和 4 记录的区域与电极 1 和 3 相比存在着细微差异，但电极 1 和 3 的刺激位点与电极 2 和 4 记录的电图之间的关联也存在差异（如分别在记录位置的近端或远端时）。而且，受起搏刺

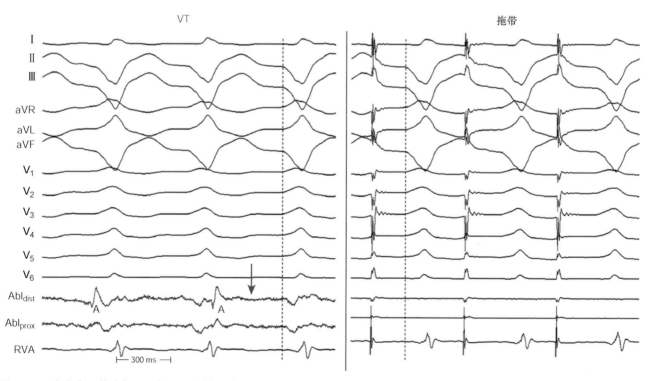

图 22.24 发生在下基底部心肌梗死后室性心动过速（VT）但未被记录到电图的夺获。左图为远端消融电极（Abl_dist）记录未发现明确舒张期电活动的 VT。然而，在此部位刺激容易夺获心室。VT 的时间与起搏时刺激至 QRS 波的间期相同（箭头）。A，心房记录；Abl_prox，消融电极近端；RVA，右心室心尖部

激影响的总面积可能会超过局部面积，特别是当刺激需要大电流（大于 10 mA）时，除了起搏伪迹会掩盖夺获的局部电图的早期部分之外[94]。

起搏标测

在心肌梗死后 VT 中，起搏标测仅用作定位 VT 环路的一种可靠方法。它可用于确定 VT 环路的推测出口或峡部区域，但其特异性和敏感性不足以单独指导消融。当其他标测技术不适用时，起搏标测也可以与基质标测结合使用，以此指导消融部位[96]。

起搏标测技术

VT 终止后，在可能的峡部进行窦性心律下起搏标测（通过 VT 时激动和拖带标测确定）。可以使用双极或单极起搏；但是，最好使用来自标测导管远端电极（阴极）和下腔静脉内的电极（IVC；阳极）的单极刺激（10 mA，2 ms）进行起搏标测。尽管双极起搏产生的刺激信号更小，但仍有可能在近端环形电极和尖端电极处夺获，这可能会降低准确性，尤其是在使用较大的电极间距离（8～10 mm）和高电流强度时（图 22.25）。起搏输出稍高于阈值时可能会改善准确性。PCL 通常在 500～700 ms 范围内，频率快于窦性心律而慢于诱发 VT 的频率。

将所得的 12 导联心电图形态与 VT 比较。应以在相同增益和滤过设置以及 100 mm/s 的走纸速度下记录心电图。分屏展示通常很有帮助，在一个屏中显示目标 VT，将其与另一屏中起搏的全 12 导联 QRS 波进行比较，并与打印出的标准 12 导联心电图两两比较。同样，目前在某些记录和电解剖标测系统中也可以使用自动起搏标测匹配（图 5.25 和图 5.26）。起搏和心动过速时的 QRS 波形态越一致，导管就越靠近 VT 峡部的出口区（图 5.24）。

评估 S-QRS 也很有价值。在 12 导联心电图上测量至最早的 QRS 波起点即可得到 S-QRS 间期。确认那些起搏 QRS 波形态与初始峡部相同但 S-QRS 延迟各不相同的点，通过这种方式可尝试追踪 VT 峡部的路线（图 5.16、图 5.23 和图 22.20）。

起搏与室性心动过速时 QRS 波的形态

当心室激动起源于一个点样起源时（例如在局灶 VT 或电极导管起搏期间），体表心电图记录的 QRS 波形态取决于心室激动顺序，后者在很大程度上取决于心室除极的起始位点。分析多导联心电图特异性的 QRS 波形态，可以估计起搏位点的位置至数平方厘米的范围（图 5.24）。因此，在结构正常的心脏，比较

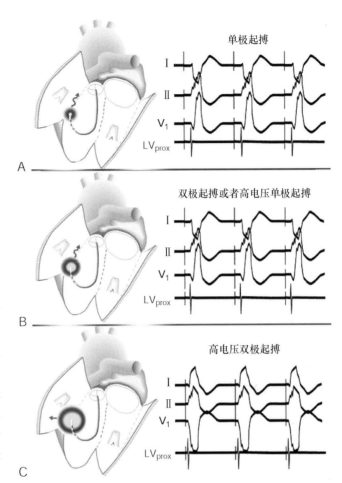

图 22.25　在瘢痕心肌进行双极和高电压刺激对起搏 QRS 波的影响。图示为在左心室前间隔瘢痕组织内的一个部位进行刺激的导管。A. 低电压单极起搏，被夺获的区域相对小，导致 S-QRS 间期长，因为激动必须通过瘢痕区传导，直至遇到足够心肌组织才能产生 QRS 波。B. 双极或高电压单极起搏可夺获更大的区域，导致 S-QRS 波更短，但由于使用同样的通路，QRS 波形态与低电压单极起搏相同。C. 高电压双极起搏夺获更大区域，可直接激活正常心肌，绕过瘢痕组织中的缓慢传导区。因此，尽管在同一部位起搏，S-QRS 非常短，QRS 波形态与以前不同

起搏与 VT 的 QRS 波形态对于定位小的心律失常局灶特别有用（如特发性 RVOT、VT）。

另一方面，愈合的梗死瘢痕内的折返环路通常超过数平方厘米且形态多样。许多环路中，兴奋波前沿瘢痕内的存活心肌环行，标准体表心电图无法识别心肌的除极。当折返波前从瘢痕区传出并在心室内传播时，可记录到 QRS 波。因此，窦性心律时在 VT 环路附近起搏产生的 QRS 波形态取决于起搏波前离开瘢痕区去激活更广泛心肌的位置。起搏期间 12 导联 QRS 波形态与 VT 时的形态相匹配，这表明接近 VT 折返环路的出口或峡部（图 5.23）。在更靠近峡部的部位进行起搏标测也应该产生一个相似的 QRS 波，

但 S-QRS 间期应更长。随着起搏位点沿峡部移动，起搏部位离出口越远，S-QRS 间期也越来越长（图5.23）。相反，在离 VT 峡部入口较近的部位起搏标测时，通常会观察到不合适的起搏图。如上所述，使用全 12 导联心电图比较起搏和 VT 的形态至关重要。

然而需认识到，在心肌梗死相关 VT 消融引导中，起搏标测作用甚微。即使在 VT 峡部附近起搏时，也可以观察到与 VT 形态不同的起搏 QRS 波形态；当在非最佳消融靶点的旁路部位起搏时，可以观察到匹配的起搏和 VT 形态[96]。

起搏标测时的 S-QRS 间期

在正常心肌起搏 S-QRS 间期 < 40 ms。较长的 S-QRS 间期表明起搏位点位于保护区内，使得起搏波前在瘢痕内缓慢传播，然后从远端瘢痕边界离开去激动更广泛的心肌，以此形成了心肌夺获到体表 QRS 波起点之间的延迟。这些位点通常与窦性心律期间异常的碎裂电图有关。在心肌梗死相关性 VT 中，S-QRS 间期延迟较长的起搏部位可能为传导缓慢的通路，这些通路穿过密集的瘢痕区并可能构成 VT 峡部。但是，尽管这些部位通常位于临床 VT 潜在的峡部附近，它们可能是折返环的一部分（关键峡部），或可能只是旁路（图 5.16 和图 5.18），还需要用其他标测方法来确认此类位点在临床 VT 环路中的作用。用电解剖标测系统建立一个延迟图来显示 S-QRS 延迟区的图形法，对窦性心律期间起搏位点的初始筛选也有帮助（图 5.23）。

窦性心律期间，在解剖标测图上进行起搏标测时，可以结合 QRS 波形态和 S-QRS 延迟来定位 VT 折返环的峡部。折返环出口很可能位于梗死边缘区并靠近正常心肌，即便它是理想的消融靶点，在正常窦性心律时进行起搏标测一般没有延迟。长 S-QRS 的部位可能在峡部的更近端，这些部位的起搏波前很可能逆向传出折返环，产生不同于 VT 的 QRS 波（图5.23）。起搏标测时 S-QRS 间期延长的部位往往与折返环部位的其他标志有关。然而这种标测指导可能有一定局限性。在起搏标测时，大约 25% 的折返环位点的 S-QRS 间期是短的，而 20% 以上 S-QRS 间期延长的位点不在折返环中。

起搏标测的局限性

在心肌梗死相关性 VT 中，起搏标测识别 VT 环路的关键峡部的能力很有限。与 VT 不同的起搏 QRS 波形态不能准确提示起搏位点远离折返环。事实上，在标测确定的已知峡部起搏时，常常不能获得相似或几乎相同的 QRS 波形态。

VT 期间，波前在折返环内沿一个方向（即顺向）传播。同样，对关键峡部内起源的心动过速进行拖带期间，起搏的波前沿 VT 峡部顺向传播，与先前的心动过速波前相撞并阻止其逆向传播，导致拖带的 QRS 波形态与 VT 相同。相反，窦性心律下进行起搏标测时（当不存在沿 VT 峡部传播的顺向波前时），起搏的波前（即使从关键峡部起搏）可能至少沿两个方向传播：顺向和逆向（相对于 VT 的传播方向），从而由不同部位离开瘢痕区，导致不同的 QRS 波形态。该激动方式在起搏标测中可能有所不同，取决于起搏位点与关键峡部入口和出口的接近程度。近入口处起搏期间，在顺向波前抵达出口之前，受刺激的逆向波前在入口处离开受保护的峡部。因此主要由逆向波前导致心肌激动，产生的 QRS 波形态与 VT 大不相同（图 5.23）。如果顺向波前抵达出口，就产生了逆向和顺向波前共同除极的融合 QRS 波[96]。

同时，VT 而非窦性心律时存在的功能性传导阻滞进一步限制了起搏标测的价值。功能阻滞用于定义可折返的传导保护通路至关重要。窦性心律下进行起搏标测时，这一阻滞可能会变化或消失，因此，起搏的波前（即便在关键峡部起搏）可能不会遵循与 VT 波前相同的路径（图 22.26）。通常以比 VT 慢的速率进行起搏标测，以避免在标测过程中诱发 VT，这可以减少功能阻滞的发生。

此外，电流的传播区域，特别是相对难兴奋的组织需要大电流的区域，可能通过夺获更远的（即远场）组织来影响随后的心室激动。

这提示在受保护的峡部起搏，其中低输出起搏仅能夺获峡部，而高输出起搏会夺获峡部和远场组织，导致不同的 QRS 波形态和 S-QRS 间期（图 22.27）。

另一方面，窦性心律时从与折返环相连但不在折返环内的位点起搏，有时会产生与 VT 相同的 QRS 波形态，因为只要在受保护峡部的入口和出口之间进行起搏，刺激的波前会自然遵循与 VT 相同的激动通路。尽管此方法可能识别无关的内环、相邻的旁路位点和所需的峡部位点，但它仍有助于大致识别 VT 环路区域。

与 VT 相似的起搏图最多也只能识别出正常心肌的出口部位，可能离消融所需的环路关键位点较远。因此，起搏标测仅是局灶折返性室性心动过速的一种佐证方法。

基础心律时的基质标测

基质标测用于描述梗死的心肌和其中支持 VT 折返的瘢痕心肌（称传导通路）。传导通路是指在致密

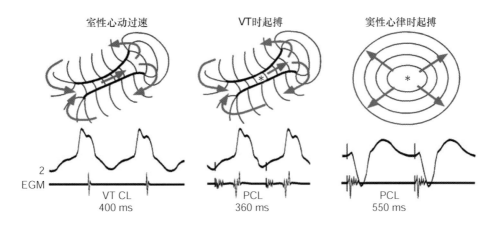

图 22.26　室性心动过速（VT）时的功能性阻滞。左图，VT 通过线性阻滞维持的舒张期通道传播。中图，由于线性阻滞，VT 时舒张期通道（黑色箭头）内的起搏传播方式与 VT 相同。右图，如果 VT 时线性阻滞是功能性而不是解剖性的，窦性心律时在同一部位起搏导致完全不同的激动方式和 QRS 波。CL，周长；EGM，心内电图；PCL，起搏周长

纤维化区域内孤立的存活心肌束。这些肌束传导缓慢、具有多向传导性，形成低振幅、多极、碎裂的双极电图。此外，当这些肌束在瘢痕深部形成孤立区域时，局部激动比周围的较大心肌延迟，导致在远场电位和 QRS 波终末时可记录到延迟、孤立的近场电位。这些通道可以形成支持 VT 的舒张期峡部。

基础心率（窦性心律、心房颤动或心室起搏）时的基质标测可用于识别：①异常的局部电图振幅（电压标测）；②高输出起搏时不可激动的区域；③异常的局部电图特征（碎裂电图、多极电图、晚电位或具有孤立延迟成分的电图）；④局部起搏夺获后具有长 S-QRS 间期。

心肌梗死后 VT 不稳定也不持续，所以不能用传统的点对点激动标测和拖带标测。因此，基础心律而非 VT 状态下的标测有很大价值。基质标测有助于多种 VT、多形性 VT 的消融。对于单形性 VT 的消融，基质标测也是有价值的。因为它有助于对隐藏有 VT 基质的小范围区域进行集中的激动–拖带标测，从而减少患者实际发作 VT 的时间。此类患者中，延长标测过程中 VT 持续的持续时间会导致心肌缺血、加重心力衰竭及肾衰竭。

电压（瘢痕）标测

心肌梗死后 VT 折返环的舒张期通路（峡部）通常位于瘢痕内，出口位于瘢痕边缘。电压标测可以识别梗死及梗死边缘区，找到心动过速折返环（图 22.17）[54]。

双极电图标测可通过组织病理和 CMR 对获得的致密瘢痕进行纠正。电学瘢痕是指局部电图低振幅、高输出起搏时组织无法激动的位置。尽管正常的电压范围很难定义，心内膜双极电图上电压幅度小于 1.5 mV 提示为异常低电压区，电压幅度为 0.5 mV 提示为致密瘢痕的解剖区域。心肌梗死后边缘融合区电压相对保守（在 0.5～1.5 mV 的范围内）。绝大多数具有心肌梗死病史的患者正常与异常双极电图之间的区别是非常隐秘的[54]。

心外膜双极电压标测时使用更严格的评判标准，为降低心外膜脂肪垫及冠状血管的影响。正常的心外膜电压大于 1.0 mV。正常心肌外覆盖的心外膜脂肪隔离了下方组织，导致低电压易与异常心肌相混淆。致密瘢痕定义为双极电图电压小于 0.5 mV，边缘区双极电图电压在 0.5～1.0 mV 的范围内。因为心外膜脂肪垫降低电压，心外膜标测低电压区时应注意异常电图形态[54]。

重要的是，双极记录的区域有限，振幅仅代表局部组织，而非远场电位。尽管心内膜电压可以通过双极描记，通过心内膜双极电压标测会忽略导致心律失常的肌壁间或心外膜瘢痕。相反，单极电图反映了与心肌接触的电极至远离心脏的第二个电极（通常是威尔逊中心电端）之间的电压差[97]。因此，单极电极记录的区域较大，单极电图代表了更遥远的远场组织去极化。因此，最近提出单极电压标测记录范围更广，可以改善心肌感知，从而检测心肌中层和心外膜是否存在瘢痕。左心室心内膜单极电图振幅异常的界值为 8.3 mV[54]。

起搏可为电压标测提供补充信息；仅有 2% 振幅大于 0.5 mV 的区域起搏阈值大于 10 mA，而大部分振幅较低的区域具有较高的起搏阈值，折返环路中的峡部振幅较低。致密瘢痕被定义为高输出起搏时缺乏电激动的区域。

通过低电压标测识别瘢痕及瘢痕周围区域不足

以指导消融。对于心肌梗死后 VT 的患者，低电压梗死区域相对较大［平均面积（39±35）cm²，范围 6～205 cm²］，因此很难通过射频消融完全隔离病变区域。因此基质标测最主要的目标是识别梗死区域内的传导通路，与瘢痕区相比，梗死区域传导通路的存活心肌束相对较小。此法有助于确定诊断方法和消融 VT 基质。致密瘢痕区内可记录到电压的区域是中央传导通道的标志，可能为形成 VT 时解剖学上受约束的舒张性峡部，校正等电位图上的电压可以帮助识别这些区域。分析电图形态和起搏标测有助于识别低电压区内的潜在传导通道。

电压标测技术　在基础心律时（窦性心律或心室起搏）标测左心室构建一个显示峰-峰电图幅度的电压图，并使用标测系统自动分析。颜色设置在 0.5～1.5 mV 之间，因此所有功能正常的心肌都显示相同颜色，而瘢痕区可以用过局部不同电压值分出不同区域。

在瘢痕周围进行高密度标测，主要关注瘢痕周围及瘢痕内的电图。所有瘢痕的边缘均需要细致标测。标测过程中，碎裂电位及晚电位（无论电压如何）都是电解剖标测的重点。在低振幅的区域（小于 0.5 mV），应用 10 mA，2 ms 脉冲起搏。电极-组织接触充分，但起搏阈值超过 10 mA 的位点标记为无电兴奋性的瘢痕。除此以外，起搏时 S-QRS 间期较长的区域也需要被标记[66]。

可以创建有颜色编码的电压图使之与解剖壳相融合，以显示所有被选择点的振幅[54]。对颜色编码的电解剖图谨慎的一步步进行手动校正电压上限及下限（瘢痕阈值）可以增大邻近的心肌与电压值小于 0.5 mV 瘢痕区之间的颜色对比，从而显示出致密瘢痕内潜在的心肌。例如，将电压上限调整为 0.3～0.5 mV，下限调整为 0.1 mV，也许可以识别瘢痕内的正常传导心肌和传导通路（图 22.17 和图 22.28）。电解剖图中传导通路为致密瘢痕区域内保留的电压区（电压通道）或瘢痕区与瓣膜之间的区域[66]。近来有证据质疑此法识别传导通路的有效性。此法敏感性和特异性

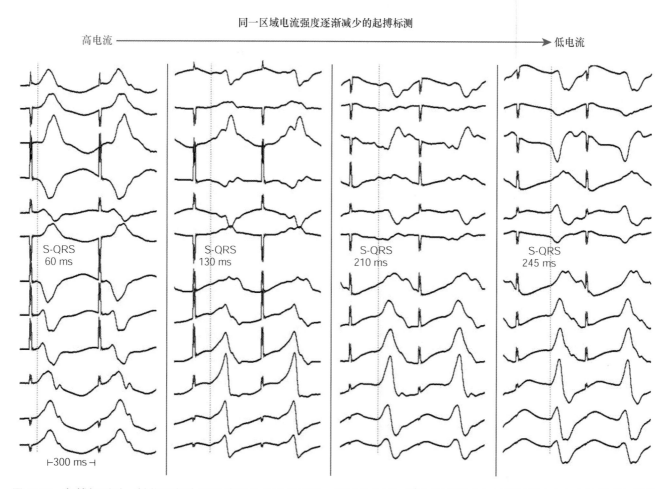

图 22.27　起搏标测时，刺激强度对 QRS 波和 S-QRS 的影响。 图示为在同一部位从更高（左）到更低（右）电流强度起搏的 QRS 波。图中可见 QRS 波形态的显著变化以及 S-QRS 间期逐渐延长。这种情况很容易被重复，增加电压使心电图和 S-QRS 间期发生改变，降低电压又重现这些数据

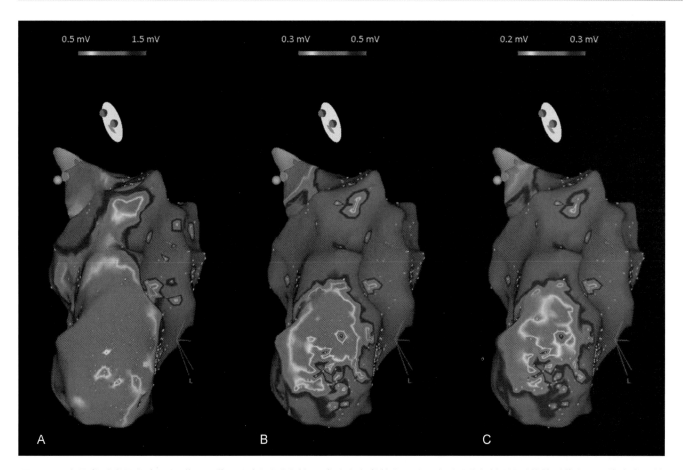

图 22.28　（见书后彩图）电压通道。一位心肌梗死后室性心动过速患者的左心室双极电压图（调整后的前后位）。**A.** 将瘢痕区域定义为电压＜ 0.5 mV 时（红色区域），可见下壁大片瘢痕，瘢痕边界区域定义为电压在 0.5 ～ 1.5 mV 之间。**B.** 通过修改色彩的尺度（"电压扫描"或者"瘢痕阈值"），可以细分瘢痕区内的不同区域：极低电压区域（＜ 0.3 mV）对应于真实瘢痕（边界区定义为电压在 0.3 ～ 0.5 mV 之间），同时，电压稍高一些的通道区域（绿色和黄色区域）组成了电压通道，此处为潜在的折返峡部。**C.** 进行进一步的电压 3 s，将电压小于 0.2 mV 的区域定义为红色，边界区域被定义为 0.2 ～ 0.3 mV

有限。与电压标测相比，使用电图形态和晚电位标测对于识别 VT 基质内传导通路更为有效。这一结论并不出乎意料，因为电压标测记录到小的近场晚电位时往往会记录到大的远场电位。

局部异常心室电图

大多数（约 85%）心肌梗死后 VT 发生于正常窦性心律时存在异常或晚发电图的部位（图 22.18）。心肌梗死区被描述为一个异常低振幅电图区。然而，当全部瘢痕区域均可记录到异常的电压图，且无充分提示折返环路成分的信息时，不能成为指导消融的独立因素。因此，建议结合其他的电图特征（包括碎裂电图和晚电位）以提高窦性心律下标测的准确性[98]。

局部异常心室激动　因为纤维化导致心肌横向解偶联，传导通过折返环峡部、入口或出口时的往往是缓慢且具有多向传导性的。因此，常在瘢痕区域或 VT 基质内识别出碎裂电图（如电图具有三个以上尖锐波峰，之间有低振幅或等电位线分隔）。此外，窦性心律时梗死边缘区的典型局部电图为低电压，但与边缘区较正常的心肌邻近，从而产生了具有明显不同振幅的多电位电图，包括大而圆的电位（反映周围大块组织激动的远场信号）和小的尖峰电位（反映梗死区少数纤维的局部除极）。这些异常电图［所谓局部异常心室激动（LAVA）］在梗死区域中常见，但不是折返环关键峡部的特异性表现[89, 99]。

晚电位　双极电图中"晚"的定义为体表心电图在 QRS 波终末记录到波形。孤立延迟成分的电图被定义为有两个或多个成分的电图，这些成分被振幅非常低的信号或 50 ms 以上间隔的等电位间期分开。在远场电图较大振幅及体表 QRS 波、T 波终末位置之后可以记录到较晚的局部激动，这些电图反应局部存活肌束的复极使之与致密瘢痕区分割开[89, 99-100]。

在 2/3 具有较大瘢痕的心肌梗死后患者中可以记录到晚电位。大部分关键峡部的电图较宽（时长超过200 ms）或正常窦性心律时具有孤立的舒张期电位（图22.18）。然而尽管VT时舒张期峡部缓慢传导，具有晚电位被认为是解剖异常区域的标志，晚电位被用于指导基于基质的消融策略，但此法灵敏度中等，可能由于局部信号低振幅和波峰扩散掩盖了孤立电位。在一项报道中，在窦性心律下标测29%VT折返环中心和46%VT出口区域无晚电位。由于旁观者盲道或非特异性缓慢传导降低特异性，局部信号电压低或波前传导方向降低敏感性，使孤立电位标测受限[100-102]。

尽管如此，此种电图可以帮助精确兴趣区。与瘢痕区相比，显示这种电图的区域相对较小，因此这种方法有助于我们在限定的区域内进行诊断性操作和消融。如果电图中的孤立舒张期成分在第一个VT心搏前出现，随后转变为舒张中期电位，那么在诱导VT之前或诱发时，记录这些电图有助于在数秒内找到与VT相关的部位。同时在这些部位起搏可以夺获局灶电位并缓慢传导出瘢痕区，如果和目标VT是同一出口，则引起长S-QRS间期，并得到很好的起搏图。当拖带标测的标准不能满足时，消融所有存在孤立舒张期电位的部位可以克服选择单一部位作为消融靶点的非特异性。消融这些电图可以消除不同VT的基质，而传统方法具有局限性，无法消融[100-102]。

基质标测过程中记录到异常电位的位点被标记至电解剖图。晚电位传导通道被定义为两条以上连接至正常组织的临近晚电位的通道。进一步研究指出，瘢痕边缘的传导通路具有一系列激动图形特征。晚电位依据近场成分的局部激动时间，分为传导通路的入口和中部。传导通路入口被标记在边缘区内（电压0.5～1.5 mV的区域），即健康/边界区域心肌远场成分（低频，通常是高电压）和近场成分（延迟，高频，通常碎裂、通常为低电压）之间记录到最早延迟的晚电位，对应瘢痕心肌纤维局部激活。延迟较长的区域可能位于致密瘢痕区域内的传导通道的远端。该方法涉及高密度标测晚电位的激活通道[102-103]。具有较小且紧密极间距的电极（PentaRay）或微型网篮电极（Orion）的多极导管可在低电压区域内提供更佳的标测分辨率，可以识别使用线性导管标测为致密斑痕区内的存活肌束的通道[104]。

除此以外，可以构建3D电解剖晚电位图，标测过程中，每个局灶电图终末部分通常需要手动校点（"等时延迟激动标测图"）。颜色编码图的较低时间阈值用于区别参考和体表心电图终末。等时延迟激动标测图可以叠加在电压图上进一步与瘢痕区相区分[105]。值得注意的是，窦性心律时，等时延迟激动标测图中的晚电位常见于旁观位点，而且常与VT成功消融的

位点无关。另一方面，缓慢传导区通过等时扩布至最后激动的区域被认为是指导VT基质消融更好的标志[98]。

基质标测中区分远场及近场电位是非常重要的。晚电位通常是低振幅的，并且常常被梗死区域周围较大的心肌激动所产生的远场电图所掩盖。区分远场及近场电位可以通过起搏局部位点来鉴别。当描记的电图为近场电位时，起搏刺激会夺获组织，影响电图全部组成成分，所以起搏后不能识别清晰的电图成分。相反的，当记录的电图是远场电位时，起搏可能不能夺获局部组织（因为纤维化），或夺获了局部组织，但远场电位仍然可辨识（因为反映临近起搏位点的心肌组织的激动）。因此，标测时改变去极化的方向（如窦性心律 vs. 心室起搏）和VES（引起递减传导）可以帮助揭示一些传导阻滞和传导减慢的区域，从远场电位中区分出局部电位（近场）（图22.29）[99]。

基质影像集成

左心室及其边缘区是VT消融"基质修饰"的靶点；因此准确的解剖学描述是非常重要的。但如前所述，当前电压标测的金标准受限，但一部分限制可以通过VT消融整合瘢痕图像来克服。使用三维形式多图像详细描述左心室基质可以与三维电解剖左心室电压图同时具有可视化显示。这些成像方法可以用于在标测前准确地预测电压异常区域，这允许电生理学家将注意力集中在可能的心肌瘢痕区域，避免进行完整的逐点电压标测，识别出由于导管接触不良而导致的灌注正常而被错误地记录为低电压的区域，并减少手术时间和辐射暴露。此外，一些影像技术能够显示出瘢痕组织的跨壁范围和心肌内位置，这有助于识别室壁内和心外膜下心律失常的基质，克服了心内膜电压标测的局限性[90]。

PET-CT 由于PET扫描本身不能提供与电解剖标测集成所需的必要解剖信息，因此需要CT血管造影扫描来提供解剖结构，并将PET扫描获得的生物信息叠加至在其精确的解剖位置上。

PET和CT图像都可以使用自动配准算法进行空间排列。PET图像中摄取大于阈值（最大摄取的50%）的所有区域都将覆盖在CT图像上的相应位置。因此，可以创建具有CT的精确解剖信息和来自PET的左心室心肌的准确代谢信息的融合图像。融合图像中显示摄^{18}F-FDG的区域提示无瘢痕心肌，无摄取区域表示瘢痕心肌。心肌瘢痕显示为重建左心室壁内缺失"体素"的区域以显示瘢痕的位置和大小。PET三维重建在多个代谢阈值下的使用，可以表示瘢痕边缘区，同时三维显示嵌入左心室解剖的心肌瘢痕和边缘

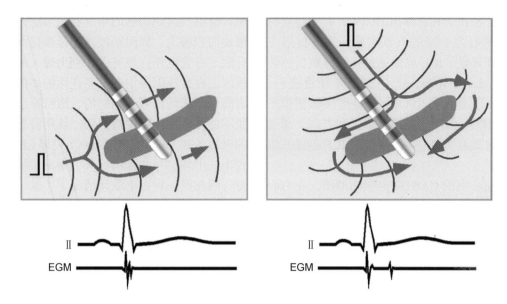

图 22.29　波前激动方向对电图形态的影响。导管在被正常组织包绕的瘢痕岛上记录。左图，来源于左侧的波前被瘢痕所分开，但瘢痕每侧的组织同时被激动，产生相对正常的电图。右图，来源于右侧的波前被瘢痕所分开，近侧组织先被激动，对侧组织很晚被激动，产生显著分离的电位

区，以及显示详细的瘢痕解剖，这些都可以在室性心动过速消融中靶向显示。可以使用 PET 三维重建技术来确定瘢痕边缘区的特征，同时显示嵌入左心室解剖的心肌瘢痕和边缘区，并显示详细的瘢痕解剖结构。

将融合后的"解剖-代谢"PET-CT 图像导入解剖标测系统。为了合并 PET-CT 图像，通常需要获取冠状动脉口、冠脉动脉瓣、左心室心尖部、冠状窦（CS）和二尖瓣环的标志点（使用 ICE 指导，见下文）。在融合后的 PET-CT 图像上的对应点进行匹配，一旦创建了三维电压图，就执行了表面融合。或者当导管沿着降主动脉、主动脉弓和升主动脉移动时，可以在主动脉的不同层面采集多个点。然后使用标测系统中的自动化程序，将电解剖图和融合后的 PET-CT 图像进行对准融合。在初步配准融合之后，使用以分步方式放置的第二组基准点来精化已建议的模型，以进一步在局部失配位置对齐两个表面[78]。

CMR　PET/CT 成像的空间分辨率限制在 4～6 mm，不能确定复杂的瘢痕解剖结构和附壁位置。心外膜瘢痕可有低 PET 信号，但心内膜电压正常。相比之下，延迟增强的 MR 成像提供了极准确的信息，正逐渐成为确定瘢痕的金标准，是目前唯一可以评估梗死的透壁性（即可以确定瘢痕是心内膜、心肌内还是外膜）的检查方法[77]，可以使用航标和表面融合将 MR 影像与三维解剖电压图融合（如前所述）。

增强 CT　心脏增强 CT 扫描可以从高空间分辨率和高时间分辨率的单一增强 CT 中对左心室瘢痕进

行全面的三方面表示（解剖、血流动力学和心肌灌注）。CT 低灌注区与异常电压区（< 1.5 mV）的相关性最好，而与瘢痕面积（< 0.5 mV）相关性最差。CT 灌注成像可显示瘢痕跨壁和心肌内瘢痕部位。三维 CT 扫描可以集成到临床标测系统中，以指导室性心动过速消融。通过前面讨论过的航标和光学排列可以完成初次融合。

心腔内超声　虽然预先获得的 MR、PET 和 CT 图像已经被用来确定左心室瘢痕，并指导心肌梗死后 VT 的标测和消融，但融合通常是困难的。此外，左心室结构会因负荷条件而改变，而在不同日期获得的图像可能会混淆配准融合。

实时心腔内超声（ICE）图像可以提供准确的心腔构型和左心室的瘢痕边界。在缺血性和非缺血性患者中，与无瘢痕的心肌区域相比，还能在 ICE 上通过更高的组织回声发现瘢痕区域（在心内膜压力图上识别）。与正常心肌相比，交界区信号更不均匀[76]。此外，ICE 同时提供左心室的解剖和功能评估，允许实时识别室壁运动异常。与 PET/CT 和 CMR 成像不同，ICE 成像不需要潜在的有毒造影剂，也不会使患者暴露在电离辐射下。

此外，ICE 还可用于引导导管移动，实时监测心内膜-导管界面有助于将导管引导到对 VT 环路至关重要的重要解剖结构，如隐窝和小梁结构，否则可能会遗漏这些结构。ICE 还有助于 CT/MR 图像的集成融合。

CARTOSound 图像集成模块（Biosense Webster）

可将电解剖图合并到从 ICE 导出的图中，并通过实时二维 ICE 影像进行左心室的三维重建，从而促进左心室内的介入性导航。ICE 成像通过集成导航传感器（SoundStar；Biosense Webster）的相控阵导管进行，该传感器可将感兴趣的各个心腔的 90 度层面图像平面记录到 CARTO 工作区，包括其位置和方向。通过获得左心室心内膜表面的心电图来控制 ICE 创建三维构型渲染图像[76]。

为了创建左心室的 CARTO 声学构型图，在右心房、右心室和右心室流出道中操纵 ICE 导管以可视化左心室的所有部分。左心室流出道（LVOT）、主动脉根部和二尖瓣与探头定位在右心房内，而左心室体部与探头定位右心室内，与室间隔相对，可观察左心室腔的长轴面。横向倾斜允许从底部到顶端扫描左心室腔，并根据需要地将探头插入、收回或旋转更深，以完成标测。通过将 ICE 探头放置在右心室流出道中，可以获得左心室的短轴横断面图。图像在末次呼气时采集，并受控于 R 波或起搏。超声容积图可以很好地根据壁厚和运动可靠地识别瘢痕，且这一过程不需要壁面接触。无运动和变薄的室壁节段超声体积图上单独标记为瘢痕，正常或运动减弱节段被标记为非瘢痕，独立的结构（瘢痕和非瘢痕区）由左心室及每个乳头肌组成。一旦超声标测完成，就构建了 CARTO 电压图（如前所述）。

基质标测的局限性

电压标测极大程度上取决于导管接触的一致性。如果导管接触欠佳，导致记录到假性低电压区，电压图提示瘢痕区是错误的。使用 ICE 和压力导管可以帮助确定导管接触是足够的。除此以外，标测密度较低和取的点之间数据插值显著相关。使用多极导管可以通过同时获取多点而进行快速高密度标测，降低取点之间数据的插值并提高标测的准确性[106]。

同样重要的是，虽然已采用 0.5 mV 的电图幅度来识别电学瘢痕，但区分不可兴奋的瘢痕与可兴奋组织的最小电图幅度尚未确定。因为不同导管电极的大小、极间距不同，需要个体化分析，同时导管特定的阈值需要确定以此来完善对与瘢痕的定义。

电图振幅代表电图的峰值。在瘢痕区域内，远场信号通常比局部电图大。远场较大电压可以导致电压图出现错误。手动标记异常电位或手动标记近场电位可以帮助提高标测的准确性，但是在高密度标测的应用中存在挑战。

双极电图的振幅被多种因素影响。包括标测电极的大小，极间距，双极之间的传导速度，激动的矢量，电极与组织接触的角度和信号滤过相关。因为电极表面积较大、极间距较宽，标准标测导管的分辨率有限。尽管电压标测可以识别出较大的不可激动的瘢痕区，在传导阻滞中起重要作用的小的纤维束，能脱离高振幅远场信号。相同的，致密瘢痕内小的存活心肌不能在电压标测中被识别。使用面积和极间距较小的电极（如 PentaRay，Orion）可以记录较小的组织、较小的平均信号和抵消效应，小的远场信号和背景噪音。因此在一种以上激动情况下（如窦性心律或心室起搏时）进行电压标测可以潜在的增加发现致心律失常基质的灵敏度。与非致密瘢痕相比，致密瘢痕对波峰变化的敏感性较差，可能与正常的远场心肌不能传入，导致标测导管不能记录该电图相关[106-108]。

激动波前相对于两个记录电极的传播矢量以及记录电极相对于组织的方向影响信号抵消的程度，从而影响双极信号的振幅。因此，在不止一个激动方式下（如在窦性心律和心室起搏期间）进行电压标测可以潜在地提高检测出致心律失常基质的灵敏度。与非致密瘢痕相比，致密瘢痕对波前变化的敏感性较低，可能与标测导管所记录的范围内，形成正常远场电位的心肌较少相关[109]。

即使可以通过基质标测识别出瘢痕区域内的传导通路，它们在 VT 折返环中的作用仍需要通过其他标测方式（如拖带映射）来评估。基质标测无法将不参与 VT 折返环的异常旁观者区域与具有临床意义的通路区分开。一份报告指出，通过电解剖图确定的"通路"只有 30% 为具有临床意义的 VT 峡部，只有 44% 可标测的 VT 具有可识别的通路。然而，若一个通路中存在孤立的晚电位，则提示该通路可能在维持 VT 时是重要的[110]。

此外，窦性心律下进行基质标测依赖于致心律失常基质仅通过心肌瘢痕和解剖屏障与折返环路相关的理论。众所周知，在心律失常的发生过程中，功能性阻滞（发生在 VT 而非窦性心律时）起重要作用，而这些屏障不能通过窦性心律下基质标测明确。因此，心律失常时的通路与窦性心律下基质标测的通路可能不一致[10]。

同样重要的是，识别瘢痕的跨壁分布并不能依赖于心内膜及心外膜电压标测。特别的，识别间隔或中层心肌基质可能是具有挑战性的[54]。

心肌梗死后持续性单形性室性心动过速

非接触性标测

当 VT 短暂，血流动力学不稳定，或不能被重复诱发时，使用非接触性标测系统（EnSite 3000；

St.Jude Medical）同步获取多个位点的数据，有助于定位 VT 的起源部位。该系统可以可靠地辨认出折返性 VT 的收缩前期心内膜激动位点（潜在出口），从而确定传统标测的起始点。这个系统也有助于明确定位 VT 峡部并指导消融。

从位于左心室腔内的 7.5 ml 球囊周围的多电极阵（MEA）中，非接触性标测系统可记录到电位。距离球囊表面不远处的左心室心内膜表面的电位被计算出来。早期（收缩前期）心内膜电活动的部位可能邻近折返环出口，通常能被识别。某些情况下，可确定峡部。

电压显示为虚拟心内膜上彩色的等电位图。调整彩色标尺可创建一个二维图，阴性单极电位在紫色背景上用白色表示，产生一个单极激动图。舒张期除极被定义为等电位图上的电活动，从发生时间上可连续定义为可回溯至 VT 出口部位，后者与 QRS 波起点同时出现。然后将舒张期电活动和出口部位标记在虚拟的心内膜上，通过定位器将标测导管导航到这些部位。

非接触性标测技术还使基于瘢痕或病灶组织的基质标测得以实现，在手术期间不能诱发 VT 时特别有用。动态基质标测可以在一个心动周期里建立电压图，通过非接触性标测识别模拟心内膜上的低电压区以及固定和功能性阻滞。动态基质标测可以从一个心动周期创建单极非接触电压图，根据在整个心腔里记录到的最大电压百分比进行定义。在进一步的研究确定可以与通过接触性标测定义的瘢痕和瘢痕边界区域进行比较的校正后动态基质标测百分比之前，可以将百分比值小于 50% 的区域定义为"异常心肌"。

技术

EnSite3000 系统需要一个 9 Fr 多电极和一个 7 Fr 传统（移动）的可弯曲标测消融导管。逆行经跨主动脉途径将一个标准的、可偏转的 4 mm 头端的标测消融导管放置在左心室。使用一个单独的动脉通路，在 0.032 英寸（1 英寸 = 0.0254 米）J 形尖端导丝的引导下将多电极导管放置到左心室心尖部。通过 RAO 和 LAO 透视评估球囊导管的位置是否正确，球囊应与长轴平行，猪尾导管末端尽可能靠近左心室心尖部。然后将导丝撤出，向球囊内充入对比剂—盐水混合物。将球囊放在左心室中心，不能与左心室壁接触。应注意使 MEA 导管和感兴趣区域之间的距离 < 40 mm，必要时可重新放置导管。

窦性心律期间沿着左心室内膜表面移动消融导管收集一系列的几何点，可在窦性心律或 VT 时初步构建一个虚拟的心内膜模型。采用这一几何信息，计算

机可创建一个左心室模型。重构左心室几何模型后，系统记录 5 s 的窦性心律，基质图被添加在解剖图上。高通滤过装置调至最低值，以减少等电位线的不稳定，避免混淆除极与复极。

当程序刺激诱发 VT，可以开始心律失常的标测。非接触系统可以记录 5 ～ 10 s 的任一诱发 VT 片段，然后可以通过超速起搏或电复律终止 VT。系统自动完成数据的采集过程，同时得到整个左心室的所有数据。

单极电图上记录到 QS 形态的部位可以确定为 VT 环路出口和电位消融靶点，在颜色标注的等电位图上与最早激动部位一致。采用不同的高通滤过设置下（1、2、4、8、16 和 32 Hz），避免对复极波前的误读，将虚拟的心内电图映射至该区域。从动态基质标测定义的异常心肌开始搜索这一区域，该区域如果符合电生理标准，被认为是消融的理想靶点［接触激动标测、拖带标测和（或）起搏标测］。

采用定位技术导引消融导管至心脏的合适部位。这种系统允许操作者创建横跨关键区的消融损伤线，然后精确地回到兴趣区域，所产生的消融线完全可见，消融可在正常窦性心律期间完成。

局限性

非接触性标测系统的最重要缺点是 MEA 导管和记录部位的距离超过 40 mm，见于心室扩大时。可能无法检测到很低振幅的信号，尤其当球囊导管中心到心内膜表面的距离超过 40 mm 时，将限制舒张期信号的正确识别。

因为心腔几何模型是在正常窦性心律期间构建的，心动过速期间心腔的体积和收缩形式发生了变化，可能对心内电图的准确定位产生不良影响。此外，检测和显示相邻两个结构如乳头肌和下方心肌的激动是存在问题的。

此外，因为主要采用等电位图，心室复极必须与心房除极和舒张期电活动区分开。在 VT 时标测舒张早期电图具有一定的挑战性。需确定实际电图与局灶激动有关，不是基线漂移或复极。

因为存在血栓形成可能，在使用该系统时，标测球囊到位后需要保持较高程度的抗凝（ACT > 350 s），高于逐点标测技术所需要的抗凝程度。另外，当存在主动脉粥样硬化或外周动脉迂曲时在左心室放置 MEA 导管比较困难，需要采用穿间隔途径。使用 9Fr 的标测鞘管，肱动脉血肿和假性动脉瘤是最常见的并发症。

心肌梗死后室性期前收缩的标测

在心肌梗死后频发 PVC 的患者中，多数患者的

PVC 起源于与心肌梗死部位相对应的低电压区域，与心肌梗死后 VT 的患者类似。此外，在缺血性心肌病和存在与 PVC 形态相似的 VT 患者中，这两种类型心律失常的关键消融靶点位置都在低电压区，PVC 起源部位通常与 VT 折返环的出口部位一致。而且和 VT 一样，大多数 PVC 起源部位可以标测到舒张期晚电位。窦性心律时晚电位在心室电位之后，PVC 时在心室电位之前。可以观察到 PVC 和 VT 的形态有微小差异，可能与频率相关。

心肌梗死后 PVC 的可能机制包括折返、触发活动和自律性异常。因为与心肌梗死后 VT 的一些特征一样，折返在心肌梗死后 PVC 中发挥重要作用。然而这些还没有得到高分辨标测的证实。然而少数患者的 PVC 并不来自于瘢痕组织。这些患者的 PVC 可能是因为触发活动或自律性异常，这与特发性 PVC 相似。

因为心肌梗死后 PVC 和 VT 通常共用关键区域，PVC 标测可替代 VT 标测。消融频发 PVC 可能会消除这些患者的 VT。然而对非选择人群采用这种方法的敏感性和特异性是不明确的。如果在大规模的系列研究中能证实这种观点，PVC 的标测可用于确定 PVC 的出口部位，并寻找在 PVC 之前出现的舒张期电位，后者可能是 VT 相关的缓慢传导区。单纯消融 PVC 可能足以消除那些位于出口部位或靠近 PVC 起源部位的 VT，避免诱发 VT 的需要，对于那些血流动力学不稳定或不能标测的 VT 有重要的价值。对这些患者进行电压标测有助于集中精力在低电压区域标测，因为大多数患者的这些区域包含致心律失常的基质[111]。

对有频发 PVC 的心肌梗死后患者进行消融有助于改善 LVEF。在缺血性 CMP 患者在植入 ICD 作为 SCD 一级预防前应进行 Holter 检查明确有无频发 PVC 的情况。消融频发 PVC 可以改善 LVEF，因此这些患者的 LVEF 不再符合植入 ICD 的标准。

此外，在由 QRS 波形态一致的 PVC 触发的复发性多形性 VT 或 VF 的患者中，消融触发心律失常的 PVC 而非基质，通常可以成功减少这些心律失常带来的负担[1, 4, 14]。

心外膜环路的标测

梗死后瘢痕主要位于心内膜下，并沿患者的特定冠状动脉分布延伸到心外膜。因此，与非缺血性心肌病患者的 VT 基质不同，在大多数心肌梗死后患者中，可经心内膜途径触及致心律失常组织。即使存在心外膜基质的情况下，心内膜消融通常也可以穿透变薄的瘢痕消除上覆的心外膜靶点，从而最大限度地减少了心外膜消融的需要[112]。

尽管如此，VT 起源于心外膜下是心内膜消融失败的重要原因。在三级医院，10% ~ 25% 的心肌梗死后 VT 患者需要接受心外膜消融，下壁心肌梗死较前壁心肌梗死更常见[113]。但是，对于已经历过心脏外科手术（在高达 55% 的 VT 消融患者中存在）的患者，心外膜途径通常不可行[114]。

目前，对于心肌梗死后心外膜途径 VT 基质消融术的必要性和适当时机尚无共识。当经历广泛心内膜标测或消融后仍未达到预期效果时，通常会采用心外膜途径。对心肌梗死后 VT 进行心内膜标测时，不能确定折返环的峡部提示峡部在心外膜或心肌壁内。对这些病例进行的心内膜激动标测可显示最早心内激动的局灶点，拖带提示为可能的出口或外环部位，但消融不能终止 VT，这表明存在心外膜或心肌壁内环路，出口扩展到心外膜。另外，心内膜单极（而不是双极）电压标测可以预测可能作为 VT 的基质的心外膜双极异常信号的存在并且更精确地估计其程度。

心电图特点和 VT 形态已用于预测是否需要心外膜消融，然而仅凭体表心电图预测 VT 是否需要行心外膜标测是不可靠的。QRS 波形态与 VT 出口部位相关，但即使心电图的特点提示出口位于心外膜，这并不意味着折返环路的其他部分（如关键峡部或出口部位）不能从心内膜消融。

另一方面，梗死透壁率似乎可以预测心外膜心律失常基质，以及采用心外膜途径来改善消融效果的需要程度。心肌瘢痕透壁率可通过术前心脏影像学（CMR、超声心动图、CT 和 SPECT）评估，并可能有助于筛选出适合将心内膜-心外膜联合途径作为一线治疗方案的心肌梗死后 VT 患者[103, 115]。另外，在双极电图上发现较大心内膜致密瘢痕区（超过心内膜表面积的 10% 以上）可预测瘢痕透壁率[100]。

心外膜标测的方法与心内膜消融基本相同，包括激动标测，拖带标测，基质标测和速率标测，详见第 27 章。

室性心动过速标测的实践性方法

VT 标测的主要目标是通过激动标测法和拖带标测法来描记 VT 的关键部位—峡部。首先在窦性心律下行基质标测，以描记梗死部位心肌组织和心肌瘢痕内可能支持 VT 进入折返的传导通路。这有助于精确定位关键区域，并确定潜在靶点，以进一步电刺激和拖带，从而最大限度地减少室性心动过速持续的时间（框 22.3）。

当 VT 不稳定或不能维持时，传统的逐点激动标测和拖带策略可能无法实现。在这种情况下，基于基

框 22.3　基质标测心肌梗死后 VT 的方法

VT 基质的识别
- 术前基质图像
  - 超声心动图、CT、CMR
  - 基线节律下基质标测（窦性心律或者心室起搏）
  - 瘢痕位置和分布的定义
    - 致密瘢痕：双极电压小于 0.5 mV，或者不能被电激动（起搏阈值 > 10 mA）
    - 边界区域：双极电压为 0.5 ～ 1.5 mV
  - 识别瘢痕区域内的传导通路
    - 电解剖电压图上可见电压通道
    - 局部异常心室活动电位（强度 ≤ 0.5 mV，持续时间 ≥ 60 ms）
    - 晚电位
    - 起搏时长 S-QRS 间期（> 40 ms）
- 窦性心律时起搏标测
  - 梗死边界区域潜在的出口点
    - 起搏产生的 QRS 波形态和 VT 一致
    - 长 S-QRS 间期

关键峡部的识别
- VT 时的激动标测
  - 识别出孤立的舒张中期电位，或者整个舒张期一致存在电活动
  - 确认舒张期电图无法与 VT 分离
- VT 时拖带标测
  - 确认拖带成功
  - 拖带数据符合关键峡部表现
    1. 隐匿的 QRS 波融合
    2. PPI = TCL±30 ms
    3. 电图 -QRS 间期 = S-QRS 间期（±20 ms）
    4. S-QRS 间期 /TCL < 70%

CMR，心脏核磁共振；CT，计算机断层扫描；PCL，起搏周长；PPI，起搏后间期；S，刺激；TCL，心动过速周长；VT，室性心动过速

质的标测成为通过识别最可能埋藏 VT 峡部的梗死区域来指导消融的主要策略（图 22.30）。

电解剖标测通常用于辅助标测和消融。使用标准的 4 mm 或 8 mm 头端或最好使用冷却尖端消融导管。使用 20 极导管（PentaRay）或微型网篮导管（Orion）有助于高密度标测[89]。

心动过速基质的标测

大部分心肌梗死后 VT 是由散布传导分支残余及存活心肌细胞形成的传导束的致密心肌瘢痕组织构成的大折返环引起的。致心律失常基质中埋藏着常见的共同通路（峡部），这是具有异常传导特性的组织形成的狭窄路径，可导致正常冲动传导减慢并容许折返发生。峡部本身可被不参与主折返环共同通路的盲端或分支（即旁观者）包围[10]。

应在基线节律（窦性心律，AF 或心室起搏）期间进行基质标测，其目的是识别：①瘢痕的位置和分布（由低电压电图和电刺激阴性确定）；②在瘢痕区域内可能作为折返性室性心动过速的峡部的传导通路（由起搏期间的 LAVA，晚期电位和长 S-QRS 间期确定）[89, 99]。

第一步：术前基质成像。　超声心动图、CT、PET、或 CMR 成像可用于识别可能含有致心律失常基质的梗死瘢痕的大小，位置和透壁性。ICE 对于瘢痕区域的实时识别也可能是有价值的。此外，将这些成像方式集成到三维电解剖标测系统中可以帮助以三维形式可视化呈现 LV 基质，并将最初的标测工作集中在这些区域。

第二步：窦性心律下的瘢痕标测。　电学瘢痕定义为在高输出起搏过程中呈现低振幅的局部电图和不兴奋组织。电压标测用于识别可能包含 VT 通路的梗死和梗死边界区。使用三维标测系统在窦性心律下或心室起搏过程进行双极电压标测，以识别呈现异常低振幅局部电图的区域[54]。

通常，双极电图振幅小于 0.5 mV 定义为致密瘢痕，振幅在 0.5 ～ 1.5 mV 代表梗死边界区。心内膜电图电压超过 1.5 mV 通常定义为正常心肌（正常心外膜双极电图使用 1.0 mV 的电压截止值）。在基线节律期间标测 LV，以建立电压图，显示峰-峰双极电图振幅，范围设置为 0.5 ～ 1.5 mV 并用颜色体现。在瘢痕周围获取更高密度的位点，重点是瘢痕边界区和瘢痕内电图。所有瘢痕边界都需要明确定义。然后建立一个颜色编码的电压图，并叠加在解剖模型上以显示所有选定位点的振幅[54]。

在低振幅（小于 0.5 mV）的位点，使用 10 mA，脉冲宽度 2 ms 起搏。如果电极与组织的贴靠充分，可用起搏阈值大于 10 mA 来定义难以兴奋的瘢痕。

第三步：窦性心律下识别传导通路。　在心肌梗死后 VT 的患者中，通过电压标测确定的电瘢痕面积相对较大；因此，梗死区域内的传导通路的识别（与瘢痕区域相比是相对较小的成活组织束）有助于确定可能支持 VT 折返的区域。

瘢痕区域内的传导通路可通过以下方式识别：①电压通道；②晚电位；③起搏时的 S-QRS 间期延迟。在电压标测过程中，在电解剖图上标记了分段或晚电位区域（与获得的电压无关）以及起搏时具有较长 S-QRS 间期的部位[66, 103]。

电压通道。电解剖电压图上的传导通路是已识别出的瘢痕较密集区域内的电压维持通道（电压通道），

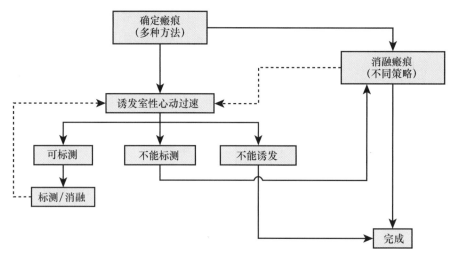

图 22.30　瘢痕基础上的室性心动过速的处理流程图

或者是致密瘢痕与二尖瓣环之间的通道。经过仔细地一步一步地手动调整颜色编码的电解剖电压图的电压上限和下限，有助于最大化差别在 0.5 mV 范围内的不同电图电压水平的相邻心肌之间的颜色对比，从而显示致密瘢痕内存活心肌构成的潜藏的通路[66]。

晚电位。低振幅、高频、具有多个间期延长成分的分段电图以及晚电位（定义为体表心电图上 QRS 波偏移后记录有任何成分的双极电图），可以反映被致密瘢痕很好地绝缘的存活肌束的局部去极化[54, 89, 99-100]。

记录有异常电图的位点被标记在电解剖图上。传导通路定义为与健康组织相连，具有两个以上相邻晚电位的组织构成的一条路径。此外，根据近场成分的局部激动时间，将晚电位分为两部分，分别对应传导通路的入口和内部。在健康 / 边界区域肌组织的远场成分（低频的，通常为高电压的）和与瘢痕内心肌纤维产生的局部激动一致的进场成分（延迟的，高频的，通常为分段和低电压的）之间的记录有最短延迟的晚电位的边界区域内的位点（即 0.5 ～ 1.5 mV 的电压区域）被标记为传导通路的入口。延迟较长的位点可能沿着致密瘢痕内的传导通道分布得更远。一旦确定了特定的晚电位激动序列，便以消除连续的一系列晚电位作为终点进行最早的晚电位的局部消融。该方法涉及采用高密度标测重建晚电位的激动通路[102-103]。

另外，可以构造三维电解剖学晚电位图，在制图过程中手动标记每个局部电图的末端部分。颜色编码图的间期阈值下限设置为参考点与体表 QRS 波末端的差值。可以将晚电位图叠加在电压图上，以进一步描述其与瘢痕分布的关系[105]。

显示晚电位并区分局部信号和远场信号对于基质标测的准确性至关重要。这可能需要在局部位点进行标测起搏（以确认局部电图的夺获），改变接近标测位点的去极化方向（如窦性心律与右心室起搏下），以及心室超速起搏（可引起递减传导）以将远场电位与近场电位分离开[99]。

S-QRS 间期。在窦性心律下在低振幅电图位点进行的起搏可以帮助识别低压区域内的潜在传导通路。超过 40 ms 的 S-QRS 间期表明起搏位点位于受保护区域内，迫使起搏波前在离开该区域并激活较大的心肌组织之前缓慢传导，从而导致心肌夺获与体表 QRS 波起始之间的潜伏期。这些位点通常与窦性心律下的异常分段电图密切相关。在心肌梗死后 VT 中，S-QRS 间期较长的起搏位点可能表明这是穿过致密瘢痕并可能形成 VT 峡部的缓慢传导通路[103]。

峡部的识别

对大折返性 VT 峡部的识别采用激动标测和拖带标测技术，要求具备几个先决条件，包括在电生理检查时诱发 VT，血流动力学稳定性（通常需要室性心动过速的心室率相对较低）和 VT 折返环路稳定性（即稳定的 VT 形态和周长）。

VT 期间出现的血流动力学损害是传统激动和拖带标测技术的主要限制，出现这种情况时，简短诱发 VT（通过基质和起搏标测确定理想部位后放置标测导管）可评价异常电图与 VT 环的关系。也可以在那些部位进行拖带标测来帮助鉴别 VT 环的关键部位和旁观者。然后在出现明显的血流动力学损害前快速终止 VT。此外，抗心律失常药物有时可降低耐受性差的室性心动过速速率，以便标测。给予静脉注射升压药和体外血流动力学支持设备等可能更容易采用这种标测方法[82-84]。使用 20 极导管（PentaRay）、微型网篮导管（Orion）和非接触性标测也可以在非持续性或不稳定的 VT 时提供大量的激动标测数据。

心动过速时的激动标测。 充分的基质标测完成后，除非 VT 持续，否则使用电刺激来诱发 VT 并确定可诱导性，以便随后的测试。

在电解剖标测过程中，通常选取获得自心内膜（如右心室心尖部电图）或体表电极（如室性心动过速期间记录到的尖锐的剧烈正负向偏转的 QRS 波的体表心电图电极）记录到的形态学稳定并且标准的电图作为电参考。观测窗宽度通常调整到比 TCL 短约 20 ms。观测窗的中间部分与电参考或与心脏舒张中期的心电图重合。双极电图通常用于激动标测，因为能提供良好的信噪比，更清楚确定高频成分。电参考与高频双极电图离开基线之时的间隔即为标测导管下每个心内膜位点的局部激动时间。

注意要根据尖锐的近场电图标注真正的近场舒张活动。滤过的双极电图有助于确保电极头端，即消融电极所记录的是双极电图的较早成分。此外，无论心动过速周长出现自发或诱发的振荡，舒张期电图与随后的 VT 的 QRS 波关系都是固定的，这一点具有重要意义，可以排除这些电图只是无关盲端通道产生的晚发激动的可能性。

然后进行 VT 下的激动标测，首先在基质标测所确定的 VT 基质区域内集中标测[66]。激动标测期间寻找感兴趣的特殊部位，包括：①存在异常局部双极电图的部位（振幅 ≤ 0.5 mV；时限 ≥ 60 ms）；②局部电图较 QRS 波提前 50 ms 以上的部位（从双极电图的起点计算激动时间）；③距离舒张中期最近的最早局部激动部位（孤立舒张中期电位）；④舒张期持续性电活动的部位；⑤电活动跨越整个舒张期的相邻位点（舒张期桥接）。心肌梗死产生的折返环路被认为是空间上最短的单向激动路径，激动在经历了整个标测激动时间（> TCL 的 90%）后，返回到最初的位置。

重要的是要认识到，舒张中期位点也可能是与 VT 环无关的较大的异常缓慢传导区域的一部分（即盲端通道），并且可以从峡部的旁观者位点记录下来。因此，无论心脏舒张前的电图发生在何处（早、中或晚期），重要的是要确认电图不能与 VT 分离，并且是维持 VT 所必需的。

心动过速下的拖带标测。 折返性 VT 下的拖带标测用于验证记录有舒张期活动（无论其发生在舒张期的那个阶段，其位置以及其在 VT 发作时的形态）的位点是否与 VT 环具有功能上的联系。

拖带标测需要通过其他标测模式（如激动标测，基质标测和起搏标测）标识的可能与折返环相关的位点进行导引。包括传导缓慢的区域（表现为分离电图），具有舒张中期电图或显示长 S-QRS 间期的位点。

起搏 PCL 比 TCL 短 10 ~ 30 ms，并且持续足够长的时间以允许拖带。每次起搏中断后，应判断是否存在拖带并恢复原本的心动过速形态[69-70]。

一旦证实存在拖带，就可以使用几个标准来判断起搏位点与折返环的关系。拖带的第一个评判标准是隐匿性融合。带有隐匿性融合的拖带表明起搏位点位于折返环内或附连接于折返环的受保护的峡部中。这个受保护的峡部对于折返环至关重要还是说仅仅是个旁观者，还需要通过其他拖带标准来验证，包括 PPI 和 VT 时的局部电图 -QRS 间期与拖带时的 S-QRS 间期的比值[72]。

下述 4 条诊断标准用于定义关键峡部并预测射频消融治疗 VT 的成功率：①拖带可见隐匿性融合；② PPI = TCL±30 ms；③局部电图 -QRS 与 S-QRS 相同；④ S-QRS 间期 < 70% 的 TCL。

窦性心律下的起搏标测。 起搏标测可以作为激动标测和拖带标测的补充，虽然不一定是必需的，特别是定位 VT 峡部的几个标准已被证实时。在心肌梗死后 VT 的情况下，起搏标测仅用作识别推测的 VT 环出口或峡部的确证方法，但以其准确性或敏感性不足以作为消融的唯一指导。

在瘢痕和正常组织之间的边界区域进行窦性心律下的起搏标测，以粗略估计每个诱导性 VT 的出口部位以及在 VT 下定义的峡部部位。优选单极刺激（10 mA，2 ms）进行起搏标测，标测导管远端电极为阴极，下腔静脉内的电极为阳极。患者每个部位的起搏周长通常是一样的（500 ~ 700 ms），略快于窦性心率，但较诱发性 VT 的频率慢。

根据两个标准评估每个部位的起搏：起搏产生的 QRS 波形态与 VT 一致并具有较长的 S-QRS 间期。起搏和心动过速时 QRS 波形态的一致程度越高，导管越接近心动过速峡部出口部位。在更近的峡部内部位点进行起搏标测也会产生类似的 QRS 波，但 S-QRS 间期更长（由于起搏波前传导到出口部位的延迟）。随着起搏部位沿着峡部移动，S-QRS 间期逐渐延长，这与逐渐离开出口的起搏趋势一致（图 5.23）[96]。重要的是要记住，由于前面已经讨论过的原因，在峡部进行起搏标测可能不会产生与 VT 相同的 QRS 波。

消融

消融靶点

消融的方法包括选择性靶向支持 VT 发展和维持的关键峡部（通过激活、拖带和起搏标测技术所确定）；在没有任何特定的心律失常靶向时，采用更广泛的基质改良以减少致心律失常性瘢痕，或两种技术结合[54, 66, 116-117]。

VT 环路关键峡部的识别与消融是大折返 VT 的金标准。这种方法提供了集中、高效的消融，并避免了旁观者部位不必要的消融。然而，当 VT 不可重复诱发或耐受性较差时，该策略可能不可行。即使在稳定的 SMVT 情况下，这种方法也可能很耗时，而且会使患者受到持续心动过速的持续时间过长的不良血流动力学影响，特别是当多个 VT 成为靶点时[117]。

另一方面，基于基质的消融方法旨在改良潜在的致心律失常基质而无需在 VT 期间标测。这些策略包括更广泛的非选择性消融，通常包含非致心律失常的瘢痕区域。基于基质的消融策略提供了在 NSR 期间进行消融的能力，因此可以维持血流动力学稳定性，但是鉴于折返回路的定位较不精确，这些方法通常需要进行广泛消融。此外，单纯基于基质的标测和消融策略可能无法解决在结构性心脏病患者中可以观察到的室性心动过速的病灶机制[117]。

折返环关键峡部的选择性消融

折返性 VT 波前围绕峡部边界旋转，并缓慢通过具有舒张电位的关键峡部传播。在折返环的多点局灶消融可能无法消除心肌梗死后 VT。消除 VT 需要对两侧都有屏障包绕的峡部进行消融。峡部一般较窄并是 VT 折返的关键部位，可以在小范围内消融，因此是 VT 消融的优选靶点。这些峡部通常位于梗死心肌的周边，被定义由非传导组织包绕的可传导心肌组织。这种非传导组织可以是瘢痕区域，也可以包含解剖上的屏障如二尖瓣环。

VT 峡部测量平均长约 30 mm，宽约 16 mm。关键峡部的轴线在经二尖瓣环环路中通常平行于二尖瓣环平面，在其他环路中垂直于二尖瓣环平面。心肌梗死后 VT 的成功消融是通过选择性地靶向关键峡部来实现的，在该处环路可被横切峡部的线性射频（RF）损伤中断。峡部是 VT 消融的首选目标，因为它们通常是 VT 折返环路的狭窄和关键部分，允许使用少量射频损伤进行消融[10]。

在过去的十多年间，随着对 VT 深入的认识及更好消融靶点的选择，心肌梗死相关 VT 的消融结果不断改善。最初的消融以早期收缩期前电位为靶点，随后采用舒张中期电位，这两种方法的疗效都不满意。收缩期前电位有可能位于瘢痕组织区内，例如内环、旁观者（附着于中心通路的内部位点）、但与 VT 环路无关，因此是非特异性的。在拖带时不与 VT 分离的舒张中期电位可能与旁观者部位有关。用 VT 拖带伴隐匿性融合指导 VT 消融增加了消融的成功率。然而仅用拖带伴隐匿性传导指导 VT 消融对于终止 VT 仅有 50% 的阳性预测价值，因为在与折返环相连但不是折返环必不可少的旁观者部位起搏期间可观察到隐匿性拖带。已提出多个激动和标测标准，单独或联用以提高 VT 关键区的识别效率。这些标准在不同组合中被使用时，有不同的阳性预测值，其敏感性和特异性都不同（表 22.3）。

对于稳定型 VT，折返环峡部通过激动标测和拖带标测定义：①不能与心动过速分离的持续电活动或孤立的舒张中期电位；②拖带伴隐匿性融合；③ PPI ＝心动过速周长（±30 ms）；④ S-QRS 间期＝心电图 QRS 间期（±20 ms）；⑤ S-QRS 间期与 TCL 的比值在 30%～70%。这些标准有最高的消融成功率，其阳性预测值为 100%，阴性预测值为 96%（框 22.3）[54, 116]。

另外，还有其他标准能确定关键峡部部位。阈下刺激或无传播性起搏刺激可重复改变心动过速周长或终止 VT 也提示起搏部位在环路峡部。刺激可能会夺获局部心肌，但传播的激动会在传出瘢痕区域前受到阻滞，并在折返环内产生双向传导阻滞。另外，刺激通过电学效应延长了该部位的不应期。这种情况对预测成功的消融靶点是特异的，但不常见，敏感性仅 16%。此外，因标测导管导致的轻微机械性损伤偶尔会终止 VT，可能会让心动过速在一段时间内不被诱发，无法进一步标测。这表明 VT 的易损区小且表浅，在该部位消融可能成功。经验性温控标测（消融 10 s 后评价 VT 终止）也有助于确定 VT 峡部部位。在未诱发出 PVC 情况下短暂消融就能终止 VT 提示该部位为峡部。当在某一个看似位于环路中的部位进行消融却不能终止 VT 时，导管组织接触可能不足够，该部位可能是旁观者，或者峡部可能是一条宽的通道。

出现下列几种情况时可能无法找到合适的消融靶点：①标测点密度不足；②存在大量瘢痕组织；③ VT 峡部在心肌内或心外膜下；④导管操作存在技术上的困难；⑤在对 VT 进行拖带时发生 VT 加速、终止或转变为另一种心律失常而限制了 VT 的标测。

基于基质的消融

在过去的 30 年里，对于治疗心肌梗死后 VT 产生了两种有效的外科手术策略。一种是心内膜下断离术，即在心内膜下瘢痕的导引下切除包含致心律失常组织的心内膜下层，该手术方式治愈心律失常的概率达 70% ～ 80%，当外科手术期间不能诱发单形持续性 VT 时，可以采用这种术式。第二种技术是环心内膜的心室切除术，在梗死周边区形成环形的外科损伤，推测这种方式可能阻断潜在的 VT 环路。这种经验对于建立基于基质的消融是基础这一概念至关重要。致心律失常基质主要位于心内膜下，位于（至少部分位于）致密的梗死或纤维组织与正常组织之间。这种基质具有不同的电图特征，切除或阻断这种致心律失常组织可消除 VT[54]。

以窦性心律电图上描记出的梗死区域为指导，基于基质的方法对心肌梗死后 VT 的消融，大幅度提高复杂基质患者的消融结果。这些方法通常可以在窦性心律下成功进行消融，而且不需要对 VT 环路的关键峡部进行详细标测。尽管基于基质的消融最初被提出是用于不稳定或无法诱发的 VT 的治疗，但最近它已经成为各种类型瘢痕相关 VT 的一种有效的首要的消融策略。最近，VT 诱导和激活标测的附加值受到了挑战[116]。

基质消融的策略包括从对含有异常电图的整个异常基片彻底消融（如对晚电位和碎裂电图的消融，以及瘢痕均质化）到更有选择性的消融方法，如线性消融，"瘢痕去通道"和"核心隔离"（图 22.31）。这些不同的策略并没有被直接比较且结果的差异在文献中并不明显。此外，在 VT 期间结合标测的时最佳靶点和消融顺序是不确定的，而且还在继续发展。解剖学的变化也可能影响不同方法的有效性。在许多患者中，这些技术的联合是成功识别和消融折返环路中关键部位的必要条件[54, 90, 102, 116]。

瘢痕均质化 该方法的目的是彻底消除由双极电压标测定义的瘢痕中所有异常电图（分离电图和晚电位）（图 22.32）。广泛的射频消融是在基于基质的整个瘢痕上进行的，并且针对窦性心律下所有有异常电图的部位。消融至异常电位和晚电位消失，通过将电图振幅降低到噪声水平和高输出起搏（10 ms，20 mA）下电不兴奋性来证实的。

然而，梗死面积或低电压电图的区域通常是大的（有研究显示平均周长为 21 cm），需要广泛和透壁的消融损伤，难以使用现在的导管消融技术达到，并且可导致并发症的风险增加，包括对正常心肌的损害。因此在整个梗死区域的消融通常是不可行的，也不一定是可取的[54, 66, 102]。

瘢痕去通道 瘢痕去通道包括经基质标测定义的瘢痕内的所有传导通道的射频消融。这种策略试图限制通过优先靶向传导通道的入口点达到瘢痕均质化所需的消融范围。在这些通道的入口处消融会导致其下游传导消失，通过消除传导通道中一系列连续的晚电

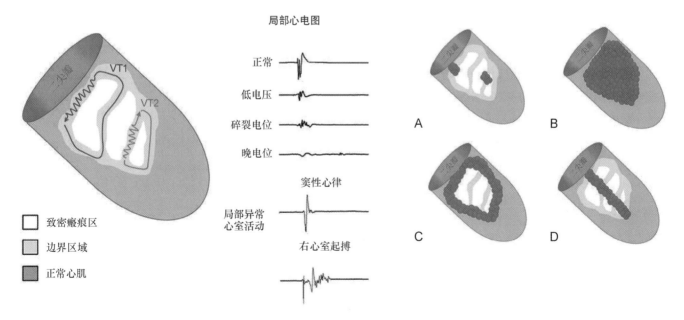

图 22.31 （见书后彩图）基于基质的消融策略。A. 峡部消融。B. 瘢痕均质化消融。C. 消融线与低电压去内的瘢痕边界区平行，并将出口区域包围起来。D. 消融线垂直于所有被定义的峡部（无兴奋性的心肌岛之间的区域），或延长消融线垂直于致密瘢痕周围的边界区，并跨越整个边界区，与正常心肌或者解剖屏障（如二尖瓣）相连接。（From Tanawuttiwat T, Nazarian S, Calkins H. The role of catheter ablation in the management of ventricular tachycardia. Eur Heart J. 2016；37：594-609.）

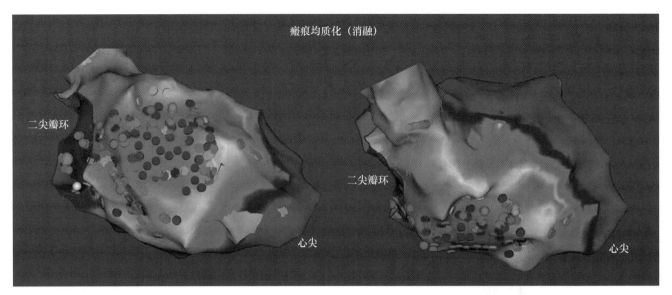

图 22.32 （见书后彩图）瘢痕均质化消融。一位下壁心肌梗死后患者的左心室电压标测图（后前位偏左以及右前斜位）。图中可见大片下壁瘢痕（双极电压＜ 0.5 mV，红色区域）。对患者予以基于基质的消融（消融点为红色点）以达到广泛的均质化消融。消融靶点包括出现碎裂电位和晚电位的区域。蓝色点表示起搏标测满意的区域

位所证实（图 22.33）。

传导通道入口通过基质标测识别边界区域的位点（即 0.5 ～ 1.5 mV 的电压区域），记录最早的晚电位，即在远场电位（低频，通常是高电压）与近场局部心室活动（通常是延迟、高频，分离和低电压）之间延迟时间最短的晚电位。这与致密瘢痕内传导通道的内部点形成了对比，后者的特点是局部和远场电图电位之间的延迟时间较长。

这种消融策略的终点是传导通道入口传导阻滞，表现为传导通道的内部点的消失或传导通道内部点的延迟激动，通常与激动顺序相反[54, 102-103, 118-119]。

核心隔离　核心隔离是指在瘢痕的所有关键或"核心"区域包括假定的 VT 环路元件或致密瘢痕周围（电压＜ 0.5 mV）的环形消融。当 VT 不可诱发时，由传统的标测技术确定的假定 VT 环路元件，包括在电压标测（电压通道）上确定的传导通道，具有晚电位的位点，具有良好起搏电图和长 S-QRS 间期的位点，以及由拖带标测确定的峡部位点。一旦确定了关键区域，连续的消融损伤会遍布该区域，或使用解剖定位（如果存在的话），以尽量减少必要的消融量（图 22.34）[54, 102, 119]。

核心隔离的目标是电隔离低电压瘢痕区域，通过从瘢痕的核心显示出口阻滞（即在之前已证实夺获的核心内多个离散位点高输出起搏过程中整体心室夺获失败）来证实。此外，入口阻滞可以用核心内部分离碎裂的电活动来证实。核心隔离避免了瘢痕均质化提出的在瘢痕内进行广泛消融的需要[120-121]。

线性消融　针对 VT 基质的线性消融也得到了广泛的应用[54]。线性射频损伤指导原则如下：

- 消融线垂直于瘢痕区域内所有潜在的峡部（在基质标测中确定的传导通道），或跨越梗死区内无兴奋性的心肌岛（定义为瘢痕内被低电压包绕的电压相对高的区域且正常窦性心律时的异常电图）。
- 消融线平行于瘢痕边界区（电压 0.5 ～ 1 mV）的瘢痕边缘，包括所有由起搏标测确定的近似出口位点。
- 消融线垂直于瘢痕区域，从致密瘢痕区（电压＜ 0.5 mV）延伸跨过瘢痕边缘区，向外与正常心肌（电压＞ 1.5 mV）或正常解剖屏障（如二尖瓣环）相连[102]。

多种可诱发的室性心动过速

在接受心肌梗死后 VT 消融的患者中，程序电刺激通常可平均诱发出 3 ～ 4 种 VT。当电生理检查中诱发出多种 VT 时，一些研究者将主导形态的 VT 作为靶点。着重消融临床 VT 而非可诱发 VT 的成功率为 71% ～ 76%。然而，随访期间约 1/3 急性成功消融临床 VT 的患者心律失常复发，其中部分患者出现不同于最初消融靶点的 VT。此外在选择主要的临床 VT 进行消融方面存在一些困难，常不能确定哪种 VT 是自发性的；只有一个或几个导联的心电图记录可供参阅；对于植入 ICD 的患者，在心电图记录前 VT 已被终止，VT 只记录在心内记录中；即使已经认定某种 VT 是主要的，其他可诱发的 VT 随后也可能自发性

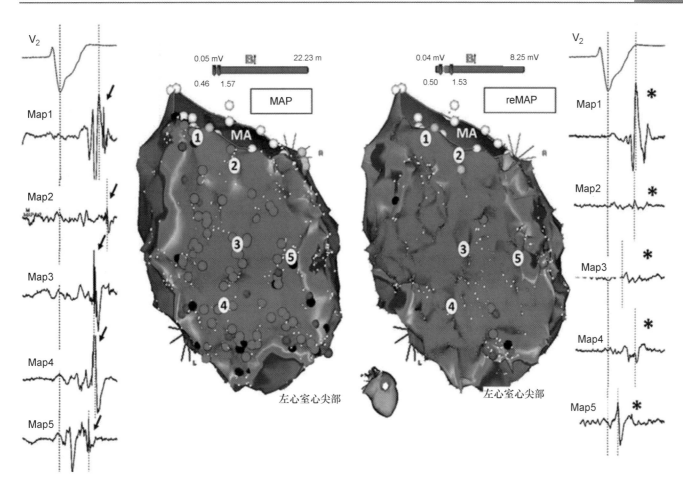

图 22.33　（见书后彩图）瘢痕去通道化。该图为一位恢复期心肌梗死患者窦性心律下左心室下视双极电压电解剖基质标测图，左图（标测图）为瘢痕去通道化前，右图（再标测图）为行瘢痕去通道化后。电图记录到传导通道，入口用黑色点表示，通道内用蓝色点表示。左侧可见 1 ～ 5 是通道入口双极电图，2 ～ 4 是通道内部电图。电图的延迟成分用箭头高亮标出。右侧为在进行去通道化后，同一部位在消除延迟成分（＊）后的电图。MA，二尖瓣环。（From Berruezo A，Fernández-Armenta J，Andreu D，et al. Scar dechanneling：new method for scar-related left ventricular tachycardia substrate ablation. Circ Arrhythm Electrophysiol. 2015；8：326-336.）

出现。一种可供选择的方法是消融所有可诱发的 VT，只要 VT 时患者能耐受标测。采用这种方式消融后 3 年 VT 复发的风险为 33%。

目前 VT 消融的临床终点还不确定。因为在消融前通常不能可靠获得去定义临床相关 VT 的所有 VT 记录，所以消融所有能诱发的 SMVT 是常用的策略。但采取积极的方法达到这一终点必须考虑到虚弱患者的血流动力学稳定性、血容量的变化和麻醉时间延长[66]，因此消融目标应该个体化。在因频繁 ICD 电击或心动过速性心肌病而进行消融的患者中，消除有问题的 VT 形态是适宜的。另一方面，特别是对于那些不能或不愿植入 ICD 的患者，应考虑消除所有可诱发的 VT[116]。

消融技术

瘢痕相关 VT 的导管消融通常需要相对广泛的组织损伤以消除致心律失常的基质，使用大号电极或灌注电极更容易达到。一般来说，灌注消融电极首选头端大（8 mm）的电极。冷却射频消融能增加能量输送，达到较深的心肌瘢痕损伤，可能改善预后。相反，增加电极的大小将降低标测的空间分辨率，增加通过电极表面温度的差异，如尽管电极记录到的温度相对较低，但受热区域仍会导致凝固物的形成。另外，体外灌注需向血管内输注大量生理盐水，可能导致急性心力衰竭。如果血管内输液困难，如对那些有肾衰竭和（或）严重心力衰竭的患者，应考虑采用较低灌注流量的体内灌注导管、大头端导管或体外灌注导管设计（如 ThermoCool SF Biosense Webster）。

体外灌注系统（ThermoCool，Biosense Webster）使用 8 Fr 导管，有一个长 3.5 mm 的电极，顶端有 6 个小孔，消融过程中盐水通过这些小孔以 30 ml/min 速度流入体内。使用体内灌注系统（Chill，Boston

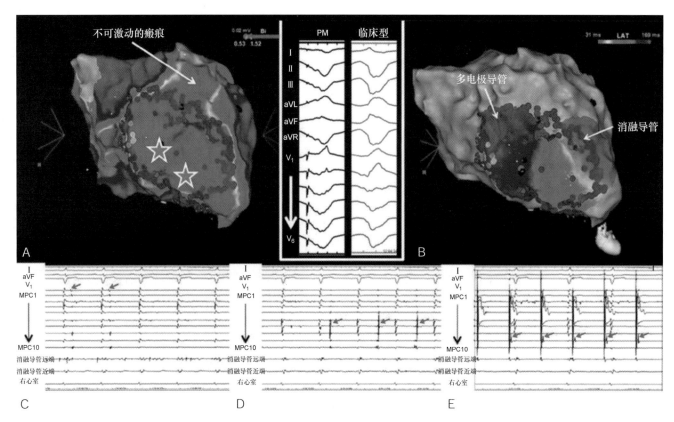

图 22.34 （见书后彩图）核心隔离。**A**. 一位大面积前壁心肌梗死且合并 VT 的患者心内膜电压标测图（前后位）。通过良好的起搏标测（PM），定位了 VT 折返环的核心区域（星号区域），该核心区域被沿着自致密瘢痕部和瘢痕边界区域起搏未能夺获的部位连接处的连续消融线所隔。**B**. 在核心隔离后，行晚电位激动标测，以识别隔离区域内是否有心内膜突破点。核心隔离区域内放置一个多电极导管（MPC），并且将消融导管放置在心内膜突破点处。**C**. 对最早的突破点进行消融，以达到完全的核心消融，通过消融过程中 MPC 导管近场晚电位消失（箭头），确认入口阻滞。**D**. 核心隔离后，可记录到分离电位（箭头）。**E**. 在完成隔离后，于多电极导管起搏可见局部心肌夺获（箭头），但传出阻滞。（From Tzou WS，Frankel DS，Hegeman T，et al. Core isolation of critical arrhythmia elements for treatment of multiple scar-based ventricular tachycardias. Circ Arrhythm Electrophysiol. 2015；8：353-361.）

Scientific，Natick，Mass）时，盐水以 36 ml/min 的速度流经电极，从第二个腔排出患者体外。对于这两种冷却射频消融系统，初始射频能量选择 20 ～ 30W 的输出，随后逐渐增加能量直到阻抗下降 5 ～ 10 Ω，或者测量的电极头端最高温度达 40 ～ 45℃。能量的使用应最少持续 30 ～ 120 s。如果术中阻抗升高超过 10 Ω，导管位置发生变化，或者消融 30 ～ 60 s 不能终止 VT，应中断射频消融。

另一种选择是，在 VT 时射频电流通常可以从具有坚固的 8 mm 头端的标测导管传送。射频能量在温控模式下发放，每个靶点消融 60 ～ 120 s，最高靶温度设置为 60℃～ 70℃，最大功率为 50 ～ 70 W。射频消融中应监测阻抗变化。阻抗升高时，将消融导管移出体内，在继续手术之前将远端电极的凝固物擦洗干净。

在通过拖带确定的峡部位点，成功消融位点通常在发放射频能量 5 ～ 15 s 内终止 VT。如果 VT 不能被即刻再被诱发且导管位置没有移动，可在成功消融靶点进行第 2 次射频消融。因此，如果在消融 30 s 后

不能终止 VT，应中断射频消融，以减少消融正常心肌组织的可能性及由此引起的左心室功能损害。然而在放弃一个看似理想的靶点位置前确保导管与组织充分贴靠是重要的。

在 VT 环路的出口、中心或入口部位进行射频消融时，通常平均时间在（10±11）s 内终止 VT，而在其他部位射频终止 VT 时，平均时间为（19±16）s，这意味着必需加热更大面积的区域来阻断折返。有些 VT 单次消融后成功，仍可持续诱发，尽管在同一部位再次消融仍无效，这种情况可能是因为损伤大小不够，见于较宽的峡部，心外膜 VT 和（或）显著纤维化，血栓或钙化等情况。在一些病例中，心律突然改变（如 VT 终止）时电极发生移动导致缺乏连续的电极与组织接触。

在看似环路的部位消融却不能终止 VT，这个部位可能是旁观者。消融不成功有多个因素，包括标测不够精确，因为找不到合适的标准定位保护性峡部和（或）无法找到这样的部位，也有可能是因为射频消

融损伤的大小不够。偶尔在预计消融会失败的部位能终止 VT。这种情况可见于消融部位不在峡部而在其邻近区域，但温度传导性好。

不稳定 VT 的消融，射频能量应在正常窦性心律时发放。当导管所到处保持稳定时，以峡部的最窄处为靶点，可在最有利的部位横跨关键峡部进行多次消融。为了到达峡部边界，在二尖瓣瓣周环路中消融线通常垂直于二尖瓣环平面的方向，而在所有其他环路中消融线平行于二尖瓣环平面方向。在一定区域进行射频消融直至 10 mA、2 ms 起搏不能夺获，或在 CS 记录中逆转心室电图的出现。完成每一次射频消融后，应重复进行程序电刺激。

对于环路内部，从瘢痕两侧（心外膜和心内膜）导管消融可能是必要的。中间隔环路在室间隔的右侧和左侧的心内膜突破部位需要高能射频消融，但与房室阻滞风险增加有关。在某些情况下射频在心脏大静脉穿支静脉内的传递可能会被考虑。中间隔的射频消融经常导致急性心动过速终止，但在手术后期持续诱导，且随访期间临床心动过速复发率高。其他可以选择的消融方法已经被描述，包括双极射频、高强度聚焦超声、针状消融或冠状动脉内乙醇注射，但目前这些方法不适用于常规临床应用[58]。

消融终点

所有持续性单纯性室性心动过速（SMVT）的不可诱发性

任何 VT（不包括心室扑动、多形性 VT 和 VF）的不可诱发性是消融手术的首选和推荐终点。在一个荟萃分析和一个大规模、多中心的队列，所有 SMVT 的可诱发性的消除与 VT/VF 事件的死亡率和复发率显著降低有关。然而，在不同的研究中死亡率并不一致[54, 91, 119, 122-123]。

为了验证 VT 的可诱发性，应该进行全面的程序电刺激方案，包括来自于至少 2 个心室部位 3 个以上的 VES，180～200 ms 的最短配对间期，或做到不应期。如果最初的刺激需要增加左心室起搏部位或输注儿茶酚胺诱发 VT，则应在消融后重复这些程序刺激。在 30 min 后，重复完整的程序电刺激方案，除非有些积极的刺激方法使患者处于心肺功能恶化的风险。

然而，虽然 VT 的不可诱发性被认为是理想的消融终点，但它仍有一些局限性。VT 在基线时可能是不可诱发的。此外，某些 VT 的可诱发性可能是不可复制的。而且，对于处于轻度稳定状态的患者，在长时间的手术结束时，积极的心室刺激方案可能会导致

血流动力学紊乱。重要的是，不可诱发性对 VT 复发的预测价值是有限的，在经导管消融后不能诱发的患者中 26%～44% VT 复发。另一方面，既往无证（非临床）VT 但可诱发的患者中超过 50% 在短期随访中不再出现 VT 复发，提示消除非临床的 VT 会导致很大比例的患者过度治疗。最后，重要的是要认识到，尽管有积极的消融尝试，但在相对较大比例的患者中，所有 SMVT 的不可诱发性可能是无法实现的[56, 122-123]。

所有临床 VT 的不可诱发性

"VT 改良"定义为所有临床 VT 的不可诱发性（即所有可被诱发的与自发 VT 的 12 导联心电图上 QRS 波形态一样及周长相似的 VT），但仍可诱发其他 SMVT。一个或多个折返环消融后，剩下的可诱发性 VT 通常更快，提示缓慢传导区已被消融，剩下的折返环的周期时间更短。因此，心律失常基质看似已被改良了。折返基质的改良是消融常见的结果，通常在大多数患者中预后良好且心律失常的复发率相对较低[123]。

当临床或假定的临床 VT 既往已被充分记录，并可在手术开始时诱发，消融的最小终点应该是在术后程序刺激中消除 VT 的诱发。另一方面，仅仅改变需要诱发 VT 的刺激的强度（更多的期外刺激和交替刺激部位）不是可信的终点。然而，在不断出现 VT 的患者中，恢复稳定的窦性心律可能是一个合理的临床终点，而不管随后的程序化刺激的结果如何[123]。

然而，这个终点并不适用于大多数在消融手术前 12 导联心电图上还没有记录到自发 VT 形态的患者[116, 123]。

致心律失常性基质的消除

完全消除所有碎裂电位和晚电位，瘢痕均质化、瘢痕去通道或核心隔离（如上文所述）也可用作替代的程序终点，尤其是那些 VT 在基线时不能重复诱发的患者中。此外，即使在具有可诱发性 VT 的患者中，当这些基于基质的终点伴 VT 不可诱发性时，一些报告提示改善结局（VT 复发心脏死亡率的降低）。如上文所述，VT 的不可诱导性不是一个完美的终点，即使在消融后 VT 无法诱发的患者中，VT 的复发率仍然相对较高。基于基质的终点可以通过消除致心律失常的基质和降低在消融过程中不能诱发的新的 VT 或预先存在的 VTs 的风险潜在的改善结局。然而，实现基于基质的终点比不可诱发性更具有挑战性，通常需要更广泛的、非选择性的消融[120, 122-123]。

消融术后管理

成功导管消融术后，在一些患者中可停止抗心

律失常药物的使用。然而，因为 VT 复发的风险相对高，VT 基质比较广泛，大多数患者在消融术后仍需长期继续使用抗心律失常药物。在某些情况下，中断抑制 VT 的抗心律失常药物可能使 VT 发生，因此停止抗心律失常药物可能不是消融的合理目标，相反，减少要求药物剂量是一个重要目标，特别是使用胺碘酮，因为其副反应的发生与每日剂量紧密相关。在各种试验中，在消融术后胺碘酮的剂量减少是可行的。对于没有 VT/VF 的患者，从消融后 3 ～ 6 个月开始，可以逐步减少胺碘酮的剂量。

在左心室消融术后的最初 3 个月内，可能存在体循环血栓栓塞的风险，特别是消融面积广泛时。对所有缺血性心脏病患者使用抗血小板药物［阿司匹林和（或）氯吡格雷］。此外，对于更高危患者（既往有栓塞史、卒中或短暂性缺血发作、心房颤动、严重左心室功能不全）可考虑华法林治疗，特别是那些接受大面积（如数厘米）广泛消融的患者。

预后

成功率和复发率

临床研究表明，在控制心肌梗死后 VT 方面，导管消融优于药物治疗。然而，VT 消融术后的长期成功率仍然是一个问题。有报道指出心肌梗死后 VT 消融长期成功率为 35% ～ 60%[66]。尽管如此，即使在随访期间偶有 VT 复发，对于药物治疗效果欠佳的此类患者，导管消融治疗可更好的控制心律失常，减少触发 ICD 治疗的次数，显著减少大部分患者（50% ～ 83%）心律失常药物的使用率。VT 发作和 ICD 放电的减少，可降低患者的住院率，并改善患者的焦虑和抑郁情绪[116, 124]。

对于稳定性 VT 关键峡部的靶向消融治疗可成功消除降低 71% ～ 93% 选择人群的可诱发"靶"VT 和"临床型"VT。在平均 9 ～ 42 个月的随访中，临床型 VT 消融术后不能诱发的患者，VT 复发率低和非致命性 VT 发作减少（13% ～ 46%），而消融术后仍能持续诱发出 VT 的患者随访期间 VT 复发率可达 80%。同时，临床型 VT 消融术后不能诱发的患者随访期间心源性猝死发生率也较低（0% ～ 6%），这也进一步说明 ICD 适应证比较强的此类患者发生心源性猝死的风险较高。基于基质标测的消融也可以作为一种进一步治疗或者替代治疗手段。相对于单纯靶向消融治疗，基质标测联合靶向消融治疗可进一步减少随访期间任何 VT 的复发[66]。然而，在 3 项最大的前瞻性研究中，达到 VT 完全不能被诱发这一消融终

点的患者占 40% ～ 75%，但 72% ～ 93% 的患者在随访期间无有临床意义的 VT 发作。一项最新的 meta 分析表明，两种消融方法在术后即刻成功率（靶 VT 无法被诱发）、手术并发症、VT 复发率以及死亡率方面无显著差异[125]。

在术前记录到稳定的单形性 VT 的患者中，相对于靶 VT，术后持续诱发出"非临床型 VT"对术后自发型 VT 复发率无显著影响。尽管在随访过程中，我们可以记录到这些"非临床"VT 偶有发作，且仅消融"临床型"VT 在随访过程中散发 VT 复发可能性也较大，但消融治疗仍与随访过程中电风暴发生率降低、心血管死亡减少相关，患者仍能从消融中获益。同时，消融术后 VT 完全不能诱发的患者，在长期随访期间生存率较高，且 VT 复发率较低。

对于那些无休止 VT 和 VT 电风暴的患者，导管消融有"救命"的功效。此类患者行导管消融术后即刻成功率可达 72%，复发率为 6%，手术相关死亡率为 0.6%[54]。虽然约 1/3 的患者术后仍有单形性室性心动过速发作，但 74% ～ 92% 的患者在消融术后后无无休止 VT 和 VT 电风暴发作。

研究表明，在病程早期行消融术的患者，其手术成功率、长期预后、手术相关死亡与并发症均优于那些病程较晚期手术的患者。除了有效的心律控制外，成功的 VT 消融术还可以通过其他机制使得患者获益，并显著改善患者非心脏移植的生存率，且这些获益独立于患者心力衰竭的严重程度[126]。有两项较小规模的随机对照研究探讨了导管消融作为心肌梗死后 VT 初始治疗手段的疗效。在冠心病合并室性心动过速（VTACH）研究中，110 例患有缺血性心肌病且因合并血流动力学稳定的持续性单形性室性心动过速而植入 ICD 的患者被随机分为两组，一组在 ICD 植入前接受 VT 消融，另一组则在 ICD 植入前并不接受其他介入治疗。而在窦性心律下基质标测和消融终止室性心动过速研究（SAMSH-VT 研究）重，128 例患有缺血性心肌病，且合并血流动力学不稳定型 VT 并已经植入 ICD 的患者被随机分为两组，一组患者行基质标测指导下 VT 消融治疗，另一组患者不行消融治疗。这两项研究的结果均表明，导管消融治疗可显著降低心律失常的复发，但并不减少死亡率，这可能部分是因为这两个研究的患者均植入了 ICD。并发症的发生率约为 5%，无围术期死亡发生[54]。

近期进行的一项研究［缺血性心脏病患者室性心动过速消融与抗心律失常药物升级治疗疗效对比研究（VANISH 研究）］比较了在确诊为缺血性心肌病且植入 ICD，且使用一线抗心律失常药物后仍有 VT 复

发的患者中，室性心动过速消融与抗心律失常药物升级治疗的疗效。该研究以任意时间的死亡、30 天后的 VT 电风暴和 ICD 恰当放电作为复合终点。研究结果表明，消融组复合终点发生率显著降低。同时，在药物升级治疗组患者中，ICD 探测阈值以下的持续性 VT 及因治疗导致的不良事件发生率显著提高。这项研究为对于初始药物治疗后仍有 VT 反复发作的患者优先行消融治疗提供了循证医学依据[127]。

与之形成的对照的是，对于那些有严重的左心室功能障碍，在各种抗心律失常药物治疗无效的情况下，以 VT 消融最为最后的治疗手段的患者，短期和长期预后均差，不论患者在接受消融治疗的即刻效果如何。在基线水平就存在多形性且不稳定型室性心动过速的患者消融术后 VT 复发率显著升高。尽管可能存在选择偏倚，早期行以不能诱发为终点的 VT 治疗看起来是合理的[54, 56]。

需要强调的是，消融后 VT 复发是全因死亡率升高的独立预测因子。消融后 VT 复发的预测价值看起来是时间依赖性的，早期复发（消融后 1 个月内复发）这预后最差，此后，复发时间越迟，患者风险越低[128]。

心律失常复发的原因

对于那些消融术后即刻成功，但最终复发的患者，其复发原因仍不完全明确，有待进一步推测。如果患者复发 VT 心电图和消融前初始心电图形态一致，或者 ICD 记录到复发 VT 的周长与消融前 VT 的周长差距在 20 ms 以内，则考虑是初始自发 VT 复发。当临床型 VT 复发时，且周长通常较消融前初始 VT 为长，这可能是因为如下原因造成：①在关键峡部的消融常造成冲动缓慢传导，而非完全阻止，这可能是因素峡部较宽，超出了消融完全损伤的范围；②消融治疗可导致冲动扩布区域周围传导障碍增多，最终在不改变折返环的情况下使得导致中心常规通路长度增长；③消融治疗有时确实能够成功阻滞关键峡部，但消融了关键峡部后，原来不参与 VT 折返激动的内环可能会成为新的 VT 折返环的一部分，且新的 VT 折返环出口与原折返环完全一致[114]。

大部分室性心动过速患者复发时，且形态和初次 VT 消融前往往不一致，或者其形态往往不是初次消融的靶 VT[5]。这可能是因为 VT 的出口或者潜在的折返环在初始 VT 消融区域附近。潜在的心肌或者冠状动脉疾病的长期演变与进展以及持续的梗死后心肌重塑有潜在的导致新的 VT 折返的可能。有 VT 复发的患者，其心肌瘢痕病变的范围比无 VT 复发的患者更大。同时，如果患者在消融时 VT 不易被诱导，可能至少

部分说明难以寻找出参与心律失常基质的区域，这可能会导致在随后终止抗心律失常药物的治疗[54, 91, 96]。

以终止可诱导的持续单形性室性心动过速为目的的导管消融治疗即刻失败往往反映术中标测欠准确，或者因为导管贴靠不良、折返环位于心肌壁内深处或者心外膜导致消融不够充分。同时，如果消融靶点距离希氏束、冠状动脉、膈神经以及妨碍消融的解剖障碍（如机械性主动脉瓣和二尖瓣以及心外膜粘连）较近，往往会影响消融效果[54, 96]。

并发症

心肌梗死后室性心动过速患者往往有左心室功能下降，且合并其他多种并发症。导管消融往往是控制难治性心律失常的最后手段，特别是有时患者存在严重的血流动力学紊乱。因此，3% ～ 10% 的患者会出现严重的并发症，（如心力衰竭加重、卒中、短暂性脑缺血发作，心肌梗死，心肌穿孔或者心脏传导阻滞）。手术相关死亡率在 0% ～ 3% 之间。血管通路并发症（大血肿或假性动脉瘤，动静脉瘘）发生率超过 2%。卒中和短暂性缺血发作发生率约 1%，心包压塞为 1%。

在一项研究中，24 例消融手术中，共有 11% 的患者出现了急性血流动力学失代偿（如尽管使用血管活性药物仍持续性低血压、需要机械支持或者手术终止），且这与随访期间死亡率增加相关。这可能与心输出量减少的时间较长、VT 时心肌顿抑、较长的麻醉时间以及术前与术中靶器官低灌注有关[129]。

心力衰竭恶化可在消融后急性期出现，对于存活心肌的过度消融、左心室导管操作导致的主动脉瓣或者二尖瓣损伤、反复发作的血流动力学不稳定型 VT 以及消融导管灌注的盐水可能是潜在导致心力衰竭和心肌缺血恶化的手术因素。因此，应限制梗死区域的消融面积。梗死区域的心肌在电图上常表现为电压低，超声心动图或左心室造影可观察到心肌收缩力减弱。需要注意的是，心肌梗死后 VT 心外膜消融时，冠状动脉损伤并不常见。相对于较小的冠脉血管，大的冠状动脉血管相对不易受损，这可能是因为大血管血流的冷却作用较强。在一项纳入 215 例患者的研究中，仅 1 例患者因消融导致边缘动脉堵塞发生心肌梗死。

尽管基质标测指导消融可以避免 VT 期间长时间标测导致的血流动力学问题，但缺乏精确的折返环路作为靶点消融会增加消融面积，增加潜在的并发症。一项多中心研究发现 7.3% 的患者发生严重并发症（包括心力衰竭恶化），3% 在消融 7 天内死亡。

需要注意的一点是，许多患者心肌梗死后 VT 并

且接受消融治疗的患者患有非常严重的心脏病，虽然导管射频消融受心律失常控制良好，但总体死亡率仍然较高，在一些研究中可超过 10%，主要是因为进展性心力衰竭所致[5, 54]。

围术期并发症的预测因子包括高龄、左心室射血分数下降、NYHA 心功能 III/IV 级、VT 电风暴、贫血、慢性阻塞性肺疾病、肾灌注不足，术者经验相对不足以及术中全身麻醉[54, 130-131]。同时，手术未能终止临床型 VT、术中需要主动脉内球囊反搏支持血流动力学以及手术持续时间等均与住院死亡率相关。在一项研究中，反复发作的 VT 导致了 46% 的住院死亡，且 85% 的住院死亡患者有 VT 电风暴[131-132]。如果患者有多项危险因素，需采取预防性的机械血流动力学支持，同时需考虑姑息性的基于基质标测的消融（术中不诱发 VT），这样可以尽可能降低血流动力学失代偿的风险[129]。

参考文献

1. Peachey H, et al. EHRA/HRS/APHRS expert consensus on ventricular arrhythmias. *Heart Rhythm*. 2014;11:e166–e196.
2. Natale A, et al. Venice chart international consensus document on ventricular tachycardia/ventricular fibrillation ablation: special article. *J Cardiovasc Electrophysiol*. 2010;21:339–379.
3. Liang JJ, Prasad A, Cha Y-M. Temporal evolution and implications of ventricular arrhythmias associated with acute myocardial infarction. *Cardiol Rev*. 2013;21:289–294.
4. Gorenek B, et al. Cardiac arrhythmias in acute coronary syndromes: position paper from the joint EHRA, ACCA, and EAPCI Task Force. *EuroIntervention*. 2015;10:1095–1108.
5. Haqqani HM, Callans DJ. Ventricular tachycardia in coronary artery disease. *Card Electrophysiol Clin*. 2014;6:525–534.
6. Shenthar J, Deora S, Rai M, et al. Prolonged Tpeak-end and Tpeak-end/QT ratio as predictors of malignant ventricular arrhythmias in the acute phase of ST-segment elevation myocardial infarction: a prospective case-control study. *Heart Rhythm*. 2015;12:484–489.
7. Hsieh CHC, et al. Evolution of ventricular tachycardia and its electrophysiological substrate early after myocardial infarction: an ovine model. *Circ Arrhythm Electrophysiol*. 2013;6:1010–1017.
8. Liuba I, et al. Scar progression in patients with nonischemic cardiomyopathy and ventricular arrhythmias. *Heart Rhythm*. 2014;11:755–762.
9. Piers SRD, et al. Contrast-enhanced MRI–derived scar patterns and associated ventricular tachycardias in nonischemic cardiomyopathy implications for the ablation strategy. *Circ Arrhythm Electrophysiol*. 2013;6:875–883.
10. Proietti R, et al. A historical perspective on the role of functional lines of block in the re-entrant circuit of ventricular tachycardia. *Pacing Clin Electrophysiol*. 2016;39:490–496.
11. Haqqani HM, et al. Fundamental differences in electrophysiologic and electroanatomic substrate between ischemic cardiomyopathy patients with and without clinical ventricular tachycardia. *J Am Coll Cardiol*. 2009;54:166–173.
12. Das MK, Scott LR, Miller JM. Focal mechanism of ventricular tachycardia in coronary artery disease. *Heart Rhythm*. 2010;7:305–311.
13. Aldhoon B, et al. Nonischemic cardiomyopathy substrate and ventricular tachycardia in the setting of coronary artery disease. *Heart Rhythm*. 2013;10:1622–1627.
14. Priori SG, Blomström-Lundqvist C, Mazzanti A. 2015 ESC Guidelines for the management of patients with ventricular arrhythmias and the prevention of sudden cardiac death. *Eur Heart J*. 2015;8:746–837.
15. Kusumoto FM, et al. HRS/ACC/AHA expert consensus statement on the use of implantable cardioverter-defibrillator therapy in patients who are not included or not well represented in clinical trials. *J Am Coll Cardiol*. 2014;64:1143–1177.
16. Piccini JP, et al. Sustained ventricular tachycardia and ventricular fibrillation complicating non-ST-segment-elevation acute coronary syndromes. *Circulation*. 2012;126:41–49.
17. van der Weg K, et al. Prospective evaluation of where reperfusion ventricular arrhythmia "bursts" fit into optimal reperfusion in STEMI. *Int J Cardiol*. 2015;195:136–142.
18. Majidi M, et al. Implications of ventricular arrhythmia 'bursts' with normal epicardial flow, myocardial blush, and ST-segment recovery in anterior ST-elevation myocardial infarction reperfusion: a biosignature of direct myocellular injury 'downstream of downstream'. *Eur Heart J Acute Cardiovasc Care*. 2015;4:51–59.
19. Bui AH, et al. Relationship between early and late nonsustained ventricular tachycardia and cardiovascular death in patients with acute coronary syndrome in the Platelet Inhibition and Patient Outcomes (PLATO) trial. *Circ Arrhythm Electrophysiol*. 2016;9:e002951.
20. Fordyce CB, et al. Long-term post-discharge risks in older survivors of myocardial infarction with and without out-of-hospital cardiac arrest. *J Am Coll Cardiol*. 2016;67:1981–1990.
21. Dagres N, Hindricks G. Risk stratification after myocardial infarction: is left ventricular ejection fraction enough to prevent sudden cardiac death? *Eur Heart J*. 2013;34:1964–1971.
22. Lerma C, Gorelick A, Ghanem RN, et al. Patterns of ectopy leading to increased risk of fatal or near-fatal cardiac arrhythmia in patients with depressed left ventricular function after an acute myocardial infarction. *Europace*. 2013;15:1304–1312.
23. Deyell MW, Krahn AD, Goldberger JJ. Sudden cardiac death risk stratification. *Circ Res*. 2015;116:1907–1918.
24. Epstein AE, et al. 2012 ACCF/AHA/HRS focused update incorporated into the ACCF/AHA/HRS 2008 guidelines for device-based therapy of cardiac rhythm abnormalities: a report of the American College of Cardiology Foundation/American Heart Association Task Force on Practice Guide. *Circulation*. 2013;127:e283–e352.
25. Verrier RL, et al. Elevated T-Wave alternans predicts nonsustained ventricular tachycardia in association with percutaneous coronary intervention in st-segment elevation myocardial infarction (STEMI) patients. *J Cardiovasc Electrophysiol*. 2013;24:658–663.
26. Au-Yeung WTM, et al. SCD-HeFT: use of R-R interval statistics for long-term risk stratification for arrhythmic sudden cardiac death. *Heart Rhythm*. 2015;12:2058–2066.
27. Disertori M, et al. Heart rate turbulence is a powerful predictor of cardiac death and ventricular arrhythmias in postmyocardial infarction and heart failure patients: a systematic review and meta-analysis. *Circ Arrhythm Electrophysiol*. 2016;9:e004610.
28. Rosengarten JA, Scott PA, Morgan JM. Fragmented QRS for the prediction of sudden cardiac death: a meta-analysis. *Europace*. 2015;17:969–977.
29. Jain R, Singh R, Yamini S, et al. Fragmented ECG as a risk marker in cardiovascular diseases. *Curr Cardiol Rev*. 2014;10:277–286.
30. Yalin K, et al. Infarct characteristics by CMR identifies substrate for monomorphic VT in post-MI patients with relatively preserved systolic function and NS-VT. *Pacing Clin Electrophysiol*. 2014;37:447–453.
31. El Aidi H, et al. Cardiac magnetic resonance imaging findings and the risk of cardiovascular events in patients with recent myocardial infarction or suspected or known coronary artery disease: a systematic review of prognostic studies. *J Am Coll Cardiol*. 2014;63:1031–1045.
32. Reinstadler SJ, Thiele H, Eitel I. Risk stratification by cardiac magnetic resonance imaging after ST-elevation myocardial infarction. *Curr Opin Cardiol*. 2015;30:681–689.
33. Al-Ahmad A, Shenasa M, Shenasa H, et al. Incessant ventricular tachycardia and fibrillation: electrical storms. *Card Electrophysiol Clin*. 2014;6:613–621.
34. Remo BF, et al. Safety and efficacy of renal denervation as a novel treatment of ventricular tachycardia storm in patients with cardiomyopathy. *Heart Rhythm*. 2014;11:541–546.

35. Vaseghi M, et al. Cardiac sympathetic denervation in patients with refractory ventricular arrhythmias or electrical storm: intermediate and long-term follow-up. *Heart Rhythm*. 2014;11:360–366.

36. Nedios S, et al. Electrical storm in patients with implantable cardioverter-defibrillator in the era of catheter ablation: implications for better rhythm control. *Heart Rhythm*. 2015;12:2419–2425.

37. Santangeli P, et al. Comparative effectiveness of antiarrhythmic drugs and catheter ablation for the prevention of recurrent ventricular tachycardia in patients with implantable cardioverter defibrillators: a systematic review and meta-analysis of randomized controlled trials. *Heart Rhythm*. 2016;13:1552–1559.

38. Nair GM, Nery PB, Redpath CJ, et al. Ventricular arrhythmias in patients with heart failure secondary to reduced ejection fraction. *Curr Opin Cardiol*. 2014;29:152–159.

39. Al-Khatib SM, et al. 2017 AHA/ACC/HRS guideline for management of patients with ventricular arrhythmias and the prevention of sudden cardiac death. *Heart Rhythm*. 2017 Oct 26. [Epub ahead of print].

40. Mondesert B, et al. Impact of revascularization in patients with sustained ventricular arrhythmias, prior myocardial infarction and preserved left ventricular ejection fraction. *Heart Rhythm*. 2016;13:1221–1227.

41. Poole JE. Present guidelines for device implantation: clinical considerations and clinical challenges from pacing, implantable cardiac defibrillator, and cardiac resynchronization therapy. *Circulation*. 2014;129:383–394.

42. Russo AM, et al. ACCF/HRS/AHA/ASE/HFSA/SCAI/SCCT/SCMR 2013 appropriate use criteria for implantable cardioverter-defibrillators and cardiac resynchronization therapy. *J Am Coll Cardiol*. 2013;61:1318–1368.

43. Guerra F, et al. Implantable cardioverter-defibrillator programming and electrical storm: results of the OBSERVational registry On long-term outcome of ICD patients (OBSERVO-ICD). *Heart Rhythm*. 2016;13:1987–1992.

44. Katritsis DG, et al. Effect of left ventricular ejection fraction and QRS duration on the survival benefit of implantable cardioverter-defibrillators: meta-analysis of primary prevention trials. *Heart Rhythm*. 2013;10:200–206.

45. Epstein AE, et al. Wearable cardioverter-defibrillator use in patients perceived to be at high risk early post-myocardial infarction. *J Am Coll Cardiol*. 2013;62:2000–2007.

46. Singh M, et al. Utility of the wearable cardioverter-defibrillator in patients with newly diagnosed cardiomyopathy: a decade-long single-center experience. *J Am Coll Cardiol*. 2015;66:2607–2613.

47. Kron J, Ellenbogen KA. Life vest: sink or swim. *Circ Arrhythm Electrophysiol*. 2013;6:5–6.

48. Chung MK. The role of the wearable cardioverter defibrillator in clinical practice. *Cardiol Clin*. 2014;32:253–270.

49. Aliot EM, et al. EHRA/HRS expert consensus on catheter ablation of ventricular arrhythmias. Developed in a partnership with the European Heart Rhythm Association (EHRA), a Registered Branch of the European Society of Cardiology (ESC), and the Heart Rhythm Society (HRS); in collaboration with the American College of Cardiology (ACC) and the American Heart Association (AHA). *Heart Rhythm*. 2009;6:886–933.

50. Bunch TJ, et al. Patients treated with catheter ablation for ventricular tachycardia after an ICD shock have lower long-term rates of death and heart failure hospitalization than do patients treated with medical management only. *Heart Rhythm*. 2014;11:533–540.

51. Liang JJ, et al. Amiodarone discontinuation or dose reduction following catheter ablation for ventricular tachycardia in structural heart disease. *JACC Clin Electrophysiol*. 2017;3:503–511.

52. Patel D, et al. Catheter ablation for ventricular tachycardia (VT) in patients with ischemic heart disease a systematic review and a meta-analysis of randomized controlled trials. *J Interv Card Electrophysiol*. 2016;45:111–117.

53. Delacrétaz E, et al. Catheter ablation of stable ventricular tachycardia before defibrillator implantation in patients with coronary heart disease (VTACH): an on-treatment analysis. *J Cardiovasc Electrophysiol*. 2013;24:525–529.

54. Tanawuttiwat T, Nazarian S, Calkins H. The role of catheter ablation in the management of ventricular tachycardia. *Eur Heart J*. 2016;37:594–609.

55. Dinov B, et al. Early referral for ablation of scar-related ventricular tachycardia is associated with improved acute and long-term outcomes: results from the Heart Center of Leipzig Ventricular Tachycardia Registry. *Circ Arrhythm Electrophysiol*. 2014;7:1144–1151.

56. De Riva M, et al. Reassessing noninducibility as ablation endpoint of post-infarction ventricular tachycardia. *Circ Arrhythm Electrophysiol*. 2015;8:853–862.

57. Kuck K-H, et al. Impact of substrate modification by catheter ablation on implantable cardioverter–defibrillator interventions in patients with unstable ventricular arrhythmias and coronary artery disease. *Circ Arrhythm Electrophysiol*. 2017;10:e004422.

58. Kumar S, et al. Role of alternative interventional procedures when endo- and epicardial catheter ablation attempts for ventricular arrhythmias fail. *Circ Arrhythm Electrophysiol*. 2015;8:606–615.

59. Kumar S, Tedrow UB, Stevenson WG. Adjunctive interventional techniques when percutaneous catheter ablation for drug refractory ventricular arrhythmias fail: a contemporary review. *Circ Arrhythm Electrophysiol*. 2017;10:e003676.

60. De Riva M, Watanabe M, Zeppenfeld K. Twelve-lead ECG of ventricular tachycardia in structural heart disease. *Circ Arrhythm Electrophysiol*. 2015;8:951–962.

61. Miller JM, Marchlinski FE, Buxton AE, et al. Relationship between the 12-lead electrocardiogram during ventricular tachycardia and endocardial site of origin in patients with coronary artery disease. *Circulation*. 1988;77:759–766.

62. Segal OR, et al. A novel algorithm for determining endocardial VT exit site from 12-lead surface ECG characteristics in human, infarct-related ventricular tachycardia. *J Cardiovasc Electrophysiol*. 2007;18:161–168.

63. Yokokawa M, et al. Automated analysis of the 12-lead electrocardiogram to identify the exit site of postinfarction ventricular tachycardia. *Heart Rhythm*. 2012;9:330–334.

64. Martinek M, Stevenson WG, Inada K, et al. QRS characteristics fail to reliably identify ventricular tachycardias that require epicardial ablation in ischemic heart disease. *J Cardiovasc Electrophysiol*. 2012;23:188–193.

65. Fernandez-Armenta J, Berruezo A. How to recognize epicardial origin of ventricular tachycardias? *Curr Cardiol Rev*. 2014;10:246–256.

66. Di Biase L, et al. Ablation of stable VTs versus substrate ablation in ischemic cardiomyopathy: the VISTA Randomized Multicenter Trial. *J Am Coll Cardiol*. 2015;66:2872–2882.

67. Josephson ME. Programmed stimulation for risk stratification for postinfarction sudden cardiac arrest: why and how? *Pacing Clin Electrophysiol*. 2014;37:791–794.

68. Zaman S, et al. Significance of inducible very fast ventricular tachycardia (cycle length 200-230 ms) after early reperfusion for ST-segment-elevation myocardial infarction. *Circ Arrhythm Electrophysiol*. 2013;6:884–890.

69. Josephson ME, Almendral J, Callans DJ. Resetting and entrainment of reentrant ventricular tachycardia associated with myocardial infarction. *Heart Rhythm*. 2014;11:1239–1249.

70. Almendral J, Caulier-Cisterna R, Rojo-Álvarez JL. Resetting and entrainment of reentrant arrhythmias: part I: concepts, recognition, and protocol for evaluation: surface ECG versus intracardiac recordings. *Pacing Clin Electrophysiol*. 2013;36:508–532.

71. Almendral J. Resetting and entrainment of reentrant arrhythmias: part II: informative content and practical use of these responses. *Pacing Clin Electrophysiol*. 2013;36:641–661.

72. Deo R, Berger R. The clinical utility of entrainment pacing. *J Cardiovasc Electrophysiol*. 2009;20:466–470.

73. Vereckei A, Duray G, Szénási G, et al. New algorithm using only lead aVR for differential diagnosis of wide QRS complex tachycardia. *Heart Rhythm*. 2008;5:89–98.

74. Peíchl P, Wichterle D, Cihak R, et al. Catheter ablation of ventricular tachycardia in the presence of an old endocavitary thrombus guided by intracardiac echocardiography. *Pacing Clin Electrophysiol*. 2016;39:581–587.

75. Rao HB, et al. Ventricular tachycardia ablation in the presence of left ventricular thrombus: safety and efficacy. *J Cardiovasc Electrophysiol.* 2016;27:453–459.

76. Hussein A, et al. Assessment of ventricular tachycardia scar substrate by intracardiac echocardiography. *Pacing Clin Electrophysiol.* 2014;37:412–421.

77. Njeim M, et al. Value of cardiac magnetic resonance imaging in patients with failed ablation procedures for ventricular tachycardia. *J Cardiovasc Electrophysiol.* 2016;27:183–189.

78. Komatsu Y, et al. Regional myocardial wall thinning at multidetector computed tomography correlates to arrhythmogenic substrate in postinfarction ventricular tachycardia: assessment of structural and electrical substrate. *Circ Arrhythm Electrophysiol.* 2013;6:342–350.

79. Stevens SM, et al. Device artifact reduction for magnetic resonance imaging of patients with implantable cardioverter-defibrillators and ventricular tachycardia: late gadolinium enhancement correlation with electroanatomic mapping. *Heart Rhythm.* 2014;11:289–298.

80. Duell J, Dilsizian V, Smith M, et al. Nuclear imaging guidance for ablation of ventricular arrhythmias. *Curr Cardiol Rep.* 2016;18:1–7.

81. Yamashita S, et al. Myocardial wall thinning predicts transmural substrate in patients with scar-related ventricular tachycardia. *Heart Rhythm.* 2017;14:155–163.

82. Miller MA, et al. Percutaneous hemodynamic support with Impella 2.5 during scar-related ventricular tachycardia ablation (PERMIT 1). *Circ Arrhythm Electrophysiol.* 2013;6:151–159.

83. Reddy YM, et al. Percutaneous left ventricular assist devices in ventricular tachycardia ablation multicenter experience. *Circ Arrhythm Electrophysiol.* 2014;7:244–250.

84. Miller MA, Reddy VY. Percutaneous hemodynamic support during scar-ventricular tachycardia ablation is the juice worth the squeeze? *Circ Arrhythm Electrophysiol.* 2014;7:192–194.

85. Baratto F, et al. Extracorporeal membrane oxygenation for hemodynamic support of ventricular tachycardia ablation. *Circ Arrhythm Electrophysiol.* 2016;9:e004492.

86. Mathuria N, et al. Outcomes of pre-emptive and rescue use of percutaneous left ventricular assist device in patients with structural heart disease undergoing catheter ablation of ventricular tachycardia. *J Interv Card Electrophysiol.* 2017;48:27–34.

87. Aryana A, et al. Procedural and clinical outcomes after catheter ablation of unstable ventricular tachycardia supported by a percutaneous left ventricular assist device. *Heart Rhythm.* 2014;11:1122–1130.

88. Anter E, Li J, Tschabrunn CM, et al. Mapping of a postinfarction left ventricular aneurysm-dependent macroreentrant ventricular tachycardia. *HeartRhythm Case Rep.* 2015;1:472–476.

89. Nayyar S, et al. High-density mapping of ventricular scar: a comparison of ventricular tachycardia (VT) supporting channels with channels that do not support VT. *Circ Arrhythm Electrophysiol.* 2014;7:90–98.

90. Yamashita S, et al. Impact of new technologies and approaches for post–myocardial infarction ventricular tachycardia ablation during long-term follow-up. *Circ Arrhythm Electrophysiol.* 2016;9:e003901.

91. Yokokawa M, et al. Reasons for recurrent ventricular tachycardia after catheter ablation of post-infarction ventricular tachycardia. *J Am Coll Cardiol.* 2013;61:66–73.

92. Das M, et al. Temporal-component analysis of diastolic electrograms in ventricular tachycardia differentiates non-vulnerable regions of the circuit. *Heart Rhythm.* 2015;12:1737–1744.

93. Derejko P, et al. Effect of the restitution properties of cardiac tissue on the repeatability of entrainment mapping response. *Circ Arrhythm Electrophysiol.* 2014;7:497–504.

94. Wong KCK, Rajappan K, Bashir Y, et al. Entrainment with long postpacing intervals from within the flutter circuit: what is the mechanism? *Circ Arrhythm Electrophysiol.* 2012;5:e90–e92.

95. Asirvatham SJ, Stevenson WG. Mapping reentry. *Circ Arrhythm Electrophysiol.* 2016;9:e003609.

96. Tokuda M, et al. Characteristics of clinical and induced ventricular tachycardia throughout multiple ablation procedures. *J Cardiovasc Electrophysiol.* 2016;27:88–94.

97. Berte B, et al. Characterization of the left-sided substrate in arrhythmogenic right ventricular cardiomyopathy. *Circ Arrhythm Electrophysiol.* 2015;8:1403–1412.

98. Irie T, et al. Relationship between sinus rhythm late activation zones and critical sites for scar-related ventricular tachycardia: systematic analysis of isochronal late activation mapping. *Circ Arrhythm Electrophysiol.* 2015;8:390–399.

99. Baldinger SH, et al. Electrogram analysis and pacing are complimentary for recognition of abnormal conduction and far-field potentials during substrate mapping of infarct-related ventricular tachycardia. *Circ Arrhythm Electrophysiol.* 2015;8:874–881.

100. Tsiachris D, et al. Electroanatomical voltage and morphology characteristics in postinfarction patients undergoing ventricular tachycardia ablation. *Circ Arrhythm Electrophysiol.* 2015;8:863–873.

101. Komatsu Y, et al. Electrophysiologic characterization of local abnormal ventricular activities in postinfarction ventricular tachycardia with respect to their anatomic location. *Heart Rhythm.* 2013;10:1630–1637.

102. Santangeli P, Marchlinski FE. Substrate mapping for unstable ventricular tachycardia. *Heart Rhythm.* 2016;13:569–583.

103. Acosta J, et al. Infarct transmurality as a criterion for first-line endo-epicardial substrate-guided ventricular tachycardia ablation in ischemic cardiomyopathy. *Heart Rhythm.* 2016;13:85–95.

104. Tschabrunn CM, et al. High-resolution mapping of ventricular scar. *Circ Arrhythm Electrophysiol.* 2016;9:e003841.

105. Silberbauer J, et al. Noninducibility and late potential abolition: a novel combined prognostic procedural end point for catheter ablation of postinfarction ventricular tachycardia. *Circ Arrhythm Electrophysiol.* 2014;7:424–435.

106. Anter E, Josephson ME. Bipolar voltage amplitude: what does it really mean? *Heart Rhythm.* 2016;13:326–327.

107. Josephson ME, Anter E. Substrate mapping for ventricular tachycardia assumptions and misconceptions. *JACC Clin Electrophysiol.* 2015;1:341–352.

108. Gianni C, Natale A. Voltage mapping for ventricular tachycardia ablation: we can work it out. *Heart Rhythm.* 2016;13:2003.

109. Tung R, Josephson ME, Bradfield JS, et al. Directional influences of ventricular activation on myocardial scar characterization: voltage mapping with multiple wavefronts during ventricular tachycardia ablation. *Circ Arrhythm Electrophysiol.* 2016;9.

110. Mountantonakis SE, et al. Relationship between voltage map 'channels' and the location of critical isthmus sites in patients with post-infarction cardiomyopathy and ventricular tachycardia. *J Am Coll Cardiol.* 2013;61:2088–2095.

111. Makimoto H, et al. Clinical impact of mapping strategies for treatment of ventricular tachycardias in patients with structural heart disease. *Pacing Clin Electrophysiol.* 2015;38:630–640.

112. Komatsu Y, et al. Endocardial ablation to eliminate epicardial arrhythmia substrate in scar-related ventricular tachycardia. *J Am Coll Cardiol.* 2014;63:1416–1426.

113. Yoshiga Y, et al. Correlation between substrate location and ablation strategy in patients with ventricular tachycardia late after myocardial infarction. *Heart Rhythm.* 2012;9:1192–1199.

114. Kosmidou I, et al. Role of repeat procedures for catheter ablation of postinfarction ventricular tachycardia. *Heart Rhythm.* 2011;8:1516–1522.

115. Izquierdo M, et al. Endo-epicardial versus only-endocardial ablation as a first line strategy for the treatment of ventricular tachycardia in patients with ischemic heart disease. *Circ Arrhythm Electrophysiol.* 2015;8:882–889.

116. Marchlinski FE, et al. Long-term success of irrigated radiofrequency catheter ablation of sustained ventricular tachycardia: post-approval THERMOCOOL VT trial. *J Am Coll Cardiol.* 2016;67:674–683.

117. Tung R, Kottkamp H. A moving target for catheter ablation of ventricular tachycardia ablation of scar or arrhythmia? *J Am Coll Cardiol.* 2015;66:2883–2885.

118. Berruezo A, et al. Scar dechanneling: new method for scar-related left ventricular tachycardia substrate ablation. *Circ Arrhythm Electrophysiol.* 2015;8:326–336.

119. Santangeli P, Frankel DS, Marchlinski FE. End points for ablation of scar-related ventricular tachycardia. *Circ Arrhythm Electrophysiol.* 2014;7:949–960.

120. Tzou WS, et al. Core isolation of critical arrhythmia elements for treatment of multiple scar-based ventricular tachycardias. *Circ Arrhythm Electrophysiol.* 2015;8:353–361.

121. Proietti R, Roux J-F, Essebag V. Recent advances in ablation of ventricular tachycardia associated with structural heart disease. *Curr Opin Cardiol*. 2016;31:64–71.

122. Ghanbari H, et al. Noninducibility in postinfarction ventricular tachycardia as an end point for ventricular tachycardia ablation and its effects on outcomes a meta-analysis. *Circ Arrhythm Electrophysiol*. 2014;7:677–683.

123. Yokokawa M, et al. Predictive value of programmed ventricular stimulation after catheter ablation of post-infarction ventricular tachycardia. *J Am Coll Cardiol*. 2015;65:1954–1959.

124. Kumar S, et al. Long-term outcomes after catheter ablation of ventricular tachycardia in patients with and without structural heart disease. *Heart Rhythm*. 2016;13:1957–1963.

125. Kumar S, et al. Substrate-based ablation versus ablation guided by activation and entrainment mapping for ventricular tachycardia: a systematic review and meta-analysis. *J Cardiovasc Electrophysiol*. 2016;27:1437–1447.

126. Tung R, et al. Freedom from recurrent ventricular tachycardia after catheter ablation is associated with improved survival in patients with structural heart disease: an International VT Ablation Center Collaborative Group study. *Heart Rhythm*. 2015;12:1997–2007.

127. Sapp JL, et al. Ventricular tachycardia ablation versus escalation of antiarrhythmic drugs. *N Engl J Med*. 2016;275:111–121.

128. Siontis KC, et al. Prognostic impact of the timing of recurrence of infarct-related ventricular tachycardia after catheter ablation. *Circ Arrhythm Electrophysiol*. 2016;9:e004432.

129. Santangeli P, et al. Acute hemodynamic decompensation during catheter ablation of scar-related ventricular tachycardia: incidence, predictors, and impact on mortality. *Circ Arrhythm Electrophysiol*. 2015;8:68–75.

130. Santangeli P, et al. Acute hemodynamic decompensation during catheter ablation of scar-related ventricular tachycardia: incidence, predictors, and impact on mortality. *Circ Arrhythm Electrophysiol*. 2015;8:68–75.

131. Katz DF, et al. Safety of ventricular tachycardia ablation in clinical practice. *Circ Arrhythm Electrophysiol*. 2015;8:362–370.

132. Yu R, et al. Catheter ablation of scar-based ventricular tachycardia: relationship of procedure duration to outcomes and hospital mortality. *Heart Rhythm*. 2015;12:86–94.

23

特发性局灶性室性心动过速

林加锋 译 梁卓 校

病理生理学

　　室性心动过速（VT）通常与结构性心脏病相关，最常见于冠心病和心肌病。然而，大约有 10% 的 VT 患者没有明显的结构性心脏病（特发性 VT）。如果患者的心电图（ECG）（除外 Brugada 综合征及长 QT 综合征）、超声心动图及冠状动脉造影检查均正常，则提示患者无结构性心脏病。

　　然而，对于特发性 VT 的患者，即使所有其他的检查都正常，心脏磁共振（CMR）仍可发现细微的心脏结构异常以及室壁运动减弱的区域。另外，无明显结构性心脏病的 VT 患者可出现自主神经局灶性病变，表现为局部交感神经去神经支配。然而，目前没有足够的证据证明这种结构异常和特发性室性心律失常（VA）存在因果联系。值得注意的是，有些特发性 VT 可发生于有明显结构性心脏疾病的患者，但这

些患者心脏结构异常与 VA 并不相关。而且，频繁或持续性特发性 VA 可能是心肌病的原因。

　　特发性 VT 可根据 VT 的以下方面分为多种类型：VT 的起源［起源于右心室（RV）vs.左心室（LV）］、VT 的形态［左束支传导阻滞（LBBB）vs.右束支传导阻滞（RBBB）型］、VT 对运动试验的反应、VT 对药物治疗的反应（腺苷敏感型，维拉帕米敏感型 vs.普萘洛尔敏感型 VT）和 VT 发作的特点（反复阵发性 vs.持续性）。

　　特发性局灶性 VA 的一种原形是流出道（OT）VA。约 90% 的 OT VA 由腺苷敏感型 VT 的两种表型之一所致。反复单形性 VT 是其中最常见的形式（60% ～ 90%），表现为频发室性期前收缩（室性早搏，PVC）、成对早搏，以及非持续性 VT，中间间隔短阵的正常窦性心律（NSR；图 23.1）。这种类型的 VT 通常出现在静息或运动一段时间之后，运动期

间 VT 通常会减少，但不会完全消失。另一方面，阵发性运动诱发性 VT 的特征是运动或情绪激动引起的 VT 持续发作，中间被偶发 PVC 的 NSR 长间期所分隔（图 23.2）。有研究显示，这两类代表着触发活动所致的特发性 VT 谱系的两端，二者有相当大的重叠。此外，这些亚型分类尽管有用，但并不精确且依赖于节律记录的方法和时间。患者通常依据临床表现

或标志性心律失常来分类。远程遥测和长程动态心电图记录证实，大多数表现为一种 OT VA 亚型的患者，还会表现出至少一次形态完全相同的另一种亚型的 VT。几乎所有非持续性 VT 的患者均有高频率的反复发作和频发 PVC。反复出现 PVC 的患者中，大约 70% 的患者有非持续性 VT，然而仅有 20% 的患者发展为每个短阵大于 5 个心搏。

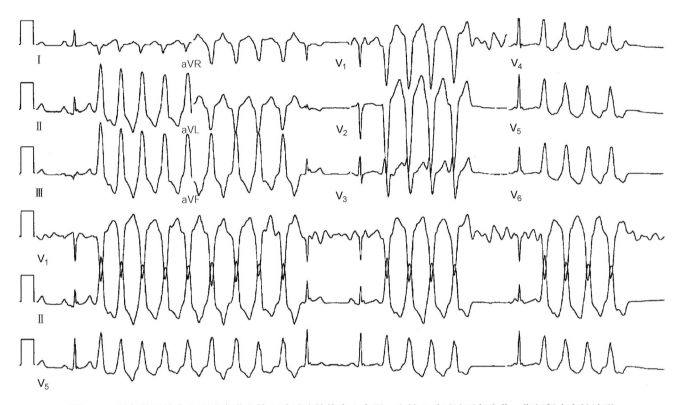

图 23.1　反复单形性右心室流出道室性心动过速的体表心电图。室性心动过速反复发作，期间偶有窦性波形

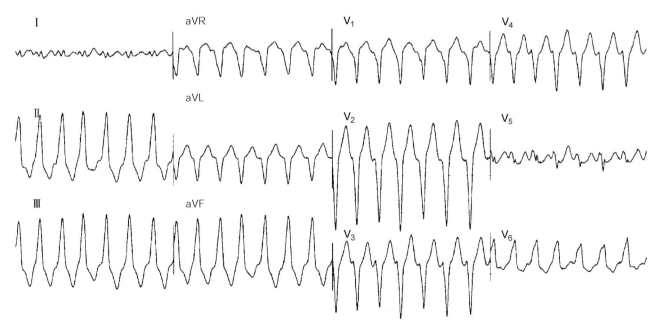

图 23.2　持续性右心室流出道室性心动过速的体表心电图

局灶性特发性室性心动过速的机制

特发性 VT 有多种不同的亚型，可通过它们的机制、QRS 波形态以及起源进行鉴别[1]。大多数局灶性特发性 VA 是腺苷敏感型的，它们被认为是由儿茶酚胺诱发，在环腺苷酸（cAMP）介导下诱发延迟后除极（DAD）和触发活动。VA 的多个特征支持触发活动是其潜在机制（详见第 3 章）。心率的增快促进 VT 的发生，VT 也可以在注射儿茶酚胺类药物或快速起搏心室或心房下诱发。另外，VT 的终止依赖于通过钙通道阻滞剂直接阻断二氢吡啶受体，或通过药物或操作降低 cAMP 水平（如通过依酚氯铵或刺激迷走神经的操作激动 M_2 毒蕈碱受体，通过 β 受体阻滞剂抑制 β 肾上腺素受体，或通过腺苷激活腺苷 A_1 受体）。而且，心室额外刺激（VES）的配对间期或心室起搏周期长度（CL）与第一个 VT 配对间期直接相关。另外，VT 的发生为 CL 依赖性，起搏周期长度（PCL）长于或短于临界 CL 窗都不能诱发 VT。这个时间窗可以随自主神经张力的变化而变化。值得注意的是，一小部分（11%）VA 对腺苷不敏感[2]。

特发性局灶性 VA 的一种亚型起源于左右心室的浦肯野系统。局灶性浦肯野 VT（被归类于"普萘洛尔敏感的自主 VT"）通常由运动和儿茶酚胺诱发，可以被 β 受体阻滞剂抑制（但维拉帕米不能抑制）。另外，程序性电刺激不能诱发或终止此类心动过速。浦肯野 VT 可被腺苷或超速起搏一过性抑制。这些特征提示局灶性浦肯野 VT 的潜在机制是自律性异常，这与折返性维拉帕米敏感的分支型 VT 不同。浦肯野 VA 可以表现为单形性 VT 或 PVC，或者表现为加速型室性心律与 NSR 竞争或被 NSR 抑制[3]。

特发性 VA 的其他类型包括维拉帕米敏感的折返性分支型 VT（详见第 24 章）和特发性多形性 VT 及心室颤动（VF，详见第 31 章）。这些心律失常将在本书的其他章节进行讨论。本章中局灶性特发性单形性 PVC 和 VT 统称为"特发性室性心律失常（VA）"。

室性期前收缩诱导的心肌病的机制

频繁的特发性非持续性 VT 或 PVC 可以促发可逆性扩张型心肌病。频发 PVC 引起左心室收缩功能不全的机制尚未阐明。潜在机制包括① PVC 发生时异常的心室激动引起心室收缩失同步（类似于 LBBB 或心室起搏）；②细胞内钙调控和细胞膜离子电流的改变（由 PVC 短的联律间隔和期外收缩后收缩力增强引起）；③心室充盈异常（由于期外收缩后停搏）；④心肌和外周血管自主神经失调；⑤心率动力学和血流动力学参数的改变。虽然 PVC 诱导的心肌病最初被认为是一种心动过速诱发的心肌病，然而，因为 PVC 之后通常有代偿间歇，有频发 PVC 的患者总体心率仍然在正常范围内，因此心动过速不太可能是其发生机制。插入性 PVC 可以提高整体心率[4-6]。

频发 PVC 患者发生心肌病的最显著预测因子是 PVC 的每日负荷。然而，导致左心室功能不全所需的 PVC 负荷尚未明确定义[7]。虽然低至 4%～10% 的 PVC 负荷可以与心肌病的发生相关，而 PVC 负担超过 13%～24% 更容易引起 PVC 诱导的心肌病。

尽管如此，人们已经充分认识到即使在高 PVC 负荷的患者中，对 PVC 相关心肌病的易感性仍存在相当大的变异性。多种因素与 PVC 诱导的心肌病发生有关，包括①缺少症状（导致诊断和治疗的延误）；②较长的 PVC-QRS 波时限（＞ 140 ms 或＞ 153 ms，可能由于明显机械失同步）；③较长的 PVC 联律间期（可能由于明显的左心室失同步）；④插入性 PVC 的百分比；⑤非 OT 起源的 PVC（特别是乳头肌及心外膜起源）；⑥ PVC 后存在逆行 P 波（可能与心房心室同时收缩导致的血流动力学恶化相关）；⑦昼夜不变的 PVC 负荷（即 PVC 频率的昼夜波动较小）。然而，我们需要认识到关于这些因素能否作为 PVC 诱导的心肌病独立预测因子目前的证据尚不一致。事实上，不同研究关于不同因素与左心室功能障碍之间的联系得到不同的结论。此外，在有 PVC 诱发心肌病和无 PVC 诱发心肌病患者中，这些参数通常存在明显的重叠，进而限制了它们的预后效用[6, 8-13]。

解剖学概要

大多数特发性 VA 起源于左右心室流出道区域［多数起源于右心室流出道（RVOT）］。其他不同的 OT VA（有相似的电生理机制）包括起源于主动脉窦、肺动脉、二尖瓣或三尖瓣流入道、乳头肌，以及心外膜上接近冠状窦系统附近（左心室顶部或者心脏交叉点）。理解单一和复杂的 OT 解剖关系是分析 OT VAs 发作时心电图和标测位点，以及进行安全的导管操作及消融的关键。

右心室流出道

RVOT 是在右心室腔室上嵴上方的管状部分，位于肺动脉瓣之下，右心室流入道之上，三尖瓣环的顶部［希氏束（HB）和接近右束支的部位］。RVOT 以向后且稍向左的方向伸向头部。RVOT 的外侧部分为右心室游离壁，内侧部分由以下部分组成：RVOT 基底部的室间隔前部、左心室流出道（LVOT）前部（作为室间隔向头部的延续）对侧的右心室肌和主动脉根部（紧邻右侧主动脉窦），这一区域正好在肺动脉瓣下方（e 图 23.1）。

尽管 RVOT 的内侧部分多数是指间隔壁，但必须注意的是 OT 本质上并不是室间隔的一部分，室间隔只是在隔缘肉柱分支处作为 RVOT 近心端的一部分，在这一区域上方，RVOT 弯向 LVOT 头部前方，因此，室间隔部分的任何穿孔更可能导致血液流向心脏外，而不是流入左心室（图 23.3）。

从肺动脉瓣上方的冠状面看，RVOT 包绕 LVOT 和主动脉根部，并向左延伸。而右心室流入道位于左心室流入道的右前方，LVOT 前方是 RVOT，RVOT 远端和肺动脉瓣位于主动脉瓣的左侧和 LVOT 远端。肺动脉瓣位于主动脉瓣左头侧的 1～2 cm 处，在水平面上偏离主动脉 90°。因此，主动脉的瓣上区域紧靠肺动脉瓣区域，主动脉瓣前方紧邻 RVOT 漏斗部的后侧肌肉部分[14]。

RVOT 顶部呈凸面或新月形，其后内侧指向右侧，前外侧指向左侧。RVOT 的前内侧区紧邻左心室心外膜，靠近前室间静脉，接近左前降支。主动脉窦垂直位于 RVOT 的新月形后部区内，肺动脉瓣下方。RVOT 最后方部分紧邻右冠状窦区，其后内侧（左侧）紧邻右冠状窦的前缘或左冠状窦的中部。

RVOT 的厚度是变化的，范围为 3～6 mm，最薄的区域为右侧、前侧及肺动脉瓣下方部分，最厚的区域为后侧漏斗部，这部分紧邻室间隔向头部延伸所形成的 LVOT 前侧。值得注意的是，尽管缺少心外膜区域的连接，但心内膜下肌纤维在漏斗间隔区连接 RVOT 和 LVOT[15]。

肺动脉根部

肺动脉瓣和主动脉瓣并不在同一水平。肺动脉瓣位于心脏瓣膜中的最高位，与左侧第三肋软骨与胸骨交界处相对应。主动脉瓣的横切面向下倾斜，离开肺动脉瓣的平面，因此，主动脉瓣的开口朝向右侧且与正中平面至少成 45° 角。

由于肺动脉位于前侧和左侧，只有其后侧和右侧的部分与心脏其他结构有重要联系。在肺动脉瓣的三个瓣中，间隔（右）肺动窦有时靠近右心房（RA）心耳末端，有时彼此间还有些距离。左肺动脉窦最表浅，它直接位于心外膜下，周围没有其他心脏结构。后肺动脉窦与左主干的近端和左心房（LA）心耳的远端重叠。一部分患者主动脉瓣上部分接近甚至紧邻肺动脉右窦和后窦的连接处及其周围结构。

肺动脉窦不像主动脉窦那样明显。然而，由于瓣叶的半月形结构，每个瓣叶的连接线在两个点上穿过心室-动脉的连接处。因此，在三个窦的基底部总是有些小的漏斗部心肌节段。在相邻的窦之间壁由小的纤维三角组成，在瓣膜关闭时即融入右心室。在心外膜部分，心室-动脉连接处往往没有清晰的分界线。心肌袖可延伸至半月瓣上方一定距离（数毫米至＞2 cm）。

肺动脉下漏斗部完全为心肌结构，以统一的方式支撑着肺动脉瓣叶。因此，RVOT 的心肌延续至三个肺动脉窦[16]。心肌纤维通常环绕肺动脉瓣在三个窦之间和窦之上。远端的肌肉延伸部位往往是片状和不对称的。肌袖内的纤维及脂肪组织可成为 VA 的基质[17]。在一些研究中，运用肺动脉造影或心腔内超声心动图（ICE）准确定位肺动脉瓣，高达 50% 的"RVOT"心律失常病灶实际上起源于肺动脉瓣以外[18-20]。

左心室流出道

与右心室不同，左心室流入道与流出道间呈锐角。虽然被称为 LVOT，右心室流出道区域却没有管状的肌肉"通道"。LVOT 由肌肉部分和纤维部分组成。这与 RVOT 不同，其完全由肌肉组织组成。主动脉中心位置将 LVOT 置于二尖瓣与室间隔之间。室间隔弯曲形成 LVOT 的前上壁，并成为左心室的一部分。室间隔的主要组成部分是肌肉组织，但是同时包括一部分膜成分。与间隔膜部相邻的是 LVOT 的纤维部分，这部分构成了 LVOT 的后壁。LVOT 后壁由主动脉瓣和二尖瓣前叶之间的纤维连接形成。二尖瓣叶像悬挂在左心室流入道和 LVOT 之间的窗帘[21]。纤维连续的末端是左右纤维三角区，右侧纤维三角区构成中央纤维体。LVOT 在 RVOT 下方，朝向右肩，向右头侧方向穿过（图 23.3）[22]。

房室结（AVN）位于右心房壁 Koch 三角的顶点，离主动脉根部相对较远。然而，当传导轴穿过中央纤维体时，它位于无冠窦和右主动脉窦之间的小叶三角的底部[23]。

主动脉根部

主动脉根部是左心室出口的一部分，支撑着主动脉瓣的瓣叶，为左心室和升主动脉之间的交接处。主动脉根部从主动脉窦管连接处延伸到主动脉瓣各瓣叶底部附着于主动脉环的平面。在这些边界内，主动脉根部由主动脉瓣瓣叶、主动脉窦和小叶三角组成。

窦管连接处

窦管连接处标志着主动脉窦和主动脉的连接。在

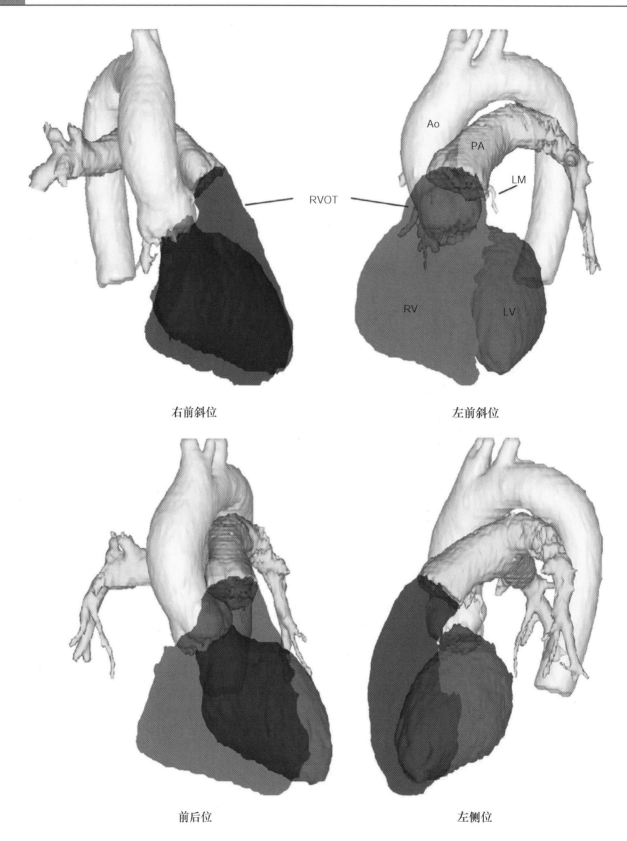

右前斜位　　　　　　　　　　　　　　　　　　　　左前斜位

前后位　　　　　　　　　　　　　　　　　　　　　左侧位

图 23.3（见书后彩图）**流出道室性心动过速消融的解剖关系**。大多数 RVOT 室性心动过速起源于临近肺动脉瓣区域。图中可见该区域中的 ROVT 均为游离壁（不是间隔壁），RVOT 的左侧壁与冠状动脉左主干（LM）较近，消融中容易损伤 LM。注意 ROVT 与主动脉窦、左心室主动脉瓣下的位置十分接近，这就解释了为什么起源于这一区域的室性心动过速的心电图形态相似。Ao，主动脉；PA，肺动脉；ROVT，右心室流动道；RV，右心室

主动脉壁的最内侧，窦管连接处在每个窦的上缘形成一条略高的增厚的主动脉壁嵴（称为窦管嵴或主动脉上嵴）。[23]

主动脉瓣

主动脉瓣通常由三个对称的半圆形瓣叶组成。每个主动脉窦有①连接主动脉根部的功能连接点；②半月形瓣体；③瓣叶的补合面，上有增厚的中央结节（Arantius 结）。主动脉瓣叶的连接点以半月形的方式附着在主动脉根部的纤维骨架上，而不是传统意义上的如戒指环状瓣膜附着。因此，主动脉瓣各瓣叶附着的连接线实际上形成了一个冠状结构（纤维环），各瓣叶的尖端位于窦管连接处且底部在 LVOT 中。附着在纤维环上的各瓣叶的顶端附着于窦管连接处。主动脉瓣叶的底部附着于主动脉瓣环位于或低于解剖心室-主动脉连接处。相邻瓣叶的半月形连接线在窦管连接处汇合形成连合[21]。

主动脉窦

对应于三个瓣膜的每一个瓣叶，主动脉根部扩张形成 3 个主动脉"Valsalva 窦"。主动脉窦下界为主动脉瓣各瓣叶的附着处，上界为窦管连接处。主动脉根部的 3 个平均分布的微小束带标记着 Valsalva 窦的连接处。每个窦和主动脉瓣的一个瓣叶相连，而相邻窦之间的连接处与主动脉瓣瓣叶之间的连合对齐。两个主动脉窦发出左冠状动脉和右冠状动脉，分别被称为右和左冠窦。通常第三个窦无血管发出，即无冠窦。然而，在解剖学中，主动脉窦（和瓣叶）被命名为前窦（右冠窦）、左后窦（左冠窦）和右后窦（无冠窦）。然而，在方向上，这些窦分别位于前、左后外侧和右后外侧[21]。

小叶三角

由于瓣叶的附着体为半月形，LVOT 形成 3 个三角形延伸到窦管连接处水平。因此，从整体上看，主动脉根部被主动脉瓣叶的半月形附着（即瓣环）分为瓣上和瓣下两部分。主动脉瓣上的组成部分，即主动脉窦，主要是主动脉结构，但其底部含有心室起源的结构。有支撑作用的瓣下部分（小叶三角）主要起源于心室。然而，这些三角形不是由心室肌构成的，而是由扩张的主动脉窦之间薄的主动脉纤维壁形成[16, 18]。

心室-主动脉连接处

不同于三尖瓣和肺动脉瓣在香蕉形右心室两端，主动脉瓣和二尖瓣口在椭圆形左心室入口内彼此相连（中间没有肌肉）。因此，主动脉瓣的瓣叶仅部分附着于左心室心肌壁。主动脉根部下部的周长约一半与肌性室间隔相连，另一半通过纤维组织与二尖瓣前叶相连[16, 21, 23]。

心室-主动脉"解剖"交界处是主动脉根部内的一个环形结构，标记着心室结构与主动脉窦纤维弹性壁之间的交界面。然而，这一离散的环与主动脉瓣叶半月形附着（纤维环）的形态明显不一致，后者形成了左心室和主动脉之间的"血流动力学"连接。心室-主动脉瓣连接处与主动脉瓣瓣叶附着处存在多处重合。因此，新月形心室肌组织与左右主动脉窦的底部融合。相反，在无冠窦的底部没有肌肉组织，因为其完全是纤维壁，它在心室-主动脉解剖交界处下方的基底部成为主动脉瓣二尖瓣连合的一部分[23]。

此外，心室肌的肌袖（孤立的肌束）可延伸至主动脉瓣附着物以上的不同距离［类似于肺静脉（PV）内心房肌的延伸］。心肌延伸可见于主动脉壁、瓣膜瓣叶本身或瓣叶间区。主动脉窦内的心肌延伸大部分是不对称的，不超过瓣叶附着基底部上方数毫米。然而，右主动脉窦和左主动脉窦前部常存在心肌袖（由于其在解剖上与心室肌有接触），而左主动脉窦后部和整个无冠窦（特别是与主动脉瓣二尖瓣连合相关部分）完全为纤维性，不与左心室心肌直接接触。无冠窦在其与右主动脉窦交界处可能有心室肌肌袖，目前尚不清楚进入无冠窦的心肌是心房肌还是心室肌[16, 23]。

10% ~ 15% 的特发性 VA 需要在主动脉根部消融。左主动脉窦是最常见的起源，其次是右主动脉窦，然后是左右主动脉窦交界处。VT 的基质很可能起源于这些窦底部的心室肌束。相反，无冠窦的底部由纤维组织构成，因此，这是 VT 极其罕见的起源部位（占特发性主动脉根部 VA 的 7%）。然而，被消融的实际基质的性质尚未确定。例如，放置在右主动脉窦深部的消融电极可能标测并消融源自瓣膜上延伸至瓣膜、LVOT 心肌或 RVOT 后部的心肌[22, 24]。

解剖关系

主动脉瓣是心脏的核心，它与四个心腔均有接触或有连续性，并且与每个心脏瓣膜均密切相关（图 9.1）。它与右心房、左心房、房间隔、RVOT、二尖瓣（主动脉瓣二尖瓣连接处）、肺动脉瓣、三尖瓣和传导系统接触。主动脉瓣平面与左心室开口相连时在水平面上向右倾斜（30° ~ 45°）。这导致无冠窦位于主动脉窦的最下方，左冠窦在主动脉窦的最上方，右冠窦在主动脉窦的最前部。倾斜的程度由左心室轴决定，并且在不同个体之间可以有很大差异。当左心室轴偏向水平时，右冠窦和无冠窦相对于左冠窦偏下[14]。主动脉根部与 RVOT 相比，可为向下、向后、稍向右偏移。RVOT 的肺动脉瓣下后部位于 LVOT 主动脉瓣下前侧心肌前壁，并与之相连，远端与右冠窦相连。左冠窦的外侧和远端紧邻 RVOT 肺动脉瓣周下方[16, 23]。

无冠窦和左冠窦之间的三角区域是主动脉瓣二尖瓣纤维连合的一部分。无冠窦和右冠窦之间的三角区域与室间隔膜部直接相连。左、右冠窦之间的三角是范围最小的，毗邻肺动脉下肌性漏斗结构（图 9.1）[16, 23]。

左冠状主动脉窦

左冠状主动脉窦位于右冠状主动脉窦的左侧，与 RVOT 的后壁相邻（图 9.1）。左窦的前部和左右窦之间的缝隙连接位于 RVOT 远端的后方，靠近肺动脉瓣环后侧下方。左窦的其余部分（最左侧和后侧）通过纤维连接与二尖瓣前叶相连（即主动脉瓣二尖瓣连接处）。邻近此部位的是肺动脉瓣周围心肌，更外侧为左心耳的后叶（当存在时）。主动脉根部向右倾斜导致左冠窦的位置高于右冠窦和无冠窦。右冠窦和左冠窦前部在其底部与心室肌相连，因为这两个半月形主动脉瓣叶连接在主动脉壁上方但在肌肉组织下方[22]。

右冠状主动脉窦

以胸骨为参照，右冠窦位置最靠前，紧邻 RVOT 后侧相对较厚的漏斗部的后方（图 9.1）。向下，它与 LVOT 前侧相连，在瓣膜插入水平，右冠窦可与延伸于窦上、LVOT 及 RVOT 后壁的心肌组织物理连接或与其极为邻近。右冠状主动脉窦的后部与中央纤维体相邻，中央纤维体内有希氏束穿过。在前部，右窦靠近房室束的分叉及左束支的起源。右窦与左右心房均无直接关系，但与无冠窦连合的外侧有右心耳、右冠状动脉主干和一定量的脂肪。

无冠状主动脉窦

主动脉瓣无冠窦位于右窦和左窦之间，在 3 个主动脉窦中最靠下、最靠后。无冠状主动脉窦位于房间隔的正前方和中央纤维体的上方，右心房和左心房分别位于其左后和右后。由于其与心房的关系，有些起源于房间隔顶部的房性心动过速（AT）只能在无冠状主动脉窦内消融。无冠状主动脉窦大多在其最左侧和左冠状主动脉窦连合处与二尖瓣前叶相连。无冠状主动脉窦只有在其最右侧和右冠状主动脉窦连合处与室间隔相连。无冠状主动脉窦和右冠状主动脉窦之间的连合处紧邻三尖瓣的前叶和隔叶连合处（图 9.1）。这些连接处形成室间隔的膜部，是希氏束穿透的位置。

致密的房室结本身位于此连合的后下方。间隔膜部在其右侧与三尖瓣环相连，分为房室部分和室间隔部分，间隔膜部和二尖瓣前叶几乎把无冠状主动脉窦与左心室心肌完全分开。由于无冠状主动脉窦与心室的关系有限，起源于无冠状主动脉窦的室性心律失常非常罕见（占特发性主动脉根部 VA 的 7%）[22, 24]。

主动脉瓣二尖瓣连接处

心脏骨架由 4 个环状致密结缔组织组成且围绕房室管（二尖瓣和三尖瓣），并延伸至主动脉和肺动脉干的起始处。主动脉瓣位于中心位置，其他瓣膜环附着在主动脉瓣上或附近（肺动脉瓣）。右纤维三角由主动脉瓣与三尖瓣和二尖瓣的内侧形成，是心脏骨架最厚和最强的部分。右侧纤维三角与间隔膜部共同构成中央纤维体（图 9.1）。

二尖瓣环与主动脉瓣环之间的另一交界处位于左纤维三角，使二尖瓣环的前内侧面锚定在左主动脉窦底部。左纤维三角比右纤维三角小。在左右纤维三角之间，存在一个坚硬而宽阔的纤维帷幕（通常被称为主动脉帷幕）延伸到二尖瓣前叶，同时支撑主动脉瓣叶。主动脉瓣二尖瓣连接处是指无冠状主动脉窦、左冠状主动脉窦内侧和二尖瓣前叶的纤维连接[22]。

室间隔膜部是中央纤维体的向下延伸，连接于室间隔肌部。间隔膜部在其右侧被三尖瓣附着处穿过，将间隔分为房室和室间两部分。因此，间隔膜部将 LVOT 与右心室和右心房分开；三尖瓣环的附着线决定右心室和右心房之间的分界线[26]。希氏束可穿过右冠状主动脉窦与无冠状主动脉窦连接处的室间隔膜部（图 9.1）。

虽然主动脉瓣二尖瓣连接处是一种纤维结构，但在该区域进行导管消融可以成功地消除在此附近起源的 VA。在该纤维区消融的心律失常的确切起源仍不确定。

左心室顶部

左心室顶部是指左心室心外膜的最上部，位于左心室开口的底部紧邻间隔和二尖瓣前环，在左主动脉窦的上方、侧面和前方[27]。

左心室顶部代表 LVOT 心外膜的三角区，其心尖部位于左冠状动脉主干分叉处（左前降支和回旋支之间），其基底部由左前降支第一间隔穿支至回旋支的弧形连接构成。冠状动脉左主干由左主动脉窦头端发出（此处为窦底上方 15～20 mm）。主动脉瓣二尖瓣连接处与左心室顶部相对，左心室肌的上缘在两者之间[29]。

　　心大静脉将左心室顶部分为上区（靠近顶部心尖部）和下区。大约 12% 的左心室 VA 起源于左心室顶部。左心室顶部下区通常可使用心外膜导管消融，而上区的消融成功率往往受到靠近冠状动脉以及这些血管近端覆盖的厚心外膜脂肪层因素限制[22]。

左心室乳头肌

　　LV 前外侧（或前侧）和后内侧（或后侧）乳头肌为手指状厚突起，一端附着于心室壁，另一端由多条腱（腱索）附着于二尖瓣瓣叶（图 23.4）。前乳头肌起源于左心室腹侧壁中部至心尖部，位于前外侧游离壁，为二尖瓣前、后瓣叶的前外侧半部提供腱索。后乳头肌起源于左心室下间隔壁，位于左心室间隔和后游离壁之间，为两个瓣叶的后内侧半部提供腱索。前乳头肌通常具有一个头端，而后乳头肌通常有两个头端。局灶性 VA 通常起源于乳头肌基底部[31]。

　　外周浦肯野网络可延伸到乳头肌表面。自由穿行的假腱索横穿过心室腔，并重新附着在游离壁心肌上，主要朝向乳头肌。左前分支穿过左心室前基底部区域，朝向前乳头肌并终止于左心室前外侧壁的浦肯野系统。左后分支朝向后乳头肌分布，并终止于左心室后内侧壁的浦肯野系统。浦肯野纤维与乳头肌之间存在着密切的关系，使得区分起源于这两个结构的心律失常存在一定困难。此外，由于壁内起源的多种出口或与假腱索相连，起源于乳头肌体部的 VA 可以表现出多种 QRS 波形态[31-32]。

心脏交叉点

　　心脏交叉点（crux cordis，拉丁语中 "crux" 的意思是 "交叉"）是心脏的后间隔区域（膈面），为房室沟、室间沟和房间沟形成的一个类似十字形交叉。该四边锥体使四个心腔的融合处在和 CS 互相紧密靠近处分离。交叉区的 "基底部" 靠近心中静脉开口，而交叉区的 "顶部" 靠近后室间动脉，与基底部相比，顶部更靠下壁和心外膜[33]。因此，交叉区的顶部通常不能经冠状窦近端或心中静脉到达，通常需要经皮剑突下心外膜入路[34]。

流行病学与自然病程

　　特发性 VT 占所有需要评估的 VT 患者的 10%。特发性 VA 分布不均匀，但多起源于心室、主动脉和肺动脉根部的特定解剖区域。60% ～ 80% 的特发性

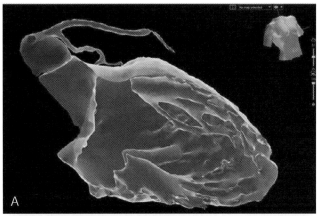

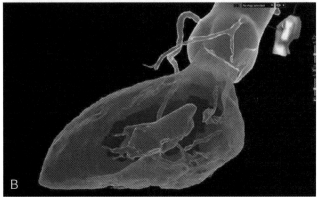

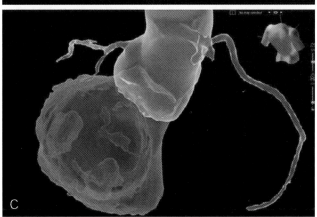

图 23.4 （见书后彩图）左心室乳头肌的解剖学结构。A. 心脏多排计算机体层摄影三维重建结合心腔内超声心动图指引下的标测系统。这相当于左心室心内膜侧位视图。乳头肌呈蓝色，主动脉根部和左冠状动脉呈红色。B. 左心室和主动脉根部的左侧位视图。前乳头肌呈蓝色，其余左心室呈红色。C. 左心室（红色）和主动脉根部（灰色）后位视图。注意前乳头肌和后内侧乳头肌为蓝色。（From Rivera S，Ricapito Mde L，Tomas L，et al. Results of cryoenergy and radiofrequency-based catheter ablation for treating ventricular arrhythmias arising from the papillary muscles of the left ventricle，guided by intracardiac echocardiography and image integration. Circ Arrhythm Electrophysiol. 2016；9：1-9. ）

VA 起源于心室流出道，包括主动脉和肺动脉瓣周围心肌以及左心室顶部。虽然 RVOT 是 OT VA 最常见的起源部位，但有很大比例（20% ～ 50%）起源于

LVOT 及其邻近结构[2]。

特发性 VT 的好发年龄为 30 ～ 50 岁（范围为 6 ～ 80 岁）。女性更易发生，尽管 LVOT VA 在男性中更常见。临床病程为良性，预后良好。心脏性猝死很少见。VT 的自发缓解率为 5% ～ 20%。然而，非常频繁发作的特发性非持续性 VT 或 PVC 可诱发可逆性左心室收缩功能不全（见于 5% ～ 7% PVC ＞ 10% 的患者）。在左心室功能不全与 VT 之间的关系尚未被明确前，这些患者可能已出现心力衰竭症状，并被诊断为特发性扩张型心肌病，甚至可能会预防性植入除颤器，这往往会导致特发性 VT 频繁非持续发作所引发的不适当电击。罕见的情况下，无明显结构性心脏病的单形性局灶性 PVC 患者可出现特发性多形性 VT 或 VF[35]。

临床表现

当出现症状时，许多患者的症状较轻微，但在某些患者中可能会严重危害健康。大多数症状性患者可出现心悸，50% 的患者可出现头晕，少数患者（＜ 10%）出现晕厥。症状可归因于 PVC、早搏后的代偿性间歇、间歇后的强收缩窦性搏动，或上述因素的结合。患者可出现心脏"停止"或头颈部搏动的感觉[36]。

最初的表现与疲劳和呼吸困难导致的运动不耐受有关并非罕见，这是由于有效心功能降低。有些患者可完全无症状，因心律不齐或因其他临床原因行心电图检查而偶然发现异位搏动。其他患者可表现出"脉率低"，这与 PVC 时无效心室收缩力导致无法开放主动脉瓣有关[7, 37]。

患者最常出现频发 PVC 或反复发作的非持续性 VT。患者较少表现为阵发性持续性 VT。特发性 VA 通常可由情绪或生理应激以及咖啡因等刺激物诱发。然而，VA 在运动期间消失，并且只在恢复阶段或休息期间出现并不少见。女性心律失常的负荷往往在激素变化期间（经前期和围绝经期）增加。

频发的特发性非持续性 VT 或 PVC 可诱发可逆性左心室收缩功能不全，并出现心力衰竭症状。这种心律失常可能加重原有的左心室功能不全，也是心脏再同步化治疗的心力衰竭患者失去有效双心室起搏的原因之一。在第一次就诊时，患者常同时存在 PVC 和左心室功能不全。在此情况下，很难确定频发 PVC 与左心室功能不全的相关性以及心肌病是由 PVC 介导或由 PVC 加重[7, 38]。

初始评估

特发性 VT 的诊断是一种排除性诊断，常通过心脏负荷试验和超声心动图排除结构性心脏病、心肌病和冠心病。冠状动脉造影可能是必要的，特别是对于有左心室收缩功能不全和冠状动脉危险因素的患者。

特发性 VA 的诊断特征包括：①心脏结构正常；② QRS 形态与特发性 VA 典型起源部位（特别是 RVOT 或 LVOT）一致。大多数患者超声心动图检查结果正常。右心室轻度增大罕见。

心电图

正常窦性心律时体表心电图通常正常。10% 的患者有完全或不完全性 RBBB。当特发性 VA 与结构性心脏病并存时，还可观察到其他心电图异常。

特发性局灶性 VA 的特征是频发单形性 PVC、二联律或阵发性非持续性 VT，中间穿插短暂正常窦性心律（图 23.1）。阵发性运动诱发 VT 的特征是由于运动或情绪紧张而诱发的持续性 VT（图 23.2）。心动过速的速率常常很快（周长 ＜ 300 ms），但有高度变异性。VT 或 PVC 的单一形态具有特征性。VA 时体表心电图的 QRS 波形态将在本章后面讨论。

动态心脏监测

Holter 监测可以评估 VA 的负担及其与症状的相关性。当症状出现频率较低时，使用心脏事件记录器更合适。

在动态心脏监测中可以观察到特发性 VA 的多个特征。特发性 VA 通常发生在特定心率范围（周长依赖性）。第一个 PVC 的联律间隔相对较长（约为基线窦性周长的 60%）。VT 前的窦性频率与 VT 持续时间呈正相关。此外，VT 常丛集发生，最常见于清醒时、早晨和傍晚。清醒时儿茶酚胺增加，夜间儿茶酚胺水平下降及迷走神经张力占优势可能是 PVC 负荷存在昼夜节律的原因。从睡眠过渡到早上醒来时 PVC 负荷变化最大。值得注意的是，PVC 频率缺乏昼夜节律与 PVC 介导的心肌病风险增加有关。

特发性局灶性 VA 对自主神经变化非常敏感，导致日间重复性差。因此，一次 24 h 记录可能不能反映真实的 PVC 负荷。当强烈怀疑频发 PVC 时，获取 48 ～ 72 h 的 Holter 记录或多次 24 h Holter 记录可能是必需的[7]。

运动心电图

建议对有运动相关症状的患者进行运动负荷试验，但对于已在动态监测中记录到心律失常的患者，运动负荷试验可能对临床没有帮助[11]。

25%～50% 在运动试验中可重现患者的临床 VT。运动诱发的 VT 通常表现为非持续性 VT，偶尔表现为持续性 VT。在孤立 PVC 患者中，PVC 的频率在运动过程中有增加的趋势。VT 可在运动试验期间或恢复期出现。这两种情况都可能反映 VT 依赖于特定心率窗的诱导。这种心率窗可以很窄且在运动过程中仅短暂出现，导致仅在恢复期间诱发 VT。在一些反复单形性 VT 患者中，VT 可以在运动过程中被抑制。VA 对运动的反应有助于制订消融过程中诱发心律失常的策略[39]。

儿茶酚胺敏感性多形性 VT（CPVT）也是运动依赖性的，可通过如下心电图特点鉴别：相邻两跳 QRS 波电轴交替旋转 180°（即双向性 VT）或多形性 VT，最终可演变为 VF[11]。

心脏磁共振

当怀疑存在结构性心脏病时，尽管超声心动图结果正常，CMR 仍具有一定价值。CMR 有助于排除致心律失常性右心室心肌病（ARVC）、淀粉样变性和结节病等。CMR 还可以评估左心室功能不全患者心肌纤维化的存在和程度[11]。

在有明显的特发性 VA 患者中，CMR 可以显示累及右心室和左心室的隐匿性心肌结构异常，包括心外膜下或中层心肌纤维灶、急性炎症和局灶性脂肪浸润。值得注意的是，VA 的形态与 CMR 上存在结构异常有关。与伴有 LBBB 形态的 VA 患者中 CMR 少见异常不同，在相当大比例（41%）的不明原因 VA 合并 RBBB（符合左心室起源）的患者中，CMR 可见心肌结构异常（主要累及左心室下壁和侧壁）。这些异常是否与观察到的 VA 有因果关系尚不确定。然而，CMR 中心肌结构异常的存在可以预测左心室起源的特发性 VA 患者发生自发性持续性心律失常[40]。

鉴别诊断

区分特发性 VT 和其他可能发生于 OT 的潜在恶性 VT 非常重要，包括 ARVC、CPVT、Brugada 综合征中的 VT 以及特发性多形性 VT 和 VF。有 Brugada 心电图形态、左心室或右心室功能减低、多形性 VT、多种单形性 VT 形态、反复晕厥病史或心脏性猝死家族史均需要进一步详细评估。

致心律失常性右心室心肌病

RVOT VA 尤其应该与 ARVC 区别开来，ARVC 是一种具有更严重临床结果的疾病（见第 29 章）。虽然 RVOT VA 没有家族史，且通常为良性预后，但它与隐匿阶段的 ARVC 很难鉴别，因为隐匿阶段的 ARVC 没有典型的心电图和影像学异常。ARVC 中的 VT 也可见于年轻人，通常是由儿茶酚胺促发，并可起源于 RVOT。二者的鉴别具有重要的预后和治疗意义。

窦性心律时的心电图

尽管 ARVC 的 VT 具有类似于 RVOT VA（LBBB 伴电轴下偏）的形态学特征，但 VT 发作时的多个心电图指标有助于区分这两种心律失常。当出现 I 导联 QRS 波时限较长（≥ 120 ms）、胸导联移形晚（V_5 或 V_6 导联）、多个导联 QRS 波出现切迹，则比起特发性 RVOT VA，更支持 ARVC 的诊断。此外，具有电轴上偏的 LBBB 形态不太可能出现于特发性 RVOT VA。ARVC 患者 VA 的 QRS 波振幅普遍较低，碎裂程度较高，但这些都是定性的差异且并不总存在。

在 ARVC 中，正常窦性心律时静息状态下 12 导联心电图的典型表现为右胸导联 T 波倒置。当存在时，右心室传导延迟伴 ε 波（最多见于 V_1 和 V_2 导联）有助于 ARVC 的诊断。在特发性 VT 患者中，正常窦性心律时静息状态下体表心电图通常是正常的，没有 ε 波、QRS 波增宽或碎裂，或其他右心室延迟激动的标志。特发性 VT 患者在正常窦性心律时信号平均心电图也正常。

然而，在 ARVC 患者中，40%～50% 的患者心电图也可以为正常，但在初步诊断的 6 年后几乎没有患者的心电图正常。此外，大约 10% 的特发性 VT 患者在正常窦性心律下可以有完全或不完全性 RBBB。

室性心动过速时的心电图

一般来说，特发性 VT 患者通常表现为单一形态的 VT。出现多种 VT 形态伴右心室起源，不符合特发性 RVOT VT（如 LBBB 伴电轴上偏）时应考虑 ARVC。然而，我们需要认识到有些患者也可以表现出多种特发性 VT 形态，而 ARVC 患者可在最初只表现一种符合 RVOT 起源的 VT 形态[41]。

当 VT 表现为 LBBB 伴电轴下偏时，一些特定的 QRS 波形态支持诊断 ARVC 而不是 RVOT VT，包括①胸导联移形晚（V_5 导联或更晚）；②至少两个导联（特别是 I 导联和 aVL 导联）出现切迹；③ I 导联 QRS 波时限 > 120～125 ms。最特异的特征是胸导联移形晚（V_6 导联特异性为 100%，V_5 或更迟导联特异性为 90%），而最敏感的特征是 I 导联 QRS 波时限 > 120 ms，其次是 QRS 波存在切迹。QRS 波切迹及长 QRS 波时限反映 ARVC VT 潜在的异常心肌基质，这在特发性 RVOT VT 中未观察到[42-44]。

有创性电生理检查

有创性电生理检查不是确诊所必需的，虽然在特定患者中它可以帮助排除其他形式的快速性心律失常。VT 在电生理检查中的反应有助于鉴别特发性 RVOT VA 和 ARVC。在大多数 ARVC 患者中，折返是 VT 的机制，而 RVOT VT 几乎均表现出触发活动的特征。程序性心室刺激可反复诱发 VA 提示折返机制，这在 ARVC 中比特发性 OT VA 中更常见（93% vs. 3%）。此外，特发性 RVOT VA 患者在 VT 或正常窦性心律时在 VT 起源点或其他右心室部位记录到舒张期碎裂电位非常罕见，但在 ARVC 中却很常见。如前所述，诱发不同 QRS 波形态的 VA 在 ARVC 中很常见（在一篇报告中见于 73% 的患者），而在 RVOT VT 中很少出现。此外，腺苷不能终止 ARVC VT[41]。

另外，电解剖电压标测可以通过发现与 ARVC 病理组织特征相关的右心室电解剖瘢痕，有助于鉴别早期或隐匿性 ARVC 和特发性 VT。

异丙肾上腺素试验

对高剂量静脉注射（IV）异丙肾上腺素（45 μg/min，3 min，无论心率如何）的致心律失常反应可能有助于 ARVC 的诊断，尤其是在疾病的早期阶段。异丙肾上腺素试验期间（异丙肾上腺素输注期间或停药后 10 min 内），以 LBBB 形态为主（非典型 RVOT 起源形态）的多形性 VA（PVC 及持续性和非持续性 VT）强烈提示 ARVC（敏感性为 91%；阴性预测值为 99%）。相反，异丙肾上腺素试验期间出现持续性单形性 RVOT VT 被认为是阴性反应[45]。

心脏影像学检查

特发性 VT 患者的右心室大小和功能在影像学检查（超声心动图、CMR、心室造影）中正常。右心室扩张或右心室室壁瘤符合 ARVC。

扩张型心肌病

我们需要认识到，部分特发性 VA 患者同时存在结构性心脏病，包括心肌病，在这种情况下，VA 的发生可能与心脏疾病无关。另一方面，非常频繁发作的特发性非持续性 VT 或 PVC 可诱发扩张型心肌病，且扩张型心肌病在消除 VA 后可改善或完全缓解。因此，

对于病因不明的扩张型心肌病患者以及有频发 PVC 或非持续性 VT 的患者，评估 VA 对左心室收缩功能不全的作用非常重要。未明确心律失常和左心室功能不全之间的因果关系会导致严重后果。这些患者可能会被误诊为"特发性"扩张型心肌病，可能没有被提供减轻 PVC 负荷的治疗措施（如导管消融），这会对左心室收缩功能和长期预后产生显著影响。

当 24 h 动态心电图观察到频发 VT 或非持续性 VT 时，应怀疑特发性 VA 所致的可逆性扩张型心肌病，特别是当 QRS 波形态单一且提示起源于特发性 VA 的典型部位时。

PVC 导致的心肌病的诊断是以通常通过导管消融消除心律失常后，左心室功能恢复为基础的排除性和回顾性诊断。虽然药物抑制 PVC（如胺碘酮治疗）可能有助于评估心律失常和心肌病之间的关系，但这种方法的有效性和治疗所需的持续时间尚未得到证实。

在 PVC 所致心肌病患者中，左心室收缩功能不全可逆性的预测因子包括无心肌瘢痕（CMR 中）、较高的 PVC 负荷基线和有效持久消除 PVC。虽然没有一个 PVC 负荷的临界值可以完全区分可逆和不可逆的左心室功能不全，但基线水平 ≥ 13% 负荷可以预测 PVC 消融后左心室射血分数（LVEF）的恢复[46]。值得注意的是，PVC 消融后 LVEF 的早期改善（随访 1 周时）可预测左心室收缩功能的完全恢复[47]。报告显示，PVC QRS 波时限 ≥ 170 ms 的患者在导管消融 PVC 后左心室功能不太可能恢复正常，这表明 PVC QRS 波时限可作为潜在结构性心脏病及其严重程度的标志[12, 38]。

鉴于消除频发 PVC 可能会大大改善左心室收缩功能（无论心肌病是由 PVC 引起的还是因 PVC 加重），所有 LVEF 减低的患者都需要考虑评估频发 PVC 的存在（通过 24 h 或 48 h 动态心电图监测）。对于符合植入埋藏式心脏复律除颤器（ICD）作为一级预防标准的患者，这一点尤其重要，因为消融后 LVEF 的恢复可能会消除 ICD 植入指征[47]。

特发性心室颤动

虽然特发性单形性局灶性 VA 通常被认为是"良性的"，但它也可在一些特发性 VF 和无明显结构性心脏病的患者中触发多形性 VT 和 VF（图 31.20）。因此，对于特发性 VF 的患者，必须特别注意记录潜在的单形性 PVC "触发物"，因为导管消融这些局灶可能可以预防 VF 的进一步发作或减轻心律失常的负荷。另外，有多形性 VT 和 VF 的患者需仔细评估潜在的离子通道病[3, 34, 48]。

即使在无 VF 病史的患者中，鉴别“恶性”和“良性”特发性单形性 VA 也非常重要，因为恶性形式常常导致意外的心脏性猝死。明确特发性局灶性 VA 患者的 VF 风险仍然具有挑战性。特发性局灶性 VA 患者发生晕厥应怀疑存在恶性 VA。特发性 VF 患者在出现心脏停搏前常出现（57%）晕厥发作[2]。

多项心电图参数被认为是恶性 OT VA 的标志。然而，这些心电图参数的诊断价值不一致，其临床应用价值也有限。虽然特发性 VF 和多形性 VT 可以由位于 RVOT 和 LVOT 的触发灶产生，但是来自浦肯野纤维网、右心室节制索、乳头肌和心脏交叉点顶端的 PVC 特别容易诱发持续性 VT 和 VF（机制不明），从而导致晕厥或心脏停搏。因此，VA 的 QRS 波形态提示起源于这些部位时，应仔细检查[2]。

临床 PVC 的联律间期的预后意义仍存争议。虽然没有联律间期的绝对临界值可以用来确定潜在的“恶性”PVC，但是在特发性 RVOT VT/PVC 患者中，单形性 VT 发作时与前面 QRS 波的联律间期较短以及较短的 CL 可预测伴有 VF 或多形性 VT，但存在明显重叠。相反，报告显示早搏指数（即 VT 第一个搏动或孤立 PVC 的联律间期与 VT 前窦性心律 RR 间期之比），而不是联律间期，是多形性 VT 的唯一独立预测因子。最近的一项报告发现，非持续性 VT 的第二个联律间期在恶性 OT VT 中明显短于良性 OT VT。非持续 VT 的第二次联律间期 < 317 ms 预测恶性 OT VT 的敏感性为 58%，特异性为 87.5%。然而，这些标准的预期价值尚未在更大的人群中得到验证[49]。

其他心律失常机制

特发性 OT VT 应与其他具有 LBBB 形式的 VT 相区别，包括束支折返性 VT（见第 26 章）、先天性心脏病手术修复后的折返性 VT（见第 30 章）和起源于左心室间隔的梗死后 VT（见第 22 章）。此外，使用房束旁道的逆向性房室折返性心动过速也可表现为具有 LBBB 形式的宽 QRS 波心动过速（见第 18 章）。由于这些 VT 常与结构性心脏病相关，故诊断通常较容易。然而，特发性局灶性 VT 也可以发生在无结构性心脏病患者中，鉴别这些“可消融”的 VT 具有重要的预后和治疗意义。

管理原则

急性管理

大多数特发性 VT 可以通过刺激迷走神经或静脉注射腺苷来急性终止。若患者有足够的血压且先前确诊为对维拉帕米敏感的 VT，静脉注射维拉帕米是一种替代方法。血流动力学不稳定时需要紧急复律。

慢性管理

保守治疗

对于无症状或仅有轻微症状且左心室功能正常的特发性 VA 患者，由于其长期预后一般良好，故不使用药物治疗的安慰和咨询是首选的治疗方法。对于频发 PVC 的患者（> 10 000 次 /24 h），建议每年进行 1 次动态心电图监测和超声心动图检查，以监测是否发生需要启动治疗的心肌病[8, 11, 50]。

最重要的是，许多频发 PVC 患者没有心悸的主诉，而主要表现为隐匿的心脏症状，如乏力、疲劳和运动不耐受。这类主诉不应被视为“不相关”而被忽视，患者也不应被贴上“无症状”的标签。应考虑减少 PVC 负荷的治疗来减轻症状[11, 37, 51]。

虽然在一些无症状的患者中频发 PVC 可能会导致左心室收缩功能不全，但目前尚无可靠的风险分层模型来识别有风险的患者。因此，不建议将预防 PVC 导致的心肌病作为唯一目的而预防性消除 PVC[51]。

药物治疗

有症状的患者可以考虑药物治疗。β 受体阻断剂、维拉帕米和地尔硫䓬是一线治疗。但这些药物的有效率较低（只有 10% ～ 15% 的患者达到 ≥ 90% 的 PVC 抑制），而且可能不能被年轻患者群体所耐受。虽然 I 类和 III 类抗心律失常药物（索他洛尔、氟卡尼、美西律、普罗帕酮、胺碘酮）在减轻 PVC 负荷方面更有效，但考虑到潜在的致心律失常风险和较大的副作用，它们并不是一线治疗的最佳药物[11, 52-54]。

导管消融

对于长期药物治疗无效、不耐受或不期望的有明显症状的患者，导管消融是首选的治疗方法。此外，对于“恶性”特发性 VA 患者，如短联律间期 PVC、晕厥或心脏停搏患者，或 PVC 触发多形性 VT 或 VF 的患者，应强烈考虑导管消融[51-55]。

对于频发 PVC 或非持续性 VT 的患者，若被认为导致心肌病或加重先前存在的左心室功能不全时也推荐导管消融，即使是无症状的患者。通过消融有效地消除 PVC（PVC 负荷减少 > 80% 或 < 5000 个 PVC/24 h）可改善 LVEF、心室大小、二尖瓣反流和功能状态。最近的一项 meta 分析估计 PVC 消融后 LVEF 平均改善 12%，这是在整体频发 PVC 和左

心室功能障碍的患者中观察到的结果。消融的改善程度优于其他心力衰竭治疗方法。虽然最初研究是在怀疑 PVC 诱导的心肌病患者中发现 PVC 消融后 LVEF 得到改善，但最近的研究显示，在先前诊断为心肌病的患者中，LVEF 也有类似的改善，因此被认为患有"PVC 恶化"的心肌病[38]。最重要的是，PVC 复发（最初成功消融且 LVEF 随之正常）可以再次导致 LVEF 的下降。因此，建议对这些患者进行长期随访和对 PVC 负荷的重新评估，特别是无症状或多形性 PVC 的患者[46, 56-57]。

目前射频（RF）消融的治愈率超过 90%，考虑到大多数特发性 VA 患者的年龄较小，故射频消融治疗是一个较优的选择。约 15% 的患者可晚期复发（消融成功后数月）频发 PVC（来自最初主要 PVC 起源的同一区域或来自不同的局灶）。消融后 PVC 复发的风险在最初有多种 PVC 形态的患者中较高，这很可能表明随着时间的推移，非优势的 PVC 可能成为优势的 PVC。此外，在源自乳头肌的 PVC 患者中，复发的风险似乎更高[46, 57]。

埋藏式心脏复律除颤器

对于有心脏停搏史的患者，建议植入 ICD。对于能触发多形性 VT 或 VF 的"恶性"特发性 VA 患者，尤其是以晕厥为表现且触发 VF 的 PVC 不能通过导管消融完全消除的患者，也应考虑 ICD 治疗。

重要的是，对于频发 PVC 和左心室收缩功能不全（PVC 所致或 PVC 加重的心肌病）并有 ICD 植入的一级预防适应证的患者，在预防性植入 ICD 之前，建议考虑减少 PVC 负荷的治疗措施（如导管消融）。PVC 消融可在数月内改善大多数患者的 LVEF（尤其是基线 PVC 负荷 ≥ 13% 的患者），从而使这些患者不再符合 ICD 的植入指征。不幸的是，在这些患者中预防性植入 ICD 常会因频发的非持续性特发性 VT 导致不适当的电击。因此，暂时不植入 ICD 并在消融后的前 6 个月内重新评估是一种适当和安全的策略[38, 51]。

局灶性室性心动过速的心电图定位

在所有特发性 VA 中，约 70% 发生于心室 OT，多见于 RVOT。高达 20% ～ 50% 起源于左心室。对于左心室 VA，主动脉根部（左右主动脉窦或两个窦之间的连合）是最常见的起源部位（70%）。左心室顶部占 12%，而左心室开口（间隔希氏束旁、主动脉瓣二尖瓣连接处和二尖瓣环）占 5% ～ 10%[58-59]。其他不常见的起源部位包括左心室和右心室乳头肌、节

制索和心脏交叉点（表 23.1）[3, 22]。

由于大多数特发性 VA 具有局灶性的性质，体表心电图对 VT 起源部位的定位通常是非常有价值的。利用体表心电图预测 OT VA 的起源部位对于规划合适的标测和消融的解剖和心脏路径，以及就预期的手术风险和结果向患者提供适当说明具有重要的意义。

重要的是，OT VA 起源部位的心电图定位标准是将体表心电图电极准确地放置在标准解剖位置上。即使体表心电图电极微小位移也能显著改变 QRS 波形态，并影响体表心电图对 VT 病灶定位的准确性。特别地，起源于 LVOT 的 VA 中 V_1 和 V_2 导联的向上偏移可导致 R 波振幅和 R/S 比值降低，错误地提示为 RVOT 起源，而起源于 RVOT 的 VA 中这些导联向下可导致 R 波振幅和 R/S 比值增高，错误地提示为 LVOT 起源。此外，上肢导联从肩部前移至胸壁外侧（躯干）可显著降低 I 导联 R 波振幅及逆转 I 导联 QRS 波极性，错误地提示 RVOT VA 起源点偏前 / 偏左。因此，确认体表心电图导联的准确定位非常重要，特别是在导管室，因为胸部其他贴片经常影响常规心电图导联的放置[60]。

理解 OT 与相邻组织结构的正确解剖关系非常重要，这有助于对心电图的分析，以及预测不同病变起源部位心电图形态的变化。当解读心电图时，谨记胸内解剖关系的三维构象（在正确的方向）是非常有用的。考虑到这一点，胸导联的 R 波移形，QRS 波额面水平和垂直电轴对预测 OT VA 的起源部位是有价值的[14]。

同样重要的是，虽然心电图有助于定位激动扩散至心室的起源，但它并不一定能确定消融成功的部位。理解这一点非常重要，尤其是必须考虑到心室 OT 区域各解剖结构之间相距甚近[61]。

胸导联移形

V_1 导联是位于右前胸壁的单极导联。因此，起源于前部结构的 VA 以负向波形为主（即 LBBB 模式），而起源于后部的 VA 则产生更多的正向波形（RBBB 模式）。由于 RVOT 和肺动脉是位于最前部的心脏结构，所有起源于这些区域的 VA 都有 LBBB 形态，很少有例外。类似地，起源于 LVOT 前部的 VA（如右侧主动脉窦）通常表现为 LBBB 模式。当 VT 起源部位逐渐向后远离 RVOT 游离壁并靠近二尖瓣环外侧时（即左主动脉窦、主动脉瓣二尖瓣连接处、左心室顶部和二尖瓣环外侧），胸导联移形（即 R 波振幅超过 S 波振幅的第一个胸导联）出现得更早，从而将胸导联 QRS 波形态从晚移形 LBBB 形态转变为正向的一致的 RBBB 形态[14]。

表 23.1　特发性室性心动过速的常见起源位点

起源位点	患病率	机制	心电图特征
①流出道起源的 VT	占特发性 VT 的 70%～80%	DAD 相关的触发活动	LBBB 伴电轴向下 ● 延后的 R 波移行区（V_3 导联及之后或晚于窦性心律） ● V_2 导联移行比 [a] ＜0.6
RVOT、LVOT、主动脉窦、AMC	占心室流出道 VT 的 16%	DAD 相关的触发活动	LBBB 伴电轴向下 ● R 波移行较早 ● V_2 导联移行比≥0.6 ● 有时心电图上呈现＞1 种形态
②分支型 VT 维拉帕米敏感性 VT	占特发性 VT 的 10%～15%	大折返	相对窄的 QRS 波 ● LPF 起源：RBBB 伴 LAD ● LAF 起源：RBBB 伴 RAD
局灶性浦肯野纤维起源 VT（普罗帕酮敏感性 VT）	罕见	自律性增强	相对窄的 QRS 波 ● 心电图特征取决于起源位置：LBBB 形态（RV 远端浦肯野纤维起源）或 RBBB 形态（LV 远端浦肯野纤维起源）
③腔内起源的 VT 乳头肌起源的 VT	占特发性 VT 的 2.4%～5.2%	自律性增强 *vs.* DAD 相关的触发活动	APM：RBBB（V_1 导联呈 q 波）伴电轴向下 PPM：RBBB（V_1 导联呈 q 波）伴电轴向左上 ● RVPM：LBBB，更多变
节制索起源的 VT	占特发性 VT 的 2.5%	自律性增强 *vs.* DAD 相关的触发活动	LBBB 伴胸导联移行区在 V_4 导联或之后或晚于窦性心律 ● 电轴向左上 ● 相对窄的 QRS 波
④瓣环起源的 VT 三尖瓣环周起源的 VT	占特发性 VT 的 8%	自律性增强 *vs.* DAD 相关的触发活动	LBBB ● Ⅰ 导联呈 R 或 r 波，V_6 导联呈 R 波 ● aVR 导联呈负向波（QS、qs、Qr 或 qr 波形）
二尖瓣环起源的 VT	占特发性 VT 的 5%	自律性增强 *vs.* DAD 相关的触发活动	RBBB ● V_6 导联呈 S 波（或 s 波） ● 胸导联移行区在 V_1 导联或在 V_1～V_2 导联之间
⑤心外膜起源的 VT	占特发性 VT 的 1.8%～9.2%	自律性增强 *vs.* DAD 相关的触发活动	LBBB，更早的胸导联移行 ● V_6 导联呈 R 波 ● MDI [b] ＞0.55 ● AIV/GCV：电轴向下伴 V_2 导联突然的 R 波缺失 ● 心脏交叉点：电轴向左上偏移伴 V_2～V_6 导联正向波

[a] V_2 移形比＝V_2 导联中 $R/(R+S)_{VT}$ 除以 V_2 导联 $R/(R+S)_{窦性心律}$
[b] MDI＝从最早心室激动到最大偏转峰值 /QRS 波时限

AIV，前室间静脉；AMC，主动脉瓣二尖瓣连接处；APM，前乳头肌；DAD，延迟后除极；GCV，心大静脉；LAD，电轴左偏；LAF，左前分支；LBBB，左束支传导阻滞；LPF，左前分支；LV，左心室；LVOT，左心室流出道；MDI，最大偏转指数；PPM，后乳头肌；RAD，电轴右偏；RBBB，右束支传导阻滞；RV，右心室；RVOT，右心室流出道；RVPM，右心室乳头肌；VT，室性心动过速

From Tanawuttiwat T，Nazarian S，Calkins H. The role of catheter ablation in the management of ventricular tachycardia. Eur Heart J. 2016；37：594-609.

额面水平电轴

Ⅰ 导联主要反映水平电轴。靠近左腋的结构在 Ⅰ 导联会产生一个深的负向波形（即电轴右偏）；反之，靠近右腋的结构在 Ⅰ 导联中产生高大的正向波形（即电轴左偏）。而且，Ⅱ/aVL 导联和 Ⅲ/aVR 导联也分别有向左和向右净向量。因此，随着 VT 的起源部位逐渐向左移动（从 RVOT 的最右侧逐渐向左移动至左主动脉窦、左心室顶部和二尖瓣环外侧），QRS 波在 Ⅰ 导联呈正向波逐渐减少 / 负向波逐渐增多，Ⅲ 导联 R 波高于 Ⅱ 导联，且 aVL 导联 S 波大于 aVR 导联[14]。

额面垂直电轴

下壁导联（Ⅱ、Ⅲ、aVF 导联）反映垂直电轴。由于左右心室 OT 相对于心室其他部位的解剖位置较高，所有 OT VA 在下壁导联上均显示正向波（垂直电轴）。然而，向下的向量大小随着起源位置从 OT

的上区到下区（如从肺动脉瓣下区到希氏束旁区）的移动而逐渐减小。另外，绝大多数 OT VA 在 aVL 导联和 aVR 导联中表现为 QS 波形在额面导联中，这两个导联不仅是左向和右向导联，同时也是上向导联。因此，起源于心室上部的 VA 在 aVL 导联和 aVR 导联上为负向波形，而更靠近心尖部的 VA 呈正向波形。

右心室流出道心动过速

起源于 RVOT 的 VA 通常显示 LBBB 形态，具有不早于 V₃ 导联且通常发生在 V₄ 导联的胸导联 QRS 波移形。额面电轴、胸导联 R/S 移形、QRS 波时限及下壁导联 QRS 波形态能更准确地显示 RVOT 内 VT 的起源。出于实用的考虑，RVOT 可被看做是两个相对的新月体面：①前外侧或"游离壁"面；②后内侧（"间隔"）面。游离壁和后内侧面都有向左和向右的延伸。RVOT 的游离壁表面位置较前，因此会使 VA 伴有较晚的胸导联移形（V₄ 或 V₅ 导联）；来自"间隔面"VA 移形较早（通常为 V₃ 或 V₄ 导联）[14]。

大多数 RVOT VA 起源于左（"间隔"）侧的前上侧，紧邻肺动脉瓣下方。这些心动过速具有特征性的体表心电图表现，它们在 Ⅱ、Ⅲ、aVF 导联有高大的正向 QRS 波，aVR 和 aVL 导联有较大的负向波形（图 23.5）。Ⅰ 导联上的 QRS 波形态通常是多相的，其净 QRS 向量为零或仅轻微正向（图 23.2）。

重要的是需要认识到，由于 OT 区不同解剖分区之间的紧密解剖关系，准确预测 OT VA 的起源仍然具有挑战性。例如，胸导联 V₃ 的 R/S 移形在 OT VA 患者中很常见，患病率高达 58%。V₃ 导联 R/S 移形的患病率在 RVOT VA 组与 RVOT 外组无统计学差异，因此该心电图指标的预测价值较低。约 50% 伴有 V₃ 导联 R/S 移形的 OT VA 可从 RVOT 成功消融，而其他患者（包括左心室、主动脉窦、冠状窦、肺动脉、经心包穿刺至心外膜）则需要其他解剖途径。

右心室流出道后内侧 vs. 游离壁 QRS 波时限 < 140 ms、Ⅱ 和 Ⅲ 导联的单相 R 波无切迹（即无 RR'或 Rr'）、胸导联移形早（V₄ 导联之前）提示后内侧（"间隔"）起源。另一方面，起源于游离壁的 VT 在 Ⅱ、Ⅲ 导联中的三相 RR'或 Rr'波可能与较长的 QRS 波时限和右心室游离壁至左心室的分阶段激动有关（图 23.5）。

右心室流出道左侧（前内侧）vs. 右侧（后外侧） 一般来说，Ⅰ 导联的 QS 波产生于 RVOT 的前内侧或附近（在仰卧前后位时 RVOT 最左侧的部分）。当起源部位向右移动时，无论是在后壁还是前壁，R 波

可见于 Ⅰ 导联，并逐渐占主导地位，同时，QRS 波电轴更向左移。类似地，aVL 导联的 QS 波振幅大于 aVR 导联的 QS 波振幅表明起源于 RVOT 的左侧；aVR 导联的 QS 波振幅大于 aVL 导联的 QS 波振幅提示起源于右侧（图 23.5）。

右心室流出道的上方 vs. 下方 当起源点位于 RVOT 的左上方位置时，V₁ 导联和 V₂ 导联 R 波振幅较大。当起源部位向右或向下移动时，右胸导联 R 波振幅有下降的趋势，胸导联移形区左移。另外，V₂ 导联 R 波振幅或 V₁ 和 V₂ 导联"r"波振幅 > 0.2 mV，提示上方起源。此外，起源点离肺动脉瓣的位置越近，电轴越偏向右下（即 Ⅲ 导联的 R 波比 Ⅱ 导联的 R 波高），这是由于肺动脉瓣在解剖上位于左侧且 Ⅲ 导联朝向下方及右方所致。起源点越靠后下，电轴越向左偏（图 23.5）。此外，起源位置向下移动（靠近希氏束区域），aVL 导联（左侧导联）变为等电位或稍正向，而 aVR 导联（右侧导联）仍然为负向。

右心室流出道肺动脉瓣上 vs. 肺动脉瓣下 由于这些部位位于左上方，源自肺动脉瓣上方的 VA（特别是来自肺动脉左窦）会出现明确向右的小向量，从而在 V₁ 导联产生一个小的初始 R 波。另外，肺动脉瓣上起源点呈明显的额面电轴偏向右下（Ⅰ 导联为 QS 波或 rS 波，Ⅱ、Ⅲ、aVF 导联为大 R 波，aVR 和 aVL 导联为深 QS 波，Ⅲ 导联 R 波高于 Ⅱ 导联，aVL 导联的 S 波深于 aVR 导联）。肺动脉瓣上起源的 VA 在 V₂ 导联的 R/S 比值和下壁导联的 R 波振幅均大于肺动脉瓣下起源的 RVOT VA。然而，起源于肺动脉瓣上的 VA 与 RVOT VA 之间存在中度重叠，而且由于 RVOT 是起源于肺动脉的 VT 的出口部位，所以用心电图参数区分两组是困难的[19-20]。

右心室流出道 VT vs. 左心室流出道 VT

由于 RVOT 与 LVOT 紧密的解剖关系，起源于 LVOT/主动脉根部的 VA 与起源于 RVOT 的 VA 具有相似的心电图形态。然而，在 V₁ 和 V₂ 导联中存在明显的 R 波、V₁ 或 V₂ 导联中 RS 波移形是 LVOT 起源的特征（因为相对于前胸导联，LVOT 位于后方），而 V₁ 导联无 R 波和胸导联移形区在 V₄、V₅ 或 V₆ 导联预示着 RVOT 起源（图 23.5）。然而，重要的是要认识到，约 20% 起源于主动脉窦的 VA 在 V₃ 导联后出现晚的 QRS 波移形，约 25% 起源于主动脉窦的室性心律失常优先突破口位于右心室流出道，这也解释了为什么使用心电图定位主动脉窦起源的 VT 比较困难[17]。

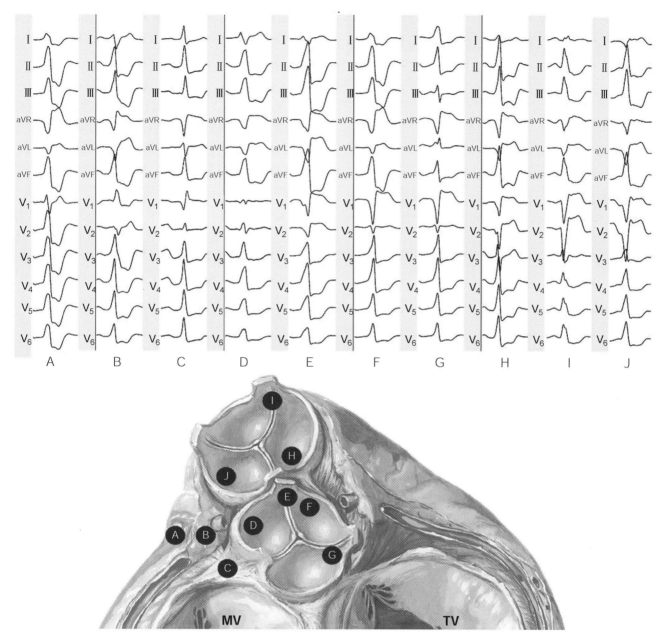

图 23.5　起源于心室流出道的室性期前收缩（PVC）的体表心电图 QRS 波形态。PVC 典型体表 12 导联心电图的 QRS 波形态（上图）与成功消融部位在解剖图上对应的位置（下图）。（**A**）下侧二尖瓣环；（**B**）外侧二尖瓣环；（**C**）前侧二尖瓣环；（**D**）左心室顶部；（**E**）主动脉瓣二尖瓣连接处；（**F**）右侧希氏束旁区；（**G**）前侧三尖瓣环；（**H**）前外侧三尖瓣环；（**I**）后外前侧三尖瓣环；（**J**）下侧三尖瓣环。底部为三尖瓣（TV）和二尖瓣（MV）的示意图。［From Netter Images（www.netterimages.com）with permission］

　　由于 RVOT 后部和 LVOT 前部 / 主动脉根部之间的连续性，上述两种结构起源的心律失常在 V₃ 导联的 R 波非常相似，且 V₃ 导联的 R/S 移形不具有特异性[14]。在后一种情况下，多种心电图特征，特别是胸导联 QRS 波移形，有助于区分 LVOT/ 主动脉根部与 RVOT 的起源，包括 R 波时限指数、R/S 波振幅指数、移形区指数、V₂ 导联移形比和 V₂S/V₃R 指数（表23.2；图 23.6）。

　　R 波时限指数　导联 V₁ 或 V₂ 中的 R 波时限被

定义为从 QRS 波起始至 R 波和等电位线之间过渡点的时间。R 波时限指数是通过 V₁ 或 V₂ 导联中较长的 R 波时限除以总 QRS 波时限的百分比来计算（图23.6）。在具有典型 LBBB 形态和电轴下偏的患者中 R 波时限指数 ≥ 50% 提示主动脉窦部起源[62]。

　　R/S 波振幅指数　V₁ 和 V₂ 导联 R/S 波振幅指数为 QRS 波最高点到等电位线的高度除以 QRS 波最低点到等电位线的高度，以百分比表示。R/S 波振幅指数被定义为导联 V₁ 或 V₂ 中较大的 R/S 波振幅比值

表 23-2 用于预测左心室流出道起源的室性心动过速的心电图标准准确度的比较

	敏感性	特异性	阳性预测值	阴性预测值
总患者例数 (n = 207)				
V_2S/V_3R 指数 ≤ 1.5	89%	94%	84%	96%
移行区指数 < 0	83%	93%	80%	94%
R/S 波振幅指数 ≥ 30%	79%	86%	66%	92%
R 波时限指数 ≥ 50%	45%	92%	67%	83%
V_3 导联移行患者例数 (n = 77)				
V_2S/V_3R 指数 ≤ 1.5	94%	78%	79%	94%
移行区指数 < 0	78%	88%	85%	82%
V_2 导联移行比	81%	61%	64%	78%
R/S 波振幅指数 ≥ 30%	78%	68%	68%	78%
R 波时限指数 ≥ 50%	36%	88%	72%	61%

引自 Yoshida N, Yamada T, McElderry HT, et al. A novel electrocardiographic criterion for differentiating a left from right ventricular outflow tract tachycardia origin: the V2S/V3R index. J Cardiovasc Electrophysiol. 2014; 25: 747-753.

（图 23.6）。在具有典型 LBBB 形态和电轴下偏的患者中 R/S 波振幅指数 ≥ 30% 提示主动脉窦部起源[62]。

V_2 导联移形比 V_2 导联移形比是将 VT 期间与正常窦性心律期间 V_2 导联的 R 波振幅除以总 QRS 波振幅［即 R/（R＋S）］进行比较（图 23.6）。V_2 导联移形比有助于鉴别 LVOT 和 RVOT 起源的 V_3 导联移形的患者。移形比［R/（R＋S）$_{VT}$÷R/（R＋S）$_{NSR}$］≥ 0.60 高度提示 LVOT 起源（敏感性为 95%，特异性为 100%）[14, 63]。

V_2S/V_3R 指数 在 OT VT 期间，V_2S/V_3R 指数等于 V_2 导联的 S 波振幅除以 V_3 导联的 R 波振幅（图 23.6）。LVOT 起源的 V_2S/V_3R 指数明显小于 RVOT 起源。指数 ≤ 1.5 预测 LVOT 起源的敏感性为 89%，特异性为 94%。在对所有 OT VA 的分析中，在曲线下面积和准确性方面，V_2S/V_3R 指数优于以前提出的其他心电图标准[64]。

移形区指数 大约 35% 的 OT VA 患者在正常窦性心律时会出现胸导联移行区的移位。在 VT 时，心

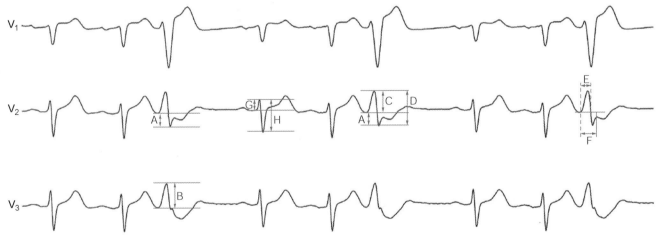

图 23.6 预测流出道心动过速左心室起源的心电图（ECG）标准。体表心电图显示 V_1 ～ V_3 导联为正常窦性心律伴起源于心室流出道的频发室性期前收缩（PVC）。测量方法如下：
- A = PVC 期间，V_2 导联上 S 波振幅（mV）
- B = PVC 期间，V_3 导联上 R 波振幅（mV）
- C = PVC 期间，V_2 导联上 R 波振幅（mV）
- D = PVC 期间，V_2 导联上总 QRS 波振幅（mV）
- E = PVC 期间，V_2 导联上 R 波时限（ms）
- F = PVC 期间，V_2 导联上总 QRS 波时限（ms）
- G = 窦性心律期间，V_3 导联上 R 波振幅（mV）
- H = 窦性心律期间，V_2 导联上总 QRS 波振幅（mV）

ECG 标准的计算方法如下：
- V_2S/V_3R 指数 = A/B
- V_2 导联移形比 = $C/D÷G/H$
- R 波时限指数 = E/F
- R/S 波振幅指数 = C/A

脏转位也会导致胸导联移行区发生类似的移位。移形区指数校正了心脏转位所致的移形区改变（VT 时胸导联 R/S 移形区与正常窦性心律时胸导联 R/S 移形区比较），可用于区分 RVOT 与主动脉窦起源，具有较高的敏感性和特异性，且无需考虑心脏转位。移形区评分根据 R 波移形的部位以 0.5 分的增量进行赋值。如果任意胸导联（$V_1 \sim V_6$ 导联）中 R 波和 S 波的振幅相等（即 R/S 波振幅比为 $0.9 \sim 1.1$），则移形区分值与导联数相同（如移形区在 V_2 导联 = 2 分，移形区在 $V_2 \sim V_3$ 导联 = 2.5 分，V_3 导联 = 3 分和 $V_3 \sim V_4$ 导联 = 3.5 分）。移形区指数定义为 VT 时的移形区分值减去正常窦性心律时移形区分值（图 23.7）。当 VT 时移形区出现一个或多个胸导联早于正常窦性心律时（即移形区指数 < 0），即使 VT 时移形区晚于 V_2 导联仍然支持主动脉窦部起源[65]。

主动脉根部起源的室性心动过速

起源于 RVOT 的 VA 与起源于 LVOT/ 主动脉窦的 VA 在心电图中的鉴别特征见上文。对于 LVOT VA，V_5 或 V_6 导联中 S 波的出现提示瓣膜下起源。此外，aVL 导联 R 波的存在不支持主动脉窦起源。

有趣的是，特发性 VA 的表现可能提示起源部位。在大多数患者中，PVC 与前一个正常 QRS 波有相对固定的联律间期。最近的报告发现，与其他区域的 PVC 相比，与前一个 QRS 波存在高度可变的联律间期是起源于主动脉窦部和心大静脉的特征。据推

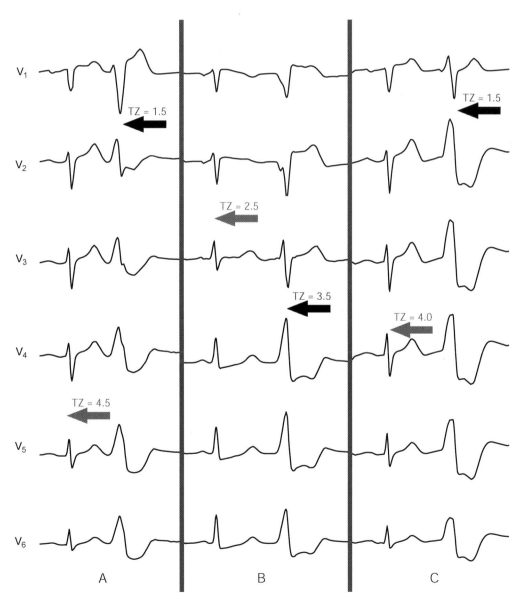

图 23.7　计算移形区（TZ）分数和 TZ 指数的示例。灰色箭头表示正常窦性心律（NSR）期间的 TZ 分数。黑色箭头表示心室流出道的室性期前收缩（PVC）的 TZ 分数。TZ 指数根据下列公式计算：PVC 时的 TZ 分数减 NSR 时的 TZ 分数。（**A**）TZ 指数为 -3。（**B**）TZ 指数为 1.0。（**C**）TZ 指数为 -2.5

断，起源于狭窄、相对孤立区域（如主动脉窦或心大静脉）的 PVC 形态可能表现得更像经调制的并行心律，而非典型 PVC 形态。这种现象可能能够解释联律间期的差异。由于缺乏大量的周围心肌提供电紧张抑制，主动脉窦部狭窄的肌束和沿心大静脉延伸的肌束可能更容易发生部分入口阻滞，提供相对隔离和保护，使 PVC 局灶不受窦性心律的调节[66]。

主动脉右窦　主动脉右窦位于 RVOT 中后部"间隔"面的正后方，因此，起源于这两个区域的 VA 经常具有相似之处。事实上，起源于主动脉窦的 VA（25%）优先传导至 RVOT，这会使一些利用心电图特征的算法变得不可靠。有报告显示，约 20% 起源于主动脉窦的 VA 在 V₃ 导联后出现晚 QRS 波移形（图 23.5）。然而，以上讨论的心电图标准有助于区分起源于 RVOT 和 LVOT/ 主动脉窦区的 VA[67-68]。

主动脉左窦　与右窦相比，左窦的位置更偏左、偏后、偏上（上方）。因此，当与右窦相比，起源于左窦的 VA 在 I 导联的正向波较少（且常为负性），下壁导联 R 波较大，且 III 导联 R 波振幅高于 II 导联[14]。在胸导联中，起源于主动脉左窦的 VT 在 V₁ 或 V₂ 导联中 QRS 波主要是正向波。此外，主动脉左窦 VA 最初可使左心室去极化，通常在 V₁ 导联中有多相 QRS 波，如 M 或 W 型，这表明跨室间隔激动（图 23.5）。V₁ 导联单一 qR 波或单相 R 波提示起源于主动脉瓣二尖瓣连接处附近。在年轻的悬垂心脏患者中，在左右主动脉窦及其周围区域起源的 VA 在 I 导联中的 QRS 波可以是负向。在水平心脏的患者中，主动脉瓣周围的区域相对于左心室心尖部-外侧壁是向右的，在 I 导联中可有正向 QRS 波。一般来说，当比较右窦和左窦起源点时，V₁ 导联中 RBBB 形态不支持右窦起源。另外，起源于左窦的 VA III / II 导联 R 波振幅比值（> 0.9）明显大于起源于右窦的 VA[14, 67]。

主动脉左右窦连接处　主动脉右窦和主动脉左窦之间的连接处是常见的起源部位（与 RVOT 的中后部"间隔"面相邻）。由于解剖位置，起源于此处的 VA 具有介于左右窦起源的心电图特征之间。该起源部位经常可通过 V₁ 导联呈 QS 型伴降支切迹和中间的胸导联移形（相对于左右窦；图 23.5）被识别。V₁ ~ V₃ 导联呈 qrS 型对预测左右窦连接处起源非常有帮助。

主动脉无冠窦　起源于主动脉无冠窦的 VA 与起源于右窦的 VA 具有相似的 QRS 波形态，包括 LBBB型、电轴左上或左下偏、I 导联 R 波直立和 III 导联常有 S 波出现（图 23.5）。然而，还有多个心电图特征可以帮助预测主动脉无冠窦起源，包括较窄的 QRS波（通常 < 150 ms）、较小的 III / II 导联比值（通常 < 0.65）、V₁ 导联 QRS 波双向、胸导联移形早和 aVL导联呈负向 QRS 波。值得注意的是，主动脉无冠窦局灶主要表现为 VT，而不是 PVC[24, 69-71]。

左心室基底部起源的室性心动过速

左心室基底部包括主动脉下间隔希氏束旁区、主动脉瓣二尖瓣连接处以及靠近二尖瓣环的心室区。大多数此类 VA 起源于主动脉瓣二尖瓣连接处，较少发生于外侧、后侧或后间隔二尖瓣环。起源于左间隔希氏束旁区的 VA 通常表现为相对较窄的 QRS 波伴LBBB 型，胸导联移形早（在 V₃ 导联或之前）和 I导联以正向量为主。在更外侧时，主动脉瓣二尖瓣连接处 VA 有特征 qR 型（如介于 LBBB 型和 RBBB 型之间的融合）伴胸导联广泛的单相 R 波（图 23.5）。当起源部位侧向移动（上外侧和外侧二尖瓣环）时，初始向量远离 V₁ 导联，导致 V₁ 导联 RBBB 型（单相 R 波或 Rs 波），且无胸导联移形或有晚期 s 波（V₅ 或 V₆ 导联，下外侧左心室基底部起源）。后侧二尖瓣环 VA 在 V₁ 导联以 R 波为主，而后间隔二尖瓣环起源的 VA 在 V₁ 导联中有负向 QRS 波成分（qR、qr、rs、rS 或 QS；图 23.8）。

I 导联的极性从间隔（前或后）二尖瓣环到外侧二尖瓣环由主要为正向移形为主要为负向[14]。与更内侧 / 间隔二尖瓣环位置相比，下壁导联上 QRS 波时限更长和 QRS 波晚期切迹也是起源于外侧游离壁的特征。

起源于前 / 前外侧二尖瓣环的 VA 在下壁导联中QRS 波极性呈正向，起源于后侧和后间隔二尖瓣环的 VA 则为负向。此外，随着起源部位从前间隔向外侧二尖瓣环移动，III / II 导联 R 波振幅比值增大。后间隔 VA III / II 导联 Q 波振幅比值也比后侧二尖瓣环VA 大。

在 LVOT VA 中，与 V₁ 和 V₃ 导联相比，V₂ 导联R 波的突然丢失提示起源于前室间沟（解剖上与 V₂导联相对），即左心室顶部的间隔面，且靠近左前降支（图 23.5）[72]。

左心室顶部起源的心动过速

左心室顶部是 LVOT"心外膜"侧最高的位置。因此，起源于该区域的 VA 表现出相对于心内膜的心外膜起源典型的较为缓慢的激动扩散，以及由于希浦系统后参与导致的全心室激动延迟。一些心电图特征

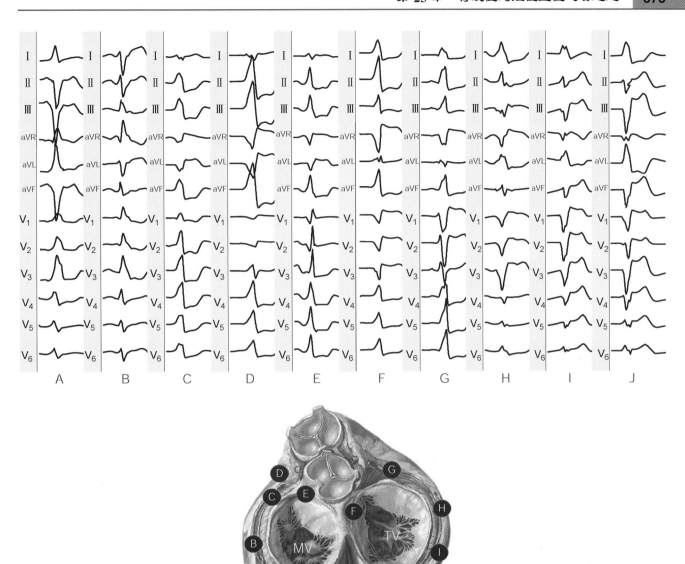

图 23.8　起源于瓣周区域的室性期前收缩（PVC）的体表心电图 QRS 波形态。 PVC 时典型体表 12 导联心电图的 QRS 波形态（上图）与成功消融部位在解剖图上对应的位置（下图）。（**A**）左心室（LV）顶部；（**B**）LV 顶部的间隔面；（**C**）主动脉瓣二尖瓣连接处；（**D**）左主动脉窦；（**E**）左右窦之间的连接处；（**F**）右主动脉窦；（**G**）无冠窦；（**H**）右心室流出道（RVOT）后外侧；（**I**）RVOT 游离壁；（**J**）RVOT 后内侧。底部为瓣环示意图。MV，二尖瓣；TV，三尖瓣。［From Netter Images（www.netterimages.com）with permission］

有助于区分心外膜特发性 VA 和心内膜心律失常，包括① QRS 波初始部分的偏转（假性 δ 波 ≥ 34 ms）；② V₂ 导联长 R 波峰值时间［即从 QRS 波起始到 R 波达到峰值后降支起始处的间期（以前被称为类本位曲折）≥ 85 ms］；③最短胸导联 RS 波 > 120 ms。初始 QRS 波偏转程度｛通过测量最大偏转指数［即胸导联 QRS 波起始到最大偏转（即最大正向或负向振幅的偏转）的时间除以总 QRS 波时限］｝有助于确定心外膜左心室顶部 VA。延迟的最短胸导联最大偏转指数（≥ 0.55）可将起源于左心室顶部的 VA 与起源于主动脉瓣窦部的 VA 区分开来[14]。类似地，尖锋偏转指数（在呈现最高 R 波的下壁导联中 QRS 波起始至 QRS 波尖锋偏转的时间除以总 QRS 波时限）> 0.6，预示着心外膜左心室顶部起源[73]。

起源于左心室顶部的 VA 可在 V₁ 导联出现 LBBB，少数也可出现 RBBB。应注意，起源于主动脉瓣二尖瓣连接处的 VA 呈现特征性的 qR 型，而起源于较后侧和外侧结构（如心大静脉近段、上侧 / 外侧二尖瓣环）的 VA 通常呈 RBBB 型（图 23.8）。当起源部位移向心大静脉远端，靠近前间隔心肌（心大静脉与前室间静脉交界处附近）时，初始向量仍远离 V_1 导联，形成 RBBB 形态。但心律失常的胸移形始终早于窦性心律 QRS 波。起源于较远端沿着前室间静脉的 VA，由于前室间静脉走行于室间沟并延伸至心尖，故会呈现 LBBB 形态伴较晚的胸导联移形（通常在 V_2 导联之后）[14]。

起源于左心室顶部的 VA，由于其在左心室中的位置最高，在下壁导联中会一致表现出较大的 R 波振幅。但Ⅲ/Ⅱ导联 R 波振幅比值随 VT 局灶在左心室顶部的位置不同而不同。随着起源部位逐渐向外侧移动（从顶部的上端向下端再向外侧二尖瓣环），R 波振幅在Ⅲ导联逐渐大于Ⅱ导联（与Ⅰ导联逐渐变陡的负向波同时出现）。Ⅲ/Ⅱ导联 R 波幅比 > 1.25 可预测需要经心包入路对 VT 进行消融（即起源于左心室顶部的下部）[14, 74]。

类似地，aVL/aVR 导联 Q 波比值与消融成功部位与左心室顶部顶点的解剖距离密切相关。距离左心室顶部顶点越远，aVL/aVR 导联 Q 波比值越大。这表明 VT 的起源与左心室顶部顶点的距离越大，心电图向量就会向外下偏移。aVL/aVR 导联 Q 波比值对消融成功入路有预测作用，需要经心外膜途径消融的 VT aVL/aVR 导联 Q 波比值在明显高于起源于冠状静脉系统、瓣下区和主动脉瓣窦部的 VA。aVL/aVR 导联 Q 波比值 < 1.45 预示可从主动脉窦部或瓣下区消融成功，而 aVL/aVR 导联 Q 波比值 > 1.75 需要经心包途径消融（图 23.8）[28, 75]。

由于位于左心室的较高位置，起源于左心室顶部上方的 VA（靠近顶部顶点的"不可到达区"）通常呈 LBBB 型，下壁导联 R 波振幅较大，在 $V_5 \sim V_6$ 导联中无 S 波[14]。当左心室顶部 VA 呈现 RBBB 型，胸导联移形在 V_1 导联之前，aVL/aVR 导联振幅比 > 1.1，$V_5 \sim V_6$ 导联有 S 波时，这些 VA 很可能通过在心大静脉或前室间静脉内导管消融而治愈。当左心室顶部 VA 显示Ⅲ/Ⅱ导联振幅比 < 1.25，aVL/aVR 导联振幅比值 > 1.75 时，这些 VA 可能需要经心包途径进行消融[22, 74, 76]。

左心室乳头肌起源的心动过速

VA 可发生于后乳头肌或者左心室前乳头肌（较少见）。乳头肌 VA 在 V_1 导联呈 RBBB 型，RS 移形见于 $V_3 \sim V_5$ 导联。起源于前乳头肌的 VA 表现为电轴右下偏（Ⅰ、aVL 导联负向波，aVR 导联正向波），常出现下壁导联不一致（Ⅱ导联负向，Ⅲ导联正向），而后乳头肌起源的 VA 表现为电轴左上偏（Ⅱ、Ⅲ导联负向波）[31]。

值得注意的是，起源于左心室乳头肌 VA 的心电图形态可以与分支型 VA 相似。尽管如此，乳头肌 VT 比分支型 VT 有更宽的 QRS 波（150 ms ± 15 ms vs. 127 ms ± 11 ms）。此外，V_1 导联的 rsR'型（r 小于 R'）支持分支而不是乳头肌局灶。乳头肌 VA 在 V_1 导联通常表现为 qR 或 R 波。较短的 QRS 波时限和 V_1 导联形态（类似于典型的 RBBB 型）可能反映分支型 VA 近端出口在希浦系统（HPS）且浦肯野系统早期参与左心室去极化。此外，起源于左心室乳头肌的 VA 发作时，QRS 波形态的自发变化相对频繁，这一特征有助于区分这些 VA 和分支型 VT，后者是一种具有一致 QRS 波形态的折返性心动过速。与分支型 VT 不同，乳头肌局灶不太可能表现为持续性 VT[34, 77]。

与乳头肌和分支起源相比，因为局灶更靠近基底部，起源于二尖瓣环附近的 VA 表现出胸导联一致的正向波。对于左心室前外侧区起源的 VA，V_6 导联 R/S 比值 ≤ 1 也提示乳头肌 VT[77]。

心脏交叉区起源的室性心动过速

心脏交叉区 VA 表现为左上电轴，下壁导联呈 QS 波。大多数病例在 V_2 导联出现明显的 R 波（R > S）。其他心电图特征包括"心外膜"VA 的特征，包括假性 δ 波 ≥ 34 ms 和胸导联最大偏转指数（测量每个胸导联从 QRS 波起始到最大振幅偏转的尖峰之间的间期，取其中时间最短的导联，除以 QRS 波时限）≥ 0.55[33]。

心脏交叉区基底部 VA 呈现左上电轴，LBBB 型伴 V_1 导联为负向或等电位线和 V_6 导联 R > S。相反地，心脏交叉区尖部 VA 在 V_6 导联呈深 S 波或 rS 波，在 aVR 导联呈 R > S，在 V_1 导联呈 RBBB 型或 LBBB 型。具有 RBBB 型的 VA 在 V_1 导联中可见明显的 R 波，在 V_6 导联移行为 rS 或 qS 波。具有 LBBB 型 VA 表现为早期胸导联移行（V_2 导联），或晚期移行在 V_6 导联为 rS 或 qS 波（导致 V_2 导联中的特征性 R 波高于 V_1 或 V_3 导联）。非常少见地，V_1 导联 QRS 波形态可自发改变，突然由 RBBB 型向 LBBB 型转变[33]。

心脏交叉区基底部 VT 应与起源于三尖瓣或二尖瓣环后间隔区 VA 区别开来。交叉区基底部 VT 在Ⅱ导联呈 QS 波，三尖瓣环 VT 在Ⅱ导联呈 rS 或 RS 波。另外，与三尖瓣环 VT 比较，心脏交叉区基底部 VT 在 V_2 导联中 R 波较高，QRS 波时限较长。另一方面，二尖瓣环 VT 在Ⅱ导联呈 rS 波，在 V_1 导联表现为不同形态，包括（R、QR 和 RS 波），而心脏交叉区基底部 VT 在 V_1 导联表现为 QS 波[33]。

心脏交叉区尖部 VA 表现为 RBBB 型，与起源于左心室乳头肌或左后分支型 VA 相似。与乳头肌、左后分支等左心室后间隔位置相比，心脏交叉区尖部更靠下，结合 V_6 导联的 QS 波或 R/S 比值 < 0.15 和 aVR 导联的单相 R 波可区分心脏交叉区尖部 VA 与其他邻近部位的 VA。值得注意的是，与乳头肌室性心律失常相比，起源于心脏交叉区尖部或左后分支的心律失常患者更有可能出现持续性或非持续性 VT，而不是单纯 PVC。此外，与其他 VT 起源的患者相比，心脏交叉区尖部 VA 患者更常出现晕厥或心脏停搏[34]。

右心室乳头肌起源的心动过速

右心室乳头肌 VA 呈 LBBB 型伴 V_1 导联 QS 或 rS 波，与 RVOT VA 相比，QRS 波更宽，切迹更为普遍。起源于前、后乳头肌的 VA 常常有电轴上偏，胸导联 R 波移行晚（晚于 V_4 导联），而间隔乳头肌 VA 常表现为较早的胸导联移行（在 V_4 导联或更早的导联）和电轴下偏（因为与前乳头肌和后乳头肌相比，间隔乳头肌基底部插入更多）。在很大一部分乳头肌 VA 的患者中，可以出现一种以上的 PVC 或 VT 形态。与起源于室间隔的 VA 相比，游离壁 VA 表现出更长的 QRS 波时限和在 V_2 导联和 V_3 导联更深的 S 波。

局灶浦肯野起源的室性心动过速

特发性局灶性 VA 可以来自任一心室中的浦肯野系统。局灶浦肯野 VT（被归类为"普萘洛尔敏感的自主性 VT"）可以表现为加速性室性心律或 VT 并具有变时性质。重要的是，由浦肯野系统产生的 PVC 特别容易诱发多形性 VT 和 VF（机制不清）。因此，若记录到的 PVC 提示为浦肯野起源且可作为潜在的消融靶点，则特发性 VF 的患者可以从中获益[3]。

局灶浦肯野 VA 起源于左侧希浦系统可表现出 RBBB 型伴电轴左偏或右偏，并且难以与分支型 VT 区分（图 23.9）。

最近已有关于起源于右束支（RB）和右心室节制索的 VT 的报道。节制索是一种肌肉结构，穿过室间隔至右心室游离壁，支撑三尖瓣的前乳头肌前

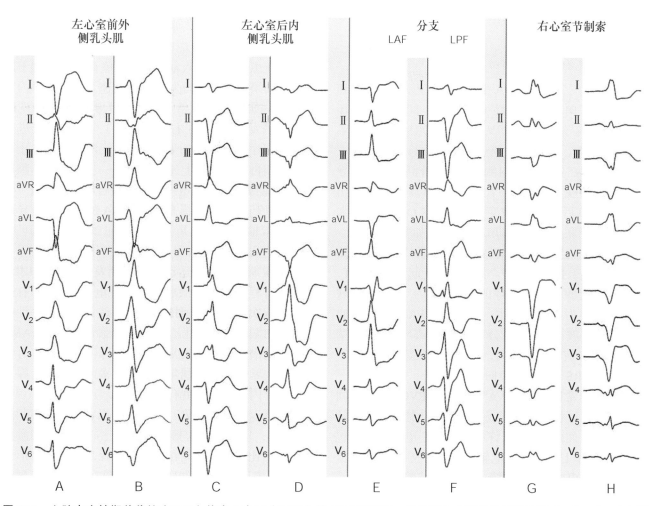

图 23.9　心腔内室性期前收缩（PVC）体表心电图（ECG）的 QRS 波形态。起源于左心室前外侧乳头肌（**A** 和 **B**）、后内侧乳头肌（**C** 和 **D**）、左前分支（LAF，**E**）、左后分支（LPF，**F**）和右心室节制索（**G** 和 **H**）的 PVC 典型的体表 12 导联心电图 QRS 波形态

部。节制索包含浦肯野纤维束，这些纤维束穿过室间隔心内膜下，经过节制索（与周围心肌无连接），并在节制索连接前乳头肌至右心室游离壁后扩散，提供心内膜下心室丛。起源于右束支的 VA 表现为典型的 LBBB 形态，在 V_1 和 V_2 导联中有急剧下降的 S 波和短的 rS 波持续时间（< 70 ms），胸导联移行晚（通常在 V_4 或 V_5 导联之后）[78]。起源于节制索的 VA 在 V_1 导联表现为典型的 LBBB 形态，胸导联移行总是比正常窦性心律移行晚（通常在 V_4 导联之后）（图 23.9）。其他心电图特征包括额面电轴左上偏、胸导联 QRS 波急剧下降和相对较窄的 QRS 波时限（由于靠近右束支和早期融入希浦系统）。尽管如此，节制索的形态和插入部位存在很大的差异，这导致了起源于这种结构的 VT 有多种心电图形态。在右心室内，胸导联移行晚和电轴上偏可使节制索 VA 与起源于右心室基底部或间隔的 VA 区别开来，节制索 VA 倾向于表现出比起源于右心室间隔乳头肌 VA 更晚的胸导联移行。然而，鉴别前乳头肌起源的 VA 是一个挑战，可能是因为右心室游离壁上类似的插入及高度的解剖变异[3]。

三尖瓣环起源的室性心动过速

起源于三尖瓣环的 VA 呈现 LBBB 形态，在 V_5 和 V_6 导联呈正向 QRS 波极性（图 23.8）。间隔三尖瓣环 VA 表现为胸导联移行早（V_3 导联）、QRS 波较窄、V_1 导联呈 Qs 波，而侧环起源点胸导联移行较晚。随着起源部位沿三尖瓣环由内侧/间隔向外侧移动，胸导联部移行变晚（间隔部位出现于 V_3 导联，游离壁出现于 V_3 导联后），QRS 波变宽，胸导联 Q 波振幅变大（V_1 ～ V_3 导联），下壁导联切迹变得更加普遍和突出。

起源于三尖瓣环的 VA 在 aVR 导联具有 rS 或 QS 波，与起源于 RVOT 相似。然而不同于起源于 RVOT，几乎所有起源于三尖瓣环的 VA（89%）在 aVL 导联 QRS 波极性为正向。此外，三尖瓣环 VA 在 I 导联通常呈大的 R 波（无负向成分）。前三尖瓣环 VA 在下壁导联中 QRS 波极性呈正向，后间隔三尖瓣环 VA 在下壁导联中 QRS 波极性呈负向[79]。

起源于希氏束附近 VA 与起源于 RVOT、靠近间隔膜部的右冠状主动脉窦或无冠状主动脉窦、主动脉瓣下左心室间隔的 VA 有许多共同的心电图特征（包括 V_1 导联呈 LBBB 型伴电轴下偏和 I 导联的 R 波）。然而，希氏束旁区 VA 的特点是 QRS 波较窄（由于希浦系统早期介入导致心室快速激动）、I 导联 R 波振幅较高、下壁导联 R 波振幅较低、II／III 导联 R 波振幅比较高。此外，在起源于右心室希氏束旁区的 VA

中，aVL 导联可以观察到明显的 R 波。由于其右下方的位置，这是 RVOT 中唯一不在 aVL 导联上显示为完全负向波的起源部位[59, 80]。

由于解剖关系相靠近且均快速穿间隔传导，因此很难区分左心室和右心室间隔希氏束旁区 VA。虽然 QRS 波移行早（在 V_3 导联之前）可预测起源于瓣膜下 LVOT 或主动脉根部的 VA，QRS 波移行晚（在 V_3 导联之后）可预测起源于右心室希氏束旁区，但这些心电图特征的敏感性较低。

电生理检查

诱导心动过速

患者进入电生理导管室后，特发性 VAS 局灶可能会变得不活跃，这可能是因为患者使用了镇静药物，也可能是因为患者所处环境无法进行日常活动（如锻炼、喝咖啡）。这些均有可能影响 VT 活性，且这种情况并不少见。因此准备行 VT 消融的患者在电生理检查前，抗心律失常药物需要至少停用 5 个半衰期，如果可以，术中应使用最小剂量的镇静药。此外，应在患者刚刚进入电生理导管室尚未镇静时予以监护。如果未观察到自发性心动过速，应给予异丙肾上腺素。如果在静脉给予异丙肾上腺素时或在洗脱阶段未诱发 VA，可在右心室置入 1 个四极导管进行相应的程序性刺激。如果 VT 仍未能诱发，则终止手术，择期再试。如果上述过程中任一步骤诱发了临床 VA，则继续置入全部电生理导管进行电生理检查。

多种药物可用于提高特发性 VA 的诱导性。异丙肾上腺素输注（目标是使心率增加 20% ～ 30%）是首选。重要的是，VA 可能只有在停用异丙肾上腺素后的洗脱期（类似于运动后恢复期发生的 VA）才会出现（有程序性电刺激和无程序性电刺激）。如有需要，可依次静脉注射阿托品和氨茶碱（有无程序性电刺激），以减弱内源性乙酰胆碱和腺苷因抑制 cAMP 而产生的潜在抗心律失常作用。静脉注射钙剂也可促进心律失常的发生。偶尔，肾上腺素或去氧肾上腺素可能比异丙肾上腺素更有效。

与折返性 VT 相反，< 65% 的患者可由心室刺激诱发 VA，快速心室起搏刺激常常比心室早搏刺激更有效。相比于阵发性持续性 VT 患者，在反复单形性 VT 患者中诱发持续性 VT 并不常见。一项研究显示在电生理检查中诱发的持续性 VT 中，有 78% 的患者平时存在持续性 VT，48% 的患者为非持续性 VT，4% 的患者平时仅表现为 PVC。大多数由心室刺激诱发的

触发性 VT 通常是非持续性的。使用各种方法重复诱发 VT 的可能性＜ 50%，而单或双心室早搏刺激的诱发重复性约为 25%。心房起搏诱发并不少见。值得注意的是，与折返性 VT 相反，OT VA 的启动不依赖于心室传导延迟或阻滞。

通常情况下，VT 起始周长与起搏周长（PCL）直接相关（无论起搏驱动后是否发放心室早搏刺激）。因此，起始 PCL 越短，则到 VT 第一个心搏的间期越短，VT 起始周长（CL）也越短。同样，VT 起始周长与心室早搏刺激诱发 VT 的偶联间期直接相关。偶尔，给予非常早的心室早搏刺激或以极快频率行心室起搏（PCL＜ 300 ms）时，至第一个 VT 搏动的间期可出现突然跳跃，此时所产生的间期是晚期配对心室早搏刺激诱发 VT 时间期的 2 倍。产生这种现象的原因可能是开始的延迟后除极未达到阈电位，而第二个延迟后除极达到阈电位。因此在由延迟后除极引起的触发性 VT 中，随着心室早搏刺激的逐步提前，起始 VT 的偶联间期可表现为缩短，也可表现为突然延长。与折返性 VT 不同的是，其通常不表现为负相关或逐渐递增的关系。

值得注意的是，成功诱发 VA 和心率的关键窗口相关。心室 PCL 长于或短于关键 CL 窗口时，可能会无法诱发 VT。关键窗口可随自主神经张力的改变而改变。因此，在宽的 CL 窗口内行心室起搏以确定成功诱发 VA 的 CL 范围非常重要。心室刺激的部位对触发性 VT 的诱发没有影响，只要起搏脉冲能到达 VT 局灶即可（与折返性 VT 相反）。

VT 诱发的条件是不一致的。诱发对患者即刻的自主神经张力高度敏感。因此，一次电生理检查未能诱发 VT 不足以说明此心律失常是由非触发活动机制引起。

心动过速的特点

特发性局灶性 VT 可表现为持续性 VT，更常表现为频发单形性 PVC、成对 PVC 和成串样非持续性 VT。当持续出现时，VT 的频率通常较快（CL＜ 300 ms），但有很大变异性。

VT 发作期间，希氏束电位在 QRS 波起始点之后（即 HV 间期为负值），通常掩盖于局部心室心电图内。室房传导可以存在，也可不存在。此类 VT 对腺苷、Valsalva 动作、颈动脉窦按摩、依酚氯铵、维拉帕米和 β 受体阻滞剂非常敏感。

心动过速时的诊断方法

特发性局灶性 VT 不能通过超速心室起搏拖带

（即无显性 QRS 融合波）。值得注意的是，VT 期间快速心室起搏可导致 VT 加速。此外，超速起搏周长和偶联间期与起搏停止后 VT 恢复周长直接相关，这是延迟后除极相关触发活动的特征。心室早搏刺激可导致延迟后除极触发活动相关的重整反应曲线特征下降。

标测

由于 OT 区域不同解剖结构具有紧密的解剖关系，故基于体表心电图精确预测 OT VA 的起源具有挑战性。因此，在不同的心腔内进行标测和消融很重要，包括冠状窦、主动脉逆行入路，偶尔也包括经皮心包入路。此外，冠状窦和冠状动脉造影可能是特殊区域消融所必需的，这些手术所需的设备需要随时备用。

一般来说，应将多电极导管尽可能远地放置在冠状窦中（进入心大静脉），且在右心室中的希氏束区放置导管在 OT VA 的标测中非常有用。

当心电图中 QRS 波形态强烈提示起源部位（如 RVOT、LVOT、左心室顶部、乳头肌）时，该区域是标测的初始靶点。另一方面，当心电图不能提供决定性的标准来指导 VT 局灶在 OT 区域的定位时，可应用逐步标测。因为大多数 VA 起源于 RVOT，所以标测可先从此处开始，如果不能确定 VT 的起源，那么标测可延伸到肺动脉。如果激动标测和起搏标测提示 RVOT 以外的起源点，则标测冠状窦可以为是否存在左心外膜起源提供有用信息。当经静脉入路不成功时，下一步通常是通过逆行主动脉入路标测 LVOT 和主动脉窦部。最后，如果所有先前的解剖途径都不成功，则可考虑通过经皮心包入路进行心外膜标测。

激动标测

激动标测可通过标准标测 / 消融导管、高密度多电极标测导管（如 PentaRay，Biosense Webster，Diamond Bar，CA，United States）或多电极阵列进行逐点标测。在特发性局灶性 VA 中，激动标测通常与电解剖标测相结合。

激动标测的目的是确定 VT/PVC 的起源部位（局灶），该部位可记录到最早的双极电位，并领先于体表心电图 QRS 波（通常该电位出现早于收缩期前 20 ～ 25 ms）导管远端可在此处记录到最早的固有偏转，且单极电图表现为 QS 形态。

首先，应根据体表心电图寻找 VA 起源的大体区域。应检查所有导联，并选择显示 VT 或 PVC 期间 QRS 波最早和最明显的导联作为随后标测的参考点。随后，在透视的引导下，将标测导管移入 RVOT，并从多个心内膜部位采集双极信号。重要的是，在导管置入之前应记录 VT 或 PVC，因为导管碰触可能导致类似于目标 VT 或 PVC 的异位 QRS 波形态（图 23.10）。

在 VT 或 PVC 发作时，激动时间应当按照如下方法测量：从双极电图的第一个快速偏转起始至体表心电图最早的 QRS 波起始。标测导管的远端电极应用于寻找最早的激动部位，因为它是传递射频能量的电极。一旦发现一个相对较早的局部激动区域，应在该区域进行导管头端的细微移动，直到识别出该区域中具有相对于心动过速 QRS 波最早的局部激动位点。

起源点双极电图电位相对较早（比体表心电图 QRS 波提前 10 ～ 45 ms），具有高振幅和较陡斜率。碎裂复合电图和舒张中期电位在特发性 VA 的起源部位并不常见。

一旦确定最早双极信号的位点，可采用远端消融电极的单极信号作为传统双极标测的补充（图23.11）。未过滤的（0.05 ～ > 300 Hz）单极信号形态应显示为单相 QS 波伴快速负向曲折。尽管这种形态对识别成功位点具有极高的敏感性，但是其特异性

不高（70% 的不成功消融位点也显示 QS 波）。事实上，单极电图上的 QS 波可以在很大的区域中被记录到（直径 > 10 mm，远大于 VT 局灶），因为整个心脏远离心室 OT 的大部分区域。在远离 VT 局灶的位点，单极电图出现的时间晚于 VT 局灶。因此，QS波不能作为指导消融的唯一标测标准（图 23.11）。然而，成功消融的位点呈现 RS 波的可能性很小，因为通常情况下它们远离 VT 局灶。

单极电图的时机也十分重要。双极电图起始时间与过滤或未过滤的单极电图一致，单极 QS 波快速下斜的 S 波与双极信号起始波峰一致，这些均有助于确保头端消融电极所记录的是双极电图的较早成分（图23.11）。此外，单极记录出现 ST 段轻度抬高和单极起搏夺获位点提示电极与组织的接触良好。

除了评估电图的时间关系外，单极和双极电图的初始向量（前 20 ms）的不一致性进一步提高了常规标测定位 PVC 起源位置的准确性。在最近的报告中，这一标准的存在（满足其他常规标准用于指导局灶性 PVC 消融的部位）高度预测射频消融的急性成

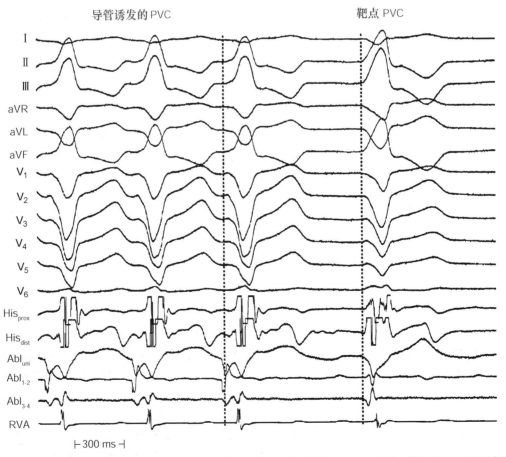

导管诱发的 PVC　　　　　　　　　　　　　靶点 PVC

├ 300 ms ┤

图 23.10　导管诱发的 PVC 与靶点自发性 PVC 的比较。 左侧可见 3 个导管诱发的 PVC 波形，期间单极和双极信号均显著提前（这是在预料之中的，因为这些 PVC 是导管头端刺激导致的）。然而，在真正靶点自发的 PVC 发作时，上述区域的单极及双极信号不提前。这个现象说明标测前需要了解靶点 PVC 或室性心动过速时波形的特征。Abl$_{uni}$，单极消融；His$_{dist}$，远端希氏束；His$_{prox}$，近端希氏束；RVA，右心室心尖部

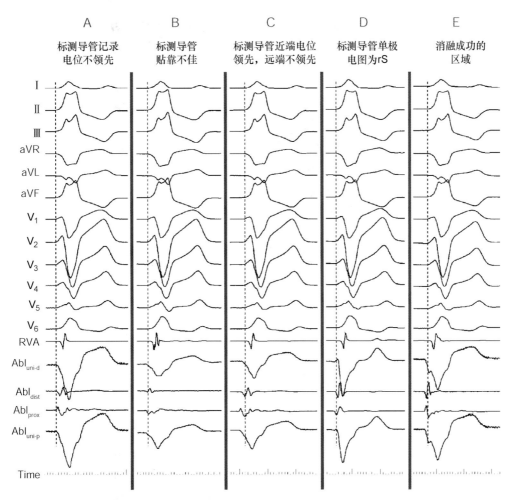

图 23.11　特发性室性心动过速（VT）的激动标测。 12 导联心电图中同一 VT 的 5 个不同位点的激动标测结果，同时有右心室心尖部腔内记录、消融电极近端和远端的双极记录以及头端电极（uni-d）和第 2 电极（uni-p）的单极记录。纵行的虚线表示 QRS 波的起点。A 至 D 所对应的位点不是消融的最优位点（原因如图），在 E 图位点处消融可终止 VT。Abl$_{dist}$，远端消融；Abl$_{prox}$，近端消融；RVA，右心室心尖部

功率，其敏感性和特异性分别为 94% 和 95%。此外，其阳性预测价值明显优于所有其他常规标准（76% vs. 33% ～ 43%）[81]。

在标测过程中导管操作应谨慎以避免机械损伤，因为机械损伤可以暂时消除心律失常。重要的是，导管操作经常诱发非常类似靶点 PVC 的 PVC。当这些导管刺激所诱发的 PVC 发作时，标测导管总是能发现许多貌似很好的指标（如收缩前激动时间较长、单极电图表现为特别锐利的 QS 型）。必须对这些波形进行分析，并与预先记录的 VT 或 PVC 波形进行仔细比较，以避免将射频能量输送到与实际 VT 无关的部位。

重要的是要认识到，RVOT 中的一些心肌纤维可能与 LVOT 中的心肌纤维保持连续。因此，当标测局限在 RVOT 时，具有最早收缩前激动时间的心内膜部位并不一定表示心动过速的局灶。这在起源于主动脉瓣上主动脉窦的心动过速中尤为明显，其激动波离开局灶后出口位于瓣膜下的 LVOT 心肌和肺动脉瓣下的

后外侧 RVOT 心肌。在这种情况下，如果仅在 RVOT 进行标测，只能定位 PVC 的出口，在此进行消融并不能消除心律失常。

当在主动脉瓣或肺动脉瓣上方标测时，通常能记录到近场及远场电位。这些电位的本质和原因尚不清楚，通常它们被认为和肺静脉电位类似，它们代表瓣膜连接处远端的心肌袖的电活动。由于 OT 和瓣上区域的重叠，当能见到两个电位时，只有近场电位能用于标定激动时间。另外，除了注意实际激动时间外，也应评估近场电位相对于远场电位的时间。通常，在窦性心律时，近场电位（代表瓣上局部心肌激动）位于远场电位（代表 OT 激动）之后，两者间为等电位间期（可能因为跨瓣产生的传导延迟）。若 VT 或 PVC 时激动顺序逆转，即近场电位提前于远场电位，中间有一个类似或更长的等电位间期，则可能是由于瓣上心肌的作用。仅这一发现并不意味着在该特殊位点可以消融成功，因为其他瓣上区域的激动可能更提前。

另一方面，若 VT 或 PVC 时近场仍较远场心室电位早，则瓣上组织是作为旁观者被动激动，而真正的心律失常起源于瓣下 OT 心肌。部分情况下，近场电位可与远场电位融合，这表示心律失常源于主动脉窦或在离瓣上、瓣下心肌均较远的其他部位的被动激动[8]。

起搏标测

考虑到特发性 VA 局灶性的本质，在结构正常的心脏中，对比起搏引起的 QRS 波形态与 VT/PVC 的 QRS 波形态对于心律失常局灶的定位非常有用。起搏标测用于确认激动标测的结果，但当 VA 不易诱发时，作为主要标测技术也具有重要价值。尽管这种技术有一些局限性，但多项研究均证实起搏标测在选择特发性 VA 消融靶点方面十分有效。然而，起搏标测对空间分辨率低于激动标测。

技术

应尽可能在 VT 发作期间进行起搏标测（PCL 短于 VT 周长 20 ～ 40 ms），因为这样有利于在同步显示的 12 导联心电图上快速比较 VT 和起搏引起的 QRS 波形态。如果仅诱发非持续性 VT 或 PVC，可在正常窦性心律时进行起搏标测。这种情况下，PCL 和心室早搏刺激的偶联间期应与自发性异位搏动时相匹配。起搏标测最好从标测导管远端电极（阴极）进行单极刺激（≤ 10 mA，2 ms），另一电极置于下腔静脉（IVC）（阳极）。然而，单极起搏在体表心电图上会造成较大的刺激伪差。在紧邻标测导管的远端电极进行双极起搏较为常用。虽然远端或近端双极电极的夺获会降低空间准确性，但这不是主要的局限性。使用稳定夺获所需的最小刺激幅度可以通过限制组织中虚拟电极的大小和防止远起搏部位的心肌夺获来提高准确性。起搏阈值超过 5 ～ 10 mA 提示电极与组织接触不充分或为不可兴奋区域[14]。

详细阐述

起搏时与 VT/PVC 时的形态越相似，导管越靠近心动过速的起源。如果起搏心室某个区域时，体表 12 导联心电图形态和 VT 形态完全一致或非常类似，则说明此区域是心律失常的起源点，或者是心律失常病灶在心肌上的出口（图 5.24）。

应在相同增益和滤波条件下，以 100 mm/s 的走纸速度记录心电图。可用分屏显示的方法将目标 VT 与起搏 QRS 波进行全 12 导联比较，也可以将常规 12 导联心电图在纸上进行并排比较。单一导联上起搏和自发性 VT 间 QRS 波形态差异十分关键。多数患者中，在距离目标起搏点 5 mm 处起搏时，至少会有 1 个导联的 QRS 波形态会出现轻度变异（出现切迹、新出现较小的波、单个波振幅出现变化或整体 QRS 波形态变化）。相反，如果认为 QRS 波形态有较大变化，起搏点可能偏离 15 mm 以上。

尽管常对起搏和 VT 时的 12 导联心电图形态进行定性比较，但目前很少有客观标准来定量分析两者 12 导联心电图波形的相似性。这种比较通常是完全主观的或半定量的，如 "10/12 导联匹配"。消融结果上的差异部分是由于对起搏图与临床 VT 的匹配性存在主观认识上的差异。此外，在分析起搏标测时，常见的人为错误是无法观察到两种心电图形态之间细微的振幅或胸导联移形的差异。为了克服这些限制，目前可用模板匹配软件并可将其集成到一些电生理记录系统中（如 LabSystemPro™EP 记录系统，Boston Scientific，Boston，MA，United States；图 5.25）或 3D 标测系统（如 Carto、Paso、Biosense Webster；图 5.26）。该软件可对数字图像进行处理，以匹配目标 QRS 波（模板信号）和起搏 QRS 波（测试信号），并根据两种 QRS 波图像之间的相似性进行评分。软件将参考 "移动" 到传入数据上，直到相关性计算找到最佳的局部匹配。在每个导联对导联的比较中，QRS 波的极性和振幅对软件计算的相关百分比的结果均发挥重要作用。在心电图全部导联中得出最高平均相关性（值为 99% ～ 100%）的位置意味着两个 12 导联心电图形态之间的完美匹配。一般来说，平均模板匹配评分超过 90% 被认为可敏感识别成功消融位置和不成功消融位置[82-83]。

需要避免的误区

10 mA 的电流对单极起搏的心电图形态几乎无作用。相反，双极起搏的心电图可出现一些变化，大量的局部心肌夺获，结合不同程度的阳极夺获，可能会降低标测的准确性。降低起搏输出电压和电极间距（≤ 5 mm）可减小这些变化。此外，单个起搏 QRS 波形态的变化依赖于联律间期，超速起搏时 QRS 波形态受 PCL 的影响。因此，起搏标测时，应与目标心动过速的联律间期或 CL 匹配。另外，独立于起搏位点的频率依赖性 QRS 波形态改变可混淆标测结果。同样，当寻找匹配的起搏点时应当考虑到，同一位点的自发性连发期前收缩 QRS 波形态可能有细微差别。值得注意的是，注射异丙肾上腺素对 QRS 波形态没有显著的影响[14]。如果心动过速较快（有时也见于相对较慢的心动过速），此时，心电图可能发现相邻的两个 QRS 波形态有细微的差别。在这种情况下，起搏标测有时可能无法达到与模板的完美匹配，这取决于上述相邻且有形态差异的 QRS 波中究竟是哪个被取为模板。同理，快速起搏也可以导致相邻的两个起搏 QRS 波间形态细微的变化。

重要的是，RVOT 内的快速电激动限制了起搏标测的空间分辨率。报告显示，针对 RVOT VA，较高的起搏图形空间分辨率为 1.8 cm^2，低于激动标测的空间分辨率[84]。

在半月瓣上（主动脉瓣或肺动脉）进行起搏标测尤为困难，需要较高的输出电流强度。由于瓣上区域各解剖结构邻近，高输出起搏可能会产生与临床心律失常相似或一致的心电图表现，即使是不同心腔起源的心律失常。例如，从右主动脉窦给予高输出起搏标测，可以获得与起源于 RVOT 后壁或 LVOT 瓣下前壁的 VA 相似的心电图表现。另一方面，瓣上起源的 VA 的出口可能位于瓣下心室肌，因此，在出口处进行起搏标测可获得完美起搏匹配。例如，如果一个主动脉窦起源的 VT 出口位于 RVOT 的后壁，那么在 RVOT 后壁行起搏标测时，起搏图形会和本身的 VT 图形完美匹配（尽管 VT 起源于主动脉瓣上）。然而，在此位点消融通常不能终止心动过速，反而会引起 VT 形态发生变化，这是由于从主动脉窦心律失常局灶的另一个出口传出[17]。

同样重要的是要认识到，极少数患者在消融成功部位进行起搏标测产生的起搏匹配差，这可能是由于起源于壁内的部位或是由于起源部位和心肌之间存在优先纤维传导。

电解剖标测

RVOT VA 期间激动的离心传播非常快，（3.0±1.6）cm^2 的心内膜可在最初的 10 ms 内被激动（范围高达 6.4 cm^2）。因此，相邻位点之间的微小差异不易被察觉，导致逐点标测时临床上的大量位点不能被鉴别其激动时间顺序。然而，如果将这些点同步展示在精确的空间电解剖重构图上时，较早激动区域的中心和假设的 VT 起源位点就变得更易识别（图 23.12）。三维电解剖标测系统［Carto 标测系统（Biosense Webster）、EnSite NavX 系统（St.Jude Medical, St.Paul, MN, United States）或 Rhythmia（Boston Scientific, Cambridge, MA, United States）］可在空间上鉴别间距 < 1 mm 的位点。

首先，应选择一个稳定的参考电图。它是一个基准标志，整个标测过程以此为基础。最好选择体表心电图的 QRS 波作为参考信号（具有明确的窄 R 波峰）。此外，还可选择心内电图（如右心室心尖部电

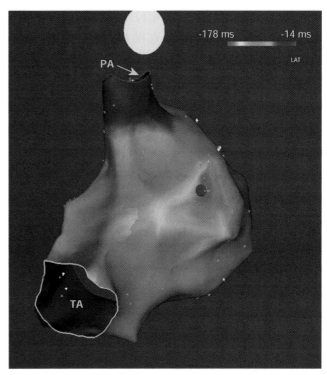

图 23.12（见书后彩图）起源于 ROVT 的心室异位节律点的电解剖激动标测。CARTO3 激动标测如图所示（后面观）。该图显示异位脉冲位点起源于 RVOT 的后侧部（红色区域），在该位置（红点）的消融可终止室性心动过速。PA，肺动脉瓣环；TA，三尖瓣环

图）作为参考点，这种情况下必须注意避免移动导管，因为如果导管发生移动，标测导管激动的时间将与之前标测的位点没有可比性。选择参考电图、定位解剖参考位点并确定感兴趣窗之后，在透视指导下将标测导管置于 RVOT。

标测起始时，应确定并标记希氏束和肺动脉瓣的平面，以描绘出 RVOT 的上界和下界。标测导管在 RVOT 内向上移动，直至远端电极的双极电图消失。然后回撤导管，直至远端电极电位重新出现，且起搏可夺获 RVOT 心内膜。此处标记肺动脉瓣水平。构建肺动脉瓣至少应当采集并标记 3 个点。随后，在 PVC 或 VT 时采集多个点来构建 RVOT 详细的电解剖激动图。采用腔内双极电图可确定每点的局部激动时间，根据其与固定参考电图（体表 QRS 波或腔内电图）的相对关系来测量。只有满足空间和局部激动时间稳定标准的点才能加入到标测图中。舒张末期位点的稳定标准为 < 2 mm，局部激动时间的稳定标准为 < 2 ms。激动标测图通过三维构建图上的颜色编码来显示局部的激动时间（图 23.12）。局灶性 VT 的电解剖图表明激动由最早起源点向四周呈放射状扩布（明确定义的较早激动位点被相对较晚的激动位点所环绕）。

前文讨论的激动标测的原理也适用于此，可用于确定 VT 的起源点。尽管仍然需要传统的单导管在感

兴趣区域标测，但采用导管定位系统指引导管准确到达之前获得的最早激动位点在很大程度上方便了消融过程。显示激动时间有利于比较邻近位点的数据，克服了对指定单一位点激动时间的不精确评估，并能够快速鉴别可能的起源位点。在评估心动过速时，激动图也可用于记录进行起搏标测的位点（如经起搏标测发现的好位点）。

目前的电解剖标测系统允许通过多电极导管构建高分辨率的电解剖图，并可进行自动数据采集。EnSite NavX 系统可以利用任意多电极导管进行数据采集。多极 Lasso、PentaRay、DecaNav 导管（Biosense Webster）配备电磁传感器，可与 CARTO 系统一起使用。Rhythmia 系统采用微型篮状导管（Orion；图 6.7）。这些技术可显著促进标测过程，特别是在不常或几乎不能诱发 VA 的情况下。

CARTO 系统采用自动模板匹配软件（PaSo）。将每个起搏引起的心电图波形与 VT 波形进行比较，并在 0 和 1 之间进行相关性评分。自动等时起搏图可在不同部位起搏时采集。这有助于消除操作者的主观性，并为标测图上所有观察过的位点提供视觉参考[82]。

此外，ICE 成像还可以在 OT 区域复杂解剖的背景下通过消融导管的可视化来方便标测。ICE 成像可以与电解剖标测（CARTOSound）相结合，这有利于在解剖模型上对解剖标志进行标记[85]。

在应用三维电解剖标测系统时需注意，当标测过程中心脏节律发生变化时，心脏几何位置会随之产生变化，因此在前一个节律下获得的解剖位点将失去可靠性。尤其是在标测孤立性 PVC 或非持续性 VT 时，因为 PVC 时，电解剖标测图上具有较早激动位点的位置和正常节律下同一解剖位置间存在空间移位（可达 10 mm）（如心动过速终止后发放射频能量时；图 6.19）。所以，心律失常终止后"再访问"PVC 或心动过速时标记的最早激动位点的可行性差，且容易误导消融靶点。为了使这个问题得到改善，可以在保持标测导管位置不变的情况下，在 PVC 时记录点（或记录心室起搏时最佳起搏标测点），再在窦性心律下记录一个点（用"不参与激动"的方法取点），这样也许能够避免上述误差。这项技术可导航至感兴趣位点，无论是在心动过速期间还是在正常窦性心律期间[86]。

非接触标测

对接触电极的数量和时间的需求限制了逐点激动标测的时间和空间分辨率。当 VT 很难被诱发或 PVC 不频发时，同步采集多位点信息有助于标测 VT 局灶。非接触心内膜标测的最大优点是只需几次（理论上 1

次）心动过速就能够同时获得多个数据点重建心内膜激动顺序，而不需要连续的逐点采集。然而，仍需要更详细的标测来寻找精确的消融位点[87]。

ENsite3000 非接触式标测系统（St. Jude Medcal）由非接触导管组成（9 Fr），它由多电极列阵包绕远端 7.5 ml 球囊构成。要想构建一个三维标测图，应在透视引导下沿 0.035 英寸（1 英寸＝ 0.0254 米）导丝将球囊导管置入 RVOT。然后打开球囊，可在其内部充满造影剂，使其可在透视下被观察到。标测时，球囊应位于 RVOT 中央，不与被标测心内膜壁接触。系统抗凝对预防血栓栓塞并发症十分关键，通常静脉给予肝素，使活化凝血时间（ACT）维持在 250 ～ 300 s。

常规可弯曲的标测导管也会放置于 RVOT，用于收集心腔的几何信息。首先标记三尖瓣环、希氏束和肺动脉瓣，然后在 RVOT 内移动标测导管，重建详细的 RVOT 三维几何图（"虚拟"心内膜）。

多电极阵列仅通过几次心动过速或 PVC 就可以同时获得多点信息。随后，系统可同步重建超过 3360 个单极电图，并将其添加在计算机生成的 RVOT 模型上，建立颜色编码的等电位图，以反映电压幅度。最大心腔电压位于电冲动起源部位。颜色按如下原则设置：一种颜色与一个电压范围相对应。每个等电位图的颜色梯度设置为白色代表最大负向电位，蓝色代表最小负向电位。在一个周期中，从心动过速起始点开始，激动轨迹可以在等电位图中显示出来。波前传导可在人为控制的三维动画上显示出来。

此外，此系统可同步显示多达 32 个电位的波形。单极和双极电图（虚拟电图）在等电位图上的最早激动位点被重建以寻找单极 QS 波形态（图 6.20）。VT 起源在等电位图上表现为最早激动处的一个单一点，且非接触单极图呈 QS 波形态。同时，也可以构建等时图，等时图可通过自定义的电参考时间点，显示激动在心腔内的传导顺序。

在感兴趣区域，应用常规消融导管的接触标测是对非接触标测的补充，颜色编码的接触激动图可以呈现在同一个三维几何图中。一旦确定最早的激动位点，应在三维标测图上标记该部位，并使用定位器信号在心动过速期间或在不能诱发持续性心动过速的正常节律期间实时引导消融导管到达该部位。

当分析非接触激动图数据以定位 RVOT VA 的起源部位时，可以在电活动开始时标记两个不同的部位：最早激动位点和突破位点。最早激动位点被定义为 VT/PVC 期间最早离开基线的单极偏转位点，在等电位图上形成一个单一的点，并以非接触单极电图的 QS 波为特征。突破位点是根据颜色编码的激动图所识别的除极路径上的位点，快速离心电传播起源于该位点，且局部单极电图显示为最大负向 dV/dt。为了识别最早激动位点和突破位点，可使用宽色带设置，在 −0.1 mV 处为高色区（定义为单极电图基线），在 −2 mV 处为低色区。虚拟单极高通滤波器设置为 4 Hz。虽然最早激动位点和突破位点似乎与相似的起搏匹配评分和相对于 QRS 波起始的心内膜双极激动提前有关，但一项研究发现，最早激动位点是判断 VT/PVC 真正起源部位更敏感的标志，因为其获得急性消融成功的可能性更大[84]。

据推测最早激动位点与突破位点之间的距离可能受局灶的心内膜下深度和（或）有无优势传导通路的影响。来自更深局灶的电激动可导致更大的心内膜面积同时被激动。通过单极标测，这看起来像是一个较宽的最早激动和突破区域（单极信号上有 r 波，而不是 QS 波），通过双极标测，这看起来像是一个较宽的早期激动区域。在最早激动区域和突破区域内，局部激动在时间上的微小差异会导致最早激动位点比突破位点的激动早数毫秒。另一种解释是，从这些心内膜下部位到心内膜表面有优先的激动途径，导致最早激动位点和突破位点之间的距离不同[84]。

由于存在很多局限性，EnSite 3000 非接触标测系统不常使用。操纵阵列进入 RVOT 是困难的，而且接触该区域部分心肌组织可能导致与临床 PVC 或 VT 相似的 PVC，从而混淆标测结果。此外，这种标测工具主要适用于起源于 RVOT 的特发性 VA。由于不能根据心电图形态准确预测起源部位，很大比例的患者需要在 RVOT 之外（如主动脉根部或冠状窦）使用常规标测技术进行标测，在这种情况下，多电极阵列将无获益。

篮状导管标测

篮状导管已成功用于指导起源于 RVOT 的特发性 VA 的消融，尤其适用于因心律失常发作不频繁而限制标测的患者。这类标测导管由内腔开放的导管轴组成，轴内为可回缩的网篮状末端，网篮状末端由镶嵌在 8 根自膨式等距弹性金属丝上的 64 个电极构成（每根金属丝上有 8 个环状电极；图 4.3）。电极间距相等，均为 4 ～ 5 mm，间距取决于所用篮状导管的大小（直径为 48 mm 或 60 mm）。每根金属丝用一个字母标示（A ～ H）而每个电极用一个数字标示（1 ～ 8），1 号电极在金属丝的最远端。首先评估右心室的大小（通常应用超声心动图），这有助于选择合适尺寸的篮状导管。回缩篮状导管可在透视下通过 11 Fr 长鞘管送入右心室，然后扩张篮状电极头端。篮状导管扩张后，送入常规导管，放置于标准位置。多角度观察有助于确定篮状导管

电极的电-解剖关系，包括透视下可识别的标志（金属丝 A 有 1 个标记，B 有 2 个标记，位于篮状导管轴附近）和特定电极记录的电信号（如心室、心房或希氏束电位），这些均有助于辨别特定金属丝的位置。

通过 64 个电极可记录到 64 个单极信号和 32 ～ 56 个双极信号，这些信号通过每根金属丝上 1-2、3-4、5-6、7-8 电极或 1-2、2-3 直至 7-8 电极的组合方式来记录。颜色编码的动画图像可简化多极记录结果的分析，并有助于确定激动方式与解剖结构之间的关系。其分辨率低于三维标测，但临床应用尚满意。

上述激动标测的概念随后被用于确定心动过速的起源点。将消融导管置于最早激动区可对 VT 的起源位点进行更详细的标测。Astronomer 导航系统（Boston Scientific，Natick，MA）可重复地精确引导消融导管头端电极到达篮状导管识别的靶点。如果不使用这种导航系统，则很难通过透视识别金属丝的字母顺序。通过绝大多数篮状电极起搏可评估激动方式并进行起搏标测。

篮状导管标测因存在一些局限性而不常用。大多数篮状导管难于引导定位，因此将篮状导管置于 RVOT 具有一定挑战性。此外，篮状导管头端与 RVOT 心肌的紧密接触可产生类似于自发性 VT 或 PVC 的异位激动，空间取样受限于金属丝间和电极间的距离，并且由于复杂的心室几何结构使得心内膜接触受到限制。仍需使用第二根导管到达识别部位，以便更精确地定位消融靶点并释放射频能量。

消融

消融靶点

消融靶点被定义为 VT 或 PVC 时最早激动（双极记录通常在体表 QRS 波前超过 20 ～ 25 ms，远端头端记录到最早的内在偏转和 QS 波单极电图形态）并获得精确或最佳起搏图匹配的位点。激动标测和起搏标测是两种密切关联的标测技术，两者通常结合用于选择消融位点（图 23.11）。

在消融成功的部位释放射频能量通常会导致早期出现 PVC 或 VT 加速（可能是由于射频能量在心律失常局灶附近的刺激效应），然后在 10 ～ 15 s 内逐渐减慢至心律失常完全消除（图 23.13）。在这些位点，射频应用通常持续 30 ～ 60 s。如果在射频应用 20 s 后无法消除 PVC 或终止 VT，应立即停止射频能量输出并进行额外标测，以寻找更好的靶点。值得注意的是，射频期间比较晚的心律失常抑制在消融 LVOT 和

消融 RVOT VT

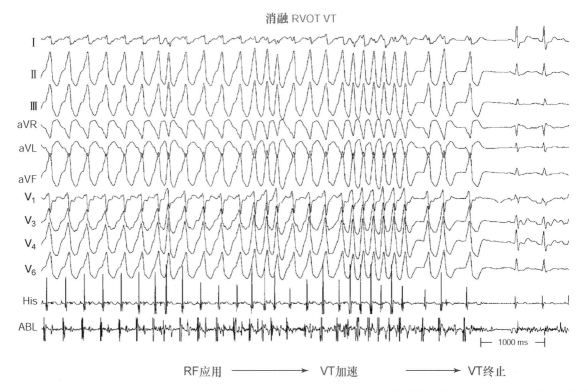

I
II
III
aVR
aVL
aVF
V₁
V₃
V₄
V₆
His
ABL

├─ 1000 ms ─┤

RF 应用 ────────▶ VT 加速 ────────▶ VT 终止

图 23.13 **消融（ABL）特发性室性心动过速**。在起源于右心室流出道（RVOT）的持续性室性心动过速（VT）期间开始释放射频（RF）能量。开始数秒内可以观察到 VT 加速现象，随后 VT 减慢并终止

左心室顶部 VA 时更常见，可能提示起源点远离消融部位（最常见壁内局灶）[14]。

少数情况下，在多次射频应用后，第一种形态的 VT/PVC 消失，但又出现了与第一种形态稍有差别的第二种形态的 VT/PVC。这可能是因为第二种形态 VT/PVC 起源点在第一种形态起源点附近，但更有可能是因为射频消融使第一种形态的出口发生了改变（图 23.14）。在这种情况下，消融第一个部位内 1～2 cm 经常可以消除第二个 VT/PVC 形态。

消融技术

起源于右心室流出道的室性心动过速

经股静脉标测 RVOT 时，标测导管需进入右心室中部。在此处，顺钟向旋转导管指向 RVOT 的前部。然后将标测导管送入肺动脉近端并缓慢回撤至 RVOT 直至记录到第一个心内膜电位。该部位大多位于肺动脉瓣下，大多数 RVOT VA 起源于该处。应避免导管头端与 RVOT 垂直推送，以免造成心肌穿孔和心脏压塞。在肺动脉瓣 1 cm 范围内对 RVOT 进行环状标测需要旋转导管获取标测数据。左前斜位（LAO）时，间隔平面与成像平面互相垂直。划定将要进行标测的边界是有用的，这种方法比较简洁，有助于避免在一

个或几个方向上重复标测。

标测 RVOT 后壁时，需要向后弯曲导管并逆钟向旋转导管。逆钟向旋转导管有时会将导管拖回至右心室流入道。在右心室应用长的指引鞘管有助于稳定导管。将标测导管经主动脉逆行置于右主动脉窦更易于标测 RVOT 后壁（见下文），右主动脉窦位于 RVOT 正前方。

源于 RVOT 的 VA 通常具有超过 20 ms 的局部收缩前激动，并产生近乎完美的起搏匹配。如果在 RVOT 进行非常彻底地标测后仍不能定位 VT 局灶，标测将延伸至肺动脉。应避免先入为主地在某一心腔的最早激动位置进行消融，除非所有心腔均已进行标测，或者除非单极电图显示的 QS 波与双极电图显示的最早激动一致，而且最早激动部位的起搏图与体表心电图完全匹配。

在一些起源于主动脉窦的 VA 中，存在到 RVOT 的优先传导，会误导激动标测和起搏标测。事实上，报告显示，27% 起源于主动脉窦的 VA 患者在 VT/PVC 期间于 RVOT 可记录到 QRS 波起始前有局部心室激动。因此，仔细分析 RVOT 早期激动部位的电图，以探究记录的早期电图是否代表远场信号非常重要。如果最早的信号是位于肺动脉瓣后部附近的远场信号，则应考虑主动脉瓣上主动脉窦的标测。此外，当 RVOT 的早期收缩前激动伴随较差的起搏匹配，或

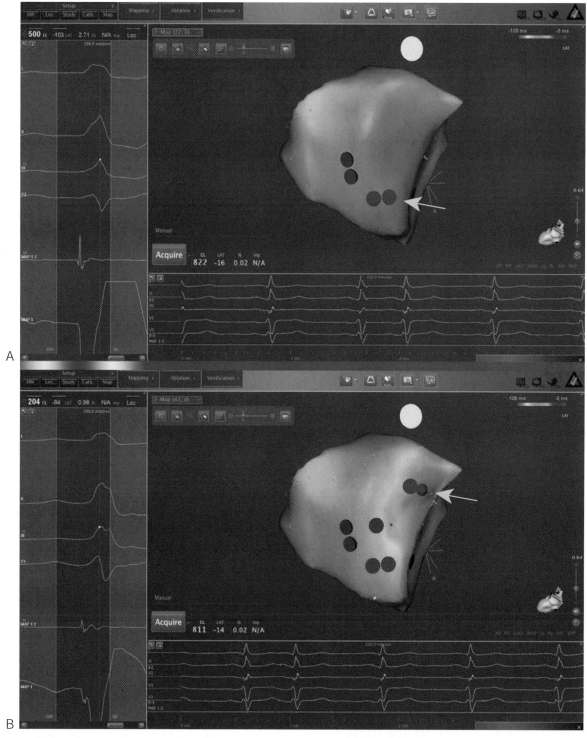

图 23.14 （见书后彩图）消融起源于右心室流出道（RVOT）的室性期前收缩（PVC）。起源于 RVOT 的 PVC 的电解剖（CARTO）激动标测图（后面观）。图中左侧（从上到下）显示体表心电图 I、II、III、V₁ 导联和消融导管远端电极的单极和双极记录电图。**A.** 心室异位期间冲动发放起源于 RVOT 后侧部（红色区域，箭头），该位置的腔内电图显示早期双极电图与单极电图显示的 QS 波一致。在该位置消融（红点）可终止室性心动过速。**B.** 第一次消融后出现的 PVC 与之前的 QRS 波略有不同（可见 II 和 III 导联的 QRS 波有切迹）。标测显示，后出现的 PVC（见腔内电图）的位置与初始消融靶点不同但很邻近，在该部位消融后（红色区域，箭头），所有 PVC 均终止

当在看似较好的 RVOT 靶点射频消融但不能永久抑制心律失常时，应将标测延伸至右主动脉窦。同样，RVOT 位点显示良好的起搏匹配但无早期局部激动时，应及早考虑主动脉窦的标测[14]。

在 RVOT 中导管消融时，通常采用头端为 4 mm 的非灌注消融导管。特发性 VA 的本质是局灶性的，

常位于 RVOT 心内膜表面。因此，常常不需要深度组织损伤来获得消融成功。在中等温度（目标温度为55℃）和最大功率输出为 30～40 W 的情况下，射频应用是安全有效的。RVOT 内的高流速可增强冷却效果，并保证足够的射频能量输出。能量应用的时间不应超过 30～60 s。极少需要超过 50 W 或使用灌溉大头或头端大的电极来成功消融 RVOT VA，最好避免这些消融方法，以防止薄的 RVOT 游离壁穿孔。

起源于肺动脉窦的室性心动过速

可采用 ICE 或电压标测对肺动脉瓣进行电解剖标测。临界值为 1.9 mV 可区分瓣下和瓣上位置，其敏感性为 90%，特异性为 96%。因此，肺动脉瓣水平可用颜色编码的电压标测校准出来，其下阈值为 1.9 mV，上阈值为 1.91 mV[15]。

肺动脉内的消融靶点通常通过在双极和单极电图中同时记录到的最早心室激动来确定。碎裂电位代表心肌延伸至肺动脉，可用于指导消融起源于肺动脉窦的 VA。在最早局部激动部位可以观察到两个成分：在正常窦性心律时，第一个电位是远场电位（代表瓣下 RVOT 心肌激动），第二个电位是近场电位（代表瓣上局部激动）。起源于瓣上 RVOT 的 VT/PVC 期间可以观察到两种电位的反转。值得注意的是，当消融起源于肺动脉瓣的 VAS 时，有时可见 QRS 波形态的改变。这可能是因为在消融过程中，从 PVC 起源经过某处心肌延伸至瓣下心肌的激动传导受到干扰，造成激动的"迂回"现象[19]。

起源于左心室流出道的室性心动过速

在解剖学上，LVOT VA 导管消融成功的部位包括主动脉根部、主动脉瓣下方的心内膜（主动脉瓣二尖瓣连接处）和左心室心外膜表面（左心室顶部）[29]。

标测最初是在 RVOT 的内侧面（"间隔"）并经冠状静脉系统进行。当体表心电图强烈提示左心室起源（如 VA 呈 RBBB 图形）、当 RVOT 和肺动脉仔细标测和消融后仍不能定位或终止心动过速时，或当冠状窦远端或心大静脉、前室间静脉记录电位提示左心室起源时，需要进行左心室和主动脉根部的标测。

左心室和主动脉根部的标测是经股动脉逆行进行的。一旦进入左心室，应立即开始抗凝（静脉注射肝素），维持 ACT > 250 s。重要的是，使用逆行经主动脉途径时在主动脉瓣下 LVOT 稳定导管通常具有挑战性。主动脉瓣瓣叶的活动可以限制导管操作，阻止其与组织稳定接触。使用长鞘管（如 SL0 或 SL1；81 cm；St.Jude Medical），鞘管头端通过主动脉瓣进入左心室，可有助于导管稳定并限制导管从左心室移开[29]。

此外，导管头端可能会在左心室内盘绕，此时应回撤导管使标测导管头端指向主动脉瓣下方。盘绕的导管可旋转并部分释放以优化与组织的接触，同时避免主动脉瓣瓣叶运动的干扰[22]。

主动脉瓣下 LVOT 心内膜标测和消融以确定心律失常局灶和 RVOT 标测一样。标准或灌注消融导管可用于 LVOT VA。一些术者倾向于对左侧特发性局灶性 VT 进行灌注导管消融，因为与右心室消融相比，其凝血块形成和血栓栓塞并发症的风险更高。

主动脉窦起源的室性心动过速

标测和消融一般在透视和三维标测的引导下进行。可以进行 ICE 成像或主动脉造影，以便于对瓣上区域进行全面标测（图 23.15）。ICE 可直接显示消融导管头端、主动脉窦、左右冠状动脉开口及周围解剖结构，并可能消除对血管造影的需要。对于主动脉窦的导管消融，ICE 导管放置于刚好经过三尖瓣的右心室流入道区。长轴切面最有利于评估 RVOT 与 LVOT 的关系并确定冠状动脉开口。横切面在鉴别主动脉窦本身方面最有价值（图 23.16）。当三个窦均可见时，将观察到房间隔与主动脉无冠窦直接相关。位于主动脉无冠窦的右前方以及 RVOT 正后方的是主动脉右冠窦。右冠窦的另一个标志是三尖瓣的隔叶和前叶在右冠窦和无冠窦的交界处汇合。主动脉左冠窦在主动脉无冠窦的左前方，邻近二尖瓣前叶。此外，将三维电解剖标测与 ICE 相结合（CARTOSound，Biosense Webster）便于在解剖模型上标记解剖标志（冠状动脉开口）。彩色多普勒血流成像可用于判断消融前后主动脉瓣反流的程度[14, 85]。

当标测主动脉窦时，重要的是要考虑每个窦区的整个表面（在瓣膜水平和在瓣膜上方 2 cm），以及在瓣膜下方的相应区域，因为每一点都可能得到不同的激动时间和起搏匹配。主动脉窦不是平坦的表面，标测每个窦的底部通常需要旋转和弯曲导管头端。此外，将标测导管从一个窦移到另一个窦通常需要朝向升主动脉从窦腔撤回导管头端，将导管头端重新定向，然后将其推进到邻近的窦腔[14]。此外，左右冠窦之间可以存在心肌延伸，这些部位的标测和消融通常需要导管脱出至瓣膜下方并弯曲朝向主动脉壁进行接触，然后轻轻地拉到这一连合区域[88]。

在 VT 或 PVC 期间，应寻找最早的心内膜激动时间。在一个患者亚组（26%）中，主动脉根部的精细标测可以发现一个分离的前电位，其激动时间先于 QRS 波起始 > 50 ms，与心室电图之间存在一个等电位的间隔。这可以预测成功消融的部位[89]。

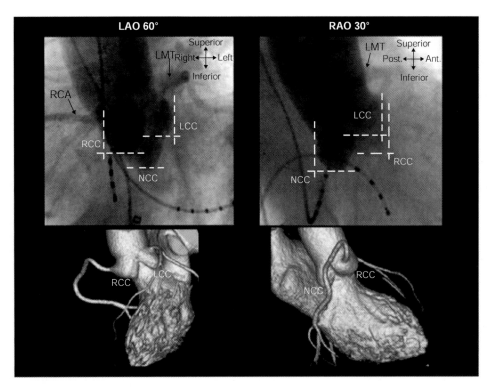

图 23.15　主动脉窦的主动脉造影和多排计算机断层扫描。在右前斜位（RAO）30°和左前斜位（LAO）60°投影下观察各主动脉窦的相对位置。Ant，前方；LCC，左冠窦；LMT，左主干；NCC，无冠窦；Post.，后方；RCA，右冠状动脉；RCC，右冠窦。（From Sasaki T，Hachiya H，Hirao K，et al. Utility of distinctive local electrogram pattern and aortographic anatomical position in catheter manipulation at coronary cusps. J Cardiovasc Electrophysiol. 2011；22：521-529.）

值得注意的是，由于不能夺获心室，在主动脉窦内行起搏标测可能不可行。高输出起搏时可以导致"远端"心室肌的夺获，伴或不伴局部心肌袖夺获。因此，主动脉窦起搏标测时可能产生较差的起搏匹配，即使是从 VT 的起源部位起搏，因此，起搏标测确定主动脉根部起源的 VA 位点的价值往往是有限的[14]。在左右主动脉窦交界处起搏可能会产生不同的 QRS 波形态，由于此处有不同的出口（图 23.17）。此处起源的 VT 或 PVC 具有多种 QRS 波形态，由一个局灶的多个出口引起，可通过单个位点射频消除所有 QRS 波形态。

放置于右心室中希氏束区的导管对主动脉窦 VA 的标测和消融非常有用。希氏束区导管可作为无冠窦和右冠窦标测的标志，由于此处靠近希氏束，应注意避免对房室传导系统的无意损伤。早期远场心室电位（反映主动脉窦激动）先于反映右心室希氏束区激动的晚近场电位被记录到并不少见[24]。此外，在右心室希氏束区，心室局部激动时间与 QRS 波起始时间的关系可作为鉴别起源于主动脉根部的 VT 的重要线索。在起源于右主动脉窦的 PVC 中，希氏束区的激动时间明显早于起源于左主动脉窦的 PVC，提示右主动脉窦的激动可先传播到室间隔和右心室再激动左心

室游离壁，而左主动脉窦起源时会在部分左心室游离壁激动后，再传至室间隔和右心室（图 23.18）。相比于起源于无冠窦和右冠窦的 VA，起源于左冠窦和左右冠窦连接处的 VA 在右心室希氏束区中的局部心室激动时间相对于 QRS 波起始通常较晚。在反映右心室希氏束区域激动较晚的近场电位前发现较早的远场电位并不少见，这些远场电位反映了主动脉窦的激动[24]。

在主动脉窦内进行导管消融之前，必须确保消融靶点与冠状动脉开口之间的安全距离（＞5～10 mm）。这可以通过利用主动脉根部造影或选择性冠状动脉造影将消融导管置于理想位置（通过不同的动脉入路）来完成。如果 VT 起源于左主动脉窦，则可用 4～5 Fr left Judkin 导管置入冠状动脉左主干作为左主干的标志并保护左主干，避免在射频能量应用过程中消融导管移位损伤左主干。此外，结合电解剖标测和 ICE 成像（通常取 LVOT 长轴切面）可用于确定解剖位置、导管头端的位置及其与组织的接触情况、与冠状动脉血管的距离以及监测射频能量传递。长轴切面最有利于评估 RVOT 与 LVOT 的关系，并有助于识别冠状动脉开口。在左主动脉窦或左-右窦交界处消融时，左主干开口可在主动脉根部横切面约 6 点钟处清晰显示。一旦看到左主干开口，可旋转或向前递送导管来

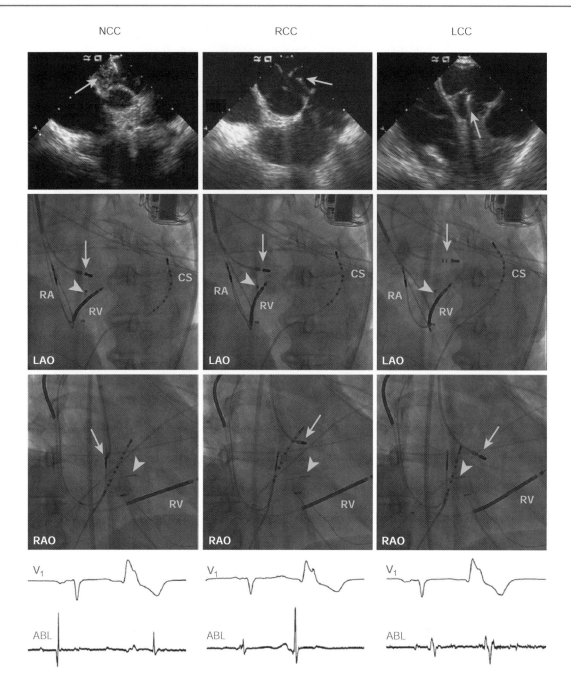

图 23.16　主动脉根部的导管消融。上图为心腔内超声心动图（ICE）（顶排）和透视图的左前斜位（LAO）和右前斜位（RAO）（分别为中排和底排）。下图为腔内记录。无冠窦（NCC，左列）、右冠窦（RCC，中列）、左冠窦（LCC，右列）标测时的体表及腔内电图记录如图所示。消融导管头端在 ICE 和透视下的位置均由长箭头标注。当 ICE 导管（短箭头）放于右心室间隔的希氏束区时可以获得主动脉瓣在 ICE 上的横切面。可见埋藏式心脏复律除颤器的右心房（RA）和右心室（RV）导线及冠状窦内的十级导管。消融（ABL）导管头端在 NCC 中记录到大的近场心房电位和小的心室远场电位。RCC 中记录大的心室电位和心房远场电位。LCC 中记录到大的心室电位和小的远场心房电位

定位导管头端，以确定其与冠状动脉开口的距离。如果导管头端与冠状动脉开口位于同一平面，或导管头端不能清晰可见，则进行冠状动脉造影。在右主动脉窦消融时，需采用主动脉根部长轴切面。如果导管头端位于主动脉瓣前尖水平，可认为距右冠状动脉开口有安全的距离。如果导管头端高于主动脉窦水平，可

行窦管交界处上方、主动脉或冠状动脉造影[85]。

灌注或无灌注射频消融导管可用于主动脉根部 VA 的消融。在主动脉窦中的射频能量输出首选以低功率输出开始。使用标准的头端为 4 mm 的导管，起始射频功率通常为 15～20 W，然后缓慢滴定，以达到 50℃～55℃的目标温度和大约 10 Ω 的阻抗下

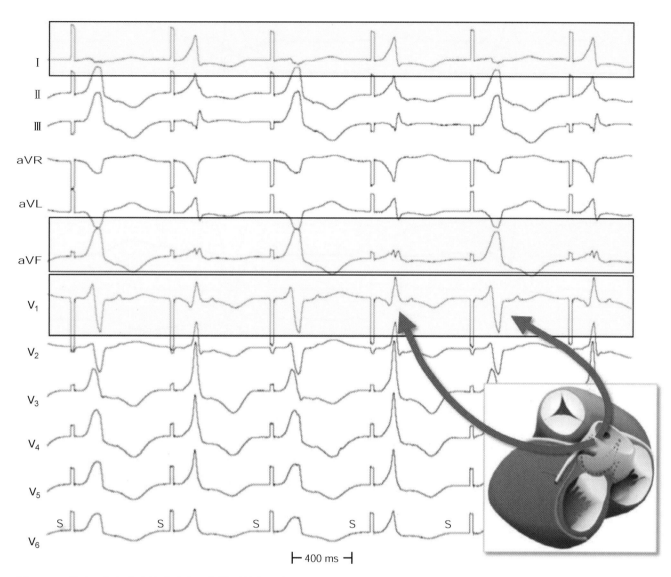

图 23.17 从左-右主动脉瓣叶连合处起搏时的多心电图（ECG）形态。图中为在同一位点及同一输出连续起搏时的 12 导联心电图条带。可见 QRS 波形态的明显差异［电轴左偏 *vs.* 电轴右偏（Ⅰ导联）、电轴下偏的程度（aVF 导联）、左束支传导阻滞 *vs.* 右束支传导阻滞（V₁ 导联）］。右下角图片为主动脉根部示意图，显示根部同一来源的激动的可能路径，其沿右心室流出道向不同的方向扩散，从而产生所示的心电图模式

降。对于灌注消融，射频能量输出首选以 15 ～ 20 W 开始，然后逐渐增加至不超过 30 ～ 35 W。有时，高达 50 W 的功率可用于从主动脉根部定位的心肌内或心外膜局灶。应仔细观察阻抗下降的情况，并在出现任何阻抗上升的迹象时停止放电。建议在射频能量释放过程中持续透视以观察导管移位情况，即使导管在最佳标测位点发生微小的位移，射频能量输出也应立即停止。当在射频应用的第一个 10 s 内观察到 VT 或 PVC 频率增加或降低时，射频能量输出将持续 30 至 60 s。否则，应终止射频输出，重新标测[24]。通常在消融后立即进行冠状动脉造影，以排除冠状动脉痉挛、夹层或血栓。

右冠窦 分析心电图有助于确定在消融过程中标测消融导管在主动脉窦的位置。右冠窦可记录到大的心室电位，代表相对较厚的 RVOT 漏斗部后壁的激动（图 23.16）。由于该组织与右冠窦前部紧密相邻，腔内电图可出现近场电位，因此，此处的最早激动点可能难以与瓣上心肌延伸起源的心律失常相鉴别。然而，在起源于右冠窦的 PVC 时，在大的心室电位前会有一个相对较小且碎裂的近场电位，该电位与延伸至冠状窦的心肌袖激动有关。

右冠窦也可记录到远场的心房电位，特别在其更偏后位置（更接近无冠窦），这代表三尖瓣环前间隔侧或右心耳的心房激动[14]。

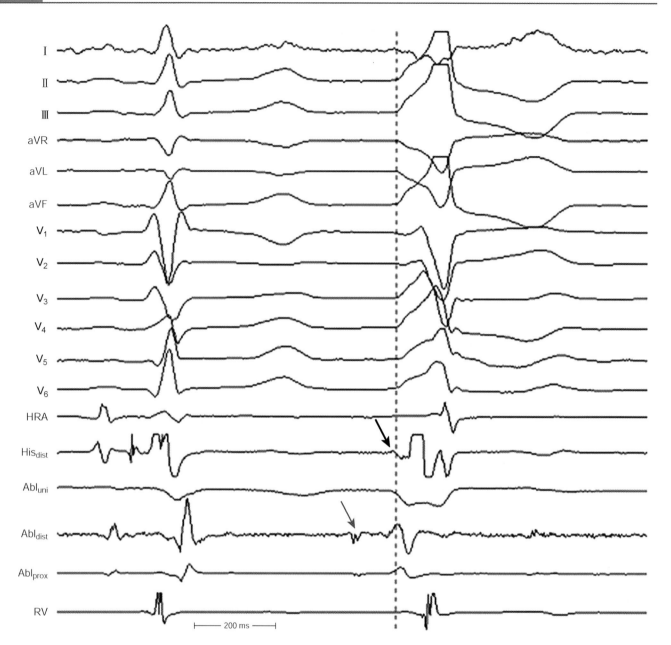

图 23.18 起源于右冠窦的室性期前收缩（PVC）患者的心电记录。图中可见窦性心律和 PVC。虚线表示 PVC 时 QRS 波的起始。黑色箭头显示希氏束电位较心室收缩轻微提前，而灰色箭头显示主动脉窦内的 PVC 起源位置电位比体表 QRS 波提前 100 ms。Abl~dist~，远端消融；Abl~prox~，近端消融；Abl~uni~，单极消融；His~dist~，希氏束远端；HRA，高位右心房；RV，右心室

在透视下，导管到位右冠窦（运用逆行方法），LAO 投射下指向右侧，右前斜位（RAO）投射下指向前方。当透视提示右冠窦但记录到一个大的心房电位时应逆钟向旋转导管观察心房电位是否增大。如果增大，则提示导管可能位于无冠窦，心房扩大或心脏的逆钟向转位会使透视图像误导术者。此时，应回撤导管并顺钟向旋转导管，然后重新送入导管，使导管从无冠窦进入右冠窦。

左冠窦 在左冠窦中记录到的电位通常变异较大，但是通常心室电位振幅大于心房电位。越靠近右

冠窦交界处时，可记录到较大振幅的心室电位，同样起源于 RVOT 后部（图 23.16）。然而，在左冠窦左后方，由于主动脉瓣二尖瓣连接处，可记录到小的远场心室电位。在 RAO 位时，导管在左冠窦中逆钟向旋转可记录到相对较大的远场心房电位，其代表靠近二尖瓣环前间隔部的左心房激动。

在起源于左冠窦的 VAS 发作时，于消融成功区域 QRS 波之前可描记到一个清晰的电位（前电位）。当左冠窦位置出现激动较早但消融失败时，应将标测范围扩大到肺动脉瓣上区后部和心大静脉至前室间静

脉的移形区（左心室顶部）。

无冠窦　无冠窦中通常会记录到一个大的近场心房电位（远大于心室电位振幅），代表位于无冠窦中部正后方的房间隔中较厚心肌的激动（图 23.16）。导管从房间隔向左或向右旋转，分别会记录到左心房或右心房的激动波。在无冠状主动脉窦中也可同时记录到一个远场心室电位，根据导管的具体位置，这个小的电位通常可代表 LVOT 后部、三尖瓣环前间隔部的心室激动或瓣上区心肌激动。

在透视下，RAO 投射时，位于无冠窦的导管应指向后方。然而，在 LAO 投射时，无冠窦与左冠窦可能不易区分，因为导管头端均指向左侧。当逆钟向旋转导管且观察到大的近场心房电位时可进一步确定导管位于无冠窦。

无冠窦和右冠窦的最下端与室间隔膜部相连，与穿透性的希氏束接近。由于这种结构上的互相靠近，经三尖瓣环记录希氏束激动的导管通常也会记录到起源于无冠窦和右冠窦的 VA 期间的早期心室激活。然而，与右冠窦起源相比，无冠窦 VA 在希氏束区的心室激动较早（通常在 QRS 波起始前 > 25 ms），心房与心室电位振幅比较大，QRS 波时限较短（一般 < 150 ms），Ⅲ / Ⅱ 导联比值较小（通常 < 0.65）[24]。

此外，由于解剖位置接近希氏束，在无冠窦内消融可导致希氏束和房室结的损伤。因此，在射频能量应用之前，仔细检查消融靶点区窦性搏动时希氏束电位的存在非常重要。此外，监测房室传导和递增地应用射频能量输出可能有助于避免这种并发症。

起源于心外膜的特发性室性心动过速

特发性局灶性 VA 需要心外膜消融（经冠状静脉系统或穿心包入路）的比例为 14%。这些 VA 通常源于左心室顶部的冠状静脉系统和心脏交叉区附近，包括前室间静脉（走行于前室间沟，与左前降支平行）、心大静脉（走行于左房室沟，与左回旋支平行，当 Marshall 韧带的左心房斜静脉和左心室的后外侧静脉融入其中时形成冠状窦）、前室间静脉和心大静脉的交界处（接近左冠状动脉分叉），以及心中静脉（在后室间沟内与后降支伴行）。

起源于 RVOT 的 VA 通常不需要心外膜入路。RVOT 的前部和侧部非常薄，因此心内膜消融通常是有效的，即使 VT 局灶发生在心外膜表面。RVOT 后部（漏斗部）较厚，但后漏斗的心外膜表面是 LVOT，因此，对于发生在 RVOT 后部心肌深处的心律失常，无论消融 LVOT 还是 RVOT 都可能是有效的。对于主动脉瓣上区，由于 RVOT 位于左右冠窦的前方，且心房位于无冠窦的后方，所以没有真正的心外膜位置。

提示心外膜起源的标测结果包括：心室心内膜表面产生的起搏标测不佳、QRS 波起始前 > 15 ms 无锐利电位、最早心内膜位点的远场电位振幅低、QS 波较宽且起始向上波折，以及激动标测图上大面积收缩前期区域。

起源于左心室顶部的室性心动过速

左心室顶部是特发性左心室心外膜心律失常最常见的部位。左心室顶部 VA 最常见的消融部位是心大静脉或前室间静脉。冠状窦造影可以帮助显示冠状静脉的解剖结构，并评估通过冠状窦接近靶点区的可行性。通过位于冠状窦开口（CS os）的指引导管置入小型（2.5 Fr）、柔性多电极导管便于进行标测。一旦消融导管置入目标部位，在射频能量输送之前，应进行冠状动脉造影以明确目标静脉和邻近冠状动脉之间的空间关系（图 23.19）。虽然消融部位与冠状动脉之间的最小安全距离尚不清楚，但消融不能在离冠状动脉 5 mm 的范围内进行。在消融后也需要进行冠状动脉造影，以排除对冠状动脉的损伤。此外，远端消融电极的起搏应在 20 mA 的输出下进行。如果能证实膈肌被夺获，则不应尝试消融以避免膈神经损伤。

虽然经冠状静脉入路可以成功治疗超过一半的左心室顶部 VA 患者，但它在技术上常常存在限性。由于远端静脉弯曲度大、角度锐利、口径小，故目前可用的消融导管很难进入超出心大静脉远端或心中静脉近端的部位。此外，从冠状静脉途径迅速到达毗邻部分在心室顶部的冠状静脉非常困难。同时，3/4 的患者冠状静脉消融区域与造影证实的冠状动脉相距 5 mm 以内，由于存在冠状动脉损伤的潜在风险，因此禁止射频消融。此外，阻抗和温度升高（由于来自周围血流的冷却作用较小）常导致射频能量传输受到限制。建议在冠状静脉内消融时使用灌注导管。也可以考虑冷冻消融，因为它不受高阻抗的限制，而且在血液流速低时也能够使用。冷冻损伤邻近冠状动脉的可能性较低。然而，在冠状静脉系统中，冷冻导管可能很难操作[14, 75, 90-92]。

当心大静脉的大小足以允许足够的射频能量应用时，大多数患者的 VT 都能被消除。当这种方法不可行或不成功时，可以尝试在左心室（主动脉瓣正下方）或左主动脉窦内的最佳心内膜部位进行消融。尽管与最佳冠状静脉部位相比，成功消融部位的局部激动较晚（约 10 ms）且起搏标测不佳，但在离心大静脉早期激动部位最近处应用射频能量可以产生足够

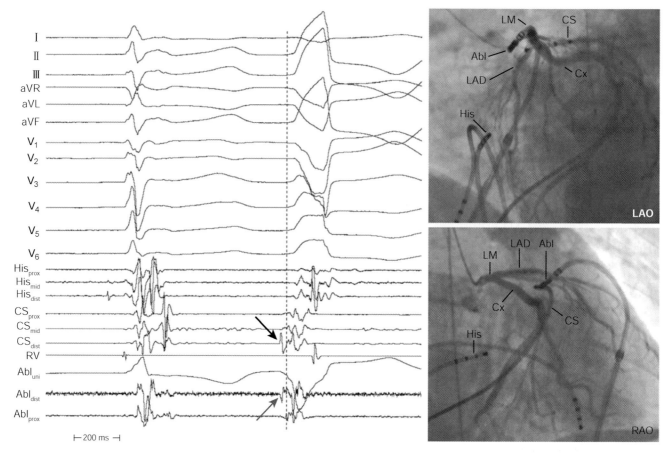

图 23.19 起源于左心室（LV）顶部室性期前收缩（PVC）患者的心电记录。 虚线表示 PVC 时 QRS 波起始。可见冠状窦远端（CS$_{dist}$）（黑色箭头）记录的电位早于 QRS 波起始，与心包区消融导管记录的电位（灰色箭头）相似；右侧透视图显示消融导管（Abl）的位置。Abl$_{dist}$，远端消融；Abl$_{prox}$，近端消融；Abl$_{uni}$，单极消融；Cx，左回旋支；CS$_{prox}$，冠状窦近端；His$_{dist}$，希氏束远端；LAD，左前降支；LAO，左前斜位；LM，左主干；RAO，右前斜位；RV，右心室

的透壁损伤，从而抑制起源于左心室顶部的 VA，且这种情况并不少见。在这种情况下，解剖距离接近（＜ 13.5 mm）和 aVL/aVR 导联 Q 波的比值＜ 1.45 可帮助确定从左冠窦或邻近的左心室心内膜进行消融尝试的最合适病例。此外，最近的报告发现，所有成功消融位点的 VA 在 Ⅰ 导联均有一个初始 r 波，且局部激动时间在心大静脉内最早激动部位的 7 ms 内[14,90-91]。

当心内膜消融和冠状静脉系统内消融不可行或不成功时，需要考虑经皮经胸心外膜途径。20% ～ 30% 的左心室顶部 VA 患者需要经皮心外膜途径进行消融，这种方法可到达整个心外膜表面，并使消融导管和能量释放覆盖更大范围（详见第 27 章）。然而，除增加并发症的风险外，经胸心外膜入路还存在明显的局限性。常用于经心包手术的镇静和麻醉可以抑制心律失常。此外，邻近冠状动脉及覆盖在这些血管近端的心外膜厚脂肪层（左心室顶部上方的"不可达区域"）往往在相当大比例的患者中阻碍了消融的成功。事实上，左心室顶部起源是目前导致大部分 OT VA 消融失败的

原因[14,74-75,90-91]。

当需要在冠状静脉内或经心包入路行心外膜消融时，应首选灌注消融导管，因为导管头端温度高限制非灌注导管能量输出的情况频繁发生。输出功率通常从 20 W 开始，灌注速率为 30 ml/min。射频输出功率逐渐增加（冠状静脉系统内最高 30 W，心包内最高 50 W），目标使阻抗下降 8 ～ 10 Ω。应采取预防措施以避免在消融过程中损伤冠状动脉，如上文讨论的主动脉根部消融。射频消融不应在距离冠状动脉 5 mm 的范围内进行。

起源于心脏交叉区的室性心动过速

起源于心脏交叉区基底部的 VA 可经心中静脉消融，而心脏交叉区顶部的 VA 通常需要经剑突下心外膜入路。使用较细的多电极导管便于在心中静脉远端标测[33-34]。

起源于左心室乳头肌的室性心动过速

左心室乳头肌 VA 的射频导管消融极具挑战性，

可能是由于乳头肌的复杂结构以及厚的肌肉组织中相对较深的 VT 壁内起源。此外，在消融过程中保持导管头端与乳头肌的充分稳定接触是一个难题，因为乳头肌正常收缩会引起剧烈的运动。此外，机械和热诱导的异位会影响导管的稳定性并阻碍激动标测。

虽然逆行经主动脉入路进入左心室通常足以用于标测和消融起源于后乳头肌的 VA，但穿间隔入路通常为前乳头肌的贴靠和导管稳定性提供额外的优势。使用长鞘管可以提高导管操作和稳定性。在经主动脉逆行入路时，通常使用长的 SL0 或 SL1 鞘管（81 cm，St.Jude Medical），鞘管头端通过主动脉瓣进入左心室。在经间隔入路时，首选带大弯的可调弯鞘管（Agilis，St.Jude Medical），将其头端置于二尖瓣环附近。此外，ICE 还可以帮助导航和定位导管，并可显示导管与乳头肌的直接接触（图 23.20）[93]。具有接触力功能的消融导管可在这些过程中发挥重要作用[30-31]。

具有最早心内膜激动且起搏标测匹配的位置可被作为消融靶点。成功消融的靶点常可观察到浦肯野电位（40% 患者）。重要的是，仅行起搏标测往往不足以指导成功消融。然而，VT 起源位点可以在乳头肌基底部肌肉较深位置且远离出口。尽管有时出口起搏标测极佳，但其不是消融的最佳靶点[31]。

成功消融通常需要乳头肌两侧消融、使用灌注消融导管输出高射频功率以及在相对较大的区域进行消融。对于深部壁内起源的心律失常，针对目标乳头肌基底部的环向消融（以出口阻滞为目标）可以克服解剖上的限制，改善消融结果[31, 34, 94]。

值得注意的是，在高达 50% 的患者中，左心室乳头肌起源的 VA 可自发或在初始射频消融后表现出不同的 QRS 波形态，可能与乳头肌出口处波形的不同传播方向有关。

若导管稳定性仍无法保证，可以考虑冷冻消融。冷冻粘连有助于确保消融导管在消融过程中与运动的乳头肌上的目标组织保持接触。无导管运动（以及无组织加热）可抑制机械和热诱导的异位激动，进一步保障导管的稳定性。然而，冷冻消融可能不会引起足够深的损伤，以致不能消除乳头肌内的局灶[30]。

起源于希氏束旁区的室性心动过速

若在 VT 或 PVC 时观察到最早的心室激动出现在右心室的希氏束区附近（即希氏束附近和记录到最大希氏束电位处 10 mm 以内），则在右心室希氏束区进行消融之前，应将标测范围扩大至主动脉根部和主动脉下左心室间隔。无冠窦和右冠窦的最下端与室间隔膜部相连，此处与穿透的希氏束非常接近（图 9.1）。由于解剖位置非常接近，源于这两个窦的 VA 与位于跨三尖瓣环的希氏束旁区中的导管记录到的早期激动有关，这可能是源于这两个窦的室性心律失常在右心室心肌的一个出口。

在希氏束旁区消融存在发生房室传导阻滞的风险。为了将这种风险降到最低，建议使用标准的头端为 4 mm 的非灌注消融导管，并以低功率输出（10～20 W）开始应用射频能量，然后逐渐增加到目标输出。如果观察到加速性交界区节律或房室传导阻滞，则应立即停止射频应用。同时建议避免在希氏束近端（如 A：V 波幅比大于 1：1 伴希氏束电位）立即消融[59]。冷冻消融可以潜在地降低房室传导系统的损伤风险。

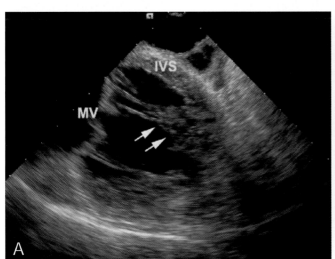
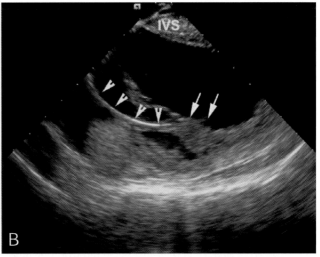

图 23.20　消融起源于左心室乳头肌心律失常的心腔内超声心动图（ICE）。ICE 的探头放在右心室，穿过三尖瓣环，邻近室间隔（IVS）。**A.** 左后内侧乳头肌（箭头）。**B.** 左前外侧乳头肌（白色箭头）和穿过二尖瓣（通过穿房间隔入路）的消融导管（短箭头）。ICE 证实导管与前外侧乳头肌密切接触。MV，二尖瓣

当 VT/PVC 期间在右心室希氏束旁区消融引起 QRS 波形态改变时，应怀疑主动脉窦起源，因为右心室内消融可能会改变主动脉窦到右心室心肌的连接，进而导致心室激动模式的改变[17]。

起源于壁内的室性心动过速

壁内 VT/PVC 局灶的诊断具有挑战性，通常只有在对左心室和右心室以及相关心内膜和心外膜解剖区域进行广泛的标测后才能做出诊断。提示壁内起源部位的特点包括：①心室壁两侧最早的局部激动部位具有相近的激动时间（相差＜ 10 ms），且均不能产生满意的起搏匹配；② VA 时心内膜和心外膜部位可记录到远场心室电位在近场局部电位之前；③在记录最早局部心室激动或起搏匹配最佳的部位（在心内膜面或心外膜面）进行射频消融，只能一过性抑制心律失常或对心律失常无作用[29, 95]。

对于 LVOT 壁内局灶，射频消融可以依次从心内膜到心外膜（经冠状静脉系统）进行，反之亦然。对于难治性病例，射频消融可以通过位于 LVOT 心内膜和心外膜的两个消融导管同时进行。后一种方法需要在同一个区域使用两个射频生成器，并分别连接两根射频导管，并向导管远端灌注单极射频电流。在 LVOT 壁内局灶中，当心内膜和心外膜消融部位之间的距离＞ 8 mm 时，以及 VA 期间在主动脉瓣二尖瓣连接处或心大静脉记录到心室局部激动时间与 QRS 波起始的相对时间＜－30 ms 时，这种消融方法最成功。射频电流也可以应用于两个消融导管远端电极的双极配置。但是，当主动脉瓣二尖瓣连接处和冠状静脉系统之间存在阻抗不匹配时，双极射频消融可能无效，因为任一电极的高阻抗将限制可施加到两侧电极上的电流。目前已研制出一种壁内针形消融导管，用于产生壁内射频损伤，但这种导管尚未上市[29, 95]。

RVOT 和 LVOT 之间的室间隔区域可以通过更细的多电极导管经心大静脉的穿间隔静脉分支来标测，这种方法可以直接到达壁内位置[96]。当该方法不可行时，有报告显示可在这些静脉中注入冷生理盐水来诊断壁内起源点。灌注导管应置于靠近前室间静脉起始处的心大静脉远端。在心室异位节律发作时，冷生理盐水可以 60 ml/min 的速度通过消融导管灌注 10 s。冷生理盐水灌注可重复抑制 PVC，提示壁内起源 PVC 位于前室间静脉的支配范围。对于室间隔壁内起源点，多项报告显示在直接穿过心肌壁的部位（室间隔的左右两侧）依次或同时进行灌注射频消融具有一定价值[97-98]。

消融终点

消融成功的终点被定义为消融后在使用或不使用异丙肾上腺素（使用消融前的最佳诱导方法）的情况下至少 30 min 内无自发性或诱导性 PVC 和 VT。

结果

特发性 VA 消融的急性成功率为 75% ～ 90%[11]。急性成功消融后复发率约为 15%。其中 40% 在消融后 24 ～ 48 h 内复发。VT 在消融后的第一年以后复发很少见。消融的成功在很大程度上取决于术中是否存在自发性或诱导性 VT 或 PVC，以及心律失常起源的解剖部位。复发的预测因子包括：起搏匹配不佳、靶点激动较晚、单纯依赖起搏标测、VT 诱导性于射频能量释放之前因标测射频导管机械损伤而终止。成功率最高的是 RVOT VA，较低的是起源于左心室顶部、乳头肌和壁内局灶的 VA。也可出现晚期 PVC 复发（在最初成功消融数月后），特别是在基线有多形性 PVC 的患者中。成功消融主要 PVC 起源点后，先前非主要起源点的频率增加[57, 99]。

并发症很少发生。RBBB 的发生率为 2%，心脏压塞罕见。在消融 LVOT 或主动脉窦 VA 时，可发生全身血栓栓塞和主动脉瓣损伤（引起主动脉瓣反流）。

急性冠状动脉闭塞是主动脉开口导管消融的主要风险。冠状动脉损伤可能是由在主动脉根部的导管操作和消融所致，由在靠近左或右冠状动脉开口处释放射频能量，以及在左主动脉窦消融时导管无意中接触左主干引起。经冠状静脉系统或经皮心包入路的心外膜消融也可能损伤左冠状动脉及其分支。在 RVOT 和肺动脉消融时，认识到冠状动脉损伤的潜在风险也很重要。右冠状动脉通常距离 RVOT 近端 4 ～ 5 mm 靠近游离壁，被脂肪组织隔开。另外，肺动脉瓣和主动脉瓣从头至尾分开会导致肺动脉瓣紧邻右冠状动脉起始部，左主干位于 RVOT 近端偏后，靠近肺静脉瓣及肺动脉瓣上。实际上，导管在该部位比导管在左主动脉窦底部更接近左主干。因此，当认为可能损伤动脉时，消融导管应保留在即将释放能量的部位，并应进行主动脉造影、冠状动脉造影或仔细的 ICE 成像。

右侧或左侧希氏束旁区导管消融可引起房室传导阻滞。此外，穿透性希氏束位于部分由右冠窦与无冠窦交界处形成的间隔膜部，消融该区域可对希氏束造成潜在的损伤。通常当电极在这两个窦之间的半月瓣平面下方，以及在右冠窦后方和无冠窦前方可记录到典型的希氏束电位。然而在 VT 时，由于向希氏束逆行激动，希氏束电位可被掩盖在心室电位中，故不易识别。因此，当在无冠窦深部，特别是在朝向与右冠窦交界处消融时，应监测快径损伤（AH 间期延长，交界性搏动）[24]。

冷冻消融

特发性 VA 的局灶消融可使用 8 mm 的冷冻消融导管（Freezor Max3，Medtronic，Minneapolis，MN，United States）。冷冻消融的主要优点是无痛，因此不需要使用镇痛药。此外，有经验的术者可实现合理的透视和手术时间。在冷冻消融过程中保证导管的稳定性十分有利，因为不需要用透视监测导管的位置。然而，导管的贴靠需要在冷冻消融开始前完成精确定位。在呼吸时很容易发生的轻微导管移动可以导致成功消融的延迟。此外，射频消融时常在一个较小限定区域移动导管，但冷冻消融不需要。因此，在冷冻消融过程中，不可能为了适应移位而重新放置导管。冷冻导管的大小和刚度与标准射频导管有很大不同，需要有操作经验。

通常在冷冻后 20 s 内可观察到心律失常的完全消失。因此，如果没有观察到该效果，冷冻消融应在 60 s 后停止。

由于特发性 VA 行射频消融的成功率较高，且风险较低，很难证实冷冻消融较射频消融具有临床优越性。然而，当在困难部位或非典型部位消融时，对导管贴靠的稳定性要求较高，冷冻消融具有优势。例如消融主动脉窦起源的特发性 VA 时，冷冻消融可避免导管移动进入冠状动脉。此外，当射频能量释放受限时，也可考虑在冠状静脉系统内进行冷冻消融以消除心外膜 VA。冷冻消融也可以用于希氏束旁区 PVC 以减少房室传导阻滞的风险。消融过程的无痛性使得术中患者更加舒适，特别是当使用镇静类药物可抑制 VT 诱发时[100]。

参考文献

1. Mittal S. 'Focal' ventricular tachycardia: insights from catheter ablation. *Heart Rhythm*. 2008;5:S64–S67.
2. Maury P, Rollin A, Mondoly P, et al. Management of outflow tract ventricular arrhythmias. *Curr Opin Cardiol*. 2015;30:50–57.
3. Sadek MM, et al. Idiopathic ventricular arrhythmias originating from the moderator band: electrocardiographic characteristics and treatment by catheter ablation. *Heart Rhythm*. 2015;12:67–75.
4. Potfay J, et al. Abnormal left ventricular mechanics of ventricular ectopic beats: insights into origin and coupling interval in premature ventricular contraction induced cardiomyopathy. *Circ Arrhythm Electrophysiol*. 2015; 8:1194–1200.
5. Wang Y, et al. Cellular mechanism of premature ventricular contraction-induced cardiomyopathy. *Heart Rhythm*. 2014;11: 2064–2072.
6. Sadron Blaye-Felice M, et al. Premature ventricular contraction-induced cardiomyopathy: related clinical and electrophysiologic parameters. *Heart Rhythm*. 2016;13:103–110.
7. Cha YM, Lee GK, Klarich KW, et al. Premature ventricular contraction-induced cardiomyopathy: a treatable condition. *Circ Arrhythm Electrophysiol*. 2012;5:229–236.
8. Lee YH, et al. Frequency, origin, and outcome of ventricular premature complexes in patients with or without heart diseases. *Am J Cardiol*. 2014;114:1373–1378.
9. Carballeira Pol L, et al. Ventricular premature depolarization QRS duration as a new marker of risk for the development of ventricular premature depolarization-induced cardiomyopathy. *Heart Rhythm*. 2014; 11:299–306.
10. Ban J-E, et al. Electrocardiographic and electrophysiological characteristics of premature ventricular complexes associated with left ventricular dysfunction in patients without structural heart disease. *Europace*. 2013;15:735–741.
11. Bas HD, et al. Effect of circadian variability in frequency of premature ventricular complexes on left ventricular function. *Heart Rhythm*. 2015; 13:98–102.
12. Deyell MW, et al. Predictors of recovery of left ventricular dysfunction after ablation of frequent ventricular premature depolarizations. *Heart Rhythm*. 2012;9:1465–1472.
13. Hamon D, et al. A new combined parameter to predict premature ventricular complexes induced cardiomyopathy: impact and recognition of epicardial origin. *J Cardiovasc Electrophysiol*. 2016; 27:10–12.
14. Hutchinson MD, Garcia FC. An organized approach to the localization, mapping, and ablation of outflow tract ventricular arrhythmias. *J Cardiovasc Electrophysiol*. 2013;24:1189–1198.
15. Acosta J, et al. Impact of earliest activation site location in the septal right ventricular outflow tract for identification of left vs right outflow tract origin of idiopathic ventricular arrhythmias. *Heart Rhythm*. 2015; 12:726–734.
16. Anderson R. Clinical anatomy of the aortic root. *Heart*. 2000;84: 670–673.
17. Motonaga KS, Ceresnak SR, Hsia HH. Unusual outflow tract ventricular tachycardia. *Card Electrophysiol Clin*. 2016;8:79–88.
18. Hai JJ, Lachman N, Syed FF, et al. The anatomic basis for ventricular arrhythmia in the normal heart: what the student of anatomy needs to know. *Clin Anat*. 2014;27:885–893.
19. Liao Z, et al. Idiopathic ventricular arrhythmias originating from the pulmonary sinus cusp. *J Am Coll Cardiol*. 2015;66:2633–2644.
20. Liu CF, et al. Ubiquitous myocardial extensions into the pulmonary artery demonstrated by integrated intracardiac echocardiography and electroanatomic mapping changing the paradigm of idiopathic right ventricular outflow tract arrhythmias. *Circ Arrhythm Electrophysiol*. 2014;7:691–700.
21. Ho SY. Structure and anatomy of the aortic root. *Eur J Echocardiogr*. 2009;10:3–10.
22. Ouyang F, et al. Ventricular arrhythmias arising from the left ventricular outflow tract below the aortic sinus cusps: mapping and catheter ablation via transseptal approach and electrocardiographic characteristics. *Circ Arrhythm Electrophysiol*. 2014;7:445–455.
23. Anderson RH. The surgical anatomy of the aortic root. *Multimed Man Cardiothorac Surg*. 2007;2007:mmcts.2006.002527.
24. Yamada T, et al. Prevalence and clinical, electrocardiographic, and electrophysiologic characteristics of ventricular arrhythmias originating from the noncoronary sinus of Valsalva. *Heart Rhythm*. 2013;10: 1605–1612.
25. Deleted in review.
26. Faletra FF, Ho SY, Auricchio A. Anatomy of right atrial structures by real-time 3D transesophageal echocardiography. *JACC Cardiovasc Imaging*. 2010;3:966–975.
27. Enriquez A, et al. How to map and ablate left ventricular summit arrhythmias. *Heart Rhythm*. 2017;14:141–148.
28. Deleted in review.
29. Yamada T, et al. Radiofrequency catheter ablation of idiopathic ventricular arrhythmias originating from intramural foci in the left ventricular outflow tract: efficacy of sequential versus simultaneous unipolar catheter ablation. *Circ Arrhythm Electrophysiol*. 2015;8:344–352.

30. Deleted in review.

31. Enriquez A, Supple GE, Marchlinski FE, et al. How to map and ablate papillary muscle ventricular arrhythmias. *Heart Rhythm*. 2017;14:1721–1728.

32. Naksuk N, Kapa S, Asirvatham SJ. Spectrum of ventricular arrhythmias arising from papillary muscle in the structurally normal heart. *Card Electrophysiol Clin*. 2016;8:555–565.

33. Kawamura M, et al. Idiopathic ventricular arrhythmia originating from the cardiac crux or inferior septum epicardial idiopathic ventricular arrhythmia. *Circ Arrhythm Electrophysiol*. 2014;7:1152–1158.

34. Kawamura M, et al. Clinical and electrocardiographic characteristics of idiopathic ventricular arrhythmias with right bundle branch block and superior axis: comparison of apical crux area and posterior septal left ventricle. *Heart Rhythm*. 2015;12:1137–1144.

35. Sirichand S, et al. Incidence of idiopathic ventricular arrhythmias. *Circ Arrhythm Electrophysiol*. 2017;10:e004662.

36. Luebbert J, Auberson D, Marchlinski F. Premature ventricular complexes in apparently normal hearts. *Card Electrophysiol Clin*. 2016;8:503–514.

37. van Huls van Taxis CFB, et al. Fatigue as presenting symptom and a high burden of premature ventricular contractions are independently associated with increased ventricular wall stress in patients with normal left ventricular function. *Circ Arrhythm Electrophysiol*. 2015;8:1452–1459.

38. Penela D, et al. Ablation of frequent PVC in patients meeting criteria for primary prevention ICD implant: safety of withholding the implant. *Heart Rhythm*. 2015;12:2434–2442.

39. Peachey H, et al. EHRA/HRS/APHRS Expert consensus on ventricular arrhythmias. *Heart Rhythm*. 2014;11:e166–e196.

40. Nucifora G, et al. Prevalence and prognostic value of concealed structural abnormalities in patients with apparently idiopathic ventricular arrhythmias of left versus right ventricular origin: a magnetic resonance imaging study. *Circ Arrhythm Electrophysiol*. 2014;7:456–462.

41. Hoffmayer KS, Scheinman MM. Electrocardiographic characteristics of ventricular tachycardia in arrhythmogenic right ventricular dysplasia. *Card Electrophysiol Clin*. 2014;6:595–601.

42. Hoffmayer KS, et al. Electrocardiographic comparison of ventricular arrhythmias in patients with arrhythmogenic right ventricular cardiomyopathy and right ventricular outflow tract tachycardia. *J Am Coll Cardiol*. 2011;58:831–838.

43. Ren L, et al. Electrocardiographic difference between ventricular arrhythmias from the right ventricular outflow tract and idiopathic right ventricular arrhythmias. *Pacing Clin Electrophysiol*. 2014;37:1658–1664.

44. Hoffmayer KS, et al. An electrocardiographic scoring system for distinguishing right ventricular outflow tract arrhythmias in patients with arrhythmogenic right ventricular cardiomyopathy from idiopathic ventricular tachycardia. *Heart Rhythm*. 2013;10:477–482.

45. Denis A, et al. Diagnostic value of isoproterenol testing in arrhythmogenic right ventricular cardiomyopathy. *Circ Arrhythm Electrophysiol*. 2014;7:590–597.

46. El Kadri M, et al. Effect of ablation of frequent premature ventricular complexes on left ventricular function in patients with nonischemic cardiomyopathy. *Heart Rhythm*. 2015;12:706–713.

47. Penela D, et al. Neurohormonal, structural, and functional recovery pattern after premature ventricular complex ablation is independent of structural heart disease status in patients with depressed left ventricular ejection fraction: a prospective multicenter study. *J Am Coll Cardiol*. 2013;62:1195–1202.

48. Van Herendael H, et al. Catheter ablation of ventricular fibrillation: importance of left ventricular outflow tract and papillary muscle triggers. *Heart Rhythm*. 2014;11:566–573.

49. Kim YR, et al. Second coupling interval of nonsustained ventricular tachycardia to distinguish malignant from benign outflow tract ventricular tachycardias. *Heart Rhythm*. 2014;11:2222–2229.

50. Yokokawa M, et al. Relation of symptoms and symptom duration to premature ventricular complex-induced cardiomyopathy. *Heart Rhythm*. 2012;9:92–95.

51. Gopinathannair R, et al. Arrhythmia-induced cardiomyopathies mechanisms, recognition, and management. *J Am Coll Cardiol*. 2015;66:1714–1728.

52. Ling Z, et al. Radiofrequency ablation versus antiarrhythmic medication for treatment of ventricular premature beats from the right ventricular outflow tract prospective randomized study. *Circ Arrhythm Electrophysiol*. 2014;7:237–243.

53. Zhong L, et al. Relative efficacy of catheter ablation vs antiarrhythmic drugs in treating premature ventricular contractions: a single-center retrospective study. *Heart Rhythm*. 2014;11:187–193.

54. Lamba J, et al. Radiofrequency catheter ablation for the treatment of idiopathic premature ventricular contractions originating from the right ventricular outflow tract: a systematic review and meta-analysis. *Pacing Clin Electrophysiol*. 2014;37:73–78.

55. Tanawuttiwat T, Nazarian S, Calkins H. The role of catheter ablation in the management of ventricular tachycardia. *Eur Heart J*. 2016;37:594–609.

56. Hasdemir C, et al. Time course of recovery of left ventricular systolic dysfunction in patients with premature ventricular contraction-induced cardiomyopathy. *Pacing Clin Electrophysiol*. 2013;0:1–6.

57. Baser K, et al. Recurrence of PVCs in patients with PVC-induced cardiomyopathy. *Heart Rhythm*. 2015;12:1519–1523.

58. Wasmer K, et al. Ventricular arrhythmias from the mitral annulus: patient characteristics, electrophysiological findings, ablation, and prognosis. *Heart Rhythm*. 2013;10:783–788.

59. Yamada T, McElderry HT, Doppalapudi H, et al. Catheter ablation of ventricular arrhythmias originating in the vicinity of the His bundle: significance of mapping the aortic sinus cusp. *Heart Rhythm*. 2008;5:37–42.

60. Anter E, Frankel DS, Marchlinski FE, et al. Effect of electrocardiographic lead placement on localization of outflow tract tachycardias. *Heart Rhythm*. 2012;9:697–703.

61. Asirvatham SJ, Stevenson WG. Similia similibus curantur. *Circ Arrhythm Electrophysiol*. 2013;6:85–86.

62. Ouyang F, et al. Repetitive monomorphic ventricular tachycardia originating from the aortic sinus cusp: electrocardiographic characterization for guiding catheter ablation. *J Am Coll Cardiol*. 2002;39:500–508.

63. Betensky BP, et al. The V(2) transition ratio: a new electrocardiographic criterion for distinguishing left from right ventricular outflow tract tachycardia origin. *J Am Coll Cardiol*. 2011;57:2255–2262.

64. Yoshida N, et al. A novel electrocardiographic criterion for differentiating a left from right ventricular outflow tract tachycardia origin: the V2S/V3R index. *J Cardiovasc Electrophysiol*. 2014;25:747–753.

65. Yoshida N, et al. Novel transitional zone index allows more accurate differentiation between idiopathic right ventricular outflow tract and aortic sinus cusp ventricular arrhythmias. *Heart Rhythm*. 2011;8:349–356.

66. Bradfield JS, Homsi M, Shivkumar K, et al. Coupling interval variability differentiates ventricular ectopic complexes arising in the aortic sinus of Valsalva and great cardiac vein from other sources: mechanistic and arrhythmic risk implications. *J Am Coll Cardiol*. 2014;63:2152–2158.

67. Lin D, et al. Twelve-lead electrocardiographic characteristics of the aortic cusp region guided by intracardiac echocardiography and electroanatomic mapping. *Heart Rhythm*. 2008;5:663–669.

68. Yamada T, et al. Idiopathic ventricular arrhythmias originating from the aortic root. Prevalence, electrocardiographic and electrophysiologic characteristics, and results of radiofrequency catheter ablation. *J Am Coll Cardiol*. 2008;52:139–147.

69. Yamada T, et al. Electrocardiographic characteristics of ventricular arrhythmias originating from the junction of the left and right coronary sinuses of Valsalva in the aorta: the activation pattern as a rationale for the electrocardiographic characteristics. *Heart Rhythm*. 2008;5:184–192.

70. Bala R, et al. Electrocardiographic and electrophysiologic features of ventricular arrhythmias originating from the right/left coronary cusp commissure. *Heart Rhythm*. 2010;7:312–322.

71. Alasady M, Singleton CB, McGavigan AD. Left ventricular outflow tract ventricular tachycardia originating from the noncoronary cusp: electrocardiographic and electrophysiological characterization and radiofrequency ablation. *J Cardiovasc Electrophysiol*. 2009;20:1287–1290.

72. Hayashi T, et al. Outcomes of catheter ablation of idiopathic outflow

tract ventricular arrhythmias with an R wave pattern break in lead V2: a distinct clinical entity. *J Cardiovasc Electrophysiol*. 2017;28:504–514.

73. Daniels DV, et al. Idiopathic epicardial left ventricular tachycardia originating remote from the sinus of Valsalva: electrophysiological characteristics, catheter ablation, and identification from the 12-lead electrocardiogram. *Circulation*. 2006;113:1659–1666.

74. Yamada T, et al. Idiopathic ventricular arrhythmias originating from the left ventricular summit anatomic concepts relevant to ablation. *Circ Arrhythm Electrophysiol*. 2010;3:616–623.

75. Lin CY, et al. Radiofrequency catheter ablation of ventricular arrhythmias originating from the continuum between the aortic sinus of Valsalva and the left ventricular summit: electrocardiographic characteristics and correlative anatomy. *Heart Rhythm*. 2015;13:111–121.

76. Yamada T, Doppalapudi H, Litovsky SH, et al. Challenging radiofrequency catheter ablation of idiopathic ventricular arrhythmias originating from the left ventricular summit near the left main coronary artery. *Circ Arrhythm Electrophysiol*. 2016;9:e004202.

77. Al'Aref SJ, et al. Differentiation of papillary muscle from fascicular and mitral annular ventricular arrhythmias in patients with and without structural heart disease. *Circ Arrhythm Electrophysiol*. 2015;8:616–624.

78. Chen M, et al. Idiopathic accelerated idioventricular rhythm or ventricular tachycardia originating from the right bundle branch: unusual type of ventricular arrhythmia. *Circ Arrhythm Electrophysiol*. 2014;7:1159–1167.

79. Li T, et al. Combined approach improves the outcomes of catheter ablation of idiopathic ventricular arrhythmias originating from the vicinity of tricuspid annulus. *Pacing Clin Electrophysiol*. 2014;37:624–629.

80. Ban JE, et al. Idiopathic ventricular arrhythmia originating from the para-Hisian area: prevalence, electrocardiographic and electrophysiological characteristics. *J Arrhythmia*. 2014;30:48–54.

81. Sorgente A, et al. Negative concordance pattern in bipolar and unipolar recordings: an additional mapping criterion to localize the site of origin of focal ventricular arrhythmias. *Heart Rhythm*. 2016;13:519–526.

82. Luther V, Qureshi N, Kanagaratnam P, et al. Automated activation and pace-mapping to guide ablation within the outflow tract. *J Cardiovasc Electrophysiol*. 2015;27:127–128.

83. Lüker J, et al. Automated template matching correlates with earliest activation during mapping of idiopathic premature ventricular contractions. *Int J Cardiol Heart Vessel*. 2014;4:25–29.

84. Zhang F, et al. Noncontact mapping to guide ablation of right ventricular outflow tract arrhythmias. *Heart Rhythm*. 2013;10:1895–1902.

85. Hoffmayer KS, et al. Safety of radiofrequency catheter ablation without coronary angiography in aortic cusp ventricular arrhythmias. *Heart Rhythm*. 2014;11:1117–1121.

86. Andreu D, et al. Displacement of the target ablation site and ventricles during premature ventricular contractions: relevance for radiofrequency catheter ablation. *Heart Rhythm*. 2012;9:1050–1057.

87. Miyazawa K, et al. Rapid mapping and differentiation in ventricular outflow tract arrhythmia using non-contact mapping. *J Interv Card Electrophysiol*. 2017;49:41–49.

88. Sasaki T, et al. Utility of distinctive local electrogram pattern and aortographic anatomical position in catheter manipulation at coronary cusps. *J Cardiovasc Electrophysiol*. 2011;22:521–529.

89. Hachiya H, et al. Discrete prepotential as an indicator of successful ablation in patients with coronary cusp ventricular arrhythmia. *Circ Arrhythm Electrophysiol*. 2013;6:898–904.

90. Nagashima K, et al. Ventricular arrhythmias near the distal great cardiac vein challenging arrhythmia for ablation. *Circ Arrhythm Electrophysiol*. 2014;7:906–912.

91. Jauregui Abularach ME, et al. Ablation of ventricular arrhythmias arising near the anterior epicardial veins from the left sinus of Valsalva region: ECG features, anatomic distance, and outcome. *Heart Rhythm*. 2012;9:865–873.

92. Mountantonakis SE, et al. Ventricular arrhythmias from the coronary venous system: prevalence, mapping, and ablation. *Heart Rhythm*. 2015;12:1145–1153.

93. Proietti R, et al. Intracardiac echo-facilitated 3D electroanatomical mapping of ventricular arrhythmias from the papillary muscles: assessing the 'fourth dimension' during ablation. *Europace*. 2016;19:euw099.

94. Wo H-T, et al. Circumferential ablation at the base of the left ventricular papillary muscles: a highly effective approach for ventricular arrhythmias originating from the papillary muscles. *Int J Cardiol*. 2016;220:876–882.

95. Yamada T, et al. Prevalence and electrocardiographic and electrophysiological characteristics of idiopathic ventricular arrhythmias originating from intramural foci in the left ventricular outflow tract. *Circ Arrhythm Electrophysiol*. 2016;9:e004079.

96. Chen H, et al. Intramural outflow tract ventricular tachycardia anatomy, mapping, and ablation. *Circ Arrhythm Electrophysiol*. 2014;7:978–981.

97. Yokokawa M, Morady F, Bogun F. Injection of cold saline for diagnosis of intramural ventricular arrhythmias. *Heart Rhythm*. 2015;13:78–82.

98. Yokokawa M, et al. Intramural idiopathic ventricular arrhythmias originating in the intraventricular septum mapping and ablation. *Circ Arrhythm Electrophysiol*. 2012;5:258–263.

99. Latchamsetty R, et al. Multicenter outcomes for catheter ablation of idiopathic premature ventricular complexes. *JACC Clin Electrophysiol*. 2015;1:116–123.

100. McDonnell K, Rhee E, Srivathsan K, et al. Novel utility of cryoablation for ventricular arrhythmias arising from the left aortic cusp near the left main coronary artery: a case series. *Heart Rhythm*. 2014;11:34–38.

24

分支型室性心动过速

曹勇 译 王泽峰 蒋晨阳 校

病理生理学

希浦系统在心律失常的发病机制中有重要作用，其与多种单形性室性心动过速（VT）直接相关，包括束支折返性 VT、分支间折返性 VT、分支型 VT、局灶浦肯野 VT。部分多形性 VT 与心室颤动也与其相关。这些心律失常大多数发生于结构性心脏病患者。但分支型 VT 与部分局灶浦肯野型 VT 为特发性，患者并无明显心脏疾病[1-2]。

特发性分支型 VT 是累及左侧分支浦肯野纤维网的折返性心动过速，折返环路 90% 位于左后分支（LPF），较少（5%～10%）位于左前分支（LAF），而源于高位间隔的分支非常罕见。由于维拉帕米可减慢或终止分支型 VT，所以也被称为"维拉帕米敏感型"VT。

心动过速折返环路

在最常见的 LPF-VT 中，LPF 和具有缓慢、递减特性的异常浦肯野组织分别作为其折返环路的两支。前传支可能与 LPF 内的纵向分离相关，或与 LPF 毗邻结构（如假腱索）及心室肌插入相关。由于维拉帕米延长心动过速周长（TCL）的程度取决于其对慢传导区的负性变传导作用，所以可以认为慢传导区依赖于缓慢内向钙电流[5-6]。

目前认为慢传导区的入口邻近左心室间隔基底部，激动自此前向（沿室间隔自基底部向心尖部）经过具有递减特性、维拉帕米敏感且作为折返环前传支的异常浦肯野组织进行传导，并与邻近的心室肌隔离。折返波自 LPF 或其邻近区域通过夺获快传导的浦肯野组织于室间隔的下 1/3 形成低位折返点，逆传激动沿 LPF 从心尖部向基底部传导以形成折返环的递传支。此外，前传激动发生在后间隔心肌组织，穿过间隔突破低位折返点（心动过速折返环的出口），而折返环的高位折返点接近于室间隔基底部中的左束支主干慢传导区域（图 24.1），折返环入口与出口的距离约为 2 cm[5-6]。

左侧分支系统的解剖

左束支起源于希氏束，由许多精细且交织的传导纤维构成，希氏束分成束支后大多数沿室间隔顶部走行，左束支的细分部分穿越主动脉环下的室间隔膜部后形成 LAF 与 LPF，约有 65% 的个体存在左束支的第三分支称为左中分支（LMF）。束支系统沿左心室间隔向下前行，形成相互交错的扇状结构。与右束支弦状结构不同的是，左束支及其分支在其起源处即分叉形成扇状结构。LAF 代表左束支的上（前）分支，LPF 代表左束支的下（后）分支，LMF 代表间隔（中间）分支。

左束支分支自与心内膜分离之前即延伸至室间隔

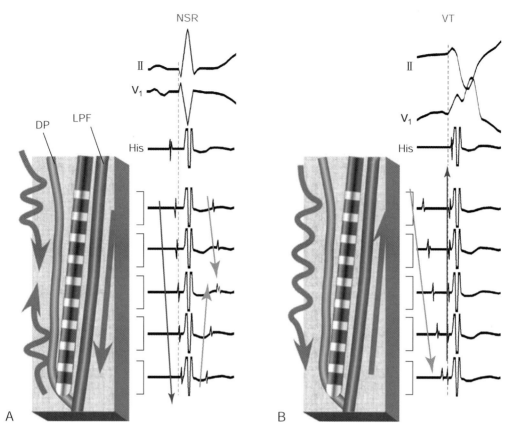

图 24.1　分支型室性心动过速（VT）折返环示意图。左心室间隔局部可见左后分支（LPF）及舒张期旁路（DP）平行走行，在底部相交，10 极标测导管在两者之间进行记录，每组图中显示导管记录的体表电图及希氏束电图。A. 窦性心律下的激动顺序，虚线表示 QRS 波的起始，可见 LPF 激动的方向及速度，DP 激动于 QRS 波后，呈双向传导（箭头）。B. 在 VT 波形中，DP 电位呈前向激动，LPF 逆向激动（箭头）

中部，形成横跨心室腔的游离假腱索，并且主要投射至乳头肌。分支于心室心尖部呈网状沿室壁向后延伸至心脏基底部[7]。

纤细的 LAF 穿过左心室前基底部到达前侧乳头肌，终止于左心室前侧壁的浦肯野系统。LPF 作为左束支的主要延伸在其起始阶段较宽，它向后组乳头肌广泛发散并终止于左心室后下壁的浦肯野系统。LMF 走行于室间隔，其绝大多数起源于 LPF，较少起源于 LAF 或起源于二者，偶尔有从左束支主干独立起源的情况[2]。

流行病学

分支型 VT 占所有特发性 VT 的 10% ～ 15%，发病年龄为 15 ～ 40 岁（55 岁以上少见），男性较多见（60% ～ 80%）。临床病程常为良性，预后良好，心脏性猝死非常罕见，在 6% 的患者中可观察到由持续性 VT 引起的心动过速性心肌病。随着时间的推移，VT 多可自发终止[8]。

临床表现

大多数患者会出现轻中度心悸和头晕。偶有虚弱、疲劳、呼吸困难和晕厥先兆等症状。晕厥和心脏停搏罕见，通常为阵发性，可持续数分钟至数小时。虽然在休息时可发生分支型 VT，但由于其儿茶酚胺敏感的特性故经常在身体或情绪应激时发生。极少情况下，VT 可以持续很长时间（数天）并且不能自行复律。当为持续性时，分支型 VT 可以引起心动过速性心肌病和心力衰竭[8]。

初始评估

分支型 VT 的诊断基于以下几点：①体表心电图具有右束支传导阻滞伴电轴左偏，偶有电轴右偏；②对维拉帕米敏感；③无器质性心脏病。针对上述患者需要进行有创性电生理检查以进一步明确诊断，须行相关检查以排除结构性心脏病常包括超声心动图（可能显示一个或多个假腱索）。如患者高龄及有相关危险因素，还需要行运动负荷试验及冠状动脉造影[8]。

处理原则

急性期处理

针对血流动力学不稳定的患者，需要电复律以终止 VT。对于确诊为维拉帕米敏感的分支型 VT 且血流动力学稳定的患者，静脉注射维拉帕米是一线治疗，它可以非常有效地终止 VT。维拉帕米静脉注射后可逐渐减缓 VT 频率，最终终止发作。地尔硫䓬也同样有效。VT 终止后，短阵 VT 通常会持续一段时间[3]。

分支型 VT 对利多卡因、普鲁卡因胺、胺碘酮、索他洛尔和 β 受体阻滞剂的反应不太一致，且这些药物通常无效。颈动脉窦按摩和 Valsalva 动作对 VT 没有影响。分支型 VT 通常对腺苷无反应。然而，在电生理实验室中需要通过儿茶酚胺（注射异丙肾上腺素）诱发分支型 VT 时，VT 可以对腺苷敏感[8-9]。

慢性期处理

对于轻症患者，口服维拉帕米或地尔硫䓬有效，但长期效果不确定，而且对于症状严重的患者这些药物的效果有限。由于导管消融成功率高（85% ～ 90%），所以对于药物治疗效果不佳、不能耐受药物或不愿接受药物治疗的患者，推荐导管消融治疗[3, 8-9]。

心电图特点

窦性心律时的心电图表现

静息心电图往往是正常的，VT 终止后可以观察到对称的下壁 T 波倒置改变（心脏记忆现象）。

室性心动过速时的心电图表现

分支型 VT 的心电图特点是相对较窄的 QRS 波（127±11 ms）伴前胸导联短 RS 间期（60 ～ 80 ms）。较窄的 QRS 波长反映 VT 在希浦系统的近端出口。除此以外，在分支型 VT 的发作过程中，室间隔激动较早且为从左向右，导致 V_1 导联中的初始 r 波及 I 导联和 aVL 导联的初始小 q 波（类似于典型的 RBBB 形态）。由于左心室的快速激动是通过浦肯野系统，所以右心室流出道（RVOT）的延迟激动不出现方向反转，导致 V_1 导联高大的 R′ 波（r < R′）[8, 10]。

VT 的 频 率 为 150 ～ 200 次 / 分（范 围 120 ～ 250 次 / 分）。心动过速周长的交替也经常出现，也可出现频率稳定的 VT。

根据累及的分支区域及相应 QRS 波形态，分支型 VT 分为 3 个亚型：①LPF VT（折返环出口位于下后室间隔），表现为 RBBB 及电轴左偏；②LAF VT（折返环出口位于左心室前侧壁），表现为 RBBB 伴电轴右偏；③表现为窄 QRS 波及正常电轴的高位间隔分支型 VT（罕见）。对于最常见的 LPF VT，VT 时常表现为 RBBB 伴 LAF 阻滞，V_5 及 V_6 导联 R/S 比小于 1（图 24.2）。来源于更靠近心脏中部的后乳头肌的 VT 表现为电轴左上偏、V_5 及 V_6 导联为 RS 波，而来源于更靠近心尖部的 VT 会出现电轴右上偏，在 V_5 或 V_6 导联产生小 r 波及深 S 波（甚至 QS 波）[1, 8]。

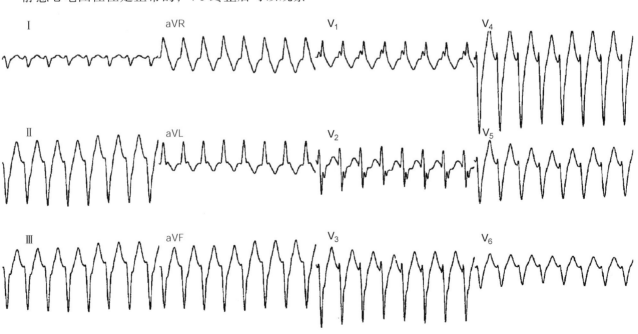

图 24.2　分支型室性心动过速的体表心电图。可见室性心动过速时右束支传导阻滞合并左前分支阻滞

电生理检查

心动过速的诱发

由于分支型 VT 具有折返机制，故其可被程序性电刺激所诱发。除了心室刺激，心房刺激也可诱发和终止分支型 VT。异丙肾上腺素通常可有助于心动过速的诱发。与折返机制一致，诱发心室期前收缩（VES）或心室起搏周长（PCL）的配对间期与初次 VT 之间存在反比关系。

心动过速时的诊断方法

拖带

如果以短于 TCL 10 ~ 30 ms 的 PCL 进行心室刺激，分支型 VT 往往可以被拖带。由于更加靠近折返环的慢传导入口，右心室流出道（接近左心室间隔基底部）刺激更容易出现显性拖带。另一方面，右心室心尖部拖带不易进行，即使拖带成功，由于到折返环出口的距离较远且折返环存在较短的可激动间隙，所以不易出现融合波。

重整

分支型 VT 可以被 VES 重整，表现为递增或混合性重整反应（为具有可激动间隙的折返环的特点）。

终止

心房或心室程序性刺激可反复终止 VT。

其他心律失常的鉴别诊断

分支型 VT 的鉴别诊断包括分支间 VT、室上性心动过速（SVT）伴差异性传导、左心室乳头肌起源的 VT。

分支间室性心动过速

分支间 VT 具有以下特点（见第 26 章）：①与正常窦性心律时相似，VT 发作时具有双分支阻滞形态；② VT 时希氏束与左束支的激动顺序会有反转；③提前并驱动心动过速周长（TCL）的左束支-左束支间期的变化引起 TCL 自发振荡，分支间 VT 可被 VES 或阻滞左前分支或左后分支的射频消融终止。

室上性心动过速

当分支型 VT 表现为 1 : 1 室房传导，对维拉帕米敏感并且可被心房刺激诱发时，分支型 VT 可被误诊为 SVT 伴双分支阻滞。与正常窦性心律时相似，SVT 期间前向激动希氏束可表现为希氏束及心室的先后激动关系（见第 21 章）。相反，分支型 VT 期间，希氏束逆向激动，希氏束与心室可以同时激动，所以 SVT 伴差异性传导的 HV 间期接近或稍长于正常窦性心律期间。另一方面，分支型 VT 的 HV 间期往往为负值（希氏束电位位于 QRS 波起始后）。在高位间隔分支型 VT 中，希氏束电位也可以先于 QRS 波，但是，HV 间期短于正常窦性心律时的值。此外，与分支型 VT 不同的是，SVT 伴差异性传导往往对腺苷、β 受体阻滞剂及 Valsalva 刺激敏感。

乳头肌起源的室性心动过速

乳头肌 VT 常表现为室性期前收缩（室性早搏或 PVC）而不是持续性单形性 VT，且更常出现在伴有结构性心脏病的老年患者中。左心室乳头肌 VT 形态可与分支型 VT 相似，但与分支型 VT 相比，乳头肌 VT 有更宽的 QRS 波 [（150±15）ms vs.（127±11）ms]。此外，乳头肌起源的 VT（离室间隔更远）在 V_1 导联无 rsR′ 波，代之以 qR 波（或有少见的单相 R 波）。QRS 波的自发变化也相对 VT，这有利于与左心室分支型 VT 鉴别，后者由于折返机制可表现为稳定的 QRS 波形态[8, 10]。与分支型室性心律失常不同，由于乳头肌相关室性心律失常由非折返机制引起，所以其不易被程序性电刺激所诱发。

局灶性浦肯野纤维起源的室性心动过速

左右心室均可出现源于浦肯野系统的特发性局灶性 VT，表现为 PVC、加速性室性心律和 VT。起源于左心室浦肯野系统的局灶性 VT 表现为 RBBB 伴有电轴左偏或右偏，这不易与分支型 VT 相鉴别。然而与折返性特发性分支型 VT 不同的是，局灶性浦肯野纤维起源的 VT 与自律性异常相关且表现有变时性特征。局灶性浦肯野纤维起源的 VT 往往由运动或儿茶酚胺诱发，且可以由 β 受体阻滞剂（也被称为普萘洛尔敏感型 VT）或利多卡因减慢或终止，同时与分支型 VT 不同，它对维拉帕米不敏感，且无法被程序性电刺激诱发和终止。此外，局灶性浦肯野纤维起源的 VT 可以被腺苷及超速起搏短时抑制[11]。

标测

激动标测

激动标测在持续性 VT 下进行，特别是针对具有希氏束或浦肯野电位（PP）的位点，这些位点从具有希氏束电位的左心室基底部延伸至有收缩前 PP 的心尖部。激动标测需要识别最早的心室激动位点和最早的收缩前 PP，以及舒张晚期电位（LDP）[6, 8]。标测可沿左心室下间隔（LPF VT）、左心室前侧壁（LAF VT），或左心室间隔基底部（左心室高位间隔型 VT）。本章主要介绍最常见的 LPF VT 的标测及消融方法，另两种分支型 VT 的标测及消融方法基本相同。

当分支型 VT 无法被诱发或无法维持时，可以在正常窦性心律下沿左心室间隔的后缘记录 PP 以明确 LPF 的走行。

最早心室激动的位点

分支型 VT 发作时最早的心室激动位点中（代表折返环的出口）90% 在 LPF 区域（左心室间隔的下后部），这是其 QRS 波为 RBBB 伴电轴左偏的原因。5%～10% 的分支型 VT 最早心室激动点位于 LAF 区域（左心室间隔的前上部），这也是 QRS 波为 RBBB 伴电轴右偏的原因。在多数病例中，窦性心律下及 VT 下心室最早激动点不一致。希氏束并非折返环的一部分，希氏束电位往往在心室最早激动点后的 20～40 ms 才能记录到（图 24.3）[12]。

浦肯野电位

PP（文献中也被称为"P2"）是在 VT 时从左心室

间隔后 1/3 记录到的位于最早心室电位前 15～42 ms 的高频离散电位，同样也可以在正常窦性心律下标测到（图 24.3 和图 24.4）。由于此电位在正常窦性心律下同样位于心室电位前，所以目前认为它记录的是 LPF 区的激动，代表折返环的低位折返点。VT 下最早的心室激动位点（出口）比记录到的最早 P 位点更靠近间隔心尖部[2]。

舒张晚期电位

舒张晚期电位（LDP），也被称为"P1"或"浦肯野前电位"，是在 VT 时在心室基底部、中间部或左心室间隔心尖部记录到的早于 PP 的离散电位。在正常窦性心律下，LDP 位于 QRS 波后，被认为是源于异常浦肯野组织入口（特殊的维拉帕米敏感的区域）的激动，同时它作为折返的前传支且独立于周围心肌组织（使其具有分离的舒张期激动时间）。LDP 在形态上与 PP 不同，具有较小的振幅和低频成分。能记录到 LDP 的区域较小（0.5～1.0 cm²）且处于能记录到浦肯野电位的较大区域范围内（2～3 cm²），所以 LDP 往往会和 PP 同时被一根电极记录到。记录到 LDP 的区域位于

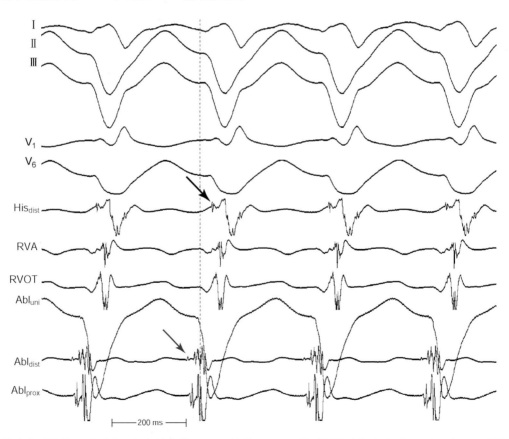

图 24.3　特发性分支型室性心动过速。 蓝色箭头位于 QRS 波前 45 ms，提示舒张晚期电位（LDP）。在 QRS 波起始的虚线前，浦肯野电位（灰色箭头）在消融电图的远端及近端均很明显。黑色箭头表示逆传希氏束电位，可见单极电图 QS 波与 QRS 波的起始重合。Abl_{dist}，消融电极远端；Abl_{prox}，消融电极近端；Abl_{uni}，单极电图；His_{dist}，希氏束远端；RVA，右心室心尖部；RVOT，右心室流出道

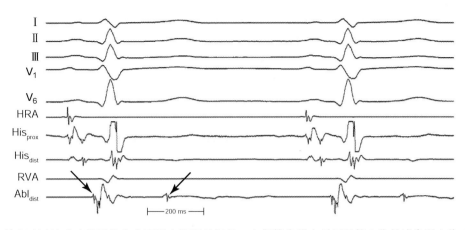

图 24.4　分支型室性心动过速成功消融位点在窦性心律下的记录。 左侧箭头指向早于局部电位的浦肯野电位（同样早于 QRS 波起始）；右侧箭头指向一个尖锐、延迟的舒张期电位，来自于折返环中的慢传导支。Abl_{dist}，消融电极远端；His_{dist}，希氏束远端；His_{prox}，希氏束近端；HRA，高位右心房；RVA，右心室心尖部

能记录最早 PP 区域的近端，且由基底部向心尖部最早 PP 位点传导。LDP 记录位点的 LDP、PP 以及局部心室电位到 QRS 波的相对激动时间分别是（−50.4±18.9）ms，（−15.2±9.6）ms 和（3.0±13.3）ms（图 24.3）。VT 时最早的心室激动点（出口）位于比能记录 LDP 区域更靠心尖部的后间隔区域[12]。

心室激动顺序

在正常窦性心律下，传导激动为前向（近端至远端或基底至心尖部）且快速地沿 LPF 传导，从而产生 PP 并跟随心室激动（图 24.1）。同时，激动沿异常浦肯野组织的前向缓慢传导，由于其缓慢传导（或阻滞）的特征，使得在 VT 时沿 LPF 的快速前传能沿着慢传导通路进行逆向传导，最终导致延迟（晚期）的上传及下传电位融合波跟随（或被掩盖）在局部心室电位后，代表 VT 时的 LDP（图 24.4）。这些电位只有在分支型 VT 患者中存在，往往在邻近或 LPF 内中下间隔部位，对照患者群体中未能发现此电位。

在心室起搏下，LPF 逆向激动，形成逆向 PP，与此同时，激动以与正常窦性心律下相似但方向相反的方式沿异常浦肯野通路产生双向传导。

在 VT 下，激动前向传导（自左心室间隔基底部向心尖部传导）通过异常的浦肯野纤维，产生前向 LDP，故最早的 LDP 出现在间隔基底部，最晚的 LDP 出现在间隔心尖部。激动传导在室间隔的下 1/3 折返后沿 LPF 的快传导浦肯野纤维向近端折返，形成逆向 PP。自低位折返点起（出口），激动沿间隔前向传导后离开折返环，激动后间隔心肌，并逆向地沿 LPF 由心尖部向基底部传导，形成心动过速的逆传支，在近左束支主干的缓慢传导区（LDP 和 PP 之间）形成折返的高位折返点（图 24.1）。

在 VES 诱发 VT 时，逆向传导阻滞一定发生于异常浦肯野组织，起搏波会延迟地逆向激动 LPF（形成逆向 PP），而后再前向激动异常浦肯野组织（形成前向 LDP）并触发折返。因此，VT 时 LDP 先于 PP，而 PP 先于心室激动。

维拉帕米可以显著延长 VT 时的 TCL、LDP-PP 间期及 PP-LDP 间期。然而 PP 至 QRS 波起始的间期不会改变。

拖带标测

从心室不同部位进行拖带有助于明确相应位点与 VT 折返环的关系（框 24.1）。PPI 接近 TCL 的隐匿性拖带有助于识别折返环的舒张期缓慢传导区（峡部）。由于分支组织与心室肌存在重叠，故在 VT 折返环的关键峡部起搏不能产生隐匿性拖带，因为起搏会夺获局部心肌产生显性融合[13]。

在拖带过程中，LDP（代表折返环入口）是顺向夺获，随着起搏频率的增加，LDP-PP 间期（代表递减的浦肯野组织）延长，但从刺激至 LDP 以及 PP-QRS 间期仍保持恒定[12]。

起搏标测

起搏标测在明确分支型 VT 的最佳消融靶点方面不可靠。正常窦性心律下的起搏标测符合 VT 时 QRS 波形态有助于明确 VT 折返环的出口（如心肌的突破点），但出口不代表有效的消融靶点。成功消融靶点的起搏（VT 折返环的舒张期缓慢传导区）往往会夺获浦肯野纤维组织及邻近局部心肌组织（与折返环出口相背离）并引起 VT 折返环峡部的逆向激动，形成与 VT 形态显著不同的 QRS 波[1, 8]。

电解剖标测

电解剖三维标测［CARTO 标测系统（Biosense Webster，Diamond Bar，CA，United States）和 EnSite NavX 系统（St. Jude Medical，St. Paul，MN，United States）］可以协助左侧分支系统的标测，尤其是在正常窦性心律下标测能发挥特殊的价值。在左心室模型建立后，窦性心律下的激动标测沿左心室间隔标测传导系统，从主动脉瓣下希氏束电位的记录位点逐渐移向远侧（心尖侧）直至不能记录到束支电位 /PP。这些突破点在电解剖图上可作为特殊标识以帮助识别消融靶点（图 24.5）。一旦 VT 被诱发，可在 VT 下进行激动标识，此时需特别注意最早的心室激动位点、期前 PP 位点及 LDP 位点。这些点在电解剖图中标识出来以识别与窦性心律下识别的束支系统有关的折返环上的不同成分[14-15]。

非接触标测

Ensite3000 非接触标测系统（St.Jude Medical）可以帮助识别窦性突破点（即正常窦性心律下左心室的最早激动位点），此突破点可用于指导垂直于 LPF 传导方向的线性消融。在希氏束、室间隔及左心室心尖部的建模过程中需特别注意几何学细节。左心室模型建立后可通过重建远场信号同时计算超过 3000 个心内膜点的电位图，从而在一个心动周期内建立窦性心律

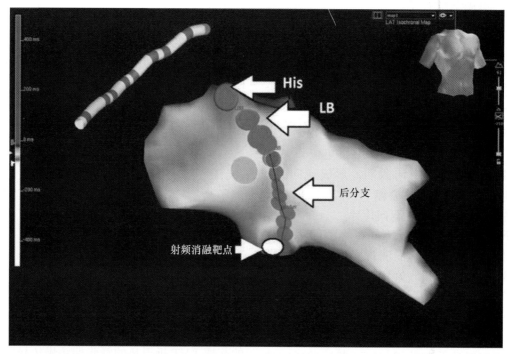

图 24.5　（见书后彩图）窦性心律下左心室传导系统三维电解剖（ESI NavX）图。绿点标记希氏束（His）及左束支（LB）位点；红点标记后分支及浦肯野电位位点；白点标记射频导管消融靶点。（From Kataria V，Yaduvanshi A，Kumar M，Nair M. Demonstration of posterior fascicle to myocardial conduction block during ablation of idiopathic left ventricular tachycardia：an electrophysiological predictor of long-term success. Heart Rhythm. 2013；10：638-645.）

下的等电位图。在心室模型上希氏束、左束支、分支及窦性突破点被作为特殊标记，窦性突破点位于中后间隔，局部电位呈 QS 波（图 24.6）。从希氏束至窦性突破点处可见先于心室电位的尖锐低幅电位。随着激动从希氏束传导至窦性突破点，两电位之间的间期逐渐缩短，直到两电位最终在窦性突破点处融合在一起。

消融

消融靶点

随着对分支型 VT 解剖学基础的深入理解，消融靶点的选择也逐渐优化。最初的消融靶点为 VT 期间最早的心室激动位点和最佳起搏标测位点（代表折返环出口）。随后，结合激动标测，VT 下 QRS 波起始前位于左心室间隔后 1/3 的最早 PP 位点（被认为是折返环的低位折返点）被认为是成功消融点的标志，QRS 波起始前 30～40 ms 可以记录到 PP 的位点可以成功消融（图 24.7），此处的拖带标测有助于明确其与折返环的关系。值得注意的是，与 VT 时记录到的最早心室激动点（折返环出口）相比，这些位点更靠近基底部，这提示心动过速时最早的心室激动点并非理想的消融靶点。此后，VT 时记录到代表折返环关键慢传导区域的 LDP 被认为是指导成功消融的标志。

目前，消融主要针对可记录到最早 PP 和 LDP 的左心室间隔中部或近心尖部位点（图 24.8）。这些位点（消融靶点）可以通过拖带标测显示隐匿性融合及增加起搏频率 LDP-PP 间期进行性延长得以确认。除此以外，通过在能记录到 LDP 的区域增加导管头端的贴靠压力有时能在 LDP 及 PP 之间产生阻滞，从而终止 VT。起搏标测也可作为标测的辅助手段，但由于其敏感性较低，故并没有像在局灶性 VT 中作用那么大。重要的是要认识到，最早的 LDP（最近端）并非一定是成功消融的靶点。最早电位远端的 LDP（在间隔近心尖部的 1/3）可以成功消融，这可以减少对于左束支的损伤。如果这种 LDP 不能被标测，则标测到最早的 PP 位点可以作为消融靶点[1, 6]。

有报道显示，在左束支系统电解剖标测的指导下，以靠近浦肯野心肌交界处的左后分支远端的分支电位为靶点的消融策略有较高的成功率。逐渐扩大消融至周围心肌直到后分支 / 浦肯野网与左室心肌产生阻滞。在成功消融的位点处，分支电位早于局部心室电位（12±1.7）ms，这比其他消融策略中针对最早 PP 位点的提前程度小。正常窦性心律下心肌-分支系统阻滞的界定范围是消融点近端的分支 /PP 电位与局

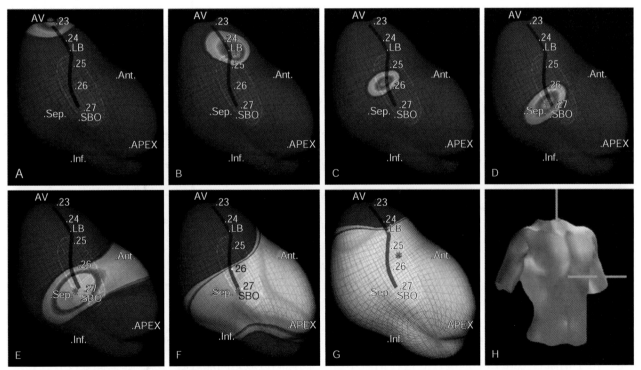

图 24.6 （见书后彩图）正常窦性心律时的非接触标测。A-G. 右前斜位下左心室的激动图。可见窦性激动从希氏束（AV）至左束支（LB），然后通过分叉激动左前分支及左后分支最终至整个左心室的传导顺序。激动突破点位于中后间隔标记窦性突破点（SBO）处，黑色粗线表示从 AV 至 SBO 波阵的激动传导方向。**H.** 右前斜位视图。Ant，前；Inf，下；Sep，间隔。（From Chen M，Yang B，Zou J，et al. Non-contact mapping and linear ablation of the left posterior fascicle during sinus rhythm in the treatment of idiopathic left ventricular tachycardia. Europace. 2005；7：138.）

图 24.7 特发性分支型室性心动过速的消融。分支型室性心动过速发作时在舒张期浦肯野电位位点处的消融（灰色箭头）。心动过速在 1 s 内终止。黑色箭头表示可能的浦肯野电位。Abl_{dist}，消融电极远端；Abl_{prox}，消融电极近端；CS_{prox}，冠状窦近端；CS_{dist}，冠状窦远端；His_{dist}，希氏束远端；His_{prox}，希氏束近端；HRA，高位右心房；RF_{watts}，射频能量；RVA，右心室心尖部

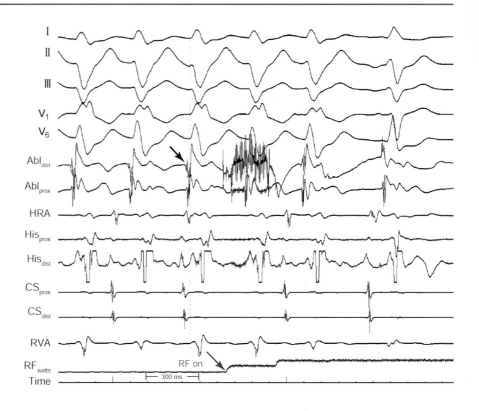

图 24.8 分支型室性心动过速（VT）的消融。图中显示特发性室性心动过速成功消融位点在 VT（左侧）及正常窦性心律下（NSR，右侧）的心电记录。黑色箭头表示可能的浦肯野电位，VT 时为远端向近端激动，窦性心律时为近端向远端激动。灰色箭头表示 VT 时 QRS 波起始后的希氏束电位。Abl_{dist}，消融电极远端；Abl_{prox}，消融电极近端；Abl_{uni}，消融单极；His_{dist}，希氏束远端；His_{prox}，希氏束近端；HRA，高位右心房；RVA，右心室心尖部

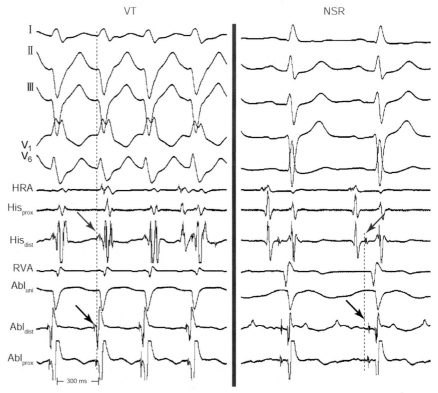

部心室电位的间期延长（时限 > 100 ms）。值得注意的是，由于消融位点在 LPF 远端，故这种消融不会引起左后分支阻滞或电轴左偏[14]。

消融技术

消融常采用标准 4 mm 头端的消融导管经逆行主动脉入路。导管进入左心室并朝向左心室间隔。初始的标测区域是间隔近心尖部，如果此处没有找到理想的靶点，消融导管需要向间隔中部移动，术中缓慢轻柔操作非常重要，以防产生折返环的机械性损伤。心内膜激动标测及拖带标测可用于明确消融靶点[1]。

消融靶点明确后，可在 VT 下测试消融 20 s，初

始功率20～35 W，目标温度为60℃。如果VT在15 s内终止或减慢，必要时可将功率增加到40 W，继续消融60～120 s以达到目标终点。如果导管贴靠良好但测试消融无效，需要将消融靶点换至能记录到更早LDP的近端位点，这种方法有助于减少对LPF和LB区域的消融损伤。极少数情况下需要超过50 W或使用灌注导管或大头消融导管来进行消融[1]。

在消融过程中，成功消融位点常表现为LDP-PP间期的进行性延长，且LDP和PP之间产生阻滞时VT终止。成功消融后，正常窦性心律下无法记录到LDP。

消融终点

成功消融的终点为消融结束后30 min，在应用或未应用异丙肾上腺素（使用消融前记录的最佳诱发方案）的情况下均不能再诱发VT。重要的是，出现左后分支阻滞并非有效终点，而且也不能防止VT复发。

预后

即使应用不同的标测及消融策略，急性成功率仍高于90%，复发率为7%～15%，大多数复发在术后24～48 h，首次成功消融后心律失常复发最常见的原因是累及同一分支的复发性分支型VT及1/3患者新发上间隔VT。值得注意的是，分支型VT消融后新发的左后分支阻滞与过多的基底部消融相关，但并不能防止VT的复发[6]。

消融引起的并发症罕见，包括不同程度的分支阻滞（最可能是由于左后分支邻近侧支的消融损伤，特别是在消融位点更靠近基底部时）、左束支传导阻滞、心包压塞、主动脉瓣反流、由于二尖瓣腱索卡住消融导管引起的二尖瓣反流[17]。

无法诱发室性心动过速的经验性消融

尽管传统的针对最早PP或LDP的激动标测有效，但必须要诱发出持续且血流动力学稳定的分支型VT。然而有时VT无法被诱发，或由于心腔内导管的机械操作对分支型VT的关键部位产生损伤导致VT无法被诱发。在这些情况下，需要在正常窦性心律下行基质标测与消融来治疗分支型VT[1, 8]。

3种方法可用于在窦性心律下行基质消融：①在邻近LPF的慢传导区进行消融；②线性消融阻隔左后分支中远端；③浦肯野-心肌交界处左后分支最远端纤维的消融[18]。

第一种方法需要识别邻近LPF处的缓慢传导区，也就是VT折返环前传支。该区域应能记录到窦性QRS波后的低幅电位（可能是由异常的浦肯野纤维延迟逆行激动引起）和更明显的PP（由LPF前向激动传导引起）。在这些区域中，低幅电位信号出现在PP后的15～45 ms，而PP位于QRS波起始前较短的时间[（13±8）ms]。这种消融方式的主要不足是在较大比例患者无法标测到低幅电位。此外，在另一部分患者中，间隔部位也能记录到同样的非特异性低幅电位，如果针对所有具有此特点的位点进行消融将导致传导系统损伤的风险升高[8]。

第二种方法是在正常窦性心律下通过电解剖或非接触标测沿垂直于LPF传导方向、窦性突破点上1 cm行线性消融（图24.9）。消融线通常在左心室中

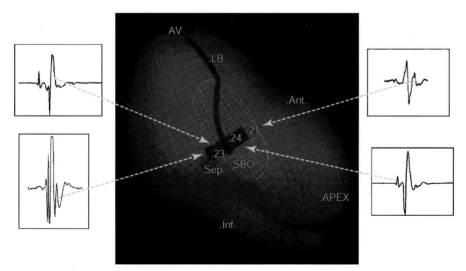

图24.9（见书后彩图）正常窦性心律下分支型室性心动过速的非接触标测。在垂直于左后分支传导方向、窦性突破点（SBO）上1 cm处行线性消融，消融径线的起始与结束点均可记录到心室电位前的小浦肯野电位。Ant.，前；AV，希氏束记录区域；Inf.，下；LB，左束支；Sep.，间隔。（From Chen M，Yang B，Zou J，et al. Non-contact mapping and linear ablation of the left posterior fascicle during sinus rhythm in the treatment of idiopathic left ventricular tachycardia. Europace. 2005；7：138.）

及中下间隔区域延伸（2.0±0.4）cm，通过记录心室激动的开始点和结束点之前的小 PP 指导下完成。消融后可以观察到肢体导联 QRS 波电轴明显右偏[16]。

第三种方法是针对左后分支最远端的分支电位，接近于浦肯野-心肌交界面。这种方法可应用于可诱发或不可诱发的 VT[14]。

参考文献

1. Nogami A. Purkinje-related arrhythmias. *J. Arrhythmia.* 2011;27:6–27.
2. Scheinman MM. Role of the His-Purkinje system in the genesis of cardiac arrhythmia. *Heart Rhythm.* 2009;6:1050–1058.
3. Tsuchiya T, et al. Effects of verapamil and lidocaine on two components of the re-entry circuit of verapamil-sensitive idiopathic left ventricular tachycardia. *J Am Coll Cardiol.* 2001;37:1415–1421.
4. Talib AK, et al. Verapamil-sensitive upper septal idiopathic left ventricular tachycardia prevalence, mechanism, and electrophysiological characteristics. *JACC Clin Electrophysiol.* 2015;1:369–380.
5. Nogami A, et al. Demonstration of diastolic and presystolic Purkinje potentials as critical potentials in a macroreentry circuit of verapamil-sensitive idiopathic left ventricular tachycardia. *J Am Coll Cardiol.* 2000;36:811–823.
6. Liu Y, et al. Catheter ablation of fascicular ventricular tachycardia: long-term clinical outcomes and mechanisms of recurrence. *Circ Arrhythmia Electrophysiol.* 2015;8:1443–1451.
7. Dobrzynski H, et al. Structure, function and clinical relevance of the cardiac conduction system, including the atrioventricular ring and outflow tract tissues. *Pharmacol Ther.* 2013;139:260–288.
8. Latchamsetty R, Bogun F. Fascicular tachycardia. *Card Electrophysiol. Clin.* 2014;6:567–579.
9. Collins KK, et al. Fascicular and nonfascicular left ventricular tachycardias in the young: an international multicenter study. *J Cardiovasc Electrophysiol.* 2013;24:640–648.
10. Al'Aref SJ, et al. Differentiation of papillary muscle from fascicular and mitral annular ventricular arrhythmias in patients with and without structural heart disease. *Circ Arrhythmia Electrophysiol.* 2015;8:616–624.
11. Sadek MM, et al. Idiopathic ventricular arrhythmias originating from the moderator band: electrocardiographic characteristics and treatment by catheter ablation. *Heart Rhythm.* 2015;12:67–75.
12. Sung RK, et al. Diagnosis and ablation of multiform fascicular tachycardia. *J Cardiovasc Electrophysiol.* 2013;24:297–304.
13. Ma W, et al. Mapping and ablation of ventricular tachycardia from the left upper fascicle: how to make the most of the fascicular potential? *Circ Arrhythmia Electrophysiol.* 2013;6:47–51.
14. Kataria V, Yaduvanshi A, Kumar M, et al. Demonstration of posterior fascicle to myocardial conduction block during ablation of idiopathic left ventricular tachycardia: an electrophysiological predictor of long-term success. *Heart Rhythm.* 2013;10:638–645.
15. Zhan XZ, et al. A new electrophysiologic observation in patients with idiopathic left ventricular tachycardia. *Heart Rhythm.* 2016;13:1460–1467.
16. Chen M, et al. Non-contact mapping and linear ablation of the left posterior fascicle during sinus rhythm in the treatment of idiopathic left ventricular tachycardia. *Europace.* 2005;7:138–144.
17. Li D, Guo J, Xu Y, et al. The surface electrocardiographic changes after radiofrequency catheter ablation in patients with idiopathic left ventricular tachycardia. *Int J Clin Pract.* 2004;58:11–18.
18. Chen H, et al. A novel method to identify the origin of ventricular tachycardia from the left fascicular system. *Heart Rhythm.* 2016;13:686–694.

25

非缺血性扩张型心肌病的室性心动过速

刘丽凤 译 梁卓 校

目录

病理生理

心肌病传统上是以结构和功能分型来定义，特别是扩张型心肌病、肥厚型心肌病、限制型心肌病。扩张型心肌病（DCM）是最常见的，并通常被视为多种心脏损害的"最终共同途径"[1]。

非缺血性 DCM 的诊断基于无严重冠心病（> 75% 狭窄）和既往心肌梗死（MI）。非缺血性 DCM 不是单一疾病。心脏瓣膜疾病、高血压、Chagas 病、结节病、淀粉样变、感染、甲状腺功能减退症、硫胺素缺乏、妊娠（产后心肌病）、血管炎（如川崎病，变应性肉芽肿）、毒素（如酒精，蒽环类抗生素，酪氨酸激酶抑制剂）及其他均为可能的病因。只有

50% 的 DCM 患者能够发现潜在的病因。其余 50% 被认为是特发性。特发性 DCM 的特点是心肌质量增加且心室壁变薄。心脏呈球形，伴有显著的心室扩张和心房扩大。

分子遗传学

越来越多的证据表明很大一部分（30% ~ 50%）特发性 DCM 是家族性的。家族性 DCM 在临床上和遗传上呈现异质性，并表现出多种遗传形式，包括常染色体显性遗传伴可变的外显率（主要的遗传方式，占病例的 90%）、X 连锁遗传（5% ~ 10%）、常染色体隐性遗传（少见）以及通过线粒体 DNA 母体遗传（少见）。同时有一些散发 DCM 病例也可能是由于遗

传突变引起。DCM 通常为非综合征性，但是 DCM 可被归为综合征性疾病，可能会伴有多种器官疾病，最常见的为骨骼肌疾病（肌营养不良）。

目前为止，超过 40 种基因与非综合征性家族性 DCM 相关。值得注意的是，任何一种 DCM 基因突变的频率都很低（ < 1% ～ 8% ），而仅有 35% ～ 40% 的家族性 DCM 病例是由遗传因素引起。多数家族性 DCM 有孤立性心肌病，然而少数患者也有心肌病外的表型，包括传导系统疾病、室上性心律失常、感觉神经性耳聋和骨骼肌病（表 25.1）[1]。患者的临床表型和结果常因疾病基因、外显率、年龄和突变类型而异。目前至少已有四种公认的表型：孤立性 DCM、DCM 伴有心脏传导系统疾病、DCM 伴有骨骼肌病（伴或不伴传导系统疾病）、DCM 伴有感觉神经性耳聋。

家族性 DCM 可能是由于细胞骨架、肌节、Z 盘、核被膜、肌纤维膜、闰盘蛋白基因突变。已证实多种以常染色体形式遗传的家族性 DCM 基因突变，包括编码 Z 盘蛋白（ α-actin-2、肌肉 LIM 蛋白、肌联蛋白帽 ）、细胞骨架蛋白、黏着连接、桥粒、中间丝、肌节蛋白（心脏 α-actin、β- 肌球蛋白重链、心脏肌钙蛋白 T、α- 原肌球蛋白、肌联蛋白 ）、肌质网蛋白（受磷蛋白）和离子通道（SUR2A）的基因。值得注意的是，肌节基因的不同突变可导致肥厚型心肌病（HCM）。*LMNA* 基因突变（编码核被膜蛋白 Lamin A/C）在家族性 DCM 中占 8%，在散发 DCM 中占 2%。Lamin A/C 基因突变也会引起 Ernery-Dreifuss 肌营养不良。常染色体显性遗传的 DCM 可以表现为单纯的 DCM 表型也可以表现为 DCM 合并心脏传导系统疾病。X 连锁遗传的家族性 DCM 通常由肌营养不良蛋白基因突变引起，与骨骼肌受累有关（杜氏和贝氏肌营养不良）。婴儿型 X 连锁 DCM 或 Barth 综合征通常影响男婴（以中性粒细胞减少和生长迟缓为特征）。线粒体细胞病变和遗传性代谢紊乱，如血色素沉积症，也可能与 DCM 有关[1]。

与散发的特发性 DCM 相比，家族性 DCM 患者更年轻，有更高的左心室射血分数（LVEF）和更显著的心肌纤维化。在特发性 DCM 患者中，建议家族性的诊断标准是存在 ≥ 2 名受累家庭成员，或 1 名在 35 岁之前有不明原因猝死史的一级亲属。在大多数病例中，心肌病的遗传学证据对于患者治疗的影响有限，但是对于家族性筛查和遗传咨询有重要意义。无已知家族史的患者也可能有遗传基础[1]。

最近提出了一个新的命名系统（MOGE[S]）用于描述家族性 DCM。该系统提出的疾病分类涉及心肌病的 5 种属性，包括形态功能特征（M）、累及器官（O）、遗传或家族性遗传模式（G）和明确的病因（E）且包括遗传缺陷或潜在疾病/原因的细节，从而对疾病进行完整的描述并促进医生之间精准的交流[2]。

表 25.1　少数家族性扩张型心肌病患者的相关临床特点

相关表型	临床特点	注释	相关基因 [a]
传导系统疾病	窦性停搏 房室传导阻滞 室间传导阻滞	可能先于 DCM	*DES* *DMD* *EMD* *LMNA* *SCN5A*
早于 DCM 出现的室上性心律失常	房性期前收缩 心房颤动	通常伴有慢心室反应	*EMD* *LMNA* *SCN5A*
骨骼肌病	肢带 Emery-Dreifuss 肌营养不良 强直性肌营养不良 杜氏/贝氏肌营养不良 肌纤维肌病	近端肌无力 挛缩、骨骼肌病和消耗性 肌强直、无力、脱发和白内障 进行性 X 连锁的近端肌病 缓慢进展的近端和远端肌无力	*LMNA* *EMD*，*LMNA* *ZNF9*，*DMPK1* *DMD* *DES*
听力丧失	感觉神经性耳聋	听力丧失常发生于 10 ～ 20 岁	*EVA*
掌跖角化病	手掌和足底厚度增加伴有羊毛状或过度卷曲的毛发	可能在心脏受累前	*DSP*

[a] 选择性的，不完全的相关疾病基因列表

DCM，扩张型心肌病

From Lakdawala NK, Winterfield JR, Funke BH. Dilated cardiomyopathy. Circ Arrhythmia Electrophysiol. 2013；6：228-237.

室性心律失常

　　DCM 患者可发生各种室性心律失常，包括室性期前收缩（PVC）、非持续性室性心动过速（VT）、持续性单形性 VT、多形性 VT 和心室颤动（VF）。心脏停搏通常由多形性 VT 或单形性 VT 恶化为 VF 引起。尽管如此，心脏停搏和无脉性电活动是常见的死因，特别是在终末期心力衰竭（HF）患者中。

　　持续性单形性 VT 在 DCM 中较既往发生过 MI 的患者少见。与缺血性心脏病相比，非缺血性 DCM 患者持续性单形性 VT 的电生理基质尚不明确。尽管很大比例非缺血性 DCM 发生单形性 VT 患者的机制被认为是束支折返（BBR）VT，但大多数（80%）VT 似乎起源于心肌，而且是由于瘢痕相关的折返而不是 BBR。BBR VT 将在第 26 章单独讨论。

　　另一方面，特发性 DCM 患者程序性电刺激诱发或自发发生的 PVC 和非持续性 VT，主要为起始于心内膜下的局灶性机制而无大折返的证据。局灶性机制的性质仍不明确，早期或延迟后除极引起的触发活动比微折返的可能性更大。

　　心肌纤维化、肌细胞紊乱和细胞膜异常是 DCM 患者 VT 基质的重要因素。与没有持续性折返的患者相比，持续性 VT 与更广泛的心肌纤维化和不均匀的心内膜和心外膜各向异性有关。折返环通常与低电压区有关，提示瘢痕。针对非缺血性 DCM 患者的导管标测研究显示围绕心肌深部的瘢痕、心室底部附近和瓣膜周围区域的折返是 VT 的潜在机制。对非缺血性 DCM 移植心脏的研究发现，无兴奋性的纤维构成的传导阻滞区和存活心肌为潜在的折返环提供了基质。通过被间质纤维化分离的肌束缓慢传导可导致 Z 形通道并促进折返。此外，非缺血性 DCM 患者伴显著瘢痕分布累及室壁厚度的 26%～75%［行心脏磁共振（CMR）量化］更有可能诱发出 VT。延迟强化 CMR 通常揭示常分布于心室游离壁的基底部分或间隔基底至中部的非透壁瘢痕区域。持续性 VT 在 CMR 检测到纤维化程度较高的患者中更为常见，而大多数患者在 VT 折返环出口处能观察到非透壁瘢痕组织。

　　非缺血性 DCM 纤维化的原因尚未明确。尸检常见到散在的局灶性心肌细胞坏死和纤维化替代（在35% 的右心室切片和 57% 的左心室切片有明显的组织学表现），但肉眼可见的瘢痕融合区并不常见（只在 14% 的个体中可观察到）。在非缺血性 DCM 患者中，异常的基底心内膜电压和 VT 起源点的独特倾向仍未得到解释。在局灶性 VT 和 BBR VT 患者的电解剖标测中也观察到低电压区，尽管瘢痕区域较小。

　　非缺血性病因导致的瘢痕和纤维化与 MI 后瘢痕有明显差异，因此折返环可能有不同的影响传播的解剖和功能特性。与 MI 后 VT 相比，DCM 的瘢痕更小，融合更少，透壁瘢痕节段总数明显减少，心内膜受累较少。缺血会产生一个可预测从心内膜下向心外膜进展的坏死波阵面（心内膜的瘢痕面积大于心外膜），通常限于特定的冠状动脉血管支配区，但非缺血性 DCM 的瘢痕更多出现在中层心肌和心外膜。相对于有分离存活心肌束的致密心肌梗死后瘢痕，非缺血性 DCM 瘢痕呈片状，瘢痕边界相对比较模糊，瘢痕间的峡部也不是很清晰。此外，DCM 是动态的，会随着时间而进展，导致心肌纤维化增加，进而导致左心室扩张和收缩功能逐渐恶化，并产生新的 VT[3-4]。

　　尽管如此，非缺血性 DCM 患者与 MI 后患者的心肌折返性 VT 基质存在一些相似之处。所有患者均可以观察到低电压区，瘢痕区常与瓣环相邻，通常见于下壁 MI 后 VT 病例。瓣环常常形成折返环路峡部的一个边界，意味着形成一个长的通道或峡部，沿着这个环路形成折返环可能促成 VT 的发生。

　　其他因素也可能作为室性心律失常的触发因素，包括电解质异常（如低钾血症、低镁血症）、小血管病变引起的缺血、炎症、交感神经张力增高和牵张诱导的心室不应期缩短。

流行病学和自然病程

　　西方国家成人非缺血性 DCM 的年发病率为每 10 万人 5～8 例，患病率为每 10 万人 36～40 例。DCM 占所有 HF 病例的 30%～40%，是心脏移植最常见的适应证。

　　虽然非缺血性 DCM 被认为是一种进展性疾病，每个病例的自然病程可变性很高。DCM 的 5 年死亡率估计为 20%，其中心脏性猝死（SCD）占 1/3（8%～51%）。在所有心肌病患者中，非缺血性 DCM 患者是心律失常死亡风险相对较低的亚组。虽然随着 HF 症状的加重，死于进行性泵衰竭而非 SCD 的可能性增加，但 SCD 的绝对可能性（假定为心律失常性死亡）也随着 HF 的加重而增加[3]。

　　室性心律失常（包括症状性和无症状性）在非缺血性 DCM 患者很常见，心律失常的频率随着 HF 的加重而增加。多达 90% 的患者可观察到 PVC（通常为多灶性）。此外，40%～60% 的患者可观察到非持续性 VT，但优化抗心力衰竭药物治疗后发生率明显降低。持续性单形性 VT 在 DCM 中较 MI 后 VT 患者少见，在因结构性心脏病导致的难治性 VT 行导管消融治疗的患者中，DCM 约占 1/5。

在美国，非缺血性 DCM 是引起 SCD 的第二大原因。晕厥和 SCD 是疾病罕见的首发症状。进展程度高的心脏病患者 SCD 的发生率最高，其全因死亡率也最高。虽然 VT 和 VF 被认为是 SCD 最常见的发病机制，但在晚期 HF 患者中，心动过缓、肺栓塞、电机械分离等其他原因占 SCD 的 50%。

初始评估

经胸超声心动图是诊断 DCM 的常用方法。心脏负荷试验或冠状动脉造影通常针对有冠状动脉危险因素的患者和新发室性心律失常的患者，以排除阻塞性冠心病的存在。

对于有提示心律失常症状（如心悸、头晕、晕厥）的患者，需要动态心脏监测，但不用于筛查。

CMR 能准确评估心室的大小、室壁厚度和收缩功能。此外，CMR 是一种可有效检测和评估瘢痕组织特征、不均一分布、室壁组成以及其在心室精确位置的工具。CMR 还可以帮助确定某些患者心肌病的潜在病因，如心肌炎、结节病和致心律失常性右心室心肌病（ARVC）。此外，CMR 的发现可能对预后具有潜在的指导意义，心肌纤维化程度与 HF 相关的住院和死亡有关，是 VT/VF 的一个强预测因子[1, 6]。

当怀疑家族性 DCM 时，可以考虑在选定的患者中进行基因检测。当临床治疗会受到基因检测结果的影响时（如疑似心脏结节病患者 vs. 家族性 DCM 患者），这可能具有特别的价值。此外，对致病突变的识别可以促进对家庭成员的筛查。在年龄较大（> 40 岁）的非家族性疾病患者中，识别出致病突变的可能性较低[1]。

风险分层

DCM 风险分层十分困难。虽然 SCD 在非进展期心脏疾病中的发生率较低，但是 DCM 中 SCD/ 全因死亡的比例更高。

总体预后的预测因子［如 LVEF、舒张末期左心室容积、高龄、低钠血症、肺毛细血管楔压、系统性低血压、心房颤动（AF）等］也可预测 SCD，且一般可反映疾病的严重程度。不幸的是，这些发现并不能准确预测心律失常死亡，对病情较轻的患者也没有帮助。

左心室射血分数

尽管存在一定局限性，LVEF 仍然是研究最多、

最有价值的 SCD 预测因子（见下文），也是目前临床决策中用于预防 HF 患者 SCD 的主要方法。LVEF 降低也是心脏死亡率的强预测因子。在大量研究结果的基础上，临床实践中 LVEF ≤ 35% 已成为预防性植入埋藏式心脏复律除颤器（ICD）的首要标准[7]。

然而，由于对 SCD 预测的敏感性和特异性较低，将 LVEF 作为主要的风险分层因子存在严重的局限性。没有证据表明低 LVEF 与室性心动过速的机制有直接的联系，也没有研究表明 LVEF 的降低与 SCD 存在特异性关系。虽然低 LVEF 可预测总死亡率（SCD 和 HF 死亡），但它在预测植入 ICD 获益方面的价值是有限的。在这些患者中，植入 ICD 可能降低 SCD 的风险，但总死亡率可能不会改变。即使是非常低的 LVEF（< 20%）也可能对 SCD 没有很高的阳性预测值。许多死于 SCD 的 DCM 患者只有中度 LVEF 降低。此外，不同病因和临床情况的 DCM 潜在的致心律失常机制和 SCD 的风险可能是不同的。临床因素如功能分级、症状性 HF、非持续性 VT、年龄、左心室传导异常、诱导性持续性 VT 和 AF 会影响心律失常死亡风险和总死亡率，因此可能潜在影响低 LVEF 的预后价值。因此，LVEF > 30% 合并其他危险因素的患者可能比 LVEF < 30% 但没有其他危险因素的患者有更高的死亡率和更高的 SCD 风险[8]。

另一个 LVEF 的局限性是缺乏精确度。不同的成像方式可以产生显著不同的 LVEF 值，不同的实验室和机构所使用的技术准确性也不同，有证据表明，预后及风险取决于测量 LVEF 的方法。在临床上，当一位患者有多个 LVEF 测量值时，就会产生一个问题：应该使用其中的哪一个——最近的、平均值还是最低值[5, 9]。在经常出现心房或心室异位心律或 AF 的情况下，应该选择哪一跳用于评估 LVEF 这一问题非常棘手。

晕厥

不管晕厥的病因如何，晕厥都与 SCD 的高风险和死亡率（2 年超过 30%）有关。此外，有晕厥的 ICD 植入患者接受恰当 ICD 治疗的频率较高，频率与二级预防组相当[5]。

非持续性室性心动过速

PVC 和非持续性 VT 与心脏疾病的严重程度相关，并且发生在大多数严重左心室功能不全的患者中。然而这些心律失常的阴性预测值较高（> 90%），阳性预测值相对较低（20% ～ 50%），限制了室性心律失常作为风险分层因子的有效性。此外，非持续性

VT 及特征（频率、持续时间和发生率）不能预测已经接受最佳药物治疗的严重左心室功能不全患者随后发生危及生命的室性心律失常风险的增加[1]。

然而，有研究表明，非持续性 VT 的存在可能在轻中度左心室收缩功能不全的患者中更有特异性。在 LVEF > 35% 的亚组中，非持续性 VT 可显著增加恶性室性心律失常的风险。在这些患者中，即使没有左心室收缩功能恶化和症状，其无恶性室性心律失常的存活率也与伴或不伴有非持续性 VT 且 LVEF < 35% 的患者相似[1]。

电生理检查

与缺血性心肌病患者相比，并没有证明有创性电生理检查利用程序性心室刺激来评估持续性室性心律失常的可诱导性对 DCM 患者的 SCD 风险分层有用。电生理检查 VT 的可诱导性较低［13% 的持续性单形性室性心动过速（SMVT），6% 的心室扑动，9% 的多形性 VT/VF］，重复性低，诱发的 VT 预测价值低。同时，程序性电刺激诱发 SMVT 失败也与心律失常复发和 SCD 发生率有关，尽管其事件发生率会低于能诱发出 VT 的患者[8]。最近一项针对特发性 DCM 患者的研究发现，在接受 ICD 植入者中，有创性电生理检查期间诱导出持续性室性心律失常与显著增高的恰当 ICD 治疗率相关（73% vs. 18%）[1, 10]。

心电图标志

DCM 患者在基线节律下通常具有宽 QRS 波，常伴有左束支传导阻滞（LBBB）或非特异性的室内传导阻滞。QRS 波时限延长与 HF 患者死亡率增加有关，但与 SCD 的关系尚未得到证实。

12 导联体表心电图（ECG）上的 QRS 波碎裂（滤波范围：0.15 ～ 100 Hz；AC 滤波，60 Hz，25 mm/s，10 mm/mV）被发现可以潜在的预测恰当 ICD 治疗的风险增加，以及植入 ICD 进行一级和二级预防的非缺血性 DCM 患者 ICD 治疗的联合终点发生率和死亡率更高。该参数的有效性需要进一步评价。VT 时，QRS 波通常非常宽和碎裂，大多数患者 VT 有多种 QRS 波形态。

QT 间期延长、QT 离散度、QT 变异性的预测结果不一，目前临床应用有限。信号平均心电图的作用存在争议[8, 11]。

自主心律检查

自主心律检查的预后价值（如心率紊乱、心率变异性和压力反射敏感性）在 DCM 患者中的应用存疑，目前临床很少应用这些参数对 SCD 进行风险分层[11]。

微伏级 T 波交替

微伏级 T 波交替是一种定量评估复极化时间和空间异质性的方法，这与细胞心律失常机制相关。微伏级 T 波交替对 DCM 患者 SCD 的阳性预测值相对较低（0.22），主要是由于异常结果发生率较高（37% ～ 51%）和在短随访期内事件发生率较低。先前的研究表明 SCD 的一级预防具有很高的阴性预测值，而 T 波交替被假设可用来区分哪些患者可以从 ICD 植入中获益，哪些患者不能。然而，后续研究的结果未能支持这一假设，并强烈建议在符合规范标准的患者中，不应因微伏级 T 波交替阴性结果而中止 ICD 治疗[8, 11]。

心脏磁共振成像

晚期钆增强 CMR 可反映代表室性心律失常潜在基质的心肌纤维化。在 40% ～ 50% 的 DCM 患者中，CMR 可检测到明显的纤维化。平均而言，显示纤维化的高亮区域占心室质量的 10% ～ 12%[1, 6]。

晚期钆增强 CMR 可评估心肌瘢痕的存在，心肌瘢痕已被报道是恰当 ICD 治疗、SCD 和非缺血性 DCM 患者全因死亡率的独立预测因子。心肌纤维化的形式和程度是诱导性和自发性 VT 的预测因子，独立于 LVEF，并且相对于多形性 VT/VF，心肌纤维化是单形性 VT 更强的预测因子。此外，左心室基底段瘢痕范围越大，最大信号强度越高，透壁瘢痕越多，进一步表明倾向于单形性 VT 的发生。另一方面，CMR 上无心肌纤维化与心律失常事件的低风险相关（每年 0% ～ 3%）[12-13]。

晚期钆增强 CMR 可能有助于 DCM 患者的风险分层。然而，它对于筛选接受 ICD 植入的 DCM 患者的有效性还有待证实[8, 12-14]。

基因检测

某些家族性 DCM 的心律失常和 SCD 的风险相当高，包括 *LMNA*、*TNNT2*、*SGCD*、*RBM20* 和 *CHRM2* 突变，而其他形式（如 X 连锁 DCM 相关肌营养不良蛋白基因突变）严重心力衰竭的风险较高，但恶性室性心律失常的风险较低。然而，尚缺乏验证个体基因型与致心律失常之间相关性的大型研究，目前的指南也不建议利用基因检测对 DCM 患者进行 SCD 风险分层[1, 7]。

治疗原则

药物治疗

药物治疗，如 β 受体阻滞剂、血管紧张素转化酶抑制剂和醛固酮受体拮抗剂，可改善 HF 患者的总死亡率，并降低 SCD 的风险。相反，在非缺血性 DCM 患者的一级预防中使用抗心律失常药物并不能提高存活率，因此不推荐使用[15]。

在症状性室性心律失常患者中，胺碘酮通常是首选的抗心律失常药物，因为胺碘酮无明显的负性血流动力学效应且致心律失常的可能性较低，但尚无药物对照试验。抗心律失常药物治疗可以帮助改善 ICD 频繁恰当电击和无休止 VT 患者的生活质量。尽管胺碘酮可以改善死亡率和减少非缺血性 DCM 患者 SCD 的发生率，但是效果仍差于作为 VT 和 VF 二级预防的 ICD 治疗。抗心律失常药物治疗无症状 PVC 或非持续性 VT 并不能改善存活率，故不推荐使用[15]。

埋藏式心脏复律除颤器

二级预防

ICD 治疗对非缺血性 DCM SCD 二级预防的获益已被证实，且优于胺碘酮或其他任何药物治疗。ICD 植入推荐用于既往有心脏停搏史或持续性 VT 的患者，即使是行 VT 导管消融或抗心律失常治疗有效的患者（表 25.2；图 25.1）[5, 15-17]。

一级预防

ICD 治疗在非缺血性 DCM SCD 一级预防中的获益尚不明确。多项随机研究得出了相互矛盾的结论。预防性 ICD 植入对缺血性心肌病患者有显著的益处，而非缺血性 DCM 患者的绝对获益相对较小（每年 1.4%；5 年为 7%）。然而，对 6 项随机一级预防试验（2967 例非缺血性 DCM 患者）的合并分析表明，与对照组相比，预防性应用 ICD 可显著降低 22% 的总死亡率和 54% 的心律失常相关死亡率。这些发现反映非缺血性 DCM 患者的预后较好，SCD 发生率较缺血性心肌病患者低[5, 15, 17-21]。

为了确定非缺血性 DCM 患者的 SCD 高危亚群，

表 25.2	AHA/ACC/HRS 关于非缺血性心肌病患者 SCD 的预防推荐	
二级预防		
• 因 VT/VF 发生 SCA 的幸存者，或经历过血流动力学不稳定性 VT 或由于非可逆性原因导致的稳定性 VT，如果预期有意义生存期＞1 年，推荐植入 ICD		推荐类别 I
• 若晕厥是由室性心律失常引起，并且不符合植入 ICD 一级预防适应证的患者，如果预期有意义生存期＞1 年，植入 ICD 或电生理检查进行风险分层是有益的		推荐类别 Ⅱa
• 在心跳停搏幸存者、持续性 VT 或症状性室性心律失常而不能植入 ICD［由于预期寿命和（或）功能状态有限，或无法获得 ICD］的患者中，可以考虑胺碘酮来预防 SCD		推荐类别 Ⅱb
一级预防		
• 虽进行 GDMT 但 NYHA 心功能分级 Ⅱ～Ⅲ级、有症状且 LVEF ≤ 35% 的患者，如果预期有意义生存期＞1 年，推荐植入 ICD		推荐类别 I
• 在 Lamin A/C 突变导致的非缺血性心肌病患者，有 2 个及以上危险因素（NSVT、LVEF<45%、非错义突变、男性），如果预期有意义生存期＞1 年，植入 ICD 是有益的		推荐类别 Ⅱa
• 对于伴有 Emery-Dreifuss 肌营养不良和肢带 ⅠB 型肌肉萎缩的患者，有进行性心脏受累，如果预期有意义生存期＞1 年，植入 ICD 是合理的		推荐类别 Ⅱa
• 虽进行 GDMT 但有症状的 NYHA 心功能分级 Ⅰ级患者，并且 LVEF ≤ 35%，如果预期有意义生存期＞1 年可以考虑植入 ICD		推荐类别 Ⅱb
• 在 1 型强直性肌营养不良的患者中，有永久起搏器植入指征，如果预期有意义生存期＞1 年，可以考虑植入 ICD 来最小化 VT 导致的 SCA 风险		推荐类别 Ⅱb
• 药物难治性 NYHA 心功能分级 Ⅳ级心力衰竭患者，且不适合心脏移植、LVAD、同时具备起搏和除颤功能的 CRT 除颤器，则不应该植入 ICD		推荐类别 Ⅲ

ACC，美国心脏病学会；AHA，美国心脏协会；CRT，心脏再同步化治疗；GDMT，指南指导下的管理和治疗；HRS，美国心律学会；ICD，埋藏式心脏复律除颤器；LVAD，左心室辅助装置；LVEF，左心室射血分数；NSVT，非持续性室性心动过速；NYHA，纽约心脏协会；SCA，心搏骤停；SCD，心脏性猝死；VF，心室颤动；VT，室性心动过速

From Al-Khatib SM, Stevenson WG, Ackerman MJ, et al. 2017 AHA/ACC/HRS guideline for management of patients with ventricular arrhythmias and the prevention of sudden cardiac death: a report of the American College of Cardiology/American Heart Association Task Force on Clinical Practice Guidelines and the Heart Rhythm Society. Heart Rhythm. 2017 Oct 26. [Epub ahead of print]

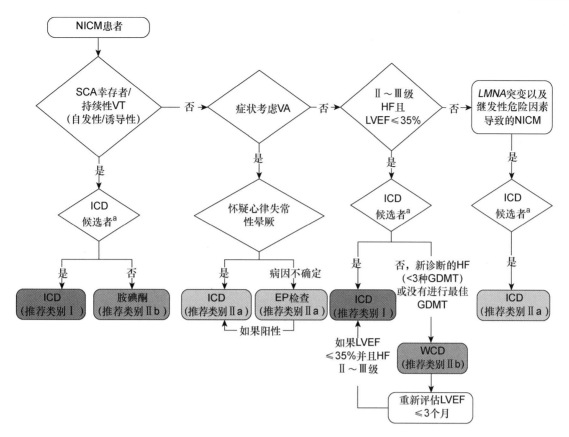

图 25.1　AHA/ACC/HRS 关于非缺血性心肌病患者心脏性猝死二级和一级预防的推荐。ᵃ 埋藏式心律复律除颤器（ICD）的候选资格由功能状态、预期寿命或患者倾向决定。EP，电生理；GDMT，指南指导下的管理和治疗；HF，心力衰竭；LVEF，左心室射血分数；NICM，非缺血性心肌病；SCA，心搏骤停；VA，室性心律失常；VT，室性心动过速；WCD，可穿戴式心脏复律除颤器。（From Al-Khatib SM，Stevenson WG，Ackerman MJ，et al. 2017 AHA/ACC/HRS guideline for management of patients with ventricular arrhythmias and the prevention of sudden cardiac death：a report of the American College of Cardiology/American Heart Association Task Force on Clinical Practice Guidelines and the Heart Rhythm Society. Heart Rhythm. 2017 Oct 26.［Epub ahead of print］）

已积极开发无创性分层方法。然而，识别患者的最佳方法和各种风险分层工具的价值并不完全清楚。目前尚无一种清晰明了的基于整合上述分层方法研究结果的干预策略。许多已确定的危险因素也与非突发性死亡的风险增加有关。

　　目前，LVEF 仍然是识别 SCD 高危个体最重要的风险分层工具，再次强调它预测的是全因死亡率，而不一定是心律失常风险。尽管 ICD 植入对无 HF 的非缺血性 DCM 患者的益处存在一些不确定性，但不考虑 LVEF，临床试验和观察性数据以及该领域专家共识都支持预防性植入 ICD 治疗非缺血性 DCM 的亚组，即经最佳药物治疗后仍然 LVEF ≤ 35% 且 NYHA 心功能分级 Ⅱ 或 Ⅲ 级 HF（前提是排除短暂性左心室功能下降的可逆原因，以及已评估过对最佳药物治疗的反应），以及有晕厥史和显著左心室功能不全的患者（表 25.2；图 25.1）。此外，与单纯药物治疗相比，心脏再同步化治疗＋ ICD 植入可显著降低

DCM、QRS 波时限延长和轻度至重度 HF 症状性患者的全因死亡率（框 25.1）。

　　ICD 植入一级预防治疗在 NYHA 心功能分级 Ⅰ 级的无症状性 DCM 患者中的价值还没有得到充分的验证，并且仍然没有确切答案。然而，由于该患者人群的死亡率相对较低，ICD 治疗的获益最多是略有改善。此外，对于不适合心脏再同步化治疗的晚期 HF 和 NYHA 心功能分级 Ⅳ 级的 DCM 患者不推荐 ICD 治疗。该组患者的高死亡率主要由进行性 HF 所致，反复发作的 VT/VF 可作为左心室功能受损进展的标志。因此，在这些患者中，ICD 治疗可能会将死亡原因从 SCD 转向 HF，而不是降低总死亡率[5, 8]。

　　DCM 行 ICD 植入的时机仍存在争议。一般来说，在最初诊断为 DCM 后的 3 个月内，不建议植入 ICD 进行一级预防[7, 15]。重要的是要了解，血管紧张素转化酶抑制剂和 β 受体阻滞剂（有或没有醛固酮拮抗剂）等药物治疗已被证明可降低这些患者的死

框 25.1　美国心律学会对心肌病患者的心脏再同步化治疗的推荐

推荐类别 I：CRT 适应证：

- LVEF ≤ 35%；窦性心律；LBBB 伴 QRS 波时限 ≥ 150 ms；NYHA 心功能分级 II 级；III 级或非卧床 IV 级；接受 GDMT 仍有症状的患者

推荐类别 II a：CRT 是合理的：

- LVEF ≤ 35%，窦性心律；LBBB 伴 QRS 波时限 120 ～ 149 ms；并且 NYHA 心功能分级 II 级；III 级；或接受 GDMT 的非卧床症状性 IV 级
- LVEF ≤ 35%，窦性心律；非 LBBB 形态伴有 QRS 波时限 ≥ 150 ms；并且 NYHA 心功能分级 III 级 / 接受 GDMT 的非卧床症状性 IV 级
- 接受 GDMT 仍出现心房颤动且 LVEF ≤ 35% 的患者若（a）需心室起搏或符合 CRT 标准并且（b）AVN 消融或药物控制心室率后需要接近 100%CRT 心室起搏
- 接受 GDMT 的患者 LVEF ≤ 35% 且接受新的或更换器械预期心室起搏比例高（＞ 40%）

推荐类别 II b：可以考虑 CRT：

- LVEF ≤ 30%；心力衰竭病因为缺血性；窦性心律；LBBB 伴有 QRS 波时限 ≥ 150 ms；接受 GDMT 的症状性 NYHA 心功能分级 I 的患者
- LVEF ≤ 35%；窦性心律；非 LBBB 形态伴 QRS 波时限 120 ～ 149 ms；NYHA 心功能分级 III 级 / 接受 GDMT 后非卧床 IV 级的患者
- LVEF ≤ 35%；窦性心律；非 LBBB 形态伴有 QRS 波时限 ≥ 150 ms；接受 GDMT 的症状性 NYHA 心功能分级 II 级的患者

推荐类别 III：不推荐 CRT：

- NYHA 心功能分级 I 或 II 级的有症状患者，并且非 LBBB 形态伴有 QRS 波时限＜ 150 ms
- 患者有合并症和（或）身体虚弱限制功能良好的生存期＜ 1 年

AVN，房室结；CRT，心脏再同步化治疗；GDMT，指南指导下的管理和治疗；LBBB，左束支传导阻滞；LVEF，左心室射血分数；NYHA，纽约心脏协会

From Epstein AE, DiMarco JP, Ellenbogen KA, et al. 2012 ACCF/AHA/HRS focused update incorporated into the ACCF/AHA/HRS 2008 guidelines for device-based therapy of cardiac rhythm abnormalities：a report of the American College of Cardiology Foundation/American Heart Association Task Force on Practice Guide. Circulation. 2013；127：e283-e352.

亡率，应在植入 ICD 前尽可能优化药物治疗。此外，接受指南指导的药物治疗 3 ～ 9 个月后，约有 50% 的新发 DCM 患者的 LVEF 有所改善。这些患者中有许多可能在优化治疗后被认为不需要植入 ICD [22-24]。尽管左心室整体功能得到改善，但左心室残余瘢痕的不利影响尚不清楚。

在初始评估中，预测左心室功能不全的阶段是困难的。在一份研究中，左心室舒张末期直径较小，收缩压较高，以及活检中发现急性炎症过程与左心室功能恢复的可能性增加有关。相反，黑人种族和较高的 NYHA 心功能分级与随访时较低的 LVEF 相关。此外，由心脏结节病、巨细胞心肌炎或某些基因突变引起的 DCM 不太可能通过药物治疗得到改善。另一方面，围产期心肌病、心肌炎、急性药物性心肌病、心动过速或 PVC 诱导的心肌病通过最佳药物治疗和消除潜在病因得到改善的可能性更大。

没有证据表明早期 ICD 植入对新诊断的非缺血性 DCM 患者有利。数据显示，在最佳药物治疗最初 90 天内除颤器减少 SCD 的影响很低，而且在大多数研究中，ICD 的益处在一年多的时间里都不明显。此外，最近的一项回顾性研究显示，在强制等待期结束前植入 ICD 的患者中，恰当 ICD 电击的发生率较低 [25]。因此，对于新诊断的 DCM 患者，谨慎的做法是进行最佳抗心力衰竭药物治疗至少 3 个月，重新评估心室

功能的恢复，而后考虑预防性 ICD 植入，除非有高危特征，如结节病、巨细胞心肌炎或家族性心肌病，这些因素与恶性室性心律失常有关 [7]。

另一方面，ICD 植入可以考虑用于近期诊断（小于 3 个月）的非缺血性 DCM 患者，这些患者还需要非选择性永久起搏治疗，且出现持续性（或影响血流动力学）室性快速性心律失常，表现为晕厥考虑是由于室性快速性心律失常引起（根据临床病史、记录到 NSVT 或电生理检查），或等待心脏移植或已植入左心室辅助装置 [7, 26]。

为了在重新评估左心室功能前，最佳药物治疗的 90 天等待期间降低心律失常性 SCD 的风险，可穿戴式除颤器经常用于新诊断为非缺血性 DCM 的患者。然而，尚缺乏支持这种做法的数据。观察性研究表明，在这类患者中发生 SCD 的风险非常低，可穿戴式除颤器的作用非常有限，且成本效益较低 [25]。

导管消融

尽管 ICD 治疗可降低心律失常死亡的风险，但它并不能预防症状性 VT 的反复发作。此外，抗心律失常药物治疗控制 VT 的成功率有限（约 40% 的病例），导致相当比例的患者出现症状性 VT 或 ICD 电击。药物难治性的持续性 VT 或 ICD 频繁放电（或电风暴）的非缺血性 DCM 患者通常可以考虑导管消融

（框 22.1）。然而，由于心肌病进展导致危及生命的 VT 的未来风险，导管消融不能代替 ICD，即使取得了良好的短期效果。

此外，有限的数据发现与延迟消融相比，旨在避免后续 ICD 放电而在 VT 治疗早期或作为首要治疗（即早于抗心律失常药物治疗）进行导管消融（与 ICD 植入相结合），有更好的急性手术成功率。然而，关于这种方法对非缺血性 DCM 患者的有效性和安全性的证据仍然有限。

DCM 患者 VT 导管消融的成功率低于缺血性 VT，且取决于 VT 基质的位置，可以是心内膜、壁内或心外膜。在很大比例的患者中心外膜消融术是必要的，并且并发症发生率较高。在经验丰富的中心，导管消融的急性成功率高达 71%。在消融后的第一年，VT 复发率为 50% ～ 60%，尽管 VT 的负荷可以显著降低。酒精间隔消融对导管消融无效的室间隔肌间 VT 患者尤其有效。

此外，对于 BBR VT 或分支间 VT、频发 PVC、非持续性 VT 或持续性 VT 可能导致心室功能不全的患者，也应考虑导管消融治疗。框 22.1 根据已发表的室性心律失常患者管理指南，列出了对结构性心脏病 VT 消融治疗的建议[15, 31]。

心电图特点

VT 的起源点是产生 VT QRS 波电活动的来源。虽然这是一个离散的由自律性和触发活动产生的脉冲位点，但在折返性 VT 时，它代表从舒张通路（峡部）到心肌的出口，产生 QRS 波。

虽然 VT 时的体表心电图有助于预测 DCM 患者致心律失常基质的位置，但认识到其局限性是很重要的。心室激动的模式以及由此产生的 QRS 波取决于波阵面如何从起源点传播到心脏的其余部分，这在 VT 发生时和窦性心律时同一个位点起搏可能完全不同（由于瘢痕相关的传播改变）。而且，12 导联心电图提供的信息是瘢痕边缘区 VT 的出口而不是消融的靶点。瘢痕相关 VT 消融的靶点是折返环的关键性峡部，这可能与体表心电图所提示的出口有位移。而且，瘢痕相关 VT 的总体 QRS 波形态不只是由 VT 的起源点所决定，同时也受瘢痕的范围和其在心室其余部分分布的影响。因此大的融合心肌瘢痕的存在会限制 12 导联心电图对 VT 定位的准确性[32]。

前间隔室性心动过速 vs. 下侧壁室性心动过速

非缺血性 DCM 患者的 VT 基质通常位于左心室基底部，聚集分布于二尖瓣环和主动脉瓣环，向左心室心尖部有不同程度的扩展。大多数这类患者的致心律失常基质由两种主要的瘢痕类型所致：前间隔左心室瘢痕和下侧壁左心室瘢痕。VT 形态符合前间隔基质表现为：①右束支传导阻滞（RBBB）形态，胸导联全部为正向，VT 电轴向下；② LBBB 形态，胸导联移行早（V₁ ～ V₃ 导联），电轴向下。相反，RBBB 形态，胸导联移行晚，VT 时电轴右偏（向上或向下）电轴符合下侧壁瘢痕（图 25.2）[27]。

心尖部室性心动过速

心尖部起源的 VT 表现为① LBBB 形态，胸导联移行为正向 QRS 波晚（V₅ ～ V₆ 导联）；或② RBBB 形态并且胸导联移行为负向 QRS 波早（V₁ ～ V₃ 导联）。

间隔部室性心动过速

在孤立性间隔基质的情况下，VT 形态可有变化但主要表现为 RBBB，电轴向上或向下。大约 40% 的 VT 表现为两种特定形态中的一种。第一种特点是 V₂ 导联"移行形态缺失"，在 V₁ 和 V₃ 导联中出现 qR/Rs 形态，但在 V₂ 导联中则相反，通常存在电轴向下 RBBB 形态。第二种特征是下肢导联不一致，通常为 LBBB 形态，Ⅱ 导联为净正向，Ⅲ 导联为负向，aVL 导联为正向。

心外膜室性心动过速

对于起源于左心室并具有 RBBB 形态的 VT，一些体表心电图的发现提示其起源于心外膜。这些心电图特点，通常基于心动过速环路在心外膜出口的快速传导 His-Purkinje 纤维的后期参与，包括以下几点：①假 δ 波（从任意胸导联最早的心室激动到最早的快速偏转）≥ 34 ms（敏感性为 83%；特异性为 95%）；② QRS 波时限 > 200 ms；③ V₂ 导联 R 波达峰时间［即从 QRS 波起始到 R 波到达峰值后开始下降的时间间隔（以前称为类本位曲折）］延长，为 ≥ 85 ms（敏感性为 87%；特异性为 90%）；④最短的 RS 波时限（从任何胸前导联中最早的心室激动到第一个 S 波的最低点）≥ 121 ms（敏感性为 76%；特异性为 85%）[34]。

重要的是，心电图判断 VT 心外膜起源的标准似乎是区域和基质特异性的。以心电图间期标准来识别 QRS 起始部缓慢传导这一方法，并非在所有左心室区域内都同样准确，以及在非缺血性 DCM 不能可靠的持续识别心内膜和心外膜起源，尽管其价值已在非结

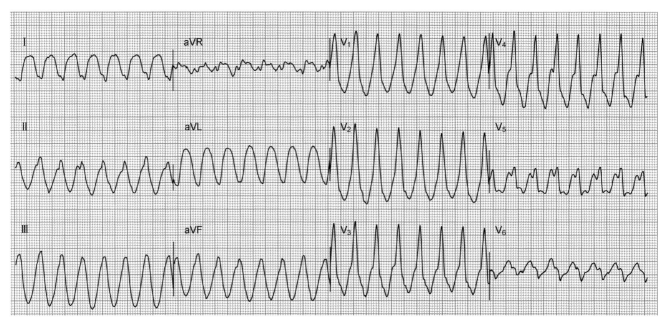

图 25.2　一例扩张型心肌病患者的室性心动过速体表心电图。QRS 波形态提示起源点为左心室下侧壁基质。可见右束支传导阻滞形态，胸导联移行晚（V_6 导联）和电轴右下偏

构性心脏病患者中得到证实[34-35]。

　　由于单纯行心电图的预测价值有限，故提出结合多个标准（2 个形态学标准和 2 个校正间期标准）的多步法，来预测非缺血性 DCM 患者心外膜基底-上壁 / 侧壁 VT 的起源点（图 25.3）。分步标准包括：①下壁导联中没有 Q 波；②假 δ 波 ≥ 75 ms；③最大偏转指数 ≥ 0.59；④ I 导联中存在 Q 波。最大偏转指数定义是胸导联到达最大振幅的最短时间除以总 QRS 波时限，即从最早心室激动（或从刺激信号）至每个胸导联最大的偏转峰值，再除以 QRS 波时限[35]。

　　该四步流程对识别非缺血性心肌病心外膜基底-上壁 / 侧壁起源 VT 具有 95% 的特异性和至少 20% 的敏感性。形态学标准（在 I 导联中存在 q 波，下壁导联无 q 波）是最特异的标准。特别是，I 导联中存在 q 波对于识别心外膜起源的特异性（88%）和敏感性（88%）均很高[35]。

标测

　　瘢痕相关的大折返是 DCM 中 VT 的主要机制。因此这类 VT 的标测技术与心肌梗死后 VT 的标测技术相同（详细内容见第 22 章）。

　　VT 消融有两种策略：①识别心动过速环路的关键峡部；②识别潜在致心律失常基质。通过激动和拖带标测技术识别关键峡部是 VT 标测的金标准。然而，这一目标在 VT 无法诱发或对 VT 不耐受的患者

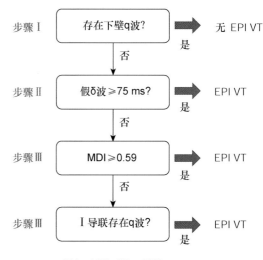

图 25.3　识别非缺血性心肌病患者起源于左心室上基底部和侧壁心外膜（EPI）室性心动过速（VT）四步法。该法采用了假 δ 波和最大偏转指数（MDI）的界值以提高其诊断的准确性。前三步诊断的特异性较高，最后一步诊断准确性较高。在研究人群中，采用起搏标测定位，提示该四步法敏感性（SN）和特异性（SP）分别为 96% 和 93%。（From Vallès E，Bazan V，Marchlinski FE. ECG criteria to identify epicardial ventricular tachycardia in nonischemic cardiomyopathy. Circ Arrhythmia Electrophysiol. 2010；3：63-71.）

中可能无法实现。因此，通常在正常窦性心律时将基质标测作为初始策略来显示潜在的致心律失常基质并细化感兴趣区域，如果可行，再尝试在 VT 诱导后进行局部激动和拖带标测。当 VT 不稳定或为非持续性

时，基于基质的标测是指导消融的主要策略。在窦性心律下基质标测结果的指导下进行消融的策略已被证明是有效的，无需尝试诱发患者的 VT，即使患者的 VT 可被诱发（图 23.30）[36]。

当 VT 标测是手术的目标时，推荐识别所有可标测 VT 的峡部并有选择地定位峡部，最终目标是消除所有 VT。另一方面，当电生理检查时出现多种 VT，一些研究者建议只针对临床 VT，尤其是那些以减少 ICD 放电频率为目标的重症患者[36]。

然而，选择消融的主要临床 VT 存在多个困难。通常不能确定哪个 VT 为自发性。只有一个或几个心电图导联可记录到 VT。在植入 ICD 的患者中，VT 常被迅速终止，而 12 导联心电图无法记录到。即使一种 VT 被确定为主要的，其他可诱导的 VT 随后也可能自发发生。尽管如此，比较自发性和诱导性 VT 时的心动过速周长（TCL）和 ICD 心电图形态是有帮助的，特别是当试图仅针对推测的临床 VT 局部消融时。

电解剖标测系统已成为标测和消融瘢痕相关 VT 的一个重要工具。电解剖标测可精确描绘 VT 折返环、VT 时心室激动顺序、快速可视化激动波、识别慢径和和拖带标测的合适位点。这些系统还有助于引导消融导管、规划消融线和记录感兴趣位点（如拖带或起搏标测的位点），然后可以精确地重新回到这些位点。此外，使用电解剖标测系统对于根据基质来消融心肌梗死后 VT 是必要的。

四极标测消融导管通常用于点对点标测。使用 20 极导管（PentaRay，biosenes-webster，Diamond Bar，CA，United States）或 Orion minibasket 导管（Boston Sci-entific，Cambridge，MA，United States）可以方便地进行高密度标测[37-38]。电极间距小的多电极导管的标测分辨率较高，尤其是在非均匀瘢痕分布区域标测时，它们可以识别标准线性导管无法看到的明显的舒张活动[39]。

术前评估

术前优化 HF 和血流动力学状态是必要的。超声心动图、CT 或 CMR 可用于确定可能含有致心律失常基质的心肌瘢痕的大小、位置和是否透壁。这些信息可以潜在地预测成功进行 VT 消融所需的路径（心内膜 vs. 心外膜），并有助于将最初的标测策略集中到心室内感兴趣的区域。此外，将预先获得的 CT 或 CMR 图像与实时电解剖标测结合，已成功用于指导导管定位和 VT 消融（e 图 6.8）[40-41]。

这些检查也有助于排除左心室血栓，左心室血栓可能会增加标测过程的栓塞风险。机化的血栓可以覆盖感兴趣的消融区域，并阻挡有效的消融能量传递到目标位置[4]。

左心室入路

通过逆行经主动脉入路、房间隔入路、剑突下心外膜标测或这些入路的结合可进入左心室。

DCM 患者的 VT 标测和消融往往比心肌梗死后 VT 更具挑战性，部分原因是 VT 患者致心律失常基质常位于壁内和心外膜下。两种瘢痕类型（基底前间隔和下侧壁）是大多数患者的致心律失常基质。基底前间隔瘢痕最有效的手术路径是心内膜逆行经主动脉入路，而心外膜入路通常不易接近。中间隔环路的标测和消融需要双心室心内膜入路。对于有下侧壁瘢痕的患者，经常需要心外膜入路[4]。

血流动力学支持

持续性 VT 时血流动力学不稳定的情况并不少见，这会妨碍常规的标测方法（拖带标测和激动标测），尤其是严重左心室功能不全的患者。在一些患者中，可以通过静脉使用血管升压剂（多巴胺、多巴酚丁胺或去氧肾上腺素）、部分或完全体外循环或经皮左心室辅助装置来实现血流动力学支持。此外，静脉注射普鲁卡因胺可以帮助减缓和稳定 VT 心室率[42-44]。

经皮左心室辅助装置［Impella microcirculatory axial blood flow pump（Abiomed，Danvers，MA，United States）和 TandemHeart（Cardic Assist，Pittsburg，PA，United States）］在持续性 VT 期间通常比主动脉内球囊反搏能提供更大的血流动力学稳定性。虽然有助于维持持续性 VT 的血流动力学稳定从而进行更详细的标测，以确定关键峡部的 VT 折返环，但这些设备的使用并没有被证明可改善结果。因此，这些方法的潜在益处应该与个体患者血管和血栓栓塞并发症的风险进行权衡[44-46]。

重要的是，在消融过程中，尤其是在使用开放式灌注消融导管时，应密切监测血容量状态和出入量。在一些患者中，需要考虑使用利尿剂和低灌注速度或关闭盐水灌注模式。此外，当使用经间隔入路进入左心室时，监测左心房压力有助于评估血容量状态。

诱导心动过速

通常情况下，刺激方案采用 2 倍于舒张阈值的起搏输出，脉冲宽度为 1 ～ 2 ms。在窦性心律下，予以起搏间期 600 ms 到 400 ms 的单个 VES，首先从心尖刺激，然后从 RVOT 刺激。额外刺激不断提前，直至不应期或诱导出持续性 VT。如果这些措施未能诱导 VT，则以同样的方式使用 2 次 VES 和 3 次 VES。如果仍不能诱导室性心动过速，则以 400 ms 的起搏周期（PCL）开始快速心室起搏，逐渐缩短 PCL，直至失去 1 : 1 心室夺获或达到 PCL 为 220 ms。然后尝试其他起搏 CLs、其他 RV 位置，或使用异丙肾上腺素后重复该刺激方案[29]。短 - 长 - 短偶联间期可能有助于诱发 BBR-VT。

基质标测

大多数 DCM 患者的 VT 是由瘢痕相关大折返引起。基质标测的目的是识别瘢痕区域（通过低幅电位和无电兴奋来识别），以及显示瘢痕区域内或附近可能参与 VT 环路的传导通道［通过电压通道和局部心室异常活动（LAVA）来识别］。

正常窦性心律时基质标测通常作为初始标测策略，以识别支持 VT 环路的潜在峡部，并缩小感兴趣区域，以便进一步行激动和拖带标测来确定消融靶点。这种方法有助于减少持续性 VT 的持续时间，而持续性 VT 可能导致心脏和肾衰竭的恶化。另一方面，当 VT 不能通过传统的点对点激动标测和拖带标测（由于血流动力学不耐受、诱导不一致、QRS 波形态改变或非持续性 VT）接近时，基质标测则成为指引 VT 消融的主要策略。

术前基质成像

CT 或 CMR 可用于识别可能含有致心律失常基质的瘢痕的大小、位置和透壁性。此外，在三维（3D）电解剖成像系统中导入这些成像方法有助于可视化左心室基质，并将标测聚焦到感兴趣区域。此外，CMR 能够显示瘢痕组织的透壁范围和瘢痕在心肌内的位置，这可能有助于识别壁内和心外膜心律失常基质，克服了心内膜电压标测的局限性[47]。

瘢痕标测

虽然 DCM 中 VT 的基质标测技术类似于心肌梗死后 VT，但重要的是要注意，与心肌梗死后 VT 的基质相比，DCM 中 VT 基质的形态和分布模式更复杂，因为 DCM 具有壁内、心外膜、片状瘢痕的形态特征。此外，DCM 的瘢痕往往较小，融合较少，弥漫性较强，需要对整个心室表面进行高密度标测。

电性瘢痕是指在高输出起搏过程中，局部心电图振幅较低，组织无兴奋性。在窦性心律、心房起搏或

心室起搏时可进行电压标测。双极电压标测时，心内膜瘢痕被定义为峰值到峰值心电图振幅 < 0.5 mV 的区域。低电压"临界区"被定义为心内膜双极电压为 0.5 ～ 1.5 mV。低振幅（< 0.5 mV）位点的起搏是以 10 mA，2 ms 脉宽进行刺激。如果电极和组织接触充分，> 10 mA 的起搏阈值被用来定义无兴奋性的瘢痕。心内超声心动图（ICE）和压力接触导管的使用可以帮助确保导管有足够的接触，这是可靠电压标测的先决条件。电压标测图以颜色编码的形式展示出来，以不同颜色对应于 0.5 ～ 1.5 mV 之间的电压，并将电压标测图形叠加于电解剖标测模型上[45, 48]。

一般来说，有缓慢传导迹象的心内膜部位（如晚电位、碎裂电位和起搏时的长 S-QRS 波间期）对应区域的瘢痕透壁性或片状瘢痕超过 75%[45, 49]。

由于非缺血性瘢痕好发于心外膜和中壁，与心肌梗死后 VT 患者相比，非缺血性瘢痕相关 VT 患者的心内膜电解剖标测中低电压区更小。通常，VT 基质可以单独或主要位于壁内或心外膜，因此双极电压标测可能无法检测到。在这种情况下，单极电压标测（左心室瘢痕检测阈值为 8.3 mV，右心室检测瘢痕阈值为 5.5 mV）可以有效地识别比心内膜记录部位深的基质，如壁内、中间隔和心外膜瘢痕。对于双极电压分析中心内膜变化不明显或很小的患者，低单极电压提示心外膜受累区域具有较高的阳性和阴性预测值（图 25.4）。此外，如果怀疑 VT 折返环在室间隔内，应标测室间隔的右心室侧[45, 49-50]。

DCM 患者电压标测通常表现为中等大小的心内膜电压异常区域（占左心室心内膜表面的 6% ～ 48%，但一般不超过总心内膜表面积的 25%），位于左心室基底部和侧壁，通常围绕主动脉瓣和二尖瓣区域然后向心尖部扩展。致密瘢痕（心电图振幅 < 0.5 mV）约占整个异常低电压心内膜基质的 27%±20%（范围为 0% ～ 64%）。这些基底部的电位异常对应于 VT 折返环的出口位置。

DCM 的电解剖基质异常通常发生在左心室基底部和瓣膜周围区域，并倾向于中层心肌和心外膜（图 25.5）。两种主要的瘢痕类型是这些患者心律失常的主要原因：左心室前间隔瘢痕和左心室下侧壁瘢痕。起源于下侧壁瘢痕的 VT 常需心外膜消融，而起源于前间隔瘢痕的 VT 多表现为壁内起源，需经主动脉根部或前间隔左心内膜消融，而不是经心外膜入路[27]。

此外，室间隔是 VT 基质的常见位置，且可能不会被双极电压标测检测到。从间隔两侧进行单极电压标测和术前 CMR，以及延迟的跨间隔激动时间和模式有助于识别中间隔的瘢痕[27]。

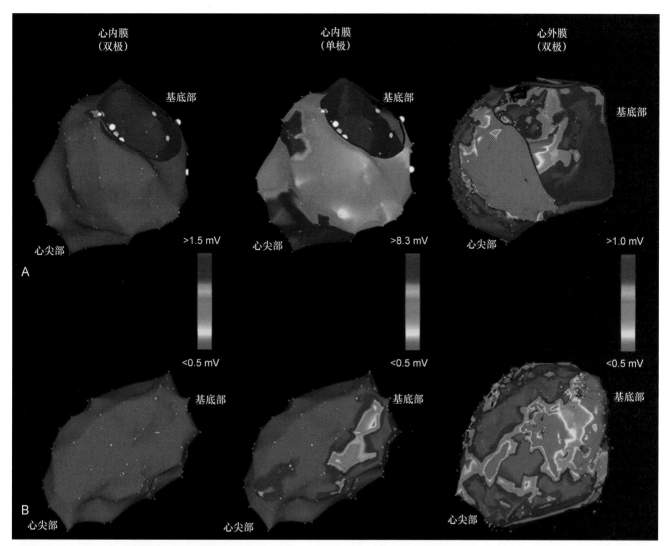

图 25.4 （见书后彩图）非缺血性扩张型心肌病电压标测。图中显示两位患者的左心室（LV）心内膜（双极和单极）以及心外膜双极电压标测。**A**. 标测图以后前位显示。LV 心内膜双极电压标测图（左图）正常，而心内膜单极电压图（中图）显示广泛的低电压区，LV 侧壁和下壁受累。较大 LV 心外膜双极的低电压区（右图）与心内膜单极异常区在空间上相对应。**B**. 标测图以侧位显示。LV 心内膜双极电压标测图（左图）正常，而心内膜单极电压标测图（中图）显示在中基底侧壁和 LV 心尖段有两个融合的低电压区，与 LV 心外膜双极电压标测图（右图）识别的低电压区相对应。（From Hutchinson MD, Gerstenfeld EP, Desjardins B，et al. Endocardial unipolar voltage mapping to detect epicardial ventricular tachycardia substrate in patients with nonischemic left ventricular cardiomyopathy. Circ Arrhythmia Electrophysiol. 2011；4：49-55.）

识别传导通道

VT 期间的舒张峡部通常由嵌在致密瘢痕区域内或之间的相对较小的存活心肌束构成。这些异常的低电压区域可以用广泛瘢痕的形式展现出来，而瘢痕往往并不参与心动过速的折返环。因此，识别低压区内的传导通道有助于细化可能支持 VT 折返环的区域。这些通道可以通过电压通道或者更可靠的致密瘢痕内的晚电位位点来识别[51]。然而，重要的是要认识到，尚缺乏对正常窦性心律时所识别的传导通道与心动过速时拖带标测所检测到的传导通道之间关系的评估[52]。

电压通道 传导通道在电解剖电压标测中显示为致密瘢痕区域内电压正常的通道（电压通道），或致密瘢痕与瓣环之间的通道。小心地逐步手动调整彩色编码的电解剖电压图的电压上限和下限（即电压范围重置为上限 0.3 ～ 0.5 mV，下限 0.1 mV 代表致密瘢痕）有助于使电压在 0.5 mV 以内的不同电压水平的瘢痕与相邻心肌之间的色彩对比最大化，从而揭示致密心肌瘢痕内的存活心肌通道（图 25.6）[51, 53]。

然而，最近的证据对这种方法（电压扫描）在识别传导通道方面的价值提出了质疑。这种技术的敏感性和特异性较低。利用晚电位的技术可以识别出更高比例的传导通道，更重要的是，大多数传导通道是 VT 的基质。这并不令人惊讶，因为电压标测包含的较大

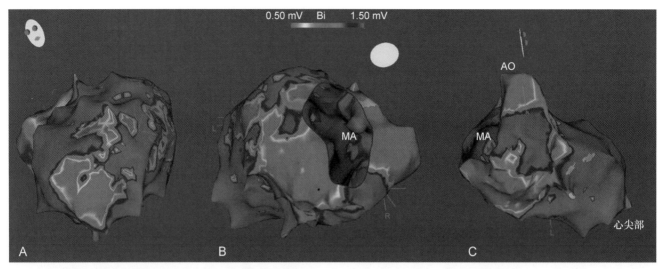

图 25.5 （见书后彩图）非缺血性扩张型心肌病的瘢痕分布。 一例非缺血性扩张型心肌病伴 VT 的患者左心室双极电压标测图。瘢痕截断值设定为 < 0.5 mV（红色区域），临界区设定为 0.5 至 1.5 mV。**A**. 心尖视图。**B**. 后位视图。**C**. 右侧位视图。可见瘢痕分布倾向于左心室基底部和瓣周区域，瘢痕呈斑片状。AO，主动脉；MA，二尖瓣环

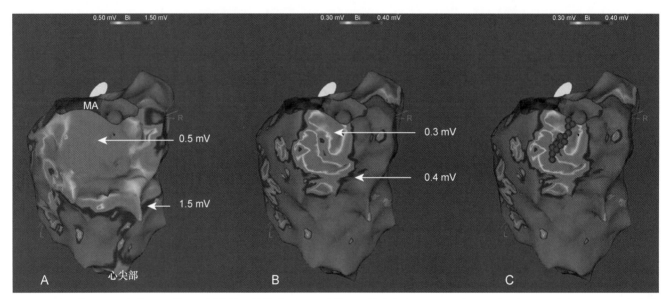

图 25.6 （见书后彩图）电压通道。 一例非缺血性扩张型心肌病伴 VT 的患者左心室的双极电压标测图（下侧视图）。**A**. 当瘢痕截断值设定在 < 0.5 mV（红色），临界区设定在 0.5 ~ 1.5 mV 时会得到一个大的基底下壁瘢痕。**B**. 通过修改颜色标尺可以识别瘢痕内的不同区域：极低电压区（0.3 mV）对应真性瘢痕（瘢痕临界区设定在 0.3 ~ 0.4 mV），和在它们之间电压略高的通道（绿色和黄色），其构成电压通道和潜在的环路峡部。**C**. 导管消融（红点）阻断电压通道。MA，二尖瓣环

远场信号通常出现在记录到较小近场晚电位的位置。

晚电位 VT 峡部的大多数位置都与多电位和碎裂电位的存在有关（即存在 ≥ 3 个尖峰，由等电位线间隔开或连续）或有晚电位（即具有单个或多个连续的延迟电位，这些电位与局部心室电位的高振幅成分距离至少为 20 ms，且可在体表心电图 QRS 波终末记录到）。碎裂电位反映缓慢而不均匀的各向异性传导，而晚电位可以反映被致密瘢痕隔离的存活心肌束的局部去极化，这种局部的激动在较高振幅的远场电位结束后被记录为晚电位，通常在体表 QRS 波或 T 波之后[38, 54-55]。在 DCM 中，晚电位与下侧壁瘢痕的关系比与前间隔瘢痕的关系更为密切。当在心内膜记录时，异常的局部心室活动通常提示存在透壁性瘢痕[49]。

然而，由于旁观的一端不通的传导通道或非特异性慢传导，局部异常电活动受限于特异性差，以及由于低振幅的局部信号或波的传导方向会掩盖孤立的电位导致其敏感性差。然而，晚电位可以帮助细化感兴趣的区域。与瘢痕区相比，表现出这种电位的区域相对较小。因此，这种方法有助于在特定的区域进行重点诊断和消融。此外，在 VT 诱导前和诱导过程中记

录这些电位可以在数秒内将它们与 VT 联系起来，前提是电位中分离的舒张期成分先于 VT 的第一次跳，然后出现在舒张中期。此外，可在这些位置进行系统起搏，观察起搏图形与诱发出的 VT 图形是否匹配，还可观察起搏信号与 QRS 波之间的延迟期。这些位置起搏传导通常缓慢地从瘢痕中传播出去，导致较长的 S-QRS 间期（＞40 ms），如果共享了目标 VT 的出口，则得到一个良好或极好的起搏图形。

晚电位通常是低振幅的，常常被环绕在瘢痕区域外的心肌激动产生的较大远场电位所掩盖。改变接近起搏点的除极方向（如窦性心律 vs. 右心室起搏）和室性期前刺激（引起传导减弱）有助于将局部电位（近场）与远场电位分离。此外，局部起搏有助于区分远场和近场信号。当记录的电位为近场时，起搏刺激夺获会导致夺获产生所有电位成分的组织，因此在起搏过程中没有清晰的电位成分可识别。相反，当记录的是远场电位时，起搏可能无法夺获（由于致密瘢痕），或者当夺获局部组织时，远场电位在起搏过程中仍然可以辨别（因为它们反映起搏部位附近心肌的激活）[54]。

记录到异常电位的位点可被标记并叠加在电压图上，以进一步明确它们与瘢痕分布的关系。晚电位传导通道被定义为连接两个以上相邻晚电位与健康组织的通道。此外，根据近场成分的局部激动时间，可将晚电位分为特定传导通路的入口或内部部分。传导通路的入口被标记为临界区（即电压区 0.5～1.5 mV）记录到晚电位的位点，且远场成分（低频，通常为高电压）与近场局部成分（延迟、高频，通常为碎裂和低电压）之间的延迟时间最短。延迟时间较长的位点可能位于致密瘢痕内传导通路的更远处[49, 56]。

激动标测

在基线节律下构建心内膜电压图后，程序性心室刺激可诱发 VT。VT 激动标测有几个先决条件，包括通过程序性刺激对 VT 的可诱导性、VT 的血流动力学稳定性和 VT 折返环的稳定性（即稳定的 VT 形态和 TCL）。如果心动过速不稳定（形态学或血流动力学），仍然可以在每个位点采集数据后通过诱发和停止 VT 来进行标测。耐受性差的快速 VT 有时可以通过抗心律失常药物来减慢，以便标测。此外，静脉应用血管升压药和体外血流动力学支持装置的使用可提供血流动力学支持，并允许标测其他不稳定 VT。使用 20 极导管（PentaRay；2-6-2 mm 电极间距，1 mm 电极），微型篮状导管（Orion），非接触标测也可以在非持续或不稳定 VT 时提供大量的激动标测数据。

激动标测的目的是识别具有跨舒张期连续活动的电位或孤立的舒张中期电位，其可能代表折返环的舒张期通道（关键峡部）。与局灶性心动过速不同，在心动过速复合波前 10～40 ms 的收缩期前电位不足以确定心动过速大折返环的起源点。最早且最接近舒张中期的收缩期前电位是 VT 环路中最常见的峡部位置的标志。然而，连续的舒张活动和（或）相邻部位的舒张期桥接，或标测到离散的舒张通道，最符合折返环。

首先应在体表心电图上通过 VT 形态找到心动过速的一般起源区域，以通过基质标测和术前基质成像的结果来定位。特别是，VT 时激动标测应首先指向在正常窦性心律时识别到晚电位的通道和位点。DCM 的大多数折返环聚集在基底前间隔和左心室下侧壁。

一旦确定，应验证舒张中期活动位点与 VT 的关系。必须始终确认舒张期电活动（早期、中期或晚期）不能与 VT 分离，并且是 VT 维持所必需的。因此，在 TCL 或程序性刺激产生的自发变化过程中，无论其在舒张期的位置如何，电位都应与随后的 QRS 波而不是前一个 QRS 波呈现固定的关系。能够与 VT 分离的舒张期电活动表明，这些部位与 VT 环路无关（即一端不通的通道）或为附属于 VT 峡部的旁观者位点。拖带标测（见下文）有助于建立这些位点与心动过速环路的关系。

如果在进行非常详细的标测之后，记录的最早位置在收缩期前 ＜50 ms，这表明标测不充分（最常见的）或 VT 起源于中层心肌深部的位置或心外膜下。

拖带标测

折返性 VT 时行拖带标测可用于验证记录到舒张期电位的部位（无论在舒张期何时出现电位、何处出现电位，以及在 VT 起始时形态如何）是否在功能上参与了 VT 环路。

拖带标测针对由其他标测方式如激动标测和起搏标测确定的位置，这些位置可能与折返环有关，包括传导缓慢的区域（表现为碎裂电位）、舒张中期电位的位置或显示起搏刺激和夺获的 QRS 波有长时间延迟的区域。在 VT 时，在激动标测显示连续活动或孤立的舒张中期电位的位置上以短于 TCL 10～30 ms 的 PCL 进行起搏。

一旦证实存在拖带，可以使用多个标准来提示起搏点与折返环之间的关系。第一个拖带的标准是要寻找隐匿性融合。拖带隐匿性融合表明起搏点位于或附属于折返环受保护的峡部。这种受保护的峡部是否对折返环至关重要还是仅仅是一个旁观者位点，还需要通过其他的拖带标准来验证，包括起搏后间期（PPI）

与 TCL 比较以及 VT 时局部电位 -QRS 波间期与刺激 -QRS 波（S-QRS）间期比较（图 22.20）[57]。

对于稳定的持续性单形性 VT，可使用以下 3 个标准来定义关键峡部，并预测射频终止 VT 的成功率：①拖带隐匿性融合；② PPI = TCL（±30 ms）；③ S-QRS 波间期等于局部电位 -QRS 波间期（±20 ms）。其他消融部位成功的预测因子包括 S-QRS 间期与 VT CL ＜ 70%、S-QRS 间期较长，以及阈下或非传播刺激改变 TCL 或终止 VT[58]。

如上所述，血流动力学不稳定是 VT 传统激动标测和拖带标测方法的主要限制，诱发短阵 VT（由标测导管在经基质标测和起搏标测找到的最佳位点处）可以评估异常电位和 VT 环路的关系。也可在这些位置进行拖带标测，以帮助区分 VT 环路关键位点和旁观者位点。然后在严重血流动力学损害发生之前迅速终止 VT。可以通过使用血管加压素和（或）左心室辅助装置进行血流动力学支持使这种方法更易于实施。然而，这种方法需要能够诱发可重复的 VT。

起搏标测

起搏标测已被证明是一种有效的确认方法，可以对 VT 环路进行区域化并且可沿低电压临界区确定潜在的出口位置。可在 VT 终止后对潜在的峡部位置（由 VT 时的激动标测和拖带标测以及正常窦性心律时基质标测所确定）尝试正常窦性心律下起搏标测。起搏标测优选标测导管远端电极（阴极）和下腔静脉电极（阳极）的单极刺激（10 mA，2 ms），PCL 约为 600 ms。

起搏的 12 导联心电图形态与 VT 比较，起搏时形态与心动过速的一致性程度越高，导管越靠近 VT 峡部出口区（图 5.23）。此外，起搏标测可以识别 S-QRS 间期＞ 40 ms 且与峡部出口区域相匹配的慢传导区域。距离峡部较近位置的起搏标测也可以产生相似的 QRS 波，但是 S-QRS 间期较长（由于起搏波到出口位置的传导延迟）。S-QRS 间期随着起搏点向峡部近端移动而逐渐延长，与起搏点离出口越来越远相一致（图 5.23）。可以通过描记一系列起搏时 QRS 波形态相同但 S-QRS 间期延迟时间不同的点，绘制出 VT 关键峡部的形态（图 5.16 和图 5.23）。

重要的是，起搏标测在识别 VT 环路的关键峡部方面有明显的局限性。起搏图不能可靠地表明起搏点远离折返环，因为 VT 波是迫于固定的功能性传导屏障而循心动过速环路的舒张期通道以顺钟向传导，而起搏波可以沿不同方向而不受制于功能性屏障，屏障在心动过速时存在而正常窦性心律时不存在。事实

上，从标测确定的峡部起搏出相同的形态结果是相当罕见的。另一方面，正常窦性心律时从非折返环部分的附属点起搏有时能产生与 VT 时 QRS 波相同的形态，因为刺激波可以生理性的沿固定的传导屏障以遵循与 VT 激动相同的路线，只要是在受保护的峡部入口和出口之间进行起搏[59]。

因此，在瘢痕相关的大折返 VT 中，起搏标测仅作为定位 VT 环路位置的一种确认方法。它可以用来识别 VT 环路的假定的出口或峡部区域，但没有足够的特异性或敏感性来作为消融的唯一指导。当其他标测技术不可行时，起搏标测也可以与基质标测结合从而提供消融靶点的信息[59]。

心外膜标测

由于 DCM 瘢痕好发于心外膜，心内膜标测策略往往受限。因此，在标测过程早期应考虑心外膜入路，特别是在心内膜基质有限、心内膜消融失败或 VT 终止较晚的患者。此外，心内膜单极电压标测可用于评估心外膜瘢痕。心内膜单极（而不是双极）电压标测可以预测心外膜受累及心外膜受累程度，从而预测是否需心外膜入路[60]。

一些研究表明，心内膜-心外膜标测和消融结合可作为 DCM 患者的一线治疗策略，尤其是对于既往心内膜消融失败的患者，可以改善手术结果和中期结局。此外，如果心电图提示心外膜 VT 或 CMR 显示有大面积的心外膜瘢痕，则最初消融手术应考虑心内膜和心外膜同时标测的方法，即第一步行经皮心外膜入路（应用肝素前）。

心外膜标测与心内膜消融的方法基本相同，包括激动标测、拖带标测、基质标测和起搏标测，将在第 27 章详细讨论。

消融

消融靶点

消融瘢痕相关 VT 有两种策略：①选择性地以支持 VT 发展和维持的关键峡部为靶点（通过激动、拖带和起搏标测技术识别）；②广泛基质改良以减少瘢痕的致心律失常性，而无任何特定的心律失常靶点（图 22.31）[36, 45, 61-63]。

选择性消融折返环的关键峡部

识别和消融 VT 环路的关键峡部是大折返 VT 的金标准。这种方法提供了集中的、高产出的消融，并

避免了在旁观者位置的不必要消融。然而，当 VT 不能重复诱导或耐受不良时，这种策略不可行。即使是在稳定的持续性单形性 VT 情况下，这种方法也是耗时的，并由于长时间持续心动过速使患者出现血流动力学紊乱，尤其是有多个 VT 靶点时[63]。

对于每一个诱导的稳定的持续性单形性 VT，折返环峡部都是消融的靶点，通过激动标测和拖带标测可明确位点：①不与心动过速分离的连续活动或孤立的舒张中期电位；②拖带隐匿性融合；③ PPI ＝ TCL（±30 ms）；④ S-QRS 波间期等于电位 -QRS 波间期（±20 ms）；⑤ S-QRS 波间期与 TCL 的比值在 30% ～ 70% 之间。通过阈下刺激或非传播刺激改变 TCL 或终止 VT，以及在导管操作或起搏的部位重复发生 VT 终止，也提示为峡部。这些发现与中心／近端峡部位点一致[36]。

当折返环的关键峡部被识别时，可在峡部进行线性消融。在该靶点消融过程中 VT 终止可提供确定性证据，证明该靶点是心律失常的关键部位。峡部可能相对较宽，需要横向行线性消融，峡部通常连接两个区域的瘢痕，或连接瘢痕与解剖屏障（如二尖瓣环）。

基质引导的消融

基于基质的消融方法旨在正常窦性心律时消融 VT 环路的替代标志，而无需详细标测 VT 环路的关键峡部。虽然基质消融最初被提出用于治疗不稳定或不可诱导的 VT，但在临床实践中，它已越来越多地被作为所有类型的瘢痕相关 VT 的主要消融策略。VT 诱发和激动标测的附加价值最近受到质疑[36, 62]。然而，由于折返环的定位不太精确，这些策略涉及更广泛的非选择性消融，常常涉及瘢痕的非致心律失常区域。此外，单纯基于基质的标测和消融策略可能无法解决在结构性心脏病患者中局灶性机制的 VT[27, 63]。

基质消融策略是在心肌梗死后 VT 技术的基础上建立的，范围从彻底消融含有异常电位的整个异常基质（瘢痕均质化）到选择性更高的消融方法，如"瘢痕去通道化"和"核心隔离"。不同消融策略的疗效和安全性及其对消融结果的影响尚未得到系统研究。解剖学上的差异常常影响不同方法的效果，故许多患者应联合采用这些技术。

瘢痕均质化 这种方法包括在整个瘢痕区（由基质标测确定）中广泛应用射频消融，以完全消除瘢痕区域内的所有异常电位（碎裂电位和晚电位），而无需验证它们与目标 VT 的关系（图 22.32）。消融持续进行，直到异常和晚电位被消除，即电位振幅降低到噪音水平以及对高输出起搏（20 mA，10 ms）无电兴奋性[45, 49, 61]。

重要的是，这种方法通常需要进行广泛消融，且完全消除异常心室活动通常需要心外膜消融，特别是考虑到电位异常的位置好发于心外膜且无心室壁变薄（与心肌梗死后患者的基质不同），使得通过心内膜消融心外膜靶点无效[60, 64]。

瘢痕去通道化 瘢痕去通道化包括射频消融基质标测所识别的瘢痕内的所有传导通道（见上文）。如果可行，消融首选在传导通道入口处进行，以消除传导通道下游的传导及其分支，同时避免在瘢痕区域内进行广泛消融（图 22.33）。这些靶点是由基质标测在临界区内（即电压 0.5 ～ 1.5 mV 的区域）识别的位点，记录到远场和近场信号之间延迟最小的晚电位。这与致密瘢痕内传导通道的内部位点形成对比，其特征是远场电信号与局部电位之间延迟较长。这种消融策略的终点是阻滞传导通道的入口，表现为传导通道内部位点的消失或激动延迟，通常表现为激动次序反转[45, 49, 56, 65]。

核心隔离 这种方法是将瘢痕的"核心"区域通过连续消融的方法完全环形隔离。这些"核心"区域被假设包含 VT 折返环的组成部分（VT 折返环组成部分采用传统的标测方法界定，包括电压通道、晚电位所在位置、好的起搏位点、长 S-QRS 间期，以及通过拖带法确定的峡部；图 22.34）。核心隔离的目的是电隔离瘢痕的低电压区以实现瘢痕核心的传出阻滞（即在之前能够夺获心室的核心内多个离散位点进行高输出起搏不能夺获心室）。此外，实现入口阻滞可以通过核心内出现分离的碎裂电活动来证实。核心隔离可避免瘢痕均质化所需的瘢痕内广泛消融。

线性消融 这种方法需要应用线性射频会用到以下指导原则之一：①消融线垂直于峡部（存活心肌通道）扩展，峡部位于瘢痕内或梗死区内无兴奋区（为相对较大的低电压临界区以及正常窦性心律时有异常电位）之间；②消融线平行于瘢痕临界区（电压 0.5 ～ 1.0 mV），包括起搏标测确定的所有接近出口的位点；③消融线垂直于瘢痕区扩展，从致密瘢痕区（即电压 < 0.5 mV）穿过临界区并连接到正常心肌（即电压 > 1.5 mV）或解剖屏障（如二尖瓣环；图 22.31）[45, 49]。

消融技术

消融可用 8 mm 头端（最大温度为 65℃且最大功率为 75 W），或灌注头端导管（最大温度为 40℃～45℃和最大功率为 40 ～ 50 W）。灌注射频消融通常是瘢痕相关 VT 射频消融的首选，因为它可增加功率输出，能够损伤心肌瘢痕的更深层，从而改善结果。然而，外部灌注需要大量静脉注射生理盐水，这可能会加重心力衰竭。因此密切监测血容量状态很重要，并且可能需要静脉使用利尿剂。如果静脉输液管理困难，如肾衰竭或严重心力衰竭患者，可考虑使用内灌注导管或大头端的非灌注导管。

在稳定 VT 期间进行选择性消融时，应用射频持续 60 ～ 120 s 通常可终止心动过速。在窄的关键峡部应用射频能量可以在 1 ～ 15 s 内终止 VT。较宽的峡部需要多个连续消融点来横断峡部。射频消融如不能在疑似参与环路的位置终止心动过速，表明消融的位置是旁观者位点，应及时重新标测。射频治疗成功终止 VT 后可持续诱发 VT，可能是由于峡部较宽、组织接触不良、位于壁内或心外膜、存在明显纤维化、血栓或钙化导致的消融损伤范围较小。在某些情况下，消融过程中 VT 的突然终止会导致消融电极从靶点移位。在这种情况下，采用相同频率的右心室起搏来拖带 VT，可以在不移动导管的情况下继续输出能量，因为即使在 VT 终止后心室率仍然保持不变。

有下侧壁瘢痕分布模式的患者常常需要心外膜消融。然而与冠状动脉或左侧膈神经过近会阻碍射频消融。壁内环路可能需要对心室游离壁的心内膜和心外膜进行顺序消融。另一方面，在前间隔瘢痕患者中，心律失常基质往往为壁内，很难消融。在室间隔左右心内膜突破部位进行高能射频消融是必要的，但是会增加房室传导阻滞的风险。部分病例可以考虑在心大静脉间隔支静脉内射频。中间隔靶点射频消融术中常导致急性心动过速终止，但在术中后期仍有可持续诱发心动过速，且在随访期间临床心动过速的复发率高。经冠状动脉酒精消融可用于基底间隔或壁内基质靶点。对于难治性壁内环路，包括双极射频、高强度聚焦超声或可回缩针消融等可作为替代的消融方法[68]。

消融终点

DCM 患者 VT 消融的终点尚无明确定义，目前很大程度是基于心肌梗死后 VT 消融的研究数据[29]。

所有的单形性室性心动过速无法被诱发

使用完整的程序性电刺激不可诱发任何 VT［排除非常快的（TCL < 240 ms）非临床 VT、多形性 VT 和 VF］是消融过程的首要终点。在小规模的观察性研究中，完全不可诱发 VT 与 VT 复发的风险降低和 DCM 患者的全因死亡率改善有关[45, 69]。

然而，消除所有可诱导的单形性 VT 很有挑战性，并且在相当比例的患者中可能无法实现。此外，要达到这一终点通常需要大范围标测和消融，以及重复的激进的心室刺激，这可能损害血流动力学。此外，不可诱发性对 VT 复发的预测价值仍然有限，即使是消融后无诱发性 VT 的患者，VT 的复发率仍然相对较高。因此，尝试改良心律失常基质以达到完全不可诱发 VT 是合理的，但这种方法的益处应该与大范围长时间消融的风险进行权衡[45, 69]。

所有有临床意义的室性心动过速无法被诱发

通过完整的程序性刺激消除所有临床 VT（即所有已知的与自发性 VT 12 导联心电图 QRS 波形态相同且 CL 近似的诱导性 VT），是可接受的手术终点，即使仍可诱发其他"非临床"持续性单形性 VT。消除临床 VT 通常与有利的结果有关，并可减少心律失常负荷和大多数患者的 ICD 放电（特别是在 ICD 频繁放电和无休止 VT 的患者），从而避免无法耐受的过度标测和消融和长时间的手术[69]。

致心律失常基质的改良

完全消除所有碎裂电位和晚电位、瘢痕均质化、瘢痕去通道化或核心隔离（如前所述）也可作为替代的手术终点，特别是在基线时不能重复诱发 VT 的患者中。此外，一些研究表明，对于可诱导的 VT 患者来说，采用将基质消融终点与非诱发终点相结合的消融策略可改善患者预后（降低 VT 复发的心脏死亡率），其机制可能是将两种消融终点结合可消除致心律失常基质，减少新发 VT 或既往 VT（但在消融中未能诱发）再发的风险。

结果

DCM 中 VT 导管消融治疗的急性成功率（即达到 VT 不可诱发的终点）仍然不高（50% ～ 75%），并且低于心肌梗死后 VT。这可能与两种疾病病理的瘢痕分布不同有关。与心肌梗死后患者不同，大部分 DCM 患者需要心内膜-心外膜联合消融。

DCM 患者消融后 VT 复发率（23% ～ 77%）高于心肌梗死后 VT 患者。但大多数患者的 VT 负荷和 ICD 放电频率均有所降低[27, 45, 72]。DCM 患者较高的 VT 复发率至少部分与疾病进展有关。大多数复发的 VT 是由于形成了新的环路，表明基质的变化。手术不完全成功、低 LVEF、VT 电风暴、较高的临床 VT 发生次数和抗心律失常药物无效预示着 VT 复发风险的增加[29]。

心脏结节病

病理生理

结节病是一种多系统浸润性肉芽肿性疾病，病因不明。结节病的病理学特征是由上皮样和多核巨细胞组成的非干酪样肉芽肿的形成。结节病被认为是一种对不明抗原反应的 T 细胞介导的免疫过程。抗原有可能是感染性物质、有机和无机物。无论何种触发因素，该病均包括 3 个连续的组织病理学阶段：①炎症和水肿伴白细胞浸润；②非干酪样（非坏死性）上皮样细胞肉芽肿形成；③纤维化导致炎症后瘢痕形成[73]。

结节病的临床过程和预后在很大程度上取决于肉芽肿浸润的位置。结节病累及的主要器官系统是肺和胸部淋巴结，尽管几乎没有任何器官系统能够幸免，包括中枢神经系统和皮肤。超过 90% 的患者发生胸腔内受累。

在心脏外结节病患者中，临床心脏受累约占 5%，而亚临床心脏受累在尸检中占 25% 以上，在心脏影像学检查中心脏受累达到 55%。在尸检中只有 40% ～ 50% 心脏结节病患者有心肌受累的临床证据。重要的是，心脏外受累程度可能很小，甚至无临床表现，因此广泛的心肌结节可能是唯一的疾病表现。

心脏结节病可累及室间隔、右心室和左心室游离壁及心房。基底间隔受累于瘢痕组织、肉芽肿或房室结动脉受累可导致不同程度的房室传导阻滞和室内传导异常。最近的一项研究首要提出室间隔炎症性水肿（而不是纤维化）是房室传导阻滞的病理生理学机制。间隔局灶性炎症（可采用 CMR 和 PET 诊断）与完全性房室传导阻滞显著相关，而和间隔纤维化和瘢痕不相关[74]。

心房受累很常见，但与心室受累相比，心房受累的范围较小。心房疾病可诱发房性心律失常（心房颤动和房性心动过速最常见）和窦房结功能障碍（SND）[75]。

心室心肌受累可导致左心室和右心室功能不全和 DCM。常可观察到两种类型的局部室壁运动异常，包括基底游离壁和心尖前间隔。也可出现二尖瓣异常、乳头肌功能异常、左心室室壁瘤形成和心包积液。心脏结节病的炎症过程通常始于心肌，造成病变（肉芽肿），然后扩展到心外膜和（或）心内膜[75-76]。

早期炎症和晚期纤维化参与室性心律失常的发生，是心脏结节病的特征之一。持续性单形性 VT 主要是由于瘢痕相关的大折返。累及右心室尤其会引起心律失常，因为 VT 基质优先累及心内膜融合区，主要引起右心室心外膜瘢痕。虽然一些研究表明，其好发于三尖瓣周围区域或右心室心尖部，但最近的报告显示，没有任何特定的右心室区域倾向。与右心室融合性瘢痕不同，临床 VT 患者的左心室瘢痕往往是斑片状的，心外膜倾向较小，好发于基底间隔、前壁和瓣膜周围区域。心脏结节病中心室浸润的弥漫性和异质性为维持大量 VT 折返环提供了基质，也是心脏结节病中常见的多种单形性 VT 和多形性 VT 的原因。在一小部分患者中，持续性单形性 VT 继发于与心室浦肯野系统病变密切相关的折返性或非折返性机制，包括束支折返[75-77]。

心肌炎症在心脏结节病的心律失常发生中也发挥重要作用。在这些患者中，触发活动和异常的自律性可能是频发 PVC 的机制。此外，活动性炎症可通过增加触发频率（即 PVC）或减慢肉芽肿瘢痕内病变组织传导来促进大折返 VT[75, 79]。

流行病学和自然病程

估计结节病的年发病率为 5/100 000 ～ 64/100 000。发病率因种族和地区而有很大差异，北欧和非洲裔美国人发病率最高，特别是女性。结节病可发生在所有年龄段，年轻人发病率最高（25 ～ 45 岁）[75, 80]。

心脏结节病患者的预后显著差于无心脏受累的患者。事实上，进行性心力衰竭和恶性室性心律失常占结节病死亡的 77%。然而，心脏结节病的预后是高度可变的，5 年生存率为 60% ～ 90%。在植入 ICD 之前，由心脏结节病引起的死亡中，SCD 占 25% ～ 65%。左心室功能不全和心力衰竭症状的恶化是死亡率的独立预测因子[75]。临床无症状心脏结节病的预后尚未明确。尽管优化治疗方案，但仍有一些患者进展为终末期心力衰竭或顽固性室性心律失常。可能需要心室辅助装置或心脏移植。

临床表现

心脏结节病的临床表现是高度可变的，取决于疾病的位置、程度和活动性。心脏结节病患者可出现①房室传导和室内传导异常；②室性心律失常；③室上性心动过速；④充血性心力衰竭；⑤猝死[73]。

双室性心力衰竭是心脏结节病最常见的临床表现。乳头肌受累可导致严重的二尖瓣反流。30% 的患者可观察到完全性房室传导阻滞，而多达 61% 的患者可出现各种类型的室内传导障碍（IVCD）。大约 50% 的心脏结节病患者需要治疗室性心律失常。这些患者通常伴有多种单形性 VT，具有 RBBB 或 LBBB

形态[75]。多达 1/3 的临床心脏结节病患者可出现房性心律失常，其中心房颤动和房性心动过速最为常见。可以观察到折返性和非折返性房性心动过速。

在一些患者中，心脏症状可能是所有器官结节病的首发表现。研究发现，19% 表现为病因不明的房室传导阻滞的青壮年（小于 55 岁），以及 28% 表现为无法解释的单形性 VT（无特发性 VT、缺血性 VT 或已知的结节病）的患者患有心脏结节病。在后一组患者中，大多数可观察到房室传导阻滞[81]。此外，有报道指出，5% ～ 17% 被转诊至相关中心诊疗室性心律失常且病因不明的非缺血性心肌病患者合并心脏结节病。

初始评估

无论有无心脏症状，活检证实存在心脏外结节病的患者应考虑心脏结节病的诊断。初步评估包括心电图和超声心动图。存在心脏症状以及心电图或超声心动图异常发现提示应立即进行其他的心脏检查（CMR 和 PET）[75]。

如果患者年龄相对较小（< 60 岁），患有病因不明的莫氏 Ⅱ 型或三度房室传导阻滞；病因不明的单形性 VT；病因不明的非缺血性心肌病合并室性心律失常（框 25.2），且患者既往未被诊断为心脏外结节病时，应考虑对其进行心脏结节病筛查。最初的检查通常包括

框 25.2　美国心律学会有关心脏结节病诊断标准的专家共识推荐

有两种途径诊断 CS：

1. 心肌组织学诊断

　　心肌组织的组织学检查中发现非干酪样肉芽肿，且无其他可能的原因（包括组织染色阴性）时可以诊断 CS

2. 通过有创性或无创性检查的临床诊断

　　存在以下表现可能提示 CS：

　　a. 有心脏外结节病的组织学诊断

　　　并且

　　b. 存在以下一个或多个表现：

　　　①对激素 ± 免疫抑制有反应的心肌或心脏传导阻滞

　　　②无法解释的 LVEF < 40%

　　　③无法解释的持续性（自发性或诱导性）室性心动过速

　　　④莫氏 Ⅱ 度 2 型或三度房室传导阻滞

　　　⑤心脏 FDG-PET 可见斑点状摄取（与 CS 模式一致）

　　　⑥CMR 出现 LGE（与 CS 模式一致）

　　　⑦镓摄取阳性（与 CS 模式一致）

　　　并且

　　c. 心脏表现的其他原因已被合理排除

CMR，心脏磁共振；CS，心脏结节病；FDG-PET，氟代脱氧葡萄糖−正电子发射断层成像；LGE，晚期钆增强；LVEF，左心室射血分数
From Birnie DH, Nery PB, Ha AC, Beanlands RSB. Cardiac sarcoidosis. J Am Coll Cardiol. 2016; 68: 411-421.

胸部 CT 扫描肺结节和心脏成像（CMR 或 PET）。上述检查结果异常应立即进行组织学检查明确诊断[73]。

心电图

窦性心律时体表心电图常表现为束支传导阻滞（特别是 RBBB）、QRS 波碎裂、房性或室性异位心律或一定程度的房室传导阻滞。局部心肌浸润可观察到无法解释的病理性 Q 波（伪梗死模式）[75]。

单形性 VT 时 QRS 波的形态因心动过速的起源而异。心脏结节病中绝大多数 VT 起源于右心室，因此在体表心电图上表现为 LBBB 形态。当 VT 是结节病的首发表现时，心电图中 VT 的形态类似于 ARVC 患者的 VT。报告指出，即使符合 ARVC 的诊断标准，LVEF 的降低也应该怀疑心脏结节病。与 ARVC 患者相比，心脏结节病患者的平均 LVEF 明显较低，QRS 波明显较宽，可诱导的单形性 VT 形态差异较大，且多起源于右心室心尖部[83-84]。

此外，心脏结节病中的 VT 可发生于无结构性心脏病的患者中，在这种情况下可能会被误诊为特发性 VT。与特发性 VT 不同，心脏结节病常见（约 50% 的病例）TCL 和多形性的显著变化（即在同一阵 VT 中有一种以上 QRS 波形态，但是 QRS 波并不持续变化）。虽然多形性 VT 不是心脏结节病的特异性表现，在其他结构性心脏病中也可以观察到（如心肌梗死、HCM、DCM、ARVC），但在特发性 VT 中很少见到。因此超声心动图显示心脏结构正常且无冠心病的患者存在这种特征应该高度怀疑心脏结节病[85]。

超声心动图

14% ～ 56% 的心脏结节病患者通过超声心动图可检测到异常，如左心室或右心室收缩功能异常、室壁运动异常（通常在非冠状动脉支配区域）、室壁瘤或室间隔基底变薄。疾病早期可能无法通过超声心动图检测出[75]。

心脏磁共振

CMR 对心脏结节病的诊断有重要价值。CMR 对结节病患者心肌瘢痕的检测具有较高的敏感性（100%）和特异性（78%），阳性预测值为 55%，阴性预测值为 100%，总准确率为 83%[73]。

CMR 的发现并不是心脏结节病的特异性表现，并且会随着疾病过程的不同阶段而变化。CMR T2 加权像中结节性肉芽肿早期钆增强提示存在急性炎症性水肿，而晚期钆增强可评估心肌纤维化或瘢痕的存在、程度和分布（图 25.7）。CMR 晚期钆增强成像有时可以检测到颗粒细胞，颗粒细胞类似于沙粒或盐粒，有

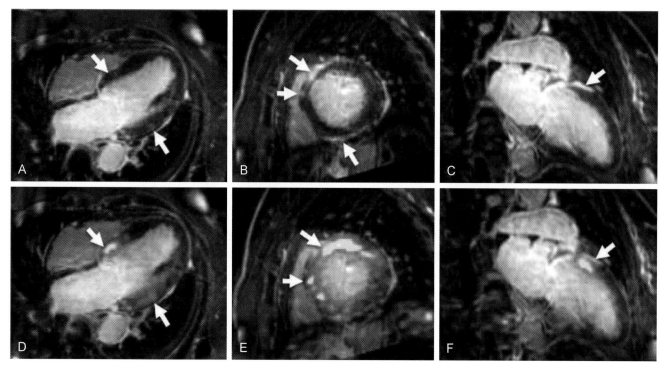

图 25.7 （见书后彩图）心脏结节病的心脏磁共振（CMR）和正电子发射断层成像（PET）。上排，CMR 四腔心切面（A），短轴位（B），二腔心切面（C）的三维（3D）晚期钆增强（LGE）瘢痕图像。箭头指示 LGE 的异常区域，与成熟瘢痕一致。下排（D ~ F），显示 3D LGE 图像与 FDG-PET 信号融合，提示瘢痕区域周围有活动性炎症。（From Birnie DH，Nery PB，Ha AC，Beanlands RS. Cardiac sarcoidosis. J Am Coll Cardiol. 2016；68：411-421.）

助于区分疾病过程。心肌纤维化的斑片状区域是 CMR 最常见的表现，但有时可观察到瘢痕融合区（类似心肌梗死）[75]。

正电子发射断层成像

摄取氟 -18 氟代 -2- 脱氧葡萄糖（18-FDG）PET 检测心脏结节病炎症活动的敏感性略高于 CMR，但特异性略低。此外，PET 对于植入起搏器或 ICD 而无法接受 CMR 的患者尤其有用。PET 和 CMR 可显示心脏结节病的不同方面，并可发挥互补作用（图 25.7）。典型的心脏结节病表现为局灶性（斑片状）摄取，可为孤立性或在轻度弥漫性摄取的背景下伴有或不伴有静息灌注缺损和室壁运动异常。重要的是，PET 的发现不是心脏结节病的特有病理表现，应该结合临床情况进行恰当解释[75]。

组织学检查

心脏结节病只能通过心脏组织的组织学检查来确诊。然而，如果结节病已经在其他器官的组织学检查中被证实，并且心脏表现的其他原因已经被合理排除，则通常无需行心内膜心肌活检且心肌受累可以通过无创性心脏成像来诊断。然而，对于有心脏结节病特征，但没有肺 / 全身结节病诊断的患者，需要进行组织学检查，以显示非干酪样肉芽肿（无其他可识别

原因的情况下，如结核）[75]。

活检应首先在最易获取的受累病变（如皮肤病变或可触及的淋巴结）中进行，如果发现胸片和 CT 异常，则进行肺或胸内淋巴结活检。对于孤立性心肌结节病或心外活检阴性的病例，可考虑行心内膜心肌活检以确诊。然而，由于心脏结节病为局灶性和斑片状，心内膜心肌活检的敏感性非常低（小于 25%）。为提高检出率，活检可将电解剖电压标测中的低电压区或 PET 或 CMR 中识别的受累心肌节段作为靶点[73, 75]。

电生理检查

当计划行导管消融时，有记录到或可疑的心律失常患者可考虑行电生理检查。电生理检查也可考虑用于晕厥患者和一度房室传导阻滞或束支传导阻滞患者，以确定传导系统疾病的程度并指导起搏治疗。电生理检查对 SCD 的风险分层也有一定价值[75]。

风险分层

左心室射血分数

LVEF 降低是死亡率升高、因一级或二级预防植入 ICD 患者接受 ICD 恰当放电次数增加的独立预测因子。即使是轻度左心室收缩功能不全（LVEF 为 35% ~ 49%）也预示着心律失常的高风险。一项研究

表明，许多因一级或二级预防而植入 ICD 且 LVEF ＞ 35% 的患者在植入后接受了 ICD 恰当放电治疗。相反，该研究中左右心功能均正常且因一级预防而植入 ICD 的患者均未在植入后接受 ICD 恰当放电治疗[75]。

电生理检查

有创性电生理检查通过应用程序性心室刺激来评估持续性室性心律失常的可诱发性，从而为无症状的心脏结节病患者提供预后信息。在小型研究中，VT 的可诱发性与临床心律失常事件（ICD 放电或死亡）的风险增加有关，同时与 LVEF 的逐渐恶化有关，尤其是在基线时 LVEF 降低的患者中。电生理检查阴性可预测诊断后最初数年的良性病程。在获得更多的数据之前，尽管进行最佳的药物治疗和一段时间的免疫抑制（如果存在活动性炎症），仍可考虑应用电生理检查对 LVEF ＞ 35% 的患者进行风险分层[75]。

心脏磁共振

晚期钆增强 CMR 可反映心肌纤维化，这代表了室性心律失常的潜在基质。在 20% ～ 30% 的心脏外结节病患者中 CMR 可以检测到明显的纤维化。多项研究表明，心肌瘢痕的存在与心律失常事件直接相关，其对心脏结节病患者具有较高的阴性预测值。然而，这些发现在所有研究中并不一致。尽管目前的数据存在局限性，但 SCD 风险分层仍可以考虑 CMR，特别是对于长期 LVEF ＞ 35% 的患者[75]。

正电子发射断层成像

小型研究表明，PET 显示的心肌活动性炎症的存在和程度与 SCD 和持续性 VT 风险增加有关，可能与疾病活动和进展风险增加有关。然而，PET 在 SCD 风险分层中的应用尚不确定。

晕厥

晕厥可作为心脏结节病患者室性心律失常或缓慢性心律失常的临床标志，并可预测植入 ICD 的患者发生心律失常事件（ICD 放电）风险升高[86]。

完全性心脏传导阻滞

严重房室传导阻滞是恰当的 ICD 治疗的重要预测因子。严重传导系统疾病可能是更广泛心肌受累的替代标志，提示室性心律失常的风险较高[86]。

治疗

免疫抑制

虽然资料有限，但免疫抑制治疗通常被用于活动性心脏结节病患者。在发展为晚期临床表现之前，早期开始治疗以控制炎症有助于预防广泛纤维化，延缓疾病进展，并提高生存率。然而，免疫抑制治疗对病程和结果的真正益处仍有待评估。此外，治疗的时机、剂量和持续时间仍不确定[80]。

糖皮质激素是主要的免疫抑制治疗，可在数月内逐渐减量，直到确定最低有效维持剂量。其他免疫抑制剂（如英利昔单抗、甲氨蝶呤、硫唑嘌呤）常被用于减少类固醇治疗的剂量或疗程[73]。

传导异常的治疗

除了常规的房室传导阻滞的治疗建议（见第 9 章），起搏器植入在有起搏指征的心脏结节病患者中是有用的，即使房室传导阻滞暂时逆转。在这些患者中，由于房室传导阻滞可能意味着广泛的心脏疾病，且预示着未来发生室性心律失常的风险较高，因此需要考虑植入 ICD（用于 SCD 的一级预防）而不是起搏器，无论 LVEF 如何或既往是否发生过室性心律失常。

免疫抑制可改善近半数伴有严重房室传导阻滞的心脏结节病患者的房室传导。局灶性炎症（由 CMR 和 PET 检测）伴室间隔厚度正常（提示无明显瘢痕）可预测皮质类固醇治疗后房室传导的恢复。然而，即使在对药物治疗产生积极反应的情况下，仍建议 ICD 或起搏器植入，因为其可逆性不可预测。由于免疫抑制可能会增加装置感染的风险，影响伤口愈合，因此明智的做法是将免疫抑制推迟到装置植入和伤口完全愈合之后[75]。

房性心律失常的治疗

对于有症状的心房颤动患者，可以考虑使用 β受体阻滞剂、钙通道阻滞剂、索他洛尔、多非利特和胺碘酮。此外，试验性免疫抑制治疗对某些患者有效。鉴于常存在心肌瘢痕，不推荐使用 I 类抗心律失常药物。对于心房颤动患者，如果根据 CHA$_2$DS$_2$-VASc 评分发现患者风险足够高，应当行抗凝治疗。导管消融的作用尚未明确。另一方面，导管消融也可考虑用于局灶性或折返性房性心动过速患者。这些心律失常通常与电解剖标测中发现的心房瘢痕有关[75]。

室性心律失常的治疗

药物治疗 活动性炎症可诱发频发 PVC，促进 VT 并加重电风暴。因此，单纯试验性使用糖皮质激素行免疫抑制治疗或联合抗心律失常药物治疗常被用来抑制有症状的室性心律失常或电风暴。在心脏结节病的早期（炎症）阶段或在心脏成像检查中观察到活动性炎症时，免疫抑制可能有益于治疗室性心律失常。当需要抗心律失常药物治疗时，胺碘酮和索他洛尔的应用最为广泛。35% ~ 50% 的患者使用类固醇和抗心律失常药物联合治疗无效[77, 86]。

导管消融　持续性 VT、电风暴或频繁 ICD 放电，以及免疫抑制和抗心律失常药物治疗无效的患者可以考虑导管消融。消融可以有效地消除或显著减少 VT 负担，成功率为 25% ~ 70%，这取决于折返环的位置。导管消融对严重左心室功能不全患者的疗效较差。重要的是，由于未来可能发生危及生命的心律失常，导管消融不能替代 ICD，即使可获得良好的短期效果[76-77, 87]。

心脏结节病患者持续性单形性 VT 主要继发于瘢痕相关的大折返，累及右心室心内膜和心外膜瘢痕融合区域（对特定右心室区域无倾向性）和片状左心室心内膜瘢痕（倾向间隔、前壁和瓣膜周围区域；图 25.8）。这些患者的 VT 标测和消融技术与非缺血性

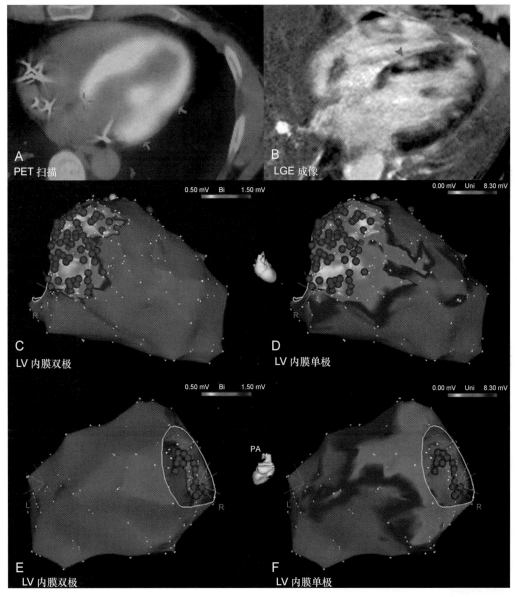

图 25.8　（见书后彩图）心脏结节病中瘢痕相关室性心动过速的导管消融。**A**. 正电子发射断层成像（PET）显示整个下壁间隔（红色短箭头）以及前侧壁（红色箭头）的活动性炎症。**B**. 同一位患者的对比增强磁共振成像显示弥漫性心肌瘢痕，基底下壁间隔（绿色短箭头）、心尖部间隔（星号）以及前侧壁（绿色箭头）受累。（**C-F**）左心室（LV）心内膜（Endo）电解剖标测（EAM）显示基底间隔低双极电压区域（≤ 1.5 mV）[**C**，右前斜位（RAO）视图；**E**，改良的后前位视图]以及中基底间隔和前侧壁更加弥漫的低单极电压区域（≤ 8.3 mV）[**D**，RAO 视图；**F**，改良的后前位（PA）视图]。EAM 显示异常电压区与瘢痕和炎症大范围重叠，特别是在中基底壁水平。红点代表消融损伤。LGE，晚期钆增强。（From Muser D, Santangeli P, Pathak RK, et al. Long-term outcomes of catheter ablation of ventricular tachycardia in patients with cardiac sarcoidosis. Circ Arrhythm Electrophysiol. 2016；9：e004333. ）

DCM 患者相似。VT 时 QRS 波的形态可以用来定位 VT 的起源部位。大多数 VT 通常定位于右心室的瘢痕区域。由于心脏结节病的瘢痕为斑片状，可以为壁内或心外膜，因此可能需要心内膜和心外膜两种方法来消融。多发性单形性 VT 常见于心脏结节病。通过 CMR 术前评估心肌瘢痕的范围和分布具有特殊的价值[75-77]。

在一小部分患者中，持续性单形性 VT 可继发于折返或非折返机制，与心室浦肯野系统异常密切相关（包括束支折返），有证据发现在成功消融的位点，窦性心律时能观察到浦肯野电位，并且均提前于 VT-QRS 波起始至少 20 ms。与起源于心室其他部位的瘢痕相关 VT 相比，这些 VT 的 QRS 波时限更短（< 170 ms）[77]。

ICD 植入　ICD 植入被推荐用于心脏结节病和自发性持续性室性心律失常的二级预防，包括既往出现心脏停搏的患者（图 25.9）。此外，对于在最佳药物治疗和一段时间（3 ～ 9 个月）的免疫抑制治疗（如果有活动性炎症）后，LVEF 仍低于 36% 的患者，建议预防性 ICD 植入。此外，对于 LVEF > 35% 且具有以下情况的患者，植入 ICD 用于一级预防是有用的：①不明原因晕厥或近似晕厥，病因被认为是心律失常；②可诱发持续性单形性或多形性 VT 或临床相关 VF；③有永久性起搏器植入的适应证。CMR 有晚期钆增强的患者（即使 LVEF 正常）也可以考虑预防性 ICD 植入，这类患者行有创性电生理检查可能对进一步的风险分层有价值[75]。

在临床可行的情况下，谨慎的做法是在免疫抑制

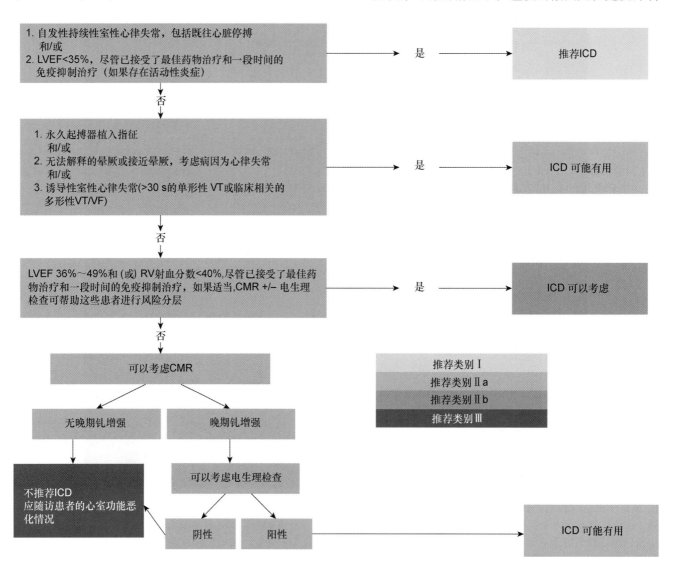

图 25.9　美国心律学会关于心脏结节病患者植入埋藏式心律复律除颤器（ICD）的专家共识推荐。CMR，心脏磁共振；LVEF，左心室射血分数；RV，右心室；VF，心室颤动；VT，室性心动过速。（From Birnie DH, Sauer WH, Bogun F, et al. HRS expert consensus statement on the diagnosis and management of arrhythmias associated with cardiac sarcoidosis. Heart Rhythm. 2014；11：1305-1323.）

治疗的维持剂量最低或暂时停用时植入 ICD[75]。

心脏结节病患者群体比其他人群接受恰当的 ICD 治疗的概率更高（大约每年 15%），不仅在用于二级预防的患者中如此，而且在一级预防植入 ICD 的患者中也是如此。不恰当的 ICD 放电（最常见继发于房性心律失常）的年发生率为 4.1% ～ 5.7%[75, 88-89]。

Chagas 心肌病

病理生理学

Chagas 病由单细胞寄生虫克鲁兹锥虫引起。慢性 Chagas 心脏病是 Chagas 病最严重的表现形式，是一种炎症性 DCM。虽然慢性心肌炎的发病机制尚不清楚，但寄生虫在心肌组织中持续存在、免疫介导的心肌损伤和微血管紊乱可能发挥一定作用[90]。

Chagas 心脏病的心肌炎进行性累及各种心脏组织，导致广泛的心肌纤维化。当心肌损伤程度严重时，该病表现为心肌功能障碍，可能为节段性，通常为室壁瘤或全心，类似于 DCM。左心室通常比右心室更易和更早受累[91]。

心肌损伤可发生在两个心室的不同区域，但左心室下外侧段是最常见的受累部位，常可见室壁运动异常。在无症状的轻度心脏损伤患者中，8.5% 的患者可观察到心尖部、间隔和下壁心尖室壁瘤，而在左心室收缩功能不全和心力衰竭患者中，有 45% 的患者可观察到室壁瘤。Chagas 病的典型病变为左心室心尖部室壁瘤，且周围室壁运动相对正常。超声心动图或心室造影可显示窄颈样结构，当出现这种现象时，通常可以将 Chagas 心脏病的室壁瘤与冠心病的室壁瘤区分开来[91]。

组织学检查显示，慢性 Chagas 心肌病以局灶性、弥漫性炎症过程为特征，可导致细胞死亡和严重的修复性纤维化。心肌纤维化为局灶性和弥漫性，主要发生在心外膜下，其间穿插受损的存活心肌纤维。VT 可起源于两个心室的不同区域，但左心室下侧壁瘢痕是持续性 VT 折返环的主要来源。在这些区域，心内膜标测通常显示窦性心律时的碎裂电位和晚电位，以及 VT 时连续的或舒张期活动。心外膜 VT 折返环常见于 Chagas 心肌病，大约 70% 的 VT 是心外膜来源[91]。

传导系统弥漫性纤维化常导致束支、分支阻滞、不同程度的房室传导阻滞和 SND[92]。Chagas 病还与继发于炎症后的心脏自主神经去神经化有关，并与抗胆碱能受体和肾上腺素能受体的自身抗体有关，这可能促进心律失常的发生[91]。

流行病学和自然病程

Chagas 病（美洲锥虫病）是一种媒介传染病，在 21 个拉美国家流行（从美国南部到北部的阿根廷和智利），1000 万 ～ 2000 万人感染，1 亿 ～ 1.2 亿人有感染风险。Chagas 病在流行地区的患病率为 1% ～ 6%，每年报告 30 万例新发病例[90]。

Chagas 病在流行地区以外很少引起注意，许多 Chagas 心肌病病例可能仍未确诊或误诊为特发性 DCM。然而，最近来自流行国家的移民模式大大改变了 Chagas 病在美国和其他非流行地区的流行病学特点。据估计，美国有 30 多万移民感染克鲁兹锥虫。其中 3 万 ～ 4.5 万例有 Chagas 心肌病临床表现，漏诊率约 95%[90-91, 93]。

在流行地区，克氏锥虫感染最常见于儿童和青少年，主要通过吸血昆虫（锥蝽）携带寄生虫的分泌物传播。锥蝽病媒仅见于美洲。也可通过受锥蝽粪便污染的食物或饮水经口传播。其他不涉及昆虫媒介的传播方式包括输注被污染的血液制品、器官移植和垂直传播（母婴传播）。非病媒传播模式在非流行国家最为突出。

Chagas 病的自然病程以连续进展为特征。Chagas 病的急性期通常无症状，但可表现出非特异性的症状和体征（如发热、接种部位炎症、淋巴结病和肝脾大）。少于 1% ～ 5% 的患者会出现急性心肌炎、心包积液或脑膜脑炎，而这些疾病在某些情况下是致命的。

急性期通常可在数周内自行消退，如果不及时治疗，大多数患者会进入长期的"不确定"阶段，其定义是血清学测试呈阳性，但没有心脏或内脏受累的临床证据。在大约一半的感染者中，不确定阶段会无限期地持续下去，而且不会对预后或预期寿命产生负面影响。然而，30% ～ 40% 的感染者最终会发展为慢性症状性疾病（心脏或消化系统），通常在急性感染后 10 ～ 30 年才会出现。每年有 1.8% ～ 5% 的患者出现新的心电图异常或明确的心肌病证据。心脏和胃肠道受累很少同时出现（5% ～ 20% 的患者）。仅有 5% 的病例会从急性感染直接进展到任何临床形式的 Chagas 病[91]。

Chagas 患者的自然病程和心脏受累类型可能有很大差异。Chagas 心肌病患者的长期预后比非 Chagas 心肌病患者差。Chagas 心肌病每年导致约 5 万人死亡。其中，60%、25% 和 15% 分别与 SCD、心力衰竭和卒中有关。

对心肌的损害一般是一个渐进的过程，并已进行临床分期（框 25.3）。重要的是，SCD 可以发生在疾病发展的任何阶段，可能与室性心律失常、房室传导

框 25.3 慢性 Chagas 心肌病的临床分期

A 期
- "不确定形式"的病人,现在或既往无心力衰竭症状,无结构性心脏病(心电图和胸片正常)。患者处于该种形式,预后不会受到影响

B 期
- 患者有结构性心脏病,未曾出现过心力衰竭的体征或症状。本期可分为:
  - B1:患者有 ECG 改变(心律失常或传导异常),可能有轻度超声心动图异常(如区域性收缩异常),但是整体心室功能正常
  - B2:患者整体心室功能异常(左心室射血分数降低)

C 期
- 患者左心室功能不全并且既往或现在有心力衰竭症状(NYHA 心功能分级 Ⅰ、Ⅱ、Ⅲ、Ⅳ级)。

D 期
- 患者静息时存在心力衰竭症状,最佳药物治疗抵抗(NYHA 心功能分级 Ⅳ级),需要特殊的或密切干预

ECG,心电图;LV,左心室;NYHA,纽约心脏协会
From Andrade JP, Marin Neto JA, Paola AA, et al. I Latin American Guidelines for the diagnosis and treatment of Chagas' heart disease: executive summary. Arq Bras Cardiol. 2011; 96: 434-442.

阻滞、卒中或难治性心力衰竭有关[93]。

临床表现

Chagas 心肌病的临床表现多种多样,其中最重要的是室性心律失常、猝死、充血性心力衰竭、血栓栓塞和房室传导阻滞。

最常见的首发表现包括心电图异常(RBBB、左前分支阻滞、PVC)和超声心动图异常(节段性室壁运动异常、舒张功能障碍)。疾病进展与传导系统异常恶化(房室传导阻滞、SND)、左心室收缩功能不全(DCM、充血性心力衰竭、室壁瘤)、复杂室性心律失常和血栓栓塞有关[92]。

血栓栓塞事件(包括心脏栓塞性卒中)在 Chagas 心肌病中较为常见,年发病率为 1%～2%。晚期心力衰竭、心尖部室壁瘤和左心室壁血栓形成患者的发生率较高。此外,肺栓塞也可能发生,主要发生于心力衰竭患者和右心室壁血栓患者。

Chagas 病中 VT 的表现各异。SCD 通常由 VF 和 VT 引起,是最常见的死亡原因,发生率高于其他类型的 DCM,发生率为 51%～65%。通常心律失常发作集中在短时间内,引起电风暴("Chagas 风暴")。室性异位心律在疾病的所有阶段都非常频繁,即使没有其他心脏受累的证据。

初始评估

心电图

心电图异常通常是 Chagas 心脏病的第一个指标。RBBB 和左前分支阻滞是最常见的心电图表现。事实上,在病因和流行病学危险因素不明的心肌病患者中,RBBB 和左前分支阻滞模式应疑诊 Chagas 病,并及时进行特定的诊断检查。不同于其他类型的 DCM,LBBB 和左后分支阻滞在 Chagas 心肌病中罕见。体表心电图可见 PVC、复极化异常、Q 波异常、不同程度房室传导阻滞、SND、QRS 波低电压。

动态心脏监测

在 Holter 监测中,PVC 负荷通常较高,患者通常每天有上万次异位搏动。在 10% 的轻度室壁运动异常患者、56% 的严重室壁运动异常或无心力衰竭的室壁瘤患者、87% 的晚期充血性心力衰竭患者中动态监测可观察到非持续性 VT。动态心脏监测也可显示不同程度的房室传导阻滞、窦性心动过缓和窦性停搏[93-94]。

超声心动图

超声心动图可以评估心室收缩和舒张功能、心室大小、室壁运动以及室壁瘤或腔内血栓的存在。超声心动图表现因病理过程的不同阶段而异。心脏受累早期可以表现为孤立的左心室节段性下壁或心尖部运动异常(整体收缩功能正常)。晚期可见心室扩张伴弥漫性运动减退,二尖瓣和三尖瓣关闭不全。心室室壁瘤(主要为左心室心尖部)可见于大约一半的中重度心脏损害患者,但也可能出现在 9% 的无症状患者中[91, 93]。

心脏磁共振

CMR 对评估心腔大小和功能具有重要价值。此外,延迟增强 CMR 可以评估心肌纤维化及程度,这与疾病的分期和进展密切相关。无临床心脏受累的患者中有 20% 存在 CMR 心肌纤维化,有临床心脏受累的患者中有 85% 存在 CMR 心肌纤维化,VT 患者中有 100% 存在 CMR 心肌纤维化。此外,三组心肌纤维化程度逐渐增加(分别占 0.9%、16% 和 25% 的左心室质量)。CMR 可以早期发现心电图和超声心动图未识别的心肌受累[91]。

血清学检查

慢性感染的诊断依赖于血清学对克氏锥虫抗体的检测。考虑到该疾病慢性期寄生虫血清水平较低,寄生虫学检查并不常规使用[93]。

电生理检查

存在或可疑心律失常的患者计划行导管消融时可考虑有创性电生理检查。在大多数存在持续性室性心律失常和 50% 的症状性非持续性 VT 的患者，程序性刺激可诱发持续性 VT。心脏受累的无症状患者电生理检查显示 18% 存在 SND，41% 存在起搏诱导的房室传导阻滞，且常合并多个位点传导系统障碍[93]。

风险分层

预后不良的预测因素包括左心室收缩功能不全、NYHA 心功能分级 Ⅲ／Ⅳ 级和胸片心脏扩大。在左心室功能不全或心力衰竭患者中，Holter 监测出现非持续性 VT 也预示着更高的猝死风险（图 25.10）。室壁瘤是室壁血栓和卒中的预测因子，然而，它们与死亡风险的关系尚不确定[93]。

治疗

Chagas 病的治疗包括①寄生虫特异性治疗；②心力衰竭的治疗；③心律失常的处理。

抗寄生虫治疗适用于急性感染的患者。抗锥虫治疗在慢性疾病中的价值尚不确定。然而，目前的证据表明，其治疗已确诊的 Chagas 心肌病患者没有明显的益处[95]。

Chagas 心肌病和心力衰竭的治疗同样遵循其他原因引起的心力衰竭标准治疗推荐。晚期心力衰竭患者应考虑心脏移植。

Chagas 病的快速性心律失常难以治疗的。抗心律失常药物治疗常常无效。导管消融治疗 Chagas 心肌病相关 VT 的资料有限。当仅使用心内膜标测和消融技术时成功率较低。心外膜消融已被证明可以改善预后，在这些病例中应该考虑心外膜消融作为初始消融策略。尽管缺乏强有力的证据，ICD 植入用于一级和二级预防的建议遵循特发性 DCM 的标准。值得注意的是，恰当的 ICD 治疗和持续性室性快速性心律失常在 Chagas 患者中（用于一级或二级预防适应证）的发生率高于非 Chagas 心肌病患者[96-97]。

同样，对于症状性缓慢性心律失常，起搏治疗的适应证与伴有房室传导阻滞或 SND 的非 Chagas 病患者相同。

由于血栓栓塞发生率高，故推荐心房颤动患者、既往血栓栓塞症患者和伴有血栓的心尖部室壁瘤患者口服抗凝药物。

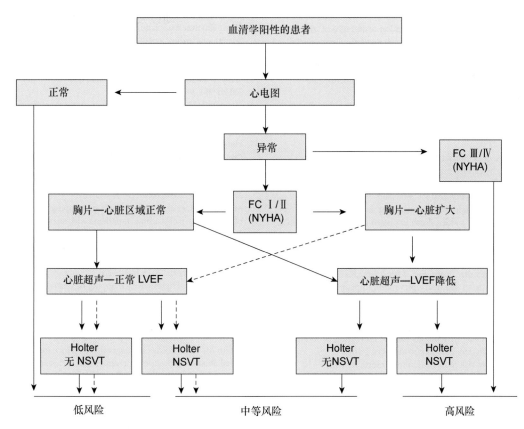

图 25.10　Chagas 病慢性期风险分层流程图。 FC，心功能分级；LVEF，左心室射血分数；NSVT，非持续性室性心动过速；NYHA，纽约心脏协会。（ From Andrade JP，Marin Neto JA，Paola AA，et al. I Latin American Guidelines for the diagnosis and treatment of Chagas' heart disease：executive summary. Arq Bras Cardiol. 2011；96：434-442. ）

参考文献

1. Lakdawala NK, Winterfield JR, Funke BH. Dilated cardiomyopathy. *Circ Arrhythm Electrophysiol*. 2013;6:228–237.
2. Arbustini E, et al. The MOGE(S) classification for a phenotype-genotype nomenclature of cardiomyopathy endorsed by the World Heart Federation. *J Am Coll Cardiol*. 2013;62:2046–2072.
3. Liuba I, et al. Scar progression in patients with nonischemic cardiomyopathy and ventricular arrhythmias. *Heart Rhythm*. 2014;11:755–762.
4. Piers SRD, et al. Contrast-enhanced MRI-derived scar patterns and associated ventricular tachycardias in nonischemic cardiomyopathy implications for the ablation strategy. *Circ Arrhythm Electrophysiol*. 2013;6:875–883.
5. Epstein AE, et al. 2012 ACCF/AHA/HRS focused update incorporated into the ACCF/AHA/HRS 2008 guidelines for device-based therapy of cardiac rhythm abnormalities: a report of the American College of Cardiology Foundation/American Heart Association Task Force on Practice Guide. *Circulation*. 2013;127:e283–e352.
6. Memon S, Ganga HV, Kluger J. Late gadolinium enhancement in patients with nonischemic dilated cardiomyopathy. *Pacing Clin Electrophysiol*. 2016;39:731–747.
7. Kusumoto FM, et al. HRS/ACC/AHA expert consensus statement on the use of implantable cardioverter-defibrillator therapy in patients who are not included or not well represented in clinical trials. *J Am Coll Cardiol*. 2014;64:1143–1177.
8. Disertori M, et al. The need to modify patient selection to improve the benefits of implantable cardioverter-defibrillator for primary prevention of sudden death in non-ischaemic dilated cardiomyopathy. *Europace*. 2013;15:1693–1701.
9. Schliamser JE, et al. Significance of follow-up left ventricular ejection fraction measurements in the Defibrillators in Non-Ischemic Cardiomyopathy Treatment Evaluation trial (DEFINITE). *Heart Rhythm*. 2013;10:838–846.
10. Gatzoulis KA, et al. Primary prevention of sudden cardiac death in a nonischemic dilated cardiomyopathy population reappraisal of the role of programmed ventricular stimulation. *Circ Arrhythmia Electrophysiol*. 2013;6:504–512.
11. Pezawas T, et al. Multiple autonomic and repolarization investigation of sudden cardiac death in dilated cardiomyopathy and controls. *Circ Arrhythmia Electrophysiol*. 2014;7:1101–1108.
12. Piers SRD, et al. Myocardial scar predicts monomorphic ventricular tachycardia but not polymorphic ventricular tachycardia or ventricular fibrillation in nonischemic dilated cardiomyopathy. *Heart Rhythm*. 2015;12:2106–2114.
13. Perazzolo Marra M, et al. Impact of the presence and amount of myocardial fibrosis by cardiac magnetic resonance on arrhythmic outcome and sudden cardiac death in nonischemic dilated cardiomyopathy. *Heart Rhythm*. 2014;11:856–863.
14. Di Marco A, et al. Late gadolinium enhancement and the risk for ventricular arrhythmias or sudden death in dilated cardiomyopathy. *JACC Heart Fail*. 2017;5:28–38.
15. Priori SG, Blomström-Lundqvist C, Mazzanti A. 2015 ESC guidelines for the management of patients with ventricular arrhythmias and the prevention of sudden cardiac death. *Eur Heart J*. 2015;8:746–837.
16. Katz DF, et al. Survival after secondary prevention implantable cardioverter-defibrillator placement. *JACC Clin Electrophysiol*. 2017;3:20–28.
17. Al-Khatib SM, et al. 2017 AHA/ACC/HRS guideline for management of patients with ventricular arrhythmias and the prevention of sudden cardiac death. *Heart Rhythm*. 2017;[Epub ahead of print].
18. Betts TR, et al. Absolute risk reduction in total mortality with implantable cardioverter defibrillators: analysis of primary and secondary prevention trial data to aid risk/benefit analysis. *Europace*. 2013;15:813–819.
19. Køber L, et al. Defibrillator implantation in patients with nonischemic systolic heart failure. *N Engl J Med*. 2016;375:1221–1230.
20. Luni FK, et al. Mortality Effect of ICD in primary prevention of nonischemic cardiomyopathy: a meta-analysis of randomized controlled trials. *J Cardiovasc Electrophysiol*. 2017;28:538–543.
21. Stavrakis S, Asad Z, Reynolds D. Implantable cardioverter defibrillators for primary prevention of mortality in patients with nonischemic cardiomyopathy: a meta-analysis of randomized controlled trials. *J Cardiovasc Electrophysiol*. 2017;28:659–665.
22. Poole JE. Present guidelines for device implantation: clinical considerations and clinical challenges from pacing, implantable cardiac defibrillator, and cardiac resynchronization therapy. *Circulation*. 2014;129:383–394.
23. Voskoboinik A, Bloom J, Taylor A, et al. Early implantation of primary prevention implantable cardioverter defibrillators for patients with newly diagnosed severe nonischemic cardiomyopathy. *Pacing Clin Electrophysiol*. 2016;39:992–998.
24. Losurdo P, et al. Early arrhythmic events in idiopathic dilated cardiomyopathy. *JACC Clin Electrophysiol*. 2016;2:535–543.
25. Singh M, et al. Utility of the wearable cardioverter-defibrillator in patients with newly diagnosed cardiomyopathy a decade-long single-center experience. *J Am Coll Cardiol*. 2015;66:2607–2613.
26. Russo AM, et al. ACCF/HRS/AHA/ASE/HFSA/SCAI/SCCT/SCMR 2013 appropriate use criteria for implantable cardioverter-defibrillators and cardiac resynchronization therapy. *J Am Coll Cardiol*. 2013;61:1318–1368.
27. Betensky BP, Marchlinski FE. Outcomes of catheter ablation of ventricular tachycardia in the setting of structural heart disease. *Curr Cardiol Rep*. 2016;18:68.
28. Dinov B, et al. Early referral for ablation of scar-related ventricular tachycardia is associated with improved acute and long-term outcomes: results from the heart center of Leipzig ventricular tachycardia registry. *Circ Arrhythmia Electrophysiol*. 2014;7:1144–1151.
29. Piers SR, et al. Outcome of ventricular tachycardia ablation in patients with nonischemic cardiomyopathy: the impact of noninducibility. *Circ Arrhythm Electrophysiol*. 2013;6:513–521.
30. Muser D, et al. Long-term outcome after catheter ablation of ventricular tachycardia in patients with nonischemic dilated cardiomyopathy. *Circ Arrhythm Electrophysiol*. 2016;9:e004328.
31. Aliot EM, et al. EHRA/HRS Expert Consensus on Catheter Ablation of Ventricular Arrhythmias. Developed in a partnership with the European Heart Rhythm Association (EHRA), a Registered Branch of the European Society of Cardiology (ESC), and the Heart Rhythm Society (HRS). *Heart Rhythm*. 2009;6:886–933.
32. De Riva M, Watanabe M, Zeppenfeld K. Twelve-lead ECG of ventricular tachycardia in structural heart disease. *Circ Arrhythmia Electrophysiol*. 2015;8:951–962.
33. Haqqani HM, et al. Isolated septal substrate for ventricular tachycardia in nonischemic dilated cardiomyopathy: incidence, characterization, and implications. *Heart Rhythm*. 2011;8:1169–1176.
34. Haqqani HM, Callans DJ. Ventricular tachycardia in coronary artery disease. *Card Electrophysiol Clin*. 2014;6:525–534.
35. Vallès E, Bazan V, Marchlinski FE. ECG criteria to identify epicardial ventricular tachycardia in nonischemic cardiomyopathy. *Circ Arrhythmia Electrophysiol*. 2010;3:63–71.
36. Makimoto H, et al. Clinical impact of mapping strategies for treatment of ventricular tachycardias in patients with structural heart disease. *Pacing Clin Electrophysiol*. 2015;38:630–640.
37. Anter E, Li J, Tschabrunn CM, et al. Mapping of a postinfarction left ventricular aneurysm-dependent macroreentrant ventricular tachycardia. *Heart Case Reports*. 2015;1:472–476.
38. Nayyar S, et al. High-density mapping of ventricular scar: a comparison of ventricular tachycardia (VT) supporting channels with channels that do not support VT. *Circ Arrhythmia Electrophysiol*. 2014;7:90–98.
39. Tschabrunn CM, et al. High-resolution mapping of ventricular scar. *Circ Arrhythmia Electrophysiol*. 2016;9:e003841.
40. Njeim M. Value of cardiac magnetic resonance imaging in patients with failed ablation procedures for ventricular tachycardia. *J Cardiovasc Electrophysiol*. 2016;27:183–189.
41. Komatsu Y, et al. Regional myocardial wall thinning at multidetector computed tomography correlates to arrhythmogenic substrate in postinfarction ventricular tachycardia: assessment of structural and electrical substrate. *Circ Arrhythmia Electrophysiol*. 2013;6:342–350.
42. Miller MA, et al. Percutaneous hemodynamic support with Impella 2.5 during scar-related ventricular tachycardia ablation (PERMIT 1). *Circ*

Arrhythmia Electrophysiol. 2013;6:151–159.

43. Reddy YM, et al. Percutaneous left ventricular assist devices in ventricular tachycardia ablation multicenter experience. *Circ Arrhythmia Electrophysiol.* 2014;7:244–250.

44. Miller MA, Reddy VY. Percutaneous hemodynamic support during scar-ventricular tachycardia ablation is the juice worth the squeeze? *Circ Arrhythmia Electrophysiol.* 2014;7:192–194.

45. Tanawuttiwat T, Nazarian S, Calkins H. The role of catheter ablation in the management of ventricular tachycardia. *Eur Heart J.* 2016;37:594–609.

46. Aryana A, et al. Procedural and clinical outcomes after catheter ablation of unstable ventricular tachycardia supported by a percutaneous left ventricular assist device. *Heart Rhythm.* 2014;11:1122–1130.

47. Desjardins B, et al. Characteristics of intramural scar in patients with nonischemic cardiomyopathy and relation to intramural ventricular arrhythmias. *Circ Arrhythmia Electrophysiol.* 2013;6:891–897.

48. Berruezo A, et al. Combined endocardial and epicardial catheter ablation in arrhythmogenic right ventricular dysplasia incorporating scar dechanneling technique. *Circ Arrhythmia Electrophysiol.* 2012;5:111–121.

49. Santangeli P, Marchlinski FE. Substrate mapping for unstable ventricular tachycardia. *Heart Rhythm.* 2016;13:569–583.

50. Hutchinson MD, et al. Endocardial unipolar voltage mapping to detect epicardial ventricular tachycardia substrate in patients with nonischemic left ventricular cardiomyopathy. *Circ Arrhythmia Electrophysiol.* 2011;4:49–55.

51. Fernández-Armenta J, et al. Sinus rhythm detection of conducting channels and ventricular tachycardia isthmus in arrhythmogenic right ventricular cardiomyopathy. *Heart Rhythm.* 2014;11:747–754.

52. Proietti R, et al. A historical perspective on the role of functional lines of block in the re-entrant circuit of ventricular tachycardia. *Pacing Clin Electrophysiol.* 2016;39:490–496.

53. Kumar P, Mounsey JP, Chung EH. Adjusting voltage criteria can unmask conducting channels in a patient with arrhythmogenic right ventricular cardiomyopathy and ventricular tachycardia. *Heart Case Reports.* 2015;1:275–278.

54. Baldinger SH, et al. Electrogram analysis and pacing are complimentary for recognition of abnormal conduction and far-field potentials during substrate mapping of infarct-related ventricular tachycardia. *Circ Arrhythmia Electrophysiol.* 2015;8:874–881.

55. Tsiachris D, et al. Electroanatomical voltage and morphology characteristics in postinfarction patients undergoing ventricular tachycardia ablation. *Circ Arrhythmia Electrophysiol.* 2015;8:863–873.

56. Acosta J, et al. Infarct transmurality as a criterion for first-line endo-epicardial substrate-guided ventricular tachycardia ablation in ischemic cardiomyopathy. *Heart Rhythm.* 2016;13:85–95.

57. Deo R, Berger R. The clinical utility of entrainment pacing. *J Cardiovasc Electrophysiol.* 2009;20:466–470.

58. Wong KCK, et al. Entrainment with long postpacing intervals from within the flutter circuit: what is the mechanism? *Circ Arrhythm Electrophysiol.* 2012;5:e90–e92.

59. Tokuda M, et al. Characteristics of clinical and induced ventricular tachycardia throughout multiple ablation procedures. *J Cardiovasc Electrophysiol.* 2016;27:88–94.

60. Komatsu Y, et al. Endocardial ablation to eliminate epicardial arrhythmia substrate in scar-related ventricular tachycardia. *J Am Coll Cardiol.* 2014;63:1416–1426.

61. Di Biase L, et al. Ablation of stable VTs versus substrate ablation in ischemic cardiomyopathy the VISTA randomized multicenter trial. *J Am Coll Cardiol.* 2015;66:2872–2882.

62. Marchlinski FE, et al. Long-term success of irrigated radiofrequency catheter ablation of sustained ventricular tachycardia: post-approval THERMOCOOL VT trial. *J Am Coll Cardiol.* 2016;67:674–683.

63. Tung R, Kottkamp H. A moving target for catheter ablation of ventricular tachycardia ablation of scar or arrhythmia? *J Am Coll Cardiol.* 2015;66:2883–2885.

64. Gökoğlan Y, et al. Scar homogenization versus limited-substrate ablation in patients with nonischemic cardiomyopathy and ventricular tachycardia. *J Am Coll Cardiol.* 2016;68:1990–1998.

65. Berruezo A, et al. Scar dechanneling: new method for scar-related left

66. Tzou WS, et al. Core isolation of critical arrhythmia elements for treatment of multiple scar-based ventricular tachycardias. *Circ Arrhythmia Electrophysiol.* 2015;8:353–361.

67. Proietti R, Roux J-F, Essebag V. Recent advances in ablation of ventricular tachycardia associated with structural heart disease. *Curr Opin Cardiol.* 2016;31:64–71.

68. Kumar S, et al. Role of alternative interventional procedures when endo- and epicardial catheter ablation attempts for ventricular arrhythmias fail. *Circ Arrhythmia Electrophysiol.* 2015;8:606–615.

69. Dinov B, et al. Catheter ablation of ventricular tachycardia and mortality in patients with nonischemic dilated cardiomyopathy: can noninducibility after ablation be a predictor for reduced mortality? *Circ Arrhythmia Electrophysiol.* 2016;8:598–605.

70. Ghanbari H, et al. Noninducibility in postinfarction ventricular tachycardia as an end point for ventricular tachycardia ablation and its effects on outcomes a meta-analysis. *Circ Arrhythmia Electrophysiol.* 2014;7:677–683.

71. Yokokawa M, et al. Predictive value of programmed ventricular stimulation after catheter ablation of post-infarction ventricular tachycardia. *J Am Coll Cardiol.* 2015;65:1954–1959.

72. Tzou WS, et al. Outcomes after repeat ablation of ventricular tachycardia in structural heart disease: an analysis from the International VT Ablation Center Collaborative Group. *Heart Rhythm.* 2017;14:991–997.

73. Birnie DH, et al. Cardiac sarcoidosis. *J Am Coll Cardiol.* 2016;68:411–421.

74. Orii M, et al. Comparison of cardiac MRI and 18 F-FDG positron emission tomography manifestations and regional response to corticosteroid therapy in newly diagnosed cardiac sarcoidosis with complete heart block. *Heart Rhythm.* 2015;12:2477–2485.

75. Birnie DH, et al. HRS expert consensus statement on the diagnosis and management of arrhythmias associated with cardiac sarcoidosis. *Heart Rhythm.* 2014;11:1305–1323.

76. Kumar S, et al. Ventricular tachycardia in cardiac sarcoidosis: characterization of ventricular substrate and outcomes of catheter ablation. *Circ Arrhythm Electrophysiol.* 2015;8:87–93.

77. Naruse Y, et al. Systematic treatment approach to ventricular tachycardia in cardiac sarcoidosis. *Circ Arrhythm Electrophysiol.* 2014;7:407–413.

78. Deleted in review.

79. Segawa M, et al. Time course and factors correlating with ventricular tachyarrhythmias after introduction of steroid therapy in cardiac sarcoidosis. *Circ Arrhythmia Electrophysiol.* 2016;9:e003353.

80. Nery PB, Leung E, Birnie DH. Arrhythmias in cardiac sarcoidosis: diagnosis and treatment. *Curr Opin Cardiol.* 2012;27:181–189.

81. Nery PB, et al. Prevalence of cardiac sarcoidosis in patients presenting with monomorphic ventricular tachycardia. *Pacing Clin Electrophysiol.* 2014;37:364–375.

82. Tung R, et al. Incidence of abnormal positron emission tomography in patients with unexplained cardiomyopathy and ventricular arrhythmias: the potential role of occult inflammation in arrhythmogenesis. *Heart Rhythm.* 2015;12:2488–2498.

83. Dechering DG, et al. Electrophysiological characteristics of ventricular tachyarrhythmias in cardiac sarcoidosis versus arrhythmogenic right ventricular cardiomyopathy. *Heart Rhythm.* 2013;10:158–164.

84. Philips B, et al. Arrhythmogenic right ventricular dysplasia/cardiomyopathy and cardiac sarcoidosis: distinguishing features when the diagnosis is unclear. *Circ Arrhythmia Electrophysiol.* 2014;7:230–236.

85. Panda S, et al. Pleomorphism during ventricular tachycardia: a distinguishing feature between cardiac sarcoidosis and idiopathic VT. *Pacing Clin Electrophysiol.* 2015;38:694–699.

86. Kron J, et al. Efficacy and safety of implantable cardiac defibrillators for treatment of ventricular arrhythmias in patients with cardiac sarcoidosis. *Europace.* 2013;15:347–354.

87. Muser D, et al. Long-term outcomes of catheter ablation of ventricular tachycardia in patients with cardiac sarcoidosis. *Circ Arrhythm Electrophysiol.* 2016;9:e004333.

88. Zipse MM, Sauer WH. Cardiac sarcoidosis. *Curr Cardiol Rep*. 2014; 16:514.

89. Betensky BP, et al. Long-term follow-up of patients with cardiac sarcoidosis and implantable cardioverter-defibrillators. *Heart Rhythm*. 2012;9:884–891.

90. Pérez-Molina JA, Molina I. Chagas disease. *Lancet*. 2018;391:82–94.

91. Healy C, Viles-gonzalez JF, Sáenz LC, et al. Arrhythmias in Chagasic cardiomyopathy. *Card Electrophysiol Clin*. 2015;7:251–268.

92. Nunes MCP, Dones W, Morillo CA, et al. Chagas disease: an overview of clinical and epidemiological aspects. *J Am Coll Cardiol*. 2013;62:767–776.

93. Andrade JP, et al. I Latin American Guidelines for the diagnosis and treatment of Chagas' heart disease: executive summary. *Arq Bras Cardiol*. 2011;96:434–442.

94. Cardoso R, et al. The prevalence of atrial fibrillation and conduction abnormalities in Chagas' disease: a meta-analysis. *J Cardiovasc Electryphysiol*. 2016;27:161–169.

95. Benznidazole for chronic Chagas' cardiomyopathy. *N Engl J Med*. 2016; 374:188–190.

96. Pereira FT, et al. Long-term follow-up of patients with chronic Chagas disease and implantable cardioverter-defibrillator. *Pacing Clin Electrophysiol*. 2014;37:751–756.

97. Barbosa MP, et al. Efficacy and safety of implantable cardioverter-defibrillators in patients with Chagas disease. *Europace*. 2013;15:957–962.

26

束支折返性室性心动过速

彭文杰 译 王泽峰 李宜富 校

目录

病理生理学

　　束支折返（BBR）性室性心动过速（VT）是具有明确折返环的折返性 VT，右束支（RB）和左束支（LB）是折返环必不可少的组成部分，其近端通过希氏束（HB）连接，远端通过室间隔连接（图 26.1）。分支折返非常少见（见下文）。当激动经右束支或左束支顺传激动心室时，束支折返性室性心动速（BBR VT）的 QRS 波可分别呈左束支传导阻滞（LBBB）或右束支传导阻滞（RBBB）。大多数 BBB VT 呈 LBBB 图形（"逆钟向"BBR），此时折返波前

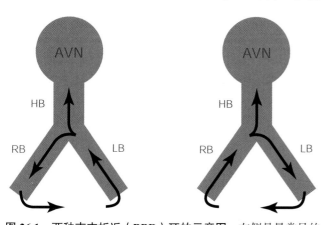

图 26.1　两种束支折返（BBR）环的示意图。左侧是最常见的 BBR 性室性心动过速（VT）类型。激动经左束支（LB）逆传，经右束支（RB）顺传。这种折返产生的 VT 的 QRS 波呈左束支传导阻滞（LBBB）图形。右侧是不常见的 BBR VT 类型。激动经右束支逆传，经左束支顺传，其产生的 VT 的 QRS 波呈右束支传导阻滞（RBBB）图形。AVN，房室结；HB，希氏束

经右束支顺传经过间隔，之后经左束支逆传。在顺钟向 BBR 中，折返波前通过相反方向传播，通过左束支前传激动心室，产生 RBBB 图形[1-2]。

　　50% 室内传导正常的患者在电生理检查中可诱发出单个 BBR 激动。BBR 的 QRS 波通常呈 LBBB 图形，但极少数情况下也可通过右心室起搏诱发 RBBB 图形（顺钟向 BBR）。后者需要左束支有效不应期长于右束支，或者希浦系统（HPS）双侧阻滞起始后，右束支恢复逆向传导（即裂隙现象）。左心室起搏并不能增加诱发伴 RBBB 图形的 BBR 的概率[1-2]。

　　对于室内传导正常的患者，BBR 具有自限性。心脏结构正常时，HPS 传导快和不应期长的特点可阻止持续性 BBR。BBR 的自发性终止最常发生在心室肌和希氏束间的逆传支。有时也可以发生前向传导阻滞，使右束支–浦肯野系统的不应期成为限制性因素。BBR 能否持续并形成心动过速关键取决于传导速度和先于折返波前的组织恢复的相互作用。正常生理情况下发生下列两种改变可使 BBR 持续：①由于心脏扩大导致解剖上折返路径变长，使 HPS 周围的传导时间很长；② HPS 病变导致 HPS 传导减慢。这两个因素可以使传导时间显著延长，使得 HPS 在折返波前到达之前脱离不应期[1-3]。

　　罕见情况下，在室内传导正常的情况下行心室期外刺激（VES）可产生自行终止的窄 QRS 波 BBR。激动经左前分支（LAF）或左后分支（LPF）逆传后，经过右束支和其他左束支分支顺传可产生 LAF 或 LPF 阻滞伴窄 QRS 波。

流行病学

持续 BBR VT 通常发生于结构性心脏病患者，尤其是扩张型心肌病。特发性扩张型心肌病是 45% 的 BBR VT 患者的解剖学基础，在这类患者中，BBR VT 占所有可诱发的持续性 VT 的 13%～41%。BBR VT 还与继发于心脏瓣膜疾病或缺血性心脏病的心肌病相关。有报道指出，BBR VT 也发生于埃布斯坦综合征、肥厚型心肌病及仅有室内传导阻滞而无结构性心脏病的患者（在极少数情况下，甚至可存在于基线 QRS 波形态正常的患者）[4]。

在自发性持续性单形性 VT 的患者中，缺血性心脏病的患者出现可诱发的 BBR VT 的概率为 4.5%～6%，非缺血性心肌病的患者则为 16.7%～41%。在所有可诱发的持续性单形性 VT 中，BBR VT 占 6%。重要的是，25% 的 BBR VT 患者又可发生心肌起源的 VT[5]。值得注意的是，与 VT 发作较少的患者相比，BBR VT 更常见于 VT 频发的患者（可达 12.5%）[6]。由于 BBR VT 的发生率并不低，且可快速根治，故对于电生理医生来说，将它看做是 VT 的一种可能原因非常重要。

临床表现

由于心室率很快（通常为 200～300 次／分）和基础心室功能差，持续性 BBR VT 通常表现为血流动力学不稳定。75% 的患者表现为晕厥和心脏停搏。

初始评估

在正常窦性心律（NSR）和 VT 时体表心电图（ECG）具有典型 QRS 波形态（见下文），特别是对于扩张型心肌病患者，应考虑 BBR VT 的诊断。大多数患者需行超声心动图和冠状动脉造影检查以明确有无结构性心脏病。

处理原则

BBR VT 通常对抗心律失常药物治疗无效。另一方面，导管射频消融单侧束支（通常为右束支）可成功消除 BBR VT，因此目前将其作为一线治疗。

如前所述，25% 的患者 BBR VT 消融后会出现心肌起源的 VT，这些患者仍具有较高的心脏性猝死风险。因此，埋藏式心脏复律除颤器（ICD）可作为二级预防，某些患者还需要其他抗心律失常药物治疗。ICD 植入还可以提供备用起搏，这对于消融后出现房室传导阻滞或希氏束-心室（HV）间期过度延长的患者来说很有必要。这些患者可以考虑植入双腔或双心室 ICD。

由于 BBR VT 对抗心律失常药物治疗反应差，并且这是引起反复 ICD 放电的重要原因，所以导管消融治疗心律失常应作为器械治疗的重要辅助。

对于反复发作 VT 的扩张型心肌病的患者、有瓣膜修复或瓣膜置换史的患者或 VT 时 QRS 波形态与窦性心律时 QRS 波相似的患者，应考虑行电生理检查。如果程序性电刺激可以诱发持续性 BBR VT，则推荐行导管消融治疗[6]。

心电图特点

基线心电图

基线节律通常为正常窦性心律或心房颤动。几乎所有的 BBR VT 患者都存在室内传导异常。最常见的心电图异常是非特异性室内传导延迟（IVCD）伴 LBBB 型和 PR 间期延长（图 26.2）。很少表现为完全性 RBBB，但不能排除 BBR 作为 VT 的发生机制。虽然完全阻断单侧束支的传导在理论上可以防止 BBR 的发生，但是心电图上表现为完全性束支传导阻滞并不能确定传导被完全阻滞，类似的 QRS 波形态也可以由束支传导延迟所致，而不是束支传导阻滞。此外，可出现前传阻滞，而逆传仍存在。偶尔也可观察到完全性房室传导阻滞。

室性心动过速时的心电图

一般很难记录到 BBR VT 发作时的 12 导联心电图，因为 VT 发作时心室率非常快，且血流动力学不稳定。VT 时心室率通常为 200～300 次／分。VT 发作时 QRS 波形态为典型的束支传导阻滞图形，与正常窦性心律时的图形相同。BBR VT 大多呈 LBBB 图形，电轴通常正常或左偏（图 26.2）。与心肌起源的 VT 相比，LBBB 型 BBR 的特点是在右胸导联出现快速的类本位曲折，提示初始的心室激动通过 HPS 产生，而不是心室肌。RBBB 型 BBR VT 电轴通常为左偏，但也可正常或右偏，这取决于激动通过哪一个分支顺向传导[4]。

电生理检查

正常窦性心律时的基线观察

HPS 传导异常普遍存在，这是持续性 BBR 的必

窦性心律

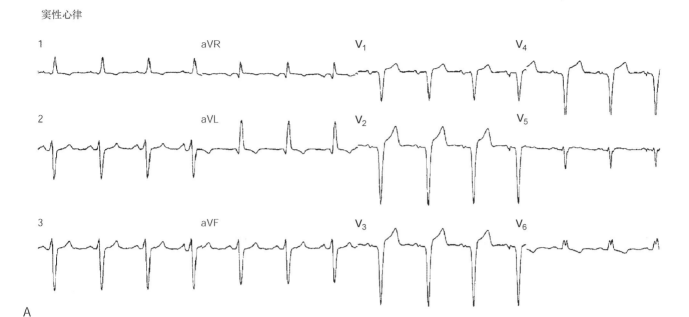

A

束支折返性室性心动过速

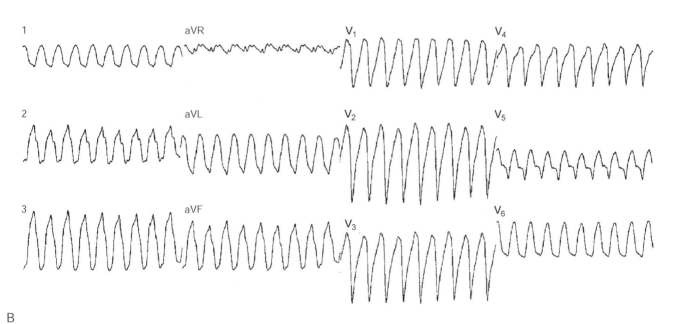

B

图 26.2　束支折返性（BBR）室性心动过速（VT）的心电图表现。**A**. 正常窦性心律的基线心电图，表现为类似于左束支传导阻滞的室内传导延迟。**B**. BBR VT。图中可见该快速 VT 呈典型的完全性左束支传导阻滞图形

要条件，无论其解剖基础如何（图 26.3）。平均 HV 间期约 80 ms（范围为 60 ～ 110 ms）。尽管有些患者在正常窦性心律时 HV 间期在正常范围，这些患者存在功能性 HPS 受损时可表现为 HV 间期延长或希氏束电位分裂，在心房程序性刺激或短阵快速起搏时通常变得更为明显。最常见的异常是 LBBB 型非特异性室内传导延迟和 PR 间期延长。

心动过速的诱发

通常采用在右心室心尖部进行 VES 来诱发 LBBB 型 BBR。能否诱发取决于 VES 后 HPS 传导时间的延长程度［即心室-希氏束（VH）间期］。

在进行固定起搏周长的右心室起搏和较长配对间期的 VES 时，激动经右束支逆传至希氏束。随着 VES 配对间期缩短，可遇到右束支的相对和有效不

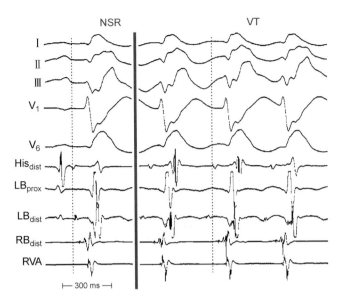

图 26.3 束支折返性（BBR）室性心动过速（VT）与正常窦性心律（NSR）。 一位陈旧性间隔心肌梗死患者分别在窦性心律和BBR VT时记录希氏束（His）、左束支（LB）和右束支（RB）电位。虚线标记希氏束的起始曲折。在NSR时，希氏束电位后首先出现LB电位，RB激动更为延迟。心电图存在左束支传导阻滞（LBBB）图形提示，尽管LB激动在RB前，但传导延迟发生在左心室希氏束-浦肯野纤维系统的更远端，所以心电图表现为LBBB。在BBR VT时，激动沿LB-His-RB顺序传导。逆传LB激动非常延迟，其原因很可能与NSR时心电图出现LBBB的原因相同。His$_{dist}$，希氏束远端；LB$_{dist}$，左束支远端；LB$_{prox}$，左束支近端；RB$_{dist}$，右束支远端；RVA，右心室心尖部

应期，分别出现右束支逆向传导延迟和阻滞。当右束支发生逆向传导阻滞时，激动经间隔传导，随后经左束支逆传至希氏束，产生一个长 V_2-H_2 间期。左束支不应期较短，且激动经间隔传导产生延迟，因此左束支仍可逆向传导。配对间期进一步缩短可增加左束支传导的延迟（即 V_2-H_2 间期增加）。当配对间期缩短至某范围时，左束支逆向传导延迟增加，使右束支顺向传导能力恢复，产生一个新的心室激动，表现为LBBB形态伴宽QRS波。该心室激动被称为"BBR激动"或"V_3现象"。

左束支逆向传导延迟（V_2-H_2 间期）和右束支顺向传导时间（H_2-V_3 间期）呈负相关。这是因为激动经间隔传导和逆传至左束支的速度越快，其到达右束支时，右束支越有可能仍处于上一个 VES 产生的逆向激动（隐匿性）的不应期，引起经右束支顺传减慢。

与以恒定周长起搏相比，长-短搏周长的VES更容易诱发BBR，这是因为HPS不应期具有起搏周长依赖性。周长的突然改变（即由长到短）可导致心肌-浦肯野系统-右束支路径的逆传激动阻滞发生在更

远端的部位，很少发生隐匿性阻滞，从而使环路的前传支（即右束支-浦肯野系统-心肌）的兴奋性有足够时间恢复，促使折返发生。此外，由于阻滞发生在更远端的部位，很少发生隐匿性阻滞，因而该路径兴奋性更早恢复，由其引起的折返激动的 H_2-V_3 间期也更短。

普鲁卡因胺（可以增加 HPS 内的传导时间，尤其是存在病变的 HPS），异丙肾上腺素可能有助于诱发持续性 BBR。有些患者的心律失常仅能通过心房起搏诱发。

心动过速的特点

BBR VT 只能通过心腔内记录来确诊（框 26.1），尤其是必须记录希氏束电位。许多电生理医生在 VT 诊断性检查时并不使用希氏束记录导管，因此可能漏诊部分 BBR。心动过速时通常存在房室分离，但也可出现 1：1 室房传导。BBR VT 的特点是希氏束电位位于 QRS 波之前，LBBB 型 BBR 时 HV 间期通常等于或长于基线节律时的 HV 间期（HV 间期一般为 55 ~ 160 ms，图 26.3）。[1]

相比于正常窦性心律时，VT 时所记录的相对 HV 间期取决于以下两个因素：从折返环的上转折点顺向和逆向传导时间的平衡，以及希氏束记录位点相对于上转折点的位置（即希氏束导管位于希氏束近端还是远端）。VT 时作为折返环前传的束支传导延迟可延长 HV 间期，而逆传至希氏束记录位点的传导延迟或希氏束记录位点相对近端（远离转折点）会缩短 HV 间期[1-2]。在正常窦性心律时，依次激动希氏束和束支，因此 HV 间期代表激动从希氏束除极到束支，再

框 26.1 束支折返性室性心动过速的诊断标准
<ul><li>心动过速时 QRS 波形态呈典型的 RBBB 或 LBBB 图形</li><li>HB 和 RB（或 LB）电位位于心室除极开始之前，激动顺序为 H-RB-LB，HV 间期、RB-V 间期或者 LB-V 间期相对稳定</li><li>V-V 间期出现自发性变化之前，H-H/RB-RB/LB-LB 间期先出现类似变化，但是 HV 间期仍保持恒定</li><li>程序性刺激能否诱发心动过速取决于 HPS 是否达到关键的传导延迟</li><li>HPS 自发性阻滞或起搏诱发阻滞发生在心动过速终止前</li><li>心动过速时的 HV 间期等于或长于窦性心律时的 HV 间期</li><li>成功消融 RB 后不能诱发 BBR</li><li>右心室心尖部起搏拖带时出现显性融合，PPI－TCL 差值＜ 30 ms</li></ul>

BBR，束支折返；HB，希氏束；HPS，希浦系统；HV，希氏束-心室；LB，左束支；LBBB，左束支传导阻滞；LB-V，左束支-心室；PPI，起搏后间期；RB，右束支；RBBB，右束支传导阻滞；RV，右心室；RB-V，右束支-心室；TCL，心动过速周长

到心室肌的真正传导时间。相反地，在 BBR VT 时，束支近端与希氏束同时（平行）激动，并作为折返环前传支激动心室。因此在 BBR 时 HV 间期代表两个位点（希氏束和心室）被折返波前平行激动的局部激动时间的差值，而不是真正的希氏束-束支-心室的顺序传导时间[1-2]。

尽管在 BBR VT 时 HV 间期往往被认为会出现假性缩短，并比正常窦性心律时的"真正"HV 间期短，但这仅出现在一些罕见的 BBR VT 病例中。以下两个机制可能解释 BBR VT 时延长的 HV 间期：①作为 BBR 环路前传支的束支存在频率依赖的传导减慢；②在左束支和右束支之间上转折点传导的各向异性。两个机制均可使折返环上转折点到心室的顺向传导时间延长，从而使心动过速时的 HV 间期长于正常窦性心律时。此外，记录到的希氏束电位可能为右束支电位，因此所测量的 HV 间期实际上是右束支-心室（RB-V）间期。在正常窦性心律时和逆钟向 BBR VT 时一样，右束支和心室先后被激动，因此 RB-V 间期通常在 BBR VT 时比在正常窦性心律时更长（由于心动过速时右束支传导减慢）[1, 7]。

值得注意的是，顺钟向 BBR（RBBB 型）时的 HV 间期显著长于正常窦性心律时的 HV 间期（HV 间期通常为 65 ~ 250 ms）。正常窦性心律时的 HV 间期通常取决于传导最快的束支的传导时间，而在 RBBB 型 BBR 时则通常取决于存在病变的左束支的顺向传导时间。

在常见的 BBR VT 类型（LBBB 型）中，激动波前经左束支向上逆传至希氏束，然后向下经右束支顺传，随后激动心室。而 RBBB 型 BBR 的激动顺序则相反（图 26.4）。HV 间期和 RB-V 间期（LBBB 型 VT 时）或左束支-心室（LB-V）间期（RBBB 型 VT 时）相对稳定[1]。

在 BBR VT 中，V-V 间期的自发性变化发生于 H-H（RB-RB 或者 LB-LB）间期发生相似变化之后，并随着 H-H 间期变化而改变。换言之，心动过速周长（TCL）受 V-H（V-RB 或者 V-LB）间期变化的影响。这些变化可以是自发性，最常见于诱发 VT 后即刻，或出现在 VT 期间行心室刺激时。然而，在 BBR VT 时 V-V 间期波动偶可发生在 H-H 间期波动之前，这是因为顺向传导束支发生了传导变化而不是逆向传导束支[5]。

由于束支折返的突破口靠近右心室心尖部，因此右心室心尖部的电极导管在 BBR VT 时应该记录到一个非常接近 QRS 波起始的电图，并可作为良好的拖带位点。所以应尽量将右心室导管放置到靠近心尖部位。放置右心室心尖部导线的 ICD 植入患者提示诊断 BBR VT 的线索包括：① VT 时心室双极电图与远场除颤电图（类似于 QRS 波）的起始时间相近；② VT 时双极电图和除颤电图均应与窦性心律时非常相似（图 26.5）。

从间隔两侧记录有助于明确 BBR 的机制。记录到典型的 H-RB-V-LB 激动顺序（LBBB 型 VT）或 H-LB-V-RB 激动顺序（RBBB 型 VT）支持 BBR 的诊断（图 26.3）。遗憾的是，RB 和 LB 电位并不是总能被记录到，因此很难获得典型的激动顺序（LB-H-RB-V 或 RB-H-LB-V）以供分析。即便存在这种激动顺序，也不能确诊 BBR VT，因为部分 LBBB 型 VT，虽然左束支不参与折返（非束支折返），但 HPS（通常是左束支）仍可被逆向激动，产生 H-RB-V 激动顺序。对于这些病例，可采用其他诊断 BBR 的标准。此外，在 LBBB 型 VT 时，右心室激动必须早于左心室激动。在 RBBB 型 VT 时则相反。

BBR 可被 HPS 内的阻滞所终止（自发性或起搏诱导，也可以继发于导管损伤或消融治疗）。

心动过速时的诊断策略

起搏对确诊 BBR 非常有帮助。然而，BBR VT 时通常因血流动力学障碍而无法实施这些策略。

拖带

BBR VT 可以被心室起搏拖带。从 BBR 环路的被保护峡部（即左束支和右束支）起搏拖带可产生隐匿性融合波（即拖带时 QRS 波形态类似于心动过速时的 QRS 波）和较短的起搏后间期（PPI），且（PPI - TCL）差值 < 30 ms。从右心室心尖部拖带（在 BBR 环路内，但不在被保护峡部内）可导致（PPI - TCL）差值 < 30 ms，但伴有显性融合波。重要的是，若右心室心尖部导管放置正确，VT 时行右心室心尖部起搏拖带的（PPI - TCL）差值 > 30 ms 可以排除 BBR 机制。该值越大，排除 BBR 的可靠性越高[1]。

心房起搏时也可产生 BBR VT 拖带伴隐匿性 QRS 融合波。然而，这需要患者无心房颤动，通常需要注射阿托品或异丙肾上腺素以避免快速心房起搏时发生房室传导阻滞。最近有学者提出，心房起搏时发生拖带伴隐匿性 QRS 融合波，同时心室起搏时（在希浦系统外）发生拖带伴显性 QRS 融合波可作为诊断 LBBB 型 BBR VT 的标准。

重整

VES 可以通过使希氏束电位或束支电位提前而重

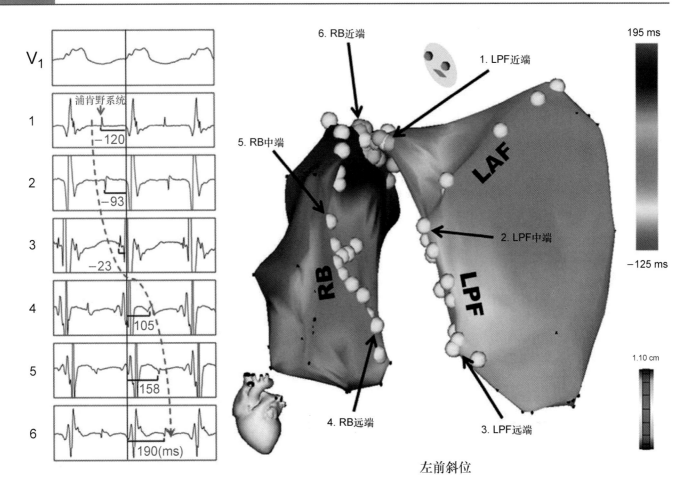

图 26.4 （见书后彩图）束支折返性室性心动过速的电解剖三维（CARTO）激动图。左后分支（LPF）作为折返环的下降支，右束支（RB）作为折返环的上升支。红色显示最早激动位点（LPFproximal，左后分支近端），紫色显示最晚激动位点（RBproximal，右束支近端）。黄点和带箭头的编号位置代表分支电位和希浦系统的局部激动（左侧框）。希浦系统局部顺序激动时间为整个心动过速周长。（From Machino T，Tada H，Sekiguchi Y，Aonuma K. Three-dimensional visualization of the entire reentrant circuit of bundle branch reentrant tachycardia. Heart Rhythm. 2013；10：459-460.）

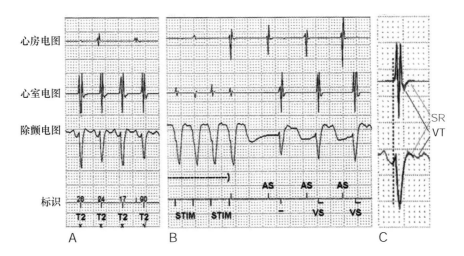

图 26.5 （见书后彩图）束支折返性室性心动过速（VT）时植入式心脏复律除颤器的记录。显示面板显示被标识的储存电图。**A.** VT。近场双极电图与远场除颤电图起始的时间相近（大致与 QRS 波相对应，在 C 图中用蓝色虚线显示）。**B.** 在最后数个抗心动过速起搏波后出现窦性心律（SR）。SR 心室电图与 VT 时的心室电图非常相似，如图 C（红色表示 SR 电图，其叠加在 VT 电图上）。AS，心房感知事件；EGM，电图；STIM，抗心动过速心室刺激；VS，心室感知事件

整 VT。当在 BBR 环内或靠近 BBR 环（右束支、左束支、右心室心尖部）起搏时，即使晚期配对间期的 VES 也可以重整 VT。此外，VES 可以逆转 BBR 时的激动传导方向。理论上需要连续两个 VES，第一个产生阻滞，第二个触发相反方向的折返[1]。

其他起搏策略

希氏束、特别是束支（右束支或左束支）电位分离不支持 BBR 机制。AES 产生希氏束电位以下阻滞，可终止 BBR。此外，左心室和右心室同步起搏可以防止 BBR 产生。

排除其他心律失常机制

心肌起源的室性心动过速

心肌起源的 VT 发作伴希氏束被动逆向激动时可以出现 1∶1VH 关系。然而，与 BBR VT 不同，心肌起源的 VT 很少表现为典型的 LBBB（或 RBBB）QRS 波形态。此外，心肌起源的 VT 的希氏束电位通常隐藏在局部心室电图内。希氏束电位偶可出现于 QRS 波起始之前，与 BBR VT 相似。然而，此时 HV 间期通常较正常窦性心律时短。与 BBR VT 不同，心肌起源的 VT 周长发生自发性或诱发的改变通常在 H-H 间期改变之前，并决定后者的改变[5]。

心房起搏时出现拖带伴隐匿性 QRS 融合波可以排除心肌起源的 VT，应考虑 BBR VT。起搏左束支或右束支时，如果出现拖带伴隐匿性 QRS 融合波，则很可能为 BBR VT。此外，右心室心尖部起搏拖带（PPI － TCL）的差值 < 30 ms，则提示为 BBR VT。相反，在心肌起源的 VT 时（PPI － TCL）的差值 > 30 ms，除非 VT 起源于（出口在）心尖部[1]。

特发性（分支型）左心室心动过速

分支型 VT 患者在正常窦性心律时的 QRS 波和 HV 间期是正常的。相反，在不存在基础希浦系统传导异常的情况下，很少发生 BBR VT。此外，分支型 VT 的希氏束电位落在 QRS 波之内或之前，可使 HV 间期为负值或变短，希氏束激动跟随在左束支激动之后，这与 RBBB 型的 BBR VT 不一致。

室上性心动过速伴差异性传导

BBR VT 常表现为房室分离，这一点可以排除房性心动过速（AT）和房室折返性心动过速（AVRT）。BBR VT 偶可呈 1∶1 室房传导，类似室上性心动过速（SVT）伴差异性传导。

使用 6 极或 8 极导管记录多个希氏束电位有助于显示希氏束除极的方向——SVT 时是顺向传导而 BBR VT 时是逆向传导。此外，除希氏束电位外，记录左束支和右束支电位有一定帮助。SVT 时，通过房室结（AVN）顺传激动希氏束，希氏束电位在右束支电位之前，希氏束-右束支间期等于或长于正常窦性心律时的希氏束-右束支间期。

心房不是 BBR VT 折返环的组成部分，心房起搏可使房室分离，这种情况可以排除 AT 和 AVRT 是宽 QRS 波心动过速的机制。而且，在右心室心尖部拖带时，（PPI － TCL）的差值 > 30 ms 可以排除 BBR 机制。相反，（PPI － TCL）的差值 < 30 ms 可以排除房室结折返性心动过速（AVNRT）。此外，心室起搏时出现拖带伴显性融合波可除外 AVNRT 和 AT，应该考虑为 BBR VT。另外，当希氏束处于不应期时，行 VES 能终止或重整心动过速可排除 AT 和 AVNRT。

心房束旁路介导的逆向型房室折返性心动过速

多个方面可以帮助鉴别逆向型 AVRT 和 BBR VT。逆向型 AVRT 时，冲动经右束支逆传至希氏束，激动顺序与常见类型的 BBR VT（LBBB 型）不同。心律失常发作时的希氏束电位记录时间也不同：心房束介导的逆向型 AVRT 时，希氏束电位通常在 QRS 波刚开始后（或者靠近 QRS 波终末部分，存在 RBBB 时），而在 BBR 时希氏束电位在 QRS 波之前（LBBB 型 BBR）或之后（RBBB 型 BBR）。此外，在 AVRT 时房室关系通常为 1∶1，而 BBR VT 时很少如此。由于心房不是 BBR VT 折返环的组成部分，故心房起搏时可出现房室分离，这可排除 AVRT。同时，在房室交界区心房不应期时，于右心房游离壁行 AES，如果心动过速被重整，则可排除 VT。同样，如果 AES 能终止心动过速而不下传心室，或者使心室激动延迟，则可排除 VT（图 18.41 和图 19.5）[1]。

消融

消融靶点

消融靶点可以是右束支或者左束支，通常首选更容易消融的右束支。然而，大多数 BBR VT 患者虽然存在弥漫性心脏传导系统病变，但左束支传导异常通常比右束支更为严重。尽管如此，大多数患者左束支可以缓慢传导，右束支消融后正常窦性心律时左束支仍能维持 1∶1 房室传导。少数患者左束支顺传不能维持 1∶1 房室传导，消融右束支的患者可能需植入永久起搏器。因此，这些患者优选消融左束支，因为其可在阻止 BBR 的同时保留顺传功能[5, 8]。

仅在体表心电图表现为 LBBB 并不意味着完全性左束支传导阻滞。以下情况提示左束支传导可能不足以维持 1:1 房室传导，建议消融左束支而不是右束支：①右心室导管操作引起的一过性 RBBB 时，出现希氏束以下的高度房室传导阻滞；②窦性心律时，间断或连续观察到左束支电位在心室电图之后。

重要的是，希氏束并不是 BBR 环路的必需组成部分，因此消融希氏束（而不是右束支）并不能消除心律失常。

消融技术

右束支消融

希氏束在室间隔的纤维部和肌部交界处分为右束支和左束支。右束支是一个细长而独立的结构，是希氏束分出左束支后的延伸。右束支上 1/3 沿室间隔右侧心内膜面下行，中 1/3 走行于心肌深层，下 1/3 再次紧贴心内膜。右束支大部分走行过程中没有分支，当到达右前乳头肌基底部时开始分叉，分支穿入间隔和右心室游离壁。

在希氏束区域放置 4 极导管可作为参考。消融导管最开始放置于希氏束和间隔区域可记录最大希氏束电位。然后逐渐向上推送导管（右前斜位下）至患者左侧，顺时针转动导管以确保导管头端与间隔和右束支接触，不断调整导管的弯度直至记录到右束支电位。应尽量记录到远端右束支电位，以确保导管头端远离希氏束和左束支。

右束支电位是位于希氏束电位后至少 10 ~ 15 ms 处的一个尖锐电曲折，其前的心房波很小或记录不到心房波，据此可以与希氏束电位相鉴别（图 26.6）。值得注意的是，由于这些患者通常存在右束支传导病变，RB-V 间期可以异常延长（> 30 ms）。

当基础状态下右束支传导存在延迟时，右束支电位可能隐藏在心室电图内，正常窦性心律时可能无法标测，特别是当体表心电图呈完全性或不完全性 RBBB 的情况下。然而，在右心室刺激诱发 BBR 激动或 BBR VT 时，容易观察到右束支电位。此时，垂直于右束支远端和希氏束连线轴进行解剖上的损伤或线性消融可能有效。

右束支消融通常选用 4 mm 头端的消融导管。射频能量通常从低水平（5 W）开始，每 10 s 逐渐增加，消融的目标温度为 60℃。一般在 15 ~ 20 W 时产生 RBBB。消融成功后，V₁ 导联可出现清晰的 RBBB（图 26.6 和图 26.7）。消融过程中偶见来自右束支的加速性心律（类似于希氏束消融时出现加速交界性心律，图 26.7）。

左束支消融

右束支是希氏束在解剖上的延续，而左束支是发自希氏束的一组宽的纤维束，垂直穿入间隔下部。左束支主干在主动脉环下部穿过室间隔膜部，然后分为数个独立的分支。左后分支起源较左前分支近，为左束支主干的延续，其起始部粗大。左后分支发出后呈扇形展开，向后到达乳头肌，下后至左心室游离壁。左前分支跨过左心室流出道区域，终止于左心室前侧壁的浦肯野纤维系统。在右前斜位下，左后分支自希氏束区域向膈肌下部延伸，左前分支向心尖部延伸。然而，也存在一定的变异性。

标测导管经逆行主动脉途径置于左心室。以心尖下部间隔为标测起点。然后逐渐向希氏束回撤导管，直至记录到独立的左束支电位。LB-V 间期应 < 20 ms，心房心室波振幅比应 < 1:10。此时，导管头端通常在最佳希氏束电位记录部位下 1 ~ 1.5 cm，靠近左束支的远端。

由于左束支是一组宽的纤维束（通常为长 1 ~ 3 cm，宽 1 cm），故单次射频消融很难成功。此外，束支近端可出现分叉，因而很难做到消融左束支而不损伤希氏束。此种情况下，可能需要在间隔左侧希氏束远端，从间隔前上部（右前斜位下靠近右束支部位）向间隔的下基底部作弧线消融，从而切断双侧分支。尽管如此，当疾病的进展导致 BBR 患者出现 LBBB 时，可能仅剩部分传导组织，此时比正常左束支更易消融。

在射频消融过程中监测左束支的消融更为困难。大多数患者可能已经存在左束支系统的室内传导延迟。与右束支消融过程中 V₁ 导联出现清晰的 RBBB 图形相反，左束支消融产生相对细微的心电图改变，主要表现为 QRS 波增宽和 QRS 波电轴的改变。也可以监测每次消融后行 VES 时逆向传导是否存在。消融前 V₂-H₂ 的逆向传导在消融后消失提示左束支已成功消融并已消除 BBR。

消融终点

右束支的消融终点包括出现 RBBB 图形（图 26.7）、不能诱发 BBR 以及在右心室起搏时希氏束和右束支的激动方向反转。在消融前，右心室起搏时希氏束电极除极从远端到近端（RB-HB）；右束支消融之后，希氏束激动延迟并反转（HB-RB，图 26.6）。

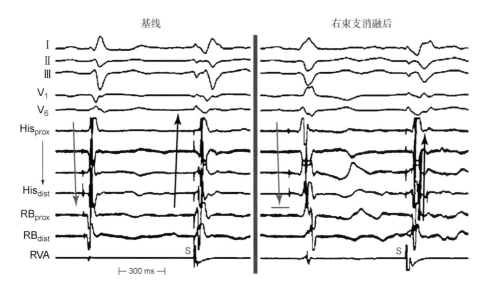

图 26.6　束支折返的消融。同一束支折返性室性心动过速患者在右束支导管消融之前（左图）和之后（右图）的窦性心律和右心室心尖部起搏图形。图中显示四极导管在希氏束部位和右束支处的记录。在消融右束支之前，激动沿希氏束-右束支线性传导，窦性心律时顺传（灰色箭头），右心室起搏时逆传（黑色箭头）。在消融右束支之后，激动顺向传导中断（灰色箭头，短横线），希氏束电图逆向激动出现在局部心室电图之后（黑色箭头），提示右束支发生阻滞，激动跨间隔传导，随后沿左束支上传。His$_{dist}$，希氏束远端；His$_{prox}$，希氏束近端；RB$_{dist}$，右束支远端；RB$_{prox}$，右束支近端；RVA，右心室心尖部

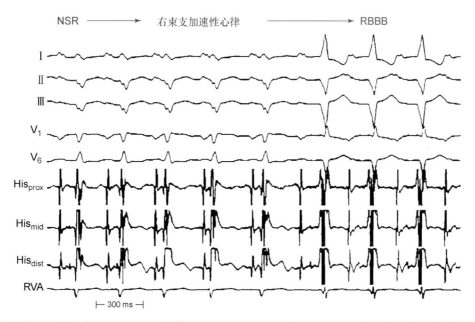

图 26.7　右束支（RB）消融。右束支消融过程中，射频电流可导致来自右束支的加速性心律，直至出现完全性传导阻滞（见 V$_1$导联）。消融后的希氏束-心室间期为 145 ms（基线时为 80 ms）。His$_{dist}$，希氏束远端；His$_{mid}$，希氏束中段；His$_{prox}$，希氏束近端；NSR，正常窦性心律；RBBB，右束支传导阻滞；RVA，右心室心尖部

左束支消融的终点包括 VES 时经左束支的逆向传导消失和不能诱发 BBR。

消融后应行心室刺激以评估是否可诱发 VT。同样，应行心房递减起搏以评估希浦系统的传导特性以及有无希氏束以下房室传导阻滞的倾向。推荐使用普鲁卡因胺静脉注射使希浦系统内传导负荷增加，以确定顺向传导功能保留。

预后

BBR VT 即时成功率接近 100%，成功消融术后极少出现心动过速复发。然而，其中 60% 的患者可以诱发出心肌起源的 VT，心脏性猝死风险仍较高。因此，这种情况建议植入 ICD 作为二级预防。

报道的因出现有临床意义的传导系统受损需植入永久起搏器的概率为 10%～30%。心房起搏时出

现希氏束以下的房室传导阻滞或消融术后 HV 间期
≥ 100 ms 时建议植入起搏器。

分支间折返性室性心动过速

在希浦系统内的两种大折返类型中（即 BBR 和
分支间折返），BBR 是最常见的 VT 机制。分支间折
返导致的 VT 很罕见，最常见于冠心病患者，特别是
合并左前分支或左后分支阻滞的前壁心肌梗死患者。
在这些患者中，RBBB 通常为完全性和双向性，因此
不可能发生真正的 BBR。此外，明显阻滞的分支传
导缓慢。值得注意的是，BBR VT 患者消融右束支后
可发生分支间折返性 VT[9]。

左前分支和左后分支是分支间折返环的必要组成
部分，近端通过左束支主干连接，远端通过心室肌连
接（图 26.8）。心动过速一般呈 RBBB 图形。额面电
轴方向多变，且取决于折返环的激动传播方向。激动
经左前分支顺传并经左后分支逆传时电轴右偏，而激
动顺序相反时电轴左偏[10]。

与 BBR VT 相反，分支间 VT 的 HV 间期通常较
正常窦性心律时短（超过 40 ms）。这是因为环路的上
转折点（即左束支分叉处远端）距离逆向激动的希氏
束相对较远。此外，分支间 VT 时左束支电位在希氏
束电位之前。与之相反，在 RBBB 型 BBR VT 时，希
氏束电位通常在左束支电位之前，尽管理论上如果逆

传至希氏束记录点的传导时间明显延长，也可以出现
相反的激动顺序。分支间折返时 H-H 间期的变化在
V-V 间期之前[1]。

心房起搏、AES、VES 和心室起搏可以使慢传导
分支（左前分支或左后分支）出现一过性顺传阻滞，
随后冲动经正常分支顺传，产生和正常窦性心律时一
样的 QRS 波形态，然后经最初被阻滞的分支逆传，
形成分支间折返。与 BBR VT 相比，分支间 VT 更难
通过心室起搏诱发，因为心室起搏时不能产生这种折
返所需的必要电生理条件（即左前分支远端逆传阻
滞，激动经左后分支缓慢传导，或反之亦然），尽管
这种情况可以发生在室上性冲动沿希浦系统顺传（即
左后分支顺传阻滞，激动经左前分支缓慢传导，或反
之亦然）[9]。

在分支电位的指导下，以病变的分支（左前分支
或左后分支）为靶点可以成功消融心律失常。当分支
间折返发生于前壁心肌梗死时，由于通常还存在其他
心肌起源的 VT，不可能通过射频消融完全治愈，且
左心室射血分数通常很低，因此需植入 ICD 以改善
预后。当分支间折返发生于无冠心病的患者时，其
与传导系统退行性病变相关，左心室收缩功能通常正
常，可以通过射频消融病变分支治愈 VT，尽管很可
能需要植入永久起搏器[10]。

参考文献

1. Nayyar S, Young GD, Sanders P, et al. Paradoxical ventricular activation sequence and paraHisian entrainment response: do they challenge the diagnosis? *Circ Arrhythm Electrophysiol.* 2013;6:e1–e6.
2. Asirvatham SJ, Stevenson WG. Bundles branch reentry. *Circ Arrhythm Electrophysiol.* 2013;6:e92–e94.
3. Roberts JD, et al. Bundle branch re-entrant ventricular tachycardia. *JACC Clin Electrophysiol.* 2017;3:276–288.
4. Reithmann C, Herkommer B, Remp T, et al. Atypical surface ECG complicating the diagnosis of bundle branch reentry tachycardia. *Pacing Clin Electrophysiol.* 2017;40:191–198.
5. Balasundaram R, Rao HB, Kalavakolanu S, et al. Catheter ablation of bundle branch reentrant ventricular tachycardia. *Heart Rhythm.* 2008;5: S68–S72.
6. Sakata T, Tanner H, Stuber T, et al. His-Purkinje system re-entry in patients with clustering ventricular tachycardia episodes. *Europace.* 2008;10:289–293.
7. Machino T, Tada H, Sekiguchi Y, et al. Three-dimensional visualization of the entire reentrant circuit of bundle branch reentrant tachycardia. *Heart Rhythm.* 2013;10:459–460.
8. Schmidt B, et al. Left bundle branch–Purkinje system in patients with bundle branch reentrant tachycardia: lessons from catheter ablation and electroanatomic mapping. *Heart Rhythm.* 2009;6:51–58.
9. Blanck Z, Sra J, Akhtar M. Incessant interfascicular reentrant ventricular tachycardia as a result of catheter ablation of the right bundle branch: case report and review of the literature. *J Cardiovasc Electrophysiol.* 2009;20:1279–1283.
10. Okishige K, et al. The radio frequency catheter ablation of inter-fascicular reentrant tachycardia: new insights into the electrophysiological and anatomical characteristics. *J Interv Card Electrophysiol.* 2014;41: 39–54.

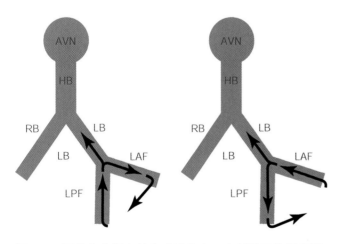

图 26.8　两种分支间室性心动过速（VT）折返环的示意图。
左图显示分支间折返性 VT 采用左后分支（LPF）作为折返环
的逆传支，左前分支（LAF）作为前传支。右图显示分支间
折返性 VT 采用左前分支（LPF）作为折返环的逆传支，左后
分支（LAF）作为前传支。在两种类型的 VT 中，心室均通过
左束支（LB）激动，因此 QRS 波均呈右束支传导阻滞图形。
QRS 波电轴取决于哪一个分支作为顺传路径激动心室。右束
支（RB）以旁观者的形式被激动，不是维持心动过速所必需
的。AVN，房室结；HB，希氏束

27

心外膜室性心动过速

张志鹏　冯雪颖　徐泽炎　译　张树龙　校

室性心动过速（室速）起源于心外膜是经心内膜途径消融失败的重要原因，可以通过冠状静脉窦（CS）或心包途径来标测位于心外膜深部或心肌层的心律失常中心或是心律失常环路。但 CS 途径仍有很大的局限性。心脏静脉的解剖结构限制了导管的操作，只有当血管分布在环路经过的区域，心外膜环路才能被识别。另一种方式是通过导管鞘用心包穿刺的方式经皮插入心包。从剑突下方式可以无限制地对两个心室的心外膜进行标测，此方式已用于绝大多数室性心动过速的标测和消融。然而，在探寻室性心动过速心外膜起源上，标测 CS 及其分支优于经皮心外膜途径，并在特发性流出道室性心动过速中有特殊作用。

电生理基质

心律失常的标测和消融通常是通过心内膜途径完成的。但是，心动过速的起源点或关键部位甚至折返性心动过速的整个环路通常位于心内膜深处或是心外膜，但在心内膜不易被标测和消融。在这些情况下，通过心外膜途径标测和消融将会成为一个消除心动过速的有效方法。

心外膜室性心动过速（VT）环路的重要性首次在南美锥虫病（Chagas disease）中被认识，约占心外膜室性心动过速患者的 70%。此后，心外膜结构的重要性在瘢痕相关的非缺血性心肌病（CMP）、致心律失常性右心室心肌病（ARVC）、既往心肌梗死（MI，"缺血性 CMP"），以及特发性室性心动过速中也越来越多地被强调。在室速患者中，需要进行心外膜消融的情况更常见于非缺血性扩张型心肌病（25%～50%）患者、ARVC 患者（30%～40%），少数见于缺血性心肌病患者（10%～16%）[1-2]。

缺血性心肌病

心肌梗死产生的坏死呈楔形从心内膜下进展到心外膜，主要是在心内膜下形成瘢痕，并且不同程度地向心外膜延伸（取决于梗死的透壁性），范围通常局限于特定的冠状动脉供血区域。因此，与非缺血性心肌病室速不同的是，大多数心肌梗死后的室速起源于心内膜。即使室速起源于心外膜，仍可以通过心内膜消融使跨壁瘢痕变薄，从而消除心外膜的病灶，这些人群可以避免进行心外膜消融。尽管如此，起源于心内膜下的室速仍然是心内膜消融方法失败的重要原因。在三级医疗中心，约有 10%～25% 的心肌梗死后室速患者需要进行心外膜消融，下壁梗死比前壁梗死更为需要[3]。然而，反复经心外膜途径消融对于既往心脏外科手术的患者是不可行的（有一半以上心肌梗死后室速患者是在这种情况下进行的消融治疗）[1, 2, 4]。

致心律失常性右心室心肌病（ARVC）

在 ARVC 中，纤维脂肪组织替代通常起始于心外膜下层或心肌中层，逐渐进展到心内膜下层。因此，ARVC 患者的心律失常基质在心外膜上更为广泛，主要分布在心尖和下侧壁靠近三尖瓣处和右心室流出道（RVOT）区域。尽管在这些患者中大部分需要进行心外膜消融，但是由于右心室壁（RV）通常很薄，因此可以通过心内膜途径对心外膜起源点进行消融。

非缺血性扩张型心肌病

非缺血性扩张型心肌病形成的心肌瘢痕更容易出现在心肌中层和心外膜。在非缺血性扩张型心肌病中，心外膜左心室瘢痕通常比心内膜瘢痕范围更大，并且具有类似于心内膜左心室瘢痕的典型分布，主要位于连接二尖瓣环的左心室基底外侧。通常，心外膜基质不存在明显的心内膜瘢痕或室壁变薄（不同于心肌梗死后和 ARVC 患者的基质），这使得单纯心内膜消融对消除心外膜起源点无效。因此，非缺血性扩张型心肌病相关的室速患者，比心肌梗死后室速患者更需要心外膜消融治疗[1-2]。

特发性室性心动过速

我们发现有高达 14% 的特发性局灶性室速患者需要进行心外膜消融，当起源于靠近左心室 summit 区和冠状静脉交叉附近时，这些室速的发生率明显增高。另一方面，右心室流出道的前壁和外侧壁都很薄，因此即使室速的局灶发生在心外膜表面，心内膜消融通常也是有效的。右心室流出道后壁（漏斗部）比较厚，但是后漏斗部的心外膜表面是左心室流出道（LVOT），因此对于左心室流出道或右心室流出道后壁心肌深部发生的室速，通过左心室流出道或右心室流出道消融可能都有效。在瓣膜上的主动脉区域，没有真正的心外膜定位，因为右心室流出道位于右、左冠窦的前方，心房位于无冠窦的后面。

对于心外膜特发性室速，冠状静脉系统和邻近解剖部位的联合入路最为有效，成功率约 70%。大多数情况下，剑下心外膜消融方法的疗效不佳，因为消融靶点靠近冠状动脉，并且覆盖有厚的心外膜脂肪层。

心电图特征

可以应用基于心电图形态的多种室速的心电图特征来预测是否需要心外膜消融（框 27.1）。这些心电图方法主要是基于以下概念：当心室激动始于心外膜时，电波的起始端缓慢地通过心肌壁层，直至到达仅位于心内膜下层的浦肯野纤维系统。这种缓慢的跨壁激动反映在体表心电图上是 QRS 波起始模糊。此外，心外膜表面起始的心室激动对应导联心电图表现为 QS 波形。而心内膜起源的室速出口部位的相应导联上有初始的 "r" 波，反映了从心内膜-心外膜方向的跨壁心室激动（表现在心电图导联上）。

在瘢痕相关室速的背景下，理解室速起源的心电图特点很重要，QRS 波形态仅与室速出口部位有关，但折返环路中的其他部分（例如关键峡部或入口部位）也可以从心内膜进行消融，即使心电图特征提示心外膜出口也同样如此。因此，仅凭体表心电图就完全预测室速是否需要心外膜方法来标测和消融是不太可能的。此外，心肌瘢痕患者常出现大面积传导延迟，产生误导性的激动顺序，混淆心电图的预测。

此外，用于鉴定心外膜起源室速的心电图标准表现为区域或者基质特异性。对任意部位起源的室速应用目前公认的鉴别心外膜和心内膜起源的室速的心电图标准进行鉴别，其准确率十分有限（40% ~ 60%）。

框 27.1　心外膜起源室速的心电图特征

非缺血性扩张型心肌病的左心室室速
- 伪 δ 波 > 34 ms
- V_2 导联的长 R 波峰值时间（≥ 85 ms）
- 最短的胸前导联 RS 波持续时间 > 120 ms
- QRS 波持续时间大于 200 ms
- Ⅰ 导联出现 Q 波（基底上段或心尖上段室速）
- 任何下壁导联无 Q 波（基底上段室速）
- 下壁导联 Q 波（基底下段和心尖下段室速）
- 最大偏转指数 ≥ 0.59（基底上段 / 侧壁室速）

致心律失常性右心室心肌病室速
- Ⅰ 导联初始 Q 波，V_2 导联 QS 形（右心室前壁起源）
- Ⅱ、Ⅲ、aVF 导联初始 Q 波（右心室下壁起源）

左心室 summit 区特发性室速
- 伪 δ 波 > 34 ms
- V_2 导联出现长 R 波峰值时间（≥ 85 ms）
- 最短的胸前导联 RS 波 > 120 ms
- 延迟最短心前区最大偏转指数（≥ 0.55）
- 峰值偏转指数 > 0.6
- Ⅲ / Ⅱ 导联 R 波振幅比 > 1.25
- aVL/aVR 导联 R 波振幅比 > 1.75

区域特异性心电图标准显著提高了敏感性和特异性（高达 90%）。然而，这些标准仅在心脏特定区域以及非缺血性心肌病患者中进行了验证[5]。

最近一种计算机算法被发现可以识别心外膜起源部位的室速，准确率提高到 80%。无论是否患有结构性心脏病，这种算法在心内膜及心外膜的所有区域均得到验证，并且在大多数区域中，该算法的准确率都高于以往。然而，还需要在大规模临床研究中做更进一步的验证[5]。

非缺血性扩张型心肌病室速

对于表现为右束支传导阻滞图形的左心室室速，一些心电图特点提示起源于心外膜，基本全部依赖于位于心外膜出口的快速传导希-浦系统的晚期参与，导致了心肌内的传导延迟和 QRS 波起始的模糊。这些心电图标准包括：①伪 δ 波（这是因为它与心室预激过程中观察到的 δ 波有相似之处）> 34 ms（从最早的心室激动到任何胸前导联最早的急速偏转），灵敏度 83%，特异度 95%；② V₂ 导联的长 R 波峰值时间 [即从 QRS 波起始到 R 波到达峰值后最开始下行的间隔时间（以前称为类本位曲折）] > 85 ms，灵敏度 87%，特异度 90%；③最短的 RS 波持续时间（从最早的心室激动到任何胸前导联的第一个 S 波的最低点）> 120 ms，灵敏度 76%，特异度 85%；④ QRS 波持续时间 > 200 ms（见图 22.11）[6]。然而，所有的这些间期标准都是绝对数，可以被抗心律失常药物来改变；也就是说，一个未经药物治疗的患者伪 δ 波为 28 ms（非心外膜），可通过阻滞钠通道类的抗心律失常药物的作用，非特异性地延长至 38 ms（心外膜）。形态标准以及最大偏转指数和峰值偏转指数（见下文）并不受此限制。

然而，这些标准似乎并不能统一应用于所有起源于左心室所有区域或右心室的室速。其他区域特异性的标准已经被推荐用于鉴别心外膜起源的左心室室速：① I 导联存在 Q 波发生在基底上部和心尖上部的室速；②在任何下壁导联没有 Q 波的基底上部室速；③基底下部和心尖部下部的室速在下壁导联存在 Q 波。此外，最大偏转指数的测定（定义是从 QRS 波起始至胸前导联最大偏转的时间除以 QRS 波持续时间）可以帮助鉴别起源于左心室流出道的心外膜室速。

考虑到单独应用心电图标准预测价值有限，本章提出了一种合并了多种标准的多步骤算法（两个形态学标准和两个经过校正的间期标准）来预测非缺血性扩张型心肌病患者基底上/侧壁心外膜室速的起源部位。这一标准依次包括：①下壁导联无 Q 波；②伪 δ 波 ≥ 75 ms；③最大偏转指数 [定义为从最早的心室激动（或从刺激伪迹）到每个心前区导联最大偏转的峰值（以时间最短的导联）除以 QRS 波时程] 大于或等于 0.59；④ I 导联出现 Q 波。以上四个步骤对于鉴别非缺血性心肌病室速起源于基底上或心外膜侧壁的特异度约 95%，灵敏度至少 20%。形态标准（I 导联有 q 波，下壁导联无 q 波）似乎是最具体的判断依据。特别是，I 导联存在 q 波对于鉴别心外膜起源点的特异度和灵敏度均高达 88%[7]。

致心律失常性右心室心肌病室速

致心律失常性右心室心肌病的心室异位激动通常来源于右心室的"发育异常三角"，因此肢体导联出现左束支传导阻滞图形，或者不确定电轴。多数持续性室速起源于右心室游离壁，并且多数室速在胸前导联出现了 R 波递增不良的左束支传导阻滞波形。但是，伴右束支传导阻滞的室速可以出现在患有左心室疾病的患者中，或者是出现在进展的右心室结构性病变改变了胸腔内正常的心室结构时（图 29.7）[8]。对于右心室起源的室速，右心室前壁 I 导联出现初始 Q 波和 V₂ 导联出现 QS 波都提示心外膜起源。同样 II、III、aVF 导联出现的 Q 波是可以通过右心室下壁的心外膜起搏标测到的[9]。

特发性室性心动过速

左心室 summit 区是"心外膜"左心室流出道最高的区域。因此，起源于这个区域的室速表现出在心外膜表面相对于心内膜的典型缓慢传导和延迟的心室激动和希-浦系统的晚期参与。下列几种心电图特征有助于区分心外膜特发性室速与心内膜心律失常，包括：①伪 δ 波 ≥ 34 ms，② V₂ 导联出现长 R 波峰值时间（≥ 85 ms），③最短的胸前导联 RS 波 > 120 ms。

此外，QRS 波初始的顿挫程度，通过最大偏转指数 [定义为在心前区导联从 QRS 波起始到最大偏转的时间（如最大正或负振幅偏差）除以总 QRS 波持续时间]，可以帮助识别心外膜左心室 summit 区域室速。延迟最短心前区最大偏转指数（≥ 0.55）将左心室 summit 区室速与起源于 Valsalva 主动脉窦内的室速进行鉴别[10]。同样，峰值偏转指数（在下壁导联中，通过将 QRS 波起始到 QRS 波峰值偏转的时间除以总 QRS 波时程来确定最高的 R 波）大于 0.6，可以预测室速起源于心外膜左心室 summit 区域[11]。这一观察结果与心外膜表面相对于心内膜缓慢的激动传导相一致，也与希-浦系统晚期参与导致的整体心室激活延迟相一致。

由于它在左心室高位，起源于左室 summit 区的室速在下壁导联都表现出高大 R 波。而 III / II 导联的 R 波振幅比可以随着室速局灶在左心室 summit 区域中的不同位置而发生变化。随着起源部位更偏侧面（从 summit 区域的上面向下移动，然后向二尖瓣环外侧），与 II 导联相比，III 导联的 R 波振幅逐渐增大（同时在 I 导联中负向波逐渐加深）。III / II 导联 R 波振幅比大于 1.25 可预测室速消融的心包途径（即起源于左心室 summit 区的下面）[10, 12]。

同样，aVL/aVR 的 Q 波比值与靶点到左心室 summit 区顶部的解剖距离密切相关；与左心室 summit 区顶部的距离越远，aVL/aVR 的 Q 波比值越大。这表明，如果室速起源部位与左心室 summit 区顶部之间的距离增大，则心电图向量将会更偏向侧面和下面。同时，aVL/aVR 的 Q 波比值可以预测消融成功的途径；需要心外膜途径消融的室速中，aVL/aVR 的 Q 波比值明显高于正常值，其次是冠状静脉系统、瓣膜下区域和 Valsalva 主动脉窦引起的室速。aVL/aVR 的 Q 波比值 < 1.45 预测可以在 Valsalva 主动脉窦或瓣膜下成功消融，而 aVL/aVR 的 Q 波比值 > 1.75 表明需要心包途径进行消融[13-14]。

起源于左心室 summit 上部的室速（靠近 summit 区顶部的"难以接近的区域"）通常表现出左束支传导阻滞波形，在下壁导联有较大的 R 波，并且在 V_5 至 V_6 导联中不存在 S 波[10]。当左心室 summit 区室速出现 RBBB 波形时，移行区早于 V_1 导联，aVL/aVR 振幅比值大于 1.1，V_5 至 V_6 导联有 S 波，那些室速有可能通过心大静脉或前室间静脉进行导管消融。如上所示，当左心室 summit 区域的室速表现为 III / II 导联振幅比值大于 1.25，并且 aVL/aVR 导联振幅比值大于 1.75 时，这些室速可能需要心包入路才能消融[12, 15]。

心肌梗死后室速

在无心肌梗死的患者中，用 12 导联心电图特征鉴别心外膜与心内膜室速出口部位已经被证实是可行的，但其在心肌梗死后室速定位中的应用尚未得到验证。事实上，在最近的一份报告中，这些 QRS 波的特征未能可靠地识别出需要心外膜消融的心肌梗死后室速。在心肌梗死后的瘢痕区域发生心动过速时存在缓慢的潜在发生室速的可能，因此，对心外膜起源并不是特异的。此外，既往心肌梗死的患者室速心电图存在典型的 Q 波除外了使用形态心电图标准的可能，同时当室速 Q 波出现在胸前导联时可以影响所有间

期标准的测量[6, 16-18]。

如前所述，由于心内膜下潜在基质的情况，心肌梗死后室速出口在心外膜是不常见的。此外，室速的 12 导联心电图提供了发生在瘢痕区边界的室速出口信息，通常并不是消融的靶点。室速折返环路的关键峡部构成的消融靶点往往是复杂的，并且由心内膜连接至心外膜，允许从心内膜成功消融（特别是在因梗死引起室壁变薄的情况下），即使室速是发生在心外膜。因此，心内膜标测应成为导管消融治疗缺血性心脏病发生室速患者的首选方法，即使体表心电图提示心动过速是心外膜起源[17-18]。

临床注意事项

心外膜导管消融通常用于消除非缺血性心肌病引起的室性心动过速，有时可以用于其他疾病引起的室速和特发性室速。此外，心外膜标测和消融对于不能进行心内膜消融的患者是必要的（例如左心室血栓、机械主动脉瓣和人工二尖瓣）。然而，以下几种情况会限制心外膜标测和消融的可行性。心脏外科手术和心包炎病史会导致心包纤维化，心包腔往往（但非总是）被纤维粘连所取代。在此种情况下，经皮穿刺送入导管是非常困难的，操作也极为受限[19-20]。

心外膜消融在手术开始时往往很难确定。在经过广泛心内膜标测或消融并未达到手术终点后才进行经皮心外膜室速消融。但对于很可能有心外膜基质（包括肥厚型心肌病和致心律失常性右心室心肌病）的患者，应在手术早期考虑心外膜入路。

联合心内膜和心外膜标测在手术早期更加广泛地用于特定的室速患者。这种方法可以在开始系统抗凝之前进行心包穿刺，并且可以更好地标测和消融所有可诱发的室速[21]。然而，这一方法不可避免地会让一些患者进行不必要的心包穿刺。一项最近的研究表明，术者同时应用心内膜和心外膜标测，高达 21% 的患者心内膜的靶点好于心外膜。因此，只有在进行了充分的术前评估后仍怀疑室速起源于心外膜时，才能在手术初始就选择心外膜途径。

一些术前线索可能预示心内膜-心外膜联合入路可以作为一线方法（框 27.2），包括：①存在心外膜基质的疾病（非缺血性肥厚型心肌病，致心律失常性右心室心肌病，Chagas 病）；②既往心内膜消融失败；③术前影像检查［心脏磁共振成像（CMR）或计算机断层成像（CT）］发现主要的心外膜位置上有心肌瘢痕；④心电图提示心外膜室速出口。如上所述，虽然心电图特征可以帮助预测心外膜出口部位，但仅通

过心电图预测室速是否需要心外膜入路和标测并不可靠。QRS 波形态仅与室速出口部位有关，这并不意味着室速环路的关键峡部不能从心内膜被消融，即使心电图特征提示心外膜出口也是如此[22-25]。

在心内膜室速标测和消融时，有几种情况应尽早考虑心外膜方法：①无法识别心内膜上的折返环路峡部；②心内膜标测显示了心内膜局部最早激动点的拖带或起搏标测结果不好；③广泛的早期激动区域（> 2 cm²），没有单一位点显示良好的单极电图特征或起搏标测结果；④经心内膜射频消融治疗失败或室速终止晚；⑤有限的心内膜基质，如心内膜双极电压标测显示小面积的异常；⑥心内膜单极电压标测显示，心外膜双极信号的异常程度比双极电压的异常程度更大[23, 26-28]。

另一方面，对于缺血性心肌病和那些预期心外膜途径困难（心脏外科手术史）的患者而言，推迟心外膜途径可能更合适，心内膜入路消融失败后再考虑心外膜途径[1-2]。

抗凝治疗

在口服或静脉抗凝治疗的患者中，通常会避免心外膜途径。在需要心内膜联合心外膜左心室标测的患者中，心外膜途径通常是在心内膜标测和抗凝治疗之前进行的。当决定进入心外膜入路时，患者若已经在心内膜左心室标测时接受静脉注射肝素，一般建议在心包穿刺前用鱼精蛋白拮抗肝素，减少心包内出血或穿刺过程中出血风险。在获得安全的心外膜路径并且没有明显的出血并发症后可以启动肝素治疗（如果需

要额外的心内膜左心室标测）。

最近的一项研究发现，经皮心外膜途径可以在抗凝患者中安全地进行。对已经进行心内膜左心室消融的患者，这种方法消除了临时应用系统抗凝拮抗剂的需求（以及在给予鱼精蛋白拮抗后重启抗凝治疗的潜在困难），因为这可能增加全身血栓栓塞的风险。此外，这种方案需要根据心内膜标测的结果，确定心外膜标测的价值，从而避免不必要的心外膜穿刺[29]。

对比增强磁共振成像

延迟的对比增强磁共振成像可显示潜在的形成缺血性和非缺血性心律失常的心肌瘢痕组织范围，对透壁性和非透壁性瘢痕的空间分辨性较高，从而判定的瘢痕位于心内膜、心肌内或是心外膜（图 27.1）[30-31]。

对于室速机制的探讨有助于室速消融，例如通过心内膜联合心外膜方式，尤其是延迟的对比增强磁共振成像可使心外膜或心肌瘢痕形象化，从而预测心内膜途径的失败以及是否需要心外膜消融[32-33]。

磁共振成像可以帮助一些非缺血性 CMP 患者寻找潜在病因，如心肌炎、结节病以及 ARVC，这些疾病容易引起室速。此外，患者可在心外膜标测和消融过程中事先通过实时电解剖标测获得磁共振成像的影像，实现心室解剖和操作过程中的障碍（如心外膜脂肪）可视化，将有助于在标测过程中鉴别心外膜低电压的原因（瘢痕组织或脂肪）。

装有埋藏式心脏复律除颤器（ICD）的患者用磁共振成像存在潜在的安全隐患。然而，最近的研究一致证明植入心脏起搏器和除颤器患者进行心脏磁共振检查的可行性和安全性，不断发展的技术进一步提高了某些设备的心脏磁共振成像的兼容性。此外，设备硬件增加伪影，特别是在左心室前游离壁的基底段，容易降低图像质量并限制了磁共振在室速患者中的应用。多数患者在室间隔、左心室侧壁、下壁都没有伪影。最近，一种频率延迟轧增强心脏磁共振技术已经报道可以减少心脏设备发生器产生的超强伪影[30, 34]。当无法获得心脏磁共振图像时，心脏 CT 也可以用于瘢痕组织和脂肪扫描成像。

对比增强 CT

利用三维和多模式的对比增强 CT 图像可以详细而全面地评估左心室心肌，从一张 CT 图像上，通过高空间（≤ 1 mm）和时间分辨率从解剖结构、形态和灌注参数来鉴别异常基质（心脏瘢痕及范围）。CT

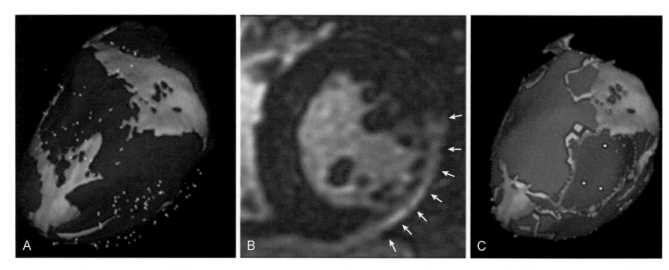

图 27.1 （见书后彩图）心外膜脂肪和瘢痕。A. 心外膜脂肪（黄色）与非缺血性心肌病患者的心外膜（暗红色）融合在一起；B. 短轴磁共振成像显示在左心室下侧壁处（白色箭头）的心外膜瘢痕；C. 同一患者的电压图，表明从左心室的基底外侧游离壁到左心室心尖部存在一个低电压区。心外膜脂肪（黄色）被融合在电解剖电压图上。左心室外膜上的低电压区没有脂肪。（From Desjardins B，Morady F，Bogun F. Effect of epicardial fat on electroanatomical mapping and epicardial catheter ablation. J Am Coll Cardiol. 2010；56；1320-1327.）

中显示灌注不足的区域往往与电压异常（＜1.5 mV）的区域有关，而非仅仅有瘢痕（＜0.5 mV）的地区。CT 灌注影像因其突出的透壁性，可显示瘢痕组织在心肌的位置，在有瘢痕的部位使心肌中层及心外膜形象化，帮助识别参与室性心动过速的潜在基质。这些已知信息可帮助操作者设计标测和消融方案，更好地评估患者的风险、益处和手术成功率。

三维 CT 定义的异常心肌可以精确地被提取与整合，融合于标测系统，为基质介导的室性心动过速消融显示解剖结构、动态和灌注参数异常的区域。此外，通过提取和整合形成心外膜脂肪 3D 图像，心外膜脂肪的 CT 成像可以显示脂肪组织的范围，以此将心外膜脂肪与瘢痕组织相区别。

心包腔穿刺

解剖注意事项

心包膜是双层壁的囊腔，包括心脏和大动脉根部、上腔静脉（SVC）和肺静脉（PV）。通过将心脏与其周围的降主动脉、肺、膈、食管、气管和气管淋巴结分离——心包间隙允许心脏在这个囊内完全自由运动[35-36]。

心包由两个紧密相连的囊组成：外层纤维包膜（纤维性心包）和内层的浆膜囊（浆液性心包）。纤维性心包（厚度 0.8～2.5 mm）由纤维组织组成，并形成烧瓶状囊，其颈部与大血管外膜融合而闭合，基底部由中心腱疏松的纤维组织和横膈左侧的肌纤维相连。纤维性心包也通过上、下胸骨-心包韧带附着在胸骨后表面。这些结构对保持心脏与周围结构的正常位置起重要作用，限制薄壁心腔的体积（右心房和心室），直接保护心脏避免受伤。

纤维心包沿着主动脉、上腔静脉、左右肺动脉，以及四支肺静脉扩展至 5～6 cm。下腔静脉（IVC）通过膈肌的中央肌腱进入心包，不与纤维心包相延续[37]。由膈神经传至心包壁层的神经纤维对疼痛很敏感（例如患有心包炎时）。相反，心脏表面的心包脏层神经对疼痛不敏感[38]。

浆液性心包是一层易损伤的膜，位于纤维性心包内，并沿着其壁线性排列，它由两层组成：壁层心包和脏层心包。壁层心包和纤维性心包融合并且不可分离。另一方面，脏层心包仅由单层间皮细胞组成，是心外膜的一部分（即心肌表面），并覆盖了除了心房后壁的一小部分以外的心脏和大血管。脏层心包延伸至大血管的起始部位，沿着管状大血管折返到浆膜心包的壁层。这发生在两个区域：主动脉和肺动脉干离开心脏的区域，以及上腔静脉、下腔静脉和肺静脉进入心脏的区域。

在心包折返部和大血管后壁处的心包腔被划分为一个连续的壁凹网络和窦道。心包间隙有三个窦：上窦、横窦、斜窦。在电生理（EP）手术中可以进入的两个心包间隙是横窦和斜窦。上窦（主动脉上隐窝）位于升主动脉和肺动脉主干前面，与电生理手术无关[19]。

斜窦是一个位于心房后面、食管及降主动脉前面的陷凹（特别是位于四支肺静脉区域内的左心房）。斜窦是一个倒置的 U 形心包折返，右边是右肺静脉和下腔静脉，左边是左肺静脉，上方是左右肺静脉（图 27.2）。左右肺静脉凹壁由上、下肺静脉之间的折返形成[19, 35-37]。

横窦呈隧道形状，位于升主动脉和肺动脉干的后面，上腔静脉的前面以及肺静脉的上面（图 27.3）。横窦的顶部由主动脉弓、右肺动脉底和肺动脉的一部分组成。另外，横窦受到左房顶和左右上肺静脉之间心包折返的约束（将横窦与下斜窦分离开来）。横窦包括右肺动脉和主动脉瓣下隐窝（升主动脉与左房之间）[37]。导管从横窦可以进入左心房的前部，Bachman 束区域，并通过主动脉瓣下隐窝，Valsalva 无冠窦和右冠窦[19, 39]。导管通过左心室和左心房侧的壁后面，然后在肺动脉下方进入横窦[35-36]。

心包腔或囊是位于浆液性心包的壁层和脏层之间一个连续的腔隙。心脏自浆膜囊顶部、后壁陷入囊壁中，容积可忽略不计（除去心包腔），仅是一个潜在的腔隙，通常含有 20 ～ 40 ml 的透明液体，分布于两层壁之间。虽然心包折返是导管操作的解剖学障碍，但所有这些折返都与大血管有关；因此，大部分心外膜表面可以从心包间隙自由进入，除了心房和心室间隔（与心包不直接接触）、房室（AV）沟和室间沟外（通过心外膜脂肪从心包脏层中分离出来）。与血管内入路不同，心包间隙因为缺少障碍，可以相对容易地进行导管操作。同样，靶点与导管头端达到牢固、稳定的贴靠也很困难[19]。

技术注意事项

全面了解心外膜间隙的临床解剖以及心包的折返和隐窝是标测过程中必不可少的。此外，我们通过

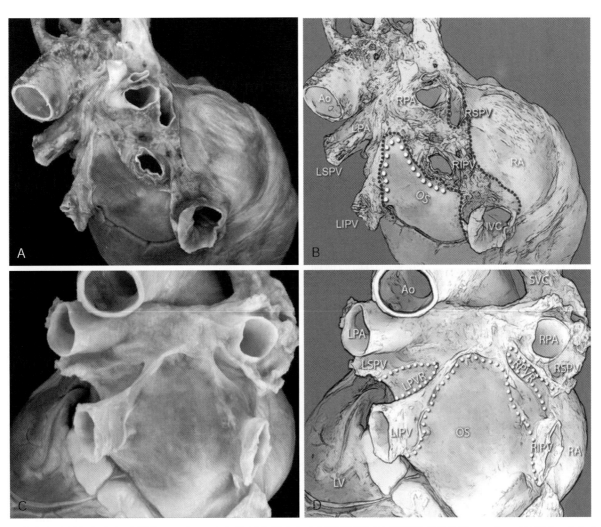

图 27.2 （见书后彩图）心包腔斜窦。**A** 和 **B**. 心包腔斜窦是心包在下肺静脉下方折返形成的腔隙，**A** 和 **B** 显示了一个左心房和右心房的右背侧面观。四根肺静脉进入左心房。心包窦几乎完全移除。存在的心包窦被红点勾画。白点标注斜窦的外形。**C** 和 **D** 显示轻度的左心房左背侧面观、肺静脉和肺动脉。在下肺静脉上的心包隐窝在左心房的右侧和左侧，斜窦被白点勾画。（From Rodriguez ER，Tan CD. Structure and anatomy of the human pericardium. Prog Cardiovasc Dis. 2017；59：327-340.）

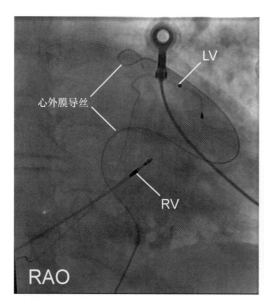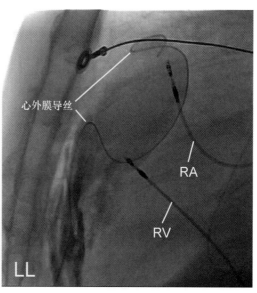

图 27.3　心包腔粘连。心包腔粘连发生于一个植入双心室起搏器和有心包炎病史的患者，右前斜位（RAO）和左侧位（LL）X 线影像显示在心外膜导丝通过心包穿刺针时，造影剂最初通过心包穿刺针注射，心包穿刺针在心脏前面保持不动，导丝盘绕在相同区域，心包腔由于心包粘连分割。LV：左心室；RV：右心室；RA：右心房

心包造影可以获得心外膜途径，帮助识别解剖结构以及评估是否存在粘连，这可能会限制导管的定位[38]。第 4 章讨论了心包穿刺的技术。

导引鞘和导管进入心包腔后，标测导管就可以在心包囊中自由移动，仅受到肺静脉和大血管周围的心包膜折返的限制。正常的心包折返和心房不规则解剖（左右心耳）会限制心房表面的标测。在没有心包粘连的情况下，右心室和左心室游离壁的心外膜表面没有心包折返，标测导管可以自由定位[39]。在经皮心外膜通路中采取下入路和前入路可以更容易地进入心脏的各个表面。重要的是，虽然右心室流出道的前面很容易接触到心外膜，但左心室流出道前面受右心室流出道的限制，后面受二尖瓣和左心房限制，阻碍了从经皮心外膜入路进入左心室流出道[35, 40]。

使用可弯曲鞘可以方便导管定位并改善与心外膜的接触。谨慎操作导管和针对鞘的管理措施是有必要的，以避免空气进入心外膜间隙，并避免心外膜血管撕裂。当在心外膜空间使用硬鞘时，建议在推进或移动鞘的卷曲之前用导线或消融导管进行引导。此外，建议不要在没有导管的情况下在心包腔内留下大的鞘，因为鞘的边缘可能会撕裂心外膜血管或心肌本身[41-42]。

在操作鞘的过程中，透视很容易发现有少量空气进入了心包腔。由于心包囊的壁层膜和脏层膜之间缺乏接触，空气的存在会引起导管的不稳定。吸出空气就会恢复心包腔的接触特性。

心包粘连

90% 以上没有做过心脏手术或患过临床心包炎的患者，即使是那些需要反复进行心外膜手术的患者，也可以进行经皮心包穿刺。然而，壁层与脏层浆膜之间存在心包粘连（例如，在心包炎、之前做过心脏手术或因心外膜器械引起过心包炎）严重限制了经皮穿刺进入心包，这是目前导致经心外膜方法失败的主要原因（图 27.3）。尽管心包炎患者心包粘连多呈弥漫性分布，但术后患者的粘连主要集中在心脏前部（胸骨切开时心包囊被打开的区域）。这使一大部分术后患者可以通过剑突下心外膜入路进入左心室下侧壁（经后入路）。

重要的是，即使心外膜入路是可行的，心包粘连的存在会明显限制导管在心包腔内操作[41]。一些报道描述了通过偏转消融和易操作的心外膜鞘，对粘连进行细致而温和的钝性剥离以破坏粘连的可行性。这项技术可以帮助增加可行标测和消融的心外膜区域。重复注射心包内造影剂后，造影剂的流动有助于评估粘连的有效破坏。在这些情况下，必须注意避免导管尖端造成的心脏穿孔。此外，在之前进行过冠状动脉旁路移植术的患者中，致密的粘连通常会占据冠状动脉移植的区域，阻碍了从心外膜入路进入该区域。在这些患者中，重要的是对冠状动脉固有血管和移植的血管进行造影，以确定解剖结构，避免导管操作造成移植血管的断裂。同样重要的是，要注意在冠状动脉闭塞的患者中，钝性导管剥离心包粘连可能

会破坏壁层心包血管与脏层心肌之间形成的自然旁路（侧支）[42-44]。

　　然而，在一些患者中，密集粘连的存在会导致心包腔的分隔，钝性导管剥离的效果差。在这种情况下，涉及外科入路剑突下心包窗口或局限的前面或外侧胸廓切开术，以及人工解剖和粘连松解术的一种嵌合操作手术，方便进入目标心外膜区域。然而，进入其他区域仍然受到限制[42]。但是，这项技术应仅应用于心内膜消融和抗心律失常药物难以治疗的复发性室性心动过速的特殊患者，并且高度确信心律失常的起源[43-44]。

心外膜脂肪

　　心外膜脂肪是位于心包脏层和心肌之间的脂肪组织。心外膜脂肪覆盖了心脏表面的80%，脂肪层平均厚度为（5.3±1.6）mm，分布不均，房室和室间沟以及右室侧壁较丰富。心外膜脂肪的数量和分布有广泛的个体差异。心外膜脂肪似乎会随年龄、肥胖程度、患糖尿病和女性而增加[19, 45]。

　　心外膜脂肪是一个重要的考虑因素，因为它对室速的标测和消融形成了两个特殊的挑战。首先，位于标测导管与心肌之间，心外膜脂肪会减弱记录的心电图振幅以及心室刺激阈值，妨碍激动和起搏标测技术，使脂肪与真正的瘢痕难以区分。第二，位于标测导管与心肌之间的脂肪会减弱射频消融的效果[19]。

　　术前心脏磁共振和CT成像能精准地确定心外膜脂肪的厚度和分布。这些图像可以显示在电解剖图上，帮助理解标测结果，并指导成功的射频消融[19, 45]。

经皮心外膜标测

　　心外膜标测方法如心内膜标测一样重要，包括激动标测、拖带标测、基质标测、起搏标测等。具体方法均在第22章讨论。本部分讨论的重点为独特、适用于经皮心外膜标测的技术。

激动标测

　　瘢痕相关性室性心动过速如果无法在心内膜上标测到折返环路的峡部，可推测其峡部位于心外膜或是心肌内。此时心内膜激动标测可以证实最早的心内膜起源点，拖带标测可证实心内膜有一个潜在出口或外环路，但无法终止室性心动过速，这表明存在心外膜或是心肌内的环路且包含一个宽的心内膜出口。

　　对于起源于心外膜的局灶性VT，心内膜标测也许可以识别出局灶起源点，特别是心内膜最早突破点的位置。然而，该位点激动提前时间不明显。有时，激动从心外膜扩布，导致面积较大的心内膜（大于2 cm²）同时激动，导致没有满意的单极电图及起搏标测结果。其他提示点还包括最早激动位点心内膜远场电位后紧随尖锐的近场电图（图27.4），不能标测到最早心内膜电图的远场成分或者在心内膜最早激动位点进行起搏标测时不能获得体表ECG记录到的VT形态[26]。

　　如果广泛的心内膜和心外膜标测都无法识别合适的室性心动过速消融靶点，则高度怀疑室性心动过速的环路被心外膜脂肪组织覆盖或存在心肌内的环路。心外膜激动的局部激动时间和心电图形态与心内膜标测原理一样。然而，由于心外膜脂肪垫存在，低电位图可能与心内膜标测不一致（见下文）。

拖带和起搏标测

　　拖带和起搏标测的方案很难进行双极起搏标测，70%的患者显示其有很高的心外膜刺激阈值（＞15 mA），可能由于心外膜脂肪的存在和（或）导管在心外膜自由移动导致接触不良。单极起搏在正常组织中的起搏阈值通常为2 ms小于10 mA。消融导管与心外膜之间嵌入小于5 mm厚的心外膜脂肪通常不会改变心外膜刺激阈值。值得注意的是，靶区域的灌注射频消融导管起搏阈值要增大10 mA，主要用于灌注液流入心包。这种液体可以减少电极与心外膜表面的物理接触。

电解剖基质标测

　　心外膜基质标测和室性心动过速标测与心内膜标测技术相似。与心内膜标测相同，梗死和瘢痕区域显示为低振幅。然而集中于冠状沟和室间沟的心外膜脂肪可以引起低振幅电图，在电压图上误被认为是心肌瘢痕所致。正常心外膜电图所示双极信号的幅度通常高达0.94～1.5 mV，而与信号幅度相关的脂肪、大冠状血管，或是这两者皆可显著降低振幅。

　　如前所述，在脂肪厚度小于0.8～5 mm的心外膜与消融导管之间嵌入厚度小于5 mm的心外膜脂肪并不会减弱双极电图的振幅及持续时间。然而在心外膜脂肪厚度大于5 mm的双极电图上振幅会被减弱，导致心室夺获，这可能混淆脂肪与瘢痕的鉴别。重要的是，尽管出现低振幅，心外膜脂肪也不会产生异常心电图（碎裂和分裂）。因此，为避免由于心外膜脂肪和主要冠状血管异常所引起的低振幅，重要方法

最早的心内激动点   最早的心外激动点

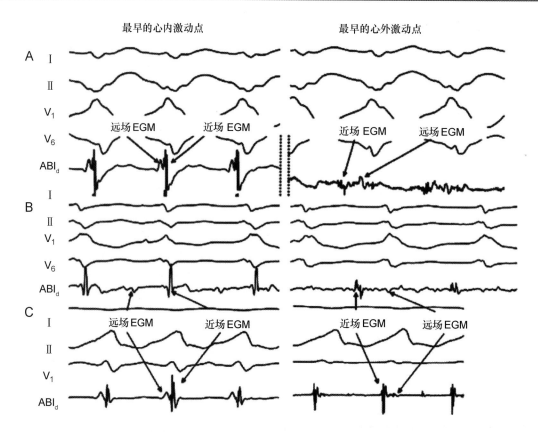

图 27.4   心内膜和心外膜激动标测图的比较。3 个非缺血性心肌病患者（**A**、**B**、**C**）室速过程中最早心内膜激动图（左）和最早心外膜激动图（右）。典型双极激动顺序图在最早的心内激动点，远场电位后紧跟近场电位。在心外膜激动顺序相反。ABL$_d$ 消融电极远端。（From Tzou WS，Nguyen DT，Aleong RG，et al. Endocardial electrogram characteristics of epicardial ventricular arrhythmias. J Cardiovasc Electrophysiol. 2013；24：649-654.）

是分析电压异常的部位、范围，以及心电图的信号特征。异常心电图（碎裂、分裂和晚电位）的出现通常是证实瘢痕的可靠指标。

通过 CT 和 MRI 提取事先获得的左心室基本情况，加上实时三维电解剖电压图可以使瘢痕组织可视化，有利于标测和消融（图 27.1）。另外，通过对 CT 和 MRI 图像的提取和整合，可以了解心外膜脂肪的程度，将心外膜脂肪组织特征运用到电解剖图中，帮助从心外膜中识别脂肪组织，鉴别因覆盖心外膜脂肪而难以穿刺的区域（图 27.5）。

心内膜的单极电压图对识别心肌内或者心外膜瘢痕存在很有帮助（图 27.6）。尽管心内膜双极电图能够评估贴靠组织到记录电极的局部电图（例如心内膜下），识别更广泛区域的单极电图能够记录到组织深层并识别位于心肌内或心外膜的非心内膜瘢痕。单极电图的电位幅度减低（左心室 < 8.3 mV，右心室 < 5.5 mV），甚至在心内膜双极电压异常存在也被证明可以识别心外膜的瘢痕[1]。

经皮心外膜消融

射频消融

消融靶目标的选择类似于心内膜靶目标的选择。射频能量是心外膜消融的主要能量来源。作用于心包内的标准射频能量，热量很少使血栓形成和烧焦，因为心外膜不存在血管栓塞的可能，因此，较高的温度（> 60℃）是可行的。然而，与心内膜比较，心外膜标准射频消融可能不是很有效，因为在心外膜中缺少可以冷却消融电极能量的血液循环。这导致了低功耗（≤ 10 W）设置中出现高电极温度，限制了心包腔能量的传递及减少损伤的形成。另外，消融导管和目标区域之间心外膜脂肪垫的存在（厚度 ≥ 3.5 ～ 10 mm）也是室性心动过速有效消融的重要障碍[40]。

另一方面，开环和闭环灌注导管在能量设置上可以允许能量传递，与标准射频消融相比会产生更大更深（高达 5 mm）的心外膜病变，甚至在没有血液流动的心包腔内也如此。此外，导管尖端和心肌组织之间的心外膜脂肪组织只起到适度冷却消融顶端的效果。

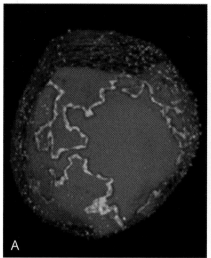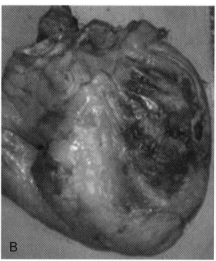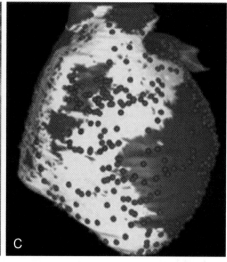

图 27.5 （见书后彩图）**心外膜脂肪分布和电解剖图**。**A**. 非缺血性心肌病患者心外膜电压图。电压图显示心脏前表面的重建。显示右心室流出道至心尖部以及右心室基底部下侧壁区域低电压区。**B**. 心脏移植后显示同一个患者的大体病理显示左侧的低电压与心外膜脂肪区域相同。**C**. CT 提取的心外膜脂肪用黄色表示，去掉脂肪后的心外膜为暗红色。三维心外膜电图和电压图整合。低电压是鲜红色，正常电压是紫色。（From Desjardins B，Morady F，Bogun F. Effect of epicardial fat on electroanatomical mapping and epicardial catheter ablation. J Am Coll Cardiol. 2010；56：1320-1327.）

射频功率滴定和灌注的最佳参数还不确定。与心内膜标测和消融比较，结合灌注并使用较低的流速可以限制进入心包腔的液体，且心外膜血栓的形成并不会造成栓塞风险。通常在标测过程中将流速设置为 0 ～ 2 ml/min，消融期间为 10 ～ 20 ml/min，并进行滴定以确定电极温度低于 50℃。射频能量输出功率通常为 30 ～ 50 W/60 ～ 120 s。阻抗监测常用来评估能量输出[41]。

随着灌注开始，强制性地往心包腔内注入液体，除非间歇或持续地抽吸，否则将逐渐导致心脏压塞。因此，几次射频后或是每隔 15 ～ 20 min 需要将心包内的液体抽干，可以间歇性移除消融导管来抽吸心包内液体或在心包放置第二个导管来引流。此外，还可以选用一个比射频导管大的单独的导管鞘，从导管周围抽吸液体，无论是间接地还是持续地（将所述侧端口连接到抽吸瓶或通过引力排水）都不需要将射频导管抽出。内部冷却射频消融是心外膜消融的很好选择，因为没有流体注入，所以不必担心消融过程中发生心包积液[1]。

在完成标测消融后，消融导管被猪尾导管替代，轻轻抽吸心包内过量液体，以明确没有出血。注入 2 ～ 3 ml 造影剂后行经胸超声心动图评价心包腔，在移除导管鞘之前保证心包腔液体排尽。在移除猪尾导管之前注入甲泼尼龙 0.5 ～ 1.0 mg 可以减少术后心包炎的发生。一般来说，术后心包液在抽吸后不会再积聚。如果必要，猪尾导管可以留置于心包腔内。控制

出血后，建议采用经胸超声心动图 24 h 监测患者。术后和超声检查后静脉使用抗生素治疗。

冷冻消融

和射频消融比较，冷冻消融在心包腔内有两个主要优势：①心包腔内没有循环血液，有利于创造冷冻创口；②在实验研究中冷冻消融不容易造成冠状动脉损伤。由于缺乏人体经验，还需要更多研究评估其安全性和有效性。在动物模型中，冷冻消融和射频消融比较，没有产生更大的损伤。手术室更容易进行冷冻消融。冷冻消融手术用手持外科探头可以达到很低的温度（低于 -150℃），并产生比小的电生理导管更大的创口[40]。

经皮心外膜消融并发症

在有经验的中心，与心外膜途径相关的急性并发症发生率约 9%，与经心外膜入路操作或导管操作以及心包腔内消融有关[21, 46-47]。

心包腔出血

心包腔内出血是最常见并发症，尽管心脏压塞和严重出血不频繁，但 7% 患者出血超过 80 ml[21, 46-47]。

与心包腔穿刺操作有关的心包出血最常与穿刺右心室有关。冠状动脉沿着房室沟和前室间隔被心外膜脂肪包裹，距典型的穿刺针路径较远，不容易受损。偶尔破坏心外膜脂肪可能导致有限的出血。心包腔也

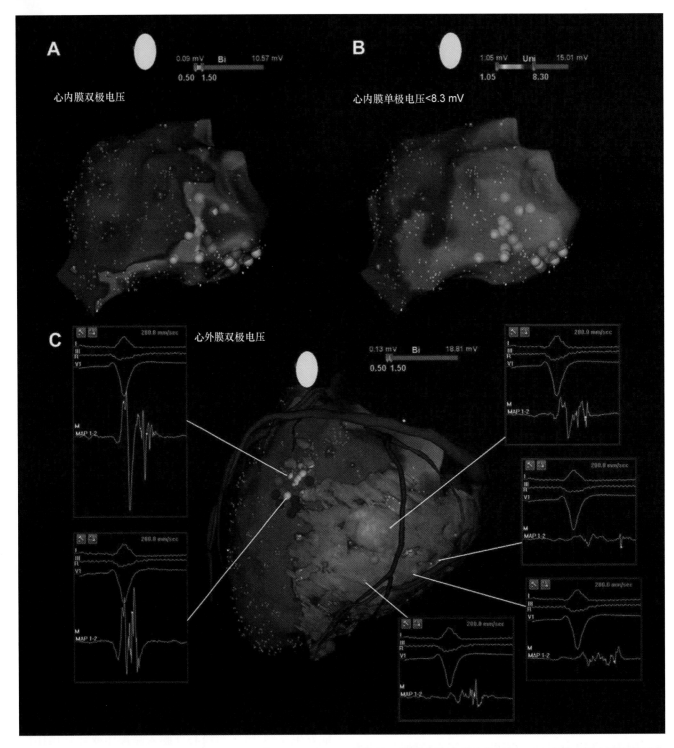

图 27.6 （见书后彩图）缺血性心肌病患者心内膜（ENDO）和心外膜（EPI）电压图（薄壁分割）。**A.** 心内膜双极电压图显示在左室后外侧基底段局部异常心室激动（LAVA，淡蓝色点）的低电压区。双极正负峰间电位＜1.5 mV 定义为低电压区，＜0.5 mV 定义为瘢痕区。**B.** 心内膜单极电压图。单极电位＜8.3 mV 定义为异常电压。**C.** 心外膜双极电压图与 CT 模型融合显示低电压区的位置和薄壁分割的 LAVA 相对应（白色区域）。心内膜消融成功消除后侧壁的 LAVA（蓝色区域），后侧壁的 LAVA 特点如下：低幅的双极电位；在薄壁分割区域内；与心内膜低的单极电压相对；在相对的心内膜区域表现为 LAVA。相反的，心外膜 LAVA 位于红色区域，不能通过心内膜消融消除，需要心外膜消融，双极电压更高（＞1.5 mV），位于薄壁分割区域外面，与心内膜高的单极电位相对。（From Komatsu Y，Daly M，Sacher F，et al. Endocardial ablation to eliminate epicardial arrhythmia substrate in scar-related ventricular tachycardia. J Am Coll Cardiol. 2014；63：1416-1426.）

可以在标测和消融操作过程中出现迟发性出血。在操作心包腔鞘管或导管时或是由于射频消融可以导致心肌或者心外膜血管撕裂。

几个预防措施对于减小心包腔出血风险非常重要。经心外膜入路是操作最重要的部分，极其严谨地操作可以避免穿刺右心室，同时在送入鞘管之前及时意识到这个并发症非常重要[41]。在无意穿刺右心室后使用"针中针"技术能减少重大出血风险[48-49]。带有弯曲头的 Tuohy 针可以引导针的斜面远离心肌以减少心脏穿孔风险[39]。此外，在经心外膜穿刺时推迟抗凝或者拮抗抗凝治疗，在确定无持续心包腔内出血时可以重启抗凝。此外，在导丝或者消融导管指引下进行心包腔鞘管打弯时谨慎进行导管操作可以减少心肌和心外膜血管的损伤[41, 49-50]。

大约 10% ~ 20% 患者出现心包腔出血，尤其是当穿刺到右心室时。在未抗凝的患者中，穿刺右心室后如果仅是穿刺针或者导丝进入右心室腔通常是安全的。从心包腔引流的血液通常是 20 ~ 300 ml。因此，大多数时候出现心包腔血肿后，在反复抽吸心包腔同时手术仍可继续[39]。然而，大量的心包腔出血仍然是最常见的并发症（4.5%），偶尔需要外科干预。因此对于严重的心包腔出血一定要有预防措施，包括合适的外科专家到场参与[39]。

当心包腔出血在心外膜手术结束时持续存在时，可以通过心包引流引出液体。当通过心脏超声检查确定心包腔内不再积聚液体 24 h 后可以拔出引流管[41]。重要的是，5% 的患者在拔出心包腔穿刺鞘后延迟（1 ~ 2 天）出现心包积液和心脏压塞，需要心包穿刺。在手术结束时未发生心包积液或者心包腔出血的患者也可以考虑心包腔保留引流管。但是持续引流需权衡发生心包炎、感染以及心包引流导致患者不适的风险[51]。

冠状动脉损伤

心外膜标测和消融可以损伤冠状动脉（撕裂、内膜增生、血管内血栓形成、血管痉挛）。损伤常发生在基底部和前后间隔，因为冠状动脉和静脉走行于此。在心包腔标测过程中常有血管痉挛的报道，可能由于消融太靠近动脉所致。冠状动脉受外力影响也可能导致消融部位周围发生水肿。

冠状动脉和静脉血管破裂表现为心包内出血。急性冠状动脉闭塞（痉挛或者血栓）表现为胸部不适（非麻醉患者），或者体表心电图急性 ST-T 改变[37]。慢性冠状动脉损伤可由于未发觉的急性损伤演变进展而来。在之前心外膜消融术后出现的新发缺血症状需

要警惕[41]。

消融之前必须实现消融部位与邻近冠状动脉的可视化，通常在导管消融的靶点行冠状动脉造影。目前没有确定消融位点与心外膜动脉的绝对安全距离，其绝对安全距离可能取决于射频消融的装置、冠状动脉的直径和流量，以及心外膜覆盖的脂肪。根据已有的数据和经验，消融与心外膜冠状动脉相距 5 mm 以上是可以接受的。术前 CMR 或者心外膜冠状动脉 CT 以及术中冠状动脉造影图像在电解剖图上的结合能够避免冠状动脉损伤。密切监测体表心电图 ST-T 对于早期发现急性冠状动脉痉挛或者闭塞非常重要[37, 39]。

在动物模型上冷冻消融似乎对冠状动脉损伤更小，但在小距离内仍可以引起闭塞和内膜损伤，特别是小血管。因而有必要进一步研究。

膈神经损伤

左侧膈神经沿左心室侧壁横向走行且容易受损。沿左头臂静脉向后方下行，经主动脉弓、肺动脉干，由左心耳上部进入心包。此后它沿着纤维心包的前侧或者前外侧下行，横跨左心室，在心尖后面进入膈肌。左侧膈神经通常走行于左心室钝缘侧面（在纤维心包和纵隔胸膜层之间），与侧壁静脉和左冠状动脉临近，只有极少数情况下接近左主干和心大静脉[37, 39]。

通常膈神经分布于消融靶点，限制了消融安全性和有效性。膈神经可通过透视下被高输出起搏（20 mA，脉宽 2 ms）刺激验证，此过程也可在三维视图中定位。其分支分布于左心室，膈神经夺获这种简单的定位不必对膈神经的每一个分支的分布都描述清楚。而且目前我们不知道起搏输出所能提供的心外膜消融的安全距离。更为重要的是膈神经夺获的检查在全麻时可能被麻药所掩盖。这些药物通常会在诱导麻醉中使用，但在消融进行时效果已经消失[14]。

应避免在靠近膈神经的部位进行导管消融，但是通过向心包腔内注入空气从而将膈神经远离心肌，或者在消融部位与膈神经之间置入气囊导管，可以安全地进行导管消融（详见第 32 章）。使用大气囊从邻近位置对膈神经进行机械分离，涉及从一个现有的心包鞘插入导丝到心外膜靶部位的消融导管附近。另一种方法是引入生理盐水和空气的混合物到心包，实现"受控的"液压气动心包以增加膈神经和消融目标区域的距离。没有膈神经夺获时应确认充分分离。即使起搏膈神经时无膈神经夺获，消融过程中 X 线透视下监测膈肌运动也很重要。也可以通过可替代的能源种类，例如使用冷冻能源避免损伤膈神经。冷冻标测通过制造可逆性膈神经损伤来确定何时避免充分的冷

冻消融。然而在心包进行成功冷冻消融的很少[39, 41]。

心包炎

心包炎是心外膜消融最常见的并发症，发生于绝大多数患者，典型表现是心前区不适和摩擦音。术后心包炎通常轻微或者具有自限性，可以通过口服几天非甾体抗炎药治疗。心包炎的严重程度与手术持续时间和心外膜射频消融程度以及个体易感性有关。秋水仙碱和口服类固醇可以治疗顽固性心包炎。值得注意的是，没有进行心外膜消融（例如只进行心包腔穿刺和心外膜标测）的患者也可以发生心包炎。

心包炎可导致心包粘连，不易再次行经皮心外膜穿刺。有几种方法可以用来减轻心包炎症程度：①手术结束时于心包腔内注射类固醇（如甲强龙 0.5 ～ 1.0 mg/kg 或者氟羟强的松龙 2.0 mg/kg）已经在动物试验中证实可以减少术后心包炎和心包粘连；②术后使用秋水仙碱在小样本中证明可以减轻外科术后心包炎症；③心包引流时应用抗生素；④除了持续出血患者，均在手术后移除心包鞘和引流管[39, 41, 52]。

腹腔内出血

腹腔积血常由于穿刺过程中膈下血管（如胃动脉）损伤或者腹腔脏器（肝或胆）损伤导致，但这并不常见（< 1%）。当穿刺角度过大（如心包后位途径），穿刺点距离剑突过远，肝大，胃、胆潴留或者左侧膈肌麻痹时容易出现[39, 41, 52]。

识别这些并发症比较困难，需要高度怀疑。腹痛（非全麻患者）、反跳痛、无心脏压塞情况下的进行性低血压和无法解释的血红蛋白降低时需要马上进行腹部超声评估，对于血流动力学稳定患者进行 CT 扫描。

剑突下充分触诊，手压胃将肝从穿刺针路径推开可以预防膈肌下结构的损伤。而且，在心外膜途径时避免全身麻醉能够帮助早期识别并发症，因为以上并发症可以表现为腹痛[39, 41, 52]。

心包积气

空气可以在交换外鞘和导管时进入心包腔。虽然心包腔内空气很少引起心脏压塞，它可以增加经胸电除颤阈值，不利于在操作过程中因室性心律失常接受电复律患者。心包腔内的空气通常聚集于心尖周围（仰卧位时通常位于前面），容易在 X 线下被看到。一旦发现，应该抽出空气，尤其是在室性心律失常诱发之前，因为可能需要电复律[39]。谨慎的鞘管操作对于预防空气进入很重要[41]。

胸膜炎

症状性胸膜炎（呼吸困难、胸痛、胸膜摩擦感）不常见（1.5%），通常抗感染药物治疗效果很好[39, 41]。

结果

经皮心外膜途径提高了瘢痕相关室速的导管消融效果。经皮心外膜途径在既往行心脏外科手术或者临床心包炎患者甚至是重复心外膜消融患者中 90% 是可行的。然而心脏外科术后导致的心包粘连会限制经皮心外膜途径。尽管在一些患者中受限，通过外科途径在剑突下心包裸区进入或者直接胸廓切开术在大多数患者中能够实现心外膜入路。

在一些报道中，通过心外膜消融控制心律失常在63% 和 78% 的患者中有效。急性结果高度取决于靶区域。心外膜消融在特发性室速中失败率低（10%）。对于 ARVC 患者右心室起源的室速成功率最高[46-47]。然而，对于专业的心律失常管理中心这些数据是可靠的，对于经验不丰富术者或者中心并不适用。合理地选择患者很重要，有经验的术者和具备外科支持的情况下可以进行手术。

手术失败的主要原因是无法入路到达靶区或者心外膜标测不完全，通常由于既往心脏手术心包粘连，当临近冠状动脉或者左侧膈神经时射频消融受到限制。此外，无法识别心外膜靶点或者心外膜脂肪层厚使消融不充分也是消融失败的重要原因。

经静脉心外膜标测和消融

冠状静脉是由血管内进入心室心外膜区域的途径，并已被用于心肌深层或心外膜的心律失常局灶或环路的标测和消融，无需经皮进入心外膜。通过心大静脉的前室间静脉可以对左心室前外侧的广泛区域进行标测，通过心中静脉可以对心室下壁和室间隔的后部进行标测。14% 特发性室速或室性期前收缩（PVC）具有位于冠状静脉系统内的心外膜起源点，绝大部分位于心大静脉。

解剖注意事项

心脏静脉系统

心肌主要通过三组静脉回流：①冠状静脉窦和它的分支，回流整个心脏大部分的血液；②心前静脉，主要回流右心室前部和右心边缘至右心房的大部分；（3）Thebesian 静脉网络（心脏小静脉），这是较小的心脏静脉系统，主要由与心腔相连的血管内皮细胞小静脉分支组成，回流心内膜的血液。Thebesian 静脉可以直通四个心腔中的任何一个，但相比左心房或左心室，在右边更为突出[53]。

通常情况下，冠状窦有五个一级分流——心大静脉、心中静脉、心小静脉、左心室后静脉和左心房斜静脉（Marshall 静脉）（图 27.7）。这些支流再分支到第二、第三级的支流。冠状静脉窦回流除右心室前部以及心房和左心室的一小部分可变区域以外整个心脏（包括膈）的血液至右心房[35]。

冠状静脉窦延续着心大静脉，从 Vieussens 瓣（经常标志心大静脉和冠状静脉窦的交界处）扩展至冠状静脉窦口，终止于右心房。冠状静脉窦长 15 ～ 55 mm，中部直径为 6 mm 至 16 mm 不等（取决于负荷条件和潜在的心脏病或心脏手术史的存在）[54]。

冠状静脉窦总是位于左心房和左心室之间的房室沟的后面，通向右心房。冠状静脉窦口直径为 5 ～ 15 mm，位于房间隔的后方、Eustachian 嵴（尤氏嵴）的前方、三尖瓣环的后方。冠状静脉窦口被高度可变的、月牙形的 Thebesian 瓣所包围。Thebesian 瓣通常包覆冠状静脉窦口的上面和后表面，但也可能几乎将其完全包覆从而阻碍冠状静脉窦插管[54-55]。

前室间静脉是最大和最稳定的心脏静脉。前室间静脉回流到左心室前壁和室间隔的大部分血液，开始于心尖，沿着心脏底部前室间沟上升，平行于左前降支冠状动脉。膈神经紧靠着这个静脉的侧支。前室间静脉是右前斜位投影中所能发现的最前部的静脉。在心脏底部，靠近左冠状动脉的分叉，前室间静脉横向转弯，变成"心大静脉"。心大静脉沿着左心房室沟（平行于左冠状动脉回旋支），环绕心脏的左侧[54]。

心大静脉是由 Marshall 斜静脉与左心室右外侧静脉连接形成的冠状静脉窦（图 27.7）。除了来自左心房和左心室的几个小的支流，心大静脉还包括两个大支流，即大左缘静脉（沿着心脏外侧缘）和左心室的后心脏静脉（也称为后外侧静脉）。

心中静脉（或称"后室间静脉"）是冠状静脉窦近端最大的支流，几乎分布于整个心脏。此静脉回流两个心室和室间隔的血液，沿着后室间沟内的冠状动脉后降支，在靠近左心房口与冠状静脉窦相连，或者极少情况下直接进入右心房。

心小静脉是一个走行不确定的血管，它接收来自右心房和右心室后部的血液，平行于右冠状动脉沿着右心房和右心室间的冠状沟前行，汇入冠状静脉窦、心中静脉或右心房。

所有冠状静脉系统的分支中，心大静脉和心中静脉是两个始终存在的分支。不同于心中静脉，心大静脉在其走行中存在很大变化。约 50% 的人类心脏中同时存在后侧和外侧静脉分支，而前室间和中间心脏静脉存在于 90% 以上的人类心脏中[56]。

静脉瓣可以阻碍冠状静脉系统中的导管通过，特别是 Thebesian 瓣，它可以多种形式完全覆盖或封闭

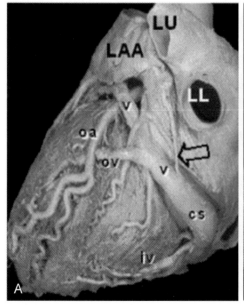
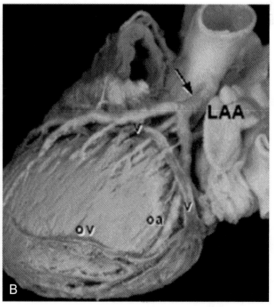

图 27.7　（见书后彩图）冠状静脉系统解剖。**A**. 心脏后面观显示冠状静脉和它的主要分支。注意静脉和动脉之间的交叉区。钝缘支动脉在心大静脉下通过，然后在左钝缘支静脉的上方走行。左室下静脉延续进入冠状窦，注意 Marshall 韧带的走行（箭头）在左心耳和左上与左下肺静脉间穿过。**B**. 心脏左面观显示钝缘支，描述了静脉走行和左冠状动脉主要分支之间的关系。箭头提示左冠状动脉主干。钝缘支在心大静脉下穿过然后在钝缘支静脉上通过。（From Ho SY，Sánchez-Quintana D，Becker AE. A review of the coronary venous system：a road less travelled. Heart Rhythm. 2004；1：107-112.）

冠状静脉窦口。其他的静脉瓣，例如 Vieussens 瓣，经常存在于心室静脉进入心大静脉或者一个较小的静脉进入一个较大的静脉的入口处。这些往往是脆弱的血管内皮嵴，却可以在进行探测或插入导管时造成一定阻力。

左心室 summit 区

左心室 summit 区是左心室心肌的最高部分，位于二尖瓣前部心外膜区域，紧靠左 Valsalva 窦上面、侧面、前面。左心室 summit 区是左心室流出道心外膜三角区，最顶端在左主干分叉处（左前降支和回旋支之间），底部由左前降支的间隔支和回旋支的弧状连接构成（图 27.8）。心大静脉把左心室 summit 区分为上部（更靠近 summit 顶部）和下部。

左心室 summit 区是特发性室性心动过速的最典型起源部位，大约 12% 的特发性左心室室速起源于 summit 区。左心室 summit 区室速最常在心大静脉和前室间静脉内消融。然而，summit 区下部进行心外膜导管消融更容易，上部由于临近冠状动脉的近端和位于这些血管近端的厚的心外膜脂肪层，消融很容易受到限制[15]。

心脏交叉点

心脏交叉点是心脏的后间隔区域（膈面），是由房室沟、室间沟和房间沟组成的十字交叉，代表四腔心和冠状窦的交叉区域。基底部的交叉区域位于心中静脉口的近端，然而交叉的顶部紧邻后室间动脉，与基底段的交叉区域相比，更向下和偏向心外膜。因此，通常经冠状静脉窦或者心中静脉不能到达交叉的

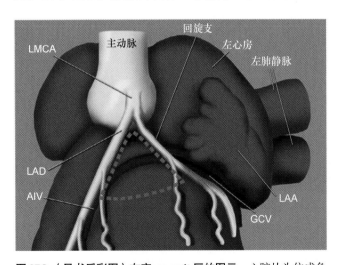

图 27.8 （见书后彩图）左室 summit 区的图示。 心脏从头位成角的左前斜面观，主动脉从左主干（LMCA）发起处展现，分为左前降支（LAD）和回旋支动脉及其分支。心大静脉（GCV）离开房室沟成为前室间静脉，与前降支走行一致。左心室 summit 区被绿色虚线包绕，被前室间静脉（AIV）一分为二。LAA：左心耳

顶部。起源于心脏基底交叉区的室速能够通过心中静脉被消融，而起源于交叉顶部的室速通常需要经皮剑突下心外膜途径消融[57-58]。

技术注意事项

通常需要进行冠状窦静脉造影来帮助了解冠状窦的解剖，并指导消融。心大静脉和前室间静脉允许通过心外膜进入心室的基底面。心中静脉允许通过心外膜进入心室的下部。

小电极导管（例如，美国加州佛瑞蒙市 Cardima 公司 2.5 Fr 多极导管探路者）可引入冠状静脉窦，并进入心脏静脉。这种导管可以定位在不同的冠状静脉分支中，对心室心外膜表面的不同区域进行标测。

一旦消融导管被定位在靶部位，在能量输送前，应进行冠状动脉造影以评估靶静脉与临近冠状动脉的距离（图 23.19）。尽管冠状动脉与消融位点之间最小的安全消融距离尚不明确，消融位点距冠状动脉的距离不应小于 5 mm。此外，从远端消融电极起搏应按 20 mA 的输出来进行。如果发现有膈肌夺获，则不应进行消融以避免损伤膈神经。

通常冠状静脉系统内的射频消融使用 3.5 mm 开放式灌注导管，输出功率为 15～25 W，时间长达 60 s（图 27.6）。如果此导管不能被放置到消融目标部位，可以使用 5 Fr、6 Fr、7 Fr 消融导管。对于非灌注导管，目标温度通常被设定为 55～60℃，输出功率为 15～30 W。在射频过程中应监视阻抗，如果阻抗显著升高，应停止射频能量输送[10, 13, 59-60]。

冷冻消融由于不因高阻抗而受限，因此也可以使用。事实上，由于冠状静脉系统中血液流速低，更容易形成冷冻损伤，而且冷冻似乎更不容易损伤毗邻的冠状动脉，但冷冻导管在冠状静脉系统中不易操控。

结果

消融的结果取决于与理想的靶部位的接近度，以及到达冠状静脉系统靶部位的有效消融能量。当室速的基质可以通过冠状静脉系统，并且静脉直径允许应用足够射频能量，则室速可以在大多数患者中经消融根除。

但是通过冠状静脉窦系统进行心外膜的标测和消融有一定的局限性。只有当血管恰好在室速起源点时可以经心外膜室速消融。此外，导管的操作受到解剖分布和血管大小的限制。现在可行的消融导管一般很难通过心大静脉远端或者心中静脉的近端，是由于静脉扭曲和锐利的成角，以及远端静脉的直径小。而且，平时用于消融的导管可能会完全堵塞冠状静脉窦

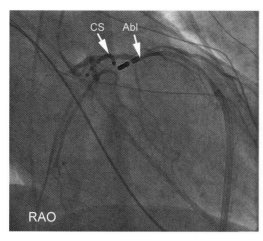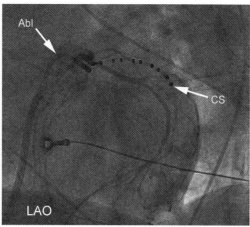

图 27.9　起自左心室 summit 区的特发性室速，右前斜位和左前斜位 X 线可见在选择性左冠状动脉造影，消融导管位于左心室 summit 区起源的室速起源点处，消融导管通过经皮剑突下途径位于心外膜。注意消融导管近端到冠状窦导管。冠状窦内的消融没有终止室速。心外膜途径消融是不可行的，因为临近心外膜冠状动脉

分支，在消融过程中妨碍电极的冷却，导致阻抗的升高，这大大降低了消融能量而且可能导致导管电极和血管壁的粘连。事实上，传递超过 10～15 W 的功率是基本不可能的。一个表面是盐水的冷冻消融导管允许持续的射频能量传递，在电极和组织之间产生更少的热量[35]。小静脉分支的射频消融可以引起栓塞或者严重狭窄，导致无法进行小静脉分支的消融。因此，操作导管需要到达血管的更远端，除非更远端的血管已经被探查（或者太狭窄以至于无法通过导管），提示没有满意的消融电图特点，则无法进行消融。

冠状动脉损伤是一个永存的风险，特别是靠近前室间静脉的近端部分。动脉损伤包括血栓形成、内侧坏死和增生，并与血管直径成反比。血管直径超过 0.5～1.0 mm 时，基本上没有损伤的迹象。类似的结果也见于冷冻消融。如前所述，在向冠状静脉窦的分支内或附近输送射频能量前应进行冠状动脉造影，以确定消融部位是否靠近右侧或左侧冠状动脉的分支。不幸的是，3/4 的患者在消融部位附近 5 mm 以内存在冠状动脉（通过冠状动脉造影确定），从而限制了射频消融[10, 12-13, 59-61]。

尽管受到解剖结构上的限制，通过冠状静脉系统左心室 summit 区进行室速的消融仍取得了近 70% 的成功率。由于基本上不会损坏右心室或心外结构，使用冠状静脉系统进行标测和消融与经皮心外膜方法相比，可有效降低并发症发生率。当经心内膜消融和冠状静脉系统消融不可行或不成功时，经皮经胸心外膜消融可以考虑。然而，后者对于心外膜特发性室速的成功率非常有限。临近冠状动脉的近端和覆盖在血管近端的心外膜脂肪层（左心室 summit 区上部难以达到的区域），通常限制了一部分患者消融的成功率。同时，经皮心外膜途径通常需要更深的麻醉，会抑制特发性室速，从而妨碍标测和消融过程[10, 12-13, 59-60, 62]。

参考文献

1. Komatsu Y, et al. Endocardial ablation to eliminate epicardial arrhythmia substrate in scar-related ventricular tachycardia. *J Am Coll Cardiol*. 2014; 63:1416–1426.
2. Sarkozy A, et al. Epicardial ablation of ventricular tachycardia in ischemic heart disease. *Circ Arrhythm Electrophysiol*. 2013;6:1115–1122.
3. Yoshiga Y, et al. Correlation between substrate location and ablation strategy in patients with ventricular tachycardia late after myocardial infarction. *Heart Rhythm*. 2012;9:1192–1199.
4. Kosmidou I, et al. Role of repeat procedures for catheter ablation of postinfarction ventricular tachycardia. *Heart Rhythm*. 2011;8:1516–1522.
5. Yokokawa M, et al. Computerized analysis of the 12-lead electrocardiogram to identify epicardial ventricular tachycardia exit sites. *Heart Rhythm*. 2014;11:1966–1973.
6. Haqqani HM, Callans DJ. Ventricular tachycardia in coronary artery disease. *Card Electrophysiol Clin*. 2014;6:525–534.
7. Vallès E, Bazan V, Marchlinski FE. ECG criteria to identify epicardial ventricular tachycardia in nonischemic cardiomyopathy. *Circ Arrhythm Electrophysiol*. 2010;3:63–71.
8. Zhang L, Liu L, Kowey PR, et al. The electrocardiographic manifestations of arrhythmogenic right ventricular dysplasia. *Curr Cardiol Rev*. 2014;10: 237–245.
9. Haqqani HM, Marchlinski FE. Electroanatomic mapping and catheter ablation of ventricular tachycardia in arrhythmogenic cardiomyopathy. *Card Electrophysiol Clin*. 2011;3:299–310.
10. Hutchinson MD, Garcia FC. An organized approach to the localization, mapping, and ablation of outflow tract ventricular arrhythmias. *J Cardiovasc Electrophysiol*. 2013;24:1189–1197.
11. Daniels DV, et al. Idiopathic epicardial left ventricular tachycardia originating remote from the sinus of Valsalva: electrophysiological characteristics, catheter ablation, and identification from the 12-lead electrocardiogram. *Circulation*. 2006;113:1659–1666.
12. Yamada T, et al. Idiopathic ventricular arrhythmias originating from the left ventricular summit anatomic concepts relevant to ablation. *Circ Arrhythm Electrophysiol*. 2010;3:616–623.
13. Lin CY, et al. Radiofrequency catheter ablation of ventricular arrhythmias originating from the continuum between the aortic sinus of Valsalva and the left ventricular summit: electrocardiographic characteristics and correlative anatomy. *Heart Rhythm*. 2015;13:111–121.
14. Santangeli P, Lin D, Marchlinski FE. Catheter ablation of ventricular arrhythmias arising from the left ventricular summit. *Card Electrophysiol*

Clin. 2016;8:99–107.

15. Ouyang F, et al. Ventricular arrhythmias arising from the left ventricular outflow tract below the aortic sinus cusps: mapping and catheter ablation via transseptal approach and electrocardiographic characteristics. *Circ Arrhythm Electrophysiol.* 2014;7:445–455.

16. De Riva M, Watanabe M, Zeppenfeld K. Twelve-lead ECG of ventricular tachycardia in structural heart disease. *Circ Arrhythm Electrophysiol.* 2015; 8:951–962.

17. Martinek M, Stevenson WG, Inada K, et al. QRS characteristics fail to reliably identify ventricular tachycardias that require epicardial ablation in ischemic heart disease. *J Cardiovasc Electrophysiol.* 2012;23: 188–193.

18. Fernandez-Armenta J, Berruezo A. How to recognize epicardial origin of ventricular tachycardias? *Curr Cardiol Rev.* 2014;10:246–256.

19. Garikipati NV, Paruchuri V, Mittal S. How to learn epicardial intervention techniques in electrophysiology. *Card Electrophysiol Clin.* 2010;2:35–43.

20. Soejima K, et al. Epicardial catheter ablation of ventricular tachycardia in no entry left ventricle: mechanical aortic and mitral valves. *Circ Arrhythm Electrophysiol.* 2015;8:381–389.

21. Bradfield JS, Tung R, Boyle NG, et al. Our approach to minimize risk of epicardial access: standard techniques with the addition of electroanatomic mapping guidance. *J Cardiovasc Electrophysiol.* 2013; 24:723–727.

22. Berte B, et al. Characterization of the left-sided substrate in arrhythmogenic right ventricular cardiomyopathy. *Circ Arrhythm Electrophysiol.* 2015;8:1403–1412.

23. Fernandez-Armenta J, et al. Sinus rhythm detection of conducting channels and ventricular tachycardia isthmus in arrhythmogenic right ventricular cardiomyopathy. *Heart Rhythm.* 2014;11:747–754.

24. Acosta J, et al. Infarct transmurality as a criterion for first-line endo-epicardial substrate-guided ventricular tachycardia ablation in ischemic cardiomyopathy. *Heart Rhythm.* 2016;13:85–95.

25. Izquierdo M, et al. Endo-epicardial versus only-endocardial ablation as a first line strategy for the treatment of ventricular tachycardia in patients with ischemic heart disease. *Circ Arrhythm Electrophysiol.* 2015;8:882–889.

26. Tzou WS, et al. Endocardial electrogram characteristics of epicardial ventricular arrhythmias. *J Cardiovasc Electrophysiol.* 2013;24:649–654.

27. Philips B, et al. Outcomes and ventricular tachycardia recurrence characteristics after epicardial ablation of ventricular tachycardia in arrhythmogenic right ventricular dysplasia/cardiomyopathy. *Heart Rhythm.* 2015;12:716–725.

28. Pisani CF, Lara S, Scanavacca M. Epicardial ablation for cardiac arrhythmias: techniques, indications and results. *Curr Opin Cardiol.* 2014;29:59–67.

29. Page SP, et al. Epicardial catheter ablation for ventricular tachycardia in heparinized patients. *Europace.* 2013;15:284–289.

30. Njeim M. Value of cardiac magnetic resonance imaging in patients with failed ablation procedures for ventricular tachycardia. *J Cardiovasc Electrophysiol.* 2016;27:183–189.

31. Komatsu Y, et al. Regional myocardial wall thinning at multidetector computed tomography correlates to arrhythmogenic substrate in postinfarction ventricular tachycardia: assessment of structural and electrical substrate. *Circ Arrhythm Electrophysiol.* 2013;6:342–350.

32. Yalin K, et al. Infarct characteristics by CMR identifies substrate for monomorphic VT in post-MI patients with relatively preserved systolic function and NS-VT. *Pacing Clin Electrophysiol.* 2014;37:447–453.

33. El Aidi H, et al. Cardiac magnetic resonance imaging findings and the risk of cardiovascular events in patients with recent myocardial infarction or suspected or known coronary artery disease: a systematic review of prognostic studies. *J Am Coll Cardiol.* 2014;63:1031–1045.

34. Stevens SM, et al. Device artifact reduction for magnetic resonance imaging of patients with implantable cardioverter-defibrillators and ventricular tachycardia: late gadolinium enhancement correlation with electroanatomic mapping. *Heart Rhythm.* 2014;11:289–298.

35. Syed F, et al. The pericardial space: obtaining access and an approach to fluoroscopic anatomy. *Card Electrophysiol Clin.* 2010;2:9–23.

36. Rodriguez ER, Tan CD. Structure and anatomy of the human pericardium. *Prog Cardiovasc Dis.* 2017;59:327–340.

37. Ernst S, Sanchez-Quintana D, Ho SY. Anatomy of the pericardial space and mediastinum: relevance to epicardial mapping and ablation. *Card Electrophysiol Clin.* 2010;2:1–8.

38. Boyle NG, Shivkumar K. Epicardial interventions in electrophysiology. *Circulation.* 2012;126:1752–1769.

39. Lim HS, et al. Safety and prevention of complications during percutaneous epicardial access for the ablation of cardiac arrhythmias. *Heart Rhythm.* 2014;11:1658–1665.

40. Yamada T. Transthoracic epicardial catheter ablation. *Circ J.* 2013;77: 1672–1680.

41. Yamada T, Kay GN. Recognition and prevention of complications during epicardial ablation. *Card Electrophysiol Clin.* 2010;2:127–134.

42. D'Avila A, Koruth JS, Dukkipati S, et al. Epicardial access for the treatment of cardiac arrhythmias. *Europace.* 2012;14:13–18.

43. Killu AM, et al. Percutaneous epicardial access for mapping and ablation is feasible in patients with prior cardiac surgery, including coronary bypass surgery. *Circ Arrhythm Electrophysiol.* 2015;8: 94–101.

44. Tschabrunn CM, et al. Percutaneous epicardial ventricular tachycardia ablation after noncoronary cardiac surgery or pericarditis. *Heart Rhythm.* 2013;10:165–169.

45. Bertaso AG, Bertol D, Duncan BB, et al. Epicardial fat: definition, measurements and systematic review of main outcomes. *Arq Bras Cardiol.* 2013;101:e18–e28.

46. Baldinger SH, et al. Epicardial radiofrequency ablation failure during ablation procedures for ventricular arrhythmias: reasons and implications for outcomes. *Circ Arrhythm Electrophysiol.* 2015;8:1422–1432.

47. Tung R, et al. Epicardial ablation of ventricular tachycardia: an institutional experience of safety and efficacy. *Heart Rhythm.* 2013;10: 490–498.

48. Kumar S, et al. "Needle-in-needle" epicardial access: preliminary observations with a modified technique for facilitating epicardial interventional procedures. *Heart Rhythm.* 2015;12:1691–1697.

49. Gunda S, et al. Differences in complication rates between large bore needle and a long micropuncture needle during epicardial access. *Circ Arrhythm Electrophysiol.* 2015;8:890–895.

50. Swale M, et al. Epicardial access: patient selection, anatomy, and a stepwise approach. *J Innov Card Rhythm Manag.* 2011;2:239–249.

51. Killu AM, et al. Pericardial effusion following drain removal after percutaneous epicardial access for an electrophysiology procedure. *Pacing Clin Electrophysiol.* 2015;38:383–390.

52. Killu AM, et al. Atypical complications encountered with epicardial electrophysiological procedures. *Heart Rhythm.* 2013;10:1613–1621.

53. Loukas M, Bilinsky S, Bilinsky E, et al. Cardiac veins: a review of the literature. *Clin Anat.* 2009;22:129–145.

54. Randhawa A, Saini A, Aggarwal A, et al. Variance in coronary venous anatomy: a critical determinant in optimal candidate selection for cardiac resynchronization therapy. *Pacing Clin Electrophysiol.* 2013;36:94–102.

55. Noheria A, et al. Anatomy of the coronary sinus and epicardial coronary venous system in 620 hearts: an electrophysiology perspective. *J Cardiovasc Electrophysiol.* 2013;24:1–6.

56. Spencer JH, Larson AA, Drake R, et al. A detailed assessment of the human coronary venous system using contrast computed tomography of perfusion-fixed specimens. *Heart Rhythm.* 2014;11:282–288.

57. Kawamura M, et al. Idiopathic ventricular arrhythmia originating from the cardiac crux or inferior septum epicardial idiopathic ventricular arrhythmia. *Circ Arrhythm Electrophysiol.* 2014;7:1152–1158.

58. Kawamura M, et al. Clinical and electrocardiographic characteristics of idiopathic ventricular arrhythmias with right bundle branch block and superior axis: comparison of apical crux area and posterior septal left ventricle. *Heart Rhythm.* 2015;12:1137–1144.

59. Nagashima K, et al. Ventricular arrhythmias near the distal great cardiac vein challenging arrhythmia for ablation. *Circ Arrhythm Electrophysiol.* 2014;7:906–912.

60. Jauregui Abularach ME, et al. Ablation of ventricular arrhythmias arising near the anterior epicardial veins from the left sinus of Valsalva region: ECG features, anatomic distance, and outcome. *Heart Rhythm.* 2012;9: 865–873.

61. Garabelli PJ, Stavrakis S, Po SS. A case series and review of the literature regarding coronary artery complications associated with coronary sinus catheter ablation. *HeartRhythm Case Rep.* 2015;1:315–319.

62. Nazer B, et al. Importance of ventricular tachycardia induction and mapping for patients referred for epicardial ablation. *Pacing Clin Electrophysiol.* 2015;38:1333–1342.

28

肥厚型心肌病相关的心律失常

陶海龙 译 梁卓 校

目录

病理生理学

　　肥厚型心肌病（HCM）的特点是左心室增厚，但不扩张，且没有其他能够产生明显肥大的心脏或系统性疾病存在（如主动脉瓣狭窄、系统性高血压、运动员心脏的某些表现、浸润性疾病或贮积障碍），这与是否存在左心室流出道（LVOT）梗阻无关[1]。

心室肥大

　　HCM 以心肌细胞紊乱为特征。HCM 时心肌细胞肥大、增大、扭曲，导致相邻细胞定向紊乱，排列紊乱（而非正常平行排列），结缔组织周围形成圆形或螺旋状排列。虽然在死于 HCM 的大多数患者（95%）中，结构紊乱是明显的，但它并不是 HCM 特有的，它还发生在其他导致左心室肥厚的综合征中，如努南综合征和 Friedreich 型共济失调（又称少年脊髓型共济失调）、先天性心脏病、高血压和主动脉狭窄。然而，HCM 中的心肌细胞紊乱通常更加广泛，占心肌总数的 5% 以上（包括大量的肥厚和非肥厚左心室心

肌），室间隔的 33% 和游离壁的 25%[1]。

　　心肌细胞结构改变，心肌细胞肥大，由间质纤维化和替代纤维化组成的细胞外基质的扩张导致心室肥大（图 28.1）。左心室肥大的程度和分布变异性很大。左心室肥大可以是不对称的，也可以是对称的。不对称型室间隔肥大是最常见的变异，与基底前间隔增厚有关，基底前间隔增厚在主动脉瓣下方隆起，导致 LVOT 区狭窄。然而，孤立的节段性肥厚可影响左心室心尖部（心尖部型 HCM）或左心室的任何部分。对称型占病例总数的 1/3 以上，其特征是左心室向心性增厚，左心室心腔变小。左心室肥大的形态并不能很好地预测症状的严重程度或预后[2]。

舒张功能障碍

　　舒张功能障碍是 HCM 的主要病理生理学改变。心肌肥厚、LVOT 梗阻、心肌缺血、替代性瘢痕、细胞外纤维化、细胞结构紊乱以及异常的细胞能量学和钙处理，均可导致左心室僵硬度增加、顺应性降低、松弛受损和舒张功能障碍[3]。

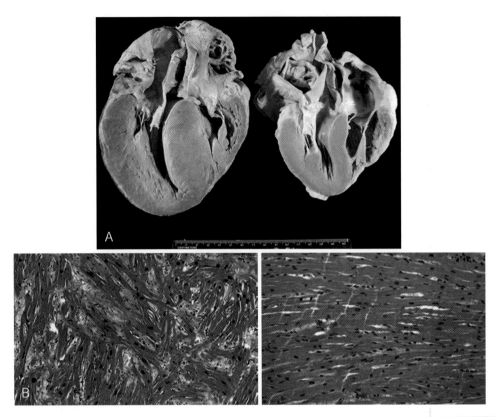

图 28.1 （见书后彩图）肥厚型心肌病（HCM）的病理特征。**A**. 大体病理显示与 HCM（左）相关的左心室壁厚度明显大于正常心脏（右）。**B**. 苏木精和伊红染色的组织切片显示，心肌细胞排列紊乱，心肌细胞方向各异，互成角度，心肌纤维化增多（左），这是 HCM 的病理特征。相反，正常心肌显示出非常有序的心肌细胞排列（右）。图像以 ×10 放大显示。（From Ho CY. Hypertrophic cardiomyopathy. Heart Fail Clin. 2010；6：141-159.）

左心室流出道梗阻

在大多数患者中，LVOT 梗阻是由于二尖瓣前叶脱垂进入 LVOT 而引起的。这与瓣叶的收缩期前向运动（SAM）有关，SAM 是由收缩期血流对位置不正常的二尖瓣的影响造成的，与室间隔肥大无关。二尖瓣形态异常（小叶或腱索伸长）和乳头肌异常（肥大、移位、直接插入二尖瓣前叶）均导致 LVOT 梗阻。另外，室间隔肥大还可引起 LVOT 狭窄并促进 SAM 所致的梗阻。几乎所有情况下，SAM 都会导致正常瓣叶关闭不全和偏心性二尖瓣反流，在收缩中晚期以向侧方和后方的射血为主导[4]。此外，LVOT 梗阻还会导致前排心排血量减少，左心室舒张功能受损，左心室舒张压升高，心肌缺血。

在少数患者中，梗阻发生在左心室腔中部水平，这是由收缩期肥厚（异常定位）乳头肌和左心室壁引起。这种形式的梗阻可能与左心室心尖部动脉瘤有关（高达 25%）。

LVOT 梗阻是动态变化的，通常因降低左心室前负荷或后负荷，或增加收缩力或心率的操作而加重。按照惯例，LVOT 梗阻是指静息或在生理刺激（如

Valsalva 动作、站立和运动）时，瞬时峰值多普勒 LVOT 压力梯度 ≥ 30 mmHg。压力梯度 ≥ 50 mmHg 通常被认为是 LVOT 梗阻出现血流动力学紊乱的阈值。

心肌缺血

HCM 可发生严重的心肌缺血甚至梗死，常与动脉粥样硬化性心外膜病变无关。微血管缺血可由供需不匹配引起。需求增加通常与肌肉质量增加有关，也与舒张压升高引起的室壁应力增加有关。血管扩张剂储备受损、心肌桥接和壁内血管受压、LVOT 梗阻、壁内冠状动脉异常、相对于心肌质量的毛细血管密度降低和微血管功能障碍等因素可导致供血减少[1]。局灶性心肌缺血发作导致心肌细胞不断死亡，并被纤维化和广泛瘢痕所替代。

室性心律失常

HCM 中引起室性心动过速（VT）发生的心律失常底物尚未完全确定。肌原纤维紊乱，以及弥漫性间质心肌纤维化或替换性瘢痕（可能由局灶性缺血所致）可导致传导模式紊乱，去极化和复极离散增加，这被

认为是导致折返和室性心律失常的因素。

分子遗传学

大约一半的 HCM 为家族性，另一半为散发。该疾病为常染色体显性遗传，具有可变表现度和年龄相关性（不完全）外显率。散发病例可能是由于先证者（在父母中不存在）出现新的突变，从而引发新的家族性疾病。此外，由于父母的外显率不完全（尽管存在突变，但无临床表现）、家族史不准确，或常染色体隐性遗传（不太常见），也可能出现明显的散发病例 [1, 5]。

HCM 的遗传原因多种多样。迄今为止，在编码心肌肌节或邻近 Z 盘粗细肌丝收缩成分蛋白的基因中，已鉴定出 1500 多种致病突变（图 28.2）[6]。这些突变位于 11 个肌节基因、6 个 Z 盘基因和 2 个钙处理基因。在这些基因中，*MYH7*（编码 β - 肌球蛋白重链）和 *MYBPC3*（编码心脏肌球蛋白结合蛋白 -C）的突变最为常见，每种突变占所有病例的 1/4 ~ 1/3

（图 28.3）。其他肌节突变（包括编码肌钙蛋白 T、肌钙蛋白 I、α - 原肌球蛋白、肌动蛋白、调节轻链和必需轻链的基因）不太常见。每个基因可有多种不同的突变。大约 5% 的 HCM 患者存在同一基因或不同基因中的两个或多个突变 [1-2]。这些突变中的绝大多数是错义突变（即一个正常氨基酸被另一个替换）。移码突变（插入或缺失一个或多个核酸）不太常见。

HCM 是一种复杂的临床异质性疾病，在病程、发病年龄、症状严重程度、LVOT 梗阻和心脏性猝死（SCD）风险方面表现出显著的多样性。HCM 表型特征的多样性归因于基因间异质性（编码心脏肌节蛋白成分的多种突变）和基因内异质性（在每个基因中识别出多种不同的突变），以及修饰基因和环境因素的潜在影响。值得注意的是，在个体肌节突变和 HCM 中形态学表达的类型或程度之间还没有确定的基因型 - 表型关系。临床结果可能无法基于个体突变来预测，相同致病肌节突变的亲属间左心室肥大的程度和分布可能存在显著差异 [7]。

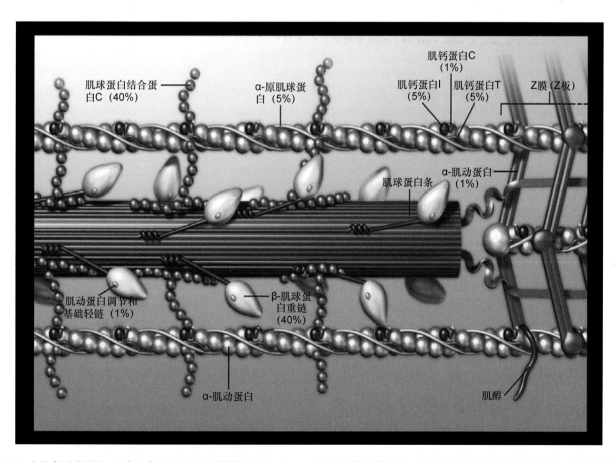

图 28.2 （见书后彩图）心脏肌节显示已知肥厚型心肌病（HCM）致病基因的位置。括号中分别显示了从基因分型呈阳性的无关 HCM 先证者的研究中得出的 11 个基因的患病率。未显示以前与 HCM 相关的基因，但致病性证据较少：α - 肌球蛋白重链、肌巨蛋白、肌肉 LIM 蛋白、telethonin、Vincalin/metavinculin、连接蛋白 2。（From Maron BJ, Ommen SR, Semsarian C, Spirito P, Olivotto I, Maron MS. Hypertrophic cardiomyopathy: present and future, with translation into contemporary cardiovascular medicine. J Am Coll Cardiol. 2014；64：89-99.）

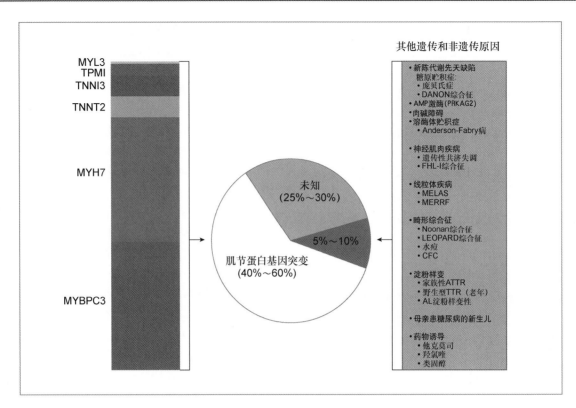

图 28.3 肥厚型心肌病的不同病因。 青少年和成人的大多数病例是由肌节蛋白基因突变引起。AL，淀粉样轻链；ATTR，淀粉样变性，甲状腺素视黄质运载蛋白型；CFC，心脏皮肤变；FHL-I，四个半 LIM 结构域蛋白 I；LEOPARD，雀斑样痣、心电图异常、眼距过宽、肺动脉狭窄、生殖器异常、生长迟缓和感音神经性耳聋；MELAS，线粒体肌病、脑病、乳酸酸中毒和卒中样发作；MERRF，伴有不规则红肌纤维的肌阵挛型癫痫；MYBPC3，肌球蛋白结合蛋白 C，心脏型；MYH7，肌球蛋白重链 7；MYL3，肌球蛋白轻链 3；TNNI3，肌钙蛋白 I，心脏型；TNNT2，肌钙蛋白 T，心脏型；TPMI，原肌球蛋白 I α 链；TTR，甲状腺素视黄质运载蛋白。（From Elliott PM，Anastasakis A，Borger MA，et al. 2014 ESC guidelines on diagnosis and management of hypertrophic cardiomyopathy：the task force for the diagnosis and management of hypertrophic cardiomyopathy of the European Society of Cardiology［ESC］. Eur Heart J. 2014；35：2733-2779.）

流行病学与自然病程

HCM 是最常见的遗传性心血管疾病，普通人群的患病率约 0.2%（即超声心动图所确认的左心室肥大）。一些研究人员认为，临床表达的 HCM 和基因携带者（有发展疾病表型的风险）的总患病率可能更高，估计多达 0.6% 的人群可能携带致病的肌节突变。然而，这一估计存在争议[2, 6, 8-9]。

HCM 的主要死亡原因是 SCD、心力衰竭和卒中。SCD 约占 HCM 患者总死亡率的一半。进行性心力衰竭是 1/3 患者的死亡原因，通常发生在中年以后（55 岁以上）；而心房颤动（AF）相关卒中导致 13% 的高龄患者死亡，通常年龄在 65 岁以上。

10% ～ 20% 的 HCM 患者终生 SCD 的风险增加，最有可能是由 VT 和心室颤动（VF）引起。SCD 可能是该疾病的第一个表现。HCM 是青少年 SCD 的最常见原因，也是美国竞技运动员 SCD 的首要原因，约占高中和大学生运动死亡人数的 1/3。虽然 SCD 最常见于 35 岁以下的青少年或成人，但它可以发生在任何年龄。然而，SCD 在幼儿中并不常见，在 60 岁以上的患者中也非常少见，即使在那些有既定危险因素的人群中也是如此[2]。

风险最高的 HCM 患者每年 SCD 的发生率可超过 3% ～ 5%。然而，对更大规模人群的研究表明，预后通常较好，大多数受累个体很可能达到正常的预期寿命，几乎没有功能障碍。在一般 HCM 人群中，每年患 SCD 的风险为 0.5% ～ 1%，年心血管总死亡率为 1.4%[2]。

与 LVOT 梗阻患者相比，无 LVOT 梗阻的 HCM 患者预后更好，且发生大多数 HCM 相关并发症（包括进行性心力衰竭、SCD 或栓塞性卒中）的风险较低，且 HCM 相关死亡率为每年 0.5%[10]。

2% ～ 9% 的 HCM 患者进展到疾病终末期，以左心室收缩功能障碍（射血分数＜50%）和偶尔进行性左心室扩张和室壁变薄为特征。进展到疾病末期可能与广泛的心肌瘢痕有关，而且它可发生于年轻人（大约 50% 的患者 < 40 岁）。唯一已知的预测终末期 HCM 的因素是终末期疾病家族史。过渡到终末期 HCM 预后不良。3 年中，大约 2/3 的患者死亡，继发于严重心力衰竭或 SCD 或需要心脏移植。移植后存活率良好（5 年存活率为 75%，10 年存活率 60%）[2]。

现代的医疗和有创性治疗策略，包括植入埋藏式心脏复律除颤器（ICD）和间隔复位手术，以及心脏移植，已显著改变了 HCM 的自然病程，目前使每年与疾病相关的总死亡率仅为 0.5%[11]。

男性患者在已发表的 HCM 患者队列中所占比例过高，这表明在男性患者中 HCM 导致突变的外显率较高。此外，在诊断时，女性平均比男性大 9 岁。此外，男性患者的心肌纤维化程度较高；尽管如此，被诊断的女性患者的症状更多，更易发生 LVOT 梗阻，病情比男性更严重。在 HCM 患者中，性别似乎对 SCD 的风险或房颤或室性心律失常的发生率没有影响[3]。

临床表现

HCM 主要表现为病程、发病年龄、症状严重程度和 SCD 风险的极端变异性。许多患者为无症状或有轻微的症状，诊断往往是由于家庭筛查、在常规体检中闻及杂音，或异常的心电图。大多数患者出现在青春期或成年期，但症状可在任何年龄出现。症状可能与左心室舒张功能障碍、LVOT 梗阻、心肌缺血、心律失常，或这些机制的结合。然而，临床症状与 LVOT 梗阻的存在或严重程度或左心室肥大程度之间没有可预测的相关性。一旦成年，左心室肥大的程度通常不会改变。

心力衰竭

50% 以上的 HCM 患者会发生不同程度的心力衰竭。气短，尤其是劳力性，是 HCM 最常见的症状。心力衰竭最常见的机制是 LVOT 梗阻，而舒张期左心室功能障碍也能诱发心力衰竭症状，甚至在无 LVOT 梗阻的情况下。虽然左心室射血分数（LVEF）通常正常或甚至高于正常水平，但少数患者可进展到 HCM 的终末期，表现为左心室收缩功能不全和进行性左心室扩张和室壁变薄。这些患者可出现肺静脉和全身静脉充血的晚期心力衰竭症状（端坐呼吸、阵发性夜间呼吸困难、水肿），这些症状可能成为难治性心力衰竭，需要心脏移植。

左心室流出道梗阻

20% ～ 30% 的 HCM 患者在静息状态下表现出 LVOT 梗阻，而同样比例的 HCM 患者仅在降低左心室前负荷或后负荷或增加收缩力或心率（"动态" LVOT 梗阻）的操作时表现出 LVOT 梗阻。LVOT 梗阻是 HCM 患者出现心力衰竭症状（呼吸困难）最常见的原因，但也可诱发胸痛和晕厥。运动、脱水、低血容量、暴食、过量饮酒和某些药物（如血管扩张剂、利尿剂、地高辛）可加重 LVOT 压力梯度及相关症状。在体格检查中，LVOT 梗阻可表现为动态射血收缩期杂音（Valsalva 动作、运动期间、运动后即刻或站立时强度增加）、二尖瓣反流杂音和双侧动脉搏动。蹲坐可降低 LVOT 压力梯度和收缩期杂音强度。

心肌缺血

25% ～ 30% 的 HCM 患者可发生劳力性胸部不适，通常发生在冠状动脉造影正常的情况下，可能与供需不匹配引起的微血管性心绞痛有关。一些患者还会经历非典型的胸痛，经常因暴食而诱发或恶化。一部分患者还可能患有梗阻性心外膜冠状动脉疾病，这预示着不良结果。

晕厥

晕厥发生于 15% ～ 25% 的 HCM 患者。另有 20% 的患者主诉晕厥先兆。HCM 患者诱发晕厥的机制不同，包括心律失常（VT 或 AF）、神经心源性晕厥、运动时因 LVOT 梗阻或血管反应异常所致的低血压。运动、暴食和脱水过程中左心室负荷状况的变化往往会引发症状[12-13]。

晕厥通常发生在左心室舒张末期容量小的年轻患者。劳力性晕厥在 LVOT 梗阻患者中较无梗阻患者更为常见，而原因不明的静止性晕厥和神经介导性晕厥似乎与 LVOT 梗阻无关。

神经性心源性晕厥的特征是具有典型的前驱症状，包括头晕、发热、恶心和视物模糊，患者更易瘫倒在地，而不是突然倒下。晕厥是短暂的，患者醒来时会感到恶心和精疲力竭。另一方面，在用力时晕厥，或在心悸或胸痛后立即晕厥提示心脏机制。室性心律失常是晕厥的一种罕见原因，但当意识丧失突然发生，没有先兆，尤其是在休息或活动量很小的情况下，应怀疑室性心律失常。偶尔，阵发性房性心律失常伴快速心室率时会诱发晕厥，特别是心房功能正常和高充盈压的患者。

心房颤动

AF 是 HCM 最常见的心律失常，其年发病率为 1%～2%，患病率为 20%～25%[14]。AF 的发生率随年龄增长而增加，以 55 岁以后（但比普通人群早约 10 年）最为常见，在 25 岁以下的患者中非常少见。HCM 患者 AF 的高发可能与左心室舒张功能不全所致的左心房（LA）压力升高和心房增大有关。事实上，左心房大小是 AF 发生最重要的决定因素之一。同时，左心室心肌纤维化程度［由心脏磁共振（CMR）确定］和心房间传导延迟（P 波持续时间较长）也与 AF 的发生率有关。此外，某些 HCM 突变似乎会诱发 AF，可能是由于引起原发性心房心肌病[3]。值得注意的是，LVOT 梗阻的存在或严重程度与 AF 发病率的增加无关。

由于潜在的心室肥大和舒张功能受损，在 AF 期间快速心室率和心房对心室充盈的作用丧失通常耐受性差。事实上，阵发性 AF 发作可导致急性临床恶化，导致晕厥或急性心力衰竭，尤其是在严重舒张功能障碍和 LVOT 梗阻患者中。此外，HCM 中 AF 与卒中或血栓栓塞并发症风险增加相关（与无 AF 的 HCM 患者相比，风险增加了 8 倍），患病率和年发生率分别为 27.1% 和 3.8%[15]。AF 与 HCM 相关死亡率增加 4 倍相关，主要是由于心力衰竭和卒中相关死亡的发生率较高。值得注意的是，AF 与 SCD 风险增加无关。

室性心律失常

与 HCM 相关的主要心律失常综合征是心搏骤停，可能是由多形性 VT 或 VF 所致。SCD 的年发生率在转诊人群中约为 6%，在社区研究中为 1%。然而，某些患者亚组的发病率可能要高得多，超过了美国心脏病学会/美国心脏协会（ACC/AHA）的指南定义的高风险 SCD（≥ 2% 的年风险）。

在美国，HCM 是导致年轻人 SCD 最常见的原因，包括运动员。SCD 在一生中都可发生，在青春期和成年期（35 岁以下）达到高峰，并且可能是首发的疾病表现。虽然 SCD 最常发生在轻度运动或久坐不动中，但这类事件中很大一部分与剧烈运动有关。在植入 ICD 的 HCM 患者中，半数以上的室性心律失常和适当的 ICD 治疗与中度或竞技类体力运动有关[16]。

动态心脏监测经常显示室性期前收缩（室性早搏或 PVC）（超过 80% 的患者）和非持续性 VT（25%～30%）。非持续性 VT 与左心室肥大的严重程度及症状分级有关。稳定持续的单形性 VT 较罕见，但已被观察到，特别是在左心室心尖室壁瘤的患者中。因一级或二级预防植入 ICD 的患者中每年约 5.5% 的 HCM 患者会接受针对室性心律失常的 ICD 恰当放电治疗。

初步评估

初步评估的目的是确诊 HCM，排除左心室肥大的其他潜在原因，评估疾病的程度，评估症状（如胸痛、晕厥）的潜在机制，以及 SCD 的风险分层。

临床上，成人 HCM 定义为一个或多个左心室心肌节段壁厚 ≥ 15 mm（由超声心动图或 CMR 测量），没有可产生明显心肌异常血流动力学原因（如冠心病、心脏瓣膜疾病、高血压或先天性心脏病）（图 28.4）。对于临界室壁增厚（13～14 mm），诊断 HCM 需要评估其他特征，包括家族史、非心脏症状和体征、心电图异常、实验室检查和多模态心脏成像。

重要的是要理解，任何程度的室壁增厚都与 HCM 遗传底物的存在相关。由于年龄依赖性和不完全外显率，许多突变携带者可能没有表型表达（即左心室肥大）。这些个体通常被称为"基因型阳性/表型阴性"或"亚临床 HCM"[1]。

心电图

超过 90% 的 HCM 患者和 75% 的无症状亲属会存在心电图异常。青年人心电图异常是早期疾病表达的敏感指标，尽管不是特异性指标[1]。

HCM 患者的体表心电图可以显示多种异常模式。然而，心电图异常与左心室肥大的严重程度或类型无

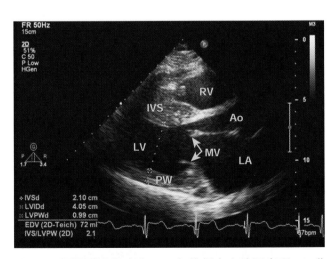

图 28.4 肥厚型心肌病（HCM）的超声心动图表现。 一位 HCM 患者的胸旁长轴图显示不对称的室间隔肥厚。室间隔（箭头标记）为 2.1 cm，后壁为 0.99 cm。AO，主动脉；IVS，室间隔；LA，左心房；LV，左心室；MV，二尖瓣；PW，后壁；RV，右心室

关，而且没有特定的心电图模式是未来事件的特征或预测。左心房增大、复极异常（ST-T 改变包括明显的 T 波倒置）和深而窄的 Q 波（最常见于下侧壁导联，类似心肌梗死）是心电图中最常见的表现，可先于明显的左心室肥大（图 28.5）。仅左心室肥大的电压标准是非特异性的，通常也可在正常年轻人中出现。胸导联的巨大负性 T 波是局限于左心室心尖部肥大的特征。

动态心脏监测

建议对无症状和有症状的 HCM 患者进行 24 h 动态（Holter）心脏监测作为初步评估的一部分，因为室性快速性心律失常的检测对于风险分层非常重要。绝大多数患者在动态心电图监测中可出现室性早搏，25%～30% 的患者可出现非持续性 VT，38% 的患者出现阵发性室上性心律失常。对于稳定且先前评估中无 VT 的患者，每 1～2 年进行 1 次 24 h 动态心电图监测是合理的[1]。还建议行动态心脏监测来重新评估心悸、头晕或晕厥患者。

超声心动图

超声心动图是诊断 HCM 的核心（图 28.4）。在对所有怀疑 HCM 的患者进行初步评估和随访时，应进行全面的经胸超声心动图检查，尤其是当临床状态或症状发生变化时。超声心动图可帮助评估肥厚的性质、分布、程度、收缩和舒张功能、LVOT 梗阻，并能识别左心室心尖部室壁瘤[1]。

运动试验

运动测试可以帮助评估血压对运动的反应。此外，运动测试与多普勒超声心动图相结合可用于动态 LVOT 梗阻的诊断。当临床需要更精确的功能评估时，可考虑代谢应力测试（即确定最大氧耗量）[1]。

电生理检查

有创性电生理（EP）检查适用于存在或可疑室上性或室性心律失常且考虑导管消融的患者。然而，程序性心室刺激评估室性心律失常的诱发性对 HCM 中 SCD 的预测价值较小，不推荐用于 SCD 风险分层。同样，不推荐常规行 EP 检查评估晕厥患者[1]。

心脏磁共振

当超声心动图不能确诊或诊断不理想时，应考虑 CMR。CMR 还能为 HCM 的诊断提供有价值的额外信息，包括更精确的左心室壁厚度测量、确定心肌瘢痕的范围和位置、鉴别局部室壁肥大和左心室心尖部室壁瘤。此外，CMR 还能帮助鉴别心尖部 HCM 和左心室致密化不全[2]。此外，晚期钆增强造影显像可帮助确定心肌纤维化的存在、严重程度和分布（图 28.6）。晚期钆增强表现在 65% 的 HCM 患者中，典型表现为肥厚区呈片状的中壁型强化。更广泛的晚期钆增强可能与更严重的疾病和更差的预后有关[17]。

基因检测

由于缺乏具体基因型－表型关联的有力证据，对

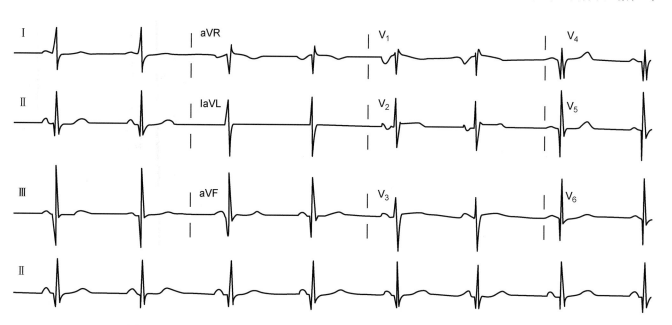

图 28.5　一例肥厚型心肌病患者的体表心电图。 可见下侧壁导联的深而窄的 Q 波

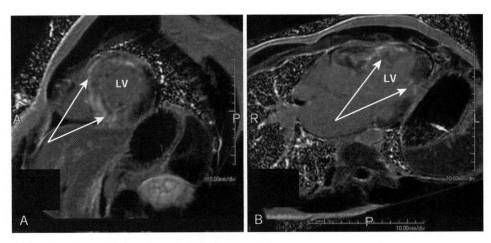

图 28.6   梗阻型肥厚性心肌病（HCM）的心脏磁共振图像。有症状的梗阻性 HCM 患者的延迟增强磁共振图像显示室间隔广泛瘢痕（A，箭头）。注意后壁的斑片状瘢痕（B，箭头）。A 图是短轴视图，B 图是三腔视图。LV，左心室。（From Kwon DH，Smedira NG，Rodriguez ER，et al. Cardiac magnetic resonance detection of myocardial scarring in hypertrophic cardiomyopathy：correlation with histopathology and prevalence of ventricular tachycardia. J Am Coll Cardiol. 2009；54：242-249.）

潜在基因和突变的了解在个体患者风险分层和管理中的作用有限。尽管如此，对于已确诊的 HCM 患者，建议进行基因检测，这些患者的突变特异性确诊试验将有助于确认或排除高危家庭成员的诊断。同样，也应考虑对经病理证实的 HCM 患者行尸检遗传分析，以便对其亲属进行连锁遗传筛查[15]。

遗传分析应包括最常见的肌节蛋白基因。总的来说，HCM 先证者基因检测的检出率约为 60%，这是因为导致 HCM 的一些基因尚未被鉴定出来，也没有相应检测。发现致病突变的可能性取决于患者的选择，家族性疾病患者的突变率最高，老年患者和具有非典型特征的患者的突变率最低[5]。

基因检测不推荐作为临床特征不明确的患者（如运动员和高血压患者）HCM 的诊断性检查，因为没有肌节突变不能排除家族性 HCM。此外，发现具有不确定意义的突变很难解释。

建议对所有 HCM 患者进行遗传咨询，以解释潜在的风险和益处，并加强对检测结果的医学和家庭意义的理解。即使没有进行基因检测，对 HCM 家族性传播的遗传咨询也具有重要的医学意义[1, 5]。

鉴别诊断

肥厚型心肌病拟表型

左心室肥厚是一种相对非特异性的表型，它可能反映了许多不同疾病过程的最终共同途径。它不显示病因学或揭示潜在的病理生理学机制。在婴儿、年龄较大的儿童和年轻人中，类似肌节突变导致的 HCM

的左心室肥厚通常与先天性畸形和综合征（如努南综合征、LEOPARD 和 Costello 综合征）、遗传性代谢储存障碍（如 Anderson-Fabry 病、Danon 病、PRKAG2 综合征、Pompe 病、Forbes 病）、线粒体细胞病（如 MELAS、MERRF、LHON）和神经肌肉疾病（如 Friedreich 型共济失调）有关。这些临床疾病不同于由肌节蛋白突变引起的 HCM，尽管它们具有左心室肥大的共同特征（表 28.1）[5, 18]。

临床诊断为 HCM 的患者中拟表型的发生率估计为 5%～10%。鉴于遗传模式、自然病程、预后以及治疗策略的差异，肌节突变型 HCM 及其拟表型之间的鉴别非常重要。心脏和心脏外特征都有助于鉴别临床拟表型。当出现典型 HCM 或多器官受累的非典型特征时，应怀疑拟表型。HCM 可以通过形态异常检查、神经肌肉检查、代谢筛查、家族史和基因检测与上述疾病进行鉴别（表 28.1）。

建议将肥厚型心肌病或 HCM 的使用限制于那些出现局限于心脏的明显疾病表现（伴左心室肥大）的患者，以及确定性突变是编码心肌肌节蛋白的基因之一或是使用目前的基因检测无法确定基因型的患者。另一方面，在多系统疾病或非肌节突变遗传背景下发生的左心室肥大被认为是肌节型 HCM 的一种表现形式，被描述为"左心室肥大"而不是"肥厚型心肌病"[1]。

运动员心脏

高强度和长期的运动训练可以导致一系列心血管生理适应性改变，包括增加左心室壁厚度和心腔大小。这种重塑被称为运动员心脏，它可以增强舒张期

表 28.1　肥厚型心肌病的拟表型

相关表型	遗传基因	蛋白	遗传方式	HCM 拟表型疾病患者的发生频率	常见临床特征	诊断	治疗
PRKAG2 综合征	*PRKAG2*	AMP 激活蛋白激酶 γ_2 调节亚基	• 常染色体显性遗传	< 1%	• 左心室肥大 • 室性预激 • SND • AVB	• 基因检测	• 非特异性,支持治疗
Anderson-Fabry 综合征	*GLA*	α-半乳糖苷酶 A	• X 连锁遗传	< 5%	• 左心室肥大	• 酶活性测定（α-半乳糖苷酶） • AVB、IVCD • 房性或室性心律失常 • 主动脉瓣和二尖瓣反流 • 主动脉根部扩张 • 肾衰竭 • 卒中 • 皮肤表现：毛细血管扩张、血管瘤形成	• 重组 α-半乳糖苷酶 A 替代治疗 • 心内膜心肌活检 • 基因检测
Pompe 综合征（糖原贮积症 II a 型、酸性麦芽糖酶缺乏）	*GAA*	酸性 α-1,4-葡糖苷酶	• 常染色体隐性遗传	罕见	• 左心室肥大 • 室性预激 • 骨骼肌病 • 肝大 • 巨舌	• 酶活性测定（酸性 α-1,4-葡糖苷酶） • 基因检测 • 组织活检（骨骼肌、皮肤） • 血清肌酸激酶升高	• 葡糖苷酶替代治疗
Danon 病	*LAMP2*	溶酶体相关膜蛋白 2	• X 连锁遗传	罕见	• 左心室肥大 • 室性预激 • 骨骼肌病 • 智力缺陷 • 眼科表现	• 肌酸激酶升高 • 肌肉活检 • 基因检测	• 非特异性,支持治疗 • 心脏移植
线粒体细胞病（MELAS、MERRF、LHON）	多种线粒体基因（如 *MTTG*、*MTTI*）	蛋白质编码线粒体核糖体和转移 RNA（呼吸链蛋白复合物）	• 常染色体隐性遗传 • 常染色体显性遗传 • X 连锁遗传 • 母体遗传	罕见	• 扩张型心肌病 • LV 致密化不全 • AVB、IVCD • 骨骼肌病 • 视神经萎缩 • 色素性视网膜病变 • 中枢神经系统特征 • 神经病变	• 基因检测 • 组织活检（心脏、骨骼肌）	• 非特异性,支持治疗

表 28.1 肥厚型心肌病的拟表型（续）

相关表型	遗传基因	蛋白	遗传方式	HCM 拟表型疾病患者的发生频率	常见临床特征	诊断	治疗
努南综合征	• *PTPN11* • *SOS1* • *RAF1*	RAS/RAF/MEK/ERK 信号转导通路	• 常染色体显性遗传	罕见	• 左心室肥大 • 肺动脉狭窄 • 身材矮小 • 学习障碍 • 漏斗胸 • 面部异常（眼距过宽、眼睛下斜、蹼状颈）	• 基因检测	• 非特异性，支持治疗
Friedreich 型共济失调	*FNX*	共济蛋白	• 常染色体隐性遗传	罕见	• 左心室肥大 • 心房颤动 • 骨骼肌病 • 共济失调 • 视觉障碍 • 听觉障碍 • 脊柱侧凸 • 足底弓高 • 糖尿病		• 非特异性，支持治疗

AMP，腺苷一磷酸；AVB，房室传导阻滞；CNS，中枢神经系统；IVCD，室内传导缺损；LHON，Leber 遗传性视神经病变；MELAS，线粒体肌病、脑病、乳酸酸中毒、卒中样发作；MERRF，伴混杂红纤维的肌阵挛型癫痫；SND，窦房结功能障碍

左心室的充盈，增加每搏量，即使在快速心率下也可以产生大而持续的心排血量。与非运动员相比，运动员左心室壁厚增加 15% ～ 20%，左心室大小增加 10% ～ 15%。然而，左心室壁厚度的绝对增加通常是适度的，通常在普通人群可接受的范围内[19-20]。

少数（约 2%）成年男性运动员，主要是那些参与耐力运动的运动员可表现出极度的生理适应，左心室壁厚度为 13 ～ 15 mm，在形态学上与轻度的 HCM 重叠。尽管大多数 HCM 患者的平均左心室壁厚度为 18 ～ 20 mm，但 8% 的患者左心室肥大的程度较轻，特别是在快速生长期间 HCM 表型不完全表达的情况下[19]。

生理性左心室肥大和 HCM 之间的鉴别是至关重要的。不正确的诊断影响深远。假阳性诊断可能导致运动员的参赛资格被错误取消，而假阴性诊断则可能导致严重的 SCD，特别是当认为 HCM 是年轻运动员与运动相关的 SCD 最常见的原因时。在大多数运动员中，可以通过心电图和超声心动图来区别生理和病理性左心室肥大。如果诊断仍然不确定，CMR、心肺运动试验和基因检测可以提供进一步的信息（表 28.2）[19, 21]。

人口统计资料特征

左心室壁增厚程度因年龄、性别、种族、体表面积、运动训练程度和类型而不同。参加高等张和等长的超耐力运动，如划船、皮划艇、游泳、自行车和超耐力跑的运动员左心室壁厚度增加幅度最大。另一方面，参加纯等长运动（如举重或摔跤）的运动员左心室壁厚度很少超过 12 mm。此外，运动员的体表面积超过 $2.0 \, \text{m}^2$ 会增加左心室肥大的识别概率。

黑人男性运动员似乎比白人运动员更容易出现更大程度的生理性左心室肥大。在一份报告中，18% 的黑人运动员表现出左心室壁厚度超过 12 mm，而具有相同年龄、大小和运动能力的白人运动员只有 4%。另外，3% 的黑人运动员左心室壁厚度为 15 ～ 16 mm，但没有白人运动员达此厚度[22]。在另一份报告中，3.3% 的黑人女性运动员左心室壁厚度超过 12 mm（全部为 12 ～ 13 mm），但白人运动员的左心室壁厚度均未超过 11 mm。

此外，女性或青少年运动员左心室壁厚度超过 12 mm 极为罕见。左心室壁厚度超过 12 mm 的运动员均为 16 岁以上的男性，而对女性运动员、16 岁以下的青少年运动员或参加低强度耐力运动的运动员左心室厚度超过 12 mm，则高度提示 HCM。

心电图

心电图的变化是耐力运动员中心血管适应过程的

表 28.2　肥厚型心肌病与运动员心脏的鉴别

	运动员心脏特点	HCM 特点
年龄	—	＜16 岁
性别	男	女
种族	黑人	—
运动类型	高强度耐力运动	低强度运动
HCM 或 SCD 家族史	无	有
症状	无	呼吸困难、胸痛、晕厥先兆、晕厥、心悸、疲劳
体征	无	动态收缩期杂音
心电图	无异常；孤立性左心室肥大	病理性 Q 波 ST 段压低 前外侧导联 T 波倒置 LBBB
LV 肥大	对称性、均匀性	非对称性 LVWT ＞ 15 mm 女性或青少年运动员 LVWT ＞13 mm
超声心动图	LV 舒张功能正常或增加 LVEDD ＞ 55 mm RV 扩张	LV 舒张功能不全 LVEDD ＜ 45 mm LVOT 梗阻 不成比例的 LA 扩张
运动试验	最大耗氧量＞ 45 ml/（kg·min） 最大耗氧量＞预测值的 120%	最大耗氧量低于预期
钆增强 CMR	无晚期增强或非特异性模式	典型的晚期增强
去条件作用	LVWT 降低 2 ～ 5 mm	LVWT 无降低
基因检测	阴性	引起 HCM 的肌节突变阳性

CMR，心脏磁共振；HCM，肥厚型心肌病；LA，左心房；LBBB，左束支传导阻滞；LV，左心室；LVEDD，左心室舒张末期内径；LVH，左心室肥大；LVOT，左心室流出道；LVWT，左心室壁厚度；RV，右心室；SCD，心脏性猝死

一部分，包括窦性心动过缓、QRS 波电压升高、T 波高尖、J 点仰角、U 波。而病理 Q 波、电轴左偏、T 波倒置强烈支持 HCM 的诊断[21]。

虽然左心室肥大和 HCM 都与左心室导联中的高大 QRS 波相关，但左心室肥大仅致单纯 QRS 波电压升高，这在运动员中普遍存在，但仅占 2%HCM 患者。相比之下，病理性 Q 波、ST 段压低、深 T 波倒置（大于 0.2 mV）、左束支传导阻滞（LBBB）高度提示 HCM。

超声心动图

生理性左心室肥大呈均匀性，伴左心室扩张且舒张功能指标正常。而 HCM 患者常表现为左心室肥大不对称、小室径、左心室舒张压充盈指标异常、舒张功能受损，且与心力衰竭或流出道梗阻无关。运动员心脏不会出现二尖瓣叶 SAM 和 LVOT 梗阻，其强烈提示 HCM[20]。

左心室腔大小是生理性左心室肥大与 HCM 最重要的鉴别指标。90% 以上的生理性左心室肥大运动员伴有左心室腔增大（左心室舒张末期内径 55 ～ 65 mm）。而大多数 HCM 患者左心室腔较小（左心室舒张末期内径＜ 45 mm）[21]。

心脏磁共振

CMR 能准确描述心肌肥厚的严重程度、范围和分布，尤其是左心室心尖段。此外，心肌纤维化的诊断（如晚期钆增强所示）有助于 HCM 的诊断[21]。

心肺运动试验

优秀运动员在运动中拥有有效的左心室充盈和每搏量增加。因此，在心肺运动试验中，运动员的最大氧耗量（VO$_2$）值超过正常水平。相反，HCM 患者峰值 VO$_2$ 低（与症状无关），继发于心肌松弛受损和运动期间未能有效增加每搏量。因此，峰值 VO$_2$ 超过 50 ml/（kg·min），或超过预测值的 120%，倾向于诊断生理性左心室肥大而不是 HCM。值得注意的是，心肺运动参数可以可靠地区分 HCM 与耐力运动员（中长跑运动员），但与力量训练运动员（举重运动员）相鉴别[21]。

基因检测

遗传分析阳性预测值高，但阴性预测值低。最大左心室壁厚度在"灰色区域"的运动员发现致病性肌节突变，可确定 HCM 的诊断。然而，在不能排除 HCM 诊断的情况下，出现假阴性检测结果的可能性很大[21]。

去条件作用

去条件作用（解除训练）可以帮助区分生理性和病理性左心室肥大。患有左心室肥大的优秀运动员可能会在短期（约 3 个月）去条件作用后，通过连续超声心动图或 CMR 显示出壁厚测量值（2 ～ 5 mm）的回归。在一份报告中，左心室壁厚完全标准化发生于（5.6±3.8）年的去条件作用后。去条件化逆转左心室重构（壁厚减少）与 HCM 病理性肥大不一致。与超

声心动图相比，CMR 可以更准确地比较连续左心室壁厚测量值[20-21]。

风险分层

在未选择的 HCM 患者中，每年 SCD 的发病率约为 0.7%。然而，某些亚组的患者每年 SCD 的风险可能大于 3% ～ 5%。由于 ICD 植入是预防 SCD 的唯一有效手段，因此确定适合预防性植入 ICD 的高危患者是至关重要的。目前用于指导 HCM 患者 ICD 植入的风险分层模型是建立在观察性、回顾性队列研究的基础上，这些研究确定了临床特征与预后之间的关系。但缺乏随机试验或统计验证的前瞻性预测模型[1, 5]。

已确定的风险指标

心脏停搏 / 持续性室性心律失常

幸存于心脏停搏或自发性持续性 VT 的患者后续发生心脏事件的风险最高（每年约 10%），SCD 或 ICD 出院的风险在 5 年内为 41%，7 年死亡率为 33%。尽管如此，其中一些患者可能在数年或数十年内没有心脏事件复发[1, 5]。

稳定的持续性单形性 VT 是罕见的，但可以发生，特别是心室梗阻或左心室心尖部室壁瘤患者。HCM 患者 VT 复发率相对较高（56%），可发生电风暴。

重要的是，程序性心室刺激诱发室性心律失常对 HCM 中 SCD 的预测价值不大，与传统无创性风险分层法相比没有优势。

非持续性室性心动过速

动态心脏监测经常可观察到 PVC（超过 80% 的患者）和非持续性 VT（25% ～ 30%）。非持续性 VT 在左心室肥厚、LVOT 梗阻、LA 增大和心房颤动患者中更为常见。非持续性 VT 与心室肥大的严重程度和症状分级有关。

在 24 h 动态监测或压力测试中检测到的非持续性 VT 的预测值仍然存在争议。一些研究表明，非持续性 VT 与 SCD 风险增加 8 倍相关，但阳性预测值较低（26%）。孤立的短暂性非持续性 VT 发作罕见，特别是在 30 岁以上的患者中，且不能预测 SCD 的风险。另一方面，延长（> 7 ～ 10 次）、快速（> 200 次 / 分）或重复发作的非持续性 VT，特别是年轻患者（< 30 岁），可预测 SCD 发生的高致心律失常基质。在获得更多数据之前，考虑非持续性 VT 的持续时间和频率可能更合适，而不是仅仅考虑是否存在心律失常，尽管这一策略尚未得到验证[1, 5, 23]。

猝死家族史

SCD 事件倾向于家族聚集。然而，对于 SCD 阳性家族史对预后的影响，还没有达成一致意见。在多达 25% 的 HCM 家系中可出现单次 SCD，其阳性预测值很低。尽管如此，当 SCD 发生于一个或多个小于 40 岁的一级亲属（有或没有诊断 HCM）或任何年龄的一级亲属确诊为 HCM 时，SCD 的家族史（可能是由 HCM 引起）被认为更有意义。值得注意的是，有多个 40 岁以下患有 SCD 的家庭并不常见（约 5%）。从总体风险状况来看，家族史是最有用的[1]。

晕厥

如前所述，晕厥发生在 15% ～ 25% 的 HCM 患者中。晕厥可与心律失常（VT 或 AF）、神经心源性晕厥和运动时因 LVOT 梗阻或血管反应异常引起的低血压有关。然而，在大多数病例中，尽管进行了大量的研究，但仍无法确定可能的机制。

不明原因（即非神经介导）或与室性心律失常相一致的晕厥发作常被认为是 SCD 高风险的标志。不明原因晕厥的发生与 SCD 发生概率增加 1.8 倍有关，但晕厥的预后与晕厥事件的发生时间和患者的年龄有关。近期（在初步评估前 6 个月内）发生不明原因晕厥的患者发生 SCD 的相对风险率比没有晕厥的患者高出 5 倍，如果年龄小于 18 岁，则相对危险率增加 8 倍。相反，40 岁以上患者晕厥的远期发作（在初步评估前 5 年以上）与 SCD 无相关性。在近期和远期晕厥之间的时间范围内发生的晕厥事件对预后的影响尚不清楚。因此，评估应个体化，应取决于患者的总体临床概况[1, 5, 15]。

HCM 患者晕厥的预后价值进一步得到以下事实的支持：以不明原因晕厥为唯一危险指标植入 ICD 的患者每年适当干预的概率为 5%，而在一级预防植入 ICD 的研究组中，每年的概率为 3.5%。

严重的左心室肥大

左心室任何部位的明显肥大（壁厚 ≥ 30 mm）是一个独立的危险因素（尤其是 18 岁以下的患者）。高达 10% 的 HCM 患者表现为这种严重程度的左心室肥大，与轻度肥大患者相比，这些患者患 SCD 的风险高出 3 倍。重要的是，随着左心室壁厚度的增加，SCD 的风险呈线性增加。因此，在所有情况下均以二进制方式使用 30 mm 的阈值（即 > 30 mm 或 < 30 mm）可能是不恰当的。相反，应考虑完成的个人风险状况[1, 5]。

运动血压异常反应

20% ～ 40% 的 HCM 患者在运动过程中会出现血

压异常反应（定义为收缩压升高未超过 20 mmHg 或运动过程中收缩压下降）。这些患者通常小于 40 岁，左心室腔较小。这种异常血压反应的机制是运动后不能增加每搏量（继发于动态 LVOT 梗阻），或是全身血管阻力不适当下降（由广泛血管扩张介导）。自主神经失调可能是 LVOT 梗阻时异常反射反应（低血压和心动过缓）的潜在原因[1]。运动过程中血压异常反应的预后意义尚不明确，但对 40 岁以下和有早发 SCD 家族史的患者可能更为重要[1]。

可能的风险修正因子

终末期肥厚型心肌病

终末期 HCM（以左心室射血分数 < 50%、室壁变薄、心室腔增大为特征）占患者总人数的 2% ~ 9%，年发病率 < 1%。过渡到终末期 HCM 后预后不良。在诊断后 3 年内，2/3 的终末期 HCM 患者死于心力衰竭或 SCD 或需要心脏移植。等待心脏移植的患者每年有 10% 的实质性心律失常相关事件发生[1, 11]。

左心室心尖部室壁瘤

2% 的 HCM 患者会出现左心室心尖部室壁瘤，尤其是伴有室间隔肥厚或心尖部肥大（较少见）的患者。在小型研究中，左心室心尖部室壁瘤的年事件发生率为 10%，包括 SCD、进展性心力衰竭、进展至终末期、卒中和心血管死亡。因此，左心室室壁瘤可能需要考虑 SCD 的风险评估策略，但在缺乏其他提示 SCD 风险增加的临床特征的情况下，不推荐预防性 ICD 植入[1, 11]。

既往酒精间隔消融

经皮酒精间隔消融术可增加 HCM 患者发生 SCD 的风险。酒精间隔消融术通常会造成相当大的透壁瘢痕，平均占室间隔的 30% 和左心室总质量的 10%。酒精引起的心肌梗死有可能加重先前存在的心肌电不稳定，从而增加心律失常的发生，并增加恶性室性心律失常的风险。

关于酒精室间隔消融术对远期预后影响的研究结果相互矛盾。有几项研究显示 10% ~ 20% 的有或无 SCD 危险因素的患者在室间隔消融后发生持续性室性心律失常和 SCD。酒精消融术的远期疗效和生存率比肌肉切开术 / 肌肉切除术（不留下心内间隔瘢痕）低 4 倍，而在酒精消融术患者中，一级预防植入 ICD 的适当 ICD 治疗率是其他患者的 3 倍（每年 10.3% vs. 3.6%）。相反，其他研究表明，酒精消融术后 SCD 或 ICD 放电的风险没有增加。因此，既往间隔酒精消融术目前并不被认为是 HCM 中 SCD 的独立预后因素。

广泛晚期钆增强

造影剂 CMR 上晚期钆增强反映心肌纤维化，是室性心律失常的潜在基质。事实上，研究表明晚期钆增强程度与发生室性心律失常的风险呈线性相关。与无晚期钆增强的 HCM 患者相比，在 CMR 上有晚期钆增强的 HCM 患者有更多的 SCD 危险指标和更高的死亡率。晚期钆增强部分占左心室质量的 15% 或更多时 SCD 事件的风险性增加两倍。然而，现有的数据还不足以将晚期钆增强作为 SCD 的一个独立的危险指标。尽管如此，晚期钆增强仍可用于诊断 HCM。当标准分层后 SCD 风险水平仍不确定时，广泛晚期钆增强的存在支持 ICD 植入的益处，而极小或仅为局灶性晚期钆增强则意味着较低的风险[5, 11, 24]。

左心室流出道梗阻

多达 2/3 的 HCM 患者表现为静息性或可诱发的 LVOT 梗阻。虽然 LVOT 梗阻是进展性心力衰竭和心血管总死亡率增加的决定因素，但它并不能明确预测心律失常死亡。此外，减少梗阻的间隔肌切除术或酒精消融术并不是降低 SCD 风险的主要策略。类似地，临床症状的严重程度，如呼吸困难、胸痛和活动耐力减低与 SCD 风险增加无关。值得注意的是，在个别患者中使用 LVOT 压力梯度作为危险指标是有挑战性的，因为梗阻具有动态性质，其特点是每天（甚至每小时）的自发变异，并受改变心肌收缩和负荷状况因素的影响。2011 年 ACC/AHA 指南仅将明显的 LVOT 梗阻作为临界情况下考虑的潜在 SCD 风险修正因子。相比之下，2014 年欧洲心脏病学会（ESC）关于 HCM 的指南认为 LVOT 梗阻是与 SCD 风险增加相关的主要临床特征[1, 5]。

基因检测

与基因型阴性的 HCM 患者相比，患有 HCM 和已确定的致病突变基因的成年患者的长期预后（心血管死亡率、卒中和严重心力衰竭）更差。然而，基因检测对 SCD 的风险分层几乎没有临床应用价值。虽然某些导致 HCM 的基因突变（如 β - 肌球蛋白重链和肌钙蛋白 T 突变）与 SCD 的风险比其他突变高有关，但不同疾病基因组之间存在大量重叠，而且例外是常见的。因此，HCM 中致病突变对风险分层的预后价值仍有疑问。

另一方面，多个与 HCM 相关的肌节突变基因与更严重的疾病和恶性室性心律失常以及 SCD 有关。

因此，在基因检测中识别双重到三重突变可考虑用于风险分层。

诊断年龄

在 HCM 中，SCD 的风险在 30 岁以下的患者中最高，此后降低。60 岁以上的 HCM 患者的年发病率较低（疾病相关死亡率 0.6% 和 SCD 0.2%），尽管 30% 的患者存在 SCD 的一个或多个危险因素。因此，与老年 HCM 患者相比，传统 SCD 风险标志物在中青年患者中的预后意义更大。

传统风险分层模型

传统公认的用于一级预防的无创风险分层策略使用经多项回顾性和观察性研究定义的 5 个临床指标（框 28.1）。这些一级预防危险因素（适用于既往无心脏停搏的 HCM 患者）包括：①一个或多个亲属的 SCD（可能是由 HCM 引起）；②不明原因的晕厥（尤其是近期和年轻患者）；③动态监测发现非持续性 VT（尤其是多次、重复或延长的 VT）；④严重左心室肥大（最大壁厚≥ 30 mm）；⑤运动时血压异常反应[1]。

每一个传统风险标记的相对权重还没有明确定义。虽然缺乏危险因素可以识别低风险人群（阴性预测值为 85%～ 95%），但任何单一危险因素的阳性预测值均较低（10%～ 20%）。SCD 的风险与危险因素的绝对数量成正比。

同样重要的是要认识到，没有风险因素并不意味着不会发生 SCD。HCM 中的传统风险分层策略仍然不精确，据报道，在没有任何公认的风险预测因素的情况下，一些年轻患者的 SCD 被认为是低风险的。

框 28.1　肥厚型心肌病猝死的危险因素
确定的危险因素：
1. 严重的左心室肥大（最大壁厚≥ 30 mm）
2. 过去 6 个月不明原因晕厥
3. 一级亲属早年猝死家族史（年龄＜ 50 岁）
4. 非持续性室性心动过速（多发，反复）
5. 运动时血压异常反应
可能的危险因素
1. 终末期肥厚型心肌病（左心室射血分数＜ 50%）
2. 左心室心尖部室壁瘤
3. 心脏磁共振提示广泛的晚期钆增强
4. 静息时显著的左心室流出道压力梯度
5. 多个肌节突变
6. 既往酒精室间隔消融术
7. 可变因素（剧烈运动、冠心病）

年龄是考虑患者风险的一个重要因素。在 50 岁以下的成人中，与每个既定危险因素相关的风险最大。这种风险分层模式不易转化用于儿童，尽管明显的左心室肥大或晕厥已被证明是该年龄组最可靠的标志。同样，这种模式可能不适用于 50 岁以上的成人。60 岁及以上的 HCM 患者即使在常规危险因素存在的情况下，与疾病相关的不良事件（包括 SCD）的风险也很低。然而，值得注意的是，即使达到这种长寿标准也不能认为不会发生 SCD。

在未选择的 HCM 患者中，约 60% 的患者没有上述 5 个常规危险因素，20% 有 1 个危险因素，14% 有 2 个，3.5% 有 3 个，3.5% 有 4 个危险因素。

令人惊讶的是，在一项研究中，无论是危险因素的性质还是数量，都无法预测一级预防植入 ICD 患者的适当 ICD 治疗。对 VT/VF 进行适当 ICD 治疗的患者中，约 35% 的患者仅因 1 个危险因素而进行 ICD 植入，而有 1 个、2 个或 3 个或更多危险因素的患者恰当放电的可能性相似。然而，在另一项研究中，在平均 3.6 年的随访中，当存在 1、2、3 或 4 个危险因素时，SCD 的发生率分别为 3%、5%、17% 和 57%。同样重要的是，在同一时期，没有任何危险因素的患者只有 3% 会发生 SCD。尽管如此，我们有理由假设 SCD 的风险随危险因素数量的增加而增加，并且基于多个危险因素的合并的风险分层以及其他"非常规"的潜在风险修正因子（框 28.1）可能会提高阳性预测的准确性，并更好地指导预防性 ICD 植入的临床决策，尤其是在风险分层处于"灰色地带"中的患者[1]。认识到 SCD 可以在没有常规危险因素的情况下发生将促使人们继续寻找其他未被发现的危险因素。

"HCM 风险 -SCD" 模型

ESC 已将一种新的风险分层算法（"HCM 风险 -SCD"模型）纳入其 2014 年指南（表 28.3）。"HCM 风险 -SCD"模型计算的是个体 5 年 SCD 风险评估，而不是传统的基于危险因素之和的模型估计。该算法基于 Cox 比例危险模型，该模型基于一项回顾性、多中心、纵向队列研究中 3675 例患者的数据[5, 25]。

与早期指南提出的风险分层模型相比，HCM 风险 -SCD 模型的最大变化包括：①运动期间血压异常不再包括在风险分层中；②年龄增加是一个保护性因素；③左心室壁厚度不再被视为二分变量，而是一个连续变量；④将左心室内径和 LVOT 压力梯度作为连续性危险因素[5, 26]。

该风险分层模型使用 7 连续或二分类危险因素（表

表 28.3 基线评估中预先确定的预测变量	
预测变量	代码（单位）
年龄	连续型变量（年）
有一个或多个小于 40 岁的一级亲属发生 SCD 或任何年龄确诊 HCM 的一级亲属发生 SCD 的病史	二分类变量（yes = 1/no = 0）
最大左心室壁厚度	mm
左心房直径（由胸旁长轴平面 M 型或二维超声心动图确定）	mm
静息和 Valsalva 动作激发下测定的最大 LVOT 压力梯度	mmHg
非持续性室性心动过速	二分类变量（yes = 1/no = 0）
不明原因晕厥	二分类变量（yes = 1/no = 0）

28.3），基于 5 年 SCD 风险（ESC 计算器可登录 http://www.doc2do.com/hcm/webHCM.html）将患者分为 3 组。如果 5 年风险 < 4%，则不推荐植入 ICD；如果计算的风险为 4% ~ 6%，则为偶发性风险；如果 > 6%，则建议植入 ICD。到目前为止，已有两项研究验正该指南在患者中的效果，并得出了相反的结论，强调需要新的方法来识别有 SCD 风险的患者[5, 25]。

治疗原则

目前还没有预防或改变疾病进展的治疗方法。因此，目前的治疗侧重于对症治疗、SCD 风险评估和家庭筛查。

治疗心力衰竭和左心室流出道梗阻

药物治疗

在有 LVOT 梗阻症状或心力衰竭的患者中，β 受体阻滞剂是药物治疗的主要手段。β 受体阻断的负性变时和变力效应有助于缓解舒张功能障碍、LVOT 梗阻和心肌缺血相关的症状。维拉帕米或地尔硫䓬可以作为替代疗法或与 β 受体阻滞剂联合使用。对于难治性病例，丙吡胺（一种 I A 类抗心律失常药，具有负性变力特性）可以潜在地降低静息和诱发时的压力梯度，并可以联合 β 受体阻滞剂或维拉帕米治疗。丙吡胺的使用需要医院内心脏监测因其有潜在的致心律失常和 QT 间期延长作用[2]。

同样重要的是避免加剧 LVOT 梗阻程度的因素，如脱水（如过度利尿）和动脉和静脉扩张药物治疗（包括硝酸盐和磷酸二酯酶 5 型抑制剂）。

终末期患者（左心室射血分数 ≤ 50%）的治疗类似于其他类型心力衰竭合并左心室收缩功能障碍（包括血管紧张素转化酶抑制剂、血管紧张素受体拮抗剂、β 受体阻滞剂和其他药物）。

室间隔复位治疗

对于严重症状的患者，如 LVOT 压力梯度较大（静息或运动时 > 50 mmHg），且药物治疗无效时，则建议采用间隔复位治疗。当需要室间隔复位时，手术室间隔肌切除术通常是首选。酒精室间隔消融术可考虑用于严重并发症患者或当手术是禁忌或非首选时。酒精间隔消融后，年死亡率为 2.4%，而 SCD 的风险为每年 1%[27]。

重要的是，房室传导和心室内传导异常往往会使室间隔复位手术复杂化。36% 的患者在酒精消融术后出现右束支传导阻滞（RBBB）。完全心脏传导阻滞需要植入起搏器的发生率为 10% ~ 15%。此外，约有 40% 的患者发生 LBBB，3% 的患者发生完全性心脏传导阻滞[2, 27-28]。

永久性起搏

右心室起搏可通过改变左心室收缩的去极化同步，改变左心室激动模式，从而降低 LVOT 压力梯度并改善症状。虽然对 HCM 患者的初步观察性研究显示出了有希望的结果，但随后的随机临床研究未能显示永久性起搏的显著益处，而且目前还没有数据支持起搏能改变疾病的临床进程或提高存活率或长期生活质量。因此，不再推荐常规植入双腔起搏器，除非症状性患者 LVOT 压力梯度很大，对药物治疗不敏感，且不适合室间隔切除术或酒精间隔消融术[1]。双腔起搏的试验也可被考虑用于缓解已经植入双腔心脏装置（起搏器或除颤器）的 HCM 患者的 LVOT 梗阻症状。

当使用永久性起搏时，建议将起搏电极线放置在右心室心尖部，以促进室间隔在左心室剩余部分之前兴奋。此外，还可选择心房同步心室起搏模式，并对房室延迟（通常在 100 ~ 120 ms 范围内）进行优化，以缩短心室充盈时间，降低前负荷。另外，提高心率（采用 DDD 起搏方式，以较低的频率 60 ~ 70 次/分）有助于进一步降低 LVOT 压力梯度。需要考虑进一步调整个体患者的起搏参数和利用超声心动图评估治疗效果，以最大限度地提高起搏治疗的获益[29]。

心房颤动的治疗

对于 AF 患者来说，治疗目标是恢复和维持窦性心律，因为房室失同步会导致出现或加重症状。胺碘酮治疗最有效。也可以考虑使用丙吡胺，因为它具有负性变力效应和减少 LVOT 梗阻的额外潜在益处。索他洛尔、多非利特和决奈达隆是二线药物，但可作为 ICD 植入患者的初始治疗。不建议使用氟卡尼和普罗帕酮。难治性 AF 患者可以考虑消融。对于接受室间隔切除术减轻 LVOT 梗阻的 AF 患者，也可行外科手术消融。所有合并 AF 的 HCM 患者都推荐抗凝治疗（不管 CHA$_2$DS$_2$-VASc 评分如何），因为这类患者血栓栓塞并发症风险高。

室性心律失常的治疗

药物治疗

目前尚无任何药物可用于 HCM 患者的 SCD 一级预防。同样，对于无症状的 PVC 或非持续性 VT 患者，也不推荐药物治疗来抑制心律失常。然而，对于经常出现由室性心律失常引起症状或装置放电的 ICD 植入患者，β 受体阻滞剂、索他洛尔和胺碘酮可作为 ICD 患者的辅助治疗[1-2]。

导管消融

持续性单形性 VT 在 HCM 患者中非常罕见，更易发生于左心室心尖部室壁瘤患者。在这些患者中，VT 在体表心电图上显示 RBBB。导管消融可考虑用于抗心律失常药物治疗仍频发 VT 或持续性 VT 的患者。大折返环是 VT 发生的可能机制，可以采用与梗死后 VT 相似的导管消融技术。术前 CMR 有助于鉴别心尖部室壁瘤以及心肌瘢痕区域，这些区域可能是 VT 发生的基质所在。值得注意的是，心外膜入路在很大一部分患者中是合理的[1-2]。

埋藏式心脏复律除颤器

ICD 治疗是降低 HCM 患者 SCD 风险最有效、最可靠的方法，无论是一级预防还是二级预防。另一方面，单纯预防性药物治疗（胺碘酮、受体阻滞剂或维拉帕米）并不能为 HCM 患者提供可靠的 SCD 保护，通常不推荐。值得注意的是，从 ICD 植入到第一次适当电击的时间间隔变化很大，而且往往相当长。即使是心脏停搏后接受 ICD 二级预防的患者，在没有 ICD 放电的情况下也能存活多年。以前的报告发现，ICD 放电随机发生，没有明确的昼夜周期，通常与体力活动无关，有时在睡眠中发生[2]。然而，在最近一份关于植入 ICD 的 HCM 患者的报告中，半数以上的适当 ICD 电击发生在中高强度体力活动期间[16]。

ICD 植入推荐用于既往心脏停搏或持续性 VT 患者的二级预防，因为这一亚组的复发率相对较高。ICD 植入同样推荐用于以下患者的一级预防：①左心室壁厚度（≥ 30 mm）；② SCD 家族史（包括适当的 ICD 治疗的室性心律失常）；③近期不明原因晕厥的个人史（图 28.7）。对于非持续性 VT 或运动后血压异常反应的患者，应个体化治疗，同时考虑到疾病严重程度的其他指标，以及充分知情患者和家属的愿望。在这些患者中，其他较不确定的危险因素（包括 LVOT 梗阻、CMR 上左心室心尖部室壁瘤、晚期钆增强、多基因突变的存在）可能为决定因素，有助于解决其他不确定的 ICD 决策[1]。

接受 ICD 植入二级预防的心脏停搏的 HCM 患者每年有 10% ~ 14% 发生适当的放电治疗，进行 ICD 植入一级预防的患者为 2.6% ~ 4%。适当的 ICD 治疗的发生率不会随着危险因素的增多而增加。值得注意的是，心律失常事件并不一定预示着其他不良的临床结果。具体来说，适当的 ICD 放电不能预测心力衰竭的发生或其他有创性治疗的需要（如室间隔切除术或间隔消融）[30-32]。

缺乏 SCD 的危险因素可以准确识别出一组 SCD 低风险患者。然而，建议定期（每 12 ~ 24 个月）通过动态心电图监测、运动试验和超声心动图对低风险成人进行重新评估。此外，任何年龄的症状变化，特别是持续性心悸或晕厥，都应该紧急行重新评估。

重要的是要认识到 ICD 植入是一种有创性治疗措施，具有一定的并发症发生率，以及需要反复的程控和更换电池。此外，不适当的 ICD 电击是常见的，HCM 患者发生率为 28%（每年 5.3%），特别是年轻患者和伴有 AF 的患者。所以，不应低估植入装置和不适当电击的负性影响。因此，在年轻患者中 ICD 植入的益处应该与手术相关风险进行权衡。

值得注意的是，在最近一份 HCM 患者的报告中，室性快速性心律失常中比 VF 更常见的是单形性 VT 或心室扑动，抗心动过速的起搏 ICD 治疗可成功终止 2/3 的心律失常，从而避免 ICD 放电的发生。因此，程控 ICD 提供抗心动过速起搏治疗，即使对于快心率的心律失常，也可以潜在地降低适当的 ICD 电击的风险。此外，这些数据表明，由于皮下 ICD 植入不具备抗心动过速起搏能力，经静脉 ICD 植入可能是 HCM 患者首选的 ICD 植入方式[16]。

运动限制

与剧烈运动相关的生理和代谢压力（包括儿茶酚胺增多、高热、脱水、电解质紊乱）可作为 HCM 患者致命性心律失常的触发因素。事实上，参与激烈的

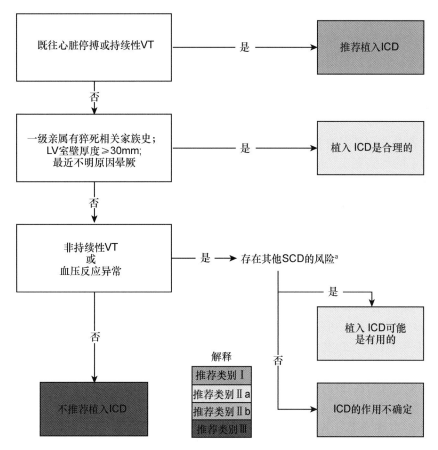

图 28.7 肥厚型心肌病患者植入埋藏式心脏复律除颤器（ICD）的指南。SCD 风险修正因子包括已确立的危险因素和新出现的风险修正因子（见正文）。无论指南建议的推荐类别如何，植入 ICD 的决定必须根据谨慎地临床判断，综合讨论证据的强度、益处和风险（包括但不限于不适当的放电、导线和操作并发症），以使患者充分知情并积极参与最终决策。BP，血压；LV，左心室；SCD，心脏性猝死；VT，室性心动过速。（From Gersh BJ，Maron BJ，Bonow RO，et al. 2011 ACCF/AHA Guideline for the Diagnosis and Treatment of Hypertrophic Cardiomyopathy：a report of the American College of Cardiology Foundation/American Heart Association Task Force on Practice Guidelines. Developed in collaboration with the American As. J Am Coll Cardiol. 2011；58：e212-e260.）

竞技类运动本身就是这些患者公认的危险因素。然而，这是一个可改变的危险因素，它本身并不被认为是预防性 ICD 植入的适应证。患有 HCM 的竞技运动员的 ICD 植入适应证应与其他 HCM 患者的 ICD 适应证相同，为参与运动而植入 ICD 是不可取的[33]。

因此，建议 HCM 患者即使缺乏常规风险指标，也不应参加激烈的竞技类运动，而且不论年龄、性别、种族、左心室肥厚程度、LVOT 梗阻是否存在、CMR 是否存在心肌纤维化、既往是否行室间隔手术治疗，甚至是 ICD 植入后患者，都不应该激烈运动。

在最近的一份关于 HCM 患者植入 ICD 的报告中，绝大多数适当（和不适当）的 ICD 治疗发生在中高强度的体力活动期间。重要的是，运动过程中室性心律失常的风险增加和肾上腺素能增高可能与适当的 ICD 治疗终止心律失常失败相关，这为反对 HCM 合并 ICD 患者参与竞技类运动提供了论据[16]。然而，禁止竞技体育并不是绝对的；最终的决定应该由完全

知情运动员及家属，以及他们的医生和结合第三方利益共同做出[16, 33]。

参加低强度竞技类运动（如高尔夫球和保龄球）和娱乐体育活动（强度低于竞技类运动）是合理的，应根据个人的愿望和能力量身定制。一般来说，有氧运动比等长运动更好。应谨慎避免在极端的环境条件下或与心率突然加快有关的活动[33]。

家庭筛查

所有 HCM 患者和亲属都应获得遗传咨询。HCM 为常染色体显性疾病，每个后代都有 50% 的机会遗传致病突变基因。然而，由于年龄依赖性外显率，许多突变携带者在生命早期可能不会表现出表型，而其他许多突变携带者则可能表现出表型，但仍无症状，因此未经筛查仍不能诊断。

当患者的致病突变被识别时，所有一级亲属应该首先进行基因检测，若存在相同突变应进行临床检

验。由于心电图和超声心动图异常可能不出现或非常细微，或者疾病晚期出现，因此与临床筛查相比基因检测可能有特别的优势。此外，基因检测提供了永久的保证，尤其对于那些基因检测阴性的家庭成员。突变阴性的家庭成员及其后代没有患 HCM 的风险，不需要进一步评估[2, 5]。

如果没有在先证者中进行基因检测，或者当基因分析无法确定某种特定的致病突变（或揭示一个或多个具有未知意义的遗传变异）时，建议 HCM 患者的所有一级和二级遗传相关家族成员都应接受临床筛查，并进行详细的病史和体格检查、12 导联心电图和超声心动图检查。CMR 也可用于筛查，特别是当心电图异常时。如前所述，由于外显率与年龄有关，许多家庭成员在检查时可能不会表现出表型，而且可能被错误地认为"未受累"。因此，有必要对"未受累"的家庭成员进行定期评估，因为有些人可能在后期发展为 HCM。应考虑对青少年（12 ～ 20 岁）、运动员和有早发疾病家族史的青少年进行年度筛查。其他个体每 3 ～ 5 年筛查一次，因为他们在 20 ～ 50 岁以后出现左心室肥大和表型转换的可能性很小（表 28.4）[2, 5]。

与早期疾病（如心电图异常、左心室射血分数增加、心肌舒张延迟或 CMR 上心肌纤维化）相一致的非诊断性临床特征的个体，最初应每隔 6 ～ 12 个月随访一次，如果没有进展，则应降低随访频率。此外，对于出现新的心脏症状的患者，应及时进行重新评估。

基因型阳性 / 表型阴性患者

检测出引起疾病（致病）肌节突变（即基因型阳性）的家庭成员应接受与已知 HCM 患者相似的心脏综合评估和风险分层，即使在超声心动图和 CMR 中无左心室肥大的临床证据（即表型阴性）的情况下也应如此。HCM 在该人群中的临床表现是不可预测的。当左心室肥大进展时，通常在 12 ～ 20 岁出现，而在以后更少出现。心电图异常、左心室射血分数增加、心肌舒张延迟或 CMR 提示的心肌纤维化可先于左心室肥大的发生，并预示着早期临床疾病的出现[2, 5]。

基因型阳性 / 表型阴性的个体也应接受定期筛查（包括临床检查、心电图、超声心动图或 CMR），以发现伴有左心室肥大的临床疾病的进展。筛查频率与临床家庭筛查相似（表 28.4）。在高 SCD 风险家族中，可考虑运动负荷试验或动态心电图监测，以筛查室性心律失常。

目前，没有令人信服的证据表明在无症状、基因型阳性 / 表型阴性的 HCM 患者中 SCD 的风险增加。因此不禁止参加竞技类运动，特别是在没有 HCM 相关 SCD 家族史的情况下[33]。

无症状的 HCM 基因携带者的预防性药物治疗无效，故不推荐。

参考文献

1. Gersh BJ, et al. 2011 ACCF/AHA guideline for the diagnosis and treatment of hypertrophic cardiomyopathy: a report of the American College of Cardiology Foundation/American Heart Association Task Force on Practice Guidelines. *J Am Coll Cardiol*. 2011;58:e212–e260.
2. Maron BJ, et al. Hypertrophic cardiomyopathy: present and future, with translation into contemporary cardiovascular medicine. *J Am Coll Cardiol*. 2014;64:89–99.
3. Nijenkamp LLAM, Güçlü A, Appelman Y, et al. Sex-dependent pathophysiological mechanisms in hypertrophic cardiomyopathy: implications for rhythm disorders. *Heart Rhythm*. 2015;12:433–439.
4. Popescu BA, Rosca M, Schwammenthal E. Dynamic obstruction in hypertrophic cardiomyopathy. *Curr Opin Cardiol*. 2015;30:468–474.
5. Elliott PM, et al. 2014 ESC guidelines on diagnosis and management of hypertrophic cardiomyopathy: the Task Force for the Diagnosis and Management of Hypertrophic Cardiomyopathy of the European Society of Cardiology (ESC). *Eur Heart J*. 2014;35:2733–2779.
6. Semsarian C, Ingles J, Maron MS, et al. New perspectives on the prevalence of hypertrophic cardiomyopathy. *J Am Coll Cardiol*. 2015;65:1249–1254.
7. Sherrid MV, Arabadjian M, Koulova A. Thin-filament mutations, hypertrophic cardiomyopathy, and risk*. *J Am Coll Cardiol*. 2014;64:2601–2604.
8. Baudhuin LM, Kotzer KE, Kluge ML, et al. What is the true prevalence of hypertrophic cardiomyopathy? *J Am Coll Cardiol*. 2015;66:1845–1846.
9. Maron MS, Hellawell JL, Lucove JC, et al. Occurrence of clinically diagnosed hypertrophic cardiomyopathy in the United States. *Am J Cardiol*. 2016;117:1651–1654.
10. Maron MS, et al. Contemporary natural history and management of nonobstructive hypertrophic cardiomyopathy. *J Am Coll Cardiol*. 2016;67:1399–1409.
11. Maron BJ, et al. Hypertrophic cardiomyopathy in adulthood associated with low cardiovascular mortality with contemporary management strategies. *J Am Coll Cardiol*. 2015;65:1915–1928.
12. Spirito P, et al. Syncope and risk of sudden death in hypertrophic cardiomyopathy. *Circulation*. 2009;119:1703–1710.
13. Williams L, Frenneaux M. Syncope in hypertrophic cardiomyopathy: mechanisms and consequences for treatment. *Europace*. 2007;9:817–822.

表 28.4　HCM 表型检测的临床家庭筛查策略	
家庭成员年龄	**筛查策略**
＜ 12 岁	符合以下情况需筛查： ● 有 HCM 相关过早死亡或其他不良并发症家族史 ● 参加高强度训练项目的竞技运动员 ● 出现症状 ● 其他临床怀疑早期左心室肥大的情况
12 岁至 18 ～ 21 岁	每 12 ～ 18 个月筛查 1 次
＞ 18 ～ 21 岁	● 出现症状时或至少每 5 年筛查 1 次，直至中年 ● 有迟发性 HCM 和（或）恶性临床病程家族史时的筛查间隔应更频繁

14. Wilke I, et al. High incidence of de novo and subclinical atrial fibrillation in patients with hypertrophic cardiomyopathy and cardiac rhythm management device. *J Cardiovasc Electrophysiol*. 2016;27: 779–784.

15. Guttmann OP, Rahman MS, O'Mahony C, et al. Atrial fibrillation and thromboembolism in patients with hypertrophic cardiomyopathy: systematic review. *Heart*. 2014;100:465–472.

16. Link MS, et al. Ventricular tachyarrhythmias in patients with hypertrophic cardiomyopathy and defibrillators: triggers, treatment, and implications. *J Cardiovasc Electrophysiol*. 2017;28:531–537.

17. Greulich S, et al. Incremental value of late gadolinium enhancement for management of patients with hypertrophic cardiomyopathy. *Am J Cardiol*. 2012;110:1207–1212.

18. Wahbi K, et al. Long-term cardiac prognosis and risk stratification in 260 adults presenting with mitochondrial diseases. *Eur Heart J*. 2015;36: 2886–2893.

19. Chandra N, Bastiaenen R, Papadakis M, et al. Sudden cardiac death in young athletes. *J Am Coll Cardiol*. 2013;61:1027–1040.

20. Wasfy MM, Weiner RB. Differentiating the athlete's heart from hypertrophic cardiomyopathy. *Curr Opin Cardiol*. 2015;30:1.

21. Rawlins J, Bhan A, Sharma S. Left ventricular hypertrophy in athletes. *Eur J Echocardiogr*. 2009;10:350–356.

22. Basavarajaiah S, et al. Ethnic differences in left ventricular remodeling in highly-trained athletes relevance to differentiating physiologic left ventricular hypertrophy from hypertrophic cardiomyopathy. *J Am Coll Cardiol*. 2008;51:2256–2262.

23. Wang W, et al. Prognostic implications of nonsustained ventricular tachycardia in high-risk patients with hypertrophic cardiomyopathy. *Circ Arrhythm Electrophysiol*. 2017;10:1–8.

24. McLellan AJ, et al. Diffuse ventricular fibrosis on cardiac magnetic resonance imaging associates with ventricular tachycardia in patients with hypertrophic cardiomyopathy. *J Cardiovasc Electrophysiol*. 2016;27: 571–580.

25. Vriesendorp PA, et al. Validation of the 2014 ESC guidelines risk prediction model for the primary prevention of sudden cardiac death in hypertrophic cardiomyopathy. *Circ Arrhythm Electrophysiol*. 2015;8: 829–835.

26. Fraiche A, Wang A. Hypertrophic cardiomyopathy: new evidence since the 2011 American Cardiology of Cardiology Foundation and American Heart Association Guideline. *Curr Cardiol Rep*. 2016;18:70.

27. Veselka J, et al. Long-term clinical outcome after alcohol septal ablation for obstructive hypertrophic cardiomyopathy: results from the Euro-ASA registry. *Eur Heart J*. 2016;37:1517–1523.

28. Maron BJ, et al. Low operative mortality achieved with surgical septal myectomy. *J Am Coll Cardiol*. 2015;66:1307–1308.

29. Yue-Cheng H, et al. Long-term follow-up impact of dual-chamber pacing on patients with hypertrophic obstructive cardiomyopathy. *Pacing Clin Electrophysiol*. 2013;36:86–93.

30. Maron BJ, et al. Prevention of sudden cardiac death with implantable cardioverter-defibrillators in children and adolescents with hypertrophic cardiomyopathy. *J Am Coll Cardiol*. 2013;61:1527–1535.

31. Maron BJ, Maron MS. Contemporary strategies for risk stratification and prevention of sudden death with the implantable defibrillator in hypertrophic cardiomyopathy. *Heart Rhythm*. 2016;13:1155–1165.

32. Thavikulwat AC, Tomson TT, Knight BP, et al. Appropriate implantable defibrillator therapy in adults with hypertrophic cardiomyopathy. *J Cardiovasc Electrophysiol*. 2016;27:953–960.

33. Maron BJ, et al. Eligibility and disqualification recommendations for competitive athletes with cardiovascular abnormalities: Task Force 3: hypertrophic cardiomyopathy, arrhythmogenic right ventricular cardiomyopathy and other cardiomyopathies, and myocarditis. *J Am Coll Cardiol*. 2015;66:2362–2371.

29

致心律失常性右心室心肌病相关室性心动过速

牛国栋　译　吴永全　校

目录

病理生理学

致心律失常性右心室心肌病（ARVC），也称为"致心律失常性心肌病"，是一种遗传性桥粒相关心肌病，具有不完全外显率和可变表达性。ARVC的特征在于室性心律失常和右心室（RV）结构异常［疾病的晚期左心室（LV）结构异常更明显］。特征性病理结果是进行性心肌细胞缺失和纤维脂肪组织替代，常发生于右心室，左心室也可能受累。心肌纤维被纤维脂肪组织替代，形成"岛"样瘢痕，可导致折返性室性心动过速（VT），并增加心脏性猝死（SCD）的风险[1-3]。

分子基因学

约30%～60%的ARVC病例为家族性疾病，其余ARVC患者可能具有未发现的基因异常或为新发病变。现已明确描述了两种遗传模式：具有不完全外显率的常染色体显性遗传（最常见）和常染色体隐性遗传（罕见）。常染色体隐性遗传形式的ARVC包括Naxos病（也称为家族性掌跖角化病和"mal de Meleda"病）和Carvajal综合征（一种左心室心肌病），两者都可合并皮肤和头发异常[4]。

常染色体显性遗传性非综合征性ARVC-1至ARVC-12，以及两种罕见的隐性遗传形式（Naxos病和Carvajal综合征），已明确定位到12个基因位点，其中8个基因突变位点已识别（表29.1）。虽然有些确定的基因突变，例如兰尼碱受体2（RYR2），可能只是ARVC的拟表型，但已经显现出桥粒蛋白突变的共同特征。实际上，8个基因位点中，有5个参与编码桥粒蛋白［包括斑菲素蛋白-2（PKP2），桥粒芯糖蛋白-2（DSG2），桥粒斑蛋白（DSP），桥粒芯胶蛋白-2（DSC2）和盘状球蛋白（JUP）］，在高达

表 29.1　致心律失常性右心室心肌病 / 发育不良相关的抑制基因位点

名称	致病基因	遗传模式	突变占比
ARVC-1	转化生长因子 - β 3	常染色体显性	
ARVC-2	兰尼碱受体 2（RYR2）	常染色体显性	
ARVC-3	未知	常染色体显性	
ARVC-4	未知	常染色体显性	
ARVC-5	跨膜蛋白 -43	常染色体显性	
ARVC-6	未知	常染色体显性	
ARVC-7	未知	常染色体显性	
ARVC-8	桥粒斑蛋白（DSP）	常染色体显性	3%～8%
ARVC-9	斑菲素蛋白 -2（PKP2）	常染色体显性	73%～79%
ARVC-10	桥粒芯糖蛋白 -2（DSG2）	常染色体显性	10%～14%
ARVC-11	桥粒芯胶蛋白 -2（DSC2）	常染色体显性	
ARVC-12	盘状球蛋白（JUP）	常染色体显性	
Naxos 病	盘状球蛋白（JUP）	常染色体隐性	罕见
Carvajal 综合征	桥粒斑蛋白（DSP）	常染色体隐性	罕见

表注：ARVC 致心律失常右心室心肌病；JUP 盘状球蛋白

50% 的病例中，发现这些基因位点与 ARVC 表型相关。在基因型阳性先证者中，PKP2 的突变是 ARVC 最常见的原因，约占 73%～79%，DSG2 和 DSP 突变占比分别为 10%～14% 和 3%～8%。因此，目前认为 ARVC，或者至少其中一个亚组，是一种心脏桥粒病变[2, 5]。

大多数致病基因突变为插入 / 缺失或无义突变，会导致蛋白质编码过程提前终止。北美 ARVC 注册数据表明，86% 的患者具有单一杂合子基因突变，7% 有联合杂合子基因突变，7% 有双基因杂合子突变，1% 为纯合子基因突变。多发基因突变的患者起病更早，且心律失常进程更为严重[6]。基因突变可以从父母遗传，也可以为新发变异的结果。20%～30% 的 ARVC 患者具有 ARVC 或 SCD 的家族史。

据报道，多个非桥粒基因的突变也会引起 ARVC：跨膜蛋白 43（TMEM43），转化生长因子 - β 3（TGF β 3），结蛋白（DES），核纤层蛋白 A/C（LMNA），肌动蛋白（TTN）和受磷蛋白（PLN）。TMEM43 编码脂肪形成转录因子相关的跨膜蛋白，有研究指出其突变为 ARVC-5 的病因，ARVC-5 是伴随有显著左心室受累的 ARVC 亚型。

此外，编码心脏兰尼碱受体［心肌细胞中肌浆网的主要钙释放通道，与家族性儿茶酚胺敏感性多形

性室性心动过速（CPVT）有关］的 RYR2 发生突变，可引起致心律失常性心肌病（ARVC-2），其特征为运动诱发的多形性室速，不表现为与折返机制相关，也不伴随明显心脏结构异常。此类患者的 12 导联心电图（ECG）或信号平均心电图无典型 ARVC 特征，并且右心室功能多不受影响，ARVC-2 在病因学和表型方面与家族性 CPVT 更为相似，是否应将其纳入 ARVC 范畴仍存争议[7-9]。

基因型–表型研究已经确定了基因型与临床过程和疾病表现之间的关联，包括发病，左心室受累情况和心力衰竭的严重程度。多中心研究显示，80% 的个体具有 PKP2 的突变，而 4% 的个体携带两种或更多的致病突变。PKP2 突变携带者可能在更早期出现症状以及心律失常表现。而 PLN 突变携带者在年龄较大时才发病，但长期预后较差，更易出现左心室功能障碍和心力衰竭。此外，DSP 突变个体更容易出现心力衰竭和更明显的左心受累，与其他突变携带者相比，更可能发生 SCD[10]。

对任一致病基因单一突变的携带者来说，其致命性心律失常风险均类似，在不同基因之间致命性室速 / 室颤（VF）的存活率没有显著差异。相反，具有一个以上基因突变的患者有更差的临床进程，与单一突变携带者相比，这类患者的症状出现更早，首发持续性室速或室颤症状更早，其发生率更高，同时发展为左心室功能障碍和心力衰竭的风险增加 5 倍[6, 10]。

发病机制

心脏桥粒是闰盘中特殊的多蛋白复合物，通过将中间丝锚定到相邻心肌细胞的细胞膜中，从而形成三维（3-D）支架结构，为跳动的心脏提供心肌细胞间的机械强度和黏附性（图 29.1）。心脏桥粒也负责调节参与脂质形成及细胞凋亡的基因转录，以及通过调节细胞缝隙连接和钙稳态来维持适当的电导率。

心脏桥粒由三组蛋白组成：钙黏蛋白家族、Armadillo 家族和斑蛋白家族。钙黏蛋白家族由三种桥粒蛋白和三种桥粒芯蛋白组成，主要负责将桥粒结构锚定于细胞膜。Armadillo 家族由盘状球蛋白和三种斑菲素蛋白组成，形成桥粒核心结构并具有信号传递功能。斑蛋白家族由桥粒斑蛋白、envoplakin、周斑蛋白、凝集素和桥粒相关蛋白组成，负责将桥粒连接到中间丝。

受累桥粒引起心肌细胞凋亡、纤维脂肪生成和使心室传导减慢，从而导致右心室功能受损及心律失常发生，其具体机制尚待明确。桥粒基因的突变改变了桥粒的数量或完整性，导致机械耦联受损，受到物理

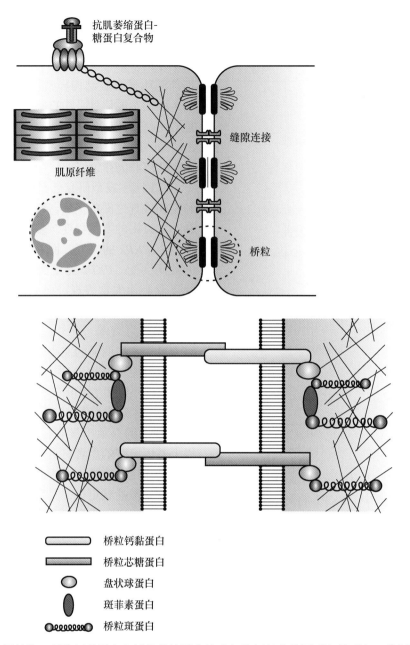

图 29.1 心脏桥粒的分子结构。桥粒钙黏蛋白和桥粒芯糖蛋白构成细胞间经典的同型和异型相互作用。这些膜结合蛋白通过 Armadillo 家族成员的盘状球蛋白和斑菲素蛋白与中间丝结合蛋白–桥粒斑蛋白连接。这种复合物将桥粒固定在细胞骨架上，从而间接地固定在肌节、核膜和抗肌萎缩蛋白相关的糖蛋白上（From Ellinor PT，MacRae CA，Thierfelder L. Arrhythmogenic right ventricular cardiomyopathy. Heart Fail Clin. 2010；6：161-177.）

应变时细胞间黏附结构失效，最终使心肌细胞分离、变性，随后发生炎症反应并被纤维脂肪组织所替代。这个过程可能被炎症反应（叠加心肌炎）、自主神经功能障碍、心肌机械拉伸（例如在剧烈运动期间）等因素诱发并加重，从而导致心肌损伤、炎症和细胞死亡[2, 11]。在 ARVC 中右心室更易受累的原因仍然成谜，然而，下述因素可导致右心室更易受到细胞机械耦联受损的影响，如右心室游离壁更薄、可膨胀性更大以及前负荷和拉伸程度更为多变。在运动期间，与左心室相比，上述因素使右心室受到的牵张程度更大[12-13]。

纤维脂肪替代是一种非特异性的修复过程，也可见于肌肉营养不良中。纤维脂肪组织中存活的菲薄心肌束结构形成了更长的传导通路，在关键点处出现传导缓慢及阻滞，从而为折返及室速的发生提供了电生理（EP）基质。此外，心肌纤维脂肪替代可引起心室结构、形态、几何形状以及室壁运动等异常[11]。

此外，桥粒结构和功能受损可以影响到心肌中其他细胞间的连接结构。桥粒蛋白的突变可损害闰盘上相互作用蛋白的表达（例如缝隙连接或钠通道蛋白），此时即使没有纤维脂肪替代，也会引起细胞间传导受损并且促发室性心律失常。尤其是缝隙连接中连接蛋白 43（Cx43）重构可导致延迟传导和室性心律失常，该现象常见于 ARVC 患者。而且，Cx43 的减少还可降低钠通道的表达水平与功能。电耦联异常与离子通道功能障碍可引起心肌电学不稳定，进而诱发心律失常，即使在疾病早期尚未具有显著的心室结构异常与瘢痕形成时，也会使患者罹患 SCD 风险更高[14-16]。

在疾病早期，室颤可能反映了急性心肌细胞死亡与反应性炎症继发的急性心室电学不稳定，其特征性表现为进行性 T 波倒置、ST 段抬高与心肌酶释放[2]。在 ARVC 晚期，纤维脂肪替代右心室心肌，形成瘢痕区域，为室速的发生提供了致心律失常基质。事实上，在异常心肌区域中的瘢痕相关大折返［与心肌梗死（MI）后发生者类似］，是 ARVC 患者中最常见的室速机制。大多数折返环路聚集在三尖瓣环和右心室流出道（RVOT）。上述折返环路的关键峡部通常是具有异常电传导特性的狭窄组织通路，通常以两个接近平行的传导屏障为边界，传导屏障可以是瘢痕区域、三尖瓣环或两者皆参与。

值得注意的是，在基线时就伴有频发室性早搏（PVC）的 ARVC 患者中，诱发的持续性室速与临床 PVC 高度相关。这些患者的室速表现为局灶机制特征。上述儿茶酚胺诱发的室速的起源位点总是位于瘢痕边缘区，典型区域为右心室流出道与右心室基底部[17]。

病理学

ARVC 最显著的形态特征是心肌弥漫性或局部性缺失（萎缩），随后为纤维脂肪组织替代，导致局部心室壁变薄、囊性变、室壁瘤和节段性运动障碍。纤维脂肪替代通常始于心外膜下层或中层，逐渐进展至心内膜下层。在心肌损伤区域可能存在斑片状炎性浸润。心肌炎可以反映 ARVC 处于活动期，在此期间会出现心室收缩功能恶化或室性心律失常[18]。

ARVC 初期，心肌细胞受累主要见于右心室，而左心室多在 ARVC 晚期受累，偶尔左心室也可表现为早期受损与主要受损区域。受累区域可以较为局限，在早期阶段常位于所谓的发育不良三角区，即右心室流出道、右心室心尖和三尖瓣附近的下外侧壁（被认为是 ARVC 的典型病例特征，不一定存在于所有病例中）。最近的证据表明，不同于其他两个区域，右心室心尖部通常不参与心律失常发生；组织病理学上发现，在没有 ARVC 的老年人中，心尖处的心肌通常很薄并且被脂肪组织替代（但没有纤维化）。因此，

ARVC 的一些早期研究报道可能由于纳入年龄相关的心尖变薄和脂肪替代的患者，后者被误诊为 ARVC 致心尖受累。

右心室肌小梁往往不受萎缩过程的影响，而倾向于出现代偿性肥大，导致右心室肌小梁化增强与裂隙形成。室间隔受累程度最轻。在 ARVC 的更晚期阶段，弥漫性心肌受累导致全右心室扩张和功能障碍[11]。终末期疾病通常表现出双心室受累，伴有多个室壁瘤，心室游离壁表现为羊皮纸样外观。目前尚无公认假说可以解释 ARVC 中右心室总会产生补片状受累的原因。

尽管发育不良组织主要位于右心室，但越来越多的先进成像技术研究［心脏核磁共振（CMR）］显示，左心室受累在早期疾病阶段可能很常见，但临床上表现很轻微[19]。纤维脂肪替代的病理模式常见于左心室后间隔和后外侧壁区域，通常从心外膜发展到心肌中部，几乎很少累及内膜。在最近一组基因学确认的 ARVC 患者研究报告中，ARVC 基因突变携带者的局部心脏受累总是特征性地出现于右心室下壁基底部、前壁基底部以及左心室后外侧壁。右心室心尖受累仅鉴于 ARVC 晚期病例，且为右心室广泛病变的一部分[20]。这些发现支持采用更泛化的概念——"致心律失常性心肌病"[21]。另外，ARVC 表型可依其主要突变所影响的桥粒组分而有所不同。基因型-表型相关性研究显示遗传性 ARVC 患者可具有"非典型"临床变异情况，包括早期出现和更为广泛的左心室受累，此时可与右侧病变程度相近（"双心室"变异），甚或更为严重（"左心室为主"变异）[19, 22]。

在 ARVC 中，异常心肌区域并不总是遵循由致密瘢痕周围包绕一圈异常心肌的模式，后者常被称为瘢痕边缘区。有时异常电压区可孤立出现，周边不伴有致密瘢痕区。这是因为 ARVC 与心肌梗死后继发瘢痕形成的过程有所不同。心肌梗死形成被边缘区包绕的致密瘢痕，是由于缺血灶围绕梗死区域所致。然而，ARVC 中的瘢痕化过程为斑片状分布，可在不同解剖区域形成不均质的瘢痕。然而，既往数据表明，对异常区域的清晰边界进行定位仍然是可能的。

流行病学及自然病史

ARVC 的发病率和患病率尚不确定。一般人群中的患病率估计为 0.02%，但随地理分布有所不同。在意大利（帕多瓦、威尼斯）和希腊（纳克索斯岛）的某些地区，ARVC 的患病率高达 0.4% ～ 0.8%[3]。约 50% 的患者存在阳性家族史。ARVC 表现出不完全外

显性（即并非所有致病突变基因携带者都会发展为表型表达）和有限的表型表达，这可能是家族性疾病患病率被低估的原因[3]。

ARVC 常见于年轻人；约 80% 的家族性 ARVC 患者年龄小于 50 岁，确诊时的平均年龄为 31 岁。这种疾病几乎从未在婴儿期被诊断，在 10 岁之前也很罕见[23]。ARVC 患者发生致命性心律失常的高风险可从青春期持续至老年期，在 21～40 岁期间达到高峰（每百人每年 4.0 人）[24]。值得注意的是，与首次起病表现为持续性单形性室速的发病年龄（中位数 36 岁）相比，表现为 SCD 或室颤者的发病年龄更小（中位数 23 岁）[10]。临床症状晚发并非罕见，但并不意味良性预后；21% 的 ARVC 患者在 50 岁后起病，主要表现为持续性室速[25]。

由于 ARVC 是一种常染色体显性遗传疾病，因此同等数量的男性和女性受遗传影响。然而，在表型受影响的个体中还是存在男性优势现象。全世界范围内，男性易发生更严重的疾病表型，起病时就表现为 SCD 且伴有明显症状，且长期预后较差[10]。然而，北美 ARVC 注册研究并未发现疾病表现有显著的性别差异[26]。在一项散发性 ARVC 患者的研究中，男性罹患室速/室颤的风险显著更高，而女性具有明显更高的心力衰竭或心脏移植的风险。然而，其他临床表现，包括心电图结果、左心室和右心室功能，以及总心源性死亡率，不同性别中大致接近[27]。

部分患者没有症状，此时仅能通过常规心电图或因家族史阳性而进行其他检查发现心室异位心律或其他异常而考虑 ARVC 的诊断。在一项研究中，平均随访 8.5 年，最初无表现的个体中 10% 通过超声心动图发现疾病相关结构异常；近 50% 出现症状性室性心律失常。5% 的患者由轻度疾病进展为中度，8% 由中度进展为重度。

ARVC 患者的估测总体死亡率在不同研究中有所差别，从每年 0.08% 至 3.6% 不等[2]。死亡率主要与心律失常介导的 SCD 有关，多见于年轻人和运动员，这也是 50% 罹患个体的首发症状。事实上，美国年轻人发生的 SCD 中约 5% 可归因于 ARVC。在意大利东北部，ARVC 占据了年轻运动员发生 SCD 的 22% 和非运动员发生 SCD 的 8% 的比例。在疾病后期，进行性右心室或双心室心力衰竭是导致不良预后的主要原因[1]。

临床表现

由于 ARVC 包括一系列不同的疾病谱，并非单

一类型，其临床表现存在广泛变异。多种不同的病理过程可以呈现为多种症状。此外，ARVC 可随时间进展而发展，因此在不同时期也会有不同的表现。

临床表现

可以把 ARVC 的病程分为四个临床病理阶段：①"隐匿"期，②"明显电学紊乱"期，③"右心室衰竭"期，④"双心室衰竭"期。尽管 ARVC 是一种遗传性疾病，有着长时间的无症状前驱期，在这段期间内，十余岁的患者可能在临床上或在筛查中不能发现任何 ARVC 特征。早期 ARVC 通常是无症状的（"隐匿"期），偶尔有轻微的室性心律失常、右心室结构改变。然而，尤其是剧烈运动时，这些患者仍然存在 SCD 风险。

随着疾病进展，"明显电学紊乱"可导致典型的症状性室性心律失常（表现为心悸，运动引起的晕厥，或心搏骤停），心脏影像学检查可发现更明显的形态学异常。进一步的疾病进展导致右心室扩大和功能障碍（"右心室衰竭"期），出现右心衰竭的症状和体征。除非出现 SCD，否则心脏功能的进行性损害可导致 ARVC 进展为晚期的"双心室衰竭"，一般出现在特征性进展为完全性右束支传导阻滞（RBBB）之后 4～8 年。终末期疾病与扩张型心肌病难以区分，表现为充血性心力衰竭、心房颤动（AF），血栓栓塞风险增加。总体来说，精确判断患者处于哪一个疾病阶段难度很大，并且部分患者可以在疾病的某一阶段维持数十年[2]。

室性心律失常

ARVC 是目前已知致心律失常作用最强的人类心脏病之一。与其他心肌病不同，ARVC 极早期即表现电学不稳定；常在出现明显心肌功能障碍之前即发生室性心律失常和 SCD。室性心律失常可以是单发的室性早搏，也可以是持续性室速或室颤。约 50% 患者可出现症状性室性心律失常，多为持续性或非持续性单形性室速，表现为心悸、头晕或晕厥。重要的是，与其他心肌病和离子通道病不同，ARVC 中大多数晕厥发作可归因于室性心律失常（而非血管迷走性或非心律失常原因），并且与预后不良相关。事实上，原因不明的晕厥是 SCD 的独立预测因子，其敏感度为 40%，特异度为 90%。

ARVC 患者发生室性心律失常概率随疾病的严重程度不同而异，在轻度疾病患者中约 23%，而在严重疾病患者中可接近 100%，典型者多发生于运动

期间；而在运动试验中，单形性室速发生率可高达 50% ～ 60%[2, 14]。

ARVC 的一个不良表现为 SCD，这是 50% 罹患个体的首发临床表现。在多数患者中，SCD 发生机制为室速加速所致，最终可蜕变为室颤。此外，右心室衰竭和左心室功能障碍与心血管死亡率独立相关[21]。

室上性心律失常

室上性心律失常可见于约 14% 的 ARVC 患者，在因室性心律失常就诊者中约 25% 可出现室上性心律失常。上述患者中出现的室上性心动过速，出现频度从高到低分别为房颤（AF）、房性心动过速（AT）和心房扑动（AFL）。房性心律失常的发生与病情进展及心力衰竭相关。大部分情况下，ARVC 患者的房性心律失常无症状，仅在埋藏式心律转复除颤器（ICD）程控时或 ICD 不适当放电后发现[28]。

血栓栓塞

每年约有 0.5% 的 ARVC 患者发生血栓栓塞并发症，可能与室壁瘤、囊性变或全心室扩张继发血栓形成有关[2]。

初始评估

心电图、动态心电图、信号平均心电图（如可获取）、超声心动图和心脏磁共振成像（CMR）可为疑似 ARVC 患者提供最佳临床评估手段。电活动异常常在结构变化之前出现，因此心电图、信号平均心电图（SAECG）、运动试验和动态心电图在 ARVC 早期阶段较 CMR 诊断价值更大。当非侵入性检查手段提示 ARVC 但无法确诊时，应考虑进一步检查以确定诊断，包括右心室造影、心内膜心肌活检和侵入性电生理检查[11, 21]。

ARVC 的无创诊断有时难度极大。多种因素，包括显著的表型变异、不完全和低（30%）外显率以及与年龄相关的疾病进展，导致了临床诊断的复杂性。当整体右心室功能正常时，局部或区域性室壁运动异常难以量化，导致在早期阶段准确识别 ARVC 尤为困难；但是，缺乏临床特征性表现并不意味着风险更低。

诊断标准

在该疾病的早期阶段，目前尚无单一检查手段可确诊 ARVC（金标准）。在疾病初期，心电图在高达 50% 的 ARVC 患者中是正常的。此外，在具有持续性室性心律失常或心搏骤停史的 ARVC 患者中，高达 36% 在心脏影像检查（CMR 或超声心动图）中没有主要或次要标准的表现。

因此，目前 ARVC 的诊断依据改良的工作组标准，后者综合了临床、影像、病理和 ECG 等特点（表 29.2）。根据该方案，ARVC 的诊断需满足以下标准：①明确诊断：符合两个主要标准，或一个主要标准和两个次要标准，或四个次要标准；②临界诊断：符合一个主要标准和一个次要标准，或三个次要标准；③疑诊：符合不同类别的一个主要标准，或两个次要标准[29]。

超声心动图、CMR 和心室造影是目前常用的影像学检查方法，纳入改良的工作组标准中。由于 ARVC 是一种罕见疾病，在执行和分析这些标准时，需要意识到对复杂构型右心室进行专业解释、对右心室结构和功能进行定量评估的需求，以及个体化最佳评估方案等因素的重要性，必要时应考虑转院到在该领域更为专业的医院或中心进行诊治[29]。

心内膜活检

ARVC 的确诊需要组织学验证。心肌活检显示心肌细胞缺失（残留心肌细胞＜ 45%）伴有纤维化及脂肪浸润（纤维组织＞ 40% 和脂肪＞ 3%）才能确定诊断。然而，由于疾病自然进程的速度多变，导致心肌活检缺乏足够的敏感性（据报道仅 67%）。出于安全原因，活检主要取材于室间隔，而该部位在疾病过程中很少出现组织病理学受累。在右心室游离壁上进行心肌活检可以提高 ARVC 诊断率，然而，由于通常室壁变薄，且可合并室壁瘤、憩室，游离壁活检会导致心脏穿孔风险增加，尤其是随机取样时。因此，心内膜心肌活检在 ARVC 诊断中的作用仍存在争议。

电解剖电压标测已被证明可减少萎缩采样误差来提高诊断精度，可通过有效检测右心室低电压区域以反映 ARVC 患者的纤维脂肪变性的心肌萎缩情况。通过在低电压区域进行活检，尤其是从边缘区域取材以尽可能降低穿孔风险。

对常规活检标本进行免疫组织化学分析，以检测桥粒蛋白分布的变化，也可以提高心内膜心肌活检的敏感度和特异度。闰盘中的盘状球蛋白免疫反应信号水平降低被发现是 ARVC 患者的常见特征。尽管如此，最近的研究表明，结节病和巨细胞心肌炎也可能会出现相似的表现[30]。

表 29.2 改良的 ARVC 工作组标准

主要标准	次要标准
1. 影像学 2-D 心脏超声： 　局部右心室运动减弱、运动障碍，或室壁瘤 　并且具有 1 项以下表现（舒张末）： 　　PLAX RVOT ≥ 32 mm［根据体型校正（PLAX/BSA） 　　　≥ 19 mm/m²］ 　　PSAX RVOT ≥ 36 mm［根据体型校正（PSAX/BSA） 　　　≥ 21 mm/m²］ 　　面积变化分数 ≤ 33% CMR： 局部右心室运动减弱、运动障碍，或右心室收缩失同步 并且具有以下一项表现： 　右心室舒张末容积 /BSA 　　≥ 110 ml/m²（男性） 　　≥ 100 ml/m²（女性） 　右心室射血分数 ≤ 40% 右心室造影： 局部右心室运动减弱、运动障碍或室壁瘤	2-D 心脏超声： 　局部右心室运动减弱、运动障碍 　并且具有 1 项以下表现（舒张末）： 　　PLAX RVOT ≥ 29 mm、< 32 mm［根据体型校正（PLAX/BSA） 　　　≥ 16 mm/m²、< 19 mm/m²］ 　　PSAX RVOT ≥ 32 mm、< 36 mm［根据体型校正（PSAX/BSA） 　　　≥ 18 mm/m²、< 21 mm/m²］ 　　面积变化分数 > 33%、≤ 40% CMR： 局部右心室运动减弱、运动障碍，或右心室收缩失同步 并且具有以下一项表现： 　右心室舒张末容积 /BSA 　　≥ 100 ml/m² 至 < 110 ml/m²（男性）， 　　≥ 90 ml/m² 至 < 100 ml/m²（女性） 　右心室射血分数 > 40% 至 ≤ 45%
2. 心内膜活检 残存心肌细胞（形态测定分析 60% 或主观估测 50%），右心室游离壁心肌纤维替代见于 ≥ 1 个样本，可伴有 / 不伴有脂肪替代组织	残存心肌细胞（形态测定分析 60% ～ 75% 或主观估测 50% ～ 65%），右心室游离壁心肌纤维替代见于 ≥ 1 个样本，可伴有 / 不伴有脂肪替代组织
3. 复极化异常 > 14 岁个体，在右胸导联（V₁、V₂ 和 V₃）或更多导联出现 T 波倒置（不合并完全性 RBBB QRS ≥ 120 ms）	> 14 岁个体，无完全性 RBBB 时，V₁ 和 V₂ 或 V₄、V₅ 或 V₆ 导联 T 波倒置；合并完全性 RBBB 时 V₁、V₂、V₃ 和 V₄ 导联 T 波倒置
4. 除极 / 传导异常 在右侧胸前导联（V₁、V₂ 及 V₃）出现 Epsilon 波（QRS 波群终末部到 T 波起始之间重复出现的低振幅信号）	当标准心电图 QRS 持续时间 ≥ 110 ms 时，SAECG 至少 1/3 参数显示出晚电位； 滤波后 QRS（fQRS）时程 ≥ 114 ms； QRS 终末 < 40 μV 时程（低幅度信号持续时间）≥ 38 ms； 终末 40 ms 均方根电压 ≤ 20 μV； 无完全性 RBBB 存在情况下，在 V₁、V₂ 或 V₃ 导联测量 S 波最低点至 QRS 终末部（包括 R'）反映的 QRS 波终末激动时程 ≥ 55 ms
5. 心律失常 非持续性或持续性室性心动过速，呈 LBBB 形态，电轴朝上（QRS 波在 Ⅱ、Ⅲ 和 aVF 导联呈负向或无法确定，在 aVL 导联正向）	非持续性或持续性室性心动过速，呈 LBBB 形态，电轴朝下（Ⅱ、Ⅲ 和 aVF 导联正向，aVL 导联负向），或不能确定电轴，Holter 显示 > 500 个室性期外收缩 /24 h
6. 家族史 一级亲属确诊 ARVC（符合现行 TFC）； 一级亲属尸检或手术病理证实 ARVC； 在待评估的患者中定位与 ARVC 相关或可能相关的致病突变	一级亲属有 ARVC 病史，但确定该亲属是否符合现行 TFC 不可能或不可行； 一级亲属疑诊 ARVC 而早年猝死（< 35 岁）；二级亲属通过病理学或者符合现行 TFC 而确诊 ARVC

诊断定义：明确诊断：符合两个主要标准，或一个主要和两个次要标准，或四个次要标准；临界诊断：符合一个主要和一个次要标准，或三个次要标准；疑诊：符合不同类别的一个主要标准，或两个次要标准。

英文缩写含义：2-D，二维；ARVC，致心律失常性右心室心肌病；BSA，体表面积；CMR，心脏磁共振成像；ECG，心电图；LBBB，左束支传导阻滞；PLAX，胸骨旁长轴视图；PSAX，胸骨旁短轴视图；RBBB，右束支传导阻滞；RV，右心室；RVOT，右心室流出道；SAECG，信号平均心电图；TFC，特别工作组标准。

From Etoom Y, Govindapillai S, Hamilton R, et al. Importance of CMR within the task force criteria for the diagnosis of ARVC in children and adolescents. J Am Coll Cardiol. 2015；65；987-995.

基因检测

分子遗传学分析有助于及时诊断，指导对于临界检查结果的解释，并帮助证实临床疑诊病例。尽管已得到临床诊断的 ARVC 患者个体可能不会从中获益（因为基因缺陷的存在与否不会改变治疗策略），但仍建议进行基因检测，因其可对亲属进行级联筛查，并可使处于风险中的无症状携带者得到确认，由于疾病会逐步进展，而且外显率与年龄相关，所以可在后期出现[6, 31]。

然而，已知的 ARVC 相关桥粒基因序列分析仅识别了约 50% 的 ARVC 先证者中的突变。尽管如此，最近的研究支持使用基因检测作为 ARVC 诊断的新工具，并提出其对于预后的预测作用，因为疾病的严重程度会依据发生突变的基因或是否有多发突变的情况而不同。重要的是，不建议对仅具有 2010 年工作组标准中的一个次要标准的患者进行基因检测。

在很大比例的先证者中，可以发现不止一种引起疾病的突变（大部分在不同的基因中）。因此，建议在先证者中同时检测所有相关的桥粒基因。每当发现致病突变时，就可以在家庭成员中建立疾病的早期诊断，提供遗传咨询，以监测疾病的发展并评估将疾病遗传给后代的风险[32]。

有创性电生理检查

有创性电生理检查中程序刺激对于 ARVC 患者的诊断和风险分层的价值较为有限，因此很少推荐。电生理检查中诱发室速或室颤无法可靠地预测心律失常事件或指导适当的 ICD 治疗。

尽管如此，电解剖电压标测有助于识别和量化电解剖瘢痕区域（与纤维脂肪替代心肌组织相关），而且在识别右心室瘢痕方面比 CMR 更敏感[33]。右心室低电压区域的范围可以预测心律失常事件的风险增加[24]。此外，该技术已被证明在鉴别亚临床 ARVC 和特发性右心室流出道室速方面特别有用[21]。基质标测技术也可用于指导和提高心肌活检的诊断准确性。因此，个别患者可考虑进行电生理检查，但不建议将其作为常规诊断工具。

重要的是，静脉注射（IV）大剂量异丙肾上腺素（45 μg/min，持续 3 min，不考虑心率）的致心律失常反应可能有助于诊断 ARVC，尤其是在疾病的早期阶段。在异丙肾上腺素试验期间（异丙肾上腺素输注期间或停止后 10 min 内），出现多形性室性心律失常（频发室早和持续性/非持续性室速），主要表现为左束支传导阻滞（LBBB）形态（不同于右心室流出道室速的典型反应），在除外其他器质性心脏病的情况下高度提示 ARVC（敏感度 91%；阴性预测值 99%）。相反，异丙肾上腺素试验出现持续单形性右心室流出道室速被认为是阴性的[34]。

鉴别诊断

ARVC 的鉴别诊断包括特发性 RVOT VT，扩张型心肌病（DCM），心脏结节病，Brugada 综合征，心肌炎，RV 梗死和先天性心脏病以及肺动脉高压。此外，需要考虑具有 LBBB 形态的其他类型 VT，包括束支折返（BBR）VT、先天性心脏病手术修复后的折返性 VT、源自 LV 间隔面的梗死后 VT，以及房束旁路（BT）参与的 AVRT。

特发性右心室流出道室速

在临床实践中，与 ARVC 最相似的疾病是特发性右心室流出道室速（RVOT VT）。尽管 RVOT VT 没有家族遗传基础且预后良好，但是与处于隐匿期的 ARVC 相鉴别是非常困难的，因为此期内没有典型的 ECG 和影像学异常。与 RVOT VT 类似，ARVC 室速也累及青年，通常是儿茶酚胺敏感，也可以源自 RVOT。两者之间的鉴别具有重要的预后和治疗意义（框 29.1）。

窦性心律心电图

在 ARVC 中，正常窦性心律（NSR）时的静息 12 导联 ECG 通常显示出特征性除极和复极异常（见下文）。相比之下，在特发性 RVOT VT 的患者中正常窦性心律（NSR）时的静息 ECG 通常是正常的，没有 epsilon 波、QRS 波增宽或碎裂，或右心室延迟激动的其他表现。患有特发性室速的患者在 NSR 时的信号平均心电图（SAECG）也是正常的。

然而，高达 50% 的 ARVC 患者在初次就诊时心电图也可能是正常的，但在初诊 6 年后几乎所有患者都会出现 ECG 异常。此外，大约 10% 的特发性 RVOT VT 患者在 NSR 时可有完全或不完全性 RBBB。

室速发作心电图

特发性 RVOT VT 的患者通常表现为单形性室速。若存在与特发性 RVOT VT 不一致的室速（如 LBBB 伴电轴朝上），或多形性室速，应考虑 ARVC。尽管如此，也应认识到特发性室速也可出现多种室速形态，而 ARVC 患者最初也可能仅表现为一种与 RVOT 起源一致的室速形态[35]。

窦性心律心电图

- 除极异常：epsilon 波，RBBB，QRS 波碎裂，QRS 波增宽，右胸导联终末 S 波时限延长
- 复极化异常：右胸导联 T 波倒置

室速发作心电图

- 多型性 VT，右心室多发起源
- LBBB 伴电轴朝上
- Ⅰ 导联 QRS 波持续时间 ≥ 120 ms
- 胸前导联移行晚（在 V_5 或 V_6 导联）
- 多个导联出现 QRS 波切迹（尤其在 Ⅰ 和 aVL 导联）
- LBBB 伴电轴朝上在特发性 RVOT VT 中很少见

信号平均心电图

- 延迟电位及碎裂电位

异丙肾上腺素试验

- 大剂量肾上腺素试验期间诱发多形性室性心律失常（频发 PVC、持续或非持续性 VT），表现为以 LBBB 形态为主（不同于典型 RVOT VT 形态）

有创心电生理检查

- 程序刺激可重复诱发 VT
- VT 对腺苷缺乏反应
- 诱发多种 QRS 形态的 VT
- 在 VT 起源区域记录到碎裂舒张期电位（窦性心律或室速时）
- 电压标测发现电解剖瘢痕

心脏影像学检查

- RV 扩大，室壁瘤或收缩功能障碍

LBBB，左束支传导阻滞；PVC，室性早搏；RBBB，右束支传导阻滞；RV，右心室；RVOT，右心室流出道；VT，室性心动过速

在表现为 LBBB 伴电轴朝下形态的室速中，QRS 波的某些特征倾向于 ARVC 而非 RVOT VT，包括：①胸前导联移行晚（在 V_5 或 V_6 导联）；②QRS 波在至少 2 个导联中存在切迹（特别是 Ⅰ 和 aVL 导联）；③ Ⅰ 导联的 QRS 波持续时间延长至 120 ～ 125 ms。最特异的表现是胸前导联移行晚（移行在 V_6、V_5 导联特异度分别为 100%、90%），最敏感的表现是 Ⅰ 导联的 QRS 波持续时间延长至 120 ms 且伴随 QRS 波出现任何切迹。ARVC 中所表现出的 QRS 波伴有切迹和持续时间延长，反映了室速赖以发作的异常心肌基质，而在特发性 RVOT VT 中缺乏这些表现[36-38]。

有创电生理检查

电生理检查中的反应也有助于鉴别特发性 RVOT VT 与 ARVC。折返是大多数 ARVC 患者发生室速的机制，而 RVOT VT 几乎都呈现触发活动特点。室速可通过程序刺激重复诱发提示折返机制。一项研究报道，

室速可在 15 例 ARVC 患者中的 14 例通过程序刺激诱发，而特发性 RVOT VT 患者中仅 2 例（93% *vs.* 3%）。与 RVOT VT 不同，ARVC 中的室速不会被腺苷终止。此外，ARVC 常见不同 QRS 波形态的室速被诱发（有报道可见于 73% 的患者），但在 RVOT VT 中非常罕见（除了 QRS 波电轴的微小变化）。此外，在 ARVC 患者，不论室速发作时或 NSR 时常能在室速起源区域或右心室其他区域记录到舒张期碎裂电位，或在 NSR 时记录到晚电位，但在特发性 RVOT VT 中罕见[35]。

此外，电解剖电压标测可以通过检测与 ARVC 组织病理学特征相关的右心室电解剖瘢痕，帮助鉴别早期或隐匿的 ARVC 与特发性室速。

异丙肾上腺素试验

如前所述，在大剂量异丙肾上腺素试验期间，诱发主要表现为 LBBB 形态（非典型 RVOT VT 表现）的多形性室性心律失常，倾向于诊断 ARVC 而非 RVOT VT（敏感度 91%；阴性预测值 99%）。仅能诱发单形室速倾向于诊断 RVOT VT[34]。

心脏影像学

特发性室速的患者，影像学检查（超声心动图、CMR、造影剂心室造影）通常显示右心室大小和功能正常。右心室扩张或室壁瘤的存在提示 ARVC。

心脏结节病

在既往没有诊断心外结节病的情况下，心脏结节病的诊断很难完成，并且其心律失常、心电图和心脏结构等方面的临床表现类似 ARVC。事实上，心脏结节病患者经常符合改良的 ARVC 诊断标准（一项报道为 63%）。此外，大约 15% 开始疑诊 ARVC 的患者最终被诊断为心脏结节病[35]。

心脏结节病和 ARVC 有几个相似之处。心脏结节病与非干酪性肉芽肿替代心肌细胞有关。常见右心室受累（可位于心内膜的多处区域并相互融合，而右心室外膜瘢痕更为常见），并且易引起心律失常。多处瘢痕介导的单形性室速（主要机制为瘢痕相关的大折返）常见，通常起源于右心室，因此表现为 LBBB 形态。NSR 时的体表心电图常表现为 RBBB、QRS 碎裂、右胸导联 T 波倒置，以及频发室早。在 ARVC 和心脏结节病中，epsilon 波出现的概率接近。此外，约 14% ～ 56% 的心脏结节病患者在超声心动图上可检测到异常，如左心室或右心室收缩功能障碍、室壁运动异常、室壁瘤或间隔部基底变薄[39-40]。与 ARVC 中病变主要局限于右心室游离壁不同，心脏结节病常

累及室间隔，而非游离壁。

一项研究表明，即使符合 ARVC 诊断标准，若出现左心室射血分数（LVEF）降低也要高度怀疑心脏结节病。与 ARVC 相比，心脏结节病患者的左心室射血分数明显较低，QRS 波明显更宽，可诱导的单形性室性心动过速的形态更多变，室速起源点多在右心室心尖部[35, 41]。此外，对于年轻患者（＜60岁），若无明显原因出现莫氏 II 型或三度房室传导阻滞、单形性室性心动过速，以及在非缺血性心肌病患者中出现难以解释的室性心律失常，均应考虑进行心脏结节病筛查[39, 42]。初步检查项目包括应用胸部计算机断层成像（CT）明确有无肺结节病，以及进一步的心脏影像学检查［CMR 或正电子发射断层成像（PET）］。这些检查若有异常，应做组织病理学检查以明确诊断[43]。

扩张型心肌病

ARVC 与扩张型心肌病（DCM）的区别在于其致心律失常的表现更明显。尽管室性心律失常在 DCM 中是相对常见的表现，但在没有显著心室功能障碍的情况下很少见，SCD 很少为 DCM 的首发表现。相反，即使在没有明显心室功能障碍的情况下，ARVC 也常会出现室性心律失常。ARVC 先证者中 50% 以上以 SCD 作为首发症状。此外，局部受累和室壁瘤形成是 ARVC 的特征，而不支持 DCM 的诊断。

运动员心脏改变

"运动员心脏改变"概念指的是，心脏针对剧烈和长期的运动训练而产生的电学及结构性适应。这种生理性心脏重构使得心脏即使在快心率状况下也能维持足够大的心排血量。虽然左心的运动适应性已被充分认识，但最近的证据表明，运动员的右心室也会与左心室协同作用发生结构和功能适应。右心室的生理重构可以表现出与 ARVC 相近的电活动和结构变化，包括右心室增大（通常与左心室增大相结合，室壁运动正常），胸前导联 T 波倒置（通常为双相 T 波伴上凸型 ST 段抬高），以及右心室起源的频发室早[44-45]。

鉴别运动员右心室的生理性重构（通常为良性与非致心律失常源性）与 ARVC（为欧洲年轻运动员发生 SCD 者中高达 22% 的致病原因）有重要的诊疗管理和预后意义。假阳性诊断可能导致错误取消比赛资格，而假阴性诊断可能会导致灾难性的 SCD。

右心室扩张结合上凸型 ST 段抬高和双相 T 波倒置，同时伴有室壁运动正常的心脏双侧扩大，一般提示良性，对于无阳性家族史、无症状的运动员不推荐进行 ARVC 的进一步评估（图 29.2）。相反，若存在以下情况应及时进一步检查以排除 ARVC，包括 V_1 导联以外的对称性 T 波倒置，伴或不伴 ST 段下移，除极异常（例如，epsilon 波或终末 QRS 波延迟激动），肢体导联低电压，具有 LBBB 形态伴电轴朝上的频发室早，以及右心室整体收缩功能障碍或局部室壁运动异常[44-45]。

运动诱发的致心律失常性右心室心肌病

高强度耐力运动和"获得性"ARVC 样表现间有一定的相关性，但没有可判定的遗传倾向（有时称为"运动诱发的 ARVC"）。有利于这一假设的是，根据改良的工作组诊断标准，在有右心室起源的复杂室性心律失常和明确或疑似 ARVC 诊断的耐力运动员中，桥粒基因突变的发生率低于预期（13% vs. 50%）。此外，3% 的黑人和 0.3% 的白人运动员曾被发现符合 ARVC 诊断标准，但进一步的检查未发现任何病理异常[14, 46-49]。

高强度耐力运动导致血流动力学负荷增加（后负荷、室壁张力、工作和需氧量增加），这些改变对右心室影响比左心室大，可能导致暂时的运动相关右心室功能障碍。右心室扩张和功能障碍的连续发生会改变右心间质结构并导致慢性右心室重构，形成致心律失常基质，在缺乏明确遗传易感性的情况下产生严重心律失常[14, 47-48]。

为何仅一小部分运动员会发展出这种明显的非生理性、致心律失常性右心室重构的具体机制尚不明确。有假说提出可能与细胞应激和修复之间的平衡受损，以及更轻微但尚未明确的遗传易感性有关[47-49]。

危险分层

一旦确定 ARVC 诊断，应评估患者发生心律失常事件及 SCD 的风险。初始评估认定风险较低的患者应定期进行心电图、超声心动图、24 h 动态心电图监测和运动试验（每 1～2 年或临床症状进展或恶化时），每次都须重新评估 SCD 的风险并优化治疗。

ARVC 患者中 SCD 相关风险因素尚未在大型前瞻性关注生存率的研究中得到确定。尽管如此，基于观察性研究及 ARVC 患者注册研究的共识确定了三种 SCD 风险分类（高、中、低）（框 29.2）[2, 26, 50-52]。

高风险（估测恶性心律失常事件年发生率＞10%）患者包括由于室颤或持续性室速而发生心搏骤

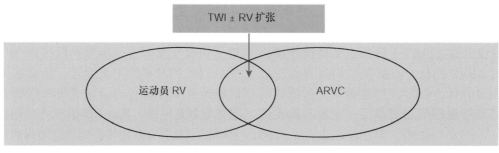

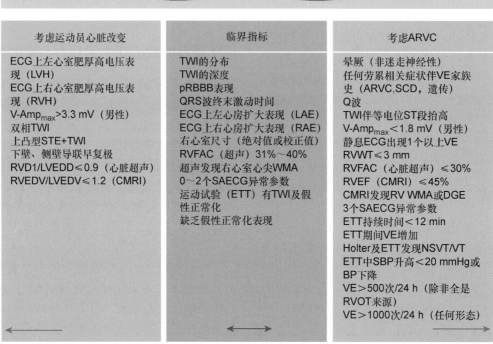

图 29.2　协助鉴别运动右心室（RV）重构和致心律失常性右心室心肌病（ARVC）的临床指标。BP，血压；CMRI，心脏磁共振成像；DGE，延迟钆增强；ECG，心电图；ETT，运动耐量试验；LVEDD，左心室舒张末期内径；LVEDV，左心室舒张末期容积；LVH，左心室肥厚；NSVT，非持续性室性心动过速；pRBBB，不完全性右束支传导阻滞；RVD1，右心室基底尺寸；RVEDV，右心室舒张末期容积；RVEF，右心室射血分数；RVFAC，右心室面积变化分数；RVH，右心室肥大；RVOT，右心室流出道；RV WMA，右心室壁运动异常；RVWT，右心室壁厚度；SAECG，信号平均心电图；SBP，收缩压；SCD，心脏性猝死；STE，ST 段抬高；TWI，T 波倒置；V-Amp$_{max}$，胸前导联的最大 QRS 振幅；VE，室性期外收缩；VT，室性心动过速；WMA，室壁运动异常。（From Zaidi A，Sheikh N，Jongman JK，et al. Clinical differentiation between physiological remodeling and arrhythmogenic right ventricular cardiomyopathy in athletes with marked electrocardiographic repolarization anomalies. J Am Coll Cardiol. 2015；65：2702-2711.）

停的患者，或严重右心室功能障碍的患者（右心室面积变化分数 ≤ 17% 或射血分数 ≤ 35%），或左心室功能障碍（LVEF ≤ 35%）的患者。这组患者估计每年致死性心律失常事件发生率 > 10%[24, 52-54]。

中度风险（估测恶性心律失常事件年发生率为 1% ~ 10%）患者包括具有一种以上专家共识描述的危险因素患者。这些危险因素可分类为"主要"或"轻微"。"主要"危险因素包括不明原因的晕厥发作（非神经介导），或被认为与室性心律失常、非持续性室性心动过速（NSVT）、中度右心室功能障碍［右心室面积变化分数 17% ~ 24% 或右心室射血分数（RVEF）为 36% ~ 40%］，或左心室功能障碍（LVEF 为 36% ~ 45%）。"轻微"危险因素的预后意

义仍然不确定[2, 21, 52]。

低风险（估测恶性心律失常事件年发生率 < 1%）患者包括无上述危险因素的 ARVC 患者和亲属，以及健康的基因携带者。值得注意的是，是否具有心律失常事件家族史并不会影响其他家庭成员的风险。

治疗原则及措施

药物治疗

β 受体阻滞剂

考虑到 β 受体阻滞剂在该患者群体中具有多种潜在益处，目前的共识建议在大部分 ARVC 确诊患

框 29.2　ARVC 中发生心脏性猝死的危险分类

高风险
- 既往持续性室性心律失常病史
- 严重右心室、左心室或双心室功能障碍（EF ≤ 35%）
- 心脏性猝死幸存者

中度风险

主要危险因素
- 晕厥
- NSVT
- 中度右心室、左心室或双心室功能障碍（右心室面积变化分数 17% ~ 24% 或 RVEF 36% ~ 40%，或 LVEF 36% ~ 45%）

轻微危险因素
- 年轻
- 男性
- 复合基因型

- 1 个以上基因突变
- 复合桥粒基因突变或双基因杂合性
- 桥粒斑蛋白基因突变
- 先证者
- 可诱发的室速 / 室颤
- 电解剖标测发现大片右心室瘢痕
- 电解剖标测发现碎裂电位
- 胸前或下壁导联发现多处 TWI
- QRS 波碎裂
- 胸前导联 QRS 振幅比
- CMR 异常
- 心力衰竭 / 心脏移植

低风险
- 无危险因素
- 健康的基因携带者

注：高风险组包括既往持续性室性心律失常病史，RV、LV 或双心室严重功能障碍（射血分数 35%）或心脏性猝死幸存者。估计致命性心律失常事件的发生率每年大于 10%，因此 ICD 植入对该类患者为 I 类指征。低风险组包括没有危险因素的先证者和亲属，以及健康基因携带者，致命性心律失常事件的发生率每年低于 1%，这些患者不需要 ICD 植入（Ⅲ类）。中度风险组的致命性心律失常事件年发生率估计为 1% ~ 10%，为具有一个危险因素的 ARVC 患者。普遍认为，伴有一种主要危险因素的患者，包括晕厥、NSVT 和中度心室功能不全（RVEF 为 36% ~ 40% 或 LVEF 为 36% ~ 45%）应进行预防性 ICD 植入（Ⅱa 类）。
ARVC，致心律失常性右心室心肌病；CMR，心脏磁共振成像；EF，射血分数；ICD，埋藏式心脏复律除颤器；LV，左心室；LVEF，左心室射血分数；NSVT，非持续性室性心动过速；RV，右心室；RVEF，右心室射血分数；TWI，T 波倒置
（From Philips B，Cheng A. 2015 Update on the diagnosis and management of arrhythmogenic right ventricular cardiomyopathy. Curr Opin Cardiol. 2015；31：1.）

者中使用 β 受体阻滞剂（滴定至最大耐受剂量）。第一，抑制交感神经活性可以降低活动诱发的室性心律失常风险。第二，β 受体阻滞剂可降低由窦性心动过速或室上性心律失常引发的 ICD 不适当治疗风险。第三，β 受体阻滞剂在心力衰竭管理方面具有明确益处。β 受体阻滞剂治疗的另一个潜在作用是阻止无症状个体的疾病进展（通过降低右心室壁张力）；然而，该机制尚未得到证实。另外，尚无证据表明 β 受体阻滞剂可以提供针对 SCD 的预防作用[2-3, 55]。

抗心律失常药物

　　虽然抗心律失常药物治疗不能降低 ARVC 患者 SCD 风险，但它可以降低症状性室性心律失常（PVC，持续性和非持续性 VT）风险，并作为 ICD 的辅助治疗，以减少患者的室性心律失常发生率、减少频繁的 ICD 放电。抗心律失常药也可作为导管消融的辅助疗法，尤其是无 ICD 保护的反复发作、血流动力学稳定的室速患者。在无症状的 ARVC 患者中单纯预防性应用抗心律失常药物治疗（未植入 ICD）不能提供针对 SCD 的可靠保护，并不推荐[2, 24]。

　　胺碘酮单独或与 β 受体阻滞剂联合使用，是预防症状性室性心律失常最有效的药物[2]。索他洛尔也可备选，但应考虑通过程序刺激或心电监测评估其疗效[55-56]。

心力衰竭治疗

　　对于右心室或双心室衰竭患者，建议使用血管紧张素转化酶抑制剂或血管紧张素 Ⅱ 受体拮抗剂、β 受体阻滞剂和利尿剂进行标准药物治疗。虽然已知血管紧张素转化酶抑制剂可以减缓其他心肌病的进展，但它们在 ARVC 患者中的价值尚未得到证实。

抗凝治疗

　　长期口服抗凝药通常作为二级预防，用于有明确心内、静脉或体循环动脉血栓栓塞的患者。然而，将预防性抗凝作为一级预防措施用于全心室或局部心室扩张或功能障碍患者并未得到推荐[2]。

导管消融

　　对 ARVC 患者单形性室速进行心内导管消融的即刻成功率为 60% ~ 80%，但常见远期复发（50% ~ 70%）。通常需要联合抗心律失常药物和重复消融来控制室速发作。一些研究报告，心外膜消融的急性成功率明显增高，且较心内膜消融远期成功率更佳。目前，室速的导管消融被认为是姑息性而非根治性，推荐适用于反复发作室速导致 ICD 频繁放电的患者，以及室速

电风暴或抗心律失常药物治疗无效的室速患者[2]。

重要的是,室速消融似乎不会降低 ARVC 患者 SCD 风险。因此,对于伴室速的 ARVC 患者,不应将导管消融视为 ICD 治疗的替代方案。尽管如此,对于有药物难治性、血流动力学稳定的单形性室速患者,导管消融可考虑作为无 ICD 保护下的首选治疗(Ⅱb 类适应证)[2, 21, 57]。

埋藏式心脏复律除颤器(ICD)

ICD 治疗是降低 ARVC 患者 SCD 风险的最有效和最可靠的方法,无论是用于一级或二级预防,随访 36 个月推算可降低死亡率 24% ~ 35%。ICD 植入被推荐用于既往心搏骤停或持续性室速患者的二级预防,因为该亚组 SCD 再发率相对更高。

一级预防 ICD 的适应人群分为高风险、中度风险和低风险组(框 29.2;图 29.3)。对于高风险[严重右心室功能障碍(右心室面积变化分数 ≤ 17% 或 RVEF ≤ 35%)或左心室功能障碍(LVEF ≤ 35%)]的患者,无论有无发作心律失常,均推荐预防性植入 ICD。相反,对于无危险因素或健康基因携带者的无症状 ARVC 患者,不建议预防性植入 ICD。在中度风险组患者中,ICD 植入应考虑伴有"主要"危险因素的患者,如不明原因晕厥、非持续性室速、中度右心室功能障碍(右心室面积变化分数 17% ~ 24% 或 RVEF 为 36% ~ 40%)或中度左心室功能障碍(LVEF 为 36% ~ 45%)。对伴有"轻微"危险因素者使用 ICD 治疗的价值尚未确定,在充分讨论并告知 ICD 植入的长期风险和益处,且患者及家属意愿强烈的状况下,可以考虑植入 ICD[55]。

在植入后的最初几年,适当的 ICD 治疗率很高(24% ~ 78%),年化约 9.5%。多次 ICD 放电和室速电风暴并不少见。值得注意的是,从 ICD 植入到第一次适当干预的时间间隔变化很大,并且在很大比例患者中会超过 1 年[2]。

重要的是,要认识到 ICD 植入是一种有创治疗措施,具有一定的并发症发生率,必要时还需要反复调试软件以及更换除颤器。尤其电极相关的不良事件在该患者群体中相对常见。有超过 6% 的患者在随访 7 年内出现需要调整脉冲发生器的严重并发症[24]。菲薄的右心室壁易于发生电极穿孔。此外,纤维脂肪组织逐步替代心肌的病理过程可导致心室感知和起搏功能欠佳,尤其对于置入心尖部的右心室电极,若将右心

植入ICD流程图

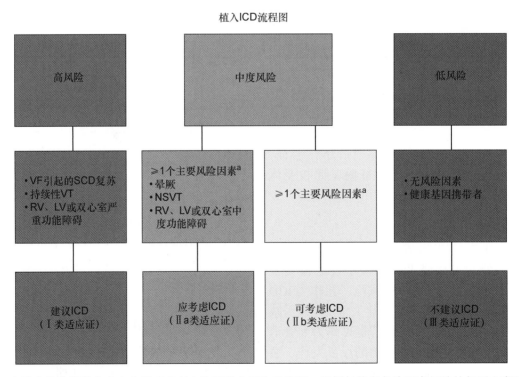

图 29.3 **ICD 在致心律失常性右心室心肌病患者中的风险分层和适应证**。根据与特定危险因素相关的年死亡率现有数据,高风险类别中主要心律失常事件的风险大于每年 10%,中度风险者每年 1% ~ 10%,低风险者每年不到 1%。ICD 植入的适应证通过共识确定,不仅考虑了统计风险,还考虑了公共卫生、社会经济因素,以及设备相关的心理影响和不良事件。a 参见正文,区分"主要"和"轻微"危险因素。LV,左心室;NSVT,非持续性室性心动过速;RV,右心室;SCD,心脏性猝死;VF,心室颤动;VT,室性心动过速。(From Corrado D,Wichter T,Link MS,et al. Treatment of arrhythmogenic right ventricular cardiomyopathy/dysplasia:an international task force consensus statement. Eur Heart J. 2015;36:3227-3237.)

室电极置于间隔部似乎可以改善远期电极性能[58]。

此外，10% ～ 25% 的 ARVC 患者会发生不适当 ICD 干预（年化率约为 3.7%），多数发生在年轻时，通常由窦性心动过速或房性快速性心律失常引起[21]。策略性 ICD 程控有助于减少不适当干预的发生率[59]。ARVC 患者绝大多数的室性心律失常为单形性室速，可以通过抗心动过速起搏成功终止。因此，ICD 应该设置抗心动过速起搏治疗，即使对于快速的室速也是如此[52]。此外，β 受体阻滞剂治疗有助于预防窦性心动过速和房性快速性心律失常时的快速心室率。双腔 ICD 可以帮助鉴别室性和室上性心律失常，但代价是增加心房电极相关的并发症风险[2, 59-60]。

因此，应仔细权衡在年轻患者中植入 ICD 的获益与手术风险。同时不应低估植入设备的负面心理影响和不适当放电风险[59]。

从事体育运动

剧烈运动可能成为致命性心律失常的诱发因素，并且已被证明可使患有 ARVC 的青少年和年轻成人的 SCD 风险加倍，这可能与运动期间右心室牵张和肾上腺素能刺激引起的急性容量超负荷有关。此外，机械张力可能会促进 ARVC 表型进展[24]。

事实上，取消比赛资格本身就是一种挽救生命的措施。因此，除低强度 1A 级运动外，明确、临界或可能诊断 ARVC 个体不应参加大多数竞技运动[61]。此外，任何引起心悸、晕厥、晕厥前兆等症状的运动，无论是否竞技性，均应该避免。虽然通常建议限制中、高强度级别的休闲性运动，但最近的一项研究表明，与不从事运动的 ARVC 先证者相比，休闲运动与症状更早表现无关，也不增加室性心律失常或死亡的风险[13]。

限制运动在 ARVC 患者家庭成员中实施有相当的难度。在健康基因携带者中，即使无症状或无明显临床异常，限制竞技性活动是合理的[2, 62]。对于没有确定的基因突变的先证者家族成员，限制运动的获益并不明确。运动试验（评估运动是否诱发室性心律失常）可能有助于指导运动相关建议。对于热爱竞技体育运动的人，应考虑频繁地进行 ARVC 筛查[63]。

家族成员筛查

由于 ARVC 主要由常染色体显性遗传缺陷引起，因此每个后代都有 50% 的机会遗传疾病的基因突变。然而，由于外显率的年龄依赖性，许多突变携带者可能在生命早期不表现出临床表型，另有一部分可能表达出临床表型但无症状，因此除非进行筛查，否则难以确诊[24]。

当患者的致病突变得到定位时，建议对所有一级亲属进行基因检测。无突变的家族成员及其后代没有进展为 ARVC 的风险，也不需要进一步评估[6]。ARVC 基因突变检测阳性的家族成员可能无临床表现，原因在于基因型与该疾病的表型表达缺乏关联性。因此，在突变阳性者中需要进行心脏评估以帮助明确诊断。临床评估应从 10 ～ 12 岁开始，该疾病的临床表现和 SCD 极少发生在 10 岁以前[4, 64]。由于 ARVC 与年龄相关的外显率，健康的基因携带者也应该定期重复临床评估（每 2 ～ 3 年），尤其是在青春期和青年期。

当先证者未进行基因检测，或遗传分析无法确定明确的致病突变时（或揭示一种或多种意义不明的遗传突变），不建议在相关家族成员中进行基因检测。然而，建议所有一级亲属接受临床筛查，包括详细的病史和体格检查、12 导联心电图、超声心动图、动态心电图和 CMR。鉴于在大多数家庭中观察到的外显率较低，必要时应扩大家族筛查范围，至少应该超过罹患个体的下一代亲属。须注意，没有一项检查能够排除 ARVC 的诊断，因此，全面的基础评估非常必要，以明确有风险的个体是否有相关临床表型。接近三分之一的有风险的亲属在初次评估时就满足 2010 年工作组的 ARVC 诊断标准[4, 64]。

无症状家族成员如果全部筛查结果均为正常，则短期（4 年）随访内发生致命性心律失常的概率较低，同时携带遗传基因缺陷的可能性低。尽管如此，仍应定期接受随访，直到有确定的检查能明确或除外诊断[50]。建议在 10 ～ 20 岁之间每 2 ～ 3 年进行一次临床筛查，之后每 5 年进行一次。筛查可在 50 ～ 60 岁时结束，因为该疾病在此之后不常出现。重要的是，ARVC 先证者亲属的总体疾病进展速度通常很慢，在初次和最后一次随访之间的任何一次评估只能观察到微小变化。在心电图、动态心电图或 SAECG 上观察到的电学进展程度远远大于 CMR 上观察到的结构进展[4, 6, 64]。

ARVC 患者的家族成员中，近 1/3 最终会出现该疾病，10% 发展为持续性室性心律失常。基因型阳性家庭成员的风险较高，与无桥粒基因突变的先证者家族成员相比，他们患 ARVC 的风险增加 1 倍，发生持续性室性心律失常的风险增加 8 倍。

心电图特征

正常窦性心律（NSR）心电图

大多数 ARVC 患者存在心电图异常，并且通常先于结构异常。尽管初发时高达 40% 的 ARVC 患者心电图可以正常，但随访 6 年时几乎所有患者都有一种或多种 NSR 心电图特征性异常表现。由于右心室受累程度不同，ARVC 患者可呈现差异显著的心电图特征，在病变弥漫的个体中较病变局限个体更为常见[35]。

ARVC 中的 ECG 异常可以分为复极或除极异常。除极异常是由于纤维脂质浸润导致的细胞解偶联及组织结构改变引起的，并且通常在 ECG 上表现为 epsilon 波、RBBB、QRS 碎裂、局部 QRS 波增宽和右胸前导联的末端 S 波延长（图 29.4）。复极异常通常表现为右胸前导联的 T 波倒置[65-66]。

复极化异常

复极化异常是最常见的心电图特征，在 87% 的 ARVC 患者中观察到 $V_1 \sim V_3$ 导联 T 波倒置（不同研究报告的患病率为 55% ～ 94%）。ARVC 中的 T 波倒置可能继发于局部传导延迟和右心室扩张，而非原发性复极异常。右胸前导联 T 波倒置的程度与 RV 受累程度有关，能够预测心律失常事件的风险增加[35, 51, 67]。

在 14 岁以上的个体中，$V_1 \sim V_3$ 或更多导联的 T 波倒置被认为是 ARVC 的主要诊断标准（在没有完全性 RBBB 的情况下）。另一方面，在 14 岁以上的个体中，仅在 V_1 和 V_2 导联（不存在完全性 RBBB）或 $V_1 \sim V_4$ 导联（存在 RBBB）中发现倒置 T 波被认为是 ARVC 的次要诊断标准[68]。若缺乏 V_1 导联以外的负向 T 波表现，则将 ARVC 患者归为低风险亚组，此类人群有更好的临床过程，心律失常事件发生率较低[69]。

然而，右胸前导联中的 T 波倒置是非特异性的，可见于多种情况，如运动员心脏改变、Brugada 综合征，并且偶见于正常成年女性[68, 70]。

除极异常

epsilon 波 epsilon 波是 ARVC 的标志性特征，是右心室游离壁和流出道延迟激动的标志，被认为是 ARVC 的主要诊断标准。epsilon 波出现在 QRS 波群末端，在右胸导联 T 波开始之前，表现为可重复出现的波形（低振幅小电位），尤见于 V_1 导联（图 29.5 和图 29.6）[70-71]。

epsilon 波代表了由右心室部分区域的存活心肌被间质纤维及脂肪组织所包围或嵌入形成"心肌细胞岛"的延迟激动引起的低振幅电位。除了心外膜瘢痕外，epsilon 波还与显著的心内膜瘢痕形成有关，因此能够代表疾病的广泛程度。值得注意的是，体表 ECG 上的 epsilon 波的时限与右心室流入道和瓣膜周围区域（而非 RVOT 或右心室心尖部）电激动相关[66]。

双极 Fontaine 胸前 ECG I 至 III 导联可用于强化 epsilon 波的记录，具体方法为在胸骨柄上放置右上肢电极，剑突上放置左上肢电极，V_4 位置放置左下肢电极。当以双倍纸速和灵敏度记录 ECG 并且滤波设置为 40 Hz 时，通过使用 Fontaine 导联部位可进一步加强记录 epsilon 波的灵敏度[70]。

尽管 epsilon 波已被认为对 ARVC 具有高度特异性，但在具有自发或药物诱导的 I 型 Brugada 综合征及其他右心室受累疾病（如右心室梗死或结节病）中也能观察到反映心室传导延迟的心电图表现（包括 epsilon 波）。此外，该标准的灵敏度有限，当通过标准 ECG 评估时，仅能在 10% ～ 37% 的 ARVC 患者中观察到，使用高度放大（20 mV）的胸前导联和改良的肢体导联可以将 epsilon 电位的检测率增加到 75%，但很少使用[14, 35]。

右束支传导阻滞（RBBB） 不完全或完全性 RBBB 可分别见于 18% 和 15% 的患者。心外膜标测表明，这种心电图表现通常是由壁内心肌阻滞引起（由于发育不良区域内激动的不规则和延迟传导），而非束支本身病变。在合并 RBBB 时，选择性的 $V_1 \sim V_3$ 导联 QRS 波时限长于 V_6 导联（> 25 ms，壁内心肌阻滞），是 ARVC 的重要标志（灵敏度为 52% ～ 64%）。另外，在 ARVC 中还观察到 QT 离散度增加（即 QT 间期在不同导联存在变异性）[70]。

局部 QRS 波延长 右侧胸前导联局部 QRS 波延长（大于 110 ms）意味着右心室病变部位激动延迟。在基于病史特征的疑诊 ARVC 患者中，V_1 导联 QSR 波时限大于 110 ms 敏感度为 26% ～ 75%，特异度为 100%。可以采用 QRS 时限的比值 $[(V_1 + V_2 + V_3) / (V_4 + V_5 + V_6)]$ 来鉴别是局部 QRS 波增宽还是右束支传导阻滞。比值大于 1.2 通常认为是异常的，敏感度为 35% ～ 98%[68, 70]。

S 波升肢增宽 原始研究报道，在没有右束支传导阻滞的情况下，$V_1 \sim V_3$ 导联 S 波增宽（S 波最低点到基线时间大于 50 ms）是诊断 ARVC 的非常敏感的心电图标准（存在于所有的弥漫性病变的 ARVC 患者和 90% 的仅局部受累的 ARVC 患者）。然而在其

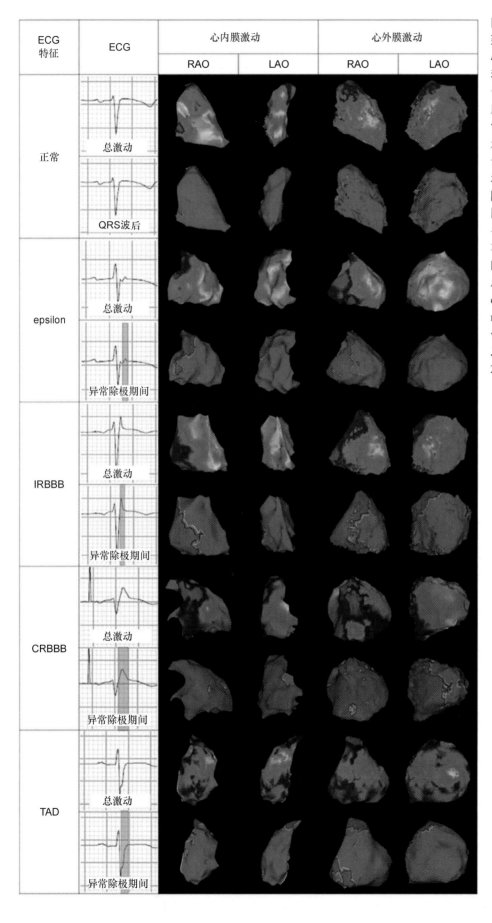

图29.4 （见书后彩图）QRS波群延迟除极时相在ARVC患者不同心电图（ECG）特征中的心内膜和心外膜双极激动图。渐进的颜色变化显示了每个ECG特征的顺序激动模式。双色编码模型显示异常除极期间的激活区域，红色显示在异常除极之前的激动区域，紫色显示在异常除极期间的激动区域。CRBBB，完全性右束支传导阻滞；Depol，除极；ECG，心电图；IRBBB，不完全性右束支传导阻滞；LAO，左前斜位；RAO，右前斜位；TAD，终末激动持续时间。（From Tanawuttiwat T，Te Riele AS，Philips B，et al. Electroanatomic correlates of depolarization abnormalities in arrhythmogenic right ventricular dysplasia/cardiomyopathy. J Cardiovasc Electrophysiol. 2016；27：443-452.）

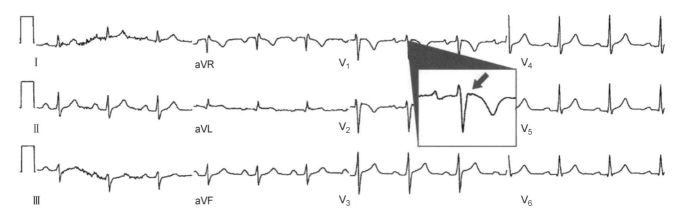

图 29.5　epsilon 波。致心律失常性右心室发育不良 / 心肌病患者窦性心律的体表心电图。插图：V₁ 导联中单个 QRS 波形的放大视图，显示 epsilon 波（箭头所指）

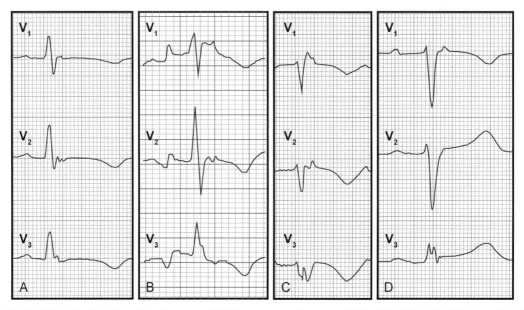

图 29.6　致心律失常性右心室心肌病患者的 epsilon 波示例。A～D. 从四个不同患者获得的右胸前体表心电图导联。(From Platonov PG，Calkins H，Hauer RN，et al. High interobserver variability in the assessment of epsilon waves：implications for diagnosis of arrhythmogenic right ventricular cardiomyopathy/dysplasia. Heart Rhythm. 2016；13：208-216.)

他一些报道中，这个标准敏感度不足 60%。该测量标准对于鉴别 ARVC 和 RVOT VT 价值最大，因为它与右心室受累的范围相关，并且是发生室速的独立预测因素。右心室相关导联 S 波上升肢延长与右胸前导联 QRS 波群时限增宽直接相关。尽管如此，在鉴别 RVOT 特发性室速和 ARVC 室速方面，前者较后者具有更好的价值[35, 68]。

终末传导延迟　ARVC 时另一项除极异常的心电图指标就是终末传导延迟。这个指标的测量是从 S 波最低点到达除极曲线终末点。不仅包括了 S 波的上升肢也同时包括了晚电位信号和 epsilon 波，到达 QRS 波群的终末部分。这个标准只能在没有完全性右束支传导阻滞时才能使用。ARVC 患者中约有 71% 人可以出现终末传导延迟（大于 55 ms），而正常对照组仅

有 4% 出现[68]。

碎裂 QRS 波　碎裂 QRS 波定义为记录标准导联心电图时，QRS 波起始、R 波顶部或 S 波底部出现电位偏转（模糊或切迹），或者整个 QRS 波包含 4 个或更多的成分。在多个导联上出现碎裂 QRS 波提示可能是病理性的，因为反映了局部的心室除极延迟。碎裂 QRS 波在 ARVC 患者中很常见，尤其是在使用放大的或者改良的心电图记录技术（包括使用 Fontaine 导联系统），敏感度为 61%～85%[35]。然而，碎裂 QRS 波并非仅见于 ARVC 患者，也可见于其他类型的心肌病，包括缺血性心肌病和非缺血性心肌病患者[70]。

碎裂 QRS 波对于高风险 ARVC 患者的心律失常事件具有一定预告价值。有研究报道，在标准 12 导联心电图的 3 个或者更多的导联中出现碎裂 QRS 波预测

心律失常高风险，敏感度为 56%，特异度为 99.7%。

此外，近期有研究表明，ARVC 患者，体表心电图出现碎裂 QRS 波，与心内膜或心外膜标测的瘢痕（通过三维电解剖系统进行基质标测确定）明显相关[72]。

晚电位　晚电位指出现在 QRS 波群终末部分的低幅、高频以及多种不同频率的信号。由于它们太小，所以在一般的体表心电图可能记录不到，但是在高分辨的 SAECG（SAECG）是可以记录到的。SAECG 是高度放大的、信号处理的心电图，可以捕捉到毫伏水平的电位信号。晚电位反映了心室内传导缓慢区域晚于正常心肌除极时间的电活动，它们主要来自于瘢痕化的心肌，而后者经常是折返性室速的解剖基质[67, 70]。

SAECG 及其三个指标（滤波 QRS 时程、低振幅信号持续时间、QRS 终末 40 ms 均方根电压）与 ARVC 的诊断密切相关。SAECG 可以在 50%～80% 的 ARVC 患者中发现晚电位以及碎裂的电活动[67, 70]。

虽然尚无 SAECG 在 ARVC 患者中的指南推荐，但是临床实践当中，经常将上述指标中的两个或者更多异常定义为 SAECG 异常。有研究报告，在使用 SAECG 诊断 ARVC 时，与使用 2 个标准异常相比，全部 3 个标准均异常使敏感度从 47% 升高到 69%，同时保持了一个高达 90%～95% 的特异度。SAECG 异常与 CMR 发现的右心室容积扩大和右心室射血分数减低明显相关。SAECG 并不随着临床表现变化而波动，且与体表心电图关系不大。此外 SAECG 与电解剖标测时 RVOT 区域低电压区密切相关，而体表心电图异常与更为广泛的右心室受累相关。然而，SAECG 对 ARVC 患者是否有可以预测诱发室速的价值尚未确定[67]。

室速发作时的心电图特点

ARVC 中室早常起源于右心室的三尖瓣瓣环区域，因此呈现左束支传导阻滞形态，电轴可以向上、向下或者不确定。大多数的持续性室速起源于右心室游离壁，多数呈左束支传导阻滞形态，同时胸导联 R 波递增不良。尽管如此，右束支传导阻滞形态的室速仍可见于左心室受累疾病的患者，或因右心室病变严重导致胸腔内正常心脏的几何形状产生扭曲者（图 29.7）。通常在室速发作时的典型 QRS 波电轴在 −90° 到 +110° 之间，极度右偏者也不少见[70]。

Ⅰ 导联和 aVR 导联有助于判定室速在右心室的出口位置。室速时 Ⅰ 导联的 QRS 波是正向的，提示室速起源于右心室基底部，如果是负向的或者正负双向，则更多源于心尖部。右心室下壁出口者在 aVR 导联呈现正向 QRS 波，通常合并向上电轴。此外，室速时心电图 Ⅰ、V₂ 导联（右心室前壁外膜）出现 Q 波或者 QS 形态，或者 Ⅱ、Ⅲ、aVF 导联（右心室下壁心外膜）出现 Q 波，提示心外膜起源室速[73]。

重要的是，无论是自发（64%）或者电生理检查诱发（88%），ARVC 患者通常存在一种以上形态的室速。

电生理检查特点

室速诱发

最常用的刺激方案使用舒张期阈值电流的两倍输出、脉宽 1～2 ms 起搏心室。在窦性心律下采用 600 ms 或者 400 ms 的基础周长，先后在右心室心尖部和 RVOT 进行期前刺激。逐渐缩短联律间期至心室不应期或者诱发室速。如果仍未诱发室速，可以增加至 2 个或 3 个期前刺激。如果仍然不能诱发室速，则采用快速心室刺激，从间期 400 ms 开始，逐渐缩短至失去 1:1 心室夺获，或者间期直至 220 ms。随后可尝试更换起搏拖带周长，或更换右心室起搏部位，或者静脉给予异丙肾上腺素后再进行刺激。

通常程序刺激可在多数 ARVC 患者中诱发出临床相关室速。很多患者需要使用异丙肾上腺素。有报道如果患者在电生理检查前存在频发室早，那么在使用大剂量异丙肾上腺素（30 μg/min），联合心室 Burst 的刺激，通常可以诱发相同形态的室速。在这些患者中，通常先为非持续性单形性室速短阵发作，随后可诱发相同形态的持续性单形性室速（SMVT）[17]。

室速特点

在异常心肌之间形成折返是 ARVC 室速的常见机制。多数折返环聚集于三尖瓣环附近及 RVOT。诱发多种形态室速是非常常见的。拖带标测时可以显露多个不同的折返环。一个区域可以产生多种形态的室速。该疾病群体中的室速负荷尤其明显，中位数为每位患者有四种室速（包括临床室速和诱发室速）[74]。

室速对于程序刺激、重整以及拖带的反应符合大折返机制，这与心肌梗死后室速相同（详见第 22 章）。

少数 ARVC 患者的室速为局灶起源机制。在基础状态下即频发室早的患者中，儿茶酚胺介导的持续性室速与临床室早之间存在高度相关性。这些患者中

VT-1

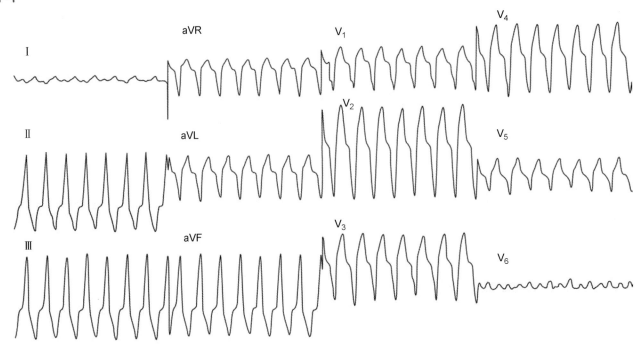

VT-2

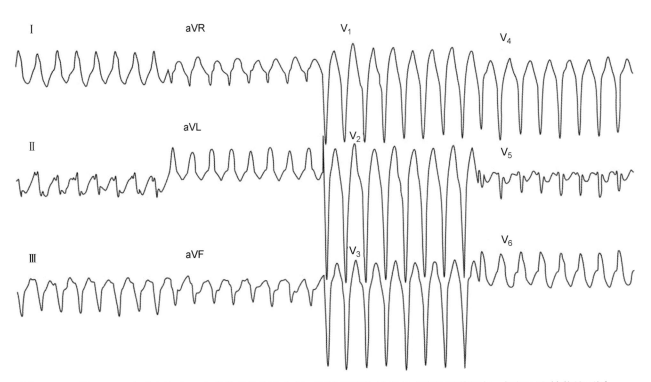

图 29.7 一例 ARVC 患者室速（VT）发作的体表心电图。两种室速均呈左束支传导阻滞形态，但额面电轴截然不同

室速表现出局灶性机制的特点，并且 QRS 波形态与临床室早相同。这些室速的起源主要位于瘢痕的边缘区，常位于 RVOT 和右心室基底部[17]。

标测

ARVC 室速与心肌梗死后室速具有很多共同特点。第一，心动过速多是由大折返机制引起的单形性室速。第二，折返环包含缓慢传导区，局部可记录到低振幅的异常电位，同时具有与周围心肌相连的出口。第三，外环结构，具有构成折返环的大部分的外环，并与周围的心肌相连。第四，心肌梗死后室速消融靶点（关键峡部）与 ARVC 室速相似，因此两种室速的标测策略相似（详见第 22 章）。

标测和消融 ARVC 室速所采用的标测系统有 CARTO、ESI-NavX、Rhythmia。三维电解剖标测系统有助于详细标测室速的折返环、室速时心室激动顺序的快速可视化、确定室速的缓慢传导区和最佳拖带的位置。用标测导管头端记录到的双极电图起始来判断局部激动的先后，并且可以用不同的颜色进行标记。该系统还能同时进行消融导管的导航、设定消融线，以及标记感兴趣区域（比如最佳拖带标测或起搏标测的部位），随后可以对上述部位进行再次准确标测。此外，电解剖标测系统的另一个特点就是可以进行电压（瘢痕）标测。

激动顺序标测

在 ARVC 中纤维脂肪浸润主要累及的三个典型部位当中，多数室速的折返环常位于三尖瓣环下侧壁和 RVOT，而右心室心尖部相对少见。因此，应该首先在这些区域进行激动顺序标测。由于 VT 折返环包含异常传导区，在该区域常可记录到低振幅异常电位以及与周围心肌相连的出口，所以在 VT 时进行心内膜激动顺序标测要注意记录异常的碎裂电位或低振幅分裂电位以及舒张期电位。

进行激动顺序标测时，需关注的特殊区域包括：①异常双极电位区域（振幅 ≤ 0.5 mV 或持续时间 ≥ 60 ms）；②局部电位领先 QRS 波群起始至少 50 ms 的区域（激动时间以双极电图起始为准）。③最早局部激动时间接近舒张中期、孤立的舒张中期电位或连续激动的区域。一旦确认，应于上述区域进行拖带标测（见后）以确定它们与室速折返环的关系。

精细标测常可显示多处部位均存在收缩期前电活动。因此，判定记录到的收缩期前电位就是真正的最早激动非常重要。如果标测到一个正常的收缩期前双极电位（振幅 > 3 mV，时限 < 70 ms）应该进一步标测以寻找更早的激动点。如果经过仔细标测后所记录到的最早激动领先 QRS 波群起始不足 50 ms，这提示可能标测不完整（最为常见）或者是室速起源于心内膜相对深的部位、心肌中层，甚至在心外膜。ARVC 室速也可能表现为局灶性室速的特点。然而，如果心外膜折返环合并心内膜明确出口也可解释在右心室内

膜面的局灶性激动特点。

孤立舒张中期电位是一种低幅高频的电位，与前后的心室激动之间存在等电位线。当孤立的舒张中期电位无法与室速分离时，则可能代表了共同通路（峡部）或者缓慢传导区，亦即折返环构成的必要成分。需要注意的一点就是并非所有 VT 时所标测到的收缩期前电位均与室速发生相关，它可能只反映传导延缓而非参与室速形成机制，也可能是折返环的盲端，甚或是伪差。因此，确认收缩期前电位是否参与折返环的构成非常关键。尽管心动过速周长（TCL）存在自发或诱发的波动，阐明舒张期电位与之后的室速 QRS 波存在固定关系，有助于除外此电位仅反映盲端延迟激动的情况。

成功进行室速激动顺序标测的先决条件包括：在电生理检查时室速可以被诱发；室速的血流动力学稳定（通常需要室速频率相对较慢）；而且室速折返环相对固定（亦即室速的形态和周长是固定的）。如果室速不稳定（形态学和血流动力学），仍可以在诱发室速后尽快在每一处部位采点后终止室速来完成标测。此外，对于耐受不良的快频率室速，有时可应用抗心律失常药物来减慢室速频率以完成标测。使用 20 极导管（PentaRay 电极）或者迷你网篮电极（Orion 电极），以及非接触式标测，可有助于在血流动力学不稳定或不持续的室速发作过程中进行大量激动信息的采集。由于左心室功能通常正常，所以使用经皮左心室辅助装置对于 ARVC 患者的益处有限[73]。

拖带标测

拖带标测有助于鉴定记录到舒张期电位的部位（无论其在舒张期的位置、记录到的部位，以及在 VT 开始时是否出现等）是否参与构成室速折返环。在心动过速发作时，以短于心动过速周长 10 ~ 30 ms 的起搏周长，在激动顺序标测提示连续激动或者孤立舒张期电位的右心室局部发放刺激[75-76]。

一旦确认实现拖带，有几个标准可以确定起搏点与折返环的相关性。需确认的第 1 条拖带标准是隐匿性拖带。拖带具有隐性融合意味着起搏点位于折返环受保护的峡部内部或者与折返环相连区域。判断该受保护的峡部是折返环的关键部位或旁观者，还需要通过拖带的其他标准来确定，包括起搏后间期（PPI）与心动过速周长的差值，以及室速时局部电位 -QRS 间期与刺激信号 -QRS 间期（S-QRS）的差值（图 22.20）[77]。

对于稳定的持续性单形性室速，以下 3 个标准可

用来定义关键峡部并可预示成功消融终止室速：①隐匿性拖带；② PPI 等于心动过速周长（±30 ms）；③ S-QRS 间期与 VT 时局部电位 -QRS 间期相等。其他能够提示有效消融靶点的指标包括，S-QRS 间期与心动过速周长比值小于 70%，较长的 S-QRS 间期，阈下刺激加速心动过速和（或）终止心动过速。然而由于 ARVC 病理改变弥漫，有时峡部会比较宽，所以可能在很大范围内都能获得一个很好的拖带标测结果。这种情况下，横跨舒张期电位区域进行线性消融可能是必要的[78]。

当室速时血流动力学不能耐受而使传统激动顺序标测和拖带标测方法受限时，通过诱发短阵室速（预先将标测导管置于目标区域，可通过基质标测及起搏标测来定位）可判断局部异常电位和室速折返环的相关性。也可在上述位点进行拖带标测以区别 VT 折返环关键部位与旁观者。随后在继发明显血流动力学不稳定之前迅速终止室速。上述操作也可在静脉应用血管活性药物提供血流动力学支撑下进行。然而，该策略仍需可以重复诱发相同形态的室速。

起搏标测

起搏标测可用以辅助激动顺序标测和拖带标测来确认消融靶点。将标测导管置于室速发作时所确定的关键峡部，于室速终止后，在窦性心律下进行起搏标测。起搏标测推荐通过标测导管的头端电极（阴极）与下腔静脉内电极（阳极）给予单极刺激（10 mA，2 ms）。

将起搏的 12 导联 ECG 形态与心动过速进行比对。ECG 记录应该采用相同的放大倍数及滤波设置。起搏形态与心动过速越接近，越说明导管毗邻出口位置。

即使理想情况下，与室速相同的起搏标测仅能定位到连接正常心肌的出口，而且，可能远离折返环的关键峡部这一消融靶点。因此，起搏标测仅定位于确定室速部位的辅助方法。它有助于在开始标测时即重点关注可能包含折返环出口或者异常传导区的部位，但尚不足以提供足够的特异度和敏感度以确定消融靶点。

当不能进行其他标测手段时，可以联合起搏标测与基质标测以确定消融靶点。可通过起搏标测 QRS 波群形态与室速时相同来初步确定折返环的出口。从该部位开始逐步评估 S-QRS 间期（测量终点为 12 导联心电图 QRS 波起始）可帮助寻找室速的峡部。沿室速峡部均能获得一个非常好的起搏标测结果，同时 S-QRS 间期逐渐延长。

基质标测

在部分 ARVC 患者中，VT 下常规激动顺序和拖带标测方法，往往由于形态多变、心动过速无法维持或者血流动力学不稳定等原因受到限制。此时在窦性心律下基于基质的电压标测可以确定瘢痕区和异常心肌区域，并结合起搏标测，可指导消融径线来连接或者围绕异常区域。

大多数 ARVC 患者的室速都是由于大折返导致的，后者涉及致密的心肌瘢痕组织与散布其中的分叉或融合的条带状具有异常偶联及传导特性的存活心肌细胞。共同中央通路（关键峡部）即位于致心律失常基质的包绕之中，常为具有异常传导特性的狭长心肌通道，进而引起冲动传导延缓，并构成折返。峡部周围可能有多处盲端或者多个不参与构成折返环共同通路的通道（旁观者）[79]。

心肌发育不良区域可以定位与定量分析，并可区别于健康心肌，低振幅、长时程的心内电图即代表病变心肌。在窦性心律下进行基质标测，其目的是：①确定瘢痕位置及分布范围（通过电压标测和无法夺获来确定）；②确定瘢痕内、两处相邻瘢痕间、瘢痕与三尖瓣环间的峡部传导，它们可能构成室速折返环的关键传导区（通过局部异常的电位、晚电位以及起搏时较长的 S-QRS 间期确定）[80-81]。

手术前基质影像学成像

CT 或 CMR 成像可用来确定瘢痕的大小、位置及透壁性。这些瘢痕通常包含致心律失常基质。此外，将这些影像结果与三维电解剖标测系统进行融合，有助于以三维形式显示左心室的基质，并可在这些区域进行初期标测。

瘢痕标测

电学瘢痕定义为局部低振幅电图，或者高输出刺激不能夺获。电压标测可在窦性心律、心房起搏或心室起搏时进行。双极电图的峰到谷信号振幅可以被自动测量。右心室内膜面双极电图的振幅大于 1.5 mV 定义为正常，小于 0.5 mV 定义为瘢痕，连续记录信号处于 0.5～1.5 mV 之间定义为异常心肌。需注意，对于心外膜正常心肌定义为双极电图振幅大于 1.0 mV（以减少心外膜脂肪与冠状动脉的影响），瘢痕区定义为小于 0.5 mV。由于心内膜脂肪组织可以降低电信号的振幅，所以心外膜标测的低电压区应同时显示出异常电位形态。在低电压区域（< 0.5 mV）以 10 mA/2 ms 脉宽刺激。起搏阈值大于 10 mA 用于定义不可兴奋的瘢痕，前提是能保持适当的电极-组织贴靠。之后在三

维解剖模型上生成一个颜色标记的电压图（色带分布0.5～1.5 mV），每个标测点的电压均能以不同的色彩显示出来[82-83]。

人们已经认识到 ARVC 患者正常心肌被脂肪组织替代，继而发生纤维化，可以使室壁变薄、产生瘢痕，这种变化主要发生在右心室。既往研究发现所有 ARVC 患者中均可以标测到电压异常的瘢痕区。心内膜异常的双极电压区域通常分布在三尖瓣环附近，虽然主要累及右心室游离壁，但是在大部分患者（76%）会不同程度累及室间隔。这种分布模式与病理学研究显示的 ARVC 瘢痕区域分布特点是一致的。然而，瓣环附近弥漫的纤维化进程是否是发生持续性单形性室速 ARVC 患者的特征尚未确定。与心肌梗死后边缘区围绕瘢痕区的模式不同，ARVC 中异常的心肌区域常呈片状分布、不均质等特点，且可分布在解剖学上分离的区域。因此，以低电压指导消融对于 ARVC 作用有限，因其范围可广泛分布。尽管如此，评价小于 0.5 mV 的瘢痕内（例如：将高通设定于 0.3～0.5 mV，低通设置为 0.1 mV，以反映致密瘢痕）不同电压区域的分布情况有助于发现瘢痕内的缓慢传导区。通常每种折返环的关键峡部均由低电压区与解剖屏障（三尖瓣环）所界定，或可位于两条双电位平行线之间。

重要的是 ARVC 典型的纤维脂肪化首先从心外膜下或者中层开始，然后进展到心内膜下。这与心肌梗死后室速恰好相反，后者心肌坏死从心内膜下向心外膜下扩展，主要在心内膜下产生大片瘢痕区域，而非心外膜下，此时中层或者心外膜的异常基质通常与心内膜瘢痕相伴随存在。因此，在 ARVC 患者心内膜双极电压标测可能导致低估异常心肌范围。对于心内膜双极电压标测没有或者非常局限异常的 ARVC 患者，心内膜单极电压标测（RV 瘢痕界值游离壁 5.5 mV，间隔面 7.5 mV）可提供更全面的心肌电压信息，更接近于心外膜双极电压标测异常的范围。心内膜单极标测可精确预测外膜受累的部位和程度，有助于确定是否需行外膜基质标测与消融[83-84]。

确定峡部传导

确定瘢痕区域内的峡部传导有助于发现可能残余室速折返环的关键部位。这可以通过电压通路、晚电位或两者结合来进行定位。最近有证据显示应用晚电位的技术可以确定很大一部分峡部传导，更重要的是这些峡部传导经常是构成室速的基质。如果仅仅通过调节双极电压设置，大约有 70% 以上的峡部传导和60% 以上的室速峡部不能被发现[85]。

电压通路 三维电解标标测系统电压标测图上的峡部传导表现为致密瘢痕区内的电压通路，或是三尖瓣环与致密瘢痕之间的峡部传导。仔细逐步调整电压标测图的上限与下限设置，使瘢痕区（< 0.5 mV）中代表不同电压心肌的颜色之间的对比得到最大化呈现，进而显示致密瘢痕区内存活心肌构成的峡部传导[85-86]。

晚电位 碎裂电位（即具有 3 个或上尖峰的近场信号，可以被等电位线分开，也可能是连续的）和晚电位（定义为双极电图中位于体表心电图 QRS 波群结束之后的任一电位成分）代表着被瘢痕组织隔离的存活心肌的局部除极。记录到异常电位的位置要在电解剖标测模型上做标记[83, 85]。

晚电位峡部传导定义为与正常健康心肌相连的、两个以上相毗邻的晚电位构成的峡部传导（图 29.8）。此外，根据局部近场电位的激动时间，可将晚电位分为峡部传导的入口和内部区域。传导入口位于移行区（电压 0.5～1.5 mV 的区域），局部可记录到距远场电位（低频，通常高电压）最短的近场电位（延迟、高频、通常碎裂、低电压），前者多反映健康/边缘区心肌，而后者多反映瘢痕区内心肌纤维的局部激动。而延迟时间很长的局部电位一般代表位于瘢痕内峡部传导的更远处区域[85]。

晚电位经常被更高振幅的远场电位所掩盖。因此确认所记录到的电位是远场电位而非近场电位非常重要，可通过局部起搏来鉴别。如果是近场信号，起搏刺激夺获局部组织后会产生全部电位成分。因而，起搏时不会呈现清晰的各电位组分。相反，如果记录到的电位来自远场，起搏可能无法夺获局部组织（由于瘢痕），或者夺获时仍可暴露远场电位（因为它反映起搏点相邻区域的心肌兴奋）。此外，在标测时采用变换除极方向的方法（比如窦性心律和右心室起搏），或者给予心室期前刺激（导致递减传导）有助于显露某些传导阻滞和缓慢区域，通过将局部电位（近场）与远场电位分离以揭示晚电位的存在。

心外膜标测

已经认识到 ARVC 的致心律失常基质在心外膜面更为广泛。多项研究显示，与心内膜相比，和室速折返环相关的瘢痕以及峡部传导更常见于位于心外膜，主要分布于三尖瓣环区域，RVOT 次之。因此限制了单纯进行心内膜面标测和消融的成功率，因为病变部位的室壁厚度可能达到 1 cm 或更厚。

因此，当电压标测显示心内膜瘢痕范围比较局限时，如果内膜面放电消融后室速终止得比较慢，或者

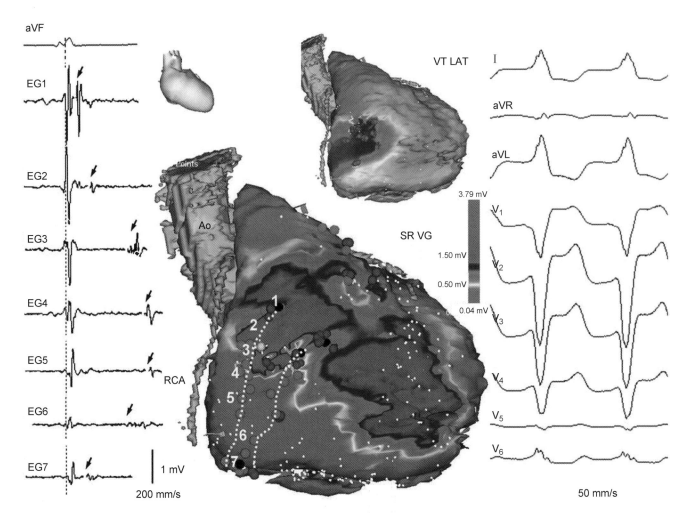

图 29.8 （见书后彩图）包含室速峡部的晚电位传导通道。图为一例 ARVC 患者窦性心律下的心外膜双极电压标测结果（SR VG），在右心室游离壁心外膜可见低电压区。白色虚线标注的为晚电位峡部。左侧所示为窦性心律下在更偏基底部的峡部记录到的心内电图（EGs）。显示了临床相关室速时的心外膜激动标测（VT LAT）以及心内电图结果。在室速发作时进行激动顺序标测以定位室速峡部（出口），该出口位于 VT LAT 标测图的蓝色与红色移行区域，也可经红点标注的精确放电位置来加以确认。将室速的峡部出口投射到 SR VG 标测图（黄点所示），可见其与窦性心律下确定的传导通路-入口电图的位置重叠。Ao：降主动脉；RCA：右冠状动脉。（From Fernandez-Armenta J，Andreu D，Penela D，et al. Sinus rhythm detection of conducting channels and ventricular tachycardia isthmus in arrhythmogenic right ventricular cardiomyopathy. Heart Rhythm. 2014；11：747-754）

即使心内膜高强度消融室速也不能终止，应该考虑心外膜途径。此外，心内膜单极电压标测可用以评价心外膜瘢痕。心内膜单极而非双极电压标测可预测是否存在心外膜受累并可比较准确地评估其范围，因此可指导是否需采取心外膜途径。右心室心内膜单极电压小于 5.5 mV 可提示存在广泛的右心室外膜双极电位异常[85, 87]。

有些研究显示，联合心内膜和心外膜途径标测和消融，可作为 ARVC 患者消融的一线策略，尤其适于那些既往曾有心内膜消融失败史的患者。这样做可以提高即刻成功率和中期成功率[19, 85]。而且，如果室速发作时体表心电图 I 导联和 V₂ 导联（代表右心室前壁心外膜位置）呈现 Q 波或 QS 形态，或者 II、

III、aVF 导联（右心室下壁心外膜）呈现 Q 波，提示室速可能为心外膜起源。这有助于确定哪些患者在初始即考虑心外膜途径。

经心外膜标测与消融策略原则上与心内膜途径相同，包括激动顺序标测、拖带标测、基质标测、起搏标测（详见第 27 章）。

消融

消融靶点

选择性消融折返环的关键峡部

对于诱发的稳定的持续性单形性室速，应选择

折返环的关键峡部作为消融的靶点，可在下述部位进行激动标测和拖带标测来确定：①无法排除与心动过速相关的连续电位或孤立舒张期电位；②隐匿性拖带；③ PPI 与 TCL 相等（±30 ms）；④ S-QRS 间期与 E-QRS 间期相等（±20 ms）；⑤ S-QRS/TCL 在 30%～70%。通过阈下刺激可重整或终止心动过速以及导管局部机械刺激或起搏刺激可重复终止心动过速也提示这是折返环的峡部。上述表现通常符合中央峡部或峡部近端的特点。

对于血流动力学不稳定的室速，窦性心律下基质标测，继以短阵诱发室速（标测导管置于通过基质标测与起搏标测判断的最佳位点），有助于评价局部异常电位与室速折返环的关系。这也可以通过在上述部位进行拖带刺激以鉴别折返环关键部位与旁观者。然后在室速引起明显血流动力学改变之前尽快终止室速。然而，这个方法要求必须能够重复诱发相同形态的室速。此时，采用非接触性标测可能具有一定价值。

当确定了一个或多个折返环关键峡部之后，可行线性消融以离断峡部。如果在这些部位消融后室速终止，可进一步证实这些部位是心律失常的关键峡部。峡部的范围可能会比较广泛，而需要交叉的线性消融，通常策略为连接两处瘢痕区域，或者连接瘢痕至三尖瓣环等解剖屏障[88]。

基质标测指导的消融

通常情况下，一个患者可诱发多种形态的室速，而且常规的激动顺序标测和拖带标测技术，仅能标测少数的几种室速。对于不可标测性室速（不能重复诱发、形态多变或者血流动力学不稳定），可在下述方法判定的折返环出口以及峡部区域进行线性消融，包括最佳起搏标测位置、三尖瓣的边界区域以及基质标测显示的峡部传导等。通常消融线要进行连续消融横跨靶点区域以期达到如下目的：①连接瘢痕或异常心肌至瓣环（三尖瓣环）；②连接瘢痕或异常心肌至另一处瘢痕区域；③根据瘢痕的大小和位置行环形消融隔离瘢痕或异常心肌区域[85, 87]。

此外，联合心内膜与外膜途径消融瘢痕区内全部峡部传导的"去峡部化"治疗，据报道可提高短期和长期成功率。该策略首选峡部传导入口为靶点，可通过基质标测对移行区中晚电位区域中呈现远场成分（低频、通常高电压）至近场成分（常为延迟、高频、碎裂、低电压）最短的延迟来定位。这种消融策略的终点是阻断所有峡部的入口传导阻滞，表现为峡部的内部激动消失或者延迟，后者通常是激动顺序反转

（图 29.9）[82]。

由于 ARVC 患者具有多种临床室速以及多种诱发室速，联合广泛基质消融（线性消融或者瘢痕去峡部化）及选择性消融关键峡部是合理的，有可能提高长期成功率[74, 82, 85, 89]。

消融室性早搏

ARVC 患者如果有频发的、形态类似临床室速或者诱发室速的室早，选择性消融室早起源灶（主要位于 RVOT 与右心室基底部瘢痕区的边缘）有报道可有效消除室速[17]。

消融技术

可以选择 4 mm 头端导管（最高温度 60℃，最大功率 50 W）、8 mm 头端导管（最大温度 65℃，最大功率 75 W）或冷盐水灌注导管（最大温度 40～45℃，最大功率 40～50 W）。在肌小梁间或瓣环区域由于低流速可影响导管头端冲刷降温（以及在心外膜表面，缺乏被动血池降温），常用盐水灌注导管以保证能量输出。但是要注意，在右心室游离壁消融时，需仔细注意滴定输出能量并且持续监测阻抗，以减少穿孔风险。在室速终止部位（持续性室速下消融时），或者线性消融的每一个点，一般维持放电 60～120 s。可调弯鞘有助于右心室内导管的操控[74, 82, 85]。

消融终点

成功的室速消融定义为采用完整电生理程序刺激方案未能诱发室速［不包括非常快速非临床相关室速（TCL ＜ 240 ms）］。如果消融前室速很难被诱发，基质标测指导的瘢痕区去峡部化治疗终点如前所述为峡部入口传导阻滞。如果进行线性消融，需要验证经消融径线的传导阻滞[74, 82, 85]。

治疗结果

ARVC 室速消融仍然是具有挑战性的，应当被认为是减轻患者症状而非治愈性的治疗手段。虽然有报道，消除可诱发室速为终点的急性成功率可达 60%～80%，但经 3～5 年长期随访发现，即使进行了广泛消融或者多次消融，室速复发率仍高达 50%～70%。复发的室速主要表现为非持续性室速，或者慢频率单形性持续性室速，或者新发单形性室速[2]。

良好的急性结果与不理想的远期结果之间的矛盾，可能与 ARVC 持续进展导致新的恶性心律失常基

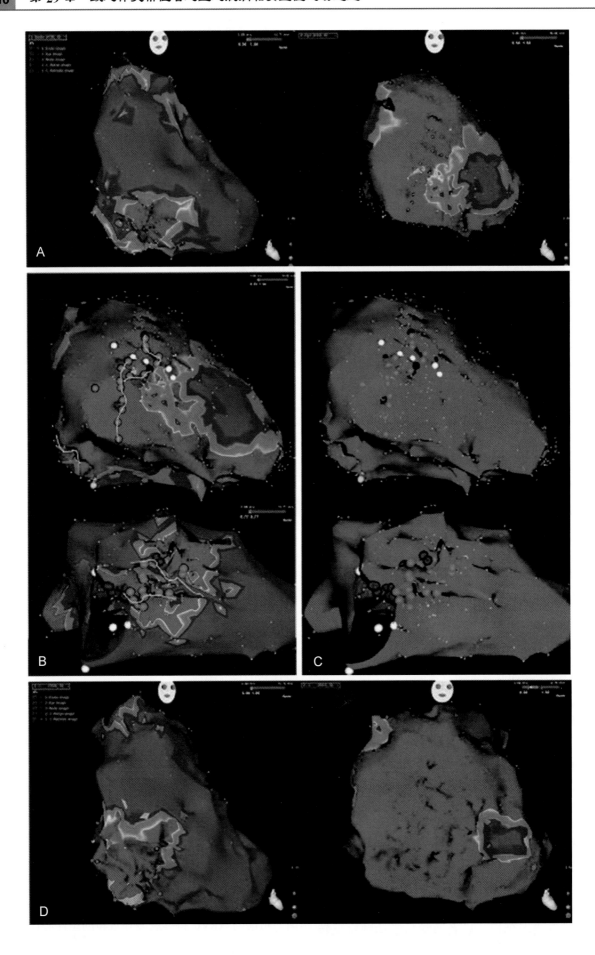

图 29.9（见书后彩图）瘢痕内去峡部化。**A**. 去峡部化治疗前心内膜（左）和心外膜（右）基质标测。**B**. 该患者可确定三条传导通路（CC）：①一条长且有分支的晚电位通路（上图）位于右心室游离壁；②一条通路与三尖瓣环平行（下图）；以及③另一条短的晚电位通路垂直于三尖瓣环（下图）。**C**. 只需在传导通道的 CC 入口（白点）进行数次放电，即可消除下述全部峡部：①在右心室游离壁 CC 入口放电，同时为实现彻底阻滞，在瘢痕核心区给予两次补充消融（上图）；②在平行于三尖瓣环的 CC 入口放电（下部）；以及③为消除垂直于三尖瓣环的 CC 而进行消融（下图）。**D**. 消融后再次标测可见心外膜瘢痕范围扩大。请注意：虽然消融后外膜瘢痕非常弥漫，但是在对应内膜面除初始标测瘢痕之外的区域仍然是正常的。（From Berruezo, A, Fernández-Armenta J, Mont L, et al. Combined endocardial and epicardial catheter ablation in arrhythmogenic right ventricular dysplasia incorporating scar dechanneling technique. Circ Arrhythmia Electrophysiol. 2012；5：111-121. ）

质随时间不断涌现的疾病特点有关[2, 89]。此外，室速多种形态、血流动力学不稳定或不诱发室速也限制了消融成功率。另外，ARVC 可以形成大批潜在折返环，此时单凭主观经验进行消融并不能消除全部可能的通路。能否实现足够的能量释放也存在问题，尤其是在那些导管难以贴靠的区域，比如在三尖瓣环附近的病变区域，就需要使用 8 mm 导管或者盐水灌注导管才能够实现瓣叶覆盖部位的有效毁损。必须要强调的是，尽管在很多区域可能存在较厚的纤维组织，但是在非常菲薄的右心室壁患者使用盐水灌注导管仍应格外警惕。消融在变薄的右心室体部或者心尖部造成深部损伤时会增加穿孔风险。尽管该风险的具体概率仍不清楚，但似乎并不常见。

此外，近期有研究显示 ARVC 患者中较高比例存在心外膜峡部。针对心律失常基质进行心外膜标测与消融以及心内膜 / 心外膜联合消融，可以显著提高短期和远期的消融成功率（平均随访 56 个月，无室速生存率可达 71%）。所以首先在心内膜进行标测是合理的，但如果在心内膜标测与消融不能很快达到预期的消融效果，应做好经心包穿刺以行心外膜标测的准备。而联合心内膜 - 心外膜途径同时标测和消融也可考虑为初始治疗策略，对既往曾行心内膜消融后室速复发的患者尤其如此[2, 74, 82, 85]。

参考文献

1. Basso C, Corrado D, Bauce B, et al. Arrhythmogenic right ventricular cardiomyopathy. *Circ Arrhythmia Electrophysiol*. 2012;5:1233–1246.
2. Corrado D, et al. Treatment of arrhythmogenic right ventricular cardiomyopathy/dysplasia: an international task force consensus statement. *Eur Heart J*. 2015;36:3227–3237.
3. Corrado D, Link MS, Calkins H. Arrhythmogenic right ventricular cardiomyopathy. *N Engl J Med*. 2017;376:61–72.
4. Marcus F, Mestroni L. Family members of patients with ARVC: who is at risk? At what age? When and how often should we evaluate to determine risk? *J Am Coll Cardiol*. 2014;64:302–303.
5. Lorenzon A, et al. Homozygous desmocollin-2 mutations and arrhythmogenic cardiomyopathy. *Am J Cardiol*. 2015;116:1245–1251.
6. Marcus FI, Edson S, Towbin JA. Genetics of arrhythmogenic right ventricular cardiomyopathy: a practical guide for physicians. *J Am Coll Cardiol*. 2013;61:1945–1948.
7. Roux-Buisson N, et al. Prevalence and significance of rare RYR2 variants in arrhythmogenic right ventricular cardiomyopathy/dysplasia: results of a systematic screening. *Heart Rhythm*. 2014;11:1999–2009.
8. Hodgkinson KA, et al. Long-term clinical outcome of arrhythmogenic right ventricular cardiomyopathy in individuals with a p.S358L mutation in *TMEM43* following implantable cardioverter defibrillator therapy. *Circ Arrhythmia Electrophysiol*. 2016;9:e003589.
9. Thiene G. The research venture in arrhythmogenic right ventricular cardiomyopathy: a paradigm of translational medicine. *Eur Heart J*. 2015;36:837–846.
10. Bhonsale A, et al. Impact of genotype on clinical course in arrhythmogenic right ventricular dysplasia/cardiomyopathy-associated mutation carriers. *Eur Heart J*. 2015;36:847–855.
11. Wichter T, Indik JH, Paul M. Ventricular angiography in arrhythmogenic cardiomyopathy. *Card Electrophysiol Clin*. 2011;3:255–267.
12. Cruz FM, et al. Exercise triggers ARVC phenotype in mice expressing a disease-causing mutated version of human plakophilin-2. *J Am Coll Cardiol*. 2015;65:1438–1450.
13. Ruwald AC, et al. Association of competitive and recreational sport participation with cardiac events in patients with arrhythmogenic right ventricular cardiomyopathy: results from the North American multidisciplinary study of arrhythmogenic right ventricular cardiomyopathy. *Eur Heart J*. 2015;36:1735–1743.
14. Sawant AC, Calkins H. Relationship between arrhythmogenic right ventricular dysplasia and exercise. *Card Electrophysiol Clin*. 2015;7:195–206.
15. Shaw RM. Reduced sodium channels in human ARVC. *Heart Rhythm*. 2013;10:420–421.
16. Noorman M, et al. Remodeling of the cardiac sodium channel, connexin43, and plakoglobin at the intercalated disk in patients with arrhythmogenic cardiomyopathy. *Heart Rhythm*. 2013;10:412–419.
17. Philips B, et al. High prevalence of catecholamine-facilitated focal ventricular tachycardia in patients with arrhythmogenic right ventricular dysplasia/cardiomyopathy. *Circ Arrhythmia Electrophysiol*. 2013;6:160–166.
18. Lopez-Ayala JM, et al. Genetics of myocarditis in arrhythmogenic right ventricular dysplasia. *Heart Rhythm*. 2015;12:766–773.
19. Berte B, et al. Characterization of the left-sided substrate in arrhythmogenic right ventricular cardiomyopathy. *Circ Arrhythmia Electrophysiol*. 2015;8:1403–1412.
20. Te Riele ASJM, et al. Mutation-positive arrhythmogenic right ventricular dysplasia/cardiomyopathy: the triangle of dysplasia displaced. *J Cardiovasc Electrophysiol*. 2013;24:1311–1320.
21. Philips B, Cheng A. 2015 Update on the diagnosis and management of arrhythmogenic right ventricular cardiomyopathy. *Curr Opin Cardiol*. 2015;31:1.
22. Groeneweg JA, et al. Left-dominant arrhythmogenic cardiomyopathy in a large family: associated desmosomal or nondesmosomal genotype? *Heart Rhythm*. 2013;10:548–559.
23. Te Riele ASJM, et al. Arrhythmogenic right ventricular dysplasia/cardiomyopathy in the pediatric population. *JACC Clin Electrophysiol*. 2015;1:551–560.
24. Migliore F, et al. Prognostic value of endocardial voltage mapping in patients with arrhythmogenic right ventricular cardiomyopathy/dysplasia. *Circ Arrhythmia Electrophysiol*. 2013;6:167–176.
25. Bhonsale A, et al. Cardiac phenotype and long-term prognosis of

arrhythmogenic right ventricular cardiomyopathy/dysplasia patients with late presentation. *Heart Rhythm*. 2016;14:883–891.

26. Choudhary N, et al. Clinical presentation and outcomes by sex in arrhythmogenic right ventricular cardiomyopathy: findings from the North American ARVC Registry. *J Cardiovasc Electrophysiol*. 2016;27: 555–562.

27. Kimura Y, et al. Potentially lethal ventricular arrhythmias and heart failure in arrhythmogenic right ventricular cardiomyopathy: what are the differences between men and women? *JACC Clin Electrophysiol*. 2016;2: 546–555.

28. Camm CF, et al. Prevalence of atrial arrhythmias in arrhythmogenic right ventricular dysplasia/cardiomyopathy. *Heart Rhythm*. 2013;10: 1661–1668.

29. Etoom Y, et al. Importance of CMR within the task force criteria for the diagnosis of ARVC in children and adolescents. *J Am Coll Cardiol*. 2015; 65:987–995.

30. Asimaki A, et al. A new diagnostic test for arrhythmogenic right ventricular cardiomyopathy. *N Engl J Med*. 2009;360:1075–1084.

31. Sen-Chowdhry S, Syrris P, Quarta G, et al. Clinical impact of genetics in arrhythmogenic cardiomyopathy. *Card Electrophysiol Clin*. 2011;3: 205–215.

32. Groeneweg JA, et al. Functional assessment of potential splice site variants in arrhythmogenic right ventricular dysplasia/cardiomyopathy. *Heart Rhythm*. 2014;11:2010–2017.

33. Marra MP, et al. Imaging study of ventricular scar in arrhythmogenic right ventricular cardiomyopathy comparison of 3D standard electroanatomical voltage mapping and contrast-enhanced cardiac magnetic resonance. *Circ Arrhythmia Electrophysiol*. 2012;5:91–100.

34. Denis A, et al. Diagnostic value of isoproterenol testing in arrhythmogenic right ventricular cardiomyopathy. *Circ Arrhythmia Electrophysiol*. 2014;7:590–597.

35. Hoffmayer KS, Scheinman MM. Electrocardiographic characteristics of ventricular tachycardia in arrhythmogenic right ventricular dysplasia. *Card Electrophysiol Clin*. 2014;6:595–601.

36. Hoffmayer KS, et al. Electrocardiographic comparison of ventricular arrhythmias in patients with arrhythmogenic right ventricular cardiomyopathy and right ventricular outflow tract tachycardia. *J Am Coll Cardiol*. 2011;58:831–838.

37. Ren L, et al. Electrocardiographic difference between ventricular arrhythmias from the right ventricular outflow tract and idiopathic right ventricular arrhythmias. *Pacing Clin Electrophysiol*. 2014;37:1658–1664.

38. Hoffmayer KS, et al. An electrocardiographic scoring system for distinguishing right ventricular outflow tract arrhythmias in patients with arrhythmogenic right ventricular cardiomyopathy from idiopathic ventricular tachycardia. *Heart Rhythm*. 2013;10:477–482.

39. Birnie DH, et al. HRS expert consensus statement on the diagnosis and management of arrhythmias associated with cardiac sarcoidosis. *Heart Rhythm*. 2014;11:1305–1323.

40. Kumar S, et al. Ventricular tachycardia in cardiac sarcoidosis: characterization of ventricular substrate and outcomes of catheter ablation. *Circ Arrhythm Electrophysiol*. 2015;8:87–93.

41. Dechering DG, et al. Electrophysiological characteristics of ventricular tachyarrhythmias in cardiac sarcoidosis versus arrhythmogenic right ventricular cardiomyopathy. *Heart Rhythm*. 2013;10:158–164.

42. Tung R, et al. Incidence of abnormal positron emission tomography in patients with unexplained cardiomyopathy and ventricular arrhythmias: the potential role of occult inflammation in arrhythmogenesis. *Heart Rhythm*. 2015;12:2488–2498.

43. Philips B, et al. Arrhythmogenic right ventricular dysplasia/cardiomyopathy and cardiac sarcoidosis: distinguishing features when the diagnosis is unclear. *Circ Arrhythmia Electrophysiol*. 2014;7:230–236.

44. Zaidi A, et al. Clinical differentiation between physiological remodeling and arrhythmogenic right ventricular cardiomyopathy in athletes with marked electrocardiographic repolarization anomalies. *J Am Coll Cardiol*. 2015;65:2702–2711.

45. Zaidi A, et al. Clinical significance of electrocardiographic right ventricular hypertrophy in athletes: comparison with arrhythmogenic right ventricular cardiomyopathy and pulmonary hypertension. *Eur Heart J*. 2013;34:3649–3656.

46. La Gerche A, et al. Lower than expected desmosomal gene mutation prevalence in endurance athletes with complex ventricular arrhythmias of right ventricular origin. *Heart*. 2010;96:1268–1274.

47. Zaidi A, et al. Physiological right ventricular adaptation in elite athletes of African and Afro-Caribbean origin. *Circulation*. 2013;127:1783–1792.

48. La Gerche A, Heidbuchel H. Exercise-induced arrhythmogenic right ventricular cardiomyopathy. *Card Electrophysiol Clin*. 2013;5:97–105.

49. La Gerche A, et al. Exercise-induced right ventricular dysfunction is associated with ventricular arrhythmias in endurance athletes. *Eur Heart J*. 2015;36:1998–2010.

50. Te Riele ASJM, et al. Approach to family screening in arrhythmogenic right ventricular dysplasia/cardiomyopathy. *Eur Heart J*. 2016;37: 755–763.

51. Bhonsale A, et al. Risk stratification in arrhythmogenic right ventricular dysplasia/cardiomyopathy-associated desmosomal mutation carriers. *Circ Arrhythmia Electrophysiol*. 2013;6:569–578.

52. Link MS, et al. Ventricular arrhythmias in the North American multidisciplinary study of ARVC: predictors, characteristics, and treatment. *J Am Coll Cardiol*. 2014;64:119–125.

53. Kikuchi N, Yumino D, Shiga T, et al. Long-term prognostic role of the diagnostic criteria for arrhythmogenic right ventricular cardiomyopathy/dysplasia. *JACC Clin Electrophysiol*. 2016;2:107–115.

54. Brun F, et al. Risk stratification in arrhythmic right ventricular cardiomyopathy without implantable cardioverter-defibrillators. *JACC Clin Electrophysiol*. 2016;2:558–564.

55. Priori SG, Blomström-Lundqvist C, Mazzanti A. 2015 ESC guidelines for the management of patients with ventricular arrhythmias and the prevention of sudden cardiac death. *Eur Heart J*. 2015;8:746–837.

56. Ermakov S, Gerstenfeld EP, Svetlichnaya Y, et al. Use of flecainide in combination antiarrhythmic therapy in patients with arrhythmogenic right ventricular cardiomyopathy. *Heart Rhythm*. 2016;14:564–569.

57. Müssigbrodt A, et al. Should all patients with arrhythmogenic right ventricular dysplasia/cardiomyopathy undergo epicardial catheter ablation? *J Interv Card Electrophysiol*. 2017;48:193–199.

58. Herman ARM, et al. Long-term right ventricular implantable cardioverter-defibrillator lead performance in arrhythmogenic right ventricular cardiomyopathy. *Heart Rhythm*. 2016;13:1964–1970.

59. Schinkel AFL. Implantable cardioverter defibrillators in arrhythmogenic right ventricular dysplasia/cardiomyopathy: patient outcomes, incidence of appropriate and inappropriate interventions, and complications. *Circ Arrhythmia Electrophysiol*. 2013;6:562–568.

60. Mugnai G, et al. Implantable cardioverter-defibrillators in patients with arrhythmogenic right ventricular cardiomyopathy: the course of electronic parameters, clinical features, and complications during long-term follow-up. *J Interv Card Electrophysiol*. 2014;41:23–29.

61. Maron BJ, et al. Eligibility and disqualification recommendations for competitive athletes with cardiovascular abnormalities: Task Force 3: hypertrophic cardiomyopathy, arrhythmogenic right ventricular cardiomyopathy and other cardiomyopathies, and myocarditis. *J Am Coll Cardiol*. 2015;66:2362–2371.

62. Sawant AC, et al. Safety of American Heart Association-recommended minimum exercise for desmosomal mutation carriers. *Heart Rhythm*. 2016;13:199–207.

63. Perrin MJ, et al. Exercise testing in asymptomatic gene carriers exposes a latent electrical substrate of arrhythmogenic right ventricular cardiomyopathy. *J Am Coll Cardiol*. 2013;62:1772–1779.

64. Te Riele ASJM, et al. Yield of serial evaluation in at-risk family members of patients with ARVD/C. *J Am Coll Cardiol*. 2014;64:293–301.

65. Te Riele ASJM, et al. Malignant arrhythmogenic right ventricular dysplasia/cardiomyopathy with a normal 12-lead electrocardiogram: a rare but underrecognized clinical entity. *Heart Rhythm*. 2013;10: 1484–1491.

66. Tanawuttiwat T, et al. Electroanatomic correlates of depolarization abnormalities in arrhythmogenic right ventricular dysplasia/cardiomyopathy. *J Cardiovasc Electrophysiol*. 2016;27:443–452.

67. Bae MH, et al. Changes in follow-up ECG and signal-averaged ECG in patients with arrhythmogenic right ventricular cardiomyopathy. *Pacing Clin Electrophysiol*. 2014;37:430–438.

68. Hauer RNW, Cox MGPJ. Twelve-lead ECG in arrhythmogenic cardiomyopathy. *Card Electrophysiol Clin*. 2011;3:237–244.

69. Zorzi A, et al. Electrocardiographic predictors of electroanatomic scar size in arrhythmogenic right ventricular cardiomyopathy: implications for arrhythmic risk stratification. *J Cardiovasc Electrophysiol*. 2013;24:

1321–1327.

70. Zhang L, Liu L, Kowey PR, et al. The electrocardiographic manifestations of arrhythmogenic right ventricular dysplasia. *Curr Cardiol Rev.* 2014;10: 237–245.

71. Platonov PG, et al. High interobserver variability in the assessment of epsilon waves: implications for diagnosis of arrhythmogenic right ventricular cardiomyopathy/dysplasia. *Heart Rhythm.* 2016;13:208–216.

72. Tschabrunn CM, Haqqani HM, Santangeli P, et al. 12-lead electrocardiogram to localize region of abnormal electroanatomic substrate in arrhythmogenic right ventricular cardiomyopathy. *JACC Clin Electrophysiol.* 2017;3:654–665.

73. Haqqani HM, Marchlinski FE. Electroanatomic mapping and catheter ablation of ventricular tachycardia in arrhythmogenic cardiomyopathy. *Card Electrophysiol Clin.* 2011;3:299–310.

74. Santangeli P, et al. Long-term outcome with catheter ablation of ventricular tachycardia in patients with arrhythmogenic right ventricular cardiomyopathy. *Circ Arrhythmia Electrophysiol.* 2015;8:1413–1421.

75. Josephson ME, Almendral J, Callans DJ. Resetting and entrainment of reentrant ventricular tachycardia associated with myocardial infarction. *Heart Rhythm.* 2014;11:1239–1249.

76. Almendral J, Caulier-Cisterna R, Rojo-Álvarez JL. Resetting and entrainment of reentrant arrhythmias: part I: concepts, recognition, and protocol for evaluation: surface ECG versus intracardiac recordings. *Pacing Clin Electrophysiol.* 2013;36:508–532.

77. Deo R, Berger R. The clinical utility of entrainment pacing. *J Cardiovasc Electrophysiol.* 2009;20:466–470.

78. Wong KCK, Rajappan K, Bashir Y, et al. Entrainment with long postpacing intervals from within the flutter circuit: what is the mechanism? *Circ Arrhythm Electrophysiol.* 2012;5:e90–e92.

79. Proietti R, et al. A historical perspective on the role of functional lines of block in the re-entrant circuit of ventricular tachycardia. *Pacing Clin Electrophysiol.* 2016;39:490–496.

80. Nayyar S, et al. High-density mapping of ventricular scar: a comparison of ventricular tachycardia (VT) supporting channels with channels that do not support VT. *Circ Arrhythmia Electrophysiol.* 2014;7:90–98.

81. Baldinger SH, et al. Electrogram analysis and pacing are complimentary for recognition of abnormal conduction and far-field potentials during substrate mapping of infarct-related ventricular tachycardia. *Circ Arrhythmia Electrophysiol.* 2015;8:874–881.

82. Berruezo A, et al. Combined endocardial and epicardial catheter ablation in arrhythmogenic right ventricular dysplasia incorporating scar dechanneling technique. *Circ Arrhythmia Electrophysiol.* 2012;5:111–121.

83. Tanawuttiwat T, Nazarian S, Calkins H. The role of catheter ablation in the management of ventricular tachycardia. *Eur Heart J.* 2016;37: 594–609.

84. Santangeli P, Marchlinski FE. Substrate mapping for unstable ventricular tachycardia. *Heart Rhythm.* 2016;13:569–583.

85. Fernandez-Armenta J, et al. Sinus rhythm detection of conducting channels and ventricular tachycardia isthmus in arrhythmogenic right ventricular cardiomyopathy. *Heart Rhythm.* 2014;11:747–754.

86. Kumar P, Mounsey JP, Chung EH. Adjusting voltage criteria can unmask conducting channels in a patient with arrhythmogenic right ventricular cardiomyopathy and ventricular tachycardia. *Heart Case Reports.* 2015;1: 275–278.

87. Philips B, et al. Outcomes and ventricular tachycardia recurrence characteristics after epicardial ablation of ventricular tachycardia in arrhythmogenic right ventricular dysplasia/cardiomyopathy. *Heart Rhythm.* 2015;12:716–725.

88. Lerman BB. Eliminating ventricular tachycardia by targeting premature ventricular contractions in arrhythmogenic right ventricular dysplasia/cardiomyopathy: innocent bystander or heart of the matter? *Circ Arrhythmia Electrophysiol.* 2013;6:7–9.

89. Berte B, et al. VT recurrence after ablation: incomplete ablation or disease progression? A multicentric European study. *J Cardiovasc Electrophysiol.* 2016;27:80–87.

30

成人先天性心脏病的室性心律失常

王鑫 译 刘彤 校

病理生理

总体来说，先天性心脏病（CHD）患者容易发生两种形式的快速性室性心律失常：①与瘢痕或外科修补使用的人工修补物相关的大折返性单形性室性心动过速（VT），如经心室切开修补术的法洛四联症、室间隔缺损与 Ebstein 畸形患者；②多形性室速与室颤（VF）[心脏性猝死（SCD）风险]，多发生在因慢性压力与容量超负荷终致严重肥厚、纤维化与心室扩张的心室心肌化过程，后者见于大动脉转位患者 Mustard 或 Senning 术后、先天性主动脉流出道梗阻、法洛四联症、未修补的室间隔缺损合并艾森门格综合征和单心室 Fontan 循环的患者[1]。

先天性心脏病中法洛四联症患者的单形性 VT 与 CHD 发生率明显高于其他类型先天性心脏病。法洛四联症是最常见的发绀性先天性心脏畸形，这种畸形的主要病变是肺动脉瓣上动脉圆锥发育不完全，向上向前移位，导致我们熟知的肺动脉狭窄、室间隔缺损、主动脉骑跨和右心室肥厚四联症。对这种畸形的矫正包括室间隔缺损补片和解除右心室流出道（RVOT）梗阻，这需要切除很大一部分右心室心肌。当刚刚开展这种手术时，需要进行心室切开而不是通过三尖瓣进行。这些患者肺动脉瓣环通常较小，跨瓣环补片修补术可导致慢性肺动脉瓣关闭不全，如果患者合并明显肺动脉狭窄导致肺动脉瓣上梗阻，这种关闭不全会更严重，最终导致右心室扩张和功能障碍[2]。

大折返是法洛四联症患者修补术后发生持续性室性心律失常的最常见机制。折返环上舒张期激动和延迟传导位点存在心肌纤维化，脂质沉积与变性等明显病理改变[3]。这些分散的存活岛状心肌被包裹在广泛脂质沉积和（或）纤维化中，可以形成围绕外科缝合区域的电迷宫，这种病理改变类似于梗死心肌边缘区域。此外，压力（因未完全解除梗阻）或容量负荷（继发于严重肺动脉瓣反流）可促进右心室肥厚和纤维化，导致右心室重构，进一步可能导致慢传导区的出现，这是血流动力学受损与 VT 发生的关联所在[4]。

通过外科手术中标测，法洛四联症外科矫正术后单形性 VT 可分为两种类型：①起源于 RVOT 的 VT，可能与既往右心室切开术或 RVOT 重建有关（图 30-1）；②起源于右心室流入道间隔部的 VT，可能与室间隔缺损修补有关。折返环峡部常位于以不可兴奋组织为边缘的解剖通道上[4-5]。

流行病学与自然病史

先天性心脏病是最常见的出生缺陷，估计 0.5% ～ 1% 活产新生儿存在中重度先天性心脏病。目前，美国超过 100 万成年人患有先天性心脏病，已经超过先天性心脏病儿童，提示先天性心脏病的早期诊断、外科与内科治疗收到明显效果。先天性心脏病修补术后晚期出现的室性心律失常较常见，特别是法洛四联症患者，发病率和死亡率增加。

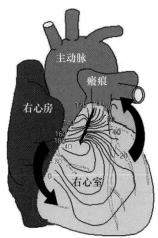
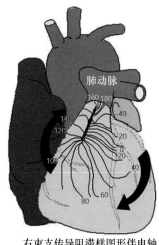

左束支传导阻滞样图形伴电轴　　　　　右束支传导阻滞样图形伴电轴
左上室速的周长为240 ms　　　　　　右下室速的周长为250 ms

图 30.1　（见书后彩图）法洛四联症外科修补术后室性心动过速（VT）。 图示法洛四联症外科修补伴右心室切开术后瘢痕相关折返。切口愈合后形成不具传导功能的瘢痕，在肺动脉瓣环和瘢痕间遗留一小束肌肉组织。激动在该舒张期传导通路沿不同方向传导，导致左束支传导阻滞样图形且电轴指向左上，如果沿相反方向传导可产生右束支传导阻滞图形且电轴指向右下

先天性心脏病患者中，SCD 发病率相对较低（每年不足 0.1%），但在所有成人 CHD 晚期死亡患者中占 20% ～ 25%[6]。复杂血流动力学病变的患者发生 SCD 风险较高，包括法洛四联症（每年0.2% ～ 0.3%）、Mustard 或 Senning 手术板障的大动脉 D- 转位、大动脉转位自然矫正、左侧梗阻性病变、艾森门格综合征与 Ebstein 畸形患者[6-7]。

虽然室性早搏与非持续性室性心动过速比较常见，但成人先天性心脏病患者很少发生持续性单形性VT，其年发病率为 0.1% ～ 0.2%[6]，但随患者年龄增长发生率明显增加。法洛四联症患者在外科矫正术后10 ～ 15 年中严重室性心律失常较罕见，随后以单形性 VT 为主的室性心律失常的发生率逐渐上升，外科术后的成年患者患病率为 15%。35 年随访研究提示该人群 VT 的发生率为 11.9%，SCD 风险为 8.3%[6, 8-11]。自 20 世纪 90 年代中期以来，法洛四联症外科修补术通常采用经右心房与肺动脉联合术式。这些患者由于没有右心室游离壁切口，不会发生围绕右心室游离壁的折返，但仍可能发生围绕室间隔缺损补片的折返。但当 RVOT 或肺动脉瓣环需填充补片时，仍可能需要局部右心室游离壁切口。

法洛四联症是持续性 VT 最常见的致心律失常基质，我们讨论成人先天性心脏病 VT 时常把法洛四联症作为经典病变，其他类型先天性心脏畸形也会发生严重室性心律失常，即使心室肌不存在外科手术瘢痕，其包括先天性主动脉狭窄、右心室支持体循环情况下的大动脉转位、严重 Ebstein 畸形、特殊类型的单心室和室间隔缺损伴肺动脉高压。这些患者室性心律失常的发生常与整体血流动力学恶化有关[6-7]。

初步评估

CHD 患者如果发生如心悸、头晕、晕厥等提示室性心律失常的症状，通常可采用动态心脏监护或植入式循环记录仪仔细评估，有助于记录发生临床症状时的心律。当高度可疑时，可考虑进行电生理（EP）检查。

新发或恶化的室性心律失常可能预示血流动力学恶化，充分评估心室功能与残余病变尤为重要。此外详细评估心脏功能与解剖结构，了解先天性畸形解剖与既往手术方法也非常重要。可采用经胸或经食管超声心动图、右心或左心导管检查、感兴趣心腔血管造影与心脏磁共振成像进行评估。

危险分层

无创危险分层

先天性心脏病患者中的一些亚组人群存在致命性室性心律失常和 SCD 的风险，这些亚组包括既往心室切口大面积瘢痕的患者（如法洛四联症患者）和由于长期血流动力学负荷过重出现心室功能障碍的患者（如先天性主动脉瓣狭窄，单心室患者）。

虽然目前尚存争议，已证实先天性心脏病患者存在多个发生 VT 和 SCD "无创" 危险因素。法洛四联症可能是相关证据最完善的疾病。QRS 波时限≥ 180 ms，左心室收缩功能障碍（射血分数 < 50%），左心室舒张功能障碍（左心室舒张末压≥ 12 mmHg）都可预测患者预后不良。此外，症状性非持续性室性心动过速和房性心律失常可增加 SCD 风险。无症状非持续性室性心动过速可预测程序心室刺激诱发的持续性室性心动过速和植入 ICD 患者的临床室性心律失常，但其对 SCD 风险的预测价值有限。其他一些临床特征，如右心室压力超负荷与右心室收缩功能障碍，也被认为是 SCD 的危险因素，但文献结论不尽相同[2, 8-9, 12]。一项包括 6 项临床危险因素的评分系统预测法洛四联症植入 ICD 一级预防患者适当放电风险，通过多变量回归分析获得 6 项危险因素，包括外科手术，血流动力学，心电图和电生理危险因素（表 30-1）。少于3 分（低危）患者未发生 ICD 适当放电，3 ～ 5 分（中

表 30.1　法洛四联症患者一级预防中适当除颤器放电的危险评分

危险因素	β 系数指数值	积分
既往姑息性分流	3.2	2
可诱发持续性室性心动过速	2.6	2
QRS 波时限 ≥ 180 ms	1.4	1
心室切口	3.4	2
非持续性室性心动过速	3.7	2
左室舒张末压 ≥ 12 mmHg	4.9	3
总积分		0 ～ 12

危）患者和大于 5 分（高危）患者适当放电的发生率分别为 3.8%/ 年和 17.5%/ 年。虽然这些危险分层方法敏感性较好，但其对高危者特异性欠佳，其原因是先天性心脏病患者整体人群年龄较小且 SCD 的发生率相对较低（法洛四联症患者每 10 年约 2%）[13]。

对于除法洛四联症以外的其他先天性畸形患者，SCD 的危险预测因素尚不清楚。体循环心室收缩功能严重受损（射血分数 ≤ 35%）会增加室性心律失常和 SCD 风险；然而 QRS 波时限不足以预测 SCD。患者心室功能障碍时反复发生不明原因晕厥也可能提示高风险。其他危险因素包括非持续性 VT，既往姑息性分流术，心室切开术与快速性房性心律失常等，但真正预后意义尚不清楚。需要注意，植入 ICD 患者中，除法洛四联症外的其他先天性心脏病患者接受 ICD 适当治疗的风险显著低于法洛四联症患者（11.5% vs. 27.3%）[6, 14]。

电生理检查

法洛四联症患者修补术后，程序心室刺激诱发的持续性单形性或多形性 VT 患者于随访过程中临床室速或 SCD 发生率增加近 5 倍。这些患者持续性 VT 的诱发率为 35%，与陈旧性心肌梗死伴左心室射血分数 < 40% 和自发非持续性 VT 患者的诱发率相似。诱发性持续性室性心动过速的独立危险因素包括：①检查时年龄 > 18 岁，②心悸发作史，③既往姑息性外科手术，④频繁或复杂室性早搏或持续室性心动过速，⑤胸片显示心胸比 > 0.6。电生理检查的诊断价值（敏感度 77%，特异度 80%；诊断准确率 79%）和预后价值（随后的临床 VT 和 SCD；RR 值为 4.7）优于心肌梗死后患者的程序心室刺激。但电生理检查仍不十分完美，可操作性不强，无法推荐作为一般筛查方法，检查时间与频率尚需阐明。而且电生理检查可用于仅存在相关症状（如心悸、头晕或不明原因晕

厥）患者或 Holter 记录上可疑但未证实的 VT。对于 SCD 中危患者，从电生理检查结合其他参数中获益更大[8, 10, 12]。

对非法洛四联症的先天性畸形，仍不确定程序心室刺激对其危险分层的作用价值。电生理检查时持续性 VT 的可诱发性似乎不能预测大动脉转位与 Mustard 或 Senning 隔板患者的临床 VT 或 SCD[6]。

处理原则

埋藏式心脏复律除颤器

埋藏式心脏复律除颤器在先天性心脏病患者人群 SCD 一级和二级预防中发挥重要作用。最近的一项研究中，法洛四联症修补术后成年人群中 10% 植入 ICD，其中一级预防为 59%，二级预防为 41%。两组人群的 ICD 适当放电比例都很高。

二级预防

心搏骤停幸存者或发作血流动力学紊乱的持续性 VT 的患者建议植入 ICD。ICD 植入患者中最常见的先天性解剖畸形是法洛四联症，其次是大动脉转位和主动脉狭窄。这些患者因 VT 或心室颤动（VF）进行 ICD 适当放电的比例为 9.8%/ 年，即随访 5 年中约 35%，首次放电的中位数时间 < 1 年[8-9, 13, 15]。

一级预防

最近资料提示 ICD 植入可使 SCD 高危人群明显获益。法洛四联症接受预防性 ICD 植入患者中 44% 出现持续性室性心律失常，7.7% 的患者每年发生 ICD 适当治疗，其年发生率与其他高危人群相似，包括因缺血性、扩张型或肥厚型心肌病植入 ICD 的患者[8-9]。

如前所述，先天性心脏病患者存在发生 VT 和 SCD 的多种危险因素，目前正努力评价哪种危险因素能使植入 ICD 一级预防患者获益最大。但目前对于无症状 CHD 患者尚无普遍认可的心律监测方案[8, 10]。框 30.1 列出目前 ICD 治疗成人 CHD 患者的建议。

即使考虑患者存在恶性室性心律失常风险，植入 ICD 前应权衡植入 ICD 的获益及在这个特殊人群进行这种操作可能带来的潜在风险。经静脉 ICD 植入可能不适合复杂先天性心脏畸形的患者（如果经心外膜植入 ICD 电极需要患者进行胸骨切开术或胸廓切开术）。即使经静脉植入操作可行，但是对于心脏解剖畸形患者 ICD 植入也很困难，需要植入医生充分了解先天性心脏病变细节和外科手术类型。由于每位患者心脏解剖和外科手术情况不同，需在术前仔细回

框 30.1　成人先天性心脏病患者 ICD 治疗推荐证据

Ⅰ级

1. 不可逆病因导致 VF 或血流动力学不稳定 VT 导致心搏骤停;
2. 自发持续性 VT;
3. 体循环左心室射血分数 ≤ 35%,双心室及心功能 NYHA Ⅱ 或 Ⅲ 级症状

Ⅱa级

1. 一些伴有多种 SCD 危险因素的法洛四联症成人患者可进行 ICD 治疗,如左心室收缩或舒张功能障碍、非持续性 VT、QRS 波持续时间 ≥ 180 ms、广泛右心室瘢痕或电生理检查时可诱发的持续性 VT

Ⅱb级

1. 先天性心脏病与单心室或体循环右心室射血分数 < 35%,尤其存在其他危险因素,如复杂室性心律失常、不明原因晕厥、心功能 NYHA Ⅱ 或 Ⅲ 级症状、QRS 波持续时间 ≥ 140 ms 或体循环严重房室瓣反流
2. 无明显症状(心功能 NYHA Ⅰ 级)或其他已知危险因素时,先天性心脏病与体循环心室射血分数 < 35%

3. CHD 与不明原因晕厥,且电生理检查可诱发血流动力学显著异常的持续性 VT 或 VF
4. 等待心脏移植的未住院 CHD 成年患者
5. 临床高度怀疑室性心律失常,并经介入与无创检查未能明确病因的晕厥和中度或复杂 CHD 患者

Ⅲ级

1. 患者功能状态尚可,预期寿命 < 1 年;
2. 持续性 VT 或 VF;
3. 植入 ICD 可能加重严重精神疾病或无法进行随访;
4. 不适于心脏移植或心脏再同步化治疗的心功能 NYHA Ⅳ 级的药物难治性患者;
5. 肺血管疾病恶化(艾森门格综合征);
6. 成人 CHD 与心腔内分流患者一般不应使用心内膜电极。对血流动力学状态、合并抗凝治疗、心内膜电极植入前分流封堵术或可选择的电极植入途径进行个体化风险评估

NYHA,纽约心脏协会;SCD,心脏性猝死;VF,室颤;VT,室速。

Modified from Khairy P, Van Hare GF, Balaji S, et al. PACES/HRS Expert Consensus Statement on the Recognition and Management of Arrhythmias in Adult Congenital Heart Disease: developed in partnership between the Pediatric and Congenital Electrophysiology Society (PACES) and the Heart Rhythm Society (HRS). Heart Rhythm. 2014; 11: e102-e165.

顾每个病例手术报告。此外,这些患者 ICD 电极故障(包括绝缘层破裂和导线断裂)发生率很高,5 年发生率超过 20%(可能因这些患者年龄较轻且活动量大),这就需要进一步进行矫正手术。此外,我们不能低估植入器械和不适当放电(发生率 > 20%,主要由于室上性心动过速和电极故障)对相对年轻患者造成的负面心理影响。对具有更快 VT 检测率和更长检测时间的 ICD 治疗区进行编程有助于降低不适当电击的发生率[16]。

由于以上这些原因,先天性心脏病患者确定植入 ICD 前应当采取个体化方案,考虑多种危险因素,同时应兼顾患者病史及一般血流动力学状态[8, 13, 15]。

抗心律失常药物治疗

同心肌梗死后 VT 患者一样,先天性心脏病合并持续性室性心律失常或心搏骤停患者不能将抗心律失常药物作为单独治疗,但可在以下两种情况下考虑使用:①作为植入 ICD 患者的辅助治疗;②作为不愿接受 ICD 或尚无 ICD 植入指征患者的预防性治疗。植入 ICD 患者如频繁出现症状或因室性心律失常出现 ICD 放电者会获益于药物辅助治疗。当需要抗心律失常药物治疗时,常用 β 受体阻滞剂和索他洛尔。考虑到这组患者年龄较轻,长期使用胺碘酮可能增加显著不良事件风险。此外,多非利特和决奈达隆的疗效尚未得到充分评估[10]。

外科手术修补与消融

外科干预以改善心脏状态并减轻残余血流动力学问题(如瓣膜置换、室间隔缺损封堵,或解除导管狭窄)可能降低某些先天性心脏病患者的心律失常风险,特别是新发或恶化的心律失常。但外科手术能否降低 SCD 风险尚有争议。对需要进行心脏手术的临床单形性 VT 患者,手术过程中应进行心律失常的标测与消融[1, 8, 10, 12]。

法洛四联症患者首次行瓣膜修补术后,仍需经常更换肺动脉瓣膜,但似乎并不会降低 SCD 风险。术中经验性消融 RVOT 似乎安全并具有保护作用,适用于手术前晕厥、既往电生理检查诱发非持续性 VT 或可诱发 VT。消融可用来连接室间隔缺损补片上方至肺动脉瓣环区域,或连接心室切口至肺动脉瓣环/三尖瓣环区域。

导管消融

法洛四联症患者考虑其可能复发风险或术后新出现室性心律失常,VT 导管消融一般不作为单独治疗,主要用于反复持续性 VT 导致 ICD 频繁放电或引起明

显症状的患者。当患者出现症状性自发持续性 VT，如无植入 ICD 指征或植入 ICD 不可行时也可考虑导管消融治疗。

然而，对无残余病灶且心室功能保留的血流动力学稳定的单形性 VT 患者，如消融成功后无法诱发单形性 VT，可考虑单独应用导管消融治疗 VT，但是在确定患者不需植入 ICD 前，需在随访期进行电生理检查保证不能诱发同一种或不同的折返。

此外，法洛四联症修补术后患者合并晕厥和电生理检查诱发单形性 VT 病史时可考虑进行 ICD 植入或尝试 VT 导管消融伴或不伴备用 ICD 植入[5, 10]。

心电图特点

窦性心律时，法洛四联症修补术后患者的 QRS 波增宽可能是外科手术心肌损伤和右心室扩大导致右束支传导阻滞联合作用的结果。因此，不能认为 QRS 波时限延长是心律失常基质导致室内传导延迟的特异性表现，这只是电不稳定的非特异性指标。

CHD 患者的 VT 最常表现为单形性和大环折返，围绕心肌切口瘢痕或外科手术补片顺时针或逆时针旋转。VT 时 QRS 波形态由围绕瘢痕的心室激动方式决定，最常见左束支或右束支传导阻滞图形电轴指向右下，提示激动围绕瘢痕顺时针方向旋转。少见情况下可出现左束支传导阻滞图形伴电轴左偏（图 30-2）。

如果心动过速出口在右心室游离壁间隔面可出现右束支传导阻滞图形。

标测

消融前应详细了解先天性解剖和外科手术过程，包括所有外科手术报告。经胸和经食管超声心动图、右心导管、心脏 CT 和（或）MRI 检查可以帮助明确标测时的解剖学标志。

血管与心脏入路

首先必须明确血管入路是否可行和恰当。一些临床情况可能增加 CHD 患者经血管或心腔内入路的难度。因入路问题，通常很难放置标准数量的诊断性电极导管。一些患者经上腔静脉入路（经颈内静脉或锁骨下静脉），少数可经肝入路。此外对于某些患者进入目标心室可能需要非常规途径，例如接受 Mustard 或 Senning 大动脉 D- 转位术的患者可经主动脉逆行进入右心室（体循环心室）。

识别屏障与潜在阻滞线

如前所述，法洛四联症修补患者的 VT 机制是右心室内围绕瘢痕的大折返，折返环围绕右心室前壁切口或室间隔补片。因此在 VT 诱发前，应进行三维电

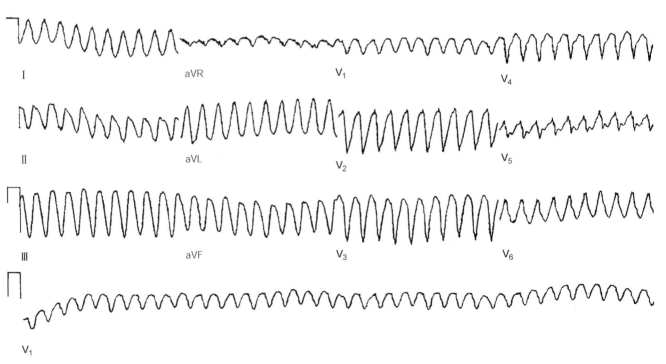

图 30-2　法洛四联症外科修补术后室性心动过速患者体表心电图。 左束支传导阻滞图形电轴指向左上，提示激动围绕右心室心肌切口瘢痕顺时针旋转

解剖基质（电压）标测以明确右心室解剖标志与传导屏障（如室间隔缺损补片、心室切口瘢痕与 RVOT 补片）[1-2, 4]。这些标测系统可重建异常心腔的三维解剖结构，并将所创建的心腔结构与预先获得的心脏 CT 或 CMR 图像或与术中心腔内超声心动图或旋转血管造影图像进行整合。

解剖峡部参与形成大多数 VT 折返环，常位于 RVOT 游离壁瘢痕或补片与三尖瓣环或肺动脉瓣间，和（或）位于室间隔瘢痕或补片与三尖瓣环或肺动脉瓣间。识别基质标测的解剖峡部有助于指导随后标测与消融策略。电静止融合区（定义为证实已接触导管，而心室电位 < 0.05 mV，20 mA 电流起搏下无心室夺获）局限在瘢痕组织和补片处。因阻滞线可作为随后消融治疗的边界（表现为由清晰可辨的等电位周期分隔的双重或碎裂电位），对其进行标记易于识别。

识别关键峡部

CHD 修补术后，大多数患者可通过程序心室刺激诱发临床单形性 VT。一旦诱发持续性或稳定性单形性 VT，可进行心内膜激动标测和拖带标测确定折返环的关键峡部。最初标测重点关注通过标测基质识别潜在折返环峡部。VT 时激动标测用于确定舒张中期激动位置。关键峡部可记录到长程、低振幅碎裂电位，但观察结果并不一致。

拖带标测方法与心肌梗死后 VT 一样，用于明确心室起搏点与折返环的关系，验证舒张期电图，无论其在舒张期出现的位置，VT 发生时的位置和特征，是否为 VT 折返环的一部分。应尝试隐匿性拖带，可提示起搏点位于折返环内或连接折返环的受保护峡部。可通过比较起搏后间期（PPI）与心动过速周长（TCL），并比较刺激至 QRS 波（S-QRS）间期与心电图 -QRS 波间期来验证受保护峡部是否为折返环关键点或仅为旁观者。如果起搏后间期 -VT 周长 ≤ 30 ms，刺激至 QRS（S-QRS）间期不超过 VT 周长的 70%，提示起搏部位是折返环的关键峡部，应作为消融靶点。

血流动力学不稳定及导管操作或拖带标测终止的无法标测的 VT，在电压标测指导下，于窦性心律下起搏标测可用于确定折返环出口。起搏标测时起搏 QRS 波形态与 VT 时一致且 S-QRS 间期至少为 40 ms 提示起搏点接近折返环峡部。如果患者能够短时间耐受 VT，可在窦性心律时将消融导管放在可能的峡部位置，再次诱发 VT 通过拖带标测或射频消融终止 VT 来证实其位于折返环的关键峡部[4]。

当 VT 持续时间短，发作时血流动力学不稳定或不能反复诱发，应用非接触标测系统（Ensite 3000，

St Jude 医疗，美国）进行多点同步获取数据以帮助确定 VT 起源部位。我们可以通过分析彩色等势图在整个心动过速过程中追溯右心室电扩布图，明确外科手术瘢痕屏障和（或）解剖屏障间折返环的受保护区域。此外，通过非接触标测技术在虚拟心内膜上的动态基质标测可以在一个心动周期创建电压图，帮助识别低电压区以及固定或功能性阻滞区[17]。

消融

消融靶点

VT 折返环的关键峡部是通常的消融靶点。可靠消融靶点的特征为起搏标测图形一致和隐匿性拖带伴 S-QRS 间期延长。也可应用基质标测对外科手术或结构性阻滞区之间的解剖峡部进行线性消融。

目前已经确定法洛四联症患者四种支持大折返性 VT 发生的独立解剖峡部（图 30.3）：①位于三尖瓣环上部和 RVOT 游离壁瘢痕 / 补片间的峡部；②位于肺动脉瓣和右心室游离壁瘢痕（不存在跨瓣环补片情况下）；③室间隔补片和肺动脉瓣间的峡部；④室间隔补片和三尖瓣环穿过心室动脉圆锥反折间的峡部。这些峡部参与形成 VT 折返环的频率及其解剖学特征变异存在显著性差异。一般来说参与形成 VT 环路最常见峡部为三尖瓣环上方与 RVOT 游离壁上无法兴奋的瘢痕 / 补片间的峡部，通常其直径最大，室壁最厚[3]。

横断这些解剖峡部的消融线可消除多数患者的 VT，甚至是在因患者无法耐受心动过速或心动过速不能诱发而无法进行传统标测时。即使部分峡部消融可终止 VT 或使 VT 无法诱发，通常情况下线性消融应跨越 VT 峡部整个宽度，连接两个解剖边界。这种消融方法与三尖瓣峡部依赖的典型心房扑动消融类似[3-5, 17-18]。

虽然法洛四联症患者的 VT 主要起源于右心室，但可能需经左侧入路消融与漏斗部间隔相邻的解剖峡部。室间隔心肌肥厚，自身肺组织遮挡与室间隔缺损补片覆盖可能会妨碍经右心室对峡部进行充分消融[18-19]。

当消融靶点位于三尖瓣环上部和 RVOT 游离壁无法兴奋瘢痕 / 补片间的峡部时，因其长度与厚度，消融很难完全阻滞峡部。此时作为一种消融替代方法，联合消融附近较小峡部（心室切口与室间隔缺损补片之间）及室间隔补片和三尖瓣环间的峡部，可在 RVOT 瘢痕 / 补片和三尖瓣环之间形成一条阻滞线[3]。

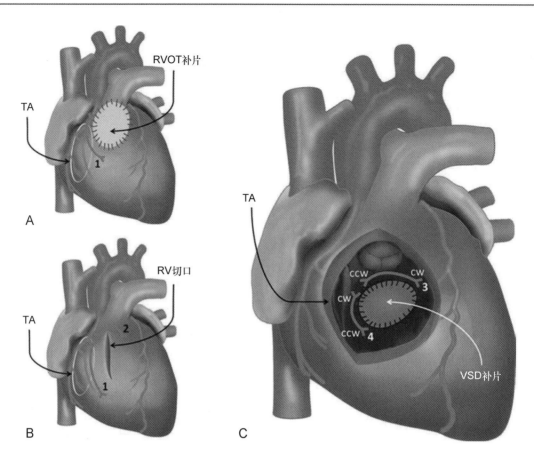

图 30.3　法洛四联症（rTOF）修补术后室性心动过速（VT）的解剖峡部。解剖峡部 1 位于三尖瓣环（TA）与右心室（RV）切口 / 右心室流出道（RVOT）补片（**A** 和 **B**）间，解剖峡部 2 位于右心室切口和肺动脉瓣（PV）间（**B**）。解剖峡部 3 位于 PV 与室间隔缺损（VSD）补片间，解剖峡部 4 位于 VSD 补片和 TA 间（**C**）。CCW，逆时针方向；CW，顺时针方向。（From Kapel GF，Reichlin T，Wijnmaalen AP，et al. Left-sided ablation of ventricular tachycardia in adults with repaired tetralogy of Fallot a case series. Circ Arrhythm Electrophysiol. 2014；7：889-897.）

消融技术

　　射频消融通常使用冷盐水灌注导管（最大功率 50 W），8 mm 射频消融导管（最大功率 70 W）。如有可能应在 VT 发作时进行消融。如果在消融过程中 VT 终止或频率减慢，应在连接解剖屏障并跨越 VT 折返环峡部（通过电压标测和起搏标测确定）位置继续消融，也可在窦性心律下进行射频消融直至单极起搏不能夺获[4]。因很难在变形的心腔内操纵导管，因此使用可调弯长血管鞘有助于扩大导管消融范围并确保导管与组织充分、稳定接触。

消融终点

心动过速终止

　　消融持续性 VT 时，射频消融终止 VT 表明已消融到关键峡部，应于该部位进行进一步消融。但因关键峡部的部分而非完全性消融可使 VT 自发终止，所以 VT 终止并不是一个确定终点。

心动过速无法诱发

　　无法诱发临床心动过速是一个重要消融终点，应验证任何类型持续性单形性 VT 能否诱发，尤其不建议植入 ICD 时。基线时仔细评估 VT 的可诱发性，并在消融后采用最佳方法检测复发 VT 的可诱发性十分重要。消融前易诱发，可将术后无法再次诱发 VT 作为消融成功的一个指标。如果基线时无法诱发心律失常，或心律失常偶然被机械终止，那么术后无法诱发则不适宜作为消融终点[17]。

记录阻滞线

　　VT 终止与无法诱发可能是关键峡部与不稳定阻滞区内传导延迟的结果，无法作为适当的消融终点。横跨 VT 折返环路解剖峡部的完全稳定传导阻滞是消融成功最客观的终点。窦性心律下沿消融线全长记录到的一系列广泛碎裂的双电位，证实存在阻滞，此外，鉴别心室起搏有助于证实沿消融线的传导阻滞区。可在消融线同侧的两个不同位点进行心室起搏，其中一个位点紧邻消融线，另一个距消融线 10 ～ 20 mm 远。在消融线对侧记录局部激活时间。当跨消融线存在传导阻滞区时，在消融线远处起搏，缩短对侧传导时间与跨消融线的双重电位间距离。未在远离消融线位点处起搏导致双重电位第一部分延迟（表示消融线至起搏位点同侧区域激活）。相反，双重电位第二部分（表示消融线对侧区域激活）因新的起搏位点缩短沿阻滞区界线传导的波前长度而提前激动，因此双重电位间隔减小。另一方面不完全阻滞时，双重电位的两部分均由同一起搏波前跨消融线传导连续激活而形成。因此未能在远离消融线位点处起搏导致双重电位的两部分（相对于起搏刺激）的固定延迟程度相似，双重电位间隔保持不变[17]。

预后

先天性心脏病 VT 导管消融的经验有限。几项单中心经验报道显示了技术的进步。因潜在先天性缺陷的复杂性，手术修补及折返环的复杂性，即刻和远期成功率不高。一项入选 20 例先天性心脏病 VT 的报告，提示 50% 的患者无法进行消融，其原因为 VT 不稳定，患者血流动力学不稳定，血管入路或解剖问题，消融靶点临近 His 束。可标测 VT 的即刻成功率为 83%，远期复发率为 40%。其他研究报道手术成功率为 74% ～ 94%[4, 17-18]。

参考文献

1. Sherwin ED, Triedman JK, Walsh EP. Update on interventional electrophysiology in congenital heart disease: evolving solutions for complex hearts. *Circ Arrhythmia Electrophysiol*. 2013;6:1032–1040.
2. Walsh EP. Interventional electrophysiology in patients with congenital heart disease. *Circulation*. 2007;115:3224–3234.
3. Moore JP, et al. Characterization of anatomic ventricular tachycardia isthmus pathology after surgical repair of tetralogy of Fallot. *Circ Arrhythmia Electrophysiol*. 2013;6:905–911.
4. Zeppenfeld K, et al. Catheter ablation of ventricular tachycardia after repair of congenital heart disease: electroanatomic identification of the critical right ventricular isthmus. *Circulation*. 2007;116:2241–2252.
5. Khairy P, Stevenson WG. Catheter ablation in tetralogy of Fallot. *Heart Rhythm*. 2009;6:1069–1074.
6. Khairy P, et al. PACES/HRS expert consensus statement on the recognition and management of arrhythmias in adult congenital heart disease: developed in partnership between the Pediatric and Congenital Electrophysiology Society (PACES) and the Heart Rhythm Society (HRS). *Heart Rhythm*. 2014;11:e102–e165.
7. Roos-Hesselink JW, Karamermer Y. Significance of postoperative arrhythmias in congenital heart disease. *Pacing Clin Electrophysiol*. 2008;31:2–6.
8. Khairy P, et al. Implantable cardioverter-defibrillators in tetralogy of Fallot. *Circulation*. 2008;117:363–370.
9. Khairy P, et al. Arrhythmia burden in adults with surgically repaired tetralogy of Fallot: a multi-institutional study. *Circulation*. 2010;122:868–875.
10. Le Gloan L, Khairy P. Management of arrhythmias in patients with tetralogy of Fallot. *Curr Opin Cardiol*. 2011;26:60–65.
11. Wu M-H, et al. Arrhythmic burdens in patients with tetralogy of Fallot: a national database study. *Heart Rhythm*. 2015;12:604–609.
12. Sabate Rotes A, et al. Ventricular arrhythmia risk stratification in patients with tetralogy of Fallot at the time of pulmonary valve replacement. *Circ Arrhythmia Electrophysiol*. 2015;8:110–117.
13. Walsh EP. Practical aspects of implantable defibrillator therapy in patients with congenital heart disease. *Pacing Clin Electrophysiol*. 2008;31(suppl 1):S38–S40.
14. Kella DK, Merchant FM, Veledar E, et al. Lesion-specific differences for implantable cardioverter defibrillator therapies in adults with congenital heart disease. *Pacing Clin Electrophysiol*. 2014;37:1492–1498.
15. Tomaske M, Bauersfeld U. Experience with implantable cardioverter-defibrillator therapy in grown-ups with congenital heart disease. *Pacing Clin Electrophysiol*. 2008;31:35–37.
16. Garnreiter JM, Pilcher TA, Etheridge SP, et al. Inappropriate ICD shocks in pediatrics and congenital heart disease patients: risk factors and programming strategies. *Heart Rhythm*. 2015;12:937–942.
17. Kriebel T, Saul JP, Schneider H, et al. Noncontact mapping and radiofrequency catheter ablation of fast and hemodynamically unstable ventricular tachycardia after surgical repair of tetralogy of Fallot. *J Am Coll Cardiol*. 2007;50:2162–2168.
18. Kapel GFL, et al. Re-entry using anatomically determined isthmuses: a curable ventricular tachycardia in repaired congenital heart disease. *Circ Arrhythm Electrophysiol*. 2015;8:102–109.
19. Tedrow UB, et al. Left-sided ablation of ventricular tachycardia in adults with repaired tetralogy of Fallot: a case series. *Circ Arrhythm Electrophysiol*. 2014;7:889–897.

31

遗传性离子通道病相关的室性心律失常

江雪　刘晨　赵春燕　译　张树龙　校

心脏性猝死（SCD）是造成人口死亡的主要原因，据估计美国 SCD 的总发病率为 0.1%～0.2%，导致平均每年 30～35 万人死亡。发生在家中的心脏停搏，其中 25%～36% 的初始节律是心室颤动（VF）或无脉性室性心动过速（VT），但发生在公共场所的心脏停搏中，VF 或无脉性 VT 的发生比例可高达 38%～79%。大多数 SCD 事件与结构性心脏病有关，冠心病及其并发症占 60%～80% 的病例，其次是其他心肌病。然而，在 10%～20% 的 SCD 中，并未检测到心脏结构异常。由于许多病例最初缺乏明显的病因，故最终被归类为"无法解释的猝死综合

征（SUDS）"或是"婴儿猝死综合征（SIDS）"。这些患者中很多都是由原发性心电障碍引起的，包括长 QT 综合征（LQTS）、儿茶酚胺敏感性多形性室性心动过速（CPVT）、Brugada 综合征、短 QT 综合征（SQTS），以及特发性心室颤动[1]。

长 QT 综合征

LQTS 是一种罕见的遗传性心脏离子通道病，其与 QT 间期异常延长相关，且与结构正常的心脏发生致命性室性心律失常的易感性增加有关。

1957 年，Anton Jervell 和 Fred Lange-Nielsen 首次发表了关于家族性（常染色体隐性遗传）疾病（"Jervell-Lange-Nielsen 综合征"）的报告，其特征是 QT 间期显著延长、先天性耳聋和青年时期心脏性猝死高发病率。随后，Romano 和 Ward 独立地确定了一种几乎相同，但与耳聋无关的常染色体显性遗传疾病（"Romano-Ward 综合征"）。两者之间的遗传关系已被确认，这两种综合征被认为是一种疾病的两种变异，统称为"LQTS"。在目前的文献中，Romano-Ward 综合征与 LQTS 可互换使用，在 LQT1 至 LQT17 中较少使用，因为下述基因突变特征（见下文）。

最初的分子研究表明，与 LQTS 表型相关的所有基因都编码心脏离子通道的各种亚基。然而，随后的研究结果表明，LQTS 也可能是由编码通道相关细胞结构蛋白的基因突变所引起。尽管如此，LQTS 基因最终直接（离子通道突变）或间接（调节剂）影响心脏离子电流的概念仍然适用。

长 QT 综合征的遗传学

迄今为止，已鉴定出 17 种不同基因的超过 600 种突变与 LQTS 的遗传形式相关（LQT1 ～ 17）（表 31.1；图 31.1），其中大多数（超过 90%）已知突变位于前 3 个基因：LQT1（*KCNQ1*）突变占遗传阳性 LQTS 的 40% ～ 55%，LQT2（*KCNH2*）占

30% ～ 45%，LQT3（*SCN5A*）占 5% ～ 10%。

总体而言，这些基因中的 9 个基因编码特异性参与心脏动作电位生成的离子通道亚基。LQT4，LQT9，LQT11，LQT12 和 LQT14 ～ LQT17 是由多功能膜衔接子家族中的突变引起，而非离子通道亚基突变。

大多数 LQTS 病例为常染色体显性遗传。相反，以常染色体隐性遗传方式遗传的 Jervell-Lange-Nielsen 综合征非常罕见，所占比例不足 1%。

遗传分析显示临床表型为常染色体显性遗传的 Romano-Ward 综合征的患者有 8% ～ 11% 存在 2 个或更多突变。与单一突变相关的表型相比较，复合突变（所谓的"双击"）相关的表型更加严重。

大多数报道的 LQTS 基因突变发生在编码区，尽管也有非编码区突变（导致等位基因表达的缺失）。大多数 LQTS 家族都有自己的突变，通常称为"私有"突变。

LQTS 的进展涉及多种遗传学机制，包括蛋白质合成异常（转录、翻译）、翻译后蛋白质加工导致细胞表面膜异常转运（蛋白质运输、折叠、亚基组装、糖基化）、离子通道门控（生物物理和动力学特性），或渗透（离子选择性、单一导电性）。

大多数 LQTS 病例是由杂合子病所引起。因此，突变引起通道组装或运输异常导致功能性通道数量最多降低 50%（单体型缺乏），因为来自健康等位基

表 31.1　先天性长 QT 综合征的分子学基础

疾病	基因	蛋白	功能效应	百分比
LQT1	*KCNQ1*（*KvLQT1*）	$K_v7.1$	$\downarrow I_{Ks}$	40% ～ 55%
LQT2	*KCNH2*（*HERG*）	$K_v11.1$	$\downarrow I_{Kr}$	30% ～ 45%
LQT3	*SCN5A*	$Na_v1.5$	$\uparrow I_{Na}$	5% ～ 10%
LQT4（Ankyrin-B 综合征）	*ANKB*	Ankyrin-B	异常离子通道/转运蛋白定位	< 1%
LQT5	*KCNE1*	MinK	$\downarrow I_{Ks}$	< 1%
LQT6	*KCNE2*	MiRP1	$\downarrow I_{Kr}$	< 1%
LQT7（Andersen-Tawil 综合征）	*KCNE2*	Kir2.1	$\downarrow I_{K1}$	< 1%
LQT8（Timothy 综合征）	*CACNA1C*	$Ca_v1.2$	$\uparrow I_{CaL}$	< 1%
LQT9	*KCNE3*	Caveolin 3	$\uparrow I_{Na}$	< 1%
LQT10	*SCN4B*	$Na_v\beta 4$	$\uparrow I_{Na}$	< 1%
LQT11	*AKAP9*	Yotiao	$\downarrow I_{Ks}$	< 1%
LQT12	*SNTA1*	Syntrophin-$\alpha 1$	$\uparrow I_{Na}$	< 1%
LQT13	*KCNJ5*	Kir3.4（GIRK4）	$\downarrow I_{KACh}$	< 1%
LQT14	*CALM1*	Calmodulin 1	$\uparrow I_{CaL}$	1% ～ 2%
LQT15	*CALM2*	Calmodulin 2	$\uparrow I_{CaL}$	< 1%
LQT16	*CALM3*	Calmodulin 3	$\uparrow I_{CaL}$	< 1%
LQT17（Triadin 敲除综合征）	*TRDN*	Triadin	$\uparrow I_{CaL}$	2%
JLN1	*KCNQ1*（*KvLQT1*）	$K_v7.1$	$\downarrow I_{Ks}$	极少
JLN2	*KCNE1*	MinK	$\downarrow I_{Ks}$	极少

I_{CaL}，L 型 Ca^{2+} 电流；I_{K1}，内向整流 K^+ 电流；I_{KACh}，乙酰胆碱激活的内向整流 K^+ 电流；I_{Kr}，快速激活的延迟整流 K^+ 电流；I_{Ks}，缓慢激活的延迟整流 K^+ 电流；I_{Na}，Na^+ 电流；JLN1 和 JLN2 分别为 Jervell-Lange-Nielsen 综合征 1 型和 2 型

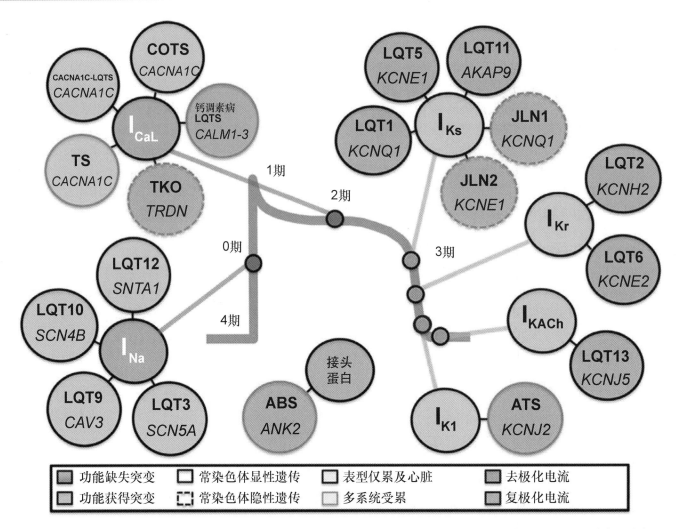

图 31.1 （见书后彩图）长 QT 综合征（LQTs）基因型的当前分类。临床表型由异常的心室动作电位去极化（紫色）或复极化（橙色）引起，根据干扰特定电流的基因缺陷进行分类。蓝圈表示使特定电流失去功能的突变，绿圈则表示功能获得。实线表示常染色体显性遗传疾病，虚线表示常染色体隐性遗传疾病。实心黑色轮廓表示非综合征基因型，实心橙色轮廓表示多系统基因型。ABS，Ankyrin-B 综合征；COTS，心脏特异性 Timothy 综合征；JLNS，Jervell 和 Lange-Nielsen 综合征；I_{CaL}，L 型钙电流；I_{k1}，内向整流钾电流；I_{kACh}，G 蛋白偶联内向整流钾电流；I_{kr}，快速激活的延迟整流钾电流；I_{Ks}，缓慢激活的延迟整流钾电流；I_{Na}，心脏钠电流；TKO，triadin 敲除综合征。（From Giudicessi JR, Ackerman MJ. Calcium revisited. Circ Arrhythmia Electrophysiol. 2016；9：e002480.）

因的基因产物保持完整。另一方面，在保留亚基组装的同时消除通道功能的突变也可导致健康等位基因的显性负抑制，导致功能蛋白总量的严重减少（高达 94%）（显性负性作用），易发生更严重的临床过程和更高频率的心律失常相关性心脏事件。

钾电流相关的突变

与缓慢激活的延迟整流钾电流有关的突变。 缓慢激活延迟整流钾电流（I_{Ks}）参与人类心房和心室复极化，特别是在长时间的动作电位期间，以及在确定心脏动作电位的心率依赖性缩短中起重要作用。LQT1、LQT5 和 LQT11 的突变可导致 I_{Ks} 的衰减，并因此导致复极化、动作电位持续时间和 QT 间期的延长。LQT1 由 *KCNQ1*（*KvLQT1*）基因的功能缺失突变引起，该基因编码内向 I_{Ks} 的 α 亚基（$K_v7.1$）。目前已经报道了该基因的 170 多个突变，包括许多 Romano-Ward（常染色体显性遗传）综合征，占所有 LQT 家族基因型的 40% ～ 55%。值得注意的是，与 C 末端突变相比，涉及 *KCNQ1* 跨膜结构域的突变导致更严重的疾病。LQT5 由 *KCNE1* 基因的功能缺失突变引起，该基因编码调节 I_{Ks} 的 β- 亚基（MinK）。

KCNQ1 或 *KCNE1* 基因的纯合或复合杂合性功能缺失突变导致 LQTS 的常染色体隐性遗传类型（Jervell-Lange-Nielsen 综合征）。存在 *KCNQ1* 突变（1 型 Jervell-Lange-Nielsen 综合征）的患者心律失常事件的风险增加 6 倍，而 *KCNE1* 突变（2 型 Jervell-Lange-

Nielsen 综合征）的患者发生心律失常事件的风险较低。尽管 Jervell-Lange-Nielsen 综合征是 LQTS 主要变异中最严重的一种，但与 LQT1 患者父母的症状相比较，Jervell-Lange-Nielsen 综合征患者父母的症状通常较轻微，虽然事实上它们都是同一基因的杂合子。这可能与观察到大多数 LQT1 遗传变异是错义突变发挥显性负效应有关，而大多数（74%）KCNQ1 突变的 Jervell-Lange-Nielsen 综合征是不引起显性负抑制的移码 / 截短突变而是干扰亚基组装。Jervell-Lange-Nielsen 综合征伴随内耳毛细胞和内淋巴中 I_{Ks} 的完全丧失，导致先天性耳聋。

LQT11 由 AKAP9 基因的功能缺失突变引起，该基因编码 A 型激酶锚定蛋白（Yotiao），是 I_{Ks} 大分子复合物的组成部分。Yotiao 的存在对于 I_{Ks} 对 β 肾上腺素能刺激的生理反应是必要的。LQT11 突变减少了 Yotiao 和 I_{Ks} 通道（$K_v7.1$）之间的相互作用，阻止 I_{Ks} 对环腺苷酸（cAMP）和肾上腺素能刺激的功能反应，并导致 I_{Ks} 衰减。

与快速激活的延迟整流钾电流有关的突变。快速激活的延迟整流钾电流（I_{Kr}）主要参与大多数心肌细胞心肌动作电位的复极过程，并在控制心脏动作电位持续时间和不应期方面发挥重要作用。LQT2 和 LQT6 的突变可导致 I_{Kr} 的衰减并导致 K^+ 外向电流的减少和复极化、动作电位持续时间和 QT 间期的延长。

LQT2 由 KCNH2（HERG）基因的功能缺失突变引起，该基因编码内向 I_{Kr} 的 α- 亚基（$K_v11.1$）。LQT2 综合征占所有基因型先天性 LQTS 病例的 30% ~ 45%。该基因中已确定大约 200 个突变，使 hERG 通道快速闭合并降低 I_{Kr} 的正常升高，导致心室复极延迟和 QT 间期延长。涉及 hERG 通道孔道区的突变比非孔道区突变相关的临床过程更严重。大多数孔突变是具有显性负效应的错义突变。

LQT6 由 KCNE2 基因的功能缺失突变引起，该基因编码 hERG 通道的辅助 β- 亚基（MiRP1）。LQT6 与 LQT2 具有临床相似性。

与内向整流钾电流有关的突变。内向整流钾电流（I_{K1}）参与 3 期复极化的末端部分。Andersen-Tawil 综合征（LQT7）是由 KCNJ2 基因的功能缺失突变引起，该基因编码电压依赖性 K^+ 通道（Kir2.1），其易于内向 I_{K1}。Kir2.1 通道主要在骨骼肌、心脏和大脑中表达。大多数突变对通道电流产生显性负性效应。

I_{K1} 功能的缺失可能导致复极相和 QT 间期的延长，从而产生早期后除极（EAD）和延迟后除极（DAD）而引起室性心律失常。然而，与后除极由 L

型 Ca^{2+} 通道再活化产生的其他类型的 LQTS 不同，LQT7 中产生的 EAD/DAD 可能继发于 Na^+-Ca^{2+} 交换剂驱动的去极化。与其他类型 LQTS 相比，触发搏动的不同起源是导致观察到的心律失常和临床特征存在差异的原因。另外，LQT7 中动作电位持续时间的延长在心室壁上具有一定程度的均匀性（即复极化的跨壁离散度不如其他类型 LQTS 明显），这可能解释了尖端扭转型室性心动过速的低频率。弛缓性麻痹是由持续的膜去极化导致骨骼肌膜中的动作电位未能下传造成的。

与乙酰胆碱激活的钾电流有关的突变。LQT13 由 KCNJ5 基因的功能缺失突变引起，该基因编码乙酰胆碱激活的内向钾电流（I_{KACh}）的 α 亚基（kir3.4，GIRK4）。kir3.4 突变通过破坏 kir3.4 的膜靶向性和稳定性，对 kir3.1/kir3.4 通道复合物产生显性负效应。

与钠电流有关的突变

LQT3 由 SCN5A 基因的功能增益突变引起，该基因编码负责钠电流（I_{Na}）的心脏电压门控 Na^+ 通道的 α 亚基（$Na_v1.5$）。LQT3 占基因型阳性 LQTS 病例的 5% ~ 10%。在 SCN5A 基因中已经鉴定出 200 多个突变，其中大多数是错义突变，主要聚集在参与快速失活的 $Na_v1.5$ 区域，或者在稳定快速失活的区域中。

已明确多种参与 LQT3 中 SCN5A 突变的离子效应的机制。大多数 SCN5A 突变通过破坏 Na^+ 通道的快速失活而导致功能获得，使其在持续去极化期间重复开启并且在动作电位平台期导致异常的、小的但功能上重要的持续（或持久）非失活 Na^+ 电流（I_{sus}），其作用是减缓复极化并延长动作电位持续时间。其他不太常见的机制包括窗口电流增加，其原因在于突变的 Na^+ 通道延迟失活，在更多正电位下发生并且加宽电压范围，在此期间 Na^+ 通道可以重新激活而不失活。此外，一些突变会造成较慢的失活，从而允许较长的通道开放时间，并导致缓慢失活的 Na^+ 电流（晚期 Na^+ 电流，I_{NaL}）。

无论机制如何，增加的 Na^+ 电流（I_{sus}、窗口电流、I_{NaL} 或峰值 I_{Na}）都会打破去极化和复极化电流之间的平衡，从而有利于去极化。功能获得 LQT3 突变通常使 I_{NaL} 增加 2 ~ 4 倍。由于在动作电位平台期一般的膜电导很小，因此即使是小幅度的持续内向 Na^+ 电流也可能对平台期持续时间产生重大影响并且足以延长复极化和 QT 间期。复极化过程的延迟会触发早期后除极（即在动作电位 2 或 3 期 L 型 Ca^{2+} 通道的再激活），特别是在动作电位持续时间本身就更长的浦肯野纤维细胞中。而且，增加的 Na^+ 内流（通过

增强 I_{NaL} ）可以在反向模式下刺激 Na^+-Ca^{2+} 泵（3 个 Na^+ 流出，1 个 Ca^{2+} 流入），从而导致细胞内 Ca^{2+} 超载和延迟后除极，当动作电位时程更长时，QT 间期的延长和发生心律失常的风险在心率减慢的情况下更加明显，允许更多的 Na^+ 电流进入细胞[2]。

LQT9 由 CAV3 基因（编码 caveolin-3）的功能获得突变引起，caveolin-3 是一种与 $Na_v1.5$ 相互作用并在通道功能的区分和调节中发挥作用的细胞膜支架蛋白。在婴儿猝死综合征病例中已有报道，caveolin-3 的突变可诱导 Na^+ 通道的动力学改变，导致持续的晚 Na^+ 电流（I_{sus}）。

LQT10 是由 SCN4B 基因的功能获得突变引起的，它编码 $Na_v1.5$ 离子通道的 β-亚基（$Na_v\beta4$）。迄今为止，仅报道了一名患者中的单个突变，其导致 Na^+ 电流失活向更多正电位的转变，但不改变活性。这导致对应于动作电位 3 期膜电位的窗口电流增加。

LQT12 由 SNTA1 基因的突变引起，该基因编码 α1-syntrophin，这种细胞质衔接蛋白有助于 $Na_v1.5$、一氧化氮合酶和肌膜 Ca^{2+} ATP 酶（ATPase）复合物之间的相互作用，这种复合物可调节离子通道功能。通过破坏 $Na_v1.5$ 和肌膜 CA^{2+} ATP 酶复合物之间的相互作用，SNTA1 突变可导致 $Na_v1.5$ 亚硝基化增加，从而减少通道失活并增加 I_{sus} 密度。

与钙电流相关的突变

与 L 型钙电流有关的突变。Timothy 综合征（LQT8）是由 CACNA1C 基因的功能增益突变引起的，该基因编码负责 L 型钙电流（I_{CaL}）的电压依赖性 L 型 Ca^{2+} 通道的 α 亚基（$Ca_v1.2$）。

最近发现，CACNA1C 基因突变可导致多种非综合征性 LQTS，这类患者可出现孤立的 QT 间期延长，并有出现室性心律失常的倾向，但缺乏 Timothy 综合征（非综合征 LQT8）的先天性心脏缺陷和心外表现[3]。其他 CACNA1C 突变导致心脏特异的 Timothy 综合征（COTS），其特征在于伴随但易变的 LQTS 表型（QT 间期延长）、肥厚型心肌病、先天性心脏病，及无任何心外症状的心脏性猝死（SCD）[3-4]。

向内 I_{CaL} 持续去极化产生兴奋-收缩偶联所必需的平台期。CACNA1C 的功能获得突变可使 $Ca_v1.2$ 通道的电压依赖性失活几乎全部消除，导致平台期延长和 I_{CaL} 去极化的不适当延续，易产生早期后除极。此外，I_{CaL} 的增加可导致细胞内 Ca^{2+} 超载，促进自发性异位 Ca^{2+} 从肌质网释放和致心律失常性延迟后除极的产生[3]。

肥厚型心肌病、先天性心脏病、Timothy 综合征心外表现的确切病理生理学，以及与 CACNA1C 基因突变的关系尚不清楚。

与钙调蛋白有关的突变（钙调蛋白病）。钙调蛋白是一种广泛表达的小细胞质 Ca^{2+} 结合蛋白。钙调蛋白可直接或间接地调节包括 Na^+、K^+、L 型 Ca^{2+}，以及 RYR2 通道在内的多种离子通道。钙调蛋白在心肌细胞中的主要结合配体是 RYR2，它调节 Ca^{2+} 从肌质网释放。作为细胞内的 Ca^{2+} 传感器，钙调蛋白通过稳定 RYR2 通道的关闭状态，结合 RYR2 以抑制 Ca^{2+} 释放。

人类基因组中有 3 种不同基因（CALM1～3）编码完全相同的钙调蛋白。最近的遗传学研究已经证实多个与 CPVT、LQTS 和特发性心室颤动相关的钙调蛋白基因突变。缺乏钙调蛋白-RyR2 结合可导致钙调蛋白对 RyR2 功能的抑制受损，使肌质网 Ca^{2+} 释放失调。此外，CALM1、CALM2 或 CALM3 基因的新发突变破坏了 Ca^{2+} 依赖的心脏 L 型 Ca^{2+} 通道（$Ca_v1.2$）的失活，导致 I_{CaL} 增强、动作电位平台期延长，及 LQTS 表型（LQT14～16）[5-6]。

与 triadin 相关的突变：triadin 敲除综合征。TRDN 编码 triadin，是一种与 RYR2 在功能上和物理上相关的肌质网蛋白。TRDN 中的纯合或复合杂合性功能缺失突变可减少 triadin 介导的 L 型 Ca^{2+} 通道的负反馈，导致 I_{CaL} 增加、动作电位持续时间延长和隐性遗传的 LQTS 表型（LQT17）。细胞内 Ca^{2+} 超载及自发性肌质网 Ca^{2+} 释放增加，尤其是在 β 肾上腺素能刺激的情况下，会导致室性心律失常。

LQT17 的特征在于胸导联 V_1～V_4 导联中广泛的 T 波倒置，伴有持续或短暂的 QT 间期延长，运动诱导的儿童早期（2～6 岁）心脏停搏和轻中度近端骨骼肌无力。由于所有缺失 TRDN 的患者都表现出极为相似的表型，所以有人提出该病应被命名为 triadin 敲除综合征或是 TRDN 介导的常染色体隐性遗传的长 QT 综合征而不是 LQT17。

锚蛋白 B 基因的突变：锚蛋白 B 综合征

LQT4 是由 ANK2 基因的功能缺失突变引起，该基因编码锚蛋白 B（一种结构膜衔接蛋白，将离子通道锚定到质膜中的特定结构域）。功能上，锚蛋白可与多种离子通道蛋白结合，并将这些蛋白质定位到特定的细胞膜区域，如阴离子交换剂（Cl^--HCO_3^- 交换剂）、Na^+/K^+ ATP 酶、I_{Na}、Na^+-Ca^{2+} 交换泵（$I_{Na\text{-}Ca}$）和 Ca^{2+} 释放通道［包括由肌醇三磷酸（IP3）或 RyR2 受体介导的］。因此，ANK2 突变可能导致离子传导蛋白的不适当定位和活性。

据报道，*ANK2* 基因的突变会导致细胞内 Ca^{2+} 浓度增加，并且有时可导致致命性心律失常。然而，锚蛋白 B 功能障碍的患者并非均存在 QT 间期延长，并且临床表型通常超出典型 LQTS 的范围，包括窦房结功能障碍（SND）、房室（AV）传导阻滞和心房颤动（AF）、特发性心室颤动（VF）、运动诱导的多形性室性心动过速（VT）和 SCD。因此，锚蛋白 B 功能障碍现在被认为是不同于典型 LQTS 的疾病（即"锚蛋白 B 综合征"）。

长 QT 综合征的病理生理学

QT 间期延长的机制

任何引起动作电位持续时间延长的因素都有可能导致 LQTS 表型，特别是如果它是异质的。在电生理学上，动作电位时程和 QT 间期的延长可以来自外向复极化电流（K^+ 电流：I_{Kr}，I_{Ks}，I_{K1}，I_{KACh}）的减少或者动作电位 2 期和 3 期内向去极化膜电流（I_{Na}，I_{CaL}）的增加（图 31.2）。

最常见的是由 I_{Ks}（LQT1，LQT5，LQT11）、I_{Kr}（LQT2，LQT6）、I_{K1}（LQT7）或 I_{KACh}（LQT13）衰减导致的延迟复极化使 QTc 间期延长。由于 I_{Na}（LQT3，LQT4，LQT9，LQT10，LQT12）或 I_{CaL}（LQT8，LQT14～17）的增加导致去极化延长所引起的 QT 间期延长较少见。

复极离散的机制

LQTS 是由心室动作电位复极化阶段的过度和异质延长引起的。在正常心室中，存在具有不同动作电位形态和持续时间的异质细胞类型，主要归因于细胞特异性和不同离子通道群［瞬时外向 K^+ 通道（I_{to}），I_{Ks}］和 Na^+ 窗口电流（I_{Na}）及其辅助蛋白功能表达的区域变异性。有实验提出，心室壁存在 3 种具有不同电生理特性的不规则细胞层，包括心内膜、中层心肌（M 细胞）和心外膜细胞。总的来说，中层心肌细胞［I_{ks} 较小，晚期 I_{Na} 和 Na^+-Ca^{2+} 交换电流（I_{Na-Ca}）较大］产生的动作电位持续时间更长，与心内膜和心外膜相比，更易被改变。由于突出的 I_{to}，心外膜细胞的动作电位持续时间最短。心内膜细胞的复极化通常发生在心外膜和中层心肌细胞的复极化之间。值得注意的是，延长动作电位的因素可导致中层心肌细胞中动作电位持续时间不成比例的延长。因此，动作电位持续时间的离散在心室壁上不规则地被夸大，从而导致动作电位持续时间异质性的增加。

导致 I_{Kr} 减少（如 LQT2）或晚期 I_{Na} 增加（如 LQT3）的情况会优先延长中层心肌细胞动作电位。因此，QT 间期延长会伴随着复极化离散的显著增加。

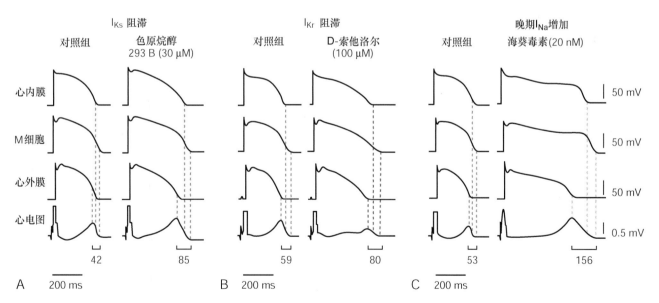

图 31.2　长 QT 综合征的病理生理学。在动脉灌注的犬左心室楔形模型制备中，对照组和在 I_{Ks} 阻滞（**A**）、I_{Kr} 阻滞（**B**）和晚期 I_{Na} 增加（**C**）后的跨膜动作电位和透壁心电图（ECG）。**A-C.** 可见从心内膜（Endo）、M 细胞和心外膜（Epi）位点同步记录的动作电位以及透壁 ECG。基本周期长度为 2000 ms。在所有情况下，ECG 中 T 波的峰值与心外膜动作电位的复极化一致，而 T 波的末端与 M 细胞动作电位的复极化一致。心内膜细胞的再极化介于 M 细胞和心外膜细胞之间。心室壁上的复极化跨壁离散，定义为 M 细胞和心外膜细胞之间复极化时间的差异，在 ECG 下方表示。I_{Na}，钠电流；I_{Kr}，快速激活的延迟整流钾电流；I_{Ks}，缓慢激活的延迟整流钾电流。（From Antzelevitch C. Drug-induced channelopathies. In：Zipes DP，Jalife J，eds. Cardiac Electrophysiology：From Cell to Bedside. 5th ed. Philadelphia：WB Saunders；2009；195-203.）

相反，引起单纯 I_{Ks} 减少（如 LQT1）的情况可导致跨心室壁的动作电位持续时间均匀延长，而复极化的透壁离散几乎没有增加。然而，同时进行 β 肾上腺素能刺激（如运动，异丙肾上腺素）可导致心外膜和心内膜动作电位持续时间缩短，中层心肌细胞动作电位很少或无变化，引发复极化和致心律失常发生的跨壁离散明显增加（图 31.2）。

尖端扭转型室性心动过速的机制

动作电位持续时间的空间和（或）时间异质性的过度增加有利于 L 型 Ca^{2+} 通道以及在某些情况下晚期 I_{Na} 或 Na^+-Ca^{2+} 交换泵的再活化引起早期后除极的产生，早期后除极可引起室性期前收缩（室性早搏或室早，PVC）（主要来自浦肯野纤维网），其可能潜在地侵犯异质复极化的基质以引发多形性折返性室性心动过速（VT）。动作电位时程的过度跨壁异质性为单向传导阻滞和功能折返环路提供支撑，使尖端扭转型室性心动过速持续存在。虽然尖端扭转型室性心动过速经常由早期后除极触发的 PVC 引起，但是其传播可能是由于壁间折返机制，引起一个或多个壁间转子产生一个快速异位心室节律（通常为 150 ～ 300 次 / 分）而迁移到心室壁内部。因此，对于每个新的循环，主要的去极化焦点相应地迁移，导致电轴逐渐变化，通常在 10 ～ 12 个循环中旋转 180°，这导致多形性室性心动过速在 12 导联心电图（ECG）上具有特征性的正弦"尖端扭转"模式[8]。

值得注意的是，虽然心房似乎可抵抗能够延长复极化的药物所产生的早期后除极，但在一些长 QT 综合征患者和铯处理的犬中，已有报道心房早期后除极和"心房尖端扭转型室性心动过速"。

运动诱导 QT 间期变化的机制

LQTS 中的心律失常事件与和心率变化引起不适当 QT 间期适应有关的触发因素密切相关。具有 LQT1 和 LQT2 基因型的患者在 β 肾上腺素能刺激期间（如压力、运动或肾上腺素输注）具有不同的 QT 间期适应模式。与 LQT2 患者相比，LQT1 患者在运动中的复极储备更少，表现为更快心率的进行性或持续性 QTc 间期延长模式。LQT2 患者在交感神经刺激的早期阶段会以最大心率发生最大 QTc 间期延长，随后以更快的心率下降到基线值。

I_{Ks} 是影响心脏动作电位和 QT 间期心率依赖性缩短的重要决定因素。随着心率的增加，I_{Ks} 也增加，因为在缩短的舒张期期间，通道失活缓慢且不完全，这使得 I_{Ks} 通道可以在快速心率时保持开放状态，导致

复极化加速。此外，β 肾上腺素刺激可通过蛋白激酶 A［需要 AKAP9（Yotiao）］和蛋白激酶 C（需要 MinK）介导 G 蛋白 /cAMP 介导的磷酸化而明显增强 I_{Ks}。重要的是，当其他复极化电流（如 I_{Ks}）减少时，I_{Ks} 功能的上调可能作为"复极储备"和防止复极能量损失的保障，特别是当 β 肾上腺素能刺激存在时。LQT1 受试者 I_{Ks} 通道受损，其对交感神经刺激无反应，并且这些个体中的复极化 3 期被延迟。因此，在 β 肾上腺素能刺激期间，有相当多的通过 L 型 Ca^{2+} 和 Na^+-Ca^{2+} 交换泵的去极化能量导致动作电位持续时间和 QT 间期的延长。

相比之下，LQT2 患者具有功能失调的 I_{Kr} 通道，其代表负责 3 期复极化的 K^+ 通道的较小部分，并且不像 I_{Ks} 通道那样具有交感神经反应性。因此，在 LQT2 患者中，由于 I_{Kr} 的衰减，在运动或肾上腺素输注的早期阶段 QT 间期不能缩短。在持续运动或肾上腺素输注过程中，以更快的心率募集 I_{Ks}（"复极储备"），同时适当地缩短动作电位持续时间和 QT 间期，并持续到恢复阶段。这个结果会导致运动和恢复阶段 QT/R-R 曲线之间的 QT 间期差异被夸大，表现为 QT 间期滞后增加，这似乎是 LQT2 表型的特征。

LQT3 表型的特点是，由于肾上腺素刺激完整的 I_{Ks} 通道和晚期内向 I_{Na} 的增加，使动作电位持续时间不断减少。事实上，与对照组相比，LQT3 患者对运动的反应可能有超常的 QT 间期适应性。LQT3 中的 SCN5A 突变可通过中断快通道的失活引起功能增益，允许在持续去极化过程中反复重开，导致在动作电位平台期产生微小但功能上重要的 I_{Na} 增强。因此，预计当动作电位持续时间较长时，心律失常发生的风险在慢心率时会特别高，从而允许更多的 Na^+ 电流进入细胞。

心室复极对交感神经刺激的动态反应的差异可以解释流行病学观察结果。与其他基因型患者相比，LQT1 患者在交感神经激活过程中更有可能发生危及生命的事件，这也可能是 LQT1 患者对 β 受体阻滞剂治疗反应的基础[9]。

基因型-表型变异性的机制

LQTS 是一种复杂的多因素疾病，以显著的表型异质性为特征。临床表型（QTc 值、心律失常相关的症状和结果）高度变异，临床或亚临床表型具有广泛的连续谱，不仅是在携带不同致病性突变的家族之间，而且在携带相同突变的家族成员之间。该谱的一端是隐匿性 LQTS（致病突变的沉默载体），此时未观察到 QT 间期延长或相关症状。另一端是严重的症

状性 LQTS，患者通常代表家庭中容易识别的指标病例。在两者之间是具有不同程度 QT 间期延长和不同严重程度心律失常的患者。

大量遗传和获得的相互作用因子（一些已确定但许多仍未知）影响每个 LQTS 患者病理生理学和临床过程，并最终决定一个谱表型。在这些因素中，动作电位的产生是多基因过程，不同的 LQTS 基因影响不同的离子电流机制。甚至同一基因中的突变也可以通过不同的机制不同程度地影响基因表达水平和离子电流活性。如上所述，与其他位置的突变相比，位于离子通道的跨膜区段（LQT1）或孔道区（LQT2）的突变通常导致更多的恶性疾病。类似地，引起显性-负性效应的突变（如涉及通道的孔道区的错义突变）可导致比单倍型不足相关的突变功能障碍更严重的临床疾病（如引起共组装或运输异常的突变）。"复极储备"概念至少可部分作为 LQTS 表型异质性的基础。心肌复极化具有内在的冗余或储备，故一个离子电流的波动并不一定导致过度的复极化变化，因为其他电流可以代偿。因此，伴随一个离子通道的异常与复极化电流总和之间的关系，存在着 QT 间期延长引起的心律失常反应的内在变异性。这一概念意味着通常需要对复极化进行多次"命中"以破坏复极化并超过出现临床 QT 间期延长和尖端扭转型室性心动过速的阈值。在这种情况下，一个 LQT 连锁基因中的突变导致心脏离子电流的衰减可能仅对复极化过程产生有限的破坏，只有当伴随对相同或不同离子电流的另一种损害时（如药物或电解质异常）其才会从临床上隐匿转变为症状性（表现为 QT 间期延长和心律失常）。实际上，已有研究表明部分获得性 LQTS 的患者为亚临床先天性 LQTS 的无意中"暴露"[10-11]。更复杂的是"双击"现象，继发于同一基因的两个突变（复合杂合）或不同基因的两个突变（双基因杂合）。双击发生于 5%～10% 的 LQTS 患者，所产生的表型比单一打击更为严重。

遗传因素也参与控制人群水平的心脏复极。QTc 间期的遗传率为 25%～52%。心室动作电位由多个离子电流共同控制，这些电流背后每个通道的激活和表达水平在去极化和复极化电流之间存在微妙的平衡，决定着每个个体的动作电位持续时间。影响离子通道功能的蛋白基因编码中的一个核苷酸变化（即单核苷酸多态性）的最常见基因变异即使是对离子通道亚基活性和（或）表达水平的微弱影响也能破坏这种平衡，并可能在健康个体的心脏复极化持续时间和 QTc 长度方面发挥重要作用。因此，除了已知的 LQT 相关基因突变外，基因组中其他等位基因变异（最常

见的是同一致病基因或其他基因中的单核苷酸多态性）可将复极化的亚临床状态放大为明显的 LQTS，并可能导致可变的外显率和临床表型异质性。

此外，由此产生的心律失常的固有风险可通过各种内在或外在环境因素加以调节，包括年龄、性别、心率、交感紧张、电解质平衡、使用 QT 间期延长药物，以及左心室肥大、心力衰竭等遗传性和获得性病理情况。

总之，LQTS 潜在的遗传突变和相同基因或基因组中其他遗传因素（"修饰基因"）的相互作用，以及多个后天危险因素（"疾病修饰"）的叠加对 LQT 基因型表型的表达有实质性的影响[12]。

性别影响的机制

在健康人群中，女性的 QTc 间期比男性长，这种差异仅在青春期后变得明显。这与药物诱导的 LQTS 和尖端扭转型室性心动过速的高度易感性有关。在药物诱导的 QT 间期延长和尖端扭转型室性心动过速的患者中女性占 70%。在健康志愿者中，药物诱导的 QT 间期延长在月经期和排卵期最多，在黄体期最少。先天性 LQTS 患者也存在年龄依赖的性别相关差异。虽然 LQTS 男孩的心脏事件风险高于童年和青春期早期的女孩，但在青春期开始后发生性别风险逆转。相比男性，LQT1 和 LQT2 育龄期女性患者的 QT 间期更长，多形性室速和心脏性猝死的风险更高。在高雌二醇和低孕酮水平期间（如月经周期的卵泡期），及在孕酮/雌二醇比值较高期间（如月经周期的黄体期和妊娠期间）QT 间期延长的程度和心脏事件的风险更明显，产后致心律失常风险显著增加（特别是具有 LQT2 基因型的女性），因其血清黄体酮浓度突然下降[13-15]。

人们对这些与性别有关的差异的潜在机制知之甚少。目前提出的机制包括环境（增加体育活动）、激素和遗传因素（男孩和女孩的修饰基因不共享）。目前的证据支持性激素对动作电位时程有重要作用。最近的研究表明，心室复极化和 QTc 间期的持续时间受性类固醇激素和促性腺激素之间复杂相互作用的影响，这取决于性别，而不是单一的激素。一般来说，男性睾酮和女性孕酮/雌二醇比值的增加可缩短复极，而卵泡刺激素可延长两性的复极[15-16]。

性激素对 LQTS 中 QT 间期和心律失常的影响可以部分通过与离子通道的直接和间接相互作用来解释。实验表明雌激素可抑制 I_{Kr}，并增加 I_{CaL}、Na^+-Ca^{2+} 交换泵活性、RyR2 渗漏和 α_1 和 β_2 肾上腺素受体反应性。雌二醇还提高了 I_{Kr} 通道对其特异性拮抗剂的敏

感性，并易导致更显著药物诱导的 QT 间期延长。相反，睾酮可增强外向电流（I_{Kr}，I_{Ks}，I_{K1}），减少内向电流（I_{CaL}）。孕酮是睾酮的前体，它能增强 I_{Ks} 并降低 I_{CaL}。因此，雌二醇对 LQTS 患者具有潜在的致心律失常作用，而睾酮和孕酮可以缩短 QT 间期持续时间，并产生抗心律失常作用，降低对交感神经刺激的易感性[14-15, 17]。事实上，最近的一项研究表明口服孕酮对预防药物诱导的 QT 间期延长有潜在的益处[18]。

流行病学

目前尚缺乏关于普通人群 LQTS 患病率的系统研究。估计 LQTS 的患病率为 1：2000 活产儿，这是基于家族遗传筛查结果和复合杂合子（即具有 2 种突变的人）的发生率。然而，表现为临床疾病并不常见（大约 1/5000），因为大多数突变携带者仍无症状。常见的遗传模式是常染色体显性遗传，除了 Jervell-Lange-Nielsen 综合征和 triadin 敲除综合征（LQT17）是以常染色体隐性遗传。

LQT1、LQT2 和 LQT3 占所有基因型 LQTS 病例的 90% 以上。LQT1 是 LQTS 最常见的遗传类型，占基

因型 LQTS 病例的 40% ～ 55%。LQT2 和 LQT3 分别占基因型 LQTS 病例的 30% ～ 45% 和 5% ～ 10%（表 31.2）。其余 14 种类型（LQT4 ～ 17）占已确定基因型 LQTS 的不到 5%。虽然 LQT3 在患有 LQTS 的青少年和成人中并不常见，但它是与 LQTS 相关的围产期和早期婴儿死亡率有关的最常见的遗传形式。

LQTS 表现为不完全外显率（即不是所有致病性突变的携带者都会表达出表型）和可变表现度（即表型表达水平在患者中不同）。

临床表现和自然病程

Romano-Ward 综合征

有关 LQTS 临床特征的大部分信息来自于对大量 LQTS 患者数据的分析，其中最大的是国际 LQTS 注册研究。LQTS 先证者的平均诊断年龄为 21 岁。LQTS 患者的临床病程多变，受年龄、性别、基因型、环境因素、治疗以及可能的其他修饰基因的影响。至少有 37% 的 LQT1 表现型、54% 的 LQT2 表现型、82% 的 LQT3 表现型患者仍保持着无症状，直

表 31.2　长 QT 综合征的常见类型

	LQT1	LQT2	LQT3
病理生理学			
基因	*KCNQ1*（*Kv LQT1*）	*KCNH2*（*HERG*）	*SCN5A*
蛋白	$K_v7.1$	$K_v11.1$	$Na_v1.5$
离子电流	I_{Ks} 降低	I_{Kr} 降低	晚期 I_{Na} 增加
临床表现			
心脏事件发生率	63%	46%	18%
SCD 发生率	4%	4%	4%
触发心律失常	情绪 / 生理应激（游泳、潜水）	情绪紧张、唤醒（闹钟、电话）、休息	睡眠 / 休息
心电图	宽基底 T 波	低振幅，双峰 T 波	长等电电位 ST 段
QT 间期对运动的反应	在运动早期和高峰期，衰减的 QTc 间期缩短和增大的 QTc 间期延长	运动时 QT 间期正常但 QT 间期滞后加重	超常 QT 间期缩短
处理			
运动限制	+++	++	?
对 β 受体阻滞剂的反应	+++	+++	?
补钾	+	++	+
左颈胸交感神经切除术	++	++	++
对美西律的反应	+	+	++

I_{Kr}，快速激活的延迟整流钾电流；I_{Ks}，缓慢激活的延迟整流钾电流；I_{Na}，钠电流；QTc，校正 QT 间期；SCD，心脏性猝死

到某个家庭成员被诊断为 LQTS，或因不相关的原因在体表心电图上发现 LQT 才被识别出来。

有症状的患者可出现心悸、先兆晕厥、晕厥或心脏停搏。晕厥是最常见的症状，在 12 岁症状性先证者中有 50%，40 岁中有 90% 会出现晕厥。LQTS 患者的晕厥发病率约为每年 5%，但可能因 LQTS 基因型而异。LQTS 患者的晕厥通常是由于多形性室性心动过速（尖端扭转型室性心动过速），但一些 LQT3 患者也可能由严重心动过缓引起。心脏停搏和 SCD 通常由于心室颤动。复发性晕厥可类似于原发性癫痫发作。

SCD 的发病率较低，每年约为 1.9%。LQTS 患者的非致命事件（晕厥和心脏停搏中止）仍然是随后 LQTS 相关性致死事件的最强预测因子。经历过先前晕厥发作的 LQTS 患者，其随后 SCD 的整体风险约为每年 5%。在死于 LQTS 并发症的患者中，SCD 是这种疾病的第一个迹象，估计占 10%～15%。据报告，从出生到 40 岁的 SCD 风险在每种表型中约为 4%。

未经治疗的个体发生心脏事件的风险和致死率受基因型的强烈影响。LQT1（63%）和 LQT2（46%）患者的心脏事件发生率显著高于 LQT3 患者（18%）。然而，LQT3 患者（20%）在心脏事件期间死亡的可能性显著高于具有 LQT1（4%）或 LQT2（4%）基因型的患者。总的来说，LQT3 被认为是一种严重的 LQTS 变异。第一次心脏事件更有可能是致命的，而且多发生于童年后期、青春期或青春期后[19]。

LQTS 患者的心脏事件（晕厥、心脏停搏、SCD）不是随机发生的，诱发心脏事件的因素对每种遗传变异都是特异性的。LQT1 患者在生理或情绪应激下风险增加（90%），只有 3% 的心律失常发生在休息或睡眠中。游泳和潜水是 LQT1 患者高度特异性的触发因素。LQT2 患者在觉醒过程中发生致命事件的风险较高（44%），但在睡眠和休息时也有危险（43%）。只有 13% 的心脏事件发生在运动期间。LQT2 患者的心脏事件特征性地与觉醒和听觉刺激相关。事实上，通过由惊吓、突然觉醒或突然大声的噪音（如电话或闹钟铃声）触发的事件基本可以诊断 LQT2。值得注意的是，性别、突变位置和类型以及 QTc 间期延长等个体因素也与触发特异性事件有关。与相同年龄组的男性青少年患者相比，LQT2 女性青少年患者由唤醒触发的心脏事件风险增加 9 倍以上。相反，性别并不是引发相同基因型携带者之间运动触发事件的一个重要危险因素（图 31.3）。

另一方面，LQT3 患者多在无情绪激动的睡眠或休息时出现心脏事件（65%），在运动期间偶尔出现（4%）。值得注意的是，大多数患者会在与他们第一次发生事件相似的情况下重复发生心脏事件[20]。

性别对结果的影响是年龄依赖性的，男孩在儿童期和青春期早期时的风险高于女孩，但在 13～20 岁时性别相关风险没有显著差异。之后性别相关风险发生逆转，女性患者在整个成年期均比男性患者的风险更高。

基因型可以潜在地影响 LQTS 的病程，并调节年龄和性别对临床表现的影响。尽管 3 种主要的 LQTS 基因型（LQT1、LQT2 或 LQT3）在对临床风险因素（包括性别、QTc 间期时程和时间依赖性晕厥）进行

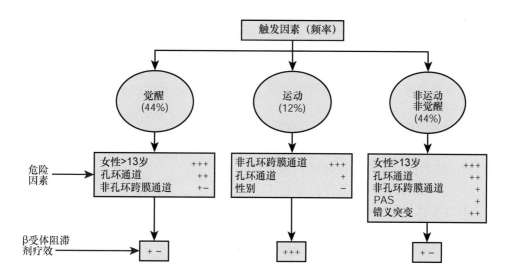

图 31.3　长 QT 综合征 2 型（LQT2）的触发特异性危险因素及治疗反应。＋和－是根据风险比和多变量模型的相关 P 值对风险 / 反应的近似表示。PAS，hERG 通道的 Per-Arnt-Sim 结构域；TM，跨膜。（From Kim JA，Lopes CM，Moss AJ，et al. Trigger-specific risk factors and response to therapy in long QT syndrome type 2. Heart Rhythm. 2010；7：1797-1805. with permission）

校正后，其在儿童和青少年期发生威胁生命的心脏事件的风险类似，但 21 ～ 40 岁的 LQT2 女性和 40 岁以上的 LQT3 患者发生心脏事件的风险增加。妊娠期间晕厥和 SCD 的风险降低，但会在产后期间增加，特别是 LQT2 女性患者。

Jervell-Lange-Nielsen 综合征

Jervell-Lange-Nielsen 综合征是 LQTS 的隐性变异，其特征是先天性耳聋和心脏表型（QT 间期延长、室性心律失常和 SCD）。Jervell-Lange-Nielsen 综合征由两种基因（KCNQ1 和 KCNE1）中的一种发生两个纯合或复合杂合突变引起，这些基因编码了 I_{Ks} 通道的成分。

Jervell-Lange-Nielsen 综合征患者的心脏表型比 Romano-Ward 综合征患者的更严重。该病患者在生命早期就开始经历心脏事件。15% 的患者在 1 岁时就会出现心脏事件，50% 的患者在 3 岁时，90% 的患者在 18 岁时出现心脏事件。在未接受治疗的患者中，大约 50% 在 15 岁时死于室性心律失常。尽管接受了药物治疗，但仍有超过 25% 的患者发生 SCD。此外，毛细胞和内耳淋巴中 I_{ks} 的完全缺失会导致先天性双侧感觉神经性耳聋。

总体而言，该病引发心脏事件的条件与 LQT1 非常相似。高达 95% 的事件发生在交感神经兴奋（运动和情绪）期间，只有 5% 的事件发生在休息或睡眠期间。

Andersen-Tawil 综合征

Andersen-Tawil 综合征（LQT7）是一种罕见的常染色体显性遗传疾病，由基因 KCNJ2 的突变引起，该基因编码内向整流钾通道 kir2.1。该综合征是典型的心脏表型、骨骼肌表型（由异常肌肉松弛引起的周期性瘫痪），以及独特的颅面和骨骼畸形（低位耳、眼距宽、下颌骨小、五指弯曲、并指、身材矮小、脊柱侧弯、前额宽阔）三联征。

尽管 Andersen-Tawil 综合征被归类为 LQTS（LQT7），但 QT 间期延长与显著的 U 波更有关（即延长的"QTUc 间期"），而不是 QTc 间期延长。此外，与其他类型的 LQTS 不同，Andersen-Tawil 综合征中心律失常的特点是无症状性室性早搏、心室二联律或非持续性室性心动过速的负荷过重，病程主要是良性的，恶化为血流动力学受损的心律非常罕见，如尖端扭转型室性心动过速。此外，在 Andersen-Tawil 综合征中可观察到特定类型的多形性室性心动过速和双向性室性心动过速，类似于在儿茶酚胺敏感性多形性室性心动过速（CPVT）患者中观察到的。β 受体阻滞剂、钙通道阻滞剂和氟卡尼可用于抑制这些患者的室性心律失常，但这些药物的疗效尚未得到证实[21]。

Andersen-Tawil 综合征患者会在 10 ～ 20 岁出现周期性瘫痪或心脏症状（心悸、晕厥或两者兼具）。间歇性无力可自发产生，或由长时间的休息或劳累后的休息所触发。然而，症状的频率、持续时间和严重程度在患者之间和患者自身均存在差异，而且往往与血浆 K^+ 水平的波动有关。轻度永久性乏力常见。

外显率和表型表达具有高度变异性。大约 60% 的受累者会表现出完整的三联征，并有高达 80% 的受累者表达三个基本特征中的两个。

Timothy 综合征

Timothy 综合征（LQT8）是由 CACNA1C 基因突变引起的一种极为罕见的多系统疾病，该基因编码 L 型钙通道（$Ca_v1.2$），其特征是并指、QT 间期延长、先天性心脏病、认知和行为障碍、肌肉骨骼疾病、免疫功能障碍以及偶发自闭症。

Timothy 综合征是 LQTS 的一种严重形式，其特点是 QTc 间期显著延长（QTc 间期常超过 550 ～ 600 ms）、功能性 2：1 房室传导阻滞（见于 85% 的患者，很可能是由心室复极和不应期的延长引起）和明显的 T 波交替（正、负 T 波逐拍交替）。此外，在大约 60% 的患者中可观察到先天性心脏病，包括动脉导管未闭、卵圆孔未闭、室间隔缺损、法洛四联症和肥厚型心肌病。Timothy 综合征高度恶性，大多数患者寿命不超过 3 年。多形性室性心动过速和心室颤动发生于 80% 的患者中（通常由交感神经张力增强引发），是导致死亡的首要原因，其次是感染和难治性低血糖的并发症[3]。

心外的特征包括皮肤性并指（涉及手指和脚趾），在几乎所有的患者中都可观察到。面部表现（可在大约 85% 的患者中观察到）包括低位耳、扁平鼻梁、薄上唇、小上颚、小而错位的牙齿和圆脸。大约 80% 的患者有神经精神系统受累，包括整体发育迟缓和自闭症谱系障碍。

一般来说，Timothy 综合征的诊断依据是出生后几天内明显延长的 QT 间期和 2：1 房室传导阻滞。偶尔可根据继发于房室传导阻滞或心动过缓的胎儿窘迫而在产前疑诊。

尽管 LQT8（Timothy 综合征）与 I_{CaL} 中功能获得相关，但通过钙通道阻滞（如维拉帕米）减少 I_{CaL} 内流并不能缩短 QTc 间期或防止室性心律失常。最近的一份报告表明，雷诺嗪（一种对多种离子通道有抑制作用的抗心绞痛药物）对 Timothy 综合征患者具有潜在的抗心律失常作用。

心电图特征

体表心电图上 QT 间期的异常延长（反映心室复极化延迟）是 LQTS 的标志。此外，在大多数患者中都存在 T 波异常。

QT 间期的测量

QT 间期是心室去极化及随后复极化持续时间的体表心电图表现。任何偏离或离散的去极化（如束支传导阻滞）或复极化（如动作电位持续时间的延长或离散）都会导致 QT 间期的延长。

QT 间期的精确测量对 LQTS 的诊断很重要。应用 12 导联心电图（25 mm/s，10 mm/mV）通常足以对 QT 间期进行准确测量。QT 间期为从 QRS 波起始（即心室去极化最早的标志）到 T 波的末端（心室复极化最晚的标志）。在所有心电图导联中测量 QT 间期，其中可以清楚地界定 T 波的末端（首选 II 导联和 V5 或 V6 导联），使用最长的值。T 波的末端是 T 波的降支与等电位线相交的点。采用 3 ~ 5 个连续的心动周期可推导出 RR 间期，QRS 波和 QT 间期的平均值[22]。

当 T 波末端模糊、U 波叠加或者与 T 波不可分割时，建议在不显示 U 波的导联中测量 QT 间期（常是 aVR 和 aVL 导联），或者沿 T 波降支最陡处画一条直线，其与等电位线的交点确定为 T 波终点（如 T-P 段）（图 31.4）。

然而应该认识到，用这些方法定义 T 波的末端可能会低估 QT 间期。一些研究者主张同时测量 QT 间期和 QTU 间期（后者为测量与等电位线相交的 U 波末端），因为 QTU 间期可能反映了心室去极化的总持续时间。

12 导联心电图 II 导联和 V5 导联中的 QTc 间期是 LQTS 家族最具诊断和预后价值的指标。因此，如果仅在单个导联中测量，则应选择 II 或 V5 导联中的一个。然而，其他导联也有类似的诊断（aVR 导联）或预后（V2/V3 导联）价值，并且通常使用最长 QT 间期的导联用于测量[23]。

理想情况下，QT 间期应在最接近 60 次 / 分且绝对低于 100 次 / 分的心率下测量。需要考虑使用 β 受体阻滞剂或长期心电图监测以获得最佳测量值。

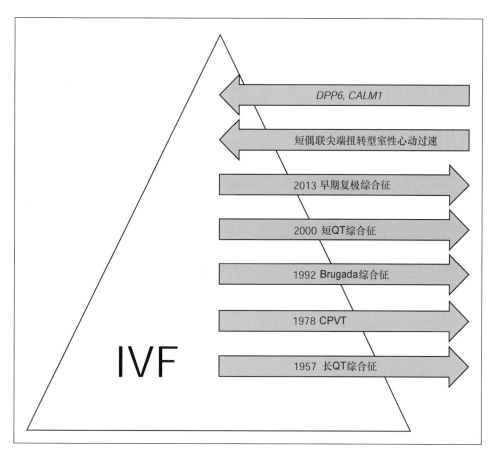

图 31.4　用切线法定义正常和异常 TU 波形态时 T 波终点的示意图。CPVT，儿茶酚胺敏感性多形性室性心动过速；IVF，特发性心室颤动。（From Postema PG，Wilde AAM. The measurement of the QT interval. Curr Cardiol Rev. 2014；10：287-294.）

性别校正的 QT 间期

男性 QT 间期在青春期后缩短，但在女性中则没有，导致女性的 QT 间期比男性更长。各项研究中报告的性别差异在较大年龄组中为 6 ～ 10 ms，在年轻成人中为 12 ～ 15 ms。总体而言，QTc 间期的性别差异在 40 岁后变小，在老年男性和女性中几乎消失。针对这些差异，目前已提出单独的性别和年龄特异性 QT 间期校正公式。

心率校正的 QT 间期

由于心率（R-R 周期长度）是心室动作电位的主要调节因素，QT 间期测量必须被校正为个人的 RR 间期（QTc），以便进行比较。目前已经开发出各种校正公式（表 31.3），使用最广泛的公式是由 Bazett 在 1920 年测量 39 例年轻受试者 QT 间期的绘制图中得出的。然而，Bazett 校正公式在心率较快或较慢时表现不佳（心率快时校正不足，心率慢时校正过度）。

除了 Bazett 公式外，还提出了许多其他的校正公式，如 Framingham-Sagie、Fridericia、Hodges、Nomogram-Karjalainen 公式。在一项比较这五种 QT 间期校正公式判断药物诱导的 QT 间期延长的准确度的研究中，Bazett 校正公式在心率与 60 次 / 分的差距较大时可提供最明显的 QTc 间期变化。Fridericia 公式在心率较快时会高估 QTc 间期，在心率较慢时更可靠。相反，Hodges、Nomogram 和 Framingham 公式在所研究的心率范围内 QTc 间期变异性较小，并且在心率高达 100 次 / 分时似乎也同样令人满意。其中，Hodges 公式是确定 QTc 间期并指导后续临床决策的最准确方法，其次是 Nomogram-Karjalainen 公式[22]。

尽管如此，Bazett 公式仍然是诊断 LQTS 时测量 QT 间期最常用的公式。然而，当在较快的心率（大

于 90 次 / 分）时观察到 QTc 间期延长，则应在心率减慢时重复心电图，以尽量减少心率校正公式可能引入的误差。

重要的是，QT 间期与心率之间的关系（QT/R-R 关系）存在很大的个体差异。与此相反，QT/R-R 模式在个体内部表现出高度稳定性，表明遗传因素可能部分决定了个体 QT 间期的长度。因此，基于人群和平均 QT 间期校正不能准确地预测特定患者在给定的 RR 的正常 QT 间期。个体特异性的 QT/R-R 滞后校正结合个体化的心率校正可以潜在地减小个体内 QTc 间期的变异性。

QRS 波时限校正的 QT 间期

心室传导异常可延长 QT 间期，主要是由于去极化延迟（即 QRS 波时限延长）而不是复极化。大多数 QT 间期校正公式都不考虑束支传导阻滞。只有少数公式（如 Rautaharju 公式、Bogossian 公式和 JT 指数）在计算中包括束支传导阻滞，但它们在临床实践中都没有被广泛采用。

目前广泛使用的方法是将 Bazett 公式应用于未校正的 QT 间期，并接受更长的 QTc 间期作为可接受的上限（550 ms 而不是 500 ms）。另一种在束支传导阻滞时校正 QT 间期的方法是减去传导阻滞前、后的 QRS 波宽度之差（当有这种信息时）。第三种方法是测量从 QRS 波末端到 T 波末端的 JT 间期。与描述心脏去极化和复极化的 QTc 间期不同，JTc 间期与 QRS 波时限无关，因此只表示复极化（JTc = QTc − QRS）。如果选择了 JT 间期，则应使用专门为 JT 间期建立的正常标准。QT 间期和 JT 间期校正公式可用于心室传导延长的情况。经确认，可将其纳入自动算法中，以提供适当的校正系数[23-24]。然而，由于左束支传导阻滞（LBBB）时去极化延迟，复极化在 QRS 波结束之前开始（即在 J 点之前）。因此，JT 间期很可能低估了复极化的时程，特别是在 QRS 波时限非常长的情况下（超过 175 ms）[25]。

最近一项针对间歇性 LBBB 患者的研究发现，QRS 波时限的净增加导致 LBBB 时测量 QT 间期的 92% 的额外时间，并建立了计算真实 QT 间期的新公式（Wang 公式）：真实 QT 间期 = LBBB 时测量的 QT −（LBBB 时 QRS 波时限 × 0.86 − 71）。然后可以使用 Bazett 公式或其他标准公式校正得出 QT 间期[25]。

右心室起搏时的 QT 间期测量

在心室起搏节律中可靠估计 QT 间期具有挑战性。经证明，Rautaharju 公式（表 31.3）在心室起搏

表 31.3　QT 间期的心率校正公式	
Bazett	QTcB = QT/（RR 间期）$^{1/2}$（以秒为单位的所有间期）
Framingham-Sagie	QTcFa = QT + 154（1 − 60/HR）
Fridericia	QTcFi = QT/（RR 间期）$^{1/3}$
Hodges	QTcH = QT + 1.75（HR − 60）
Nomogram-Karjalainen	QTcN = QT + Nomogram（校正系数公式）
Rautaharju	QTcRa = QT − 155 ×（60/HR − 1）− 0.93 ×（QRS − 139）+ k [k = − 22 ms（男性），k = − 34 ms（女性）]

HR，心率

期间得到的 QTc 间期值与非起搏时的 QTc 间期值最接近。然而，这个公式应用起来很复杂，并与心率变化存在显著的相互作用。

Framingham 和 Nomogram 校正方法为评估 QTc 间期提供了最好的平衡，包括起搏模式和心率之间的相互作用最小。在心室起搏时，使用 Bazett 公式会明显夸大 QTc 间期的心率依赖性，因此不太可靠[26]。

最近一项研究在使用 Framingham 和 Nomogram 评分计算 QTc 间期时发现，QTc 间期正常的患者非起搏状态下 QTc 间期比心室起搏状态下（无论心率如何）短 43 ms，QTc 间期延长的患者非起搏状态下 QTc 间期比心室起搏状态下短 37 ms（Framingham 法）或 36 ms（Nomogram 法）[26]。

另一项研究发现，右心室起搏可导致 QT 间期延长，因为起搏的 LBBB 没有延长 JT 间期，而由心室起搏引起的 QT 间期延长约占 QRS 波宽度的50%。Bogossian 公式将此值从测量的心室起搏 QT 间期中减去（LBBB 中的 QT 间期 = 测量的 QT 间期 −50% × QRS 波时限）[23]。尽管该公式提供了一种估计非起搏固有 QT 间期的简单方法，但它可能过度校正 QT 间期，使 QT 间期比实际短。

起搏 JTc 间期能更准确地表示心室复极化（与起搏 QTc 间期相比）并反映在非起搏节律中观察到的复极化改变。然而，如前所述，JT 间期对心室复极化延迟患者的敏感性随着 QRS 波时限的延长而降低，这会人为地缩短计算出的 QT 间期。因此，JT 间期在预测 QRS 波非常宽的患者延迟复极化方面似乎无效[24-25]。

QT 间期延长

由于难以界定 T 波的"末端"，以及需要校正心率、年龄和性别，因此诊断 QT 间期延长具有挑战性。此外，Bazett 公式在心率较快或较慢的情况下缺乏线性关系，并武断地以性别为基础定义诊断 QTc 间期延长的临界值（男性为 450 ms，女性为 460 ms；表 31.4），这使诊断变得更加复杂。

此外，没有单一的 QTc 间期值能将所有 LQTS 患者与健康组区分开。事实上，不能仅仅因为 QTc 间

期正常而排除 LQTS。即使在健康个体中，QT 间期也会发生很大的变化，其与 LQTS 突变携带者的 QTc 间期值在 410 ~ 470 ms 范围内有大量重叠。在高达40% 的 LQTS 患者中，QTc 间期可在正常范围内。另一方面，在健康个体中未观察到男性 QTc 间期值 >470 ms，女性 QTc 间期值 > 480 ms（特别是当他们的心率为 60 ~ 70 次 / 分时）。因此，除非存在过度的 QTc 间期延长（> 500 ms，对应于受累基因型个体中的上四分位数），否则应始终结合其他诊断标准评估 QTc 间期。

值得注意的是，LQTS 患者在随访过程中记录连续心电图时，可以观察到 QTc 间期的变化相当大。这种随时间变化的 QTc 间期是该疾病表型表达的重要决定因素。在长期随访期间，40% 的 LQTS 患者至少有1 次 QTc 间期 > 500 ms，但只有 25% 的患者在初始评估期间出现这种程度的 QT 间期延长。无论基线、平均值或最近的 QTc 间期值如何，在 10 岁之前的任何时间测量的最大 QTc 间期被证明是青春期心脏事件的最强预测因子。此外，QT 间期通常在白天表现出个体差异。因此，在临界 QTc 间期延长的情况下，连续心电图和 24 h 动态心电图记录可能有助于发现 QT 间期延长。

T 波形态

LQTS 患者常见 ST-T 异常，一些 ST-T 改变是特定基因型的特征。尤其是"宽大"、"切迹"和"延迟" T 波分别与 LQT1、LQT2 和 LQT3 相关，尽管这些特征往往是微小且不一致的（图 31.5）[27]。

LQT1 患者在大多数导联中通常表现为平滑的、宽基底 T 波，在胸导联中尤为明显。T 波振幅一般正常或增高，通常没有明显的起始。LQT2 患者通常存在低振幅 T 波，在大约 60% 的携带者中有切迹或双峰。双峰 T 波易与 T-U 波混淆；然而，与 U 波不同的是，双峰 T 波通常存在于大部分导联中。LQT3 患者通常表现为迟发性、狭窄、高峰，以及延长的等电位 ST 段和（或）双相 T 波。偶尔，T 波峰值不对称，降支陡峭。在 88% 的 LQT1 和 LQT2 携带者以及 65%的 LQT3 携带者中都可观察到这种 ST-T 模式。

LQT5 和 LQT6 综合征无特异的 T 波形态。在LQT4 综合征中，通常会观察到 T-U 波异常，如长时间停搏后的双相 T 波，同在 LQT2 综合征中发现的一样。据报道，从 T 波分离出来宽大 U 波是 LQT7 综合征独特的心电图特征。在 LQT8 中可以观察到严重的 QT 间期延长和明显的 T 波交替。

尽管最初人们对特定 LQT 相关基因的基因型-表

分级	1 ~ 15 岁	成年男性	成年女性
正常	< 440	< 430	< 450
临界	440 ~ 460	430 ~ 450	450 ~ 470
延长	> 460	> 450	> 470

表 31.4　诊断 QT 间期延长的推荐用 Bazett 校正 QT 间期值

单位：ms

From Goldenberg I, Moss AJ. Long QT syndrome. J Am Coll Cardiol. 2008；51：2291-2300.

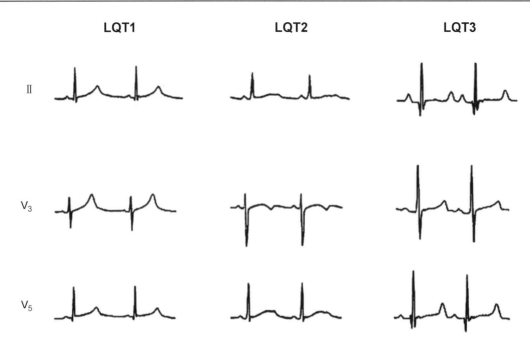

图 31.5　长 QT 综合征（LQTS）家族中 3 名患者的 Ⅱ、V₃ 和 V₅ 导联的心电图记录。 右侧图可见具有低平 ST 段和小 T 波的 LQT3 典型形态。（From Ruan Y，Liu N，Bai R，Priori SG，Napolitano C. Congenital long QT syndrome type 3. Card Electrophysiol Clin. 2014；6：705-713.）

型相关性的研究充满热情，但由于 T 波形态表现经常会出现例外，故这种方法不能提供高诊断率。而且，即使是有特定突变的同一患者，T 波形态也会随着时间的推移而变化。因此其他的 T 波参数，如持续时间、振幅、非对称性和平坦度，以及 T 波峰到 T 波末端（Tp-e）的间期，已成为高度特异的定量指标（见下文）。

值得注意的是，最近一项对 V₆ 导联中的 T 波形态进行定量分析的报告显示，尽管有正常的静息 QTc 间期，但 V₆ 导联的 T 波形态仍能区分基因证实的 LQTS 患者与匹配的对照组，甚至能够识别 80% 以上的 LQTS 患者。这一工具对 LQTS 普遍筛查的潜在影响仍需进一步研究[28]。

尖端扭转型室性心动过速

尖端扭转型室性心动过速是发生在 QT 间期延长（获得性或先天性 LQTS）的情况下的多形性室性心动过速，以电轴逐渐改变为特征，一般在 10 ～ 12 个周期中旋转 180°。这导致了等电位线周围的 QRS 波峰呈特征性正弦扭转，因此将其命名为尖端扭转型室性心动过速或"尖端扭转"。然而，在所有心电图导联中，这种特征模式可能并不明显。而且，在非常快的室性心动过速中，可以观察到整个 QRS-T 波群的振幅周期性地降低，QRS 波电轴的位移不太明显。偶尔会观察到多形性 QRS 波结构而不表现上述特征。值得注意的是，同一患者的不同室性心动过速发病中

可以看到不同的模式[29]。

室性心动过速往往发生在由 1 ～ 2 个 PVC 与前面基础搏动下延长的 QT 间期偶联引起的二联律的可变周期之前。心动过速心率通常为 150 ～ 300 次 / 分。在许多情况下，尖端扭转型室性心动过速是一种自限性心律失常，在数十个周期后可自然消失。大多数患者都经历过快速连续发生的多次室性心动过速发作。仅在极少数情况下，尖端扭转型室性心动过速会转化为心室颤动，如果不立即进行除颤等抢救干预，患者几乎无一例外地会出现心脏性猝死。

复极离散度

动作电位时程（和 QT 间期）的延长本身并不是致病性的，这可以从均匀动作电位持续时间的延长（如胺碘酮治疗后）不能产生折返的事实中得到证明。LQTS 的实验模型显示，复极化延长、复极化的跨壁离散和早期后除极是 3 个与尖端扭转型室性心动过速发生相关的电生理（EP）成分。复极化的跨壁离散是由于心外膜和朝向左心室壁心内膜的中层心肌（M）细胞之间存在的复极化异质性。这些中层心肌细胞对复极化的激发特别敏感，与其他跨壁细胞类型相比，表现出动作电位持续时间明显延长。近年来已提出多种心电图指标作为复极跨壁离散的无创性替代指标，包括 T 波峰到 T 波末端（Tp-e）间期、QT 间期离散度、U 波和 T 波振幅比。

Tp-e 间期　尽管存在争议，但一些实验模型表明 T 波的峰值与心外膜复极化终点（最短的动作电位）一致，而 T 波的末端与 M 细胞（最长的动作电位）复极化终点一致。因此，每个体表心电图导联中的 Tp-e 间期可被作为跨壁复极化的指标。然而，随后使用完整心脏进行的一系列研究对这一概念提出了质疑，并提出体内 Tp-e 间期是对整个心室复极化"整体"离散度的一种衡量，而不是"跨壁"离散度。

由于复极离散度的增大可促进折返并增加心律失常的发生，因此 Tp-e 间期的延长被认为是比 QT 间隔更敏感的心律失常事件风险预测指标。后者代表的是心室电激动的总持续时间，而不一定是跨壁复极离散度。事实上，Tp-e 间期延长已经被证明是 Brugada 综合征、肥厚型心肌病和结构性心脏病患者以及特定人群心律失常风险增加的一个标志。

虽然 Tp-e 间期的变化可以潜在地反映出 LQTS 患者复极离散度的动态变化，但测量这些患者 Tp-e 间期的作用还有待验证。事实上，心电图中 Tp-e 间期的正常值尚未明确。尽管如此，与 LQTS 患者相比，正常受试者 Tp-e 间期超过 100 ms 并不常见（9% *vs.* 55%）。

与 LQT1 和正常心脏相比，动态心电图通过 Tp-e 间期测量显示，LQT2 表现出更大程度的复极离散度。事实上，Tp-e 间期被认为是区分 LQT2 和 LQT1 患者的诊断标准。此外，LQT1 患者表现为心率升高时 Tp-e 间期的突然延长，而 LQT2 患者表现为在更大心率范围内的复极离散度增加。此外，β 肾上腺素能刺激（运动或肾上腺素注射）在两种 LQTS 模型中均可增加复极离散度，在 LQT2 中短暂，在 LQT1 中持续增加。

QT 间期离散度　QT 间期离散度可作为判断复极异质性的替代方法。通过 12 导联心电图测量的最大和最小 QT 间期之差（QT_{max}-QT_{min}）可获得 QT 离散度指数。QT 离散度指数比单纯 QT 间期值更准确地反映了心肌不应性的空间异质性。在不同心电图导联中，QT 间期的差异可通过对同步导联的 QT 间期来显示。

重要的是，QT 间期离散度的测量也会遇到与评估 QT 间期类似的缺点，因为观察到受累个体和健康个体之间存在着很大的重叠。此外，在走纸速度为 25 mm/s 的情况下行标量心电图进行精确测量是困难的。同样的问题也存在于测量 Tp-e 间期。

U 波与 T 波的振幅比　LQTS 的实验模型已经证明 U 波和 T 波的振幅比对应于早期后除极，并发现该比值在尖端扭转型室性心动过速发作之前会逐渐增加。此外，PVC 后 U 波振幅的增加被认为是"间歇依赖性"LQTS 中心律失常风险的一个标志。

在双相 T 波患者中，一些研究者使用 T 波的后期部分，而不是 U 波。在 LQT1 和 LQT2 患者中，后期和早期 T 波峰振幅的昼夜最大比与 LQTS 相关症状病史的相关性优于基线 QTc 间期，最大 T2-T1 振幅比的昼夜分布与心脏事件相似。

长 QT 综合征的诊断

根据最新的共识声明，在个体检测中，只要 LQTS 基因中有一个明确致病性突变的基因阳性就可以诊断 LQTS。在没有致病性突变且没有导致 QT 间期延长的继发原因的情况下，LQTS 的诊断需要满足以下条件之一：①重复 12 导联心电图显示 QTc 间期 ≥ 500 ms（使用 Bazett 公式）；②重复 12 导联心电图显示 QTc 间期 480 ～ 499 ms，伴有不明原因的晕厥；③ Schwartz 得分 ≥ 3.5 分（见下文）。

此外，在男性 QTc 间期值 > 450 ms、女性 > 460 ms 的个体中，LQTS 是可疑的；如果这些受试者还有晕厥和家族性心脏性猝死的病史，那么 LQTS 的概率就会增加。另一方面，在 QTc 间期 < 390 ms 的男性和 QTc 间期 < 400 ms 的女性中，患 LQTS 的可能性很小。

值得注意的是，LQTS 在很大程度上是一种临床诊断，主要基于临床表现、个人史和家族史以及心电图检查结果。详细的晕厥和心脏性猝死家族史是必不可少的，不仅包括直系亲属（母亲、父亲、同胞兄弟姐妹、子女），而且应包括更远的亲属。此外，还应调查家族病史中可能未被归类为心源性恶性心律失常的其他潜在表现，如溺水、驾驶死亡、癫痫发作和婴儿猝死综合征（SIDS）。还应获得被评估个体或家庭成员合并症（如先天性耳聋）的数据。类似晕厥的触发因素、QT 间期特异性形态等临床特征可推测 70% ～ 90% 患者的致病基因。

重要的是，很大比例的（20% ～ 40%）经基因证实的 LQTS 患者在休息时有正常或临界的 QTc 间期值（"隐匿性"LQTS）。据报道，这些沉默突变携带者占 LQT1 患者的 36%，占 LQT2 患者的 19%，占 LQT3 患者的 10%。因此，不应仅根据 QTc 间期在正常范围内（400 ～ 450 ms）而排除 LQTS 的诊断，并且在临床病史提示可排除 LQTS 时仍需要额外的检测。在这种情况下，定期进行静息心电图和动态心电图监测有时可以发现 QTc 间期的异常延长，因为 LQTS 患者的 QTc 间期每天都有相当大的变化。此外，对所有家庭成员的心电图进行回顾也是有价值的，因为一些家庭成员可有明显的 QT 间期延长。如果其中一位家庭成员有 QTc 间期的延长，那么受试者中出现 LQTS 的概率增加。

多种激发试验已经被用于揭示在静息心电图上 QTc 间期正常的 LQTS 患者。其中包括突然直立、运动试验恢复阶段或肾上腺素注射过程中的 QT 间期测量。而且，对于临床指标严重怀疑 LQTS 的患者，建议进行基因检测。尽管这些诊断工具都有助于鉴定 LQTS 患者，但仍然缺乏诊断的金标准。有创性电生理检查（EP）通常不能用于诊断 LQTS[1]。

临床评分系统

当疑诊 LQTS 但不确定时，可采用临床评分系统（Schwartz 评分）以提高临床指标的诊断可靠性，并估计 LQTS 的可能性。最新（2011 年）的 Schwartz 评分包含了心电图特征，并结合了个人临床病史和家族史。分数被人为分为 3 个概率类别来对 LQTS 风险进行定量估计（表 31.5）。≥ 3.5 分提示 LQTS 诊断的可能性非常高，应行进一步检查，包括基因检测。在可疑 LQTS 患者中（基于 QTc 间期延长或临床病史），使用 Schwartz 标准鉴定的 LQTS 突变携带者的"高概率" LQTS（得分 ≥ 3.5）敏感性为 89%，特异性为 82%。LQTS "中等概率"组需要进一步检测以确认或排除诊断结果，包括连续心电图、动态心电图和激发试验[30-31]。

动态心电图监测

动态心电图监测不足以作为心室复极化分析的初步评估，而且 LQTS 患者很少会出现自发性心律失常。然而，这种方法有时可以用于检测白天不常发生的极端 QT 间期事件。动态心电图的一个重要价值在于显示 LQTS 的 T 波变化特征，这种变化在睡眠期间或期前收缩后的间歇时尤其明显[32]。

最近一项研究描述了一种新的计算机算法，它在 24 h 动态心电图监测中，以逐拍的方式测量 QTc 间期。将群体或个体患者的 QTc 间期测量值显示在图（"QTc 时钟"图）上以说明 QT 间期的动态变化和 QT 间期延长的程度和持续时间。应用该技术，可观察到 LQT1 和 LQT2 患者独特的 QT 间期延长模式。与夜间相比，LQT1 患者在白天更有可能出现诊断性 QTc 间期延长，这可能与交感神经兴奋水平有关。反之，LQT2 患者在夜间更易表现出 QT 间期延长。还需要进一步的研究来验证这些观察是否可以用来区分不同 LQTS 基因型或预测心律失常风险[33]。

表 31.5　长 QT 综合征的诊断标准

			分数
心电图检查结果 [a]			
A	QTc 间期 [b]	≥ 480 ms	3
		460 ～ 479 ms	2
		450 ～ 459（男性）ms	1
B	运动试验后恢复的第四分钟 QTc 间期 [b] ≥ 480 ms		1
C	尖端扭转型室性心动过速 [c]		2
D	T 波交替		1
E	3 个导联的 T 波切迹		1
F	心率相对年龄偏低 [d]		0.5
临床病史			
A	昏厥 [e]	应激状态下	2
		非应激状态下	1
B	先天性耳聋		0.5
家族史			
A	家庭成员有确诊 LQTS 者 [e]		1
B	直系亲属（< 30 岁）中有原因不明的心脏性猝死 [e]		0.5

分数：≤ 1 分　低概率 LQTS。1.5 ～ 3 分　中等概率 LQTS。≥ 3.5 分　高概率
[a] 无已知的影响这些心电图特征的药物或疾病
[b] QTc 间期根据 Bazett 公式计算，其中 $QTc = QT/\sqrt{RR}$
[c] 尖端扭转型室性心动过速与昏厥共存时仅取其中一项
[d] 静息心率低于年龄相关心率的 2%
[e] 同一家庭成员不能同时在 A 和 B 项积分（引自 Di Fusco SA, Palazzo S, Colivicchi F, Santini M. The influence of gender on heart rhythm disease. Pacing Clin Electrophysiol. 2014；37：650-657.）
From Schwartz PJ, Crotti L. QTc behavior during exercise and genetic testing for the long-QT syndrome. Circulation. 2011；124：2181-2184.

QT 间期对突然站立的反应

与突然站立相关的短暂心动过速可发现 QT 间期适应能力不足和复极储备差的患者，这是 LQTS 的特征。开始时于仰卧位获得心电图，之后要求患者快速站起来并行第二次心电图。

在一份报告中，68% 的"隐匿性" LQTS 患者由体位诱导的 QTc 间期延长超过 30 ms。同时，QTc 间期的临界值为 490 ms，对于诊断仰卧位心电图中 QT 间期无过度延长的 LQTS 患者（即女性小于 480 ms，男性小于 470 ms），其敏感性为 89%，特异性为 87%。β 受体阻滞可以减弱体位性 QTc 间期延长[22]。

此外，快速站立时出现的 T 波形态改变对 LQTS 的诊断也有帮助。当 QT 间期延长伴有异常 T 波形态时，LQTS 的诊断具有较高的可信度。体位改变导致的 T 波形态的改变对确定特定 LQTS 基因型的作

用有限，对确定 LQT2 最有用，LQT1 次之，对确定 LQT3 用处最小[34]。

QT 间期对运动的反应

运动试验可以用来评估 QT 间期对心率的适应性，这是衡量 I_{ks} 通道完整性的一个指标。在运动试验中，QTc 间期的变化和 QT 间期滞后延长有助于鉴定 LQTS 患者，甚至有助于预测基因型。平缓的仰卧位蹬车运动试验有助于减少在运动平板试验中观察到的来自上半身运动的信号伪影。

特别是，在最大限度运动后恢复 4 min 时的 QTc 间期可区分 LQTS 患者和健康受试者。在一项针对基线 QTc 间期正常或临界的患者（即女性小于 480 ms，男性小于 470 ms）的研究中，恢复第 4 min 时的 QTc 间期 ≥ 480 ms 诊断 LQTS 的敏感性为 94%，特异性为 90%。然而，这些诊断方法并未在未被选择的 LQTS 疑似人群中得到仔细的研究[22]。

此外，已有报道指出运动过程中的基因特异性 QTc 间期表现。LQT1 的基因突变导致了 I_{ks} 振幅的减小，其是参与复极化（尤其在快速心率时）的主要钾电流之一。I_{ks} 的衰减导致 QT 间期不能适应心率的增加（即不能缩短）。恢复期 QTc 间期适应不良的反常延长［QTc 间期 > 470 ms 或 1 个 ΔQTc（恢复 3 min 后的 QTc 间期减去基线 QTc 间期）> 30 ms］可将显性或隐匿性 LQT1 患者与正常受试者以及 LQT2 和 LQT3 基因型患者区分开来。

相反，LQT2 突变的患者在运动过程中可有正常的 QT 间期缩短或最小的 QTc 间期延长，但与 LQT1 患者和正常受试者相比，他们可特征性地表现出过度的 QT 间期滞后。QT 间期滞后通常是通过比较匹配心率下运动期间与恢复期的 QT 间期来测量的（如在早期运动期间心率加速至 100 次 / 分，和恢复阶段心率减速至 100 次 / 分时）。LQT2 患者在早期运动中，由于 I_{kr} 的衰减，QT 间期不能在中等心率时缩短。随后会募集无减弱的、交感神经反应的 I_{ks}，导致在运动高峰期更快的心率时适当的 QT 间期缩短，一直持续到恢复阶段。这导致 QT 滞后增加，也就是说，在匹配心率的情况下，运动期比恢复期 QT 间期明显延长。

由于受到完整 I_{ks} 通道的刺激，以及晚期内向 Na^+ 电流的增加，LQT3 表型以运动时 QT 间期不断缩短为特征。事实上，LQT3 患者的 QT 间期比 LQT1 和 LQT2 患者在运动期间缩短得更多，甚至超过健康对照组。

此外，运动平板试验可以揭示 LQT1 和 LQT2 综合征患者的特征 T 波形态。

β 受体阻滞可以减弱运动诱导的 QTc 间期延长和 QT 间期延迟。因此，运动试验前应停用 β 受体阻滞剂。

重要的是，LQTS 患者在运动时诱发心律失常的情况非常罕见。只有在不到 10% 的患者中观察到运动引起的室性早搏超过孤立的室性早搏。出现运动引起的室性早搏超过单个、孤立的室性早搏时必须立即评估，因为这对于存在严重心脏病理的阳性预测值超过 90%。然而，更易诊断的是儿茶酚胺敏感性室性心动过速（CPVT），而不是 LQTS[32]。

肾上腺素 QT 应激试验

儿茶酚胺激发试验有助于隐匿性 LQT1 患者的诊断，阳性预测值接近 75%，阴性预测值为 96%。此外，肾上腺素激发试验是预测 LQT1、LQT2 和 LQT3 综合征基因型的有力试验。

目前有两种用于肾上腺素输注的方案。"递增剂量输注方案"为肾上腺素输注以 0.025 μg/（kg·min）开始，然后每 10 min 依次增加至 0.05、0.1 和 0.2 μg/（kg·min）。在基线条件下窦性心律和肾上腺素输注期间连续记录 12 导联心电图。在每次剂量增加后 5 min 测量 QT 间期。当收缩压 > 200 mmHg、持续或非持续性室性心动过速、频发室早（每分钟 > 10 次）、T 波交替或患者不耐受时，应停止肾上腺素输注。在低剂量肾上腺素输注期间，反常的 QT 间期反应（QT 间期绝对值延长 ≥ 30 ms）提示 LQT1 的临床诊断，其阳性预测值为 75%。接受 β 受体阻滞剂的患者的诊断准确性会降低。在接受 β 受体阻滞剂的患者中，诊断的准确性会降低。

"推注和输注方案"为肾上腺素推注（0.1 μg/kg），然后立即连续输注［0.1 μg/（kg·min）］5 min。QT 间期在肾上腺素输注开始后 1～2 min 当 RR 间期最短（代表峰值肾上腺素效应）时和肾上腺素输注开始后 3～5 min（代表稳态肾上腺素效应）时测量。在肾上腺素试验期间，LQT1 患者在肾上腺素作用峰值时表现出 QTc 间期延长，在肾上腺素作用的稳态条件下维持。相比之下，LQT2 患者在肾上腺素作用峰值时 QTc 间期延长更加明显，但 QTc 间期在稳态条件下恢复到基线水平。LQT3 患者和健康受试者在肾上腺素作用峰值时 QTc 间期轻微延长，并且其在稳态条件下恢复至基线水平。如果峰值阶段的 QTc 间期增加 > 35 ms 并在整个稳态阶段保持不变，则可认为受试者具有 LQT1 反应（图 31.6）。如果 QT 间期延长峰值超过 80 ms，但不能保持稳定状态，则可能是 LQT2 反应。报告显示，使用稳定状态 ΔQTc ≥ 35 ms 肾上腺

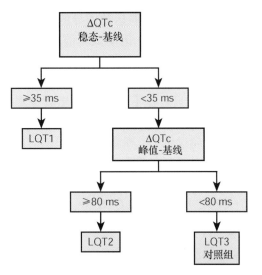

图 31.6 肾上腺素激发试验诊断长 QT 综合征（LQTS）。对照组，正常受试者；LQT，长 QT 综合征基因型；QTc，校正的 QT 间期

素试验对区分 LQT1 和 LQT2 的敏感性和特异性分别为 97% 和 96%，LQT3 的分别是 97% 和 100%，健康受试者的分别是 97% 和 100%。使用峰值状态 ΔQTc 大于 80 ms，对区别 LQT2 与 LQT3 或健康受试者的敏感性和特异性分别是 100% 和 100%。

递增剂量输注方案通常可被患者更好地耐受并且具有较低的假阳性率。另一方面，推注和输注方案能够在最大剂量（推注期间）和稳态期间（输注期间）监测肾上腺素反应的时间过程，这对于 LQT2 患者特别重要，因为这些患者可以发生未校正的 QT 间期的瞬时延长，随后缩短。

基因检测

虽然 LQTS 的诊断经常可根据临床诊断性检查来确定，但基因检测仍然具有价值。鉴定特定的致病突变可能有助于指导治疗选择，加强风险分层，并有助于识别受累家庭成员和实施生活方式调整和症状前治疗。此外，基因检测在识别隐匿性 LQTS 方面很重要，因为有很大比例（25% ~ 50%）经基因证实的 LQTS 患者 QTc 间期无明显异常。

然而，基因检测仍然很昂贵。根据临床表型评估的严格程度，基因检测 LQTS 的阳性率为 50% ~ 78%，在临床概率最高的受测个体（即具有较长 QTc 间期和较严重的症状）中最高。其余具有较高临床发生率的 LQTS 先证者会出现阴性基因测试结果，可能是因为检测基因分型、非编码变异或尚未鉴定的疾病相关基因的技术困难。因此临床 LQTS 受试者基因检测阴性（即阴性基因型 / 表型阳性 LQTS）并不能提供排除诊断的依据。尽管如此，根据临床特征考虑 LQTS 的患者，阴性基因检测提供的 LQTS 诊断在低至中等预测概率的患者中不太可能[32]。

基因检测还有可能出现假阳性结果。基因检测可能发现意义不明的新突变，其可能代表正常变异，需要验证和进一步分析（如家族内连锁或体外研究）。

目前，对于临床指标高度怀疑 LQTS（Schwartz 评分≥ 3.5 分）的症状性患者和 QT 间期延长［QTc 间期≥ 480 ms（青春期）或≥ 500 ms（成年人）］且无其他可能延长 QT 间期的临床情况的无症状性患者，推荐进行全面或有针对性的（LQT1、LQT2、LQT3）基因检测。此外，在连续心电图上 QTc 间期≥ 470 ms 但具有阴性家族史的无症状者可考虑行 LQTS 基因检测[32]。

鉴别诊断：获得性长 QT 综合征

鉴别获得性 QT 间期延长与先天性 LQTS 非常重要。获得性 LQTS 远比先天性 LQTS 普遍。然而，尖端扭转型室性心动过速的发生远不如 QT 间期延长常见。但是，当 QTc 间期 > 500 ms，当 QTc 间期比基线增加 > 60 ms 时，特别是在快速增加时，尖端扭转型室性心动过速的风险就会增加。

与先天性 LQTS 的最常见类型（LQT1 和 LQT2）不同，RR 周期的短-长-短模式构成了获得性 LQTS 中尖端扭转型室性心动过速的典型初始模式。长时间停搏会夸大 QT 间期延长，短-长-短序列被认为能够通过增加复极跨壁离散来促进尖端扭转型室性心动过速的发生。短-长 R-R 间期通常由短联律 PVC 引起，之后是补偿性间歇，然后另一个 PVC 发生在 T 波期间。然而，由于潜在的 QT 间期延长，这种 R-on-T PVC 无特发性心室颤动特征的短偶联间期。尖端扭转型室性心动过速的发生也可能与心动过缓或频繁的间歇相关（有时称为 "间歇依赖性 LQTS"）[35]。

病因

QT 间期异常延长的获得性原因包括心肌缺血、心肌病、电解质紊乱（低钾血症，低镁血症和低钙血症）、自主神经影响、药物、甲状腺机能减退、体温过低、嗜铬细胞瘤、颅内出血和心动过缓。

由于包括 I_{Kr}、I_{K1} 和 I_{to} 在内的多种 K^+ 电流的减少，低钾血症可导致动作电位持续时间的延长。细胞外 K^+ 水平低可加速 hERG 通道的快速失活并进一步减少 I_{Kr}[36-37]。

在极度心动过缓的情况下也可观察到获得性 LQTS，特别是心动过缓合并获得性房室传导阻滞（自发性或医源性）的情况下。事实上，尖端扭转型室性心动过速（LQTS 的标志性心律失常）的原始描述完全基于 LQTS 合并房室传导阻滞的患者。值得注意的是，完全房室传导阻滞患者的 QT 间期延长比类似程度窦性心动过缓引起的 QT 间期延长更明显，并且 QT 间期延长对于心动过缓的反应，而不是心动过缓本身，决定了尖端扭转型室性心动过速的风险。有人提出，QRS 波形态的变化（通常见于完全房室传导阻滞，而不是窦房结功能障碍）可导致与心脏记忆相关的 T 波变化，从而导致过度的 QT 延长。在一份报告中，在房室传导阻滞时发生 QRS 波形态变化的患者尖端扭转型室性心动过速的发生率增加 7 倍，而 QRS 波电轴变化与更高的发生率相关。这些观察结果表明受心脏记忆影响的复极化变化在房室传导阻滞期间的心律失常风险中起作用。此外，导致短-长-短周期的早搏可以促进尖端扭转型室性心动过速的发展[10, 38]。

到目前为止，导致获得性 LQTS 最常见的环境应激源是药物治疗，包括抗心律失常药物、一些抗组胺药、抗精神病药物和抗生素（www.qtdrugs.org）。可能引起 QT 间期延长和心律失常的非心血管药物占总处方药的 2%～3%。事实上，发生获得性 LQTS 的风险是已上市药品退市或限制使用的最常见原因。对于特定的药物，尖端扭转型室性心动过速的发生率难以量化，从许多大环内酯类抗生素的极低发生率，到索他洛尔和阿齐利特等药物的 0.5%～1%，再到奎尼丁的 1.5%～9%[36, 39]。

绝大多数与获得性 LQTS 相关的药物均可与 hERG 通道（介导 I_{Kr}）相互作用，这可能是因为独特的结构特性使得该通道极易受到多种药物的阻滞。与其他心脏 k^+ 通道相比，hERG 通道有一个大的漏斗状孔道，可以让许多小分子进入并阻断通道（见第 2 章）。更宽敞的内腔是由于缺乏 S6 段中 Pro-X-Pro 序列结构域（它存在于大多数其他电压门控 K^+ 通道中，并被认为会导致电压门控 K^+ 通道内部 S6 螺旋急剧弯曲，减少内部孔道），推测其有助于药物从通道的细胞内侧进入孔道区，以阻断通道电流。此外，hERG 通道在其孔内含有两个芳烃位点（在大多数其他 K^+ 通道中没有），其为各种结构不同的化合物的芳香基团提供了高亲和性结合位点。这些化合物与通道孔道的相互作用导致其生物物理特性的功能改变和（或）渗透通路的闭塞。

药物诱导 LQTS 的其他机制包括 hERG 通道蛋白运输的破坏，随后减少了其他功能性通道的表面膜表达（如喷他脒），以及通道亚基的折叠和组装。hERG 通道的辅助 β-亚基（MiRP1、KCNE2）也决定了药物敏感性。

药物诱导长 QT 综合征的危险因素

多个因素可增加个体对药物诱导的 LQTS 的易感性，包括女性（药物诱导的尖端扭转型室性心动过速中 70% 的患者为女性）、高龄、低镁血症、低钾血症、低钙血症、心动过缓、充血性心力衰竭、左心室肥大、近期心房颤动复律、基线心电图 QT 间期延长。其他危险因素包括高剂量药物（奎尼丁除外）、快速静脉注射和同时使用延长 QT 间期或促进其他导致 QT 间期延长的因素（如心动过缓或电解质异常）的药物。此外，促使导致 QT 间期延长的药物在血浆中累积的情况，如药物-药物相互作用是尖端扭转型室性心动过速的一般危险因素。其中包括肾衰竭或肝衰竭，以及同时使用减缓药物代谢或影响药物排泄的药物[10]。另外，遗传因素决定的药效学变异（如多态性和细胞色素系统的突变）也可能导致药物反应的明显变化。大多数药物诱导的尖端扭转型室性心动过速的患者存在一种或多种危险因素[10, 37, 40]。

住院患者比门诊患者患药物诱导的 QT 间期延长和尖端扭转型室性心动过速有更大的风险，这可能是由于更严重的危险因素，包括结构性心脏病、高龄、电解质紊乱、心动过缓、肾或肝病[41]。风险评分可用于预测在心脏监护病房中的住院患者发展为获得性 LQTS 的风险（表 31.6）。该风险评分有效地区分了 QTc 间期延长中高风险的住院患者与低风险患者。在没有任何危险因素的患者中，药物引起的尖端扭转型室性心动过速的发生是极为罕见的事件。90% 以上出现尖端扭转型室性心动过速的患者至少有 1 个危险因素，71% 的患者至少有 2 个危险因素[42-43]。

表 31.6　QTc 间期延长风险评分的计算

	风险因素评分
年龄 ≥ 68 岁	1
女性	1
袢利尿剂	1
血清钾 ≤ 3.5 mmol/L	2
入院 QTc 间期 ≥ 450 ms	2
急性心肌梗死	2
≥ 2 种延长 QTc 间期的药物	3
脓毒症	3
心力衰竭	3
1 种延长 QTc 间期的药物	3
最大危险分数	**21**

From Tisdale JE, Jaynes HA, Kingery JR, et al. Development and validation of a risk score to predict QT interval prolongation in hospitalized patients. Circ Cardiovasc Qual Outcomes. 2016；6：479-487.

遗传学

有证据表明，药物诱导的 LQTS 在相当大比例的患者中可以代表先天性 LQTS 的"顿挫型"，药物仅诱导存在先天性 LQTS 的患者。这可能与复极电流的冗余有关。正常的复极化是通过多种离子通道完成的，其为复极提供了安全储备（"复极储备"的概念），这是由遗传决定的，并可代偿可能在动作电位期间减少复极化或增加去极化电流的任何因素（如药物或基因突变）。因此，一种 LQTS 基因的突变或多态性在临床上可能是不明显的，直到叠加另一种复极损伤，如药物、低钾血症或低镁血症[36]。

导致 LQTS 的离子通道基因突变被认为是一种危险因素。事实上，任何亚型的先前未被识别的先天性 LQTS 可以在 36% ～ 40% 的药物诱导的 LQTS 患者中被鉴定。此外，心脏离子通道的多态性（即出现在 1% 以上人群的常见遗传变异）可潜在地增加药物诱导性的尖端扭转型室性心动过速的风险。在最近的一项研究中，药物诱导的 LQTS 患者的氨基酸编码变异（错义、非同义或移码突变）负担比对照组患者更大，这表明多种罕见的变异，特别是先天性 LQTS 基因，易发生药物诱导的 LQTS[44]。

在大样本获得性 LQTS 患者中，即使在去除了导致 QTc 间期延长的因素之后（停用罪犯药物或纠正血清电解质），仍有很大一部分的患者 QTc 间期仍然延长（尽管比先天性 LQTS 携带者观察到的程度要轻），表明获得性 LQTS 至少在部分程度上存在潜在的遗传倾向。此外，28% 的获得性 LQTS 患者存在与 LQT 相关的一个主要基因的突变（在 *KCNH2* 基因中最常见）。即使在"真正"获得性 LQTS 中（即无触发事件时 QT 间期正常），23% 的患者有先天性 LQTS 引起的突变。获得性 LQTS 患者携带致病性突变的预测因子包括：①年龄小于 40 岁；②基线 QTc 间期超过 440 ms；③获得性 LQTS 在诊断时的症状史（表 31.7）。在携带突变的获得性 LQTS 患者中，88% 的患者有 ≥ 2 个预测因子，而只有 3% 携带突变的患者有 ≤ 1 个预测因子。因此，一些研究人员提出在有 ≥ 2 个风险因素的获得性 LQTS 受试者中进行基因筛选，以便对其家庭成员进行"级联筛查"，从而防止可避免的威胁生命的心律失常的风险[45]。

处理

尖端扭转型室性心动过速的一线治疗方法包括排除致病原因，静脉注射镁，维持正常高的血清 K^+ 水平，避免使 QTc 间期延长的药物。在一些难治性的病例中，可能需要异丙肾上腺素的输注或暂时的静脉超

表 31.7 获得性长 QT 综合征中突变携带者可能性的预测因子

	OR（95% CI）	P 值
年龄，< 40 岁 *vs.* ≥ 40 岁	2.5（1.2 ～ 5.3）	0.020
QTc 间期，> 440 *vs.* ≤ 440 ms	5.2（2.2 ～ 12.2）	< 0.001
临床状况，有症状 *vs.* 无症状	10.6（1.3 ～ 83.5）	0.025

CI，置信区间；OR，比值比。

From Itoh H, Crotti L, Aiba T, et al. The genetics underlying acquired long QT syndrome: impact for genetic screening. Eur Heart J. 2016; 37: 1456-1464

速起搏来提高心率，这可以缩短 QT 间期，及抑制尖端扭转型室性心动过速。

镁可在不缩短 QT 间期的情况下抑制尖端扭转型室性心动过速，可能是通过抑制早期后除极来抑制触发尖端扭转型室性心动过速。镁对早期后除极的抑制是由于它的钙通道阻断作用，但也可能通过钠电流（I_{NaL}）后期成分的减少来介导。对于药物引起的尖端扭转型室性心动过速的急性治疗，针对紧急补钾治疗的文献比针对静脉补镁的少。在有危险的住院患者中，应积极维持钾和镁的正常水平。

最近的研究表明，在多种导致 QT 间期延长的获得性因素中，美西律可能是（强效 I_{NaL} 阻滞剂）对尖端扭转型室性心动过速的急性终止的有效治疗方法。虽然尖端扭转型室性心动过速往往对利多卡因的推注有反应，但尽管持续输注，心律失常仍会复发。相反，雷诺嗪（I_{NaL} 阻滞剂）、氟卡尼（强 I_{Na} 阻滞剂）和维拉帕米（强 I_{CaL} 阻滞剂）也可阻断 I_{Kr}，因而限制了它们在药物诱导的 LQTS 患者中的使用[35]。值得注意的是，最近的一份报告表明口服孕酮对预防药物诱导的 QT 间期延长有潜在的益处[18]。

风险分层

LQTS 患者的病程不一，受年龄、性别、基因型、环境因素、治疗，以及可能的其他修饰基因等诸多因素的影响。

临床风险标志

晕厥 LQTS 患者的非致命事件（晕厥和心脏停搏中止）仍然是后续 LQT 相关致命事件的最强预测因子，而经历过晕厥发作的 LQTS 患者随后发生心脏性猝死的总体风险每年约为 5%。通过 β 受体阻滞剂治疗可以降低随后晕厥发作的风险。然而，在接受 β 受体阻滞剂治疗时出现晕厥的患者随后发生心脏事件的风险较高，这一风险与未使用 β 受体阻滞剂治疗的患者的风险类似。

晕厥事件的发生时间和频率都与随后发生心脏事件的风险有关。近期（在过去两年内）出现晕厥和这一期间出现较多晕厥事件的患者发生心脏事件的风险更高。

然而，区别疑似心律失常和非心律失常引起的晕厥是很重要的，特别是考虑到神经心源性晕厥在这个患者群体中并不少见，而且其发生不会对预后产生负面影响。对于出现晕厥的 LQTS 患者中应采集详细的病史，因为临床特征（特别是前驱症状和特定触发因素）在很大一部分病例中可有助于区分疑似心律失常和非心律失常的病因。

家族史　LQTS 中的不完全外显率和多变的表现阻碍了对症状性 LQTS 患者亲属症状严重程度的预测。事实上，兄弟姐妹（在任何年龄）发生心脏性猝死似乎都不会增加与 LQTS 相关的危及生命的心脏事件的个人风险。相反，亲属发生不良事件的风险似乎更多地取决于个人自身的风险因素（QTc 间期、个人晕厥史和性别）。

性别　性别对临床结果的影响取决于年龄，与女孩相比，男孩在童年和青春期早期出现晕厥、心脏停搏终止或心脏性猝死的风险显著增加（71% ～ 85%）。

然而，在 14 岁之后，性别风险发生逆转，在先证者中，女性患心脏病的风险比男性增加 87%，受累家庭成员的风险增加 3.3 倍。当只考虑危及生命的心脏事件（心脏停搏的终止或心脏性猝死）时，这种性别风险的逆转发生在较晚的年龄。1 ～ 12 岁男孩首次发生危及生命的心脏事件的累积概率为 5%，相比之下女孩的这一概率仅为 1%，而在 12 ～ 20 岁，风险没有明显的性别差异。在 20 岁之后，心脏停搏终止或心脏性猝死的风险发生逆转，在整个成年期，女性的风险高于男性。

重要的是，性别对结果的影响似乎取决于基因型。在 15 岁以下的人群中，男性 LQT1 患者发生心脏事件的风险最高；女性 LQT1 患者为中等风险；男性和女性 LQT2 患者的风险均最低。在 LQT2 和 LQT3 儿童患者中，与性别相关的风险无显著差异。相比之下，在 15 ～ 40 岁年龄组中，LQT2 女性的风险最高，LQT1 女性的风险中等，LQT1 和 LQT2 男性的风险最低[19]。

年龄　LQTS 的危险因素取决于时间和年龄（表31.8）。在出生后第一年内发生过心脏停搏的终止的

表 31.8　长 QT 综合征患者发生危及生命的心脏事件的年龄特异性危险因素[a]

年龄组	危险因素	危险比（P 值）	β 受体阻滞剂效应，减少 %（P 值）
儿童（1 ～ 12 岁）	男性	3.96（< 0.001）	73%（0.002）
	QTc 间期 > 500 ms	2.12（0.02）	
	既往晕厥史		
	最近（< 2 年）	14.34（< 0.001）	
	较远（≥ 2 年）	6.45（< 0.001）	
青春期（10 ～ 20 岁）	QTc 间期 > 530 ms	2.30（< 0.001）	64%（0.01）
	晕厥		
	≥ 2 次晕厥（过去 2 年中）	18.10（< 0.001）	
	1 次晕厥（过去 2 年中）	11.70（< 0.001）	
	≥ 2 次晕厥（过去 2 ～ 10 年）	5.80（< 0.001）	
	1 次晕厥（过去 2 ～ 10 年）	2.70（< 0.001）	
成年（18 ～ 40 岁）	女性		60%（< 0.01）
	QTc 间期持续时间	2.68（< 0.05）	
	QTc 间期 ≥ 500 ms	6.35（< 0.01）	
	QTc 间期 = 500 ～ 549 ms	3.34（< 0.01）	
	既往晕厥	5.10（< 0.01）	
成年（41 ～ 60 岁）[b]	最近晕厥史（< 2 年）	9.92（< 0.001）	42%（0.40）[c]
	QTc 间期 > 530 ms	1.68（0.06）	
	LQT3 基因型	4.76（0.02）	

[a] 研究结果来自各个年龄组的多变量 Cox 模型，以心脏停搏终止或心脏性猝死为终点
[b] 由于长 QT 综合征（LQTS）相关事件在较大年龄组中更难确定，41 ～ 60 岁年龄组的终点包括任何原因导致的心脏骤停或死亡
[c] 该年龄组中 β 受体阻滞剂效应无统计学意义，可能与任何原因引起的死亡的广泛终点有关。
QTc 间期，校正 QT 间期
From Goldenberg I, Moss AJ. Long QT syndrome. J Am Coll Cardiol. 2008；51：2291-2300.

LQTS 患者，在随后的十年中发生危及生命的心脏事件的风险非常高。LQTS 婴儿发生心脏事件的危险因素还包括 QTc 间期 ≥ 500 ms、心率 ≤ 100 次 / 分和女性。

在 LQTS 儿童中，危及生命的心脏事件的危险因素包括男性、儿童时期晕厥史以及 QTc 间期 > 500 ms。

在疑似 LQTS 的青少年患者中，最近的晕厥（特别是在过去 2 年内）和 QTc 间期 > 530 ms，预示与 LQTS 相关的心脏事件的风险增加。尽管 LQT1 基因型预测 14 岁以下患者（尤其是男孩）的风险较高，但 15 岁或以上 LQT2 患者（尤其是女性）的风险较高。

在成年患者中，预后不良的预测因素包括 QTc 间期 > 500 ms、女性和有 18 岁之前晕厥史。此外，LQT2 突变的患者比 LQT1 或 LQT3 基因型患者发生心脏事件的风险更大。

在 40 岁以上的人群中，最近的晕厥（在过去 2 年内）是受累人群主要的危险因素，而那些有阳性突变的人群死亡率显著升高，特别是 LQT3 突变患者。此外，QTc 间期 > 470 ms 的女性患与 LQTS 相关的心脏病的风险较高，而男性的事件发生率在不同的 QTc 间期类别中相似。60 岁以后，因 LQTS 而死亡的风险与其他导致死亡的疾病相似。

心电图风险标志

QT 间期延长 QTc 间期是 LQTS 家族最佳的预后心电图指标。QTc 间期 ≥ 470 ms 是症状风险增加的预测因子，而 QTc 间期 ≥ 500 ms 预示着危及生命的心脏事件风险的增加。虽然没有确定发生尖端扭转型室性心动过速的 QTc 间期阈值，但随着 QTc 间期的延长，尖端扭转型室性心动过速的风险逐渐增加。QTc 间期每延长 10 ms，尖端扭转型室性心动过速的风险增加 5% ～ 7%。因此，QTc 间期为 540 ms 的患者发生尖端扭转型室性心动过速的风险比 QTc 间期为 440 ms 的患者高 63% ～ 97%。

重要的是，要考虑 LQTS 的时间依赖变异性和心室复极不稳定性。因此，风险分层应考虑与随访期间 LQTS 患者 QTc 间期变化相关的风险。事实上，无论基线、平均值或最近的 QTc 间期值如何，在 10 岁之前任何时间测量的最大 QTc 间期是青春期心脏事件的最强预测因子。

此外，在具有相同突变的 LQTS 患者中 QTc 间期持续时间也存在相当大的可变性。有证据表明突变特异性 QTc 间期变异［定义为特定突变的所有携带者的 QTc 间期标准差（QTcSD）］可为风险分层提供增量预后信息，这些信息独立于与个体自身 QTc 间期相关的风险分层。与特定 LQTS 突变相关的较大程度的复极化不稳定性（表现为高突变特异性 QTcSD）被认为是独立风险预测因子，即使是在具有长 QTc 间期的高风险患者中。据报道，在校正患者特异性 QTc 间期后，突变特异性 QTcSD 每增加 20 ms，心脏事件风险就增加 33%，与 QTcSD 突变 > 45 ms 的患者相比，QTcSD 突变 ≥ 45 ms 的患者的心脏事件风险增加 48%。这些发现强调了在不同遗传背景中检查突变特异性效应的重要性，以确定更易受内在或外在修饰因子影响的突变。值得注意的是，QTcSD 的预后意义似乎是基因型特异性的。在 LQT1 患者中，QTcSD 越大风险越高，而在 LQT2 患者中，未发现 QTcSD 与风险的相关性[47]。

T-U 波形态 U 波与 T 波振幅的比值被认为是早期后除极的临床对应。在出现尖端扭转型室性心动过速的 LQTS 实验模型中，U 波与 T 波比值进行性增加。此外，PVC 后 U 波振幅增加被认为是"间歇依赖性" LQT 患者出现心律失常事件的标志。

此外，在有双向 T 波的患者中，后期和早期 T 波峰值的日最大比值与既往 LQTS 相关症状有关，而不是 LQT1 和 LQT2 患者的基线 QT 间期，可用于评估无症状性 LQT1 或 LQT2 基因型患者出现症状的风险。在 LQT1 患者中，比值 ≥ 3 意味着出现症状的概率很高，而比值 ≤ 2 则意味着出现症状的可能性很低。在 LQT2 患者中，提示有症状或无症状的比值分别为 ≥ 2.4 和 ≤ 1.5。

值得注意的是，肉眼可见的 T 波交替（T 波极性双向改变）的存在预示着电不稳定和极高的急性室性心律失常风险。

遗传风险标志

基因型是 LQTS 相关心脏事件的重要预测因子。与 LQT3 相比，LQT1 和 LQT2 发生心脏事件的风险明显增高，其发生年龄也更小。然而，无论是哪种基因型，其累积死亡率都是相似的，因为 LQT3 患者虽然出现心律失常的频率较低，但死亡风险较高。

与 LQT2 相比，LQT1 患者发生心脏事件的风险增加 49%。然而，在 15 ～ 40 岁年龄组中，LQT2 患者发生首次心脏事件的风险明显高于 LQT1 患者（与 LQT1 患者相比，风险增加 67%）。在接受 β 受体阻滞剂治疗的 LQTS 患者中，LQT2 和 LQT3 基因型与 LQT1 相比，心律失常事件的风险增加。

除 LQT 基因型外，了解具体突变及其生物物理功能有助于改善风险分层。对于 LQT1，存在 KCNQ1 通道跨膜结构域突变的患者比 C 末端突变的患者更易发生心脏事件（晕厥、心搏骤停或心脏性猝死），并且在较年轻时发生第一次心脏事件的风险更大。对于 LQT2，与非孔道突变相比，孔道突变患者临床过程更严重且在较年轻时发生心律失常事件的频率较高。特别是，跨膜孔道（S5-loop-S6）区域的错义突变与临床心律失常的风险最高有关。

LQT3 患者的初步数据表明，突变的位置和生物物理功能在决定临床表型严重程度方面发挥作用。对离子通道功能起主导作用的突变（功能下降 > 50%）比单倍剂量不足的突变（功能下降 ≤ 50%）的临床表型更严重。

Jervell-Lange-Nielsen 综合征和 Timothy 综合征（LQT8）的恶性程度很高，预后很差，单纯使用 β 受体阻滞剂治疗有效的可能性较小。相比之下，Andersen-Tawil 综合征在心律失常死亡方面的临床过程通常为良性。

存在多个突变（在 8% ～ 11% 的 LQTS 患者中观察到的所谓"双击"）与单一突变的患者相比，其发生危及生命的心脏事件的风险要高得多。此外，在有多个突变的患者中，单一基因的双击（复合杂合性）比不同基因的双击（双基因杂合性）更容易发生危及生命的心脏事件[48-49]。

治疗原则

预防危及生命的心脏事件的主要治疗方法包括 β 受体阻滞剂、左侧（有时双侧）颈胸交感神经切除术和植入埋藏式心脏复律除颤器（ICD）。在非基因型患者中，β 受体阻滞剂是主要的治疗手段，而颈胸交感神经切除术和植入 ICD 则是高危 LQTS 患者的治疗选择，这些患者尽管使用了 β 受体阻滞剂，但仍会复发心脏事件（表 31.9）。肾交感神经切除术可能在将来发挥一定的作用。

药物治疗

使用 β 受体阻滞剂可显著降低 LQTS 相关危及生命的事件（晕厥、心脏停搏和心脏性猝死）的风险（53% ～ 64%），而与年龄无关（表 31.8）。在心脏事件风险最高的患者中，这种益处最大。另一方面，风险非常低的患者（无晕厥史、QTc 间期 < 500 ms、14 岁以下的女孩、任何年龄的 LQT2 男性患者、和 14 岁以上的 LQT1 女性患者）事件发生频率很低，因此 β 受体阻滞剂可能无法提供大量的帮助[50]。

遗传学数据可用于指导治疗计划。鉴于儿茶酚胺在 LQT1 中诱发心律失常的关键作用，β 受体阻滞剂治疗对这类患者尤其有效；约 90% 接受 β 受体阻滞剂治疗的 LQT1 患者在平均随访 5.4 年后仍然没有晕厥和心脏停搏，总死亡率为 1%。虽然一般认为 β 受体阻滞剂在 LQT2 患者中的有效性低于 LQT1 患者，但最近的数据表明 LQT2 患者风险降低的幅度与 LQT1 患者类似（平均随访 4.9 年后，β 受体阻滞剂治疗将心脏事件发生率从 58% 降至 23%）。在接受 β 受体阻滞剂治疗的 LQT2 患者中残留事件率较高的原因可能是该基因型患者的整体事件发生率较高，而不

表 31.9　专家共识对长 QT 综合征治疗措施的建议	
推荐类别 I	1. 所有 LQTS 患者均推荐以下生活方式的改变： 　　a. 避免使用延长 QT 间期的药物（www.qtdrugs.org） 　　b. 纠正在腹泻、呕吐、代谢疾病或减肥饮食中可能出现的电解质紊乱 2. 以下 LQTS 患者，推荐采用 β 受体阻滞剂： 　　a. 无临床症状伴 QTc 间期 ≥ 470 ms 　　b. 有晕厥症状或记录到室性心动过速 / 心室颤动 3. 左侧心脏交感神经切除（LCSD）推荐用于有以下 LQTS 高危患者： 　　a. ICD 治疗禁忌证或拒绝 　　b. 使用 β 受体阻滞剂预防晕厥 / 心律失常治疗无效、不能耐受、不接受该治疗方案或存在禁忌证的患者 4. 幸存于心脏停搏的 LQTS 患者推荐植入 ICD 5. 所有希望从事竞技体育的 LQTS 患者应向临床专家咨询以评估风险
推荐类别 II	6. β 受体阻滞剂对于 QTC 间期 ≤ 470 ms 伴有症状的 LQTS 患者是有用的 7. ICD 植入对于接受 β 受体阻滞剂时再发晕厥的 LQTS 患者是有用的 8. LCSD 对于 β 受体阻滞剂 ICD 治疗时经历突发事件的 LQTS 患者是有用的 9. 针对 QTc 间期 > 500 ms、使用钠通道阻滞剂缩短 QTc 间期 > 40 ms 的 LQT3 患者，钠通道阻滞剂可作为辅助治疗
推荐类别 III	10. 除特殊情况外，未尝试 β 受体阻滞剂的无症状 LQTS 患者不推荐植入 ICD

From Priori SG，Wilde AA，Horie M，et al. HRS/EHRA/APHRS expert consensus statement on the diagnosis and management of patients with inherited primary arrhythmia syndromes. Heart Rhythm. 2013；10；1932-1963.

是由于药物治疗的效果减弱。值得注意的是，LQT2 人群中存在针对 β 受体阻滞剂治疗的触发反应。与觉醒或非运动触发的心脏事件相比，β 受体阻滞剂似乎比运动触发的心脏事件更有保护意义（图 31.3）。

另一方面，β 受体阻滞剂在 LQT 3 患者中的应用价值尚存在争议。尽管接受了 β 受体阻滞剂治疗，这些患者仍然有很高的心脏事件发生率。在接受 β 受体阻滞剂治疗的 LQT3 患者中，校正后的心脏事件风险是 LQT1 患者的 4 倍。然而，当排除最严重表型的 LQT3 患者（即婴儿期间发生心脏事件的患者和 QTc 间期＞ 600 ms 的患者）时，β 受体阻滞剂治疗在 LQT3 中似乎是有益的。然而，值得注意的是，QT 间期延长会因缓慢心率而加重。因此，使用 β 受体阻滞剂降低心率可能会对这些患者造成治疗问题[19]。

目前，β 受体阻滞剂被认为是预防危及生命的心脏事件的主要治疗手段，由于心脏性猝死作为 LQTS 首发表现的风险约为 12%，故 β 受体阻滞剂应作为是所有非基因型患者和 LQT1 或 LQT2 基因型患者的一线治疗，无论其症状或风险状况如何（图 31.7）。极低风险的 LQTS 患者（根据临床和心电图指标）可能除外，这类患者使用 β 受体阻滞剂需考虑个人情况。也就是说，重要的是要认识到所有这些建议是基于观察性研究，而不是随机临床试验。

普萘洛尔和纳多洛尔是应用最广泛的 β 受体阻滞剂。关于其他 β 受体阻滞剂预防 LQTS 患者心脏事件有效性的资料有限，尽管有证据表明，与美托洛尔相比，纳多洛尔和普萘洛尔在 LQT1 和 LQT2 患者中效果更优。长效药物更有利于提高患者的依从性，避免血药浓度大幅波动。非选择性 β 受体阻滞剂纳多洛尔［具有强负性变时效应和长半衰期（20 ～ 24 h）］是 LQTS 患者首选的治疗方法。普萘洛尔可能是 LQT3 患者首选的 β 受体阻滞剂，因为它具有直接阻断晚期钠电流的特性[32, 51]。

β 受体阻滞剂的保护作用与其肾上腺素能阻断有关，从而降低发生心律失常的风险。因此，β 受体阻滞剂治疗的目的是降低运动时的最大心率，而 β 受体阻滞的充分性应通过运动试验或动态监测来评估。建议初始低剂量并逐步增加剂量（使用数周，特别是无症状患者），以帮助提高患者的耐受性和依从性，这可能会导致不必要的 ICD 植入。值得注意的是，β 受体阻滞剂并不能显著缩短 QT 间期[1, 52-53]。

尽管 β 受体阻滞剂具有良好的疗效，但在接受

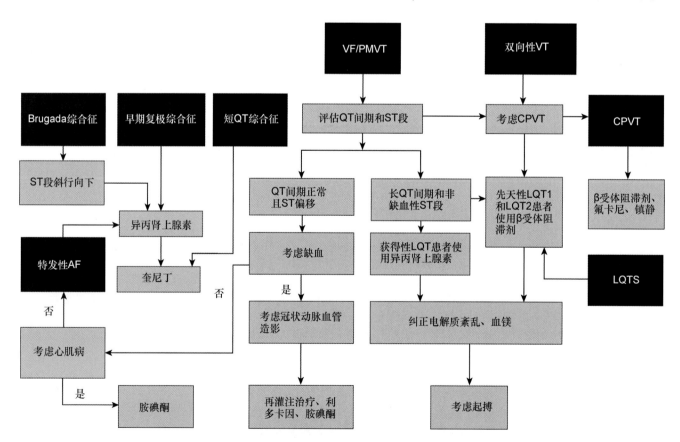

图 31.7　急性药物治疗可疑离子通道病心律失常的流程图。CPVT，儿茶酚胺敏感性多形性室性心动过速；LQTS，长 QT 综合征；PMVT，多形性室性心动过速；VF，心室颤动。（From Obeyesekere MN, Antzelevitch C, Krahn AD. Management of ventricular arrhythmias in suspected channelopathies. Circ Arrhythmia Electrophysiol. 2015；8：221-231.）

β 受体阻滞剂治疗的患者中，仍有较高的残留心脏事件发生率，LQT1、LQT2 和 LQT3 患者的发生率分别为 10%、23% 和 32%，平均随访时间为 5.4 年。因此，使用 β 受体阻滞剂治疗后仍有症状的患者应考虑采用其他治疗方式。有趣的是，有报道显示，LQT1 患者在 β 受体阻滞剂治疗过程中，依从性差是发生事件的一个重要原因。

埋藏式心脏复律除颤器

ICD 治疗是预防高危 LQTS 患者发生心脏性猝死的有效方法（平均随访时间为 8 年，病时植入 ICD 的高危患者死亡率为 1.3%，而未植入 ICD 的患者死亡率为 16%）。因此，对于有心脏停搏史的患者，应考虑植入 ICD 进行二级预防，对于接受 β 受体阻滞剂治疗的同时出现不明原因的晕厥或室性心律失常的患者，应考虑植入 ICD 进行一级预防（图 31.8）[53]。

尽管过去对存在心脏性猝死危险因素的 LQTS 患者考虑预防性 ICD 植入（表 31.8），但最近的数据表明，只有当高危 LQT1 和 LQT2 患者在应用 β 受体阻滞剂仍出现心脏事件（包括晕厥或尖端扭转型室性心动过速）或依从性差或不能耐受治疗时才应预防性植入 ICD。使用这种判断方法，大多数 LQTS 患者不需要植入 ICD。患者和家属清楚地了解每一种策略的相对优点至关重要。虽然 β 受体阻滞剂治疗可以显著降低心脏性猝死在该患者人群中的风险，但它并

不是完全保护性的，残留心脏事件仍会发生。另一方面，数据表明，在接受 β 受体阻滞剂治疗的患者中，心脏停搏之前几乎均有晕厥发生，因而允许其他治疗方式，如 ICD 植入。此外，ICD 植入也并非没有并发症，必须考虑感染、电极故障、不适当的电击、心理后遗症以及定期装置或电极校正的必要性。对于最初决定植入 ICD 的儿童及青少年尤为重要，因为他们要面对数十年的影响，包括多次更换起搏器和电极拔除，这增加了发病率和死亡率。

由于 ICD 植入不能防止心律失常的发生，因此建议有症状和高危的患者应同时使用 β 受体阻滞剂。此外，建议仔细程控 ICD 心律失常检测的设置，以降低发生不适当电击的风险。需要将起搏器 VF 区程控至大于 220 次 / 分和（或）监测大于 180 次 / 分。

在欧洲注册研究的 233 例植入 ICD 的 LQTS 患者中，28% 接受了适当的 ICD 治疗，未来适当的 ICD 治疗可以通过以下 4 个因素来预测：①植入时年龄 < 20 岁；② QTc 间期 > 500 ms；③既往心脏停搏；④治疗后发生心脏事件。基于这些临床变量的 M-FACT 评分系统（表 31.10）旨在预先识别接受适当电击概率最高和最低的患者，这可能成为 ICD 植入的理由。在 7 年内，所有无上述因素的患者均未获得适当的 ICD 治疗，70% 存在上述 4 个因素的患者获得适当的 ICD 治疗。M-FACT 评分为 0 的患者不太可能从 ICD 植入中获益[32, 54]。

此外，极高危患者应考虑预防性 ICD 植入，包括有两个或两个以上基因突变的症状性患者，以及具有 Jervell-Lange-Nielsen 综合征变异并伴有先天性耳聋的患者[1]。

左侧颈胸交感神经切除术

左侧颈胸交感神经切除术是另一种针对 LQTS 的抗肾上腺素治疗方法，包括切除左侧星状神经节下半部和第 2 ～ 4 个胸神经节（T1 ～ T4）。必须注意不要损伤神经节的上半部，以避免霍纳综合征。

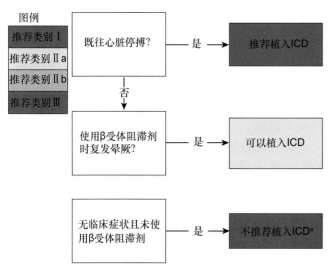

^a 除非在特殊情况下，ICD 植入不建议用于未尝试使用 β 受体阻滞剂的无症状患者

图 31.8　长 QT 综合征患者植入 ICD 的共识建议。（From Priori SG, Wilde AA, Horie M, et al. HRS/EHRA/APHRS expert consensus statement on the diagnosis and management of patients with inherited primary arrhythmia syndromes. Heart Rhythm. 2013；10：1932-1963.）

表 31.10　M-FACT 风险评分	
	得分
治疗 > 10 年无事件发生（M）	−1
QTc 间期	
501 ～ 550 ms（F）	1
> 550 ms	2
植入 ICD 时年龄 ≤ 20 岁（A）	1
既往心脏停搏（C）	1
治疗时有事件发生（T）	1

目前，左侧颈胸交感神经切断术被推荐用于治疗高危 LQTS 患者，即拒绝 ICD 植入或不可行（如婴儿），以及 β 受体阻滞剂无效、不能耐受或存在禁忌证时，药物治疗无法充分保护的患者。

虽然心脏交感神经切除对心脏停搏和晕厥的发生率有明显的长期降低作用（对 LQT1 患者比对其他类型的 LQTS 患者更有效），但对心脏性猝死并不能起到完全的保护作用。针对接受左侧颈胸交感神经切除术的 LQTS 患者的研究表明，5 年时残留死亡率为 5%。此外，约 50% 的高危 LQTS 患者经历过 ≥ 1 次心脏事件，恶性 LQTS 患者可能对心脏交感神经切除没有反应。因此，左侧颈胸交感神经切断术不能被视为治愈性手段，也不能被视为高危患者 ICD 植入的替代方案。

重要的是，术后并发症在接受左侧颈胸交感神经切除术的患者中很常见。有很大比例的患者有左侧干燥、运动后单侧面部潮红、对侧多汗、手部温差、暂时性和永久性上睑下垂，以及左臂感觉异常。尽管如此，术后满意度一般较高，尽管有副作用，但患者在手术后感觉安全。

永久起搏器

心脏起搏联合 β 受体阻滞剂治疗可以潜在地降低心动过缓依赖的 QT 间期延长的风险，减少心律失常（消除短-长-短序列），并降低复极化异质性。对于 β 受体阻滞剂治疗后仍有症状的患者，以及心动过缓或房室传导阻滞的患者，植入永久起搏器可能是有价值的。有记录到停搏或心动过缓所致的尖端扭转型室性心动过速的 LQT3 基因型患者从心脏起搏中的受益尤为明显[58]。

然而，在接受 β 受体阻滞剂治疗的同时复发症状（晕厥或尖端扭转型室性心动过速）患者的高死亡率并不会因心脏起搏而降低。因此，如果考虑心脏起搏，ICD 的使用更合理，因为它预防心脏性猝死的作用与心脏起搏相同。然而，当 ICD 植入导致极高的不良事件发生率（如在婴儿中）时，心房起搏器结合 β 受体阻滞剂治疗可能会成为 ICD 植入的桥梁[58]。

当采用心脏起搏时，首选心房起搏，其可将 QTc 间期缩短至 < 440 ms。建议尽量减少心室起搏，因为它可能会增加心室复极的异质性。然而，在房室传导阻滞患者中，心室起搏对于维持房室同步和消除心室停搏和长-短周期是非常重要的。

导管消融

在 LQTS 患者中，尖端扭转型室性心动过速的频繁发作有时是由局灶性、单形性 PVC 触发的。在这种情况下，导管消融可减少心律失常的负担和 ICD 治疗的频率。

生活方式调整

在 LQTS 患者中，对预防心律失常的教育和生活方式的改变是至关重要的。患者应避免使用延长 QT 间期（www.qtdrgs.org）或降低血钾或血镁水平的药物，并且在服用任何药物或非处方药补充剂之前应咨询医生。此外，还需要对患者进行教育以避免导致潜在危险事件的电解质紊乱（如脱水、腹泻、呕吐、减肥饮食不均衡）[1]。

此外，还应强调药物治疗依从性的重要性。在 LQT1 患者中，β 受体阻滞剂的依从性差和延长 QT 间期药物是绝大多数危及生命事件的原因。LQTS 患者，特别是 LQT2 患者的预防措施包括避免意外的听觉刺激（如闹钟、门铃和电话），尤其是在休息或睡眠期间。LQTS 家族也应考虑进行基础生命支持训练和自动体外除颤器的操作。

参加体育运动

在 LQTS 患者，尤其是 LQT1 或 LQT2 患者中，体育活动和应激相关情绪改变经常会触发心脏事件。因此，所有竞技运动（除 I A 类运动，如台球、保龄球、板球和高尔夫球等）都应被限制于有症状的 LQTS 患者（不论 QTc 间期持续时间或基因型）和基线 QT 间期延长的无症状患者（男性 QTc 间期 ≥ 470 ms，女性 ≥ 480 ms）。LQT1 患者游泳特别危险，因此应该限制或在适当的监督下进行，即使是在基因型阳性/表型阴性的 LQT1 患者中也是如此。

由于许多男性患者（尤其是 LQT1 基因型患者）会在 15 岁之前发生首次心脏事件，而女性患者在 20 岁后，因此 LQT1 男性患者在 15 岁之前需要更严格的运动限制。

最近的数据表明，参加运动比先前认为的更加安全，故在适当的疾病特异性治疗的情况下，可能会放宽对无症状的 LQT3 基因型患者和基因型阳性/表型阴性的 LQTS 患者（特别是基因型为非 LQT1 且没有多发心脏性猝死家族史的患者）参加 I A 类活动的限制。此外，还应随时提供自动体外除颤器和基础生命支持培训。此外，应采取预防措施避免与运动有关的脱水、中暑和电解质紊乱[1, 59]。

在 QT 间期延长的 LQTS 患者和经治疗后无症状的 LQTS 患者中，也可仔细考虑参加体育活动。然而，这些决定应由 LQTS 专家做出，以确保运动员及其家属已充分了解病情，完成风险分层，并获得良好的治疗[60]。

其他注意事项包括购置自动体外除颤器作为运动员个人运动安全装备的一部分，以及与适当的训练机构和团队官员共同制订紧急行动计划。

基因特异性治疗

LQTS 的标准治疗方案（包括 β 受体阻滞剂、心脏交感神经切除、ICD 植入）仅在很小程度上依赖于基因型，但相当有效。然而，β 受体阻滞剂和左侧颈胸交感神经切除术有一定的基因型特异性，在 LQT1 和 LQT2 中效果较好，在 LQT3 中效果较差。同样，生活方式的改变和运动限制对 LQT1 和 LQT2 患者最有帮助。然而，实际上，这种明显的基因型特异性只影响极少数患者的治疗方案。

目前正在评估多种基因特异性 LQTS 治疗方法，包括钠通道阻滞剂、钾通道激活剂、α 受体阻滞剂、蛋白激酶抑制剂和阿托品。然而，目前使用这些药物的经验有限。

LQT3　LQT3 是目前指南推荐的唯一一种可进行基因特异性治疗的 LQTS 类型（表 31.9）。鉴于 LQT3 基因型患者 QT 间期延长的原因是晚期 I_{NaL} 的增加，钠通道阻滞剂已成功地应用于这些患者。美西律是一种 I B 类钠通道阻滞剂，能缩短 LQT3 患者的 QT 间期，减少心律失常事件的发生[61]。

在前瞻性临床试验证实美西律的有效性之前，它在治疗 QTc 间期 > 500 ms 的 LQT3 患者时只与 β 受体阻滞剂联合使用，或在植入 ICD 的情况下应用。此外，一些研究人员建议在连续心电图监测期间，通过给予半日剂量来测试美西律的有效性。只有 QTc 间期在给药 90 min 内缩短 > 40 ms（血浆浓度达到峰值时），才能在 β 受体阻滞剂治疗中加入美西律。

氟卡尼是一种 I C 类钠通道阻滞剂，可缩短 SCN5A 基因特异性突变（D1790G）的 LQT3 患者的 QT 间期。然而，据报道，氟卡尼在某些 LQT3 患者中可诱发 Brugada 表型，因此，除具有此特异性 SCN5A 突变的患者外，此药不应用于 LQT3 患者。

抗心绞痛药雷诺嗪具有独特的电生理特性。与其他钠通道阻滞剂不同［钠电流的早期（峰值）和晚期成分（分别为 I_{Na} 和 I_{NaL}）都减少］，雷诺嗪优先降低 I_{NaL}。此外，在 LQT3 动物模型中，雷诺嗪可减轻心肌细胞钙超载，抑制早期后除极诱发的心律失常。在 LQT3 患者中，雷诺嗪可缩短 QT 间期而不延长 QRS 波时限，并可有潜在的治疗效果[62]。

LQT2　补钾具有一定治疗价值，特别是对于 LQT2 患者，因为 KCNH2 通道的电导与细胞外钾浓度直接相关，故他们对低钾水平特别敏感。因此，应维持 LQT2 患者血钾水平 > 4 mmol/L。快速静脉补钾可以有效地抑制尖端扭转型室性心动过速。此外，长期口服补钾，即使是基线血钾水平正常的患者，也有可能减少 LQT2 的复极异常。增加细胞外钾浓度可增强 I_{Kr}，至少部分补偿 LQT2 中 I_{Kr} 的丢失，并可能限制长 QT 间期条件下致心律失常因素的作用。这些效应能否转化为减少心脏事件风险的临床益处仍有待证实。

家庭筛查

及时（通常是症状出现以前）发现疾病携带者是很重要的，因为预防措施和治疗可以有效地避免心脏性猝死。因此，当患者被诊断为 LQTS 时，应该对所有一级亲属（即父母、兄弟姐妹、子女）进行心电图检查，以确定其他人是否受到影响。年轻人不明原因的猝死应行类似的评估，以确定家庭成员中是否存在 LQTS。

当在先证者中发现致病突变时，应该对一级亲属进行基因筛查，即使是临床和心电图表型均为阴性的亲属。对家庭成员进行基因分型有助于排除诊断，并且识别隐匿性突变携带者，进行预防性治疗。然而，在进行这一检测之前，需要进行详细的遗传咨询，尤其需要识别无症状且未进行基因检测的患者。

Brugada 综合征

Brugada 综合征是一种常染色体显性遗传性离子通道病，其特征是心电图右胸导联出现典型的改变（ST 段抬高或 J 波）。该病于 1992 年首次被报道，是一种发病率很高的心脏性猝死（SCD）综合征，患者心脏结构正常，常继发于快速多形性室性心动过速或心室颤动[63]。

Brugada 综合征的遗传学研究

Brugada 综合征是一种离子通道病，它可引起多个参与心脏动作电位产生的通道电流功能障碍。到目前为止，19 个基因的突变已被确定与 Brugada 表型相关（表 31.11）。这些基因包括与钠电流（I_{Na}）相关的基因和影响 L 型钙通道（I_{CaL}）或短暂外向钾通道（I_{to}）的基因。这些通道病通过减弱 I_{Na}、减弱 I_{CaL} 或增强 I_{to} 引起 Brugada 综合征表型，导致右心室流出道（RVOT）动作电位早期活动电流平衡向外移动。基因型和表型之间的关系并不总是可以预测的。不同基因的突变可以表达相似的 Brugada 综合征表型。相

表 31.11　Brugada 综合征的分子学基础

	基因	蛋白	功效	占先证者百分比
BrS1	SCN5A	Na$_v$1.5	↓I$_{Na}$	11.0%～28.0%
BrS2	GPD1L	G3PD1L	↓I$_{Na}$	罕见
BrS3	CACNA1C	Ca$_v$1.2	↓I$_{CaL}$	6.6%
BrS4	CACNB2B	Ca$_v$β2	↓I$_{CaL}$	4.8%
BrS5	SCN1B	Na$_v$β1	↓I$_{Na}$	1.1%
BrS6	KCNE3	MiRP2	↑I$_{to}$	罕见
BrS7	SCN3B	Na$_v$β3	↓I$_{Na}$	罕见
BrS8	KCNJ8	Kir6.1	↑I$_{KATP}$	2.0%
BrS9	CACNA2D1	Ca$_v$α2δ1	↓I$_{CaL}$	1.8%
BrS10	KCND3	K$_v$4.3	↑I$_{to}$	罕见
BrS11	RANGRF	MOG1，Na$_v$1.5 辅助因子	↓I$_{Na}$	罕见
BrS12	SLAMP	肌膜蛋白	↓I$_{Na}$	罕见
BrS13	ABCC9	SUR2A	↑I$_{KATP}$	罕见
BrS14	SCN2B	Na$_v$β2	↓I$_{Na}$	罕见
BrS15	PKP2	Plakophillin-2	↓I$_{Na}$	罕见
BrS16	FGF12	FHF-1	↓I$_{Na}$	罕见
BrS17	SCN10A	Na$_v$1.8	↓I$_{Na}$	5.0%～16.7%
BrS18	HEY2	转录因子	↑I$_{Na}$	罕见
BrS19	SEMA3A	信号素	↑I$_{to}$	罕见

BrS，Brugada 综合征；FHF-1，成纤维细胞生长因子同源因子 -1；I$_{CaL}$，L 型钙电流；I$_{KATP}$，ATP 依赖钾电流；I$_{Na}$，钠电流；I$_{to}$，瞬时外向钾电流。From Antzelevitch C，Yan GX，Ackerman MJ，et al. J-wave syndromes expert consensus conference report：emerging concepts and gaps in knowledge. Heart Rhythm. 2016；13：e295-e324.

反，相同基因的突变也可导致不同的综合征[64-65]。

65% 以上的 Brugada 综合征先证者的基因仍未确定，这表明未知的突变或病理生理细胞调节（如翻译后调节、磷酸化、糖基化）也可能导致类似的离子电流缺陷和临床表现[66]。

钠电流相关突变

大多数 Brugada 综合征的原因是心脏钠通道功能缺失突变，导致内向钠电流（I$_{Na}$）减少。I$_{Na}$ 启动心室动作电位，从而控制心脏兴奋性和电传导速度。

SCN5A 是第一个被发现与 Brugada 综合征相关的基因。SCN5A 基因［编码心脏电压门控钠通道（Na$_v$1.5）的 α 亚基］功能缺失突变在 Brugada 综合征基因型阳性病例中占绝大多数（75% 以上）（但仅占 Brugada 综合征先证者总数的 11%～28%）。家族性 SCN5A 突变的发生率高于散发病例[66-67]。

到目前为止，SCN5A 基因中已有 300 多个与 Brugada 综合征相关的突变。其中一些突变导致功能缺失的原因是影响离子通道向细胞膜的转运，使离子电导被破坏或门控功能改变。大多数突变都是错义突变，即单个氨基酸被不同的氨基酸所取代。错义突变通常会改变突变通道的门控特性。由于几乎所有报道的 SCN5A 突变携带者都是杂合子，故门控特性改变的突变通道可使 I$_{Na}$ 减少 50%。不同的 SCN5A 突变可以引起不同程度的 I$_{Na}$ 减少，因此出现不同严重程度的 Brugada 综合征临床表型。

SCN5A 功能缺失突变也与进行性心脏传导系统疾病（Lev-Lenègre 病）有关。突变的 SCN5A 也能抑制钠通道的关闭（功能增益），导致 LQT3。据报道，这三种综合征（Brugada 综合征、LQT3 和 Lev-Lenègre 病）可发生在一个家系内，原因为同一 SCN5A 基因突变。SCN5A 基因中约 65% 的突变与 Brugada 综合征表型有关。

与无 SCN5A 突变的 Brugada 综合征患者相比，SCN5A 基因突变者常表现为较长的和进行性传导延迟（PQ、QRS 波和 HV 间期）、频繁出现的碎裂 QRS 波，以及非 RVOT 起源的室性心律失常。

除 SCN5A 突变外，I$_{Na}$ 的减少还可能是由于 SCN1B［编码钠通道（Na$_v$1.5）的 β1 和 β1b 亚基］、SCN2B（编码钠通道的 β2 亚基）和 SCN3B（编码 Na$_v$1.5 的 β3 亚基）的突变，从而导致 Brugada 综合征的临床表型[66]，SCN10A（编码 Na$_v$1.8，一种神经元钠通道，在心脏中起作用）是 Brugada 综合征的主要易感基因（在先证者中占 16.7%）。SCN10A 功能缺失突变可导致 I$_{Na}$ 的显著减少。大多数 SCN10A Brugada 综合征患者表现为混合表型，其中最常见的是进行性心脏传导系统疾病[64]。

此外，GPD1L［编码甘油 -3- 磷酸脱氢酶 1- 样（G3PD1L）蛋白］的突变会影响心肌钠通道向细胞表面的转运，从而导致 I$_{Na}$ 减少和 Brugada 综合征。与 GPD1L 突变相关的 Brugada 表型表现为进行性传导系统疾病，对普鲁卡因胺敏感性低，预后较好[64]。

其他基因的突变也可导致 I$_{Na}$ 的减少并导致 Brugada 综合征表型，包括 HEY2（编码转录因子 HEY2）、FGF12（编码成纤维细胞生长因子同源因子 -1，对心脏钠通道和钙通道有调节作用）、PKP2［编码桥粒蛋白 plakophillin-2，为致心律失常性右心室心肌病的易感基因（ARVC）］、RANGRF（编码 MOG1，一种调节钠通道的蛋白）和 SLMAP［编码肌膜相关蛋白（SLMAP），是 T 小管和肌质网的组成部分］。

钙电流相关突变

大约 13% 的 Brugada 综合征病例是由于心脏钙通道功能缺失突变导致去极化 I_{CaL} 减少所致。其中包括 CACNA1C［编码 L 型电压门控钙通道的成孔 α1C- 亚基（$Ca_v1.2$）］、CACNB2［编码 $Ca_v1.2$ 的调节性 β2 亚基（$Ca_v\beta2$）］和 CACNA2D1（编码调节性 α2δ 亚基 $Ca_v1.2$）。在此背景下，Brugada 综合征与 I_{CaL} 去极化减少有关。这些基因的功能缺失突变也是导致短 QT 综合征（SQTS）、特发性心室颤动和早期复极综合征的原因之一[65]。

钾电流相关突变

KCNE3［编码瞬时外向钾通道（$K_v4.3$）的辅助 β 亚基（mirp 2）］和 KCND3（编码 $K_v4.3$ 的 α 亚基）的功能增益突变导致 I_{to} 密度增加，引起 Brugada 综合征。

此外，SCN1B 的功能增益突变（编码钠通道的辅助 β1 亚基）除了减少 I_{Na} 外，还能增加 I_{to}。此外，KCNJ8 的突变（编码 Kir6.1）可以增加 I_{KATP}，导致动作电位切迹的加重以及平台期的缩短，导致 Brugada 综合征表型。这些突变也会导致动作电位持续时间的缩短和 SQTS 表型。最近，据报道，ABCC9［编码 I_{KATP} 的三磷酸腺苷（ATP）结合通道盒转运体 SURZA］的突变可通过增强 I_{KATP} 而引起 Brugada 表型，这可能是由于通道对 ATP 抑制作用的敏感性降低所致[64]。

其他候选基因

最近提出并有待证实的新易感基因包括瞬时受体电位离子通道蛋白 -4 基因（TRPM4，编码钙激活的非选择性阳离子通道）和 KCND2 基因（编码电压门控钾通道亚家族 D，$k_v4.2$）[64]。

其他的基因变异可以通过增加 I_{to}（编码 I_{to} 和 I_{Ks} 通道的调节性 β 亚基之一的 KCNE5）或增加 I_{Kr}［KCNH2，编码快速延迟整流钾通道（hERG）的 α 亚基］来调节但不一定引起 Brugada 综合征的表达。此外，HCN4 的功能缺失突变（编码人心脏起搏器通道的超极化激活的环核苷酸门控通道 4 蛋白）可导致起搏器电流（I_f）减少和心动过缓，从而加重或表达 Brugada 综合征的表型[64]。

Brugada 综合征的病理生理学

Brugada 综合征患者心电图改变和心律失常的机制尚不完全清楚。目前提出两种假说：①基于 RVOT 复极化跨壁离散度的复极化紊乱假说；②基于 RVOT 心外膜下激活延迟的去极化紊乱假说。这两种机制可能在心电图改变和心律失常的发生中发挥作用，两者可能共存。同时，这两种假说都认为 RVOT 是 Brugada 综合征重要的致心律失常部位[64]。

复极化假说

Brugada 综合征的 ST-T 改变可能反映心室复极化过程的显著变化，尤其是心内膜与心外膜复极化过程的关系。这种现象的细胞基础被认为是钠通道的功能丧失（减少的 I_{Na}），它改变了心外膜细胞和心内膜细胞的动作电位形态。

I_{to} 是一种显著的复极化电流，它部分参与细胞膜复极化，形成动作电位的快速复极（1 期），设定初始平台期的高度（2 期），并产生明显的动作电位切迹，再加上去极化的钙电流，形成"尖峰-穹顶"动作电位形态。I_{to} 通道在心肌壁和心脏不同区域的分布密度不同，右心室（RV）明显高于左心室（LV），心外膜高于心内膜，基底部附近高于心室心尖部。这导致与心内膜和左心室相比，右心室心外膜动作电位和中间心肌动作电位具有较短的持续时间、明显的 1 期切迹和"尖峰-穹顶"形态。在心室复极化早期，心室外膜中而不是心外膜的 I_{to} 介导的动作电位切迹会产生跨壁电压梯度，这在心电图上表现为 J 波或 J 点抬高（图 31.9）[68-69]。

与 Brugada 综合征相关的钠通道功能障碍和 I_{Na} 减少加重了 I_{to} 所产生的切迹，导致动作电位穹顶部分或完全丧失，过早复极化，动作电位明显缩短，可能与 I_{CaL} 减少而导致的失活和电压调节有关。这些变化主要发生在 I_{to} 分布丰富的区域（如 RVOT 心外膜）。相反，心内膜细胞的 I_{to} 分布要少得多，因此 I_{Na} 的减少不会显著影响动作电位的形态和持续时间。这很可能在心电图上表现为一种早期复极模式，包括 J 点抬高、QRS 波末端不清和轻度 ST 段抬高。进一步增加净复极化电流可导致 RVOT 心外膜动作电位穹顶完全丧失，导致复极（心外膜复极先于心内膜复极）离散更明显和跨壁电压梯度，表现为 ST 段抬高更明显[68-69]。

去极化假说

越来越多的证据表明，与离子通道病相关的去极化异常和 RVOT 的结构异常是 Brugada 综合征致心律失常的原因之一。

在 Brugada 综合征中观察到的 I_{Na} 减少与 SCN5A 突变有关，导致动作电位 0 期上升速度减慢，从而导致心房和心室传导减慢。这常反映为 SCN5A 突变的

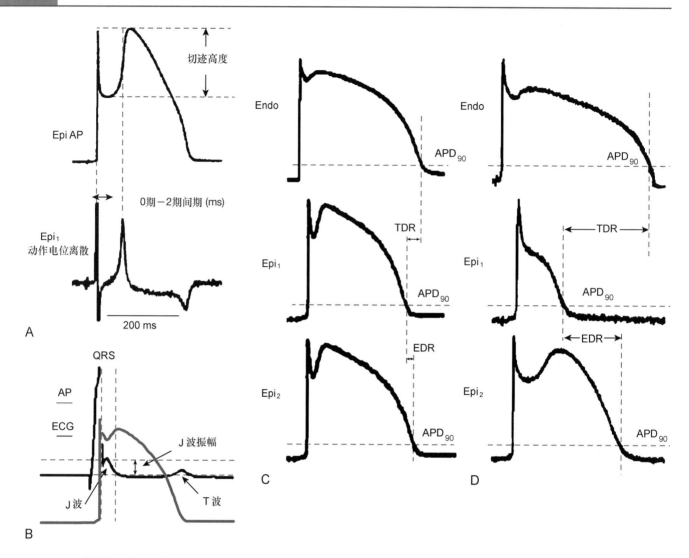

图 31.9　J 波综合征中动作电位（AP）复极离散度。A-B. AP 离散度和 J 波参数。C. AP 复极离散度测量。D. 当 Epi$_1$ AP 穹顶消失且 Epi$_2$ 仍存在时复极离散度的测量。APD$_{90}$，90%AP 复极所需时长；ECG，心电图；EDR，心外膜复极离散度；Endo，心内膜；TDR，跨壁复极离散度。（From Gurabi Z，Koncz I，Patocskai B，Nesterenko VV，Antzelevitch C. Cellular mechanism underlying hypothermia-induced ventricular tachycardia/ventricular fibrillation in the setting of early repolarization and the protective effect of quinidine，cilostazol，and milrinone. Circ Arrhythmia Electrophysiol. 2014；7：134-142.）

Brugada 综合征患者房室传导间期（PR 间期和 QRS 波时限）的延长。传导减慢优先累及 RVOT，可能伴随着 RVOT 心外膜的超微结构异常（间质纤维化和间隙连接蛋白表达的改变）。这些去极化异常可能导致 ST 段抬高，从而增加膜电位的跨壁梯度[68-69]。

去极化假说间接地得到很多组织学、影像学、心电图和电生理观察结果的支持，包括高密度电解剖标测、信号平均心电图和体表电位图在 RVOT 心外膜记录到晚电位和碎裂电位。导管消融这些心外膜部位可显著降低心律失常的易感性和心电图表现[68-69]。

室性心律失常的发病机制

跨壁复极离散度（心外膜和心内膜之间）的过度增加可促进去极化心内膜和过早复极化的心外膜之间的折返激动波。显著的外向电流可造成明显的动作电位切迹，引起更多动作电位 1 期的负电位和减少 I$_{CaL}$ 的激活。因此，动作电位丢失和显著缩短可发生于 I$_{to}$ 的区域（心外膜），而非其他区域。穹顶可从持续的部位一直传播到消失的部位，加剧双重期前收缩（2 期折返）可触发多形性室性心动过速或心室颤动（图 31.10）。

虽然复极化异常促进了多形性室性心动过速的发生，但可能是去极化干扰（传导减慢导致折返波中断）使室性心动过速持续并恶化到心室颤动。由于 RVOT 是与去极化和复极异常相关的关键区域，因此 RVOT 是 Brugada 综合征中室性心动过速和心室颤动的常见来源。

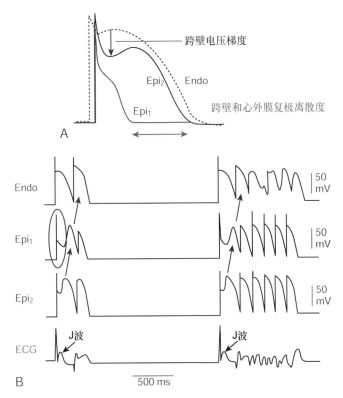

图 31.10 Brugada 综合征和早期复极综合征致心律失常的潜在机制。**A**. 在瞬时外向电流（I_{to}）显著的区域复极化增强，导致复极化出现全或无的特点，为产生心律失常提供基础。**B**. 两个心外膜部位（Epi_1 和 Epi_2）、一个心内膜位置（Endo）和体表心电图（ECG）的动作电位。Epi_1 中的动作电位穿顶丢失，而不是 Epi_2，导致穿顶从 Epi_2 向 Epi_1 传导，从而诱导折返。（From Benito B，Guasch E，Rivard L，Nattel S. Clinical and mechanistic issues in early repolarization of normal variants and lethal arrhythmia syndromes. J Am Coll Cardiol. 2010；56：1177-1186.）

年龄和性别效应的机制

年龄和性别对 Brugada 综合征表型的影响（在成年男性中更为普遍）可能是由于男性和女性钠通道表达的内在差异（如男性 I_{to} 密度较高）或激素水平的差异（如男性睾酮水平较高）。据报道，Brugada 综合征男性患者的睾酮浓度高于对照组，并且前列腺肿瘤患者阉割后 Brugada 综合征的心电图改变可恢复。

1 期切迹可能介导性激素对钠通道功能障碍表型表达的影响，从而使 Brugada 综合征中男性居多。雌激素可抑制 $K_v4.3$ 通道的表达，从而 I_{to} 减少并导致 1 期切迹变浅，而睾酮则增强外向电流（I_{Kr}、I_{Ks}、I_{K1}），减少内向电流（I_{CaL}），从而加深 1 期切迹。

温度敏感性的机制

发热诱导性 Brugada 综合征一词用来描述易感人群在发热状态下临床和（或）心电图特征的恶化。事实上，在出现心脏停搏的 Brugada 综合征患者中，发热是 18% 的病例发生室性心律失常的诱因。在一份报告中，发热患者 I 型 Brugada 心电图的患病率是未发热者的 20 倍，强调发热在揭示这种心电图现象方面的作用[70]。

在 Brugada 综合征中，发热引起心律失常的确切机制尚不清楚。高温可能导致有缺陷的钠通道生物物理性质的恶化，进而导致 I_{Na} 的进一步减少。另外，发热引起的心律失常可能是由于温度对正常（未受累）通道的影响。根据这个模型，正常的钠通道在高温下的效率较低，但这种轻微的功能缺失只有在其他降低复极化或去极化储备的因素（如杂合性功能缺失突变）存在的情况下才具有临床意义。值得注意的是，发热并不会像药物那样延长 PR 间期或 QRS 波时限[71]。

运动引起变化的机制

运动可加重 Brugada 综合征患者的心电图异常，但不会引起室性心律失常。Brugada 综合征对运动的心电图反应机制复杂，可能与 Brugada 综合征表型的不同分子遗传学突变有关。

Brugada 综合征伴 *SCN5A* 功能缺失突变在心动过速时更能减少 I_{Na}，这可能是由突变钠通道在缓慢失活状态下的积累所致。钠通道在去极化时激活，随后在数毫秒内失活。在重新开放之前，通道必须从舒张期的失活中恢复。在快速心率时，舒张间期太短使突变通道无法完全从缓慢的失活状态中恢复，从而导致通道开放减少，加重 *SCN5A* 突变所产生的钠通道功能缺失。除了与运动有关的心动过速外，其他因素（如自主神经系统、离子电流不平衡）也发挥一定作用。

药物作用的机制

主要阻断 I_{Na}，而不是 I_{to} 的药物（氟卡尼、阿义马林、普鲁卡因胺）可以进一步减少已经被 Brugada 突变所减少的 I_{Na}。这能够解释为什么使用钠通道阻滞剂可揭示隐匿性 Brugada 综合征，以及这些药物和其他药物的潜在心律失常作用。相反，奎尼丁除了阻断 I_{Na} 外，在阻断 I_{to} 方面也有较强的作用。因此奎尼丁能有效抑制 Brugada 综合征患者 ST 段抬高和室性心律失常。

β 肾上腺素能刺激可增强向内 I_{CaL}，减轻外向电流过剩，降低右胸导联 ST 段抬高，为异丙肾上腺素预防 Brugada 综合征伴电风暴患者发生室性心律失常提供基础。相反，乙酰胆碱通过抑制 I_{CaL} 和（或）增加钾电流，从而使动作电位穿顶降低。

流行病学

健康人群中 Brugada 心电图改变的患病率取决于研究对象的人口统计，范围可从欧洲的 0.017% 到北美的 0.005%～0.1%，日本的 0.15%～0.27%，菲律宾的 0.18% 不等。然而，由于 Brugada 心电图可能为间歇性或隐蔽性，因此很难估计该疾病在普通人群中的真实患病率。由于不确定的原因，Brugada 综合征在东方国家（主要是东南亚）更为普遍，该疾病的出现是地方性的，并且是 40 岁以下男性死亡的主要原因。

Brugada 综合征为常染色体显性遗传伴不完全外显率（即致病突变遗传 50% 的后代，但并不是所有的后代都会发生这种疾病）。60% 的患者为散发，也就是说，其父母和其他亲属未患病。在西方国家，20%～40% 的 Brugada 先证者有不明原因的心脏猝死家族史，而日本的先证者该比例较低（15%～20%）[65]。

虽然这种疾病是以常染色体显性遗传的形式，而且男性和女性基因携带者的患病率相似，但实际上绝大多数出现症状的患者是男性（男女比例为 8∶1）。

出现临床表现（晕厥或心脏停搏）的年龄多为 30～40 岁［心脏性猝死发生的平均年龄为（41±15）岁］。Brugada 综合征在儿童和老年人中很少见，但也有婴儿和 80 多岁的患者被确诊[64, 72]。

Brugada 综合征的预后在患者中差异很大，从良性到恶性不等。有心脏停搏史的患者在没有药物治疗的情况下，复发事件的风险最高（每年 7.7%～13.5%）[73]。伴有"恶性"晕厥患者的心律失常风险为中等（每年 0.6%～1.2%）。无症状患者的发生率（每年 0.5%）很小，但不能忽视[74]。

临床表现

Brugada 综合征的临床表现主要有 3 种：①多形性室性心动过速 / 心室颤动引起的心脏停搏；②晕厥；③无症状。较少情况下，患者会出现继发于窦房结功能障碍、房室传导异常或室上性心律失常的症状。

在现代实践中，大多数（60% 以上）Brugada 综合征患者在诊断时是无症状的，通常在常规评估（术前或运动前）、家庭筛查或在发热期间观察到异常心电图时被发现。如今诊断出的 Brugada 综合征患者中只有少数（不到 10%～20%）有心脏停搏史，大约 1/3 表现为晕厥[64]。

与 Brugada 综合征相关的症状与多形性室性心动过速、心室颤动有关。心脏停搏通常是 Brugada 综合征心律失常的首发表现。当心律失常自发终止时，患者可出现晕厥、濒死呼吸、夜间劳力性呼吸困难或"癫痫发作"。大约 25% 存在心脏性猝死的患者均经历过晕厥发作[65]。

Brugada 综合征是 40 岁以下男性发生心脏性猝死的主要病因，特别是在该综合征流行的国家。Brugada 综合征导致的心脏性猝死占所有心脏性猝死的 4%～12%，其中至少 20% 发生于心脏结构正常的患者。Brugada 综合征甚至被认为可导致婴儿猝死综合征和不明原因的夜间猝死综合征（SUNDS；也称为 SUDS）。尽管如此，大多数 Brugada 综合征患者并不表现出危及生命的事件，10%～15% 的患者在 60 岁之前经历过一次或多次心脏停搏。在一项预后研究的 meta 分析中，具有 Brugada 心电图模式的患者在平均随访时间为 2.5 年时，心脏性猝死、晕厥或 ICD 电击的风险约为 10%（约为 3.8% 每年）。最近的数据表明，年事件发生率较低（约为 1.5%）。这一差异可能是由于选择偏倚造成的，因为最初的研究纳入风险较高的患者[65]。

Brugada 综合征的心律失常和死亡主要发生在清晨睡眠和心动过缓的情况下。交感神经平衡、激素和其他代谢因素的昼夜变化可能与这种昼夜模式有关。由自主神经平衡改变或其他因素引起的心动过缓可能导致心律失常的发生。

一些晕厥或心脏性猝死发作可能是由暴食（胃扩张）、酒精和可卡因毒性、药物和发热引起的。现在看来，许多先前描述过的"高热惊厥"实际上可能是温度敏感性突变患者的多形性室性心动过速。有些 Brugada 综合征患者会出现心室颤动电风暴，但没有明显的诱因。

晕厥在 Brugada 综合征患者中是常见的（28%）。然而，很大一部分患者是由非心律失常因素（通常是血管迷走神经）引起晕厥。在 70% 的病例中，临床特征可以区分可疑致心律失常和非心律失常致晕厥的原因。没有前驱症状、短暂（＜1 min）的意识丧失以及缺乏特定的触发因素（如炎热拥挤的环境、疼痛或其他情绪压力、看到血液或长时间站立）都可能是心律失常的病因。值得注意的是，在疑似非心律失常性晕厥患者中，心悸非常常见，这可能是因为在晕厥之前出现了明显的体位性心动过速[75]。

约 20% 的 Brugada 综合征患者会发生室上性心律失常。心房颤动最常见，可见于 10%～20% 的患者，特别是有严重疾病的患者。房室结折返性心动过速和 Wolff-Parkinson-White 综合征也有报道[76]。

伴随的房室传导和心室内传导阻滞已被证明与 SCN5A 突变相关。因此，所有 SCN5A 阳性患者都应密切监测传导阻滞的发生。

心电图特征

Brugada 心电图表现

右胸导联上有 3 种心电图复极模式（图 31.11）。1 型 ST 段抬高 ≥ 2 mm（0.2 mV），呈弓背向下型，伴有不完全或完全性右束支传导阻滞（RBBB）模式，随后出现 T 波倒置，几乎无等电位线。2 型 ST 段呈"马鞍"状抬高 ≥ 2 mm，随后下降，并与抬高的 ST 段相延续，高于基线 ≥ 1 mm，T 波为正向或双相。3 型 ST 段呈马鞍状或弯状，ST 段抬高 < 1 mm。这 3 种模式可以自发地从同一患者的连续心电图追踪或在引入特定药物后观察到。只有 1 型心电图对 Brugada 综合征有诊断作用，2 型和 3 型心电图模式具有提示性，但不具有特异性[65]。

最近的共识声明建议只考虑两种 Brugada 心电图模式：1 型（弓背型）和 2 型（马鞍型）。鉴于 2 型和 3 型的形态差异很小，以及对预后和风险分层影响较小，新的 2 型心电图模式定义包括先前公认的 2 型和 3 型。1 型仍然与前面描述的 1 型相同，但有一些新的测量方法也可能有助于量化 r′ 波形态的差异（框 31.1；表 31.12）[77-78]。

具有上述标准的 1 型 Brugada 心电图表现很容易识别。如果在无明显结构性心脏病的患者中发现，则特异性很强并强烈支持 Brugada 综合征的诊断（框 31.1）。少数患者 ST 段呈弓背型且 QRS-ST 为 0.1 ~ 0.2 mV，但 V₁ ~ V₂ 导联 T 波倒置提示为 1 型 Brugada 模式，应采用辅助心电图检查来确定诊断（表 31.12）[77-78]。

心电图电极位置

将右胸导联抬高（第 2 肋间至第 3 肋间）可提高诊断 Brugada 心电图模式的敏感性（无论是否使用药物激发），而诊断的特异性不会降低。事实上，据报道 V₁ ~ V₂ 导联的上移位可发现 20% 以上的新 Brugada 综合征病例。这可能与 RVOT 在胸前表面的正常投射有关（包含心电图的异常改变）[79-80]。

因此，V₁ ~ V₂ 导联在第四肋间的标准位置不足以排除 Brugada 心电图的存在。所有患者都需要在第二和第三肋间放置 V₁ ~ V₂ 电极来获取心电图记录。此外，当进行连续记录时，这些电极应该放置在相同的诊断位置，以便进行比较。

Brugada 模式的动态性

Brugada 综合征的心电图改变可以是动态性、间歇性，有时为隐匿性。事实上，患者很少呈现出统一的诊断表现。因此，持续动态心电图对于高危患者的

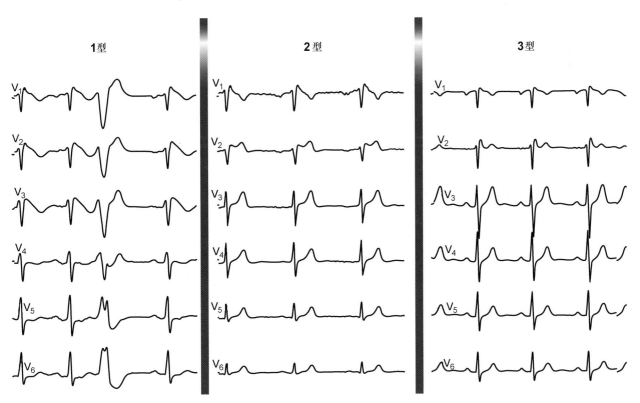

图 31.11 Brugada 综合征的心电图（ECG）特征。 可见左侧图中心室异位搏动的 QRS 波形态与右心室流出道起源的相一致。详见文中讨论

框 31.1 Brugada 综合征的心电图改变

ECG 胸导联诊断标准：

- Brugada 综合征特点：通常只在 $V_1 \sim V_2$ 导联中出现；但在某些情况下 $V_1 \sim V_3$ 导联观察到
  - 1 型 Brugada 模式（弓背型）：ST 段初始抬高 ≥ 2 mV，缓慢呈凹陷或直线样下降至等电位线，T 波负向对阵（其他特征见表 31.12）
  - 2 型 Brugada 模式（马鞍型）：r′ 高于等电位线 ≥ 2 mm，ST 段初始抬高 ≥ 0.05 mV，V_2 导联 T 波形态多样（轻度正向、低平或轻度负向）。若怀疑 Brugada 综合征（r′ < 2 mm），应抬高肋间（第 2 和第 3 肋间）行 ECG 检查（其他特征见表 31.12）
- 新的 ECG 诊断标准
  - Corrado 指数（2010）：因为 ST 段下斜型抬高，$V_1 \sim V_2$ 导联 QRS-ST 峰高度与其后 80 ms ST 波高度的比值 > 1。在运动员中，V_2 导联通常上斜型抬高，因此指数 < 1。QRS 波终末（J 点）通常不像 Corrado 建议的抬高高度。通常使用 Corrado 指数排除 Brugada 样 ECG 或其他导致 ECG 呈 Brugada 样情况

- 2 型 Brugada 模式中，S 波上升支与 r′ 下降至形成的 β 角 > 58°（运动员中通常 < 58°）（敏感性 79%，特异性 84%）
- 2 型 Brugada 模式患者 r′ 波从最高峰至终末 > 3.5 mm（敏感性 81%，特异性 82%）。伴不完全右束支传导阻滞的运动员次数值 < 3.5 mm

其他类型 ECG 特点

- 右胸导联 QT 间期正常高限
- 传导阻滞：通常 PR 间期延长（长 HV 间期），RV 传导延迟使右胸导联 r′ 及 QRS 波宽度增加 > 左胸导联
- 室上性心动过速。大多数为心房颤动
- 其他 ECG 特点：aVR 导联 r′ > 3 mm，下壁导联早期复极现象，QRS 波碎裂，注射阿义马林后 T 波交替等

其他 ECG 技术：

- 在一些情况下，可通过运动负荷试验、晚电位、holter 检测 QT 间期动态变化等发现新的诊断思路。电生理检查的意义仍存在争议

ECG，心电图；RBBB，右束支传导阻滞；RV，右心室

From Bayés De Luna A，Brugada J，Baranchuk A，et al. Current electrocardiographic criteria for diagnosis of Brugada pattern：a consensus report. J Electrocardiol. 2012；45：433-442.

表 31.12 $V_1 \sim V_2$ 导联 BrugadaECG 特征

1 型：弓背型	2 型：马鞍型

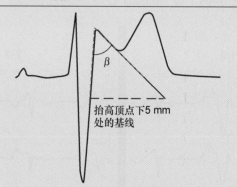

$V_1 \sim V_2$ 导联典型弓背样抬高的特征：

- 在 QRS 波终末，ST 段先抬高 ≥ 2 mm，后下斜型下降。少数患者抬高 1 ~ 2 mm
- 无明显 r′ 波
- 抬高与 J 点无关
- 抬高 40 ms 后，ST 段下降 ≤ 4 mm（0.4 mV）。RBBB 时 ST 段下降更明显
- ST 段高度：峰高度 > 40 ms 时 ST 段的高度 > 80 ms 时 ST 段的高度
- ST 段后的 T 波负向对称
- QRS 波时限 "不对称"：中 / 左前胸导联 QRS 波时限较 $V_1 \sim V_2$ 导联短（与右心室传导延迟相关）

$V_1 \sim V_2$ 导联典型马鞍型抬高的特征：

- r′ 波抬高 ≥ 2 mm
- r′ 波与 ST 段起始有交点
- ST 段最低点高度 ≥ 0.5 mm
- V_2 导联 T 波正向（Tpeak > ST 段最低点 > 0），V_1 导联形态多样
- r′ 波之后成角对鉴别诊断有意义
- β 角 > 58°
- r′ 波宽度 > 5 mm；最高点至终末 > 3.5 mm
- 2 型 Brugada 综合征 QRS 波宽于其他存在 r′ 波的 ECG 导联，V_1 导联与 V_6 导联 QRS 波宽度不同

From Bayés De Luna A，Brugada J，Baranchuk A，et al. Current electrocardiographic criteria for diagnosis of Brugada pattern：a consensus report. J Electrocardiol. 2012；45：433-442.

诊断评价是必要的。持续动态监测有助于评估夜间 ST 段抬高，因为该变化可以被自主神经改变[77]。

Brugada 综合征的隐匿性心电图表现可通过压力、发热、各种迷走神经刺激（包括胃扩张）、迷走神经药物、葡萄糖和胰岛素的结合、电解质异常（如高钾血症、低钾血症、高钙血症、低钠血症）、酒精和可卡因毒性、Ⅰ类抗心律失常药物以及其他一些非心脏药物来激发[81]。

此外，Brugada 综合征的心电图表型可因自主神经改变而改变。肾上腺素能刺激可减弱患者心电图异常，而乙酰胆碱可加重。临床上，这与心脏事件在休息或睡眠中发生的倾向性密切相关。

QT 间期延长

在 Brugada 综合征患者中，QT 间期的轻微延长有时与 ST 段抬高有关。右胸导联的 QT 间期延长比左胸导联更明显，这可能是因为右室心外膜动作电位的延长与动作电位切迹加重相关[78]。

QRS 碎裂波

除复极异常外，Brugada 综合征还与去极化异常和传导障碍有关。在 40% 的 Brugada 综合征患者中可以观察到 QRS 碎裂波（表现为 QRS 波内有多个小棘波），其中大多数患者（85%）会发生心室颤动。已经有人提出，在 QRS 碎裂波内的多个小棘波提示存在一种具有多个传导减慢区域的致心律失常底物，并能预测危及生命的室性心律失常的高风险。值得注意的是，QRS 碎裂波主要见于右胸导联，尤其是在较高的肋间隙时，提示 RVOT 区域存在局部传导异常。使用低截止频率（> 25 Hz）的低通滤波器（通常用于去除肌电图信号）可以消除 QRS 碎裂波。因此，需要使用低噪声放大器和截止频率相对较高的（150 Hz）低通滤波器[78]。

值得注意的是，在一些自发或药物诱导的 1 型 Brugada 心电图模式的患者中，右胸导联可见 ε 波和局部 QRS 波时限延长，可能反映出右心室激动延迟。

传导异常

除去极化异常外，Brugada 综合征患者常见的心电图表现还包括 P 波持续时间延长、PR 间期延长、QRS 波时限延长，尤其是 SCN5A 突变患者。PR 间期延长可能是结下传导延迟的反映。值得注意的是，SCN5A 的功能缺失突变也可能导致孤立的心脏传导异常或 Lev-lenègre 病，其特征是传导系统任何部位的传导异常，无 QT 间期延长或 Brugada 综合征的 ST 段抬高。此外，窦房结恢复时间延长、窦房传导时间延长、心房传导减慢、心房停滞均与 Brugada 综合征有关[78]。

Brugada 综合征的诊断

2013 年共识报告建议，无论是自发性还是在药物激发试验后（静脉注射钠通道阻滞剂，如阿义马林、氟卡尼、吡西卡尼或普鲁卡因胺），在至少一个右胸导联（V_1 或 V_2 导联）以标准或抬高肋间（第 2、3、4 肋间）的方式观察到一种 1 型心电图特征时才能诊断为 Brugada 综合征（图 31.12）[1, 82]。

尽管这份共识报告指出症状不再是诊断的必要条件，但多位研究者建议，当使用钠通道阻滞剂激发 1 型心电图模式时，对 Brugada 综合征的明确诊断应要求患者存在临床症状（心脏停搏、夜间濒死呼吸、多形性室性心动过速或心室颤动、或不明原因晕厥）或阳性家族史（45 岁前出现不明原因心脏性猝死或一级亲属诊断 Brugada 综合征）。电生理检查时通过 1 ～ 2 个心室期前收缩（VES）诱发 VT/VF 可诊断 Brugada 综合征[65, 77, 82]。

心电图疑似 2 型 Brugada 综合征但不能明确诊断时，需进一步明确。只有当第 2 型心电图模式伴随症状或上述家族史阳性时，才建议对这些患者进行药物激发试验，以显示有无 1 型 Brugada 综合征的特点[65]。

在已有文献的基础上，提出了 Brugada 综合征诊断评分系统（上海 Brugada 综合征评分，表 31.13），但缺乏大规模试验的验证[65]。

药物激发试验

钠通道阻滞剂激发试验可用于揭示未诊断病例的 Brugada 心电图模式（如不明原因的心脏停搏、不明原因的晕厥或家庭筛查异常）。30% ～ 50% 的患者在接受药物激发后被诊断为 Brugada 综合征。如果患者出现间歇的自发性 1 型心电图，则通常不进行激发试验，因为该试验对这些患者没有额外的诊断或预后价值，而且有引发心律失常事件的风险。同时应认识到，药物激发试验阴性并不能排除 Brugada 综合征。

药物激发试验包括在严密的心电监护且有完备的复苏设备的情况下，使用阿义马林、氟卡尼、普鲁卡因胺或吡西卡尼（表 31.14）。当①1 型 ST 段抬高（图 31.13）；②2 型心电图 ST 段抬高 ≥ 2 mm；③出现室性期前收缩或其他心律失常；④QRS 波增宽 ≥ 30% 时，药物激发试验终止。

虽然在可控的环境中进行药物激发试验被认为

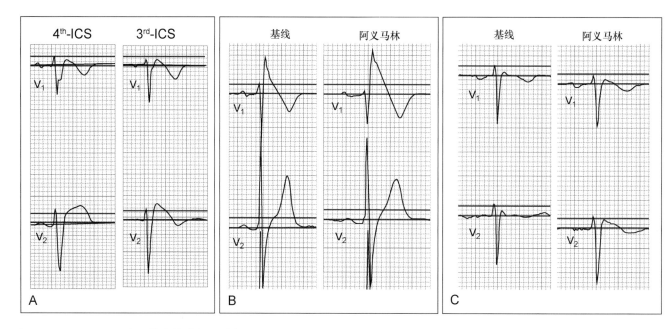

图 31.12 Brugada 心电图模式的诊断。图中显示 V_1 和 V_2 导联。**A**. 心电图仅在第 3 肋间隙（ICS）下斜型抬高 ≥ 2 mm。**B**. 在基线及给予阿义马林（1 mg/kg）的情况下，心电图下斜型抬高 ≥ 2 mm 依据 2013 年诊断标准及（A）和（B）特征可诊断 Brugada 综合征。**C**. 基线状态下心电图呈现不完全右束支传导阻滞，给予阿义马林后呈现下斜型抬高，但 ST 段抬高 ≤ 2 mm。在此情况下被认为是阴性结果。水平的蓝色线条代表高于基线 2 mm。（From Curcio A，Mazzanti A，Bloise R，et al. Clinical presentation and outcome of Brugada syndrome diagnosed with the new 2013 criteria. J Cardiovasc Electrophysiol. 2016；27：937-943.）

是安全的，但它可能会导致恶性心律失常或高度房室传导阻滞，特别是既往存在房室或室内传导异常的患者。在药物激发期间或之后不久的室性心律失常发生率为 0.3% ～ 15%，但主要是非持续性并可自行终止。持续性室性心律失常的发生率约为 1.8%。值得注意的是，Brugada 综合征患者发生上述情况并不能代表其出现自发性心律失常事件的风险高。此时，异丙肾上腺素和乳酸钠是有效的解毒药。

不同的钠通道阻滞剂对 Brugada 心电图模式的揭示效果不同，主要是由于对 I_{to} 和 I_{Na} 抑制作用的不同。有数据表明，阿义马林（一种 ⅠA 类钠通道阻滞剂）是最有效的，而且可能比其他药物更安全，因为它的半衰期短，而且心率依赖性的钠通道阻滞效应更强。在 *SCN5A* 突变阳性的 Brugada 综合征患者及其亲属中，阿义马林的敏感性为 80%，特异性为 94%。与阿义马林相比，氟卡尼的疗效要弱一些，这可能是由于对 I_{to} 的抑制作用更强。吡西卡尼（ⅠC 类药物）被认为比氟卡尼更有效。ⅠA 类钠通道阻滞剂普鲁卡因胺被认为是效果最弱的药物，可能是由于药物与钠通道的快速解离，导致对 I_{Na} 的抑制作用相对较小。然而，钠通道阻滞剂的选择通常基于可用性。在美国，普鲁卡因胺仍然是静脉注射药物诱导方案的唯一选择[83-84]。

值得注意的是，对氟卡尼的反应表现为心电图模式

和间期随时间变化而变化。虽然大多数诱发的 Ⅰ 型心电图模式是在激发测试的前 30 min 内观察到的，但最近的一项研究表明，较长的记录时间（100 ～ 120 min）可使测试阳性率从 12% 增加到 19%[85]。

信号平均心电图

信号平均心电图可显示 60% ～ 70% 的 Brugada 综合征患者的晚电位。在这种情况下，晚电位可能是该病的临床标志，代表动作电位第二时程延长、局部 2 期折返（未能触发跨壁折返）或心室内传导延迟[64]。

运动试验

平板运动试验可加重 Brugada 综合征的心电图异常，包括 QRS 波增宽、QTc 间期延长、心前区 ST 段抬高（运动恢复早期达到最大振幅）。然而，在 Brugada 综合征患者中，没有发现运动可以诱发室性心律失常[86]。

基因检测

建议出现 Brugada 综合征临床表型的患者进行基因检测以支持诊断。虽然特定突变可能不能为确定患者的预后或治疗提供指导，但可以鉴定家族中引起疾病的突变基因，并可以对临床上无症状且心电图正常的高危家庭成员进行遗传识别。然而，重要的是要记住，基因检测阴性并不排除疾病的存在，因此，

表 31.13　上海 Brugada 综合征评分体系	
	得分
Ⅰ. 心电图（12 导联 / 动态）	
A. 标准导联或抬高肋间的情况下自发性出现 1 型 Brugada 综合征的心电图特点	3.5
B. 发热时在标准导联或抬高肋间的情况下出现 1 型 Brugada 综合征的心电图特点	3
C. 药物激发试验时出现 2 型或 3 型 Brugada 综合征的心电图特点	2
此类别仅计入最高得分。必须评价此类别中的一项。	
Ⅱ. 临床史	
A. 不明原因的心脏停搏或心室颤动或多形性室性心动过速	3
B. 夜间濒死呼吸	2
C. 怀疑心律失常性晕厥	2
D. 晕厥机制不明 / 病因不明	1
E. 30 岁以下出现无其他病因导致的心房扑动 / 心房颤动	0.5
此类别仅计入最高得分。	
Ⅲ. 家族史	
A. 一级或二级亲属确诊 Brugada 综合征	2
B. 一级或二级亲属可疑的心脏性猝死（发热、夜间、加重病情的药物）	1
C. 在一级或二级亲属中，存在年龄＜ 45 岁无法解释的心脏性猝死患者	0.5
此类别仅计入最高得分。	
Ⅳ. 基因检测结果：	
Brugada 综合征易感基因评分（至少满足 1 种心电图表现）	0.5
≥ 3.5 分：很有可能 / 确诊 Brugada 综合征	
2 ～ 3 分：可能为 Brugada 综合征	
＜ 2 分：未明确诊断	

From Antzelevitch C, Yan GX, Ackerman MJ, et al. J-wave syndromes expert consensus conference report: emerging concepts and gaps in knowledge. Heart Rhythm. 2016; 13: e295-e324.

表 31.14　揭示 Brugada 综合征心电图模式的药物	
药物	**剂量**
阿义马林	1 mg/kg 静脉滴注＞ 10 min
氟卡尼	2 mg/kg 静脉滴注＞ 10 min，最大剂量 150 mg；或 200 ～ 300 mg 口服
普鲁卡因胺	10 mg/kg 静脉滴注＞ 10 min
吡西卡尼	1 mg/kg 静脉滴注＞ 10 min

只有阳性结果才能有诊断价值。在未经筛选的人群中，依靠 *SCN5A* 基因诊断 Brugada 综合征的检出率低（＜ 30%）且效果不理想。1 型 Brugada 综合征心电图特征、PR 间期延长的患者，基因检测阳性率高，提示应对该 Brugada 综合征患者亚群进行筛查[64]。

单纯 2 型 Brugada 心电图模式的患者不推荐进行基因检测。重要的是要认识到基因检测会产生"假阳性"结果。虽然 *SCN5A* 突变是 Brugada 综合征最常见的遗传学病因，但 *SCN5A* 基因检测在普通人群中有 3% ～ 5% 的"良性"变异频率[65]。

电生理检查

在 Brugada 综合征患者中以下情况可考虑电生理检查：①进行风险分层以指导无心脏停搏史患者（包括无症状患者和晕厥患者）的 ICD 植入决策；②对于不接受 ICD 治疗的患者，评估使用奎尼丁抑制 VT 的疗效；③评估晕厥患者窦房结功能、传导异常及室性上性心律失常[87]。

鉴别诊断

获得性 Brugada 表型

在没有已知遗传学因素和家族史的情况下，也可以观察到与 1 型或 2 型 Brugada 型相同的心电图模式。一些研究人员称其为"拟表型"，表明它们模仿表型而没有遗传倾向。这些获得性 Brugada 表型可由多种病理和生理学条件（如急性缺血、心包炎、心肌炎、肺栓塞、代谢紊乱、酸中毒、离子异常、可卡因摄入、某些药物、RVOT 外科操作）诱发，并可在潜在条件被消除后消失（框 31.2）。这些患者的特征是缺乏可提示真性 Brugada 综合征的症状、病史和家族史。同时，当激发因素消失后，心电图可恢复正常[20]。

在某些 2 型 Brugada 心电图模式可疑病例中，建议用钠通道阻滞剂进行激发试验，这在 Brugada 综合征拟表型中多为阴性[77]。基因检测也可被认为是排除了真正的 Brugada 综合征，但应该认识到，阴性的基因检测结果并不排除先天性 Brugada 综合征[78]。

药物诱导性 Brugada 心电图模式

虽然发生心律失常的可能性尚不清楚，但多种药物均可引起 Brugada 心电图表型。一般而言，在动作电位 1 期结束时可增加外向电流（如 I_{to}、I_{KATP}、I_{Kr}、I_{Ks}）或减少内向电流（如 I_{Na}、I_{CaL}）的因素，可能会加重或显示出 ST 段抬高，类似于 Brugada 综合征患者的心电图模式[39]。

在抗心律失常药物中，ⅠC 类药物（氟卡尼、普

3型Brugada心电图模式：基线

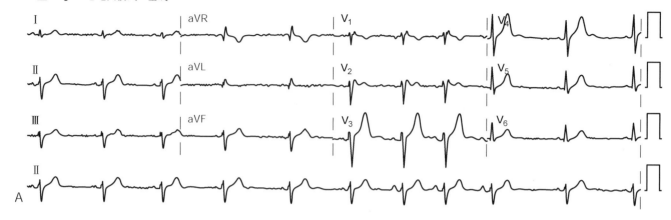

A

1型Brugada心电图模式：使用氟卡尼后

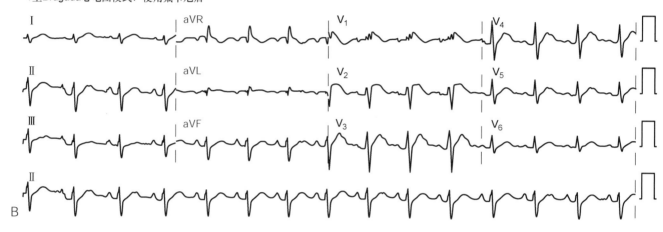

B

图31.13 药物激发试验揭示 Brugada 心电图（ECG）模式。**A**. 在基线时显示 3 型 Brugada 心电图。**B**. 注射氟卡尼后变为 1 型 Brugada 心电图模式

罗帕酮、吡西卡尼）和ⅠA类药物（阿义马林和普鲁卡因胺）可最有效放大或显示出 ST 段抬高。另一方面，ⅠB类抗心律失常药物（利多卡因、美西律）主要在快速心率时阻滞快 I_{Na}（因为这些药物会与钠通道迅速分离）。因此，这些药物在中速或慢心率时对快 I_{Na} 几乎没有作用[39]。

多种非心脏药物可阻滞 I_{Na} 引起 Brugada 样心电图模式，包括精神药物、锂和可卡因。此外，维拉帕米、H1抗组胺药、丙泊酚、酒精中毒、拟迷走神经药物、β 受体阻滞剂和硝酸盐也可诱发 Brugada 样心电图模式（表31.15）。非心脏药物引起的 Brugada 综合征主要发生于成年男性，常由药物毒性所致，并在治疗开始后晚期发生。然而，在常规的临床实践中，药物引起 Brugada 综合征的可能性很难预测[88]。

钠通道阻滞剂激发试验、Brugada 综合征家族筛查以及遗传分析可在由非心脏药物引起的获得性 Brugada 心电图表型患者中进行。非心脏药物引起的 Brugada 综合征患者应避免使用大多数Ⅰ类和Ⅲ类抗

心律失常药物以及 β 受体阻滞剂和钙通道阻滞剂。发热是公认的导致 Brugada 综合征患者出现心律失常事件的因素，对非心源性因素导致的获得性 Brugada 综合征患者，建议严密治疗发热[89]。

目前仍不清楚"获得性"Brugada 综合征是否揭示了临床无症状 Brugada 综合征（"顿挫型"）的特点，还是仅表现出对钠通道阻滞剂的反应。药物引起的无症状性 Brugada 心电图模式但无心脏性猝死家族史的患者，一旦停药，其预后良好[82]。

右胸导联 ST 段抬高的相关情况

各种与心电图上明显的右胸导联异常有关的病理生理条件均需要与 1 型或 2 型 Brugada 心电图模式区分开来。包括右束支传导阻滞（RBBB）、左心室肥大、早期复极、运动员心脏和致心律失常性右心室心肌病（ARVC）。

右束支传导阻滞 完全性 RBBB 和 1 型 Brugada 模式的特点是 $V_1 \sim V_2$ 导联 QRS 波末端正偏转，T

框 31.2	与 Brugada 样心电图模式相关的情况

急性情况：
- 急性心包炎 / 心肌炎
- 急性心肌缺血或心肌梗死（特别是右心室）
- 肺血栓栓塞症
- 变异型心绞痛
- 主动脉夹层动脉瘤
- 低体温
- 除颤后心电图
- 代谢障碍
- 电解质紊乱

持续情况：
- 非典型右束支传导阻滞
- 左心室肥大
- 早期复极
- 运动员心脏
- 中枢神经和自主神经系统异常
- 进行性假肥大性肌营养不良
- Friedreich 共济失调
- 脊延髓肌萎缩症
- 肌强直性营养不良
- 心律失常性右心室发育不全
- 美洲锥虫病
- 机械压迫右心室流出道（如漏斗胸、纵隔肿瘤、心包积血）

From Antzelevitch C，Yan GX，Ackerman MJ, et al. J-wave syndromes expert consensus conference report: emerging concepts and gaps in knowledge. Heart Rhythm. 2016；13：e295-e324.

表 31.15 药物诱导性 Brugada 心电图模式

药物类别	举例
IC 类抗心律失常药	氟卡尼、普罗帕酮、吡西卡尼
IA 类抗心律失常药	阿义马林、普鲁卡因胺、丙吡胺
钙通道阻滞剂	维拉帕米、地尔硫䓬、硝苯地平
β 受体阻滞剂	普萘洛尔
H1 抗组胺药	茶苯海明
三环类抗抑郁药	阿米替林、去甲替林、地昔帕明
四环类抗抑郁药	马普替林
选择性 5- 羟色胺再摄取抑制剂	氟西汀
酚噻嗪类	奋乃静、三氟拉嗪
局部麻醉剂	布比卡因
其他药物	锂、硝酸盐、丙泊酚

波倒置。可以根据以下情况区分二者[77-78]：

①RBBB 时终末 r′ 波正向达峰（β 角＜ 58°）。相反，Brugada 综合征 r′ 波圆钝、宽基底、低电压、r′ 波下降支平缓下降。

②RBBB 时 V₁ ～ V₂ 导联观察到的末端波（r′ 或 R′ 波）与 I 导联和 V₆ 导联观察到的宽 S 波同步，V₁ ～ V₂ 导联的 QRS 波时限与 V₆ 导联相同。相反，在 Brugada 综合征中，V₁ ～ V₂ 导联的 QRS 波持续时间长于中 / 左胸导联（"QRS 波时限失配"），因为 V₆ 导联未记录 V₁ 导联中末端波（RVOT 上的 r′ 波）的偏转。

③RBBB 时右胸导联 ST 段不抬高。

健康运动员 虽然运动员的 V₁ 导联可以表现出 r′ 波，但这种波通常是尖峰和锐利的（β 角＜ 58°），没有或只有轻微的 ST 段抬高（＜ 1 mm），V₁ 导联 QRS 波终末后见 ST 段，并会出现负向深倒 T 波。此外，健康运动员可观察到 ST 段呈上斜型抬高，尤其是 V₂ 导联（Corrado 指数≤ 1）[77-78]。

漏斗胸 漏斗胸时机械压迫 RVOT 可产生类似 Brugada 模式的心电图右胸导联异常。在漏斗胸的心电图中，V₁ 导联通常呈现一个狭窄的、非常清晰的 r′ 波，伴轻微的 ST 段抬高。T 波在 V₁ 导联通常为负向或正 / 负向，在 V₂ 导联为正向[78]。

致心律失常性右心室心肌病 ARVC 可以产生复极和去极化心电图异常，而不是偶尔类似 Brugada 模式。去极化异常是纤维脂肪浸润引起的细胞解偶联和组织结构改变所致，典型表现为右胸导联的 ε 波、RBBB、QRS 碎裂波、局限性 QRS 波增宽和终末 S 波延长。复极化异常通常表现为右胸导联 T 波倒置。ARVC 时 T 波倒置可出现于多个胸导联（V₁、V₃ ～ V₅ 导联），而不限于 Brugada 综合征所见的 V₁ ～ V₂ 导联。此外，与动态的 Brugada 模式相比，ARVC 中的心电图模式始终是固定的[78]。

在 Brugada 综合征和 ARVC 的信号平均心电图上均可以观察到正向晚电位，但在 ARVC 中的发生率要高得多，小波分析表明 ARVC 的频率级别更高[77-78]。

风险分层

如上所述，心律失常事件的风险在 Brugada 综合征患者中差异很大，在有心脏停搏史的患者中最高，在晕厥患者中居中。诊断时为无症状的患者发生危及生命的心律失常事件的风险很低，但并非微不足道（每年 0.5% ～ 1.5%）。因此，这些患者是风险分层策略的主要目标。然而，对于这些患者的风险分层仍然很困难，因为事件发生率很低，且出现的症状往往是心脏停搏[74]。

针对无症状 Brugada 综合征患者出现恶性室性心

律失常风险提出了一些评估标准（框 31.3）。据报道，性别、多种心电图参数和程控电刺激室性心动过速 / 心室颤动对高危患者的识别有一定的帮助，但这些参数对个体的预测能力有限。多个独立危险因素的存在可能提供附加的预后信息。然而，重要的是要认识到，无症状性 Brugada 综合征患者的风险分层一直存在争议[73-74]。

心脏停搏

有心脏停搏史的患者复发事件的风险最高（4 年为 35%，7 年为 44%，10 年为 48%）。在一项 meta 分析中，这些患者心律失常事件或心脏性猝死的年发生率估计为 13.5%。从出现心室颤动到复发的平均时间为 1.5 ～ 2 年，但也可发生晚期复发（发病后 5 年）[73]。

晕厥

不明原因的晕厥（根据临床特征推测为致心律失常的病因）被认为是基线时具有自发性 1 型心电图患者（无揭示特征的情况，如药物、发热等）的危险标志[1]。这些患者在随访期间发生心律失常事件的风险为中等：比无症状患者高 4 倍，但比心脏停搏患者低 4 倍。相反，"非心律失常性"晕厥（如神经心源性晕厥，在 Brugada 患者中较为常见）并不能预测心律失常风险的增加。因此，获得详细的临床病史是很重要的，因为临床特征在 70% 的病例中可区分致晕厥

框 31.3 已发表的或潜在的致 Brugada 综合征的标志物

临床标志：
- 心脏性猝死
- 心室颤动 / 室性心动过速
- 心室颤动 / 室性心动过速造成的晕厥
- 夜间濒死呼吸
- 男性

心电图标志：
- 自发性 1 型 Brugada 心电图模式
- 下侧壁导联早期复极化模式
- Tp-e 间期延长
- QRS 碎裂波
- aVR 导联中 R 波高
- I 导联中 S 波高
- 在 V_6 导联中 QRS 波持续时间 ≥ 90 ms
- 在 V_2 导联中 r-J 间期 ≥ 90 ms
- 在 V_2 导联中 QRS 波持续时间 ≥ 120 ms
- 信号平均心电图或心外膜双极电图可见晚电位

电生理标志：
- 可诱导的心室颤动 / 室性心动过速
- 心室不应期缩短至 < 200 ms

的可疑心律失常和非心律失常原因[75]。目前的指南指出，ICD 植入对具有自发性 1 型心电图的患者是有用的，这些患者有晕厥史且推测为心律失常原因导致的[73]。

性别

男性被一致证明与更多的心律失常事件有关。然而，无症状患者中男性居多，这导致性别与 SCD 无显著相关性。

家族史

与散发病例相比，家族性 Brugada 综合征不会使预后恶化。换句话说，家族史阳性并不能预测 Brugada 综合征的临床结果。同样，心脏性猝死阳性家族史并不是无症状 Brugada 综合征患者预后不良的可靠预测因素。

基因型

大型注册研究尚未发现特定基因突变与心室颤动风险之间的关联。因此，不推荐仅为风险分层而进行基因检测[73]。

有创性电生理检查

程控刺激诱发室性心律失常作为预后不良的预测指标一直存在争议，至今仍未解决。50% ～ 70% 的 Brugada 患者在电生理检查中可诱发心室颤动或持续性多形性室性心动过速。虽然大型注册研究认为室性心动过速 / 心室颤动诱导率在 Brugada 综合征患者中以心脏停搏或晕厥者最多，但不同的研究对电生理检查在无症状患者风险分层中的价值得出了不同的结论。这些差异可能是由于患者特征的差异、诊断标准的细微差异以及非标准化或不可比较的刺激方案的使用所致。

重要的是要认识到，在 6% ～ 9% 的健康个体中，程序控电刺激也可以诱发心室颤动，并且可以表现出假阳性和非特异性的反应，特别是当使用较为激进的刺激方案时。在 Brugada 综合征患者中，仅从右心室心尖部起搏（避免 RVOT 处起搏）、心室程序性刺激 ≤ 2 次（或 3 次诱发 VF），可提高电生理检查的特异性。虽然电生理检查阴性是预后良好的征象，但阳性结果仍然存在争议。目前的指南认为，在电生理检查诱导出室性心律失常是无症状患者 ICD 植入的 Ⅱ b 类适应证[73, 90]。

在一项报告中，短心室有效不应期（< 200 ms）是一个重要的危险标志，但它在临床决策中的应用有待进一步证实。

心电图参数

1 型 Brugada 心电图模式　在无症状患者中，自发性 1 型 Brugada 心电图（记录于任何肋间隙导联）是出现致命性心律失常的危险指标（每年发生率为 0.5% ～ 0.8%），而药物诱导的 1 型心电图患者的发生率则低得多（每年 ≤ 0.35%）。对无症状患者或晕厥患者此种说法均成立[73]。

最近的一份报告发现，1 型心电图模式的存在使先前无症状的患者发生心律失常的风险增加了 3.5 倍。由于 Brugada 心电图模式随时间变化很大，因此必须获得动态心电图记录（在第 4、第 3 和第 2 肋间），以检测无症状患者的自发性心电图模式[73]。

发热所致 1 型心电图患者发生心律失常事件的风险受临床表现的影响：有心室颤动病史者的年发生率为 3.0%，有晕厥史者为 1.3%，无症状者为 0.9%。

2 型 Brugada 心电图模式　在药物激发试验中没有转换为 1 型心电图模式的 2 型心电图模式患者预后良好。然而，在最近的一项报道中，2 型 Brugada 心电图模式（即使是在使用钠通道阻滞剂激发后）的先证者的预后与自发性或药物诱导的 1 型 ST 段抬高患者的预后相似。出现心搏骤停的患者预后不良（心律失常事件的年发生率为 10.6%），而有晕厥或无症状的患者预后良好（心律失常事件的年发生率 ≤ 1.2%），而不考虑其心电图模式（即 1 型 vs. 非 1 型）。45 岁以下的心脏性猝死家族史伴下侧壁导联早期复极（见于 8% ～ 11% 的 Brugada 综合征患者）是预后不良的预测因素。相反，室性心动过速 / 心室颤动在程控刺激中的可诱导性并不是预后的预测因素。此外，仅在抬高的 V_1 和 V_2 导联上记录的自发性 1 型心电图男性患者与使用标准导联记录的 1 型心电图男性患者的预后相似。

早期复极　在 Brugada 综合征患者中，下侧壁导联早期复极的发生率相对较高（一份报告中为 11%），并且在有症状和无症状患者中均与预后更差有关。J 波在下壁和侧壁导联的定位及 J 波后的水平 ST 段形态可能与 Brugada 综合征的高致心律失常基质有关。

T 波峰值与终点之间的间隔　T 波峰值与终点的时间间隔（Tp-e 间期）代表心内膜下心肌细胞与心外膜下心肌细胞复极时间的差异，并被认为是胸导联测量跨壁复极离散度的心电图指标。胸导联中 Tp-e 间期的延长已被证明在不同情况下可识别恶性心律失常事件高危的患者[91]。

在出现恶性室性心律失常或晕厥的 Brugada 综合征患者中，从 V_1 ～ V_4 导联的 Tp-e 间期明显长于无症状者。胸导联最大 Tp-e 间期 ≥ 100 ms，与未选择的 Brugada 综合征患者的心律失常事件密切相关[92]。

此外，Tp-e 间期离散度（定义为 V_1 ～ V_6 导联中 Tp-e 间期的最大值与最小值之差）在鉴别高危患者方面有一定的帮助[74]。

I 导联 S 波　深（> 0.1 mV）和（或）宽（> 40 ms）S 波是随访期间心律失常事件的独立预测因子。I 导联中的 S 波由心室激动的末端向量产生，它是向上的，有些是向右和向后的。该向量由心室基底区的电激动和 RVOT 的去极化决定。在先天性心脏病、心脏瓣膜疾病和肺心病等引起右心室扩大和纤维化的病例中，I 导联可出现明显的 S 波。

值得注意的是，成人 I 导联和 V_6 导联中大而突出的 S 波也是 RBBB 的诊断标准，而 $S_IS_{II}S_{III}$ 型（即在 I、II 和 III 导联中都存在 S 波）和 QRS 波时限 < 120 ms 的 $S_IR_{II}R_{III}$ 型可由右心室扩大或带状右心室传导阻滞产生。在 Brugada 综合征的背景下，I 导联出现明显的 S 波可能与 RVOT 的传导延迟有关，并可用于鉴别高危患者[68]。

aVR 导联征象　aVR 导联中明显的 R 波（即 "aVR 导联征象"）定义为 R 波 ≥ 0.3 mV 或 aVR 导联 R/q 比 ≥ 0.75，反映右心室传导延迟。这种关联性尚未在大型研究中得到证实。

其他心电图指标　据报告，V_6 导联 QRS 波持续时间 ≥ 90 ms，V_2 导联 r-J 间期 ≥ 90 ms，V_2 导联 QRS 波持续时间 ≥ 120 ms，以及 QRS 碎裂波（定义为 V_1 ～ V_3 导联 QRS 波内有 2 个小棘波）在识别高危患者方面很有用[73-74, 93]。

信号平均心电图

在单因素分析中，信号平均心电图（反映心室传导延迟）上存在的晚电位可预测随访期间心律失常事件。然而，这一发现仍未得到证实[73]。

治疗原则

埋藏式心律复律除颤器

目前，ICD 是预防 Brugada 综合征患者发生心脏性猝死最有效的治疗方法。对于 1 型 Brugada 心电图（自发性或钠通道阻滞后）和有心脏性猝死史（I 类适应证）的患者，普遍认为 ICD 植入是可取的（图 31.14）。在随访 1、2、3、4 和 5 年后，ICD 植入（至

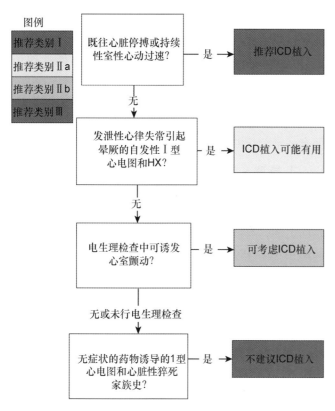

图 31.14 Brugada 综合征患者植入 ICD 的共识建议。ICD，埋藏式心脏复律除颤器。（From Priori SG，Wilde AA，Horie M，et al. HRS/EHRA/APHRS expert consensus statement on the diagnosis and management of patients with inherited primary arrhythmia syndromes. Heart Rhythm. 2013；10：1932-1963.）

少一次适当的除颤）累积有效率分别为 18%、24%、32%、36% 和 38%[64, 94]。

此外，在考虑室性心动过速导致晕厥、癫痫、夜间濒死呼吸的 Brugada 综合征患者中，植入 ICD 被认为是有效的（Ⅱa 类适应证）。然而，在建议植入 ICD 之前，这组患者需要进行全面的临床评估，以排除这些症状的非心脏原因。这一点特别重要，因为 Brugada 综合征患者中大多数晕厥病例都由非心律失常机制引起，在这种情况下，其发生危及生命的心律失常事件的风险并不比完全无症状的患者高。

另一方面，对于无症状的 Brugada 综合征患者的治疗，还没有达成类似的共识。虽然一些专家主张密切随访，但也有一些专家建议通过程控刺激来评估自发性 1 型 Brugada 心电图患者的室性心动过速 / 心室颤动诱导性。可诱导室性心动过速 / 心室颤动的患者 ICD 植入是有争议的，为Ⅱb 类适应证。对于基线心电图正常的无症状患者和程控刺激时有自发 1 型 Brugada 心电图但不可诱导室性心动过速 / 心室颤动的患者，保守治疗（即一般预防措施和随访）和安抚是适当的[82]。

重要的是要认识到 ICD 治疗并非没有并发症，在无症状的患者中预防性植入 ICD 的决定需要权衡心脏事件低发生率（年发生率为 0.5%）和高器械植入并发症（发生率为 16%）。对于年轻、活动多的患者，ICD 植入可延长寿命，但会增加导线断裂、需要多次更换起搏器，以及因不适当电击导致的生活质量下降等问题[95]。

不适当电击是 ICD 治疗最重要的不良反应之一，其发生频率是适当电击的 2.5 倍。在一份报告中，37% 植入 ICD 的患者在植入后 10 年出现了不适当电击。不适当的 ICD 治疗通常由室上性心律失常、导线故障和 T 波过度感知引起。多种策略可减少不适当的电击，如增加心房导线（以更好地区分室性心律失常和室上性心律失常）、程控心律失常检测设置（程控超过 210 次 / 分的单个心室颤动区，有或无超过 180 次 / 分的监测区），以及积极治疗室上性心律失常。值得注意的是，即使经过仔细的程控，不适当电击的发生率仍很高[1, 95]。

导管消融

在频繁发生室性心动过速 / 心室颤动的 Brugada 综合征患者中，主要起源于右心室流出道和右心室浦肯野网络的单形性室性期前收缩通常是室性心动过速的触发因素，局灶性射频（RF）消融室性期前收缩可降低心律失常负担，降低 ICD 治疗的次数（图31.15）。此外，最近的研究表明，对右心室流出道和右心室前壁心外膜中致心律失常基质的广泛消融可以降低大多数患者的心律失常易感性并使心电图恢复正常。消融靶点包括晚钠电位、低电压区、双极电图碎裂电位、去极化异常或复极化不均导致的 2 期折返。钠通道阻滞剂激发（如氟卡尼、阿义马林或普鲁卡因胺）已用于在消融前显示心律失常基质，并确保消融后完全消除基质（图 31.16）[96-97]。

心外膜消融治疗 Brugada 综合征的机制尚不明确。最近的实验研究表明，导管消融可以消除具有最显著动作电位切迹的细胞，从而消除异常复极的位点和室性心律失常的基质[98]。

对于难治性心律失常患者以及不可行或不愿行 ICD 植入的患者，导管消融治疗可以挽救他们的生命。最新的专家共识指南推荐 Brugada 综合征患者进行消融（推荐类别Ⅱb），并对复发性电风暴患者进行多次适当的 ICD 电击（图 31.15）[96]。重要的是，尽管在心外膜消融后自发性 1 型 Brugada 心电图模式恢复正常，但在一份报告中观察到 27% 的患者有室性心动过速 / 心室颤动复发，这表明 ICD 植入仍然是

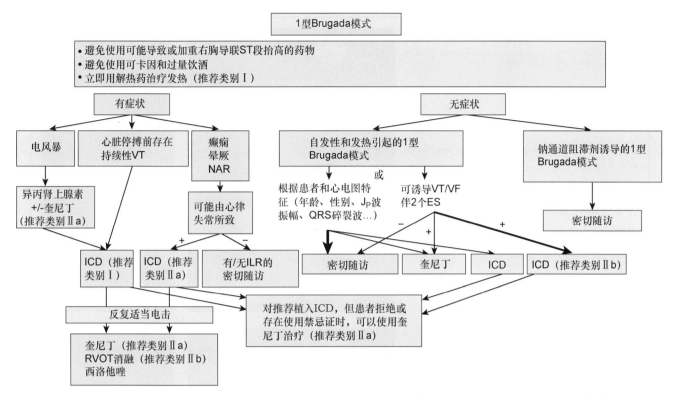

图 31.15　Brugada 综合征患者的治疗指征。 有推荐类别的内容引自 Priori et al.[1] 和 Priori and Blomström-Lundqvist[154]。无推荐类别的建议来自专家共识。ES，右心室心尖部的额外刺激；ICD，埋藏式心脏复律除颤器；ILR，植入式循环记录器；NAR，夜间濒死呼吸；RVOT，右心室流出道；VF，心室颤动；VT，室性心动过速。（From Antzelevitch C，Yan GX，Ackerman MJ，et al. J-wave syndromes expert consensus conference report：emerging concepts and gaps in knowledge. Heart Rhythm. 2016；13：e295-e324.）

Brugada 综合征患者治疗的基础[99]。

药物治疗

已有一些药物被用于治疗和预防 Brugada 综合征患者的室性心律失常（图 31.15）。由于 I_{to} 和 I_{CaL} 在 Brugada 综合征致心律失常的发生中起关键作用，因此能抑制 I_{to} 或增强 I_{CaL} 的药物（如奎尼丁）具有治疗价值。两类药物均可能恢复右心室心外膜动作电位穹顶，从而使 ST 段正常化并预防 Brugada 综合征中的 2 期折返和室性心律失常。值得注意的是，胺碘酮和 β 受体阻滞剂无效。此外，禁用 I C 类（氟卡尼、普罗帕酮）和一些主要作用为钠通道阻滞的 I A 类抗心律失常药（普鲁卡因胺），因为它们可能使 ST 段升高并加重心律失常。

I_{to} 阻滞剂　目前没有心脏选择性的 I_{to} 特异性阻滞剂。奎尼丁是一种 I A 类钠通道阻滞剂，对 I_{to} 具有较强的阻滞作用，在高达 76% 的 Brugada 综合征患者中，奎尼丁能有效抑制电生理检查中的心律失常的诱导性，并预防自发性心律失常的发生。奎尼丁在治疗 Brugada 综合征患者的心室颤动电风暴方面非常有效。如果耐受，建议剂量为 600 ～ 900 mg，但更低

的剂量也是有益的[100]。

奎尼丁被推荐作为 ICD 植入后的大量放电和产生电风暴的患者的辅助治疗。对于不能或拒绝植入 ICD 的高危 Brugada 综合征患者，应考虑使用奎尼丁。尽管奎尼丁已作为心电图呈 1 型 Brugada 综合征特征患者的预防方案，但尚无大型临床研究评估其疗效。

非随机对照试验表明，在电生理检查下应用奎尼丁可有效降低程序性电刺激后出现心室颤动的风险。奎尼丁可作为 ICD 的替代治疗方案，尤其是对拒绝进行器械治疗的患者。要求在电生理检查时诱发出持续的多形性室性心动过速 / 心室颤动，在强刺激模式下［≤ 3 次、≤ 5 倍舒张期阈值、2 个右心室起搏位点、2 倍起搏周长（CL）］。这一治疗方案要求患者耐受长期药物治疗并有较好的依从性[100-102]。

使用丙吡胺（一种 I A 类钠通道阻滞剂）的经验更为有限，但其效果是可以接受的。最近，苄普地尔亦被证明可以通过抑制 I_{to} 和增强 I_{Na} 来抑制室性心动过速 / 心室颤动。替地沙米，一种实验性的强效 I_{to} 阻滞剂，没有奎尼丁的内向电流阻断作用强，但也可能成为一种治疗选择。

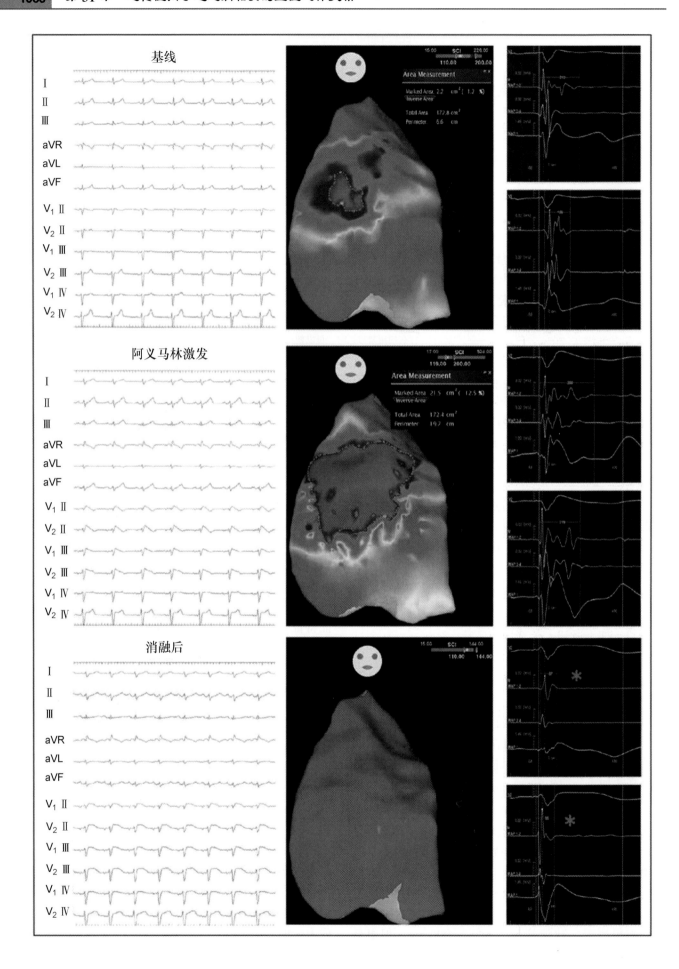

图 31.16　（见书后彩图）心外膜基质消融消除 Brugada 综合征（BrS）表型。上图显示 BrS 基线心电图（ECG）和 CARTO 系统激动标测图。V_2 导联（第 2 肋间）可见明显的 ST 段马鞍形抬高，紫色区域（2.2 cm^2）代表电位相对缩短（136 ms）。中图显示阿义马林激发后的 BrSECG 和 CARTO 系统激动标测图。当阿义马林诱发 1 型 BrS ECG 时，异常紫色区域显著增至 21.5 cm^2。使用阿义马林后可在紫色区域内识别异常延长的电位（219 ～ 289 ms）。下图显示心外膜基质射频消融治疗后的 BrS ECG 和 CARTO 系统激动标测图。在消融术结束时再次使用阿义马林后，ECG 可见 ST 段水平上升、轻度室内传导延迟、轻度 QRS 波增宽、Ⅰ 和 Ⅱ 导联 S 波明显、aVR 导联呈 qR 形。异常延长的碎裂电位和 ECG 延长消失（浅蓝色，87 ～ 96 ms）。心室电图在先前异常的区域记录。红色星号代表晚期成分消失。CARTO 系统的 ECG、ECG V_2 导联（白色）、大头双极电位近端（黄色）、远端（浅蓝色）从上至下排序，走纸速度 200 mm/s。值得注意的是，中图可见 V_2 导联典型的 ST 段马鞍形抬高，消融后 ST 段回落。（From Pappone C，Brugada J，Vicedomini G，et al. Electrical substrate elimination in 135 consecutive patients with Brugada syndrome. Circ Arrhythmia Electrophysiol. 2017；10：e005053.）

I_{CaL} **激动剂**　某些 I_{CaL} 激动剂可有效治疗 Brugada 综合征相关的室性心律失常。β 受体激动剂已被证明是有用的，如异丙肾上腺素、地诺帕明和奥西那林。异丙肾上腺素单独使用或与奎尼丁联合输注（滴定剂量以使心率增加 20%）已成功用于降低 ST 段抬高并抑制电风暴患者的反复心室颤动发作（图 31.7）。然而，在考虑异丙肾上腺素治疗之前，须确定 Brugada 综合征是心室颤动风暴的潜在病因。对于其他机制导致的心室颤动，特别是 CPVT，异丙肾上腺素输注会引发严重后果。这一点尤其重要，因为 Brugada 样 ST 段抬高可偶尔出现在成功除颤心室颤动患者的短暂间期。

磷酸二酯酶Ⅲ的抑制剂西洛他唑和米力农也是可能抑制 Brugada 综合征 ST 段抬高和心律失常的药物，其机制可能是通过增强 I_{CaL} 和抑制 I_{to} 从而增加 cAMP 和心率。

I_{Na} **激动剂**　增强 I_{Na} 的药物（包括苄普地尔和二甲基紫草酸 B）也被认为在治疗 Brugada 综合征中具有价值。如上所述，苄普地尔的抗心律失常作用可能是通过抑制 I_{to} 和晚期 I_{Na} 电流来介导的。

改变生活方式

预防心律失常的教育和生活方式的改变对 Brugada 综合征患者至关重要（图 31.15）。患者需要接受在发热性疾病期间寻求医疗护理重要性的有关教育，以确保快速和积极地治疗发热（通常在心脏监测到位的情况下）。此外，据报道，一些药物会加剧 Brugada 综合征 ST 段抬高的心电图模式，并引发心律失常（见 www.brugadadrugs.org），应予以避免。家庭成员可接受基本生命支持的培训，学习使用家用自动体外除颤器。

参加体育运动

目前可用的数据不足以为无症状的 Brugada 综合征患者参与竞技类体育运动提供明确的建议。尚未确定运动与心脏性猝死之间的明确关联。鉴于 Brugada 综合征无症状患者发生心律失常事件的风险较小，且恶性室性心律失常通常与体育活动无关，因此不禁止无症状 Brugada 综合征运动员参与竞技类运动[103]。

对先前有 Brugada 综合征症状的运动员，也可以考虑参加竞技类体育运动，前提是已经进行了适当的特异性治疗，并且在治疗后至少 3 个月没有症状[103]。

重要的是，应采取适当的预防措施以避免运动导致的体温过高、脱水和电解质异常，这可能会引发 Brugada 综合征患者的室性心律失常。此外，运动员应该意识到运动后迷走神经张力增加对触发心脏事件的潜在影响。还需考虑的其他注意事项包括购买个人自动体外除颤器作为运动员个人运动安全装备的一部分，以及与适当的训练机构和团队官员制订紧急行动计划[103]。

家庭筛查

大多数被诊断为 Brugada 综合征的患者均为遗传父母的致病突变。尽管 Brugada 综合征的先证者可能由于新基因突变而患上这种疾病，但这是非常罕见的（大约 1%）。因为这种疾病是由常染色体显性遗传缺陷引起的，所以每一个后代都有 50% 的概率遗传致病突变。但由于未认识到家庭成员患病、外显率低、父母在出现警告症状之前早逝或受累父母出现症状较晚，故使患者的家族史为阴性。因此，缺乏家族史并不能排除遗传性疾病。

当识别出患者的致病突变时，建议对其所有一级亲属进行基因检测。基因筛查阳性的家庭成员应接受基线心电图并每年行心电图检查，并应指导其避免使用可诱发室性心律失常的药物，并在出现症状时立即就医。另一方面，基因筛查阴性的家庭成员及其后代没有患病风险，也不需要进一步评估。基因检测也可用于产前诊断。所有接受基因检测的患者都应接受检测前和检测后的遗传咨询，以了解测试的含义。

当先证者未进行基因检测，或遗传分析无法确定明确的致病突变（或仅揭示一种或多种不明意义的遗传变异）时，不建议在相关家庭成员中进行基因检测。在这种情况下，建议有 Brugada 综合征家族史的高危人群每 1 ~ 2 年进行一次心电图监测。应进一步检查 1 型 ST 段抬高的存在。

短 QT 综合征

2000 年首次提出短 QT 综合征（SQTS）是一种高度致心律失常的遗传性离子通道病，通常发生于心脏结构正常的年轻人。受累患者的特征为 QT 间期持续缩短伴心房颤动，晕厥和（或）心脏性猝死[104]。

短 QT 综合征的遗传学

迄今为止，在部分 SQTS 患者中进行的突变分析表明，SQTS 与 6 种不同的基因突变有关，虽然大多确诊的病例没有报道遗传关联。预计将会有更多的基因被识别。遗传学研究揭示 SQTS 为一种遗传异质性疾病，其涉及电压门控 K^+ 通道基因的功能获得突变（表 31.16）。L 型 Ca^{2+} 通道基因中的功能缺失突变也与 SQTS 相关，在一些情况下，临床表现为 Brugada 综合征或早期复极综合征。这些突变可导致外向复极化 K^+ 电流的增加或内向去极化 Ca^{2+} 电流的减少，导致动作电位持续时间、QT 间期和有效不应期的缩短。

与钾电流有关的病变

SQT1 最常见的基因型是由 KCNH2 基因（HERG，编码 I_{Kr} 的 α 亚基 $K_v11.1$）突变引起的。在动作电位达到 + 90 mV 后，KCNH2 的功能获得突变使 I_{Kr} 通道失活的电压依赖性改变，这导致动作电位平台期 I_{kr}

显著增加。通过改变门控增加 I_{kr} 来加速复极，从而缩短了动作电位持续时间和 QT 间期，并促进折返激动波以诱发房性和（或）室性心律失常。值得注意的是，KCNH2 基因的功能缺失突变是导致 LQT2 的原因。

SQT2 由 KCNQ1 基因（K_vLQT1，编码 I_{Ks} 的 α 亚基 $K_v7.1$）突变引起。KCNQ1 的功能获得突变可引起 −20 mV 时电压依赖的 I_{Ks} 活性的改变，增加活化能力，使 I_{Ks} 增强，并缩短动作电位持续时间和 QT 间期。值得注意的是，KCNQ1 基因的功能缺失突变是导致 LQT1 的原因。

SQT3 由 KCNJ2 基因（编码 I_{K1} 的强内向整流通道蛋白 Kir2.1）突变引起。其功能获得突变导致在 −75 mV 和 −45 mV 时外向电流 I_{K1} 的显著增加，从而使 QT 间期缩短和不对称 T 波（升支正常，降支较陡）。另一方面，在 Andersen 综合征患者中鉴定的 KCNJ2 基因功能缺失突变导致 QT 间期延长（LQT7）。

由于 I_{kr}、I_{Ks} 和 I_{k1} 对心脏复极的贡献各不相同，基因特异性突变对复极和心律失常的易感性的影响也存在差异。然而，目前有关基因型-表型相关性的详细信息受到这种疾病罕见性质的限制。

与钙电流有关的突变

SQT4 ~ 6 由 CACNA1C、CACNB2 和 CACNA2D1 基因的突变引起，分别编码心脏 L 型 Ca^{2+} 通道 $Ca_v1.2$ 的 α1C、β2b 和 α2δ1 亚基。这些基因的功能缺失突变导致 I_{CaL} 振幅衰减，使动作电位持续时间缩短，不对称 T 波，QT 间期与心率适应性减弱，以及心房颤动。据报道，有 3 名存在上述突变的患者均是 1 型 Brugada 表型。此外，最近发现 CACNA1C 和 CACNB2 基因的功能缺失突变与猝死综合征相关，该综合征结合了 Brugada 综合征的特征，包括特征性心电图模式和短 QT 间期。据推测，这些突变可通过增加透壁电压梯度引起 Brugada 综合征。值得注意的是，在某些情况下，L 型 Ca^{2+} 通道蛋白中的功能缺失突变也可引起早期复极综合征。相反，L 型 Ca^{2+} 通道功能获得突变会导致 LQT8（Timothy 综合征）[104]。

短 QT 综合征的病理生理学

激动时波长缩短和动作电位持续时间的不均匀缩短（在心外膜和心内膜层中优先，导致跨壁复极离散增加），易发生功能性折返，并增加心房和心室对期前刺激的敏感性，导致心房颤动和心室颤动[1, 104]。

流行病学

SQTS 在全球非常罕见，因此所有可用信息都基

表 31.16　短 QT 综合征的分子学基础

	基因	蛋白质	功能效应
SQT1	KCNH2（HERG）	$K_v11.1$	↑ I_{Kr}
SQT2	KCNQ1（K_vLQT1）	$K_v7.1$	↑ I_{Ks}
SQT3	KCNJ2	Kir2.1	↑ I_{K1}
SQT4	CACNA1C	$Ca_v1.2$	↓ I_{CaL}
SQT5	CACNB2B	$Ca_v\beta2b$	↓ I_{CaL}
SQT6	CACNA2D1	$Ca_v\alpha2\delta1$	↓ I_{CaL}

I_{CaL}，L 型 Ca^{2+} 电流；I_{K1}，向内整流 K^+ 电流；I_{Kr}，快速激活的延迟整流 K^+ 电流；I_{Ks}，缓慢激活的延迟整流 K^+ 电流；SQT1 ~ SQT6，短 QT 综合征 1 ~ 6 型

于少数案例。大多数（超过 75%）患者是男性，表明存在性别依赖性（类似于 Brugada 综合征）。尽管如此，心脏停搏的男女性患病率似乎相同，这说明不应认为女性患恶性心律失常的风险较低。年龄分布变化很大，可从婴儿到 80 岁人群，平均年龄为 20 ～ 30 岁。心律失常易感性存在年龄依赖性，在出生后第 1 年（发病率为每年 4%）出现心脏停搏的第一个高峰，在 20 ～ 40 岁（发病率为每年 1.3%）出现第二个高峰。高达 72% 的 SQTS 患者有 SQTS 或心脏性猝死家族史[105-106]。

临床表现

超过 60% 的患者可出现临床症状，其中心脏停搏是最常见的症状，在 1/3 的患者中为首发临床表现。以晕厥为首发临床表现的概率较低（约 14%）。大约 30% 的 SQTS 患者会出现心房颤动。目前还没有关于特异性因素促发突发性心脏事件的信息，大多数心脏停搏是在静息状态下或睡眠期间发生的[107]。

心电图特征

短 QT 间期是 SQTS 的标志。但是，目前仍无"正常"QT 间期最小值的定义和明确诊断 SQTS 的标准。一些研究者基于对 14 379 名健康个体的心电图分析提出，QTc 间期 < 350 ms（低于平均预测值的 88%，或低于平均值的 2 倍标准差）为短间期，QTc 间期 < 320 ms（低于平均预测值 80%）为异常缩短。QTc 间期低于平均值 88% 的患病率为 2.5%，而 QTc 间期低于平均值 80% 的患病率为 0.03%[104]。

重要的是，仅仅在体表心电图上存在短 QT 间期并不一定意味着心律失常的风险增加。事实上，在一项对芬兰中年人口（$n = 10\ 822$）随访（29 ± 10）年的研究中，QT 间期 < 320 ms（使用 Bazett 公式）的患病率为 0.1%，而 QTc 间期 < 340 ms 患病率是 0.4%。QTc 间期非常短（≤ 320 ms）或 QTc 间期短（≤ 340 ms）的受试者和 QTc 间期正常的受试者（360 ～ 450 ms）全因死亡率或心血管死亡率无差异。另一方面，在最近一项针对 170 万患者（共 640 万次心电图）队列的流行病学研究中，QTc 间期 ≤ 300 ms 异常罕见（0.7/100 000 心电图），并与严重的心电图异常有关且死亡风险增加 2.6 倍[108]。

值得注意的是，运动介导的心动过速可导致 QT 间期缩短，易与 SQTS 患者相混淆。这一点是重要的，因为心率变化导致使用 Bazett 或 Fredericia 校正 QT 间期不适合，对于 SQTS 患者心率 < 60 次 / 分或 > 100 次 / 分时价值有限。校正公式的效能差，加上缺乏 SQTS 的通用诊断临界值，使得在临界短 QT 间期的情况下难以建立诊断。

多种其他心电图指标可能有助于支持 SQTS 的诊断，特别是在临界 QTc 间期（QTc 间期 330 ～ 370 ms）的患者中。除了持续短 QTc 间期外，受累患者常有一个短的甚至不存在的 ST 段，T 波立即从 S 波开始。J 点 -T 波峰间期的极端缩短（< 120 ms）有助于区分 SQTS 患者与具有明显 ST 段缩短和 QT 间期缩短［平均 J 点 -T 波峰间期为（188 ± 11）ms］的健康受试者。此外，SQTS 患者复极离散度的增加导致 Tp-e 间期增加和 Tp-e/QT 比值增加。

此外，在 SQTS 患者中经常观察到胸导联中高尖且对称的 T 波；但也可以观察到不对称的 T 波，特别是在 SQT3 患者中。在大多数（81%）SQTS 患者中观察到的另一个心电图特征是 PQ 段压低（≥ 0.05 mV），可能是由心房复极异质性缩短引起[109]。

短 QT 综合征的诊断

2011 年，Gollob 等基于对 61 例 SQTS 报告病例的综合评估，提出了一种便于诊断 SQTS 的诊断评分系统。Gollob 评分包括心电图改变、临床病史、家族史和基因型（表 31.17）。在该系统中，所有患者 QTc 间期应不超过 370 ms（使用 Bazett 公式）。临床事件（心脏停搏、非持续性多形性室性心动过速或心室颤动、晕厥、心房颤动）必须排除其他确定的临床病症。尽管这些诊断标准可能有助于评估疑似 SQTS 病例，但由于疾病外显率不完全，其对家庭成员的评估价值可能有限。重要的是，对于高概率评分的受试者应考虑治疗，而对于中概率或低概率病例应考虑临床观察或专家意见。

在 2013 年，专家共识建议 QTc 间期 ≤ 330 ms 可诊断 SQTS，QTc 间期为 330 ～ 360 ms 结合以下至少一项附加标准也可进行诊断：①致病突变；② SQTS 家族史；③ 40 岁前发生心脏性猝死家族史；④无基础心脏病的情况下在室性心动过速 / 心室颤动中存活[1]。

电生理检查

电生理检查在诊断和风险分层中的作用尚未完全明确。在电生理检查期间，心房和心室有效不应期明显缩短，室性心动过速 / 心室颤动可在 60% ～ 91% 的患者中诱导。然而，诱导出室性心律失常并不能预测不良的临床结果。

表 31.17 短 QT 综合征的诊断标准	
QTc 间期	
• < 370 ms	1
• < 350 ms	2
• < 330 ms	3
• J 点 -T 峰间期 < 120 ms	1
临床病史	
• 心脏停搏史	2
• 多形性室性心动过速或心室颤动	2
• 不明原因的晕厥	1
• 心房颤动	1
家族史	
• 一级或二级亲属具有高概率 SQTS	2
• 一级或二级亲属为尸检阴性的心脏性猝死	1
• 婴儿猝死综合征	1
基因型	
• 基因型阳性	2
• 有罪犯基因不确定意义的突变	1

说明:
- SQTS 高概率: ≥ 4 分; SQTS 中概率: ≥ 3 分; SQTS 低概率: ≤ 2 分
- 心电图: 必须在没有已知原因造成 QT 间期缩短的情况下记录
- J 点 -T 峰间期: 必须在具有最大 T 波振幅的胸导联中测量
- 临床病史: 事件必须发生在没有可识别的病因下, 如结构性心脏病
- 心脏停搏、记录到室性心动过速、不明原因的晕厥, 这三者得分不可相加
- 家族史: 得分只记一次
- 心电图部分至少得 1 分

QTc, 校正的 QT 间期; SQTS, 短 QT 综合征

基因检测

个人史和家族史以及心电图表型强烈怀疑 SQTS 的患者可行遗传分析。在 23% 的先证者中可观察到与 SQTS 相关的基因突变, 其中 SQT1 是最常见的。基因检测有助于识别 SQT 相关突变的沉默携带者。然而, 目前尚不清楚心电图正常的基因受累个体发生心脏事件的风险。同样, 鉴于到目前为止确定的 SQTS 患者数量有限, 遗传分析无助于风险分层。

鉴别诊断

QT 间期的缩短可见于各种病理生理状态, 包括高钾血症、高钙血症、体温过高、酸中毒、洋地黄过量、使用雄激素、迷走神经张力增加、使用乙酰胆碱和儿茶酚胺, 以及肉碱缺乏病 (一种由肉碱向细胞内运输缺陷引起的常染色体隐性遗传疾病) [104, 110]。

风险分层

无症状 SQTS 患者风险分层的最佳策略仍不确定。有心脏停搏史的 SQTS 患者被认为有很高的患心脏性猝死风险。然而, 在无症状患者中未发现危及生命的心律失常的独立危险因素。在无症状患者中, 心率加快时 QT 间期缩短的程度并不是预后指标。尽管与非携带者相比, 突变携带者 QTc 间期明显缩短, 但这与临床结果无关。如上所述, 在电生理检查期间室性心律失常的诱导性对于预测心脏停搏是无效的 (敏感性为 37%, 阴性预测值为 58%)。此外, Gollob 评分并不是该患者人群不良心脏事件的预测指标 [106]。

治疗原则

埋藏式心脏复律除颤器

目前, ICD 植入是有症状的 SQTS 患者 (心脏停搏幸存者和自发性室性心动过速患者) 预防心脏性猝死的首选治疗方法。尽管 ICD 植入在有心脏性猝死家族史的无症状 SQTS 患者中是合理的 (推荐类别 Ⅱb), 但 ICD 植入作为一级预防的作用尚不确定。重要的是, 由于 T 波高尖过度敏感和心房颤动患病率高, SQTS 患者易受到不适当的电击。因此有必要对 ICD 进行适当的程控 [1]。

药物治疗

在迄今为止测试的药物中, 奎尼丁在延长 SQTS 患者 QT 间期方面似乎是最有效的。奎尼丁可延长 QT 间期, 使心房和心室有效不应期正常化, 并预防电生理检查中对 SQT1 患者室性心律失常的诱导, 在非 SQT1 患者中效果较弱且多变。在最近的一份报告中, 未进行药物预防的患者在随访期间心律失常的发生率为每年 4.9%, 而接受氢化奎尼丁治疗的患者则没有发生心律失常事件 (即使先前是有症状的)。

因此, 在该亚组患者中, 奎尼丁可辅助 ICD 植入治疗阵发性心房颤动或复发性室性快速性心律失常, 或作为无法接受 (小孩) 或拒绝植入 ICD 的患者的替代选择。对于有心脏性猝死家族史的无症状 SQTS 患者, 奎尼丁也用作心脏停搏的一级预防 [1]。

其他药物, 包括 Ⅲ 类抗心律失常药 (如索他洛尔), 在延长 SQT1 患者的 QTc 间期方面无效, 其他亚型的有效性未知 [1]。

参加体育运动

在充分了解 SQTS 表型之前, 除了 Ⅰ A 类活动之外, 建议限制竞技类体育运动。

儿茶酚胺敏感性多形性室性心动过速

儿茶酚胺敏感性多形性室性心动过速（CPVT），也被称为家族性多形性室性心动过速，是一种罕见但高度恶性的遗传性心律失常疾病，其特征在于运动和应激诱导的多形性或双向室性心动过速。CPVT 是心脏结构正常的个体晕厥和心脏性猝死的重要原因[111]。

儿茶酚胺敏感性多形性室性心动过速的遗传学

目前 CPVT 的发病机制为编码 4 种关键钙调节蛋白的基因突变（表 31.18）。

CPVT1 是最常见的遗传变异体，由 *RyR2* 基因突变引起。RyR2 是肌质网的主要钙释放通道，介导兴奋-收缩偶联。50% ～ 70% 的 CPVT 患者具有 *RyR2* 突变。CPVT 突变体 RyR2s 通常在 PKA 磷酸化（响应 β 肾上腺素能刺激或咖啡因）激活通道后显示出功能缺陷，导致在心脏舒张期间肌质网不受控制地释放 Ca^{2+}，这促进延迟后除极并触发心律失常。

值得注意的是，*RyR2* 中的错义突变也与一种致心律失常性心肌病（ARVC-2）有关，其特征在于运动诱导的多形性室性心动过速不具有折返机制，且在没有明显的结构异常的情况下发生。CPVT 患者不会在 12 导联心电图或信号平均心电图上表现出 ARVC 的特征性改变，并且右心室整体功能不受影响。ARVC-2 在病因学和表型方面与家族性 CPVT 更为相似，但它被列入 ARVC 仍然存在争议。

CPVT2 不太常见（占 CPVT 病例的不足 5%），其与 *CASQ2* 基因中的纯合突变有关。单个 *CASQ2* 突变的杂合携带者通常是健康的。虽然 *CASQ2* 突变通常在近亲家族中被鉴定，但是在非近亲家族中也已经观察到复合杂合性。CASQ2 是与 RyR2 相关的肌质网钙缓冲蛋白。CASQ2 在控制从肌浆网释放 Ca^{2+} 到细胞质中发挥积极作用。虽然一些 *CASQ2* 突变被认为会影响 CASQ2 的合成并导致心脏中 CASQ2 表达降低或完全缺失，但其他突变会导致有缺陷的 CASQ2 蛋白表达，并导致对细胞内 Ca^{2+} 稳态的异常调节。

CPVT3 由 7 号染色体上的突变引起。确切的基因尚未被鉴定。CPVT4 由 *CALM1* 基因突变（编码钙调蛋白）引起。钙调蛋白是 Ca^{2+} 结合蛋白，可调节并直接与 RyR2 和 L 型 Ca^{2+} 通道相互作用。与 CPVT1 一样，CPVT4 是常染色体显性遗传。值得注意的是，人类基因组中的 3 个基因（*CALM1 ～ 3*）编码完全相同的钙调蛋白。*CALM1 ～ 3* 中的突变也与 LQTS 相关。此外，特发性心室颤动家族中具有 *CALM1* 的突变。

CPVT5 由 *TRDN* 基因（编码 triadin）突变引起，triadin 是一种使钙螯合蛋白跨膜肌浆网锚定到赖氨酸通道的蛋白。CPVT2、CPVT3 和 CPVT5 是常染色体隐性遗传。

最近，在 CPVT 患者中发现了 *KCNJ2* 基因（编码 I_{K1} 的强内向整流通道 Kir2.1）的 3 种新的功能缺失突变，这可出现 CPVT 表型。这些患者有明显的 U 波、心室异位和多形性室性心动过速，但没有畸形或骨骼肌异常。I_{K1} 减少可以通过增加内向电流（其不再被强外向 I_{K1} 抵消）而在 4 期逐渐使膜电位去极化来触发心律失常。4 期的膜去极化可通过促进自发兴奋性来诱导心律失常。

儿茶酚胺敏感性多形性室性心动过速的病理生理学

室性心律失常的机制

肌质网 Ca^{2+} 释放的控制异常是 CPVT 主要的发病机制，尽管其分子机制存在相当大的争议。RyR2 和 CASQ2 都与心肌兴奋-收缩偶联的调节密切相关。在动作电位平台期，Ca^{2+} 通过细胞膜 L 型 Ca^{2+} 通道内流并激活 RyR2，触发更大规模的 Ca^{2+} 从肌质网释放入胞质（Ca^{2+} 瞬变）。这种被称为钙致钙释放（CICR）的放大过程，导致细胞内 Ca^{2+} 浓度迅速增加，达到使 Ca^{2+} 与肌钙蛋白 C 最佳结合和诱导收缩所需的水平。在心脏舒张期，细胞质中大部分过剩的 Ca^{2+} 通过肌质网 / 内质网钙 ATP 酶（SERCA）进入到肌质网中，其活性受磷蛋白磷酸酯的控制。此外，

表 31.18　儿茶酚胺敏感性多形性室性心动过速的分子学基础

疾病	基因	蛋白质	遗传方式	先证者百分比
CPVT1	*RyR2*	雷诺丁受体 2	常染色体显性	50% ～ 55%
CPVT2	*CASQ2*	集钙蛋白	常染色体隐性	2% ～ 5%
CPVT3	未知	未知	常染色体隐性	罕见
CPVT4	*CALM1*	钙调蛋白	常染色体显性	< 1%
CPVT5	*TRDN*	triadin	常染色体隐性	1% ～ 2%

CPVT，儿茶酚胺敏感性多形性室性心动过速

一些 Ca^{2+} 通过 Na^+-Ca^{2+} 交换通道从细胞内排出，以平衡进入细胞内的 Ca^{2+}。反复发生的 Ca^{2+} 释放-摄取循环为细胞质 Ca^{2+} 浓度的周期性升高和心肌细胞的收缩，以及心脏的有序搏动提供了基础（参见图 1.7）。

RyR2 突变改变 RyR2 的生理特性和功能的分子机制尚未完全确定。研究表明，CPVT 涉及的 *RyR2* 突变降低了 RyR2 对调节蛋白 FKBP12.6（calstabin-2）的结合亲和力，这稳定了 RyR2 通道的闭合构象状态，从而使通道在舒张期完全闭合（细胞内 Ca^{2+} 浓度低时）并预防肌质网的异常 Ca^{2+} 泄漏，确保肌肉松弛。突变通道的 PKA 磷酸化（由 β 肾上腺素能刺激诱导）可导致 FKBP12.6 对突变体 RyR2 的结合亲和力进一步恶化，增加在舒张期 Ca^{2+} 浓度下通道开放的可能性。因此，突变 RyR2 通道在心脏舒张期不能完全闭合，这会导致在应激或运动期间肌质网的舒张期 Ca^{2+} 泄漏。

另一种假设是 *RyR2* 突变使通道蛋白（肌质网）对 Ca^{2+} 敏感，在基础条件下，肌质网负荷正常，没有 Ca^{2+} 泄漏。在 β 肾上腺素能（交感神经）刺激下，肌质网 Ca^{2+} 浓度升高至阈值以上，导致 Ca^{2+} 从肌质网中漏出。第三种假设是，*RyR2* 的突变破坏了离散 *RyR2* 结构域的分子间相互作用，这是通道正确折叠和通道门控的自我调节所必需的。

集钙蛋白是肌质网中最重要的钙储存蛋白，它与 RyR2、triadin 和接头蛋白形成大型四元复合物的一部分，这些蛋白在调节细胞内 Ca^{2+} 中发挥主要作用。集钙蛋白是一种高容量、低亲和力的钙结合蛋白，能够在舒张期结合管腔内 Ca^{2+}（每个分子结合 $40 \sim 50$ 个 Ca^{2+}），缓冲肌质网内的 Ca^{2+} 并阻止舒张期 Ca^{2+} 通过 RyR2 释放到胞质中。CASQ2 突变导致 RyR2 调控的中断，由管腔内 Ca^{2+} 的需求而引起肌质网内 Ca^{2+} 的释放，防止舒张期 Ca^{2+} 自发性释放，导致 Ca^{2+} 信号减弱和因 Ca^{2+} 自发性释放所导致的心律失常[112]。

RyR2 的失调可能参与钙调蛋白突变相关 CPVT 的发病机制。钙调蛋白是一种小的细胞质钙结合蛋白，可直接或间接调节在兴奋-收缩偶联中起关键作用的蛋白活性，特别是负责释放和将细胞内 Ca^{2+} 螯合到肌质网中的蛋白的活性。钙调蛋白在心肌细胞中主要结合 RyR2，其调节肌质网中 Ca^{2+} 的释放。钙调蛋白可抑制 RyR2 通道的开放。CPVT 相关的钙调蛋白突变导致钙调蛋白-RyR2 结合缺陷和对 RyR2 功能的抑制受损。这可能导致 RyR2 通道的 Ca^{2+} 过度释放，主要是由于对 RyR2 介导的 Ca^{2+} 释放的不充

分终止[5-6]。

延迟后除极（DAD）和触发活动被认为是 CPVT 中的致心律失常机制，因为 CPVT 的双向心电图模式非常类似于与细胞内 Ca^{2+} 超载相关的心律失常和在洋地黄中毒期间观察到的 DAD。CPVT 相关突变导致细胞质 Ca^{2+} 超载，从而激活 Na^+-Ca^{2+} 交换器，其反过来进而产生净内向电流 [所谓的瞬时内向电流（I_{ti}）]。I_{ti} 是 DAD 的基础，这可能达到钠通道激活的阈值并触发异常搏动。

当 DAD 的振幅较低时，通常不明显或不具有临床意义。导致阈下 DAD 达到阈值最重要的因素是起始周期长度缩短，快速心率会增加 DAD 的幅度和速率。此外，儿茶酚胺可以通过多种机制促进 DAD 的发生，包括①通过刺激 β 受体和增加 cAMP 来增加 L 型 Ca^{2+} 电流，这导致跨肌质网 Ca^{2+} 内流增加和细胞内 Ca^{2+} 超载；②增强 Na^+-Ca^{2+} 交换器的活性，从而增加 DAD 介导触发活动的可能性；③增强肌质网对 Ca^{2+} 的摄取，导致肌质网中储存的 Ca^{2+} 增加，从而使心肌收缩时从肌质网中释放出的 Ca^{2+} 增加；④增加心率。这些影响是 CPVT 患者在运动期间，以及与交感神经刺激增加和心率增加相关的情绪压力时对室性心律失常易感性增加的原因。

重要的是，洋地黄中毒时，RyR2 异常引起的自发性 Ca^{2+} 释放和 DAD 是由肌质网内 Ca^{2+} 浓度升高所致（钙超载导致 Ca^{2+} 释放，SOICR）。另一方面，在 CPVT 中，自发性 Ca^{2+} 释放和 DAD 可以在没有 Ca^{2+} 超载的情况下发生。*RyR2* 或 *CASQ2* 突变可导致 Ca^{2+} 信号缺陷，使肌质网自发释放 Ca^{2+} 的阈值低于正常基线水平（"感知" Ca^{2+} 超载）。类似的机制可能是其他疾病触发心律失常的基础，包括心力衰竭和缺血性心脏病，其由于 RyR2 通道复合体成分的获得性缺陷，使肌质网 Ca^{2+} 释放调节受损。

正如对 DAD 介导的触发活动所预期的那样，可在室性心律失常的联律间期和 R-R 间期之间观察到直接的联系。这表明 CPVT 患者在运动期间，在室性心律失常发作之前观察到的室上性心律失常可以作为 DAD 和发展为室性心律失常的触发因素。

室性心动过速双向形态的机制

导致 VT 双向的电生理机制尚不清楚。每次心脏搏动都由单一局灶触发，室性心动过速时由一个局灶激动并触发另一局灶，有时两个局灶（左、右心室心尖部）是 VT 的触发机制。双向性 VT 的 QRS 波形态在相同导联中是不一致的，这表明心律失常的局灶可以在一定程度上发生变化。一些研究者指出，CPVT

起源于一个或两个局灶，通常起源于 RVOT，而后激动常起源于左心室。其他人发现大多数病例都是左后下缘。此外，浦肯野纤维也被认为是双向性 VT 的起源部位，交替触发浦肯野纤维的左右分支。

最近一个实验模型提出了"乒乓"机制，可能是 CPVT 形成室性心律失常的机制，DAD 诱导的触发活动在希浦系统（HPS）或心室的不同区域在不同心率情况下阈值不同。首先，一旦心率超过某一阈值，HPS 或心室的单一触发点会产生心室二联律。室早二联律的 R-R 间期缩短，DAD 触发 HPS，随后的第一个触发点交替激活产生室性期前收缩，以乒乓模式重复这一过程。这种"往复二联律"形成 CPVT 双向性 VT 特征。当 3 个或更多触发点同时产生二联律，或在同一触发点重复出现 DAD 诱发的单形性 VT 时，易导致 CPVT 形成。

药物作用机制

如上所述，肾上腺素能神经系统的激活会对 Ca^{2+} 调控产生深远的影响，并且它通常是 Ca^{2+} 介导的心律失常的起始因素。因此，β 受体阻滞剂在 CPVT 的治疗中发挥重要作用。β 受体阻滞剂治疗可抑制肌质网 Ca^{2+} 含量的增加，同时降低心脏舒张期肌质网异常 Ca^{2+} 泄漏的可能性。此外，β 受体阻滞剂可减弱运动或情绪引起的肾上腺素能刺激作用。由于 DAD 的振幅与心率直接相关，β 受体阻滞剂引起的心动过缓可降低 DAD 达到触发室性期前收缩阈值的可能性。因此，β 受体阻滞剂治疗后心率越低，预防恶性心律失常的可能性就越高。

最近已证实氟卡尼（钠通道阻滞剂）可预防 CPVT 中的致死性室性心律失常，其机制仍有争议。据推测，氟卡尼可通过直接阻断 RyR2 通道抑制自发性肌质网 Ca^{2+} 释放，降低 Ca^{2+} 火花。另一种假设是，氟卡尼通过抑制 Na^+-Ca^{2+} 交换器来阻滞异常电位，从而抑制期前收缩和致心律失常 Ca^{2+} 流的形成。氟卡尼的负性变时效应还可以保持心率低于室性期前收缩的起始阈值从而减少运动期间的室性心律失常。

流行病学

CPVT 的患病率大致估计为 1：10 000。尽管患病率较低，但 CPVT 是年轻人心搏骤停的重要原因，如果不及时治疗，40 岁以前的心脏事件发生率高达 80%。出现临床表现的平均年龄为 7 ～ 9 岁，但也有较晚发病的报道。大约 30% 的先证者有 40 岁之前发生与压力相关的晕厥、癫痫发作或心脏性猝死的家族史。RYR2 相关性疾病的外显率很高（75% ～ 80%）。因此，与 RYR2 相关的 CPVT 无症状患者较少[1]。

临床表现

CPVT 患者通常表现为由运动或情绪引发的晕厥，其特征是在心脏结构正常的患者中出现可重复的、与压力有关的双向性 VT 或 QT 间期延长。

CPVT 是最恶性的室性心律失常形式之一。大多数未经治疗的 CPVT 患者在 40 岁前出现症状（晕厥、室性心动过速或心室颤动），总死亡率为 30% ～ 50%。心脏性猝死在很多患者的首发表现。

心电图特征

CPVT 患者静息心电图通常是正常的，无 QT 间期延长或缩短、房室和室内传导阻滞、Brugada 样 ST 段抬高。在一些患者中可以观察到窦性心动过缓和突出的 U 波。

"双向性 VT"是 CPVT 的标志，其特点是在心脏搏动间期出现 QRS 波电轴 180° 旋转（图 31.17）。然而，典型的双向性 VT 并非存在于所有患者中。在一份报告中，仅有 35% 的先证者记录到双向性 VT，而其他患者显示出多形性 VT 或心室颤动。运动试验中的单个室性期前收缩可能是某些 CPVT 患者的唯一发现。重要的是，VT 是多形性或双向性很大程度上取决于心电图导联。当双向性 VT 期间最大 QRS 波向量在一个导联中变化时，向量轴垂直于前一导联则表现为多形性 VT。然而，与其他多形性室性心动过速（如尖端扭转型室性心动过速）不同，CPVT 的 QRS 波形态不是混乱的，而是具有一定的规律性。

CPVT 的一个特征是随着运动负荷的增加，心律失常逐渐恶化。运动负荷试验中，当患者心率达到 110 ～ 130 次 / 分时可出现 VT，最初出现单形性室性期前收缩（PVC），随着运动负荷增加、心律失常的复杂程度和频率进一步恶化，常依次出现室早二联律、多形性 PVC、多形性或双向性 VT。若运动未立即终止，双向性 VT 将演变为多形性 VT 或 VF。运动终止后，VT 的频率和持续时间将减少直至消失。运动试验中，在心率小于等于 VT 时，常见孤立性房性期前收缩（PAC）、非持续性室上性心动过速，以及阵发性心房颤动[113]。

在运动试验中，健康受试者也可观察到室性期前收缩。运动试验期间室性期前收缩的某些特征有助于区分 CPVT 患者与健康受试者，包括在运动负荷较重

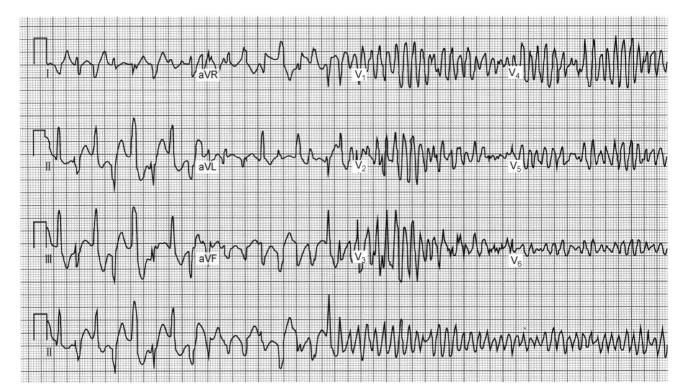

图 31.17 儿茶酚胺敏感性多形性室性心动过速（CPVT）中的室性心律失常。9 岁 Ryanodine 阳性 CPVT 男孩的 12 导联心电图显示从双向室性心动过速转变为短暂的多形性室性心动过速。（From Roses-Noguer F，Jarman JWE，Clague JR，Till J. Outcomes of defibrillator therapy in catecholaminergic polymorphic ventricular tachycardia. Heart Rhythm. 2014；11：58-66.）

时出现大量 PVC、下壁导联出现 LBBB 图形、峰值压力下出现室早二联律与室早三联律、QRS 波时限 ≥ 120ms、联律间期 ≥ 400 ms，并在运动负荷试验结束后恢复正常[144]。

儿茶酚胺敏感性多形性室性心动过速的诊断

CPVT 的临床诊断基于症状（晕厥或心脏性猝死）、家族史、不明原因的运动或儿茶酚胺诱导的双向性室性心动过速或多形性室性期前收缩或室性心动过速（特别是年龄＜40岁），同时心脏结构正常且基线心电图正常。超过 80% 的患者可以观察到室性心律失常（结合动态心电图、运动试验和药物激发）[1]。

在出现晕厥或心脏停搏的患者中，CPVT 经常被漏诊或延迟诊断，除非进行运动负荷试验或动态心脏监测记录到室性心律失常。晕厥发作被认为是起源于血管迷走神经而没有进一步检查的情况并非罕见。如果意识丧失与抽搐相关，且长时间的循环停止导致脑缺血，则可被误诊为癫痫发作。不明原因的心脏停搏也经常被误诊为特发性心室颤动。

运动负荷试验

标准化运动负荷试验是诊断 CPVT 最重要的一步。在至少 80% 的 CPVT 患者中，运动负荷试验会诱发室性心律失常，这通常在窦性频率超过个体阈值（通常为 110～130 次 / 分）时出现。运动期间心律失常的逐渐恶化是高度可重复的，并且是 CPVT 的诊断标志。有时，只有在第一次晕厥事件发生数月或更长时间后才能表现出运动引起的心律失常，强调当高度怀疑 CPVT 时需要反复进行运动负荷试验。

动态心脏监护

如果在监测期间患者的窦性频率超过个体心律失常的诱导阈值，则持续的动态监测可以揭示 CPVT 典型的心律失常。对于幼儿来说，动态监测非常有用，因为他们进行最大运动负荷试验十分困难。在某些情况下，植入循环记录器也有一定价值。

药物激发试验

儿茶酚胺激发试验可以帮助诊断隐匿性 CPVT 患者。通过静脉输注异丙肾上腺素或肾上腺素也可引起进行性室性心律失常。肾上腺素输注的方案类似于 LQTS 所述的方案。如果肾上腺素引起≥3 个多形性 VT 或双向性 VT 或多形性 PVC 或非持续性单形性 VT，则认为药物激发试验阳性。

电生理检查

有创性电生理检查对 CPVT 患者的风险分层和诊断没有价值。程控电刺激很少诱发心律失常。

基因检测

对所有确诊为 CPVT 的先证者推荐行基因检测，确定有肾上腺素能触发因素的特发性 VF 患者也应考虑进行基因检测。采用综合筛查成功对 CPVT 患者进行基因分型的概率为 55% ~ 60%。约 60% 的 CPVT 表型很强的患者有 RyR2 突变。临床疑诊 CPVT 的患者 RyR2 基因检出率降至 5% ~ 38%。值得注意的是，由于 RyR2 基因（CPVT 最常见的形式）是人类基因组中最大的基因之一，因此基因检测可能既耗时又昂贵。基因筛查集钙蛋白（CASQ2）和 triadin（TRDN）基因（常染色体隐性遗传）是有意义的，建议在隐性遗传家系中进行筛查。即使在无家族史的 CPVT 患者中也应进行 RyR2 筛查。

鉴别诊断

诊断 CPVT 还应排除其他可导致恶性室性快速性心律失常的遗传性心律失常性心脏病。QTc 间期 < 320 ms 应该怀疑 SQTS。另一方面，QTc 间期延长提示 LQTS。虽然 LQTS 临床症状的发作通常在青春期，但 CPVT 患者的第一次晕厥往往发生在儿童时期。重要的是，LQTS 患者在运动期间诱发心律失常非常罕见。此外，LQTS 患者可发展为尖端扭转型室性心动过速（以 QRS 波的点扭转为特征），而 CPVT 患者表现为具有 QRS 波逐搏 180° 旋转的典型双向性 VT。

双向性 VT 也可发生在与 KCNJ2 基因突变相关的 LQT7（Andersen-tawil 综合征）患者中，这可能被认为是一种 CPVT 拟表型，特别是在 Andersen-Tawil 综合征患者中，该综合征具有临界 QT 间期延长并缺乏该心外特征（如周期性麻痹、面部和肢体畸形）。区分 LQT7 和 CPVT 很重要，Andersen-Tawil 综合征患者比其他形式的 CPVT 患者表现出更为良性的病程，SCD 在 Andersen-Tawil 综合征患者和 KCNJ2 突变携带者中很少见。

Ankyrin-B 综合征也可表现为儿茶酚胺介导的室性心律失常。ANK2 基因（编码心脏锚蛋白 -B，一种结构膜衔接蛋白）的功能缺失突变导致细胞内 Ca^{2+} 浓度增加，并且有时导致致死性心律失常。虽然这种综合征已被归类为 LQTS（LQT4），但不一致的 QT 间期延长和不同程度的心功能不全和心律失常（包括心动过缓、窦性心律不齐、特发性 VF、肾上腺素介导的 VT 和 SCD）可将 ankyrin-B 综合征与传统 LQTS 区分开。

运动引起的心律失常也可以发生在 ARVC 中，但 ARVC 的典型心电图模式和右心室结构异常可将 ARVC 与 CPVT 区分开来。ARVC 典型的心律失常（具有 LBBB 模式的单形性 VT）与 CPVT 中的多形性 PVC 或 VT 明显不同。

与 CPVT 相比，Brugada 综合征患者在体力活动时不会出现多形性 PVC。相反，Brugada 综合征的心律失常通常出现在休息或睡眠时。此外，胸导联中基线无 ST 段抬高，并且在用钠通道阻滞剂进行激发试验后仍无 ST 段抬高，有助于区分 CPVT 和 Brugada 综合征。

风险分层

CPVT 是最恶性的室性心律失常之一，死亡率高。既往有心脏停搏史和症状未被药物治疗完全抑制的 CPVT 患者被认为是 SCD 高风险。此外，儿童时期诊断是不良结果的预测因素。然而，无症状 CPVT 患者或突变携带者 SCD 风险分层的最佳策略仍不确定。程控电刺激通常不能诱导室性心律失常，并且对于风险分层没有价值。此外，儿茶酚胺输注或运动诱导室性心律失常对风险分层的预测价值尚未得到证实[1]。

治疗原则

药物治疗

β 受体阻滞剂　不具有内在交感活性的 β 受体阻滞剂加上运动限制是 CPVT 的一线治疗，应及时启动以防止室性快速性心律失常的发生（图 31.7）。由于未经治疗的 CPVT 预后不良，故所有临床诊断的患者都需要药物治疗，并且通常也适用于所有 CPVT 突变的沉默携带者。

不同 β 受体阻滞剂的药效学和药代动力学的差异（包括 $β_1$ 选择性、半衰期和亲脂性）似乎是相关的。研究发现纳多洛尔在预防 CPVT 患者心律失常方面优于选择性（心脏选择性）$β_1$ 受体阻滞剂（如琥珀酸美托洛尔和比索洛尔）。这至少可以部分解释为纳多洛尔具有更强的负性变时效应和更长的半衰期（20 ~ 24 h），可以降低由于药物依从性差出现的暴发性症状的风险。尽管如此，也可能存在其他机制，例如纳多洛尔的膜稳定作用。尚未研究其他非选择性 β 受体阻滞剂（如普萘洛尔和卡维地洛）的效果。

目前，人们普遍认为非选择性 β 受体阻滞剂纳多洛尔 [1 ~ 2.5 mg/（kg·d）] 是 CPVT 患者首选的抗心律失常、抗肾上腺素能治疗药物。当纳多洛尔不可用或不能耐受时，应根据运动试验中 β 受体阻滞剂抑制心室异位的能力来进行选择。在这些情况下，普萘洛尔 [3～4 mg/（kg·d）] 已被广泛使用。静脉注射普萘洛尔是 CPVT 急性处理的首选治疗方法[52, 116-117]。

运动负荷试验和动态心电图监测有助于确定 β 受体阻滞剂控制心律失常的适当剂量。然而，应该注意的是，无运动引起的心律失常并不能完全排除心律失常复发的风险，并且应给予 β 受体阻滞剂的最大耐受剂量，以最大限度地控制心律失常，避免心率超过 CPVT 的阈值心率。此外，常规治疗的依从性非常重要，因为即使是单次剂量丢失也可能导致心律失常并增加 SCD 的风险。事实上，在一份报告中，CPVT 患儿依从性差导致的心律失常事件发生率为 48%。

应该认识到，β 受体阻滞剂在 CPVT 中的保护作用并不充分，且低于 LQT1 患者。β 受体阻滞剂治疗的心律失常事件年发生率为 3%～11%（8 年内为 27%）[1]。最近的报告发现，在 30%～43% 的患者，特别是不太严重的心律失常患者中，β 受体阻滞剂治疗不能改变运动试验期间的心律失常模式[113]。

氟卡尼 最近的研究表明，在 β 受体阻滞剂控制不佳的 CPVT 患者中，添加氟卡尼可以有效减少运动诱发的室性心律失常。因此，当控制心律失常不完全时，氟卡尼应被视为 β 受体阻滞剂的首选联合药物[1]。在不能耐受 β 受体阻滞剂的 CPVT 患者中，可考虑采用氟卡尼单药治疗[118]。

维拉帕米 有限的数据表明维拉帕米（RyR2 抑制剂）可以作为治疗 CPVT 的替代选择。当其与 β 受体阻滞剂联合使用时，维拉帕米可能提供额外的保护。然而，由于这些研究中患者数量较少且随访有限，因此没有确凿的证据支持单独使用维拉帕米或与 β 受体阻滞剂联合使用，其对预后的影响尚不清楚[1]。

埋藏式心脏复律除颤器

由于没有药物能够有效预防 SCD，对于既往有心脏停搏史的 CPVT 患者和尽管使用足量 β 受体阻滞剂治疗仍有症状（晕厥、持续性或血流动力学不稳定的 VT）的患者，建议植入 ICD[115]。

CPVT 患者适当的 ICD 治疗率较高，大约一半植入 ICD 的患者在 2 年随访期间经历了适当的电击以终止 VT。重要的是，ICD 治疗 CPVT 患者的效果取决于所治疗的心律失常的机制。VF 发作几乎都可被 ICD 电击终止；相反，ICD 总是无法终止多形性和双向性 VT[115, 119-120]。因此，重要的是要保持 ICD 植入

患者 β 受体阻滞剂的最大耐受剂量，以帮助降低心律失常风暴和 ICD 电击的风险。

在植入器械之前，应仔细考虑 CPVT 患者 ICD 治疗的风险和益处，特别是对于一级预防。不适当的电击、电风暴和 ICD 并发症很常见。不恰当的 ICD 电击通常由 ICD 放电前的室上性心律失常或室性心律失常的自发终止引发。此外，值得注意的是，ICD 可能对 CPVT 患者具有致心律失常作用。痛苦的 ICD 电击（无论适当与否）引起的压力和儿茶酚胺激增可引发电风暴[115]。

仔细的设备编程有助于提高 ICD 治疗的有效性并减少相关的并发症。延长检测间期和调整确认心率（避免频发 PVC 和自限性心律失常时异常放电），以及将 ICD 检测率调整为较短的周长（用于检测 VF 而不是 VT）可以潜在地改善 CPVT 患者的结果[120]。

导管消融

当单形性 PCV 触发室性心律失常时，可以尝试导管消融 PVC 的触发点，以帮助减少心律失常和 ICD 电击的频率和负担。VT 的起始节律通常表现出 LBBB- 电轴向下模式，提示为心室流出道起源。

左侧颈胸交感神经切除术

左侧颈胸交感神经切除术包括切除左侧星状神经节的下半部和第一至第四胸神经节（T1～T4）。在最近的报告中，左侧心交感神经去神经可成功将 CPVT 患者的主要心律失常事件减少近 90%，包括心脏停搏和 SCD。因此，对于药物治疗后仍复发症状、经常发生 ICD 电击或难治性心律失常风暴的患者，都可以考虑左侧颈胸交感神经切除术[121]。

虽然左侧颈胸交感神经切除术可能伴有频繁的副作用（包括左侧干燥、单侧面部潮红伴运动、对侧多汗症和上睑下垂），但这些症状通常是可以耐受的，患者对手术结果的满意度仍然很高[56-57]。

体育活动

伴有运动或异丙肾上腺素诱发性 VT 的症状性 CPVT 患者和无症状患者（家族筛查的一部分），要限制包括 I A 类在内的所有竞技运动。对于基因型阳性/表型阴性（无症状，无诱导性 VT）运动员，则较少限制运动。

家庭筛查

鉴于 CPVT 的严重临床表现和不良预后，一旦有确诊的 CPVT 先证者，必须将评估扩展到其一级和二级亲属以寻找其他潜在的 CPVT 患者。运动试验和

动态心脏监测可用于筛查家庭成员。重要的是，一些 CPVT 患者在儿童早期的运动试验期间可能没有心律失常，但后期可出现表型改变。因此，对于 CPVT 患者的年幼兄弟姐妹，需进行定期随访和重复运动负荷试验。

当在先证者中鉴定出基因突变时，建议通过基因检测筛查家庭成员。考虑到 CPVT 的早期表现及其与 SIDS 的关联，应在出生时进行验证性基因检测。遗传评估有助于诊断沉默携带者，并实施预防性药物治疗和生殖风险评估。通过级联筛查鉴定的大约 50% 的携带 RyR2 突变的亲属具有 CPVT 表型。

研究表明，即使运动试验阴性，没有 CPVT 临床表现的遗传阳性家庭成员（隐匿性突变阳性患者）也应接受 β 受体阻滞剂治疗，尽管这些个体的自然病程和 β 受体阻滞剂对其预后的有效性尚未被研究[1]。

特发性心室颤动

特发性 VF 是一种罕见的原发性心律失常综合征，遗传来源不明[122]。2013 年关于遗传性心律失常的专家共识将特发性 VF 定义为"除外心脏、呼吸、中毒等因素的记录到心室颤动事件在心搏骤停事件之后的幸存者"[1]。

特发性心室颤动的遗传学

3 种家族性特发性 VF 与 DPP6 基因（编码二肽基肽酶 6）、CALM1 基因（编码钙调蛋白）和 RYR2 基因（编码雷诺丁受体）有关。

在多个由家族性特发性 VF 引起的严重受 SCD 影响的荷兰家庭中检出心律失常事件与 7 号染色体 DPP6 基因相关，存在奠基者效应（即家族中具有同一祖先）。DPP6 单倍体型阳性的患者 DPP6 高表达被认为是一种可能的致病机制。DPP6 是心脏瞬时外向电流（I_{to}）通道复合物的公认的调节 β 亚基。心律失常综合征通常发生在 20 ～ 60 岁之间，为常染色体显性遗传。特发性 VF 的外显率高：50% 的男性 DPP6 单体型携带者会在 58 岁之前经历（或死于）SCD。重要的是，尽管进行了全面的心脏评估，但未观察到单体型阳性和单体型阴性个体之间的相关差异，除了遗传易感性之外，没有任何临床指标与 SCD 风险相关[123]。

另一种家族性特发性 VF 与 CALM1 基因突变相关，为常染色体显性遗传。钙调蛋白是一种广泛表达的钙结合蛋白，对许多钙依赖性过程具有调节功能。钙调蛋白可抑制 RyR2 通道的开放。缺乏钙调蛋白 -RyR2 结合可导致钙调蛋白对 RyR2 功能的抑制受损以及随后肌质网 Ca^{2+} 释放的失调。上文已在 LQTS 和 CPVT4 中描述了钙调蛋白突变[5-6]。

最近，在具有多个特发性 VF 受累者的家族中鉴定了 RyR2 基因中的两个不同的杂合突变。这些突变导致与典型 RyR2 相关性 CPVT 的不同表型[24, 125]。

特发性心室颤动的病理生理学

特发性 VF 的潜在机制仍有待阐明。已在一小部分特发性 VF 患者中鉴定出单基因突变。多基因突变（即涉及两个及以上基因的突变）和目前诊断方式无法发现的亚临床结构异常也可能参与其中。大部分时不表现为 VF，只有在出现特定病理生理学情况下（如轻微的电解质紊乱）才表现出 VF。

最近的证据表明，浦肯野网络和 RVOT 在 VF 的启动和持续中发挥关键作用。源自 RVOT 或 HPS 的具有短偶联间隔（即 R-on-T 现象）的 PVC 经常被认为是 VF 或尖端扭转型室性心动过速的触发因素，至少在特发性 VF 的患者亚群中。短偶合 PVC 可以引起 2 期折返，从而引发 VF。特发性 VF 可能是由触发 PVC 和易发生透壁折返的易感心室基质之间的相互作用引发[123, 126]。

DPP6 过表达引起特发性 VF 的确切致心律失常机制尚不确定。与 DPP6 风险单体型相关的特发性 VF 主要由来自右心室心尖部或下游离壁的单形性短偶联 PVC 引发。有假设认为 DPP6 风险单体型阳性个体 DPP6 过表达显著改变了 $K_v4.2$ 和 $K_v4.3$ 通道的失活动力学，并且优先增加浦肯野网络中的 I_{to}，而不是心室肌细胞中的 I_{to}，导致浦肯野纤维 1 期动作电位更负，平台期出现异常。由于 I_{to} 仅在浦肯野纤维中增加，因此邻近的心室心肌产生强烈的局部复极梯度，导致局部异位和短偶合 PVC。DPP6 过表达不会导致可辨别的心电图改变，因为浦肯野活动未记录在体表心电图上[122]。

RyR2 的失调可能是 RYR2 和 CAM1 突变相关 CPVT 的发病机制。这些突变可导致 RyR2 通道释放过量的 Ca^{2+} 和 DAD[5-6]。

流行病学

特发性 VF 占 SCD 患者的 10%，主要是年轻人。由于基因检测和心脏成像技术的进步，以及对新疾病类型的认识不断深入，心脏停搏患者中"不明原因"或"特发性"VF 的比例一直在下降，这提高了诊断不同原发性遗传性心律失常综合征的能力，从而排除特发性 VF（图 31.18）[122, 127]。

平均发病年龄为 35 ～ 45 岁，其中 2/3 的患者为男性。SCD 或特发性 VF 的家族史在多达 20% 的患者中存在，表明至少一部分特发性 VF 是遗传性的。

临床表现

特发性 VF 表现为晕厥或心脏停搏，通常与身体或情绪压力无关。VF 经常发生在夜间，即心率较慢且迷走神经张力增加时。特发性 VF 患者 VF 的复发率约为 30%，相比于晕厥，特发性 VF 患者表现为心脏停搏的比例远高于其他通道病患者，这表明其他通道病患者的室性心律失常更可能自发终止，而特发性 VF 倾向于持续。大约 10% 的患者会发生电风暴。

心电图特征

通常，特发性 VF 患者的静息心电图是正常的，无 QT 间期延长或缩短、房室和心室内传导异常或 Brugada 样 ST 段抬高。尽管如此，特发性 VF 患者的 VF 风暴与 VF 发作前显示的 J 波升高相关。随访期间 J 波消失。然而，特发性 VF 患者的早期复极模式并未达到"早期复极综合征"的标准，早期复极综合征被认为是具有独特表型的独立疾病实体[128]。AF 发作与心动过缓或之前的心室停搏无关[122]。

特发性 VF 中的心律失常事件经常发生在休息或睡眠期间（类似于 Brugada 综合征和早期复极综合征）。在特发性 VF 患者中可观察到 VF 发生的昼夜节律模式，其具有两个峰值：清晨和深夜。J 波也表现出昼夜节律性，夜间增大，可能是迷走神经活动增强或心率减慢的结果[126, 129]。

特发性 VF 由主要来自 HPS 或 RVOT 的短偶合 PVC 触发。短偶合 PVC 可引起尖端扭转型室性心动过速或 VF。特发性 VF 由起源于 HPS 或 RVOT 联律间期较短的 PVC 触发。联律间期较短的 PVC 可触发尖端扭转型室性心动过速或 VF。起源于 RVOT 的 PVC 下壁导联呈 LBBB 图形。起源于右侧 HPS 的 PVC 形态相对统一，呈 LBBB、电轴左偏、QRS 波时限相对较短。起源于左侧 HPS 的 PVC 形态多变，V₁导联为正向且 QRS 波相对较宽（< 120 ms）。

特发性心室颤动的诊断

特发性 VF 的诊断基于排除潜在的结构性或原发性心脏病，并排除呼吸系统、代谢和毒理学原因（图 31.19）。因此，特发性 VF 的诊断需要全面的诊断性检查。一系列检查可以明确 50% 以上病因未明心脏停搏患者的诊断，其中大多数（超过 2/3）具有潜在的遗传学机制[130]。结构性心脏病和其他原发性心律失常综合征的鉴别至关重要，其有助于为先证者提供有针对性的治疗和预防心律失常事件，并确定家庭成员中其他可治疗的病例。

排除结构性心脏病

超声心动图、负荷试验、冠状动脉造影和心脏磁共振（CMR）可用来排除结构性心脏病，如冠心病、先天性冠状动脉异常、扩张型或肥厚型心肌病、致心律失常性右心室心肌病、心脏结节病、心肌炎和心尖球囊样变左心尖。此外，麦角新碱或乙酰胆碱激发试验可用于排除冠状动脉痉挛。还需要排除代谢紊乱、电解质异常和药物中毒[1, 122]。

排除原发性心律失常综合征

全面的临床和家族史至关重要。关于心律失常事件触发因素和情况的细微信息可以指向不同的心律失常综合征。此外，必须仔细分析体表 12 导联心电图以排除原发性心脏病。QT 间期的异常缩短或延长可分别提示 SQTS 或 LQTS。右胸导联的复极异常可能提示 Brugada 综合征。心室预激提示室上性快速性心律失常是 VF 的潜在原因，通常是具有非常快的心室率的 AF。重要的是要了解，这些疾病均可仅为轻微或临界心电图异常，故需要连续心电图、改良胸导联（如 Brugada 心电图模式）、运动期间或药物激发后记录心电图和（或）持续动态心脏监测来

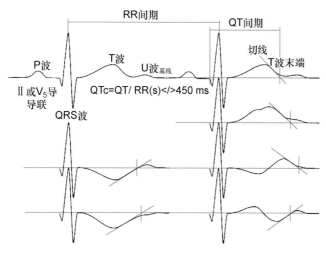

图 31.18　特发性心室颤动（IVF）的诊断进展示意图。（From Visser M，van der Heijden JF，Doevendans PA，Loh P，Wilde AA，Hassink RJ. Idiopathic ventricular fibrillation: the struggle for definition，diagnosis，and follow-up. Circ Arrhythm Electrophysiol. 2016；9：e003817.）

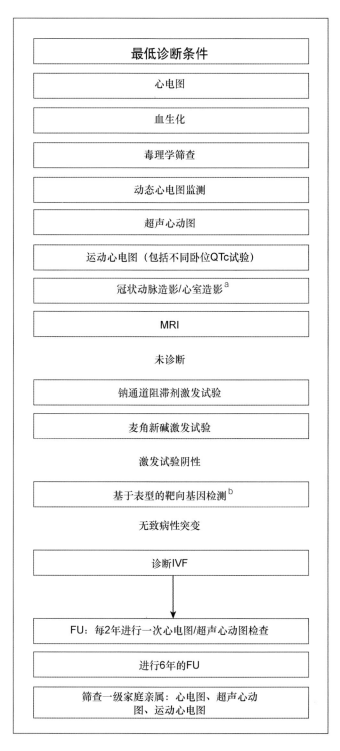

图 31.19 特发性心室颤动（IVF）患者诊断和随访（FU）的流程图。[a] 在没有冠心病危险因素的年轻患者（少于 45 岁）中，冠状动脉 CT 血管造影是排除冠心病的另一种诊断工具。敏感性分别为 85% 和 99%，特异性分别为 90% 和 64%，阳性预测值分别为 91% 和 86%，阴性预测值分别为 83% 和 90%。冠状动脉 CT 血管造影与 MRI 相比，在检测冠状动脉狭窄方面具有更高的敏感性；因此，CT 是冠状动脉造影的更好选择。[b] 对运动介导的 VF 基因检测应包括 SCN5A、LQTS 最常见的基因（KCNQ1 和 KCNH2）、RyR2 和 CALM1。在具有阴性表型的患者中，推荐 SCN5A、KCNQ1 和 KCNH2 筛查。（From Visser M, van der Heijden JF, Doevendans PA, Loh P, Wilde AA, Hassink RJ. Idiopathic ventricular fibrillation: the struggle for definition, diagnosis, and follow-up. Circ Arrhythm Electrophysiol. 2016; 9: e003817.）

电生理检查

当怀疑窦房结功能障碍、房室传导异常或存在旁路（BT）时，可以考虑有创性电生理检查。然而，目前不推荐常规行有创性电生理检查用于特发性 VF 的诊断和风险分层。程序化刺激 VF 的可诱导性与有限的敏感性和特异性相关（分别为 43% 和 64%）[122]。

基因检测

广泛基因检测在特发性 VF 患者中的作用尚不确定。目前，不建议对大基因组进行常规筛查，因为检出率相对较低（约 15%），并且经常检测出临床意义不明的突变，这可能会导致患者不必要的治疗和焦虑。尽管如此，当根据患者或家庭成员的临床评估怀疑某些电综合征时，建议进行靶向基因检测。仅建议存在特发性 VF 或原因不明的 SCD 的强烈家族史患者进行特发性 VF 相关突变的检测。然而，应该认识到，基因检测阴性结果不排除隐藏的原发性心律失常综合征或遗传性特发性 VF [1, 122, 127]。

某些临床信息可以帮助指导有针对性的基因检测。例如，运动触发的心律失常事件（VF 或先前晕厥发作）应指向 CPVT 或 LQT1，而由情绪触发的事件提示 CPVT 或 LQT2。睡眠期间发生的心律失常事件表明 Brugada 综合征或 LQTS。发热相关的心律失常倾向于诊断 Brugada 综合征。此外，动态心电图监测或运动试验中的多形性 PVC 提示 CPVT。使用潜在致心律失常药物应该引起对 LQTS 和 Brugada 综合征的怀疑[131]。

治疗原则

药物治疗

尚缺乏来自对照试验或实验研究的数据。奎尼丁

图中流程（最低诊断条件）

最低诊断条件

- 心电图
- 血生化
- 毒理学筛查
- 动态心电图监测
- 超声心动图
- 运动心电图（包括不同卧位QTc试验）
- 冠状动脉造影/心室造影[a]
- MRI

未诊断

- 钠通道阻滞剂激发试验
- 麦角新碱激发试验

激发试验阴性

- 基于表型的靶向基因检测[b]

无致病性突变

- 诊断IVF

- FU：每2年进行一次心电图/超声心动图检查
- 进行6年的FU
- 筛查一级家庭亲属：心电图、超声心动图、运动心电图

揭示诊断性心电图异常。应考虑药物激发试验以排除 Brugada 综合征，运动负荷试验或儿茶酚胺输注以排除 CPVT [122]。

鉴于同一家族中基因携带者之间存在可变的外显率，一些研究表明，当包括药物激发试验在内的常规检测尚未确定先证者心脏停搏的原因时，心电图和超声心动图联合家庭筛查可作为诊断工具[131]。

（一种具有强效抑制 I_{to} 的ⅠA类抗心律失常药）的初步临床应用显示出一定前景。β受体激动剂在特发性 VF 中是有益的，特别是对于心律失常风暴。胺碘酮的有效性有限。β受体阻滞剂、利多卡因、美西律和维拉帕米通常无益（图 31.7）[1]。

通过异丙肾上腺素输注或通过心房或心室起搏加速心率（高达 120 次 / 分）对于急性控制室性心律失常非常有效。在难治性病例中也可考虑深度镇静。

埋藏式心脏复律除颤器

由于室性心律失常复发的高风险（11%～45%，平均随访 3.2～5.3 年）以及药物治疗和导管消融均不能绝对预防 SCD，故建议既往出现 VF 导致的心脏停搏患者植入 ICD[1, 122, 127]。

对于植入 ICD 的患者和频繁的非持续性室性心律失常或复发性持续性心律失常导致频繁 ICD 治疗的患者，奎尼丁辅助抗心律失常治疗可能有效。值得注意的是，VF 和早期复极化的患者比没有早期复极的患者复发风险高（在 5 年的随访期间，43% vs. 23%）。ICD 植入者不适当电击的发生率也较高（14%～44%，平均随访 1.9～8.8 年），经常由 AF 引起[1, 122, 127]。

鉴于缺乏特异性风险因素以及特发性 VF 患者的心电图或影像学研究，目前无法识别有风险的无症状受试者。此外，无症状亲属和突变携带者的最佳管理尚不确定。尽管如此，特发性 VF 患者的一级亲属存在不明原因的晕厥时可考虑 ICD 植入，但仅在对晕厥原因进行仔细检查和患者咨询后才考虑[1, 123]。

导管消融

最近的证据表明特异性触发点在特发性 VF 起始中发挥重要作用（图 31.20）。远端浦肯野纤维被认为是在心脏复极易感期间发生 VF 触发的 PVC 最常见的部位。PVC 也可来自 HPS 以外的部位，包括 RVOT、LVOT 和乳头肌[132]。

源自 RVOT 的 PVC 虽然通常被认为是"良性的"，但可以在一些患有特发性 VF 的患者中引发多形性 VT 和 VF。区分 RVOT 起源的 PVC 的"恶性"形式和良性形式仍有困难。数据表明，具有较短周长的单形性 VT、PVC 的联律间期短和恶性晕厥病史可以预测特发性 RVOT VT/PVC 合并 VF 或多形性 VT。但是，存在显著的重叠现象。

当由单形性 PVC 触发室性心律失常时，导管消融 VT 的触发点可潜在地防止 VF 的进一步发作或减轻心律失常的负担。PVC 起源于浦肯野纤维网时，通常在成功消融的部位可记录到收缩前的低振幅和高频信号（浦肯野电位），其中浦肯野电位先于 PVC 信号。小部分病例显示局部浦肯野电位的消除和靶向 PVC 的抑制可显著降低 VF 的频率[132]。

在消融手术过程中频发 PVC 会显著改善消融的成功率。通常情况下，消融的最佳时间是发生心律失常风暴的时候，此时 PVC 往往很频繁。若消融过程中不存在 PVC，则激发操作（包括使用异丙肾上腺素或程序性电刺激）通常不会起作用。当 12 导联心电图记录到 PVC 触发的 VF，起搏标测可用于单形性心

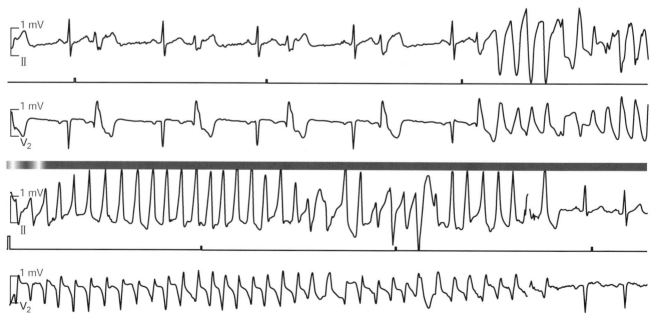

图 31.20 由室性期前收缩（PVC）触发的多形性室性心动过速（VT）。 遥测节律条带显示触发多形性 VT 发作的肺静脉窦性心律正常。注意，触发肺静脉窦性心律的形态与隔离肺静脉相似。

室异位[132]。

对于频繁发生晕厥或药物难治性的反复 ICD 电击的患者，可以考虑对局灶性 PVC 进行导管消融。尽管如此，消融治疗并不能代替 ICD 治疗，因为来源于原始病灶或新病灶的 PVC 均有反复触发 VF 的风险（18%）[1]。

值得注意的是，最近的研究发现 VF 触发的 PVC 的起源部位与体表心电图上早期复极模式的位置之间存在一致性。早期复极只出现在下壁导联的患者，其 PVC 起源于左心室下壁，早期复极出现在下壁和侧壁导联的患者，其 PVC 起源于多个区域。

体育活动

特发性 VF 患者需限制竞技类体育运动[60]。

定期评估

重要的是，尽管在指数事件发生时已进行了全面的临床评估，但在随访期间，特发性 VF 的初始诊断可能会发生变化。其他原发性心电疾病或潜在的结构病变表型通常是动态变化的，在首次评估时通常不存在[130]。事实上，最初被诊断患有特发性 VF 的患者中 11% ～ 38% 在随访期间表现出特定疾病（如 ARVC 或 Brugada 综合征）。因此，应定期重新评估特发性 VF 的诊断，包括临床病史、体格检查、心电图和其他检查。建议每年进行 1 次心电图，每 2 ～ 3 年进行 1 次成像、门诊监测和运动试验，以及心律失常负担的任何变化[127, 133]。

家庭筛查

与其他心律失常综合征（如 Brugada 综合征和 LQTS）不同，除了早期复极心电图模式外，特发性 VF 患者无心脏异常，而早期复极模式在普通人群中也并不少见。因此，无法识别家庭成员中的高危患者，并且不能通过心电图表型评估特发性 VF 的外显率[122]。

如上所述，遗传性致心律失常综合征的表型外显率可能因同一家族的基因携带者而异。因此，建议进行静息心电图、运动负荷试验和超声心动图评估所有特发性 VF 受害者的一级亲属[131]。此外，还可考虑使用Ⅰ C 类抗心律失常药物和肾上腺素输注进行激发试验、动态心电图监测、信号平均心电图、CMR，尤其是在伴不明原因晕厥的亲属中。即使初始评估正常，特发性 VF 患者的年轻家庭成员（因为年轻患者可能仅在老年时表现出疾病症状或体征，某些疾病具有与年龄相关的外显率）和当家族中出现可疑 SCD 时应对全部家庭成员定期进行临床评估[1]。

最近发现的 DPP6 和 CALM1 基因突变是特发性 VF 家族的组成部分，可在症状发生前识别高危个体。当发现致病突变（如 DPP6 或 CALM1）或提示特定诊断时，应考虑级联家庭筛查[122]。

早期复极综合征

早期复极心电图模式由明显的 J 波或 J 点抬高或 QRS 波末端部分切迹或模糊不清组成，主要见于健康年轻男性，传统上被视为完全良性的"正常变异"。然而，这一概念受到最近几项研究的挑战，这些研究表明，健康受试者的早期复极心电图可充当复极扩散和心律失常的标志，特定复极模式与某些不明原因的 VF 和 SCD 有关[65, 134]。

早期复极综合征的遗传学

多项研究表明早期复极模式是可遗传的表型。据报道，家族性早期复极化具有常染色体显性遗传模式，具有不完全外显率。编码心脏离子通道的基因变异已在早期复极综合征的个体和家族中被鉴定出来（表 31.19）。在早期复极综合征患者中已经报道了 KCNJ8 和 ABCC9 基因（编码 I_{KATP} 通道的成孔和 ATP 感应亚基）和 KCNE5 基因（编码 I_{to} 通道）的功能获得性突变，以及心脏 L 型 Ca^{2+} 通道的 α1、β2 和 α2δ 亚基（分别由 CACNA1C、CACNB2 和 CACNA2D1 基因编码）和 $Na_v1.5$、$Na_v1.8$ 的 α1 亚基（SCN5A、SCN10A）的功能缺失性突变。

最近，在 Brugada 综合征和与 SCD 相关的非典型前 J 波综合征中存在编码 Ito 主要通道亚基的 KCND2 和 KCND3 基因的功能获得性突变[134-136]。

表 31.19　早期复极综合征的分子学机制

	基因	蛋白质	功能效应	先证者百分比
ERS1	KCNJ8	Kir6.1	↑ I_{KATP}	
ERS2	CACNA1C	$Ca_v1.2$	↓ I_{CaL}	4.1%
ERS3	CACNB2B	$Ca_v β2b$	↓ I_{CaL}	8.3%
ERS4	CACNA2D1	$Ca_v α2δ$	↓ I_{CaL}	4.1%
ERS5	ABCC9	SUR2A	↑ I_{KATP}	罕见
ERS6	SCN5A	$Na_v1.5$	↓ I_{Na}	罕见
ERS7	SCN10A	$Na_v1.8$	↓ I_{Na}	

I_{CaL}，L 型 Ca^{2+} 电流；I_{KATP}，ATP 激活的内向整流 K^+ 电流；I_{Na}，Na^+ 电流；ERS1 ～ ERS7，早期复极综合征 1 ～ 7 型

早期复极综合征的病理生理学

早期复极和 J 波的形成机制

J 波和早期复极模式的确切离子和细胞机制仍在研究中。I_{to} 通道在心肌壁的分布具有异质性，在心外膜中的分布比心内膜更为明显，导致心外膜动作电位的持续时间较短，1 期切迹明显，以及心外膜动作电位的"尖峰和穹顶"形态。在动作电位早期阶段（1期和 2 期）产生的跨壁电压梯度被认为是体表心电图上出现 J 波的原因（图 31.9）[137-138]。

由于内向电流（I_{Na} 和 I_{CaL}）减少和（或）外向 K^+ 电流（I_{to}、I_{Kr}、I_{Ks}、I_{KACh}、I_{KATP}）增加引起的电流向外移动可能导致动作电位切迹的加重，导致 J 波升高或心电图 ST 段抬高。超越动作电位切迹的电流向外移动不仅会升高 J 波，而且会使动作电位穹顶部分或完全丧失，导致长时间跨壁电压梯度，表现为 ST 段抬高，并引起 J 波综合征。受影响的离子电流类型及其在心室中的区域分布决定了特定的表型（包括 Brugada 综合征、早期复极综合征、低温引起的 ST 段抬高和梗死所致的 ST 段抬高）。男性多发的潜在原因可能是心外膜 I_{to} 密度大于女性[135]。

应当注意的是，并非所有研究者都完全同意 J 波的电生理基础，以及引起异常 J 波的机制是否与去极化异常（即慢脉冲传导）有关，而不是与复极化异常有关[135]。然而，虽然有证据表明去极化异常参与 Brugada 型心电图（即对 RVOT 的传导延迟）和缺血相关的早期复极（通过缺血心肌区传导延迟）的形成并导致这些疾病中的心律失常，但在下外侧早期复极和低温相关的早期复极患者中，去极化异常的证据较少[140]。

心律失常的机制

早期复极模式与恶性室性心律失常的确切关系尚不清楚。心室复极的跨壁异质性增加（即心外膜和心内膜之间的复极离散度）可能与 J 点升高和体表心电图早期复极模式有关，也可能是室性快速性心律失常易感性增加的原因之一。大量电流向外移动会在 I_{to} 分布较多的区域（心外膜）引起动作电位穹顶的部分或完全消失。动作电位的穹顶可以从正常的区域（中层心肌和心内膜）传播到失活的区域（心外膜），从而导致 2 期折返，进而产生短偶合的 PVC（掉在 T 波的降支上：R-on-T 现象），它与易感的心室底物相互作用，触发跨壁折返和多形性 VT 或 VF（图 31.10）。这种现象在"缺血性 VF"、Brugada 综合征和特发性 VF 中也可观察到。J 波表现是对急性缺血的初步反应，其原因是瞬时外向钾电流介导的心外膜动作电位穹顶的丧失，触发 VF。这也许可以解释为什么早期复极是不同临床谱系心律失常死亡率增加的一个标志[139, 141-142]。

值得注意的是，这一病理生理学机制与 Brugada 综合征的作用机制类似。虽然 Brugada 综合征早期复极的心电图定位被认为是由心外膜 I_{to} 介导的 RVOT 跨壁复极离散度增加所致，但早期复极和下侧壁导联相关 J 波的位置是由于左心室壁动作电位形态和持续时间的异质性所致。I_{to} 在左心室下壁水平较高可能是该地区更易发生 VF 的原因[134]。

重要的是，早期复极综合征中的 J 波在心律失常发生之前明显增加，这一现象已被认为是疾病的特征之一。J 波振幅因心率减慢和迷走神经活动增加而增大，这可能解释为什么这些患者经常在睡眠中或在低水平的体力活动中发生 VF[134]。

早期复极模式的调控

早期复极综合征患者可显示动态 J 点升高。影响 I_{to} 或其他复极电流动力学的因素（包括心率、心律、自主神经张力和药物）可以改变心电图上 J 波的表现。较缓慢的心率、短–长–短变化或停搏会导致 J 波振幅降低，这可能与增加 I_{KACh} 和 I_{KATP}（继发于迷走神经张力增高）和增加 I_{to}（由心动过缓所致）有关。值得注意的是，在迷走神经高张力期间，J 点升高的程度可能是正常人的生理表现。然而，在早期复极综合征患者中，心动过缓引起的 J 点升高明显增加。另一方面，心率加快与 I_{to} 的减少有关（因为 I_{to} 从失活中恢复缓慢），导致 J 波的幅度减小[143]。J 波振幅存在昼夜变化，振幅增大与迷走神经张力一致。

低温和发热可增强或诱发 J 波，但早期复极综合征心律失常的发展对低温更为敏感，而 Brugada 综合征的心律失常仅由发热促发。

奎尼丁可抑制 I_{to} 和 I_{Na}，降低 J 波幅度，使 ST 段抬高正常化。奎尼丁可部分逆转复极化异常，恢复电均一性，消除心律失常底物[135, 144]。

钠通道阻滞剂（阿义马林、普鲁卡因胺、吡西卡尼、普罗帕酮、氟卡尼和丙吡胺）可导致内向 I_{Na} 减少，从而揭示 Brugada 综合征患者心电图 J 波特点，但会使早期复极患者 J 波振幅减小。虽然钠通道阻滞剂的这种差异效应最初引发了早期复极与 Brugada 综合征不同的病理生理学机制，但最近的一项研究表明，早期复极综合征患者的左心室心外膜导联中 J 波确实升高，尽管外侧胸导联所记录的 J 波降低，这主要是因为增宽的 QRS 波掩盖了表面 J 波。钠通道阻滞导致传导减慢和心室终末激活的延迟，S 波叠加 J 波。这些 S 波会掩盖 J 波，并根据它们的振幅和持续时间，可以减小或完全模糊 J 波[144-145]。

通过 β 肾上腺素能刺激，异丙肾上腺素通过增加平均通道开放时间和通道开放概率来增强 I_{CaL}。此外，由于失活后恢复缓慢，在较快的心率下，I_{to} 电流强度会随之降低，而异丙肾上腺素则通过加速心率而降低 I_{to}。增加 Ca^{2+} 内流（通过增强 I_{CaL}）和降低 K^+ 外流（通过抑制 I_{to}）的联合作用可抵消一些 J 波形成和早期复极的主要机制。异丙肾上腺素的效应与早期复极的复极紊乱假说最为一致。去极化异常在快心率时会恶化，而不是改善。

西洛他唑和米力农可抑制磷酸二酯酶Ⅲ的活性，增加细胞内 cAMP 的浓度，从而导致细胞内 I_{CaL} 增加。米力农的作用比西洛他唑更强，可能是因为米力农可阻断磷酸二酯酶Ⅲ和磷酸二酯酶Ⅳ[138, 144]。

苄普地尔是一种具有利多卡因样快速阻断钠通道动力学作用的钠通道阻滞剂。苄普地尔也可阻断大多数类型的 K^+ 电流，包括 I_{to}。苄普地尔能减少特发性 VF 患者（包括 Brugada 综合征患者）的 VF 发作次数。

流行病学

在普通人口中，早期复极模式的患病率为 1%～13%，取决于年龄（以儿童和青年为主）、种族（非洲裔美国人和东南亚人中最高）、性别（男性居多）以及诊断 J 点抬高的标准（0.05 mV vs. 0.1 mV）[1]。运动员早期复极模式的患病率（10%～90%）是普通人群的数倍。在运动员中，这种心电图模式被认为至少在一定程度上与迷走神经张力增高有关[146]。

特发性 VF 患者早期复极的发生率高于对照组，为 15%～70%。此外，心律失常猝死综合征先证者亲属中下外侧 J 点升高的发生率高于普通人群（23% vs. 11%）。重要的是，在特发性 VF 患者中，早期复极者比无早期复极者有晕厥或 SCD 病史的可能性更大。此外，早期复极模式（特别是在下侧或下外侧导联）与易感 VF 和 SCD（相对风险率＝ 1.7）有关。35～45 岁时早期复极相关的 SCD 发病率最高，估计 J 波将使特发性 VF 风险从 3.4/100 000 增加到 11/100 000[134, 146]。

然而，重要的是要认识到，虽然早期复极是一个常见的实体，但特发性 VF 本身是非常罕见的。因此，在常规筛查中偶然发现 J 波不应认为是 SCD "高危" 的标志，因为这种致命性疾病的概率仍将约为 0.01%（在具有最 "恶性" 形态的无症状 J 波患者中，这一概率仍小于 0.1%），明显低于伴有 Ⅰ 型 Brugada 心电图的无症状成人自发性 VF 的年发生率（1%）。

除了报告健康患者的 SCD 外，心电图上早期复极的存在似乎是其他心脏疾病患者心律失常风险的调节因素。早期复极心电图模式与 Brugada 综合征、急性心肌梗死、慢性缺血性心脏病、心力衰竭和低温患者出现恶性心律失常和 SCD 的风险增加有关[134]。

早期复极是一种遗传表型。早期复极阳性父母的后代心电图上出现早期复极的风险增加 2.5 倍。此外，症状性早期复极患者常有 SCD 家族史提示遗传参与 SCD 相关的早期复极。多项报告显示，早期复极综合征患者中有猝死高度家族聚集性，约 1/5 的 VF 和早期复极患者有猝死家族史。早期复极相关 SCD 的发生还存在，地理分布上的差异在东南亚地区尤为普遍[136]。

临床症状

绝大多数具有早期复极心电图模式的个体仍无症状，通常是被偶然发现。有明确早期复极心电图表现的特发性 VF 患者（如不明原因心脏停搏生存者）被认为是早期复极综合征患者。早期复极综合征是非常罕见的，但这些患者心脏事件复发的风险很高。危及生命的心律失常通常是早期复极综合征的首发症状，通常发生在年轻时（通常不到 40 岁）[1, 135]。

心电图特征

"早期复极" 和 "J 点" 有很大差异。在历史上，"早期复极" 一词被用来描述两种心电图现象：① J 点（或 QRS 波末端部分）向上称为 "J 点抬高" 或 "J 波"；② 与 MI 等情况无关的 ST 段抬高。最近，在出现将早期复极与特发性 VF 联系起来的报道后，大多数研究使用 "早期复极" 一词来描述 QRS-ST 段连接点（J 点）在 ≥ 2 个相邻的下侧壁导联（Ⅰ、Ⅱ、Ⅲ、aVL、aVF 和 V_4～V_6）中抬高（J 点 ≥ 0.1 mV），不包括右胸导联。J 点的形态可以是平滑的（从 QRS 波到 ST 段的平稳过渡）或切迹（在 S 波上有一个正向 J 波）。此外，目前认为 QRS 波的顿挫或平滑可能是由于晚期去极化，而不是早期复极。因此，一些研究人员建议，"早期复极" 一词应改为 "J 波"[135, 147]。

术语

2015 年发布的一份专家共识报告提出了标准化的术语并定义了早期复极的心电图表现。建议将 QRS 波末端切迹的峰值和（或）QRS 波末端顿挫的起始点指定为 Jp，并将 QRS 波末端切迹或 J 波的起始点指定为 Jo，将切迹的末端指定为 Jt。在光滑延续的情况下，Jo 和 Jp 在心电图上是相同的（图 31.21）[65, 147]。

在 J 点后的 ST 段抬高可分为水平或下斜型（如果 ST 段在 Jt 后 100 ms 的振幅≤ Jt 处的振幅）或上斜型（如果 ST 段在 Jt 后 100 ms 的振幅＞ Jt 处的振幅）。在没有光滑延续或切迹的情况下 ST 段抬高不应报告为早期复极[65, 147]。

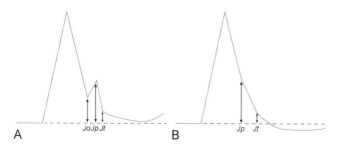

图 31.21　标准术语和早期复极化心电图表现的定义。A. 在有 QRS 波末端切迹的情况下，切迹的峰值被定义为 Jp，切迹的起始被定义为 J- 起点（Jo），切迹的末端被定义为 J- 终点（Jt）。**B.** 在 QRS 波末端光滑延续处，Jo 和 Jp 在心电图上是相同的点。（From MacFarlane PW, Antzelevitch C, Haissaguerre M, et al. The early repolarization pattern：a consensus paper. J Am Coll Cardiol. 2015；66：470-477.）

定义

如果符合以下所有标准，可认为出现早期复极现象[65, 147]：

①在 R 波（伴或不伴 ST 段抬高）的降支上存在 QRS 波末端存在切迹或光滑延续。如果为切迹，它应该完全位于基线之上。光滑延续的起始也必须高于基线。

②不包括 V₁ ～ V₃ 导联的超过两个相邻导联中切迹或 J 波（Jp）的峰值振幅≥ 0.1 mV。

③QRS 波时限（在没有切迹或光滑延续的导联中测量）＜ 120 ms。

如果 ST 段向上倾斜并且之后有直立 T 波，则该模式被描述为"上斜型 ST 段的早期复极化。"如果 ST 段是水平或向下倾斜，则该模式被描述为"水平或下斜型 ST 段的早期复极化"。

右胸导联（V₁ ～ V₃）已被排除在早期复极化的新定义之外，以避免与 Brugada 模式混淆。

QRS 波末端的切迹是在作为 QRS 波最后一段的 R 波下降支的最后 50% 处发生的切迹，也就是说，它与 ST 段相连（图 31.22A）。它应该与 R 波下降支中间的切迹区分开（图 31.22B），因为这可能是由断

图 31.22　QRS 波切迹和光滑延续。A. 心电图中 V₄ 导联的 QRS 波末端切迹进展至 V₆ 导联中的 QRS 波末端光滑延续。在导联 I 和 aVL 中也存在 QRS 波末端光滑延续。箭头指向切迹或光滑延续。**B.** Ⅲ 和 aVF 导联显示切迹。在导联 Ⅲ 中，切迹的峰值大于 R 波振幅的 50%，可以认为是碎裂。在 Ⅱ 导联中，R 波降支是以光滑延续形式出现，并且在 aVF 导联中也有一个切迹。它们很可能是基于相同的生理学过程。箭头指出切迹和光滑延续的位置。（From MacFarlane PW, Antzelevitch C, Haissaguerre M, et al. The early repolarization pattern：a consensus paper. J Am Coll Cardiol. 2015；66：470-477.）

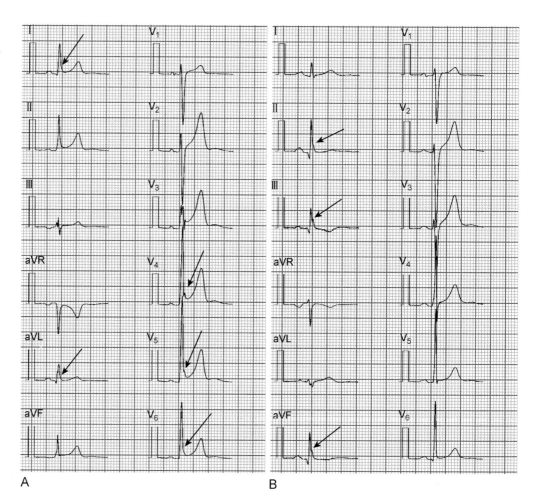

A　　　　　　　　　　　　B

裂造成的。类似地，QRS 波末端光滑延续是 QRS 波末端的明显减慢，其与 ST 段融合。同样地，光滑延续应出现在 R 波降支的最后 50%[147]。

重要的是，ST 段抬高不是必要的标准（图 31.23）。在没有任何 QRS 波末端切迹或光滑延续的情况下，建议将 ST 段抬高的发现描述为非特异性 ST 段抬高，而不是描述为早期复极（图 31.24）[147]。

早期复极模式可因自主神经张力和心率而不同。心动过缓和迷走神经张力增加（如睡眠期间）会促进 ST 段抬高。相反，心动过速和肾上腺素能刺激（如运动试验或异丙肾上腺素输注）会抑制 J 波振幅和 ST 段抬高。此外，体温过低会引起明显的 J 波

（"Osborn 波"）。

早期复极的定位

基于早期复极模式在 12 导联心电图上的定位及其与危及生命的心律失常风险的潜在关联，一些研究者将早期复极模式分为 3 类[134]：

1 型：早期复极模式主要表现在侧壁胸导联（$V_4 \sim V_6$ 导联）。这种模式在特发性 VF 病例中很少见，在健康的年轻成人和运动员中非常普遍，并且被认为与心律失常事件风险相对较低有关。

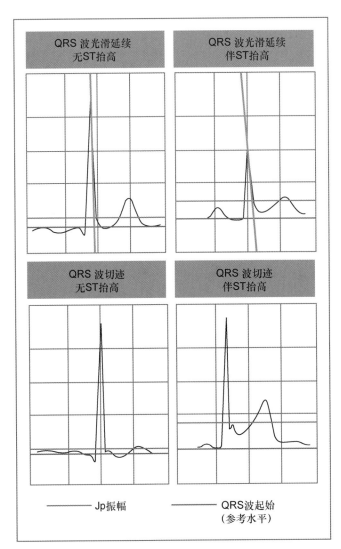

图 31.23 （见书后彩图）伴或不伴有 ST 段抬高的 QRS 波末端切迹和光滑延续。上部红色线表示切迹或光滑延续振幅，J 波峰值（Jp），而下部紫色线表示用作参考的基线，用于测量振幅。蓝色线表示 R 波降支起始部分的切线。所有波形均为早期复极化模式。（From MacFarlane PW，Antzelevitch C，Haissaguerre M，et al. The early repolarization pattern：a consensus paper. J Am Coll Cardiol. 2015；66：470-477.）

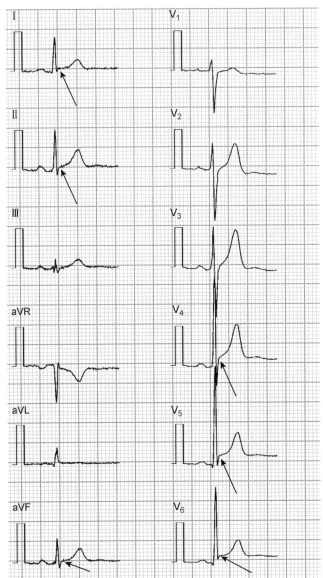

图 31.24 非特异性 ST 段抬高。心电图可见导联 I、II 和 aVF 中的中度 ST 段抬高和导联 $V_4 \sim V_6$ 中更明显的 ST 段抬高，没有任何 QRS 波末端切迹或光滑延续。建议不要将此结果描述为早期复极化。箭头表示 ST 段抬高处。（From MacFarlane PW，Antzelevitch C，Haissaguerre M，et al. The early repolarization pattern：a consensus paper. J Am Coll Cardiol. 2015；66：470-477.）

2型：早期复极模式定位于下壁或下侧壁导联。这种模式在普通人群中较少见，但可见于约50%的特发性VF病例。下壁导联中早期复极化也与任何原因引起的心血管死亡风险增加有关。

3型：早期复极更广泛，涉及下壁、侧壁和右胸导联。这种模式最罕见且发生恶性室性心律失常的风险最高。

早期复极综合征的诊断

根据最近的专家共识，标准12导联心电图中超过两个相邻的下壁和（或）下侧壁导联可见J点抬高≥1 mm时可以诊断"早期复极模式"。"早期复极综合征"是从存在早期复极模式的原因不明的VF/多形性VT复苏的患者，或者是尸检阴性的SCD受害者和病历回顾中诊断出来的[1]。

已提出评分系统（上海评分）可用于早期复极综合征的诊断（表31.20）。该系统基于迄今为止文献中可获得的证据，但尚未得到验证。

重要的是，心脏停搏幸存者中"早期复极综合征"的诊断需要进行全面评估，以排除潜在的结构性或其他原发性心脏病，并排除呼吸、代谢和毒理学病因。这通常需要进行广泛的诊断性检查，如上文所述的特发性VF[1]。此外，需要排除J点抬高的其他原因（缺血、低钾血症、高钙血症、体温过低）。早期复极综合征基因检测的益处仍有争议，在未来研究中得到验证之前，建议仅用于研究[1, 135, 147]。

对于偶然在体表心电图上发现早期复极模式的无症状个体的评估尚未达成共识。目前，在没有晕厥或青少年SCD家族史的情况下，早期复极模式无需进一步检查[1, 135, 147]。

鉴别诊断

早期复极心电图模式可见于一系列获得性和先天性疾病，这些疾病统称为"J波综合征"，除了早期复极综合征其还包括Brugada综合征、体温过低和急性心肌缺血。这些综合征具有相似的病理生理学和致心律失常机制，以由短偶合的PVC引发的多态性VT或VF为特点[134, 140]。

在低温（包括治疗性低温）中，J波（Osborne波）可见于所有导联中或局限于特定的导联。极少数情况下，体温过低会导致类似Brugada综合征的心电图改变[140]。

早期复极综合征与Brugada综合征具有许多共同特征（表31.21）。这两种综合征都与无结构性心

表31.20 诊断早期复极综合征的上海评分系统	
	得分
I. 临床病史	
A. 不明原因的心脏停搏，VF或多形性VT	3
B. 疑似心律失常性晕厥	2
C. 机制不明/病因不明的晕厥	1
只取此类别中的最高分	
II. 12导联ECG	
A. 在≥2个下壁和（或）侧壁导联中ER>0.2 mV，伴水平/下斜型ST段	2 / 1.5
B. 在≥2个下壁和（或）侧壁导联中J点抬高（≥0.1 mV）的动态变化	1
C. 在≥2个下壁和（或）侧壁导联中J点抬高≥0.1mV	
只取此类别中的最高分	
III. 动态心电图监测	
A. PVC联律间期缩短并存在Ron T现象	2
IV. 家族史	
A. 亲属确诊ERS	2
B. ≥2个一级亲属具有"II.A."心电图模式	2
C. 一级亲属具有"II.A."心电图模式	1
D. 在一级或二级亲属中有<45岁不明原因的心脏性猝死	0.5
只取此类别中的最高分	
V. 基因检测结果	
A. 可能的致病性ERS易感性突变	0.5
分数（需要至少一次心电图检查结果）	
≥5分：很可能/确定ERS	
3～4.5分：可能ERS	
<3分：未诊断	

ECG，心电图；ER，早期复极；ERS，早期复极综合征；PVC，室性期前收缩；VF，心室颤动；VT，室性心动过速。From Antzelevitch C, Yan GX, Ackerman MJ, et al. J-wave syndromes expert consensus conference report: emerging concepts and gaps in knowledge. Heart Rhythm. 2016；13：e295-e324.

脏病的年轻人易患多形性VT和VF有关。然而，在Brugada综合征中，受该疾病影响最大的区域是前壁RVOT，而ST段抬高仅限于右胸导联。值得注意的是，除非从高肋间隙区域获得适当的心电图记录，否则可能漏诊具有下侧壁早期复极模式的患者心电图上的Brugada模式。Brugada心电图模式是早期复极化患者预后不良的标志。类似地，下侧壁早期复极心电图模式是Brugada综合征患者预后不良的标志[134, 148]。

此外，一些心脏和非心脏病可能会产生心电图改变，因而产生类似J波的假象（框31.4）。

风险分层

尽管有报道称早期复极与猝死有关，但只有极少

表 31.21　BrS 与 ERS 的异同及可能的潜在机制

	BrS	ERS	可能的机制
BrS 与 ERS 的相同点			
好发于男性	是（>75%）	是（>80%）	睾酮调节导致心外膜 AP 切迹的离子电流
第一次事件的平均发病年龄	30～50 岁	30～50 岁	
与 *KCNJ8*、*CACNAIC*、*CACNB2*、*CACNA2D*、*SCN5A*、*ABCC9*、*SCN10A* 中的突变或罕见突变相关	是	是	外向电流（I_{KATP}）功能获得性突变或内向电流功能缺失性突变（I_{Ca} 或 I_{Na}）
钙通道突变伴 QT 间期相对较短	是	是	I_{Ca} 的功能丧失
心电图表现的动态性	高	高	心外膜 AP 早期离子通道电流的自主调节
VF 经常发生在睡眠期间或低水平体力活动时	是	是	心率较慢时迷走神经张力水平和 I_{to} 水平较高
VT/VF 触发因素	短偶合 PVC	短偶合 PVC	2 期折返
奎尼丁和苄普地尔可改善	是	是	抑制 I_{to} 及迷走神经作用
异丙肾上腺素和米力农可改善	是	是	增加 I_{Ca} 和加快心率
西洛他唑可改善	是	是	增加 I_{Ca}、减少 I_{to} 和加快心率
起搏可改善	是	是	由于从失活中缓慢恢复，活性 I_{to} 减少
迷走神经介导的 ECG 模式的加重	是	是	直接抑制 I_{Ca} 和间接增加 I_{to}（由于心率减慢）
钠通道阻滞剂对单极心外膜电图的影响	增强 J 波	增强 J 波	心外膜 AP 早期电流平衡向外偏移
发热	增强 J 波	增强 J 波（罕见）	I_{Na} 的加速失活和 I_{to} 从失活中加速恢复
低温	增强 J 波类似 BrS	增强 J 波	降低 I_{Ca} 的激活，使 I_{to} 不受阻碍，增加 2 期折返，但由于 APD 延长，pVT 减少[358]
BrS 和 ERS 的不同点			
好发区域	RVOT	左心室下壁	更高水平的 I_{to} 和（或）传导差异
导联	V_1～V_3 导联	II、III、aVF、V_4、V_5、V_6、I、aVL 导联，均为下外侧壁	
患病率的区域差异			欧洲：BrS＝ERS；亚洲：BrS＞ERS
信号平均心电图晚期电位的发生率	高	低	
心房颤动患病率	高	低	
钠通道阻滞剂对体表心电图的影响	增加 J 波	减小 J 波	早期复极时 J 波减小被认为主要是由于 QRS 波增宽。BrS 时去极化缺陷使 J 波增大，早期复极时复极化缺陷使 J 波减小
致心律失常性右心室心肌病的结构变化，包括轻度纤维化和 RVOT 中 Cx43 表达减少或纤维脂肪浸润。影像学检查显示室壁运动异常和房室结区域轻度扩张	在某些类型的综合征中较高	未知	一些研究者假设，其中一些变化可能是 BrS 基质的结果，而不是其原因，BrS 基质可能是由于 AP 穹顶缺失引起的 RVOT 收缩力丧失而产生的冬眠样状态

AP，动作电位；APD，动作电位持续时间；BrS，Brugada 综合征；ECG，心电图；ERS，早期复极综合征；RVOT，右心室流出道；PVC，室性早搏；pVT，多形性室性心动过速；VF，心室颤动；VT，室性心动过速。From Antzelevitch C，Yan GX，Ackerman MJ，et al. J-wave syndromes expert consensus conference report：emerging concepts and gaps in knowledge. Heart Rhythm. 2016；13：e295-e324.

框 31.4　早期复极模式的鉴别诊断

- 青少年 ST 段模式
- 心包疾病（心包炎、心包囊肿、心包肿瘤）
- 体温过低
- 体温过高
- 心肌肿瘤（脂肪瘤）
- 高血压性心脏病
- 运动员心脏
- 心肌缺血
- ST 段抬高型心肌梗死
- QRS 波碎裂（末端切迹）
- 低钙血症
- 高钾血症
- 胸腺瘤
- 主动脉夹层
- 致心律失常性右心室心肌病
- Takotsubo 心肌病
- 神经系统病因（颅内出血、急性脑损伤）
- 心肌炎
- Chagas 病
- 可卡因使用

From Antzelevitch C，Yan GX，Ackerman MJ，et al. J-wave syndromes expert consensus conference report：emerging concepts and gaps in knowledge. 2016；13，e295-e324.

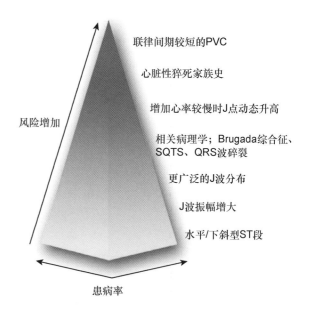

图 31.25　早期复极患者的风险分层。最高风险对应于金字塔顶部，而最低风险对应于底部。估计的风险因素患病率对应于金字塔的宽度。SQTS，短 QT 综合征；VPBs，室性期前收缩。（From Mahida S，Derval N，Sacher F，et al. History and clinical significance of early repolarization syndrome. Heart Rhythm. 2015；12：242-249.）

数（1：10 000）患有这种心电图模式的患者会出现心脏停搏，而大多数患者仍无症状。在这些少数患者猝死之前对其进行识别仍然是一个挑战。

目前，早期复极模式"恶性"变异的识别依赖于多个参数，包括 J 点抬高的幅度、分布和动态性，以及 ST 段的形态、心率依赖性 J 点抬高，以及短联律间期 PVC 等。然而，这些参数的敏感性和特异性仍然有限。虽然这些标志物的存在会增加 SCD 的累积风险（图 31.25），但无症状患者的绝对风险仍然太小，无法在没有症状的情况下采取积极的方法。尽管如此，某些患者群体早期复极化的存在应引起关注。

J 波振幅

有证据表明，J 点抬高的高度，而非 J 点本身，可能提供重要的风险分层信息。下壁导联 J 点抬高＞ 0.2 mV 可预测 SCD 风险增加 2.9 倍，而抬高≥ 0.1 mV 预示心律失常死亡风险增加幅度较小（1.4 倍）。在原发性 VF 的幸存者中也观察到类似的现象。值得注意的是，J 点抬高＞ 0.2 mV 在正常人群中很罕见（0.3% ～ 0.7%），但在特发性 VF 患者中发生率为 16%[1, 139]。

J 波分布

据报道，J 波的分布会影响早期复极患者猝死的风险。一些研究表明，与其他导联相比，下壁导联能更好预测心脏性死亡或心律失常性死亡的风险。此外，在无症状个体中，早期复极在胸导联（$V_2 \sim V_4$ 导联）中最为突出，这种模式在运动员中尤为常见，并且被认为预后良好[139]。

J 波形态

最近的一份报告提出 J 波持续时间和斜率作为心律失常风险增加的标志物的潜在作用。延迟和延长的 J 波是一种跨壁复极离散的标志，可能成为良性和恶性早期复极的新鉴别点[149]。

J 波振幅波动

尽管大多数受试者长期随访期间基线测量的 J 点抬高模式保持不变，但即使没有药物激发或运动，J 点抬高的幅度也会波动。J 波振幅的自发加重以及随心率变化的动态波动常见于电风暴（包括频发 PVC 和 VF）期间。短暂且振幅增大的 J 波可能预示早期复极患者的 VF 风险很高[135, 139]。

ST 段和 T 波形态

对于下壁导联或侧壁导联的早期复极模式，J 点后 ST 段呈水平或下斜型预示心律失常死亡的风险增加，特别是伴有高幅（＞ 0.2 mV）的 J 点抬高。相反，在 J 点之后出现快速上升的 ST 段，然后是直立的 T 波（年轻运动员最常见的模式）则表明预后良好[134, 147]。

快速上升的 ST 段变异在预后良好的人群中较为普遍（如运动员）。相比之下，心律失常风险增加的队列（如缺血性 VF 或特发性 VF 患者）的 J 波后主要跟随水平型 ST 段，而没有 ST 段抬高。

最近的一项研究报告，在特发性 VF 患者中，明显的 J 波后不仅有水平型 ST 段，还会出现低幅 T 波（定义为导联 I、II 或 $V_4 \sim V_6$ 中的 T 波倒置、双相或小于 1 mm）和 T 波与 R 波低振幅比（在导联 II 或 V_5 中）。实际上，低振幅比（T 波振幅≤同一导联中 R 波振幅的 10%）在区分恶性和良性下侧壁早期复极时优于 J 波振幅和 ST 段模式[150]。

短偶合室性期前收缩

心电图或心脏监测中出现频发短偶合的 PVC（可作为多形性 VT 或 VF 的触发因素）会显著增加早期复极患者的心律失常风险。

晕厥

超过 1/3 的 SCD 伴早期复极综合征患者曾发生过晕厥。然而，晕厥预测未来事件的特异性较低，虽然晕厥在早期复极患者中很常见，但猝死是罕见事件。尽管如此，早期复极患者的晕厥史仍应详细评估。不明原因的晕厥，尤其在休息时发生或在睡眠中出现濒死呼吸时，特别是在有强烈猝死家族史的患者中，可能会发现一些心律失常事件高风险的早期复极患者。

家族史

许多研究报道了早期复极综合征和 SCD 的家族聚集性。大约 1/5 的早期复极综合征伴有 VF 的患者有猝死家族史。然而，目前尚无足够的证据来量化无症状个体的阳性家族史所带来的风险。

合并心律失常综合征

在合并其他心脏病的情况下，导致早期复极和 J 波形成的电生理底物可潜在地降低恶性室性心律失常的阈值。最近的研究表明，除特发性 VF 外，J 波的存在与 Brugada 综合征和 SQTS 患者恶性室性心律失常的发生率较高有关[148]。

此外，早期复极（尤其是下壁导联早期复极且无 ST 段抬高）可增加结构性心脏病患者致命性心律失常风险的易感性，并且是慢性缺血性心脏病、急性和亚急性心肌梗死、血管痉挛性心绞痛、心力衰竭（无论病因如何）、非致密性心肌病和 Takotsubo 心肌病患者 VT/VF 或猝死增加的预测因素[151-152]。

运动试验

运动会抑制有症状和无症状患者的早期复极模式，尤其是侧壁导联或上斜型 ST 段的早期复极模式。因此，运动试验不能判断预后[145]。

有创性电生理检查

有创性电生理检查对风险分层没有帮助。通过程序性心室刺激诱导的 VF 是症状性和无症状早期复极患者心律失常风险的弱预测因子。具有早期复极的患者与没有早期复极的患者相比，未表现出程序性心室刺激更高的诱导能力。此外，在电生理检查期间，仅在 22% ～ 34% 具有继发于 VF 的心脏停搏临床病史的患者中可诱导出 VF。此外，VF 诱导能力与已知的危险因素无关，如 J 点抬高程度、J 波分布或 ST 段形态[136]。

基因筛查

早期复极模式与猝死有关已被证明为遗传性。有症状的早期复极患者常有 SCD 家族史提示遗传因素参与 SCD 相关早期复极。如上所述，多种基因与早期复极有关。然而，到目前为止，尚未鉴定出区分早期复极的良性和心律失常形式的遗传学标志，并且这些患者行基因检测的临床益处尚存争议。

治疗原则

早期复极综合征患者

ICD 植入被推荐用于心脏停搏幸存者或有持续性室性心律失常伴早期复极模式患者的二级预防。当植入 ICD 不可行或不可取时，奎尼丁被认为是一种替代治疗。早期复极化患者的治疗方法如图 31.26 所示[1, 135, 147]。

对于急性抑制电风暴患者室性心律失常，通过异丙肾上腺素输注或心房或心室起搏加速心率（心率增加 20% 或绝对心率＞ 90 次 / 分）可能非常有效。在难治性病例中也可考虑深度镇静（图 31.7）[1, 134]。

对于复发性心律失常或频繁 ICD 治疗患者长期抑制 VF，奎尼丁已被证明可改善早期复极模式并预防 VF 复发。当奎尼丁不可用或不能耐受时，西洛他唑和苄普地尔联合治疗可作为替代治疗[135]。

早期复极模式伴晕厥患者

早期复极伴晕厥且有 SCD 家族史患者的治疗尚

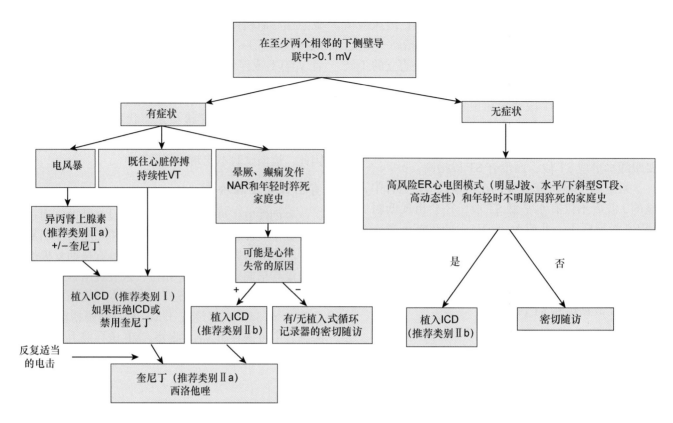

图 31.26 早期复极综合征患者的治疗指征。ER，早期复极；ICD，埋藏式心脏复律除颤器；NAR，夜间濒死呼吸；VT，室性心动过速。（From Antzelevitch C，Yan GX，Ackerman MJ，et al. J-wave syndromes expert consensus conference report：emerging concepts and gaps in knowledge. Heart Rhythm. 2016；13：e295-e324.）

不明确，应个体化治疗。应彻底调查晕厥的潜在病因。血管迷走性晕厥在早期复极模式患者中并不少见。当晕厥的病因不明确时，应考虑动态心脏监测和循环记录器植入。如果高度怀疑恶性心律失常，具有强烈SCD 家族史的患者可考虑 ICD 植入[1, 135-136, 147]。

早期复极模式的无症状患者

对于具有高 SCD 发生率的无症状性早期复极患者，暂无针对植入 ICD 行一级预防的指南推荐。在进一步检查之前，无论 J 波振幅或 ST 段斜率如何，无晕厥或青少年 SCD 家族病史的早期复极模式无需进一步检查。有青少年 SCD 家族史且具有早期复极的高危心电图特征的受试者可考虑 ICD 植入[1, 135, 147]。

体育活动

特发性 VF 患者应限制竞技类运动。然而，尚无关于具有早期复极心电图模式的无症状患者的生活方式改变的信息。鉴于运动员早期复极模式（特别是 $V_2 \sim V_6$ 导联）的高患病率，见于 20% 的非竞技运动员和高达 90% 的高水平运动员，且中部胸导联早期

复极通常被认为是良性的，故在没有可靠的风险分层参数的情况下，对于具有早期复极和 SCD 家族史阴性的无症状运动员来说，竞技类运动的普遍限制似乎并不合理[146]。

尽管如此，静息性心动过缓和下壁或下侧壁导联出现明显的早期复极模式以及具有 SCD 家族史的高活动量运动员，可以考虑限制运动，尽管仍然缺乏明确的指南[146]。

家庭筛查

关于有症状或无症状早期复极模式患者的家庭筛查尚未达成共识。虽然初步观察表明，Valsalva 动作可能有助于识别隐匿性早期复极病例，但尚无激发试验来诊断早期复极综合征患者家庭成员的隐匿性早期复极心电图模式。

许多药物已被测试作为潜在的激发药物，包括维拉帕米、肾上腺素、三磷酸腺苷、西苯唑啉和吡西卡尼，但其对 J 点抬高的程度影响很小。与 Brugada 综合征相比，钠通道阻滞剂反而会减弱早期复极综合征患者 J 点抬高，而不是加重[139, 145]。

参考文献

1. Priori SG, et al. HRS/EHRA/APHRS Expert consensus statement on the diagnosis and management of patients with inherited primary arrhythmia syndromes. *Heart Rhythm*. 2013;10:1932–1963.

2. Belardinelli L, Giles WR, Rajamani S, et al. Cardiac late Na+ current: proarrhythmic effects, roles in long QT syndromes, and pathological relationship to CaMKII and oxidative stress. *Heart Rhythm*. 2015;12: 440–448.

3. Giudicessi JR, Ackerman MJ. Calcium revisited. *Circ Arrhythm Electrophysiol*. 2016;9:e002480.

4. Boczek NJ, et al. Identification and functional characterization of a novel CACNA1C-mediated cardiac disorder characterized by prolonged QT intervals with hypertrophic cardiomyopathy, congenital heart defects, and sudden cardiac death. *Circ Arrhythm Electrophysiol*. 2015;8: 1122–1132.

5. Nomikos M, et al. Altered RyR2 regulation by the calmodulin F90L mutation associated with idiopathic ventricular fibrillation and early sudden cardiac death. *FEBS Lett*. 2014;588:2898–2902.

6. Søndergaard MT, et al. Arrhythmogenic calmodulin mutations affect the activation and termination of cardiac ryanodine receptor-mediated Ca2+ release. *J Biol Chem*. 2015;290:26151–26162.

7. Altmann HM, et al. Homozygous/compound heterozygous triadin mutations associated with autosomal-recessive long-QT syndrome and pediatric sudden cardiac arrest: elucidation of the triadin knockout syndrome. *Circulation*. 2015;131:2051–2060.

8. Kim JJ, Němec J, Li Q, et al. Synchronous systolic subcellular Ca2+-elevations underlie ventricular arrhythmia in drug-induced long QT type 2. *Circ Arrhythm Electrophysiol*. 2015;8:703–712.

9. Wu J, et al. A molecular mechanism for adrenergic-induced long QT syndrome. *J Am Coll Cardiol*. 2013;63:819–827.

10. McCauley M, Vallabhajosyula S, Darbar D. Proarrhythmic and torsadogenic effects of potassium channel blockers in patients. *Card Electrophysiol Clin*. 2016;8:481–493.

11. Nguyen TP, Singh N, Xie Y, et al. Repolarization reserve evolves dynamically during the cardiac action potential: effects of transient outward currents on early afterdepolarizations. *Circ Arrhythm Electrophysiol*. 2015;8:694–702.

12. Earle N, et al. Single nucleotide polymorphisms in arrhythmia genes modify the risk of cardiac events and sudden death in long QT syndrome. *Heart Rhythm*. 2014;11:76–82.

13. Abehsira G, et al. Complex influence of gonadotropins and sex steroid hormones on QT interval duration. *J Clin Endocrinol Metab*. 2016;101: 2776–2784.

14. Odening KE, Koren G. How do sex hormones modify arrhythmogenesis in long QT syndrome? Sex hormone effects on arrhythmogenic substrate and triggered activity. *Heart Rhythm*. 2014;11:2107–2115.

15. Di Fusco SA, Palazzo S, Colivicchi F, et al. The influence of gender on heart rhythm disease. *Pacing Clin Electrophysiol*. 2014;37: 650–657.

16. Salem J-E, Alexandre J, Bachelot A, et al. Influence of steroid hormones on ventricular repolarization. *Pharmacol Ther*. 2016;167: 38–47.

17. Lang CN, et al. Electro-mechanical dysfunction in long QT syndrome: role for arrhythmogenic risk prediction and modulation by sex and sex hormones. *Prog Biophys Mol Biol*. 2016;120:255–269.

18. Tisdale JE, et al. Influence of oral progesterone administration on drug-induced QT interval lengthening. *JACC Clin Electrophysiol*. 2016;2: 765–774.

19. Wilde AAM, et al. Clinical aspects of type 3 long-QT syndrome: an international multicenter study. *Circulation*. 2016;134:872–882.

20. Peters CH, Abdelsayed M, Ruben PC. Triggers for arrhythmogenesis in the Brugada and long QT 3 syndromes. *Prog Biophys Mol Biol*. 2016;120: 77–88.

21. Miyamoto K, et al. Efficacy and safety of flecainide for ventricular arrhythmias in patients with Andersen-Tawil syndrome with KCNJ2 mutations. *Heart Rhythm*. 2015;12:596–603.

22. Postema PG, Wilde AAM. The measurement of the QT interval. *Curr Cardiol Rev*. 2014;10:287–294.

23. Bogossian H, et al. New formula for evaluation of the QT interval in patients with left bundle branch block. *Heart Rhythm*. 2014;11: 2273–2277.

24. Tsai SF, et al. QTc compared to JTc for monitoring drug-induced repolarization changes in the setting of ventricular pacing. *Heart Rhythm*. 2014;11:485–491.

25. Wang B, et al. A new formula for estimating the true QT interval in left bundle branch block. *J Cardiovasc Electrophysiol*. 2017;28:684–689.

26. Chiladakis JA, et al. Facilitating assessment of QT interval duration during ventricular pacing. *Europace*. 2013;15:907–914.

27. Ruan Y, Liu N, Bai R, et al. Congenital long QT syndrome type 3. *Card Electrophysiol Clin*. 2014;6:705–713.

28. Sugrue A, et al. Identification of concealed and manifest long QT syndrome using a novel T wave analysis program. *Circ Arrhythm Electrophysiol*. 2016;9:e003830.

29. El-Sherif N, et al. Electrophysiological basis of ECG characteristics of torsades de pointes in long QT syndrome. *Card Electrophysiol Clin*. 2014; 6:433–444.

30. Schwartz PJ, Crotti L. QTc behavior during exercise and genetic testing for the long-QT syndrome. *Circulation*. 2011;124.

31. Hayashi K, et al. Impact of updated diagnostic criteria for long QT syndrome on clinical detection of diseased patients. *JACC Clin Electrophysiol*. 2016;2:279–287.

32. Schwartz PJ, Ackerman MJ. The long QT syndrome: a transatlantic clinical approach to diagnosis and therapy. *Eur Heart J*. 2013;34: 3109–3116.

33. Page A, Aktas MK, Soyata T, et al. "QT clock" to improve detection of QT prolongation in long QT syndrome patients. *Heart Rhythm*. 2016;13: 190–198.

34. Chorin E, et al. Diagnostic value of T-wave morphology changes during 'QT stretching' in patients with long QT syndrome. *Heart Rhythm*. 2015; 12:2263–2271.

35. Badri M, et al. Mexiletine prevents recurrent torsades de pointes in acquired long QT syndrome refractory to conventional measures. *JACC Clin Electrophysiol*. 2015;1:315–322.

36. Eijkemans MJC, et al. Predicting the unpredictable. *Anesthesiology*. 2010; 112:41–49.

37. Algalarrondo V, Nattel S. Potassium channel remodeling in heart disease. *Card Electrophysiol Clin*. 2016;8:337–347.

38. Rosso R, et al. Long QT syndrome complicating atrioventricular block: arrhythmogenic effects of cardiac memory. *Circ Arrhythm Electrophysiol*. 2014;7:1129–1135.

39. Risgaard B, et al. Sudden cardiac death. *JACC Clin Electrophysiol*. 2017;3: 473–481.

40. Roden DM. Pharmacogenetics of potassium channel blockers. *Card Electrophysiol Clin*. 2016;8:385–393.

41. Tisdale JE, et al. Effectiveness of a clinical decision support system for reducing the risk of QT interval prolongation in hospitalized patients. *Circ Cardiovasc Qual Outcomes*. 2014;7:381–390.

42. Tisdale JE, et al. Development and validation of a risk score to predict QT interval prolongation in hospitalized patients. *Circ Cardiovasc Qual Outcomes*. 2013;6:479–487.

43. Yu H, et al. Acquired long QT syndrome in hospitalized patients. *Heart Rhythm*. 2017;14:974–978.

44. Weeke P, et al. Exome sequencing implicates an increased burden of rare potassium channel variants in the risk of drug-induced long QT interval syndrome. *J Am Coll Cardiol*. 2014;63:1430–1437.

45. Itoh H, et al. The genetics underlying acquired long QT syndrome: impact for genetic screening. *Eur Heart J*. 2016;37:1456–1464.

46. Drew BJ, et al. Prevention of torsade de pointes in hospital settings. *J Am Coll Cardiol*. 2010;55:934–947.

47. Mathias A, et al. Prognostic implications of mutation-specific QTc standard deviation in congenital long QT syndrome. *Heart Rhythm*. 2013;10:720–725.

48. Mullally J, et al. Risk of life-threatening cardiac events among patients with long QT syndrome and multiple mutations. *Heart Rhythm*. 2013; 10:378–382.

49. Amin AS, Wilde AAM. Genetic control of potassium channels. *Card Electrophysiol Clin*. 2016;8:285–306.

50. Koponen M, et al. Follow-up of 316 molecularly defined pediatric long-QT syndrome patients. *Circ Arrhythm Electrophysiol*. 2015;8: 815–823.

51. Obeyesekere MN, Antzelevitch C, Krahn AD. Management of ventricular arrhythmias in suspected channelopathies. *Circ Arrhythm Electrophysiol.* 2015;8:221–231.

52. Ackerman MJ, et al. Beta-blocker therapy for long QT syndrome and catecholaminergic polymorphic ventricular tachycardia: are all beta-blockers equivalent? *Heart Rhythm.* 2016;14:e41–e44.

53. Gaba P, et al. Implantable cardioverter-defibrillator explantation for overdiagnosed or overtreated congenital long QT syndrome. *Heart Rhythm.* 2016;13:879–885.

54. Schwartz PJ, et al. Who are the long-QT syndrome patients who receive an implantable cardioverter-defibrillator and what happens to them? Data from the European Long-QT Syndrome Implantable Cardioverter-Defibrillator (LQTS ICD) Registry. *Circulation.* 2010;122: 1272–1282.

55. Bos JM, Bos KM, Johnson JN, et al. Left cardiac sympathetic denervation in long QT syndrome: analysis of therapeutic nonresponders. *Circ Arrhythm Electrophysiol.* 2013;6:705–711.

56. Waddell-Smith KE, et al. Physical and psychological consequences of left cardiac sympathetic denervation in long-QT syndrome and catecholaminergic polymorphic ventricular tachycardia. *Circ Arrhythm Electrophysiol.* 2015;8:1151–1158.

57. Antiel RM, et al. Quality of life after videoscopic left cardiac sympathetic denervation in patients with potentially life-threatening cardiac channelopathies/cardiomyopathies. *Heart Rhythm.* 2016;13: 62–69.

58. Früh A, Siem G, Holmström H. The Jervell and Lange-Nielsen syndrome; atrial pacing combined with β-blocker therapy, a favorable approach in young high-risk patients with long QT syndrome? *Heart Rhythm.* 2016;13:2186–2192.

59. Aziz PF, et al. Sports participation in genotype positive children with long QT syndrome. *JACC Clin Electrophysiol.* 2015;1:62–70.

60. Zipes DP, et al. Eligibility and disqualification recommendations for competitive athletes with cardiovascular abnormalities: Task Force 9: arrhythmias and conduction defects: a scientific statement from the American Heart Association and American College of Cardiology. *Circulation.* 2015;132:e315–e325.

61. Mazzanti A, et al. Gene-specific therapy with mexiletine reduces arrhythmic events in patients with long QT syndrome type 3. *J Am Coll Cardiol.* 2016;67:1053–1058.

62. Chorin E, et al. Ranolazine for congenital long-QT syndrome type III: experimental and long-term clinical data. *Circ Arrhythm Electrophysiol.* 2016;9:e004370.

63. Curcio A, Santarpia G, Indolfi C. The Brugada syndrome—from gene to therapy. *Circ J.* 2017;81:290–297.

64. Antzelevitch C, Patocskai B. Brugada syndrome: clinical, genetic, molecular, cellular, and ionic aspects. *Curr Probl Cardiol.* 2016;41: 7–57.

65. Antzelevitch C, et al. J-wave syndromes expert consensus conference report: emerging concepts and gaps in knowledge. *Heart Rhythm.* 2016; 13:e295–e324.

66. Hu D, et al. Mutations in SCN10A are responsible for a large fraction of cases of Brugada syndrome. *J Am Coll Cardiol.* 2014;64:66–79.

67. Varga Z, et al. Direct measurement of cardiac Na+ channel conformations reveals molecular pathologies of inherited mutations. *Circ Arrhythm Electrophysiol.* 2015;8:1228–1239.

68. Calò L, et al. A new electrocardiographic marker of sudden death in Brugada syndrome. *J Am Coll Cardiol.* 2016;67:1427–1440.

69. Guillem MS, et al. Spatiotemporal characteristics of QRS complexes enable the diagnosis of Brugada syndrome regardless of the appearance of a type 1 ECG. *J Cardiovasc Electrophysiol.* 2016;27:563–570.

70. Adler A, et al. Fever-induced Brugada pattern: how common is it and what does it mean? *Heart Rhythm.* 2013;10:1375–1382.

71. Mizusawa Y, et al. The prognostic significance of fever-induced Brugada syndrome. *Heart Rhythm.* 2016;13:1515–1520.

72. Kitamura T, et al. Clinical characteristics and long-term prognosis of senior patients with Brugada syndrome. *JACC Clin Electrophysiol.* 2017; 3:57–67.

73. Adler A, et al. Risk stratification in Brugada syndrome: clinical characteristics, electrocardiographic parameters, and auxiliary testing. *Heart Rhythm.* 2016;13:299–310.

74. Kawazoe H, et al. Risk stratification of ventricular fibrillation in Brugada

75. Nordkamp LRAO, et al. Syncope in Brugada syndrome: prevalence, clinical significance, and clues from history taking to distinguish arrhythmic from nonarrhythmic causes. *Heart Rhythm.* 2015;12: 367–375.

76. Giustetto C, et al. Atrial fibrillation in a large population with Brugada electrocardiographic pattern: prevalence, management, and correlation with prognosis. *Heart Rhythm.* 2014;11:259–265.

77. Bayés De Luna A, et al. Current electrocardiographic criteria for diagnosis of Brugada pattern: a consensus report. *J Electrocardiol.* 2012;45:433–442.

78. de Luna AB, et al. New electrocardiographic features in Brugada syndrome. *Curr Cardiol Rev.* 2014;10:175–180.

79. Savastano S, et al. A comprehensive electrocardiographic, molecular, and echocardiographic study of Brugada syndrome: validation of the 2013 diagnostic criteria. *Heart Rhythm.* 2014;11:1176–1183.

80. Curcio A, et al. Clinical presentation and outcome of Brugada syndrome diagnosed with the new 2013 criteria. *J Cardiovasc Electrophysiol.* 2016; 27:937–943.

81. Casado-Arroyo R, et al. Long-term trends in newly diagnosed Brugada syndrome implications for risk stratification. *J Am Coll Cardiol.* 2016; 68:614–623.

82. Adler A. Brugada syndrome: diagnosis, risk stratification, and management. *Curr Opin Cardiol.* 2016;31:37–45.

83. Greene EA. Universal ECG changes in pediatric patients undergoing procainamide challenge. *Pacing Clin Electrophysiol.* 2014;37:1106–1111.

84. Somani R, et al. Procainamide infusion in the evaluation of unexplained cardiac arrest: from the Cardiac Arrest Survivors with Preserved Ejection Fraction Registry (CASPER). *Heart Rhythm.* 2014;11:1047–1054.

85. Calvo D, Rubín JM, Pérez D, et al. Time-dependent responses to provocative testing with flecainide in the diagnosis of Brugada syndrome. *Heart Rhythm.* 2015;12:350–357.

86. Subramanian M, et al. The utility of exercise testing in risk stratification of asymptomatic patients with type 1 Brugada pattern. *J Cardiovasc Electrophysiol.* 2017;28:677–683.

87. Belhassen B, Michowitz Y. Arrhythmic risk stratification by programmed ventricular stimulation in Brugada syndrome. *Circ Arrhythm Electrophysiol.* 2015;8:757–759.

88. Konigstein M, et al. Drug-induced Brugada syndrome: clinical characteristics and risk factors. *Heart Rhythm.* 2016;13:1083–1087.

89. Letsas KP, et al. Drug-induced Brugada syndrome by noncardiac agents. *Pacing Clin Electrophysiol.* 2013;36:1570–1578.

90. Sieira J, et al. Prognostic value of programmed electrical stimulation in Brugada syndrome. *Circ Arrhythm Electrophysiol.* 2015;8:777–784.

91. Tse G, et al. The T peak 2 T end interval as an electrocardiographic risk marker of arrhythmic and mortality outcomes: a systematic review and meta-analysis. *Heart Rhythm.* 2017;14:1131–1137.

92. Maury P, et al. Increased Tpeak-Tend interval is highly and independently related to arrhythmic events in Brugada syndrome. *Heart Rhythm.* 2015;12:2469–2476.

93. Tokioka K, et al. Electrocardiographic parameters and fatal arrhythmic events in patients with Brugada syndrome: combination of depolarization and repolarization abnormalities. *J Am Coll Cardiol.* 2014;63:2131–2138.

94. Sieira J, Brugada P. Management of Brugada syndrome 2016: should all high risk patients receive an ICD? All high-risk patients should receive an implantable cardiac defibrillator. *Circ Arrhythm Electrophysiol.* 2016;9: e004195.

95. Conte G, et al. Implantable cardioverter-defibrillator therapy in Brugada syndrome. *J Am Coll Cardiol.* 2015;65:879–888.

96. Brugada J, Pappone C, Berruezo A, et al. Brugada syndrome phenotype elimination by epicardial substrate ablation. *Circ Arrhythm Electrophysiol.* 2015;8:1373–1381.

97. Pappone C, et al. Electrical substrate elimination in 135 consecutive patients with Brugada syndrome. *Circ Arrhythm Electrophysiol.* 2017;10: e005053.

98. Patocskai B, Yoon N, Antzelevitch C. Mechanisms underlying epicardial radiofrequency ablation to suppress arrhythmogenesis in experimental models of Brugada syndrome. *JACC Clin Electrophysiol.* 2016;3:353–363.

99. Zhang P, Tung R, Zhang Z, et al. Characterization of the epicardial

substrate for catheter ablation of Brugada syndrome. *Heart Rhythm*. 2016;13:2151–2158.

100. Andorin A, et al. The QUIDAM study: hydroquinidine therapy for the management of Brugada syndrome patients at high arrhythmic risk. *Heart Rhythm*. 2017;14:1147–1154.

101. Belhassen B. Management of Brugada syndrome 2016: should all high risk patients receive an ICD? Alternatives to implantable cardiac defibrillator therapy for Brugada syndrome. *Circ Arrhythm Electrophysiol*. 2016;9:e004185.

102. Sieira J, et al. Asymptomatic Brugada syndrome clinical characterization and long-term prognosis. *Circ Arrhythm Electrophysiol*. 2015;8:1144–1150.

103. Levine BD, et al. Eligibility and disqualification recommendations for competitive athletes with cardiovascular abnormalities: Task Force 1: classification of sports: dynamic, static, and impact: a scientific statement from the American Heart Association and American College of Cardiology. *Circulation*. 2015;132:e262–e266.

104. Khera S, Jacobson JT. Short QT syndrome in current clinical practice. *Cardiol Rev*. 2015;24:1–17.

105. Guerrier K, et al. Short QT interval prevalence and clinical outcomes in a pediatric population. *Circ Arrhythm Electrophysiol*. 2015;8:1460–1464.

106. Mazzanti A, et al. Novel insight into the natural history of short QT syndrome. *J Am Coll Cardiol*. 2014;63:1300–1308.

107. Villafañe J, et al. Long-term follow-up of a pediatric cohort with short QT syndrome. *J Am Coll Cardiol*. 2013;61:1183–1191.

108. Iribarren C, et al. Short QT in a cohort of 1.7 million persons: prevalence, correlates, and prognosis. *Ann Noninvasive Electrocardiol*. 2014;19:490–500.

109. Tülümen E, et al. PQ segment depression in patients with short QT syndrome: a novel marker for diagnosing short QT syndrome? *Heart Rhythm*. 2014;11:1024–1030.

110. Roussel J, et al. Carnitine deficiency induces a short QT syndrome. *Heart Rhythm*. 2016;13:165–174.

111. Imberti JF, Underwood K, Mazzanti A, et al. Clinical challenges in catecholaminergic polymorphic ventricular tachycardia. *Heart Lung Circ*. 2016;25:777–783.

112. Györke S. Molecular basis of catecholaminergic polymorphic ventricular tachycardia. *Heart Rhythm*. 2009;6:123–129.

113. Steriotis AK, et al. Follow-up with exercise test of effort-induced ventricular arrhythmias linked to ryanodine receptor type 2 gene mutations. *Am J Cardiol*. 2012;109:1015–1019.

114. Blich M, et al. Electrocardiographic comparison of ventricular premature complexes during exercise test in patients with CPVT and healthy subjects. *Pacing Clin Electrophysiol*. 2015;38:398–402.

115. Roston TM, et al. Catecholaminergic polymorphic ventricular tachycardia in children: analysis of therapeutic strategies and outcomes from an international multicenter registry. *Circ Arrhythm Electrophysiol*. 2015;8:633–642.

116. Van Der Werf C, Lieve KV. Beta-blockers in the treatment of catecholaminergic polymorphic ventricular tachycardia. *Heart Rhythm*. 2016;13:441–442.

117. Leren IS, et al. Nadolol decreases the incidence and severity of ventricular arrhythmias during exercise stress testing compared with β1-selective β-blockers in patients with catecholaminergic polymorphic ventricular tachycardia. *Heart Rhythm*. 2016;13:432–440.

118. Padfield GJ, et al. Flecainide monotherapy is an option for selected patients with catecholaminergic polymorphic ventricular tachycardia intolerant of β-blockade. *Heart Rhythm*. 2016;13:609–613.

119. Roses-Noguer F, Jarman JWE, Clague JR, et al. Outcomes of defibrillator therapy in catecholaminergic polymorphic ventricular tachycardia. *Heart Rhythm*. 2014;11:58–66.

120. Miyake CY, et al. Efficacy of implantable cardioverter defibrillators in young patients with catecholaminergic polymorphic ventricular tachycardia: success depends on substrate. *Circ Arrhythm Electrophysiol*. 2013;6:579–587.

121. De Ferrari GM, et al. Clinical management of catecholaminergic polymorphic ventricular tachycardia: the role of left cardiac sympathetic denervation. *Circulation*. 2015;131:2185–2193.

122. Visser M, et al. Idiopathic ventricular fibrillation: the struggle for definition, diagnosis, and follow-up. *Circ Arrhythm Electrophysiol*. 2016;9:e003817.

123. Ten Sande JN, et al. Detailed characterization of familial idiopathic ventricular fibrillation linked to the DPP6 locus. *Heart Rhythm*. 2016;13:905–912.

124. Marsman RF, et al. A mutation in CALM1 encoding calmodulin in familial idiopathic ventricular fibrillation in childhood and adolescence. *J Am Coll Cardiol*. 2014;63:259–266.

125. Paech C, et al. Ryanodine receptor mutations presenting as idiopathic ventricular fibrillation: a report on two novel familial compound mutations, c.6224T>C and c.13781A>G, with the clinical presentation of idiopathic ventricular fibrillation. *Pediatr Cardiol*. 2014;35:1437–1441.

126. Murakoshi N, Aonuma K. Catheter ablation for ventricular tachyarrhythmia in patients with channelopathies. *J Arrhythm*. 2016;32:404–410.

127. Visser M, et al. Long-term outcome of patients initially diagnosed with idiopathic ventricular fibrillation: a descriptive study. *Circ Arrhythm Electrophysiol*. 2016;9:e004258.

128. Aizawa Y, et al. Electrical storm in idiopathic ventricular fibrillation is associated with early repolarization. *J Am Coll Cardiol*. 2013;62:1015–1019.

129. Aizawa Y, et al. Circadian pattern of fibrillatory events in non-Brugada-type idiopathic ventricular fibrillation with a focus on J waves. *Heart Rhythm*. 2014;11:2261–2266.

130. Herman ARM, et al. Outcome of apparently unexplained cardiac arrest: results from investigation and follow-up of the prospective Cardiac Arrest Survivors With Preserved Ejection Fraction Registry. *Circ Arrhythm Electrophysiol*. 2016;9:e003619.

131. Jiménez-Jáimez J, et al. Diagnostic approach to unexplained cardiac arrest (from the FIVI-Gen study). *Am J Cardiol*. 2015;116:894–899.

132. Shah AJ, et al. Polymorphic ventricular tachycardia/ventricular fibrillation and sudden cardiac death in the normal heart. *Card Electrophysiol Clin*. 2016;8:581–591.

133. Conte G, et al. True idiopathic ventricular fibrillation in out-of-hospital cardiac arrest survivors in the Swiss Canton Ticino: prevalence, clinical features, and long-term follow-up. *Europace*. 2017;19:259–266.

134. Antzelevitch C, Yan GX. J-wave syndromes: Brugada and early repolarization syndromes. *Heart Rhythm*. 2015;12:1852–1866.

135. Adler A, Gollob MH. A practical guide to early repolarization. *Curr Opin Cardiol*. 2015;30:8–16.

136. Mahida S, et al. Role of electrophysiological studies in predicting risk of ventricular arrhythmia in early repolarization syndrome. *J Am Coll Cardiol*. 2015;65:151–159.

137. Yan G-X, Lankipalli RS, Burke JF, et al. Ventricular repolarization components on the electrocardiogram: cellular basis and clinical significance. *J Am Coll Cardiol*. 2003;42:401–409.

138. Patocskai B, et al. Cellular and ionic mechanisms underlying the effects of cilostazol, milrinone, and isoproterenol to suppress arrhythmogenesis in an experimental model of early repolarization syndrome. *Heart Rhythm*. 2016;13:1326–1334.

139. Mahida S, et al. History and clinical significance of early repolarization syndrome. *Heart Rhythm*. 2015;12:242–249.

140. Harhash A, Gussak I, Cassuto J, et al. Clinical significance of J waves in patients undergoing therapeutic hypothermia for out-of-hospital cardiac arrest. *Pacing Clin Electrophysiol*. 2017;40:154–161.

141. Benito B, Guasch E, Rivard L, et al. Clinical and mechanistic issues in early repolarization of normal variants and lethal arrhythmia syndromes. *J Am Coll Cardiol*. 2010;56:1177–1186.

142. Zhang J, et al. The electrophysiological substrate of early repolarization syndrome: noninvasive mapping in patients. *JACC Clin Electrophysiol*. 2017;3:894–904.

143. Aizawa Y, et al. Tachycardia-dependent augmentation of 'notched J waves' in a general patient population without ventricular fibrillation or cardiac arrest: not a repolarization but a depolarization abnormality? *Heart Rhythm*. 2015;12:376–383.

144. Gurabi Z, Koncz I, Patocskai B, et al. Cellular mechanism underlying hypothermia-induced ventricular tachycardia/ventricular fibrillation in the setting of early repolarization and the protective effect of quinidine, cilostazol, and milrinone. *Circ Arrhythm Electrophysiol*. 2014;7:134–142.

145. Mellor G, et al. The prevalence and significance of the early repolarization pattern in sudden arrhythmic death syndrome families. *Circ Arrhythm Electrophysiol*. 2016;9:e003960.

146. Aagaard P, Baranowski B, Aziz P, et al. Early repolarization in athletes: a review. *Circ Arrhythm Electrophysiol*. 2016;9:1–8.

147. MacFarlane PW, et al. The early repolarization pattern: a consensus paper. *J Am Coll Cardiol*. 2015;66:470–477.

148. Kamakura T, et al. Significance of electrocardiogram recording in high intercostal spaces in patients with early repolarization syndrome. *Eur Heart J*. 2016;37:630–637.

149. Cristoforetti Y, et al. J-wave duration and slope as potential tools to discriminate between benign and malignant early repolarization. *Heart Rhythm*. 2016;13:806–811.

150. Roten L, et al. Benign vs malignant inferolateral early repolarization: focus on the T wave. *Heart Rhythm*. 2016;13:894–902.

151. Naruse Y, et al. Early repolarization increases the occurrence of sustained ventricular tachyarrhythmias and sudden death in the chronic phase of an acute myocardial infarction. *Circ Arrhythm Electrophysiol*. 2014;7:626–632.

152. Naruse Y, et al. J waves are associated with the increased occurrence of life-threatening ventricular tachyarrhythmia in patients with nonischemic cardiomyopathy. *J Cardiovasc Electrophysiol*. 2016;27:1448–1453.

153. Amin AS, Asghari-Roodsari A, Tan HL. Cardiac sodium channelopathies. *Pflugers Arch*. 2010;460:223–237.

154. Priori SG, Blomström-Lundqvist C. 2015 European Society of Cardiology Guidelines for the management of patients with ventricular arrhythmias and the prevention of sudden cardiac death summarized by co-chairs. *Eur Heart J*. 2015;36:2757–2759.

32

心律失常导管消融并发症

董瑞庆 译 梁卓 校

现代导管消融术合并主要并发症的发生率因手术类别而异，其相应并发症发生率相差 5～8 倍不等：室上性心动过速 0.8%，特发性室性心动过速 3.4%，心房颤动 5.2%，结构性心脏病相关性室性心动过速 6%。死亡为导管消融罕见的并发症，发生率分别为：常规室上性心动过速消融为 0.11%～0.30%，室性心动过速消融为 0.31%，房间隔穿刺导致死亡占总病例数的 0.2%。

局部血管并发症

发生率

穿刺点并发症是导管消融术后最常见的问题，且这些并发症可直接影响患者患病率并增加医疗费用。局部血管并发症发生率因不同研究中对主要、次要并发症的定义不同、手术类别不同，以及研究人群特征不同而有所差别。局部血管并发症好发于女性、老年人、肥胖患者及既往存在外周血管病变者。此外，局部血管并发症的发生风险还与手术类别（右心或左心导管插入术）、手术时所用的鞘管及导管的大小及数量，以及围术期抗凝、抗血小板药物的使用有关。血管入路相关并发症发生率方面，与室上性心动过速消融（发生率 0.4%）相比，心房颤动导管消融（发生率 1%～13%）及结构性心脏病室性心动过速消融（发生率 0.7%～4.7%）发生率更高[1]。

诊断与处理

血肿

出血是最常见的血管并发症。通常延长人工压迫时间可控制急性出血。血管撕裂可在腹股沟及大腿根部形成大血肿。若无活动性出血，腹股沟血肿通常可在 1～2 周内吸收。大血肿可能需要输血，但是很少需要外科介入修补。若出现大血肿或血肿持续扩大，需排除动静脉瘘及假性动脉瘤。腹膜后血肿通常是因在腹股沟韧带以上动脉部位穿刺引起，使出血向腹膜后间隙扩展。出现以下情况时要考虑后腹膜出血：血细胞比容显著下降、不明原因的低血压和腹痛，需要行腹部 CT 或超声检查明确诊断。后腹膜出血通常采取保守处理（卧床休息、输血），但是有时需导管或外科干预。

假性动脉瘤

当穿刺处动脉全层穿刺点未能闭合时，血液持续外流至组织包裹的间隙部位可形成股动脉假性动脉瘤形成。其与血肿不同，单纯血肿时血管外周有凝血块并且无血流。假性动脉瘤体无纤维壁层，外周有血肿层和外层软组织包裹。假性动脉瘤形成的危险因素包括：使用大鞘管、术后强效抗凝、拔除鞘管时未能有效止血、股动脉穿刺点太远（股动脉分叉及以下水平）。此外，多次尝试血管穿刺（动脉或静脉）并且误入动脉增加动脉瘤形成的风险，反复动脉壁损伤可引起局部薄弱，形成假性动脉瘤。

假性动脉瘤的典型症状是搏动性疼痛包块，伴收缩期杂音或震颤，可由多普勒超声确诊，假性动脉瘤可并发破裂或远端栓塞。< 2 cm 且不再增大的假性动脉瘤可不需干预自行吸收，建议动态影像检查证实其自行愈合；逐渐扩大或 > 2 cm 的假性动脉瘤，可在超声引导下压迫动脉瘤与血管连接处的"颈部"，或经皮注射凝血酶。有时如果瘤体较大并且与血管连接处基底较宽时需要外科手术治疗。

动静脉瘘

股动静脉瘘通常是由动脉穿刺处与邻近静脉穿刺处血流贯通所致，动静脉瘘更易发生于同一侧同时行动静脉穿刺，尤其是在股动脉以下行股静脉穿刺时（因股动脉的浅表分支走行于股静脉上方）。体检时发现搏动性带有往返杂音的血肿，可由超声确诊。大多数医源性动脉静脉瘘较小，多于 1 年内自然愈合。但是有时会需超声引导下压迫或外科手术修补。由于持续动静脉瘘不会引起心脏容量负荷过重和肢体损伤，保守处理至少 1 年是合理的。

血管栓塞

深静脉血栓形成和肺栓塞罕见，但可继发于静脉损伤，尤其是手术时间延长且需多条静脉通道时，亦

见于大的动脉血肿压迫静脉。股动脉栓塞罕见，较常见于以下情形：小血管腔、使用大直径鞘管、既往存在周围血管病变、糖尿病、女性患者、使用血管闭合器。

预防

精准的穿刺和术后鞘管拔除时有效的压迫止血是预防局部血管并发症最好的方法。早期诊断、及时处理局部穿刺点并发症，对减少发病率和改善预后相当重要。

通常血管穿刺依靠体表解剖标志处动脉搏动和骨性标志定位。然而，股动静脉的解剖关系有时存在明显的解剖变异。2/3 的患者股动脉与股静脉的走行存在部分重叠；此外，股动脉在股骨头中段高位分叉并不罕见。以上这些解剖变异的情况不能通过解剖标志方法来区分，这会导致在穿刺静脉的时候误入动脉，从而增加假性动脉瘤及动静脉瘘形成的风险[2]。

实时超声引导下穿刺可清晰显示股静脉大小及其与股动脉的位置关系，识别动静脉空间结构关系的解剖变异，减少误穿动脉的风险。此外，超声容易识别静脉分支（分支静脉不适合作为静脉入路）。而且，穿刺时可视化穿刺针头与静脉入路可以让针头直接进入静脉的中心，避免盲穿至血管的边缘部位。

尽管超声引导下颈内静脉置管的证据级别较高，但近来亦有几项随机研究表明，在电生理实验室中行超声引导下股静脉置管，可显著降低主要及次要血管并发症风险（降低高达 60% 以上），减少穿刺时间，降低穿刺失败率以及误穿动脉的次数。使用小针穿刺，同样也能减少血管穿刺并发症，尤其在误穿动脉时（小穿刺针误入动脉比大穿刺针更容易压迫止血）[1,3]。

心脏穿孔

发生率

以往的研究报道，以导管为基础的介入治疗心脏穿孔的发生率在所有手术中为 0.8%，瓣膜修补术为 1.5%～4.7%，斑块旋切血管成形术为 0.5%～0.8%，诊断性导管插入术为 0.01%，电生理检查为 0.1%～0.2%，室上性心动过速消融为 0.2%，室性心动过速消融为 0.4%～2.7%，左心房消融为 0.5%～4.0%。

随着心房颤动导管消融术数量的增加，手术相关性心包压塞的发生率增加，这是因为心房颤动导管消融需要一次或多次房间隔穿刺、过多的心腔内导管操作、在左心房薄壁处消融，以及手术中需全身高强度

抗凝[4]。

心包腔出血是经皮剑突下心外膜消融术最常见的并发症。尽管心包压塞与严重出血并不常见，10%～20% 的患者会合并心包出血，尤其是误穿入右心室，7% 的患者心包出血量高达 80 ml 以上。与心外膜入路手术相关的心包出血主要与右心室穿孔有关。近段冠状动脉走行于房室沟与室间隔，由心外膜脂肪覆盖，离穿刺针常规入路较远，因此不易被损伤。有时，损伤心外膜脂肪会引起少量出血。心包出血有时会发生在标测及消融术后。心肌撕裂或心外膜血管损伤发生于心包鞘管、导管操作时或射频消融时[5-8]。

机制

心脏穿孔可以由导管操作的机械性损伤、射频消融导致的心肌组织破裂、房间隔穿刺的意外损伤所致。过多的导管操作，尤其在薄壁区，如左心房顶部、右心室游离壁、右心室流出道、右心室心尖部及心耳，可导致心脏腔室机械损伤。心脏穿孔亦可发生于远离标测、消融的部位，通常由于大剂量异丙肾上腺素注入时，心脏搏动快速有力，导致右导管刺破心脏。房间隔穿刺时，易误穿破右心房游离壁及左心房侧壁。

高功率射频能量的应用可造成消融电极区组织过度发热，组织内水沸腾。因此，壁内可发生蒸发与快速气体膨胀，消融电极下的组织内可有气泡形成。持续能量输出可导致气泡扩张，压力增加，最终气泡爆裂（形成爆破音），留下一个开孔（所谓的气爆）。这经常发生于热损伤内膜表面（形成坑），或者偶见于心肌壁贯通损伤（导致心脏穿孔）。气爆通常伴随突然的阻抗升高（< 10 Ω）以及电极头温度骤降。当内膜表面爆裂时，心腔内超声心动图（ICE）可见大量强回声微泡。使用 4 mm 温控射频头端形成气爆的风险相对较低，因为电极温度（接近组织温度）被控制在安全范围内。然而，当电极主动或被动降温时，组织与电极温度明显不一致，组织温度可达到沸点，且不能通过监测电极温度来发现。

诊断

及时识别与处理心脏穿孔，对预防心脏压塞进展及危及生命的血流动力学紊乱极其重要。尽管症状通常为突然低血压，但有时隐匿，血压进行性下降。持续有创动脉血压监测有助于早期发现血流动力学紊乱。心脏压塞逐渐发展时通常会合并窦性心动过速，然而无心动过速并不能排除心脏压塞。事实上，

心脏压塞快速进展可诱发迷走神经反应，出现窦性心动过缓，心室起搏依赖的患者该表现不典型。消融损伤后发生的任何胸痛，尤其合并低血压、出汗均提示大量心包积液进展的可能。

心脏透视结合基础评估可提供第一线索：左前斜位透视时，心脏边界侧缘下降，表明存在心包积液，通常在血压下降、心脏压塞之前即可出现。血管造影表现为双层影，右心外膜脂肪垫与外层心包影构成。一些术者会在手术开始时留取左前斜位影像，以作为术中参照对比，术中应在同一投照体位下间断评估透视结果[9]。

经胸超声心动图是确诊心包积液最为明确的方法。ICE 常用于指导需穿间隔的左心房手术，同时便于在出现心脏压塞症状前发现心包积液，探头在右心房可见房间隔，但大部分心包腔并不可见。有时需要适当旋转探头，将 ICE 导管经右心室放置在室间隔，这样能很容易地确定心包积液（图 32.1）。

在放置诊断性导管或穿房间隔途径进入左心房时，可出现不伴有心脏压塞的穿孔，这时及时发现心包积液可防止心脏压塞的进展，但应高度警惕。以下情形可提示术者出现心脏穿孔的可能：心室导管到达心影轮廓边缘；透视下贴靠较好并且局部电压正常但起搏阈值很高；"右心室"起搏时出现右束支传导阻滞波形，以及导管头端移位（如右心室导管离右心室心尖部很远并且偏左）。

行房间隔穿刺进入左心腔时有可能误入主动脉，如果仅为穿刺针进入主动脉，而未置入穿刺鞘及扩张鞘，穿刺针可撤回。动态监测患者生命体征及心脏彩超。如果监测 15～30 min，无心包积液积聚，则手术可继续。如果未及时发现错误操作，穿刺鞘管与扩张鞘已推送至主动脉根部，此时不能立即拔除鞘管，否则会因心包腔内大量出血而引发即刻或不可

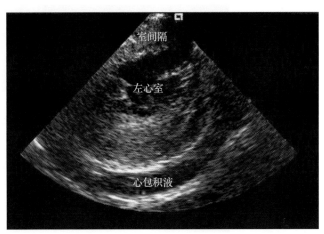

图 32.1　心包积液的心腔内超声心动图（ICE）图像。相控阵 ICE 探头置入右心室，图中可见左心室短轴切面及中等量心包积液

控制的血流动力学衰竭。此时应立即与心胸外科大夫讨论是否在直视下拔除鞘管与修补主动脉壁缺口。

此外，在尝试房间隔穿刺的过程中，穿刺针与扩张鞘滑行至右心房高位房间隔，易误穿游离壁，继续递送穿间隔穿刺内芯外鞘装置，可立即进入左心房，此时可监测左心房压力曲线，透视与ICE可见导管位于左心房。只有在手术结束拔除鞘管时，才开始心包出血。同样地，开始放置右心室或冠状窦电极时即已穿破心脏，但导管自身堵住了缺口，直至手术结束拔除电极时，心包腔出血才开始。

处理

心脏压塞是导管消融围术期最严重的并发症，如果处理不及时会直接增加死亡率。

心包积液的处理主要依据渗出量的多少及血流动力学是否稳定。如果为术中早期发现的少量心包积液应持续监测，无须结束手术。大量渗出时，应立即终止手术，如果已用抗凝药则必须纠正。常用的拮抗剂为鱼精蛋白拮抗肝素；Idaracizumab拮抗达比加群；Ⅳ因子凝血酶原复合物拮抗Ⅹa因子抑制剂；Ⅶ因子激活物、新鲜冰冻血浆、维生素K拮抗华法林抗凝治疗作用。依据积液量和血流动力学失代偿的严重程度，有时需要静脉补液、应用血管升压素及输血治疗。高迷走神经张力患者静脉注射阿托品有效。

如果发现穿孔未合并心脏压塞，应行超声心动图记录基线状态。如果致穿孔导管为标准5 Fr或6 Fr，通常可以撤回心腔，同时超声心动图监测积液的渗出。大多数情况下，不会继续向心包内出血，手术可以继续进行。如果因计划使用左心导管而行系统抗凝时，术者应充分意识到继续操作所面临的心脏压塞风

险。如果大导管或血管鞘管误入心包腔，应紧急行超声心动图检查，并请心胸外科会诊。多数情况下，鞘管可回撤心腔内，而无不良后果，但是团队应做好转运患者至手术室的准备，以修补室壁穿孔及撕裂。有些情况下，尤其是充分抗凝的患者，转运至手术室并准备紧急胸骨切开后再行导管或鞘管移除是明智的，以备一旦血流动力学不稳定能快速开胸手术。

尽管心包穿刺能有效恢复大量心包积液或少量心包积液伴心脏压塞症状的血流动力学功能，但潜在的风险包括：心腔撕裂、误穿入右心室、气胸和感染。部分患者，尤其是中少量心包积液未抗凝治疗的老年女性患者，保守治疗包括静脉补液、升压药维持血流动力学稳定被证实是有效的、合理的初步策略，可以避免紧急心包穿刺。

心包穿刺

有穿刺指征时应紧急处理，因为介入治疗的时间窗通常很窄，患者很快会合并严重血流动力学障碍。可在透视或超声心动图引导下穿刺，如果不能做超声心动图检查，透视引导下足以安全穿刺，不能因依赖经胸超声心动图而延误诊断和治疗时间。剑突下经皮心包穿刺详见第4章。

一些研究者主张心包腔双引流管，以便快速引流，并持续人工负压抽吸。这一技术可使心包贴合在穿孔处，堵住出血点。此外，快速清除心包积液可预防心包腔内血栓形成（图32.2）[9]。

对于持续出血的患者，自体回输经心包腔引流的血液是有价值的。最好使用自体血液恢复系统（Cell Saver），因为直接回输会导致系统性炎症反应[9]。

ICE、经胸超声心动图及心包腔造影剂注射均可用来证实心包积液是否完全引流。大多数患者在首次

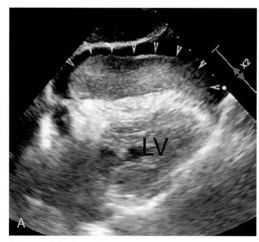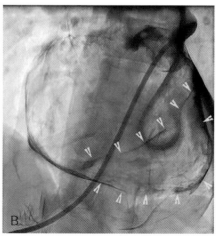

图32.2 心包内血栓。经胸超声心动图（**A**）与心包腔造影（**B**）显示心房颤动导管消融继发心脏穿孔和心包积液。使用鱼精蛋白逆转肝素效应，并经剑突下途径心包穿刺引流。猪尾巴导管置入心包，引流管内注射造影剂。可见心包内血栓附着于左心室外壁（箭头）

引流后短暂留置导管可确保心包出血停止并没有新的渗出形成。传统情况下，心包腔留置导管近 12～24 h，但近期报道表明，早期（确认出血停止 1～4 h 内）拔除引流管是安全的，而且可减轻患者不适和减少住院时间[11]。值得注意的是，心包腔血栓形成会阻止有效的心包引流，导致限制性充盈障碍，若为中等量血凝块，有必要行紧急手术探查，因为任何会进一步影响血流动力学的新出血均不易被发现且不能被引流管引流出来。大剂量鱼精蛋白，尤其与凝血酶原复合物联用时有潜在血栓形成风险[10]。

心脏穿孔后早期心包炎很常见。一项报道显示，53% 患者在心包积液引流和引流管拔除后仍有持续性胸痛，提示心包炎症。亚急性心包积液（提示心脏损伤后综合征或炎症性心包炎）需反复心包穿刺。以下方法有助于减低心包炎症程度：①心包腔注射类固醇激素（如甲泼尼龙 0.5～1.0 mg/kg 或曲安西龙 2.0 mg/kg），动物实验证实，其可有效减少术后心包炎与心包粘连；②术后使用秋水仙碱可减少心包炎症；③心包引流置管均需使用抗生素治疗；④早期移除心包引流管[8, 12-13]。部分患者经心包腔引流后，会持续存在轻度低血压与心动过缓 1～2 天，这可能是因为延迟的迷走神经反射，常会自发缓解。

外科修复

目前外科手术探查和修复心脏穿孔尚未达成共识。即使大量积液（2 L）亦可通过经皮心包穿刺治疗，而无需外科干预。然而，在首次引流后持续心包出血和快速心包积液积聚提示心脏撕裂，而非微小穿孔，应紧急外科探查。心房颤动消融术后左心房穿孔约 16% 需外科修补[9]。

明确心脏穿孔的可能部位有助于选择合适的外科手术探查方法。通常手术中使用的技术以及导管放置的心腔也有助于判断穿孔部位。然而，有时心脏穿孔部位远离手术消融导管的位置。

抽取心包积血行血氧饱和度分析，有助于判断静脉或动脉出血（右侧或左侧心腔来源）。此外，心包腔内的血栓或积液部位有时能提示心脏穿孔部位（左心房穿孔时为后壁渗出，右心室穿孔时为前壁渗出）。

血栓栓塞

左心腔内电生理手术可合并系统性血栓栓塞。左心房颤动消融中的发生率为 0.4%～2.1%，左心室来源室性心动过速消融的发生率高达 2.8%。对于心房颤动消融的患者，既往脑血管事件是消融术后脑血管事件最强的危险因素，围术期卒中风险可增加 9 倍。此外，围术期卒中率升高与 CHADS$_2$ 评分呈正相关。

机制

潜在的血栓来源包括导丝、导管及鞘管置入左心房或左心室内形成的血栓，消融导管头端或消融部位焦痂形成，血栓或空气栓子穿过未闭的卵圆孔或房间隔穿刺点，及既往存在的左心房、左心室血栓在导管操作时脱落；此外，持续性心房颤动在计划复律或自行转为窦性心律时，可有左心耳附壁血栓形成（尤其未予充分抗凝，消融术中或术后）。此外，消融损伤对心内膜的破坏是血栓形成的潜在病因。主动脉粥样硬化栓塞发生于经主动脉逆行左心室消融室性心动过速或房室旁道，这往往与严重主动脉病变内操作导管的困难程度有关。

相关血栓事件主要发生于消融术后 24 h 内，高危期在消融术后前两周。脑血栓栓塞最常见，但血栓也可见于冠状动脉、腹部及外周血管循环。此外，近期研究报道，在心房颤动消融最初的 24～48 h，无症状性脑栓塞发生率高（经头颅 MRI 证实的患者占 50%）。这些脑损伤的病理学机制与临床意义并不确定。

预防

预防是减少左心标测和消融时脑血管事件的最佳策略，方法如下：①心房颤动患者及缺血性室性心动过速伴心功能不全患者，术前应常规行经胸超声心动图或经食管超声心动图检查；②术中积极抗凝治疗，包括早期肝素使用（通道一旦建立，即刻使用），后续持续泵入维持活化凝血时间 > 300 s；③注意鞘管处理，包括持续输入肝素生理盐水、排净空气；④通过调节能量输出，预防阻抗突然上升，减少消融时瘢痕形成；⑤心房颤动消融时 ICE 有助于早期发现心腔内血栓，以及在射频消融内膜组织破坏时，监测气泡加速形成（焦痂形成前兆）。

与标准 4 mm 或 8 mm 实心消融电极或盐水闭合灌注电极相比，盐水开放灌注消融或冷冻消融有利于减少消融导管头端焦痂与血栓形成。消融术完成前使用大剂量鱼精蛋白，有潜在促血栓形成风险，有必要进一步评估以确认其安全性。此外，心房颤动消融时连续口服抗凝剂策略避免了消融术后即刻抗凝不充分的阶段，由于消融必然伴随着炎症与刺激，故这一阶段恰恰为血栓形成的重要阶段。对于严重主动脉病变患者，使用长血管鞘管指导消融导管直接进入左心室可降低主动脉栓塞的风险。

空气栓塞

血管空气栓塞是进行左右心腔操作时潜在的致命事件。由于许多静脉空气栓塞悄然发生，故其实际发生率尚不明确。有关空气栓塞的文献报道其发生率为 0.13%。

机制

静脉少量空气栓塞通常会在毛细血管床破裂并被吸收，而无明显后遗症，大量空气（＞ 5 ml/kg）可导致严重并发症（休克或心脏停搏），但是亦有报道显示 20 ml 空气即可导致严重并发症。另一方面，动脉循环内即便是 2 ～ 3 ml 的空气，亦会致命。

反常空气栓塞可经由固有通道进入动脉系统，见于房室间隔缺损或肺动静脉形成不良。直接动脉空气栓塞是经穿间隔鞘管将空气带入左心房，亦见于主动脉左心室标测与消融，心导管固定需要使用长的血管鞘管时。

患者仰卧时，大量空气可快速进入静脉循环，并滞留于右心室流出道及肺动脉，引起右心室流出道梗阻，心排血量降低及潜在血流动力学不稳定。此外，空气栓塞可引起肺血管严重的炎症改变，包括直接内皮损伤、血小板及纤维素聚集。系统循环中空气可通过各种机制引起缺血性损害，如血流阻塞、血管痉挛及血小板活化继发血栓形成。

临床表现

大多数静脉空气栓塞为亚临床状态，并无直接后果，即便有症状，也因其临床表现的非特异性而不易被识别，症状多类似心、肺及神经功能不全。因此高度疑似病例有必要进一步证实。

静脉空气栓塞结果与其进入静脉的量及速度直接相关。自主呼吸的患者比正压通气控制者的结果更严重。因为前者自主呼吸时，可形成胸腔负压使空气更易进入。清醒者常表现为呼吸困难，持续性咳嗽、胸痛、濒死感等典型症状。同时可见颈静脉怒张、低血压、心动过速及心电图右心负荷表现（ST-T 改变），严重的病例可表现为心血管衰竭。

动脉空气栓子可以分布到几乎所有器官，因此临床结果严重，直接脑空气栓塞与精神状态变化、癫痫、抽搐和局部神经系统体征有关。左心房标测与消融时常见的空气栓塞症状是急性下壁缺血和（或）心脏传导阻滞，这提示空气栓子优先向下迁移到右侧冠状动脉（患者仰卧时，右冠窦开口比左冠窦开口高）。

重要的是，消融术后数天与数周发现空气栓塞，应排除心房食管瘘。

诊断

常见的诊断方法在诊断外周动脉空气栓塞时缺乏敏感性。诊断主要基于相关临床背景及心腔可能存在的气体。右心室与肺动脉的气体可通过透视或经胸超声心动图发现。经食管超声心动图是目前监测静脉气栓敏感性最高的检查。空气被吸收前即刻 CT 或磁共振成像可见脑血管内大量低密度影，伴或不伴急性梗死，但是在病变后期成像可见弥漫性急性梗死。

预防

空气栓塞的最佳处理是预防。仔细处理鞘管包括持续输注肝素生理盐水、空气过滤。虽然空气可以通过注射管路进入，但亦可由于抽吸负压而发生在撤除导管时。因此，导管拔除应缓慢撤出，减少抽吸效应。同时应抽吸和冲洗鞘管，确保鞘管内无空气与血流积聚。重要的是无论是置入、撤除或重新置入鞘管，均应抽吸鞘管，确保鞘管内有一定的液体，而未滞留空气，否则在鞘管置入导管时会带入空气。在送导管前，回抽鞘管是一个很好的习惯，尤其是在经大鞘管置入和拔除球囊导管时。

处理

首先须采取一切措施防止进一步的空气栓塞。对于静脉空气栓塞，左侧卧位和头低脚高位（Trendelenburg 位）有助于空气滞留在右心房，不会引起右心室流出道的空气堵塞。此外，可经中心静脉或肺动脉导管直接抽吸空气，在患者侧卧位或 Trendelenburg 体位，配合 Valsalva 动作时，开始抽吸空气。

静脉补液及注射血管升压素可维持血流动力学。额外给予 100% 氧气治疗可通过增加气泡中氧气的吸收来减小空气栓子。由于气泡不能浮在动脉血流上，故以上方法更适合处理静脉和右心室空气栓塞。支持治疗通常可以使症状与体征在数分钟内完全消失。怀疑冠状动脉空气栓塞伴 ST 段持续抬高 2 ～ 3 min 时，应行冠状动脉造影以明确是冠状动脉痉挛或空气栓塞。

当疑诊脑空气栓塞时，通过补液和供氧增加脑灌注至关重要。脑空气栓塞首选高压氧治疗，应考虑即刻转至高压氧治疗中心。高压氧治疗数小时后可压缩存在的气泡，加速气泡的清除，通过建立高度弥散的环境改善缺血组织氧供，减少内皮栓塞性炎症损伤。

冠状动脉损伤

尽管冠状动脉邻近常用的消融部位，但冠状动脉损伤的发生率相当低（0.06%～0.1%）。冠状动脉损伤的低发生率至少部分与心外膜冠状血管内流速较快有关，导管邻近部位通过冠状动脉血流散热（对流散热）。

主动脉窦内消融应考虑的风险是急性冠状动脉闭塞。冠状动脉损伤见于主动脉根部导管操作及消融，如邻近冠状窦开口消融和消融主动脉窦时误入冠状动脉左主干。

消融右心室流出道与肺动脉时，应注意潜在的冠状动脉损伤风险。通常右冠状动脉离右心室流出道游离壁近端仅 4～5 mm，由脂肪分开。此外右冠状动脉起始离肺动脉瓣很近，左主干紧挨着右心室流出道后壁临近肺动脉瓣区域或者肺动脉瓣上区域。

由于右冠状动脉邻近三尖瓣峡部，左回旋支邻近二尖瓣环，故消融二尖瓣环或三尖瓣环时会损伤冠状动脉。消融三尖瓣峡部时可发生短暂的下壁导联 ST 段抬高和右冠状动脉急性闭塞，消融左侧房室旁路时会损伤回旋支动脉。也有报道显示，消融儿童 Ebstein 畸形的三尖瓣环右侧旁路时可发生右冠状动脉的延迟闭塞，或者在冠状窦内或者心中静脉内消融后间隔旁路时可发生冠状动脉损伤或者心肌梗死。

经皮心外膜消融引起冠状动脉急性损伤（撕裂、内膜增生、血管内血栓形成、血管痉挛）的风险很高，尤其是前后室间隔和心室基底段，这些部位为冠状动脉、静脉走行处。冠状窦及其分支离回旋支远端及右冠状动脉后侧支很近，因此房室旁路、二尖瓣峡部及 VT 需要在冠状静脉系统内消融时，可造成冠状动脉损伤。

机制

射频消融引起的急性冠状动脉损伤可由血管痉挛、血管内血栓形成或直接血管损伤所致。短暂热刺激导致的冠状动脉痉挛为最常见的机制。急性或亚急性栓塞可因射频引起冠状动脉内膜与中层功能性或形态学损伤所致。热效应可引起血管壁胶原纤维变性，内膜增生，继发血管狭窄。此外，炎症机制可引起近中层坏死与内膜增生而延迟狭窄。心外膜消融时，冠状动脉损伤可因直接冠状动脉壁受损或冠状动脉撕裂有关[14]。

通常冠状动脉对热损伤的易感性与消融电极到动脉的距离呈负相关。动脉损伤程度与血管直径呈负相关，＞0.5～1.0 mm 的血管很少损伤。较小心脏内高频能量释放（如儿科患者）或直接与血管接触会增加冠状动脉损伤风险。

心外膜冠状动脉内高流速血流可充当冷却剂，保护冠状动脉不受射频热损伤。即使消融导管邻近冠状动脉，血管内膜温度的升高亦能通过冠状动脉内血流冷却（对流散热）。对流散热几乎很好地解释了消融术后的低冠状动脉并发症。消融时对流散热的保护作用会受到限制，见于冠状动脉内血流速度下降时、小口径血管或既往存在狭窄的动脉。

临床表现

急性冠状动脉闭塞（痉挛或栓塞时）可表现为胸痛（非麻醉患者），或者体表心电图急性 ST 段抬高。消融术后，应排除冠状动脉损伤，因其通常被误诊为射频引起的心包炎或心肌损伤。消融高危险部位时术中监测体表心电图 ST 段变化是发现冠状动脉损伤的必要手段。术后即刻心电图检查是在可治疗、可预防严重并发症发生阶段诊断 ST 段变化的重要方法[15-16]。

重要的是，射频消融通常（25%～100%）会引起心脏肌钙蛋白水平升高，而这本身与冠状动脉损伤无关。肌钙蛋白 I 的平均峰值为 0.13～6 ng/ml，肌钙蛋白 T 的平均峰值为 0.20～2.41 ng/ml。与急性冠脉综合征相比，射频损伤后的 TnI 升高达峰时间更早（2～8 h，急性冠脉综合征时 TnI 达峰时间为 18～24 h），回落时间亦提前。肌钙蛋白升高的水平与射频损伤频次、消融部位（心室＞心房＞瓣环）及进入左侧途径（经主动脉＞经间隔）有关。局部消融与线性消融相比，肌钙蛋白水平升高发生率较低（房室结折返性心动过速、房室折返性心动过速时 25%～88% 的病例肌钙蛋白不升高）。典型或不典型房扑、房颤及室速消融的病人都会有肌钙蛋白的升高。无症状性肌钙蛋白 I 升高的预后意义仍不清楚[17]。

预防

经皮心外膜消融、冠状静脉系统内消融及主动脉窦内消融时，以下几个要点有助于避免冠状动脉损伤。必须了解拟消融部位与邻近冠状动脉的关系。通常可行冠状动脉造影或 ICE 成像明确消融靶点部位与冠状动脉的关系。尽管消融导管与心外膜动脉之间的绝对安全距离尚未确定，通常二者间距离 ≥ 5 mm 是接受的，在造影时应确保导管在任一心动周期均未触及血管。

当计划主动脉窦内消融时，应行主动脉根部造影观察主动脉根部及左右冠状动脉开口。行选择性冠动脉造影时，可将 5 Fr 导管留在冠状动脉开口作为标志并保护冠状动脉，防止射频时消融导管移位。替代方法是联合电解剖标测和 ICE 可用于确定导管贴靠位置、接触点与冠状动脉的距离，并严密检测射频能量释放。

此外，临近冠状动脉，尤其是小口径血管或狭窄血管，应降低射频能量输出。证实射频损伤未获得预期电生理效果时，应尽快停止放电。消融时应不断透视，观察导管移位情况。消融能量应间断释放，以防消融时偏离最佳消融标测点。消融术后，即刻行冠状动脉造影可用于排除冠状动脉痉挛、夹层及血栓。

值得注意的是，实验表明，心外膜消融时，冠状动脉内冷盐水灌注可保护冠状动脉免受热损伤。然而这一方法的安全性与有效性尚未在临床评估。在动物模型中，冷冻消融有更低的冠状动脉损伤风险，但在临近血管，尤其是小血管时，仍然会引起闭塞与内膜损伤。

医源性心律失常

房室传导阻滞

房室传导阻滞是房室结折返性心动过速消融时最重要的并发症。慢径消融所致房室传导阻滞的发生率为 0.2% ~ 0.8%。通常在射频时或消融后 24 h 内出现房室传导阻滞伴交界性逸搏心律。阻滞水平通常在房室结。房室传导阻滞的预测因素包括：消融位点解剖位置邻近房室结、射频消融时发生交界性快速心动过速（周长 < 350 ms）、室房传导阻滞伴交界性节律、消融次数（与组织损伤数量有关）、消融时房室前传功能恶化。房室结折返性心动过速前位法消融时房室传导阻滞的风险较高（接近 10%，范围为 2% ~ 20%）。为减少房室传导阻滞发生，在消融房室结折返性心动过速时应监测房室传导功能，一旦出现房室阻滞，即刻停止消融，这是减少房室传导阻滞发生的要点。出现以下情况时，应终止射频消融①阻抗升高（> 10 Ω）；②PR 间期延长（窦性节律或心房起搏心律时）；③出现房室传导阻滞；④交界性心律时出现逆传功能阻滞；⑤出现快速交界性心动过速（心动过速周长 < 350 ms），预示会出现传导阻滞。

在接近房室结或希氏束附近的室间隔消融时，也可出现房室传导阻滞，包括前室间隔、中间隔房室旁路或房性心动过速及希氏束旁室性心动过速。此外，希氏束走行于室间隔膜部，位于右冠窦与无冠窦之间，该部位的室性心动过速消融会损伤希氏束（图 32.3）。

当消融导管所在位点记录到希氏束电位时，应逐步增加消融输出能量，缩短消融时间，联合心房起搏监测房室传导功能，以防因加速性交界性心律的发生而误判。冷冻消融可作为替代方法在此处使用，因其可保证房室传导束有相对更为安全的边界。

在部分患者中，导管引起的机械损伤可引起短暂的房室传导阻滞。同时，右心室或左心室心腔内导管操作可引起机械性束支传导阻滞（通常短暂），但既往存在束支传导阻滞的患者可出现完全性房室传导阻滞。此外，因束支折返性室性心动过速行右束支传导阻滞消融时，通常会伴发完全性房室传导阻滞（高达 30%），因为左束支既往存在严重的病变。

大折返性房性心动过速

对于局灶射频消融术后继发的新的心律失常，尽管未成为临床问题，然而如果线性消融不彻底，会因消融线裂隙形成折返性传导。即使验证消融线阻滞，心房颤动消融时左心房内消融线会通过邻近左心房的解剖结构促进折返活动。事实上，左心房大折返是心房颤动术后常见的并发症，发生于高达 50% 的手术病例中。节段性肺静脉口消融比环肺静脉消融并发房性心动过速的发生率低（< 5%），左心房环状或线性消融将更高。心房复杂碎裂电位消融而不加线性消融与肺静脉隔离会中等程度地增加房性心动过速的风险。心房颤动逐级消融法，包括左、右心房广泛消融终止持续性心房颤动，导管消融术后随访有 50% 以上的患者出现房性心动过速。尽管心房颤动消融后房性心动过速的发生时间不一，但术后 1 ~ 2 个月出现最常见。

室性心律失常

房室交界区消融术后早期可发生恶性室性心律失常和心脏性猝死。多形性 VT 与初始延长后期缓慢的复极异常导致的电不稳定性有关，这是由心率与激动顺序的变化引起。大多数多形性室性心动过速、心室颤动、尖端扭转型室性心动过速的发生与心脏停搏或心动过缓机制相关。为降低相关心律失常的风险，推荐房室交界区消融术后给予 80 次 / 分的心室起搏。对于心律失常高危的患者，如充血性心力衰竭或左心功能不全，往往需要更高频率起搏（如 90 次 / 分，起搏 1 ~ 3 个月），同时需要住院观察至少 48 h。大多数患者在 1 周后调整起搏频率，虽然很少低于 70

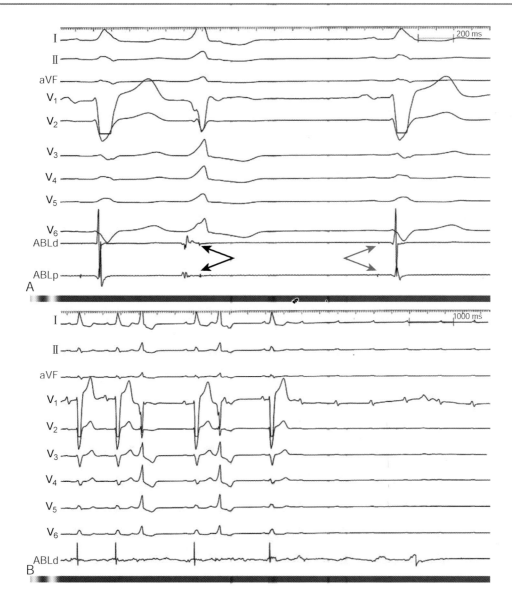

图 32.3　起源于希氏束旁的室性期前收缩消融时合并房室（AV）传导阻滞。**A**.窦性心律时，近端及远端消融电极（分别为 ABLp 和 ABLd）显示前传希氏束电位（灰色箭头）以及室性期前收缩时，最早心室激动处的逆传希氏束电位。**B**.释放射频能量导致希氏束损伤继发房室传导阻滞

次 / 分，并且最好在低频率下行心电图评估是否存在复极化异常后再进行调整。

窦房结功能异常

后间隔旁路或房室结消融时，可出现不适当窦性心动过速，提示支配窦房结和房室结的副交感和（或）交感神经活性受到干扰破坏。不适当窦性心动过速通常在术后 3 个月明显缓解。有些患者在心房颤动消融术后会出现严重窦性心动过缓或停搏，这可能是由于长期心房颤动（数月）使窦房结重构所致，也可见于术前窦房结功能正常的患者。回旋支起源的窦房结动脉在左心房顶部线性消融时会受到损伤。这种情况通常可在 1 周后恢复，也有些患者

需植入永久起搏器。

瓣膜损伤

逆行消融左心室室性心动过速及左侧旁路时，逆行通过消融导管可引起主动脉瓣损伤。为防止瓣叶损伤或穿孔，应避免使用直导管。相反在送入主动脉根部前，导管头端应弯成 J 形。消融主动脉窦来源的室性心动过速，亦会导致瓣膜损伤，有必要限制射频能量输出及时限。如果多次尝试标准方法下送导管至左心室均未能获得成功，应考虑通过导丝或猪尾巴导管（通常跨瓣较容易）放置长鞘管入左心室。尽管跨瓣较困难，但还是推荐尽量用消融导管跨瓣，只是导管

会弹回主动脉根部，要重新跨瓣。

　　二尖瓣瓣叶损伤常见于经主动脉或穿间隔消融时，消融导管缠绕在二尖瓣环结构处，通常并不会引起严重损伤。瓣叶附属结构与标测导管发生缠绕、难以分开（如心房颤动消融时），瓣叶损伤的风险很高（偶尔需胸外科手术和瓣叶置换）。应避免强行拔除，因为这有可能损伤瓣叶，最终导致瓣叶置换。为防止乳头肌和腱索损伤，在拉出导管之前可先向左心室心尖部方向送入。沿导管送入鞘管，将导管撤回鞘管后再一起拔出，简易有效，如果轻中度的牵拉不成功，经胸手术拔除导管为佳，此方法可避免瓣叶严重损伤。

膈神经损伤

　　膈神经损伤及伴随的膈肌麻痹为右心房、左心房心内膜消融所公认的并发症，亦为经皮心外膜消融术的并发症。

　　右侧膈神经在胸腔内位于胸膜壁层与心包壁层之间，沿着右心房游离壁侧走行于上腔静脉与右上肺静脉之间。右侧膈神经的走行会导致其在消融时容易受到损伤，多见于窦房结改良、界嵴房性心动过速消融、上腔静脉及右上肺静脉消融手术时。因心房颤动消融数量增加，右侧膈神经损伤变得频繁，这与心房颤动消融常需上腔静脉电隔离及隔离右上肺静脉，尤其是球囊消融导管的使用有关。射频能量隔离右上肺静脉时，右侧膈神经损伤的发生率为 0.48%；射频能量隔离上腔静脉时发生率为 2.1%。冷冻球囊隔离肺静脉时，右侧膈神经损伤的发生率明显升高，第一代球囊高达 11%。使用二代球囊出现短暂（术中）或持续右侧膈神经损伤的概率分别为 9.0%、3.0%。心外膜途径改良窦房结同样有致右侧膈神经损伤的风险。

　　左侧膈神经走行于左头臂静脉后方，经主动脉弓和肺动脉干，在左心耳上方临近心包，下行于左心室（在纵隔胸膜层与纤维心包层之间），通常于左心室钝缘支邻近侧静脉和左侧钝缘支动脉。只有一小部分会贴近左主干和大静脉走行。左侧膈神经损伤通常发生于左心耳顶部附近心房颤动或房性心动过速消融、左后侧旁路消融、冠状窦远端或永存左上腔内消融时，以及经皮心外膜邻近左心室侧壁消融时[8, 16, 28, 30]。

　　使用非射频能量也不能预防这类并发症，因为膈神经损伤也见于超声、激光及冷冻治疗。值得注意的是，膈肌麻痹可能在术后 1 ～ 2 天出现，尽管消融结束时功能正常，其中原因可能为炎症而非直接损伤膈神经。

临床表现

　　1/3 的膈神经损伤病例无症状，最常见的症状是呼吸困难。其他症状或临床表现为消融时咳嗽或打嗝，消融术后肺炎及胸腔积液。无症状者通常于体格检查或常规胸片检查时确诊（图 32.4），可见一侧横膈轻瘫或麻痹（一侧横膈上抬伴矛盾运动）。目前尚无积极辅助膈神经愈合的方法。膈肌功能在 66% 患者中可以完全恢复，17% 可以部分恢复。有时膈神经损伤，甚至在数周，乃至数月后才被发现。

预防

　　多种措施可用来降低膈神经损伤风险。最佳的方法是避免在膈神经邻近部位消融。然而，这并不总是可行的。因此，消融高危部位时应小心监测膈神经功能，及时终止放电，防止膈神经麻痹。有时，可改变膈神经位置使其偏离消融靶点，以便于消融手术[31]。

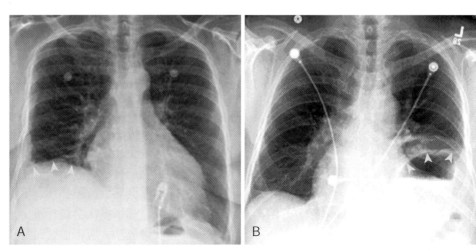

图 32.4　膈神经损伤引起单侧膈肌麻痹。胸部 X 线片（后前位）显示心房颤动导管消融时，右侧膈神经损伤引起右侧膈肌麻痹（箭头）（**A**）；左侧膈神经损伤引起左侧膈肌麻痹（**B**）

避免邻近膈神经处消融

膈神经损伤高危部位包括：右心房游离壁、上腔静脉后间隔、右肺静脉口下前方、左心耳顶部近端及左心室心外膜。在消融上述部位时，应在消融能量释放前行高输出起搏（20～25 mA，1.0～2.0 ms）膈神经，夺获膈神经确定其位置后可以稍移动导管消融位置避开膈神经区域，如果不能完全避开，应采用低热量消融和（或）短期消融。这项技术可联合使用右心房、上腔静脉、左心房及右肺静脉的电解剖标测，通过电解剖标测重构膈神经的解剖走行。这种方法可提示膈神经与潜在消融靶点的位置关系（图 32.5）[31]。

消融时监测膈神经功能

当在高危部位消融时，即便在消融处高输出起搏不能夺获膈神经，膈神经功能监测对于预防永久性损伤也是有必要的。这种方法需要连续起搏膈神经（于消融靶点上方位置），并在消融时同步监测同侧膈肌收缩。研究表明，短暂膈神经损伤在持续性膈神经损伤早期。因此，放电时早期识别膈神经损伤，可在永久性膈神经损伤出现前及时停止放电。这有助于膈神经功能快速恢复[31]。

全身麻醉时，应充分认识到肌松药对膈神经夺获的影响。因此，全身麻醉下手术时，应避免使用肌松药或使用只在插管时起麻痹作用的短效药物，并在消融前有足够的时间使其肌松作用消退，或使用拮抗药物，如新斯的明[12, 32-33]。

监测右侧膈神经功能时，将诊断性导管置于上腔静脉前侧壁消融位点上方水平，可持续夺获膈神经。起搏输出可调整为夺获阈值的 2 倍，高起搏输出可能会掩盖早期神经损伤，延误及时停止放电。此外，很重要的是要保证获得稳定的导管位置与持续的膈神经夺获。因导管移位引起的膈神经失夺获会造成不必要的手术中止[31]。

成功的膈神经夺获可通过下列方法确认：透视或 ICE 下可见右侧膈肌收缩，且右肋下区可触及跳动。膈神经夺获同样也可以通过膈肌电图监测。右侧膈肌复合运动动作电位（CMAP）可以通过 2 个胸壁标准心电图电极记录。其中一个电极置于胸壁剑突上5 cm，另一个电极置于右肋缘，二者相距 16 cm（图32.6）。这两个电极连接于电生理记录系统，其可将肌电信号放大并有带通滤波器（1～50 Hz）。右侧膈神经起搏时调整上腔静脉导管位置可获得最大的膈肌 CMAP 信号。膈肌 CMAP 也可以通过放于肝静脉处的电生理导管记录（图 32.6）。尽管同体表电极记录膈肌电信号相比，后者减少了呼吸对电位信号的影响，但它需要额外的静脉穿刺与电生理导管。膈肌CMAP 下降是最早的膈神经损伤信号。研究表明电位幅度下降 30% 可出现在膈肌麻痹前 30 s，使之在监测膈神经功能方面具有一定价值[32-33]。

即将发生的膈神经损伤可通过消融时的膈肌运动（触诊、透视或 ICE），或最大 CMAP 幅度下降 30% 发现（表 32.1）。触诊膈肌收缩力是简单的方法，但是将触觉反馈作为唯一监测膈神经损伤的方法并不充分。持续或间断透视更为准确，但会增加患者与术者的辐

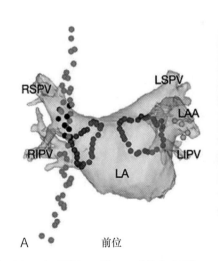
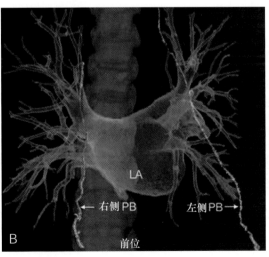

图 32.5　（见书后彩图）膈神经三维 CT 成像与标测。CARTO 起搏标测双侧膈神经与 3D CT 心包膈束（PB）成像对比。**A**. 膈神经起搏标测。膈神经点状标识叠加于左心房（LA）CT 上。红点为消融点，绿色、黑色及黄色点分别为起搏上腔静脉-右心房、RSPV、LAA 时夺获膈神经的位置。**B**. 与 A 图为同一患者，根据 CT 数据重建可见清晰心包膈束。右侧膈神经的走行与右侧心包膈束的走行基本一致。LAA，左心耳；LIPV，左下肺静脉；LSPV，左上肺静脉；RIPV，右下肺静脉；RSPV，右上肺静脉。（From Fukumoto K，Takatsuki S，Jinzaki M，et al. Three-dimensional imaging and mapping of the right and left phrenic nerves：relevance to interventional cardiovascular therapy. Europace. 2013；15：937-943.）

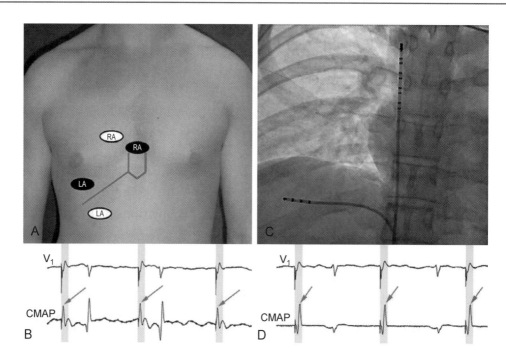

图 32.6 膈肌复合运动动作电位（CMAP）。左图，确认记录膈复合运动动作电位的体表电极位置（由 I 导联改进而来）。**A**. 右侧体表电极（RV 黑色椭圆）放于剑突上 5cm，左侧体表电极（LA 黑色椭圆）放在肋缘距离剑突 16 cm 处。有时电极的位置需根据患者的体型进行调整（如肥胖者），向右移动并使两个电极更加分离（白色椭圆），以获得理想的 CMAP 幅度（更低位置记录）。**B**. 体表心电图 V₁ 导联与改良 I 导联记录膈肌 CMAP 描记图。右图是由四极在右肝静脉内记录的 CAMP 描记图。**C**. 膈上前后位透视，膈 CAMP 电极记录的导管位置。右肝静脉内的四极记录膈肌 CMAP 电位。上腔静脉内十极用来起搏膈神经。**D**. V₁ 导联及右肝静脉内四极记录的 CMAP 电位。这一记录方法减少了呼吸对体表 CMAP 记录的影响。（A 图引自 Kowalski M，Ellenbogen KA，Koneru JN. Prevention of phrenic nerve injury during interventional electrophysiologic procedures. Hear Rhythm. 2014；11：1839-1844. ）

表 32-1	各种监测膈神经方法的优缺点比较		
方法	**描述**	**优点**	**缺点**
透视	直视膈肌运动	监测膈肌运动的敏感方法	增加患者及术者额外辐射暴露 不能预测膈神经损伤
触诊	触及膈肌收缩	可靠并可行的监测膈肌运动方法	需额外的人员 触及的膈肌收缩力受呼吸影响
肌电图	通过将 2 个电极放在横膈上下记录膈肌 CMAP，或膈神经起搏时在肝静脉内放置四极电极导管	最早发现膈神经损伤 简单、可靠使用方便 唯一能预测膈神经损伤的技术	CMAP 信号易受呼吸影响 基线幅度受肌松药影响
听诊胎心记录仪	胎心监测仪声调减弱（放于患者胸廓，监测膈肌收缩）	利用横膈收缩声音提示术者 可以预测麻痹前膈神经损伤	需额外的设备 肥胖患者不易记录
心腔内超声心动图	直视膈肌收缩	患者及术者最小辐射暴露	需额外的静脉通路与心腔内超声

From Kowalski M，Ellenbogen KA，Koneru JN. Prevention of phrenic nerve injury during interventional electrophysiologic procedures. Hear Rhythm. 2014；11：1839-1844.

射暴露。ICE（探头放于膈肌水平，朝向肝脏）也能用于持续监测膈肌运动引起的肝脏运动。此外，可将体外多普勒胎心监测仪放在肋缘行膈肌收缩监测。膈肌收缩声音的变化可用来提示膈肌收缩力下降[31]。

经皮膈神经异位

　　经皮心外膜消融时，可用高能量起搏（通常＞10 mA），通过透视下见膈肌刺激的方法，确定邻近膈神经。膈神经可向左心室分支，因此膈神经夺获的地方，并不能显示所有分支。此外，提示心外膜消融安全距离的起搏输出并不清楚。

如果因消融靶点邻近膈神经而使消融受限时，可通过向心包内放置球囊、注射生理盐水或空气，撑开膈神经与消融靶点，以确保安全射频消融。机械分离膈神经与邻近组织可使用一个大的球囊，通过置好的心包腔内鞘管放置导丝，至目标心外膜处。大小为 25 mm×40 mm 的血管成形球囊或食管球囊可通过指引导丝送达目标区域。球囊充气，直至透视下见完全膨胀。这种技术的应用受限于不能操控球囊导管，及不能将其置于理想的心外膜区域。需要可调弯鞘管协助球囊到位并提供支撑与稳定性的情况并不少见[31, 34-35]。

另一个方法是向心包腔内注射生理盐水与空气，以获得"可控制的气液心包腔"，增加膈神经与消融靶点区域的距离。可在小心监测动脉压与透视下，使用 20 ml 注射器注入心包腔生理盐水与空气，以增加 20 ml 的填充。每进行一步，均应行心外膜起搏评估膈神经夺获与膈肌刺激。缓慢灌注空气与盐水，直到膈神经失夺获，或发生严重低血压。尽管心包腔内液体与气体的骤然积聚可继发心脏压塞，但在血流动力学监测下，有控制地、缓慢地注入气液体会隔离膈神经与心外膜表面，而不引起临床严重的心脏压塞。联合气体与盐水比单用任何一种更能有效预防心外膜消融时损伤膈神经。联合气体与盐水可在心包内增加更多的（隔离）容积，且比单灌注液体对血压的影响更小。若只注入空气，当气体量达到 300 ml 时，大多数患者会出现明显的抵抗不适。值得注意的是，空气导电性能差，心包腔积气会增加除颤阈值，若需除颤（如在诱发室性心律失常之前），要抽空气体。此外，心包内的液体与气体会给消融导管与心外膜贴靠带来

问题[8, 26-27, 31]。

肺静脉狭窄

发生率

肺静脉狭窄是心房颤动消融最严重的并发症之一，发生率为 0% ～ 40% 不等，主要与消融策略、评估肺静脉口大小及位置的方法、监护的强度有关。肺静脉内局灶消融伴肺静脉狭窄的风险最高，狭窄率高达 33% ～ 42%。肺静脉隔离术时，重度肺静脉狭窄的发生率接近 1% ～ 5%，行肺静脉口消融的患者风险最高。环肺静脉前庭消融且消融局限于肺静脉口外心房组织时，肺静脉狭窄率明显下降[36]。

肺静脉狭窄按严重程度可分三类：轻度（< 50%），中度（50% ～ 70%），重度（> 70%）。晚发肺静脉狭窄可至重度狭窄，甚至完全堵塞（图 32.7 和图 32.8），尤其是肺静脉较细的患者。值得关注的是，狭窄多发生于左侧肺静脉。近期研究显示，射频消融肺静脉前庭合并轻、中、重度肺静脉狭窄的发生率分别为 31%、4% 及 1%。其中症状性肺静脉狭窄需介入治疗的仅 1 人（占 0.1%）[36]。冷冻球囊肺静脉隔离所致肺静脉狭窄的发生率相似[37-38]。严重的肺静脉狭窄（直径减小 > 50%）极其罕见于激光球囊肺静脉电隔离，然而这项技术的经验有限[39-40]。

机制

肺静脉狭窄的发生机制不清，可能涉及以下机制：可逆性水肿；内皮破坏伴血小板活化和新生内膜增生；热损伤引起的胶原变性、萎缩，形成组织挛

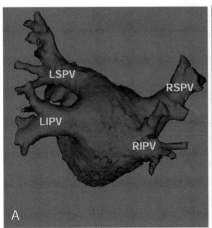
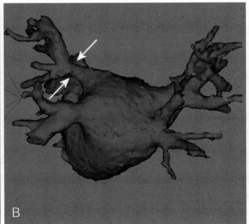
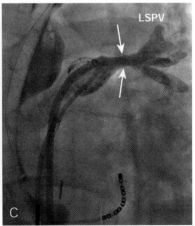

图 32.7　肺静脉狭窄。**A**. 节段性肺静脉口隔离术前，基线状态下左心房和肺静脉 CT 影像。**B**. 消融术后 3 个月，CT 影像显示左上肺静脉（LSPV）中度狭窄（箭头）及左下肺静脉（LIPV）轻度狭窄。**C**. 左上肺静脉血管造影（左前斜位）显示中度狭窄（箭头）。RIPV，右下肺静脉；RSPV，右上肺静脉

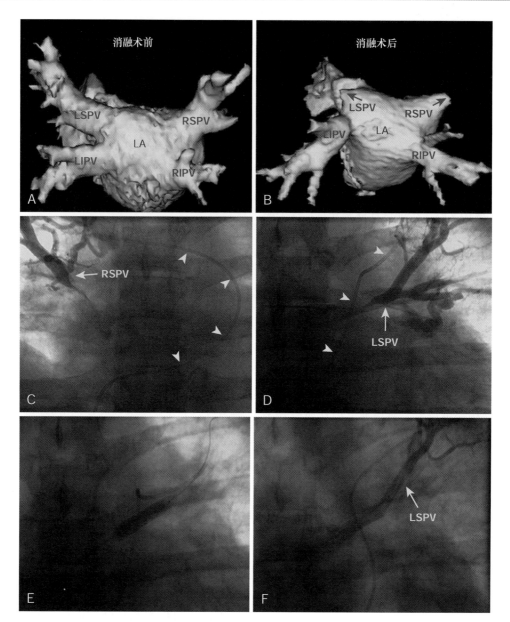

图32.8　肺静脉闭塞。A-B. 节段性肺静脉口隔离术前基线状态下（**A**）和消融后5个月（**B**）时左心房（LA）和肺静脉的CT影像。可以观察到消融后双侧上肺静脉完全闭塞。**C-D.** 右上肺静脉（RSPV，**C**）和左上肺静脉（LSPV，**D**）造影的透视图（前后位）。显示双侧肺静脉口严重狭窄至闭塞。通过放置在肺动脉内（箭头）的导管注射造影剂进行肺静脉造影。**E.** 左上肺静脉内支架置入前球囊预扩张。**F.** 左上肺静脉支架置入后造影图。LIPV，左下肺静脉；RIPV，右下肺静脉

缩。肺静脉狭窄程度及发生率与释放的能量、环肺静脉消融的比例有关。

　　冷冻消融与高温损伤的不同之处在于其内膜破坏程度轻，胶原变性、挛缩少，保持了组织超微结构的完整性及基质结构的抗张强度。这些特征使得肺静脉狭窄率比射频消融低。然而冷冻消融同样会引起肺静脉狭窄。冷冻球囊肺静脉隔离后肺静脉狭窄的机制不明[37]。

　　当肺静脉重度狭窄或闭塞突然发生，受累肺段动脉血流可逐渐下降，甚至中断，这是由于动静脉梯度的下降及组织水肿压迫。因此，受累肺泡缺血和周

围水肿会导致肺不张、梗死、并发感染，且随着肺血流动力学变化，血管交通开放及缺氧诱发的新生血管形成可使肺血流再分布。因此，受累肺段的静脉回流主要取决于同侧健康肺叶的侧支静脉。如果同侧肺静脉也狭窄，可使肺血流阻力增加，增加血流动力学负荷。肺静脉狭窄引发的症状并不典型，除非受累肺叶血流供应低于20%，或受累侧整个肺灌注低于25%。

临床表现

　　消融术后，肺静脉狭窄通常无症状，尤其轻中度

肺静脉狭窄及单根静脉受累时，重度肺静脉狭窄表现为呼吸道症状，类似常见肺部疾病，如支气管哮喘、肺炎、肺癌及肺栓塞。因此，应高度警惕以避免错误的诊疗过程并给予恰当的及时的治疗。症状常出现于消融后数月。初始症状一般为劳力性呼吸困难，持续咳嗽症状常见，胸膜炎样胸痛及咯血并不常见，通常与主干或分支血管完全闭塞有关。

相当比例患者的症状可自行缓解，有报道显示50%的患者症状可改善，且往往与先前发现的影像学异常的改善有关，尽管其他血流动力学代偿机制（如侧支循环建立）也起作用。

诊断

多种影像学方法已用于诊断肺静脉狭窄，包括CT、MRI、灌注扫描、经食管超声心动图及肺血管造影。以上检查手段中，并不确定哪一个是最佳、性价比最高的来诊断消融术后的肺静脉狭窄的方法，仅用其中一种方法并不能反映肺静脉狭窄所有相关的方面。因此最常用经食管超声心动图和CT互为补充（图32.7）。尽管研究者通常会建议在心房颤动消融术后3～4个月常规随访CT或MRI，以发现无症状肺静脉狭窄患者，但目前尚无证据显示早期诊断和治疗无症状性肺静脉狭窄患者会带来远期获益，但是出于质量控制的目的，在心房颤动消融技术开展的初始阶段，建议随访肺静脉影像以筛查肺静脉狭窄。

肺静脉CT和MRI是目前评估肺静脉狭窄应用最为广泛的方法。尽管两种方法均可明确狭窄的位置和程度（图32.7），但其敏感性与特异性仍需深入研究。用CT/MRI诊断肺静脉闭塞并不可靠，肺小动脉楔入造影为确诊的唯一方法。

经食管超声心动图中上肺静脉显影清晰，但左右侧下肺静脉图像并不连续，因此，经食管超声心动图中并不作为常规一线筛查手段。但是经食管超声心动图中可提供肺静脉狭窄相关功能学数据。经食管超声心动图中表现为多普勒血流速度最大峰值增加，或者血流信号存在湍流和异常。定义为收缩血流峰值与舒张血流峰值之间的最低血流应大于两峰值均值的60%。ICE可直接显示所有肺静脉，肺静脉口内1～3 cm显示良好。彩色血流对比显像也能发现最狭窄血管口部位置。

血气分析和肺功能检查不能筛查出早期肺静脉狭窄。胸部X线识别肺静脉狭窄特异性不强，胸部X线可发现肺实变和胸腔积液。在存在严重肺静脉狭窄的情况下，灌注异常通常很明显，其表现与肺栓塞相似。

预防

治疗肺静脉狭窄的最佳方法是避免它的发生。限定射频消融于肺静脉前庭或肺静脉心房移行处、使用电解剖标测和ICE准确定口、引导下消融导管放置是避免肺静脉狭窄特别重要的方法。

对于冷冻消融，必须避免冷冻球囊大小与肺静脉口径不一致。此外，可采用一些方法避免冷冻球囊进入肺静脉内放置过深。此外，极低球囊温度（低于−55℃～−60℃）可能提示球囊位置过深，应立即停止冷冻进程。

处理

有症状的肺静脉狭窄患者建议行肺静脉介入治疗。肺静脉支架比肺血管成形术再狭窄率低。严重狭窄但无症状患者，有学者建议同样行介入治疗，理由是损伤会进展，最终可能完全闭塞，以防潜在的血流动力学并发症（图32.8），亦有学者建议定期临床随访，只在症状进展时再考虑介入治疗。但是，需指出患者在出现肺静脉狭窄相关明显症状时，往往肺静脉已经出现长时间闭塞，此时行介入手术的技术难度大，即便手术成功，也很难明显改善受累肺节段的灌注。此外，在决定对无症状患者实行介入治疗时，尚应综合年龄、心功能储备及相关并发症，以及狭窄静脉相关解剖与技术因素。

经食管超声心动图或ICE易于狭窄静脉口定位，有助于支架放置。遗憾的是支架再狭窄率高达60%，有症状患者反复介入治疗需谨慎。支架内再狭窄可能由新生内膜增生和纤维化引起。支架外再狭窄常发在支架血管的远端分叉处，说明肺静脉病变仍在进展，这种情况下使用药物涂层支架无经验可参考，但是如此高的再狭窄率迫切需求有关设备及大直径支架的研究。

食管损伤

发生率

无论哪种能量，食管相关的周边损伤如食管损伤和食管周迷走神经损伤，仍然是罕见但很重要的心房颤动消融并发症[41]。

食管黏膜变化与热损伤有关，可见于心房颤动消融术后48%的患者。胃镜或胶囊内镜下证实临床上无症状的食管溃疡占14%～18%[42]。

食管穿孔可以伴或不伴瘘管形成。瘘管可连接食管腔与左心房或心包腔。调查显示，1/4 的食管穿孔不伴瘘管，或仅有心包食管瘘，这些患者的预后明显好于伴有心房食管瘘的患者[41]。

导管消融术后，心房食管瘘的确切发生率不清楚，但是预计为 0.01% ～ 0.25%，可能存在漏报。尽管罕见，心房食管瘘仍然是很严重的并发症，死亡率高（超过 60%），占致命性病例总数的 16%（为心房颤动消融术后第二大死因，仅次于心脏压塞。）。

冷冻球囊消融通常导致食管温度明显下降，尤其冷冻下肺静脉时，可导致食管损伤。冷冻消融与射频消融的食管溃疡发生率相当。近来研究显示，内镜发现二代冷冻球囊消融术后 1.5 天引起食管冻伤的比例可达 20%。然而，心房颤动冷冻球囊术后心房食管瘘发生率极低（0.009% ～ 0.014%），风险低于射频消融[43]。

用高强度聚焦超声（HIFU）技术行肺静脉隔离后，会出现食管过热、食管溃疡、心房食管瘘形成。最近有研究显示，9% 肺静脉隔离时因食管温度升高而终止 HIFU 能量释放，尽管使用安全的流程，也并不能预防食管热损伤和致命性心房食管瘘发生，发生率为 1/28。出于安全考虑，已停止临床使用 HIFU 作为肺静脉隔离工具[44]。

机制

心房食管瘘形成的确切机制目前尚不确定。最可能的机制为左心房后壁邻近处食管热损伤，另一机制是消融相关食管壁血管损伤，伴有食管壁缺血、坏死。后一机制阐明了心房食管瘘延迟发生的原因[42, 45-46]。

食管位于纵隔后壁正中，全长中有 5 cm 邻近左心房，两者间由心包外层隔开（斜窦），隐藏于左右肺静脉开口之间。左心房后壁厚 2 ～ 4 mm，左心房食管交叉处食管厚 2 ～ 3 mm。

食管无浆膜层，主要固定在咽和胃食管交界处。在纵隔内，由于蠕动，食管位置是变化的，事实上，大多数清醒患者在行心房颤动导管消融时，食管会向一侧偏移 ≥ 2 cm。此外，食管与左心房及肺静脉之间的位置变异较大。大多数情况下，食管离肺静脉口和左心房很近。多数人（90%）食管下行至左肺静脉口，离左上肺静脉平均 10 mm，离左下肺静脉 3 mm。因此，术前及术中食管解剖定位对预防心房食管瘘尤为重要，尤其是心房透壁性损伤时。

消融时增加局部组织加热幅度及持续时间（对邻近食管组织的心脏部位放电总能量）会增加食管损伤风险，这与消融导管头端尺寸、接触压力、导管定位、能量输出和持续时间有关。事实上，所有报道的食管心房瘘病例的共同原因是左心房后壁深度消融。此外，

消融策略（包括左心房后壁广泛消融）、心房颤动类型（持续性高于阵发性，可能是由于增加了线性消融）与食管溃疡有关。左心房紧挨食管，故胃管置入、全身麻醉均是引起射频消融食管损伤的危险因素[47]。

冷冻消融导致食管损伤的机制与射频消融相似：食管组织冷冻的直接效应，或温度相关食管血管损伤及伴随的食管壁缺血坏死。溃疡形成的相关因素为平均食管腔的最低温度及累积下降温度。在冷冻球囊肺静脉隔离术中，球囊在肺静脉内过深会造成心脏额外损伤，并可减少球囊心房暴露面，减少心房循环血流的对流升温作用，导致冷冻面增大和更多的冰形成。如果食管在冰块形成处贴靠心外膜，冷冻区域会扩散到食管。球囊深入肺静脉时，可见球囊温度在冷冻 30 s 内迅速下降至 40℃ 以下或消融时最低温度 60℃ 或更低。迄今为止，文献报道的冷冻球囊相关心房食管瘘均与左侧肺静脉尤其是左下肺静脉有关。在冷冻消融左下肺静脉时，食管更易损伤；左下肺静脉开口离食管最近，冷冻球囊在静脉内充气，尤其是放置过深时，加上因稳定贴靠而施加的压力会产生向后的力量，使得球囊离食管更近。有证据表明，胃酸反流入食管也是食管损伤常见的原因[46, 48]。

临床表现

轻度食管损伤表现为黏膜损伤或溃疡，通常无症状，但也可引起上腹或胸骨后疼痛或不适及吞咽困难。

食管穿孔的主要症状是高热、严重胸痛或上腹痛。食管心包瘘表现为因心包积液引起的胸痛或上腹痛，以及因感染引起的心包炎（发热与白细胞增多）[49]。

心房食管瘘患者可表现为咯血、吞咽痛、脓毒症与卒中（继发于空气栓塞）。此外，咯血或出血性休克可继发于食管内出血。心房食管瘘形成的临床病程因不同的表现与发病时间而不同，但是大多数患者都是在出院后才表现出来。近期报告显示，从手术到症状出现的平均时间为（20±12）天（范围为 2 ～ 60天）[41, 49]。

诊断

白细胞增多是心房食管瘘患者最早和最敏感的实验室指标。胸部 CT 或心脏磁共振是最有价值的诊断检查（图 32.9 和图 32.10）。最严重的神经系统并发症晚于第一症状出现，延迟至少数小时。

吞钡实验发现瘘管的敏感性有限。禁止内镜用于诊断性检查，因为向食管内充气会迫使空气从食管进入左心房从而引起致命性脑血管事件和继发于大量空

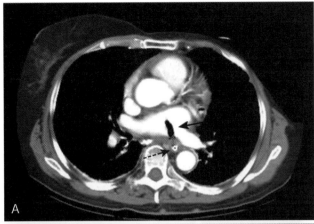

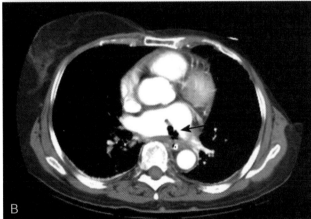

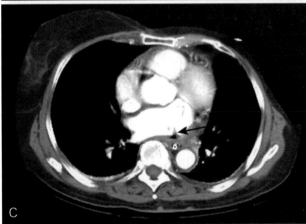

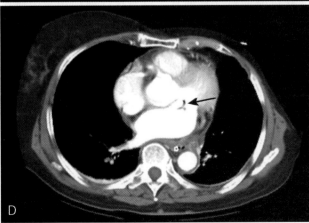

气栓塞的死亡。用二氧化碳替代空气进行充气的风险较低。

处理

尽管心房颤动消融术后心房食管瘘的发生率低，但其病死率很高，报道为 67% ~ 100%，通常归因于认识不足及该并发症症状表现较晚。准确诊断并接受正确外科处理的患者预后尚不清楚，但是尽管行外科修补术，相关的发病率与死亡率仍然很高。

从症状发生至神经系统损伤的窗口期通常很短。因此，高度警惕心房食管瘘，建立诊断并进行相应的干预至关重要。延迟诊断（在因空气栓塞与脓毒症而出现神经系统症状后）显著恶化结局，延迟治疗不能预防永久性残疾或死亡。因为瘘管发生在术后 2 ~ 4 周，故当患者在家康复时，认识到相关症状很重要，如吞咽困难、发热、卒中样症状、新出现的胸部不适及胃肠道出血。早期诊断心房食管瘘对于存活与康复很重要。

紧急手术修复（出现症状数小时内）心房食管瘘可预防神经系统并发症，并改善存活率。食管支架可用于未合并食管瘘的食管穿孔。食管支架联合心包引流可用来治疗食管心包瘘，前提是要排除食管心房间有连通。然而，要认识到，虽然食管支架能快速建立屏障，减少空气与固体栓塞，且没有食管外科手术的风险，但这种方法的弊端是，如果存在心房食管瘘，行上消化道内镜时充气或支架脱位会导致致命性并发症。因此，强烈推荐早期外科手术修复食管穿孔，即使心房食管瘘尚未被确认[41, 49]。

预防

各种策略可用于避免心房食管瘘的发生。然而，因为这种并发症罕见，尚未证实这些措施能否降低或消除食管穿孔、食管瘘形成，且最佳的策略并未确定。因此在心房颤动消融时，联合使用这些技术是明智的。

避免在食管附近消融

预防心房食管瘘形成的最有效措施是避免邻近食管处的左心房后壁消融。然而，有效治疗心房颤动和肺静脉隔离常需要在这些部位消融，故完全避免左心房后壁消融是不可行的。虽然如此，连接双侧肺静

图 32.9 心房颤动消融术后心房食管瘘。 胸部 CT 多个横断面提示左心房高位（**A-C**）及二尖瓣水平气泡（实线箭头）（**D**）。提示空气来源于食管前壁（**B-C**）。食管内可见鼻胃管（虚线箭头）

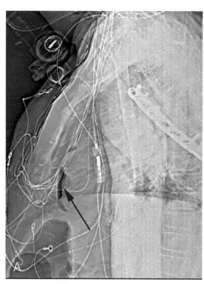
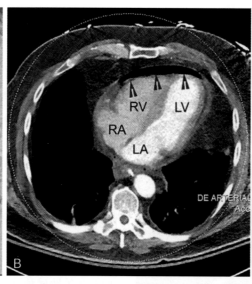
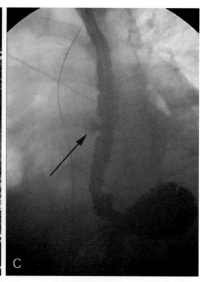

图 32.10 食管心包瘘。一位 62 岁患者心房颤动消融术后 21 天表现为胸痛，诊断为食管心包瘘。A. 仰卧位胸部 X 线（左侧位）可见心影轮廓前壁空气积聚（长箭头）。B. CT 可见心包积气（短箭头）；心包积气围绕右心室（RV）前壁，延伸至左心室（LV）心尖部，心腔内无积气。C. 食管造影可见中 1/3 与下 1/3 连接处，食管壁向外凸出（长箭头），提示局部溃疡或窦道。LA，左心房；RA，右心房

脉隔离线的心房后壁线不再建议。如果临床认为有必要，应以左心房顶部线代替后壁线。

评估食管位置

准确了解实时食管位置和解剖特征对预防食管损伤很重要。新的成像技术已被用于心房颤动消融术中观察食管与左心房的解剖关系。左心房或肺静脉的普通 CT 与心脏磁共振不显示食管。使用硫酸钡或泛影葡胺行 CT 食管成像可显示食管（成像时，通过吞咽指令，确保造影剂显示在食管中远段，而不是在胃内）（图 32.11）。用硫酸钡与钆剂混合物行心脏磁共振成像能可视化食管。钡餐可帮助钆剂黏附在食管上。然而这些方法存在很多局限性。食管是一个会移动的结构，而食管 CT 或心脏磁共振成像是静态的，不是实时的图像，故用先前获得的图像来指导消融手术时的食管位置并不可靠。尤其是患者在清醒镇静下手术，因为这时食管在蠕动。此外，钡剂的黏附可获得食管成像，食管真实空间图像取决于造影剂的容量，但消融时食管是空的，食管真正的位置与食管影像位置可能并不一致。

三维标测系统可以整合之前获得的左心房、肺静脉、食管三维重建 CT 或心脏磁共振图像，提供了可视化的工具以便于快速理解复杂的心脏解剖关系。此外，使用电解剖标测系统可在术中显示食管的三维透视图，食管位置可通过置入诊断性电生理导管在食管内标识，并标记食管位置（图 32.11）。值得注意的是用来标记的导管在食管腔内可能偏心性放置，因此，

可能提供错误信息。

ICE 可提供快速实时的食管与左心房后壁的位置关系。术中由 ICE 定位的食管与术前心脏磁共振定位的食管相一致，但是这项技术的优点是提供实时食管信息，尤其当食管移动时。

另一降低食管损伤风险的方法是消融术中通过不透 X 线的食管监测电极或不透 X 线的造影剂，实时成像食管的解剖位置。口服钡剂是术中简单、便宜且安全的准确显示食管的方法（图 32.11）。对大多数患者，钡餐涂于食管壁，残余钡剂常在吞钡后，仍能显示食管 1 ~ 2 h。然而，为避免误吸风险，患者在吞钡时只能用少量或不用镇静剂。消融手术可在全身麻醉、气管插管、食管成像下进行。全身麻醉可以确保足够的食管固定，因为吞咽反射消失。为食管定位，应在抗凝前行气管插管，以避免任何损伤与出血风险。手术结束时，应彻底清除造影剂。这项技术可实现实时可视化食管。然而，经鼻胃管置入可能会增加食管损伤，这与食管前壁受压贴靠左心房后壁有关。

食管机械移位

当消融部位因邻近食管而使得左心房有些部位不能消融时，可通过机械的方法用内镜将食管移到另一侧，以便于安全的能量释放。然而，应认识到内镜检查引起的食管穿孔，这一策略的安全性需在临床实践之前确定。此外，用内镜明显移位食管为轻微扭曲食管，而非解剖移位。此外，内镜头会增加食管内径，增大了其与左心房后壁的接触，导致食管更易损伤。

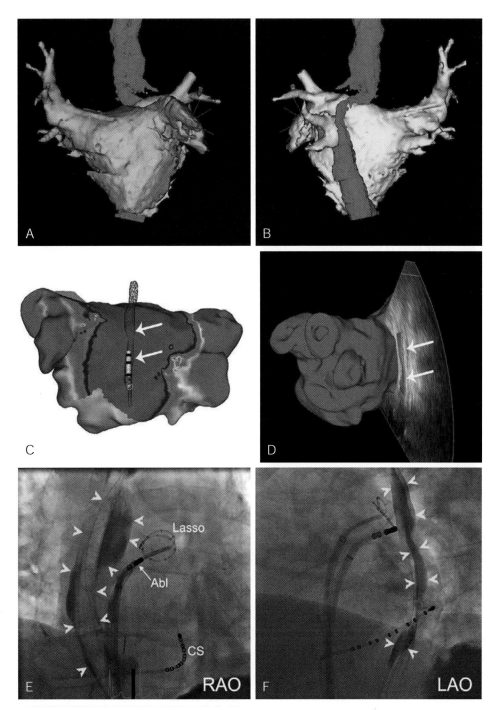

图32.11（见书后彩图）心房颤动导管消融术中评估食管位置。**A-B**. 左心房、肺静脉与食管前后位及后前位CT成像。通过使用泛影葡胺（造影剂），可在CT扫描时可视化食管。可见食管中段由于蠕动与充盈不足，显像并不清晰。**C**. 电解剖标测（CARTO系统）左心房与肺静脉（后前位）联合食管重建（长箭头），可见食管标测导管。**D**. 电解剖标测左心房与肺静脉（左后斜位）。ICE可用来可视化食管（长箭头），并结合在电解剖标测（CARTO-Sound）。**E-F**. 心房颤动消融时，食管的右前斜位与左前斜位透视图。消融术时，镇静前服用钡餐，实时可视化食管。环状电极（Lasso）与消融导管（Abl）放于左上肺静脉开口处。CS，冠状窦

食管腔内温度监测

消融时，食管温度监测已广泛用于预防食管损伤。监测食管内温度需置入单极食管温度探头，在透视下将探头放在食管下1/3贴近左心房后壁处。该技术需在全身麻醉下进行以耐受食管温度探头。消融时

调整温控探头的位置，保持探头紧邻消融导管头端对获得实时可靠的食管温度至关重要。多个温度探头可减少操作，因为其可同时监测食管更宽的区域。

食管温度监测仍存有争议。食管内外温度不一致，以及心脏温度从左心房传导至食管会限制食管温度监

测的应用。此外，如果温度传感器未与食管贴壁，温度变化将不能准确监测。此外，由于食管很粗，侧位X线下，温控探头与消融大头平齐。没有记录到食管腔内温度变化，而加热了食管是有害的，因为造成了安全的假象。事实上，有报道显示心房食管瘘形成时食管腔内的温度并未发生变化。这可能是因为食管损伤由食管血管损伤继发远处食管坏死引起，而非直接热损伤，因此并不能被食管温度监测预测到[45,47]。

尽管研究证明，最大食管腔内温度低于 41.8℃时不会引起食管损伤，但从基线温度升高到安全区的温度并未被证实。应注意到，在射频放电停止后数秒内食管温度仍在上升。因此只要有食管温度上升，应立即停止放电。

尽管食管温度监测显示食管损伤的发生率为 10%～30%。但在已报道的食管穿孔病例中，食管温度监测并无价值，说明仅靠食管温度监测预防这类并发症是不够的[41,49]。一些研究表明甚至提出警告，射频消融术中食管腔内温度监测本身会增加食管热损伤。食管温度探头的金属电极可能会与射频电流相互作用。在放电时，形成二次传导，导致食管组织的热损伤。食管探头不锈钢热敏传感器的加热，本身会引起食管损伤[42]。

冷冻球囊肺静脉隔离时也可应用食管腔内温度监测。动物实验证实 10℃以下即有食管损伤。一些研究表明，食管腔内温度低于 12℃～15℃时停止冷冻，其食管损伤发生率最低，前提是食管温度探头尽可能地靠近充气球囊。此外，当食管邻近左下肺静脉时食管腔内温度会迅速下降，此时应迅速停止冷冻。然而，即使食管内温度高于 20℃，包括心房食管瘘在内的热损伤也会发生。因此，引起热损伤的食管腔内温度临界值仍未确定。此外，有报道显示，冷冻球囊消融后，常规内镜检查发现食管温度探头的应用与亚临床食管损伤风险升高有关[43,48,50]。

限制消融能量

在邻近食管的部位消融时，调整射频参数是广泛采用避免心房食管瘘形成的方法。限制功率与放电时间是避免心房食管瘘最安全的方法，尤其是在左心房后壁，即使并未记录到双极电极电压明显下降。尽管没有数据支持特定推荐，但达成共识的是应避免在左心房后壁延长消融时间，并应采用低功率。当在食管邻近部位消融时，消融功率应降低至 20～30 W，55℃，且不超过 20 s。当使用开放灌注消融，低功率输出（15 W vs. 25 W）的食管溃疡率更低。同样，最好避免消融电极直接垂直和向前用力顶左心房后壁，

尤其在使用 8 mm 或灌注电极时。当消融左心房后壁邻近食管处时，应保持频繁移动消融导管。压力导管的影响并不清楚，接触力技术的使用使心房食管瘘的病例数增加。在加强心房颤动手术长期有效性的同时，应将手术安全最大化，如何设置左心房后壁合适接触压力与能量输出仍有待确定[47]。

限制消融放电时间而不降低能量输出对食管溃疡预防的价值有待评估。尽管许多研究者推荐使用低功率、长时间（25 W，20～30 s），但一些研究者建议高功率（50 W，灌注速度 30 ml/min，最高温度 43℃）、短时间（2～5 s）可引起左心房组织温度瞬间升高，使导管头端高功率，损伤浅表组织，同时减少通过过度热量转移形成的时间依赖性深部加热。高功率短时间放电的方法保证损伤效率，因为时间依赖性的总热量转移减少。持续放电时，每 2～5 s 会拖动消融导管一次，每个部位可以重复消融，如有必要可以多次消融，直至局部心房电位完全消失。合理的做法是在重复消融前一个点时，应间隔至少 2 min，留有足够的散热时间，让受热的食管完全冷却。

值得注意的是，术中使用轻度清醒镇静，使得消融时的疼痛反应可作为食管损伤潜在的信号。消融放电时，如果出现明显尖锐的疼痛，应终止放电，导管应移至其他位置。

冷冻球囊消融时，若温度在 30 s 内快速降至 -40℃，或冷冻期间温度低于 -55℃，应终止冷冻。限制最长冷冻时间 < 180 s 也有助于降低食管损伤的风险。

预防性使用质子泵抑制剂

心房颤动消融术后常规预防性使用质子泵抑制剂降低食管瘘形成风险的价值尚不清楚。然而，预防性使用质子泵抑制剂常限于术后已被内镜或胶囊内镜证实的食管损伤。

辐射暴露

电离辐射（如 X 线）具有足够的能量穿透物质将电子从原子或分子中去除。失去电子的原子或分子带正电（离子化）。相比之下，微波的能量（如红外线、紫外线）不能移除电子，因此这些放射称为非电离辐射。

电离辐射的生物学效应

电离辐射的生物学效应可分为确定性效应（组织损伤）和随机性效应（基因改变与继发致癌作用）。

随机性效应的发生可能与辐射暴露剂量相关，但

是没有确定的阈值，且其严重程度独立于剂量（即剂量的非阈值功能）。放射相关的恶性肿瘤属于随机性效应，即便小剂量辐射也会发生。但是恶性肿瘤的发生会随着辐射剂量的增加而增加。随机性效应意味着不可预测，不能修复的DNA损伤（单一的或一些活细胞的有限损伤）。

确定性效应是呈剂量依赖的直接放射生物学效应，通常与阈剂量相关，超过阈剂量则损伤发生，且严重程度随着剂量增加而增加。辐射暴露阈剂量以下，造成危害的可能性是零。当显著的可预测数量的存活细胞，破坏到可发现的损伤时会发生确定性效应。放射性皮肤损伤（阈值 2～3 Gy）属于确定性效应[51-52]。

命名放射剂量与单位

现代放射成像系统可提供多种术中辐射暴露量的测量方法。辐射剂量与吸收入体内的放射暴露量有关。通常使用下列参数描述：吸收剂量、当量剂量、有效剂量及集体剂量。

透视时间

透视时间（数分钟）即术中所用的透视时间，但不包括电影时间。此外，尽管单次透视的辐射剂量相似，患者的体质对实际辐射剂量有着巨大的影响。因此单用透视时间并不能有效描述患者的辐射剂量。

空气比释动能

空气比释动能代表X线束在特定节点通过空气单位质量释放的动力能量，用来描述X线束的强度，单位用Gy表示。总空气比释动能是手术累积的空气比释动能，用来监测患者的剂量负荷，它与阈值依赖的确定性皮肤效应有关。空气比释动能并不反映X线束的放射范围（区域）。

比释动能面积乘积（KAP）也被称为剂量面积乘积（DAP），单位为（Gy·cm^2），等于平均空气比释动能与相应X线束横截面积的乘积。KAP可用来估测器官辐射剂量、有效剂量和总积聚能量。因此，直接与患者总随机性效应相关。将KAP转化为准确的暴露剂量需要X线束剂量信息，大小及暴露者的年龄与大小，体表暴露区域与暴露形状（照射和区域大小）。

峰值皮肤剂量

峰值皮肤剂量（Gy）是患者局部皮肤的最大吸收辐射剂量。随着峰值皮肤剂量增加，皮肤损伤的可能性与严重程度也会增加。峰值皮肤剂量取决于即刻

剂量吸收率。通过空气比释动能与X线几何形态参数，可被物理学家估测，

吸收剂量

吸收剂量是单位器官或组织质量吸收的放射能量。吸收剂量可反映身体任意部位放射能量吸收的密度，可用来评估特定器官或组织潜在的损伤。单位使用焦／千克（J/kg），特定单位为Gy替代rad（"辐射吸收剂量"的缩写）。100 rad等于1 J/kg，即1 Gy。

吸收剂量是反映被照射组织实际能量聚集的指标，可用来比较确定性效应，但是并不能用来比较随机性效应。估计随机性效应应考虑放射类型与被照射组织的敏感性当量剂量与有效剂量可用来计算吸收剂量的生物效应。

当量剂量

当量剂量反映不同类型放射对组织的影响，定义为经放射加权因子校正后的组织或器官吸收剂量。当量剂量考虑了相当剂量放射时，由不同类型放射引起的不同效果的可能性（α粒子、电子及光子）。X线的校正因子为1，单位是J/kg，特定单位为Sv，替代rem（"人伦琴当量"的缩写；1 Sv等于100 rem）。

有效剂量

有效剂量考虑3个因素：①身体器官或组织吸收的剂量；②放射相对危险水平；③每一个器官或组织的放射敏感性。由于不同器官或组织的放射敏感性不同，故当量剂量应与相应的组织权重因子（即特殊组织与器官敏感性因子赋值）相乘。组织权重因子和为1.0，因此全身被相同的体外射线辐射，全身有效剂量等于全身的当量剂量。当身体部分被照射，只能计算被照射区域局部的有效剂量。身体器官或组织有效剂量的总和为全身的有效剂量。

有效剂量用于评估患者的随机性效应风险（即辐射诱发的肿瘤与基因改变的长期风险）。有效剂量不用于评估确定性效应，后者只能用吸收剂量来评估。此外，有效剂量并不适用于特定患者，但是它与个体术后总的长期风险有关，且可用于比较不同类型手术的风险。该指标被广泛用于评价患者与医务人员在手术中电离辐射暴露程度。单位是J/kg，称为Sv[53]。

电生理手术中电离辐射暴露

天然来源的电离辐射相对较小，然而当今，医学相关辐射暴露是主要的辐射来源。透视引导仍然是介入心脏病学及电生理手术可视化导管的标准工具，心脏科医生是医学辐射主要的使用者，事实上，心脏介入占美国

人口辐射累积总量的近 40%，其均为医疗来源（除外放射治疗）。此外，注册医疗人员 X 线暴露中，介入心脏科医生与电生理医生职业放射暴露剂量最大[51]。

不同心脏介入手术辐射暴露剂量完全不同。通常，诊断性心脏导管检查时患者的平均暴露剂量约为 2.5 mSv；经皮冠状动脉介入治疗为 6.4 mSv；诊断性电生理检查为 3.2 mSv；室上性心动过速消融为 4.4 mSv。导管消融复杂心律失常，如心房颤动、大折返性房性心动过速、折返性室性心动过速，会显著延长透视时间和辐射暴露（表 32.2）。此外，同一患者经常需要不同的或反复的手术，增加了辐射暴露及风险。心房颤动消融前后行 CT 扫描可增加患者辐射暴露。标准胸部 CT 扫描辐射有效剂量约为 7.0 mSv，心脏 CT 约为 16 mSv，胸片 0.1 mSv。

每台手术中，术者或实验人员暴露的辐射剂量明显少于患者，但是前者往往会反复暴露，引起很高的终身职业辐射剂量。事实上，介入心脏医生职业辐射暴露约 5 mSv（等于 250 次胸片），是放射科医生剂量的 2 ～ 3 倍。术者暴露评估应用特定器官的当量剂量和全身暴露的有效剂量。有效剂量代表不同组织当量剂量的总和，经各组织放射敏感性校正[51, 54]。

临床表现

电离辐射暴露可给患者及医务人员带来不利影响，使他们放射相关损伤的风险增加。即便低剂量辐射也可能带来危害，尤其对于女性、儿童及年轻人。

放射引起的皮肤损伤

在电生理手术中，患者接受最大辐射剂量的组织是 X 线束进入的背部皮肤区域，皮肤损伤是导管消融手术常见的并发症。

皮肤对放射的反应与剂量相关。放射剂量的阈值或出现放射性皮肤改变的时间差异很大，取决于个体的放射敏感性。以下情况可增加放射敏感性，如自身免疫与结缔组织病、肥胖、甲状腺疾病、糖尿病、共济失调毛细血管扩张症，以及药物（如多柔比星、5-氟尿嘧啶及甲氨蝶呤）[53]。

对多数人来说，引起显著皮肤改变的最低剂量为 2 Gy，表现为短暂红斑和脱毛，通常在暴露数小时内出现，24 h 后消退。当皮肤吸收剂量超过 6 Gy 时，二次充血期（主要是红斑）通常在暴露数天后出现，数周后消退。通常表现为红斑、水疱、伴烧灼感、疼痛和瘙痒（图 32.12）。更大辐射剂量可导致更严重的皮肤损害，表现为色素沉着、脱屑、皮肤水泡，及缺血性皮肤坏死。慢性辐射损伤通常在暴露后数月至数年出现症状。临床症状表现为永久红斑、皮肤萎缩及溃疡。值得注意的是，与介入手术放射直接相关的皮肤癌并未见报道。

放射性皮肤损伤的诊断常会延迟。急性放射损伤（表现为红斑伴水疱、糜烂及疼痛）可误诊为接触性皮炎、病毒或细菌感染及昆虫咬伤透视史常会被忽视或被认为不相关。急性放射性皮肤损伤应充分怀疑，透视引起损伤范围与 X 线透视入路相吻合，典型清晰边界（图 31.12）。如果手术时间长，而没有移动或变化透视部位时，可有上述变化。应重视提醒延长手术时间的患者或接受高剂量皮肤辐射者术后 2 ～ 3 周检查自己的皮肤变化，如有异常应联系医生。

通常皮肤活检没有必要，且不推荐，尤其考虑到

表 32-2	电生理术中的电离辐射暴露
手术种类	患者辐射剂量（mSv）：均值（范围）
诊断性电生理检查	3.2（1.3 ～ 23.9）
室上性心动过速消融 　房室结折返性心动过速 　房室折返性心运过速 　房性心动过速	4.4（1.6 ～ 25）
心房颤动消融	16.6（6.6 ～ 59.6）
室性心动过速消融	12.5（3 ～ >45）
植入式电子设备 　起搏器或 ICD 　CRT 植入	4（1.4 ～ 17） 7（2.0 ～ 16）

From Nair GM, Nery PB, Redpath CJ, Sadek MM, Birnie DH. Radiation safety and ergonomics in the electrophysiology laboratory: update on recent advances. Curr Opin Cardiol. 2016; 31: 11-22.

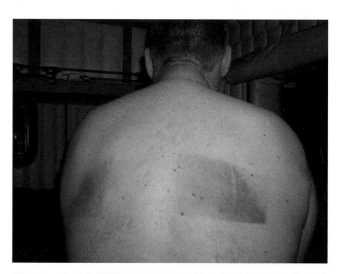

图 32.12 （见书后彩图）双平面透视心房颤动射频消融术后 2 ～ 3 周急性放射性皮肤损伤（红斑）。损伤区域有明显边界，且与 X 线束入路一致

在放射性皮肤损伤区行活检后发生不能愈合的溃疡的风险。此外，皮肤活检结果通常为非特异性放射损伤。

放射性白内障

晶状体是高放射敏感性组织，已证实白内障与辐射暴露有关，且在应用 X 线的医务人员中得到证实。

电离辐射典型的改变是形成后囊下白内障。这种白内障不常见，但亦可继发于糖尿病或全身应用类固醇。相比之下，年龄相关的白内障为皮质性与核性。白内障可导致视力下降、对强光敏感、暗适应减慢。

放射性白内障形成通常被认为是确定性组织效应，故存在阈值剂量（0.5 Gy）和大量细胞损伤。然而，近来研究表明白内障形成可为随机性效应，无辐射阈值[55-56]。

放射性心血管病

心血管放射效应包括局部心肌退化与心肌纤维化，加速动脉粥样硬化。可引起缺血性心脏病与心肌病。尽管不确定，有报道超过 0.5 Gy 可发生心血管放射效应[55]。

放射性致癌

在 20% 的基础致命性癌症风险的背景下，每暴露 10 mSv，致命性癌症的绝对风险增加 0.05%。有效剂量为 15 mSv 时，50 岁以上者中每 750 人中有 1 人的癌症风险增加，其中一半是致命的。随机效应风险对老年病人并不担心，因为大多数肿瘤潜伏期 10 年或更长时间。但儿童生命周期长，这种风险使得增加 4 倍[57]。

电离辐射是少数被证实的导致脑肿瘤的原因之一。皮肤癌、乳腺癌、白血病风险增加被认为与1950 年之前高职业放射有关，当时放射暴露效应还在扩大，而尚未形成放射安全操作规则，放射性致癌很常见[55, 58]。

预防

减少辐射暴露

放射安全是所有在产生 X 线区域工作的健康工作者的责任。了解 X 线的不良反应、接受正规放射安全培训与处理方法是降低患者放射及医务人员自身放射暴露的必要举措。职业健康小组已接受 AZARA 策略（即将离子化放射降低至尽可能低的水平）。放射没有安全剂量，除非能从照射中期待获益，否则不应接触电离辐射[51, 58-59]。

减少透视暴露的重要措施是合理化设定透视系统，如 X 线瞄准、帧频数、透视方案选择、系统成角、接收器感性与距离和信号滤过。此外，合理化持续或临时遮挡、正确使用个人放射防护设备、患者与术者合理的距离、操作的术者的改进，都是减少电离辐射的必要方法。电生理室中减少患者放射剂量与降低术者职业放射损伤的策略见框 32.1 和框 32.2[54, 57]。

新技术（如低剂量成像、放射成像保护系统改进、非透视导航与标测系统、扩张压力感知导管，以及远程导航系统）已显著降低电生理室的电离辐射。在新技术的辅助下，越来越多的电生理手术采用零射线，或接近零射线[51, 60-62]。

放射剂量学

在电离辐射区域工作的人员，实行个人放射剂量计量，必须受到放射监测。国际辐射防护委员会建议佩戴 2 个计量仪，一个戴在个人防护铅衣下面（腰间水平）；另一人戴在铅围脖领上（甲状腺水平），以提供脑与眼睛暴露的辐射剂量信息[54]。

定期审核并反馈术者，并检查电生理室辐射防

框 32-1 减少患者辐射暴露的操作建议

- 尽可能采用低剂量透视
- 尽可能使用低脉冲透视
- 儿童手术时去除网栅
- 保证图像质量的前提下，应用最低剂量成像（电影）
- 减少透视时间：仅限于在引导设备和观察移动时
- 尽可能使用冻结图像回顾代替透视
- 如可能，保存透视循环，而不行电影
- 如可以，利用透视循环回顾代替透视
- 减少电影的次数
- 减少电影的帧数
- 决不用电影代替透视
- 校准放射束使其只在感兴趣区
- 如可以，使用虚拟准直
- 如合适，使用楔形滤板
- 保持图像探测器（图像增强器或平板探测）尽可能接近患者
- 保持 X 线球管离患者尽可能远
- 尽量避免急剧成角投照（尤其左前斜头位）
- 尽量变换 C 形臂投射角度，减少患者同一部位集中照射
- 必要时仅用放大模式
- 需谨记，患者照射部位越大，投射角度越大，患者照射剂量越大
- 注意手术室内患者辐射剂量的暴露
- 如果有类似手术史，应尽量获得前次照射剂量的信息，以优化接下来的手术

From Cousins C，Miller DL，Bernardi G，et al. ICRP publication 120: radiological protection in cardiology. Ann ICRP. 2013；42：1-125.

表 32-2 减少医务人员辐射暴露的操作建议
● 尽可能增加与患者（散射辐射的来源）的距离。这种情况仅见于无需动手操作的血管造影。射线散射水平随距离照射患者区域的距离增加而急剧下降
● 尽量位于低散射区，射线散射在 X 线发射球管侧高，在图像接收侧低
● 尽可能使用遮挡物，如悬挂的挡板、桌屏，以及其他保护物品（铅裙、围脖、铅眼镜）
● 挡板应尽可能贴近患者
● 如要应用双平面系统，合理使用一侧挡板对保护眼睛很重要
● 应尽可能在导管头端使用垫子或物件减少照射剂量，以减少手照射
● 尽可能减少透视，使用低剂量模式透视（如低频率脉冲透视）
● 减少电影次数，降低电影帧数
● 尽可能少用放大功能
● 尽可能紧密聚焦 X 线束
● 避免手暴露在直接照射下
● 接受合适的关于放射处理与放射防护的培训
● 佩戴放射计量仪，了解自身暴露的辐射剂量
● 此外，最终的基本概念：减少患者的辐射剂量，同样会减少您自身的辐射剂量

From Cousins C，Miller DL，Bernardi G，et al. ICRP publication 120: radiological protection in cardiology. Ann ICRP. 2013；42：1-125.

护设备是必需的。WHO 建议调查高职业辐射剂量，即术者有效剂量超过每月 0.5 mSv，晶状体当量剂量超过每月 5 mSv，四肢当量剂量超过每月 15 mSv。国际辐射防护委员会规定 5 年全身有效剂量最高为 100 mSv，任何 1 年的最高量为 50 mSv，晶状体当量剂量每年不超过 20 mSv（连续 5 年平均值），皮肤、手和足每年不超过 500 mSv[54]。

手术患者尚未明确限定暴露剂量。通常对个体来说，辐射剂量不能作为终止手术的理由。然而，患者大剂量暴露（DAP > 500 Gy·cm^2，总空气比释动能 > 5 Gy，或透视时间 > 60 min），应立即监测皮肤损伤。相应的措施应告知患者，随访时应提示如果自我检查发现放射皮肤区域出现皮肤反应，时告知术者或医生[54]。

参考文献

1. Sharma PS, Padala SK, Gunda S, et al. Vascular complications during catheter ablation of cardiac arrhythmias: a comparison between vascular ultrasound guided access and conventional vascular access. *J Cardiovasc Electrophysiol.* 2016;27:1160–1166.
2. Wiles BM, Child N, Roberts PR. How to achieve ultrasound-guided femoral venous access: the new standard of care in the electrophysiology laboratory. *J Interv Card Electrophysiol.* 2017;49:3–9.
3. Brass P, Hellmich M, Kolodziej L, et al. Ultrasound guidance versus anatomical landmarks for subclavian or femoral vein catheterization. *Cochrane Database Syst Rev.* 2015;(1):CD011447.
4. Michowitz Y, et al. Effects of sex on the incidence of cardiac tamponade after catheter ablation of atrial fibrillation results from a worldwide survey in 34 943 atrial fibrillation ablation procedures. *Circ Arrhythm Electrophysiol.* 2014;7:274–280.
5. Baldinger SH, et al. Epicardial radiofrequency ablation failure during ablation procedures for ventricular arrhythmias: reasons and implications for outcomes. *Circ Arrhythm Electrophysiol.* 2015;8:1422–1432.
6. Bradfield JS, Tung R, Boyle NG, et al. Our approach to minimize risk of epicardial access: standard techniques with the addition of electroanatomic mapping guidance. *J Cardiovasc Electrophysiol.* 2013;24: 723–727.
7. Tung R, et al. Epicardial ablation of ventricular tachycardia: an institutional experience of safety and efficacy. *Heart Rhythm.* 2013;10: 490–498.
8. Lim HS, et al. Safety and prevention of complications during percutaneous epicardial access for the ablation of cardiac arrhythmias. *Heart Rhythm.* 2014;11:1658–1665.
9. Macias C, Shivkumar K, Tung R. Novel approach to intraprocedural cardiac tamponade: dual-site drainage with continuous suction. *Heart Rhythm.* 2016;13:2091–2094.
10. Gianni C, et al. Management of periprocedural and early pericardial effusions with tamponade following ablation of atrial fibrillation with uninterrupted factor Xa inhibitors: a case series. *J Cardiovasc Electrophysiol.* 2016;27:399–403.
11. Pedersen MEF, et al. Management of tamponade complicating catheter ablation for atrial fibrillation. *JACC Clin Electrophysiol.* 2016;3:367–373.
12. Yamada T, Kay GN. Recognition and prevention of complications during epicardial ablation. *Card Electrophysiol Clin.* 2010;2:127–134.
13. Killu AM, et al. Atypical complications encountered with epicardial electrophysiological procedures. *Heart Rhythm.* 2013;10:1613–1621.
14. Castao A, Crawford T, Yamazaki M, et al. Coronary artery pathophysiology after radiofrequency catheter ablation: review and perspectives. *Heart Rhythm.* 2011;8:1975–1980.
15. Garabelli PJ, Stavrakis S, Po SS. A case series and review of the literature regarding coronary artery complications associated with coronary sinus catheter ablation. *HeartRhythm Case Rep.* 2015;1:315–319.
16. Ernst S, Sanchez-Quintana D, Ho SY. Anatomy of the pericardial space and mediastinum: relevance to epicardial mapping and ablation. *Card Electrophysiol Clin.* 2010;2:1–8.
17. Reichlin T, et al. Early release of high-sensitive cardiac troponin during complex catheter ablation for ventricular tachycardia and atrial fibrillation. *J Interv Card Electrophysiol.* 2016;47:69–74.
18. Yamada T, et al. Idiopathic ventricular arrhythmias originating from the left ventricular summit anatomic concepts relevant to ablation. *Circ Arrhythm Electrophysiol.* 2010;3:616–623.
19. Lin CY, et al. Radiofrequency catheter ablation of ventricular arrhythmias originating from the continuum between the aortic sinus of Valsalva and the left ventricular summit: electrocardiographic characteristics and correlative anatomy. *Heart Rhythm.* 2015;13:111–121.
20. Hutchinson MD, Garcia FC. An organized approach to the localization, mapping, and ablation of outflow tract ventricular arrhythmias. *J Cardiovasc Electrophysiol.* 2013;24:1189–1197.
21. Nagashima K, et al. Ventricular arrhythmias near the distal great cardiac vein challenging arrhythmia for ablation. *Circ Arrhythm Electrophysiol.* 2014;7:906–912.
22. Jauregui Abularach ME, et al. Ablation of ventricular arrhythmias arising near the anterior epicardial veins from the left sinus of Valsalva region: ECG features, anatomic distance, and outcome. *Heart Rhythm.* 2012;9: 865–873.
23. Chugh A, et al. Manifestations of coronary arterial injury during catheter ablation of atrial fibrillation and related arrhythmias. *Heart Rhythm.* 2013;10:1638–1645.
24. Chatterjee NA, et al. Atrioventricular nodal ablation in atrial fibrillation: a meta-analysis and systematic review. *Circ Arrhythm Electrophysiol.* 2012; 5:68–76.
25. Johnsrude C. Cryoablation of focal tachycardia originating from the right atrial free wall during upstream phrenic pacing to avoid phrenic nerve injury. *Pacing Clin Electrophysiol.* 2015;38:120–128.

26. Jacobson JT, Kraus A, Lee R, et al. Epicardial/endocardial sinus node ablation after failed endocardial ablation for the treatment of inappropriate sinus tachycardia. *J Cardiovasc Electrophysiol.* 2014;25: 236–241.

27. Rubenstein JC, Kim MH, Jacobson JT. A novel method for sinus node modification and phrenic nerve protection in resistant cases. *J Cardiovasc Electrophysiol.* 2009;20:689–691.

28. Fukumoto K, et al. Three-dimensional imaging and mapping of the right and left phrenic nerves: relevance to interventional cardiovascular therapy. *Europace.* 2013;15:937–943.

29. Ichihara N, et al. Prevalence and pre-procedural predictors associated with right phrenic nerve injury in electromyography-guided, second-generation cryoballoon ablation. *JACC Clin Electrophysiol.* 2016;2:508–514.

30. Huemer M, Wutzler A, Parwani AS, et al. Mapping of the left-sided phrenic nerve course in patients undergoing left atrial catheter ablations. *Pacing Clin Electrophysiol.* 2014;37, 1141–1149.

31. Kowalski M, Ellenbogen KA, Koneru JN. Prevention of phrenic nerve injury during interventional electrophysiologic procedures. *Heart Rhythm.* 2014;11:1839–1844.

32. Mondésert B, et al. Clinical experience with a novel electromyographic approach to preventing phrenic nerve injury during cryoballoon ablation in atrial fibrillation. *Circ Arrhythm Electrophysiol.* 2014;7: 605–611.

33. Franceschi F, et al. Electromyographic monitoring for prevention of phrenic nerve palsy in second-generation cryoballoon procedures. *Circ Arrhythm Electrophysiol.* 2015;8:303–307.

34. Kumar S, et al. Epicardial phrenic nerve displacement during catheter ablation of atrial and ventricular arrhythmias. *Circ Arrhythm Electrophysiol.* 2015;8:896–904.

35. Ibarra-Cortez SH, et al. Strategies for phrenic nerve preservation during ablation of inappropriate sinus tachycardia. *Heart Rhythm.* 2016;13: 1238–1245.

36. Teunissen C, et al. Incidence of pulmonary vein stenosis after radiofrequency catheter ablation of atrial fibrillation. *JACC Clin Electrophysiol.* 2017;3:589–598.

37. Narui R, et al. Incidence and factors associated with the occurrence of pulmonary vein narrowing after cryoballoon ablation. *Circ Arrhythm Electrophysiol.* 2017;10:e004588.

38. Matsuda J, et al. Pulmonary vein stenosis after second-generation cryoballoon ablation. *J Cardiovasc Electrophysiol.* 2017;28:298–303.

39. Dukkipati SR, et al. Pulmonary vein isolation using the visually guided laser balloon a prospective, multicenter, and randomized comparison to standard radiofrequency ablation. *J Am Coll Cardiol.* 2015;66: 1350–1360.

40. Kumar N, et al. Pulmonary vein stenosis after laser balloon ablation for atrial fibrillation. *JACC Clin Electrophysiol.* 2015;1:220–221.

41. Barbhaiya CR, et al. Global survey of esophageal injury in atrial fibrillation ablation. *JACC Clin Electrophysiol.* 2016;2:143–150.

42. Müller P, et al. Higher incidence of esophageal lesions after ablation of atrial fibrillation related to the use of esophageal temperature probes. *Heart Rhythm.* 2015;12:1464–1469.

43. Fürnkranz A, et al. Reduced incidence of esophageal lesions by luminal esophageal temperature-guided second-generation cryoballoon ablation.

44. Neven K, Metzner A, Schmidt B, et al. Two-year clinical follow-up after pulmonary vein isolation using high-intensity focused ultrasound (HIFU) and an esophageal temperature-guided safety algorithm. *Heart Rhythm.* 2012;9:407–413.

45. Syed FF, Oral H. Esophageal temperature and atrioesophageal fistula: 'If you cannot measure it, you cannot control it'. *Heart Rhythm.* 2016;13: 2201–2202.

46. Halbfass P, et al. Progression from esophageal thermal asymptomatic lesion to perforation complicating atrial fibrillation ablation: a single-center registry. *Circ Arrhythm Electrophysiol.* 2017;10:1–11.

47. Black-Maier E, et al. Risk of atrioesophageal fistula formation with contact force–sensing catheters. *Heart Rhythm.* 2017;14: 1328–1333.

48. John RM, Kapur S, Ellenbogen KA, et al. Atrio-esophageal fistula formation with cryo-balloon ablation is most commonly related to the left inferior pulmonary vein. *Heart Rhythm.* 2016;14:184–189.

49. Eitel C, et al. Successful nonsurgical treatment of esophagopericardial fistulas after atrial fibrillation catheter ablation: a case series. *Circ Arrhythm Electrophysiol.* 2013;6:675–681.

50. Miyazaki S, et al. Gastric hypomotility after second-generation cryoballoon ablation—unrecognized silent nerve injury after cryoballoon ablation. *Heart Rhythm.* 2017;14:670–677.

51. Gaita F, Guerra PG, Battaglia A, et al. The dream of near-zero x-rays ablation comes true. *Eur Heart J.* 2016;37:2749–2755.

52. Badawy MK, Deb P, Chan R, et al. A review of radiation protection solutions for the staff in the cardiac catheterisation laboratory. *Heart Lung Circ.* 2016;25:961–967.

53. Nair GM, Nery PB, Redpath CJ, et al. Radiation safety and ergonomics in the electrophysiology laboratory: update on recent advances. *Curr Opin Cardiol.* 2016;31:11–22.

54. Christopoulos G, et al. Optimizing radiation safety in the cardiac catheterization laboratory. *Catheter Cardiovasc Interv.* 2016;87:291–301.

55. Elmaraezy A, et al. Risk of cataract among interventional cardiologists and catheterization lab staff: a systematic review and meta-analysis. *Catheter Cardiovasc Interv.* 2017;90:1–9.

56. Seals KF, Lee EW, Cagnon CH, et al. Radiation-induced cataractogenesis: a critical literature review for the interventional radiologist. *Cardiovasc Intervent Radiol.* 2016;39:151–160.

57. Cousins C, et al. ICRP publication 120: radiological protection in cardiology. *Ann ICRP.* 2013;42:1–125.

58. Parikh JR, et al. Potential radiation-related effects on radiologists. *AJR Am J Roentgenol.* 2017;208:595–602.

59. Nof E, et al. Reducing radiation exposure in the electrophysiology laboratory: it is more than just fluoroscopy times! *Pacing Clin Electrophysiol.* 2015;38:136–145.

60. Giaccardi M, et al. Near-zero x-ray in arrhythmia ablation using a 3-dimensional electroanatomic mapping system: a multicenter experience. *Heart Rhythm.* 2016;13:150–156.

61. Voskoboinik A, Kalman ES, Savicky Y, et al. Reduction in radiation dose for atrial fibrillation ablation over time: a 12-year single centre experience of 2344 patients. *Heart Rhythm.* 2017;14:810–816.

62. Lerman BB, et al. Fluoroless catheter ablation of atrial fibrillation. *Heart Rhythm.* 2017;14:928–934.

索　引

彩　图

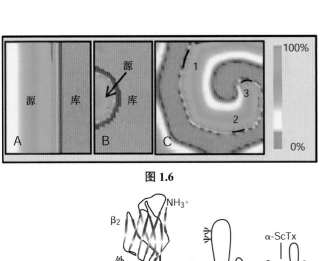

图 1.6

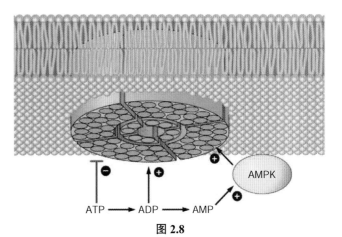

图 2.8

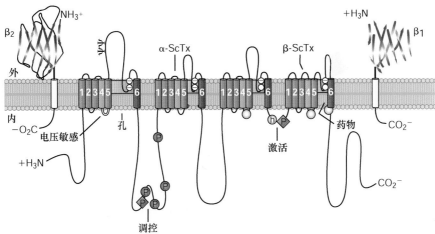

图 2.2

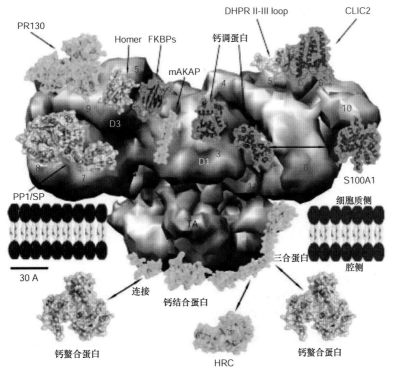

图 2.10

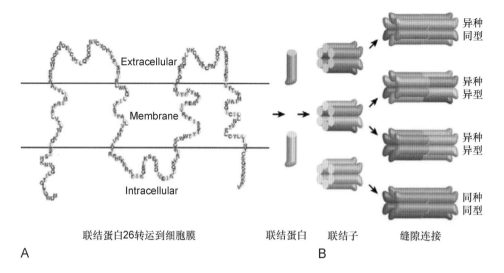

联结蛋白26转运到细胞膜   联结蛋白   联结子   缝隙连接

异种同型
异种异型
异种异型
同种同型

A   B

图 2.11

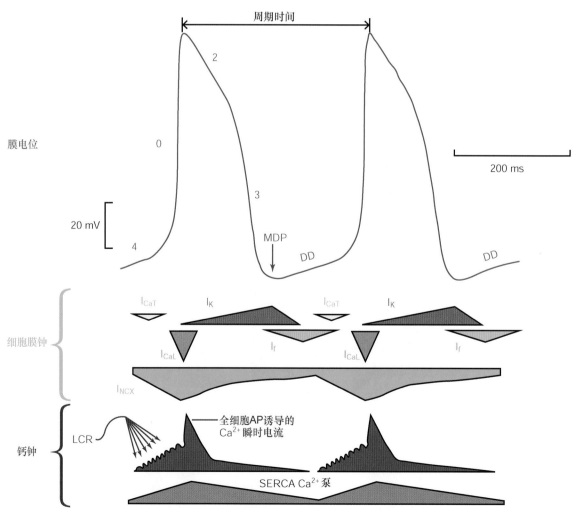

图 3.2

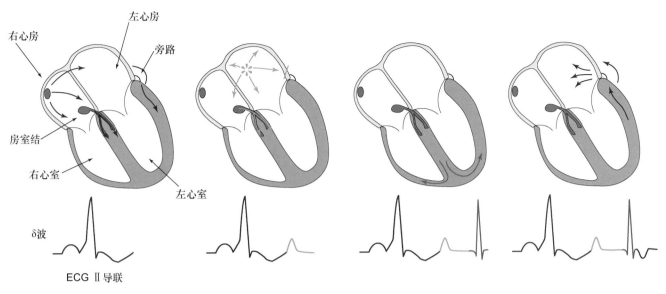

δ波

ECG Ⅱ导联

正常

通过房室结和旁路的前向波碰撞（融合）

期前冲动

房性期前收缩遇到旁路组织不应期：单向阻滞

缓慢传导

期前收缩导致房室结传导缓慢；冲动激动希浦系统及心室

折返

折返的冲动通过旁路（房室结传导足够慢使旁路兴奋性恢复）

图 3.9

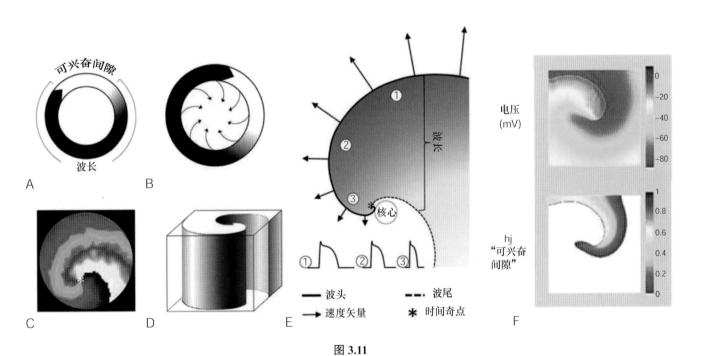

图 3.11

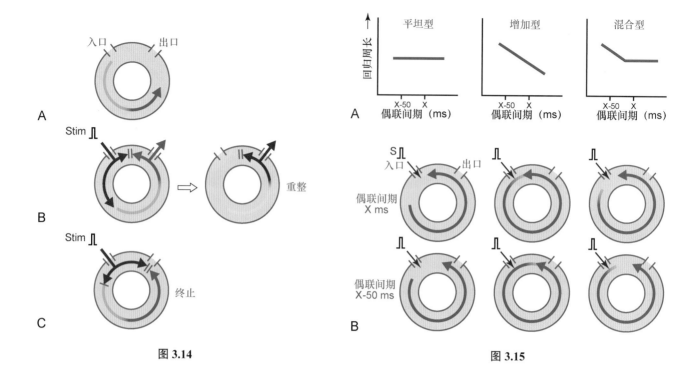

图 3.14

图 3.15

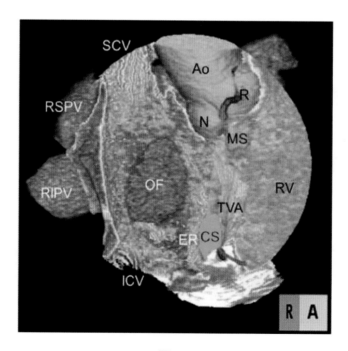

图 4.6

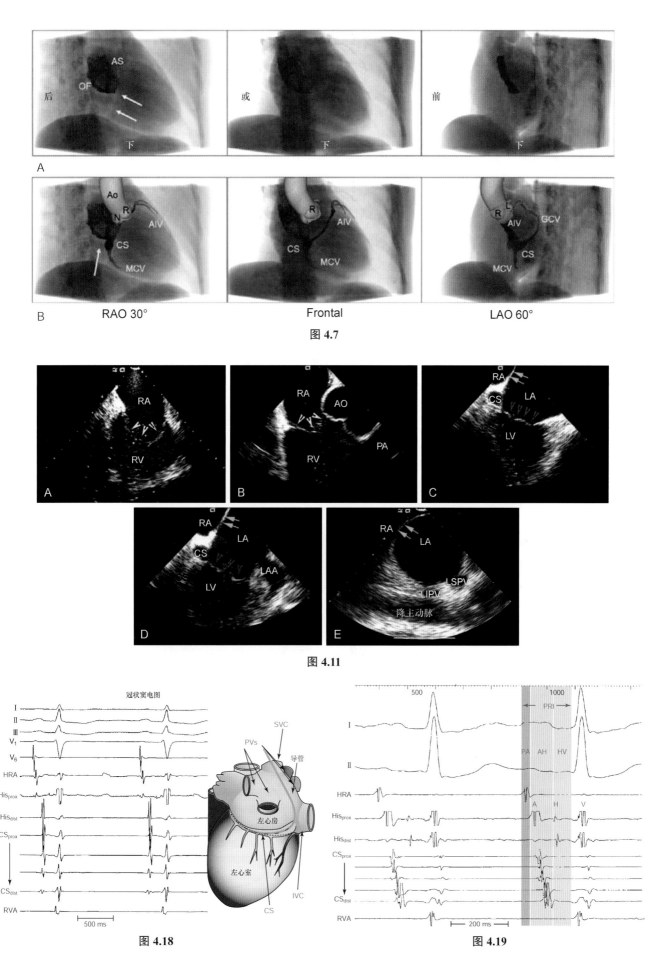

图 4.7

RAO 30°　　　　Frontal　　　　LAO 60°

图 4.11

冠状窦电图

图 4.18

图 4.19

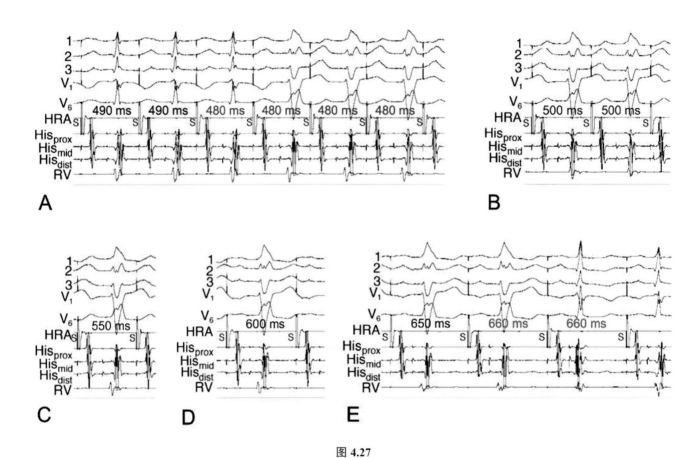

图 4.27

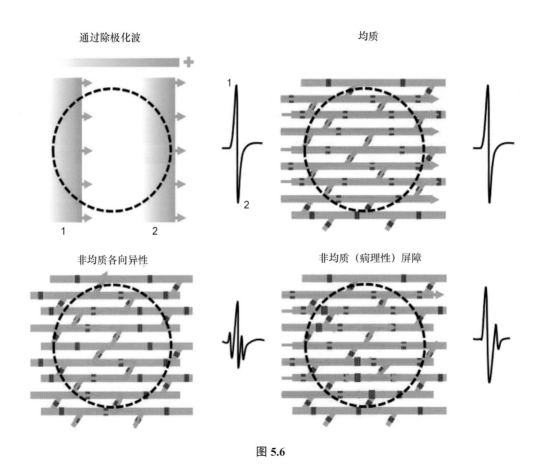

图 5.6

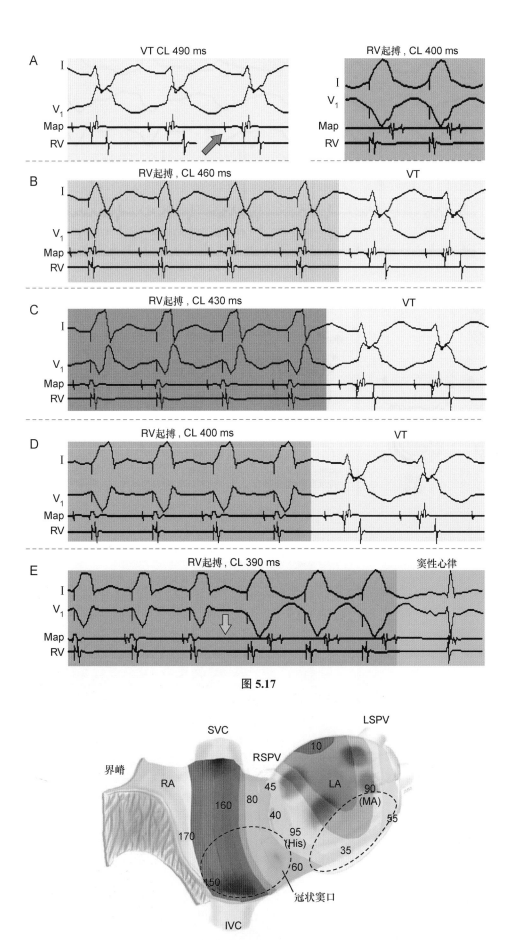

图 5.17

图 5.22

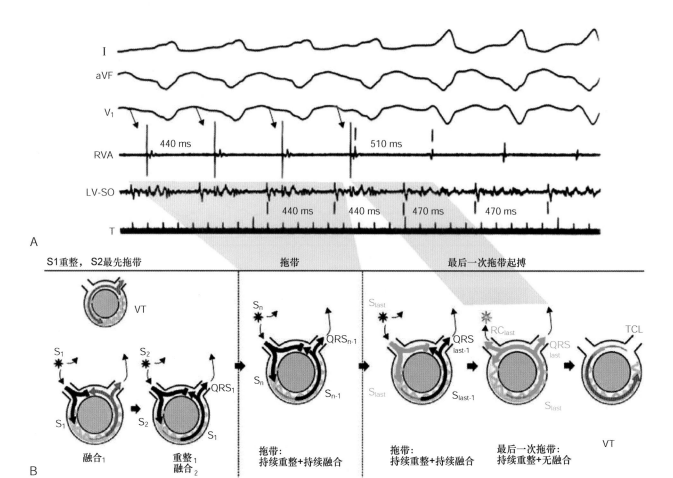

A

I
aVF
V₁
RVA
LV-SO
T

S1重整，S2最先拖带   拖带   最后一次拖带起搏

B

融合₁   重整₁
融合₂   拖带：
持续重整+持续融合   拖带：
持续重整+持续融合   最后一次拖带：
持续重整+无融合

图 5.18

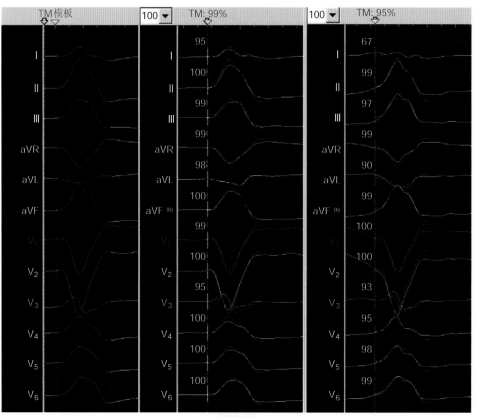

图 5.25

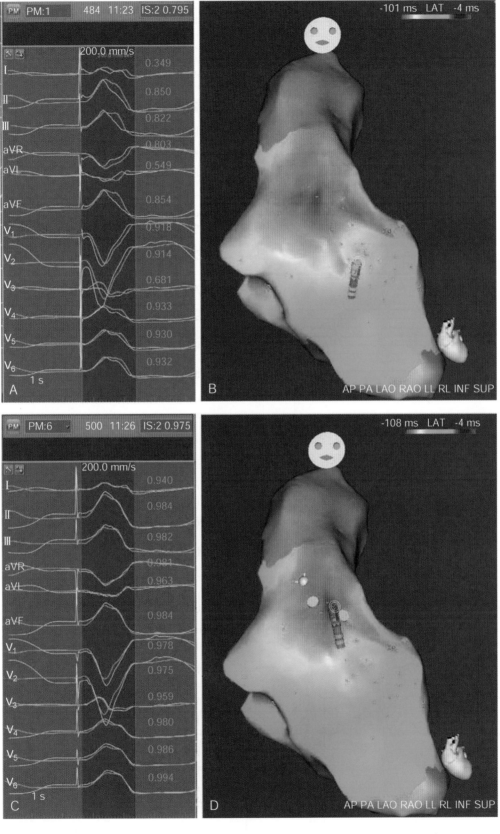

图 5.26

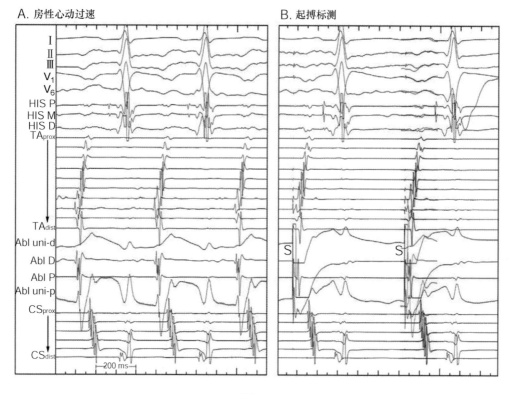

A. 房性心动过速   B. 起搏标测

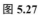

图 5.27

A. 窦性心律伴PVC   B. 固定频率起搏   C. 以PVC间期发放的刺激

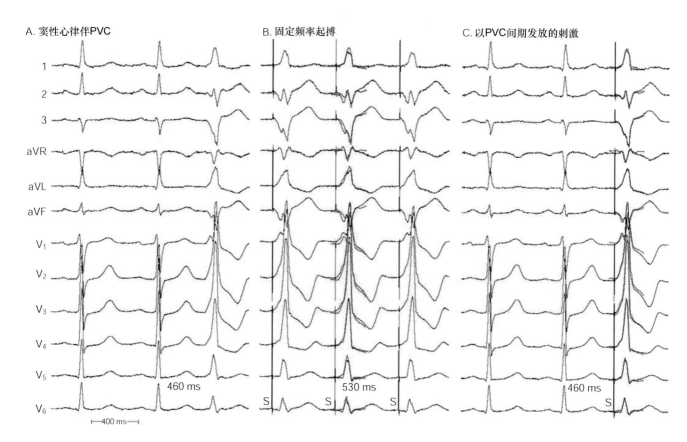

图 5.28

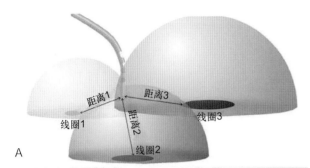

A

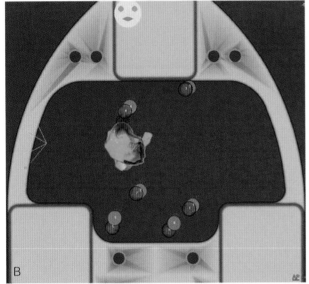

B

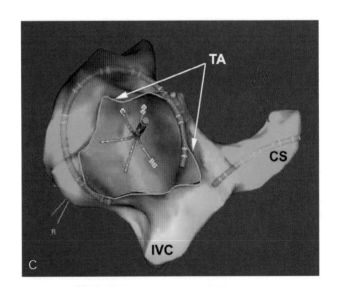

C

图 6.1

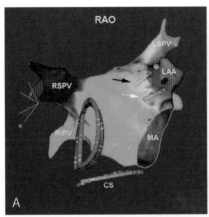

A

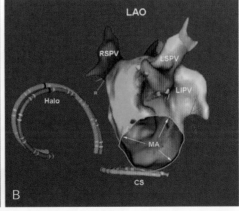

B

图 6.2

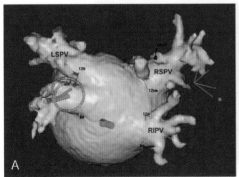

A

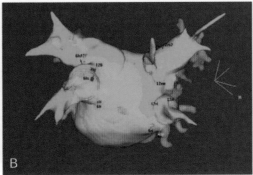

B

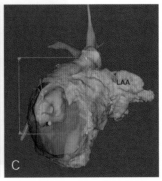

C

图 6.3

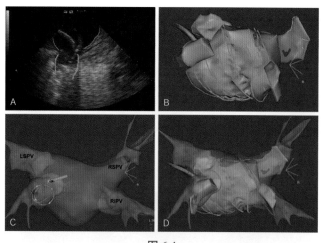

图 6.4

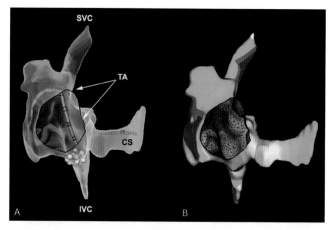

图 6.5

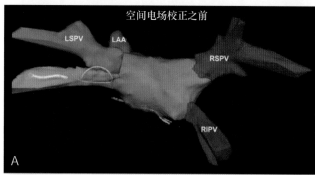

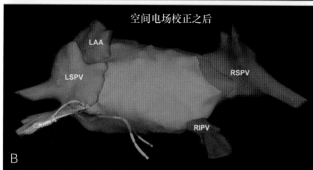

图 6.6

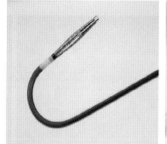

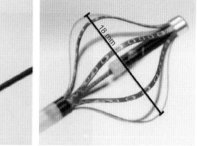

图 6.7

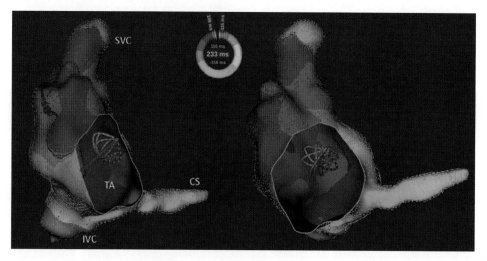

图 6.8

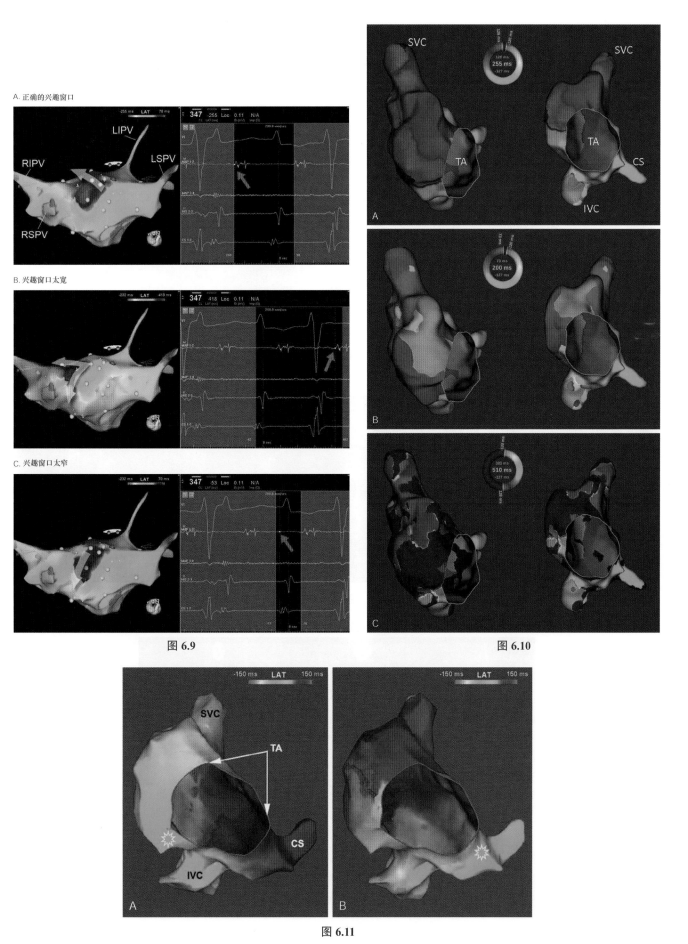

A. 正确的兴趣窗口

B. 兴趣窗口太宽

C. 兴趣窗口太窄

图 6.9

图 6.10

图 6.11

房性心动过速（390 ms）

明显大折返

局灶起源

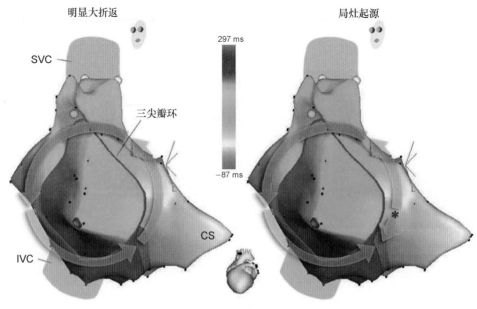

图 6.12

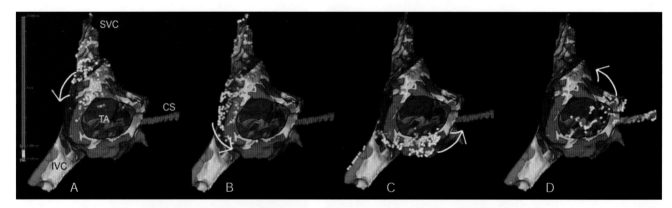

图 6.13

右前外侧位　　　　前位　　　　左前斜位

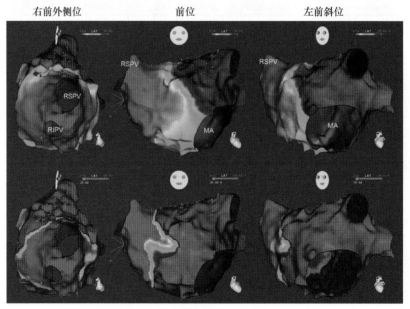

图 6.14

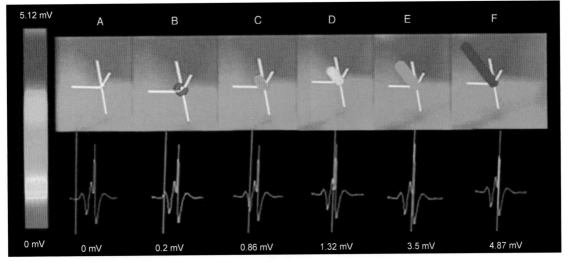

图 6.17

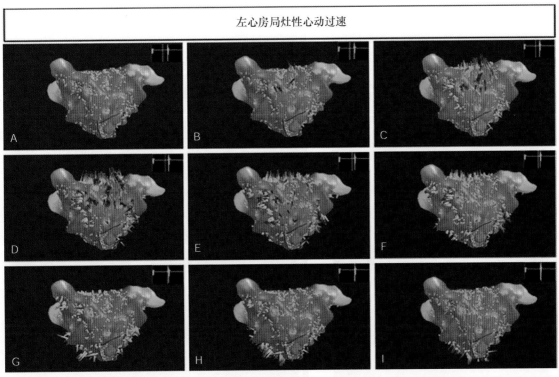

左心房局灶性心动过速

图 6.18

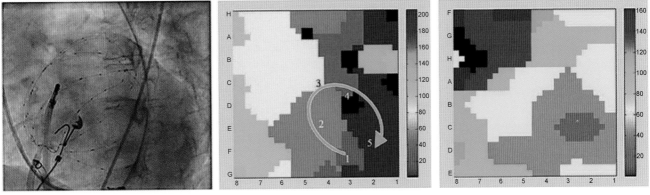

图 6.23

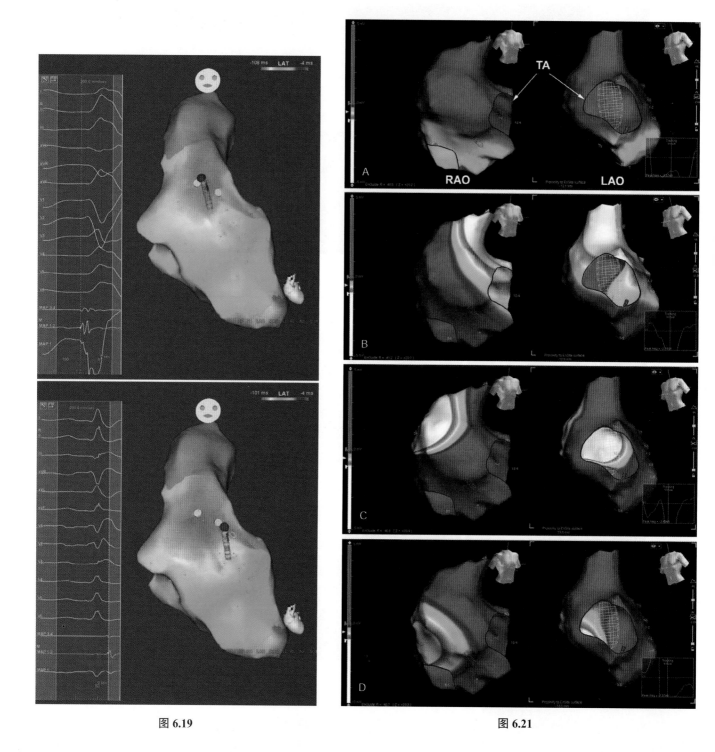

图 6.19

图 6.21

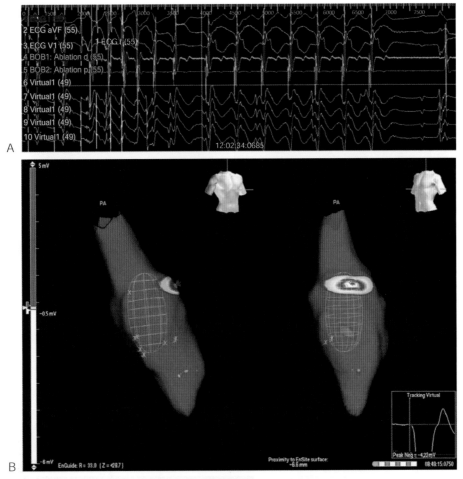

图 6.20

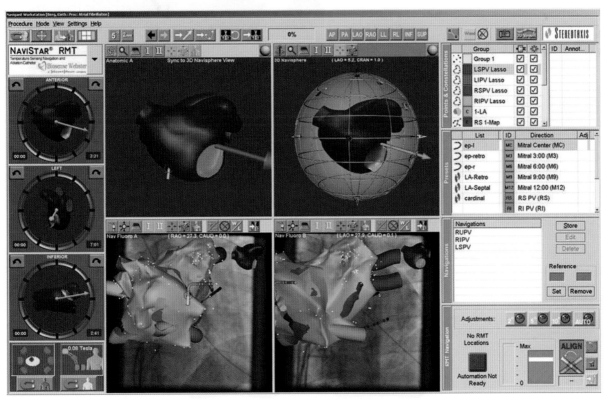

图 6.24

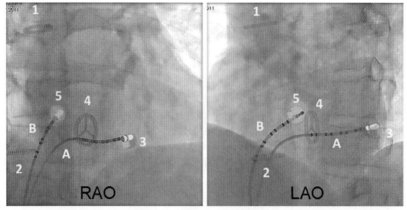

图 6.25

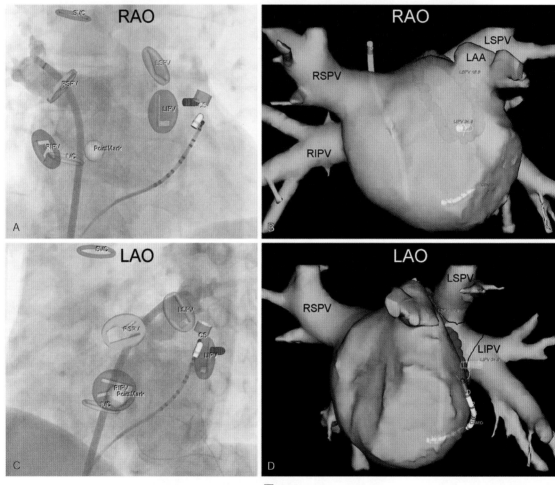

图 6.26

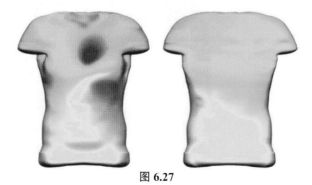

图 6.27

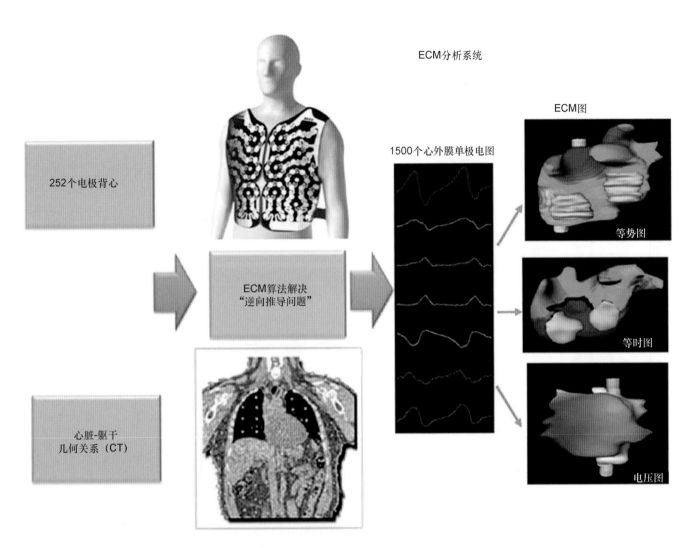

图 6.28

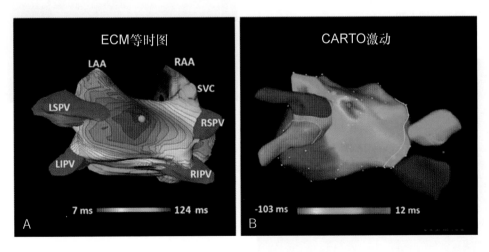

图 6.29

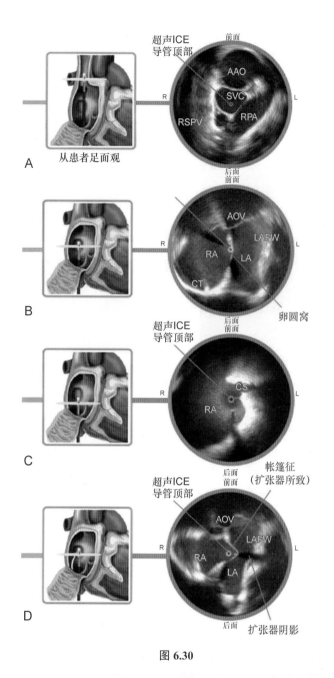

图 6.30

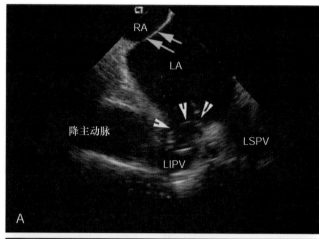

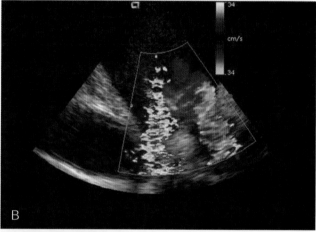

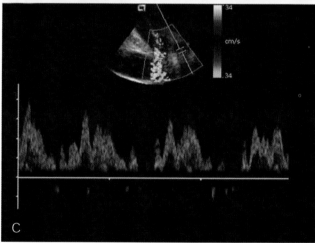

图 6.32

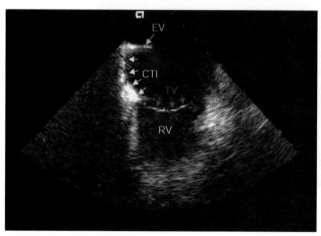

图 6.31

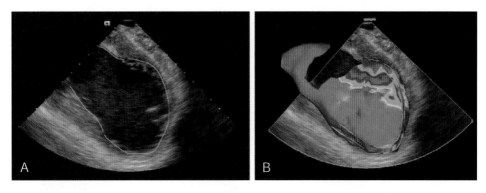

图 6.35

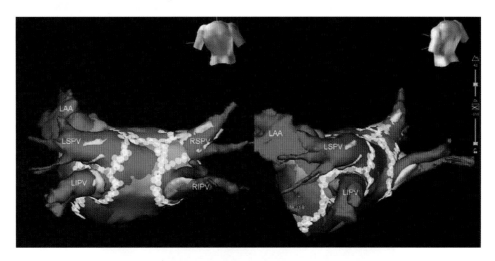

图 6.36

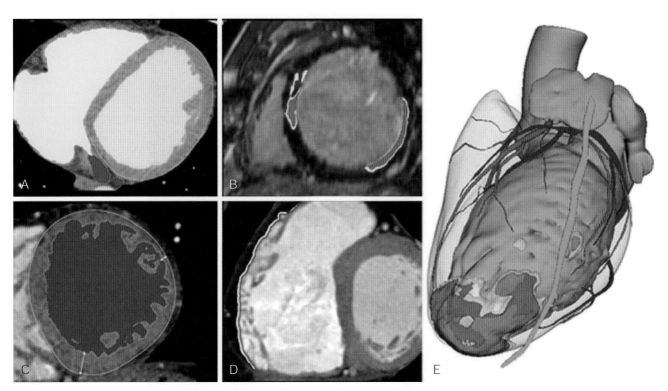

图 6.37

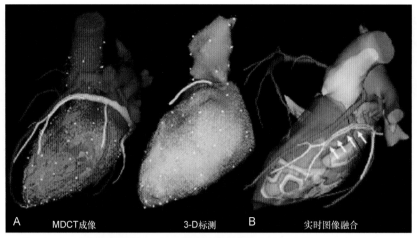

MDCT成像   3-D标测   实时图像融合

图 6.38

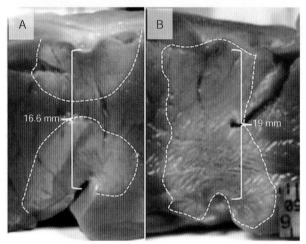

图 7.1

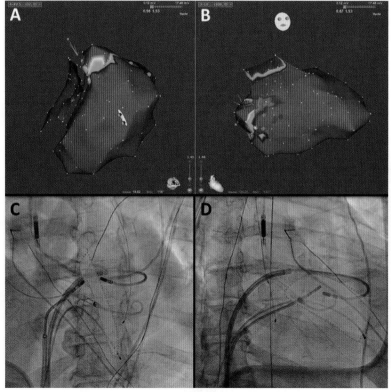

图 7.2

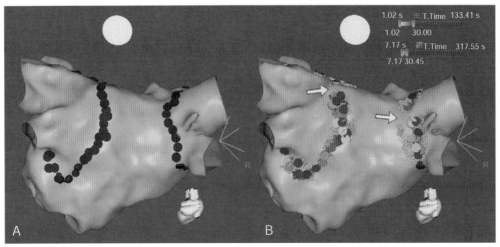

图 7.8

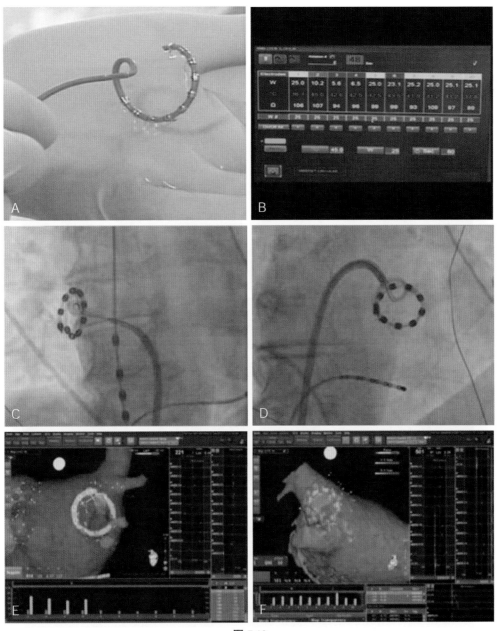

图 7.12

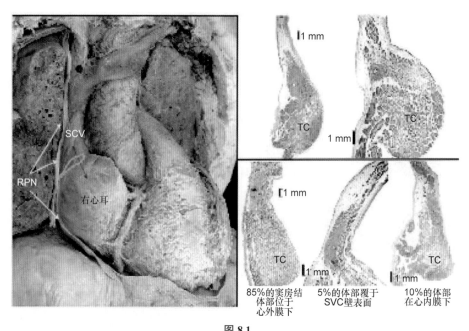

85%的窦房结
体部位于
心外膜下　　　5%的体部覆于　　　10%的体部
　　　　　　　SVC壁表面　　　在心内膜下

图 8.1

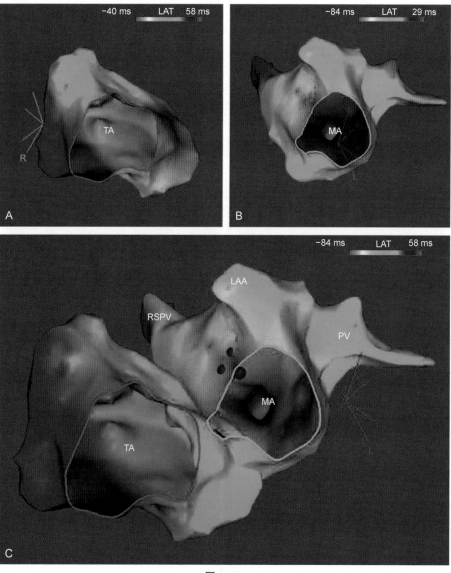

图 11.19

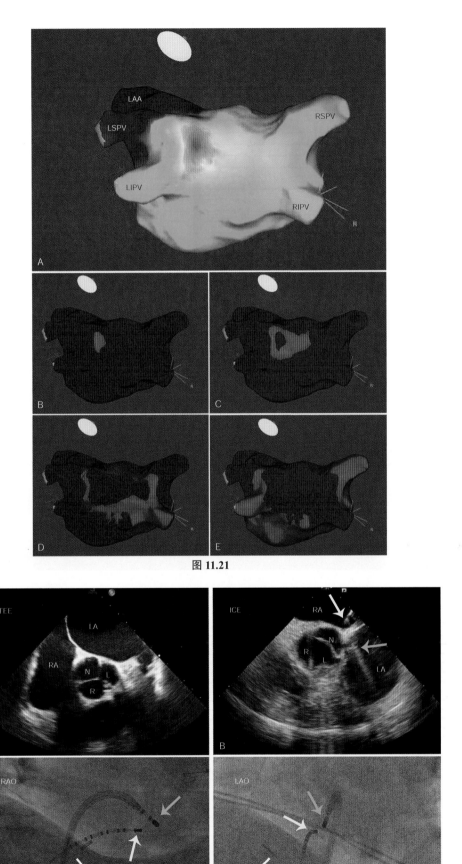

图 11.21

图 11.24

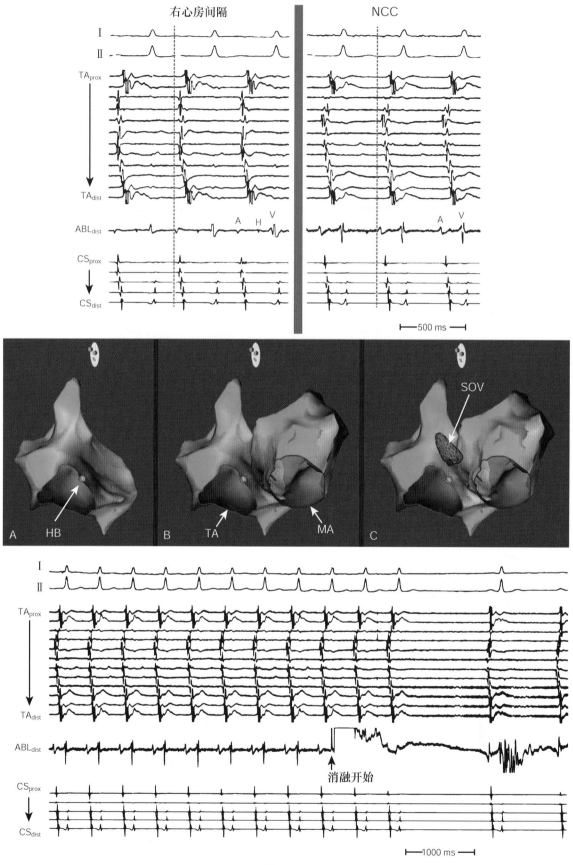

图 11.25

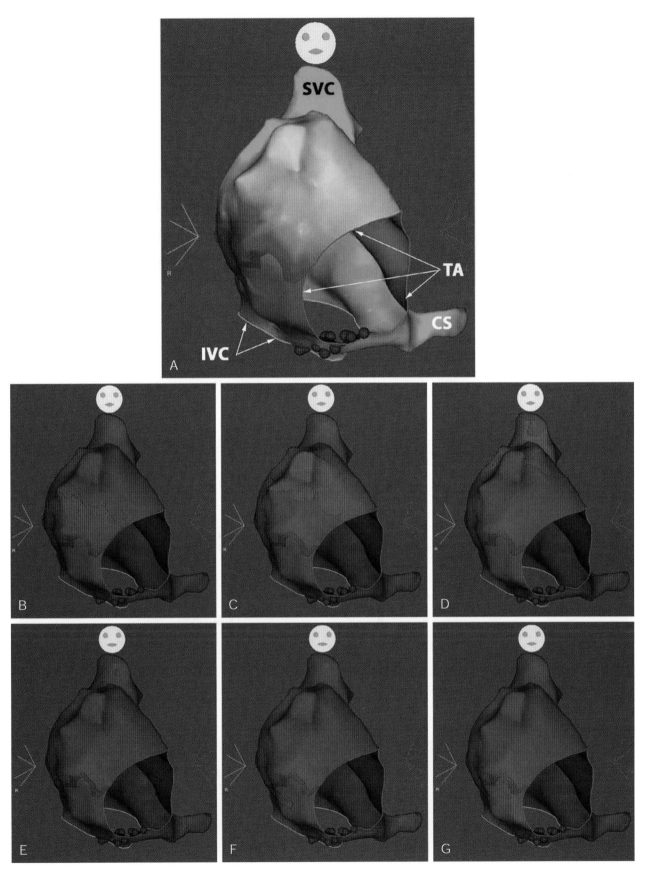

图 12.13

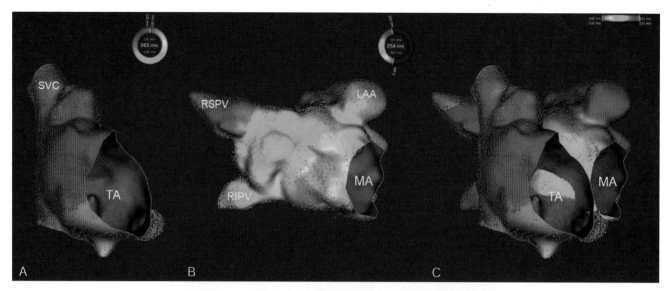

图 12.14

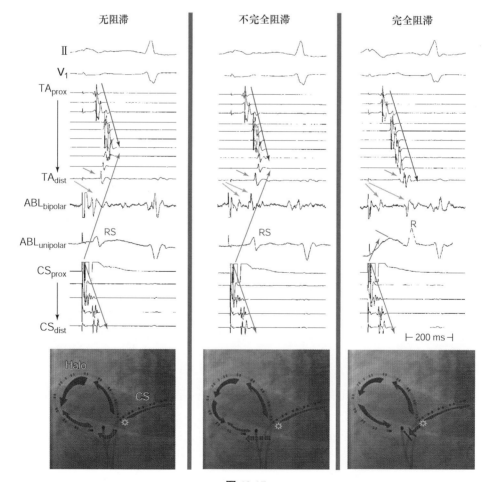

图 12.17

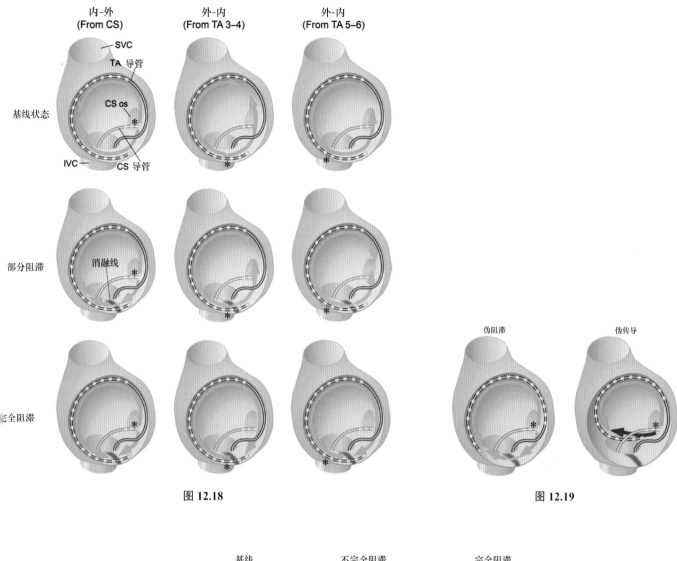

图 12.18

图 12.19

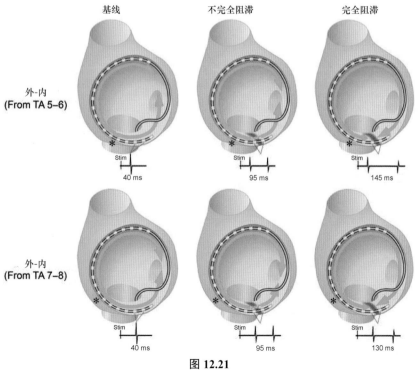

图 12.21

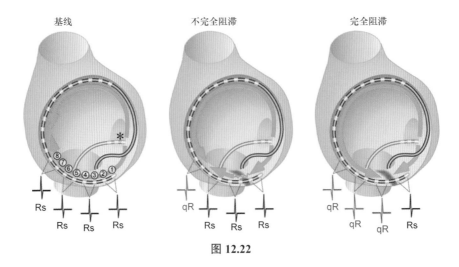

图 12.22

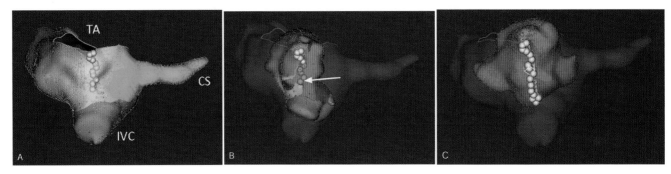

图 12.23

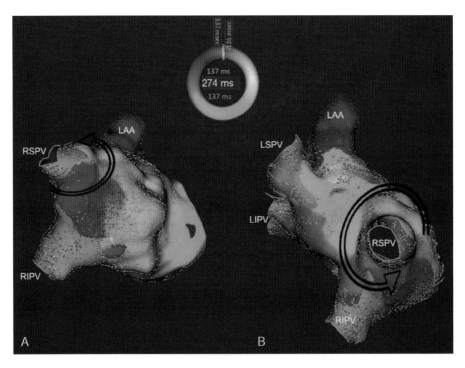

图 13.3

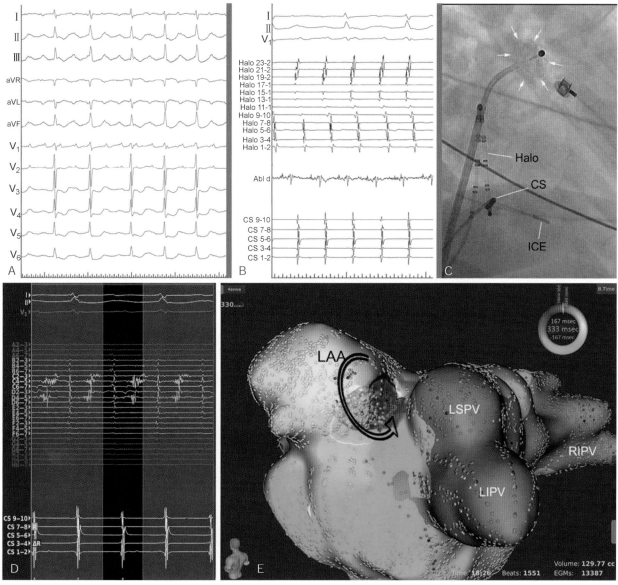

图 13.1

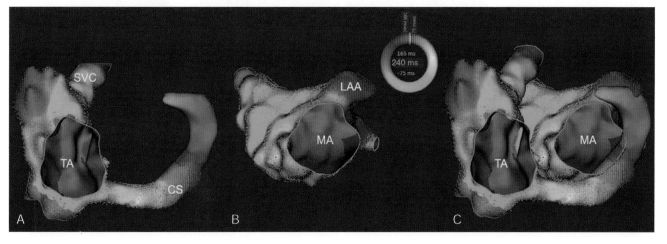

图 13.10

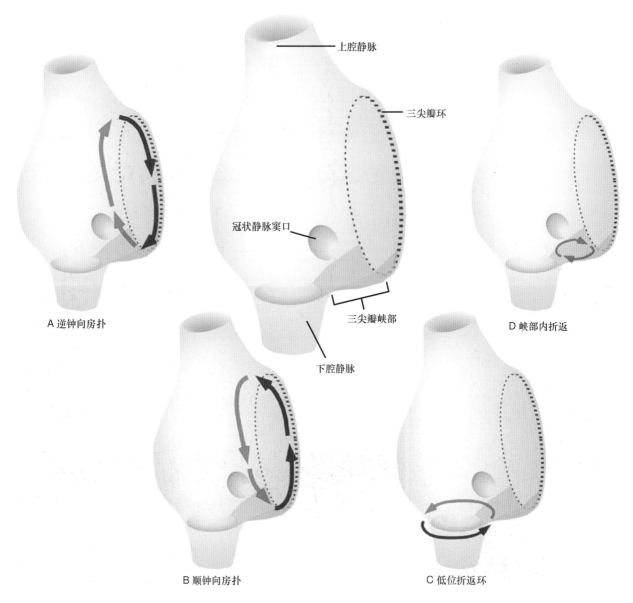

上腔静脉

三尖瓣环

冠状静脉窦口

三尖瓣峡部

下腔静脉

A 逆钟向房扑

B 顺钟向房扑

C 低位折返环

D 峡部内折返

图 13.2

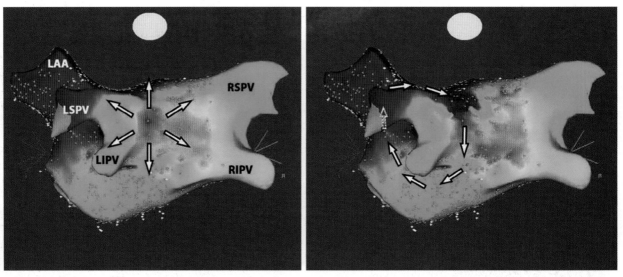

图 13.11

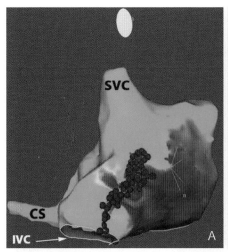
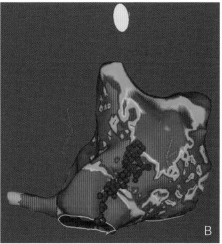

图 13.13

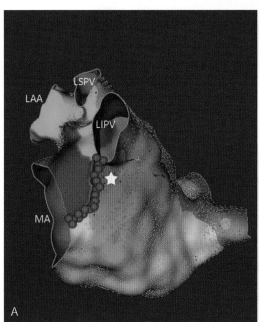
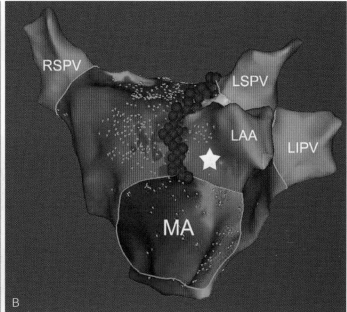

图 13.16

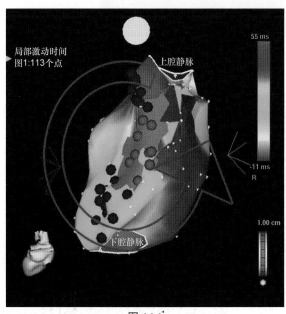

图 14.1

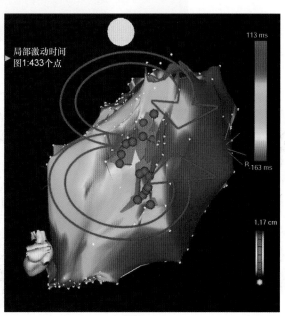

图 14.2

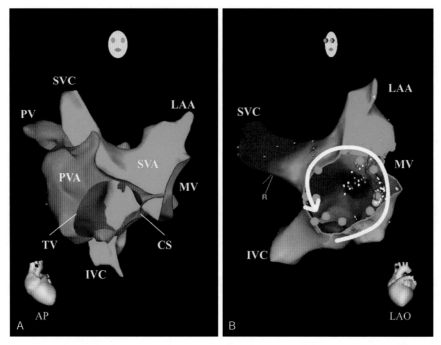

图 14.7

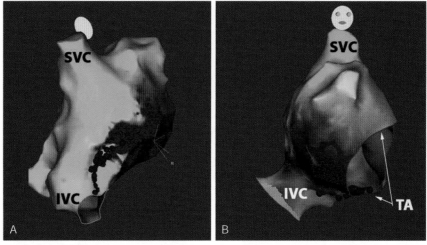

图 14.8

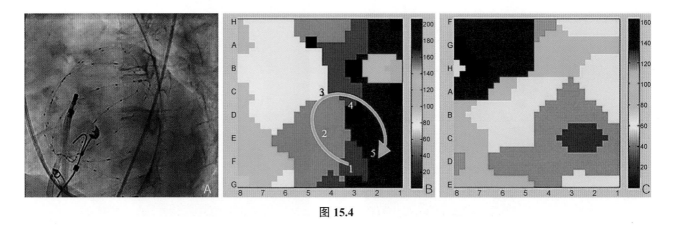

图 15.4

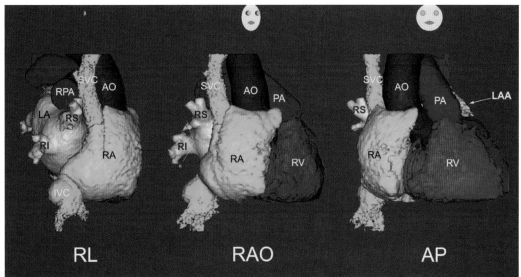

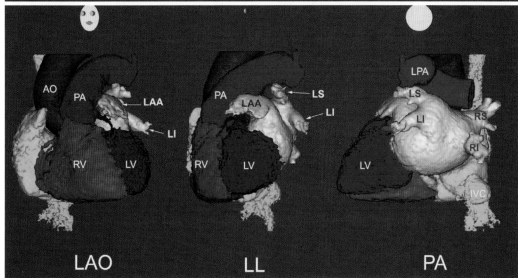

图 15.5

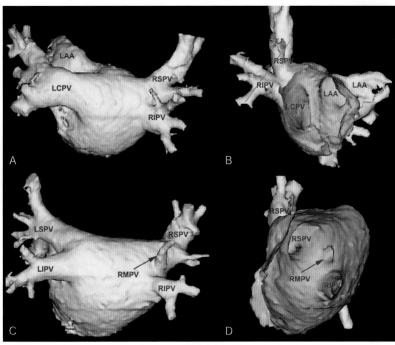

图 15.6

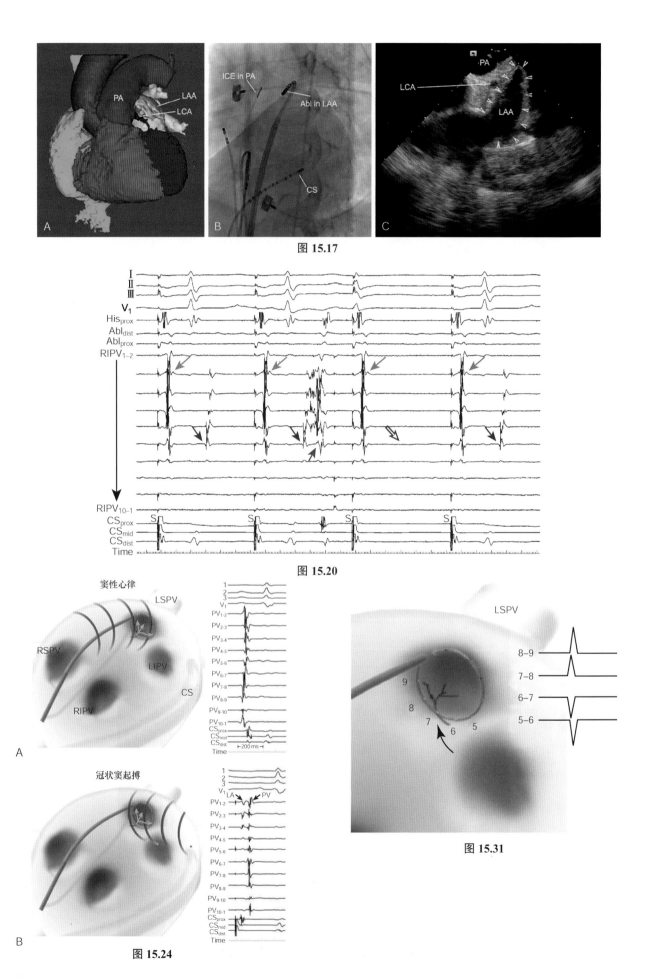

图 15.17

图 15.20

窦性心律

冠状窦起搏

图 15.24

图 15.31

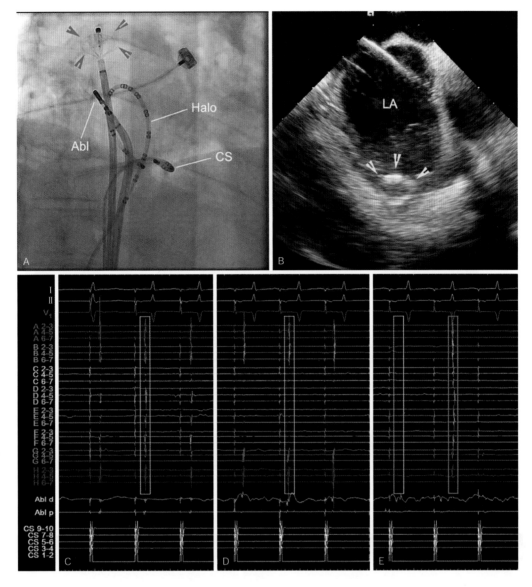

图 15.37

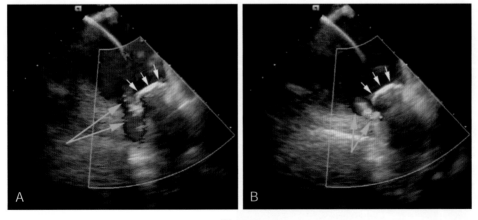

图 15.38

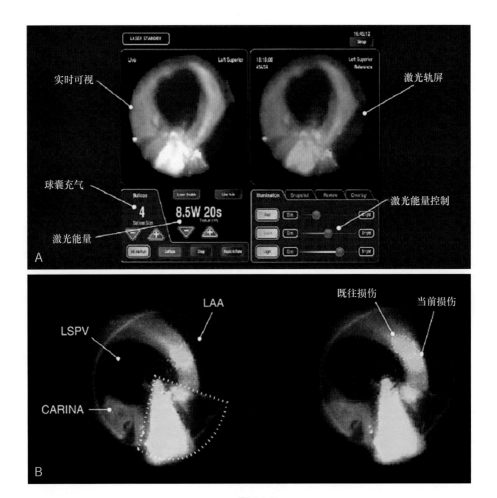

图 15.42

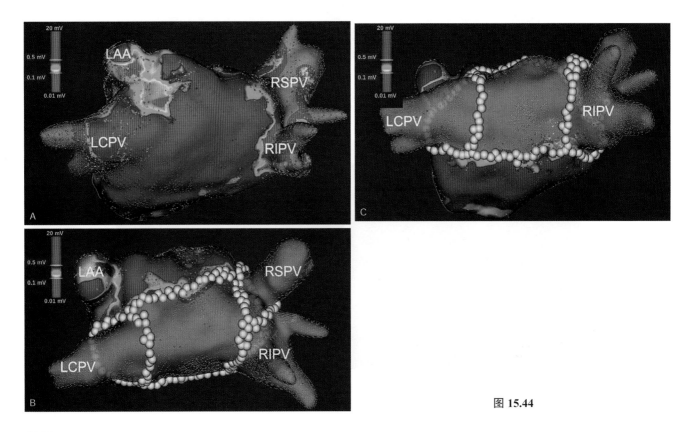

图 15.44

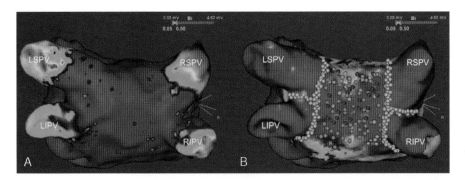

图 15.45

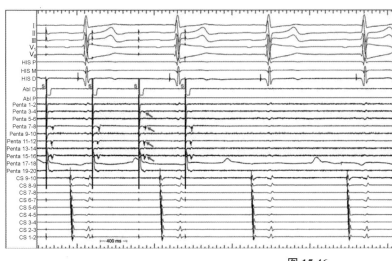

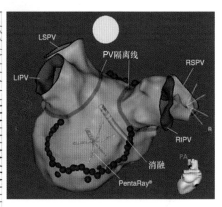

图 15.46

房颤基线图	转化成房扑（消融1.3分钟后）	终止为窦律（消融3.1分钟后）

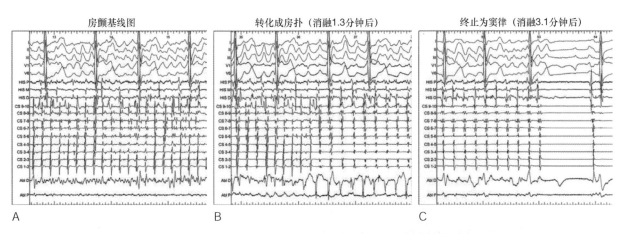

左心房转子的等时图
二尖瓣前叶

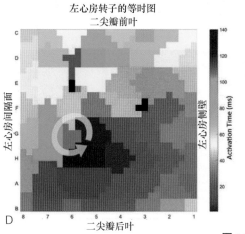

消融区域的电解剖图

图 15.48

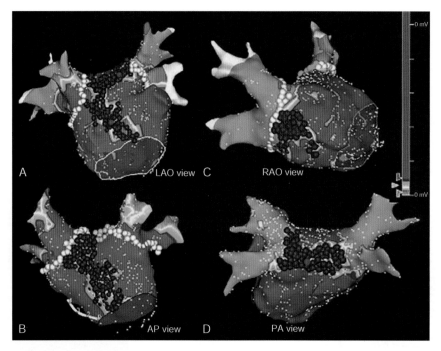

图 15.57

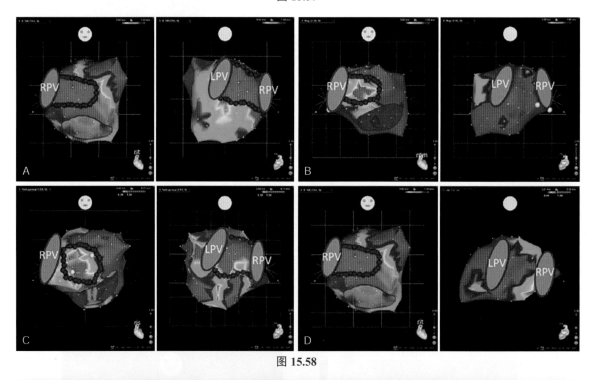

图 15.58

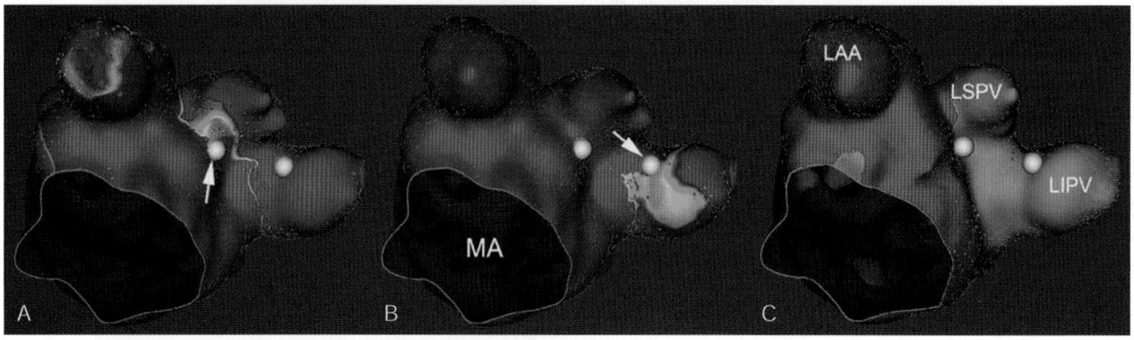

图 15.59

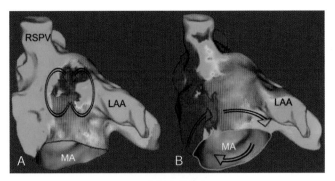

图 15.60

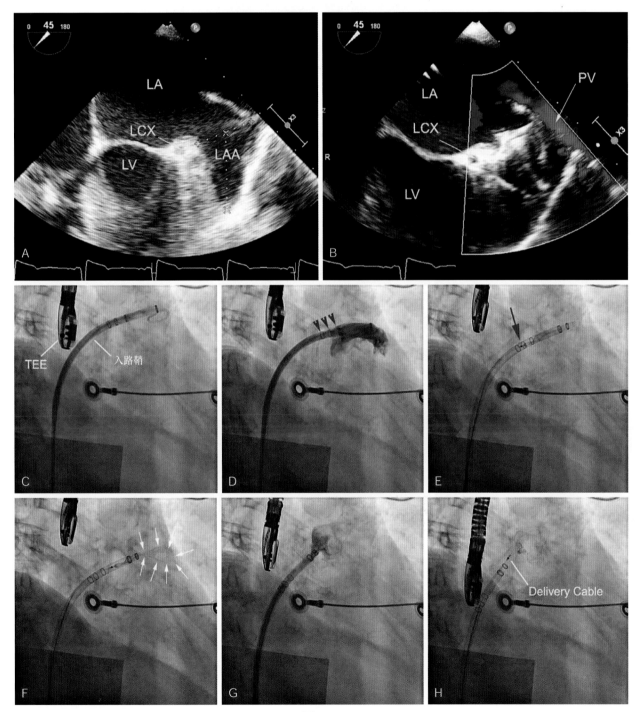

图 15.68

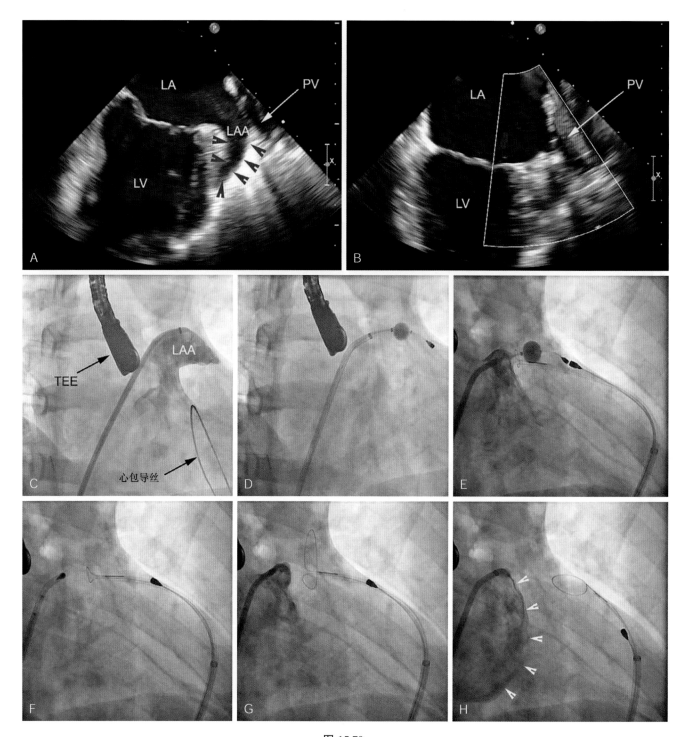

图 15.70

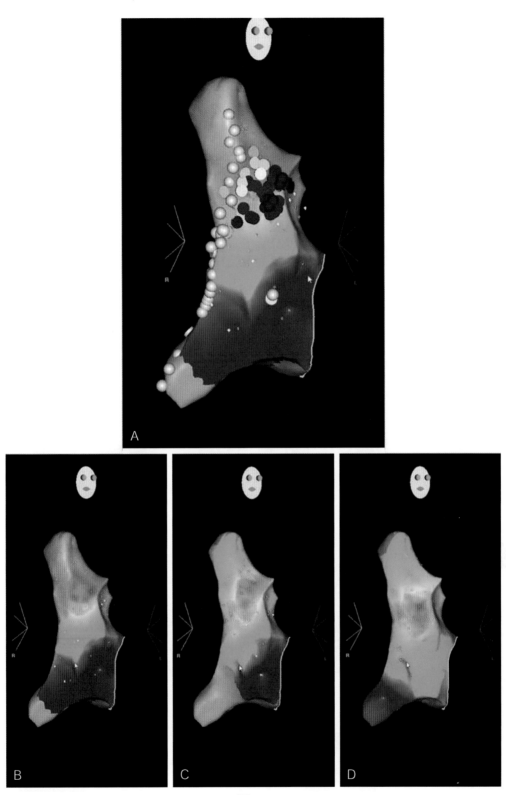

图 16.4

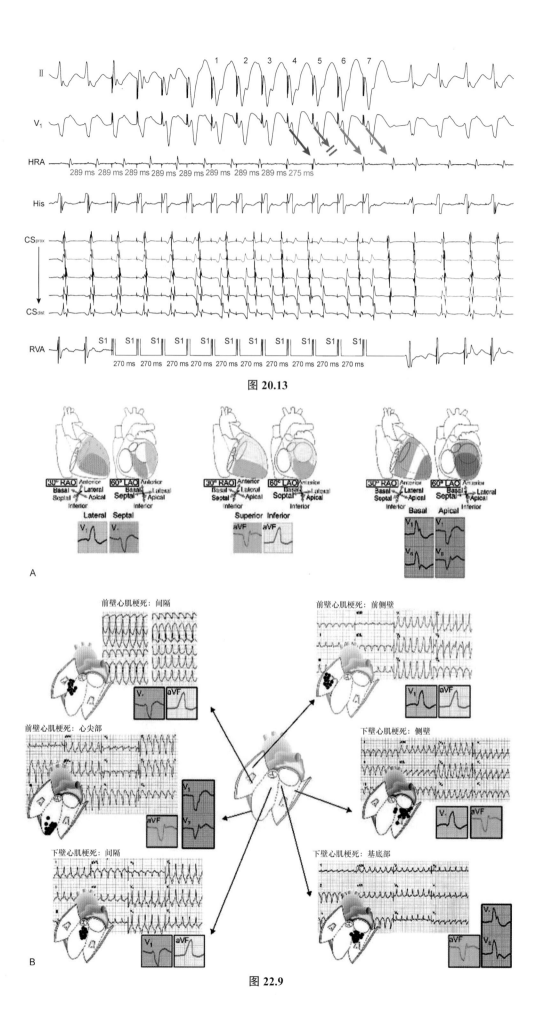

图 20.13

A

图 22.9

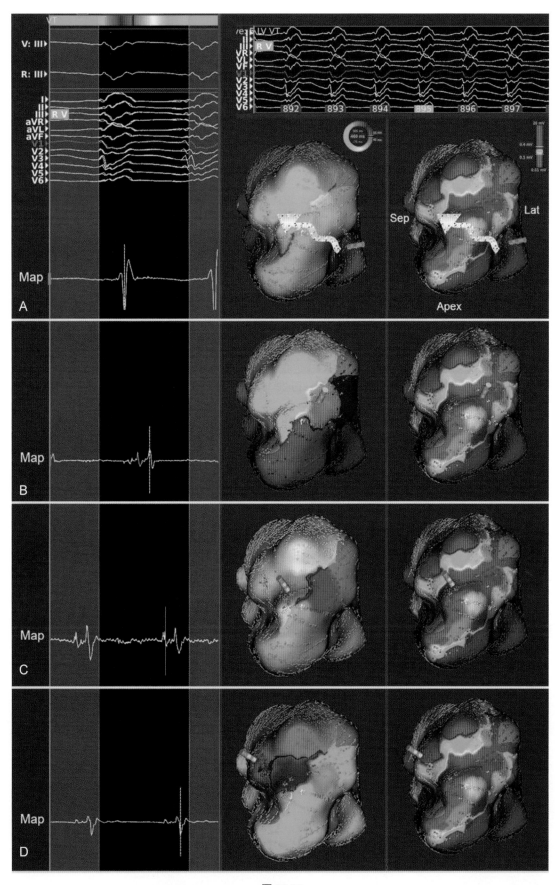

图 22.17

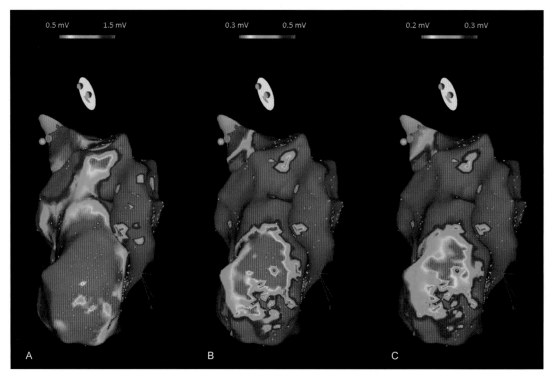

图 22.28

局部心电图

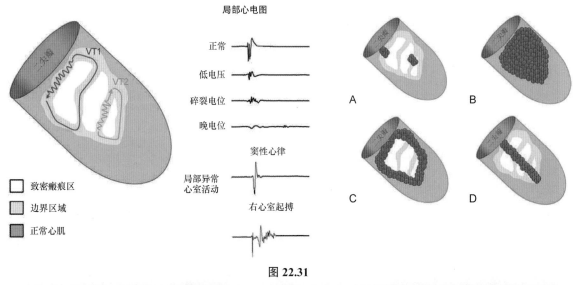

正常

低电压

碎裂电位

晚电位

窦性心律

局部异常
心室活动

右心室起搏

□ 致密瘢痕区

■ 边界区域

■ 正常心肌

图 22.31

瘢痕均质化（消融）

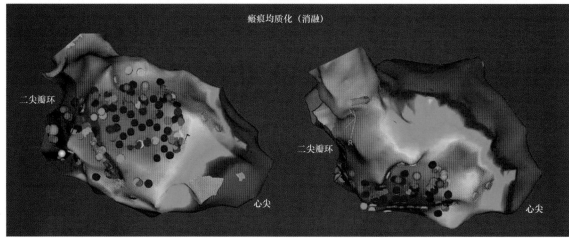

二尖瓣环

心尖

二尖瓣环

心尖

图 22.32

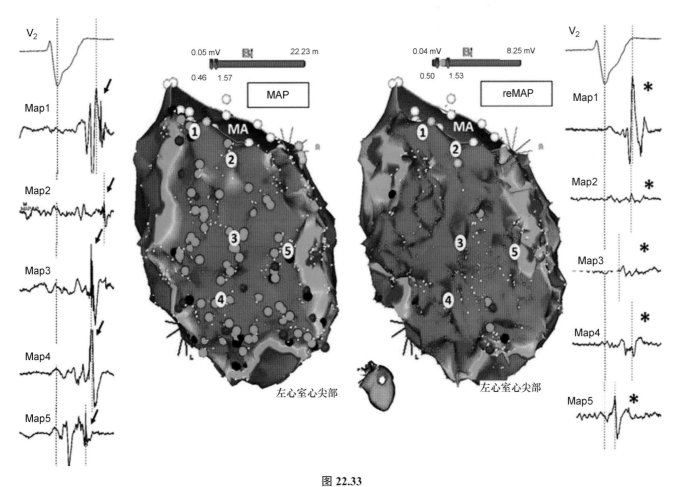

图 22.33

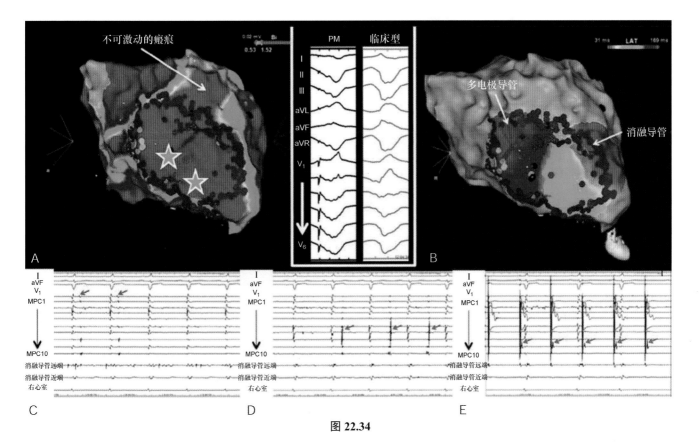

图 22.34

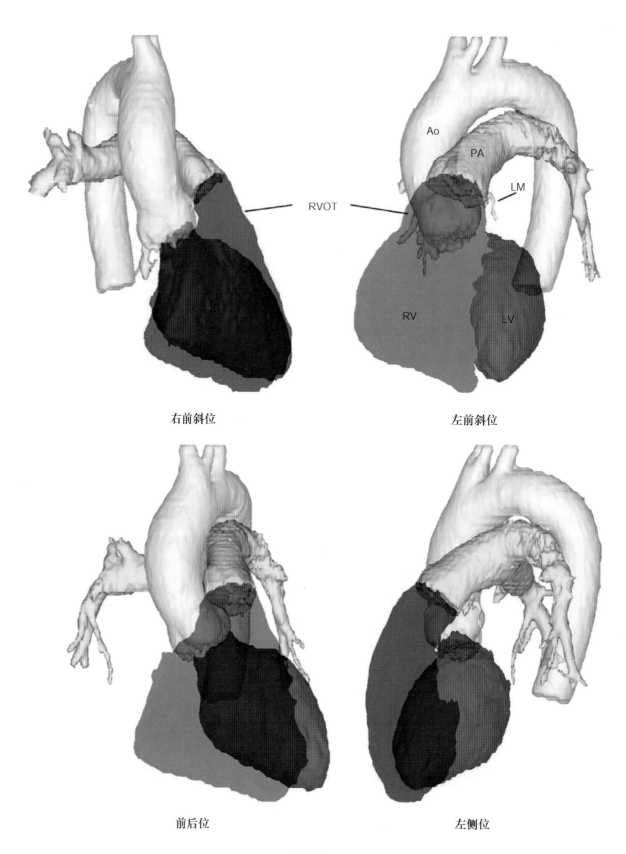

右前斜位　　　　　　　　　　　　　　左前斜位

前后位　　　　　　　　　　　　　　左侧位

图 23.3

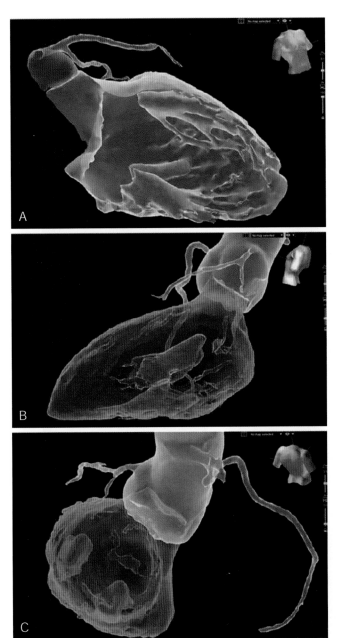

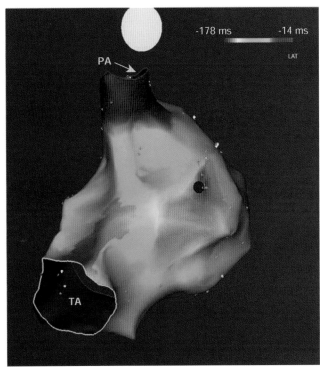

图 23.12

图 23.4

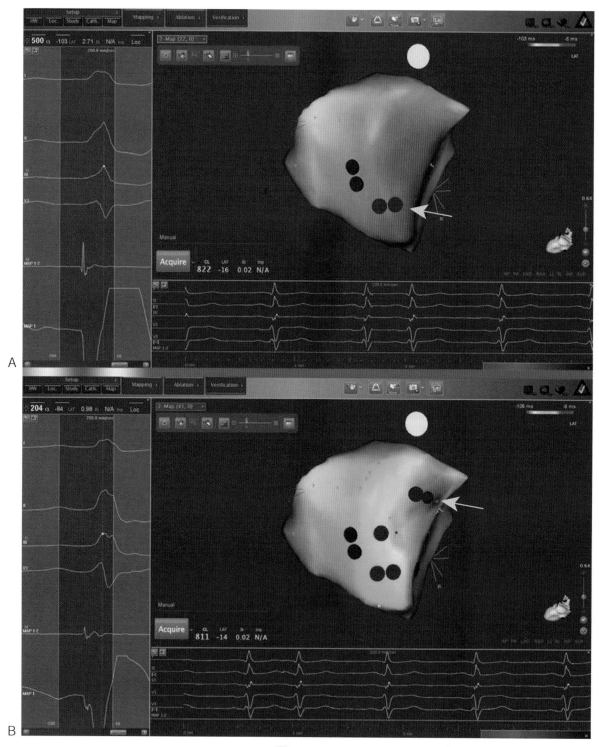

图 23.14

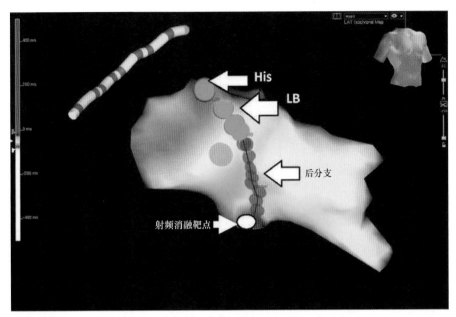

图 24.5

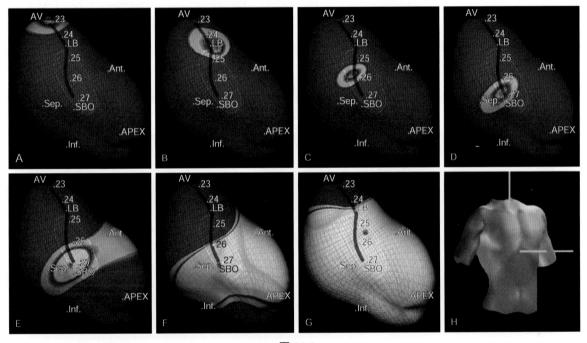

图 24.6

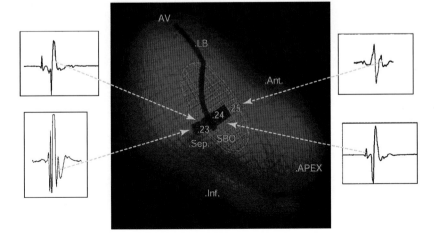

图 24.9

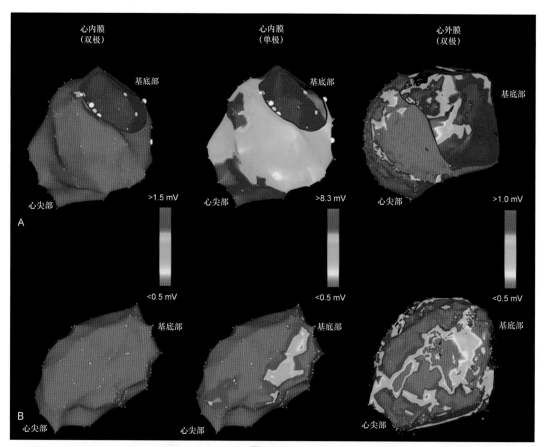

图 25.4

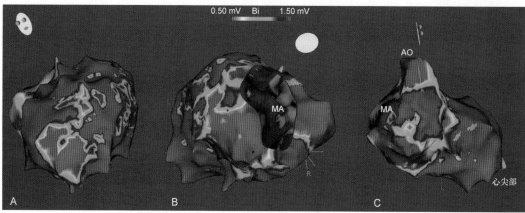

图 25.5

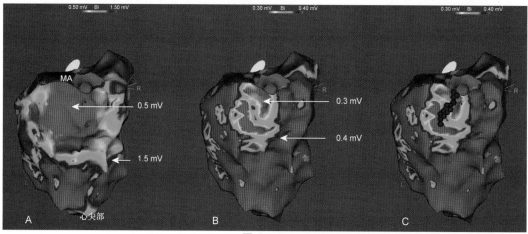

图 25.6

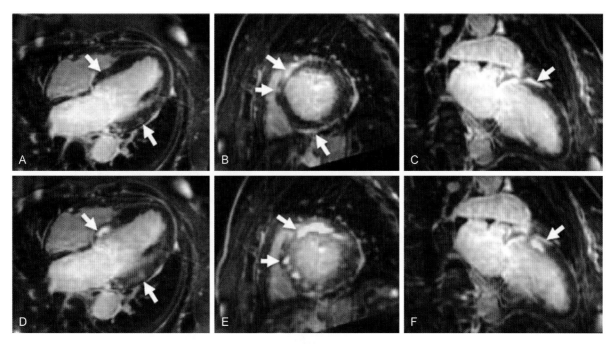

图 25.7

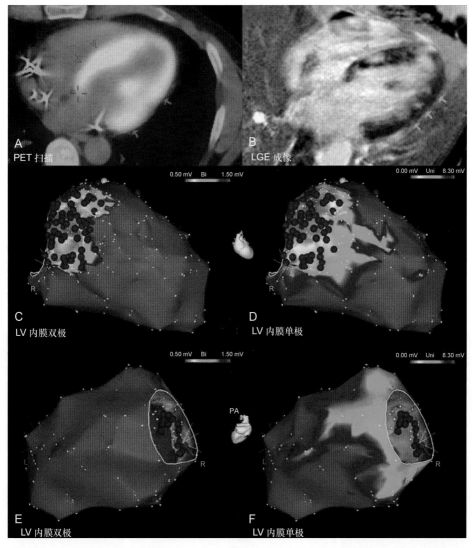

图 25.8

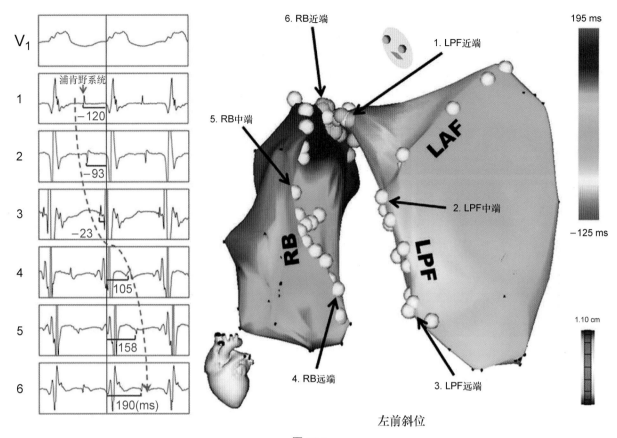

V₁

1 浦肯野系统
   −120

2 −93

3 −23

4 105

5 158

6 190(ms)

6. RB近端

1. LPF近端

5. RB中端

LAF

2. LPF中端

RB

LPF

4. RB远端

3. LPF远端

195 ms

−125 ms

1.10 cm

左前斜位

图 26.4

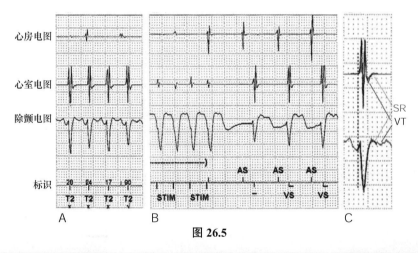

心房电图

心室电图

除颤电图

标识

A

B

C

STIM STIM   AS   AS   AS

T2 T2 T2 T2

VS   VS

SR

VT

图 26.5

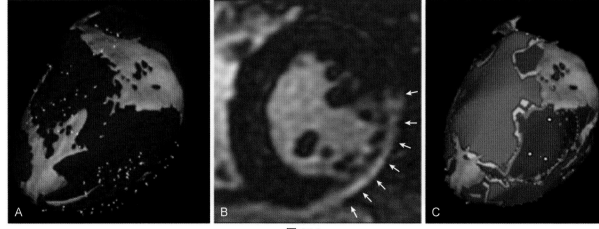

A

B

C

图 27.1

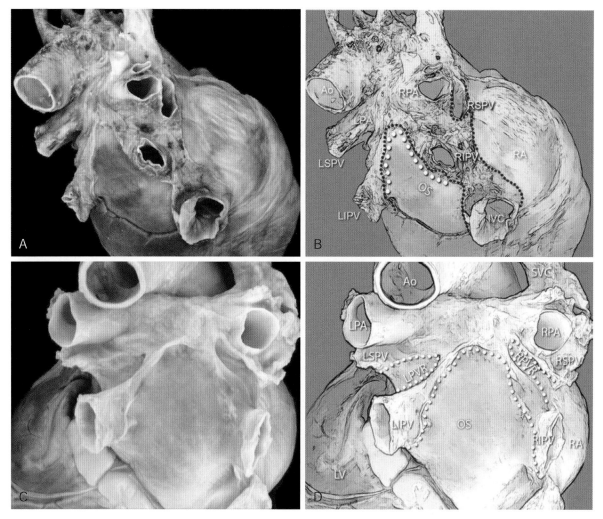

图 27.2

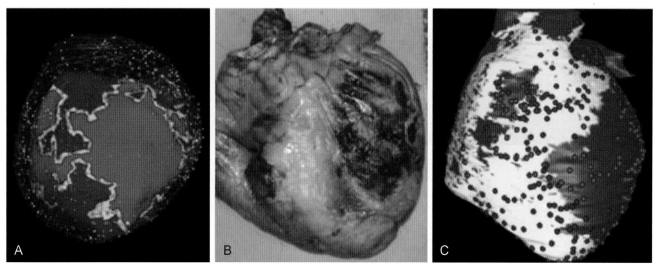

图 27.5

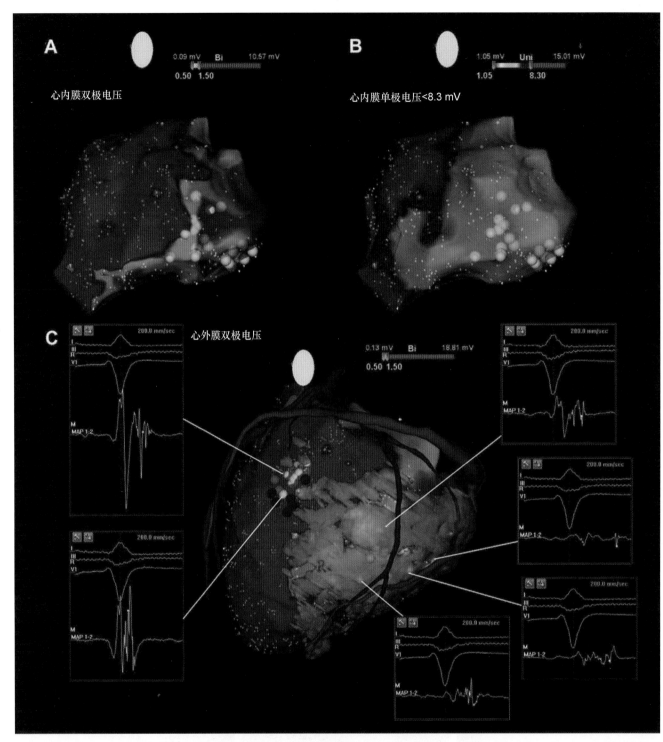

图 27.6

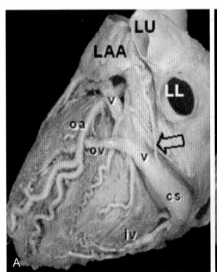

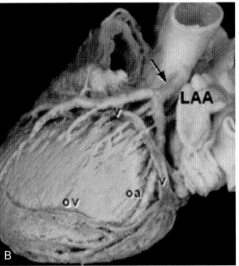

图 27.7

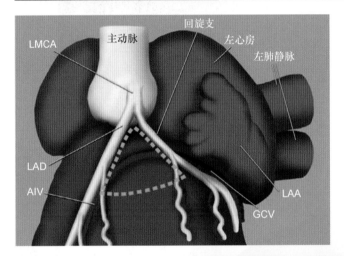

图 27.8

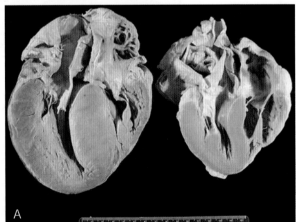

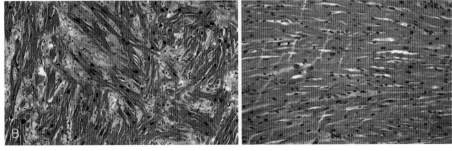

图 28.1

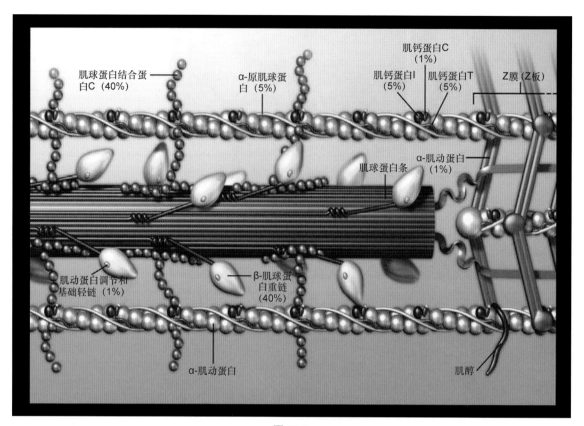

图 28.2

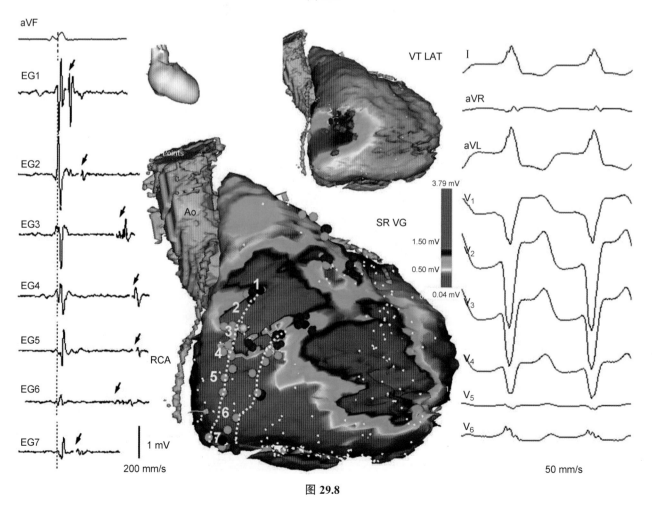

图 29.8

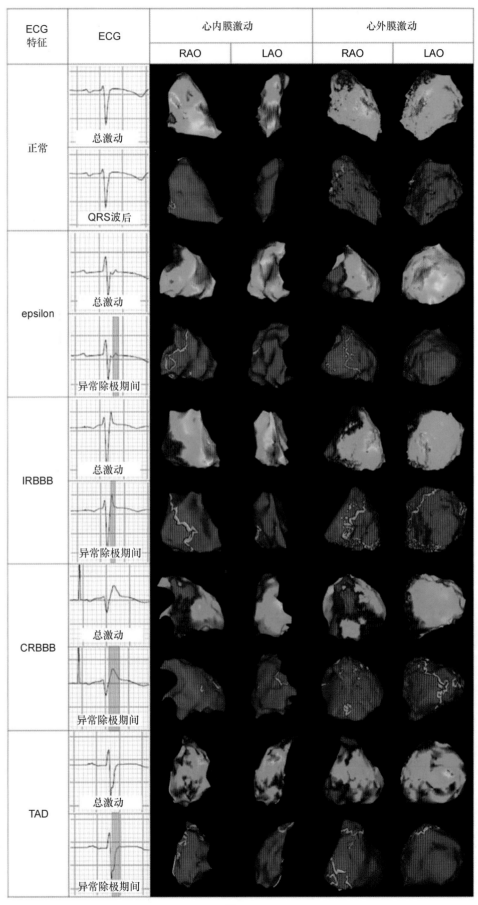

图 29.4

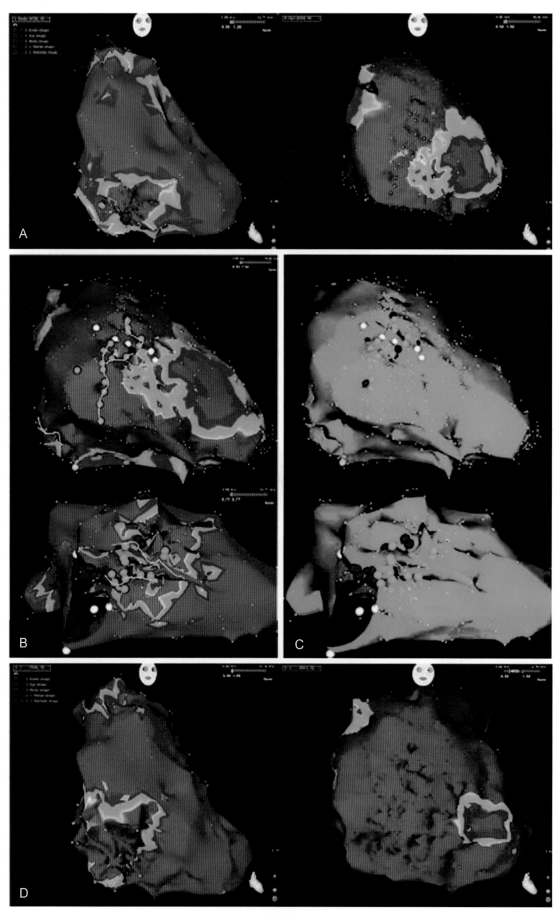

图 29.9

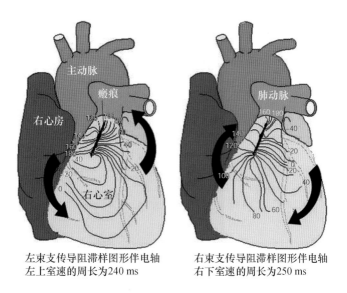

左束支传导阻滞样图形伴电轴
左上室速的周长为240 ms

右束支传导阻滞样图形伴电轴
右下室速的周长为250 ms

图 30.1

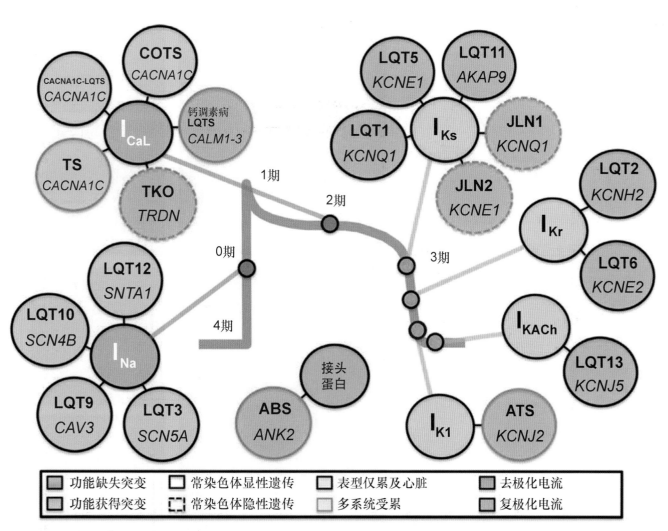

图 31.1

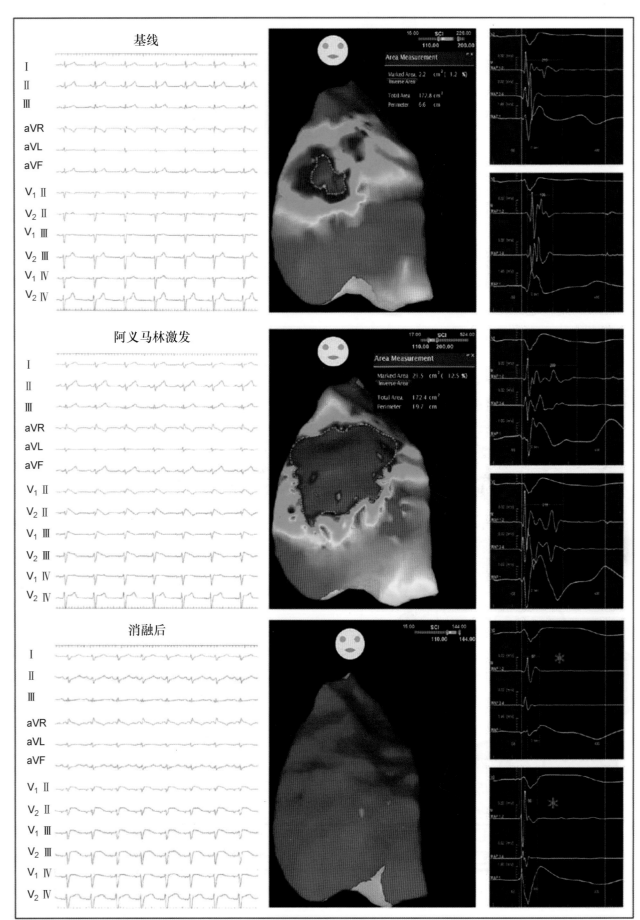

图 31.16

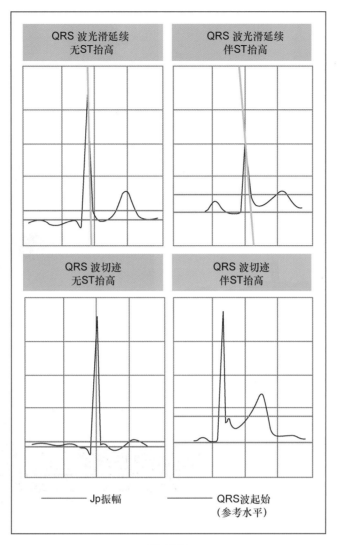

图 31.23

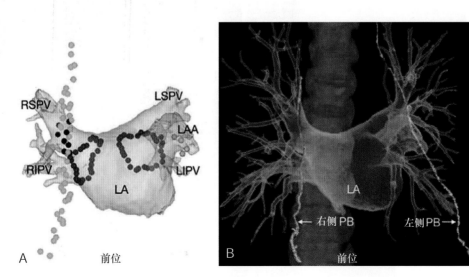

图 32.5

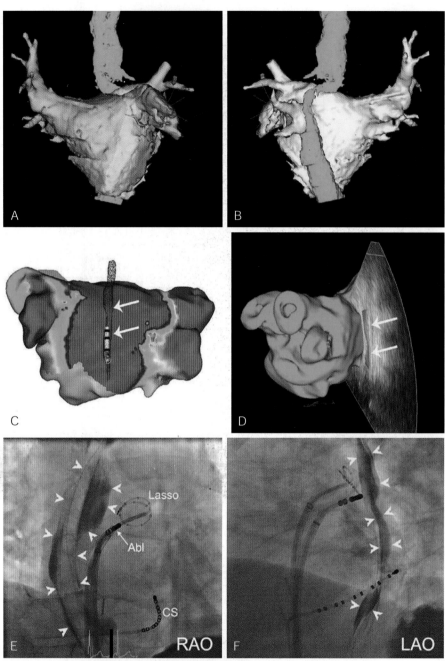

图 32.11

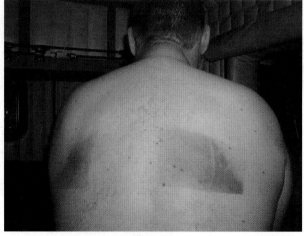

图 32.12